罗伯顿新生儿学

Roberton's
Textbook of Neonatology

注 意

医学知识在不断变化。由于新的研究与临床经验不断拓宽我们的知识，我们在遵守标准的安全预防措施的同时，也有必要在治疗和用药方面做出适当的改动。建议读者对每一用药都要检查其生产厂家所提供的最新产品信息，以确定药物的推荐剂量、服用方法、持续时间及相关禁忌证。根据经验和对患者的了解，决定每一位病人的服药剂量和最佳治疗方法，是执业医师的责任。不论是出版商还是著者，对于由于本出版物引起的任何个人或财产的损伤或损失，均不承担任何责任。

出版者

罗伯顿新生儿学

Roberton's
Textbook of Neonatology

（第4版）

主　编　Janet M Rennie

主　译　刘锦纷

北京大学医学出版社
Peking University Medical Press

图书在版编目(CIP)数据

罗伯顿新生儿学 / （英）伦尼（Rennie, J. M.）著；
刘锦纷译.—4版.—北京：北京大学医学出版社，2008.5

书名原文：Roberton's Textbook of Neonatology

ISBN 978-7-81071-646-8

Ⅰ.罗… Ⅱ.①伦… ②刘… Ⅲ.新生儿疾病—诊疗
Ⅳ.R722.1

中国版本图书馆 CIP 数据核字(2008) 第035031号

北京市版权局著作权合同登记号：图字：01-2006-5586

Roberton's Textbook of Neonatology, 4th edition
Janet M Rennie
ISBN-13: 978-0-443-07355-4
ISBN-10: 0-443-07355-4

Elsevier (Singapore) Pte Ltd.
3 Killiney Road, #08-01 Winsland House I, Singapore 239519
Tel: (65) 6349-0200, Fax: (65) 6733-1817
First Published 2008
2008年初版

罗伯顿新生儿学

主　　译：刘锦纷
出版发行：北京大学医学出版社（电话：010-82802230）
地　　址：（100191）北京市海淀区学院路38号 北京大学医学部院内
网　　址：http://www.pumpress.com.cn
E - mail：booksale@bjmu.edu.cn
印　　刷：北京画中画印刷有限公司
经　　销：新华书店
责任编辑：畅晓燕　唐晓昱　朱文玉　　**责任校对**：杜悦　　**责任印制**：郭桂兰
开　　本：889mm × 1194mm　1/16　**印张**：95　**字数**：2982千字
版　　次：2009年1月第1版　2009年1月第1次印刷
书　　号：ISBN 978-7-81071-646-8
定　　价：488.00元

主　译　刘锦纷

执行秘书　孙彦隽

译者名单

刘锦纷	上海交通大学医学院附属上海儿童医学中心	教授
孙彦隽	上海交通大学医学院附属上海儿童医学中心	博士
蔡小满	上海交通大学医学院附属上海儿童医学中心	硕士
黄继红	上海交通大学医学院附属上海儿童医学中心	博士
陆兆辉	上海交通大学医学院附属上海儿童医学中心	博士
沈　佳	上海交通大学医学院附属上海儿童医学中心	硕士
刘鑫荣	上海交通大学医学院附属上海儿童医学中心	硕士
顾　松	上海交通大学医学院附属上海儿童医学中心	博士
陈　笄	上海交通大学医学院附属上海儿童医学中心	博士
杨燕文	上海交通大学医学院附属上海儿童医学中心	硕士
贝　斐	上海交通大学医学院附属上海儿童医学中心	硕士
金燕樑	上海交通大学医学院附属上海儿童医学中心	硕士
汤燕静	上海交通大学医学院附属上海儿童医学中心	硕士
江　华	上海交通大学医学院附属上海儿童医学中心	博士
任　宏	上海交通大学医学院附属上海儿童医学中心	硕士
洪海筏	上海交通大学医学院附属上海儿童医学中心	博士
邵　虹	上海交通大学医学院附属上海儿童医学中心	硕士
邓朝晖	上海交通大学医学院附属上海儿童医学中心	博士
董凌燕	上海交通大学医学院附属新华医院	博士

原著者名单

Jagjit S Ahluwalia MA, MBBCh, DRCOG, DCH, MRCGP, FRCPCH, FRCP
Consultant Neonatologist
Neonatal Intensive Care Unit
Addenbrookes Hospital
Cambridge
UK

Nick Archer MA, FRCP, FRCPCH, DCH
Consultant Paediatric Cardiologist, Honorary Clinical
Senior Lecturer
Department of Paediatric Cardiology
John Radcliffe Hospital
Oxford
UK

Ruth M Ayling PhD, MRCP, MRCPath
Consultant Chemical Pathologist, Honorary Senior Lecturer
Derriford Combined Laboratory
Derriford Hospital
Plymouth
UK

Philip Baker DM, MRCOG
Professor of Maternal and Fetal Health
St Mary's Hospital
Manchester

Peter G Barth MD, PhD
Emeritus Professor in Paediatric Neurology
Department of Paediatric Neurology
Emma Children's Hospital
Academic Medical Center
Amsterdam
The Netherlands

Nick Bishop MBChB, MRCP, MD, FRCPCH
Professor of Paediatric Bone Disease
Academic Unit of Child Health
University of Sheffield
Sheffield
UK

Jeffrey L Brain MS, FRCS
Consultant Neonatal Surgeon
Addenbrookes NHS Trust
Cambridge
UK

Elizabeth Bryan MD, FRCP, FRCPCH
Consultant Paediatrician and Medical Consultant to the Multiple Births Foundation
Queen Charlotte's and Chelsea Hospital
London
UK

Pamela Cairns MD, MRCP, MRCPCH, DCH
Consultant Neonatologist
Directorate of Children's Services
Neonatal Medicine
Bristol
UK

Andrew J Cant BSc, MD, FRCP, FRCPCH
Consultant in Paediatric Immunology & Infectious Diseases
Paediatric Immunology and Infectious Diseases Unit
Newcastle General Hospital
Newcastle-upon-Tyne
UK

Fiona Carragher MSc, MRCPath
Principal Biochemist
Department of Clinical Biochemistry
Guy's and St Thomas's Hospital
London
UK

Patrick H T Cartlidge MBChB, DM, FRCP, FRCPCH
Senior Lecturer in Child Health
Department of Child Health
University of Wales College of Medicine
Cardiff
UK

Lord Chan of Oxton MD, FRCPCH, FRCP, FRACP, MFPHM
Visiting Professor in Ethnic Health
University of Liverpool
House of Lords
London
UK

Radha Chari MD, FRCSC
Associate Professor
Department of Obstetrics and Gynecology
University of Alberta
Director
Division of Maternal Fetal Medicine
Women's Health Program
Royal Alexandra Hospital
Edmonton
Canada

Adrian K Charles MA, MB, BChir, MD, MRCP, MRCPCH, FRCPath, FRCPA
Paediatric and Perinatal Pathologist
Department of Histopathology
Women's and Children's Pathology
Princess Margaret and King Edward Memorial Hospitals
Perth
Australia

Tim Cheetham BSc, MBChB, MD, MRCP, MRCPCH
Senior Lecturer in Paediatric Endocrinology
Institute of Child Health
School of Clinical Medical Sciences
University of Newcastle upon Tyne
Royal Victoria Infirmary
Newcastle upon Tyne
UK

Imti Choonara MBChB
Professor in Child Health
Academic Division of Child Health
University of Nottingham
Derbyshire Children's Hospital
Derby
UK

Nicholas M P Clarke ChM, FRCS
Consultant Orthopaedic Surgeon and Reader
University Orthopaedics
Southampton General Hospital
Southampton
UK

Sharon Conroy BPharm, MRPharm
Lecturer in Paediatric Clinical Pharmacy
Academic Division of Child Health
University of Nottingham
Derbyshire Children's Hospital
Derby
UK

Christopher J Dare BSc(Hons), BM(Hons), MRCS(Eng)
Specialist Registrar in Trauma and Orthopaedics
University Orthopaedics
Southampton General Hospital
Southampton
UK

Mark Davenport ChM, FRCS(Paed), FRCS(Eng)
Consultant and Reader in Paediatric Surgery
Department of Paediatric Surgery
King's College Hospital
London
UK

Linda S de Vries MD, FRCP
Professor in Neonatal Neurology
Dept of Neonatology
Wilhelmina Children's Hospital
UMC
Utrecht
The Netherlands

Peter Dear MD, FRCP, FRCPCH
Consultant and Senior Lecturer in Neonatal Medicine
Neonatal Intensive Care Unit
St James' University Hospital
Leeds
UK

Nestor Demianczuk MD, DES, FRCSC, ABOG
Professor
Department of Obstetrics and Gynecology
University of Alberta
Royal Alexandra Hospital
Edmonton
Alberta
Canada

Mark Denbow MBBS, MRCOG, PhD
Consultant in Fetal Medicine
Fetal Medicine Unit
St Michael's Hospital
Bristol
UK

D Keith Edmonds FRCOG, FRANZCOG
Consultant Obstetrician & Gynaecologist
Department of Obstetrics & Gynaecology
Queen Charlotte's & Chelsea Hospital
London
UK

Philip Etches MA, MB, FRCP(C), FRCP(Lond), FAAP, FRCPCH, DCH
Clinical Professor
Department of Paediatrics
University of Alberta
Royal Alexandra Hospital
Edmonton
Canada

David J Evans BM, MRCP(UK), FRCPCH
Consultant Neonatologist
Neonatal Intensive Care Unit
Southmead Hospital
Westbury-on-Trim
Bristol BS10 5NB
UK

Kate Farrer MBChB, FRCPCH, MRCP, MRCGP, DRCOG, DCH
Consultant Neonatologist
Neonatal Intensive Care Unit
St George's Hospital
London
UK

Mary Fewtrell MD, MA, FRCPCH, DCH
Clinical Scientist and Honorary Senior Lecturer
MRC Childhood Nutrition Research Centre
Institute of Child Health
London
UK

David Field MBBS(Hons), DCH, FRCPCH, FRCP(Edin). DM
Professor of Neonatal Medicine
University of Leicester Neonatal Unit
Leicester
UK

Alistair R Fielder FRCS, FRCOphth, FRCP
Professor of Ophthalmology
Department of Visual Neuroscience
Imperial College London
London
UK

Grenville F Fox MBChB, MRCP, FRCPCH
Consultant Neonatologist
Guy's and St Thomas's Hospital
London
UK

Andrew R Gennery MBChB, DCH, MRCP, MRCPCH, DipMedSci, MD
Senior Lecturer/Honorary Consultant in Paediatric Immunology & Bone Marrow Transplantation
Paediatric Immunology & Infectious Diseases Unit
Newcastle General Hospital
Newcastle-upon-Tyne
UK

Andrew Green PhD, FRCPI, FFPath(RCPI)
Director
National Centre for Medical Genetics;
Professor in Medical Genetics
University College Dublin;
Consultant in Medical Genetics
Our Lady's Hospital and The Children's University Hospital
Dublin
Ireland

Anne Greenough MD, FRCP, FRCPCH, DCH
Professor of Neonatology and Clinical Respiratory Physiology
Division of Asthma, Allergy and Lung Biology
Guy's, King's and St Thomas' School of Medicine
King's College London
London
UK

Nedim Hadzic MD, MSc, FRPCH
Consultant, Honorary Senior Lecturer in Paediatric Hepatology
Department of Child Health and Institute of Liver Studies
King's College Hospital
London
UK

Simon Hannam MBChB
Children Nationwide Neonatal Unit
King's College Hospital
London
UK

Francoise-Helene D Harlow BSc(Hons), MRCOG
Consultant Obstetrician and Gynaecologist
Norfolk and Norwich University Hospital
Norwich
UK

Jane Hawdon MA, MBBS, PhD, MRCP, FRCPCH
Consultant Neonatologist
Neonatal Unit
Elizabeth Garrett Anderson and Obstetrical Hospital
University College London Hospitals
London
UK

Joanna Hawthorne PhD
Senior Research Associate
Centre for Family Research
Cambridge
UK

George Haycock MBBChir, FRCP, FRCPCH
Professor of Paediatrics
Department of Paediatrics
Eveline Children's Hospital
London
UK

Michael Hird MBBS, MRCP
Consultant in Obstetrics and Gynaecology
Royal London Hospital
London
UK

N Kevin Ives MA, MB, BChir, DCH, MRCP, FRCPCH, MD
Consultant Neonatologist and Honorary Senior Clinical Lecturer in Paediatrics
Neonatal Unit
Women's Centre
Oxford
UK

Anthony W Kelsall BSc, MBBCh, FRCPCH, FRCP
Consultant Neonatologist
Addenbrooke's NHS Trust
Cambridge
UK

Phillipa Kyle MChB, MD, FRCOG, FRANZCOG
Professor of Obstetrics and Gynaecology
Christchurch School of Medicine and Health Sciences
Christchurch
New Zealand

Ian A Laing MA, MD, FRCPE, FRCPCH
Consultant Neonatologist
Neonatal Unit
Simpson Centre for Reproductive Health
Royal Infirmary of Edinburgh
Edinburgh
UK

Victor F Larcher MA, MB, FRCP, FRCPCH
Consultant Paediatrician & Honorary Senior Lecturer
Queen Elizabeth Children's Service
Royal London Hospital
London
UK

M A M S Leigh BA
Senior Partner
Hempsons House
London
UK

Malcolm Levene MD, FRCP, FRCPCH, FMedSci
Professor of Paediatrics
University Department of Paediatrics
Leeds General Infirmary
Leeds
UK

Alan Lucas MD, MA, FRCP, FMedSci
Director/MRC Clinical Professor
MRC Childhood Nutrition Research Centre
Institute of Child Health
London
UK

Martin G F Lupton MBBS, MA, MRCOG
Consultant Obstetrician (Locum)
Academic Department of Obstetrics and Gynaecology
Chelsea and Westminster Hospital
London
UK

Andrew Lyon MA, MB, FRCP, FRCPCH
Consultant Neonatologist
Neonatal Unit
The Simpson Centre for Reproductive Health
Royal Infirmary of Edinburgh
Edinburgh
UK

Alison MacFarlane BA, DipStat, CStat, FPHM
Professor of Perinatal Health
Department of Midwifery
City University
London
UK

Adnan Manzur MBBS, DCH, FRCPCH
Consultant in Paediatrician
Department of Paediatrics and Neonatal Medicine
Imperial College
London
UK

Neil Marlow DM, FRCPCH
Professor of Neonatal Medicine
Academic Division of Child Health
School of Human Development
Nottingham
UK

Hazel E McHaffie PhD, SRN, RM
Deputy Director of Research
Institute of Medical Ethics
Edinburgh
UK

John McIntyre MBChB, BSc, DM, MRCPCH
Senior Lecturer in Child Health
Academic Division of Child Health
University of Nottingham
Derbyshire Children's Hospital
Derby
UK

Eugenio Mercuri FRCPH, MD, PhD
Professor of Paediatric Neurology
Department of Paediatrics and Neonatal Medicine
Imperial College
London
UK

Giorgina Mieli-Vergani MD, PhD, FRCP, FRCPH
Alex Mowat Professor of Paediatric Hepatology
Paediatric Liver Service
Institute of Liver Studies
King's College Hospital
London
UK

Anthony D Milner MD, FRCP, FRCPCH, DCH
Emeritus Professor of Neonatology
Division of Asthma, Allergy and Lung Biology
Guy's, King's and St Thomas' School of Medicine
King's College London
London
UK

Neena Modi MBChB, MD, FRCPCH, FRCP, FRCPCH
Clinical Reader in Neonatal Medicine
Department of Paediatrics
Imperial College School of Medicine
London
UK

Gavin Morrison MA, FRCS
Consultant Otolaryngologist
Department of ENT Surgery
Guy's and St Thomas's Hospital
London
UK

Pierre Mouriquand MD, FRCS(Eng), FEBU
Consultant Paediatric Urologist
Department of Paediatric Urology
Hospital Debrousse
Lyon
France

Miranda Mugford BA(Hons), DPhil, HonMFPH
Professor of Health Economics
Institute of Health
University of East Anglia
Norwich
UK

Francesco Muntoni FRCPCH, MD, FMedSci
Professor of Paediatric Neurology
Department of Paediatrics and Neonatal Medicine
Imperial College
London
UK

Neil A Murray MD, FRCPH
Senior Lecturer in Neonatal Medicine
Department of Paediatrics and Neonatal Medicine
Hammersmith Hospital
London
UK

Simon J Newell MD, FRCPCH, FRCP
Consultant in Neonatal Medicine and Paediatric Gastroenterology
Neonatal Unit
St James's University Hospital
Leeds
UK

Eugene Oteng-Ntim MBBS, MRCOG
Consultant Obstetrician
Academic Department of Obstetrics and Gynaecology
Guy's and St Thomas' Hospital
London
UK

Roger D Palmer BSc(Hons), MB, BChir, MRCP(UK), MRCPCH
Specialist Registrar in Paediatric Oncology
Addenbrooke's NHS Trust
Cambridge
UK

Michael Patton MA, MSc, MBChB, FRCP, FRCPCH
Professor of Medical Genetics
Department of Medical Genetics
St George's Hospital Medical School
London
UK

David W Pilling MBChB, DCH, DMRD, FRCR, FRCPCH
Consultant Paediatric Radiologist
Department of Radiology
Royal Liverpool Children's Hospital, Alder Hey and
Liverpool Women's Hospital
Liverpool
UK

Esther J Posner BSc, MBBS, FRCOphth
Specialist Registrar in Ophthalmology
Western Eye Hospital
London
UK

Janet M Rennie MA, MD, FRCP, FRCPCH, DCH
Consultant and Senior Lecturer in Neonatal Medicine
Elizabeth Garrett Anderson Obstetric Hospital
University College London Hospitals
London
UK

Sam Richmond MBBS, FRCP, FRCPCH
Consultant Neonatologist
Neonatal Unit
Sunderland Royal Hospital
Sunderland
UK

Rodney Rivers MB, BChir, FRCP, MRCPH, DCH
Reader in Paediatrics
Department of Academic Paediatrics
Imperial College London
London
UK

N C R Roberton MA MB FRCP
Formerly Consultant Paediatrician and Neonatologist
Rosie Maternity Hospital
Cambridge
UK

Irene A G Roberts MD, FRCP, FRCPath, DRCOG
Professor of Paediatric Haematology
Department of Haematology
Hammersmith Hospital
Imperial College London
London

Maureen Rogers MBBS, FACD
Head
Department of Dermatology
The Children's Hospital at Westmead
Westmead
Australia

Nicholas Rutter MD, FRCP, FRCPCH
Professor of Paediatric Medicine
University of Nottingham
Academic Division of Child Health
Queen's Medical Centre
Nottingham
UK

Steven M Sale MBChB, FRCA
Fellow in Paediatric Anaesthesia
Bristol Royal Hospital for Children
Bristol
UK

Nicholas M Smith BMedSci(Hons), MBBS, FRCPath, FRCPA
Paediatric and Perinatal Pathologist
Department of Histopathology
Women's and Children's Pathology
Princess Margaret Hospital for Children
Perth
Australia

Alistair G Smyth BDS, MBBS, FRCS, FDSRCS
Consultant Cleft, Oral and Maxillofacial Surgeon
Northern and Yorkshire Regional Cleft Lip and Palate Service
Leeds General Infirmary
Leeds
UK

John A D Spencer MBBS, FRCOG
Consultant Obstetrician and Gynaecologist
Northwick Park Hospital
Middlesex
UK

Philip Steer BSc, MBBS, MD, FRCOG
Professor of Obstetrics
Academic Department of Obstetrics and Gynaecology
Imperial College Faculty of Medicine
Chelsea and Westminster Hospital
London
UK

Mark D Stringer BSc, MS, FRCS, FRCP, FRCPCH
Consultant Paediatric Hepatobiliary and Reader in Paediatric Surgery
Children's Liver & GI Unit
St James's University Hospital
Leeds
UK

Ian Sugarman FRCS(Edin), FRCS (Paed)
Consultant Paediatric Surgeon
Department of Paediatric Surgery
Leeds General Infirmary
Leeds
UK

Clare Tower MBChB
Wellcome Clinical Research Training Fellow
Department of Molecular Medical Sciences
University of Nottingham
Queen's Medical Centre
Nottingham
UK

A Michael Weindling BSc, MA, MD, FRCP, FRCPCH
Professor of Perinatal Medicine
School of Reproductive and Developmental Medicine
Liverpool Women's Hospital
Liverpool
UK

Duncan T Wilcox FRCS, MD
Honorary Senior Lecturer
Nephro-Urology Department
Institute of Child Health
London
UK

Denise Williams MB, FRCP, MRCPCH
Consultant Paediatric Oncologist
Department of Paediatrics
Addenbrooke's NHS Trust
Cambridge
UK

Andrew R Wolf MA, MB, BChir, FRCA, MD
Professor of Anaesthesia and Intensive Care
University of Bristol
Paediatric Intensive Care Unit
Bristol Royal Children's Hospital
Bristol
UK

James E Wraith MC ChB, FRCPCH
Consultant Paediatrician
Willink Biochemical Genetics Unit
Royal Manchester Children's Hospital
Manchester
UK

译者序言

《罗伯顿新生儿学》终于与读者见面了，这是一本高级参考书。主编 Janet M Rennie 医师是世界著名的儿科新生儿学专家，在英国伦敦大学医学院附属医院工作，是英国皇家内科医师学会会员，从事新生儿专业三十年，具有丰富的临床工作经验，也是本书第三版的主编之一。本次出版的是该书的第四版，在前三版的基础上又增加了许多该领域的新进展、新技术，而且编委成员大多是该领域的权威，相信对我国儿科医师，特别是从事新生儿专业的人员将会有较大的参考价值。

近几年我与北京大学医学出版社合作，翻译出版了几本医学参考书，一些朋友和同事好奇地询问：你花这么多时间去翻译国外的参考书，何不自己去编写。我总是这么回答：引进、消化、吸收国外的先进经验和技术，在现阶段还是很有价值的，尤其是在一些与国外差距较大的医学领域，“拿来主义”未必是坏事。不可否认，近年来通过改革开放，与国外的交往日益增多，我国医学领域发展迅速，加之我国丰富的医疗资源，有些领域已达到国际先进水平，但就整体实力而言，我们与世界先进水平还有一定差距，尤其是在资料收集、疗效随访、循证医学等方面。正因为如此，我们及时地将国外新生儿专业领域的新进展介绍给国内读者，其目的是希望从中吸取养料，丰富经验，在实践中不断总结，最终写出更符合我国国情的医学参考书。

本书译校人员都是我院从事儿科学和新生儿学各专业的青年才俊，他们本身都有较丰富的临床工作经验。在完成大量的临床工作之外，大多利用业余时间完成本书各章节的翻译。在此我向他们表示最诚挚的感谢，尤其要感谢孙彦隽医师和蔡小满医师，他（她）们除完成自身的翻译工作外，还协助我做了大量组织、协调工作。同时还要感谢北京大学医学出版社的同仁，希望我们的合作继续保持轻松、愉快，共同为我国医学事业发展做些有益工作。

刘锦纷
上海交通大学医学院
附属上海儿童医学中心

著者前言

网络上期刊全文的可获得性导致许多人预测，那些无法囊括最新研究成果的大型多著者联合写作的教科书将会消失。从我的观点来看，这种预测始终被证实是错误的。一本良好的教科书其章节仍然是个人学习道路上的第一步；它为那些第一次接触某一专题工作的初学者提供了背景、来龙去脉和权衡对比，并可作为想要核实某一事实、寻找参考文献或从专家处学习目前治疗措施的有经验的高级医师的备忘录。一本教科书也提供了回顾重要实践领域的机会，诸如操作的并发症、标准、流行病学趋势和那些难以在研究文献中寻找到的建议忠告。从这些目标出发，我和各章作者共同写作了本书，我希望这本书综合了扎实的科学背景信息和可读性强的正文，给出切合实际的建议，并易于为人接受，因此此书在结构上被分成若干篇章，并包含了大量的表格和插图。在本版中我尤其努力使本书包括有关预后方面的信息，因为随着新生儿学的进展，许多疾病的结局已被知晓，并且父母和临床医师也想尽可能早地接触到这些信息。

这本书在出版时，距离其第一版的问世也将近二十年了。Cliff Roberton 是此书第一版和第二版的唯一主编，第三版时由我和他共同担当主编，他现在也退休了。以他的名誉将此书重新命名为《罗伯顿新生儿学》（*Roberton's Textbook of Neonatology*），反映了 Cliff 为英国新生儿学科所做出的巨大贡献。我对第四版的内容和编写负全部的责任，并对任何疏漏之处负责。非常感激所收到的将包括在今后版本中的有关专题的建议。如同以往一样，通过阅读和再阅读个人著作，我学习到很多东西，我也非常感谢许多人，他们人数众多，因此也无法在后面的致谢章节中一一罗列出每个人的名字。

策划、组稿、写作、通读、审核和再审核这一长长的周期现在已接近尾声了。我的愿望是所有那些使用本书的人将能发现一些他们感兴趣的东西，并为他们大部分的问题找到答案，引导他们为复杂问题找到进一步信息的正确来源。总而言之，我希望不仅能在图书馆满布灰尘的书架上找到这本书，也希望能在婴儿床头找到这本书，因为这证明对那些努力实施高质量的新生儿医学治疗的人来说，书中内容是必不可少的，因此书页会由于每日使用而变得有些卷角和破损。

Janet M Rennie
英国伦敦大学医院

致谢

一本由多位著者联合写作的大型教科书，例如本书，其致谢篇章不可避免地会提及被忽略的伴侣、错过的假期、放弃的歌剧院之行，以及失去的与孩子们在一起的星期天下午。遗憾的是，所有这些都是真实的，因此我要加倍感谢各个章节的作者，当他们接到我的约稿邀请时，便无疑知道这可能会牺牲他们的私人时间。我亏欠他们所有人很多，并通过这个机会不仅感谢他们，也要再次向那些为了挤出功夫写这本书而中断或变动其手头工作的人们致歉。所有人在答复疑问和接受我的建议时，都显示出巨大的宽容，我希望他们能为他们的劳动果实感到喜悦。在他们身后有不计其数的合作搭档、秘书和图书管理员，这些人也值得赞扬。在这里，我要特别感谢伦敦皇家医学会图书馆的工作人员，他们的帮助是难以计量的，并在数天内从地下室堆积如山的案卷中找到了许多原先未能明确的参考文献。我的秘书 Jane Paget 也花费了许多时间来查取参考文献，并毫无怨言地将引文输入到参考文献管理器中，她有着良好的幽默感，我也通过这个机会感谢她。

Elsevier 出版社的 Hilary Hewitt 所肩负的工作负担非常大，她要按时完成这一庞大的项目，尽管在本书编辑过程中，恰逢她怀孕要生孩子，但她依然自始至终保持愉快和镇定。和她一起工作是愉快的。Elsevier 出版社的其他许多人也作出了巨大的贡献，特别是Cheryl Brant 和 Judy Fletcher。这本书的编辑是一流的，插图画家通过许多草图描绘出优美的图片。

最后，编辑这本书影响了我的可支配时间，而承担此最大负担的人当然是我的丈夫 Ian Watts。他自始至终给予支持，以此书和更多的爱来献给他。

Janet M Rennie

英国伦敦大学医院

缩略语

A

α_1AT	α_1- 抗胰蛋白酶 (Alpha-1-antitrypsin)
α_1ATD	α_1- 抗胰蛋白酶缺乏 (Alpha-1-antitrypsin deficiency)
α_2M	α_2- 巨球蛋白 (Alpha-2-macroglobulin)
a/A ratio	(PaO_2 的)动脉肺泡比率 [Arterial alveolar ratio (of PaO_2)]
AA	花生四烯酸 (Arachidonic acid)
A–aDO_2	(PaO_2 的）肺泡–动脉血氧分压差 [Alveolar-arterial oxygen difference (of PaO_2)]
ABR	听觉脑干诱发反应 (Auditory brainstem evoked responses)
AC	皮肤发育不全 (Aplasia cutis)
ACE	血管紧张素转化酶 (Angiotensin-converting enzymes)
AchR	乙酰胆碱受体 (Acetylcholine receptor)
ACT	活化凝血时间 (Activated clotting time)
ACTH	促肾上腺皮质激素，促皮质素 (Adrenocorticotrophic hormone, corticotrophin)
AD	常染色体显性 (Autosomal dominant)
ADA	腺苷脱氨酶 (Adenosine deaminase)
ADCC	抗体依赖性细胞毒性 (Antibody-dependent cytotoxicity)
ADH	抗利尿激素 (Antidiuretic hormone)
ADP	二磷酸腺苷 (Adenosine diphosphate)
ADPKD	常染色体显性多囊性肾病 (Autosomal dominant polycystic kidney disease)
AFI	羊水指数 (Amniotic fluid index)
AFP	α–胎儿蛋白，甲胎蛋白 (Alpha fetoprotein)
AGA	适于孕龄 (Appropriate for gestational age)
AGM	主动脉–性腺–中肾 (Aorto-gonad-mesonephros)
AIDS	获得性免疫缺陷综合征 (Aquired immune deficiency syndrome)
AIHA	自身免疫性溶血性贫血 (Autoimmune haemolytic anaemia)
ALEC	人工肺膨胀复合物（嘌吗坦） [Artificial lung expanding compound (Pumactant)]
ALL	急性淋巴细胞性白血病 (Acute lymphoblastic leukaemia)
AMH	抗苗勒管激素，抗中肾旁管激素 (Antimüllerian hormone)
AML	急性髓细胞样白血病 (Acute myeloid leukaemia)
AMP	一磷酸腺苷 (Adenosine monophosphate)
ANP	心房利钠肽 (Atrial natriuretic peptide)

AP 主动脉-肺动脉
(Aorto-pulmonary)

APC 活化蛋白 C
(Activated protein C)
抗原呈递细胞
(Antigen-presenting cells)

APH 产前出血
(Antepartum haemorrhage)

APTT 活化部分凝血活酶时间
(Activated partial thromboplastin time)

AR 引流过多的羊水
(Amnioreduction)
主动脉反流
(Aortic regurgitation)
常染色体隐性
(Autosomal recessive)

ARDS 成人(急性)呼吸窘迫综合征
[Adult (acute) respiratory distress syndrome]

ARM 人工破膜
(Artificial rupture of the membranes)

ARPKD 常染色体隐性多囊性肾病
(Autosomal recessive polycystic kidney disease)

ART 辅助生殖技术
(Assisted reproductive techniques)

AS 主动脉狭窄
(Aortic stenosis)

ASD 房间隔缺损
(Atrial septal defect)

ATP 三磷酸腺苷
(Adenosine triphosphate)

ATS 抗破伤风血清
(Anti-tetanus serum)

AV 房室的
(Atrioventricular)

AVM 动静脉畸形
(Arteriovenous malformation)

AVP 精氨酸加压素（如 ADH）
[Arginine vasopressin (i.e. ADH)]

AVSD 房室间隔缺损
(Atrioventricular septal defect)

B

BAER 脑干听觉诱发反应
(Brainstem accoustic evoked responses)

BAL 支气管肺泡灌洗
(Bronchoalveolar lavage)

BAPM 英国围生医学学会（以前叫做BAPP－英国围生儿科学学会）
[British Association of Perinatal Medicine (formerly BAPP - British Association of Perinatal Paediatrics)]

BASM 胆道闭锁型脾畸形(综合征)
[Biliary atresia splenic malformation (syndrome)]

BBA 床上自娩（未及消毒），接生前出生
(Born before arrival)

BCG 卡介苗，结核菌素
(Bacillus Calmette Guérin)

BCSH 英国血液学标准委员会
(British Committee for Standards in Haematology)

BMC 骨矿物质含量
(Bone mineral content)

BMR 基础代谢率
(Basal metabolic rate)

BMT 骨髓移植
(Bone marrow transplant)

BPA 英国儿科学会
(British Paediatric Association)

BP 血压
(Blood pressure)

BPD 双顶径
(Biparietal diameter)
支气管肺发育异常
(Bronchopulmonary dysplasia)

BPSU 英国儿科监督机构
(British Paediatric Surveillance Unit)

BSDL 胆盐依赖性脂肪酶
(Bile-salt-dependent lipase)

BSEP 胆盐输出泵
(Bile salt export pump)

BT 出血时间
(Bleeding time)

C

CaO_2 动脉氧含量
(Arterial oxygen content)

CA 碳酸酐酶
(Carbonic anhydrase)

CAH 先天性肾上腺增生
(Congenital adrenal hyperplasia)

cAMP 环磷酸腺苷
(Cyclic adenosine monophosphate)

CBF(V) 脑血流量（速）
[Cerebral blood flow (velocity)]

CcO_2 毛细血管氧含量
(Capillary oxygen content)

CCAM 先天性囊性腺瘤样畸形
(Congenital cystic adenomatoid malformation)

CD 分化群
(Cluster of differentiation)

CDA 先天性红细胞生成不良性贫血
(Congenital dyserythropoietic anaemia)

CDG 碳水化合物缺少型糖蛋白
(Carbohydrate-deficient glycoprotein)

CDH 先天性膈疝
(Congenital diaphramatic hernia)
先天性髋关节脱位(见 DDH)
[Congenital dislocation of the hip (see DDH)]

CDP 胞二磷胆碱
(Cytidine choline diphosphate)

CEMD 母亲死亡的可信度询问
(Confidential Enquiry into Maternal Deaths)

CESDI 死产和婴儿死亡的可信度询问
(Confidential Enquiry into Stillbirths and Deaths in Infancy)

CF 囊性纤维化
(Cystic fibrosis)

CFM 大脑功能监护仪
(Cerebral function monitor)

CFTR 囊性纤维化跨膜调节因子
(Cystic fibrosis transmembrane regulator)

CGD 慢性肉芽肿病
(Chronic granulomatous disease)

cGMP 环磷酸鸟苷
(Cyclic guanosine monophosphate)

CHARGE 先天性虹膜缺损，心脏病，后鼻孔闭锁，生长迟缓，性腺和耳畸形
(Coloboma, heart disease, choanal atresia, retardation, genital and ear anomalies)

CHB 完全性心脏传导阻滞
(Complete heart block)
先天性心脏传导阻滞
(Congenital heart block)

CHD 先天性心脏病
(Congenital heart disease)

CHIPA 慢性宫内部分性窒息
(Chronic in-utero partial asphyxia)

CHS Chediak–Higashi 综合征
(Chediak-Higashi syndrome)

CI 可信区间
(Confidence interval)

CK 肌酸激酶
(Creatine phosphokinase)

CLAPA 唇腭裂联合征
(Cleft lip and palate association)

CLD 慢性肺病
(Chronic lung disease)

CLSE 小牛肺表面活性物质提取物
(Calf lung surfactant extract)

CM 毛细血管畸形
(Capillary malformation)

CMD 先天性肌营养不良
(Congenital muscular dystrophy)

CMO 皮质酮甲基氧化酶
(Corticosterone methyloxidase)

CMV 巨细胞病毒
(Cytomegalovirus)

CNEP 外部持续性负压
(Continuous negative external pressure)

CNS 中枢神经系统
(Central nervous system)

CONS 凝固酶阴性葡萄球菌
(Coagulase-negative staphylococci)

CoA 辅酶 A
(Co-enzyme A)

COP 胶体渗透压
(Colloid osmotic pressure)

CP 脑瘫
(Cerebral palsy)

CPAP 持续气道正压
(Continuous positive airways pressure)

CPC 脉络丛囊肿
(Choroid plexus cyst)

CPD(A) 枸橼酸盐–磷酸盐–葡萄糖（腺嘌呤）
[Citrate phosphate dextrose (adenine)]

CPHD 复合性垂体激素缺乏
(Combined pituitary hormone deficiency)

CPR 心肺复苏
(Cardiopulmonary resuscitation)

CPS 氨基甲酰磷酸合成酶
(Carbamyl phosphate synthetase)

CRH 促肾上腺皮质激素释放激素
(Corticotrophin releasing hormone)

CRIB 婴儿的临床风险指数
(Clinical risk index for babies)

CRP C 反应蛋白
(C-reactive protein)

CS 剖宫产术
(Caesarean section)

CSAG 临床标准顾问组
(Clinical Standards Advisory Group)

CSF 脑脊液
(Cerebrospinal fluid)

CT 计算机体层摄影术
(Computed tomography)

CTEV 先天性马蹄内翻足
(Congenital talipes equinovarus)

CTG 胎心产力图（胎心产力描记术）
[Cardiotocogram (cardiotocography)]

CvO_2 混合静脉氧含量
(Mixed venous oxygen content)

CVB(S) 绒毛膜绒毛活检（采样）
(Chorionic villus biopsy (sampling))

CVP 中心静脉压
(Central venous pressure)

CVS 心血管系统
(Cardiovascular system)
绒毛膜绒毛采样
(Chorionic villus sampling)

CXR 胸部 X 线片
(Chest X-ray)

D

2:3 DPG 2,3 二磷酸甘油
(2:3 diphosphoglycerate)

DA 动脉导管
(Ductus arteriosus)

DAT 直接抗球蛋白(Coomb）试验
[Direct antiglobulin (Coombs') test]

DBA Diamond–Blackfan 贫血
(Diamond-Blackfan anaemia)

DBM 滴液喂食的/捐献者母乳
(Drip/donor breast milk)

DC 双绒(毛)膜的
(Dichorionic)

DCM 扩张性心肌病
(Dilated cardiomyopathy)

DCT 直接 Coomb 试验
(Direct Coombs' test)

DDAVP 去氨加压素：1–脱氨基–8–右旋–精氨酸加压素
(Desmopressin: 1-deamino-8-D-arginine vasopressin)

DDH 发育性髋关节发育不良
(Developmental dysplasia of the hip)

del 缺失
(deletion)

DH 卫生部
(Department of Health)

DHA 二十二碳六烯酸
(Docosahexaenoic acid)

DHSS 卫生和社会保障部
(Department of Health and Social Security)

DHT 双氢睾酮
(Dihydrotestosterone)

DIC 弥漫性血管内凝血
(Disseminated intravascular coagulation)

DIDMOAD 尿崩症，糖尿病，视神经萎缩，耳聋
(Diabetes insipidus, diabetes mellitus, optic atrophy, deafness)

DILV 左心室双入口
(Double-inlet left ventricle)

DIV 心室双入口
(Double-inlet ventricle)

DMSA 二巯基丁二酸，二巯基琥珀酸
(Dimercaptosuccinic acid)

DNA 脱氧核糖核酸
(Deoxyribonucleic acid)

DOC 脱氧皮质酮
(Deoxycorticosterone)

DOH 卫生部
(Department of Health)

DORV 右心室双出口
(Double-outlet right ventricle)

DOV 心室双出口
(Double-outlet ventricle)

DPG 二磷酸甘油
(Diphosphoglycerate)

DPPC 二棕榈酰磷脂酰胆碱(卵磷脂)
[Dipalmitoyl phosphatidyl choline (lecithin)]

DQ 发育商数
(Development quotient)

DRG 诊断相关组
(Diagnostic related groups)
背侧呼吸神经群
(Dorsal respiratory group)

DTP 白喉-破伤风-百日咳
(Diptheria-tetanus-pertussis)

DTPA 二乙烯三胺五乙酸
(Diethylenetriaminepentacetic acid)

DVM 视觉成熟迟缓
(Delayed visual maturation)

DVT 深部静脉血栓形成
(Deep vein thrombosis)

DXA 双能量 X 线吸收测定术
(Dual energy X-ray absorptiometry)

DZ 双合子的，双卵性（双胎）
(Dizygotic)

E

EB 大疱性表皮松解症
(Epidermolysis bullosa)

EBF 完全母乳喂养
(Exclusive breastfeeding)

EBM 挤出的母乳
(Expressed breast milk)

EBV Epstein-Barr 病毒
(Epstein-Barr virus)

EC 欧洲共同体
(European Community)
喷射性咔嗒音
(Ejection click)

ECF 细胞外液
(Extracellular fluid)

ECG 心电图
(Electrocardiogram)

ECM 心外按摩
(External cardiac massage)

ECMO 体外膜式氧合
(Extracorporeal membrane oxygenation)

ECV 胎头外倒转术
(External cephalic version)

EDD 预产期
(Estimated date of delivery)

EDF 舒张末期血流
(End-diastolic flow)

EDFV 舒张末期血流速度
(End-diastolic flow velocity)

EDTA 乙二胺四乙酸
(Ethylenediamine tetracetic acid)

EEG 脑电图
(Electroencephalogram)

EFE 心内膜弹力纤维增生症
(Endocardial fibroelastosis)

EFM 电子胎心监护
(Electronic fetal monitoring)

EGF 上皮/表皮生长因子
(Epithelial/epidermal growth factor)

ELBW 超低出生体重（1.0 kg 出生体重）
[Extremely low birthweight (1.0kg birthweight)]

ELISA 酶联免疫吸附测定
(Enzyme-linked immunosorbent assay)

ELSO 体外生命支持组织
(Extracorporeal-life support organisation)

EM 电子显微镜
(Electron microscope)

EMG 肌电图/肌电描记术
(Electromyogram/electromyography)

EMLA 局部麻醉药低共熔混合剂（恩纳乳膏）
(Eutectic mixture of local anaesthetic)

ERCP 内镜逆行胰胆管造影术
(Endoscopic retrograde cholangiopancreatography)

ERG 视网膜电图
(Electroretinogram)

ESPGAN 欧洲儿科胃肠病学和营养学会
(European Society for Paediatric Gastroenterology and Nutrition)

ETT 气管内插管
(Endotracheal tube)

EVT 绒毛外滋养细胞
(Extravillous trophoblast)

F

FACS 荧光激活细胞分类术
(Fluorescence activated cell sorting)

FAITP 胎儿同种免疫性血小板减少性紫癜
(Fetal alloimmune thrombocytopenic purpura)

FBC 全血细胞计数
(Full blood count)

FBM 胎儿呼吸运动
(Fetal breathing movements)

FBS 胎儿血液采样
(Fetal blood sampling)

FCE 完成就诊
(Finished consultant episode)

FDP 纤维蛋白降解产物
(Fibrin degradation products)

Fe_{H_2O} 水排泄分数
(Fractional excretion of water)

Fe_{Na} 钠排泄分数
(Fractional excretion of sodium)

FEV_1 一分钟用力呼气量
(Forced expiratory volume in one minute)

FEVR 家族性渗出性玻璃体视网膜病变
(Familial exudative vitreoretinopathy)

FFP 新鲜冰冻血浆
(Fresh frozen plasma)

FFTS 双胎输血综合征
(Feto-fetal transfusion syndrome)

FGR 胎儿生长受限
(Fetal growth restriction)

FH 家族史
(Family history)

FHR 胎儿心率
(Fetal heart rate)

FIGO 国际妇产科联合会
(International Federation of Gynaecology & Obstetrics)

FIL 泌乳的反馈性抑制剂
(Feedback inhibitor of lactation)

F_IO_2 吸入氧浓度分数
(Fractional inspired oxygen concentration)

FISH 荧光原位杂交
(Fluorescent in-situ hybridisation)

FOE 氧解离分数
(Fractional oxygen extraction)

FRC 功能残气量
(Functional residual capacity)

FSE 胎儿头皮电极
(Fetal scalp electrode)

FSH 卵泡刺激素
(Follicle-stimulating hormone)

FTA–ABS 螺旋体抗体吸附荧光测定试验
(Fluorescent treponemal antibody absorption test)

FUV 胎儿脐静脉
(Fetal umbilical vein)

G

GAD 谷氨酸脱羧酶
(Glutamic acid decarboxylase)

GALT 肠相关淋巴样组织
(Gut-associated lymphoid tissue)

γGT γ 谷氨酰基转移酶
(Gamma-glutamyl transferase)

GABA γ–氨基丁酸
(Gamma amino butyric acid)

G6PD 6–磷酸葡萄糖脱氢酶
(Glucose-6-phosphate dehydrogenase)

GBS B 组 β–溶血链球菌
(Group B beta-haemolytic streptococcus)

G–CSF 粒细胞集落刺激因子
(Granulocyte colony-stimulating factor)

GCT 生殖细胞瘤
(Germ cell tumours)

GDP 国内生产总值
(Gross domestic product)

GFAP 神经胶原纤维酸性蛋白
(Glial fibrillary acidic protein)

GFR 肾小球滤过率
(Glomerular filtration rate)

GGT γ–谷氨酰转肽酶
(Gamma-glutamyl transpeptidase)

GH 生长激素
(Growth hormone)

GHRH 生长激素释放激素
(Growth hormone releasing hormone)

GIFT 输卵管内配子移植术
(Gamete intrafallopian transfer)

GI 胃肠的
(Gastrointestinal)

GIT 胃肠道
(Gastrointestinal tract)

GM–CSF 粒细胞–巨噬细胞集落刺激因子
(Granulocyte-macrophage colony-stimulating factor)

GMH–IVH 生发基质出血–脑室内出血
(Germinal matrix/intraventricular haemorrhage)

GMP 一磷酸鸟苷
(Guanosine monophosphate)

GnRH 促性腺激素释放激素
(Gonadotrophin releasing hormone)

GOR 胃食管反流
(Gastro-oesophageal reflux)

GP 全科开业医生
(General Practitioner)

GSD 糖原贮积病，糖原病
(Glycogen storage disease)

GSH 还原型谷胱甘肽
(Reduced glutathione)

GTP 三磷酸鸟苷
(Guanosine triphosphate)

GTT 葡萄糖耐量试验
(Glucose tolerance test)

GU 生殖泌尿的
(Genitourinary)

GVHD 移植物抗宿主疾病
(Graft-versus-host disease)

H

HAA	医院(医疗)活动分析 (Hospital activity analysis)
HAS	人白蛋白溶液 (Human albumin solution)
HBV	乙型肝炎病毒 (Hepatitis B virus)
hCG	人绒毛膜促性腺激素 (Human chorionic gonadotrophin)
HCM	肥厚型心肌病 (Hypertrophic cardiomyopathy)
HCV	丙型肝炎病毒 (Hepatitis C virus)
HDL	高密度脂蛋白 (High-density lipoprotein)
HDN	新生儿溶血病 (Haemolytic disease of the newborn) 新生儿出血病（VKDB） [Haemorrhagic disease of the newborn (VKDB)]
Hep A, B, C	甲型、乙型、丙型肝炎 (Hepatitis A, B, C)
HELLP	溶血、肝酶升高和低血小板计数 (Haemolysis, elevated liver enzymes, low platelets)
HES	医院(医疗)事件系统 (Hospital episode system)
HFFI	高频气流中断 (High-frequency flow interruption)
HFJV	高频喷射通气 (High-frequency jet ventilation)
HFOV	高频振荡通气 (High-frequency oscillatory ventilation)
HFPPV	高频正压通气 (High-frequency positive pressure ventilation)
HI	婴儿期高胰岛素血症 (Hyperinsulinism in infancy)
HIE	缺氧缺血性脑病 (Hypoxic ischaemic encephalopathy)
HIV	人类免疫缺陷病毒 (Human immunodeficiency virus)
HLA	人类白细胞抗原 (Human leucocyte antigen)
HLH	噬血细胞性淋巴组织细胞增生症 (Haemophogocytic lymphohistio-cytosis)
HLHS	左心发育不全综合征 (Hypoplastic left heart syndrome)
HMD	透明膜病 (Hyaline membrane disease)
HMF	人乳配方 (Human milk formula)
HPA	下丘脑–垂体–肾上腺的 (Hypothalamic-pituitary-adrenal) 人类血小板抗原 (Human platelet antigen)
HPI	出血性实质梗死 (Haemorrhagic parenchymal infarction)
HPP	遗传性热异形红细胞增多症 (Hereditary pyropoikilocytosis)
HPS	肥厚性幽门狭窄 (Hypertrophic pyloric stenosis)
HPV	人类微小病毒 (Human parvovirus)
HRG	卫生资源分类法 (Health Resource Groupings)
HS	遗传性球形红细胞增多症 (Hereditary spherocytosis)
HSV	单纯疱疹病毒（I,II） [Herpes simplex virus (I, II)]
HVA	高香草酸 (Homovanillic acid)
HVS	高位阴道拭子 (High vaginal swab)
Hz	赫兹（周期 / 秒） [Hertz (cycles/second)]

I

IAA	主动脉弓离断 (Interrupted aortic arch)

ICAM 细胞间黏附分子
(Intracellular adhesion molecule)

ICD 国际疾病分类法
(International classification of disease)

ICH 颅内出血
(Intracranial haemorrhage)

ICP 颅内压
(Intracranial pressure)

IDA 亚氨基二乙酸
(Iminodiacetic acid)

IDM 糖尿病母亲的婴儿
(Infant of the diabetic mother)

I:E 吸气相与呼气相时间比
(Inspiratory to expiratory ratio)

IEM 先天性代谢缺陷病
(Inborn error of metabolism)

IFN 干扰素
(Interferon)

IgA,D,G,M 免疫球蛋白 A、D、G、M
(Immunoglobulins A, D, G, and M)

IGF 胰岛素样生长因子
(Insulin-like growth factor)

IHV 肝内静脉（采样）
[Intrahepatic venous (sampling)]

IL 白细胞介素
(Interleukin)

i.m. 肌肉内
(Intramuscular)

IMF 国际货币基金
(International Monetary Fund)

INO 吸入一氧化氮
(Inhaled nitric oxide)

INR 国际标准化比值
(International normalised ratio)

IPL 实质内损伤
(Intraparenchymal lesion)

IPPV 间歇性正压通气
(Intermittent positive pressure ventilation)

IPT 腹膜腔内输血，腹腔内输液
(Intraperitoneal transfusion)

IQ 智商
(Intelligence quotient)

IRT 免疫反应性胰蛋白酶
(Immunoreactive trypsin)

ITP 特发性/免疫性血小板减少性紫癜
(Idiopathic/immune thrombocytopenic purpura)

IUD 宫内死亡
(Intrauterine death)

IUGR 宫内生长受限
(Intrauterine growth retardation/restriction)

i.v. 静脉内
(Intravenous)

IVC 下腔静脉
(Inferior vena cava)

IVF 试管内受精，体外受精
(In-vitro fertilisation)

IVH 脑室内出血
(Intraventricular haemorrhage)

IVIG 静脉内用免疫球蛋白
(Intravenous immunoglobulin)

IVS 室间隔完整
(Intact ventricular septum)

IVT 血管内输血、输液
(Intravascular transfusion)

IVU 静脉尿路造影(照)片
(Intravenous urogram)

K

KCCT 高岭土–脑磷脂凝固时间
(Kaolin cephalin clotting time)

KHE 卡波西样血管内皮瘤
(Kaposiform haemangioendothelioma)

KIR 杀伤细胞抑制性受体
(Killer inhibitory receptors)

kPa 千帕（＝7.5 mmHg）
[Kilopascal (=7.5mmHg)]

L

LA 激光消融
(Laser ablation)

LAD 电轴左偏
(Left axis deviation)

LBND 无缺陷的活产
(Livebirth with no defects)

LBW 低出生体重（<2.50 kg）
[Low birthweight (2.50kg)]

LC 蓝斑
(Locus ceruleus)

LCAD 长链脂肪酰基–辅酶 A 脱氢酶
(Long-chain fatty acyl-CoA dehydrogenase)

LCHAD 长链脂肪 3–羟酰基–辅酶 A 脱氢酶
(Long-chain fatty 3-hydroxyacyl-CoA dehydrogenase)

LCPUFA 长链多不饱和脂肪酸
(Long-chain polyunsaturated fatty acids)

LCT 长链三酰甘油
(Long-chain triglyceride)

LE 红斑狼疮
(Lupus erythematosus)

LGA 大于孕龄
(Large for gestational age)

LH 黄体生成素
(Luteinising hormone)

LLSE 胸骨左下缘
(Lower left sternal edge)

LM 淋巴管畸形
(Lymphatic malformation)

LMP 末次月经时间
(Last menstrual period)

LMWH 低分子量肝素
(Low-molecular-weight heparin)

LOS 下端食管括约肌
(Lower oesophageal sphincter)

LP 腰椎穿刺
(Lumbar puncture)

L:S 卵磷脂与鞘磷脂之比
(Lecithin to sphingomyelin ratio)

LSCS 子宫下段剖宫产术
(Lower segment caesarean section)

LT 白三烯
(Leukotriene)

LV 左心室
(Left ventricle)

LVH 左心室肥厚
(Left ventricular hypertrophy)

LVOT 左心室流出道
(Left ventricular outflow tract)

M

MACS 磁激活细胞分类
(Magnetically activated cell sorting)

MAD 多酰基–辅酶 A 脱氢酶
(Multiple acyl-CoA dehydrogenase)

MAG–3 苯甲酰硫乙甘肽
(Mercaptoacetyl triglycine)

MAP 平均气道压
(Mean airway pressure)

MAPCA 大型主–肺动脉交通动脉
(Major aorto-pulmonary communicating arteries)

MAS 胎粪吸入综合征
(Meconium aspiration syndrome)

MC 单绒(毛)膜的
(Monochorionic)

MCA 大脑中动脉
(Middle cerebral artery)

MCAD 中链脂肪酰基–辅酶 A 脱氢酶
(Medium-chain fatty acyl-CoA dehydrogenase)

MCH 红细胞平均血红蛋白量
(Mean corpuscular haemoglobin)

MCHC 平均红细胞血红蛋白含量
(Mean corpuscular haemoglobin content)

MCP 主要阳离子蛋白
(Major cationic protein)

MCT 中链三酰甘油
(Medium-chain triglycerides)

MCUG 膀胱尿道造影照片
(Micturating cysto-urethrogram)

MCV 平均红细胞容积
(Mean corpuscular volume)

meg CSF 巨核细胞集落刺激因子
(Megakaryocyte colony-stimulating factor)

MHC 主要组织相容性(抗原)复合物
(Major histocompatibility complex)

MIC 最小抑制浓度
(Minimum inhibitory concentration)

MIF 移行抑制因子
(Migration inhibitory factor)

MIP 巨噬细胞炎性蛋白
(Macrophage inflammatory protein)

MMC 脊膜脊髓膨出
(Meningomyelocele)

mmIIg 毫米汞柱
(Millimetres of mercury)

MMR 麻疹、腮腺炎和风疹疫苗
(Mumps, measles and rubella vaccine)

MOM 中位倍数
(Multiples of the median)

MPH 大量肺出血
(Massive pulmonary haemorrhage)

MPI 牛奶蛋白不耐受
(Milk protein intolerance)

MR 磁共振
(Magnetic resonance)
二尖瓣反流
(Mitral regurgitation)

MRC 医学研究委员会
(Medical Research Council)

MRI 磁共振影像
(Magnetic resonance imaging)

mRNA 信使核糖核酸
(Messenger ribonucleic acid)

MRS 磁共振光谱法
(Magnetic resonance spectroscopy)

MRSA 甲氧西林耐药的金黄色葡萄球菌
(Methicillin-resistant *Staphylococcus aureus*)

MS 二尖瓣狭窄
(Mitral stenosis)

MSH 促黑素细胞激素
(Melanocyte-stimulating hormone)

mt 线粒体的
(Mitochondrial)

MZ 单合子的
(Monozygotic)

N

Naa N–乙酰天冬氨酸
(N-acetyl-aspartate)

NADPH 烟酰胺腺嘌呤二核苷酸磷酸
(Nicotinamide adenine dinucleotide phosphate)

NAITP 新生儿同种免疫性血小板减少型紫癜
(Neonatal alloimmune thrombocytopenic purpura)

NALD 新生儿肾上腺脑白质营养不良
(Neonatal adrenoleucodystrophy)

NBAS 新生儿行为评估量表
(Neonatal behavioural assessment scale)

NBT	四唑氮蓝 (Nitroblue tetrazolium)
NCT	英国全国生育联合会 (National Childbirth Trust)
NEC	坏死性小肠结肠炎 (Necrotising enterocolitis)
NG	鼻胃的 (Nasogastric)
NGF	神经生长因子 (Nerve growth factor)
NGT	鼻胃管 (Nasogastric tube)
NH	新生儿血色病 (Neonatal haemochromatosis)
NHS	英国国家卫生服务系统 (National Health Service)
NICHHD	国立儿童健康与人类发育研究所 (National Institute of Child Health and Human Development)
NICU	新生儿重症监护病房 (Neonatal Intensive Care Unit)
NIDCAP	新生儿个体化发育监护和评估计划 (Neonatal Individual Developmental Care and Assessment Programme)
NIDDM	非胰岛素依赖性糖尿病 (Non-insulin-dependent diabetes mellitus)
NIH	非免疫性水肿 (Non-immune hydrops)
NIRS	近红外光谱法 (Near infrared spectroscopy)
NK	自然杀伤细胞（淋巴细胞）[Natural killer (lymphocytes)]
NMDA	N–甲基–D–天冬氨酸 (N-methyl-D-aspartate)
NMR	核磁共振 (Nuclear magnetic resonance)
	新生儿死亡风险 (Neonatal mortality risk)
NO	一氧化氮 (Nitric oxide)
NRCT	国家儿童期肿瘤登记（机构）(National Registry of Childhood Tumours)
NSAID	非甾体抗炎药 (Non-steroidal anti-inflammatory drugs)
NT	颈半透明度 (Nuchal translucency)
NTD	神经管缺陷 (Neural tube defect)

O

17–OHP	17–羟孕酮 (17-hydroxyprogesteron)
OA	食管闭锁 (Oesophageal atresia)
OC	妊娠肝内胆汁郁积症 (Obstetric cholestasis)
OCT	鸟氨酸氨基甲酰转移酶 (Ornithine carbamyl transferase)
OFC	枕额周径 (Occipito-frontal circumference)
OI	成骨不全 (Osteogenesis imperfecta)
ONS	国家统计局 (Office of National Statistics)
OPCS	人口普查和调查部 (Office of Population, Censuses and Surveys)
OR	优势比 (Odds ratio)
OTC	鸟氨酸转氨甲酰酶 (Ornithine transcarbamylase)

P

PA	肺动脉 (Pulmonary artery)

PABS 肺动脉分支狭窄
(Pulmonary artery branch stenosis)
$PaCO_2$ 动脉血中的 CO_2 分压
(Partial pressure of CO_2 in arterial blood)
$PACO_2$ 肺泡气中的 CO_2 分压
(Partial pressure of CO_2 in alveolar gas)
PAF 血小板激活因子
(Platelet-activating factor)
PAGE 全氟化碳辅助的气体交换
(Perfluorocarbon-assisted gas exchange)
PAH 对氨基马尿酸盐
(Para-amino hippurate)
PAI–1 纤溶酶原激活物抑制剂–1
(Plasminogen activator inhibitor 1)
PAIgG 抗血小板自身抗体
(Antiplatelet autoantibodies)
PaO_2 动脉血中的氧分压
(Partial pressure of oxygen in arterial blood)
PAO_2 肺泡气中的氧分压
(Partial pressure of oxygen in alveolar gas)
PAP 肺动脉压
(Pulmonary artery pressure)
PAPP–A 妊娠相关血浆蛋白 A
(Pregnancy-associated plasma protein A)
PAPVC 部分肺静脉异位连接
(Partial anomalous pulmonary venous connection)
PARP 聚（ADP–核糖）聚合酶
[poly(ADP-ribose) polymerase]
PC 磷脂酰胆碱，卵磷脂
(Phosphatidylcholine)
PCA 受孕后胎龄
(Postconceptional age)
PCH 脑桥小脑发育不全
(Pontocerebellar hypoplasia)
PCP 肺孢子虫病
(*Pneumocystis carinii* pneumonia)
PCr 磷酸肌酸
(Phosphocreatine)
PCR 聚合酶链反应
(Polymerase chain reaction)
PCV 血细胞比容（红细胞压积）
(Packed cell volume)
PDA 动脉导管未闭
(Patent ductus arteriosus)
PDF 出院后配方奶
(Post-discharge formula)
PE 磷脂酰乙醇胺
(Phosphatidylethanolamine)
PEEP 呼气末正压
(Positive end-expiratory pressure)
PET 先兆子痫毒血症
(Pre-eclamptic toxaemia)
PF3 血小板因子 3
(Platelet factor 3)
PF4 血小板因子 4
(Platelet factor 4)
PFC 持续胎儿循环
(Persistent fetal circulation)
全氟化碳
(Perfluorocarbon)
PFIC 渐进性家族性肝内胆汁郁积症
(Progressive familial intrahepatic cholestasis)
PFK 磷酸果糖激酶
(Phosphofructokinase)
PFO 卵圆孔未闭
(Patent foramen ovale)
PG 磷脂酰甘油
(Phosphatidylglycerol)
PGE,F,G,H 前列腺素 E、F、G、H
(Prostaglandins E, F, G and H)
PGI_2 前列环素
(Prostacyclin)
PGSI 前列腺素合成酶抑制剂
(Prostaglandin synthetase inhibitor)

pH	氢离子浓度 (Hydrogen ion concentration)		PNMR	围生期死亡率 (Perinatal mortality rate)	
PHD	垂体激素缺乏 (Pituitary hormone deficiency)		PNP	嘌呤核苷磷酸化酶 (Purine nucleotide phosphorylase)	
PHHI	婴儿期持续性高胰岛素低血糖症（胰岛母细胞增生症） [Persistent hyperinsulinaemic hypoglycaemia of infancy (nesidioblastosis)]		PNW	产后病房 (Postnatal ward)	
			POEMS	程序控制性耳声发射 (Programmable otoacoustic emissions)	
PHT	肺动脉高压 (Pulmonary hypertension)		PP	胰多肽 (Pancreatic polypeptide)	
PHVD	出血后脑室扩张 (Post-haemorrhagic ventricular dilatation)		PPF	纯化血浆组分 (Purified plasma fraction)	
			PPHN	新生儿持续性肺动脉高压 (Persistent pulmonary hypertension of the newborn)	
Pi	无机正磷酸盐 (Inorganic orthophosphate)				
PI	磷脂酰肌醇 (Phosphatidylinositol)		PPROM	早产胎膜早破 (Preterm premature rupture of the membranes)	
PIE	间质性肺气肿 (Pulmonary interstitial emphysema)		PRA	血浆肾素活性 (Plasma renin activity)	
PIH	妊娠诱发的高血压，妊娠性高血压 (Pregnancy-induced hypertension)		PRISM	儿科死亡率风险评分 (Paediatric risk of mortality score)	
PIP	吸气压峰值 (Peak inflating pressure)		PRL	催乳素,泌乳素 (Prolactin)	
PIVKA	维生素 K 缺乏时产生的蛋白质 (Protein produced in vitamin K absence)		PROM	胎膜早破 (Preterm rupture of the membranes)	
PK	丙酮酸激酶 (Pyruvate kinase)		PS	肺动脉狭窄 (Pulmonary stenosis)	
	前激肽释放酶 (Prekallikrein)			磷脂酰丝氨酸 (Phosphatidylserine)	
PKU	苯丙酮尿症 (Phenylketonuria)		PSARP	后矢状位肛门直肠成形术 (Posterior sagittal anorectoplasty)	
PLP	蛋白脂质蛋白 (Proteolipid protein)		PSM	全收缩期杂音 (Pansystolic murmur)	
PLV	部分性液态通气 (Partial liquid ventilation)		PT	凝血酶原时间 (Prothrombin time)	
PNET	原始神经外胚层肿瘤 (Primitive neuroectodermal tumour)		PTC	经皮肝穿刺胆管造影术,经皮肝胆管造影术 (Percutaneous transhepatic cholangiography)	

PTH 甲状旁腺激素
(Parathyroid hormone)

PTHrP 甲状旁腺激素相关肽
(Parathyroid hormone-related peptide)

PTL 早产
(Preterm labour)

PTM 早产奶
(Preterm milk)

PTT 部分凝血活酶时间
(Partial thromboplastin time)

PTTK 高岭土部分凝血活酶时间
(PTT kaolin)

PTV 患者触发通气
(Patient trigger ventilation)

PUBS 经皮脐血采样，经皮脐带血标本
(Percutaneous umbilical blood sampling)

PUFA 多聚不饱和脂肪酸
(Polyunsaturated fatty acids)

PUJ 肾盂输尿管连接处
(Pyelo/pelvi ureteric junction)

PUV 后尿道瓣膜
(Posterior urethral valves)

PVD 肺血管病变
(Pulmonary vascular disease)

PVH 脑室周围出血
(Periventricular haemorrhage)

PVL 脑室周围白质软化
(Periventricular leukomalacia)

PVR 肺血管阻力
(Pulmonary vascular resistance)

Q

QALY 生活质量校正寿命年
(Quality-adjusted life year)

Qs 所分流掉的心输出量比例
(Proportion of the cardiac output which is shunted)

Qt 心输出总量
(Total cardiac output)

q.v 参见
(*Quod vide* = which see)

R

RA 右心房
(Right atrium)

RAAS 肾素-血管紧张素-醛固酮系统
(Renin-angiotensin-aldosterone system)

RAH 右心房肥大(厚)
(Right atrial hypertrophy)

RBC 红细胞
(Red blood cell)

RBP 视黄醇结合蛋白
(Retinol-binding protein)

RCOG 皇家妇产科学会
(Royal College of Obstetricians and Gynaecologists)

RCPCH 皇家儿科和儿童健康学会
(Royal College of Paediatrics and Child Health)

RCT 随机化对照试验
(Randomised controlled trial)

RDA 推荐膳食供给量
(Recommended dietary allowance)

RDS 呼吸窘迫综合征
(Respiratory distress syndrome)

REM 快速动眼相（睡眠）
[Rapid eye movement (sleep)]

RF 风险因素
(Risk factor)

RFLP 限制性片段长度多态性
(Restriction fragment length polymorphism)

RHA 地区卫生行政机构
(Regional Health Authority)

rHuEpo 重组人红细胞生成素
(Recombinant human erythropoietin)

RICH 迅速消退型先天性血管瘤
(Rapidly involuting congenital haemangioma)

RIP 呼吸感应体积描记术
(Respiratory inductance plethysmography)
安息
(Rest in Peace)

RIS 呼吸功能不全综合征
(Respiratory insufficiency syndrome)

RLF 晶体后纤维增生症
(Retrolental fibroplasia)

RNA 核糖核酸
(Ribonucleic acid)

RNCE 常规新生儿临床检查
(Routine neonatal clinical examination)

RO 早产儿视网膜病
(Retinopathy of prematurity)

ROC 受试者工作特征
(receiver operating characteristics)

RP 核糖体蛋白
(Ribosomal protein)

RSV 呼吸道合胞病毒
(Respiratory syncytial virus)

RTH 甲状腺激素抵抗症
(Resistance to thyroid hormone)

RV 右心室
(Right ventricle)
残气容积
(Residual volume)

RVET 右心室射血时间
(Right ventricular ejection time)

RVH 右心室肥厚
(Right ventricular hypertrophy)

RVOT 右心室流出道
(Right ventricular outflow tract)

Rx 开处方
(Recipe - prescribe for)

S

SAH s-腺苷高半胱氨酸
(s-adenosylhomocysteine)

SANDS 死产和新生儿死亡学会
(Stillbirth and Neonatal Death Society)

SaO_2 真实的动脉血氧饱和度
(True arterial haemoglobin oxygen saturation)

SB 死产
(Stillborn)

SBR 死产率
(Stillbirth rate)

SBS 短肠综合征
(Short bowel syndrome)

s.c. 皮下的
(Subcutaneously)

SCBU 婴儿特殊监护病房
(Special Care Baby Unit)

SCID 严重联合免疫缺陷
(Severe combined immunodeficiency)

SCT 骶尾部肿瘤
(Sacrococcygeal tumour)

SD (均数的)标准差
[Standard deviation (of the mean)]

SEH 室管膜下出血
(Subependymal haemorrhage)

SEP(R) 体感诱发电位，躯体感觉诱发电位(反应)
[Somatosensory evoked potential (response)]

SF-1 类固醇生成因子-1
(Steroidogenic factor 1)

SFD 足月小样儿，小于胎龄儿
(Small for dates)

SGA 小于胎龄
(Small for gestational age)

SH 巯基
(Sulphydryl)

SHO	高级住院医师 (Senior House Officer)
SIADH	抗利尿激素分泌异常综合征 (Syndrome of inappropriate ADH secretion)
SIDS	婴儿猝死综合征 (Sudden infant death syndrome)
SIMV	同步间歇性强制通气 (Synchronised intermittent mandatory ventilation)
SLE	系统性红斑狼疮 (Systemic lupus erythematosus)
SLO	Smith-Lemli-Opitz 综合征 (Smith-Lemli-Opitz syndrome)
SMA	脊髓性肌萎缩 (Spinal muscular atrophy)
SMS	生长抑素 (Somatostatin)
SNAP	新生儿急性生理学评分 (Score for neonatal acute physiology)
SNHL	感觉神经性耳聋 (Sensorineural hearing loss)
SOD	视隔发育不全 (Septo-optic dysplasia)
	超氧化物歧化酶 (Superoxide dismutase)
SP-A,-B,-C,-D	表面活性物质相关蛋白 A、B、C、D (Surfactant apoproteins A, B, C, D)
SPA	耻骨上吸引术（尿） [Suprapubic aspiration (urine)]
	单光子吸收测量术 (Single photon absorptiometry)
sPDA	有症状的动脉导管未闭 (Symptomatic patent ductus arteriosus)
SpO_2	经皮血红蛋白氧饱和度（使用血氧计） Transcutaneous haemoglobin oxygen saturation (from oximeter)
SpR	主治医师 (Specialist Registrar)
SSCA	单链构象分析 (Single-stranded conformational assay)
StAR	类固醇生成调节蛋白 (Steroidogenic regulatory protein)
SVT	室上性心动过速 (Supraventricular tachycardia)

T

T_3	三碘甲状腺原氨酸 (Tri-iodothyronine)
T_4	甲状腺素 (Thyroxine)
TA	丛状血管瘤 (Tufted angioma)
TAFI	凝血酶激活的纤溶抑制物 (Thrombin-activated fibrinolysis inhibitor)
TA-GVHD	输血相关的移植物抗宿主疾病 (Transfusion-associated graft-versus-host disease)
TAM	一过性髓细胞生成异常 (Transient abnormal myelopoiesis)
TAMBA	双胎和多胎产学会 (Twins and multiple births association)
TAPVC/D	完全性肺静脉异常连接 / 引流 (Total anomalous pulmonary venous connection/drainage)
TAR	非辐射性血小板减少(综合征) [Thrombocytopenia and absent radius (syndrome)]
TB	结核 (Tuberculosis)
TBG	甲状腺结合球蛋白 (Thyroxine-binding globulin)
$tcPCO_2$	经皮 PCO_2 (Transcutaneous PCO_2)

$tcPO_2$ 经皮 PO_2 (Transcutaneous PO_2)

TCR T 细胞受体 (T-cell receptor)

TCT 凝血酶凝血时间 (Thrombin clotting time)

TCU 过渡治疗病房 (Transitional care unit)

T_E 呼气时间 (Expiratory time)

TEWL 经表皮水分丢失 (Transepidermal water loss)

TF 组织因子 (Tissue factor)

TFPI 组织因子通路抑制剂 (Tissue factor pathway inhibitor)

TGA 大动脉错位 (Transposition of the great arteries)

TGF 组织生长因子 (Tissue growth factor)

TGV 胸腔气体容量 (Thoracic gas volume)

THAM 三羟甲基氨基甲烷 (Tris-hydroxymethyl-aminomethane)

T_I 吸气时间 (Inspiratory time)

TI 三尖瓣关闭不全 (Tricuspid incompetence)

TINA 新生儿救护车转运 (Transport of Neonates by Ambulance)

TLC 肺总容量，总肺活量 (Total lung capacity)

TLV 全液态通气 (Total liquid ventilation)

TMD 一过性骨髓增生性疾病 (Transient myeloproliferative disorder)

TNFα 肿瘤坏死因子 α (Tumour necrosis factor alpha)

TOE 经食管超声心动图 (Transoesophageal echocardiography)

TOF 气管–食管瘘 (Tracheo-oesophageal fistula)

TORCH 弓形虫、风疹、巨细胞病毒、单纯疱疹病毒 (Toxoplasma, rubella, cytomegalovirus, herpes)

t–PA 组织型纤溶酶原激活剂 (Tissue plasminogen activator)

TPFR 阶段总生育率 (Total period fertility rate)

TPHA 梅毒螺旋体血凝测定 (*Treponema pallidum* haemagglutination assay)

TPN 全胃肠外营养 (Total parenteral nutrition)

TPR 体温、脉搏和呼吸 (Temperature, pulse and respiration)

TPV 到速度峰值的时间 (Time to peak velocity)

TR 三尖瓣反流 (Tricuspid regurgitation)

TRAP 双胎逆向动脉灌流 (Twin reversed arterial perfusion)

TRH 促甲状腺激素释放激素 (Thyrotrophin-releasing hormone)

tRNA 转移 RNA (Transfer RNA)

TS 结节性(脑)硬化 (Tuberous sclerosis)

TSH 促甲状腺激素 [Thyroid-stimulating hormone (thyrotrophin)]

TSI 甲状腺刺激免疫球蛋白 (Thyroid-stimulating immunoglobulins)

TT 凝血酶时间 (Thrombin time)

TTN 新生儿一过性呼吸急促 (Transient tachypnoea of the newborn)

TTTS 双胎输血综合征 (Twin-twin transfusion syndrome)

TXA_2 血栓素 A_2 (Thromboxane A_2)

U

UAC 脐动脉导管 (Umbilical artery catheter)

UapH 脐动脉 pH 值 (Umbilical artery pH)

UDPGT 二磷酸尿苷葡萄糖醛酸基转移酶 (Uridine diphosphoglucuronyl transferase)

UFH 未分级肝素，普通肝素 (Unfractionated heparin)

UK 英国 (United Kingdom)

u–PA 尿激酶类纤溶酶原激活物 (Urokinase-type plasminogen activator)

URTI 上呼吸道感染 (Upper respiratory tract infection)

US 超声 (Ultrasound)

USA 美国 (United States of America)

USS 超声扫描 (Ultrasound scan)

UTI 泌尿道感染 (Urinary tract infection)

UVC 脐静脉导管 (Umbilical venous catheter)

V

VACTERL VATER 加上心脏和肢体缺损 (As for VATER with cardiac and limb defects)

VATER 脊椎缺损、肛门闭锁、气管–食管瘘、桡骨和肾发育不全 (Vertebral defects, anal atresia, T-E fistula, radial and renal dysplasia)

VC 肺活量 (Vital capacity)

VDDR 维生素 D 依赖性佝偻病 (Vitamin D-dependent rickets)

VDRL 性病研究实验室（做梅毒试验）[Veneral disease research laboratory (test for syphilis)]

V_E 分钟容量，每分钟搏出量，每分钟流量 (Minute volume)

VE 室性异位心律 (Ventricular ectopics)

VEGF 血管内皮(细胞)生长因子 (Vascular endothelial growth factor)

VEP 视觉诱发电位 (Visual evoked potential)

vi 见下文 [*Vide infra* (see below in text)]

viz 即，也就是 (*Videlicet* = namely)

VKDB 维生素 K 缺乏性出血 (Vitamin K deficiency bleeding)

VLBW 极低出生体重（<1.50kg）[Very low birthweight (<1.50kg)]

VM 静脉畸形 (Venous malformation)

VMA 香草扁桃酸 (Vanillylmandelic acid)

VRG 腹侧呼吸神经元群 (Ventral respiratory group)

vs 见上文 [*Vide supra* (see above in text)]

VSD 室间隔缺损 (Ventricular septal defect)

V_T 潮气量 (Tidal volume)

VT 室性心动过速
(Ventricular tachycardia)

VTE 静脉血栓栓塞
(Venous thromboembolism)

VUJ 膀胱输尿管连接
(Vesico-ureteric junction)

vWD von Willebrand 病
(von Willebrand's disease)

vWF von Willebrand 因子
(von Willebrand's factor)

VZV 水痘-带状疱疹病毒
(varicella zoster virus)

W

WBC 白细胞
(White blood cell)
白细胞计数
[White blood (cell) count]

WHO 世界卫生组织
(World Health Organization)

WPW Wolff-Parkinson-White 综合征，预激综合征
(Wolff-Parkinson-White syndrome)

X

XLD X 连锁显性
(X-linked dominant)

XLR X 连锁隐性
(X-linked recessive)

Z

ZIG 带状疱疹免疫球蛋白
(Zoster immune globulin)

目　录

第一篇

新生儿监护的组织、实施和结果

第1章

流行病学

Alison Macfarlane, Miranda Mugford

出生和出生率

如何进行出生统计

出生数据的收集主要有三种途径。虽然其他文献中已经有了不少相当详细的描述[86,90]，但是，在此给出的是简要概述和进展。

最常用的国家范围的数据来源是公民登记。在英国，法律要求父母必须到地方出生、婚姻和死亡登记官员处登记出生。在颁发证明的同时，登记官员将信息上传到中央办公机构，以进行全国性和地方性统计。苏格兰、北爱尔兰和爱尔兰共和国均有独立的总登记部。在1970年，英格兰和威尔士的总登记部与政府社会调查机构合并成为人口普查和调查部（OPCS）。然后，在1996年4月，OPCS和中央统计部，及以前就业部的劳动力市场统计部门合并组成了国家统计部。该部门进行广泛的卫生、社会和经济统计，并发布相关资料。在1999年，国家统计部开始进行一个大型的公民登记资料的检查[110,111,57]。这项检查的总体结论尚在整理发布过程中，它对登记程序提出了大范围的修改，包括建立“终生记录”。计划书已经在2004年7月作为常规改革草案提交议会[58]。

在英国，最初法律规定所有妊娠28周后死亡的胎儿应作为死胎登记。1992年10月1日起，这个限制被降低到妊娠24周。所有妊娠的活产婴儿必须登记。1995年之前，在爱尔兰共和国并无死产登记系统，但是自1957年来，他们会把信息通知给社区护理主管。

第二种信息收集方法是通过出生通知制度。在英国，所有婴儿出生必须通知地方的公共卫生主管。这一制度确立于1907年，并在1915年起强制执行。这通常是由助产士在婴儿出生后即刻执行的，而且必须在36小时内完成。这项制度的确立能通知卫生监察员去探访母亲和婴儿。20世纪60年代以后，地方当局和卫生机构发展了儿童健康卫生电脑系统，起初是为了出生通知和用于管理免疫和疫苗接种过程，以及监测发育状况测定。自从2002年10月，英格兰和威尔士在婴儿出生时即采用国家卫生服务系统(NHS)所配置的编号以来，数据的流向发生了变化。由于提交婴儿NHS编号的简明数据资料很少，所以很多产科医疗单位仍继续提交以往使用的完整数据资料。在威尔士，儿童健康卫生系统得到了持续的发展，因此从出生通知开始的数据资料能汇总到国家级机构，并用于全国的产妇和围生期统计分析。在北爱尔兰有四个卫生和社会调查部，每个部均保存了从儿童健康卫生系统收集的资料。来源于此的围生期资料被集中起来，并以地方为单位形成整体资料加以保存。这已经以报告形式发表，*围生期信息：北爱尔兰*，它可以通过书面形式和在北爱尔兰的NHS网站上获取。在爱尔兰共和国，包括四部分信息的出生通知表格和出生及死亡登记数据在内的人口统计数据集，由中央统计部进行汇总分析和发布。包括临床和来自表格第三部分的社会人口统计学资料在内的更多详细的围生期统计数据，由国家围生期报告系统进行分析，且分别由社会经济和社会调查研究所发表统计结果。

第三个收集关于出生资料的途径是通过医院系统。通常它们会在住院病人出院时收集资料。最近，医院系统得到了进一步的发展，关于个人医疗事件所收集的数据有了一定的可信度。无论这些有关居民的医疗信息是在何地提交的，NHS专员应保存这些信息。随着NHS信息技术系统的发展，这一途径的执行方法有了迅速的改变。

在英格兰，通过医院医疗事件统计（HES）系统，将NHS下属医院的有关住院病人的信息进行全国性汇总。还有一个独立的产妇医疗事件统计系统，用于收集在NHS下属医院产科的有关妇女分娩和婴儿出生的资料。产妇HES记录包括标准的病人入院记录加一张“产妇附表”，包括一张“简明数据表”与“临床选项”。简明数据表中的项目是由 Edith Körner 任主席的卫生机构信息指导小组制定[142]。这个小组被称为Körner委员会，其推荐的数据资料通常都是作为“Körner简明数据表”被参考。“临床选项”是公开发布的，但从未在国家层面上全面执行。

医院医疗事件统计系统始于1987年4月，而6个月后，产妇HES系统在1988年9月得以落实。在20世纪90年代中期，这个系统仍未完善。截至1994—1995财政年度，这个系统只包含了英格兰67%的分娩记录[68]。在2002—2003年度达到了72%，且包含了来自这一系统的资料的统计报告书，现在也是每年都发布一次[45]。在一些单位，仍有数据丢失，因为他们没有在其产科使用电脑系统或者因为这个系统未与医院内的其他系统相连，而使得其中的数据无法到达国家层面的操作系统中[81]。但是，随着国家医疗记录机构对病人个人实行医疗记录，就会有重大变化。作为具有低优先度的“次级利用”数据，它会怎样影响统计记录结论，在本书成文时尚不明了。

在威尔士和北爱尔兰，也确立了类似产科HES的系统，但是极少的分娩记录含有“产妇附表”上的数据内容。关于分娩方式和住院时间长短的数据分析来源于威尔士病人医疗事件数据库，同时以文件形式发布了报告书，在威尔士统计学网站上也可查询[104]。但是，如上所述，由于缺少来自“产妇附表”上的数据资料，以至于国家决定使用儿童卫生健康系统来收集更加详尽的产妇资料。

在英格兰，新生儿监护部门的相关医疗事件的资料被收集起来，同时各儿科科室的其他有关事件的资料也加以收集，组成了HES的主要部分。不幸的是，这些资料并非常规与婴儿出生记录进行联网，至少在国家层面上未能联网，但是由于婴儿在出生时就确定了NHS编号，因此将来进行数据联网是有可能的。而且HES的特殊和监护治疗的数据记录缺乏连贯性，这些数据也没有进行常规发布。

苏格兰的产妇信息系统自20世纪70年代中期开始在全国范围内运行。从20世纪70年代中期以来，通过SMR2产妇出院表格收集母亲的相关资料，通过SMR11记录收集婴儿的相关资料。这个系统作为一个整体被称为苏格兰医院核心病人配置信息（COPPISH）。一些数据每年都发布在《苏格兰卫生统计》杂志上，现在以电子信息的形式发布在苏格兰ISD网站上，其他的一些数据用于某些专门的统计项目。ISD和苏格兰生殖健康临床效果计划项目将来源于这个方面和其他途径的数据汇总起来，成为一系列的文献加以发布。它们包括：*苏格兰1976—1995出生情况*[75]，*苏格兰小婴儿*[76]*和苏格兰手术阴道分娩：20年回顾（包含一个苏格兰多胎妊娠章节）*[77]。来自SMR2的资料与那些来自苏格兰围生期和婴儿死亡调查机构的数据结合起来，每年在ISD网站上都会发布*苏格兰围生期和婴儿死亡率和发病率报告*。

在2003年，苏格兰开始推行一个全新的系统，苏格兰儿童卫生信息发展（SCHID）计划。这个计划的第一步骤是推行一个网络化的苏格兰出生记录系统和妇女持有记录。苏格兰是英国中唯一的一个致力于尝试收集关于被收入新生儿专科的婴儿资料的地区，而且新系统将在此方面使之得到进一步的发展。英国的其他三个地区将儿科部门的医疗活动进行收集统计，但是迄今尚未在独立的发布文献中区分出这些资料。在英格兰的趋势是在“治疗层面”上进行编码，但是这引起了一些问题，以后会加以阐述。卫生部发布了在英格兰NHS下属医院内出生的“健康婴儿”的数量，但未得到新生儿专科的承认。

出生率的趋势和变化

近年来在英国的四个地区和爱尔兰共和国，每个国家的活产婴儿登记数量显示在表1.1中。这表明在20世纪80年代后期，除爱尔兰共和国以外的地区，婴儿出生数量均有上升，而在20世纪90年代早期，出生数量再次降低。在20世纪90年代中期，出生数量有轻微上升，之后进一步下降，直到2002和2003年再次出现上升。这些数字可以作为产科和儿科部门工作量的判定依据，但是对出生率升高和降低原因的提示作用却很小。这种波动是分娩人群数量和年龄结构变化造成的结果，或者是每一年龄组出生率变化的结果。

表1.1 1975—2003英格兰、威尔士、苏格兰和爱尔兰的活产婴儿数量

年	英格兰	威尔士	英格兰和威尔士*	苏格兰	北爱尔兰†	爱尔兰共和国
1975	568 900	38 030	603 445	67 943	26 130	67 178
1976	550 383	36 883	584 270	64 895	26 361	67 718
1977	536 953	31 765	569 259	62 342	25 437	68 892
1978	562 589	33 308	596 418	64 295	26 239	70 299
1979	601 316	36 174	638 028	68 366	28 178	72 539
1980	618 371	37 357	656 234	68 892	28 582	74 064
1981	598 126	35 842	634 492	69 054	27 166†	72 158
1982	589 711	35 720	625 931	66 196	26 872	70 843
1983	593 255	35 494	629 134	65 078	27 026	67 117
1984	600 573	35 861	636 818	65 106	27 477	64 062
1985	619 301	36 771	656 417	66 676	27 427	62 388
1986	623 609	37 038	661 018	65 812	27 975	61 620
1987	643 330	37 816	681 511	66 241	27 653	58 433
1988	654 363	38 824	693 577	66 212	27 514	54 600
1989	649 357	38 019	687 725	63 480	25 831	52 018
1990	666 920	38 866	706 140	65 973	26 251	53 044
1991	660 806	38 079	699 217	67 024	26 028	52 718
1992	651 784	37 523	689 656	65 789	25 354	51 089
1993	636 461	36 578	673 467	63 337	24 722	49 304
1994	628 956	35 366	664 726	61 656	24 098	48 255
1995	613 257	34 477	648 138	60 051	23 693	48 787
1996	614 188	34 894	649 489	59 296	24 382	50 655
1997	608 202	34 520	643 095	59 440	24 087	52 775
1998	602 111	33 438	635 901	57 319	23 668	53 969
1999	589 468	32 111	621 872	55 147	22 957	53 924
2000	572 826	31 304	604 441	53 076	21 512	54 789
2001	563 744	30 616	594 634	52 527	21 962	57 854
2002	565 709	30 205	596 122	51 270	21 385	60 521§
2003	589 851	31 400	621 469	52 408‡	21 648	61 517§

* 包括日常居住于英格兰和威尔士以外的妇女在英格兰和威尔士内生育的婴儿数；
† 从1981年起的活产婴儿数量仅为当地居民的生育数；
‡ 暂时的；
§ 2002和2003年的爱尔兰出生数为年度登记数值；
数据来源：ONS, General Register Offices for Scotland and Northern Ireland; Department of Health, Ireland.

一个用于判定出生率的最长期的指标是总生育率。这个指标将活产婴儿的数量表达成每1000个15～44岁女性的生育比率，有些文献划定的年龄为15～49岁。图1.1显示了英格兰和威尔士自1838年以来的总生育率，1838年是自1837年7月开始公民登记后的第一个整年。19世纪中叶的总出生率可能被低估了，因为在1874年之前，英格兰和威尔士尚未强制推行出生登记。此后不久，生育率开始下降，这一趋势一直持续到20世纪30年代。在第一次世界大战时出现的一个低谷将此趋势打破，而战后又出现了一个短期高峰。同样的高峰出现在第二次世界大战。此后，在20世纪50和60年代出现了长期的上升，而之后在20世纪70年代的多

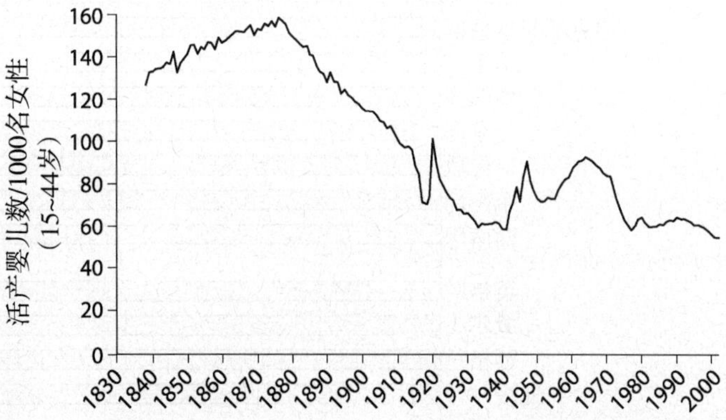

图1.1 总生育率，英格兰和威尔士，1938—2002。数据来自General Register Office, OPCS, Office for National Statistics,Birth Statistics, Series FM1.

数年份中则是下降。在1977年，生育率达到了其波动范围的最低点，在20世纪80年代后期则逐渐回升，而在90年代又出现下降，2003年则又出现小幅度上升。

这个整体生育率掩盖了自1977年起的各年龄组变化。英格兰和威尔士的总生育率标注在表1.2中，此表

表1.2 年龄特异性的生育率，英格兰和威尔士，1964—2003

年	活产婴儿数（千人）	各年龄段每1000名女性的活产婴儿数							
		15~44	<20	20~24	25~29	30~34	35~39	40~44	45 及以上
1964 (max)	876.0	92.9	42.5	181.6	187.3	107.7	49.8	13.0	0.9
1977 (min)	569.3	58.1	29.4	103.7	117.5	58.6	18.2	4.1	0.3
1979	638.0	63.3	30.3	111.3	131.2	69.0	21.3	4.3	0.4
1984	636.8	59.8	27.4	95.5	126.2	73.6	23.6	4.5	0.4
1985	656.4	61.0	29.5	94.5	127.6	76.4	24.1	4.6	0.4
1986	661.0	60.6	30.1	92.7	124.0	78.1	24.6	4.5	0.4
1987	681.5	62.0	30.9	93.4	125.1	81.3	26.5	4.8	0.4
1988	693.6	63.0	32.4	94.9	123.8	82.7	27.9	4.8	0.4
1989	687.7	62.5	31.9	92.2	120.0	83.7	29.4	4.9	0.3
1990	706.1	64.3	33.3	91.7	122.4	87.3	31.2	5.0	0.3
1991	699.2	63.8	33.1	89.6	119.9	87.0	32.1	5.0	0.3
1992	689.7	63.6	31.7	86.2	117.5	87.3	33.4	5.5	0.3
1993	673.5	62.7	30.9	82.6	114.4	87.3	34.1	5.9	0.3
1994	664.7	62.0	28.9	79.1	112.4	89.3	35.8	6.1	0.3
1995	648.1	60.5	28.5	76.4	108.7	88.2	36.4	6.5	0.3
1996	649.5	60.6	29.7	77.0	106.9	89.7	37.5	6.9	0.3
1997	643.1	60.0	30.3	75.9	104.5	89.8	39.3	7.3	0.3
1998	635.9	59.3	31.3	74.8	101.5	90.7	40.4	7.5	0.3
1999	621.9	57.9	31.1	73.1	98.4	89.7	40.6	7.7	0.4
2000	604.4	56.0	29.5	70.2	94.5	88.1	41.4	8.0	0.4
2001	594.6	54.8	28.1	69.2	91.9	88.2	41.6	8.4	0.5
2002	596.1	54.8	27.1	69.2	91.6	89.9	43.2	8.7	0.5
2003	621.5	56.9	27.0	71.5	95.8	94.9	46.5	9.3	0.5

全年龄段女性的生育率，对低于20岁和45岁及超过45岁的人群，分别基于15~44岁的女性人群划分为15~19岁和45~49岁。英格兰和威尔士在2001和2002年的总出生率基于2003年9月26日公布的2001年中期和2002年中期的人口评估资料进行计算。2003年的出生率基于2002年的2003年人群调查计划进行计算。数据来源：ONS Birth Statistics, Series FM1。

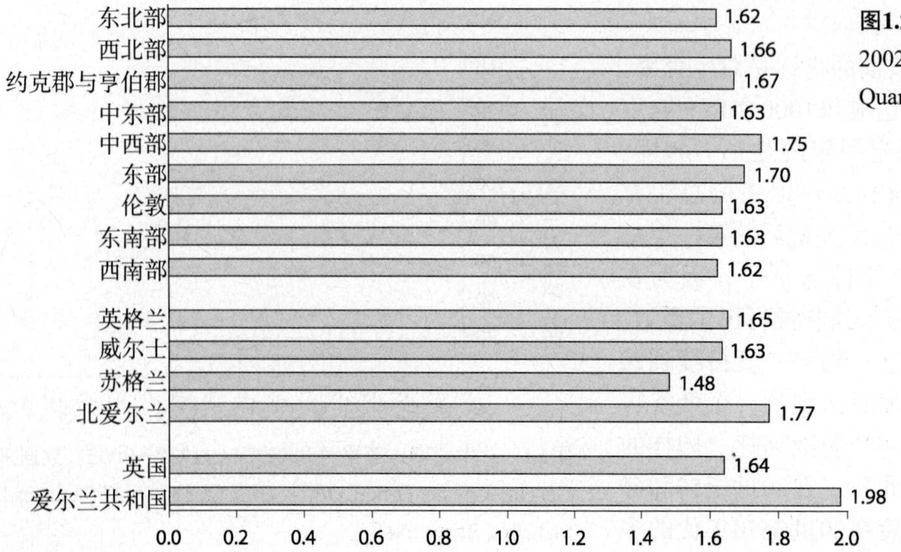

图1.2 全年龄段生育率，英国和爱尔兰，2002。数据来自 ONS, Health Statistics Quarterly 19 and CSO Ireland.

显示了青春期后期和20岁左右妇女的出生率在20世纪80年代后期轻微上升，这是由于在20世纪60年代中期出生的女性人口的"膨胀"，而这些人已经进入其生育年龄范围[38]，随之在20世纪90年代和21世纪的早期，生育率再次下降。相反，在30岁年龄段早期的女性生育率在20世纪90年代中期之前是上升的，而到20世纪90年代中期停止上升，而处于30岁年龄段后期和40岁年龄段的女性生育率持续上升。

这些年龄分组生育率可相加进行统计，称之为"全年龄段生育率（TPFR）"。这是一个标准化指标，给出了每个女性在生育年龄全程中经过某个年龄分组时，所生育的婴儿总数。如表1.2所示，英格兰和威尔士的生育率在20世纪80年代中后期逐渐上升，此后逐渐降低，而从2002年后又有小幅上升。图1.2显示了2002年英格兰范围内和英国与爱尔兰两国之间的TPFR变化情况。西南和东北部的政府行政区域的生育率最低，为1.62，而中西部诸郡的生育率最高，为1.75。即便如此，还是很明显地低于北爱尔兰的1.77和爱尔兰共和国的1.98。

这些整体出生率数据掩盖了各地区和国家之间的一些差异。以北爱尔兰2002年的TPFR为例，其波动范围从Belfast的1.50到Dungannon的2.02。英格兰和威尔士的局部地区TPFR的初级护理可信度可以在光盘中的VS1表格中查找。这些数据现在仅对NHS工作人员开放。TPFR最低的国家是苏格兰，其生育率大幅度降低，迁入移民数量同时也减少[62]。

对于规划机构而言，掌握未来的出生趋势是有用处的，但众所周知这很难实现。尽管如此，政府的统计学家们仍努力去实施这一工作，把以往变化趋势的分析结果和关于人民是否愿意生育孩子的调查问卷回答结合起来加以分析。英国各地区的人口工作计划是由政府保险统计部开展的。在2004年发布的关于2002年的项目报告中提出，生育率将持续上升，且英国在2016—2021的五年内，婴儿出生数量将提高到平均每年70.9万，此后再次降低[38,140]。

早产和低出生体重的发生率

在英格兰和威尔士，自20世纪50年代中期开始，便通过出生通知系统收集出生体重的资料。从1953—1973年的每一地方政府当局，以及从1974—1986年的每一卫生健康机构，均向中央政府提交了关于其辖区中相对于女性人口数的低体重婴儿出生数量的表格。图1.3使用了来源于这个渠道的数据，表明从20世纪50年代中期到20世纪80年代中期，体重为2500 g和低于2500 g的活产婴儿的百分数一直保持在相同范围内，为6%～7%，2500g即"低出生体重"的最初界定。国际疾病分类的第九次修订时[153]，低出生体重的定义有了变化，将界限设定于"低于2500 g"。对于出生时体重低于1500 g的婴儿，现在将其划分为"极低出生体重"，而那些出生体重低于1000 g的则描述为"超低出生体重"[155]。

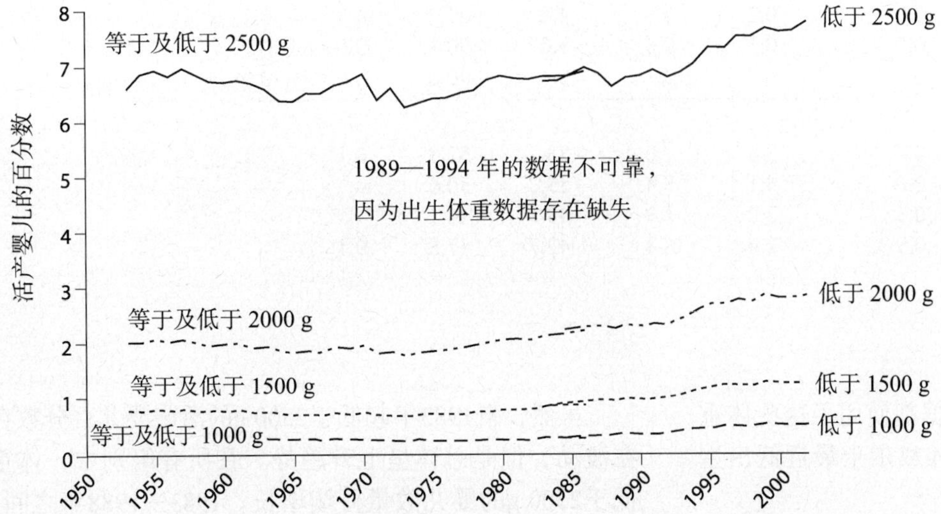

图1.3 低出生体重的发生率，英格兰和威尔士，1953—2002。数据来自LHS 27/1 low birthweight returns 1953—86 and ONS mortality statistics, Series DH3, 1983—2002. 虚线为不同的定义标准。

表1.3 低出生体重的活产婴儿，英格兰和威尔士，1983—2002

年	总出生数	有出生体重登记的活产婴儿数	各出生体重活产婴儿的百分数				
			低于1000 g	低于1500 g	1500~1999 g	2000~2499 g	低于2500 g
1983	629 134	628 269	0.27	0.84	1.26	4.60	6.70
1984	636 818	636 006	0.29	0.87	1.28	4.55	6.70
1985	656 417	655 549	0.29	0.90	1.30	4.61	6.81
1986	661 018	660 394	0.31	0.92	1.35	4.66	6.92
1987	681 511	681 009	0.31	0.96	1.33	4.55	6.83
1988	693 577	692 746	0.32	0.94	1.30	4.36	6.59
1989	687 725	666 612	0.37	0.98	1.32	4.45	6.74
1990	706 140	678 374	0.34	0.96	1.32	4.51	6.79
1991	699 217	673 299	0.34	0.96	1.36	4.57	6.89
1992	689 656	663 689	0.36	1.00	1.30	4.51	6.82
1993	674 467	651 166	0.40	1.03	1.40	4.42	6.85
1994	664 726	646 914	0.44	1.12	1.41	4.44	6.98
1995	648 138	645 641	0.44	1.17	1.50	4.65	7.33
1996	649 485	647 948	0.49	1.22	1.45	4.61	7.28
1997	643 095	641 979	0.47	1.23	1.53	4.69	7.45
1998	635 901	635 116	0.48	1.22	1.50	4.76	7.48
1999	621 872	619 963	0.51	1.29	1.56	4.76	7.61
2000	603 421	602 401	0.50	1.25	1.53	4.81	7.59
2001	594 634	593 753	0.51	1.26	1.52	4.82	7.60
2002	596 122	595 213	0.50	1.25	1.57	4.90	7.72
2003	621 469				1.3		7.17

来源：Office for National Statistics, Mortality statistics, Series DH3.

表1.4 苏格兰活产婴儿的妊娠孕龄占所有活产婴儿的百分数，1990、1995、2002和2003年。

年	总数	妊娠孕龄（周）						
		低于24	24~27	28~31	32~36	37~41	42+	未知
全部								
1990	63 351	0.0	0.3	0.7	5.3	87.5	5.5	0.6
1995	60 261	0.0	0.3	0.8	5.7	88.2	4.7	0.2
2002	50 592	0.0	0.3	0.8	6.2	89.2	3.4	0.0
2003*	50 157	0.1	0.3	0.9	6.2	89.5	2.9	0.0
单胎								
1990	61 937	0.0	0.2	0.5	4.6	88.3	5.6	0.7
1995	58 712	0.0	0.2	0.7	4.8	89.2	4.9	0.2
2002	49 060	0.0	0.3	0.6	5.0	90.5	3.5	0.0
2003*	48 650	0.0	0.3	0.7	5.1	90.8	3.0	0.0
多胎								
1990	1414	0.4	3.6	7.8	35.7	52.3	0.1	0.1
1995	1549	0.6	4.1	5.4	39.3	50.6	–	–
2002	1532	0.3	2.0	7.9	43.7	46.1	–	–
2003*	1507	0.9	2.4	6.3	42.7	47.5	0.1	–

* 暂时的。

来源：ISD，苏格兰。

表1.3和图1.3中的近年来的数据都使用了这些体重分组标准。两者均表明了英格兰和威尔士最近低出生体重的变化趋势。

虽然，自1983年起低于2500 g的活产婴儿百分数存在波动，但是总体呈上升趋势。在所有组别中，体重低于2500 g的婴儿数量持续增长。1983—1988年之间，

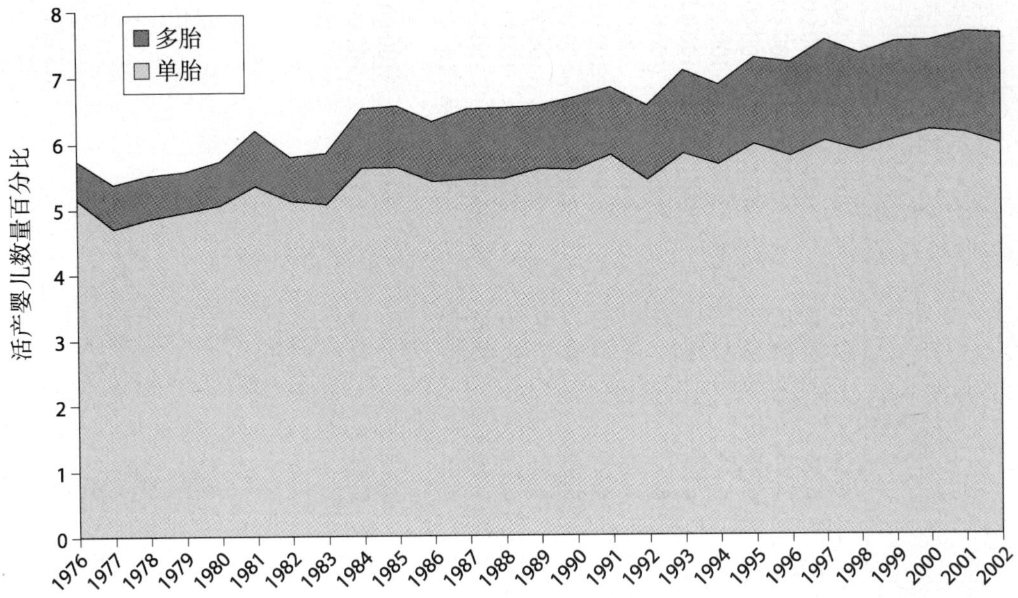

图1.4 孕37周前出生的活产婴儿数量的百分比，多因素分析，苏格兰，1976—2002。数据来自ISD，SMR2。

由于体重资料的缺失，所以包括大部分小婴儿和早产儿在内的少数活产婴儿的体重变化趋势不明[4]。在1989年中期，OPCS的财政限制导致了出生登记记录中出生体重记录的完整性下降。从1989—1994年，高达4%的出生体重记录缺失，使得这些年的数据解读起来存在困难。如后面的表1.13显示，缺少出生体重记录的婴儿的死亡率远高于整体比率，提示这组包括了相对高比例的低出生体重的婴儿。截至1995年，出生体重缺失的数量已经显著降低，表1.3、1.7、1.8、1.9和1.13及图1.3中所使用的1995年后的数据比1995年前的数据更可靠。

如图1.3所示，1995年报道的低出生体重的发生率远高于1988年， 1995年以后，发生率显著上升。但是，来自英格兰和威尔士与来自苏格兰的出生体重资料分析得出的是两个独立的趋势。虽然，低出生体重的百分数在20世纪80年代有所上升，但是高体重婴儿数量所占的比例也在上升[14,129,96]。从1996年以来，英格兰和威尔士的高体重婴儿比例停止增长。

当OPCS在20世纪70年代要求从出生通知中获取关于婴儿出生体重的信息时，也同时要求获取母亲的妊娠年龄。由于种种原因，这个要求长时间被遗忘，临床单位也很少采集。因此，直到最近，英国才有了少量常规采集的妊娠年龄资料，而苏格兰除外[75,89,90]。有报道表明苏格兰早产儿的比例上升，可见于图1.4和表1.4，这些数据来于SMR2系统的信息。虽然多胞胎对早产儿比例上升有一定影响，但是从20世纪70年中期开始，作为总活产婴儿数量的一部分，单胎早产儿的出生数量也呈现增长。

来自英格兰和威尔士与来自苏格兰的数据提示，极低体重和出生月份极早的婴儿的发生率有所上升。虽然多胞胎的发生率上升是导致这一比率增长的主要原因，这点后文会讨论，但这肯定不是唯一因素。它提示了小婴儿和患病婴儿收入新生儿保育室的趋势呈上升状态，这也是一个影响因素。根据法律，所有活产婴儿应该登记，但是还有一个主观因素就是区分活产婴儿和流产，特别是当婴儿在出生后短时间内死亡。过去，有些这类小婴儿会被认为是流产病例，而不作为活产婴儿加以登记。1992年10月，英国的所有地区均降低了作为死胎登记的胎龄限制，这充分地强化了人们对哪些应作为活胎登记的认知意识。

引起登记数量上升的另一个因素为父母对于缅怀失败妊娠的认知需求的上升（见第5章）。登记程序有时也包括这一方面，在登记过程中还举行一个葬礼。

低出生体重的发生率随人群所处的地理环境和区域的不同而变化。在20世纪80年代后期，那些来参加国际共同致力解决出生体重、围生期和婴儿死亡率问题大会[64]的不同国家和地区之间，就存在着明显的差异。这表明挪威和瑞典的低出生体重数量比其他国家要少很多，而参与研究的英格兰和威尔士、苏格兰、爱尔兰、以色列和美国6个州的发生率是大会报告中最高的。在1990年[97]和2000年前后，也存在同样的低出生体重的差异，如表1.5[24]所示。该表资料来源于欧洲的

表1.5 2000年前后参加PERISTAT计划的欧盟成员国的活产婴儿数量百分比。

成员国	非全国覆盖	年度和数据来源	出生体重 g （活产婴儿百分比）							
			低于500	500~1499	低于1500	1500~2499	低于2500	2500~4499	4500及以上	总计
奥地利		A1-2001	0.03	1.06	**1.09**	5.54	**6.63**	92.30	**1.08**	100.00
比利时	Flanders	B2-2000	无可用数据	0.90	**0.90**	5.66	**6.56**	92.49	**0.95**	100.00
比利时	法语区	B3-2000	0.06	1.18	**1.24**	6.25	**7.48**	90.77	**1.75**	100.00
丹麦		DK1-2000	0.04	0.83	**0.87**	4.11	**4.98**	90.82	**4.20**	100.00
芬兰		FIN1-2000	0.03	0.73	**0.76**	3.58	**4.34**	92.36	**3.30**	100.00
法国	围生期调查	F1-1998	0.00	0.78	**0.78**	5.99	**6.77**	92.42	**0.81**	100.00
德国		D2-1999	0.05	1.05	**1.10**	5.45	**6.54**	91.82	**1.64**	100.00
希腊	围生期调查	EL1-1998	0.02	0.96	**0.98**	6.20	**7.19**	92.02	**0.80**	100.00
爱尔兰		IR1-1999	无可用数据	0.82	**0.82**	4.17	**4.99**	92.10	**3.00**	100.00
意大利		I1-1998	0.30	0.65	**0.91**	5.01	**5.93**	91.46	**2.61**	100.00
卢森堡		L2-2000	0.02	0.02	**0.04**	4.08	**4.12**	95.09	**0.79**	100.00
荷兰		NL1-1999	0.04	0.99	**1.04**	5.50	**6.54**	91.15	**2.31**	100.00
葡萄牙		PI-1999	0.01	0.95	**0.95**	6.15	**7.10**	92.16	**0.74**	100.00
西班牙	马德里，Valencia，Pais Vasco	EL2-2000	无可用数据	1.22	**1.22**	7.32	**8.53**	91.47	无可用数据	100.00
瑞典		S1-2000	0.02	0.75	**0.77**	3.64	**4.41**	91.33	**4.26**	100.00
英国		UK 1,6,7-2000	0.08	1.18	**1.24**	5.24	**6.38**	90.63	**1.75**	100.00

数据来源：PERISTAT计划[24]。参见数据来源的描述报告[93]。

研究，即PERISTAT围生期指导计划，它把各国的人口统计系统或医学出生登记[157]中所收集的数据加以常规统计分析。在EURONATAL研究中发现，20世纪90年代中期到共同截止期前的数据，当包括所有出生数在内时，国家之间的差异是不同的[60,61]。

虽然人群中低出生体重的总体发生率可以反映人群普遍健康程度，特别是育龄妇女的健康程度，出生体重的低限受到国家出生体重登记标准的影响。从理论上来说，这应该不会影响活产婴儿数，因为绝大多数国家登记活产婴儿时，不考虑其妊娠周龄或出生体重。但是，关于作为死产的晚期胎儿死亡登记标准却存在相当大的不同。这个范围从日本的妊娠12周龄到那些采用世界卫生组织（WHO）推荐的妊娠22周龄、英国的24周龄、丹麦和瑞典的28周龄[59,64]。在美国，每个州都有其自己的登记系统，大多数将20周作为登记胎儿死亡的妊娠时间标准[2]。在2000年前后，一些欧洲国家加入了PERISTAT围生期指导计划，并取得了有效的数据，最近的数据在图1.5中[24]列出。

由于作为死产登记的死胎妊娠周龄标准的广泛差异，所以就不可避免地影响到是否应该将一个极早产儿看做是可以进行出生登记的活产儿，或者是流产病例的判定，而各个国家的做法都是不同的。在PERISTAT研究中，出生体重低于500 g的活产婴儿的百分比从丹麦的0.00%和葡萄牙的0.01%，到英国四个地区与比利时法语区的0.06%。虽然这些差异对低出生体重的统计学比较影响有限，但是它们对死亡率统计学对比的影响非常大[24]。为了处理这个问题，WHO推荐将出生体重低于500 g或者孕龄不足22周出生的婴儿都排除在比较统计以外（ICD10-144）[155]。在参加PERISTAT计划的国家中，Flanders（比利时的荷兰语地区）、西班牙和爱尔兰共和国均采用这个推荐标准[93]。

需要进一步考虑的因素是关于妊娠周龄和出生体重资料的缺失程度，因为这些信息可能最初就没有记录或者没有传输到人群数据采集系统。这就有可能影响到图1.3和图1.4所示的趋势和国家间的对比。进一步而言，当数据大部分完整时，出生后不久死亡婴儿的出生体重是最可能遗漏登记的。

表1.6显示了采用同样或类似数据收集系统的各国家之间的低出生体重比率的真实差异。在2002年，英格兰政府辖区内的低出生体重率存在波动，从西南地区的6.69%到西部诸郡的8.73%。这些地区的人群差异非常大。各卫生策略机构的差异与地方机构控制低出生体重率的差异更大。纵然这些小婴儿仅占总出生数量的极小部分，但是他们对死亡率的影响极大。英国各地区之间进行比较，2002年威尔士的低体重和极低体重出生率比英格兰要低，而苏格兰和北爱尔兰的低体重和极低体重出生率更低，最低的是爱尔兰共和国，如表1.6所示。

较小地区之间的差异更加显著。在英国的每个地区，使用人口普查数据或者其他资料时，比如失业率和犯罪率建立了地区剥夺评分（area deprivation scores），这样就可以将数据分解到地区水平，对小地区进行分类。这些可被用来将存在相同特征的地区进行合并入组。

不同地理区域之间的差异依次反映了人群特征的差异和各组低出生体重率的人群差异。表1.7显示了按照父亲社会阶层进行排列的活产婴儿中低出生体重率的差异。阶层的划分采用2001年开始使用的国家统计社会经济分级的八级法，取代了20世纪使用的总体社会登记分级法[90,136]。对于每组中的婴儿和所有出生体重低于2500 g的婴儿，表格显示了一种明显的差异，父亲从事日常工作或半日常工作的婴儿，其低出生体重比率较高；而其父亲从事专业化或经营管理工作的婴儿，其低出生体重比率较低。

理想的是，这些数据和那些表1.6的数据应该限制在单胎产的范围内，因为多胎产的出生体重分布范围是不同的。

自从1986年以来，母亲有了是否在婴儿出生证明上记录其工作职业的选择权利，但是很多母亲都不这么做，因为她们要么没有从事能获得薪水的工作，要么还没有参加工作，特别是那些最年轻的母亲。由于这个原因，母亲的社会阶层分级列表并未常规发布[90,136]。

在苏格兰，一个自1980—1984年的出生分析显示了在20～27周、28～31周和32～36周的早产儿的发病率存在明显的社会阶级梯度[74,84,89]。在这个案例中，婚内出生婴儿的妊娠周龄根据其父亲的社会阶层制定列表，而婚外出生案例则根据单独类别来分组。对20世纪90年代早期的数据进行分析，包括分析按母亲社会阶层分级的婚外出生低体重婴儿和早产婴儿，结果发现低体重婴儿存在社会阶级之间的差异，而早产儿不存在这种差异[90]。目前更多最新的研究正在进行之中。

已知不同人种和种族的出生体重分布存在差异[90,124,132]。在本书写作的时间段内，人种来源并未在出生登记中

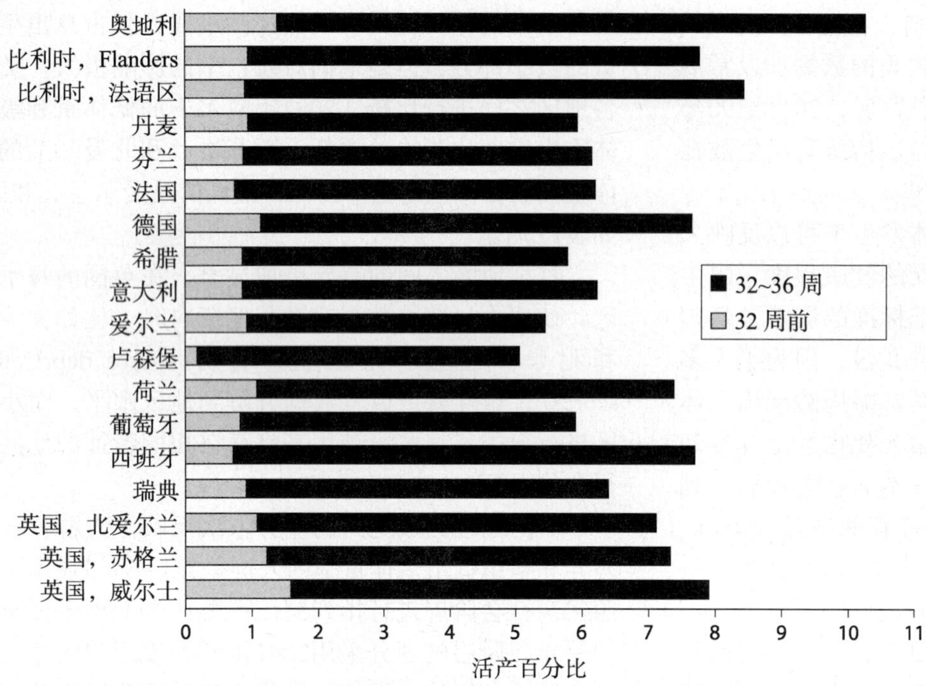

图1.5 2000年前后参加PERISTAT计划的欧盟成员国的早产的活产婴儿数量百分比。数据来自PERISTAT计划[24]。参见数据来源的描述报告。

表1.6 英格兰、威尔士、苏格兰和爱尔兰共和国政府辖区内的低体重活产婴儿的出生率

国家或政府辖区	数量	已登记出生体重的数量	体重百分比				
			<1000 g	1000~1499 g	1500~1999 g	2000~2499 g	<2500 g
东北部	26261	26251	0.48	0.80	1.73	4.99	8.00
西北部	74588	74535	0.49	0.76	1.69	5.19	8.14
约克郡和亨伯郡	55508	55481	0.52	0.85	1.64	5.27	8.28
东部诸郡	45002	44965	0.50	0.76	1.62	5.05	7.93
西部诸郡	60985	60935	0.60	0.90	1.74	5.49	8.73
东部	60120	60069	0.39	0.64	1.44	4.40	6.88
伦敦	105042	104481	0.62	0.78	1.61	5.21	8.22
东南部	88007	87932	0.43	0.64	1.41	4.38	6.86
西南部	49310	49288	0.43	0.68	1.35	4.23	6.69
英格兰	564823	563937	0.50	0.75	1.57	4.92	7.75
威尔士	30182	30159	0.46	0.76	1.58	4.59	7.38
苏格兰*	50318	50312	0.40	0.68	1.53	4.65	7.26
北爱尔兰	21449	21447	0.48	0.70	1.31	3.78	6.27
爱尔兰共和国	60521	59922	0.30	0.50	1.00	3.04	4.84

* 估计值

数据来源：ONS VS Tables 2002; Information and Statistics Division, Scottish Health Statistics; Perinatal statistics, Northern Ireland; CSO, Ireland.

加以记录，但是这应该在国家NHS数据采集系统中加以记录。虽然多年来在大多数医院记录和一些地区的出生通知表格上都对此加以记录，但是记录的方法和分类却存在很大的不同。在20世纪90年代中期，决定应普遍使用1991年人口普查所使用的定义[107,108]。现在这已经被2001年人口普查时使用的修订分类所取代。在很多案例中，数据并不完整，且质量也存在问题。虽然关于出生体重和分娩方式的数据是通过产妇医疗事件分析系统采集的，且每年加以公布，但是黑人和亚洲人群也一并包括在内，以解决数据质量的问题[45]。

表1.7 按照国家统计部的活产婴儿父亲社会经济分级和登记状态分类的低出生体重婴儿，英格兰和威尔士，2002

父亲社会分级/登记状态	体重百分比					多胎出生
	<1000 g	1000~1499 g	1500~1999 g	2000~2499 g	<2500 g	百分比
全部	**0.50**	**0.75**	**1.57**	**4.90**	**7.72**	**2.92**
按照国家统计部的父亲社会经济分级的所有婚内出生和联合登记的	0.48	0.74	1.55	4.73	7.51	2.98
1.1 高级雇主和高级经营管理职位	0.35	0.54	1.43	3.56	5.88	3.82
1.2 高级专业化职位	0.46	0.47	1.16	4.09	6.18	2.97
2 低级经营管理和专业化职位	0.38	0.75	1.49	3.88	6.49	3.60
3 中间职位	0.58	0.71	1.55	3.90	6.74	3.19
4 小雇主和开业工作者	0.42	0.78	1.50	4.95	7.65	2.90
5 低级管理和技术职位	0.35	0.69	1.70	4.84	7.57	2.68
6 半日常职业	0.67	0.66	1.71	5.83	8.88	2.45
7 日常职业	0.69	1.05	1.57	6.00	9.31	2.63
8 从不工作和长期失业	–	–	–	–	–	–
未分类	0.65	0.96	2.22	5.51	9.34	2.15
所有婚内出生	**0.43**	**0.68**	**1.43**	**4.53**	**7.07**	**3.28**
所有婚外出生	**0.61**	**0.85**	**1.78**	**5.43**	**8.67**	**2.38**
联合登记/同一地址	0.54	0.73	1.62	4.91	7.80	2.51
联合登记/不同地址	0.80	1.14	1.98	6.05	9.96	2.17
单独登记	0.66	0.99	2.14	6.65	10.43	2.15

数据来源：ONS mortality statistics 2002, Series DH3, No 35.

1991年人口普查第一次要求人们表明其人种来源。提问的分类为：白人、加勒比黑人、非洲黑人、其他黑人、印度人、巴基斯坦人、孟加拉人、中国人和其他任何人种类别。对于祖先来源多于一个人种或种族的人，要求其在他们自己认为属于的人种上打钩，或者在“其他任何人种类别”选择框内打钩，并对其祖先情况加以描述[118]。这个分类受到非议，因为其更注重用皮肤颜色来描述人民，而忽略文化和社会身份[1]。

在对1991年人口普查数据[32]进行详细检查以后，国家统计局（ONS）对一些问题进行了修订以用于2001年人口普查，而英国各地区的一些问题有稍许不同。在英格兰和威尔士，增加了混种人的特殊分类，包括英国黑人和亚裔英国人，同时苏格兰增加了苏格兰黑人和亚裔苏格兰人的类别。在随后的修订和考虑英国国民身份需求的影响之下，ONS对其分类做了进一步的修改[112]。此外，在2001年，仅在北爱尔兰询问的关于宗教信仰的问题，也增加到英格兰、威尔士和苏格兰，他们已经特别注意到少数民族群体的宗教问题。

在英格兰和威尔士，婴儿出生和死亡登记时并不记录父母的人种来源，但他们的出生国家却加以记录。虽然这并非人种来源的衡量尺度，比如很多在英国生孩子的少数民族妇女，其本身也在英国出生，但是出生国家作为一个衡量移民情况的近似尺度还是很有用的。尽管存在这些限制，表1.8对2002年低出生体重的发病率差异给出了透彻的观察。而在其他年份中，母亲出生于巴基斯坦、印度和孟加拉国的婴儿，其低出生体重的发病率最高，母亲出生于加勒比联邦、东非和“非洲其他地区”的婴儿，其低出生体重的发病率也很高，“非洲其他地区”本质上是指西非。相反，母亲出生于加勒比联邦和“非洲其他地区”的婴儿极低出生体重的发病率则明显高[33]。

这些数据说明不同人群类别之间的低出生体重发病率和低出生体重分布范围存在着显著差异。这些情况和死亡率与发病率差异之间的关联将在下文讨论，但是要记住的重要方面是在分析根据低出生体重分类的数据时，并不需要暗示婴儿存在临床问题，特别是那些处于低出生体重分布范围上限的婴儿。在另一方面，婴儿越小，且妊娠周龄越短，则其发病率越高。

多胎出生

在英格兰和威尔士，2001年出生的体重低于1500 g的活产婴儿中，多胎出生的数量不到1/4，如表1.9所示。图1.6显示了多胎出生在许多年呈下降趋势后，从20世纪70年代中期开始上升。在整个80年代呈持续上升，从1982年的每1000个母亲分娩出10.1例到1989年的11.4例，1995年为14.1例，2002年为15.0例。英格兰和威尔士没有1981年的关于多胎出生率的数据，由于地方出生和死亡登记官员的变动，而使这一年的多胎出生数据没有记录。

表10.1比较了英格兰和威尔士的多胎出生率与苏格兰和爱尔兰的多胎出生率。虽然苏格兰的变化趋势与英格兰和威尔士相似，但是直到20世纪90年代早期，苏格兰的比率仍稍低一些。北爱尔兰的双胞胎比率总是较高，且在20世纪80年代后半期也没有升高，但是在90年代早期有明显上升。这些比率在21世纪初期上升到同样水平。

图1.7显示了英格兰和威尔士的三胞胎和更多胎产的出生比率，这一比率比多胎出生的整体比率更引人注目。三胞胎和更多胎产的百分比在20世纪70年代轻微上升后，80年代的百分比则上升了一倍，从1982年的每100 000个母亲分娩12.2例到1989年的28.6例。在一个短暂的停顿后，1995年又急剧上升到了45.0例。1998年达到最高峰的48.3例后，开始下降，在2002年达到29.8例。表1.10中显示的苏格兰比率具有相同的变化模式，但水平较低。在北爱尔兰，这一比率在20世纪70年代后期上升，然后保持在一个相当的水平，90年代起显著上升并保持在较高水平。与此相反的是，爱尔兰共和国的比率开始降低，仅在80年代的后半期有一个稍许的升高，而在90年代有较大的上升。

在欧洲大部分国家，三胞胎比率上升是一个共同现象。截至1990年，比利时和荷兰的比率是全欧洲最高的，其次是西德、意大利和法国[97]。尽管澳大利亚的三胞胎和更多胎出生的高比率是众所周知的，其1994年的比率为每100 000母亲分娩出35.0例，但是也未高过这些国家[6]。如表1.11所示，在21世纪初期，荷兰、比利时、意大利和德国的三胞胎比率依然很高，但法国已经降低[18]。

多胎出生发生率的普遍升高，特别是三胞胎和更多胎产，通常归因于治疗低生育力药物使用的增加，

表1.8 根据母亲出生国家分类的低出生体重婴儿，英格兰和威尔士，2002

母亲出生国家	总计	登记总数	低于1500 g	1500~1999 g	2000~2499 g	低于2500 g	低于1500 g	1500~1999 g	2000~2499 g	低于2500 g
			活产数量				*已登记出生体重的活产婴儿百分比*			
总计	**596 122**	**595 213**	7456	9362	29 139	45 957	1.25	1.57	4.90	7.72
英国	**490 711**	**490 125**	5982	7702	23 219	36 903	1.22	1.57	4.74	7.53
英国以外地区	**105 411**	**105 088**	1474	1660	5920	9054	1.40	1.58	5.63	8.62
爱尔兰共和国	**3708**	**3700**	37	41	135	213	1.00	1.11	3.65	5.76
其他欧盟国家	**11 449**	**11 421**	108	154	463	725	0.95	1.35	4.05	6.35
欧洲其他地区	**8142**	**8103**	69	82	263	414	0.85	1.01	3.25	5.11
澳大利亚、加拿大和新西兰	**3885**	**3882**	28	43	130	201	0.72	1.11	3.35	5.18
新联邦国家	**54 037**	**53 873**	940	1012	3893	5845	1.74	1.88	7.23	10.85
孟加拉国	**8486**	**8477**	115	136	761	1012	1.36	1.60	8.98	11.94
印度	**7222**	**7212**	120	152	609	881	1.66	2.11	8.44	12.22
巴基斯坦	**15 357**	**15 336**	241	303	1245	1789	1.57	1.98	8.12	11.67
东非	**3724**	**3709**	66	83	254	403	1.78	2.24	6.85	10.87
南非	**2654**	**2647**	36	32	97	165	1.36	1.21	3.66	6.23
非洲其余地区	**8073**	**8016**	226	153	450	829	2.82	1.91	5.61	10.34
远东	**1351**	**1345**	13	16	68	97	*0.97*	*1.19*	5.06	7.21
地中海地区	**1065**	**1064**	6	19	48	73	*0.56*	*1.79*	4.51	6.86
加勒比地区	**3598**	**3572**	87	67	207	361	2.44	1.88	5.80	10.11
其余新联邦国家	**2507**	**2495**	30	51	154	235	1.20	2.04	6.17	9.42
世界其他地区和未登记例数	**24 190**	**24 109**	292	328	1036	1656	1.21	1.36	4.30	6.87

斜体字标注的百分比的病例来源低于20个出生病例。

数据来源：ONS mortality statistics 2002, Series DH3, No 35.

表1.9 2001年多胎产占所有出生例数的百分比，英格兰和威尔士

出生体重(克)	多胎产所占百分比		
	死产	活产	婴儿死亡
低于1500	12.7	24.1	23.9
1500~1999	9.1	28.7	17.1
2000~2499	3.2	18.1	9.0
低于2500	10.4	21.2	21.2
2500及以上	1.6	1.4	1.4
所有体重	8.6	2.9	14.3

数据来源：ONS mortality statistics, Series DH3, No 35.

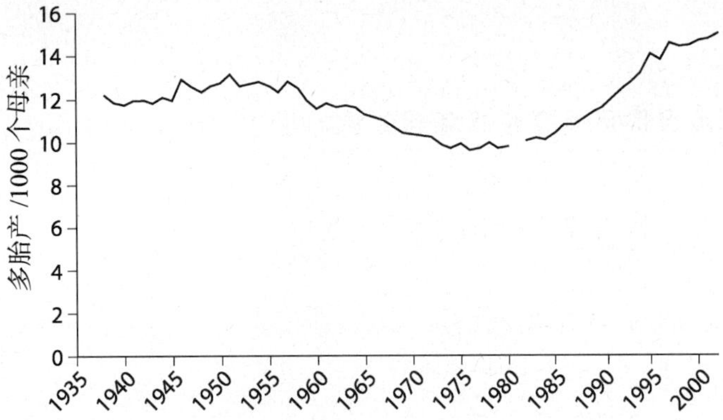

图1.6 多胎产比率，英格兰和威尔士，1938—2002 年。数据来自：Office for National Statistics, Birth statistics, Series FM1.

表1.10 多胎产比率，英格兰和威尔士、苏格兰和爱尔兰

	英格兰和威尔士	苏格兰	北爱尔兰	爱尔兰共和国
每1000个母亲分娩的双胞胎				
1971–1975	9.9	10	10.7	12.3
1976–1980	9.6	9.4	10.1	11.2
1981–1985	10.1*	9.9	10.6	10.7
1986–1990	10.9	11	10.7	11.5†
1991–1995	12.6	12.3	12.2	12.4†
1996–2000	13.9	13.8	13.8	13.7†
2001–2002	14.6	14.8	15.0	15.6‡
每1000个母亲分娩的三胞胎和更多胎产				
1971–1975	0.11	0.08	0.08	0.12
1976–1980	0.13	0.09	0.14	0.13
1981–1985	0.14*	0.10	0.12	0.11
1986–1990	0.25	0.19	0.14	0.15†
1991–1995	0.37	0.31	0.31	0.25†
1996–2000	0.45	0.36	0.33	0.44†
2001–2002	0.33	0.25	0.54	0.34‡

* 不包括1981年

† 基于一个更好考虑包括死产在内的多胎产的回顾性方法

‡ 仅2001年

数据来源：ONS; General Register Offices for Scotland and Northern Ireland; Central Statistics Office, Republic of Ireland, *Vital statistics 2001*, Table 2.18.

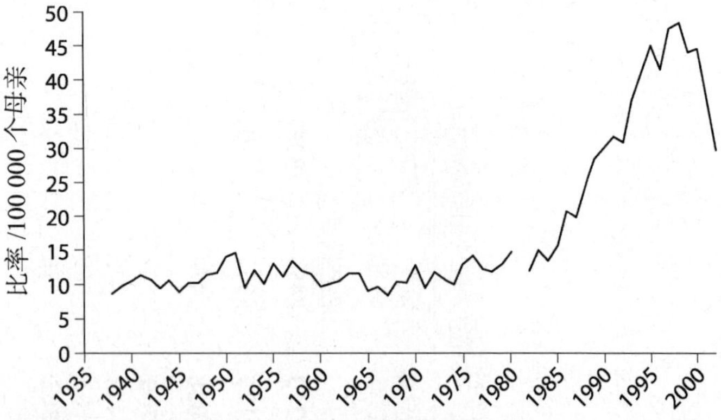

图1.7 三胞胎和更多胎产比率，英格兰和威尔士，1938—2002 年。数据来自：Office for National Statistics, Birth statistics,Series FM1.

从20世纪80年代中期以后，则归因于人工受孕技术。不幸的是，只有很少的资料能用来量化评价因妊娠年龄提高而导致其自然发生率上升的分布[12]。国家三胞胎和更多胎出生研究得出，1980年和1982—1985年36%的三胞胎母亲和70%的四胞胎母亲以及更多胎出生的母亲，曾使用药物治疗生育能力低下[16]。

在1985年以前，曾忽视了体外受精（IVF）的影响，但是此后这变得非常重要。人工受精和胚胎管理机构[71]及其前身人工试管受精和胚胎临时许可证机构[78]进行的统计表明，自1985年三胞胎和更多胎产数量的上升与IVF、输卵管内配子移植术（GIFT）和相关操作的广泛使用有明显关联[90]。医学研究委员会[99]进行的研究证实了通常多胎出生是由这些技术导致的，并与在1989年对英国围生医学协会（BAPM）收集的三胞胎和更多胎产资料进行的调查一致[82]。随后针对英格兰和威尔士的一个数据分析表明，一方面多胎产比率上升，另一方面辅助受孕和药物治疗生育能力低下的使用上升，但是却未能仅单独根据常规收集的数据来量化地评估两者的关联[47]。

自20世纪90年代中期开始，用于治疗生育能力低下的NHS处方的数量减少，但是并不能明确这是真正的减少还是处方单纯地转移到私人医疗机构，对于私人医疗机构，没有常规收集的统计数据。英国三胞胎比率的降低是遵循了皇家妇产科学院（RCOG）在2000年颁布的指南，指南规定对于低于40岁的妇女，在IVF操作中不应植入2个以上的胚胎[137]。人工受精和胚胎管理机构将此纳入其2004年1月公布的实用标准中[72]。在澳大利亚和新西兰，2000年有28.1%的GIFT妊娠和22.1%

表1.11 参加PERISTAT计划的欧洲成员国的多胎产比率

欧洲成员国	非国家级别的地区	年份	每1000个母亲的比率		
			双胞胎	三胞胎和更多胎产	总计
奥地利		2001	14.95	0.42	15.37
比利时	Flanders	2000	18.04	0.30	18.33
比利时	法语区	2000	13.31	0.55	13.86
丹麦		2000	19.68	0.32	20.00
芬兰		2000	15.88	0.16	16.04
法国		2000	14.98	0.28	15.26
德国	九个前德意志联邦地区	2000	15.82	0.62	16.44
希腊	围生期调查	1998	20.05	0.21	20.26
爱尔兰		1999	13.00	0.52	13.52
意大利		1998	11.73	0.52	12.25
卢森堡		2000	10.55	0.18	10.72
荷兰		1999	18.98	0.38	19.37
葡萄牙		1999	11.07	0.32	11.38
西班牙		1999	15.22	0.70	15.92
瑞典		2000	15.99	0.20	16.19
英国		2000	14.24	0.44	14.69

数据来源：PERISTAT报告[18]。见数据来源说明报告[93]。

的所有辅助受孕妊娠为多胎妊娠，相比澳大利亚2000年所有妊娠中，多胎妊娠总数仅1.6%[6,40]。

出生后第一年内的死亡率

死亡率趋势

妊娠结果的经典标志为出生后第一年的死产率和死亡率。这些在图1.8中有所定义。英格兰和威尔士自1905年以来的新生儿和新生儿期后的死亡率在图1.9中注明。虽然婴儿死亡率的系列研究可追溯到19世纪中期，但是目前对于出生后第一年的细化分类包括第一个月和一个月到一年内的死亡，这个标准从1905年开始使用。在布尔战争时期，因为很多可能服兵役者并不能胜任服役，引起公众对婴儿死亡率的关注，因此要求总登记部给予更详细的统计，这时开始公布更详细的分析结果[145]。

虽然新生儿死亡率在20世纪相对稳步降低，而起初很高的婴儿死亡率却表现出不同的模式。在20世纪前半期，婴儿死亡率迅速下降，同时因传染病引起的不幸事件数量也迅速减少。在20世纪70年代中期到80年代中期表现出平稳的征象。在80年代后期和90年代早期，事实上死亡率降低了一半，在此之后，这个比率再次平稳，说明有1/3的婴儿死亡，如图1.10所示。

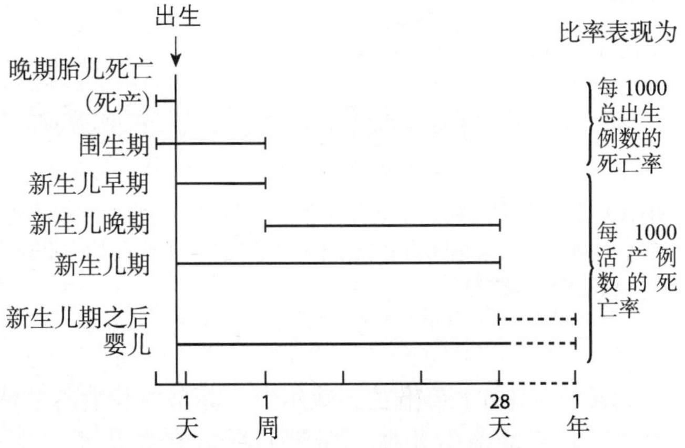

图1.8 死产的定义和婴儿死亡率。

图1.11显示了最近的婴儿死亡率变化趋势，新生儿早期和晚期的死亡率单独显示出来。有关死产登记法规的变化对公布的死产和围生期死亡率所产生的影响如图1.12所示。1992年以后的已公布比率用虚线表示，呈现一个明显的上升。妊娠24～27周的死产比率被排除在外，用连续的实线表示，以往年份所表现出的下降趋势已明显停止。

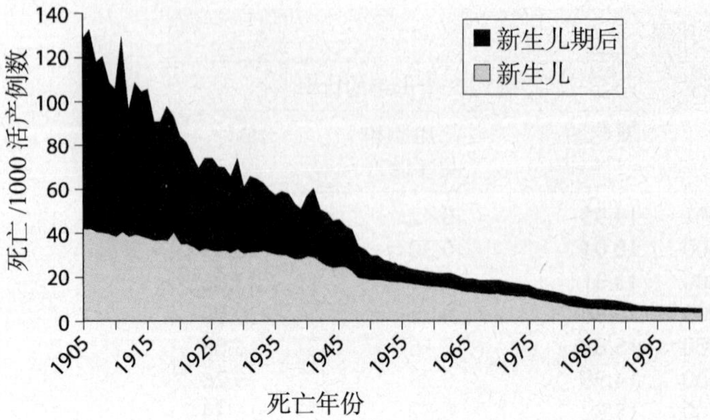

图1.9 婴儿死亡率，英格兰和威尔士，1905—2002 年。数据来自 Office for National Statistics, Mortality statistics, Series DH3.

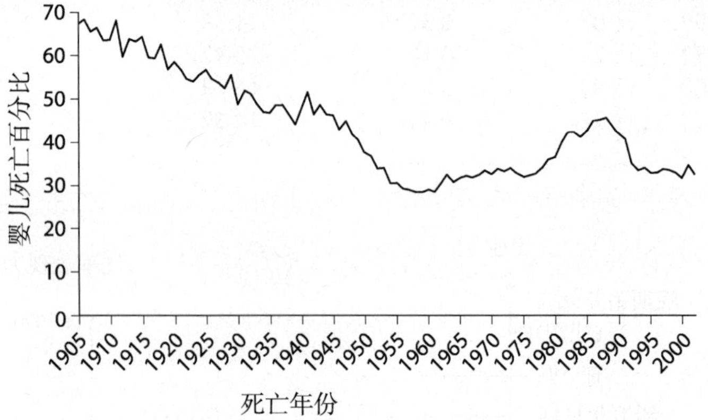

图1.10 新生儿期后死亡占婴儿死亡的百分比，英格兰和威尔士，1905—2002 年。数据来自 Office for National Statistics, Mortality Statistics, Series DH3.

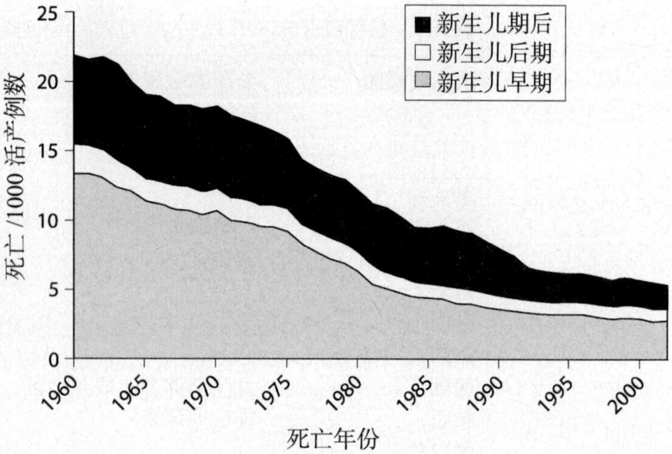

图1.11 婴儿死亡率，英格兰和威尔士，1960—2002 年。数据来自 OPCS and ONS mortality statistics, Series DH3.

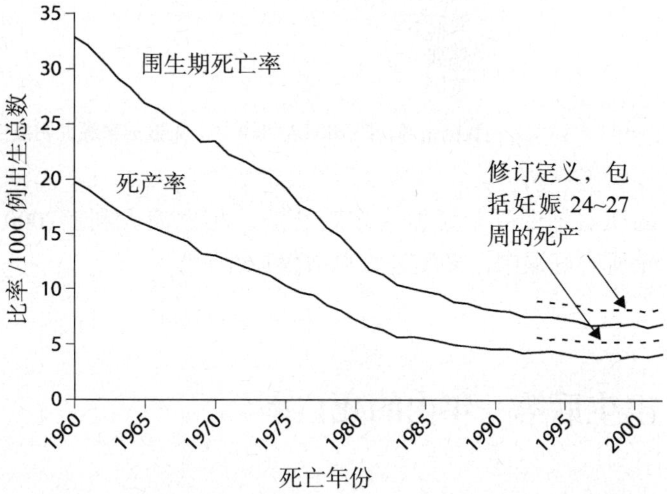

图1.12 死产和围生期死亡率，英格兰和威尔士，1960—2002 年。数据来自 Office for National Statistics, Mortality statistics,Series DH3.

表1.12列出了英格兰、威尔士、苏格兰和爱尔兰从1970年以来的新生儿期、新生儿期后和婴儿死亡率。在20世纪90年代，新生儿死亡率表现出持续的小幅降低。如同在英格兰和威尔士，其他国家在20世纪80年代的新生儿期后死亡率也呈现出停止上升的趋势，然后在80年代后期和90年代早期出现下降。苏格兰、威尔士和爱尔兰两地区的趋势不如在英格兰和威尔士的趋势来得清晰，因为他们研究所基于的死亡数量较少。英格兰诸郡[90,92,126]和其他发达国家[97]也呈现同样的趋势。但是，从整体上来说，大多数国家的婴儿死亡率持续降低，虽然有些死亡率最低的国家呈现出一些稳态的征象，特别是北欧国家和瑞士[148]。

英国的婴儿死亡率趋势到底要怎样变化才能反映出高危组群的相对大小？这些组群的死亡率降低趋势到底如何？图1.3显示出从20世纪50年代中期到80年代中期，英格兰和威尔士的低出生体重发生率未有上升，但是最近一些年却有上升。表1.3显示出相同的特征，在已报道的最低出生体重婴儿组群的死亡率确有上升，其死亡率最高。有意见认为死产定义的变化可能使活产的极早产婴儿的登记趋势增加，而不是将其视作流产。

但是，在各出生体重组群，死亡率变化趋势看上去是不同的。1963—1986年，出生体重小于和等于2500g的婴儿，其出生后第1周内的死亡率极其显著的降低，在80年代后期进一步降低，如图1.13所示。而图1.14呈现了一个不同的模式，显示从20世纪70年代后期至今，体重小于和等于1000g的婴儿死亡率在近年来呈极

表1.12 1970年以来的新生儿、新生儿期后和婴儿死亡率，英格兰和威尔士，苏格兰和爱尔兰

	英格兰	威尔士	英格兰和威尔士	苏格兰	北爱尔兰	爱尔兰共和国
新生儿死亡率						
1970	12.3	12.8	12.3	12.8	15.8	12.8
1975	10.7	10.3	10.7	11.8	13.2	12.0
1980	7.6	7.9	7.7	7.8	8.0	6.7
1985	5.3	5.8	5.4	5.5	5.6	5.3
1986	5.2	5.0	5.3	5.2	6.0	5.0
1987	5.0	5.0	5.1	4.7	4.8	4.3
1988	4.9	4.7	4.9	4.5	5.4	5.3
1989	4.7	4.7	4.8	4.7	4.0	4.8
1990	4.6	3.9	4.6	4.4	4.0	4.8
1991	4.3	4.1	4.3	4.4	4.6	5.0
1992	4.3	3.8	4.3	4.6	4.1	4.3
1993	4.2	3.4	4.2	4.0	4.9	4.0
1994	4.0	4.1	4.1	4.0	4.2	4.0
1995	4.2	3.9	4.2	4.0	5.5	4.8
1996	4.1	3.6	4.1	3.9	3.7	4.1
1997	3.9	3.9	3.9	3.2	4.2	3.5
1998	3.8	3.6	3.8	3.6	3.9	4.3
1999	3.9	4.0	3.9	3.3	4.8	4.0
2000	3.9	3.5	3.9	4.0	3.8	4.3
2001	3.6	3.5	3.6	3.8	4.4	4.0
2002	3.6	3.1	3.6	3.2	3.4	3.5
2003	3.6	3.0	3.6	3.4+		3.8
新生儿期后死亡率						
1970	5.9	6.4	5.9	6.9	7.1	6.7
1975	5.3	4.2	5.0	5.4	7.2	5.6
1980	4.4	3.5	4.4	4.3	7.6	3.8
1985	3.9	4.0	4.0	3.9	4.0	3.6
1986	4.2	3.9	4.3	3.6	4.2	3.9
1987	4.0	4.5	4.1	3.8	3.8	3.6
1988	4.1	2.9	4.1	3.7	3.6	3.5
1989	3.7	3.3	3.7	4.0	2.9	3.3
1990	3.3	3.0	3.3	3.3	3.5	3.4
1991	3.0	2.4	3.0	2.7	2.8	2.6
1992	2.2	2.2	2.3	2.2	1.9	2.2
1993	2.1	2.1	2.1	2.5	2.1	2.1
1994	2.0	2.2	2.1	2.2	1.9	1.7
1995	2.0	2.0	2.0	2.2	1.6	1.6
1996	2.0	2.0	2.0	2.2	2.0	1.9
1997	2.0	2.0	2.0	2.1	1.4	2.6
1998	1.8	2.0	1.9	2.0	1.7	1.6
1999	1.8	2.1	1.9	1.7	1.6	1.8
2000	1.7	1.8	1.7	1.8	1.2	1.9
2001	1.8	1.9	1.9	1.7	1.6	1.7
2002	1.7	1.6	1.7	2.1	1.2	1.5
2003	1.7	1.1	1.7	1.7+		1.3
婴儿死亡率						
1970	18.2	18.7	18.2	19.6	22.9	19.5
1975	15.7	14.5	15.7	17.2	20.4	17.5
1980	12.0	11.4	12.0	12.1	15.6	10.3
1985	9.2	9.8	9.4	9.4	9.6	8.8

(转下页)

表1.12（接上页）

	英格兰	威尔士	英格兰和威尔士	苏格兰	北爱尔兰	爱尔兰共和国
1986	9.5	9.5	9.6	8.8	10.2	8.9
1987	9.1	9.5	9.2	8.5	8.7	7.9
1988	9.1	7.6	9.0	8.2	8.9	8.9
1989	8.4	8.0	8.4	8.7	6.9	8.1
1990	7.9	6.6	7.9	7.7	7.4	8.2
1991	7.3	6.6	7.4	7.1	7.4	7.6
1992	6.5	6.0	6.6	6.8	6.0	6.5
1993	6.3	5.5	6.3	6.5	7.1	6.1
1994	6.1	6.1	6.2	6.2	6.1	5.7
1995	6.1	5.8	6.1	6.2	7.1	6.4
1996	6.1	5.6	6.1	6.2	5.8	6.0
1997	5.9	5.9	5.9	5.3	5.6	6.1
1998	5.6	5.6	5.7	5.6	5.6	5.9
1999	5.7	6.1	5.8	5.0	6.4	5.9
2000	5.6	5.3	5.6	5.7	5.0	6.2
2001	5.4	5.4	5.4	5.5	6.0	5.7
2002	5.3	5.3	4.7	5.3	4.6	5.1
2003	5.3	4.1	5.3	5.1+	5.3	5.1

爱尔兰2002和2003年的数值为年度登记数值

数据来源：ONS, General Register Offices for Scotland and Northern Ireland and Central Statistics Office, Ireland.

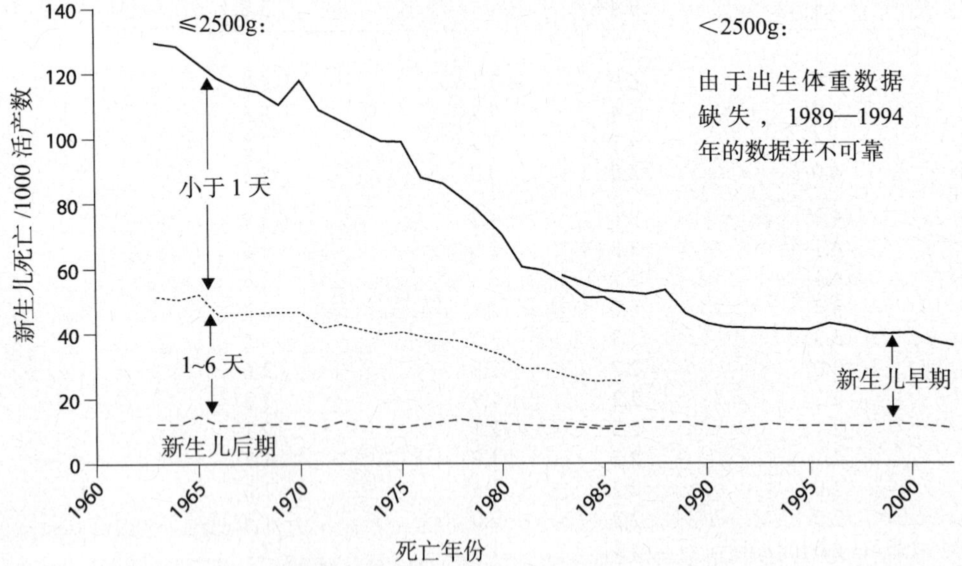

图1.13 低出生体重婴儿的新生儿死亡率，英格兰和威尔士，1963—2002年。数据来自LHS 27/1 low birthweight returns 1963—1986 and ONS mortality statistics, Series DH3，1983—2002年。使用不同定义的数据用虚线表示。

其显著的降低，低于1000g的婴儿也存在相同变化。

表1.13的资料更加完整，显示了英格兰和威尔士从20世纪80年代中期到90年代早期的新生儿死亡率持续降低，但是从90年代中期至今，这种下降趋势仅限于体重在1000～2499g的婴儿中。大婴儿的变化趋势尚未明了。表1.13也表明了1989年大量出生记录中缺少出生体重数据造成的影响。从1983—1988年，缺失的出生体重数据很少，而组群的死亡率非常高，提示了因为婴儿患病或者早产而未能称重。1989—1994年这组的死亡率比以前低，但是仍明显高于平均值。因此，这一时期低于2500g组的死亡率可能存在人为因素的降低。在1995年，缺少出生体重数据的婴儿数量非常少，他们的死亡率就升高，但是未达到以往水平。这意味着在分析20世纪80年代后期和90年代早期的低出生体重婴儿的死亡率需小心谨慎，如图1.13和表1.13所示。

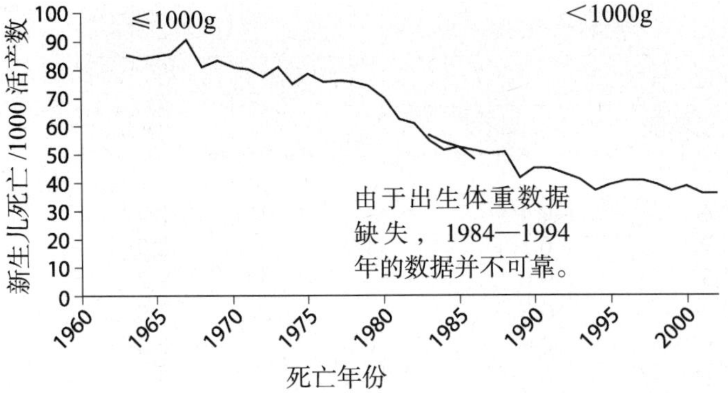

图1.14 极低出生体重婴儿的新生儿死亡率，英格兰和威尔士，1963—2002年。数据来自LHS 27/1 low birthweight returns 1963-86 and ONS mortality statistics, Series DH3, 1983-2002。由于使用的定义不同，趋势线并不连续。

表1.14显示了苏格兰1985—2002年按照出生体重分类的无致命畸形的单胎出生婴儿的新生儿死亡率。这些数据按照妊娠周龄在表1.15中列出。虽然新生儿死亡率有下降趋势，但是由于包含的婴儿病例数很少，趋势仍存在明显的波动。出生时妊娠周龄在24～27周之间的婴儿则例外，提示这组婴儿数量上升，同时生存前景不佳的婴儿数量上升。

英格兰和威尔士的新生儿期后死亡率在表1.13中列出，显示了在1983—1988年中未有下降的趋势，特别是那些出生体重低于2500g的婴儿。除了2000～2499g组可能有升高，图表显示出波动，其范围并不令人吃惊，每组的死亡例数相对较少。之后，除体重低于1000g的婴儿以外，各组在1989—1992年出现了大幅降

表1.13 根据出生体重分组的新生儿、新生儿期后和婴儿死亡率，英格兰和威尔士，1985—2001年

出生年份	所有体重组	登记总和	低于1000g	1000~1499 g	低于1500 g	1500~1999 g	2000~2499 g	低于2500g	大于等于2500g	未登记
每1000活产数的新生儿死亡率										
1985	5.3	5.1	525.5	134.7	262.0	37.9	12.5	50.3	1.8	156.7
1990	4.4	3.9	444.3	88.4	215.1	25.1	6.4	39.5	1.3	17.3
1995	4.1	4.0	390.1	63.8	187.7	17.5	6.5	37.7	1.4	28.4
1996	4.0	3.9	407.3	59.7	198.0	14.9	5.8	39.9	1.1	50.1
1997	3.9	3.8	404.8	60.2	192.6	17.6	5.6	38.8	1.0	60.9
1998	3.8	3.7	389.1	52.6	185.1	15.4	5.3	36.6	1.0	79.3
1999	3.9	3.8	368.8	55.8	180.6	15.8	4.7	36.8	1.1	36.1
2000	3.8	3.7	383.9	46.5	181.9	16.7	5.3	36.7	1.0	51.0
2001	3.6	3.5	360.6	47.4	173.2	14.2	4.8	34.6	1.0	56.8
每1000活产数的新生儿期后死亡率										
1985	4.1	4.1	53.1	33.2	39.7	19.8	9.9	15.7	3.2	10.4
1990	3.1	3.1	59.6	31.8	41.7	17.1	7.0	13.9	2.3	3.8
1995	2.0	2.0	62.2	20.4	36.3	9.2	5.1	10.9	1.3	6.3
1996	1.9	1.9	48.9	19.3	31.1	9.1	5.9	10.7	1.2	3.3
1997	1.8	1.8	51.9	18.6	31.4	8.7	4.8	10.0	1.2	4.5
1998	1.9	1.9	58.1	18.3	34.0	7.8	5.1	10.3	1.2	2.4
1999	1.8	1.8	55.9	18.7	33.6	8.7	3.9	9.9	1.1	1.6
2000	1.8	1.8	50.6	16.0	29.9	10.5	4.5	9.9	1.1	2.9
2001	1.7	1.7	57.3	12.7	30.6	8.5	4.5	9.6	1.0	1.1
每1000活产数的婴儿死亡率										
1985	9.4	9.2	578.6	167.9	301.7	57.6	22.4	66.0	5.0	167.1
1990	7.6	7.0	503.9	120.2	256.8	42.2	13.4	53.3	3.6	21.1
1995	6.1	6.0	452.2	84.2	223.9	26.7	11.5	48.6	2.6	34.7
1996	5.9	5.8	456.2	79.0	229.0	24.0	11.7	50.6	2.3	53.3
1997	5.7	5.6	456.7	78.8	224.0	26.3	10.3	48.8	2.1	65.4
1998	5.7	5.6	447.2	71.0	219.1	23.1	10.4	47.0	2.2	81.7
1999	5.6	5.5	424.8	74.6	214.2	24.5	8.6	46.7	2.2	37.7
2000	5.6	5.5	434.5	62.5	211.8	27.2	9.8	46.6	2.2	53.9
2001	5.3	5.2	417.9	60.2	203.9	22.7	9.3	44.2	2.0	57.9

数据来源：Birth counts, Table A3.5.2 and ONS mortality statistics, Series DH3; for data for individual years for 1983—1994, see Birth counts, Table A3.5.2.91[91]。

表1.14 无致命畸形的单胎婴儿的出生体重特异性新生儿死亡率，苏格兰，1994—2002年

	出生体重（g）					
	<1500	1500~2499	2500~3499	3500~4499	≥4500	总计
每1000活产数中无致命畸形的新生儿死亡例数						
1994	176.4	3.6	0.6	0.4	–	2.2
1995	175.5	1.8	0.9	0.3	1.9	2.0
1996	200.0	4.1	0.5	0.6	–	2.2
1997	155.3	2.6	0.7	0.5	–	1.9
1998	159.3	4.1	0.9	0.4	0.0	2.0
1999	171.4	2.3	0.6	0.2	0.9	2.0
2000	182.3	5.6	0.9	0.3	1.0	2.7
2001	178.6	2.6	0.8	0.7	1.0	2.3
2002*	145.2	6.1	0.3	0.5	1.0	2.1

*临时统计SMR02

数据来源：ISD Scotland, SMR02 and Scottish Perinatal and Infant Mortality and Morbidity Survey.

表1.15 无致命畸形的单胎产婴儿的孕周特异性新生儿死亡率，苏格兰，1985—2002年

	妊娠时间（周）					
	<24	24~27	28~31	32~36	≥37	总计
每1000活产数中无致命畸形的新生儿死亡例数						
1985	*	620.4	114.3	6.7	0.6	3.1
1986	*	491.2	94.9	7.8	0.7	2.6
1987	*	477.3	117.6	7.1	0.7	2.8
1988	*	466.1	49.6	7.6	0.5	2.3
1989	*	448.0	94.3	4.2	0.6	2.5
1990	*	392.2	83.9	6.4	0.6	2.7
1991	*	455.1	73.6	5.8	0.6	2.5
1992	*	425.0	44.6	5.4	0.8	2.6
1993	*	349.4	70.4	4.4	0.6	2.1
1994	*	410.1	40.1	3.6	0.5	2.2
1995	*	420.6	56.0	2.9	0.6	2.0
1996	*	433.3	47.9	4.3	0.5	2.2
1997	*	336.1	30.6	2.1	0.5	1.9
1998	*	313.6	28.0	3.6	0.6	2.0
1999	*	345.9	38.6	2.2	0.4	2.0
2000	*	311.6	57.6	6.0	0.6	2.7
2001	*	308.3	36.8	3.4	0.7	2.3
2002†	*	359.2	33.5	3.1	0.5	2.1

*未按照SMR2数据计算的比率不完整

† 临时统计SMR02

数据来源：ISD Scotland, *Scottish Perinatal and Infant Mortality and Morbidity Survey.* Data for 1985 to 1993 derived from Birth counts, Table A3.5.5[91].

低。从20世纪90年代中期至今，其变化模式持续保持在一个较缓慢的水平。

将新生儿和新生儿期后的死亡率放在一起来观察整体的婴儿死亡率，可以看出直到1985年，死亡率呈降低趋势，之后开始呈平稳状态。在1989—1993年这一时期内的降低之后，再次表现出平稳状态，直到90年代后期至今，再呈现出非常缓慢地降低。

欧洲国家的低出生体重和极低出生体重婴儿之间的死亡率有显著差异。例如，虽然在20世纪80年代，所有出生体重特异性的早期新生儿死亡率数据可靠的

国家，其死亡率均降低，但是在1990年，出生体重低于1500g的婴儿死亡率仍存在波动，从挪威的每1000活产数中的175例到爱尔兰的297例和匈牙利的398例。虽然这些差异可能反映了出生登记标准的不同，但是在东欧和西欧国家之间还是存在显著的差异[97]。

通常使用500g分组来描述出生体重特异性的死亡率，图1.15比较了2001年单胎出生和多胎出生婴儿的死亡率，但是这些组间存在显著差异，特别在体重分布范围的底部。从1983—1987年的以100g作为分组标准的婴儿死亡率早期特异性统计可以得出一个更完整的描述，死亡率曲线存在交叉点[4]。有必要将5年的数据总和起来，以得出每组足够的死亡数，以评估随机变异的影响。

多年来很多总登记部的社会分级资料研究表明死产和婴儿死亡率确实存在社会分级梯度[46,88,90,95,96,109,116,117]。按照国家统计部的父亲社会经济分级对英格兰和威尔士的新生儿和新生儿后死亡率进行了分析，如图1.16所示。分析包括婚内出生和婚外出生的由父母双方联合登记的婴儿，婚外出生占据了上升比率的大部分。母亲自己登记的婴儿中很高的死亡率也有所显示。这些数据来源于ONS的婴儿–死亡率–关联档案[109]。

虽然在各组之间存在显著的差异，但是最显著的特征是使用新的分类方法并未形成笔直的斜率。不同于总登记部基于个人职业状况粗略评估的分类，新的分类方法更密切地基于社会学理论。特别是第4组，涵盖了那些自主开业的人，尽管其地位不高，但是其死亡率相对较低且健康状况较好。进一步的解释是他们所享受的自主性造成了这个结果[135]。当这些组被合并起来形成三级分类时，这种差异就消失了[136]，卫生部的婴儿死亡率指标的修订版本使用了这种三级分类。图1.16中的另一个重要特点是新生儿和新生儿期后的死亡率之间的差异，后者在各分级之间表现出更广泛的差异。因婴儿猝死综合征引起的死亡显示出特别明显的社会阶层差异，这实际上对新生儿后的死亡率的社会分级差异造成了影响[90]。

按母亲国别所选的几个国家的新生儿和新生儿期后死亡率如图1.17所示，并在表1.16中更详细地列出。在其他年份中，母亲出生于巴基斯坦的婴儿，其死亡率明显比那些母亲出生在印度次大陆其他地区的婴儿高，后者的死亡率更接近整体水平。母亲来自巴基斯坦的婴儿的死亡率与合并先天性畸形的比率偏高，与其他位于出生体重波动范围内的组相比，死亡率也相

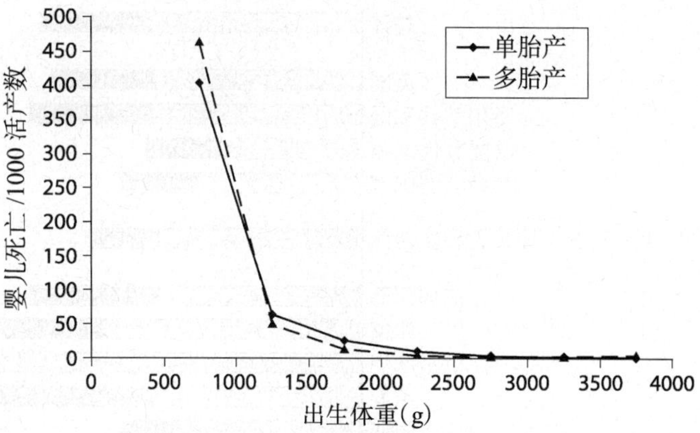

图1.15 英格兰和威尔士2001年单胎产和多胎产婴儿死亡率。数据来自 Office for National Statistics, Mortality statistics 2002, Series DH3, Table 26.

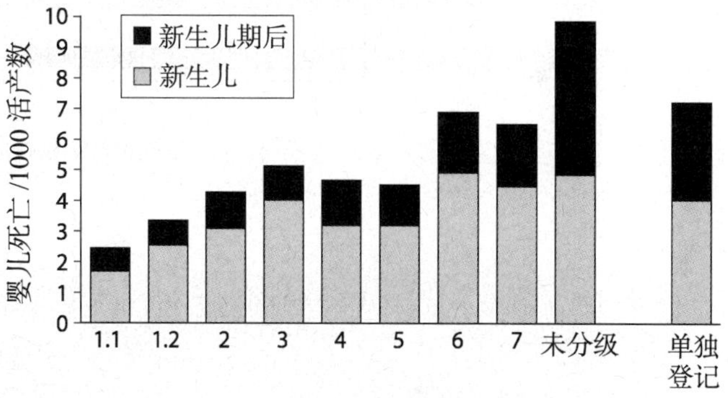

图1.16 按照国家统计的父亲社会经济分级的婴儿死亡率，英格兰和威尔士，2001年出生。数据来自 Office for National Statistics, Mortality statistics, Series DH3.

对高[9]。在近来的其他年份中，那些母亲出生于加勒比联邦和广大西非地区，即“非洲其他地区”的婴儿的死亡率也相对较高。这些组的死亡率高，同时合并早产，与其占极低出生体重婴儿的很高比例情况是相符合的[33]。

多胎产约占2001年出生体重低于1500g的婴儿死亡数量的近1/4，占2001年婴儿死亡总数的约1/10，如表1. 9所示。图1.15表明了出生体重低于1500g的单胎产和多胎产死亡率与出生体重之间的变化关系。多胎产比单胎产的总体婴儿死亡率高。三胞胎和更多胎产婴儿的死亡率最高，这毫不令人意外。这可以从表1.17中看出，表中比较了1975—2001年的多胎产和单胎产的婴儿死亡率。在20世纪70年代，双胞胎和三胞胎与更多胎产的死亡率显著下降，此后在近年来却未表现出一致的趋势。尽管由于涉及例数少造成了不同年份数据的波动，但是从20世纪90年代早期至今，呈现出明显的降低。关于三胞胎和更多胎产婴儿存活数升高和存

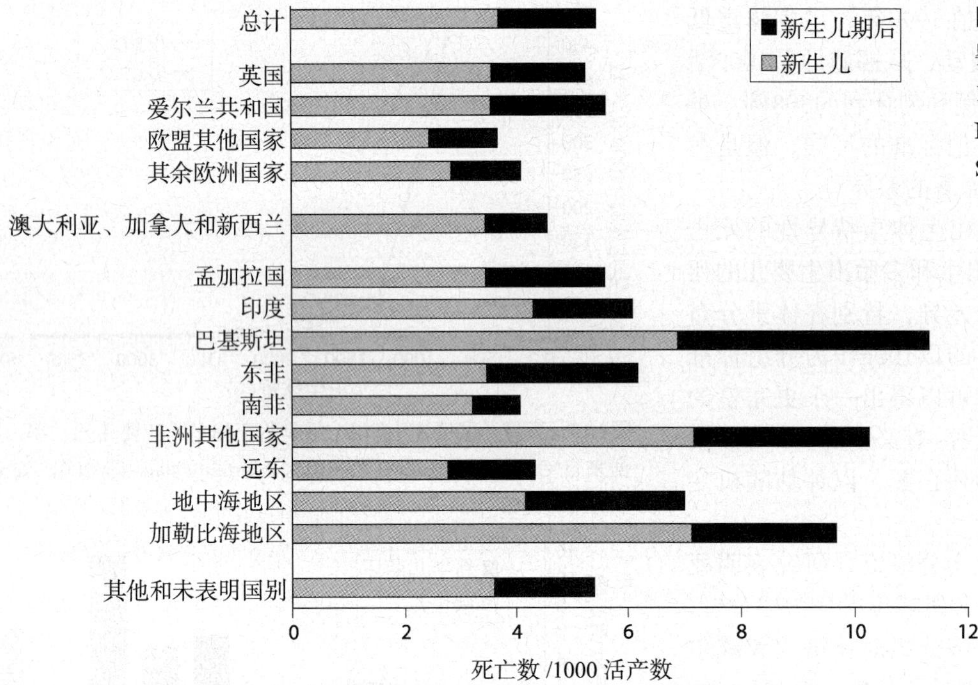

图1.17 按照母亲出生国别分类的婴儿死亡率，英格兰和威尔士，1999—2002年。数据来自 Office for National Statistics, Mortality statistics, Series DH3.

表1.16 按照母亲出生国别分类的婴儿死亡率，英格兰和威尔士，1999—2002年的综合数据

母亲出生国别	活产数	新生儿死亡数	新生儿期后死亡数	每1000活产数中的死亡数		
				新生儿	新生儿期后	婴儿
总计	**2417069**	**8916**	**3230**	**3.7**	**1.7**	**5.0**
英国	2031111	7267	2597	3.6	1.7	4.9
英格兰和威尔士	1987315	7116	2539	3.6	1.6	4.9
苏格兰	32376	114	46	3.5	1.8	4.9
北爱尔兰	10080	30	11	3.0	1.5	4.1
其他地区	1340	7	1	5.2	0.7	6.0
英国以外	385958	1649	633	4.3	2.2	5.9
爱尔兰共和国	16071	57	27	3.5	2.1	5.2
欧盟其他国家	44343	109	39	2.5	1.2	3.3
欧洲其他国家	28788	82	28	2.8	1.2	3.8
澳大利亚、加拿大和新西兰	14746	51	16	3.5	1.1	4.5
新联邦国家	**197534**	**1042**	**415**	**5.3**	**2.8**	**7.4**
孟加拉国	31507	109	46	3.5	2.1	4.9
印度	26967	116	36	4.3	1.8	5.6
巴基斯坦	56978	393	180	6.9	4.4	10.1
东非	15587	54	36	3.5	2.7	5.8
南非	8405	27	4	3.2	0.8	3.7
非洲其他地区	27743	199	63	7.2	3.1	9.4
远东	5793	16	8	2.8	1.6	4.1
地中海地区	4580	19	11	4.1	2.8	6.6
加勒比海地区	11900	85	24	7.1	2.5	9.2
其他新联邦国家	8074	24	7	3.0	1.2	3.8
世界其他地区和未登记例数	**84476**	**308**	**108**	**3.6**	**1.8**	**4.9**

数据来源：ONS mortality statistics, Series DH3.

活婴儿中合并疾病的发病率之间的趋势尚无可靠数据。这些多胞胎的出生不仅给新生儿医务工作者带来了麻烦，也使其父母面临要照顾三个或更多同龄婴儿的问题。这对家庭和卫生与社会机构来说都是巨大的负担，因此三胞胎出生率的降低受到欢迎[16]。

死亡率的地理学变异

围生期和婴儿死亡率的地区变异受到了新闻界和议会的极大关注[69,105]。政治家有时假设这种变异单单反映了母亲护理质量上的差异。结果，他们就说那些死亡率最高的国家和地区只要照搬那些死亡率最低的国家和地区的实践经验，问题就几乎可以马上解决了。这样造成的结果就是，婴儿死亡率及其组成部分多年来被频繁地写入政府“性能指标”和目的，作为一个地区的人群健康代表尺度和卫生医疗质量的代表尺度。进一步检视这些数据表明，这些解释过分简单化，这些差异是许多因素造成的。

首先，问题是哪些婴儿要登记为活婴，哪些为死婴，哪些算作流产，哪些没有登记。对此作出的决定可能反映了文化、宗教和社会因素，这些因素在各个地区相去甚远。

其次，必须考虑到随机变异。英国政府管辖地区内的新生儿和婴儿死亡率，诸如英格兰的初级护理机构设置，目前是基于那些表现出巨大地域差异或同一地区年份差异的少数事件，这些事件的数量并不比偶然发生的大。在20世纪80年代，OPCS公布了英格兰和威尔士NHS机构基于三年数据汇总和最近几年死亡率

表1.17 各年度出生的单胎产和多胎产婴儿死亡率，英格兰和威尔士，1975—2001年

出生年份	单胎产		双胞胎		三胞胎及更多胎产	
	数量	比率	数量	比率	数量	比率
1975	8438	14.3	824	71.8	56	249.3
1976	7459	13.0	665	61.8	42	169.4
1977	7697	12.7	586	55.3	26	133.3
1978	7172	12.2	648	56.9	52	248.8
1979	7395	11.8	621	52.3	41	167.3
1980	7057	11.0	583	47.4	43	154.7
1981	无可用数据		无可用数据		无可用数据	
1982	6089	9.9	496	40.8	19	82.6
1983	5786	9.4	492	39.9	21	75.8
1984	5318	8.5	492	39.6	35	138.9
1985	5642	8.8	504	38.3	25	79.4
1986	5508	8.5	611	44.7	38	92.5
1987	5573	8.4	574	40.6	46	113.0
1988	5384	7.9	593	40.4	52	101.2
1989	5065	7.5	562	37.6	58	98.6
1990	4740	6.9	565	36.1	45	71.9
1991	4168	6.1	531	33.0	67	101.4
1992	3858	5.7	473	28.8	49	77.3
1993	3604	5.5	481	29.6	55	75.1
1994	3444	5.3	494	29.8	51	64.4
1995	3399	5.4	493	28.7	66	77.0
1996	3324	5.3	485	28.6	44	55.1
1997	3213	5.1	409	23.3	55	61.8
1998	3134	5.1	426	24.7	50	56.1
1999	3010	5.0	500	27.2	38	47.7
2000	2951	5.0	392	23.4	44	55.8
2001	2686	4.7	417	24.9	30	47.2

数据来源：ONS Mortality Statistics, Series DH3.

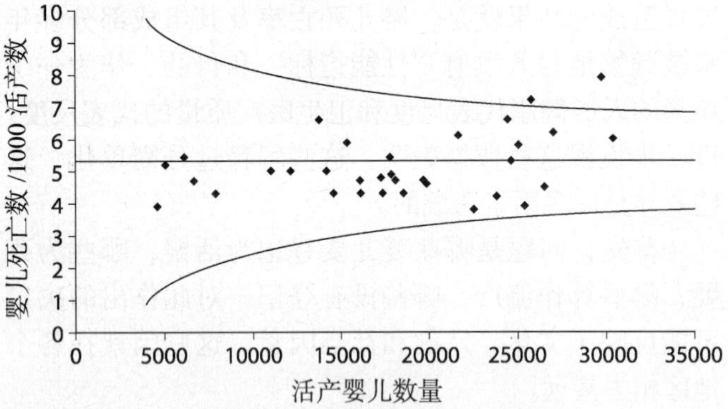

图1.18 卫生策略机构发布的婴儿死亡率，以及基于活产数的总体死亡率的95%可信区间，英格兰和威尔士，2002。

计算的围生期和婴儿死亡率。90年代，ONS因分界变动频繁而被迫停止汇总数据。最后，其停止将初级护理机构的数据放入公共领域，只对NHS工作人员开放。

因此，图1.18显示的数据基于卫生策略机构的单年数据[113]。这显示了各卫生策略机构2002年的婴儿死亡率与该年的常住人口活产婴儿数相反。水平线是英格兰和威尔士的比率。曲线是有关活产婴儿数量的95%可信区间。可以看出，某些小机构的比率明显不同于英格兰和威尔士，位于95%可信区间以外。在这些情况下，官方比率和英格兰与威尔士比率之间的差异并未大于偶然期望值。

当将两个国家进行比较时，特别是人群数量较小时，应该将随机变异也考虑进去。表1.18显示了参加PERISTAT欧洲围生期指标计划的国家的新生儿死亡率以及95%可信区间[24]。表明了即使在死亡率原始数据间的差异也无法如通常假设的那样清晰划分。

再看英格兰和威尔士，针对1983—1985年的一个特定分析发现，那些死亡率低于95%可信区间下限的地区，其大部分父亲都有专职工作，且少部分的母亲出生于“新联邦国家”或者巴基斯坦[125]。大多数分析表明，围生期死亡率和低出生体重婴儿比率之间存在高度相关性。这个研究表明，当进行出生体重组内分析时，不同地区的死亡率高低不一。

这些分析支持了早年的观点，即出生体重特异性死亡率较原始死亡率而言，更能作为一个更好的量化指标。同时也提出，多胎出生和先天性畸形导致的死亡应排除在外。既然由于自然发病率降低和引入了筛查程序，中枢神经系统畸形引起的死亡率已下降到了相当低的水平，已经不再作为一个关键因素考虑。对于任何案例，使用出生体重特异性死亡率，比继续使用目前常用的原始死亡率数据，更有助于作为卫生机构的指标或者“最低指标”。在寻找时间趋势和国家间

表1.18 PERISTAT计划参与国的新生儿死亡率

成员国	范围	来源	活产数	新生儿死亡数（例）	新生儿死亡率（每1000活产数）	95%可信区间	
						下限	上限
奥地利		A1-2001	75433	226	3.0	2.6	3.4
比利时	Flanders	B2-2000	61844	188	3.0	2.6	3.5
丹麦		DK1-2000	67084	266	4.0	3.5	4.4
芬兰		FIN1-2000	56541	134	2.4	2.0	2.8
法国		F2-2000	774782	2297	3.0	2.8	3.1
德国		D2-1999	770744	2041	2.7	2.5	2.8
希腊	围生期调查	EL1-1998	14277	97	6.8	5.4	8.1
爱尔兰		IR2-1999	54242	218	4.0	3.5	4.6
意大利		I-1998	531650	2031	3.8	3.7	4.0
卢森堡		L1-2000	5696	11	1.9	0.8	3.1
荷兰		NL1-1999	200115	805	4.0	3.7	4.3
葡萄牙		P1-1999	120071	407	3.4	3.1	3.7
西班牙	马德里,Valencia,Pais Vasco	E2-2000	85478	233	2.7	2.4	3.1
瑞典		S1-2000	89377	203	2.3	2.0	2.6
英国	英格兰和威尔士	UK1,8-2000	621872	2307	3.7	3.6	3.9
英国	北爱尔兰	UK7,10-2000	21699	78	3.6	2.8	4.4
英国	苏格兰	UK6,11-2000	52115	212	4.1	3.5	4.4

数据来源：PERISTAT计划[24]。参见数据来源描述报告[93]。

差异时，这也是一个原则。

发病率和低出生体重报告的差异，会影响婴儿死亡率的国际性比较，其范围如图1.19所示，此图基于PERISTAT欧洲围生期指标计划早年的参考数据。其显示了有妊娠周龄数据的各参与国中早产儿和极早产儿对新生儿死亡的影响[24]。由于这些差异，世界卫生组织的建议是，在进行国家间比较时，应排除妊娠周龄低于22周和出生体重低于500g的婴儿[155]。

死亡的临床原因分类

在基于死亡登记的文章中，有关死亡原因的信息通常按照国际疾病分类划分成单一“基本原因”，世界卫生组织约每十年对国际疾病分类进行一次修订。自20世纪90年代中期以来，第10版国际疾病分类（ICD10）在大多数其他研究中广泛使用[155]。死产和死

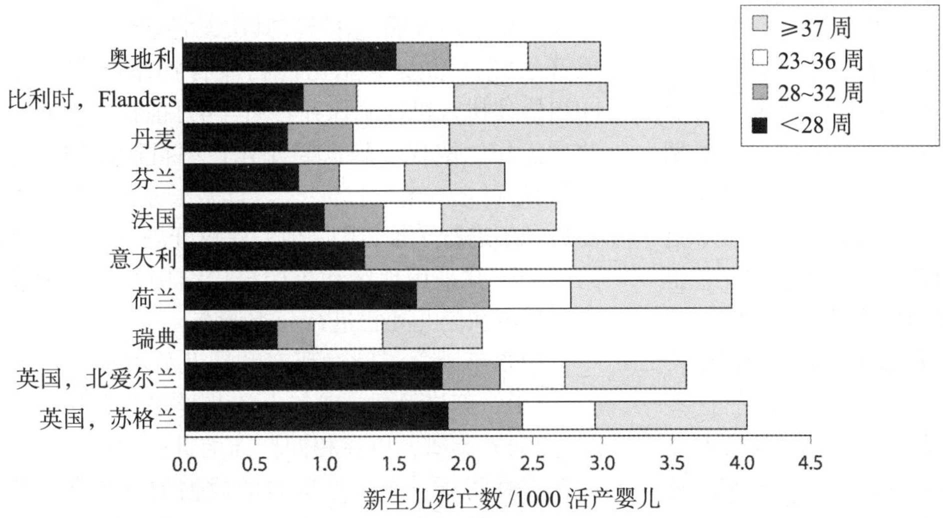

图1.19 PERISTAT 计划参加国在 2000 年前后早产儿占新生儿死亡率的分布情况。数据来源于 PERISTAT 计划[24]。参见数据来源描述报告[93]。

表1.19 ONS病因分组的死产和婴儿死亡，英格兰和威尔士，2002

ONS病因分组	活产	死产	新生儿死亡	新生儿期后死亡	婴儿死亡	比率*			
						死产	新生儿死亡	新生儿期后死亡	婴儿死亡
所有病因	596 122	3372	2101	978	3079	5.66	3.52	1.64	5.17
先天性畸形		490	538	333	871	0.82	0.90	0.56	1.46
产前感染		25	51	15	66	0.04	0.09	0.03	0.11
早产相关疾病		–	1188	186	1374	–	1.99	0.31	2.30
窒息、缺氧和创伤		111	196	9	205	0.19	0.33	0.02	0.34
外部疾病		7	11	52	63	0.01	0.02	0.09	0.11
感染		–	22	120	142		0.04	0.20	0.24
其他特殊疾病		210	20	23	43	0.35	0.03	0.04	0.07
窒息、缺氧和创伤		914	–	–	–	1.53	–	–	–
其余产前死亡		1543	–	–	–	2.59	–	–	–
婴儿猝死		–	30	134	164	–	0.05	0.22	0.28
其他疾病		72	45	106	151	0.12	0.08	0.18	0.25

*每1000出生总数的死产数和每1000活产数的新生儿、新生儿期后和婴儿死亡数。

数据来源：ONS mortality statistics, Series DH3, 2002 No 35, Table 8.

亡登记数据是一个例外。苏格兰在2000年，英格兰、威尔士和北爱尔兰在2001年分别开始在这一领域使用ICD10。ICD原先是设计用于可用临床信息有限的环境，诸如开具死亡证明。

在围生期领域，人们发展出其他分类用于评估在案例备忘录和病理报告中的更详细临床信息。可能最广为人知的分类是20世纪40年代Dugald Baird爵士最先在阿伯丁建立的分类方法[7]。20世纪80年代早期对此分类进行了修订，将母亲[31]状况和婴儿[65]状况进行独立分类，以用于在苏格兰和英格兰北部诸郡进行的死产和新生儿死亡率调查。

病理学家Jonathan Wigglesworth基于外部观察特征设计了进一步的分类方法[151]，这些特征由临床病史所得出的信息来提供。国际出生体重、出生数、围生期和婴儿死亡率合作会议作出了修订版本，专供那些无法取得详细临床资料的工作人员使用，因此此修订版本是在使用ICD死亡原因基本编码的基础上制定的[30]。它也将分类扩展到覆盖与新生儿期后死亡相关的疾病。在1986年，OPCS将此作为基础，发展出一种分类方法，用于制定新的死产表格和新生儿死亡证明书[5]。这些证明书有单独的空格用于列出母亲、婴儿和其他死亡相关因素的情况。此系统被进一步发展，用于死产分类[3]。此后，ONS在其发布的死亡原因列表中常规使用这种分类。使用ICD10对此分类进行了修订，以延伸到新生儿期后死亡率的统计[39]。表1.19显示了2002年的死产和婴儿死亡率。

可信度询问

20世纪70年代后期，公众关注于围生期和婴儿死亡率，致使建立了很多地区特异性和地方性的调查和询问。这些调查有很多方式。一些主要局限于回顾案例资料，另一些包括与失去孩子的父母会面。有些人使用的“可信度询问”表格是基于母亲死亡时使用的可信度询问模式而来的。有些仅自发地进行了一年或者有限的一段时期[51]。而另一些则已经进行了一些年，特别是苏格兰和前英格兰北部和东南泰晤士河流域诸郡。

1986年英格兰和威尔士的婴儿死亡率上升，促使下议院社会服务委员会的后座议员展开了对围生期、新生儿和婴儿死亡率进行的进一步询问。建议进行“一个有目的的规划，以降低围生期和婴儿死亡率，特别针对那些死亡率仍不必要高的贫穷家庭[69]”。此外，建议还说道：“我们建议所有郡县引入一个常规系统，以对所有原因不明的婴儿死亡进行可信度询问，并在有规律的基础上向卫生部报告。我们也建议各地区和卫生部建立一个监测系统，以监测此类询问的效果，并在所有卫生分管区域建立可行的规划[69]。”作为回应，1989年政府宣布其将建立起一个针对死产和婴儿死亡的可信度询问机制，首席医务主任设立了一个工作小组以筹划如何开展工作[42]。其次，它承认许多地区已经展开了死产和新生儿死亡的流行病学调查，并要求NHS管理执行机构确保在1991年4月前在所有地区开展此项工作。取代了降低婴儿死亡率目标规划，它规定“需制定行之有效的目标[42]”。首席医务主任的工作小组在1990年进行了报告[43]。他们建议开展一个国家范围内的询问，并采用地区和机构报告结构，对个别晚期流产、死产和婴儿死亡进行分类调查。

1992年设立了针对死产和婴儿死亡的可信度询问(CESDI)，英格兰[67]、威尔士和北爱尔兰每年的预算均超过200万英镑，以在相同标准上进行他们自己的询问工作，并将这三个国家取得的数据加以综合。苏格兰自己的询问工作已经开展了很长一段时期。正如其名，询问的目的是收集在孕20～23周内的所有晚期流产和所有死产以及出生后第一年内的死亡病例，并力争制定可以防止这类死亡的方法。在每一前NHS管辖区域也建立了小组，以便对划分的死亡亚类进行询问。

第一个最优先提问的问题是“婴儿的突然意外死亡”，这个分类比“婴儿猝死综合征”范围更广。这就是1994年报告的焦点，发表于《英国医学杂志》（*British Medical Journal*）上的两篇关于吸烟和睡眠体位的文章[11]。这些从CESDI报告发布的完整数据中分散而来的注意点，显示了大部分死亡婴儿处于十分恶劣的环境[36,83,87]。CESDI的其他早期优先方面是正常分娩的足月婴儿的产时相关死亡。这是1993—1995年可信度询问的主题，最初结果发布在1995年的CESDI报告上[35-37]。1996和1997年的可信度询问主题是早产儿随机样本死亡数。此后，询问集中于大婴儿、妊娠27或28周出生的婴儿和糖尿病妊娠的结果。英国国家临床评价鉴定机构接受数据，回顾四个地区所有的可信度询问后，将其与母亲死亡的可信度询问相结合，作为一个更广泛的母亲和儿童健康可信度询问加以提交。

2004年4月，此询问工作移交给国家病人安全机构。

与出生环境有关的儿童期发病率

虽然从20世纪80年代中期至今的死亡率趋势不是十分明确，但是可以清楚地知道，在此过去的20年中，新生儿死亡率大幅度降低，特别是那些极小的早产婴儿。这就引起了另外一个问题，这种死亡率降低的同时，存活人群的发病率是升高、降低还是没有变化呢?

虽然医学和教育文献中报道了大量的随访研究，但是要回答这个问题还是很困难。因为无论是在英国还是大多数其他国家，并无标准化且可供比较的途径来收集长期发病率的信息。

关于发病率可靠信息的常规来源途径很少。因此，关于低出生体重或因其他原因需要新生儿重症监护的儿童的发病率大多数是通过单个医院治疗过的同龄组婴儿研究，或者偶尔根据出生时按照人群地理分布的研究得来。按时间来比较这些研究存在困难，原因有很多，下文将加以叙述。

常规收集的发病率数据

目前，英国儿童发病率资料可靠的常规来源是人口普查和调查、医疗活动统计，数据来源于开业医师系统、儿童健康电脑系统、BD8人群视力减退登记和残疾儿童登记。在ONS网站上发布的《儿童和青年人健康》(*The Health of Children and Young People*) [115]，回顾了英格兰和威尔士的数据。

英国的户口普查是通过访问采集户籍样本，询问人民是否有“长期疾病、残疾或衰弱”，如果回答为是，那么再问是否这些会在某种程度上限制他们的活动。对儿童病例，这些信息是通过访问其父母或家庭其他成员取得的。在2002年，5%的0～4岁的男孩和3%的女孩报道有限制性的长期疾病，相比1975年分别是3%和2%[114]。

1911年进行的第一次人口普查包含了关于健康的问题。这个问题与户口普查时间的类似，但是又不完全一样，询问人民是否有“任何长期疾病、健康问题或者对他/她日常活动或他/她工作产生限制的残疾”[26,119]。在2001年的人口普查中，又加入了一个关于一般健康的问题。以上两个问题都不涉及临床检查或者收集诊断数据。自从20世纪90年代早期，在英国的四个地区进行的一系列健康调查就开展了这方面的工作。自1995年以来，英格兰的健康调查包括了2～15岁的儿童，2002年以来，年龄低于2岁的儿童也纳入调查范围。有关年龄大于等于10岁儿童的残疾资料也被收集[130]。由于无论在哪一年，10～15岁残疾儿童的样本数量很小，所以很难得出任何残疾模式的严格结论。1997年收集了大量儿童样本后，在《青年人健康》(*The Health of Young People*) 上发表了一个特异性报告[131]。

如前文所述，英国的四个地区都常规收集NHS医院内的病人住院信息。这些资料可以用来分析住院病人和日常护理特殊情况或特殊专业的趋势。在英格兰，包括新生儿病房在内的NHS医院的住院病人医疗事件，都是通过医疗事件系统收集的。虽然已经致力于改进数据收集，但是各个地区诊断数据的质量和完整性相差很大。在威尔士和北爱尔兰，分别由威尔士病人事件数据库（PEDW）和医院住院病人系统收集这些数据。在苏格兰，SMR1系统用于处理全部医疗事件。如前所述，用来处理新生儿住院的SMR11系统，已经被SCHID计划的相关元素所取代。

过去，同一个人的连续住院治疗的记录没有被关联起来，但是目前这类潜在可能性正在增大。目前的技术可以将婴儿和儿童的数据与诸如出生体重之类的出生记录关联起来。如果记录形成了关联，举个例子，那就有可能从低出生体重婴儿的出生后早年再入院记录中看出对生存率升高的影响，牛津记录关联研究的这方面工作已经开展了一些年[103]。在苏格兰，全国范围的记录关联发展形式良好。英国的其他三个地区相对就显得落后，但是可能在某些地方已经进行过一些关联工作。NHS成员单位对所有NHS记录的结论增加了记录关联工作的潜在可行性。在本书写作时，尚未明了国家医疗记录机构能否提供用于分析目的的匿名关联记录。

从20世纪30年代中期开始，居住在英格兰和威尔士的视力残疾儿童和成人都能到当地机构进行“盲人”或“存在部分视力”的登记，登记使用BD8表格。虽然此登记系统最初是用于制定服务计划，但是1990年确立的新的BD8表格同样也是有一个匿名部分并包含一些流行病学数据[53]。这是用来监测人群失明频度和病因的，但是一些视力残疾病人并未注册。与其他来源的数据进行了反复核对后提示，人群中全盲病人的登记资料远比那些保留部分视力者的登记资料完整。因此，英格兰报道的视力残疾的数量和比率可能被低估[54]。除非存在促使儿童早期报告的诱因，不然监测诸如早产儿视网膜病之类的眼睛问题发生率的波动仍存在困难。

1989年的儿童法令要求卫生机构、教育机构和社会服务机构在持续进行有特殊问题或情况的儿童登记方面相互合作[41]。这种登记是制定机构服务计划的基础，可能作为公众信赖的儿童健康信息系统的一部分，也可作为独立的特殊需求的登记[34]或者作为一个完整的电脑系统的一个模块，以提供一个地区中所有儿童的信息[152]。这些登记的焦点最初是为社会服务做准备，但是如果基本完成，其也可以用作一个关于儿童健康和发育多方面信息的来源途径。

英国监测儿童期发病率的进一步潜在信息来源是开业医生记录。迄今为止，大多数开业医生进行的治疗记录数据来源于四个国家通过志愿者进行的开业医生就诊人群咨询调查。1955—1956年、1970—1971年、1981—1982年和1991—1992年分别进行了这种调查[85]。在收集病人的背景信息的同时，收集的诊断信息还包括每一疾病的发生和就诊情况。

现在大多数的开业医生有电脑系统，进一步发展信息收集工作有了可能性。VAMP卫生有限公司提供的电脑系统将行医的数据收集起来，用于开业医生研究数据库的研究或者监测[66]。最近，MIQUEST计划尝试将来自开业医生的不同系统的匿名资料汇总起来[106]。这些努力面临的主要问题是不同的临床实践记录方式和其他信息缺乏一致性。因此，可能用于提供有关医疗服务和与出生体重及出生事件相关的幼儿疾病模式的开业医师系统尚未实现[94]。

发生过围生期有害事件儿童的特殊随访研究

本部分和后续部分为第三章所报道的更详细信息和研究提供了流行病学背景，应该与之联系起来阅读。

通常有两种方法用于研究特殊儿童群体的发病率。一个是调查总体人群以发现残障和残疾。这可以作为一种时点发病率调查，或者也可发展成一种在发现残障和残疾时即将儿童加入登记的进行性登记措施。特殊群体儿童在全部残疾人群中的分布状况可通过时间推移加以评估和监测。

建立这种人群登记，可列出有特殊残疾的儿童，诸如脑瘫、感觉神经性耳聋和视力缺损[79]。根据出生时人群居住情况进行登记。人群跨郡迁徙可能导致登记结果不正确，特别是引起那些轻度病例诊断延迟。

确定各组别儿童情况的另一种方法是限定一群或一组儿童来进行研究和持续跟踪以监视其机能和健康情况。这被认为是定群研究。在过去的30年里，这样的研究做过成百上千次，但当设法去分析它们时，由于各种各样的原因而遇到困难，特别是对它们进行比较。

首先，进行研究分组的方法不同。大多数资料来源于独立的医院或者单位，因此数据存在筛选偏性。按照地理边界定义的人群更可能避免了这种偏性，反映了对该地区居民出生的所有婴儿进行的治疗。这是一个极其庞大的千年组案例，基于2000和2001年国家出生婴儿样本资料进行，但是其并非着眼于临床，低于10月的儿童并不归入研究分组中。

当使用不同的出生体重和妊娠时间分组以及诊断标准时，就会引起其他关于数据分析的困难。例如，诊断分类标准存在区别，比如小于胎龄或者慢性肺病。采用WHO的出生体重数据分组推荐[155]方法，同时如果在新生儿状况和疾病的分组和定义上达成一致的话，就可能对数据进行标准化。

命名的差异造成了特定分组中残疾儿童数量和发病率分析上的困难。实践过程中也发生变化，如极低出生体重婴儿登记趋势升高，可能会引起独立于任何治疗变化的生存率的改变[52]。同样，一组内残疾儿童人数增加，可能仅反映了生存率的升高，而残疾发生率还是一个常量。为了增加可比性，应该报告一组内的总出生数、总活产数、总死产数和出院生存例数。

发病率和健康状况的确定及报道所来源的途径不同，造成进一步的可比性困难。这种困难反映了简单描述性术语中的疾病或器官损害性后果带来的复杂性。这通常通过考虑独立定义域或系统来加以消除，诸如神经发育状态、感觉损伤、生长、行为特质和学习能力等。卫生机构使用的其他措施也能用作统计发病率的尺度标准，诸如住院、初级卫生保健和辅助性服务。这些有额外重要的经济学关联。进一步的衡量标准应该包括家庭完整性并根据社会因素进行校正。

过去，功能障碍、残疾和残废的概念存在显著的区别，这在国际功能残障、残疾和残废分级[154]中已经有所定义，这种区别是描述疾病对儿童所产生影响的有用基础。人们致力于建立标准化系统以描述儿童的残疾，这在第3章有所叙述。

对残疾进行标准描述并不容易，特别是对残疾严重程度进行判定。虽然提出了不少方案，但是许多研究还是采用残疾的简易分类，通常分为严重、中等和轻度。这就意味着通常不可能对残疾数据进行汇总和交叉比较。涉及系统的复杂性导致了进一步的困难。作为20世纪80年代中期OPCS进行的残疾研究的一部分，通过询问鉴别项目，对不同能力和残疾指定相对权重，先针对一个区域，然后将几个区域总和起来[13]，这就形成了严重程度的客观测量手段。

近年来，特别随着国际残疾运动的开展，这种分类被拒绝，转而考虑残疾的社会模式，注意焦点从个人疾病和残疾的影响转移到社会对这类人的责任。英国社区儿童保健协会设计出一种模式，既保留了传统的疾病、残疾和残废的概念，也同时承认在决定社会功能缺陷和缺失时环境的重要性[73]。第二版的国际功能、残疾和健康分类（ICIDH）采取了更社会化的模式，此分类现已发布[156]。

近来的另一个进步是生活质量的衡量措施的发展。这着眼于将儿童或医务人员所经历的生活质量与目前的病损联系起来。采用了健康状态的多方面描述，这首先用于癌症领域。据此，评估单一数值即可反映个人总体健康相关生活质量[139,146]。关于其在用于告知面临治疗决策的父母或那些医疗卫生资源配额有限者的适用程度，尚需拭目以待。

最后，各种测定年龄段发病率的研究之间相差很大。通常关于可供随访的最佳年龄段的讨论并无明确结果，因为在每一年龄段和发育年龄段，能力和残疾损害的变化程度不同。早期死亡率调查可迅速回报给新生儿重症监护的提供者，但是会不可避免地发生评估不完整或可能不准确，且可能对病儿父母产生误导[149]。后期评估对各方面的评价更详细而准确，诸如学习能力、社会技能、语言功能和在校表现等，但是也意味着更多的儿童将失去随访。

如果在成功随访儿童和失随访儿童之间存在特异性差异，那么失去随访就是一件非常令人担忧的事情。有证据证明，那些难以确定家庭住址的儿童的残疾频数，明显高于那些容易确定家庭住址的儿童[150]。如果发生了这种情况，就会存在选择偏性，从而导致低估组内残疾发生率。

出生因素相关儿童的发病率监测趋势

尽管存在问题，但根据上述不同来源的数据能看出一些儿童发病率与其出生环境之间的关系趋势。第3章回顾了最近的趋势。本部分讨论一些所涉及的流行病学问题。

脑瘫登记依赖于多种不同的查证来源，但是所有报道的发病率接近每1000活产婴儿2例。例如，以前牛津区的4 Child登记的连续数据显示，出生体重最低和妊娠时间最短儿童的脑瘫发生率最高。尽管早产和低出生体重并发运动缺陷的发生率也很高，但是这些脑瘫登记人群中的半数儿童出生体重超过2500g，如图1.20所示[121]。

近年来，注意力焦点集中在妊娠28周前出生或出生体重低于1000g婴儿的晚期结果。通常都一致认为最低出生体重婴儿和极早产儿的残疾发生率最高，因此，这些婴儿群体是特别脆弱的。这类存活病例的数量很少，但是也造成取得这些人群随时间变化的整体生存率趋势特征存在困难。同时存在对生命力的感知变化，即出现短暂生命征象的登记实践的变化，和更有力的妇产科和新生儿治疗措施，这些可能导致在这些组中的活产婴儿数量上升和死产数减少。因此这有助于获取死产和晚期胎儿死亡的一致信息。

评估随时间变化结果的进一步问题是，多倾向于报道收治入大型地区医疗中心的儿童的结果，而不是来源于同一地理区域的所有儿童。最后，在所有根据地理学定义的婴儿人群研究中，一些是根据出生体重

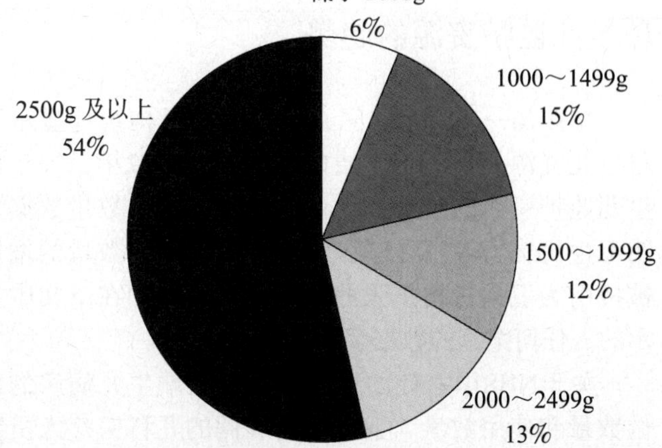

图1.20 牛津郡、伯克郡、白金汉郡和北安普敦郡 1984—1997 年出生的脑瘫儿童的出生体重分布。数据来源于牛津儿童早期损害登记，即现在的 4Child 登记[121]。

分组，而一些是根据妊娠时间分组。有一些证据证明，死亡率和发病率与妊娠时间的关系比出生体重更密切，且对产科医生来说，根据妊娠周龄预测的预后信息比根据从出生体重分组得来的同类信息更有价值[133]。

随访至儿童学龄期的研究显示，那些低出生体重者存在学习困难、行为特征反常和运动困难的可能性远高于平均水平[63,120,127]。尽管如此，从针对所有出生体重儿童的研究中可以清楚地看出，低出生体重数量仅占所有需要特殊教育的儿童人群的很小一部分[80,98]。

最后，在20世纪80年代早期出生的极早产儿或出生体重很低的婴儿，现在已经进入成年期。诸如注意力缺陷和多动症之类的早期行为困难可能会在青春期并发一些晚期心理损害[17]。其生长模式和性成熟也对晚期心理和生理健康造成影响。

新生儿监护需求的增长

在过去的三十年中，出生时活产，并仅在出生后数天内存活的婴儿数量上升，这导致了维持新生儿正常监护水平所需人员数量的相应增加，除了母亲，还需要助产士、保健随访人员、开业医生和儿科专科人员的支持。同时，可能需要额外监护的婴儿人数也增加。低出生体重婴儿需要专家给予新生儿监护的可能性最高，且出生后存活的低出生体重或极低出生体重婴儿的数量增长比活产婴儿总数的增长要快得多。

新生儿监护资源的趋势

在1976—1988年之间，常规医疗机构统计显示出新生儿资源处于一个矛盾的局面。在1992年，关于新生儿监护资源的政策性讨论所引用的床位数量数据表明卫生机构资源正在减少，而全职助产士数量的增加被援引为卫生机构扩张的证据。如同我们在下文中显示的，任何案例的数据解释都不正确。

关于NHS国家性的可靠数据包括新生儿病房的床位数量和使用数量、卫生机构雇佣的儿科医疗人员数量，以及在产妇病房和新生儿病房工作的助产士和护理人员的数量。迄今为止，关于婴儿离开新生儿病房后，所需的来自医疗机构和社会机构以及家庭的资源信息很少，但是这些不能有意忽视[100,125]。

新生儿监护床位数

新生儿监护床位数量的不同投资取决于期望提供的监护模式：需要的监护措施和设备越多，所提供监护的开支就越大。因为监护技术的频繁改变，监护水平的定义也需要改变，因此相关的职业群体也时常更新这些定义。由英国儿科协会和RCOG联合组建的一个从业者团体在1978年发布了一个报告，此报告定义了监护水平和达到每一水平必需单个床位配备人员的数量[23]。BAPM在1985、1992和1995年对此作出了修订[20-22]。鉴于国家水平定义细节的变化，从医院水平常规收集的数据统计了为婴儿监护床位配备的人员数量，到20世纪90年代后期，还包括了关于床位类型或所提供监护水平的相对较少的额外证据。在撰写关于新生儿监护机构和定义时，正进行进一步磋商[44]（参见第2章关于英国新生儿监护机构新近发展的内容）。

英格兰截至1986年的关于新生儿床位的数据是由SH3医院回归分析得来。可用床位数量取决于每个新生儿病房或婴儿特殊监护病房（SCBU）的配备人员的日常可用床位。这样就会引起混淆，因为SH3回归分析计算的床位通常是指“特殊监护床位”，且各新生儿病房的监护水平也未区分。因此，总床位数包括了那些专为重症监护设计的床位。卫生机构信息指导小组[142]在汇编自1987年以来收集的医院统计中用于确定床位性质的特殊监护和重症监护的定义时，就利用了这些前文所述的专业团体报告。这种命名充其量也是人为的，因为可能会被认为是重症监护的监护措施通常不仅仅发生在特护婴儿室内的重症监护区域。事实上，在很多病房内，这种区域甚至都没有明确划分。用于监测临床工作网络中的医疗服务贮备能力的数据，在本书写作过程中正在讨论[44]。

表1.20显示了英国每个地区的SCUB床位的绝对数量降低。报纸和政治运动引用这一趋势作为NHS开支减少的证据，但是，这种解释并未考虑到床位定义的变化和最近三十年内新生儿监护实践的变化。1988年，数据采集的基础发生变化，且从那时起，英格兰床位数量和使用通过两个不同的常规系统进行度量。KP70医院数据系统记录了医院床位数量，医疗事件系统计算出床位使用情况，这两个系统都使用来自地方卫生

信息系统的数据，卫生部将这些数据进行汇总。用于新生儿监护的床位数直到1990年都表现为持续减少，此后每1000新生儿的床位数量和比率则持平。从1996—1997年以来，用于新生儿重症监护的床位数量均单独显示。

在20世纪70和80年代，对于婴儿与其母亲分离的关注程度上升，对于许多婴儿的特殊监护住院的常规政策产生了变化。这个证据可以在表1.20中找到，表显示了收入SCBU的住院比率降低。在英格兰，这个比率从20世纪70年代中期的约占出生数20%的高位，降低到1987年的刚过10%。从1988年以来，不再计算住院数量，而计算“完成就诊”（FCE）数量。对于任何一个收入新生儿监护病房的婴儿，在其一次住院过程中接受不同医师的治疗，则将被描述成在那次住院中接受了超过一次的FCE。如果手术或者特殊诊断技术时，就会发生这种情况。因此表1.20列出的从1989—1990年度到1995—1996年度的住院年龄小于28天且不包括健康新生儿的婴儿FCE数量，远高于过去新生儿病房的住院数量，这一点也不令人惊讶。虽然这个FCE分析在以后的年份中不再有效，但是卫生部发布的占用率报告（可用床位占用日百分比）表明，虽然每1000活产婴儿的可用床位数在最近时期稍有增加，但是占用率仍维持约70%，提示供重症监护用的床位占用天数增加。

在1980年和1990年之间的住院率降低，并不伴有工作负荷的显著降低，因为那些婴儿的住院时间更长。表1.20也表明了在1980和1986年之间的平均住院时间增加。从1989—1990年度到1995—1996年度的数据表明，入院年龄低于28天婴儿的接受诊查的平均时间趋势未明，波动于8.7～11天之间。来源于此的数据也不能告诉我们卫生信息管理系统如何变化，但是来自长期地方性调查的证据显示，入院接受重症监护治疗的婴儿比率增加[25]。

虽然，至今为止，有关重症监护床位数量的数据尚未常规收集，但已经开展了全国性的床位储备调查，同时也给出了因时间因素产生变化的一些想法，尽管方法和覆盖程度有差别。表1.21汇总了其中三个这类调查的数据。在1980年，卫生和社会保险部发布了来自英格兰的NHS区域的数据，表明在总共268个诊查单位以外，还有42家单位有一些重症监护床位，且可用的重症监护床位总数为173个。截至1986年底，新生儿病房的国家性调查[19]发现在重症监护病房内常规设置的可用床位数量，自1980年起增加了两倍多，到1986年为341张床位。1986年，在英格兰的242个产科病房内，至少有65个拥有三张重症监护床位。

1989—1991年再次开展了关于新生儿监护转运的BAPM研究，临床标准指导小组[28]的工作组发布了关于住院和新生儿重症监护有效性的报告。来源于此的数据也包括在表1.21，其将英国看作一个整体，而并未将

表1.20 英格兰、威尔士、苏格兰和北爱尔兰，1980—1988年、1987/1988—2002/2003年新生儿监护床位数

年	可用床位*		住院†		住院时间‡ 平均天数
	数量	比率§	数量	比率§	
英格兰					
1980	3959	6.40	89 277	14.44	8.6
1981	3940	6.59	84 061	14.05	8.9
1982	3902	6.62	76 279	12.93	9.5
1983	3898	6.57	71 184	12.00	10.0
1984	3872	6.45	68 777	11.45	10.5
1985	3756	6.06	68 634	11.08	10.8
1986	3651	5.85	66 725	10.70	11.0
1987	3572	5.55	–	–	–
1987–1988	3625	5.63	–	–	–
1988–1989	3581	5.47	–	–	–
1989–1990	3496	5.38	60 743	9.35	9.6
1990–1991	3375	5.06	75 545	11.33	8.7
1991–1992	3412	5.16	77 301	11.70	9.4
1992–1993	3403	5.22	75 018	11.51	10.0

(转下页)

表1.20 *(接上页)*

年	可用床位*		住院†		住院时间‡
	数量	比率§	数量	比率§	平均天数
1993–1994	3286	5.04	83 307	13.09	9.9
1994–1995	3341	5.25	80 229	12.76	10.6
1995–1996	3219	5.12	75 736	12.35	11.1
1996–1997	1537	2.50	–	–	–
1997–1998	1530	2.52	–	–	–
1998–1999	1525	2.53	–	–	–
1999–2000	1534	2.60	–	–	–
2000–2001	1517	2.65	–	–	–
2001–2002	1543	2.74	–	–	–
2002–2003	1551	2.74	–	–	–
2003–2004	1491	2.53	–	–	–
威尔士					
1980	237	6.34	5359	14.35	8.1
1981	238	6.64	4886	13.63	8.4
1982	236	6.61	4951	13.86	8.4
1983	231	6.51	4386	12.36	8.7
1984	229	6.39	4330	12.07	8.6
1985	223	6.06	4327	11.77	9.4
1986	221	5.97	4097	11.06	10.0
1987	218	5.76	4037	10.68	10.4
1988	219	5.64	3927	10.11	10.6
1987–1988	218	5.76	4042	10.69	7.8
1988–1989	219	5.64	3892	10.02	7.4
1989–1990	219	5.76	4356	11.46	7.6
1990–1991	194	4.99	3512	9.04	7.8
1991–1992	223	5.86	3796	9.97	7.5
1992–1993	210	5.60	3546	9.45	7.5
1993–1994	214	5.82	3320	9.08	7.8
1994–1995	226	6.40	3215	9.09	13.5
1995–1996	208	6.00	3116	9.04	14.5
1996–1997	182	5.20	2700	7.74	13.9
1997–1998	–	–	–	–	–
1998–1999	218	6.51	2917	8.72	15.0
1999–2000	202	6.30	2929	9.12	14.8
2000–2001	206	6.57	3012	9.62	13.9
2001–2002	202	6.61	2803	9.16	13.8
2002–2003	195	6.45	3015	9.98	14.1
苏格兰					
1980	626	9.10	20 202	29.3	6.2
1981	621	9.00	19 763	28.6	5.9
1982	619	9.40	17 824	26.9	6.1
1983	608	9.30	16 952	26.0	5.9
1984	597	9.20	15 869	24.4	6.5
1985	580	8.70	15 021	22.5	6.6
1986–1987	563	8.50	14 189	21.4	6.8
1987–1988	552	8.30	14 500	21.9	6.9
1988–1989	543	7.90	12 925	18.5	7.4
1989–1990	520	7.80	12 257	18.3	7.8
1990–1991	497	7.20	11 597	18.3	8.3
1991–1992	477	6.90	10 013	15.2	9.2

(转下页)

表1.20 (接上页)

年	可用床位*		住院†		住院时间平均天数
	数量	比率§	数量	比率§	
1992–1993	465	6.80	10020	15.0	8.8
1993–1994	448	6.70	9339	14.2	9.1
1994–1995	426	6.90	9144	14.4	9.4
1995–1996	421	7.00	8619	14.4	9.6
1996–1997	404	6.80	8758	14.9	–
1997–1998	468	7.20	8220	13.8	7.8
1998–1999	420	7.33	–	–	9.2
1999–1900	384	6.96	–	–	10.2
2000–2001	380	7.15	–	–	10.3
2001–2002	354	6.73	–	–	11.1
2002–2003	332	6.47	–	–	10.9
北爱尔兰					
1980	195	6.80	–	–	–
1981	198	7.30	3764	13.80	9.3
1982	–	–	–	–	–
1983	208	7.60	3657	13.40	9.0
1984	218	7.90	3856	13.90	9.1
1985	218	7.90	3667	13.30	9.6
1986	208	7.40	3570	12.70	10.0
1987	–	–	3729	–	9.9
1988–1989	176	6.34	3420	12.32	10.3
1989–1990	171	6.54	3495	13.40	9.6
1990–1991	171	6.45	3608	13.62	9.6
1991–1992	170	6.48	3481	13.25	9.7
1992–1993	169	6.61	3103	12.13	10.2
1993–1994	168	6.74	2870	11.52	10.4
1994–1995	166	6.80	2698	11.10	11.1
1995–1996	*1995—1996年度以后的数据未知*				

* 新生儿病房和婴儿病床。英格兰，截至1986年，SCBU内配备人员的可用床位。1988年后，可用于新生儿监护的配备人员的床位。从1996—1997年，平均日可用数和新生儿重症监护床位占用数，KH03第一行。

† 截至1986年，收入SCBU的婴儿数量。英格兰，1988年后，住院年龄低于28天的婴儿的完成就诊数量。

‡ 平均住院/发病天数。

§ 每1000活产婴儿比率。

数据来源：NHS Executive and DH Statistics Divisions 2&3.

英格兰单独标注。这些表明重症监护床位储备率持续上升，从英格兰1980年的每1000活产婴儿0.22张床位，到英国1991年的每1000活产婴儿0.74张床位。英国围生期医学协会在1999年进行了最新的调查，此调查基于由英国国内37家医疗风险程度最高的围生期中心组成的小样本，且未提供关于英国所有地区内的重症监护床位数量的数据[123]。从1996—1997年度以来，KH03表格列出了英格兰重症监护病床的数量以及所在的婴儿病房。虽然定义发生了变化，但是其表现出提供重症监护的婴儿病房的数量和病床数量在相同水平上下波动。

新生儿监护人员

儿科学的医学专科有了巨大的发展，无论是“全职”医务人员的绝对数量，还是根据出生数的相对数量，如表1.22所示。关于新生儿学与其他儿科工作的区分数据尚未常规收集，因此仅可能将儿科学所有专业数量作为一个整体加以评价。从每个国家的卫生行政

表1.21 英格兰1980、1986、2001年和英国1989—1991年的新生儿重症监护设置

年份和国别	英格兰			英国		
	婴儿室	重症监护病床		婴儿室	重症监护病床	
	数量	数量	占每1000活产数的比率	数量	数量	占每1000活产数的比率
1980	42	173	0.22			
1986	65	341	0.55			
1989				无可用数据	514	0.66
1990				无可用数据	549	0.69
1991				257	584	0.74
2001	139	1194	2.12			

数据来源：1989年数据来自英国议会议事录；1986年数据来自BAPM新生儿调查的参考部分[19]；1989—1990年数据来自BAPM调查[28]；2001年数据来自卫生部的KH03表格。

机构，通过不同方法收集的数据，通常没有相同的基础。北爱尔兰的数据包括了儿科学和儿科神经病学总数内的社区儿科医生和儿外科医生，因此其总数无法和其他国家的数据进行严格的比较。对于来自北爱尔兰的数据进行的注释也提出了警告："由于系统内编码困难，不可能区分出在儿科学范围内工作的儿科神经病学医务人员"，且"极有可能在这些数据中无法获取在儿科学领域中工作的所有医务人员的数量"。

很多委员会制定了新生儿病房配备人员的推荐标准。来自皇家内科医师学会的一份报告根据病房大小且其是否能为一个地区提供转运接诊服务，制定了一系列推荐标准。报告的结论是，英格兰和威尔士如需达到这些推荐标准，则需要150名新生儿主任医师，120名中级医护人员和约424名高级家庭巡回官员。这反映了当时儿科专业内约有1/3的全职工作人员。随后，儿科医务人员数量上升，因此新生儿监护人员配备推荐标准反映出英格兰和威尔士1993年配备的儿科医生数量不足1/4。

用全职职工数量来表示人员数量，计算出每一工作人员在全部合同工作小时中的比例。这就避免了如何去计算兼职工作人员的问题，但是当国家法定工作时间改变时，时间变化趋势会引起误解。重要的是要注意在最近十年内，医生的合同工作小时的变化使总医疗时间降低，这可通过全职工作的医务人员数量反映。DH专家工作组报告包括了关于人员配备的进一步推荐标准[44]。

通过分析国家的有关助产士和护士的数据以表明她们中间有多少人在新生儿领域内工作。在很多产科病房内，某些新生儿特殊治疗可在新生儿病区进行，如光疗。因为各不同监护等级之间的界限模糊，因此，重要的是要看每一出生婴儿可用的产科病房医务人员的总数和新生儿病房医务人员的总数。

英格兰在1982—2003年的每年9月30日都公布在产科医院内工作的合格的医院护士和助产士的总数，见表1.23。这个表格仅显示了英格兰的数据，英国的其他地区并未给此表格提供数据。1980年，英国的护理与助产士人员的国家法定工作小时数发生变化。每周工作小时数从40变成了37.5，使得6.7%的兼职工作人员被人为地变成全职工作人员，而事实上可用人员数量并未增加。从1982年以来，全职助产士和护士的数量并未增加，而这段时期内每1000活产数所配备的医务人员比率却在降低。这个趋势与在"2000年计划"下的护士培训方法变化有关。在1989年以前，护理和助产士专业的学生被计算在NHS员工数量以内，但是现在学生过剩，就不算在员工数量以内了。在2003年，英格兰每1000出生数的助产士和产科护士储备比率接近近20年内的最低值。

因为医务人员必须针对产科病房内不同部分的压力进行反应，所以助产士工作的细化不应被看成她们能够胜任新生儿病房或其他地方工作的有力依据。英格兰也是一样，在医院产科病房工作的合格助产士被登记成新生儿医务人员的比率从1984年不到3%，增长到1994年的8%。判读这种增长时必须要注意，因为分母数字的变化伴随着薪水名册上助产士专业学生数量的下降。表1.24显示了每1000活产数的新生儿监护方面的护理和产科人员数量和比率，该分析是由NHS执行机构通过员工普查数据得到的。平行于重症监护床位数量增长的是新生儿监护和产科人员的比率，从1984

表1.22 英格兰、威尔士、苏格兰和北爱尔兰1980—2003年的儿科医务人员

年	英格兰		威尔士		苏格兰		北爱尔兰‡	
	全职人员	比率†	全职人员	比率†	全职人员	比率†	全职人员	比率†
儿科学和儿科神经病学								
1982	1745	2.96	110	3.08	214	3.23	–	–
1983	1780	3.00	117	3.30	216	3.32	62	2.27
1984	1821	3.03	119	3.32	217	3.33	66	2.38
1985	1837	2.97	122	3.32	223	3.34	65	2.35
1986	1933	3.10	125	3.37	226	3.43	69	2.45
1987	1994	3.10	–	–	229	3.46	72	2.58
1988	2322	3.55	124	3.19	238	3.59	77	2.77
1989	2222	3.42	135	3.55	246	3.88	77	2.95
1990	2339	3.51	145	3.73	260	3.94	78	2.94
1991	2410	3.65	159	4.18	272	4.06	79	3.01
1992	2559	3.93	160	4.26	267	4.06	94	3.68
1993	2833	4.45	188	5.14	271	4.28	96	3.89
1994	3070	4.88	216	6.11	289	4.69	103	4.28
1995	3892	6.35	228	6.61	321	5.34	126	5.33
1996	3973	6.47	238	6.81	349	5.89	137	5.63
1997	4305	7.08	250	7.23	369	6.21	143	5.93
1998	4487	7.45	260	7.79	374	6.52	154	6.52
1999	4698	7.97	272	8.48	396	7.17	173	7.53
2000	4590	8.01	293	9.35	–	–	174	8.10
2001	4600	8.16	293	9.57	–	–	187	8.53
2002	–	–	311	10.28	–	–	183	8.54
2003	5414	–	–	–	435	8.30	186	–
儿外科学								
1982	–	–	5	0.14	38	0.57	–	–
1983	–	–	5	0.14	36	0.55	11	0.40
1984	–	–	11	0.31	45	0.69	14	0.51
1985	100	0.16	4	0.11	43	0.64	14	0.51
1986	119	0.19	5	0.13	40	0.61	13	0.46
1987	131	0.20	–	–	45	0.68	12	0.43
1988	127	0.19	7	0.18	53	0.80	12	0.43
1989	141	0.22	7	0.18	54	0.85	13	0.50
1990	128	0.19	6	0.15	48	0.73	9	0.34
1991	155	0.23	4	0.11	s	0.49	11	0.42
1992	157	0.24	3	0.08	49	0.74	11	0.43
1993	163	0.26	3	0.08	44	0.69	10	0.40
1994	162	0.26	7	0.20	51	0.83	9	0.37
1995	196	0.32	4	0.12	56	0.93	9	0.38
1996	213	0.35	3	0.09	49	0.83	10	0.41
1997	219	0.36	7	0.20	50	0.84	10	0.41
1998	259	0.43	7	0.21	39	0.67	9	0.37
1999	226	0.38	6	0.19	36	0.65	8	0.34
2000	269	0.47	7	0.22	–	–	4	0.18
2001	261	0.46	8	0.26	–	–	5	0.22
2002	–	–	10	0.33	–	–	5	0.22
2003	247	–	–	–	64	1.23	7	–

† 每1000活产数。

‡ 北爱尔兰1997年以来的数据取自信托机构与董事会人力资源管理系统。他们排除了所有的机构和银行职员。银行职员通过弥补人员短缺和变动工作量来保持服务运作。因此，难以测定他们对服务的投入。由于系统内编码困难，不可能区分出在儿科学领域内工作的儿科神经病学医务人员。尽管儿科部门显示了这些附加数据，但是极有可能在这些数据中无法获取在儿科学领域中工作的所有医务人员的数量。

数据来源：NHS Executive and Department of Health, National Assembly for Wales, ISD Scotland, Department of Health, Personal Social Services and Public Safety, Northern Ireland.

表1.23 英格兰1982—2001年的产妇、助产士和护理人员配备

	助产士*		从事产科护理的护士†	
	全职人员	比率§	全职人员	比率§
1982	20250	34.3	10670	18.1
1983	22070	37.2	9840	16.6
1984	22570	37.6	9520	15.9
1985	22810	36.8	9250	14.9
1986	23030	36.9	9100	14.6
1987	23300	36.2	8780	13.7
1988	23310	35.6	8590	13.1
1989	23170	35.7	8100	12.5
1990	23980	36.0	7930	11.9
1991	22830	34.6	8240	12.5
1992	22800	35.0	8160	12.5
1993	21530	33.8	8630	13.6
1994	20740	33.0	8030	12.8
1995	18292	29.8	8237	13.6
1996	18548	30.2	8009	13.2
1997	18310	30.4	7691	12.8
1998	18479	31.0	7869	13.2
1999	17856	30.3	8050	13.7
2000	17640	30.8	8076	14.1
2001	18011	31.9	7530	13.4
2002	18097	32.0	7864	13.9
2003	18428		8385	

	主任护师	主管护师	注册儿科护士	其他第一级护理人员	其他第二级护理人员		
1998		311	328	3848	442	4929	7869
1999		264	330	4064	405	5063	8050
2000		237	375	4185	339	5136	8076
2001	9	232	480	3604	348	4673	7530
2002	18	274	558	3728	367	4946	7864
2003	31	311	611	4060	317	5330	8385

	婴儿室护士	助理/辅助护士	医疗保健辅助人员	支援工作人员	
1998	244	3007	928	540	4719
1999	253	2998	996	545	4792
2000	263	2914	1074	530	4781
2001	275	2814	1248	543	4880
2002	289	2903	1294	500	4986
2003	300	3065	1410	575	5351

* 合格助产士或在NHS薪水名册上的助产专业学生，除“2000年计划”学生以外。除机构员工以外。
† 包括注册、登记和未获取资格人员，除“2000年计划”学生以外。除机构员工以外。
§ 每1000活产数的比率（1997年后为每1000产妇）
数据来源：NHS Executive and Department of Health Non-medical Staff Census.

表1.24 英格兰的医院和社区卫生机构内从事新生儿监护的护士和助产士

	1984	1989	1993	1994
数量，全职人员 *				
除助产士以外的护理人员				
已获取资格的†	1040	1740	2160	2170
未获取资格的	710	360	370	330
其他	无可用数据	10	20	20
总计	1750	2110	2650	2520
助产士，总计	770	1100	1580	1650
每1000活产数的比率				
除助产士以外的护理人员	2.91	3.25	4.16	4.01
助产士	1.28	1.69	2.48	2.62

* NHS医院和社区卫生机构内已获取资格和未获取资格的从事新生儿领域工作的护理和助产士人员，机构人员和“2000年计划”学生除外。

† 包括高级的1~5级。

数据来源：NHS Executive Department Stats (W) B Quarry House, Leeds.

年的每1000活产数4人，上升到1994年的每1000活产数超过6人。1994年，助产士占到了新生儿监护员工数量的约1/3。

新生儿资源的组织

新生儿方面的工作负荷极其难以预测。工作负荷的波动意味着新生儿病房可能住不满或者病人过多，这点在地方性新生儿病房工作调查中已有表明[25]。在大多数NHS管辖区域内，解决需求波动的方法是在各医院内转运婴儿，直到所有医院都同时不太忙为止。组织和成功进行这种变通安排，在BAPM调查的新生儿医疗护理参考部分中有所表明[19,28,123]。为了在地方管理上将这种安排方式正规化，卫生部建议发展临床工作网络，这也包括了新生儿监护方面[44]。关于组织和新生儿监护转运的更多信息参见第2章和第13章第2部分。

新生儿监护资源和结果的关系

从上文可以明确看出，在过去的三十多年，资源向新生儿重症监护倾斜，这点与新生儿和婴儿死亡率降低相符合。同时，一些影响新生儿死亡率和妊娠结果其他措施的因素也存在变化。由于各变量之间存在相互关系，很难解释监护和其他因素对死亡率和其他结果变化的相对影响。美国、挪威、加拿大和英格兰的一些研究发现，在考虑预先存在的风险因素后，在“监护”量上升和某些婴儿组群的死亡率降低之间存在统计学关联[8,27,122,141,143]。

与这个显著趋势相反的是，来自瑞典的一系列文章显示，即使考虑了可能影响死亡率的一些因素之间的差异，在有儿科的产科医院内的围生期死亡率高于那些没有儿科的产科医院[48,49]。这里引用的大部分研究都是基于自20世纪70年代晚期以来的数据，当时死亡率较高而新生儿监护资源分布并不广泛。

最近的证据也不是很明确。由于死亡数越来越少，资源可用性之间的差异也在缩小，很可能确实存在的任何统计学关联会被随机变异所掩盖。在根据挪威进行的关于出生时收入监护病房的再研究中[56]，1979—1981年之间各出生体重婴儿组的死亡率和收入监护病房之间的关联比那些1967—1973年之间的关联稍微弱一点。

中西部诸郡的一个研究也显示，儿科医生数量和新生儿死亡率之间的反函数关系在研究的早年更显著[143]。这个研究也说明了包括结果和资源对医院内出生的影响，即新生儿在医院之间转运。当考虑了这个因素时，儿科医务人员配备和新生儿死亡率之间的显著关系几乎消失了[102]。

在针对1998—1999年的英国内186个新生儿病房的研究中，研究者发现校正死亡率风险与病人数量或者人员配备水平没关系。但是，工作负荷增加直接与死亡率升高有关，但是在一般水平上不具备统计学显著性[147]。以所占据最大工作能力的百分数作为工作负荷指标，同样也可用护士与婴儿数的比值来统计。

重要的是不仅要考虑资源数量，也要考虑如何加以使用。一些研究试图在考虑易感因素的同时校正死亡率和发病率的结果，然后评估这些结果和监护储备方面之间的不明原因差异的关系。由于在观念中已经有了这种审计概念，一些小组针对住院婴儿发展出一些风险评分方法[10,128,144]。（参见第2章，关于新生儿重症监护效果的组织影响研究部分。）

越来越多的来自围生期监护特殊方面的随机对照试验证据明确阐述了监护方法的选择能对死亡率和发病率产生显著的差异[29]。在某些案例中，这可能意味着需要更多的资源来改善结果，但是这些并非是必然的。例如，给高危早产妇女产前使用并不昂贵的皮质类固醇药物，可以降低新生儿呼吸窘迫综合征的发生率和因此引发的新生儿监护费用[101]。相反，其他类型的监护，诸如给严重呼吸困难的足月婴儿使用新生儿体外膜式氧合（ECMO），表明能降低死亡率和发病率，但是会增加新生儿监护的费用[40]。虽然整体监护费用较高，但是益处也有增加。根据英国ECMO试验研究[50,134]表明，这些额外健康生存者的费用和其他广泛使用的生命支持技术存在可比性。这些数据有助于决定如何优先使用资源，且必须同时考虑费用和可能存在的益处。

参考文献

1. Ahmad W I U, Sheldon T 1992 'Race' and statistics. In: Ahmad W I U (eds) The politics of 'race' and health. University of Bradford and Ilkley Community College, Bradford
2. Alberman E, Bergsjo P, Cole S et al 1989 International collaborative effort (ICE) on birthweight, plurality and perinatal and infant mortality. Acta Obstetricia et Gynecologica Scandinavica 68: 5–10
3. Alberman E, Blatchley N, Botting B, Schuman J, Dunn A 1997 Medical causes on stillbirth certificates in England and Wales: distribution and results of hierarchical classification tested by the Office for National Statistics. British Journal of Obstetrics and Gynaecology 104: 1043–1049
4. Alberman E, Botting B 1991 Trends in prevalence and survival of very low birthweight infants, England and Wales: 1983–7. Archives of Disease in Childhood 66: 1304–1308
5. Alberman E, Botting B, Blatchley N, Twidell A 1994 A new hierarchical classification of causes of infant deaths in England and Wales. Archives of Disease in Childhood 70: 403–409
6. Australian Institute of Health and Welfare National Perinatal Statistics Unit 2003 Australia's mothers and babies 2000. Perinatal Statistics Series No 12. AIHW National Perinatal Statistics Unit, Sydney, Australia
7. Baird D, Wyper J F B 1941 High stillbirth and neonatal mortalities. Lancet 2: 657–659
8. Bakketeig L S, Hoffman H J, Sternthal P M 1978 Obstetric service and perinatal mortality in Norway. Acta Obstetricia et Gynecologica Scandinavica 77(Suppl): 3–19
9. Balarajan R, Raleigh V S 1990 Variations in perinatal, neonatal, postneonatal and infant mortality in England and Wales by mother's country of birth, 1982–85. In: Britton M (ed) Mortality and geography: a review in the mid-1980s in England and Wales. Series DS no 9. HMSO, London
10. Bard H 1993 Assessing neonatal risk: CRIB versus SNAP. Lancet 342: 449–450
11. Blair P S, Fleming P J, Bensley D 1996 Smoking and the sudden infant death syndrome: results from 1993–95 case-control study for confidential inquiry into stillbirths and deaths in infancy. British Medical Journal 313: 195–198
12. Blondel B, Macfarlane A 2003 Rising multiple maternity rates and medical management of subfertility: better information is needed. European Journal of Public Health 13: 83–86
13. Bone M, Meltzer H 1989 OPCS survey of disability in Great Britain. Report No 3. HMSO, London
14. Bonelli S R, Raab G M 1997 Why are babies getting heavier? Comparison of Scottish births from 1980 to 1992. British Medical Journal 315: 1205
15. Botting B J, Macfarlane A J 1990 Geographic variations in infant mortality in relation to birthweight 1983–85. In: Britton M (ed) Mortality and geography: a review in the mid-1980s in England and Wales. Series DS no 9. HMSO, London
16. Botting B J, Macfarlane A J, Price F V (eds) 1990 Three, four and more: a study of triplet and higher order births. HMSO, London
17. Botting N, Powls A, Cooke R W I, Marlow N 1997 Attention deficit hyperactivity disorders and other psychiatric outcomes in very low birthweight children at age 12 years. Journal of Child Psychology and Psychiatry 38: 931–941
18. Bréart G, Barros H, Wagener Y, Prati S 2003 Characteristics of the childbearing population in Europe. European Journal of Obstetrics, Gynecology and Reproductive Biology 111: S45–S52
19. British Association of Perinatal Medicine 1989 Referrals for neonatal medical care in the United Kingdom over one year. British Medical Journal 298: 169–172
20. British Association of Perinatal Medicine 1992 Categories of babies requiring neonatal care. British Paediatric Association, London
21. British Association of Perinatal Medicine and Neonatal Nurses Association 1995 Standards for hospitals providing intensive care. BAPM, London
22. British Paediatric Association and British Association for Perinatal Paediatrics 1985 Categories of babies requiring neonatal care. Archives of Disease in Childhood 60: 599–600
23. British Paediatric Association/Royal College of Obstetricians and Gynaecologists Liaison Committee 1978 Recommendations for the improvement of infant care during the perinatal period in the UK. In: Second report from the Social Services Committee, Session 1979–80 HC 663 Vol 2. HMSO, London, pp 256–284
24. Buitendijk S, Zeitlin J, Cuttini M, Langhoff-Roos J, Bottu J 2003 Indicators of fetal and infant health outcomes. European Journal of Obstetrics, Gynecology and Reproductive Biology 111: S66–S77
25. Catterson J 1996 Special care baby units study, 11th report 1995. Public Health Resource Unit, Oxford
26. Charlton J, Wallace M, White I 1994 Long-term illness: results from the 1991 census. Population Trends 75: 18–25
27. Chase H C 1973 A study of risks, medical care and infant mortality. American Journal of Public Health 63(Suppl)
28. Clinical Standards Advisory Group 1993 Neonatal intensive care: access and availability of specialist services HMSO, London
29. Cochrane Library 1997 Issue 1 1997 Update Software, Oxford
30. Cole S K, Hartford R B, Bergsjo P, McCarthy B 1989 International Collaborative Effort (ICE) on birthweight, plurality, perinatal and infant mortality III: A method of grouping underlying causes of infant death to aid international comparisons. Acta Obstetrica Scandinavica 68: 113–117
31. Cole S K, Hey E N, Thomson A M 1986 Classifying perinatal death: an obstetric approach. British Journal of Obstetrics and Gynaecology 93: 1204–1212
32. Coleman D, Salt J (eds) 1996 Ethnicity in the 1991 census, vol 1. Demographic characteristics of ethnic minority populations. HMSO, London
33. Collingwood Bakeo A 2004 Trends in live births by mother in country of birth in England and Wales 1983–2001. Health Statistics Quarterly 23: 25–33
34. Colver A F, Robinson A 1989 Establishing a register of children with special needs. Archives of Disease in Childhood 64: 1200–1203
35. Confidential Enquiry into Stillbirths and Deaths in Infancy 1995 Report, 1 January–31 December 1993. Department of Health, London
36. Confidential Enquiry into Stillbirths and Deaths in Infancy 1996 Third Annual Report, 1 January–31 December 1994. Department of Health, London
37. Confidential Enquiry into Stillbirths and Deaths in Infancy 1997 Fourth Annual Report, 1 January–31 December 1995. Maternal and Child Health Research

Consortium, London
38. Craig J 1997 Population review: (9) Summary of issues. Population Trends 88: 5–12
39. Dattani N, Rowan S 2002 Causes of neonatal deaths and stillbirths: a new hierarchical classification in ICD 10. Health Statistics Quarterly 15: 16–22
40. Dean J H, Sullivan E A 2003 Assisted conception in Australia and New Zealand, 2000 and 2001. Assisted conception series no 7. AIHW National Perinatal Statistics Unit, Sydney, Australia
41. Department of Health 1989a An introduction to the Children Act. HMSO, London
42. Department of Health 1989b Perinatal and neonatal mortality. Government reply to the first report from the Social Services Committee, Session 1988–89. Cmd 741. HMSO, London
43. Department of Health 1990 Confidential enquiry into stillbirths and deaths in infancy. Report of a Working Group set up by the Chief Medical Officer. Department of Health, London
44. Department of Health 2003 Report of the DH expert working group on neonatal intensive care services. Available on line at: www.gov.uk/nsf/neonatal.htm
45. Department of Health 2004 NHS maternity statistics, England: 2002–03. Bulletin 2004/10. Department of Health, London
46. Drever F, Whitehead M 1997 Inequalities in health. Series DS No 15. The Stationery Office, London
47. Dunn A, Macfarlane A J 1996 Recent trends in the incidence of multiple births and associated mortality in England and Wales. Archives of Disease in Childhood 75: F10–F19
48. Eksmyr R 1985a Early neonatal deaths in geographically defined populations with different organisation of medical care. Acta Paediatrica Scandinavica 74: 848–854
49. Eksmyr R V 1985b Geographically defined populations with different organisation of medical care. Comparison of perinatal risks. Acta Paediatrica Scandinavica 74: 855–860
50. Elbourne D, Field D, Mugford M 2002 Extracorporeal membrane oxygenation for severe respiratory failure in newborn infants (Cochrane Review). In: The Cochrane Library, Issue 1. Oxford: Update Software
51. Enkin M, Chalmers I 1980 Inquiries into perinatal deaths at area health authority level: a status report winter 1979/80. Community Medicine 2: 219–224
52. Ens-Dokkum M, Johnson A, Schreuder A M et al 1994 Comparison of mortality and rates of cerebral palsy in two populations of very low birthweight infants. Archives of Disease in Childhood 70: F96–F100
53. Evans J R, Wormald R P 1993 Epidemiological functions of BD8 certification. Eye 7: 172–179
54. Evans J, Rooney C, Ashwood F, Dalton N, Wormald R 1996 Blindness and partial sight in England and Wales: April 1990–March 1991. Health Trends 28: 5–12
55. Fleming P J, Blair P S, Bacon C et al 1996 Environment of infants during sleep and risk of the sudden infant death syndrome: results of 1993–95 case-control study for confidential enquiry into stillbirths and deaths in infancy. British Medical Journal 313: 191–195
56. Forbes J F, Larssen K, Bakketeig L S 1987 Access to intensive neonatal care for low birthweight infants: a population study in Norway. Paediatric and Perinatal Epidemiology 1: 33–42
57. General Register Office 2003 Civil registration: delivering vital change. Office for National Statistics, London
58. General Register Office 2004 Proposals to modernise civil registration presented to Parliament. Press release. Office for National Statistics, London
59. Gourbin C, Masuy-Stroobant G 1995 Registration of vital data: are live births and stillbirths comparable all over Europe? Bulletin of the World Health Organization 73: 449–460
60. Graafmans W C, Richardus J H, Borsboom G J J M et al 2002 Birthweight and perinatal mortality and seven western European countries. Epidemiology 13: 569–574
61. Graafmans W C, Richardus J-H, Macfarlane A et al 2001 Comparability of published perinatal mortality rates in Western Europe: the quantitative impact of differences in gestational age and birthweight criteria. British Journal of Obstetrics and Gynaecology 108: 1237–1245
62. Graham E, Boyle P 2003 Low fertility in Scotland: a wider perspective. In: Scotland's population 2002 – the Registrar General's annual review of demographic trends. General Register Office, Edinburgh
63. Hall A, McLeod A, Counsell C, Thomson L, Mutch L 1995 School attainment, cognitive ability and motor function in a total Scottish very-low-birthweight population at eight years: a controlled study. Developmental Medicine and Child Neurology 37: 1037–1050
64. Hartford R B 1990 Definitions, standards, data quality and comparability. Paper given at the International Symposium on perinatal and infant mortality, Bethesda, Maryland, USA, 30 April–2 May
65. Hey E N, Lloyd D J, Wigglesworth J S 1986 Classifying perinatal death: fetal and neonatal factors. British Journal of Obstetrics and Gynaecology 93: 1213–1223
66. Hollowell J 1997 The General Practice Research Database: quality of morbidity data. Population Trends 87: 36–40
67. Horam J 1997 Reply to written question from Audrey Wise. Hansard, 20 March col 811. The Stationery Office, London
68. House of Commons Health Committee 1996 Public expenditure on health and personal social services. HC 698. The Stationery Office, London
69. House of Commons Social Services Committee 1988 Perinatal, neonatal and infant mortality. HC 54. HMSO, London
70. Howard S, Mugford M, Normand C et al 1996 A cost effectiveness analysis of neonatal ECMO using existing evidence. International Journal of Technology Assessment in Health Care 12: 80–92
71. Human Fertilisation and Embryology Authority 1994 Third Annual Report. HFEA, London
72. Human Fertilisation and Embryology Authority 2004 Code of practice, 6th ed. HFEA, London
73. Hutchinson T 1995 The classification of disability. Archives of Disease in Childhood 73: 91–99
74. Information and Statistics Division 1987 Birthweight statistics 1980–84. Information and Statistics Division, Edinburgh
75. Information and Statistics Division 1997 Births in Scotland 1976–1995. Information and Statistics Division, Edinburgh
76. Information and Statistics Division 1998 Small babies in Scotland. Information and Statistics Division, Edinburgh
77. Information and Statistics Division 2003 Operative vaginal delivery in Scotland: a 20 year overview with a chapter on multiple pregnancy in Scotland. Information and Statistics Division, Edinburgh
78. Interim Licensing Authority for Human In Vitro Fertilisation and Embryology 1990 Fifth report. Interim Licensing Authority, London
79. Johnson M A, King R 1989 A regional register of early childhood impairments: a discussion paper. Community Medicine 11: 352–363
80. Kempley S T, Diffley F S, Ruiz G, Lowe D, Evans B G, Gamsu H R 1995 Birth weight and special educational need: effects of an increase in the survival of very low birthweight infants in London. Journal of Epidemiology and Community Health 49: 33–37
81. Kenney N, Macfarlane A 1999 Identifying problems with data collection at a local level: survey of NHS maternity units in England. British Medical Journal 319: 619–622
82. Levene M I, Wild J, Steer P 1992 Higher multiple births and the modern management of infertility in Britain. British Journal of Obstetrics and Gynaecology 99: 607–613
83. Logan S, Spencer N, Blackburn C 1996 Smoking is part of a causal chain (letter). British Medical Journal 313: 1332–1333
84. Lumley J 1997 How important is social class a factor in preterm birth? Commentary. Lancet 49: 1040–1041
85. McCormick A, Fleming D, Charlton J 1995 Morbidity statistics from general practice. Fourth national study 1991–92. Series MB5 no 3. HMSO, London
86. Macfarlane A J 1994 Sources of data. In: Maresh M (ed) Audit in obstetrics and gynaecology. Blackwell, Oxford, pp 18–49
87. Macfarlane A J 1996a Sudden infant death syndrome: more attention should have been paid to socioeconomic factors (letter). British Medical Journal 313: 1332
88. Macfarlane A J 1996b Inégalités en santé des enfants en Europe: une perspective épidémiologique. In: Santé et mortalité des enfants en Europe. Proceedings of the Chaire Quêtelet, 13–15 September 1994. Academia-Bruylant, Louvain-la-Neuve
89. Macfarlane A J, Cole S, Johnson A, Botting B 1988 Epidemiology of birth before 28 weeks of gestation. British Medical Bulletin 44: 861–893
90. Macfarlane A J, Mugford M 2000 Birth counts: statistics of pregnancy and childbirth. Vol 1, Text, 2nd edn. The Stationery Office, London
91. Macfarlane A J, Mugford M, Henderson J, Furtado A, Stevens J, Dunn A 2000 Birth counts: statistics of pregnancy and childbirth. Vol 2, Tables, 2nd edn. The Stationery Office, London
92. Macfarlane A J, Prager K 1990 What is happening to postneonatal mortality? Paper given at International Symposium on perinatal and infant mortality, Bethesda, Maryland, USA 30 April–2 May
93. Macfarlane A, Gissler M, Bolumar F, Rasmussen S 2003 The availability of perinatal health indicators in Europe. European Journal of Obstetrics, Gynecology and Reproductive Biology 111: S15–S32
94. Macfarlane A, Hockley C, Johnson A, McCandlish R, McNiece R 2002 Can the General Practice Research Database be used to monitor the health of babies and

their mothers? Health Statistics Quarterly 13: 5–15
95. Macfarlane A, Stafford M, Moser K 2004 Social inequalities. In: Office for National Statistics (ed) The health of children and young people. Office for National Statistics, London
96. Maher J, Macfarlane A 2004 Trends in live births and birthweight by social class and mother's age, 1976–2000. Health Statistics Quarterly 23: 34–43
97. Masuy-Stroobant G 1996 Santé et mortalité infantile en Europe. Victoires d'hier et enjeux de demain. In: Masuy-Stroobant G, Gourbin C, Buekens P (eds) Santé et mortalité des enfants en Europe. Inégalités sociales d'hier et d' aujourd'hui, Chaire Quetelet 1994. Academia-Bruylant, Louvain-la-Neuve
98. Middle C, Johnson A, Alderdice F, Petty T, Macfarlane A J 1996 Birthweight and health and development at the age of 7 years. Child Care, Health and Development 22 1: 55–72
99. MRC Working Party on children conceived by in-vitro fertilisation 1990 Births in Great Britain resulting from assisted conception. British Medical Journal 300: 1229–1233
100. Mugford M 1990 The costs of a multiple birth. In: Botting B J, Macfarlane A J, Price F V (eds) Three four and more: a study of triplet and higher order births. HMSO, London, pp 205–217
101. Mugford M, Piercy J, Chalmers I 1991 Reducing the costs of neonatal care by effective prevention of respiratory distress syndrome. Archives of Disease in Childhood 66: 757–764
102. Mugford M, Szczepura A, Lodwick A, Stilwell J 1988 Factors affecting the outcome of maternity care II. Neonatal outcomes and resources beyond the hospital of birth. Journal of Epidemiology and Community Health 42: 170–175
103. Mutch L M, Ashurst A, Macfarlane A J 1992 Birthweight and hospital admission before the age of two years. Archives of Disease in Childhood 67: 900–904
104. National Assembly for Wales 2004 Maternity statistics: method of delivery 1995–2003. Statistical release 40/2004. National Assembly for Wales, Cardiff
105. National Audit Office Maternity Services 1990 Report by the Controller and Auditor General. HMSO, London
106. National Health Service Executive 1996 Collection of data from general practice: overview. NHS Executive, Leeds
107. National Health Service, Department of Health 1990a Working Paper 11. Framework for information systems: overview. HMSO, London
108. National Health Service, Department of Health 1990b Framework for information systems: the next steps. HMSO, London
109. Office for National Statistics (published annually) Mortality statistics: childhood, infant and perinatal, England and Wales, Series DH3 Office for National Statistics. London
110. Office for National Statistics 1999 Registration: Modernising a vital service: births, marriages and deaths in the 21st century. Office for National Statistics, London
111. Office for National Statistics 2002 Civil registration: vital change: births, marriages and deaths in the 21st century. Cmd 5355. The Stationery Office, London
112. Office for National Statistics 2003a Ethnic group statistics: a guide to the collection and collection of ethnicity data. The Stationery Office, London
113. Office for National Statistics 2003b Infant and perinatal mortality 2002: health areas, England and Wales. Health Statistics Quarterly 19; 70–73
114. Office for National Statistics 2004a Living in Britain. Results from the 2002 General Household Survey. The Stationery Office, London
115. Office for National Statistics 2004b The health of children and young people. Office for National Statistics, London. Available on line at: http://www.statistics.gov.uk/children
116. Office of Population Censuses and Surveys 1978 Occupational mortality 1970–72 England and Wales, decennial supplement. Series DS no 1. HMSO, London
117. Office of Population Censuses and Surveys 1988 Occupational mortality 1979–80, 1982–83 England and Wales, childhood supplement. Series DS no 8. HMSO, London
118. Office of Population Censuses and Surveys and General Register Office, Scotland 1989 Publication of draft census order. Census newsletter No 11. OPCS, London
119. Office of Population Censuses and Surveys, General Register Office, Scotland 1993 1991 Census. Limiting long-term illness: Great Britain. HMSO, London
120. Ornstein M, Ohlsson A, Edmonds J, Asztalos E 1991 Neonatal follow-up of very low birthweight/extremely low birthweight infants to school age: a critical over-view. Acta Paediatrica Scandinavica 80: 741–748
121. Oxford Register of Early Childhood Impairments 2003 Annual report 2002. National Perinatal Epidemiology Unit, Oxford
122. Paneth N, Kiely J L, Wallenstein S, Marcus M, Pakter J, Susser M 1982 Newborn intensive care and neonatal mortality in low birthweight infants. New England Journal of Medicine 307: 149–155
123. Parmanum J, Field D, Rennie J, Steer P on behalf of the British Association of Perinatal Medicine 2000 National census of availability of neonatal intensive care. British Medical Journal 321: 727–729
124. Parsons L, Macfarlane A J, Golding J 1993 Pregnancy, birth and maternity care In: Ahmad WIU (ed) Race and health in contemporary Britain. Open University Press, Buckingham, pp 51–75
125. Petrou S, Mugford M 2000 Predicting the cost of neonatal care. In: Hansen T and McIntosh N, eds. Current topics in Neonatology IV. London, Harcourt Health Sciences, pp 149–174
126. Pharaoh P O D, Macfarlane A J 1982 Recent trends in postneonatal mortality. In: Studies in sudden infant deaths. Studies on Medical and Population Subjects No 45. HMSO, London
127. Pharaoh P O D, Stevenson C J, Cooke R W, Stevenson R C 1994 Clinical and subclinical deficits at 8 years in a geographically defined cohort of low birthweight infants. Archives of Disease in Childhood 70: 264–270
128. Pollack M M, Ruttiman U E, Getson P R 1988 The pediatric risk of mortality (PRISM) score. Critical Care Medicine 16: 1110–1116
129. Power C 1994 National trends in birth weight: implications for future adult disease. British Medical Journal 308: 1270–1271
130. Prescott-Clarke P, Primatesta P 1997 Health survey for England, 1995. Vol I, Findings. The Stationery Office, London
131. Prescott-Clarke P, Primatesta P (eds) 1998 Health survey for England. The health of young people, '95–97. Vol 1, Findings. The Stationery Office: London
132. Raleigh V S, Balarajan R 1995 The health of infants and children among ethnic minorities. In: Botting B (ed) The health of our children. Series DS no 11. HMSO, London
133. Rennie J M 1996 Perinatal management at the lower margin of viability. Archives of Disease in Childhood 74: F214–F218
134. Roberts T and the ECMO Economics Working Group on behalf of the ECMO Trial Steering Group 1998 Economic evaluation alongside the UK collaborative ECMO trial. British Medical Journal 317: 911–914
135. Rose D, O'Reilly K 1998 The ESRC review of government social classifications. Office for National Statistics and the Economic and Social Research Council, London
136. Rowan S 2003 Implications of changes in the United Kingdom social and occupational classifications in 2001 on infant mortality statistics. Health Statistics Quarterly 17: 33–40
137. Royal College of Obstetricians and Gynaecologists 2000 National evidence-based guidelines. The management on infertility in tertiary care. RCOG, London
138. Royal College of Physicians 1988 Medical care of the newborn in England and Wales. Royal College of Physicians, London
139. Saigal S, Feeny D, Rosenbaum P, Furlong W, Burrows E, Stoskopf B 1996 Self-perceived health status and health-related quality of life of extremely low-birth-weight infants at adolescence. Journal of the American Medical Association 276: 453–459
140. Shaw C 2002-based national projections for the United Kingdom and constituent countries. Population Trends 2004; 115: 6–15
141. Sinclair J C, Torrance G W, Boyle M H, Horwood S P, Saigal S, Sackett D L 1981 Evaluation of neonatal intensive care programs. New England Journal of Medicine 305: 489–494
142. Steering Group on Health Services Information 1985 Supplement to first and fourth reports to the Secretary of State. HMSO, London
143. Stilwell J, Szczepura A, Mugford M 1988 Factors affecting the outcome of maternity care I. Relationship between staffing and perinatal deaths at the hospital of birth. Journal of Epidemiology and Community Health 42: 157–169
144. Tarnow-Mordi W O, Ogston S, Wilkinson A R et al 1990 Predicting death from initial disease severity in very low birthweight infants: a method for comparing the performance of neonatal units. British Medical Journal 300: 1611–1614
145. Tatham J 1907 Letter to the Registrar General. In: 68th report of the Registrar General of Births Marriages and Deaths in England and Wales 1905. Cmd 3279. HMSO, London
146. Tyson J E, Broyles R S 1996 Progress in assessing the long-term outcome of extremely low-birth-weight infants (editorial). Journal of the American Medical Association 276: 492–493
147. UK Neonatal Staffing Study Group 2002 Patient volume, staffing and workload in relation to risk-adjusted outcomes in a random stratified sample of UK neonatal intensive care units: a prospective evaluation. Lancet 359: 99–107
148. UNICEF 2004 Infant mortality country data. Updated May 2004. Available on line at: http://www.childinfo.org/ (accessed June 3 2004)
149. Victorian Infant Collaborative Study Group 1995 Neurosensory outcome at 5 years and extremely low birthweight. Archives of Disease in Childhood

73: F143–F146
150. Wariyar U K, Richmond S 1989 Morbidity and preterm delivery: importance of 100% follow-up (letter). Lancet 1: 387–388
151. Wigglesworth J S 1980 Monitoring perinatal mortality – a pathophysiological approach. Lancet 2: 684–686
152. Woodruffe C, Abra A 1991 A special conditions register. Archives of Disease in Childhood 66: 927–930
153. World Health Organization 1977 Manual of the International statistical classification of diseases, injuries and causes of death, 9th revision. WHO, Geneva
154. World Health Organization 1980 International classification of impairments, disabilities and handicaps. WHO, Geneva
155. World Health Organization 1992 International statistical classification of diseases and related health problems, 10th revision. WHO, Geneva
156. World Health Organization 2001 International Classification of Functioning, Disability and Health. WHO, Geneva
157. Zeitlin J, Wildman K, Bréart G et al 2003 Selecting an indicator set for monitoring and evaluating perinatal health in Europe: criteria, methods and results from the PERISTAT project. European Journal of Obstetrics, Gynecology and Reproductive Biology 111: S5–S14

第2章

围生期监护的组织和评价

Neil Marlow

绝大多数的婴儿出生后并不需要专科医生的围生期监护。只有一小部分婴儿预计或未预计到的需要新生儿医学干预和即刻或持续的新生儿监护。

对新生儿监护的理解和执行方面的进步，以及产科实践与胎儿医学的重要发展，三者结合起来使得妊娠或出生体重特异性死亡率有了稳步的改善（第1章），并降低了存活者的发病率（第3章）。但是，新生儿重症监护仍是一项收治病人数量少，但医疗开支高的医学实践领域，其技术程度也越来越高。目前对包括患病和较早产儿的监护措施有良好的围生期监护，出生前使用类固醇和出生后使用表面活性物质，以改善成熟度较高的早产儿的预后。

发达国家卫生机构面临的压力，造成难以为某些临床部门配备训练有素的称职人员，诸如新生儿病房。病人在其他单位进行了有效的复苏和短时间稳定病情后，大多数医疗卫生团体都逐步将资源集中到专科医疗中心，以给予病人最有效的解决方案。这些机构需要细致的临床管理以确保他们的效率和效果。

在本章中，将根据现今的证据来讨论新生儿医疗机构的组织和结构，并对临床管理系统做一概述。在英国，这是一个反映新生儿医疗机构和对其进行再规划的时机。因此，对目前和规划中的一些方案予以讨论。

新生儿医疗机构的组织

不同卫生系统内的新生儿重症监护（NIC）机构的发展也不同，在某种程度上依赖儿科和产科机构的密切合作。一些卫生系统的NIC位于儿童医院内，其优点是能有儿科专科医师的治疗，但对产后的母亲却是不利的，而且所有的患儿必须被转运进来接受治疗。在其他系统内的NIC是与产科机构同时发展的。这些机构的集中程度也受到外部因素的驱动，如在美国是受经济控制，在澳大利亚受到人群分布的影响。许多卫生系统根据地方地理特点将这些结构进行混编。组织结构和成果之间的关系存在高度的争论，也不容易进行研究（见下文）。

卫生经济的压力使得大多数机构将重症监护机构集中到少数专业中心，并对其他新生儿病房（对大部分婴儿进行护理）的结构和功能进行再考察，以便使它们能有效地提供高度专业化的复苏服务。其中一个例子就是澳大利亚的高度集中化发展的新生儿重症监护。澳洲大陆的很多地区，人口众多的城市相对较少，所以整个国家一共有22个3级（重症监护）婴儿室，并形成了一个高度发达的产前和新生儿检索机构。1995年的EPICure研究以此与英国的171家为超早产儿提供监护的新生儿病房进行了比较。许多欧洲国家都在儿童医院内开展新生儿重症监护，且因此所有需要监护的婴儿都从较小的专业度较低的临床单位转诊而来。这个模式正逐渐被集中化系统所取代，专业技术可以被集中在较少的但资源更好的产科/新生儿中心。

使用过一些关于新生儿病房的分类或分级。使用最多的概念即三级机构效率最高，监护级别最低的单位仅在转运病人前使病人保持短时期的稳定，而监护级别最高的单位则进行广泛的重症监护工作，而中间级别的单位根据当地资源条件提供不同程度的婴儿支持。

当各单位共同在一个临床网络内工作，同时卫生高级专员的工作确保每个网络都拥有达到预期要求的能力和资源时，这种组织制度才能发挥功效。这种工作模式拥有较大潜在优势，在保持其临床技能和重症监护床位占用率高的情况下提高了 NIC 病房（NICU）的工作效率，以便更有效地使用资源和在高等级监护区域配备足够的人员。

在英国，用于成人和用于儿童的重症监护资源都混编入“临床管理网络”。根据人群地理学状况和各中心设施的差异来规划服务机构。这些服务机构成功的要点是一些其他独立的卫生服务单位（“Trusts”）之间的资源集中管理。对于儿科重症监护的集中化问题已经进行了良好的论证[39]，通过以有力的教育和培训为基础的网络支撑，可以预计到早期监护、病员分拣和效果都会得到改善。尽管已经有了这些结构，但是对任何卫生系统而言，重要的是儿童要进行程度合理的监护[30]。

虽然也存在和那些被世界上大多数卫生监护系统所接受的类似的论证，以及其他重症监护的规则，但是英国的 NIC 并未发展出这么紧密的结构，以及什么是实际意义上中等规模的单位已经提供和继续提供的广泛重症监护设施。关于各不同水平的独立单位相对能力的信息很少，所以国家性或地区性研究也未能说明[13,44]。有人不愿意转换到这种系统上来，因为似乎会限制了将那些出生在重症监护中心以外的儿童收治入监护病房进行专业监护（目前很多地方的重症监护能力不足），并且这类转运数量的增多，打破了父母的家庭生活或他们与当地医生的关系，同时也考虑到可能会潜在地使当地医疗单位人员的技能无法提高。尽管发展网络监护存在极大的必然性，但是由于缺少说明转变会带来益处的证据，因此这些观点也日渐强烈。

新生儿重症监护的整体需求上升（见前页）。同时，在一些高级政府报告中英国也看到了公众对医疗护理实施过程中透明度需求的增长，这促使确保由那些称职而有经验的专业人员来提供医疗护理。最近，法律的变化使医生传统的超长工作时间得以缩短，并且现在也缺少能提供专业新生儿监护的护理人员和专科医生。这些驱动因素促使提出了重新组织英国医疗结构的计划，目前正在予以考虑。

英国目前新生儿监护储备

英国围生期医学协会在 1994 年进行了一项调查，在 251 个产科病房中有用于新生儿监护的独立设施[32]。对其中 211 家进行了储备调查。根据目前关于监护等级的定义，接近 60%的病房有 3 个或者更少的已配备人员的重症监护床位，且没有一个病房有 12 张以上的重症监护床位。这个调查估计 1993 年英国约有 800 张重症监护病床，1100 张心脏病床位和 2200 张特别护理床位。在这个数据庞大的调查中，重症监护持续发展的部分原因是，很多人认为在较小的单位，将 500 个重症监护日作为保持技能[5]的最低推荐标准是远远不够的，不能真正维持人员的专业化，而且“市场的力量”也影响护理组织，其会逐渐推动医院提供此类高花费的服务。

1997 年英国新生儿人员配备研究小组取得了来自所有单位的 1995—1996 年度的监护资料[45]。在 246 家被调查单位中，76%可进行重症监护，24%进行特殊护理并把稳定后的病人转运到能进行重症监护的单位去。表 2.1 列出了所报道的医疗活动。据此证实了英国重症监护床位的中位数上升，但是许多单位的医疗活动和工作量较低。国家卫生服务机构（NHS）的一个特征就是存在市场化倾向，而届时由市场倾向引起的变化趋势却不为人知，但是国家的大部分地区又同时缺乏对地区医疗的有关规划。

需要进行特殊的调查以评价国家局势面临的问题。在现今的新生儿机构再规划设计中，英国卫生部（DH）已经认识到收集和核对数据对资源配置的绝对重要性，目前已经对此进行投资。为了帮助实施这个项目，英国围生期医学协会（BAPM）已经提供了监护分类的定义（见下文），以便用于在国家层面上定义医疗活动的级别[6]，并为开展新生儿监护的单位推荐了可用的数据组[4]，因此，定义和报道策略的一致有助于解决这些问题（见下文的“审计”）。

英国新生儿监护分类

在决定给一个新生儿单位配备人员所需要的员工数量时，困难在于不同单位的医疗活动范围与病例不

表2.1 1996年报道的英国进行新生儿重症监护的新生儿病房资料

活动指标	中位数	范围	相应比率（%）
住院总数	318	48~1020	100
床位总数	18	4~55	100
重症监护床位总数	4	0*~16	100
需呼吸支持的婴儿数量			
仅气管内插管通气	52	10~269	18
所有支持（包括CPAP）	66	12~310	76
呼吸支持天数			
仅气管内插管通气	281	19~2688	18
所有支持（包括CPAP）	451	13~3324	62
极低出生体重婴儿住院人数	40	2~227	95

* 四个单位报道并证实了他们尽管在没有特设的重症监护床位的情况下，仍然持续进行重症监护。

数据来源：Tucker J, Tarnow-Mordi W, Gould C, Parry G, Marlow N 1999 UK neonatal intensive care services in 1996. On behalf of the UK Neonatal Staffing Study Collaborative Group. Archives of Disease in Childhood. Fetal and Neonatal Edition 80: F233–F234.

同。因此这就有助于定义监护分类的一个范围，以便能更好地规划资源。

卫生部支持新生儿单位的三级分类法，这通常是遵循了一些国家的分类模式[33]（见表 2.2）。

在任何级别的新生儿单位，婴儿的个体化监护可以根据临床依赖性水平进行分类，此水平应该为照顾婴儿所需的资源提供尺度。不同的卫生系统内，这些“监护分类”的定义也不同。在英国内也存在一些竞争者，其中一些已开展了正式研究[34,48]，而国家的推荐分类[6]是根据专业化普查得来的。已着手使用正规化研究来评估每一单位的可靠性。现在 BAPM 和卫生部推荐将住院的新生儿监护划分为四个等级（表 2.3）。

表2.2 英国的新生儿单位分类

- 一级单位提供特别护理，但并非致力于提供任何持续的高度依赖性或重症监护。这一术语包括那些有或无住院医疗人员的单位。
- 二级单位提供高度依赖性的监护和一些临床工作网络同意的短期重症监护。这些单位需要单独配备人员，但是它们可能与其他儿科领域共享其住院医疗人员。
- 三级单位提供整套的新生儿医学监护，但是并非必须包括所有的专业服务，诸如心脏病学、体外膜式氧合或外科学。这些单位将拥有他们自己独立的医疗人员配备。

数据来源：British Association of Perinatal Medicine 2001 Standards for hospitals providing intensive and high dependency care. BAPM, London.

这些监护等级都经过严格定义（表 2.4）以确保在国家范围内定义的一致性。以前在 1996 年公布的定义[5]，确实留下了一些不一致的地方。但是，它们对判定所需床位的数量范围是有用的。特定人群所需要的重症监护天数主要将根据监护的低出生体重婴儿的数量而发生变化，因为他们消耗了大部分的医疗资源。这依次取决于人群的社会和环境混合因素：在英国的东南地区，包括内陆城市和乡村区域，每个地区所需的床位数量在每 1000 出生数 1.0～1.9 个重症监护床位之间变化，根据推荐标准，约 70%的病床估计已被使用。

表2.3 英国依赖性水平的界定

- **重症监护**：这些婴儿有最复杂的问题。根据所需护理和医学支持的水平定义此分类。在此分类内的婴儿需要具有新生儿工作资质的护士进行一对一护理，并存在病情急剧恶化的可能，所以随时都应有具备相应资质的医生进行治疗。
- **高度依赖性**：这些婴儿有明显的依赖性且时常有复杂的需求，但是所需支持消耗的护理时间稍少(一个护士看护两个婴儿)。
- **特殊护理**：这用来描述为其他所有无法在家由母亲进行合理照顾的孩子所提供的护理。
- **正常护理**：这些护理主要由婴儿的母亲提供（在助产士的支持下），但是这些婴儿不具备住院的医学适应证。

数据来源：British Association of Perinatal Medicine 2001 Standards for hospitals providing intensive and high dependency care. BAPM, London.

表2.4 用以记录日常监护依赖性分类的清单范例

监护定义分级（BAPM 2001）

请按顺序阅读此列表并根据婴儿状况的首次描述记录监护等级

以下陈述涉及24小时至第二天正午内的情况和在过去24小时内任何时间实施的监护措施（**以及治疗措施终止后24小时内）		重症监护（第一级）	高度依赖性监护（第二级）	特殊护理（SC）
**婴儿已经插管?	是→	✓		
婴儿是否有4天大或小于四天，并接受CPAP? (A)	是→	✓		
** 婴儿是否<1000g，并已经接受CPAP? (B)	是→	✓		
婴儿出生时是否低于孕28周6天，且出生后小于2天?	是→	✓		
婴儿是否准备在下一个24小时内接受手术?	是→	✓		
婴儿是否已经在过去48小时内接受过手术?	是→	✓		
婴儿是否有：换血疗法? 腹膜透析? ** 使用变力性药物、血管扩张药物或前列腺素?	是→	✓		
婴儿是否接受临终护理或已经死亡?	是→	✓		
婴儿是否已经接受CAPA (A/B除外)?	是→		✓	
婴儿是否<1000g (A除外)	是→		✓	
正接受TPN（全胃肠外营养）?	是→		✓	
是否有抽搐?	是→		✓	
氧疗中并<1500g?	是→		✓	
治疗停药?	是→		✓	
婴儿是否有：体内动脉通路? 部分换血疗法? 气管切开护理（除非由家长进行处理）?	是→		✓	
频繁受到严重缺氧刺激?	是→		✓	
其他上述未包括在内的新生儿病房的监护措施?	是→			✓

根据以依赖性为基础的监护分类来看，许多医院已经引入了介于新生儿病房和常规婴儿病房之间的中间分类，即所谓的“过渡性监护”。这主要是针对那些仍然需要“特殊护理”的婴儿进行的监护（例如，管饲法喂养），婴儿可以与母亲在一起，并在母亲提供大部分护理时给予支持。在不同的医院，其发展和组织也不同，且并未有便于进行比较的正式定义。过渡性监护对新生儿病房的工作有重要的影响，可将特殊的监护工作转移到主要配备助产士的病房中，因此不能用一般医疗工作的观点来看待这个情况。这可能会让一些工作人员脱离出来，以加强新生儿病房的更多重症监护工作。此外，判定此领域的人员配备水平也成了当地医疗机构的责任，以确保有足够的对母亲的支持。

人员配备

在定义了监护类别之后，就能够确定新生儿病房所需的人员配备。医务人员的配备取决于维持机构运转的人员交叉程度，同时还依次取决于能有效承担的监护强度。

- 第一级（或特殊护理）单位并不进行重症监护。可从医院内抽调人员应对非频发的紧急状况，这个工作范围可作为儿科急诊机构的一部分。
- 第二级（“高度依赖性”）单位需要进行持续的床边医学支持，可由实习-高级住院医生（SHO）或住院医生，或者由高级新生儿监护人员（ANNP）进行，同时应有邻近儿科急诊机构的中级或主任级医务人员参与。
- 第三级重症监护机构的专业人员需要有两个常设级别（SHO/ANNP 和登记官员 / 主任医生），并有一位主管主任医师以保证工作的连续性。

在英国的新生儿专业人员配备研究中，1996 年提供重症监护的 25%的单位没有一位主任医师将 50%的工作时间进行新生儿监护[45]。这就很明显，在过去 30 多年内新生儿监护无法取得令人满意的进步。由于员工管理政策减少了所有工作人员的工作时间，如果我们要继续提供高质量的监护，我们就必须认真审核从事第一线监护工作人员的级别和胜任能力。在许多单位，现在由高级执业护士进行这方面的工作，形成了除临床执业护士队伍之外的一个过渡层次的护理团队，因为她们具有专门特长和广泛的责任心。

护士人员配备与依赖性等级有关，通常通过评估建立的特殊床位数量和构成加以计算。日常监护将证实这方面的精确性。护士人员配备占病房预算的最大部分，因此也是最容易受到影响的：在 1996 年，79%的病房护理人员储备与推荐标准的比值低于 1.0（中位数 0.84；四分位数间距 0.73～0.98），表明医疗活动明显未能有效地开展，尽管达到了按照标准要求的保守的人员配备水平（重症监护为 1∶2，其他为 1∶4）[45]。这一用于进行新生儿监护的地方资源合理性方面的广泛变异也在其他研究成果中反映出来[35]，同时也为在 2003 年计划的变革提供了动力（见下文）。

护理队伍的建立通常按照特定的依据来计算人数，1 个接受重症监护的婴儿需要 1∶1 护理，1 个接受高度依赖性护理的婴儿需要 1 个护士：2 个婴儿的护理，1 个需要特殊监护的婴儿需要 1∶4 的护理（见表 2.5）。在实践中，根据现有的资源，通常无法达成这一人员配备，同时取而代之的是重症监护护理人员最低配备标准 1∶2。这些是最低需要量，且并不包括管理和其他专业职务（高级执业护士、家庭护理、执业教育），这些人员都包括在护理领域内，但存在对资源的额外需求。

表2.5 对一个新生儿病房进行人员配备时所需护士人数的计算方法

（重症监护床位数量 × 1）+（高度依赖性床位数量/2）+（特殊监护床位数量/4）
=每个班次所需的临床从业护士人数 + 1个班次协调组长
=每个班次的护士总数 × 5.75
=估算全职员工人数

HD=高度依赖性；IC=重症监护；SC=特殊监护

转运

任何地区内新生儿医疗机构的配置取决于床位的可使用程度与病人转运的有效率。妊娠妇女或其婴儿的转运是很平常的事情，但是在目前的机构框架内，任何转运的目的地都无法确定下来，因为通常对口的接受中心没有可用的床位。重新规划卫生机构的一部分动力就是要消除这种局面。

为了监护目的所进行的宫内转运和出生后转运的相对优劣性需要仔细考虑。各自结果的比较研究显示其存在本质上的偏差，因为不能在出生前就预测病人是否需要重症监护或通气，而出生后转运通常是为了取得呼吸机治疗，即使有些婴儿在能被有效转运之前就可能死亡。因此，针对未筛选人群进行的真正研究几乎是无法进行的。但是，在具备日常独立转运机构的高度集中化系统内，如美国[3]和澳大利亚[38]，可以获得更具有连贯性的医疗服务。甚至在英国，也证实了在经过周密计划的转运期间，婴儿并不处于显著的危险之中[26,27]。但是，有数据提示当需要转运却又无法实施时，患儿死亡率就会升高[2]，同时在第三级中心之间转运却又无法妥善处理其极度医疗需求的婴儿，其预后也较差[35]。有效转运的关键是在一个临床网络内建立起合理的能力，以便规划治疗工作分配的流动，这可以在所有妊娠妇女的妊娠早期就加以讨论。

一项研究将“不合理转运”作为衡量尺度评估了三级单位的医疗胜任能力[35]。不合理转运的定义是指那些围生期中心以外的转运。在 1999 年的 3 个月内，37 家此类单位的医疗记录中有 264 次宫内转运和 45 次出生后转运。每一地区的转运率从每 1000 活产婴儿 0.20 人上升到 5.44 人。研究了 242 例此类转运病例的风险和效果[2]。在宫内转运中，仅有 61%的人在接收医院内分娩，12%在推迟分娩后转移到三级医院，29%被转回其原来的转出医院。1 位母亲在路上分娩，9 位在到达后 1 小时内分娩。转运母亲及其婴儿时，应对其过程做好计划并确定所分配的医院级别，如果可能的话，一定要保证所属分配中心的工作能力。

宫内转运

判定母亲是否需要转运并接受特殊监护的紧急状况是很重要的，通常是由于即将发生早产，通过专家评估胎儿畸形或生长受限的情况，以便进行更有选择的转运。在作出任何转运孕妇的决定之前，产科单位和新生儿接收团队之间必须紧密地联系。必须根据转运的需要来仔细评估妇女是否出现阴道出血、先兆子痫或分娩及其产科病史。能安全地进行紧急转运的模式一定是最好的转运模式，母亲和婴儿将在同一中心内接受治疗，避免母婴分离，婴儿所面临的出生后风险要降到最低。但是，在转运途中存在分娩的几率和其他未能预见问题所导致的风险。妇女由于面临早产和不能分娩的风险而进行出生前转运也并不罕见。这种分娩推迟甚至可能导致进一步的转运。

出生后转运

在英国的大部分地区，出生后转运机构是在特定的基础上发展起来的。尚未有国家高度的针对实施安全转运所需的护理和医疗资格的定义，实施转运的机动小组通常是由一名高年资医生和护士组成，他们通常要脱离本职岗位，而无法完整地参加监护工作。出生后转运通常是不可避免的，因为没有时间来安排宫内转运，或者由于存在临床禁忌证，因此三级单位在人员配备上要预留足够的人手。过去，这种转运被认为是“飞行小组”，需要一个能够迅速出动的快速紧急反应小组以便在早期开展监护方案时支持当地小组。随着监护水平和当地医院经验的提高，应该可能在婴儿存在临床合理性时，就对选择性转运产生影响。即使在不配备专业新生儿人员的病房内发生紧急状况，也必须制定计划和强有力的安排以确保将这些危险降到最低。

转运的自然环境目前受到仔细考察，其发展格外地与转运小组的发展同步。在 1995 年报道出现了新生儿救护车转运（TINA）之后[43]，欧盟相关新生儿转运和人员保障的立法、卫生和安全等问题得以明确和改善。英国同样也更多地使用空中转运，民用航空当局制造并测试了用于这类场合的特殊装备。

英国新生儿重症监护模式的构想

英国新生儿监护储备的模式目前正处于变革之中，并受到上述各种因素的影响。这些变革将促进患病新生儿护理储备的协调进程，护理模式因此将比目前情况更有预见性。

妇女及其家人希望将在一个尽可能离他们家近的地方医疗中心完成妊娠、分娩和出生后护理，这种想法得到了 NHS 体系内的卫生保健管理官员的鼓励。当地方医疗机构无法处理妇女或胎儿时，就会产生问题。目前，由对口的医疗中心根据产科和新生儿资源的可利用度来指挥进一步的治疗。重症监护规划的核心就是，如果病情发生进展，需要通过何种可能的制度来提前警告父母，以便使家人不会突然面对需要将病人转运到其他中心进行监护的情况，通常在一定的距离内，不进行这类警告。

随着“临床管理网络”的确立，应该有可能制定出一个能应对大多数紧急事件的计划，这样孕妇就能理解预期正常妊娠的治疗计划，如果发现胎儿异常应该怎么办，如果看似可能发生极早产应该怎么办，如果新生儿重症监护有出乎意料的需要时应该安排什么监护措施。尽管通常引用的格言是妊娠妇女并不希望为了获取监护治疗而长途奔波，但是所有的证据都表明如果能给她的婴儿最好的治疗，她们都会欣然同意转运。

在英格兰，建立新生儿管理网络的具体建议公布在卫生部对外工作小组的报告[33]和附录中（图 2.1）。事实上，在关于决定“辖区”范围的地方性讨论之后，NHS 将根据当地新生儿监护的基础来授权开展新生儿监护。这个网络应该包含了至少每年 15 000 例的出生数量。管理网络将至少包括一家三级 NICU 和其他不同专业单位。如果有一家以上三级单位的话，则其中一家将担当领导角色并承担教育 / 实践发展和转运的责任。核心网络小组（管理人员、临床医师和护士）将负责监管网络政策、指南和临床管理方面的发展。在任何网络内，将存在关于执行哪一级别的监护和每一单位可监护哪些婴儿的一致规定。一个网络中不同监护级别的计划工作能力应维持在能覆盖网络内 95%以上的医疗活动。

组织和结果之间的关系

根据新生儿监护支持组织面临的压力，可以预料结构因素与结果明确相关。在英国的系统内，这远不明了。已经进行了一些关于这种关系的调查尝试。组织内容和死亡率之间的关系是最容易调查的，但是鉴于过去 10 多年中死亡率的降低，死亡成了相对罕见的事件，因此死亡率的微小差异就更难加以证实。进一步而言，大型三级单位收治那些在当地单位经过治疗不同病情程度的婴儿，因此显得人满为患，其床位占用率高，人员配备不足的可能性更大。较小的医疗单位可能在病重婴儿出生后不久就将其转出，因此死亡率就归于接收单位了。这些事情的复杂性使得在对比之后推算结果格外地困难。

针对混合性医院团体的地方性结果研究提示结果存在不一致。20 世纪 80 年代晚期，英国 Trent 地区一些较小医疗单位所监护的婴儿其死亡率高于大型单位[16]。20 世纪 90 年代早期，在 NHS 重组之后，对这个纵向研究重新进行了分析，显示各不同规模的单位之间的死亡率不存在差异[15]。这归咎于地方医院新生儿资源储备的增强，但是很明显，这种关系比所描述的更为复杂。

新生儿疾病评分系统为修正病例组合提供了一个方法，在比较结果时，根据疾病严重程度进行校正。儿科和成人危重监护机构建立了这种度量方法的使用。虽然还存在其他一些评分方法，但是在新生儿监护方面，使用频率最高的两种评分系统是新生儿急性生理学评分（SNAP[40]）(加上 SNPA–II 和 SANPPE–II[41])和婴儿临床风险指数（CRIB[23]）(和近来使用的 CRIB II[37])。

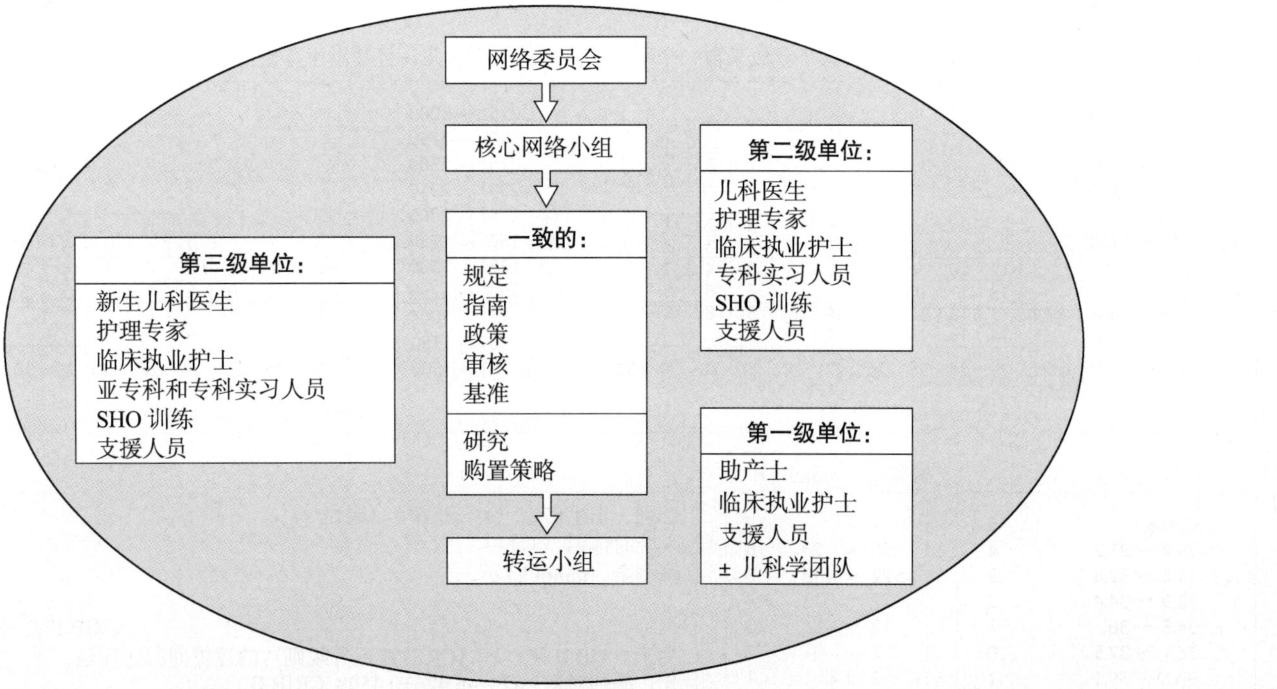

图2.1 新生儿临床管理网络的设想结构——每一个网络将在每一级别上拥有不同数量的单位，每一临床网络覆盖的人群数量将超过 15 000 例出生人数。其工作能力的决定因素是能适应大于 95%的网络内重症监护工作和保持床位占用率为 70%的运转。（护理专家：新生儿高级医疗实践、医疗实践进展、家庭护理、转运等方面专科护士；亚专科实习人员：新生儿科实习医生；专科实习人员：儿科学实习医生。）

使用这些度量方法时，应该实施监护措施，因为它们并非用来预测个体预后，而是一种描述临床情况的分值，因此在一组人群中可制定出一些校正措施[22,29]。这些分值因为技术和干涉手段的变化所以要进行定期回顾和更新。例如，一个在产房内使用肺表面活性物质或早期高频振荡通气的三级单位，可能表现为其疾病评分的严重程度低（基于氧合），但是其死亡率却与其他单位相同，这是因为其监护的婴儿孕龄较低。因此，分值本身可能部分反映了根据婴儿基本特征尽可能给予的监护措施，例如，其本身可能也是一个围生期监护变化的结果[29]。

CRIB最初包括来自出生后头12小时内最差情况下的碱缺失值和最高、最低吸入氧浓度等数据，使其对早期干预措施变化特别敏感。相反，CRIB II使用入院时体温和头1小时内的最大碱缺失值作为临床变量，同时将性别、孕龄和出生体重一起作为评分的基本要素（图2.2）。使用这种最近确定的模型和作为英国新生儿人员配备研究数据加以收集的死亡率高等级预期值[在接收工作特征（ROC）曲线以下的面积：0.92]分析来看，英国内的大型单位和小型单位之间的CRIB–II校正死亡率不存在差异[优势比（OR)1.06；95%可信区间(CI)0.70～1.60][44]。

虽然如此，疾病严重程度的修正可在进行全国[18,24]或国家间[36]比较时，提供关于各新生儿医疗机构在促进确定调查和放弃某些困惑问题方面相对能力的有用信息。例如，苏格兰的风险校正死亡率显得显著高于英格兰或澳大利亚[24]。这个问题的产生是否与监护的组织有关，澳大利亚的监护组织是高度集中化的，而在英国是分级化的。在分析这些研究时，一定要注意任何人群的种族、社会和人口统计学特征都可能说明这些变量对结果的影响比围生期医疗机构大得多，并有显著差异，例如，人群差异可能会引起组织制度的混淆。在英国Trent地区和丹麦的出生孕龄低于28周或出生体重低于1000g的婴儿预后之间的进一步比较就强调了这个问题[18]。该组中的这类出生病例在Trent地区更多，尽管在出生前使用类固醇较多，但是婴儿的CRIB评分仍很高，接受机械通气的人也多，和丹麦人群相比，其死亡可能性更大。

英国新生儿人员配备研究随机选取了英国186个单位中的54家，以研究工作量、医师和护士的人员配备与死亡率、超声检查发现的脑损害与医院内感染等预后之间的关系[44]。使用的数据来自13 334例婴儿。

出生体重和孕龄的评分最大(差)值为15，这个分数来自一个孕22周出生的男性婴儿，且其出生体重低于501 g

男性婴儿孕龄（周）

出生体重（g）	22	23	24	25	26	27	28	29	30	31	32
2751～3000											0
2501～2750										1	0
2251～2500									3	0	0
2001～2250									2	0	0
1751～2000								3	1	0	0
1501～1750						6	5	3	2	1	0
1251～1500					8	6	5	3	3	2	1
1001～1250		12	10	9	8	7	6	5	4	3	3
751～1000		12	11	10	8	7	7	6	6	6	6
501～750	14	13	12	11	10	9	8	8	8	8	
251～500	15	14	13	12	11	10	10				

女性婴儿孕龄（周）

出生体重（g）	22	23	24	25	26	27	28	29	30	31	32
2751～3000											0
2501～2750										1	0
2251～2500									2	0	0
2001～2250									1	0	0
1751～2000								3	1	0	0
1501～1750						6	4	3	1	0	0
1251～1500					7	5	4	3	2	1	1
1001～1250		11	10	8	7	6	5	4	3	3	3
751～1000		11	10	9	8	7	6	5	5	5	5
501～750	13	12	11	10	9	8	8	7	7	7	
251～500	14	13	12	11	10	10	10				

入院时体温（℃）

≤29.6	5
29.7 ～ 31.2	4
31.3 ～ 32.8	3
32.9 ～ 34.4	2
34.5 ～ 36	1
36.1 ～ 37.5	0
37.6 ～ 39.1	1
39.2 ～ 40.7	2
≥40.8	3

碱剩余（mmol/L）

<–26	7
–26 ～ –23	6
–22 ～ –18	5
–17 ～ –13	4
–12 ～ –8	3
–7 ～ –3	2
–2 ～ 2	1
≥3	0

性别，出生体重（g）和孕龄（周）：______

入院时体温（℃）：______

碱剩余（mmol/L）：______

CRIB II 总分 ☐

关于CRIB II死亡率（CRIB II记分规则）的逻辑回归方程是：

死亡率的对数＝G＝–6.476+0.450× CRIB II

死亡率概率＝exp(G)/[1+exp(G)]

CRIB II评分的可能变动范围为0～27

图2.2 婴儿临床风险指数的计算矩阵（CRIB-II）。（摘自 Parry G, Tucker J, Tarnow-Mordi W 2003 CRIB II: an update of the clinical risk index of babies score. Lancet 361: 1789-1791.）

收治最严重疾病婴儿的高容量的 NICU，其原始死亡率就最高，但是如果进行了风险校正以后，这种差异也就消失了。但是，仍存在一个重要的发现，就是死亡风险与病儿在入院时的轮班医务人员的级别有关。婴儿收入一个满负荷工作的病房，其死亡可能性比收入 50%工作负荷病房的婴儿要高 50%（图 2.3）。BAPM 的解释为其可能归咎于很多因素，包括人员配备不合理和由于工作负荷增加引起的病例混乱。人员配备的等级和专业程度是否能恰当地对应婴儿疾病的治疗程度是有决定意义的。

在来自美国的一个进一步的流行病学研究中，表现出在新生儿科医生的人员配备与死亡率之间的最佳关系[21]。新生儿科医生数量与床位数量（根据分布用五分位数表示）和新生儿死亡的国家统计结果（出生后头 28 天）有关。平均每 10 000 出生数有 6.2 名新生儿科医生、33.7 张重症监护床位和 17.7 张高治疗等级床位。每 10 000 出生数有 4.8 名新生儿科医生，则比每 10 000 出生数有 2.7 名新生儿科医生的新生儿死亡率低（死亡率优势比为 0.93；95%可信区间：0.88～0.99），但是在这一水平上再增加人员数量，则并未有进一步的改善。进一步而言，新生儿床位的可利用度与死亡风险无关，床位需要量（用出生体重低于 1501g 的婴儿数量表示）与床位的可利用度无关。这个必须与计算得出的英国每 10 000 出生数需要 10~19 张重症监护床位进行对比（见上文）。

因此，组织因素和单一结果度量之间的关系远不明确。在英国的临床管理网络计划中，每一个网络都有责任确定和监测床位的可利用度，并在需要时为其所管辖的居民进行评估，并参照其他国家资料为这些机构制定基准点。

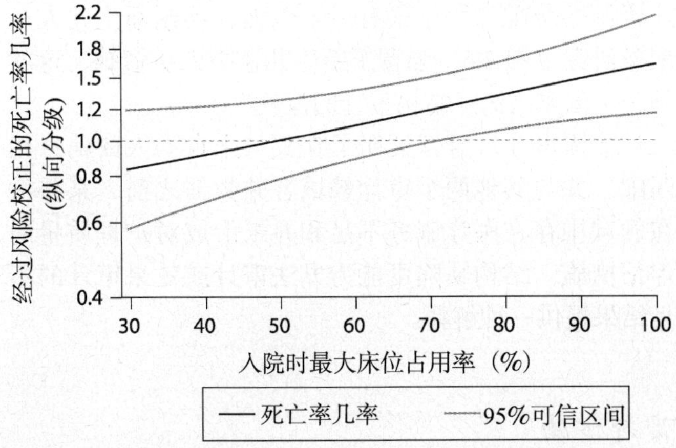

图2.3 经过风险校正的死亡率几率和入院时床位占用率之间的关系。（摘自 Parry G, Tucker J, Tarnow-Mordi W 2003 CRIB II: an update of the clinical risk index of babies score. Lancet 361: 1789-1791.）

监护和存活的哲学原理

在过去的 20 多年内，低出生孕龄婴儿的死亡率有所改善，这样使得绝大部分出生孕龄≥26 周的婴儿得以存活。人们对于出生孕龄较低婴儿的态度将因此对存活率产生深远的影响，所以也会对不同机构的比较产生混淆。Lorenz 及其同事揭示了最终实践引起的差异的范围[28]，并证实了在两个采用不同方法取得结果的脑瘫存活率与发病率研究之间的显著差异（参见第 3 章）。1995 年英国的 EPICure 研究小组收集了出生孕龄≤25 周的所有活产婴儿和产后存活婴儿的信息[11,49]。这些存活率数值显著低于那些甚至来自不同人群数量的数据，诸如罗得岛[14]（图 2.4）。没有关于极低孕龄儿监护方法的详细研究，造成这些差异的原因也无法揭示。

进一步而言，关键的是标准数据应仔细收集和公布。对于极低孕龄儿，例如无论采用何种监护方法，有一些婴儿的复苏抢救仍将会失败，正确的标准值可能应该是在分娩启动时存活胎儿数量。

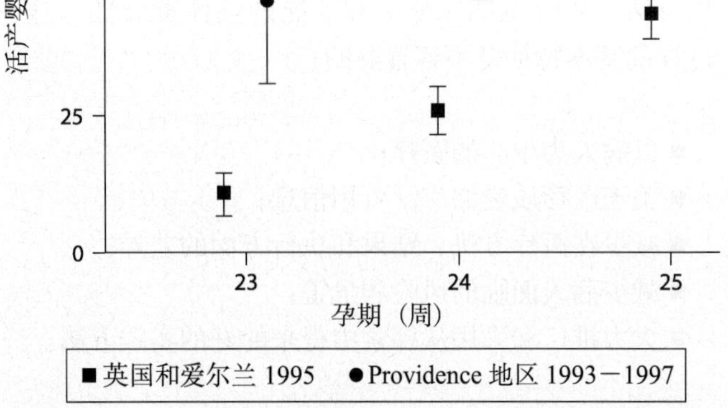

图2.4 两个关于孕 23～25 周的活产婴儿死亡率对比的研究。

服务评估

临床管理是一个体制，在这个体制中，我们作为医务人员保证我们的监护对我们的病人和上级主管机构来说是尽责的。这方面有很多规划方案，本节的重点是在下列方面适用的围生期监护：

- 临床管理原理；
- 临床审计；
- 标准、指南和围生期审计手段；
- 基准和循证监护。

临床管理原理

1989 年英国政府确立了将医学审计作为在今后的医疗卫生市场中保护病人利益的一种手段，但是审计和品质保证未有新的进展，特别在 NHS 的非医疗领域中。这迅速地明确了很多机构的效能基于医疗资源的获取和可利用度，或主任医师的个人风格，而不是循证实践。这个概念被扩展成“临床审计”，涉及多学科专业团队，并获得了一些有限的成功。新生儿和围生期监护在真正的多学科实践领域中提供了主要范例，在多学科实践中，医生、护士、助产士和其他专业小组必须通力合作才能提供成功的医疗服务。

临床审计制度并未得到临床医生一致认同，并在 20 世纪 90 年代后期逐渐演化成一个更广泛的临床管理概念。最广泛使用的临床管理定义是“一种促使 NHS 组织有责任不断提高其服务质量，保证其高标准医疗水平的制度，以便创立一个有高度优秀临床治疗的环境[42]”。因此，其宗旨是确立一个运作 NHS 治疗的系统化方法，以强调临床质量和效能的整体责任性。这一过程的基本特征是不容置疑的：

- 以病人为中心的医疗；
- 关于医疗质量的广泛可用信息；
- 减少在医疗方法、结果和执行方面的差异；
- 减少病人面临的风险和危害；
- 大力推广和采用从探索中得来的好的实践方法。

执行这一方法的关键是关于医疗服务的可靠而综合性的信息，很遗憾有些是 NHS 所缺乏的。事实上，20 世纪 90 年代中期的改革也可能与一个没有确定效果制度的尝试有关[31]。新近的改革增加了集中性的报告，并加强了整个医疗机构的集中管理[25]，这增加了那些无法预期工作负荷的紧急机构运作的困难。临床管理网络的形成（见上文）应该有助于解决这些问题的一部分。

临床审计方法

审计的定义是“一种对某一单位或其他专业团体的管理、工作实践和程序的效果评估（特别是通过正轨、系统性的回顾）”（牛津英语字典）。

审计方法的关键是建立标准，和相对于那些标准的临床服务评估。这些标准集中在一起，通常将其称作审计链（图 2.5）。标准可以是国家性的、区域性的或者是地方性的，可以从治疗的三个主要方面加以评估：

- 医疗机构的结构；
- 治疗方法；
- 治疗效果或临床干预措施的结果。

医疗结构

这与医疗资源的质量、类型以及如何使用有关，例如，医学护理人员或医学相关人员的数量和经验或床位可用度。这些数据相对易于收集，且通常精确。全国性的标准已经建立（见下文）[6]，且这些数据在医疗资源的分配过程中很有力。例如，英国新生儿人员配备研究（图 2.6）强调了新生儿监护人员短缺，这就是一个国家级医疗结构审计的范例[45]。

结构审计自身仅证明了在其与来自病人的信息相匹配，并与其他两个审计领域合并数据之前，某些潜在领域中存在医疗服务不足和并未形成对护理质量的评估措施。结构缺陷可能为方法审计或效果审计的不良结果提供一种解释。

治疗方法

这可能需要从三方面考虑：

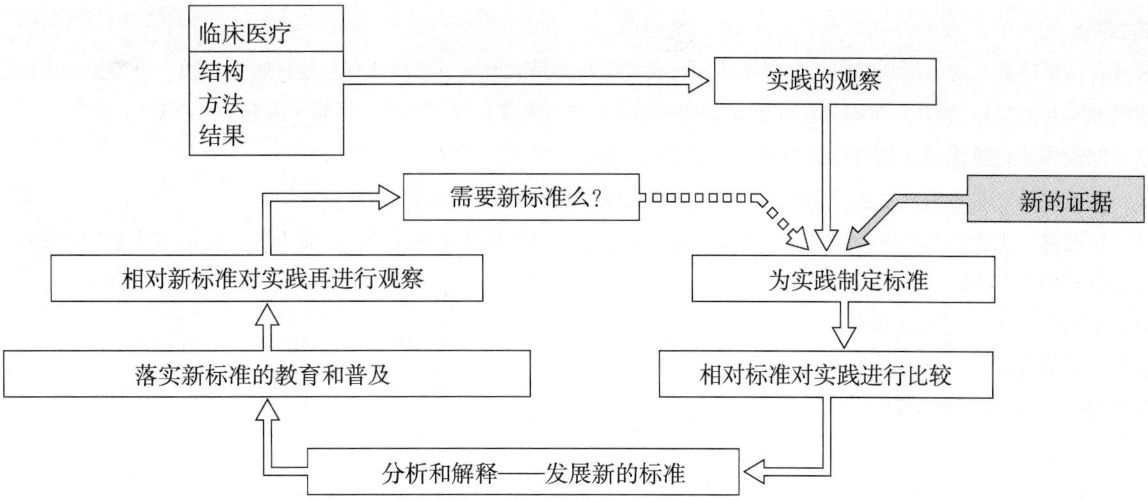

图2.5 临床审计的过程。此链始于实践观察和将新证据整合到标准制定中，当对新标准再度评估以证实临床医疗存在有效的变化时结束。

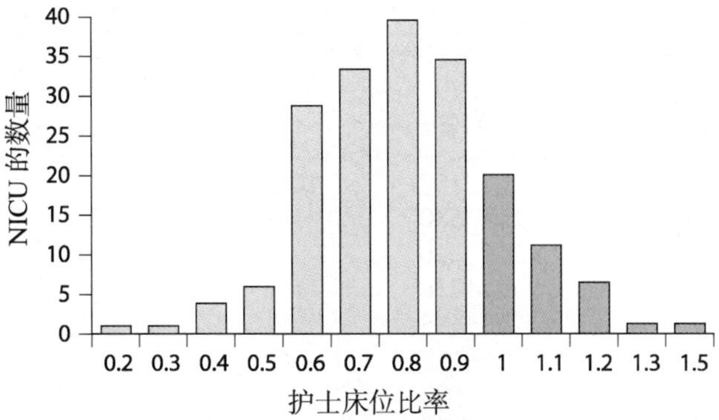

图2.6 英国所有新生儿单位的护理编制评估（实际护士人数 / 来自公布标准的推荐护士人数——浅色条带表示评估数低于需求数的单位）。（摘自 Tucker J, Tarnow-Mordi W, Gould C, Parry G, Marlow N 1999 UK neonatal intensive care services in 1996. On behalf of the UK Neonatal Staffing Study Collaborative Group. Archives of Disease in Childhood. Fetal and Neonatal Edition 80: F233-F234.）

- 病人经过系统的方式——例如入院和出院程序、病史中的临床数据记录和与家长沟通的记录；
- 使用特殊资源的方式——例如分娩时到场人员的合理等级配置、医疗资源的占有率和病例组合研究、过渡性治疗设备的使用；
- 特别情况的管理方式——例如与特殊的住院标准或诊断分组或干预措施有关；在这个领域中，可通过指南的发展而引入循证实践。

RCPCH、BAPM 和皇家眼科医师学院之间的联合短期诊所是一个国家基础上护理方法审计的范例。1995 年制定了早产儿视网膜病的筛选与治疗标准。随后开展了国家范围的教育课程，后又进行了作为需要治疗登记的病例审计。在适当的时机将再次进行费用合理性的进一步审计。

治疗的效果

治疗的效果（或干预措施的结果）为医疗服务是否成功提供了最终的仲裁，并包括了重要的死亡率和发病率的度量手段。疗效可能与儿童（死亡事件、治疗并发症或远期神经发育）、母亲（满意度、母乳喂养率）或医务人员（招募、人员保持度、任职资格的级别或实施手术的能力）有关。

死亡率的定义完善（表 2.6）并广泛使用，很多进行了国家性（表 2.7，图 2.7）或区域性的校正。虽然这些数据提供了制定地方性目标和对地方性医疗效能进行回顾的机会，但是在解读这些数据的时候应该特别仔细，因为它们可能存在因病例数少而引起的随机变异，以及数据采集方法学上的系统变异。推荐对疾病的严重程度进行校正，这可以作为一个避免这类问题的方法（见上文）。

为特异性审计选择结果评定的方法充满了困难。结果需要有特异性、可度量性和相关性。例如，接受肺血管扩张药物以降低肺动脉高压的婴儿，可能可以通过他们对治疗的反应进行审计，采用在用药时和用

表2.6 围生期定义

- 活产。婴儿在从母体完全娩出后观察到有生命体征，而不考虑妊娠持续时间（生命体征包括呼吸、心跳、脐带搏动或自主运动）
- 死产（或晚期胎儿死亡）。婴儿在孕24周后完全娩出前的胎儿死亡 [末次月经（LMP）后第一天起的168天]
- 流产。在孕24周末之前娩出的无生命体征的孕体（<LMP后168天）
- 出生体重。胎儿的第一次体重或出生后获得的新生儿体重（最好是出生后一小时之内）
- 孕龄。从LMP后第一天算起的妊娠持续时间，用整周数和天数表示（孕龄从不按照只入不舍计算，因此一个孕24周6天出生的婴儿，通常就认为其孕龄为24周）
- 早产。孕37周前出生（<LMP后259天）
- 足月。从整孕37周到42周（LMP后259~293天）
- 晚产。超过42周（>LMP后293天）
- 新生儿期。分娩后头28天
- 致命的先天性畸形。引起死亡的主要先天性畸形

表2.7 英格兰和威尔士（2001）总出生数和死产，新生儿和婴儿死亡的死亡总数

ONS原因	出生		死亡			婴儿死亡总数
	活产	死产	新生儿早期	新生儿期	新生儿期后	
总计	594634	3159	1582	2107	1065	3172
先天性畸形	–	446	380	530	361	891
产前感染	–	25	28	66	18	84
不成熟相关情况	–	–	975	1216	156	1372
窒息、缺氧或创伤（产时）	–	98	163	199	11	210
外部疾病	–	8	4	7	66	73
感染	–	–	10	23	144	167
其他特殊情况	–	182	9	16	17	33
窒息、缺氧或创伤（产前）	–	952	–	–	–	–
产前即死亡	–	1383	–	–	–	–
婴儿猝死	–	–	1	24	188	212
其他情况	–	65	12	26	104	130

数据来源：office of National statistics（ONS）——可查询网址：http://www.statistics.gov.uk

药之后即刻氧合程度加以评价，但是通气使用时间或远期效果（如神经系统发育）却不适用于评估，因为很多其他事物也是这些结果的决定因素。决定血管扩张药物对结果产生影响的唯一方法是进行各比较组严密匹配的随机对照试验。

医疗机构应该定期监测治疗质量的诸个方面，并推荐其用年度报告的形式发布。这些数据在区域或国家基础上进行校正就更理想，已有这方面的优秀范例（图 2.8）。年度报告最少应包含的内容已有规定[5]，而且也应该包括在特定存活者组群中残疾率的监测（参见第 3 章和图 3.4）。

审计链

审计链（图 2.5）包含了将审计结果整合入临床实践的一系列方法。当调查开始时，可在负责观察的新生儿小组内确定审计主题；主题也可由卫生专员（死亡率和残疾率）或按照地区性 / 国家性来确定。美国儿科学会建立了正规的政策或指南声明，可作为审计的基础。在英国，皇家医学院按照各专业设立了审计组和公式指南。在新生儿学领域内，皇家儿科和儿童健康学会（BCPCH；www.rcpch.ac.uk——临床效果）和皇家妇产科学会（RCOG；www.rcog.org.uk——良好的医疗实践）提供了新生儿医疗实践的相关指南，但是在

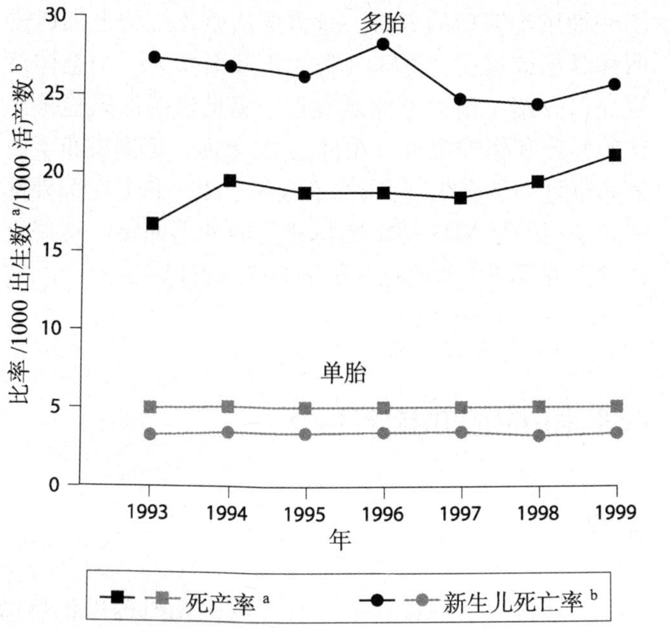

图2.7 1993—1999 年单胎和多胎产的死产率和新生儿死亡率：英格兰和威尔士（数据来源：Confidential Enquiry into Stillbirths and Deaths in infancy. 8th Annual Report. London: Maternal and Child Health Research Consortium; 2001）

英国全国范围内的国家性新生儿指南很少。

尽管 NHS 开展了大量调查，但是审计仍未得到很多医生的认同。部分原因是无法理解要在科学的基础上收集、分析和解读审计数据的重要性，这在审计过程及其研究方面是至关重要的。通常对审计缺乏合理的地方性支持，无论是从人力还是技术上，但是在过去 5 年内，在临床管理方法上的投资使得局面有很大改善。有了正确的支持和执行，审计可为一个新生儿医疗机构获得成功作出重要贡献。

很多审计都是通过考评医疗病例记录获得的。在理想情况下，应该收集前瞻性数据，因为记录信息中的变异可能会使审计数据不完整。对于来自病史的回顾性审计应认识到其局限性，但是这仍是审计方法一个重要部分。在采集回顾性和（对于较小范围）前瞻性审计数据中发生的问题是：

- 诊断编码不良引起的偏倚；
- 记录检索中的偏倚（鉴别“病例”的困难，特别是对于死亡病例）；
- 与样本大小有关的偏倚；
- 审计数据的可靠性（例如，病人间记录或定义的变异，在整理病史调查结果时的错误）；
- 信息丢失引起的偏倚；
- 在审计中使用不适当的“非常规”数据；
- 病例组合和并发症；
- 无法对治疗的量化方面进行评估——适时、协调、情感成分和经费。

一个好的审计设计在规划阶段就得出其缺陷，以便避免重大错误。它也将包括和涉及来自直接新生儿小组以外的对成功有关键作用的人员。一旦得到结果，重要的决定就是在管理中哪些（任何）变化会对审计产生影响。应该认真规划实施调查的行动和责任路线。必须确定审计在经济方面的后果和医疗实践产生的变

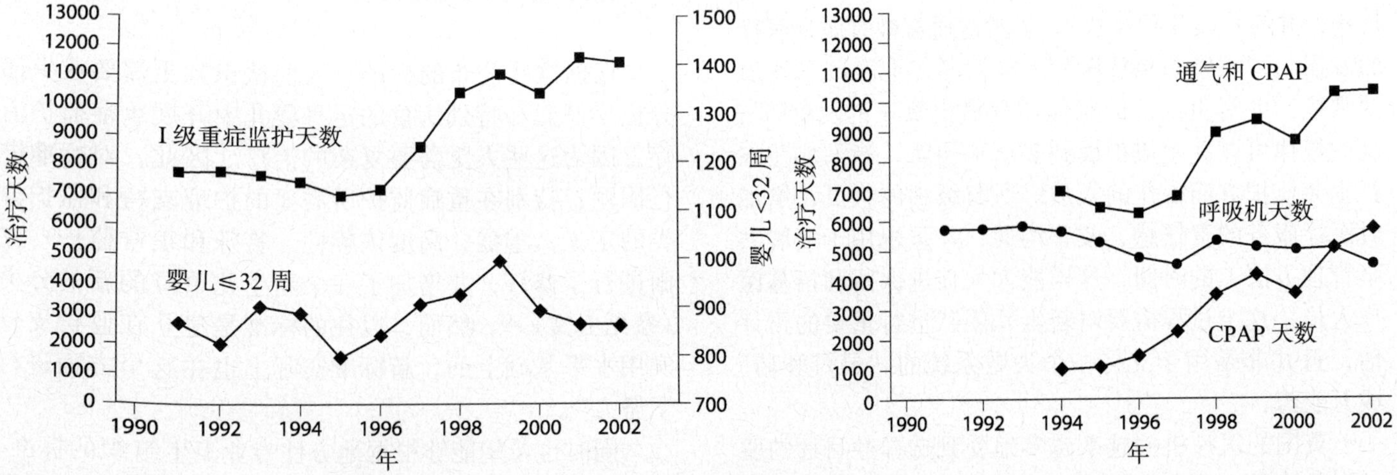

图2.8 参与 Trent 新生儿调查的医院的年度统计，显示了自 1996 年来重症监护工作的增长，尽管孕 32 周或 32 周以下（左图）出生的婴儿数量是一致的，但其使得持续气道正压通气（CPAP）使用增多（右图）。数据来源：Trent Neonatal Survey (with permission).

化，执行过程中，涉及早期管理的方面对项目的成功起着显著的决定性作用。对支持机构人员的医学和护理学的教育与训练必须包括审计方法中的技术进展。

最后，审计链是一个连续的环：一旦完成了一个审计，其推荐内容会进一步得到使用，审计的规划应该确保这些变革的成功。

基准点

一个"基准点"最初是位于一根水平校准杆上的一个用于反复测量的观测标记；因此它是一个参考点，一个尺度或标准（牛津英语字典）。采用一个从外部引入的标准来评估一个服务机构的结构、过程和结果的方法，通常叫做"基准点"，与审计不同的是，这是按照地方标准进行的。实际上，对于不同参考点而言，采用的方法是一样的。

在专业的新生儿执业团体中，有很多主动地使用基准点方法与其他机构区域／网络组群（例如，Trent 新生儿调查；泰晤士围生期分组鉴定计划）进行比较或采用 Vermont 牛津网络（www.vtoxford.org）进行国际比较。

临床管理的其他方面

和医学审计一样，临床管理也存在"自上而下"执行的危险，从而变得与很多医疗人员无关。近年来，英国的很多医院鼓励发展共享管理——一个倡导主人翁、广泛涉及和参与的系统。其始于美国的一些卫生机构，并演化成几种模式[7]。虽然这通常被看做是医疗的发展，"探索并承认医疗人员对其专业实践和发展的掌控，并对更广泛的整体议程做出真正的贡献[20]"，这些规律可以并应被扩展到多学科团队，诸如那些在新生儿监护方面工作的人员。所有级别的人员，增加对医疗服务的责任感，改善沟通，并重视用于发展共享管理方法上的时间，这样能大大促进保留和招募医疗人员。这个过程需要对新生儿团队进行重要的再评估，且并非是用于支持一个失败系统的"灵丹妙药"或万能药。

英国的医疗机构越来越多地受到选择性目标的驱动，临床管理为急诊医疗机构提供了一个方法，以确保他们的规划和资源不会落后。NHS 联合体广泛接受了一种风险管理的方法，这需要从整体结构上加以说明和介绍或接受。新生儿监护正逐渐作为一个整体议程加以介绍，诸如整体基准点、满足将诉讼风险最小化的标准和标准定价。在过去 10 年内，定期发布了由诸如审计委员会[1]、临床标准顾问小组[8,9]和卫生部外部回顾小组[33]等 NHS 协助团体进行的外部回顾。这些创新对于进行新生儿治疗的影响尚要拭目以待。

标准和围生期审计手段

标准

对其治疗结构进行审计时，新生儿机构可根据已经发布的一些标准（基准点，数量不定）进行评估。英国最重要的是*提供新生儿重症和高依赖性监护医院标准*。这些标准作为评估资源可用度的参照点。1996 年公布了这些标准的第一版，以及所覆盖的人员、机构规模和新生儿医疗机构的管理[5]。某些条文可能建立在所发布的材料之上，但是也要认识到很多并不存在。详细推荐标准覆盖了下列领域：

- 机构规模；
- 医疗和护理人员配备；
- 支持人员；
- 设备；
- 审计；
- 新生儿监护的继续教育。

根据这些公布的标准，人们认识到更需要在少部分极早产儿和特别病重的足月婴儿中开展重症监护治疗，因为这些人更需要复杂的治疗。因此，对标准进行回顾，特别在重症监护所需要的护理支持和监护分类的定义（重症、高度依赖性、特殊和正常监护）方面进行了修订，并增加了一个新生儿单位的新的分类（参见上文）[6]。然而，以往的标准是建立在监护支持实用水平基础上的，新标准实际上也在这个方面进行了努力[33]。

同时也希望能够根据地方性专业卫生组织的标准，对新生儿医疗机构进行评估，诸如在保管记录等其他的医院基础方面。

定义——死亡率和发病率

按照惯例，出生体重细分为低出生体重（LBW: <2501g）、极低出生体重（VLBW:<1501g）和超低出生体重（ELBW:<1001g）。对于早产也采用同样的分组，但是对于极早产（出生时 <30 周或 32 周）或超早产（通常出生时≤孕 25 周）的定义仍很少达成一致。这些概括的定义是建立在死亡和围生期并发症风险的基础上的。

围生期和婴儿死亡原因的定义可有助于理解特殊原因与卫生工作发展的关系。Wigglesworth 提出了一个这样的分类，用于把一些年来的死亡作为死产和婴儿死亡可信度询问（CESDI）（图 2.9）的一部分进行分类。很多新生儿期后婴儿死亡率的降低，是因为一部分被称为婴儿猝死综合征（SIDS）类别的死亡比率降低，这始于 20 世纪 80 年代，是因为病理学实践的进步和更好的诊断，然后在 20 世纪 90 年代间观察到并发疾病及父母吸烟与 SIDS 之间的关系后[19,47]，死亡率进一步降低。

国际妇产科学协会（FIGO）和世界卫生组织（WHO）定义的数据集促进了新生儿和围生期发病率的国际比较（表 2.8）。特别是 FIGO 推荐的数据定义和报告方法，修正了新生儿医疗储备之间的主要差异，将信息作为一个整体加以表达，然后再剔除患有致命畸形和那些出生体重远低于 1000g 的婴儿。

虽然这些分类在国际舞台上非常有用，为发展中的医疗卫生团体提供了基准点，但是在一个高度发达的医疗机构内，孕龄和体重位于临界点的死亡率和发病率就变得相对重要。

死亡率和发病率主要取决于人群的基线定界，不良后果报告的精确度必须清晰，以便解读和与其他报告对比。例如，如果仅考虑将住院接受重症监护的婴儿和一个包括全部活产婴儿的报告进行对比，则极早产儿预后报告的死亡率常有差异，因为后者也包括了产房内死亡病例，而前者可能包括了出生后转运病例。重要的是，要将婴儿的死亡率合理地算到其转出单位或相应人群中，而不能算到接收单位。EPICure 研究针对的是妊娠满 20～25 整周的活产婴儿，图 2.10 显示了这些入组婴儿入院接受重症监护的疗效[49]。孕 26 周出生或孕 26 周以后出生的婴儿很少死在产房内，基于活产或住院情况结果的差异则变得不太重要。

长期发病率的定义、使用和解释在第三章中会加以讨论。残疾标准定义[46]（第三章的表 3.2 和表 3.3）的使用促进了参照其他人群在一个人群中建立预后基准点的能力，这应该加以支持。目前的国际定义（表 2.9）正处于再评估阶段。历史上，这些数据都是由新生儿学团队从高危人群中采集而来，但如果理想的话，这种信息应该从常规系统中获得，使用儿童卫生健康电脑系统或地方残疾登记方法来提供功能障碍的整体数据。在这种情况下，很明显在社区中大部分的功能障碍和残疾都是发生在那些足月或接近足月出生的儿童中，但是随着出生体重和孕龄的降低，其出生体重-或孕龄-特异性残疾比率则上升。通过促进父母或非临床评估手段来改善数据采集的努力尚未获得完全成功[17]。

新生儿数据记录

人群数据

出生和死亡的法定登记提供了一个收集整体数据的机会，可把信息收集作为目标，或为随后的卫生保健提供进一步数据，例如儿童卫生健康系统。在英国，这些都集中到一起以便提供人群变异及其趋势的综合数值。尽管已经开始加以实行，但是仍未能在英国整体范围内促进数据采集的标准化。在苏格兰的较小人群中，SMR-11 出生数据采集表格提供了一个人群信息的优秀来源。CESDI 围生期死亡快速报告表的发展推动了针对围生期死亡的诸多调查，现在仍是一个重要的信息来源（www.cemach.org.uk）（见下文）。

2003 年引入了评定 NHS 出生数量的新方法，取代了出生后 6 周内进行出生登记的旧系统（www.nhsia.nhs.uk/nn4b/pages/overview）。这一重要发展将更易于在卫生健康系统内跟踪和记录病人个体，特别当婴儿为了综合治疗在不同单位间转运的时候。

高危组群

在英国，并没有一个用于记录新生儿重症监护后效果并对其在国家基础上进行校正的国家级系统。许多地区收集了这种信息，但是很少尝试对这些数据的

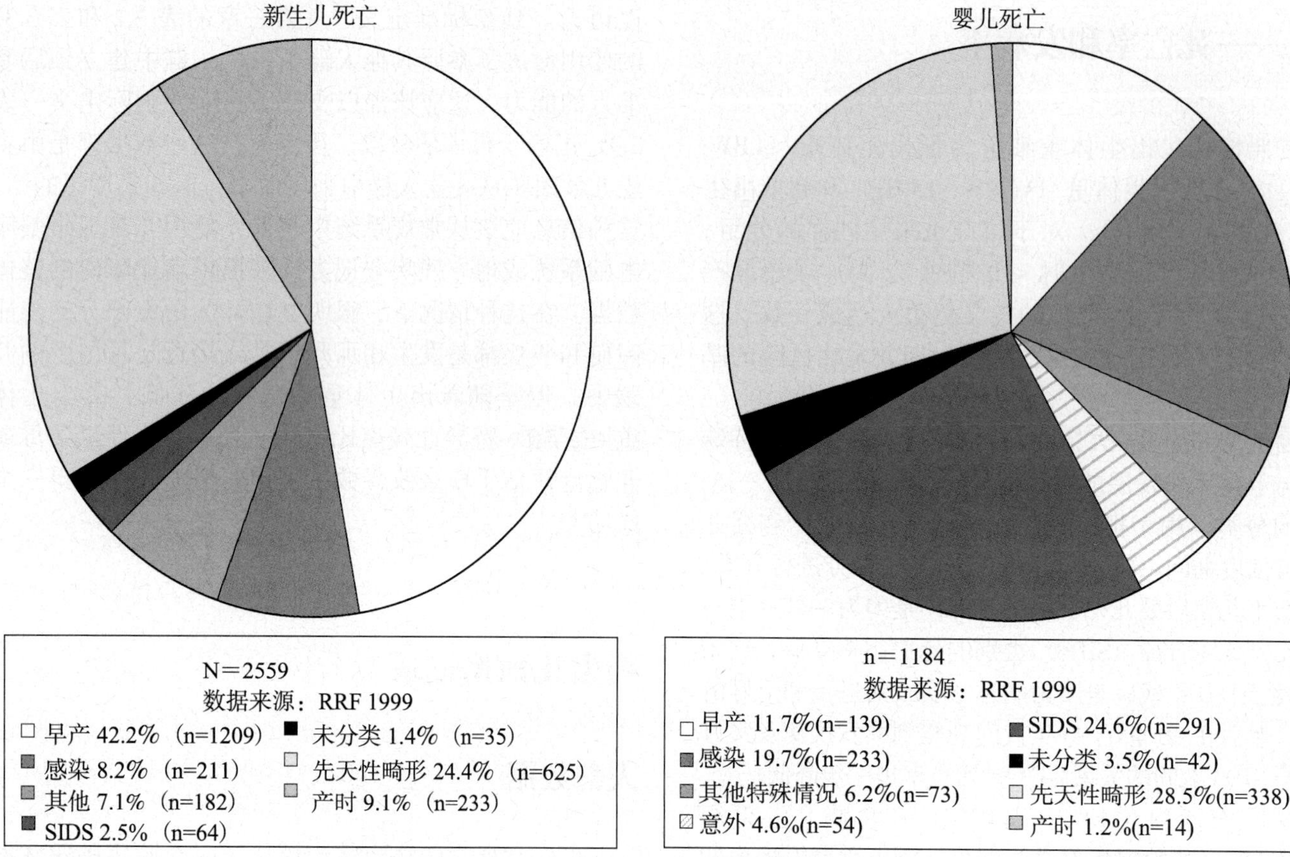

胎儿死亡因素分类	早产儿死亡 人数	(%)
出生前窒息	778	64.4
透明膜病	349	28.9
脑室内出血	39	3.2
感染	34	2.8
未分类	9	0.7
总计	1209	100.0

图2.9 采用 Wigglesworth 死亡分类的英格兰和威尔士的新生儿和婴儿死亡原因。（摘自 Confidential Enquiry into Stillbirths and Deaths in Infancy. 8th Annual Report. London: Maternal and Child Health Research Consortium; 2001.）

定义进行标准化或在不同系统间做出报道。BAPM 定义的一个数据集将满足这类需求（表 2.10；www.bapm.org/publication.php）[4]，因此新生儿医疗机构可通过对比的方法来进行报道。目前正对这个数据集进行再次评估，信息集中调查的进展让人们看见了其将发展成国家系统的希望。

有一个良好的实践范例，澳大利亚和新西兰新生儿网络校正了自 1994 年起来自 22 家 NICU 的早于孕 32 周前出生或出生体重低于 1500g 婴儿的信息（www.usyd.edu.au/cphsr/anznn）。所有单位都是一个高度发达的按照地域划分的系统的一部分，此系统实施集中监护并有组织良好的新生儿检索服务。在这个合作研究的第一个报告中，他们定义了四个主要目标：

1. 提供一个核心数据集，以供：
   a. 确定死亡率和发病率的趋势和变异，供进一步研究使用。
   b. 增强进行多中心研究和随机化试验的能力。
   c. 为支持改善医疗质量而提供根据病例组合和疾病严重程度校正的新生儿预后信息；

表2.8　国际妇产科学协会（FIGO）关于国际化收集围生期死亡率数据统计的推荐标准

数据收集

收集出生体重>500g，早期和晚期新生儿死亡（<28天）和识别死产或有致命畸形或出生体重<1000g的新生儿死亡病例数

围生期统计

- 每1000出生数的致命畸形比率
- 每1000出生数的死产比率（SBR）
- 每1000活产数的新生儿死亡比率（NMR）（在出生后28天和28天以内死亡的活产数）
- 每1000出生数的围生期死亡比率（PNMR）（死产加出生后7天及7天以内死亡的活产数）

　排除致命畸形（包括所有出生体重）：

　SBR; NMR; PNMR

　排除致命畸形和出生体重<1000g者

　出生体重：SBR; NMR; PNMR

　排除出生体重<1000g的出生数（包括致命畸形者）：SBR; NMR; PNMR

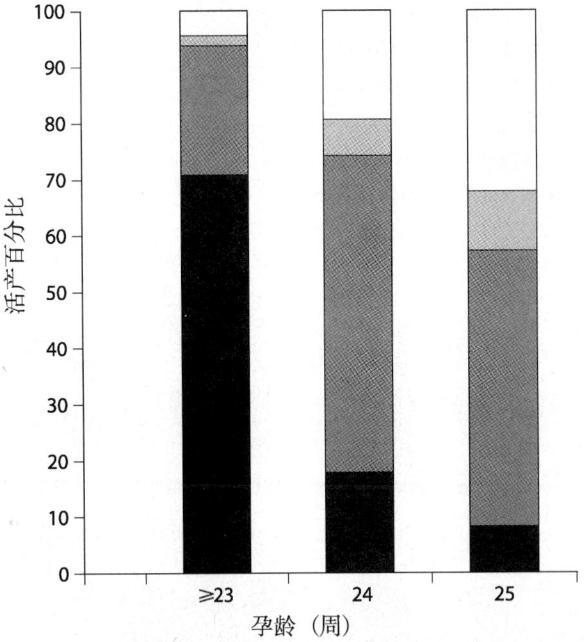

	≥23	24	25
产房内死亡	71%	18%	8%
无严重残疾的整体存活率	4%	20%	32%
整体存活率	6%	26%	43%

■ 产房内死亡　■ 严重残疾 / 婴儿死亡

■ 重症监护之后死亡　□ 无严重残疾的存活者

图2.10　EPICure 研究中的存活与严重残疾风险（1995 年英国和爱尔兰的活产婴儿）。（摘自 Wood N S, Marlow N, Costeloe K, Gibson A T, Wilkinson A R 2000. Neurologic and developmental disability after extremely preterm birth. EPICure Study Group. New England Journal of Medicine 343: 378-384.）

表2.9　WHO关于功能障碍、残疾和残废的国际分类

- 功能障碍。任何心理、生理或解剖结构或功能的丧失或异常。
- 残疾。任何正常人拥有的行为能力的限制或缺失（由于某功能障碍引起）
- 残废。某一个人因功能障碍或残疾引起的危害、限制或阻碍个体正常功能的完成（根据年龄、性别和社会及文化因素）

2. 监测新技术的运用；
3. 发展和评估网络中的婴儿风险评分；
4. 通过新生儿预后来发展和评估围生期监护的临床适应证。

最新的报道[12]显示大部分目标已经实现，且这些信息提供了一个优秀的数据集供其他新生儿机构确立基准点。这个网络也作为一个诸多学术活动的提供者确保监护和结果的持续改善。这一合作提供的临界质量为重要结果提供了精确的可信区间（图 2.11）。

这一领域内国际合作的进一步范例是 Vermont 牛津网络（www.vtoxford.org）。起初是设计用于收集和校正病人信息以便促进单位间比较，现在其接受了来自世界范围内 350 家新生儿单位的数据和 30 000 多名婴儿的记录信息，包括超过 50%的美国 NICU 和其他国家的 50 家单位的数据集。

指南和循证监护

围生期监护是现代医学中的一个领域，包含了随机对照试验的概念，因此在许多领域中，可能要在安全科学的证据之上进行监护。根据这些校正的结果，得出了许多关于在大范围内开展优良实践的报告，这些报告都包含在 Cochrane 合作项目中。新生儿回顾资料可以无偿获取（www.nichd.nih.gov/cochraneneonatal）。但是，并非所有的医疗实践领域可进行这种回顾，临床实践必须考虑大量的证据和个人经验。虽然国家性和专业性团体可能不断提出良好的实践指南（表 2.10），但是在工作环境背景中需要有明确的信息，指南的地方性发展也是必需的。临床管理网络的建立提供在网络基础上对此进行发展的机会，减少了单个单位的工作负荷，确保了高质量监护的实施。

表2.10 支持新生儿重症监护单位年度报告的两个推荐的最小数据集概要

基于病人的数据	基于医疗单位的数据
32个项目和8个可选数据点*	22个描述单位结构/人员配置的项目
1. 医院名称†	1. 医院名称†
2. 母亲的NHS号码	2. 活产儿数量
3. 母亲出生时居住地的邮政编码	3. 重症监护床位的设计数量
4. 预约登记时的计划分娩地	4. 特殊监护床位的设计数量
5. 出生地点	**护理人员配置**
6. 更改出生地点的原因	5. 确定的实施护理等级
7. 婴儿的NHS号码	6. 根据等级确定的护士人数
8. 出生日期	7. 已受训的新生儿护士人数
9. 出生时间	8. 训练中的护士人数
10. 收治入院的途径	9. 承担管理责任的高级护士
11. 收治入院的原因	10. 负责进一步教育的护士人员配备
12. 入院日期	**医生人员**
13. 出院、转运或死亡的日期	11. 大部分时间用于新生儿监护的主任医师
14. 出院或转运目的地	12. 24小时负责的主任医师
15. 出院或转运的原因	13. 24小时负责的中级住院医师
16. 出生体重	14. 共管的中级儿科医师
17. 分娩时有关妊娠的最佳评分	15. 负责的中级医师数量
18. 多胎	16. 24小时值班的高级住院总医师
19. 是否死后分娩	17. 能参加24小时住院值班的人数
20. 死亡时间	18. 高级新生儿执业护士的人数
21. 早期新生儿脑病	19. 新生儿转运机构
22. 早产儿视网膜病检查	20. 接受A级和B级监护的婴儿数量§
23. 早产儿视网膜病分期	21. 接受C级和D级监护的婴儿数量§
24. 早产儿视网膜病的治疗	22. 拒绝转运需求
25. 颅脑超声(作为常规)	
26. 听力筛查(作为常规)	
27. 气管内插管通气天数	
28. 持续正压气道通气天数	
29. 一级重症监护天数‡	
30. 二级重症监护天数‡	
31. 特殊监护天数	
32. 最终增加氧疗的日期	
■性别	
■漏气而需要引流	
■脑室内出血的最坏变化	
■脑室大小	
■囊性脑白质软化	
■吸入氧的最高适当百分比	
■吸入氧的最低适当百分比	
■碱剩余的最差数值	

*这些数据要点在数据集中进行定义，这些定义的项目可供许多单位收集，但是不能成为最小数据集的组成部分。
†两个数据集的共同变量。
‡英国围生医学学会/新生儿护理学会的定义。
§北方新生儿网络定义。
数据来源：British Association of Perinatal Medicine 1996 The BAPM neonatal dataset. BAPM, London.

指南不是强制性的方案。必须根据个人的临床需求进行个体化的治疗设计，因此可能在一些特别情况下，需要脱离医疗单位的指南。但是，预先设定的治疗计划可能用于许多监护领域，其主要用于指南可对优良的医疗实践作出宝贵贡献的这些领域。草拟定指南有助于确定审计要点和审计方法，因此根据设定的

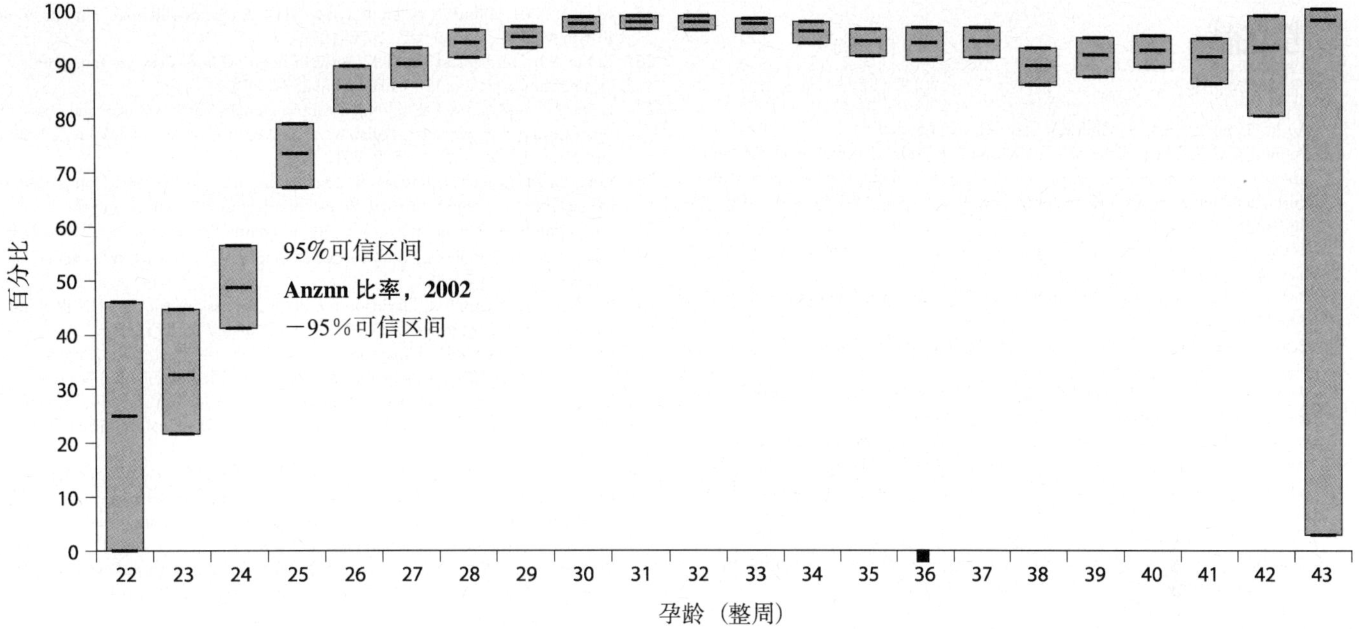

图2.11 2001 年澳大利亚和新西兰收入新生儿重症监护病房的 95%可信区间的婴儿生存率。（摘自 Donoghue D, the AZNN Executive 2003 Report of the Autralian & New Zealand Neonatal Network 2001. ANZNN, Sydney.）

标准可进行前瞻性数据的收集。

将科学证据与实践结合的方法被广泛作为"循证医学"的实践加以应用。这个方法的完整描述超出了这个章节的范畴（www.cebm.net）。但是，询问合理问题的方法，整合和精确地评价证据，根据证据行动和根据证据确立效能是审计 / 指南原理的中心。

在单个医疗机构内，通常难以证明引入循证概念后管理改变所带来的好处。集体工作形成一个地方性网络，从人群大小看有明显的优点，但是使用诸如 Vermont 牛津网络等大型组织的强大资源可在许多机构内引起更迅速的变革。

作为 NIC/Q2000 规划的一部分，Vermont 牛津网络促进了许多机构在院内感染、慢性肺病、出生后地塞米松的使用、预防脑出血和缺血性脑损害等方面的医疗质量的改善。这是第一次在临床监护领域中尝试这样一个规划。在一个新生儿单位群体中的每一个机构均不同程度地获得成功和进步。这一规划的成功提供了一个有力的证据，证实了在一个促进途径下，一个网络内的单位采用共同的方法学，可以完成循证实践的变革和对此加以审计。

在英国，最有效的审计方法曾经是 CESDI，现在是 CEMACH。孕 20 周到出生后第一年底的登记死亡数集中进行报道。在这个系统内，组织了一系列结构可信的询问，每个均针对不同的主题以确定在报道病例的治疗中的可避免因素和良好的医疗实践。最近，这个方法又得到了补充，即收集孕 27 和 28 整周出生的存活儿童作为一个对照组（27–28 计划）。这个对实践的强有力评估得出的报道对英国新生儿医疗实践有着重要的意义。

结论

在一个现代医疗机构中，新生儿监护对人群卫生健康做出了重要贡献，为那些患有严重疾病的婴儿提供了重症监护支持，采纳循证措施避免疾病和不必要的治疗干预。NIC 在过去的 30 年中获得巨大发展，并在生存和发病率方面获得了明显的进步。现在复合医疗的组织必须证明其在临床和经济学上的有效性，临床监护必须有透明度和循证特点。必须通过临床管理和医疗进步来应对这些挑战，如上文所述。这些是新生儿医疗实践的关键部分，也是提高未来效果的重点。

参考文献

1. Audit Commission 1993 Children first. HMSO London
2. Bennett C C, Lal M K, Field D J, Wilkinson A R 2002 Maternal morbidity and pregnancy outcome in a cohort of mothers transferred out of perinatal centres during a national census. British Journal of Obstetrics and Gynaecology 109: 663–666
3. Bowen S L 2002 Transport of the mechanically ventilated neonate. Respiratory Care Clinics of North America 8: 67–82
4. British Association of Perinatal Medicine 1996a The BAPM neonatal dataset. BAPM, London
5. British Association of Perinatal Medicine 1996b Standards for hospitals providing neonatal intensive care. BAPM, London
6. British Association of Perinatal Medicine 2001 Standards for hospitals providing intensive and high dependency care. BAPM, London
7. Burnhope C, Edmonstone J 2003 'Feel the fear and do it anyway': the hard business of developing shared governance. Journal of Nursing Management 11: 147–57
8. Clinical Standards Advisory Group 1993 Neonatal intensive care: access to and availability of specialist services. HMSO, London
9. Clinical Standards Advisory Group 1995 Neonatal intensive care: access to and availability of specialist services: Second report to CSAG by a working group. HMSO, London
10. Confidential Enquiry into Stillbirths and Deaths in Infancy 2001 8th Annual Report. Maternal and Child Health Research Consortium: London
11. Costeloe K, Hennessy E, Gibson A T, Marlow N, Wilkinson A R 2000 The EPICure study: outcomes to discharge from hospital for infants born at the threshold of viability. Pediatrics 106: 659–671
12. Donoghue D, the AZNN Executive 2003 Report of the Australian & New Zealand Neonatal Network 2001. ANZNN, Sydney
13. Draper E S, Manktelow B, Field D J, James D 2000 Prediction of survival for preterm births. British Medical Journal 321: 237
14. El-Metwally D, Vohr B, Tucker R 2000 Survival and neonatal morbidity at the limits of viability in the mid 1990s: 22 to 25 weeks. Journal of Pediatrics 137: 616–622
15. Field D, Draper E S 1999 Survival and place of delivery following preterm birth: 1994–96. Archives of Disease in Childhood. Fetal and Neonatal Edition 80: F111–F114
16. Field D, Hodges S, Mason E, Burton P 1991 Survival and place of treatment after premature delivery. Archives of Disease in Childhood 66: 408–10; discussion 410–411
17. Field D, Draper E S, Gompels M J et al 2001 Measuring later health status of high risk infants: randomised comparison of two simple methods of data collection. British Medical Journal 323: 1276–1281
18. Field D, Petersen S, Clarke M, Draper E S 2002 Extreme prematurity in the UK and Denmark: population differences in viability. Archives of Disease in Childhood. Fetal and Neonatal Edition 87: F172–F175
19. Fleming P, Berry J, Gilbert R, Rudd P 1990 Bedding and sleeping position in the sudden infant death syndrome. British Medical Journal 301: 871–872
20. Gavin M, Ash D, Wakefield S, Wroe C 1999 Shared governance: time to consider the cons as well as the pros. Journal of Nursing Management 7: 193–200
21. Goodman D C, Fisher E S, Little G A, Stukel T A, Chang C H, Schoendorf K S 2002 The relation between the availability of neonatal intensive care and neonatal mortality. New England Journal of Medicine 346: 1538–1544
22. Hope P 1995 CRIB, son of Apgar, brother to APACHE. Archives of Disease in Childhood. Fetal and Neonatal Edition 72: F81–F83
23. International Neonatal Network 1993 The CRIB (clinical risk index for babies) score: a tool for assessing initial neonatal risk and comparing performance of neonatal intensive care units. Lancet 342: 193–198
24. International Neonatal Network, Scottish Neonatal Consultants, Nurses Collaborative Study Group 2000 Risk adjusted and population based studies of the outcome for high risk infants in Scotland and Australia. Archives of Disease in Childhood. Fetal and Neonatal Edition 82: F118–F123
25. Klein R 2001 Milburn's vision of a new NHS. Adopting the missionary position. British Medical Journal 322: 1078–1979
26. Leslie A J, Stephenson T J 1997 Audit of neonatal intensive care transport – closing the loop. Acta Paediatrica 86: 1253–1256
27. Leslie A, Stephenson T 2003 Neonatal transfers by advanced neonatal nurse practitioners and paediatric registrars. Archives of Disease in Childhood. Fetal and Neonatal Edition 88: F509–F512
28. Lorenz J M, Paneth N, Jetton J R, den Ouden L, Tyson J E 2001 Comparison of management strategies for extreme prematurity in New Jersey and the Netherlands: outcomes and resource expenditure. Pediatrics 108: 1269–1274
29. Marlow N 2002 Illness severity measures in neonatal intensive care. Acta Paediatrica 91: 367–368
30. Maybloom B, Chapple J, Davidson L L 2002 Admissions for critically ill children: where and why? Intensive and Critical Care Nursing 18: 151–161
31. Maynard A, Bloor K 1996 Introducing a market to the United Kingdom's National Health Service. New England Journal of Medicine 334: 604–608
32. Milligan D W A 1997 Neonatal intensive care provision in the United Kingdom 1992–3. Archives of Disease in Childhood. Fetal and Neonatal Edition 76: F197–F200
33. Neonatal Intensive Care Services Review Group 2003 Neonatal intensive care review – strategy for improvement. Department of Health, London
34. Northern Neonatal Network 1993 Measuring neonatal nursing workload. Archives of Disease in Childhood 68: 539–543
35. Parmanum J, Field D, Rennie J, Steer P 2000 National census of availability of neonatal intensive care. British Association for Perinatal Medicine. British Medical Journal 321: 727–729
36. Parry G J, Gould C R, McCabe C J, Tarnow-Mordi W O 1998 Annual league tables of mortality in neonatal intensive care units: longitudinal study. International Neonatal Network and the Scottish Neonatal Consultants and Nurses Collaborative Study Group. British Medical Journal 316: 1931–1935
37. Parry G, Tucker J, Tarnow-Mordi W 2003 CRIB II: an update of the clinical risk index for babies score. Lancet 361: 1789–1791
38. Rashid A, Bhuta T, Berry A 1999 A regionalised transport service, the way ahead? Archives of Disease in Childhood 80: 488–492
39. Ratcliffe J 1998 Provision of intensive care for children. A geographically integrated service may now be achieved. British Medical Journal 316: 1547–1548
40. Richardson D K, Gray J E, McCormick M C, Workman K, Goldmann D A 1993 Score for neonatal acute physiology: a physiologic severity index for neonatal intensive care. Pediatrics 91: 617–623
41. Richardson D K, Corcoran J D, Escobar G J, Lee S K 2001 SNAP-II and SNAPPE-II: Simplified newborn illness severity and mortality risk scores. Journal of Pediatrics 138: 92–100
42. Scally G, Donaldson L J 1998 The NHS's 50th anniversary. Clinical governance and the drive for quality improvement in the new NHS in England. British Medical Journal 317: 61–65
43. TINA. Transport of Neonates by Ambulance. 1996
44. Tucker J 2002 Patient volume, staffing, and workload in relation to risk-adjusted outcomes in a random stratified sample of UK neonatal intensive care units: a prospective evaluation. Lancet 359: 99–107
45. Tucker J, Tarnow-Mordi W, Gould C, Parry G, Marlow N 1999 UK neonatal intensive care services in 1996. On behalf of the UK Neonatal Staffing Study Collaborative Group. Archives of Disease in Childhood. Fetal and Neonatal Edition 80: F233–F234
46. Ventriculomegaly Trial Group 1995 Disability and perinatal care: report of two working groups. NPEU and Oxford Health Authority, Oxford
47. Wigfield R E, Fleming P J, Berry P J, Rudd P T, Golding J 1992 Can the fall in Avon's sudden infant death rate be explained by changes in sleeping position? British Medical Journal 304: 282–283
48. Williams S, Whelan A, Weindling A, Cooke R 1993 Nursing staff requirements for neonatal intensive care. Archives of Disease in Childhood 68: 534–538
49. Wood N S, Marlow N, Costeloe K, Gibson A T, Wilkinson A R 2000 Neurologic and developmental disability after extremely preterm birth. EPICure Study Group. New England Journal of Medicine 343: 378–384

第3章

早产儿的预后

Neil Marlow

早产对胎儿来说是不正常的。对接近足月出生的婴儿，相对近期和远期问题少一些，但是对于出生特别早——妊娠 30 周或更早出生的婴儿，则其存活和随后的生命质量都受到威胁。当婴儿面临胎儿和新生儿风险因素的时候，所有的器官系统在这段时期都迅速地生长、发育和成熟。正常胎儿发育的终止将可产生显著的远期问题。令人鼓舞的是，很多极早产的成年人都是年纪很大的人[63,98]，但是这些孩子中大部分有残疾和病损，这是本章讨论的主题。

发展史

新生儿早期监护

在历史发展的过程中，人们对新生儿监护的关注也时强时弱。标志着出现“现代”新生儿监护的一个发明就是早产儿保育器，是由法国一位产科医生 Mon Tarnier 首先使用的。1878 年在巴黎产科医院采用了早产儿保育器，这促进了 Pierre Budin 在他的经典专著《护理学》[19]中一些观点的产生。虽然其内容主要集中在住院病人的护理，但是还有一张残留的他的“毕业”照片。Martin Couney 是 Budin 的一个学生，他获得了一个在 1896 年柏林世界博览会上展示新型新生儿保育器的机会。获得许可后，他想出了一个现场用婴儿展示保育器的主意，这些来自当地慈善医院的婴儿如果没有保育器则注定是要死亡的。这些“儿童孵化器”获得了极大的成功，并很快在世界范围内开始使用。Couney 自己也定居到 Cooney 岛，在那里他的展览得以出名；他自己的女儿也是早产儿，在保育器内治疗了 3 个月[145]。

Couney 产生的影响使得 Julius Hess 在芝加哥的 Sarah Morris 医院建立了有八个床位的早产儿救护站。这迅速扩展开来，并催生了第一个关于存活和预后的可靠报道[75]。在这一高度选择性的人群中，没有看见与来自正常足月对照组的显著差异，也没有发现出生体重、孕龄、性别或母体疾病对预后的影响。事实上，Gesell 和 Armatruda[57]使用了 Couney 在夏季博览会上展示的器械，他们的结论是“早产不会明显改变正常的心理发育过程。既不会使其加速，也不会使其延缓”。但是，人们的想法很快就改变了。

在接下来的 10 年中，人们认识到了妊娠时间长度的重要性，也注意到了更小的存活患者，其发病率也高，这引起了持续至今的关于监护这些脆弱婴儿的问题。例如，Sheridan 观察到死亡率的改善“与早产、畸形、出生损伤和体弱婴儿的生存率上升相关”[143]，而 Drillien 则说医疗监护的进步可能会导致人群中残疾儿童数量的增高[42]。

在此之前的监护都比较粗糙，例如仍不能确定关于使用氧疗的问题[29]，但是 20 世纪 60 年代宣告了更细致和周密的医学干预时代的来临，诸如早期母乳喂养和更合理的呼吸干预措施。在这一时期，关于预后趋势的报道也存在矛盾。Ann Stewart 及其同事第一个报道了极低出生体重婴儿预后动态的重要系统性回顾[149]。他们指出了在对比报告中的一些困难，通常专业中心报告的婴儿群体都是有选择性的。他们总结了所公布报道中的预后，诸如死亡、残疾或健康存活者以及 32 年中每相邻 5 年的平均值。从 1960 年来，死亡率出现逐渐降低，但是在每个时代，占活产总数 6%～8%的婴

表3.1 评估瑞典、西澳大利亚、英格兰和威尔士每1000活产儿的“得”与“失”

出生体重	人群	年	“得”	“失”	状况
所有人群	瑞典	1971–1975	3.8	0.1	脑瘫
<2000 g	西澳大利亚	1979	101	5	神经发育异常
<2500 g	英格兰和威尔士	1979	33	3.5	神经发育异常
<1500 g	英格兰和威尔士	1979	168	21	神经发育异常
<1500 g	英格兰和威尔士	1981	264	35	神经发育异常

摘自Stewart A 1999 Neurodevelopmental outcome. In: Rennie J M, Roberton N R C (eds) Textbook of neonatology. Churchill Livingstone, Edinburgh, pp79–100.

儿出现残疾。因此，也没证据表明是这些医疗监护措施的进步引起了人群中残疾儿童的增加。同样的趋势也相应出现在出生体重低于1000g的亚群中。

早产对人群残疾的影响

生存率提高使得人群要担负残疾带来的额外负担，这个问题至今存在。健康存活者“得”的概念是相对于残疾儿童的“失”而来的。Stewart总结了这些研究，在表3.1中显示[147]，证明了人群中健康存活者所带来的结果远比残疾带来的负担重要得多。自20世纪80年代早期以来，人们对这一领域的兴趣激增，涌现出大量的学术文献。经过一个较短的时期，就明确了残疾率的趋势是难以证明的，但是死亡率持续降低，因为出生孕龄处于存活临界点的人数减少。1992年，英国认识到这一点，将死产定义的孕28周降低到孕24周。

治疗和预后的原理

关于对存活临界点婴儿治疗能力的担忧持续上升，现在直接关注在孕26周前出生的婴儿，这些婴儿在妊娠晚期都是存活的。存活率一定程度上取决于治疗者的态度，一些中心宁可不对这些低孕龄者进行治疗，因为他们认为治疗的结果很可能很差，以至于给予重症监护的尝试是错误的。很少有研究进行不同模式监护结果的判定。一个重要的研究比较了美国一个全面开展重症监护的卫生机构和荷兰选择性开展重症监护的结果，显示了每100活产数中，有24.1个额外存活病例和7.2个额外的脑瘫病例[96]。因此，如果仍用脑瘫作为结果评价的话，得与失的计算仍然是重症监护的重要方面。很多人对认知和行为损害是否比结果测量更重要存在争论，但是也没有开展适当的研究。

重要的是，我们根据英国国家标准[18]推荐的那样，继续收集那些接受新生儿重症监护儿童的病程信息，至少要为那些面临极早产的父母提供重要信息并在出生后给予建议支持他们。如果使用得当，也可以提供关于医疗储备方面的充足信息（第2章）。

结果报告和研究设计

关于新生儿监护度量方法的数据可以用作结果审计的一部分或者是一个假设研究的一部分。这种研究探求出影响发展的因素（如社会或营养因素）或者影响特殊观察对象预期值的因素（如颅脑超声表现）。越来越多的新生儿干预治疗的随机化试验，将远期效果（通常是1～2年）作为许多新生儿治疗的次要或甚至首要结果，以及作为这类治疗的经济学评估结果包括在内。在一个理想的世界里，可以通过使用常规系统和统一的方式来收集所有儿童的信息，但是这到现在还不可能。

这一领域中的对比研究也伴随有方法学问题，尽管已经有了诸多努力，但是在各研究结果之间进行比较仍有阻碍（见下文）。因此，重要的是这些数据要尽量完整地体现，以促进各研究之间的比较和逐年比较。人群结果报告至少要包括以下内容：

- 出生人群的信息：
  - 特定地域人群的出生总数或活产数
  - 入院进行新生儿重症监护的婴儿总数
  - 监护转运的详细资料（宫内或宫外）

- 出院回家的存活者；
- ■ 年龄（范围）的评估，如果可能，对早产儿进行校正；
- ■ 人群比例的评估，以及未评估的原因——用一个与Consort 声明（http://www.consort-statement.org/statement.html）推荐的随机化试验相似的图表，通常是显示这些数据最清晰的方法；
- ■ 用于定义人群表现的度量手段（如智商测验）和用于区分结果的分类定义，以及每一包括不同结果度量人群中的残疾人数（如脑瘫、认知功能、听力或视力损害）。

已经发布了关于这类试验要求更详细的描述[85,108]。这种要求很少用于治疗的定向研究，但是虽然如此，上述建议中用于在人群报道中定义样本的规则使人们更好地理解研究结果在日常实践中的实用性。

在 1994 年，因为考虑到在长期结果定义方面各研究缺乏一致性，所以国家围生流行病学单位和牛津卫生当局建立的两个工作组制定了早产预后分类的指南[8]。这个结果推荐标准在校正年龄为 2 岁的基础上，进行标准一致的功能预后报道（表 3.2）。参与课题的小组一致同意，两岁是最有可能鉴别严重脑瘫证据的年龄，要记住解读极早期评估结果是有困难的。与其他公布的标准相比[82]，这些定义有良好的可靠性，对于那些极早产儿中非严格意义上的严重残疾和常见特殊情况的发育损害做了一些修改[170]。这些定义对于远期残疾的期望值尚需阐述。除了残疾数据以外，工作小组同样推荐了一个最小数据集，以便在英国的数据库内为每个儿童定义资料。

舆论并未良好地支持此后年龄段内残疾的界定。应将来自世界卫生组织（WHO）对残疾的正式定义作为任何规划的基础，但是目前这些正处于再评估过程中（http://www.who.int/health_topics/disabilies/en/），随访用的细化分类也很不明确。在大范围内不同标准预后评价的使用（如认知、神经病学、运动或行为领域）取决于调查中的假设，且事实上对于将这些评价尺度进行标准化的尝试也被误导，除了有一个明确的能被国际社会接受的定义（如 DSM-IV），这些应该与个体研究的特殊评价尺度一并报道。

如同上文所述，研究评估应该着眼于人群基础上，且采用标准化方式来报道数据[108]。但是，研究假设将决定如何选择所需的调查，这些试验的选择不在本章的讨论范围内。要强调募集同时代比较组的重要性，因为智商评分的长期上升趋势已经很好地得以阐述[55]，儿童能力的结果分类将取决于旧的评估尺度中选择何种参考标准[166]。

开展检查的重要性和至少尽量获取一个人群中所有儿童分类信息的重要性被强调。虽然有来自其他研究的很少一部分数据支持这点，但是有一些证据表明非应答者可能包括了大量严重残疾儿童[153,168]。科研管理的争论和尊重父母隐私的必要性越来越多地意味着出于随访目的与家属联系很少是正当的，科研伦理委员会对此深表关注并有所限制。在一段时间后联系家属的困难意味着应在研究开始阶段就应获得家长对远期研究评价的同意，并通过简讯、生日卡片来保持联系，或应采取类似措施以便将随访病例的丢失降到最低。

统一收集数据的新生儿网络的发展将帮助我们更好地理解医疗和结果之间的关系（第 2 章）。

婴儿早期的预后

运动发育

诸如 Amiel-Tison、Dubowitz 和 Prechtl 的新生儿神经病学检查方案在第 41.1 章中予以阐述。新生儿科医生必须意识到出生后第一年内的不同发育模式，在有支持证据的情况下，要准备好在婴儿保育室内给予一系列的干预治疗，在出院后使儿童的发育得以完善。

尽管可以依赖超声发现的颅脑病灶判定预后，但是婴儿出院时的临床评估至少和评价颅脑影像学的效果一样重要。Amiel-Tison 及其同事描述了一种在末次月经后 40 周左右进行的简单功能检查。在这一时期，极早产儿与足月新生婴儿有显著不同，特别是那些出生胎龄非常低的婴儿。超早产婴儿看上去更活跃，屈曲动作少而伸肌动作多。如果检查结果佳且颅脑超声正常，则在 12 月龄时不会存在畸形风险[133]。阳性预期值的用处稍微小一些，在出生后头一年的早期，很多人的异常体征就消失了。

极早产儿的肌张力低并虚弱，骨骼钙化差。这些特征会使神经张力的发育和骨骼畸形极易受到外部影响。护理体位如不加以改变的话，可能会导致头部或胸部外形的变化，俯卧位将促进伸肌参与体位运动，

表3.2 残疾和早产——2岁时的健康状态：早产儿童的残疾标准

方面和关键问题	功能障碍或残疾的标准（粗体字是严重残疾的标准）
畸形	
孩子有畸形么?	任何出生时发现的或者在出生后头两年表现出的，可能导致死亡、缺陷或残疾，和可能需要内科或外科治疗(非简单整容手术)的畸形
	任何尽管已使用身体辅助设备，但仍损害日常活动功能的畸形。
神经运动功能	
孩子有行走困难么?	非流畅步态
	异常步态导致运动减少
	无辅助设备就无法行走
孩子有坐下困难么?	坐下不需支持，但不稳
	需要支持才能坐下
	无法坐下
孩子用手有困难么?	用一个手进食有些困难
	用两个手进食有些困难
	自己不能用手进食
孩子头部控制有困难么?	不稳定，但是无需扶持
	没有扶持则不能控制头部运动
	无法控制头部
癫痫	
孩子有癫痫么?	无需治疗
	治疗后无癫痫发作
	尽管进行治疗，但癫痫发作少于1次/月
	尽管进行治疗，但癫痫发作多于1次/月
听力问题	
孩子有听力困难么?	听力缺陷，但不需辅助
	听力缺陷，辅助校正
	听力缺陷，即使辅助也不能校正
交流	
有任何交流困难吗?	无法理解家庭语境以外的单词/手势
	在提示环境下，仍无法理解单词/手势
	仅使用单个单词/词汇量>10 个单词
	词汇量<10
	无法发出>5个的可识别声音
	无发声
视觉功能	
孩子有视觉困难么?	正常矫正视力
	矫正不完全
	盲人或仅有光感
认知功能	
孩子有学习困难么?	发育商数低于平均值2~3个标准差
	发育商数低于平均值3个标准差以上
其他生理残疾	
孩子有其他残疾么?	
呼吸	运动耐受受限，无需药物治疗
	运动耐受受限，需要药物治疗
	需要持续氧疗
	需要机械通气

(转下页)

表 3.2 残疾和早产——2 岁时的健康状态：早产儿童的残疾标准(续)

方面和关键问题	功能障碍或残疾的标准（粗体字是严重残疾的标准）
胃肠	需要特殊饮食
	存在造瘘口
	需要管饲
	需要胃肠外营养
肾脏	肾损害；无需治疗
	肾损害；仅需要药物和饮食治疗
	需要透析
发育	身高或体重低于年龄平均值的 2～3 个标准差
	身高或体重低于年龄平均值 3 个标准差以上

摘自：Anon 1995 Disability and perinatal care: report of two working groups. NPEU and Oxford Health Authority, Oxford.

表3.3 低出生体重（LBW）婴儿相对正常出生体重对照组的眼科预后

	LBW婴儿（%）	比较（%）	LBW组畸形的优势比（95%可信区间）
10~12岁时评估出生体重<1750g的患儿[110]	**n = 254**	**n = 169**	
正常视力（%）	76	93	
轻微分辨力损害	20	7	4.05 (2.10~7.79)
中度分辨力损害	3.5	0	(对于任何病损)
整体发病率	51	20	4.25 (2.70~6.69)
11~13岁时评估出生体重<1501g的患儿[127]	**n = 137**	**n = 163**	
斜视	9.5	2.5	4.17 (1.33~13.1)
分辨力异常：			
远（6 m）	17	8	2.33 (1.13~4.80)
近（0.6 m）	14	6	2.46 (1.10~5.50)
戴眼镜	23	13	1.98 (1.08~3.60)
立体视觉差	36	15	3.33 (1.91~5.80)
对比度敏感性差	48	19	3.96 (2.36~6.63)

髋外旋位促使髋内收肌缩短[4]。如果儿童出现痉挛，可能就会导致髋脱位，但是使用简单的体位管理方法就很容易避免[39]。近来对护理体位的关注促进了正常体位姿势的发育。长期通气和慢性肺病可能与相同的体位有关；颈部回缩和躯干扩张是气道缩短操作手法的特征。这些变形合并的激惹可能会引起神经损伤，搬运或喂养姿态性畸形的儿童有难度，可能导致母亲接触上的困难。

这些影响都会改变发育的轨迹。De Groot 及其同事描述了一组在主动和被动肌张力之间有差异的超早产婴儿，大部分躯干伸肌运动明显[32]，且可能不对称[33]。通常一过性的肌张力障碍可能是超早产儿独立于体位变化的发育特征。De Groot 及其同事论述了在出生后头一年底之前，肌张力异常会导致自主坐起和翻身的延迟。这些体位之间的转变存在意义，同时也会导致精细运动发育的迟缓[31]和行为变化，对于正常儿童，如果躯干位置固定的话，则其调节大体运动和手掌功能的能力会受到损害。

Drillien 描述了早产儿一过性的肌张力异常[43]，婴儿的躯干和腿伸肌张力过高导致髋内收肌张力增高和支持反应迟缓。在病人约满 1 周岁时或在出生后第二年内，这些变化趋于缓解，也可能会被诊断为脑瘫。其他更新的研究评估了在出生后头 18 个月内的运动发育。Pederson 和 Markestad[115]研究了一组按照地域划分的出生体重低于 2000g 的婴儿。他们将 29%的病人划分为肌张力异常，10%为肌张力降低和 8%为可疑脑瘫。在体重低于 1000g 的婴儿中，肌张力异常的发生率为 35%，1000～1499g 的肌张力异常发生率为 35%，

1500～1999g 的为 21%。根据早产校正的年龄来看，肌张力异常的发病率高峰为 7 月龄。对于疑似脑瘫的 18 个月大的儿童，在 7 个月大进行检查时，5 例就已经怀疑脑瘫，8 例为肌张力异常，1 例为肌张力降低。在其他研究中，260 例极低出生体重（VLBW）婴儿的肌张力异常的发生率为 36%[112]。

有三个研究阐明了肌张力异常婴儿的远期预后。Drillien 最初的研究发现他们存在明显的学习困难[44]，在一个 50 例儿童的研究中[146]，发现有更多的神经运动困难的趋势，在进一步的研究中发现，肌张力异常婴儿在学龄早期的认知评分较低且残疾程度较高。

视力和听力的筛查

早产儿视网膜病变的筛查在第 34 章中讲述，但是这并不能作为视觉或视力损害的筛查基础。在婴儿的随访过程中，频繁发现有斜视和屈光不正，每一评估必须包括视敏度和眼运动的正确检查。在长期的随访过程中，时常发现存在屈光不正和精细视觉异常，如立体视觉和对比度敏感性差[110, 116, 127]，这些应该在学龄期评估时进行寻找。表 3.3 显示了最近在人群对比中的两组病人预后差异。在最近的东中部诸郡地区青少年组的随访中，出生体重低于 1000g 的儿童眼科疾病发生率为 67.8%，体重在 1001～1250g 者为 51.6%，1251～1500g 者为 44.3%，在 1501～1750g 者为 49.5%，而对照组为 19.5%[110]。

虽然病因学依然未明，但是早产人群的感觉神经性听力丧失发病率更高，这可能是多因素造成的[99]。VLBW 儿童的发病率为 1%～4%，这比非选择性人群高 10 倍[6, 25, 130]。由于这种情况，大部分医疗机构发展了针对新生儿的筛查方针，此方针将早产儿（VLBW 或孕 32 周前出生的）也包括在筛查人群中，同时包括了有耳聋家族史、口面部畸形和围生期中枢神经系统感染的儿童。最近更倾向于实施全面新生儿听力筛查，其理论根据是对于严重或高度听力丧失的儿童，早期干预可能会改善后期语言和言语发育[171]。最有针对性的筛查包括了自动和人工诱发反应（ABR），以鉴别显著听力丧失的儿童。美国和欧洲大部分国家的全面筛查包括了自动 ABR 技术的测试，而目前在英国采用的“两步”法则使用了耳 - 听发射为初步筛选，如果初筛失败则用自动 ABR。全面筛选的敏感性在 80%～90% 之间，特异度高于 90%[30]，发现严重听力丧失的年龄中位数最低在 2 个月，这促进了早期干预治疗。

脑瘫

Sigmund Freud 在 1896 年发表的题为“Zum Cerablen Diplegien”的文章中，率先描述了先天性痉挛性麻痹和早产之间的关系，当时他在巴黎与 Charcot 一起担任儿科神经病学医师[2]。因此，早产后的脑瘫高风险就逐渐为人所知，的确，脑瘫通常被认为是早产后的最常见且重要的残疾。实际上并非如此，因为发育迟缓和认知障碍是迄今为止最常见的残疾。然而，脑瘫依然是一个最重要的预后，在 20 世纪 80 年代早期，先天性痉挛性麻痹就被当作一个标志来评价围生期医疗的成功与否[71]。

脑瘫的风险与出生时孕龄成反比，存在宫内生长受限（IUGR）时则风险更大，至少在中度早产儿童中如此[14]。由于以往很多研究都是基于出生体重的，所以对其结果要加以注意，因为其中 IUGR 婴儿所占的比例不同（见第 1 章）。脑瘫长期趋势的评价必须与出生体重或孕龄相关联，因为它们存在紧密联系。曾经报道过英国 Mersey 郡在确立新生儿重症监护时期脑瘫发病率的出生体重特异性趋势[118]。出生体重特异性存活率提高的同时，各出生体重组中的脑瘫发病率最初也有增高，随后持平。这可能与那些原本应该死亡的脑瘫儿童的存活率升高有关，直到达到一个平衡点。这与 1980 年以前描述的模式相反，那时的残废比率随存活率的升高先升高，然后随治疗水平的进步再降低[149]。脑瘫登记提供了一个优秀的基于人群数据的趋势，但是最近英国数据保护法的变化使其面临一定的风险。

人群趋势并未显示一个组群或者按照出生体重特异性分组的脑瘫发病率变化的一贯方向[68~72]。图 3.1 显示了选自出生体重为 1000g 或低于 1000g 的脑瘫发生率报告中的一些情况。评估年龄为 18 个月至 4 岁。虽然一些研究显示存在显著降低[26]，但是并未有一贯趋势，最近来自芬兰[137]和美国[159]的报道说在 20 世纪 90 年代早期出生儿童的发病率点估计值就高于以往报道，这反映了极低孕龄（25 周孕龄或更低）婴儿的存活率升高[47]。这些研究的平均发病率为 10.4%。生存率和样本数量少会使所有根据妊娠周龄进行的脑瘫发病率比较产生混淆，但是有八个研究包括了自 1982—1995 年间出生的病人，显著表明了出生孕龄小于等于26周婴儿的脑瘫发生率平均数一致在14.7%左右（图3.2）。对于1995年在英国与爱尔兰出生的婴儿，在其2.5岁时，17.7%[95%可信区间(CI)为13.7%～22.6%]的儿童患有脑瘫[170]。这些数据提示了20世纪90年代出生者的发病率高于80年代出生的人，可能反应了生存率的变化。

脑瘫损害的分布取决于脑损害的模式。双侧瘫痪的尾端病损更严重，认为这是脑室周围白质软化（PVL）损害了内囊所致。即使没有观察到新生儿损害的超声检查证据，但是在随访过程中，磁共振影像（MRI）扫描观察到的常见病灶是对称的[21]。双侧瘫痪通常合并有相对轻度残疾，与其他脑瘫模式相比，其他方面损害的严重程度要低一些。在EPICure研究中孕龄小于等于25周出生的婴儿，仅有44%的双侧瘫痪儿童有严重残疾[12,27]，且因此可能在其以后的岁月中有持续的残疾[170]。

痉挛性偏瘫，其病损的分布与双侧瘫痪相反，通常显著地不对称，这是由于病灶侵犯皮质所致，诸如大脑静脉梗塞伴GMH–IVH。痉挛性四肢瘫痪是上肢和下肢一齐受累，其报道比率存在变化。双侧瘫痪和偏瘫儿童的残疾分布通常不仅仅局限在腿部或身体的一侧，它是如何对损害进行分类的主观决定。这说明不同观察者的发现也不同。然而，四肢瘫痪的损害比上述两种更广泛，残疾程度常更严重（EPICure年龄组中的11/12）。极早产人群中发现的其他类型脑瘫比较少。

随访报告中的诊断时机对于判定脑瘫的发病率是重要的：脑瘫指标的预期值随儿童长大而升高。在2岁时，通常可以准确诊断那些造成显著残疾的脑瘫，这点是达成共识的[80]，但是在此之前，运动发育的异常模式和肌张力异常或发育迟缓可能会因粗心而引起混淆。国家围生期合作计划中，在12月龄时诊断的脑瘫与7岁时的评估比较，半数在1岁时诊断的婴儿在其后六年中没有神经病学体征[109]。涉及的最常见的脑瘫类型为轻度和单侧轻瘫、运动障碍或双侧瘫痪类型；在黑人婴儿中更为常见。然而，明显有部分体征消失的儿童（13%的白人和25%的黑人）在7岁时的智商低于70，这就强调了早期仔细检查的重要性。尽管推荐标准是等到2岁，但在这个年龄甚至已经有人明确诊断了[40]，有些严重程度低的损害直至学龄早期才被发现[10]。

发育过程

早产儿人群残疾定义的核心是对儿童发育水平的评价。临床评估时使用的是各种广泛应用的发育筛查工具中的一种（例如，Denver发育筛查列表或生长技

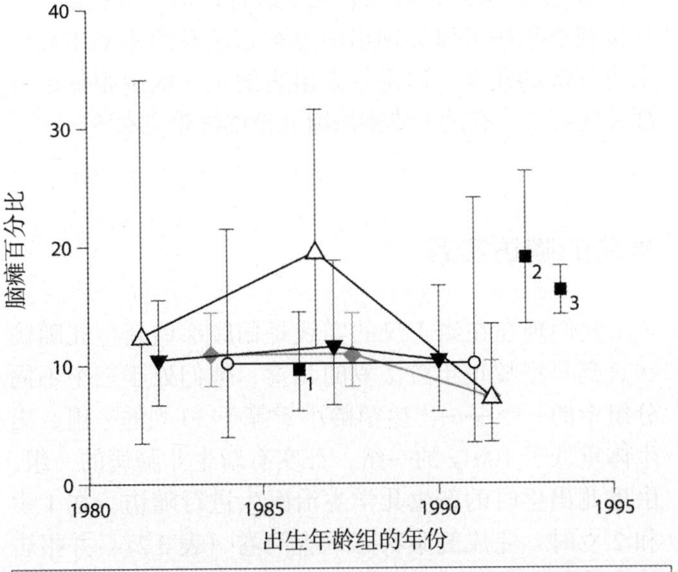

图3.1 部分随访的出生体重低于1000g的脑瘫儿童（95%可信区间）。（数据来自参考文献6、26、66、111、121、137、159）。

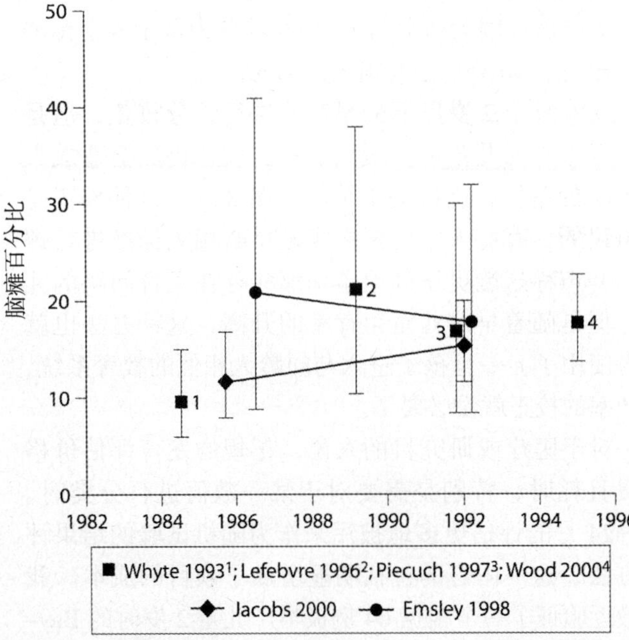

图3.2 部分随访的孕26整周前出生儿童（95%可信区间）。（数据来自参考文献48、78、90、121、165、170）。

能程序表），其可以表现出正常或者极度异常的过程，但是诊断功效和预期值却未知；特别在评估技术存在变异的情况下，如果将相当于DQ（发育商数）为70（均数以下2个标准差）作为分类结果的话，可能对儿童作出错误分类。现在使用Griffiths等级法进行评估可能更准确些，而最新修订的评分，现在仅使用了2年。Griffiths等级法的优点为使用五级分类，每一等级均有临床关联性。

研究评估中更常用的手段是Bayley婴儿发育分级法（BSID），现在已经更新到第二版。它经过了广泛修订，对心理学特征进行了再评估，但是对于早产儿人群晚期智力功能的预期值尚未很好地确定。这个分级法提出了心理发育指数（MDI——用于反映认知功能）和精神运动发育指数（PDI——更注重运动功能）。很多观察者单纯报道了MDI，其整体人群的标准化均数是100，标准差为15。

使用BSID-II时，30%的EPICure年龄组的积分低于70，11%积分低于55，分别为低于2个和3个标准差。男孩的积分更低一些，但是并不随孕龄或人数变化[170]。那些受试者的MDI平均积分为82（标准差15），PDI为83（标准差16），但是9.5%的受试儿童无法完成BSID-II测试。评价不同研究的积分均数有困难，主要是因为排除法会严重影响结果。对于任何评估，重要的是要包括整个人群。可以对处于测试范围较低水平的儿童进行命名评分，通常都这么做，但是应声明给予的分值，因为得分为50分和得分为低于4个标准差（相当于40分）是有很大区别的。

通常对于2岁以下的早产儿进行评分校正，但是对于极早产的儿童可扩展到3岁，校正仍然会造成大于10%的差异，这取决于孕龄（图3.3）。这种校正是有争议的，有些人宁可根据实足年龄相关标准进行评估，并声称这能更正确地鉴别那些存在发育问题的儿童，但是随着早产儿童生存率的升高，这种办法也就不再使用了。一旦孩子进入与同龄人相似的教育系统，早产率的校正就没必要了。

对于医疗或研究目的来说，正规的发育评估价格昂贵且耗时，特别是需要对于某一数值进行分类时。18～24月的评估更多地被用来作为随机试验的结果评价方法，这一内容的包括明显增加了项目的成本。我们最近验证了一个根据64例极早产儿童2岁时的Bayley等级评分[81]改编过的父母报告问卷[139]。对于Bayley等级评分的智力发育指数低于70者，存在高度的相关

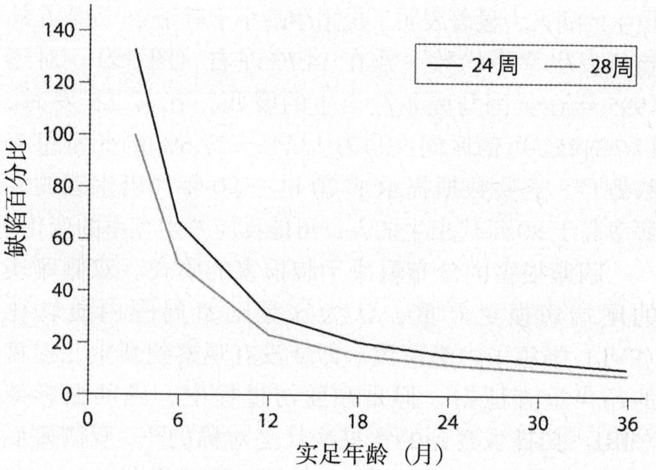

图3.3 24和28周足月儿，使用实足年龄而非校正年龄评价的发育缺陷百分比。

性（$r = 0.68$）和良好的诊断功效（敏感度81%；特异度81%），可能作为一个可以由其他观察者进行重复的精确的发育评估手段。这或许被证实为一个早产儿人群常规随访的有用手段，或者可用于多中心试验，多中心试验时，随访是评估治疗干预措施安全性和有效性的重要方面，但是价格昂贵。

早产并不合并某种特殊的发育损害模式；这反映了在晚期可能出人意料地没有什么特殊的学习功能损害。婴儿期是否存在行为困难特别难以评估，但是有关晚期研究中一直且不断发现存在注意力缺陷多动症（ADHD），这鼓励人们在婴儿期进行评估。虽然临床上直接观察似乎可以鉴别出明显存在注意力不集中和注意力分散的儿童，但是令人沮丧的是，缺少很好的且被人认可的、有助于鉴别风险儿童的度量方法[10]。

当前的随访实践

我们现在在诺丁汉的实践是回顾那些新生儿随访一直到早产校正年龄2岁的儿童，他们处于三个不同分组中的一个——出生孕龄小于等于30周的一组，出生体重低于1001g的一组，证实有新生儿脑病的一组。由患儿出生时的新生儿学主治医生进行随访。在1岁和2岁时，完成健康状态调查问卷（表3.2），并报告神经体征。2岁时，我们采用上文所述的父母报告方法[81]，以在非正式发育评估的同时，对发育状态进行量化，这可以作为诊断用的正规评估。2岁时，全体随访儿童到他们当地社区的儿科医生那里，儿科医生对儿

童学龄前期阶段进行回顾，并负责确认学校已经知道这些孩子可能存在学习困难。

应该强调环境因素，在这个环境中，我们有卫生巡视官员、初级护理医师和社区儿科医务人员提供的良好的基于社区的家庭支持。还有来自对有特殊需求儿童的饮食和地方性物理治疗以及其他家庭支持小组的良好支持和易于获得的建议。在其他卫生系统中，措施安排可能需要有所变化。

虽然这个系统是相对新近发展起来的，但是从1981年开始在当地随访的、使用标准随访系统的儿童，都会在12月大时分配给一个专门的发育学儿科医生。使用3年波动平均值消除年与年之间的变异，从1981年到20世纪90年代中期，残疾率降低[X_2(趋势)：$P<0.0001$](图3.4)。此后，在此单位人群中的残疾发病率仍持续在约为出生体重低于1001g者的9%左右。

改善极早产儿预后的干预措施

对早产儿合并发育和认知缺陷的理解，促使人们做出了一些重要的努力以提供发育或教育性治疗。很多策略都是来源自早年促进Down综合征儿童发育的一些措施。虽然进行早期教育方案治疗是很普遍的，但是表面上这些方案能在远期提供好处的证据却不足[5,128]。虽然如此，这些方案可能是支持那些特殊残疾家庭的必需措施，但并无明确的短期收益，特别是那些有较高体重和成熟度较高的早产儿童家庭[5]，但是仍缺乏在认知和学习能力方面存在远期益处的证据[97]。

在这一方面的正规回顾不在本章的范围内，读者需要参考其他重要的文献[62,97,128]。一些短期新生儿干预措施使文献进一步变得复杂，其方法学问题决定了如何解读研究结果。在这方面，针对关键干预措施的设计良好的随机化试验是必需的，因为精确的结果对于一些干扰因素特别敏感。

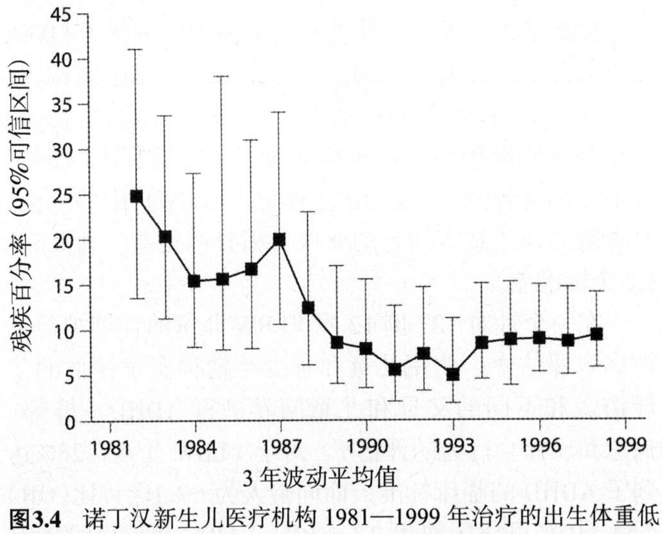

图3.4 诺丁汉新生儿医疗机构1981—1999年治疗的出生体重低于1000g的儿童残疾率（显示3年平均值的波动，95%可信区间）。(摘自 Nottingham Neonatal Service Passport Scheme，with permission of Dr E Knight Jones.)

学龄期预后

认知功能

尽管这一领域中的先辈们断言，早产明显会导致存活人群有显著的认知缺陷。但是这并不意味着所有早产儿童均有学习障碍，并导致不能上学，虽然这种人群很多见。解读认知缺陷的报道时，需要对于个体化研究进行密切调查，并理解其方法学。特别是基础人群必需明确定义。一些研究排除了严重残疾，或者需要独立特殊教育的人群，以便致力于揭示决定那些残疾较不显著人群预后的因素。

Bhutta及其同事系统回顾了学龄期的预后[12]。他们制定出15个VLBW儿童的病例对照研究，其报道的5岁后认知数据丧失率低于30%。他们从1556例比较组患者和1720例对照组患者中获取数据。他们对个体研究的平均差进行加权，当无法进行认知测试的儿童被排除时，IQ在7.4～16.7者进入对照组，整体加权平均差为10.2分（95%可信区间为9～11.5）。早产儿组内有一个趋势表明，出生体重越高和孕龄越长，则积分越高。在美国的研究和非美国研究之间不存在差异，或者基于医院和基于人群之间的数据也没有差异，在按照年龄评估时，差异同样不存在。

认知功能和孕龄之间的关系可能是非线性的，这点上文已经有所提示。在巴伐利亚的纵向研究中，大于等于33周者的孕龄和IQ之间没有关系，但是从32周到27周者，孕龄每降低一周，则认知评分进行性降低[167]。同样，出生体重低于1500g者，IQ随出生体重降低而降低（在250g组）。在孕龄范围内，这反映了孕龄低于33周者，IQ分数随孕龄每降低一周，平均降低约 2.5 分。这预示了孕 24 周出生的婴儿，IQ 分数要降低 20 分。考虑到 EPICure 使用了同样的认知评价进行的 6 年评估（图 3.5），证实了这一预期情况。如果 IQ 与孕龄显著相关，那么解读基于出生体重年龄组的测试分数就会更加困难。

认知功能或许也可以用学校成绩测验加以评估，这实际上也显示出与 IQ 测试标准化积分之间的相似关系[16]。无论在哪个方面进行测试，明显有很多超早产儿的评分处于异常范围。特殊学习困难与早产相关的概念已经探明。这些通常定义为学校成绩在特殊方面低于预期的认知评估。尽管一个对于出生体重低于 801g 儿童的观察显示有严重的特殊学习困难[164]，但是其他研究并未能对此进行重复，事实上，根据我们的经验[16,102]，没有真正地在各个教育研究中存在一致的发现对其加以支持。从整体来看，早产儿童的学习困难与他们根本的认知缺陷有比例关系，在正常人群中也有同样的发生频率，即儿童智商在正常范围，但在某些特殊的教学方面，存在特异性功能丧失。如同所期望的，研究表明很大部分的极早产儿存在特殊教育的需要，需要教室内的额外支持、个体化的教学计划，以及如同我们现在实施的那种低于年龄相称水平的教学。这就说明了让 VLBW 儿童取得普通中学教育证书（GCSE）[119]和少数 VLBW 成年人完成更高的学业[63]，是有轻微但明显的不利方面。

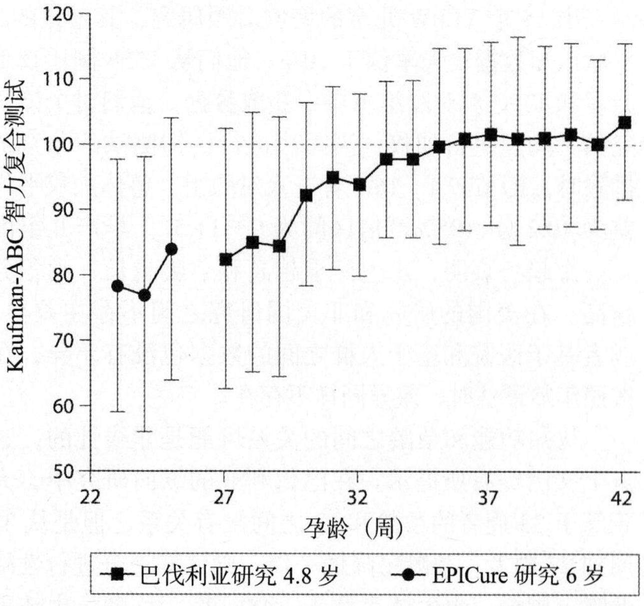

图3.5 巴伐利亚纵向研究（1985 年出生者）[167] 和 EPICure 研究（1995 年出生者）中的儿童 Kaufman-ABC 智力复合测试的均数（标准差）。

这种认知损害提示了脑组织存在根本的潜在问题，可能在很多方面表现出存在缺点，也可能与下述的有害行为特征有关。所有极早产儿童都需要认真而广泛的教育评估[11]。

行为和心理学

行为评估绝大多数是使用父母或教师报告问卷完成的。美国和许多欧洲国家的研究使用的是儿童行为列表（CBCL）。这是按照年龄段划分的，并提供了跨不同卫生系统的结果比较方法。它是一个很长的问卷（有 100 多项），但在英国人群中并不常用。能力和困难问卷运用较多，提供一个较短的、父母更易掌握的方法，对不同的文化背景人群也有优秀的可靠性。有时，也使用一些针对特殊目的的方法来评估注意力异常，如 Connors 多动症等级评分。

Bhutta 及其同事也系统地回顾了 16 个研究中的行为测量方法，将 1759 例 VLBW 儿童和 2629 例足月对照组进行比较[12]。相当人数的研究报道了很多早产儿童的外在和内在的行为问题，在 15 个研究中，有 10 个研究也显著反映了存在注意力问题。有 6 个研究使用了诊断 ADHD 的正规定义标准（DSM–III、DSM–III–R、DSM–IV）。早产儿童的 ADHD 相对风险为 1.34～4.08，总风险为 2.64（95%可信区间为 1.85～3.78）。基于出生体重的研究报告中也有同样的限制，并将此作为认知数据加以保留。

把加拿大、德国、荷兰和美国出生体重低于 1000g 儿童的四个研究所得到的行为数据进行了国际间比较，研究使用了 CBCL 的父母报告版本，表明了总体行为积分远高于标准积分或比较组儿童，但是这仅在欧洲国家中存在显著性[76]。超低出生体重（ELBW）组的社会、思考能力和注意力问题的亚项目积分都很差，为 0.5～1.2 个标准差。

在一个针对 137 例 12 岁 VLBW 儿童的详细神经精神病学评估中，使用儿童和青少年精神病学评估的父母访谈和不同的父母和儿童问卷进行 ADHD、抑郁、焦虑和反社会行为的评估[15]。对于 VLBW 儿童，23%达到了 ADHD 的临床标准，而同龄人为 6% [优势比（OR）4.54，95%可信区间为 2.1～10]。VLBW 儿童也可能有整体性焦虑和更多的抑郁症状，任一精神病学异常的优势比为 3.0（1.7～5.2）。

由于精神病学异常的高风险，特别是ADHD，所以要保证对所有经过学龄期的极早产儿童进行仔细评估，以便提供合理的治疗干预和支持。大多数前文引用的研究使用父母报告来发现问题。使用教师报告是一个很有价值的方法，可确定与同龄人直接进行比较的在校行为，并且应该全部使用这种方法来支持这些调查。注意力缺陷形成了极早产儿童一个主要的基本问题，其影响范围尚未阐明。

运动/神经病学

学龄期极早产儿童的研究一致证明，他们的操作和大体运动技巧方面的运动效能差。有很多测试可以使用，但是运动ABC是最常用的用于量化评估这组儿童功能减退程度的方法。在一个系列的三个6～12岁的研究中，证明了持续存在运动困难[101,102,124]，许多其他研究也重复出这些发现[83,92]。早产儿组的积分中位数趋向于在比较组的第75百分位数或以外。虽然在幼儿园时就有显著的残疾，但是这些功能障碍在青少年时的干扰不大，也不明显，运动技巧在功效方面也不突出。

另一种方法是使用详细的标准化或半标准化神经病学评估，例如Touwen方案[154]。发现“细微神经”或“软”体征和更多的功能评估（如TOMI-r[101]）相关性良好。

大部分运动技巧受损/细微神经异常的儿童可能被看做处于残疾分类的轻度一端，而脑瘫则是残疾的重度表现，他们会被称为“临界”或“最低程度的”脑瘫[67]。可以预见到其与脑损害之间的一些相关性，但是运动技能或细微神经病学体征和围生期事件或新生儿超声表现之间的关系尚未明确[83,92]。更新的研究未能证明在功能和青少年期MRI表现之间的关联，尽管扫描的异常结果检出了很多。

频繁出现的非右利手表现也可能反映了运动组织问题，早产儿人群能看见较少的偏利现象，这些表明与其他功能障碍结果或脑损害之间的相关性较差[100,125]。

生长和医学预后

尽管人们对神经病学、认知和精神病学预后有所关注，但是重要的是不要忘记极早产儿身体发育的其他方面也大多受到影响。VLBW和极早产儿童在整个儿童期和同龄人相比都矮小。在超早产儿童中更明显，其出生后头3年的头部生长特别差，且体形持续纤细[169]。很长时期的生长情况仅有很少的报道。在一个研究中，收集了91例VLBW儿童的骨龄和父母身高，用来预测其成年身高[126]。VLBW组的身高低于匹配比较组儿童。然而，TW2 RUS评分也显著地领先于实足年龄，表明其最终身高也将受到损害：到成人期，17%的人预计低于第3百分位数，33%的人低于第10百分位数。

呼吸方面的预后在第27章讨论，其他医学方面的预后，包括听觉和视觉预后在第41和34章讨论。

超早产儿童存活者的功能和生活质量

虽然文献和讨论实际上关注于行为表现的测量，使用的是人们集中关注的认知或行为评估，在社会上，这些结果难以表达成关于儿童功能的总体特征。在较大范围内，这些预后的总体方面可能比人们关注的判定新生儿重症监护存活者整个生命过程的措施更重要，推荐将2岁时的预后功能定义作为比较工作中定义预后的一种方法[80]。

一旦度过婴儿期，儿童发育的水平各不相同，功能性操作也更难用简单相加法加以测定记录，因此要依靠“医学失能”（脑瘫、认知功能障碍、感觉丧失）作为预后评价。最近，Msall和Tremont回顾了评价功能性预后的项目[107]。这些作者撰写的论文对预后做出四个主要方面的评估：

- 功能障碍（器官水平的功能紊乱）；
- 个人活动的功能性受限（生活自理、活动、交流、社会互动）；
- 社会角色的残疾（玩耍、上学、工作）；
- 社会限制（社会范围内的参与困难）。

现在有不少措施用于在儿童期进行这类评估，每个方法有其自己的能力和限制[107]。一些研究评估了学龄前（<6岁）的功能参数[105,106,114,135]。例如，Cryo-ROP研究中5.5岁的所有出生体重低于1251g的存活者，与他们的非残疾同龄人相比，87%的人功能性技巧正常，

严重功能性残疾（低于同龄人4个标准差）从那些没有新生儿视网膜病者的3.7%上升到那些有阈值病变者的26%[104]。随访时的功能状态和视觉状态有关；在那些视觉状态良好的患者中，也会发现有一些方面的残疾，例如生活自理（25%）、交流（22%）、运动（5%）和节制（5%），而在那些视觉预后差的人中，这些方面的残疾发生率分别为77%、66%、43%和50%。这样的一些数值可以证明医学功能障碍造成患者脆弱易发病，并有助于理解那些因素和保护残疾病人。在美国，"幼儿园-准备"的概念提供了一个多维分类，以反映儿童的整体功能。

虽然时常对学龄前和学龄儿童进行研究，但是现在也开展了少数评估青春期和成年期预后的研究。Hack及其同事评估了一组出生体重低于750g、体重为750～1499g或者足月出生的青少年的功能预后[65]。对于青少年中的ELBW高危组，2/3接受了非常规教育或医学治疗，3/4的使用药物、眼镜或者其他日常生活上的支持措施（图3.6），86%的人证明存在功能限制（图3.6）。中间出生体重组与足月组相比，仍然有显著的功能限制，但是其差异的显著程度低。此三组在药物的使用和与医生保持联系方面没有显著差异，这表明这些儿童的需求普遍超出医学实践的范围。行为医学治疗对那些易发病的群体来说，是重要的医疗卫生问题。

真正的第一批关于成年期预后的报道即将问世[63]。许多预后都可以从上述关于在校成绩差，或者接受高等教育有困难和高发生率的低IQ的讨论中加以预测。但是，令人惊讶的是，Hack及其同事研究的那组VLBW婴儿的行为风险较低，诸如服食酒精、烟草或药物，且发生与法律相抵触行为的可能性也较低（图3.7）。尚不能肯定这是否反映了儿童和父母能以正确的方式接触社会，或是否由性格内向和其他心理学研究中发现的注意力缺陷造成的[74]。

随访了两组早产儿的生活质量。使用健康效能指数（HUI-2）研究了141个12～16岁出生体重低于

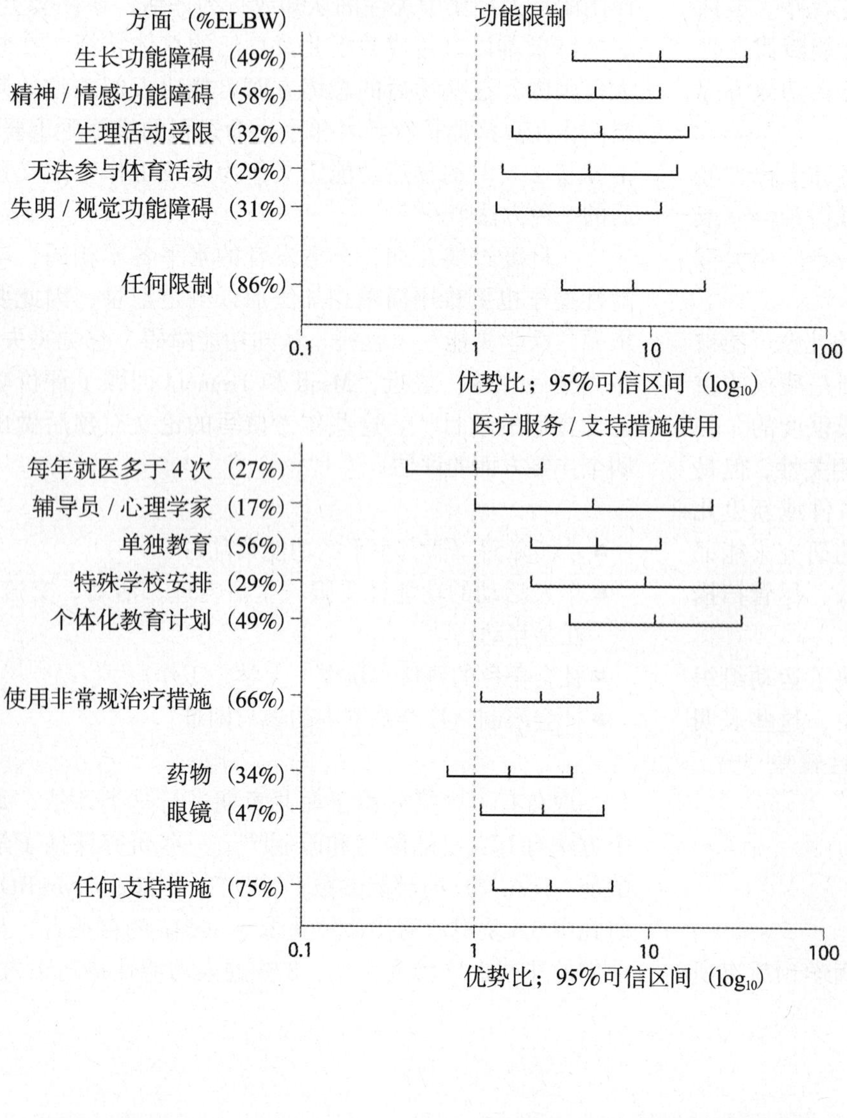

图3.6 出生体重低于750g的青少年儿童相对足月比较组儿童[65]，功能限制评价（上图）和医疗服务/支持措施使用的优势比。

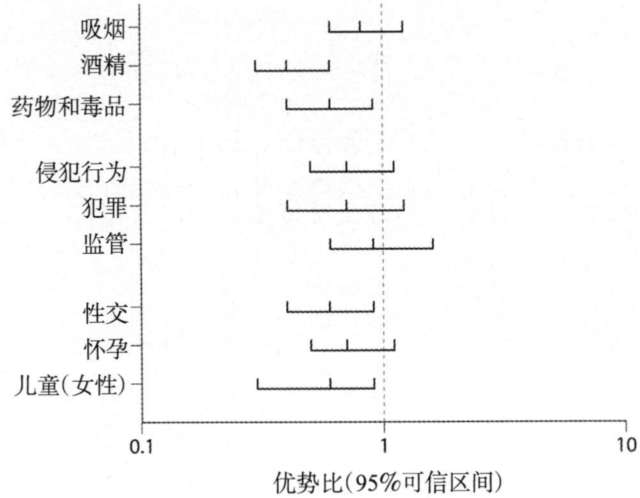

图3.7 极低出生体重和正常出生体重的青年成人行为风险的优势比[63]。

1001g 儿童的健康相关生活质量[134]。这种等级方法在 6 个方面建立了从 0 分（死亡或预后极差）到 1.0 分（完全健康）的量化尺度。ELBW 儿童在各方面的指数总分 [0.87(标准差 0.26)] 低于对照组的 0.93 分(标准差 0.11)，特别在认知、感觉、生活自理和疼痛方面。相反，得分在合理范围内的人数百分比则相同（得分高于 0.95 的分别为 71%和 73%）。尽管在 ELBW 组中有大量的残疾，但是大部分 ELBW 儿童的生活质量程度与对照组相同。同样，尽管在学习成绩上有显著差异，但是使用 Harter 青少年自我感觉测定法对 ELBW 儿童和对照组进行评价，在自尊心方面没有差异[135]。

Bjerager 及其同事评价丹麦 1971—1974 年出生，出生体重低于 1501g，年龄在 18～20 岁成年人的生活质量，发现与对照组无差异[13]。对这一组同时评估了 18 岁时的客观和主观生活质量，并对所有在 1980—1982 年出生的出生体重低于 1501g、介于 1501～2300g 和正常出生体重对照组儿童进行了随访[38]。有严重残疾或健康问题的儿童其客观和主观生活质量评分低于其他儿童。在其余的儿童中，虽然主观评分与其他组无差异，但是 VLBW 组的客观评分明显低于对照组。在两个年龄组间表现出客观评分有所改善，但是 VLBW 组与对照组相比，改善则不太显著。

可以从这两个研究中得出结论，在我们对预后的描述研究中，生活质量的主观因素可能高于功能残疾的客观效能驱使因素。极早产的青年成人的预后，在主观上可能并非与根据在儿童期密切观察和注意的功能残疾所预测的一样坏。新的一代存活者进入社会的总体表现可能明显比所预测的要好。

早产婴儿中的残疾预测

晚期残疾的主要决定因素基本上与那些预示围生期死亡的因素相同，通常作为持续生育伤亡的一部分加以描述[138]。增加残疾风险的围生期因素包括男性[88,170]、孕龄和出生体重。

残疾的发病率随孕龄和出生体重的降低而升高。年龄标准体重和残疾之间的关系难以判定。表 3.4 和 3.5 表明了在最近的一个研究中，其分别基于体重和孕龄的残疾发病率。大多数的询问都涉及了极低孕龄患者。预后取决于取得信息时的病程分期。孕 23 周活产儿的预后明显地比那些入院接受重症监护的预后差，而接受重症监护者的预后比出生后 7 天者的预后差。虽然通常都规定每个医院在给父母建议时，应该仔细审视这些低孕龄患者的预后，但是因为病人很少，所以难以根据预后的证据做出说明。例如，在 1999 年满孕 30 整周出生的当地儿童中，中度或者重度残疾的可信区间在 3%～10%之间，而对于那些出生体重低于 1001g 者则为 5%～18%。EPICure 是一个基于那些 1995 年在英国与爱尔兰出生孕龄小于等于 25 整周人群预后的研究[28,170]。虽然自 1995 年以来，死亡率有所变化，但是婴儿远期残疾风险的顺序仍与以往一样。数据在表 3.5 中显示。

孕龄相应体重的影响非常难以评估。毫无疑问的是，胎儿生长受限使得围生期死亡率升高[79]。目前，只有很少的证据证明早期分娩干预措施对短期预后有影响[9]，同时也可能建立基于死亡率的图表，以说明与出生体重和孕龄的关系[41]。但是并非所有的小于胎龄婴儿都存在胎儿生长受限；明显有一部分人将持续存在矮小的情况。面临生长受限且在孕 34～37 周分娩的婴儿，其脑瘫的风险显著升高，但是在极早产后的整体风险升高中，没有任何孕龄低于 34 周且存在胎儿生长受限和脑瘫风险升高的情况[14]。从组群研究来看，有一些提示了胎儿失代偿体征越多，则合并的学龄期测试中的认知或运动功能越差[93,94,141]，但是，胎儿缺氧影响大脑发育相对难以量化分析，因此确定性的研究也存在困难（参见第 41 章第 4 部分）。

表3.4 根据出生体重定义的人群中脑瘫的详细比率

作者	地区	出生年份	年龄（岁）	研究人数	出生体重（g）	随访人数	IQ<70的例数(%)	失明例数（%）	耳聋例数（%）	严重脑瘫例数（%）	总计例数（%）
Lefebvre 等 1988[89]	蒙特利尔，加拿大	1976–1979	~9	44	701~1000	44	12 (27)*	0	3 (7)	1 (4)	14 (32)
					1500~1999	114				6 (5)	10 (9)
Forfar 等 1994[56]	爱丁堡，英国	1978–1979	~9	149	1000~1499	32	7 (5)	4 (3)	3 (2)	0	1 (3)
					<1000	3				1 (33)	1 (33)
					1000~1250	65					
Robertson 等 1994[130]	埃德蒙顿，加拿大	1978–1979	.5~3	82	750~999	15	2 (2)	4 (5)	3 (4)	5 (6)	6 (7)
					500~749	2					
					1000~1250	100					
		1988–1989	1.5~3	197	750~999	70	2 (1)	6 (3)	7 (4)	7 (4)	10 (5)
					500~749	27					
Doyle 2001[40]	墨尔本，澳大利亚	1979–1980	14	79	500~999	79	6 (8)	5 (7)	4 (5)	2 (3)	11 (13.9)
Astbury 等 1990[10]	维多利亚，澳大利亚	1979–1981	2	56	≤1000	56	5 (8.9)	1 (2)	2 (4)	2 (4)	5 (8.9)
Anon 1991[6]	墨尔本，澳大利亚	1979–1980	2	89	≤1000	89	12 (13.5)	6 (6.7)	3 (3.4)	3 (3.4)	24 (27)
		1985–1987	2	212	≤1000	212	12 (5.7)	9 (4.2)	1 (0.5)	2 (1)	24 (11.4)
O'Shea 等 1997[111]	北卡罗来纳，美国	1979–1984	1	24	501~800	24	3 (13)†	2 (8)		3 (13)‡	
		1984–1989	1	61	501~800	63	12 (20)†	0		12 (19)‡	
		1989–1994	1	124	501~800	129	8 (7)†	4 (3)		9 (7‡)	
Piecuch 等 1997[121]	旧金山，美国	1979–1985	4.6	193	500~999	193	31 (16)§	1 (0.5)	1 (0.5)	19.3 (10)‡	
		1986–1988	4.6	113	500~999	113	17 (15)§	4 (3.5)	0	9 (8)‡	
		1989–1991	4.6	136	500~999	136	13 (10)§	0	0	13.6 (10)‡	
Cooke 1999[26]	利物浦，英格兰	1982–1985	3	411	<1501	411				45 (10.9)‡	
		1986–1989	3	387	<1501	387				42 (10.8)‡	
		1990–1993	3	398	<1501	398				29 (7.3)‡	
Hack 等 1994[64]	俄亥俄，美国	1982–1986	6.7	68	<750	68	14 (21)	4 (6)	1 (1.5)	6 (9)‡	
				65	750~1500	65	5 (8)	1 (2)	1 (1.5)	4 (6)‡	
Hack 等 2000[66]	俄亥俄，美国	1982–1988	0.7~1.7	49	500~750	49					
		1990–1992	0.7~1.7	39	500~750	39					
Sauve 等 1998[140]	Alberta，加拿大	1983–1994	3	13	<500	13	8 (61.5)	2 (15.4)	1 (7.6)	2 (15.4)	9 (69)
Dunin-Wasowicz 等 2000[45]	华沙，波兰	1985–1989	7~11	38	<1500	38		2 (5.2)	1 (2.8)	11 (28.9)‡	
		1990–1994	2~5	51	<1500	51		9 (17.6)	2 (3.9)	18 (35.2)‡	
Salokorpi 等 2001[137]	芬兰	1991–1994	4	142	<1500	142		0		27 (17)‡	
Vohr 等 2000[159]	美国	1993–1994	1.5~1.9	1151	901~1000	295	86 (31)	3 (1)	20 (7)	45 (15)‡	
					801~900	272	92 (35)	2 (0.7)	24 (9)	42 (15)‡	
					701~800	224	90 (42)	5 (2)	20 (9)	38 (17)‡	
					601~700	202	78 (41)	8 (4)	27 (14)	42 (21)‡	
					501~600	94	42 (45)	1 (1)	10 (11)	16 (17)‡	
					401~500	14	4 (31)	2 (14)	1 (7)	4 (29)‡	
Valkama 等 2000[156]	奥卢，芬兰	1993–1995	1.5	49	<1500	49				5 (10.2)	

* DQ < 85; † MDI < 68; ‡ 全部脑瘫 ；§ IQ < 79.

表3.5 根据孕龄定义的人群残疾的详细比率

作者	地区	出生年份	孕龄(周)	随访年龄(岁)	人群(随访数量/出生)	妊娠	例数	IQ<70 例数(%)	失明例数(%)	耳聋例数(%)	严重脑瘫例数(%)	存在任何严重残疾的总人数
Walker 和 Pater 1987[160]	邓迪，英国	1980–1984	26~28	1.5+	24/24	<26	1	0	0	0	0	0
						26~27	5	0	0	0	1 (20)	1 (20)
						28	18	1 (6)	2 (11)	0	2 (11)	5 (28)
Whyte 等 1993[165]	多伦多，加拿大	1982–1987	23~26	1.5	322/322	23	12	1 (8)	2 (17)	0	2 (17)	5 (42)
						24	49	11 (22)	11 (22)	6 (12)	7 (14)	35 (71)
						25	109	18 (17)	4 (4)	0	8 (7)	30 (26)
						26	152	13 (9)	5 (3)	3 (2)	10 (7)	31 (20)
Jacobs 等 2000[78]	加拿大	1982–1987	23~25	1.5~2	239/249	23~26	239	46 (19)	19 (8)	12 (5)	12 (5)	89 (37)
		1990–1994	23~25	1.5~2	274/305	23~26	274	34 (12)	6 (2)	10 (4)	12 (4)	62 (23)
Emsley 等 1998[48]	曼彻斯特，英国	1984–1989	23~25	3.3~9.6	24/26	23~25	24	3 (13)	1 (4)	2 (8)	5 (21)	11 (46)
		1990–1994	23~25	2.2~6.1	40/40	23~25	40	6 (15)	7 (18)	1 (3)	7 (18)	20 (50)
Lefebvre等 1996[90]	蒙特利尔，加拿大	1987–1992	23~28	1.5	217/254	24	9	3 (33)	1 (11)	1 (11)	0	5 (56)
						25	24	5 (21)	0	0	4 (17)	9 (38)
						26	40	9 (22)	0	0	5 (12)	14 (35)
						27	72	9 (12)	0	0	3 (4)	12 (17)
						28	72	9 (12)	1 (1)	1 (1)	5 (7)	16 (22)
Finnstrom 等 1998[54]	斯德哥尔摩，瑞典	1990–1992	23~27	3	362/369	23~24	29	4 (14)*	16(4)	1†	4 (14)	
						25~26	148	14 (9)*			15 (10)	66 (18)
						≥27	185	6 (3)*			6 (3)	
Piecuch 等 1997[121]	旧金山，美国	1990–1994	24~26	1	86/94	24	18	7 (39)	0		2 (11)	
						25	30	9 (30)	1 (3)	2 (2)	6 (20)	35 (41)
						26	38	4 (11)	0		4 (11)	
Doyle 2001[40]	维多利亚，澳大利亚	1991–1992	23~27	5	221/225	23	5	2 (40)‡	4 (1.8)	2 (0.9)	15 (6.8)	65 (29)
						24	21	7 (33)‡				
						25	51	13 (25)‡				
						26	71	17 (24)‡				
						27	77	5 (6)‡				
Wood 等 2000[170]	英国和爱尔兰	1995	23~25	2.5	283/308	≤23	26	7 (27)			2 (8)	9 (35)
						24	90	17 (19)	7 (2)	2 (1)	11 (12)	31 (34)
						25	167	29 (17)			15 (9)	40 (24)

关键点：* Scheffzek分类 3–4; † Treacher–Collins综合征；‡ “主要残疾”

使用新生儿颅脑超声对预后的预测

在认识到可以用经囟门颅脑超声发现脑室内出血(IVH)[23]后不久，人们开始想到残疾可能与所发现病损的严重程度有关，一些问题似乎可以从早年的研究中得出推论[152]。从首次研究以来，超声检查在技术方面得到了很大的提高，加深了我们对这些变化的显著性的理解。特别是高频探头（7.5MHz 和更高）的发展，能更好地判定实质的变化，而这些变化在早年的研究中，使用 5MHz 扇形扫描探头或线性列阵是无法发现的。人们对预测或许存在脑瘫的可能性存在强烈的关注，因为这是大部分家长关注的问题，医务人员也是同样。这种信息对判定持续重症监护的平衡性，启动对父母的早期支持机制，甚至有可能作为早期干预治疗的基础[161]是有价值的。

颅脑超声技术及其分析在第 19 章和第 41 章中讨论。虽然在使用和解读超声结果时有很多缺陷，但是仔细操作起来可以作为一个有用的确保预后和早期报警的手段。

为了便于描述，将在以下几方面考虑预后：

- 扫描始终正常；
- 生发基质 – 脑室内出血（GMH–IVH）；
- 脑室扩大；
- PVL（脑室周围白质软化）；
- IVH 合并实质超声高密度。

表 3.6 总结了正常和残疾预后。

扫描始终正常

Rennie 回顾了 18 个对象为 1979—1992 年出生婴儿的研究，在这一时期内的影像技术和分辨能力有所进步[127]。在这些 2290 名扫描始终正常的婴儿中，无残疾预后者为 89%（95%可信区间为 88%～90%）。三个研究报道了 1985 年以来的数据，931 名婴儿中的无残疾预后人数为 854 人 [92%(90%～93%)]，主要的“严重残疾”为 5%（3%～6%）。这些概括性分析的结果应该谨慎对待，因为这些研究并未对人群或预后定义进行对比。虽然如此，在随访过程中，扫描持续正常者面临的严重残疾风险低于 10%。

生发基质—脑室内出血

人们广泛认为一个非复杂性的室管膜下或生发基质出血（GMH）消散后不会合并远期残疾风险的升高。在 15 个包含 626 名孤立 GMH 儿童的研究中，83%（80%～86%）为无残疾预后，13%（10%～15%）有主要的严重残疾[129]。这些数据受到相同的条件限制，所有报道包含的都是 20 世纪 80 年代中期以前出生的婴儿。IVH 和 GMH 通常难以鉴别，自行消散的非复杂 IVH 有可能有同样良好的预后。要特别注意的是，新泽西州的一个大型研究提示该组内脑瘫残疾的风险升高到 25%（18%～32%；优势比 3.5；1.7～6.9），虽然白质损伤（超声透亮度升高或脑室扩大）后的风险显著升高（优势比 15；7.6～31）[123]。更新的使用 MRI 的研究提示一些这类偏差与未鉴别出来的白质损伤有关（见下文）。

表3.6 根据新生儿颅脑超声表现定义的正常和异常预后儿童的百分比

超声分类	研究数量	婴儿数量	正常预后（%）	残疾预后（%）
扫描正常	3[123,127,163]*	931	92 (90~93)	5 (3~6) (严重残疾)
非复杂性 GMH-IVH	7[20,24,86,113,150,151,155]	168	88 (82~92)	7 (4~12) (严重残疾)
非进展性脑室扩大	10[3,7,24,60,61,87,113,142,148,163]	226		34 (28~40) (严重残疾)
脑室 > 第 95 百分位数＋4mm	1[7]	112	10 (5~17)	90 (83~95) (异常)
脑水肿和分流	10[3,17,24,49,51,53,77,95,113,142]	236		59 (53~65) (严重残疾)
双侧囊性 PVL	12[24,34,50,52,59,73,103,120,122,132,162,163]	155		88 (82~93) (脑瘫)
实质内超声高密度 >1cm 直径	1[37]	45	38 (25~52)	62 (48~75) (脑瘫)

CP =脑瘫
*仅包括 1985 年或以后出生者。

脑室扩大

如果IVH导致脑室扩张，则老式的PapileIVH分级将出血划分为“III级”。但是，术语“扩张”和“扩大”通常未严格定义。Levene定义了脑室大小的百分位数，证明其随孕龄而增加[91]，在治疗方面的研究中，可用作脑室扩大的定义（4mm＞孕龄相应的第95百分位数）。没有评估脑室大小的明确界定，因此难以解释这些数据。一些脑室扩大是继发于PVL的白质萎缩引起的，可能其预后与一过性或渐进性脑室扩大的预后不同。

脑室扩大试验提供了有用的预后信息。当脑室大小逐渐大于第95 Levene百分位数以上4mm时，将婴儿随机分为期望组和间隔组。112人中仅有11人在2岁被认为正常[7]。脑室扩大时，如出现实质变化或者痉挛，则看来预后较差[7]。从Rennie鉴定的10个研究来看，有226例非进展性脑室扩大病例，其中76例（34%；28%～40%）在随访过程中有重大残疾，并且在10个进一步的脑积水分流后的预后研究中，240例婴儿有140人（59%；53%～65%）的预后差。

脑室周围白质软化

出现囊性脑室周围白质软化（cPVL）是极早产儿童脑瘫的最强有力的预测指标。从大范围来说，所有病灶都可以作为白质和灰质损害风险的代表标志物，然而cPVL表示病程处于白质发生损害的终末期。但是，囊性改变影响的区域和脑室周围地带是决定预后的重要因素。

室管膜下假性囊肿的表现应该与PVL相鉴别。假性囊肿表现为一短串“小球状”的囊，沿着侧脑室下壁分布，或者有时处于沿脑室下外侧边缘的中央地带。它们与脑室紧密相邻，并通过一个薄壁与脑室相隔离，应当不要与消散中的GMH或PVL相混淆。cPVL的囊一开始就位于白质内，有一个组织桥将其与脑室分开。假性囊在预后方面不存在重要性。

在额部的单个孤立的囊肿和囊性改变可能预后较好。虽然仅有少数病人在文献中有所报道，但是大多数存活者在随访中表现正常。

双侧的和在枕部的囊肿有晚期脑瘫的高度风险。在很多发表的报道中，几乎所有脑瘫病例都有双侧枕部cPVL。在12个研究中，137/155例[88%；（82%～93%）]双侧cPVL患者在随访中有脑瘫。有广泛cPVL的儿童也有特别重大的中枢视觉损害或者视力感知问题[22,46,157]。

中间（颅顶）地带的囊性改变预后不太明确，大概取决于对更重要的后部区域的损害程度；在2个研究中，大约50%的有额顶部或颅顶部变化的婴儿出现脑瘫，相比之下，那些改变局限于额部地带者则没有脑瘫，而改变延伸到枕部地带者则全部脑瘫[50,59]。

在一个大型研究中，发现囊肿直径大于2cm者，全部合并脑瘫，而cPVL的前后范围大于2cm者，其前景特别差，所有八个病例都发展成痉挛性四肢瘫痪[132]。

脑室内出血合并实质回声高密度

早年的文献将局灶性实质出血和脑室周围白质软化混为一谈，统称为“IV级”脑室周围出血。在约10%～15%的GMH-IVH婴儿中，看到单侧或者双侧实质变化与IVH合并出现，这通常被称为实质蔓延，在超早产婴儿中更常见[35]。这被认为是由于位于生发基质下部的引流白质血液的终末静脉梗阻导致静脉梗塞[58]引起的。反复的认真超声检查可以将其与PVL相鉴别。仅在最近的一个研究中，88名有实质病灶的儿童中，55例存活，45例有大于1cm的病灶，38例（69%）并未发展成脑瘫[37]，这反映了过去报道的“IV级”PVH的预后有较大改善。

早产儿童的其他病变

关于在脑室周围区域持续的超声高密度是否会合并GMH-IVH的显著性存在争论，其并不发展成囊性病灶。De Vries及其同事提出变化持续超过7天可能就有临床意义[36]。一些研究假设提出这些表现可能与婴儿的一过性神经病学异常或者轻度痉挛性双侧瘫痪，以及儿童期的运动功能障碍有关。超声可能并非是研究这些脑表现细微变化的最佳手段，因为这种病灶的发现高度依赖于机器和操作者；在这些发现的显著性变得更清晰前，MRI可能是必需的[21,158]。

磁共振影像的作用

MRI在早产儿初发病时的运用越来越多。其改善的分辨率和不同的成像方式提供了比超声更详细的信息。例如，使用MRI诊断的囊肿比超声更多[21,144]，且在相当于足月年龄时的图像可通过评估内囊后肢来作为更好的有关运动问题的预测指标[131]。至今的研究难以进行总结，因为病例数和MRI表现资料都较少。需要通过认真的研究来说明颅脑超声更细微变化的含义，例如脑室周围超声高密度与MRI明显相关[158]。量化技术也证明了皮层灰质容量减少合并相对轻度的白质变化，且这种减少在那些超声鉴别的白质病变中更严重。这组的预后数据正待给出。

晚期MRI表现与预后之间关系的研究并未显示出脑损害或者脑室局部大小与预后之间有良好的相关性[27]。但是，儿童后期的局部脑容量测定显示了与足月对照组之间有显著差异，与对后天性脑损害传统测定相比，海马和尾状核容量似乎与预后的精细测定有更好的关系，诸如认知和注意力测定[1,117]。

早产带来的广泛创伤和随后的子宫外发育对脑组织和发育有显著的影响，这有待进一步阐明。

参考文献

1. Abernethy L J, Palaniappan M, Cooke RW 2002 Quantitative magnetic resonance imaging of the brain in survivors of very low birth weight. Archives of Disease in Childhood 87: 279–283
2. Accardo P J 1982 Freud on diplegia. Commentary and translation. American Journal of Diseases of Children 136: 452–456
3. Allan W C, Riviello J J Jr 1992 Perinatal cerebrovascular disease in the neonate. Parenchymal ischemic lesions in term and preterm infants. Pediatric Clinics of North America 39: 621–650
4. Amiel-Tison C, Grenier A 1986 Neurological assessment in the first year of life. Oxford University Press, Oxford
5. Anon 1990 Enhancing the outcomes of low-birth-weight, premature infants. A multisite, randomized trial. The Infant Health and Development Program. Journal of the American Medical Association 263: 3035–3042
6. Anon 1991 Eight-year outcome in infants with birth weight of 500 to 999 grams: continuing regional study of 1979 and 1980 births. Victorian Infant Collaborative Study Group. Journal of Pediatrics 118: 761–767
7. Anon 1994 Randomised trial of early tapping in neonatal posthaemorrhagic ventricular dilatation: results at 30 months. Ventriculomegaly Trial Group. Archives of Disease in Childhood Fetal and Neonatal Edition 70: F129–F136
8. Anon 1995 Disability and perinatal care: report of two working groups. NPEU and Oxford Health Authority, Oxford
9. Anon 2003 The GRIT Study Group. A randomised trial of timed delivery for the compromised preterm fetus: short term outcomes and Bayesian interpretation. British Journal of Obstetrics and Gynaecology 110: 27–32
10. Astbury J, Orgill A A, Bajuk B, Yu V Y 1990 Neurodevelopmental outcome, growth and health of extremely low-birthweight survivors: how soon can we tell? Developmental Medicine and Child Neurology 32: 582–589
11. Aylward G P 2002 Cognitive and neuropsychological outcomes: more than IQ scores. Mental Retardation and Developmental Disabilities Research Reviews 8: 234–240
12. Bhutta A T, Cleves M A, Casey P H, Cradock M M, Anand K J 2002 Cognitive and behavioral outcomes of school-aged children who were born preterm: a meta-analysis. Journal of the American Medical Association 288: 728–737
13. Bjerager M, Steensberg J, Greisen G 1995 Quality of life among young adults born with very low birthweights. Acta Paediatrica 84: 1339–1343
14. Blair E, Stanley F 1990 Intrauterine growth and spastic cerebral palsy. I. Association with birth weight for gestational age. American Journal of Obstetrics and Gynecology 162: 229–237
15. Botting N, Powls A, Cooke R W, Marlow N 1997 Attention deficit hyperactivity disorders and other psychiatric outcomes in very low birthweight children at 12 years. Journal of Child Psychology and Psychiatry 38: 931–941
16. Botting N, Powls A, Cooke R W, Marlow N 1998 Cognitive and educational outcome of very-low-birthweight children in early adolescence. Developmental Medicine and Child Neurology 40: 652–660
17. Boynton B R, Boynton C A, Merritt T A, Vaucher Y E, James H E, Bejar R F 1986 Ventriculoperitoneal shunts in low birth weight infants with intracranial hemorrhage: neurodevelopmental outcome. Neurosurgery 18: 141–145
18. British Association of Perinatal Medicine 2001 Standards for hospitals providing intensive and high dependency care. BAPM, London: available on line at: www.bapm.org/publications.htm
19. Budin P 1907 The nursling. Caxton Press, London
20. Catto-Smith A G, Yu V Y, Bajuk B, Orgill A A, Astbury J 1985 Effect of neonatal periventricular haemorrhage on neurodevelopmental outcome. Archives of Disease in Childhood 60: 8–11
21. Childs A M, Cornette L, Ramenghi L A et al 2001 Magnetic resonance and cranial ultrasound characteristics of periventricular white matter abnormalities in newborn infants. Clinical Radiology 56: 647–655
22. Cioni G, Fazzi B, Ipata A E, Canapicchi R, van Hof-van Duin J 1996 Correlation between cerebral visual impairment and magnetic resonance imaging in children with neonatal encephalopathy. Developmental Medicine and Child Neurology 38: 120–132
23. Cooke R 1979 Ultrasound examination of neonatal heads. Lancet 2: 38
24. Cooke R W 1987 Early and late cranial ultrasonographic appearances and outcome in very low birthweight infants. Archives of Disease in Childhood 62: 931–937
25. Cooke R W 1993 Annual audit of three year outcome in very low birthweight infants. Archives of Disease in Childhood 69: 295–298
26. Cooke R W 1999 Trends in incidence of cranial ultrasound lesions and cerebral palsy in very low birthweight infants 1982–93. Archives of Disease in Childhood Fetal and Neonatal Edition 80: F115–F117
27. Cooke R W, Abernethy L J 1999 Cranial magnetic resonance imaging and school performance in very low birth weight infants in adolescence. Archives of Disease in Childhood Fetal and Neonatal Edition 81: F116–F121
28. Costeloe K, Hennessy E, Gibson A T, Marlow N, Wilkinson A R 2000 The EPICure study: outcomes to discharge from hospital for infants born at the threshold of viability. Pediatrics 106: 659–671
29. Cross K W 1973 Cost of preventing retrolental fibroplasia? Lancet 2: 954–956
30. Davies A 1997 A critical review of neonatal hearing screening in the detection of congenital hearing impairment. Health Technology Assessment 1: 75
31. De Groot L, de Groot C J, Hopkins B 1997 An instrument to measure independent walking: are there differences between preterm and fullterm infants? Journal of Child Neurology 12: 37–41
32. De Groot L, Hopkins B, Touwen B 1995 Muscle power, sitting unsupported and trunk rotation in pre-term infants. Early Human Development 43: 37–46
33. De Groot L, Hopkins B, Touwen B 1997 Motor asymmetries in preterm infants at 18 weeks corrected age and outcomes at 1 year. Early Human Development 48: 35–46
34. De Vries L S, Connell J A, Dubowitz L M, Oozeer R C, Dubowitz V, Pennock J M 1987 Neurological, electrophysiological and MRI abnormalities in infants with extensive cystic leukomalacia. Neuropediatrics 18: 61–66
35. De Vries L S, Groenendaal F 2002 Neuroimaging in the preterm infant. Mental Retardation and Developmental Disabilities Research Reviews 8: 273–280
36. De Vries L S, Regev R, Pennock J M, Wigglesworth J S, Dubowitz L M 1988 Ultrasound evolution and later outcome of infants with periventricular densities. Early Human Development 16: 225–233
37. De Vries L S, Roelants-van Rijn A M, Rademaker K J, Van Haastert I C, Beek F J, Groenendaal F 2001 Unilateral parenchymal haemorrhagic infarction in the preterm infant. European Journal of Paediatric Neurology 5: 139–149
38. Dinesen S J, Greisen G 2001 Quality of life in young adults with very low birth weight. Archives of Disease in Childhood Fetal and Neonatal Edition 85: F165–F169
39. Downs J A, Edwards A D, McCormick D C, Roth S C, Stewart A L 1991 Effect of intervention on development of hip posture in very preterm babies. Archives of Disease in Childhood 66: 797–801
40. Doyle L W 2001 Outcome at 5 years of age of children 23 to 27 weeks' gestation: refining the prognosis. Pediatrics 108: 134–141
41. Draper E S, Manktelow B, Field D J, James D 1999 Prediction of survival for preterm births by weight and gestational age: retrospective population based study. British Medical Journal 319: 1093–1097
42. Drillien C M 1958 Growth and development of a group of children of very low birthweight. Archives of Disease in Childhood 33: 10–18

43. Drillien C M 1972 Abnormal neurologic signs in the first year of life in low-birthweight infants: possible prognostic significance. Developmental Medicine and Child Neurology 14: 575–584
44. Drillien C M 1980 Low-birthweight Children at Early School-age: a Longitudinal Study. Developmental Medicine and Child Neurology 22: 26–47
45. Dunin-Wasowicz D, Rowecka-Trzebicka K, Milewska-Bobula B et al 2000 Risk factors for cerebral palsy in very low-birthweight infants in the 1980s and 1990s. Journal of Child Neurology 15: 417–420
46. Eken P, Jansen G H, Groenendaal F, Rademaker K J, de Vries L S 1994 Intracranial lesions in the fullterm infant with hypoxic ischaemic encephalopathy: ultrasound and autopsy correlation. Neuropediatrics 25: 301–307
47. El-Metwally D, Vohr B, Tucker R 2000 Survival and neonatal morbidity at the limits of viability in the mid 1990s: 22 to 25 weeks. Journal of Pediatrics 137: 616–622
48. Emsley H C, Wardle S P, Sims D G, Chiswick M L, D'Souza S W 1998 Increased survival and deteriorating developmental outcome in 23 to 25 week old gestation infants, 1990–4 compared with 1984–9. Archives of Disease in Childhood Fetal and Neonatal Edition 78: F99–F104
49. Etches P C, Ward T F, Bhui P S, Peters K L, Robertson C M 1987 Outcome of shunted posthemorrhagic hydrocephalus in premature infants. Pediatric Neurology 3: 136–140
50. Fawer C L, Diebold P, Calame A 1987 Periventricular leucomalacia and neurodevelopmental outcome in preterm infants. Archives of Disease in Childhood 62: 30–36
51. Fazzi E, Lanzi G, Gerardo A, Ometto A, Orcesi S, Rondini G 1992 Neurodevelopmental outcome in very-low-birth-weight infants with or without periventricular haemorrhage and/or leucomalacia. Acta Paediatrica 81: 808–811
52. Fazzi E, Orcesi S, Caffi L et al 1994 Neurodevelopmental outcome at 5–7 years in preterm infants with periventricular leukomalacia. Neuropediatrics 25: 134–139
53. Fernell E, Hagberg G, Hagberg B 1990 Infantile hydrocephalus – the impact of enhanced preterm survival. Acta Paediatrica Scandinavica 79: 1080–1086
54. Finnstrom O, Otterblad Olausson P et al 1998 Neurosensory outcome and growth at three years in extremely low birthweight infants: follow-up results from the Swedish national prospective study. Acta Paediatrica 87: 1055–1060
55. Flynn J 1999 Searching for justice, The discovery of IQ gains over time. American Psychologist 54: 5–20
56. Forfar J O, Hume R, McPhail F M et al 1994 Low birthweight: a 10-year outcome study of the continuum of reproductive casualty. Developmental Medicine and Child Neurology 36: 1037–1048
57. Gesell A, Armatruda A 1947 Outcome following prematurity
58. Gould S J, Howard S, Hope P L, Reynolds E O 1987 Periventricular intraparenchymal cerebral haemorrhage in preterm infants: the role of venous infarction. Journal of Pathology 151: 197–202
59. Graham M, Levene M I, Trounce J Q, Rutter N 1987 Prediction of cerebral palsy in very low birthweight infants: prospective ultrasound study. Lancet 2: 593–596
60. Graziani L J, Pasto M, Stanley C et al 1985 Cranial ultrasound and clinical studies in preterm infants. Journal of Pediatrics 106: 269–276
61. Greisen G, Petersen M , Pedersen S A, Baekgaard P 1986 Status at two years in 121 very low birth weight survivors related to neonatal intraventricular haemorrhage and mode of delivery. Acta Paediatrica Scandinavica 75: 24–30
62. Gross R, Spiker D, Haynes C 1997 Helping low birthweight premature babies: the Infant Health and Development Program. Stanford University Press, Palo Alto, CA
63. Hack M, Flannery D J, Schluchter M, Cartar L, Borawski E, Klein N 2002 Outcomes in young adulthood for very-low-birth-weight infants. New England Journal of Medicine 346: 149–157
64. Hack M, Taylor H G, Klein N, Eiben R, Schatschneider C, Mercuri-Minich N 1994 School-age outcomes in children with birth weights under 750 g. New England Journal of Medicine 331: 753–759
65. Hack M, Taylor H G, Klein N, Mercuri-Minich N 2000 Functional limitations and special health care needs of 10- to 14-year-old children weighing less than 750 grams at birth. Pediatrics 106: 554–560
66. Hack M, Wilson-Costello D, Friedman H, Taylor G H, Schluchter M, Fanaroff A A 2000 Neurodevelopment and predictors of outcomes of children with birth weights of less than 1000 g: 1992–1995. Archives of Pediatrics and Adolescent Medicine 154: 725–731
67. Hadders-Algra M, Brogren E, Katz-Salamon M, Forssberg H 1999 Periventricular leucomalacia and preterm birth have different detrimental effects on postural adjustments. Brain 122: 727–740
68. Hagberg B, Hagberg G, Beckung E, Uvebrant P 2001 Changing panorama of cerebral palsy in Sweden. VIII. Prevalence and origin in the birth year period 1991–94. Acta Paediatrica 90: 271–277
69. Hagberg B, Hagberg G, Olow I 1984 The changing panorama of cerebral palsy in Sweden. IV. Epidemiological trends 1959–78. Acta Paediatrica Scandinavica 73: 433–440
70. Hagberg B, Hagberg G, Olow I 1993 The changing panorama of cerebral palsy in Sweden. VI. Prevalence and origin during the birth year period 1983–1986. Acta Paediatrica 82: 387–393
71. Hagberg B, Hagberg G, Olow I, van Wendt L 1996 The changing panorama of cerebral palsy in Sweden. VII. Prevalence and origin in the birth year period 1987–90. Acta Paediatrica 85: 954–960
72. Hagberg B, Hagberg G, Olow I, von Wendt L 1989 The changing panorama of cerebral palsy in Sweden. V. The birth year period 1979–82. Acta Paediatrica Scandinavica 78: 283–290
73. Hansen N B, Kopechek J, Miller R R, Menke J A, Cordero L 1989 Prognostic significance of cystic intracranial lesions in neonates. Journal of Developmental and Behavioral Pediatrics 10: 129–133
74. Harrison H 2002 Outcomes in young adulthood for very-low-birth-weight infants. New England Journal of Medicine 347: 141–143
75. Hess J H, Mohr G J, Bartelme P F 1934 The physical and mental growth of prematurely born children. University of Chicago Press, Chicago
76. Hille E T, den Ouden A L, Saigal S et al 2001 Behavioural problems in children who weigh 1000 g or less at birth in four countries. Lancet 357: 1641–1643
77. Hislop J E, Dubowitz L M, Kaiser A M, Singh M P, Whitelaw A G 1988 Outcome of infants shunted for post-haemorrhagic ventricular dilatation. Developmental Medicine and Child Neurology 30: 451–456
78. Jacobs S E, O'Brien K, Inwood S, Kelly E N, Whyte H E 2000 Outcome of infants 23–26 weeks' gestation pre and post surfactant. Acta Paediatrica 89: 959–965
79. James D K, Parker M J, Smoleniec J S 1992 Comprehensive fetal assessment with three ultrasonographic characteristics. American Journal of Obstetrics and Gynecology 166: 1486–1495
80. Johnson A 1995 Disability and perinatal care. Pediatrics 95: 272–274
81. Johnson S, Marlow N, Wolke D F et al 2004 Validation of a parent report measure of cognitive development for very preterm infants. Developmental Medicine and Child Neurology 46: 389–397
82. Jones H P, Guildea Z E, Stewart J H, Cartlidge P H 2002 The Health Status Questionnaire: achieving concordance with published disability criteria. Archives of Disease in Childhood 86: 15–20
83. Jongmans M, Henderson S, de Vries L, Dubowitz L 1993 Duration of periventricular densities in preterm infants and neurological outcome at 6 years of age. Archives of Disease in Childhood 69: 9–13
84. Khadilkar V, Tudehope D, Burns Y, O'Callaghan M, Mohay H 1993 The long-term neurodevelopmental outcome for very low birthweight (VLBW) infants with 'dystonic' signs at 4 months of age. Journal of Paediatrics and Child Health 29: 415–417
85. Kiely J L, Paneth N 1981 Follow-up studies of low-birthweight infants: suggestions for design, analysis and reporting. Developmental Medicine and Child Neurology 23: 96–100
86. Kitchen W H, Ford G W, Murton L J et al 1985 Mortality and two year outcome of infants of birthweight 500–1500 g: relationship with neonatal cerebral ultrasound data. Australian Paediatric Journal 21: 253–259
87. Kitchen W H, Ford G W, Rickards A L, Doyle L W, Kelly E, Murton L J 1990 Five-year outcome of infants of birthweight 500 to 1500 grams: relationship with neonatal ultrasound data. American Journal of Perinatology 7: 60–65
88. Kraemer S 2000 The fragile male. British Medical Journal 321: 1609–1612
89. Lefebvre F, Bard H, Veilleux A, Martel C 1988 Outcome at school age of children with birthweights of 1000 grams or less. Developmental Medicine and Child Neurology 30: 170–180
90. Lefebvre F, Glorieux J, St-Laurent-Gagnon T 1996 Neonatal survival and disability rate at age 18 months for infants born between 23 and 28 weeks of gestation. American Journal of Obstetrics and Gynecology 174: 833–838
91. Levene M I 1981 Measurement of the growth of the lateral ventricles in preterm infants with real-time ultrasound. Archives of Disease in Childhood 56: 900–904
92. Levene M, Dowling S, Graham M, Fogelman K, Galton M, Phillips M 1992 Impaired motor function (clumsiness) in 5 year old children: correlation with neonatal ultrasound scans. Archives of Disease in Childhood 67: 687–690
93. Ley D, Laurin J, Bjerre I, Marsal K 1996 Abnormal fetal aortic velocity waveform and minor neurological dysfunction at 7 years of age. Ultrasound in Obstetrics and Gynecology 8: 152–159

94. Ley D, Tideman E, Laurin J, Bjerre I, Marsal K 1996 Abnormal fetal aortic velocity waveform and intellectual function at 7 years of age. Ultrasound in Obstetrics and Gynecology 8: 160–165
95. Liechty E A, Gilmor R L, Bryson C Q, Bull M J 1983 Outcome of high-risk neonates with ventriculomegaly. Developmental Medicine and Child Neurology 25: 162–168
96. Lorenz J M, Paneth N, Jetton J R, den Ouden L, Tyson J E 2001 Comparison of management strategies for extreme prematurity in New Jersey and the Netherlands: outcomes and resource expenditure. Pediatrics 108: 1269–1274
97. McCarton C M, Brooks-Gunn J, Wallace I F et al 1997 Results at age 8 years of early intervention for low-birth-weight premature infants. The Infant Health and Development Program. Journal of the American Medical Association 277: 126–132
98. McCormick M C, Richardson D K 2002 Premature infants grow up. New England Journal of Medicine 346: 197–198
99. Marlow E S, Hunt LP, Marlow N 2000 Sensorineural hearing loss and prematurity. Archives of Disease in Childhood Fetal and Neonatal Edition 82: F141–F144
100. Marlow N, Roberts B L, Cooke R W 1989 Laterality and prematurity. Archives of Disease in Childhood 64: 1713–1716
101. Marlow N, Roberts B L, Cooke R W 1989 Motor skills in extremely low birthweight children at the age of 6 years. Archives of Disease in Childhood 64: 839–847
102. Marlow N, Roberts L, Cooke R 1993 Outcome at 8 years for children with birth weights of 1250 g or less. Archives of Disease in Childhood 68: 286–290
103. Monset-Couchard M, de Bethmann O, Radvanyi-Bouvet M F, Papin C, Bordarier C, Relier J P 1988 Neurodevelopmental outcome in cystic periventricular leukomalacia (CPVL) (30 cases). Neuropediatrics 19: 124–131
104. Msall M E, Phelps D L, DiGaudio K M et al 2000 Severity of neonatal retinopathy of prematurity is predictive of neurodevelopmental functional outcome at age 5.5 years. Behalf of the Cryotherapy for Retinopathy of Prematurity Cooperative Group. Pediatrics 106: 998–1005
105. Msall M E, Rogers B T, Buck G M, Mallen S, Catanzaro N L, Duffy L C 1993 Functional status of extremely preterm infants at kindergarten entry. Developmental Medicine and Child Neurology 35: 312–320
106. Msall M E, Tremont M R 2000 Functional outcomes in self-care, mobility, communication, and learning in extremely low-birth weight infants. Clinics in Perinatology 27: 381–401
107. Msall M E, Tremont M R 2002 Measuring functional outcomes after prematurity: developmental impact of very low birth weight and extremely low birth weight status on childhood disability. Mental Retardation and Developmental Disabilities Research Reviews 8: 258–272
108. Mutch L M, Johnson M A, Morley R 1989 Follow up studies: design, organisation, and analysis. Archives of Disease in Childhood 64: 1394–1402
109. Nelson K B, Ellenberg J H 1982 Children who 'outgrew' cerebral palsy. Pediatrics 69: 529–536
110. O'Connor A R, Stephenson T, Johnson A et al 2002 Long-term ophthalmic outcome of low birth weight children with and without retinopathy of prematurity. Pediatrics 109: 12–18
111. O'Shea T M, Klinepeter K L, Goldstein D J, Jackson B W, Dillard R G 1997 Survival and developmental disability in infants with birth weights of 501 to 800 grams, born between 1979 and 1994. Pediatrics 100: 982–986
112. Pallas Alonso C R, de la Cruz Bertolo J, Medina Lopez M C, Orbea Gallardo C, Gomez Castillo E, Simon de las Heras R 2000 [Cerebral palsy and age of sitting and walking in children weighing less than 1500 g at birth]. Anales Espanoles de Pediatria 53: 48–52
113. Palmer P, Dubowitz L M, Levene M I, Dubowitz V 1982 Developmental and neurological progress of preterm infants with intraventricular haemorrhage and ventricular dilatation. Archives of Disease in Childhood 57: 748–753
114. Palta M, Sadek-Badawi M, Evans M, Weinstein M R, McGuinnes G 2000 Functional assessment of a multicenter very low-birth-weight cohort at age 5 years. Newborn Lung Project. Archives of Pediatrics and Adolescent Medicine 154: 23–30
115. Pederson S J S, Markestad T 2000 Early motor development of premature infants with birthweight less than 2000 grams. Acta Paediatrica 89: 1456–1461
116. Pennefather P M, Clarke M P, Strong N P, Cottrell D G, Fritz S, Tin W 1995 Ocular outcome in children born before 32 weeks gestation. Eye 9(Suppl): 26–30
117. Peterson B S, Vohr B, Staib L H et al 2000 Regional brain volume abnormalities and long-term cognitive outcome in preterm infants. Journal of the American Medical Association 284: 1939–1947
118. Pharoah P O, Platt M J, Cooke T 1996 The changing epidemiology of cerebral palsy. Archives of Disease in Childhood Fetal and Neonatal Edition 75: F169–F173
119. Pharoah P O, Stevenson C J, West C R 2003 General Certificate of Secondary Education performance in very low birthweight infants. Archives of Disease in Childhood 88: 295–298
120. Pidcock F S, Graziani L J, Stanley C, Mitchell D G, Merton D 1990 Neurosonographic features of periventricular echodensities associated with cerebral palsy in preterm infants. Journal of Pediatrics 116: 417–422
121. Piecuch R E, Leonard C H, Cooper B A, Kilpatrick S J, Schlueter M A, Sola A 1997 Outcome of infants born at 24–26 weeks' gestation: II. Neurodevelopmental outcome. Obstet Gynecol 90: 809–814
122. Pierrat V, Eken P, Duquennoy C, Rousseau S, de Vries LS 1993 Prognostic value of early somatosensory evoked potentials in neonates with cystic leukomalacia. Developmental Medicine and Child Neurology 35: 683–690
123. Pinto-Martin J A, Riolo S, Cnaan A, Holzman C, Susser M W, Paneth N 1995 Cranial ultrasound prediction of disabling and nondisabling cerebral palsy at age two in a low birth weight population. Pediatrics 95: 249–254
124. Powls A, Botting N, Cooke R W, Marlow N 1995 Motor impairment in children 12 to 13 years old with a birthweight of less than 1250 g. Archives of Disease in Childhood Fetal and Neonatal Edition 73: F62–F66
125. Powls A, Botting N, Cooke R W, Marlow N 1996 Handedness in very-low-birthweight (VLBW) children at 12 years of age: relation to perinatal and outcome variables. Developmental Medicine and Child Neurology 38: 594–602
126. Powls A, Botting N, Cooke R W, Pilling D, Marlow N 1996 Growth impairment in very low birthweight children at 12 years: correlation with perinatal and outcome variables. Archives of Disease in Childhood Fetal and Neonatal Edition 75: F152–F157
127. Powls A, Botting N, Cooke R W, Stephenson G, Marlow N 1997 Visual impairment in very low birthweight children. Archives of Disease in Childhood Fetal and Neonatal Edition 76: F82–F87
128. Project API 1998 A randomised trial of parental support for families with very preterm children. Archives of Disease in Childhood 79: F4–F11
129. Rennie J M 1997 Neonatal cerebral ultrasound. Cambridge University Press, Cambridge
130. Robertson C, Sauve R S, Christianson H E 1994 Province-based study of neurologic disability among survivors weighing 500 through 1249 grams at birth. Pediatrics 93: 636–640
131. Roelants-van Rijn A M, Groenendaal F, Beek F J, Eken P, van Haastert I C, de Vries L S 2001 Parenchymal brain injury in the preterm infant: comparison of cranial ultrasound, MRI and neurodevelopmental outcome. Neuropediatrics 32: 80–89
132. Rogers B, Msall M, Owens T et al 1994 Cystic periventricular leukomalacia and type of cerebral palsy in preterm infants. Journal of Pediatrics 125: S1–S8
133. Roth S C, Baudin J, McCormick D C et al 1993 Relation between ultrasound appearance of the brain of very preterm infants and neurodevelopmental impairment at eight years. Developmental Medicine and Child Neurology 35: 755–768
134. Saigal S, Feeny D, Rosenbaum P, Furlong W, Burrows E, Stoskopf B 1996 Self-perceived health status and health-related quality of life of extremely low-birth-weight infants at adolescence. Journal of the American Medical Association 276: 453–459
135. Saigal S, Lambert M, Russ C, Hoult L 2002 Self-esteem of adolescents who were born prematurely. Pediatrics 109: 429–433
136. Saigal S, Szatmari P, Rosenbaum P, Campbell D, King S 1990 Intellectual and functional status at school entry of children who weighed 1000 grams or less at birth: a regional perspective of births in the 1980s. Journal of Pediatrics 116: 409–416
137. Salokorpi T, Rautio T, Sajaniemi N, Serenius-Sirve S, Tuomi H, von Wendt L 2001 Neurological development up to the age of four years of extremely low birthweight infants born in Southern Finland in 1991–94. Acta Paediatrica 90: 218–221
138. Sameroff A J, Chandler M J 1975 Reproductive Risk and the Continuum Of Caretaking Causalty. In Horrowitz FD (ed) Review of Child Development Research. Chicago: University of Chicago Press pp 187–244
139. Saudino K, Dale P, Oliver B et al 1998 The validity of parent-based assessment of the cognitive abilities of 2-year-olds. British Journal of Developmental Psychology 16: 349–363
140. Sauve R S, Robertson C, Etches P, Byrne P J, Dayer-Zamora V 1998 Before viability: a geographically based outcome study of infants weighing 500 grams or less at birth. Pediatrics 101: 438–445
141. Scherjon S, Briet J, Oosting H, Kok J 2000 The discrepancy between maturation of visual-evoked potentials and cognitive outcome at five years in very preterm infants with and without hemodynamic signs of fetal brain-sparing. Pediatrics 105: 385–391

142. Shankaran S, Koepke T, Woldt E et al 1989 Outcome after posthemorrhagic ventriculomegaly in comparison with mild hemorrhage without ventriculomegaly. Journal of Pediatrics 114: 109–114
143. Sheridan M D 1962 Infants at risk of handicapping conditions. Monthly Bulletin of the Ministry of Health and Public Health Laboratory Service 238–245
144. Sie L T, van der Knaap M S, Oosting J, de Vries L S, Lafeber H N, Valk J 2000 MR patterns of hypoxic-ischemic brain damage after prenatal, perinatal or postnatal asphyxia. Neuropediatrics 31: 128–136
145. Silverman W A 1979 Incubator-baby side shows (Dr Martin A. Couney). Pediatrics 64: 127–141
146. Sommerfelt K, Pedersen S, Ellertsen B, Markestad T 1996 Transient dystonia in non-handicapped low-birthweight infants and later neurodevelopment. Acta Paediatrica 85: 1445–1449
147. Stewart A 1999 Neurodevelopmental outcome.In: Rennie J M, Roberton N R C (eds) Textbook of neonatology. Churchill Livingstone, Edinburgh, pp 79–100
148. Stewart A L, Reynolds E O, Hope P L et al 1987 Probability of neurodevelopmental disorders estimated from ultrasound appearance of brains of very preterm infants. Developmental Medicine and Child Neurology 29: 3–11
149. Stewart A L, Reynolds E O, Lipscomb A P 1981 Outcome for infants of very low birthweight: survey of world literature. Lancet 1: 1038–1040
150. Szymonowicz W, Yu V Y, Bajuk B, Astbury J 1986 Neurodevelopmental outcome of periventricular haemorrhage and leukomalacia in infants 1250 g or less at birth. Early Human Development 14: 1–7
151. TeKolste K A, Bennett F C, Mack L A 1985 Follow-up of infants receiving cranial ultrasound for intracranial hemorrhage. American Journal of Diseases of Children 139: 299–303
152. Thorburn R J, Lipscomb A P, Stewart A L, Reynolds E O, Hope P L, Pape K E 1981 Prediction of death and major handicap in very preterm infants by brain ultrasound. Lancet 1: 1119–1121
153. Tin W, Fritz S, Wariyar U, Hey E 1998 Outcome of very preterm birth: children reviewed with ease at 2 years differ from those followed up with difficulty. Archives of Disease in Childhood Fetal and Neonatal Edition 79: F83–F87
154. Touwen B C L 1979 The examination of the child with minor neurological dysfunction. Clinics in Developmental Medicine 71. Spastics International Medical Publications, London
155. Tudehope D I, Masel J, Mohay H et al 1989 Neonatal cranial ultrasonography as predictor of 2 year outcome of very low birthweight infants. Australian Paediatric Journal 25: 66–71
156. Valkama AM, Paakko EL, Vainionpaa LK, Lanning FP, Ilkko EA, Koivisto ME. Magnetic resonance imaging at term and neuromotor outcome in preterm infants. Acta Paediatrica 89: 348–55; 2000.
157. Van den Hout B M, Stiers P, Haers M et al 2000 Relation between visual perceptual impairment and neonatal ultrasound diagnosis of haemorrhagic-ischaemic brain lesions in 5-year-old children. Developmental Medicine and Child Neurology 42: 376–386
158. Van Wezel-Meijler G, van der Knaap M S, Sie L T et al 1998 Magnetic resonance imaging of the brain in premature infants during the neonatal period. Normal phenomena and reflection of mild ultrasound abnormalities. Neuropediatrics 29: 89–96
159. Vohr B R, Wright L L, Dusick A M et al 2000 Neurodevelopmental and functional outcomes of extremely low birth weight infants in the National Institute of Child Health and Human Development Neonatal Research Network, 1993–1994. Pediatrics 105: 1216–1226
160. Walker E M, Patel N B 1987 Mortality and morbidity in infants born between 20 and 28 weeks gestation. British Journal of Obstetrics and Gynaecology 94: 670–674
161. Weindling A M, Hallam P, Gregg J, Klenka H, Rosenbloom L, Hutton J L 1996. A randomized controlled trial of early physiotherapy for high-risk infants. Acta Paediatrica 85: 1107–1111
162. Weindling A M, Rochefort M J, Calvert S A, Fok T F, Wilkinson A 1985 Development of cerebral palsy after ultrasonographic detection of periventricular cysts in the newborn. Developmental Medicine and Child Neurology 27: 800–806
163. Weisglas-Kuperus N, Baerts W, Fetter W P, Sauer P J 1992 Neonatal cerebral ultrasound, neonatal neurology and perinatal conditions as predictors of neurodevelopmental outcome in very low birthweight infants. Early Human Development 31: 131–148
164. Whitfield M F, Grunau R V, Holsti L 1997 Extremely premature (≤800 g) schoolchildren: multiple areas of hidden disability. Archives of Disease in Childhood Fetal and Neonatal Edition 77: F85–F90
165. Whyte H E, Fitzhardinge P M, Shennan A T, Lennox K, Smith L, Lacy J 1993 Extreme immaturity: outcome of 568 pregnancies of 23–26 weeks' gestation. Obstet Gynecol 82: 1–7
166. Wolke D, Ratschinski G, Ohrt B, Riegel K 1994 The cognitive outcome of very preterm infants may be poorer than often reported: an empirical investigation of how methodological issues make a big difference. European Journal of Pediatrics 153: 906–915
167. Wolke D, Schulz J, Meyer R 2001 Entwicklungslangzeitfolgen bei ehemaligen, sehr unreifen Frühgeborenen. Monatsschrift für Kinderheilkunde 149: 53–61
168. Wolke D, Sohne B, Ohrt B, Riegel K 1995 Follow-up of preterm children: important to document dropouts. Lancet 345: 447
169. Wood N S, Costeloe K, Gibson A T, Hennessy E, Marlow N, Wilkinson A R 2003 The EPICure Study: growth and associated problems in children born at 25 weeks of gestational age or less. Archives of Disease in Childhood Fetal and Neonatal Edition 88: F492–F500
170. Wood N S, Marlow N, Costeloe K, Gibson A T, Wilkinson A R 2000 Neurologic and developmental disability after extremely preterm birth. EPICure Study Group. New England Journal of Medicine 343: 378–384
171. Yoshinaga-Itano C, Sedey A L, Coulter D K, Mehl A L 1998 Language of early- and later-identified children with hearing loss. Pediatrics 102: 1161–1171

第4章

新生儿监护的心理学方面

Joanna Hawthorne

婴儿出生在这个群居世界，要逐渐适应社会生活。他们有很多天赋和技能，使得他们能成为社会的参与者，可以立即开始认识这个社会。他们在这一开端的时刻接受了怎样的治疗，会对他们的自我感觉和他们的安全感形成差异。

依恋和社会性互动效应

人们越来越多地认识到关于婴儿大脑和社会关系发展的联系。从一出生开始，大脑内就形成了联系，因此，婴儿所持的态度和应答方式会促进他们将来的关系[25]。实际上，Spitz[42]发现，孤儿院内没有任何社会性互动效应的婴儿存在死亡的可能。喂养和改变他们并不足以使他们存活。

心理学家知道，婴儿和其最初看护人之间的互动模式在3个月内建立[54]。在这段时间内的困难经历会影响婴儿的依恋行为。依恋被定义为一种形成关系的过程，需要几天、几周或者几个月来建立；这种关系始于妊娠期。依恋受到母亲自己生儿育女经历的影响，涉及犯下错误和对其进行弥补。在12～18月之间安全完成依恋关系的儿童，其合作度更好，更易于移入情感，更有社会能力，对学习和探索更有兴趣，并更自信[35]。使用“依恋”比“依附”更恰当，含有一种二者只选其一的情境，这方面的工作最初是在动物身上开展的[31]。

许多研究显示了当婴儿在新生儿病房时，其父母面临的困难。这好像大部分归咎于对于婴儿健康的担忧，他们关注于对其婴儿的养育和实际的探访，特别是如果还有其他孩子在家里，且居住地远离新生儿病房时。Murray 和 Cooper[37]表明如果一个母亲和她自己的母亲之间关系不好，且存在创伤性出生或者妊娠病史时，她和她的婴儿之间不安全依恋的风险上升40%。

养育的心理学

父母的任务是保护和喂养他们的婴儿，并为他们提供合适的环境。父母按照他们自己被养育的经验来养育孩子，这对他们和婴儿之间的关系会产生影响[24]。如果父母的经验是积极的，他们更有可能发现养育孩子是比较容易的；但是如果他们的经验是消极的，就需要对他们做很多心理学工作以便使其理解如何通过适当的方法来协调与孩子的关系[16,44]。

Stern[44]描述了母亲在她们育儿工作中的需求。她们的基本任务是保持婴儿存活，她们的主要支持人群是其他有过孩子的妇女。当母亲承担新的角色时，其母亲的身份则要重新建立。

在孩子出生时，家属在感情上特别脆弱。母亲从妊娠和分娩的过程中恢复过来，她们的激素产生变化，使得她们可以哺乳并保护其婴儿。Winnicott[51]将其称作“原始母性预设想”状态，且母亲可能会强烈地保护她们的婴儿。因此，典型的是，医务人员希望看见一个足月健康婴儿的母亲想与其婴儿密切接触并关注他(她)。婴儿在医院出生的整个家庭所面临的压力已经得到证实[10,23]，这对家属来说还是一段令人苦恼且混乱的时期。

在与婴儿分离时，使父母自己感觉是父母的重要性不能被反复强调。如果医务人员显得要取代其父母角色时，很容易就会使他们感觉不好[29]。可以开展在医学条件下如何照顾婴儿的“教育家长”工作，但是这种方法会损害父母的自信，并在出生时的脆弱时期造成关于婴儿归属的复杂问题[46]。重点可能是母亲实践技能的教育，诸如给婴儿洗澡和更换尿布。但是通常对于亲缘关系情感方面的支持较少，这可能是一个母乳喂养率低的影响因素。鉴别病状的医学模式，通常重点在于母亲-婴儿偶联困难而不是在于强度，或在亲缘关系中什么是发挥良好功能的方面[16]。尊重和确定父母对婴儿的观察能有助于使父母感觉到有信心[17]。

当护士或者医生为一个患病婴儿提供生命挽救支持，且父母感觉无助时，角色就容易产生混淆，这是可以理解的。当婴儿健康状况改善，护理工作慢慢从医务人员转向父母时，父母对其角色任务就会感到有压力[28]。

在新生儿病房内的婴儿——父母经历的情感阶段

对于习惯新生儿病房环境的工作人员而言，通常难以明白父母在感受上的不同。在探索研究过程中，大部分接受询问或问卷调查的父母，在其婴儿出生前，或甚至出现状况前，对新生儿重症监护病房了解甚少[29,39]。因此，他们的压力、担心和害怕，以及他们对于婴儿能否存活的困惑和焦虑，造成了他们非常难以接受关于其婴儿的信息，或难以做出决定。

早产或患病婴儿的父母通常受到悲伤反应的折磨[20]。婴儿的出生可能对家属就是一个打击，因为婴儿并非如同他们设想的那样。婴儿小、瘦，也许有毛发覆盖，可能眼睑融合关闭，而远远不像一个理想的足月胖乎乎的婴儿。父母可能有复杂的感受，因为他们为有了一个新婴儿而高兴，但是也为婴儿并非足月而失落[13]。进一步而言，父母不能按照他们的意愿来照顾婴儿：婴儿需要氧气、监护和喂养，可能需要外科手术，且不能离开医院，直到他长大并在医学上处于稳定。药物和支持性机械可有助于使早产儿和患病婴儿存活，这意味着通常这些婴儿要在新生儿病房住数周或数月，取决于他们的医学病程和出生时的孕龄。

但是，那些在反复流产、死产或者不孕后产下他们第一个活产婴儿的父母，当他们最终能够生下一个活产婴儿时，其反应可能更加积极。他们的欢乐可能会取代关于婴儿最初状况的消极感觉。

早产或者患病婴儿的父母可能会沮丧，但是研究显示一些父母可能会遭受创伤后精神紧张性(精神)障碍，这需要完全不同形式的治疗和支持[19]。

因为当他们的婴儿收入新生儿病房时，父母通常都受到打击，他们可能不会听医务人员对他们做出的解释。他们通常将需要反复的信息告知，但是要根据他们自己的步调来进行。通常如果父母开始担心未来，他们可能会拒绝与婴儿建立密切的亲缘关系，特别在婴儿死亡的病例中。有很多理由会使他们犹豫是否要触摸或者抱起他们的孩子——新生儿病房是一个开放性的公共场所，并且父母会感到他们正受到监视。通常当父母在情感上没有准备好时，他们与儿童建立互动会感到有压力，并且对医务人员来说，尊重这种犹豫是很重要的。有时候，会导致不满。书面信息可能有用，但是父母不一定能在他们的婴儿收入新生儿病房的早期，就适应阅读大量的信息。对父母而言，需要在适当的时期给予书面信息，书面信息不会削弱医务人员和父母之间的良好关系，且能灵敏地反映来自医务人员的信息。

虽然对每个父母来说，悲伤阶段的顺序不同，但是父母悲伤反应的下一阶段可能是内疚，而且会在夫妻之间引起误解和紧张。父母通常会为给了一个患病或早产婴儿生命而感到内疚，并寻找其如何发生的原因。这一内疚阶段之后可能是绝望，之后是愤怒。当他们的婴儿似乎有好转但随后又恶化时，父母会感到绝望。这一时期被描述为“情感过山车”，可能与婴儿的医学病程相符合。

在父母感到他们无法控制局面时，他们会燃起怒火。他们对自己给予一个他们自己都无法正确照顾的患病或早产婴儿生命而感到愤怒，并且他们会把怒火转嫁到对其婴儿病情最了解的医务人员身上。如果医务人员能正确给予支持和理解这一父母情感经历的适应过程，就会改善医患关系，并有助于双方共同合作[21]。父母会对当他们不在时给予婴儿看护的医务人员建立信任，且父母通常会变得依赖医务人员并感到他们自己和医务人员亲如一家。

婴儿在新生儿病房时对父母的支持

大多数医院提供婴儿的即刻照片，特别是如果母亲无法马上看见她的婴儿时，这有助于让母亲相信她有了一个婴儿，并消除了任何她对婴儿外貌的恐惧。在一些医院，新生儿病房和母亲病床之间有可用的视频连接，或者医院或家属会把婴儿的视频影像带给母亲看。

许多研究显示，如果在新生儿病房内，父母可以看见、触摸并抱起他们的婴儿，并参与护理婴儿的话，他们会感觉更好并表现得更像父母[22,27]。大多数病房有母亲房间和婴儿房间，当婴儿在病房的时候，母亲可以留在专用房间，因此可以建立起母乳喂养或者接近她生病的婴儿。在他们的婴儿住院期间，父母会感觉非常无助、焦虑和不安以及失控，并需要有他们自己的护理体验，以便为他们的婴儿提供最佳的治疗[39,43]。

住院和出院的标准也是非常重要的。相对问题较小的婴儿可以在普通妇产科病区或临时监护病区内得到满意的监护，那里有更专业的新生儿儿科监护和医学支持。母亲可以将婴儿放在身边的临时监护病区，对于那些需要管饲或者光疗的小婴儿来说是理想的，比方说，在不一定必须进入特殊婴儿监护病房的时候[39,48]。

从新生儿病房回家

有许多围绕早产或者患病婴儿出院回家方面的医学、心理学和文化问题，这值得医务人员花费时间来帮助单独的家庭来制定合理的决策[11]。当婴儿在新生儿病房时，父母通常形成一种与医务人员密切而依赖的关系。许多父母报告说，在这一阶段会感到愤怒，通常会有怨恨的感觉，并有时似乎在关于婴儿护理方面起冲突[33]。通常，婴儿在医学上保持稳定，但是喂养和生长尚未很好地建立起来，且父母发现难以等到婴儿能够离开医院的那天，纵然他们可能知道婴儿的健康是重要的。

大多数医院在医学方面对婴儿进行随访，有时在神经发育方面随访1～2年。父母通常要到医院参加许多回访，但是他们感到他们更需要情感上的支持，或者针对从新生儿或特别监护婴儿病房出来的孩子所发生的特殊行为问题给予支持。对学龄人群中的超低出生体重婴儿进行了详细的研究，并在随访过程中，报道了存在更多的行为、社会和情感问题[14,45,36,53]。医务人员需要认识到行为问题应该是与父母和婴儿的随访会面中的重要部分，因此一个跨学科小组可能有助于发现行为问题。

从新生儿病房出来的婴儿可能会有喂养问题，有时是因为频繁的吸痰术和不良口部经历的消极反应，或者其他的治疗。父母会发现进一步令人苦恼的喂养问题，如果不加以确定的话，喂养困难会变成习惯[40]。

一些研究讨论了从新生儿病房出来的婴儿及其父母的心理学问题的风险[52]。有一些干预的方法用来为在新生儿病房内的父母提供一些支持，以便把亲缘关系困难的风险降到最低。

对新生儿病房内的父母和婴儿的心理学干预

如同以前说的那样，新生儿病房是一个存在困难但又公开的场合，在那里父母的举止要像父母，且要与婴儿交谈、照顾和抚摸婴儿。

良好的医学治疗是首要问题，且会对婴儿的远期健康造成差异，而同样良好的心理学治疗对这些家庭来说也是重要的。每个父母、每个婴儿和每个医务人员在如何对待其在新生儿病房内的经历时，都存在个体差异，因此需要引入一个灵活的支持系统，以便发现这些个体差异。

一些单位有跨学科小组来满足父母的情感需求。这些包括咨询医师、精神治疗医师和心理学家。

但是，大部分单位不提供这类针对父母的支持，纵然日益认识到这是系统的一个必需部分[21,33]。Lewis（个人通讯，1995）回顾了一个新生儿病房内的咨询服务并发现，如果父母和医务人员都可以找到咨询医师，那每一个在病房内的人都会变得更开朗、更健谈和具有支持性。其他治疗学家报道了咨询为家长提供了处理诸多感情冲突的帮助，而那些感情冲突可能会妨害他们作为父母的角色作用，并影响他们婴儿的状况和未来的发育[21,33]。

在英国，极少数的新生儿病房，为独自面对医务人员的父母雇佣咨询医师或精神治疗医师，但是他们发现这确实是有帮助的。在少数单位，针对父母和医务人员的咨询医师是分开的。有证据显示对于医务人员的情感支持能帮助他们妥善处理在新生儿病房内的工作压力[21,33]。

所有级别的医务人员通过角色扮演练习或由心理学家或进行家庭工作的专业人员给予教学后，都能对每种父母-婴儿亲缘关系的唯一性保持敏感。父母和医务人员同样会在新生儿病房内持一种否定的情感状态，以保护他们自己免于感受到太多的痛苦。当为婴儿有了一个代言人时，医务人员和父母通常能更好地用言语表达他们的感情，且这依次可以帮助他们更好地照顾婴儿[21]。

近年来，在新生儿病房内开展了一些特殊的干预治疗。研究显示鼓励父母在新生儿病房内护理他们的婴儿会使他们感受更好，并能更有效地解读婴儿的行为信号，支持与婴儿的接触和促进父母对其需求和能力的理解[50]。积极的抚摸和保持安静、袋鼠哺育法、NIDCAP、NAPI 和 Brazelton 新生儿行为评估分级（NBAS），或一个简化版本的临床 Brazelton 新生儿行为评估分级（CLNBAS），都是理解婴儿个体化需求的方法，也是易于认识到在性格、对刺激的反应、注意力、自我安静、啼哭、喂养和睡眠行为方面个体差异的方法。

Brazelton 评估(NBAS)[17]是一种用于大于等于 37周孕龄的足月婴儿或在医学上稳定的早产儿的常规新生儿行为互动评估。其目的是促进理解婴儿习惯光线和声音、调节状态变化（睡眠和清醒状态）、自我安静和对视觉和声音刺激反应的个体能力。需要花费 20～30分钟进行评估，最好是在两次喂养之间，因此这就可以在婴儿醒来时开始评估。这个评估可以用作一种预后测定，例如用在针对产科镇痛对婴儿行为影响的研究，或作为一种婴儿行为的基线测定。

NBAS 现在用作一个对于父母的支持性干预措施[8,18]。研究发现那些其婴儿出生时帮助进行评估的父亲们，在一个月后都感觉与婴儿更亲近[9]。NBAS 提供了与父母一起分享其新生儿众多能力的机会，有助于父母鉴别出那些可能影响婴儿接受护理的特征。其他著作显示了 NBAS 在帮助母亲和婴儿建立情感关系方面特别有用。Stern 和 Bruschweiler-Stern[44]讨论了母亲在其妊娠时期对胎儿的调节，和她如何设想可能会拥有的婴儿。有时对婴儿的设想与她实际拥有的婴儿相去甚远。NBAS 能帮助母亲调整关于她对实际分娩婴儿的认识[38]。在 Widmayer 和 Field 的一个研究中[50]，对一组超早产儿进行了 NBAS 测试。发现这些婴儿有较高的认知评分，且后来其母亲感觉对他们更有信心。

Keefer[30]将 NBAS 的一些方面整合到正轨的新生儿儿科体检中去。NBAS 特别能帮助那些产后抑郁母亲的婴儿、早产或患病的婴儿和有先天性畸形的婴儿。这是因为 NBAS 突出了婴儿行为的积极方面，同时也发现了母亲关于婴儿的任何注意点。早产婴儿神经行为评估（NAPI）[32]评估了在孕 32 周和足月之间，医学状态稳定的早产婴儿的神经行为发育，且最近也用于足月婴儿。其大多数用在研究中，但也能向父母显示婴儿的技能。

研究表明，新生儿重症监护病房内意料之中的过多刺激，诸如光线、触摸和噪音之类，都会损害婴儿进行自我调节的努力[2,4]。一些新生儿病房在一些实践方面进行了改良，且根据新生儿个体化发育护理和评估计划（NIDCAP），开始对早产儿使用发育护理。这最先是由 Als 及其同事[5]发展起来的，他们发现无法保持内环境稳定的婴儿需要处于胎儿位置的物理防护，诸如调暗灯光，对巨大声响的保护和减少触摸。NIDCAP 鼓励医务人员观察婴儿对刺激的反应，然后争取减少刺激的消极方面。这就为婴儿制定了一个护理实施计划，因此每个人都以同样的方式来帮助婴儿。一个研究发现这些婴儿使用呼吸机的时间较短，吸氧的时间较短，且在以后的发育测试中表现更佳[3]。在另一个研究中，使用发育护理时，婴儿生理应激水平降低，且体重增加[26]。

Whitelaw 等[49]和 Anderson[6]发现，当母亲们或父亲们以皮肤接触皮肤方式（袋鼠育儿法）将他们的早产儿抱在衣服下的胸前时，婴儿的啼哭减少，母乳喂养上升，体重增加，且出院更早。医务人员和父母需要对每个婴儿的信号和线索保持敏感，以便为婴儿提供提供最佳的可能环境。保持安静、轻轻触摸[1,12]和“袋鼠育儿法”是有助于婴儿安静和平静的方法，也将有助于婴儿学习如何调节他们的睡眠和清醒状态。

这些干预措施在新生儿病房内使用更频繁。因为婴儿的行为一直被密切观察，婴儿的声音时刻被倾听。父母理解和认识他们婴儿的努力得到了支持，且婴儿的发育也趋于完善[15]。没有这些类型的干预，一些新生儿病房可能会忽视对父母和婴儿的情感、行为和心理学支持储备。根据我们越来越多的关于婴儿脑发育和情感关系形成的知识，最关键的是要支持父母在新生儿阶段就了解他们的婴儿[7]。

对新生儿病房工作人员的支持

医务人员在他们的工作中要处理许多情感冲突。他们通常需要否定他们对婴儿的同情心，以面对在抽血或实施其他有痛操作时给他带来的痛苦。医务人员知道他们进行的操作对婴儿来说存在疼痛和不适[41]。针对英国 23 个新生儿病房中父母的经历进行的大型研究发现："护理和医疗人员的言行；病房运转和组织的方式；政策及其如何在实践中的运用，均会影响父母对健康、信心和信任的感觉[39]"。

当护理人员自己强调她们作用的积极方面时，包括高等级的职业满意度[39]，她们仍然在其每天与婴儿父母关系上有重大的情感任务。她们不仅要满足婴儿的医疗需求，而且她们经常要完成大部分与父母联络及其关注的工作。

在医务人员中间有一种感觉，就是在新生儿病房内存在联络困难，不仅在医务人员和父母之间，也存在于医务人员和婴儿之间。可以采用一些策略来使这些困难减到最小。有时，鼓励父母写字条给医务人员，用婴儿的语气写，说他们喜欢被用某一种方式对待，或者他们喜欢穿自己的衣服，诸如此类。母亲们说他们对医务人员用来描述他们婴儿及其行为的字眼特别敏感。消极的词语和描述对父母来说特别痛苦，他们希望其婴儿是病房内表现最好最受喜爱的婴儿。医疗和护理人员都需要在认识父母需求变换和父母-婴儿关系发展的复杂性方面进行特殊训练。总之，了解婴儿精神卫生的概念，将增进医务人员对父母的工作方法[54]。

丧亡

最近的著作显示，围绕着婴儿的死亡，必须与家属共享关于婴儿状态的信息，并为父母提供做出决定的机会[34]。

为了给予父母最好的支持，医务人员需要与父母在系统理论上组成治疗联盟[16,43]。这意味着是自发的和真正的与父母在一起，并了解新生儿病房是如何影响家庭的，而新生儿病房又受到医务界怎样的影响。其实，每个人都会影响其他人。对父母的同情心和对其敏锐的治疗，表示尊重和提供隐私和尊严，通常都应该优先考虑。当病房内有经过丧亡培训的咨询医师时，全体医务人员需要与之共同工作。

在新生儿病房内通常有一个安静的房间用于咨询。父母通常将其称之为"坏消息房间"或者"死亡房间"。可能它确实是有这种含义，但是也确实需要有这样一个房间用来和父母谈话。《儿童丧亡信任》(Child Bereavement Trust)[47]中有能帮助父母和医务人员的文献。

结论

婴儿在新生儿病房内开始生命旅程是充满危险的：健康、发育和亲缘关系存在不同程度的问题。新生儿学领域的医学知识正在扩展，并且重病或小婴儿的存活率更高。但是为了以最佳的可能方式帮助婴儿和父母，必须对他们的行为和情感需求给予最大的注意，如同满足他们的医疗需求一样。对婴儿需求的所有方面进行护理，将提高他们的生活质量。

参考文献

1. Adamson-Macedo E N 2002 The psychology of preterm neonates. Mattes Verlag, Germany
2. Als H 1999 Reading the premature infant. In: Goldson E (ed) Nurturing the premature infant. Oxford University Press, Oxford
3. Als H, Lawhon G, Brown E et al 1986 Individualized behavioural and environmental care for the very low birthweight preterm infant at risk for bronchopulmonary dysplasia: neonatal intensive care and development outcome. Pediatrics 78: 1123–1132
4. Als H, Lawhon G, Duffy F H, McAnulty G B, Gibes-Grossman R, Blickman J G 1994 Individualized developmental care for the very low-birthweight preterm infant. Journal of the American Medical Association 272: 853–858
5. Als H, Lester B M, Brazelton T B 1979 Dynamics of the behavioural organization of the premature infant: a theoretical perspective. In: Field T M (ed) Infants born at risk: behaviour and development. S P Medical and Scientific Books, New York
6. Anderson G C 1991 Current knowledge about skin-to-skin (kangaroo) care for preterm infants. Journal of Perinatology 11: 216–226
7. Barnard K E, Morisset C E, Speiker S 2000 Preventive interventions: enhancing parent–infant relationships. In: Zeanah C (ed) Handbook of infant mental health. Guilford Press, New York
8. Beal J A 1986 The Brazelton Neonatal Behavioural Assessment Scale: a tool to enhance parental attachment. Journal of Pediatric Nursing 1: 170–177

9. Beal J A 1989 The effect on father–infant interaction of demonstrating the Neonatal Behavioural Assessment Scale. Birth 16: 18–22
10. Beckwith L, Cohen S E 1978 Preterm birth: hazardous obstetrical and postnatal events as related to caregiver–infant behaviour. Infant Behaviour and Development 1: 403–411
11. Bissell G, Long T 2003 From the neonatal unit to home: how do parents adapt to life at home with their baby? Journal of Neonatal Nursing 91: 7–12
12. Bond C 2002 Positive touch and massage in the neonatal unit: a British approach. Seminars in Neonatology 7: 477–486
13. Boss P 1999 Ambiguous loss. Harvard University Press, Cambridge, Mass.
14. Botting N, Powls A, Cooke R W I, Marlow N 1998 Cognitive and educational outcome of very low birthweight children in early adolescence. Developmental Medicine and Child Neurology 40: 652–660
15. Brazelton T B 1992 Touchpoints: your child's emotional and behavioural development. Perseus Books, Reading, MA
16. Brazelton T B, Cramer B G 1991 The earliest relationship. Karnac Books, London
17. Brazelton T B, Nugent J K 1995 The Neonatal Behavioural Assessment Scale, 3rd edn. MacKeith Press, London
18. Britt G C, Myers B J 1994 The effects of Brazelton intervention: a review. Infant Mental Health Journal 15: 278–292
19. Brockington I 1996 Motherhood and mental health. Oxford University Press, Oxford
20. Caplan G, Mason E A, Kaplan D M 1965 Four studies of crisis in parents of prematures. Communication in Mental Health 1: 149–161
21. Cohen M 2003 Sent before my time – a child psychotherapist's view of life on a neonatal intensive care unit. Karnac, London
22. Davis J A, Richards M P M, Roberton N R C (eds) 1983 Parent–baby attachment in premature infants. Croom Helm, London
23. Divitto, B, Goldberg S 1979 The effects of newborn medical status on early parent–infant relationships. In: Field T M (ed) Infants born at risk: behaviour and development. S P Medical Books, Jamaica, pp. 311–332
24. Fonagy P 2001 Attachment theory and psychoanalysis. Other Press, New York
25. Fox N A, Leavitt L A, Warhol J G 1999 The role of early experience in infant development. Johnson & Johnson Pediatric Institute, Calverton, NY
26. Goldson E 1999 Nurturing the premature infant – developmental interventions in the neonatal intensive care nursery. Oxford University Press, Oxford
27. Hawthorne Amick J 1989 The effect of different routines in a special care baby unit on the mother–infant relationship (Great Britain). In: Nugent J K, Lester B M, Brazelton T B (eds) The cultural context of infancy 1. Ablex, Norwood, NJ
28. Hawthorne J, Alderson P, Killen M, Warren I 2003 Foretelling futures: dilemmas in neonatal neurology. Conference poster: abstract in Journal of Reproductive and Infant Psychology 21, 3253–3254
29. Jacques N C S, Hawthorne Amick J T, Richards M P M 1983 Parents and the support they need. In: Davis J A, Richards M P M, Roberton N R C (eds) Parent–baby attachment in premature infants. Croom Helm, London
30. Keefer C H 1995 The combined physical and behavioral neonatal examination: a parent-centered approach to pediatric care. In: Brazelton T B, Nugent J K (eds) Neonatal Behavioral Assessment Scale, 3rd edn. MacKeith Press, London
31. Klaus N H, Kennell J H, Klaus P H 1995 Bonding. Addison-Wesley, Reading
32. Korner A F, Brown J V, Thom V A, Constantinou J C 1990 Neurobehavioural Assessment of the Preterm Infant (NAPI). Psychological Corporation, New York
33. McFadyen A 1994 Special Care babies and their developing relationships. Routledge, London
34. McHaffie H E 2001 Crucial decisions at the beginning of life; parents' experiences of treatment withdrawal from infants. Radcliffe Medical Press, Oxford
35. Main M, Solomon J 1986 Discovery of an insecure-disorganized/disoriented attachment pattern. In: Brazelton T B, Yogman N W (eds) Affective development in infancy. Ablex, Norwood, NJ
36. Marlow N 1998 Avon Premature Infant Project: a randomised trial of parental support for families with very pre-term children. Archives of Disease in Childhood 79: 4–11
37. Murray L, Cooper P J 1997 The role of infant and maternal factors in postpartum depression, mother–infant interactions, and infant outcomes. In: Murray L, Cooper P J (eds) Postpartum depression and child development. Guilford Press, New York
38. Nugent J K, Brazelton T B 2000 Preventive infant mental health: uses of the Brazelton Scale. In: Osofsky J D, Fitzgerald H E (eds) WAIMH handbook of infant mental health: early intervention, evaluation and assessment: 2. John Wiley, New York
39. Redshaw M E, Harris A, Ingram J C 1996 The Neonatal Unit as a working environment: a survey of neonatal unit nursing. HMSO, London
40. Reilly S M, Skuse D H, Wolke D, Stevenson J 1998 Oral motor dysfunction in children who fail to thrive: organic or non-organic? Developmental Medicine and Child Neurology 41: 115–122
41. Sparshott M 1997 Pain, distress and the newborn baby. Blackwell Science, Oxford
42. Spitz R A 1945 Hospitalism. An inquiry into the genesis of psychiatric conditions in early childhood. Psychoanalytic Study of the Child 1: 53–74
43. Stern D 1995 The motherhood constellation. Basic Books, New York
44. Stern D N, Bruschweiler-Stern 1998 The birth of a mother. Basic Books, New York
45. Stjernqvist K 1992 Extremely low birth weight infants, development, behaviour and impact on the family. Wallin & Dalholm, Lund
46. Strange F 2002 An age of uncertainty: the emotional labour of becoming the parent of a premature baby. Journal of Neonatal Nursing 8: 112–117
47. Thomas J (no date) Supporting parents when their baby dies. Child Bereavement Trust, West Wycombe, Bucks.
48. Whitby C, de Cates C M, Roberton N R C 1983 Neonatal care in the Cambridge unit. In: Davis J A, Richards M P M, Roberton N R C (eds) Parent–baby attachment in premature infants. Croom Helm, London
49. Whitelaw A, Heisterkamp G, Sleath K, Acolet D, Richards M 1988 Skin-to-skin contact for very low birthweight infants and their mothers: a randomized trial of 'kangaroo care'. Archives of Disease in Childhood 63: 1377–1381
50. Widmayer S M, Field T M 1980 Effects of Brazelton demonstrations on early interactions of preterm infants and their teenage mothers. Infant Behavior and Development 3: 78–79
51. Winnicott D W 1988 Babies and their mothers. Free Association Books, London
52. Wolke D 1998 The psychological development of prematurely born children. Archives of Disease in Childhood 78: 567–570
53. Wolke D, Meyer R 1999 Cognitive status, language attainment and pre-reading skills of 6 year old very pre-term children and their peers: The Bavarian Longitudinal Study. Developmental Medicine and Child Neurology 41, 94–109
54. Zeanah C H 2000 Handbook of infant mental health, 2nd edn. Guilford Press, New York

第5章

对父母和家属的咨询和支持

Ian A Laing, Hazel E McHaffie

引言

对父母来说，有一个患病的新生婴儿住在新生儿病房里是一种压力极大的经历。母亲通常苦于疲劳和分娩引起的身体不适。父母双方都焦虑不安。他们的希望和梦想都受到挑战。未来不能确定，道路也未明。夫妻双方面临他们个人和综合资源的大量消耗，并且预先不知道他们是否能应对挑战。

父母有一种基本的成见，就是要和这个他们家庭的新成员建立亲缘关系，但是这个新成员的状况又与理想相去甚远。如果是一个3.5公斤的足月婴儿在产后病房内，围绕他（她）的是羡慕和祝贺，而父母有的是一个患病婴儿，通常骨瘦如柴，被一个有机玻璃屏障与他们远远隔开。他们自己内疚和无助的感觉与一些实际情况交织在一起：他们似乎无法为孩子做些什么；新生儿科护士和医生是护理治疗的提供者；机器和化验取代了父母的爱抚。

如果要让家属能满意地回忆起这数天和数周，并能建设性地展望他们此后的生活，则专业小组必须用治疗来对待他们。本章的目的是为经验欠缺的临床医生提供指导，以促进在环境允许的条件下提供最佳的医疗服务。

没有一个章节能取代个人经验。所有下级医生应该观察他们的上级医生如何行动，并尽可能抓住参加咨询会议的机会。这些互动取决于在父母和专业团队之间无形交流的程度，这种交流受到双方人格的强烈影响。但是很多是可以学习的，通过密切观察讨论如何进展、注意用适当的词语来表明某一时刻、转移愤怒的策略方法以及强化信任的方法等途径来学习。

虽然医生和父母可能在许多方面存在不同——文化、宗教信仰、社会阶层、生活选择、教育、期望——但决不允许因为这些不同而造成不可逾越的障碍。婴儿是我们的患者，但是他(她)是父母的孩子。所做出的决定必须是对这个家庭来说，对其此刻的生活是正确的决定。专业团队的任务是在尊重父母的价值观和信仰的同时，分享医学洞察力和知识，与他们共同工作以代替孩子做出明智的决定。

与父母的关系

良好的工作关系对有效的合作来说是必须的。

初步的介绍

彬彬有礼的态度。例如，在会见父母一方或双方时，询问他们的姓名和他们更喜欢如何被关注是有礼貌和有帮助的。同样，夫妻双方需要知道他们的权限，并且医生应该自我介绍，并申明他在团队中的角色。初次见面时与父母双方握手是未来信任关系的象征。整体方式应该是本着相互尊重的态度。

建立信任

在整个交流过程中，医生必须心中牢记信任的重要性。一旦失去了，就很难重新赢得。并且无论专业人员的状态或经验的等级如何，没有根据的意见、不现实的预计和错误的希望都会破坏信任。

在第一次会见之前，医生必须知道任何有关的家族史、妊娠的细节、生产和分娩。可在产房内与父母进行初次会见，仅对他们的新生婴儿做一个简明的介绍。在这个时期，必须将事情简要化。即使对受过高等教育者，也没时间用复杂的诊断、专业术语或者错综复杂的病理生理来交流。以下范例给出了明确的基本信息，并足以进行第一次互动："您的婴儿出生得非常早并且非常小。他的肺还不成熟。我们需要为他接上一个呼吸机，而且他现在是稳定的。我们会在您能够到新生儿病房进行探视时告诉您更多的情况。"

应该诚实地回答问题。如果存在疑问，专业人员应该抑制住宣布婴儿"好转"的冲动。比较好的回答是"此刻他在保育箱内比较舒适。但是我们在确定情况好转之前，需要看他在以后几小时内的发展。我们会一直为您提供信息，并且我保证不会对您隐瞒任何事情。"

角色和责任

在21世纪，每个新生儿病房应该建立一个专用咨询室，在那里医务人员可以会见家属，而不怕被人打断。在这个房间里，父母能感觉到有信心，他们受到医务人员全部关注并可以对他们所关心的问题发问。这是一个有用的规定，医生应该可以从家属那里得到他们提供的线索，同时家属可以理解或者忍受在既定环境下的一些事情。

新生儿病房通常有关于谁应该进行会见的书面方案。主任医师不仅对儿童的治疗，并且对与家属的相互交流全面负责。低年资儿科医生绝不应该在超出其经验范围以外的情况下与家属进行沟通。在一个特别敏感情况下进行的会见，应该由主任医师把握局面，并有对婴儿进行护理的护士和已经与家属建立良好关系的医务人员在场。虽然，对低年资医务人员来说，参加这种会见是有益的，但重要的是要确保不能引起父母反感，对于父母的隐私也不能损害。也不要管是否隔墙有耳，整个团队需要知道说了什么以及决定了什么，以便促进有效的团队合作。为了达到这个目的，必须进行认真且完整的记录。

主任医师的基本任务是全面评估已知程度的临床局面。良好的咨询取决于准确的事实和文学修养。通常存在一些未能肯定的地方，但是如果已经尽可能地竭尽全力加以探索的话，家属将通常尊重高年资医务人员所说的"我不知道"这句实话。诸如"我搞不明白"这种话，不会鼓励信任，但是直率地说"前景并不肯定，我们不能确定这一阶段事态的发展，但是我们将和您继续讨论任何事情"，这会使父母理解局面的进展。父母耐受坏消息的能力不同，但是对真相永远不会妥协。"真相有时会令人伤心，但是谎言更令人受伤"[3]。

协作

治疗患病婴儿是一种团队的努力。一个明智的医生会聆听父母的倾诉。他们对自己的孩子有特殊的投入，并处于与他相关的最有特权的立场上。进一步而言，随着时间的推移，他们通常会成为那些对孩子产生影响的问题的专家。他们关注于一个婴儿，他们不会忽视任何引起不安的非特异性的细微变化。医务人员应该正确地注意这种焦虑。他们通常是正确的。

听同事们的话也是极为重要的。护士是持续注意这些婴儿的。低年资医生反复地查看他们。高年资同事有有益的经验。他们的直觉和观察可提供对婴儿情况和父母对仅在有限时间段内出现在他们面前的主任医师表现出来的细微反应的感知能力。他们的话应该听，并要尊重。

同意治疗

在发达国家，同意这个主题当前也伴随着困难。直到近年来，其被设定为收入新生儿病房的婴儿都带有同意治疗的隐含意义，这就允许医务人员对婴儿进行任何操作，而无需获得父母的同意。父母通常在事后被告知。现在就产生了压力，部分是起源于少数法律案件，涉案医务人员偏离了伦理界限，对患者造成了明确的伤害。结果，对于越来越多的操作，建立了越来越多的要求取得书面同意的方案，据说是为了保护孩子、父母和医务人员。不幸的是，如果要真正地取得知情同意，医务人员和父母的每一次会面必须冗长繁琐，以便达到对患者的公正。这类会面极度占用医务人员本该用在治疗孩子病情上的时间，且很明显这会对预后产生不良影响。应该将一个腰椎穿刺推迟到凌晨3点，把早已疲倦的父母在家里叫醒并要求他们驱车来新生儿病房进行深入的会谈之后进行？或者应该允许医务人员进行这个操作，并与夫妻双方在白天的时间内再探讨这个问题？这种问题的讨论现在还在继续。

然而有些操作会带有明显的风险，必须非常仔细才能确保这些操作的成功，这些由要进行操作的执业医师对父母加以详细的描述，执业医师必须有进行操作的资格并通过培训。

重大决定

每一个新生儿病房应该为医务人员提供书面提纲，以表明什么操作需要正式的文件以示同意。这些可能包括免疫、从一家医院向其他医院转运婴儿、对早产儿视网膜病变的激光治疗等手术操作和换血疗法。

同意书应该易于理解，并有注明益处和风险的签名。可能有可用的国家性指导方针。但是，任何此类表格都不能免除临床医生评估签字者受教育程度和确保他或她理解操作及其相关问题的责任。说明操作及其相关问题的信息单据是对口头说明的一个有用补充，但是需要重申的是，它们绝不能替代专业人员取得父母实质性同意和告知为何要进行操作的家属会面。应该给父母一份同意签字表格的副本。

次要决定

创伤程度较小的操作风险也小，习惯上是取得口头同意即可。例如包括出生时给予维生素K（详细说明通过何种途径）、免疫、诸如通过血液标本筛查苯丙酮尿症、甲状腺功能低下、囊性纤维化和可能进行的隐匿性人免疫缺陷病毒试验。如果决定对于所有操作均采取书面同意，那次要决定和重大决定一样，都按照上述指南进行。

做出生死决定

代替婴儿做出重大决定是父母面对的最困难的经历。在新生儿病房内工作的专业人员对于他们承担的压力和由于潜在的内疚所产生的焦急也是可以理解的[8]。但是最近的研究证明，实际上，父母也要求有机会（虽然是非强制性的）主动地参与做出决定，且作为结果，他们并非表现得极大痛苦[7]。

当然，他们并非无助地独自做出决定。他们通常依靠医学团队取得信息和经常性的指导，有时获得一些建议。“引导达成共识”是一个把握这一过程的有效途径[4]，并且这在停止新生儿重症监护之前是非常重要的，父母和医务人员相信这一举动能代表孩子的最佳利益。进一步而言，团队给予家庭的经常性的同情心支持，对于他们是否有能力面对这一任务是非常重要的，高年资医生应该保持警惕，以确保在此过程中的每一个阶段都可以提供合理的帮助。这种支持的重要因素包括良好的沟通、完全坦率的信息和尽可能明确的预后不良的证据。如果团队的每个成员都有效地充当了各自的角色，他们也必须得到合理的支持，也应该听听他们的意见，并加以尊重。

在大多数病例中，达成共识时也没什么过多的争论。但是，如果家属或者医务人员认为应该继续进行重症监护，那么停止治疗的决定可能会成为判断上的重大错误。通常，父母的不确定性来自无法或不愿完全理解事态的严重程度。继续进行重症监护则提供了时间完整性方面的明确性。无论孩子是恶化还是改善，之后的决定都会更加直接。

本章的意图不是探索关于停止新生儿重症监护的伦理学问题。这在以往的文献中已经有所探索[11,13]。

濒死的婴儿

目前关于濒死婴儿和针对父母护理的文献有很多[5,7]。没有比在婴儿濒临死亡时，更要求有高质量沟通的时刻了。父母在其余生都会记得专业人员是敏感还是迟钝。

在少数婴儿无任何预警情况下衰竭或死亡的事件中，用于和家属建立关系的时间很少。必须叫来主任医师，并必须掌控做出决定和沟通的过程。这些环境的主要优先方面是孩子必须免于所有的痛苦，他或她的尊严必须得到尊重，鼓励家属抱着他们的濒死婴儿度过最后几分钟，而避免来自重症监护的妨碍。应该帮助这些父母认识到他们自己独一无二的作用，以接受生命短暂和死亡的现实，建立记忆，以及在死后料理婴儿的后事。

更常见的是，婴儿在经过一段时间以后，并慎重地将治疗转为关怀措施后，在新生儿病房内死亡。父母有时间结识医务人员，并密切参与做出决定。对于确定的事实，他们自己投入的耐受性和选择不同，但是对于临床医生来说，重要的是要意识到父母有选择的自由，而不是作为法官替父母做出判决[7]。

处理濒死过程

当父母和医务人员同意将治疗转为临终关怀措施时，就让主任医师和高年资护士和父母一起讨论他们对孩子的意愿。对于一些可实施的意见，他们可能需要指导，在此时，经验丰富的高年资护士可能会特别敏感。知道他们要干什么——邀请亲密的家族成员和朋友来“说再见”，组织一个洗礼或者嘱咐仪式，包括兄弟姐妹、拍照、收集遗物、拥抱和为婴儿梳洗，甚至带婴儿回家——使父母能够决定对他们来说什么是正确的，并将今后的遗憾减到最小。

处理死亡的方式将大大地影响到父母的满意度和对所做出明智选择的接受度。医务人员应该在为父母做准备时特别仔细，以便告诉他们将要或可能发生什么事情。拖延死亡、令人不悦的情景和声音、冲突的建议都会破坏父母的信任度，并让家属担负了内疚和悲伤的记忆[7]。在单独病例中，这难以预料，但是应该让父母安心，他们将在每一阶段都得到医务人员的支持，会尽任何努力以保证婴儿能平静地走向死亡。

确保免于受到痛苦是一个敏感的问题，对此进行了诸多讨论。根据法律，任何以促成死亡为目的的干预手段都是违法的，但是也允许使用一些有加速死亡副作用的可用于缓解痛苦的药物[12]。最好的安慰措施是必要时静脉内给予阿片制剂，并把这一止痛措施的相关问题给家属合理的解释，使其安心。

征求允许进行尸体解剖是这个过程中一个极端痛苦的部分。近年来由于公众采取敌对的态度，使其变得非常敏感。但是关于这个孩子或者未来产科疾病的风险问题无法取得答案时，这可能是获取答案的唯一方法[1]。拒绝死后检查的主要理由是害怕遗体受到破坏，父母需要帮助以获得理解上的平衡，这将使得他们能够做出合理的选择[9]。

这时获得的记忆将在以后的岁月里为父母带来安慰和支持[7]。在死亡过程中，如果父母极大地受伤，认识父母的医务人员其敏感表现是极其重要的。父母的反应不同，但是通常包括一种愤怒、否定、麻木和极度哀伤的混合情感。有了来自与他们已经建立联系的医务人员的支持，使得他们能笑、能哭、能分享奇闻轶事，或者表达他们的害怕和敌视，而不用害怕被误解。虽然优先项目通常是必须满足父母的需求和隐私，但是低年资医生也可能通过观察专家的工作，学到最好的东西。

丧亡

新近丧子的父母发现难以忘怀来自认识他们的婴儿并一同分享他或她的生命或死亡的专业团队的支持。他们有着巨大的需求，不仅要取得信息以确保他们能感知到发生了什么，而且也要感受到对医务人员来说，他们和他们的婴儿是有价值而且重要的。

父母感激医务人员出席葬礼，联络他们查看他们面临的问题，探望他们并谈论他们的婴儿。这些事情有助于避免一种自暴自弃和荒废的感觉。当然，医生对他们的资源也有竞争性的需求，且不可能建立进一步的联系。通常是护理人员用她们自己的时间来提供这些关心。但是主任医师是4～6周后举行的正式丧亡会见中的核心人物[10]。

不能过分强调随访的重要性。至关重要的是帮助父母将所发生的事情汇总起来，接受现实，并评估他们未来自身的产科风险。父母对和他们家庭关系最密切的新生儿科医生和护士参与的非紧急会面、完整而坦率的信息，以及讨论意义的机会加以评估。随访会见也为医务人员提供了观察和聆听的机会，以确保夫妻双方能相互支持，并经历一个正常的哀悼程序[10]。

支持父母

应该记住在这些特别和特殊的创伤性环境中，刚成为父母的人们所依靠的通常支持系统是不充分的。父母主要依赖新生儿科团队来得到信息、建议和支持[6]。但是，一旦他们离开新生儿病房，他们的家人和朋友与他们的联系比医务人员与他们的联系要多得多。这些人极有可能会把各种丧亡的悲痛混合在一起；因此医务人员应该保持警惕，以尽可能地确保家族成员已经对此做好准备。

也存在其他帮助的资源，但应该合理地使用和给予建议。在处理困难局面时，医务人员自身也会寻求帮助。例如，一个全科医生可能与父母相识甚密，并可以经常提供一些有助于新生儿病房的医务人员理解家庭背景及其动态的信息。社会工作者也是一样，可能能够发现家庭内发生了什么问题，并且这可能是父母在新生儿病房中所作所为的关键。

可能会指导父母改变支持的方式。其他父母也有同样的经历，宗教顾问或者诸如死产和新生儿死亡协会或同情之友之类的自助团体，可能都会给某些家庭提供安慰，但是当他们感到脆弱和激动时，则不应该低估父母接触陌生人时存在的困难。

精神病学疾病在我们的社会并不罕见，特别是在刚产下婴儿之后不久的母亲中间发生[2]。在婴儿处于新生儿重症监护过程中，母亲与孩子分离，情感缺陷和压抑就会加剧。精神病医生可能在这种情况下是非常重要的。

冲突

在一个管理良好的新生儿病房，医务人员和家属之间的冲突应该很少。然而，争论确实偶尔会发生，并且医务人员的职责是找出为何会引起冲突的原因，最好能够预见并将之消除。

预见麻烦

当情绪激动时，则需要一直保持警惕。父母是否听从那些好心却又所知不多的家庭成员的建议？还是应该让这些家庭成员也参加会见？父母之间是否存在冲突？应该承认这点并加以兼顾，那么尽管父母双方存在分歧，他们能建设性地参与孩子的治疗么？父母双方或者其中之一是否有因药物滥用而干扰他们做出决定的能力？应该让其他专业人员介入来帮助更好地控制情绪或敌意，以便能再一次进行建设性的讨论？

转移麻烦

冲突几乎通常起源于不肯定、父母的疲劳和感觉上或实际上的沟通不足。偶然会因为伦理学或宗教差异造成对立。新生儿科医务人员的工作压力大。他们不仅也是人，而且一些个人问题也会使他们变得脆弱。当人际关系紧张时，偶尔也可以将另一个医务人员分配给这个家庭。

因误导而试图应对所有问题时，医生有时会忘记他们还有同盟者。同行和同辈可以作为极其有帮助的建议来源。可能单纯请其他医生，可能不是同一个性别或者伦理背景的，也可能来自另一个城市的专业人员，就可以重新审视产生这种紧张的临床和情感背景，冲突就可能会减小。在语言障碍成为造成冲突的根本原因时，一个熟练的翻译是非常宝贵的。

当由于信任崩溃而引起紧张时，书面信息可能会有帮助。一个详细而实际的儿童疾病和预后的说明可能会为父母所接受，并与他们信任的顾问、家属和朋友一起讨论。可鼓励父母写下所有困扰他们的问题。然后每个问题能在随访会面中加以探讨。这种交流也被证实能给予父母机会去用他们自己的时间来平静地思考形势。

有时，父母选择的支持者能给予他们帮助。年轻而缺乏经验的父母通过共同讨论从他们的父母那里受益。一个少数民族宗教团体的成员可能会从以更公平的观点解释父母态度的牧师或者顾问那里得到力量。一个敏感的临床医生将能发现特殊的脆弱和需求，并试图防止冲突发生。

处理漫骂

医务人员应该受过包容攻击的训练。但是，偶然父母可能会无缘无故或执拗地口头漫骂。应该礼貌而坚决地告诉他们这是不可接受的。如果一再重复漫骂，高年资医务人员应该认真考虑是否要驱逐父母。如果存在任何人身暴力的威胁，应该立刻叫来保安把父母带走，以便保护婴儿、医务人员和病房内的其他探访者。主任医师将随后与管理方高层、社会工作者、医院保安部和警察见面，制定一个计划来保证所有介入者的最大安全，这甚至意味着，在极端事例中，会永远将父母从病房内驱逐出去。

处理抱怨

主任医师负有治疗婴儿和家庭的终极责任。如果父母产生了怨言，应该请主任医师来处理它。关注抱怨是否迅速被处理是很有价值的，因为它们可能会变成多方面的抱怨。

首要任务是评估事实。负责小组应该随之在不会被打断的私密房间内会见家属。倾听家属意见是处理此类情况的最重要方面，并应尽一切努力来采纳一个不紧不慢且富有同情心的方法。如果认为抱怨是有正当理由的，医务人员就应该慷慨地道歉。“我很抱歉我们犯了错误。我认识到您很愤怒。我们将竭尽所能以确保这种问题以后不再发生在您或者其他家属身上”。如果抱怨是没正当理由的，那么在认真聆听这些吹毛求疵之后，主任医师应该对家属的苦恼表示遗憾，但也要尽力对任何误解给予一个合理正当的解释。这可能会被接受，也可能不会，但是仅仅一次平等的倾听也是让父母满意的一个方法。

多方面抱怨

当最初的抱怨未能即刻得到处理时，通常会产生多方面的抱怨。应该鼓励家属把每个抱怨都写下来，提前把清单交给医务人员。然后主任医师和其他医务人员可以探讨每一条的正当性，对那些相关的事情做出一个完整的说明，并达成一个一致的策略以便取得最佳机会来重新赢得家属的信任。在这种情况下，和特别是由于严重问题引起抱怨时，通常请一位独立主席来做医务人员和家属的调停工作对实际是有帮助的。这个人看起来是有自制力且公正的，这就易于澄清个人攻击，保持一个适当的感觉平衡和比例，以及突出真实观点的主要部分。

特殊情况

在新生儿病房内会遇到的一些情况特别值得一提。特定类型的父母可能需要特殊培训。

急剧恶化婴儿的父母

这通常是最危险的。父母已经放松，并相信他们的孩子正“走出困境”。突然就发生一个急剧的恶化。“这肯定是谁的错”是一个非常可以理解的反应，但是悲痛的父母需要医务人员全心全意地对待。可能无法取得即刻的答案。主管医生还不知道这个四天的婴儿是否已经发展成出人意料的败血症或是否存在诸如左心发育不良综合征之类的先天性畸形，在动脉导管关闭后出现自发症状。存在治疗感染和取得心脏病学医生建议的迫切性。可以原谅父母认为医务人员未能发现什么器官触发了这次危象。在这种环境下，诚实是最好的政策。临床医生应该非常坦率，但也要强调治疗的积极方面。“您的婴儿，Rosemary，非常病重。我们已经为她接上了呼吸机。有很多可能的病因，重要的是我们要准确地找出她发病的原因。在此刻，我们对她进行抗感染治疗。我已经请专家会诊，一位心脏病学医生正在尽快赶来病房，这样我们就可以得到有效的最佳建议。我亲自护理您的婴儿，并且一旦我知道了完整答案，我将找您并与您讨论我们的计划。”

慢性病婴儿的父母

经过一系列的分娩、复苏、通气、肺表面活性物质替代治疗和过山车般的早期生命时期，通常婴儿进入了一个稳定期，既没有发觉改善也没有恶化。这一时期对家长来说是充满挫折的。数周过去了，好像什么事情都没有发生。有些日子里，婴儿看上去比其他时间差。父母夜不能寐。医务人员也感觉泄气。

继续关心父母和良好的沟通是必须的。决不能让父母感觉因为是他们的反复发问造成了这样或者麻烦。宁可理解他们的进退两难倒是有支持性的。“我们知道您有了睡眠障碍。在夜里任何时间都可以打电话来确认一下，不用犹豫。我们了解这段时间是多么地令人担忧”。说这些话并不是要燃起错误的希望，而是能支持性地发现某些进展和通过给予他们特殊的展望而振奋父母的精神。例如，一个支气管肺发育不良孩子的父母可能会对他的呼吸机依赖感到泄气。通过说，“是的，您的婴儿依旧需要30%的氧，但是看看他优良的发育。在过去的每一天，他的肺都在发育，以后就不会再受到呼吸机的伤害了。”你可以承认他们的关注具有合理性，但是也要给予他们鼓励性的消息。

在新生儿病房内漫长而令人困倦的日子是沉闷的。全心投入的父母可能需要被允许重新在医院外开始生活。鼓励他们逐渐改变探访模式可能有助于他们获得更健康的前程。

不到场的父母

在重症监护条件下，父母会感到无力应付，并通过远远离开表示他们的害怕。医务人员的职责是维持尽可能的最高治疗标准，但是缺少了父母的合作就非常难以达成。应该竭尽全力查明引起他们不愿到场的原因，以取得他们的信任，和凭着耐心将他们纳入团队之中。相关策略可包括在中立场合与未到场的父母会面；建议他们带一个能支持他们的朋友或者亲戚一起来；表明他们将要承担的特殊和积极的作用；或者谈谈在病房以外大家共同的兴趣（例如，在爱丁堡，医务人员知道很多关于爱尔兰人足球俱乐部的事情!）。

无助的青少年母亲

甚至连最年轻的医务人员都会发现他们会关心那些比自己还要小好几岁的母亲和父亲们，但是他们的态度决不能以恩人自居。虽然按照年龄来算他们更年轻，但这些父母可能在经验、外貌和应对能力上出人意料得成熟。但是，无助的青少年母亲是一个特殊的挑战。她的自暴自弃可能是暂时的或一贯的，但是仍要努力寻找造成这种分裂的原因。当不能违反青少年的感情时，与其自己的母亲单独会面可能是有必要的，以便像朋友一样对待她，并规劝她无论是母亲还是外祖母在照顾婴儿和未来方面都有重要的作用。如果这样不适当或者失败，就要请一位挚友和/或社会工作者来支持青少年母亲做出关于她和其婴儿未来的重要决定。耐心、亲切和理解都是需要的。

控制心强的父母

这是很常见的状况。特别是父母在其自己的职业生涯中是高智商、具有才能和具有挑战精神的人。他们对因特网搜索非常熟练，并且很快成为关于他们婴儿状况、治疗和预后的“专家”。这种父母习惯于处在主导地位，并倾向于把他们自己可以理解的焦虑转化成消极或公开的攻击。医务人员应该有足够的能力以便忍受轻度的挑衅行为，但是一旦其威胁到干扰婴儿的治疗质量时，就必须予以解决。

主任医师应该与医务人员见面并认真听取实际情况，确保他们既不夸大也不掩盖。与其他医疗人员一起，他或她应该随之会见父母，并引导他们认识到医务人员的专业知识和专业地位，并不允许他们强烈的个性危害专业团队为其家庭提供的治疗。重新赢得控制权对良好的关系来说是重要的，允许父母指定他们希望哪些医生和护士来照顾他们的婴儿是一个错误。也许与这种夫妻需要建立起定期的会面是很有必要的，以确保他们允许对孩子的治疗，而不会为他们的焦虑所妨碍。

需要特殊教育的父母

在法律上，父母对孩子负有责任。医务人员具有的伦理学职责确保了无论父母的教育程度如何，都要保证孩子受到平等良好的治疗。但是，在罕见的偶然情况下，新生儿科医生会面对一些父母，他们的教育程度无法使其理解到底在孩子身上发生了什么。有时家庭其他成员可以站在父母的立场上行使权利，并且要鼓励那些能考虑到婴儿最大利益而做出合理建议的祖父祖母给予支持。如果没有这种家庭范围的话，可能必须要联络社会工作部。医生的第一责任是孩子，并且非常偶然地他们可能会被迫为孩子对簿公堂，特别是如果父母做出的决定看上去违背婴儿的利益。

身为医疗卫生专业人员的父母

同时作为一个重病婴儿的父母和一个医疗卫生专业人员是很难的。两者之间的角色作用和期望会变得混淆。医务人员应该鼓励这些人先作为父母，并对他们的期望不要多于任何其他明白而聪明的母亲或父亲。“我假设您不是一个医生。事实上，在您的允许下，我乐意在您的婴儿处于病房内的时候称呼您琼斯先生”，这通常使得父母一笑释然。

保护你自己的健康

重症监护令人感觉吃力，新生儿科医生和护士的工作对家庭来说是极度艰难的。我们为成功欢呼，同时在未能成功时又感觉内疚和无法应对。每个孩子的死亡，每一病情的恶化，都令人感觉到失败。掩盖这种情感，和寻求过分的安慰都是错误的。

一个对付失败的健康方法是公开地与同事讨论这些棘手的病例。在听到无法进一步采取措施，或者分享哀悼的情感时，会有所安慰。一些团队在任何压力重大的情况下，仍会进行常规任务报告。如果能有技巧性地加以把握，这些会议是会有教育意义的，也对整体和个人的士气有益。保持包括在新生儿病房之外活跃生活的平衡是必要的。你是否有兴趣去健身房或者歌剧院，爬山或者玩扔火把的杂耍，如果医务人员要完全恢复到可以重返新生儿病房并聚精会神地应对下一个家庭时，这些对于他们的自我治疗都是必需的。

结语

新生儿学将重症监护的严肃性和公开沟通的需求以及应对家属等方面整合起来。不能仅通过一次会面就充分地完成对父母的咨询和支持，这需要极大的耐心和机智。医务人员需要口齿清晰、善于思考、敏感，且尤其要善于倾听。希望这一章节能指明一些方法，但是杰出的实践是通过向同事、顾问和家属学习取得的。

参考文献

1. Brodlie M, Laing I A, Keeling J W, McKenzie K J 2002 Ten years of neonatal autopsies in tertiary referral centre: retrospective study. British Medical Journal 324: 761–763
2. Cox J L 1986 Postnatal depression. Churchill Livingstone, Edinburgh
3. Fallowfield L 1997 Truth sometimes hurts, but deceit hurts more. Annals of the New York Academy of Sciences 809: 525–536
4. Laing I A 1989 Withdrawing from invasive neonatal intensive care. In: Mason J K (ed) Paediatric forensic medicine and pathology. Chapman & Hall, London, pp 131–140
5. Laing I A, Halley G 1995 Enough is enough – when to stop neonatal care. Current Paediatrics 5: 53–58
6. McHaffie H E 1992 Social support in the neonatal intensive care unit. Journal of Advanced Nursing 17: 279–287
7. McHaffie H E 2001 Crucial decisions at the beginning of life. Radcliffe Medical Press, Abingdon
8. McHaffie H E, Fowlie P W 1996 Life, death and decisions. Hochland & Hochland, Cheshire
9. McHaffie H E, Fowlie P W, Hume R et al 2001 Consent to autopsy for neonates. Archives of Disease in Childhood. Fetal and Neonatal Edition 85: F4–F7
10. McHaffie H E, Laing I A, Lloyd D J 2001 Follow up care of bereaved parents after treatment withdrawal from newborns. Archives of Disease in Childhood. Fetal and Neonatal Edition 84: F125–F128
11. McHaffie H E, Laing I A, Parker M et al 2001 Deciding for imperilled newborns: medical authority or parental autonomy? Journal of Medical Ethics 27: 104–109
12. Royal College of Paediatrics and Child Health, Ethics Advisory Committee 1997 Withholding and withdrawal of life-saving treatment in children: a framework for practice. Royal College of Paediatrics and Child Health, London
13. Warnock M 1998 An intelligent person's guide to ethics. Gerald Duckworth, London, pp 40–53

扩展阅读资料

Gustaitis R, Young E W D 1986 A time to be born, a time to die. Addison-Wesley, Reading, MA
Hindmarch C 2000 On the death of a child. Radcliffe Medical Press, Oxford
Kohner N, Henley A 1995 When a baby dies. The experience of late miscarriage, stillbirth and neonatal death. Pandora Press, London
Kohner N, Leftwich A 1995 Pregnancy loss and the death of a baby: a training pack for professionals. National Extension College, Cambridge
Tschudin V 1997 Counselling for loss and bereavement. Baillière Tindall, London
Warnock M 2002 Making babies. Oxford University Press, Oxford

第6章

新生儿学的伦理和法律方面

第1部分

伦理

Michael Hird, Victor F Larcher

引言

当由于阻止或者撤离生命维持治疗，而在新生儿病房内引起显著的大量死亡时[15]，重要的是要考虑那些对新生婴儿进行治疗的人其义不容辞的责任和专业义务，同时针对这一实践的伦理学体制是重要的。我们使用“生命维持治疗”这一术语来涵盖使用创伤性治疗来拯救或者延长婴儿的生命，反之则会死亡。这包括出生时复苏，并可能需要持续的重症监护、人工通气，以及其他形式的器官支持和胃肠外营养支持。

对我们处理这些困难事件的管理标准的具体基本规则，在下文一一概述。

卫生专业人员必须根据他们的医疗职责开展实践：这包括尊重患者的自主权，以及全部在一个可接受并合理的标准下开展行动，以恢复健康、维持生命和防止疾病[2]。这通常更单纯地解释为将孩子的最大利益作为至高无上的事实，且这是贯穿法律和伦理学要点中的信条。

必须清楚联合国人权宣言[13]和联合国儿童权利公约[14]所规定的孩子的权利，当指定基本规则时，做出的任何关于儿童的决定或行为都必须符合他们的最大利益，这是根本要素。这要求临床医生的职责是通过保卫生命、恢复健康和防止疾病来尊重每个患者的生命和健康，并根据一个可接受的标准来执行这些职责。任何建议的治疗应该按照利益最大化和损伤最小化的评估方法来考虑临床因素和对患者及其家属产生影响的情感、心理和社会因素。

进一步的基本职责是尊重患者的自主权。婴儿明显缺乏自主决定的能力，述说其最大利益的基本责任必须首先由父母承担，他们可能通过自己的道德框架和文化与社会特征来决定自己的观念。这就可能引发冲突。因为父母的愿望可能与那些卫生专业人员的不同，其价值观源自不同的社会和经济背景。这个婴儿依赖他的父母和专业人员的能代表其利益的合作关系。重要的是这个治疗上的合作关系结合了父母和整个医疗卫生团队。

医疗专业人员必须保证将婴儿的利益放在他们自己的利益之上。Gorowitz 在定义一个好医生的特征时说，“重要的是他们应该深刻了解他们自己的价值和动机，使他们认识到可能会与病人父母的利益发生冲突，同时也拥有诚实面对他们自己的错误和技术的正直[4]”。这是特别中肯的，在将“生命神圣”作为行为指南来持续努力维持生命时可能会表现出一种对专业职责的违背，相当于在必须加以干预时却面临了一个巨大的失败。进一步而言，从根本上来说，应该在犯罪、法规或国家不成文法的框架内采取或考虑行为。

皇家儿科和儿童健康学会（RCPCH）[12]、英国医学会[1]和全国医学总会提供了英国范围内的伦理和法律指导。但是，这些条文没有一个不引起争论的：医疗团队成员，实际上还有父母，可能和将会在继续提供生命维持治疗的费用方面有各自激烈的观点，且需要时间来确定其有效性并持续保持沟通。

父母要求持续生命维持治疗

当重症监护既不能显著延长生命或者带来临床益处时，父母可能仍希望继续进行重症监护支持。这可能是医疗卫生团队所不具备的，而是父母强烈持有的价值观或文化信仰的结果。

父母被赋予代表孩子做出决定的权利，但是也不能僵化地认为应该迎合父母对治疗的要求。父母需要敏感而有同情心的帮助，以便理解他们孩子所患疾病的本质与预后。需要给予清晰而一致的原因，以解释为什么临床医生的理解会不同，并且这可能需要反复地与父母进行艰难的谈话。如果不花时间来查明父母确切观点的话，则沟通方式上可能会有所抵触，差异仍无法解决。

特别对于那些年龄大些的新生儿，重要的是强调治疗的选择不是必定为全或无。通过在治疗选项上关于一些有限的干预措施达成一致，以及在不会撤离所有治疗上取得理解，有可能可以取得和解。

在某些特殊场合，冲突方面并未消除，且反复讨论也未能达成一致。那么可能需要寻求司法检查，但是如果可能的话，要尽一切手段来阻止这种事情的发生。

停止或撤离生命维持治疗

许多专业人员会本能地感觉到在停止和撤离生命维持治疗之间的区别。有些人发现，不采取一些他们以后必须要撤离的一系列措施是相对容易的事情。其他人发现这样不采取行为也是很难的。但是，从法律和伦理学上说，很多作者没有提出这种区别，在许多环境下，开始生命维持治疗可能更合适——直到比如预后变得更加肯定时，进行适当的会诊咨询或者家属已经能针对形势达成协议。

合作关系

医疗专业人员和父母有责任进行合作，任何对于新生儿的干预治疗都需要有效的同意。父母面对他们的新生婴儿身患重病的局面，可能无法理解所给予他们的信息，以及这给他们自己和孩子带来的后果。一个有效的同意是在由了解情况的人来给予足够的信息告知，并且是非强迫情况下取得的[7]。可能难以在新生儿重症监护过程中满足这些条件。消化这些信息需要时间，因此继续治疗直至这些标准都得到满足是符合伦理道德的。但是，偶尔婴儿的临床状况会迅速变化，以至于没时间进行告知并取得同意。

指导

1997 年，皇家儿科和儿童健康学会发布了一个伦理和法律框架，其中阐述了可以做出何种决定来停止或撤离生命维持治疗（第 4 章）。

现代的新生儿科专业团队由许多专业人员组成，他们的背景存在广泛差异，并且重要的是他们都有发言权。偶尔，挫折的证据可能仅细微地显现在行为模式中，诸如，进行讨论的涉及病例减少了，或者查房时正常体位发生了变化[3]。当准备考虑撤离治疗时，一个“内部的”或外部的其他意见是有好作用的。

指导方针可能不会改变关于撤离重症监护的最终决定，除非是由高年资医务人员做出此决定。但是，他们的存在确实可以对一切相关人员阐明病程，并应该确保在与家属的讨论中取得一致意见。我们已经参加了制定多学科指导方针以帮助专业人员应对做出决定的过程。一个目录（图 6.1）包括了这些内容，希望能证实其是有帮助的。

实践管理

无论是在出生时还是在经过一段时间的治疗之后，停止或撤离婴儿生命支持或重症监护的决定，必须建立在对婴儿临床条件的仔细评估之上。当对某些临床发现的长期意义做出了相对较明确的肯定时，诸如双侧实质内脑出血、弥漫性脑室周围白质软化和重症围生期窒息合并 III 级缺氧-缺血性脑病，在许多其他情况下神经发育前景却通常不明了。通常存在关于重大决定的潜在冲突，处理这些问题的方式存在一个显著的问题，就是父母和医务人员如何在婴儿死亡上达成一致。与父母的合作关系是新生儿监护中的一个构成部分，同时一个永久规则必须是应该由婴儿的最大利益来指导治疗，这也必须尝试和围绕父母的愿望。与父母进行诚实而有效的沟通是必需的（第 5 章）。

围生期处理

存在早产威胁时,出生前相关处理是非常有用的。专业人员之间良好的沟通，对取得一个一致的治疗计划来说是重要的[8]。在超早产病例中，当做出决定在出生后不开展复苏时，父母必须完全认识到他们的婴儿可能是活产，并能保持一段时间内的存活状态。婴儿可能有一定的心跳和微弱的呼吸。在这类病例中，相应的高年资医务人员应该到场提供支持，使父母和低年资医生放心。如果可能面临要做出一个符合科学的判断时，父母需要认识到微小的初始存活可能性和随孕龄增长而增长的存活可能性之间的差异[5]。

孩子的临床状况

- 是否有足以做出诊断和给出准确预后的充足而适当的医学事实
- 是否排除了一个潜在的可治疗的情况
- 有必要 / 希望听取一个其他医学意见么
- 是否需要对孩子进行心理学或精神病学评估
- 目前形势下，在提供护理治疗中存在什么问题
- 护理人员对关于改变孩子的治疗目的有什么观点
- 与儿童相关的其他治疗者 / 专业人员的观点是什么
- 如何处理团队中的不同意见
- 孩子能形成关于他 / 她意愿的观点么
- 他或她接受过咨询么

家庭

- 家庭对孩子状况的理解是否合理
- 家庭相关的宗教文化信仰和价值观是什么
- 是否对家庭进行过精神-社会评估
- 对于改变治疗目的，家庭可能或真实的观点是什么
- 家庭需要律师的帮助么

做出决定的过程

- 结果的不确定性是如何论述的
- 是否对病例进行了伦理学回顾
- 是否进行了策略性的会面或心理学会面
- 是否正确考虑了人权问题
- 是否对任何侵犯人权的问题进行了合理辩护
- 是否需要法律观点
- 是否有正当而规范的治疗计划
- 是否取得了关于这个治疗计划的知情同意
- 是否有充分反映此过程的记录
- 如何继续 / 审查这一过程

图6.1 撤离重症监护的目录。

撤离过程

良好的实践必须要求取得一个非强迫的同意，这可能一直需要反复与父母讨论，使他们有时间来消化所提供的信息并对事情有所认识。因此“优良医学”必须包括的持续生命维持治疗要比单纯的伦理途径要长久，这可能看上去更合理。

文化和宗教信仰也需要加以说明，留出时间给孩子进行洗礼或者祝福，当存在某些原因时，要提供机会让路途遥远的家族成员如其所愿来进行探视。

有必要确切地讨论如何处理撤离过程。一些父母希望他们的孩子可以在依然“使用呼吸机”的情况下自然死亡。但是，大部分父母接受所提供的在重症监护支持下的撤离，之后与他们的孩子在父母房间的私人环境下度过最后几分钟 / 小时，并不受医学技术的束缚，但这通常都要在能进行紧急处理的病房医务人员知晓的情况下才能进行。很少一些人会希望他们的孩子死在家里；这可以做到，但是并非不存在重大的后勤问题[6]。

也需要认识到这些事件对其婴儿在此病房内的其他父母的伤害。通常值得花一些时间与他们讨论他们的感受，并同时可能提供一些情况让他们对自己的孩子能够放心。条件是这必须在父母在重症监护支持撤离过程中，对婴儿的信心未受到损害的情况下进行。

镇静和肌松

我们的信条是，通常在撤离通气支持前使用阿片类药物是有好处的，使用正常剂量来提供镇痛或镇静。意图是缓解疼痛或者应激，而不是致死（虽然一些对于呼吸驱动的抑制是可以预知并接受的——所谓双重效应的学说——这需要进行解释和有清晰的证明）。肌松的问题更加复杂。RCPCH 指南允许在使用肌松药物的同时撤离呼吸支持，但是它们并不是在撤离之前就开始使用的。在这一过程中连续使用肌松药物可能会

导致团队中的一些成员不理解；如果要这样使用的话，则团队成员需要非常明白为什么药物要连续使用。一些父母和医务人员表达了在撤离重症监护之前停止用药的意愿，这种意愿应该被尊重。

撤离重症监护支持之后

在新生儿病房内撤离重症监护普遍涉及停止通气支持，并通常随之而来的是预料之内的死亡。但是，偶尔结局不太确定，父母需要做好充分的准备，因为他们的孩子存在非即刻死亡的可能性。确保能持续提供对于婴儿和父母的整体支持和缓解性治疗也是很重要的。

最近 McHaffie 等[11]发表的文献提供了父母对撤离治疗的感受和之后随访方面有价值的观察。要确认父母是否希望参与做出决定和死亡的过程。一个产生痛苦的特殊阶段就是从停止呼吸支持到实际死亡之间的时间段。快速死亡好像会使父母确信撤离治疗的决定是合理的，而缓慢的死亡则会引起父母的怀疑。

患儿死亡以后，家属一定会感到要自主地和他们的孩子度过一段时间，并可能通常会希望能帮忙给孩子沐浴、留影、制作手印和脚印等等，这要根据病房日常工作的习惯和相关的文化习惯来进行。

也需要尽快通知相关的基础卫生保健专业人员，包括全科医生、社区儿科医生、卫生巡视官员和助产士。病房应该有这方面的合理诊断记录。需要提供关于证明等行政物件和葬礼安排以及偶尔需要进行关于尸体剖检的初步讨论的信息，这需要在当时或者以后提出并取得同意。

最近调查了对尸检的态度[9]，这个要求可能会被同意，也可能因为各种原因而被拒绝。

随访

这是一个在整个过程中非常重要的部分，并显著地支持家属顺利度过正常的哀悼过程。已经明确需要尽早进行联系，可能在两周以内，理想的是在死亡后两个月之内。父母应该可以会见一些与他们熟悉的人，进行诚实的交谈，关注家庭其他成员的福利和对他们重述以往的细节，这些都有助于保持信任并为家属提供宽慰[10]。特别是护理人员，通常会出席葬礼，并之后与家属保持长时间的联系，这点受到了很大的感激。

结论

停止和撤离新生儿重症监护是新生儿病房内重要的实践部分。必须在孩子出生前（超早产）就与父母讨论停止或者撤离重症监护的可能性，并贯串整个生命过程中。必须要强调，当可能撤离重症监护时，治疗不能损害婴儿的尊严。必须有高年资医务人员的密切参与，且所有参与者必须尽全力努力处理好这一过程。

参考文献

1. British Medical Association 2001 Withholding and withdrawing life-prolonging medical treatment. BMJ Books, London
2. Chantler C, Doyal L 1995 Medical ethics: the duties of care in principle and practice. In: Powers M, Harris N (ed) Clinical negligence. Butterworths, London
3. Chiswick M L 1990 Withdrawal of life support in babies: deceptive signals. Archives of Disease in Childhood 65: 1096–1097
4. Gorowitz S Doctors dilemmas: moral conflicts and medical care. In: Good doctors. ch 12, pp 190–205
5. Halamek L P 2003 Prenatal consultation at the limits of viability. Neoreviews 4: e153–e156
6. Hawdon J M, Williams S, Weindling A M 1994 Withdrawal of neonatal intensive care in the home. Archives of Disease in Childhood; 71: F142–F144
7. Kennedy I, Grubb A 2000 Medical law: text and materials. Butterworths, London
8. Macdonald H and the American Academy of Pediatrics Committee on Fetus and Newborn. 2002 Perinatal care at the threshold of viability. Pediatrics 110: 1024–1027
9. McHaffie H E, Fowlie P W, Hume R, Laing I A, Lloyd D J, Lyon A J 2001 Consent to autopsy for neonates. Archives of Disease in Childhood Fetal and Neonatal Edition 85: F4–F7
10. McHaffie H E, Laing I A, Lloyd D J 2001 Follow up care of bereaved parents after treatment withdrawal from newborns. Archives of Disease in Childhood Fetal and Neonatal Edition 84: F125–F128
11. McHaffie H E, Lyon A J, Fowlie P W 2001 Lingering death after treatment withdrawal in the neonatal intensive care unit. Archives of Disease in Childhood Fetal and Neonatal Edition 85: F8–F12
12. Royal College of Paediatrics and Child Health 1997 Withholding or withdrawing life saving treatment in children: a framework for practice. RCPCH, London
13. United Nations 1948 Declaration of human rights. United Nations, New York
14. United Nations 1989 Convention on rights of the child. United Nations, New York
15. Wall S N, Partridge J C 1997 Death in the intensive care nursery: physician practice of withdrawing and withholding life support. Pediatrics 99: 64–70

第2 部分

法律

M A M S Leigh, Janet M Rennie

引言

当新生儿医学作为一个独立的亚专业兴起时，医学伦理学也同样处于新生期。大多数决定被假设认为是“常识”的事情，且认为法律则是另一个处事不同的领域。现在，人们已经接受了新生儿科医生必须承担为民众做出极其重要决定的责任的观点，这可能需要在法庭上进行正规的分析。在个人生命开端时做出的决定通常对以后的几十年有影响。那些置于这种决定下的婴儿可能在今天无法组织或参与讨论，但是以后将作为一个成人会向他当年的临床医生提出尖锐的问题。当技术条件和社会态度可能在当今现状之上有所转变时，这些问题可能非常难以回答：最近英国的器官保留诉讼官司就是这方面一个很好的例子。在这一章中，我们将讨论一些这类问题，并给出普遍建议，如儿科医生应该在那些可能让他们与法律发生关系的实践领域中如何主导自己的行为。

临床医生和诉讼

保持专业标准

新生儿科医生必须保持他们的技术和团队的胜任能力。皇家儿科和儿童健康学会(RCPCH)的保持“良好的标准”包括参与重新开展、评估和继续专业发展。主任医师必须确保新生儿病房有明确的书面指南和合理的人员配备，设施和装备符合现行标准（第 2 章），以及对成果进行审计。当时进行的准确而详实的记录必须保留：它们是良好治疗的一个固有部分，也是在对医疗质量发生疑问时唯一可以直接看见的部分。预见可能发生的诉讼不是一种妄想：在某些难对付的病例中，只有进行了良好的治疗，才能去征求一些次要观点。关于同事的恶劣言论和超出你自己胜任范围的对于此领域的轻率判断都是不良行为，也包括在法医学方面的无知。

处理错误和抱怨

通常要开诚布公地对待患儿父母，但是在任何不良事件发生后，你在会见他们之前要平静地思考。呼吸机通气无效，或者静脉内输液外漏，或者护士用药错误都是不幸事件，但是可能也对婴儿的实际问题没有很大影响。不要错误地认为，因为你要公正地对待并发症，你就应该比你平时在其他情况下更轻率地说出一个不良预后。仔细思考关于如何治疗婴儿，以将任何损害降到最低，和如何在某种程度上防止坏消息以减少父母的痛苦。

如果病人对你的治疗或咨询产生了不正当的抱怨，可以寻求高年资同事的建议和支持，包括临床部主任和执行主任，在事情失控之前就早早加以把握。

出庭

理解这一章节中概述的法律过程将有帮助。有时甚至在相关医务人员感觉他们没做错什么，且不良后果超出他们的控制范围时，会做出对案例不予辩护的决定。决定不出庭进行案例辩护的原因有很多，且此决定不是暗示原告所提出的批评是正确的。在这种情况下，适度地表示屈服，并记住对任何医生来说，在法庭上提供证据都不是一种愉快的经历。但是，如果决定要为案例做出辩护，那么就要准备花时间和精力来准备和出庭。

在民事法庭内，要记住法官是这个房间里面最重要的人。注意你所有回答都是面向法官的，而不是对向你发问的律师。诉说真相，言语简练，在你说话之前要考虑好，说话速度要很慢：这样就让法官有时间写下你所说的话，而你也有时间来认真考虑你的回答。不要害怕在你考虑答案时产生的沉默。对于那些习惯重症监护病房强烈工作的人来说，法庭内的步骤显得非常缓慢。不要参与对方律师的嘲讽，让他刺激你或在他的方面得分——这是他的主场，不是你的；他的观点可能不会引起争论，但是你的客观性却会。在适当思考后回答问题，宁可采用直接的“是”或“不是”来回答，但是如果你感觉你是被迫回答一个不恰当且私人的问题时，就不要害怕用一个简单而果断的语气说“是，但是……”。拒绝那种会让你的发言成为小型演讲的诱惑。当你说完了你的回答，就停止。不要受那些让你修饰或阐明细节的诱惑，因为交互发问者就等你这么做，而且看来他就希望你这么做。

新生儿学中高风险诉讼的情况

概要

良好的记录和清晰的诊断记录是关键的，重要的是在更新诊断记录时，要保存老诊断记录的副本，因为它们建立了那个时代的治疗标准。决不要通过在原稿内添加的方法来修改老诊断记录：通常会对整个诊断记录重新编订日期和列项。不要“储存”修正或犹豫是否要改变诊断记录，因为修正仅涉及几个词。一个你不再能为其细节进行辩护的诊断记录，对病房及其中的患者都是一种危害。根据当时的标准判决案件，而在一些类似新生儿医学飞速发展的领域，就难以确切回忆起医疗实践是什么时候发生了变化。有时医疗实践的变化没有被很好地记录下来，并在我们的医学-法律活动中引起了一些问题，例如1992年秋天，对于维生素K缺乏引起的出血采用了口服维生素K的预防疗法；大约在同样时间，表面活性剂开始使用；且早在20世纪90年代中期以前，当发现存在脑室周围白质软化现象时，就严格规定了呼吸机的设定，以避免低碳酸血症。最近皇家妇产科学会（RCOG）推荐关于产时预防B族链球菌感染的标准，可能又要引起诉讼了。

治疗的标准来自能合理胜任工作的医生，法庭不希望诊断记录被改变以反映每个探索的发现。有时，当临床处理并未精确地遵从建议指南时，恐怕诊断记录会引起病例的一些诉讼。缺少诊断记录就无法进行正当辩护，因为实际上，原告通常仅因为治疗标准低于任何人制定的标准而获胜。有两个范例说明这一点：

- 一个1982年后出生的早产婴儿，需要头罩吸氧，但是18个小时没有做血气检测，随后由于终末期呼吸衰竭而恶化，并同时发生了生发基质/脑室内出血；
- 一个产生同样病变（和相同残疾）的婴儿，从开始进行适当的人工通气时就进行了仔细的监测。

第一个孩子可以正当地提出要求医院赔偿；而第二个就不会。

复苏

如果婴儿因为在分娩瞬间的短时期严重急性缺氧造成基底神经节损害，而导致了手足徐动症样的脑瘫，复苏的质量和时机将会受到重点考虑。时间在这个情况下起重要作用，如果新生儿小组延迟到达，无论因为任何原因，事实应该有所记录。普遍问题是插管失败；气管内插管位置不正确和未能在适当的情况下使用胸外按压（第13章第1部分）。这并非是说将插管插入食管低于合理标准，而是说根本没有认识到治疗低于标准。对一个低年资医生来说，未能成功插管不是治疗低于合理标准，但是如果他执意要在超出氧气袋和面罩使用时间的情况下，或者未能找到帮助的情况下，耗费了很长时间进行插管，这就是低于治疗标准了。对于足月婴儿，使用直径很小的气管内插管，或者插入长度极深，都是低于治疗标准的。

实例：婴儿Z是由于母亲先兆子痫而在孕28周实施紧急剖宫产术出生的。他体重只有1公斤，并进行了插管复苏和正压通气。04:50时，他在新生儿病房内自己拔出了气管插管，并再次插管。他被转运到另一个医院接受重症监护，转运小组在05:20到达时，发现他的情况非常差。他的pH为6.7，$PaCO_2$为22 kPa；胸部X线片显示气管内插管位置过深，靠近了右侧的横膈，并存在大量的张力性气胸，随之进行了胸腔引

流（图 6.2）。婴儿 Z 存活下来了，但是发生了脑瘫，他成功地作为原告控告了最初接诊的医院。类似这个例子的气管内插管的正确尺寸和长度在教科书上都有描述（第 45 章，气管内插管），那些拥有插管技术的人应该知道管子应该插入的深度，以及如何对其位置进行评估。

需要复苏并不等同于“出生窒息”的诊断，而且这通常不会有窘迫。这仍未为远期预测提供了任何基础。这不会推卸公正的指责，根据这一设想行事：仅导致了不必要的和无保障的痛苦。使用“出生抑制”这一术语，则有很多病因，包括分娩时的缺氧-缺血。同样，“平稳”这一术语也不够精确，对不同的观察者就意味着不同的事情。我们看到过用这一术语来表示从死产婴儿到那些在氧疗漏气后数分钟产生反应的婴儿。获取脐带 pH 值结果和仔细记载婴儿的早期病程，记叙他出生时的状况和他对复苏的反应。记住有些快速恢复并与母亲在一起的婴儿，有时是处于一个持续时间很长的“慢性局部性”缺氧缺血时期的终末期，并在 12～24 小时发生癫痫；明智的方法是将那些需要复苏和脐带 pH 值低于 7 的人收治入院，以避免在婴儿病房内发生恶化。

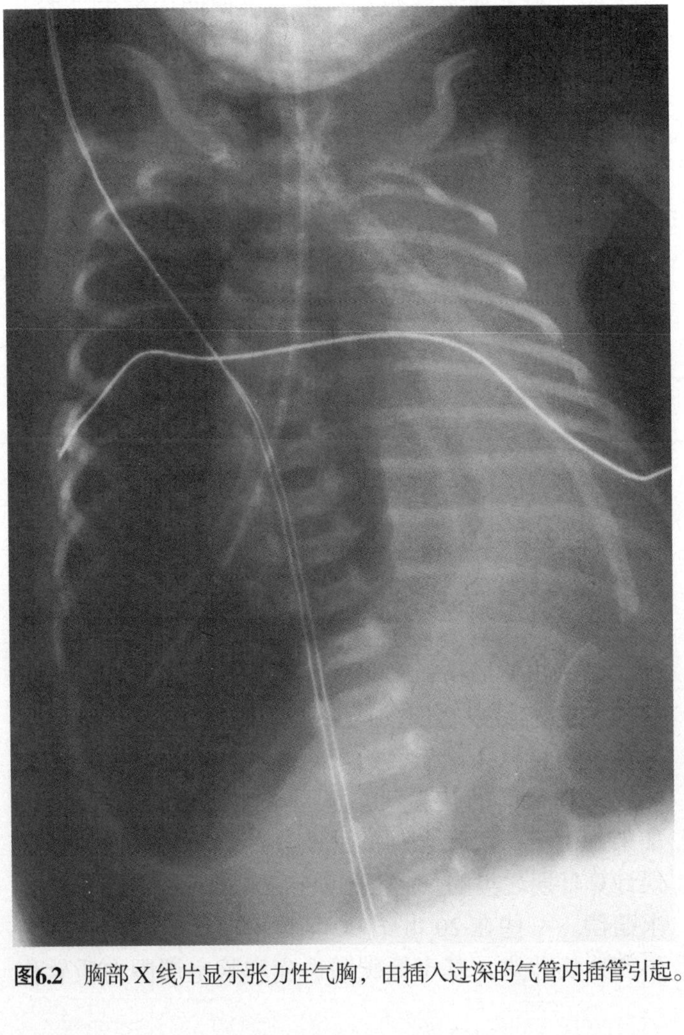

图6.2 胸部 X 线片显示张力性气胸，由插入过深的气管内插管引起。

如果必须放弃复苏的话，要确定这个决定是正确的，确保婴儿在死去之前并非孤单一人，并在治疗他的任何时候都要顾及尊严问题。绝不要在复苏过程中让婴儿的身体暴露并不加注意，也不要就这样把他送出产房。对极早产婴儿开展复苏会引起很多的焦虑，但是如果停止复苏可能会是一个合理决定，且有上级医生的介入支持时，那么对于诉讼的恐惧也决不应该阻止临床判断。

*实例：*在一段时期的胎儿心动过缓之后，足月婴儿 C 于 04:18 死产娩出，儿科高级住院总医师在产科麻醉医师的协助下开展复苏。持续进行复苏努力，并召唤儿科登记员，其在 04:40 到达。文件并未清晰记载从复苏开始时是否进行过胸部按压，但是胸部按压和肾上腺素在登记员到达时已经使用，约在 04:41。心率恢复，登记员随后致电给婴儿的主任医师寻求放弃复苏的许可；他同意了，但是没有认识到登记员仅到场了几分钟而已。在 05:00 时婴儿 C 被交还给她悲痛的父母；到 05:20 她脸色通红，呼吸急促，心跳为 120 次 / 分。C 再次被收入新生儿病房，随后她发生了缺血-缺氧性脑病。额外的“缺氧”时间可能对结果没有分别，但是做出决定的质量却明显存在疑问。

早期新生儿脑病和脑损害

在新生儿早期发生癫痫的婴儿，并非通常会发生缺血-缺氧性脑病，甚至对有出生抑制的人也一样。但是，在这种情况下，后遗症的风险很高，应该根据患者的活动进行诊断。必须进行检查，包括影像、脑电图（EEG）、代谢筛查、腰椎穿刺和寻找感染（第 41 章）。不要太早做出预测，但是如果确实需要撤离治疗的话，要寻求同事的支持并通知父母婴儿不一定会死掉。

目前在英国的诉讼事件以脑瘫索赔者居多，他们将其残疾归咎于分娩时的缺血-缺氧，并且一个重要的因果关系争论在于他们是否有能力证明有早期新生儿脑病。并没有特殊治疗，但是新生儿科医师必须通过维持血压、血糖水平和血气来限制任何进一步的不良反应的产生。病程需要认真、彻底、非判断性地进行记录，且要包括婴儿神经病学状态的日常描述。发布过一些适用的系统（见第2章）。要避免在某些情况未产生变化时，却不对为何无变化的原因进行记录，要对孩子的状况进行积极而真实的观察。

调查需要彻底而适当地进行。这并不困难（第5章），但是令人惊讶的是，对于那些正接受一些抗惊厥治疗的婴儿来说，几乎通常都没有脐带的动脉和静脉血pH值，没有头围数据，以及没有关于囟门紧张度、肌张力、吮吸能力或者机敏度水平的描写，而其护理记录却提示他是处于平稳状态的。这就尴尬了，至少要说，一旦进入了正规的司法途径，是否仅仅建立了先天性巨细胞病毒感染的诊断？

毫无疑问，窒息能引起脑损害，但是大部分出生时窒息的婴儿并未进行性发展成脑损害，且90%的脑瘫病例并非是出生时窒息引起。进一步而言，分娩时胎儿窘迫有时与那些过去一直存在的脑损害有关。这意味着难以建立起这一关联，并作为排除诊断的一部分。已提出很多必须被满足的标准，但是已经证实诸如模板[9]之类的大部分标准，因存在教条主义背景而显得有争论。我们建议以后的特征列表要反映大部分在当时为法庭提出建议的专家的方法。

- 在孕34周后出生的婴儿肯定会表现出严重的或中等程度的新生儿脑病（第41章第4部分），因为这是一个疾病进展过程的阶段，会持续造成永久性损害，且没有早期新生儿脑病（癫痫发作时间至少超过24小时，并有中枢神经系统状态异常的背景），脑损害不可能在出生的前后时间内发生。
- 孩子必须有出生时窒息引起的残疾。传统的想法认为痉挛性或手足徐动症样的脑瘫是这一类型的唯一残疾，但是目前这种想法也受到了挑战。偶尔会表现出由围生期缺氧缺血引起的学习困难——但是整体运动困难是最重要的。
- 必须排除其他可能的诊断。这需要包括进行现代化的仔细而详细的检查，包括生化试验和磁共振影像（MRI）。这一类型特别重要的是发作时的诊断。
- 必须有显著胎儿窘迫的证据，如果在可能提示有持续性损伤性缺氧缺血时，要进行胎儿心率监测。由于绝大部分孩子可以耐受分娩时的窘迫而无持续性损害，所以必须有良好的证据能精确地反映这一时间的损伤。虽然电子监护设备无特异性，但是有高度的敏感性。
- 如果提示在分娩结束时会发展为深度损害，新生儿肯定会表现出这种濒死经历的显著证据。如果对脐带血采样，动脉pH值高于7.0，碱不足低于12的话，则即刻急性深度缺氧缺血的诊断就难以建立，如果pH高于7.1，且碱不足低于8，则通常可以排除。通常重要的是考虑动脉和静脉脐带血，这在怀疑脐带阻塞病例中是必须的。
- 测定Apgar评分并非是为了预测预后结果，但是如果婴儿在1分钟的自主循环后评分为2分时，那么血液循环不可能是最近才崩溃的，且5分钟Apgar评分为6或6以上，通常不会有急性深度缺氧-缺血损伤。
- 脑损伤（特别是慢性局部性类型）不可能不伴有至少身体一个系统的损伤，但是这是否有记录也可以作为当时认识婴儿发病程度的一个方面。
- 慢性局部性窒息导致的皮质分水岭损害和痉挛性脑瘫，损害通常在数小时的一段时间内发生，胎儿可能有机会适应，出生时的状况就非常不相同。此时，Apgar评分通常会降低，但是并非一定要变得非常严重，对复苏的需求也不同。由于相同的原因，脐带pH值所提供的信息也较少。

在要求我们评估的许多病例中，有关婴儿持续性围生期缺氧-缺血性损害事实的争论不如精确的损伤时间那样多。当母亲在分娩前一天或者两天报告突然失去胎动，这可能就给了后续事件一个更不吉利而明显的信号。在所有病例中，早期脑影像、脑电图或者多普勒检查可能是有决定性意义的。

早产儿脑损伤

早产儿脑损伤通常是由一系列复杂的交互因素引起的，这些因素之间的因果关系比足月儿更难判定。进一步而言，无论怎么给予精确的治疗，很多早产儿脑损伤在目前的技术状态下是无法防止的。就是说，如果是由于一次不合理的早期分娩引起的早产（如错误计算日期之类的），孩子可能会对这种医源性早产要求赔偿。一些在20世纪90年代中期到晚期出生的超早产残疾儿童，基于低碳酸血症和脑室周围白质软化之间的关联，成功地进行了索赔。同样在大约 1994 年后，那些母亲未（在合理时间）使用分娩前类固醇的孩子也成功进行了索赔。还要再看那些未能正确使用出生后类固醇而造成脑瘫的超早产婴儿（第 3 章）也是否能成功进行诉讼，但是这是一个需要与文献保持一致的良好范例。引起“特发性”早产和避免胎儿分娩时绒(毛)膜羊膜炎引起的细胞因子暴露之间的平衡，是另一个情况范例，在这种情况下，目前的知识不太严密，而无法基于在细胞因子暴露和脑室周围白质软化之间的联系上进行索赔，但是情况也是会变化的。

早产之后的不良后果是新生儿科医生需要用他们所有的技能来与家属沟通并治疗病人的一个领域。可以理解残疾儿童的父母会寻找原因和一些过失。如果一直与他们就婴儿的治疗保持联系，并尽早给予一个精确的预后和对任何交互影响因素做出解释，他们就不太可能将整个问题归咎于住院第六天的短暂停电，或者第 33 天时呼吸机管路的脱开。尽早且完整的解释可以避免长期的消耗过程，这种过程通常到最后让所有关注的人都失望。根据我们的经验，极少有人会审查在新生儿重症监护病房（NICU）住院达几个月的一系列病史文件，并发现其中绝对没有一点问题或错误，但是在很少的病例中，任何治疗上的不足会被鉴定成引起极早产儿不良后果的原因。如同许多研究所显示的，仅仅就婴儿所需要克服的那么多困难，就得搞清楚哪一个会使病变加重，并引起以后的灾难性后果。

黄疸（第29章）

核黄疸是一种可以预防的疾病，虽然几乎在英国的新生儿医疗实践中已经消除，但是现在其还是再表现出一些危害。需要教育助产士和其他进行治疗的相关人员，新生儿黄疸可以是一种急症。早期出院策略和欢迎进行全部母乳喂养会造成一个新的脆弱婴儿人群。在生命的头几天，胆红素的通路只有一条，因此会升高。

在我们的经验中，以下为危险性特别高的高危组群：

- 接近足月（35～37 周），早期出院体重良好的婴儿；
- 有溶血病（ABO、葡萄糖-6-磷酸脱氢酶缺乏症、球形细胞增多症），无论是在医院还是家中，都表现出早期黄疸的婴儿；
- 非洲-加勒比人和东方人的婴儿，其临床发现的黄疸（和经皮胆红素测定）是不可靠且不准确的。
- 早产儿存在酸中毒和 / 或低白蛋白水平，或由于生发基质 / 脑室内出血或败血症引起出现“开放性”血-脑屏障，会在低胆红素的基础上发生核黄疸。

对所有这些组群进行有效干预是需要进行预测并观察反应的。

实例：婴儿 W 于十月份的一个星期五的 07:26，在英格兰北部正常出生，分娩快速而顺畅。他体重 3.68 kg，头围 35.5 cm。家庭全科医生早晨在医院内对儿童进行检查并提供护理，母亲和儿童很快返回家中。这是这个母亲的第二个孩子。在妊娠过程中，她告诉医生她的丈夫因一种血液疾病而住进同一家医院，其丈夫被告知他的红细胞“与正常红细胞的形状不同”。在妊娠过程中，他实际上因溶血危象住院，且在给家庭全科医生的进一步信函中，给出了球形红细胞增多症的诊断。

在星期六，社区助产士在上午 10 点进行了访视，并发现 W 有黄疸。她建议将他从婴儿车中移出到“阳光”下。到了星期天，W 的黄疸更加明显，并喂养欠佳；助产士建议再次照射阳光，并说应在以后的日子中进行胆红素评估。

在星期一，W 表现出急躁，并成角弓反张，且不进食。他的母亲带他去家庭全科医生那里，医生安排他住院，发现他的胆红素为 636 mmol/l。进行了换血疗法，但是对防止核黄疸来说为时已晚，这在后来的 MRI 中有所表现（见图 29.6）。W 因舞蹈手足徐动症样脑瘫、固定性瘫痪和耳聋致残。

低血糖

在这个领域，试图诉讼的儿童比成功诉讼的要多很多。大部分专家考虑的规律仅为有症状的低血糖时期被延长是有害的，且现在对典型（非特异病征性的）的磁共振模式也有所描述[5,11,22]（图 6.3）。但是，这并非意味就应该满足于这些低血糖的治疗（第 35 章第 1 部分）。有症状的低血糖是一种急症，并且必须通过静脉内途径进行治疗。对于一个正常体重且其母亲无糖尿病的正常足月婴儿，表现出有症状的低血糖是不寻常的，且应该从开始就高度怀疑高胰岛素血症的潜在诊断（第35章第1部分），并进行合理的检查和干预，早期寻找专家的帮助。

如同高胆红素血症，现在知道正常健康母乳喂养的婴儿并不能免于因母乳不足引起的低血糖损害，但是这种问题非常罕见。监测母乳喂养是否合理是有困难的，但是必须作为常规的产科学实践（见以下婴儿B的病史）。专业人员之间需要制定出可作为补充喂养的指南。对于低体重婴儿或母亲有糖尿病的婴儿，必须用正确的方法与合理的次数进行葡萄糖筛查（第22章）。

实例：婴儿B因臀位而实施选择性剖宫产出生，体重2.98 kg。B不需要复苏，且她的Apgar评分为1分钟9分和5分钟9分。她和她的母亲一同在产后病房，当时她还状况良好，在第一个晚上还七次吮吸母乳。生后第一天是一个星期六，一整天内婴儿B吃了三次奶，并喂了一些开水；母亲和婴儿度过了一个不安的夜晚。星期天，助产士发现母亲没有泌乳，且到夜晚之前，B的母亲一直不安流泪；B被送入婴儿室并于午夜时分，在监督下进行了一次母乳喂养。B整晚被安置在婴儿室，并未有任何观察或喂养的记录。在星期一06:00，她困难得吃了10ml挤出的母乳（因为

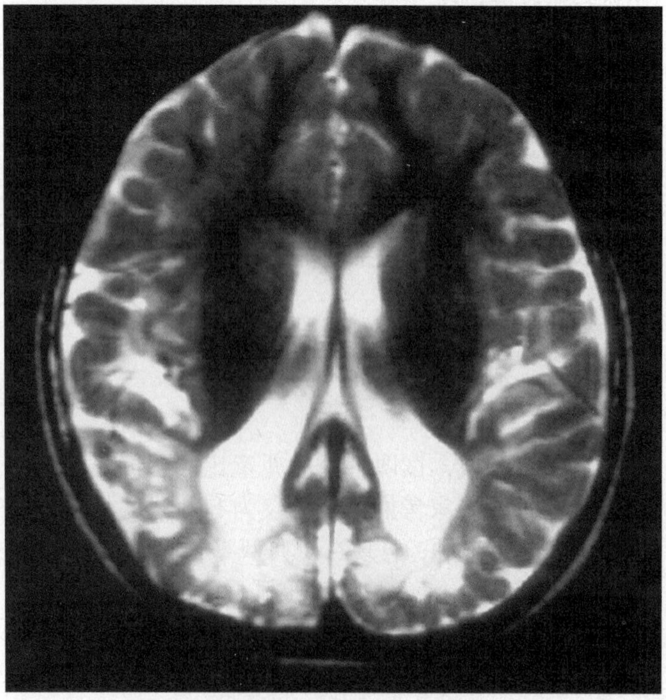

图6.3 可能存在低血糖脑损害病例的磁共振影像。

她是“睡着”的）。在08:00，B病情恶化，且未有血糖记录，并发生了癫痫。末期的神经影像显示在枕顶部区域有囊性脑软化，与低血糖损害相符合（图6.3）。

早产儿的视网膜病

因早产儿视网膜病而致盲的儿童通常有诉讼官司，不是因为他们氧疗处置不当，而是因为筛查方案（第34章）未能发现他们的问题。有两个途径会引发这种情况：要么是由于治疗而未能在关键的窗口期时机进行推荐的筛查，或者进行了筛查，却未能达成诊断。英国（和国际上）有明确且必须遵循的筛查指南；如果无法在既定日程内进行有计划的筛选检查（例如，婴儿可能过于病重而无法耐受操作或甚至滴剂采样），必须仔细记录下原因。如果必须推迟手术，也应该采取相同的记录措施。

感染性疾病

新生儿B族链球菌病通常会导致诉讼官司，且现在难以使用标准治疗的偏差来加以辩护，英国皇家妇产科学会（RCOG）认可的指南则支持用于产前预防的基于“风险因素”的策略。新生儿科医生需要与他们的产科同事一起工作，以计划和执行地方性指南，并仔细考虑应该做什么，例如，如果一个应该接受产前预防措施的婴儿，在其母亲接受这些措施之前出生时，应该怎么办（第40章第2部分）。

新生儿脑膜炎对医生和婴儿来说都是有害的。虽然确诊后的预后差，但是我们在一些案例中还是看到有关检查或治疗延误、用药剂量不合理、抗生素选择不当或者治疗时期过短等辩解。临床医生必须要认识到新生儿脑膜炎存在高度的后遗症风险，并要仔细完善抗生素和支持治疗，在合适的时候进行全面的检查和加以判读。越来越多的情况是，当一个疾病产生了不良后果时，这个可预测的事实本身将不会阻止那些关注患者一方的人对病史记录进行回顾性详察，以查看治疗措施实际上是否最佳。

新近也出现了对于母亲绒(毛)膜羊膜炎的诊断和治疗失败的批评，反映了人们认识到细胞因子可损害少突神经胶质细胞的前体细胞（第40章第2部分）。但

是，尚未确定是否真的有一个窗口期时机，能让这些婴儿得到救治；已明确的是一旦存在心血管变化，则可很好地建立系列性炎症病变的诊断，但这可能为时已晚。

新生儿检查时“漏诊”的畸形

当婴儿在经过检查并认为健康后，还是因主动脉缩窄而发病并需要接受重大手术，或者因白内障而导致弱视，或者由于髋进行性发育不良导致跛行时，令父母难以理解的是他们居然无法责备任何人。这些诊断中还没有一个能通过常规新生儿检查来可靠地发现（第14章）。生化筛查是可靠的，但是有时沟通上的失败也会导致一个甲状腺功能减退婴儿很晚才开始治疗。在一些卫生领域中，建立中链脂肪酰基辅酶A脱氢酶缺乏（第41章第6部分）的筛查是受到欢迎的，但是这将提高对正确反馈的需求，以确保这些受累婴儿能收到合理而及时的专家建议。

维生素K缺乏性出血

现在，英国在维生素K缺乏性出血的维生素K预防性用药的剂量、途径或频率方面没有统一的标准（第16章第1部分）。在很多医院中，都会给父母选择。对所有那些拒绝对其婴儿进行维生素K治疗的父母，都应该有文件证明他们的拒绝。但是，收治入新生儿病房的患病婴儿，应该给予肌肉内的维生素K用药。在这种情况下，不用在意其母亲在婴儿发病前说的话，因为在那时，给予维生素K是一个有医学适应证的治疗。对于一个其母亲需要接受阑尾切除术，且婴儿自己也要进入重症监护室进行通气治疗的孕32周的婴儿来说，等待7个小时来取得“同意”是不恰当的。任何婴儿都会患病，如果他在出生后接受了口服维生素K（或没有维生素K），应该给予他进一步的肌注剂量，特别是需要进行手术时。

瘢痕形成和医源病问题（第5章）

新生儿重症监护治疗引起的瘢痕通常不会造成残疾，但是偶尔药物外渗性损伤能导致环绕关节的瘢痕形成，从而抑制运动或者毁损面容。这种瘢痕可能无法避免，但是需要时刻警惕以避免加重瘢痕，瘢痕将随着婴儿的生长一起生长。

同样，现在卫生部建议，在右心房放置硅胶长导管时，心脏压塞的风险会升高（第28章），新生儿科医生仅应该在没有选择余地的情况下，才能继续向心脏内放置导管。如果不注意，位于左侧腰升静脉内的长导管会造成永久性截瘫，因为药液会直接渗入蛛网膜下腔或引起硬膜外丛小静脉的血管炎性反应和静脉充血。

知情同意

概述

英国已经很好地制定了关于有决断能力的成年患者可以因好理由、坏理由或者完全无理由地拒绝治疗的法律。这项法律尊重患者的自主性，且医生在无患者同意的情况下，对他们进行手术或者治疗是犯了攻击罪[18]。在民事法庭上，无需证明造成伤害，就可以对攻击进行赔偿责任的判决，或者在刑事法庭进行起诉，也可能会被全国医学总会按照执业不当进行处罚。同样的法律条款也适用于婴儿，必须由那些承担父母责任的人给予手术同意[17]。但是，父母的权利并非凌驾于法庭的考察或者掌控以上[17]。他们会取得父母般照顾孩子的责任。他们的存在是为了孩子的利益，而不是父母的利益。

医生有责任采取与专业主管团体观点一致的合理的医疗实践来治疗儿童。但是，这个责任受到资格的支配，如果时间允许，他们在进行重大创伤性治疗之前，必须取得父母的同意。父母对孩子负有责任，他们要根据孩子的最佳利益给予或拒绝同意，而不是考虑自己的利益。当父母无法有效执行他们的权限时，法庭会接管父母的权利和义务，但是这也不是说父母将会被排除在决策过程之外。尽管如此，最后还是由法庭单独做出是否决定给予或者拒绝同意的决定。

没人能命令给予儿童什么治疗——法庭、父母不能，医生也不能。医生可以在B疗法之前优先推荐A疗法。当存在医学禁忌证时，或者由于某些其他原因，他们在良心上无法实施时，他们也可以加以拒绝，并采纳C治疗。从法庭或父母的角度来说，能拒绝同意A治疗或B治疗，或者两者都拒绝，但是不能坚持拒绝C治疗。不可避免且希望的结果是治疗选择是在医生和法庭或父母的联合决定下做出的[18]。

何种操作需要书面同意？

无论是口头给予或是通过指示给予的同意，都是有效的，即便是某人伸出他们的手来接受注射也是一样。同样，这不需要进行书面记录以便为应对声称攻击而提供辩护。但是，当医生寻求同意时，同时还承担着解释这一操作所涉及问题的责任，对操作的风险和益处的建议会将父母推向一个做出明智决定的地位[21]。为了证明父母的权利受到尊重，越来越有必要需要记录下进行过正确的解释和照章办事的情况。不知道针头里面是什么，那么对注射的同意就是不完整的，因此越来越多地需要详细记录下所给予的解释。在过去，仅在进行重大操作时谋求书面同意，例如手术或者换血疗法。将来，多数更“常规”的重症监护操作都将需要取得同意，诸如放置长导管或者输注血制品。这一领域引发了很多争论，目前英国围产医学协会对此正进行考虑。

谁能给予同意？

单亲母亲

父母的任何一方都有权利同意治疗，倘若父母已婚或者父亲获得了父母责任。如果医生注意到父母意见不一致时，尝试取得继父母的同意或者建议他们应该去法庭解决他们的分歧是明智的，但是法庭作为先例而援引的案例中声明：“如果父母意见不一致，一方同意而另一方拒绝，在专业和伦理处于困境时，医生将到庭，而不是在面临法律问题时到庭，因为，如果他得到了授权人一方的同意，那么治疗将不会构成侵犯或者刑事攻击。”

非常年轻的母亲

在NICU中有年龄低于16岁母亲的现象是越来越普遍了。她可能是“能够胜任”的——能理解所给予她的关于婴儿的信息并由她自己做出决定——但是有时候这些产下孩子的母亲还是很幼稚的，因此医生不太情愿接受她们关于婴儿治疗的同意。尽管如此，只有母亲可以给予法律意义上的同意来治疗她的孩子。通常医生在治疗的过程中都会找祖父母或者孩子的生物学父亲，因为同样的原因，让能够胜任的孩子父母参与到她自己的治疗中来，也是一个很好的实践。但是，在这种环境下，医院最好考虑应该让社会服务机构参与进来，因为其实是婴儿需要支持，而不是母亲需要。社会服务机构是救助危难儿童的主要机构，并可以做出是否要向法庭提出申请的决定。

有精神疾病的母亲

有长期精神病的妇女有时会在怀孕或者产褥期复发，且既往没有任何精神病的妇女也会在第一次分娩后出现严重精神病变。如果她们是单身，这就会给那些照顾她们婴儿的人带来严重的问题。在这种情况下，处理问题的出发点就是要与母亲的精神病主任医师一起来针对她处理信息的领悟能力和做出决定的能力作出评价。偶尔，我们在这种情况下会停止治疗，转而请一个由精神病医师、社会工作者、家庭成员和其他治疗人员组成的小组在新生儿病房内开展工作。当母亲病重而无法给予一个有见地的同意时，我们必须邀请社会服务机构或者法庭介入：即使这里已经尽可能对母亲进行了良好的治疗。

翻译员的使用

最近，国家卫生服务指南明确了长期以来建立的使用家庭成员当做翻译者的实践行为将不再被接受。其中原因是母亲或者父亲可能有一些信息想要传达，但是他们不想让其他家庭成员知道——比如诊断为人免疫缺陷病毒的病例。进一步而言，也无从得知家庭成员是否能准确翻译复杂的医学信息。同样原因，使用医务人员来翻译的结果也不尽如人意。如果父母英语说得不好，无法理解要求他们给予同意的信息时，必须要从医院认可的翻译员库中找到一个合适的、登记在册的受薪翻译员。

某些语种的翻译员非常缺乏，这些新推荐标准带来的影响和开销还需要加以评价。在能说某种语言的人很少，且在地域上又处于相互阻隔的情况下，只有三方电话磋商才是唯一的解决方法。即便如此，在日常的信息接触方面还是存在问题，必须在父母和新生儿病房内其他组员之间建立起有效的合作关系，才能进行信息接触，也不可能一直把交流限定在仅有翻译员可用的时间段内。

咨询的文件证明，以及提及的哪些风险

新生儿科医生有义务确保父母理解要他们同意的操作的本质和目的。这包括确定他们理解预期后果和操作所涉及的风险。并非时常讲明医生有义务要明确不接受操作带来的后果和危险。一个医生在取得父母同意时，不小心讲了一些言过其实的危害，这就会吓到父母，这样就很可能造成父母决定不让他们的婴儿接受操作，而婴儿最后面临灾难性的后果。

至于应该提及什么风险，有时说的那种 1%规则——即所有的发生率为 1%的风险都应该提及。这可能是一个有用的出发点，但是没有必要对那些需要提及的风险进行描述。即便死亡或残疾的风险很小很小，通常也必须要谈到。医生应该也要考虑到现实的选择有多少，可用于做出决定的时间有多少，以及父母希望得到的信息有多少。

未能取得同意

有一些案例中，父母拒绝治疗，但是医生相信治疗是符合孩子利益的。在那些案例中，法庭可以发布命令授权治疗，医生必须毫不犹豫地采取任何对患者来说，符合其明确利益的步骤来进行治疗。但是，如果可能的话，最好还是让父母和你并肩作战，通常可以使用医疗服务机构或者家庭律师来取得解决冲突的办法。

加入耶和华见证会的父母

一个成年的耶和华见证会信徒可以自由地拒绝输血，且强迫一个非自愿的耶和华见证会信徒接受治疗的医生，可能会犯有攻击罪。那就是说，重要的是要注意到，并非所有的耶和华见证会信徒都持有同样的理念；有些人会接受一些血液制品（诸如新鲜冻干血浆或白蛋白）的治疗，而其他的在不治疗就要死的情况下，也选择接受输血。重要的是要确定患者个人的愿望，和帮助他们坚强地抵抗来自相同信仰者或家庭其他成员的压力。关于这一主题的有效指南可以从麻醉医师协会的网站上取得。

对于任何父母来说，一个耶和华见证会信徒有权力做出关于他的孩子应该接受什么治疗的决定。但是，如果很明确需要输血，即便父母双方都反对，法庭也将会颁布命令，说明这么做是合法的。如果婴儿的状况是如此得充满危险，除非立刻给予输注血制品，否则很有可能会导致死亡或严重的伤害，再说一遍，在这种情况下，即使没时间来取得法庭的命令，这么做也是合法的。在 Re R. (a minor)[19]中，法庭必须处理这样一个案例，一个患有 B 细胞成淋巴细胞白血病的孩子，入院时在未取得父母同意的情况下，输注血制品作为紧急处置措施，随后法庭批准了以后可以使用血制品。但是，重要的是要注意到法庭也决定不应该在未进一步征求父母意见的情况下，就给予会诊医生全面的授权，且父母仍应该尽可能地参与对他们女儿的治疗，并能在选择使用血制品进行治疗时，引起他们的注意。

根据我们的经验，这种情况下的最佳办法是首先认真考虑使用血制品的适应证：还有其他变通方法么？什么是标准而安全的实践操作？低年资医生必须和一位主任医生讨论情况，主任医生可能希望向其他同事谋求支持。应该对父母一方（或双方）仔细解释输血的原因和紧迫性，并要给家庭提供一个选择与任何宗教顾问谈话的机会。许多医院有志愿值班的耶和华见证会长老，准备前来并给予帮助。在咨询和仲裁调停过程中，他们提供支持的价值是无法估量的，且在我们近年来的经验中，这很大程度地避免了向法庭提出申请。仅在当一个合理方法失败时，才应该寻求法庭的命令，当然仅在时间允许的情况下才这么做。要由医院的律师和社会工作者来取得法庭的命令，但是当需要时，法庭的命令通常在数小时内就可以取得。

紧急状况

在一个紧急的突发事件中，当父母拒绝同意那些即刻需要的、用来保全孩子生命或者长远健康的治疗时，医生会被授权执行这些治疗。这种必须执行（有

时是这么称呼的）的精确基础也未明，但是医生对孩子负有责任，如果能明确由于父母不许执行一些即刻需要的救命治疗，而导致孩子即将死亡的，医生应该从孩子利益的角度采取行动。

父母的权利

与父母的关系

无论什么情况下，只要有可能，新生儿科医生和父母应该在彼此深信的基础上建立关系（第5章）和密切的合作。如果让将来要全面照顾孩子的父母中一方尽可能地参与进来的话，则NICU的治疗质量就会得到提高。需要时间和努力来维持这种关系，而在喧嚣而繁忙的重症监护病房内，很难有时间这么做。连续性会有帮助，大部分新生儿团队采取的“主治”系统可能必须得加以改良，以允许父母与主任医师建立关系，特别当主任医师团队扩大时[4]。在另一方面，很多父母发现了与一些主任医师保持联系的优点，医师会把事情分为不同的方面——如果高年资医务人员要避免被“折磨到筋疲力尽”时，共同分享并排解由咨询带来的情感负担也是有价值的。

拒绝治疗

当医生面对父母拒绝同意他们认为成功机会很大的治疗时，医生是对婴儿负责的。如果，在进一步的讨论后，父母依然有拒绝的思想，医生可以向法庭申请一个命令。首先需要探索所有其他的途径。法庭根据不同的法律基础来颁布治疗合法的命令。例如，可以简单地对单一方面作出决定，根据1989年的儿童法第八节来看，什么是符合儿童利益的，或者会将儿童置于法庭的保护之下，因此孩子生命中所有的重要步骤均由法庭批准。作为选择，在所谓的“固有权限”之下，法庭可以给出任何看似合理的命令。如同Woolf勋爵的处置方法，特别是在关于涉及儿童的案例时，是否使用了正确的操作是法庭应该关注的结论性事件。重要的事情是确保能够识别出儿童的最大利益[16]。

事实上，父母和医生不同意法庭这么大范围的介入以解决观念上的差别，这提高了维持医生-父母关系的重要性。意见分歧和相互理解尊重不应该成为敌对的方面，且父母通常接受法庭的决定并仍然作为孩子的照顾人。

对治疗不切实际的期望

诸如标题为“新生儿的生命力：突出重围”[12]的“奇迹生还者”的报道，会让父母燃起希望，认为每一个在孕23周后出生的婴儿都会有良好的疗效。父母通常要求为他们的婴儿“做任何事情”，但是问题是复杂的，而且成功的几率受到了极大的影响。最极端的例子大概就是婴儿K，这是一个无脑畸形的婴儿，其母亲坚持进行完整的重症监护支持长达2年。新生儿科医生需要认真仔细，以便不要给父母这些不切实际的期望，或者避免使用“奇迹”这个词语。最初对婴儿K进行复苏的医生使用的论点是母亲“需要更多的时间”来调整到她无法存活的事实。额外的时间也未能带来任何对现实的接受，婴儿K的母亲继续相信奇迹会发生。如同Paris所说的，“如果父母企盼奇迹的话，他们就已经走入了误区”[14]。

而另一种极端的例子就是父母在同意对他们的孩子进行治疗之前，要医生保证成功[13]。自从1963年的Johns Hopkins一案中“允许”一个患Down综合征和十二指肠闭锁的婴儿在经过11天后死去，之后的事态就显著地向前发展，现在的新生婴儿也是享有权利的。在今天的这种情况下，很少人会同意父母不进行任何治疗的要求，但是在专业人员之间，对于什么是“合理”的成功机会的判定还是存在不同，需要认识到这些差异。

中断无效的治疗

撤离生命维持治疗的决定造成了在NICU内大约30%的死亡，且对这一过程的理解是每一个新生儿医生训练过程的一个必需部分。最好的指南来源是1997年9月的RCPCH实践框架，现在这个框架屡次被引用来批准权限。

这个框架认定了要考虑做出决定的五种情况；它

们是：

- 脑死亡儿童；
- 永久性植物状态；
- 回天乏力的情况下，疾病非常严重，因此生命维持治疗只能单纯延缓死亡，而不能有效减轻痛苦，致使医学治疗变得不当；
- 进退维谷的情况下，治疗可能让病人存活下来，但是造成的残废等级非常高，因此希望父母能够忍受是不切实际的；
- 不堪重负的情况下，孩子或者家属感觉进一步的治疗超出了他们的负荷。

应该遵循 RCPCH 给予的详细指南。在此重要的是要强调以下几点。

- 撤离或停止治疗并非意味着婴儿将不再接受治疗。婴儿仍然是你的患者，你必须为他竭尽全力，即使当他死去的时候也是一样。
- 必须注意到，在法庭的观念中，停止和撤离治疗之间没有显著差异。采取任何主动行为直接导致个人死亡的行为是违法的，但是在没有希望的情况下撤离治疗不算一个主动行为。
- 要在医疗团队内部对决定进行广泛讨论，并对不同的观点加以记录。如果有重大的异议或者父母不同意的话，明智的首选途径是从其他对此类临床问题拥有经验的临床医生那里取得另一个观点。在最后，可以诉诸法庭，让法庭给予指导，但是如同 RCPCH 框架所明确的那样，在大部分病例中，要尽可能避免申请法庭介入。

许多新生儿科医生相信，偶尔，继续进行重症监护可能是不恰当且不人道的。处理这类病例是有挑战性的，并需要在治疗团队内取得一致的意见。Kant 说“把一个人当成一个工具来用，而不是让他自然走到终点，是不道德的”；这暗示了在没有成功的前景时，将重症监护的重负加在婴儿身上是不正当的。其中关键问题就是要定义“山穷水尽”或“回天乏力”，因为在治疗团队中，或者团队和外来专家之间，可能有观念上的差异。当全体人员意见一致时，通常无论是否有法庭的干预，事情都可以解决掉。

现在美国和英国都有一些案例，在这种情况下，法庭必须介入，而且有文件证明。欧洲法庭在 Glass 一案中的决定，暗示了医生应该在案件早期，更自愿地支持法庭的指导。我们想，将来法庭可能会比现今更多地介入此类问题，且当态度都不太坚决时，医院方和父母同时去法庭寻求指示是有好处的。法庭的授权可以作为一种调停工具来解决共同的未确定问题，而反对造成对抗局面。如果双方共同经历了这一过程的话，无论决定是什么，都是很容易执行的。

医疗事故

造成损害的医疗上的失职行为构成了医疗事故。英国的索赔都是在民事（非刑事）法庭内，由一位法官单独审理的，法官必须找到更有可能存在失职行为的证据，且原告的残疾是由正在讨论的错误引起的。

失职

仅在医生没有提供合理的治疗标准时，才可能存在医疗上的失职。Scarman 勋爵通过引用一位苏格兰法官的话，描述了一个必须达到的标准，他说：

> 在诊断和治疗的领域内，存在大范围的真正的观点差异，且一个人明确没有疏忽大意，仅仅因为他的结论与其他专业人员的结论不同……真正的用来确定医生在诊断和治疗方面有无疏忽大意的测试是他是否因这种失败而有罪，因为没有一个拥有普通技能的医生因为进行普通治疗而犯罪[10]。

法律将尊重符合高明的思想流派的治疗，这一法则就是 Bolam 试诉案[1]。其适用于是否医生达成了诊断[10]，对治疗的危害[21]或实施的手术操作[23]给出了警告。法庭保留权力去拒绝一个被认为无法经得起逻辑分析的观点[2]。在一个团队医疗的案例中，法律不要求大部分的低年资学员拥有和主任医师一样的技能。但是，确实要求学员能够胜任执行分派给他的任务[24]。

当被告存在医疗失职时，原告将仅有权要求对失职引起的损害进行赔偿。这会引起额外的复杂问题；例如，当在伦敦教学医院内工作的一个高年资登记员未能对一个孩子发出的尖锐声音做出反应，并查看这个患有哮吼的婴儿时，这就是证据，在注释上就无法区分她是否查看过患者，除非她决定要给这个孩子进行气管插管，来预防以后的疾病发作。英国国会上议院认为因果关系不能证实任何处在她这个位置的适任的高级登记员是否也将决定不进行气管插管[2]。如果被告因失职疏忽而被判有罪的话，法庭会要求原告假设并没有发生失职疏忽，并以金钱来作为赔偿的方式。

治疗标准

法律认为，要通过医生在进行治疗时的职业状态来对医生做出评判。如果他们未能预见到一个当时不知道的危害时，就不能算有疏忽。这为专业人群中的后进者提供了保护，他们并不能跟上他们专业发展的状态，但是他们也不能落后太多。这很难实施，特别在一个案件中有强烈的感情控诉，而辩护时不能出现承认确实存在不当和现今的状况比以前好很多之类的话，这会给人留下最强烈的医学印象。

但是，由于限制的问题，有时一些案件在经过许多年之后才诉诸法庭。相对现代标准来说，某些观念都过时或者消失了。调查就显得零星而偶然。证人都很糟糕：他们很少能回忆起争论中的任何事实，甚至原告病情恶化的时间到底是几小时才导致他死亡的。在严格的交互询问下，儿科医生受到很大的压力，就难以记起 1995 年的实践常规或者治疗方针，并用一致的术语来描述其与 1985 年或 2002 年的差别。

限制

精神健全的成年病人必须在 3 年之内提出关于谁造成他们损害的正式文件[7]。他们不需要知道损害是否是由于疏忽造成的，但是他们仅在知道他们的治疗是不恰当，且确实认识到他们的损害不是由于疾病过程所引起的时候，他们可以提请辩论。当存在公正利益的要求时，法庭会不确定地延长时间以示慎重[8]。

儿科医生的困难在于 18 岁以下的孩子，或者存在残疾的患者，他们有的是时间。因此，新生儿重病的幸存者拥有的权利不受制约，可以在他 21 周岁生日前的任何时间提出书面文件。如果在 18 岁时，年轻人不知道是谁或者是什么造成了他的伤害，那么直到他知道之前，都是在时效之内。如果他永远不能变得可以自主处置他自己的事情的话，那么他的 3 年诉讼时效期直到他死亡都不会过期。由于有些脑瘫个人目前的预期寿命与国家平均水平区别不大，医院需要将新生儿记录保留非常长的时间。他们收到建议，要将所有记录保持到孩子年满 26 岁，但是那些严重病例的记录应该保存 80 年。保存了这么多年的纸张记录都模糊了，这又引发了储存问题。

无论审判什么时候开始，法庭将根据可用的证据来断案。当一个孩子因为双胞胎之间存在 68 分钟的出生时间间隔而发生脑瘫时，似乎这可部分归咎于寻找登记员的困难，因为产科病房被分成两个部分。在事件发生的 17 年后，也无法提供满意的解释。被告说服法官应该别太乐于得出一个对被告不利的推论，被告后来被剥夺了反驳原告的适当机会。地区法院的结论是：

> 我们的法律允许诸如 Stuart 的残疾个人，如同这次一样，在他们生命中的任何时候提起索赔；实际上，在他们死后的三年之内，也保留着采取行动的权利。其他无论是哪个因 Stuart 的残疾而遭到责备的人却没有这种权利。当事人和法庭所面临的问题是迟到对本案造成的结果远不是唯一的……迟到对必须证实的实际情况没有影响，对证实的方式也没有影响。它仅意味着双方将要或可能处于一个要证实很少事实的处境。在这个范围内，对于原告和被告来说都是很不利的……法庭应该遵循那些事实，并从中得出相同的推论，来判定是否需要索赔。同样，如果推测来自已经证实的事实，并在“事实自证”法则下支持被告，法庭不应该仅因为事隔许多年以后才进行索赔，就拒绝实施这一法则[3]。

这个案例是值得注意的，法庭宁愿采纳一个并未假装是儿科医生的发育专家提供的因果关系证据，而不是来自两个新生儿医学教授，以及起初作为登记员来照顾这个婴儿的儿科主任的证据。原告曾经是双胞胎输血综合征的供血者（第 9 章），在孕 33 周娩出，当时血红蛋白为 9 g/dl，而他孪生兄弟的血红蛋白为 17 g/dl。同时也存在体重上的差异。原告的专家被请来，当他告诉法庭如果是慢性双胞胎输血综合征引起了脑损害时，他预期这两个孩子会同时发病，且 5 分钟 Apgar 评分 5 分提示有“严重的酸中毒”。

医疗事故索赔的时间表

在英国，孩子的父母可以向专业法律顾问咨询，这个顾问能为这类索赔争取到政府基金。在世界的许多其他地方，家庭必须先找到钱，才能探讨索赔或者请一个愿意接受胜诉后收费的非固定收费协议的律师（“官司不赢不要钱”）。

通过获取医院记录、任何险情处理的结果、主诉的处理记录和委托专家的观点，律师代表原告会谋求索赔的力度。然后他们会事先发出一封索赔函，详细陈述他们的案例。

被告有三个月的时间来准备答辩函。由英格兰的NHS诉讼委员会来通知被告的团队，被告最终要面对索赔，他们有专业法律顾问小组。诉讼委员会操作NHS集团的互助保险计划，如果达到了既定标准，可以给予一些“折扣”。

被告会有一些收集自意外发生时的证人陈述书，但是对于陈年索赔，就难以追寻到所涉案的医务人员。如果要求你为一个案例提供证人陈述书，你将要根据记录来重新整理你对案件的记忆，这点会有律师来帮助你，但是因此做出的陈述书就是你根据誓言提供的证据。在这一点上，你自己记录的准确与否会常常萦绕在你心头。

如果原告的团队并未接受答辩函的劝说，他们将提请正规过程，此后的行动都是在法庭的控制之下。医院团队起草并做出辩护，通常是建立在专家建议的基础上。如果案件有争议的话，随后就会交换专家报告和证人陈述书，并可能有一个专家会议对问题做出限定。90%以上的案件都可以在此过程的这一阶段协议解决。如果索赔成功，那么对于损害的赔偿数额由专家组进行定量，专家组包括治疗学家、决策者和提供护理的人员。法庭越来越多地在这一领域试图通过采用单一联合专家组来节省经费。结算的金额包括误工费和护理费，以及平均寿命的补偿费用。不是采用一次性付清的方法，总数通常采用分解支付，这就意味着每年要支付达到护理需求的一笔钱。

刑事案件

在刑法的范畴内，医生并不享有特权，且要使用适用于社会其他方面的相同法律来对杀人指控进行判决。

谋杀

谋杀包括非法杀害某人，并有杀害或者引起悲惨的肉体伤害的意图。这仅能通过主动行为加以体现，和过失杀人罪不同，过失杀人罪是职责行为上的疏忽而导致的。关于特定事件是否是疏忽或者是主动行为，存在着争议：关掉呼吸机是一个主动行为，而停止通风换气可能就是一个疏忽，这取决于环境。

过失杀人罪

当一个医生由于一个行为或者疏忽造成明显的失职，结果引起了患者死亡，这就称为医学过失杀人罪。是否有明显的失职是陪审团关心的实际问题，但是起诉方必须要首先证明存在如同Bolam试诉案所判决的失职行为。在真正的治疗期间，没有故意地杀死患者却引起患者死亡的医生，如果他是根据公认的学术流派行医的话，是不会被判任何刑事罪的[20]。

当一个新生儿科医生接到召唤前来，并发现一个婴儿体重只有400 g时，他的首要责任就是评估婴儿。如果他决定不尝试复苏，或者如果婴儿没有反应，他决定放弃，只要公认的学术流派也采取相同的观点，他就不会被判有罪，因为他没有失职行为，所以无罪。案件会在任何环境下进行判决，因此一个在大型教学医院工作的主任医师不能仅依赖于一个在设施缺乏的周边医院工作的称职儿科医生所做出的病例无康复希望决定的事实。但是，起诉的重点仍在于要证明事实，因此陪审团确信，没有一个高明的新生儿科医生会在那些环境中未对婴儿进行复苏，并且未能进行复苏确实加速了死亡。Lantos用一种发人深省的方式讨论了这些问题[6]。进一步而言，失职造成的失败应该是明显的，因此陪审团确信，对这种行为应该做出有罪裁决。

实例：Anthony MacDonald于1989年9月8日，在孕23周4天出生，出生体重为670 g。母亲在到达一家美国医院时，胎位呈现出双足及臀位，胎儿的双足位于母亲阴道内。来到产房内的Gregory Milleville是一个有认证资格的新生儿科医生。Anthony全身无力，青肿且心动过缓。在7～10分钟的100%氧疗之后，其心率并未回升到60以上，Milleville医生用一条毯子将孩子包裹好并还给了他的父母。大约一小时以

后，孩子发出了细小的啼哭，护士将他转运到 NICU。Milleville 医生为他接上了呼吸机。Anthony 的病程漫长而沉重，到 8 岁时，他的技能只相当于 6～8 个月的婴儿。父母对 Milleville 医生进行了追诉，指控他在停止复苏的问题上侵犯了父母知情同意的要求。经过 2 周的审理，陪审团查明他没有这种义务[15]。

在产前诊断出胎儿出生后会因那些畸形而引发严重残废的重大风险，因此终止妊娠，由于操作仔细，一些极早产的孩子在分娩出来时还是活的。在英国，自 1990 年以来，这种在妊娠任何时期进行的流产是合法的。产前病史并不会对新生儿科医生对他这个婴儿患者所承担的职责造成影响。由于早产效应造成婴儿随后死亡，可能会产生对产科医生的谋杀指控，也可能不会：在这一点上，法律观点也有分歧。但是，毫无疑问的是，无论患者的宫内病史如何，以及其娩出后父母的意愿如何，新生儿科医生必须仅按照孩子利益最大化的基础来行事即可。

儿童保护法

新生儿科医生需要知道这方面的法律，特别要尊重那些置于他们治疗下的、其父母以前有过孩子却又疏于照顾的婴儿，或者其父母有药物滥用的婴儿。

雇佣法案

新生儿科医生很少能仅将自己的工作限定在治疗患病婴儿范围内。在大多数病例中，他们必须承担起作为多学科团队领袖的角色，年轻医生、护士和其他同事的教导员，以及父母和临床团队其他人员之间关系的管理者。他们需要老于世故地掌握来自他们的雇员、社会和法律的各种期望。这些就需要改革，有时在西方社会的改革非常迅速，且各地的期望目标也不同。医生无法有效地执行这些工作，因此，如果他们疲于应付的话，就无法为患者谋求最大的利益。

歧视

现在，在英国，法律广泛考虑了在性别、种族、残疾、宗教和性取向方面的歧视。几年前认为是友善的病房内玩笑或者咖啡室内的闲聊，通常都不会再被接受。那些试图利用年龄或者临床资历，把他们那些应该如何忍受的观点强加于人的医生，可能非常会触怒别人。如果他们自己或者他们的雇员背上了经济债务的话，这就会对他们的态度以及团队临床工作的有效性产生危害。

儿科学界有大量的女性员工，雇主和管理者必须对那些有法律权利缩短工作时间和降低工作强度的怀孕妇女和母亲的需求做出适当的反应。现在产假是一种合法的权利。收养儿童的雇员，包括那些同性关系的，也有相同强制权利。

解雇——不称职的医生

接受作为教导员和监督员角色的医生，就要同时承担起对低年资医生和患者的责任。接受了作为主任角色的医生，他们承担的对社会和将来病人的责任定义就稍微模糊一些。对胜任与否的评估还是存在问题的，但是偶尔一个新生儿科团队会面临某个显得无法胜任其工作的医生。

这种事情不应该逃避。对于明显的缺点，需要公正的评价和清晰的沟通。做出的反应应该是有建设性且可以挽回的。应该在一段公认的实践时期内，能够看到所要求取得的提高。

解雇——不可接受的行为

低年资医生放荡行为的故事是传奇性的，且几乎从来就是一种人生历经的仪式。现代雇佣法案对这种行为持一种怀疑态度，并建议加以警告。技术的使用和对雇员工作时所有方面监督级别的上升，扩大了责任义务的范围。例如，一个医生被解雇了他的职位，因为他合成了一张将病房护士长的头像与年轻女人裸体拼接起来的电脑图像。这张图像严重地触怒了病房护士长，医院对这个低年资医生采取了惩戒性的行动，即便他的合同期已经快满了。这个案子最终被告到了就业法庭。

提供证明

当在为分配写证明或者信件时，重要的是记住一个公布的、对某人人品有所诋毁的语句可能会成为诽谤。在目前的 NHS 系统内，很少有对诽谤的索赔，但是也不是没有。你对证明的内容、证明的受领者、部门机构和其他需求合理技能的患者，以及用来确保各方面精确的治疗都负有责任。证明需要精确、公平和真实。当准确呈现事实时，它们也必须以一种不会给读者带来对主题产生不公正整体印象的方式加以表达。任何提供的信息都必须不会产生误导。但是，证明并不一定要全面而广泛。到合同终止以后，关于雇员歧视方面的潜在责任也继续存在，并会涉及证明。

致谢

Michael J Ball 先生，Halliwells LLP 律师合作事务所的就业搭档，对相关雇佣法案的部分给出了建议。

参考文献

1. *Bolam* v. *Friern Hospital Management Committee* [1957] 1 WLR 582
2. *Bolitho* v. *City & Hackney Health Authority* [1992] Lloyd's Law Reports Med 1998 26
3. *Bull and Wakeham* v. *Devon Health Authority* [1993] 4 Med LR 117, CA
4. Hack M 2003 Uses of error: continuity of neonatal care. Lancet 361: 1809
5. Kinnala A, Rikkalainen H, Lapinleimu H, Parkkola R, Kormano M, Kero P 1999 Cerebral magnetic resonance imaging and ultrasonography findings after neonatal hypoglycemia. Pediatrics 103: 724–729
6. Lantos J D 2001 The Lazarus case: life and death issues in neonatal intensive care. Johns Hopkins University Press, Baltimore, MD
7. Limitation Act 1980 HMSO, London, section 11
8. Limitation Act 1980 HMSO, London, section 33
9. MacLennan A 1999 A template for defining a causal relation between acute intrapartum events and cerebral palsy: international consensus statement. British Medical Journal 319: 1054–1059
10. *Maynard* v. *West Midlands Regional Health Authority* [1985] 1 All ER 635
11. Murakami Y, Yamashite Y, Matsuishi T, Utsunomiya H, Okudera T, Hashimoto T 1999 Cranial MRI of neurologically impaired children suffering from neonatal hypoglycaemia. Pediatric Radiology 29: 23–27
12. Muraskas J, Bhola M, Tomich P, Thomas D 1998 Neonatal viability: pushing the envelope. Pediatrics 101: 1095
13. Paris J J, Bell A J 1993 Guarantee my child will be 'normal' or stop all treatment. Journal of Perinatology 13: 469–472
14. Paris J J, DeLisser H M, Savani RC 2000 Ending innovative therapy for infants at the margins of viability: case of twins. Journal of Perinatology 4: 251–256
15. Paris J J, Goldsmith J P, Cimperman M 1998 Resuscitation of a micropremie: the case of MacDonald v. Milleville. Journal of Perinatology 18: 302–305
16. *R.* v. *Portsmouth Hospitals NHS Trust, ex parte Glass* [1999] 50 BMLR 269
17. *Re J.* [1990] 3 All ER 930 and [1991] Fam 33
18. *Re J. (a minor)* [1992]
19. *Re R. (a minor)* [1993] 15 BMLR 72
20. *Regina* v. *Adomako* [1995] 1 AC 171
21. *Sidaway* v. *Board of Governors of the Bethlem Royal Hospital and Maudsley Hospital* [1985] AC 871
22. Traill Z, Squier M, Anslow P 1998 Brain imaging in neonatal hypoglycaemia. Archives of Disease in Childhood 79: F145–F147
23. *Whitehouse* v. *Jordan* [1981] 1 All ER 261
24. *Wilsher* v. *Essex Area Health Authority* [1986] 3 All ER 801

第7章

发展中国家的特殊问题

Lord Chan of Oxton

引言

热带广大农村地区的产科学医疗机构发展很差，或者根本没有产科。在那些地区的妇女趋于有营养不良，并在妊娠期继续进行繁重的体力劳动。青少年母亲所生的许多婴儿或者是大量的多胎产儿婴儿持续面临着所有生育间期短的妊娠风险。几千万妊娠妇女遭受疟疾折磨，疟疾对母亲和婴儿是危及生命的，且大量地导致低出生体重。在分娩时，母亲依然要依靠护理人员，而那些护理人员缺乏处理窒息婴儿简单复苏或者脐带消毒的设施，并使用有害于母亲和婴儿的传统措施。

在发展中国家的城市地区，大量和许多有并发症的分娩产前监测是不充分的，这造成了对产科病区如此大的工作压力，以至于在婴儿出生后仅给予很少的关注。母亲在产科病房中仅停留几个小时而不是几天，然后就出院，结束了她与医疗机构的接触，一直到下次分娩。需要特殊监护的新生儿会干扰这种仅针对分娩的医疗服务，给予这种婴儿的医疗监护和关注的优先等级是很低的。

在大城市，公立医院人满为患，且工作人员不堪重负，一些母亲选择了基于家庭产房的私人开业医生，以提供不同质量的产科和新生儿监护措施。治疗措施的安全标准通常取决于病人对产科主任医师、受过训练的助产士和儿科主任医师医疗服务的经济支付能力。

这些事件中令人不满意的状态在过去的二十年中持续存在，20 世纪 90 年代最贫困国家的经济增长（在西方国家的繁荣时期）比 80 年代缓慢。大多数经济回落的国家是在非洲撒哈拉沙漠以南的地区，并猛烈受到获得性免疫缺陷综合征（AIDS）的打击。最贫穷国家的生育能力和人口增长最高。贫困人群中的城市部分增长最快，许多新的城市移民都因环境恶化和经济困难而受到驱逐。

在 20 世纪最近一些年，世界领导人定期在发展中国家召开会议（开罗、里约），主动达成了一致意见。这些意见在 2000 年 9 月的联合国千禧年首脑会议被宣布，并作为千禧年发展目标（MDG）加以签署。这八个目标包括：教育极度缺乏和饥饿；达成全面的基础教育；促进性别平等和让妇女获得权利；降低儿童死亡率；提高孕妇保健；与人免疫缺陷病毒(HIV)/AIDS、结核(TB)和疟疾做斗争；确保环境负荷合理；发展一种全球化的发展合作关系[25]。

富裕发达国家的国际化集团——G7，把其自身宏伟目标定为在 2015 年前，将生活在绝对贫困中的人口数量降低一半。但是，尽管这个协议降低了贫困国家的经济债务负担，但是取消债务的速度还是很慢。

同时，根据经济和卫生指标，发展中国家也分为两类[23]。最不发达国家包括大多数非洲撒哈拉沙漠以南地区，婴儿死亡率大约为每 1000 活产婴儿中 100 人，青少年怀孕现象普遍，分娩死亡风险高于 1/20，女性识字率低，平均寿命低于 50 岁。

相反，富裕的工业化国家的婴儿死亡率≤6‰，分娩死亡风险为 1/4000，女性识字率高，且平均寿命大约 77 岁。

在这两组富裕和贫穷国家之间的，是许多发展中国家，其卫生指数介于两组之间。

高度的母亲和婴儿死亡率

20 世纪 90 年代，贫困一直是造成发展中国家死亡、疾病和痛苦的最大单一基本原因。

根据世界卫生组织（WHO）的估计，母亲死亡率没有变化，20 世纪 90 年代从妊娠到分娩死亡的女性依然为每年 515 000 人。在那 10 年中，母亲死亡率评估为每 100 000 活产数中有 400 人。妊娠或分娩死亡风险最高的是非洲撒哈拉沙漠以南地区（13 人中 1 人）和南亚（54 人中 1 人）。在工业化国家，妊娠和分娩过程中的死亡数为 4085 人中 1 人。

在 53 个母亲死亡率严重程度较低的国家内，有熟练人员参与分娩过程的百分比有了小幅度上升。但是在非洲撒哈拉沙漠以南地区的最不发达国家，仅有 29%的母亲在分娩时能有熟练的护理人员在场。2000 年，通过评估得出有 5300 万名发展中国家的妇女在没有任何专业护理的条件下生孩子。由 UNICEF 支持的急诊产科护理，使洪都拉斯的母亲死亡率降低了大概 40%，在埃及取得的效果也非常好。斯里兰卡和马来西亚通过将产科治疗作为指导卫生服务措施改革的优先项目，使得母亲死亡率显著降低。通过对妊娠母亲进行分娩前、分娩中和分娩后护理，能预防许多引起新生儿死亡的原因[24]。

在发达国家，切割女性生殖器（阴蒂）是违法的，但这依然危及到超过 1 亿非洲妇女的生命，因为在妊娠后期和分娩时，需要外科手术干预才能获得安全的阴道分娩。NHS 医院的产科小组发现生活在英国的受到过生殖器切割的妇女也有产科问题。

年龄低于 25 岁的发展中国家妇女，更多且更快地受到 HIV/AIDS 的感染。在非洲撒哈拉沙漠以南地区的 15～24 岁人群中，女性和男性的感染比例是 2∶1。在受影响最严重的地区，青少年女孩和男孩的感染比例为(5～6)∶1。2002 年，1400 万名年龄低于 15 岁的儿童因 AIDS 失去了父母一方或双方，而在 2000 年，230 万名儿童成为 AIDS 孤儿，其中 10 个人中有 9 人在非洲撒哈拉沙漠以南地区[24]。

每年，世界上有超过 600 000 名婴儿受到他们母亲的 HIV 传染。预防性使用诸如齐多夫定之类的抗逆转录病毒药物，显著地降低了世界上富裕国家的 HIV 母亲–儿童传播。没有干预措施的话，高达 35%的婴儿受到感染，而相比之下，母亲使用抗逆转录病毒药物和有合理治疗时的感染率低于 5%。母乳喂养是一个造成母亲–孩子传播的重大影响因素，当感染母亲没有接受抗逆转录病毒药物治疗时，有 1/3 的婴儿被感染[17]。

有很大部分出生于发展中国家的儿童没有出生登记：非洲撒哈拉沙漠以南地区为 71%，南亚为 56%。2000 年，超过 5000 万名婴儿没有登记，占世界的 41%[24]。

2/3 的婴儿死亡发生在出生后头一个月，这些死亡的大部分发生在出生后第一天。估计世界上每年约有 400 万个胎儿和另外 400 万个新生儿发生死亡，98%是在发展中国家。到 1996 年，几乎所有降低 5 岁以下儿童死亡率的计划都是以应对因腹泻、疫苗可预防疾病和呼吸道感染引起的死亡为目的的。这一方法获得了巨大的成功，但新生儿死亡除外，新生儿死亡现在占所有年龄低于 5 岁儿童死亡率的 40%。大多数的新生儿死亡是可以预防的，无需使用复杂的技术和设备。

仅在 1996 年，发展中国家的新生儿监护才得到了国际性的关注，WHO 的母亲安全计划[20]集中致力于新生儿死亡的主要原因：出生窒息（24%）、围生期感染（32%）和早产并发症（24%）。根据 WHO 在 2001 年的评估，低出生体重（LBW）是另一个造成 40%～80%新生儿死亡的重要因素。

此后，发展中国家的新生儿监护受到了进一步的关注，使得拯救儿童基金于 2001 年 9 月在美国发布了*世界新生儿状况*[21]的报告。这个报告确认了改善新生儿健康需要：

- 改善母亲营养，通过疫苗来预防诸如破伤风等感染和使用化学药物预防疟疾；
- 识别母亲是否面临风险；
- 为洁净的分娩提供熟练的护理人员，以及新生儿复苏的简单方法，保持婴儿温暖和促进母乳喂养；
- 识别和治疗处于特殊危险的婴儿。

在贫穷国家，可以取得良好的新生儿生存率。在印度东南部的喀拉拉邦，整体国民产值约为每人 200 美元，新生儿死亡率为每 1000 活产数中 14 人，相比之下，在较富裕的中央邦和北方邦为每 1000 活产数 50 人[6]。喀拉拉邦的成功关键在于妇女的识字率高：为 87%，而其他印度北方地区为 25%。同时其具有由受过训练的出生护理人员、助产士和医生提供的基础而专业的卫生医疗[9]。

20 世纪 90 年代针对改善新生儿监护的努力获得了各种成功。训练出生护理人员来引导洁净的分娩，无菌地处理脐带，为她们和所有妊娠母亲提供价格低廉的 WHO 推荐的含有无菌保险刀片、无菌结扎线和用来处理脐带残端的诸如甲紫的抗菌药在内的无菌包，这使得新生儿破伤风的发生率有了显著的下降。截至 1999 年，每年的新生儿破伤风死亡数降低到 300 000 人，在十年之内挽救了 50 万人的生命。印度尼西亚从 1993 年起也采纳了这种训练出生护理人员的方法，并获得了成功[30]。

在印度西北部的 Maharashtra，更广泛的新生儿监护都集中在治疗败血症上，这将新生儿死亡率降低了一半，在三年之内从每 1000 人中的 55 人，降低到每 1000 人中的 25 人。但是，这种由 Bang 等人描述的新生儿监护模式在印度其他地区不宜开展，因为费用很高，每个新生儿需花费 5.30 美元[1]。

组织有健康护理的分娩

在大部分发展中国家，农村地区正建立起合理的社区健康护理系统，包含了针对妊娠妇女和年幼儿童的健康中心。但是卫生工作者的不同标准和健康中心缺少可用的基础药物，妨碍了这一系统的有效性。在 20 世纪 90 年代早期，有人提出要每一个到健康中心就诊的人，为给他们所开列的药物付钱。这种支付制度减少了健康中心的就诊人数。

相反，大多数城镇和城市没有当地政府提供的有效的健康护理系统。城市人口流动到城镇，那些无法支付到私人诊所就诊费用的人增加了作为初级医疗诊所使用的医院的负担。既没有公共卫生设备，也没有安全用水供应的贫民区的任意扩张，使得婴儿和儿童的健康受到危害，他们通常受到腹泻和呼吸道疾病的折磨。

世界银行在 1993 年[28]推荐所有政府着眼于贫困和扩展基础学校教育，特别对于女孩。政府在卫生方面的花费将被限制在公共卫生措施和基本临床干预上。有成本效益的公共卫生活动包括免疫接种、以学校为基础的卫生服务、关于家庭计划和营养的信息、降低烟草和酒精消耗的计划，以及预防 AIDS。所有国家的基本临床治疗将至少包括围生期和分娩护理、家庭计划、患病儿童的基本治疗和对 TB 与性传播疾病的简单治疗。

世界银行推荐的这个最小化卫生建议，在低收入国家每年每人花费低至 12 美元，并大约降低 25%的疾病负担。所有发展中国家采取这个建议的话，公共卫生花费将需要从 1993 年的 50 亿美元，升高 4 倍，为每年 200 亿美元。用于基本临床设施的花费将从 200 亿美元上升到 400 亿美元。

在过去十年中，富裕发达国家的经济不景气和通货紧缩使得所有这些推荐都无法实现。发展中国家近期未来的经济前景会继续贫穷，且上述这些推荐都是不切实际的。但是发展中国家的母亲和儿童卫生健康系统获得成功的地方性范例，包括一些最贫困的国家在内，从 20 世纪 90 年代一直到这一新的千年都是持续增长的。

医疗保健是社会发展的一部分，这些可承受计划包括健康教育、种植水果和蔬菜、饲养鱼类和禽类、建筑蹲坑式公共厕所。1990 年，在印度尼西亚政府开始基于社会的医疗保健十年之后，基础免疫覆盖面超过 80%，腹泻导致的死亡数量降低，婴儿死亡率降低到每 1000 活产数中 71 人。截至 2001 年，印度尼西亚的婴儿死亡率降低到每 1000 活产数中 33 人，小学登记入学 / 上课率达到 91%[24]。在印度和非洲撒哈拉沙漠以南大部分地区，成功的基于社会的医疗保健倡议主要是由志愿者非政府团体来组织的。结果，印度政府受到了鼓舞，并继续鼓励它的国家卫生系统与 3000 个志愿者慈善卫生组织进行合作。

本章的目的是考虑那些影响热带发展中国家新生儿治疗组织和执行的特殊问题（表 7.1），并探索简单有效地解决这些问题的措施。良好的实践范例将加以描述。也要对疾病引起注意——包括它们的预防——这对任何到热带旅行的新生儿都是一个威胁。

基本的新生儿监护

新生儿监护是必需的，不仅可以降低死亡率和通过预防残疾来提高存活者的生活质量，也可以促进对家庭计划的积极态度。全世界父母都表现出更多的对家庭规模的自发性限制，因为他们对自己在正常预期寿命中产下健康孩子的信心增加了。在拉丁美洲和加勒比海地区，5 岁以下儿童的死亡率从 1960 年的每

1000活产数158人，降低到1994年的47人，每个母亲生育的儿童数量从1950年的6个，降低到1990年的3个。

无人监督的、不熟练的、延迟且有并发症的分娩是发展中国家的产科学特征，且LBW婴儿的发生频率高，造成了婴儿出生窒息和产伤的高发生率。

与围生期窒息有关的问题强调了在发达国家和发展中国家之间存在的技术差距。在没有喉镜和合适插管的医疗卫生设施内，就无法实施气管内插管和通气治疗。准备简单的黏液吸出器并教育他们如何使用，以及训练气囊-面罩呼吸，这将比那些复杂的技术更能改善广大热带地区出生窒息疾病的影响。印度制造了很多种塑料的黏液吸出器和手控操作的气囊-面罩复苏器，其中一小部分的价钱由工业化国家支付。在过去的十年中，这种新生儿复苏设备在印度的基础卫生中心得到了越来越多的使用，基础卫生中心有一间专门设置的婴儿分娩室。由于发展中国家的HIV问题，不再推荐口对口复苏。带有一个单向呼出阀门的口-面罩设备是一个安全而合理的复苏方法。

1993年，印度政府建立了用于训练医生治疗腹泻、急性呼吸道感染和新生儿监护技能的特殊组织，推动了发展中国家的基本新生儿监护。由印度新生儿儿科医生们在1980年创立的国家新生儿学论坛，在1994年对他们政府的卫生部长提出了针对全国28个行政区的倡议。

表7.1　影响热带地区新生儿的主要问题

出生窒息和创伤
低出生体重
感染
乙型肝炎，单纯疱疹
疟疾，风疹，梅毒
弓形虫病，锥虫病
结核，麻风病
破伤风
眼炎-衣原体，淋病双球菌
阿米巴病
类圆线虫病
HIV
黄疸合并葡萄糖-6-磷酸脱氢酶缺乏症
血液疾病
新生儿出血病
α-地中海贫血
镰状细胞性贫血
城市化和母乳喂养减少

这些“基本的新生儿监护”计划包括了建立有基本设备（表7.2）的新生儿监护病房、对基础卫生中心的医生和护士进行合理的训练、一级转运单位有由儿科和/或产科医生管理的10～20张床位，以及建立地区医院。基本新生儿监护包括洗手设施，对出生时抑制的婴儿进行复苏，保持温暖，促进出生后尽快进行母乳喂养，护理LBW婴儿，鉴别和合理转运患病新生儿。这一计划扩展到了印度的地区评分方面，但是其影响尚未得到完整的评估。

低出生体重

第29届世界卫生大会（1976）将LBW婴儿定义为出生体重<2500 g。20世纪90年代的LBW婴儿数量稳定在约2000万，占1999年全世界所有活产人数的16%。绝大多数（>90%）都是出生在发展中国家；其中，810万在印度，100万在孟加拉国，130万在巴基斯坦，占世界LBW婴儿的一半。

在过去的十年中，发达国家在1999年出生的LBW婴儿百分比从1991年的6%降低到4%，在非洲撒哈拉沙漠以南地区，从16%降低到14%，拉丁美洲从11%降低到5%，但是南亚从33%上升到50%。

LBW是社会经济发展的一个敏感指标，反映了母亲的营养状况和健康，以及新生婴儿存活的预期状况。

表7.2　印度的地区性新生儿监护设备

基础卫生中心
气囊复苏器和面罩（1）
黏液吸出器（若干）
体重计（1）
一级转运中心
气囊复苏器和面罩（2）
辐射加温器（2）
体重计（2）
黏液吸出器（若干）
氧气罩（1）
光疗装置（1）
地区医院
与一级转运医院相同，在手术室内备有为剖宫产准备的额外的辐射加温器和复苏设备

在20世纪80年代发表的围生期死亡率调查证实了出生体重和社会经济因素是发展中国家新生儿存活的决定性因素。在新德里医院的27 794例连续单胎出生的研究中，围生期死亡率从1501～2000 g出生体重组的每1000活产数中340人，降低到2001～2500 g组的46.6人；死亡率最低的是3001～3500 g组的16.7人[13]。在来自尼日利亚Zaria的另一个以医院为基础的调查中，也报道了相同的发现[14]。在巴西南部医院内的LBW婴儿，其围生期死亡率可能性比那些体重≥2500 g的婴儿要大17倍；来自最贫困家庭的婴儿，其围生期死亡可能性要比那些来自最高收入家庭的婴儿高3倍[4]。在这个研究组中，LBW构成了71%的新生儿死亡，在出生后头一个月内，他们死亡的可能性比正常体重的婴儿要高24倍[3]。

宫内生长迟缓

在发达国家，小于胎龄（SGA）婴儿占LBW数量的24%～45%。在非洲撒哈拉沙漠以南地区，这个百分比从肯尼亚的34%到南非的67%。巴西的百分比是58%。印度报道的SGA婴儿的发生率要高很多：77%～90%。这些数据是使用西方百分位数图取得的。

但是，这些国家营养正常的母亲产下的婴儿与相应的西方婴儿体重相同，而他们是这些图表的数据来源。虽然这些评估中的一些可靠性还存在质疑，但是它们强调了在发展中国家要确立LBW婴儿的早期喂养，以防低血糖症。热带地区LBW婴儿中的未成熟婴儿百分比低，就减少了该组对新生儿重症监护的需求。

发展中国家LBW婴儿中宫内生长迟缓（IUGR）为主的重要性，与观察到的此类婴儿在成年以后死于缺血性心脏病的风险升高有关。LBW与心脏病的关联可能可以解释从那些生活在英国的孟加拉国人、巴基斯坦人和印度人中观察到的额外45%心血管疾病的死亡。一个根据从印度不同地理区域移民到英国的成人出生体重和心血管疾病的合作研究表明，那些城市居民的心血管疾病和脑卒中的发生率升高，但是比他们生活在英国的亲属低[2]。

引起发展中国家LBW出生的因素是：母亲身材矮小、青少年妊娠、生育间期短、母亲贫血、母亲营养不良、妊娠中期后的重体力劳动、妊娠期间吸烟和咀嚼烟草，以及疟疾。

预防

在发展中国家，处理LBW出生的最佳方法是通过减少青少年妊娠、通过避孕来延长生育间期、改善母亲营养和治疗贫血、环境控制和促进治疗热带感染，以及给予妊娠妇女疟疾化学药物预防来进行预防。这些措施将显著地促进提高出生体重和打破那些生长迟缓的女性婴儿成年以后，再生下生长迟缓婴儿的这个恶性循环。

在贫穷发展中国家，青少年分娩合并有先兆子痫、早产分娩和LBW婴儿的高发生率。前者一年内婴儿出生百分比的实际降低，被确定为造成在1978年伯明翰出生的巴基斯坦新生儿体重较那些于1968年出生者体重有所增加的一个重要因素。

妊娠母亲的食物补充疗法，报道了在妊娠期间，母亲每摄入10 000 kcal的能量，可以使婴儿的出生体重增加25～84 g，在更高的能量摄入者中，平均出生体重增加135 g。在1999－2001年之间，采用随机对照方法给予尼泊尔农村妇女的微量营养素补充疗法试验，显示了产前叶酸-铁补充疗法对降低LBW风险有适当的效果。根据这个试验，11个妇女需要进行叶酸-铁补充疗法，或者12人进行多种微量营养素补充疗法，以防产下LBW婴儿[8]。

疟疾是LBW的一个影响因素，在非洲疟疾地区，25%～50%宫颈扩张的风险是由疟疾造成的。在疟疾地方性流行地区生活的初次分娩的土著妇女，发生严重的胎盘*恶性疟原虫*感染的风险很高。感染通常发生在潮湿季节，那时携带疟疾的蚊子非常多。热带非洲胎盘疟疾感染的发生率在20%～34%之间。有大量的证据显示胎盘感染妇女产下婴儿的平均出生体重比那些非感染母亲所产婴儿的出生体重低。与那些无胎盘感染母亲所产的婴儿相比，平均差异始终在55～310 g之间[16]。初产婴儿的平均出生体重低于那些经产妇的婴儿。

胎盘疟疾感染通过干扰胎盘功能，从而影响出生体重，而不是直接通过疟原虫感染胎儿。Garnham回顾了疟疾感染胎盘的病理组织学变化，发现难以理解胎儿怎样能通过一个存在如此显著的绒毛间隙受侵犯或阻塞病理学特征的器官获得营养[12]。在潮湿季节，通过使用预防性抗疟疾治疗和使用扑灭司林（杀虫剂）浸渍的蚊帐来控制妊娠疟疾感染，使在疟疾地方性流行区域出生婴儿的平均出生体重升高，并在产前护理中推荐这些措施。

其他热带疾病也对出生体重有负面影响。麻风病母亲产下的新生儿，其体重比那些健康母亲的新生儿低。观察到瘤性麻风病母亲的婴儿，早在妊娠第16周便存在IUGR。受到非洲锥虫病（*T. gambiense-冈比亚锥虫*和*T. rhodesiense-罗德西亚锥虫*）感染的妊娠妇女，其流产、羊水过多和早产的风险都高。在Chagas病（*T. cruzi-克氏锥虫*）或美洲锥虫病流行的中美洲和南美洲国家，0.5%～2%的体重低于2000 g的LBW婴儿有先天性锥虫病。血吸虫病会影响胎盘，导致流产、早产和IUGR。观察到妊娠期间的利什曼病会促使早产。盘尾丝虫病妇女产下LBW婴儿的百分比可能出乎预料的高。

黄疸

20世纪的后40年里，在东南亚、热带非洲、太平洋岛屿和一些以地中海为边界的部分国家中，热带新生婴儿严重黄疸是一个显著的公共卫生问题。在由来自这些地区的高级儿科医生和那些鉴别未受到WHO发展中国家计划覆盖且影响儿童健康严重疾病的WHO官员参加的日内瓦非正式磋商会议上，新生儿黄疸受到了高度优先的关注[29]。对有黄疸的新生儿定期使用光疗，降低了对换血疗法的需求，而输血也是有危害的，那些血液可能未经过HIV和乙型肝炎病毒的筛查。

严重新生儿黄疸的发生好像存在地理或人种差异，这反映了遗传因素和环境因素的交互影响。当与欧洲婴儿比较时，足月的华人婴儿和马来人婴儿的最大胆红素水平可能更高，在出生后4或5天达到顶峰[7]。新生儿黄疸几乎通常是由血液中的非结合性胆红素升高引起的，在那些皮肤颜色很深的婴儿中很难被发现。在确立葡萄糖-6-磷酸脱氢酶（G6PD）缺乏症筛查程序以前，发现在新加坡引起婴儿出生后一周内死亡的主要原因是非结合性胆红素在基底节沉积引起的核黄疸[27]。在尼日利亚的两大城市，伊巴丹和拉哥斯，严重的新生儿黄疸继续作为婴儿在出生后头2周内住院的主要原因，特别是那些在家里出生或者出生后48小时内出院的婴儿。伊巴丹的经验表明，严重的新生儿黄疸的重要性不仅在于它是引起脑瘫的一个原因，而且也是耳聋和言语迟缓的发病机制[10]。

原因

已知的引起热带地区严重新生儿黄疸的原因与在那些温带工业化国家发现的原因不同（表7.3）。在东南亚和西非，G6PD缺乏是一个引起新生儿黄疸的重要原因。G6PD缺乏的新生儿中，内在和外在因素都会引起红细胞溶血。气候炎热，没有洁净的供水和卫生设施，就非常容易发生细菌感染。早产婴儿的用于结合胆红素的肝脏酶系统无法最佳工作。在母亲护理措施不足的情况下，会发生出生时创伤和窒息。头颅血肿和瘀伤组织中外渗的血液重吸收时产生胆红素，这就增加了新生儿肝脏消除未结合胆红素的负担。美国的研究表明，根据阳性直接Coomb试验，黑人婴儿的ABO溶血发生率高[19]。有一些证据提示在非洲新生儿中存在相同的情况。

此外，在热带国家，大约有20%或30%有未结合胆红素血症的新生婴儿，并无上述这些原因来解释他们的黄疸。有可能是热带地区的环境因素引起了新生儿黄疸。来自巴布亚新几内亚的报道显示了产科病区内环境照明度对新生儿黄疸发生率的重要性。为了防止雨水漏进产科病房，所以对病房进行了建筑上的改造，他们把屋顶的屋檐延伸部分扩展了数米，这样大多数的日光也被遮蔽了。在改造以后，严重的新生儿黄疸的发病率从0.5%令人震惊地上升到了17%。其他引起新生儿黄疸增多的原因都排除了[5]。这一观察涉及热带地区产科病房和新生儿保育室的设计，应该有面向南北的窗户以保持凉爽，屋顶的屋檐延伸要限制在1米之内，以便有足够的间接阳光射入，来降低新生儿黄疸。已经发现，白天在热带地区，使用来自间接阳光的自然照明，是有治疗价值的；如果仔细使用的话，可以在有日光的时候减少光疗病房的使用。

曾经认为尼日利亚婴儿严重新生儿黄疸的高发生率是高度暴露于感染和致黄疸药物以及他们家庭内的化学因素造成的[11,18]。Familusi和Dawodu发现65%的

表7.3 热带地区新生儿高胆红素血症的常见原因
葡萄糖-6-磷酸脱氢酶缺乏症
败血症
早产
创伤和出生窒息
ABO溶血病
溶血因素——萘

家庭都显著地暴露于萘、杀虫剂、薄荷香油和粉剂，以及传统草药[11]。虽然那些有或没有阳性暴露史的居家新生儿的黄疸发生率没有显著差异，但是来暴露于萘的家庭且需要换血疗法的严重黄疸发生率明显地高。萘能被吸入或者在婴儿穿着用樟脑丸保存的衣物时，通过皮肤吸收。这会通过α-萘酚的氧化特性引起G6PD缺乏的红细胞发生溶血、断裂并形成海因茨体(Heinz body)。甚至G6PD浓度正常的红细胞也会在暴露于萘时发生溶血[26]。采用高性能色谱仪对用来促进新生儿排出胎粪和含有薄荷香油的一些尼日利亚传统的治疗方法进行了分析，表明其中有萘的成分。在625份尼日利亚脐带血样本中，有6.9%发现有萘酚，14.6%含有黄曲霉毒素，表明有围生期暴露史[15]。但是在有或没有黄疸的新生儿中间，其萘酚和黄曲霉毒素的暴露没有显著差异。1/3的严重黄疸病人为G6PD缺乏，而对照组为13.3%(p=0.009)[22]。

可靠的证据提示，新生儿黄疸在一些热带地区是很常见的，因为合并有遗传性的红细胞疾病，以及在围生期进行的传统治疗使婴儿暴露于引起溶血的环境因素中。

保护到热带旅行的新生儿

来自温带工业化国家的携带年幼婴儿的父母，对他们的热带之行有些许担忧。提供特定的措施来保护他们的健康，婴儿在热带国家能和他们在欧洲或者北美一样茁壮成长。

母乳喂养通常比奶瓶喂养更加方便，并可以持续到第二年。如果将要对婴儿开始奶瓶喂养的话，应该用开水冲调奶粉，且牛奶不能在非冷藏条件下保存超过一个小时。同样的原则也适用于由生产商提供的液体牛奶。奶瓶和器皿应在使用前消毒。

宁可穿棉布衣服，也不要穿合成纤维的衣服，因为棉布衣服可以吸收汗液并防止皮疹。虽然在旅行时，一次性尿布使用方便，但是同时使用的塑料外层无法使尿液蒸发，并会引起氨性皮炎。

婴儿不应该直接暴露于热带阳光下，以防晒伤。也存在可能发生皮肤癌的远期危险性。婴儿赤膊躺在荫蔽处数小时，也会有晒伤，特别是在沙滩上。当婴儿在白天或者晚上睡眠时，应该在床位上放置用杀虫剂（如扑灭司林）浸渍的蚊帐，以保护婴儿远离蚊虫叮咬。也可以在皮肤上使用驱虫剂，使用时应该注意，以确保婴儿的皮肤不会对驱虫剂中的化学成分过敏。

免疫接种

对居住在有结核(TB)地方性流行的发展中国家城市的婴儿，推荐进行BCG（卡介苗)免疫接种。疫苗可以预防粟粒型结核和脑膜炎型结核。在2～8℃冰箱内保存的BCG疫苗仅应在使用前进行配制。在左上臂的左侧三角肌接合处上方的皮肤内注射0.1 ml的疫苗，这应该产生一个直径7mm的风团。新生儿进行免疫接种之前，无需进行结核菌素试验。在免疫接种后的3～6周间，注射部位产生一个小型的丘疹，表示发生了迟发性超敏反应。丘疹排出脓液，留下一个表浅溃疡，并愈合形成瘢痕。成功的BCG疫苗形成的免疫能提供约10年的保护。不应该给予免疫受损的婴儿这种减毒活疫苗。

在一些发展中国家，新生儿服用采用液体滴剂来给药的口服活菌脊髓灰质炎（Sabin）疫苗。这种免疫接种的方法安全而有效，并可以推荐给那些到发展中国家旅行的婴儿。

通常在出生后第二个月内给予白喉、百日咳、破伤风和脊髓灰质炎疫苗。父母应该记得还有两次追加剂量应该相隔每月一次给予，且推荐在约18个月时给予加强剂量。麻疹活疫苗或MMR（麻疹-腮腺炎-风疹）疫苗推荐在15个月时给予。

其他疫苗，诸如霍乱、伤寒和黄热病，并不推荐。给予单次剂量的霍乱疫苗是无效的。两次剂量要相隔4周给予，才可以确保一个最长仅为6个月的保护期。如果皮下给予这种疫苗，会引起一个严重的局部反应和疼痛。唯一能对抗*伤寒杆菌*的有用疫苗是口服伤寒减毒活疫苗，通过包有肠溶衣的胶囊给药，推荐给6岁以上的儿童和成人使用。如果母亲愿意对她们的孩子进行母乳喂养的话，那么霍乱和伤寒就是可以避免的疾病了。如果她们宁可进行奶瓶喂养，那么她们应该谨慎地使用开水来调制牛奶，并消毒奶瓶和奶嘴。大多数携带婴儿出国的父母，都有良好的适应能力，应该能够在不用这些疫苗的条件下很好地照顾他们的婴儿。仅在9月龄后才推荐给予黄热病疫苗，因为对于年幼婴儿存在小的引发脑炎的危险。

C 族脑膜炎球菌结合疫苗为 2 个月以上的婴幼儿提供了长期对抗 C 血清群奈*瑟脑膜炎球菌*的保护。给药方法是肌肉注射。脑膜炎球菌多糖 A 和 C 疫苗是有效的，但是婴儿的反应不如成人好；这推荐给超过 18 个月以上的儿童使用。

到热带旅行的妊娠妇女应该给予对抗脊髓灰质炎的保护措施，可使用注射沙克（Salk）灭活疫苗（脊髓灰质炎疫苗），在妊娠末三个月时，间隔两月给予两剂破伤风类毒素。可以在妊娠末三个月时给那些到黄热病流行地区去的旅行者使用黄热病疫苗，但是这是一种减毒活疫苗。根据目前黄热病疫苗的给药方法，未见有胎儿病的可靠报道。

疟疾预防

所有到热带旅行的新生儿（包括那些母乳喂养者）应该做好对疟疾的防护。疟疾是一种常见而威胁生命的疾病，目前每年在 100 多个国家和 12500 万名国际旅行者中间流行。疟原虫通过不同种的疟蚊属蚊子传播，其叮咬时间主要在日落和日出之间。

疟疾使妊娠旅行母亲的死亡、流产、死产、LBW 和新生儿死亡的风险上升。*恶性疟原虫*可引起最严重的疟疾类型，其在热带非洲、亚洲和太平洋岛屿，以及中美洲和南美洲流行。在许多中美洲和南美洲、加勒比海地区、亚洲和地中海的疟疾流行国家，其主要城市地区大多数免于疟疾传播。但是疟疾能在非洲和印度的城市区域发生。在海拔高度 1500 米以上地区，通常疟疾的风险要小一些，但是在适宜的气候条件下（雨季结束时），海拔高度接近 3000 米的地方也会发生疟疾。在很多以东南亚、拉丁美洲和加勒比海地区为目的地的游客中，没有疟疾的风险。

由于*恶性疟原虫*对很多抗疟疾药物的抗药性越来越强，使得预防和治疗恶性疟原虫疟疾更加困难。也见有关间日疟原虫抗药性的报道，主要是来自印度尼西亚（伊里安查亚）和巴布亚新几内亚，有来自圭亚那的散发病例。从卫生部网站上的*海外旅行健康信息*中(www.doh.gov.uk/traveladvice/)，可以获得给旅行者的最新建议。也可以从 WHO 网站上的*国际旅行和健康*部分（www.who.int/ith）中获取对于疟疾的详细建议。

不鼓励妊娠妇女和新生儿到那些有抗药性疟疾流行的国家去旅行。但是如果无法推迟旅行，则推荐以下措施。母乳喂养和奶瓶喂养的婴儿，应该给予抗疟疾药物进行化学药物预防，因为他们不再受到母亲的预防。应该根据体重安排疗程剂量。氯喹和氯胍对婴儿和年幼儿童是安全的，对体重超过 5 kg 的婴儿，可以给予甲氟喹。

每周 5 mg/kg 氯喹和每天 5 mg/kg 氯胍的联合用药可以给予一定的对抗*恶性疟原虫*的保护，甚至在那些寄生虫对氯喹有抗药性的地方也可以用，在如果尽管有预防用药但是仍发病的情况下，也可以缓解病情。因此，在疟疾流行区域，无论何时孩子有发热，都应该考虑疟疾的可能性。氯喹的液体制剂也是有效的。无论是干剂或是液剂的氯胍都很苦，难以给那些味蕾很敏感的婴儿进行喂服。

虽然在某些氯喹耐药的恶性疟疾流行地区，甲氟喹是有效的，但是不推荐给新生儿使用。年龄低于 8 岁的儿童是禁忌使用多西环素的。因此，在所有疟疾流行国家的新生儿，主要推荐联合使用氯喹和氯胍作为化学药物预防措施。

在疟疾化学药物预防之外，对蚊子叮咬的防护也是必需的。用细网对卧室进行屏蔽，将会把飞虫排除在外，但又能保持充分通风。目前可用的杀虫剂浸渍的蚊帐有效期长达 6 个月或一年而不需要重新浸渍。即使在有破口和蚊帐没有压在被褥底下时，它们仍可以驱退蚊子。

如果儿童可能要在一个疟疾流行区域居住 3 年以上时，应该从热带儿科病学专家那里取得建议。在长期连续使用氯喹的并发症（视网膜损害）和来自迅速治愈偶然自然感染后而获得的获得性免疫之间做出权衡。

参考文献

1. Bang A T, Bang R A, Baitule S B, Reddy M H, Deshmukh M D 1999 Effect of home-based neonatal care and management of sepsis on neonatal mortality: field trial in rural India. Lancet 354: 1955–1961
2. Barker D 1997 Intrauterine programming of coronary heart disease and stroke. Acta Paediatrica Supplement 423: 178–182
3. Barros F C, Victora C G, Vaughan J P, Estanislau H J 1987 Perinatal mortality in southern Brazil: a population based study of 7392 births. Bulletin of the World Health Organization 65: 95–104

4. Barros F C, Victora C G, Vaughan J P, Teixeira A M B, Ashworth A 1987 Infant mortality in southern Brazil; a population based study of causes of death. Archives of Disease in Childhood 62: 487–490
5. Barss P, Comfort K 1985 Ward design and neonatal jaundice in the tropics: report of an epidemic. British Medical Journal 291: 400–401
6. Bhargava S K 2003 Newborn care in India – at the crossroads. Journal of Neonatology 17: 5–13
7. Brown W R, Wong H B 1965 Ethnic group differences in bilirubinemia of Singapore newborns. Bulletin of the Kandang Kerbau Hospital Singapore 4: 35–43
8. Christian P, Khatry S K, Katz J et al 2003 Effects of alternative maternal micronutrient supplements on low birth weight in rural Nepal: double blind randomised community trial. British Medical Journal 326: 571–574
9. Evans I 1995 SAPping maternal health. Lancet 346: 1046
10. Familusi J B, Dawodu A H, Owa J A 1982 Some epidemiological aspects of neonatal hyperbilirubinaemia in Nigeria. In: Fukuyama Y et al (eds) Child neurology. Excerpta Medica, Amsterdam, pp 272–280
11. Familusi J B, Dawodu A H 1985 A survey of neonatal jaundice in association with household drugs and chemicals in Nigeria. Annals of Tropical Paediatrics 5: 219–222
12. Garnham P C C 1938 The placenta in malaria with special reference to reticulo-endothelial immunity. Transactions of the Royal Society of Tropical Medicine and Hygiene 32: 13–34
13. Ghosh S, Bhargava S K, Saxena H M K, Sagreiya K 1983 Perinatal mortality – report of a hospital based study. Annals of Tropical Paediatrics 3: 115–119
14. Harrison K A 1985 Childbearing, health and social priorities: a survey of 22,774 consecutive hospital births in Zaria, Northern Nigeria. British Journal of Obstetrics and Gynaecology 92(suppl. 5): 13–22, 61–80, 86–115
15. Maxwell S M, Familusi J B, Sodeinde O, Chan M C K, Hendrickse R G 1994 Detection of naphthols and aflatoxins in Nigerian cord blood. Annals of Tropical Paediatrics 14: 3–5
16. McGregor I A, Wilson M E, Billewicz W Z 1983 Malaria infection of the placenta in the Gambia, West Africa; its incidence and relationship to stillbirth, birthweight and placental weight. Transactions of the Royal Society of Tropical Medicine and Hygiene 77: 232–244
17. McIntyre J, Gray G 2002 What can we do to reduce mother to child transmission of HIV? British Medical Journal 324: 218–221
18. Olowe S A, Ransome-Kuti O 1980 The risk of jaundice in glucose-6-phosphate dehydrogenase deficient babies exposed to menthol. Acta Paediatrica Scandinavica 69: 341–345
19. Peevy K J, Wiseman H J 1978 ABO haemolytic disease of the newborn: evaluation of management and identification of racial and antigenic factors. Pediatrics 61: 475–478
20. Safe Motherhood 1996 Newborn care: getting off to a good start. Safe Motherhood Newsletter 21: 4–8
21. Save the Children Fund 2001 State of the world's newborns. Save the Children Fund, USA
22. Sodeinde O, Chan M C K, Maxwell S M, Familusi J B, Hendrickse R G 1995 Neonatal jaundice, aflatoxins and naphthols: report of a study in Ibadan, Nigeria. Annals of Tropical Paediatrics 15: 107–113
23. UNFPA 2002 State of world population – people, poverty and possibilities. UNFPA, New York
24. UNICEF 2003 The state of the world's children. UNICEF, New York
25. United Nations Millennium Summit 2000 Millennium Development Goals. New York
26. Vales T, Doxiadis S A, Fessas P H 1963 Acute haemolysis due to naphthalene inhalation. Journal of Pediatrics 63: 904–915
27. Wong H B 1966 Singapore kernicterus: a review and the present position. Bulletin of the Kandang Kerbau Hospital Singapore 5: 1–9
28. World Development Report 1993 Investing in health. The World Bank, New York
29. World Health Organization 1985 Serious childhood diseases: priority issues and possible actions at family, community and health centre levels. Report of an informal consultation. WHO MCH/85.3, Geneva
30. World Health Organization 2001 World Health Report. WHO, Geneva

第二篇

产前阶段

第8章

基础遗传学

Andrew Green

基因的结构和特性

传统上的遗传学被定义为生物学的多样性，它被视为一门科学已有超过 100 年的历史。人类遗传学是遗传学中一个很大的组成部分，但是遗传学的主要定律同样广泛适用于包括人类的所有物种。最初在 19 世纪，孟德尔的研究被认为与人类没有关系，直到多年以后，大家才回过头来发现它的重要性。许多遗传学的原理通过对一些较小的生物体，如细菌、酵母和果蝇等的研究而被发现。细胞分裂、发育和分化的基本遗传机制同样存在于不同的物种。因此，不可能以孤立的视角来看待人类遗传学，而且有许多从较低级物种中所获取的信息与人类疾病有一定的关联。研究小型物种的遗传学对于了解人类进化、人类疾病发生有着深远的影响。有可能对于此项基础学科的研究，会为理解人类遗传性疾病有着积极的推进作用。在这一章中，我希望概述遗传学的基本要点，并介绍目前用于新生儿疾病诊断的基因检查类型。

任何物种的基本遗传单位都是基因。在弄清基因与核苷酸关系之前，就早已形成了最初的基因概念。基因被认为是将一种特性或表型传承于单个有机体的一个稳定的可遗传单位。这种单位被特定的物种传递到下一代，并且基因的特性决定了物种表型的多样性。通过对遗传模式的研究，获得了“显性”和“隐性”概念，这要早于对基因分子基础的了解，我们将在下面进行讨论。

基因也可以另外一种方式去理解，即编码特殊功能的特定的脱氧核糖核苷酸（DNA），这种功能多数情况下就是蛋白质的合成。DNA 也是一种稳定的遗传单位。对于特定生物体中的每一个细胞，无论其功能如何，都有一套完整的基因，但是在那些基因中仅有一部分是有活性的。在某个生物体中的每一个细胞核中都可以发现 DNA，是一个双螺旋体（图 8.1）。

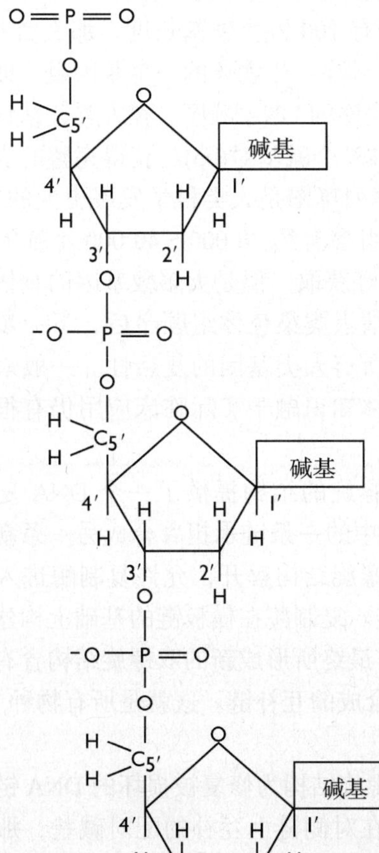

图8.1 DNA 链的结构。脱氧核糖和磷酸残基结合形成糖–磷酸骨架。

每一个双螺旋链都是由交替的脱氧核糖和磷酸以糖基端和磷酸分子的5′和3′羟基端相连而形成的骨架。在双螺旋结构中央，由四种含氮碱基物质连接在双螺旋骨架的糖分子上。这些碱基中的两个是嘌呤：腺嘌呤(A)和鸟嘌呤(G)；其余两个是较小的嘧啶：胞嘧啶(C)和胸腺嘧啶(T)。A和T碱基通过氢键配对在一起，G和C碱基以相似的方式通过氢键配对在一起（图8.2）。双螺旋结构就是通过两条链上配对的A-T或G-C碱基对连接在一起。DNA只能从一个方向读取，即从5′端(左)向3′端(右)。DNA双链是彼此互补的，并且一条链的顺序可以通过相对的那条链而预知。如果一条链是5′-CAGCGTA-3′,那么相对的那条链必定是5′-TACGCTG-3′。这两条双链的顺序如下所示：

5′-CAGCGTA-3′

3′-GTCGCAT -5′。

简单的双螺旋结构却决定了许多重要的DNA功能。

首先，大量的信息可以被贮存于DNA链中。如果1个DNA分子有100万个碱基长度，那么就有$4^{1\,000\,000}$种可能的DNA顺序。生物体的一个基因组，即染色体组，就是一个完整的DNA顺序。在人类，估计的染色体组大小为3×10^9个碱基对(bp)。获得完整的人类染色体组的DNA序列草图是人类科学发展史上的里程碑。据估计染色体组含有约30 000～40 000个基因。虽然DNA的序列已经获取，但是大多数基因的具体功能仍然未知。在弄清人类染色体组顺序后，下一步我们所要做的是理解所有人类基因的复杂性。一般来说，目前将人类染色体知识融于实际临床应用仍有很大的差距。

第二，双螺旋的结构提供了一个DNA复制的框架。DNA双链中的一条链承担着合成另一条新链的模板的作用。双螺旋结构解开，允许复制酶进入并接触到模板DNA链。复制酶在模板链的基础上构建出一条新的DNA链。最终所形成新的双螺旋结构含有一条原始链和一条新合成的互补链。这就是所有物种DNA复制的基本机制。

第三，双螺旋结构为修复被损坏的DNA链提供了基础。知道了在对侧链上互补的配对碱基，那么被损坏碱基就可以被替换。即使核糖-磷酸骨架损坏，以对侧链为模板，也可以被修复。

DNA信息的解码

在人类染色体组中，大约有90%的DNA没有为任何特定的功能编码，仅有10%的染色体含有以基因形式存在的编码信息。简单地说，DNA中的遗传密码被转录到被称为信使RNA（messenger RNA，mRNA）的分子中。然后信使RNA被翻译成蛋白质，它行使由特定DNA编码的功能。

基因有数个分割的区域（图8.3）。基因的主要部分分成编码区，称为外显子；以及非编码区，称为内含子。在第一个外显子前（5′），有一个启动子是基因转录开始处。一个基因可能有数个启动子，并且不同的启动子用于不同组织的基因表达。

换句话说，启动子具有组织特异性。远处5′端的启动子可能是增强因子，或者是抑制因子，它可以增强或抑制基因的转录水平。因为一些外显子会为那些不能直接编码蛋白质的mRNA编码，所以不是所有的mRNA都可以编码蛋白质。这些区域是不被翻译的，可能在mRNA的5′头端，也可能在3′尾端。

mRNA被用于表达DNA密码。RNA有数种不同的形式，但是在解码DNA中，mRNA是最重要的。RNA与DNA之间有3个不同点。第一，RNA的糖分子骨架含有核糖，而不是脱氧核糖。第二，mRNA以单链的形式存在，具有相对的不稳定性。第三，在RNA中，碱基胸腺嘧啶（T）被尿嘧啶（U）所代替，然而其他三个核酸都相同。

在大多数基因中DNA密码被表达成为蛋白质，即由组建单位氨基酸构成的肽。每一个氨基酸由DNA链上三个相邻的碱基编码，即密码子。有些氨基酸可以有不止一个密码子（表8.1）。一个连续的DNA长链所含有的密码子可以编码出完整的蛋白质。为氨基酸所编码的mRNA密码子与DNA密码子相同，只是尿嘧啶(U)代替了胸腺嘧啶(T)。从DNA模板到产生蛋白质有着严格的调控机制。

把基因解码成为蛋白质，DNA首先要被转录为mRNA。双螺旋DNA中的一条链（有意链）通过RNA聚合酶合成mRNA互补链。mRNA的转录是从基因第一个外显子的5′端开始，一直到外显子的3′端，包括头端处插入的内含子，第一个分子被称作前RNA。在前RNA中的RNA序列被剪切出来，并且加入一个多聚腺嘌呤的尾端，而形成成熟的mRNA。

表8.1 遗传密码

第一位	第二位								
	U	氨基酸	**C**	氨基酸	**A**	氨基酸	**G**	氨基酸	第三位
U	UUU	苯丙氨酸	UCU	丝氨酸	UAU	酪氨酸	UGU	半胱氨酸	U
	UUC	苯丙氨酸	UCC	丝氨酸	UAC	酪氨酸	UGC	半胱氨酸	C
	UUA	亮氨酸	UCA	丝氨酸	UAA	停止	UGA	停止	A
	UUG	亮氨酸	UCG	丝氨酸	UAG	停止	UGG	色氨酸	G
C	CUU	亮氨酸	CCU	脯氨酸	CAU	组氨酸	CGU	精氨酸	U
	CUC	亮氨酸	CCC	脯氨酸	CAC	组氨酸	CGC	精氨酸	C
	CUA	亮氨酸	CCA	脯氨酸	CAA	谷氨酰胺	CGA	精氨酸	A
	CUG	亮氨酸	CCG	脯氨酸	CAG	谷氨酰胺	CGG	精氨酸	G
A	AUU	异亮氨酸	ACU	苏氨酸	AAU	天冬酰胺	AGU	丝氨酸	U
	AUC	异亮氨酸	ACC	苏氨酸	AAC	天冬酰胺	AGC	丝氨酸	C
	AUA	异亮氨酸	ACA	苏氨酸	AAA	赖氨酸	AGA	精氨酸	A
	AUG	蛋氨酸	ACG	苏氨酸	AAG	赖氨酸	AGG	精氨酸	G
G	GUU	缬氨酸	GCU	丙氨酸	GAU	天冬氨酸	GGU	甘氨酸	U
	GUC	缬氨酸	GCC	丙氨酸	GAC	天冬氨酸	GGC	甘氨酸	C
	GUA	缬氨酸	GCA	丙氨酸	GAA	谷氨酸	GGA	甘氨酸	A
	GUG	缬氨酸	GCG	丙氨酸	GAG	谷氨酸	GGG	甘氨酸	G

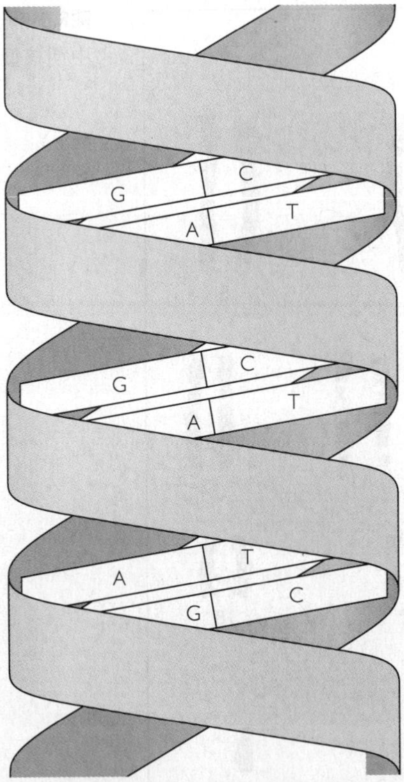

图8.2 DNA 的双螺旋结构。脱氧核糖与磷酸分子通过配对的嘌呤和嘧啶结合在一起形成双螺旋。

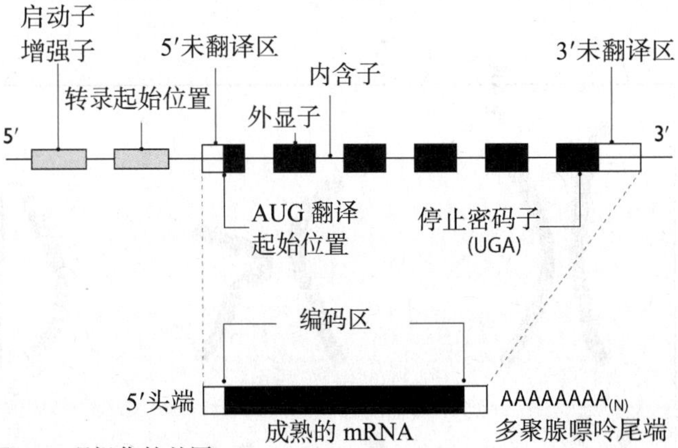

图8.3 理想化的基因。

然后成熟的 mRNA 从细胞核被转移到核糖体，成为蛋白质合成的模板，其中含有 5′和 3′端未被翻译的区域。

蛋白质的合成不是从 mRNA 的 5′末端开始，而是从密码子 AUG 的 5′头端开始，密码子 AUG 是为蛋氨酸编码的。蛋白质的翻译一直到第一个被切断的密码子停止（通常是 UGA）（图 8.3）。核糖体是氨基酸的转移分子，被称为转移 RNA（tRNA），它们各自结合一个特定的氨基酸游离分子，以 tRNA 中的反密码子为结合位点，与为这个特定氨基酸编码的 mRNA

上的密码子相结合。通过一系列复杂的过程，氨基酸被加到延伸的肽链，最终形成成熟的蛋白质（图8.4）。

mRNA的5′末端与蛋白质的NH_2（氨基端）相匹配，并且mRNA的3′端与蛋白质的COOH（羧基端）相匹配。较高等物种中的许多蛋白质在翻译后都添加磷酸盐或脂质进行修饰。

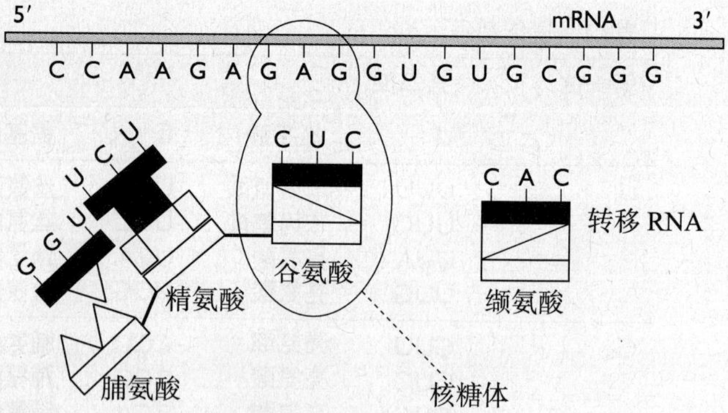

图8.4 来自mRNA的蛋白质合成的图解。

染色体和细胞分裂

双螺旋DNA结构包括一级螺旋，还有较高级的螺旋和修饰。一级结构含有约146个碱基对的1个螺旋，围绕在组蛋白的周围，这个联合体称作核小体。大的DNA分子的最高级螺旋结构就是染色体，它含有包括组蛋白在内的其他蛋白质。

一个染色体由一条长的双螺旋DNA组成，在数百万个碱基对中包含有许多基因信息。人类是二倍体；它们含有两套相同的染色体。正常人类染色体含有46条，由22对常染色体（非性染色体）和2条性染色体组成。男性的性染色体为X和Y，女性的为X和X。一对常染色体中的两条染色体含有相同的遗传信息。女性的2条X染色体含有相同的遗传信息，但是男性的X和Y染色体仅有少数的基因相同。正常人类的中期核型如图8.5所示。

当细胞分裂时，遗传内容也必须同样复制，以使子细胞拥有正确的遗传物质。大多数细胞分裂的形式是有丝分裂，一个细胞分裂成两个遗传信息完全相同

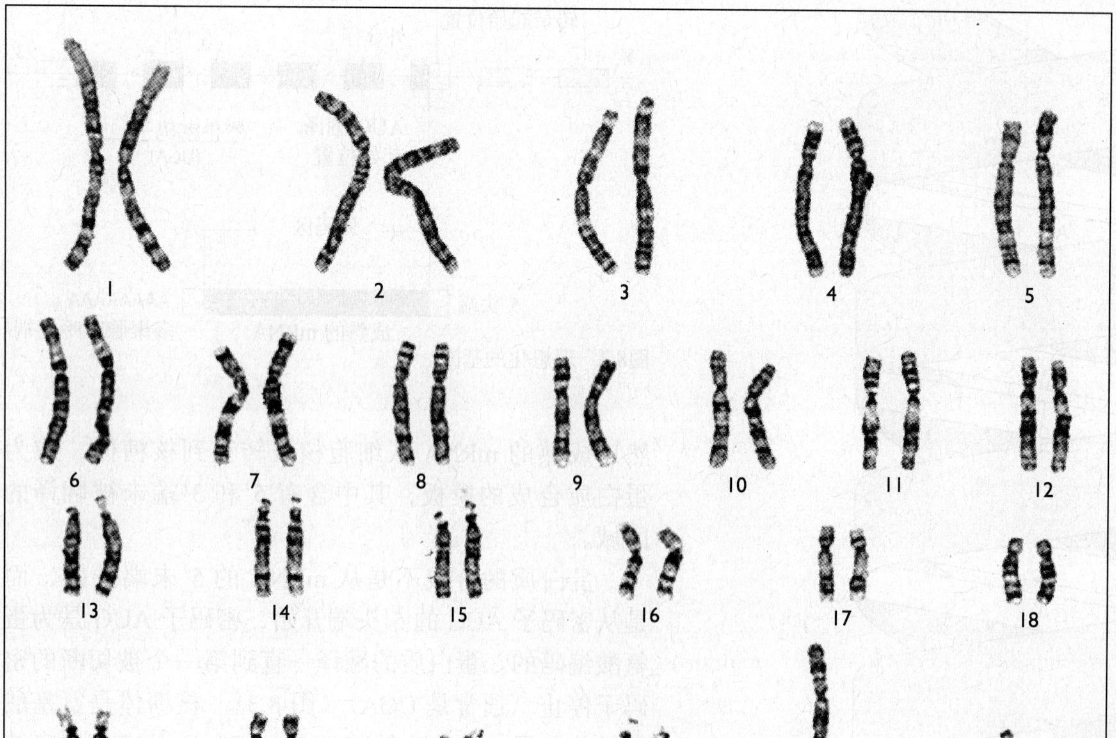

图8.5 正常的人类中期核型。

病例:Unilabs 载玻片:男性 细胞:I 病人

的细胞。这种形式存在于从受精胚胎到人类的过程中，也存在于许多脏器不断更新的过程中。有丝分裂是整个程序性细胞周期中一个很短的时期（图 8.6）。有丝分裂期（M 期）后，细胞可能进入一个分裂间期（G0 期），或者继续再次分裂（G1 期）。细胞在 G1 将会继续合成新的 DNA，即 DNA 合成期（S 期）。然后进入第二个间隙期（G2），有丝分裂期（M 期）。

在有丝分裂开始前，细胞是处于间期，此时染色体被伸展拉长，进入 S 期，染色体被复制，并且 2 个（姊妹）染色单体开始集结缩短成为 1 个染色体。这个聚集的阶段被称作细胞分裂前期。在下一个阶段，即中期，集结缩短的染色单体沿着细胞中央赤道板排列，并且纺锤丝连接于着丝点（位于染色体收缩的腰段）和两极的中心粒之间。细胞分裂中期是可以进行观察和分析人类染色体的标准时期。染色体在着丝点处分开，分成两条独立的染色体，分开后的染色单体称为子染色体，这个时期称作细胞分裂后期。到了细胞分裂末期。两组子染色体由纺锤丝牵引分别向两极移动，接近两极时，细胞开始分裂，直至成为两个子细胞。

减数分裂是配子（精子或卵细胞）进行分裂的形式。配子就是单倍体，即仅有染色体中的一半，在人体就只有 23 条。这使得 2 个单倍体的配子结合成为二倍体的有机体。减数分裂分为两个时期：减数分裂 I 期和减数分裂 II 期。在减数分裂 I 期中的第一个阶段是前期 I 期，类似于有丝分裂，会出现两条缩短的染色体配对形成同源染色体，在这个阶段，遗传物质从一条染色单体到另一条染色单体进行交换。据估计每个染色体的遗传物质交换在每一个减数分裂阶段都会交换 1～2 次。这种方式促进了遗传的多样性，也确保了下一代的染色体不同于父母的染色体。随后进入的就是中期 I 期，成对的同源染色体没有分开。但是在后期 I 期和在末期 I 期成对的同源染色体各自分开，并且移向细胞两极。在这个时期，细胞仍旧是二倍体。

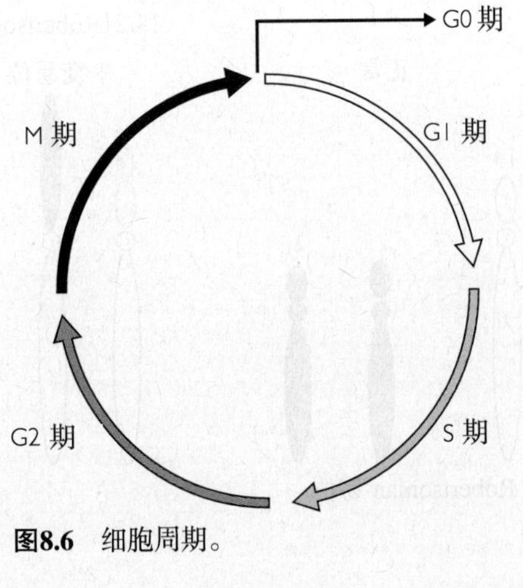

图8.6 细胞周期。

然后进入减数分裂的第二个时期，在前期 II 期染色体再次缩短，并且在中期 II 期成对染色单体排列在纺锤体的赤道板上。在后期 II 期染色单体分开，移向细胞两极。所形成的新的细胞是有着 23 条染色体的单倍体，并且在末期 II 期染色单体拉长成为细线状。

染色体分析

对从父母处所获得的染色体进行检查（染色体核型），必须对培养的分裂细胞进行检测。这些细胞通常是淋巴细胞、羊水细胞和成纤维细胞，细胞被中止于有丝分裂中期，并且以一种方法来染色，以使染色体能够清楚显示。最常用的技术是 G 显带技术（用 Giemsa 染色）。经过染色，每一个染色体都可以出现特征性的阳性和阴性的带型。每一个染色体都会出现收缩现象，从着丝粒处将染色体分开成为短臂（p）和长臂（q）。长臂和短臂都有许多显著的谱带，然后被再分为更小的谱带。ABO 血型的基因就定位于染色体的 9q34。它表示 9 号染色体长臂第 3 区第 4 条带。

染色体畸形可以被广泛的分类为染色体数量的异常，或染色体数量正常但结构重排。在多数病例的鉴定结果中，判定染色体异常的意义在于了解染色体畸形是否会引起正常二倍体状态的过剩或不足，以至形成非整倍性。

染色体数量的异常相对常见，但是由于胎儿可能在孕早期就已经流产了，所以多数没有被发现。这种情况相对多见于三倍体（69 条染色体）和四倍体（92 条染色体）的胎儿。三体性是有一条染色体多出一个（47 条染色体），这也是一种较为常见的流产原因。特殊的三体性染色体可以对婴儿造成侵害，最常见的就是 21 三体（Down 综合征）、13 三体（Patau 综合征）和 18 三体（Edward 综合征）。所有这些三体性的发生通常都是卵母细胞在减数分裂时常染色体未分离所造成的结果。在未分离的染色体中，染色体单体无法分开，导致卵母细胞中有额外的染色体，而在另一个卵母细胞中却没有染色体。一个从有一个额外染色体的卵母细胞发育而来的受精胚胎就会成为三体性。一个染色体缺如的受精卵母细胞将是单体性的，并且在孕早期就会流产。染色体未分离的情况更多发生于高龄产妇中。染色体未分离也可能出现在男性的精子中，但是极少能存活。

染色体重排有许多种不同的类型，其中最常见的类型如图 8.7 所示。染色体臂间和同臂内的倒位一般都是平衡的，并且在遗传上不会有任何显性。染色体同臂内倒位一般都会合并有较低风险的不平衡核型的活产胎儿出生，但是染色体臂间倒位却可能有较高的危险性。插入、重复、删除、等臂染色体和环形染色体一般都是非整倍，并且会合并有明显的临床畸形。交互易位发生在非同源染色体之间遗传物质的依次交换。交互易位一般都属于平衡易位，没有任何的临床影响，但却有产生异常的不平衡染色体核型后代的风险。

另一种易位发生于近端点着丝粒染色体之间(13-15、21 和 22)，即一个很小的短臂(p)上没有明显编码物质。这就是所知道的 Robertsonian 易位（端点着丝粒易位），它是一种最常见的人类染色体易位，是一种平衡易位的形式，没有临床影响。Robertsonian 易位会累及 14 和 21 号染色体，如图 8.8。若累及 21 号染色体，那么其后代就有较高的风险出现 Down 综合征，而这是一种不平衡易位的结果。

同样 Robertsonian 易位会发生于 13 号染色体，并且其后代就有出现 Patau 综合征的风险。

记录染色体分析的命名法是很严格的，并且阅读起来也要十分认真仔细。核型最初是以染色体的编号来记录，不管那些染色体正常与否。如果没有进一步的异常，那么记录就完成了。如果有任何异常就添加于性染色体的后面。一个正常的男性核型是这样的：46,XY。一个非染色体分离的 Down 综合征男性的核型是 47,XY,+21，他有一个额外独立的 21 号染色体。一个属于在 14 号和 21 号染色体间 Robertsonian 易位的 Down 综合征男性，其核型是 46,XY,t(14;21)，并且其母亲是携带者，其核型是 45,XX,t(14;21)。

一个标准的实验室染色体分析是通过 G 显带技术来实现的。通过这种方法可以检测出许多常见的和相对常见的染色体畸形，并且在大多数病例中不需要进一步实验室检查工作。然而 DNA 重组技术是一项染色体分析的新技术，它是基于荧光标记的 DNA 片段与染色体的 DNA 进行杂交的标准法，被固定于载玻片上。然后可以通过荧光显微镜用肉眼直接来观察这些载玻片，也可以间接地在计算机上产生杂交的图像。这种技术被称作 FISH，即荧光原位杂交（fluorescent in situ hybridisation）。通过这种技术所获得的信息取决于为染色体杂交而准备的 DNA 片段。用于标记整条染色体的标记物是从一条染色体上所获得的特有的 DNA 组成，而现在这种标记物已经商业化，可以通过商业途径来获取。例如，整条染色体标记物可用以鉴别 G 显带技术无法辨别的额外染色体物质的来源。整条染色体标记物在定位精细而复杂的染色体易位方面也很有帮助。目前在技术上已有可能用 21 号染色体标记物标记未经培养的分裂间期细胞，以发现 21 三体。这时在细胞中

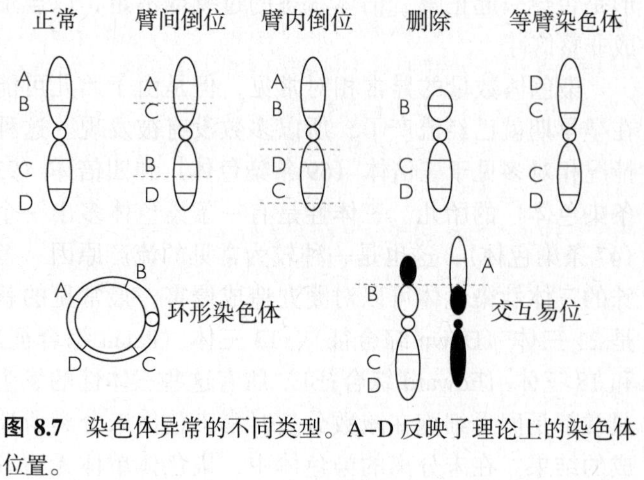

图 8.7 染色体异常的不同类型。A–D 反映了理论上的染色体位置。

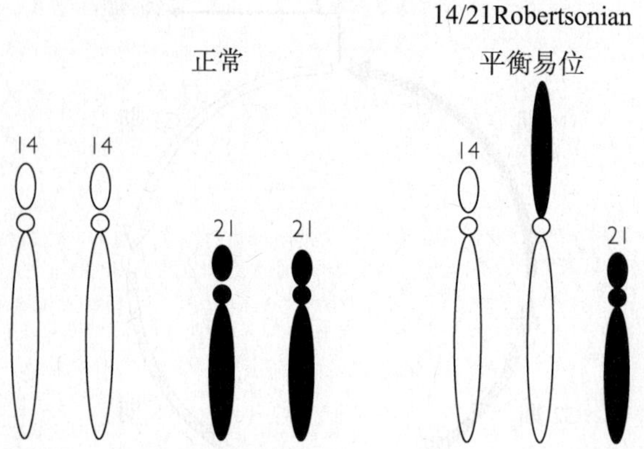

图8.8 Robertsonian 易位。

正常位点的 2 个荧光核对侧会呈现出 3 个荧光核，这就表示 3 个 21 号染色体。

荧光标记的小型 DNA 片段，对应于从特殊的染色体区域获得的 40kb～50 kb（千碱基对），也可以被杂交成中期的染色体。通过传统的细胞遗传学分析，染色体删除不能被发现，但可以应用 FISH 法来辨别。一个正常的染色体核型有 2 个杂交信号，均来自于每一个染色体的同一个部分。一个包含对应于 50 kb 的 DNA 碎片染色体片段的亚显微染色体删除核型，只会呈现出一个杂交信号。举个例子，22q11 的亚显微染色体删除出现在大多数的 Di George 综合征的病例中（见第 28 和 32 章），这只有用 FISH 分析法才可以发现。FISH 法诊断亚显微染色体删除可能是发现特殊临床综合征的有效途径。

遗传模式

单基因遗传病有三种遗传模式：常染色体显性遗传（AD）、常染色体隐性遗传（AR）和 X 连锁隐性遗传（XLR）。其他罕见的遗传形式包括：X 连锁显性遗传（XLD）和线粒体病，它们也属于遗传印记的畸形。现在对由 DNA 不稳定元素遗传引起的疾病的认识正在不断提高（见下文）。

常染色体显性遗传（AD）

AD 病具有从双亲到孩子的垂直遗传特征，并且其特点是男到男的遗传（图 8.9）。

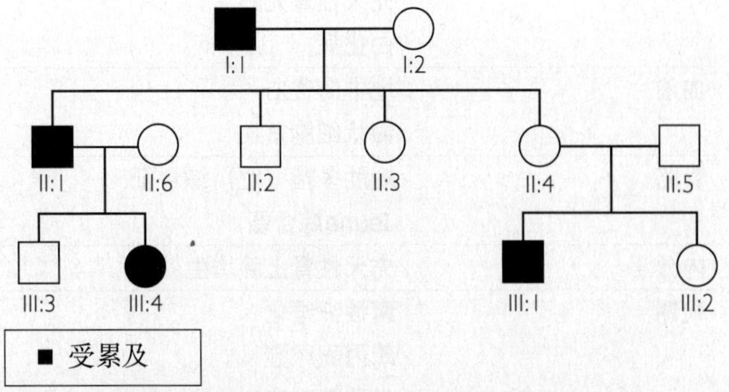

图8.9 常染色体显性遗传。注意男性到男性的传播，以及Ⅱ:4 并未受到传播。

AD 病是在负责该病的两个基因的一个或另一个出现了错误。AD 病患者的孩子有 50:50 的几率从其父母处遗传到负责该病的基因。有许多 AD 病的例子，包括：多发性神经纤维瘤 1 型和 2 型、家族性腺瘤性结肠息肉病、肌强直性营养不良和亨延顿舞蹈病（Huntington's disease）。AD 病的表现和外显率通常都较多变。比如说多发性神经纤维瘤 1 型是一种 AD 病，一般几乎在有多发性神经纤维瘤 1 型基因错误的人群中出现，这就意味着该病有几乎完全的外显率。然而，患有该病的不同人群可能有不同表现方式，一些表现为轻度的皮肤损伤，其他则有严重的大脑并发症。这就意味着该病的表现较为多变。相反，遗传类型罕见的、有单基因错误的视网膜母细胞瘤的人群中仅有 80%将确实会进展成为眼部肿瘤。视网膜母细胞瘤的外显率和基因错误表达率是一致的，为 80%。

AD 病通常在新生儿期是看不见的。发病较频繁的 AD 病如表 8.2 所列。

常染色体隐性遗传（AR）

当孩子被诊断为 AR 病，那么他的负责该病基因的两个复本都发生了错误。因此他的父母都携带有该错误的基因，即一个是正常的基因，另一个是错误的基因。孩子的四个(外)祖父母中的两个也都携带有错误的基因，并且这个孩子的许多亲戚也同样是未知的携带者（图 8.10）。在多数病例中 AR 病的携带者不会受任何影响。当父母双方都携带有同一个错误基因，那么他们的每一个孩子就有 25%的几率受到影响。若同胞为健康携带者，那么他们孩子的患病率取决于其配偶是否也是一个携带者。AR 患者的孩子都将自动地成为

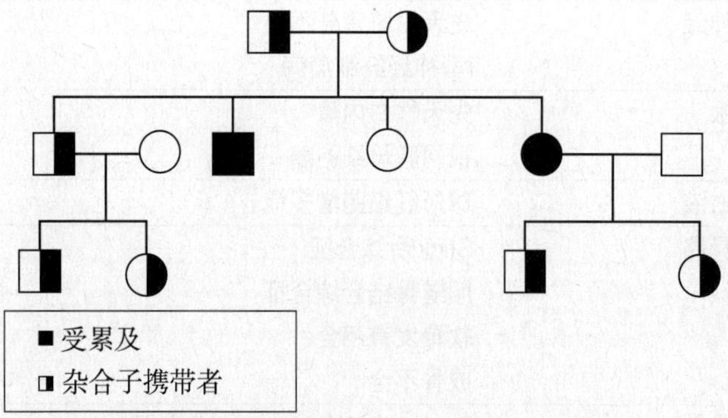

图8.10 常染色体隐性遗传。

携带者。这个孩子受影响的几率取决于其双亲中健康的那个是否携带有同样的错误基因。

AR病通常都在新生儿期出现，并且该病的种类取决于受累的人群。每一个地区的人群都有其特有的AR病，在他们当中该种病的携带者比率最高。举个例子，囊性纤维病（CF）在西欧是一种非常常见的AR病。然而，镰状细胞性贫血在西非是最为常见的AR病。常见的AR病包括CF、镰状细胞性贫血、多种黏多糖贮积症、β-地中海贫血、脊髓性肌萎缩和先天性肾上腺增生（表8.3）。许多这些病都可以通过产前诊断而发现。

X连锁隐性遗传

在X连锁隐性遗传病中，几乎所有受累的均为男性，女性可能为携带者（图8.11）。经典的例子是血友病A和B、Duchenne和Becker肌营养不良以及Hunter综合征（黏多糖病的一种）。

一个XLR男性患者的女儿都是肯定的携带者。一个XLR男性患者的儿子都是正常的，因为他遗传了他的Y 染色体，而没有遗传他的X染色体。当一个母亲是XLR病的携带者，那么她的每一个儿子都有50:50的几率受到影响，她的每一个女儿都有50:50的几率成为携带者。对于某些XLR病可能有相对高的变异性，并且受累男孩可能并没有家族史。大约有1/3 Duchenne肌营养不良病的出现是新变异的结果。产前诊断可以筛选出较多的XLR病。在新生儿期较常见的X连锁疾病见表8.4。

表8.2 新生儿临床实践中的常染色体显性疾病。

受累系统	病症
神经	先天性肌营养不良
	Ⅰ型神经纤维瘤病
眼	先天性白内障
	视网膜母细胞瘤
血液	球形红细胞增多症
骨骼	Stickler综合征
	颅缝骨结合综合征
	软骨发育不全
	成骨不全
其他	Beckwith–Wiedemann综合征
	Noonan综合征

多基因遗传

许多先天性的疾病都没有明确的遗传模式，并且可以被分类为多基因性或寡基因性，这种疾病可能是由几个基因共同作用的结果。一个很好的例子是唇裂和腭裂，这些病一般缺乏家族史。然而，唇、腭裂在单卵双生子中有较高的一致性，提示是一种遗传影响。

其他形式的遗传

还有许多罕见的遗传形式，包括XLD，它很难与AD相区别，除了女性是较轻的受累者之外，也不具有男到男的遗传特点。XLD的一种疾病是低磷酸盐性佝偻病。

线粒体遗传病表现出很独特的遗传模式。大多数线粒体中的蛋白质都是由核基因编码的，但是线粒体也含有它们自己的18kb的小基因组，而且每个细胞都有多个拷贝。线粒体基因组独立复制，并且比核基因频繁。许多重要的线粒体蛋白质都由线粒体基因组所编码。线粒体仅经由卵母细胞遗传，而不是通过精子。因此当线粒体基因组的一个基因出错，那么它将会在女性的家族成员中遗传，而并非男女家族成员都会受累。男性患者的孩子将不会遗传其错误的线粒体基因。线粒体病的孩子可能呈现出多种症状，包括肌阵挛性癫痫发作、急性酸中毒、肌无力、耳聋或糖尿病。

表8.3 新生儿临床实践中的常染色体隐性疾病。

受累系统	病症
神经	脊髓性肌萎缩
	先天性肌病
眼	先天性白内障
	先天性青光眼
	白化病
血液	地中海贫血
	镰状细胞贫血
骨骼	短肋多指（趾）综合征
	Jeune综合征
内分泌	先天性肾上腺增生
代谢	囊性纤维化
	苯丙酮尿症
	半乳糖血症
	α_1-抗胰蛋白酶缺乏

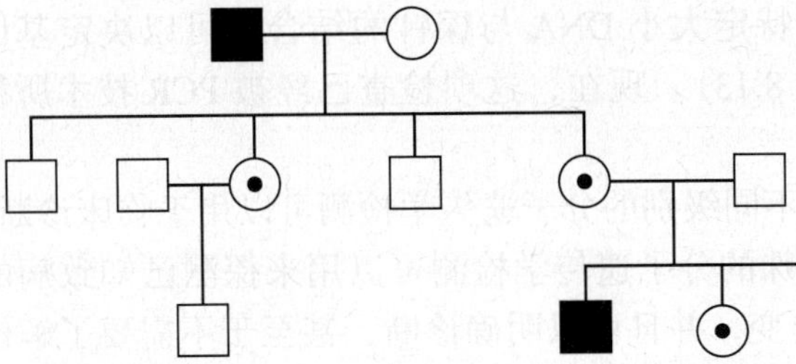

图8.11 X连锁隐性遗传。

许多线粒体基因组的突变和删除患者的临床表现有很多种情况，包括MELAS（肌阵挛型癫痫、乳酸酸中毒及卒中样发作）和MERRF（肌阵挛性癫痫发作伴肌肉活检发现破碎红纤维）。更为复杂的疾病有Leber遗传性眼病，它是一种具有特征性线粒体突变的线粒体遗传疾病，但是其表现类似XLR病。

一些疾病会表现出称为遗传印记的现象。印记基因在减数分裂期被标记,以表明印记基因究竟是来自于双亲中的哪一方。一些基因之所以重要，不仅是它遗传了两个拷贝，而且是它遗传了双亲中的某一方。一些基因可以被切成片断，这依赖于是双亲中的哪一方传递了那条基因。一个很好的例子是：染色体15q存在着小的删除，该异常的影响取决于是双亲中的哪一方15号染色体存在删除。如果删除是发生于来自健康父亲的染色体，那么孩子就会发展成为Prader-Willi综合征。如果删除是发生于来自健康母亲的染色体，那么孩子就会有完全不同的临床表现，即Angelman综合征。15号染色体该区上的基因也因此而被印记。此外，

表8.4 新生儿期的X连锁隐性遗传

受累系统	病症
神经	Hunter综合征
眼	Lowe综合征 眼白化病
血液	G6PD缺乏 血友病
骨骼	釉质生长不全
内分泌	雄激素不敏感综合征
代谢	肾上腺脑白质萎缩 Fabry病 Lesch-Nyhan综合征 甾体硫酸酯酶缺乏

如果孩子有两个15号染色母体拷贝（母体二体性），而没有父亲方的拷贝，那么这个孩子就将会发展成为Prader-Willi综合征。其他表现为印记效应的包括：Russel-Silver综合征、Beckwith-Wiedemann综合征和新生儿一过性糖尿病。

遗传性疾病的一种新的分子机制是遗传性不稳定三联密码重复扩增。至少有9种不同的疾病是由这种现象所造成。其中之一就是，正常人在特定的基因中有稳定数量的DNA三碱基复本（如：20个拷贝的CAG），该基因的功能正常，并且在其后代基因中拥有同样数量的复本。受累及者的那个基因复本会有所增加（是100个复本），并且此人后代则可能有200个该三碱基复本，其疾病程度会更加严重。这在分子遗传学研究中认为是一种早现遗传的遗传相关现象，即病情一代比一代严重的现象。最典型的例子就是先天性肌强直性营养不良、轻微受累的母亲可能会有一个病情严重的孩子。在这个病例中，母亲的三碱基复本数量并不多，可能只有150个，但在她受累及的孩子中复本数就可能是数百个。

这个分子学机制可以用来解释脆性X染色体综合征、亨延顿舞蹈病、Friedreich共济失调,、不同形式的脊髓小脑性共济失调，并且可能还有更多种类的疾病。

单基因遗传病的分子遗传分析

单基因遗传病的实验室检查已经开展了相当长的时间。血红蛋白电泳测定镰状红细胞性贫血及地中海贫血，以及酶切分析家族性黑蒙性痴呆病对于解决个体家系的临床问题非常有效。然而，现在已有日益增多的特殊DNA碱基测试用于单基因遗传病诊断和预测。

有两项用于分子遗传学分析的主要技术是聚合酶链反应（polymerase chain reaction, PCR）和Southern印迹法（Southern blotting）。PCR技术即从很少量的DNA模板上将特殊的基因片断大量扩增（图8.12）。必须知道被扩增区域的DNA序列，以便于设计和合成相应区域的单链DNA（寡核苷酸引物）。加入的寡核苷酸引物的数量大大超过DNA模板，以及耐热的DNA多聚酶和游离的核苷酸（A、C、T、G）。混合物被加热以至DNA模板的两条链分开，然后再行冷却。当

DNA 被冷却时，寡核苷酸连接到模板序列上，并由聚合酶扩增。一个新的模板 DNA 拷贝就因此产生了。这个周期大约重复 30～40 次，使目标序列的数量呈指数级的增加。

通过 PCR 方法产生 DNA 可以用于许多方面去探察 DNA 序列的异常。有许多技术被用于筛选突变的 PCR 产物，如单链构象测定法或者变性梯度凝胶电泳法。在某些病例中，完整的 PCR 产物的序列可以被确定。用于检测突变的特殊 PCR 测定法已经较为成熟，如抗扩增突变体系（amplification resistant mutation system, ARMS），或者用特异的 DNA 限制酶来识别已知的 DNA 突变序列。

Southern 印迹法是一个耗时较长的过程，包括通过限制性内切酶消化较大数量的 DNA 分子。被消化的 DNA 然后通过琼脂糖凝胶进行电泳，产生不同大小的 DNA 条带。然后 DNA 被转移并固定在膜上。固定的 DNA 被杂交到专门用于该基因分析的标记 DNA 探

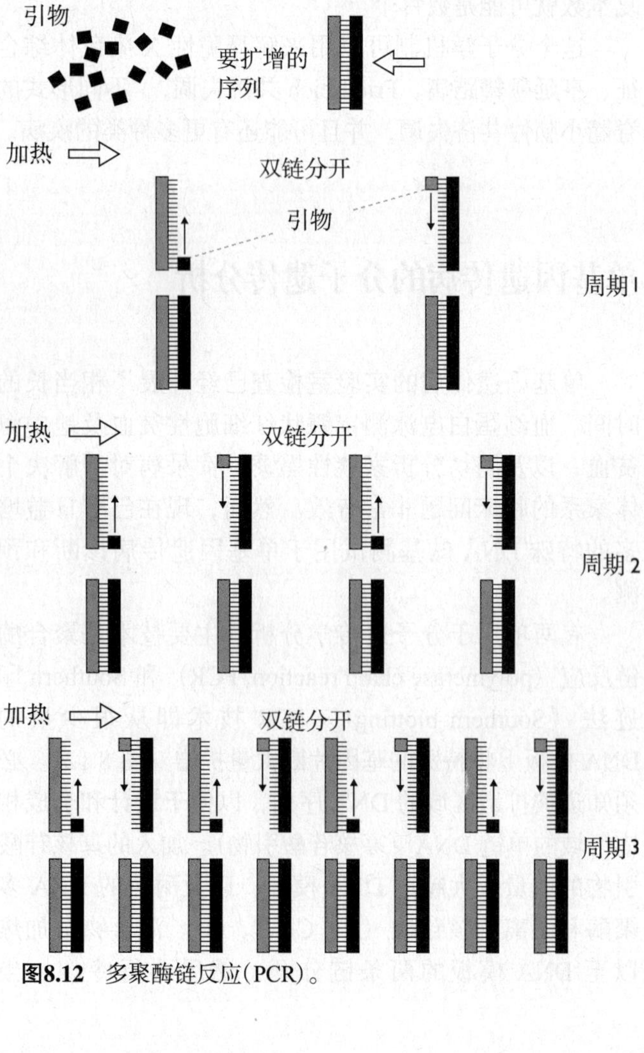

图8.12 多聚酶链反应(PCR)。

针上，特定大小 DNA 与探针的结合物可以决定基因型（图 8.13）。现在，这项检查已经被 PCR 技术所替代。

有不同级别的分子遗传学检测可以用于临床诊断。一些特殊的分子遗传学检测可以用来探测已知致病的 DNA 突变，并且可以明确诊断，甚至于不需要了解任何患者的临床状况。举个例子，PCR 可以探测囊性纤维病基因的两个拷贝中的 ΔF508 删除，并且立即做出囊性纤维病的诊断。因为致病基因已被分离出来，且特殊致病突变已被确定，因此这样的定向突变测试是可能的。同样，在几乎所有患有脊髓性肌萎缩的儿童中，PCR 测试可以探察到在染色体 5q 上 SMN 的两个等位基因外显子 7 和 8 的删除。Southern 印迹分析从患有先天性肌强直性营养不良的婴儿体内获取的 DNA，可在 19 号染色体上的肌强直蛋白激酶基因上发现大量重复的 DNA 三联体序列。

在其他的一些病例中，分子遗传学诊断能够直接做出诊断，无需进一步证实。举个例子，在提示有 CF 病史的儿童体内存在有单 ΔF508*CFTR* 基因突变，则增加了其受累的可能性。

在某些情况下，当没有一个已知基因，或者只有非常少量已知基因突变时，那么基因探查可以预测是否在家系中有某个家庭成员受累。这就是连锁分析。这样的研究需要对每一个家庭成员进行仔细的临床检查，以确定他们是否受累。当他们的临床状态明确后，才采取 DNA 样本。

家族中的基因探查分析是利用不同人基因正常变异性的特性。有些遗传区域显示个体间存在着广泛变异。从该区域内可探察到许多变异的 DNA 标记物，这被称为多态性。每一个多态性标记物的变异被称为一个等位基因。现在有数千的多态性标记物涵盖了大多数人类基因组,并且发现这些标记物与大多数已知的基因十分接近。现在有数种类型的多态性 DNA 标记物，它们具有不同数量的特异性 DNA 酶切识别位点，或者有限制性内切酶片段长度多态性特点。还有其他一些用来探察未知的 DNA 重复序列的数量变异性，它们被称作微卫星或小卫星序列。

如果可以区分两个等位基因的多态性标记物，即通过标记物的来源而辨别特殊染色体的两个拷贝，那么标记物可以提供个体信息。当已知基因的位置，但是还没有发现具体是哪个基因时，位于基因两侧的具有信息性标记的等位基因将会随着所研究基因的每个

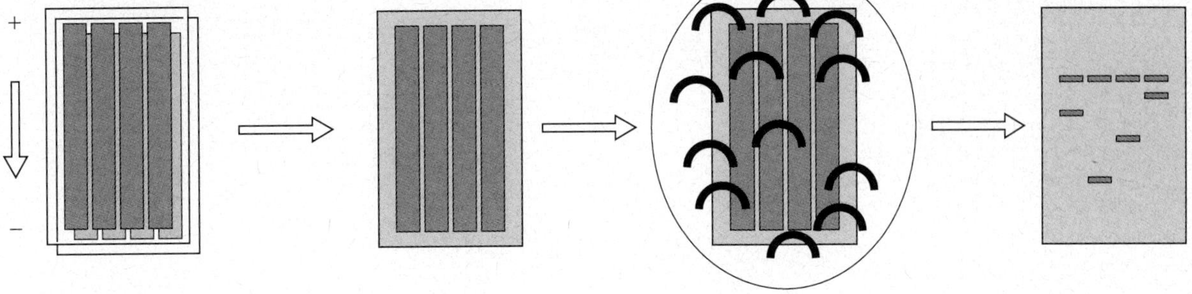

图8.13 Southern 印迹法和杂交。

拷贝遗传。这一点可以被用来预测孩子的临床状况。

如果在某受累家庭成员身上发现一组等位基因，而不存在于未受累者，那么这些等位基因在高危个体中存在与否可以用来预测他们受累及的几率。图 8.14 所示的是一个 AR 病连锁分析的例子。这种形式的连锁分析经常被用于具有 XLR 家族史的病例中，如 Duchenne 肌营养不良等，这样可以推测某个女性是否是携带者。这样的连锁分析也可以用于产前诊断。

由于连锁分析本身的特点，它较定点突变实验更易出错。并且，重组可能发生于多态性标记物中，所以它评估一个人的临床状况有一定的困难。然而，由于分子遗传学的飞速发展，在很多不同的基因中发现更多的突变，因此连锁分析常常被定点突变实验所替代。

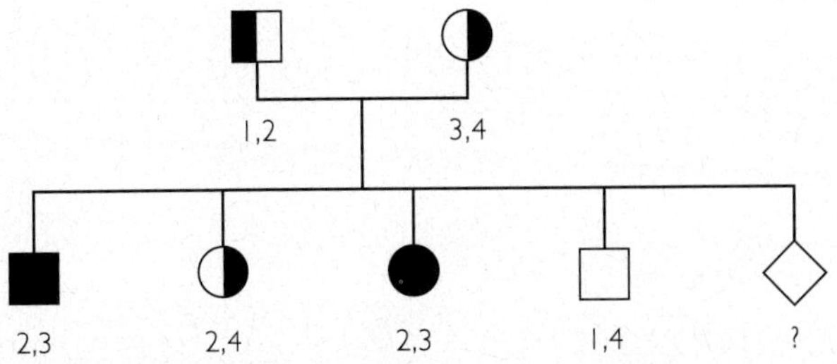

图8.14 用基因内多态性标记物对一个常染色体隐性疾病进行连锁分析。等位基因 2 和 3 与基因突变有关，可被用于预测另一同胞的状态。

一项更新的技术是将数千个分离的 DNA 片段固定于一小块有规则微点阵的硅酮或玻璃上，通俗地说就是 DNA 芯片。这项技术使数千个个体 DNA 分析变得十分迅速，并且在遗传疾病的遗传分析以及癌症的分子遗传学方面有很多潜在的应用。然而 DNA 芯片还未常规地应用于遗传诊断。目前有许多其他新的分子遗传学实验正在发展阶段，并且它们可能将涵盖所有可用的领域，但是很明确的是，新的遗传诊断将会改变许多婴儿疾病的临床治疗。

扩展阅读

Connor J M, Ferguson-Smith M A 1997 Essential medical genetics. 5th edn. Blackwell Science, Oxford
Lewin B 1994 Genes V. Oxford University Press, Oxford
Online Mendelian Inheritance in Man. A list of genetic disorders and the latest genetic developments for each condition. Website http://www3.ncbi.nlm.nih.gov:80/
Strachan T, Read A P 1996 Human molecular genetics. Bios, Oxford
Watson J D, Hopkins N H, Roberts J W, Steitz J A, Weiner A M 1993 Molecular biology of the gene. 5th edn. Benjamin Cummings, Menlo Park, California

第9章

产前诊断和胎儿医学

Mark Denbow, Phillipa Kyle

引言

产前诊断和胎儿医学不断取得进步和发展。超声成像技术的改善提高了胎儿畸形的检出率，特别是对于中枢神经系统（CNS）疾病，还可利用其他检测手段，如磁共振影像（MRI）技术，进行详细的鉴定。

对于那些有非整倍体遗传的高危人群，在妊娠早期（妊娠头三月）开展生物化学和超声检查相结合的检测方法来进行产前检查的体系已经建立起来。分子学技术仍然是较精确的，可以精确鉴定母体循环中游离的胎儿脱氧核糖核酸（DNA）。该技术已经取得了引人注目的发展，使通过无创检查技术测定胎儿 Rh 因子成为可能。

有创的胎儿健康检查技术正逐渐被取代。现在可以通过检测大脑中动脉（MCA）血流速度来诊断胎儿贫血，对于胎儿生长迟缓者，可以通过分析动、静脉循环确定分娩的最佳时间。

现代胎儿医学领域中，单绒毛膜双胎妊娠的并发症仍然是工作难点。困难在于如何处理非协调性胎儿畸形和输血引起的并发症，包括双胞胎输血综合征（TTTS）。现在已经开发出几种相对安全的阻断胎儿间血流的技术。

胎儿外科学也不断取得进展。以往的直视手术中，母亲的并发症较为常见。目前该领域已将重点从直视手术转移到内镜技术，并较多关注于神经管缺陷（NTD）和先天性膈疝修补术。

胎儿生理学

多年以来，我们对于胎儿生理学的理解都是通过间接渠道获得的。因为早产新生儿和妊娠胎儿的生理情况相近，我们通过观察早产新生儿，然后逆向推断妊娠中期的情况。无创技术如胎心产力描记术、超声和多普勒技术在了解胎儿循环、胎儿生长和胎儿行为方面提供了帮助。对于胎儿生物化学和内分泌方面的信息历来是通过对羊水分析而获得的，羊水的主要成分是胎儿尿液[95]。胎儿循环方面的主要发展是在 20 世纪 80 年代，通过血液学、生物化学直接在宫内对胎儿进行评估。了解妊娠中期胎儿各项指标的正常值对于许多胎儿疾病的产前诊断是必需的，它是更有效地治疗母亲异源免疫和较好处理发育迟缓的基础，而且是其他胎儿诊断和治疗方法的前提。虽然更为详细的介绍可以通过其他途径获取，但关于胎儿生理学的临床主要方面将在下面进行概述[358]。

血液学

妊娠期胎儿的血红蛋白（Hb）、血细胞比容（PCV）和红细胞总量增加，而平均红细胞容积（MCV）、网织红细胞和有核红细胞（RBC）明显减少[151,263]，这反映出胎儿造血组织增加了，而且从肝造血逐步向骨髓造血转变。血红蛋白的正常范围是：孕 17 周时为 9～13g/dl，足月时为 13～18g/dl[293]；血细胞比容在孕 18 周时为 29%～42%，孕 30 周时为 35%～48%[151]；髓细胞系和血小板不随妊娠变化，血小板通常超过 150×10^9/L；凝

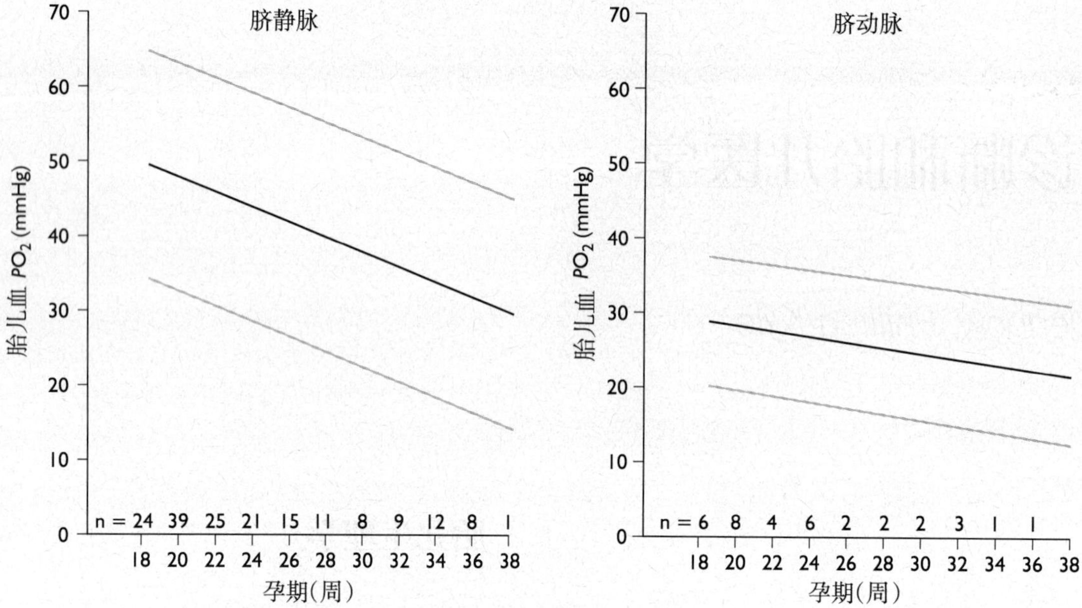

图9.1 妊娠期间脐静脉和脐动脉血 PO_2 的参考范围（平均值和95%分位）。(摘自 Nicolaides et al[296])

血因子较成年人有所减少[260]。

酸碱平衡

正常妊娠时，pH 值会随孕龄变化，脐静脉 pH 值范围是 7.32～7.44。另一方面，PO_2 会随孕龄增加而下降，而 PCO_2 和碳酸氢盐会随孕龄增加而上升。胎儿 PO_2 的下降是为了代偿胎儿血红蛋白的上升，这样总的氧含量保持不变，保持于 6～7mmol/l。脐静脉和脐动脉血的正常值范围见图 9.1[296]。

心血管生理

孕 20～33 周的平均脐静脉压力是 4～5mmHg[314]。以输入已知量的红细胞而引起胎儿血细胞比容变化为基础，血容量可以在活体的状态下测定。胎儿胎盘血容量可以从孕 18 周的 25ml 上升到孕 31 周的 150ml，而在同一时期胎盘血容量相对于胎儿体重从 117ml/kg 下降到 93ml/kg[294]。

生物化学

现在可以获得肾、肝和骨电解质和生化指数的参考范围[152,267]。胎儿体内的钠盐和钾盐与母体内的水平相同。胎儿的血糖低于母亲，由此形成的血糖母胎梯度使母亲体内的葡萄糖通过胎盘运输到胎儿体内[305]。在妊娠中期，胎儿胆红素是母亲的 3 倍，而白蛋白水平却明显较低，但是白蛋白会有所上升：从孕 15 周的 16g/l 上升到足月时的 40g/l[267]。

肾功能

宫内的尿素氮和肌酐水平反映了胎盘的排泄功能，而不是反映肾功能。随着孕龄的增加，尿钠和尿磷酸盐下降，肌酐上升，肾小管功能不断成熟且肾小球滤过率增加。然而，钾和尿素氮却没有变化，这提示肾小管分泌和肾小球滤过的同时，发生了肾小管重吸收。正常值的参考范围与孕龄相关，可用于评估阻塞性尿路病变胎儿的肾功能[303]。

胎儿痛觉

这是一个复杂的领域，但是随着胎儿内、外科学的发展，宫内（通常是胎内）干预机会增加，这一领域变得重要起来。可以明确的是从孕 18 周起，胎儿对于疼痛刺激会做出应激反应[163,164,402,403]，但是胎儿是否感知到疼痛尚未确定。在孕 16 周时神经元首先连接皮层和其他脑组织，并且它们可能被不愉快的经历所激活，而不是疼痛激活。到孕 26 周，伤害感知系统建立起来并行使功能[224]，胎儿可能从这个阶段感知到疼痛。这使得在妊娠中三月和妊娠末三月进行有创操作时要考虑到胎儿的镇痛。然而，选择最安全和最有效的镇痛方法和常规，并且在此过程中不增加胎儿和母亲的危险性是一项严峻的挑战。

产前诊断

超声

超声是探查结构异常的主要方法。自从报道在妊娠末期用超声探查胎儿畸形以来，发现了许多畸形[62]。随着超声成像技术的进步，微小畸形的发现数量有所增加，包括染色体异常的细微标记。

超声诊断标准在实践中不断完善，并且由此而受益的人群也在增加。以前通过多方面的超声标准而划分不同的等级，用于表示检查到的胎儿解剖（Ⅱ级或更高），但现在已经废弃使用了，因为通过产科扫描就可以清楚地呈现一般的胎儿结构[134]。

常规的超声筛查已在英国推行[366]。在孕 18～20 周时开始进行这项检查，此时的心脏和肾结构可以被辨别。常规筛查可以发现 60%～80%主要的先天性畸形和 35%少见的先天性畸形[78,236,242]，这与在美国喜欢用的基于适应证系统[280]的 25%发现率形成比较[193]。

超声诊断的主要方面将在下面进行概述，详尽的介绍可以通过其他途径获取[364,432]。

神经管缺陷

以前筛查 NTD 最早的方法是检测孕 16 周时母亲血清甲胎蛋白（AFP），通过羊膜穿刺术获取羊水的 AFP 和乙酰胆碱酯酶而取得阳性结果。然而，仅有 88%无脑畸形胎儿和 79%脊髓脊膜膨出胎儿可以在产前检出。此后逐渐发展为在采血过程中结合超声检查。这是因为：首先，排除双胎和宫内死亡，因为这两者的 AFP 会升高；其次，AFP 筛查的精确度取决于胎儿双顶径[419]的大小，但是脊髓脊膜膨出胎儿的双顶径较小。

无脑畸形的诊断较为简单：在测量双顶径的标准切面中看不到颅顶。查明开放性脊髓脊膜膨出较为复杂。虽然肉眼观察纵切面时，看见脊椎破裂或软组织影可以发现较大缺陷，但是小的缺陷，只有在椎骨局部的横切面中才可以发现在侧面有微小的裂开。这些视图较难发现，尤其在胎儿脊柱背对着子宫壁的时候。几乎所有脊髓脊膜膨出胎儿都能看到有两个头颅的征象，这大大提高了筛查的准确率。额骨的扇状征象即头部呈柠檬样（“柠檬”征），然而正常的哑铃状小脑是无法显示或呈香蕉状（“香蕉”征，图 9.2）[158,292,335]。“香蕉”征象是由向下疝出的后颅窝内容物和颅内容量的减少形成的。

理论上超声筛查发现“柠檬”征和“香蕉”征可以发现 96%～100%的脊髓脊膜膨出[61,412]。重要的是认识到超声既可以进行筛查，又可以进行诊断，那些胎儿的小型脊柱缺陷在筛查过程中存在着可疑的颅脑征象，只有有经验的操作者通过细致的超声扫描才可以发现。多数医学中心都省去了检测 NTD 的 AFP 筛查，虽然其他地方还保持着“双保险”方法或作为唐氏综合征筛查的一个组成部分。虽然未对 AFP 检查与超声检查的精确性进行对照试验，但现在脊髓脊膜膨出基本上通过超声诊断。脊髓脊膜膨出胎儿羊水的浓度升高可能也可以确认是否存在 NTD，但这一方法的可靠性尚未得到证实[240]。

其他颅骨脊柱畸形

脑室扩大可以在横切面通过对从侧脑室大小到脑半球宽度的各项指标测量[63,164]或侧脑室后角腔的扩大[65]进行宫内诊断。除非脑室存在着进行性和严重的扩大，检查者应该对微小的脑室扩大的超声图像进行反复判读，尤其是在妊娠中期的三个月。梗阻水平的确定取决于第三、四脑室和脑导水管的检查结果。积水性无脑畸形要与严重的脑积水相鉴别，前者没有中线结构，并且缺乏残留的皮质，但是在一些极少数病例中很难区别。在积水性无脑畸形中，中线部位脑室融合的变化范围取决于胚胎发育过程中前脑无法分裂开的程度[336]，而且通常并发面部畸形。诊断小头畸形时，一系列头围的测量值应该低于正常均值的 3～4 个标准差（SD），这样可以排除生长迟缓

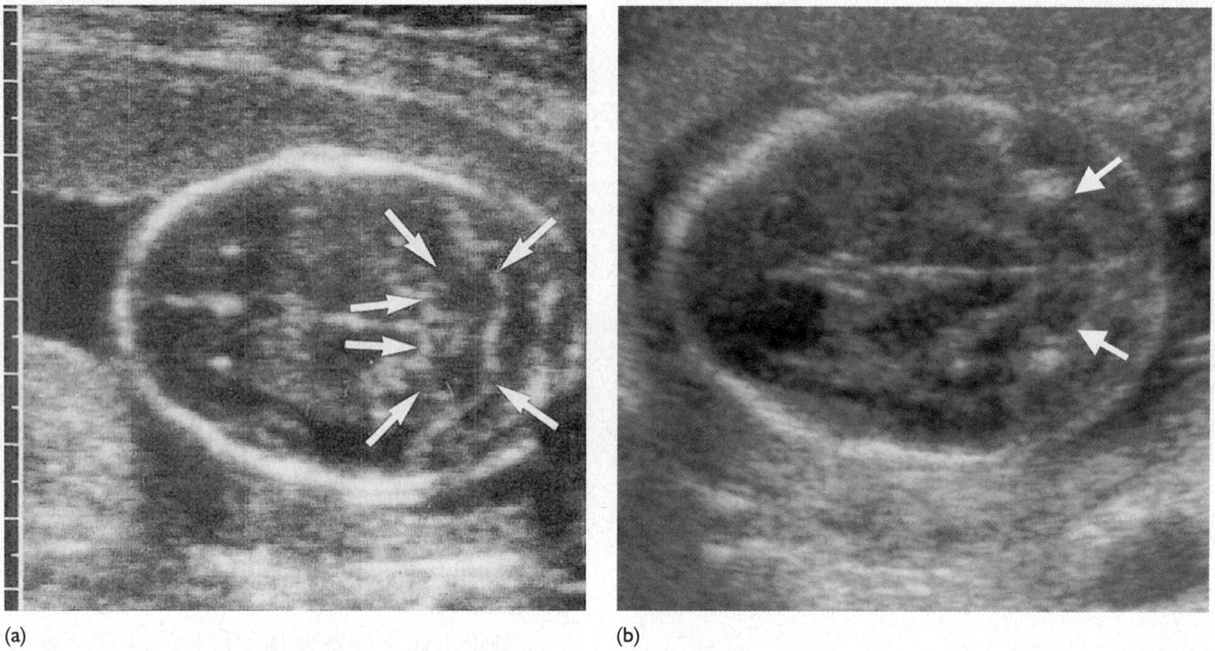

图9.2 (a)孕18周时超声显示正常的哑铃状小脑（箭头所指）。(b)相同孕周的脊柱裂胎儿显示小脑的后凸（“香蕉”征，箭头所指）。

或错误的孕周。脑室腔和颅内囊肿、肿瘤和颅内出血超声表现比较容易鉴别。胼胝体发育不全中，发现有侧脑室的分离，并伴有第三脑室向上移位，这对于诊断较为困难，而且通常发现伴随有其他中枢神经系统的畸形[369]。

后颅窝畸形和显著的Dandy-Walker畸形的诊断是一项挑战。典型超声表现是伴有后颅窝囊肿的完全和部分小脑蚓发育不全。然而，在英国的三级医院中所获得一系列数据显示，有此典型超声征象的患者，尸体解剖中仅发现有43%（6/14）具有这种畸形[68]。对于复杂的神经系统畸形的诊断还需要借助于胎儿的MRI评估（见下文）。

心脏缺陷

以下描述的是正常的胎儿心脏超声表现和已被诊断的大范围心脏缺陷。在孕18周时横切面的四腔心脏检查可以发现大约20%～40%严重的先天性心脏病[133,379]。尽管在心脏超声检查中会遗漏一些小的心脏畸形，如房（室）间隔缺损，但是主要心脏畸形如心室发育不全、房室间隔缺损和三尖瓣闭锁都可以被发现。看清楚腔静脉和右心房、心室和心房的连接较为困难，但是如果心脏超声作为常规的筛查手段，理论上其检出率可以超过80%[395]。由于心脏畸形的形成有一个逐渐演变的过程，因此在做心脏超声扫描时，心脏可能呈现出正常的形态而出现漏诊。

胎儿超声心动图检查的指征包括心脏四腔切面有异常、兄弟姐妹有先天性心脏病或有家族史、暴露于有诱导心脏畸形因素的环境中、整倍体胎儿颈半透明度(NT)增加、单绒毛膜双胎妊娠。大血管异常如肺动脉狭窄、动脉和大血管错位可以高度精确地诊断[97]。彩色血流多普勒可以促进对心脏结构的认识，并且M型超声和脉冲多普勒可以提供心脏功能的信息，这对于心律失常特别有用。

胸腔内缺陷（见第31章的新生儿外科治疗）

大多数胸腔内缺陷在产前鉴别都是良性的，其重要意义在于它们会伴随有肺动脉的发育不良。对发育中的肺压迫严重程度的间接指标是纵隔移位的程度，并且由于胎儿吞咽功能受到限制造成羊水过多，静脉回流受阻继发水肿。由于心脏的移位向右侧，积液的肠腔进入胸腔，并且腹腔内胃缺如，所以通过超声可以探查到左侧膈疝[75,277]。由于肝的超声回声与肺相同，所以右侧膈疝较难探查，尤其在没有羊水过多或胸腔积液的情况下。虽然小型缺陷可能被遗漏，但其诊断线索包括胆囊和肝静脉走向的紊乱。先天性囊性腺瘤样畸形（CCAM）的肺不同于单独的大囊肿，超声是

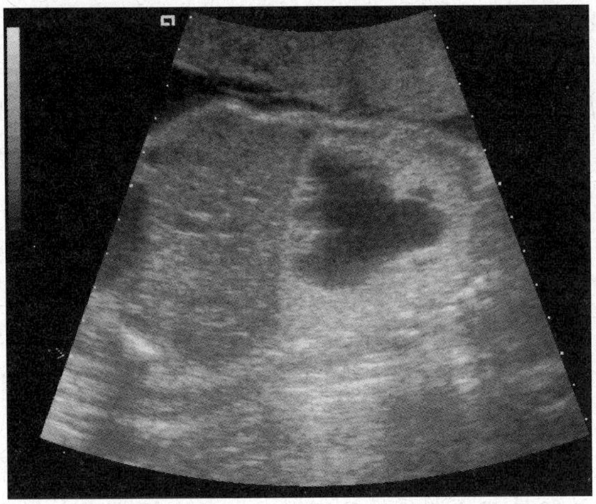

图9.3 肺天性囊性腺瘤样畸形（CCAM）。一个大型囊性CCAM的纵切面。

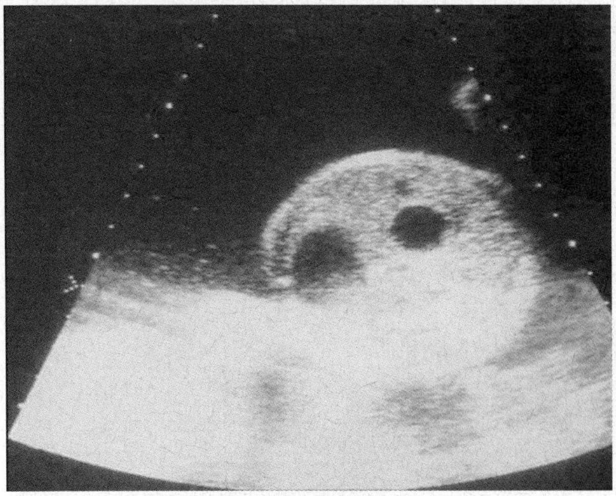

图9.4 十二指肠闭锁的“双泡”征象

实质性回声，并且预后很差[6,394]。虽然诊断技术发展了，但评估其预后较那些少数小的（6%）纵隔移位和水肿更困难[18,360]。一些会自行消失，大多数会变小，仅有一小部分会维持原状或有进行性改变。在产前通常无法进行确诊，并且CCAM、隔离肺、气管或支气管闭锁和先天性膈疝鉴别比较困难[218,243]。纵隔畸胎瘤的超声特征与III型固体或微小囊性CCAM损伤相似。

消化道缺陷（见第29章的新生儿外科治疗）

当出现羊水过多和没有胎儿胃部显影时就可以诊断食管闭锁，这些征象在常见的气管食管瘘中可能不存在[131]。十二指肠闭锁会出现羊水过多和典型的“双泡”征象（图9.4），这可能要到妊娠末三个月才会变得明显[284]。不像远端的梗阻，在以上两种疾病中合并的畸形较为常见。小肠梗阻伴随的羊水增多可能要严重于大肠梗阻如肛门闭锁，而肛门闭锁在宫内可能探测不到。可以看到肠蠕动，当有腹水时，肠穿孔可能会出现，或者更常见的有超声回声较高的胎粪性腹膜炎[40]。当肠内探测到孤立的回声必须仔细检查，这与囊性纤维化（CF）[274]和非整倍体有关，但这大多也存在于正常的胎儿中[130]。胎粪性腹膜炎也可能会出现假性囊肿，其鉴别诊断有胃肠道重复畸形与胆总管、肠系膜和卵巢囊肿。

在前一胎有较高的心脏和染色体异常发生时，脐疝与腹裂的区别是至关重要的[165]。脐疝的超声特点是它直接与脐血管和周围覆盖的膜相联系。非整倍体胎儿的脐疝大部分不伴有肝疝出[28,317]。较严重的是外中胚层中隆处的无法融合，如心脏异位、膀胱外翻、Cantrell五联症和体蒂异常，这些都是容易鉴别的。在英国，腹裂的发生率正在上升，其原因尚不清楚[330,398]。

生殖泌尿道缺陷（见第36章的新生儿诊断和治疗）

肾和泌尿道的畸形较为常见，并且相对容易识别，主要表现为囊性空腔样的梗阻性病变，它们都伴有以羊水过少为特征的尿液排出困难。肾缺如或下尿路梗阻性疾病都可以在孕18～20周时通过常规的超声检查发现，因为此时羊水的主要来源是胎儿排出的尿液，但是小的病变，如肾盂输尿管连接处的梗阻，可能要到病变晚期才会被发现。由于肾缺如的胎儿缺乏羊水不利于超声检查，在肾缺如处的肾窝图像显示极其困难。在这些情况下，可以通过阴道超声和/或羊膜腔内灌注来进行确认[143]。然而，肾动脉的彩色血流多普勒检查无法探查到肾动脉的彩色图像，从而证实其为无功能的组织，这可以提供充分的诊断依据[378]。

多囊肾可以通过囊腔较大和形状多变与肾盂积水进行鉴别，并且它们的间质位于中间（图9.5）[31]。婴儿多囊肾的囊肿在超声中较小，但是肾显示为增大，有异常的回声，并伴随有羊水过少。偶尔会有迟发性的婴儿多囊肾，在宫内检查时肾是正常的[362]。

轻度肾盂肾盏扩大的病理学意义是有争议的。研究显示进行性的扩大或者妊娠末三个月时的前后径≥10mm，就很有可能是病理性的[324]。下尿路梗阻性疾病超声图像的诊断主要依靠于严重性和梗阻的持续时间。

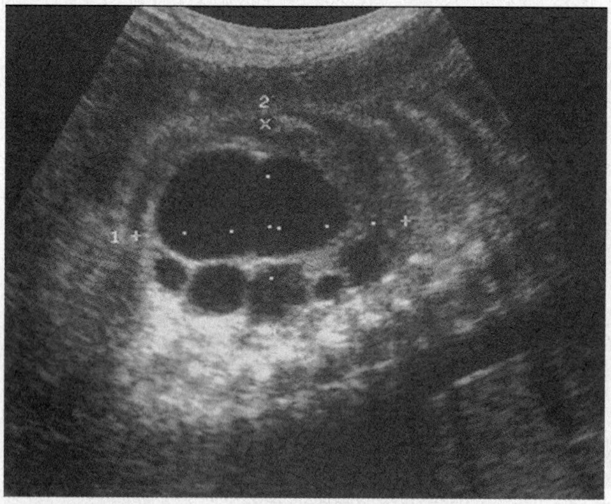

图9.5 多囊肾。

膀胱易于扩大，并且膀胱壁较厚，仔细的超声检查可以显示在后尿道瓣膜（PUV）处的上尿道扩张[196]。羊水过少、上尿道扩张和胎儿肾回声增强都有可能出现。

骨骼缺陷（见第38章的新生儿诊断和治疗）

通过常规的超声检查可以发现的独立畸形有脊柱后侧凸、短肢缺陷、骶骨发育不全、多指（趾）和屈曲畸形。通过对长骨一系列的测量，并探查骨骼形态异常或骨化异常的骨骼，有超过100种的骨骼发育异常能在产前诊断中发现，虽然严重的肢体短缩、头部、胸廓异常或羊水过多可能会引起超声专家的警觉，但是在缺乏既往史的情况下，明确确切的骨骼发育异常是困难的，这就需要在进行会诊前细致的评估手和脚、胸廓大小、颅面部和测量所有的长骨[364]。尽管如此，只有进行了如X片等其他检查后，才能够最后确诊。软骨成骨不全、致死性和畸形性侏儒症、严重的短肢缺陷都可以在孕18周时发现[135]，然而杂合子型的软骨发育不全要到将近妊娠末三个月时才能被探查到[136]。如果怀疑是软骨发育不全，就需要行羊膜穿刺术检测成纤维细胞DNA，发现有无成纤维细胞生长因子受体3（FGR-3）突变而引起的软骨发育不全[42]。异常的骨骼形态是肢体弯曲和致死性骨发育不全的特征，然而，骨痂形成和无机盐不足可以在Ⅱ～Ⅳ型成骨不全中看到[50]。无机盐不足也可以在低磷酸酯酶综合征和软骨成骨不全中看到。桡骨发育不全可以合并于18三体综合征出现，也可合并其他罕见的遗传综合征出现，如Fanconi贫血和无血小板减少性辐射（TAR）综合征。

软组织异常

唇裂，是否合并腭裂，可以通过观察胎儿脸部的冠状切面和横切面的影像来发现[367]。罕见的中线裂常伴随于其他的中线缺陷而发生，如前脑无裂畸形、头发育不全畸形或长鼻畸形。单独的腭裂产前诊断十分困难[334]。一般仅在有其他异常或高危人群通过仔细的超声检查才能发现。单独的单侧唇裂常伴随非整倍体遗传综合征，而这些增加了双侧唇裂和合并畸形的危险性。

水囊状淋巴管瘤通常以多分隔的薄壁囊性病变出现，多存在于颈部背外侧区[73]。它是由颈部淋巴结回流受阻而造成的[12]，在宫内水囊性瘤多会进行性增大，造成水肿，以致胎儿死亡[2]，水囊性瘤有可能会自发消失[79]。它们多出现于非整倍体胎儿中（50%～80%），因此，建议做染色体核型检查。水囊性瘤会有明显的广泛皮肤水肿和腹水，并且在许多病例中还会出现心包和胸腔积液、胎盘肿大和羊水过多。

其他显像模式

经阴道超声和磁共振影像（MRI）

在妊娠前三个月利用高频阴道内探头检测6～7cm内的病灶是最理想的。根据经验，脑镰、脊柱、肾、膀胱、手指和脚趾都可以在孕12周时被识别[406]。对于那些高危的孕妇从孕9～10周开始每两周进行这项检查。现在，包括NTD、水囊状淋巴管瘤和骨骼异常在内，这些疾病的数量逐渐增加[3,51]。事实上，一些专业人士建议在孕12周时对早期的畸形进行筛查[47]。然而，在妊娠前三个月诊断或排除畸形需要谨慎的态度，举一个例子，脐疝在孕11周以前都是生理现象[407]，在孕12周时胎儿的颅盖骨已经基本形成，这时才可以进行无脑畸形的筛查[170]。

经阴道超声也可在妊娠期间进入子宫颈部来预测是否足月产。测量子宫颈的长度要优于用生物化学、微生物学或内分泌的方法进行筛查，在进行筛查的同时有时需要对实际的长度进行干预，如环扎术，目前还没有对此进行过随机对照试验（RCT）。然而，有人指出对于高危人群，环扎至15mm是较为合适的[174]。

胎儿的MRI检查最早是在20世纪80年代开始

的。最近，MRI 更快的俘获时间帮助克服了由于胎儿活动所造成的采集图像困难（图 9.6）。虽然，它被用以进行以产前诊断为目的的检查，但它的优点在于评估颅内解剖，尤其是颅后窝的解剖。胼胝体发育不全和神经元移行障碍等许多疾病用 MRI 来探查都是较为可靠的。事实上，在英国，有 71%有颅内异常的病例，通过超声诊断得到修正[431]。很明显，MRI 对胎儿影响的经验还有待积累，但是 MRI 在产前诊断中占有一席之地。

Down综合征的筛查策略

过去，标准筛查策略是建议年龄超过 35 岁的孕妇进行绒毛取样（CVS）或进行羊膜穿刺术以做核型检查。由于在高龄产妇中仅有 25%～30%的 21 三体综合征胎儿出生，因此在人群中进行这项检查的人未超过 50%，所以很难相信实施这一检查后，Down 综合征的出生率仅仅下降了 15%[423]。新的策略提倡在不增加进行核型检查人数的前提下，提高检出率，这已经在实施了。

生物化学

有 Down 综合征胎儿的孕妇血清 AFP 的平均值是中位数的 0.7～0.8 倍[418]。由于这种关联与产妇年龄无关，对每一位产妇都进行了特定年龄和 AFP 值的校正危险度[89]。随后发现，有 21 三体综合征胎儿的孕妇人绒毛膜促性腺激素（HCG）[41]升高，尤其是游离 β-HCG，非结合性雌三醇降低[64]。这些指标与母亲年龄或指标之间都缺乏相关性，所以就用数学方法将这两个指标和母亲的年龄结合起来以预测胎儿为 21 三体综合征的危险性[420]。这些生化学指标变化的原因尚未明确，但认为与功能不成熟有关，在正常妊娠期间出现延迟的升高或降低。1∶250～1∶300 时敏感性超过 70%，有 5%的假阳性率。如果这个试验在整个人群中进行，那么本文中描述的假阳性率的百分比将是一个很不利的因素。此后，在孕 15～18 周时测定游离

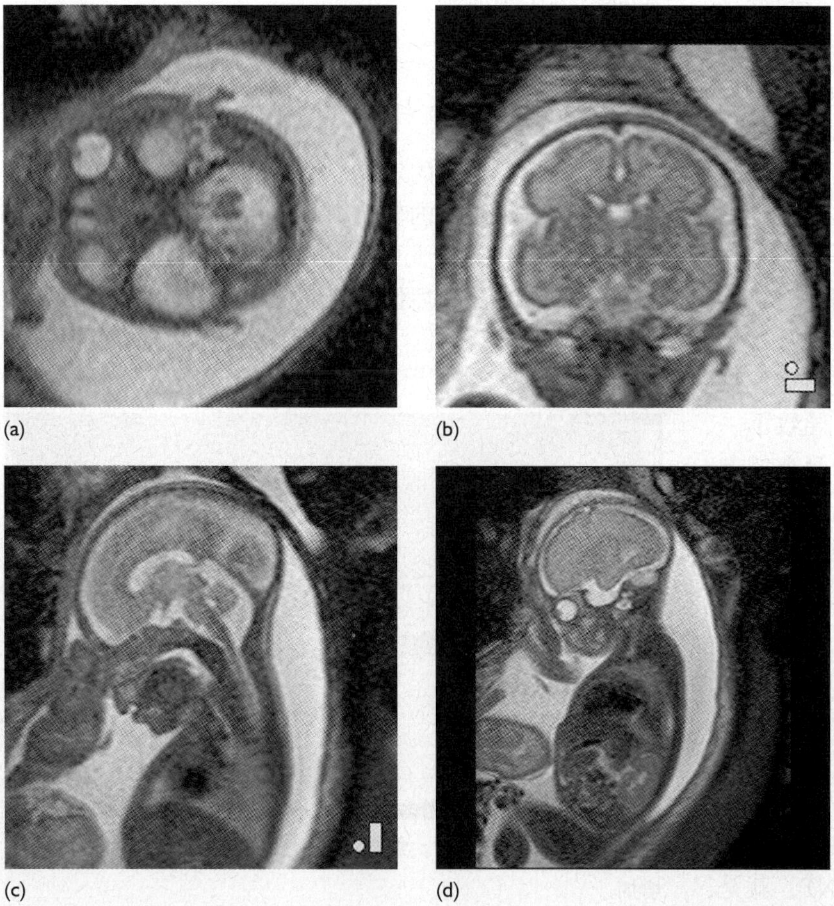

图9.6 胎儿MRI。正常的孕中三月期胎儿的头部和脑的切面。（a）横切面；（b）冠状面；（c）、（d）矢状面。

β-HCG[388]，并预约超声检查[161]，可以增加测定的精确性。对于重合试验（AFP和游离β-HCG）是否比三重试验（AFP、游离β-HCG和雌三醇）或者甚至四重试验（AFP、游离β-HCG、雌三醇和抑制素）的性价比更高，仍存在着争论[216288422]。在高龄产妇（如年龄超过35岁）的检出率较高，但这是以高的假阳性率为代价的[177]。

生物化学筛查是在妊娠中期三个月进行的，它不能对易感的产妇在妊娠前三个月实行CVS检查核型。目前正在推进对非整倍体胎儿在妊娠前三个月和妊娠中期三个月进行筛查。希望早期诊断对心理上造成的影响有所改善。

超声

目前在超声筛查非整倍体方面取得了很大的进展。最早在妊娠中期与各种不同三体性畸形有关联的主要标志有脉络丛囊肿、肠道的带状回声、肾盂扩张和颈背厚度增加。若母亲怀有非整倍体标志性软组织的胎儿，那就属于高危人群，应该对其进行核型检查。非整倍体的这种高危标志日益得到肯定，与母亲年龄有关[384]，并能提供更精确的信息。软组织的图像判读是比较复杂的。危险性可能根据母亲的年龄、单个或多个的标志/异常以及标志/异常的类型而有所改变。

妊娠前三个月（10～14周）会伴随有NT（图9.7）的增加，并且这已经在数个非整倍体的研究中得到证实[229,290,396]。与其相关的非整倍体有21三体、18三体、尤其是13三体。96 127个低危人群中群组分析报道，其敏感性与顶臂长度和母亲年龄有关，几乎是80%，其假阳性率是5%[385]。

对于反复检查NT的担心日益增加[350]。进行如此探查的胎儿自然流产率高于继续妊娠。因此，导致了一些人就妊娠前三个月筛查比妊娠中期三个月筛查的方法要多检查出8.3%的异常胎儿产生了争论[112]。

早期进行超声筛查的其他优点包括妊娠困难的早期诊断、探查其他异常和在多胎妊娠中对绒毛膜做精确的测定。

最近，测量NT结合两个妊娠前三个月的生物化学标志以改善21三体综合征筛查有效性。怀有Down综合征胎儿母亲的血清游离β-HCG水平会增高，然而妊娠相关α血浆蛋白(PAPP-A)水平却会下降。这两个标志结合母亲年龄的21三体综合征的探查率是60%，有5%的假阳性率[421]。这项检查结合NT，就是所谓的OSCAR检查（一站式临床早期胎儿危象评估），其检出率是89%[389]。

最后，那些核型正常但NT增高的胎儿仍然有危险性。对16个NT增高但染色体正常的胎儿进行了研究分析显示4%的胎儿有心脏缺陷[387]。并且其他的研究显示NT增高，胎儿的危险性也随着增高[204]。同样，这样的人患有综合征和分娩困难的危险性也增高。一项研究显示无缺陷的活产胎儿（LBND）几率随妊娠前三个月NT的数值大小而变化：NT为3.5～4.4mm，LBND=86%；NT为4.5～5.4mm，LBND=77%；NT为5.5～6.4mm，LBND=67%；NT为>6.4mm，LBND=31%[387]。

最近，研究的注意力集中于胎儿鼻骨的存在与否[83]。从皇家医院的数据中来看，59名21三体综合征中有43名没有鼻骨（73%），603名染色体正常的胎儿中有3名没有鼻骨（0.5%）。这个可能的比率对于21三体综合征来说是146人没有鼻骨（95%可信区间，50～434），而0.27（0.18～0.40）人存在鼻骨。接着对于相同的人群[82]，进行回顾性的研究表明将鼻骨的筛查整合到OSCAR中后探查率为97%；否则的话假阳性率为0.5%，检出率为90.5%。这项工作需要通过对其他人群的研究进一步证实。

非整倍体的细微标志

随着超声技术的发展，许多以前无法看到的结构，如指趾、脚和颈部的软组织，现在都可以被显示出来。因此，非整倍体胎儿的小型畸形和异常形态结构在宫内就可能看见。轴后性多指症在13三体综合征中要多见于18三体综合征，但是室间隔缺损在这两者中都很

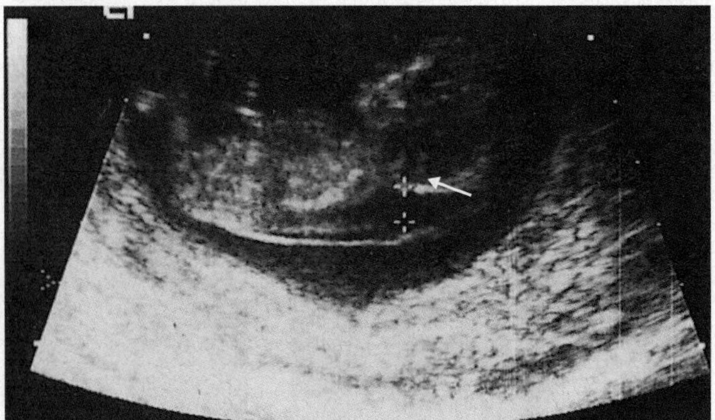

图9.7 妊娠第11周时，经腹部超声图像显示胎儿颈背部透明度增加。

常见[437]。18三体综合征胎儿的外形表现为小颌、上唇隆凸[24]。18三体综合征的手保持像夹钳样的形状、手指重叠交错、有典型的摇篮脚和马蹄内翻足畸形。21三体综合征的超声特征不易让人记住，可能包括颈背的厚度增加（妊娠前期和中期）、轻度的肾盂扩大、肠道回声增强、短头畸形和第五指的中节指骨发育不全（指弯曲）。

约1%的妊娠中期三个月探查到的脉络膜丛囊肿（CPC）超声扫描表现为在脉络膜区域有透声区[76]。它们经常会在18三体综合征中出现[157,298]，不久之后就会形成如上所述18三体综合征的外形。争论集中在对于所有CPC的胎儿是否应将核型分析作为常规检查项目。囊肿的大小、偏利现象和形状对于预测非整倍体都没有帮助[269]。CPC现在被认为是一种良性的结构，通常会在孕22～24周时消失。它被用来估计非整倍体的危险性，囊肿伴随有其他的畸形可能在1∶350～1∶500之间[27,323]，但是这不考虑为危险性。目前的意见是如果在超声扫描中发现存在孤立的CPC，对18三体危险性的增加仅仅比母亲年龄高出一点（如相对危险度为1.5）[384]。

有创操作和产前诊断

核型分析、生化指标的测定和DNA研究都需要通过CVS和羊膜穿刺术获取胎儿组织的样本。在许多病例中，对方法的选择是基于对其优点和缺点的综合考虑而选择的。胎儿血采样（FBS），是一项技术上较为困难的方法，它一般是在孕18～20周进行的，不仅仅是作为一种产前诊断，而且也是一种治疗手段。每一项有创检查方法都有一些小的方法相关性损伤。一般而言，有创方法推荐给父母之前，要进行适当的考虑和商榷，并应该给予充分的时间去考虑在检查过程中可能出现的危险。

羊膜穿刺术

羊膜穿刺术是产前诊断中最常用的一种有创方法。多在孕14～16周时进行，羊膜腔内的液体在150～200ml左右，抽出15～20ml的羊水时不会有任何并发症（抽出羊水的毫升数＝孕周）。将一根22G的穿刺针经由腹壁，在超声的导引下刺入羊膜腔（图9.8）。同时，在超声监视下可以减少干性和血性穿刺[9,363]并可避免罕见的胎儿损伤的发生。现在它已被超声导引下的半盲穿刺技术所代替。目前经胎盘穿刺有较高的流产率[215,397]，这是应该避免的。

患者应该被告知，RCT的结果显示该操作有1%的自发流产的可能[397]。根据三个主要的合作病例对照研究之一，医学研究委员会（MRC）报道增加的流产危险性为1.3%，然而，其他两个的危险率则较低[281,382]。在所有的有创检查中，操作者的经验可能是最重要的一个变量，有50例以上穿刺经验的操作者流产率明显较低[256,414]。MRC研究中，呼吸窘迫危险性增加的定义还未得到确定，同时，长期因羊水漏而引起的羊水过少的程度并不清楚。这个问题现在还没有解决，对人和动物的研究显示羊水减少可能会不利于呼吸道的发育。

羊水中包含从胎儿的皮肤、胃肠道、泌尿生殖道、呼吸道以及羊膜上脱落的细胞。由于它们的数量较少，在进行细胞遗传分析前，要经过约2周的细胞培养，随着新技术的发展，培养时间正在缩短。羊膜穿刺术的主要缺点是要到妊娠中期的三个月才能对受影响的胎儿进行中止妊娠。虽然可以在孕11～13周时获取羊水，并进行细胞培养[26,179]，但是，随机试验显示羊膜穿刺术比CVS的流产率要高[291]，所以对早期进行羊膜穿刺术有所质疑，并未予以推荐。

大约有0.5%的羊水细胞不能培养，并且母体细胞污染会导致在＜0.2%中诊断困难[343,405]。在0.7%的羊膜穿刺中有2度镶嵌（在单个烧瓶里的多个细胞有相同的变异），在0.3%的羊膜穿刺中有3度镶嵌（在多个烧瓶里的多个细胞有相同的变异）[52,199,438]，但是，分别仅

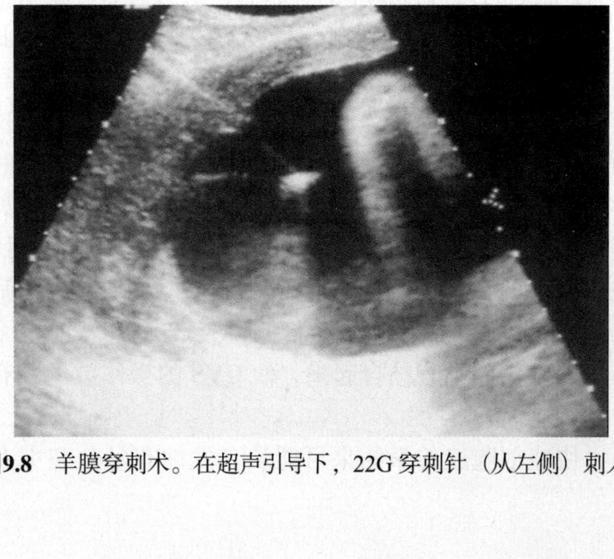

图9.8 羊膜穿刺术。在超声引导下，22G穿刺针（从左侧）刺入。

有20%和60%病例的胎儿得到证实。

在妊娠后期中，羊膜穿刺术被用于处理未足月胎膜早破（PPROM）。然而，由于考虑到弱毒株微生物的发生频度，所以羊膜穿刺术的羊水细菌学分析一般未得到应用[141]。羊膜穿刺术也被用于对羊水过少的胎儿进行羊膜腔内灌注，也可用于对继发于有结构问题的或TTTS羊水过多的胎儿进行羊膜腔内液体引流[143,144]。

最近，荧光原位杂交（FISH）被用来快速诊断染色体非整倍体的13、18和21三体。FISH通过染色体特异性染色探针，用于检测特殊的DNA序列。未培养的胎儿细胞（羊水细胞）用特异性的DNA探针和计数的信号编码进行杂交。这项技术用于非镶嵌型三体以外的其他非整倍体。三个信号存在和染色体三体是一致的，但是这并不排除结构重排信号形成的可能。21号染色体的探针定位于Down综合征的“热点”区，因此异常的结果被认为是可靠的。应该对13和18号染色体的探针的异常结果进行谨慎的解释，除非在超声上有与某种三体一致的清楚的异常，才能够进行相应的处理。

绒膜绒毛取样

虽然获取绒毛膜组织用以细胞遗传学和生物化学分析的最早报道是在30多年前[264]，但是CVS被引入临床应用是在20世纪80年代中期。CVS的操作最早是经子宫颈，而现在一般都是经腹的。除了绒毛膜采样外，操作者还可以经腹进行其他操作，还可在妊娠中期和妊娠末期三个月的时候进行采样。此外，它能减少感染的机会。经腹路径较经子宫颈路径有更好的安全性（流产率分别是1%和4%）。最初CVS是在孕8～12周的时候进行操作的。然而，随后对短肢缺陷报道增加，一些是合并口下颌骨发育综合征[139,140]。因此在所有病例中，CVS都在孕66天前进行，并用单针导管经腹抽吸术。后来人口控制和病例对照研究发现这两者之间不存在联系[156]，但理论上这一操作可能在肢芽形成的同时引起栓塞、血栓形成或血管收缩。所以，建议在孕10周后进行CVS操作[225,353]。这些报道之后，许多中心的CVS操作数量有所下降，但是现在，为筛查遗传性综合征，将检测绒毛膜绒毛与在妊娠前三个月的非整倍体筛查结合起来，使CVS的操作数量又有升高。

快速细胞遗传学结果可能从自发性有丝分裂中获得，而后者又是间接地从绒毛细胞[381]的样本制备或者是在短期的12～24小时培养后获得。近2～3周的长期培养，可以确保用于染色体显带的研究样本质量充分合格，但却可能并发母体细胞污染，并且可能有培养伪像。直接分析的假阳性结果的报道[60,116]建议长期的培养能更精确反映胎儿核型。因此，许多中心对每一个标本都进行长期和短期的培养。培养不是用在先天性代谢缺陷的酶缺损中，而是直接测定绒毛。绒毛也是用于分子学分析的DNA的最好来源。所以在CVS后不久，就能得到结果。它允许有异常结果的孕妇在妊娠前三个月，可进行子宫吸刮术来中止妊娠。

有丰富经验的中心，在孕28周前，CVS相关的胎儿流产率是1%～2%[291]。CVS的一个问题就是有1.0%～1.5%胎盘特异性嵌合体[48,60,234]或假镶嵌体[211]，在绒毛膜和胎儿核型之间存在着偏差，需要进一步羊膜穿刺术来进行研究[262]。在大多数病例中，奇怪的是非整倍体或多倍体嵌合型可以在绒毛膜中识别，然而从胎儿皮肤成纤维细胞中得来的核型是正常的。胎盘的特异性镶嵌最可能不会影响到最终的胎儿，当直接提示显示少数孤立的异常细胞时，就应该怀疑。在这种情况下，应该等待细胞株的培养结果，因为一般从间充质滋养层所获取的细胞以及更多的胎儿代表性细胞是正常的。如果培养的细胞仍然显示为镶嵌现象，那么就需要进行羊膜穿刺术和仔细的超声检查。在镶嵌体中，所培养的成纤维细胞是真正能代表胎儿的细胞，它们都是从胎儿身上脱落下来的皮肤细胞。

虽然，作为产前诊断的DNA分析最早被用于羊膜细胞[212]，但是，所沉淀的绒毛膜绒毛最近在妊娠前三个月的DNA诊断中应用广泛。随着在疾病特定的基因位置进行基因定位方法的迅速发展，那些可受影响的情况成指数级增加，就像根据每一项对产前诊断的新要求，我们应该给出相应的建议一样。事实上所有单基因病的分子基础现在都已经知道，并且，在某种情况下(如CF)，对那些高危的父母进行群体筛查是可行的。

对于大多数在分子水平已知的以特殊基因点突变或缺失为特征的疾病而言，直接的寡核苷酸探针是较为合适的。这样的例子包括镰形细胞贫血、α地中海贫血和21-羟化酶缺乏症。对于某些现在还未知精确的突变定位的疾病而言，选用一系列能提供信息的基因内或基因外的标记物在相关位点进行间接的基因探查是需要的，如限制性片段长度多态性（RFLP）。今后，需要对家族进行长期的研究，包括对之前受累孩子的DNA分析，这对于在受孕前是很适合的产前诊断方法。重组是一个问题，确保准确率的关键在于使用相似的标记物用于疾病的基因定位。遗传异质性和非亲子关系则是另外的错误原因。

迟发的常染色体显性遗传（AD）疾病的产前诊断，如亨廷顿舞蹈病和多囊肾是较为困难的。目前，50%的健康父母有遗传基因突变危险，要求进行产前诊断的同时并不知道自己的遗传状态。

PCR是将一个微小DNA片断的靶序列进行指数级的扩增，对产前诊断有一定的指示作用。首先，结果的获得较为迅速，并且可以直接取材于羊水细胞，而不需要培养。第二，从已经死去的同胞所得的限制性片段长度多态性可以获得DNA[433]。第三，体外受精之后的植入前诊断是可行的，并且，从八细胞阶段的单细胞活组织检查到人胚胎的产前诊断是可行的[178]。

胎儿血采样

由于较高的胎儿死亡率且成功率低，早期尝试经由胎盘途径的FBS[213]方法已经被废弃。胎儿镜检查过去是获取胎儿血纯样的首选方法，它可从任意一条绒毛膜血管或脐血管进行采样。胎儿镜检查现在已经被简单而安全的直接超声引导的穿刺各种胎儿血管的技术所取代。从孕17周开始，它就可以在局部麻醉的情况下对门诊病人进行检查。几乎很少需要镇静。最普遍的操作方法是用20G的穿刺针经由腹部进入脐静脉，插入脐带到胎盘约1cm左右，有97%的病例能获取足够血样[92]。对于前置胎盘而言，其路径是经胎盘；对后置的胎盘而言，其路径是经羊膜。通过粒度分析器快速与母亲血样本比较MCV，就可以排除不小心从绒毛间进行采样被母体污染的样本[352]。甚至在足月的时候，即使胎儿的MCV由于妊娠而快速下降，也要明显高于健康母亲血样[145]。由于较为简单和方便，静脉是常选用的血管[424]，通过超声测量注入无菌盐水后的血流方向，可以检测和确认意外的动脉采血[302]。肥胖、羊水过少或过多、或是特定的胎位都会给脐带的穿刺带来困难，可以从肝内抽取一部分胎儿的脐静脉血液[223,313]。虽然从肝静脉内获取FBS要比从脐带穿刺的方法困难，但是它避免了通过实验室分析来证实血样来源，并且在多胎妊娠中，操作者可以确定抽取的是哪一个胎儿的血样。其他的采样部位包括脐带的游离段和胎儿心脏[15]。

FBS最初是为了对遗传疾病进行产前诊断而发展起来的，尤其是血红蛋白变异和血友病。然而，这些现在都可以通过对绒毛膜绒毛或羊水细胞进行DNA分析进行诊断。可以对胎儿的血样进行标准的细胞遗传学和DNA研究，并且当母亲已经错过了进行羊膜穿刺术和CVS的孕周，或这些试验失败时，这种方法显得尤其有用。FBS可以被用于确定胎儿的体液酸碱状态，但是现在可以通过无创的多普勒对胎儿的评估进行推测。现在，FBS的主要适应证是快速的核型分析和评估潜在的贫血或血小板减少症。

确定FBS的失败率是困难的，因为如果胎儿在操作后的数周内死亡，其原因可能是操作引起的，也可能是潜在的高危因素所造成。这在一些患病胎儿的操作中体现出较高的失败率，如产前诊断（2%）、胎儿结构异常（6%）、严重的胎儿生长受限（FGR）（14%）和胎儿水肿（25%）[225]。Daffos等报道在562个有弓形虫持续妊娠中有7例操作失败（1.2%），而在469例做产前诊断或有小畸形进行核型检查的人群中，其失败率为0.9%[295]。她们中大多都在孕21周以后进行检查，在妊娠期间，操作进行得越早，失败率就越高[43,322]。总结所有报道得出在低危人群中进行操作的总体失败率是2.7%[162]，而有其他报道称最低的总体失败率为0.9%[426]，并且这个数字受到美国国际登记局的证实[257]。这种结果只有受过满意的培训和经验丰富的操作者才能达到。多数的失败是由于脐带水肿、脐带填塞或出血所造成的，并且不像在CVS和羊膜穿刺术是在操作之后才知道失败，FBS失败与否在操作进行当时就知道。尽管有危险，在妊娠后期为抢救这些因操作失败的胎儿可以急诊剖宫产。有40%的病例在采样后，通过超声检查发现有羊膜腔内出血[92,424]，并且在FBS后48小时内脐带组织学显示都有不同程度的渗出。

皮肤和肌肉活组织检查

许多严重的遗传性皮肤病的产前诊断必须进行胎儿皮肤的组织学和超微结构检查，一般在孕18～22周进行，最初先进行的是胎儿镜检查[335]，后来演进成超声引导技术[16]。通常定位于胎儿的臀部和腿。致死性大疱性表皮松解以光学显微镜看到透明板处呈现表皮和真皮分开为特征，并有极少量的半桥粒[355]。营养不良性大疱性表皮松解[13]、表皮松解性角化过度[169]、丑角样鱼鳞病[118]和鱼鳞癣样红皮病综合征[227]产前诊断的特征相似。眼皮肤白化病是毛囊黑素细胞缺乏黑色素合成的功能所致，所以必须从生发区域进行组织采样，例如从头皮取样[113]。在出生时活组织检查位点不易被发现，并且一组52例皮肤活组织检查中没有与操作相关失败的报道（Rodeck，未发表）。

虽然最常见的肌营养不良可以通过DNA分析来进行产前诊断，但是最特殊的进行性假肥大性肌营养不良则需要进行直接胎儿肌肉活组织检查。只有当遗传学测试无法确定结果时才进行。检查是在超声的导引下用活检钳在胎儿臀部外侧进行取样，以免损伤重要结构。

胎儿医学

结合超声和有创检查，我们可以较以前更合理地处理一些情况，如先天性畸形、母体暴露于感染因素和FGR。另外，可以对胎儿进行治疗，血管内输液可以大大改善同种异体免疫胎儿的存活率，但这不是最好的胎儿治疗模式。

非致死性畸形的治疗

表9.1列出了常见的非致死性先天性畸形的染色体和其他结构的异常。宫内探查到的异常远远高于出生时发现的异常。例如，文献报道先天性心脏病婴儿异常核型的危险率是5%～10%，脐疝是10%，相比较而言，产前检查的危险率分别是32%和66%[85,298]。非整倍体发生多发畸形是发生单独畸形的10倍[384]。超声上有任何胎儿异常，都要用更详细的检查来探查是否有其他畸形。通过FBS、羊水FISH或经腹的CVS可以进行快速核型分析。在妊娠中期三个月允许终止非整倍体妊娠，在妊娠末三个月进行检查，如果知道有严重的染色体缺陷就可以改变产前和产时的处理，包括分娩模式。此外，在美国，如果有导致出生后有严重障碍的胎儿畸形，在孕24周以后终止妊娠是合法的。对宫内死亡（IUD）危险较高的胎儿也应进行核型检查，如胎儿水肿，因为死后自溶会危害后续的染色体研究和今后的遗传咨询。实际上，对终止妊娠的异常胎儿死后进行核型检查有27%的失败率，因此，应该建议在终止妊娠前进行采样[228]。

对于有严重畸形的胎儿，应该给予终止妊娠的建议，同时对那些不管有任何不良预后都希望继续妊娠者，要给予支持和帮助。某些心脏畸形、十二指肠闭锁和腹裂畸形应在产后早期治疗。宫内手术在一些情况下可能有一定的作用，但比期望的效果要差。某些疾病如肾盂输尿管接合处（PUJ）梗阻或多囊肾产前诊断的意义不在于围生期的处理，而在于适时的检查和在新生儿期进行随访。

在宫内诊断的畸形，如非整倍体、多发畸形和IUD的预后要比新生儿期诊断出的预后差。出生时水囊瘤在外科手术后有较好的预后，但相同的畸形在宫内所导致的生存率要低于5%[2,231]。整倍体胎儿同样也有较高的损伤率，取决于胎儿水肿和低氧血症的发生频率[399]。

胎儿生长受限（详见第10章）

小于胎龄（SGA）不仅指天生的体型小，而且还指胎儿生长受限（FGR）。约50%～70%胎儿的出生体重小于第十百分位数，是天生的体型小。然而，SGA胎儿作为一个群体具有较高的IUD、出生缺氧、新生儿并发症和异常神经发育的发生率，根据Barker的假说，他们在今后的生长中可能发生高血压和糖尿病。

表9.1 在宫内发现有畸形的胎儿中，所报道的染色体和其他结构异常的频率。如果畸形为孤立性的，则非整倍性的风险更低，对于软性标志物，其风险随母亲年龄而变化

病症	非整倍体(%)	结构异常(%)
脑积水	10～15	30～60
水囊状淋巴管瘤	45～80	15～65
非免疫性水肿	3～15	25
唇/腭裂	<1	15～50
先天性心脏病	25～30	10～20
膈疝	20～30	17～55
气管-食管瘘	15	50～60
十二指肠闭锁	30～35	50～70
脐疝	50～65	60～75
多囊肾	5～10	12～40
PUJ梗阻	1～2	20～27
后尿道瓣膜	6～24	25～40
单根脐动脉	<1	20～45

虽然可以通过腹部的触诊和测量耻骨联合到子宫底的高度来发现 FGR，但是，确诊还需要进行超声检查，其诊断依据是腹围和 / 或胎儿重量小于第十百分位数。在预后真性 FGR 和预估不良结果中，一系列的测量要优于单纯的评估。

虽然超声有助于 FGR 的诊断，但多普勒超声在预估危险性和监测已受影响的 FGR 妊娠方面有广泛的研究。子宫动脉多普勒分析在预估 FGR，甚至高危妊娠时的作用较为有限[74]。虽然对低危人群进行脐动脉多普勒检查不能降低围生期发病率和死亡率[49]，但对高危妊娠者进行脐动脉多普勒检查可以减少围生期发病率和死亡率[9,282]，尤其是不良围生期结果往往合并有舒张末期血流（EDF）缺如[351]。虽然合并有酸血症和低氧血症不可能出现 EDF，但 45%～80%的 EDF 缺如胎儿有酸血症（pH＜7.31），79%～100%有低氧血症[288,309]。

根据缺氧代偿性反应是血流再分布的原理，脉冲多普勒检查受累胎儿血管可以提供更多关于胎儿的信息。血流从肾（导致羊水过少）、消化道（导致肠道超声回声增强）、皮肤再分布到脑部、肾上腺和心脏，MCA 血流速度增加可以证实，同时降主动脉的血流速度减慢。在静脉循环系统的改变可能会存在于心脏失代偿的末期，这可以通过测量静脉导管水平而知道[189]。动脉收缩时可能会发现有增加的脉搏搏动和相反的血流速度。现在通常采用结合多普勒检查结果和生长速度、羊水和胎心产力描记术来考虑并决定分娩时间。

在 FGR 中，胎儿染色体异常的几率约为 6%～16%[129,295,309]，虽然这个危险性的百分比是基于一系列严重 FGR 者的数据而得来的，但是他们通常合并有羊水过少和畸形，这些是进行快速核型检测的适应证。如果是没有结构畸形的严重 FGR，危险性就较小，为 2%～3%[384]。很明显，非整倍体的危险性在轻微 FGR 者中较低，在所有孕妇妊娠末三个月中的发病率为 5%～10%。对于严重的 FGR，当合并有胎儿畸形或液体容量、子宫和脐带的多普勒检查正常的情况下，就应该考虑进行核型检查。

红细胞的同种异体免疫

虽然母体过敏的发生率明显下降，但决不会消失，原因主要有产前过敏、预防失败和存在除了抗 D 以外的其他抗体。未经治疗的 45%～50%受累婴儿将不会有或仅有轻微的贫血，25%～30%新生儿将会有中度贫血。20%～25%会有进行性水肿和宫内死亡或新生儿期死亡，其中一半在孕 30 周时出现水肿[46]。产前处理的目的是识别严重受累的胎儿，通过输血去纠治他们的贫血，并且在理想的时候让孕妇分娩。每一个胎龄阶段有创检查的危险性都要高于保守的处理方法和分娩。关于这些情况的规范处理见图 9.9。

抗D抗体的预防

RhD 阴性女性不论在分娩还是其他情况下，如在外回转术和羊膜腔穿刺术过程中，都有对胎儿血液过敏的危险。虽然预防性计划能减少由于新生儿溶血病（HDN）引起的新生儿死亡，新生儿死亡从 1977 年的 18.4/100 000 降到了 1992 年的 1.3/100 00，但是 Rh 阴性妇女仍然有约 1.5%的过敏率。在孕 28 周和 34 周时给予 500IU 的抗 D 抗体可以减少免疫的危险性，可降到 0.2%[88]。抗 D 抗体预防现在是皇家妇产科医师学会和国家临床专家协会所推荐的方法[279]，建议在孕 28 周和孕 34 周时给予一次 500IU 抗 D 抗体，或在妊娠末三个月时给予一次较大剂量的抗 D 抗体。这是基于所有 Rh 阴性女性都有隐性出血的危险。

然而，重要的是要注意到其他的红细胞同种异体免疫，如 Rh-C 抗体、Kell 抗体和达菲抗体（Duffy），这些都会引起严重的临床疾病。目前，非 RhD 疾病的免疫将继续发生，无法进行预防。

红细胞同种异体免疫的产前筛查和处理

对女性进行常规血清学测试：

- 识别胎儿和新生儿同种异体免疫性疾病(HDN)妊娠的危险性；
- 识别需要进行产前免疫预防的 RhD 阴性女性；
- 在紧急情况下快速提供匹配的血液。

所有没有抗体的女性在孕 10～16 周时都应该进行一次测试，并在孕 28～36 周之间再进行一次测试。虽然妊娠晚期的过敏不可能导致需要治疗的 HDN，但一些工作人员认为 RhD 阴性女性应该进行两次以上的测试，一次是在孕 28 周，另一次是在孕 36 周。

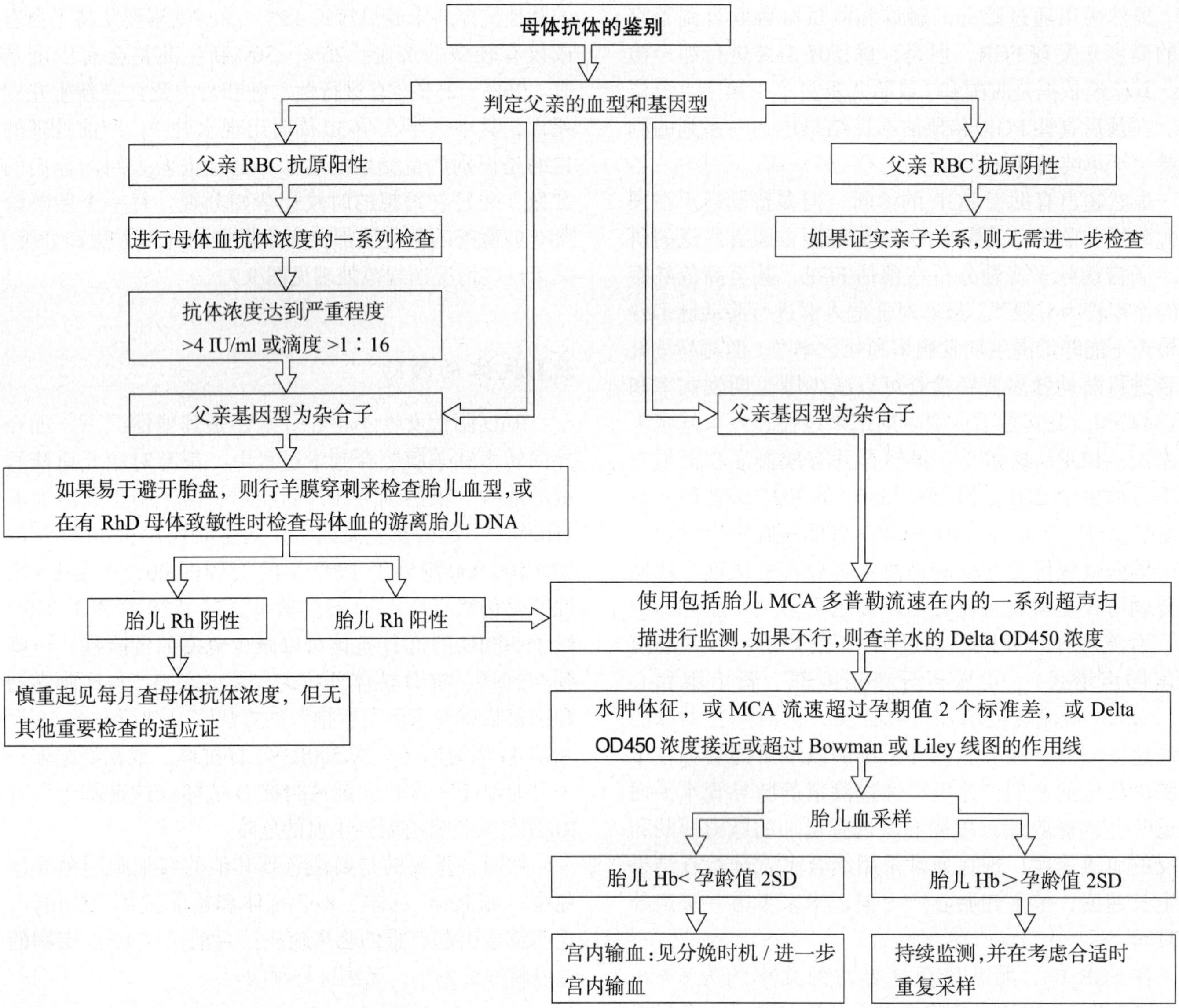

图9.9 治疗红细胞同种异体免疫的建议原则。

抗 D 抗体的数量可以简明阐释抗体筛选阳性的意义。严重的胎儿贫血不会小于 4 IU/ml[44]，并且很少（0.25%）有小于 10 IU/ml。因此进一步的评估认为大于 4 IU/ml 的水平较为合适。虽然抗体水平升高提示着严重程度的增加，但是抗体水平与胎儿贫血程度的相关性有限[300]。我们首选无创的评估方法，但是如果抗体水平大于 15 IU/ml，则需要用有创方法去评估胎儿贫血。没有相似的标准适用于抗体 C、Kell 抗体和达菲抗体，抗体滴度较低时，需要对于这些病例进行严密的监测。

当胎儿 Rh 阳性，应该每 2～4 周检查一次母体的抗体浓度。目前主要监测 MCA 血流速度（见下文）。腹部超声检查包括测量胎盘厚度、脐静脉直径、脾和肝大小[77,297,349]或多普勒评估降主动脉和静脉导管的血流速度[86,287,318,319]，这些都不如 MCA 可靠。多普勒可以预测贫血的程度。胎儿在妊娠中期三个月时证实有腹水，提示有严重的贫血（PCV＜15%，Hb＜4g/dl），事实上仅有 2/3 胎儿的 Hb＜4g/dl 时才有腹水[300]。这个程度的贫血与低氧血症没有关系，但与胎儿的乳酸水平有关，提示组织缺氧[386]。这不可能引起发育延迟，但应该尽可能通过输血予以纠正。

判定父亲的配性和胎儿的基因型

鉴定母体循环内的抗体之后，判定父亲的 Rh 情况也很重要。约 15%的英国人 RhD 阴性，阳性父亲中有

56%是D基因的杂合子，有50%的几率将这个基因传给他的孩子。一旦证实父亲是杂合子，就应该判定胎儿的抗原情况。1991年确定了Rh基因[84]，使得胎儿的抗原情况可以被确定，最早是从羊水中获取样本[30]，而现在是从母亲血液中确定和分析游离的胎儿DNA[239]。此后，就成为一项临床检查[138]。由于胎儿出生以后，游离胎儿DNA快速地从母体循环中清除，从一次怀孕到下一次怀孕的存活率降低。关于RhD阳性胎儿的可靠性100%来源于迄今所得到的所有数据，RhD阴性男性胎儿（发现有Y染色体）可以证明。羊膜穿刺术证实仅出现在RhD阴性女性胎儿（可以分析母亲的DNA）。可以运用PCR方法通过羊水细胞来分析胎儿血型，以发现RhD、c、E和Kell基因[30,235]。

无创方法评估胎儿贫血

近几年，多普勒影像技术的进步使得早期的有创评估方法逐渐转变（避免增加母亲过敏的机会），集中于对MCA血流流速的评估，以此预测胎儿贫血（图9.10）。由于大脑对氧的依赖性最强，MCA可以对缺氧发生快速反应，并且能反映出贫血时的高动力循环。几个群体研究发现收缩期最大流速或平均流速与胎儿Hb或血细胞比容存在负相关性[1,251,401]。大量研究显示，MCA的收缩期最大流速可以100%的预测没有水肿的中或重度贫血，假阳性率为12%[251]。证实了MCA流速的增加强烈提示有胎儿贫血的可能。就这一点而言，侵袭性检查也能提示。用MCA监测比更多的传统方法的优点是在妊娠后期前者不会危及胎儿的健康[203]。

胎儿输血

FBS可以直接评估胎儿PCV和Hb，如果发现有贫血可以经过相同途径进行输血。然而FBS有一定的失败率，并且会引起胎儿红细胞漏入母亲的血循环，70%病例的胎盘被侵及，抗体水平增加[306]，直到运用MCA多普勒探查预测明显的贫血，这种情况才得以避免。

血管内输血（IVT）最早运用胎儿镜[357]，现在是在超声引导下进行FBS[17,32,301]。基于FBS的PCV和Hb结果决定是否进行IVT。妊娠时Hb小于2个SD是输血的适应证[288,293]。有时绝对血细胞比容低于30%时也可以进行输血。输血时针头必须保持在脐静脉中，同时与母亲匹配的新鲜浓集的Rh阴性细胞以10～15ml/min的速度输注。应用超声对胎儿心率和输注的血流进行监测，以免针头移动和脐带填塞。根据已发表的图表，输血的容量由胎儿胎盘的容量、胎儿和捐献者的PCV[301]和Hb[293]决定。输注完毕后再一次测定PCV，如果仍小于期望值的40%～45%，那么需要进一步输血。

第二次输血的时间取决于第一次输血前和输血后的胎儿Hb。第二次输血后，通过多普勒检测MCA血流流速，胎儿PCV的下降率可以确定（当PCV估计下降到20%～25%），同时下一次输血的时间也可以确定。胎儿血样Kleihauer试验证明在2～3次输血后，红细胞生成被完全抑制[307]。由于捐献者的血液在胎儿循环内对免疫破坏并不易感，所以PCV的下降率随着的输血量增加而下降，因此两次输血的时间间距可以随之增加。同样的原理运用于确定孕36～38周之间的分娩时间上，分娩的时间依赖于最后一次输血，以及Hb下降到低于均值2个SD时大约需要几天。宫内输血在孕36周后不常用。没有既往病史的妇女，若抗体水平高于4IU/ml（或滴度为1∶16），那么可以计划在孕37～38周分娩。

存活率

随着连续的IVT，使严重受累胎儿的存活率上升到78%～95%的水平[301,337]。根据报道大约600次的IVT，大于24孕周的无水肿胎儿的生存率为98%，小于24孕周的水肿胎儿为70%[180]。有一些关于发病率的随访研究，但还没有关于剔除早产因素的研究发表，继发于宫内输血的长期死亡率较低[200]。因此，预后是十分

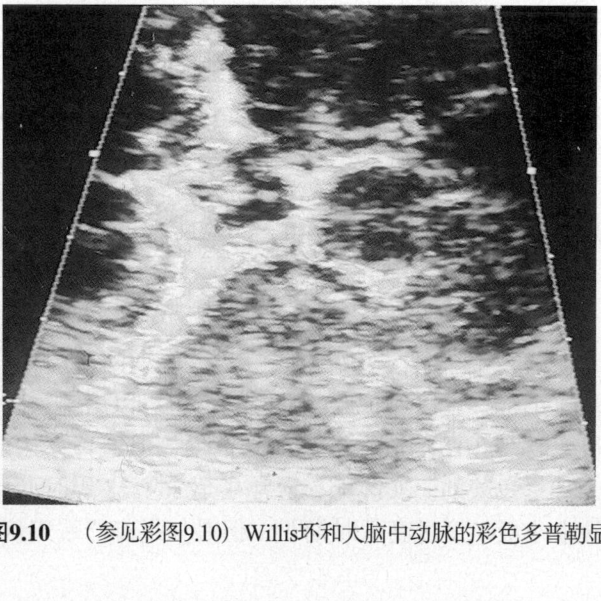

图9.10 （参见彩图9.10）Willis环和大脑中动脉的彩色多普勒显像。

理想的。胎儿的死亡率与孕周成负相关，同时操作者的经验也很重要。

胎儿血小板减少症

同种免疫性血小板减少症

1∶5000的新生儿在围生期有同种免疫性血小板减少症，其中10%～20%伴有颅内出血（ICH）[276]。母亲的抗血小板抗体与胎盘有交叉性，这与Rh疾病相同。胎儿血小板减少症逐渐引起重视，同种免疫性血小板减少症出现宫内自发的颅内出血逐渐增加，尤其在妊娠末期的三个月[102,154,272]，它可能在孕18周的时候就已经发生。人类血小板特异性抗原是双等位基因的多态现象，其中包括血小板表面的糖蛋白。最近，人血小板抗原（HPA）命名法被确定[416]。目前，HPA1～5已经被识别，遗传学基础也已经确定，它们编码的糖蛋白的DNA密码上都有一个单个的点突变[435]。最常见的是HPA1，有一个高频度抗原（85%）和一个低频度抗原（15%）。仅有2%的妇女是低频度“b”等位基因纯合子，因此可能发展产生抗体和同种异体免疫。幸运的是，实际上发生同种异体免疫是十分罕见的（0.06%）[39]，因为抗体的形成与HLA类型有关。HLA-Drw52a和HLA-Dr3是最常见的与HPA1a抗体有关的类型。

处理

最可靠的评估疾病严重程度的方法是根据以往的妊娠进行推断：通常，当前的妊娠和以往妊娠的严重程度一样，或者更为严重[346]。当检查和治疗时，这种方法可以起指导作用，在孕18周的时候就可以开始。经皮FBS和胎儿血小板计数的评估是判定胎儿是否受累的唯一途径[94]。

有几种可以选择的可靠的处理方法，根据既往病史和父母的喜好，为每一个患者制定护理计划。

胎儿血小板输注

在妊娠中三月、妊娠末三月和分娩期间每周进行输注血小板，可以保护胎儿和分娩，也可以用于预防。至今，这种预防疗法在欧洲广受推崇，但这种方法对母亲却是危险的。实际上，通常在孕26～28周时开始输注血小板以度过高危时期[311]，但是如果有严重疾病，第一次输注建议在孕20～22周时进行。正常的血小板计数不能排除该诊断，因此应该在孕28～32周的时候再重复一次输注，除非羊水采样或胎儿血采样的胎儿血小板类型是兼容的。

静脉注射免疫球蛋白

研究提示静脉内用免疫球蛋白（IVIG）输注对这种病症是一种重要的治疗方法。与胎儿采样相比，母亲输注是一种侵袭性较小并且较为简单的方法。但是，这种方法的费用昂贵。据报道，母亲输IVIG使胎儿血小板升高是不稳定的[57,315]。可能是由于IVIG对ICH的预防作用要强于增加胎儿的血小板作用。一组54名孕妇的数据显示，孕妇怀有因同种免疫性血小板减少症而引起血小板减少的胎儿，她们每周都要输IVIG，她们中有10人在以往的妊娠中胎儿发生过ICH，而这次没有ICH发生，但在治疗后仍有20%显示血小板计数没有升高[56]。其他治疗小组现在仅仅依靠这一种治疗方法[342]或采取IVIG与血小板采样相结合的方法，根据既往病史和血小板计数决定下一次输注的时间和频率。

保守治疗

最后一种方法是通过超声对胎儿进行有计划的随访。在一些国家终止晚期妊娠是合法的，如果发现ICH，就建议终止妊娠。这种方法可能适用于那些没有严重既往史的患者，与反复的采样和输血而引起的并发症相比，ICH的危险性较低。可以在分娩前进行采样，以评估是否需要输血小板进行纠正[214]。

没有明确的证据表明哪种治疗方法优于其他方法。虽然预防性血小板输注可能是最有效的，但在反复数次操作之后，会有与操作相关的损伤[428]。因此需要与所有未经治疗ICH的危险性进行衡量后再做决定。目前，保持母亲每周输IVIG与限制性FBS之间的平衡，进行血小板输注是必要的。

自身免疫性血小板减少性紫癜

母亲免疫性血小板减少性紫癜（ITP）经胎盘途径传递的抗体也会引起胎儿血小板减少症，但程度较轻。旧文献提示50%的血小板减少婴儿在阴道分娩过程中都有ICH的危险性[192]，因此对并发ITP的孕妇，需在分娩前进行FBS评估胎儿血小板计数以决定分娩的模式[265,374]。最近较多的研究显示了一个较低的严重胎儿血小板减少症的发生率（5%～20%）和较低的ITP母亲其婴儿的发病率[55,217,425]。没有一个病例记录产前ICH或由于严重的血小板减少症改变分娩模式而引起的ICH。母亲和胎儿的血小板计数之间没有关系[327]，但是胎儿血小板减少症会伴随游离抗血小板抗体水平升高而加重[53,368]。分娩之后受累胎儿的血小板计数可能下降，但一般来说在这个阶段的血小板减少症不会伴有明显的死亡率。

处理

母亲血小板减少症的治疗包括类固醇、脾切除和分娩前给予IVIG以提高血小板计数。没有证据表明这些治疗会影响胎儿的血小板计数。在这种情况下进行针对胎儿血小板减少症的检查是有争议的。如果母亲被证实在怀孕期间有血小板计数的下降，并且既往没有提示有ITP的病史，那么严重胎儿血小板减少症的危险性是较低的[54,58]，并且在分娩前不需要进行FBS。如果有慢性ITP病史，那么严重胎儿血小板减少症（<50×10⁹/l）的危险性为5%～20%，但是很难明确分娩的模式是否会影响结果。推荐的检查包括分娩前FBS、胎儿头皮血采样以决定是否进行剖宫产。在这种情况下胎儿的死亡率极其低，以至于建议不要对胎儿实施干预措施，除非孕妇既往妊娠史中胎儿有严重血小板减少症。

先天性感染

对围生期暴露于有致畸风险因素中的孕妇要给予一定的咨询意见。现在，可以直接通过胎儿血清学检查和胎儿胎盘组织的DNA分析，来判定胎儿是否感染。风疹感染可能可以继续妊娠，而弓形虫病就要考虑选择抗微生物药物进行治疗。母亲感染HIV时，FBS对于评估胎儿状况没有太大帮助。

风疹

风疹感染的产前诊断一般是指在孕妇妊娠中期三月时暴露于该因素中，或怀疑是否存在妊娠前三个月暴露于该因素而导致的原发感染或是再次感染。通过放射免疫分析法可以证实胎儿血清中存在风疹病毒特异性IgM[93,273]，当可以探查到胎儿对感染的体液反应时，FBS可以被延迟到孕21～22周。有报道即使是在孕23周时，偶尔也会有假阴性IgM结果[121]。为改善妊娠晚期产前检查的精确性，胎儿血液或其他组织要通过互补DNA链与风疹病毒进行杂交测试[87]。尽管，胎盘感染并不意味胎儿感染[10]，但在妊娠早期，可以用相同技术对CVS样本进行分析[404]。

先天性感染会导致典型的风疹三联症：白内障、先天性心脏病（最常见的是肺动脉狭窄）和耳聋[173]。随着妊娠的继续，经胎盘传染的先天性感染率有所下降。妊娠第一个月为50%，妊娠第三个月为10%[122]。此外随着妊娠的继续，严重的综合征也会随之减少。

巨细胞病毒

最严重的先天性感染是由原发性母体感染CMV病毒所引起。母体原发性感染有40%的传递率，仅有10%的胎儿会有长期的后遗症，最常见的是听力和学习能力缺失[329]。5%～10%生后即有症状的患儿中，新生儿死亡率为30%，几乎所有存活者都有长期的残障。妊娠早期感染会导致较高的传染率，并且预后较差。

产前诊断依靠于超声发现和在羊水中探查到病毒颗粒[98]，较少见的是在胎儿血液中发现病毒颗粒。在胎儿血清中找到特殊的IgM也可以进行诊断[230]。超声的征象包括FGR、腹水或水肿、颅内钙化、脑室扩大和肠道回声增强。然而，90%先天性CMV感染的婴儿神经系统和生长发育是正常的。

如果已经证实在妊娠期间，原发性CMV感染经胎盘传染，那么有5%～10%几率会有严重的临床疾病，因此应当终止妊娠。继发性疾病的残障率较低，但受累的婴儿较多。已经有报道尝试用更昔洛韦治疗受累的婴儿，但其效果值得怀疑[345]。虽然，大家对治疗较感兴趣，但由于目前尚无新生儿治疗的相关报道，所以在这里不做介绍。

弓形虫病

虽然母亲在感染期间暴露于危险因素会导致胎儿感染的危险性增加，但是疾病的严重性在妊娠前三个月是最大的，在妊娠20周以后，患有严重的先天性疾病的几率就要小得多。虽然胎儿胎盘感染有较大的可治疗性，但仍然可以选择对受累的胎儿进行终止妊娠[109]。进行胎儿测试的目的在于是否需要理想的经胎盘治疗，首先对母亲予以螺旋霉素（3g/d）以阻止经胎盘的传染，此外，如果胎儿测试为阳性，那么就用乙胺嘧啶和磺胺嘧啶进行治疗[93]。这两种直接抗微生物制剂显示对胎儿的损害较小。由于这两种药物存在对母亲和胎儿潜在的威胁，它们不被用于第一种情况，即仅母亲有已知感染，而仅仅运用于已证实的胎儿感染。现在，用 PCR 方法分析羊水来对胎儿感染进行诊断已经代替了以前使用的复杂的多重检测[197]。如果证实有胎儿感染，虽然其今后的视力会受影响，但其预后仍有可能是良好的。然而，颅内钙化和 / 或脑室扩大是预后较差的征象[35]，这就需要进行终止妊娠。

细小病毒

人类细小病毒（B19）感染伴随着较高的流产率、水肿和 IUD[11]，其流产率为 9%[338]。细小病毒最佳的鉴定方法是胎儿血或其他组织的斑点杂交法、电子显微镜观察或最常见的用 PCR 方法分析 B19 特异性的 DNA 序列[380]。然而，诊断主要依靠的是有相应症状母亲的血清学检查。患病期间血清中可以探查到抗 B19 的 IgM，这将一直保持 3 个月。7 天后出现 IgG，并持续存在，可能是一种终身免疫。最终至少有 90%的活产儿，并且细小病毒一般不会致畸，所以如果只有母亲受感染，那么妊娠期间的 FBS 并不作为常规的检测。

继发于红细胞再生障碍的胎儿贫血有着较高的死亡率。如果一旦母亲被证明已经感染，那么就有对胎儿进行严密贫血监测的适应证。由于胎儿贫血可能发生于母体感染后的 1～11 周[359]，所以对过去暴露于危险因素的孕妇，连续 12 周通过评估 MCA 血流速度的方法来早期探查贫血（就像监测有同种免疫的胎儿一样）。如果出现可疑的贫血和水肿，有指征进行 FBS 和 IVT。如果证实存在没有胎儿贫血的水肿，而在胎儿心肌上监测到病毒颗粒，那么也有诊断意义。虽然在胎儿贫血严重情况下，可能有必要进行不止一次的 IVT，但是通过输血抢救后的胎儿可以有一个较好的预后[331,373]。

快速型心律失常

室上性心动过速（SVT）是最常见的胎儿快速型心律失常，其频率为 200～300 次 / 分钟（bpm）。较快的频率中会出现动脉不规则地搏动和纤维性颤动。由于 SVT 通常是间歇性的，所以仅仅当 SVT 持续存在或伴有水肿的情况下才有治疗适应证[221]。由于胎儿在宫内对血流动力学改变的耐受性较好，并且血气分析改变不会被肺水肿掩盖，所以宫内治疗的效果可能要优于在分娩期和新生儿期的治疗效果。仅有 25%～50%的无水肿的胎儿接受通过给予母亲地高辛以达到心脏复律来实现经胎盘治疗[254,393]，一般来讲存在水肿时的治疗效果不佳[155]。母体水平治疗效果较困难的主要原因是由于血管内容量和妊娠期的肾小球滤过率增高。

二线药物如氟卡尼和维拉帕米，可以改善最终的心脏复律，一组数据显示，氟卡尼有 90%的复律率（包括有水肿的胎儿）[114]。也有试验小组证实宫内胎儿使用二线药物治疗，明显是一个更为复杂的过程。

在成人病例中，有使用抗心律失常药物造成猝死的报道，如胺碘酮在胎儿治疗中可以减慢它们的协同作用。直接胎儿血管内或腹腔内治疗对于那些难治性病例或伴有水肿的病例较为有用[147]。最近报道当直接把腺苷注射入胎儿循环，会引起化学性心脏复律，并且会保持有地高辛治疗后的窦性节律[222]。这需要进一步调查更多对母体治疗有抵抗性的病例。胎儿每公斤体重的药物剂量要比新生儿的大，可能需考虑到由胎盘途径进入母体循环，以及增加的胎儿胎盘血容量。

先天性传导阻滞

胎儿先天性传导阻滞（CHB）较为罕见，有报道其发生率为 1：5000～1：20000。其固有心率约为 50～65bpm，心脏一般会有代偿性扩大和肥厚。随着充血性心力衰竭的进展，会出现水肿。

合并有结构异常的先天性传导阻滞患儿预后较差（死亡率为 85%），而心脏结构正常患儿的预后较好[244]。1966 年，孤立性 CHB 与母亲结缔组织病之间的相关性第一次被报道[201]。60%～80%病例中存在有抗 Ro 抗体和抗 La 抗体（SSA 和 SSB），也常出现于有亚临床疾病的母亲。这些抗体最多发现于患有干燥综合征的母亲体内，其次是有系统性红斑狼疮（SLE）的母亲体内。现在没有一种方法被证明是卓有功效的，但不同的治疗方法都是通过母体胎盘路径而实现的。这包括运用拟交感神经药来提高胎儿心率和心功能[175]，母亲用地塞米松可以抑制胎儿心肌炎症[38,80]。实际上，这些只有在胎儿心率小于 50bpm，或是出现了包括水肿在内的一些并发症的症状时才被运用。

羊水容量异常

羊水过少

其原因包括妊娠中期三个月时的泌尿道畸形、未足月胎膜早破(PPROM)和胎儿生长受限(FGR)，但是无论什么原因，妊娠期存活率都低于 25%[19,258]。致命的预后状况如肾缺如和非整倍体，这些情况都应该被排除掉。声窗的缺如使检查胎儿解剖情况较为困难。经阴道超声更有利于看清肾窝，就像彩色多普勒检查肾动脉一样[378]。如果仍然检查不清，那么就需要进行有创操作，包括羊膜腔内灌注和 / 或将液体滴注入胎儿腹膜腔[312]。用温暖的生理性溶液进行羊膜腔内灌注不仅能修补声窗，而且在溶液中添加染色剂可以进一步确认未足月胎膜早破[143]。

妊娠期间有严重羊水过少的胎儿中有 5%～10%存在有染色体异常[176]，羊膜腔内灌注时可以进行快速地核型检查。在一些罕见的整倍体胎儿羊水过少的病例中，他们的胎膜和泌尿道都是完整的，这时可以用羊膜腔内灌注以预防致命的肺发育不良[14]，否则至少有 60%的病例在妊娠中期三个月会有严重的羊水过少[271]。

羊水过多

羊水过多的情况更为严重，很可能会发现存在有潜在的原因。用最大垂直羊水池（MVP）方法，轻度和重度的羊水过多分别被定义为大于 8cm 和 15cm[71]。羊水指数（AFI）将轻度和重度的羊水过多分别定义为在相应孕周的 97.5 百分位以外和 AFI 大于 40cm[270]。

排除母亲糖尿病是必需的，接着必须进行详细的胎儿评估。经过一系列的数据研究，有 11%的新生儿存在结构异常（最显著的是气管-食管瘘、食管闭锁、十二指肠闭锁或胎儿吞咽受损的情况，如关节弯曲），这些都会随着羊水过多严重程度的增加而增加[96]。如果超声评估是正常的，那么轻度羊水过多的胎儿会有 1%的危险性，并存在有较大的结构异常，如果是重度羊水过多就有 11%的危险性。超声检查结构异常的胎儿中有 10%是非整倍体，超声检查结构正常的胎儿中有 1%的为非整倍体。所有的胎儿流产率为 4%，其中 60%的胎儿存在结构异常。

羊水过多胎儿早产和未足月胎膜早破的危险性增高主要局限于那些有严重羊水过多的胎儿，如 AFI≥40cm 或最深羊水池≥15cm[67,144]。非对照的研究结果表明 AR 用于严重羊水过多的胎儿，可以延长妊娠和减轻目前的不适感[132,329]。去除相对少量的羊水可以使羊水的压力降至正常[144]，但通常来说如果去除大量羊水，会限制可以施行的可能的必需操作。然而，如果一次去除羊水量超过 6 升，就会带来沉淀分离或早产的危险[119]。

前列腺素合成酶抑制剂用来减少羊水的生成。吲哚美辛（消炎痛）的初始剂量是每天 75～200mg[59,248]。这可以减少胎儿尿液的排出[220]，因此减少羊水的量[219]。每天可以通过超声监测羊膜腔和胎儿膀胱以调整剂量来确保充分的疗效，而不会造成羊水过少。当用药超过一周以上时，就要通过多普勒检查来预防继发于吲哚美辛使用后胎儿动脉导管收缩的毒副作用[66]。如果在孕 32 周时停止使用，那么宫内胎儿动脉导管过早关闭的并发症是比较少见的。舒林酸——另外一种前列腺素合成酶抑制剂，对于动脉导管的作用较小，却可以明显地减少羊水的生成量[66]。

多胎妊娠

在英国，双胎妊娠的发生率是 14.4‰[321]，比 20 世纪 80 年代增加了 25%。高龄产妇的发生率最高（1992 年，在 35～39 岁妇女中发生率为 19.1‰），接受辅助生殖技术（ART）妇女的发生率明显增高。多胎妊娠却有一个与之不相称的围生期死亡率和围生期发病率。双胎妊娠的脑瘫危险性升高 8 倍，而三胎妊娠的危险性升高 47 倍[333]。

1/3 的双胎妊娠是单合子（MZ），其中大部分共用一个单绒毛膜（MC）胎盘。更多关于配型方面的信息见第 23 章。MC 双胎妊娠围生期发病率和死亡率是双绒毛膜（DC）双胎妊娠的 3～5 倍[22,29,83]，此外，胎儿宫内死亡率也明显增高[375]。许多增高的危险性是由于并发双胎输血综合征（TTTS）的血管畸形和由于双胎中一个胎儿宫内死亡（IUD）而造成另一个胎儿的后遗症。

双胎输血综合征

TTTS可以并发约15%单绒毛膜双羊膜腔双胎（MCDA）妊娠[376]，占双胎围生期死亡率的15%～17%[391,429]。这是由于两个胎儿循环间相互连接的胎盘血管间相互输血造成的。这种两个胎儿循环间相互连接的胎盘血管存在于96%的MC胎盘中，并且在这些妊娠情况下，胎儿间的输血是一种正常现象[106]。然而，受TTTS影响的妊娠胎盘有以下两点特征：首先，存在单向性动脉-静脉连接造成不平衡的胎儿间输血；第二，缺乏代偿性双向的动脉-动脉连接[105,106,245]。

妊娠中期的表现与围生期流产率有80%～100%的相关性，也与羊水过多继发的早产或严重生长受限或循环超负荷造成的IUD有关[171,429]。大多数并发TTTS胎儿的估计体重与宫内不一致，其差异性小于15%是比较罕见的[142]。有证据表明随着所测量腹围的差异性增加[370]，其预后会较差。主要表现在受体的超负荷/早期水肿和供体的生长限制。

妊娠中期出现的TTTS一般会伴有不协调的羊水量(图9.11)[111]。双胎中供体会出现少尿，导致羊水过少，因此会被羊膜包裹起来，并最终粘在子宫壁上。此外，一旦出现羊水过多，无论是膀胱，还是胃都会看不到。供者的生长速度是不匀称的，胎儿就会受到FGR的影响。而且还会出现脐带血管和大脑中动脉血流速度异常的表现，如血流信号缺失或相反的血流信号[190]。

超负荷的受体会有多尿症和严重的羊水过多。羊水过多的程度不能被单独解释为从供体到受体的输血量，有很多数据提示由此而激起反复交替发生的肾素-血管紧张素系统异常，导致羊水过多/羊水过少[246]。

通过静脉多普勒检查发现受体胎儿病情恶化与实际疾病进展情况是一致的。当静脉导管内出现了逆向EDF，就可以证明静脉血流搏动[191]。三尖瓣反流提示有右心衰。受体胎儿可能会有水肿，其可能的机制是过多的容量负荷。多普勒检查显示严重病例通常会出现与中心静脉压相一致的静脉波形[191,347]。典型的有心功能不全的受体胎儿会出现心脏扩大、三尖瓣反流、心室肥厚，并且最终发展成为右心室流出道(RVOT)梗阻[440]。

许多研究团体尝试建立TTTS模型，试图使治疗合理化[341,400]。衡量预后的标准有动脉和静脉的多普勒检查、胎儿大小的不一致性、膀胱动力学和羊水容量。然而，临床上出现的突发的不可预知的病情恶化，对预后标准是一种挑战。

TTTS的治疗方法

TTTS治疗方法有多种，包括经胎盘药物治疗、选择性减胎疗法、AR（引流过多的羊水）、对缠结融合胎盘吻合进行激光消融术（LA），以及宫内静脉切开放血术和交换输血，都有不同程度的成功率。目前治疗方法主要包括用AR、LA和选择性减胎，根据疾病严重程度和进展程度对三种方法进行单独使用和联合治疗。

持续引流过多的羊水

持续AR是最简单的治疗方法，至少有一个胎儿（孕4周时）的存活率为71%[252]。虽然AR最初是以控制羊水过多来延长妊娠为目的，但有证据表明在TTTS中，它可能改善胎儿情况和疾病的进展。一项研究显示AR在74%的病例中可以中度增加子宫血流[45]，同时其他研究还证明在AR时，无论供体还是受体胎儿的MCA搏动指数都有明显下降[253]。

到目前为止，持续有创的AR是治疗该病的主要方法。然而，由于较高的围生期发病率和死亡率，以及未尝试是否影响疾病进程，其他的技术还在研究中。

激光消融术

胎盘血管LA技术最早是在1985年的动物试验中报道的[101]，随后才应用于人类妊娠TTTS的治疗中[100,415]。最初的技术是用钕:钇铝石榴石（Nd:YAG）激光器对穿越隔膜表面的所有绒毛膜血管进行激光凝固。早期的疗效令人失望，该治疗的围生期生存率与AR相似[100,415]。与技术相关的高失败率归因于这项非选

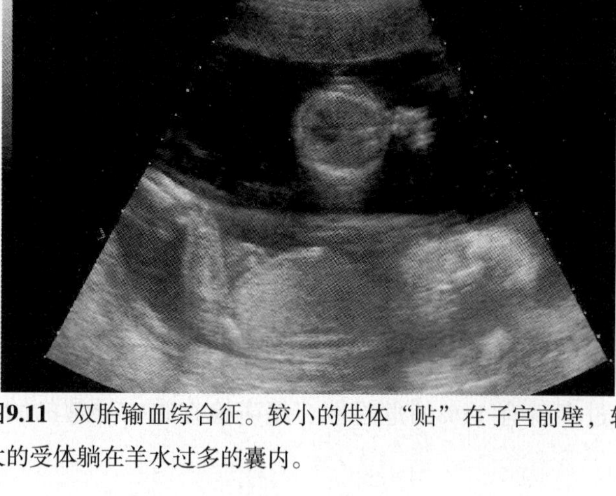

图9.11 双胎输血综合征。较小的供体“贴”在子宫前壁，较大的受体躺在羊水过多的囊内。

择性操作过多地破坏了有活性的胎盘组织。

然而技术的精确性和操作人员的丰富经验，至少可以使一个胎儿的存活率>75%[124]。现在大多数操作者都是集中于有选择性地和对确定的网结血管进行消融，不会对有活性的胎盘组织造成破坏。

选择性减胎

对于许多的 TTTS 都可以推荐进行选择性减胎治疗。双胎中的一个有 IUD 倾向或在其他治疗均失败的情况下，就应该进行选择性减胎。事实上，只有当父母认为必须进行该项治疗以保证一名胎儿保留的情况下才实施。然而，治疗时机已经有所延迟，以至于对所保留的那个胎儿有所危害。无论是供体还是受体胎儿都有中止妊娠的可能，为了保证操作的安全和有效，对所要保留的胎儿进行紧急的输血可能会避免其中止妊娠（见下文）。

TTTS的处理

许多临床医师在处理合并有 TTTS 的妊娠方面有许多经验。首先，通过病程的分期来评估疾病的严重程度；其后，对于治疗就会有所不同。一些人提倡对所有的病例进行 LA，然而另一些人只对中-重度的病例实施 LA，并对较轻的病例进行 AR。选择性减胎一般仅仅在 LA 或 AR 失败后才实施。

神经学结果

有一组关于 TTTS 长期后遗症的数据。无论是有无 TTTS 的胎儿，大脑白质的损害在所有 MC 双胎妊娠中都有所增加，这是由于双胎共享血液循环而导致血流动力学的不平衡[22]。然而，妊娠中并发严重的 TTTS，并接受过 AR 处理的双胎，其出生前获得性神经学损伤的发生率为 35%。虽然存在个别的病例，但是神经系统对这些损伤大多十分敏感[104]。虽然这种损伤的病因学并不明确，但是受体和供体胎儿都会有危险性。据推测，受体体内血细胞比容升高，因此存在潜在的血管内沉积，导致大脑皮层损伤；同时，供体胎儿的贫血也会继发神经系统的损伤。然而，宫内胎儿 Hb 浓度存在大的差异是不常见的[107]。由于治疗对病程的干预，在存活的胎儿中，LA 的脑瘫发生率减少，为 4.2%，而 AR 的脑瘫发生率为 24.4%[340]，但是在 RCT 中还未被证实。

急性胎间输血

IUD 的 MC 胎儿中，有近 25%的大脑坏死和 / 或肾损伤的发生率（如果妊娠合并 TTTS 会增至 50%），在其他健康双胎中也有相近的 IUD 危险性[159,413]。这种损害的病因可能是血流动力学方面的改变。随着双胎中一个胎儿的宫内死亡，会出现胎间输血的不平衡，从而引起血压过低，同时健康胎儿的血液进入死亡胎儿，还有可能造成局部缺血[160]。这种急性胎间输血进行选择性减胎的适应证有不协调性胎儿畸形、TTTS 的终末期和双胎逆向动脉灌流（twin reversed arterial perfusion，TRAP）。

理想的选择性减胎应该包括介入技术，以防止任何由于存活胎儿血进入无法存活胎儿循环所造成的可能后遗症，最初报道的超声引导技术包括用无水乙醇进行血管闭塞[103]、Histoacryl 凝胶注射[110]或用致血栓形成的弹簧圈[21]，随着实践的积累发现这些方法的成功率比较低，导致双胎死亡或致残[108,310]。现在，运用双极电热疗法进行脐带阻塞，双胎生存率可以达到 76%（考虑到之前的发病率）。建议对存活双胎的大脑进行连续超声或 MRI 的检查以排除大脑皮层的损害。

多胎妊娠减胎术和双绒毛膜双胎的选择性减胎术

多胎妊娠减胎术

高孕次多胎妊娠（≥3 胎）中，为了改善围生期分娩结果，进行多胎妊娠减胎术使胎儿数量减少到双胎或三胎，可减少围生期死亡率。未进行过减胎术的高孕次多胎妊娠中，大约有 1/3 会在孕 24 周前流产[126]。

考虑到较高的失败率，最初使用的经阴道照射的减胎术方法已经被废弃[206]，现在采用的是经腹部注射 KCl 溶液进入胎儿胸部[33,125]。这种妊娠是热衷于使用诱导排卵药物的结果，并且通常是多合子和多绒毛膜的，这种情况在双胎中并不常见[430]。这种手术最好是在孕 11～12 周后再进行，这时流产和自发性消退的危险性都会减少，而且，可以对 NT 进行测量。现在，所要留下的理想的胎儿数量仍有争议，但是最主要的还是减少胎儿的数量。主要危险是所有的胎儿都流产，其发生率大约为 4%～16%，并且受初始妊娠的胎儿数量的影响（三胎为 4.5%，四胎为 8%，五胎为 11%），还有减胎后最终保留的胎儿数量，都取决于手术者的经验[127]。

三绒毛膜三胎时最难的是决定多胎妊娠的减胎。一组数据比较了三绒毛膜三胎进行减胎和预期处理的结果[326]，结果显示，虽然减胎组的流产率较高（8.3%和3.2%），但是早产率却相对较低（9.8%和23.1%），全部数据显示未经减胎的妊娠有较高的生存率（93.3%和90.3%），但这是以每个胎儿较高的致残率为代价的（1.5%和0.6%）。

选择性减胎术

双胎妊娠中，对于不协调性的胎儿畸形，选择性地终结受累胎儿是一种选择。心内注射KCl是一种推荐技术[205]，但是由于会产生急性胎间输血，所以在MC妊娠中不推荐使用该方法。20%病例中，超声显示只有一个胎盘的双胎性别是一致的，对于绒毛膜的测定需要对膜性中隔进行仔细地评估。需要评估中隔的厚度和“λ(lambda)”字征是否阳性（图9.12）[137]。中隔厚度＞2mm和/或包含3～4层则强烈提示DC胎盘形成[20,90]，虽然可以反复测量，但是妊娠早期后这种测量就显得不那么理想了[390]。妊娠中期对绒毛膜的测定，一组联合征象可以提供大于90%的精确率[371]，但在妊娠早期可以提供100%的精确率[69,268]。最近一组数据显示在选择性减胎术后有4%的流产率（双胎为2.4%，三胎为12.5%）[115]，大于32孕周分娩的超过80%。如果在孕16周实施选择性减胎术，那么流产率较低[126]。

胎儿干细胞和基因治疗

许多血液病和遗传病的治疗都依赖于骨髓或干细胞的移植。理论上，胎儿是理想的接受者，因为：

- 至少在妊娠早、中期胎儿都不具有免疫活性，所以不需要用那些出生后不得不用的免疫抑制剂。因此，作为治疗目的，出现长期嵌合现象而获得耐受性。
- 从孕12周到孕16周，造血干细胞从肝移到骨髓，有真正的空间可用来种植细胞移植物。出生以后，需要预防性的运用一些毒性药物来抑制骨髓。

这种方法在多种动物模型上已经获得成功[377,439]。但是在人体中的运用还没有充分的经验。最初的尝试是在人类胎儿中，用Rh的同种异体免疫方法作为模型[237]，没有出现嵌合现象。迄今为止干细胞治疗仅仅用于胎儿免疫缺陷病[150,408]。

某些危及生命的疾病可通过胎儿的基因进行治疗。宫内介入疗法必须显示出优于移植或生后基因疗法，并且仅在没有其他满意的治疗方法时，才会被使用。举一个例子，如CF，体外研究显示正常的和CF的气道混合细胞中仅仅有6%～10%的细胞表达正常的囊性纤维化跨膜调节因子（CFTR），该因子是纠正上皮细胞层离子转运缺陷的必需因子[209]。因此，有效的基因治疗可能仅仅需要相对较低水平的气道上皮转导。成人CF的早期症状和基因治疗的疗效较差，这使建立CF宫内治疗动

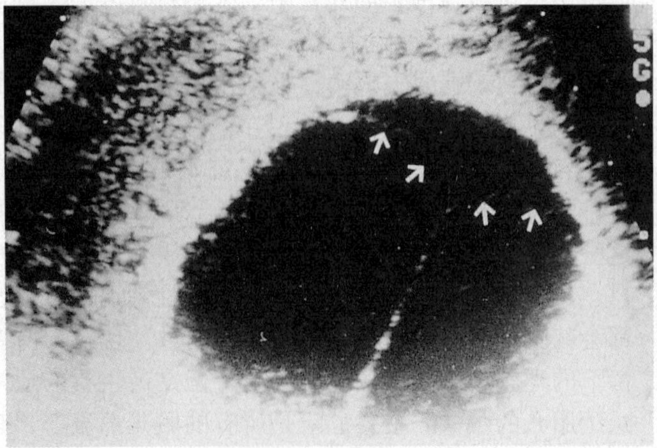
(a)

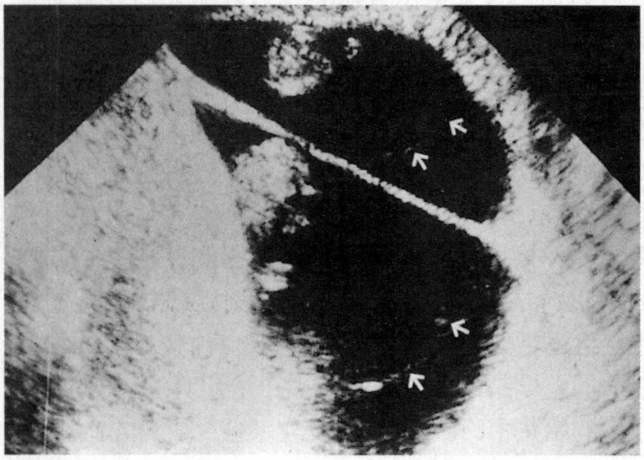
(b)

图9.12 妊娠第1个三月期的经阴道超声切面。(a)单绒毛膜，(b)双绒毛膜双胎妊娠，显示融合前的羊膜和绒毛膜（由RCOG Press提供）。

物模型的研究工作逐渐开展起来。黏膜下腺的前体细胞在人体的肺组织已被识别[123]，以及宫内以腺病毒作为媒介将基因转移到人类胎儿肺组织的异种移植的成功令人振奋[328]。在该研究领域还有很多工作有待开展。

胎儿外科

一些先天性畸形疾病可以通过生后的外科纠治来获得满意的疗效。然而，某些疾病，宫内未经纠治的畸形会导致胎儿进行性的脏器损伤，并且威胁到胎儿的生命。在这种情况下就要考虑对胎儿进行宫内干预。胎儿外科方面的早期尝试主要采取两种形式：通过子宫切开术进行直视下外科手术或通过超声引导插入导管分流进行旁路分流术以治疗梗阻性损伤（图 9.13）。由于有较低的母体发病率，最近越来越热衷于开展内镜外科技术。

这些技术应仅在具有专业技术的中心进行研究和开展，并且只有在动物模型证实安全有效的前提下，才可用于胎儿的宫内治疗。遗憾的是，所有胎儿直视外科手术的结果都是令人失望的。尽管该研究的开展仅限于一些十分专业的中心，但外科手术会并发早产这一无情的事实削减了人们对该项技术的热情。如果将来要开展胎儿外科手术，那么必须首先排除染色体和其他结构畸形。此外选择介入治疗的病例时，需要有可靠的出生前预测。因此，除非有满意的治疗效果，并且其病理过程是不可逆的，一般不施行胎儿外科手术。

胸内病损

膈疝

即使有理想的出生后治疗，宫内诊断为膈疝的死亡率高达 75%[8,136]。膈疝的预后主要取决于宫内肺部受压而导致肺发育不全的程度，肺部受压的程度取决于内脏经膈肌疝出的时间和体积。该病的产前诊断较为困难，但一些人认为羊水过多、纵隔移位和大容量的内脏占位于胸腔可以作为辅助诊断。动物模型还证实宫内外科治疗会对胎儿肺发育造成不良影响，出生后可以施行外科治疗[183]。旧金山的研究小组通过非人类灵长类动物试验证实了胎儿外科手术的安全性和可行性[7]，虽然经过十年的技术改进，但对妊娠中后期胎儿施行手术，仍发现存在一些明显的问题，包括难以减少无脐静脉纠结的肝肺疝和预防早产的发生。

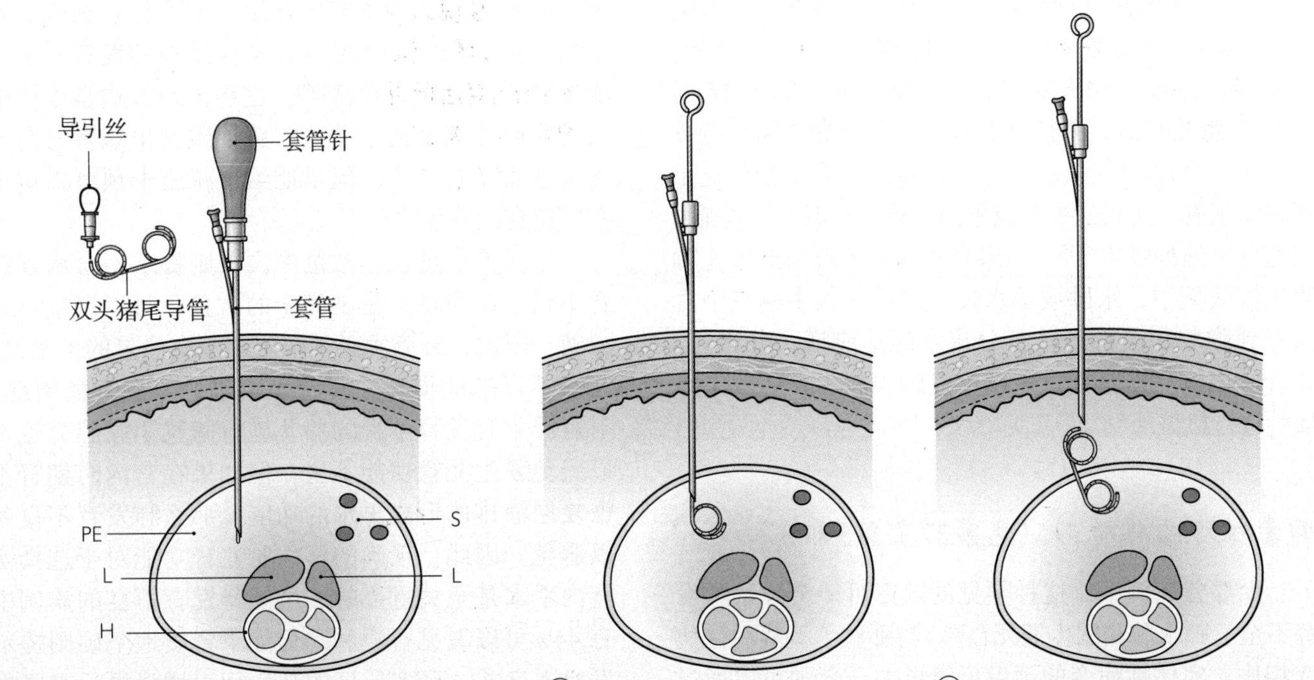

图9.13 胸腔羊膜腔分流术。套管针（T）和套管（CA）一起经羊膜腔穿刺入积液中（a）。然后拉直导引丝（G），将双头猪尾型导管（C）插入套管，并且去除导引丝。然后一个短插管器将一半的导管留置单侧胸腔中（b）。然后将套管退回到羊膜腔，并且将一个长的插管器插入并将另外一半的导管定位在羊膜腔内（c）。H：心脏；S：脊柱；L：肺。(摘自 Rodeck et al.[356])

此外，膈疝的有创治疗方法是气管结扎法。其基本原理是阻止肺内液体引流而使肺发育生长(PLUG——栓塞肺至其生长)，动物实验已经证实了这种假设[181,436]。然而，不幸的是结扎松开后仍有早产的危险，并还有可能导致气管狭窄。可以通过近来发展的内镜技术插入临时的气管栓来解决[148,182]。但将PLUG方法引入临床前，对于选择进行干预的理想时机和栓塞的持续时间还需要开展很多研究工作，最近美国放弃了大部分的实验研究。

胎儿胸腔积液

胎儿胸腔积液的围生期死亡率超过50%，而且当合并有水肿时死亡率更高[70,348]。肺部发育的小管期（孕17～24周），肺部受压会导致肺发育不良。而由于吞咽减弱导致的大量渗出、腔静脉梗阻和心源性压迫引起的水肿都会引起羊水过多[23,332]。对于新生儿，乳糜胸是常见的原因，给予营养支持后在胸水中发现有乳糜微粒，就可以确诊[72]。胎儿期，如果胎儿体内抽出的胸水中有较高的淋巴细胞也可以确诊[25,120]。

如在分娩前进行超声引导下抽吸胎儿胸水将有利于新生儿复苏[372]。因为6～48小时之内液体会积聚起来[299,332]，所以需要长期引流。在超声引导下，插入胸膜-羊膜分流管（图9.13)。3组共34名患儿中[241,286,356]，有17名（50%）患儿获得了满意的疗效，其中16名（94%）患儿存活，并且没有呼吸道并发症。当有持续性积液时（12%)，仅有2名患儿存活。当不会反复出现胸腔积液（尤其是少量或单侧的渗出）时，应提前1周施行单纯抽吸术[23,25]。在未合并有其他畸形的胎儿胸腔积液病例中，水肿或羊水过多或在妊娠中期三个月探查到胸腔积液都是施行分流术的适应证。分娩时，导管应该被立即钳夹以免发生气胸，新生儿应该予以插管进行机械通气。

肺囊性腺瘤样畸形（见第27章第5部分）

少部分病例中，这种罕见的畸形可能会导致肺发育不全、肺水肿和围生期死亡[6]。与那些大型囊肿性病变相比，实体性病变的预后可能更差。囊肿可以通过超声发现。大型囊肿病变中，对于单个胸内囊肿可以进行长期引流，这样出生时会有较好的效果[289]。旧金山的研究小组研究显示对于那些合并水肿的严重CCAM的预后十分差，但通过直视下胎儿外科肺叶切除术可以有一个好的生存机会。对8名孕21～27周的胎儿施行了大范围的扩大肺叶切除术，其中5例存活[5]。虽然只有在这些病例中胎儿外科手术才有用武之地，但也足以说明胎儿外科地位不可忽视，否则，这些病例的预后是极其差的。

梗阻性尿路病变

后尿道瓣膜（见第36章第2部分）

在不伴有其他畸形的PUV胎儿中，决定围生期预后的两个主要因素是肺发育不良和肾发育不良[185,278]，这可能与病程和梗阻的严重程度有关。在妊娠中三月期缺乏排尿至羊水可导致肺发育不良。虽然它的发病机制尚不明确[304]，但许多动物和人的研究提示肺发育不良是羊水过少的结果。尿路梗阻导致尿道压力升高还会引起肾发育不良[184,226]。而低位尿路梗阻胎儿的膀胱内压力只是轻微升高[316]。有一种胚胎学理论认为肾发育不良并不是继发于PUV的，而是早期肾组织的发育缺陷导致肾胚芽与生后肾间充质之间的连接异常[34,392]。

由于出生后对PUV进行外科治疗是比较简单的方法，一种假说认为子宫内梗阻分流术将会减轻肾发育不良，可以恢复羊水形成，从而避免肺发育不良，并能保证出生后胎儿存活[184]。这种干预方式是以严格的动物实验为基础的。胎儿尿路梗阻会出现肾发育不良和肺发育不良[168,188]，但早期给予减压干预可以避免这些后遗症的发生[166,187]。

如果羊水量在正常范围内，则提示不会出现肺发育不良，说明梗阻是不完全的，且肾可以产生足够的尿液。因此，分流术必须限定用于有严重的羊水过少、肾有不可逆的损害并且肾不会进一步发育的情况下。对有严重肾发育不良的胎儿施行膀胱羊膜腔分流术可以避免新生儿肾功能不全，但如果在宫内时期肾不能恢复尿液排放形成羊水的功能，那么肺发育不良就难以避免。因此，正确的评估胎儿肾功能对于选择实施宫内手术是至关重要的。虽然肾发育不良的病例中仅有44%可以看见肾囊肿，但如果肾质地坚硬则提示有发育不良[247]。肾实质区的超声回声增强提示有肾发育不良，其敏感性为73%，特异性为80%[247]。

由于超声在预测肾功能方面具有不准确性，所以需要寻求其他的方法来解决这个问题。在某些病例中，通过对胎儿尿液进行生化分析来预测肾功能被认为是有用的[167,172]，但是并不是所有的病例都适用[427,423]。最初，被用于定义等渗尿液的临界值为 Na^+＞100mEq/l，Cl^-＞90mEq/l，渗透压＞210mmol/l，后来又计算出了更为精确的孕 16～33 周，以及一系列样本的电解质正常值（Na^+ 和 Cl^-）[303]，它们提供了更为准确的信息[210]。其他人提出尿微球蛋白可用于提示肾的损害，尤其是尿[238,249,275]、胎儿、血清 β_2 微球蛋白[36]。目前对是否要施行分流术需结合尿电解质、β_2 微球蛋白、超声上泌尿道图像和膀胱的储尿量来综合考虑。

膀胱羊膜腔分流术的标准方法是在超声定位下插入并留置塑料双猪尾型导管[185,250]，与胸膜羊膜腔分流术相同。报道的 73 个行分流术的低位尿路梗阻病例的结果并不让人乐观，仅有 41%的围生期生存率[250]。这些病例中胎儿除了有 PUV，还有其他病变，如染色体和其他的畸形，但都有正常的羊水量。70%的实验中心也有这样的经历。对于这种手术尚存有疑义[117,344]，可能也是由于这个原因。

最近旧金山的研究小组发表了他们对于不同形式胎儿尿道梗阻手术的研究结果：技术包括分流术和输尿管造口插入术、尿道瓣膜激光消融和膀胱造口术。14 个病例出生后被证实为 PUV，其中胎儿期死亡率为 43%。8 名存活者中有 5 名发展为慢性肾疾病，提示胎儿期的干预可能不会改变该病的预后。实际上即使是良好的胎儿尿电解质水平对于出生后的状态好像也没有什么提示作用[198]。

因此，分流术施行标准应该被严格限定于那些可能从中受益的胎儿，如超声图像显示肾“正常”的正常整倍体胎儿，但有严重的羊水过少，且生化指标显示有足够的肾功能。

对所有被考虑为梗阻性尿路疾病（如干梅腹综合征、尿道闭锁、膀胱尿道反流）的患者行膀胱羊膜腔分流术后的长期随访结果是比较好的[153]。2 年随访的生存率为 62%，1/3 的患儿由于肾衰竭而施行了肾移植，有超过 21%的患儿出现了肾功能不全，43%的患儿保持了正常的肾功能。但仅有 50%的患儿接受了自觉的随访。

其他外科疾病

脑积水（见第41章第8部分）

中脑导水管梗阻可引起脑脊液压力升高、脑室扩大、皮质层变薄以及不可逆的神经损伤。由于脑室分流术能在新生儿期显著地改善患儿情况[233]，并且脑室扩大可能在宫内就已经开始进展了，有一种假说认为在宫内就应对胎儿脑积水进行减压术以避免神经损伤。最初在动物模型上开展的工作提示宫内分流术可以改善生存率和结果[261]，但美国国际登记局[250]报道在人胎儿身上行宫内分流术会使严重残障婴儿的生存率降低，所以现在这项技术已经被废弃。

骶尾部畸胎瘤（见第31和37章）

先天性骶尾部畸胎瘤一般在新生儿期出现，通过手术切除可以有良好的疗效。当他们在妊娠中期被诊断后，往往会因动静脉短路发生心力衰竭而继发水肿，进而会引起胎儿死亡[149]。一个研究小组成功地在宫内施行了直视下的肿瘤切除术[4]，他们以前的经验提示切除术必须在胎儿心力衰竭终末期之前实施，而且胎盘水肿会导致母体的“镜式反应综合征”[4,232]。

其他的治疗方法有通过消融技术对肿瘤团块进行细胞缩减，由此而减少静脉窃血和高动力心力衰竭的危险。此外还可应用热凝固技术，但仅有少数成功的报道[325]。

神经管缺陷（见本章产前诊断部分）

宫内修补 NTD 的经验正不断增加。一个羊脊柱裂的动物模型提示宫内纠正脊柱缺损能避免一般在出生后看见的脊柱功能障碍[259]。虽然依赖分流装置治疗脑积水已有明显的效果，但这在人类中的应用并不广泛[409]。这也提示宫内治疗大于孕 25 周的高位脊柱病损（L_3 以上）的胎儿未必有益。

胎儿瓣膜成形术

现在有个别宫内治疗瓣膜闭锁的报道。一个报道显示，在妊娠中期对两名有完全性或几乎完全性肺动脉瓣闭锁并有严重水肿的胎儿，施行宫内肺动脉瓣成形术[410]，现在这两名孩子（18 月和 16 月）都有了双心室循环。其他一些胎儿外科手术在成为标准术式之前，有必要进行进一步的研究和实践。

参考文献

1. Abdel-Fattah S A, Soothill P W, Carroll S G, Kyle P M 2002 Middle cerebral artery Doppler for the prediction of fetal anaemia in cases without hydrops: a practical approach. British Journal of Radiology 75: 726–730
2. Abramowicz J S, Warsof S L, Doyle D L, Smith D, Levy D L 1989 Congenital cystic hygroma of the neck diagnosed prenatally: outcome with normal and abnormal karyotype. Prenatal Diagnosis 9: 321–327
3. Achiron R, Achiron A, Yagel S 1993 First trimester transvaginal sonographic diagnosis of Dandy–Walker malformation. Journal of Clinical Ultrasound 21: 62–64
4. Adzick N S, Crombleholme T M, Morgan M A, Quinn T M 1997 A rapidly growing teratoma. Lancet 349: 538
5. Adzick N S, Harrison M R, Flake A W 1993 Fetal surgery for cystic adenomatoid malformation of the lung. Journal of Pediatric Surgery 28: 1–6
6. Adzick N S, Harrison M R, Glick P L et al 1985 Fetal cystic adenomatoid malformation: prenatal diagnosis and natural history. Journal of Pediatric Surgery 20: 483–488
7. Adzick N S, Harrison M R, Glick P L et al 1986 Fetal surgery in the primate. III Maternal outcome after fetal surgery. Journal of Pediatric Surgery 21: 477–480
8. Adzick N S, Harrison M R, Glick P L, Nakayama D K, Manning F A 1985 Diaphragmatic hernia in the fetus: prenatal diagnosis and outcome in 94 cases. Journal of Pediatric Surgery 20: 357–361
9. Alfirevic Z, Neilson JP 1995 Doppler ultrasonography in high-risk pregnancies: systematic review with meta-analysis. American Journal of Obstetrics and Gynecology 172:1379–1387
10. Alford C A, Neva F A, Weller T H 1964 Virologic and serologic studies on human products of conception after maternal rubella. New England Journal of Medicine 271: 1275–1281
11. Anand A, Gray E S, Brown T, Clewley J P, Cohen B J 1987 Human parvovirus infection in pregnancy and hydrops fetalis. New England Journal of Medicine 316: 183–186
12. Andres R L, Brace R A 1990 The development of hydrops fetalis in the ovine fetus after lymphatic ligation or lymphatic excision. American Journal of Obstetrics and Gynecology 162: 1331–1334
13. Anton-Lamprecht I, Jovanovich V, Arnold M L, Rauskolb R, Kern B, Schenck W 1981 Prenatal diagnosis of epidermolysis bullosa dystrophica Hallopeau Siemens with electron microscopy of fetal skin. Lancet ii: 1077–1079
14. Arulkumaran S, Nicolini U, Fisk N M, Rodeck C H 1990 Fetal vesicorectal fistula causing oligohydramnios in the second trimester. British Journal of Obstetrics and Gynaecology 97: 449–451
15. Bang J 1983 Ultrasound guided fetal blood sampling. In: Albertini A, Crosignani P F (eds) Progress in perinatal medicine. Excerpta Medica, Amsterdam, p. 223
16. Bang J 1985 Intrauterine needle diagnosis. In: Holm H A, Kristensen J K (eds) Interventional ultrasound. Munksgaard, Copenhagen, pp 122–128
17. Bang J, Bock J E, Trolle D 1982 Ultrasound guided fetal intravenous transfusion for severe rhesus haemolytic disease. British Medical Journal 284: 373–374
18. Barret J, Chitayat D, Sermer M et al 1995 The prognostic factors in the prenatal diagnosis of the echogenic fetal lung. Prenatal Diagnosis 15: 849–853
19. Barss V A, Benacerraf B R, Frigoletto F D 1984 Second trimester oligohydramnios, a predictor of poor fetal outcome. Obstetrics and Gynecology 64: 608–610
20. Barss V A, Benacerraf B R, Frigoletto F D 1985 Ultrasonographic determination of chorion type in twin gestation. Obstetrics and Gynecology 66: 779–783
21. Bebbington M W, Wilson R D, Machan L, Wittmann B K 1995 Selective feticide in twin transfusion syndrome using ultrasound-guided insertion of thrombogenic coils. Fetal Diagnosis and Therapy 10: 32–36
22. Bejar R, Vigliocco G, Gramajo H et al 1990 Antenatal origin of neurologic damage in newborn infants. American Journal of Obstetrics and Gynecology 162: 1230–1236
23. Benacerraf B R, Frigoletto F D 1985 Mid-trimester fetal thoracocentesis. Journal of Clinical Ultrasound 13: 202–204
24. Benacerraf B R, Frigoletto F D, Greene M F 1986 Abnormal facial features and extremities in human trisomy syndromes: prenatal ultrasound appearances. Radiology 159: 243–246
25. Benacerraf B R, Frigoletto F D, Wilson M 1986 Successful mid-trimester thoracocentesis with analysis of the lymphocyte subpopulation in the pleural effusion. Obstetrics and Gynecology 155: 398–399
26. Benacerraf B R, Greene M F, Saltzman D H et al 1988 Early amniocentesis for prenatal cytogenetic evaluation. Radiology 169: 709–710
27. Benacerraf B R, Harlow B, Frigoletto F D 1990 Are choroid plexus cysts an indication for mid-trimester amniocentesis? American Journal of Obstetrics and Gynecology 162: 1001–1006
28. Benacerraf B R, Saltzman D H, Estroff J A, Frigoletto F D 1990 Abnormal karyotype of fetuses with omphalocele: prediction based on omphalocele contents. Obstetrics and Gynecology 75: 317–319
29. Benirschke K, Kim C 1973 Multiple pregnancy. New England Journal of Medicine 288: 1329–1336.
30. Bennett P R, Kim C L, Colin Y et al 1993 Prenatal determination of fetal RhD type by DNA amplification following chorion villus biopsy or amniocentesis. New England Journal of Medicine 329: 607–610
31. Beretsky L, Lankin D H, Rusoff J H, Phelan L 1984 Sonographic differentiation between the multicystic dysplastic kidney and the uretopelvic junction obstruction in utero using high resolution real time scanners employing digital detection. Journal of Clinical Ultrasound 11: 349–356
32. Berkowitz R L, Chitkara U, Goldberg J D, Wilkins I, Chervenak F A, Lynch L 1986 Intrauterine intravascular transfusion for severe red blood cell iso-immunisation: ultrasound guided percutaneous approach. American Journal of Obstetrics and Gynecology 60: 746–749
33. Berkowitz R L, Lynch L, Chitkara U, Wilkins I A, Mehalek K E, Alvarez E 1988 Selective reduction of multifetal pregnancies in the first trimester. New England Journal of Medicine 318: 1043–1047
34. Berman D J, Maizels M 1982 The role of urinary obstruction in the genesis of renal dysplasia. A model in the chick embryo. Journal of Urology 128: 1091–1096
35. Berrebi A, Kobuch W E, Bessieres M H, Bloom M C, Rolland M, Sarramon M F 1994 Termination of pregnancy for maternal toxoplasmosis. Lancet 355: 36–39
36. Berry S, Lecolier B, Smith R S et al 1995 Predictive value of fetal serum β-microglobulin for neonatal renal function. Lancet 345: 1277–1278
37. Bewley S, Roberts L J, Mackinson A M, Rodeck C H 1995 First trimester nuchal translucency: problems with screening the general population. British Journal of Obstetrics and Gynaecology 102: 386–388
38. Bierman F Z, Baxi L, Jaffe I, Driscoll I 1989 Fetal hydrops and congenital complete heart block: response to maternal steroid therapy. Journal of Pediatrics 112: 646–648
39. Blanchette V S, Chen L, Salmon de Freiberg S, Hoghan V A, Trudel E, Decary F 1990 Immunization to the Pl^{A1} antigen: results of a prospective study. British Journal of Haematology 74: 209–215
40. Blumenthal D H, Rushovich A M, Williams R K, Rochester D 1982 Prenatal sonographic findings of meconium peritonitis with pathological correlation. Journal of Clinical Ultrasound 10: 350–352
41. Bogart M H, Golbus M S, Sorg N D, Jones O W 1989 Human chorionic gonadotrophin levels in pregnancies with aneuploid fetuses. Prenatal Diagnosis 9: 379–384
42. Bonaventure J, Rousseau F, Legeani-Mallet L, le Merrer M, Munnich A, Maroteaux P 1996 Common mutations in fibroblast growth receptor 3 (FGR-3) gene account for achondroplasia, hypochondroplasia, and thanatophoric dwarfism. American Journal of Medical Genetics 63: 148–154
43. Bovicelli L, Orsini L F, Grannum P A T, Pittalis M C, Toffoli C, Dolcini B 1989 A new funipuncture technique: two needle ultrasound and needle biopsy guided procedure. Obstetrics and Gynecology 73: 428–431
44. Bowell P, Wainscoat J S, Peto T E et al 1982 Maternal anti-D concentrations and outcome in rhesus haemolytic disease of the newborn. British Medical Journal 285: 327–329
45. Bower S J, Flack N J, Sepulveda W, Talbert D, Fisk N M 1995 Uterine artery blood flow response to correction of amniotic fluid volume. American Journal of Obstetrics and Gynecology 173: 502–507
46. Bowman J M, Pollack J M 1965 Amniotic fluid spectrophotometry and early delivery in the management of erythroblastosis fetalis. Pediatrics 35: 815–835
47. Braithwaite J M, Armstrong M A, Economides D L 1996 Assessment of fetal anatomy at 12–13 weeks gestation by transabdominal and transvaginal sonography. British Journal of Obstetrics and Gynaecology 103: 82–85
48. Breed A S, Mantingh A, Beekhuis H, Kloosterman M D, Bolscher H T, Anders GJ 1990 The predictive value of cytogenetic diagnosis after CVS: 1500 cases. Prenatal Diagnosis 10: 101–110
49. Bricker L, Neilson JP 2004 Routine Doppler ultrasound in pregnancy (Cochrane Review). In: The Cochrane Library, Issue 2
50. Brons J T J, Wladimiroff J W, Van Der Harten J J et al 1988 Prenatal ultrasonographic diagnosis of osteogenesis imperfecta. American Journal of Obstetrics and Gynecology 159: 176–181
51. Bronshtein M, Blumenfeld I, Kohn J, Blumenfeld Z 1994 Detection of cleft lip by early second-trimester transvaginal sonography. Obstetrics and Gynecology 84: 73–76
52. Bui T H, Iselius L, Lindsten J 1984 European collaborative study on prenatal diagnosis: mosaicism, pseudomosaicism and single abnormal cells in amniotic fluid cell cultures. Prenatal Diagnosis 4: 145–162

53. Burrows R F, Kelton J G 1990 Thrombocytopenia at delivery: a prospective survey of 6715 deliveries. American Journal of Obstetrics and Gynecology 163: 731–734
54. Burrows R F, Kelton J G 1990 Low fetal risks in pregnancies associated with idiopathic thrombocytopenic purpura. American Journal of Obstetrics and Gynecology 163: 1147–1150
55. Burrows R F, Kelton J G 1993 Fetal thrombocytopenia and its relation to maternal thrombocytopenia. New England Journal of Medicine 329: 1463–1466
56. Bussel J B, Berkowitz R L, Lynch L et al 1996 Antenatal management of alloimmune thrombocytopenia with intravenous gamma-globulin: a randomized trial of the addition of low-dose steroid to intravenous gamma-globulin. American Journal of Obstetrics and Gynecology 174: 1414–1423
57. Bussel J B, Berkowitz R L, McFarland J G, Lynch L, Chitkara U 1988 Antenatal treatment of neonatal alloimmune thrombocytopenia. New England Journal of Medicine 319: 1372–1378
58. Bussel J B, McFarland J G, Kaplan C and Working Party 1991 Recommendations for the evaluation and treatment of neonatal autoimmune and alloimmune thrombocytopenia. Thrombosis and Haemostasis 65: 631–634
59. Cabrol D, Landesman R, Muller J, Uzan M, Sureau C, Saxena B B 1987 Treatment of polyhydramnios with prostaglandin synthetase inhibitor (indomethacin). American Journal of Obstetrics and Gynecology 157: 422–426
60. Callen D F, Korban G, Dawson G et al 1988 Extra embryonic/fetal karyotypic discordance during diagnostic chorionic villus sampling. Prenatal Diagnosis 8: 453–460
61. Campbell J, Gilbert W M, Nicolaides K H, Campbell S 1987 Ultrasound screening for spina bifida: cranial and cerebellar signs in a high-risk population. Obstetrics and Gynecology 70: 247–250
62. Campbell S, Johnstone F D, Holt E M et al 1972 Anencephaly: early ultrasonic diagnosis and active management. Lancet ii: 1226–1227
63. Campbell S, Pearce J M 1983 Ultrasound visualization of congenital malformations. British Medical Bulletin 39: 322–331
64. Canick J A, Knight G J, Palomaki G E, Haddow J E, Cuckle H S, Wald N J 1988 Maternal serum unconjugated oestriol as an antenatal screening test for Down's syndrome. British Journal of Obstetrics and Gynaecology 95: 330–333
65. Cardoza J D, Goldstein R B, Filly R A 1988 Exclusion of fetal ventriculomegaly with a single measurement: the width of the lateral ventricular atrium. Radiology 169: 711–714
66. Carlan S J, O'Brien W F, O'Leary T D, Mastrogiannis D 1992 Randomised comparative trial of indomethacin and sulindac for the treatment of refractory preterm labor. Obstetrics and Gynecology 79: 223–228
67. Carlson D E, Platt L D, Medearis A L, Horenstein J 1990 Quantifiable polyhydramnios: diagnosis and management. Obstetrics and Gynecology 75: 989–993
68. Carroll S G, Porter H, Abdel-Fattah S, Kyle P M, Soothill P W 2000 Correlation of prenatal ultrasound diagnosis and pathologic findings in fetal brain abnormalities. Ultrasound Obstetrics and Gynaecology 16: 149–153
69. Carroll S G, Soothill P W, Abdel-Fattah S, Porter H, Montague I, Kyle P M 2002 Prediction of chorionicity in twin pregnancies at 10–14 weeks of gestation. British Journal of Obstetrics and Gynaecology 109:182–186
70. Castillo R A, Devoe L D, Falls G, Holzman G B, Hadi H A, Fadel H E 1987 Pleural effusions and pulmonary hypoplasia. American Journal of Obstetrics and Gynecology 157: 1252–1255
71. Chamberlain P F, Manning F A, Morrison I, Harman C R, Lange I R 1984 Ultrasound evaluation of AFV. II. The relationship of increased AFV to perinatal outcome. American Journal of Obstetrics and Gynecology 150: 250–254
72. Chernick V, Reed M H 1970 Pneumothorax and chylothorax in the neonatal period. Journal of Pediatrics 76: 624–632
73. Chervenak F A, Isaacson G, Blakemore K J et al 1983 Fetal cystic hygroma. Causes and natural history. New England Journal of Medicine 309: 822–825
74. Chien P F, Arnott N, Gordon A, Owen P, Khan K S 2000 How useful is uterine artery Doppler flow velocimetry in the prediction of pre-eclampsia, intrauterine growth retardation and perinatal death? An overview. British Journal of Obstetrics and Gynaecology 107: 196–208
75. Chinn D H, Filly R A, Callen P W 1983 Congenital diaphragmatic hernia diagnosed prenatally by ultrasound. Radiology 148: 119–123
76. Chitkara U, Cogswell C, Norton K, Wilkins I A, Mehalek K, Berkowitz R L 1988 Choroid plexus cysts in the fetus: a benign anatomic variant or pathological entity? Report of 41 cases and review of the literature. Obstetrics and Gynecology 72: 185–189
77. Chitkara U, Wilkins I, Lynch L, Mehalek K, Berkowitz R L 1988 The role of sonography in assessing severity of fetal anemia in Rh and Kell iso-immunised pregnancies. Obstetrics and Gynecology 71: 393–398
78. Chitty L S, Hunt G H, Moore J, Lobb M O 1991 Effectiveness of routine ultrasonography in detecting fetal structural abnormalities in a low risk population. British Medical Journal 303: 1165–1169
79. Chodirker B N, Harman C R, Greenburg C R 1988 Spontaneous resolution of a cystic hygroma in a fetus with Turner syndrome. Prenatal Diagnosis 8: 291–296
80. Chua S, Ostman-Smith I, Sellers S, Redman C W G 1991 Congenital heart block with hydrops fetalis treated with high-dose dexamethasone: a case report. Journal of Obstetrics and Gynecology and Reproductive Biology 42: 155–158
81. Chudleigh P, Pearce M J, Campbell S 1984 The prenatal diagnosis of transient cysts of the fetal choroid plexus. Prenatal Diagnosis 4: 135–137
82. Cicero S, Bindra R, Rembouskos G, Spencer K, Nicolaides K H 2003 Integrated ultrasound and biochemical screening for trisomy 21 using fetal nuchal translucency, absent fetal nasal bone, free beta-hCG and PAPP-A at 11 to 14 weeks. Prenatal Diagnosis 23: 306–310
83. Cicero S, Curcio P, Papageorghiou A, Sonek J, Nicolaides K 2001 Absence of nasal bone in fetuses with trisomy 21 at 11–14 weeks of gestation: an observational study. Lancet 358: 1665–1667
84. Colin Y, Cherif Zahar B, Le Van Kim C, Raynal V, van Huffel V, Cartron JP 1991 Genetic basis of the RhD positive and RhD negative blood group polymorphism as determined by Southern analysis. Blood 78: 2747–2752
85. Copel J A, Cullen M, Green J J, Mahoney M J, Hobbins J C, Kleinman C S 1988 The frequency of aneuploidy in prenatally diagnosed congenital heart disease: an indication for fetal karyotyping. American Journal of Obstetrics and Gynecology 158: 409–413
86. Copel J A, Grannum P A, Belanger K, Green J, Hobbins J C 1988 Pulsed Doppler flow–velocity waveforms before and after intrauterine intravascular transfusion for severe erythroblastosis fetalis. American Journal of Obstetrics and Gynecology 158: 768–774
87. Cradock-Watson J E, Miller E, Ridehalgh M K S, Terry G M, Ho-Terry L 1989 Detection of rubella virus in fetal and placental tissues and in the throats of neonates after serologically confirmed rubella in pregnancy. Prenatal Diagnosis 9: 91–96
88. Crowther CA 2003 Anti-D administration in pregnancy for preventing Rhesus alloimmunisation (Cochrane Review). In: The Cochrane Library, Issue 2
89. Cuckle H, Wald N J, Thompson N G 1987 Estimating a woman's risk of having a pregnancy associated with Down's syndrome using her age and maternal serum alpha-fetoprotein level. British Journal of Obstetrics and Gynaecology 94: 387–402
90. D'Alton M E, Dudley D K 1989 The ultrasonographic prediction of chorionicity in twin gestation. American Journal of Obstetrics and Gynecology 160: 557–561
91. Daffos F, Capella-Pavlovsky M, Forestier F 1983 Fetal blood sampling via the umbilical cord using a needle guided by ultrasound. Report of 66 cases. Prenatal Diagnosis 3: 271–277
92. Daffos F, Capella-Pavlovsky M, Forestier F 1985 Fetal blood sampling during pregnancy with use of a needle guided by ultrasound: a study of 606 consecutive cases. American Journal of Obstetrics and Gynecology 153: 655–660
93. Daffos F, Forestier F, Capella-Pavlovsky M et al 1988 Prenatal management of 746 pregnancies at risk for congenital toxoplasmosis. New England Journal of Medicine 318: 271–275
94. Daffos F, Forestier F, Kaplan C, Cox W 1988 Prenatal diagnosis and management of bleeding disorders with fetal blood sampling. American Journal of Obstetrics and Gynecology 158: 939–946
95. Dallaire L, Potier M 1986 Amniotic fluid. In: Milunsky A (ed) Genetic disorders and the fetus. Plenum Press, New York, pp 53–67
96. Dashe J S, McIntire D D, Ramus R M, Santos-Ramos R, Twickler D M 2002 Hydramnios: anomaly prevalence and sonographic detection. Obstetrics and Gynecology 100: 134–139
97. Davis G K, Farquhar C M, Allan L D, Crawford D C, Chapman M G 1990 Structural cardiac abnormalities in the fetus: reliability of prenatal diagnosis and outcome. British Journal of Obstetrics and Gynaecology 97: 27–31
98. Davis L E, Tweed G V, Chin T D et al 1971 Intrauterine diagnosis of cytomegalovirus infection: viral recovery from amniocentesis fluid. American Journal of Obstetrics and Gynecology 109: 1217–1219
99. de Crespigny L, Robinson H P 1986 Amniocentesis: a comparison of 'monitored' versus 'blind' needle insertion technique. Australian and New Zealand Journal of Obstetrics and Gynaecology 26: 124–128
100. de Lia J E, Kuhlmann R S, Harstad T W, Cruikshank D P 1995 Fetoscopic laser ablation of placental vessels in severe previable twin-twin transfusion syndrome. American Journal of Obstetrics and Gynecology 172: 1202–1211
101. de Lia J E, Rogers J G, Dixon J A 1985 Treatment of placental vasculature with a neodymium-yttrium-aluminum-garnet laser via fetoscopy. American Journal of Obstetrics and Gynecology 151: 1126–1127
102. de Vries L, Connell J, Bydder J M et al 1988 Recurrent intracranial haemorrhages in utero in an infant with alloimmune thrombocytopenia. British Journal of Obstetrics and Gynaecology 95: 299–302

103. Denbow M L, Batten M, Kyle P, Fogliani R, Johnson P, Fisk N M 1997 Selective termination of monochorionic twin pregnancy discordant for fetal abnormality. British Journal of Obstetrics and Gynaecology 104: 626–627
104. Denbow M L, Battin M, Cowan F, Azzopardi D, Edwards A, Fisk N 1998 Neonatal cranial ultrasonographic findings in preterm twins complicated by severe feto-fetal transfusion syndrome. American Journal of Obstetrics and Gynecology 178: 479–483
105. Denbow M L, Cox P, Talbert D, Fisk N M 1998 Colour Doppler energy insonation of placental vasculature in monochorionic twins: absent arterio-arterial anastomoses in association with twin-twin transfusion syndrome. British Journal of Obstetrics and Gynaecology 105: 760–765
106. Denbow M L, Cox P, Taylor M, Hammal D, Fisk N M 2000 Placental angioarchitecture in monochorionic twin pregnancies: relationship to fetal growth, feto-fetal transfusion syndrome and pregnancy outcome. American Journal of Obstetrics and Gynecology 182: 417–426
107. Denbow M L, Fogliani R, Kyle P, Letsky E, Nicolini U, Fisk N 1998 Haematological indices at fetal blood sampling in monochorionic pregnancies complicated by feto-fetal transfusion syndrome. Prenatal Diagnosis 18: 941–946
108. Denbow M L, Overton T, Duncan K, Cox P, Fisk N 1999 High failure rate of umbilical vessel occlusion by ultrasound guided injection of absolute alcohol or enbucrilate gel. Prenatal Diagnosis 19: 527–532
109. Desmonts G, Couvreur J 1974 Congenital toxoplasmosis: a prospective study of 378 pregnancies. New England Journal of Medicine 290: 1110–1116
110. Dommergues M, Mandelbrot L, Delezoide A L et al 1995 Twin-to-twin transfusion syndrome: selective feticide by embolization of the hydropic fetus. Fetal Diagnosis and Therapy 10: 26–31
111. Duncan K, Denbow M L, Fisk N 1997 The aetiology and management of twin-twin transfusion syndrome. Prenatal Diagnosis 17: 1227–1236
112. Dunstan F D, Nix A B 1998 Screening for Down's syndrome: the effect of test date on the detection rate. Annals of Clinical Biochemistry 35: 57–61
113. Eady R A J, Gunner D B, Rodeck C H, Garner A 1983 Prenatal diagnosis of oculocutaneous albinism by electron microscopy of fetal skin. Journal of Investigative Dermatology 80: 210–212
114. Ebenroth E S, Cordes T M, Darragh R K 2001 Second-line treatment of fetal supraventricular tachycardia using flecainide acetate. Pediatric Cardiology 22: 483–487
115. Eddelman K, Stone J, Lynch L, Berkowitz R 2002 Selective termination of anomalous fetuses in multifetal pregnancies: two hundred cases at a single center. American Journal of Obstetrics and Gynecology 187: 1168–1172
116. Eichenbaum S Z, Krumins E J, Fortune D W, Duke J 1986 False negative finding on chorionic sampling (letter). Lancet ii: 391
117. Elder J S, Duckett J W, Snyder H M 1987 Intervention for fetal obstructive uropathy: has it been effective? Lancet ii: 1007–1010
118. Elias J, Mazur M, Sabbhaga R, Esterly J, Simpson J L 1980 Prenatal diagnosis of harlequin ichthyosis. Clinical Genetics 17: 275–279
119. Elliot J P, Sawyer S T, Radin T G, Strong R E 1994 Large-volume therapeutic amniocentesis in the treatment of hydramnios. Obstetrics and Gynecology 84: 1025–1027
120. Elser H, Borutto F, Schneider A, Schneider K 1983 Chylothorax in a twin pregnancy of 34 weeks – sonographically diagnosed. European Journal of Obstetrics, Gynaecology and Reproductive Biology 16: 205–211
121. Enders G, Jonatha W 1987 Prenatal diagnosis of intrauterine rubella. Infection 15: 162–164
122. Enders G, Nickerl-Pacher U, Miller E, Cradock-Watson J E 1988 Outcome of confirmed periconceptual maternal rubella. Lancet 1: 1445–1447
123. Engelhardt J F, Schlossberg H, Yankaskas J R, Dudus L 1995 Progenitor cells of the adult human airway involved in submucosal gland development. Development 121: 2031–2046
124. Eurofetus 2003 Endoscopic access to the fetoplacental unit. www.eurofetus.org
125. Evans M, Fletcher J C, Zador I E, Newton B W, Quigg M H, Struyk C D 1988 Selective first-trimester termination in octuplet and quadruplet pregnancies: clinical and ethical issues. Obstetrics and Gynecology 71: 289–296
126. Evans M I, Goldberg J D, Dommergues M et al 1994 Efficacy of second-trimester selective termination for fetal abnormalities: international collaborative experience among the world's largest centers. American Journal of Obstetrics and Gynecology 171: 90–94
127. Evans M, Krivchenia E, Gelber S, Wapner R 2003 Selective reduction. Clinics in Perinatology 30: 103–111
128. Evans M, Wapner R, Ayoub M, Shalhoub A, Feldman B, Yaron Y 2002 Spontaneous abortions in couples declining multifetal pregnancy reduction. Fetal Diagnosis and Therapy 17: 343–346
129. Eydoux P, Choiset A, Le Porrier N et al 1989 Chromosomal prenatal diagnosis: study of 936 cases of intrauterine abnormalities after ultrasound assessment. Prenatal Diagnosis 9: 255–268
130. Fakhry J, Reiser M, Shapiro L R, Schechter A, Pait L, Glennon A 1986 Increased echogenicity in the lower fetal abdomen: a common normal variant in the second trimester. Journal of Ultrasound in Medicine 5: 489–492
131. Farrant P T 1980 The antenatal diagnosis of oesophageal atresia by ultrasound. British Journal of Radiology 53: 1202–1203
132. Feingold M, Cetrulo C L, Newton E R, Weiss J, Shakr C, Shmoys S 1986 Serial amniocenteses in the treatment of twin-twin transfusion with acute polyhydramnios. Acta Geneticae Medicinae et Gemellologicae 35: 107–113
133. Fermont L, de Geeter B, Aubry M C, Kachener J, Sidi D 1985 A close collaboration between obstetricians and cardiologists allows antenatal detection of severe cardiac malformation by 2D echocardiography. In: Second World Congress of Paediatric Cardiology. Springer-Verlag, New York, p. 10
134. Filly R 1989 Level 1, level 2, level 3 obstetric sonography: I'll see your level and raise you one (letter). Radiology 172: 312
135. Filly R A, Golbus M S 1982 Ultrasonography of the normal and pathological fetal skeleton. Radiology Clinics of North America 20: 311–323
136. Filly R A, Golbus M S, Carey J C, Hall J G 1981 Short-limbed dwarfism: ultrasonic diagnosis by mensuration of the fetal femoral length. Radiology 138: 653–656
137. Finberg H J 1992 The 'twin-peak' sign: reliable evidence of dichorionic twinning. Journal of Ultrasound Medicine 11: 571–577
138. Finning K M, Martin P G, Soothill P W, Avent N D 2002 Prediction of fetal D status from maternal plasma: introduction of a new noninvasive fetal RHD genotyping service. Transfusion 42: 1079–1085
139. Firth H V, Boyd P A, Chamberlain P F, MacKenzie I Z, Lindenbaum R H, Huson SM 1991 Severe limb abnormalities after chorion villus sampling at 56–66 days gestation. Lancet 337: 762–763
140. Firth H V, Boyd P A, Chamberlain P F, MacKenzie I Z, Morriss-Kay G M, Huson S M 1994 Analysis of limb reduction defects in babies exposed to chorion villus sampling. Lancet 343: 1069–1071
141. Fisk N M 1988 Modifications to selective conservative management in preterm premature rupture of the membranes. Obstetric and Gynecological Survey 43: 328–334
142. Fisk N, Borrell A, Hubinont C, Tannirandorn Y, Nicolini U, Rodeck C 1990 Fetofetal transfusion syndrome: do the neonatal criteria apply in utero? Archives of Diseases in Childhood 65: 657–661
143. Fisk N M, Ronderos-Dumit D, Soliani A, Nicolini U, Vaughan J I, Rodeck C H 1991 Diagnostic and therapeutic transabdominal amnioinfusion in oligohydramnios. Obstetrics and Gynecology 78: 270–278
144. Fisk N M, Tannirandorn Y, Nicolini U, Talbert D G, Rodeck C H 1990 Amniotic pressure in disorders of amniotic fluid volume. Obstetrics and Gynecology 76: 210–214
145. Fisk N M, Tannirandorn Y, Santolaya J, Nicolini U, Letsky E A, Rodeck C H 1989 Fetal macrocytosis in association with chromosomal abnormalities. Obstetrics and Gynecology 74: 611–616
146. Fiske C E, Filly R A, Callen P W 1981 Sonographic measurement of lateral ventricular width in early ventricular dilatation. Journal of Clinical Ultrasound 9: 303–307
147. Flack N J, Zosmer N, Bennett P R, Vaughan J, Fisk N M 1993 Amiodarone given by 3 routes to terminate fetal atrial flutter associated with severe hydrops. Obstetrics and Gynecology 82: 714–716
148. Flake A, Crombleholme T, Johnson M, Howell L, Adzick S 2000 Treatment of severe congenital diaphragmatic hernia by fetal tracheal occlusion: clinical experience with 15 cases. American Journal of Obstetrics and Gynecology 183: 1059–1066
149. Flake A W, Harrison M R, Adzick N S, Laberge J M, Warsof S L 1986 Fetal sacrococcygeal teratoma. Journal of Pediatric Surgery 21: 563–566
150. Flake A W, Roncarolo M G, Puck J M et al 1996 Treatment of X-linked severe combined immunodeficiency by in utero transplantation of paternal bone marrow. New England Journal of Medicine 335: 1806–1810
151. Forestier F, Daffos F, Galacteros F, Bardakjian J, Rainaut M, Beuzard Y 1986 Hematological values of 163 normal fetuses between 18 and 30 weeks of gestation. Pediatric Research 20: 342–346
152. Forestier F, Daffos F, Rainout M, Bruneau M, Trivin F 1987 Blood chemistry of normal human fetuses at mid-trimester of pregnancy. Pediatric Research 21: 579–583
153. Freedman A, Johnson M, Smith C, Gonzalez R, Evans M 1999 Longterm outcome in children after antenatal intervention for obstructive uropathies. Lancet 354: 374–377
154. Friedman J M, Aster R H 1985 Neonatal alloimmune thrombocytopenic purpura and congenital porencephaly in two siblings associated with a 'new' maternal antiplatelet antibody. Blood 65: 1412–1415
155. Frohn-Mulder I, Stewart P, Witsenburg M, Den Hollander N, Wladimiroff J, Hess J 1995 The efficacy of flecainide versus digoxin in the

management of fetal supraventricular tachycardia. Prenatal Diagnosis 15: 1297–1302
156. Froster U G, Jackson L 1996 Limb defects and chorionic villus sampling: results from an international registry, 1992–94. Lancet 347: 489–494
157. Furness M E 1987 Choroid plexus cysts and trisomy 18 (letter). Lancet ii: 693
158. Furness M E, Barbary J E, Verco P W 1987 Fetal head shape in spina bifida in the second trimester. Journal of Clinical Ultrasound 15: 451–453
159. Fusi L, Gordon H 1990 Twin pregnancy complicated by single intrauterine death. Problems and outcome with conservative management. British Journal of Obstetrics and Gynaecology 97: 511–516
160. Fusi L, McParland P, Fisk N, Nicolini U, Wigglesworth J 1991 Acute twin-twin transfusion: a possible mechanism for brain-damaged survivors after intrauterine death of a monochorionic twin. Obstetrics and Gynecology 78: 517–520
161. Gardosi J, Mongelli M 1993 Risk assessment adjusted for gestational age in maternal serum screening for Down's syndrome. British Medical Journal 306: 1509–1511
162. Ghidini A, Sepulveda W, Lockwood C, Romero R 1993 Complications of fetal blood sampling. American Journal of Obstetrics and Gynecology 168: 1339–1344
163. Giannakoulopoulos X, Sepulveda W, Kourtis P, Glover V, Fisk N 1994 Fetal plasma cortisol and beta-endorphin response to intrauterine needling. Lancet 344: 77–81
164. Giannakoulopoulos X, Teixeira J, Fisk N, Glover V 1999 Human fetal and maternal noradrenaline responses to invasive procedures. Paediatric Research 45: 494–499
165. Gilbert W M, Nicolaides K H 1987 Fetal omphalocele: associated malformations and chromosomal defects. Obstetrics and Gynecology 70: 633–635
166. Glick P L, Harrison M R, Adzick N S, Noall R A, Villa R L 1984 Correction of congenital hydronephrosis in utero. IV: In utero decompression prevents renal dysplasia. Journal of Pediatric Surgery 19: 649–657
167. Glick P L, Harrison M R, Golbus M S et al 1985 Management of the fetus with congenital hydronephrosis. II: Prognostic criteria and selection for treatment. Journal of Pediatric Surgery 20: 376–387
168. Glick P L, Harrison M R, Noall R A, Villa R L 1983 Correction of congenital hydronephrosis in utero. III: early mid-trimester ureteral obstruction produces renal dysplasia. Journal of Pediatric Surgery 18: 681–687
169. Golbus M S, Sagebiel R W, Filly R A, Gindhart T D, Hall J G 1980 Prenatal diagnosis of bullous ichthyosiform erythroderma (epidermolysis hyperkeratosis) by fetal skin biopsy. New England Journal of Medicine 302: 93–95
170. Goldstein R B, Filly R B, Callen P W 1989 Sonography of anencephaly: pitfalls in early diagnosis. Journal of Clinical Ultrasound 17: 397–402
171. Gonsoulin W, Moise K, Kirshon B, Cotton D, Wheeler J, Carpenter R 1990 Outcome of twin-twin transfusion diagnosed before 28 weeks of gestation. Obstetrics and Gynecology 75: 214–216
172. Grannum P A, Ghidini A, Scioscia A, Copel J A, Romero R, Hobbins J C 1989 Assessment of fetal renal reserve in low level obstructive uropathy. Lancet i: 281–282
173. Gregg N M 1941 Cataract following German measles in the mother. Transactions of the Ophthalmic Society of Australia 3: 34–36
174. Groom K M, Shennan A H, Bennett P R 2002 Ultrasound-indicated cervical cerclage: outcome depends on preoperative cervical length and presence of visible membranes at time of cerclage. American Journal of Obstetrics and Gynaecology 187: 445–449
175. Groves A M, Allan L D, Rosenthal E 1993 Therapeutic use of inotropes in complete heart block in the fetus. British Heart Journal 69: 17 (Abstract)
176. Hackett G A, Nicolaides K H, Campbell S 1987 Doppler ultrasound assessment of fetal and uteroplacental circulations in severe second trimester oligohydramnios. British Journal of Obstetrics and Gynaecology 94: 1074–1077
177. Haddow J E, Palomaki G E, Knight G J, Cunningham G C, Lustig L S, Boyd PA 1994 Reducing the need for amniocentesis in women 35 years of age or older with serum markers for screening. New England Journal of Medicine 330: 1114–1118
178. Handyside A H, Lesko J G, Tarin J J, Winston R M, Hughes M R 1992 Birth of a normal girl after in vitro fertilization and preimplantation diagnostic testing for cystic fibrosis. New England Journal of Medicine 327: 905–909
179. Hanson F W, Zorn E M, Tennant F R, Marianos S, Samuels S 1987 Amniocentesis before 15 weeks gestation: outcome, risks and technical problems. American Journal of Obstetrics and Gynecology 156: 1524–1531
180. Harman C R 1995 Invasive techniques in the management of alloimmune anaemia. In: Harman C R (ed) Invasive fetal testing and treatment. Blackwell Science, Boston, pp 107–192
181. Harrison M R, Adzick N S, Flake A W, Jennings R W 1993 The CDH two-step, a dance of necessity. Journal of Pediatric Surgery 28: 813–816
182. Harrison M, Albanese C, Hawgood S et al 2001 Fetoscopic temporary tracheal occlusion by means of detachable balloon for congenital diaphragmatic hernia. American Journal of Obstetrics and Gynecology 185: 730–733
183. Harrison M R, Bressack M A, Churg A M, de Lorimier A A 1980 Correction of congenital diaphragmatic hernia in utero. II: Simulated correction permits fetal lung growth with survival at birth. Surgery 88: 260–268
184. Harrison M R, Filly R A, Parer J T, Faer M J, Jacobson J B, de Lorimier A A 1981 Management of the fetus with a urinary tract malformation. Journal of the American Medical Association 246: 635–639
185. Harrison M R, Golbus M S, Filly R A et al 1982 Management of the fetus with congenital hydronephrosis. Journal of Pediatric Surgery 17: 728–742
186. Harrison M R, Langer J C, Adzick N S et al 1990 Correction of congenital diaphragmatic hernia in utero. V: Initial clinical experience. Journal of Pediatric Surgery 25: 47–57
187. Harrison M R, Nakayama D K, Noall R, de Lorimier A A 1982 Correction of congenital hydronephrosis in utero. II: Decompression reverses the effects of obstruction on the fetal lung and urinary tract. Journal of Pediatric Surgery 17: 965–974
188. Harrison M R, Ross N A, Noall R, de Lorimier A A 1983 Correction of congenital hydronephrosis in utero. I: The model: fetal urethral obstruction produces hydronephrosis and pulmonary hypoplasia in fetal lambs. Journal of Pediatric Surgery 18: 247–256
189. Hecher K, Campbell S, Doyle P, Harrington K, Nicolaides K 1995 Assessment of fetal compromise by Doppler ultrasound investigation of the fetal circulation. Arterial, intracardiac and venous blood flow studies. Circulation 91: 129–138
190. Hecher K, Ville Y, Nicolaides K 1995 Fetal arterial Doppler studies in twin-twin transfusion syndrome. Journal of Ultrasound in Medicine 14: 101–108
191. Hecher K, Ville Y, Snijders R, Nicolaides K 1995 Doppler studies of the fetal circulation in twin-twin transfusion syndrome. Ultrasound in Obstetrics and Gynecology 5: 318–324
192. Hegde U M 1985 Immune thrombocytopenia in pregnancy and the newborn. British Journal of Obstetrics and Gynaecology 92: 657–659
193. Hegge F N, Franklin R W, Watson P T, Clahoun B C 1989 An evaluation of the time of discovery of fetal malformations by an indication-based system for ordering obstetric ultrasound. Obstetrics and Gynecology 74: 21–24
194. Hislop A, Fairweather D V I, Blackwell R J, Howard S 1984 The effect of amniocentesis and drainage of amniotic fluid on lung development in *Macaca fascicularis*. American Journal of Obstetrics and Gynecology 91: 835–842
195. Hobbins J C, Mahoney M J 1974 In utero diagnosis of haemoglobinopathies: technic for obtaining fetal blood. New England Journal of Medicine 290: 1065–1067
196. Hobbins J C, Romero R, Grannum P, Berkowitz T R L, Cullen M, Mahoney M J 1984 Antenatal diagnosis of renal anomalies with ultrasound. I. Obstructive uropathy. American Journal of Obstetrics and Gynecology 148: 868–877
197. Hohlfield P, Daffos F, Costa J, Thulliez P, Forestier F, Vidaud M 1994 Prenatal diagnosis of congenital toxoplasmosis with a polymerase-chain-reaction test on amniotic fluid. New England Journal of Medicine 331: 695–699
198. Holmes H, Harrison M R, Baskin L S 2001 Fetal surgery for posterior urethral valves: long-term postnatal outcomes. Pediatrics 108: E7
199. Hsu L Y F, Perlis T E 1984 The United States survey on chromosome mosaicism and pseudomosaicism in prenatal diagnosis. Prenatal Diagnosis 4: 97–130
200. Hudon L, Moise K J Jr, Hegemier S E et al 1998 Long-term neurodevelopmental outcome after intrauterine transfusion for the treatment of fetal hemolytic disease. American Journal of Obstetrics and Gynecology 179: 858–863
201. Hull D, Binns B A, Joyce D 1966 Congenital heart block and widespread fibrosis due to maternal lupus erythematosus. Archives of Diseases of Childhood 41: 688–690
202. Hunter A G W 1987 Neonatal lung function following mid-trimester amniocentesis. Prenatal Diagnosis 7: 431–441
203. Hunter A, Denbow M, Bartha J, Abdul-Fattah S, Soothill P, Kyle P 2004 Use of middle cerebral artery Doppler velocities to time invasive procedures in pregnancies affected by Rhesus D alloimmunisation. Submitted for publication
204. Hyett J, Perdu M, Sharland G, Snijders R, Nicolaides K H 1999 Using fetal nuchal translucency to screen for major congenital cardiac defects at 10–14 weeks of gestation: population based cohort study. British Medical Journal 318: 81–85
205. Isada N B, Pryde P G, Johnson M P, Hallak M, Blessed W B, Evans M I 1992 Fetal intracardiac potassium chloride injection to avoid the hopeless resuscitation of an abnormal abortus: I. Clinical issues. Obstetrics and Gynecology 80: 296–299
206. Itskowitz J, Boldes R, Thaler I et al 1989 Transvaginal ultrasonography-guided aspiration of gestational sacs for selective abortion in multiple pregnancy. American Journal of Obstetrics and Gynecology 160: 215–217

207. Jackson L G, Zachary J M, Fowler S E, Desnick R J, Golbus M S, Ledbetter D 1992 A randomized comparison of transcervical and transabdominal chorionic-villus sampling. New England Journal of Medicine 327: 594–598
208. Jauniaux E, Donner C, Simon P, Vanesse M, Hustin J, Rodesch F 1989 Pathological aspects of the umbilical cord after percutaneous umbilical blood sampling. Obstetrics and Gynecology 73: 215–218
209. Johnson L G, Olsen J C, Sarkadi B, Moore K L, Swanstrom R, Boucher R C 1992 Efficiency of gene transfer for restoration of normal airway epithelial function in cystic fibrosis. Nature Genetics 2: 21–25
210. Johnson M P, Bukowski T P, Reitleman C, Isada N B, Pryde P G, Eraus M I 1994 In utero surgical treatment of fetal obstructive uropathy: a new comprehensive approach to identify appropriate candidates for vesicoamniotic shunt therapy. American Journal of Obstetrics and Gynecology 170: 1770–1779
211. Kalousek D K, Dill F J 1983 Chromosomal mosaicism confined to the placenta in human conceptions. Science 221: 665–667
212. Kan Y W, Dozy A M 1978 Antenatal diagnosis of sickle cell anaemia by DNA analysis of amniotic-fluid cells. Lancet ii: 910
213. Kan Y W, Valenti C, Giudotti R, Carnazza V, Rieder R F 1974 Fetal blood sampling in utero. Lancet i: 79–80
214. Kaplan C, Daffos F, Forestier F et al 1988 Management of alloimmune thrombocytopenia: antenatal diagnosis and in utero transfusion of maternal platelets. Blood 72: 340–343
215. Kappel B, Nielsen J, Hansen K B, Mikklesen M, Therkelsen A A J 1987 Spontaneous abortion following mid-trimester amniocentesis. Clinical significance of placental perforation and blood stained amniotic fluid. British Journal of Obstetrics and Gynaecology 94: 50–54
216. Kellner L H, Weiner Z, Weiss R R et al 1995 Triple marker (α-fetoprotein, unconjugated estriol, human chorionic gonadotropin) versus α-fetoprotein plus free-β subunit in second-trimester maternal serum screening for fetal Down syndrome: a prospective comparison study. American Journal of Obstetrics and Gynecology 173: 1306–1309
217. Kelton J G, Inwood M J, Barr R M et al 1982 The prenatal prediction of thrombocytopenia in infants of mothers with clinically diagnosed immune thrombocytopenia. American Journal of Obstetrics and Gynecology 144: 449–454
218. King S J, Pilling D W, Walkinshaw S 1995 Fetal echogenic lung lesions: prenatal ultrasound diagnosis and outcome. Pediatric Radiology 25: 208–210
219. Kirshon B, Mari G, Moise K J 1990 Indomethacin therapy in the treatment of symptomatic polyhydramnios. Obstetrics and Gynecology 75: 202–205
220. Kirshon B, Moise K J, Wasserstrum N, Ou C, Huhta J C 1988 Influence of short term indomethacin therapy on fetal urine output. Obstetrics and Gynecology 72: 51–53
221. Kleinman C S, Copel J A, Weinstein E M, Santulli T V, Hobbins J C 1985 In utero diagnosis and treatment of fetal supraventricular tachycardia. Seminars in Perinatology 9: 113–129
222. Kohl T, Tercanli S, Kececioglu D, Holzgreve W 1995 Direct fetal administration of adenosine for the termination of incessant supraventricular tachycardia. Obstetrics and Gynecology 85: 873–874
223. Koresawa M, Inaba J, Iwasaki H 1987 Fetal blood sampling by liver puncture. Acta Obstetrica et Gynaecologica Japonica 39: 395–399
224. Kostovic I, Rakic P 1990 Developmental history of the transient subplate zone in the visual and somatosensory cortex of the macaque monkey and human brain. J Comp Neurol 297: 441–470
225. Kuliev A M, Modell B, Jackson L et al 1993 Risk evaluation of CVS. Prenatal Diagnosis 13: 197–209
226. Kurth K H, Alleman E R, Schroeder F H 1981 Major and minor complications of posterior urethral valves. Journal of Urology 126: 517–519
227. Kussef B G, Matsouka L Y, Stenn K S, Hobbins J C, Mahoney M J, Hashimoto K 1982 Prenatal diagnosis of Sjögren–Larsson syndrome. Journal of Pediatrics 101: 998–1001
228. Kyle P M, Sepulveda W, Blunt S, Davies G, Cox P M, Fisk N M 1996 High failure rate of postmortem karyotyping after termination for fetal abnormality. Obstetrics and Gynecology 88: 859–862
229. Landwehr J B, Johnson M P, Hume R F, Yaron Y, Sokol R J, Evans M I 1996 Abnormal nuchal findings on screening ultrasonography: aneuploidy stratification on the basis of ultrasonographic anomaly and gestational age at detection. American Journal of Obstetrics and Gynecology 175: 995–999
230. Lange I, Rodeck C H, Morgan-Capner P et al 1982 Prenatal serological diagnosis of intrauterine cytomegalovirus infection. British Medical Journal 284: 1673–1674
231. Langer J C, Fitzgerald P G, Desa D et al 1990 Cervical cystic hygroma in the fetus: clinical spectrum and outcome. Journal of Pediatric Surgery 25: 58–62
232. Langer J C, Harrison M R, Scmidt K G et al 1989 Fetal hydrops and death from sacrococcygeal teratoma: rationale for fetal surgery. American Journal of Obstetrics and Gynecology 160: 1145–1150
233. Laurence K M, Coates S 1962 The natural history of hydrocephalus: detailed analysis of 182 unoperated cases. Archives of Disease in Childhood 37: 345–362
234. Ledbetter D H, Martin A O, Verlinsky Y et al 1990 Cytogenetic results of chorionic villus sampling: high success rate and diagnostic accuracy in the United States collaborative study. American Journal of Obstetrics and Gynecology 162: 495–501
235. Lee S, Bennett P, Overton T, Warwick R, Wu X, Redman C 1996 Prenatal diagnosis of Kell blood group genotypes: KEL1 and KEL2. American Journal of Obstetrics and Gynecology 175: 455–459
236. Levi S, Crouzet P, Schaaps J P et al 1989 Ultrasound screening for fetal malformations. Lancet i: 678
237. Linch D C, Rodeck C H, Nicolaides K H, Jones H M, Brent L 1986 Attempted bone marrow transplantation in a 17 week fetus. Lancet ii: 1453
238. Lipitz S, Ryan G, Samuell C et al 1993 Fetal urine analysis for the assessment of renal function in obstructive uropathy. American Journal of Obstetrics and Gynecology 168: 174–179
239. Lo Y M, Hjelm N M, Fidler C et al 1998 Prenatal diagnosis of fetal RhD status by molecular analysis of maternal plasma. New England Journal of Medicine 339: 1734–1738
240. Loft A G, Hogdall E, Larsen S O, Norgaard-Pedersen B 1993 A comparison of amniotic fluid alpha-fetoprotein and acetylcholinesterase in the prenatal diagnosis of open neural tube defects and anterior abdominal wall defects. Prenatal Diagnosis 13: 93–109
241. Longaker M T, Laberge J, Dansereau J et al 1989 Primary fetal hydrothorax: natural history and management. Journal of Pediatric Surgery 24: 573–576
242. Luck C A 1992 Value of routine ultrasound scanning at 19 weeks: a four-year study of 8894 deliveries. British Medical Journal 304: 1474–1478
243. McCullagh M, MacConnachie I, Garvie D, Dykes E 1994 Accuracy of prenatal diagnosis in congenital cystic adenomatoid malformation. Archives of Disease in Childhood. Fetal and Neonatal Edition 71: F111–F113
244. Machado M V L, Tynan M J, Curry P V L, Allan L D 1988 Fetal complete heart block. British Heart Journal 60: 512–515
245. Machin G, Still K, Lalani T 1996 Correlations of placental vascular anatomy and clinical outcomes in 69 monochorionic twin pregnancies. American Journal of Medical Genetics 61: 229–236
246. Mahieu-Caputo D, Muller F, Joly D et al 2001 Pathogenesis of twin-twin transfusion syndrome: the renin-angiotensin system hypothesis. Fetal Diagnosis and Therapy 16: 241–244
247. Mahoney B S, Filly R A, Callen P W, Hricak H, Golbus M S, Harrison M R 1984 Fetal renal dysplasia: sonographic evaluation. Radiology 152: 143–146
248. Mamopoulos M, Assimakopoulos E, Reece E, Andreou A, Zheng X, Mantelenakis S 1990 Maternal indomethacin therapy in the treatment of polyhydramnios. American Journal of Obstetrics and Gynecology 162: 1225–1229
249. Mandelbrot L, Dumez Y, Muller F, Dommergues M 1991 Prenatal prediction of renal function in fetal obstructive uropathies. Journal of Perinatal Medicine 19: 283–297
250. Manning F A, Harison M R, Rodeck C H and members of the International Fetal Medicine and Surgery Society 1986 Catheter shunts for fetal hydronephrosis and hydrocephalus. New England Journal of Medicine 315: 336–340
251. Mari G, Deter R L, Carpenter R L et al 2000 Noninvasive diagnosis by Doppler ultrasonography of fetal anemia due to maternal red-cell alloimmunization. Collaborative Group for Doppler Assessment of the Blood Velocity in Anemic Fetuses. New England Journal of Medicine 342: 9–14
252. Mari G, Roberts A, Detti L et al 2001 Perinatal morbidity and mortality rates in severe twin-twin transfusion syndrome: results of the International Amnioreduction Registry. American Journal of Obstetrics and Gynecology 185: 708–715
253. Mari G, Wasserstrum N, Kirshon B 1992 Reduction in the middle cerebral artery pulsatility index after decompression of polyhydramnios in twin gestation. American Journal of Perinatology 9: 381–384
254. Maxwell D J, Crawford D C, Curry P V, Tynan M J, Allan L D 1988 Obstetric importance, diagnosis and management of fetal tachycardias. British Medical Journal 297: 107–110
255. Maxwell D, Johnson P, Hurley P, Neales K, Allan L, Knott P 1991 Fetal blood sampling and pregnancy loss in relation to indication. British Journal of Obstetrics and Gynaecology 98: 892–897
256. Medical Research Council Working Party on Amniocentesis 1978 An assessment of the hazards of amniocentesis. British Journal of Obstetrics and Gynaecology 85: suppl. 2
257. Megerian G, Ludomirsky A 1994 Role of cordocentesis in perinatal medicine. Current Opinion in Obstetrics and Gynaecology 6: 30–35

258. Mercer L J, Brown L G 1986 Fetal outcome with oligohydramnios in second trimester. Obstetrics and Gynecology 67: 840–842
259. Meuli M, Meuli-Simmen C, Hutchins G M et al 1995 In utero surgery rescues neurological function at birth in sheep with spina bifida. Nature Medicine 1: 342–347
260. Mibashan R S, Rodeck C H 1984 Haemophilia and other genetic defects of haemostasis. In: Rodeck C H, Nicolaides K H (eds) Prenatal diagnosis. Proceedings of the eleventh study group of the Royal College of Obstetricians and Gynaecologists. RCOG, London, pp 179–194
261. Michejda M, Hodgen G D 1981 In utero diagnosis and treatment of non-human primate fetal skeletal anomalies. I: Hydrocephalus. Journal of the American Medical Association 246: 1093–1097
262. Mikkelsen M, Ayme S 1987 Chromosome findings in chorionic villi. A collaborative study. In: Vogel F, Sperling K (eds) Human genetics: Proceedings of the Seventh International Congress. Springer-Verlag, Berlin, pp 597–606
263. Millar D S, Davis L R, Rodeck C H, Nicolaides K H, Mibashan R S 1985 Normal blood cell values in the early mid-trimester fetus. Prenatal Diagnosis 5: 367–373
264. Mohr J 1968 Foetal genetic diagnosis: development of techniques for early sampling of foetal cells. Acta Pathologica, Microbiologica et Immunologica Scandinavica 73: 73–77
265. Moise K J, Carpenter R J, Cotton D B, Wasserstrum N, Kirshon B, Cano L 1988 Percutaneous umbilical cord blood sampling in the evaluation of fetal platelet counts in pregnant patients with autoimmune thrombocytopenic purpura. Obstetrics and Gynecology 72: 346–350
266. Moise K J, Huhta J C, Sharif D S et al 1988 Indomethacin in the treatment of premature labor. Effects on fetal ductus arteriosus. New England Journal of Medicine 319: 327–331
267. Moniz C F, Nicolaides K H, Bamforth F J, Rodeck C H 1985 Normal ranges for biochemical substances relating to renal, hepatic and bone function in fetal and maternal plasma throughout pregnancy. Journal of Clinical Pathology 38: 468–472
268. Monteagudo A, Timor-Tritsch I E, Sharma S 1994 Early and simple determination of chorionic and amniotic type in multifetal gestations in the first fourteen weeks by high-frequency transvaginal ultrasonography. American Journal of Obstetrics and Gynecology 170: 824–829
269. Montemagno R, Soothill P W, Scarcelli M, Rodeck C H 1995 Disappearance of fetal choroid plexus cysts during the second trimester in cases of chromosomal abnormality. British Journal of Obstetrics and Gynaecology 102: 752–753
270. Moore T R, Cayle J E 1990 The amniotic fluid index in normal human pregnancy. American Journal of Obstetrics and Gynecology 162: 1168–1173
271. Moore T R, Longo J, Leopold G R, Casola G, Gosnik B B 1989 The reliability and predictive value of an amniotic fluid scoring system in severe second trimester oligohydramnios. Obstetrics and Gynecology 73: 739–742
272. Morales W J, Stroup M 1985 Intracranial hemorrhage in utero due to isoimmune neonatal thrombocytopenia. Obstetrics and Gynecology 65: 20S–21S
273. Morgan-Capner P, Rodeck C H, Nicolaides K H, Cradock-Watson J A 1985 Prenatal detection of rubella-specific IgM in fetal sera. Prenatal Diagnosis 5: 21–26
274. Muller F, Aubry M C, Gasser B, Duchatel F, Boue J, Boue A 1985 Prenatal diagnosis of cystic fibrosis. II. Meconium ileus in affected fetuses. Prenatal Diagnosis 5: 109–117
275. Muller F, Dommergues M, Mandelbrot L, Aubry M C, Fekete C, Dumez Y 1993 Fetal urinary biochemistry predicts postnatal renal function in children with bilateral obstructive uropathies. Obstetrics and Gynecology 82: 813–820
276. Muller-Eckhardt C, Grubert A, Weisheit M 1989 348 cases of suspected neonatal alloimmune thrombocytopenia. Lancet i: 363–366
277. Nakayama D K, Harrison M R, Chinn D H et al 1985 Prenatal diagnosis and natural history of the fetus with a congenital diaphragmatic hernia: initial clinical experience. Journal of Pediatric Surgery 20: 118–124
278. Nakayama D K, Harrison M R, de Lorimier A A 1986 Prognosis of posterior urethral valves presenting at birth. Journal of Pediatric Surgery 21: 43–45
279. National Institute for Clinical Excellence 2003 Routine anti-D prophylaxis for rhesus negative women. NICE guideline No. 41. nice.org.uk
280. National Institutes for Health Consensus Development Statement 1984 United States Department of Health and Human Services (NIH publication 84-667), Washington DC
281. National Institutes of Child Health and Human Development 1976 Mid-trimester amniocentesis for prenatal diagnosis. Safety and accuracy. Journal of the American Medical Association 236: 1471–1476
282. Neilson J P, Alfirevic Z 2003 Doppler ultrasound for fetal assessment in high risk pregnancies (Cochrane Review). In: The Cochrane Library, Issue 2
283. Neilson J, Danskin F, Hastie S 1989 Monozygotic twin pregnancy: diagnostic and Doppler ultrasound studies. British Journal of Obstetrics and Gynaecology 96: 1413–1418
284. Nelson L H, Clark C E, Fishburn J I, Urban R B, Penry M F 1982 Value of serial ultrasonography in the in utero detection of duodenal atresia. Obstetrics and Gynecology 59: 657–660
285. Ney J A, Fee S C, Dooley S L, Socol M L, Minogue J 1989 Factors influencing hemostasis after umbilical vein puncture in vitro. American Journal of Obstetrics and Gynecology 160: 424–426
286. Nicolaides K H, Azar G B 1990 Thoraco-amniotic shunting. Fetal Diagnosis and Therapy 5: 153–164
287. Nicolaides K H, Bilardo C M, Campbell S 1990 Prediction of fetal anemia by measurement of the mean blood velocity in the fetal aorta. American Journal of Obstetrics and Gynecology 162: 209–212
288. Nicolaides K H, Bilardo C M, Soothill P W, Campbell S 1988 Absence of end-diastolic frequencies in the umbilical artery: a sign of fetal hypoxia and acidosis. British Medical Journal 297: 1026–1027
289. Nicolaides K H, Blott M, Greenough M 1987 Chronic drainage of fetal pulmonary cyst (letter). Lancet i: 618
290. Nicolaides K H, Brizot M L, Snijders R J M 1994 Fetal nuchal translucency: ultrasound screening for fetal trisomy in the first trimester of pregnancy. British Journal of Obstetrics and Gynaecology 101: 782–786
291. Nicolaides K H, Brizot M, Patel F, Snijders R 1994 Comparison of chorionic villus sampling and amniocentesis for fetal karyotyping at 10–13 weeks gestation. Lancet 344: 435–439
292. Nicolaides K H, Campbell S, Gabbe S G, Giudetti R 1986 Ultrasound screening for spina bifida: cranial and cerebellar signs. Lancet ii: 71–74
293. Nicolaides K H, Clewell W H, Mibashan R S, Soothill P W, Rodeck C H, Campbell S 1988 Fetal haemoglobin measurement in the assessment of red cell isoimmunization. Lancet i: 1073–1075
294. Nicolaides K H, Clewell W H, Rodeck C H 1987 Measurement of human fetoplacental blood volume in erythroblastosis fetalis. American Journal of Obstetrics and Gynecology 157: 50–53
295. Nicolaides K H, Economides D L 1990 Cordocentesis of small-for-gestational age fetuses. In: Chamberlain G (ed) Modern antenatal care of the fetus. Blackwell Science, Oxford, pp 127–149
296. Nicolaides K H, Economides D L, Soothill P W 1989 Blood gases, pH, and lactate in appropriate- and small-for-gestational-age fetuses. American Journal of Obstetrics and Gynecology 161: 996–1001
297. Nicolaides K H, Fontanorosa M, Gabbe S G, Rodeck C H 1988 Failure of ultrasonographic parameters to predict the severity of fetal anemia in rhesus isoimmunisation. American Journal of Obstetrics and Gynecology 158: 920–926
298. Nicolaides K H, Rodeck C H, Gosden C N 1986 Rapid karyotyping in non-lethal malformations. Lancet i: 283–287
299. Nicolaides K H, Rodeck C H, Lange I et al 1985 Fetoscopy in the assessment of unexplained fetal hydrops. British Journal of Obstetrics and Gynaecology 92: 671–679
300. Nicolaides K H, Rodeck C H, Mibashan R S 1985 Obstetric management and diagnosis of haematological disease in the fetus. Clinics in Haematology 14: 775–805
301. Nicolaides K H, Soothill P W, Rodeck C H, Campbell S 1986 Ultrasound guided sampling of umbilical cord and placental blood to assess fetal well-being. Lancet i: 1065–1067
302. Nicolaides K H, Soothill P W, Rodeck C H, Clewell W 1986 Rh disease: intravascular fetal blood transfusion by cordocentesis. Fetal Therapy 1: 185–192
303. Nicolini U, Fisk N M, Rodeck C 1992 Fetal urine biochemistry: an index of renal maturation and dysfunction. British Journal of Obstetrics and Gynaecology 99: 46–50
304. Nicolini U, Fisk N M, Rodeck C H, Talbert D G, Wigglesworth J S 1989 Low amniotic pressure in oligohydramnios – is this the cause of pulmonary hypoplasia? American Journal of Obstetrics and Gynecology 161: 1098–1101
305. Nicolini U, Hubinont C, Santolaya J, Fisk N M, Coe A, Rodeck C H 1989 Maternal–fetal glucose gradient in normal pregnancies and in pregnancies complicated by alloimmunization and fetal growth retardation. American Journal of Obstetrics and Gynecology 161: 924–927
306. Nicolini U, Kochenour N K, Greco P et al 1988 Consequences of fetomaternal haemorrhage after intrauterine transfusion. British Medical Journal 297: 1379–1381
307. Nicolini U, Kochenour N K, Greco P, Letsky E, Rodeck C H 1989 When to perform the next intrauterine transfusion in patients with Rh allo-immunization: combined intravascular and intraperitoneal transfusion allows longer intervals. Fetal Therapy 4: 14–20
308. Nicolini U, Nicolaidis P, Fisk N M et al 1990 Limited role of fetal blood sampling in predicting outcome in intrauterine growth retardation. Lancet ii: 768–772
309. Nicolini U, Nicolaidis P, Fisk N M, Tannirandorn Y, Rodeck C H 1990 Fetal blood sampling from the intrahepatic vein: analysis of safety and clinical experience with 214 procedures. Obstetrics and Gynecology 76: 47–53

310. Nicolini U, Poblete A, Boschetto C, Bonati F, Roberts A 2001 Complicated monochorionic twin pregnancies: experience with bipolar cord coagulation. American Journal of Obstetrics and Gynecology 185: 703–707
311. Nicolini U, Rodeck C H, Kochenour N K et al 1988 In-utero platelet transfusion for alloimmune thrombocytopenia. Lancet ii: 506
312. Nicolini U, Santolaya J, Hubinont C, Fisk N M, Maxwell D, Rodeck C H 1989 Visualization of fetal intra-abdominal organs in second trimester severe oligohydramnios by intraperitoneal infusion. Prenatal Diagnosis 9: 191–194
313. Nicolini U, Santolaya J, Ojo E et al 1988 The fetal intrahepatic vein as an alternative to cord needling for prenatal diagnosis and therapy. Prenatal Diagnosis 8: 665–671
314. Nicolini U, Talbert D G, Fisk N M, Rodeck C H 1989 Pathophysiology of pressure changes during intrauterine transfusion. American Journal of Obstetrics and Gynecology 160: 1139–1145
315. Nicolini U, Tannirandorn Y, Gonzalez P et al 1990 Continuing controversy in alloimmune thrombocytopenia: fetal hyperimmunoglobulinemia fails to prevent thrombocytopenia. American Journal of Obstetrics and Gynecology 163: 1144–1146
316. Nicolini U, Tannirandorn Y, Vaughan J, Fisk N, Nicolaidis P, Rodeck C H 1991 Further predictors of renal dysplasia in fetal obstructive uropathy: bladder pressure and biochemistry of 'fresh urine'. Prenatal Diagnosis 11: 159–166
317. Nyberg D, Fitzsimmons J, Mack L 1989 Chromosomal abnormalities in fetuses with omphalocele: significance of omphalocele contents. Journal of Ultrasound in Medicine 8: 299–308
318. Oepkes D, Brand R, Vandembusschel F P, Meerman R H, Kanhai H H 1994 The use of ultrasonography and Doppler in the prediction of fetal haemolytic anaemia: a multivariate study. British Journal of Obstetrics and Gynaecology 101: 680–684
319. Oepkes D, Vandenbussche F P, Van Bel F, Kanhai H H 1993 Fetal ductus venosus blood flow velocities before and after treatment of red cell alloimmunised pregnancies. Obstetrics and Gynecology 82: 237–241
320. Old J M, Ward R H T, Petrou M et al 1982 First trimester diagnosis of haemoglobinopathies: three cases. Lancet ii: 1413–1416
321. OPCS 1997 Birth Statistics. Review of the Register General on births and patterns of family building in England and Wales. HMSO, London
322. Orlandi F, Damiani G, Jakil C, Lauricella S, Bertolino O, Maggio A 1990 The risks of early cordocentesis (12–21 weeks): analysis of 500 procedures. Prenatal Diagnosis 10: 425–428
323. Ostlere S J, Irving H C, Lilford R J 1989 A prospective study of the incidence and significance of fetal choroid plexus cysts. Prenatal Diagnosis 9: 205–211
324. Ouzounian J G, Castro M A, Fresquez M, Al-Sulyman O M, Kovacs B W 1996 Prognostic significance of antenatally detected fetal pyelectasis. Ultrasound in Obstetrics and Gynecology 7: 424–428
325. Paek B, Jennings R, Harrison M et al 2001 Radiofrequency ablation of human fetal sacrococcygeal teratoma. American Journal of Obstetrics and Gynecology 184: 503–507
326. Papageorghiou A T, Liao A W, Skentou C, Sebire N J, Nicolaides K H 2002 Trichorionic triplet pregnancies at 10–14 weeks: outcome after embryo reduction compared to expectant management. Journal of Maternal Fetal and Neonatal Medicine 11: 307–312
327. Payne S D, Resnik R, Moore T R, Hedriana H L, Kelly T F 1997 Maternal characteristics and risk of severe neonatal thrombocytopenia and intracranial haemorrhage in pregnancies complicated by autoimmune thrombocytopenia. American Journal of Obstetrics and Gynecology 177: 149–155
328. Peault B, Tirouvanziam R, Sombardier M N, Chen S, Perricaudet M, Gaillard D 1994 Gene transfer to human fetal pulmonary tissue developed in immunodeficient SCID mice. Human Gene Therapy 5: 1131–1137
329. Peckham C S, Johnson C, Ades A, Pearl K, Chin K S 1987 Early acquisition of cytomegalovirus infection. Archives of Disease in Childhood 62: 780–785
330. Penman D G, Fisher R M, Noblett H R, Soothill P W 1998 Increase in incidence of gastroschisis in the south west of England in 1995. British Journal of Obstetrics and Gynaecology 105: 328–331
331. Peters M T, Nicolaides K H 1990 Cordocentesis for the diagnosis and treatment of human fetal parvovirus infection. Obstetrics and Gynecology 75: 501–504
332. Petres R E, Redwine F O, Cruickshank D P 1982 Congenital bilateral hydrothorax: antepartum diagnosis and successful intrauterine surgical management. Journal of the American Medical Association 248: 1360–1361
333. Petterson B, Nelson K, Watson L, Stanley F 1993 Twins, triplets, and cerebral palsy in births in Western Australia in the 1980s. British Medical Journal 307: 1239–1243
334. Pilu G, Reece E A, Romero R, Bovicelli L, Hobbins J C 1986 Prenatal diagnosis of craniofacial malformations by ultrasound. American Journal of Obstetrics and Gynecology 155: 45–50
335. Pilu G, Romero R, Reece A, Goldstein I, Hobbins J C, Bovicelli L 1988 Subnormal cerebellum in fetuses with spina bifida. American Journal of Obstetrics and Gynecology 158: 1052–1056
336. Pilu G, Romero R, Rizzo N, Jeanty P, Bovicelli L, Hobbins J C 1987 Criteria for the antenatal diagnosis of holoprosencephaly. American Journal of Perinatology 4: 41–49
337. Poissonier M-H, Brossard Y, Demedeiros N et al 1989 Two hundred intrauterine exchange transfusions in severe blood incompatibilities. American Journal of Obstetrics and Gynecology 161: 709–713
338. Public Health Laboratory Service Working Party on Fifth Disease 1990 Prospective study of human parvovirus B19 infections in pregnancy. British Medical Journal 300: 1166–1170
339. Queenan J T 1970 Recurrent acute polyhydramnios. American Journal of Obstetrics and Gynecology 106: 625–626
340. Quintero R A, Dickinson J E, Morales W J et al 2003 Stage-based treatment of twin-twin transfusion syndrome. American Journal of Obstetrics and Gynecology 188: 1333–1340
341. Quintero R, Morales W, Allen M, Bornick P, Johnson P, Kruger M 1999 Staging of twin-twin transfusion syndrome. Journal of Perinatology 19: 550–555
342. Radder C M, Brand A, Kanhai H H 2001 A less invasive treatment strategy to prevent intracranial hemorrhage in fetal and neonatal alloimmune thrombocytopenia. American Journal of Obstetrics and Gynecology 185: 683–688
343. Reid R S, Sepulveda W, Kyle P M, Davies G 1996 Amniotic fluid culture failure and clinical significance and association with aneuploidy. Obstetrics and Gynecology 87: 588–592
344. Reuss A, Wladimiroff J W, Stewart P A, Scholtmeijer R J 1988 Non-invasive management of fetal obstructive uropathy. Lancet ii: 949–951
345. Revello M G, Percivalle E, Baldanti F 1993 Prenatal treatment of congenital human cytomegalovirus infection by fetal intravascular administration of ganciclovir. Clinical and Diagnostic Virology 1: 61–67
346. Reznikoff-Etievant M F 1988 Management of alloimmune neonatal thrombocytopenia and antenatal thrombocytopenia. Vox Sanguinis 55: 193–201
347. Rizzo G, Arduini D, Romanini C 1994 Cardiac and extracardiac flows in discordant twins. American Journal of Obstetrics and Gynecology 170: 1321–1327
348. Roberts A B, Clarkson N S, Pattison M G, Mok P M 1986 Fetal hydrothorax in the second trimester of pregnancy: successful intrauterine treatment at 24 weeks gestation. Fetal Therapy 1: 203–209
349. Roberts A B, Mitchell J M, Pattison N S 1989 Fetal liver length in normal and isoimmunized pregnancies. American Journal of Obstetrics and Gynecology 161: 42–46
350. Roberts L J, Bewley S, Mackinson A M, Rodeck C H 1995 First trimester fetal nuchal translucency: problems with screening the general population. 1. British Journal of Obstetrics and Gynaecology 102: 381–385
351. Rochelson B, Schulman H, Farmakides G et al 1987 The significance of absent end-diastolic velocity in umbilical artery velocity waveforms. American Journal of Obstetrics and Gynecology 155: 1213–1218
352. Rodeck C H 1980 Fetoscopy guided by real time ultrasound for pure fetal blood samples, fetal skin samples, and examination of the fetus in utero. British Journal of Obstetrics and Gynaecology 87: 449–456
353. Rodeck C H 1993 Fetal development after chorionic villus sampling. Lancet 341: 468–469
354. Rodeck C H, Campbell S 1979 Umbilical cord insertion as a source of pure fetal blood for prenatal diagnosis. Lancet i: 1244–1245
355. Rodeck C H, Eady R A J, Gosden C M 1980 Prenatal diagnosis of epidermolysis bullosa letalis. Lancet i: 949–952
356. Rodeck C H, Fisk N M, Fraser D I, Nicolini U 1988 Long-term in utero drainage of fetal hydrothorax. New England Journal of Medicine 319: 1135–1138
357. Rodeck C H, Holman C A, Karnicki J, Kemp J, Whitmore D N, Austin M A 1981 Direct intravascular fetal blood transfusion by fetoscopy in severe rhesus isoimmunisation. Lancet i: 625–627
358. Rodeck C H, Nicolini U 1988 Physiology of the mid-trimester fetus. British Medical Bulletin 44: 826–849
359. Rodis J, Hovick T J, Quinn D L, Rosengren S S, Tattersall P 1988 Human parvovirus infection in pregnancy. Obstetrics and Gynecology 72: 733–738
360. Roelofsen J, Oostendorp R, Volovics A, Hoogland H 1994 Prenatal diagnosis and fetal outcome of cystic adenomatoid malformation of the lung: case report and historical survey. Ultrasound in Obstetrics and Gynecology 4: 78–82
361. Romero R, Chervenak F A, Kotzen J, Berkowitz R L, Hobbins J C 1982 Antenatal sonographic findings of extralobar pulmonary sequestration. Journal of Ultrasound in Medicine 1: 131–132
362. Romero R, Cullen M, Jeanty P et al 1984 The diagnosis of congenital renal anomalies with ultrasound: II. Infantile polycystic kidney disease. American Journal of Obstetrics and Gynecology 150: 259–262

363. Romero R, Jeanty P, Reece E A et al 1985 Sonographically monitored amniocentesis to decrease intraoperative complications. Obstetrics and Gynecology 65: 426–430
364. Romero R, Pilu G, Pilu G, Jeanty P, Ghidini A, Hobbins J 1988 Prenatal diagnosis of congenital anomalies. Appleton and Lange, Connecticut
365. Royal College of Obstetricians and Gynaecologists 2003 Clinical guidelines: use of anti-D immunoglobulin for Rh prophylaxis. www.rcog.org.uk
366. Royal College of Obstetricians and Gynaecologists Working Party on Routine Ultrasound Examination in Pregnancy 1984 RCOG, London, pp 13–16
367. Salvodelli G, Schmid W, Schinzel A 1982 Prenatal diagnosis of cleft lip and palate by ultrasound. Prenatal Diagnosis 2: 313–317
368. Samuels P, Bussel J B, Braitman L E et al 1990 Estimation of the risk of thrombocytopenia in the offspring of pregnant women with presumed immune thrombocytopenic purpura. New England Journal of Medicine 323: 229–235
369. Sandri F, Pilu G, Cerisoli M, Bovicelli L, Alvisi C, Salvioli G P 1988 Sonographic diagnosis of agenesis of the corpus callosum in the fetus and newborn infant. American Journal of Perinatology 5: 226–231
370. Saunders N, Snijders R, Nicolaides K 1992 Therapeutic amniocentesis in twin-twin transfusion syndrome appearing in the second trimester of pregnancy. American Journal of Obstetrics and Gynecology 166: 820–824
371. Scardo J A, Ellings J M, Newman R B 1995 Prospective determination of chorionicity, amnionicity, and zygosity in twin gestations. American Journal of Obstetrics and Gynecology 173: 1376–1380
372. Schmidt W, Harms E, Wolf D 1985 Successful prenatal treatment of non-immune hydrops fetalis due to congenital chylothorax. British Journal of Obstetrics and Gynaecology 92: 671–679
373. Schwarz T F, Roggendorf M, Hottentrager B et al 1988 Human parvovirus B19 infection in pregnancy. Lancet ii: 566–567
374. Scioscia A L, Grannum P A T, Copel J A, Hobbins J C 1988 The use of percutaneous umbilical blood sampling in immune thrombocytopenic purpura. American Journal of Obstetrics and Gynecology 159: 1066–1068
375. Sebire N, Snijders R, Hughes K, Sepulveda W, Nicolaides K 1997 The hidden mortality of monochorionic twin pregnancies. British Journal of Obstetrics and Gynaecology 104: 1203–1207
376. Sebire N, Souka A, Skentou H, Geerts L, Nicolaides K 2000 Early prediction of severe twin-to-twin transfusion syndrome. Human Reproduction 15: 2008–2010
377. Seller M J, Polani P E 1986 Experimental chimerism in a genetic defect in the house mouse *Mus musculus*. Nature 212: 80–86
378. Sepulveda W, Stagiannis K D, Flack N J, Fisk N M 1995 Prenatal diagnosis of renal agenesis using color flow imaging in severe second-trimester oligohydramnios. American Journal of Obstetrics and Gynecology 173: 1788–1792
379. Sharland G, Allan L 1992 Screening for congenital heart disease prenatally. Results of a 2-year study in the South East Thames Region. British Journal of Obstetrics and Gynaecology 99: 220–225
380. Sheikh A U, Ernest J M, O'Shea M 1992 Long-term outcome in fetal hydrops from parvovirus B19 infection. American Journal of Obstetrics and Gynecology 167: 337–341
381. Simoni G, Brambatti B, Danesino C 1983 Efficient direct chromosome analyses and enzyme determination from chorionic villi samples in the first trimester of pregnancy. Human Genetics 63: 349–357
382. Simpson N E, Dallaire L, Miller J R, Siminovich L, Hamerton J L, Mckeen C 1976 Prenatal diagnosis of genetic disease in Canada: report of a collaborative study. Canadian Medical Association Journal 115: 739–748
383. Smidt-Jensen S, Permin M, Philip J et al 1992 Randomised comparison of amniocentesis and transabdominal and transcervical chorionic villus sampling. Lancet 340: 1238–1244
384. Snijders R J M, Farrias M, von Kaisenberg C, Nicolaides K H 1996 Fetal abnormalities. In: Snijders R J M, Nicolaides K H (eds) Ultrasound markers for fetal chromosomal defects. Parthenon Publishing, London, pp 1–62
385. Snijders R J, Noble P, Sebire N, Souka A, Nicolaides K H 1998 UK multicentre project on assessment of risk of trisomy 21 by maternal age and fetal nuchal translucency thickness at 10–14 weeks gestation. Lancet 352: 343–346
386. Soothill P W, Nicolaides K H, Rodeck C H 1987 The effect of anaemia on fetal acid/base status. British Journal of Obstetrics and Gynaecology 94: 880–883
387. Souka A P, Snijders R J, Novakov A, Soares W, Nicolaides K H 1998 Defects and syndromes in chromosomally normal fetuses with increased nuchal translucency thickness at 10–14 weeks of gestation. Ultrasound in Obstetrics and Gynecology 11: 391–400
388. Spencer K, Carpenter P 1993 Prospective study of prenatal screening for Down's syndrome with free β-HCG. British Medical Journal 307: 764–769
389. Spencer K, Souter V, Tul N, Snijders R, Nicolaides K H 1999 A screening program for trisomy 21 at 10–14 weeks using fetal nuchal translucency, maternal serum free beta-human chorionic gonadotropin and pregnancy-associated plasma protein-A. Ultrasound in Obstetrics and Gynecology 13: 231–237
390. Stagiannis K D, Sepulveda W, Southwell D, Price D, Fisk N M 1995 Ultrasonographic measurement of the dividing membrane during the second and third trimesters: a reproducibility study. American Journal of Obstetrics and Gynecology 173: 1546–1550
391. Steinberg L, Hurley V, Desmedt E, Beischer N 1990 Acute polyhydramnios in twin pregnancies. Australian and New Zealand Journal of Obstetrics and Gynaecology 30: 196–200
392. Stephens F D 1983 Congenital malformations of the urinary tract. Praeger, New York, pp 433–462
393. Stewart P A, Wladimiroff J W 1987 Cardiac tachyarrhythmias in the fetus: diagnosis, treatment and prognosis. Fetal Therapy 2: 7–16
394. Stocker J T, Madewell J E, Drake R M 1977 Congenital cystic adenomatoid malformation of the lung. Classification and morphological spectrum. Human Pathology 8: 155–171
395. Stumpflen I, Stumpflen A, Wimmer M, Bernaschek G 1996 Effect of detailed fetal echocardiography as part of routine prenatal ultrasonographic screening on detection of congenital heart disease. Lancet 348: 854–857
396. Szabo J, Gellen J 1990 Nuchal fluid accumulation in trisomy 21 detected by vaginosonography in the first trimester. Lancet 336: 1133
397. Tabor A, Philip J, Madsen M, Bang J, Obel E B, Norgaard-Oedersen B 1986 Randomised controlled trial of genetic amniocentesis in 4606 low risk women. Lancet i: 1287–1293
398. Tan K H, Kilby M D, Whittle M J, Beattie B R, Booth I W, Botting B J 1996 Congenital anterior abdominal wall defects in England and Wales: retrospective analysis of OPCS data. British Medical Journal 313: 303–306
399. Tannirandorn Y, Nicolini U, Nicolaidis P C, Fisk N M, Arulkumaran S, Rodeck C H 1990 Fetal cystic hygromata: insights gained from fetal blood sampling. Prenatal Diagnosis 10: 189–193
400. Taylor M, Denbow M L, Duncan K, Overton T, Fisk N 2000 Antenatal factors at diagnosis that predict outcome in twin-twin transfusion syndrome. American Journal of Obstetrics and Gynecology 183: 1023–1028
401. Teixeira J M, Duncan K, Letsky E, Fisk N M 2000 Middle cerebral artery peak systolic velocity in the prediction of fetal anemia. Ultrasound in Obstetrics and Gynecology 15: 205–208
402. Teixeira J, Fogliani R, Giannakoulopoulos X, Glover V, Fisk N 1996 Fetal haemodynamic stress response to invasive procedures. Lancet 347: 624
403. Teixeira J, Glover V, Fisk N 1999 Acute cerebral redistribution in response to invasive procedures in the human fetus. American Journal of Obstetrics and Gynecology 181: 1018–1025
404. Terry G M, Ho-Terry L, Warren R C, Rodeck C H, Cohen C H, Rees K R 1986 First trimester prenatal diagnosis of congenital rubella: a laboratory investigation. British Medical Journal 292: 930–933
405. Thirkelsen A J 1979 Cell culture and cytogenetic technique. In: Murken J-D, Stengel-Rutkowski S, Schwinger E N (eds) Prenatal diagnosis (Proceedings of the 3rd European Conference on Prenatal Diagnosis of Genetic Disorders). Ferdinand Enke, Stuttgart, pp 258–270
406. Timor-Tritsch I E, Farine D, Rosen M 1988 A close look at early embryonic development with the high frequency transvaginal transducer. American Journal of Obstetrics and Gynecology 159: 676–681
407. Timor-Tritsch I E, Warren W P, Peisner D B, Pirrone E 1989 First-trimester midgut herniation: a high frequency transvaginal sonographic study. American Journal of Obstetrics and Gynecology 161: 831–833
408. Touraine J L, Raudrant D, Royo C et al 1989 In-utero transplantation of stem cells in bare lymphocyte syndrome. Lancet i: 1382
409. Tulipan N, Sutton L N, Bruner J P, Cohen B M, Johnson M, Adzick N S 2003 The effect of intrauterine myelomeningocoele repair on the incidence of shunt-dependent hydrocephalus. Paediatric Neurosurgery 38: 27–33
410. Tulzer G, Arzt W, Franklin R C, Loughna P V, Mair R, Gardiner H M 2002 Fetal pulmonary valvuloplasty for critical pulmonary stenosis or atresia with intact septum. Lancet 360: 1567–1568
411. UK Collaborative Study on Alpha-Fetoprotein in Relation to Neural Tube Defects 1982 Fourth report. Estimating an individual's chance of having a fetus with open spina bifida and the value of repeat alpha-fetoprotein testing. Journal of Epidemiology and Community Health 36: 87–95
412. Van den Hof M C, Nicolaides K H, Campbell J, Campbell S 1990 Evaluation of the lemon and banana signs in one hundred and thirty fetuses with open spina bifida. American Journal of Obstetrics and Gynecology 162: 322–327
413. van Heteren C, Nijhuis J, Semmekrot B, Mulders L, van den Berg P 1998 Risk for surviving twin after fetal death of co-twin in twin-twin transfusion syndrome. Obstetrics and Gynecology 92: 215–219
414. Verjaal M, Leschot N J 1981 Risk of amniocentesis and laboratory findings in a series of 1500 prenatal diagnoses. Prenatal Diagnosis 1: 173–181

415. Ville Y, Hyett J, Hecher K, Nicolaides K H 1995 Preliminary experience with endoscopic laser surgery for severe twin-twin transfusion syndrome. New England Journal of Medicine 332: 224–227
416. von dem Borne A, Decary F 1990 Nomenclature of platelet-specific antigens. Human Immunology 29: 1–2
417. Vyas H, Milner A D, Hopkin I E 1982 Amniocentesis and fetal lung development. Archives of Disease in Childhood 57: 627–628
418. Wald N J, Cuckle H S 1987 Recent advances in screening for neural tube defects and Down's syndrome. Baillière's Clinical Obstetrics and Gynaecology 1: 649–676
419. Wald N, Cuckle H, Boreham J, Stirrat G 1980 Small biparietal diameter of fetuses with spina bifida: implications for antenatal screening. British Journal of Obstetrics and Gynaecology 87: 219–221
420. Wald N J, Cuckle H S, Densem J W et al 1988 Maternal serum screening for Down's syndrome in early pregnancy. British Medical Journal 297: 883–887
421. Wald N J, George L, Smith D, Densem J W, Petterson K 1996 Serum screening for Down's syndrome between 8 and 14 weeks of pregnancy. International Prenatal Screening Research Group. British Journal of Obstetrics and Gynaecology 103: 407–412
422. Wald N, Huttly W, Hackshaw A 2003 Antenatal screening for Down's syndrome with the quadruple test. Lancet 361: 794–795
423. Walker S, Howard P J 1986 Cytogenetic prenatal diagnosis and its relative effectiveness in the Mersey region and North Wales. Prenatal Diagnosis 6: 13–23
424. Weiner C P 1987 Cordocentesis for diagnostic indications: two years' experience. Obstetrics and Gynecology 70: 664–667
425. Weiner C P 1990 Use of cordocentesis in fetal hemolytic disease and autoimmune thrombocytopenia. American Journal of Obstetrics and Gynecology 162: 1126–1127
426. Weiner C P, Okamura K 1996 Diagnostic fetal blood sampling – technique related losses. Fetal Diagnosis and Therapy 11: 169–175
427. Weiner C P, Williamson R, Bonsib S M et al 1986 In utero bladder diversion – problems with patient selection. Fetal Therapy 1: 196–202
428. Weiner E, Zosmer N, Bajoria R et al 1994 Direct fetal administration of immunoglobulins: another disappointing therapy in alloimmune thrombocytopenia. Fetal Diagnosis and Therapy 9: 159–164
429. Weir P, Ratten G, Beischer N 1979 Acute polyhydramnios – a complication of monozygous twin pregnancy. British Journal of Obstetrics and Gynaecology 86: 849–853
430. Wenstrom K D, Syrop C H, Hammitt D G, Van Voorhis B J 1993 Increased risk of monochorionic twinning associated with assisted reproduction. Fertility and Sterility 60: 510–514
431. Whitby E, Paley M N, Davies N, Sprigg A, Griffiths P D 2001 Ultrafast magnetic resonance imaging of central nervous system abnormalities in utero in the second and third trimester of pregnancy: comparison with ultrasound. British Journal of Obstetrics and Gynaecology 108: 519–526
432. Whittle M J, Connor J M 1994 Prenatal diagnosis in obstetric practice, 2nd edn. Blackwell Science, Oxford
433. Wilkins I A, Chitkara U, Lynch L, Goldberg J D, Mehalek K E, Berkowitz R L 1987 The nonpredictive value of fetal urinary electrolytes: preliminary report of outcomes and correlations with pathological diagnosis. American Journal of Obstetrics and Gynecology 157: 694–698
434. Williams C, Weber L, Williamson R, Hielm M 1988 Guthrie spots for DNA-based carrier testing in cystic fibrosis. Lancet ii: 693
435. Williamson L M, Bruce D, Lubenko A, Chana H J, Ouwehand W H 1992 Molecular biology for platelet alloantigen typing. Transfusion Medicine 2: 225–264
436. Wilson J M, Di Fiore J W, Peters C A 1993 Experimental fetal tracheal ligation prevents the pulmonary hypoplasia associated with fetal nephrectomy: possible application for congenital diaphragmatic hernia. Journal of Pediatric Surgery 28: 1433–1440
437. Wladimiroff J W, Stewart P A, Reuss A, Sachs E S 1989 Cardiac and extracardiac anomalies as indicators for trisomies 13 and 18: a prenatal ultrasound study. Prenatal Diagnosis 9: 515–520
438. Worton R G, Stern R 1987 A Canadian collaborative study of mosaicism in amniotic fluid cell cultures. Prenatal Diagnosis 4: 131–144
439. Zanjani E D, Lim G, McGalve P B et al 1982 Adult haematopoietic cells transplanted to sheep fetuses continue to produce adult globins. Nature 295: 244–246
440. Zosmer N, Bajoria R, Weiner E, Rigby M, Vaughan J, Fisk N 1994 Clinical and echographic features of in utero cardiac dysfunction in the recipient twin in twin-twin transfusion syndrome. British Heart Journal 72: 74–79

第10章

胎儿生长、宫内生长受限和小于胎龄儿

Philip Baker, Clare Tower

引言

虽然从17世纪中期就对出生时体格较小的婴儿进行了阐述，但是直到20世纪50年代才认识到早产这一因素。甚至在1950年，世界卫生组织（WHO）将所有出生体重低于2500 g的婴儿都算作早产儿[75]。第一篇“营养不良的足月婴儿”的报道发表于1947年[53]，使人们认识到一些体重低于2500 g的婴儿并非早产儿，但却是体格很小的婴儿[76]。随后在20世纪60年代开展的工作阐述了小于胎龄儿的围生期发病率和死亡率高，因此将他们判别为一个有临床显著性的群体[6,50]。在1966年发表了第一篇关于自孕28周起的平均生长模式的文献，证实了在孕40周后生长度降低，吸烟、多胎妊娠和有致命畸形等情况下的生长度也降低（图10.1）[25,62]。

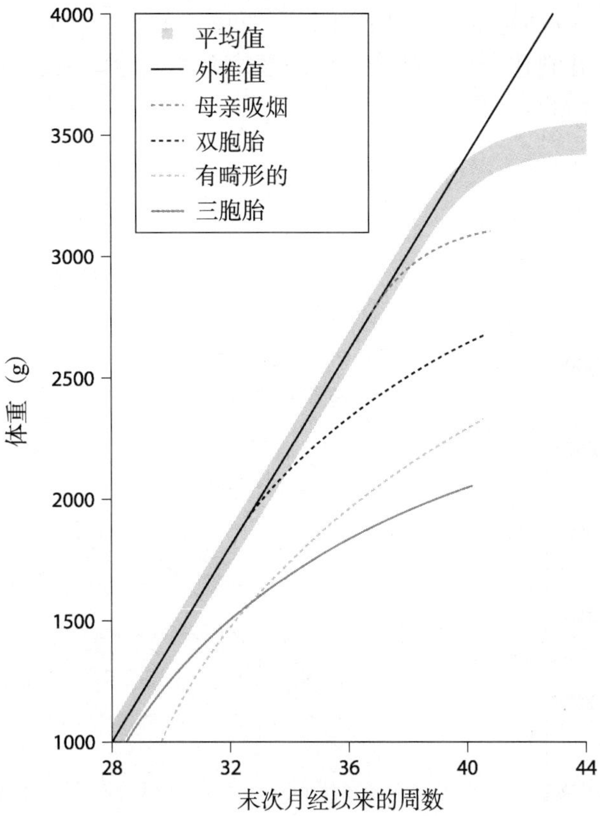

图10.1 妊娠最后三个月的胎儿生长变化（摘自Gruenwald[25]）

命名和定义

现在在术语学上使用宫内或胎儿生长受限（IUGR/FGR），而不是生长迟缓，因为后者存在不可逆的并发症。IUGR的定义为婴儿并未达到其生长潜能[46]。在其他词语中，生长受限的婴儿体格较大，且无影响生长的不利环境和/或遗传因素。相反，小于胎龄（SGA）是一个基于人群出生体重分布的统计学概念[36]。研究中采用的SGA的划分点在孕龄的第三和第十百分位数之间。但是，由于出生体重受到诸如母亲身高、体重、种族、胎次和婴儿性别等组成因素的影响，所以有些位于第十百分位数以下的婴儿也与其胎龄相称[18,70]。当未确定有基本病因时，通常使用SGA这一术语。

诊断

产前诊断

胎儿体格大小的最重要决定因素是孕龄，因此妊娠的确切时间是极其重要的。现在越来越多的证据显示在孕龄低于21～24周时，采用超声诊断确定孕龄比根据末次月经确定孕龄更为精确[17]。但是，大部分医院将确定末次月经时间和超声评估的方法相结合使用，根据医务人员的个人选择仅在偏差大于7、10或14天时，采用超声确定的日期更准确一些。

可通过测量联合宫高来临床鉴别小体格胎儿。孕20周后，宫高的厘米数约等于孕龄周数，与此数值的偏差可用于鉴别小体格胎儿。虽然在产前保健中广泛使用价格低廉的筛查手段，但是其普遍难以判定IUGR，因为这些因素都存在主观性，并是以母体为基础的。敏感度在60%～85%之间，特异度在80%～90%之间，阳性预测值在20%～80%之间[69]。因此，在现代产科实践中，使用超声来明确诊断并进一步评估胎儿。

超声评估

现在普遍接受的观点是胎儿腹围测量值是胎儿体格大小的最敏感指标（图10.2）[47]。这表明了胎儿的营养状态，因为这是对皮下、腹部内和腹膜外脂肪和肝脏大小的测量值[39]。超声扫描发现腹围低于第十百分位数，可预测小体格胎儿（低于第十百分位数），且在低风险人群中的优势比（OR）为13.5，在高风险人群中的优势比为18.4[9]。虽然在妊娠末期，因胎头垂入盆腔，使精确评估头围有困难，但是也应该测量头围（图10.3）。通过头部和腹部测量值的联合使用来描述IUGR是匀称性还是非匀称性的，匀称性的是头部和腹部成比例地小，非匀称性的是指腹部小的与头部不成比例[46]。后者也可指“头部豁免”，这是由腹围减少使胎儿将血供转移，从而“保护”头部的假设推测而来的。

提出胎儿生长模式取决于受到损伤的时机。胎儿生长的头16周表现为一个细胞增生的时期。从17～32

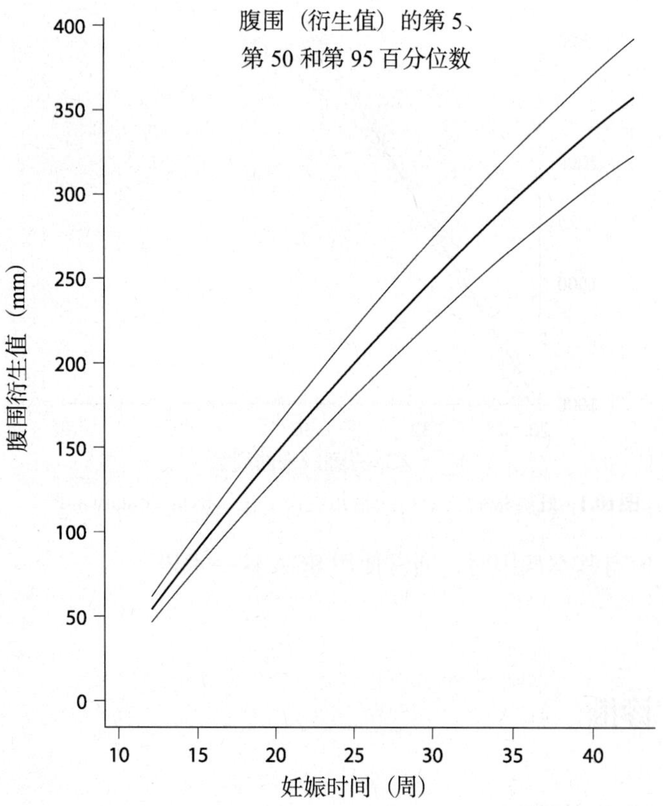

图10.2 腹围的百分位数图表。[摘自 Chitty L, Altman D G 1993 Charts of fetal size. In: Dewbury K et al (eds) Ultrasound in obstetrics and gynaecology. Churchill Livingstone, Edinburgh.]

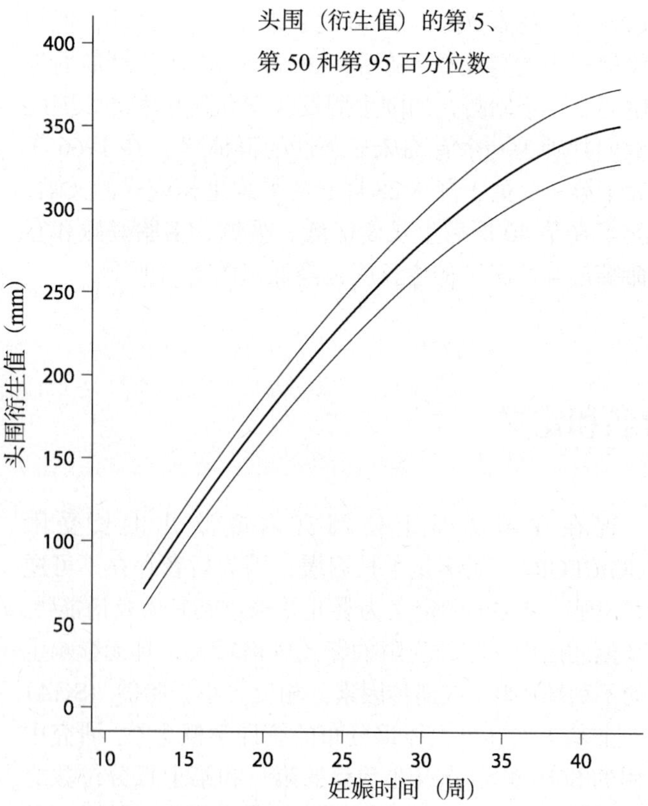

图10.3 头围的百分位数图表。[摘自 Chitty L, Altman D G 1993 Charts of fetal size. In: Dewbury K et al (eds) Ultrasound in obstetrics and gynaecology. Churchill Livingstone, Edinburgh.]

周是一个细胞过度生长和增生的时期，最后在32周以后是一个（主要的）细胞过度生长时期。因此，人们相信诸如染色体异常等妊娠早期的损伤，会引起整体细胞数量减少，而导致匀称性IUGR，而诸如胎盘功能不全的妊娠晚期损伤，会引起非匀称性IUGR。这无疑是对所涉及之病理生理的一个极大简化，并试图将那些后果相互矛盾的IUGR模式进行关联[12,46]；因此，这些描述性术语仅限用作预后因素。

通过一些公式，利用超声测定数值可以评估胎儿体重。最大精确度为± 10%[69]。虽然这些计算不能特别支持IUGR的诊断，但是它们有助于制定分娩和新生儿监护的计划（图10.4）。由于生长是一个动态过程，应每2～4周进行系列化的测量检查，以明确在百分位数上下的偏差。

IUGR的诊断高度依赖于根据测定值所描绘的百分位数图表。不同的人群显示出不同的特征，因此，最理想的是使用与当地人群有关的图表。此外，许多这种图表可能存在概率分布不均匀，因为其包括或排除了一些特定病人群体。定制的图表可考虑到这些因素，

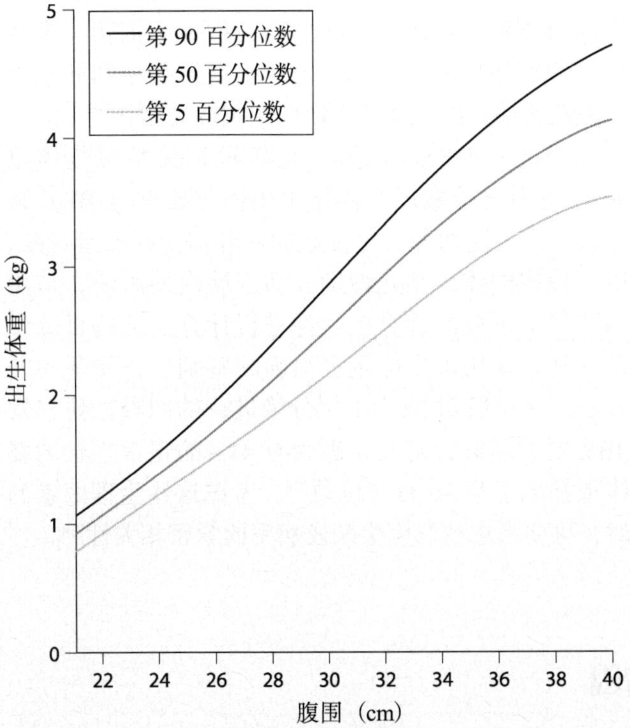

图10.4 胎儿体重评估图表。（摘自Campbell S, Wilkin D. 1975 Ultrasonic measurement of fetal abdomen circumference in the estimation of fetal weight. British Journal of Obstetrics and Gynaecology 82: 689-697.）

诸如种族人群，但是在一个繁忙的产前医疗单位中，很少能实现这一方法。所有这些因素都是超声发现IUGR的低预见能力和高假阳性率的影响因素。

测定胎儿体格大小时，还要评估脐带血流和液体容积，这些都反映了胎盘功能。30%的生长受限胎儿，在超声上可观察到有液体容积降低（羊水过少）[45]。发生这一问题是由于进入胎儿肾的血流方向发生变化，因此降低了尿排出量和液体容积。通过测定最大液区深度进行评估，或更为精确的方法是测定子宫四个四分之一圆区域的每处液区深度，以得出羊水指数（AFI）。这些指标的预期值尚未明确，因此它们更适合作为其他胎儿评估内容的附加值。

多普勒超声可用于明确那些与胎盘功能不良有关的胎儿循环变化。变化包括脐静脉血流降低和胎盘阻力增高引起的脐动脉搏动和主动脉搏动增强。可观察到脑动脉搏动减弱，这反映了这一区域阻力降低和血流量升高。

血流的评估需要了解血管直径，但这对小血管来说测定起来有困难。因此，采用搏动血流的波形进行分析。可采用收缩期和舒张期最大流速（S/D）比率、搏动指数（PI）或阻力指数（RI）来对这种波形进行量化（图10.5）。

PI和RI比S/D比率的意义更大，所以临床上优先选用。正常妊娠时，脐动脉内的舒张期血流随孕龄的增加而增加，使得这些指数降低[28,60]。

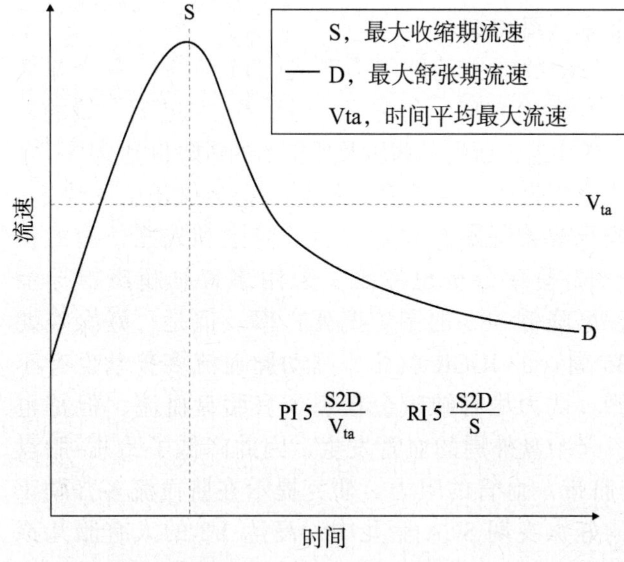

图10.5 搏动血流速度的波形分析（摘自Kiserud & Marsal[39]）。

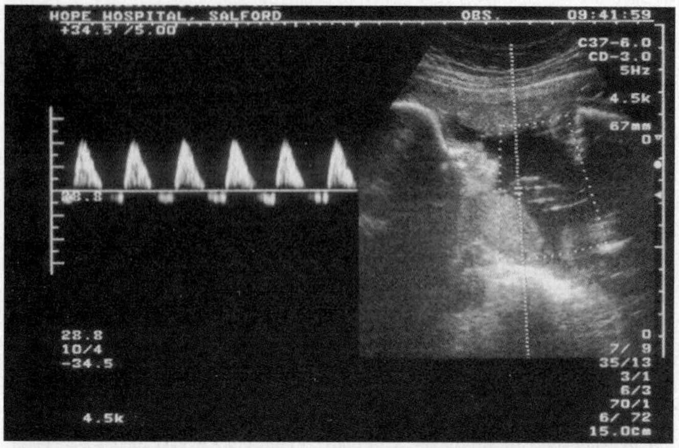

(a)

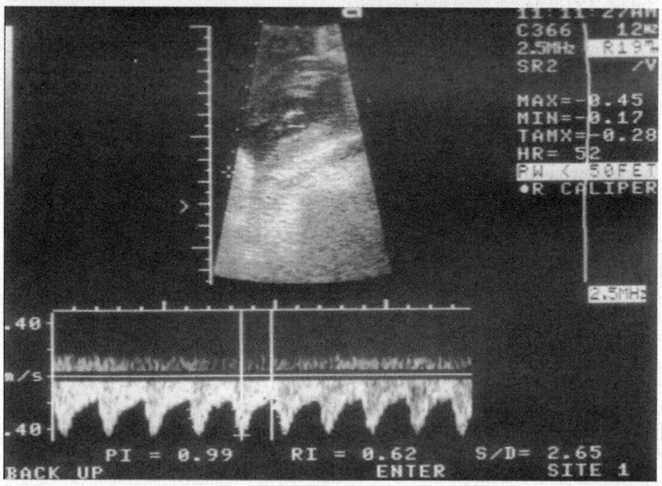

(b)

图10.6 脐动脉多普勒。(a) 舒张末期逆向血流（EDF）提示胎盘阻力升高。(b) 正常波形模式。

脐动脉（图10.6）

脐动脉或主动脉阻力升高（PI 升高）会合并低出生体重（LBW），增加了采用手术方法进行分娩的风险，婴儿进入新生儿病房及死亡率的风险也升高[26,27,72]。荟萃分析表明，采用多普勒超声指导做出临床决定，可能会改善妊娠合并疑似生长受限和先兆子痫的预后[2,55]。荟萃分析也发现，采用多普勒超声指导治疗，可降低 38%的围生期死亡率。但是，妊娠晚期（>35 周）的 IUGR 胎儿，其动脉血流多普勒也有正常[10]。认为尽管缺氧会损害子宫胎盘血流，但是也会引起胎盘外周的血管发生，因此降低了胎儿-胎盘（和脐带）血管的阻力。研究提示在脐血流多普勒正常的妊娠晚期 SGA 胎儿中，高达 1/3 的人有胎儿损害[29]。

脑循环

研究认为一些生长受限的胎儿脑血流存在重新分布，因此表现出脑血管内血流增加。通过采用血管多普勒超声对诸如大脑中动脉等血管进行这一评估。结果，SGA 婴儿的舒张期流速升高和 PI 降低会合并胎儿心率模式异常，并增加了新生儿的住院风险[52]。

子宫动脉

对子宫动脉多普勒波形进行了研究，以进一步评估胎盘功能。研究认为异常子宫动脉血流比脐动脉或大脑中动脉血流能更早地在妊娠期间反映胎盘血流阻力的升高。因此，这被作为一个可能的筛选工具来鉴别高危妊娠，但是目前尚未广泛使用[66]。

出生后诊断

单凭出生体重百分位数一个指标无法有效地在出生后确诊 IUGR。一个体格瘦长的新生儿其出生体重百分位数可能在正常范围内，但是他还是存在营养不良。体重指数是一个身体重量的指数，其计算公式是[出生体重(g)÷顶踵长(cm)^3]×100。这一指标不依赖于种族来源、性别和出生次序，其与围生期发病率和死亡率的相关性比单凭出生体重判定的相关性更密切[68]。

一个进一步的选择方法是妊娠相关性最佳体重（GROW）百分位数或个体化出生体重比率（IBR）百分位数[16,19,70]。这两种百分位数的计算都受到母亲身高、体重、种族群体、胎儿性别和活产胎次的影响，可用在因特网上下载的计算机软件进行计算。这些百分位数是一种比仅用出生体重更精确的鉴别生长受限胎儿的方法。一个针对 31 561 例分娩进行的回顾性研究发现 IBR 要重新进行定义，因为有 41%的正常生长的婴儿体重都低于第 10 百分位数[70]。考虑这些生理因素的同时，也要考虑到与围生期发病率的紧密相关性[13]。

病因

SGA 和 IUGR 包括一组变异程度很大的多种情况。可能的病因和合并因素在下文罗列（表 10.1）。

表10.1 小于胎龄婴儿的病因

胎儿因素	母亲因素	社会/经济因素	胎盘因素
天生的	遗传性	社会剥夺	胎盘功能不良
染色体综合征	天生的	营养不良	先兆子痫
畸形	Ⅲ级健康	吸烟 酒精 药物滥用	胎盘异常
感染	治疗性药物		
多胎妊娠	子宫异常		

天生就小的婴儿

明显有一部分SGA婴儿体格小，但是反而是健康的。一个体格对称而且小、羊水量正常、脐血管多普勒正常和生物物理学轮廓正常、解剖学方面正常的婴儿，最有可能被纳入这一分类。这些婴儿也将保持其生长速度，并不会有更高的发病率。

胎儿畸形（表10.2）

染色体异常，特别是13、18和21染色体三体综合征，会合并IUGR。通常，虽然胎儿可能在结构上是正常的，但是超声发现的畸形或标志物能提示诊断。一个来自三级转诊中心的研究在IUGR胎儿中鉴别出19%（89/458）的人有染色体核型异常[65]。羊膜腔穿刺术或绒毛膜绒毛采样可确诊或排除非整倍性异常。胎盘内孤立性染色体核型异常也会合并IUGR。

几乎所有的结构畸形，例如先天性心脏病或神经管缺损，以及诸如Russell-Silver等综合征也会合并生长减弱。

表10.2 生长受限合并的先天性畸形

畸形的类型	范例
染色体	三倍性 13三体症 18三体症 21三体症
心脏畸形	法洛四联症 房间隔缺损 主动脉缩窄 室间隔缺损
神经系统	无脑畸形 所有神经管缺损 脑积水
肾脏系统	肾发育不全 膀胱外翻 尿路梗阻 囊肾
胃肠系统	食管闭锁 腹裂 唇裂和腭裂
综合征	Russell-Silver 骨软骨发育不良，如成骨不全 Fanconi Donohue

感染

先天性感染经评估在IUGR病例中约占5%[59]。直接因果关系经证实为巨细胞病毒和风疹病毒，但是水痘带状疱疹和人免疫缺陷病毒也是有可能的。如果在妊娠早期发生感染的话，IUGR的发生会更多，IUGR的模式可能是（但不完全是）对称性的。胎儿病毒感染可合并胎盘发育异常和相应的胎盘病变。

母体疾病

任何严重的母体疾病都是引起生长受限的致病因素，诸如糖尿病、哮喘、甲状腺毒症、心脏和肾脏疾病。

经调查研究发现，获得性和遗传性血栓形成倾向也是IUGR的致病因素，因为其会提高胎盘内产生血栓性病灶的风险。研究提示IUGR婴儿母亲的凝血酶原变异和亚甲基四氢叶酸还原酶变异的发生频度升高[43]。抗磷脂抗体是一种获得性血栓形成倾向的类型，可能也是生长受限风险升高的致病因素[77]。

母亲治疗性药物的使用

母亲在孕中期的三个月时间内摄食β肾上腺素受体拮抗剂，可能与SGA婴儿有关，同样抗惊厥药（特别是诸如苯妥英之类的乙内酰脲类药物）、长期使用皮质激素和环孢素也会有所影响。

社会和环境因素

贫穷的社会经济状态长时间以来都是一个对健康卫生有害的问题，对妊娠来说也存在很多相同的影响。对东中部诸郡进行的产科计算机数据库回顾性分析采用了社会剥夺评分来调查社会因素对出生体重的影响[71]。甚至吸烟都被考虑在内，提示吸烟是低等级社会经济人群中引起LBW的原因，社会剥夺最严重的群体生下的婴儿是出生体重最低的。

研究提示营养不良也是社会经济状态影响生长的一种机制。诸如在1944年荷兰的饥饿冬天进行的人群研究证实，仅在极度饥饿的状态下才有显著影响。甚至此后，在妊娠的早孕期和中孕期，胎儿都得到了相对保护。厌食的母亲产下SGA婴儿的风险要高两倍，那些登记体重指数（BMI）低于19的妇女也面临同样的风险。有趣的是，在妊娠早期摄入高碳水化合物食品和妊娠晚期摄入低蛋白质食品都与出生体重降低存在关联[22]。

吸烟对降低出生体重和增加IUGR风险存在着剂量依赖和妊娠依赖的关系。因此，在妊娠的晚孕期前停止吸烟的怀孕妇女，与那些非吸烟者相比，其产下生长受限婴儿的风险并未增高[44]。虽然吸烟可能对胎盘发育和血流存在不良影响，但是吸烟引起出生体重降低的机制尚未明了。

大量酒精摄入(在一个研究中，为每天17单位[57])明确会并发胎儿酒精综合征。胎儿酒精综合征的诊断标准是生长受限（体重低于均数两个标准差以下）、特征性的面部畸形和神经损害。虽然一些前瞻性研究表明每天总量大于等于3个单位的酒精并发IUGR的风险升高，但是较少的酒精摄入对生长的影响未能确定[73]。

虽然由于多因素的混淆，一些药品滥用的真正影响难以估量，但也会并发胎儿生长度降低。真正的影响可能是由鸦片、可卡因和苯丙胺引起的，但是大麻可能不会[14,30,34,48]。

已知对胎儿生长有不良影响的其他环境因素有诸如居住在高海拔地区等。其他一些不太明确的因素还包括重体力活动和居住在垃圾填埋点附近。可能许多社会因素与胎儿健康不良影响之间有相互关系。最近对妊娠期间的社会风险进行了回顾性研究，包括吸烟、酒精、财务压力和身体暴力等，发现产下SGA婴儿的优势比随着母亲所处风险数量的增加而上升[1]。虽然这个研究是回顾性的，并建立在自我报告风险行为的基础上，但是这一研究突出了许多复合性且相互影响的社会因素，而这些因素可能会影响妊娠的预后。

遗传因素

很久以来就认识到在分娩时自身体格很小的母亲，其产下生长受限婴儿的风险就高[58]。后来的研究对此加以证实，一个研究提示低出生体重的母亲会对其婴儿产生相同效应的优势比为3.46[40]。而其丈夫的姊妹，可能与其所经历的社会环境相同，但并未呈现出风险升高的状态[33]。这些发现提示遗传因素，或许母亲的遗传因素是很重要的。一个稍后的研究也提示父母因素可能是重要的[51]。尽管有这些流行病学证据，但是缺乏可能提示有基因方面的研究数据。遗传性血栓形成倾向是目前为止几个研究中的一个[43]。

胎盘形成不良

人类胎盘是一个有许多发自绒毛干的分支构成的绒毛状结构。IUGR时存在一些绒毛的变化，包括绒毛密度降低、表面积减少以及少数环状和盘绕结构[21,32,42]。此外，观察到有大型纤维样物质的斑块（与急性粥样斑块相似）和滋养层细胞堆积[38]。在出现凋亡细胞脱落后，就会出现滋养层细胞堆积，IUGR 胎盘中的细胞凋亡增加[64]。

除了在胎盘的胎儿一侧长出复合性分支外，正常胎盘发育也需要滋养层细胞成功地浸润入母体的螺旋动脉。这种滋养层细胞破坏这些血管的肌层和弹力层，使血管变得大而松弛，以便能达到妊娠时生长的需要。这是已知的生理学变化。IUGR 妊娠时的胎盘床活检显示有浸润减少和生理学变化，提示缺少适应性[8,63]。这些血管也显示有动脉粥样化改变的证据。研究认为这种浸润度降低会引起胎盘血流阻力升高，以及因此产生的多普勒波形模式异常。由于在先兆子痫妊娠过程中胎盘也存在类似发现，因此提示这两种病情存在相同的发病机制。高达 30%的先兆子痫妊娠也会受到 IUGR 的影响[67]。

其他因素

已证实多胎妊娠的 IUGR 风险高。事实上，各胎儿的生长通常是不一致的。其他重要因素包括胎盘异常（如胎盘囊肿和绒毛膜血管瘤）和子宫异常（如大型纤维瘤或先天性异常）。

因此，总的来说，采用 Bobrow 和 Soothill[7]提出的模式，可将 SGA 胎儿根据病因学分类：

1. 正常 SGA：没有结构畸形，羊水量正常，脐动脉多普勒波形正常，生长速度正常。
2. 异常 SGA：那些有结构畸形或基因异常的胎儿。
3. FGR：那些通过脐动脉多普勒波形异常和生长速度降低鉴别出胎盘功能受损的胎儿。

关联

SGA（低于第十百分位数）婴儿的死产、Apgar 评分低、收治入新生儿病房、低血糖、体温过低、高胆红素血症和红细胞增多症的发生率都升高（表 10.3）[41]。坏死性小肠结肠炎的风险升高，可能是因为进入肠段的宫内血流减少引起的。此外，也发现存在长期发育问题的风险升高[49,54]。总的来说，IUGR 的围生期死亡和脑瘫的风险要高 5~10 倍[37]。IUGR 与产前死产之间也存在紧密的关联，发现 60%的“无法解释”的死产婴儿未能达到根据计算机化出生体重为其定义的生长潜能。那些早产婴儿和 SGA 婴儿都面临额外的风险。

分娩时体格小也会合并成年期的远期健康问题。自 20 世纪早期以来，在某些特定领域中对婴儿出生时

表10.3 小于胎龄婴儿的并发症

产时	新生儿期	远期	成人期
心率模式异常	复苏	发育问题	胎儿起源的假设
酸中毒/缺氧	Apgar 评分低	脑瘫	心脏病
胎粪吸入	收治入新生儿病房		糖尿病 高血压
死产	低血糖 体温过低 红细胞增多症 高胆红素血症 坏死性小肠结肠炎 凝血紊乱 感染 先天性畸形		血脂障碍

并发症的详细测评，使得在这些领域中的成年期个人健康可以与其出生时体格大小进行关联。在1911—1930年之间，在Hertfordshire进行了一个基于16 000名出生于该郡的人群研究，发现那些出生体重低于2500 g的人群的冠状动脉心脏病死亡率更高[56]。在Sheffield进行的相似研究提示，因生长不足造成的体格小比早产更会引起心血管风险升高[4]。这些研究导致了“胎儿起源”或“胎儿规划”假设的发展，这一假设声称子宫内营养不良会合并胎儿生长不相称和之后相应的心血管疾病[5]。高血压、血脂障碍和糖尿病也与之存在相似的关联[3]。但是，尽管对控制诸如生活方式因素和社会阶级等混杂变量进行了尝试，它们仍可能对那些所描述的差异存在影响[31]。

预测

对那些肯定并发生长受限的妊娠进行的精确预测，将提高警惕性和加强胎儿监测，理论上来说，可以采取干预措施来改善预后。目前，一些干预措施局限于避免一些特定的风险因素，如吸烟和及时分娩，可避免最坏的结局。

病史和检查

如上所述，登记时就能鉴别出一些风险因素，诸如体重指数（BMI）低于19和母亲吸烟，这会使妊娠面临高风险的IUGR。此外，有SGA婴儿的既往史会增加此后妊娠再次发生SGA的风险。高龄母亲产下的婴儿明显地比那些年轻母亲的婴儿体格要小，这种效应特别在40岁以上的未经产妇女中更显著。

妊娠特异性并发症也会合并IUGR。先兆子痫可能是最广为人知的，在这两种情况中，普遍有许多胎盘异常。在孕中期或孕晚期的胎盘后出血会显著损害胎盘功能，造成胎儿生长减弱。

母亲血清学筛查

在妊娠的孕中期对母体血清进行一些生化标志物

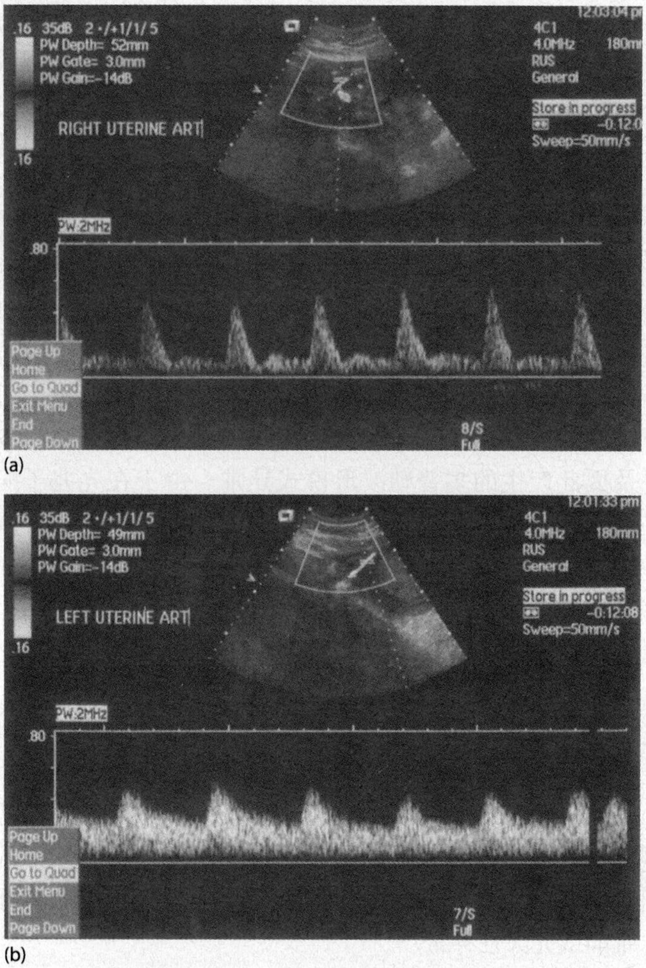

图10.7 子宫动脉多普勒。（a）搏动增强和舒张期切迹提示胎盘阻力升高。（b）高速舒张期血流的正常模式。

的测定，与妊娠后期的生长减弱存在一定关联。这些标志物包括α-甲胎蛋白（AFP）、雌三醇（E_3）、人胎盘催乳素（HPL）和人绒毛膜促性腺激素（hCG）。其中，AFP是最强的指标：如果在未有胎儿畸形的情况下，其水平为2.5或超过妊娠期中位数许多倍的话，那么IUGR的风险要升高5～10倍。

超声标志物

众所周知的IUGR的超声预测指标是子宫动脉多普勒血流速度测定异常；这反映了母体对胎盘单位动脉供血水平的高阻抗，这是由于滋养体细胞对母体螺旋动脉浸润不足引起的。这种异常是明显的，可为舒张末期血流降低（EDF）或所谓的波形切迹（图10.7）。

对涉及 12 994 名妇女的 27 个研究进行了系统性的回顾，显示虽然技术方面的诊断精确性有限，但是在子宫动脉多普勒血流流速异常时，合并 IUGR 的风险大致升高 3 倍[11]。这样将无法解释的母体 AFP 水平升高和子宫动脉多普勒血流速度测定结合起来，可作为一个针对围生期预后不良的强有力的预测指标（特别是IUGR）。

在孕中期，胎儿肠段高亮度或者高回声时，合并相应 IUGR 的风险升高。再者，将母体血清 AFP 升高和这一超声标志物综合起来，可提供比其他任何单一预测指标更精确的 IUGR 风险评估。

评分系统

已发展出一些不同的评分系统，采用各种引起胎儿生长减弱的风险因素进行评分，可更好地预测妇女产下 IUGR 婴儿的特殊风险。所有的评分系统都会面临特异度和敏感度较低的问题，因此在临床使用上有所局限。

产科处理

产科处理包括鉴别出基本病因和胎儿监护。监护包括常规超声评估生长、羊水容量、多普勒评估胎儿循环和胎儿心率监测。由于高达 40%的 IUGR 病例会发生先兆子痫，因此对母亲进行血压升高、蛋白尿和生化标志物等方面的监护也是很重要的[35]。

分娩的时机

对于生长受限的妊娠，唯一可行的干预措施就是分娩。但是，可用来支持这类分娩时机的数据很少。延迟的话，可能会增加宫内缺氧和神经功能不良影响的风险[20]，不过早产自身也有神经损害的风险[74]。这些因素之间的平衡造成了处理上的差异，生长受限干预试验（GIFT）的目的就是帮助决定这些分娩的时机[23]。准入标准是孕 24～36 周之间的单胎或多胎妊娠，且产科医生无法肯定是否需要立刻分娩的病例。病人随机分配到即刻分娩组（在完成类固醇疗程后）或到不确定因素完全消除的推迟分娩组。结果的主要评估指标是出院时的婴儿存活率和 2 岁时的儿童神经发育状态。初始数据显示，产科医生将把分娩推迟约 4 天。虽然这一措施会引起分娩推迟组中的死产数量增多，但是即刻分娩组中的围生期死亡数却与其大致相当[24]。因此，要等待 2 年随访报告出来后才能看出是否需要给予附加的指导。

最近由皇家产科医师和妇科医师学会发布的指南建议在脐动脉 EDF 转为逆向或者消失时，将病人收治入院进行密切监护，并需给予类固醇治疗[61]。如果观察到其他异常情况（如病理性胎心产力描记图像）时，则建议进行分娩。在这种情况下，应该使用妊娠特异性和出生体重特异性图表，以判定胎儿存活的可能性。如果孕期超过 34 周，即使在其他参数正常的情况下，也应该考虑分娩。在那些 EDF 存在和其他参数正常的病例中，应该推迟到 37 周后进行分娩。

在进行了类固醇治疗后，各孕龄低于 35 周婴儿的分娩模式可能是剖宫产，妊娠晚期的最佳分娩模式尚不明确。在考虑进行引产术还是剖宫产前，要进行认真仔细的胎儿和子宫颈评估。在分娩过程中对胎儿心率图像进行持续心电监测是有适应证的，因为产时发生酸中毒的风险升高。可采取胎儿血液样本对任何可疑的心电图像进行进一步检查，或者如果无法进行的话，应该选择剖宫产。

出生后检查胎盘可有助于对主要病因做出诊断，并可能有对婴儿进行感染筛查和先天性畸形筛查的适应证。脐动脉 EDF 呈逆向或者消失的 IUGR 病例，其总体复发风险为 7%～20%[15]，因此出生后咨询是非常重要的。可能要考虑进行血栓形成倾向的筛查，尽管目前尚未明确在以后的妊娠中，哪些妇女会在低剂量阿司匹林和低分子量肝素治疗中受益。

参考文献

1. Ahluwalia I B, Merritt R, Beck L F, Rogers M 2001 Multiple lifestyle and psychosocial risk and delivery of small for gestational age infants. Obstetrics and Gynecology 97: 649–656
2. Alfirevic Z, Neilson J P 1995 Doppler ultrasonography in high-risk pregnancies: systematic review with meta-analysis. American Journal of Obstetrics and Gynecology 172: 1379–1387
3. Barker D 1995 Fetal origins of coronary heart disease. British Medical Journal 311: 171–174
4. Barker D, Osmond C, Simmonds S, Wield G 1993 The relation of small head circumference and thinness at birth to death from cardiovascular disease. British Medical Journal 306: 422–426
5. Barker D J 1992 Fetal growth and adult disease. British Journal of Obstetrics and Gynaecology 99: 275–276
6. Battaglia F, Lubchenco L 1967 A practical classification of newborn infants by weight and gestational age. Journal of Pediatrics 71: 159–163
7. Bobrow C S, Soothill P W, 1999 Fetal growth velocity: a cautionary tale. Lancet 353: 1460
8. Brosens I, Dixon H, Robertson W 1977 Fetal growth retardation and the arteries of the placental bed. British Journal of Obstetrics and Gynaecology 84: 656–663
9. Chang T, Robson S, Boys R, Spencer J 1992 Prediction of small for gestational age infant: which ultrasonic measurement is best? Obstetrics and Gynecology 80: 1030–1038
10. Chang T, Robson S, Spencer J, Gallivan S 1994 Prediction of perinatal morbidity at term in small fetuses: comparison of fetal growth and Doppler ultrasound. British Journal of Obstetrics and Gynaecology 101: 422–427
11. Chien P, Arnott N, Gordon A et al 2000 How useful is uterine artery Doppler flow velocimetry in the prediction of pre-eclampsia, intrauterine growth restriction and perinatal death? An overview. British Journal of Obstetrics and Gynaecology 107: 196–208
12. Dashe J S, McIntire D D, Lucas M J, Leveno K J 2000 Effects of symmetric and asymmetric fetal growth on pregnancy outcomes. Obstetrics and Gynecology 96: 321–327
13. de Jong C L, Gardosi J, Dekker G A et al 1997 Application of a customised birth weight standard in the assessment of perinatal outcome in a high risk population. British Journal of Obstetrics and Gynaecology 105: 531–535
14. English D, Hulse G, Milne E et al 1997 Maternal cannabis use and birth weight: a meta-analysis. Addiction 92: 1553–1560
15. Farine D, Ryan G, Kelly E N et al 1993 Absent end-diastolic flow velocity waveforms in the umbilical artery – the subsequent pregnancy. American Journal of Obstetrics and Gynecology 168: 637–640
16. Gardosi J 1997 Customized growth curves. Clinical Obstetrics and Gynecology 40: 715–722
17. Gardosi J 1997 Dating of pregnancy; time to forget the last menstrual period. Ultrasound in Obstetrics and Gynecology 9: 367–368
18. Gardosi J, Chang A, Kalyan B et al 1992 Customised antenatal growth charts. Lancet 339: 283–287
19. Gardosi J, Francis A 2000 Software program for the calculation of customised birth weight percentiles. Version 2.0.8. www.wmpi.net/growth/tools.htm
20. Gaudier F, Goldenberg R, Nelson K et al 1994 Acid-base status at birth and subsequent neurosensory impairment in surviving 500 to 1000 gm infants. American Journal of Obstetrics and Gynecology 170: 48–53
21. Giles W, Trudinger B, Baird P 1985 Fetal umbilical artery flow velocity waveforms and placental resistance; pathological correlation. British Journal of Obstetrics and Gynaecology 92: 31–38
22. Godfrey K, Robinson S, Barker D J P et al 1996 Maternal nutrition in early and late pregnancy in relation to placental and fetal growth. British Medical Journal 213: 410–414
23. GRIT Study Group 1996 When do obstetricians recommend delivery for a high-risk preterm growth-retarded fetus? European Journal of Obstetrics and Gynecology and Reproductive Biology 97: 121–126
24. GRIT Study Group 2003 A randomised trial of timed delivery for the compromised preterm fetus: short term outcomes and Bayesian interpretation. British Journal of Obstetrics and Gynaecology 110: 27–32
25. Gruenwald P 1966 Growth of the human fetus. I. Normal growth and its variation. American Journal of Obstetrics and Gynecology 94: 112–121
26. Gudmundsson S, Marsal K 1988 Umbilical and uteroplacental blood flow velocity waveforms in pregnancies with fetal growth retardation. European Journal of Obstetrics and Gynecology and Reproductive Biology 27: 187–196
27. Hackett G, Campbell S, Gamsu H et al 1987 Doppler studies in the growth retarded fetus and prediction of neonatal necrotising enterocolitis, haemorrhage, and neonatal morbidity. British Medical Journal (Clinical Research Edition) 294: 13–16
28. Hendricks S, Sorensen T, Wang K et al 1989 Doppler umbilical artery waveform indices – normal values from fourteen to forty-two weeks. American Journal of Obstetrics and Gynecology 161: 761–765
29. Hershkovitz R, Kingdom J, Geary M, Rodeck C 2000 Fetal cerebral blood flow redistribution in late gestation: identification of compromise in small fetuses with normal umbilical artery Doppler. Ultrasound in Obstetrics and Gynecology 15: 209–212.
30. Holzman C, Paneth N 1994 Maternal cocaine use during pregnancy and perinatal outcomes. Epidemiologic Reviews 16: 315–334
31. Huxley R, Neil A, Collins R 2002 Unravelling the fetal origins hypothesis: is there really an inverse association between birthweight and subsequent blood pressure? Lancet 360: 659–665
32. Jackson M R, Walsh A J, Morrow R J et al 1995 Reduced placental villous tree elaboration in small-for-gestational-age pregnancies: relationship with umbilical artery Doppler waveforms. American Journal of Obstetrics and Gynecology 172: 518–525
33. Johnstone F, Inglis L 1974 Familial trends in low birth weight. British Medical Journal 3: 659–661
34. Johnstone F, Raab G, Hamilton B 1996 The effect of human immunodeficiency virus infection and drug use on birth characteristics. Obstetrics and Gynecology 88: 321–326
35. Karsdorp V, van Vugt J, van Geijn H et al 1994 Clinical significance of absent or reversed end diastolic velocity waveforms in umbilical artery. Lancet 344: 1664–1668
36. Kingdom J, Baker P, Blair E 2000 Definitions of intrauterine growth restriction. In: Kingdom J, Baker P (eds) Intrauterine growth restriction. Aetiology and management. Springer-Verlag, London, pp 1–4
37. Kingdom J, Burrell S, Kaufmann P 1997 Pathology and clinical implications of abnormal umbilical artery Doppler waveforms. Ultrasound in Obstetrics and Gynecology 9: 271–286
38. Kingdom J, Huppertz B, Seaward G, Kaufmann P 2000 Development of the placental villous tree and its consequences for fetal growth. European Journal of Obstetrics and Gynecology and Reproductive Biology 92: 35–43
39. Kiserud T, Maršál K 2000 Ultrasound assessment. In: Kingdom J, Baker P (eds) Intrauterine growth restriction. Aetiology and management. Springer-Verlag, London, pp 205–238
40. Klebanoff M, Graubard B, Kessel S, Berendes H 1984 Low birth weight across generations. Journal of the American Medical Association 252: 2423–2427
41. Kramer M, Olivier M, McLean F et al 1990 Impact of intrauterine growth retardation and body proportionality on fetal and neonatal outcome. Pediatrics 86: 707–713
42. Krebs C, Macara L M, Leiser R et al 1996 Intrauterine growth restriction with absent end-diastolic flow velocity in the umbilical artery is associated with maldevelopment of the placental terminal villous tree. American Journal of Obstetrics and Gynecology 175: 1534–1542
43. Kupferminc M J, Eldor A, Steinman N et al 1999 Increased frequency of genetic thrombophilia in women with complications of pregnancy. New England Journal of Medicine 340: 9–13
44. Lieberman E, Gremy I, Lang J, Cohen A 1994 Low birthweight at term and the timing of fetal exposure to maternal smoking. American Journal of Public Health 84: 1127–1131
45. Lin C, Sheikh Z, Lopata R 1990 The association between oligohydramnios and intrauterine growth retardation. Obstetrics and Gynecology 76: 1100–1104
46. Lin C-C, Santolaya-Forgas J 1998 Current concepts of fetal growth restriction: Part I. Causes, classification and pathophysiology. Obstetrics and Gynecology 92: 1044–1055
47. Lin C-C, Santolaya-Forgas J 1999 Current concepts of fetal growth restriction: Part II. Diagnosis and management. Obstetrics and Gynecology 93: 140–146
48. Little B, Snell L, Gilstrap L R 1988 Metamphetamine abuse during pregnancy: outcome and fetal effects. Obstetrics and Gynecology 72: 541–544
49. Low J, Handley-Derry M, Burke S et al 1992 Association of intrauterine growth retardation and learning deficits at 9 to 11 years. American Journal of Obstetrics and Gynecology 167: 1499–1505
50. Lubchenco L, Hansman C, Dressler M, Boyd E 1963 Intrauterine growth as estimated from live birth weight data at 24 to 42 weeks of gestation. Pediatrics 32: 793–800
51. Magnus P, Bakketeig L S, Hoffman H 1997 Birth weight of relatives by maternal tendency to repeat small-for-gestational-age (SGA) births in successive pregnancies. Acta Obstetricia et Gynecologica Scandinavica Supplement 165: 35–38
52. Mari G, Deter R 1992 Middle cerebral artery flow velocity waveforms in normal and small-for-gestational-age fetuses. American Journal of Obstetrics and Gynecology 166: 1262–1270

53. McBurnley R 1947 The undernourished full term infant. A case report. West Journal of Surgical Obstetrics and Gynecology 55: 363–370
54. McCarton C M, Wallace I F, Divon M, Vaughan H G 1996 Cognitive and neurologic development of the premature, small for gestational age infant through age 6: comparison by birth weight and gestational age. Pediatrics 98: 1167–1178
55. Neilson J P, Alfirevic Z 2001 Doppler ultrasound for fetal assessment in high risk pregnancies (Cochrane Review). Cochrane Database for Systematic Reviews (3)
56. Osmond C, Barker D, Winter P et al 1993 Early growth and death from cardiovascular disease in women. British Medical Journal 307: 1519–1524
57. Ouellette E, Rosett H, Rosman N, Weiner L 1977 Adverse effects on offspring of maternal alcohol abuse during pregnancy. New England Journal of Medicine 297: 528–530
58. Ounsted M, Ounsted C 1968 Rate of intrauterine growth. Nature 220: 599–600
59. Pearce M J, Robinson G 1995 Fetal growth and intrauterine growth retardation. In: Chamberlain G (ed) Turnbull's obstetrics, 2nd edition. Churchill Livingstone, Edinburgh, pp 299–312
60. Reed K L 1997 Doppler – the fetal circulation. Clinical Obstetrics and Gynecology 40: 750–754
61. Royal College of Obstetricians and Gynaecologists 2002 The investigation and management of the small-for-gestational-age fetus. Guideline No. 31: 1–16
62. Scott K, Usher R 1966 Fetal malnutrition: its incidence, causes and effects. American Journal of Obstetrics and Gynecology 94: 951–958
63. Sheppard L, Bonnar J 1976 The ultrastructure of the arterial supply of the human placenta in pregnancy complicated by fetal growth retardation. British Journal of Obstetrics and Gynaecology 83: 948–959
64. Smith S C, Baker P N, Symonds E M 1997 Increased placental apoptosis in intrauterine growth restriction. American Journal of Obstetrics and Gynecology 177: 1395–1401
65. Snijders R, Sherrod C, Gosden C, Nicolaides K 1993 Fetal growth retardation: associated malformations and chromosomal abnormalities. American Journal of Obstetrics and Gynecology 168: 547–555
66. Valensise H 1998 Uterine artery Doppler velocimetry as a screening test: where we are and where we go. Ultrasound in Obstetrics and Gynecology 12: 81–83
67. Walker J J 2000 Pre-eclampsia. Lancet 356: 1260–1265
68. Walther F, Ramaekers L 1982 The ponderal index as a measure of the nutritional status at birth and its relation to some aspects of neonatal morbidity. Journal of Perinatal Medicine 10: 42–47
69. Weiner C P 1994 Fetal growth deficiency and its evaluation. In: James D et al (eds) High risk pregnancy. Management options. W B Saunders, London, pp 757–770
70. Wilcox M A, Johnson I R, Maynard P V et al 1993 The individualised birth weight ratio; a more logical outcome measure of pregnancy than birth weight alone. British Journal of Obstetrics and Gynaecology 100: 342–347
71. Wilcox M A, Smith S J, Johnson I R et al 1995 The effect of social deprivation on birth weight, excluding physiological and pathological effects. British Journal of Obstetrics and Gynaecology 102: 918–924
72. Wilson D, Harper A, McClure G et al 1992 Long term predictive value of Doppler studies in high risk fetuses. British Journal of Obstetrics and Gynaecology 99: 575–578
73. Windham G, Fenster L, Hopkins B, Swan S 1995 The association of moderate maternal and paternal alcohol consumption with birth weight and gestational age. Epidemiology 6: 591–597
74. Wood N, Marlow N, Costeloe K et al 2000 Neurologic and developmental disability after extremely preterm birth. EPICure Study Group. New England Journal of Medicine 343: 378–384
75. World Health Organization Expert Group on Prematurity 1950 Final report. WHO, Geneva
76. World Health Organization 1961 Public health aspects of low birth weight. WHO, Geneva
77. Yasuda M, Takakuwa K, Tokunaga A, Tanaka K 1995 Prospective studies of the association between anticardiolipin antibody and outcome of pregnancy. Obstetrics and Gynecology 86: 555–559

扩展阅读

Kingdom J K, Baker P N 2000 Intrauterine growth restriction: aetiology and management. Springer, London

第11章

妊娠期孕产妇疾病

Philip Steer, Martin Lupton, Eugene Oteng-Ntim

妊娠期最严重并发症的结果是死亡。孕产妇死亡的秘密调查（CEMD）[13]对于揭示这个问题是很重要的。严重的发病率和与妊娠相关的死亡在发达国家相对罕见，但在发展中国家则频频发生，发展中国家中每年至少有500 000名妇女由于妊娠而死亡。本章将阐述在英国由CEMD反映的最重要的孕产妇疾病。

妊娠合并血栓栓塞

发达国家中，血栓栓塞疾病是孕产妇死亡的主要原因，也是英国1/3孕产妇的死亡原因[13]。相当多的死亡率与长期并发症 [深部静脉血栓(DVT)形成的慢性静脉功能不全] 以及治疗副作用引起的血栓栓塞相关。血栓栓塞估计占妊娠期并发症的0.6%～1.2%[60]。由于激素引起血液高凝，静脉张力减低从而继发静脉凝滞，另外妊娠期子宫的压迫引起下腔静脉机械性梗阻，妊娠期血栓栓塞的危险性增加了6倍。其他诱发因素包括高龄孕妇、多次妊娠、卧床休息、有血栓栓塞既往史、镰状细胞性贫血、手术分娩、全身麻醉以及先天性和获得性血栓形成倾向。1979—1999年间，CEMD强调了预防血栓栓塞的重要性[13]。按照皇家医学院的指导方针推荐的血栓预防常规，剖宫产后血栓栓塞死亡人数奇迹般显著下降。对有既往妊娠史的孕产妇进行血栓预防是有争议的，因为报道的发病率最高达13%，最低为1%[40]。此外，在许多研究中诊断不是很客观，一些是回顾性的，而前瞩性研究的样本又相对少。然而，一份最近的前瞩性研究[7]报道了以往有过被客观诊断的静脉血栓栓塞（VTE）病史的125名孕产妇，产前没有应用肝素，产后4～6周予以抗凝治疗，所有妊娠期产前复发率为2.4%（95%可信区间，0.2%～6.9%）。44名没有血栓形成倾向和既往有VTE但没有复发危险的妇女中没有一个复发VTE。相反，有血栓形成倾向和既往有VTE的妇女自发性产前复发率为5.9%（95%可信区间，1.2%～16%），其原因不明。这个数据表明既往有VTE病史但没有复发危险性、没有血栓形成倾向的妇女不需要常规药物预防血栓形成。尽管如此，但假设的可信区间较宽，并且VTE有严重并发症，预防方针就必须考虑到这些妇女。对于有血栓形成倾向的妇女或者其VTE是自发性的，都是进行药物预防的强烈适应证。通过客观的测试对孕期怀疑DVT或肺动脉栓塞的病例进行确诊，进而避免不必要的抗凝治疗是很重要的，因为这关系到将来在孕期进行预防血栓形成的治疗。无创实时或二维超声都是诊断孕期DVT的一线工具。不幸的是，超声方法是有限的，尤其是在探查小腿静脉非常局限的血栓形成或者是在腹股沟韧带以上的血栓形成时。当临床上强烈怀疑VTE时，静脉造影是需要的，而不应该被拒绝，其表现为病变处不显影。做检查时，应该对子宫进行充分的防护，这样对胎儿的直接放射剂量很小。对于有肺栓塞症状的孕妇应该进行胸部X线、ECG和动脉血气的检查，但是如果这些检查是正常的，也不能完全排除这种疾病的可能。因此，除非诊断已经明确，否则应该采用肺灌注显像（用通气扫描较为理想）。由于同位素半衰期短，约0.5西弗特（50毫雷姆）对胎儿的放射量可以忽略不计，所以还可以进行同位素检查。在美国只有1/10的孕妇进行这项检查。

妊娠期抗凝治疗的不良反应

由于肝素不能通过胎盘屏障，所以它是在妊娠期应用最广泛的抗凝药物。而且，肝素不会分泌到母乳中去，在哺乳期能安全应用。因此，肝素对于胎儿没有直接的不良作用[5]。然而，对于母亲的潜在危险还是存在的。在急性抗凝治疗期药物超剂量时尤其可能发生出血。需要对未分级肝素(UFH，即普通肝素）密切监测部分活化凝血活酶时间（APTT）、测定血浆抗因子 Xa(Anti-Xa)活性或低分子量肝素（LMWH）水平。严重出血就需要用鱼精蛋白来中和抗凝治疗。然而，使用预防性药物就不会出现较大的产前出血危险，并且在分娩时，即使插入硬膜外导管（麻醉）有脊柱血肿的危险，也能够安全进行操作[31,38,110]。因此大部分麻醉师推荐最后一次肝素注射后至少 8 小时后再插入硬膜外导管。用现代的 LMWH、常规血浆抗因子 Xa 监测预防性疗法不是必需的。

肝素诱发的血小板减少症较为罕见，但这是一种严重的不良作用。这是一种并发于广泛静脉血栓形成的免疫介导的特异性反应，常常发生于肝素使用后 5～15 天之间，并且可能会是致命的[76]。在肝素治疗期间，尤其是前 10 天应该常规监测血小板数。估计运用 UFH 的危险性在 1%～3%，但是用 LMWH 的危险性就低得多[72,118]。因此在用 LMWH 1 周后开始一个月一次对各项指标进行监测就可以[117]。

长期使用肝素导致骨质疏松是一个严重的问题。由于个人治疗的剂量和持续时间不同，所以该不良作用的危险性较难预测。然而有 2.2%骨质疏松性骨折的妇女被证实应用 UFH 超过 3 个月[76]。LMWH 运用时骨质疏松的危险性较小[38]。骨脱矿质的准确潜在机制尚未明确。

虽然临床上华法林于母乳中的分泌量很小，并且可在哺乳期安全使用，但是它可以通过胎盘屏障并能导致胎儿畸形。在孕 6～9 周服用华法林有可能出现华法林胚胎病［中脸发育不全、点状软骨钙化、脊柱侧凸、无脾、膈疝、近端短肢和短指(趾)］。胚胎病的发病率估计在 4%～5%[5,80]。在妊娠中期三个月和妊娠末期三个月应用华法林对胎儿都是有风险的。反复出现的小面积大脑出血可以导致畸形，如视神经萎缩、小头畸形和精神发育迟缓。这种危险可以通过严格控制孕妇抗凝治疗（如果抗凝剂剂量小于每天 5mg 危险更小）来减少。然而，即使母体治疗的 INR（国际标准化比率）水平较低，胎儿脑室内出血也有报道[116]。这可能是因为胎儿肝和凝血系统尚未成熟。由于华法林在围生期对母亲和胎儿有较大的出血危险，所以华法林应该避免用于大于 36 孕周的孕妇[5,76]。

妊娠期和产褥期血栓栓塞的处理

大剂量皮下注射 LMWH（1mg/kg，bid）或静脉滴注 UFH 治疗 DVT 和肺动脉栓塞，以防止进一步潜在的胎儿血栓栓塞[12]。一旦确诊应该立即治疗，不应该延迟到其他检查结果都出来后才开始治疗。大部分治疗的指导方针是基于对非妊娠人群的研究。有两项比较 LMWH 和 UFH 用于初始治疗非妊娠人群 DVT 的随机对照试验的荟萃分析[26,37]，发现 LMWH 比 UFH 更有效，有更低的发病率和较少的出血性并发症。LMWH 被用于初始治疗妊娠期 VTE[34,114]，并且被推荐在指导方针上[94]。由于华法林对胎儿有危险，在这些情况下产前运用华法林并不多见。在妊娠期紧急运用血栓溶解剂，如链激酶有着致命性的危险，这是因为有可能发生出血性并发症。

UFH的用药

传统的静脉用 UFH 是急性 VTE 肝素治疗的一种选择方法。由于 UFH 起效迅速且在该领域有广泛的用药经验，它仍然是治疗大量肺栓塞的首选药物。肝素的单次注射剂量为 5000U，以后静脉输注量在 24 000U 和 40 000U 之间（大于 24 小时），其目的是维持 APTT 测定值比率在 1.5～2.5[56]。然而，相对于静脉用药，皮下运用 UFH 可能是更有效的方法，其剂量为 15 000～20 000 IU，每 12 小时用一次。这个剂量被认为不会改变 APTT 测定值比率，并且可以通过测定血浆抗因子 Xa 来进行监测。

LMWH的用药

非妊娠患者，对于 VTE 的急性期治疗推荐每日一次。然而，妊娠人群中，由于药物代谢动力学的变化，需要一天 2 次使用（依诺肝素 1mg/kg bid.，达特肝素 100U/kg bid.）。为了保证硬膜外插管（麻醉）的安全，APTT 和血小板数都要正常，并且在 UFH 后超过 4 小时（或使用 LMWH 后 8 小时）进行操作。分娩后可继续使用 LMWH 或开始使用华法林治疗 6～12 周。肝素治疗需要一直持续到华法林抗凝起效为止，通常至少需要 72 小时（INR 2.0～3.0）。产后推荐使用华法林以减少母亲使用肝素，因此降低骨质疏松的危险性。然而，由于使用肝素简单方便，一些妇女可能决定在产后继续自行注射肝素。大部分的华法林不会分泌进入乳汁，因此不必放弃母乳喂养。

妊娠期的血栓预防治疗

血栓预防是在受孕前或至少在妊娠早期就要讨论的问题，这样相关的风险和有利之处能够被充分考虑到。预防治疗的开始时间和持续时间依赖于以前血栓形成的严重程度，是否复发，以及是否存在危险因素如血栓形成倾向。低风险患者，例如部分妊娠期有 DVT 既往史而没有其他危险因素的妇女，可能仅需要在分娩时和产后进行预防性治疗。高风险患者，例如抗纤维蛋白酶缺乏的妇女，需要在妊娠期和产褥期进行常规的预防性治疗。对既往有妊娠相关血栓栓塞的妇女应在整个妊娠期和产褥期进行预防性治疗。妊娠期提倡用 LMWH（如依诺肝素）作为预防血栓的药物[94]。这类制剂的优点虽然尚未经证实，可能的话，一天一次，但可以减少妊娠期出血、血小板减少和骨质疏松。缺点是费用昂贵以及半衰期较长，如要快速逆转抗凝剂活性则比较困难。当前 CEMD 推荐的是对所有行剖宫产的妇女都提供血栓预防治疗。LMWH 一天一次的剂量应该持续 5 天或者直到患者可以活动和需要出院为止。

妊娠期间和分娩后，华法林的一项重要使用指征是有心脏机械瓣膜，要避免全身栓塞就必须抗凝。对非妊娠期妇女需要长期用高剂量的华法林来抗凝[57]。低剂量的肝素不足以预防血栓栓塞。一旦妊娠检测为阳性，就应该推荐转换成用肝素进行充分的抗凝。推荐在妊娠中期和妊娠晚期使用华法林一直到准备分娩前 2 周。肝素一直用到分娩结束。

妊娠高血压病

所有妊娠妇女中，高血压的并发率为 10%～15%。英国因妊娠高血压病而死亡的妇女人数在过去 20 年期间已经有所下降[13]，现在占妊娠人数的 15%。颅内出血妊娠高血压病是最常见的死亡原因。不幸的是没有得到标准化治疗的比率仍然较高（80%的病例为 CEMD）。

母亲血压（BP）变化贯穿于整个妊娠期。在正常妊娠过程中，母体心血管系统主要的生理改变是在受孕 3 周内，出现心率和心输出量增加，外周阻力下降。心输出量一直升高到孕 24 周，此时正常上升幅度约为 45%。心输出量的上升与全身血管阻力的下降并不一致，母体血压在妊娠早期和中期有下降的趋势，孕 23 周到达最低点。从孕 23 周起,全身的血管阻力开始上升，而且母亲血压逐步升高，孕 34 周后上升的速度越来越快。高血压的概念并不严格，而且区别正常与异常的界限值非常随意，超过 140/90mmHg 被认为是高血压。这个界值可能低估了妊娠中期高血压，高估了足孕期的高血压。

准确的测量血压是非常重要的。自动血压记录系统可能会低估先兆子痫的血压[13]。妊娠期血压测量关键的是 K4 和 K5 都应该被测量，应该选择正确的袖袋，并且每次测量孕妇体位都应该是一致的[105]。每次测量的差距应该接近 2mmHg。

高血压妊娠期妇女可以被分成两部分：妊娠前已经有高血压（1.5%～3%的妊娠者）和妊娠期出现高血压（7%的妊娠者）。后者可以被分为妊娠诱发的高血压（PIH），没有其他的合并特征（PIH 在孕 20 周以后出现，分娩后血压恢复正常，随机两次连续测量舒张压至少为 90mmHg，并且两次测量间隔至少 4 小时）；以及先兆子痫 [高血压合并有明显的蛋白尿（＞300mg/24h）]。这两部分患者中有相当一部分是重叠的，25%妇女先有高血压，在妊娠过程中发展成为先兆子痫。临床上重要的是正确区分不同的高血压，合并先兆子痫的胎儿有危险（生长限制、早产和死亡），母亲也有危险（脑血管、心、肝和肾的并发症），PIH 合并慢性高血压有良好的进程（轻度 PIH 可能有利于胎儿的生长）。

慢性高血压

大约 5%慢性高血压是继发性的，继发于诸如肾脏疾病、系统性红斑狼疮和其他一些较为罕见的疾病，如 Cushing 综合征（氢化可的松增多综合征）和 Conn

综合征（原发性醛固酮过多症）。95%高血压是原发性的，没有可以确认的原因。中重度慢性高血压被定义为怀孕时或孕 20 周之前血压≥140/90mmHg。特发性高血压妇女的年龄都较大，往往是经产妇，并且很可能有高血压家族史。妊娠期一般不会出现先兆子痫，随着高血压的程度变化会出现一些不良结果[宫内胎儿生长受限(IUGR)、早产、母亲肾和血管问题]，高血压的程度与抗高血压药物的数量直接相关，大部分慢性高血压都是轻度或中度的（＜160/110mHg），除非发展成为先兆子痫，治疗效果是较为理想的。在妊娠早期和中期抗高血压药物治疗有时应被中止，这是因为血压的下降可以继发妊娠生理的改变。如果需要长期治疗，最受欢迎的药物仍然是甲基多巴，它在妊娠中使用是最安全的，但会产生一些副作用如困倦和梦魇。还有其他一些药物如钙通道阻滞剂[硝苯地平或氨氯地平(络活喜)]和 β 受体阻滞剂（如拉贝洛尔、阿替洛尔或美托洛尔）的运用正在不断增加。有一些用 β 受体阻滞剂的患者 IUGR 数量增加的报道，所以如果在有胎儿生长发育不良因素时应该小心使用该药物。无论如何，对所有高血压母亲的胎儿进行生长发育指标的监测是明智之举。慢性高血压的早期治疗并不能避免以后发展成先兆子痫[89]。已经确诊为高血压的孕妇如果有先兆子痫是较难判断的，尤其是当她们有了蛋白尿时。异常肝功能检验、凝血障碍和血浆尿酸的变化都是有用的辅助诊断指标。

先兆子痫

全世界，每年有 50 000 名孕产妇死于先兆子痫和子痫，绝大多数发生于发展中国家。先兆子痫是人类特有的只有在妊娠期才会发生的多系统疾病[122]。它是在孕 20 周以后出现的综合征，其特征为高血压（两次相隔 4 小时的连续测量舒张压大于 90mmHg），并有尿蛋白（>300mg/24h）。先兆子痫的准确原因现在仍然不清楚，仅仅是推测而已。所有的推测都认为胎盘是该疾病的关键，滋养细胞浸润不足导致胎盘缺血，胎盘氧转移释放氧自由基不足，可能有免疫功能失调。病理生理检查发现有分布广泛的血管内皮功能障碍所导致的血管收缩、血液浓缩和多器官功能不全[8]。

先兆子痫很难避免，最近一项关于低剂量阿司匹林（75mg/d）的荟萃分析提示服用阿司匹林可以减少15%的发生率，但这仅对严重早发先兆子痫的孕产妇有效果，而这一点很难预测[30]。这项试验证明低剂量的阿司匹林是安全的。Shennan 等人[101]提出补充维生素 C 和 E（都是抗氧化剂）对预防先兆子痫是有效的，还需要通过大规模临床试验进一步证实。

一旦发展为先兆子痫，它的发展过程有一定的可变率，直至胎儿和胎盘分娩出体外。妇女在即将分娩时，应该避免母体和 / 或胎儿的状况恶化。为了延长妊娠和促进胎儿成熟，妊娠早期产前处理目标比较保守，但要尽量避免进展成为严重的母体并发症或对胎儿的危害。一旦主诉症状有头痛、视觉障碍、上腹部疼痛或呕吐或孕妇高蛋白尿，就需要入院进行全身情况评估和决定是否分娩。母体的检查包括血液检查以排除肾或肝功能不全、血小板减少和其他凝血障碍。评估胎儿的健康状况应该包括生长曲线、评估液体量以及多普勒测脐动脉流速。如果临近分娩，但是胎儿小于 34 孕周，那么产前必须尽快应用类固醇以促进胎肺功能的成熟。一些有先兆子痫的妇女并没有胎儿危险的证据，其他一些妇女有少数症状或体征，但有胎儿危险的证据。如果连续测定血压超过 160/100mmHg，就要运用抗高血压药物控制血压。虽然单一控制血压对于阻止疾病进程的作用很轻微或没有作用，但当血压超过 170/110mmHg 会增加脑卒中、心力衰竭和胎盘剥离的危险。抗高血压药物通过降低明显增高的血压，可以帮助延长妊娠时间，有利于胎儿发育，并由此改善新生儿期情况。当通过治疗，先兆子痫的高血压症状被掩盖时，就必须保持警惕防止发生其他并发症。

不同种类的抗高血压药物有不同的作用机制。甲基多巴是一个应用已久的药物，孕妇使用的安全性较好，常常被用于控制孕妇慢性高血压。硝苯地平、氨氯地平、阿替洛尔和拉贝洛尔都是应用广泛的一线和二线药物。有证据表明怀孕早期运用 β 受体阻滞剂会并发胎儿生长限制，但仅在妊娠晚期使用不会出现该情况[95]。由于血管紧张素转化酶（ACE）抑制剂会作用于胎儿肾，所以不应该应用于妊娠期，但它们不会分泌到母乳中（临床测定不明显），所以一些医学权威用该药来控制产后高血压。静脉用肼屈嗪或拉贝洛尔都是分娩前或产后紧急控制严重高血压的主要药物。母体血压和胎儿危害之间的关系并不清楚，但是延长妊娠对胎儿是有益的。由于子宫胎盘血流的不稳定性，而且血压突然下降可能会危及胎儿，所以低血压必须避免。

HELLP综合征

HELLP 综合征是先兆子痫中危害最严重的一种类型。Weinstein 于 1982 年第一次使用该术语去命名这种并发溶血、肝酶升高和血小板计数降低的先兆子痫[119]。HELLP 综合征并不常见，在严重的先兆子痫中发生率为 20%，在产后的发病率为 30%。单独 HELLP 综合征常见于严重的先兆子痫病例。识别该综合征的重要性就是要把这类孕妇作为危重病例来对待。HELLP 综合征合并有急性(成人)呼吸窘迫综合征（ARDS）是进展严重的病情，有较高的孕妇死亡率[63]，同时也会导致胎儿死亡。

子痫

在英国子痫并不常见，在孕妇中的发生率为4.9/10 000[28]，如果母亲的年龄小于 19 岁，发生率则高 3 倍。在先兆子痫可能进一步恶化为子痫的病例中，15%～20%的子痫病例发生前没有任何明显的症状，40%在子痫发生前有高血压或蛋白尿。大约 40%的子痫病例发生于产前，15%发生于产时，45%发生于产后。癫痫的病理生理并不确定，可能涉及脑血管痉挛引起缺血、血脑屏障的破坏（可能继发于癫痫）。罕见的会发生皮质盲。

有明确的证据表明硫酸镁应该作为治疗子痫的选择性药物[29]。Magpie 试验证明在先兆子痫病例中运用硫酸镁可以减低子痫的危险性，并且可能减少母亲死亡的危险性。有关药物剂量的试验显示无论对于母亲还是孩子都没有短期、严重、有害的副作用[61]。不幸的是，25%的妇女有不同类型的副作用，同时事实表明低围生期死亡率的国家没有母亲的死亡，这意味着在这些国家硫酸镁是否应该作为治疗严重先兆子痫孕妇（如 HELLP 综合征）的药物存在着争议。发展中国家运用该药的优势是显而易见的。

心脏疾病

由于妊娠期的心脏疾病有可能导致孕妇死亡，所以对产科医师而言这是一种令人担忧的情况[13]。在发达国家，由于青霉素的广泛使用，风湿热的发生率显著下降，这使妊娠期心脏病的发病率在过去的 50 年里从 3%下降到 1%[57]。相反，由于在过去的 30 年中小儿心脏外科的发展，妊娠期先天性心脏病的发生率逐渐上升，同时使更多的受累女性生存下来并进入生育年龄。以我们的经验，大多数这些母亲都能很好地按照医师在妊娠前给出的建议进行妊娠，并且在整个妊娠期都十分小心，产后有多学科研究小组参与治疗。小孩遗传多基因心脏疾病的危险性一般约为 3%～5%[92]，但最近大量研究显示危险性根据父母的情况而变化，3%的为法洛四联症，而房间隔缺损、主动脉缩窄和主动脉狭窄则高达 10%～18%[9]（见表 11.1）。这在发展中国家完全不同，由于风湿热的发病率较高，心脏疾病仍然很常见。

以我们的经验以及结合产科-心脏科的临床意见，考虑有 30%～50%死亡率，我们建议有艾森门格综合征、原发性肺动脉高压和无法手术的发绀型心脏病的妇女尽量避免妊娠。然而，如果有妇女决定坚持妊娠，我们应提供最大的帮助。对于不是很严重的心脏病，

表11.1 先天性心脏病（CHD）的再现风险。有CHD的父母下一代发生CHD的发病率为3.1%，相比没CHD的父母下一代CHD的发病率为1.3%。如果有两个同胞受累，则发病率上升到15%[57]

心脏病	胎儿的再现风险(%)		
	一个同胞受累	父亲受累	母亲受累
主动脉狭窄	2	3	17.9
肺动脉狭窄	2	2	6.5
Marfan综合征	50	50	50
室间隔缺损	3	2	9.5
房间隔缺损	2.5	1.5	4.6
动脉导管未闭	3	2.5	4.1
法洛四联症	2.5	1.5	2.6

母亲及其家人必须衡量在要孩子的愿望和发病率与死亡率这些危险因素之间的利弊得失。医师应该根据个人的情况给予相应的建议。

产前最普遍的就诊原因是发现心脏杂音，其中90%的病例后来被证明是良性的血流杂音（由于孕期心输出量的增加，所以大多数孕妇会出现这种杂音）。其他一些常见的表现是心悸，但是被证实没有临床意义。大多数是良性的心律失常（如心室和心房单源性异位节律），不需要治疗。严重的节律障碍较为罕见，并且通常患者对此有较好的耐受力。治疗原则不同于那些非妊娠患者，一些抗节律障碍的药物缺乏安全数据可能被限制用于孕妇。腺苷和直流电（DC）心脏电复律可以在妊娠期被安全地应用。持久的室上性心动过速可用胺碘酮来治疗。由于该药含碘较高（接近体重剂量的40%），所以会有新生儿甲状腺功能减退的危险。因此该药只有在尝试其他药物治疗无效时才考虑使用。而且该药不适用于哺乳期妇女（见第24章）。

人造心脏瓣膜妇女的妊娠是一个比较棘手的问题。有进行性瓣膜疾病的妇女通常需要手术置换瓣膜。大多数心血管医师通常会向希望有孩子的妇女推荐组织瓣膜，这是因为这种瓣膜不需要抗凝治疗。对于有机械瓣膜的妇女，抗凝是必需的（见本章，血栓预防）。

妊娠后期或产褥期的围生期心肌病有潜在的致命性。治疗是对症的，以减少心力衰竭和血栓栓塞为目的。

妊娠期妇女心脏疾病的治疗原则就是严密监测，以便早期探查到亚急性细菌性心内膜炎（心脏杂音增加和发热）、心力衰竭（双肺底部闻及湿啰音）、瓣膜失功（新出现的杂音）和先兆子痫。妊娠时间越长，心脏的负荷越大，危险性也明显增加，如果病情进展，有适应证时应进行早期分娩。应该避免分娩时心血管应激反应，自身发动分娩能很好地做到这一点，准确的硬膜外麻醉能避免母体应激，此外还应支持分娩的第二阶段（如真空抽吸分娩术）。然而，如果分娩有困难或有产科并发症，那就有必要早期进行剖宫产手术。

妊娠期神经系统疾病

癫痫

大约200名妇女中就有1位在生育年龄会患癫痫。大多数患有癫痫的妇女都已得到确诊，而不需要进一步检查，但对那些在妊娠期新近发作的癫痫应该进行彻底的检查，并且应该考虑诊断为癫痫。其发作的原因包括大脑静脉栓塞形成、血栓性血小板减少性紫癜、脑梗死、停药和戒酒、低血糖、低钠血症、妊娠癫痫和假性癫痫。大部分（54%）癫痫妇女妊娠期间频繁发作，大约有30%发作频率增加。推测发病原因为妊娠本身、睡眠缺乏和血药浓度依从性差或妊娠早期的恶心呕吐[99]。药物代谢增加、肾清除率和妊娠期母体容量增加都可能导致血药浓度降低[52]。胎儿对于短暂的低氧有一定的耐受性，没有证据表明单纯癫痫对胎儿有不良作用，癫痫持续状态会合并50%的流产率[36]和胎儿严重畸形。如果孕妇没有发作就没有必要去测定血浆抗惊厥剂浓度，而当病情难以控制时，就要在妊娠期每月测定血浆抗惊厥剂浓度，这对选择理想的用药剂量具有指导意义。如果血浆药物浓度保持在有效的治疗范围内，那么仅有10%的患者在妊娠期会出现癫痫发作频率增加[126]。

到1976年止，市场上销售的所有抗惊厥药物都有致畸作用，有可能一些“新药”不会有这种副作用[39]。这种先天性畸形原因是多因素的，某种程度上是与基因相关的，但没有明确的定论[50]。即使没有接受任何治疗，癫痫孕妇孩子罹患先天性畸形的危险性也会较高。如果母亲是白种人，唇(腭)裂的基础风险率大约为0.1%。如母亲服用苯巴比妥，其危险性会提高3倍，但即使如此，也只有0.3%的危险性[3]。任何一种药物潜在致畸危险性大约都在6%～7%（约为基线值的2～3倍）。不幸的是，如果多种药物联合治疗，危险性就会上升。因此如果同时使用3种抗惊厥药治疗，那么危险性就会超过20%，某些化合物药物的危险性甚至更高。理论上，每一种抗惊厥药都会导致特殊的畸形。举例如下：

卡马西平——有1%的暴露于卡马西平的婴儿会有脊柱裂[93]。颅面缺损和指甲发育不全的发生率也会升高。没有证据表明会影响认知功能[100]。

苯妥英与“乙内酰脲综合征”相关，会导致婴儿小头畸形、精神发育迟缓、生长障碍和多种其他畸形。最近的研究无法证明苯妥英与小头畸形和生长障碍有联系[79]。虽然在苯妥英和先天性心脏病之间有清楚的联系，但是关于苯妥英是否会引起认知功能障碍却有相互冲突的证据[39]。

丙戊酸钠有1%～2%的危险性造成胎儿神经管缺

陷,也会引起先天性心脏病。认知功能有可能受该药的影响，但是影响程度尚不清楚[39]。也有人关注到丙戊酸钠和孤独症之间可能存在联系[123]。

拉莫三嗪——关于拉莫三嗪的研究太少，以至于不能证实它是否会增加先天性缺陷的发生率，然而当拉莫三嗪替代其他抗癫痫剂单独应用时，没有迹象表明它增加了畸形率[113]。

除氨己烯酸和托吡酯外，大多数新研制的抗癫痫药在动物试验中都没有显示出致畸作用，也没有显示抗叶酸的特性[83]。尽管药物有致畸危险，但当给予渴望妊娠的妇女咨询意见时，重要的是告诉她们癫痫难以控制，对胎儿造成的危险要远远大于抗癫痫药物致畸的危险。以最少剂量的药物，尽量单一治疗，而非多元治疗，使孕妇保持癫痫不发作状态，可能减少先天性畸形的危险[54]。联合使用两种抗惊厥剂，对胎儿的致畸危险约为 15%；以丙戊酸盐、苯妥英和卡马西平联合治疗，对胎儿的致畸危险约为 50%。由于某些抗惊厥剂可能通过拮抗叶酸来导致胎儿畸性，所以强调孕前和妊娠早期每天服用 5mg 的叶酸非常重要[20]。妊娠前 2 年没有癫痫发作的患者应该考虑停止抗惊厥剂的治疗。应该对所有癫痫孕妇进行早期详细的超声检查以排除 NTD。

不管母体的凝血因子是否正常，孕妇在妊娠期服用抗惊厥剂会增加维生素 K 缺乏的危险[17]。在妊娠最后 2 周和胎儿出生后，孕妇和新生儿补充维生素 K 可以避免维生素 K 缺乏性出血[68]。

虽然保证平常抗惊厥药物的剂量很重要，但在癫痫孕妇分娩期间不会有问题。过度通气、疲劳和缺乏睡眠都有可能增加癫痫发作的危险，某些产科原因是行剖宫产术的适应证。如果抗惊厥药物剂量在妊娠期间有所增加，那么在分娩之后应该予以减量。哺乳期没有一种抗惊厥药物是禁用的。出院前医师应该建议癫痫产妇要进行认真的避孕措施。

卒中

脑血管疾病是孕妇发病率和死亡率最高的疾病，至少有 30%子痫死亡者是由于脑部病变。然而卒中在生育年龄的妇女中很罕见，20 年来英国孕产妇因此而死亡的人数逐渐下降，现在为 10%[13]。卒中被定义为脑部急性缺血和出血灶引起局部神经症状。

缺血性脑卒中

缺血性脑卒中可能继发于来源于远处部位的栓子或局部血管血栓形成所致的动脉堵塞。缺血性脑卒中每年的发生率约为(3～4)/100 000[120]。产褥期危险增加 9 倍，大部分卒中常发生于颈动脉和大脑中动脉分布区域。妊娠期血液高凝状态是造成母体血栓形成的原因。局部动脉异常是潜在原因，它包括动脉粥样硬化、血管炎和高胱氨酸尿症。梗死性卒中归因于妊娠期心脏疾病。心律失常、感染性心内膜炎、人工瓣膜相关的栓塞和矛盾性栓塞都是卒中的诱因。心脏壁血栓形成，如心肌病和既往心肌梗死都会引起栓子形成。妊娠期血液疾病也可能增加动脉梗死，如镰状细胞性贫血、特发性血小板减少性紫癜。此外，精神性药物滥用是增加缺血性卒中的原因。可卡因、苯丙胺、海洛因和其他拟交感神经药都与缺血性和出血性卒中有关[46]。

缺血性卒中的处理取决于其基本病因。神经影像技术如计算机断层扫描（CT）和磁共振影像（MRI）对胎儿有屏蔽效应，它们都是孕期安全的检查技术。血栓栓塞性卒中需要预防和治疗，在运用抗凝剂之前，必须排除出血造成的卒中。此外很多罕见的原因，很少有风险-得益率的证据，也缺乏前瞻性研究。多学科的治疗是必要的，有来自第三方的意见是最好的。

据报道脑梗死引起的产妇死亡率达 25%[64]。如果脑梗死妇女在进行彻底检查后还无法解释其病因（在非妊娠人群中有 20%～40%患者缺血性卒中的病因不明，这也可能存在于妊娠人群中）[11]，那么她在后继妊娠中出现另一处脑梗死的危险性不大。

蛛网膜下腔出血

妊娠期蛛网膜下腔出血最常见的原因是动脉瘤和动静脉畸形（AVM）。其发病率为 1‰～2‰，死亡率为 27%～40%[64]。患者颅内血管畸形性出血与死亡危险性和神经系统预后有关，疾病死亡率为 80%～90%，手术死亡率也很高（25%～35%）。妊娠期颅内出血相对危险性为 2.5，产褥期为 28.3[48]。

症状为突发性的，有头痛和畏光。颅内出血的鉴别诊断有脑静脉血栓形成、动脉闭塞、子痫或脑（脊）膜炎。应通过 CT 检查进行确诊。如果检查结果正常，那么病史就很有价值，可进行腰椎穿刺。如果确诊为颅内出血，需要进行脑血管造影检查来确认是否有血管畸形。

研究显示尼莫地平可以减少动脉瘤出血后的血管痉挛，因而减少了迟发性脑缺血性神经障碍和死亡的危险。大剂量类固醇对颅内血肿是必要的。如果可能，应该在妊娠期施行神经外科手术切除 AVM 和钳夹动脉瘤，有证据表明这对于减少母体和胎儿的死亡率是有益的[24]。相同的手术适应证也适用于非妊娠患者，如反复出血（妊娠期 AVM 再次出血的危险可能高达 50%）、难治性癫痫、严重的持续性头痛或继发于窃血现象的脑血管缺血。对继发于 AVM 的出血进行外科处理是有争议的，没有证据表明手术治疗优于非手术治疗[24]。

AVM 或动脉瘤孕妇的分娩形式仍有争议。如果 AVM 或动脉瘤已进行了成功的手术，那么阴道分娩是较为合适的。如果病变不能手术治疗，一些医学权威建议进行选择性剖宫产[27]，然而其他一些人认为阴道分娩和剖宫产的死亡率没有明显的差别[24]。硬膜外麻醉可以减少分娩期间再次出血的危险性，缩短第二产程。如果需要可以进行器械分娩。

脑静脉血栓形成

脑静脉血栓形成大多数发生于产褥期，尤其是在产后第 2～3 周[104]。发达国家，分娩者中的发病率为 1/10 000，而在发展中国家脑静脉血栓形成是卒中最常见的原因，10 000 名分娩者中有 40～50 名发病[27]。虽然已认识到许多原因，但是有代表性的是感染和脱水。初始的表现是严重的头痛、视神经盘水肿和癫痫发作，也有神经系统定位体征、失语、视物变形和“原发性颅内高压”的一些症状。通过 CT 或 MRI 可以做出明确的诊断。一项关于急性治疗评估的前瞻性随机对照研究表明，即使在颅内出血的情况下，全身抗凝治疗是可以选择的治疗方法[33]。未经治疗的患者死亡率为 20%～30%。

多发性硬化症（MS）

这种疾病相对常见，其发病率为 0.06%～0.1%，多发生于育龄妇女，发病的高峰期为 30 岁。MS 的发病原因尚不清楚，而且病程不可预知。常见症状包括急性发病的复视、眩晕、步态不稳定、膀胱失禁、失明和疲劳。神经病理性损害是斑点状的，被证实是髓鞘缺失和神经胶质增生的炎症性浸润。妊娠期间 MS 的新发病率和复发率都会有所下降。然而有 20%～40%的患者病情会在产后前 6 个月发生恶化[16]。即使被诊断为 MS，脊柱和硬膜外麻醉对分娩也是安全的。MS 病程对妊娠和哺乳没有影响，然而患有 MS 妇女的孩子有 30 倍的危险性（该人群中的危险性为 3%，普通人群中的危险性为 0.1%）[96]。

精神疾病

妊娠期精神疾病范围较广，不是产后抑郁（PND）所能完全包括的。50%～70%的妇女会有轻度的产后“忧郁”，并且是自限性的。其特征性症状为流泪、悲伤、易怒和焦虑。症状通常在产后第四天达到高峰，第 10 天可自愈。相反，母亲严重的精神疾病可以导致自杀。目前英国至少有 10%的母亲产后自杀[13]。这个数字有可能明显低估了由于产后精神因素导致的母亲死亡。自杀的暴力性使这个令人担忧的统计数字更加骇人听闻，包括吊死、切喉和自焚。在妇女的其他生命时段中，最常见自杀的手段是服用精神药物[13]。

产后抑郁

每 8 个产后妇女中就有 1 个有产后抑郁，如果以往有产后抑郁的病史，那么就有 25%的复发危险率。在这些产后抑郁的妇女中，有 1/3～1/2 的人是严重的抑郁症，有 2%的产后妇女会在产后第一年去看精神科医师，4‰的产后妇女进入精神病院住院治疗，2‰的产后妇女罹患产褥期精神病[13]。产后抑郁通常会在产后的头 3～6 个月内隐匿存在。母亲的抑郁思想集中表现为不适当的母亲角色和不适当地关心婴儿的健康[125]。症状和体征包括失眠、食欲不振和乏力。应该进行甲状腺功能评估和病史采集。如果患者想要自杀或者试图伤害她的孩子，就应该进行紧急地精神治疗，并且保证母亲和孩子的安全。选择再吸收抑制剂 5-羟色胺是治疗的一线药物。一些医学权威推荐应该用爱丁堡

表 11.2 爱丁堡产后抑郁评分量表。得分为12～30提示反应严重。如果最后一个问题得3分，则需要紧急处理

提问	回答	得分
我时常能笑，并看到事物好笑的一面：	我总是尽量如此	0
	现在不太这样	1
	现在肯定不这样	2
	根本不这样	3
我向前看，并享受快乐	我总是尽量如此	0
	现在不太这样	1
	现在肯定不这样	2
	根本不这样	3
作错事情时，我会不必要地自责：	是，大多数时候是这样	3
	是，有时是这样	2
	不常这样	1
	从不这样	0
我为一些不好的理由而焦虑或担扰：	是，大多数时候是这样	3
	是，有时是这样	2
	不常这样	1
	从不这样	0
我感到害怕或恐慌，而无很好的理由：	是，大多数时候是这样	3
	是，有时是这样	2
	不常这样	1
	从不这样	0
有事情压迫我：	是，大多数时候是这样	3
	是，有时是这样	2
	不常这样	1
	从不这样	0
我非常不快乐，所以难以入睡：	是，大多数时候是这样	3
	是，有时是这样	2
	不常这样	1
	从不这样	0
我感觉忧愁或悲伤：	是，大多数时候是这样	3
	是，有时是这样	2
	不常这样	1
	从不这样	0
我非常不快乐，所以我哭过：	是，大多数时候是这样	3
	是，有时是这样	2
	不常这样	1
	从不这样	0
我有自我伤害的想法：	是，大多数时候是这样	3
	是，有时是这样	2
	不常这样	1
	从不这样	0

产后抑郁量表[18]对所有产后妇女进行筛查，它通过友好的方式，可靠地探查到产后精神抑郁的存在（10 分或大于 10 分）。（表 11.2）

糖尿病

我们习惯将有糖尿病的妊娠妇女归类为那些在受孕前就患有糖尿病（原有糖尿病），并在妊娠期病情进展的人群。开始时大多是妊娠糖尿病，后来大多是胰岛素依赖性糖尿病，即在妊娠期间葡萄糖耐量减退，在分娩后即可自愈。因此，妊娠糖尿病的诊断只有在妊娠结束后葡萄糖耐量恢复正常的情况下才可以确诊。有些妇女在妊娠期间第一次检查时即被诊断。真正的妊娠糖尿病和那些长期葡萄糖耐量减退患者的区别对于治疗并不是重要的。关键是胎儿的葡萄糖耐量是否正常。

糖尿病和胎儿

先天性畸形

妊娠期合并糖尿病的治疗有了长足的发展，原有糖尿病孕妇的孩子所患先天性畸形的发生率数十年中没有改变[90]。危险性是普通人群的 3～5 倍，这与受孕期的糖基化血红蛋白的百分比有关[109]。由于妊娠糖尿病妇女的孩子不会有过重的先天性畸形，所以糖尿病致畸作用的机制尚不清楚，它直接或间接地与器官形成期间的葡萄糖耐量减退有关。糖尿病控制不好有可能会影响胎儿的健康。现在发现下一代的智力发育与妊娠中期和后期酮和游离脂肪酸的水平呈反比[91]。

自发性流产

原有糖尿病的孕妇流产的危险性看似更高。这种危险性的增加与糖尿病控制不良有关。挪威的研究显示良好的糖尿病控制可以消除胚胎发生期间的过度病理变化，这意味着妊娠前必须对糖尿病进行良好的控制。

宫内胎儿死亡

随着孕期监测技术的发展，孕妇如果糖尿病控制不良的话，会增加宫内胎儿死亡，尤其是当超过预产期时。该机制还未阐明，但可能与夜间低血糖有关。

围生期死亡率

排除先天性畸形死亡，那么血糖控制良好的原有糖尿病孕妇的围生期死亡危险并不比没有糖尿病的孕妇高。现在关于是否妊娠糖尿病会增加围生期死亡还存有争议。难以得到关于仅仅因为妊娠期糖尿病控制不良而存在围生期死亡增加的可靠数据。

新生儿发病率

相对于死亡率，在糖尿病母亲的孩子中，新生儿疾病仍较常见。这些问题在第22章中进行阐述。

妊娠糖尿病和葡萄糖耐量降低的筛查

虽然检查和治疗明显的糖尿病是一项有意义的工作，但除了那些有较高风险进展成为糖尿病的妇女之外，对妊娠期糖耐量降低的检查仍然存有争议。筛查方法必须有较高的敏感性和特异性，糖尿病倾向特征性症状、随机血糖测定和用糖基化血红蛋白测定的方法都不符合这个标准。

仅有的可接受的具有敏感性和特异性的检查是葡萄糖负荷试验（GCT）和快速血糖浓度测定。最近关于这两种方法[88]的研究显示50g的葡萄糖负荷，界值1小时为7.0mM有68%的敏感性和82%的特异性。快速测定值为4.8mM有81%的敏感性和76%的特异性。虽然快速测定方法的敏感性较高，但30%的人群不得不进行完整的葡萄糖耐量测定，而14%的人群用葡萄糖负荷试验。由于限定检查的人群为大于25岁的妇女，检查的人群相应地减半，敏感性上仅有轻度降低。这种方法在美国被推荐使用，在那里小于25岁的妇女一般不进行筛查，除非她们有糖尿病倾向特征性症状[2]。然而我们一直努力致力于实现有效的筛查，直到妊娠葡萄糖耐量降低的关联性被完全阐明为止。

如果筛查检测为异常，那么患者应该进行口服葡萄糖耐量的检测（WHO推荐）。诊断标准见表11.3。

表11.3 妊娠时口服75g葡萄糖耐受试验的WHO修定标准（引自Chelsea和Westminster医院的指南）

	血浆葡萄糖（mmol/l）	
	禁食	2小时
正常	≤5.4	≤7.9
葡萄糖不耐受	5.5～6.9	8.0～10.9
妊娠糖尿病	≥7.0	≥11.0

糖尿病妊娠的治疗

患者最好被安排于一个专业医疗小组中进行团队化治疗，这是很重要的。糖尿病妊娠的理想治疗需要多学科合作，不仅包括糖尿病专家和产科医师，而且需要营养学家、护理专家、新生儿学专家和眼科学家。对于女性而言，在受孕前获得关于妊娠早期最佳控制血糖方面的建议尤其重要。治疗目的在于保持正常的血糖水平。饮食和胰岛素是糖尿病治疗的关键因素。虽然在英国2型糖尿病的发病率较高（在中东部地区），但口服降血糖药物的并不广泛。虽然没有一致的证据表明口服降血糖药物有致畸性，但是磺脲类药可以穿过胎盘并引起胎儿和新生儿的血糖过低[1]。

饮食

饮食的目的是为母亲和胎儿提供充足的能量，对于非妊娠人群的理想体重，需要30～35kcal/kg的热量。每天的碳水化合物消耗应该在220～240g范围内，它能提供至少45%的热量摄入。从经验丰富的营养专家那里获取详细且不断改进的建议对于成功的饮食控制是至关重要的。单靠饮食就有可能充分控制妊娠糖尿病，但是如果餐前血糖超过5.5mM/l，餐后血糖超过8.8mM/l，就应该推荐使用胰岛素。

胰岛素

妊娠糖尿病的妇女如果无法通过饮食来控制血糖，就需要用皮下注射胰岛素来达到控制血糖的目的。现在笔式注射器被越来越多地应用，典型的用法是在餐前注射3倍剂量的短效胰岛素，晚上注射1倍剂量的长效胰岛素。如果可以通过双时相胰岛素用药方法较好控制血糖的话，就不应该自行改变为1天4次的用药方法。新型的胰岛素类似物似乎更适合用于妊娠妇女。连续的皮下胰岛素输注对大多数糖尿病孕妇没有任何益处，应该通过专门的连续皮下胰岛素注射装置来完成。

葡萄糖监测

为了达到全天血糖正常的目的，就必须对孕妇进行家庭血糖监测，并且每天需要监测 2～6 次。明理而有经验的患者可以自己适当根据监测结果来调整胰岛素的剂量。长期控制是通过测定糖基化血红蛋白来评估的，理想的数据应该在正常范围的中间位置。

分娩和产褥期

早产分娩在糖尿病妊娠中较为常见，如果给予类固醇以促进胎肺成熟，会出现高血糖而需要静脉输注胰岛素来控制血糖。合用类固醇和拟交感神经药（用于保胎）治疗来保证胎儿安全的同时，就需要更大量的胰岛素来控制血糖。

分娩时机的判定要个体化。如果孕妇血糖控制良好，没有血管疾病并且胎儿生长发育正常，没有过多的危险性，那么就有可能允许尽量等到预产期。如果胎儿为轻度的巨大儿，那么是否要到孕 37 周分娩就要慎重考虑，以免头盆不称和死胎的危险。在决定肾病孕妇的分娩时机方面，考虑母亲的情况要比胎儿的情况更为重要。

当分娩结束就要停用胰岛素，甚至一旦胎盘排出体外就要停用胰岛素。分娩期间，最直接的方法就是以恒定的每 8 小时 1L 的流速输注 10%葡萄糖，同时以每小时 1U 的速度输注人胰岛素，并且根据每小时血糖监测来调整胰岛素的剂量。高血糖需要更多剂量的胰岛素，低血糖则需要更多剂量的葡萄糖（血糖上升到细胞不能再摄取葡萄糖时，就会发生酮症酸中毒，所以胰岛素的输注速率也不应该减少到低于每小时 1U）。一旦胎儿成功分娩，胰岛素输注速率就应该减低（或者如果产妇有妊娠糖尿病，就停止输注胰岛素），直到下一餐之前，都要继续输注葡萄糖，其实在妊娠前就应该应用胰岛素。对于要进行母乳喂养的产妇而言要给予细致的饮食建议，并且医师应该提醒母亲她的孩子会有低血糖的可能。

甲状腺疾病

甲状腺功能减退

严重的甲状腺功能减退会导致妊娠困难，这在妊娠中较为罕见。对于那种不是很严重的类型，如果不治疗会增加流产和死产的危险，但目前其机制尚不清楚。通常在第一次检查时就可以诊断，大部分的妇女在孕前就已经用甲状腺素（T_4）进行替代治疗了。一些医师建议在妊娠期间可能要增加 T_4 的剂量[63]，但在实际工作中，这种情况难得一见。然而即使是对于那些稳定的患者，也要在妊娠期每隔 3 个月检测促甲状腺激素（TSH）水平。

甲状腺功能亢进

甲状腺功能亢进是过度合成和分泌甲状腺激素的一种临床和生物化学状态。妊娠者的发病率为 0.2%，其中毒性弥漫性甲状腺肿的发病率为 95%[32]。

卡比马唑（代谢为甲巯咪唑）和丙硫氧嘧啶都被应用于治疗妊娠期甲状腺功能亢进。理论上用丙硫氧嘧啶治疗的优点是它比甲巯咪唑更少通过胎盘屏障，虽然证据不多，但是卡比马唑曾经合并有皮肤发育不全。丙硫氧嘧啶分泌进入母乳中的量小于卡比马唑。然而在实际应用中这两种药物是否有区别还存有疑问，治疗剂量应该使游离的 T_4 水平保持于正常的上限。

据报道大于 10%的妇女患有毒性弥漫性甲状腺肿，TSH 受体刺激的抗体穿越胎盘屏障导致胎儿心动过速（心率大于 160 次 / 分钟）和新生儿甲状腺毒症。虽然这些甲状腺刺激的抗体水平可以在母体血液中测得，但用此来评估胎儿情况并不容易，而通过胎儿心率来评估可能更有用。可以通过增加母亲抗甲状腺药物的剂量来治疗胎儿甲状腺毒症，直到胎儿的心率达到正常范围为止。新生儿甲状腺毒症的诊断和治疗可以通过其他方法(见第 35 章第 2 部分)。虽然新生儿甲状腺毒症较为罕见，但其有较高的死亡率，因此早期治疗至关重要。

肾脏疾病

关于该专业的详细讲述已经超出了本章的讲述范围，有兴趣的读者可以查阅 Davison[21]和 Williams[121]最近的综述。

全世界终末期肾脏疾病的人数正在不断地上升，甚至比人口增长的速度还要快。糖尿病和高血压是最常见的病理原因[44]，但是无论其基本的肾脏病变是什么，关于肾脏疾病和妊娠有三个病理种类。第一种是较为严重的疾病，完成妊娠并有较好结果的可能性不大。200 名妇女中仅有 1 名长期透析的妇女会怀孕[21]，有较好妊娠结果的人数为 40%～50%。第二种是较为严重的肾脏疾病，妊娠导致肾功能永久衰退的可能性较大，第三种是除了肾的损伤，还有极其严重的高血压需要治疗，孩子和母亲肾功能的预后要差于没有高血压的患者。此外一般认为特殊的肾病变会影响到妊娠的结果和以后的病程发展。尤其在妊娠期间局灶性肾小球硬化症、IgA 肾病和反流性肾病，与严重的高血压和肾功能恶化相关。相反如果不出现高血压，慢性肾小球肾炎可能会有一个相对良性的病程。可能因为血清尿素氮是一个相对无毒的含氮产物，所以对预后并没有特别好的指导意义。一般而言，有用的指标是血清肌酐（sCr）水平，如果小于 125mmol/l 就会有较好的妊娠结果和较好的长期肾功能预后。那些中度（sCr 125～250mmol/l）和重度（sCr >250mmol/l）肾功能不全的妇女就没有那么幸运，她们的肾功能会加速恶化。当 sCr 大于 180mmol/l 时，母亲进展为严重并发症的危险要远远大于成功妊娠的可能性[41]，她们有 40%～80%的危险性发生先兆子痫，并且在分娩后的 1 年内有 1/3 的机会进展为终末期肾衰[21]。对于妊娠的处理原则主要在于控制血压，并通过严密的母体和胎儿监测来把握好分娩的时机。

无症状性菌尿

无症状性菌尿的发病率约为 5%[78]，但在 2%～15%之间变动，最高的发生于社会经济发展较差的地方。大肠埃希杆菌是最常见的独立病原体，出现于 80%～90%的尿路感染（UTI）中，超过 95%为急性肾盂肾炎[15]。有 30%～50%无症状性菌尿的妇女会进展为急性肾盂肾炎[44]。有人提出无症状性菌尿、早产和低出生体重之间存在着关联[82]，可能是由于任何引起母亲炎症的因素都会增加分娩的可能性（它本身就是一个炎症过程，释放出细胞因子和前列腺素）。一些研究把妊娠期未经治疗的 UTI 与婴儿的智力迟钝、生长发育延迟以及宫内死亡率增高联系在一起[59]，但是关于这种提法现在还存有争议。筛查无症状性菌尿的意义取决于该病在某些特殊人群中的发病率，一般来说发病率≥5%就被认为是值得去做的。

急性膀胱炎

大多数妊娠妇女都会经历间歇性的尿频和排尿困难，基于这个情况，急性膀胱炎的诊断比较复杂。UTI 通常都会诊断过度。在一个产科病房中的 1040 例急性症状病人的研究中，疑似 UTI 的就有 151 名，但是细菌培养证实的仅有 4 名[58]。如果体温升高，诊断的可能性更大，应该促使使用广谱抗生素（如对没有青霉素过敏的妇女使用阿莫西林）。所以，若对所有病例进行准确的诊断都需要尿液培养。

急性肾盂肾炎

孕妇中发病率为 2%，而且该病是早产的原因之一[19]。这是最常见的妊娠期的肾并发症。如果有 UTI 的症状，高烧、恶心、呕吐、肾绞痛和触痛就可做此诊断。患者应该住院进行静脉广谱抗生素治疗。

肾移植和妊娠

越来越多的接受肾移植的妇女开始进行妊娠。大约 50 名育龄妇女中就有 1 名接受肾移植的妇女怀孕[21]。约 30%的孕妇在妊娠早期就无法继续妊娠，5%的孕妇最终无法得到活产的胎儿。这是由于母亲高血压、早产（45%～60%）和胎儿生长受限（40%）的发生率增高的原因。如果所移植的肾是来源于活体，那么患者的预后是好的，没有证据显示有慢性排异，也不会有蛋白尿。妊娠的成功与否明显与妊娠前的 sCr 水平有关[121]。

有三种药物用于免疫抑制治疗：泼尼松龙、环孢素 A（CsA）和硫唑嘌呤（MMF）。所有这些药物都会穿过胎盘屏障进入胎儿循环，所以对于胎儿的发育有一定的危险。

- 泼尼松龙：没有证据表明泼尼松龙对人类有致畸性。研究表明在出生缺陷的人群中，母亲服用泼尼松龙和正常孕妇没有明显的差异[6]。也没有有说服力的证据表明泼尼松龙会影响胎儿或新生儿的肾上腺。这也许是因为泼尼松龙在人类的胎盘中发生了生物转化，导致到达胎儿循环中的剂量很少。
- 硫唑嘌呤：曾经有女性胎儿的配子在子宫中暴露于硫唑嘌呤中发生染色体断裂的散发病例报道，但是其中的因果关系并不清楚。硫唑嘌呤可以引起母体和胎儿的白细胞减少和血小板减少。有个别的报道提出硫唑嘌呤可能会引起 IUGR，但是相关的药物作用和基础疾病之间的关系很难界定。
- CsA：这种药物在动物试验中没有致畸性。最近的荟萃分析[4]提出 CsA 不是主要的人类致畸因子，该研究人群中所有主要畸形的患病率与所报道的一般人群没有明显差异。然而，该药可能并发早产的比率会升高。
- 他克莫司：虽然随着他克莫司越来越广泛地运用，会得到更多关于该药的相关信息，但是目前该药在人类应用中的经验还是相当有限的。研究表明畸形的发病率与所报道的其他免疫抑制剂相似[45]。
- MMF：该药在人类中的应用很有限。有用药后成功妊娠的病例报道[86]。

总之，肾移植者的新生儿可能会有并发早产和感染的危险。理论上染色体畸变是有可能的，但是迄今为止我们所获得的证据还是可靠的。妊娠对于移植物中期到长期的预后仅有少许的影响，虽然随着用药信息的增多，衡量药物的优点和危险性会有所改变，但是就目前的观察证明，用泼尼松龙、硫唑嘌呤和 CsA 的好处要远胜于它们潜在的危害。

妊娠期的血液学疾病

贫血和妊娠

生理学改变

在整个妊娠期间，血浆容量日益增多，以至于到孕 36 周时血浆容量要比非妊娠期多 50%。血浆容量的增多主要发生于孕 34 周，其增加的量与出生婴儿的体重呈正相关。红细胞总量也随之增加，然而血浆容量的扩增要远远大于红细胞总量的增加，因此其净效应是血红蛋白量、血细胞比容和红细胞计数的降低。尽管血液被稀释，平均红细胞容积（MCV）或平均红细胞血红蛋白量（MCHC）不会改变。妊娠会引起机体对铁的需求量增加 2～3 倍，对叶酸的需求量增加 10～20 倍，以满足红细胞总量增加、胎儿和胎盘的需要。非妊娠人群的平均红细胞血红蛋白量的正常低限为 11.5～12g/dl。在妊娠人群中低于 10.5g/dl 可能就是异常，在特定情况下，如多胎妊娠中血红蛋白的生理性稀释可能会引起更低的血红蛋白量。如果血红蛋白量水平在 9.5～11g/dl 之间，MCV 超过 84fl，并且在妊娠期间跌幅没有超过 6fl，胎儿就可以较好地生长发育，这可以不被认定为贫血[106,107]。

缺铁性贫血

总体而言，缺铁性贫血仍然是导致母亲发病率和死亡率的原因。在发达国家，严重的缺铁性贫血并不常见，大多数妇女常规地按照处方补充铁剂和叶酸。对于营养良好人群给予铁剂预防没有统一的意见。常规的铁剂用药要比反复测定血红蛋白水平便宜得多，但是其不足之处就是许多妇女会经历不必要的副作用。

叶酸缺乏性贫血

叶酸缺乏是孕期巨幼红细胞性贫血的主要原因，除了在发展中国家和严格素食主义的人群中，维生素 B_{12} 缺乏非常罕见。叶酸缺乏很有可能是孕妇服用了抗惊厥药或是孕妇罹患了某些血液病，如溶血性贫血和地中海贫血。对叶酸缺乏性贫血的诊断应该测定血清和红细胞的叶酸水平来明确（在这里值得注意的是妊娠人群的叶酸正常值要低于非妊娠人群）。现在对于所有计划妊娠的妇女，医师都建议其在围妊娠期服用每天400μg的叶酸以减少叶酸缺乏的危险。此外，对于以往有过NTD胎儿的妇女和服用抗惊厥药或柳氮磺胺嘧啶的妇女都会被建议在围妊娠期每天服用5mg的叶酸。

恶性病和妊娠

对于那些延迟妊娠到晚期生育的人群而言，妊娠合并恶性肿瘤的频率会明显增高。目前妊娠期癌症并发症的发病率为1/1000～1/1500[70]。如果癌症是发达国家导致育龄妇女死亡的原因，那么这个数字还是相对罕见的，发展中国家低于39岁的妇女中有1/52罹患侵袭性恶性肿瘤。最常见的妊娠合并的恶性肿瘤包括宫颈癌、乳腺癌、黑素瘤和血液肿瘤（表11.4）。对于癌症妊娠妇女的诊断、评估和治疗与非妊娠者基本上是相同的，没有特别明显的差异。母体的治疗如何影响胎儿的生存和正常的生长发育？化疗和放疗的治疗方法显然会危害到胎儿的生长发育，然而这些危险性随着许多因素，如妊娠年龄、治疗方式和治疗剂量而有所变化。癌症本身会对胎儿表现出明显的危害，相反的理论认为对于大多数恶性肿瘤而言，继续妊娠不会加速肿瘤的生长或者对母体的预后带来危害。因此，选择性的中止妊娠基本上不会对母亲的治疗有任何好处[85]。

宫颈癌

虽然最近几年中，宫颈癌的发病率有所下降，但是它仍然是妊娠期最常见的恶性肿瘤（每10 000个妊娠者中有1.6～10.6名患病）[124]。因为对于妊娠妇女而言做检查时很容易被发现并诊断，所以被早期诊断（Ⅰ期）的妊娠妇女是非妊娠妇女的3倍或更多[127]。诊断可以在妊娠的任何时期通过阴道镜检查和阴道镜活检而明确。大多数疾病是早期被诊断，但是治疗可能会延迟到分娩结束后才进行。宫颈癌本身不会对妊娠造成负面影响，该病在妊娠妇女和与之年龄、病程和发病时间相匹配的非妊娠妇女之间生存率没有差异[127]。没有关于阴道分娩和剖宫产分娩妇女的生存率有差异的报道。一定比例（50%）的病例在妊娠期被诊断，尚未侵袭周围组织的肿瘤，在分娩后会自行消失，可能是因为分娩时宫颈生理变化所造成的。

表11.4 妊娠期恶性病的发生率(引自Pavlidis[85]和Smith等[103]的文献)

肿瘤类型	发生率
乳腺癌	1:5000
宫颈癌	1.2:10 000
淋巴瘤	1:20 000
黑素瘤	1:10 000
白血病	1:75 000
卵巢癌	1:20 000
结肠直肠癌	1:(50 000～100 000)

乳腺癌

妊娠期乳腺癌的发病率为1/5000。妊娠人群和与之病程相匹配的非妊娠妇女的生存率没有差异[84]。不幸的是，妊娠期妇女在发现时已经是晚期乳腺癌了，有53%～74%在诊断时已经累及淋巴结。超声引导下的细针抽吸活检是一项敏感的检查（敏感度达93%）[42]。虽然最近报道肿块切除术可以达到与非妊娠人群一样的效果，但是对于Ⅰ期和Ⅱ期的乳腺癌，一般选择改良根治性乳房切除术[35]。尽管可以在妊娠早期予以辅助化疗，但放疗一般会在分娩之后与母亲商讨后进行。如果乳腺癌的治疗已经达到治愈标准，那么未来的妊娠不会使母亲的预后恶化。由于大多数疾病会在3年内复发，一些医学权威建议在乳腺癌治愈3年后再进行妊娠。

恶性黑素瘤

妊娠黑素瘤约占所有恶性肿瘤的8%（发病率约为1:10 000）[103]。黑素瘤的诊断是通过对切除肿瘤进行组织学鉴定的方法来明确的。肿瘤部位和侵犯深度是预后的关键因素，然而妊娠对患者的生存情况没有影响。因此患者应该积极进行充分地手术切除以继续妊娠。然而不幸的是，恶性黑素瘤可以扩散到胎儿和胎盘，在所报道病例中，有30%的病例是这种类型的黑素瘤。

肝脏疾病

肝功能不全是先兆子痫的重要并发症。除此之外，妊娠期的肝脏疾病相对罕见。然而对于妊娠而言，两种类型的肝脏疾病会对母亲和/或胎儿造成危险：肝内胆汁郁积和急性脂肪肝。

妊娠肝内胆汁郁积

妊娠肝内胆汁郁积（OC）是非常刺激的疾病（会造成严重的瘙痒），但对于母亲的危险性较小（除了会稍许增加产后出血的发病率）。然而OC会严重危害胎儿。60%并发OC的孕妇会发生早产（由于引产和过早出现自然分娩），1/3会并发"胎儿窘迫"（其本质并不是单纯的缺氧，见后文），并且有2%会合并胎儿宫内死亡[51]。OC的患病率呈现地域变化，欧洲受影响的妊娠者为0.1%～1.5%（该发病率在北欧国家较高），南美洲国家有9.2%～15.6%人发病，如玻利维亚和智利[65]。

该病的病因学尚不清楚，但包括遗传和环境因素。如果受累的妇女服用复合口服避孕药，症状可能复发，所以至少部分原因是由高水平的雌激素引起的。该病的标志性症状是广泛的"瘙痒"，最特殊的是手掌和脚底的瘙痒，这会引起孕妇极大地不舒适。虽然肝功能检测通常都不正常，但是黄疸并不常见(尽管OC是引起妊娠黄疸的第二大原因，第一大原因是病毒性肝炎)[69]。60%的患者会有转氨酶的升高，25%的患者有胆红素升高，绝大多数患者有血清胆汁酸的升高（虽然不是全部)[65]。

严重受累的妇女应该用予以熊去氧胆酸（URSO）以减轻她们的瘙痒症。URSO使胆汁酸更具亲水性，以帮助胆汁酸排泄。该药运用于孕妇并未得到许可，然而在应用过程中没有致畸的报道。胎儿为什么会受影响还不清楚，但是有人提出如果胎盘对胆汁酸的转运像母体的肝一样困难（可能遗传了相同的缺陷），那么胎儿体内胆汁酸将上升到一个可怕的水平。胆汁酸在未成熟心肌细胞会引起心搏暂停。如果这个理论是正确的，那么URSO就有可能保护胎儿，但是关于这一点尚未明确。

因为几乎所有突发的宫内死亡都发生在孕36周以后，并且通常在孕37周时引起分娩。这个结果提示早产（尤其是呼吸窘迫综合征）减少了死胎的危险性，关于这个问题现在还没有定论，还需要前瞻性的研究来证实。分娩前和分娩期间，胎粪污染羊水的发生率明显增加。其原因还不清楚，并不单纯表现为缺氧。在妊娠合并OC时，产前应该给予母亲补充维生素K以减少继发于肝功能不全而导致出血的危险。症状一般会在分娩后几天内消失。

妊娠期急性脂肪肝

这是非常罕见的情况，仅发生于妊娠中。典型的症状主要出现在妊娠晚期，会出现恶心和食欲不振。通常会有高血压和蛋白尿，会合并有先兆子痫、多胎妊娠和母性肥胖。这在男性胎儿的妊娠过程中较为常见（3:1）。转氨酶和碱性磷酸酶会升高（妊娠期间高于正常的高限），但是生化学方面的发现可以用来鉴别急性脂肪肝与先兆子痫，前者有更高的尿酸，并且有明显的低血糖。黄疸是该病的晚期特征。MRI或CT可以帮助我们诊断。虽然肝组织活检具有诊断意义（肝细胞中有脂肪微粒），但是这项检查对孕妇有危险性，尤其是在凝血机制异常的情况下。准确的诊断与快速分娩相比，就显得不那么重要了，一旦母亲的情况恶化就要中止妊娠。通过综合的支持措施，母亲的情况必须是稳定的，治疗措施包括控制高血压、纠正低血糖和凝血因子缺失（尽可能的）。孩子应该被及时分娩出母体。妊娠期急性脂肪肝的死亡率为10%～20%，围生期死亡率为10%～20%，但是一旦孩子出生，母亲的情况就会开始好转。如果母亲存活（必要的话有时会进行肝移植），将全部恢复正常。

肝炎

妊娠妇女感染甲、乙、丙、丁型肝炎病毒，临床表现类似于宫外孕的表现。关于治疗甲、乙、丙型肝炎及对新生儿垂直传播的治疗在以后的章节讨论。戊型肝炎不同于一般的轻微疾病，有孕妇死亡的危险，其原因还不清楚。较高的死亡率使它很难被判断垂直传播的频度，但是有一项报道认为其频度非常高[47]。

呼吸疾病

妊娠妇女容易罹患各种呼吸道并发症，有75%的妇女在妊娠某时期经历过不明原因的主观呼吸困难的感觉。这会导致诊断混淆，尤其是在妊娠末期[77]。

肺炎

妊娠期肺炎的患病率为0.4%～1%[111]，这与非妊娠人群相同。尽管早产的危险性较高，但是给予合理的治疗，母亲死亡率不再明显升高[23]。

囊性纤维化

囊性纤维化（CF）是常染色体隐性遗传疾病，是7号染色体缺损造成的。白色人种中，该异常基因的发生率为4%。CF纯合子在活产婴儿中的发生率是1:2500[25]。患有这种疾病妇女的生存年份中位数从10年增长到40年。所以患有CF的妇女可以存活到生育年龄。孕妇怀孕到足月的能力主要与她妊娠前的肺功能有关，但是严重的体重不足是重要的危险因素。如果妇女是适合妊娠的，那么没有太多证据表明胎儿会受到母亲CF的影响，但是胎儿早产的危险性会增加[81]。患者的FEV_1下降（＜50%），就应该在三级医疗中心，由多学科医疗小组进行治疗，这是由于这种水平的肺功能不全，会造成母亲因呼吸衰竭而死亡。

哮喘

哮喘是妊娠期间最常遇到的呼吸疾病，该疾病累及3%的怀孕人群[55]。发病率正在不断升高[10]。妊娠对哮喘没有很大的影响，某些单个病例中显示有些有利于哮喘的改善，有些则使哮喘恶化，有些没有影响。哮喘控制不佳的原因有很多方面，包括孕妇因害怕药物会对胎儿造成危害而不愿服药，或是因为从医疗保健专业人员那里获得了不正确的建议[67]。病情控制不当的早期症状是夜间呼吸困难。规则的进行类固醇药物的雾化吸入治疗对病情改善会有帮助，因为这类药物不仅有效，而且对胎儿没有危险。服用β受体激动剂对患者会有危害，因为会出现猝死的危险。如果需要，口服类固醇药物是安全的（见上文）。

哮喘对妊娠的影响

一般而言，如果哮喘很严重，就需要长期类固醇治疗，否则会增加母亲和胎儿的死亡率，尤其是在控制不良时[115]。一些研究报道这类孕妇中早产的发生率有无法解释地增高[87]，但其他前瞻性研究并没有证实这一点[108]。也有一些研究提出哮喘的妇女中先兆子痫、剖宫产和生长发育延迟的危险较大[97]，但是其他的一些研究没有证实这一点[108]。所有控制良好的哮喘孕妇的妊娠结果都可以与普通人群相当[98]，并且可以向哮喘妇女保证只要哮喘得到理想的控制，她们的妊娠就可能是正常的。

妊娠期哮喘的治疗

妊娠期哮喘的治疗与普通哮喘人群基本上相同。避免过敏原、快速控制感染加剧都是必需的。国家哮喘运动组织[71]的治疗指导推荐分阶段的治疗方式，尤其强调早期运用类固醇进行预防，而并非用定期地吸入支气管扩张药物来控制疾病的急性症状。类固醇雾化吸入要优于口服治疗，因为这样可以减少母体的副作用。然而如果需要治疗严重的哮喘，不应该拒绝口服使用泼尼松龙或泼尼松进行治疗。没有证据表明治疗哮喘的常规用药有任何的致畸效应，包括β激动剂、类固醇的口服或雾化剂、色甘酸钠和氨茶碱。理论上，母亲的类固醇治疗有抑制胎儿的下丘脑-垂体-肾上腺轴的危险，但是在实践中还未被证实。β激动剂不会延迟或减慢正常的分娩过程[102]。对于接受产前类固醇治疗的哮喘妇女应该在分娩期间肌内注射氢化可的松。局部麻醉优于全身麻醉，因为后者会增加插管后肺膨胀不全和术后肺部感染的危险。

应该鼓励哮喘的产妇进行母乳喂养，因为有证据表明这样可能会对防止下一代遗传性过敏症有帮助[43]。母乳喂养期间，所有治疗哮喘的药物都没有禁忌（除了四环素和碘化物）。如果父母中有一方患有哮喘，那么孩子患哮喘的4%遗传背景危险会增加2～3倍。

妊娠剧吐

呕吐是妊娠期非常常见的症状，有超过50%的妇女在16孕周前有一段时期有呕吐症状[49]。妊娠剧吐是在妊娠早期出现持续的呕吐导致脱水、酮症和体重减轻。通常需要住院治疗，进行补液和补充电解质。大多数病例都可以得到改善而没有后遗症，但是在某些妇女中，该症状显得非常顽固难治，必须频繁地住院，并且观察到母亲和胎儿的并发症都增多。妊娠剧吐的潜在机制现在还不清楚。关于该病的发病机制有很多相关因素，包括人绒毛膜促性腺激素（hCG）、游离T_4、孕酮、雌激素和氢化可的松、免疫因素（如补体）[53]、力学因素如胃排空延迟和较低的食管压力，此外还有一些心理问题都是相关因素。

妊娠期轻度呕吐应该被适当地看做是良性情况，实际上其流产率较低，而且比起没有呕吐发生的孕妇，其早产的可能性也较小[49]。然而有严重妊娠剧吐的妇女会有生化学方面的改变，也会分娩出严重体重降低的生长抑制的婴儿，因此必须对胎儿进行严密监测。严重的妊娠剧吐对于母亲和胎儿是有潜在危险的。1991—1993年，报道有3名妇女因此死亡[22]。并发症包括胃食管撕裂综合征、肺部酸吸入综合征、视网膜出血、血栓栓塞和肝功能异常。当母亲营养状况改善后，升高的转氨酶通常会恢复正常。神经方面的影响包括由于维生素B_1缺乏而引起的急性出血性脑灰质炎、脑桥中央脊髓变性病（这可能由于过度纠正了严重的低钠血症所致）、周围神经病和肌肉萎缩或无力。妊娠剧吐的心理影响也是很严重的，可以极大地扰乱家庭生活，尤其是需要反复地住院治疗。

治疗

当孕妇表现出严重的呕吐时，必须排除其他疾病。最初可以用超声检查来排除多胎妊娠和葡萄胎，非常高的hCG水平可以促使剧吐。还应该考虑UTI、胃肠炎、胰腺炎、胆结石和消化性溃疡病。内分泌紊乱如明显的甲状腺毒症、糖尿病、酮症酸中毒和肾上腺皮质功能衰竭都应该包括于鉴别诊断中，此外常规的铁剂补充也会引起呕吐。

治疗原则包括适当的肠外液体和电解质补充，如Hartmann溶液和0.9%的生理盐水。对于持续呕吐的妇女应该予以口服或静脉维生素B_1补充。止吐药的价值有限（虽然会有一些安慰剂的作用，但有可能引起困倦），但是如果孕妇要求，医师不应该拒绝用药。对人类的研究中发现吩噻嗪、赛克利嗪和多巴胺拮抗剂有致畸性[66]。某些病例中用组胺受体拮抗剂（如雷尼替丁）、质子泵抑制剂（奥美拉唑）或抗酸剂治疗胃炎或食管反流是有效的。最近，有报道用皮质类固醇治疗严重的剧吐。少量无对照研究注意到，口服泼尼松龙（每天40～60mg）或静脉用氢化可的松（50～100mg，bid）后孕妇的症状有了戏剧性地快速改善[73,74,112]。最近有一项多中心随机双盲用安慰剂做对照的研究证明类固醇有利于食欲的改善、体重的增加和健康，并提出类固醇可以改善恶心、呕吐以及口服液体摄入而减少持续静脉补液[75]。我们还需要一项更大的研究去证实这些发现是否属于偶然。虽然我们知道短期应用类固醇对胎儿是安全的，但因为有时可能在整个妊娠期都要长期使用类固醇治疗，所以我们仍然要注意该药对母体的副作用，并且长期使用该药会增加成人的高血压和糖尿病的发病率，这对胎儿是有危害的。

孕妇有严重的体重下降和营养不良时，就需要完全胃肠外营养（TPN）[14]。最后为孕妇提供持续的心理治疗，鼓励孕妇及其家人是很重要的。

致谢

本章主要是从本教科书上一版的相应章节中提炼而来，万分感谢早先的作者所做出的贡献。但是，章节内容也进行了很大地修正和更新。

参考文献

1. Adam P A, King K, Schwartz, R 1968 Model for the investigation of intractable hypoglycemia: insulin-glucose interrelationships during steady state infusions. Pediatrics 41: 91–105
2. American Diabetes Association 1999 American Diabetes Association: clinical practice recommendations 1999. Diabetes Care 22(suppl. 1): S1–S114
3. Arpino C, Brescianini S, Robert E et al 2000 Teratogenic effects of antiepileptic drugs: use of an International Database on Malformations and Drug Exposure (MADRE). Epilepsia 41: 1436–1443

4. Bar Oz B, Hackman R, Einarson T, Koren G 2001 Pregnancy outcome after cyclosporine therapy during pregnancy: a meta-analysis. Transplantation 71: 1051–1055
5. Bates S M, Ginsberg J S 1997 Anticoagulants in pregnancy: fetal effects. Baillières Clinical Obstetrics and Gynaecology 11: 479–488
6. Briggs G G, Freeman R K, Yaffe S J 1994 Drugs in pregnancy and lactation. Williams & Wilkins, Baltimore
7. Brill-Edwards P, Ginsberg J S, Gent M et al 2000 Safety of withholding heparin in pregnant women with a history of venous thromboembolism. Recurrence of Clot in This Pregnancy Study Group. New England Journal of Medicine 343: 1439–1444
8. Broughton P F, Rubin P C 1994 Pre-eclampsia – the 'disease of theories'. British Medical Bulletin 50: 381–396
9. Burn J, Brennan P, Little J et al 1998 Recurrence risks in offspring of adults with major heart defects: results from first cohort of British collaborative study. Lancet 351: 311–316
10. Burney P G, Chinn S, Rona R J 1990 Has the prevalence of asthma increased in children? Evidence from the national study of health and growth 1973–86. British Medical Journal 300: 1306–1310
11. Carhaupoma J, Tomlinson M, Levine S 2000 Neuromuscular diseases. In: James D K, Steer P J (eds) High risk pregnancy. W B Saunders, London, pp 803–837
12. Carson J L, Kelley M A, Duff A et al 1992 The clinical course of pulmonary embolism. New England Journal of Medicine 326: 1240–1245
13. CEMD 2001 Why mothers die 1997–1999: The Confidential Enquiries into Maternal Deaths in the United Kingdom. RCOG Press, London
14. Charlin V, Borghesi L, Hasbun J, Von Mulenbrock R, Moreno MI 1993 Parenteral nutrition in hyperemesis gravidarum. Nutrition 9: 29–32
15. Connolly A, Thorp J M 1999 Urinary tract infections in pregnancy. Urologic Clinics of North America 26: 779–787
16. Cook S D, Troiano R, Bansil S 1993 Multiple sclerosis and pregnancy. In: Devinski O, Feldman E, Hainline B (eds) Neurological complications of pregnancy. Raven Press, New York, pp 83–85
17. Cornelissen M, Steegers-Theunissen R, Kollee L et al 1993 Increased incidence of neonatal vitamin K deficiency resulting from maternal anticonvulsant therapy. American Journal of Obstetrics and Gynecology 168(3 Pt 1): 923–928
18. Cox J L, Holden J M, Sagovsky R 1987 Detection of postnatal depression. Development of the 10-item Edinburgh Postnatal Depression Scale. British Journal of Psychiatry 150: 782–786
19. Cunningham F G, Lucas M J 1994 Urinary tract infections complicating pregnancy. Baillières Clinical Obstetrics and Gynaecology 8: 353–373
20. Dansky L V, Rosenblatt D S, Andermann E 1992 Mechanisms of teratogenesis: folic acid and antiepileptic therapy. Neurology 42(suppl. 5): 32–42
21. Davison J M 2001 Renal disorders in pregnancy. Current Opinion in Obstetrics and Gynaecology 13: 109–114
22. Department of Health 1996 Report on Confidential Enquiries into Maternal Deaths in the United Kingdom 1991–1993. RCOG Press, London
23. de Swiet M 1995 Diseases of the respiratory system. In: De Swiet M (ed) Medical disorders in obstetric practice. Blackwell Science, Oxford, pp 1–33
24. Dias M S, Sekhar L N 1990 Intracranial hemorrhage from aneurysms and arteriovenous malformations during pregnancy and the puerperium. Neurosurgery 27: 855–865
25. Dodge J A, Morison S, Lewis P A et al 1997 Incidence, population, and survival of cystic fibrosis in the UK, 1968–95. UK Cystic Fibrosis Survey Management Committee. Archives of Disease in Childhood 77: 493–496
26. Dolovich L R, Ginsberg J S, Douketis J D, Holbrook A M, Cheah G 2000 A meta-analysis comparing low-molecular-weight heparins with unfractionated heparin in the treatment of venous thromboembolism: examining some unanswered questions regarding location of treatment, product type, and dosing frequency. Archives of Internal Medicine 160: 181–188
27. Donaldson J 1995 Neurological disorders. In: de Swiet M (ed) Medical disorders in obstetric practice. Blackwell Science, Oxford
28. Douglas K A, Redman C W 1994 Eclampsia in the United Kingdom. British Medical Journal 309: 1395–1400
29. Duley L, Henderson-Smart D J 2002 Drugs for treatment of very high blood pressure during pregnancy (Cochrane Review). Cochrane Database of Systematic Reviews (4): CD001449
30. Duley L, Henderson-Smart D, Knight M, King J 2001 Antiplatelet drugs for prevention of pre-eclampsia and its consequences: systematic review. British Medical Journal 322: 329–333
31. Dulitzki M, Pauzner R, Langevitz P, Pras M, Many A, Schiff E 1996 Low-molecular-weight heparin during pregnancy and delivery: preliminary experience with 41 pregnancies. Obstetrics and Gynecology 87: 380–383
32. Ecker J L, Musci T J 1997 Treatment of thyroid disease in pregnancy. Obstetric and Gynecology Clinics of North America 24: 575–589
33. Einhaupl K M, Villringer A, Meister W et al 1991 Heparin treatment in sinus venous thrombosis. Lancet 338: 597–600
34. Ellison J, Walker I D, Greer I A 2000 Antenatal use of enoxaparin for prevention and treatment of thromboembolism in pregnancy. BJOG 107: 1116–1121
35. Fisher B, Jeong J H, Anderson S, Bryant J, Fisher E R, Wolmark N 2002 Twenty-five-year follow-up of a randomized trial comparing radical mastectomy, total mastectomy, and total mastectomy followed by irradiation. New England Journal of Medicine 347: 567–575
36. Gaily E, Kantola-Sorsa E, Granstrom M L 1990 Specific cognitive dysfunction in children with epileptic mothers. Development Medicine and Child Neurology 32: 403–414
37. Gould M K, Dembitzer A D, Doyle R L, Hastie T J, Garber A M 1999 Low-molecular-weight heparins compared with unfractionated heparin for treatment of acute deep venous thrombosis. A meta-analysis of randomized, controlled trials. Annals of Internal Medicine 130: 800–809
38. Greer I A, Thomson A J 2001 Management of venous thromboembolism in pregnancy. Ballieres Best Practice and Research. Clinical Obstetrics and Gynaecology 15: 583–603
39. Holmes L B 2002 The teratogenicity of anticonvulsant drugs: a progress report. Journal of Medical Genetics 39: 245–247
40. Howell R, Fidler J, Letsky E, de Swiet M 1983 The risks of antenatal subcutaneous heparin prophylaxis: a controlled trial. British Journal of Obstetrics and Gynaecology 90: 1124–1128
41. Imbasciati E, Pardi G, Capetta P et al 1986 Pregnancy in women with chronic renal failure. American Journal of Nephrology 6: 193–198
42. Ishida T, Yokoe T, Kasumi F et al 1992 Clinicopathologic characteristics and prognosis of breast cancer patients associated with pregnancy and lactation: analysis of case-control study in Japan. Japanese Journal of Cancer Research 83: 1143–1149
43. Jellife D, Jellife E 2003 'Breast is best': modern meanings. New England Journal of Medicine 297: 912–915
44. Jones C A, McQuillan G M, Kusek J W et al 1998 Serum creatinine levels in the US population: Third National Health and Nutrition Examination Survey. American Journal of Kidney Diseases 32: 992–999
45. Kainz A, Harabacz I, Cowlrick I S, Gadgil S, Hagiwara D 2000 Analysis of 100 pregnancy outcomes in women treated systemically with tacrolimus. Transplant International 13(suppl. 1): S299–S300
46. Kaku D A, Lowenstein D H 1990 Emergence of recreational drug abuse as a major risk factor for stroke in young adults. Annals of Internal Medicine 113: 821–827
47. Khuroo M S, Kamili S, Jameel S 1995 Vertical transmission of hepatitis E virus. Lancet 345: 1025–1026
48. Kittner S J, Stern B J, Feeser B R et al 1996 Pregnancy and the risk of stroke. New England Journal of Medicine 335: 768–774
49. Klebanoff M A, Koslowe P A, Kaslow R, Rhoads G G 1985 Epidemiology of vomiting in early pregnancy. Obstetrics and Gynecology 66: 612–616
50. Koch S, Losche G, Jager-Roman E et al 1992 Major and minor birth malformations and antiepileptic drugs. Neurology 42(suppl. 5): 83–88
51. Lammert F, Marschall H U, Glantz A, Matern S 2000 Intrahepatic cholestasis of pregnancy: molecular pathogenesis, diagnosis and management. Journal of Hepatology 33: 1012–1021
52. Leppik I, Rask C 1989 Pharmacokinetics of antiepileptic drugs during pregnancy. Seminars in Neurology 8: 240–246
53. Leylek O A, Toyaksi M, Erselcan T, Dokmetas S 1999 Immunologic and biochemical factors in hyperemesis gravidarum with or without hyperthyroxinemia. Gynecologic and Obstetric Investigation 47: 229–234
54. Lindhout D 1992 Pharmacogenetics and drug interactions: role in antiepileptic-drug-induced teratogenesis. Neurology 42(suppl. 5): 43–47
55. Littlejohns P, Ebrahim S, Anderson R 1989 Prevalence and diagnosis of chronic respiratory symptoms in adults. British Medical Journal 298: 1556–1560
56. Lowe G D 1997 Treatment of venous thrombo-embolism. Baillières Clinical Obstetrics and Gynaecology 11: 511–521
57. Lupton M, Oteng-Ntim E, Ayida G, Steer P J 2002 Cardiac disease in pregnancy. Current Opinion in Obstetrics and Gynecology 14: 137–143
58. MacDermott R I 1994 The interpretation of midstream urine microscopy and culture results in women who present acutely to the labour ward. British Journal of Obstetrics and Gynaecology 101: 712–713
59. McDermott S, Callaghan W, Swejbka L 2000 Urinary tract infections during pregnancy and mental retardation and developmenal delay. Obstetrics and Gynecology 96: 113–119
60. Macklon N S, Greer I A 1996 Venous thromboembolic disease in obstetrics and gynaecology: the Scottish experience. Scottish Medical Journal 41: 83–86
61. Magpie Trial Co-ordinators Group 2002 Do women with pre-eclampsia, and their babies, benefit from magnesium sulphate? The Magpie Trial: a randomised placebo-controlled trial. Lancet 359: 1877–1890
62. Mandel S J, Larsen P R, Seely E W, Brent G A 1990 Increased need for thyroxine during pregnancy in women with primary hypothyroidism. New England Journal of Medicine 323: 91–96

121. Williams D J 2001 Renal disease and fluid balance in pregnancy. Current Obstetrics and Gynaecology 11: 146–152
122. Williams D J, de Swiet M 1997 The pathophysiology of pre-eclampsia. Intensive Care Medicine 23: 620–629
123. Williams P G, Hersh J H 1997 A male with fetal valproate syndrome and autism. Developmental Medicine and Child Neurology 39: 632–634
124. Wingo P A, Tong T, Bolden S 1995 Cancer statistics, 1995. CA: A Cancer Journal for Clinicians 45: 8–30
125. Wisner K L, Parry B L, Piontek C M 2002 Clinical practice. Postpartum depression. New England Journal of Medicine 347: 194–199
126. Yerby M S, Devinsky O 1994 Epilepsy and pregnancy. Advances in Neurology 64: 45–63
127. Zemlickis D, Lishner M, Degendorfer P, Panzarella T, Sutcliffe S B, Koren G 1991 Maternal and fetal outcome after invasive cervical cancer in pregnancy. Journal of Clinical Oncology 9: 1956–1961

第12章

新生儿学家的产科学

Francoise-Helene D Harlow, John A D Spencer

引言

产科学是一门不断发展的学科。上个世纪的早些时候该学科主要致力于减少孕妇死亡率，最近几年在这一方面取得了巨大的进步。1973/75—1988/90 年间英国的产妇死亡率下降了 54%，每一百万个年龄在 15～44 岁的妇女有 4～9 个死亡[28～30]。20 世纪 60 年代到 80 年代产科学的重点拓宽到胎儿，开始应用胎心产力描记器（CTG）监测和胎儿头皮采血以试图减少围生期死亡率。早期的研究[63]显示应用持续胎心率（FHR）监测与降低难产分娩期内死产的发生率有关。因此，1977—1984 年间，英国在分娩期内应用胎儿监护仪增加了 90%[123]。然而，后来的分析显示了混合结果：持续监测对于围生期死亡率完全没有效果，但显示能明显减少新生儿的癫痫发作[92,118]。除了这个明显的优势，一项在都柏林的大型随访研究发现脑瘫的发生率在两组的 4 岁人群中相似，仅有 22%的脑瘫儿童显示有出生窒息的病史[45]。然而研究对象是没有并发症的孕妇（有正常量的清洁羊水），产时死胎的发生率已经低至 0.4‰。实际上，无并发症孕妇的围生期发病率和死亡率已经达到最低点，在分娩发动时，她们的胎盘功能是正常的。

因此产科的重点再一次改变，辨别孕妇并发症和胎盘功能异常成为现代产科的治疗目标。这反映在近年都推荐提供孕妇服务[27]。这促使助产士去处理大量低危险的孕妇，并将医疗集中于出现并发症危险性较高或是后来逐渐偏离正常妊娠的孕妇。

本章的目的是概述对结构和染色体正常的胎儿进行分娩期健康状况的评估。自然分娩和选择性分娩前胎儿健康状况是胎儿有能力耐受产时压力的关键。因此胎儿健康状况的产前评估极为重要，这将在本书的其他章节讲述。产前胎盘功能决定胎儿生长速度和羊水量，临床上通过测量子宫底至耻骨联合长度来进行评估。当有适应证时，多普勒研究和胎心产力描记术都可以作为可选择的检查项目。多胎妊娠或曾经有生长发育受限胎儿的妇女胎盘损害危险会增加，妊娠时都要进行常规的连续超声检查。由于每一次宫缩，胎盘的血流都会减少，所以生长速度较慢的胎儿、羊水过少、异常多普勒表现和异常胎心产力描记，表明胎儿很难耐受分娩时的应激。因此在分娩发动后胎盘的功能储备是极其重要的。

目前，取决于胎盘功能的胎儿健康状况产时评估是现有的预测新生儿结果的最好方法。常见并发症和治疗方法将在以后的章节探讨。这些方法并不是万无一失的，其目标集中于有关新生儿学专家的产科治疗方面。建议广大读者在看完本章后，进一步阅读其他来源的信息。

产时评估和处理

这部分先讨论正常分娩机制和纠正分娩进程的方法，然后讲述胎儿对分娩的反应和评估产时胎儿健康状况的方法，最后概述分娩的方法，这一阶段是新生儿学专家开始介入的第一时间。我们希望可以证明产前和产时对儿科医师而言也是很重要的。

分娩机制

识别分娩开始，决定后续的处理目的。

分娩的诊断

当有规律性疼痛感的子宫活动造成宫颈变化时，我们就可以诊断为分娩。然而疼痛是主观感受，但对母亲是很重要的，尤其是当疼痛无法忍受，可以要求医师为其止痛。规律性是客观的指标，当宫缩频率高于5分钟一次时被认为是有规律性。当子宫规律地收缩，并且孕妇有疼痛感，这时确诊为分娩是正确的。如果宫颈扩张到3cm或更长，一般也可以确诊。如果宫颈扩张得不多，那么后续的保守和积极的治疗方法会有所不同。

分娩早期的分娩描记图[38]显示“早期”分娩（宫颈扩张小于3cm）可能要持续数小时。这让我们意识到有一个缓慢、隐匿的分娩阶段，紧接其后的是一个快速、活跃的过程。保守的判断方法是：宫颈扩张小于3cm时，孕妇会告诉你她还没有进入“确定的分娩”，通常在4小时后要进行进一步的检查。然而，分娩潜伏早期可能会延续数小时而使孕妇精疲力尽，同时也减少了胎儿储备。

然而，对分娩进行“积极处理”[95]的观念对传统观念提出了挑战，即分娩延长是正常的，并且如果孕妇表现为分娩早期征象，并将度过整个潜伏期，那么分娩延长是不可避免的。都柏林国家产科医院，98%诊断为第一产程分娩的孕妇都在12小时内完成了分娩。早期和准确的分娩诊断是治疗处理的关键。在这种情况下，宫颈消失和扩张（1cm）、见红和破膜都是用于确认分娩发动的特征。该方法的问题在于它不可避免地导致医疗介入的标准降低，如输注催产素等。

分娩的过程

一旦分娩被诊断，希望它的进程在一个有限的时间内完成。对宫颈进行定时的检查，保守方法是至少每4小时一次，积极方法是每1～2小时一次，可以依照时间对宫颈扩张的速度进行测试。最早报道，在非洲用复合图表来记录产程，描记“产程图”[99]。随后被描记期望产程的列线图加以补充[116]。普遍期望的分娩产程是宫颈每小时扩开至少1cm，这源于Philpott报道的最慢的10%妇女的产程[99]。保守处理是在宫颈扩开到3cm后开始，积极处理是在诊断为分娩时就开始。在积极处理中医疗干预增进产程是频繁的。然而在一些由于难产而有可能进行剖宫产的病例中积极处理减少了大约50%，如无效的子宫活动[77]。虽然如此，许多助产士、一些产科医师和妊娠妇女都把积极处理视为没有必要的医疗干预，而宁愿采取保守处理方法。

第二产程的处理在最近几年中发生了变化，尤其是广泛应用硬膜外的局部麻醉后。一旦宫颈完全展开，便认为产程开始，胎头穿过产道开始下降。这通常是通过每小时一次的阴道检查来判定的。由于胎儿对骨盆底（肛提肌）施加压力，孕妇会感觉到直肠压力有所增加，并且不可抑制地向前推进。经产妇这种感觉可能在宫颈完全展开前就出现了，并积极地向前推进，避免宫颈的水肿。

如果没有硬膜外麻醉，那么初产妇推进的持续时间为60～90分钟，经产妇为30～60分钟。胎儿缺氧和酸中毒会延长第二产程，建议予以某些支持治疗[58]。然而，最近几年由于硬膜外麻醉的应用逐渐增多，推进前更多第二产程的时间对阴道顺产有所帮助[64]，而没有胎儿pH值降低[83]。然而，手术支持的需要明显增多了[57]，许多人认为只要再多一个小时就足以减小这个可能。

分娩时的干预

有两种干预方式可以改善自然分娩的产程：羊膜穿刺术和静脉输注催产素。这两种方法都可以用于诱发分娩。

破膜

积极处理的一种方法是在分娩开始后宫颈扩张不明显的2小时内行羊膜穿刺术[95]。然而为了避免产程延长，常规破膜已经受到怀疑。一项大型协作研究显示只有66%的孕妇会在第二产程前自发破膜[12]。早期的膜穿刺术明显缩短了产程，但合并有较高的胎儿先露的发生率。此外还会增加早期FHR均一减慢和出生时脐带动脉血pH值明显偏低（虽然仍然在正常范围内）的发生率。这些发现可以解释子宫活动的基础、较大的头部压迫和脐带压迫。一项最近研究显示羊膜穿刺术对胎儿的作用是平衡羊膜穿刺术的副作用和缩短产程之间的关系[115]。

催产素的作用

通过输注催产素可以增进自然分娩，其目的是达到理想的子宫活动，即最大的收缩频率——2 分钟 1 次。宫缩时子宫血流灌注下降，导致进入绒毛间的血流减少[6]。两次收缩期之间要有充分的舒张期，应避免持续的子宫张力，不要出现胎儿心动过缓[14]，并且保证胎儿脑部的氧合作用不受影响[97]。然而，临床实践中用催产素会出现 FHR 减慢[107]。

产时胎儿评估

胎儿对分娩的许多方面及其处理有所反应。对胎儿健康状况进行监测需要了解胎盘功能，尤其要知道妊娠并发症的影响，以及分娩期间母体-胎儿的气体交换。在分娩过程中要观察羊水的量和颜色，但主要的胎儿监测是间歇或持续地记录 FHR。理想的方式是采集胎儿血样(FBS)测定酸碱水平。

羊水量

正常的羊水量在子宫收缩时为胎儿提供保护。保持绒毛间空间以免压迫胎儿，并且脐带也不会被压迫。过期产分娩前出现羊水过少提示会在产时出现胎儿窘迫[25]。因此，提倡持续的 FHR 监测，并且 FHR 减速被认为是胎儿缺氧的重要临床指征。同样，分娩早期羊水量减少(如人工破膜)，会增加 FHR 减速的机会[103]。在分娩期间输注盐水进入羊膜腔可以减少 FHR 的发生率，同时也可以减少原先认为需要剖宫产的可能。

胎粪

传统认为在分娩期间胎粪排放入羊水（新鲜胎粪）是胎儿窘迫的指征之一，并且与增加围生期发病率和死亡率有关[9]。然而，在分娩前发现孕 37 周后胎粪污染羊水（陈旧胎粪）逐渐增多，到孕 41 周时有 15%～20%的病例会出现这种情况。这通常在没有胎儿窘迫的过期产剖宫产中发现，然而在急性胎儿窘迫中这种情况较为罕见，如胎盘早剥和脐带脱垂。刺激胎肠排出胎粪的机制尚不清楚。

胎粪是无菌的，但存在新生儿胎粪吸入综合征的危险。这种情况仅发生在 1%的有胎粪污染羊水的病例中。现在认为胎粪吸入可以在分娩前就出现于宫内。虽然胎粪存在于羊水中容易出现胎儿窘迫，但其准确的原因还不清楚。最近的观察发现胎儿缺氧和酸中毒会分别导致胎儿喘息和深大的呼吸运动。呼吸运动引起羊水吸入，如果羊水中有胎粪存在，就会一起吸入。如果是较为稠厚而非稀薄的胎粪，那么胎粪吸入就更为常见[105]。羊水过少会导致胎粪稠厚，并且在这种情况下可能对后续出现胎儿窘迫具有重要的决定意义。虽然感染和甲状腺毒症是很罕见的原因，但是在分娩前出现的胎粪排出可能会刺激胎儿，引起缺氧。

因此分娩期间胎粪排出是持续 FHR 监测的一项指征，如果 FHR 出现异常，那么诊断为胎儿窘迫的标准就要降低。

胎儿心率监护

分娩期间持续电子胎心率监护（EFM）的价值尚有争议。一项随机试验提出持续 EFM 在胎儿正常和无并发症分娩的情况下并不优于间歇性的听诊[79]。然而这可能是早期一种过分单纯的解释[56]。简单地对 FHR 变化进行“图形识别”并没有显示出多大的意义，因为我们知道 FHR 是胎儿适应宫内环境变化的一种精细调节的反映。因此，必须根据前后的临床现象对 CTG 进行解释。FHR 监护在未来的应用中需要进一步理解，并通过更多的生理学方法去解释[113]。

虽然 EFM 价值有限，但 EFM 仍然应用广泛。在高危病例中必须强制持续监护，如胎粪出现和发现有宫内胎儿生长受限（IUGR）时。重要的是让参与的儿科医师了解正常和异常 FHR 记录的含义。

胎儿心率的记录通常会通过四方面的特征进行评估[104]。

- 基线心率：每 5～10 分钟测定一次的平均心率。在没有 FHR 加速和减速的病例中是稳定的。
- 基线变异：指记录的基线 FHR 变动（以前称为长期变异）。重要的是它的宽度和频度。
- 加速：加速是短暂的 FHR 升高，至少增加 15 次 / 分钟，持续超过 15 秒。如果心率持续升高就可认为是心动过速。
- 减速：减速是短暂的 FHR 下降，广泛接受的减速分类将在以后讨论。

正常产时胎儿心率模式

正常的基础 FHR 在 110～160 次 / 分之间（图 12.1）。在胎儿活动期间，基线变异一般是大于 5 次 / 分（小于 25 次 / 分），并且在 20 分钟内应该有两次和更多的加速。有时加速是唯一与胎儿酸血症无关的形式[4]。最近引人注意的是胎儿刺激被证实没有胎儿酸血症，而是以 FHR 加速的形式表现胎儿的反应[11]。然而，缺乏加速并不一定就提示有胎儿酸血症：仅有 2%的病例分娩时胎儿血样的 pH 值小于 7.25[4]。

20 世纪 80 年代前已广泛地认识到胎儿静息–活动行为周期会影响到产时 FHR 变异[110]。安静的胎儿行为状态而没有活动相关的 FHR 加速，表现为一段小的变异，一般小于 5 次 / 分。像这样的生理性活动一般不会持续超过 45 分钟。由于它可能意味着以前未被发现的胎盘问题，所以此后应该对胎儿健康状况予以进一步测定。正常胎儿活动周期的典型 FHR 表现见图 12.1。

胎儿心率减速（所有类型）不是足月儿正常的 CTG 表现。早期减速（与子宫收缩同步）是常见的，尤其在第二产程（图 12.2），说明有良好的耐受性。这是由于分娩时母亲用力对胎儿造成压迫而引起迷走神经对轻度短暂缺氧的反射性表现。倘若 CTG 的其他方面都正常，而且羊水也是清澈的，那么早期减速可以被认为是健康胎儿良好耐受性的表现。

早产儿在分娩过程中 FHR 模式的解释与相应足月儿相似[124]。然而，两者在 FHR 模式上存在着细微的不同，前者的基线心率通常较快，而变异较少。较少出现加速，也不明显。在孕 32 周之前静态睡眠和主动睡眠之间的差别可能并不明显。通常可以看到小的短暂的（<20s）减速，但并不重要。

胎儿心率模式的异常

异常模式的意义更难于判断。一般而言，FHR 表现的四个基本方面（基线心率、基线变异、加速、减速）异常越多，那么胎儿酸血症的可能性就越大。产科医师的任务是寻求 FHR 异常的原因，因为推测的原因会影响到治疗。举个例子，孕妇半小时内宫颈从 2cm 扩张到 10cm 时有反复的早期减速，与那些有相似图形被认为是陈旧剖宫产瘢痕撕裂的患者相比，就显得没有那么严重。显然，这两种情况的处理有很大的不同。由于这个原因对于分娩期异常的 CTG 还很难给

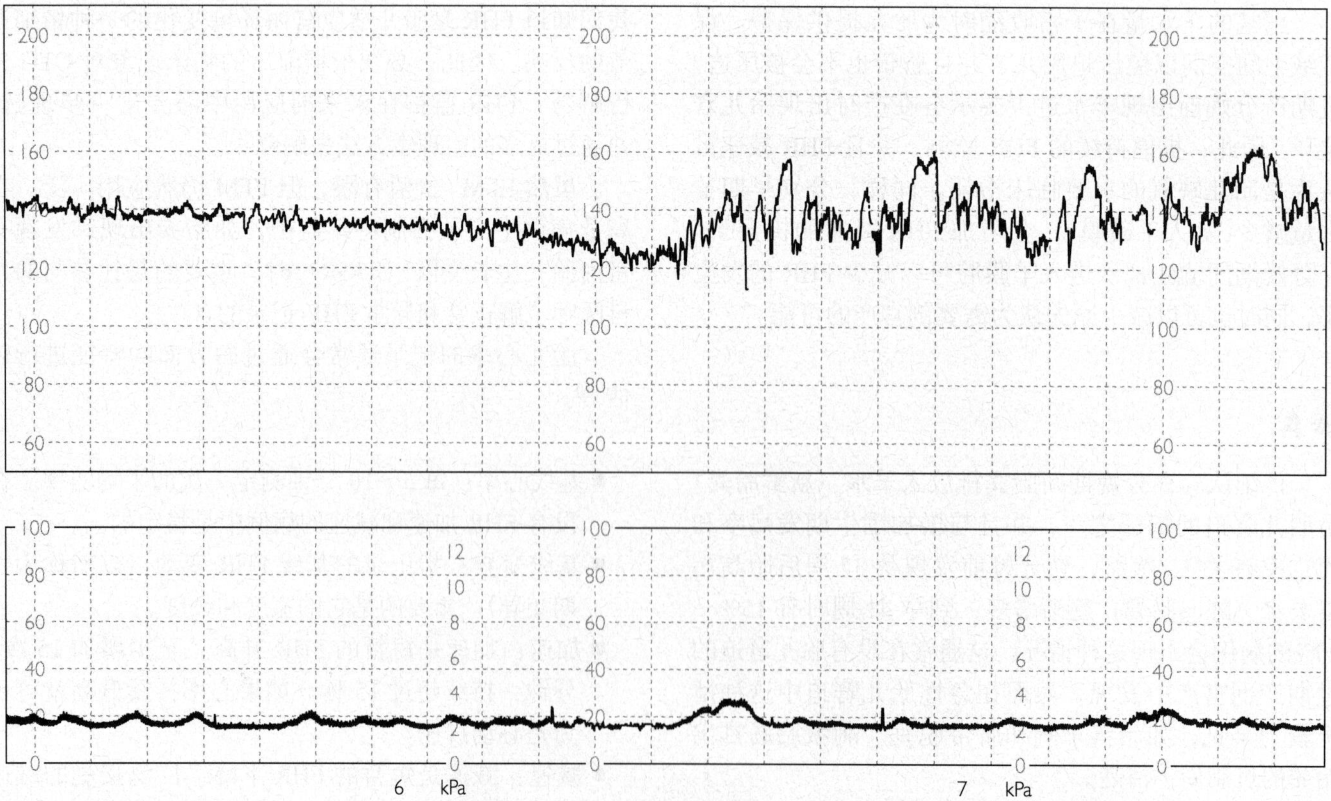

图12.1 足月胎儿的正常静息活动周期。胎儿的基线心率为 130～140 次 / 分钟。在第一部分的走线中基线变异约为 5 次 / 分钟，其中没有加速和减速（静息期）。在随后一部分的走线中基线变异为 10～15 次 / 分钟，有大量的加速，而没有减速（活动期）。

出一个全面的基本治疗指导方针。

基线FHR异常

分娩期FHR急性升高可能反映儿茶酚胺分泌增加，并提示是进展成为胎儿酸血症前胎儿缺氧早期的适应性反应。虽然应该怀疑有绒膜羊膜炎，但是最近的研究显示硬膜外麻醉是母体发烧以及合并胎儿心动过速的良性原因[78]。使用β拟态药物进行拮抗分娩治疗常会引起母亲的心动过速，并导致良性胎儿心动过速。罕见的胎儿快速型心律失常可以在分娩的第一时间被识别。传统上，心率超过180次/分的胎儿心动过速被视为胎儿窘迫的征象。然而，即使在高危的妊娠人群中这也不是胎儿酸血症的特征性表现。如果发现合并有其他的异常FHR图形，就会有严重不良的预后（图12.3～12.5）。那么胎儿血采样或分娩就变得更重要了。

胎儿心动过缓可以是良性的。在一些过期产的分娩和应用β受体阻滞剂的孕妇的分娩过程中出现持续的基线FHR在100～110次/分之间可以被视为正常。低于100次/分的急性心动过缓可以出现于许多情况中，包括阴道检查、宫颈突然完全扩开和硬膜外麻醉后（即使没有母体低血压）。急性FHR下降提示氧输送的急性中断，继发于母体低血压/主动脉-腔静脉压迫或脐带压迫（图12.6）。在10～15分钟之内会出现酸血症，如果不纠治会继续进展。如果适当的治疗不能使心动过缓恢复，那么就有必要立刻进行分娩。然而，如果基线FHR恢复正常，并没有其他异常FHR表现，那么保守治疗是可以的。如果对于恢复的心动过缓没有明确的解释，就应通过FBS来评估胎儿储备以防有先前未被识别的慢性胎盘功能不全。

此外，胎儿心动过缓合并有其他异常的FHR时，病情就更加凶险。最坏的合并异常FHR的情况是进行性心动过缓而没有FHR变异，这被认为是胎儿死亡的末期反应[11,48]（图12.5）。

基线变异异常

基线变异的意义已经讨论过了。过多变异(>25次/分)是对缺氧的早期适应性反应，若仅单独出现它并不是胎儿酸血症的特殊征象[4]。然而，异常基线变异通常可以联合其他FHR异常一起出现，对于这种病例需要进一步测评胎儿的健康状况。

出现减速

一般而言，减速应该被视为暂时性的心动过缓。FHR减速与子宫收缩导致母体-胎儿氧输送中断有关。对于一个健康的胎儿，最可能的机制是化学感受器刺激[47]导致迷走神经的反应。胎儿酸血症仅出现于严重的

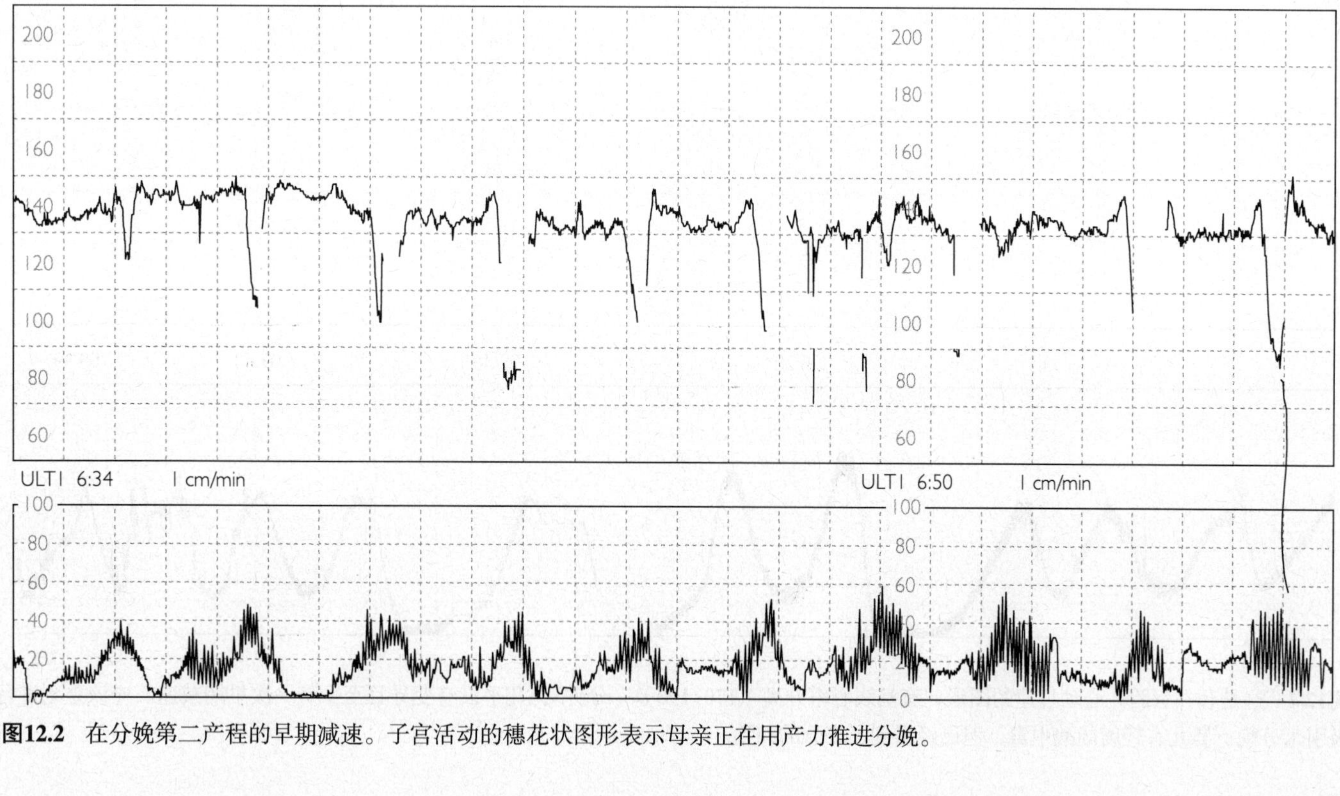

图12.2 在分娩第二产程的早期减速。子宫活动的穗花状图形表示母亲正在用产力推进分娩。

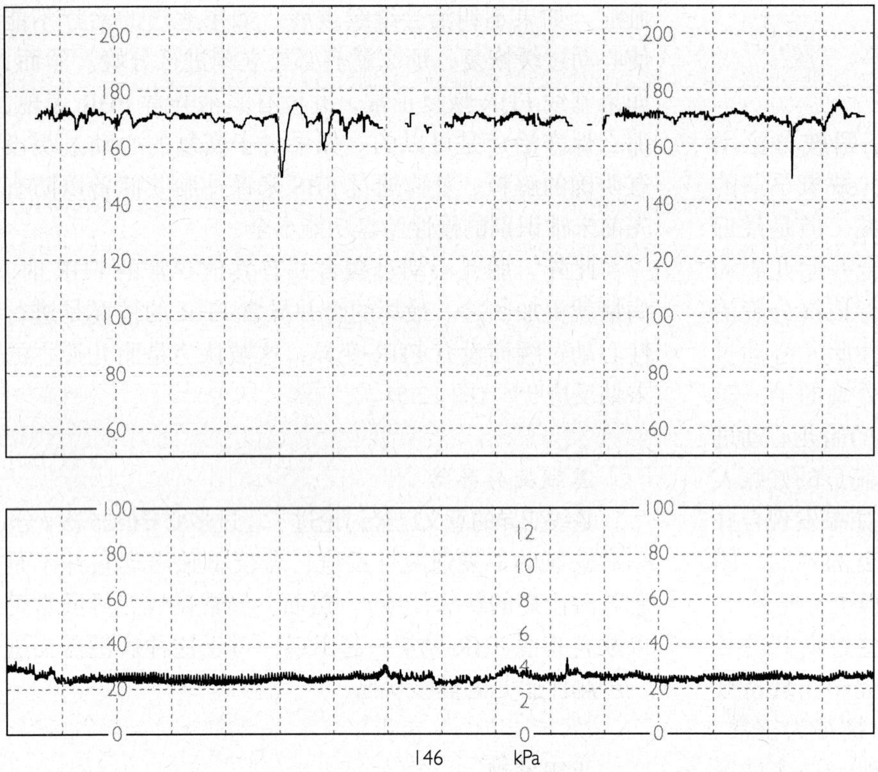

图 12.3 这是并发胎儿心动过速（基线心率为 170 次 / 分钟，变异减少且没有加速）的图形。母亲有不明原因的发热，子宫颈仅有 1cm，所以要施行剖宫产。婴儿的脐带血血气分析正常，但是有 β 组链球菌性败血症。

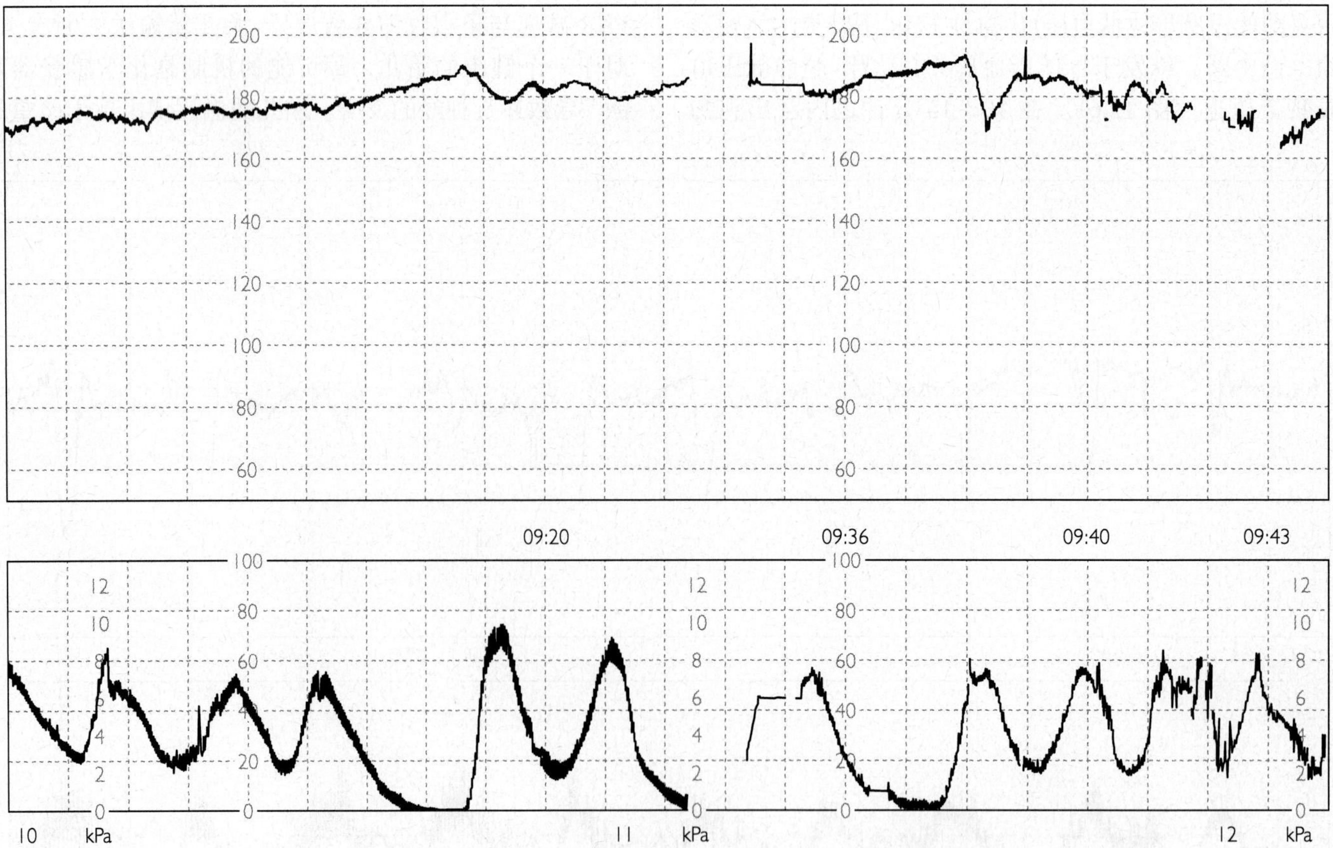

图12.4 这是合并有胎儿心动过速的图形，有基线心率升高（170~190 次 / 分钟），几乎没有变异且至少有一次早期减速。应该立刻进行吸引术分娩。婴儿有轻度的酸中毒，但已经得到了充分的纠治。

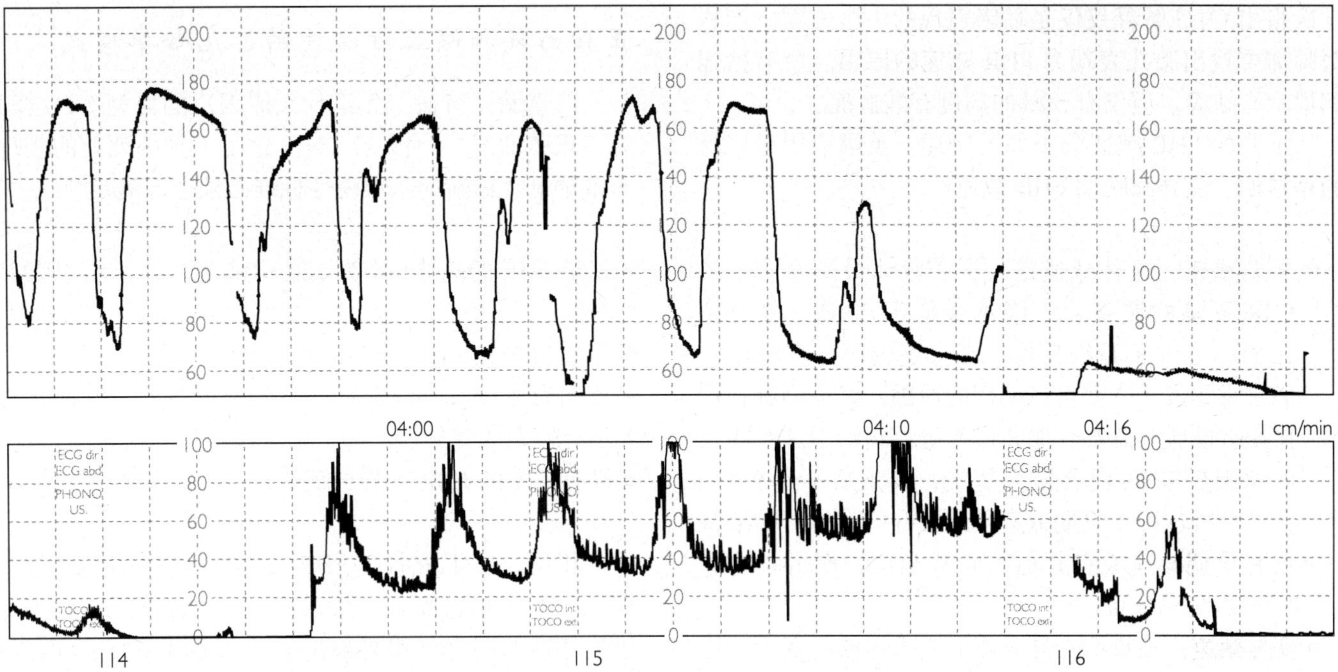

图 12.5 这是合并有胎儿心动过速的图形，没有基线变异和晚期减速。在剖宫产前出现了一个末期心动过缓。脐带动脉血 pH 为 6.7，并且有稠厚的胎粪。婴儿的出生体重为 2.1kg，有严重的缺氧缺血性脑病（HIE），最终死亡。

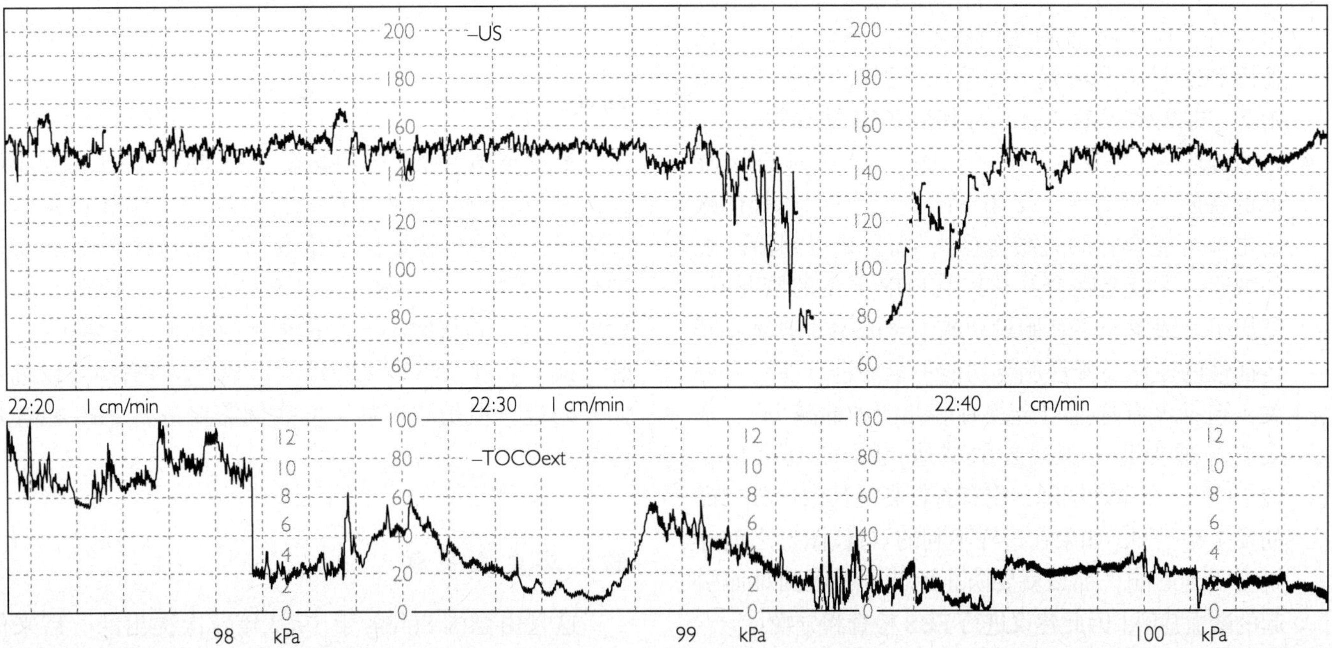

图12.6 这是急性胎儿心动过缓而其他方面正常的分娩胎心产力描记。在心动过缓前孕妇使用了前列腺素且有长时间子宫收缩。孕妇仰面平躺，只不过移向左侧，就减轻了动脉–腔静脉的压迫，使胎心产力描记完全恢复正常，并且不需要进一步的医疗干预。

胎儿氧输送减少之后[61]。因此，FHR 减速对于胎儿酸血症只有较低的提示价值，尤其在没有合并并发症和其他危险因素的情况下。

举一个例子，硬膜外麻醉被认为会合并晚期 FHR 减速，然而，显示的结果与那些没有进行局部麻醉的病例相似（根据平均脐带动脉血 pH 值和 Apgar 评分）。因此，FHR 减速更可能是胎儿心血管控制调节的反映，而并非胎儿酸血症发展的征象[112]。然而，晚期 FHR 减速可能是未被识别的胎盘功能不全的第一征象，可能与酸血症较快的心率有关[112]。此外，我们再一次指出 CTG 解释仅仅是临床表现的一个方面。产科医师需要找出胎儿表现为 FHR 减速的原因。所有减速都提示有缺氧，但仅有 50%的病例有酸血症。

不同的 FHR 减速分类如下所述。英国应用最广泛的是早期、变异和晚期 FHR 减速。

- **早期减速：**这种减速是与子宫收缩最高峰同步的 FHR 下降的波谷，下降不会低于 90 次 / 分（图 12.2）。它并不是很普遍。在分娩的第一产程中它们常常继发于一些可以治疗的原因：妊娠仰卧位低血压、硬膜外麻醉、胎儿操作等。纠治了这些明显的原因后 FHR 就会回到基线，其预后不受影响。在三种减速中，早期减速是最没有危险的。如果持续有早期减速或有其他的异常 FHR，那么就有进行 FBS 的适应证。
- **变异减速：**很难给变异减速下明确简洁的定义。它们也发生在早期（与子宫收缩高峰同步），但是下降低于 90 次 / 分，或者它们在形状和时间上有所变异（图 12.7～12.9）。变异减速通常是胎儿脐带受压的反应。虽然胎儿预后不受影响，但是应该进行 FBS 检查和分娩（在第二产程），除非变异减速是“非典型”的或合并有其他 FHR 的异常。
- **晚期减速：**这是发生于子宫收缩高峰之后的 FHR 降低的谷底（图 12.5、12.10～12.12）。它们比其他减速更有可能合并胎儿酸血症[4]，而且难以纠治。晚期减速，尤其是在合并有其他 FHR 异常的情况下，就提示有继发于子宫胎盘功能不全的胎儿缺氧。其特征性的变化与慢性胎盘功能不全的进行性结果有关，包括没有加速（合并有胎儿活动的减少）、基线变异减少和出现反复的减速（图 12.5、12.12、12.13）[69]。在分娩期间，它有着较高的代谢性酸中毒的发生率[118,122]，如果在这样不利的 CTG 图形之前分娩会受到影响，那么就要防止胎儿因呼吸困难而引起的酸血症[71]，因此建议进行 FBS 检查和分娩。

回顾 FHR 模式，可以清楚地看到没有单一的异常模式用于预测胎儿情况。要对所有之前提到的 FHR 进行全面评估。做临床处理的决定前必须将这些信息作为一个整体临床情况进行分析。最重要的是产前胎盘功能不全会影响到分娩过程中胎儿对氧输送中断的耐受性。在 IUGR 的病例中酸血症地进展较为迅速。

正弦曲线和假正弦曲线的胎儿心率模式

严重胎儿贫血（无论什么原因）的典型 CTG 模式为“正弦曲线”（图 12.14）。这是一种临死前的表现，非常罕见。诊断的六项硬性标准必须全部满足[84]：

- 稳定 FHR 的基础心率为 120～160 次 / 分，有规则的变化；
- 变幅为 5～15 次 / 分；
- 频度为 2～5 周期 / 分；
- 没有短期的变异；
- 没有正常的 FHR 变异或反应。

相反，假正弦曲线 FHR（在波形中的定义较为模糊）较为常见，而且一般没有危害。它们一定会出现于使用哌替啶和硬膜外麻醉之后，也可见于胎儿的吮吸活动中。这种波形一般会随着时间而逐渐改善。仅有偶尔的报道假正弦曲线 FHR 波形（变幅超过 24 次 / 分）伴随于早产的胎儿贫血[91]。

指南

最近英国皇家妇产科学院（RCOG）临床医疗小组提出关于在产时胎儿监护中进行医疗干预和运用胎心产力描记监测的循证医学指南[106]。他们对 FHR 的特征进行了分类：“可靠”、“不可靠”、“异常”（表 12.1）。这可以将胎心产力描记图分类为“正常”、“可疑”或“病理”（表 12.2）。“可疑”的病例可以进行保守处理，但是“可疑”的病例需要进行 FBS 检查和进行分娩。

胎儿头皮血采样

这是由德国 Saling 于 1962 年首次提出的。后来他建议可以在出现异常 FHR 记录时再做 FBS 检查[4]。尽管那样，大多做 FBS 的病例都有较低的胎儿酸血症危险（一般小于 50%）。此外，临床试验明确指出如果予以单独胎心产力描记而没有 FBS 检查，就会增加剖宫产的危险。RCOG 推荐若没有 FBS 监测设备，不应运用电子监测[113]。

许多 FBS 检查的适应证都已经提到。在正确的时机和有好的理由时进行了 FBS 检查，如果 pH 值为 7.2

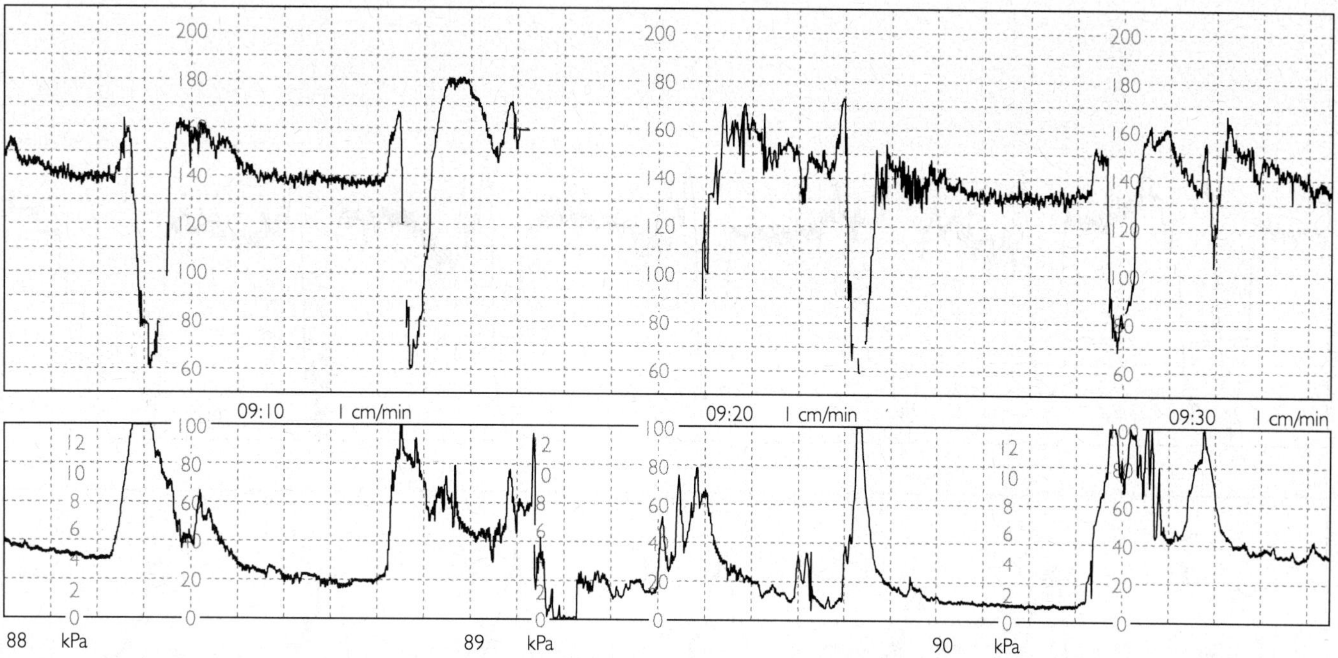

图 12.7 这些是典型的 M 形，继发于脐带受压迫的变异减速。它们出现的时机早，但较深，而且波形下降支的肩部有短暂的胎儿心率上升。由于胎心产力描记的其他部分都正常，所以允许母亲继续用产力分娩。半小时后从阴道分娩出一个健康的孩子。

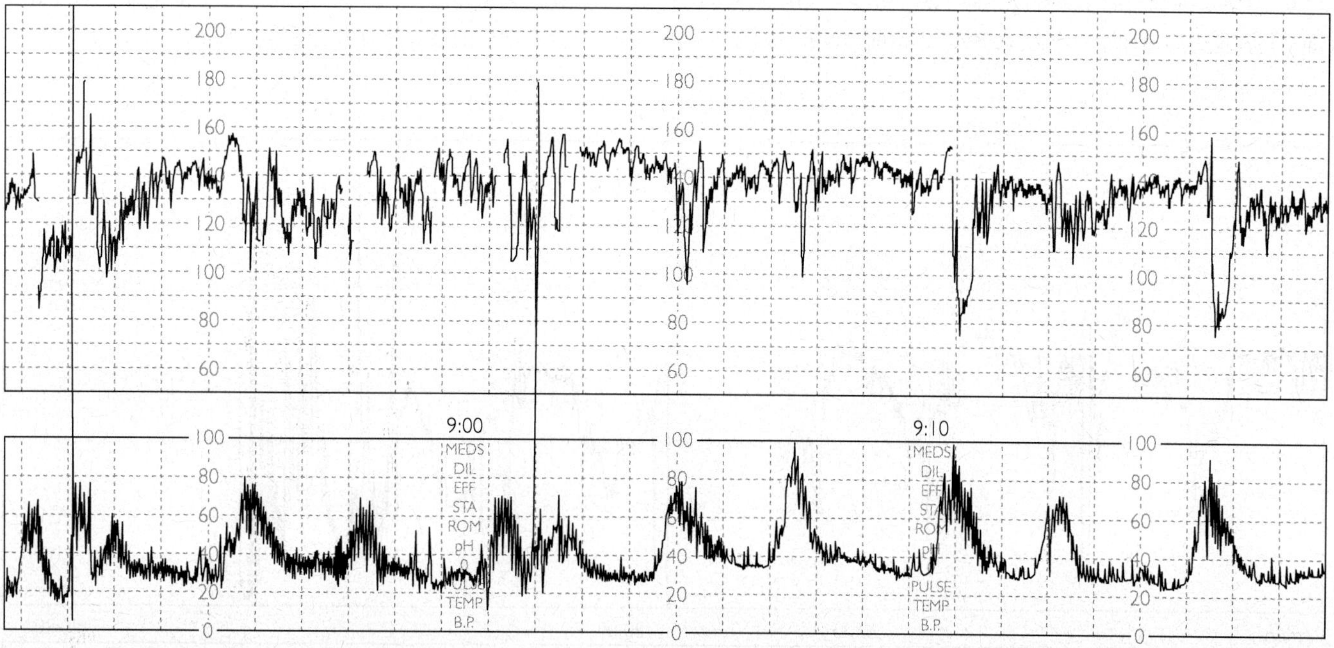

图 12.8 这些是不同形态和时间的变异减速。后者是分娩期呈典型“M”形的变异减速，胎心产力描记图的其他部分都正常。孩子出生状况良好，有脐带绕颈。

或更低，就有立即分娩的适应证。如果 FBS 的 pH 值大于 7.2 或更高，一般就可以继续分娩，并在 1 小时后再次采血，除非情况恶化而有必要早期予以医疗干预。胎儿头皮血 pH 值下降的速率和其他有价值的数据一样重要。这必须结合临床表现来判断。举一个例子，如果 pH 值快速下降（但仍高于 7.2），那么该孕妇可以继续进行阴道分娩。相反，同样的胎儿头皮 pH 值在分娩过程中进展缓慢，但是合并出现稠厚的胎粪，就有施

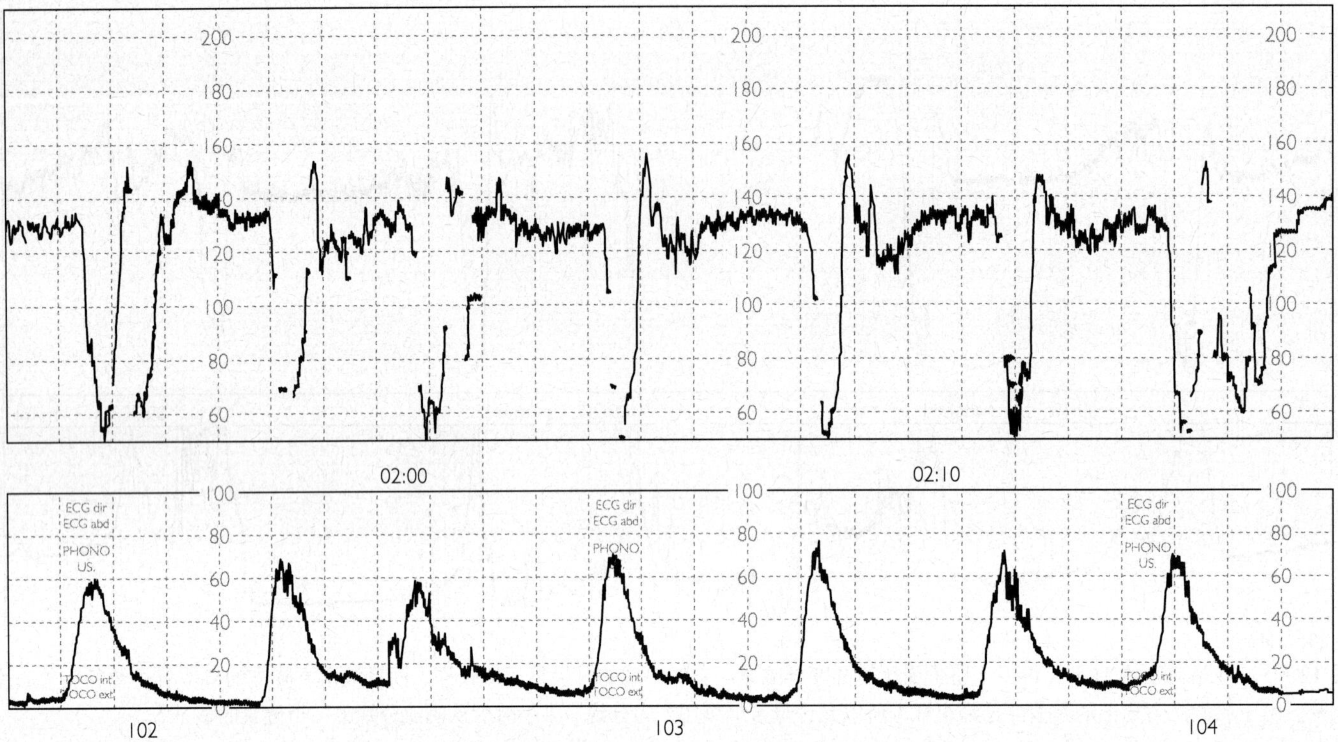

图12.9　这些是非典型的变异减速。第一次和最后一次的减速是双相性的，有晚期减速的成分，根据英国国家临床优化研究所（NICE）标准，将其定为病理性胎心产力描记图。不幸的是没有进行胎儿血样检查 / 分娩。随后的胎心产力描记图见图 12.5。

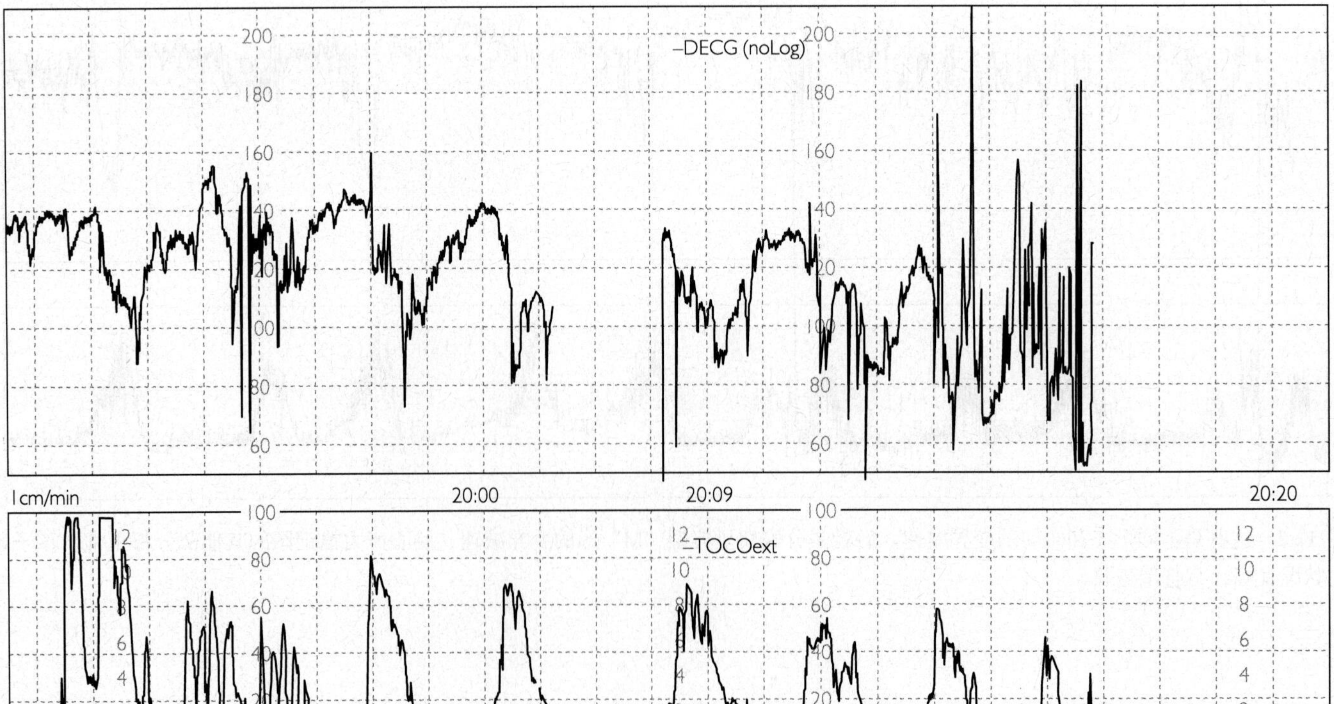

图12.10　这是持续性的晚期减速，并且基线逐渐下降。自发的阴道分娩已经临近，不需要医疗干预。最后分娩出一个体重 3.8kg 的情况良好的婴儿。

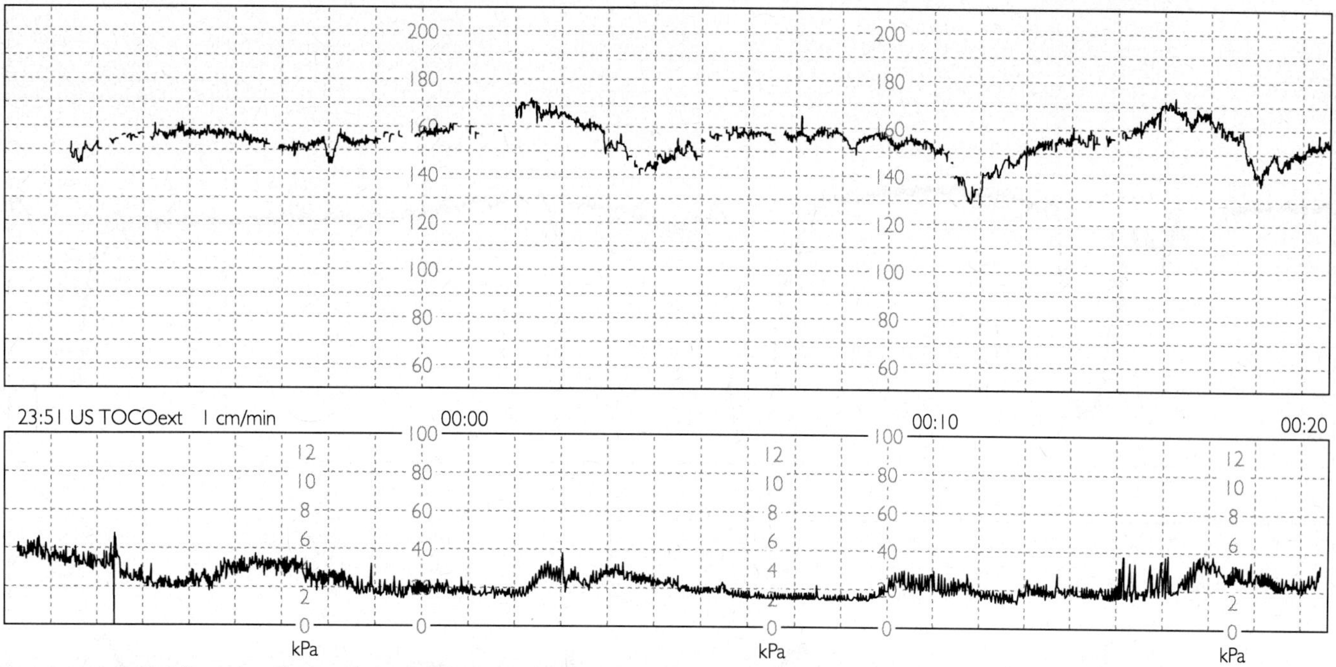

图 12.11　这些是晚期减速，伴随基线变异减少。孕妇持续的腹部疼痛和阴道流血。在剖宫产的过程中有胎盘早剥的证据，脐带动脉血 pH 值为 6.9。最终孩子状况良好。

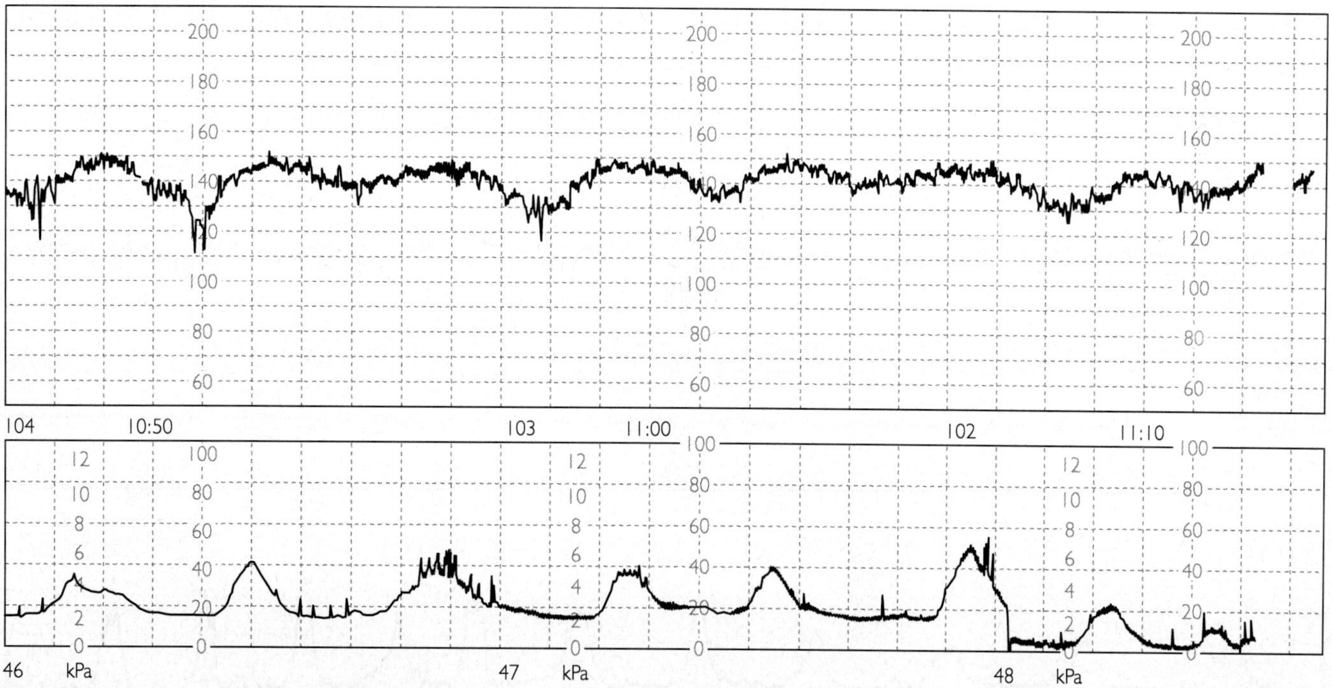

图 12.12　晚期减速的波形持续变浅。基线心率为 150 次 / 分钟。2 小时后有末期的心动过缓，这在胎心产力描记图中没有被记录到。最终为死产。

行剖宫产的可能。

在第二产程中，胎儿的 pH 值会下降得更为迅速[58,113]。如果在长时间的心动过缓中 pH 值每 10 秒钟下降 0.1，就必须迅速完成分娩以避免出生时的酸血症[65]。

脐带血采样

分娩后立即测量脐带血的 pH 值和血气分析，对于指导分娩和胎儿之间的关系是没有价值的。脐带静脉

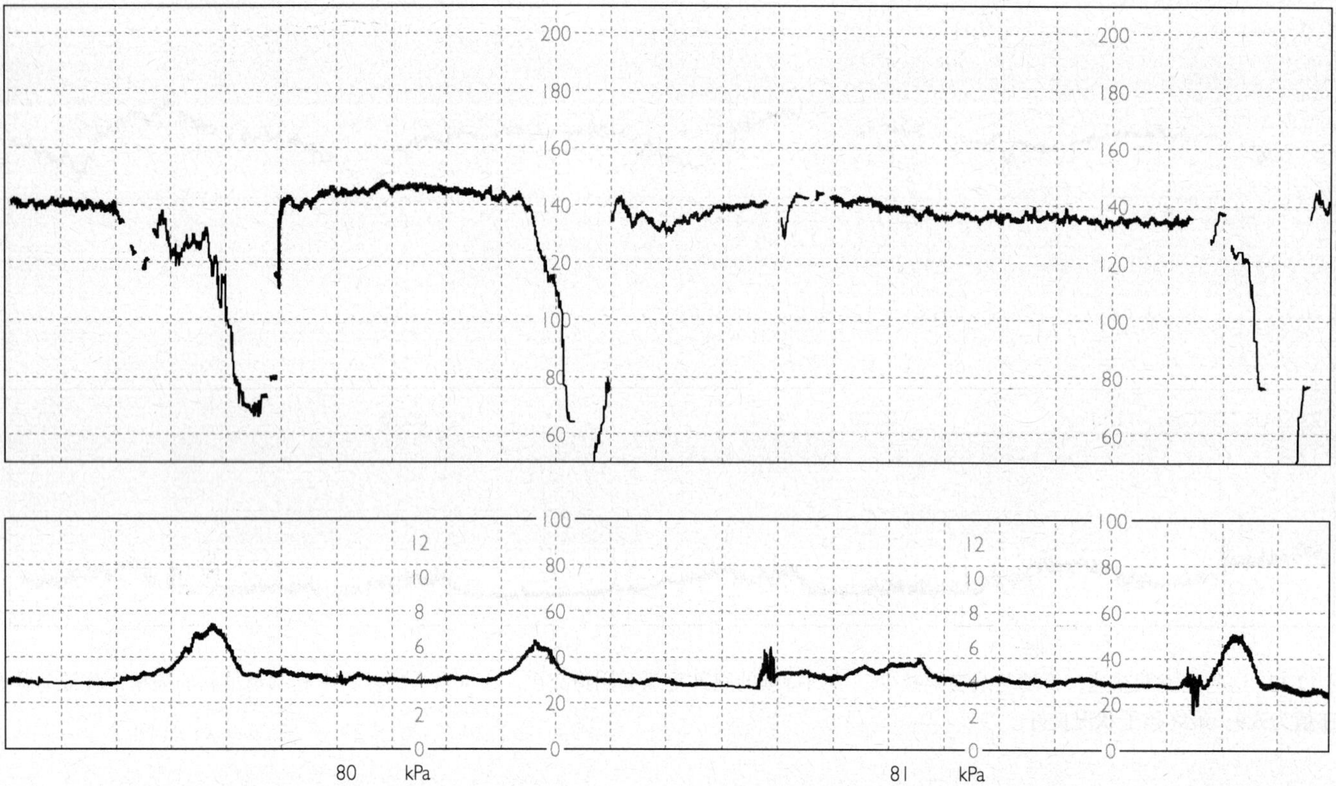

图 12.13 这是晚期减速伴随有基线变异的减小。分娩前一天母亲没有任何胎动的感觉。她仅仅在分娩早期有胎动感觉，没有进行胎儿血样检查。在剖宫产过程中发现胎粪稠厚，婴儿的出生体重为 2.4kg。脐带血 pH 值正常，孩子情况良好。

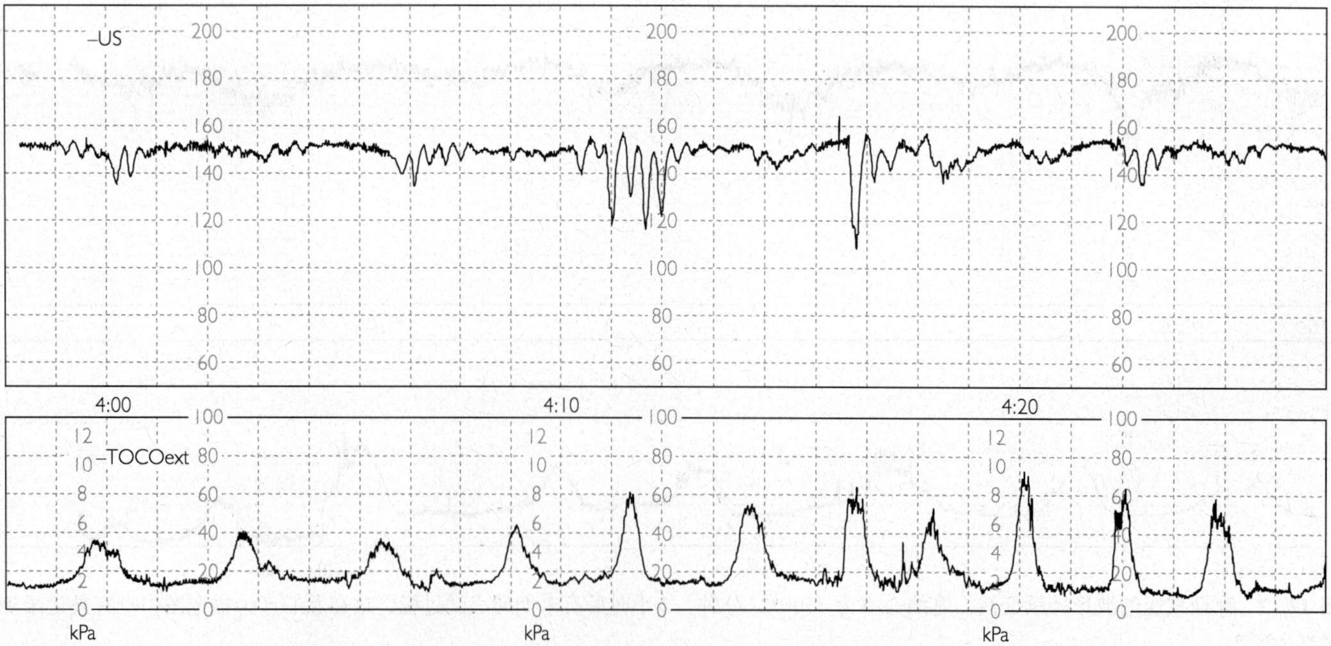

图12.14 一个胎儿-母体出血病例的正弦曲线胎心产力描记图。婴儿出生时的血红蛋白为 8g/dl。

血的价值在于可以提示胎盘氧输送和纠正代谢性酸中毒的效果。脐带静脉血氧饱和度和 pH 值有着较高的价值，可以代替脑血氧含量。脐带动脉血气分析可以显示胎儿对于分娩的反应，可以反映供应下半身血液的酸血症的变化程度[113]。胎儿对于分娩的适应程度是很大的。在一项研究中[52]，有超过 15 000 名的足月新生儿 5 分钟的 Apgar 评分为 7 分或更高，脐带动脉血 pH（UApH）的中位数为 7.26，第 2.5 百分位数为 7.1。脐带动脉血血气分析的正常值见表 12.3。如果有压迫脐带的因素，脐带动脉血和静脉血的 pH 值就可能有明显的差异，因此重要的是同时采集动脉和静脉血样。用正常范围来定义正常健康新生儿的“生理性酸血症”。实际上，足月儿的脐带动脉血 pH 值高于 7.05 与低 Apgar 评分[42]或神经发育不良结果[35]没有明显关联。健康出生婴儿能够自行迅速纠正这样的严重酸血症，这与生后 1 小时低的 $PaCO_2$ 有关[114]。

早产儿（小于 32 孕周）UApH 值（脐带动脉血 pH 值）的分布是不对称的，其中位数为 7.25（6.78～7.49），均数(SD)是 7.23。有胎龄越小 UApH 就越低的趋势。在对早产儿的其他危险因素进行校正之后，UApH 与新生儿死亡、脑瘫和 1 岁的发育商数没有明显的关联。虽然如此，UApH 的测定仍可为儿科医师提供有用的信息。

表12.1 国家临床优化研究所对胎儿心率特征的分类

特征	基线值(bpm)	变异值(bpm)	减速	加速
可靠	110~160	≥5	没有	有
不可靠	100~109 或 (161~180)	<5 且 ≥40 但<90min	早期或变异 或延长 1 次(<3min)	
异常	<100 或>180 或 正弦曲线(≥10min)	<5 且≥90min	不典型的变异或晚期 延长 1 次(>3min)	

表12.2 国家临床优化研究所对胎儿心率图线的分类

种类	定义
正常	其胎心产力描记图有属于“可靠”分类的 4 种特征
可疑	其胎心产力描记图有属于“不可靠”分类特征中的一种（其余特征都属于“可靠”分类）
病理	其胎心产力描记图有属于“不可靠”分类特征中的 2 种或以上，或属于“异常”分类中的 1 种或以上

表12.3 脐带血气分析正常值（5分钟Apgar评分为≥7的足月儿）[52]

	均值	标准差	第 2.5 百分位数
UA pH	7.26	0.07	7.10
$UAPCO_2$(mmHg)	53	10	35
$UAPO_2$(mmHg)	17	6	6
UA BE(mEq/l)	–4	3	–11
UV pH	7.34	0.06	7.20
$UVPCO_2$(mmHg)	41	7	28
$UVPO_2$(mmHg)	29	7	16
UV BE(mEq/l)	–3	3	–8

BE：碱剩余；UA：脐动脉；UV：脐静脉。

婴儿分娩

这一部分涵盖了早产儿和足月儿的分娩。我们将讨论特殊分娩方式的常见指征、有效分娩的医疗干预和影响新生儿的潜在并发症。

足月儿

大多数足月儿都可以在助产士的帮助下自然分娩。在英格兰和威尔士，2000/2001 年的自然分娩率为 67% [119]，而手术阴道分娩率保持在 11%，剖宫产率有所增加[119]。2000/2001 年，英格兰和威尔士的全国剖宫产率是 21.5%[119]，而 1985 年为 10.4%[80]。目前全国剖宫产率与美国和意大利相同[121]。

现在概述剖宫产、器械分娩和足月儿分娩的适应证，尤其是有关的潜在胎儿并发症。也将分别讨论臀先露和多胎妊娠的处理方法。

剖宫产分娩

选择性剖宫产的适应证是多样的。据最近的全国统计[119]，英格兰和威尔士有 37%的剖宫产病例为选择性剖宫产。临床医师所引用的最常见适应证为有剖宫产的既往史和臀先露[119]。这与其他国家的研究相一致[90,121]。应产妇要求而进行选择性剖宫产有日益增加的趋势，但只是手术分娩人群中的一小部分[119]。选择性剖宫产中有少数为绝对性适应证，如大部分胎盘前置或位置异常，胎儿不能安全进行阴道分娩。如果为了触及胎儿而不得不破坏胎盘完整性，便有胎儿贫血的危险。臀先露一般强烈推荐剖宫产。在母亲有 HIV 感染的情况下，有证据表明剖宫产可以在一定程度上保护婴儿不受到垂直传播的危害[93]，而这也是发达国家最常见的处理模式。同样，有生殖器单纯疱疹感染症状的足月妊娠也是剖宫产的适应证。目前所知复发性疾病对胎儿造成的危险性较低[100]，如果分娩过程中有活动性损害和医院破膜小于 4 小时，唯一的选择就是剖宫产。

选择性剖宫产被广泛认为可以保护胎儿处于良好的状况，并且选择性剖宫产婴儿的癫痫发生率非常低，但也并不总是这样。母亲由于局部麻醉出现低血压，伴或不伴有主动脉-腔静脉压迫，会减少胎盘灌注并导致急性胎儿缺氧[72]。没有经过正常的产道压迫的胎儿，其呼吸道并发症的发生率会增加，如新生儿一过性呼吸急促和新生儿透明膜病。新生儿呼吸道发病率的危险与选择性剖宫产时的胎龄有关[87]。由于这个原因，选择性剖宫产应该在孕 39 周后施行。

急诊剖宫产的适应证是胎儿窘迫或分娩没有进展。根据推测的病因和问题的严重程度来决定剖宫产的紧急性。这些信息对儿科医师通常是有用的。假设胎盘早剥的病例出现了胎儿窘迫的症状，数据显示早期剖宫产较尝试阴道分娩更能明显改善围生期的结果[96]。严重的胎儿出血[43]和新生儿一过性凝血障碍[46]都有所报道，然而对于胎儿主要的危险是缺氧缺血性脑病。

器械阴道分娩

其适应证一般是胎儿窘迫、第二产程延迟或母亲虚脱。偶尔会推荐“选择性”器械阴道分娩，如某些有先天性或获得性心脏病的孕妇，当分娩的“推进”活动可能会使母体虚脱，既可以采用产钳牵引，也可以用真空胎头吸引。真空胎头吸引的运用有增加的趋势，最近的研究[62,117]显示该方法的母体外伤和长期疾病都要少于产钳牵引。总体上，胎儿并发症的发生率与用其他器械相同，然而，根据所用的方式不同，潜在的伤害种类也有所变化。真空胎头吸引可能会合并头颅血肿、帽状腱膜下血肿（见第 41 章第 3 部分）和浅表头皮损伤，有一项研究显示还会出现视网膜出血[33]。然而，产钳更常引起颅面部的损伤，如擦伤、颅骨线状骨折、脑幕撕裂和面神经瘫痪。产钳牵引与真空胎头吸引相比较，需要光疗的黄疸婴儿人数没有明显差异。不少关于足月儿进行真空胎头吸引分娩的长期研究显示没有精神发育迟缓和脑瘫发生率的增加，在其他方面与产钳牵引分娩也没有任何差别[10,13]。然而，需要强调的是由于现在不再使用创伤较大的器械分娩（产钳牵引和真空胎头吸引），所以严重的胎儿损伤现在较为罕见，对于有潜在危险的分娩可以施行剖宫产。虽然自然阴道分娩可能合并出现肩难产，但器械分娩更可能出现这种情况。

肩难产

在所有的出生婴儿中，肩难产的发生率约为 1%。肩难产会快速进展为胎儿缺氧，所以是一种产科急症。虽然大多数病例都出现于体重小于 4500g 的胎儿，但是主要的危险因素还是巨大胎儿[44]。其他危险因素包括母亲糖尿病、有肩难产的既往史和第二产程延迟。不幸的是，目前没有可靠的方法在产前预知肩难产。对于较大的胎儿，超声评估胎儿体重的误差较大。即使怀疑为巨大胎儿常规也不推荐采用剖宫产分娩。实际上，剖宫产并不能防止“肩难产”问题的出现。

许多巨大胎儿可采用快速分娩出肩部，这样所有的产科医师和助产士都应该受到过“肩难产操作”的正规训练。偶尔有必要故意使胎儿锁骨骨折以利于胎儿娩出。对于胎儿颈部过度的牵引可以导致臂丛损伤（多为 Erb 麻痹），大部分都可以自然恢复。虽然，Erb 麻痹（见第 38 章）的发生率在肩难产的病例中较高，但是那些真正的 Erb 麻痹与产伤没有关系。通常肩难产最严重的结果是由于胎儿身体延迟娩出而导致严重的胎儿缺氧。

引产

引产的最常见适应证是过期妊娠，指的是妊娠时间从末次月经到预产期超过 42 周[40]。如果孕妇在妊娠早期进行超声检查，那么过期妊娠的发生率就会小于 5%[34,60]。虽然很小，但是在孕 42 周以后，围生期死亡率就有增加的危险[3,23]。这可能是子宫胎盘功能不全和羊水过少发生率增加的原因。即使是自然分娩而非器械分娩，由于过期妊娠会导致缺氧、肩难产和产伤，所以其围生期发病率会增加[3]。常规引产的策略是在不增加剖宫产率的前提下，减少孕 41 周以后的围生期死亡率。因此在预产期后的 8～14 天就对孕妇进行引产[89]。如果进入减退期，就应该进行超声检查以评估羊水量和胎儿大小。如果存在羊水过少和 IUGR 而胎儿健康，就应该强烈提倡引产。如果超声检查结果正常，孕 42 周后按照惯例开始常规的 CTG 监测。当 CTG 监测结果出现异常就要快速进行医疗干预，通过这样的监护，过期妊娠的围生期结果会有所改善[31,32]。

孕 41 周前也可能有引产的适应证。一般控制原则是有利于胎儿和母亲的健康。举一个例子，对于单独存在的严重胎儿 IUGR 和母亲出现先兆子痫或合并有 IUGR 的轻度先兆子痫病例，可以采用引产的分娩方式。

引产的方法有很多种。人工破膜和催产素刺激都已经讨论过了。最常用的，尤其与“不利的”宫颈条件相称的选择方法是前列腺素(PG)E_2 凝胶剂或阴道栓剂。对于引产“有利的”宫颈条件可以通过阴道检查并做出 Bishop 评分。宫颈评估的 4 项参数为扩张度、长度和坚固度、宫颈外口位置和胎儿先露部分的位置。每项参数的分数为 2 分，评分后相加得出总分。Bishop 评分为 7 分和更高一般就认为是“有利的”宫颈条件，可以考虑人工破膜。

阴道用前列腺素 E_2 凝胶剂 / 阴道栓剂的潜在胎儿并发症是继发于子宫过度刺激性的胎儿窘迫。子宫过度刺激是医源性的，是对外源性催产素的一种不适当的子宫肌层反应，子宫肌层的超敏反应或过量用药刺激是导致子宫过度刺激的原因。子宫过度刺激可以导致子宫静息宫内压力升高（张力过高）或收缩过于频繁（心动过速；10 分钟≥6 次收缩）。此外，胎儿不易从子宫活动的急性缺氧应激中恢复过来，随后就会出现 CTG 异常（晚期减速）。另一种是米索前列醇，它是一种比较便宜和较易储存的 PGE_1 拟似药，由于其过度刺激的发生率比 PGE_2 要高，所以在英国该药不常规用于引产。

臀先露

直到现在，足月儿臀先露的处理尚存有强烈的争议。许多早期评估阴道臀位产胎儿的发病率和死亡率研究结果都较差。这些研究大部分是回顾性地简单比较臀位产和头位产的胎儿[2]。延续了 10～15 年的观念转变了，认识到臀先露本身可能就是一个不好的征兆[59]。此外，还认识到可能会合并有胎儿畸形[19,73]。阴道臀位产可以带来脐带压迫 / 脐带脱垂和分娩时手臂伸开的危险，使得胎儿头部很难娩出，这样的危险性约有 1%～2%[20,41]。

关于足月儿臀先露娩出方式的争议最终在 2000 年被足月儿臀位产试验小组确定[49]。这是一项对于臀先露妊娠的随机试验，比较了计划性剖宫产分娩与计划性阴道分娩之间的差异。它涉及 26 个国家的 121 个中心，包含了 2088 名孕妇的单个、屈曲或伸展的臀位胎儿。其最主要的结果是围生期死亡率、新生儿死亡率和严重的新生儿发病率，并且有目的地对治疗进行了分析。计划性剖宫产分娩组的所有这三项结果都明显低于计划性阴道分娩组（相对危险为 0.33，95%可信区间为 0.19～0.56），此外两组间严重的母体并发症相似。因此，现在英国大部分临床医师对足月臀先露的妊娠都推荐选择剖宫产。仍然有一些不可避免的阴道分娩，如到第二产程才发现的未被诊断的臀位胎儿或者是母亲自己选择的结果。现在对于临床医师的挑战是在阴道臀位分娩的机会逐渐减少的情况下，怎样保持和传授阴道臀位分娩的技术。

对于足月臀位胎儿，可用于选择的治疗策略是在产前通过外部的操作（外回转术，EVC）来尝试使先露部位转变成为胎儿头部。有很好的证据表明 EVC 可以减少60%的非头位分娩[54]，此外子宫收缩抑制可以减少该方法的失败率[55]。但是，足月儿臀位产试验小组的研究中[49]，几乎有80%的志愿者没有尝试EVC方法。所有的产科医院都应该向可以选择剖宫产的足月臀位妊娠孕妇普遍提供EVC方法。EVC所带来的胎儿心动过缓和胎儿向母体出血的危险性较小[1]。

多胎妊娠

多胎妊娠的分娩模式也仍存有争议。选择性剖宫产是三胎妊娠和高胎次妊娠最常用的方法[21,76]，虽然没有随机研究来支持这种阴道分娩的方法。双胎妊娠的计划分娩模式受胎先露的影响。最常见的是头对头，多数产科医师通常会建议阴道分娩[15,17,102]。当第一个双胎的先露是臀部，那么剖宫产是最常用的方法[17]。但是证据有限，在足月儿臀位产试验小组的研究中都是单胎妊娠[49]，许多临床医师都在多胎妊娠方面寻求更多的数据。对于第一头位–第二非头位的双胎先露，普遍的看法是分别以理想的分娩方式进行处理。有些会施行剖宫产，相信这种方法可以减少第二个胎儿的新生儿死亡率和发病率。其他一些医师提倡进行认真的胎儿监护，并且必要时进行剖宫产。对于第二非头位双胎的阴道分娩，可以通过在臀位取胎术之前采取外回转术或内回转术的方法来影响分娩。

很清楚，对于理想的双胎分娩模式方面还有很多未被解决的问题。最近有研究提出由于阴道分娩的缘故，足月双胎中第二个的娩出比第一个危险性更高[109]，而与第二个胎儿的先露方式无关。然而，这是一个回顾性群组研究，它的结果可能受到这种类型研究设计的潜在偏移和限制的影响。为了说明这种情况，足月儿臀位妊娠试验小组目前正在进行“足月双胎分娩试验”[49]。该试验的研究设计与前一个研究相同，其结果很有希望会为足月双胎妊娠分娩模式提供一个明确的答案。

其他高危胎儿

脐带脱垂引起的胎儿心动过缓会导致胎儿酸血症迅速进展。产科处理是加速分娩。然而，脐带应该被重新放置于母亲阴道的温暖环境中以减少脐带痉挛，此外先露部位应该提出骨盆以减少脐带受压。倘若在脐带脱垂之前胎儿状况良好，并且胎儿随后被快速娩出，那么新生儿就会快速地复苏。

子宫破裂是另外一个产科急症，会快速危及胎儿。它特有地发生于经产妇女，尤其是有子宫瘢痕和子宫刺激（如用催产素）。典型的临床症状和体征是严重的疼痛（会被硬膜外麻醉掩盖）、子宫收缩停止、产时出血和血尿。早期警示征兆可以在胎心产力描记图上看到。因此，对有剖宫产既往史的孕妇建议使用持续电子胎儿监护。此外，这种急性缺氧对胎儿造成的结果取决于分娩的速度和子宫破裂前胎儿的状况。

最后，在罕见的母亲心跳 / 呼吸骤停的情况下，通常会在迅速使胎儿娩出的同时对母亲进行复苏抢救。妊娠晚期子宫对肺膨胀和主动脉–腔静脉的生理性压迫效应会使母亲心肺复苏变得尤其困难。如果紧急复苏5分钟后母亲的状况没有明显改善，就建议进行快速胎儿娩出。尽管如此，最后母亲和胎儿的结果一般都较差。母亲心脏呼吸停止的潜在原因有多种，如羊水栓塞、肺栓塞、心肌梗死、严重的脑血管意外、低血容量等。

早产婴儿

足月的定义是完成37周的妊娠。早产儿的分娩模式受胎龄、胎儿和母亲的状况以及母亲是否已经自发发动了早产分娩的影响。因此很难制定普遍化的分娩模式，需要和父母讨论后根据个体情况决定。对于臀先露和多胎妊娠的理想分娩模式，早产分娩没有足月分娩那样容易制定。不幸的是，臀先露的胎儿有着较高的早产率[50]，胎儿会在相对大容量的羊水中移动。多胎妊娠的每种妊娠并发症危险性都很高，包括早产。

慢性子宫胎盘功能不全的产前诊断和它的重要性在前面已经讨论过了。如果胎儿在产前就表现出受到危害的征象（如在异常的超声检查基础上出现异常CTG），那就不需要考虑太多而选择剖宫产。像这样的胎儿不可能长时间地耐受由于每次子宫收缩时胎盘灌注减少而导致急性缺氧的应激。然而，如果产前CTG保持正常，那么处理方法就依赖于胎龄。对于预期早产的病例，要每天进行CTG，每周进行超声检查以评估羊水量和进行多普勒分析，由于胎儿有未成熟的危险，所以要每两周测定一次胎儿的大小以评估生长发育情况是否适合分娩。其目的是量化评估慢性胎盘问题。情况迅速恶化或者出现异常的CTG都应该迅速予以剖宫产进行分娩。如果胎儿保持无危害的状态，可以在孕38周时进行引产。

IUGR可能有基础原因。母亲先兆子痫，尤其是情况严重和早期发作的时候，通常会引起慢性子宫胎盘功能不全。胎盘前置会引起反复的少量产前出血，并引起 IUGR[120]。然而，对于新生儿主要危险来自于早产本身。并不奇怪，早期的妊娠中低置胎盘较为常见，随着妊娠晚期子宫下段的形成，通常可以看到胎盘的位置有明显变化[16]。有一部分需要立即分娩的早产胎盘早剥的病例合并生长发育受限[53]。胎盘早剥对胎儿的影响取决于胎盘剥离的程度和在胎盘剥离前的胎盘情况。此外，在某些情况下，即使胎儿状况良好，母亲的有些情况也是早期分娩的适应证。

剖宫产分娩对非常早产的婴儿可能会涉及“非低位”的子宫切口，这些病例更容易使以后的妊娠受到影响，有可能出现子宫破裂。由于会增加严重胎儿外伤的危险，一般避免进行 FBS 检查。由于相同的原因，在胎龄低于 34 周的妊娠中不使用真空胎头吸引术。对于先露为胎头的病例，进行会阴切开的选择性产钳术（以前认为对胎头有保护作用）没有太大帮助[67]。

早产分娩

早产分娩存在着许多诱发因素，但是通常无法确认一个根本的原因。早产前胎膜早破（PPROM）、胎膜炎症、羊水过多和产前出血都是导致早产的病理情况。产前出血前面已经简要地讨论过了。羊水过多可能与母亲糖尿病有关，由于胎儿暴露于高糖中，胎儿会反应性地出现多尿症。也可能早产巨大胎儿继而增加了肩难产的危险性[85]。胎儿畸形，如胎儿中枢神经系统和胃肠道畸形（可以造成胎儿吞咽功能障碍），以及胎儿水肿也可导致羊水过多。羊水过多会引起羊膜内压力的异常升高，这也是 PPROM 的诱因。

早产胎膜早破

早产胎膜早破的诊断是以母亲的病史、可见的液体、羊水过少的临床和超声证据为基础的。此外，PPROM 的原因与产科医师和新生儿医师都有关系。常见的病因包括羊水过多、胎膜炎症、有创检查（如羊膜腔穿刺术）、母亲尿路感染和宫颈功能不全。应该尽可能地治疗其根本原因。之后的处理一般是保守治疗，除非出现胎儿和母亲情况的恶化。早产的危险要高于最常见的并发症，如胎膜炎症[68]。不幸的是，临床上很难探察到它的早期阶段，并且目前还没有确诊意义的检查。脐带脱垂和胎盘早剥都可能发生。

胎膜炎症可以由多种阴道病原体引起。一旦胎膜破裂，病原体就容易进入羊膜腔。B 组溶血性链球菌是一种特殊的病原菌，它可以导致严重的新生儿疾病，也是早产的主要原因。产时给予抗生素（即使在足月分娩时）可以明显减少新生儿结肠炎、败血症和死亡的发生[9,30,86]。决定性的问题在于孕妇应该接受治疗。研究显示短暂的和间断携带者是很常见的[2]，并且产前筛查对产时情况的预知比较差[7]。不幸的是，没有快速评估的方法。关于细菌性阴道炎可能是早产的一个偶然性因素正在研究中[51]。

有证据表明感染是 PPROM 和早产非常严重的因素，最终开始了一个大型、随机、多中心的试验，它被称为 ORACLE（抗生素在缩短分娩和早产中作用的观察）[70,71]。ORACLE Ⅰ[70]针对有 PPROM 的妇女，显示母亲口服红霉素对于新生儿有很大的好处，如延迟分娩和减少呼吸道、脑部感染的发病率。阿莫西林／克拉维酸是另一种研究的药物，由于其会合并坏死性小肠结肠炎，因此不被推荐使用。因此 PPROM 的孕妇应常规口服红霉素。然而，ORACLE Ⅱ[71]针对的是有先兆早产而没有 PPROM 的孕妇。没有证据表明运用预防性抗生素对孕妇有帮助。因此对自然分娩而没有任何临床感染证据的早产孕妇不应该常规予以抗生素。

早产分娩经常过度诊断，因此子宫收缩前的宫颈变化必须有一个诊断标准。实际上近年的研究兴趣集中于辨别即将早产的先兆早产孕妇和那些自发子宫收缩的孕妇。这使治疗的重点放在那些真正需要治疗的患者。最初关于探察宫颈阴道分泌物中的胎儿纤连蛋白的研究是很有前途的[39,88]。然而，近来更多的研究工作[74,82]显示胎儿纤连蛋白测试对早产的阳性预测价值相对较差（36%～50%），但却有较好的阴性预测价值（91%～98%）。因此胎儿纤连蛋白测试的作用还需要充分的论证，目前在临床上没有常规应用。

先兆早产的抑制分娩治疗（保胎）

早产分娩病例的即刻分娩提示有胎儿和母亲的原因（如胎盘早剥）。由于宫内存在的因素要比胎儿未成熟更不利（如明显的胎膜炎症），因而有时不管胎龄的时间而允许孕妇继续分娩。然而，大部分病例处理都要依赖于胎龄的大小而决定。以前，抑制分娩的治疗被长期而广泛地应用。自从认识到抑制分娩会产生严重的不良作用，现在仅用于可能有益的病例中。无论阻止分娩是否成功，孕 34～37 周分娩的新生儿发病率没有变化[36]，并且现在有理由认为孕 34 周以后的孕妇需要抑制分娩。然而，抑制分娩对于孕25～34周的妊娠有一定的作用。总之，Keirse等人[67]的15项研究数据证明β拟交感药物的治疗有较低的早产发生率。抑制分娩的真正价值在于通过母亲的皮质类固醇药物治疗使胎儿肺部有充分的时间发育成熟。

先兆早产的产前类固醇治疗

孕妇的皮质类固醇治疗始于1972年，在早产中的应用获得了广泛认可[75]。Crowley等人的12项对照试验数据证实皮质类固醇可以全面减少新生儿透明膜病，并且能减少新生儿呼吸道疾病的发病率[26]。同时减少胚胎生发基质-脑室内出血（GMH/IVH）、坏死性小肠结肠炎和新生儿死亡的发生。最近的一项产前皮质类固醇治疗随机试验的荟萃分析证实了该药的优点[24]。最初的试验没有证据显示该药对母婴有短期和长期的副作用，这使它们应用于许多预期早产的病例中，如严重的IUGR。然而，类固醇用于这类情况的治疗效果还没有充分的数据支持。实际上，在高胎次多胎妊娠中进行每周的类固醇治疗没有科学依据。类固醇也被频繁地用于临床评估孕28～34周之外的病例中。

令人担心的是关于产前长期使用类固醇对婴儿有害的证据日益增多[66]。基于动物试验和一些临床患者数据，反复的产前给药可以导致胎儿出生时体重下降、胎儿脑部和其他脏器的大小减少，并有异常神经发育。糖皮质激素类型、分娩途径、服药时间和治疗过程的非标准化对之前的研究有影响。其潜在的不良结果可能存在与类固醇剂量相关的效应。

因此，现在产科医师通常应该减少对单一病程在产前予以类固醇的重复给药治疗，除非有临近早产的危险。这是最近新版的RCOG指南推荐的治疗方针[98]。现在不主张在出现胎动后给予每周类固醇针剂并持续到妊娠晚期的常规治疗方法。

当有进行抑制分娩治疗的适应证时，就应该尽可能地持续用药48小时以达到类固醇的最佳疗效。有很多接受类固醇治疗的病例，其中一些对胎儿的副作用与新生儿学专家有关。β拟交感类药物（如利托君和沙丁胺醇）可以穿过胎盘屏障而引起胎儿心动过速，偶有其他的一些对胎儿心脏的不良作用，这些药物可能已经对胎儿产生严重的伤害[37,67]。母体高血糖可能会导致棘手的新生儿低血糖，但是还没有发现长期的不良作用。

另一方面，前列腺素合成酶抑制剂（如吲哚美辛）可能会对新生儿造成较严重的后果。其主要问题是引起动脉导管提前关闭和收缩，同时也减少了胎儿的尿液排出，该药导致羊水过少。坏死性小肠结肠炎、回肠穿孔和新生儿GMH/IVH也曾有报道[81,94]。因此现在吲哚美辛的应用不多，正在研究选择性环氧合酶(COX)Ⅱ抑制剂。阿托西班（atosiban），一种催产素拮抗药，虽然价格昂贵，但由于它没有母体副作用，现在正被用于抑制分娩。然而，所有的新生儿专家意识到没有必要用抑制分娩药物来延迟早产的分娩。

结论

胎盘是胎儿在宫内生存数月的“生命线”。虽然在分娩时会出现许多突发的变化，但是孩子适应宫外生存条件的能力不可避免地会受到出生前情况的影响。新生儿医师正在学习、了解目前对于胎儿病理生理学的知识，获得对其评估和治疗的能力。本章概述了这方面主要内容，但是现在仍有一些问题未解决。

参考文献

1. Alexander L, Newton J 1969 Acute renal failure after attempted external cephalic version. Journal of Obstetrics and Gynaecology of the British Commonwealth 76: 711–712
2. Anthony B F, Okada D M, Hobel C J 1978 Epidemiology of group B streptococcus: longitudinal observations during pregnancy. Journal of Infectious Diseases 137: 524–530
3. Bakketeig L, Bergsjo P 1989 Post-term pregnancy: magnitude of the problem. In: Chalmers I, Enkin M, Keirse M J N C (eds) Effective care in pregnancy and childbirth I. Oxford University Press, Oxford, pp 765–775
4. Beard R W, Filshie G M, Knight C A, Roberts G M 1971 The significance of the changes in the continuous fetal heart rate in the first stage of labour. Journal of Obstetrics and Gynaecology of the British Commonwealth 78: 865–881
5. Beeby P J, Elliott E J, Henderson-Smart D J, Rieger I D 1994 Predictive value of umbilical artery pH in preterm infants. Archives of Disease in Childhood 71: F93–F96
6. Borell U, Fernström I, Ohlson L, Wiqvist N 1965 Influence of uterine contractions on the uteroplacental blood flow at term. American Journal of Obstetrics and Gynecology 93: 44–57
7. Boyer K M, Gadzalla C A, Kelly P D, Burd L I, Gotoff S P 1983 Selective intrapartum chemoprophylaxis of neonatal group B streptococcal early-onset disease. II Predictive value of prenatal cultures. Journal of Infectious Diseases 148: 802–809
8. Boyer K M, Gotoff S P 1986 Prevention of early-onset neonatal group B streptococcal disease with selective intrapartum chemoprophylaxis. New England Journal of Medicine 314: 1665–1669
9. Boylan P C 1991 Liquor assessment: meconium and oligohydramnios. In: Spencer J A D (ed) Fetal monitoring. Oxford University Press, Oxford, pp 133–137
10. Byre I, Dahlia K 1974 The long term development of children delivered by vacuum extraction. Developmental Medicine and Childhood Neurology 16: 378–381

11. Caldeyro-Barcia R, Mendez-Bauer C, Poseiro J J et al 1966 Control of human fetal heart rate during labor. In: Cassels D E (ed) The heart and circulation in the newborn and infant. Grune & Stratton, New York, pp 7–36
12. Caldeyro-Barcia R, Schwarcz R, Belizan J M et al 1974 Adverse perinatal effects of early amniotomy during labor. In: Gluck L (ed) Modern perinatal medicine. Mosby Yearbook, Chicago, pp 431–439
13. Carmody F, Grant A, Mutch M, Vacca A, Chalmers I 1986 Follow up of babies delivered in a randomized comparison of vacuum extraction and forceps delivery. Acta Obstetricia et Gynaecologica Scandinavica 65: 763–766
14. Cerevka J, Scheffs J S, Vasicka A 1970 Shape of uterine contractions (intra-amniotic pressure) and corresponding fetal heart rate. 1 Spontaneous and oxytocin induced labours. Obstetrics and Gynecology 35: 695–703
15. Cetrulo C L 1986 The controversy of mode of delivery in twins: the intrapartum management of twin gestation. Seminars in Perinatology 10: 39–40
16. Chapman M G, Furness E T, Jones W R, Sheat J H 1989 Significance of the location of placenta site in early pregnancy. British Journal of Obstetrics and Gynaecology 86: 846–848
17. Chervenak F A, Johnson R E, Youcha S, Hobbins J C, Berkowitz R L 1985 Intrapartum management of twin gestation. Obstetrics and Gynecology 65: 119–124
18. Chew F T, Drew J H, Oats J N, Riley S F, Beischer N A 1985 Nonstressed antepartum cardiotocography in patients undergoing elective Cesarean Section – fetal outcome. American Journal of Obstetrics and Gynecology 151: 318–321
19. Collea J V, Rabin S C, Weghorst G R et al 1978 The randomised management of term frank breech presentation: vaginal delivery versus caesarean section. American Journal of Obstetrics and Gynecology 134: 186
20. Collea J V, Chien C, Quilligan E J 1980 The randomised management of term frank breech presentation: a study of 208 cases. American Journal of Obstetrics and Gynecology 137: 233–239
21. Collins M S, Bleyl J A 1990 Seventy one quadruplet pregnancies: management and outcome. American Journal of Obstetrics and Gynecology 162: 1384–1392
22. Confino E, Gleicher N, Elrad H, Ismajovich B, David M P 1985 The breech dilemma: a review. Obstetrics and Gynecology Survey 40: 330–337
23. Crowley P 1989 Post-term pregnancy: induction or surveillance? In: Chalmers I, Enkin M, Keirse M J N C (eds) Effective care in pregnancy and childbirth 1. Oxford University Press, Oxford, pp 776–791
24. Crowley P 2004 Prophylactic steroids for preterm birth. In: Cochrane database of systematic reviews (complete reviews), issue 1. DOI 10.1002/14651858.CD000065. Update Software, Oxford
25. Crowley P, O'Herlihy C, Boylan P 1984 The value of ultrasound measurement of amniotic fluid volume in the management of prolonged pregnancies. British Journal of Obstetrics and Gynaecology 91: 444–448
26. Crowley P, Chalmers I, Keirse M J N C 1990 The effects of corticosteroid administration before preterm delivery: an overview of the evidence from controlled trials. British Journal of Obstetrics and Gynaecology 97: 11–17
27. Department of Health 1993 Changing childbirth: Parts I and II. HMSO, London
28. Department of Health and Social Security 1994 Report on confidential enquiries into maternal deaths in the United Kingdom 1988–1990. HMSO, London.
29. Royal College of Obstetrics and Gynaecology 2001 Why mothers die 1997–1999. The Confidential Enquiries into Maternal deaths in the United Kingdom. RCOG Press, London
30. Easmon C S F, Hastings M J G, Deeley J, Bloxham B, Rivers R P A, Marwood R 1983 The effect of intrapartum chemoprophylaxis on the vertical transmission of group B streptococci. British Journal of Obstetrics and Gynaecology 90: 633–635
31. Eden R D, Gergely R Z, Schifrin B S, Wade M A 1982 Comparison of antepartum testing schemes for the management of postdate pregnancy. American Journal of Obstetrics and Gynecology 144: 683–692
32. Eden R D, Seifert L S, Kodack L D, Trofatter K F, Killam A P, Gall S A 1988 A modified biophysical profile for antenatal fetal surveillance. Obstetrics and Gynecology 71: 365–369
33. Ehlers N, Jensen I K, Hansen K B 1974 Retinal haemorrhages in the newborn – a comparison of delivery by forceps and by vacuum extractor. Acta Ophthalmologica 52: 73–82
34. Eik-Nes S H, Okland O, Aure J C, Ulstein M 1984 Ultrasound screening in pregnancy: a randomised controlled trial. Lancet 1: 1347
35. Fee S C, Malee K, Deddish R, Minogue J P, Socol M L 1990 Severe acidosis and subsequent neurological status. American Journal of Obstetrics and Gynecology 162: 802–806
36. Fox J F, McCaul R W, Martin W E, Roberts W E, McLaughlin B, Morrison J C 1992 Neonatal morbidity between 34–37 weeks gestation. American Journal of Obstetrics and Gynecology 166: 360–363
37. Friedman D M, Blackstone J, Hoskins I 1992 Adverse fetal cardiac effects of oral ritodrine tocolysis. 12th Annual SPO Meeting No. 17. American Journal of Obstetrics and Gynecology 166: 326
38. Friedman E A 1954 The graphic analysis of labor. American Journal of Obstetrics and Gynecology 68: 1568–1575
39. Garite T J 1991 Oncofetal fibronectin in cervico-vaginal secretions is highly predictive of preterm delivery. American Journal of Obstetrics and Gynecology 164: 259–260
40. Gibb D 1984 Prolonged pregnancy. In: Studd J W W (ed) The management of labour. Blackwell Scientific, Oxford, pp 108–122
41. Gimovsky M L, Petrie R H 1989 The intrapartum management of the breech presentation. Clinics in Perinatology 16: 976–986
42. Goldaber K G, Gilstrap L C, Leveno K J, Dax J S, McIntire D D 1991 Pathologic fetal acidemia. Obstetrics and Gynecology 78: 1103–1107
43. Golditch I A, Boyce N E 1970 Management of abruptio placenta. Journal of the American Medical Association 212: 288–293
44. Gonen R, Spiegel D, Abend M 1996 Is macrosomia predictable, and are shoulder dystocia and birth trauma preventable? Obstetrics and Gynecology 88: 526–529
45. Grant A, O'Brien N, Joy M T, Hennessy E, MacDonald D 1989 Cerebral palsy among children born during the Dublin randomised trial of intrapartum monitoring. Lancet 2: 1233–1235
46. Green J R 1989 Placenta abnormalities: placenta praevia and abruptio placentae. In: Creasy R K, Resnik R (eds) Maternal-fetal medicine: principles and practice. W B Saunders, Philadelphia
47. Guissani D A, Spencer J A D, Moore P J, Bennet L, Hanson M A 1993 Afferent and efferent components of the cardiovascular reflex responses to acute hypoxia in term fetal sheep. Journal of Physiology 461: 431–449
48. Hammacher K 1969 The clinical significance of cardiotokography. In: Huntingford P J, Hueter K A, Saling E (eds) Perinatal medicine. Georg Thieme, Stuttgart, pp 80–85
49. Hannah ME, Hannah WJ, Hewson SA, Hodnett ED, Saigal S, William AR 2000 Planned caesarean section versus planned vaginal birth for breech presentation at term: a randomised multicentre trial. Term Breech Trial Collaborative Group. Lancet 356: 1375–1383
50. Haughey M J 1985 Fetal position during pregnancy. American Journal of Obstetrics and Gynecology 153: 885–886
51. Hay P E, Lamont R F, Taylor-Robinson D, Morgan D J, Ison C, Pearson J 1994 Abnormal bacterial colonisation of the lower genital tract as a marker for subsequent preterm delivery and late miscarriage. British Medical Journal 308: 295–298
52. Helwig J T, Parer J T, Kilpatrick S J, Laros R K 1996 Umbilical cord blood acid-base state: What is normal? American Journal of Obstetrics and Gynecology 174: 1807–1814
53. Hibbard B M, Jeffcoate T N A 1966 Abruptio placentae. Obstetrics and Gynecology 27: 155–167
54. Hofmeyr GJ 2000 External cephalic version for breech presentation at term. Cochrane Database of Systematic Reviews 2: CD000184
55. Hofmeyr GJ 2002 Interventions to help ECV for breech presentations at term. Cochrane Database of Systematic Reviews 2: CD000184
56. Hon E H 1968 An atlas of fetal heart rate patterns. Harty Press, Newhaven
57. Hoult I J, MacLennan A H, Carrie L E S 1977 Lumbar epidural analgesia in labour: relation to fetal malposition and instrumental delivery. British Medical Journal 1: 14–16
58. Humphrey M D, Chang A, Wood E C, Morgan S, Hounslow D 1974 A decrease in fetal pH during the second stage of labour, when conducted in the dorsal position. Journal of Obstetrics and Gynaecology of the British Commonwealth 81: 600–602
59. Hytten F 1982 Breech presentation: Is it a bad omen? British Journal of Obstetrics and Gynaecology 60: 417–420
60. Ingemarsson I, Heden L 1989 Cervical score and onset of spontaneous labor in prolonged pregnancy dated by second-trimester ultrasonic scan. Obstetrics and Gynecology 74: 102–105
61. Itskovitz J, Goetzman B W, Rudolf A M 1982 The mechanism of late deceleration of the heart rate and its relationship to oxygenation in normoxemic and chronically hypoxemic fetal lambs. American Journal of Obstetrics and Gynecology 142: 66–73
62. Johanson R B 1994 Vacuum extraction versus forceps delivery. In: Cochrane database of systematic reviews: pregnancy and childbirth module No 03256. Update Software, Oxford
63. Johnstone F D, Campbell D M, Hughes G J 1978 Has continuous intrapartum monitoring made any impact on fetal outcome? Lancet 1: 1298–1300

64. Kadar N, Cruddas M, Campbell S 1986 Estimating the probability of spontaneous delivery conditional on time spent in the second stage. British Journal of Obstetrics and Gynaecology 93: 568–576
65. Katz M, Shani N, Meizner I, Insler V 1982 Is end-stage deceleration of the fetal heart ominous? British Journal of Obstetrics and Gynaecology 89: 186–189
66. Kay HH, Bird IM, Coe CL, Dudley DJ 2000 Antenatal steroid treatment and adverse fetal effects: What is the evidence? Journal of the Society for Gynecologic Investigation 7: 269–278
67. Keirse M J N C, Grant A, King J F 1989 Preterm labour. In: Chalmers I, Enkin M, Keirse M I N C (eds) Effective care in pregnancy and childbirth I. Oxford University Press, Oxford, pp 694–745
68. Keirse M J N C, Ohlsson A, Treffers P E, Kanhai H H H 1989 Prelabour rupture of the membranes preterm. In: Chalmers I, Enkin M, Keirse M J N C (eds) Effective care in pregnancy and childbirth I. Oxford University Press, Oxford pp 666–692
69. Keirse M J N C, Trimbos J B 1980 Assessment of antepartum cardiotocograms in high risk pregnancy. British Journal of Obstetrics and Gynaecology 87: 261–269
70. Kenyon S L, Taylor D J, Tarnow-Mordi W 2001 Broad spectrum antibiotics for preterm, prelabour rupture of fetal membranes: the ORACLE I randomised trial. ORACLE Collaborative Group Lancet 375: 979–988
71. Kenyon S L, Taylor D J, Tarnow-Mordi W 2001 Broad spectrum antibiotics for spontaneous preterm labour: the ORACLE II randomised trial. ORACLE Collaborative Group Lancet 375: 989–994
72. Kinsella S M, Spencer J A D 1995 Maternal and fetal cardiovascular effects of epidural analgesia during labour. Contemporary Reviews in Obstetrics and Gynaecology 7: 145–150
73. Lamont R F, Dunlop P D M, Crowley P et al 1983 Spontaneous preterm labour and delivery at under 34 weeks gestation. British Medical Journal 286: 454–457
74. Leeson S C, Maresh M J A, Martindale E A et al 1996 Detection of fetal fibronectin as a predictor of preterm delivery in high risk asymptomatic pregnancies. British Journal of Obstetrics and Gynaecology 103: 48–53
75. Liggins G C, Howie R N 1972 A controlled trial of antepartum glucocorticoid treatment for prevention of the respiratory distress syndrome in premature infants. Pediatrics 50: 515–517
76. Lipitz S, Reichman B, Panet G et al 1989 The improving outcome of triplet pregnancies. American Journal of Obstetrics and Gynecology 161: 1279–1284
77. Lopez-Zeno J A, Peaceman A M, Adashek J A, Socol M L 1992 A controlled trial of a program for the active management of labor. New England Journal of Medicine 326: 450–454
78. Macaulay J H, Randall N R, Bond K, Steer P J 1992 Continuous monitoring of fetal temperature by noninvasive probe and its relationship to maternal temperature, fetal heart rate, and cord arterial oxygen and pH. Obstetrics and Gynecology 79: 469–474
79. MacDonald D, Grant A, Sheridan-Pereira M, Boylan P, Chalmers I 1985 The Dublin randomised controlled trial of intrapartum fetal heart-rate monitoring. American Journal of Obstetrics and Gynecology 152: 524–539
80. MacFarlane A, Mugford M, Henderson J, Furtado A, Stevens J, Dunn A 2000 Obstetric intervention rates by mothers age and parity, NHS hospital births, England and Wales, 1967,1975, 1980, England, 1980, 1985, 1994/5. Birth Counts: Statistics of Pregnancy and Childbirth. The Stationery Office, London, pp 535–536
81. Major C A, Lewis D F, Harding J A, Porto M A, Garite T J 1994 Tocolysis with indomethacin increases the incidence of necrotizing enterocolitis in the low-birth-weight neonate. American Journal of Obstetrics and Gynecology 170: 102–106
82. Malak T M, Sizmur F, Bell S C, Taylor D J 1996 Fetal fibronectin in cervicovaginal secretions as a predictor of preterm birth. British Journal of Obstetrics and Gynaecology 103: 648–653
83. Maresh M, Choong K-H, Beard R W 1983 Delayed pushing with lumbar epidural analgesia in labour. British Journal of Obstetrics and Gynaecology 90: 623–627
84. Modanlou H D, Freeman R K 1982 Sinusoidal fetal heart rate pattern: its definition and clinical significance. American Journal of Obstetrics and Gynecology 142: 1033–1038
85. Modanlou H D, Komatsu G 1982 Large for gestational neonates: anthropometric reason for shoulder dystocia. Obstetrics and Gynecology 60: 417–423
86. Morales W J, Lim D V, Walsh A F 1986 Prevention of neonatal group B streptococcal sepsis by the use of a rapid screening test and selective intrapartum chemoprophylaxis. American Journal of Obstetrics and Gynecology 155: 979–983
87. Morrison J J, Rennie J M, Milton P J 1995 Neonatal respiratory morbidity and mode of delivery at term: influence of timing of elective caesarean section. British Journal of Obstetrics and Gynaecology 102: 101–106
88. Nageotte M P, Hollenback K A, Vanderwahl B A, Hutch K M 1992 Circulating cellular fibronectin in the prediction of preterm labor. American Journal of Obstetrics and Gynecology 166: 270–273
89. National Institute for Clinical Excellence 2001 Induction of labour. Clinical Guideline D London
90. National Institutes of Health Consensus Development Conference 1980 Cesarean Childbirth. NIH Consensus Statement Online
91. Neesham D E, Umstad M P, Cincotta R B, Johnston D L, McGrath G M 1993 Pseudosinusoidal fetal heart rate pattern and fetal anaemia: case report and review. Australian and New Zealand Journal of Obstetrics and Gynaecology 33: 386–388
92. Thaker S B, Stroup D, Chang M 2004 Continuous electronic heart rate monitoring for fetal assessment during labor. In: The Cochrane database of systematic reviews (complete reviews), issue 1. DOI 10.1002/14651858.CD000063 93. Update Software, Oxford
93. Newell M L 1994 Caesarean section and risk of vertical transmission of HIV I infection. Lancet 343: 1464–1467
94. Norton M E, Merrill J, Cooper B A B, Kuller J A, Clyman R I 1993 Neonatal complications after the administration of indomethacin for preterm labor. New England Journal of Medicine 329: 1602–1607
95. O'Driscoll K, Foley M, MacDonald D 1984 Active management of labor as an alternative to cesarean section for dystocia. Obstetrics and Gynecology 63: 485–490
96. Okonofua F E, Olatubosun O A 1985 Caesarean versus vaginal delivery in abruptio placentae associated with live fetuses. International Journal of Gynaecology and Obstetrics 23: 471–474
97. Peebles D M, Spencer J A D, Edwards A D et al 1993 Relation between frequency of uterine contractions and human fetal cerebral oxygen saturation studied during labour by near infrared spectroscopy. British Journal of Obstetrics and Gynaecology 101: 44–48
98. Penney G C, Cameron M J 2004 Antenatal corticosteroids to prevent respiratory distress syndrome RCOG Press Guideline no. 7
99. Philpott R H 1972 Graphic records in labour. British Medical Journal 4: 163–165
100. Prober C G, Sullender W M, Yasukawa L L, Au D S, Yeager A S, Arvin A M 1987 Low risk of herpes simplex virus infections in neonates exposed to the virus at the time of vaginal delivery by mothers with recurrent genital herpes simplex virus infections. New England Journal of Medicine 316: 240–244
101. Rabinovici J, Barhai G, Reichman B, Serr D M, Mashinach S 1988 Internal podalic version with unruptured membranes for the second twin in transverse lie. Obstetrics and Gynecology 71: 428–430
102. Rayburn W F, Lavin J P, Miodovnik M, Varner M W 1984 Multiple gestation: twin interval between delivery of the first and second twins. Obstetrics and Gynecology 63: 502–506
103. Robson S C, Crawford R A, Spencer J A D, Lee A 1992 Intrapartum amniotic fluid index and its relationship to fetal distress. American Journal of Obstetrics and Gynecology 166: 78–82
104. Rooth G, Hutch A, Hutch R, 1987 Guidelines for the use of fetal monitoring. International Journal of Gynaecology and Obstetrics 25: 159–167
105. Rossi E M, Philipson E H, Williams T G, Kalhan S C 1989 Meconium aspiration syndrome: intrapartum and neonatal attributes. American Journal of Obstetrics and Gynecology 161: 1106–1110
106. Royal College of Obstetrics and Gynaecology, Clinical Effectiveness Support Unit 2001 The use of electronic fetal monitoring: The use and interpretation of cardiotocography in intrapartum fetal surveillance. Evidence-based Clinical Guideline Number 8. RCOG, London
107. Schwarcz R L, Belizan J M, Cifuentes J R, Cuadro J C, Marques M B, Caldeyro-Barcia R 1974 Fetal and maternal monitoring in spontaneous labors and in elective inductions. American Journal of Obstetrics and Gynecology 120: 356–362
108. Shennan A, Bewley S 2001 How to manage term breech deliveries. British Medical Journal 323: 244–245
109. Smith G C S, Pell J P, Dobbie R 2002 Birth order, gestational age, and risk of delivery related perinatal death in twins: retrospective cohort study. British Medical Journal 325: 1004–1006
110. Spencer J A D, Johnson P 1986 Fetal heart rate variability changes and fetal behavioural cycles during labour. British Journal of Obstetrics and Gynaecology 93: 314–321
111. Spencer J A D 1991 Predictive value of a fetal heart rate acceleration at the time

of fetal blood sampling in labour. Journal of Perinatal Medicine 19: 207–215
112. Spencer J A D, Koutsoukis M, Lee A 1991 Fetal heart rate and neonatal condition related to epidural analgesia in women reaching the second stage of labour. European Journal of Obstetrics, Gynecology and Reproductive Biology 41: 173–178
113. Spencer J A D 1993 Fetal response to labour. In: Spencer J A D, Ward H R T (eds) Intrapartum fetal surveillance. Royal College of Obstetricians and Gynaecologists, London, pp 17–33
114. Spencer J A D, Robson S C, Farkas A 1993 Spontaneous recovery after severe metabolic acidaemia at birth. Early Human Development 32: 103–111
115. Stewart P, Kennedy J H, Calder A A 1982 Spontaneous labour: when should the membranes be ruptured? British Journal of Obstetrics and Gynaecology 89: 39–43
116. Studd J 1973 Partograms and nomograms of cervical dilatation in management of primigravid labour. British Medical Journal 4: 451–455
117. Sultan A H, Kamm M A, Bartram C I, Hudson C N 1994 Perineal damage at delivery. Contemporary Reviews in Obstetrics and Gynaecology 6: 18–24
118. Thacker S B 1989 Effectiveness and safety of intrapartum fetal monitoring. In: Spencer J A D (ed) Fetal monitoring. Castle House Publications, Tunbridge Wells, pp 211–217
119. Thomas J, Paranjothy S 2001 Royal College of Obstetricians and Gynaecologists, Clinical Effectiveness Support Unit. The National Sentinal Caesarean Section Audit Report. RCOG Press, London
120. Varma T R 1973 Fetal growth and placental function in patients with placenta praevia. Journal of Obstetrics and Gynaecology of the British Commonwealth 80: 311–315
121. Ventura S J, Martin J A, Curtin S C, Menacker F, Hamilton B E 2001 Births: final data for 1999. National Vital Statistics Report 49. HMSO, London, pp 1–74
122. Visser G H A, Redman C W G, Huisjes H J, Turnbull A C 1980 Nonstressed antepartum heart-rate monitoring: implications of decelerations after spontaneous contractions. American Journal of Obstetrics and Gynecology 138: 429–435
123. Wheble A M, Gillmer M D G, Spencer J A D, Sykes G S 1989 Changes in fetal monitoring practice in the UK. British Journal of Obstetrics and Gynaecology 96: 1140–1147
124. Zanini B, Paul R H, Huey J R 1980 Intrapartum fetal heart rate: correlation with scalp pH in the preterm fetus. American Journal of Obstetrics and Gynecology 136: 43–47

扩展阅读/进一步信息的来源

Enkin M, Keirse M J N C, Neilson J et al 2000 Guide to effective care in pregnancy and childbirth, 3rd edn. Oxford University Press, Oxford

James D K, Steer P J, Weiner C P, Gonik B 1999 High risk pregnancy – management options, 2nd edn. W B Saunders, London

Spencer J A D (ed) 1991 Fetal monitoring – physiology and techniques of antenatal and intrapartum assessment, 2nd edn. Oxford Medical Publications, Oxford

www.cochrane.org/reviews

www.rcog.org.uk/guidelines

第三篇

围绕出生的治疗

第 13 章

围绕出生的治疗

第 1 部分

新生儿复苏

Anthony D Milner

出生是一种应激，特别是当进行阴道分娩时。在正常分娩过程中的每一次子宫收缩时，胎儿都会有短暂的缺氧[5,133]，这会使胎儿在分娩过程中酸中毒变得更严重。通过在第一和第二产程中对胎儿头皮进行一系列的取样分析，从而跟踪这些变化（表 13.1）[12,131]。胎儿释放出与应激应答相关的激素和缺氧的生化标志物（表 13.2）：一般而言，分娩的应激和创伤越大，所释放的激素水平就越高。然而尽管这一过程持续几个小时，但是大多数的新生儿都没有发绀，健康有力，并在出生后 1～2 分钟内开始规则地呼吸。

不幸的是，并非所有婴儿都可以在没有外来帮助的情况下转而适应子宫以外的环境。在这些婴儿中，出生后几分钟内采取的行动意味着他们是死亡，还是活下来却有脑瘫，或者活下来且神经系统正常。只有在这个医学领域中，迅速而正确的行动所带来的益处是非常有回报且非常即刻显效的。

在过去的 10 年中，有一些国家和国际性的方案条文为新生儿复苏的规则提供了指导，最终的推荐标准

表13.2 新生儿因“正常分娩”引起的缺氧/窘迫的标志物

- 儿茶酚胺类 [76,156]
- 精氨酸加压素 [146,167]
- 肾素 [141]
- 血管紧张素 [117]
- 内皮素 [95]
- 氢化可的松 [17,145]
  - 甲状腺活性 [17]
  - PaO_2 [1]
- 次黄嘌呤 [140]
- 内啡肽 [2]
- 血浆肌酸激酶-BB [56]

表13.1 人类正常分娩中的胎儿血气变化（括号中给出了标准差）

	分娩时期					
	子宫颈开0~2cm	子宫颈开3~5cm	子宫颈开6cm到全开	FD (c)	FD (p)	脐动脉
pH	7.29 (0.05)	7.30 (0.05)	7.29 (0.02)	7.28 (0.05)	7.23 (0.06)	7.23 (0.05)
BD (mmol/l)	−5.5 (2.4)	−5 (2.2)	−6.3 (2.1)	−6.7 (2.1)	−9.1 (3.5)	−7.4 (2.7)
PCO_2(mmHg)	44 (6)	42 (6)	42 (6)	40 (5.5)	44 (9)	52 (10.5)
PO_2(mmHg)		23.7 (5.7)*			21.5 (4.3)†	17.2 (6.0)

* 在第一产程一些时间点的测定水平。† 在第二产程一些时间点的测定水平。

BD：碱不足；FD(c)：宫颈全开/胎头位于阴道腔中部；FD(p)：宫颈全开/胎头位于会阴部。

除了进行脐带动脉血气测定外，在胎儿头皮也进行采样。

pH、PCO_2和碱不足的数据来自Beard和Morris[12]，PO_2的数据来自Paterson等人[3]。

是由欧洲复苏理事会（2000）[53]和国际复苏联络委员会儿科工作组[98,120]制定的。这些一致性的条文是由专家制定出的，但是在这一重要领域中的对照试验却出乎意料地少，所以许多推荐标准都是建立在最佳生理学研究的基础上，通常就是建立在“最佳实践”的基础上。

规则呼吸启动延迟的原因

一个常见的误解是出生时呼吸启动延迟通常是产时窒息所致，但是许多额外因素也会使出生后呼吸启动推迟（表13.3）。有些这类情况会出现在单胎产婴儿身上，但是每一因素都要尽快地得到识别并正确地加以处置。一般来说，窒息和在表13.3中所列出的情况要么会阻碍自发呼吸的启动，要么会引起婴儿呼吸功能的严重降低。婴儿用力呼吸，但是仍有发绀，或者尽管缺乏窒息，但是婴儿无法做出任何呼吸动作，这些将在本章结尾部分单独讨论，在“无法对复苏产生反应的婴儿”这一标题以下（见下文）。

人们越来越多地认识到[62,130]，围生期窒息是相对罕见的引起永久性中枢神经系统（CNS）损害的原因。然而，产时窒息是一些围生期获得性脑损害病例的病因。如果婴儿在分娩后不呼吸，他的 PaO_2 会即刻降低到接近0水平，并迅速发生酸中毒，这就是说他产生了窒息的生化特征（见下文），这也会导致脑损害或加重先前就存在的CNS损伤。

表13.3 窒息以外的可能推迟出生后呼吸启动的因素

- 中枢神经系统损伤或分娩前的异常
- 药物抑制中枢神经系统
- 母亲低碳酸血症
- 创伤，特别是中枢神经系统的创伤
- 早产，特别是表面物质缺乏，肺顺应性差
- 败血症，特别是B族链球菌
- 早产或原发性肌病引起的肌无力
- 贫血，低血容量症
- 先天性畸形
  - 气道梗阻或肺膨胀受阻
  - 神经病学方面，损害呼吸控制

急性窒息

急性新生儿窒息的动物模型[44]用来解释出生后即刻没有呼吸的新生儿的生理学变化，并为其复苏治疗提供了理论基础，因此要详细阐述。

诱发新生动物急性围生期窒息的方法是，在良好的条件下进行剖宫产，然后用一个盐水袋立刻包裹住其头部，阻止其呼吸。然后就发生了一系列非常具有特征性的结果（图13.1）。由于试验的性质，动物在几次浅呼吸后，就无法再进行气体交换，动物停止“呼吸”。这一窒息早期，即所谓的原发性窒息，可能持续高达10分钟。但是，在1～2分钟的原发性窒息之后，动物通常开始喘息：喘息开始时的呼吸频率和力度都增加，但随后开始减弱，直到动物喘息停止。在窒息开始后，心率迅速下降，在原发性窒息和喘息早期时达到平台期或可能略微有所上升，然后开始变慢。在最后一次喘息之后，心脏活动还能持续10分钟或更久。从最后一次喘息到心跳停止之间的这段时间称为继发性或终末性窒息。血压随心率的变化而变化。发生严重的混合性酸血症。在终末性窒息的最后，$PaCO_2$ 可能会超过13.5 kPa（100mmHg），$[H^+]$通常大于300 nmol/l（pH＜6.5），PaO_2 为零。血清钾浓度升高到15 mmol/l或更高。

新生灵长类动物至少能耐受20分钟的完全氧剥夺，并存活下来，但是在这一节段的后期，会发生脑损害。存活的原因是脑、肝和心肌中有大量的糖原储备，可在窒息期间通过无氧糖酵解来产生能量[163]，以及新生儿脑组织对诸如乳酸和酮体等能量的转化能力[61,160,181]。任何引起糖原储备减少的原因，诸如生长迟缓（第7章）或之前有部分性窒息（见下文），将降低胎儿耐受急性窒息损伤的能力。

有报道在到达窒息末期被处死的猴子存在脑损害，但是许多临床评估处于终末性窒息的人类新生儿在复苏存活之后，却没有神经病学后遗症（见下文），似乎是急性窒息后的脑损害一定要在严重而长时间的情况下才会变得不可避免，或者叠加在之前就存在的慢性部分性窒息之上（见下文）。

在上述试验中，将包裹在动物头部的盐水袋移去后，动物的反应（图13.1）取决于达到的窒息时期。如果动物处于原发性窒息，它将仍处于无呼吸状态，直到pH值降低到能刺激引起喘息的水平，或直到外部刺激产生相同的效应。由于之后动物将吸入空气或者

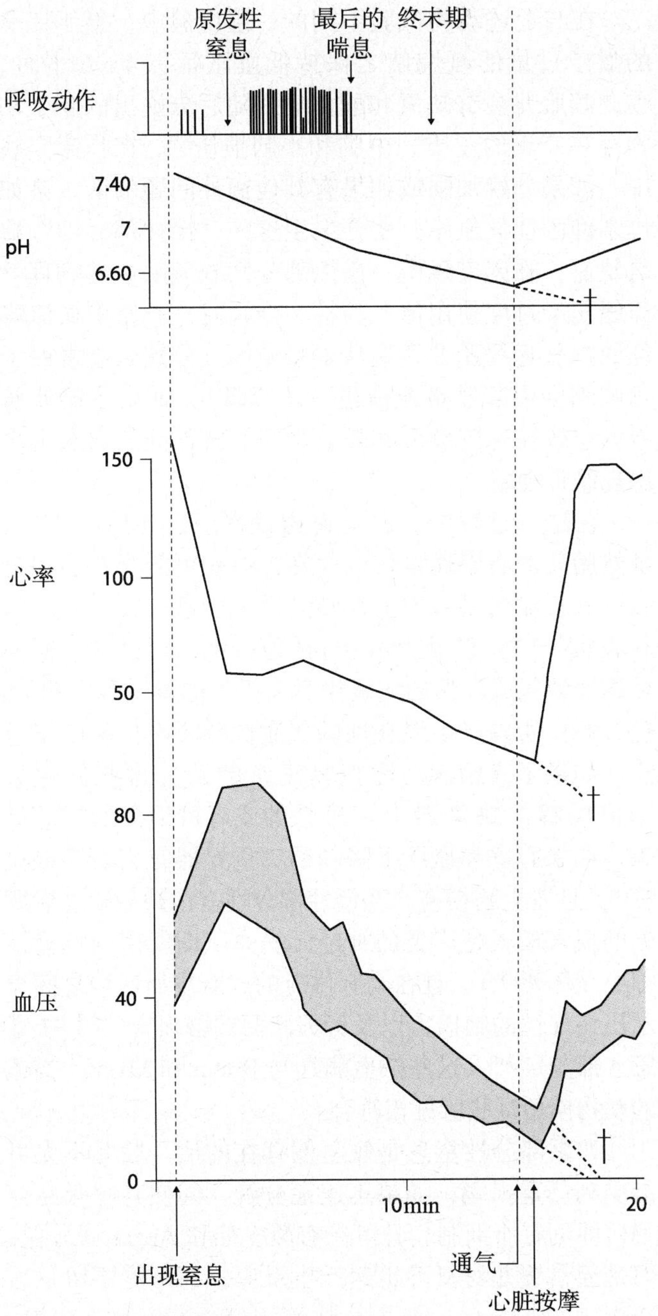

图13.1 新生动物窒息和复苏过程中的生理学变化。（摘自 Dawes G S, Jacobson H N, Mott J C, Shelley H J, Stafford A 1963 Treatment of asphyxia in newborn lambs and monkeys. Journal of Physiology 169: 167-184.）

氧气，动物的状况会迅速改善，且喘息会很快变成规则的呼吸。如果在移去袋子时，动物已经开始呼吸运动或者喘息的话，空气或者氧气进入肺以后，会立刻产生规则的呼吸模式；如果在终末性窒息时段移去袋子的话，呼吸不会再现。对这样的动物进行复苏时，必须要使用正压通气，且如果心率非常慢（或没有心率）的话，必须进行心外按压。

在上述试验的过程中，自始至终静脉内给予葡萄糖和碳酸氢盐，以对抗在窒息过程中所有糖原储备消耗殆尽引起的酸血症和低血糖，这将延长动物的存活时间。如果在正压通气的复苏过程中给予这些药物，它们将改善心脏输出量，促进自发呼吸的启动[4]，并因此将并发脑损害的可能性降到最低[45]。

这一模型的价值有限，因为人类新生儿很少有急性完全窒息，母亲通常不会在分娩前接受长时期的麻醉，且脐带梗阻也不是完全性的。进一步而言，可能有其他的并发症，诸如存在过强的镇静或早产（见下文），原发性窒息可能会延长[30]或喘息动作可能过于微弱而无法建立起肺泡通气。另外，婴儿分娩时的严重产时终末性深度窒息将使婴儿的$[H^+]$浓度高于 100 nmol/l（pH＜7.0），身体柔软无力，心动过缓并进入终末性窒息阶段（见上文）。

急性窒息的动物试验提供了一些其他重要的信息，有助于我们理解在分娩后即刻发生窒息或者无呼吸的人类婴儿的行为和治疗。这些包括以下几点：

- 在原发性窒息时，通过外周刺激可促进出现喘息和因此导致的规则呼吸，包括用热毛巾摩擦婴儿、用冷气吹婴儿的脸或给予一次肌内注射。
- 给予母亲的药物，包括所有常用的镇静药和镇痛药，这些药会传递给胎儿，可能会将原发性窒息的时间延长到出现严重酸血症和不再出现喘息的程度。但是，它们也会减慢二氧化碳和乳酸的蓄积。
- 出生时处于终末性窒息的婴儿将不再会建立起自发呼吸，除非即刻对其进行气管内插管和间歇性正压通气（IPPV）的积极复苏。重要因素是基本原因，出生后 2～3 分钟的婴儿为何并在何时发生了窒息，在建立有效通气的问题上，绝对不能有任何延迟。

对于那些从终末性窒息阶段复苏过来的婴儿来说，从建立人工通气到出现第一次喘息或者规则呼吸的时间，与在开始通气前的窒息严重程度是呈比例的（图 13.2）[4]。如果在 pH 值极度降低前开始人工通气，婴儿可能会出现喘息（头部的矛盾反射[77]），并在 3～4 分钟的 IPPV 后开始规则呼吸，而如果一直拖到终末期窒息时才开始复苏，那么$[H^+]$可能超过 150 nmol/l（pH＜6.8），则喘息要延迟到 20 分钟后再出现，而规则呼吸会在半小时以后再出现。因此，那些在开始 IPPV 后

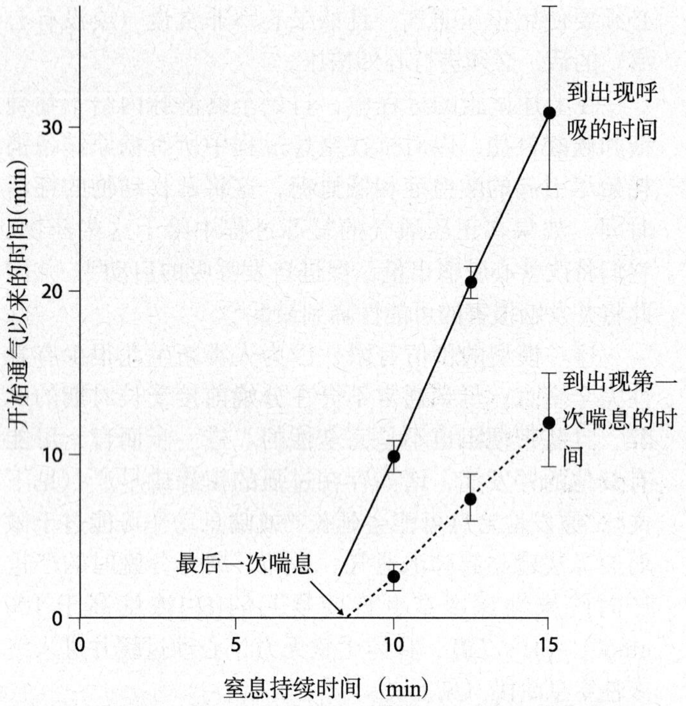

图13.2 在新近分娩的猕猴中，从开始氧气正压通气到出现第一次喘息的时间，以及直到建立起规则呼吸的时间，在30℃时窒息10、12.5或15分钟。垂直短线表示每组5或6个猴子的均数标准差。（经许可摘自 Adamsons K, Behrman R, Dawes G S, James L S, Koford C 1964 Resuscitation by positive pressure ventilation and tris-hydroxymethylaminomethane of Rhesus monkeys asphyxiated at birth. Journal of Pediatrics 65: 807-818.）

4～5分钟还没有开始自发呼吸，且没有其他新生儿呼吸抑制原因的婴儿，应该认为他们的pH值极度降低。

慢性宫内“长期部分性”窒息

在临床实践中，上文阐述的引起胎儿突然完全缺氧的急性完全性窒息发作相对罕见。更常见的是那些引起胎儿逐渐产生缺氧、酸血症和慢性部分性窒息的事件（第41章）。这可发生在分娩前或分娩时。例如，在分娩前数小时甚至数天，胎儿可能会受到缺氧/窒息性损伤，而这些损伤的严重程度又不足以致死，但是会引起神经病学损害[122,171]。在这个婴儿的母亲进入分娩过程中时，婴儿可能会在生化方面完全恢复，且血气正常[166]。由于婴儿未受到产时窒息的折磨，他可能在出生时完全不会表现出呼吸抑制的体征，Apgar评分良好，并建立起规则呼吸，而无任何明显问题。

在与上述动物试验不同的一组试验中，给予怀孕的猴子过量的氟烷使之保持低血压状态4～6小时，因此其胎儿会有缺氧和酸血症。随后分娩出的新生动物存在广泛的皮质、中脑和小脑损伤[25]。在临床实践中，如果分娩加强或如果有其他额外问题的话，诸如母亲仰卧性低血压，就会发生这一“慢性部分性”缺氧缺血。临床实践中，慢性部分性缺氧缺血的病理学原因包括过度使用催产药物、分娩对已有脐带血流降低的生长迟缓胎儿所造成的影响[79]（分娩时正常的子宫收缩会引起脐带血流进一步降低），或由于胎儿脐带缠绕或在先露部分和骨盆之间的脐带受压引起再次出现脐带梗阻。

在这一过程中，胎儿血压正常或比初始时升高，虽然胎儿的心率通常持续存在，但是可能会有心动过缓；心脏输出量基本上都转向供应胎盘、肾上腺、脑和心肌[20,21,148]。胎儿PO_2和pH值降低，通过将糖原和葡萄糖转化成乳酸的无氧代谢来供应能量。因为PCO_2也升高，所以产生混合性的代谢性和呼吸性酸中毒血症。如果子宫胎盘功能恢复正常的话，这些变化会迅速缓解，缺氧则为一过性的或者可治愈的[132]。但是，如果心率和血压下降的话，重要器官会最终缺血[20,148]，且发生脑损害。在慢性部分性宫内缺氧缺血后所见的损害模式是广泛的神经元丧失（即所谓的选择性神经元坏死[184]），且在动脉供应的大脑皮质区域之间显示出特征性的脑损害以及旁矢状面的脑损害（第41章第4部分）[184]。这些缺血病灶与Brann和Myers[25]描述的动物模型试验所见相符合。

如果部分性窒息是短时间存在的话，胎儿不太可能受到严重损害；如果迅速地分娩，即使其呼吸在分娩后即刻有所抑制，且可能有酸血症和Apgar评分低，但是通常婴儿对复苏迅速产生反应，并可能不留下后遗症。

但是，如果为严重的或长时间的慢性部分性缺氧缺血，很有可能发生后遗症[25]。如果这种窒息一直持续到分娩，最终可能会引起短期的深度窒息，接着婴儿的出生状态就非常差，Apgar评分低。如果进行脐带血气分析，婴儿会有显著的代谢性酸中毒血症，且有些病例还存在呼吸性酸中毒，$[H^+]$浓度高于100 nmol/l（pH<7.0）。但是，仅能通过其在接下来的12～24小时内的临床状况，以及是否发生缺氧缺血性脑病（HIE；第41章第4部分）来评估脑损害的程度如何。动物试验证据也提示，偶尔未有胎儿pH值降低的长期

反复的部分性宫内窒息，也会产生永久性的神经病学损伤。根据推测，因为在短暂的窒息发作过程中，如果血压不能合理地维持，尽管事实上没有同时存在显著的、引起广泛的无氧糖酵解、乳酸酸中毒血症和pH值降低的全身性缺氧，但是脑区域的氧气输送还是可能下降到临界水平以下。尽管在这些试验中没出现全身性酸中毒，但是有意思的是，每次窒息发作的时候，胎儿心率都会有显著的变化[38]。

最后，胎儿从宫内窒息恢复过来，或者复苏过来，甚至在持续缺氧时，其酸碱状态也能恢复过来，这点对胎儿来说可能是非常普遍的[162,188]。在这类病例中，pH值合理的胎儿可满意地过渡到子宫外的生活方式（例如，有一个合理的Apgar评分），但是曾有子宫内窒息和中枢神经系统损害的胎儿，将在新生儿期表现出HIE。在单次的急性脑损害性窒息损伤后，也可有类似的子宫内恢复[111]。这种“子宫内复苏”的潜能也是在Apgar评分、脐带血气和之后的神经病学异常之间相关性差的一个原因，并也解释了为什么那些发生严重HIE的婴儿在产房中只面临很少的复苏问题[59,86,91,136,151]。

虽然上述不同类型的窒息损害以其各自的原因引起新生儿死亡，但是现在广泛的数据显示大量HIE婴儿的长期脑损害是由出生后发生的继发性能量衰竭引起的，这将在第41章的第4部分加以详细地阐述。

出生前窒息会在分娩前后数小时或者数天内按照不同途径发展的事实是有重要的临床和法医学意义的，其中最重要的三点是：

- 大多数有胎儿窘迫体征、Apgar评分低或脐带血气分析显示酸血症的婴儿，在新生儿期和随访中是正常的；
- 分娩前数天或数周的宫内问题会引起严重的长期神经病学缺陷，而在新生儿期，婴儿可能很少表现出任何神经病学异常；
- 新生儿期临床上没有明显HIE，那么产时的一些问题就不太可能引起神经病学后遗症。

先前存在的脑部疾病

过去的病例报道证实在分娩前某时受到严重损害的婴儿会表现出胎儿窘迫，产生神经病学体征，包括新生儿期脑病，最终成为脑瘫。一个来自Oxford[64]的研究显示，有显著的胎心产力描记图（CTG）异常特征的分娩后死亡的婴儿，其脑部有在分娩之前就存在的陈旧性病理学改变。因此在分娩前发生的脑损害会导致胎儿分娩时窘迫、Apgar评分低和新生儿死亡。澳大利亚西部进行的一个病例对照研究发现，超过70%有早期新生儿脑病的婴儿并未有产时缺氧缺血的证据[11]。比较罕见的情况是，脑的先天性畸形（见下文[26]）或先天性肌病可能也会引起婴儿出生时Apgar评分不良，而并非由围生期窒息引起，且一些婴儿的诊断是Smith-Lemli-Opitz综合征（第35章第2部分），其他先天性的代谢异常或染色体畸形也会导致早期脑病[55]。

呼吸中枢抑制

药理学

理论上来说，几乎所有在分娩过程中使用的镇痛药、镇静药或全身麻醉药都可以透过胎盘抑制新生儿的呼吸中枢。但是，药物引起的呼吸抑制仅对早产儿或者那些有一定程度产时窒息的婴儿来说是重要的。$[H^+]$浓度低于55 nmol/l（pH＞7.25）且存在药物暴露的足月婴儿将可能建立其规则的呼吸，除非药物的血浆浓度非常高。但是，如果与动物试验一样，胎儿呼吸受到抑制，这将会使原发性窒息的时间延长，且除非建立人工通气，不然新生儿会逐渐出现缺氧和酸中毒血症，这是呼吸抑制的共同结果。虽然镇静药物确实在试验性窒息中延长了动物的生存时间，但是这一效应却无法让儿科学家相信对因药物抑制引起呼吸停止的婴儿进行的复苏不如对那些因窒息引起呼吸停止的婴儿所进行的复苏来得紧急。

低碳酸血症

对那些使用某些呼吸技术进行“自然”分娩或者吸入诸如一氧化氮-氧混合气体（Entonox）进行镇痛的妇女来说，母体的$PaCO_2$可能会降低。在全身麻醉时，如果由麻醉医师采用气囊挤压法进行通气时，可能会不自觉地产生过度通气。胎儿的$PaCO_2$与母体保持平衡，胎儿出生时的$PaCO_2$低于4 kPa（30mmHg），因而缺乏驱动通气的二氧化碳，可能仍无呼吸，直到$PaCO_2$上升到足以刺激呼吸中枢时才会出现呼吸[118]。母体低碳酸血症也可能会降低胎盘血流，因此造成胎儿缺氧和酸中毒血症[116,102]。

创伤

对那些出生条件很差，出生时受到产钳创伤或臀位取胎术创伤的婴儿，难以将创伤效应和胎儿窒息分开，这些问题通常是并存的。随着产科实践的进步，单独的创伤现在是非常罕见的[41]，但是出生条件好的婴儿，也可能会有硬膜下出血（第 41 章第 3 部分），而随着血肿体积的增大，在头 12～24 小时内病情会恶化。重要的是要记住在自然阴道分娩后可能会发生硬膜下出血[74]。

那些暴露于阴道分娩生理应激[2]状态下的婴儿，其脐带血的内啡肽水平较高，且因为这些物质可能会抑制新生儿通气[81]，创伤可间接地抑制中枢神经系统。最近的研究显示，在创伤性分娩后[93]，所释放的引起 HIE 继发性能量衰竭的兴奋性神经递质可用于解释产伤、分娩窒息和所致神经病学损伤之间相互关系的统一机制。

一个引起出生时呼吸启动推迟的罕见创伤性原因是颈部区域的脊髓损伤或横断。根据损伤水平的不同，肋间肌和横膈将会麻痹，且将会出现呼吸停止[187]，现在这类损伤似乎仅局限于那些通过使用旋转产钳进行分娩的婴儿[110]。

贫血

严重贫血的婴儿可能会出现高输出性心力衰竭。婴儿缺少血红蛋白将氧气运送到组织中，这将使他更容易产生窒息。没有血红蛋白，他就缺乏了机体的一种主要的缓冲机制，可能因此使酸中毒变得更加严重[168]。结果，婴儿出生时的状况非常差，可能不仅无法良好的呼吸，而且对复苏的反应也很差。虽然严重窒息的婴儿皮肤苍白，但是对于那些复苏反应差的苍白婴儿必须要考虑到并发的贫血。

出生时严重贫血的两个最可能的原因是 Rh 血型不相容和胎儿出血。Rh 疾病婴儿的分娩通常是可预见的，虽然偶尔有前置血管出血或者颈部脐带缠绕很紧时胎儿胎盘失血引起的血容量不足[180]，但是出生时意料之外的严重贫血通常是因为胎儿–母体出血。除正常的复苏常规以外，这类婴儿还需要紧急输血（第 30 章）。

败血症

早产和足月的婴儿会遭受严重的产时感染，典型的感染是李斯特菌属[23]或 B 族链球菌[108,134]，虽然婴儿不至于窒息，但是他们出生时的 Apgar 评分非常差。他们在出生的时候病情危重，有低血压和败血症（如血培养阳性）。虽然这些婴儿看上去很危重，但是必须对病情做出诊断，在针对其最初呼吸停止进行治疗的同时，还要开始进行强有力的抗感染治疗（第 40 章第 2 部分）。

窒息对身体系统的后续（急性或慢性）影响

所有细胞的代谢，包括那些中枢神经系统内细胞的代谢，都受到严重酸血症的抑制，且随着$[H^+]$浓度升高到 80 nmol/l（pH＜7.10）以上，心肌效能和心脏输出量都降低[15,49]。暴露于$[H^+]$浓度在 65 nmol/l （pH＜7.25）以上的环境中，表面活性物质的合成受到抑制（第 27 章第 2 部分），导致早产儿发生呼吸窘迫综合征（RDS）（见下文）。分娩前窒息或复苏不当，以及对那些出生时头几分钟内无窒息婴儿的不恰当护理引起的继发性窒息会引起这些器官功能的变化，或者原因兼而有之。

中枢神经系统

最严重的窒息损害发生在脑部，不仅因为脑部生命中枢抑制造成出生时的呼吸抑制，而且足月婴儿的窒息引发 HIE 也是一个围生期脑损害和以后的神经病学残疾的原因（第 41 章第 4 部分）。

心血管系统

严重的出生窒息后会出现心力衰竭[28]（第 28 章）。

Myers[119]提到这可能是一个引起缺氧缺血性脑病的病因学因素，可能在血压降低的情况下会使脑血流减少。心力衰竭的主要原因是缺氧和低血压性心肌缺血和坏死[29]，伴随心脏扩张、三尖瓣瓣环拉伸和三尖瓣关闭不全。低血糖时可能会加重[7]，窒息和缺氧[124]或循环血容量变化[180]会引起胎盘血管床的收缩。

肺的效应

在胎儿窒息过程中，肺血流降低，但是一旦窒息解除，就会出现反应性充血[47]，引起受到窒息损害组织的液体渗出和水肿。在这种试验后很快分娩的早产新生动物发生与人类婴儿中所见的 RDS 相似的肺水肿和组织学变化[43]。产时窒息使那些低孕龄婴儿发生 RDS 的几率上升[104,174]（第 27 章第 2 部分）。窒息后肺水肿引起排列在终末气腔内的细胞脱落，这是在死于 RDS 的人类新生儿中所见到的肺部出现的一个最早变化[67]，高蛋白的水肿液体抑制表面活性物质[92]，持续的酸血症抑制表面活性物质的合成[112]，且窒息婴儿的呼吸缺陷降低了对肺泡表面的表面物质释放[191]。这将在第 27 章第 2 部分详细讨论。

窒息的足月婴儿可能在分娩后出现喘息。或者他们可能出现呼吸急促，这是由于代谢性酸中毒引起的（见上文），或者他们可能有呼吸暂停[152]。严重窒息也会造成足月婴儿的严重肺部病变，其发病机制与急性 RDS 相似（第 27 章第 2 部分）。

Drew[50]给出的证据显示了出生后窒息对引起 RDS 产生的作用，他表明，对低出生体重婴儿进行有效的出生后复苏，能降低 RDS 的严重程度和死亡率，这可能是因为阻止了通气不足和酸血症引起的有害效应。

足月婴儿大量肺出血（第 27 章第 2 部分）是严重窒息所导致的罕见肺部后遗症[54]。不仅肺受到窒息性损害，而且在复苏过程中的心肌缺血合并容量超负荷可能会引起左心室功能衰竭。

肾的效应

一个新生儿无论何时出现严重缺氧或低血压，都可能会造成肾损害。出生窒息后，常见有蛋白尿[115]和血尿，且严重病例会发生肾功能衰竭（第 36 章）。肌红蛋白尿引起急性肾小管坏死，且也会发生肾脏衰竭[101]。一些作者将严重的肾损害和严重的神经病学病变[137]关联起来，但是对于同样一组病人，其他作者的报道显示在 HIE 时常有肾损害，且并不能预测预后[161]。

温度的稳定

严重窒息的婴儿，特别是极低出生体重（VLBW）者，在产房的复苏过程中难以防止热量散失而很可能着凉。此外，已知缺氧会抑制对寒冷产生的产热反应（第 27 章）[157]，且甚至那些轻度窒息的婴儿，在出生后头几个小时内氧耗量也低于正常[155]。产时给予母亲镇静药物可能也会抑制产热反应，造成婴儿寒冷（第 15 章）。

其他器官系统

产时和产后窒息使新生儿期的肠道活力降低，引起喂养不耐受[16]，并使新生儿易于罹患坏死性小肠结肠炎[150]。也会引起低血糖[78]、低钙血症[178]和高氨血症[71]。脑垂体可能也会受到影响。严重窒息的婴儿，在头几天内常有抗利尿激素合成不足和低钠血症，且在以后的儿童期内，那些臀位分娩的婴儿更多见有生长激素缺乏[40]。虽然窒息之后新生儿黄疸发病率升高的原因更可能是由于挫伤，而不是肝功能障碍引起的[31,63]，但是肝脏也会受损并发生坏死[164]，肝酶升高。窒息婴儿的凝血因子缺乏无法通过给予维生素 K[80]后好转，通常是由于弥漫性血管内凝血引起的[37]。

复苏的需求

Gupta 和 Tizard[77]在 1967 年报道了在所有分娩中有 5.7%的人在出生后 1 分钟发生呼吸暂停，这些人中间的 1/4 需要在产房内进行气管内插管。在 1970 年的围生期死亡率调查中，Chamberlain 等[35]报道了有 4.7%的婴儿需要花费 3 分钟以上的时间来建立持续性呼吸，这些人中的一半需要进行气管插管。Milner 和 Vyas[113]报道了在所有新生婴儿中，有 2.1%的人需要气管插管和 IPPV。一个研究显示插管率的变化范围非常大，在苏格兰同一个地区的各家医院中，范围从 2%～10%[94]。最近，Palme-Kilander[128]发现瑞典出生的婴儿中，每 100 人中只有 1 人需要积极复苏，且和以前的经验不同，这些人中仅有 20%（总数的 0.2%）需要进行气管插管和 IPPV。也有证据显示在英国的插管需求从 1993 年的 2.4%降低到 1997 年的 1.2%，这明显与产科学和助产学治疗水平改善有关[6]。

Gupta 和 Tizard[77]评估出 70%需要复苏的婴儿是出生在可预见的高危状况下的，Primhak 等人[144]和 Palme-Kilander[128]也给出了相似的数据。由于这个原因，技术娴熟的医务人员应该参与表 13.4 列出的有并发症的分娩状况。在胎粪污染羊水（第 12 章）或早产（见下文）时参与分娩过程的原因在其他地方已详细地进行了解释。剖宫产出生（6.2%）和臀位产（8%）的婴儿经常需要气管插管[113]。虽然也可以用不引起胎儿窘迫的非旋转性产钳进行分娩[75]，或者进行选择性再次剖宫产[142,73]；但是在所有的分娩中，仍需要技能娴熟的人员参与其中的 40%，以提供高品质的围生期治疗和快速有效的复苏[144]。进一步而言，30%需要积极复苏的婴儿其分娩过程看似正常，且并无胎儿损害的证据[77,144]。Low 等人[106]表明，仔细的出生前风险因素评估并未能鉴别出半数的出生时碱不足大于 12 mmol/l 的婴儿。这些数据是要确保有专业能力的人来给一个新生婴儿进行复苏的直接原因，只要可以在每次分娩过程中的 2～3 分钟内赶到即可，可以是一个助产士、一个全科医生、一个儿科医生或者一个麻醉医生。

表13.4　需要儿科医生在分娩现场的围生期并发症

- 剖宫产
- 产钳
- 臀位
- 吸引式分娩（真空胎头吸引术）
- 先露异常
- 多胎妊娠
- 胎粪污染
- 妊娠<36周
- 胎儿窘迫
- 已知的胎儿并发症
  - Rh血型疾病
  - 先天性畸形

分娩后婴儿的评估

在分娩后，必须尽可能迅速地评估婴儿的状况。必须在婴儿病历上以叙述的形式记录下对复苏的反应，直到婴儿皮色转红，呼吸正常而活跃，或至少皮色转红且稳定，如需要的话，则要接上呼吸机。虽然传统上使用 Apgar 评分（表 13.5）来评估婴儿出生时的状况，但出生后 5 分钟的评分仍是一个反映窒息的有效标志[33]，是否需要干预取决于五个内容中的三个方面：心率、肤色和呼吸活动。

需要复苏的婴儿分为四个大类：

- 那些呼吸暂停或呼吸动作无力且不足的婴儿，存在发绀，但是心率在 100 次 / 分以上，且血液循环灌注良好；
- 那些根本无法做出呼吸动作，且通常心动过缓并有脸色苍白的婴儿；
- 第三组不常见，尽管有强有力的呼吸动作，但是仍有发绀者；
- 本组人数非常少，因原发性肌肉疾病或中枢神经系统异常而导致的新生儿呼吸暂停者。

表13.5　Apgar评分

临床特征	评分 0	评分 1	评分 2
心率	0	≤100	>100
呼吸	无呼吸	喘息或呼吸不规则	呼吸规则或有力啼哭
肌张力	柔软无力	降低，或正常但无活动	正常，有主动活动
对咽部插管的反应	无反应	面部扭动	咳嗽
躯干的颜色	白或紫	粉红但肢体紫	粉红

产房的复苏处理

准备

所有的分娩病房应该配备高级复苏的设备（见下文），且由于盲目的药物和液体治疗已不再为人接受，所以应该有用来评估三个最重要窒息并发症——酸中毒、低血压和低血糖的设施。进一步而言，由于产房复苏推车不是进行复杂性复苏的理想位置，所以现代的产科医院应将分娩房和新生儿病房设计成相互毗邻，因此危重的婴儿一旦皮色转红并有合适的心率时，就能迅速转运到新生儿重症监护病房（NICU）进行治疗。在大多数情况下（见下文），药物或扩容治疗应等到婴儿进入 NICU 后再进行，并应进行合理地检查。

设备

现在大多数新生儿复苏都是在专用的复苏推车中进行（图 13.3），其基本组件是：

- 一块能让婴儿躺在上面的合适的搁板。这应该安置在对复苏实施者来说比较舒适的高度，可倾斜并能允许婴儿的颈部保持部分伸展。但是，一般来说，婴儿应该平躺[113]，且在插管时无需伸展颈部（见下文）；
- 可连接面罩、气囊和头罩、T 型接口或气管内插管的供氧装置，供氧能力为 5L/min（见下文）；
- 对发绀但有呼吸的婴儿供氧所采用的面罩；
- 能连接 8 号（FG 8）或 10 号（FG 10）柔软的吸引软管来清理气道的吸引管，用 FG 2/3 的吸引软管通过气管内插管（ETT）进行吸引。吸引负压不应超过 200 mmHg，常规使用时应设定在 100 mmHg（136cm 水柱），以防对口咽部黏膜造成损害。因为有新生儿感染的风险，所以口含式黏液吸引器不应使用。
- 一个安置在顶部的辐射热源，以及在复苏搁板边上的侧板，可以分别减少辐射和对流造成的热量丧失；
- 一个可测量到秒的精确钟表，因为在任何紧急操作时，时间总是过得非常快。

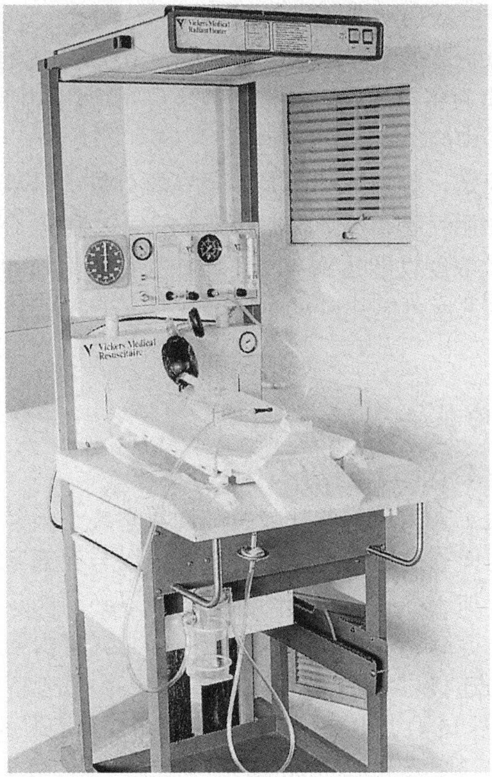

图13.3 带有顶部加热器、大记时器、足够的复苏面积和适当储存空间的复苏推车。

氧气供应

无论采用何种供氧方式，气体必须通过压力限定装置，最后从变压释放阀中流出，正常情况下压力设定在 30cm 水柱。婴儿绝不能用从医院的医用气体供应系统上直接接出来的气体进行通气。高压气体是非常危险的，婴儿最后会死于大量气体渗漏。

虽然目前国际推荐标准是，如果可能，应用 100% 的氧气对初生婴儿进行复苏，但是越来越多的证据显示这并不合理，因为使用氧气会合并产生过量的氧自由基[153]。动物研究（特别是幼猪）显示在急性窒息复苏时，空气和氧气同样有效[149]。虽然在那些接受空气和接受氧气的人之间，未有明显的组织学差异，但是接受空气组在复苏后的神经系统功能更好一些[173]。对出生时需要复苏的婴儿进行了随机化研究，虽然这些研究仍认为接受空气复苏的婴儿有持续发绀时，还是要转而使用 100%的氧气，但是对于大多数婴儿，空气和 100%的氧气同样有效[147,154,183]。有证据显示，用氧气复苏的婴儿其氧化应激会持续一个月[182]，且氧疗会并发自主呼吸启动推迟[154]。

进一步的研究结果可能将使用100%氧气的推荐标准替换为将空气作为首选，或也许可以用30%的氧气作为折中的选择。

但是，应该推荐的是，当在每分钟5升氧气的条件下使用气囊和不带附加储氧器的面罩系统（图13.4）时，氧浓度仅能达到40%，而如果使用附加的储氧器时，氧浓度可提升到60%～70%[83]。

推车的设备

推车上的设备必须包括：

- 用于人工通气的呼吸囊和面罩系统。最易于使用的面罩是那些带充气边框，可以与面部密封并与自加压呼吸囊相连的面罩。面罩必须能从呼吸囊上拆卸下来，并可更换上一个与气管内插管相连的连接器。一些呼吸囊和面罩系统已经商业化（图13.4），但是优先选用带有可变形面罩的Ambu牌呼吸囊和Laerdal牌儿科系统（见下文）。对它们的挤压必须轻柔；
- T型接管的面罩系统。一个很好的选择是单纯把连接到面罩和通过一个限压装置[88]连接到气源的T型部件封闭，但是这有一个缺点，除非进行复苏时，不然将一直给纯氧。连接到ETT的T型连接器也是一个使用呼吸囊的有效选择，对有插管适应证的婴儿，将面罩系统与ETT相连，但是也有同样的缺点，即实际上供应的是纯氧。但是，T型接管系统有很多优点：它们易于消毒和组装，易于监测充气压力和提供较长的充气时间，这对建立功能残气量（FRC）是很重要的（见下文）；

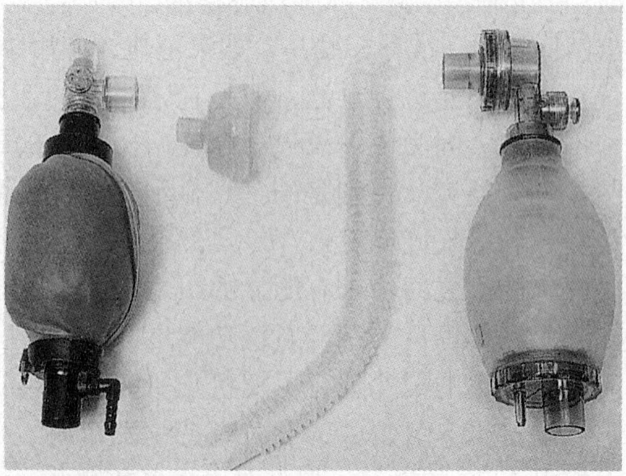

图13.4 适用于新生儿复苏的气囊和面罩系统。左侧是Ambu牌呼吸囊；右侧是Laerdal牌呼吸囊。如果需要高浓度氧气的话，应连上软管作为储氧器。

- 喉罩也成功地用于新生儿复苏[27,57,66]。这一装置可盲目送入，所需的人员训练程度低，在婴儿有上呼吸道畸形的时候特别有用；
- 可供选择的婴儿尺寸的口咽通气道（尺寸为00和000）；
- 至少准备两个喉镜（在重要时刻只有一个喉镜的话，恐怕会出故障）；根据个人喜好在喉镜上安装不同类型的镜片，但是普遍来说，一个直刀形的Wisconsin、Magill或Oxford牌的婴儿型镜片是最好的。现在也有了抛弃式新生儿喉镜，已证实完全适合我们使用，并可防止因损坏和高压消毒失败造成的问题。
- 一组可供选择的气管内插管（2.5、3.0和3.5 mm）和将之与复苏气囊相连的合适的连接器。一般而言，在紧急情况下口插管更容易一些，但是如果病房内对长期通气的病人使用鼻插管的话，这些物品就应该保留在推车上以便给适合的病例使用；
- 气管内插管引导器；
- 用于鼻插管的插管钳，用润滑油加以润滑；
- FG 6或8号的鼻胃管，用于清空胃，特别对那些受到胎粪影响的婴儿；
- 抛弃式手套；
- 一组可供选择的注射器、针头、标本瓶和静脉内导管；
- 不会损伤极度娇嫩的早产儿皮肤的胶带；
- 脐带夹和捆扎带；
- 一把大剪刀；
- 一个听诊器；
- 用于脐带血管紧急插管的设备（第45章），以及用于气胸引流的设备（第27章第2部分）；
- 骨内针；
- BM/血糖检查试纸；
- 心电图监护仪；
- 氧饱和度测试仪；
- Dinamap血压记录仪；

推车中仅放置这些药物：

- 碳酸氢钠（4.2%或8.4%），10 ml安瓿装；
- 肾上腺素，（1∶10000），2 ml安瓿装；
- 生理盐水（用于脐导管），1 ml安瓿装；

- 10%葡萄糖，10 ml 安瓿装；
- 纳洛酮 0.4 mg/ml，2 ml 安瓿装；
- 维生素 K，1 ml 安瓿装。

产房的冰箱内还要准备 1000 U/ml 的肝素，用于血气分析时注射器抗凝。还应该准备好获取新鲜 O 型阴性血浆的渠道，以便紧急输血用。

到达产房时的设备检查

- 复苏推车上的气源是否打开及正常工作？压力释放阀是否设置在 30cm 水柱？
- 计时钟是否工作正常及已经归零？
- 吸引器的工作压力是否是 100 mmHg，已经连接上柔软的吸引管了么？
- 是否有可用的喉镜，工作是否正常，干净么？
- 是否有可用的尺寸合适的气管内插管，以及匹配的连接器和 T 型接管？
- 呼吸囊和面罩有么？是否易于安装到气管内插管的连接器上？
- 环境温度合适么？复苏装置上的加热器开启了么？产房足够温暖么？如果有必要的话，在病房巡视一圈，关闭门窗，并关掉风扇——患病早产儿所期待的温度环境要比包括产科医生、产房工作人员和父母等所有人的冷热都要紧。足月儿的房间温度应为 20℃，如果是早产儿的话，至少 23℃。
- 在复苏时，是否有温暖干爽的浴巾将婴儿包裹起来，早产儿戴软帽了么？

人员

如果预测是双胞胎、VLBW 婴儿或者因胎儿水肿或脐疝而需要复杂复苏，应该确保有足够的人员到场：至少需要两位新生儿科医生和足够的护理支持。

病史

在理想的概念中，儿科医生将参加所有可能需要婴儿复苏的分娩，由产科医生全面进行关于母亲的社会、医疗和产科病史的简报，并在分娩前与母亲及其伴侣见面，以便告诉她们事件的可能过程。但是，现实是在很多情况下，这些需要在复苏时取得的病史都不完整，且新生儿科医生也没有时间与婴儿的父母建立起关系或对他们的观点和期望做出评价。

如果可能的话，通常应该为儿科医生采集以下信息：

- 母亲年龄、产次、职业和婚姻状况；
- 父亲年龄和职业；
- 孕龄；
- 早产的原因；
- 此次妊娠的胎儿发育；
- 任一已经进行过的诊断性羊膜穿刺术的结果或超声评估结果；
- 此次妊娠的疾病，如糖尿病、结核、疟疾、风疹、人免疫缺陷病毒（HIV）；
- 此次妊娠的并发症，如毒血症、胎盘剥离；
- 此次妊娠过程中使用的重要药物，如抗惊厥药、抗凝药；
- 既往的围生期发病率和死亡率，如死产、新生儿死亡或婴儿收治入 NICU；
- 存活婴儿的健康状况，如脑瘫、染色体异常或诸如血友病或肌营养不良等遗传性疾病；
- 分娩时的母亲健康状况，如体温、感染的证据；
- 分娩的过程，如诱导、第一和第二产程的持续时间、产钳的适应证、剖宫产、CTG 变化、胎儿血气；
- 分娩过程中使用的药物，如子宫刺激剂、类固醇、抗生素、鸦片类药物、抗分娩药物。

分娩后婴儿的初步治疗

自婴儿从母体内娩出的那一刻起（而不是结扎脐带的那一刻），开启复苏推车上的时钟。一旦婴儿（通常包裹在潮湿而有血的浴巾中）放置到推车上，记录他的年龄（通常为出生后 30～40 秒），并评估其心率、呼吸、皮色和肌张力。检查心率时，必须用听诊器进行胸部听诊：不要用触及的脐动脉搏动来代替，因为有时你指尖感觉到的是自己心跳。传统的建议是一旦你接到婴儿，应尽快将其身体擦干，抛去湿的浴巾，并用一条预先温热的干浴巾将婴儿包裹，以减少热量散失（见上文）。一些单位报道的较好的热量控制方法是，将身体潮湿的（通常是早产儿）婴儿直接放在一个隔热袋里面，隔热袋口扎好，在中间剪洞作为操作入口。听诊器隔着这个塑料袋进行听诊。

然后在出生后1分钟时，进行初次Apgar评分（见上文）。对于那些无法有效呼吸的婴儿来说，更重要的是要开始评估造成其无法有效转换到出生后生活的原因，采用评分法和婴儿对初步复苏的反应进行评估（见上文）

初步评估后的婴儿治疗

在初步评估的基础上，在出生后60～90秒，大多数的婴儿将归入以下五组中的一组：

- 健壮，健康，啼哭或呼吸规则（90%～95%）；
- 发绀且呼吸暂停，或没有呼吸；脉率超过100次/分；可能处于原发性室息阶段或处于喘息期（5%～6%）；
- 明显的终末期窒息，苍白，无力且呼吸停止，心率低于100次/分（0.2%～0.5%）；
- 死亡但可进行复苏救活（低于0.1%）；
- 尽管进行了强而有效的通气，但依然发绀。

健壮而健康

不要对这个婴儿进行任何处理：不用吸引其口鼻，因为这可能会损伤咽部的黏膜，且有强烈的迷走神经刺激，可能会触发反射性的心动过缓。通常进行强烈的吸引是错误的概念，其认为从婴儿口中出来的是吸入的羊水。其实并非这样：这其实是胎儿的肺液，在出生前就已经在胎儿肺内了，如果其在胎儿肺部停留时间长一些，或者被婴儿吞下去，将不会有害。如果上呼吸道内有血或者其他外来物质的话，则有上呼吸道吸引的适应证。不再推荐对胎粪吸入者进行喉镜和气管冲洗，如果婴儿没有窒息且呼吸有力的话，这一措施不但不会降低相应的死亡率，反而会增高死亡率[189]。

这个健壮且有呼吸的婴儿应该被擦干，并用一条温暖的毯子包裹起来，以减少热量散失，脐带用脐带夹封闭或者结扎，给予一剂维生素K，母亲也用一剂维生素K，如果母亲要进行母乳喂养，应该鼓励她把婴儿抱在胸前。在出生后第一小时内，婴儿醒着并保持警觉，这一阶段对在母亲和婴儿之间建立起密切的依附关系是非常重要的（第20章）。这时进行哺乳对建立长期且成功的泌乳也是重要的（第20章）。完全没有必要立刻给婴儿洗澡：身上的黏液或头发上的血对他没有坏处，反而在产科病房内洗澡可迅速降低一个健康婴儿的身体温度至低于35℃。

无呼吸或呼吸不足，但心率和肌张力良好（推测为原发性室息）

大多数这类婴儿对外周刺激有反应，诸如用热毛巾摩擦或轻弹其脚趾（见上文），或通过面罩给予氧气。如果这样无法刺激婴儿在30～60秒内开始呼吸的话[128]，将需要进行基础复苏。

面罩复苏

这应该是那些转换到子宫外生活环境有困难的所有婴儿的一线复苏方式。所有参与新生儿复苏的人员必须接受过采用面罩进行有效复苏的训练。必须使面罩紧紧地密闭到婴儿的面部；为确保建立正确的气道，婴儿的颈部应轻微伸展，将其下颚向前伸展（一个口咽通气道可能有所帮助）。通常颈部过伸或过屈都是错误的：这两种手法都会使咽部或者喉部水平的气道梗阻。

研究显示，死腔容积小的软边面罩，诸如Bennett或Laerdal牌的面罩，使用最容易，面部密闭最好[127]。

然后使用呼吸囊和面罩或者T型接管和面罩装置进行正压充气。

呼吸囊和面罩装置

市场上有很多自充气的呼吸囊，包括Laerdal牌和Ambu牌。生理学研究显示那些容积为500 ml的（图13.4）呼吸囊其呼吸交换效果最好[58]（表13.6）。更小的呼吸囊，例如Laerdal牌的婴儿装置，由于充气时间太短而使得充气压力太低，无法克服气道内液体产生的黏滞力，因此不适用于新生儿复苏。

表13.6 复苏中新生儿呼吸囊和面罩系统的效能

系统	得到的充气压力(cm 水柱)	呼出容积(ml)*
新生儿Laerdal系统	20.2	5.5
儿科Laerdal系统	26.9	10.4
Penlon系统	19.2	8.3
Ambu婴儿系统	30.3	15.4

* 这一容积给出了潮气交换的近似值。

常规使用时，连接氧气流量为 5L/min，可提供 40%的氧浓度，如果用了储氧器，可提升到 60%～70%。

用一只手将面罩扣在婴儿的口鼻上达到气密。将呼吸囊放在另一只手的拇指和其他手指之间进行挤捏，每分钟 30～60 次（图 13.5）。这些装置都有限制压力的“过压释放”阀门，将充气压力限制在 20～30cm 水柱之间，如果用指尖压住阀门的话，可以达到更高的充气压力。尽管其效能相对差一点[58]，但是从个人经验和文献[129]来看，很明显大多数需要积极复苏的婴儿在出生时对呼吸囊和面罩复苏的反应良好。这是因为大多数这类婴儿是处于原发性窒息阶段，呼吸囊和面罩可在其有自发呼吸时促进呼吸，或激发 Head 反射，因而使肺自发换气[129]。

T型接管的面罩装置

另一种流行的方法[6]是将一个 T 型接管连接到面罩上。其中一个接口通过管道连接到气源（氧气或空气）上，管道上有预设压力为 20～30cm 水柱的压力限定装置。上文已经说过，医用气体或空气只有在首先通过一个合适的压力限定装置时，才能给婴儿供气。绝对不能将用于成年患者的氧气气源直接接在 T 型部件上给婴儿进行通气，高压气体是危险的。用拇指和中指将面罩扣在婴儿的口鼻上，用食指间歇性地堵塞另一个空接口（图 13.6）。在第一次充气时，将压力保持 2～3 秒钟就已帮助肺膨胀，然后以 30 次 / 分的频率进行呼吸，随后每次充气时间为 0.5～1 秒。这些装置都已经商业化（如 NeoPuff 牌、Tom Thumb 牌），与呼吸囊和面罩系统相比，所需的操作技巧较少，可解放操作者的另一只手，在一个生理学研究中，其产生的潮气交换非常有效[88]。

绝大部分的婴儿将迅速对面罩复苏产生反应。一些人将仍处于窒息状态，并需要插管和 IPPV（见下文）。

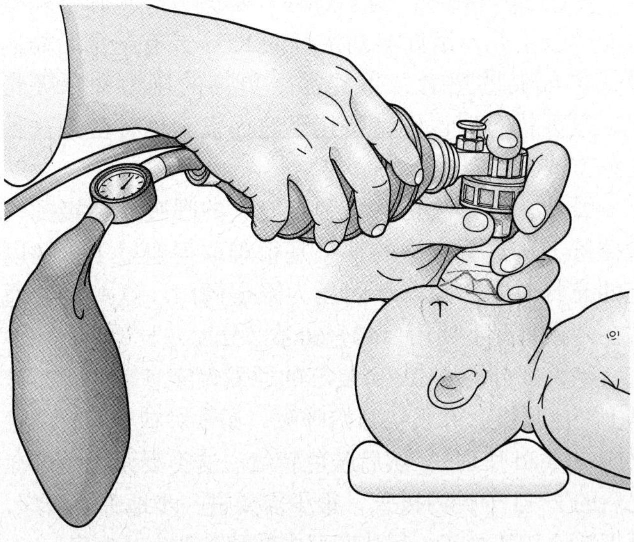

图13.5 使用呼吸囊和面罩系统进行正压充气。（经许可摘自 Bossaert L L 1998 European Resuscitation Council Guidelines for Resuscitation. Elsevier, London, p. 108.）

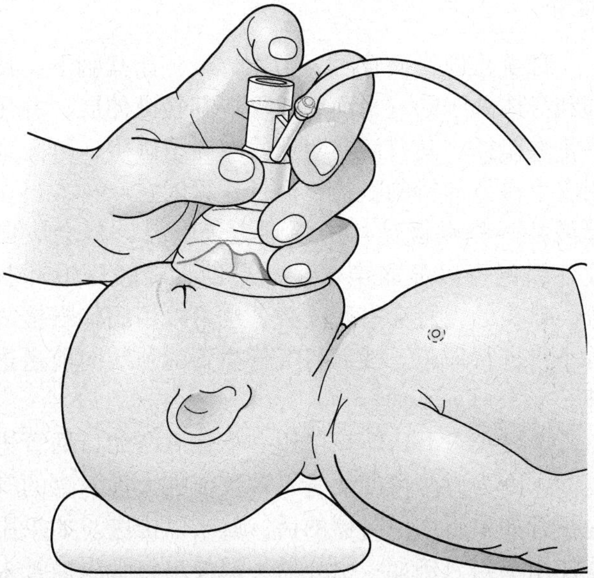

图13.6 通过气管插管和 T 型接管进行正压充气。（经许可摘自 Bossaert L L 1998 European Resuscitation Council Guidelines for Resuscitation. Elsevier, London, p. 108.）

无呼吸、苍白、心率低于100次/分（预测为终末期窒息）

所有分娩婴儿中约有0.2%～0.5%的人处于这种不良状况，在所有的出生后2分钟有窒息的婴儿中，这类婴儿占5%～10%。虽然这些婴儿可能有严重的窒息，将可能不会产生自发呼吸，除非进行插管和正压通气的复苏，然而一些患者给予5～10秒的面罩复苏，仍会有反应。如果没有反应，且心率仍处在100次/分以下，必须进行进一步的复苏，不可拖延。插管推迟的时间越长，引起的生化和生理学异常就越严重，产生永久性脑损害的可能性就越大（图13.7）。

插管和间歇性正压通气（IPPV）

在最近的研究中，500个足月新生儿中约有1人对呼吸囊和面罩通气无反应[128]；这非常接近出生时处于终末期窒息婴儿的估计发病率。对于那些在出生后2～3分钟之内对呼吸囊和面罩复苏无反应的婴儿，必须要马上进行气管内插管和IPPV。对那些心动过缓（尽管进行了面罩复苏，但心率仍低于100次/分）或用呼吸囊和面罩系统通气时无胸廓活动或气体进入的婴儿应该尽早插管。

插管

对婴儿进行插管时（第45章），让其躺下，使头部和身体处于同一平面，或仅让其轻微伸展；并用左手将喉镜插入其口腔。对那些左撇子医生，可能要买用右手握持的特制喉镜，但是这可能在产科人员中引起混乱。将喉镜镜片的顶端送进喉腔，将会厌向前拉，因此可以显露声带。如果助手轻轻压迫环状软骨，喉头的视野会有所改善。也可以用握持喉镜之手的小指进行压迫。然后将气管插管的顶端向前送进喉部。

理想状态下，应该使用一个戴肩凸的口插管进行复苏，因为肩凸可使插管不致被前推太远。直的气管内插管如果不用引导器的话，就难以推进。如果引导器使用不当（例如，引导器尖端伸出气管内插管末端以外），可能会造成咽喉、气管或食管的穿孔，引起纵隔气肿和纵隔炎[65,176,158,48]。操作者必须用一手的拇指和其他手指将插管紧紧握持住。

插入内径3.0或3.5 mm的插管。前者适用于除最小早产婴儿（出生体重<1.00 kg）以外的所有婴儿，足月婴儿应使用后者。2.5 mm插管的内部阻力高[123]，且通常推入过远（见下文）。只应该在不可能插入较大的插管时，才使用这些插管。

喉罩

喉罩为新生婴儿提供了除气管插管以外的另一种方法[57]。喉罩是盲置的，无需喉镜的支持，所以所需的技术也少。对于那些暴露声带特别困难的先天性上呼吸道畸形的婴儿，特别有用[177]。

间歇性正压通气

将气管插管与一个呼吸囊系统或T型连接器相连，对婴儿进行通气，在肺部通气时，应观察胸部（不是腹部）和直接听诊双侧肺野。

令人惊讶的是，生理学研究显示，甚至在气管插管下IPPV取得的通气效果还不如婴儿自己的自发呼吸，且在头几次通气时，几乎没有形成气体储备和FRC[113]（表13.7）。为了取得最佳气体交换，同时建立起FRC，必须进行长时间的通气。在ETT上连接一个T型连接器，并在首次充气压为30cm水柱的呼吸时堵住呼出端2～3秒钟，以取得最好的效果（表13.7）[22]。然后，每次吸气时间设定在1秒钟，总通气频率为30～40次/分。偶尔，那些有严重肺部基础病变的新生儿，诸如早期发病的RDS或有严重胎粪误吸或横膈疝的患者，可能需要更高的压力和呼吸频率，复苏推车应该设计得能迅速而安全地转变到这种复苏方式。

另外一种方法是将一个自充气的呼吸囊连接到气管插管上。这个方法的缺点是很难取得超过1秒钟以上的充气时间，除非堵闭压力限定阀门。这一装置通常在高频状况下使用（40～60次/分）。

绝大部分需要IPPV复苏的原发性窒息婴儿，通常马上产生反应，并很快开始呼吸，通常对肺充气有喘息反应（Head反射），然后肤色转红。这类婴儿通常可在之后的2～3分钟内拔管，很少需要进一步地医学治疗，可正常地与其母亲一起从产房内转移到新生儿病房。

终末期窒息的婴儿要过较长的时间才有反应，通常在开始出现呼吸运动前肤色转红。一些人将在发绀消退前仍有心动过缓，并需要体外心脏按压和药物治疗。

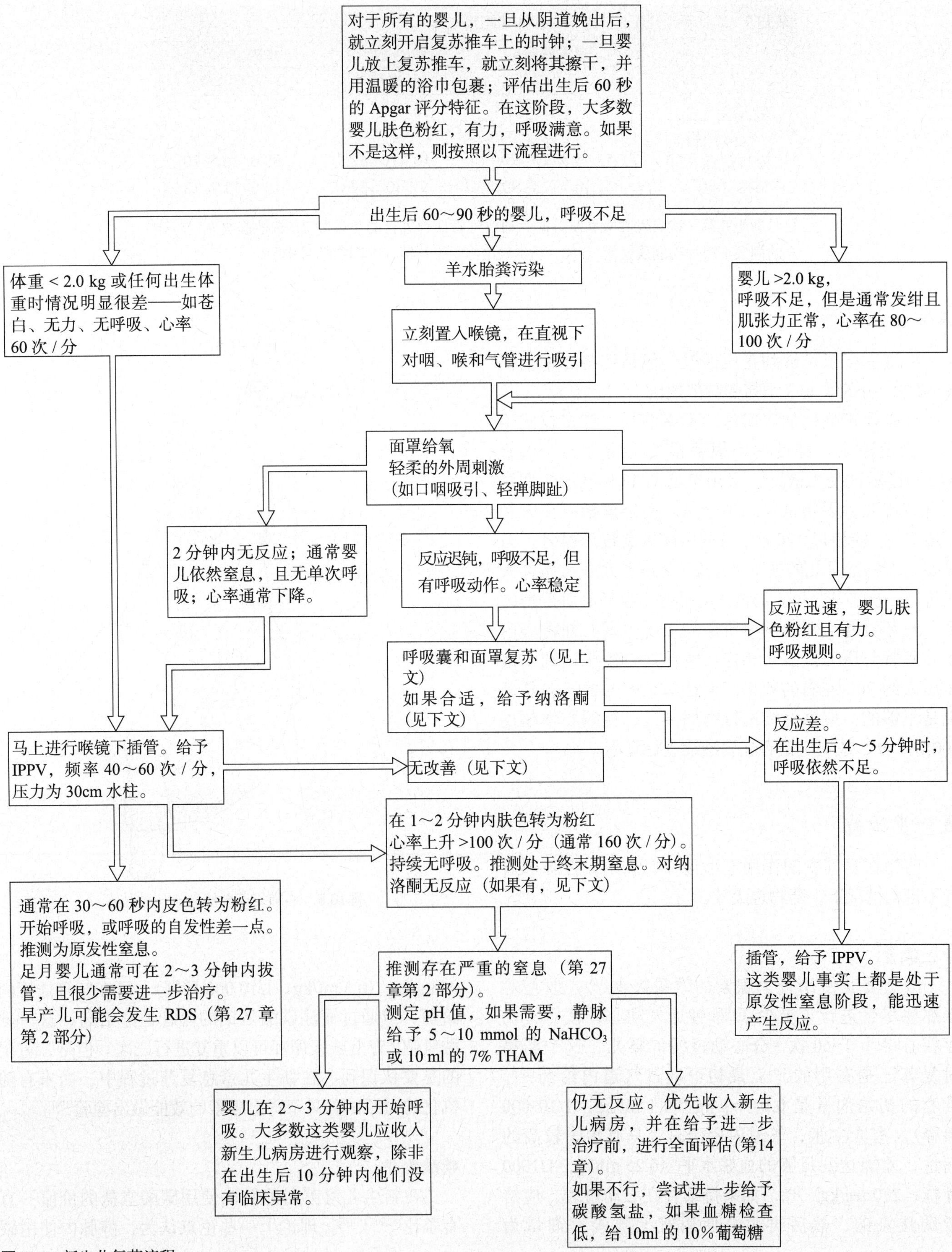

图13.7 新生儿复苏流程。

表13.7 足月新生儿建立的潮气交换和功能残气量

	自发呼吸	IPPV的1秒充气	IPPV的2～5秒充气
吸入/充气压力（cm水柱）	33 (6.1~103)	30	30
潮气交换（ml）	40.3 (2.7~90)	18.6 (0~62.5)	33.6 (16.9~70)
FRC（ml）	18.7 (2.7~40)	7.5 (0~15.5)	15.9 (11.7~23.2)

足月新生儿第一次自发呼吸和复苏时，通过气管插管进行的1秒和2～5秒首次充气时建立的潮气交换和功能残气量（FRC）。本表给出了平均值，范围在括号中[114]。

胸部按压

尽管进行了足够的正压通气，但是那些心率仍低于60次/分的婴儿必须接受胸部按压。

这必须正确地加以实施。不幸的是，许多权威给出了错误建议，即使用两根手指按压胸骨。一些研究[42,177]显示这是无效的。必须按照图13.8显示的那样来握持婴儿，手指抵住胸腰椎段，两个拇指放在胸骨下段[139,39]。应该以120次/分的频率紧紧按压胸骨，力量要足以将足月儿的胸骨下压2～3 cm，每三次胸部按压进行一次肺充气[99]。应该在对那些出生后心脏停搏的婴儿复苏过程实践中学习所需的按压力度，并将心内动脉套管与压力换能器相连。胸部最多按压达到正常血压大约20%左右的效果，但这对足够的替代循环来说是不够的。应该持续进行胸部按压，直到心率超过100次/分，或决定是否还要继续进行复苏。

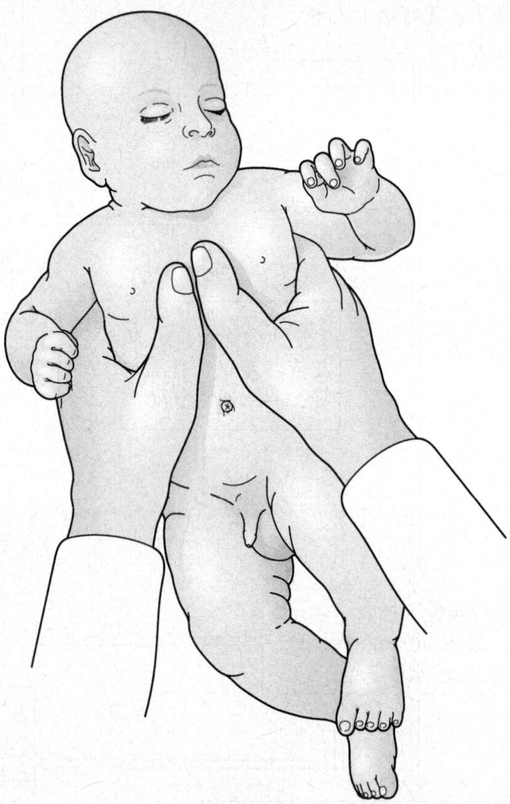

图13.8 心肺复苏时胸部按压的技术。

进一步治疗

药物在复苏中的作用很小且存在争论，在肺部通气不足的情况下，药物也无效。

肾上腺素

虽然婴儿使用肾上腺素的效果极差[165]，但是对于那些尽管进行了至少30秒钟通气和心外按压，仍存在心率小于60次/分心动过缓的婴儿，这个药物对复苏还是有用的[121]。最初可通过气道内给药[103]。推荐的初始剂量是0.01 mg/kg（0.1 ml/kg，1/10 000稀释）。有人主张，气道内用药时，只有给予较高的剂量，才能达到足够的血浆水平（0.25 ml/kg，1/1000稀释；250 μg/kg）[156]。如果持续存在心动过缓，应给予碳酸氢钠，然后再重复使用肾上腺素，剂量为0.3mg/kg（0.3 ml/kg，1/10 000稀释），可在气管插管内给药，或通过输注碳酸氢钠的血管通路给药。这一碳酸氢钠/肾上腺素循环可以重复进行三次。但是，重要的是要认识到，在新生儿窒息复苏过程中，尚未有随机化的对照试验对于肾上腺素的效能做出检验[194]。

碳酸氢钠

在新生儿复苏时静脉内使用碳酸氢盐的价值一直有争论[82,90,121,190]。理论上一些论点认为，静脉内使用碳酸氢盐会降低脑脊液的 pH 值，这会引起动物和成人的心脏停搏，造成更差的结果，成人经常会发生心室纤颤[9,193]，且会造成高碳酸血症[125,190]。也存在相反的论点，即二氧化碳加速呼吸恢复[4]，增加组织对儿茶酚胺的敏感性[143]，且实际上提升动物脑部的细胞内 pH 值[87,159]。实际上，它可以迅速改善严重酸中毒、苍白、呼吸停止和外周灌注不足婴儿的临床状况。

目前的推荐标准是，如果新生儿在足够的 IPPV 时，对肾上腺素或心外按压无反应，且持续心动过缓，则应该给予碳酸氢钠[99,138]。

给予碳酸氢钠的最佳路径是通过脐静脉。直接经脐静脉注射药物是危险的，可能是因为：

- 可将脐静脉内的凝块冲入体循环系统；
- 当使用少量液体注射时，药物无法到达体循环（如纳洛酮、肾上腺素）；
- 造成脐动脉损伤，导致出血及以后的动脉置管困难；
- 直接进入脐动脉，造成所属的髂血管痉挛和缺血（第 45 章）；
- 经未闭的脐尿管进入膀胱。

由于这些原因，应置入脐静脉导管（第 45 章），且在所有的复苏推车上都应该备有合适的脐静脉置管用品。

碳酸氢钠的推荐剂量是 1～2 mmol/kg （4.2%的碳酸氢钠溶液 2～4 ml），给药时间最短为 2 分钟，以减少溶液张力过高引起的副作用。理想状况下，在任何一次后续剂量前，都应该对婴儿进行动脉血测定来了解婴儿的酸碱状态。

此外，可在置入骨内针后给予碳酸氢钠和额外剂量的肾上腺素。虽然这是否有效还不得而知，但这比脐静脉置管更快速且更容易[52,3]。当然，适用于新生儿的骨内针应该在产房内准备好。

出生时没有或听不到心跳

如果产科医生肯定在分娩前 10 分钟听到过胎心，那对一个即刻娩出的死产婴儿是值得进行复苏尝试的，例如，Apgar 评分为 0 的新生儿。

一些这类婴儿对常规心肺复苏的反应非常迅速而且令人注目，在出生后 5～10 分钟就会变得有力而活跃。这要么就不是死产（例如，心音非常轻而缓慢，儿科医生无法直接听到），要么就是在分娩前因遭受突发急性窒息性刺激而造成了心脏停搏，但没有既往长期的心肌和脑损害性窒息。

当一个即刻娩出的死产婴儿来寻求帮助时，通常紧急需要一个以上的专业人员来处置心脏停搏。

用面罩系统进行 5 次充气，然后开始插管、通气和心外按压，不得拖延。

婴儿将需要脐血管置管或骨内针，可能需要至少一次肾上腺素和碳酸氢钠循环。测氧仪和心电图监护有助于处理这些婴儿，如果可以的话，应该在初次复苏完毕后，就开始测氧仪和心电图的监护。

其他药物，包括阿托品、钙剂和回苏药，都是无效的，已经不再推荐[190]，不应该使用。

如果在出生后 15 分钟时，Apgar 评分仍为 0 分，特别是测氧仪和心电图显示持续心脏无收缩，且在心电图监护和 IPPV 下无有效外周氧合的话，应该随后停止复苏，因为神经系统完好地存活已经不可能[96]。检查 CTG 病例的体征，诸如皮肤滑脱或角膜混浊，其实都是没用的，因为婴儿在数小时之前就已死亡。对于那些出生后 25～30 分钟内无呼吸动作，但肤色粉红并灌注良好的婴儿，其前景也是很差的。但是，这类婴儿应该被转运到 NICU 进行完全通气，特别要排除引起呼吸衰竭的非窒息因素，可能存在遗传病因素（见下文）

特殊情况

对间歇正压通气和复苏无反应的婴儿

婴儿的行为分为三个大类：

- 婴儿临床评估为窒息，尽管进行了本章节列出的基本操作，但是依然存在发绀，通常在出生后 5～10 分钟时心动过缓；
- 婴儿有力而活跃，有良好的呼吸动作，但是肤色无法转红——这强烈提示此非窒息婴儿有严重的气道（第 27 章）或心血管系统（第 28 章）畸形，或持续性肺动脉高压合并经未闭的卵圆孔和动脉导管自右向左的血液分流（第 28 章）；
- 婴儿出生窒息或呼吸动作非常无力，且无产时并发症证据，但需要正压通气，并很快地肤色转红且心率良好，但仍是肌张力低且呼吸不足或无呼吸——这一类病人提示有呼吸中枢抑制、原发性神经疾病或肌病性失调，或在分娩前的妊娠晚期有脑损伤。

仍发绀且心动过缓的婴儿

这类事件有四个主要原因：

- 复苏操作中存在技术失误；
- 婴儿出现气胸；
- 有先天性结构畸形妨碍氧合；
- 婴儿病重，且有严重的基础肺部病变（第28章）。

技术失误

婴儿外表正常，但复苏反应差的最常见原因是技术失误。因此必须要尽快地查看是否有以下失误。

- 气管内插管位置错误，要么在食管里面，要么向下伸入一侧主支气管，或甚至进入有些支气管树的远端。如果使用太小的插管或不带“肩凸”的插管，就非常有可能发生这种情况。胸部运动和胸部呼吸音很容易产生误导。如果IPPV作用于婴儿胃部，其胸部可能也会有运动，气体进出胃部的传导声音可能会让人误会成气体进出肺部的声音。如果只有一侧肺或一段肺进行通气时，也确实会发生同样的问题。如果有疑问，通过听诊检查气体未进入腹部，而真正均匀地进入两侧肺部。再次置入喉镜以确定气管内插管位于喉头。
- 采用的充气压力不足（通常设置在30cm水柱）。复苏推车上的压力释放阀可能被错误地设置在低压值。使用呼吸囊和面罩通气时，充气不足特别常见，尤其是采用那些自充气的小容量呼吸囊（表13.8）。
- 使用的气管内插管太小是一个常见错误。2.5 mm直径的气管插管其内部阻力高，会引起大量气体渗漏，且非常容易被推入过远，因此会向下进入支气管树。这不仅会引起通气和氧合效果极差，也会带来通气导致的肺叶破裂，造成气胸的危险。
- 供氧气源未连接。如果对供氧气源的完整性有疑问，采用口吹气的方法进行插管通气。

表13.8 使用呼吸囊和面罩通气或气管内插管，前三次呼吸所达到的呼气容积

	呼气容积（ml）		
	第一次呼吸	第二次呼吸	第三次呼吸
呼吸囊和面罩	3.0	4.7	3.9
ETT和IPPV	14.3	10.5	17.0

所有的婴儿在约30cm水柱的压力下进行通气。呼气容积为潮气量交换做出了大致估计[14]。

尽快识别并纠正这些错误，婴儿肤色将迅速转红，并变得有力而活跃。

气胸

对任何复苏反应差的婴儿，都应该考虑这一问题。在所有损害复苏反应的医学状况中，这不仅是最易于治疗的，而且治疗成功后可带来极大的临床改善。气胸可自发产生，或在复苏过程中因一些技术失误引起（见上文）。

提示气胸的临床线索：

- 纵隔偏移；
- 一侧胸部呈过清音；
- 腹部膨胀；
- 气体输入量降低；
- 奇怪的血管变化，如下半身苍白而上半身发绀。

很少有时间通过放射影像的方法来确认诊断，但是采用纤维光源可能有所帮助（第27章第2部分）。

对那些尽管进行了其他复苏努力，但仍迅速恶化，以及临床怀疑气胸的婴儿，可在第二肋间锁骨中线处插入一根粗针头。即使你是错的，但损伤却出奇的小；如果你是对的，将出现嘶嘶有声的外泄气体，婴儿状况将迅速好转，然后再放置一根胸腔引流管（第45章）。

影响复苏反应的严重疾病

一些新生儿肺部病变可能会妨碍新生儿在复苏中和复苏后的足够氧合：通常存在明显的诊断线索。

胎粪吸入（第27章第2部分）

病史会很明显，且这类婴儿复苏过程中的重要部分是有效而精细地支气管冲洗。这些婴儿通常也有产

时窒息，可能在娩出时就处于终末期窒息状态；这也需要进行正确的治疗。但是，如果婴儿存在很大的通气和氧合困难，且他的肺“感觉”很紧，并有肺膨胀不良的话，一个最佳的方法是尝试进一步的支气管肺灌洗。可采用的其他短期治疗是提高氧浓度、充气压力和呼吸机频率，直到婴儿肤色转红。

先天性肺炎（第40章第2部分）

母亲的病史是否提示有全身性或生殖器感染？如果有，在短期内除了提高供氧、压力和通气频率，并纠正酸血症、低血糖和低血压外，并无其他措施可行。此外，必须尽快开始对败血症进行合理地检查与治疗。

低血容量症

过量血液丧失，例如因胎盘前置或前置血管破裂引起出血，会造成低血容量，伴脸色苍白、搏出量低，且如果足够严重的话，会引起持续性心动过缓。脐带缠绕极紧会造成同样的情况，但这非常罕见[180]。在这种情况下，静脉内或经骨髓内给予10～15分钟的10～20 ml/kg的类晶体。不再推荐使用白蛋白[120]。如果需要，可重复这一步骤。如果是明显因为灾难性的血液丧失引起低血容量的话，应该立刻给予输注O型阴性血液。

影响通气的严重先天性呼吸道结构畸形

由于常规产前畸形筛查，绝大部分这些状况将可鉴别出来。但是，有些母亲没有接受产前护理，或来自筛查措施不力的发展中国家，且仅在分娩前到达医院。

虽然，那些有表13.9中罗列的罕见病变的婴儿可能表现得类似婴儿窒息，且在出生后呼吸不良，但是他们大多可有明显的啼哭，且呼吸动作有力（因为他们不是窒息），但是肤色无法转红，因为他们有肺和气道的基础病变。这一模式是非常有特征性的，因此看见这种情况就应该引起医生的警惕，以寻找是否有结构畸形，其中最常见的是肺发育不良合并横膈疝。

最初许多婴儿是没有窒息的，但是基础病变会引起氧合缺乏和通气不足，婴儿可能会迅速发生窒息的生化改变，以及继发性的通气抑制。

有喉和气管畸形的婴儿，通常无法复苏，除非症状极其轻微。不仅要认识到这一问题，也要进行紧急气管切开（第27章第7部分）。

表13.9 引起持续发绀或出生后呼吸困难的畸形

上呼吸道
- 后鼻孔闭锁（第27章第7部分）
- Pierre Robin综合征（第28章）
- 喉和气管畸形
  - 闭锁
  - 网
  - 腔内肿瘤
  - 裂（第27章第7部分）

肺
- 肺发育不良
  - Potter综合征（第36章第1部分）
  - 羊膜晚破（第12章）
  - 特发性
- 胸腔积液合并或不合并水肿（第27章第2部分）
- 先天性囊性腺瘤样畸形（第27章第5部分）
- 先天性肺叶气肿（第27章第5部分）
- 肺淋巴管扩张（第27章第3部分）

肺以外的
- 横膈疝（第27章第6部分）
- 横膈腹脏突出
- 胸内占位肿瘤
- 明显腹部膨胀影响横膈
  - 肿瘤
  - 肝脾大
  - 腹水
  - 肾泌尿道扩张
- 胸廓小
  - 窒息性胸廓畸形
  - 致死性侏儒症

肺发育不良的婴儿可能有可即刻识别的畸形，诸如致死性侏儒症（第31章、第32章、第35章第4部分）或Potter综合征（第36章第1部分），可停止对这些病例的复苏。其他病人必须紧急转运到NICU，必须进行X光检查来评估有潜在治疗可能的状况，诸如横膈疝（第27章第6部分）、胸腔积液（第27章第2部分）、腺瘤样畸形（第27章第5部分）、Pierre Robin综合征（第27章第5部分）或鼻后孔闭锁（第27章第7部分）。

持续无呼吸且肌张力低，但心血管反应良好

当然，这可由严重的终末期窒息引起（见上文），但是，如果母亲的病史中未对此做出提示，可能性最大的原因就是在分娩前数小时给予母亲的鸦片类药物引起婴儿呼吸抑制。如果有此怀疑，使用纳洛酮。

纳洛酮

纳洛酮是一种外源性和内源性阿片类物质的纯拮抗剂。因为围生期会产生大量的内啡肽，试用纳洛酮作为出生时窒息的一般治疗，但是证实这并不成功[36]。这并非没有危害，在动物实验中使用可能会加重窒息性脑损害的严重性[192]，可能会引起儿茶酚胺的大量释放[126]。对于麻醉品成瘾者所产的新生儿，给予纳洛酮时应多加仔细，因为这可能会发生急性撤药综合征[70]。

不管机制如何，静脉内使用纳洛酮的效应很复杂，并有潜在的危险。因此，只有对那些母亲在分娩前4～6小时内使用过鸦片类镇痛药物的窒息婴儿，才可以使用。进一步而言，应该仅在呼吸建立且婴儿肤色转红后再给药，如果有需要，可通过IPPV建立呼吸。虽然对于一个肤色粉红但呼吸不规则的婴儿来说，肌肉内给予纳洛酮是完全安全的，但要仔细对婴儿进行观察，直到药物开始起效且呼吸规则；不能对窒息且通气不良的婴儿使用纳洛酮。应该肌内或静脉内给予一剂0.1 mg/kg（成人的溶液浓度为0.25ml/kg）的纳洛酮[8]，如果有必要，可重复给药。不再使用新生儿Narcan（纳洛酮），不应该在复苏推车中再储备这种药物。

如果诊断正确，将会在几分钟内看见反应。如果没有反应，需要考虑其他诊断。这包括一些CNS的结构异常或原发性的神经肌肉疾病（表13.10）。

Barzy等人[26]回顾了许多这种情况，但是从个体角度来说是很罕见的。

表13.10 持续通气不足和对复苏无反应的神经病学原因

- 结构性中枢神经系统畸形
- 严重的产前脑损伤（见前文）
- 颈椎折断和脐带缠绕伤（第14章）
- 萎缩性肌强直病（第27章第2部分）
- 先天性肌病（第41章第7部分）
- Werdnig-Hoffmann病（第41章第7部分）
- 脑肿瘤
- 退行性脑病变（第41章第6部分）
- Ondine呼吸困扰（中枢通气不足综合征）

摘自 Brazy J E, Kinney H C, Oakes W J 1987 Central nervous system structural lesions causing apnea at birth. Journal of Pediatrics I I I: 163-175.

胎粪吸入综合征

对这种情况的处理在其他章节内进行详细讨论（第27章第2部分）。

如前所述（见前文），对于那些羊水有胎粪污染但仍强健有力的婴儿来说，没有气管冲洗的适应证，因为大量多中心研究显示，这并不会降低相应的发病率[189]。但是，如果胎粪污染的婴儿有呼吸抑制、肌张力降低和心率低于100次/分，应该在喉镜视野下进行气管吸引。应该用大口径导管或气管内插管进行吸引，吸引时间限制在3秒钟以内。如果有胎粪误吸和心率持续低于60次/分，可重复该操作[121]。

先天性横膈症的婴儿

对这种情况的处理在其他章节内进行详细讨论（第27章第6部分）。

现在很少有未在产前诊断时发现的先天性横膈症。除了缺损小且肺发育不良轻的患者以外，其余所有患者都可能需要插管和IPPV。面罩复苏是禁忌证，因为这可能使肠道内容物突入胸腔，进一步降低了肺膨胀的能力。如果有显著的肺发育不良，可能需要高达40cm水柱的充气压力。

早产

已经很好地认识到早产婴儿的Apgar评分通常较低[34]（图13.9），且经常需要积极复苏[10]（表13.4）。在这组患者中，Apgar评分作为窒息指标来说是很差的，其与孕龄的相关性更好[34,72,107,135]。但是，Goldenberg等人[72]的研究确实显示出，那些窒息的早产新生儿（pH值低）更可能有Apgar评分低的情况。现也明确的是，无论是什么原因引起早产儿Apgar评分降低，此评分是新生儿可能发生后遗症或死亡的良好指标[13,14,69,109]。与此情况相反，有趣的是人们注意到产前使用地塞米松促使肺成熟（第18章）的新生儿，其Apgar评分较高[68]。

决定是否在产房内对一个VLBW婴儿进行插管复苏时，关于预防性使用表面活性物质是有争论的（第27章第2部分）。Drew[50]的文献多被引用，他发现早于孕30周出生的婴儿其死亡率从49%降低到23%的情况并无帮助，因为在选择性插管组的96例对照婴儿中，

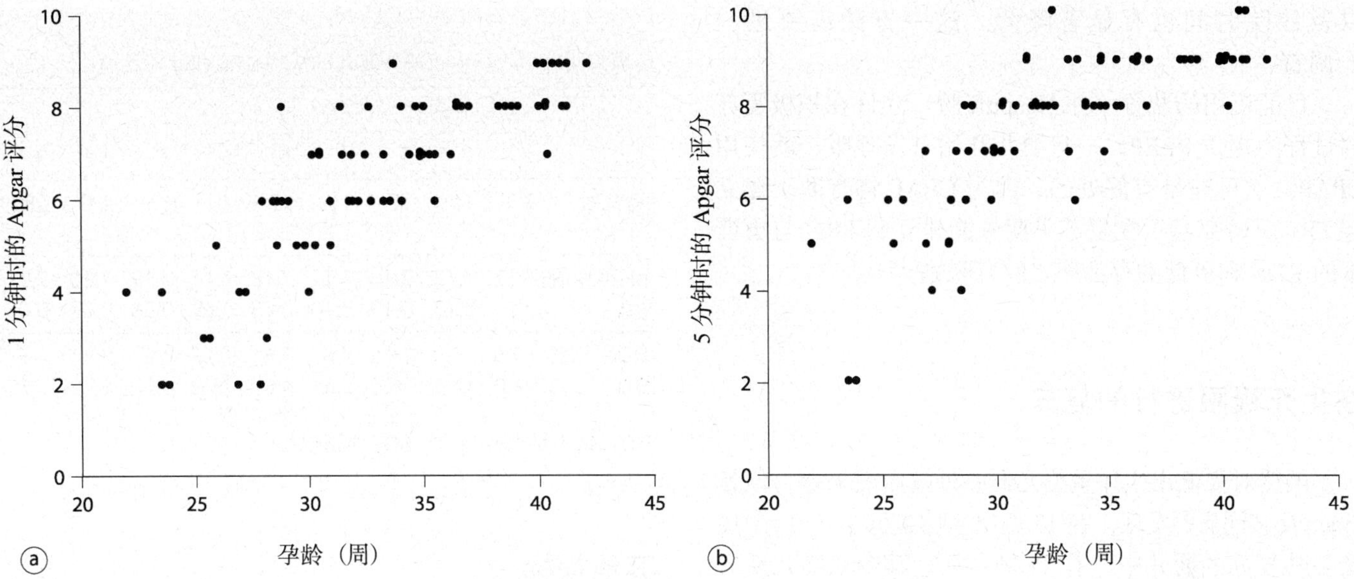

图13.9 相对于孕龄的 1 分钟（a）和 5 分钟（b）Apgar 评分的散点图。（经许可摘自 Catlin E A, Carpenter M W, Brann B S et al 1986 The Apgar score revisited: influence of gestational age. Journal of Pediatrics 109: 865-868.）

仅有 3%的人进行了插管和复苏。目前的推荐标准是所有的早产婴儿无插管需要，但是如果婴儿在 15 秒内没有啼哭，或在 30 秒内未建立规则呼吸，应该开始面罩通气，且如果婴儿在之后的 30 秒内未获得满意的呼吸交换时，应进行插管[53]。

除了气胸的危险，足月婴儿不可能受到目前推荐标准的充气压力的损害。对极其早产的婴儿采用相同的压力可能会引起肺损伤的担忧越来越多，并会使慢性肺部病变的风险升高（第 27 章第 3 部分），因此应该如何对这些婴儿进行复苏还存在疑问。

生理学研究[89]显示，在复苏的初始阶段，20～30 cm 水柱的通气压力很少造成充气容量大于解剖死腔的两倍，这是有效肺泡通气的最小需要量。但是，在另一个研究中，所有那些出生后一年内需要复苏的早产婴儿，初步复苏时的设定压力要限制在 16cm 水柱。如果没有明显的胸壁运动，可升高此压力。采用这个方案，没有一个婴儿的充气压力超过 32cm 水柱，平均压力为 23cm 水柱[85]。

对于未成熟动物的复苏研究结果令人担忧。Bjorklund 及其同事[19]发现，进行 6 次压力为 60cm 水柱的充气，每次持续 5 秒钟，会在之后的 4 小时内使肺变得更紧，而且对早产羔羊造成的肺组织损害比对照组严重得多。采用 8、16 和 32 ml/kg 的充气量进行 5 次持续地肺充气，所造成肺损伤的程度存在剂量依赖性，但是与无插管的对照组相比，甚至 8 ml 的气量都会造成肺顺应性降低[18]。这一容量比足月婴儿开始自发地第一次呼吸时获得的 10 ml/kg 的容量还要低[185]。动物模型的研究显示，如果使用橡皮束带[51,84,32]或筒形石膏夹[84]包绕胸壁的话，那甚至在使用高充气压力时，也都可避免肺损伤，这表明肺损伤是容量变化过度引起的，而不是压力——换言之，是容量创伤而不是压力创伤。

尚不明确多高的充气压力和容量对于表面活性物质缺乏的早产儿是安全的。甚至将肺充气量降低到允许足够气体交换的最低需要量时，也会造成一些极度未成熟婴儿的损伤。

目前早产婴儿复苏的推荐标准

最初应该使用相对低的压力（15～20cm 水柱），持续约 3 秒钟，但是如果没有明显胸壁运动时，则按需增加。

持续气道正压通气

分娩时通过鼻套管给予持续气道正压通气（CPAP）是另一种在极度未成熟婴儿中进行探索的方法[105]。进行 15～20 秒 20～25 cm 水柱的 CPAP，然后再以 4～6 cm 水柱的水平进行 CPAP。与历史对照相比，这将插管和 IPPV 的需求从 84%降低到 40%。脑室内严重出血、支气管肺发育不良的发病率，以及住院时间也有显著降低。这一方法需要进一步调查。

目前可用的装置（如 Neopuff 牌）允许在积极复苏的过程中提供 PEEP，一旦婴儿开始自发呼吸，就使用 CPAP。这可能是有好处的，因为 CPAP 将有助于建立起 FRC。研究显示在复苏早期未能建立起 FRC 与更严重的 RDS 和更低的存活率之间有联系[179]。

在生死极限进行的复苏

虽然对极低出生体重婴儿的心外按压效果差，但是 Finer 及其同事[60]发现，在 13 例出生体重低于 750 g的接受心肺复苏的婴儿中，有 10 例存活，其中在婴儿期后进行评估的 7 例婴儿中，6 例神经预后正常，提示极早产儿也是可以救治的。

尽管进行了适当的劝告和咨询，但是父母还要强迫儿科医生采取积极措施，虽然存在这种情况，但是现在的推荐标准是低于孕 23 周出生的婴儿不应进行复苏[24,99]。许多单位不对那些条件非常差、存在心动过缓、在孕 23 和 24 周出生的孩子进行复苏。但是，对药物治疗的作用持续存在疑问，包括对在孕 26 周之前出生的婴儿使用肾上腺素，因为结果非常差。如果对于婴儿的妊娠存在任何疑问，应该开始进行复苏，并咨询高年资同事，寻求是否应该继续复苏的建议。

脐带血气分析

在产房内的紧张时刻通常是仅有的另一个有助于诊断新生儿呼吸衰竭原因的信息部分。这是评估是否有窒息的最满意的途径，比表 13.3 罗列的其他条件更好[175]。理想状态下，应在分娩后即刻双道结扎脐带的断面上，收集全部的脐动脉和脐静脉血标本[97]。正常分娩时，脐动脉血 pH 值低于脐静脉（表 13.11）[186]。在脐带压迫时，脐静脉血样可能仍正常，这会给出一个婴儿健康的错误印象，而动脉血样则是胎儿血液，可能显示有严重的酸血症。血气数据可在数分钟内得到，对指导婴儿相应复苏的处理极其有用。

表13.11 不同Apgar评分婴儿的平均pH值和碱不足值

	1分钟时的Apgar评分								
	1	2	3	4	5	6	7	8	9
婴儿数	5	12	17	11	22	30	62	147	589
pH平均值	7.17	7.12	7.10	7.22	7.18	7.17	7.19	7.20	7.21
SD	0.5	0.13	0.13	0.10	0.08	0.09	0.08	0.07	0.08
BD平均值	10.6	11.8	11.5	7.8	9.6	10.6	8.8	8.4	7.9
SD	4.0	5.9	6.3	5.5	4.3	3.2	4.1	3.7	3.6

BD：碱不足（mEq/l）；SD：标准差。

其他指标

对血液进行诸如乳酸、次黄嘌呤或肌酸激酶等窒息生化指示物的分析，作为一种评估产前病情处理和预后的研究工具可能是很有用的，但是对产房内或出生后头 60 秒内的婴儿治疗来说却无价值。在对复苏反应慢的婴儿的早期评估中，一个重要部分是测定其血糖（附录 6）和血压（附录 4）。

复苏后的持续治疗

建立了规则呼吸的婴儿

除非一个婴儿经评估是处于终末期窒息阶段，但对复苏反应迅速，在出生后 8～10 分钟内肤色转红，有力且神经病学表现正常，否则应该将其收入 NICU。收治时，除了仔细对其进行检查和测定血压之外，还应该测定其细胞压积、血糖和血气。如果有心脏呼吸窘迫的证据，则有 X 线检查的适应证。大多数足月婴儿的这些检查通常是正常的，不需要进一步治疗，可进行数小时比较全面而警觉地观察（即 I 级 HIE，第 41 章第 4 部分），他们康复会很迅速。低血糖症（葡萄糖＜1.5 mmol/l）通常要得以纠正，但是通常 10～20 mmol/l 的碱不足可迅速自发地纠正[169]，其他无症状的酸血症足月婴儿，无需静脉内给予碳酸氢盐或三羟甲基氨基甲烷（THAM）。

这些婴儿通常在出生后 24～36 小时内就送回产后

病区，回到他们的母亲身边。

如果早产儿发生这种程度的窒息，他最有可能发生 RDS，其相应治疗在第 27 章第 2 部分中有所阐述。少数发生 I～III 级缺氧缺血性脑病并有多器官累及的足月婴儿，在第 41 章第 4 部分阐述了对其的治疗。

无法开始呼吸的婴儿

如果一个婴儿肤色转红并有良好的心脏输出，但是在出生后 20 分钟时，尽管进行了足够的氧合和给予碳酸氢盐、葡萄糖和纳洛酮的合理治疗，还没有自发呼吸动作，那么进一步的治疗应该推迟到完成进一步血气分析、血糖测定和胸部 X 线检查之后。如果这些方面有持续异常，则可给予合理的治疗，但是如果其除持续窒息外，其他都正常的话，这就很大程度地提示了存在严重的神经病学问题，预后很差，或特别是当窒息证据很少时，可能会有神经病学方面的基础病变（见下文）。

尽管对血气和生化方面进行了控制，并取得了满意的心、肺和肾功能，但严重窒息的婴儿偶尔会发生严重的顽固性脑水肿，可能再也无法建立起自发呼吸。这些婴儿的预后非常差[96,170]。在绝对肯定不是由于药物抑制或遗传性神经缺陷引起的窒息，并与父母讨论后，合适的措施是终止生命支持操作，且允许父母与他们的婴儿在一起并抱他。

参考文献

引言

1. Aarnoudse M D, Huisjes H J, Gordon H, Oeseburg B, Zijlstra W G 1985 Fetal subcutaneous scalp PO_2 and abnormal heart rate during labour. American Journal of Obstetrics and Gynecology 153: 565–566
2. Abboud T K 1988 Maternal and fetal endorphins: effects of pregnancy and labour. Archives of Disease in Childhood 63: 707–709
3. Abe K K, Blum G T, Yamamoto L G 2000 Intraosseous is faster and easier than umbilical venous catheterization in newborn emergency vascular access models. American Journal of Emergency Medicine 18: 126–129
4. Adamsons K, Behrman R, Dawes G S, James L S, Koford C 1964 Resuscitation by positive pressure ventilation and tris-hydroxymethylaminomethane of Rhesus monkeys asphyxiated at birth. Journal of Pediatrics 65: 807–818
5. Aldrich C J, D'Antona D, Wyatt J S et al 1994 Fetal cerebral oxygenation measured by near-infra red spectroscopy shortly before birth and acid base status at birth. Obstetrics and Gynecology 84: 861–866
6. Allwood A C, Madar R J, Baumer J H, Readdy L, Wright D 2003 Changes in resuscitation practice at birth. Archives of Disease in Childhood Fetal and Neonatal Edition 88: F375–F379
7. Amatayakul O, Cumming G R, Haworth J C 1970 Association of hypoglycaemia with cardiac enlargement and heart failure in newborn infants. Archives of Disease in Childhood 45: 717–720
8. American Academy of Pediatrics 1990 Naloxone dosage and route of administration for infants and children: addendum to emergency procedures for infants and children. Pediatrics 86: 484–485
9. Arieff A I, Leach W, Park R, Lazarowitz V C 1982 Systemic effects of $NaHCO_3$ in experimental lactic acidosis in dogs. American Journal of Physiology 242: F586–591
10. Ayoubi J M, Audibert F, Boithias C et al 2002 Perinatal factors affecting survival and survival without disability of extreme premature infants at two years of age. European Journal of Obstetrics, Gynecology, and Reproductive Biology 105: 124–131
11. Badawi N, Kurinczuk J J, Keogh J M et al 1998 Intrapartum risk factors for newborn encephalopathy: the Western Australia case control study. British Medical Journal 317: 1554–1558
12. Beard R W, Morris E D 1965 Foetal and maternal acid base balance during normal labour. Journal of Obstetrics and Gynaecology of the British Commonwealth 72: 496–503
13. Beeby P J, Elliott E J, Henderson-Smart D et al 1994 Predictive value of umbilical artery pH in preterm infants. Archives of Disease in Childhood 71: F93–F96
14. Behnke M, Carter R L, Hardt N S, Eyler F D, Cruz A C, Resnick M B 1987 The relationship of Apgar scores, gestational age and birthweight to survival of low birthweight infants. American Journal of Perinatology 4: 121–124
15. Beierholm E A, Grantham N, O'Keefe D D, Laver M B, Daggett W M 1975 Effects of acid – base changes, hypoxia and catecholamines on ventricular performance. American Journal of Physiology 228: 1555–1561
16. Berseth C L, McCoy H H 1992 Birth asphyxia alters neonatal intestinal mobility in term neonates. Pediatrics 90: 669–673
17. Bird J A, Spencer J A D, Mould T, Symonds M E 1996 Endocrine and metabolic adaptation following caesarean section or vaginal delivery. Archives of Disease in Childhood 74: F132–F134
18. Bjorklund L J, Curstedt T, Ingimarsson J 1996 Lung injury caused by neonatal resuscitation of immature lambs – relation to volume of lung inflation. Pediatric Research 39: 362A
19. Bjorklund L J, Ingimarsson J, Curstedt T et al 1997 Manual ventilation with a few large breaths at birth compromises the therapeutic effect of subsequent surfactant replacement in immature lambs. Pediatric Research 42: 348–355
20. Block B S, Schlafer D H, Wentworth R A, Kreitzer L A, Nathanielsz P W 1990 Intrauterine asphyxia and the breakdown of the physiologic circulatory compensation in fetal sheep. American Journal of Obstetrics and Gynecology 162: 1325–1331
21. Bocking A D, Gagnon R, White S E, Homan J, Milne K M, Richardson B S 1988 Circulatory responses to prolonged hypoxemia in fetal sheep. American Journal of Obstetrics and Gynecology 159: 1418–1424
22. Boon A W, Milner A D, Hopkin I E 1979 Lung expansion, tidal exchange and formation of the functional residual capacity during resuscitation of asphyxiated neonates. Journal of Pediatrics 95: 1031–1036
23. Boucher M, Yonekura M L 1986 Perinatal listeriosis (early onset): correlation of antenatal manifestations and neonatal outcome. Obstetrics and Gynecology 68: 593–597
24. Boyle R J, McIntosh N 2001 Ethical considerations in neonatal resuscitation: clinical and research issues. Seminars in Neonatology 6: 261–269
25. Brann A W, Myers R E 1975 Central nervous system findings in the newborn monkey following severe in utero partial asphyxia. Neurology 25: 327–330
26. Brazy J E, Kinney H C, Oakes W J 1987 Central nervous system structural lesions causing apnea at birth. Journal of Pediatrics 111: 163–175
27. Brimacombe J, Gandini D 1995 Resuscitation of neonates with the laryngeal mask airway. A caution. Pediatrics 95: 453–454
28. Burnard E D, James L S 1961 Failure of the heart after undue asphyxia at birth. Pediatrics 28: 545–565
29. Cabal L A, Devaskar U, Siassi B, Hodgman J E, Emmanouilides G 1980 Cardiogenic shock associated with perinatal asphyxia in term infants. Journal of Pediatrics 96: 705–710
30. Campbell A G M, Milligan J E, Talner J S 1968 The effect of pretreatment with phenobarbital, meperidine or hyperbaric oxygen on the response to anoxia and resuscitation in newborn rabbits. Journal of Pediatrics 72: 518–527
31. Campbell N, Harvey D R, Norman A P 1975 Increased frequency of neonatal jaundice in a maternity hospital. British Medical Journal 2: 548–552
32. Carlton D P, Cummings J J, Scheerer R G, Poulain F R, Bland R D 1990 Lung overexpansion increases pulmonary microvascular protein permeability in young lambs. Journal of Applied Physiology 69: 577–583
33. Carter BS, Haverkamp AD, Merenstein GB 1993 The definition of acute perinatal asphyxia. Clinics in Perinatology 20: 287–304
34. Catlin E A, Carpenter M W, Brann B S et al 1986 The Apgar score revisited:

influence of gestational age. Journal of Pediatrics 109: 865–868
35. Chamberlain R, Chamberlain G, Howlett B, Claireaux A 1975 British births 1970, vol. I. The first week of life. Heinemann, London, ch 4
36. Chernick V, Manfreda J, DeBooy V, Davi M, Rigatto H, Seshia M 1988 Clinical trial of naloxone in birth asphyxia. Journal of Pediatrics 113: 519–525
37. Chessels J M, Wigglesworth J S 1971 Coagulation studies in severe birth asphyxia. Archives of Disease in Childhood 46: 253–256
38. Clapp J F III, Peress N S, Wesley M, Mann L I 1988 Brain damage after intermittent partial cord occlusion in the chronically instrumented fetal lamb. American Journal of Obstetrics and Gynecology 159: 504–509
39. Clements F, McGowan J 2000 Finger position for chest compressions in cardiac arrest in infants. Resuscitation 44: 43–46
40. Craft W H, Underwood L E, Van Wyk J J 1980 High incidence of perinatal insult in children with idiopathic hypopituitarism. Journal of Pediatrics 96: 397–402
41. Cyr R M, Usher R H, McLean F H 1984 Changing patterns of birth asphyxia and trauma over 20 years. American Journal of Obstetrics and Gynecology 148: 490–498
42. David R 1988 Closed chest cardiac massage in the newborn infant. Pediatrics 81: 552–554
43. Davis J A, Stafford A 1964 Respiratory distress in newborn rabbits. Biologia Neonatorum 7: 129–140
44. Dawes G S 1968 Fetal and neonatal physiology. Year Book, Chicago, pp 141–159
45. Dawes G S, Hibbard E, Windle W F 1964 The effect of alkali and glucose infusion on permanent brain damage in rhesus monkeys asphyxiated at birth. Journal of Pediatrics 65: 801–806
46. Dawes G S, Jacobson H N, Mott J C, Shelley H J, Stafford A 1963 Treatment of asphyxia in newborn lambs and monkeys. Journal of Physiology 169: 167–184
47. Dawes G S, Mott J C 1962 The vascular tone of the foetal lung. Journal of Physiology 164: 465–477
48. Devine ST, Rosenberg HK, Kumar LS, Bhandari V 2002 Esophageal perforation in the premature newborn: case report and review of the literature. Connecticut Medicine 66: 131–135
49. Downing S E, Talner N S, Gardner T H 1966 Influences of hypoxemia and acidemia on left ventricular function. American Journal of Physiology 210: 1327–1334
50. Drew J H 1982 Immediate intubation at birth of the very-low-birth-weight infant. American Journal of Diseases of Children 136: 207–210
51. Dreyfuss D, Soler P, Basset G, Saumon G 1988 High inflation pressure pulmonary edema. Respective effects of high airway pressure, high tidal volume, and positive end-expiratory pressure. American Review of Respiratory Disease 137: 1159–1164
52. Ellemunter H, Simma B, Trawoger R, Maurer H 1999 Intraosseous lines in preterm and full term neonates. Archives of Disease in Childhood Fetal and Neonatal Edition 80: F74–F75
53. European Resuscitation Council 2000 Part II: Neonatal resuscitation. Resuscitation 46: 401–416
54. Fedrick J, Butler N R 1971 Certain causes of neonatal death. iv. Massive pulmonary haemorrhage. Biology of the Neonate 18: 243–262
55. Felix J F, Badawi N, Kurinczuk J, Bower C, Keogh J M, Pemberton P J 2000 Birth defects in children with newborn encephalopathy. Developmental Medicine and Child Neurology 42: 803–808
56. Fernandez, F, Verdu A, Queso J, Perez-Higueras A 1987 Serum CPK-BB Isoenzyme in the assessment of brain damage in asphyctic term infants. Acta Paediatrica Scandinavica 76: 914–918
57. Fernandez-Jurado M I, Fernandez-Baena M 2002 Use of laryngeal mask airway for prolonged ventilatory support in a preterm newborn. Paediatric Anaesthesia 12: 369–370
58. Field D, Milner A D, Hopkin I E 1986 Efficacy of manual resuscitation at birth. Archives of Disease in Childhood 61: 300–302
59. Finer N N, Robertson C M, Richards R T et al 1981 Hypoxic ischaemic encephalopathy in term neonates. Perinatal factors and outcome. Journal of Pediatrics 98: 112–117
60. Finer N N, Tarin T, Vaucher Y E, Barrington K, Bejar R 1999 Intact survival in extremely low birth weight infants after delivery room resuscitation. Pediatrics 104: e40
61. Fisher D J, Heyman M A, Rudolph A M 1981 Myocardial consumption of oxygen and carbohydrates in newborn sheep. Pediatric Research 15: 843–846
62. Freeman J M, Nelson K B 1988 Intrapartum asphyxia and cerebral palsy. Pediatrics 82: 240–249
63. Friedman E A, Sachtleben M R 1976 Neonatal jaundice in association with oxytocin stimulation of labour and operative delivery. British Medical Journal 1: 198–199
64. Gaffney G, Squier M V, Johnson A et al 1994 Clinical associations of prenatal ischaemic white matter injury. Archives of Disease in Childhood 70: F101–F106
65. Galvis A G, Kelley C F 1979 Hypopharynx perforation during infant's resuscitation. Journal of the American Medical Association 242: 1526–1527
66. Gandini D, Brimacombe J 2003 Laryngeal mask airway for ventilatory support over a 4-day period in a neonate with Pierre Robin sequence. Paediatric Anaesthesia 13: 181–182
67. Gandy G M, Jacobson W, Gairdner D 1970 Hyaline membrane disease. I. Cellular changes. Archives of Disease in Childhood 45: 289–295
68. Gardner M O, Goldenberg R L, Gaudier F L et al 1995 Predicting low Apgar scores of infants weighing less than 1000 grams: the effect of corticosteroids. Obstetrics and Gynecology 85: 170–174
69. Gaudier F L, Goldenberg R L, Nelson K. G et al 1996 Infant's acid–base status at birth and Apgar scores on survival in 500–1000 g infants. Obstetrics and Gynecology 87: 175–180
70. Gibbs J, Newson T, Williams J, Davidson D C 1989 Naloxone hazard in infants of opioid abusers. Lancet 2: 159–160
71. Goldberg R N, Cabal L A, Sinatra F R, Plajstek C E, Hodgman J E 1979 Hyperammonemia associated with perinatal asphyxia. Pediatrics 64: 336–341
72. Goldenberg R L, Huddleston J F, Nelson K G 1984 Apgar scores and umbilical pH in preterm newborn infants. American Journal of Obstetrics and Gynecology 149: 651–654
73. Gonzalez F, Juliano S 2002 Is pediatric attendance necessary for all cesarean sections? Journal of the American Osteopathic Association 102: 127–129
74. Govaert P 1993 Cranial haemorrhage in the term newborn infant. Cambridge University Press, Cambridge, pp 52–57
75. Gray L C, Grant H W 1984 Should a paediatrician be present at non-rotational forceps deliveries? British Journal of Obstetrics and Gynaecology 91: 899–900
76. Greenough A, Lagercranz H, Pool J, Dahlin I 1987 Plasma catecholamine levels in preterm infants. Acta Paediatrica Scandinavica 76: 54–59
77. Gupta J M, Tizard J P M 1967 The sequence of events in neonatal apnoea. Lancet 2: 55–59
78. Gutberlet R L, Cornblath M 1976 Neonatal hypoglycemia revisited 1975. Pediatrics 58: 10–17
79. Hackett G A, Campbell S, Gamsu H, Cohen-Overbeek T, Pearce J M F 1987 Doppler studies in the growth retarded fetus and prediction of neonatal necrotising enterocolitis, haemorrhage and neonatal morbidity. British Medical Journal 294: 13–16
80. Hambleton G, Appleyard W J 1973 Controlled trial of fresh frozen plasma in asphyxiated low birthweight infants. Archives of Disease in Childhood 48: 31–35
81. Hazinski T A, Grunstein M M, Schlueter M A, Tooley W H 1981 Effect of naloxone on ventilation in newborn rabbits. Journal of Applied Physiology 50: 713–717
82. Hein H A 1993 The use of sodium bicarbonate in neonatal resuscitation: help or harm. Pediatrics 91: 496–497
83. Hermansen M C, Prior M M 1993. Oxygen concentrations from self inflating resuscitation bags. American Journal of Perinatology 10: 79–80
84. Hernandez L A, Peevy K J, Moise A A, Parker J C 1989 Chest wall restriction limits high airway pressure-induced lung injury in young rabbits. Journal of Applied Physiology 66: 2364–2368
85. Hird M F, Greenough A, Gamsu H R 1991 Inflating pressures for effective resuscitation of preterm infants. Early Human Development 26: 69–72
86. Holden K R, Mellits E D, Freeman J M 1982 Neonatal seizures. 1. Correlation of prenatal and perinatal events with outcomes. Pediatrics 70: 165–176
87. Hope P L, Cady E B, Delpy D T et al 1988 Brain metabolism and intracellular pH during ischaemia: effects of systemic glucose and bicarbonate administration studied by ^{31}P and ^{1}H nuclear magnetic resonance spectroscopy in vivo in the lamb. Journal of Neurochemistry 50: 1394–1402
88. Hoskyns E W, Milner A D, Hopkin I E 1987 A simple method of face mask resuscitation at birth. Archives of Disease in Childhood 62: 376–378
89. Hoskyns E W, Milner A D, Boon A W, Vyas H, Hopkin I E 1987 Endotracheal resuscitation of preterm infants at birth. Archives of Disease in Childhood 62: 663–666
90. Howell J H 1987 Sodium bicarbonate in the perinatal setting revisited. Clinics in Perinatology 14: 807–816
91. Hull J, Dodd K L 1992 Falling incidence of hypoxic ischaemic encephalopathy in term infants. British Journal of Obstetrics and Gynaecology 99: 386–391
92. Ikegami M, Jacobs H, Jobe A 1983 Surfactant function in respiratory distress syndrome. Journal of Pediatrics 102: 443–447
93. Ikonomidou C, Qin Y, Labruyere J, Kirby C, Olney J W 1996 Prevention of trauma induced degeneration in infant rat-brain. Pediatric Research 39: 1020–1027
94. Information and Statistical Division, SHCSA 1992 Hospital and Health Board Comparisons in Obstetrics: 57
95. Isozaki-Fukuda Y, Kojima T, Hirata Y et al 1991 Plasma immunoreactive endothelin 1 concentration in human fetal blood: its relation to asphyxia. Pediatric Research 30: 244–247
96. Jain L, Ferre C, Vidyasagar D et al 1991 Cardiopulmonary resuscitation of apparently stillborn infants: survival and long term outcome. Journal of

Pediatrics 118: 778–782
97. Johnson J W C, Ricards D S, Wagaman R A 1990 The case for routine umbilical acid–base studies at delivery. American Journal of Obstetrics and Gynecology 162: 621–625
98. Kattwinkel J, Niermeyer S, Nadkarni V et al 1999 Resuscitation of the newly born infant: an advisory statement from the Pediatric Working Group of the International Liaison Committee on Resuscitation. Resuscitation 40: 71–88
99. Kattwinkel J, Niermeyer S, Nadkarni V et al 2001 An advisory statement from the Pediatric Working Group of the International Liaison Committee on Resuscitation. Middle East Journal of Anesthesiology 16: 315–351
100. Khare S K 1977 Neurohypophyseal dysfunction following perinatal asphyxia. Journal of Pediatrics 90: 628–629
101. Kojima T, Kobayashi T, Matsuzaki S, Iwase S, Kobayashi Y 1985 Effects of perinatal asphyxia and myoglobinuria on development of acute neonatal renal failure. Archives of Disease in Childhood 60: 908–912
102. Levinson G, Shnider S M, Delorimier A A, Steffenson J L 1974 Effects of maternal hyperventilation on uterine blood flow and fetal oxygenation and acid base status. Anesthesiology 40:340–347
103. Lindemann R 1984 Resuscitation of the newborn: endotracheal administration of adrenaline. Acta Paediatrica Scandinavica 73: 210–212
104. Linderkamp O, Versmold H T, Fendel H, Riegel K P, Betke K 1978 Association of neonatal respiratory distress with birth asphyxia and deficiency of red cell mass in premature infants. European Journal of Pediatrics 129: 167–173
105. Lindner W, Vossbeck S, Hummler H, Pohlandt F 1999 Delivery room management of extremely low birth weight infants: spontaneous breathing or intubation? Pediatrics 103: 961–967
106. Low J A, Panagiotopoulos C, Derrick E J 1995 Newborn complications after intrapartum asphyxia with metabolic acidosis in the preterm fetus. American Journal of Obstetrics and Gynecology 172: 805–810
107. Luthy D A, Shy K K, Strickland D et al 1987 State of infants at birth and risk for adverse neonatal events and long term sequelae. A study in low birthweight infants. American Journal of Obstetrics and Gynecology 157: 676–679
108. Maberry M C, Ramin S M, Gilstrap L C, Leveno K L, Dax J S 1990 Intrapartum asphyxia in pregnancies complicated by intra-amniotic infection. Obstetrics and Gynecology 76: 351–354
109. McDonald H M, Mulligan J C, Allen A C, Taylor P M 1980 Neonatal asphyxia. I. Relationship of obstetric and neonatal complications to neonatal mortality in 38 405 consecutive deliveries. Journal of Pediatrics 96: 898–902
110. MacKinnon J A, Perlman M, Kirpalani H et al 1993 Spinal cord injury at birth. Diagnostic and prognostic data in 22 patients. Journal of Pediatrics 122: 431–437
111. Mallard E C, Gunn A J, Williams C E et al 1992 Transient umbilical cord occlusion causes hippocampal damage in the fetal sheep. American Journal of Obstetrics and Gynecology 167: 1423–1430
112. Merritt T A, Farrell P M 1976 Diminished pulmonary lecithin synthesis in acidosis. Experimental findings as related to the respiratory distress syndrome. Pediatrics 57: 32–40
113. Milner A D, Vyas M 1985 Resuscitation of the newborn. In: Milner A D, Martin R J (eds) Neonatal and pediatric respiratory medicine. Butterworth, London, p 16
114. Milner A D, Vyas H, Hopkin I E 1984 Efficacy of face mask resuscitation at birth. British Medical Journal 289: 1563–1565
115. Miltényi M, Pohlandt F, Boka G, Kun E 1981 Tubular proteinuria after perinatal hypoxia. Acta Paediatrica Scandinavica 70: 399–403
116. Motoyama E K, Rivard G, Acheson F, Cook C D 1966 Adverse effects of maternal hyperventilation on the fetus. Lancet 2: 286–288
117. Mott J C 1975 The place of the renin-angiotensin system before and after birth. British Medical Bulletin 31: 44–50
118. Moya F, Morishima H O, Schnider S M, James L S 1965 Influence of maternal hyperventilation on the newborn infant. American Journal of Obstetrics and Gynecology 91: 76–84
119. Myers R E 1972 Two patterns of perinatal brain damage and their conditions of occurrence. American Journal of Obstetrics and Gynecology 112: 246–276
120. Niermeyer S, Kattwinkel J, Van Reempts P et al 2000 International Guidelines for Neonatal Resuscitation: an excerpt from the Guidelines 2000 for Cardiopulmonary Resuscitation and Emergency Cardiovascular Care: International Consensus on Science. Contributors and Reviewers for the Neonatal Resuscitation Guidelines. Pediatrics 106: e29
121. Niermeyer S, Van Reempts P, Kattwinkel J et al 2001 Resuscitation of newborns. Annals of Emergency Medicine 37(4 Suppl): S110–S125
122. Nijhuis J G, Kruyt N, Van Wijck J A M 1988 Fetal brain death. Two case reports. British Journal of Obstetrics and Gynaecology 95: 197–200
123. Oca M J, Becker M A, Dechert R E, Donn S M et al 2002 Relationship of neonatal endotracheal tube size and airway resistance. Respiratory Care 47: 994–997
124. Oh W, Omori K, Emmanouilides G, Phelps D L 1975 Placenta to lamb fetus transfusion in utero during acute hypoxia. American Journal of Obstetrics and Gynecology 122: 316–322
125. Ostrea E M, O'Dell G B 1972 The influence of bicarbonate administration on blood pH in a closed system: clinical implications. Journal of Pediatrics 80: 671–680
126. Padbury J F, Agata Y, Polk D H, Wang D L, Callegari C C 1987 Neonatal adaptation: naloxone increases the catecholamine surge at birth. Pediatric Research 21: 590–593
127. Palme C, Nystrom B, Tunell R 1985 An evaluation of the efficiency of face masks in the resuscitation of newborn infants. Lancet 2: 207–210
128. Palme-Kilander C 1992 Methods of resuscitation in low Apgar score newborn infants – a national survey. Acta Paediatrica 81: 739–744
129. Palme-Kilander C, Tunell R 1993 Pulmonary gas exchange during face mask ventilation immediately after birth. Archives of Disease in Childhood 68: 11–16
130. Paneth N, Stark R I 1983 Cerebral palsy and mental retardation in relation to indicators of perinatal asphyxia. American Journal of Obstetrics and Gynecology 147: 960–966
131. Paterson P J, Dunstan M K, Trickey N R A, Beard R W 1970 A biochemical comparison of the mature and post-mature fetus and newborn infant. Journal of Obstetrics and Gynaecology of the British Commonwealth 77: 390–397
132. Patriarco M S, Viechnicki B M, Hutchinson T A, Klasko S K, Yeh S-Y 1987 A study on intrauterine fetal resuscitation with terbutaline. American Journal of Obstetrics and Gynecology 157: 384–387
133. Peebles D M, Spencer J A D, Edwards A D et al 1994 Relation between frequency of uterine contractions and human fetal cerebral oxygen saturation studied during labour by near infrared spectroscopy. British Journal of Obstetrics and Gynaecology 101: 44–48
134. Peevy K J, Chalhub E G 1983 Occult group B streptococcal infection: an important cause of intrauterine asphyxia. American Journal of Obstetrics and Gynecology 146: 989–990
135. Perkins R P, Papile L A 1985 The very low birthweight infant: incidence and significance of low Apgar scores, 'asphyxia' and morbidity. American Journal of Perinatology 2: 108–113
136. Perlman J M, Risser R M 1996 Can asphyxiated infants at risk for neonatal seizures be rapidly identified by current high risk markers. Pediatrics 97: 456–462
137. Perlman J M, Tack E D 1988 Renal injury in the asphyxiated newborn infant: relationship to neurologic outcome. Journal of Pediatrics 113: 875–879
138. Phillips B, Zideman D, Wyllie J, Richmond S, van Reempts P; European Resuscitation Council 2001 European Resuscitation Council Guidelines 2000 for newly born life support. A statement from the Paediatric Life Support Working Group and approved by the Executive Committee of the European Resuscitation Council. Resuscitation 48: 235–239
139. Phillips G W L, Zideman D A 1986 Relation of infant heart to sternum: its significance in cardiopulmonary resuscitation. Lancet 2: 1024–1025
140. Pietz J, Guttenberg N, Gluck L 1988 Hypoxanthine: a marker of asphyxia. Obstetrics and Gynecology 72: 762–766
141. Pohjavuori M 1983 Obstetric determinants of plasma vasopressin concentrations and renin activity at birth. Journal of Pediatrics 103: 966–968
142. Press S, Tellechea C, Pregen S 1985 Caesarean delivery of full term infants: identification of those at high risk for requiring resuscitation. Journal of Pediatrics 106: 477–479
143. Preziosi M P, Roig J C, Hargrove N et al 1993 Metabolic acidaemia with hypoxia attenuates the haemodynamic responses to epinephrine during resuscitation in lambs. Critical Care Medicine 21: 1901–1907
144. Primhak R A, Herber S M, Whincup G, Milner R D G 1984 Which deliveries require paediatricians in attendance? British Medical Journal 289: 16–18
145. Procianoy R S, Cecin S K G 1985 The influence of labour and delivery on preterm fetal and renal function. Acta Paediatrica Scandinavica 74: 400–404
146. Puolakka J, Kauppila A, Tuimala R, Jouppila R, Vuori J 1983 The effect of parturition on umbilical blood plasma levels of norepinephrine. Obstetrics and Gynecology 61: 19–21
147. Ramji S, Ahuja S, Thirupuram S, Rootwelt T, Rooth G, Saugstad O D 1993 Resuscitation of asphyxic newborn infants with room air or 100% oxygen. Pediatric Research 34: 809–812
148. Richardson B S 1989 Fetal adaptive responses to asphyxia. Clinics in Perinatology 16: 595–611
149. Rootwelt T, Loberg E M, Moen A, Oyasaeter S, Saugstad O D 1992 Hypoxemia and reoxygenation with 21% or 100% oxygen in newborn pigs: changes in blood pressure, base deficit, and hypoxanthine and brain morphology. Pediatric Research 32: 107–113
150. Ryder R W, Shelton J D, Guinan M E, The Committee on Necrotising Enterocolitis 1980 Necrotising enterocolitis. A prospective multicenter investi-

gation. American Journal of Epidemiology 112: 113–124
151. Sarnat H B, Sarnat M S 1976 Neonatal encephalopathy following fetal distress. Archives of Neurology 33: 696–705
152. Sasidharan P 1992 Breathing pattern abnormalities in full term asphyxiated newborn infants. Archives of Disease in Childhood 67: 440–442
153. Saugstad O D 2001 Resuscitation of newborn infants with room air or oxygen. Seminars in Neonatology 6: 233–239
154. Saugstad O D, Rootwelt T, Aalen O 1998 Resuscitation of asphyxiated newborn infants with room air or oxygen: an international controlled trial: the Resair 2 study. Pediatrics 102: e1
155. Schubring C 1986 Temperature regulation in healthy and resuscitated newborns immediately after birth. Journal of Perinatal Medicine 14: 27–33
156. Schwab K O, von Stockhausen H B 1994 Plasma catecholamines after endotracheal administration of adrenaline during postnatal resuscitation. Archives of Disease in Childhood 70: F213–F217
157. Scopes J W, Ahmed I 1966 Minimal rates of oxygen consumption in sick and premature newborn infants. Archives of Disease in Childhood 41: 407–416
158. Seefelder C, Elango S, Rosbe K W, Jennings R W 2001 Oesophageal perforation presenting as oesophageal atresia in a premature neonate following difficult intubation. Paediatric Anaesthesia 11: 112–118
159. Sessler D, Mills P, Gregory G et al 1987 Effects of bicarbonate on arterial and brain intracellular pH in neonatal rabbits recovering from hypoxic lactic acidosis. Journal of Pediatrics 111: 817–823
160. Settergren G, Lindblad B S, Persson B 1976 Cerebral blood flow and exchange of oxygen, glucose, ketone bodies, lactate, pyruvate and amino acids in infants. Acta Paediatrica Scandinavica 65: 343–353
161. Shah P Rophagen S Beyene J Perlman M 2004 Multiorgan dysfunction in infants with post asphyxial hypoxic ischaemic encephalopathy. Archives of Disease in Childhood 89: F152–F155
162. Shekarloo A, Mendez-Bauer C, Cook V, Freese U 1989 Terbutaline (intravenous bolus) for the treatment of acute intrapartum fetal distress. American Journal of Obstetrics and Gynecology 160: 615–618
163. Shelley H J 1961 Glycogen reserves and their changes at birth and in anoxia. British Medical Bulletin 17: 137–143
164. Shiraki K 1970 Hepatic cell necrosis in the newborn. American Journal of Diseases of Children 119: 395–400
165. Sims D G, Heal C A, Bartle S M 1994 Use of adrenaline and atropine in neonatal resuscitation. Archives of Disease in Childhood 70: F3–F10
166. Skillman C A, Plessinger M A, Woods J R, Clark K E 1985 Effect of graded reductions in uteroplacental blood flow in the fetal lamb. American Journal of Physiology 249: H1098–H1105
167. Smith A, Prakash P, Nesbitt J et al 1990 The vasopressin response to severe birth asphyxia. Early Human Development 22: 119–129
168. Soothill P W, Nicolaides K H, Rodeck C H 1987 Effect of anaemia on fetal acid–base status. British Journal of Obstetrics and Gynaecology 94: 880–883
169. Spencer J A D, Robson S C, Farakas A 1993 Spontaneous recovery after severe metabolic acidaemia at birth. Early Human Development 32: 103–112
170. Steiner H, Neligan G 1975 Perinatal cardiac arrest: quality of survivors. Archives of Disease in Childhood 50: 696–702
171. Stoddard R A, Clark S L, Minton S D 1988 In utero ischaemic injury: sonographic diagnosis and medicolegal implications. American Journal of Obstetrics and Gynecology 159: 23–25
172. Sykes G S, Molloy P M, Johnson P et al 1982 Do Apgar scores indicate asphyxia? Lancet 2: 494–496
173. Temesvari P, Karg E, Bodi I et al 2001 Impaired early neurologic outcome in newborn piglets reoxygenated with 100% oxygen compared with room air after pneumothorax-induced asphyxia. Pediatric Research 49: 812–819
174. Thibeault D W, Hobel C J 1974 The interrelationship of the foam stability test, immaturity and intrapartum complications in the respiratory distress syndrome. American Journal of Obstetrics and Gynecology 118: 56–61
175. Thorp J A, Sampson J E, Parisi V M, Creasy R K 1989 Routine umbilical cord blood gas determinations. American Journal of Obstetrics and Gynecology 161: 600–605
176. Topsis J, Kinas H Y, Kandall S R 1989 Esophageal perforation – a complication of neonatal resuscitation. Anesthesia and Analgesia 69: 532–534
177. Trawoger R, Mann C, Mortl, Riha K 1999 Use of laryngeal masks in the resuscitation of a neonate with difficult airway. Archives of Disease in Childhood Fetal and Neonatal Edition 81: F160
178. Tsang R C, Chen I, Hayes W, Atkinson W, Atherton H, Edwards N 1974 Neonatal hypocalcaemia in infants with birth asphyxia. Journal of Pediatrics 84: 428–433
179. Upton C J, Milner A D 1991 Endotracheal resuscitation of neonates using a rebreathing bag. Archives of Disease in Childhood 66: 39–42
180. Van Haesbrouck P, Vanneste K, Pretere C et al 1987 Tight nuchal cord and neonatal hypovolaemic shock. Archives of Disease in Childhood 62: 1276–1277
181. Vannucci R C 1992 Perinatal brain metabolism. In: Polin R A, Fox W W (eds) Fetal and neonatal physiology. W B Saunders, Philadelphia, pp 1510–1519
182. Vento M, Asensi M, Sastre J, Garcia-Sala F, Pallardo F V, Vina J 2001 Resuscitation with room air instead of 100% oxygen prevents oxidative stress in moderately asphyxiated term neonates. Pediatrics 107: 642–647
183. Vento M, Asensi M, Sastre J, Garcia-Sala F, Vina J 2001 Six years of experience with the use of room air for the resuscitation of asphyxiated newly born term infants. Biology of the Neonate 79: 261–267
184. Volpe J J 1995 Neurology of the newborn. W B Saunders, Philadelphia, pp 279–313
185. Vyas H, Field D, Milner A D, Hopkin I E 1986 Determinants of the first inspiratory volume and functional residual capacity at birth. Pediatric Pulmonology 2: 189–193
186. Westgate J, Garibaldi J M, Greene K R 1994 Umbilical cord blood gas analysis at delivery: a time for quality data. British Journal of Obstetrics and Gynaecology 101: 1054–1063
187. Westgren M, Grundsell H, Ingemarsson I, Muhlow A, Svenningsen N W 1981 Hyperextension of the fetal head in breech presentation. A study with long term follow-up. British Journal of Obstetrics and Gynaecology 88: 101–104
188. Wilkenning R B, Doyle D W, Meschia G 1993 Fetal pH improvement after 24 hours of severe non-lethal hypoxia. Biology of the Neonate 63: 129–132
189. Wiswell T E, Gannon C M, Jacob J et al 2000 Delivery room management of the apparently vigorous meconium-stained neonate: Results of the multicenter, international collaborative trial. Pediatrics 105: 1–7
190. Wyckoff M H, Perlman J, Niermeyer S 2001 Medications during resuscitation – what is the evidence? Seminars in Neonatology 6: 251–259
191. Wyszogrodski I, Kyei-Aboagye K, Taeusch H W, Avery M E 1975 Surfactant inactivation by hyperventilation: conservation by end expiratory pressure. Journal of Applied Physiology 38: 461–466
192. Young R S K, Hessert T R, Pritchard G A, Yagel S K 1984 Naloxone exacerbates hypoxic-ischaemic brain injury in the neonatal rat. American Journal of Obstetrics and Gynecology 150: 52–56
193. Zaritsky A 1995 Bicarbonate in cardiac arrest: the good, the bad and the puzzling. Critical Care Medicine 23: 429–430
194. Ziino A J, Davies M W, Davis PG 2003 Epinephrine for the resuscitation of apparently stillborn or extremely bradycardic newborn infants. Cochrane Database of Systematic Reviews 2: CD003849

第 2 部分

新生儿转运

David Field

引言

在整个第一世界中，没有一个国家能对所有新生儿进行是否要进行新生儿监护的即刻评估。因此，每一个国家都有因医学原因而转运一些婴儿的需求。在很多偶然情况下，此需求是可以预料的（例如，一个在孕 28 周早产的母亲），且也可以进行宫内转运。在普遍接受这一方法有很多优点的同时，强调其并非不存在风险也是重要的。对于宫内转运的详细讨论超出了本章节的范围，可参考其他文献[16]。

在很多环境下，婴儿将需要接受新生儿监护，但在分娩时又无法进行，这在世界范围内也有不同。例如：

- 所需接受的新生儿重症监护在当地无法进行，或者住院机构满员；
- 所需接受的检查或操作在原地无法进行（在那些产科机构独立设置的国家中，甚至诸如光疗这种基础干预措施都需要进行转运）；
- 在其他地方进行了一段时间治疗后，转回地方医院。

因此，根据在一个特定国家内新生儿和产科监护的组织结构及其地理状况，需转运的新生儿数量和所提供的医疗服务性质将存在极大的不同。例如，在法国，大量婴儿出生在与新生儿医疗机构相互分离的产科医院，因此足月儿的转运数量巨大，但典型的是道路运送。在澳大利亚的一些地区，也存在同样的问题，但是长距离意味着空中转运是唯一的可实施选择[1]。相反，在英国，很少进行经预测无需重症监护的转运，但是大部分转运是在 1 小时内的道路进行。关于这些实践差异的更详尽的阐述可参考其他文献[12]。

这些固有差异对一个国家或地区如何选择新生儿转运机构组织有显著的重大影响。两个最常见的模式为：（1）独立的组织；（2）作为新生儿重症监护机构的一部分。目前在英国的标准是后者，20 世纪 70、80 和 90 年代都是如此。在世界的其他地方（例如，澳大利亚和美国），转运成为一个独立且更需专业医师参与的工作[11,14]。虽然转运小组通常与一个新生儿病房有表面的联系，但是其人员和用药安排方面都是独立的。这允许转运机构集中于他们的核心活动，并以其提供的服务质量带来益处。那些人员完全独立的转运机构也可以承担对那些已处于新生儿病房但无康复风险的婴儿的转运。独立专科机构的优点正在被世界范围内接受。

无论选用什么样的组织模式，基本原则是不许有拖延。

基本规则

组织

世界上最值得尊敬的转运机构的宗旨是促进整个转移婴儿的过程，无论原因如何。一旦转诊医院寻求帮助，转运机构要担负起正确运送和安置婴儿的责任。很明显，可通过不同途径来达到这一目的，但是下列方面是特别有帮助的：

- 每年 365 天，每天 24 小时开通的单独的电话联系方式；
- 电话会议设备使得转诊医院的高年资人员能直接与可能接收单位的高年资人员进行通话；
- 更新可能接收单位的每日可用床位信息。

不论转运机构是独立组织或者是其他机构的一部

分，必须有一个负责人提供临床领导。必须有一个或一个以上的技术员来确保适当设备的购置和维护。训练和临床管理也必须是在职人员的职责。

人员和训练

世界上的接收小组是建立在不同的人员模式上的。医生和护士都可以承担这一角色，假如他们有足够的知识和技能。作为一个引入过程的一部分，转运小组应该确保所有负责转运的人员都做好充分的准备。所包括的重要方面包括如下。

- **了解当地的围生机构**。工作人员必须了解他们所覆盖的中心区域——X单位离开多远，其有什么人员，道路转运到那里需要多少时间？同样，如果转运车辆由不同的组织提供，必须明确预订车辆的手续。
- **设备和定向**。工作人员不仅应该熟悉转运保育器的正常使用及其相关设备，而且要能有排除基本故障的能力。熟悉任何通讯系统是特别重要的，要知道可以在哪里得到长途通讯。
- **地方政策和手续**。由于新生儿转运是由一个小组来执行的，许多组织采纳了针对所有要素的教导方式，包括基础治疗（如血管通路）、接受转运请求的过程、小组的组成和个人的作用等。在任何新组员承担无支持的实际转运前，必须要教这些东西并进行知识评估。
- **临床技能**。所有组员都必须进行教育，并在承担无支持的转运前，能在“情景训练”中展示所有的临床技能。
- **特殊技能**。在转运机构常规使用空中转运的地方，应该在那些特殊的飞行器上对人员进行训练。这不仅应该包括如何装载并固定设备，而且也要进行安全训练——例如，如何从迫降在海上的直升机内逃生。了解高度对病人生理和设备功能的影响，也是重要的。
- **新成员和高年资成员之间的“伙伴”关系**。在前几次转运过程中，这种关系可使他们相互熟悉过程和操作，并获得信心。

关于培训的进行，最重要的方面是一份仔细的任务报告。这使所有的问题，不论临床的、程序的或是机械的都能得到解决。任务报告的作用包括对个人和某些设备的修理进行更多的训练[2,8,9]。

车辆

执行转运的小组应对正确使用车辆做出计划（例如，反映了他们的管辖区域）。如果道路旅程时间可能常规超过2小时，应该考虑空中转运。

道路车辆（非通常采用的传统救护车）应：

- 易于装载；
- 能确保设备和工作人员的安全；
- 为工作人员提供面朝前的座位（减少晕车）；
- 提供足够的空间，以便在需要时允许工作人员展开对婴儿的工作；
- 在旅程中为转运保育器提供氧气和电源；
- 在转运过程中，允许与转诊和接受医院进行持续通讯。

一些转运机构有专门针对这些标准的专用车辆。已明确的是，这在改善转运环境方面有优点，但是除非转运数量极其高，不然这种方式的开销很大。如果在常规过程中出现车辆故障或无法使用时，就会出现问题。对于那些依靠地方救护车或者其他车辆来源的方法，重要的是知道他们的反应时间和将提供的车辆类型[10]。

固定翼飞行器可进行非常长距离的转运。但是，装载是一个主要问题，且旅途中的可用空间将非常有限。严格的条令确保转运过程中，使用这些设备不会干扰飞行系统。直升机转运也存在同样的问题。其有限的装载负荷、空间和噪音是特殊问题。

医疗设备

当一个婴儿需要经转运来接受重症监护或其他诸如体外膜式氧合之类的一些其他专业干预时，就会发生需求最迫切的新生儿转运。在此，就需要尽可能相似地重新设置那些用于基础重症监护病房的设备。“转运保育系统”或许可提供这些设施，但是有一些严重的特殊问题会对实际上提供的装备产生限制[5]。

- **重量**。将转运保育系统移到转运车辆上，并安全地对其进行装载和固定，不能损害健康和安全的法则，还有总重量的限制。在欧盟，这一重量限制被设定在 140 kg。在使用直升机或固定翼飞行器的地方，体积大小也是一个考虑因素。

- **转运安置时使用的适应性**。转运过程中使用的设备常会碰撞，主要是因为震动和暴露于极端的温度。因此，转运过程中使用的设备应能抗震，并可在这些不利环境中正常工作。相反，这些设备（包括车辆）应设计成能使婴儿对噪音和机械震动的暴露降低到最小[3,13]。
- **气源和电源**。大多数的重症监护设备需要用电，在转运过程中，转运保育系统的电力来自后备电池或转运车辆。因此，如果转运设备不会影响其他设备功能或车辆本身的话，其电力供应必须充足。除了空气以外的其他气源也类似，气源必须可携带并避免携带在转运环境中需要大量气体容积的呼吸机。

尽管存在这些条件限制，但是转运保育系统必须能提供以下设备：

- **保育器**。虽然需要为最小的婴儿提供温度调节和湿度，但是后者是不实际的。将婴儿放在一个塑料袋内，可对液体和蒸发引起的热量散失进行最好地控制。
- **呼吸机**。一个在转运环境中可有效工作的呼吸机，比一个有众多工作模式的机器重要得多。
- **心脏呼吸监护仪**（包括有创血压）。
- 数量足够的**注射泵**。
- **药物**。
- 大量各种**消耗品**。（最后两项通常在转运保育系统以外单独携带。）
- **气源**。整个旅程中应该有充足的气体，甚至可允许一些路程和时间的延误，气源安置在车辆和转运保育系统之间携带。在车辆出问题的案例中，转运保育系统应至少能独立工作 1 小时。
- **电源**——见上文中“气源”下的内容。

在特殊环境下还要携带大量的其他设备，例如，一氧化氮或便携式血气分析仪，而当地地理特征意味着需常规承担长距离的转运。

安全

新生儿转运使病人和医务人员都处于高风险之中（图 13.10）。世界上有很多在转运过程中死亡的病例。目前仍没有对于一些风险的解决方法（例如，在转运保育器中婴儿的安全约束设备）。但是通过仔细的计划、训练和常识，可降低其他风险。

- 转运保育器装卸的布置应该最大程度上减少了工作人员实际提起该装置的需要。不应该以会使装置有掉落风险的方式来使用设备，如通过一个狭窄的装载运送扶梯。
- 在车辆运动的过程中，所有设备必须被正确约束。正确约束意味着应仔细选择和测试设备和车辆上的约束装置和固定点[4]。
- 工作人员的座位必须面向前，必须佩戴安全带。
- 参与空中转运的人员必须熟悉疏散步骤，且如果合适的话，还要能拿到救生背心。在一些环境下，工作人员应在转运过程中穿着海上救生服。
- 使用空中转运的人员应该熟悉“飞行决定”，如飞行员将决定是否能安全飞行的过程。

以重症监护为目的的新生儿转运的医学方面

虽然在所有类型的转运中，进行了许多常规的新生儿监护，但是在以重症或专业监护（如心脏）为目的的婴儿转运过程中，特殊考虑因素和详细的观察变得特别重要[2,15]。一些需要与任何紧急转运有关的考虑

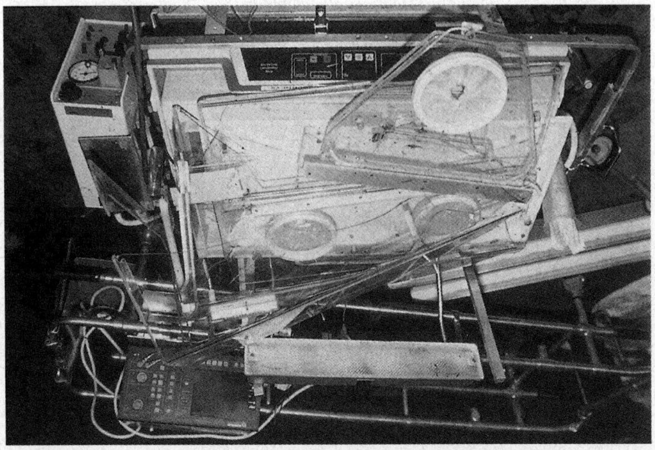

图13.10 道路交通事故对转运保育器造成的毁损。

要点在以下列出：

- 首次接触：高年资临床医生之间应该就转运安排进行初步讨论。当接收医院和转运机构是独立组织时，理想状态下应该以电话会议的形式进行讨论，此时所有相关方面应该就婴儿目前情况和最合适的未来治疗方面进行讨论。这种对婴儿在转运前的治疗讨论结果应告诉转诊医院。这种交流方式为在所有那些参与婴儿治疗的人员之间建立起联系，并要避免任何颐指气使的口气。由于通常不可能总是让经验丰富的人参与转运，所以许多机构在首次接触时采用需注意信息的要点核对列表。
- 应对转运设备进行常规检查，但是在婴儿接收后，重要的是要对所有特别有关的项目进行双核对。例如，婴儿可能放置了胸腔引流管，因此其必须要有可移动性。此外，一些设备项目（例如，给予一氧化氮治疗）可能无法常规携带，且将需要另外增加[7]。作为一个通用原则，假设转诊医院将能供给任何需要在旅途中使用设备的观点是错误的，因为其可能与一些其他方面的转运保育系统不匹配或者存在冲突。
- 当转运小组到达转诊医院时，他们应该花点时间进行仔细地移交。整个小组应该与转诊单位的工作人员本着团队合作的精神一起工作。
- 婴儿必须取得稳定。这一过程的目的是要确保在归途中不会发生任何意外情况。最困难的决定通常与是否要进行空中转运以及在旅途中婴儿是否应该进行插管通气有关。当然这不是强制性的，如果对婴儿维持气道或保持呼吸的能力有疑问时，可采用这一方式。如果有必要的话，可推迟回程，直到使用容量和正力性药物使循环改善之后再返回。代谢方面的不稳定也应该处理，特别是低血糖。
- 确保有时间与婴儿父母描述婴儿的状况，并将接触信息交给新单位。在离开前，父母必须有机会见见他们的婴儿。
- 将婴儿从重症监护床上转移到转运保育器内需要高超的技巧。必须保护输液管线，正确地准备新的药物输液，调试转运呼吸机等，以便转运保育系统全部做好接收婴儿的准备。如果婴儿需避免热量散失，则这一转移要非常顺畅地进行。如果将转运保育器临时放置在红外线加热器下，可降低这一风险。
- 在归途中，婴儿要进行持续监护。如果在旅途中发生了关于婴儿利害状况的问题，则要停车处置所有问题。这在空中转运中不可能实现。
- 因为新生儿转运机构有不同的问题，所以对转运小组重要的是要有明确的处置特殊“高危”状况的指南——例如，婴儿有腹裂、气管-食管闭锁和所有未诊断病变或已知的动脉导管依赖型心脏病变。

审核和了解结果

因为仅有很少数量的人员参与任一新生儿转运，所以这一过程中重要的是仔细审核。这应该涉及所有的转运类型，不光针对那些以重症监护转运为目的的转运。转运小组完成一个证实转运各方面的表格，来最佳达成这一目的。所覆盖的广泛领域包括：

- 涉及人员；
- 时间，例如，初次接到电话的时间，小组出发去接收婴儿的时间，到达转诊单位的时间；
- 获得或使用转运车辆的问题；
- 设备问题；
- 遇到的临床问题；
- 婴儿的生理参数，例如，离开转诊单位和返回到达时的体温、血气变化。

这些数据仅反映了所监督的机构和单个小组成员的能力。当发生任何种类的不良意外时，一个更详细的任务报告有助于鉴别将来是否可以避免此问题，并作为整个转运机构的学习活动。

过去大量文献的主题是婴儿的远期结果。这些文献看来证明了涉及紧急出生后转运的婴儿相对那些完全在三级新生儿单位内经历病程的婴儿来说，存在不利结果。目前明确了这种类型的比较是不“公平”的，因为选择紧急出生后转运的婴儿反映了一个患病的选择性组群，该组的疾病比那些孕龄相同，但不涉及任何类型转运的婴儿要显著地严重。

对于单个的转运机构来说，监测其转运婴儿的结果是重要的（至少是根据疾病严重程度校正的存活率）。但是，现在尚无出生后转运本身会对婴儿存活机会产生不利影响的证据[6]。

参考文献

1. American Academy of Pediatrics 1993 Taskforce on Interhospital Transport. Guidelines for air and ground transport of neonatal and paediatric patients. AAP, Elk Grove Village, IL
2. Berry A B 1999 Training and organisation of retrieval. Seminars in Neonatology 4: 253–263
3. Campbell A N, Lightstone A D, Smith J M, Kirpalani H, Perlman M 1984 Mechanical vibration and sound levels experienced in neonatal transport. American Journal of Disease in Childhood 138: 967–970
4. CEN TC 239 2001 Rescue systems – transportation of incubators. Part 1: Interface conditions. European Committee for Standardization, Brussels, EN 13976-1.2003
5. CEN TC 239 2001 Rescue systems – transportation of incubators. Part 2: System requirements. European Committee for Standardization, Brussels, EN 13976-2.2003
6. Field D, Draper E S 1999 Survival and place of delivery 1994–96. Archives of Disease in Childhood 80: F111–F114
7. Kinsella J P, Griebel J, Schmidt J M, Abman S H 2002 Use of inhaled nitric oxide during interhospital transport of newborns with hypoxemic respiratory failure. Pediatrics 109: 158–161
8. Leslie A 1994 Formation of a neonatal transport team. Paediatric Nursing 6: 18–22
9. Leslie A, Bose C 1999 Nurse-led neonatal transport. Seminars in Neonatology 4: 265–271
10. Little J W 1999 Ambulance transport for the newborn. Seminars in Neonatology 4: 247–251
11. Rashid A, Bhuta T, Berry A 1999 A regionalised transport service: the way ahead? Archives of Disease in Childhood 80: 488–492
12. Roy R N D, Langford S, Charbenaud J-L et al 1999 Neonatal transport around the world. Seminars in Neonatology 4: 219–235
13. Shenai J P, Johnson G E, Varney R V 1981 Mechanical vibration in neonatal transport. Pediatrics 68: 55–57
14. Shenai J P, Major C W, Gaylord M S et al 1991 A successful decade of regionalized perinatal care in Tennessee: the neonatal experience. Journal of Perinatology 11: 137–143
15. Skeoch C H, Booth P 1999 Medical care during transport. Seminars in Neonatology 4: 281–287
16. Steer P 1999 Maternal transfer. Seminars in Neonatology 4: 237–240

第四篇

新生儿治疗总论

第14章

新生儿体格检查

Janet M Rennie

引言

对每个新生儿进行彻底的体格检查是目前公认的好的临床实践，也是儿童保健监护计划的核心项目[33]。由英国国家临床优化研究所支持的英国皇家医学院正着手改进新生儿常规保健指南（预计2006年完成），但目前国际上还缺乏通用的新生儿体格检查的标准。

新生儿常规检查的目的：

- 回顾从产前筛查、家族史或分娩过程中已出现的或值得怀疑的任何问题；
- 确定家庭成员是否担心这个新生命，并努力安慰他们；
- 如有适应证，则开始适当的治疗和随访（如接种肝炎疫苗、光疗治疗黄疸、特殊奶嘴用于腭裂患儿）；
- 筛查特殊疾病，包括髋关节发育不良（DDH）、先天性白内障和先天性心脏病（CHD）；
- 诊断先天性畸形和常见的新生儿疾病，并给出处理意见；
- 发现明显患病的、需紧急治疗的婴儿；
- 收集体重、头围的基本资料，并确定新生儿是否已排尿和胎粪；
- 确定父母亲是否因药物滥用、精神健康问题、学习障碍或居住环境极差等原因在照顾婴儿方面存在问题，并通知相关的专业组织；
- 开始提供健康教育建议，如母乳喂养、预防童床猝死、汽车内的安全转运。

对一些婴儿而言，早期诊断会对其今后的健康产生截然不同的影响，如先天性白内障和先天性尿道瓣膜。对其他婴儿来说，确定一些轻微异常（胎记、并趾、多指）是必需的。对一些看来完全正常的家庭来说，孩子最轻微的异常也可能造成严重的焦虑和极大的精神压力，尤其当母亲情绪极不稳定的时候。

异常发现的范围之广令人惊讶，总计20%的健康新生儿被发现存在一些微小畸形[1]。虽然数目繁多（表14.1），但很多都无关紧要。只有0.5%的新生儿有三个

表14.1 常见的微小新生儿异常及其重要性

异常如单独存在则无大碍。出现三项或以上异常则应重视
耳朵过度折叠
拇指过度外展
第2和第3并指（趾）
通贯掌
多指（趾）畸形，特别是有家族史的
脐疝，特别在非洲–加勒比海婴儿
单支脐动脉
睾丸鞘膜积液
第5指弯曲
位于臀沟上的单个凹陷（见教科书的定义部分）
睾丸未下降
单个咖啡–牛奶斑
单个灰叶样斑丘疹
第三个囟门（见于5%的婴儿）
毛细血管或草莓样血管瘤
附属乳头
即便单独存在也有问题的异常
耳前凹陷和赘生组织
高加索婴儿3个以上咖啡–牛奶斑，非洲黑人婴儿超过5个
多个血管瘤或特殊部位的草莓样血管瘤（如Sturge–Weber综合征三叉神经区域的眼部血管瘤，或在脊柱中线上）
足部水肿——考虑Turner综合征
哭闹时面部不对称
小头畸形
巨颅
小颌
脊柱中线上的皮肤缺损而非单纯的凹陷
阴囊肿胀/变色（考虑睾丸扭转）

畸形，因此发现伴随重要畸形的概率从 3%（一些微小异常）上升至 20%。不幸的是，因检查工作完成得不严密，往往遗漏了许多重要疾病的筛查，如 DDH、先天性白内障和 CHD。

应该由谁来检查婴儿？

婴儿应由受过专门训练并有足够时间与其母亲进行交流的执业医师检查。过去所有新生儿的体格检查都由儿科医师完成，通常是受过特殊基础训练的低年资儿科医师。一批又一批儿科住院医师通过大量“婴儿体检”学习到了正常与异常的界线划分，他们有接受过全部医学训练的优势，并可以直接转诊。近年来，高级新生儿执业护士（ANNP）和受过专业培训的助产士开始从事这些检查，而婴儿母亲通常对他们提供的服务非常满意[47,80]。在英格兰东南部进行的一项随机试验[80]显示：虽然整体满意度很高，但婴儿母亲对由助产士体检的满意度要高于高级儿科住院医师（SHO）。原因在于前者为母亲提供了更多关于健康教育的建议(与喂养、睡眠和皮肤护理有关)。如果控制这一点的话，则两组的满意度无差异。助产士们在体检时所花费的时间比 SHO 平均多出 5 分钟以上。随机抽样仅在工作日进行，而研究阶段中出生的一半婴儿因特殊原因，如母亲疾病、低出生体重（LBW）、手术分娩或出生时需复苏抢救等而未被纳入随机抽样。

何时进行检查？

除了出生后立刻进行常规体检外，每个新生儿在出院前都应至少接受一次全面体格检查。多年来对孩子进行第二次检查是一种惯例，但其价值很有限，因此目前通常只进行一次检查[28,54]。进行全面体格检查的时机可能难以确定，因此进行一次全面体检的最佳时间也仍未确定。

产房内的检查

所有婴儿出生后即应体检，通常正常足月分娩的新生儿由助产士检查，但如儿科医师已被招至产房的话，他会在必要的复苏后进行快速体检。这种检查的目的在于判断孩子看起来是否健康，是否存在需立刻处理或通知家属的主要畸形，如兔唇、腭裂、脊柱裂、肛门闭锁或两性生殖器。这一过程对父母来说是最敏感和最重要的，应尽可能让他们有机会和他们的孩子单独在一起。

全面常规体格检查

母亲们会亲自检查她们自己的婴儿，因此体检的重要作用之一是回答母亲们可能提出的任何问题。如有可能尽量安排母亲在场时体检。以下推荐常规步骤：

1. 从母亲本人、护士和记录中了解母亲的既往史、孕产史和个人史。
2. 向婴儿母亲做自我介绍，并解释接下来要做的检查。
3. 对婴儿进行全面体格检查。
4. 提供信息和建议，安排随访，在适当的地方消除其顾虑。如提供建议的话，请记住新生儿体格检查并非是最佳的筛查方法。

病史和背景知识

在与母亲和婴儿接触之前先阅读婴儿的资料以获得一些基础信息，包括母亲既往的怀孕史、就诊情况、分娩类型以及婴儿出生时情况、出生体重、胎龄和性别。如存在并发症或社会问题，可先与护理人员进行讨论，也可详细核查母亲的情况。

在开始体格检查前，在心里先构思一份相关背景信息的列表是非常有用的。这应包括：

- 婴儿的性别。
- 婴儿出生体重、胎龄，两者是否一致。
- 母亲的年龄和社会背景。
- 母亲是否有慢性疾病？如有，治疗情况如何。
- 母亲是否服用兴奋剂和 / 或酗酒？是否吸烟？
- 有无相关的家族史？
- 孕产史。

- 孕期正常吗？有无并发症？
- 孕期筛查结果如何，如 19 周的超声检查？
- 有无特殊诊断性操作，如羊水穿刺术？
- 从母亲处获得的胎龄估算是否和产科超声临床评估相一致？
- 有无胎儿窘迫的征象？
- 分娩过程中采用的药物和 / 或麻醉方法？
- 婴儿如何出生的？
- 婴儿出生时的情况如何（如 1 分钟和 5 分钟 Apgar 评分）？
- 是否需要复苏？
- 过了多少时间才建立自主呼吸？
- 婴儿是否曾在新生儿病房？如是的话，原因是什么？

介绍和一般“完形”检查

医师应首先做自我介绍并表明来意，然后询问婴儿的姓名并做记录。此举有助于建立起医师和母亲之间良好的关系。由于喂养问题是家长早期关注的重点。因此医师必须确认母亲正在采用何种方式喂养以及她是否愿意用这种方法，英国大部分妇产科医院已不再采用婴儿常规体重喂养记录卡，但因母乳量不足引发婴儿高钠性脱水而再入院的情况正在不断增加[45]。所有婴儿出生后都会有体重下降，体重每天下降 2%~3%，最高在 10%左右，超过 10%或以上的在出生 5 天后很少见。如有目前的体重数值，应快速计算一下出生后体重的增减情况。

应询问母亲以前的孩子健康情况，如之前有过宫内死产、婴儿死亡或不良后遗症等情况，那么母亲的情绪可能会非常焦虑。儿科医师也应回顾和确认病情资料上记录的其他相关背景信息。当母亲表示希望出院时，应询问母亲是否还有其他特别的顾虑与不安、回到家里是否能得到支持与帮助。对父母职业的了解可提供有用的背景资料。通过上述这些方法可快速有效地建立起良好的沟通。在此基础上可讨论任何问题，在此介绍阶段检查者可尝试令母亲和她的同伴（如有的话）感觉到个体化差异，也可做另两件非常重要的事：

- 观察母亲对婴儿的态度，她是否自信、快乐、紧张或内向孤僻；
- 观察婴儿，注意肤色、面容、呼吸节律、体位和运动。

在与母亲不断地交谈中，通过这些简单的方法可以了解到很多，为了记录方便可以预先打印一些表格附在婴儿的记录卡上，必须注明检查的日期和内容。有经验的检查者采用“完形”方法来评估最小畸形特征（表 14.1）、疾病细微症状和不典型行为方式的重要性。

正式检查

检查时婴儿应脱去衣物，大部分情况下可保留尿布，因为如果穿着衣服，不可能做好检查。大部分检查可以在婴儿任何姿势下完成。检查顺序主要取决于检查者的个人习惯，但一般前面从头至脚，背部从上至下，最好是在婴儿安静或熟睡时做前囟触诊、眼睛检查、心脏听诊和腹部触诊，最后进行臀部检查是明智的，即使这部分检查是计划中最重要的，而且必须在婴儿安静或放松时进行，因为 Ortolani/Barlow 测试通常会引起婴儿哭闹。整个检查过程中，有意识地观察婴儿的体位、肌张力、运动和对刺激的反应，最后很少需要正式的中枢神经系统检查，除非出现可疑症状。以下是推荐的检查顺序，观察的具体项目见系统回顾部分。

检查顺序：

1. 除去衣物、保留尿布。
2. 感觉前囟张力（如婴儿哭闹则留到后面检查）。
3. 观察面色，有无任何特殊症状。
4. 听诊心脏，数心率和呼吸频率，肺部也可听诊，但意义不大。
5. 触诊腹部。
6. 回到头部，检查头皮、头颅外形，测量并记录头围、体重。
7. 检查眼、耳、鼻和口。
8. 检查颈部，包括锁骨。
9. 检查四肢。
10. 脱去尿布。
11. 触诊股动脉搏动。

12. 检查外生殖器和肛门。
13. 置婴儿俯卧位，检查背部和脊柱，评估张力。
14. 回到仰卧位，中枢神经系统检查。
15. 检查臀部。
16. 确认未有遗漏，对母亲所关注的内容都已做检查。

系统回顾

皮肤

在全身检查中应注意婴儿皮肤的颜色和整体外观，有无胎记或皮疹。胎记很常见，大部分属于血管或色素性皮损[35]。许多是正常的变异，但有些也很重要，如10%累及三叉神经眼睛周围的葡萄酒色斑的婴儿可发生Sturge-Weber 综合征。

咖啡-牛奶斑的变异度很大，通常只见一个，三个以上少见。有报道说有任何有三个以上咖啡-牛奶斑的白种婴儿和任何有五个以上这种斑点的非洲婴儿常将伴随多系统疾病[46]。其他许多皮损在第 33 章描述[33]，也可参考一些好的有图解的教科书。

肤色

健康温暖的白种婴儿在出生数小时后皮肤呈现粉红色，但也可呈现出白色奶酪样的光泽；如出生前已排胎粪则皮肤呈绿色，过度成熟儿则呈金黄色。

发绀

动脉血氧饱和度 80%时出现发绀，但在不同的光照环境下发现个体间发绀的能力有差别。发绀在肤色苍白（贫血或外周灌注停止）或种族肤色婴儿中很难被评估。多血症婴儿（中央血细胞比容>65%）出现发绀是因为即使在充足吸氧状态下，血红蛋白浓度仍高出 5g/100ml。四肢和口周的外周性发绀（手足发绀）常见于出生后的 48 小时内，必须观察舌质是否青紫以确定发绀是否为非中央性的。外伤性的青紫有时与瘀斑有关，也是非常常见的，特别见于脐绕颈时的面部瘀青。如有任何可疑，都应用脉氧仪测动脉氧饱和度。确认有中央性发绀的婴儿应转入新生儿病房，迅速开展检查做血气分析和胸片，如无呼吸系统疾病则应早期做超声心动图。

生后早期哭闹时出现发绀可能是正常现象，哭闹时肺血管阻力暂时性升高引起右向左分流，但对阵发性发绀应予以足够重视。

苍白

由于皮肤相对较厚，足月儿比早产儿略显苍白，全身性苍白可能意味着贫血或休克导致的外周灌注不足或两者都有。可通过按压皮肤计算毛细血管充盈时间，皮肤温暖时不应超过 3 秒。

黄疸

黄疸在其他章节也有论述（第 29 章第 1 部分），在给新生儿做常规检查时黄疸常常是首先发现的。生后 24 小时内出现黄疸需立即检查和治疗，同时应立即弄清母亲的 Rh 和 ABO 血型、有无抗体存在、是否存在先天性感染的症状。

生后 2~4 天内出现的黄疸最为常见，65%的正常足月婴儿血清胆红素超过 80μmol/L，对皮肤白皙的婴儿来说在此水平上可呈现肉眼能见的黄疸。第 3 或第 4 天达到高峰，约为 220μmol/L，早产儿（包括近足月儿）的黄疸应仔细评估。如黄疸婴儿在任何方面有异常（过分倦怠、饮食减少、呕吐或体温不稳定）需排除感染或更严重的胆红素脑病（见第 29 章第 1 部分）。单凭肉眼很难判断黄疸的水平，因此如有疑问应测胆红素浓度，这对于亚洲、东方和加勒比海的婴儿尤为重要，但这些婴儿仅凭临床评估很不可靠。黄疸多局限在头尾方向，因此如足月儿黄疸延伸到脐部，其胆红素值可能超过 200μmol/L。健康足月婴儿对胆红素脑病无免疫能力，胆红素超过 500μmol/L 可能会发生胆红素脑病（第 29 章第 1 部分）。

令人难过的是胆红素脑病现在卷土重来，美国报道的病例中 80%发生在 1990 年后，审查结果显示普遍的原因是缺乏对黄疸的专业指导、母乳量不足以及对近足月儿（35~37 周）易感性的认识不足。1/3 病例有葡萄糖-6-磷酸脱氢酶（G6PD）缺乏（第 30 章），这意味着应对加勒比海、希腊、意大利或东南亚裔男婴[39]予以足够重视。大部分婴儿在达到黄疸高峰前已回到家里，因此父母、助产士和全科开业医师需要学习如何评估新生儿黄疸（见第 29 章第 1 部分）。在美国，由父母们资助的“胆红素脑病婴儿与儿童父母团”正在为所有婴儿争取出院前检测胆红素值的机会，但这项检查作为筛查胆红素脑病的预见性作用尚未充分建立[3]。

皮肤质地

注意皮肤是否有脱屑（常见于过期产儿）、光洁有弹性（正常）或非常松弛（宫内发育迟缓或脱水）。足月儿水肿不多见，应检查是否存在低蛋白血症。足底水肿合并发际低的女婴应考虑 Turner 综合征的可能（见第 14 章）。

皮疹

这在新生儿中很普遍，不高于皮面的皮损称为斑疹（根据定义斑疹小于 1cm，但足月儿常不用该定义），高于皮面的皮疹称为丘疹，大小最大为 1cm，结节最大为 2cm。高出皮面的皮损内充满液体则为水泡（＜1cm）或大疱（＞1cm）。如高出皮面的皮损中含有脓液则称为脓疱。皮肤受压时不会变白诊断为瘀斑，应测血小板计数。粟粒疹是很小的膏状丘疹，囊泡中含有下陷的角质层，通常可自行缓解。

新生儿最常见的皮肤疾病是新生儿中毒性红斑（见第 33 章），是由嗜酸性粒细胞浸润到真皮层引起的，可能与血液中嗜酸性粒细胞有关。皮疹通常出现在生后 24～48 小时，5 天内缓解。一过性新生儿脓疱样黑素沉着病在非洲-加勒比婴儿中极其常见，虽然这种皮损在出生后即可出现，但其与中毒性红斑的反应相似。这些脓疱内含有中性粒细胞。脓疱消退后留下棕色的扁豆样色素沉着，完全消退需数月。红粟疹或痱子常见于炎热潮湿的天气。皮疹主要分布在头和躯干上部。

头和颅

婴儿的头部在分娩过程中受到很大挤压，可出现显著的先锋头（先露部因为受压导致水肿），水肿在 2~3 天内消退，或柔软的颅骨被挤压变形。这两个因素中的一个或两者都可造成奇怪的头形，头形的变化可持续数天，有时更长。必须区分变形和畸形，前者是机械因素对正常组织的影响。高达 20%的婴儿受到宫内因素的影响[31]，宫内长期臀位的婴儿常常会有“臀形头”，枕骨突出[17]。

触摸前囟的张力和大小：前囟的大小迥异，可允许的范围为 3cm×3cm。前囟饱满意味着颅内压增高(脑水肿、脑积水或脑膜炎)。后囟在这一时期通常不闭合，通常只有指尖大小，只有 3%的婴儿后囟直径大于 2cm。检查颅骨骨缝有无异常分离。骨穹窿的断骨重叠在出生后的 48 小时内很常见，但是骨缝的脊皱在断骨重叠处提示为颅缝早闭（骨缝过早融合作用）。矢状缝最常受累。颅缝早闭发生率为 0.4/1000 活产婴儿，可能需要神经外科手术整形矫正治疗（第 41 章第 8 部分），或者如有多个骨缝融合不影响脑发育可不手术[38]。肢体缺陷尤其是并指（趾）畸形是最常见的相关畸形，询问父母亲是否有并趾畸形可能会有帮助。

颅骨触诊：因母亲骨盆情况造成小面积的婴儿颅骨软化见于 2%的正常新生儿，无显著意义[32]。头颅血肿（位于颅骨和骨膜间的出血）触诊柔软，有波动感，最常见于顶骨，不超过骨缝。告诉母亲头颅血肿预后良好，需 6 周或更长的时间才能消退。超过骨缝的沼泽样隆起病情更严重，提示可能为帽状腱膜下出血（见第 41 章第 3 部分）。胎头吸引也许造成头部髻样改变。新生儿颅骨骨折罕见。“乒乓球”样骨折指骨头受压但未骨折，可因负压吸引造成。直线性颅骨骨折通常无需治疗，但需 X 线跟踪随访，因为如果硬脑膜撕裂可形成“生长性”骨折[69,72]。

观察头皮是否有损伤，如钳子压痕、使用头皮电极后的裂口或胎儿采血或器械分娩后的损伤。也应检查头皮上是否有秃斑或痣。头皮上很小的缺陷（真皮发育不良）可能会和头皮电极夹瘢痕混淆。真皮发育不良（见第 33 章）是一种严重的先天性畸形，因存在潜在的硬脑膜静脉窦而易受感染和出血，也可能是诊断如 Adams-Oliver 综合征的线索之一。

测量头围（OFC）的最大值并确定是否在正常范围内（足月儿约为 33～37cm）。与之前任何一次的测量值进行比较：出生后头围迅速增大并伴有超过骨缝的沼泽样隆起是罕见的，但提示极其危险的帽状腱膜下出血（见第 41 章第 3 部分）。这与出生时负压吸引密切相关。如果头围很小（低于第 2 百分位以下）则可能是小头畸形、先天性感染或畸形综合征。如果头围从出生起就很大，可能是家族性的巨脑或脑积水。头大伴有骨缝增宽或囟门饱满则需立即行超声检查。应记住颅骨的可塑性大可能会造成最大头围测量的误差，当胎头可塑性消失后最大头围值恢复正常。

脸

许多婴儿出生时脸的特征性不强，很容易相互混淆。但有时候脸部特征是疾病诊断的第一个线索，如Down综合征。水肿但天真的面容也是糖尿病母亲的新生儿所特有的（第22章）。如看到婴儿有特殊的面容特征，应仔细地搜寻有无其他畸形表现，但如这个婴儿是无症状的或完全正常的，那么这种特殊性面容可能是家族性的，看一下父母的脸就可确定。

面神经麻痹和不对称性哭啼面容是有差别的。后者通常是由于降口角肌先天性缺如（DAOM）所致；这些孩子可以抬额头、闭眼，而面神经瘫痪的孩子则不能。DAOM缺如的发病率约为0.6%～0.8%，且与先天性心脏病有关[49]。

耳

观察耳朵整体的外形、大小和位置，并触摸耳软骨。低位耳是指耳朵的最高点从侧面直角观察时在目外眦以下（图14.1）。异常小或大的松软的耳朵是许多综合征的特征性表现。耳轮过度褶皱可能因胎儿受压引起，轻微病例无需治疗，一周左右可自愈。拍打或

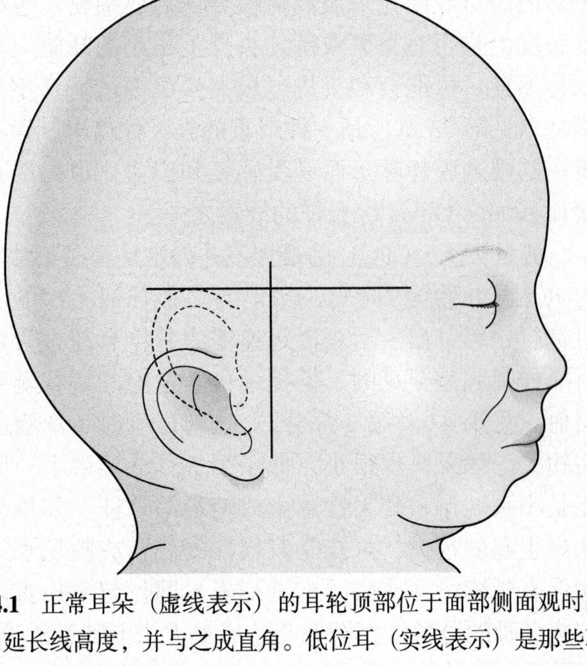

图14.1 正常耳朵（虚线表示）的耳轮顶部位于面部侧面观时的眼角延长线高度，并与之成直角。低位耳（实线表示）是那些耳轮位于此线水平以下者。

夹板疗法效果显著，即使是那些之前已经接受过手术治疗的病例也能成功[10]。注意耳前凹陷、皮肤赘生物或附耳廓。耳镜检查不是常规检查项目。

单侧耳赘生物的发生率为1.7/1000，双侧赘生物为6%。耳前凹陷和赘生物是常染色体显性遗传，但对这些孩子检测听力是很重要的。如果耳前凹陷或赘生物是孤立性的，可不必要行常规肾超声检查[44]。

听力筛查

先天性双侧听力受损的发生率约为1:1000，早期支持与更好的语言、交流、精神健康以及职业前景有关。现在已知一些先天性耳聋与遗传有关，许多病例因连接蛋白基因座的隐性突变引起[55]。在全国范围对新生儿进行听力筛查是切实可行的，并已在美国实施，但尚未在欧洲开展。对初筛未能通过的婴儿[79]采用瞬时诱发中耳声音发射和自动阈脑干诱发反应检测，虽然这种方法的有效性仍受争议[70]，但它能成功筛查先天性耳聋。目前英国许多新生儿单位仅对有先天性耳聋家族史、颅面畸形、明显黄疸或诊断为围生期感染的婴儿进行听力筛查。许多新生儿单位也只对所有需要住院治疗的婴儿进行筛查。

鼻

观察鼻子的整体外形和鼻梁的宽度。如宽度异常，则应测量目内眦间距：足月婴儿不应超过2.5cm。宫内受压可造成鼻子扁平。有时可见鼻中隔移位。这种情况下按压鼻尖可造成塌陷并增加鼻孔的分离度，此时需要五官科医生行外科手术治疗。鼻翼翕动非正常现象，表示存在呼吸系统疾病。婴儿用鼻子呼吸，因此完全性鼻腔梗阻（鼻孔前置一面镜子，呼吸时镜子上没有薄雾形成即可诊断）可造成急性呼吸窘迫而需紧急处理。鼻塞现象非常普遍，但如果婴儿在吃奶时能正常呼吸的话问题不严重，极少出现严重的问题。如有疑问，可将鼻导管插入每个鼻孔以确认双侧鼻孔是否通畅。再次告诉母亲这种现象当孩子（和鼻子）长大一些后会自然消失。

眼

检查眼睛看有无任何异常，注意它们的大小、长度和倾斜度；有无斜视或眼球震颤。1/3 的新生儿存在暂时性的外斜视，但内斜视是不正常的。先天性白内障是导致儿童期失明的最常见但却可预防的疾病，虽然难以对每个新生儿都进行眼底镜检查，但对红色的反射检查则是新生儿眼睛检查的基本步骤（见下文）。如有任何疑问都应行眼底镜检查。有时可能需要散瞳剂，如仍有疑问则应请眼科专科医师会诊。正常情况下视神经乳头显示苍白、视网膜颞侧血管比鼻侧少。可见到独立的视网膜出血，这无特异性。

寻找（或询问）任何眼睛的分泌物。少量的黏液样分泌物（黏性眼睛）在生后两天内非常普遍，但持续存在则可能是由于鼻泪管不通畅所致。70%的新生儿存在持续性的膜性梗阻，但 3 月龄时 70%可自行痊愈，1 岁时则上升为 96%[84]。早期清除硬皮是最好的治疗方法，一年后可能需行探通术。无需转诊，但应注意如有畏光和结膜炎则提示其他诊断。有时伴有引流受阻的先天性鼻泪管阻塞造成泪囊突出；内眦的下方可见一紧张性的蓝灰色隆起。常易感染，应早期眼科就诊。出现脓性分泌物，尤其是如伴有眼睑红肿时，应及时处理，需要细菌培养和抗感染治疗（见第 34 章）。出生后眼结膜下出血很常见（类似于皮肤瘀点），虽然无危险性，仍需安慰婴儿母亲。巩膜是黄疸的观察部位之一，尤其是非洲-加勒比或亚洲儿童。

虹膜

新生儿正常的虹膜呈蓝色或灰色。查找缺损（钥匙孔样瞳孔）：如有虹膜缺损也可能同时存在视网膜缺陷，这提示我们应寻找其他先天性畸形。无虹膜婴儿通常视力很差。

角膜

检查角膜是否显得特别大，尤其是当婴儿有突眼时。正常角膜的直径约 10mm，如直径大于 13mm（尤其是当角膜呈薄雾状时）则可能存在先天性青光眼（见第 34 章）。正常角膜透明清澈；角膜不透明可能源于疱疹性溃疡、后角膜缺损、内皮营养不良或异常的代谢性渗出，应请眼科医师用角膜计会诊。产钳助产引起的角膜浑浊常可痊愈。

有时用一束亮光就可肉眼发现白内障。通常将眼底镜置于眼睛前 6～8 英寸（1 英寸 = 25.4mm）处检测晶状体，如晶状体透明，可见到红色的视网膜反射。如有任何可疑，应立即请眼科医师会诊，因为该婴儿可能患有先天性白内障。在有刺激-剥离性弱视出现前进行早期治疗预后良好（见第 34 章）。暗淡的红光反射可能继发于先天性黑素瘤或巨细胞病毒性视网膜炎。不幸的是，新生儿白内障筛查的完成情况不尽如人意，英国在 1995—1996 年间诊断的先天性白内障中，新生儿筛查的检出率为 83/235（35%），其中有超过 30 例在出生后 6 周的体检中仍未能检查出来[64]。目前尚未有更好的计划。任何被确诊为白内障的婴儿都应查找其病因（见第 32 章）。

口

观察口的大小，是否有小颌畸形。注意口角和鼻唇沟是否不对称。

当婴儿哭闹或使其张大嘴（有时压婴儿的下巴）的时候是观察口腔内部的最好时机。最好不使用压舌板。直接观察上腭是否完整，单纯触诊是不够的。当出现喂养问题或鼻反流时才发现软腭裂，这种漏诊是件颇为令人为难的事。

可能看到的正常的轻微变异包括：Epstein 小结（位于上腭或齿龈上的类似于粟粒疹的白色斑块，一般在硬软腭的交界处）；诞生牙（在高加索人中罕见，最好拔除，特别是当其松动时）；舌系带过短（根本不用治疗，见第 20 章）；口腔底部蓝色肿块（舌下腺囊肿）为囊泡内液体潴留，无需治疗。

颈

婴儿的脖子相对较短，应观察整体外形和对称性，触诊有无肿块或隆起，测试其最大的活动范围。

蹼颈提示 Tunner 综合征可能（见第 32 章第 2 部分）。伴或不伴有斜颈的极短的蹼颈则表明有潜在的颈椎棘突畸形的可能（Klippel-Feil 综合征，见第 38 章）。有多余的皮肤是 Down 综合征的特征之一（见第 32 章）。

水囊状淋巴管瘤波动感柔软，通常在颈后三角，透光性好。胸骨乳突的肿块是出血或局部缺血导致继发纤维化而造成的胸锁乳突肌损伤。如果有 Erb 瘫痪、臀位分娩困难或肩先露难产，应检查是否有锁骨骨折。

胸部和心脏呼吸系统

虽然产前监测技术不断进步，但许多 CHD 在出生前仍无征兆。婴儿可表现为发绀、休克或心脏杂音。不幸的是新生儿体检在对 CHD 或 DDH 的检出方面与青光眼相似。即便是最理想的状态，仍有一半以后诊断有明显 CHD 的婴儿未能在新生儿体检中被发现。对英国北部所有新生儿进行的大规模回顾性研究证实，300102 个新生儿中 1 岁时诊断为先天性心脏病的有 1590 例。在进行新生儿体检前有 33%表现出临床症状（5 例死亡），剩余的 1061 例中体检发现异常的不到一半。即使发现有可疑异常，常规安排在出院 6 周后进行的随访对某些婴儿来说为时过晚；9 个婴儿在此期间死亡。死亡最主要的病因为左心发育不良综合征、主动脉弓中断、主动脉缩窄。该研究提示：怀疑有 CHD 的新生儿应尽早转诊，以明确有无心脏疾患。这种方法推广在英国存在资源障碍，因为英国儿童心脏病专科医师很少，且相距甚远。某些孩子是发生 CHD 的高危人群，其中包括 Down 综合征婴儿（40%～50%有心脏缺陷）。

首先观察胸部，乳房肿胀在这一年龄段很常见，有时可从乳房中挤压出几滴乳汁。这种改变无特异性，除非有明显的炎症表现。需告之母亲，使其安心。

可通过简单的操作来评估心脏呼吸状态，比如注意婴儿的肤色——评估总的心脏呼吸功能的一种简单方法——观察呼吸频率和其他呼吸窘迫的体征，如吸凹、鼻翼翕动，如出现发绀应测脉氧饱和度。许多新生儿单位现已建议应在新生儿检查中增加脉氧饱和度测定，以提高 CHD 的检出率[42,65,66]。大约有 5%的新生儿出生 2 小时后导管后氧饱和度＜95%，但只有 1%的新生儿复测时氧饱和度仍低，其中 10%患有先天性心脏病[66]。但迄今为止将脉氧饱和度测定作为新生儿检查常规项目的费用-效应和可实施性结果尚未建立，因此未能推荐在常规实践中使用。脉氧检测会遗漏主动脉缩窄，这仍然是造成出院后出现意想不到病情恶化的常见原因。

正常呼吸频率为 40～60 次 / 分，如呼吸频率持续超过 55 次 / 分应仔细检查并予以持续观察，因为这种情况不同寻常。记住所有婴儿尤其是早产儿在正常呼吸节律时会出现 5～10 秒的呼吸停顿（周期性呼吸，见第 27 章第 4 部分），真正呼吸暂停发作（见第 27 章第 4 部分）超过 5～10 秒在足月新生儿中绝对罕见。观察呼吸类型，当新生儿安静时不应有鼻翼翕动、呼噜声和吸凹。有些孩子特别是早产儿哭闹时可出现轻度的胸骨或肋骨下吸凹。

肺部和心脏听诊可同时进行。如无呼吸系统症状，大体上无需进行。

触诊是否有震颤或明显的心室抬举感，心脏搏动最强点通常位于第四肋间左锁骨中线内。无症状婴儿做胸部叩诊是浪费时间。

检查外周搏动：持续动脉导管开放伴有明显的左-右分流引起水冲脉。触诊股动脉搏动：如消失或难以摸到怀疑有主动脉缩窄。四肢血压测量上下肢血压差有助于鉴别。正常新生儿上下肢血压差 20±3.5mmHg，超过 20mmHg 以上提示主动脉缩窄（第 28 章）。

良性心脏杂音

良性心脏杂音不代表存在心脏疾病。大约 60%的正常新生儿出生后 2 小时[9]有收缩期心脏杂音，但当进行常规新生儿体格检查时发生率仅为 1%[2,24]。杂音并非典型心脏病的唯一体征，在新生儿阶段出现明显心脏问题的患儿中用现行新生儿体检检测出来的仅占一半。Ainsworth 等[2]发现出现心脏杂音时罹患心脏疾病的发生率高，但是缺少心脏杂音并不意味着不存在心脏病，反之亦然。单凭临床能力也可对良性杂音做出明确诊断[24]，一项牛津大学的研究[4]特别强调以下几点：

- 左胸缘 1-2/6 级的杂音；
- 听诊喀喇音；
- 脉搏正常；
- 其他临床体格检查正常。

用此种方法确定为良性杂音时，就无需再用超声心动图检查来判定有无心脏病。在所有进行超声心动图检查的患儿中约有 23%存在严重的心脏病[24]。

良性心脏杂音最常见的起因在肺动脉分支的锐角

处；有些则由动脉导管未闭或三尖瓣反流所致，很快消失。McCrindle 及其同事推荐以下六点以供非心脏科医师来鉴别重要的心脏杂音：

- 全收缩期杂音；
- 3 级或 3 级以上杂音；
- 在胸骨左缘上方特别明显；
- 杂音粗糙；
- 第二心音异常；
- 早期或轻度的收缩期喀喇音。

此种方法体检的临床符合率达到 98%。丹麦全科儿科医师进行的临床评估，即使没有实验室检测仍同样有效[34]。心电图和胸片是用于判断杂音是否是良性的传统方法，但临床诊断极少因心电图[57,74]或胸片而改变[57,77]，因此这两种方法应予摒弃。有经验的医师的体格检查更有助于鉴别杂音的性质。笔者同意 Hall & Elliman 的观点：当无法确定杂音是否是良性的时候应早期行超声心动图检查并请心脏专科医师会诊。

如果对父母提到“心脏杂音”或“心脏里有个洞”时极易造成他们的焦虑和难过，现在已知很多杂音是因正常心脏内肺血管弯曲所致，这或许是种较不易引起父母情绪波动的解释方法。应尽量使他们相信 80%～90%新生儿期的心脏杂音会在 1 岁内消失，孩子将从门诊出院。当发现表 14.2 罗列的杂音，应根据实践指南采取相应的步骤。

腹部

视诊

简单的观察就可获得大量信息。容易发现腹胀，这是由于新生儿腹肌尚未发育、皮下脂肪不足所致，有时也可见到腹腔内脏器，特别是早产儿的肠段。观察脐部有无渗出，脐周皮肤有无红肿，红肿是感染的常见原因。脐带残端的状况与出生后的日龄有关，但通常在出生后 2 周内脱落，如超过 30 天则应进行检查（第 20 章）。出生后短时间内容易观察脐带的三根血管。单支脐动脉仅见于 0.3%的新生儿，可能与肾脏畸形有关，一项研究[8]发现其发生率为 7%。出现单支脐动脉时应做进一步泌尿系统的检查。对身体状况良好、无其他异常、孤立性单支脐动脉婴儿无需做进一步检查。

围生期超声检查异常的婴儿也应做进一步的泌尿系统检查。膀胱输尿管反流是一种已知的家族性疾病，因阳性家族史而行筛查的婴儿中发病率为 30%[73]。将来这可能成为新生儿筛查中更为重要的一部分。粗大像果冻样的脐带是糖尿病母亲所生婴儿的一种特征性表现，脐带较细则常见于小于胎龄儿。绿色污染提示出生前已有胎粪排出。约在出生后 10～14 天脐带基部变黑、起皱、脱落，如用抗生素，时间则可延长。脐部持续渗出应考虑脐尿管开放的可能。注意如出现脐疝应告诉母亲无需治疗。记录第一次胎粪和胎尿排出的时间。

表14.2 发现心脏杂音后采取的步骤

外周循环灌注不足?	如是，即刻检查干预
中央性发绀?	脉氧检测证实。立刻检查
有心功能衰竭的依据吗? (心动过速、气促、肝大?)	如有，即刻检查干预
股动脉搏动易扪及?	如否，测四肢血压
有畸形特征吗?	如是，应予检查
健康婴儿心脏杂音 1–2/6 级、收缩期、不粗糙的、位于胸骨左缘、脉搏正常?	杂音性质为良性。如日龄小于 48h 仍留在医院，应在出院前再次听诊。如母亲和孩子准备出院，应告诉她们诊断并安排 3~4 周后随访。有些新生儿单位对这些婴儿进行超声心动图检查。
心脏杂音 3 级或 3 级以上、延伸至舒张期、或全收缩期、或存在咔喇音、异常第二心音或难以扪及股动脉搏动?	这种杂音可能是病理性的。即使这个孩子一般情况良好也应请其他高年资的同事听诊。观察孩子有无心衰体征。尽可能安排超声心动图检查并听取专家意见。测脉氧饱和度、胸部 X 线摄片作为基础资料以帮助鉴别诊断。

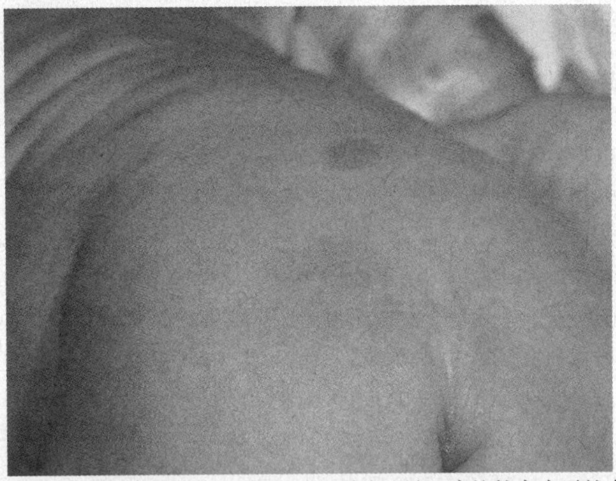

图14.2 （参见彩图14.2）肛门上的单个凹陷，脊柱较高水平的中线上有红色斑疹。

触诊

应保持婴儿安静、放松，检查者双手温暖，如有必要可用安慰奶嘴或干净的手指让婴儿安静。记住如婴儿刚刚吃完奶用力按压腹部可能会引起奶汁反流，这样通常会令母亲不快，因为她花费了很多时间喂养，然后还得将婴儿擦洗干净。

触诊腹部肌肉，常有腹直肌分离。正常新生儿肝脏边缘在右肋缘下2cm内。耐心触诊常可摸到肾，有些检查者甚至于只要摸不到肾就宣称肾缺如。然而，更重要的可能在于检测任何触诊到的异常肾脏包块。可触及脾顶端，如大于1cm应进一步探究原因。如触到肿胀的膀胱应按压观察排尿情况。听诊不作为常规的腹部体检，除非怀疑有胃肠道畸形（腹胀、胆汁性呕吐、未排胎粪或血便）。

外生殖器

男性

观察阴茎的长度（正常在3cm左右）；偶尔阴茎会看起来特别短，但触摸后会发现一切正常，原来是被阴部脂肪遮盖所致。真正的小阴茎极为罕见，但却是先天性垂体功能低下的重要体征之一（第35章第2部分）。检查尿道口的位置，如有异常，应描述尿道下裂是腺状型、阴茎头型、中轴型或会阴型。同时观察阴茎的弯曲度，按压阴茎底部刺激阴茎勃起，此举可证实隐匿的阴茎痛性勃起。不伴有阴茎痛性勃起的腺状型尿道下裂通常无需治疗，但严重尿道下裂的孩子需在学龄前行手术矫正。所有病例都应获得专家建议，还要告之父母亲不能对孩子行包皮切除术，因为包皮将被用于将来的矫形手术。

常规询问婴儿的排尿情况，如尿细则有可能为尿道狭窄合并尿道下裂。如持续点滴状排尿，则几乎全部是异常的，提示可能存在尿道瓣膜。

检查阴囊皱褶和睾丸，但对新生儿来说，阴囊的大小并不能预示睾丸的位置。足月儿应可触及双侧睾丸。6%的男婴在出生时至少有一侧睾丸未下降至阴囊（极低出生体重儿更为多见）；超过3个月则不太可能出现自然下降。新生儿体检时如一侧或双侧睾丸都未下降应预约随访，但如3月龄时仍未降至阴囊，应请外科医生会诊。阴囊带蓝黑色污点提示睾丸扭转，特别是现在极少部分男婴阴道臀位分娩时会擦伤会阴部。新生儿睾丸扭转几乎都发生在出生前，此种情况下睾丸质硬不柔软[14]。应立即转诊给小儿外科医师，因为虽然睾丸已经梗死，但大部分建议另一侧睾丸应被固定。

阴囊积水可发生在新生儿期，但通常可自行缓解而无需治疗。检查腹股沟有无腹股沟疝；这并不常见，尤其在早产儿中。如有，应告诉母亲嵌顿/绞窄性疝的症状和体征，一旦出现立刻请外科医师就诊以便早期进行手术。

女性

观察外阴——阴蒂、小阴唇在早产儿中相对比较明显，但是足月儿大阴唇应遮盖小阴唇，阴蒂可能显得相对较大。有时候可见到阴道内有白色黏液样分泌物流出，偶尔会呈血性，这都是正常现象。当阴道开放时，有时可见到小的处女膜皮肤赘物或黏液囊肿，可自行消退。腹股沟疝很少见于女婴，如有则应注意是否存在其他生殖器畸形。进一步的建议参考第39章。

在这一步骤检查的同时还应检查肛门和肛周张力。轻轻地触摸肛周皮肤会引起肛门收缩。

脊柱

俯卧位时检查背部有无明显弯曲、脊柱中线是否异常以及脖颈处有无肿胀、痣和发际情况。上述任何情况的出现都预示可能存在潜在的脊椎或脊髓异常。

隐匿的神经管病变是脊柱轴最常见的畸形，早期诊断可避免上泌尿道的恶化、感染以及对神经系统持续性的损害。

骶尾部的凹陷很常见而无害；根据伦敦 St George 医院的一项研究发现 75 例单纯骶骨凹陷病例均无脊柱异常[26]。问题在于对单纯骶骨凹陷的定义，因为任何非臀沟部的中线损害都应予以进一步检查。同样，脊柱任何水平出现脂肪垫、毛发或皮肤闭锁都应进一步检查。Kriss & Desai 给出了一种有帮助意义的定义。这些作者仔细调查了 207 例 1993—1996 年（占出生人数的 4.8%）在他们医院出生的有脊柱皮肤红斑的新生儿，这 207 个孩子都做了脊柱超声检查。超声检查异常的进一步做磁共振影像（MRI）。160 个单纯骶骨凹陷（定义为距肛门 2.5cm 以上、宽小于 5mm、位于中线上且无其他皮肤红斑）的婴儿中没有一例存在脊柱神经管病变。其他 16 个婴儿则发现有异常。超声被用于评估脊柱椎体的位置（新生儿在 L1–2 附近，低于 L3 为异常[36]）、神经根的发病率以及是否存在鞘内肿块。图 14.2 显示一例单纯凹陷但伴有中线红斑的病例，后者提示需要进一步检查。Kriss & Desai[43]在有皮肤印记的婴儿中评估脊柱损害的发生情况，发现 50%～80%的迟发性脊柱神经管病变存在皮下印记。

超声并非金标准，也不能一味信赖放射科专家；在超高危组，有适应证行 MRI[52]。MRI 和超声优于平片。

参考第 41 章第 8 部分关于脊柱裂和中线异常的内容。参考 *http://www.btinternet.com / ~ tetheredcordresources/personal_story.htm* 有关因神经管病变而造成对椎体永久影响的描述。如随访中孩子出现跛行、足部异常、膀胱或肠道问题、脊柱侧凸，必须检查背部中线。

上肢

观察上肢的形态、位置、对称度和尺寸。正常上肢外展时指尖可达大腿中部，检查手指有无任何弯曲畸形，观察掌纹。虽然有 45%的 Down 综合征婴儿有通贯掌，但在高加索人种中通贯掌的发生率单侧为 4%，双侧为 1%；而中国人有通贯掌（16.8%）也可能是完全正常的。多指（趾）有时具有家族特性，但应仔细检查有无其他畸形，所有多指均应外科切除。以前用黑丝线结扎，待干性坏疽后去除多指，但此法会残留断端，而断端造成难看的伤肿，有时还会形成疼痛的神经瘤。

观察上肢自主运动，有时需用手轻击婴儿的手和前臂，引发其肩、肘、腕和手的自主动作。被动运动检查肌张力和运动的范围。由于宫内空间和活动的受限，新生儿可能缺少肘部伸展动作。无主动运动、被动运动时疼痛提示骨折或感染可能。相反，臂丛神经或中枢脊髓神经损伤时被动运动不受限。臂丛神经损伤时上肢无活动，起初上肢软弱无力，48 小时后上肢瘫痪，这与完全性瘫痪不同。上神经根瘫（C5、6，有时 C7）手臂内旋、无主动外展或肘屈（Erb 瘫）。虽然目前英国报道发病率较低（0.4/1000），但整体发病率持续在（1.6～2.9)/1000 左右[63]。上、下神经根完全性瘫痪时手臂挥动；由于星状神经节与 C8 和 T1 邻近，其损伤可能引起手臂下垂和 Horner 综合征，可呈“爪形手”(Klumpke 瘫)。由于臂丛神经损伤的预后通常很好，大部分报道恢复率为 75%～90%，但这一数据可能过度乐观了。英国超过半数的该病儿童 6 个月时仍有体征[23]。早期外科修复使预后明显改善，对 3 个月时功能仍未恢复的孩子应转到专科医师处就诊[27]。

下肢

观察腿和足的位置、对称性、整体大小和外形、有无任何明显畸形。观察自发的或刺激后的主动运动，检查被动运动的范围。

新生儿腿的中点正好位于脐部上方，腿粗细和长度不对称提示一侧肢体下降缺陷（第 32 章)。继发于宫内空间限制的关节动作的部分受限较为常见。头位产的孩子常能完全屈髋、屈膝。但臀位产的新生儿膝关节可保持完全伸展姿势数日，因此脚有时可靠近嘴。新生儿膝关节可上抬 30°，保持完全伸展姿态。一般足背侧弯、内旋。应观察脚的整体外形以确定有无畸形，如“摇篮底”足、Edward 综合征的短趾。凸出的“摇篮底”足和脚僵硬也提示先天性垂直性距骨的可能，需外科手术[75]。肿胀足和指甲发育不良是 Turner 综合征的特征性表现。

足踝的位置多样。许多与宫内体位有关（尤其见于羊水少的新生儿)；更为罕见的是存在潜在的神经缺陷。仰趾外翻足几乎都是由于宫内胎儿体位引起的，用或不用简单的手法复位都会随着时间推移恢复正常。如有马蹄内翻足，采用过度纠正法，即外展和背屈足、踝，使小趾碰到足外侧，但不过度用力。这种手法操作很有效。但如畸形无法纠正（真正的足畸形——马蹄内翻足）则需紧急矫形手术。单纯跖骨内转（如内屈前足）并不常见，90%病例可自愈。

高弓足很常见，并指（趾）多为家族性，也无需治疗。最重要的是要向父母解释这些微小畸形的自然演变过程。

髋部

自1966年起英国常规筛查先天性髋关节脱位，并将此作为新生儿体检中最重要的一部分。这一情况现今已被命名为髋关节发育不良（DDH）。DDH发病率约为（1～2)/1000活产婴儿。髋关节不稳定的发生率则为10/1000。新生儿期确诊DDH并予治疗可期望达到正常的髋部。1岁后才开始治疗，即使是手术治疗，预后仍很差。成人中需手术的骨关节炎有1/4可能与DDH有关[50]。不幸的是，虽有Ortolani和Barlow法检测DDH，但以后诊断的病例数并未下降(0.2/1000)，甚至反而上升[71]。需要外科手术的DDH患儿数量自20世纪60年代以来无多大改变，为0.78/1000[29]。该研究显示70%的病例在现行的新生儿体检筛查中未能检出，甚至还提示过度或重复的临床体检可能加重损害。

站立医疗建议协会[76]推荐三种新生儿临床筛查方法检测DDH。这些方法在出生至少24小时内、出院前和6周时进行。包括Glazener等在内的许多研究显示新生儿期两项临床体检并不能提高DDH的检出率。英国医疗单位目前很少采纳这两种方法。与此同时，也没有用超声筛查DDH的特殊的英国政府指南。英国国家筛查协会（成立于1996年：www.nsc.nhs.uk）推荐对体检异常的新生儿采用超声检查，同时认为仅有高危因素的也应予以评估。DDH常见于臀位产、女婴、羊水少以及阳性家族史[11]。虽然英国筛查协会建议如此，但在临床实践中，除了对临床体检疑似的婴儿进行超声检查之外，对高危儿选择性超声检查的做法非常普遍。其原因在于人们认为由不熟练的体检者检查和不检查根本是一样的，检出率仅为35%，而之后再由一个有经验的检查者或超声筛查的检出率可上升至70%～80%。选择性超声检查的检出率为60%。

超声可检测出无临床症状但存在解剖结构异常的髋关节，同时也能对临床疑似病例确认有无畸形[30]。Wholesale超声筛查是一种工作量大的方法，其假阳性率高，相应地早期治疗率也高。这种方法费用昂贵，目前对英国来说可能不是一种解决途径[20]。一项挪威研究显示全国性筛查DDH益处很多[68]。然而，许多欧洲大型计划正在进行中，英国Coventry的研究结果引人注目[18]。

从我个人的观点来看，目前最好的方法是采用选择性超声检查（即对高危因素进行检查；表14.3）和临床新生儿体检相结合的方法。高危因素的选择取决于地区人群以及超声检查的可实施性；例如，筛查所有臀位产婴儿（大约为出生婴儿的4%）检出22%的DDH病例，相反，再对初产女婴（约为出生婴儿的18%）筛查又可检出29%的DDH病例，这样总的检出率可达51%，所筛查对象约为23%的出生婴儿（臀位和/或初产女婴）[83]。表14.3中的高危因素也同样适用于6周后需要复查和特别重视的婴儿。

DDH筛查的基础仍然是详尽的病史和仔细的临床体检。必须对每个新生儿做Ortolani/Barlow操作。详细内容见后文。这两种操作手法很难用语言描述，最好由实践指导者教授。检查的时机至关重要：出生当天体检（或超声）许多不稳定的髋关节可制造假阳性。是否立即用夹板固定不稳定的髋关节、但可发生无血管坏死的危险性，和延迟治疗、可发生第二次检查假阴性危险性及预后差，这两方面令人左右为难、难以选择。髋关节不稳定不会发展为髋关节脱位[13]，通常由超声检查可确诊，但过度治疗造成的无血管性坏死已上升为髋关节不稳定最主要的不良反应。

操作

婴儿应取仰卧位躺在一个宽而硬的平面上，使腿部松弛，如果有必要的话，可让其吮吸奶嘴或手指来保持安静。检查可能会引起婴儿啼哭，如果大腿部肌肉主动收缩的话，判断检查结果就有困难。

首先，将腿拉直，并寻找任何明显的长度上的差异，然后进行Ortolani试验[58]。这种操作手法的目的在于将异位的股骨头回转到髋臼中去。膝部完全屈曲，并将髋部屈曲成直角。将两手的中指分别放在大转子上，拇指放在大腿的内侧面，手掌放在膝部上方。然后，同时将腿推离骨盆，并缓慢地将髋部外展并外旋，

表14.3 髋关节发育不良的筛查策略

■ 臀位产（无论剖宫产或顺产），尤其伴有膝伸展
■ 髋关节发育不良的家族史
■ 提示宫内受压的任何畸形（如斜颈）或羊水少
■ 任何下肢异常
■ 体检时髋部发出“咔哒”声，或一侧下肢外展受限
■ 如人力充足，观察初产女婴

用中指向前向内压（图 14.3）。当既往异位的髋部发出一个明确的“碰撞”时，就表明异位的股骨头向前滑入了髋臼内，就像汽车变速箱挂挡似的。这和来自韧带的那种“咔哒”感是极其不同的感觉，咔哒感更常见，但是仍有显著意义[40]。然而，确实需要一些经验来区分这种差异，提示的线索就是是否有任何移动的感觉。几乎在所有正常婴儿中，都可能将髋部完全外展，因此膝部几乎可以触及床面。无法做出这个动作则可能提示有无法消除的髋脱位，并有进行超声检查的适应证（表 14.3）。

检查的下一阶段是做 Barlow 试验[7]。这个试验旨在将一个位于关节内的不稳定的髋部造成“脱位”。一些髋部“松弛”，但是使用这个临床试验也无法完全将其脱位。如前述手法握持髋和膝。髋部屈曲约 70°，通过用手指向前向内压迫来依次测试每侧髋部（例如，向耻骨联合方向）。正常情况下不能触及活动感，但是如果有髋脱位，则可感觉股骨有移动，当股骨头滑入髋臼时会再次出现“碰撞”感。然后进行相反的操作，用拇指向后侧和外侧压迫，正常情况下不能触及活动感，但是脱位的髋部从髋臼内脱出时会有“碰撞”感，当终止压迫时会回位。

在检查之后，对高位组群进行超声筛查，应该可能对髋关节划分入下列分类中的一类：

- 正常；
- 超声显示髋关节稳定，但髋臼发育不良（见于阳性家族史等）；
- 临床髋关节不稳定（松）伴有超声显示髋臼发育不良；
- 髋脱位（一侧能被拉出和推回到髋臼窝）——Barlow 阳性；
- 可复位的髋脱位——Ortolani 阳性；
- 不可复位的髋脱位（容易漏诊）；
- 继发于其他问题（如中枢神经系统疾病）的可脱位或已脱位的髋关节。

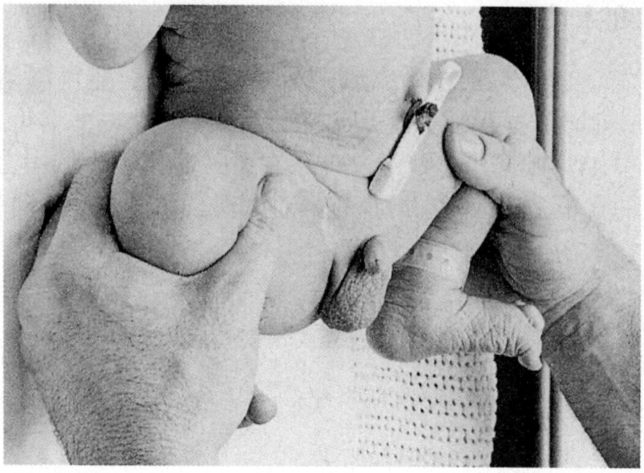

图14.3 Ortolani 试验。

关于这几种 DDH 类型的详细的处理内容参见第 38 章。

神经系统

虽然关于新生儿神经系统评估的内容已有很多，但常规新生儿体检中很少需要正规系统地测试。更详尽的内容见第 41 章。通过与母亲的交流以及体检时对婴儿的观察、触摸和聆听都可获得足够的信息。

尽管我们应将婴儿胎龄和日龄考虑在内，但以下综合的观察可作为一种筛查试验。婴儿在出生后头几天神经系统方面的变化可能会比较大，因此往往在这以后的检查结果才最有价值。对足月儿和早产儿更为复杂的神经系统评估见 Dubowitz & Dubowitz[16]。

行为状态

健康足月新生儿应在不同行为状态之间仍有活动，且大部分时间处于安静而积极的睡眠状态。

体位

未受干扰的正常新生儿平躺时多处于屈曲位，不侧卧（图 14.4）。俯卧时膝盖经常缩拢在腹部。拳头拇指紧握，头部居正中位，四肢绝对对称。但要记住出生时的胎位可影响体位数日。

自主运动

正常婴儿交替活动肢体，许多孩子会显得颤动。一项调查显示波士顿1000个出生8～72小时的新生儿中44%有颤动现象[60]。一半仅在哭闹时出现颤动，其余的在很多行为状态时都有颤动出现。如何区分颤动和痉挛在第41章讨论。

肌力和肌张力

测试方法：

1. 评估被动运动时的阻力。
2. 拉-坐手法（图14.5）。婴儿处于仰卧位，牵拉其手腕。足月儿应有部分肘屈，同时头部抬起几乎与身体保持一直线。当牵拉到坐姿的时候头可保持竖立2～3秒。与此同时可以检测抓握反射。
3. 腹部悬垂（图14.6）。一手抓住婴儿使其胸部朝下悬吊于空中——婴儿应能保持其头部与身体成一直线数秒钟，同时能屈曲肢体对抗地心引力。

其他一般观察

体检时几乎总能注意到婴儿的哭吵。如哭声尖、弱或特别剧烈应予以特别注意。

从病史中可以得知喂养和吸吮的方式。

前文已讨论过对眼睛的检查——它们应处于眼眶的中间并且有一定的活动；注意有无持续性的偏离、持续性的斜视和眼球震颤。

可疑的神经系统体征

凭借实践经验，医师能很快从病史和体检过程中发现婴儿是否行为正常。此项筛查的目的在于筛选出那些需要进一步研究和随访的婴儿。需要仔细随访的可疑表现包括：

- 持续吸吮无力；
- 哭声高尖；
- 特别激惹或双眼凝视；
- 异常体位，如角弓反张、过度握拳、持续将拇指握拳中；
- 全身性持续性肌张力增高；
- 蛙状体位或全身性肌张力减退；自主运动极少，包

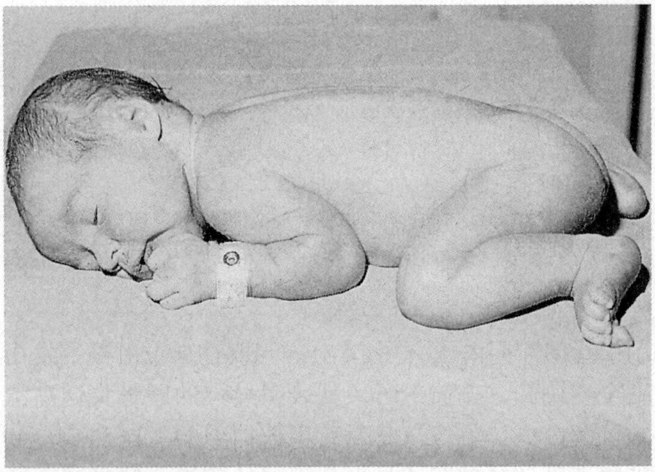

图14.4 俯卧位姿势。

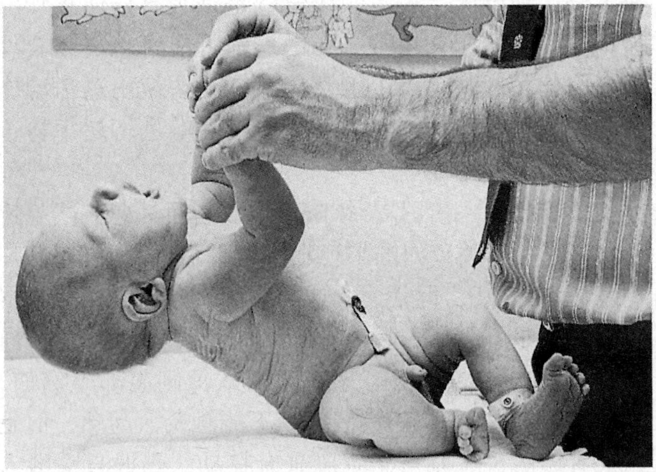

图14.5 拉-坐手法。注意握住婴儿手腕将其拉起时的肘部屈曲和颈部轻微弯曲。

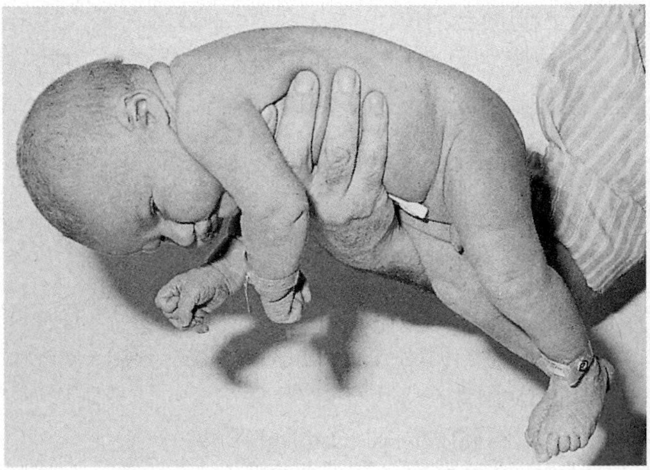

图14.6 腹侧悬垂。注意屈曲的手臂，以及婴儿头部几乎与身体位于一个平面。

括面部表情；

- 活动不对称；
- 惊厥史；
- 脊柱中线病变。

喂养评估：筛查母乳量不足

完全没有乳汁分泌的情况非常罕见。继发性的乳汁分泌不足则更为常见，发生率约为10%；高危因素包括乳头平坦或凹陷、乳房充血和乳头疼痛，这可引起乳汁不分泌，同时每次喂养量不足造成总摄入量的减少。虽然母乳喂养评估是助产士的主要职责，但在出院回家前建立起母乳喂养是非常重要的。母乳喂养量不足是造成出院后再次入院的潜在原因，如摄入不足引起的黄疸、高钠性脱水。在英国每日称体重已不再是常规操作步骤之一或出院前体检的一部分，但美国儿科学会仍提倡这一做法。Laing & Wong 号召再次纳入这一操作，但即使获得了儿科协会的一致支持，目前为止少有朝这一方向迈进的动作[45]。

生化筛查

每年被确定为新生儿期血样筛查的内容都在增加（第43章），各个单位开始引入枫糖尿病、先天性肾上腺皮质增生症、半乳糖血症、生物素酶缺乏和家族性高脂血症等筛查试验。在2001年7月政府决策后不久，囊性纤维化病筛查被引入英国（或者和苏格兰）。现代技术可以检测血液中的许多成分。因此建议筛查中链酰基辅酶A脱氢酶（MCAD）缺陷和戊二酸尿Ⅰ型。这两种先天性代谢缺陷病容易治疗，早期干预可避免死亡和神经系统功能障碍。MCAD缺陷和苯丙酮尿症一样常见，对其筛查效果尚在评估中。英国健康技术评估项目组介绍，在20世纪90年代这些疾病的筛查具有高度优先权，但自此之后该领域的许多临床医师因筛查工作不能切实落实而倍感失望。

健康教育

正常新生儿体检为如何护理宝宝提供了咨询的机会。内容包含在父母亲所持有的儿童健康卡，但也可选择以下内容进行咨询。体检医师需就这些方面的问题提供建议。经调查获得新生儿健康保健知识的母亲其满意度高于那些未获得的母亲。母亲们尤其欢迎关于黄疸、皮肤护理、睡眠、排便和尿布护理的建议。

- **黄疸**——胆红素脑病是一种可预防的疾病。该病发病率的再次上升是早期出院政策的唯一不利之处。黄疸是新生儿正常出院后再次入院最常见的原因。出院宣教单应能有效地提醒父母应对黄疸加深予以重视，特别是当孩子变得安静、出现异常哭闹时。保健专业人员应知道严重黄疸的孩子出现异常神经系统症状是非常紧急的，并能认识到特定种族的孩子是发生G6PD酶缺乏的高危人群[59]。
- **童床猝死**——孩子应仰卧位单独睡觉；双亲不应抽烟；婴儿房应保持适宜温度（18℃），包被适度，避免过热。可能会有地方性创建的“第二个婴儿护理”（前个婴儿发生童床猝死后的婴儿）机构。
- **预防新生儿出血**——如果父母亲选择口服维生素K，同时这个孩子将接受母乳喂养的话，此后就应再次补充维生素K（见第20章）。各地的政策可以有所不同，因为对于那些有维生素K缺乏性出血高危因素的孩子来说，可能并不适于预防性口服维生素K，而需肌肉注射。其他还包括早产儿、母亲服用抗结核或抗惊厥药物的婴儿、有肝脏疾病的婴儿。
- **提倡母乳喂养**——医院应尽可能营造温馨的氛围。应继续推行确能提高母乳喂养（第16章）的简单方法。母乳喂养指导人员应在场，随时提供建议和适宜的参考资料。
- **睡眠**——建议睡眠的体位、伴随婴儿睡眠和采用床带等预防童床猝死。父母可能会比较欢迎能提供有关睡眠常规、婴儿哭吵和腹痛知识的网络、书籍。
- **听力筛查**——在引入全国范围的新生儿听力筛查之前，应向父母介绍可能提示孩子听力障碍的表现，如听到巨响无反应、不会转向发声处、对其讲话时（尤其对其唱歌或妈妈讲话时）不会变得安静、也不会牙牙学语。
- **营养建议**——在母婴医院时就可提供有关断乳的信息（直至1岁才停止牛乳、避免铁缺乏）。
- **卫生建议**——需要无菌奶瓶、安慰奶嘴等；尿布护理。

- **兄弟姐妹间的管理**——许多父母需要关于如何处理兄弟姐妹间关系的知识。
- **筛选需立即预防接种的婴儿**——主要指肝炎、结核杆菌疫苗。详见第29章第2部分。
- **HIV 阳性母亲**——出生后立刻治疗以获得最佳预后。在英国建议 HIV 阳性母亲避免母乳喂养。
- **看护建议**——如何应对孩子哭吵——不要摇晃孩子。
- **车内安全移动**——新生儿期是建议家长购买安全型车座并鼓励他们使用的最佳时机。
- **母亲产后抑郁**——母婴医院的工作人员应重视母亲抑郁的程度，并懂得如何调整。帮助母亲获取相关资料并告之何处可以获得帮助，这些举措可防止悲剧发生。目前尚未提倡进行产后抑郁筛查。

胎龄

评估胎龄最可靠的方法是早期产科超声，如果与母亲月经时间吻合则是最佳检测方法。一种新生儿胎龄评估证实，即便是这种最佳方法，在怀孕15～19周时产科超声检查的准确性也只有一半[78]。临床方法的可信区间为17天，而产科超声诊断的可信区间小于7天。在怀孕第二阶段任何基于超声获得的成熟度评估都不可靠，从新生儿角度来说，那些有关子宫大小、增厚时间等信息都是毫无价值的。

出生后胎龄评估的标准主要区分为身体成熟度和神经系统发育程度的评估。人们设计了许多复杂的评分法。有些标准比其他的标准更加有用，只采用一些项目就可准确评估[41,61]。在 Wariyar 等的评估中身体项目证实比肌张力和体位评估更有意义。基于婴儿获得吸吮和吞咽能力（34～35周）的可靠性，以此回顾性评估胎龄的准确性令人惊叹（除非婴儿需要氧疗）[78]。直接眼底检查可用于显现晶状体，虽然早产儿角膜通常太模糊而无法看清。大约在27周以后可采用分级法来评估晶状体的血管：27～28周血管完全覆盖前表面，31～32周只延伸到晶状体的中间，而在33～34周时则到外周[37]。这种评估方法不太被运用，因为这需要扩瞳，并且仅适用于出生后48小时内。

躯体特征

躯体表现对评估胎龄极有帮助。其中包括耳廓的硬度、乳腺和外生殖器的发育情况、足底纹理、毛发形态，肌张力和体位评估也有帮助（见下一部分）。

极不成熟新生儿的皮肤非常薄，呈深红色，随着胎龄的增加皮肤逐渐增厚，至足月时开始脱皮。早产儿皮下血管显露，足月儿则看不见。毛发开始呈绒毛样至足月时逐渐消失。胎龄32周时指甲可达指尖，足月后则超过指尖。早产儿无足底纹理，32周左右开始出现并逐渐增多，足月时覆盖至足跟。足底纹理仅在出生后数小时内有评估价值。极不成熟儿的耳朵扁平，由于缺乏软骨，受压折叠后不能复原。从33周左右开始能感觉到软骨的存在，耳廓开始弯曲，折叠后可复原；至足月时耳朵变得坚挺，折叠后能立即复原。极不成熟儿即使能看到隐约的乳头，但尚不存在乳房。约在36周时可触及乳房小结。男婴29周时双侧睾丸下降至腹股沟管，但直至足月时才完全下降至阴囊。在此期间阴囊皱褶逐渐增多。早产女婴阴蒂已很明显，大阴唇相对较小，且分隔较远。至足月时双侧小阴唇和阴蒂都被大阴唇所遮盖。

通过评分系统采用不同方法来评估这些躯体发育上的变化。Farr 等[21]采用11个项目34分的评分法，而 Dubowitz 等[15]采用项目与前者相同，但总分为35分的评分法。Parkin 等[61]创造出一种更为简易的方法——总分13分，将上述项目划分为4个部分。这种简易法的评分结果与 Dubowitz 或扩展的 Ballard[56]评分法一样准确。新的 Ballard 评分[5]（图14.7）对极不成熟儿有用，虽然其作用的准确性在这一组别的新生儿仍存有争议。

神经学标准

部分反射的发育、随着胎龄增长的关节主动活动范围的改变、肌张力逐步增加，这些都为评估新生儿成熟度提供了信息。结合躯体特点上述项目中的一部分已被半定量地运用于评分系统。

Robinson[67]所描述的四项反射缺失程度可能对＜34周的早产儿最有价值。这些项目未被评分，但它们的出现或缺失为一个低出生体重儿是否与胎龄相符提供了依据。可增加吸吮/吞咽能力评估，胎龄34～35周时这两种能力已发育好。五项反射如下：

神经肌肉成熟度

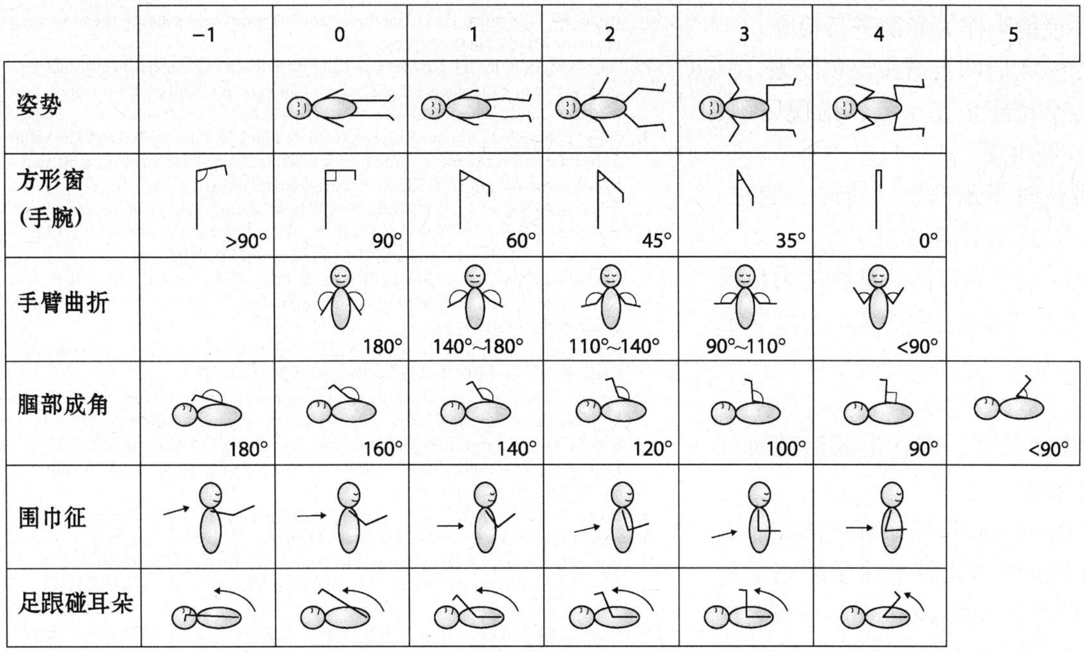

	−1	0	1	2	3	4	5
姿势							
方形窗（手腕）	>90°	90°	60°	45°	35°	0°	
手臂曲折		180°	140°~180°	110°~140°	90°~110°	<90°	
腘部成角	180°	160°	140°	120°	100°	90°	<90°
围巾征							
足跟碰耳朵							

生理成熟度

皮肤	有黏性的脆透明的	凝胶状的红色半透明的	光滑的粉红色，可见静脉	表层有脱屑和/或皮疹，静脉少	有皮纹的苍白色区域，静脉很少	羊皮纸状的深皮纹，无血管	皮革样的有皱褶的皮纹
胎毛	无	稀疏的	丰富的	薄层的	有脱毛区域	大部分脱毛	
足底面	足跟–足趾 40～50mm：−1 <40mm：−2	>50mm 无皱褶	浅淡的红色痕迹	仅有前部的横向皱褶	前2/3有皱褶	整个足底都有皱褶	
乳房	难以察觉的	仅能看见	乳晕平坦无乳芽	斑点状乳晕 1～2mm 的乳芽	乳晕升起 3～4mm 的乳芽	乳晕完全 5～10mm 的乳芽	
眼/耳	眼睑融合 松弛：−1 紧密：−2	眼睑张开，耳廓平坦，呈褶皱状	轻微有弧度的耳廓；柔软；慢慢弹回原状	耳廓弧度良好；柔软，但易于弹回原状	成形，致密，并可立即弹回原状	厚，软骨化的耳朵，硬	
生殖器/男	阴囊平坦，光滑	阴囊空虚，微微有皱褶	睾丸位于上方的管内，略有皱褶	睾丸下降，有少许皱褶	睾丸下降到位，皱褶良好	睾丸悬垂，皱褶深	
生殖器/女	阴蒂明显，阴唇平坦	阴蒂明显，小阴唇较小	阴蒂明显，小阴唇增大	大小阴唇均明显	大阴唇大，小阴唇小	大阴唇遮盖小阴唇和阴蒂	

成熟度分级

评分	周龄
−10	20
−5	22
0	24
5	26
10	28
15	30
20	32
25	34
30	36
35	38
40	40
45	42
50	44

图14.7 新的 Ballard 评分（摘自 Ballard 等[5]。）

- 瞳孔对光反射——29～31 周出现，32 周以后必然存在，在极小新生儿中很难看清这种反射。方法之一是采用放大的耳镜镜头作为光源进行检查。
- 眉间叩击反射——32～34 周叩击眉头出现眨眼。
- 牵引反射——仰卧位牵拉新生儿手腕，出现屈颈、屈臂反应——33～36 周出现
- 颈翻正反射——仰卧位时当颈部被动转向一侧时，躯体跟着转向同侧——34～37 周出现。
- 吸吮 / 吞咽能力——34～35 周成熟，这种能力出现并持续存在意味着可允许婴儿瓶饲喂养，除非他需要氧疗。

这些反射在出生后继续发育，因此生后出现时可用来回顾性估计出生时的胎龄。

小于 34 周新生儿的 Robinson 神经系统评估和大于 32 周新生儿 Farr 评分的 Parkin 矫正评分法常被用于新生儿的胎龄评估。然而更为复杂的 Dubowitz 评分[15]也被广泛采用，Dubowitz 评分法加上简易评分法后的准确性受到质疑。

Dubowitz/Ballard 评分法是建立在躯体标准和其他大部分取决于肌张力评估标准上的。极未成熟儿非常松软，颈、躯干或四肢的屈肌张力很弱，随着胎龄增加肌张力增强，逐渐呈现屈曲体位并有能力对抗重力作用。

肌张力评估和分级如下：

- 牵引反射评估头部反应；
- 评估牵拉手腕时的头部的滞后性（拉–坐手法）。
- 腹部悬垂观察；
- 牵拉上臂（围巾征）和腿（足跟至耳动作和腘部成角）；
- 观察被动牵拉后肢体的屈肌反应（上臂和腿回缩）；
- 估计被动屈曲后腕、踝角度（方形窗口和踝背屈），注意：这种检测并不是一种肌张力表现，因为越是成熟的新生儿，肌肉屈曲程度越好。因此它必定是反映了相关关节运动能力的增强。

对这些项目（35 分，根据 10 个标准算出）进行谨慎地评分，所获得的总分加上来源于 Farr 和 Dubowitz 躯体标准的分数，然后在图表上查得估计胎龄。

参考文献

1. Adam M, Hudgins L 2003 The importance of minor anomalies in the evaluation of the newborn. NeoReviews 4: e99
2. Ainsworth S B, Wyllie J P, Wren C 1999 Prevalence and clinical significance of cardiac murmurs in neonates. Archives of Disease in Childhood. Fetal and Neonatal Edition 80: F43–F45
3. Alpay F, Sarici U, Tosuncuk D, Serdar M A, Inanc N, Gokcay E 2000 The value of first day bilirubin measurement in predicting the development of significant hyperbilirubinaemia in healthy term newborns. Pediatrics 106: e16
4. Arlettaz R, Archer L N J, Wilkinson A R 1998 Natural history of innocent heart murmurs in newborn babies: controlled echocardiographic study. Archives of Disease in Childhood. Fetal and Neonatal Edition 78: F166–F170
5. Ballard J L, Khoury J C, Wedig K, Wang L, Eilers-Walsman B L, Lipp J R 1991 New Ballard score, expanded to include extremely premature infants. Journal of Pediatrics 119: 417–423
6. Ballard J L, Novak K K, Driver M A 1979 A simplified score of fetal maturation of newly born infants. Journal of Pediatrics 95: 769–774
7. Barlow T G 1962 Early diagnosis and treatment of congenital dislocation of the hip. Journal of Bone and Joint Surgery (British Volume) 44: B292–B301
8. Bourke W G, Clarke T A, Mathews T G, O'Halpin D O, Donoghue V B 1993 Isolated single umbilical artery – the case for screening. Archives of Disease in Childhood 68: 600–601
9. Brando M, Rowe R D 1961 Auscultation of the heart in the early neonatal period. American Journal of Diseases of Children 101: 575–586
10. Brown F E, Cohen L B, Addante R R, Graham J M Jr 1986 Correction of congenital auricular deformities by splinting in the neonatal period. Pediatrics 78: 406–441
11. Chan A, McCaul K A, Cundy P J, Haan E A, Byron-Scott R 1997 Perinatal risk factors for developmental dysplasia of the hip. Archives of Disease in Childhood. Fetal and Neonatal Edition 76: F94–F100
12. Clarke N M P 1992 Diagnosing congenital dislocation of the hip. British Medical Journal 305: 435–436
13. Dezateux C, Brown J, Arthur R, Karnon J, Parnaby A 2003 Performance, treatment pathways, and effects of alternative policy options for screening for developmental dysplasia of the hip in the United Kingdom. Archives of Disease in Childhood 88: 753–759
14. Driver C P, Losty P D 1998 Neonatal testicular torsion. British Journal of Urology 82: 855–858
15. Dubowitz L M S, Dubowitz V, Goldberg C 1970 Clinical assessment of gestational age in the newborn infant. Journal of Pediatrics 77: 1–10
16. Dubowitz L, Dubowitz V 1981 The neurological assessment of the preterm and fullterm newborn infant. Clinics in Developmental Medicine No 79. SIMP/Heinemann, London
17. Dunn P M 1976 Congenital postural deformities. British Medical Bulletin 32: 71–76
18. Eastwood D M 2003 Neonatal hip screening. Lancet 361: 595–597
19. Eichenfield L F, Frieden I J, Esterly N B 2001 Textbook of neonatal dermatology. W B Saunders, Philadelphia
20. Elbourne D, Dezetaux C, Arthur R et al 2002 Ultrasonography in the diagnosis and management of developmental hip dysplasia (hip trial): clinical and economic results of a multicentre randomised controlled trial. Lancet 360: 2009–2018
21. Elliman D, Dezetaux C, Bedford H E 2002 Newborn and childhood screening programmes: criteria, evidence and current policy. Archives of Disease in Childhood 87: 6–9
22. Evans-Jones G, Kay S P J, Weindling A M et al 2003 Congenital brachial palsy: incidence, causes and outcome in the UK and Republic of Ireland. Archives of Disease in Childhood. Fetal and Neonatal Edition 88: F185–F189
23. Farr V, Kerridge D F, Mitchell R G 1966 The value of some external characteristics in the assessment of gestational age. Developmental Medicine and Child Neurology 8: 657–660
24. Farrer K F M, Rennie J M 2003 Neonatal murmurs: are senior house officers good enough? Archives of Disease in Childhood. Fetal and Neonatal Edition 88: F147–F151
25. Foundation for the Study of Infant Deaths 2004 Available on www.sids.org.uk
26. Gibson P, Britton J, Hall D M B, Rowland Hill C 1995 Lumbosacral skin markers and identification of occult spinal dysraphism in neonates. Acta Paediatrica Scandinavica 84: 208–209
27. Gilbert A, Brockman R, Carlioz H 1991 Surgical treatment of brachial plexus palsy. Clinical Orthopaedics and Related Research 264: 39–47

28. Glazener C M A, Ramsay C R, Campbell M K et al 1999 Neonatal examination and screening trial (NEST): a randomised, controlled, switchback trial of alternative policies for low risk infants. British Medical Journal 318: 627–632
29. Godward S, Dezeteux C 1998 Surgery for congenital dislocation of the hip as a measure of outcome of screening. Lancet 351: 1149–1152
30. Graf R, Wilson B 1995 Sonography of the infant hip and its therapeutic implications. Chapman & Hall, Weinheim
31. Graham J M Jr 1994 When is it best to be born? A morphological perspective – craniofacial deformation. In: Amiel-Tison C, Stewart A (eds) The newborn infant: one brain for life. INSERM, Paris, pp 23–38
32. Graham J M Jr, Smith D W 1979 Parietal craniotabes in the neonate: its origin and significance. Journal of Pediatrics 95: 114–116
33. Hall D M B, Elliman D (eds) 2003 Health for all children, 4th edn. Oxford University Press, Oxford. Text available from: http://www.health-for-all-children.co.uk
34. Hansen L K, Birkebaek N H, Oxhoj H 1995 Initial evaluation of children with heart murmurs by the non-specialised paediatricians. European Journal of Pediatrics 154: 15–17
35. Hernandez J A, Morelli J G 2003 Birthmarks of potential medical significance. NeoReviews 4: e263
36. Hill C A, Gibson P J 1995 Ultrasound determination of the normal location of the conus medullaris in neonates. American Journal of Neuroradiology 16: 469–472
37. Hittner H M, Hirsch N J, Rudolph A J 1977 Assessment of gestational age by examination of the anterior vascular capsule of the lens. Journal of Pediatrics 91: 455–458
38. Hunter A G W, Rudd N L 1977 Craniosynostosis. II. Coronal synostosis: its familial characteristics and associated clinical findings in 109 patients lacking bilateral polysyndactyly or syndactyly. Teratology 15: 301–309
39. Johnson L H, Bhutani V K, Brown A K 2002 System based approach to management of neonatal jaundice and prevention of kernicterus. Journal of Pediatrics 140: 396–403
40. Jones D A 1989 Importance of the clicking hip in screening for congenital dislocation of the hip. Lancet 1: 599–601
41. Klimek R, Klimek M, Rzepecka-Weglarz B 2000 A new score for postnatal clinical assessment of fetal maturity in newborn infants. International Journal of Gynecology and Obstetrics 71: 101–105
42. Koppel R I, Druschel C M, Carter T et al 2003 Effectiveness of pulse oximetry screening for congenital heart disease in asymptomatic newborns. Pediatrics 111: 451–455
43. Kriss V M, Desai N S 1998 Occult spinal dysraphism in neonates: assessment of high risk cutaneous stigmata on sonography. American Journal of Radiology 171: 1687–1693
44. Kugelman A, Tubi A, Bader D, Chemo M, Dabbah H 2002 Pre-auricular tags and pits in the newborn: the role of renal ultrasonography. Journal of Pediatrics 141: 388–391
45. Laing I A, Wong C M 2002 Hypernatraemia in the first few days: is the incidence rising? Archives of Disease in Childhood. Fetal and Neonatal Edition 87: F158–F161
46. Landau M, Krafchik B R 1999 The diagnostic value of café-au-lait macules. Journal of the American Academy of Dermatology 40: 877–890
47. Lee T W R, Skelton R E, Skene C 2001 Routine neonatal examination: effectiveness of trainee paediatrician compared with advanced neonatal nurse practitioner. Archives of Disease in Childhood. Fetal and Neonatal Edition 85: F100–F104
48. Leonard J V, Dezateux C 2002 Screening for inherited metabolic disease in newborn infants using tandem mass spectrometry. British Medical Journal 324: 4–5
49. Lin D S, Huang F Y, Lin S P et al 1997 Frequency of associated anomalies in congenital hypoplasia of depressor anguli oris muscle: a study of 50 patients. American Journal of Medical Genetics 71: 215–218
50. Lloyd-Roberts G C 1955 Osteoarthritis of the hip: a study of clinical pathology. Journal of Bone and Joint Surgery (British Volume) 37: 8–47
51. McCrindle B W, Shaffer K M, Kan J S, Zahka K G, Rowe S A, Kidd L 1996 Cardinal clinical signs in the differentiation of heart murmurs in children. Archives of Paediatric and Adolescent Medicine 150: 169–174
52. Medina L S, Crone K, Kuntz K M 2001 Newborns with suspected occult spinal dysraphism: a cost effectiveness analysis of diagnostic strategies. Pediatrics 108: e101
53. Moore F H 1989 Examining infants' hips – can it do harm? Journal of Bone and Joint Surgery (British Volume) 71: 4–5
54. Moss G D, Cartlidge P H T, Speidel B D, Chambers T L 1991 Routine examination in the newborn period. British Medical Journal 302: 878–879
55. Nance W E 2003 The genetics of deafness. Mental Retardation and Developmental Disability Research Reviews 9: 109–119
56. National electronic Library for Screening 2004 Available on *www.nelh.nhs.uk/screening/vbls.html*
57. Newburger J W, Rosenthal A, Williams R G, Fellows K, Miettinen O S 1983 Noninvasive tests in the initial evaluation of heart murmurs in children. New England Journal of Medicine 308: 61–64
58. Ortolani M 1937 Un segno poco noto e sua importanza per la diagnosi precoce di prelussazione congenita dell'anca. Pediatrica (Napoli) 45: 129–136
59. Parents of Infants and Children with Kernicterus 2004 Available on www.pickonline.org
60. Parker S, Zuckerman B, Bauchner H, Frank D, Vinci R, Cabral H 1990 Jitteriness in full term neonates: prevalence and correlates. Pediatrics 85: 17–23
61. Parkin J M, Hey E N, Clowes J S 1976 Rapid assessment of gestational age at birth. Archives of Disease in Childhood 51: 259–263
62. Piazza S F, Chandra M, Harper R G, Sia C G, McVicar M, Huang H 1985 Upper- vs lower-systolic blood pressure in full-term normal newborn. American Journal of Diseases of Children 139: 797–799
63. Pondaag W, Malessy M J A, Thomeer R T W M 2004 Natural history of obstetric brachial plexus palsy: a systematic review. Developmental Medicine and Child Neurology 46: 138–144
64. Rahi J S, Dezateux C 1999 National cross sectional study of detection of congenital and infantile cataract in the United Kingdom: role of childhood screening and surveillance. British Medical Journal 318: 362–365
65. Reich J D, Miller S, Brogdon B et al 2003 The use of pulse oximetry to detect congenital heart disease. Journal of Pediatrics 142: 268–272
66. Richmond S, Reay G, Abu Harb M 2002 Routine pulse oximetry in the asymptomatic newborn. Archives of Disease in Childhood. Fetal and Neonatal Edition 87: F83–F88
67. Robinson R J 1966 Assessment of gestational age by neurological examination. Archives of Disease in Childhood 41: 437–447
68. Rosendahl K, Markestad T, Lie R T 1994 Ultrasound screening for developmental dysplasia of the hip in the neonate: the effect on treatment rate and prevalence of late cases. Pediatrics 94: 47–52
69. Rothman L, Rose J S, Laster D W, Quaker R, Tenner M 1976 The spectrum of growing skull fracture. Pediatrics 57: 26–31
70. Russ S A, Rickards F, Poulakis Z, Barker M, Saunders K, Wake M 2002 Six year effectiveness of a population based two tier infant hearing screening programme. Archives of Diseases in Childhood. 86: 245–250
71. Sanfridson J, Redland-Johnell I, Uden A 1991 Why is congenital dislocation of the hip still missed? Analysis of 96,891 infants screened in Malmo, 1956–1987. Acta Orthopaedica Scandinavica 62: 87–91
72. Scarfo G B, Mariotti A, Tomaccini D, Palma L 1989 Growing skull fracture. Childs Nervous System 5: 163–167
73. Scott J E S, Swallow V, Coulthard M G, Lambert H J, Lee R E J 1997 Screening newborn babies for familial ureteric reflux. Lancet 350: 396–400
74. Smythe J F, Teixeira O H, Vlad P, Demers P P, Feldman W 1990 Initial evaluation of heart murmurs: are laboratory tests necessary? Pediatrics 86: 497–500
75. Staheli L T 1993 Shoes and common lower limb problems. In: David T J (ed) Recent Advances in Paediatrics Vol 11. Churchill Livingstone, Edinburgh, pp 161–173
76. Standing Medical Advisory Committee 1986 Screening for detection of congenital dislocation of the hip in infants. DHSS, London. Full text obtainable from: http://www.steps-charity.org.uk/forms/SMAC_booklet.pdf
77. Temmerman A M, Mooyaart E L, Taverne P P 1991 The value of the routine chest roentenogram in the cardiological evaluation of infants and children: a prospective study. European Journal of Pediatrics 150: 623–636
78. Wariyar U, Tin W, Hey E 1997 Gestational assessment assessed. Archives of Disease in Childhood. Fetal and Neonatal Edition 77: F216–F220
79. Wessex Universal Neonatal Hearing Screening Trial Group 1998 Controlled trial of universal neonatal screening for early identification of permanent childhood hearing impairment. Lancet 352: 1957–1964
80. Wolke D, Dave S, Hayes J, Rownsend J, Tomlin M 2002 Routine examination of the newborn and maternal satisfaction: a randomised controlled trial. Archives of Disease in Childhood. Fetal and Neonatal Edition 86: F155–F160
81. Wren C, Richmond S, Donaldson L 1999 Presentation of congenital heart disease in infancy: implications for routine examination. Archives of Disease in Childhood. Fetal and Neonatal Edition 80: F49–F53
82. Wright C M, Parkinson K N 2004 Postnatal weight loss in term infants: what is 'normal' and do growth charts allow for it? Archives of Disease in Childhood. Fetal and Neonatal Edition 89: F254–F257
83. Yiv B C, Saidin R, Cundy P J et al 1997 Developmental dysplasia of the hip in South Australia in 1991: prevalence and risk factors. Journal of Paediatrics and Child Health 33: 151–156
84. Young J D H, MacEwen C J 1997 Managing congenital lacrimal obstruction in general practice. British Medical Journal 315: 293–296

第15章

温度的控制与紊乱

Nicholas Rutter

儿童及成人能在各种外界条件下调节自己的体温。他们通过生理或行为调节来影响机体产热、散热从而维持体温的恒定。新生儿的体温与儿童及成人的相仿，也是恒定的，但他们体温调节的方法是不同的，与儿童及成人相比，新生儿要想维持体温的恒定则显得较为困难。体重与体表面积的比值低意味着他们的产热相对地少于散热，且对外界冷暖刺激在生理上或是行为上的应激能力较婴儿及儿童差。母体在新生儿的体温调节中扮演着重要的角色，因为在分娩之前，正是母体用自己的热量温暖着胎儿。然而，目前我们对早产儿的常规护理中则要求将孩子与母亲分开、孩子需全身裸露且被置于一个干燥而通风的环境中，所有的这一切都将造成严重的热量丢失。

对于新生儿，尤其是对患病或是较弱小的新生儿而言，一个合适的温暖环境对维持体温的恒定是非常重要的。过去的一些研究显示，如果新生儿没能被适当地保暖，那么他们被救治成功的机会就会减少，发病率增加以及生长速率降低。尽管这些研究是在新生儿死亡率较高且受寒冷严重应激的阶段进行的，但这恰恰提示了我们寒冷的刺激对新生儿而言是有害的，也是应当被避免的。正因为这些重要的原因，一个在儿童及成人的护理中已经被很好定义的概念——适宜温度，应当被增加到新生儿护理的适宜环境的选择条件中去。同时我们也应摒弃这样的观念，那就是认为新生儿的神经系统发育并不成熟，所以他们对不适宜的冷暖刺激并不能很好地感受。

新生儿的看护者们应当为小宝宝认真挑选一个适宜的外界环境。而这一点并不是仅靠直觉就能办到的，我们应当在各方面条件的制定上有相应的要求，才能创造出较为适宜的环境。还有就是应当强调细节，尤其是在对早产儿的看护中，这是很重要的。

温度调节的物理、生理和行为方面

热能守恒

依据能量守恒定律，在平衡的情况下机体的产热量与散热量相等。如果产热多于散热，那么体温就会上升直到重新达到平衡。反之，如果散热多于产热，体温就会下降。

产热 = 对流 + 辐射 + 蒸发所散失的热量

新生儿因传导而散失的热量是很小的，可以忽略不计。

产热

新生儿通过体内所有组织的新陈代谢产生热量。由于新生儿很少处于清醒、安静及饥饿的状态，所以很难测定其基础代谢率，但是他们处于静止状态下的代谢率则是能够被测得的。静息代谢率（一般通过机体静止时的氧耗间接测得）是指在平躺、安睡、喂养后 1 小时以上且处于中性温度环境（其定义见后）中的新陈代谢率。在这些条件下，一个健康足月儿每公斤体重的产热量与一个成人每公斤体重的产热量相仿，但是其每平方米体表面积的产热量却只有成人的一半。因为热量的散失主要与研究者的体表面积相关，所以正是由于新生儿每平方米体表面积的产热量较少的这一现象解释了为什么新生儿较成人相比需要一个更为温暖的环境。每公斤体重的静息代谢率在足月儿与早产儿中是相似的，但是早产儿每平方米体表面积的静息代谢率明显低于足月儿（图15.1）。因此早产儿需要较足月儿更高的外界温度[34]。静息代谢率从出生那一刻起即开始增加[29,37]。一般在生后3～6个月达到最高水平，大约50kal/(m²·h)，之后一直维持该水平直至成年。有很多因素可影响婴儿的产热（表15.1）。在睡眠快速动眼期的产热量多于深睡期的，意味着在快速动眼期大脑处于高代谢活动中。新生儿在遇到寒冷刺激后也能增加自身的产热。但这之中存在着个体差异，这种差异尤其在小胎龄、小日龄、低出生体重的新生儿中尤为显著。

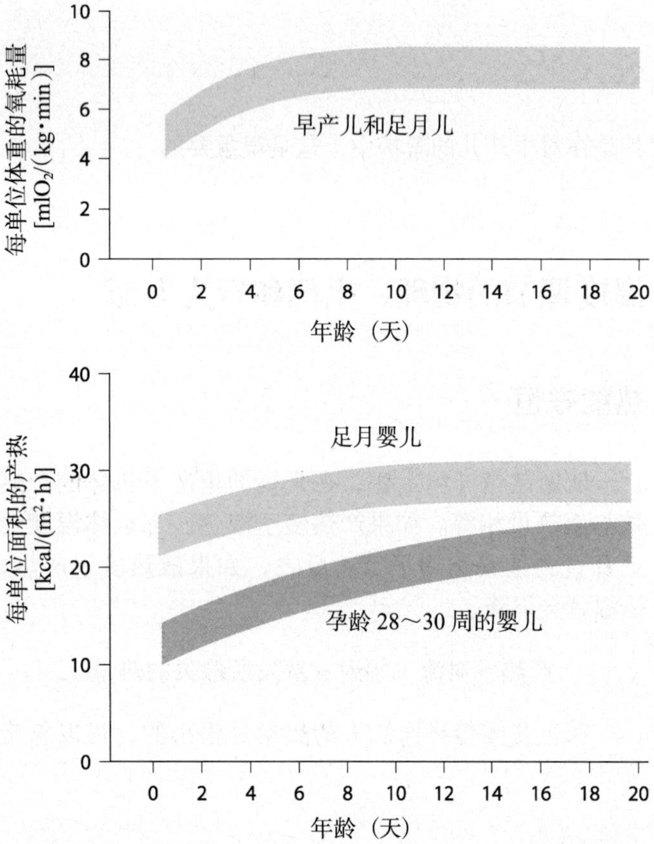

图15.1 以每单位体重（上图）和每单位体表面积（下图）来表示的新生儿期的静息代谢率。范围用平均值± 1个标准差表示。（摘自Hey[29]的数据。）

表15.1 影响新生儿产热的因素

产热增加	产热减少
清醒	熟睡
活动	患病婴儿，特别是窒息、缺氧后
进食后	禁食
快速的生长发育	营养不良
新生儿甲状腺毒症	甲状腺功能不足
心脏左向右分流	发绀型先天性心脏病
药物，如茶碱、咖啡因	药物，如氯丙嗪

散热

对流

热量从婴儿暴露于周遭空气的体表以对流的方式散失，其散失的多少取决于外界环境与体表之间的温差。如果外界的温度超过体表的温度，那么婴儿将从外界获得热量。同时由于对流而造成的热量散失也与周遭空气的流速相关。如果流速较快，那么婴儿体表附近的静止空气所形成的隔热效应将消失（也就是所谓的被动对流），对流导致的热量散失也将增加。当将新生儿放置于一个凉快、通风的房间中时，对流是造成热量散失的主要途径。

辐射

热量也可以从婴儿暴露于周遭空气的体表以辐射的方式散失至其体表周围的外界环境中。其热量散失的多少与两者之间的温差成正比，但与介于其间的空气的温度或是流速无关。当新生儿全身裸露地暴露于产房或是开放式暖床中时，辐射是导致热量散失的重要原因，但当新生儿被放置于放射热源的正下方时，辐射亦是获得热量的重要途径。

水分的蒸发

当水分从婴儿体表蒸发的同时也带走了热量（每毫升水分蒸发将带走560卡热量）。在通常情况下，一个足月儿因蒸发所散失的热量是休息状态下机体产热的1/4[33]。其中大约1/4的蒸发散热是经呼吸道所造成的，其余部分则是由于体表皮肤水分的被动扩散[即经皮失水(TEWL)]造成。蒸发散热对足月儿的热量散失而言并不占有太高的比例，但当新生儿全身皮肤被羊水所浸润时，蒸发所造成的热量散失则是应当引起重视的。足月儿在温暖的环境中能通过出汗以增加其热量的散失[26,33]。

早产儿因蒸发所造成的热量散失是相当可观的。早产儿的不显性失水比足月儿的要多，尤其是在新生儿阶段的早期[16,52]。正是因为经表皮失水的原因，一个孕 26 周的早产儿每平方米体表面积的蒸发散热是一个足月儿的 6 倍（图 15.2）[22,24,56]。高 TEWL 的原因就是因为早产儿的皮肤仅有一层菲薄的角质层，难以阻挡水分的蒸发。生后的存活促使了功能性表皮层的快速发育，因此在生后 2～3 周，即使是早产儿，其大多数 TEWL 的程度也将接近足月儿的水平。但因脐带所造成的皮肤损伤则将进一步增加早产儿较高的 TEWL[27]。

当新生儿暴露于辐射热源下时，将增加蒸发所造成的热量散失。辐射热源的使用可造成大约 0.5～2.0 倍的蒸发散热，光疗则可造成大约 0.4～2.0 倍。两者之间亦可产生叠加效应。当婴儿暴露于辐射热源下时，可能是一些相关的物理因素增加了散热，例如较高的体表温度、较快的空气流速、较低的环境湿度。当这些因素都被有效地调控后，辐射热源[41]的使用及光疗[42]对 TEWL 的影响可降低到零。

胎龄小于 30 周的早产儿在其生后最初 1 周左右的时间内，经皮失水的情况较为严重，这给临床护理工作带来了一定的难度。如果在干燥的开放式暖床中进行对早产儿的护理，将造成他们体重的快速降低；如果在辐射热源下进行护理，也将给液体平衡带来困难。减少因上述原因所造成的蒸发散热是必需的，一般可通过以下方法得以实现：

- 增加外界环境的湿度——蒸发所造成的热量散失将会随着环境湿度的增加而呈线性下降（表 15.3），所以高湿度环境中的蒸发散热是非常低的[22,33,61]；
- 避免在通风的环境中进行护理——例如使用低空气流速的暖箱[51,69]，或是在一面可闭合的透明防风玻璃中护理新生儿[16]；
- 尝试采用防水措施——发泡塑料毯或是干净的塑料

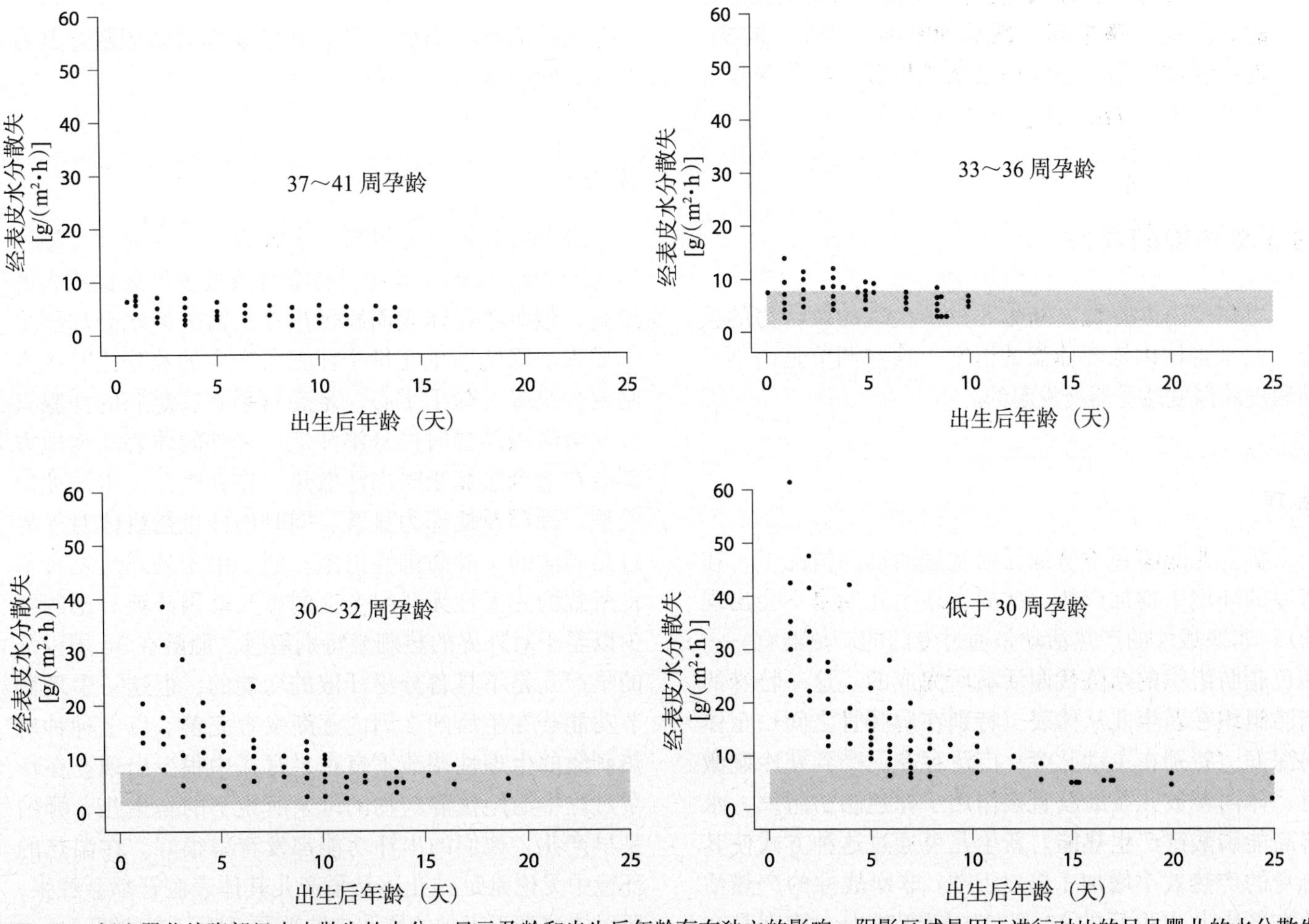

图15.2　新生婴儿从腹部经表皮散失的水分，显示孕龄和出生后年龄存在独立的影响。阴影区域是用于进行对比的足月婴儿的水分散失范围（数据来自 Harpin & Rutter[27]）。

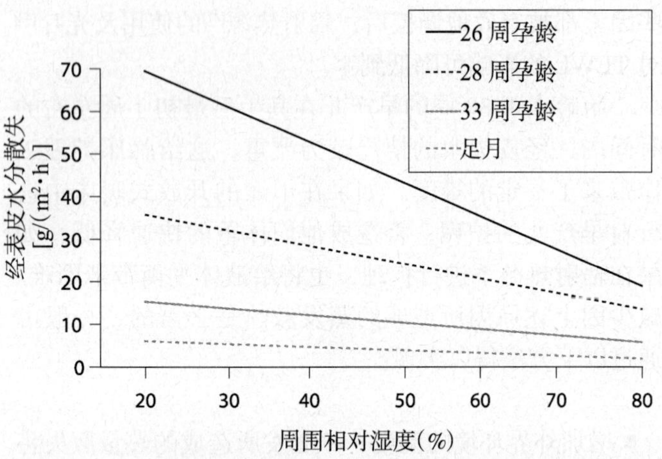

图15.3 周围相对湿度对经表皮水分散失的影响。对早产婴儿的影响最显著，造成非常大的水分散失（摘自 Hammarlund & Sedin[22]）。

膜裹在早产儿身上可减少约 75%的不显性失水[45]。虽然为早产儿全身性涂抹润滑油（凡士林，Aquaphor™）在疾病的救治方面被认为是毫无益处的，但这一举措却可减低 50%的 TEWL。同样，也可通过使用半透性的聚氨基甲酸乙酯薄膜作为人工皮肤的方法改善 TEWL 情况[43,63]。

对寒冷环境的反应

当环境温度降低，新生儿做出生理的及行为的反应，以维持体内深部体温的恒定。这些调节是由下丘脑和皮肤温度感受器所发起的。

生理

新生儿能够在不增加任何生理活动的情况下，在寒冷的环境中增加产热（寒战在新生儿期是不会出现的）。非寒战性的产热活动是通过专门的产热器官——棕色脂肪组织的新陈代谢活动所完成的。这一特殊的脂肪组织在新生儿从体表（特别在肩胛骨之间）至体内深部（特别在主动脉旁）广泛存在。受到寒冷刺激时，体内释放儿茶酚胺直接作用于棕色脂肪组织，水解高能磷酸键产生热能。新生儿可通过这种方式使其自身的产热效率增加 1 倍以上[29]。非寒战性的产热活动在新生儿出生后的 12 小时内渐渐减少，特别是在患病的新生儿，如有窒息、缺氧史的，以及在产前其母亲曾接受镇静药物治疗的，如在曾应用地西泮治疗的产妇所生下的婴儿中尤为明显。在遇到寒冷刺激时，外周血管亦会收缩而使血液从体表流向中心。这种生理性的调节功能在足月儿中得到了很好的发育，但是对于刚出生的早产儿，这种调节功能尚待进一步的发育完善。

行为

遇到寒冷刺激后，儿童或是成人会从睡梦中醒来且变得焦躁不安，而新生儿则会继续睡觉。但是，处在寒冷环境中的婴儿也会积极地通过减少睡眠或是采用蜷缩的姿势以增加产热并减少热量的丢失。这些行为的调节亦可在早产儿中见到。

对温暖环境的反应

当外周环境温度上升，新生儿也会试图阻止其自身体温的增高。

生理

出生后的足月儿可通过出汗以应对外周环境温度的上升[26,33]。虽然在新生儿体表汗腺的密度远比成人的要高，但每单位体表面积因出汗所散失的水分却要少于成人。因此新生儿每个汗腺所产生的水分比起成人则要少很多。除了手心、足底（手心、足底的汗腺只会在情绪激动的时候分泌汗液）之外的体表其他地方都会在遇到热刺激时出汗散热，在新生儿，出汗尤以前额、颞部及枕部为显著。同时出汗也是机体对外界过热刺激的一种防御性措施。例如由于外胚层发育不良所致的先天性无汗综合征的患儿就因汗液分泌的减少以至于对外界的热刺激特别敏感。胎龄在 36 周以下的早产儿是不具备分泌汗液的功能的，但这一生理调节功能会在生后的 2 周内逐渐发育完善。以上种种对热刺激的生理性调节不良在足月儿中很少出现。在怀孕过程中滥用镇静药物的母亲所生下的新生儿，哪怕是早产儿，他们的出汗功能都发育得很好。在温热的环境中无论是足月儿还是早产儿其体表血管都会舒张，所以体温高于正常的婴儿皮肤总是又暖又红的[25]。

行为

当外界环境温度增高，新生儿变得不那么爱动了，他们睡得比平时多，并且总是以晒日光浴的舒展姿势躺在那里。同样这些对热刺激的反应也可在早产儿中见到[25,55]。

体温和中性温度

在外界环境温度中存在一个范围，就是说在某一温度范围内婴儿的产热最少，体温正常，没有汗液的分泌。这一理想的体温调节结果是通过改变皮肤的血流、改变姿势及行为而共同实现的[31]。我们把这个温度范围称之为中性温度范围（图 15.4）。对婴儿进行护理时的环境温度最好能接近这一中性温度范围，能接近这一温度范围的低限则更为合适，因为这样一个温度

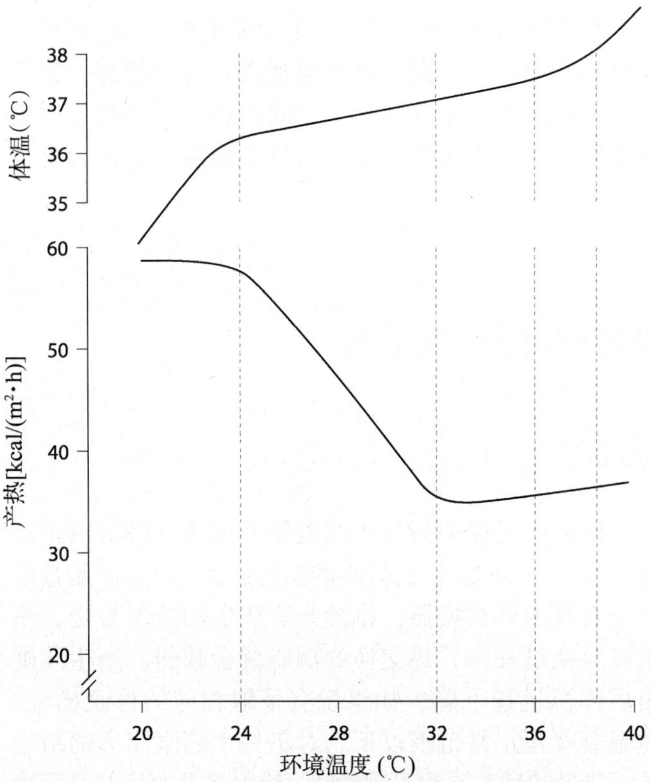

图 15.4 一个孕龄 34 周的 1.9 kg 的婴儿赤裸地处于温度恒定、湿度适中的环境中，环境温度对其产热和体温的影响。在 32～36℃之间，产热最小、没有出汗、体温正常（中性温度范围）。当环境温度超过 36℃，婴儿出汗，环境温度高于 38℃时，体温迅速上升。低于 32℃时，通过非颤抖性产热来增加产热，但是低于 24℃时，产热达到最大程度，且体温迅速下降。

无论是对婴儿还是对成人都是最为适宜的[30]。对于中性温度范围的确定是由婴儿静息时的产热与隔热情况所决定的。对一个全身裸露的足月儿进行护理时的中性温度就要比护理一个新陈代谢率相对较慢且组织隔热作用相对较差的早产儿时的中性温度范围要宽、温度要低。给新生儿穿上衣服以及包裹毛毯都可以有效地使中性温度范围增宽、温度降低。因此，对生后 1 周内全身裸露的足月儿进行护理时的中性温度范围是 32～33.5℃，而给婴儿穿上衣服后则是 24～27℃，对于一个胎龄 30 周、出生体重 1.5kg 的早产儿，全身裸露时的中性温度范围是 34～35℃，穿上衣服后则是 28～30℃。

在寒冷的环境中，当婴儿的最大产热尚不能平衡因寒冷所致的热量丢失时，体温就会降低；反之，在温热的环境中，当婴儿通过出汗散热亦无法散去所获得的过多热量时，体温就会增高。在上述两种极端的情况之间，机体的体温是能维持于一个正常范围之内的。很显然，一个体温正常的婴儿可以正因为过热而出汗，也可以正在接受着寒冷的刺激，所以体温对于评价环境温度是否适宜而言是一个过于迟钝的指标。医生们和护士们往往错误地认为只要婴儿在某一环境中的体温是正常的，那么这一环境温度对他而言就是适宜的。正因为如此，他们无法正确区分“寒冷”与“感觉寒冷”。一个认真、仔细的观察者应该能通过评估婴儿的姿势、行为、皮肤颜色和体表皮肤温度在发生“寒冷”之前区分“感觉寒冷”。然而极低出生体重儿（VLBW）是一个例外。一个出生体重小于 1kg 的新生儿每平方体表面积的产热能力非常低，以致限制了遭遇寒冷刺激时的新陈代谢活动，起着隔热作用的皮下组织又是如此菲薄，所以他的体温不是恒定的，而是不断变化的（体温随着外界温度的上升而上升，下降而下降）。因此像这些极低出生体重儿所测得的体温正是判断环境温度是否适宜的一个既方便又可靠的评价指标。

温度的测量

在新生儿，对中心或体表温度的测量在评价环境温度是否适宜及检测婴儿是否患病方面是有一定作用的。对于足月儿，体温这一评价指标，正如前面所提

到的原因，是相对不敏感的，但对于极低体重儿，因为他们在最初的新生儿期，体温会随着环境温度的改变而改变，所以在评价环境温度是否适宜时体温测量的意义是值得肯定的。对于更大一点的健康婴儿而言，他们会遇到相当多的冷暖刺激，使体温上下波动超出正常范围。体表温度的测量方法多种多样，但所测结果的正常范围至今仍未被很好地确定，同时，体温测量工具本身也会对体温造成影响，所以实际测得的温度是环境温度与体表温度整合的结果。直肠温度、腋温及皮肤与床垫之间的温度与核心体温相互关联，核心温度的测量往往需要将电子温度计插入肛门内 5cm 处的地方[47]。

直肠温度

直肠温度的测量需将一个柔软的温差电偶或是热敏电阻插入肛门内 5cm 处的地方。如果探头插入过深，对所测的结果也不会造成多大的影响，这是因为温差最明显的地方位于肛门内外 5cm 处，尤其是前 3cm 处。柔软的探头可被留置于恰当部位以连续监测体温的波动变化，但也较易被哭闹、挣扎的婴儿推出体外。至今人们仍然在使用水银温度计，使用水银温度计前应当用石蜡油润滑前端，应当向后、向下地插入肛门内（与地平线成 30° 的夹角）肛齿线上 3cm 处（早产儿则插入至肛齿线上 2cm 处）[70]。若插入过浅，因为大腿体表血流从肛周静脉丛回流的影响，所测得的体温往往是不准确的。在插入温度计的前 1 分钟内，许多因素之间就达到了平衡，所测得的体温就是诸多平衡之间的整合结果。造成直肠黏膜破损出血以及直肠穿孔是使用水银温度计测量直肠温度可能造成的不良后果，特别是在对一个哭闹、挣扎的婴儿测量体温时上述情况较容易发生。对于坏死性小肠结肠炎的患儿，测量直肠温度是被禁止的。

比起测量直肠温度的潜在危险，测量腋温的方法就显得较为安全。美国儿科学会现在正推荐使用该方法测量体温。然而在婴儿出生后即予测量肛温对于先天性肛门闭锁的筛查是方便且行之有效的方法。在新生儿，不论胎龄和体重，正常肛温范围是 35.6～37.5℃。

腋下温度

腋温的测量方法是将一个带有探头的电子体温计紧紧地放置于腋窝的顶部，并将婴儿的手臂紧贴胸旁。这很安全。同样不论胎龄和体重，腋温的正常范围是 35.6～37.3℃。一般比肛温低 0.5℃，当然这存在着一定的个体差异。

皮肤温度

将一个温差电偶或是热敏电阻轻轻地缚于婴儿的皮肤上就能对体温进行连续地监测。上腹部是一个理想的地方，与体表其他地方相比，上腹部体表的温度随外界环境温度变化的幅度相对较小，而且腹部也较平坦。此处体温的正常范围由婴儿体表组织的隔热性所决定，也就是与婴儿的成熟度密切相关。在足月儿，其体温的正常范围是 35.5～36.5℃，在早产儿，其体温的正常范围是 36.2～37.2℃。出生体重小于 1kg 的早产儿其体表温度与肛温以及腋温接近。如果将探针放置于婴儿的后背与所睡的床垫之间，那么所测得的体温由于两者相互平衡的关系，与核心温度、直肠温度及腋温相近[47]。

环境温度的调控管理

分娩时

在娩出过程中新生儿的直肠温度为 37.8℃（正常范围为 37～39℃），比母体的温度高大约 1℃。胎盘是一个有效的热交换器，将胎儿所产生的热量带走，不过在分娩过程中，热交换的功能就会减弱。新生儿娩出后体温迅速下降，如果没有采取相应的保暖措施，体温会降至正常范围以下。对于一个刚刚出生的新生儿，热量的散失是很可观的[23]。绝大多数产房或是手术室的温度对于穿衣服的成人而言是合适的，但对于全身裸露的新生儿而言则太低了。热量通过对流、辐射大量地散失，因蒸发从湿漉漉的皮肤散失的热量大大超出了新生儿通过新陈代谢所产生的热量。而且，新生儿在出生后其新陈代谢的水平就开始降低，尤其是那些早产窒息或是其孕母产前曾使用镇静药物的婴儿。极低出生体重儿由于其出生体重与体表面积之间不适宜的比率，寒冷刺激对于他们而言就更为危险。一个全身裸露、出生体重 1kg 的新生儿的体温可在每 5 分钟内下降 1℃。

没有证据表明体温的下降对于新生儿是有利的。在分娩过程中遭遇寒冷损伤的早产儿死亡率较其他新生儿明显增高，尤其是那些合并新生儿透明膜病的。在早产儿，出生时的寒冷损伤会造成酸中毒及由于缺少肺表面活性物质产生而引起缺氧[18]。很难将出生时寒冷损伤的结果与因产时窒息、缺氧而需要复苏所致的寒冷损伤结果（复苏过程亦可造成新生儿体温的下降）区分开来。但受到寒冷损伤的早产儿的可悲结果证实了早产儿娩出后的保暖工作非常重要。相反，健康的足月儿对于分娩过程中的寒冷刺激不是那么敏感，并且具备一定的抗寒能力。早产儿在遭遇寒冷损伤后亦有可能出现窒息和缺氧，一般临床上仅表现为短暂的呼噜声。通过母婴同室及产后精心的照料，这些都是能够得到避免的。

产房和手术室的理想温度是 25℃，这一温度对产妇、护理人员及新生儿都是最为合适的。出生后，新生儿应当被迅速地擦干全身并由母亲照料。在动物界，母婴间肉体上的直接接触是一种最为有效的体温调节方式。除非房间的温度超过 25℃，或是配有其他的热源，新生儿身体裸露的部分应当被擦干并被衣物或是毛毯覆盖。出生后的称重、擦洗、清理呼吸道、结扎脐带及固定姓名标签等医疗行为不仅延误了母婴之间的直接接触，而且有可能给新生儿造成寒冷损伤，其实这些工作都可以推迟进行。复苏也应当在新生儿全身被擦干之后开始。在复苏过程中保温工作非常重要，这可在新生儿的正上方放置一个辐射热源而得以方便地解决。对于臀位分娩的新生儿，应当在头部娩出前就将其先露的躯干及腿部皮肤擦干并予衣物覆盖。

对于极低出生体重儿而言，产房或是手术室的温度总是太低了。像这样的新生儿娩出后应当被彻底地擦干、包裹，复苏后尽可能快地转入温暖的房间。也可在还没来得及擦干之前先将新生儿用聚乙烯薄膜直接包裹，直到转入较为温暖的房间或是暖箱中，这在防止极低出生体重儿在产后体温迅速下降方面十分有效可行[64]。

新生儿的护理

当一个新生儿被穿好衣服、由毛毯包裹着放置于小床上并在温暖的房间中进行看护时，他正处于中性环境温度中（如前所述）。在这样的环境中婴儿的产热最低，所获取的能量最大限度地用于自身的生长发育。与看到自己的孩子全身裸露着相比，母亲更愿意看到一个穿着衣服的宝宝，并且穿着衣服的新生儿看上去也显得更为满足。哪怕是在温暖的房间中，一个赤裸的婴儿也会显得非常孤立，而且其热量的散失也会很多。穿着衣物可增加婴儿的隔热能力，是裸露时的 2 倍还多，再加上睡在小床上（1 条被单及 2 条毛毯），婴儿的隔热能力又进一步地加强了，所以在抵御热量散失方面，一个穿着衣物、由毛毯包裹着放置于小床上的婴儿比一个全身裸露的婴儿要强大 3 倍（表 15.2）[32,35]。在新生儿，头部占整个体表面积的主要部分，并且由于大脑的高代谢率，头部的体表温度比身体的其他部位要高。给新生儿戴一顶羊毛帽就能有效地加强头部皮肤的隔热作用，对于头部相对更大并且往往在治疗过程中需要暴露躯干的极低出生体重儿，这一方法就显得尤其有效。

以下建议适用于健康新生儿在新生儿期的临床护理[30]：

- 2～2.5kg：穿好衣服，放置于小床上，室温控制于 24℃左右；
- 1.5～2kg：穿好衣服，戴一顶小帽子，放置于小床上，室温控制于 26℃左右；
- <1.5kg：穿好衣服，戴一顶小帽子，放置于暖箱内，暖箱温控制于 30～32℃左右；

出生体重大于 1.8kg 的新生儿通常在低于上述室温 1～2℃的环境中进行看护。所造成的结果就是增加了他们不必要的耗氧量。穿着衣服、被床单与毛毯包裹的日龄较大的足月儿，他们的正常体温范围较大，而且也能够通过稍稍增加自身的新陈代谢率来抵御较低的环境温度。除非是由于临床诊治护理的需要而裸露，或是在母亲对其进行抚触时，新生儿在被看护时一定是要穿着衣服的，哪怕是在暖箱中，这是一种对健康新生儿保暖的有效而安全的方法。

表15.2 一个体重2.5 kg的婴儿，躺在阴凉而无风房间中的泡沫垫上，其对热量散失的对抗作用（隔热）。用clo单位（一种计算隔热度的单位）来计算隔热程度（1 clo 单位＝0.155℃m^2W^{-1}或0.18℃m^2kcal^{-1}）。（摘自Hey[32]。）

抗散热方法	完全赤裸	戴软帽裹在被单里	穿戴齐全，盖上毯子，放在床上
用一条棉织法兰绒被单和两条毯子把穿戴齐全的婴儿包起来	–	–	0.61
用一条棉织法兰绒襁褓把一个未穿衣服的婴儿包裹起来	–	0.81	–
头上戴厚纱布软帽	–	0.22	0.22
背心、尿布和长睡衣	–	–	1.25
皮肤周围静止空气的边界层	0.78	0.78	0.78
身体组织（当血管收缩时）	0.29	0.29	0.29
对抗热量散失的总能力	1.07	2.10	3.15

暖箱中的护理

当医务人员在相对低温、舒适的环境中工作时，一个封闭的暖箱为新生儿营造了一个较为温暖的环境。大多数暖箱的工作原理是空气的强制对流：空气被加热，在排风扇的作用下以 20cm/s 的速度在封闭的暖箱中循环对流。其加热作用可通过两种方法得以调控：

- **空气模式**：设定暖箱中空气的目标温度，并由自动调温器维持恒定。由设定温度与暖箱中实际温度之间的温差来决定释放热量的多少。如果暖箱中实际温度恰好低于所设定的温度，加热器的功率就会减低，如果两者温差相对较大，加热器就会全力运转。这就意味着由自动调温器运转而造成空气温度的波动是很小的。
- **伺服模式**：加热器热量产生得多少由婴儿的体表温度所控制。一个热感受器探头被固定于婴儿的皮肤上，最好是上腹部，加热器由此接受调控以维持婴儿体表温度的稳定。然而实际上，在伺服模式下暖箱中温度的波动比在空气模式下要大，特别是当婴儿被触摸时（图 15.5）。

空气模式适用于护理大多数的新生儿[8]。伺服模式因为易造成暖箱中温度波动大的缺点[15]，特别是在临床护理过程中，而使得其应用受到了一定的限制，要避免在运用伺服模式下，当婴儿发热时，其会造成的不适宜的低温环境，以及婴儿在干燥的暖箱中被看护所引起的大量的不显性失水[6]。伺服模式下亦有可能因为温控探头与皮肤分离而造成不适宜的温度。在暖箱中，裸露婴儿的热量散失主要是通过辐射的方式，很少通过对流和蒸发（图 15.6）。要减少因辐射造成的热量丢失，可通过给婴儿覆盖衣物的方法，或是使用双层暖箱[46]，但这些都不太实际。事实上可通过提高空气湿度来抵消辐射所造成的热量丢失。在护理那些虽然能穿衣服但仍然需要一个非常温暖的环境温度的早产儿以及因为临床观察及治疗的需要而需裸露的病重患儿时，暖箱是非常有用的。暖箱中可以供氧及保持一定的湿度。而临床的护理和医疗程序则会破坏这一稳定的环境，造成暖箱中空气温度的上下波动[50]。

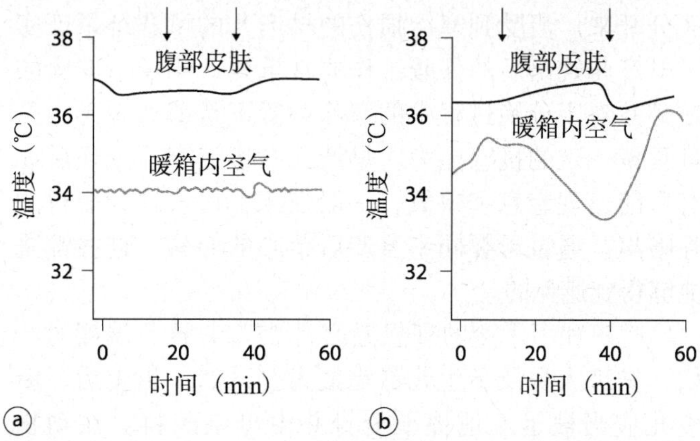

图15.5 使用空气模式（a）和使用伺服模式（b）时，暖箱内空气温度的波动，空气模式的设定温度（空气）是 34℃，伺服模式的设定温度（皮肤）是 36.3℃。在有常规护理的适应证时，进行短暂轮流使用（↓）。

暖箱温度的设定需要依据婴儿的体重、日龄及是否全身裸露来决定。通过表 15.3 我们可以看到当暖箱的内壁温度与空气温度相同时，在低空气流速（10cm/s 以下）、中等湿度（50%）的条件下将环境温度设定接近于中性温度范围的低限是最为适宜的。当使用伺服模式时，对于适宜的皮肤温度的设定方法与在辐射热

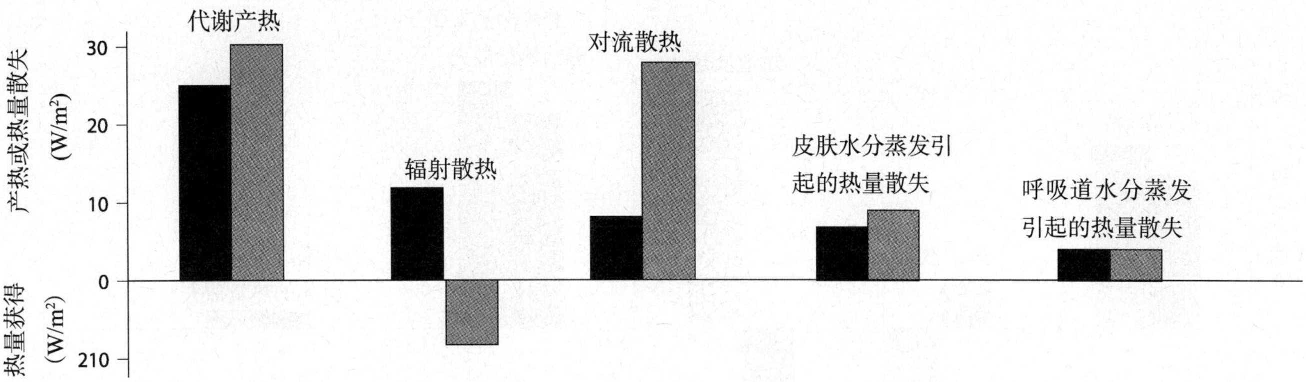

图15.6 11个赤裸着在暖箱内（黑色柱）和在设定为中性温度调节的辐射热源下（灰色柱）进行护理的早产儿（平均出生体重1.58 kg，孕龄32周，年龄7天）的产热、热量散失和热量获得。（摘自 Wheldon & Rutter[67]的资料。）

表 15.3 为赤裸的健康婴儿提供合适的温度环境所需的暖箱平均空气温度（摘自 Hey[31]）

出生体重（kg）	环境温度			
	35℃	34℃	33℃	32℃
1.0～1.5	用10天	10天之后	3周之后	5周之后
1.5～2.0		用10天	10天之后	4周之后
2.0～2.5		用2天	2天之后	3周之后
＞2.5			用2天	2天之后

注意：
- 在单层外壳的暖箱中，房间和暖箱之间的温度每差7℃，环境温度就需要提高1℃。
- 极低出生体重婴儿（＜1kg）在出生后第一周内需要较高的空气温度和带有湿化功能的暖箱[59,66]。
- 数值是平均值，但是有值得注意的个体差异。

源下护理婴儿时的建议温度设定的方法相同（表15.4）。

空气中水分的含量（绝对湿度）、空气中所含水分的百分比（相对湿度）与空气的温度之间存在着复杂的关系[30]。在英国，室内20℃空气的相对湿度为50%。在温暖的新生儿监护室，在30℃的相同房间里的空气含水量仅为30%左右，而在没有被湿化的37℃的暖箱中相对湿度也许只有25%。当一个胎龄小于30周，日龄为1天左右的新生儿在一个未被湿化的暖箱中进行看护时，可能会因为蒸发作用而造成热量的丢失，从而增加其新陈代谢的产热做功（图15.7）。这样，即使是在37℃的环境中，婴儿仍会持续低温。对暖箱进行充分的湿化是减少像这样由于蒸发作用所造成的热量丢失，并保持体温稳定的有效方法（图15.8）。充分湿化也被建议在对胎龄小于30周、出生1周以内的早产儿暖箱护理中常规应用[28]。现代化暖箱的湿化仪能够提供很好的湿化调控：设定上限后，在空气温度最高时可以达到80%～90%的湿化。湿化对于大多数足月儿而言没有什么意义。湿化的缺点就是容易在暖箱的内壁

表15.4 对在辐射热源或伺服模式暖箱内进行护理的婴儿提出的腹部皮肤温度的设定值

体重（kg）	腹部皮肤温度（℃）
<1.0	36.9
1.0～1.5	36.7
1.5～2.0	36.5
2.0～2.5	36.3
>2.5	36.0

留下湿气的液化物（“雨滴”）以及造成感染。可以通过提高室内温度或是使用双层暖箱减少液化物。引起感染的危险也许是被夸大了。其他减少蒸发散热的方法，如用塑料薄膜覆盖、全身涂抹润滑剂等的临床效果则不太理想（见前文）。

一般而言，暖箱是安全的。除非被放置于另一个热源附近，如直接暴露于阳光下，箱内温度过高的情况一般不会发生。与此相比，箱内温度过低的情况则更为常见。除非是要进行临床医疗护理工作，暖箱提供了一个很好的屏障将患儿与医护人员隔开，但父母

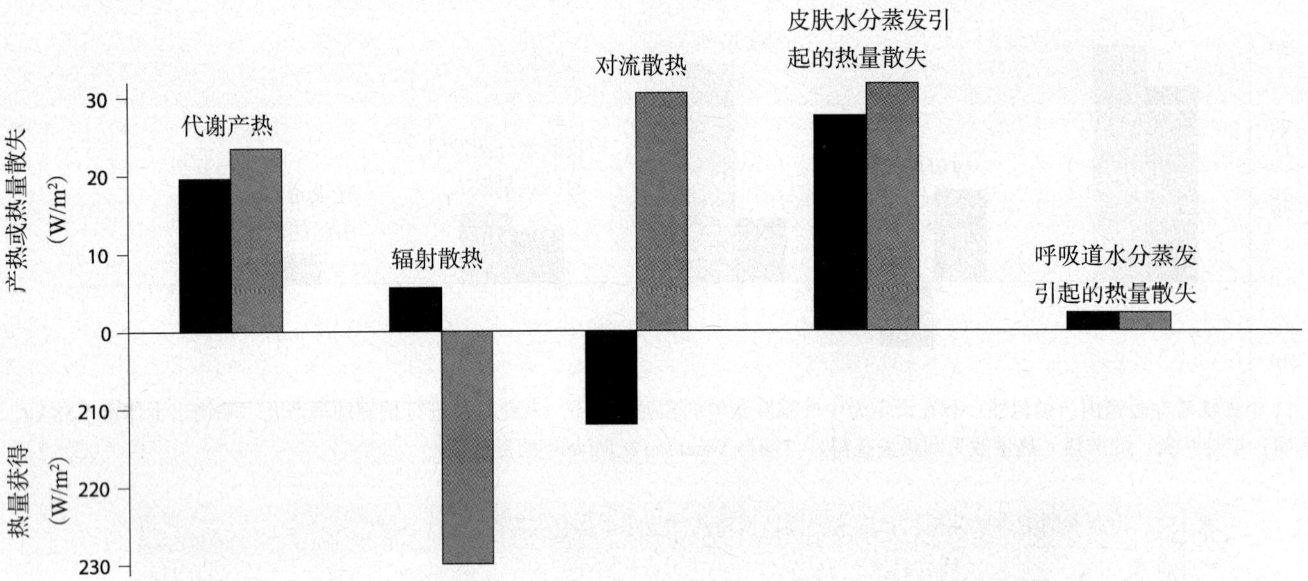

图15.7 一个孕龄 28 周，出生体重 1.08 kg 的婴儿在出生后第三天的产热、热量散失和热量获得。赤裸地在一个干燥的暖箱中（黑色柱）进行护理，空气温度 37.7℃，直肠温度跌至 36.4℃。这是因为她的皮肤蒸发散热大，超过了代谢产热。当置于辐射热源下（灰色柱）时，设定提供皮肤温度 36.8℃，直肠温度迅速升至 36.8℃，因为得到的辐射热量大。（摘自 Wheldon 和 Rutter 的资料[67]）

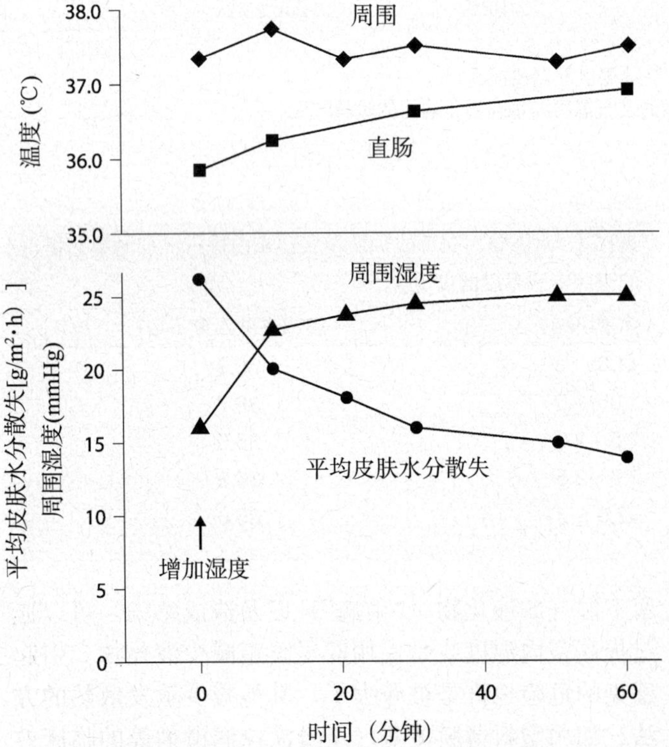

图15.8 对暖箱进行湿化产生的效应。尽管暖箱温度为 37.3℃，婴儿（30 周孕龄，年龄为 1 天）的直肠温度为 35.8℃。当增加湿化时，皮肤水分散失降低，且直肠温度稳步上升到 37.0℃。

们一般都不太喜欢暖箱，当患儿可以从暖箱转至小床时，他们才会感到稍许的安慰。

辐射热源下的护理

对于一个因为要经常观察而需全身裸露的新生儿而言，辐射热源的使用是一个折中的办法。患儿躺在一个开放式的小床上，小床的正上方放置着一个辐射热源，能发出 700～300 000nm 波长的辐射波。通常，辐射热源距离婴儿体表约为 90cm，其最大功率是由婴儿体表的温度所调控的，一般不会超过 500W/m[2]。将一个热敏电阻缚于婴儿的上腹部，设定目标温度，辐射热源就能进行工作了。临床使用中推荐的目标温度由婴儿的体重所决定（见表 15.4）。低功率、非调控性的加热器一般只在短暂临床操作中使用，例如复苏时。

外界环境与暖箱中的情况差别很大[3,67]。置于开放式暖床上的婴儿是要暴露于相对低温、干燥、通风的环境中以及辐射热源之下的，而辐射热源所提供的热环境其温度的上下波动范围较大（图 15.9）。所以通过对流散失的热量就较多，但婴儿亦可通过辐射获得热量（图 15.6）。一些研究表明，置于开放式暖床中的婴儿其静息时的氧耗要比暖箱中的婴儿高出 10%～20%。由于开放式暖床中婴儿经皮肤丢失的水分比经呼吸道所丢失的水分要多得多，所以他们因为蒸发作用散失的热量也较多[67]。所增加的经皮失水的比率从 25%～150%不等。开放式暖床中婴儿体表温度的分布是不均衡的：与暖箱中所看护的婴儿相比，一样的平

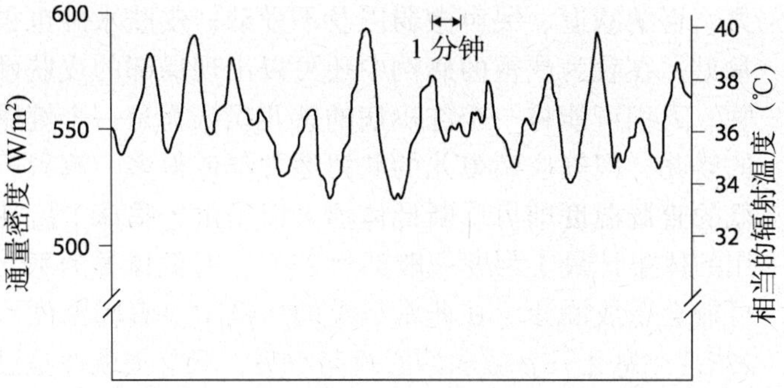

图15.9 在辐射热源下进行护理的婴儿上腹部的瞬间辐射通量密度的典型记录。婴儿为 32 周孕龄，出生体重 1.42 kg，年龄为 9 天：室温为 28.5℃。估测的平均辐射温度在右边的数轴上表示。波动的原因是随动–控制系统的周期变化引起。（摘自 Wheldon 和 Rutter 的资料[67]）

均皮肤温度下，其体表的温度则较低。暖床中的婴儿与暖箱中的婴儿相比，他们皮肤与四肢的血流增加了50%，心输出量因为心率的增快而增加了 5%。与暖箱所能提供的稳定、均衡的热环境相比，暖床所提供的热环境则是波动的、不均匀的。目前尚没有研究表明在新生儿死亡率、发病率及生长发育情况方面暖床与暖箱到底孰优孰劣[17]。然而，与暖箱相比较，使用暖床则存在着一定潜在危险。如果探头一旦与皮肤分离或是受到干扰，临床就很快发生暖床过热的现象，所以应当对婴儿的体表及中心温度采取持续、独立的检测。额外的蒸发失水可引起高渗性脱水[38]，如果纠正过度，临床则会造成动脉导管的持续性开放。可通过在暖床上遮上一个硬质的有机玻璃盒，以减少婴儿的不显性失水[9,68]。但这会对辐射热源与婴儿之间的热交换造成影响，因为这会使一个开放式暖床变成一个加热器和一个暖箱的叠加。更为可行的方法是在婴儿体表罩一层塑料膜[4,5]。这样可以减低氧耗并且降低辐射热源的损害[2]。

使用开放式暖床有三个优点：它是给早产儿保温最有效的方法(见图 15.7)，特别是在出生后 24 小时之内，这段时间里的临床操作会相对较多[49]；是对低体温儿复温最快捷的方式；同时使用开放式暖床也为临床诊疗操作提供了一定的方便。

热水垫

使用热水垫亦是为早产儿提供保暖的一个折中的举措，尤其是对于发展中国家而言。与暖箱及开放式暖床相比，这一方法更经济、简单，且易于被母亲及婴儿接受，同时也不依赖于持续的电源供给。水垫是一个装有水的聚乙烯袋，并且有一个箔片进行加热。它具备良好的保温性，因此加热后能持续地供热。水温由温度调节装置控制，能在 35～38℃之间调换。如果早产儿的情况比较稳定，无需全身裸露着进行临床观察，那么在一个热水垫上的小床内对其进行看护是非常安全的[58]。与在暖箱中进行看护的婴儿相比，热水垫中的婴儿在体温调控、新陈代谢率及体重增长发面都十分地尽如人意。在对低体温的早产儿复温方面，热水垫比暖箱更安全、有效[57]。与在暖房中看护的早产儿相比，使用热水垫的早产儿更不易遭受寒冷损伤，生长发育的情况也更好[19]。

转运时的温度环境

将一个患病的早产儿从一所医院转运至另一所医院是一个极大的挑战。通常，所转运的患儿体温都相对较低，热量散失较多而产热较少。加上转运过程中的环境温度可能非常低，有时甚至会低于 0℃。并且转运过程中所使用的暖箱也不像病房中的暖箱，其保暖的作用未必能应对如此寒冷的情况。所以，在转运过程中，在对一个患病的早产儿保暖工作方面我们应当做到以下几点：

- 减少高辐射散热——如果婴儿是全身裸露的，那么应当用衣物、毛毯将其包裹或使用双层暖箱；
- 减少高蒸发散热——应当用透明薄膜或是透明的半圆形塑料罩将其覆盖；
- 对婴儿进行远距离地观察——指以不直接接触婴儿为前提，监测其心率、呼吸频率、体温及经皮血氧饱和度的情况；
- 维持较高的环境温度——对于一个出生体重为 1kg 或是小于 1kg 的早产儿而言，适宜的环境温度应当接近 37℃。

双层便携式暖箱或是内置辐射热源的暖箱能在寒冷的环境中减少早产儿热量的散失。增加湿度也可帮助早产儿维持正常的体温。

手术

手术中的新生儿尤其容易遭受寒冷损伤。一般手术室内的温度较低，而且还是通风的环境。一般新生儿在接受手术之前通常都会被要求禁食并用药镇静，使得他们对寒冷刺激的反应变得迟钝。再加上暴露器官的水分丢失，导致热量也就通过蒸发的方式散失了。

通过以下的方式我们可以将寒冷刺激降到最小：

- 手术室的空气温度应当维持于28～30℃；
- 在进入手术室之前，应当为小婴儿做好相应的隔热防护：用棉毯包裹四肢、躯干、头部是有效而可行的方法；
- 应当尽可能地减少手术区域的暴露面积；
- 提供加热设施：电热毯或是位于婴儿正上方的辐射热源都是不错的选择。

温度控制的紊乱

低体温婴儿（直肠温度<36℃）

轻度的低温是很常见的，特别是在分娩过程中。更严重的低温（直肠温度＜34℃）则相对少见，通常都与过度的寒冷损伤相关。在院内，低体温较多见于低出生体重的患病早产儿，这些早产儿一般都被置于暖箱中看护，且经常因为医疗护理的需要而被打扰。在产房中使用一个聚乙烯的口袋保护新生儿可以避免其在早期出现低体温[64]。辐射热源的使用也能达到相同的效果[49]。在院外，新生儿低体温的发生可能与意外分娩有关。低体温可出现在新生儿期前几周的时间内，尤其是在寒冷的冬天夜晚，将婴儿置于不保温的房间而外界气温已降至0℃以下。此外，感染（如肺炎、败血症）、严重的先天畸形（如发绀型心脏病、严重的心功能不全）和低出生体重都是出现低体温的高危因素。营养不良同样能诱发低体温，因为营养不良的患儿其组织的隔热作用较差，遭遇寒冷时新陈代谢水平较低。可用一种化学试纸记录腋下及腹部的皮肤温度，这是快速检测低体温的可行方法[40]。

轻度或严重低体温的患儿一般可表现为嗜睡、乏力、胃纳减退、哭声微弱以及不爱动。皮肤水肿也很常见，在较为严重的病例中还可以出现局部的皮肤硬肿。人们可能将一个红皮病的患儿误认为是一个健康的婴儿，但红皮病患儿的肤温通常都低得多。测得较低的直肠温度即可诊断低体温，但是由于临床上所使用的体温计最小刻度一般都为35℃，对低体温的患儿可能会造成漏诊。在非常严重的病例中（直肠温度＜28℃），患儿只有微弱的心跳与呼吸，看上去就像是已经死亡。临床上就有一则趣闻，一个严重低体温的患儿已经停止抢救、宣布死亡，最后却恢复了健康。

有关对低体温儿最为安全有效的复温方法的报道相对较少。目前提倡长达几天的缓慢复温法，尤其是对那些长期暴露于寒冷的环境中，遭遇严重寒冷损伤的患儿。但是也有越来越多的人觉得使用每小时将体温提高1～2℃的快速复温方法更为安全。使用暖箱时可通过设定最高空气温度的方法或是暖箱的空气温度设定至高于体温1～2℃，并逐步调高所设定的温度直到体温正常以达到快速复温的目的。辐射热源的使用在治疗低体温患儿中也非常有效，可将皮肤温度设定于37℃从而加热复温[39]。Sarman等[57]在对53例低体温早产儿复温的治疗中发现热水垫的使用比暖箱更为有效。抚触在复温中也是安全而有效的[12]。

在复温的过程中也可能出现相关的并发症。如果对患儿体表进行快速复温治疗使血液转向流入外周血管就可能出现低血压。也有人建议在复温过程中使用血浆可提高患儿的生存率[60]。此外还应监测低血糖的发生，可通过予以静脉点滴10%葡萄糖得以避免。复温时对于血气结果的解读要仔细、小心，因为pH值的结果与温度的高低相关。体温每下降1℃可使pH增加0.016，所以体温为37℃时血pH 6.94相当于体温为27℃时血pH 7.10。由于通常都是在体温37℃时检测血pH值的，所以在对低体温患儿的诊治过程中很容易高估pH值的结果，从而出现代谢性酸中毒患儿复温过高的情况。腹胀也是临床上所常见的，亦有可能发生NEC。在恢复正常体温前一般不予患儿进食。出血性肺水肿往往提示预后不良，许多死于低体温的新生儿在尸检中都可见到这一征象。据报道，严重低体温患儿的死亡率为20%～50%，但这其中包括了由于先天畸形及严重感染所致的低体温。许多康复的低体温患儿日后的生长发育情况都很正常。

如果造成新生儿低体温的原因是明确的，例如早产于家中或是被遗弃于寒冷的环境中并依据常规未予进食，应立即予以进行相应的复温治疗。如果一个小婴儿确实因某些原因需要进行诊治，并且发现存在体温过低，而相关寒冷损伤的病史并不明确，这种情况下，感染的因素是需要被考虑的。有必要对他进行全面的感染相关的检查，包括拍摄胸片及进行腰椎穿刺。在小婴儿，呼吸道合胞病毒感染，特别是肺炎或支气管炎，与低体温十分相关。如果仅是意外暴露于寒冷的环境中而引起体温过低，并且已排除感染的可能，那么需要考虑甲状腺功能不足的情况。

高体温婴儿（直肠温度>38℃）

对于婴儿体温的上升有两种解释：一是体温中枢调定点的上移所造成的发热；二是过热。在对大量足月儿的研究中发现：体温通常会在新生儿早期上升1℃[65]。这其中，有10%的新生儿是因为细菌感染，90%则是过热所致。当婴儿体温中枢的调定点上移时，临床可出现畏寒的症状。机体的产热增加，很可能是由于非寒战性的产热行为，同时通过皮肤血管的收缩减少散热。虽然在感染的过程中，体温调定点的上移在新生儿期与婴儿期和儿童期的相比，缺乏特异性及可靠性，但发热这一临床症状在新生儿感染的病例中仍然很常见。在对371例日龄小于30天的新生儿调查中发现，严重的细菌感染时直肠温度在38.1～39℃的比例为4.4%，在39.1～39.9℃的比例为7.6%，超过39.9℃的比例为18%，但约有6%的新生儿在疾病的后期才出现发热[11]。此外，体温中枢调定点的上移也可在严重的先天性大脑畸形患儿中看到，例如脑积水、脑膨出、前脑无裂畸形和13三体综合征，这些先天畸形均可造成严重的大脑缺氧，预后一般都不太理想。临床上这些患儿都因丘脑功能的损害而表现出体温调节功能的紊乱[13]。过热是引起新生儿体温升高的最常见的原因，同时也是造成超高热的原因（直肠温度>41℃）。这在兴奋、好动及包被过严并且被置于温暖房间中的新生儿中尤为常见。体温的上升也可见于分娩时正发热的母亲所生的新生儿，而与该新生儿是否存在感染无关。孩子出生时的体温反映着母亲的体温，一般比母亲的体温要高0.5℃。分娩时的硬膜外麻醉可造成孕母体温的升高,而所生婴儿的体温也会相应地上升，同时在出生后往往需予以进一步排除新生儿败血症的可能[44]。

超高热在新生儿期比较少见，多数情况下是由于加热器机械或电路的故障所致。一个在阳光直射下的暖箱就像是一个温室。波长较短的辐射光线直接穿过防风玻璃，而波长较长的辐射光线则对防风玻璃进行加热，亦对其中的婴儿产生辐射传热的作用。当热感应器的探头与婴儿的身体分开，而婴儿又正在辐射热源的照射之下时，就会造成过热。在婴儿期，过热的情况往往是由于婴儿在温热的环境中被包被过严，以及类似将婴儿置于阳光下关闭的汽车内所致。有人曾报道一般情况良好的，临床无感染征象的新生儿可在生后第3、第4天突然出现轻微的、持续时间很短暂的发热。其发热出现的时间与新生儿的生理性体重下降期相符，生理性体重下降往往会造成细胞外液的丢失，期间所出现的轻微发热可以用脱水热来解释。

轻度的过热没有太大的危险。需强调的是，过热可能造成早产儿呼吸暂停次数的增多[7,53]。体温调定点的上移对于感染的婴幼儿而言可能是有益的。但是由于过热而引起的超高热则是危险的。超高热可引起患儿休克、长时间痉挛、腹泻、弥漫性血管内凝血及肝肾功能损害[1]，但是在新生儿期因超高热而突然死亡的个别病例在临床上并没有出现上述的症状。婴儿期猝死的病例与超高热有关[21]，且一般都有恶性高热[14]和少汗性外胚层发育不全[10]相关的家族史。

过热与因体温调定点上移所致发热的患儿在临床表现上的区别非常重要[25,54]。对于一个过热的婴儿，他所需要的是一个清凉的环境，而不是接受一系列痛苦的检查以寻找引起发热的感染灶。过热与发热的临床表现之间存在着一些重要的鉴别点（表15.5）。感染的相关病史及对于患儿所处环境的迅速评价对临床诊断过热与发热非常重要。临床上用于对两者进行鉴别的重要体征有腹部与手部皮肤间的温差：一般腹部的皮

表15.5 健康的过热婴儿与体温调定点上移的发热婴儿之间的区别

过热的婴儿	发热的婴儿
肛温升高	肛温升高
手足温暖	手足冰凉
腹部的皮肤温度高于手部的皮肤温度＜2℃	腹部的皮肤温度高于手部的皮肤温度＞3℃
肤色粉红	肤色苍白
全身伸展	嗜睡、不动、乏力
健康的外表	疾病面容

肤温度总是高于手部的皮肤温度，在过热的婴儿中，两者的温差小于 2℃（经常小于 1℃）；但是对于感染的婴儿，两者的温差往往超过 3.5℃。直肠温度与足底温度之间也存在着同样的差别[48]。

治疗性低温

为了争取手术时间，低温在心肺转流下的婴儿心脏直视手术中得到了成功的应用。婴儿的体温通过体表降温的方法迅速下降至 28℃——复温的过程也同样迅速，患儿对这一过程表现出了良好的耐受性。最近，低温技术正在被研究作为一种保护大脑皮层的方法应用于产时受到急性窒息性脑损伤的新生儿治疗中[20]。目前有两种建议：通过对躯干体表降温的方法以降低全身的体温（34～35℃）；通过应用冰帽降低大脑局部的温度。其临床疗效尚未得到肯定，不过，同样，患儿对这两种治疗方法都表现出良好的耐受性[62]。

参考文献

1. Bacon C, Scott D, Jones P 1979 Heat stroke in well-wrapped infants. Lancet i: 422–425
2. Baumgart S 1984 Reduction of oxygen consumption, insensible water loss and radiant heat demand with use of a plastic blanket for low birthweight infants under radiant warmers. Journal of Pediatrics 100: 787–790
3. Baumgart S 1985 Partitioning of heat losses and gains in premature newborn infants under radiant warmers. Pediatrics 75: 89–99
4. Baumgart S, Engle W D, Fox W W, Polin R A 1981 Effect of heat shielding on convective and evaporative heat losses and on radiant heat transfer in the premature infant. Journal of Pediatrics 99: 948–956
5. Baumgart S, Fox W W, Polin R A 1982 Physiologic implications of two different heat shields for infants under radiant warmers. Journal of Pediatrics 100: 787–790
6. Belgaumkar T K, Scott K E 1975 Effects of low humidity on small premature infants in servocontrol incubators. I. Decrease in rectal temperature. Biology of the Neonate 26: 337–347
7. Belgaumkar T K, Scott K E 1975 Effects of low humidity on small premature infants in servocontrol incubators. II. Increased severity of apnoea. Biology of the Neonate 26: 348–352
8. Bell E F, Rios G R 1983 Air versus skin temperature servocontrol of infant incubators. Journal of Pediatrics 103: 954–959
9. Bell E F, Weinstein M R, Oh W 1980 Heat balance in premature infants: comparative effect of convectively incubated and radiant warmer, with and without plastic heat shield. Journal of Pediatrics 96: 460–465
10. Bernstein R, Hatchuel I, Jenkins T 1980 Hypohidrotic ectodermal dysplasia and sudden infant death syndrome. Lancet ii: 1024
11. Bonadio W A, Romine K, Gyuro J 1990 Relationship of fever magnitude to rate of serious bacterial infections in neonates. Journal of Pediatrics 116: 733–735
12. Christensson K, Bhat G J, Amadi B C, Eriksson B, Hojer B 1998 Randomised study of skin-to-skin versus incubator care for rewarming low-risk hypothermic neonates. Lancet 352: 1115
13. Cross K W, Hey E N, Kennaird D L, Lewis S R, Urich H 1971 Lack of temperature control in infants with abnormalities of the central nervous system. Archives of Disease in Childhood 46: 437–443
14. Denborough M A, Galloway G J, Hopkinson K C 1982 Malignant hyperpyrexia and sudden infant death. Lancet ii: 1068–1069
15. Ducker D A, Lyon A J, Ross Russell R, Bass C A, McIntosh N 1985 Incubator temperature control: effects on the very low birthweight infant. Archives of Disease in Childhood 60: 902–907
16. Fanaroff A A, Wald M, Gruber H S, Klaus M H 1972 Insensible water loss in low birth weight infants. Pediatrics 50: 236–245
17. Flenady V J, Woodgate P G 2000 Radiant warmers versus incubators for regulating body temperature in newborn infants (Cochrane Review). Cochrane Database of Systematic Reviews (2): CD000435
18. Gandy G M, Adamsons K, Cunningham N, Silverman W A, James L S 1964 Thermal environment and acid-base homeostasis in human infants during the first few hours of life. Journal of Clinical Investigation 43: 751–758
19. Greenabate C, Tafari N, Rao M R, Yu K F, Clemens J D 1994 Comparison of heated water-filled mattress and space-heated room with infant incubator in providing warmth to low birthweight newborns. International Journal of Epidemiology 23: 1226–1233
20. Gunn A J, Bennet K 2002 Cerebral hypothermia in the management of hypoxic-ischemic encephalopathy. NeoReviews 3: 116–122
21. Guntheroth W G, Spiers P S 2001 Thermal stress in sudden infant death: is there an ambiguity with the rebreathing hypothesis? Pediatrics 107: 693–698
22. Hammarlund K, Sedin G 1979 Transepidermal water loss in newborn infants. III. Relation to gestational age. Acta Paediatrica Scandinavica 68: 795–801
23. Hammarlund K, Nilsson G E, Oberg P A, Sedin G 1980 Transepidermal water loss in newborn infants. V. Evaporation from the skin and heat exchange during the first hours of life. Acta Paediatrica Scandinavica 69: 385–392
24. Hammarlund K, Sedin G, Stromberg B 1983 Transepidermal water loss in newborn infants. VIII. Relation to gestational age and postnatal age in appropriate and small for gestational age infants. Acta Paediatrica Scandinavica 72: 721–728
25. Harpin V A, Chellapah G, Rutter N 1983 The responses of the newborn infant to overheating. Biology of the Neonate 44: 65–75
26. Harpin V A, Rutter N 1982 Sweating in preterm babies. Journal of Pediatrics 100: 614–618
27. Harpin V A, Rutter N 1983 Barrier properties of the newborn infant's skin. Journal of Pediatrics 102: 419–425
28. Harpin V A, Rutter N 1985 Humidification of incubators. Archives of Disease in Childhood 60: 219–224
29. Hey E N 1969 The relation between environmental temperature and oxygen consumption in the new-born baby. Journal of Physiology 200: 589–603
30. Hey E N 1971 The care of babies in incubators. In: Gairdner D, Hull D (eds) Recent advances in paediatrics, 4th edn. J & A Churchill, London, pp 171–216
31. Hey E N 1975 Thermal neutrality. British Medical Bulletin 31: 69–74
32. Hey E N 1983 Temperature regulation in sick infants. In: Tinker J, Rapin M (eds) Care of the critically ill patient. Springer, Berlin, pp 1013–1029
33. Hey E N, Katz G 1969 Evaporative water loss in the new-born baby. Journal of Physiology 200: 605–619
34. Hey E N, Katz G 1970 The optimum thermal environment for naked babies. Archives of Disease in Childhood 45: 328–334
35. Hey E N, Katz G, O'Connell B 1970 The total thermal insulation of the newborn baby. Journal of Physiology 207: 683–698
36. Hey E N, O'Connell B 1970 Oxygen consumption and heat balance in the cot-nursed baby. Archives of Disease in Childhood 45: 335–343
37. Hill J R, Rahimtulla K A 1965 Heat balance and the metabolic rate of new-born babies in relation to environmental temperature, and the effect of age and of weight on basal metabolic rate. Journal of Physiology 280: 239–265
38. Jones R W A, Rochefort M J, Baum J D 1976 Increased insensible water loss in newborn infants nursed under radiant heaters. British Medical Journal ii: 1347–1350
39. Kaplan M, Eidelman A I 1984 Improved prognosis in severely hypothermic newborn infants treated by rapid rewarming. Journal of Pediatrics 105: 470–474
40. Kennedy N, Gondwe L, Morley D C 2000 Temperature monitoring with ThermoSpots in Malawi. Lancet 355: 1364
41. Kjartansson S, Arsan S, Hammarlund K, Sjors G, Sedin G 1995 Water loss from the skin of term and preterm infants nursed under a radiant heater. Pediatric Research 37: 233–238
42. Kjartansson S, Hammarlund K, Sedin G 1992 Insensible water loss from the skin during phototherapy in term and preterm infants. Acta Paediatrica 81: 764–768
43. Knauth A, Gordin M, McNelis W, Baumgart S 1989 Semipermeable polyurethane membrane as an artificial skin for the premature neonate. Pediatrics 83: 945–950
44. Lieberman E, Lang J M, Frigoletto F, Richardson D K, Ringer S A, Cohen A 1997 Epidural analgesia, intrapartum fever and neonatal sepsis evaluation. Pediatrics

99: 415–419
45. Marks K H, Friedman Z, Maisels M J 1977 A simple device for reducing insensible water loss in low birth weight babies. Pediatrics 60: 223–226
46. Marks K H,Lee C, Bolan C D, Maisels M J 1981 Oxygen consumption and temperature control of premature infants in a double-wall incubator. Pediatrics 68: 93–98
47. Mayfield S R, Bhatia J, Nakamura K T, Rios G R, Bell E F 1984 Temperature measurement in term and preterm infants. Journal of Pediatrics 104: 271–275
48. Messaritakis J, Anagnostakis D, Laskari H, Katerelos C 1990 Rectal-skin temperature difference in septicaemic newborn infants. Archives of Disease in Childhood 65: 380–382
49. Meyer M P, Payton M J, Salmon A, Hutchinson C, de Klerk A 2001 A clinical comparison of radiant warmer and incubator care for preterm infants from birth to 1800 grams. Pediatrics 108: 395–401
50. Mok Q, Bass C A, Ducker D A, McIntosh N 1991 Temperature instability during nursing procedures in preterm neonates. Archives of Disease in Childhood 66: 783–786
51. Okken A, Blijam C, Franz W, Bohn E 1982 Effects of forced convection of heated air on insensible water loss and heat loss in preterm infants in incubators. Journal of Pediatrics 101: 108–112
52. Okken A, Jonxis J H P, Rispens P, Zijlstra W G 1979 Insensible water loss and metabolic growth rate in low birth weight newborn babies. Pediatric Research 13: 1072–1075
53. Perlstein P H, Edwards N K, Sutherland J M 1970 Apnoea in premature infants and incubator air temperature changes. New England Journal of Medicine 282: 461–466
54. Pomerance J J, Brand R J, Meredith J L 1981 Differentiating environmental from disease-related fevers in the term newborn. Pediatrics 67: 485–487
55. Rutter N, Hull D 1979 Response of term babies to a warm environment. Archives of Disease in Childhood 54: 178–183
56. Rutter N, Hull D 1979 Water loss from the skin of term and preterm babies. Archives of Disease in Childhood 54: 858–868
57. Sarman I, Can G, Tunell R 1989 Rewarming preterm infants on a heated, water filled mattress. Archives of Disease in Childhood 64: 687–692
58. Sarman I, Tunell R 1989 Providing warmth for preterm babies by a heated, water filled mattress. Archives of Disease in Childhood 64: 29–33
59. Sauer P J J, Dane H J, Visser H K 1984 New standards for neutral thermal environment of healthy very low birthweight infants in week one of life. Archives of Disease in Childhood 59: 18–22
60. Tafari N, Gentz J 1974 Aspects of rewarming newborn infants with severe accidental hypothermia. Acta Paediatrica Scandinavica 63: 595–600
61. Thompson M H, Stothers J K, McLellan N J 1984 Weight and water loss in the neonate in natural and forced convection. Archives of Disease in Childhood 59: 951–956
62. Thoreson M, Whitelaw A 2000 Cardiovascular changes during mild therapeutic hypothermia and rewarming in infants with hypoxic-ischemic encephalopathy. Pediatrics 106: 92–99
63. Vernon H J, Lane A T, Wischerath L J, Davis J M, Menegus M A 1990 Semipermeable dressing and transepidermal water loss in premature infants. Pediatrics 86: 357–362
64. Vohra S, Frent G, Campbell V, Abbott M, Whyte R 1999 Effect of polyethylene occlusive skin wrapping on heat loss in very low birth weight infants at delivery: a randomized trial. Journal of Pediatrics 134: 547–551
65. Voora S, Srinivasan G, Lilien L D, Yeh T F, Pildes R S 1982 Fever in full-term newborns in the first four days of life. Pediatrics 69: 40–44
66. Wheldon A E, Hull D 1983 Incubation of very immature infants. Archives of Disease in Childhood 58: 504–508
67. Wheldon A E, Rutter N 1982 The heat balance of small babies nursed in incubators and under radiant warmers. Early Human Development 6: 131–143
68. Yeh T F, Amma P, Lilien L D et al 1979 Reduction of insensible water loss in premature infants under the radiant warmer. Journal of Pediatrics 94: 651–653
69. Yeh R F, Voora S, Lilien L D, Matwynschyn J, Srinivasan G, Pildes R S 1980 Oxygen consumption and insensible water loss in premature infants in single-space vs double-walled incubators. Journal of Pediatrics 97: 967–997
70. Young D G 1965 'Spontaneous' rupture of the rectum. Proceedings of the Royal Society of Medicine 58: 615–616

第16章

婴儿喂养

第1部分

营养生理学：足月儿和早产儿的每日膳食需求

Mary Fewtrell, Alan Lucas

新生儿营养的新展望

自从本教科书第一版出版以来，关于新生儿营养的一些主要概念已有所更改。既往婴儿喂养的主要目的在于满足营养需求、预防营养不良和促进生长。但是越来越多的证据表明对于个体而言早期营养具有生物效应，对其以后的健康产生重要的影响。因此婴儿喂养方式可影响临床过程和预后。例如，早产儿的早期营养可能会影响一些致命疾病的进程，如坏死性小肠结肠炎（NEC）[85]和败血症；长期则会对认知功能[88]和以后罹患某些疾病（特别是心血管疾病）[132]的危险性产生影响。

迄今为止，早期的营养实践已大部分被观察性或生理学研究及小样本临床试验所证实，这些试验是用来测试某些特殊物质对婴儿营养状态、生长和耐受性的影响的。随着营养药物性干预试验模型的出现，使得我们对早期营养的重要性有了全新的认识。现在严格的随机试验已经为营养实践提供了科学依据，其依据包括近期的、更重要的是远期的作用和安全性。

营养计划

一个多世纪以来，人们认识并形成一种观念，即在生命早期阶段存在一个敏感阶段，在此阶段损伤或刺激可能造成长期或终生的影响[80]。40年前在动物身上首次证实营养的作用[94]。动物研究显示生命早期重要阶段的营养情况可影响预后，例如改变代谢、内分泌功能、消化功能、体格、身体肥胖度、血压、胰岛素抵抗、血脂、学习、行为和寿命[81]。在过去的十年里已经完成对人类婴儿的大样本随机干预研究。这些研究显示人类婴儿与其他物种一样，早期的饮食对其可产生深远的影响。早期饮食可对血压[132]、胰岛素抵抗[135]、血脂[133]、肥胖倾向[134]、骨骼[47]、遗传性过敏症[84]、认知功能[88]和脑结构造成长期影响。影响范围很大，对于成年后的心血管高危因素（血压、血脂、胰岛素抵抗）早期营养计划的作用要大于非药物的干预（如运动和减肥）。现代营养实践中必须将这些新发现考虑在内，在随后章节将做进一步阐述。

胎儿营养

在临床工作中对胎儿营养的理解至关重要。通过分析不同胎龄的特点可以计算出胎儿每天的营养合成速度[49,154,162]，并将此作为出生后营养和营养相关性疾病的研究基础。例如，宫内钙、磷合成速度要明显高于同胎龄用标准配方乳或成熟母乳喂养的早产儿。

许多营养素都在孕后期逐渐增加，因此早产儿的储备很少。例如脂肪，孕中期时身体脂肪含量低于体重的1%，28周时为3.5%，34周为7.8%，而至足月时则上升为15%。宫内生长的最后一个月里胎儿脂肪的储备速度为 7 克 / 天[154]。

碳水化合物的储备发生也相对较迟。Shelley[128]估计 31 周时肝糖原约为每 100 克组织 1 克，足月时为每 100 克组织 4 克。Widdowson[154]计算出 33 周时胎儿体内碳水化合物的总量为 9 克，足月时为 34 克。这些参数已被运用于计算不同胎龄婴儿出生后耐受饥饿并维持内环境稳定的能力。

孕早期胎儿体液总量超过体重的 95%，以后逐渐下降，足月时约为 75%[54]，而在整个婴儿期该比值将持续下降。

脂溶性维生素通过简单扩散或易化作用的方式经胎盘吸收[93,107]，因此胎儿体内这些维生素的血浓度与母亲保持了很好的一致性；维生素 E 除外，胎儿血液中的维生素 E 浓度约为母亲的 30%[99]。这些维生素的储备贯穿整个孕期。早产儿和营养不良母亲，这些维生素的血浓度和体内储备量降低。水溶性维生素逆浓度梯度转运，主要依靠主动转运：胎儿体内维生素 B_1、B_2、B_6、B_{12}、叶酸和维生素 C 的浓度高出其母亲的 2～4 倍。早产儿和营养不良母亲的婴儿出生时水溶性维生素的血浓度要低一些[8]。

胎儿发育的“生物钟”

中间代谢

整个胎儿期的酶分化都处于不断地变化中[62]。相当一部分氨基酸代谢酶发育较晚，包括那些参与甲硫氨酸合成半胱氨酸、半胱氨酸合成牛磺酸、苯丙氨酸合成酪氨酸、酪氨酸降解[112]和尿素产生[15]的酶。因此，低出生体重（LBW）儿可能需要增加饮食中氨基酸的需要量（例如半胱氨酸和牛磺酸，第 17 章），同时也存在引起其他氨基酸恶性堆积的危险性（如苯丙氨酸、酪氨酸和蛋氨酸，第 17 章）。

糖原合成通路的关键酶（如磷酸烯醇丙酮酸羧激酶）可能要在近足月、甚至足月出生后才发育[62]。宫内经胎盘持续葡萄糖输注补充葡萄糖的合成显得相对不重要，因为胎儿肝脏更多以糖原形式储备葡萄糖；磷酸化酶和葡萄糖 6-磷酸酶确保出生后立刻释放出葡萄糖，并将糖异生推迟至出生后 24～48 小时。相反，早产儿出生时肝糖原储备少[154]、糖异生能力降低，容易发生低血糖（第 35 章第 1 部分）。

胃肠道

见第 31 章。

对宫外营养的适应

出生后喂养适应涉及胃肠道结构、功能以及中间代谢的重大改变。虽然胎儿肠道结构在胎龄 25 周时发育成熟，但消化吸收乳汁的能力以及肠道动力发育要慢得多，可能会限制肠道内喂养的耐受性。

出生后肠道内喂养在刺激消化道发育起着重要作用。小猪和老鼠实验显示进食后胃肠（GI）道及附件出现明显的结构与功能变化——这种改变在未进食的动物中未能出现。这些作用并不局限在肠道：例如，肠道喂养可通过胰岛 β 细胞造成对葡萄糖的反应性增加。肠道喂养对新生儿并非是一项新经验：在孕末期胎儿每天吞入约 500ml 的羊水，其中包含最高 3 克的蛋白质[54]，足月时母乳喂养儿每日摄入含有 25%～50% 蛋白质的等量乳汁。宫内肠道喂养对胎儿营养有利，可能也有助于出生后宫外喂养的准备。

以下因素在调节宫外肠道对营养的适应性中非常重要：

- **内分泌。**皮质激素和甲状腺素是肠道发育的关键触发因素[78]。肾上腺切除术、垂体摘除术和甲状腺切除术的动物其肠道成熟延迟；反之，出生前补充糖皮质激素或甲状腺素造成微绒毛延长、刷状缘蔗糖酶、肠肽酶和碱性磷酸酶活性增加，出生后胰腺酶分泌减少。
- **管腔内因素。**这些可能是内源性（由胃肠道分泌）或外源性（饮食营养）的，可直接作用于胃肠道细胞，也可间接通过所分泌的激素起作用。例如，用蔗糖经口喂养新生鼠能增加肠道蔗糖酶和异麦芽糖酶；相反，乳糖可增加乳糖酶[78]，虽然足月新生儿乳糖酶发育较迟，但发现早产儿可耐受乳糖。少量营养乳汁可减少肠道激素血浆水平的波动。这种少量营养乳汁称之为微量肠道喂养。即使婴儿病情严重不能耐受全肠道喂养，但少量母乳可被用来提高肠道成熟性和适应性。微量肠道喂养已被证实可产生更多肠道节律性运动、更多的快速肠道转运次数[95]，并可促进生长、增加能量摄入、减少经培养确诊的败血症的发生、减少辅助供氧的需求、更早地耐受肠道喂养和减少肠外营养的需要[96]。然而，虽然管腔内因素无可争议地影响肠道发育，但它们并非个体之间变化的单一触发因素，因为手术旷置的肠段也可发生酶的正常成熟[143]。

- **母乳激素和生长因子**（第 16 章第 2 部分）。人类母乳中含有的大量物质已被证明在调节向肠道喂养过渡的适应性改变中起了作用。这包括蛙皮素、生长抑素、表皮生长因子、IGF-1、IGF-2 和核苷酸。很多时候这些物质仅在胃内部分降解，在肠道内仍保留生物活性。虽然它们并非生存所必需的物质，但配方乳喂养婴儿发生胃肠道疾病的高发病率提示母乳中的这些物质可能具有保护作用。
- **细菌。**对母乳或配方乳喂养婴儿胃肠道菌群的研究提示微小菌群的消化是胃肠道发育和功能的一个重要因素，它改变了不同酶的活性[140]。

出生后不进行肠道喂养婴儿的生物学预后

对小鼠进行全静脉营养造成小肠、胰腺和胃泌酸区的重量减轻，同时伴有明显的小肠 DNA 减少、胃窦胃泌素含量的急剧减少；相反，动物研究已显示其他脏器与营养无关，如脾和睾丸，并未受影响[71]。Heird[65]已证实肠外营养时小肠黏膜萎缩、刷状缘酶活性降低。这些影响可能与未能肠道喂养的人类婴儿中循环型胃肠激素的浓度极低有关。

虽然经过短时间的肠外营养后，新生儿对肠道内喂养的耐受性迅速增加（无肠道解剖结构畸形），我们仍然需确定长期不建立肠道内喂养是否会剥夺新生儿肠道发育的危急信号。

肠道内喂养的非营养性结果

喂养婴儿时内脏血流发生动力学改变，同时伴随有血流速度的显著增快，配方乳喂养的足月新生儿比母乳喂养儿要高 35%。前者的禁食速度也更高[32]。在早产儿中，尝试性喂养后肠系膜上动脉（SMA）平均血流的增加与随之对肠道喂养的早期耐受之间存在明显的关联[42]。早产儿每小时喂养时餐前 SMA 血流更高，餐后也无明显的改变，相反，每 3 小时喂养一次则餐前血流低，餐后明显充血，母乳喂养比早产配方乳喂养后有更长的潜伏期和更小的充盈[77]。这些发现提示喂养的频率和成分影响早产儿内脏的血流。肺功能也发生相似的改变，对极低出生体重儿随意间歇和持续喂养比较，发现存在潮气量、每分通气量和肺顺应性的降低[14]。

个体营养：足月和早产儿生理和饮食需求

对足月儿营养需要的传统计算是建立在母乳营养成分的基础上。然而，仍无法知晓母乳喂养儿每日精确的摄入量，对于什么才是婴儿期生长的完美模式也仍不确定，来源于动物和现在的人类资料进一步提示早期加速生长可能对远期健康产生副作用。因此恰当的饮食目标仍是争论的焦点。“婴儿配方乳 EC 指导原则”[31]对配方乳喂养婴儿每日饮食营养成分的建议见表 16.1。法律要求英国所有配方乳生产者都必须在 1995 和 1997 年的婴儿及婴儿期后配方乳规定[68]下遵循上述标准。

低出生体重儿之间并不相同：个体营养的需求和耐受性受胎龄、出生后日龄以及伴发疾病的影响。即便如此，仍有国际公认的每一种营养素摄入的推荐值。这一部分内容非常复杂，由欧洲儿科胃肠道和营养协会[41]考察，最新版本则主要由国际专家撰写[142]，这些专家对体重大于或小于 1000 克婴儿的营养需要量各自持不同的观点，专家组对每种营养成分的推荐摘要见表 16.2。下文将对目前早产儿推荐的理想营养摄入的临床和科学基础进行说明。

蛋白质和氨基酸

人类婴儿每公斤体重蛋白质摄入量要高于成人。哺乳动物乳汁中蛋白质含量与出生后的生长速度呈高度相关性。9 种氨基酸是人类营养所必需的：精氨酸、

表 16.1 成熟人乳的成分和足月婴儿人工喂养每 100ml 中成分的营养指南(EC 指导性指南,1991[31])

	成熟人乳混合样本的均值	婴儿配方的指南	
		最低	最高
能量			
kJ	293	250	315
kcal	70	60	75
蛋白质 (g)	1.3		
酪蛋白为主			
婴儿配方		1.35	2.25
乳清为主			
婴儿配方		1.08	2.25
乳糖 (g)	7	2.1	NS
总碳水化合物 (g)		4.2	10.5
脂肪 (g)	4.2	2.0	4.9
维生素(μg)			
A	60	36	135
D	0.01	0.6	1.9
E*	0.35	0.3	NS
K	0.21	2.4	NS
硫胺素	16	24	NS
核黄素	30	36	NS
烟酸	230	150	NS
吡哆醇	6	21	NS
B_{12}	0.01	0.06	NS
叶酸	5.2	2.4	NS
生物素	0.76	0.9	NS
C	3.8	4.8	NS
矿物质			
钠(mg)	15	12	45
钾(mg)	60	36	109
氯(mg)	43	30	94
钙(mg)	35	30	NS
磷(mg)	15	15	67.5
镁(mg)	2.3	3.0	11.25
铁(μg)	76	600	1500
碘(μg)	7	3.0	NS
锌(mg)	0.295	0.45	1.8
铜(μg)	39	12	60

* mg(TE):生育酚(维生素E)当量;NS:非特异性。

赖氨酸、亮氨酸、异亮氨酸、缬氨酸、蛋氨酸、苯丙氨酸、苏氨酸和色氨酸。然而，一些氨基酸代谢酶的发育较晚，新生儿可能对半胱氨酸和组氨酸的需要暂时性增高，对牛磺酸可能也是如此（见下文）。

消化和吸收

管腔内的水解导致大分子蛋白质降解为肽和氨基酸。此后大部分肽在穿透膜之前先在微绒毛膜上被肽酶水解，但部分被完整地吸收。虽然出生时早产儿胃蛋白酶的分泌量较足月儿少，但这并不受饮食类型的影响[63]。早产儿出生时刷状缘肽酶的活性虽然很低，但增加迅速。

足月儿的蛋白质需求

这部分内容将在本章第 2 部分进一步讨论。EC 指南[31]建议：含有未改良牛乳蛋白质成分的配方乳每

表16.2 稳定/生长的早产婴儿个体化营养物质摄入(配方喂养)的推荐标准(国际一致推荐标准,Tsang 等 1993[142])

	<1000g			>1000g		
	每 kg 每天 SI 单位	每 kg 每天 质量单位	每 100 kcal 质量单位	每 kg 每天 SI 单位	每 kg 每天 质量单位	每 100 kcal 质量单位
能量						
kcal	110～120	110～120	100	110～120	110～120	100
kJ	460～502	460～502	419	460～502	460～502	419
蛋白质(g)	3.6～3.8	3.6～3.8	3.0～3.16	3.0～3.6	3.0～3.6	2.5～3.0
脂肪(g)						
亚油酸	4%～15%cal	4%～15%cal	0.44～1.7g	4%～15%cal	4%～15%cal	0.44～1.7g
亚麻酸	1%～4%cal	1%～4%cal	0.11～0.44g	1%～4%cal	1%～4%cal	0.11～0.44g
C18:2/C18:3	≥5	≥5	≥5	≥5	≥5	≥5
碳水化合物(g)						
乳糖	3.8～11.4	3.8～11.4	3.16～9.5	3.8～11.8	3.8～11.8	3.16～9.8
寡聚物	0～8.4	0～8.4	0～7.0	0～8.4	0～8.4	0～7.0
钠(mmol/mg)	2～3	46～69	38～58	2～3	46～69	1.66～2.5
钾(mmol/mg)	2～3	78～120	65～100	2～3	78～120	1.66～2.5
氯(mmol/mg)	2～3	70～105	59～89	2～3	70～105	1.66～2.5
钙(mmol/mg)	2～3	120～230	100～192	2～3	120～230	1.66～2.5
磷(mmol/mg)	1.94～4.52	60～140	50～117	1.94～4.52	60～140	1.61～3.77
镁(mmol/mg)	0.33～0.63	7.9～15	6.6～12.5	0.33～0.63	7.9～15	0.275～0.53
铁(μmol/mg)	36	2	1.67	36	2	30
锌(μmol/μg)	15	1000	833	15	1000	12.7
铜(μmol/μg)	1.9～2.4	120～150	100～125	1.9～2.4	120～150	1.6～2.0
硒(nmol/μg)	16～38	1.3～3.0	1.08～1.25	16～38	1.3～3.0	14～32
锰(nmol/μg)	136	7.5	6.3	136	7.5	115
碘(nmol/μg)	236～472	30～60	25～50	236～472	30～60	197～394
维生素 A(IU)	700～1500	700～1500	583～1250	700～1500	700～1500	583～1250
维生素 D(IU)	150～400*	150～400	125～333	150～400*	150～400	125～333
维生素 E(IU)	6～12†	6～12	5～10	6～12†	6～12	5～10
维生素 K(nmol/μg)	18～22	8～10	6.66～8.33	18～22	8～10	15～18.5
维生素 C(mmol/mg)	102～136	18～24	15.20	102～136	18～24	85～114
硫胺素 (μmol/μg)	0.53～0.71	180～240	150～200	0.53～0.71	180～240	0.45～0.59
核黄素 (μmol/μg)	0.66～0.96	250～360	200～300	0.66～0.96	250～360	0.53～0.8
吡哆醇 (μmol/μg)	0.73～1.02	150～210	125～175	0.73～1.02	150～210	0.61～0.85
烟酸 (mmol/mg)	30～39	3.6～4.8	3～4	30～39	3.6～4.8	25～33
B_{12} (nmol/μg)	0.22	0.3	0.25	0.22	0.3	0.18
叶酸 (nmol/μg)	56～113	25～50	21～42	56～113	25～50	48～95
牛磺酸 (μmol/mg)	36～72	4.5～9.0	3.75～7.5	36～72	4.5～9.0	30～60
肉碱 (μmol/mg)	～18	～2.9	～2.4	～18	～2.9	～15
肌醇(mmol/mg)	0.18～0.45	32～81	27～67.5	0.18～0.45	32～81	0.15～0.375
胆碱(μmol/mg)	138～270	14.4～28	12～23.4	138～270	14.4～28	115～225

* 目标为每天400IU，

† 最多=25 IU。

100ml 应包含 1.35～2.25 克蛋白质，相反，如酪蛋白/乳清比值调整到与人乳相似（2∶3），则推荐每 100ml 中至少含有 1.1 克蛋白质。这就提示对于人类婴儿，牛乳中乳清的生物利用值要高于酪蛋白，但这一点尚未被证实。婴儿期当生长速度下降时，每公斤体重对蛋白质摄入的需要进行性下降。

早产儿蛋白质需求量的估计

早产儿的快速生长可能决定其对饮食中蛋白质的

需求也迅速增加，这一观点已在40多年前被证实。用于评估蛋白质需要量的原则也被用于对其他营养素调查的模式中。

蛋白质摄入与生长的关系

体重增长和线性生长曲线是用以评估营养状态的传统方法。Gordon等[60]在1947年证实早产儿摄入高蛋白配方乳后的体重增加速度比母乳喂养儿更快，Davidson等[37]显示与2g/(kg·d)相比，用4g/(kg·d)蛋白质喂养的早产儿体重增加速度更快。高蛋白摄入也可能导致线性生长加快、头围增加速度也更快[17,87]。

阶乘法

蛋白质需要量可通过平衡原理用身体组成量值[163]和氮储备值计算。许多方面的研究结果显示蛋白质摄入量在2g/(kg·d)和4g/(kg·d)之间，蛋白质获取呈线性增加[98]。这些计算包括出生后获得理想生长所需的消耗量。但结果也同时强调，如早产儿想要达到与子宫内孕末期相同的氮合成速度，他必须比母乳喂养的足月儿获取更多的蛋白质。

病情严重婴儿暂时性蛋白质摄入减少是完全有必要的，但至少应避免分解作用的发生。理论上蛋白质摄入0.5g/(kg·d)会引起蛋白质转化降至平衡点（即无获得也无丢失），从实际角度看，这是最小可接受的摄入量。然而，因医学需要，营养限制时必须每日称重以防长期营养不佳（见下文）。

蛋白质营养不良的评估

血浆蛋白质浓度低是提示蛋白质营养不良的传统指标。母乳喂养（母乳库或自己的母乳）早产儿可在出生第二个月后出现低蛋白血症，通过补充蛋白质可预防[118]。传统氮平衡研究可用以估计合成新组织的蛋白质需要量。其中一项研究中，用早产儿配方乳(每日3.6g/kg喂养的婴儿新组织中蛋白质的含量为12.8%，这在宫内新组织的蛋白质含量范围中(11%～14%)。相反，那些用捐献者乳汁喂养的婴儿[除非含2.2g/(kg·d)左右蛋白质]，新组织中的蛋白质仅占8.7%，这就提示在偏瘦体质中蛋白质的含量低，见于实验性的营养不良[117]。

蛋白质超负荷的评估

1977年美国儿科营养协会[2]表示低出生体重最佳饮食摄入量应能达到与宫内孕末期相似的生长速度(不伴有进行性加剧的代谢和排泄系统压力)。虽然该陈述的前一部分存在争议，但第二部分则已达成共识。Schultz等[25]显示：与2g/(kg·d)蛋白质的母乳喂养组相比，4.4g/(kg·d)蛋白质喂养组被证实存在氮质血症、低血糖、高氨基酸血症（尤其是苯丙氨酸）、代谢性酸中毒、体重重新增长出现较慢。然而，平衡和稳定的同位素研究[160]强调：所吸收的能量对蛋白质合成至关重要。如果能量摄入少，摄入的大量蛋白质无法充分被利用，反而会增加婴儿代谢的负担，相反，饮食中能量和蛋白质都高[至少4g/(kg·d)]可使氮储备增加、生长加快，且不伴有代谢异常。由于这个原因，常规根据能量摄入量（表16.2）来添加蛋白质(事实上也包括其他营养成分)。

长期结果的研究

最重要的是早期蛋白质摄入是否会造成长期影响，不管是有害的还是有利的。Goldman等[59]研究304例体重小于2000克的婴儿，随机给予2%或4%的蛋白质饮食，分别提供每公斤每日3～3.6克和6～7.2克蛋白质。体重小于1300克的高蛋白质摄入组5岁时行Stanford-Binet评分，IQ低（低于90）的发生率明显增高；体重小于1700克的高蛋白质摄入组斜视发病率也增高。这就提示高蛋白摄入后一过性高氨基酸血症（尤其酪氨酸）可能与不良预后有关。但目前这种解释尚未被证实。事实上，在更新的研究中，Lucas等[82]观察一组新生儿期血浆苯丙氨酸水平升高的早产儿，与静脉运用凡命9（Vamin 9）有关。尽管苯丙氨酸水平在可引起苯丙酮尿症婴儿长期认知障碍的范围内，但足月后的18个月时神经发育检测显示：有新生儿期高苯丙氨酸血症组与无高苯丙氨酸血症组之间无差异。这项研究同时注意到那些出现高苯丙氨酸血症的婴儿都接受过全肠道外营养（TPN），其中能量与蛋白质的比值低，因此强调能量和蛋白质摄入同样重要。

从积极的一方面看，有证据提示对特定婴儿组（如早产儿）满足逐步增加的蛋白质需求可改善长期预后。随机用2g/100ml（蛋白质）早产儿配方乳喂养的早产儿与那些用1.45g/100ml（蛋白质）标准配方乳喂养的相比，短期预后和7.5～8岁时神经发育都更好[88]。

蛋白质质量

尽管发现乳清蛋白比酪蛋白的芳香氨基酸（酪氨酸和苯丙氨酸）浓度低，Goldman[59]完成了高酪蛋白配方乳的研究（如牛乳），但现代大部分配方乳以乳清蛋白为主，降低了高酪氨酸和高苯丙氨酸血症的发病率[112]。乳清蛋白是半胱氨酸很好的来源，半胱氨酸是一种新生儿期的必需氨基酸（见上文）。但是乳清蛋白高摄入与血浆苏氨酸浓度有关，苏氨酸浓度是母乳喂养的 3 倍。事实上胎儿血浆苏氨酸（和其他氨基酸）浓度比他们出生后高[7]，这就意味着早产儿高浓度值不一定会产生毒副作用。

氨基酸组成成分

母乳喂养较配方乳喂养的血浆和尿牛磺酸浓度更高，胆汁酸合成速度更快；胆汁酸合成快可部分解释母乳喂养较配方乳喂养脂肪吸收更好的原因[56,151]。在出生后 6 或 12 个月内给恒河猴喂无牛磺酸的配方乳，发现视网膜结构出现异常，但即使持续喂无牛磺酸饮食，在 12 个月龄时视网膜的异常也会有不同程度地自然缓解[67]。用富含牛磺酸的配方乳喂养早产儿的随机对照试验显示[145]，其对生长、行为或视网膜电生理图无影响，但在添加牛磺酸组有证据表明听力成熟的速度更快，与足月儿相同（用脑干诱发反应评估）。最新发现新生儿期血浆牛磺酸浓度高的早产儿成年后计算技能更好，相关的脑皮层灰质发育更好（Wharton，未发表）。因此，为达到与母乳相同的浓度，给低出生体重配方乳添加牛磺酸的做法是明智的。

谷氨酰胺是小肠能量的来源，也是嘌呤和嘧啶合成的基础。大量动物和成人研究已经证实它对胃肠道有帮助，包括肠道外营养时对胃肠道结构和功能的维持。这些发现提示：谷氨酰胺可能对应激状态的早产儿特别重要。包括给早产儿补充谷氨酰胺的三个小样本随机试验在内的系统回顾发现：补充谷氨酰胺并无作用，但仍需更大样本的随机试验来进一步证实[144]。Vaughn[148]近期报告一个大样本（n=649）多中心随机试验，给出生体重在 500～1250 克的早产儿肠道补充谷氨酰胺[0.3g/(kg·d)]，对照组给予无菌水，持续 28 天。虽然试验组新生儿胃肠道功能不全发生较少，但两组间培养证实了败血症的发生率无显著差异。

精氨酸是一氧化氮合成的前体，作为血管灌注的调节子，这种转化非常重要。血浆精氨酸浓度与呼吸窘迫综合征的严重程度呈反比，已有报道精氨酸浓度低的婴儿出现 NEC。近期的一项早产儿随机试验发现精氨酸添加组[1.5mmol/(kg·d)，肠道内或肠道外补充] NEC 的发生率明显低于安慰剂组[3]。

脂肪

消化和吸收 [63]

母乳喂养的能量一半来源于脂肪。脂肪的消化起始于胃，舌脂肪酶[51]和胃脂肪酶起催化作用。婴儿胃脂肪分解的数量远高于成人。早产儿脂肪酶的输出和活性与持续高脂肪饮食的成人相似。虽然胃功能和脂肪酶的产生不受婴儿饮食的影响，但在脂肪消化的程度上母乳喂养儿（25%）要高于配方乳喂养儿（14%）。这可能是由于母乳和配方乳脂肪颗粒的三酰甘油结构不同。舌和胃脂肪酶可穿透乳汁中的脂肪颗粒膜，不破坏其结构就可消化三酰甘油。婴儿胰脂肪酶的作用弱于成人。然而，母乳中的胆盐依赖性脂肪酶（BSDL）可能对脂肪消化有帮助。即使早产，母乳中 BSDL 的含量仍很高，其浓度与母乳量无关。与胃和胰脂肪酶不同，BSDL 无位置性或脂肪酸特异性。BSDL 能产生游离脂肪酸，在胆盐浓度低的新生儿期，游离脂肪酸比单酰甘油或二酰甘油更易被吸收。

脂肪消化的产物被吸收，并再合成三酰甘油，主要以乳糜微粒形式分泌至淋巴系统，然后再通过大静脉进入血液。长链不饱和脂肪酸吸收最好。相反，中链脂肪酸(MCT，8～10 个碳原子)迥然不同：其消化大部分与胆盐无关；它们被很好地吸收、水解或保持完整，通过门脉系统进入肝脏。牛乳喂养新生儿的粪便排泄脂肪量要多于母乳或植物脂肪喂养的新生儿。

当今大部分配方乳包含动物和植物油的混合物，调节成模仿母乳中的脂肪酸饱和度和链长结构。与母乳相比，这类脂肪混合物脂肪酸 2 位甘油酯化量少，而 1 位和 3 位酯化量高。后者在肠道水解、释放棕榈酸，棕榈酸吸收量少，可形成钙皂；这可能是配方乳喂养儿大便干燥的部分原因，并可影响钙的吸收。采用改良脂肪混合（“Betapol”，脂肪酸 2 位酯化的含量很高，与母乳相似[111]）的研究显示，足月儿[24,48]和早产儿[23,91]钙吸收和脂肪吸收增加。生后前 3 个月使用“Betapol”配方乳的足月儿粪便皂脂肪酸降低，大便较软、全身骨质含量增加。这提示钙吸收增加能产生可测量的生物影响[72]。这种对骨质的影响是否持续存在尚不可知。

一种降低粪便脂肪酸皂形成的方法是减少配方乳中棕榈酸盐的含量，使其降至比母乳更低的水平。这种方法目前已显示会引起全身骨质的增加，推测这可能是由于脂肪增加引起钙吸收增加所致[75]。

脂肪的需求

由于饮食提供能量的数量存在临床和生理的上限，这种能量的最佳来源是碳水化合物或蛋白质，因此饮食中脂肪提供的能量最少应在30%左右。亚油酸和α亚油酸是大脑发育和前列腺素合成的基本脂肪酸。基本脂肪酸缺乏也与皮肤损害和生长迟缓有关。

另两种饮食因素对脂质代谢也很重要。肉毒碱[108,153]在长链脂肪酸氧化前穿越线粒体膜的转运过程中扮演了重要角色。已报导分娩时缺氧和酸中毒的婴儿在新生儿期出现肉毒碱缺乏[11]。早产儿和小于胎龄儿（SGA）可能存在内源性肉毒碱合成不良，如无肉毒碱摄入(如在TPN）时，血浆和组织中肉毒碱的浓度就会下降。然而，这些低肉毒碱饮食的婴儿是否会有临床危险性尚不确定。最近的一项随机试验发现与安慰剂组相比，没有证据显示肠道外补充肉毒碱能降低早产儿的呼吸暂停、呼吸机依赖或氧疗[105]。一项研究配方乳喂养足月小于胎龄儿的随机研究显示，出生至1岁的生长中，肉毒碱补充组和安慰剂组无明显差别（Lucas等，未发表)。标准配方乳通常包含与母乳相同浓度的肉毒碱，但一些早产儿配方乳中还额外添加了肉毒碱。

胆碱[64,153]是磷脂和乙酰胆碱合成所必需的。所需的胆碱中约有一半来源于饮食。以人乳和牛乳为主的饮食可提供足够的胆碱。

肌醇是一种6碳环状多醇糖，也是膜磷脂的组成成分之一，含有肌醇的混合物在信号转换过程中是非常重要的。母乳特别是初乳中肌醇的含量很高，相反，婴儿配方乳中含量很低，静脉营养液中则无。现在建议给所有早产儿补充母乳水平的肌醇。包括四项随机对照研究（RCT）的系统回顾发现，补充肌醇可降低患慢性肺病、早产儿视网膜病变（4期或治疗需要）和死亡[66]的危险性，有统计学显著差异。作者建议进行适当数量的多中心RCT研究以证实这些发现。

必需脂肪酸的需求

近年来人们对两组长链多聚不饱和脂肪酸（LCPUFA；如超过18个碳原子的多不饱和脂肪酸）的关注日益增加。它们包括n-6亚油酸[双高亚麻(油)酸、花生四烯酸(AA)、α-亚麻酸和n-3亚油酸(二十碳五烯酸、二十二碳六烯酸(DHA)]。LCPUFA由前述的基本脂肪酸通过链的延长和去饱和过程合成（图16.1)。它们在细胞膜（特别是中枢神经系统）的磷脂中浓度很高[103]，此外，AA、双高亚麻(油)酸和二十碳五烯酸是二十烷酸的前体。二十烷酸是各种基本生化过程的重要介质和调节剂。

孕末期至出生后18个月[28]是大脑中LCPUFA（特别是DHA）的快速积聚期。母乳中含有基本脂肪酸的前体和充足的LCPUFA以供结构性脂质增加所需[27]，但传统婴儿配方乳只含有胃肠外的基本脂肪酸，婴儿可由此合成LCPUFA。然而，与母乳喂养儿相比，用LCPUFA含量极低的配方乳喂养的足月儿和早产儿其红细胞中LCPUFA低，大脑皮层磷脂和皮下组织中LCPUFA也低[21,43,44,92]。大量生化资料显示，早产儿从胃肠外的基本脂肪酸合成LCPUFA的能力很低，欧洲儿

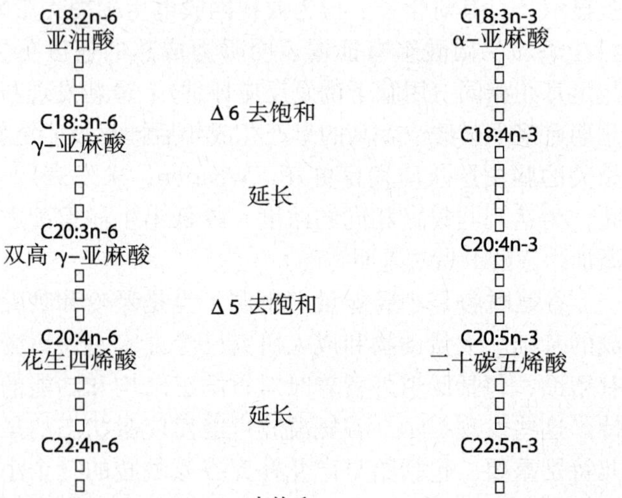

图16.1 从C:18必需脂肪酸形成长链多聚不饱和脂肪酸（LPC）的主要步骤。不饱和脂肪酸至少在邻近的碳原子之间含有一个双键：双键的数量用1n、2n、3n等来表示。LPC进一步根据第一个双键距离烃链甲基端或Ω端的位置进行分类，用-3、-6、-9或ω-3、ω-6、ω-9表示。因此，亚油酸（C18:2n-6）有一个长度为18个碳的链和两个双键，第一个双键在距离Ω端的第六个碳原子上。

科胃肠及营养协会（ESPGAN）[41]推荐：LBW 配方乳应添加亚油酸和亚麻酸的代谢物，使之与母乳中含量相当。然而，配方乳喂养儿生物化学的 LCPUFA 缺乏是否与长期生长发育或神经发育有临床关联仍有争议。虽然目前已有明确证据显示补充 LCPUFA 可引起生物化学的改善，但少有公开发表的数据证实存在长期临床作用（见下文）。

LCPUFA和早产儿的临床结果

由于母乳喂养儿的神经发育较未添加 LCPUFA 的配方乳喂养儿好，因此提示 LCPUFA 可能对早产儿神经发育有利[89]。然而，这种比较带有明显的易混淆的社会经济因素，母乳和配方乳在其他方面的许多差别也可解释这种差异。系统回顾研究[123,131]得出结论：补充 LCPUFA 使视觉暂时性成熟更快，但无可信的证据表明对认知功能有益。最新的 Simmer 综述中收录的两项研究报告了许多 LCPUFA 有利于神经发育的证据。Clandinin 等[29]以摘要形式报道一项研究结果：用添加了 LCPUFA 的配方乳喂养至足月后一周岁的早产儿，其 18 个月时 Bayley 发育评分明显高于用未添加 LCPUFA 配方乳喂养的婴儿。最后，我们自己的随机试验证实补充 LCPUFA 对足月后 18 个月时的 Bayley 智力发育指数有正性影响[45]。

重要的一点是，迄今为止，采用整体发育测试的随访期仅至足月后 2 岁，补充 LCPUFA 可能会引起发育方面其他许多不太显著的影响，而这些方面可能需用更长时间的随访和更特效的试验才能测定出来。

LCPUFA和足月儿的临床结果

是否需要在足月婴儿配方乳中添加 LCPUFA 仍有争议。Simmer 认为缺少充分的随机试验来证实 LCPUFA 有助于视觉或整体发育的推测[130]，需要更大样本、更长时间的研究以证明补充 LCPUFA 较普通配方乳好。最近 Forsyth 等[50]发表一项随机试验结果：补充 LCPUFA 的婴儿在儿童期的血压较低。这些发现提示补充 LCPUFA 可能对除神经发育外的其他方面也有作用。

安全性和LCPUFA补充方法

关注的另一个重点在于选择性添加 LCPUFA 对早产儿和足月儿是否安全。DHA 或 AA 看来不太可能有副作用，因为它们也存在于母乳中。然而大家所采用的添加 LCPUFA 的策略各有不同，但都还没有什么问题。通过长链 n–3 脂肪酸抑制亚油酸去饱和、AA 与二十碳五烯酸竞争与膜脂的结合，以保持亚油酸和亚麻酸数量的相对平衡。早期补充 LCPUFA 单用鱼油作为 DHA 的来源，事实上这种做法导致生长的不良反应[20,22,120]，这可能是由于引起 AA 生成减少所致。然而，近期采用 AA 和 DHA 联合补充的研究也发现至 12 个月[147]和足月后 18 个月[46]LCPUFA 添加组生长呈线性下降。相反，两项试验也显示添加 LCPUFA 的配方乳对早产儿的生长有显著帮助[29,69]。

什么才是 LCPUFA 的最佳来源仍需进一步地研究。事实上，研究结果的不一致可能更多地与 LCPUFA 添加的方法而非 LCPUFA 本身有关。LCPUFA 可能来源于鱼油、卵磷脂或单细胞生物。每种添加方法均可引起改变，这种改变不仅发生在想要获得的 LCPUFA，也发生于其他脂肪酸和营养素，包括母乳中未发现的非生理性脂肪酸。因此，未来在个体基础上对添加 LCPUFA 配方乳的评估比成组的荟萃分析更重要。

足月婴儿

EC 指南[31]推荐：婴儿配方乳中脂肪含量应介于 2.0 g/100ml～4.9g/100ml。

早产儿

早产儿饮食中脂肪的主要问题是可能引起脂肪泻。低出生体重儿脂肪吸收能力下降与以下因素有关[115]：

- 胰脂肪酶和羧酸酯水解酶活性低下；
- 胆汁酸池体积和分泌率低下：因形成微粒，十二指肠胆汁酸浓缩可能在临界水平以下；
- 舌脂肪酶的活力或排泄能力可能降低。

新鲜母乳中的脂肪吸收大约为 90%，但所观察到的范围差异很大。Williamson[156]等发现挤出的母乳经巴氏消毒法消毒后 VLBW 对脂肪的吸收率下降至 55%，而煮沸后的吸收率则为 45%左右。这些数据可能提示母乳加热处理后会造成其中的胆盐刺激性脂酶丢失。

一个有争议的问题集中于特别设计添加在早产儿配方乳中的中链脂肪酸的量。这主要是因为婴儿吸收棕榈酸（n-16）的能力低。母乳中中链脂肪酸含量低（少于总脂肪酸的 2%）。相反，现代早产儿配方乳可能含有40%的此种脂肪。中链脂肪酸可节省饮食中的氮，并提高钙和镁的吸收[139]。但最近的研究未能显示用MCT喂养的早产儿能量或氮平衡提高，体重增长更好。事实上，Okatmoto等[106]指出虽然高MCT饮食的脂肪吸收更好，但这些婴儿腹胀、稀便、呕吐的发生率高，胃抽出物增多。将来现有的诸如Betapol等脂肪混剂可能会有新的其他溶液剂型出现。

碳水化合物

生理学[73]

母乳中的碳水化合物几乎全部都是乳糖。乳糖提供40%所消化的能量，其他碳水化合物，如蔗糖、麦芽糊精可被刷状缘的蔗糖酶、麦芽糖酶和异麦芽糖酶水解。即便是早产儿，淀粉和葡萄糖聚合物均可被唾液、胰腺淀粉酶以及母乳中的淀粉酶和小肠黏液水解酶所消化。

饮食中的乳糖有两种转归方式：由小肠刷状缘乳糖酶水解成葡萄糖和半乳糖，然后以葡萄糖、半乳糖形式被吸收；在结肠内发酵，产生各种气体和短链脂肪酸[6]。后者在营养和结构方面以及小肠功能方面很重要。例如，肠切除的动物模型显示：进入结肠的短链脂肪酸能刺激小肠的生长，手术切除和TPN应用可预防黏膜萎缩。乳糖发酵在NEC发展过程中的可能作用仍有争议。虽然存在一些小肠中过量碳水化合物发酵与炎症（如NEC）相关的经验性资料，但很少有证据显示结肠乳糖发酵是原发因素。

半乳糖和葡萄糖以同样方式被吸收，90%以上到达门静脉。许多半乳糖由肝第一途径清除，主要被用于糖原合成，而非转化成葡萄糖。

目前人们对母乳寡糖中的益生菌作用非常感兴趣。益生菌被定义为不可消化的食物成分，这种食物成分选择性地刺激结肠中一个或多个细菌的生长和/或活性，对宿主有利。母乳含有数百种寡糖。这些寡糖被认为有利于双歧杆菌占优势的结肠微生菌群的生长，进而可保护这个婴儿避免肠道病原性细菌侵袭。传统的牛乳配方乳不含有寡糖。然而，近期足月儿随机试验报道：与标准配方乳婴儿相比，用含有合成寡糖的配方乳喂养的婴儿其粪便中双歧杆菌的比例特别高[124]。

足月儿的需求

EC推荐[31]碳水化合物的摄入应在4.2～10.5g/100ml喂养量，乳糖含量应超过2.1g/100ml（表16.1）。现代配方乳中成功应用的其他类型的碳水化合物是多糖树脂和麦芽糊精。虽然它们可以很好地被人类婴儿消化，但它们明显比母乳甜：在英国配方乳不能与之混合，但在美国则可以将它们加入特定的豆类配方乳中。

早产儿的需求

很难通过生理学研究发现哪种碳水化合物最适合LBW婴儿。乳糖增加肠道对钙、镁的吸收，并可促进适宜的肠道菌群生长[19]；过量摄入乳糖则可引起腹泻和代谢性酸中毒[6]，但在临床实践中发现早产儿通常可耐受大量乳糖摄入。

早产儿配方乳设计方法之一是采用乳糖作为基本碳水化合物的来源，部分用葡萄糖聚合物以防止渗透压过高（见表16.2推荐的摄入量）。

用低碳水化合物、高脂肪配方乳喂养患有慢性肺病早产儿的做法受到人们关注；降低碳水化合物的目的在于减少呼吸商，以减少二氧化碳产生。此类配方乳已被证实当二氧化碳水平降低时对早产儿的生长发育极有帮助，但其作用仍有待于明确[109]。

能量

基本能量(E)方程式是：

$$E_{摄入} = E_{储备} + E_{消耗} + E_{排泄} \quad 方程式 (1)$$

能量消耗可进一步划分为：

$$E_{消耗} = E_{BMR} + E_{活动} + E_{合成} + E_{体温平衡} \quad 方程式 (2)$$

能量储备是指生长过程中的能量储存；E_{BMR}是基本能量需要；$E_{活动}$是肌肉活动的额外能量消耗；$E_{合成}$是生长的代谢消耗（除储存于新组织内的能量外）；$E_{体温平衡}$是维持体温稳定所需的能量。

传统上获得这些数值的方法是用能量平衡和间接测热法（根据氧耗和二氧化碳的生成来计算能量消耗）计算得出。测热法是在安静状态、不同实验条件下进行的。近年来，双标记水法已被用于测定数日总的能量消耗。口服标记水，可监测其中两种稳定的同位素 ^{18}O 和氘在体内的不同消耗。

对于母乳或牛乳用哪种转换系数来检测多营养素可代谢能量的含量（测热法测定出食物的总能量再减去大便和尿中的能量）仍有争议。虽然缺乏完全适用于乳汁喂养新生儿的转换系数，但 Southgate 和 Durnin[136]的 Atwater 转换系数运用最为广泛（表 16.3）。

足月儿的需求

EC 指南[31]推荐：配方乳应含有与母乳相同的能量成分，如食物中含能量为 60～75kcal/100ml。Lucas 等[86]用双标记水法研究显示母乳喂养儿摄入的能量可能低于那些用现代配方乳喂养的婴儿——他们在 3 个月时的能量获得值约为 58kcal/100ml；这就可以解释为何现代配方乳喂养儿的生长较母乳喂养儿快。

据报道足月小于胎龄儿能量消耗比适于胎龄儿约高 5%～10%，因此他们所需能量更高以提高生长追赶速度。一项研究显示高能量配方乳可引起体重和头围的显著增长[16]。然而在获得额外能量的同时也需要额外的蛋白质摄入（见本章第 2 部分）。

早产儿的需求

如不关注早产儿理想的体重增长构成，就无法计算其能量需要，因为不同类型组织储备有着不同的能量需要。例如，每克脂肪储能 9 kcal，而每克蛋白质储能为 4 kcal。那么，以脂肪形式获得的体重增长所需的能量要高于以蛋白质形式获得的体重增长。如前所述（见上页），能量 / 蛋白质之比在决定储备组织中的瘦 / 胖程度上起重要作用。这不仅从理论上考虑，因为早产儿不同的饮食会导致不同的组织储备（图 16.2）。目前尚不知这是否是获得脂肪含量为 15%或接近 40%的体重增长的最佳途径，除非这对以后健康显示有影响，一种观点认为这是理论上的。迄今为止人们对此类结果存有争议：DeGamarra[39]和 Copper[33]都发现在婴儿期脂肪变异度很大的早产儿在其 2 或 3 岁时生长无差异。但 Agras[1]等报道出生时脂肪摄入高提示 6 岁时发生肥胖的可能性大。在我们的早产儿饮食随机试验中，我们发现不同饮食组间生长速度的区别主要是在新生儿期，而在此后 8～12 年的随访中无论是生长[47]还是肥胖[46a]程度都无差异。

表16.3 传统的Atwater转换系数

	kcal/g	kJ/g
碳水化合物（用单糖或乳糖一水化合物）	3.75	16
蛋白质（总量N×6.38）	4	17
脂肪	9	37

测定或估计早产儿能量方程式的所有组成部分是为了计算能量的最佳摄入量。每日活动所消耗的能量约为 10kcal/kg；体温调节耗能约 10kcal/(kg·24h)（取决于环境温度）；生长速度为 15g/(kg·24h)，组织合成所需能量约为 10～20kcal/kg[113,153]。早产儿无法测定基础代谢率（BMR），因为这需要 12 小时禁食。但人们仍对 4 例平均生长速度为 15g/(kg·24h)的早产儿进行为期 5 天的包括上述项目在内的总能量消耗的测定，所用方法是双标记水法和测热法，测得值为 58kcal/(kg·24h)（范围为 57～60）。其他采用 24 小时测定法的研究也得出类似结果，范围在(50～70)kcal/(kg·24h)。如将这些数值填入方程式(2)：

$$E_{消耗} = E_{BMR} + E_{活动} + E_{合成} + E_{体温平衡}$$

50～70　　?　　10　　10～20　　10

得到 BMR 的值在（17～40）g/(kg·24h)之间。

为估计能量需要必须考虑能量储备和能量排泄。根据 Roberts 等[116]的研究结果，能量储备为 59kcal/(kg·24h)（由于出生后脂肪储备的增加使该数值约为宫内能量储备的 2 倍，且明显高于理想的早产儿

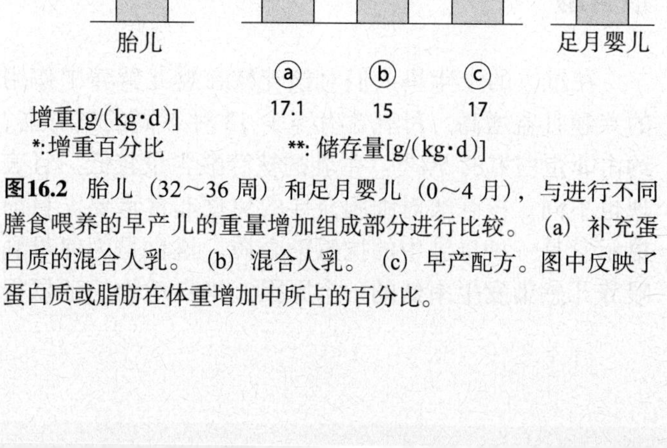

图16.2 胎儿（32～36 周）和足月婴儿（0～4 月），与进行不同膳食喂养的早产儿的重量增加组成部分进行比较。（a）补充蛋白质的混合人乳。（b）混合人乳。（c）早产配方。图中反映了蛋白质或脂肪在体重增加中所占的百分比。

估计值）。粪便中的能量丢失估计约为（10～30）kcal/kg，但危重的肠道不成熟的早产儿可排出大量粪便(增加50%的摄入)。如将这些数值填入方程式（1）：

$$E_{摄入} = \underset{59}{E_{储备}} + \underset{57\sim70}{E_{消耗}} + \underset{10\sim30}{E_{排泄}}$$

需摄入（126～159)kcal/(kg·24h)。这处于ESPGAN推荐范围[(110～165)kcal/(kg·24h)]的中间，比近期国际专家小组对稳定早产儿的推荐值[120 kcal/(kg·24h)]略高。

因后勤原因，很少有适用于危重早产儿（与稳定的早产儿不同）特殊能量需求的数据；用以评估能量消耗的技术不能轻易用于这些病例。没有确切的数据可以显示在正常早产儿能量推荐值的基础上增加能量摄入会对危重早产儿有帮助。在实际工作中，当出现疾病相关的喂养不耐受或液体受限时常使医师面对怎样才算是合理摄入量的难题。一些关于慢性肺病婴儿的数据证实其能量消耗增加15%～30%，而最后死亡的婴儿能量消耗增加尤其明显[38,76,152,159]。然而，这些生长发育不佳的婴儿可能更多地表现为营养摄入不足，因为大部分研究中早产儿的能量摄入通常低于正常早产儿推荐值，就更不要说那些需要更高能量的婴儿了[157]。

水（第36章第1部分）

水是重要的营养元素（综述，参考Wharton[153]）。但是与水在体内循环周转的数量相比，生长[如早产儿约为10ml/(kg·24h)]中储备的水量是微不足道的。很显然，在危重儿中不可能允许营养摄入会随着对水的需求变化而变化，“水”必须被作为一个独立变量处理。

核苷酸[161]

在过去的十年里人们对核苷酸在婴儿营养中作用的兴趣日益增高。母乳含有至少13种不同的核苷酸，约占非蛋白氮的5%[70]。牛乳的核苷酸含量较低，且表现也不同。核苷酸对细胞介导的免疫非常重要。目前提示它是一种母乳中的抗感染介质。这也是为何母乳喂养儿感染发生率低的一个原因。来自动物的证据很好地表明饮食中核苷酸的作用，如提高T细胞功能[119]，并可增强刚断乳小鼠小肠的生长和成熟[146]。

添加核苷酸的配方乳对婴儿有各种不同的短期作用，包括改变肠道菌群，使以乳酸杆菌为主。这与母乳喂养儿相同[57]。Pickering等[110]发现与对照组婴儿相比，用添加核苷酸配方乳喂养的婴儿在7和12个月时b型嗜血流感杆菌多糖抗体浓度明显增高，7个月时白喉抗体浓度也明显增高。两组生长和血清免疫球蛋白水平无差异。Navarro等[100]报道出生后3个月内用添加核苷酸的配方乳喂养的早产儿其血浆IgM和IgA浓度比那些未添加核苷酸配方乳喂养的婴儿要高。饮食中的核苷酸也可调节脂代谢，因载脂蛋白的含量增加使得血清脂蛋白浓度也增加[122]。

有关添加核苷酸也可影响婴儿临床预后的证据很少。一项在智利进行的对社会经济环境差的条件下生活的婴儿的非随机试验发现：接受添加核苷酸配方乳喂养的婴儿与未添加核苷酸的婴儿相比，腹泻的发生率低[18]。至少13项研究显示添加核苷酸的配方乳对健康的适于胎龄儿的体格生长无影响[25]。然而，一项随机试验证明其对足月小于胎龄儿出生后前6个月的生长有帮助[34]。这一作用与疾病类型的改变无关，这假定可能是核苷酸对消化道的营养作用。

电解质（表16.1、16.2、16.4）

钠、钾、氯

要计算钠、钾、氯摄入的理想值就需要掌握有关肾功能的知识（第36章第1部分）。

足月儿的需求

推荐给小婴儿的每日钠摄入量中有两个因素很重要。第一，注意在水丢失过多情况下（如腹泻），高盐摄入可引起危险的高钠血症；第二，目前不足以令人相信的证据表明早期摄盐可能预示今后有高血压。

早产儿的需求

钠

新生儿期是体内钠的重要调整阶段。出生后第一周内钠从肾大量丢失，可达10mmol/(kg·24h)或更多，这可能不受摄入量的影响。钠的大量丢失并不能准确地预示新生儿早期钠的需要量，在小和危重的新生儿中，

表16.4 钙、磷和镁的消化、生理作用和缺乏状态

	消化	生理作用	缺乏状态
钙	通过主动转运和被动转运吸收：Ca,Mg–ATP 酶促进黏膜细胞的摄取，维生素 D 导致产生钙结合蛋白。根据膳食(比人乳好)，有 20%~60%得以保留，可通过维生素 D 和甲状旁腺激素使其增加，饮食中的脂肪、磷和肌醇六磷酸混合物使其减少。部分呈结合状态，例如与蛋白质结合，部分游离在血浆中	骨骼是主要的储备。对于细胞膜功能、神经肌肉活动、凝血和广泛的细胞功能来说，也是必需的	手足搐搦，骨的脱矿质作用，心律失常，麻痹性肠梗阻，痉挛发作
磷	维生素 D 可增加其 70%~95%的吸收，肠道内形成不可溶复合物可降低其吸收，例如肌醇六磷酸或如果加入过量钙盐。牛奶配方喂养的足月婴儿中，通常其新生儿期血浆浓度升高；早产儿在 1~2 周内浓度最低	骨骼矿化作用，ATP，DNA，RNA，磷脂和许多其他生物学作用	足月新生儿中佝偻病罕见。可能会发生磷缺乏综合征，特别是进行全胃肠外营养的婴儿中：倦怠，喂养不良，呼吸浅快，肌肉无力，血红蛋白氧释放能力受损，骨病，肾钙沉着症
镁	可能和钙共用一些转运机制：维生素 D 和甲状旁腺素增加其吸收，脂肪泻和肌醇六磷酸降低其吸收。胎儿血浆浓度高，出生后可能下降	骨骼中存储。重要的细胞内阳离子，肌肉收缩，碳水化合物、蛋白质和能量代谢的辅助因子	虚弱无力，喂养不良，发育停滞，麻痹性肠梗阻，钙治疗无效的手足搐搦，痉挛发作，呼吸暂停

无论饮食情况如何，都应监测血清钠和<133mmol/L 的低钠血症。当确认钠<130mmol/L 时应予纠正。

早产儿母乳钠含量（哺乳期的前几周≥10～20 mmol/L）比成熟乳（约≤6mmol/L）高。母乳喂养的早产儿可出现低钠血症；这要比那些用捐献乳喂养的婴儿更低。在出生后第一个月内，除非捐献乳和早产儿乳分别能提供 1 和 2 mmol/(kg·24h)钠，否则新生的钠摄入量通常是不足的。Aperia 等[4]推荐钠摄入量为 3mmol/(kg·24h)。

含钠量高的早产儿配方乳通常只在新生儿早期需要。在此以后，过量的钠应被排泄掉。然而，一个大样本的随机研究[90]显示用含钠 3.6mmol/L 的配方乳喂养的早产儿与那些用标准配方乳或母乳喂养（提供一半量的钠）儿相比，前者发生高钠血症的危险性并未增加，13～16 年后的随访也未显示任何血压升高[132]。

钾和氯

通常母乳和常用配方乳可提供足够的钾和氯以达到宫内的合成速度[分别为 0.9 和 0.7mmol/(kg·24h)][153]。

钙和磷（表16.4）

足月儿

牛乳中钙的吸收较人乳差。然而，虽然牛乳中钙和磷的含量高，但在过去，磷相对吸收得更多，可引起高磷血症、伴有抽搐的低钙血症（见下文）以及其他如牙齿发育不良等并发症[138]。此外，未改良牛乳中的高磷甚至可导致低镁血症，某些新生儿手足搐搦和惊厥只有补充镁才能纠正[30]。目前钙和磷推荐剂量见表 16.1。

早产儿的需求

由于低出生体重儿代谢性骨病的发生率高，因此特别强调钙和磷的补充[153]（第 35 章第 4 部分）。

镁

足月儿推荐剂量见表 16.1，生理特性见表 16.4。体内镁主要存在于骨骼中，其含量在孕末期迅速增加，因此早产儿镁的储备低[36]。早产儿出生后第一周内镁的吸收约为 50%，大部分与维生素 D 无关。镁的缺乏可损害钙在体内的平衡。Atkinson 等[5]显示用早产儿奶喂养（含镁 2.5～3.0mg/100ml）难以达到宫内镁的储备速度，并有证据显示储备量减少；相反，配方乳喂养组可获得 2～3 倍镁，其储备速度在某种程度上甚至超过了宫内的速度。如饮食中补充磷，人乳喂养的婴儿可通过减少尿中的丢失来提高镁的储备[74]。

铁

足月儿

出生时的铁储备受胎龄、出生体重和分娩时胎盘灌注程度的影响。健康母乳喂养儿对人乳中铁的吸收好，常可维持出生后前4～6个月正常的铁储备（本章第2部分）。然而牛乳（尤其）和牛乳配方乳中铁的生物利用度较人乳差。EC推荐[31]出生时的配方乳如添加铁剂，应含有0.5～1.5mg/100kcal，以后的乳汁中应含有1～2mg/100kcal（表16.1）。婴儿每日推荐剂量为6mg，但美国推荐10～15mg/d。

早产儿的需求

一个1kg的胎儿含有64mg铁[155]，并以1.8mg/(kg·24h)速度在宫内迅速增加。约25%的铁以铁蛋白的形式储存在肝，其余存在于血红蛋白中。因此，1kg的婴儿出生后存在铁缺乏，不能合成18.0克的血红蛋白（每克血红蛋白含3.4mg铁）。人乳中铁含量约为4.0μg/100ml或更少[喂养200ml/（kg·24h）提供80μg/(kg·24h)]，如无补充，用人乳喂养的早产儿最终会出现缺铁性贫血。

出生后前6～8周一般铁的储备充足，这一阶段补充铁剂对早产儿贫血并无帮助。12周时未补充铁剂的婴儿储备的铁逐渐耗尽，出现缺铁性贫血[61]。已显示摄入2～3mg/（kg·24h）铁可预防这类贫血。

推荐早产儿补充铁剂不超过2.5mg/（kg·24h），出生后6～8周开始补充，持续至12个月或至混合喂养可提供足够的铁为止。最近一项早产儿高铁和常规铁配方乳试验发现两组在体重增长和足月后12个月的发育均无差异[52]。

现在人们越来越关注在早产儿中运用重组人红细胞生成素(r-HuEPO)以减少输血。研究已证实[126]运用r-HuEPO的婴儿需要更多的铁——最多可达6mg/（kg·24h）——并与r-HuEPO同时开始添加。

微量金属元素

其生理作用和缺乏引起的后果归纳在表16.5。足月儿的推荐摄入量见表16.1。

表16.5 微量金属元素

	生理学	缺乏状态
碘	在甲状腺内完全吸收，浓缩，与甲状腺素和三碘甲状腺素结合。过量的通过尿液排出。	人乳不足的地方会存在地方性甲状腺肿；大豆配方奶缺乏碘，通常需要补充。
锌	大量含金属酶中含有锌，包括碱性磷酸酶和碳酸酐酶。需要有胰岛素的活性。部分通过主动转运吸收。膳食影响其生物利用度：植物类膳食引起吸收不良。在2~3月时血浆的锌浓度最低。采用全胃肠外营养的婴儿和那些有肠道疾病的婴儿，特别容易发生临床缺乏。	肢皮炎综合征。如果错误地将体征认为是其他病因引起的“尿布疹”的话，就会使诊断推迟。（NB可能会因一种罕见的常染色体隐性异常产生遗传。)轻度缺乏的婴儿或后来缺乏也可能合并生长减慢，胃口不好，味觉敏感度受损，并可能有异食癖。免疫应答受损，伤口愈合不良。
铜	含铜的酶包括细胞色素氧化酶、酪氨酸酶和尿酸酶；铁的利用、髓鞘形成和结缔组织形成需要铜。吸收：胃和小肠。在肝和肌肉中储存，与血浆铜蓝蛋白相结合。	见正文
锰	作用：存在于线粒体，碳水化合物代谢需要；十二指肠内主动吸收。转运蛋白：转锰蛋白，特殊的β球蛋白。大部分通过胆汁排泄。	人类婴儿中未有缺乏状态的描述。
铬	作用：促进胰岛素介导的糖摄取。吸收不良。通过移动进行转运。身体储存量：低。	在一个研究中，在kwashiorkor病（因缺乏蛋白质引起的小儿恶性营养不良症）的婴儿中，糖尿病的糖耐量试验结果正常。
氟化物	进入骨骼和牙齿，增加其硬度。目前在出生后头6个月内不推荐进行补充。	龋齿。过量：氟中毒，包括牙齿腐烂。
钼	黄嘌呤氧化酶。跨胎盘主动转运。	未在人类婴儿中发现有缺乏性疾病
硒	作用：抗氧化剂，维生素E的辅助因子	未发现新生儿中有缺乏，但是在居住在中国克山县的儿童和成人中有所描述：全身性肌病，合并心力衰竭和溶血性贫血。长期未补充胃肠外营养的早产儿中可能会发生这种情况。
钴	钴是维生素B_{12}的成分，并不需要在B_{12}以外单独给予。	

锌

超过70种以上的金属蛋白中发现有锌的存在，最多的是酶，包括DNA和RNA聚合酶。锌在细胞的生长和复制过程中发挥了关键作用[127,153]。

胎儿锌在孕末期积聚，速度约为250μg/(kg·24h)，人乳中锌的含量从哺乳期第一天的1650μg/200ml下降至4个月后的160μg/200ml。因此在理论上哺乳期早期的人乳可提供足够的锌以达到宫内的合成速度。Goes等[58]报道在母乳库乳汁的储备过程中，脂肪含量升高而乳清蛋白比例会下降，引起锌结合形式的改变和再分布，这可能导致锌生物利用度的降低，但总的来说母乳库中乳汁的锌含量是很充足的。Dauncey等[36]发现人乳喂养的早产儿要到40天以后才能达到正性锌平衡。

早产儿锌缺乏表现为一种迟发性的后遗症（2～4个月）[114]。这些婴儿出现一种类似于肠病性肢皮炎的综合征，表现为生长停滞、激惹、食欲减退、秃头、腹泻、手足皮肤水疱丘疹、口周面部和会阴部特征性的皮炎；血浆锌水平通常＜35μg/100ml(5.4mmol/L)（正常＞70μg/100ml），虽然这不一定有帮助。婴儿对口服硫酸盐锌（提供锌1.0～3.5mg/d）反应迅速。

有些证据显示健康配方乳喂养儿的血浆锌水平较母乳喂养儿低[79]。但这并不能反映二者在生长方面的差异；事实上，在另一个研究[121]中发现配方乳中补充锌对生长速度并无影响。然而这种情况在更弱的组别中可能有所不同。例如，一项随机试验比较用锌配方乳和安慰剂配方乳喂养的早产儿，从体重达到1.8kg开始随访6个月，结果显示锌配方乳组有较高血浆锌水平与显著的直线性生长速度、最高运动发育得分[53]。最新的一项在智利进行的小于胎龄儿用锌配方乳喂养的随机研究显示：添加组出生后头6个月的生长追赶更显著[26]。

EC指南[31]推荐足月儿配方乳锌浓度为300～750μg/100ml，国际共同协会[142]推荐早产儿配方乳锌浓度为490μg/100ml。补充锌对早产儿或小于胎龄儿长期生长发育的作用需要进一步研究。

铜

胎儿的铜在孕末期积聚，约为50μg/(kg·24h)，200ml/(kg·d)人乳可提供约60～80μg/(kg·24h)铜。但是Dauncey[36]等发现人乳喂养的早产儿出生后12小时内铜为负平衡，1/6的婴儿在40天时仍为负平衡[127,153]。

许多铜缺乏病例见于早产儿、以牛乳为基本的配方乳喂养婴儿和未添加铜的全肠道外营养的婴儿[127]。铜缺乏的症状包括心理运动发育迟缓、肌张力低、苍白、色素减退、肝脾大、X线显示骨质疏松、模糊、干骺端杯状缘凹陷伴有骨膜下新骨形成、骨折、铁剂治疗无效的贫血。也可出现中性粒细胞减少，骨髓显示空泡红细胞和髓细胞、空泡中铁沉着。当血浆铜低于20mg/100ml、铜蓝蛋白低于5mg/100ml时可出现上述大部分临床表现。1%硫酸铜溶液0.6～0.8mg/(kg·24h)治疗有效。没有证据显示人乳喂养的早产儿需要额外补充铜。

碘

碘几乎全部都在甲状腺中，甲状腺里的碘未与甲状腺球蛋白和甲状腺素结合，早产儿可见一过性甲状腺功能减退，该病因缺碘地区的碘缺乏所致[40]。母乳中碘的含量受母亲饮食的影响[101]，但一般来说是充足的。EC指南[31]提示配方乳最低浓度为8μg/100ml。

其他微量元素

锰、硒、铬和钼是基本元素，但在用人乳或牛乳为基础的配方乳喂养的早产儿中，并未发现明确的缺乏症表现[153]；也不强调推荐剂量。在一些配方乳中发现大量非生理剂量的锰（特别是豆类配方乳），甚至可达到母乳喂养的100～1000倍。这样大剂量的摄入是否会有毒性目前还不可知，但看来没有证据表明配方乳中锰的浓度可超过5μg/100ml（人乳含量约为0.5～2.5μg/100ml）。

铝

铝不是一种营养素——任何一种金属蛋白中均未发现铝的存在，但它已被添加进饮用水中（作为一种清理剂）；它污染了人工配方乳，尤其是豆类配方乳，其中的铝含量可能是母乳中的100倍，在一些静脉营养液成分（特别是钙和磷酸的配制液）中，其浓度很高[97]。肾透析病人的铝排泄能力有限，可出现铝中毒，症状包括：痴呆、贫血和骨病。早产儿肾功能不成熟，从全肠道外营养液摄取铝（配方乳摄入量较少）可能比从母乳中摄取的量高。一项227例早产儿的随机试验[13]比较了肠道外营养液的标准组和低铝组，结果显示标准TPN组随访至足月后的18个月时神经发育存在明显不足。计划对此进行进一步的跟踪随访。新生儿病房应与药房讨论如何降低TPN液中铝的含量。

维生素

临床维生素缺乏在新生儿期罕见。维生素缺乏可发生在某些特定条件下；这包括母亲维生素缺乏且伴有胎盘转运减少、母乳中维生素含量低、未补充维生素的配方乳、TPN、采用非乳汁为基础的非传统饮食、新生儿肠道和胆道疾病、早产。

许多维生素在人类婴儿中尚未有最佳摄入值。总体来说，将母乳中摄取的维生素量作为指南（表16.1），但鉴于配制、储存过程中的丢失及其低生物活性，通常会在配方乳加入过量的维生素。除维生素A和D之外，没有明确的证据显示补充过量维生素有害处，过量维生素E可能会影响伤口愈合和铁的“状态”。

维生素的生理作用和缺乏造成的临床后果见表16.6。

足月儿

目前配方乳喂养儿的推荐值见表16.1。

早产儿的需求（表16.2）

早产儿对一些维生素可能有特殊的需要，这是因为：

- 出生时体内储备少，特别是脂溶性维生素，它们通常在孕末期积聚；
- 对某些维生素（如维生素E）的吸收能力差；
- 某些维生素的药物剂量可能会对早产儿有帮助，如维生素E。

以下是有关一些维生素的重要信息[141,153]。

维生素A

维生素A为视网膜色素合成和上皮细胞膜的发育和维护所需。以活性形式——视黄醇与视黄醇结合蛋白(RBP)结合后在血浆中转运。RBP的合成通常发生在孕末期，早产儿血浆视黄醇和RBP的浓度较足月儿为低[129]。早产儿RBP饱和度也低于足月儿。这些数据提示早产儿体内维生素A的储备低，因此容易发生维生素A的缺乏。低维生素A状态已被证实与发生慢性肺病的危险性增加有关。

据此，对人乳喂养的早产儿补充维生素A看来是明智之举（见下文）。维生素A通过两种形式从饮食中获取：预制的维生素A（大部分为视黄醇）和类胡萝卜素（主要是β胡萝卜素）。虽然β胡萝卜素可能是维生素A的一种良好的无毒性的来源，但其在早产儿中的应用尚未完全清楚。维生素A被光降解：当婴儿接受光疗时，通过肠道喂养注入人乳维持3小时，其中70%的维生素A消失[10]。应密切关注以确保在早产儿光疗期间勿补充维生素A。

目前许多用以评估大剂量维生素A是否会降低早产儿慢性肺病的研究已经完成（第27章第3部分）。对这些研究的荟萃分析提示常规肌内注射维生素A与胎龄36周时对氧的需要减少有关[35]。然而，一项更新的研究显示：大剂量（5000IU/d）口服并无作用[150]。Darlow[35]提示未来应对维生素A静脉内注射和重复肌内注射在有效性、安全性和可接受性方面进行比较。

维生素D

“维生素D”这一名称通常是指维生素D_2和维生素D_3，前者来源于植物麦角固醇，后者是7-脱氢胆固醇在皮肤上合成的天然维生素。维生素D_2（或D_3）在肝转化成25-羟维生素D（25-OHD，骨化二醇），以后再在肾转化成有活性的1,25-双羟维生素D[1,25-$(OH)_2$D，骨化三醇]。1,25-$(OH)_2$D的主要功能是增加钙和磷在肠道的吸收，但它也通过作用于肾将这两种物质进行转化。

早产儿对维生素D的需求可能比足月儿更大；早产儿出生时维生素D的储备量很少，而其骨骼骨化过程中维生素D的需要量却更高，虽然维生素D通路比较完整，但在极低胎龄时其可能尚未发育完全。足月

表16.6 维生素：生理学和缺乏(或过多)引起的疾病。

	生理学	缺乏（或过多）
维生素 A	虽然牛奶和人乳含有视黄醛的前体 β 胡萝卜素，但是视黄酯是乳汁中产生维生素 A 活性的主要成分。胆盐可以使之部分乳化，脂肪酶使其部分水解，在肠黏膜内其再酯化成棕榈酸视黄酯。膳食中胡萝卜素中的 1/6 转化成有活性的维生素 A。在肝中存储。由肝将其与视黄醛结合蛋白一起分泌入血流中；维生素 A 分泌的调节如同激素调节那样严格。合成视紫红质和其他视网膜色素需要维生素 A；对上皮细胞的发育是重要的（并因此维持上皮细胞膜）。光使其降解。	眼球干燥症，易于感染，黏膜层角质化，失明。过量，例如 18000 IU/天或更多：颅内压升高，皮肤干燥，脱发，骨骼易碎，激惹
维生素 E	胎盘转移少。肝储存可能也少。铁可能会干扰其吸收和活性。多聚不饱和脂肪酸提高了维生素 E 的需求量。作用：抗氧化剂，阻止不饱和脂肪氧化，因此增加了细胞膜的稳定性。	临床疾病状态定义不明。减少了出生后的红细胞溶血。
维生素 D	人类婴儿的吸收机制并未完全弄清：可能需要胆盐吸收入淋巴系统。储存在脂肪组织和肌肉内，少量在皮肤和肝。皮肤中的阳光促使 7-脱氢胆固醇的转化作用在许多新生儿中很少；活性代谢产物为 25-和 1,25-羟基维生素 D [25-OHD 和 1,25- $(OH)_2D$]：这些物质的作用如同类固醇激素。主要作用：促进肠道对钙和磷的吸收，以及肾保留这些元素。对正常牙齿和骨骼的矿物质化也是重要的。	佝偻病，手足搐搦。母体维生素 D 缺乏可能很少会导致新生儿佝偻病。人乳中的维生素 D 含量非常少，偶尔会存在不足，特别是如果光照不足的话。过量：摄入超过 4000 IU/天可能会导致高钙血症。摄入量超过 10000 IU/天：异位钙化，发育停滞
维生素 K	在胆盐中乳化。肠道菌群的合成作用受到广泛的质疑。肝中的存储相对较少。母体缺乏会引起新生儿的缺乏。作用：制造凝血因子（包括 II, VII, IX 和 X）和骨代谢	新生儿出血性疾病 过量：水溶性结构相似物可引起溶血性贫血
硫胺素(维生素 B_1)	作用：许多酶系统中的辅酶：通路包括乙酰 CoA	厌食症，激惹，疲倦，水肿，心力衰竭，便秘，外周神经病
核黄素(维生素 B_2)	黄素酶的成分：在电子传递过程中涉及，例如能量代谢、脂肪酸氧化。光使其降解	唇干裂，口角炎，脂肪酸氧化和铁质利用功能受损
烟酸	Kreb 循环的 NAD-NADP 系统中的一部分；在蛋白质和脂肪合成中涉及。膳食中的色氨酸可补充烟酸：60 mg 色氨酸=1 mg 烟酸	腹泻，皮炎，神经紊乱
吡哆醇（维生素 B_6）	作用：功能组的修正，特别在氨基酸代谢中（脱羧，氨基转移，氧化，去硫酸化）	抽搐惊厥，皮炎，无力，贫血
维生素 B_{12}	参与合成甲硫氨酸的辅酶，也间接参与 DNA 合成、叶酸代谢、将甲基丙二酸转化为琥珀酸	恶性贫血，中枢神经系统损害
叶酸	作用：参与 DNA、RNA、甲硫氨酸和丝氨酸合成中单碳转移的酶系统，利用组氨酸时需要叶酸。肠道菌群合成。	巨幼红细胞性贫血，生长迟缓，胃肠道紊乱
泛酸	作用：辅酶 A 系统的一部分，涉及能量和脂肪代谢。肠道菌群合成。	男人中未描述有膳食缺乏状态。
生物素	作用：羧化反应，特别与脂肪酸合成有关。肠道菌群产生。	可能有皮疹
维生素 C	水溶性。上部肠道吸收。无储存：多余的从尿液中排泄。母体缺乏可能导致新生儿缺乏。未补充维生素 C 的巴氏法消毒的牛奶中摄取量最少。作用：涉及胶原合成和氨基酸代谢的一些方面：保护新生儿免受高酪氨酸血症和高苯丙氨酸血症的危害；促进叶酸转化为亚叶酸，儿茶酚胺合成，肉碱合成，铁质的吸收	可能在新生儿期引起生化方面的缺陷——3 月龄以下很少有明显的坏血病

儿的推荐剂量为400IU/d，可能超过正常孩子的需要量。早产儿的剂量可达到800～2000IU/d。虽然这么大的剂量显示可增加钙的吸收，但维生素D在预防骨病时并非是钙和磷的替代品（第35章第4部分）。如果摄入足够量的矿物质，每天补充超过400～600IU维生素D就可以了。看起来运用1,25-（OH_2）D比用维生素D更有理由，因为对于非常小的早产儿来说，由于受到胆盐池大小和脂肪吸收不良的影响，可能会造成维生素D吸收减少。尽管如此，但使用这些有活性的维生素D代谢产物，特别是更有力的那些（如1α-O-HD），有潜在的、实验性的危险。

维生素E

维生素E是一种有力的抗氧化剂，为预防早产儿溶血性贫血，可能需要增加维生素E的摄入量，尤其是那些接受富含PUFA或铁质饮食的婴儿。（细胞膜的多不饱和脂质易受氧化损伤，而铁可能增加这种损伤。）人们对在早产儿中运用药物剂量的维生素E兴趣浓厚，但最新证据提示在预防或治疗临床典型的早产儿视网膜病（第34章）中并无作用，同样在慢性肺发育不良（第27章第3部分）和预防脑室内出血（第41章第3部分）中也无作用。反对使用大剂量（药物性）的维生素E是鉴于它可能存在的毒性；局部反应发生在肌肉注射部位，血浆高浓度与早产儿败血症和NEC有关。

维生素E的需要量必须参考饮食中PUFA的含量。人乳中维生素E的含量与其中的PUFA量相比非常充足。额外补充的益处很不确定，但如为了减少贫血，5mg/24h则是安全的。应采用吸收性更好的水溶液形式。运用高的药物剂量（25～100mg/24h）时，应监测血浆浓度，浓度不应超过4mg/100ml。

维生素K

目前争论的焦点在于维生素K补充的最佳途径和最适剂量，但应对所有新生儿常规给予维生素K以预防维生素K缺乏性出血（VKDB）。如给母乳喂养的婴儿口服维生素K，则应在1～6周时再给一次，以避免晚发性VKDB所致的颅内出血。丹麦报道每12周口服一次非常有效，即便是患有肝脏疾病的婴儿[102]。但是，von Kries[149]报道三剂口服维生素K并不能预防所有晚发性VKDB。此种情况在危重的早产儿或足月儿中并无争议：所有这些婴儿出生后第一天都应接受0.5～1.0mg肠道外给予的维生素K。

叶酸

早产儿用的叶酸剂量差异很大。Gandy和Jacobson[55]表示补充大剂量叶酸对红细胞增多症婴儿的生长有益。在一个大样本随机研究中，Stevens等[137]无法证实在补充100μg/d叶酸（从第3周至12个月）和仅含有3.5μg/100ml（类似于母乳）叶酸的两组LBW婴儿在生长方面有差异，也没有一个婴儿出现贫血。但是Worthington-White[158]等人的研究显示补充叶酸6个月（100μg/24h）的配方乳喂养的早产儿在研究阶段其血浆叶酸浓度更高、血红蛋白下降的幅度更小。对所有低出生体重儿来说，每天至少补充100μg叶酸直至纠正胎龄至40周是安全而又谨慎的。

维生素C和维生素B_6

维生素C可预防早产儿高酪氨酸血症和高苯丙氨酸血症，尤其是那些摄入大量蛋白质的婴儿。鉴于上述原因以及未补充维生素C的早产儿其体内维生素C含量低的缘故，应予补充维生素C（见下文）。

由于维生素B_6是氨基酸代谢通路的一个协同因子，因此应考虑补充维生素B_6以增加蛋白利用度。

维生素B_2

早产儿对维生素B_2的需求目前尚在回顾性研究中。许多人乳喂养的早产儿如在出生一周后不补充维生素B_2，则会出现维生素B_2缺乏在生化上的表现[83]。光照可能会造成维生素B_2的大量破坏。早期维生素B_2缺乏症生化反应已显示：采用含有180μg/100ml维生素B_2的早产儿配方乳或富含维生素B_2的多种维生素制剂可预防维生素B_2的缺乏[83]。

参考文献

1. Agras W S, Kraemer H C, Berkowitz R I, Hommer L D 1990 Influence of early feeding style on adiposity at 6 years of age. Journal of Pediatrics 116: 805–809
2. American Academy of Pediatrics Committee on Nutrition 1977 Nutritional needs of low-birth-weight infants. Pediatrics 60: 519–530
3. Amin H J, Zamora S A, McMillan D D et al 2002 Arginine supplementation prevents necrotizing enterocolitis in the premature infant. Journal of Pediatrics 140: 425–431
4. Aperia A, Broberger O, Zetterstrom R 1982 Implications of limitation of renal function for the nutrition of low birthweight infants. Acta Paediatrica Scandinavica Supplement 296: 49–52

5. Atkinson S A, Radde I C, Anderson G H 1983 Macromineral balances in premature infants fed their own mother's milk or formula. Journal of Pediatrics 102: 96–106
6. Aurichio S, Rubino A, Murset G 1965 Intestinal glycosidase activities in the human embryo, fetus and newborn. Pediatrics 35: 944–954
7. Aynsley-Green A 1985 Metabolic and endocrine interrelations in the human fetus and neonate. American Journal of Clinical Nutrition 41: 399–418
8. Baker H, Frank O, Thompson A D et al 1975 Vitamin profile of 174 mothers and newborn at parturition. American Journal of Clinical Nutrition 28: 59–65
9. Balmer S E, Hanvey L S, Wharton B A 1994 Diet and faecal flora in the newborn: nucleotides. Archives of Disease in Childhood. Fetal and Neonatal Edition 70: F137–F140
10. Bates C J, Liu D-S, Fuller N J, Lucas A 1985 Susceptibility of riboflavin and vitamin A in breast milk to photodegradation and its implications for the use of banked breast milk in infant feeding. Acta Paediatrica Scandinavica 74: 40–44
11. Bayes R, Campoy C, Goicoechea A et al 2001 Role of intrapartum hypoxia in carnitine nutritional status during the early neonatal period. Early Human Development 65: S103–S110
12. Berseth C L, Nordyke C 1993 Enteral nutrients promote postnatal maturation of intestinal motor activity in preterm infants. American Journal of Physiology 264: 1046–1051
13. Bishop N J, Morley R, Day J P, Lucas A 1997 Aluminium neurotoxicity in preterm infants receiving intravenous-feeding solutions. New England Journal of Medicine 336: 1557–1561
14. Blondheim O, Abbasi S, Fox W W, Bhutani V K 1993 Effect of enteral gavage feeding rate on pulmonary functions of very low birth weight infants. Journal of Pediatrics 122: 751–755
15. Boehm G, Muller D M Beyreiss K, Raiha N C 1988 Evidence for functional immaturity of the ornithine-urea cycle in very-low-birth-weight infants. Biology of the Neonate 54: 121–125
16. Brooke O G, Kinzey J M 1985 High energy feeding in small for gestation neonates. Archives of Disease in Childhood 60: 42–46
17. Brooke O G, Wood C, Barley J 1982 Energy balance, nitrogen balance and growth in preterm infants fed expressed breast milk, a premature infant formula and two low-solute adapted formulae. Archives of Disease in Childhood 57: 898–904
18. Brunser O, Espinoza J, Araya M, Cruchet S, Gil A 1994 Effect of dietary nucleotide supplementation on diarrhoeal disease in infants. Acta Paediatrica 83: 188–191
19. Bullen C L, Willis A T 1971 Resistance of the breast fed infant to gastroenteritis. British Medical Journal iii: 338–343
20. Carlson S E, Cooke R J, Werkman S H, Tolley E A 1992 First year growth of preterm infants fed standard compared to marine oil (fish oil) supplemented formula. Lipids 27: 901–907
21. Carlson S E, Rhodes P G, Ferguson M G 1986 Docosahexaenoic acid status of preterm infants at birth and following feeding with milk or formula. American Journal of Clinical Nutrition 44: 798–804
22. Carlson S E, Werkman S H, Tolley E A 1996 The effect of long chain n-3 fatty acid supplementation on visual acuity and growth of preterm infants with and without bronchopulmonary dysplasia. American Journal of Clinical Nutrition 63: 687–697
23. Carnielli V P, Luijendijk I H T, van Goudoever J B et al 1995 Feeding premature newborn infants palmitic acid in amounts and sterioisomeric position similar to that of human milk: effects on fat and mineral balance. American Journal of Clinical Nutrition 61: 1037–1042
24. Carnielli V P, Luijendijk I H T, van Goudoever J B et al 1996 Structural position and amount of palmitic acid in infant formula: effects on fat, fatty acid and mineral balance. Journal of Pediatric Gastroenterology and Nutrition 23: 553–560
25. Carver J D, Walker W A 1995 The role of nucleotides in human nutrition. Journal of Nutritional Biochemistry 6: 58–72
26. Castillo-Duran C, Rodriguez A, Venegas G, Alvarez P, Icaza G 1995 Zinc supplementation and growth of infants born small for gestational age. Journal of Pediatrics 127: 206–211
27. Clandinin M T, Chappell J E, Heim T, Swyer P R, Chance G W 1981 Fatty acid utilization in perinatal de novo synthesis of tissues. Early Human Development 5: 355–366
28. Clandinin M T, Chappell J E, Leong S, Heim T, Swyer P R, Chance G W 1980 Extrauterine fatty acid accretion in infant brain: implications for fatty acid requirements. Early Human Development 4: 131–138
29. Clandinin M, VanAerde J, Antonson D et al 2002 Formulas with docosahexaenoic acid (DHA) and arachidonic acid (AA) promote better growth and development scores in very-low-birth-weight infants. Pediatric Research 51: 187A–188A
30. Cockburn F, Brown J K, Belton N R, Forfar J O 1973 Neonatal convulsions associated with primary disturbance of calcium, phosphorus and magnesium. Archives of Disease in Childhood 48: 99–103
31. Commission Directive on Infant Formulae and Follow-on Formula (91/321/EC) 1996 O.J.No. L 175/35
32. Coombs R C, Morgan M E, Durbin G M, Booth I W, McNeish A S 1992 Doppler assessment of human neonatal gut blood flow velocities: postnatal adaptation and response to feeds. Journal of Pediatric Gastroenterology and Nutrition 15: 6–12
33. Cooper P A, Rothberg A, Davies V A, Horn J, Vogelman L 1989 Three-year growth and developmental follow-up of very low birth weight infants fed own mother's milk, a premature formula, or one of two standard formulas. Journal of Paediatric Gastroenterology and Nutrition 8: 348–354
34. Cosgrove M, Davies D P, Jenkins H R 1996 Nucleotide supplementation and the growth of term small for gestational age infants. Archives of Disease in Childhood. Fetal and Neonatal Edition 74: F122–F125
35. Darlow B A, Graham P J 2000 Vitamin A supplementation for preventing morbidity and mortality in very low birth weight infants (Cochrane Review). Cochrane Database of Systematic Reviews (2): CD000501
36. Dauncey M J, Shaw J C, Urman J 1977 The absorption and retention of magnesium, zinc and copper by low birthweight infants fed pasteurized human breast milk. Pediatric Research 11: 1033–1039
37. Davidson M, Levine S, Bauer C, Dann M 1967 Feeding studies in low birthweight infants. Journal of Pediatrics 70: 695–713
38. De Gamarra E 1992 Energy expenditure in premature newborns with bronchopulmonary dysplasia. Biology of the Neonate 61: 337–344
39. De Gamarra M E, Schutz Y, Catzeflis C et al 1987 Composition of weight gain during the neonatal period and longitudinal growth follow-up in premature babies. Biology of the Neonate 52: 181–187
40. Delange F, Bourdoux P, Ketelbant-Balasse P, Van Humskerken A, Glinoer D, Ermans A M 1983 Transient primary hypothyroidism in the newborn. In: Dussault J H, Walker P (eds) Congenital hypothyroidism. Marcel Dekker, New York, pp 275–301
41. ESPGAN 1987 Nutrition and feeding of preterm infants. Committee on Nutrition of the Preterm Infant, European Society of Paediatric Gastroenterology and Nutrition. Acta Paediatrica Scandinavica Supplement 336: 1–14
42. Fang S, Kempley S T, Gamsu H R 2001 Prediction of early tolerance to enteral feeding in preterm infants by measurement of superior mesenteric artery blood flow velocity. Archives of Disease in Childhood. Fetal and Neonatal Edition 85: F42–F45
43. Farquharson J, Cockburn F, Patrick W A, Jamieson E C, Logan R W 1992 Infant cerebral cortex phospholipid fatty acid composition and diet. Lancet 340: 810–813
44. Farquharson J, Jamieson E C, Abbasi K A, Patrick W J A, Logan R W, Cockburn F 1995 Effect of diet on the fatty acid composition of the major phospholipids of infant cerebral cortex. Archives of Disease in Childhood 72: 198–203
45. Fewtrell M S, Abbott R A, Kennedy K et al 2004 Randomized, double-blind trial of long-chain polyunsaturated fatty acid supplementation with fish oil and borage oil in preterm infants. Journal of Pediatrics 111: 471–479
46a. Fewtrell M S, Lucas A, Cole T J et al 2004 Prematurity and reduced body fatness at 8–12 y of age. American Journal of Clinical Nutrition 80: 436–440
46. Fewtrell M S, Morley R, Abbott R A et al 2002 Double-blind randomized trial of long-chain polyunsaturated fatty acid supplementation in formula fed to preterm infants. Pediatrics 110: 73–82
47. Fewtrell M S, Prentice A, Jones S C et al 1999 Bone mineralization and turnover in preterm infants at 8–12 years of age: the effect of early diet. Journal of Bone and Mineral Research 14: 810–820
48. Filer I J, Mattson F, Fomon S J 1969 Triacylglycerol configuration and fat absorption by the human infant. Journal of Nutrition 99: 293–298
49. Fomon S J, Kaschke F, Ziegler E E, Nelson S E 1982 Body composition of reference children from birth to age 10 years. American Journal of Clinical Nutrition 35: 1169–1175
50. Forsyth J S, Willatts P, Agostoni C, Bissenden J, Casaer P, Boehm G 2003 Long chain polyunsaturated fatty acid supplementation in infant formula and blood pressure in later childhood: follow up of a randomized controlled trial. British Medical Journal 326: 953
51. Fredrikzon B, Hernell O, Blackberg L 1982 Lingual lipase: role in lipid digestion in infants with low birthweight and/or pancreatic insufficiency. Acta Paediatrica Scandinavica Supplement 296: 75–80
52. Friel J K, Andrews W I, Aziz K, Kwa P G, Lepage G, L'Abbe M R 2001 A randomized trial of two levels of iron supplementation and developmental outcome in low birth weight infants. Journal of Pediatrics 139: 254–260
53. Friel J K, Andrews W L, Matthew J D et al 1993 Zinc supplementation in very low birth weight infants. Journal of Pediatric Gastroenterology and Nutrition 17: 97–104
54. Friis-Hansen B 1982 Body water metabolism in early infancy. Acta Paediatrica Scandinavica Supplement 296: 44–48
55. Gandy G M, Jacobson W 1977 Influence of folic acid on birth-weight and growth of the erythroblastotic infant. Archives of Disease in Childhood 52: 7–15, 16–21

56. Gaull G E, Rassin D K, Raiha N C R, Heinonen K 1977 Milk protein quantity and quality in low-birth-infants. III. Effects on sulfur amino acids in plasma and urine. Journal of Pediatrics 90: 348–355
57. Gil A, Corral E, Martinez A et al 1986 Effects of the addition of dietary nucleotides to an adapted milk formula on the microbial pattern of faeces in term newborn infants. Journal of Clinical Nutrition and Gastroenterology 1: 127–131
58. Goes H C, Torres A G, Donangelo C M, Trugo N M 2002 Nutrient composition of banked human milk in Brazil and influence of processing on zinc distribution in milk fractions. Nutrition 18: 590–594
59. Goldman H I, Goldman J S, Kaufman I 1974 Late effects of early dietary protein intake on low birthweight infants. Journal of Pediatrics 84: 764–769
60. Gordon H, Levine S, McNamara H 1947 Feeding of premature infants. American Journal of Diseases of Children 73: 442–452
61. Graham G C, Placko R P, Moralls E, Acevedo G, Cordaus A 1970 Dietary protein quality in infants and children. American Journal of Diseases of Children 120: 419–423
62. Greengard O 1977 Enzymic differentiation of human liver: comparison with the rat model. Pediatric Research 11: 669–676
63. Hamosh M 1996 Digestion in the newborn. Clinics in Perinatology 23: 191–210
64. Hanin I, Schuberth J 1974 Labelling of acetylcholine in the brain of mice fed on a diet containing deuterium labelled choline. Journal of Neurochemistry 23: 819–824
65. Heird W C 1977 Effects of total parenteral alimentation on intestinal function. In: Sunshine P (ed) Gastrointestinal function and neonatal nutrition. Ross Laboratories, Columbus, Ohio, p. 16
66. Howlett A, Ohlsson A 2000 Inositol for respiratory distress syndrome in preterm infants (Cochrane Review). Cochrane Database of Systematic Reviews (4): CD000366
67. Imaki H, Jacobson S G, Kemp C M, Knighton R W, Neuringer M, Sturman J 1993 Retinal morphology and visual pigment levels in 6- and 12-month-old rhesus monkeys fed a taurine-free human infant formula. Journal of Neuroscience Research 36: 290–304
68. Infant formula and follow-on formula regulations 1995 Statutory Instrument No. 77. HMSO, London
69. Innis S M, Adamkin D H, Hall R T et al 2002 Docosahexaenoic acid and arachidonic acid enhance growth with no adverse effects in preterm infants fed formula. Journal of Pediatrics 140:547–554
70. Janas L M, Picciano M F 1982 The nucleotide profile of human milk. Pediatric Research 16: 659–662
71. Johnson L R, Copeland E, Dudrick S J, Lichtenberger L M, Castro G A 1975 Structural and hormonal alterations in the gastrointestinal tract of parenterally fed rats. Gastroenterology 68: 1177–1183
72. Kennedy K, Fewtrell M S, Morley R, Quinlan P T, Wells J C K, Lucas A 1999 Double-blind randomised trial of a synthetic triglyceride (betapol) in formula fed term infants: effects on stool biochemistry, stool characteristics and bone mineralisation. American Journal of Clinical Nutrition 70: 920–927
73. Kien C L 1996 Digestion, absorption and fermentation of carbohydrates in the newborn. Clinics in Perinatology 23: 211–228
74. Koo W K K, Tsang R C 1993 In: Tsang R C, Lucas A, Uauy R, Zlotkin S (eds) Nutritional needs of the preterm infant. Scientific basis and practical guidelines. Caduceus Medical Publishers, New York, pp 135–156
75. Koo W W, Hammami M, Margeson D P, Nwaesei C, Montalto M B, Lasekan J B 2003 Reduced bone mineralization in infants fed palm olein-containing formula: a randomized, double-blinded, prospective trial. Pediatrics 111: 1017–1023
76. Kurzner S I, Garg M, Bautista D B, Sargent C W, Bowman C M, Keens T G 1988 Growth failure in infants with bronchopulmonary dysplasia. Nutrition and elevated resting metabolic expenditure. Pediatrics 81: 379–384
77. Lane A J, Coombs R C, Evans D H, Levin R J 1998 Effect of feed interval and feed type on splanchnic haemodynamics. Archives of Disease in Childhood. Fetal and Neonatal Edition 79: F49–F53
78. Lebenthal E, Lee P C, Heitlinger L E 1983 Impact of development of the gastrointestinal tract on infant feeding. Journal of Pediatrics 102: 1–9
79. Lombeck I, Fuchs A 1994 Zinc and copper in infants fed breast-milk or different formula. European Journal of Pediatrics 153: 770–776
80. Lucas A 1991 Programming by early nutrition in man. Ciba Foundation Symposium 156: 38–50
81. Lucas A 1994 Role of nutritional programming in determining adult morbidity. Archives of Disease in Childhood 71: 288–290
82. Lucas A, Baker B A, Morley R 1993 Hyperphenylalaninaemia and outcome in intravenously fed preterm neonates. Archives of Disease in Childhood 68: 579–583
83. Lucas A, Bates C 1984 Transient riboflavin depletion in preterm infants. Archives of Disease in Childhood 59: 837–841
84. Lucas A, Brooke O G, Morley R, Cole T J, Bamford M F 1990 Early diet of preterm infants and development of allergic or atopic disease: randomised prospective study. British Medical Journal 300: 837–840
85. Lucas A, Cole T J 1990 Breast milk and neonatal necrotising enterocolitis. Lancet 336: 1519–1523
86. Lucas A, Ewing E, Roberts S B, Coward W A 1987 How much energy does the breast-fed infant consume and expend? British Medical Journal 295: 75–77
87. Lucas A, Gore S M, Cole T J et al 1984 A multicentre trial on the feeding of low birthweight infants: effects of diet on early growth. Archives of Disease in Childhood 59: 722–730
88. Lucas A, Morley R, Cole T J 1998 Randomised trial of early diet in preterm babies and later intelligence quotient. British Medical Journal 317: 1481–1487
89. Lucas A, Morley R, Cole T J, Lister G, Leeson-Payne C 1992 Breast milk and subsequent intelligence quotient in children born preterm. Lancet 339: 261–264
90. Lucas A, Morley R, Hudson G J et al 1988 Early sodium intake and later blood pressure in preterm infants. Archives of Disease in Childhood 63: 656–657
91. Lucas A, Quinlan P, Abrams S, Ryan S, Meah S, Lucas P J 1997 Randomized controlled trial of a synthetic triacylglycerol milk formula for preterm infants. Archives of Disease in Childhood. Fetal and Neonatal Edition 77: F178–F184
92. Makrides M, Neumann M A, Byard R W, Simmer K, Gibson R A 1994 Fatty acid composition of brain, retina and erythrocytes in breast- and formula-fed infants. American Journal of Clinical Nutrition 60: 189–194
93. Malone J L 1975 Vitamin passage across the placenta. Clinics in Perinatology 2: 295–307
94. McCance R 1962 Food, growth, and time. Lancet 2: 271–272
95. McClure R J, Newell S J 1999 Randomised controlled trial of trophic feeding and gut motility. Archives of Disease in Childhood. Fetal and Neonatal Edition 80: F54–F58
96. McClure R J, Newell S J 2000 Randomised controlled study of clinical outcome following trophic feeding. Archives of Disease in Childhood. Fetal and Neonatal Edition 82: F29–F33
97. McGraw M, Bishop N, Jamieson R et al 1986 Aluminium content of milk formula and intravenous fluids used in infants. Lancet i: 157
98. Micheli J-L, Schutz Y 1993 In: Tsang R C, Lucas A, Uauy R, Zlotkin S (eds) Nutritional needs of the preterm infant. Scientific basis and practical guidelines. Caduceus Medical Publishers, New York, pp 31–32
99. Mino M, Nishino H 1973 Fetal and maternal relationship in serum vitamin E level. Journal of Nutritional Science and Vitaminology 19: 475–482
100. Navarro J, Maldonada J, Narbona E et al 1999 Influence of dietary nucleotides on plasma immunoglobulin levels and lymphocyte subsets of preterm infants. Biofactors 10: 67–76
101. Nohr S B, Laurberg P, Borlum K-G et al 1994 Iodine status in neonates in Denmark: regional variations and dependency on maternal iodine supplementation. Acta Paediatrica 83: 578–582
102. Norgaard-Hansen K, Ebbesen F 1996 Neonatal vitamin K prophylaxis in Denmark: three years' experience with oral administration during the first three months of life compared with one oral administration at birth. Acta Paediatrica 85: 1137–1139
103. O'Brien J S, Fillerup D L, Mead J F 1964 Quantification and fatty acid and fatty aldehyde composition of ethanolamine, choline, and serine glycerophosphatides in human cerebral grey and white matter. Journal of Lipid Research 5: 329–338
104. O'Connor D, Hall R, Adamkin D et al 2001 Growth and development in preterm infants fed long-chain polyunsaturated fatty acids: a prospective, randomized controlled trial. Pediatrics 108: 359–371
105. O'Donnell J, Finer N N, Rich W, Barshop B A, Barrington K J 2002 Role of L-carnitine in apnea of prematurity: a randomized, controlled trial. Pediatrics 109: 622–626
106. Okatmoto G, Muttard C R, Sucker C L, Hierd W C 1982 Use of medium chain triglycerides in feeding the low birthweight infant. American Journal of Diseases of Children 136: 428–431
107. Orzalesi M 1987 Vitamins and premature infants. Biology of the Neonate 52 (suppl. 1): 97–112
108. Penn D, Schmidt-Sommerfeld E, Pascu F 1981 Decreased tissue carnitine concentrations in newborn infants receiving total parenteral nutrition. Journal of Pediatrics 98: 976–978
109. Pereira G R, Baumgart S, Bennett M J et al 1994 Use of high-fat formula for premature infants with bronchopulmonary dysplasia: metabolic, pulmonary, and nutritional studies. Journal of Pediatrics 124: 605–611
110. Pickering L K, Granoff D M, Erickson J R et al 1998 Modulation of the immune system by human milk and infant formula containing nucleotides. Pediatrics 101: 242–249
111. Quinlan P, Moore S 1993 Modification of triglycerides by lipases: process technology and its application to the production of nutritionally improved fats. Inform 4: 580–585

112. Raiha N C R 1981 Perinatal development of some enzymes of amino acid metabolism in the liver. In: Davis J A, Dobbing J (eds) Scientific foundations of pediatrics. Heinemann, London, pp 129–138
113. Reichman B L, Chessex P, Putet G et al 1982 Partition of energy metabolism and energy cost of growth in the very low-birthweight infant. Pediatrics 69: 443–451
114. Reifen R M, Zlotkin S 1993 In: Tsang R C, Lucas A, Uauy R, Zlotkin S (eds) Nutritional needs of the preterm infant. Scientific basis and practical guidelines. Caduceus Medical Publishers, New York, p. 198
115. Rey J, Schuri Z L, Amedee-Manesme O 1982 Fat absorption in low birthweight infants. Acta Paediatrica Scandinavica Supplement 296: 81–84
116. Roberts S B, Coward W A, Schlingenseipen K-H, Nohria V, Lucas A 1986 Comparison of doubly labelled water method with calorimetry and a nutrient balance study for assessing energy expenditure, water intake and metabolizable energy intake in preterm infants. American Journal of Clinical Nutrition 44: 315–322
117. Roberts S B, Lucas A 1985 The effects of two extremes of dietary intake on body composition in preterm infants. Early Human Development 12: 301–307
118. Ronnholm K A R, Sipila I, Siimes M A 1982 Human milk protein supplementation for the prevention of hypoproteinemia without metabolic imbalance in breast milk fed very low birthweight infants. Journal of Pediatrics 101: 243–247
119. Rudolph F B, Kulkarni A D 1984 Involvement of dietary nucleotides in T lymphocyte function. Advances in Experimental Medicine and Biology 165: 175–178
120. Ryan A S, Montalto M B, Groh-Wargo S et al 1999 Effect of DHA-containing formula on growth of preterm infants to 59 weeks postmenstrual age. American Journal of Human Biology 11: 457–467
121. Salmenpera L, Perheentupa J, Pakerinen P, Siimes M A 1994 Zinc supplementation of infant formula. American Journal of Clinical Nutrition 59: 985–989
122. Sanchez-Pozo A, Morillas J, Molto L, Robles R, Gil A 1994 Dietary nucleotides influence lipoprotein metabolism in newborn infants. Pediatric Research 35: 112–116
123. SanGiovanni J P, Parra-Cabrera S, Colditz G A, Berkey C S, Dwyer J T 2000 Meta-analysis of dietary essential fatty acids and long-chain polyunsaturated fatty acids as they relate to visual resolution acuity in healthy preterm infants. Pediatrics 105: 1292–1298
124. Schmelzle H, Wirth S, Skopnik H et al 2003 Randomized double-blind study of the nutritional efficacy and bifidogenicity of a new infant formula containing partially hydrolyzed protein, a high beta-palmitic acid level, and nondigestible oligosaccharides. Journal of Pediatric Gastroenterology and Nutrition 36: 343–351
125. Schultz K, Soltesz G, Mestyan J 1980 The metabolic consequences of human milk and formula feeding in premature infants. Acta Paediatrica Scandinavica 69: 647–652
126. Shannon K 1995 Recombinant human erythropoetin in neonatal anaemia. Clinics in Perinatology 22: 627–640
127. Shaw J C L 1982 Trace metal requirements of preterm infants. Acta Paediatrica Scandinavica Supplement 296: 93–100
128. Shelley H J 1964 Carbohydrate reserves in the newborn infant. British Medical Journal i: 273–275
129. Shenai J P, Chytil F, Jhaveri A, Stahlman M T 1981 Plasma vitamin A and retinol binding protein in premature and term neonates. Journal of Pediatrics 99: 302–305
130. Simmer K 2001 Longchain polyunsaturated fatty acid supplementation in term infants (Cochrane Review). Cochrane Database of Systematic Reviews (4): 000376
131. Simmer K, Patole S 2004 Longchain polyunsaturated fatty acid supplementation in preterm infants (Cochrane Review). In: The Cochrane Library, Issue 3. John Wiley & Sons, Chichester
132. Singhal A, Cole T J, Lucas A 2001 Early nutrition in preterm infants and later blood pressure: two cohorts after randomised trials. Lancet 357: 413–419
133. Singhal A, Cole T, Fewtrell M, Lucas A 2004 Breast milk feeding and the lipoprotein profile in adolescents born preterm. Lancet (In press)
134. Singhal A, Farooqi I S, O'Rahilly S, Cole T J, Fewtrell M, Lucas A 2002 Early nutrition and leptin concentrations in later life. American Journal of Clinical Nutrition 75: 993–999
135. Singhal A, Fewtrell M, Cole T J, Lucas A 2003 Low nutrient intake and early growth for later insulin resistance in adolescents born preterm. Lancet 361: 1089–1097
136. Southgate D A T, Durnin J V G A 1970 Calorie conversion factors. An experimental reassessment of the factors used in the calculation of the energy values of human diets. British Journal of Nutrition 24: 517–535
137. Stevens D, Burman D, Strelling K, Morris A 1979 Folic acid supplementation in low birthweight infants. Pediatrics 64: 333–335
138. Stimmler L, Snodgrass G J A I, Jaffe E 1973 Enamel hypoplasia of the teeth associated with neonatal tetany. Lancet i: 1085–1086
139. Tantibhedyangkul P, Hashim S A 1978 Medium chain triglyceride feeding in premature infants: effects on calcium and magnesium absorption. Pediatrics 61: 537–545
140. Thomson A B R, Keelen M 1986 The development of the small intestine. Canadian Journal of Physiology and Pharmacology 64: 13–29
141. Tsang R E 1985 Vitamin and mineral requirements in preterm infants. Marcel Dekker, New York
142. Tsang R C, Lucas A, Uauy R, Zlotkin S (eds) 1993 Nutritional needs of the preterm infant. Scientific basis and practical guidelines. Caduceus Medical Publishers, New York, pp 288–289
143. Tsuboi K K, Kwon L K, Ford W D A et al 1986 Delayed ontological development in the bypassed ileum of the infant rat. Gastroenterology 80: 1550–1556
144. Tubman T R, Thompson S W 2001 Glutamine supplementation for preventing morbidity in preterm infants (Cochrane Review). Cochrane Database of Systematic Reviews (4): CD001457
145. Tyson J E, Lasky R, Flood D, Mize C, Picone T, Paule C L 1989 Randomized trial of taurine supplementation for infants ≤1300 gram birth weight: effect on auditory brainstem-evoked responses. Pediatrics 83: 406–415
146. Uauy R, Stringel G 1988 Effect of dietary nucleotides on growth and maturation of the developing gut in the rat. Pediatric Research 23: 494A
147. Vanderhoof J, Gross S, Hegyi T 2000 A multicenter long-term safety and efficacy trial of preterm formula supplemented with long-chain polyunsaturated fatty acids. Journal of Pediatric Gastroenterolgy and Nutrition 30: 121–127
148. Vaughn P, Thomas P, Clark R, Neu J 2003 Enteral glutamine supplementation and morbidity in low birth weight infants. Journal of Pediatrics 142: 662–668
149. von Kries R, Hachmeister A, Gobel U 1999 Can 3 oral 2mg doses of vitamin K effectively prevent late vitamin K deficiency bleeding? European Journal of Pediatrics 158: S183–S186
150. Wardle S P, Hughes A, Chen S, Shaw N J 2001 Randomised controlled trial of oral vitamin A supplementation in preterm infants to prevent chronic lung disease. Archives of Disease in Childhood. Fetal and Neonatal Edition 84: F9–F13
151. Watkins J B, Jarvenpaa A-L, Szczepanik-Van Leeuwen P et al 1983 Feeding the low-birth-weight infant. V. Effects of human milk taurine and cholesterol on bile acid kinetics. Gastroenterology 85: 793–800
152. Weinstein M R, Oh W 1981 Oxygen consumption in infants with bronchopulmonary dysplasia. Journal of Pediatrics 99: 958–961
153. Wharton B A 1987 Nutrition and feeding of preterm infants. Blackwell Scientific, Oxford
154. Widdowson E M 1981 Nutrition. In: Davis J A, Dobbing J (eds) Scientific foundations of pediatrics, 2nd edn. Heinemann, London, pp 41–43
155. Widdowson E M, Dickerson J W T 1964 Chemical composition of the body. In: Comar C L, Bronner F (eds) Mineral metabolism Vol. II, Part A. Academic Press, New York, pp 1–247
156. Williamson S, Finucaine E, Elliott J, Gamsu H R 1978 Effect of heat treatment of human milk on absorption of nitrogen, fat, sodium, calcium and phosphorus by preterm infants. Archives of Disease in Childhood 53: 555–563
157. Wilson D C, McClure G, Halliday H L, Reid M M, Dodge J A 1991 Nutrition and bronchopulmonary dysplasia. Archives of Disease in Childhood 66: 37–38
158. Worthington-White D A, Behnke M, Gross S 1994 Preterm infants require additional folate to reduce the severity of the anemia of prematurity. American Journal of Clinical Nutrition 60: 930–935
159. Yeh T F, McClenan D A, Ajayi O A, Pildes R S 1989 Metabolic rate and energy balance in infants with bronchopulmonary dysplasia. Journal of Pediatrics 114: 448–451
160. Young V R 1981 Protein-energy interrelationships in the newborn: a brief consideration of some basic aspects. In: Lebenthal E (ed) Textbook of gastroenterology and nutrition in infancy Vol. 1. Raven Press, New York, pp 257–263
161. Yu VYH 2002 Scientific rationale and benefits of nucleotide supplementation of infant formula. Journal of Paediatrics and Child Health 38: 543–549
162. Ziegler E E 1986 Protein requirements of preterm infants. In: Fomon S J, Heird W C (eds) Energy and protein needs during infancy. Academic Press, Orlando
163. Ziegler E E, Biga R L, Fomon S J 1981 Nutritional requirements of the premature infant. In: Suskind RM (ed) Textbook of pediatric nutrition. Raven Press, New York, pp 29–39

第2部分

足月儿的喂养

Mary Fewtrell, Alan Lucas

母乳喂养

母乳喂养是件复杂的生理事件：事实上这个词本身的命名就不恰当，因为 “喂养”只是将新生儿放在乳房处前后一系列生理过程中的一个步骤。母乳喂养的过程可以归纳如下：

- 供给营养素；
- 提供免疫及抗菌保护；
- 供应适量能满足婴儿宫外营养需要的物质；
- 是母体把非营养性因子（除外抗菌因子）传输给婴儿的通道，如母乳中的激素和生长因子；
- 提供消化酶，如消化母乳中的脂肪酶；
- 对母体也有作用，如避孕；
- 促进母婴之间的情感联系；
- 对婴儿的长期健康有深远的影响。

人乳的营养

人乳的成分不是固定不变的，白天泌乳及每一次喂养过程中，人乳的成分都会发生显著的变化。目前我们对婴儿通过人乳所获取的精确的营养物质还不完全了解，这就成为营养学所要解决的重要问题。在表16.7 和表 16.8 中列出了成熟人乳[15]和未经加工的牛乳的营养成分。

蛋白质

不同种类的哺乳动物乳汁中蛋白质的含量和子代出生后的生长速率有关[6]。与其他许多哺乳动物相比，人类出生后的生长速率特别低，人乳的蛋白质含量也相应较低。既往由于将人乳中含量高的非蛋白氮计算在内，使人们过高估计了人乳中的蛋白质含量。实际数据显示，与 100ml 牛乳中含蛋白质 3.5g 相比，100ml 人乳中的含量仅为 1.0g。

乳汁中主要的两种蛋白质为乳清蛋白和酪蛋白。人乳以乳清蛋白为主（其含量约占总蛋白量 60%左右），酪蛋白的含量还未有定论。与之相比，牛乳以酪蛋白为主，而乳清蛋白的含量只有 20%。人乳中的乳清蛋白以 α- 乳清蛋白为主，其次是乳铁蛋白。相反，牛乳中主要的乳清蛋白是 β- 乳清蛋白，这是人乳所缺乏的，当用牛乳喂养婴儿时，它也可能成为一种抗原。牛乳中也有 α- 乳清蛋白，但乳铁蛋白的含量很少。由于乳清蛋白中必需脂肪酸的含量很高，因此它对于婴儿来说具有很重要的营养价值。有些研究表明与那些用未经改良的配方奶（酪蛋白为主）喂养的婴儿相比，用改良过的以乳清蛋白为主的配方奶喂养的婴儿可保留更多氮，且生长也更快。但这种观点仍受争议。美国市场中的配方奶是以酪蛋白为主的。酪蛋白在 pH 值低的环境中会沉淀，并在婴儿的胃中形成凝乳，这使得大家都相信对于处于饥饿中的婴儿以酪蛋白为主的配方奶更加合适。人乳中的酪蛋白产生的凝乳比牛乳产生的凝乳柔软一些。

人乳中半胱氨酸的含量是牛乳中的两倍，甲硫氨酸 / 半胱氨酸的比例是牛乳中比例的 1/7。对胱硫醚酶（它能把甲硫氨酸转化为半胱氨酸）的最新研究表明半胱氨酸是新生儿的必需氨基酸。这意味着人乳中高含量的半胱氨酸对人类来说具有生物优势。此外，人乳中酪氨酸和苯丙氨酸的含量相对较低可能和新生儿转化这两种氨基酸的能力有限有关。

人乳中非蛋白氮的含量异乎寻常地高，占到总氮含量的 25%，而牛乳中的含量仅为 6%。它们包括游离脂肪酸（FAA）、尿素、肌酐、肌酸、尿酸和氨。当然，从营养角度讲，游离脂肪酸具营养价值，但目前尚不知其他非蛋白氮是否有营养作用[9]。人乳中包括牛磺酸在内的游离脂肪酸含量明显高于牛乳中的含量。在哺

表16.7 在英国可以取得的婴儿奶的营养成分（每100ml）

每100ml的成分	成熟人乳		去矿物质化的以乳清为基础的配方					改良奶配方			
	DHSS[a]	Macy等[b]	Aptamil(爱他美)奶粉 Milupan(M)** 头期奶粉	Premium 奶粉** (C&G生产)	Farley的头期奶粉 (FHP)**	SMA金装奶粉** (惠氏 Wyeth)	HiPP有机婴儿奶	Aptamil(爱他美) Extra** Milupan(M) 奶粉(FHP)	Plus** (C&G) (惠氏 Wyeth)	Farley**的二期奶粉	SMA White**
大量营养素											
蛋白质* (g)	1.34	1.45	1.40	1.40	1.45	1.5	1.6	1.6	1.7	1.7	1.6
酪蛋白 (%)	–	32	40	40	40	40	40	80	77	80	80
乳清 (%)	–	68	60	60	60	60	60	20	23	20	20
脂肪 (g)	4.2	3.8	3.6	3.5	3.82	3.6	3.3	3.2	3.4	2.9	3.6
LCPUFA	+	+	+	+	+	+	–	+	–	–	–
碳水化合物+乳糖 (g)	7.0	7.0	7.3	7.4	6.96	7.2	7.9	8.1	7.2	2.8	7.0
麦芽糊精 (g)	–	–	–	–	–	–		–	5.5	–	
总计 (g)	7.0	–	7.3	7.5	6.96	7.2	7.9	8.3	7.3	8.3	7.0
能量											
kcal	70	68	67	67	68	67	68	68	67	66	67
kJ	293	285	280	280	284	280	284	285	280	277	280
矿物质(mg)											
钙	35	33	45	52	39	46	65	70	80	61	56
氯	43	43	46	43	45	43	41	47	53	55	55
镁	2.8	4.0	5	5.0	5.2	6.4	7.0	5.9	5.4	6.0	5.3
磷	15	15	28	26.0	27	33	38	47	45	48	44
钾	60	55	70	64	57	70	65	80	82	86	80
钠	15	15	17	19	17	18	20	29	21	25	22
微量元素 (μg)											
铜	39	40	50	40	42	33	17	30	40	40	33
碘	76	150	10	10	4.5	10	8.1	9.3	10	10	10
铁	76	150	700	500	690	800	700	700	500	660	800
锰	ND	0.7	8.4	7.4	3.4	5	NS	10	10	3.3	10
锌	295	530	500	500	340	600	500	600	500	330	600
可能的肾溶质负荷^ (mosmol/l)	88	91	94	93	93	97	NS	110	113	116	110

(续)

表16.7 在英国可以取得的婴儿奶的营养成分（每100ml） *(续)*

每100ml的成分	成熟人乳		去矿物质化的以乳清为基础的配方					改良奶配方			
	DHSS[a]	Macy等[b]	Aptamil(爱他美)奶粉 Milupan(M)** 头期奶粉	Premium 奶粉** (C&G生产)	Farley的头期奶粉 (FHP)**	SMA金装奶粉** (惠氏 Wyeth)	HiPP有机婴儿奶	Aptamil(爱他美)Extra** Milupan(M) 奶粉(FHP)	Plus** (C&G) (惠氏 Wyeth)	Farley**的二期奶粉	SMA White**
维生素											
A视黄醇（μg）	60	53	67	65	100	78	73	59	65	97	75
B_1硫胺素（μg）	16	16	50	40	42	100	59	40	40	39	100
B_2核黄素（μg）	31	42.6	100	110	55	150	73	60	110	53	150
B_6吡哆醇（μg）	6	11	50	40	35	60	59	50	40	33	60
B_{12}（μg）	0.01	微量	0.3	0.2	0.14	0.2	0.14	0.3	0.2	0.13	0.2
生物素（μg）	0.76	0.4	1.4	1.7	1.0	2.0	1.5	1.3	1.5	1.0	2.0
叶酸(μg)	5.2	0.18	13.0	11	3.4	8.0	4.9	11.0	11.0	3.3	8.0
烟酸（μg）	230	172	700	760	690	900	0.96	800	750	660	900
C抗坏血酸（mg）	3.8	4.3	8.0	8.2	6.9	9.0	8.6	9.0	8.0	6.6	9.0
SD胆钙化醇（μg）	0.01	0.01	1.0	1.4	1.0	1.1	0.9	1.0	1.4	1.0	1.1
ED-x-生育酚（mg）	0.35	0.56	1.2	1.3	0.48	0.74	0.41	1.1	1.1	0.46	0.74
维生素K_1（ug）	NS	1.7	4.0	5.1	2.7	6.7	4.1	3.8	5.0	2.6	6.7
其他											
核苷酸	+	+	–	–	–	+	–	–	–	–	+

*总氮量×6.38

+数字以二糖计数。

#液体配方——钠34，氯67。

^Ziegler & Fomon法（1971）[79]：计算值。

M，Milupa（德国Milupa公司，奶粉制造商）

C&G，Cow & Gate营养制品公司

[a]DHSS卫生和社会问题报告 Nos 12（1977），18（1980），20（1983）。

[b]Macy，Kelly和Sloan（1953）和Mettler（1976）。

**生产商的信息。

NS：未标明。

FHP：Farley健康卫生制品公司。

表16.8 英国可以取得的供婴儿下一阶段用的奶粉的营养成分（每100ml）

每100ml的成分	下一阶段用的婴儿奶					
	牛奶	step-up** (C&G)	Farley的下阶段婴奶（FHP）**	SMA progress 奶粉**（惠氏Wyeth）	Milupa Forward 奶粉	HiPP的有机下阶段奶粉
大量营养素						
蛋白质* (g)	3.4	1.8	2.1	2.2	2.1	2.1
酪蛋白（%）	77[a]	80	80	80	–	55
乳清（%）	23[a]	20	20	20	–	45
脂肪（g）	3.9	3.4	3.1	3.0	3.3	3.5
饱和（%）	63.2[a]	36	50	45	–	37
不饱和（%）	36.6[a]	64	50	55	–	63
碳水化合物+ (g)						
乳糖	4.6	7.8	5.3	7.8	7.0	7.2
麦芽糊精	–	–	2.7	–		
直链淀粉	–	–	–	–		
葡萄糖	–	–	–	–		
总计（g）	4.6	8.0	8.0	7.8	9.0	7.2
能量						
kcal	67	70	68	67	74	69
kJ	280	290	285	281	311	285
矿物质（mg）						
钙	124	88	72	90	87	99.2
氯	98	55	68	62	71	68.8
镁	12	7	7.8	8.0	9.0	10.3
磷	98	51	55	62	62	68.9
钾	155	87	91	107	127	133
钠	52	27	31	33	30	36.5
微量元素（ug）						
铜	20	50	41	60	70	20.5
碘	NS	11	11	12	12.4	10
铁	50	1300	1200	1300	1200	1200
锰	NS	10	4.0	4.3	10	NS
锌	360	900	400	900	600	700
可能的肾溶质负荷^（mosmol/l）	225	122	140	150	149	NS
维生素						
A视黄醇（μg）	40	65	80	75	62	72.9
B_1硫胺素（μg）	40	40	40	100	50	60
B_2核黄素（μg）	200	120	150	150	160	270
B_6吡哆醇（μg）	40	40	40	60	50	30
B_{12}氰钴氨素（μg）	0.3	0.16	0.15	0.2	0.2	0.3
生物素（μg）	2.1	1.6	3.0	2.0	1.0	2.5
叶酸（μg）	5	11	7.0	8.0	11	–
烟酸（μg）	80	830	650	900	1200	–
C抗坏血酸（mg）	1.5	8	10	14	9.0	8.6
SD胆钙化醇（μg）	0.02	1.9	1.1	1.5	1.0	0.9
ED-x-生育酚 (mg)	0.09	1.1	0.48	0.74	0.6	0.4
维生素K_1（μg）	NS	5.0	2.7	6.7	3.1	1.0

* 总氮量×6.38
+ 数字以二糖计数。
# 液体配方——钠34，氯67。
^ Ziegler & Fomon法（1971）[79]：计算值。
M，Milupa（德国Milupa公司，奶粉制造商）
C&G，Cow & Gate营养制品公司

[a]DHSS卫生和社会问题报告 Nos 12（1977），18（1980），20（1983）。
[b]Macy，Kelly和Sloan（1953）和Mettler（1976）。
**生产商的信息。
NS：未标明。
FHP：Farley健康卫生制品公司。

乳早期乳汁中的蛋白含量稍高于成熟乳（图 16.3）。蛋白含量的下降意味着婴儿对蛋白的需要量下降，或仅表现乳腺的成熟。

能量

母乳（指通过非生理方式获得的母乳，如挤压）所含能量的公开发表数值约为 70kcal/100ml，但这一数值已有所改变。采用双标记水法可避免乳汁取样，Lucas 等[48]得到的数据为：100ml 的母乳能提供约 60kcal 的热量。多数配方奶都能提供比这一数据高得多的能量（见下文）。

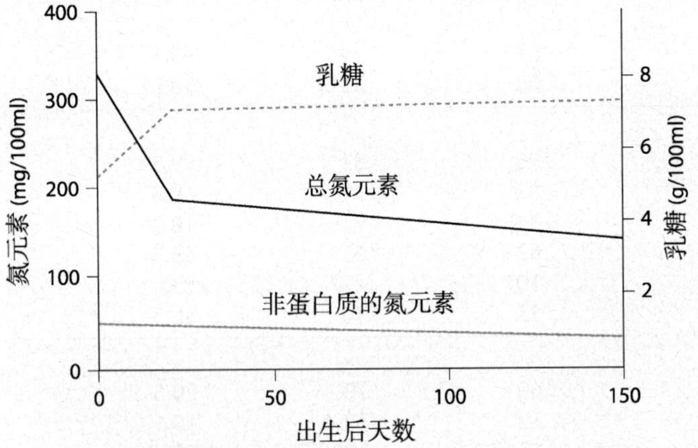

图16.3 在哺乳期过程中人乳的乳糖、总氮元素和非蛋白质氮元素的浓度。（摘自 George & Lebenthal[23]）。

表16.9 成熟人乳的脂肪酸含量和牛奶的脂肪（%，w/w）

脂肪酸	人乳	牛奶
4:0	–	3.0
6:0	微量	1.6
8:0	微量	1.3
10:0	1.3	3.0
12:0	3.1	3.1
14:0	5.1	14.2
15:0	0.4	1.3
16:0	20.2	49.9
16:1	5.7	3.7
18:0	5.9	5.7
18:1	46.4	16.7
18:2	13.0	1.6
18:3	1.4	1.8

脂肪

母亲之间乳汁中脂肪的含量不尽相同。就个体而言，哺乳早期（1～2 周）脂肪含量常常不断升高，而到了晚期则下降。（除乳糖和溶菌酶外，母乳中包括矿物质和维生素在内的营养成分会在哺乳开始 2～3 个月后下降。）在每次喂养过程中脂肪浓度会有显著升高，约从 2.1g/100ml 上升到 4.1g/100ml[49]。

牛乳和人乳中的脂肪含量大致相同，并且绝大多数的脂质是三酰甘油（98%），主要的区别在于其中脂肪酸的结构不同（表 16.9）。人乳的脂肪酸结构主要受到饮食的影响。比如对于素食主义者，他们比正常饮食者摄入更多长链脂肪酸。人乳中不饱和脂肪酸的比例及必需脂肪酸的浓度也要大大高于牛乳。与牛乳不同的是，人乳中的长链脂肪酸第一步优先被酯化为甘油，这样有利于吸收。

人乳汁中的脂质是大小从 1 微米到 10 微米不等的球体，在液态状态被乳化[35]。这些球体由无极性的核心脂质（如三酰甘油和胆固醇酯）构成，并被具有双极性的物质（包括蛋白质和磷脂）所覆盖，而乳汁脂质球体的膜就是由这些具有极性的物质构成的。这层膜能阻止脂质球体之间相互融合，并为脂肪溶解酶发挥作用提供了表面空间。

碳水化合物

人乳的乳糖浓度（7g/100ml）要明显高于牛乳的乳糖浓度（4.7g/100ml）。乳糖能增加钙在肠道中的吸收，能促进乳酸杆菌的生长，也能帮助建立可防御胃肠炎的肠道正常菌群。

矿物质

所有重要矿物质在牛乳中的浓度都要高于其在人乳中的浓度（见表 16.7），同时牛乳中的蛋白质含量也要比人乳中的高，这能解释为什么牛的肾脏溶质负荷要比人高。一般认为牛乳的含钠量大大超出了一般婴儿的需要。但是人初乳的钠含量是成熟乳的十倍。牛乳中高的磷 / 钙比例会导致新生儿低钙血症（见下文）。

微量元素

成熟人乳和牛乳中主要的微量元素见表16.8。成熟母乳中锌含量要比牛乳中少，而铜含量要比牛乳中多，牛乳中的镁浓度明显高于人乳。初乳中铜、铁和锌的浓度要高于以后的乳汁。但是，通过比较不同乳汁中微量元素的含量，我们了解到其生物利用度与含量关系不大。人乳中铁和其他矿物质的生物利用度较高。而牛乳中铁和锌的利用度相对较低，后者具有高分子量片段。

维生素

在西方国家，如果母亲营养状况良好，用全母乳喂养的婴儿很少发生维生素缺乏。但是，维生素D、K需要特殊考察。

维生素K

维生素K在母乳中的含量很低（0.4～2.8μg/ml），但其在初乳中含量相对较高（0.8～4.8μg/ml）。相反，没有特别补充的配方奶中维生素K的含量一般为6～10μg/ml，有补充的配方奶含量为100μg/ml。出生时预防性地使用1mg维生素K可以有效防止维生素K缺乏性出血（见第20章）。对于使用相应的口服疗法目前尚有争议（见第20章）。

维生素D

人们对于是否需要补充维生素D也抱有不同的观点。新生儿主要通过皮肤获得胆钙化醇（维生素D），它是在日光的作用下利用7–脱氢胆固醇合成的。冬季母乳喂养每天可提供10IU的维生素D，而在夏季则可提供20IU。水溶性维生素D含量极少，其活性可以忽略不计[26]。由纯母乳喂养的健康新生儿在最初16周[61]内有足够的骨矿化作用，并在六个月内维持良好的血清25–羟胆钙化醇浓度[7]，这意味着在这一阶段没必要补充维生素D。但是由于延长哺乳期而患佝偻病的病例也有报道[55]。近两年来，由东南亚移居英国的儿童患佝偻病的报道有所增加，特别是那些居住在北方的儿童。虽然食品政策协会医学部（COMA）建议无论是通过复合维生素片还是婴儿配方奶，所有婴儿每天要摄入280～340IU维生素D，所有亚洲儿童必须持续补充维生素D直至五岁，但是这些举措收效甚微，因此他们已发起新行动以提高人们对此的重视[66]。

复合维生素

在英国，所有六个月到五岁的儿童都被推荐每天服用一种复合维生素制剂，它包括维生素A（200mg）、维生素C(200mg)和维生素D(7mg)（这是在食品福利计划下制定的，一次五滴）[17]。但是许多这方面的专家建议对于由纯母乳喂养的婴儿应从一个月开始给予复合维生素。尤其在乳母饮食状态不是很明确的情况下，这种做法是值得肯定的[17]。

铁

纯母乳喂养的婴儿是否需要补充铁剂目前还有争议。母乳中的铁含量较低（相对于有添加成分的配方奶中铁含量），但是母乳中铁的吸收利用率高（约80%左右，而对于有添加成分的配方奶，其铁的吸收利用率仅4%～6%）。然而，小部分由母乳喂养的婴儿在六个月时会出现铁储存量较低的情况，更多的婴儿会在九个月或更大些时出现铁缺乏，这比起由含有铁剂补充成分配方奶喂养的婴儿发生铁储存较少或铁缺乏的比例要高[22,32,62]。最近英国政府限定母乳喂养最多至六个月，这可能有利于改善婴儿铁缺乏的状况。

缺铁性贫血在婴儿期和儿童期很常见。虽然这种铁缺乏通常是无症状的，但其程度也受不同因素的影响。目前尚不确定婴儿发生铁缺乏是由于贫困的社会背景，还是摄入铁不足，或者是两种原因同时存在[25]。对于幼儿期儿童，铁缺乏的状况因社会经济背景以及种族而异。1995年国家饮食和营养状况调查[27]结果显示有12%的两岁儿童血红蛋白（Hb）浓度低于11.0 g/dl。通过最近一项对1057名居住在英国而父母是亚洲人的两岁儿童的调查，发现血红蛋白浓度低于11.0g/dl的儿童中29%来自巴基斯坦，25%来自孟加拉国，20%来自印度[41]。

这是一个大家共同关注的主要健康问题。对于用配方奶喂养的婴儿，如果在婴儿期持续用富含铁和维生素C的配方奶能有效预防缺铁性贫血的发生[72]，但对于用母乳喂养、六个月以后用断奶后普通食品喂养的婴儿，他们需要更多的营养元素。谷物中富含铁，但利用率不高。虽然红色肉类中的铁不足以提供婴儿足够的需要量，但却是最理想的。其他肉类和维生素C能提高肉中铁的利用率。如果还不能确定摄入的铁是否足够，那么补充铁剂还是要谨慎[13]；这种情况下更需要关于对儿童发生意外铁剂过量的危险性的指导。出生时铁储存量占出生体重一定的比例，因此小于胎龄儿在生后六个月内可能发生铁缺乏。

氟化物

氟化物虽不是营养元素，但根据流行病学研究它能防止龋齿。氟化物有系统作用也有局部作用。它系统地作用于牙齿主要表现为帮助出牙、成为牙釉质的主要成分、防止龋齿发生。同时限制牙釉质去矿化。氟化物的局部作用是促进牙齿的再矿化，可能是通过抗菌作用发生效应。氟化物系统和局部作用之间的相对作用目前尚有争议。在那些供应水已经过氟化（氟化物离子＞0.3ppm）的地区，由配方奶喂养的婴儿能摄入足够的氟，但由母乳喂养的婴儿不可避免地会出现氟摄入量较低。英国牙科学会[18]和美国儿科学会[1]建议 2 周龄至 2 岁的婴儿必须摄入 0.25mg 氟（以滴剂的方式提供），但也强调了从不同途径摄入过量氟的危险（氟中毒）。对于由母乳喂养的婴儿，当经过氟化的水是其摄入液体的主要部分时就没有必要补充氟了。

足够的母乳是健康足月儿的唯一饮食

母乳的分泌在产后第三和第四个月达到高峰，能提供 750～850ml/24h 的乳汁(生男孩分泌的量比生女孩要多)。大部分纯母乳喂养的婴儿 24 小时需要 500～1200ml 乳汁[57]。在这一时期末婴儿摄入量约为 150ml/kg，将消耗 1.5g/(kg·24h) 的蛋白质以及 85～105 kcal/(kg·24h) 的能量（根据我们所接受的牛奶中的营养价值制定：参见 Lucas 等[48]）。婴儿在出生三、四个月以后如果继续按照公斤体重给予蛋白质和能量，那么他的体重会下降；如果没有断奶，单纯母乳将不能满足婴儿生长发育的需要。发生上述情况的时间不确定，即使对于同一种族也很难预测。婴儿蛋白质的推荐膳食供给量(RDA)通常为 2g/(kg·24h)，这是蛋白质摄入量的安全界限；对于能量的摄入，相比较而言，那些母乳喂养的婴儿能量供应相对较低，但婴儿的生长发育也能达到正常标准，现在认为能量的推荐膳食供给量[如三个月大的婴儿为 116 kcal/（kg·24h）]要求过高。

通常我们通过检测婴儿的生长情况及对照生长发育百分位图来判定其是否摄入足够的饮食。但是依据现代经验，由纯母乳喂养的健康婴儿都达不到目前国际公认的国家健康统计中心（NCHS）颁布的健康标准，而这一标准主要是基于对用配方奶喂养的婴儿的调查结果制定的。多个国家[76]的统计数据表明再次兴起的母乳喂养热潮将成为长期流行的趋势。一般来说，母乳喂养的婴儿在最初三个月体重和身高增加相对较快，其生长发育情况在国家健康统计中心（NCHS）颁布的健康百分位图标准曲线以上。但是到了四个月以后，婴儿的生长会逐渐减慢，并将持续整个婴儿期，这时即使添加辅食也无法补救。目前至少有三项相关研究报道了由母乳喂养的婴儿在整个婴儿期甚至儿童时期都会保持瘦小的身材，同时以后发生肥胖症的概率也较低[3,14,75]。我们目前尚不能明确这些资料是否能用于证明母乳在婴儿四个月以后（平均数据）不足以提供足够的营养物质，也不确定是否有必要为适应母乳喂养的婴儿生长发育情况制定新的评估标准，这些问题都是争论的关键。最新英国生长标准也许在一定程度上阐述了这个问题；调查对象涵盖了新生儿期和婴儿期的孩子，包括了剑桥地区由母乳喂养和配方奶喂养的典型样本[20]。从对母乳喂养的婴儿研究中得到的数据可以用来绘制独立的生长图表[11]。世界健康组织（WHO）也正在从对五个国家的母乳喂养婴儿的研究中制定针对母乳喂养婴儿的生长图表。这些图表预期在 2005 年问世。

最近 WHO 对纯母乳喂养（EBF）的最佳时期进行系统的回顾性研究，特别是评价纯母乳喂养的六个月婴儿与 3～4 个月后混合母乳喂养（包括添加补充成分）的六个月婴儿在生长和健康方面的影响[38]。这项回顾性研究包括 16 项符合特定标准的研究，其中 7 项来自于发展中国家，9 项来自于发达国家。除了两项是在洪都拉斯进行的随机试验，其余研究都是可观测的。得出的结论如下：

- 虽然需要更大的样本量来排除纯母乳喂养至六个月的婴儿发生营养不良的危险性要高些，但与纯母乳喂养至 3～4 个月、之后添加辅食的婴儿相比，其体重与身高的增长并无落后。
- 出生时铁储存低于正常的婴儿用纯母乳喂养至六个月而未补充铁，在婴儿期很可能发生铁储存不足。这种情况在发展中国家更常见。
- 纯母乳喂养至六个月的婴儿，在一岁内胃肠炎的发病率明显低于纯母乳只喂养到 3～4 个月的婴儿。上述发现基于白俄罗斯对经改进方法母乳喂养的大量样本随机调查的研究结果[37]。白俄罗斯良好的医疗保健体系及清洁的水资源，使它成为在感染高发的大背景下公认的“发达”国家。纯母乳喂养至3～4个月的婴儿在第一年中胃肠道感染的发病率为7.4%（213／2862），而纯母乳喂养至六个月的婴儿发病率为5.0%(31／621)[优势比(OR)为0.61，95%的可信区间(CI)为0.41～0.93]。但因胃肠道感染住院的比例在两组间无明显差异（纯母乳喂养至3～4个月的婴儿组为2.2%，而纯母乳喂养至六个月的婴儿组为1.8%，OR: 0.75，95% CI 0.38～1.04）。

回顾性调查的研究人员总结出，现有的结果表明无论在发展中国家还是发达国家，将“纯母乳喂养至六个月”作为健康政策推广并无危害。有趣的是，对相同问题进行的第二次回顾性调查却得出了不同的结论。Lanigan等[40]采用不同的样本选择标准进行了33项研究，得出的结论是尚无明确的证据可以支持或反驳现有推荐给母乳或配方奶喂养婴儿添加辅食的年龄(如4～6个月)。

上述两种回顾性研究总体而言，对于提出基础建议缺乏有力的证据，而Kramer的回顾性研究则要求更多更大样本的随机调查，“这样排除了一些不同的因素对生长的影响，也证实了纯母乳喂养至六个月对健康的益处”。

英国卫生部最近根据WHO的建议改变了原有的主张，建议在英格兰和威尔士地区的母亲在给婴儿进食固体食物前，必须纯母乳喂养六个月。前不久对于由配方乳喂养的婴儿，添加固体食物的年龄也延后至生后六个月。但是在不考虑健康专家建议的前提下，在何时断奶的问题上，母乳喂养的婴儿本身可能起到了决定性作用。

母乳的抗菌作用 [24,25]

在20世纪30年代，芝加哥的Grulee对20 061名婴儿进行了长达九个月的跟踪调查研究，在抗菌理论的早期就提出了“母乳喂养在防止感染方面具有优势”这样令人信服的结论[28]。由于在公共医疗条件和产科、儿科护理条件的全面改进，西方国家感染率的差异已降至最低，在发展中国家也在减少。最近在西方国家通过对不同乳品喂养婴儿感染情况的调查数据显示，感染的发病率（而不是死亡率）有所增加[34]，但是在发展中国家的调查发现母乳中的重要保护性物质与婴儿的健康状况紧密相关。

很显然，母乳不仅在喂养过程中能减少感染的发生，甚至在断奶后对于腹泻、呼吸道感染以及中耳炎都有预防作用[31]。

免疫球蛋白

母乳中最主要的免疫球蛋白是分泌型IgA，在产后最初几天中它的浓度相当高。很少有证据显示母乳中浓度相对较低的IgG可以被吸收。分泌型IgA可在低pH值的环境中存在，并能不受蛋白水解酶的破坏，在由母乳喂养的婴儿粪便中也能被找到。它似乎只能在肠道发挥作用，另外可能还有呼吸道。母乳中存在着针对病毒、细菌及其毒素的各种不同的抗体，但它们在肠道中的作用目前还不完全了解。

其他抗菌因子

虽然现已证实人乳中含有所有的补体成分，但是它们浓度都相对较低，并且实验证明将它们加热到56℃并持续30分钟不会减弱其对大肠杆菌的抗菌作用，这也使我们怀疑人乳中的成分是否具有抗菌作用。人乳中含极丰富的酶，其中的含量是牛乳含量的近3000倍。在体外实验中我们看到这些酶和IgA一起分解大肠杆菌和沙门菌，但其在体内的作用目前尚不明确。

乳铁蛋白是一种携带铁元素的蛋白质，它能在肠道中夺获游离的铁元素作为一种生长因子，它在体外实验中已证实有抑菌和杀菌作用，但是在人体内的保护性作用还不清楚。乳铁蛋白的含量在泌乳期会显著增高，目前作为一种可能的生长因子它已引起越来越多的关注。

人乳中的其他抗菌因子，如寡核苷酸和糖结合物，它们都可作为受体把病原体和毒素从婴儿的咽部或肠道中转移。此外母乳中还含有核苷酸酶，它能促进细胞介导的免疫反应。（见第40章第1部分）

抗菌因子的营养作用

以前认为包括IgA和乳铁蛋白在内的这些具有抗

菌作用的蛋白质虽然在母乳蛋白质中占据相当比例（30%～40%），但它们不能提供任何营养。Prentice等[59]对此并不认同，他们提出这些具有抗菌作用的蛋白质绝大部分会被消化：六周以后仅有1%的乳铁蛋白和17%的分泌型IgA能在粪便中检测到，所有通过饮食摄取的蛋白质中95%是可以提供营养成分的。

影响肠道菌群的因素

母乳喂养能促进无害的乳酸杆菌（双歧杆菌）在婴儿肠道中的生长，而由配方乳喂养的婴儿肠道中大肠杆菌的含量较高；这使母乳中存在了另一种生长因子（双歧因子）。最新的研究工作提出影响生后婴儿肠道菌群的因素十分复杂；以下是一组试验结果：在尼日利亚母乳喂养的婴儿中，我们发现他们的肠道菌群以双歧杆菌为主，这和我们预期的一样；而在英国无论是母乳喂养还是配方乳喂养的婴儿，其肠道菌群均以大肠杆菌和类杆菌族为主[67]。

母乳中的细胞

人乳中有大量巨噬细胞、多形核白细胞以及T、B淋巴细胞；相关数据证明母乳喂养的婴儿每天摄入的各种白细胞在任何时候都相当于其循环中的量。B淋巴细胞中包含的细胞系，能合成母乳中的IgA，但目前还不清楚它们能否在婴儿肠道中存活足够长的时间以进一步发挥生物学作用。现已证实T淋巴细胞能将母体结核菌素的敏感性传递给婴儿[64]，这大概与淋巴因子的介导作用有关，而这些淋巴因子在婴儿摄入母乳前就已经分泌了。目前尚无证据显示T淋巴细胞可以在人体之间的肠道中互相转移，也不知道它是否参与了移植物抗宿主反应。但是我们可以明确的是：这些细胞在从母体转移至婴儿体内的同时，也使婴儿对母体的HLA型产生耐受；先前接受母乳喂养的婴儿长大后接受来自母体的肾移植，其发生的器官排异反应较小[19]。

母乳喂养可以防止坏死性小肠结肠炎（NEC）的发生，但对这种观点仍有争议。在新生小鼠的模型中，新鲜的母乳能阻止由缺氧和肠内克雷白杆菌感染导致的类似NEC的疾病发生[58]。同样是早产儿，由母乳喂养的婴儿NEC的发生率要比由配方奶喂养的要低些，但其中的机制还不确定。[47]

母乳中的激素

人乳中可能的“信使”物质

最近几年中报道了在人乳中存在大量各种不同的激素和生长因子[63]。它们中的主要几个列在了表16.10中。这些因子在动物的肠道中可以被吸收，在对早产儿的研究中表明表皮生长因子可以透过肠壁进入血液循环[21]。哺乳期母亲除了提供营养物质及抗感染因子外，是否还通过其乳汁中分泌的“化学信使”和营养因子对新生儿的新陈代谢及发育进行调控是一个重要的问题。

人乳中的酶类 [29]

人乳中的胆盐刺激性脂肪酶在肠内脂解过程中发挥了重要作用。它的存在一定程度上可以说明人乳中的脂肪要比牛乳中的脂肪吸收程度高，而且早产儿对经过巴氏灭菌法处理的母乳中脂肪的吸收较差[77]。胆盐刺激性脂肪酶同时也具有脂酶活性，它可以加速母乳中视黄酯的消化。

人乳中还有一些其他酶。母乳中的淀粉酶结构与唾液中的酶相同，这可能是对生后唾液中酶含量相对较低的一种补充。人乳中还存在多种蛋白酶，包括胰岛素、弹性蛋白酶和纤溶酶。但是由于人乳中同时存在具有高活性的抗蛋白酶，因此这些蛋白酶在新生儿时期是否发挥了重要作用还不得而知。

母乳中的其他因子

婴儿从母乳中获得很多物质，但它们对婴儿本身

表16.10 据报道在母乳中含有的激素

类固醇	催乳素
甲状腺素	红细胞生成素
促性腺激素	褪黑激素
促黄体激素-释放激素	表皮生长因子
促甲状腺素释放激素	前列腺素
甲状腺刺激素	降钙素
促肾上腺皮质激素	

并没有生理作用。母亲的用药方法我们会在第 11 章中阐述。药物的成瘾性引起越来越多的关注。有证据提示对那些经常饮用酒精却用母乳喂养婴儿的母亲，她们有必要引起注意：Little 等[43]最初提出在产后三个月，每天 1 单位或更多地饮用酒精会降低一岁时婴儿的运动发展评分。但是 ALSPAC 最新对于 915 名婴儿的研究结果表明哺乳期酒精摄入与 18 个月时运动能力不完善无关[44]。

农药的残留问题已引起了官方的注意。母乳中的如二噁英、聚氯联苯（PCB）等有机卤化物成为了新的关注焦点。这些亲脂的化学物质通过乳汁排泄的浓度是牛乳或配方奶中的 10～50 倍，同时也超出了牛乳中的安全指标[4]。它们长期在脂肪中积聚，其中有些对皮肤、肝、免疫以及神经系统有很大的毒性作用。它们也是可疑的致癌物质。对婴儿相关研究的数据表明出生前就接触这些物质可能导致生后心理运动功能减退、甲状腺功能异常（T_3 和 T_4 下降，TSH 升高），并且对免疫功能也有影响。虽然母乳中 PCB 的浓度相对很高，是其血浆浓度的三倍，但是与同样是 2.5 岁的用配方奶喂养的孩子相比，在用母乳喂养的孩子身上并没有发现明显的不良后果。最近丹麦一项对孩子跟踪调查至六岁的研究显示，母乳喂养本身能抵抗二噁英和 PCB 的不良作用[8]。

母乳中人类免疫缺陷病毒及其他病毒[46]

在 HIV 阳性母亲的乳汁中可以找到人类免疫缺陷病毒（HIV），有足够的证据显示通过母乳把 HIV 传递给婴儿的发生率为 14%～16%（见第 40 章第 2 部分）。HIV 阳性的母亲或那些高危人群是否不能用母乳喂养婴儿，目前还有很大的争议；在那些发展中国家可能还没有很好的母乳替代品，有关通过减少血浆病毒量或预防亚临床乳腺炎的方式来减少病毒通过乳汁传给婴儿的研究也正在进行。但是，目前包括英国在内的很多国家建议这样的母亲不要用母乳喂养婴儿。

乙肝病毒（HBV）和丙肝病毒（HCV）都可以在 HBV、HCV 血清阳性的母亲乳汁中发现[10,74]，通过乳汁把病毒传递给婴儿的病例也有报道[74]。但是可以肯定的是这不是常规的传播途径[5,10,39,54]。如果母亲想用母乳喂养孩子就需常规进行 HBV、HCV 和 HIV 的筛查，如果结果是阳性则不能用母乳喂养。

巨细胞病毒血清阳性的母亲，如果使用聚合酶链反应[30]，可发现 32%～96%在其乳汁中有巨细胞病毒。这种母亲用母乳喂养的婴儿一岁时发生血清巨细胞病毒阳性的比例（70%）要比用配方奶喂养的婴儿病毒阳性率（30%）高[53]。这对于健康足月儿并无影响，但对于早产儿可能会造成很大的问题（见第 40 章第 2 部分）

母乳喂养中母亲的注意点

建议和帮助

母乳喂养的要领在第 20 章中已有说明。联合国儿童基金会名下的英国婴儿友好协会创立于 1994 年，它致力于鼓励母乳喂养和延长母乳喂养时间。更多有关英国婴儿友好协会和正常足月儿母乳喂养的信息，我们会在第 20 章中说明。

正常足月儿的人工喂养

普遍要点

人工喂养的目的是替代母乳为婴儿提供营养物质。理想的人工饮食需包括以下要点：

- 满足正常婴儿的营养需求；
- 在不加重代谢负担和不导致体内生化环境紊乱的前提下，婴儿可以很好耐受；
- 无论短期还是长期内不会导致某些相关疾病的发生；

至今，人造牛奶仍无法达到上述标准，有些甚至造成了严重后果。而现代配方奶则更接近以上要求。（见表 16.8）

配方乳喂养婴儿的推荐膳食供给量

从喂养的目的来看，配方乳提供的营养必须符合母乳中的营养标准。如今很多婴儿推荐膳食供给量

(RDA)都根据母乳中营养成分的浓度来制定。但要配制非母乳成分的配方乳必须要考虑到：(a)生物有效性；(b)可消化性；(c)营养成分的生物价值。营养成分的上述三方面在配方乳中的情况可能和在母乳中不一样。

奶量

根据对人哺乳期的研究，我们发现对于配方乳喂养的婴儿在前3～4个月每天进食150ml/kg奶量就足够了。但是这只能对喂养起一定的指导作用。配方乳随意喂养的婴儿（就像母乳喂养的婴儿一样）进食的奶量存在很大差异，但这却和婴儿的正常生长发育有关。

人工配方乳

未经改良的牛乳

在婴儿一岁内不应食用幼儿奶粉[13]。食用牛乳或未调整的牛奶配方乳会产生很多问题，包括由于高肾负荷造成的高渗性脱水、磷酸盐过量造成的低钙血症、酪蛋白凝块梗阻、维生素缺乏（如佝偻病、坏血病）以及缺铁性贫血。而在由母乳喂养的婴儿身上很少发生这些问题。脱脂及半脱脂奶由于其能量及维生素A含量较低，因此不能使用。卫生和社会保障部(DHSS)[17]建议孩子在五岁前不应食用全脱脂奶。

羊奶

由于羊奶中溶质浓度高而维生素含量低，因此不宜用于喂养婴儿。羊奶中尤其缺乏叶酸盐，如果单纯以羊奶喂养会造成严重的巨幼细胞性贫血。

以牛奶为基础的现代配方奶

现代配方奶都是在以前的配方基础上对蛋白质、脂肪、电解质和微量营养成分进行了改进。表16.7中列出了英国标准婴儿配方乳的组成成分，表16.8列出了英国最新配方乳的组成。现在我们并不能证明越新改良的配方乳对婴儿就更有利，但是在对临床试验对象的研究中我们得出：人工配方乳的成分应尽可能接近母乳。配方乳母乳化的研究目前还在进行中，其中最主要的问题是可能产生低蛋白含量如1.2～1.4g/100ml（目前参考系数：1.5g/100ml；见表16.7)；由于长链脂肪酸有利于大脑发育，我们还需要考虑将其补充在配方乳中，还要补充包括核苷酸（见本章第1部分）和低聚糖在内的母乳中其他因子。

大豆配方奶

早期以大豆为原料的配方乳所遇到的问题早已解决；现在的大豆配方乳都添加了甲硫氨酸、牛磺酸和肉碱，以及含有足够能补偿在肠道中丢失的肌醇六磷酸的矿物质。当以大豆奶为唯一食物喂养婴儿时，它能满足正常生长和骨矿化的需要[33,52]。当然还存在很多问题。大豆中富含铝，但是还不知道它的临床意义。最近又发现大豆奶中含有大量植物雌激素，完全由大豆奶喂养的婴儿可以吸收这种植物雌激素：研究表明由大豆奶喂养的婴儿血浆中植物雌激素浓度要高出由母乳或配方奶喂养婴儿的血浆浓度的数百倍[56,65]。但是，对早期用大豆配方奶或牛奶的婴儿进行跟踪调查结果显示早期豆奶喂养会对整体或生殖健康产生远期影响[73]。

虽然许多对牛奶过敏的婴儿会用大豆配方乳喂养，但我们知道大豆配方乳本身也有致敏的可能。通过双盲试验，我们以安慰剂组为对照组，发现对于牛奶蛋白过敏的婴儿中有约5%对大豆蛋白也过敏[12]。

配方乳喂养过程中的注意点

人工喂养的具体操作过程以及如何卫生地使用喂养器皿都在生产厂家说明中有详细阐述，但是以下要点也必须注意。

1. 现代配方乳的安全问题主要在以下几个方面：
   - 建立正确的喂养习惯，使用厂家提供的勺，剂量要准确；
   - 注意无菌。

   最近一项系统性的研究表明：婴儿配方乳改良过程中出现的问题普遍存在，虽然也有配方乳中营养成分浓度过低的情况存在，但多数情况下会发生浓度过高。这项研究同时也强调了奶粉生产厂家所提供的勺的大小范围[60]。
2. 婴儿配方乳可以是“即食”的液体形式（医院因其方便而使用，但现在也越来越被社会所接受），或者也可以采用粉剂的形式（比较便宜，也广泛被家长们所接受）。使用这种奶粉时，必须注意所加的水量：

- 经过软化剂处理的水，因为会增加奶粉中的钠含量，所以冲泡时这种水不能用[17]。
- 在冲泡奶粉前水应先烧开，但是反复烧的水其中钠含量也会有所升高，因此也不适宜使用[17]。
- 环境污染，如硝酸盐、铅、铝和农药等[17]，已经成为社会关注的焦点。水中高浓度的硝酸盐和罕见的高铁血红蛋白血症的发生有关（目前水中推荐的硝酸盐浓度标准为＜50ml/l）[17]。1976 年以前的住宅大多都装有铅水管，在这种水中检测到了铅。经软化的水尤甚。1993 年 WHO 规定了冲泡配方乳所用的水中铅浓度的标准：不超过 10μg/l（48.3nmol/l）[78]。
- 在发展中国家，饮用水中微生物及其他因子含量的质控标准很低，用这种水所冲泡的配方乳对婴儿非常不利。
- 水质专家需要对安全水源在化学组成方面制定国际标准。人们一般很重视安全问题；瓶装水应该和公共饮用水有相同的卫生指标，但是市场上就有一些水是不适合婴儿饮用的；例如那些矿泉水中就可能含有高浓度的二氧化碳、钠、硝酸盐和氟化物[17]。一些水过滤器生产厂家也不建议他们的产品用于婴儿饮用水，因为银可能被过滤器滤过。

母乳喂养与人工喂养比较

与这一医学专业相关的问题在于是否存在能影响当今父母选择喂养方式的临床试验。在发展中国家，已有充分的证据显示母乳喂养对婴儿的发病率和死亡率有显著的影响。而在发达国家情形就有很大差异：尽管我们充分认识到母乳喂养的好处，但很难证明配方乳喂养的主要害处。母乳喂养与人工喂养婴儿之间的比较几乎完全是流行病学方面的内容，由于很难将两种喂养方式完全区分开，因此也就难确定所观察到的差异是归咎于来自不同的社会阶层、社会环境或是其他一些因素，还是归咎于个体之间的饮食不同。正是由于以上各种因素存在，我们很难评估已发表的有关母乳喂养和配方乳喂养在今后的健康和生长发育发面差异的相关资料。许多专家推测母乳喂养可以增进母亲和婴儿之间的感情；但 Levy[42]认为在母子感情方面两者没有差异，而且配方乳喂养并不会造成今后母子关系紧张。Levy 还指出在婴儿刚出生的前几个月内还无法清楚分辨奶瓶不是母亲身体的一部分，所以如果充满爱心、热情细心地喂养孩子，即使用配方奶也能使婴儿的心理健康发展。母乳喂养的过程会对母亲产生多种有益情绪，但是如果母亲本身不愿喂养，这就失去了将会为母亲带来的益处。

大量证据显示母乳喂养无论是长期还是短期对健康都有益处。最近通过随机试验性的研究数据表明了母乳喂养的优点。促进母乳喂养干预试验（PROBIT）[36]是在白俄罗斯进行的随机分组试验，对超过 17 000 对母亲和足月儿进行研究。临床设计既符合实践标准也符合联合国儿童基金会婴儿友好协会的干预模式，其目的在于增加母乳喂养率、鼓励纯母乳喂养。虽然每个婴儿给予相同的食物，但研究中的干预措施确实提高了母乳喂养率和延长了喂养时间；并且试验组的婴儿在五岁内胃肠炎和湿疹的发病率也明显降低。对这些儿童的跟踪调查仍在进行，这样将能为我们提供有关母乳喂养长期作用的资料。

从大样本的随机试验中我们得到了充分证据显示早产儿在新生儿期进行母乳喂养的益处。无论是母亲直接用母乳喂养还是母乳储存后再喂养的婴儿，发生 NEC 和各个系统感染的机会较低，并对给予的食物有良好的耐受性。最近，早产儿母乳喂养的远期效应越来越明确。母乳的应用与在青春期降低血压[68]，降低胰岛素拮抗[71]，以及维持适宜的血脂范围[69]有关。

流行病学研究也显示母乳喂养的众多益处，短期作用有降低胃肠炎、中耳炎和遗传性过敏症（对于那些有家族史的婴儿）的发生；母乳喂养的远期作用与以下方面有关：

- 降低血压。
- 维持适宜的血脂范围[3,70,75]。
- 儿童肥胖症发病率低。
- 提高认知能力的发展——根据母乳喂养对婴儿今后认知能力发展的荟萃分析研究提出：在校正了相关混杂因素后，我们仍发现母乳喂养与认知能力的发展有密切关系，并且喂养时间越长，其对认知能力发展的影响越显著，并且这对低出生体重儿（平均提高 5.18 分）比对正常出生体重儿（平均提高 2.66 分）的影响更明显[2]。

- 降低家族性过敏症的发生，尤其对于那些有家族史的婴儿。

现有足够证据显示在发达国家提倡母乳喂养对足月儿有显著的临床作用。为了普及把母乳喂养作为主要喂养方式，需有良好的健康教育（始于学校）以创建一种将母乳喂养视为正常途径的氛围（见上文）。

参考文献

1. American Academy of Pediatrics Committee on Nutrition 1986 In: Forbes G B (ed) AAP Pediatric nutrition handbook, pp 170–173
2. Anderson J W, Johnstone B M, Remley D T 1999 Breastfeeding and cognitive development: a meta-analysis. American Journal of Clinical Nutrition 70: 525–535
3. Armstrong J, Reilly J J; Child Information Team 2002 Breastfeeding and lowering the risk of childhood obesity. Lancet 359: 2003–2004
4. Astrup-Jensen A 1988 Environmental and occupational chemicals. In: Bennett P N (ed) Drugs and human lactation. Elsevier, Amsterdam, pp 551–573
5. Beasley R P, Stevens C E, Shiao I S, Meng H C 1975 Evidence against breast-feeding as a mechanism for vertical transmission of hepatitis B. Lancet 2: 740–741
6. Bernhart F W 1961 Correlation between growth-rate of the suckling of various species and the percentage of total calories from protein in the milk. Nature 191: 358–360
7. Birkbeck J A, Scott H F 1980 25-Hydroxycholecalciferol serum levels in breastfed infants. Archives of Disease in Childhood 55: 691–695
8. Boersma E R, Lanting C I 2000 Environmental exposure to polychlorinated biphenyls (PCBs) and dioxins. Consequences for longterm neurological and cognitive development of the child. Advances in Experimental Medicine and Biology 478: 271–287
9. Carlson S E 1985 Human milk non-protein nitrogen: occurrence and possible functions. Advances in Pediatrics 32: 43–70
10. Chaudary R K 1983 Perinatal transmission of hepatitis B virus. Canadian Medical Association Journal 128: 664–666
11. Cole T J, Paul A A, Whitehead R G 2002 Weight reference charts for British long-term breastfed infants. Acta Paediatrica 91: 1296–1300
12. Dean T P, Adler B R, Ruge F, Warner J O 1993 In vitro allergenicity of cow's milk substitutes. Clinical and Experimental Allergy 23: 205–210
13. Department of Health 1994 Weaning and the weaning diet. Report on Health and Social Subjects No. 45. HMSO, London
14. Dewey K G, Heinig M J, Nommsen L A, Peerson J M, Lonnerdal B 1991 Growth of breast-fed and formula-fed infants from 0–18 months: the DARLING study. Pediatrics 89: 1035–1041
15. DHSS 1977 The composition of mature human milk. Report on Health and Social Subjects No. 12. HMSO, London
16. DHSS 1980 Artificial feeds for the young infant: Report on Health and Social Subjects No. 18. Report of the Committee on Medical Aspects of Food Policy. HMSO, London
17. DHSS 1988 Present day practice in infant feeding, third report. Report on Health and Social Subjects No. 32. HMSO, London
18. Dowell T B, Joyston-Bechal S 1981 Fluoride supplements – age related dosage. British Dental Journal 150: 273–275
19. Flores H C, Cromwell J W, Leventhal J R, Najarian J S, Matas A J 1993 Does previous breast feeding affect maternal donor renal allograft outcome? A single-institution experience. Transplantation Proceedings 25: 212
20. Freeman J V, Cole T J, Chinn S, Jones P R M, White E M, Preece M A 1995 Cross-sectional stature and weight reference curves for the UK. Archives of Disease in Childhood 73: 17–24
21. Gale S M, Read L C, George-Nascimento C, Wallace J C, Ballard F J 1989 Is dietary epidermal growth factor absorbed by premature human infants. Biology of the Neonate 55: 104–110
22. Garry P, Owen G M, Hooper E M, Gilbert B A 1981 Iron absorption from human milk and formula with and without iron supplementation. Pediatric Research 15: 822–828
23. George D E, Lebenthal E 1981 Human breast milk in comparison with cow's milk. In: Lebenthal E (ed) Textbook of gastroenterology and nutrition in infancy. Raven Press, New York, pp 295–320
24. Goldman A S, Thorpe L W, Goldblum R M, Hanson L A 1986 Review article. Anti-inflammatory properties of human milk. Acta Paediatrica 75: 689–695
25. Grantham-McGregor S, Ani C 2001 A review of studies on the effect of iron deficiency on cognitive development in children. Journal of Nutrition 131: 649S–668S
26. Greer F R, Reeve L E, Chesney R W, DeLuca H F 1982 Water-soluble vitamin D in human milk: a myth. Pediatrics 69: 238
27. Gregory J, Collins D L, Davies P S W, Clark P L, Hughes J M 1995 National Diet and Nutrition Survey: children aged 1½–4½ years. Volume I: Report of the Diet and Nutrition Survey. HMSO, London
28. Grulee C G, Sanford H N, Herron P H 1935 Breast and artificial feeding. Journal of the American Medical Association 104: 1986–1988
29. Hamosh M 1996 Digestion in the newborn. Clinics in Perinatology 23: 191–210
30. Hamprecht K, Maschmann J, Vochem M, Dietz K, Speer C P, Jahn G 2001 Epidemiology of transmission of cytomegalovirus from mother to preterm infant by breastfeeding. Lancet 357: 513–518
31. Hanson L A 1998 Breastfeeding provides passive and likely long-lasting active immunity. Annals of Allergy, Asthma, and Immunology 81: 523–533
32. Haschke F, Vanura H, Male C et al 1993 Iron nutrition and growth of breast- and formula-fed infants during the first 9 months of life. Journal of Pediatric Gastroenterology and Nutrition 16: 151–156
33. Hillman L S 1990 Mineral and vitamin D adequacy in infants fed human milk or formula between 6 and 12 months of age. Journal of Pediatrics 117: S134–S142
34. Howie P W, Forsyth J S, Ogston S A, Clark A, Florey CD 1990 Protective effect of breast feeding against infection. British Medical Journal 300: 11–16
35. Jensen R G 1996 The lipids in human milk. Progress in Lipid Research 35: 53–92
36. Kramer M, Chalmers B, Hodnett E et al 2001 Promotion of breastfeeding intervention trial (PROBIT): a randomized trial in the Republic of Belarus. Journal of the American Medical Association 285: 413–420
37. Kramer M S, Guo T, Platt R W et al 2003 Infant growth and health outcomes associated with 3 compared with 6 mo of exclusive breastfeeding. American Journal of Clinical Nutrition 78: 291–295
38. Kramer M S, Kakuma R 2002 Optimal duration of exclusive breastfeeding (Cochrane Review). Cochrane Database of Systematic Reviews (1): CD003517
39. Kurauchi O, Furui T, Itakura A et al 1993 Studies on transmission of hepatitis C virus from mother-to-child in the perinatal period. Archives of Gynecology and Obstetrics 253: 121–126
40. Lanigan J A, Bishop J A, Kimber A C, Morgan J B 2001 Systematic review concerning the age of introduction of complementary foods to the healthy full-term infant. European Journal of Clinical Nutrition 55: 309–320
41. Lawson M S, Thomas M, Hardiman A 1998 Iron status of Asian children aged 2 years living in England. Archives of Disease in Childhood 78: 420–426
42. Levy R 1981 Mother-infant relations in the feeding situation. In: Lebenthal E (ed) Textbook of gastroenterology and nutrition in infancy. Raven Press, New York, pp 633–645
43. Little R E, Anderson K W, Ervin C H, Worthington-Roberts B, Clarren S K 1989 Maternal alcohol use during breast-feeding and infant mental and motor development at one year. New England Journal of Medicine 321: 425–430
44. Little R E, Northstone K, Golding J; ALSPAC Study Team 2002 Alcohol, breastfeeding and development at 18 months. Pediatrics 109: E72–2
45. Lucas A 1983 Human milk and infant feeding. In: Boyd R, Battaglia F C (eds) Perinatal medicine. Butterworths, London, pp 172–200
46. Lucas A 1988 Aids and human milk banking. In: Hudson C N, Sharp F (eds) Proceedings of 19th RCOG Study Group: Aids in obstetrics and gynaecology. Royal College of Obstetricians and Gynaecologists, London, pp 271–281
47. Lucas A, Cole T J 1990 Breast milk and neonatal necrotising enterocolitis. Lancet 336: 1519–1523
48. Lucas A, Ewing E, Roberts S B, Coward W A 1987 How much energy does the breast fed baby consume and expend? British Medical Journal 295: 75–77
49. Lucas A, Lucas P J, Baum J D 1980 The Nipple Shield Sampling System: a device for measuring the dietary intake of breast fed infants. Early Human Development 4: 365–372

50. Macy I G, Kelly H J, Sloan R E 1953 The composition of milks. National Academy of Science, National Research Council, Washington DC, Publication 254
51. Mettler A E 1976 Infant milk powder feeds compared on a common basis. Postgraduate Medical Journal 52(suppl 8): 3–20
52. Mimouni F, Campaigne B, Neylan M, Tsang R C 1993 Bone mineralisation in the first year of life in infants fed human milk, cow-milk formula or soy-based formula. Journal of Pediatrics 122: 348
53. Minamishima I, Ueda K, Minematsu T et al 1994 Role of breast milk in acquisition of cytomegalovirus infection. Microbiology and Immunology 38: 549–552
54. Moriya T, Sasaki F, Mizui M et al 1995 Transmission of hepatitis C virus from mothers to infants: its frequency and risk factors revisited. Biomedicine and Pharmacotherapy 49: 59–64
55. Mughal M Z, Salama H, Greenaway T et al 1999 Florid rickets associated with prolonged breast feeding without vitamin D supplementation. British Medical Journal 318: 39–40
56. Oehlschlager S, Fewtrell M, Barnes K, Damant A, Smith R, Hanley B 1999 Levels of the soya isoflavones genistein and daidzein in blood and urine of infants fed soya formula, cow's milk formula, and breast milk. Archives of Disease in Childhood 80(suppl 1): A23
57. Paul A A, Black A E, Evans J, Cole T J, Whitehead R G 1985 Breastmilk intake and growth in infants from two to ten months. Journal of Human Nutrition and Dietetics 1: 437–450
58. Pitt J, Barlow B, Heird W C 1977 Protection against experimental necrotizing enterocolitis by maternal milk. I. Role of milk leucocytes. Pediatric Research 11: 906–909
59. Prentice A, Ewing G, Roberts S B et al 1987 The nutrition role of breast-milk IgA and lactoferrin. Acta Paediatrica Scandinavica 76: 592–598
60. Renfrew M, Ansell P, Macleod K L 2003 Formula feed preparation: helping reduce the risks; a systematic review. Archives of Disease in Childhood 88: 855–858
61. Roberts C C, Chan G M, Follard D, Rayburn C, Jackson R 1981 Adequate bone mineralization in breast fed infants. Journal of Pediatrics 99: 192–196
62. Saarinen U M, Siimes M A 1979 Iron absorption from breast milk, cow's milk and iron supplemented formula. Pediatric Research 13: 143–147
63. Sack J 1980 Hormones in milk. In: Firer S, Eidelman A I (eds) Human milk, its biological and social value. Excerpta Medica, Amsterdam, pp 56–61
64. Schlesinger J J, Covelli H D 1977 Evidence for transmission of lymphocyte responses to tuberculin by breast-feeding. Lancet 2: 529–532
65. Setchell K D, Zimmer-Nechemias L, Cai J, Heubi J E 1997 Exposure of infants to phyto-oestrogens from soy-based infant formula. Lancet 350: 23–27
66. Shaw N J, Pal B R 2002 Vitamin D deficiency in UK Asian families: activating a new concern. Archives of Disease in Childhood 86: 147–149
67. Simhon A, Douglas J R, Drasar B S, Soothill J F 1982 Effect of feeding on infants' faecal flora. Archives of Disease in Childhood 57: 54–58
68. Singhal A, Cole T J, Lucas A 2001 Early nutrition in preterm infants and later blood pressure: two cohorts after randomised trials. Lancet 357: 413–419
69. Singhal A, Cole T, Fewtrell M, Lucas A 2004 Breast milk feeding and the lipoprotein profile in adolescents born preterm. Lancet 363: 1571–1578
70. Singhal A, Farooqi I S, O'Rahilly S, Cole T J, Fewtrell M, Lucas A 2002 Early nutrition and leptin concentrations in later life. American Journal of Clinical Nutrition 75: 993–999
71. Singhal A, Fewtrell M, Cole T J, Lucas A 2003 Low nutrient intake and early growth for later insulin resistance in adolescents born preterm. Lancet 361: 1089–1097
72. Stekel A 1984 Prevention of iron deficiency. In: Stekel A (ed) Iron nutrition in infancy and childhood. Raven Press, New York, pp 179–192
73. Strom B L, Schinnar R, Ziegler E E et al 2001 Exposure to soy-based formula in infancy and endocrinological and reproductive outcomes in young adulthood. Journal of the American Medical Association 286: 2402–2403
74. Uehara S, Abe Y, Saito T et al 1993 The incidence of vertical transmission of hepatitis C virus. Tohoku Journal of Experimental Medicine 171: 195–202
75. von Kries R, Koletzko B, Sauerwald T et al 1999 Breastfeeding and obesity: cross sectional study. British Medical Journal 319: 147–150
76. Whitehead R G, Paul A A, Cole T J 1989 Diet and the growth of healthy infants. Journal of Human Nutrition and Dietetics 2: 73–84
77. Williamson S, Finucaine E, Elliott J, Gamsu H R 1978 Effect of heat treatment of human milk on absorption of nitrogen, fat, sodium, calcium and phosphorus by preterm infants. Archives of Disease in Childhood 53: 555–563
78. World Health Organization 1993 Guidelines for drinking-water quality. Vol 1. Recommendations. WHO, Geneva
79. Ziegler E E, Fomon S J 1971 Fluid intake, renal solute load and water balance in infancy. Journal of Pediatrics 78: 561–568

第3部分

低出生体重儿的喂养

Alan Lucas, Mary Fewtrell

总论

当准备给低出生体重儿（LBW）进行肠内喂养时，主要考虑的是喂养的种类、途径以及所采用的喂养计划。最近得到的一些研究结果表明，早期喂养提供的营养对于早产儿以后的健康和生长都有着长期有利的影响。这一观点对评估现行早产儿的喂养状况很有价值。

膳食的选择

用于喂养低出生体重儿的饮食种类多种多样，包括：

- 人乳：
  - –母亲自己的乳汁：早产奶；
  - –人乳库（挤出或溢出的乳汁）；
  - –强化的人乳；
  - –人乳配方奶（母乳经分离处理后重新调配而成）。
- 足月儿的配方奶：
  - –牛乳；
  - –豆奶。
- 特殊的早产儿配方奶。
- 胃肠道外喂养（见第17章）：
  - –部分胃肠道外喂养；
  - –全胃肠道外喂养。

人乳

如今使用人乳喂养低出生体重儿成为热点，也有越来越多的母亲使用自己的母乳喂养自己的早产儿。人乳在新生儿监护中的重要作用应引起重视。

营养学要点

从理论上说，未经加工的人乳常常不能满足低出生体重儿对于一些营养成分的需求，比如：

- 蛋白质（尤其使用捐献的成熟乳时，见下文）
- 能量（尤其对于捐献者溢出的乳汁，见下文）
- 钠（见本章第1、2部分）
- 钙、磷和镁（见本章第1、2部分）
- 微量元素，如：铁、锌和铜（见本章第1、2部分）
- 一些维生素（如：B_2、B_6、叶酸、C、D、E、K，见本章第1、2部分）

然而，人乳与配方奶相比确实具备理论上的营养优势，包括人乳中的脂肪易于吸收（见本章第1部分），还有一些微量金属的生物利用率较高（见本章第2部分）。与人乳相比，为满足早产儿对以上这些营养成分的需要而制成的配方奶无疑会增加婴儿的肾负荷。

感染与坏死性小肠结肠炎

在西方，关于母乳喂养对于低出生体重儿的保护性作用的资料很少。但在新生儿感染率很高的发展中国家，母乳抗感染的作用就显得尤为突出[69]。

Lucas和Cole[47]在一项大规模调查研究中显示：用纯配方奶喂养的婴儿发生坏死性小肠结肠炎（NEC）的概率比用纯母乳（新鲜母乳或用巴氏消毒的母乳）喂养的婴儿高六倍，比用配方奶和母乳混合喂养的婴儿高三倍。他们还提出在英国早期用未加工或巴氏消毒的母乳库乳汁喂养早产儿，每年可以预防近 500 例 NEC 的发生。

过敏

如果在肠壁通透性增加[73]时用牛奶喂养早产儿，理论上会增加今后婴儿对牛奶过敏的可能性。Lucas 等[56]证实早产儿很快会对牛乳产生潜在的敏感性。Lucas 等[46]经过 18 个月跟踪调查的随机试验得出：由配方奶喂养或母乳喂养的婴儿发生过敏反应时没有明显区别；但是对于一级亲属有过敏史的婴儿组，早期使用配方奶喂养，今后发生过敏反应是纯母乳喂养婴儿组发病率的两倍（前者湿疹发病率为 41%，后者为 16%）。

消化道的耐受性

消化道对于人乳的耐受性要比对配方奶好。Cavell[11]发现人乳通过早产儿胃的速度要比配方奶快，这也正符合我们现有的发现：无论是用普通配方奶还是特殊配方奶喂养的早产儿，相对呕吐次数较多，并且胃内残留食物量也高。最终发现用配方奶喂养的早产儿需要花更长时间才能建立全胃肠道内喂养；在一项多中心的调查中，95%由母乳喂养的早产儿在出生后第 18 天就可以进行全胃肠道内喂养，而对于配方奶喂养的早产儿在第九十五百分位上的数值则超过 40 天，这主要是由于其中一部分婴儿对于肠内喂养很难耐受（图 16.4）[52]。以上这些数据为制定早产儿喂养食谱提供了依据（见下文）。

生长发育评分

我们发现 18 个月的早产儿，母乳喂养者比由其他食物喂养者的生长发育评分要高，并且到了 7.5～8 岁，母乳喂养者的 IQ 也要高些，即使排除了人口统计学、社会环境和医疗条件等因素的影响，得到的结果也是一样[61,66]。这些已知的影响因素是否使我们无法对其他(未知)因素进行调整，以及新鲜人乳是否对早产儿的生长发育有利都是调查研究的关键问题。最近发现虽然库存的母乳中大量的营养元素含量都较正常母乳低，但用库存母乳喂养的早产儿在 18 个月时的生长发育评分要比由足月儿配方奶喂养的同年龄早产儿高[60]。

远期心血管系统的健康状况

最近一项跟踪调查是在新生儿期随机用储存母乳或早产儿配方奶喂养早产儿，结果发现到了青春期那些当时由人乳喂养的早产儿血压明显较低，脂肪形态也更佳[75,76]。那些在新生儿期随机接受人乳喂养的早产儿，在儿童时期血浆 LDL/HDL 比值、载脂蛋白-B/载脂蛋白-A-1 比值以及 CRP 浓度（一种与动脉粥样硬化有关、用于评估炎症过程的指标）都较由早产儿配方奶喂养的低[76]。这些测得的数值与新生儿期人乳占饮食比重之间呈剂量-反应效应。母乳喂养儿童的 LDL/HDL 比值要比配方奶喂养的儿童低 14%，据报道由母乳喂养的足月儿儿童时期 LDL/HDL 比值也要比配方奶喂养的儿童低 10%～16%，两者数值相接近[25,72]。用成人的标准计算，据估计在这些由人乳喂养的早产儿中血浆 LDL 浓度下降 10%可以使心血管疾病的发病率降低 25%，死亡率降低 13%～14%。成人经饮食干预后 LDL 浓度下降的情况也不足 10%。新生儿期由母乳喂养的早产儿，儿童时期的平均血压也明显低于由配方奶喂养的早产儿（前者的平均血压为 81.9 [SD 7.8]mmHg，后者的平均血压为 86.1 [SD 6.5]

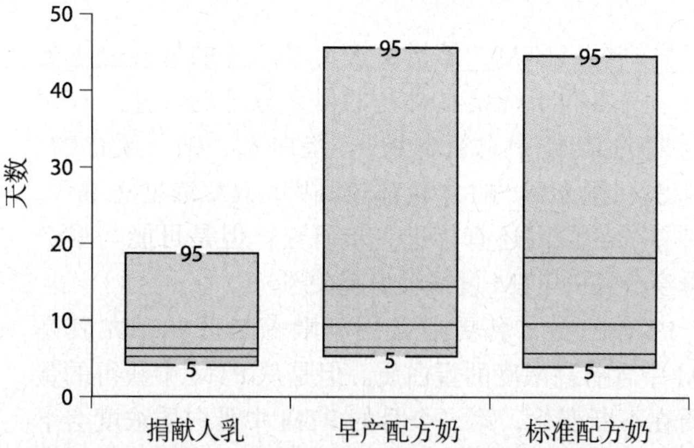

图16.4 在超过 300 个出生体重低于 1850g 的早产婴儿中，根据膳食达到完全肠内喂养的天数。数据用百分比表示；数据柱中的水平线反映了每种膳食，从底部到顶部为达到肠内喂养摄入 150mg/(kg·24h) 的出生后天数的第 5、第 25、第 50、第 75 和第 95 百分位数。

mmHg)[75]。上述结果与用新鲜母乳还是库存母乳喂养无关。并且其中存在着剂量-反应效应——血压值随着在新生儿期给予母乳的比例升高而降低。在这项研究中发现：母乳对成年后血压的影响程度要比在成年后用各种非药物性手段（减肥、锻炼、控制饮食）降低血压的效果要明显。这种对成年后降低血压的影响预计可以使高血压的发病率下降 17%，使发生心血管疾病的危险性降低 6%，脑卒中和短暂性脑缺血的危险性降低 15%。

有趣的是比起新生儿期由配方奶喂养的儿童，由人乳喂养的儿童胰岛素拮抗[78]（Singhal,未发表）的发生率较低，血管的扩张性（是反应血管病变的早期指标）也较好。以上这些影响效果主要由婴儿出生后两周内的生长进行调节，从而也提出了这样的假设：促进新生儿早期的生长不一定是改善长期心血管健康的最佳时期。

母乳的种类

母乳的成分取决于它的来源、集取母乳的方式和分娩后捐乳的时间；母乳的成分也会因产后所接受的治疗而改变。

早产乳

早产乳（PTM）是指由娩出早产儿的母亲分泌的乳汁——不同于娩出足月儿的母亲分泌的乳汁。在泌乳早期的 PTM 中总氮含量[1]、蛋白氮、钠、氯化物、镁和铁、铜和锌[3]的含量都较高[44]，IgA 浓度也高[35]。这种差异的原因还有待进一步研究，但是可能与早产儿母亲分泌的 PTM 量都较少有关[53]。

PTM 比足月乳更适合用于喂养早产儿，尤其是 PTM 中含有高浓度的蛋白质。但是从 PTM 中获得的蛋白质在不断变化，第二个月的 PTM 中蛋白质浓度会下降，只有大量地摄入 PTM 才能满足早产儿对于蛋白质的理论需要量。母亲应该用未经过加工的母乳喂养自己的孩子，这样可以保留母乳中抗菌成分的完整性。对母乳进行微生物学检测或用巴氏方法进行消毒都是不必要的，只要把收集的母乳冷藏在一定温度的冰箱中，并在 48 小时内，最多必须在 72 小时内食用，或者将母乳冷冻即可。

很多母亲在孩子刚出生时选择用纯母乳或混合喂养孩子，但最后都放弃了。在一项对 1982—1985 年间的 600 余名用母乳喂养自己孩子的母亲进行的多中心调查中显示：母乳占婴儿胃肠道摄入总量的比例低于 50%。在 1988—1990 年进行的进一步研究中这一比例降至 40%以下。不能提供足够的 PTM 的原因包括母亲和孩子分离、缺少支持、无法坚持用手工或机械方法挤奶以维持母乳喂养、缺乏足够的动力以及一些不良建议。那些决定用母乳喂养早产儿的母亲需要面对的困难不能低估。由于缺乏吮吸的刺激，这些母亲在一段时期内需要挤压出乳汁以及她们需要承受大量的压力都对泌乳反射有巨大的抑制作用。虽然现在有越来越多的母亲尝试用母乳来喂养早产儿，但关于如何提高母乳分泌量和改良其成分的研究还很少。有几种简单的方法可以用于提高母乳的分泌，包括增加挤出乳汁的次数[15]。一般建议母亲按平常护理婴儿的次数来挤压乳汁，也就是说至少一天 6～8 次。其他有效的方法还有袋鼠哺育法或皮肤接触[39]、轻松的音乐[26]、避免吸烟[38]。吸奶器的种类和挤乳的方式也很重要。Jones 等[40]提出在吸奶前按摩和刺激乳房的效果与持续吸奶相比，可以增加母亲的产乳量，按摩和同时进行吸奶有更好的效果。最近有人在研究设计更符合母亲生理特点的吸奶器——这样可以代替那些不适合母亲乳房生理结构的简单吸奶器。一项关于比较医用电动吸奶器和新型手工吸奶器的随机试验，虽然这种新型吸奶器既可以挤压刺激乳房同时也具有吸奶作用，但是试验结果表明这两种吸奶器在临床应用中的功效相似，但是人工吸奶器比电动吸奶器获得更多消费者的好评[28]。

挤出的捐赠乳

捐献的乳汁可以是前乳也可以是后乳，即捐乳者在喂完自己的孩子前、后挤出乳汁；在喂养自己孩子前挤出的母乳中脂肪和能量含量比直接吮吸母乳低，而喂养后挤出的母乳脂肪和能量含量要高些。捐献的成熟乳中蛋白质、钠、锌和铜的含量比初乳低。

溢出的母乳

溢出的母乳是指哺乳期的母亲在喂奶时，另一侧乳房同时泌出的乳汁——其中 20%的母亲溢出的乳汁量相当大。喂奶时用预先消毒的玻璃或塑料罩罩在对侧乳头和乳晕上来收集母乳。溢出的母乳成分和初乳相近，其中脂肪和能量的含量较低（所收集母乳的能量约为 50kcal/100ml）。其中脂肪浓度和能量价值与溢出的母乳量呈正相关，与捐乳者产后的月份呈负相关。收集的溢出母乳中能量只有 45kcal/100ml，而挤出的成熟母乳中的能量约为 65 kcal/100ml[33,51]。

强化的人乳

对于用母乳喂养早产儿中所存在的问题，我们可以通过在母乳中添加蛋白质、能量、常量元素、微量元素和多种维生素来解决。很多厂家生产的奶粉中都能提供上述营养元素（表 16.11），通常要把这些奶粉加在固定量的乳汁中。但是把这些营养元素添加到诸如母乳的复杂的生物介质中存在理论上的问题。尤其是不同母乳中的组成成分也大不相同，一些婴儿在补充一些营养元素的同时也会使某些营养元素过量，而另一些则仍然低于摄入标准。经过强化的母乳可能会影响其中营养元素的利用率以及母乳的生物价值。

1999 年 Cochrane 协作进行的调查回顾得出的最新结果显示，应用多种营养元素的强化母乳在短期内对婴儿体重、身长和头围的增加有促进作用。目前没有证据显示强化母乳在这些方面有长期效应，但也没有足够的证据提示它有有害影响[43]。在一项对 275 名婴儿进行的随机调查中发现，无论是用强化母乳还是用只补充维生素和磷酸的母乳喂养的婴儿到 18 个月时在神经系统的发育方面没有明显差异[49]。这项研究中也包括那些因母乳不够而接受早产儿配方奶喂养的婴儿。短期内强化母乳可以被很好耐受，如果婴儿除了接受母乳喂养外，另一半由强化母乳代替，那么他的生长速率会增快。这些研究同时对于强化母乳中蛋白质也有涉及：由强化母乳喂养的婴儿感染发病率会明显增加（根据已被证明的和可疑的证据），并且 NEC 的发病率也有增高的趋势（尚需更大样本的调查来证实其影响的重要性）。即使两种饮食中的营养成分相似，我们尚不能确定用强化母乳喂养婴儿是否比由早产儿配方奶喂养婴儿更加合理。

尽管尚需进一步研究证明，无论是母亲的乳汁还是捐献的乳汁经过强化都是很有应用前景的，它们在避免营养素缺乏的问题中有潜在的有益作用（此前已讨论）。尽管未必需要进一步的试验来评估强化母乳与未加补充成分的母乳，但是比较两种不同母乳强化成分、评估其短期及长期效应和开发用于检测挤出母乳中不同营养成分的方法的试验则是必需的。目前，我们建议对于那些体重增加不理想的婴儿必须使用强化母乳。

人乳配方奶

人乳配方奶包括在人奶中添加蛋白质和脂肪制剂（同时添加矿物质）[55]。Rohnholm 等[74]证明对人乳中蛋白质进行强化可以促进生长和预防低蛋白血症。但是生产母乳配方奶需要大量的捐献母乳，并且要在所有新生儿室应用是不切实际的。

人乳储存库

病区如果想建立母乳储存库就必须参考 DHSS 关于收集和储存人乳方面的报道[20]，以及 Balmer 和 Wharton 最近的综述[4]。人奶在收集、去污、储存、冻融、巴氏消毒、紫外消毒、分装过程中可能发生质的变化，使之不同于婴儿通过吮吸获得的人奶[32]。冻融、加热会破坏母乳中的抗菌因子以及使其中的脂酶变性；存储过程中人奶中的细胞很难存活。Evans 等[24]发现在 62.5℃巴氏消毒 30 分钟将破坏 24%的溶菌酶、57%乳铁蛋白、34%IgG，但是 IgA 破坏很少（不包括丧失生物活性的 IgA），然而在 73℃情况下处理（应用不正确的巴氏消毒），只有少部分上述成分保持完整。加热母乳会降低维生素 C 的含量，另外巴氏消毒由于破坏脂肪酶而使脂肪吸收减少。但是在消毒人奶过程中能破坏细菌同时保持其抗菌能力的最适宜消毒时间和温度尚需进一步研究：Wills 等人[81]提出短时低温巴氏消毒法（56℃消毒 15 分钟）是有效的，尽管母乳在溶解后不需要进一步细菌检测，但是母乳在消毒后储存前是要检测的。一些学者认为储存后的母乳可以未经加工直接饮用，另一些学者因为母乳中可能存在如 β-溶血性链球菌等潜在病原体则担心其细菌学安全性[6]。人奶

表16.11 在英国可以获得的强化母乳中的主要营养成分（按照将添加到100ml人乳中的量来计算）

	Cow & Gate Nutriprem	Milupa Eoprotein	Mead Johnson Enfamil	SMA 强化母乳
能量				
kJ	44	65	58	64
kcal	10	15	14	15
蛋白质(g)	0.7	0.8	0.7	1.0
碳水化合物（g）	2.0	3.0	2.73	2.4
脂肪（g）	nil	0	0.05	0.16
钠（mg）	6.0	10	7.0	18
钾（mg）	4.0	8	45	27
钙（mg）	60	65	90	90
磷（mg）	40	45	45	45
镁(mg)	6.0	6.0	1.0	3.0
维生素A（μg）	130	130	234	270
维生素D（μg）	5.0	5.0	6.5	7.6
维生素E（mg）	2.6	2.6	2.3	3.0
维生素K（μg）	6.3	6.3	9.1	11.0

（来自生产商的数据）

经3小时紫外消毒可减少50%核黄素含量，丢失70%维生素A[5]。

建议对人奶捐献者检测人免疫缺陷病毒（HIV）、乙肝病毒及丙肝病毒。从捐献人乳中获得HIV的危险目前未知（见上文），但是未有早产儿经该途径感染的病例报道。尽管一些病毒学家表示怀疑，已有证据证明巴氏消毒可以破坏HIV[22]。进行巴氏消毒者应该经常检测温度以保证其在有效范围内（60～66℃）。

“足月”婴儿配方奶

多年来足月儿配方奶也被用于喂养低出生体重儿。这种配方奶(见表16.7)中含有蛋白质约1.5g/100ml和能量约65～70kcal/100ml。以180～200ml/kg的量喂养，这种配方奶只能提供蛋白质2.7～3.0 g/(kg·24h)——低于国际认可委员会推荐的标准（见表16.2）。其中钠、钙、磷以及一些微量元素的含量均低于低出生体重儿的生理需要量。来自一项大型的多中心试验结果表明，用标准配方奶喂养的早产儿比用早产儿配方奶喂养的早产儿在短期内的生长慢，18个月时的行为能力和心理发育评分低，同时7.5～8岁时IQ也低[57,59]。我们认为标准配方奶无益于出生体重低于2kg的早产儿将来的生长发育，早产儿配方奶在这方面具有优势。大豆配方奶也不能用于喂养低出生体重儿。

特殊的早产儿配方奶

近年来市场上有多种不同的配方奶专为满足低出生体重儿理论上的营养需要（见本章第1部分）。这些配方奶(见表16.12)在其具体的营养成分组成上有巨大的差异，并仍在继续改进其组成。

早产儿配方奶诱导“代谢链”(即肾溶质和蛋白质超负荷）的潜能要大于其他饮食，特别对于那些出生体重很低并且病弱的婴儿更有益处。临床试验证明早产儿配方奶比未添加成分的人乳在短期内有更多优势：它能促进体重、身长和头围的快速增长（见下文），缩短住院期，减少低钠血症、早产性骨病、低磷酸盐血症、高胆红素血症和一些维生素缺乏的发病率[8,34,45]。更重要的是通过跟踪调查提示在生长曲线[45]、生长发育评分和智商方面[58,59]，那些早期由早产儿配方奶喂养的早产儿比由标准足月儿配方奶喂养的早产儿有更大的优势。

表16.12 在英国可以获得的低出生体重配方奶的营养成分（每100ml）

每100ml的成分	成熟人乳 DHSS[a]	成熟人乳 Macy等[b]	Pre-Aptamil(早产儿爱他美)奶粉 Milupa~**（M）	Nutriprem Ⅰ奶粉**（C&G）	Osterprem奶粉（FHP）**	SMA LBW奶粉**（惠氏 Wyeth）
大量营养素						
蛋白质*（g）	1.34	1.45	2.4	2.4	2.0	2.0
脂肪（g）	4.2	3.8	4.4	4.4	4.6	4.4
饱和脂肪（%）	50.1	52	79	43.4	42.3	49
不饱和脂肪（%）	48.5	48	21	56.6	57.7	51
LCP	+	+	+	+	+	+
碳水化合物⁺（g）						
乳糖	7.0	7.0	6.0	6.0	6.0	4.3
麦芽糊精	–	–		1.65	4.3	
总计	7.0	7.0	7.9	7.9	7.65	8.6
能量						
kcal	70	68	80	80	80	82
kJ	293	285	335	335	335	343
矿物质（mg）						
钙	35	33	100	100	110	80
氯	43	43	48	48	60	60
镁	2.8	4.0	10	10	5.0	8
磷	15	15	50	50	63	43
钾	60	55	80	80	72	85
钠	15	15	41	41	42	35
微量元素（μg）						
铜	39	40	80	80	96	83
碘	7	7	14	25	8	10
铁	76	150	90	900	40	800
锰	NS	0.7	5.0	10	3.0	10
锌	295	530	700	700	880	800
可能的肾溶质负荷^（mosmol/l）	88	91	148	148	134	129
维生素						
A视黄醇（μg）	60	53	108	227	100	90
B_1硫胺素（μg）	16	16	140	140	95	120
B_2核黄素（μg）	31	42.6	200	200	180	200
B_6吡哆醇（μg）	6	11	120	120	100	72
B_{12}氰钴氨素（μg）	0.01	微量	0.2	0.2	0.2	0.3
生物素（μg）	0.76	0.4	3.0	3.0	2.0	2.4
叶酸（μg）	5.2	0.18	48	48	50	48
烟酸（μg）	230	172	300	3000	1000	1320
C抗坏血酸（mg）	3.8	4.3	16	16	28	11
SD胆钙化醇（μg）	0.01	0.01	2.4	5.0	2.4	1.5
ED-x-生育酚（mg）	0.35	0.56	3.0	3.0	10	1.2
维生素K_1（μg）	NS	1.7	6.6	6.6	7.0	8.0
其他						
肉碱	NS	NS	2.0	2.0	1.0	2.6
胆碱	NS	9	10	10	5.6	15
肌醇	NS	39	30	30	3.2	4.5
牛磺酸	4.8	NS	5.5	5.5	5.1	4.7

* 总氮量 × 6.38

⁺ 数字以二糖计数。

\# 液体配方——钠34，氯67。

^ Ziegler & Fomon法（1971）[83]：计算值。

~ Milupa是一种含有LCPUFA的脂肪混合物。

a DHSS卫生和社会问题报告[18,19,21]。

b Macy等[63]和Mettler[64]。

**生产商的信息。

NS：未标明

LCPUFA：长链多聚不饱和脂肪酸：+添加，-未添加。

早产儿膳食：概述

总的来说，人乳在新生儿监护阶段是十分重要的。比起配方奶，很多婴儿对母乳更容易耐受，人乳喂养能使婴儿更快建立肠内喂养，减少肠外营养（已知其有危害性：见第17章）的需求。母乳有助于降低NEC和全身感染的发病率，提高认知能力，在儿童期和青少年期能降低血压并使血浆脂质结构趋于合理。另外早期生长速率较慢的婴儿接受母乳喂养后有利于今后胰岛素抵抗和动脉扩张性。但是对于早产儿我们必须平衡促进其生长发育的利弊；早期生长缓慢对早产儿短期存活率、今后认知能力的发展和骨骼健康有反作用，而促进早产儿生长发育（特别在新生儿早期）可能会提高今后发生心血管疾病的危险性。平衡利弊考虑后，近期的研究资料仍然支持促进早产儿生长的做法，虽然这样可以使其生长情况近似于足月儿，但会影响其今后的心血管健康状况。

我们建议使用母乳喂养，最好是亲生母亲的乳汁，当然没有时捐献的母乳也可以代替，这样对于28周甚至更小的早产儿，那些由长期静脉补液提供营养的婴儿（当胃肠道可能萎缩时），以及长期呼吸道感染的婴儿有助于其尽快建立胃肠道内喂养（直到150ml/kg）。当母亲无法提供母乳时，对体重相对较重且身体状况较好的早产儿，以及已经建立胃肠道内喂养的体重相对较轻且身体状况较差的早产儿，早产儿配方奶应是其生后唯一的食物。如果既没有母亲的乳汁，也没有储存母乳，那么就必须谨慎使用早产儿配方奶。虽然目前缺乏足够的科学依据，但足月儿配方奶有时用于帮助那些对于早产儿配方奶不能耐受的早产儿；经过对早产儿饮食的大型随机研究，发现由足月儿配方奶和早产儿配方奶作为生后唯一食物喂养的早产儿在呕吐次数、完全耐受胃肠道内喂养所需的时间及NEC发病率方面没有明显差异（Lucas等，未发表的数据）。没有母乳和储存人乳时，足月儿配方奶应尽早被早产儿配方奶代替。当母亲无法提供满足早产儿需要的足够母乳时，早产儿配方奶可以作为一种补充。母乳中应加入最少量的磷以避免发生代谢性骨病。当早产儿能完全耐受胃肠道内母乳喂养时，若其生长发育速度不够令人满意，我们可以使用添加多种营养成分的强化母乳。

但是早产儿不同于存活的超低出生体重儿，从出生到出院没有任何一种单一的饮食是最佳的。比如，Ziegler等[82]的统计数据表明800～1200g的婴儿需要的蛋白质比1200～1800g的婴儿多15%。并且某些婴儿对次佳营养的影响比其他婴儿显得更脆弱。Lucas等人提出对于小于胎龄儿（SGA）中的早产儿和男婴，用成熟的巴氏消毒母乳或标准足月儿配方奶喂养比用浓缩营养成分的早产儿配方奶喂养在婴儿期的生长发育评分低些[58,59]。至于如何使饮食适应不同父母的要求，还需要进一步研究。

实施喂养的途径

小于34周的早产儿吮吸反射尚未发育完善，因此对这些早产儿通常用胃内，经幽门或静脉方式喂养（第17章）。对于这些系统发育不完善的早产儿，需要短期使用部分胃肠外营养从而逐渐增加胃肠内喂养的比例。

胃内喂养

用鼻胃管和口胃管喂养是早产儿的主要喂养方式。通过塑料管喂养母乳的最大缺陷是当母乳通过喂养管时，脂肪黏附造成的能量大量损失[7]。胃内喂养过程中，需要强调的是由于母乳长时间冷冻使脂肪的物理特性改变。另外当使用输液泵将母乳不间断地输注给婴儿时，输液器必须放在婴儿的下方，否则其中的脂肪会上升并黏附在管壁上，这样婴儿将无法摄入其中的脂肪。

经幽门喂养

过去经幽门喂养（进入十二指肠或空肠）的方式被广泛使用。但是没有确凿的证据证明这种喂养方式可以促进喂养的耐受性，促进婴儿生长，或者减少误吸的发生。一项使用荟萃分析的研究通过比较发现，经幽门喂养的早产儿组比胃内喂养的早产儿组的死亡率要高15%[79]。因此最近的证据并不支持使用这种喂养方式。

喂养计划

体格较大、健康状况较好的早产儿

对低出生体重儿坚持严格的喂养计划是不可取的：对于胃肠道内喂养的“耐受性”存在很大的个体差异，而且伴发的疾病增加了额外的限制；因此喂养方法必须因人而异。

以下是对出生体重低于 1500g 的婴儿喂养要领。在出生后 2 小时必须使用鼻胃管喂养，这样可以防止低血糖的发生。对于这种婴儿通常使用的喂养方法是：在出生后的最初四天，摄入的饮食量应逐渐增加，分别为 60、90、120 和 150ml/(kg·24h)，对于在节食中的婴儿需要的喂养量比这更大，到第 10 天每天需要的摄入量为 180ml/(kg·24h)，到 14 天时需要量增至 200ml/(kg·24h)。目前关于通过鼻饲管输注的饮食中固体物应占的比例仍缺乏相关资料：多数科室偏好用重力喂养的方式在 10～20 分钟内把食物输注给婴儿，而不是通过输液器。

多数出生体重大于 1500g 的婴儿能耐受 3 小时喂养一次，更小一些的新生儿则需要 1～2 小时喂养一次。最初，鼻胃管必须在喂养前每 4～6 小时吸一次。如果吸出的量较少，比如只有前一次吸出后再喂入量的 10%，那么只需更换鼻饲管而不必改变喂养计划；如果吸出的量明显大于 10%，那么建议减少相应的喂养量，特别对于那些同时有腹围增大的婴儿。如果婴儿在喂养时出现腹胀、便秘、稀便，伴或不伴有血便，必须暂时停止胃肠道内喂养，同时考虑发生了 NEC（见第 29 章第 3 部分）。如果在数小时内摄入量必须减到婴儿需要量以下，就要考虑使用静脉输注补充营养。

患病且发育不成熟的早产儿

对于患病或发育不成熟的早产儿出生后立即使用完全胃肠道内喂养是不现实也是不可取的，应该使用静脉输注补充营养。有理论和临床试验资料支持使用少量的、低于所需营养量的食物经过胃肠道内喂养那些不能耐受完全胃肠道内喂养的婴儿（见本章第 1 部分）[65]。对于极不成熟的早产儿（＜27 周），最初即使微量的胃肠道内喂养也不能耐受。最近 Cochrane[42]对部分胃肠道内喂养的低出生体重儿进行早期完全胃肠道内喂养组和延迟完全胃肠道内喂养组比较的研究发现：缺乏足够的依据来确定哪一种可作为临床的基本方法。对于存在严重宫内发育迟缓的早产儿，尤其是伴有舒张末期血流缺失或反向的早产儿，何时开始使用胃肠道内喂养目前还有争议。这些早产儿在喂养后发生 NEC 的危险性很高，但同时如果能耐受，微量的胃肠道内喂养对他们又有很多益处。目前最好的方法是尽早尝试用母乳进行微量胃肠道内喂养。

对于接受微量胃肠道内喂养或完全肠外喂养的新生儿，静脉输注营养液是为了满足婴儿水电解质平衡的需要（见第 18 章）以及预防低血糖的发生：除了葡萄糖外，何时开始在静脉输注液中加入其他营养物质取决于患儿的日龄、出生体重、疾病的严重程度以及对胃肠道内喂养的耐受程度。早产儿早期缺乏营养尚未引起足够的重视，但是据计算对于体重在 1000g 的婴儿，在禁食的情况下，体内所储存的营养元素只够维持 4～5 天。这种婴儿如果能进行胃肠道内喂养，早期静脉输注营养液也是很重要的（第 17 章）。

一项对部分胃肠道内喂养的低出生体重儿[41]的系统性回顾调查，比较快速增加和缓慢增加胃肠道内喂养食物量的不同试验组，发现快速增加胃肠道内喂养食物量有助于婴儿在更短的时间内恢复到出生体重，能更快地建立完全胃肠道内喂养。但是作者同时也指出快速增加食物量的安全性还缺乏足够的依据支持，对极低体重儿也缺乏相应资料。在对极不成熟和患病的早产儿使用胃肠道内喂养时，我们建议使用连续性的输液泵以精确地控制输注速度在 0.5ml/h 或更少，或每小时缓慢注射一次。之后如何增加喂养次数取决于临床状况以及严密观察其对于胃肠道内喂养的耐受情况。

记录婴儿每顿的摄入量，不要照搬处方中的量是十分重要的，因为摄入量和建议喂养的量之间可能有很大的区别；如果不能满足婴儿的实际需要量，那么得考虑更换饮食种类或喂养途径。引起早产儿生长发育迟缓的最常见原因是摄入量不足，如果只补充能量而蛋白质的摄入量不足，仍然不能使其正常生长。

心理社会方面

即使在早产儿无法吮吸期间，父母仍应坚持尝试喂养。我们鼓励父母（在监护下）使用鼻胃管喂养。如果母亲希望最终还是以母乳喂养，那么在出生早期就可以将婴儿抱着靠近乳房，即使对出生体重只有1000g的婴儿这样做也是有利的。在一些随机调查中研究了在鼻胃管喂养过程中吮吸的作用，即使没有吮吸到乳汁，但是有助于减少住院天数至6天，虽然这样对婴儿的生长和胃肠道功能没有明显的作用[79]。

母亲挤出乳汁来喂养自己的早产儿过程中所遇到的困难我们在前文中已讨论过。

出院后的营养[27]

通常早产儿出院时生长发育严重滞后，有些甚至无法存活，但直到最近才有人逐渐开始关注早产儿出院后的营养状况，在我们研究的926名早产儿中，有77%在出院时的体重情况是处于第十百分位以下，9个月、18个月和7.5～8岁时的这个比例分别为38%、34%和19%。对于出生体重低于1000g的婴儿，同时期这个比例分别为98%、69%、58%和26%[67]。

出院时早产儿仍然很小，这与大量营养元素缺乏有关，其中包括钙、磷、铁、锌和铜。在最近一项对住院的早产儿营养摄入的研究中发现：在孕龄小于31周的早产儿中，第一周内摄入的能量和蛋白质总计缺乏406 kcal/kg和14 g/kg，在第六周时，分别缺乏813 kcal/kg和23 g/kg[23]。正是由于这些营养元素的缺乏，势必将增加早产儿出院后足月儿配方奶或未加工母乳的量。

早产儿出院后有四种主要的饮食可供选择：

- 母乳；
- 足月儿配方奶；
- 早产儿配方奶；
- 浓缩营养的出院后配方奶（PDF）。

出院后的配方奶喂养

一项对出院后经配方奶喂养早产儿的研究表明：在这些早产儿中如果是随意喂养，他们所食用的奶量明显多于只是按照儿科医生的建议进行喂养的早产儿的奶量：其中有16%的早产儿摄入量超过350ml/(kg·24h)，有50%的能量摄入量超过165kcal/(kg·24h)，有35%的蛋白质摄入超过4g/(kg·24h)[54]。Cooke[13]将129名早产儿随机分成由早产儿配方奶喂养组和足月儿配方奶喂养组，同时喂养至6个月。出院后由早产儿配方奶喂养6个月后的男婴（不是女婴）体重、身长和头围的增加较由足月儿配方奶喂养的同龄男婴多。到了生后18个月，早期由早产儿配方奶喂养的男婴比由足月儿配方奶喂养的男婴的平均体重重1kg，身长长1cm，头围大1cm[12]。用双能X线吸收仪（DAX）测量人体成分的结果提示这部分增加的体重主要是非脂肪组织，而不是脂肪组织[14]。在18个月时用Bayley婴儿发育量表来评估神经系统的发育，结果证实两者无明显差异。

早产儿在出院后使用早产儿配方奶喂养对其生长发育有利，特别是对于男婴。根据要求喂养婴儿，会增加对早产儿配方奶的摄入量，这样会导致某些营养元素如维生素D潜在中毒[68]。出于这种担心，同时为了促进早产儿在出院后跟上正常孩子的生长而补充多种营养元素的需要，针对早产儿出院后特殊需求的配方奶在不断发展。这种配方奶中所有的营养成分都在标准足月儿配方奶的成分许可范围内，虽然其中有一些营养成分达到了许可范围的上限（表16.13）。PDF比足月儿配方奶含有更高的蛋白质，这样有利于促进早产儿跟上正常孩子的生长，PDF中的能量适量增加，通过添加蛋白质、钙和磷使足够的骨质矿物化，通过添加锌、微量元素和维生素保证早产儿增加的生长发育速率。

一项对284名由早产儿配方奶或由PDF喂养至9个月的早产儿进行的随机调查[50]，发现在生后9个月，由PDF喂养的婴儿比由早产儿配方奶喂养的婴儿体重更重（平均差值为370g）、身长也更长（1.1cm），直到生后第18个月，这种身长差异仍然存在。这种用不同饮食喂养后产生的差异在男婴身上表现得更明显，由PDF喂养的男婴在18个月时比由早产儿配方奶喂养的同样的男婴身长长1.5cm。目前没有证据显示PDF可以使婴儿长胖；他们的平均体重仍然低于第50百分位数，皮褶的厚度也并没有增加。并且在9个月或18个

表16.13 在英国可以获得的出院后配方奶的营养成分（每100ml）

每100ml的成分	出院后配方奶	
	Nutriprem 2 奶粉**（C&G）	Farley的 Premcare 奶粉**
大量营养素		
蛋白质*（g）	2.0	1.85
酪蛋白（%）	40	40
乳清（%）	60	60
脂肪（g）	4.1	3.96
LCP	+	+
碳水化合物+（g）		
乳糖	5.9	6.2
总计	7.4	7.24
能量		
kcal	75	72
kJ	310	301
矿物质（mg）		
钙	94	70
氯	46	45
镁	6.7	5.2
磷	50	35
钾	77	78
钠	26	22
微量元素（μg）		
铜	60	57
碘	20	4.5
铁	1200	650
锰	10	5
锌	710	600
可能的肾溶质负荷^（mosmol/l）	124	NS
维生素		
A视黄醇（μg）	99	100
B_1硫胺素（μg）	90	95
B_2核黄素（μg）	110	100
B_6吡哆醇（μg）	80	80
B_{12}氰钴氨素（μg）	0.28	0.2
生物素（μg）	3	1.1
叶酸（μg）	20	25
烟酸（μg）	1.7	1000
C抗坏血酸（mg）	16	15
SD胆钙化醇（μg）	1.6	1.3
ED-X-生育酚（mg）	1.9	1.5
维生素K_1（μg）	5.9	6.0
其他		
胆碱	32	
肌醇	29	
牛磺酸	4.9	
渗透压浓度（mOsmol/kg）	290	

*总氮量×6.38。

+ 数字以二糖计数。

液体配方——钠34，氯67。

^ Ziegler & Fomon法（1971）[83]：计算值。

** 生产商的信息。

月时，这两组婴儿的头围和生长发育情况没有明显差异。

另有三项对于由足月儿配方奶或 PDF 喂养至生后 12 个月的研究。Carver 等[10]报道由 PDF 喂养的早产儿在 1～2 个月时体重明显较重，在 3 个月时身长也较长。对于出生体重低于 1250g 和男婴的效果更加明显；与由足月儿配方奶喂养的同样的男婴比较，由 PDF 喂养的出生体重低于 1250g 的男婴在 6 个月时身长较长，12 个月时体重较重且头围更大。Atkinson 等[2]发现 PDF 喂养的婴儿体重增加显著，但是身长和头围的差异不大。最后，Brunton 等[9]比较了 60 个由足月儿配方奶或 PDF 喂养的支气管肺发育不良的早产儿。由 PDF 喂养的婴儿体内氮、矿物质和锌的贮存量较高，在生后 3 个月时的身长明显长于由足月儿配方奶喂养的婴儿，他们的桡骨骨盐和瘦素的含量也高。

出院后的母乳喂养

现已证实住院期间母乳是早产儿推荐的最佳饮食。但是还不明确无添加成分的母乳是否能满足出院后早产儿的营养需求。最近在美国的一项试验[31]中显示：虽然早产儿在住院期间有一定数量的母亲用母乳作为婴儿部分的喂养食物，但出院后用全母乳喂养的母亲的比例却很少——20%左右[31]。很大一部分早产儿在出院后的前几周内由母乳和配方奶混合喂养。

很多研究报道指出由人乳喂养的早产儿至少在短期内生长速率较慢，骨质量较低。Lucas 等[50]对 65 名出院后由母乳喂养至少 6 周的早产儿（但每天至多加两盎司配方奶）进行了研究。虽然他们在出院时与出生后由配方奶喂养的早产儿在体形方面差别不大，但足月后 6 周时，由母乳喂养的早产儿明显比由配方奶喂养的早产儿体重轻，身长短（比由 PDF 喂养的婴儿平均体重轻 513g，身长短 1.6cm）。这种缺陷一直持续至生后 9 个月，因为到那时由母乳喂养的婴儿开始添加足月儿配方奶和固体食物。总而言之，上述资料提示由母乳喂养的早产儿比由配方奶喂养的早产儿生长慢，骨盐少。但是这些差异对将来是否有影响仍在研究中。

添加固体食物

关于对于早产儿最佳断奶的时间和固体食物的质地尚缺乏公开的资料。卫生部（DOH）1994年的报道中建议：一般比较合理的做法是当早产儿体重达到至少5kg，挤压反射消失并可以用勺进食时可以考虑断奶[16]。但是5kg的标准对于生长发育在第3百分位以下的早产儿要到10个月才能达到，这时他们不会再对食物的质地和口味十分敏感。

在食物中加入固体成分的时间和食物的质地都有短期和长期影响。饮食中加入固体食物会减少奶的摄入量。固体食物摄入量不足将导致总营养元素密度的下降，这样会影响婴儿的生长。最近在一项对三家Surrey医院的早产儿进行尝试性断奶的观察研究调查中提示：添加固体食物一般在婴儿实足年龄达到17周时，平均为足月后11.5周[70]。21%的早产儿在不足DOH建议的5kg时便已经断奶。这些研究者又随机把早产儿分为按现行普遍的时间断奶组，和建议早期开始断奶（从实足年龄到达13周开始）并用含高浓度能量、蛋白质、铁和锌的食品喂养的“新型固体食物添加计划”组。生后6个月增加蛋白质、能量和铁摄入的干预组在12个月时生长速率呈直线上升[30]。

一般来说，早产儿由于可能存在的喂养困难对其出院后的生长和营养情况有很大影响。对于那些使用呼吸机支持时间延长的早产儿，开始并建立完全经口喂养的时间都会延迟，那些患有慢性肺部疾病[63]的早产儿特别脆弱，在第一年内也更易发生喂养困难问题，尤其在喂养时有咳嗽和呕吐喂养会更加困难[37]。对于这种婴儿在开始经口喂养前，早期进行干预可以让婴儿对经口喂养的厌恶减少到最少，也能最大程度上发展婴儿经口进食的技巧。

生长迟缓的足月儿

一般认为生长迟缓的足月儿今后除了会发生学习和行为障碍[36]，生长发育也会有障碍[71,80]。但是直到最近人们才开始关注这种婴儿的营养问题。

de Rooy和Hawdon[17]研究了出生后第一周内出生体重低于第二百分位数的65名小于胎龄儿（SGA）的代谢适应性与喂养方式的关系。用纯母乳喂养的婴儿产生的酮体明显增多，但是低血糖的发病率没有明显变化，这意味着这种婴儿有良好的代谢适应性。由配方奶喂养的婴儿产生的酮体最少，部分母乳喂养的婴儿酮体量居中。上述资料有力地支持了用母乳喂养健康的小于胎龄儿的做法，虽然足够的母体支持也是其中必需的。

大量资料提示如果小于胎龄儿的生长发育要赶上正常儿，则一般在生后9个月内。但是为什么少数生长迟缓的婴儿的生长无法赶上正常儿，以及这与其基因潜质有何种程度的密切关系目前还不清楚。这种婴儿的生长能否赶上正常儿与早期是否有足够的营养保证有关，这也是影响其长期死亡率的可能机制。

在最近一项试验中[29]，比较由含高浓度营养元素的PDF喂养和由标准足月儿配方奶喂养的足月小于胎龄儿，发现由含高浓度营养元素的PDF喂养的足月小于胎龄儿在生后9个月内身长和头围不断增加，直至18个月——超过正常的营养干预时间9个月。但是这两组在18个月时的生长发育无明显差异。比起由PDF喂养的小于胎龄儿组，作为对照组的由母乳喂养的小于胎龄儿能更快赶上正常儿的生长，但是到18个月时婴儿的大小相似，只是生长发育评分更高。上述结果提示对于足月小于胎龄儿通过控制摄入的营养成分来调节生长发育结构是可行的。但是最近对这些足月小于胎龄儿进行了6年的跟踪调查后发现：用添加营养素的配方奶喂养者血压较高，并且这种配方奶对其身高体重没有持久作用（Singhal，未发表）。其他一些研究资料也表明早期的生长加速（通常定义为体重交叉的上限）会产生反作用，增加发生胰岛素拮抗和高血压的危险性。因此是否要促进生长迟缓的婴儿赶上正常儿的生长，应权衡其短期效应及今后对健康的反作用后再决定，同时也要因人而异作出选择。促进足月小于胎龄儿早期生长的利与弊多取决于环境（如生活在发达国家还是发展中国家）。现有的资料表明，对于这些婴儿应使用母乳喂养，母乳是其最好的营养元素来源，同时也因为母乳能更好地促进其赶上正常儿的生长，并且今后能更好地生长发育。

参考文献

1. Atkinson S A, Bryan M H, Anderson G H 1978 Human milk: difference in nitrogen concentration in milk from mothers of term and premature infants. Journal of Pediatrics 93: 67–69
2. Atkinson S A, Randall-Simpson J, Chang M, Bosco P 1999 Randomized trial of feeding nutrient-enriched vs standard formula to premature infants during the first year of life. Pediatric Research 45: 276A
3. Atmmo T, Omololu A 1982 Trace element content of breast milk of mothers of preterm infants in Nigeria. Early Human Development 6: 309–313
4. Balmer S E, Wharton B A 1992 Human milk banking at Sorrento Maternity Hospital, Birmingham. Archives of Disease in Childhood 67: 556–559
5. Bates C J, Lui D S, Fuller N J, Lucas A 1985 Susceptibility of riboflavin and vitamin A in breast milk to photodegradation, and its implications for the use of banked breast milk in infant feeding. Acta Paediatrica Scandinavica 74: 40–44
6. Baum J D 1979 Raw breast milk for babies in neonatal units. Lancet ii: 898
7. Brooke O G, Barley J 1978 Loss of energy during continuous infusions of breast milk. Archives of Disease in Childhood 53: 344–345
8. Brooke O G, Wood C, Barley J 1982 Energy balance, nitrogen balance and growth in preterm infants fed expressed breast milk, a premature infant formula and two low-solute adapted formulae. Archives of Disease in Childhood 57: 898–904
9. Brunton J A, Saigal S, Atkinson S A 1998 Growth and body composition in infants with bronchopulmonary dysplasia up to 3 months corrrected age: randomized trial of a high-energy nutrient-enriched formula fed after hospital discharge. Journal of Pediatrics 133: 340–345
10. Carver J D, Wu P Y, Hall R T et al 2001 Growth of preterm infants fed nutrient-enriched or term formula after hospital discharge. Pediatrics 107: 683–689
11. Cavell B 1982 Reservoir and emptying function of the stomach of the premature infant. Acta Paediatrica Scandinavica Supplement 296: 60–61
12. Cooke R J, Embleton N D, Griffin I J, Wells J C, McCormick K P 2001 Feeding preterm infants after hospital discharge: growth and development at 18 months of age. Pediatric Research 49: 719–722
13. Cooke R J, Griffin I J, McCormick K et al 1998 Feeding preterm infants after hospital discharge: effect of dietary manipulation on nutrient intake and growth. Pediatric Research 43: 355–360
14. Cooke R J, McCormick K, Griffin I J et al 1999 Feeding preterm infants after hospital discharge: effect of diet on body composition. Pediatric Research 46: 461–464
15. de Carvalho M, Anderson D M, Giangreco A, Pittard W B 3rd 1985 Frequency of milk expression and milk production by mothers of non-nursing premature neonates. American Journal of Diseases of Children 139: 483–485
16. Department of Health 1994 Weaning and the weaning diet. Report on Health and Social Subjects No. 45. London, HMSO
17. de Rooy L, Hawdon J 2002 Nutritional factors that affect the postnatal metabolic adaptation of full-term small- and large-for-gestational-age infants. Pediatrics 109: E42
18. DHHS 1977 The composition of mature human milk. Report on Health and Social Subjects No. 12. HMSO, London
19. DHSS 1980 Artificial feeds for the young infant. Report on Health and Social Subjects No. 12. Report of the Committee on Medical Aspects of Food Policy. HMSO, London
20. DHSS 1981 The collection and storage of human milk. Report on Health and Social Subjects No. 22. HMSO, London
21. DHSS 1983 Present day practice in infant feeding. Report on Health and Social Subjects No. 20. HMSO, London
22. Eglin R-P, Wilkinson A R 1987 HIV infection and pasteurisation of breast milk. Lancet i: 1093
23. Embleton N, Pang N, Cooke R J 2001 Postnatal malnutrition and growth retardation: an inevitable problem in preterm infants? Pediatrics 107: 270–273
24. Evans T J, Ryley J C, Neale L M 1978 Effects of storage and heat on antimicrobial proteins in human milk. Archives of Disease in Childhood 53: 239–241
25. Fall C H D, Barker D J P, Osmond C, Winter P D, Clark P M S, Hales C N 1992 Relation of infant feeding to adult serum cholesterol concentration and death from ischaemic heart disease. British Medical Journal 304: 801–805
26. Feher S D, Berger L R, Johnson J D, Wilde J B 1989 Increasing breast milk production for premature infants with a relaxation/imagery audiotape. Pediatrics 83: 57–60
27. Fewtrell M S 2003 Growth and nutrition after discharge. Seminars in Perinatology 8: 169–176
28. Fewtrell M S, Lucas P, Collier S, Singhal A, Ahluwalia J S, Lucas A 2001 Randomized trial comparing the efficacy of a novel manual breast pump with a standard electric breast pump in mothers who delivered preterm infants. Pediatrics 107: 1291–1297
29. Fewtrell M S, Morley R, Abbott R A et al 2001 Catch-up growth in small for gestational age term infants: a randomized trial. American Journal of Clinical Nutrition 74: 516–523
30. Foote K D, Marriott L D, Bishop J A, Kimber A C, Morgan J B 2001 Preterm infants post-discharge growth in length improves with a novel nutritional strategy. Early Human Development 63: 59–60
31. Furman L, Minich N M, Hack M 1998 Breastfeeding of very low birth weight infants. Journal of Human Lactation 14: 29–34
32. Garza C, Johnson C A, Nichols B L 1982 Effects of methods of collection and storage on nutrients in human milk. Early Human Development 6: 295–303
33. Gibbs J A H, Fisher C, Bhattacharya S, Goddard P, Baum J D 1978 Drip breast milk: its composition, collection and pasteurisation. Early Human Development 1: 227–245
34. Gross S J 1983 Growth and biochemical response of preterm infants fed human milk or modified infant formula. New England Journal of Medicine 308: 237–241
35. Gross S J, Buckley R H, Wakil S S, McAllister D C, David R J, Faix R G 1981 Elevated IgA concentration in milk produced by mothers delivered of preterm infants. Journal of Pediatrics 99: 389–393
36. Hadders-Algra M, Touwen B C L 1990 Body measurements, neurological and behavioural development in six-year-old children born preterm and/or small-for-gestational age. Early Human Development 22: 1–13
37. Hawdon J M, Beauregard N, Slattery J, Kennedy G 2000 Identification of neonates at risk of developing feeding problems in infancy. Developmental Medicine and Child Neurology 42: 235–239
38. Hopkinson J M, Schanler R J, Fraley J K, Garza C 1992 Milk production by mothers of premature infants: influence of cigarette smoking. Pediatrics 90: 934–938
39. Hurst N M, Valentine C J, Renfro L, Burns P, Ferlic L 1997 Skin-to-skin holding in the neonatal intensive care unit influences maternal milk volume. Journal of Perinatology 17: 213–217
40. Jones E, Dimmock P W, Spencer S A 2001 A randomised controlled trial to compare methods of milk expression after preterm delivery. Archives of Disease in Childhood. Fetal and Neonatal Edition 85: F91–F95
41. Kennedy K A, Tyson J E, Chamnanvanakij S 2000 Rapid versus slow rate of advancement of feedings for promoting growth and preventing necrotizing enterocolitis in parenterally fed low-birth-weight infants (Cochrane Review). Cochrane Database of Systematic Reviews (2): CD001241
42. Kennedy K A, Tyson J E, Chamnanvanakij S 2000 Early versus delayed initiation of progressive enteral feedings for parenterally fed low birth weight or preterm infants (Cochrane Review). Cochrane Database of Systematic Reviews (2): CD001970
43. Kuschel C A, Harding J E 2000 Multicomponent fortified human milk for promoting growth in preterm infants (Cochrane Review). Cochrane Database of Systematic Reviews (2): CD000343
44. Lemons J A, Moyle L, Hall D, Summons M 1982 Differences in the composition of preterm and term human milk during early lactation. Pediatric Research 16: 113–117
45. Lucas A, Brooke O G, Barker B A, Bishop N, Morley R 1989 High alkaline phosphatase activity and growth in preterm neonates. Archives of Disease in Childhood 64: 902–909
46. Lucas A, Brooke O G, Morley R, Cole T J, Bamford M F 1990 A randomised prospective study of early diet and later allergic or atopic disease. British Medical Journal 300: 837–840
47. Lucas A, Cole T J 1990 Breast milk and neonatal necrotising enterocolitis. Lancet 336: 1519–1523
48. Lucas A, Fewtrell M S, Davies P S W et al 1997 Breastfeeding and catch-up growth in infants born small for gestational age. Acta Paediatrica 86: 564–569
49. Lucas A, Fewtrell M S, Morley R et al 1996 Randomized outcome trial of human milk fortification in preterm infants. American Journal of Clinical Nutrition 64: 142–151
50. Lucas A, Fewtrell M S, Morley R et al 2001 Randomized trial of nutrient enriched formula versus standard formula for post-discharge preterm infants. Pediatrics 108: 703–711
51. Lucas A, Gibbs J A H, Baum J D 1978 The biology of drip breast milk. Early Human Development 2: 351–361
52. Lucas A, Gore S M, Cole T J et al 1984 Multicentre trial on feeding low birthweight infants: effect of diet on early growth. Archives of Disease in Childhood 59: 722–730
53. Lucas A, Hudson G 1984 Preterm milk as a source of protein for low birthweight infants. Archives of Disease in Childhood 59: 831–836
54. Lucas A, King F J, Bishop N J 1992 Postdischarge formula consumption in infants born preterm. Archives of Disease in Childhood 67: 691–692

55. Lucas A, Lucas P J, Chavin S L, Lyster R L J, Baum D 1980 Human milk formula. Early Human Development 4: 15–21
56. Lucas A, McLaughlan P, Coombs R R A 1984 Latent anaphylactic sensitisation of infants of low birthweight to cow's milk proteins. British Medical Journal 289: 1254–1256
57. Lucas A, Morley R, Cole T J 1998 Randomised trial of early diet in preterm babies and later intelligence quotient. British Medical Journal 317: 1481–1487
58. Lucas A, Morley R, Cole T J et al 1989 Early diet in preterm babies and developmental status in infancy. Archives of Disease in Childhood 64: 1570–1578
59. Lucas A, Morley R, Cole T J et al 1990 Early diet in preterm babies and developmental status at 18 months. Lancet 335: 1477–1481
60. Lucas A, Morley R, Cole T J, Gore S M 1994 A randomised multicentre study of human milk versus formula and later development in preterm infants. Archives of Disease in Childhood. Fetal and Neonatal Edition 70: F141–F146
61. Lucas A, Morley R, Cole T J, Lister G, Leeson-Payne C 1992 Breast milk and subsequent intelligence quotient in children born preterm. Lancet 339: 261–264
62. Macy I G, Kelly H J, Sloan H E 1983 The composition of milks. National Academy of Science, National Research Council, Publication 254, Washington DC
63. Martin M, Shaw N J 1997 Feeding problems in infants and young children with chronic lung disease. Journal of Human Nutrition and Dietetics 10: 271–275
64. Mettler A E 1976 Infant milk powder feeds compared on a common basis. Postgraduate Medical Journal 52(suppl. 8): 3–20
65. McClure R J, Newell S J 2000 Randomised controlled study of clinical outcome following trophic feeding. Archives of Disease in Childhood. Fetal and Neonatal Edition 82: F29–F33
66. Morley R, Cole T J, Lucas P J et al 1988 Mothers' choice to provide breast milk and developmental outcome. Archives of Disease in Childhood 63: 1382–1385
67. Morley R, Lucas A 2000 Randomized diet in the neonatal period and growth performance until 7.5–8 y of age in preterm children. American Journal of Clinical Nutrition 71: 822–828
68. Nako Y, Fukushima N, Tomomasa T, Nagashima K 1993 Hypervitaminosis D after prolonged feeding with a premature formula. Pediatrics 92: 862–863
69. Narayanan I, Prakash K, Gujral V V 1982 The value of human milk in the prevention of infection in the high risk low birthweight infant. Journal of Pediatrics 99: 496–498
70. Norris F J, Williams C M, Larkin M, Hampton S M, Morgan J B 2002 Factors affecting the introduction of complementary feeding in the preterm infant. European Journal of Clinical Nutrition 56: 448–454
71. Ounsted M K, Moar V A, Scott A 1984 Children of deviant birthweight at the age of seven years: health, handicap, size and developmental status. Early Human Development 9: 323–340
72. Plancoulaine S, Charles M A, Lafay L et al 2000 Infant-feeding patterns are related to blood cholesterol concentration in prepubertal children aged 5–11y: the Fleurbaix-Laventie Ville Sante study. European Journal of Clinical Nutrition 54: 114–119
73. Roberton D M, Paganelli R, Dinwiddie R, Levinski R J 1982 Milk antigen absorption in the neonate. Archives of Disease in Childhood 57: 369–372
74. Rohnholm K A R, Sipila I, Siimes M A 1982 Human milk protein supplementation for the prevention of hypoproteinaemia without metabolic imbalance in breast milk fed very low birthweight infants. Journal of Pediatrics 101: 243–247
75. Singhal A, Cole T J, Lucas A 2001 Early nutrition in preterm infants and later blood pressure: two cohorts after randomised trials. Lancet 357: 413–419
76. Singhal A, Cole T, Fewtrell M, Lucas A 2004 Breast milk feeding and the lipoprotein profile in adolescents born preterm. Lancet (In press)
77. Singhal A, Farooqi I S, O'Rahilly S, Cole T J, Fewtrell M, Lucas A 2002 Early nutrition and leptin concentrations in later life. American Journal of Clinical Nutrition 75: 993–999
78. Singhal A, Fewtrell M, Cole T J, Lucas A 2003 Low nutrient intake and early growth for later insulin resistance in adolescents born preterm. Lancet 361: 1089–1097
79. Steer P, Lucas A, Sinclair J C 1992 Feeding the low birth-weight infant. In: Sinclair J C, Bracken M B (eds) Effective care of the newborn infant. Oxford University Press, New York, pp 94–160
80. Walther F J 1988 Growth and development of term disproportionate small-for-gestational-age infants at the age of 7 years. Early Human Development 18: 1–11
81. Wills M E, Han V E M, Harris D A, Baum J D 1982 Short time low temperature pasteurisation of human milk. Early Human Development 7: 71–80
82. Ziegler E E, Biga R L, Fomon S J 1981 Nutritional requirements of the premature infant. In: Suskind R M (ed) Textbook of pediatric nutrition. Raven Press, New York, pp 29–39
83. Ziegler E E, Fomon S J 1971 Fluid intake, renal solute load and water balance in infancy. Journal of Pediatrics 78: 561–568

第17章

胃肠外营养

Pamela Cairns

出生前胎儿通过胎盘从母体获取营养物质，出生后大部分婴儿能顺利地过渡到经口肠道喂养，而对那些因畸形、疾病或早产等因素而无法进行肠道内喂养或肠道内喂养不足的危重婴儿，可采用胃肠外营养。胃肠外营养用于有重要畸形的婴儿，如肠闭锁、脐膨出、坏死性小肠结肠炎（NEC）、迁延性腹泻。先天性消化道畸形的婴儿在手术前需要胃肠外营养支持，直至正常的消化道功能恢复。而对患有 NEC 或乳糜胸的婴儿来说，长期禁食使胃肠道（GI）得以休息也是治疗的一种方法。胃肠外营养也用于早产儿肠道内喂养建立之前，或作为肠道内喂养的一种补充：逐渐增加婴儿肠道内喂养量直至达到理想的营养需要量。早产儿由于消化道动力不足可造成喂养不耐受。败血症或一些常用药物如吗啡也会影响消化道的动力，许多早产儿常需要长期的胃肠外支持。

胃肠外营养与其他任何一种治疗方法一样，只有在其利大于弊的时候才可采用（表 17.1）。由于技术运用的安全性取决于可使用的资源与专业能力，因此胃肠外营养的使用适应证各个医疗中心之间必然会有所差别。没有危重新生儿监护、护理和微量生化监测设备的医疗中心应将需要胃肠外营养的患儿转运至有上述设备的医疗中心。

益处

新生儿期营养不足造成的长期影响越来越清楚。妊娠末期是神经发育的关键阶段，啮齿类动物模型证实早期营养不足可造成树突和轴突髓鞘化的永久性缺陷[41]。早产儿肠道营养的临床试验提示同一阶段的营养状况可影响神经系统的长期发育[80]。

随机对照试验（RCT）显示部分[6,24]或全胃肠外营养[51,137]的婴儿与那些用传统方法喂养的婴儿相比，其体重增长出现的时间明显提早、增长速度明显增快。胎龄 29 周的婴儿在出生 2 周后体重增长的速度持续高于宫内生长速度[47]。体重虽然增加，但未显示体液总量和细胞外液体量的增加，二者保持不变或有所下降，这进一步支持体重增加是由于组织增长而非液体潴留的推测[33,102]。

除了能帮助婴儿获得足够的营养和出生后良好的生长外，胃肠外营养也能降低特殊疾病的发病率和死亡率。对早产儿、危重儿来说，早期经口喂养或喂养量增加过快易引起吸入性肺炎、心肺功能紊乱和 NEC。采用胃肠外营养有助于逐步谨慎地建立起肠道内喂养，这最大程度减少了早产儿和危重儿发生上述疾病的危

表17.1 TPN相关的风险

代谢方面：
- 高血糖
- 高氯血溶性酸中毒
- 代谢性骨病
- 氨基酸异常
- 高脂血症

输液管路相关并发症（见下文）：
- 感染
- 心房或上腔静脉血栓
- 胸膜(腔)积液
- 心脏压塞
- 外渗损伤引起的组织坏死

全身性：
- 胆汁郁积
- 肠黏膜萎缩

险性。2个关于全胃肠外营养的随机对照试验[52,137]荟萃分析显示运用胃肠外营养可明显降低NEC的发病率[58]。更多更早地运用胃肠外营养与提高肠道喂养耐受性、缩短早产儿长期使用呼吸机后的恢复期时间有关[86]。

输注液的组成成分

液体（液体平衡也涵盖在第18章中）

婴儿的成熟度、暖箱类型、用于减少体液丧失的方法决定胃肠外液体的需要量。与足月儿相比，早产儿对液体过多或过少的耐受性较差。早产儿细胞外液体量相对较多、肾浓缩稀释功能不完全（第36章第1部）、体表面积相对于体重较大，通过皮肤（尤其在生后第一周）的不显性失水明显更多（第15章）。光疗或远红外暖床可增加体液的丧失[15]。采用双层壳暖箱[135]、保暖毯、塑料毯[11]和增高湿度可减少液体的需求[54]。

比较出生后早期限制液体和不限制液体两种方法，结果显示限制液体量可以明显降低动脉导管开放、NEC和死亡的发生率[14]。因此看来在避免显著的脱水同时，早产儿应在出生后早期谨慎地控制液体量。如将早产儿置于最大湿度的暖箱内，他们所需的液体量应不会再比更成熟的婴儿多，即60～80ml/(kg·d)，第2周增加到100～120ml/(kg·d)。另一方面，如未采取减少不显性失水的措施，一些极不成熟儿的液体需要量应大于150ml/(kg·d)。必须对患儿的体液状态进行系统的评估。对出生后一周内患儿体液状态和补液量多少至少每12个小时进行一次回顾，评估体重丢失、尿量、血清尿素氮和电解质情况。

能量

估计能量需要量时，应将所有产热成分（基础代谢率、生理活动、食物的特殊动力效应、体温调节所需能量）和生长消耗的能量计算在内。早产儿的基础代谢率大约为40kcal/(kg·d)[10]。活动消耗的能量最低为4kcal/(kg·d)，肠外营养的特殊动力效应占基础产热量的13%或输入热卡的10%[113]。对于在中性温度环境下的婴儿来说，50kcal/(kg·d)的热卡输注足以满足基本的能量消耗，但不能满足生长发育的额外能量需求[57]。

如无额外的能量供给，就会出现生长迟缓。每生长1克新组织需消耗5kcal[110]。要达到与孕末期宫内发育相同的生长速度[体重增长14～15 g/(kg·d)]还需要70 kcal/(kg·d)的能量。与肠内喂养的婴儿相比，胃肠外喂养的婴儿在较低的能量摄入时就开始出现体重增长，这是由于通过排泄丢失的能量相对较少，从而降低了能量的消耗。然而，对于能量摄入是为了快速生长的早产儿而言，理论上需要120 kcal/(kg·d)，而有慢性肺部疾病（CLD）长期呼吸机治疗的患儿来说，能量需要更高，在上述基础上再增加25%～30%[132]。

蛋白质

给新生儿提供蛋白质的目的在于维持宫内的氮储备量，而不造成代谢紊乱。对危重早产儿，在其出生后以静脉输注葡萄糖为主要能量来源的阶段，并不提倡立即满足其能量需求[43]。危重早产儿的随机临床试验显示：出生当日即给予1.5g/（kg·d）氨基酸可引起氮储备量在9mmol/（kg·d），并可提高蛋白质的合成。相反，对照组在出生后在未用氨基酸的前3天里出现负氮平衡，约10mmol/(kg·d)，相当于每日丢失3%的蛋白质。使用氨基酸时，每日能量的摄入量至少为40～50 kcal/(kg·d)，因为能量摄入过低时，输入的氨基酸大部分氧化以满足内源性的能量需求，只有很少一部分被用于组织合成。胃肠外营养中非蛋白质的能量来源量是理想氮代谢的基础。Zlotkin等[140]发现当早产儿每日热卡摄入超过70cal/(kg·d)时，氮储备主要取决于蛋白质的摄入。液体中每增加1克蛋白质必须增加至少25卡的非蛋白质热卡。这种非蛋白质热卡无论来源于葡萄糖还是脂肪都不会影响氮节约效应（见下文）。

胃肠外营养中的蛋白质需要量因营养方式不同而有所差异。足月儿2.0～2.5g/（kg·d），早产儿2.7～3.5g/(kg·d)[75]。孕24～36周时胎儿宫内氮合成速度为24mmol/(kg·d)。胃肠外营养如要达到相同速度取决于很多因素，如来源于葡萄糖和脂肪的能量、输入的氨基酸、维生素、矿物质辅助因子以及患者的临床情况。左旋异构体形式的晶体氨基酸是胃肠外营养中氮的最佳来源，这是因为其具有很高的生物利用度，输入量的70%以上可以成为氮储备[29,60]。胃肠外氮摄入

32mmol/(kg·d) [相当于氨基酸 3.3g/(kg·d)]可达到宫内氮合成速度。随机对照试验显示胃肠外摄入 4g/(kg·d) 与 2～3g/(kg·d) 相比，前者氮储备更多、蛋白质合成速度以及体重增长更快[37,140]。

早产儿不仅比足月儿需要更多的氨基酸，而且所需氨基酸的性质也有所不同。人们普遍认为半胱氨酸、牛磺酸、酪氨酸和组氨酸是早产儿所必需的基本氨基酸[73]。甲硫氨酸转化成半胱氨酸和牛磺酸，苯丙氨酸转化成酪氨酸都有赖于酶的成熟度。然而在早产儿胃肠外营养中添加半胱氨酸[81]和牛磺酸[127]并不能增加氮的储备或体重的增长。虽然人类可以用甘氨酸结合胆汁酸，但牛磺酸仍然是结合胆汁酸非常重要的物质。有些调查认为在 TPN 中添加牛磺酸可降低胆汁淤积的发生率[59]。通过比较基于鸡蛋和母乳的蛋白质分的氨基酸溶液，显示后者发生高苯丙氨酸血症的危险性低于前者，但发生酪氨酸血症的危险性增高[83,104]。没有发现使用胃肠外营养导致高苯丙氨酸血症后所继发的神经系统副作用[77]。如给予充足的非蛋白质能量则可降低高苯丙氨酸血症的发生（静脉营养摄入大于 34kcal/g）。适用于儿科患者的氨基酸溶液显示在早产儿中可以有更好的血浆氨基酸谱、更高的氮储备，同时体重增长也更佳[61]。科研人员利用最佳的工程技术从大量使用不同胃肠外氨基酸溶液病人获取的资料中研发出更好的氨基酸溶液。研究显示早产儿能很好地耐受这些研发出的氨基酸溶液[65]。

对于那些在出生后第一周可能无法接受全胃肠内喂养的婴儿，应建议尽早给予氨基酸溶液。如无法实施无菌操作时，可采用胃肠外营养的标准袋。氨基酸溶液初始为 1～1.5g/(kg·d)（采用儿童或新生儿配方）。应提供足够的非蛋白质热卡。如因液体受限或高血糖而无法耐受，则应相应地降低氨基酸的量。注入的蛋白质应逐步从 1g/(kg·d) 增加到 3.5g/(kg·d)。如无肾脏疾病，代谢性酸中毒或尿素氮增高不大可能是因静脉应用蛋白质引起的，因此应寻找其他原因。不伴有肌酐增高的尿素氮增高可能意味着脱水。如排除了其他病因，氨基酸摄入应降低到 2.5g/(kg·d)。

碳水化合物

为新生儿提供碳水化合物的目的在于维持血糖浓度、促进生长。

目前，神经生理和神经发育的资料共同显示新生儿血糖浓度应维持在 2.6mmol/L 以上（第 35 章第 2 部分）[70,79]。胃肠外葡萄糖可减少早产儿 80%的内源性蛋白质异化作用[7]。随着胎龄和出生体重的降低并发高血糖和糖尿的危险性则增高[76]。

一般情况良好、禁食的新生儿其内源性葡萄糖代谢速度估计为 4～6mg/(kg·min) [36]。部分早产儿需要更高的输糖速度来维持理想的血糖浓度。推荐输糖速度为 4mg/(kg·min) [如 60ml/(kg·d) 的 10%葡萄糖可维持输糖速度在 4mg/(kg·min)]，酌情增加。当出生体重低于 1000 克的超早产儿液体量输入大于 80ml/(kg·d) 时建议采用 5%的葡萄糖，以避免高糖血症。如输糖浓度需大于 12.5%，则应通过中央静脉给予，因为可能发生皮下组织渗漏。随着日龄的增大，婴儿对葡萄糖的耐受性也逐渐增强[136]，因此如可耐受的话，在生后第二周可逐步提高输糖速度至 18～20g/(kg·d)[12～14mg/(kg·min)]。

如出现高血糖（血糖浓度超过 8mmol/L 伴有糖尿）则应仔细检查患儿。先前代谢情况稳定的患儿高血糖可能是感染的首发症状。不成熟婴儿对静脉葡萄糖的耐受能力有限，即使是在生理性输糖速度内也可出现不耐受的现象。在输糖时出现高血糖可能是由于肝细胞对胰岛素不敏感导致肝持续性合成内源性葡萄糖[34,101]。当输糖速度在 8g/(kg·d)[6mg/(kg·min)][92]时持续出现高血糖可考虑使用胰岛素，胰岛素开始剂量为 0.05U/(kg·h) [19]。一项对出生体重低于 1000 克且伴有糖不耐受的婴儿随机临床试验显示胰岛素治疗可以增加糖的摄入和体重的增加[30]。

脂类

为新生儿提供脂肪的目的在于预防脂肪酸的缺乏、促进脂溶性维生素的贮存以及促进生长。

虽然脂类对保留热卡有很好的作用，但是碳水化合物和脂肪在肠道外营养中具有相似的氮节约效应[99,131]。在无脂类营养的最初 2～3 天里，血浆中可发现异常的脂肪酸成分，10 天内消失[74]。只要给予 0.5g/(kg·d) 英脱利匹特（Intralipid）[74]即可防止必需脂肪酸缺乏症，英脱利匹特是种脂肪乳剂，其来源于大豆油，含有 54%亚油酸和 8%的亚麻酸。脂肪乳剂已运用于新生儿[114]，它含有相同数量的长链和中链三酰甘油（LCT/MCT），一项研究显示使用 LCT/MCT 比单用 LCT 具有更好的氮储备[128]。

脂类在早产儿和小于胎龄儿中的运用常受到限制，这主要是由于细胞摄取和利用游离脂肪酸的功能不足，而非脂蛋白脂酶活性低所致[112]。虽然肝素释放内皮脂蛋白脂酶和肝脂肪酶到血液循环中，但这并不能提高脂肪的清除[124]。肉毒碱在脂肪酸氧化过程中起着重要作用，使得脂肪酸更易透过线粒体膜。早产儿使用无肉毒碱的胃肠外营养时，其血液和组织中肉毒碱的浓度很低，这是由于早产儿自身肉毒碱的储备量很少且合成肉毒碱的能力有限所致。然而给予肉毒碱并不能促进婴儿的生长和对脂质的耐受性，因此并不推荐使用[27]。

关于是否早期使用脂类溶液有很多不同的观点；但随机对照试验已明确出生即给予脂肪的有效性和安全性[26,45,122]。一项随机对照试验报道出生后第3天开始使用胃肠外脂肪溶液的婴儿与对照组相比，其呼吸机和氧气治疗的时间明显延长[52]。随后的研究显示：胃肠外脂肪输注剂量为1～4g/(kg·d)[1,22,45]时，并不会对有严重呼吸窘迫综合征的早产儿产生氧化和肺血流动力学方面的不良作用，但当剂量超过6～7g/(kg·d)[94]时则会造成病情恶化。虽然人们已经发现胃肠外运用脂肪与凝固酶阴性的葡萄球菌菌血症之间存在联系[44]，但是并没有证据表明这会损害婴儿的免疫功能[40,62,125,130]。理论上循环中游离脂肪酸水平的增加可以与胆红素竞争与白蛋白的结合。但是脂肪乳剂也可以结合未结合胆红素，研究显示输入2～4g/(kg·d)的脂肪溶液不会对血清总胆红素或未结合胆红素产生影响[23,124]。在这样的游离脂肪酸水平上，总胆红素和白蛋白并未出现倒置。胃肠外脂肪输注时常出现暂时性的血糖升高，这是由于葡萄糖利用受到影响[138]。目前所运用的胃肠外脂肪乳剂中不含有n-6和n-3家族的长链多不饱和脂肪酸，而此对神经发育可能非常重要。婴儿不能合成这些脂肪酸，英脱利匹特发生过氧化反应时产生的自由基可能会对早产儿造成损伤[100]。用铝箔遮蔽住英脱利匹特可以防止因光疗产生的三酰甘油过氧化氢，但这种方法已经过时[89]。

24小时以上持续滴注、使用20%而非10%的浓度可以提高对脂肪的耐受性。两项随机对照试验显示持续输注时血浆水平波动小、临床和代谢性并发症的发病率低，因此持续输注优于间歇输注[21,68]。与10%的英脱利匹特相比，20%的英脱利匹特中磷脂/三酰甘油比值以及脂质含量更低。随机对照试验显示20%的乳剂产生的血浆三酰甘油、胆固醇和磷脂浓度更低[55,56]。

20%的脂肪乳剂初始剂量为1g/(kg·24h)，如可耐受的话，每日增加1g/kg直至3g/(kg·24h)[63]。脂肪通过一个靠近婴儿的Y管注入胃肠外营养液中。应监测血浆三酰甘油水平，因为仅凭肉眼观察或用悬液计测量悬液来预测血清浓度并不可靠[116]。如婴儿能耐受脂质但体重增长不理想，总脂肪量可增加至3.5g/(kg·d)。当三酰甘油水平超过1.7mmol/L，就必须减少或暂停脂肪的输注直至指标恢复正常[31]。在急性败血症时，应减少或停止脂质输注24～48小时，因为在此阶段脂肪的氧化速度会降低[93]。

脂血症可干扰生化实验，造成假性结合性高胆红素血症、高钙血症和低钠血症。对于现代分析技术来说这并不构成一个问题，但我们在解释一些意外结果时应记得这一点。

矿物质和微量元素

早产儿出生早期因不显性失水多而易出现高钠血症（第15章），而低钠血症则主要由脑室周围出血、气胸或肺透明膜病时的精氨酸血管加压素分泌引起[109]。早产儿的晚发低钠血症则因肾小管钠重吸收功能低下所致[3]。出生后无需补钠，尿钠出现后再补（第18章）。建议每日补充3～5mmol/kg，以防止晚发性低钠血症，如婴儿因慢性肺病予呋塞米治疗或有明显的进行性肾脏丢失的话，可补充更多的钠。生长发育中的早产儿每日需钾1～2mmol/kg，但对超早产儿在出生后的前三天应予控制，因为这些早产儿的远端肾小管功能不全，易出现非少尿性的高钾血症[25,50]。每日摄入2mmol/kg氯化物可预防低氯碱中毒，但不建议超过6mmol/(kg·d)，因可引起高氯性酸中毒[49]。这可以通过物理化学模型解释。H^+和OH^-电荷缓冲对共同维持血浆呈电中性。如Cl^-浓度升高，则H^+浓度也相应增高以维持平衡，这引起pH值的下降。用醋酸钠代替部分NaCl可防止高氯性酸中毒[91]。

早产儿出生后胃肠外营养给予1mmol/(kg·d)的钙，可减少新生儿早期低钙血症的发生[115]。生长迅速的早产儿如要达到宫内合成速度的话，其计算所得的值要高于维持短期动态平衡所需的值。胃肠外营养液应包括1.3～1.5mmol/100ml钙和磷（摩尔数为1∶1或分子量为1.3∶1）、0.2～0.3mmol/100ml镁，液体摄入为120～150 ml/(kg·d)[48]。这些推荐值用单位体积描述，以防止因液体受限所致的高浓度的钙和磷，影响钙磷溶解度的因素在下文讨论（见“配制”部分）。大量钙和磷只能经中央静脉输注。

表 17.2 总结了早产儿胃肠外营养中矿物质和微量元素的推荐值，这些数值来源于美国临床营养指南[48]。如胃肠外营养限制在 4 周，则仅需添加锌。全胃肠外营养使用一个月以上还需补充其他微量元素。丢失过量胃肠道液体时易出现锌缺乏，这是由于含铜的胆汁丢失引起缺铜所致。胆汁郁积时应停止补充铜和锰。由于硒和铬主要由肾排泄，因此当肾功能受损时应减少硒和铬的补充。出生后由于红细胞的破坏为婴儿提供了 18μmol/(kg·d) 的铁，因此无需补充铁，尤其是接受过输血的婴儿。钼和氟化物仅在长期（3～6 月）全胃肠外营养时需补充。胃肠外营养液中铝的含量最大为 1μmol/dl，某些物质如葡萄糖酸钙含有铝的杂质，这占了铝负荷量的 80%。由于铝可产生神经系统发育的副作用，因此应尽可能降低铝的含量[20,85]。

维生素

至今尚未有适用于婴儿的最理想的胃肠外维生素制剂。已设计出一种儿童用的复合维生素注射液（M. V. I. Paediatric）(表 17.3)。足月婴儿每日的剂量以维持血清维生素水平在可接受范围为准[84]。早产儿应给予标准剂量（2ml//kg)的 40%，不超过足月儿剂量（5ml)，即使这一剂量造成血清低维生素 A 浓度[46]。大约 80% 的维生素 A 和 30%的维生素 D、E 在补充时已丢失，这是由于它们黏附在管壁被光作用分解掉了，尤其是光疗时[46,120]。将维生素制剂加入脂肪乳剂，而非氨基酸-葡萄糖混合溶液时，可减少维生素的丢失，使维生素缺乏的危险性降低到最低程度[9,35]。

技术

在送到病区前，所有配制过程应严格执行无菌操作，使用层流罩和 0.22 微米过滤器。

钙、磷的溶解度取决于溶液中的其他物质以及各种物质混合的顺序。由于这些矿物质的溶解度低，“一袋式系统”（氨基酸、葡萄糖和脂肪混合在一个容器袋内）无法预防超早产儿出现骨量减少和佝偻病。早产儿推荐使用高浓度的氨基酸，可通过降低溶液 pH 值提高其溶解度。配制时注意应在钙之前先添加磷，以避免高浓度的磷加入后即刻产生钙磷沉淀物。磷酸盐沉淀物更多见于氯化钙而非葡萄糖酸钙。磷酸甘油可释放出更多的钙和磷，这是由于其在溶液中的稳定性好，具有与标准盐类相同的储备率[53,107]。

给药法

胃肠外营养液采用注射泵持续静脉内输注。如在

表17.2 推荐使用的早产儿静脉输入的矿物质和微量元素（单位：kg/d）

钠	3～5mmol	（70～120mg）
氯	3～3mmol	（110～180mg）
钾	1～2mmol	（40～80mg）
钙 *	1.5～2.2mol	（60～90mg）
磷 *	1.5～2.2 mmol	（50～70mg）
镁	0.3～0.4 mmol	（7～10mg）
锌	6～8 μmol	（400～500μg）
铜	0.3～0.6 μmol	（20～40μg）
硒	13～25 nmol	（1～2μg）
锰	18～180 nmol	（1～10μg）
碘	8 nmol	（1μg）
铬	4～8 nmol	（0.2～0.4μg）
钼	2～10 nmol	（0.2～1μg）

*根据输入的120~150ml/(kg·d）溶液，其中包含1.3~1.5mmol/dl钙和磷（摩尔比值为1:1），相当于50~60mg/dl钙和40~45mg/dl磷（重量比值为1.3:1）

表17.3 儿科注射用的多种维生素（5ml/瓶）

维生素 A	0.7mg
维生素 D	10μg
维生素 E	7mg
维生素 K	0.2mg
维生素 C	80mg
维生素 B_1	1.2mg
维生素 B_2	1.4mg
维生素 B_6	1mg
烟酰胺	17mg
泛醇	5mg
生物素	20μg
叶酸	140μg
维生素 B_{12}	1μg

药房内未进行最终过滤的话，则通常采用一种 0.22 微米的细菌过滤装置。过滤器的远端在靠近血管内导管处用微泵注入脂肪乳剂。尽可能减少脂肪乳剂和钙、肝素的混合，这一点很重要，因为 2 价阳离子出现易造成钙磷结晶和英脱利匹特凝聚体[108]。

外周静脉可用短 22 号、24 号导管重复穿刺。如采用中央静脉导管，导管的远端应处于右房外的上腔或下腔静脉的位置（第 45 章）。皮下中央静脉置管术[28,87,88]最好采用外科静脉切开术[118]。Broviac 导管虽仍需静脉切开，但运用良好，甚至可用于出生体重低于 1000 克的早产儿[90,133]。溶液中添加的肝素（1U/1ml）进一步显著降低了外周[5]与中央静脉导管引起的血栓和静脉炎的发生率[10]。然而，对于肝素对钙和脂类稳定性的影响仍是一个值得关注的问题。因为添加到氨基酸混合物中的肝素有产生脂肪凝聚的危险性。这主要发生在液体混合的 Y 管处。因此许多药剂师并不喜欢在胃肠外营养液中加入肝素。已知脂类乳剂可延长外周静脉回血时间[97,98]。对于生后 2 周需保留动脉通路作血气分析和血压监测之用的新生儿来说，胃肠外营养常规采用脐动脉输注。在安全性和有效性上这种方法可与中央静脉导管相媲美[67]。而在输注胃肠外营养液方面，脐静脉插管与外周静脉插管同样可行[95]。

对接受 TPN 的孩子应仔细监护，这一点非常重要，再怎样强调都不为过（表 17.4）。

表17.4 胃肠外营养的监测

- 每日体重、每周身长和头围的增长
- 胃肠外营养逐步增加和代谢不稳定的初试阶段：
  - –严格的液体平衡
  - –每 6～12 小时一次尿/血糖
  - –每日血钠、钾、钙、尿素氮和酸碱度
  - –每周 2 次三酰甘油
- 达到全胃肠外营养和代谢稳定时：
  - –严格的液体平衡
  - –每 12～24 小时一次尿/血糖
  - –每周 1～2 次血钠、钾、钙、尿素氮和酸碱度
- 每周血镁、磷酸、碱性磷酸酶、白蛋白、转氨酶、三酰甘油和胆红素（总胆红素和结合胆红素）测定
- 血氨基酸、血氨不做常规检测
- 每月一次微量元素监测
- 如有适应证，筛查感染或凝血异常

危害

感染和技术并发症

接受胃肠外营养的婴儿易发生由金黄色葡萄球菌或表皮葡萄球菌[13]引起的细菌性脓毒症和由念珠菌属真菌引起的真菌性脓毒症[134]。导管相关性脓毒症的发生率在 8%～45%之间，预防的关键在于对工作人员的专业培训[105]。床边手工配制胃肠外营养液[42,66]可增加混合性菌血症的发生。尽可能减少败血症的注意事项见表 17.5。

中央静脉置管术少见但严重的并发症包括：上腔或下腔静脉梗阻、心律失常、心脏压塞、Budd-Chiari 综合征以及继发于颈静脉栓塞的脑积水。胃肠外营养实施的成功与否显然是操作技术严密仔细的结果。这些技术问题中的部分可以用外周静脉输注的方法解决，但这种方法也可能引发下列问题：对婴儿的过度干预、因故障而停止使用静脉营养液、局部坏死组织溃疡形成和皮下组织钙剂渗出。

代谢性并发症

谨慎地选择氨基酸溶液以及适时地补充附加成分可最大限度地降低下列疾病的发生：异常血浆氨基酸谱、高氨血症、高氯性代谢性酸中毒、代谢性骨病和微量元素缺乏。胃肠外营养婴儿的胆汁郁积性黄疸的发病率为 10%～40%，这在胃肠营养 2 周内的婴儿中非常少见，但 TPN 持续时间超过 2 个月的婴儿中则有 80%会出现胆汁郁积[12]。可能的发病机制包括：肝胆系统的不成熟[82]、长期禁食[106]、胆汁分泌受损和胆盐形成[121]、合并脓毒症[71]、与低氧或可能需外科手术的胃肠道疾病有关的基础医疗情况[16]。大多数情况下开始肠

表17.5 尽可能减少脓毒症发生的预防措施

- 在药房设立独立的胃肠外营养配制室
- 避免在病房里进行手工配制
- 用硅胶导管代替聚乙烯或乙烯聚合物导管
- 中央静脉导管必须在严格的无菌状态下放置
- 导管的皮肤入口处应仔细清洁
- 整个通路的连接处及管道的底部应予适当的护理
- TPN 应持续输注，不能因为药物应用而中止

道内进食后胆汁郁积即可痊愈，但部分仍可进展为胆道硬化[96]和肝衰竭[103]。停止 TPN 后 1～2 周，胆汁郁积可明显好转，苯巴比妥[123]和外科胆管冲洗术[32]也很有效。

由于存在潜在的代谢性并发症的可能，因此暴发性败血症或 NEC 婴儿应用胃肠外脂类时应特别谨慎，应先给予抗生素治疗以使临床情况稳定。对严重肾功能损害的婴儿应严密监测氨基酸和电解质溶液。应限制总的氮摄入，但不必完全停用，因为完全停用会导致分解代谢。

过渡至肠内营养

虽然胃肠外营养能满足出生后生长的营养需求，但肠内喂养本身具备生理适应性，它具有对胃肠道的营养作用以及对胃肠道内、外分泌腺分泌和动力的生理性作用[78]。乳汁喂养可刺激胰高血糖素、胃泌素和胃动力素大量分泌，这些激素都有营养作用，并可介导胃肠道的分泌和动力作用。幼年动物肠外营养证实，与肠内营养动物相比不仅存在胃、小肠、胰腺的生长不良，也存在萎缩的近端小肠黏膜双糖酶活性降低[47]。已显示在人类婴儿中肠内喂养是正常胃酸分泌所必需的[64]。肠内喂养与血液中胃泌素和胃动力素[117]水平及肠动力[18]升高有关。氨基酸氮变化、蛋白质的合成与分解在肠内营养时明显高于肠外营养，这反映了肠内喂养婴儿的胃的生长和发育非常迅速[37]。胰高血糖素除了对胃肠道动力有作用外，还能刺激胆汁的流动[8]。无肠内营养摄入的 TPN 婴儿分泌非常稀释的胆汁，这一发现可以解释与 TPN 相关的肝胆系统改变所引起的不良作用[4]。胃肠外营养婴儿其含有免疫球蛋白的肠道血浆细胞数量明显低于肠内喂养者[69]。

即使量不足，但早期乳汁喂养对生长、发育及保持胃肠道、肝胆系统正常的结构和功能仍具有很好的作用[17]。早期肠道内喂养与严重的喂养不耐受[72]及院内感染的降低有关[129]。随机对照试验比较早期（2～7 天）和晚期（9～18 天）的肠内喂养，两组早期的能量都来自肠外[39,119]，早期肠内少量喂养的婴儿其喂养耐受性明显改善，更快达到全肠内喂养，间接高胆红素血症、胆汁郁积性黄疸和早产骨质稀少的发生率更低。

结论

虽然仍存在许多尚未解决的问题，但胃肠外营养对那些喂养不耐受或无法长期利用肠内营养的早产儿、危重儿来说仍是一个获得足够营养、达到正常生长的具有突破性的方法。由于胃肠外营养存在潜在的并发症（这些并发症通过密切关注可控制在可接受的范围内），因此仅被用在有相应设施和专业工作人员的新生儿室。对许多新生儿胃肠道衰竭病例来说，胃肠外营养是一种挽救生命的方法，也是现代新生儿重症监护的基础之一。

参考文献

1. Adamkin D H, Gelke K N, Wilkerson S A 1985 Clinical and laboratory observations: influence of intravenous fat therapy on tracheal effluent phospholipids and oxygenation in severe respiratory distress syndrome. Journal of Pediatrics 106: 122–124
2. Adamkin D H, Radmacher P G, Klingbeil R L 1992 Use of intravenous lipid and hyperbilirubinemia in the first week. Journal of Pediatric Gastroenterology and Nutrition 14: 135–139
3. Al-Dahhan J, Haycock G B, Chantler C, Stimmler L 1983 Sodium homeostasis in mature and immature neonates. I. Renal aspects. Archives of Disease in Childhood 58: 335–342
4. Al-Rabeeah A, Thurston O G, Walker K 1986 Effect of total parenteral nutrition on biliary lipids in neonates. Canadian Journal of Surgery 29: 289–291
5. Alpan G, Eyal F, Springer C, Glick B, Goder K, Armon J 1984 Heparinization of alimentation solutions administered through peripheral veins in premature infants: a controlled study. Pediatrics 74: 374–378
6. Anderson T L, Muttart C R, Bieber M A, Nicholson J F, Heird W C 1979 A controlled trial of glucose versus glucose and amino acids in premature infants. Journal of Pediatrics 94: 947–951
7. Auld P A M, Bhangananda P, Mehta S 1966 The influence of an early caloric intake with I-V glucose on catabolism of premature infants. Pediatrics 37: 592–596
8. Aynsley-Green A 1983 Plasma hormone concentrations during enteral and parenteral nutrition in the human newborn. Journal of Pediatric Gastroenterology and Nutrition 2: 108–112
9. Baeckert P A, Greene H L, Fritz I, Oelberg D G, Adcock E W 1988 Vitamin concentrations in very low birth weight infants given vitamins intravenously in a lipid emulsion: measurement of vitamins A, D and E and riboflavin. Journal of Pediatrics 113: 1057–1063
10. Bailey M J 1979 Reduction of catheter-associated sepsis in parenteral nutrition using low-dose intravenous heparin. British Medical Journal i: 1671–1673
11. Baumgart S, Engle W D, Fox W W, Polin R A 1981 Effect of heat shielding on convective and evaporative heat loss and on radiant heat transfer in the premature infant. Journal of Pediatrics 99: 948–956
12. Beale E F, Nelson R M, Bucciarelli R L, Donnelly W H, Eitzman D V 1979 Intrahepatic cholestasis associated with parenteral nutrition in premature infants. Pediatrics 64: 342–347
13. Beganovic N, Verloove-Vanhorick S P, Brand R, Ruys J H 1988 Total parenteral nutrition and sepsis. Archives of Disease in Childhood 63: 66–69
14. Bell E F, Acarregui M J 2001 Restricted versus liberal water intake for preventing morbidity and mortality in preterm infants (Cochrane Review). Cochrane Database of Systematic Reviews (3): CD000503
15. Bell E F, Neidich G A, Cashore W J, Oh W 1979 Combined effect of radiant warmer and phototherapy on insensible water loss in low-birth-weight infants. Journal of Pediatrics 94: 810–813

16. Bell R L, Ferry G D, Smith E O et al 1986 Total parenteral nutrition related cholestasis in infants. Journal of Parenteral and Enteral Nutrition 10: 356–359
17. Berseth C L 1995 Minimal enteral feedings. Clinics in Perinatology 22: 195–204
18. Berseth C L, Nordyke C 1993 Enteral nutrients promote postnatal maturation of intestinal motor activity in preterm infants. American Journal of Physiology 264: G1046–G1051
19. Binder N D, Raschko R K, Benda G I, Reynolds J W 1989 Insulin infusion with parenteral nutrition in extremely low birthweight infants with hyperglycemia. Journal of Pediatrics 114: 273–280
20. Bishop N J, Morley R, Day J P, Lucas A 1997 Aluminum neurotoxicity in preterm infants receiving intravenous-feeding solutions. New England Journal of Medicine 336: 1557–1561
21. Brans Y W, Andrew D S, Carrillo D W, Dutton E P, Menchaca E M, Puleo-Schappke B A 1988 Tolerance of fat emulsions in very low birth weight neonates. American Journal of Diseases of Children 142: 145–152
22. Brans Y W, Dutton E B, Andrew D S, Menchaca E M, West D L 1986 Fat emulsion tolerance in very low birth weight neonates: effect on diffusion of oxygen in the lungs and on blood pH. Pediatrics 78: 79–84
23. Brans Y W, Ritter D A, Kenny J D, Andrew D S, Dutton E B, Carillo D W 1987 Influence of intravenous fat emulsion on serum bilirubin in very low birthweight infants. Archives of Disease in Childhood 62: 156–160
24. Brans Y W, Sumners J E, Dweck H S, Cassady G 1974 Feeding the low birth weight infant: orally or parenterally? Preliminary results of a comparative study. Pediatrics 54: 15–22
25. Brion L P, Schwartz G J, Campbell D, Fleischman A R 1989 Early hyperkalaemia in very low birthweight infants in the absence of oliguria. Archives of Disease in Childhood 64: 270–282
26. Brownlee K G, Kelly E J, Ng P C, Kendall-Smith S C, Dear P R 1993 Early or late parenteral nutrition for the sick preterm infant? Archives of Disease in Childhood 69: 281–283
27. Cairns P A, Stalker D J 2000 Carnitine supplementation of parenterally fed neonates (Cochrane Review). Cochrane Database of Systematic Reviews (4): CD000950
28. Chathas M K, Paton J B, Fisher D E 1990 Percutaneous central venous catheterization. American Journal of Diseases of Children 144: 1246–1250
29. Chessex P, Zebiche H, Pineault M, Lopage D, Dallaire L 1985 Effect of aminoacid composition of parenteral solutions on nitrogen retention and metabolic response in very low birth weight infants. Journal of Pediatrics 106: 111–117
30. Collins J W Jr, Hoppe M, Brown K, Edidin D V, Padbury J, Ogata E S 1991 A controlled trial of insulin infusion and parenteral nutrition in extremely low birth weight infants with glucose intolerance. Journal of Pediatrics 118: 921–927
31. Cooke R J, Yeh Y, Gibson D, Debo D, Bell G L 1987 Soybean oil emulsion administration during parenteral nutrition in the preterm infant: effect on essential fatty acid, lipid and glucose metabolism. Journal of Pediatrics 111: 767–773
32. Cooper A, Ross A J III, O'Neil J A, Bishop H C, Templeton J M, Ziegler M M 1985 Resolution of intractable cholestasis associated with total parenteral nutrition following biliary irrigation. Journal of Pediatric Surgery 20: 772–774
33. Coran A G, Drongowski R A, Wesley J R 1984 Changes in total body water and extracellular fluid volume in infants receiving total parenteral nutrition. Journal of Pediatric Surgery 19: 771–776
34. Cowett R M, Anderson G E, Maguire C A, Oh W 1988 Ontogeny of glucose homeostasis in low birth weight infants. Journal of Pediatrics 112: 462–465
35. Dahl G B, Svensson L, Kinnander N J G, Zander M, Berstrom U K 1994 Stability of vitamins in soybean oil fat emulsion under conditions simulating intravenous feeding of neonates and children. Journal of Parenteral and Enteral Nutrition 18: 234–239
36. Denne S C 1998 Carbohydrate requirements. In: Polin R A, Fox W W (eds) Fetal and neonatal physiology, 2nd edn. WB Saunders, Philadelphia, pp 325–327
37. Duffy B, Pencharz P 1986 The effect of feeding route (IV or oral) on the protein metabolism of the neonate. American Journal of Clinical Nutrition 43: 108–111
38. Duffy B, Pencharz P 1986 The effects of surgery on the nitrogen metabolism of parenterally fed human neonates. Pediatric Research 20: 32–35
39. Dunn L, Hulman S, Weiner J, Kliegman R 1988 Beneficial effects of early hypocaloric enteral feeding on neonatal gastrointestinal function: preliminary report of a randomized trial. Journal of Pediatrics 112: 622–629
40. English D, Roloff J S, Lukens J N, Parker P, Greene H L, Ghishan F K 1981 Intravenous lipid emulsions and human neutrophil function. Journal of Pediatrics 99: 913–916
41. Escobar C, Salas M 1995 Dendritic branching of claustral neurons in neonatally undernourished rats. Biology of the Neonate 68: 47–54
42. Fleer A, Senders R C, Visser M R et al 1983 Septicemia due to coagulase-negative staphylococci in a neonatal intensive care unit: clinical and bacteriological features and contaminated parenteral fluids as a source of sepsis. Pediatric Infectious Disease 2: 426–431
43. Forsyth J S, Crighton A 1995 Low birthweight infants and total parenteral nutrition immediately after birth. I. Energy expenditure and respiratory quotient of ventilated and non-ventilated infants. Archives of Disease in Childhood. Fetal and Neonatal Edition 73: F4–F7
44. Freeman J, Goldman D A, Smith N E, Sidebottom D G, Epstein M F, Platt R 1990 Association of intravenous lipid emulsion and coagulase-negative staphylococcal bacteremia in neonatal intensive care units. New England Journal of Medicine 323: 301–308
45. Gilbertson N, Kovar I Z, Cox D J, Crowe L, Palmer N T 1991 Introduction of intravenous lipid administration on the first day of life in the low birth weight neonate. Journal of Pediatrics 119: 615–623
46. Gilles J, Jones G, Pencharz P 1983 Delivery of vitamins A, D and E in parenteral nutrition solutions. Journal of Parenteral and Enteral Nutrition 7: 11–14
47. Goldstein R M, Hebiguchi T, Luk G D et al 1985 The effects of total parenteral nutrition on gastrointestinal growth and development. Journal of Pediatric Surgery 20: 785–791
48. Greene H L, Hambridge K M, Schanler R, Tsang R C 1988 Guidelines for the use of vitamins, trace elements, calcium, magnesium and phosphorus in infants and children receiving total parenteral nutrition: report of the Subcommittee on Pediatric Parenteral Nutrition Requirements from the Committee on Clinical Practice Issues of the American Society for Clinical Nutrition. American Journal of Clinical Nutrition 48: 1324–1342
49. Groh-Wargo S, Ciaccia A, Moore J 1988 Neonatal metabolic acidosis: effect of chloride from normal saline flushes. Journal of Parenteral and Enteral Nutrition 12: 159–161
50. Gruskay J, Costarino A T, Polin R A, Baumgart S 1988 Nonoliguric hyperkalemia in the premature infant weighing less than 1000 grams. Journal of Pediatrics 113: 381–386
51. Gunn T, Reaman G, Outerbridge E W, Cole E 1978 Peripheral total parenteral nutrition for premature infants with the respiratory distress syndrome: a controlled study. Journal of Pediatrics 92: 608–613
52. Hammerman C, Aramburo M J 1988 Decreased lipid intake reduces morbidity in sick premature neonates. Journal of Pediatrics 113: 1083–1088
53. Hanning R M, Atkinson S A, Whyte R K 1991 Efficacy of calcium glycerophosphate vs conventional mineral salts for total parenteral nutrition in low-birth-weight infants: a randomized clinical trial. American Journal of Clinical Nutrition 54: 903–908
54. Harpin V A, Rutter N 1985 Humidification of incubators. Archives of Disease in Childhood 60: 219–224
55. Haumont D, Deckelbaum R J, Richelle M et al 1989 Plasma lipid and plasma lipoprotein concentrations in low birth weight infants given parenteral nutrition with twenty or ten percent lipid emulsion. Journal of Pediatrics 115: 787–793
56. Haumont D, Richelle M, Deckelbaum R J, Coussaert E, Carpentier Y A 1992 Effect of liposomal content of lipid emulsions on plasma lipid concentrations in low birth weight infants receiving parenteral nutrition. Journal of Pediatrics 121: 759–763
57. Heimler R, Doumas B T, Jendrzejczak B M, Nemeth P B, Hoffman R G, Nelin L D 1993 Relationship between nutrition, weight change, and fluid compartments in preterm infants during the first week of life. Journal of Pediatrics 122: 110–114
58. Heird W C 1992 Parenteral feeding. In: Sinclair J C, Bracken M B (eds) Effective care of the newborn infant. Oxford University Press, Oxford, pp 141–160
59. Heird W C, Dell R B, Helms R A et al 1987 Amino acid mixture designed to maintain normal plasma amino acid patterns in infants and children requiring parenteral nutrition. Pediatrics 80: 401–408
60. Heird W C, Hay W, Helms R A, Storm M C, Kashyap S, Dell R B 1988 Pediatric parenteral amino acid mixture in low birth weight infants. Pediatrics 81: 41–50
61. Helms R A, Herrod H G, Burckart G J, Christensen M L 1983 E-rosette formation, total T-cells, and lymphocyte transformation in infants receiving intravenous safflower oil emulsion. Journal of Parenteral and Enteral Nutrition 7: 541–545
62. Helms R A, Christensen M L, Mauer E C, Storm M C 1987 Comparison of a pediatric versus standard amino acid formulation in preterm neonates requiring parenteral nutrition. Journal of Pediatrics 110: 466–470
63. Hilliard J L, Shannon D L, Hunter M A, Brans Y W 1983 Plasma lipid levels in preterm neonates receiving parenteral nutrition. Archives of Disease in Childhood 58: 29–33
64. Hyman P E, Feldman E J, Ament M E, Bryne W J, Euler A R 1983 Effect of enteral feeding on the maintenance of gastric acid secretory function. Gastroenterology 84: 341–345
65. Imura K, Okada A, Fukui Y et al 1988 Clinical studies on a newly devised amino acid solution for neonates. Journal of Parenteral and Enteral Nutrition 12: 496–504
66. Jarvis W R, Highsmith A K, Allen J R, Haley R W 1983 Polymicrobial bacteremia associated with lipid emulsion in a neonatal intensive care unit. Pediatric Infectious Disease 2: 203–208

67. Kanarek K S, Kuznicki M B, Blair R C 1991 Infusion of total parenteral nutrition via the umbilical artery. Journal of Parenteral and Enteral Nutrition 15: 71–74
68. Kao L C, Cheng M H, Warburton D 1984 Triglycerides, free fatty acids, free fatty acids/albumin molar ratio, and cholesterol levels in serum of neonates receiving long-term lipid infusions: controlled trial of continuous and intermittent regimes. Journal of Pediatrics 104: 429–435
69. Knox W F 1986 Restricted feeding and human intestinal plasma cell development. Archives of Disease in Childhood 61: 744–749
70. Koh T H H G, Aynsley-Green A, Tarbit M, Eyre J A 1988 Neural dysfunction during hypoglycaemia. Archives of Disease in Childhood 63: 1353–1358
71. Kubota A, Okada A, Nezu R, Kamata S, Imura K, Takagi Y 1988 Hyperbilirubinemia in neonates associated with total parenteral nutrition. Journal of Parenteral and Enteral Nutrition 12: 602–606
72. LaGamma E F, Ostertag S G, Birenbaum H 1985 Failure of delayed oral feedings to prevent necrotizing enterocolitis. American Journal of Diseases of Children 139: 385–389
73. Laidlaw S A, Kopple J D 1987 Newer concepts of the indispensable amino acids. American Journal of Clinical Nutrition 46: 593–605
74. Lee E J, Simmer K, Gibson R A 1993 Essential fatty acid deficiency in parenterally fed preterm infants. Journal of Paediatrics and Child Health 29: 51–55
75. Lemons J A, Neal P, Ernst J 1986 Nitrogen sources for parenteral nutrition in the newborn infant. Clinics in Perinatology 13: 91–109
76. Louik C, Mitchell A A, Epstein M F, Shapiro S 1985 Risk factors for neonatal hyperglycemia associated with 10% dextrose infusion. American Journal of Diseases of Children 139: 783–786
77. Lucas A, Baker B A, Morley R M 1993 Hyperphenylalaninaemia and outcome in intravenously fed preterm infants. Archives of Disease in Childhood 68: 579–583
78. Lucas A, Bloom S R, Aynsley-Green A 1983 Metabolic and endocrine effects of depriving preterm infants of enteral nutrition. Acta Paediatrica Scandinavica 72: 245–249
79. Lucas A, Morley R, Cole T J 1988 Adverse neurodevelopmental outcome of moderate neonatal hypoglycaemia. British Medical Journal 297: 1304–1308
80. Lucas A, Morley R, Cole T J 1998 Randomised trial of early diet in preterm babies and later intelligence quotient. British Medical Journal 317: 1481–1487
81. Malloy M H, Rassin D K, Richardson C J 1984 Total parenteral nutrition in sick preterm infants: effects of cysteine supplementation with nitrogen intakes of 240 and 400 mg/kg/day. Journal of Pediatric Gastroenterology and Nutrition 3: 239–244
82. Merritt R J 1986 Cholestasis associated with total parenteral nutrition. Journal of Pediatric Gastroenterology and Nutrition 5: 9–22
83. Mitton S G, Burston D, Brueton M J, Kovar I Z 1993 Plasma amino acid profiles in preterm infants receiving Vamin 9 glucose or Vamin Infant. Early Human Development 32: 71–78
84. Moore M C, Greene H L, Phillips B et al 1986 Evaluation of a pediatric multiple vitamin preparation for total parenteral nutrition in infants and children. Pediatrics 77: 530–538
85. Moreno A, Dominguez C, Ballabriga A 1994 Aluminium in the neonate related to parenteral nutrition. Acta Paediatrica 83: 25–29
86. Moyer-Mileur L, Chan G M 1986 Nutritional support of very low birth weight infants requiring prolonged assisted ventilation. American Journal of Diseases of Children 140: 929–932
87. Nakamura K T, Sato Y, Erenberg A 1990 Evaluation of a percutaneously placed 27-gauge central venous catheter in neonates weighing < 1200 grams. Journal of Parenteral and Enteral Nutrition 14: 295–299
88. Neubauer A P 1995 Percutaneous central i.v. access in the neonate: experience with 535 silastic catheters. Acta Paediatrica 84: 756–760
89. Neuzil J, Darlow B A, Inder T E, Sluis K B, Winterbourn C C, Stocker R 1995 Oxidation of parenteral lipid emulsion by ambient and phototherapy lights: potential toxicity of routine parenteral feeding. Journal of Pediatrics 126: 785–790
90. Ogata E S, Schulman S, Raffensperger J, Luck S, Rusnak M 1984 Caval catheterisation in the intensive care nursery: a useful means for providing parenteral nutrition to the extremely low birthweight infant. Journal of Pediatric Surgery 19: 258–262
91. Olunfunmi P, Ryan S, Matthew L, Cheung K, Lunn J 1997 Randomised controlled trial of acetate in preterm neonates receiving parenteral nutrition. Archives of Disease in Childhood. Fetal and Neonatal Edition 77: F12–F15
92. Ostertag S G, Jovanovic L, Lewis B, Auld P A M 1986 Insulin pump therapy in the very low birth weight infant. Pediatrics 78: 625–630
93. Park W, Paust H, Brosicke H, Knoblack G, Helge H 1986 Impaired fat utilization in parenterally fed low birth weight infants suffering from sepsis. Journal of Parenteral and Enteral Nutrition 10: 627–630
94. Pereira G R, Fox W W, Stanley C A, Baker L, Schwartz J G 1980 Decreased oxygenation and hyperlipemia during intravenous fat infusions in premature infants. Pediatrics 66: 26–30
95. Pereira G R, Lim B K, Ing C, Medeiros H F 1992 Umbilical vs peripheral vein catheterization for parenteral nutrition in sick premature neonates. Yonsei Medical Journal 33: 224–231
96. Pereira G R, Sherman M S, DiGiacomo J, Zieler M, Roth K, Jacobowski D 1981 Hyperalimentation induced cholestasis. American Journal of Diseases of Children 135: 842–845
97. Phelps S J, Cochran E B 1989 Peripheral venous line infiltration in infants receiving 10% dextrose, 10% dextrose/amino acids, or 10% dextrose/amino acids/fat emulsion. Journal of Parenteral and Enteral Nutrition 13: 628–632
98. Phelps S J, Helms R A 1987 Risk factors affecting infiltration of peripheral venous lines in infants. Journal of Pediatrics 111: 384–389
99. Pineault M, Chessex P, Bisaillon S, Brisson G 1988 Total parenteral nutrition in the newborn: impact of the quality of infused energy on nitrogen metabolism. American Journal of Clinical Nutrition 47: 298–304
100. Pitkanen O, Hallman M, Anderson S 1991 Generation of free radicals in lipid emulsion used in parenteral nutrition. Pediatric Research 29: 56–59
101. Pollak A, Cowett R M, Schwartz R, Oh W 1978 Glucose disposal in low birth weight infants during steady state hyperglycemia: effects of exogenous insulin administration. Pediatrics 61: 546–549
102. Polley T Z, Benner J W, Rhodin A, Weintraub W H, Coran A G 1979 Changes in total body water in infants receiving total intravenous nutrition. Journal of Surgical Research 26: 555–559
103. Postuma R, Trevenen C L 1979 Liver disease in infants receiving total parenteral nutrition. Pediatrics 63: 110–115
104. Puntis J W, Ball P A, Preece M A, Green A, Brown G A, Booth I W 1989 Egg and breast milk based nitrogen sources compared. Archives of Disease in Childhood 64: 1472–1477
105. Puntis J W, Holden C E, Smallman S, Finkel Y, George R H, Booth I W 1991 Staff training: a key factor in reducing intravascular catheter sepsis. Archives of Disease in Childhood 66: 335–337
106. Rager R, Finegold M J 1975 Cholestasis in immature newborn infants: is parenteral alimentation responsible? Journal of Pediatrics 86: 264–269
107. Raupp P, von Kries R, Pfahl H, Manz F 1991 Glycero- vs glucose phosphate in parenteral nutrition of premature infants: a comparative in vitro evaluation of calcium/phosphorus compatibility. Journal of Parenteral and Enteral Nutrition 15: 469–473
108. Raupp P, von Kries R, Schmidt E, Pfahl H, Gunther O 1988 Incompatibility between fat emulsion and calcium plus heparin in parenteral nutrition of premature babies. Lancet I: 700
109. Rees L, Shaw J C L, Brook C G D, Forsling M L 1984 Hyponatraemia in the first week of life in preterm infants. II Sodium and water balance. Archives of Disease in Childhood 59: 423–429
110. Reichman B L, Chessex P, Putet G et al 1982 Partition of energy metabolism and energy cost of growth in the very low birth weight infant. Pediatrics 69: 446–451
111. Rivera A Jr, Bell E F, Bier D M 1993 Effect of intravenous amino acids on protein metabolism of preterm infants during the first three days of life. Pediatric Research 33: 106–111
112. Rovamo L M, Nikkila E A, Raivio K O 1988 Lipoprotein lipase, hepatic lipase, and carnitine in premature infants. Archives of Disease in Childhood 63: 140–147
113. Rubecz I, Mestyan J 1973 Energy metabolism and intravenous nutrition of premature infants. Biology of the Neonate 23: 45–58
114. Rubin M, Harell D, Naor N et al 1991 Lipid infusion with different triglyceride cores (long-chain vs medium-chain/long-chain triglycerides): effect on plasma lipids and bilirubin binding in premature infants. Journal of Parenteral and Enteral Nutrition 15: 642–646
115. Salle B L, David L, Chopard J P, Grafmeyer D C, Renaud H 1977 Prevention of early neonatal hypocalcemia in low birth weight infants with continuous calcium infusion: effect on serum calcium, phosphorus, magnesium, and circulating immunoactive parathyroid hormone and calcitonin. Pediatric Research 11: 1180–1185
116. Schreiner R L, Glick M R, Nordschow C D, Gresham E L 1979 An evaluation of methods to monitor infants receiving intravenous lipids. Journal of Pediatrics 94: 197–200
117. Shulman D I, Kanarek K 1993 Gastrin, motilin, insulin, and insulin-like growth factor-I concentrations in very low birth weight infants receiving enteral or parenteral nutrition. Journal of Parenteral and Enteral Nutrition 17: 130–133
118. Shulman R J, Pokorny W J, Martin C G, Petitt R, Baldaia L, Roney D 1986 Comparison of percutaneous and surgical placement of central venous catheters in neonates. Journal of Pediatric Surgery 21: 348–350
119. Slagle T A, Gross S J 1988 Effect of early low-volume enteral substrate on sub-

sequent feeding tolerance in very low birth weight infants. Journal of Pediatrics 13: 526–531
120. Smith J L, Canham J E, Wells P A 1988 Effect of phototherapy light, sodium bisulfite, and pH on vitamin stability in total parenteral nutrition and mixtures. Journal of Parenteral and Enteral Nutrition 12: 394–402
121. Sondheimer J M, Bryan H, Andrews W, Forster G G 1978 Cholestatic tendencies in premature infants on and off parenteral nutrition. Pediatrics 62: 984–989
122. Sosenko I R S, Rodriguez-Pierce M, Bancalari E 1993 Effect of early initiation of intravenous lipid administration on the incidence and severity of chronic lung disease in premature infants. Journal of Pediatrics 123: 975–982
123. South M, King A 1987 Parenteral nutrition associated cholestasis: recovery following phenobarbitone. Journal of Parenteral and Enteral Nutrition 11: 208–209
124. Spear M L, Stahl G E, Hamosh M, McNelis W G, Richardson L L, Spence V 1988 Effect of heparin dose and infusion rate on lipid clearance and bilirubin binding in premature infants receiving intravenous fat emulsions. Journal of Pediatrics 112: 94–98
125. Strunk R C, Murrow B W, Thilo E, Kunke K S, Johnson E G 1985 Normal macrophage function in infants receiving Intralipid by low-dose intermittent administration. Journal of Pediatrics 106: 640–645
126. Thaler M M, Wennberg R P 1977 Influence of intravenous nutrients on bilirubin transport. II Emulsified lipid solutions. Pediatric Research 11: 167–171
127. Thornton L, Griffin E 1991 Evaluation of a taurine containing amino acid solution in parenteral nutrition. Archives of Disease in Childhood 66: 21–25
128. Uhlemann M, Plath C, Heine W et al 1989 MCT fat emulsions enhance efficacy of whole-body protein metabolism in very small preterm neonates. Clinical Nutrition 8: 84
129. Unger A, Goetzman B W, Chan C, Lyons A B, Miller M F 1986 Nutritional practices and outcome of extremely premature infants. American Journal of Diseases of Children 140: 1027–1033
130. Usmani S S, Harper R G, Usmani S F 1988 Effect of a lipid emulsion (Intralipid) on polymorphonuclear leukocyte functions in the neonate. Journal of Pediatrics 113: 132–136
131. Van Aerde J E, Sauer P J, Pencharz P B, Smith J M, Heim T, Swyer P R 1994 Metabolic consequences of increasing energy intake by adding lipid to parenteral nutrition in full-term infants. American Journal of Clinical Nutrition 59: 659–662
132. Wahlig T M, Georgieff M K 1995 The effects of illness on neonatal metabolism and nutritional management. Clinics in Perinatology 22: 77–96
133. Warner B W, Gorgone P, Schilling S, Farell M, Ghory M J 1987 Multiple purpose central venous access in infants less than 1000 grams. Journal of Pediatric Surgery 22: 820–822
134. Weese-Mayer D E, Fondriest D W, Brouilette R T, Shulman S T 1987 Risk factors associated with candidemia in the neonatal intensive care unit: a case control study. Pediatric Infectious Disease Journal 6: 190–196
135. Yeh T F, Voora S, Lilien L D, Matwynshyn J, Srinivasan G, Pildes R S 1980 Oxygen consumption and insensible water loss in premature infants in single-versus double-walled incubators. Journal of Pediatrics 97: 967–971
136. Yu V Y H, James B E, Hendry P G, MacMahon R A 1979 Glucose tolerance in very low birthweight infants. Australian Paediatric Journal 15: 147–151
137. Yu V Y H, James B, Hendry P, MacMahon R A 1979 Total parenteral nutrition in very low birthweight infants: a controlled trial. Archives of Disease in Childhood 54: 653–661
138. Yunis K A, Oh W, Kalhan S, Cowett R M 1992 Glucose kinetics following administration of an intravenous fat emulsion to low birth weight neonates. American Journal of Physiology 263: E844–E849
139. Zaidan H, Dhanireddy R, Hamosh M, Bengtsson-Olivecrona G, Hamosh P 1985 Lipid clearing in premature infants during continuous heparin infusion: role of circulating lipases. Pediatric Research 19: 23–25
140. Zlotkin S H, Bryan M H, Anderson G H 1981 Intravenous nitrogen and energy intakes required to duplicate in utero nitrogen accretion in prematurely born human infants. Journal of Pediatrics 99: 115–120

附录

如何开一张全胃肠外营养处方

有两种方法储存新生儿的 TPN。第一种方法是使用标准袋：即包含有一名早产儿按 150 ml/(kg·d) 所接受的所需氨基酸、葡萄糖和电解质的 TPN。因此，在第一周，营养素相应随液体体积的增加而增加。这种方法价格便宜、使用方便，也适用于大部分早产儿。那些需要高电解质、大量非营养输液容量或液体限制延长的早产儿从这样的个体化处方中受益。许多医疗单位因此对他们所有的患者使用这种个体化处方。

各个医疗单位开 TPN 处方的实际方法也不一样。在 NICU 或药房，精确的容量和氨基酸浓度、葡萄糖和电解质溶液用或不用计算机程序的帮助计算出来。在 Bristol 的 St Michael 医院，我们负责为每一位婴儿开出所需营养素总量的处方，而药房负责计算 。熟悉每一家医院确切的配置方法是很必要的，因为也许 15%的葡萄糖在一家医院指的是所有溶液的总浓度，而另一家医院却指的是溶液中增加的 15%的葡萄糖，后者溶液浓度稀释了。

一般原则

- 判定婴儿每天的总液量。
- 减去所有其他的静脉输注量（比如动脉测压管路冲洗液或正性肌力药的液量）。
- 在剩余的输液量中制定 TPN。随着肠内喂养量的增加，静脉输入的蛋白质、脂质和糖也应相应减少。
- 计算所需输入的钠时，应考虑所有输入的盐和碳酸氢钠。

蛋白质

- 尽早开始使用（有条件的话所有早产儿在出生后 24 小时内开始）
- 开始时剂量为 1 g/(kg·d)。
- 使用适宜于新生儿的成分。
- 每天增加 1 g/(kg·d)，直至总量为 3.5 g/(kg·d)。

- 注意婴儿的肾脏损害[也许需要限制到 2.5 g/（kg·d)]或可疑的遗传性代谢缺陷（等待诊断结果时停止使用）

葡萄糖

- 按 6mg/(kg·min）作为起始量计算需要量。
- 如果能耐受的话，每天增加 2 mg/(kg·min)。
- 如使用外周插管，注意所有糖溶液浓度不超过 12.5%。

脂质

- 第一天的 TPN 从 1g/(kg·d）开始，使用 20%的乳剂。
- 按 0.5g/(kg·d）逐渐增至 3.5g/(kg·d）的最大值。
- 每周查两次 4 小时无脂类输注时段后的三酰甘油水平。
- 急性脓毒症（暂时脂类不耐受）、不稳定型肺动脉高压（改变前列腺素合成）或重症黄疸（白蛋白脂肪酸转化为胆红素脂肪酸）的患儿慎用。

电解质和矿物质

- 当血浆钠开始下降时滴注钠。由于考虑到其他输入液中含钠，通常总维持量是 2～4mmol/(kg·d)。当钠的输入量大于 3mmol/(kg·d）时，使用醋酸钠。
- 第 3 天开始滴注钾 1～2mmol/(kg·d)。
- 第 1 天开始输入钙和碳酸盐 1～1.5mmol/(kg·d)。如果所需浓度过高，与药剂师共同商量。
- 滴注镁，起始量为 0.2mmol/(kg·d)。
- 加入必需的微量元素。

维生素

- 第一天起在氨基酸溶液中加入水溶性维生素，如 Solvito N（Fresenius Kabi）1ml/(kg·d)。
- 第一天起在脂质乳剂中加入脂溶性维生素，如 Vitlipid N Infant （Fresenius Kabi）4ml/(kg·d)，最大剂量为 10ml。

第18章

液体和电解质平衡

Neena Modi

引言

与其他年龄组相比，新生儿期液体平衡的处理在许多重要方面存在不同。新生儿的生理并非是静止不变的。产后的最初阶段是新生儿从水性的宫内环境转换到气态的出生后环境的时间，是我们必须成功营造的环境。分娩后生长发育变化持续存在，胎龄极小的早产儿尤其如此。出生后对肾外系统的适应影响了新生儿液体平衡，疾病和药物可能进一步对此产生影响。水和电解质平衡紊乱在新生儿中并不少见，在这个章节我们将从临床医生的角度讨论水平衡的调节机制及其处理。

钠、水和酸碱平衡的肾和肾外决定因素

钠平衡

在成人中，约 80%～90%滤过的钠离子在近端小管（图 18.1）[34]和 Henlé 袢的升支粗段被重吸收。未被吸收的钠进入远端小管和集合管。在此，钠离子通过钠-钾和钠-氢交换的形式被重吸收。远端小管钠离子的重吸收通过肾素-血管紧张素-醛固酮系统（renin-angiotensin-aldosterone system，RAAS）进行调节。在新生儿中，小部分滤过的钠离子在近端小管被重吸收，而相对大部分的钠离子被运输至远端。

钠离子潴留的特征性增强是由于很高的 RAAS 活

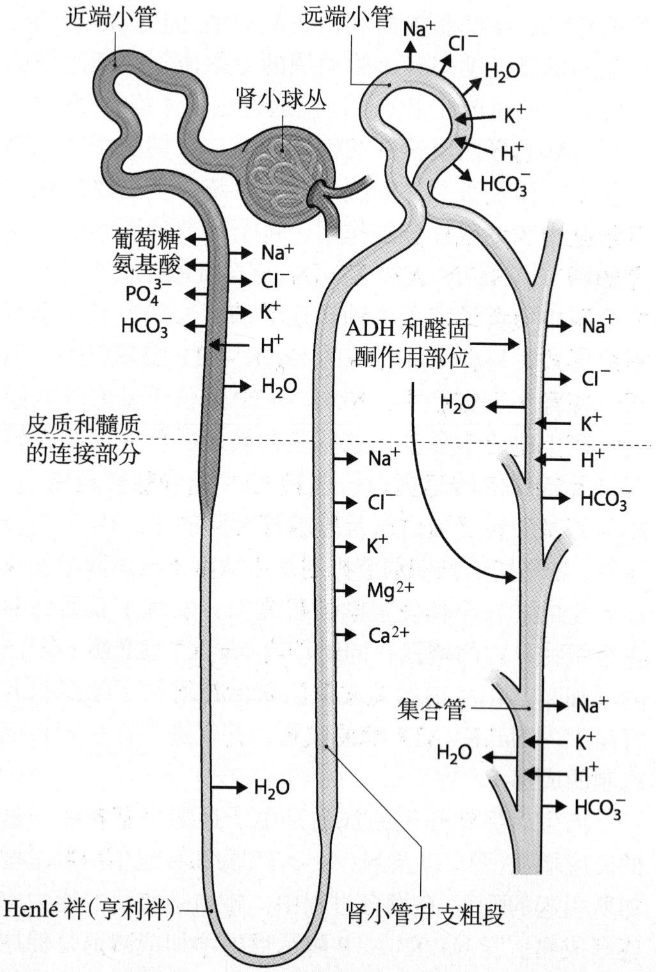

图18.1 水和电解质的排泄。水和葡萄糖、氨基酸、磷酸盐、钠和碳酸氢盐在近端小管一起被重吸收，水在远端肾单位在 AVP 和髓质高渗透压影响下被重吸收。在远端小管，钠的重吸收受到醛固酮的影响，并排出钾离子和氢离子。（摘自 Cumming & Swainson[34]。）

性影响所致[134]。与足月新生儿相比，早产新生儿保留钠的能力较弱。钠潴留功能低下的原因是由于近端小

管重吸收能力受损，从而导致向远端运输的钠离子浓度较高，并限制了远端小管对醛固酮的反应[139]。肠道的钠离子吸收作用也是有限的[2]。足月新生儿和早产新生儿对钠负荷的排泄能力都很有限。这并非是因为肾小球滤过率（glomerular filtration rate，GFR）低的原因，因为即便对于最小胎龄的早产儿来说，肾小球的滤过大大超过了其最终保留的钠量，而是因为急性的钠负荷导致了 RAAS 活性的显著下降和受限的促尿钠排泄反应[38]。总之，内环境的稳态取决于肾小管重吸收的调节机制，而这过程又取决于新生儿发育成熟的不同阶段。

肾小管上皮细胞有一层顶膜包裹，顶膜朝向肾小管的管腔，在细胞侧面和基底部的细胞间隙内排列的基底外侧膜，朝向肾小管周围的毛细血管。细胞膜的脂质双层的通透性很差，溶质通过运载体跨越细胞膜。这些特殊的蛋白质镶嵌在细胞膜上，它们的调节机制很复杂，涉及激素、细胞内信号系统、蛋白磷酸化以及细胞内和细胞外分泌作用，每个环节都受到生长发育的调节。Na^+/K^+-ATP 酶（Na^+/K^+-ATPase）是所有真核细胞中负责钠离子主动转运的酶。Na^+/K^+-ATP 酶有很多形式，每种由其特殊的 Na^+/K^+-ATP 酶基因进行编码。在肾小管细胞中，Na^+/K^+-ATP 酶位于基底外侧膜上，产生电化学梯度，这是联合转运的能源。联合转运涉及特殊的转运蛋白，包括 Na^+- 葡萄糖转运蛋白、Na^+- 氨基酸转运蛋白以及跨越管腔膜的 Na^+-H^+ 竞争转运[73]。钠平衡的长期调节机制是由钠离子载体数量变化而产生的。在个体发生学的研究中，发现了其活性存在组织特异性的增强，同时伴有 Na^+/K^+-ATP 酶 mRNA 的增加[107]。出生前的糖皮质激素治疗增加了肺组织和肾组织内 Na^+/K^+-ATP 酶的数量，并促进了肾小管转运机制的成熟。

出生后保钠作用的加强是由于远端小管对醛固酮的反应增强[1,138]，以及 Na^+/K^+-ATP 酶和转运蛋白数量增加所引起的[67,70]。在发育过程中，排出钠负荷的能力也逐渐成熟。肾 Na^+/K^+-ATP 酶活性的增加或减退是促尿钠排泄反应的短效调节的最终共同途径[6]。引起尿钠排泄的下调因子包括心房利钠肽（atrial natriuretic peptide，ANP）、多巴胺和利尿剂。去甲肾上腺素是个上调因子，可以导致钠潴留。肽类调节因子与细胞膜受体结合，并通过一系列细胞内信使而发挥其效应。这些细胞内信号系统的发育成熟对钠平衡起到了精细调节作用[40,51,77,93,135]。临床观察为这些体外研究提供了一些证明。ANP 对细胞膜上的鸟苷酸环化酶产生刺激，这导致了细胞内第二信使环磷酸鸟苷（cyclic guanosine monophosphate，cGMP）的增加，cGMP 来源于内源性三磷酸鸟苷。cGMP 与特殊的蛋白激酶产生交互作用，以此催化一些蛋白质底物发生磷酸化反应，最终产生生化效应，例如对钠重吸收的抑制。在一个早产儿的研究中发现[93]，出生后最初 3 天内新生儿尿液中 cGMP 和 ANP 比值呈指数性地增加，然后到达一平台。而钠排泄与 cGMP 的比值在此研究的 10 天内持续增加。这提示了 ANP/cGMP/ 钠排泄这一系列过程在出生后逐渐成熟，因此出生后钠排泄的能力逐渐增强。

肾对水的处理

对于婴儿而言，只能采用液体形式来对其提供营养，必须摄入大量的液体，且婴儿必须要有较高的尿量来维持水平衡。高尿流量比率是由更高的肾小球滤过分泌分数（Fe_{H_2O}）来取得的。在新生儿中，跨小管周间隙的流体静力和渗透压力降低，引起近端小管对滤过水的重吸收量减少。因此与年龄更大者相比，更多比例的水被输送到了远端。在远端肾单位内，水的重吸收受到抗利尿激素（antidiuretic hormone，ADH）和血管加压素（arginine vasopressin，AVP）的调节。ADH 依赖的水通透性增加是由于水通道的开放，水蛋白（acquaporin，AQP）从细胞内的囊泡状贮器内释放入集合管细胞的顶膜[36]，从而使水在髓质间隙的高浓度作用下，跨过小管膜进行移动。并非所有的 AQP 异构体都可在人类肾中表达，并且在发育过程中的表达也有差异，但是动物胚胎和早产儿对 ADH 非常敏感[43]。血管加压素对集合管的水通透性的调节是由 *AQP2* 的表达所介导的。人类 *AQP2* 基因突变可以导致肾源性糖尿病尿崩症[35]。

在出生后的生命过程中，尿液的浓缩能力逐渐增强。在新生儿中，最大的尿液渗透压约为年长患者的一半。这种差异是由于 Henlé 袢较短，且快速成长的婴儿合成代谢高，尿素浓度低，从而使髓质间隙的张力较低，以及 *AQP2* 的表达减少所致。然而，严重的脱水应激状态和产前糖皮质激素治疗可以产生高的尿液浓度[155]。

早产婴儿可达到与成人相同的最小尿液渗透压，且其尿液稀释能力可能并不会限制水的排出。如果按单位体重水比例来计算的话，给予水负荷的足月婴儿的最高尿液流量与成人相同[90]。Coulthard 和 Hey[33]对新生儿水分泌能力有限这一观点提出了质疑。他们证实了健康的早产儿大约在出生后第二天开始，虽然每天摄入量波动于 90～200ml/Kg、钠的摄入相对恒定，但他们已经有水分泌调节能力。当摄入增加，肾小球滤过分泌分数（Fe_{H_2O}）平均值可以从 7.4%增加到 13.1%。如果成人有如此高的 Fe_{H_2O}，会导致每天尿量大于 20 升。同时人们还发现并不伴随尿液中钠离子的丢失，这个发现驳倒了以往广泛接受的认为婴儿只有在尿钠丢失增加才会有高的尿液流量的观点。

酸–碱平衡

细胞外液正常的 pH 值范围在 7.35～7.45，同时 H^+ 的浓度在 35～45mEq/l。酸碱平衡的调节根据反应速度快慢涉及到体内缓冲液、呼吸功能和肾功能。在近端小管，细胞代谢或由肾小管管腔弥散而来的 CO_2 与水结合形成碳酸。它可以分解为 H^+和 HCO_3^-。H^+ 通过主动转运进入小管管腔与渗入的 HCO_3^- 形成碳酸，它可以进一步分解为 CO_2 与水。CO_2 重新弥散到小管细胞，重复循环。该反应的净效应在于每分泌一份 H^+，就重吸收了一份 HCO_3^-，HCO_3^- 就这样持续产生。

$CO_2+H_2O\longleftrightarrow H_2CO_3\longleftrightarrow H^++HCO_3^-$

足月新生儿中，HCO_3^- 是由此过程产生，来维持血浆浓度在 25mmol/l，但是早产儿的阈值较低[24]。所有的肾单位都可以分泌 H^+，它与其他的碱结合，主要是磷酸盐和氨，与此同时小管液中 HCO_3^- 完全被重吸收。对于正常人，肾脏分泌是酸丢失的唯一途径。酸蓄积可以由呼吸性或代谢性异常所引起。

酸中毒

酸中毒可以是呼吸性、代谢性或混合性因素所导致。呼吸衰竭时 CO_2 潴留使等式偏向右，产生更多碳酸。在数天内可以由肾脏来代偿，通过增加 H^+分泌和 HCO_3^- 重吸收。血气分析可以显示代偿性呼吸性酸中毒，PCO_2 升高、HCO_3^- 升高同时 pH 值正常（图 18.2）[53]。

代谢性酸中毒是由于酸的增加或碱的减少所引起。在新生儿重症病房最常见的代谢性酸中毒病因是组织缺氧所导致的乳酸性酸中毒。代谢性酸中毒可以发生在败血症、肾功能衰竭、胃肠外营养时的氨基酸不耐

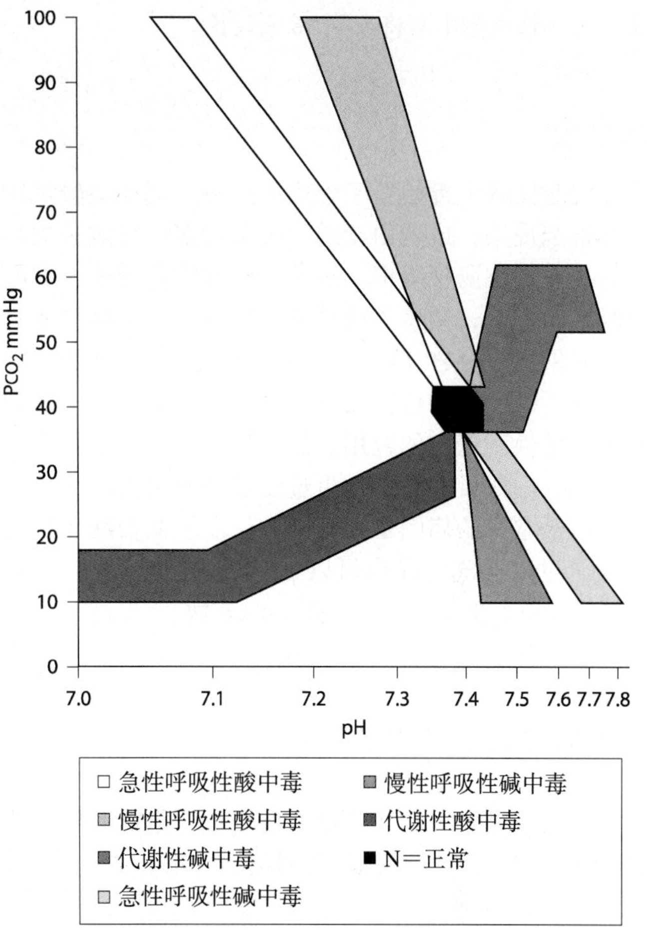

图18.2 酸碱平衡变化的解读。（摘自 Golberger[53]。）

表18.1 代谢性碱中毒的病因

胃酸丢失	呕吐、幽门梗阻、高位肠梗阻、持续胃液抽吸
碳酸氢盐应用过多	利尿剂治疗、摄入不当
	利尿剂治疗、腹泻
低钾血症	
低氯血症	
肾上腺过度分泌	
Barrter 综合征	

受和先天性代谢异常。有时胃肠外配方可以伴随有高氯血症，应考虑检查是否存在酸中毒。氯离子是重要的细胞外离子，正常的血清浓度是 90～110mmol/L。在胃肠外营养时将氯离子部分由醋酸盐所替代可以减少高氯性代谢性酸中毒的发生[110]。

对于其他方面正常的人来说，pH 值降低可以刺激过度通气，将碳酸这个等式偏向左，增加 CO_2 的排出。代偿性代谢性酸中毒表现为 HCO_3^- 降低、PCO_2 降低和 pH 值正常。当婴儿同时有呼吸性疾病和代谢性酸中毒会出现混合性表现，PCO_2 增高、HCO_3^- 降低和 pH 值降

低。肾小管性酸中毒将在第 36 章讨论。

碱中毒

代谢性碱中毒是由于碱摄入过多，例如碳酸氢钠的不恰当应用，或者由于酸的丢失过多。胃酸丢失可以发生在高位肠梗阻中。远端小管和集合管中，在醛固酮的影响下，钠离子通过钠-钾或钠-氢交换被重吸收。如果细胞内 H^+ 很低，钾优先丢失，反之亦然。这就解释了碱中毒和低钾血症的联系。代谢性碱中毒通常见于慢性利尿剂的应用。代谢性碱中毒的常见病因见表 18.1。呼吸性碱中毒由过度通气所引起。在新生儿病房最常见的病因是医源性的，发生在辅助通气的时候。过度通气同样也可以见于婴儿的神经性疾病，这非常少见，例如 Leigh 病和 Joubert 病。

出生后体内水分布的变化

细胞外成分所占比例随年龄增长而稳定下降，从胎龄 26 周时占 65%体重，足月时占 40%，到 10 岁时占 20%（图 18.3）[49,50]。在逐渐下降的过程中，由于组织间液的丢失，细胞外成分显著下降是发生在出生后的短时期内[12,14,69,126,127,131]。这就是（至少部分是）出生后早期体重下降的因素。细胞外液丢失的发生与心肺适应性是密切相关的。在健康婴儿中细胞外液丢失发生很快，但是在呼吸窘迫综合征（respiratory distress syndrome，RDS）的婴儿中却可延迟[98]。目前一些研究提示了细胞外成分的减少是由 ANP 的释放来促发的，ANP 是由于肺血管压骤降[22,79,120,145]和左心房静脉回流增加使心房张力增加所引起。出生后由于肺内液体重吸收和可能的胎盘输血效应，使血管内成分突然增加。由于肺血管压下降可以引起利尿和促尿钠排出的作用，对于那些试图应用利尿剂来改善 RDS 症状而最终无效者，也就不奇怪了[25]。

对于细胞外液丢失是等张性的推理来源于水和钠离子在出生后最初几天内都是负平衡（图 18.4）[128]。这是通过观察所发现的，新生儿钠摄入增加会引起钠排出增加[82,114,127]，直到细胞外液浓缩。这样钠离子就是正平衡，保证了生长的需求。然而早产儿，虽然波动很大，但钠离子分泌功能有限，所以即便摄入增加同时排出增加，也容易发生钠潴留[22,32]。如果同时水摄入

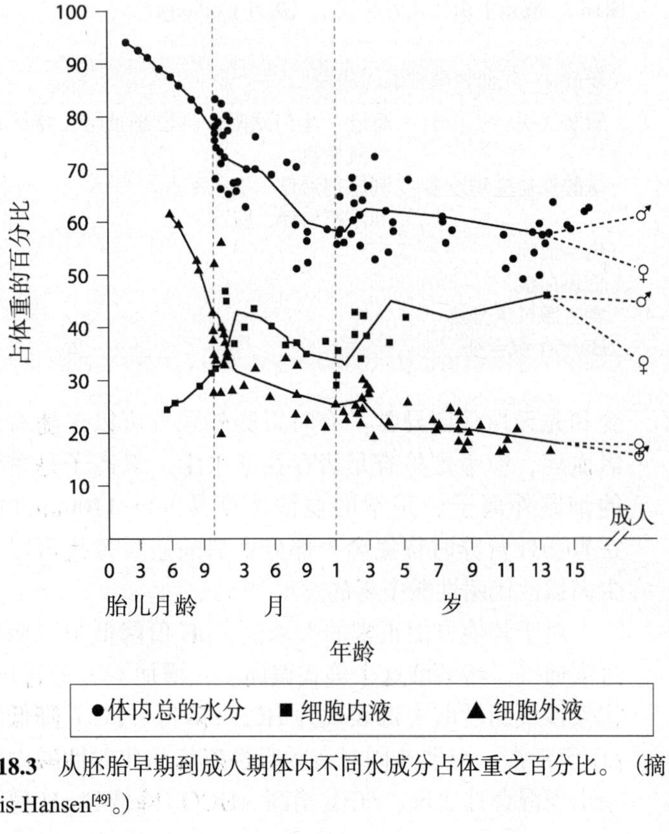

图18.3 从胚胎早期到成人期体内不同水成分占体重之百分比。（摘自 Friis-Hansen[49]。）

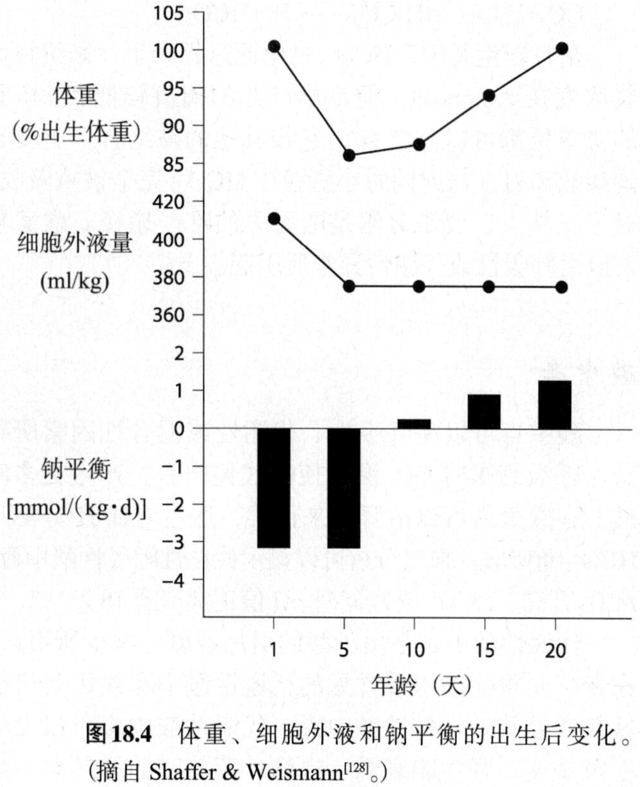

图 18.4 体重、细胞外液和钠平衡的出生后变化。（摘自 Shaffer & Weismann[128]。）

受限制，这样婴儿很容易发生高钠血症。Shaffer 和 Meade[127]的一项研究证实了这一点，胎龄在 25～31 周的早产儿随机接受钠离子摄入量为 3mmol/(kg·d) 或 1mmol/(kg·d)。水的摄入限制在第一天 75ml/(kg·d)，每天增加 10ml/(kg·d) 直到第 5 天。前组 50%发生了高钠血症，而后组为 20%。

如果水的摄入和钠的摄入不受限制，则细胞外液张力不变，但是细胞外液量增加。这就表现为应该在生理体重下降的时候体重却增加。对于大部分婴儿而言，累积的正平衡最终会丢失，因此体内水的分布出生后会发生正常的改变，但是这个过程延迟了[22]。然而出生后细胞外液丢失的延迟增加了以后的发病率（参见下文）。外源性肺表面活性物质的应用改变了 RDS 的自然病程，但是在该药出现之前，普遍认为利尿剂 / 促尿钠排出[98]可以改善呼吸功能。

不显性失水

不显性失水是通过呼吸道、大便排出和皮肤丢失。大便中水分的丢失量很少，通常在出生后最初几天内小于 5ml/(kg·24h)，但是如果吸入的气体未充分湿化，水分从呼吸道丢失的量就可能很大。上呼吸道加温和湿化了吸入的气体，在中部气管中水分充分饱和 (44mg/l)。如果气管插管跳过了上呼吸道，在吸入气体足够湿化时，呼吸道水分的丢失将减少。在使用新生儿呼吸机时应该慎重选择湿化器，保证在操作的温度范围内水分充分饱和。

我们应该考虑到早产儿经皮肤的水分丢失，这反映了他们皮肤的不成熟和体表面积和体重比值较大。新生儿在生后的最初几天内，皮肤是维持水平衡的重要因素。由于胎龄在 36 周以下的早产儿不会发汗，所以钠离子不会经皮肤丢失，在出生后的最初 2 周这种功能才逐渐形成[61]。

皮肤的角质层由死皮和上皮细胞交叠形成，周围充满了角蛋白—— 一种纤维蛋白。这层是防止水分丢失的屏障。虽然胎儿在 18 周就开始合成角蛋白，26 周时他们的上皮层仍旧很薄，几乎没有角质层。在孕晚期上皮细胞和角质层增厚，上皮细胞角质化是其标志[45]。皮肤成熟的过程不同于肾成熟的过程，会由于出生而加速，经皮肤水分的丢失是随着胎龄和出生后日龄的增加而呈指数性下降（见图 18.5）[57～59,124]。在胎龄 32 周后经皮水分的丢失很少，下降至大约 12ml/(kg·d)[122]。经皮肤水分丢失同样受到环境湿度、皮肤完整性、环境和皮肤的温度、气体流速和辐射保暖设备的影响，包括光疗（表 18.2）。辐射保暖设备可以增加经皮水分的丢失，影响因子是 0.5～2[122]。产前激素治疗并不会促进皮肤的成熟[72]。

对于早产儿经皮肤水分丢失最多发生在出生后的最初几天（表 18.3）。影响最大的胎龄组是在胎龄 28 周以下的新生儿，当他们没有得到任何防止水分丢失

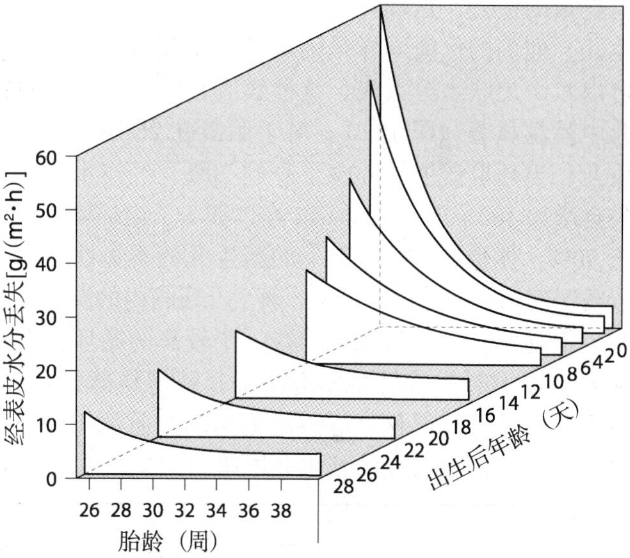

图18.5 胎龄相当的婴儿中，在出生后不同年龄时的与出生胎龄相关的经表皮水分丢失 (摘自 Sedin 等[124]。)

表18.2 影响不显性失水的因素

丢失增加	胎龄小 生后日龄小 皮肤裸露/皮肤受损 皮肤温度增加 活动 环境温度增加 辐射热源 　辐射加温器 　光疗病房 气体流速 哭闹
丢失减少	衣服 环境湿度增加 微环境湿度增加 　暖箱 　塑料薄膜 好的皮肤护理 局部涂抹油膏 吸入气体湿化

表18.3 环境湿度为50%时的经皮水分丢失（均数 ± 标准差）[59]

胎龄（周）	出生后年龄（天）						
	n	0~1	3	7	14	21	28
25~27	9	129 ± 39	71 ± 9	43 ± 9	32 ± 10	28 ± 10	24 ± 10
28~30	13	42 ± 13	32 ± 9	24 ± 7	18 ± 6	15 ± 6	15 ± 6
31~36	22	12 ± 5	12 ± 4	12 ± 4	9 ± 3	8 ± 2	7 ± 1
37~41	24	7 ± 2	6 ± 1	6 ± 1	6 ± 1	6 ± 0	7 ± 1

的措施，裸露在辐射保暖设备下，皮肤水分的丢失可能会超过尿量。当一毫升水从皮肤蒸发会同时伴随 560 卡热量的损耗，这样对于从皮肤水分丢失量较大的新生儿，他们的保暖同样是困难的。比较高的环境湿度可以减少皮肤水分丢失，这种效应在胎龄越小的早产儿中就越显著（图 18.6）。对于胎龄在 26 周以下的新生儿，当环境湿度从 60%下降到 20%，经皮水分的丢失会增加 100%[57]。Takahashi 等[140]证实了当环境湿度大于 90%，体重在 1000g 以下的新生儿的不显性失水可以减少到 40ml/(kg·d) 以下。新生儿暖箱内的湿化很简单，但是要在辐射暖床下维持一个较高的微环境湿度在 60%以上时，就需要发泡毯或其他塑料薄膜包裹，并对孵育罩进行湿化。应该避免通风。通过应用非损伤性胶带，例如微孔的新生儿电极可以减少对皮肤角质层的剥除和深部的损伤，此外还应该在固定集尿袋和经皮氧电极之前给新生儿涂抹皮肤保护剂[27,46]。水分不渗透性屏障，例如柔和的石蜡油或局部使用的油膏可以减少经皮水分的丢失[109,150]，但是还只是在有限范围应用。足够的液体供给同样需要，采用输糖量独立于输液量变化的系统，这样可以避免高血糖的发生[5]。

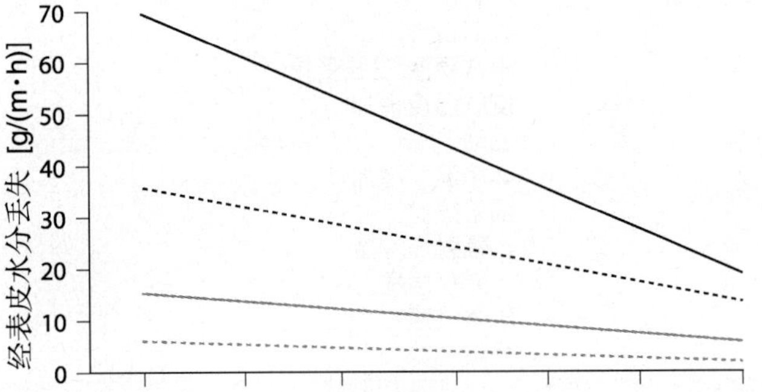

图18.6 周围相对湿度对经表皮水分丢失产生的效应（基于 Hammarlund 和 Sedin 的数据[57]）。（摘自 Rutter[122]。）

降低经皮水分丢失的程度、避免高钠性脱水和高血糖的发生并保持体温的稳定被认为是体现新生儿整体护理和医疗质量的指标。

正常的和异常的抗利尿激素分泌

抗利尿激素（ADH 或 AVP）是由于血浆渗透压升高刺激了位于心脏和大血管的压力感受器而释放的激素。ADH 有两个主要的作用，它增加了水的重吸收，还可以收缩血管，来帮助维持血压（BP）。研究认为 ADH 的升压作用是维持大血管血压的因素之一，低血容量和低血压都可以刺激循环中 ADH 分泌的增加[39]。实验中，当血管内容量降低 10%就可以引起 ADH 的增高[39]。虽然 Rees 等[113]描述了一个胎龄 26 周 800g 的新生儿失血 10%，尿液中 AVP 增倍，但是我们对人类早产新生儿中压力感受器的作用还是知之甚少。

人们认为抗利尿激素分泌异常综合征（syndrome of inappropriate ADH secretion，SIADH）在新生儿中很常见[113]。当然，ADH 水平升高和低钠血症在急性重症婴儿中很常见。然而维持了大血管血压就会影响到血浆渗透压的维持。这在志愿者的试验中早就被证实了，给他们无盐饮食、让他们大量出汗促进盐排出[89]，但是水的摄入不受限制。最初体内钠的减少伴随细胞外液量的等张性减少和快速的体重下降。当血管内容量开始减少时，压力感受器刺激了 ADH 的分泌，促进水重吸收，这样体重下降减慢，却引起了血浆渗透压的下降。在这种情况下，ADH 的分泌并非是“异常”的。有证据提示危重婴儿水排泄异常，就是这个原因。在一项大样本的前瞻性研究中，Gerigk 等[52]发现与对照组比较，危重婴儿和儿童虽然血浆胶体渗透压降低，但他们 ADH 和血浆肾素活性（plasma renin activity，PRA）都增高，提示了 RAAS 活性增加。与注射低张盐水和用口服液比较，血管内注射等张性盐水可以使ADH 和 PRA 下降明显。这提示了当血管内容量下降时，可以引起 ADH 相应地增高。

识别血管内容量不足是很困难的。在以上描述的Gerigk 等[52]的研究中发现只有 1/3 的婴儿和儿童有明显的脱水体征。新生儿的脐带结扎特别容易发生血管内容量丢失[151]，过早结扎脐带与延迟结扎比较，在生后多次采血发现血容量下降可以达到 50%[85]。由于新生儿血压正常范围很广，血压与血容量的联系不大[9,13]，血压的测定不能作为发现低血容量的可靠指标。这需要我们临床仔细观察评估血液循环，监测中心静脉压[132]、毛细血管再充盈时间、核心–外周体温差和多普勒超声心动图[44,111]。核心–外周体温差与循环 AVP 相关[82]。

术后血清钠离子浓度下降通常由于以下因素导致：未被认识到的血管内容量下降，持续低钠的补液，伴有 ADH 促发的水潴留。术后液体平衡的适当处理包括循环支持和相对限制低钠补液，同时适当应用含钠的液体[74]。生理盐水，而非胶体性，被认为是首选的补液[133]。一旦发生了水潴留和低钠血症，限制水的摄入可以安全地纠正低钠血症。真性的 SIADH 在新生儿非常少见[66]。做出这个诊断必须符合 Bartter 和 Schwartz 的 SIADH 诊断标准[11]，低钠血症存在的同时血容量正常、血压正常、肾功能和心功能正常，有持续钠丢失的依据，并且尿液没有被大量稀释。在新生儿中，SIADH 见于急性脑损伤、中枢神经系统感染和母亲药物滥用[154]。

在一些病理性循环中，例如心功能或肝功能衰竭，有低血压同时可以伴随血管外液量的增加，这时除了有低钠血症外，体内钠的总量也增加了。心肌功能不全，无论是由于缺血、代谢性酸中毒、心肌未成熟或其他因素，在新生儿重症监护中越来越得到重视，这可能导致了水平衡的异常。低钠血症在伴有慢性肺病（CLD）的婴儿中同样很常见，常伴有一些临床体征提示细胞外液量的增加。长期利尿剂的应用可以使体内钠的排出增加，但是 ADH 的水平上升，自由水的清除率下降[68]。在这种情况下，异常的跨壁压梯度导致大血管血压下降，使 AVP 释放增加，产生水潴留。在急性呼吸衰竭伴随气道塌陷闭塞的情况下，中心静脉的回流和肺血流减少，左心房充盈减少同样可以导致相同的情况[112]。然而 CLD 中水盐平衡紊乱的病因学机制尚未完全阐明。肺动脉高压，开始是可逆的，几乎伴随着 CLD，虽然心功能损伤可以由其他因素导致，例如地塞米松的治疗，但液体潴留却可以加重肺心病[23,60]。

药物对液体平衡的影响

消炎痛（吲哚美辛）

消炎痛是前列腺素合成抑制剂，通常用于帮助关闭有症状的动脉导管未闭（PDA）。此外该药还可以在产前应用，帮助羊水过多孕妇减少羊水的量。在儿童和成人中，该药可以通过促进肾小管的重吸收来减少钠的分泌和尿量，正因为这种效应人们担心该药可能会引起早产儿肾小球滤过率（GFR）降低。这种差别反映了不同人面临 RAAS 高活性的情况下，肾前列腺素依赖的程度，以保证足够的肾血流量。同样在犬的一个实验中有类似情况，只有当钠的降低促进了 RAAS 的活性，才会引起 GFR 的下降[106]。与此相反，有证据提示了对前列腺素合成的抑制并不会影响肾的血流[7]。Walker 等[149]研究了长期插入导管的胎儿羊，在应用 AVP V2 受体拮抗剂的情况下，可以改善消炎痛引起的少尿。由此他们推测消炎痛促使 AVP 释放从而导致了少尿。

在所有应用消炎痛来治疗 PDA 婴儿的报道中，都发现会出现短暂的水、钠潴留。在该药的早期应用中，水、钠潴留和稀释性低钠血症经常发生。同时应用呋塞米（速尿）1mg/kg 可以减轻剂量为 0.3mg/kg 消炎痛对肾的不良作用，而对其治疗 PDA 的效果没有影响[156]。在随机对照研究中，多巴胺治疗被证实是无效的[47]。如果消炎痛应用剂量为 0.2mg/kg，每 12 小时一次，就需限制患儿的水钠摄入约 30%，并且密切监测水平衡。由 Rennie 和 Cooke[116]提出小剂量——0.1mg/kg，24 小时一次，就不太会有肾不良作用。虽然有母亲应用布洛芬出现羊水过少和新生儿肾功能衰竭的不良报道，但布洛芬已开始被应用来替代消炎痛[16,75]。

类固醇

合成的糖皮质激素地塞米松和倍他米松已经作为围生期药物被广泛应用，产前用于促进胎肺成熟，产后用于慢性肺病的治疗。这些药物对于许多脏器系统有一系列作用。它们可以作用于基因的转变，还可以在细胞膜水平上直接起效。它们可以增加 β_2 受体数量、

抗氧化水平和 Na^+/K^+-ATP 酶数量，影响了一系列的细胞因子和生长因子，促进肺表面活性物质的产生，促进肺内液体的清除，抑制一氧化氮合酶的诱导生成。糖皮质激素同样可以促进分解代谢。已证实该类药物可以在治疗时暂时性抑制生长，并通常导致血尿素氮的升高。

Na^+/K^+-ATP 酶数量是由糖皮质激素来调整[28]，这有年龄依赖性[29]。在鼠的实验中，倍他米松可以增加婴儿鼠的 Na^+/K^+-ATP 酶 mRNA，但是对于胎儿鼠和成年鼠没有影响。与此相比，围生期应用糖皮质激素显著促进了肺组织的 Na^+/K^+-ATP 酶。由此可以推断糖皮质激素与其他转录因子作用，其表达为年龄依赖性，以激活 Na^+/K^+-ATP 酶基因，使不同组织对糖皮质激素调节的敏感阶段不同。糖皮质激素促进了肾小管对钠平衡的调节，加强了 ANP 对 cGMP 产生的促进[64]，促进了肾酸化功能的成熟[15]。除了早就被广泛认识的对肺的作用，产前应用地塞米松可以促进早产新生儿肾功能的成熟[4]，促使肺上皮细胞上 Na^+/K^+-ATP 酶和 Na^+ 通道增加，从而利于肺内液体的清除[104]。这可能解释了为什么糖皮质激素可以促发 CLD 水潴留婴儿的利尿作用[55,123]。

正性肌力药物

多巴胺和多巴酚丁胺已被普遍应用在新生儿重症监护，来维持血压和心输出量，同样也有认为小剂量多巴胺对肾有作用。除了多巴胺对心血管作用可以影响肾功能，它还可以直接作用于肾，抑制肾 Na^+/K^+-ATP 酶和 Na^+-H^+ 交换，减弱醛固酮和 AVP 的作用[125]。细胞信号系统将激活的多巴胺受体信号进行转换，抑制肾 Na^+/K^+-ATP 酶，从而对生长发育进行调整[51]。

在三个随机的临床试验中[56,78,119]，比较多巴胺和多巴酚丁胺的有效性，在提高和维持血压的作用方面，多巴胺比多巴酚丁胺更加有效。然而三个试验中只有一个试验显示二者对左心排出量的影响相同，这提示了与多巴酚丁胺比较多巴胺并不能增加心排出量，多巴酚丁胺对左心排出量增加的均值为 21%[119]。Seri 等[125]证实了对于患病的早产新生儿，如果全身血压在正常范围，2ug/(kg·min)的多巴胺可以产生最大效果的利尿和促尿钠排出的作用。当增加到 4ug/(kg·min)可以引起血压的升高，但对于尿量和钠的排出没有影响。大剂量多巴胺可以通过缩血管作用升高血压，肾的灌注就会受到影响。

三个试验同样还观察了多巴胺治疗是否可以防止早产新生儿中吲哚美辛导致的肾功能损害，其中包括了 Cochrane 的回顾性研究。虽然多巴胺可以增加尿量，但是并没有证据认为该药对血清肌酐有影响或会导致少尿[10]。

小剂量的多巴胺通常被应用在成人危重病出现肾功能不全时，因为健康志愿者的试验证实了小剂量的多巴胺增加肾血流量，促进尿钠的排出和利尿。在急性肾功能衰竭病人组中，最常见的病因是肾缺血。人们希望小剂量的多巴胺通过增加肾血流有助于提高肾细胞的氧合、GFR 和尿量。然而，多巴胺还是近端小管的利尿剂，它可以在髓袢升支增加氯离子的重吸收，这可以导致髓质的氧耗增加，加速髓质的缺血。在近期成人危重病的大样本随机试验中，小剂量多巴胺 2ug/(kg·min)并不能够保护肾功能不全[20]。这是到目前为止唯一的事实驳斥了在早产儿中小剂量多巴胺[3～5ug/(kg·min)]可以改善尿量[41]。

出生后和发育学变化的临床关联

出生后最初几天

产后适应阶段的水钠平衡处理原则与之后是不同的。在产后的新生儿适应阶段，早期的液体处理需要允许细胞外液等张性减少，以及短期的水钠负平衡。细胞外液负荷过多增加了新生儿呼吸疾病的危险性和严重性[62,100,117,129,130]，此外对于生后最初几天的 RDS 新生儿，体重的增加与 CLD 形成的高危因素相关[147]。

胃肠外营养常规的钠离子补充会促使细胞外液的潴留，包括肺间质液体，在危重的新生儿中应该避免，直到出生后生理性利尿 / 促尿钠排出开始[22,98]。如果无法确定这一点，钠离子的应用可以推迟至出生后体重开始下降时[12,131,143]。对于出生后体重下降的程度没有确定的数据，因为出生时水肿程度的个体差异很大[142]，并且出生体重与细胞外液容量关系不大[126]。RDS 的新生儿可以被认为代表了出生后成熟延迟的情况，他们在出生后的生理性利尿过程也延迟了。与此相比较，健康早产儿的出生后心肺适应的时间与足月儿相同。

新生儿一出生就通过胃肠外补液给予含钠液体是不必要的，其不良作用可以影响呼吸系统的预后。Costarino 等[32]最早提出了这方面的依据，在一项双盲的试验中，对出生后最初 5 天限制钠的摄入与生后 3～4mmol/(kg·d)的钠离子应用进行了比较，水的摄入与钠无关。在这个试验中没有测定细胞外液容量，婴儿体重也没有称，但是结果从出生后开始补钠的这组出现钠的正平衡，并且支气管肺发育不良（BPD）的发生率显著增高。产前糖皮质激素的应用促进了泌钠功能的成熟，可以部分抵消早期钠离子应用的不良反应。然而即便对于产前接受激素治疗的新生儿来说，早期钠离子的应用增加了呼吸系统预后不良的危险性。这在 Hartnoll 等[62]的一个随机双盲对照试验中可以看出，胎龄在 25～30 周的早产儿在出生后第一天开始或体重下降 6%时开始接受胃肠外钠离子的摄入 4mmol/(kg·d)。出生时和出生后第 14 天测定细胞外液容量。延迟钠离子摄入的这组细胞外液容量显著下降，与此相比早期钠离子摄入组没有下降。在生后一周，35%的延迟摄钠组病人和 8.7%早期摄钠组患者就不再依赖氧气，在生后 28 天两组患者分别是 40%和 18%不依赖氧气。两组间肺动脉压的下降率没有差异[63]，这提示了早期摄钠的那组呼吸系统预后比较差，并非因为心肺适应的延迟，而是由于细胞外液的持续增加以及肺间质液体清除的延迟。

对于新生儿应该给予足够的水分摄入，使肾相对较低的初始溶质负荷得以排泄[157]，并且在经皮肤水分丢失开始较多且以后减少时维持张力。在小胎龄的早产儿中，掌握出生后最初几天水分摄入量的原则在于了解不显性失水的量，我们要采取一切措施将不显性失水降低到最低。虽然在这个阶段会出现生理性的水负平衡，但并不需要我们为达到此目的就限定无钠溶液，无钠溶液在不同程度上影响了营养的输送。虽然缺血和低血容量的新生儿肾小球滤过率可能下降，然而新生儿的临床参考值本来就不确定[97]。在初生动物中观察气道正压对正常肺的作用并不能用来推断正常的新生儿。对于前者而不是后者来说，升高的肺泡膨胀压可以传递至胸内容物，影响静脉回流，使肾血流量[101]和肾小球滤过[48]受到影响。如上所述，ADH 导致的水潴留是水排泌异常的较常见原因，而肾稀释能力异常导致水潴留则很少见。

出生后的早期体重下降反映了体内水分的丢失，以及体内实质的增加或丢失。随着患病早产儿营养支持的提升，新生儿可以不出现出生后的早期体重下降，即便他们体内水分丢失程度不变。这可见于一项在出生后一周对健康的早产儿和 RDS 的早产儿进行比较的研究。两组体内的水分丢失相同，占出生时体内总水分含量的 10%。然而健康组最大的体重下降达出生体重的 5.9%，而 RDS 组为 8.6%。这是由于虽然两组在体重下降期体内实质都增加了，但正常新生儿接受了高能量的摄入，体内实质增加的幅度就更大（图 18.7）[143]。

新生儿专科医生长期以来一直关注“过量液体摄入”。人们发现过量液体摄入与有症状的 PDA[19,136]、坏死性小肠结肠炎（NEC）[18]及 BPD[26,32,76,141,147]的发生率有关。虽然过多的血管内容量可能会加重经 PDA 的左向右分流，Reller 等[115]发现减少早产儿液体摄入对此也没什么好处。还有些似是而非的观点认为间质水肿参与了 NEC 和 BPD 的病理发生。我们来系统性回顾四项随机试验[19,87,141,148]，Bell 和 Accaregui[17]推荐“慎重限制”液体摄入，只有其中一项发现 PDA 的诊断随之减少，且在 BPD 中无整体差异。虽然回顾的目的在于判断不同液体摄入量产生的不同效果，在这些研究中钠的摄入并未控制，所以液体摄入的增加是指水和钠摄入都增加。大量的证据证实是钠摄入的增加，导致了细胞外液量的增多，从而增加了发病率，而非水摄入过多引起。

生长中的新生儿

对于新生儿，生长是相当重要的事情。一旦出生后短暂的适应期过去，维持水、电解质就应该适应生长的需求。当发生出生后体重下降后，由于健康的早产儿已有能力排出大量的水分，是否还需要阶梯式的胃肠外营养供给令人质疑[33,97]。可以同时给予肠道内喂养。

钠离子是生长需要的营养，钠离子缺乏抑制了大部分未成熟细胞的 DNA 合成[108]。长期钠离子摄入不足不但与细胞外液量下降和体重增重不良有关，还与骨骼和组织生长不良有关[30,65,67,152]，还会导致神经发育不良的结果[65]。母乳提供了 1mmol/(kg·d)的钠摄入，如果能吸收，对于正常生长已足够。足月儿通过肾小管和间质对钠的重吸收，完全能做到这点。然而胎龄小的早产儿对钠的需求至少为 4mmol/(kg·d)，如他们同时接受黄嘌呤或其他利尿剂治疗，为了能保持 1mmol/(kg·d)的钠潴

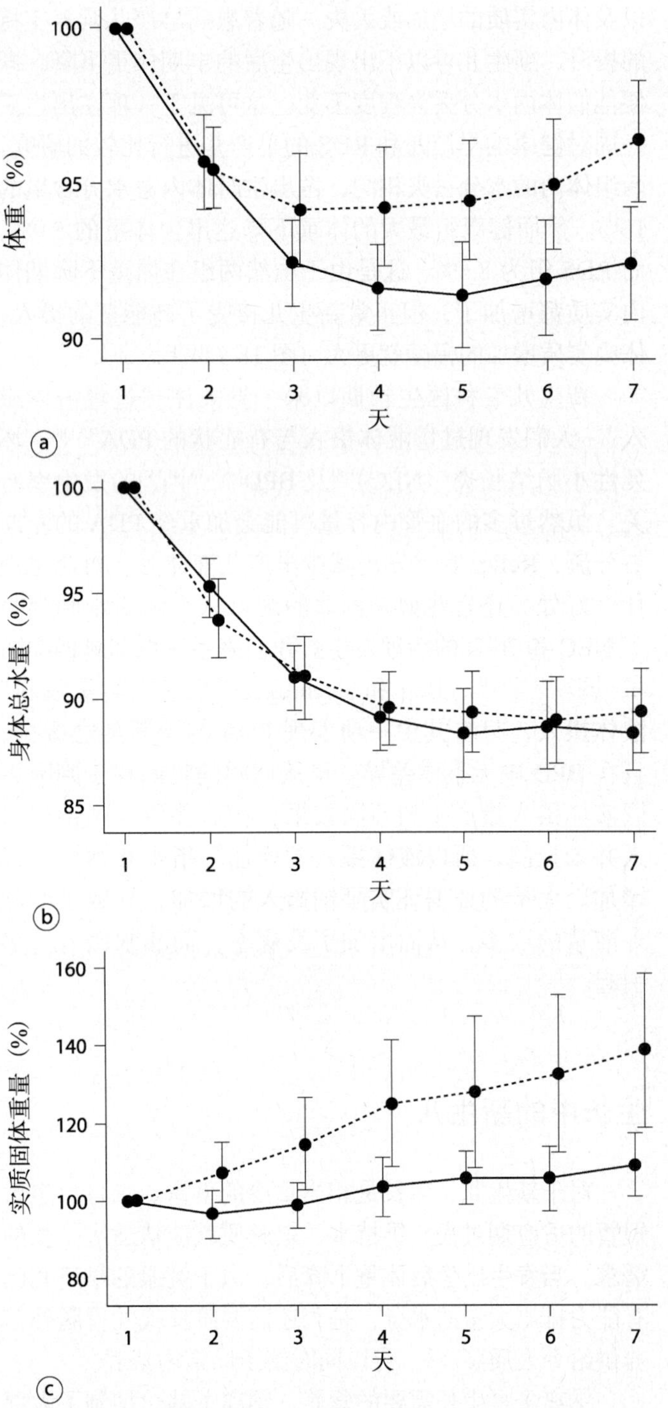

图18.7 健康早产儿（虚线）和 RDS 早产儿（实线）出生后第一周内体重、身体总水量和实质固体重量的变化。数值以相对出生值的百分比来表达（均数 ± 95%CI）。（摘自 Tanget al[143]。）

留，则需要更多[67]。对于胎龄在 36 周以下的早产儿，一旦体重下降达到 5%，应以 4mmol/(kg·d)作为起始量开始全钠量输液。

如果早产儿喂养量不足或给予未加强的母乳，长期钠摄入不足将首先表现为体重增重不良。应该持续给予 4mmol/(kg·d)的钠摄入，直到他们达到胎龄 32～34 周，在这阶段的钠储存能力开始成熟[3,118]。对于在这阶段后是否还应继续给予同等剂量，这是否有害，例如增加了以后高血压发生的危险，我们尚不知道。

建立新生儿液体处方

教科书所推荐的液体处方是不完善的，根据新生儿胎龄、环境湿度、护理情况和临床状况给予不同的液体量。掌握了这些基本原则，给收入重症监护室的新生儿建立最初的液体处方是很简单的。首先判断新生儿可能的不显性失水量，此外还要考虑辐射保暖设置、环境湿度、吸入气体的湿化程度、呼吸频率、胎龄和出生后日龄，然后将这些数据参考图 18.5、图 18.6 以及表 18.2 和表 18.3。最初的静脉补液量是每天尿量 30～60ml/(kg·d)，加上估计的不显性失水量（表 18.4）[96]。最初输糖速度大约在 7mg/(kg·min)左右。例如，一个 1000g 以下的新生儿出生后第一周，当环境湿度大于 90%[140]，不显性失水量在 40ml/(kg·d)，当环境湿度为 40%，不显性失水量达到 100ml/(kg·d)。这样最初的液体量为 70～160ml/(kg·d)。如果不显性失水量开始时预计得比较高，例如分娩后最初阶段，新生儿在远红外辐射暖床内，已经插管，情况基本稳定时，液体摄入量开始比较多，一旦将孩子移至稳定的高湿度的微环境下，需要减少摄入量。由于我们无法预计经皮肤的水分丢失和肾的功效，也无法预计生后利尿 / 促尿钠排出的开始时间，这样就需要我们在 6～8 小时内评估出预计的量。

维持血糖水平的稳定是非常重要的。如果用单一配置含糖浓度恒定的溶液输注，且输液速度又不能调节，则非常容易导致低血糖和高血糖的发生。可以同时应用 5%和 50%的葡萄糖通过 Y 形管输入，二者输注速度和量可以随时调整[5]。例如 10%的葡萄糖溶液总量为 70ml/(kg·24h)时的输糖速度为 4.8mg/(kg·min)，总量为 140ml/(kg·24h)时的输糖速度为 9.7mg/(kg·min)。维持一个恒定的输糖速度，例如 7mg/(kg·min)，可以使用 5%葡萄糖 2.3ml/(kg·h)并同时用 50%葡萄糖 0.6ml/(kg·h)[总量为 70ml/(kg·24h)]；或者使用 5%葡萄糖 5.5ml/(kg·h)并同时用 50%葡萄糖 0.3ml/(kg·h)[总量为 140ml/(kg·24h)]。如果测定血糖上升，输糖速度可

表18.4 静脉内摄入量的估测起始值，环境湿度为50%▲

胎龄(周)	体重(kg)	经皮失水量估计[ml/(kg·24h)][124]	允许尿量[ml/(kg·24h)]	估计摄入量[ml/(kg·24h)]	建议开始输液量‡[ml/(kg·24h)]
<27	<1.0	120	30~60	150~180	150*▲
27~30	1.0~1.5	40	30~60	70~100	90
31~36	1.5~2.5	15	30~60	45~75	60
>36	>2.5	10	30~60	40~70	60

* 最不成熟的早产儿特别易发生肾功能不全，小心起见，建议起始液体量比预计值低。
▲ 在环境湿度比较高时，经皮水分丢失将减少，液体需求量也将降低。
‡ 一旦体重下降达到5%，增加静脉液量以达到营养需求，无需逐步增加。

以下降至 5mg/(kg·min)，同时可以维持输液总量不变，通过调整 5%和 50%葡萄糖的比例至 2.6ml/(kg·h)和 0.3ml/(kg·h)，或者 5.8ml/(kg·h)和 0ml/(kg·h)，同时达到输液总量 70ml/(kg·24h)和 140ml/(kg·24h)来实现。

RDS 早产儿的液体管理目标见表 18.5。新生儿监护中其他常见情况的处理原则见表 18.6。

液体平衡的监测

需要重症监护的危重新生儿，对其液体平衡进行仔细监测是非常重要的。经常容易发生的是监护上的疏忽导致了临床上一些可能可逆转的情况变为不可逆。良好的监护同时包括了医疗和护理队伍。每天需要常规检测血清钠、钾和肌酐，仔细测定尿量和体重（表 18.7）。出生即时的测定值反映了母亲的数值，患者收入院时，应该测定他最初的血清肌酐、血钠和血钾，来说明之后的水平变化。护理记录应该清楚记录每小时的进 / 出量。正确的处理保证了尿液流量至少达到第一天 0.5～1ml/(kg·h)，之后升高到 2～3ml/(kg·h)，每天体重下降原来的 1%～2%，一旦达到足够的营养摄入时，体重增加 14～16g/(kg·d)，血清肌酐平稳下降，维持电解质在正常范围（表 18.7）。

血清肌酐

肌酐由肌肉中磷酸肌酐转化而来，排泌至尿液。在稳定的状态下，肌酐的排泌是肌肉质量的间接测定值。日常临床实践中，血清肌酐反映了 GFR。出生时血清肌酐反映的是母体中的浓度。之后肌酐变化的速率基于肌酐产生率以及肌酐清除率之间的平衡，前者依赖于肌肉组织[99]，后者依赖于 GFR，GFR 是随受孕后胎龄变化而变化的（图 18.8）。随着出生后年龄变化，血清肌酐值的范围很大，这主要由于相对于受孕后胎龄而言，体重差异很大。

在出生后第一周，血清肌酐浓度先呈指数性下降，这是由于从母体获得的肌酐负荷排出，然后下降的速度比较缓慢[121]。单项的血清肌酐值测定只是粗略反映了肾功能，而连续数天的动态观察则更有帮助。当没有出现预期的出生后血清肌酐值的下降，则是临床上预示肾功能不全的有价值的指标（图 18.9）。对于新生儿，血清肌酐持续升高或持续不下降，提示了 GFR 的下降。对于新生儿肾功能的评估，血尿素氮意义不大，

表18.5 RDS 早产儿液体平衡处理的目标

将不显性失水减少至最低	在暖箱内或微环境内提供高的湿度，应用发泡毯、塑料薄膜或暖箱，加强皮肤护理，消除通风漏气
促进出生后早期细胞外液的减少	最大程度地减少早期的钠摄入
维持血糖的稳定	采用独立于输液容量的、可调整的输糖系统
给予最佳营养支持	早期提供肠道外营养支持和最少的肠道营养
维持肾灌注	监测血压、核心温度-外周温度差、毛细血管再充盈时间、尿量、心功能和中心静脉压，必要时给予容量支持和应用正性肌力药物

表18.6 液体平衡管理时常见的临床问题

RDS	开始补液的量取决于预计不显性失水的量。推迟静脉补钠，直到出生后利尿/促尿钠排出的过程开始，并且开始稳定的体重下降时
PDA	不必要液体限制，除非有心功能衰竭的表现，因为液体限量会影响营养供给。脱水时吲哚美辛的毒性作用会增强
严重的足月产时窒息	可能会导致肾功能衰竭。在对肾功能做出评估之前，最初无盐摄入控制在20~30ml/(kg·d)。需要评估大血管以便输注高张葡萄糖溶液
慢性肺病	避免长期液体限制，营养不良会使预后恶化。如果要应用利尿剂，应注意长期钠排出增加会进一步影响生长
坏死性小肠结肠炎	要考虑到第三间隙的液体丢失，要解释急性期体重变化是很困难的。可能会出现严重的血管内容量减少，不伴随体重丢失
手术后	减少无钠液体至30%。如果含钠液体的摄入不足，很容易发生血容量不足，可能加重了术后的低钠血症

表18.7 重症监护中液体平衡的监测

体重	每天1次	最初每天稳定下降1%~2%，最大体重下降幅度的变化很大，但通常在5%~10%；体重增加在7~10天左右开始。
尿量	持续监测	每4~8小时总结一次，在超早产儿第1天尿量大于0.5ml/(kg·h)，其他新生儿大于2~3ml/(kg·h)；当尿量小于1ml/(kg·h) 需要评价是否有肾功能不全
血清钠	每天1~2次	132~144mmol/l
血清钾	每天1~2次	3.8~5.7mmol/l，在溶血时通常严重升高
血清肌酐	每天1次	在出生后应该稳定下降

它受到很多非肾性的因素影响。例如血尿素氮的升高可以由于隐匿的胃肠道（GIT）出血或者地塞米松治疗时分解代谢增加引起，而非肾功能异常导致。

体重的变化

每天精确的称重对于需要重症监护的新生儿的液体平衡评估是非常重要的。细胞外液等张性增加经常发生在早产儿中。如果没有考虑体重变化和血清电解质的变化，这就很容易忽略。如果一个新生儿在出生后最初几天应该是体重下降时期，却出现体重增加同时血电解质正常，这就是细胞外液等张性增加，同时钠离子正平衡，而正常时应该是负平衡[22]。

反之，如果热量摄入足够但增重不良，这可能反映了钠离子长期不足，这时血清钠可以是正常范围或正常低值。电子秤至少要精确至5g。需要测量的是净重，要减除其他附属物的重量，对于重症监护的新生儿，这些附属物分量每天在变化。生物电阻分析的初步应用对于评估新生儿体内水分非常有帮助，特别是对于那些临床状况不稳定、不便称重的新生儿[146]。

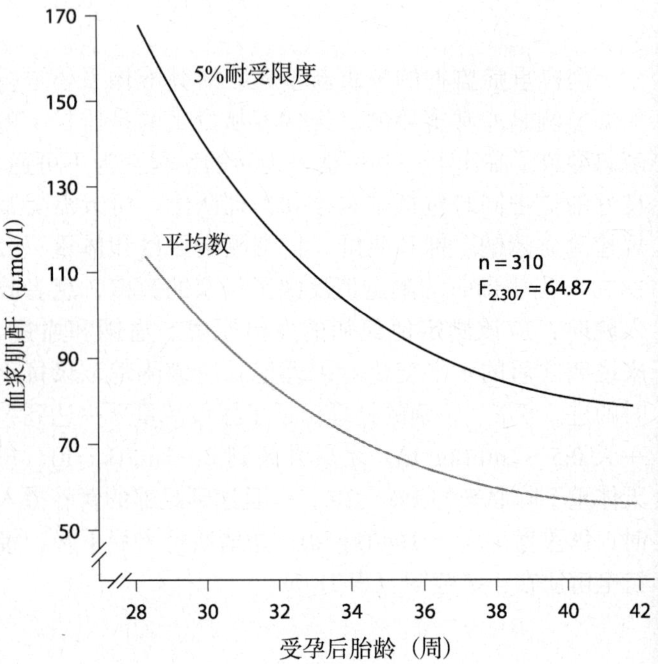

图18.8 根据受孕后胎龄的血浆肌酐正常值范围。（摘自 Trompeter 等[144]。）

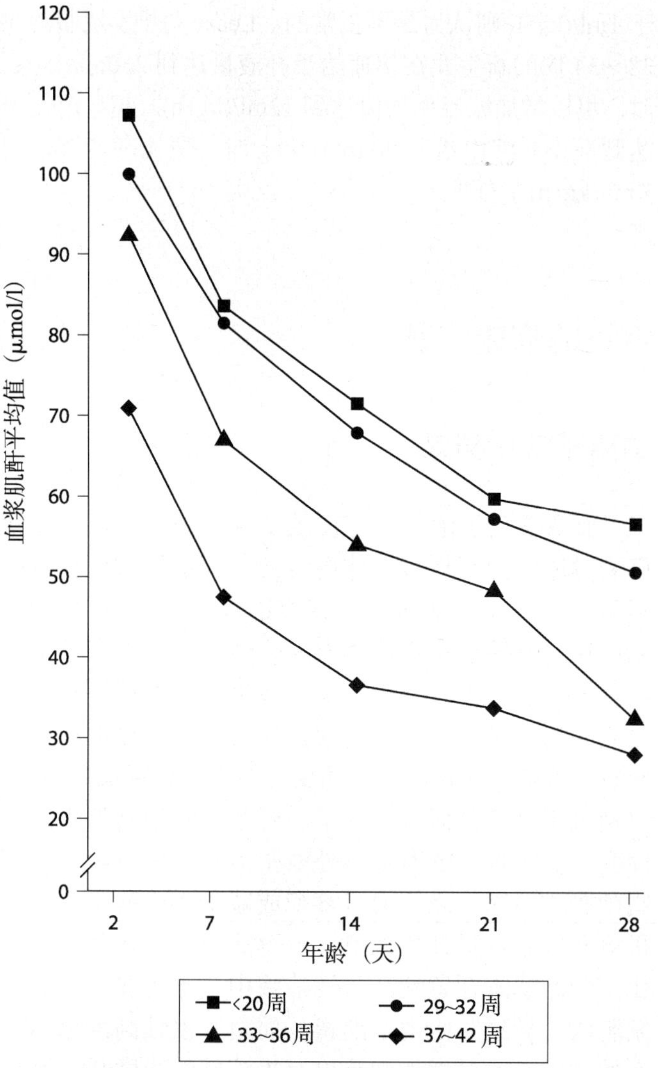

图18.9 新生儿不同胎龄组中血浆肌酐与出生后年龄的关系。(摘自 Rudd 等[121]。)

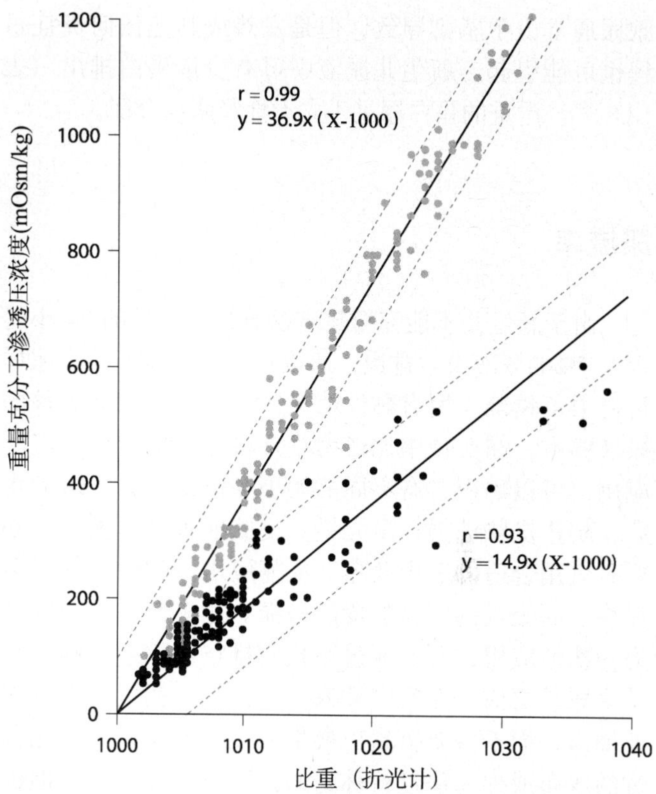

图18.10 新生儿（黑色点）和年长儿童（灰色点）的尿比重和尿渗透压关系。虚线显示了个体观察的95%预期范围。（摘自 Benitez 等[21]。）

尿液指标

滤过钠排出分数（Fe_{Na}）和尿钠在出生后利尿阶段暂时性升高，然后下降。前者的参考值，对于胎龄为25～34周的新生儿在出生后一周时，通常大于5%。平均尿钠浓度在80mmol/l。滤过钠排出分数的测定通常应用在无尿的新生儿中，这在后面会进一步讨论。"即时"尿钠的浓度与每日钠离子平衡无关，在判断低钠血症的病因中也很少测定。

早产儿的最小尿渗透压可以达到50mOsm/kg[33,158]，而RDS的新生儿可以达到90 mOsm/kg[94]。最大渗透压可以达到600～800 mOsm/kg，但是大于1000 mOsm/kg的非常高的值很少看到。尿渗透压在200～400 mOsm/kg之间通常提示液体摄入量正好。但是，早产儿在出生后最初几天尿液浓缩能力非常有限，当他们持续排出低渗透压的尿液，就可能发生脱水。通常我们会测定尿比重来代替尿渗透压，这在病房中很容易操作。当尿液中出现尿糖或尿蛋白时（往往在危重早产儿中同时出现），会导致尿比重的升高。尿比重由折光计来测定。对于新生儿和大龄儿童，尿比重和尿渗透压的关系是不同的，所以新生儿当尿渗透压为400 mOsm/kg，提示了尿比重在1020～1030之间（图18.10）[21]。用试剂条来测定尿比重不是很精确[54]。

浸渍片法尿分析可作为蛋白尿、血尿和糖尿的筛查试验。胆红素可以产生深黄至褐色的变色，提示了结合性高胆红素血症。深褐色或红色尿通常提示了血尿，但是也可以由于胆色素、血红蛋白、利福平、卟啉或尿酸盐引起。尿液镜检可以看到红细胞、白细胞和管型。红细胞管型提示了肾实质的病变。血尿可以由于肾血管病变、肾皮质和肾小管坏死、肿瘤、阻塞性泌尿系统疾病、凝血异常、肾炎和感染引起。清洁尿或耻骨联合上穿刺尿检，白细胞数应在5个以下[86]。

脓尿通常由于感染导致，但是发热或其他任何炎症过程也可能引起。新生儿尿液中可有少量蛋白排出（表18.8）[37]。严重的蛋白尿见于先天性肾病综合征。

尿流率

由于新生儿不能完全排空膀胱，在生后的24小时内有7%的尿液没有排出，所以短时间的体外采集尿样可能很不精确。用有黏性的集尿袋很容易收集男孩的尿液样本，在女孩中比较困难。自黏性集尿袋被广泛应用，可以购得，有不同的大小和设计。为了保护皮肤，防止皮肤破损，事先做好皮肤准备非常重要，必要时可用合适的医用胶布。反复应用，黏性下降，会很快引起腹股沟细嫩的皮肤破损。许多集尿袋被设计为一次性应用，不能通过小孔而排空。如果这样，在贴集尿袋之前，在袋中插入一根胃管，就可以保证尿液抽出，而不需要重新更换集尿袋。收集并对预先称过的尿布或棉毛垫进行称重的方法被广泛采用，但由于尿液蒸发，误差较大，会被误认为容量不足和渗透压增高[153]。留置导尿管是种可行的方法，甚至对于最小的新生儿而言。

新生儿尿液稀释和浓缩的能力可以维持尿液渗透压范围在50～600 mOsm/kg，每天肾溶质负荷大约在10～15 mOsm/kg[158]，早产儿可以达到的最大和最小尿流率为300ml/(kg·24h)和25ml/(kg·24h)。后者代表了最小尿流率，大约1ml/(kg·h)被认为是临床上用于判断肾功能衰竭的指标，小于该值可以导致溶质潴留。极不成熟的早产儿出生后第一天的溶质负荷比较低，对于这些新生儿，尿流率第1天小于0.5ml/(kg·h)，以后小于1ml/(kg·h)则认为是不正常的。Leake等[83]发现胎龄在28～34周的新生儿在快速给予补液量达到250ml/(kg·d)时，可以增加尿流率均值达到12ml/(kg·h)。超早产儿当达到最小尿液渗透压90 mOsm/kg时，尿流率能够达到7 ml/(kg·h)左右[33]。

表18.8 新生儿的蛋白质排泄

胎龄(周)	病例数	蛋白质排泄[mg/(m²·24h)]	
		均数	范围
<28	5	21	4.8~31
30	12	50	0~226
32	15	56	0~125
34	15	60	0~314
36	17	30	0~110
40	26	31	0~146

常见的临床问题

钠离子浓度异常

血清钠离子浓度变化反映了水和钠的平衡。高钠血症时体内的水相对于体内的钠，存在绝对或相对的不足。反之在低钠血症时存在绝对或相对的水过量。无论对于高钠血症或低钠血症，体内总的钠离子量可以是增加、减少或保持不变。新生儿常见的导致低钠血症的病因见表18.9。低钠血症和高钠血症被认为可导致危重新生儿神经系统病变，但是这程度很难判断，特别对于早产儿而言。脑细胞容量受到细胞外张力急性变化的影响。随着细胞外液张力的变化可以导致细胞肿胀或皱缩，之后通过蓄积或减少无机盐离子和有机溶质细胞容量开始调整。电解质出现快速代偿性变化，细胞暴露在急性高张性溶液中，电解质迅速进入细胞内，导致细胞内水潴留。而对于慢性高渗透压状态的适应是通过增加细胞内有机溶质的浓度[137]。这包括了多羟基化合物（山梨醇、肌醇）、某些氨基酸（牛磺酸、丙氨酸、脯氨酸）和甲胺（三甲胺乙内脂、甘油磷酸胆碱）。

与电解质变化比较，有机溶质的丢失发生很慢。这样的话，如果慢性高渗透压纠正得很快，水持续进入细胞内，导致细胞肿胀和脑水肿。细胞肿胀可以导致血流阻塞、低氧和细胞毒性神经兴奋性氨基酸的释放。相反，血清钠浓度急剧下降首先会引起水进入细胞内，导致细胞内水肿和脑水肿。过了一段时间，细胞内溶质浓度下降，以便使水排出细胞外。如果细胞外低张状态纠正得很快，水持续流向细胞外可以导致脑细胞皱缩。

虽然对于细胞内外张力变化，人类大脑究竟需要多少时间来通过增加或降低细胞内有机溶质来适应，我们尚不清楚，普遍认为慢性的渗透压平衡紊乱应该缓慢纠正，至少48～72小时。对于急性的平衡紊乱可

表18.9　新生儿低钠血症的病因

原发性水过多
水摄入过多
对于母亲：分娩期大量输入无钠溶液
对于新生儿：静脉液量过多
水排出减少
隐匿的肾功能衰竭
应用吲哚美辛
引起ADH分泌增多或不足
肾上腺皮质功能衰竭
原发性钠不足
钠摄入不够
母亲泻药或利尿剂过量
给早产儿喂养未补充钠的捐赠者的母乳
丢失过多
肾性因素
利尿剂的应用包括黄嘌呤
肾小管功能障碍
肾盂肾炎
肾毒性药物的应用
梗塞性泌尿系统病变
内分泌因素
先天性肾上腺皮质增生导致低钠
醛固酮减少症
胃肠道因素
外源性因素
呕吐
回肠结肠造瘘处丢失
病因因素
肠梗阻
阻塞
坏死性小肠结肠炎
中枢神经系统因素
在出血性脑水肿术后反复引流脑脊液
脑的盐消耗
混合性
水过多和钠不足
持续输注无钠液体来治疗钠和水不足
长期使用利尿剂治疗慢性肺病
水过多和身体总钠量过多不成比例
充血性心力衰竭
肝衰竭
肾病综合征

以纠正得比较快。如果急性高钠血症在数小时形成，使钠降低 1mmol/(L·h)是安全的。如果慢性高钠血症在数天内形成，降低钠的速度不宜超过 0.5mmol/(L·h)。

质子磁共振光谱分析提供了一个直接的非创伤性的方法来评价渗透压平衡紊乱时有机溶质的变化。Lee 等[84]报道了一例慢性高钠血症（血清钠 195mmol/l）患儿的脑细胞溶质浓度增加 44%，治疗后 36 天恢复正常。我们发现一例足月新生儿高钠血症（血清钠 173mmol/l）治疗 8 天，脑肌醇正常（未发表资料）。

识别出生后高钠血症和低钠血症形成的关键在于评价体重的变化，同时结合临床的资料。低钠血症伴随体重下降或增重不足提示了钠的丢失过多。低钠血症伴随体重不恰当的增加提示了水的过量（表 18.9）。高钠血症伴随体重下降提示了脱水，而高钠血症伴随体重增加提示了水、钠负荷过多。由于水负荷过多导致的低钠血症可以通过限制水的摄入来治疗，而不需要病因治疗。由于钠摄入不够导致的低钠血症可以通过增加钠的摄入来纠正，一旦体内钠储存得到补充，就应给予维持量。

高钠血症

对于超早产儿，出生后最初几天发生的高钠血症是由于经皮水分丢失过多导致，可能还有钠摄入过量。由于这种情况下高钠血症会进一步恶化，应该及时处理，增加补液量，避免钠的过多摄入，以及减少不显性失水避免治疗上的反弹。

高钠血症发生在健康的母乳喂养的足月新生儿同样也有报道。发病率由于不同的测定方法而差异很大。Oddie 等[105]在大样本回顾性研究中发现发病率为 7.1/10

表18.10　导致钾不足的原因

■ 摄入不足
■ 胃肠道丢失
胃肠内容物的吸出
呕吐
幽门狭窄
肠梗阻
回肠造瘘丢失
腹泻
■ 肾脏丢失□
伴随代谢性碱中毒
碱摄入过多
呋塞米和其他髓袢利尿剂的应用
先天性低氯性腹泻
高醛固酮血症
Bartter 综合征
Cushing 综合征
伴随代谢性酸中毒
肾小管酸中毒
急性肾功能衰竭恢复期利尿

000母乳喂养婴儿。Laing和Wong[81]报道了单中心发病率为14.4/10 000，而Manganaro等[88]报道母乳喂养的住院新生儿发病率为276/10 000。有些作者提出发现新生儿尿钠浓度增高和母乳中钠浓度增高是钠摄入过量的依据[8]。然而病因更可能是由于母乳喂养失败和脱水导致。Neville等[103]发现母乳中钠浓度与母乳的量是呈反比的。母乳中钠离子浓度被作为泌乳作用的指标[102]。在一项针对130个哺乳母亲的研究中，最初母乳钠离子浓度正常组中95.4%的人在一月内可以成功喂养，然而在母乳钠离子浓度增高组，即便给予支持和指导干预，只有55%的成功喂养率。母乳中钠离子浓度增高的持续时间越长，喂养成功率就越低。在这项研究中最高的钠离子浓度是在第8天为134mmol/l。足月新生儿母乳摄入不足可以表现为脱水和低钠。当总的母乳摄入量严重减少，总的钠摄入量也不会增高。容量不足刺激了RAAS，将减少尿钠的排出。高浓度的尿钠表面上看是自相矛盾的，事实上严重的脱水促发了许多哺乳类动物（包括人类）的代偿性促尿钠排出，是对于高钠血症和高渗透压血症进行自我保护的自稳态反应[91]。脱水促发的促尿钠排出是个生理反应，甚至在限制钠摄入时发生，这由渗透压感受器刺激催产素释放来介导反应[71]。为了避免应用低张低钠液体来纠正脱水，仍旧需要补充钠离子。当出现循环衰竭或循环障碍，就应该给予复苏量生理盐水20～30ml/kg在30～60分钟内输入。应该坚持肠道喂养，除非有特殊的禁忌证。剩余的补液通过静脉补充，开始给予生理盐水，之后给予1/2张的葡萄糖盐水[81]，目的在于使血钠降低的速度不超过12mmol/(L·d)。

低钠血症

出生时血清钠浓度反映了母亲体内的值。通常出生时血钠降低提示了母亲分娩时应用了大量的低钠静脉补液，导致过多水分转移至胎儿。产房诊疗常规中分娩期的药物配置应该避免恒定浓度配置，在这种情况下剂量增加会导致输液量增加。新生儿低钠血症还可见于母亲先兆子痫中过量应用利尿剂和泻药。

在出生后最初几天，尚未开始出生后利尿/促尿钠排出过程，还没有开始补钠，新生儿低钠血症是由于水潴留或水摄入过多导致不同程度的稀释，而非由于钠排出增加。慢性的钠减少开始会伴随细胞外液量减少，体重增重不良，但是血钠维持在正常浓度。只有在后期会出现血钠下降。捐赠者母乳的成分差异很大，但是含钠量不足。早产儿母亲的母乳含钠量很大，但是不能持续，即便在这些孩子中，也应该在出生后3～4周起给予额外补充。许多新生儿接受黄嘌呤治疗窒息。这是个弱效利尿剂，长期应用会导致钠减少。强效利尿剂如呋塞米（速尿）可以引起钠的大量排出。急性的钠下降通常反映了水排泄的异常，但也可以发生在单剂呋塞米(速尿)应用后或突然胃肠道液体的大量丢失，例如在NEC中。从胃肠道钠离子的丢失可以是外源性的丢失，例如呕吐、回肠或结肠造瘘术后丢失，也可以隐匿的丢失，例如肠梗阻或阻塞。在后者中没有体重下降。从肾小管钠的丢失可以发生在急性肾盂肾炎时，以及解除尿路梗阻之后。内分泌因素导致低钠血症将在第35章第2部分讨论。怀疑ADH分泌不足的诊断方法在上文进行了讨论。

高钾血症和低钾血症

钾离子是主要的细胞内阳离子，对于维持细胞内液容量起了重要作用。体内总钾含量大约在46mmol/kg，在婴儿和成人中都相似。在新生儿监护中忽略了钾离子的负平衡是相当常见的。如果采血样本有轻微溶血就可以掩盖血钾的下降。Engle和Arant[42]发现RDS新生儿到出生后第4天的累计钾离子负平衡达到平均4mmol/kg左右。这大约占10%的体内总钾含量。如果出生后48小时的尿量正常，并且没有肾功能异常的表现，早产儿每天钾的摄入量应该达到2mmol/(kg·d)。如果存在采血困难，标本的处理被延误，则钾离子可以从破坏的细胞中释放，导致检验报告血钾增高。真性的高钾血症见于广泛的组织损伤，例如广泛的淤血、休克、缺血和肾功能衰竭。高钾血症的处理见第36章。

导致钾消耗的因素见表18.10。低钾血症可以由于胃肠道或泌尿道丢失过多导致。大部分胃肠道疾病可以伴随钠的丢失，导致循环中醛固酮的增加而促进了钾的丢失。低钾血症通常伴随代谢性碱中毒。

少尿

少尿是新生儿监护室内肾功能损害的最常见表现。

这最常见于严重的呼吸系统疾病，但随着对其治疗的进展，围生期窒息、败血症、NEC和大手术已成为最常见的病因。其他临床情况包括了分娩期出血，例如急性胎儿-母体输血或双胎输血。这与新生儿出血不同，不会即刻出现症状。

缺血缺氧后肾功能损伤包括从轻微的小管功能不全到急性肾小管坏死或不可逆的肾皮质坏死。这种情况下通常有急性尿潴留的表现。横纹肌溶解导致的肌红蛋白尿，以及血管内溶血导致的血红蛋白尿都可以影响肾功能[80]。

超早产儿大量不显性失水后未及时补充可以导致脱水。液体可以从胃肠道急性丢失，例如急性梗阻或NEC。窒息后心功能不全、复杂的先天性心脏病或心脏手术后，都可以引起循环衰竭，最终导致肾灌注下降。药物可以引起严重的低血压。妥拉唑啉是一种α受体激动剂，通常使用其肺血管扩张作用。它可以同时扩张全身血管，引起低血压，导致肾功能衰竭，这是严重的不良反应。血压急剧下降同样见于应用芬太尼和血管紧张素转换酶抑制剂（ACEI）后。产前母亲应用ACEI可能会导致新生儿肾功能不全[92]。

少尿的检查和处理

新生儿少尿的治疗应该包括分析可能的病因。严重窒息的足月儿很容易发生肾功能损害，最初应给予液体限制在20～30ml/(kg·d)，直到情况好转（见表18.6)。液体限制不会直接引起脱水，因为液体量远远大于足月儿经皮不显性失水量，后者大约在12ml/(kg·d)。由于输液量减少可能会导致低血糖，必要时可以给予中央置管输注高张葡萄糖。应记住要给予循环支持，这些患儿可能同时伴随心功能不全，很容易发生肺出血。应该避免钠的摄入。尿潴留时留置导尿管。

从患者收治入院起就应该仔细监测尿量。如果之前稳定的新生儿突然尿量减少，或者出生后最初数日尿量少于1ml/(kg·h)，就需要马上进一步检查。首先考虑临床情况，少尿是由于肾前性、肾性或肾后性因素。肾前性肾功能衰竭是由于肾低灌注导致，伴随低血容量或脱水。对于即将发生的肾前性肾功能衰竭应该视为紧急情况，因为这是可逆的，如果不处理会迅速导致肾功能衰竭。对于泌尿系统梗阻所导致的肾后性肾功能衰竭通过超声可以简单做出诊断。

人们建议对于少尿的新生儿，鉴别肾前性和肾性肾功能衰竭的最佳指标是钠排泌分数（Fe_{Na}）。这可以通过血清(S)和尿液(U)中钠和肌酐的浓度来计算：

$$Fe_{Na}\% = (U/S)_{钠} \times (S/U)_{肌酐} \times 100$$

如果小管功能没有受损，钠重吸收正常，那么该新生儿是肾前性肾功能衰竭，Fe_{Na}小于3%。如果是肾小管坏死，Fe_{Na}通常大于10%。肾前性少尿，需要我们特别注意肾灌注，当Fe_{Na}增高提示了肾性肾功能衰竭，同样对于液体摄入的限制也非常重要。不幸的是，Fe_{Na}和其他指标，例如肾衰指数（U钠 × S/U肌酐）的敏感性和特异性都很低[95]。对于超早产儿，对于肾前性和肾性肾功能衰竭，Fe_{Na}的值有重叠。尿钠浓度不能清楚解释是否事先应用过呋塞米（速尿），以及是否有延续的作用，除非同时测定尿钠和肌酐。

如果有其他循环障碍的依据，少尿的病因是由于肾灌注不足而引起的可能性就更大。如果临床的判断模棱两可，可以尝试用扩容来鉴别。呋塞米(速尿)后应用生理盐水，10～20ml/kg。应该注意：在严重呼吸衰竭的危重新生儿中，扩容可能对肾灌注损伤不起效，并且大量静脉液体的应用可能加剧了呼吸系统功能的恶化。对于这类新生儿出生后第一天，尿量达到0.5ml/(kg·h)就足够了，密切注意随着最佳的呼吸和心血管支持，肾灌注改善的情况。如果有细胞外液负荷增高的表现，伴随体重增加或水分潴留，或者对于明显水肿的新生儿，扩容可能会加重病情，可以考虑给予多巴酚丁胺，10～20μg/(kg·min)，起到对于心排出量的正性肌力支持作用。呋塞米（速尿）增加了小管液的流速，但是它同样可以刺激前列腺素的释放，通过抑制钠泵降低肾代谢需求。虽然推荐剂量为1～3mg/kg，但4～5mg/kg的大剂量更加有效，因为呋塞米（速尿）通过肾小球滤过，作用于髓袢，当肾小球滤过率很低时，就需要比较高的血浆中药物浓度[97]。然而，对于健康的没有肾功能衰竭的早产儿，呋塞米（速尿）的半衰期几乎为24小时[31]，对于有肾功能衰竭的新生儿可能会达到数天，重复剂量就没有必要，这样只会使药物蓄积，易导致耳毒性、间质性肾炎，以及可能使PDA开放。

如果扩容后没有起效，未产生尿液，就应该即刻限制液体摄入量，不应超过不显性失水量和尿量的总和。进一步处理见肾功能衰竭部分（第36章第1部分）。

参考文献

1. Al-Dahhan J, Haycock G B, Chantler C, Stimmler L 1983 Sodium homeostasis in term and preterm neonates. I. Renal aspects. Archives of Disease in Childhood 58: 335–343
2. Al-Dahhan J, Haycock G B, Chantler C, Stimmler L 1983 Sodium homeostasis in term and preterm neonates. II. Gastrointestinal aspects. Archives of Disease in Childhood 58: 343–345
3. Al-Dahhan J, Haycock G B, Nichol B, Chantler C, Stimmler L 1984 Sodium homeostasis in term and preterm neonates. III. Effect of salt supplementation. Archives of Disease in Childhood 59: 945–950
4. Al-Dahhan J, Stimmler L, Chantler C, Haycock G B 1987 The effect of antenatal dexamethasone administration on glomerular filtration rate and renal sodium excretion in premature infants. Pediatric Nephrology 1: 131–135
5. Al-Rubeyi B, Murray N, Modi N 1994 A variable dextrose delivery system for use in neonatal intensive care. Archives of Disease in Childhood. Fetal and Neonatal Edition 70: F79
6. Aperia A, Holtback U, Syren M L, Svensson L B, Fryckstedt J, Greengard P 1994 Activation/deactivation of renal Na^+, K^+-ATPase: a final common pathway for regulation of natriuresis. FASEB Journal 8: 436–439
7. Arnold-Aldea S A, Auslender R A, Parer J T 1991 The effect of the inhibition of prostaglandin synthesis on renal blood flow in fetal sheep. American Journal of Obstetrics and Gynecology 165: 185–190
8. Bajpai A, Aggarwal R, Deorari A K, Paul V K 2002 Neonatal hypernatremia due to high breast milk sodium. Indian Pediatrics 39: 193–196
9. Barr PA, Bailey P E, Sumners J, Cassady G 1977 Relation between arterial blood pressure and blood volume and effect of infused albumin in sick preterm infants. Pediatrics 60: 282–289
10. Barrington K, Brion L P 2002 Dopamine versus no treatment to prevent renal dysfunction in indomethacin-treated preterm newborn infants (Cochrane Review). Cochrane Database of Systematic Reviews (3): CD003213
11. Bartter F C, Schwartz W B 1967 The syndrome of inappropriate secretion of antidiuretic hormone. American Journal of Medicine 42: 790–806
12. Bauer K, Bovermann G, Roithmaier A, Gotz M, Proiss A, Versmold H 1991 Body composition, nutrition and fluid balance during the first two weeks of life in preterm neonates weighing less than 1500 g. Journal of Pediatrics 118: 615–620
13. Bauer K, Linderkamp O, Versmold H T 1993 Systolic blood pressure and blood volume in preterm infants. Archives of Disease in Childhood 69: 521–522
14. Bauer K, Versmold H 1989 Postnatal weight loss in preterm neonates less than 1500 g is isotonic dehydration of the extracellular volume. Acta Paediatrica Scandinavica Supplement 360: 37–42
15. Baum M, Quigley R 1993 Glucocorticoids stimulate rabbit proximal convoluted tubule acidification. Journal of Clinical Investigation 91: 110–114
16. Bavoux F 1992 [Fetal toxicity of non-steroidal anti-inflammatory agents]. Presse Médicale 21: 1909–1912 (in French)
17. Bell E F, Acarregui M J 2001 Restricted versus liberal water intake for preventing morbidity and mortality in preterm infants (Cochrane Review). Cochrane Database of Systematic Reviews (3): CD000503
18. Bell E F, Warburton D, Stonestreet B, Oh W 1979 High volume fluid intake predisposes premature infants to necrotising enterocolitis. Lancet ii: 90
19. Bell E F, Warburton D, Stonestreet B, Oh W 1980 Effect of fluid administration on the development of symptomatic patent ductus arteriosus and congestive heart failure in premature infants. New England Journal of Medicine 302: 598–604
20. Bellomo R, Chapman M, Finfer S, Hickling K, Myburgh J 2000 Low-dose dopamine in patients with early renal dysfunction: a placebo-controlled randomised trial. Australian and New Zealand Intensive Care Society (ANZICS) Clinical Trials Group. Lancet 356: 2139–2143
21. Benitez O A, Benitez M, Stijnen T, Boot W, Berger H M 1986 Inaccuracy in neonatal measurement of urine concentration with a refractometer. Journal of Pediatrics 108: 613–616
22. Bétrémieux P, Modi N, Hartnoll G, Midgley J 1995 Longitudinal changes in extracellular fluid volume, sodium excretion and atrial natriuretic peptide, in preterm neonates with hyaline membrane disease. Early Human Development 41: 221–222
23. Brand P L, van Lingen R A, Brus F, Talsma M D, Elzenga N J 1993 Hypertrophic obstructive cardiomyopathy as a side effect of dexamethasone treatment for bronchopulmonary dysplasia. Acta Paediatrica 82: 614–617
24. Brewer E D 1992 Urinary acidification. In: Polin RA, Fox WW (eds) Fetal and neonatal physiology. WB Saunders, Philadelphia, pp 1657–1660
25. Brion L P, Soll R F 2001 Diuretics for respiratory distress syndrome in preterm infants (Cochrane Review). Cochrane Database of Systematic Reviews (2): CD001454
26. Brown E R, Stark A, Sosneko I, Lawson E E, Avery M E 1978 Bronchopulmonary dysplasia: possible relationship to pulmonary oedema. Journal of Pediatrics 92: 982–984
27. Cartlidge P H T, Rutter N 1987 Karaya gum ECG electrodes for the preterm infant. Archives of Disease in Childhood 62: 1281–1282
28. Celsi G, Nishi A, Akusjärvi G, Aperia A 1991 Abundance of Na^+, K^+-ATPase mRNA is regulated by glucocorticoid hormones in infant rat kidneys. American Journal of Physiology 260: F192–F197
29. Celsi G, Wang Z M, Akusjarvi G, Aperia A 1993 Sensitive periods for glucocorticoid regulation of Na^+, K^+-ATPase mRNA in the developing lung and kidney. Pediatric Research 33: 5–9
30. Chance G W, Radde I C, Willis D M, Roy R N, Park E, Ackerman J 1977 Postnatal growth of infants of <1.3 kg birth weight; effects of metabolic acidosis, of caloric intake and of calcium, sodium and phosphate supplementation. Journal of Pediatrics 91: 787–793
31. Chevalier R L, Campbell F, Brenbridge A N A G 1984 Prognostic factors in neonatal acute renal failure. Pediatrics 74: 265–272
32. Costarino A T, Gruskay J A, Corcoran L, Pollin R A, Baumgart S 1992 Sodium restriction versus daily maintenance replacement in very low birth weight premature neonates: a randomised, blind therapeutic trial. Journal of Pediatrics 120: 99–106
33. Coulthard M G, Hey E N 1985 Effect of varying water intake on renal function in healthy preterm babies. Archives of Disease in Childhood 60: 614–620
34. Cumming A D, Swainson C P 1995 Disturbances in water, electrolyte and acid-base balance In: Edwards C R W, Bouchier I A D, Haslett C, Chilvers E R (eds) Davidson's principles and practice of medicine. Churchill Livingston, Edinburgh, p. 587
35. Deen P M, Knoers N V 1998 Vasopressin type-2 receptor and aquaporin-2 water channels mutants in nephrogenic diabetes insipidus. American Journal of the Medical Sciences 316: 300–309
36. Deen P M, Verdijk M A, Knoers N V et al 1994 Requirement of human renal water channel aquaporin-2 for vasopressin dependent concentration of urine. Science 264: 92–95
37. De Luna M B, Hallet W H 1967 Urinary protein excretion in healthy infants, children and adults. Proceedings of the American Society of Nephrology 16: 16
38. Drukker A, Goldsmith D I, Spitzer A, Edelmann C M, Blaufox M D 1980 The renin angiotensin system in newborn dogs: developmental patterns and response to acute saline loading. Pediatric Research 14: 304–307
39. Dunn F L, Brennan T J, Neelson A E, Robertson G L 1976 The role of blood osmolality and volume in regulating vasopressin secretion by the rat. Journal of Clinical Investigation 52: 3212–3219
40. Ekblad H, Aperia A, Larsson S H 1992 Intracellular pH regulation in cultured renal proximal tubule cells in different stages of maturation. American Journal of Physiology 263: F716–F721
41. Emery E F, Greenough A 1993 Efficacy of low dose dopamine infusion. Acta Paediatrica 82: 430–432
42. Engle W D, Arant B S 1984 Urinary potassium excretion in the critically ill neonate. Pediatrics 74: 259–64
43. Ervin M G 1988 Perinatal fluid and electrolyte regulation: role of arginine vasopressin. Seminars in Perinatology 12: 134–142
44. Evans N 2003 Volume expansion during neonatal intensive care: do we know what we're doing? Seminars in Neonatology 8: 315–323
45. Evans N J, Rutter N 1986 Development of the epidermis in the newborn. Biology of the Neonate 49: 74–80
46. Evans N J, Rutter N 1986 Reduction of skin damage from transcutaneous oxygen electrodes using a spray-on dressing. Archives of Disease in Childhood 61: 881–884
47. Fajardo C A, Whyte R K, Steele B T 1992 Effect of dopamine on failure of indomethacin to close the patent ductus arteriosus. Journal of Pediatrics 121: 771–775
48. Fewell J E, Norton J B 1980 Continuous positive airway pressure impairs renal function in newborn goats. Pediatric Research 14: 1132–1134
49. Friis-Hansen B 1961 Body water compartments in children: changes during growth and related changes in body composition. Pediatrics 28: 169–181
50. Friis-Hansen B 1983 Water distribution in the fetus and newborn infant. Acta Paediatrica Scandinavica Supplement 305: 7–11
51. Fukuda Y, Bertorelli A, Aperia A 1991 Ontogeny of the regulation of Na^+, K^+-ATPase activity in the renal proximal tubular cell. Pediatric Research 30: 131–134

52. Gerigk M, Gnehm HE, Rascher W 1996 Arginine vasopressin and renin in acutely ill children: implications for fluid therapy. Acta Paediatrica 85: 550–553
53. Golberger E 1986 A primer of water, electrolyte and acid-base disorders, 7th edn. Lea & Febinger, Philadelphia, p. 55
54. Gouyon J B, Houchan N 1993 Assessment of urine specific gravity by reagent strip test in newborn infants. Pediatric Nephrology 7: 77–78
55. Greenough A, Chan V, Emery E F, Gamsu H R 1993 Respiratory status and diuresis following treatment with dexamethasone. Early Human Development 32: 87–91
56. Greenough A, Emery E F 1993 Randomised trial comparing dopamine and dobutamine in preterm infants. European Journal of Pediatrics 152: 925–927
57. Hammarlund K, Sedin G 1979 Transepidermal loss in newborn infants. III. Relation to gestational age. Acta Paediatrica Scandinavica 68: 795–801
58. Hammarlund K, Sedin G, Stromberg B 1982 Transepidermal water loss in newborn infants. VII. Relation to postnatal age in very preterm and full term appropriate for gestational age infants. Acta Paediatrica Scandinavica 71: 369–374
59. Hammarlund K, Sedin G, Stromberg B 1983 Transepidermal water loss in the newborn. VIII. Relation to gestational age and postnatal age in appropriate and small for gestational age infants. Acta Paediatrica Scandinavica 72: 721–728
60. Haney I, Lachance C, van Doesburg N H, Fouron J C 1995 Reversible steroid induced hypertrophic cardiomyopathy with left ventricular outflow tract obstruction in two newborns. American Journal of Perinatology 12: 271–274
61. Harpin V A, Rutter N 1982 Sweating in preterm babies. Journal of Pediatrics 100: 614–619
62. Hartnoll G, Bétrémieux P, Modi N 2000 Randomised controlled trial of postnatal sodium supplementation on body composition in 25–30 week gestation infants. Archives of Disease in Childhood. Fetal and Neonatal Edition 82: F24–F28
63. Hartnoll G, Modi N, Bétrémieux P 2001 Randomised controlled trial of postnatal sodium supplementation in 25–30 week gestational age infants: effects on cardiopulmonary adaptation. Archives of Disease in Childhood. Fetal and Neonatal Edition 85: F29–32
64. Hayamizu S, Kanda K, Ohmori S, Murata Y, Seo H 1994 Glucocorticoids potentiate the action of atrial natriuretic polypeptide in adrenalectomized rats. Endocrinology 135: 2459–2464
65. Haycock G B 1993 The influence of sodium on growth in infancy. Pediatric Nephrology 7: 871–875
66. Haycock G B 1995 The syndrome of inappropriate secretion of antidiuretic hormone. Pediatric Nephrology 9: 375–381
67. Haycock G B, Aperia A 1991 Salt and the newborn kidney. Pediatric Nephrology 5: 65–70
68. Hazinski T A, Blalock W A, Engelhardt B 1988 Control of water balance in infants with bronchopulmonary dysplasia: role of endogenous vasopressin. Pediatric Research 23: 86–88
69. Heimler R, Doumas B T, Jendrzejczak B M, Nemeth P B, Hoffman R G, Nelin L D 1993 Relationship between nutrition, weight change and fluid compartments in preterm infants during the first week of life. Journal of Pediatrics 122: 110–114
70. Herin P, Aperia A 1994 Neonatal kidney, fluids and electrolytes. Current Opinion in Pediatrics 6: 154–157
71. Huang W, Lee S L, Arnason S S, Sjoquist M 1996 Dehydration natriuresis in male rats is mediated by oxytocin. American Journal of Physiology 270: R427–R433
72. Jain A, Rutter N, Cartlidge P H 2000 Influence of antenatal steroids and sex on maturation of the epidermal barrier in the preterm infant. Archives of Disease in Childhood. Fetal and Neonatal Edition 83: F112–F116
73. Jörgensen P L 1986 Structure, function and regulation of Na, K-ATPase in the kidney. Kidney International 29: 10–20
74. Judd B A, Haycock G B, Dalton N, Chantler C 1987 Hyponatraemia in premature babies and following surgery in older children. Acta Paediatric Scandinavica 76: 385–393
75. Kaplan B S, Restaino I, Raval D S, Gottlieb R P, Bernstein 1994 Renal failure in the neonate associated with in utero exposure to non-steroidal anti-inflammatory agents. Pediatric Nephrology 8: 700–704
76. Kavvadia V, Greenough A, Dimitriou G, Hooper R 2000 Randomised trial of fluid restriction in ventilated very low birthweight infants. Archives of Disease in Childhood 83: F91–F96
77. Kinoshita S, Jose P A, Felder R A 1989 Ontogeny of the dopamine 1 receptor in rat renal proximal convoluted tubule. Pediatric Research 25: 68A
78. Klarr J M, Faix R G, Pryce C J, Bhatt-Mehta V 1994 Randomised blind trial of dopamine versus dobutamine for treatment of hypotension in preterm infants with respiratory distress syndrome. Journal of Pediatrics 125: 117–122
79. Kojima T, Hirata Y, Fukuda Y, Iwase S, Koboyashi Y 1987 Plasma atrial natriuretic peptide and spontaneous diuresis in sick neonates. Archives of Disease in Childhood 62: 667–670
80. Kojima T, Kobayashi T, Matsuzaki S, Iwase S, Kobayashi Y 1985 Effects of perinatal asphyxia and myoglobinuria on development of acute neonatal renal failure. Archives of Disease in Childhood 60: 908–912
81. Laing I A, Wong C M 2002 Hypernatraemia in the first few days: is the incidence rising? Archives of Disease in Childhood. Fetal and Neonatal Edition 87: F158–F162
82. Lambert H J, Coulthard M G, Palmer J M, Baylis P H, Matthews J N S 1990 Control of sodium and water balance in the preterm neonate. Pediatric Nephrology 4: C53
83. Leake R D, Zakauddin S, Trygstad C W, Fu P, Oh W 1976 The effect of large volume intravenous fluid infusion on neonatal renal function. Journal of Pediatrics 89: 968–972
84. Lee J H, Arcinue E, Ross B D 1994 Brief report: organic osmolytes in the brain of an infant with hypernatremia. New England Journal of Medicine 331: 439–442
85. Linderkamp O, Nelle M, Kraus M, Zilow E P 1992 The effect of early and late cord-clamping on blood viscosity and other hemorheological parameters in full-term neonates. Acta Paediatrica 81: 745–750
86. Littlewood J M 1971 White cells and bacteria in voided urine of healthy newborns. Archives of Disease in Childhood 56: 167–172
87. Lorenz J M, Kleinman L I, Kotagal U R, Reller M D 1982 Water balance in very low birth weight infants: relation to water and sodium intake and effect on outcome. Journal of Pediatrics 101: 423–432
88. Manganaro R, Mami C, Marrone T, Marseglia L, Gemelli M 2001 Incidence of dehydration and hypernatremia in exclusively breast-fed infants. Journal of Pediatrics 139: 673–675
89. McCance R A 1936 Experimental sodium chloride deficiency in man. Proceedings of the Royal Society of London (Biology) 119: 245–268
90. McCance R A, Naylor N J B, Widdowson E M 1954 The response of infants to a large dose of water. Archives of Disease in Childhood 29: 104–109
91. McKinley M J, Evered M D, Mathai M L 2000 Renal Na excretion in dehydrated and rehydrated adrenalectomized sheep maintained with aldosterone. American Journal of Physiology. Regulatory, Integrative and Comparative Physiology 279: R17–R24
92. Mehta N, Modi N 1989 ACE inhibitors in pregnancy. Lancet ii: 96
93. Midgley J P, Modi N, Littleton P, Carter N, Royston P, Smith A 1992 Atrial natriuretic peptide, cyclic guanosine monophosphate and sodium excretion during postnatal adaptation in male infants below 34 weeks gestation with severe respiratory distress syndrome. Early Human Development 28: 145–154
94. Modi N 1988 Development of renal function. British Medical Bulletin 44: 935–956
95. Modi N 1989 Treatment of renal failure in neonates. Archives of Disease in Childhood 64: 630
96. Modi N 1997 Management of postnatal disorders of fluid balance. In: Brace R (ed) Fetus and neonate volume IV – Body fluids and kidney. Cambridge University Press, Cambridge, pp 299–322
97. Modi N, Coulthard M 1999 Renal function. In: Levitt G, Harvey D, Cooke RWI (eds) Practical perinatal care – the baby under 1000 g. Butterworth Heinemann, Oxford, pp 199–211
98. Modi N, Hutton J L 1990 The influence of postnatal respiratory adaptation on sodium handling in preterm neonates. Early Human Development 21: 11–20
99. Modi N, Hutton J L 1990 Urinary creatinine excretion and estimation of muscle mass in infants of 25–34 weeks gestation. Acta Paediatrica Scandinavica 79: 1156–1162
100. Mohan P, Rojas J, Davidson K K et al 1984 Pulmonary air leak associated with neonatal hyponatraemia in premature infants. Journal of Pediatrics 105: 153–157
101. Moore E S, Galvez M B, Paton J B, Fisher D E, Behrman R E 1974 Effects of positive pressure ventilation on intrarenal blood flow in infant primates. Pediatric Research 8: 792–796
102. Morton J A 1994 The clinical usefulness of breast milk sodium in the assessment of lactogenesis. Pediatrics 93: 802–806
103. Neville M C, Keller R, Seacat J et al 1988 Studies in human lactation: milk volume in lactating women during the onset of lactation and full lactation. American Journal of Clinical Nutrition 48: 1375–1386
104. O'Brodovich H, Canessa C, Ueda J, Rafii B, Rossier BC, Edelson J 1993 Expression of the epithelial Na^+ channel in the developing rat lung. American Journal of Physiology 265: C491–C496
105. Oddie S, Richmond S, Coulthard M 2001 Hypernatraemic dehydration and breast feeding: a population study. Archives of Disease in Childhood 85: 318–320
106. Oliver J A, Pinto J, Sciacca R R, Cannon P J 1980 Increased renal secretion of norepinephrine and prostaglandin E_2 during sodium depletion in the dog. Journal of Clinical Investigation 66: 748–756
107. Orlowski J, Lingrel J B 1988 Tissue-specific and developmental regulation of rat Na,K-ATPase catalytic α isoform and β subunit mRNAs. Journal of Biological Chemistry 263: 10436–10442

108. Ostlund E V, Eklof A C, Aperia A 1993 Salt deficient diet and early weaning inhibit DNA synthesis in immature rat proximal tubular cells. Pediatric Nephrology 7: 41–44
109. Pabst R C, Starr K P, Qaiyumi S, Schwalbe R S, Gewolb I H 1999 The effect of application of aquaphor on skin condition, fluid requirements and bacterial colonisation in very low birth weight infants. Journal of Perinatology 19: 278–283
110. Peters O, Ryan S, Matthew, Cheng K, Lunn J 1997 Randomised controlled trial of acetate in preterm neonates receiving parenteral nutrition. Archives of Disease in Childhood. Fetal and Neonatal Edition 77: F12–F15
111. Pladys P, Bétrémieux P, Lefrancois C, Schleich J M, Gourmelon N, Le Marec B 1994 [Doppler echocardiography in the evaluation of volume expansion effects in newborn infants]. Archives of Pediatrics 1: 470–476 (in French)
112. Rao M, Eid N, Herrod L, Parekh A, Steiner P 1986 Antidiuretic response in children with bronchopulmonary dysplasia during episodes of acute respiratory distress. American Journal of Diseases in Childhood 140: 825–828
113. Rees L, Brook C D G, Shaw J C L, Forsling M L 1984 Hyponatraemia in the first week of life in preterm infants. I. Arginine vasopressin secretion. Archives of Disease in Childhood 59: 414–422
114. Rees L, Shaw J C L, Brook C D G, Forsling M L 1984 Hyponatraemia in the first week of life. II. Sodium and water balance. Archives of Disease in Childhood 59: 423–429
115. Reller M D, Lorenz J M, Kotagal U R, Meyer R, Kaplan S 1985 Hemodynamic significant PDA: an echocardiographic and clinical assessment of incidence, natural history and outcome in very low birth weight infants maintained in negative fluid balance. Pediatric Cardiology 6: 17–24
116. Rennie J, Cooke R W I 1991 Prolonged low dose indomethacin for persistent ductus arteriosus of prematurity. Archives of Disease in Childhood 66: 55–58
117. Rojas J, Mohan P, Davidson K K 1984 Increased extracellular water volume associated with hyponatremia at birth in premature infants. Journal of Pediatrics 105: 158–161
118. Roy R N, Chance G W, Radde I C, Hill D E, Willis D M, Sheepers J 1976 Late hyponatremia in very low birthweight infants (<1.3 kg). Pediatric Research 10: 526–531
119. Rozé J C, Tohier C, Maingueneau C, Lefèvre M, Mouzard A 1993 Response to dobutamine and dopamine in the hypotensive, very preterm infant. Archives of Disease in Childhood 69: 59–63
120. Rozycki J H, Baumgart S 1991 Atrial natriuretic factor and postnatal diuresis in respiratory distress syndrome. Archives of Disease in Childhood 66: 43–47
121. Rudd P T, Hughes E A, Placzek M M, Hodes D T 1983 Reference ranges for plasma creatinine during the first month of life. Archives of Disease in Childhood 58: 212–215
122. Rutter N 1989 The hazards of an immature skin. In: Harvey D R H, Cooke R W I, Levitt G A (eds) The baby under 1000g. Butterworth, London, p 99
123. Schrod L, Frauendienst-Egger G, Forgber I, von Stockhausen H B 1991 [Dexamethasone in the treatment of bronchopulmonary dysplasia]. Pneumologie 45: 892–896 (in German)
124. Sedin G, Hammarlund K, Nilsson G E, Strömberg B, Oberg P 1985 Measurements of transepidermal water loss in newborn infants. Clinics in Perinatology 12: 79–99
125. Seri I, Rudas G, Bors Z, Kanyicska B, Tulassay T 1993 Effects of low dose dopamine infusion on cardiovascular and renal functions, cerebral blood flow and plasma catecholamine levels in sick, preterm neonates. Pediatric Research 34: 742–749
126. Shaffer S G, Bradt S K, Hall R T 1986 Postnatal changes in total body water and extracellular volume in the preterm infant with respiratory distress syndrome. Journal of Pediatrics 109: 509–514
127. Shaffer S G, Meade V M 1989 Sodium balance and extracellular volume regulation in very low birth weight infants. Journal of Pediatrics 115: 285–290
128. Shaffer S G, Weismann D N 1992 Fluid requirements in the preterm infant. Clinics in Perinatology 19: 233–250
129. Singhi S C, Chookang E 1984 Maternal fluid overload during labour, transplacental hyponatraemia and risk of transient neonatal tachypnoea in term infants. Archives of Disease in Childhood 59: 1155–1158
130. Singhi S C, Chookang E, Hall J S, Kalghatgi S 1985 Iatrogenic neonatal and maternal hyponatraemia following oxytocin and aqueous glucose infusion during labour. British Journal of Obstetrics and Gynaecology 92: 356–363
131. Singhi S C, Sood V, Bhakoo N K, Ganguly N K, Kaur A 1995 Composition of postnatal weight loss and subsequent weight gain in preterm infants. Indian Journal of Medical Research 101: 157–162
132. Skinner J R, Milligan D W A, Hunter S, Hey E 1992 Central venous pressure in the ventilated neonate. Archives of Disease in Childhood 67: 374–377
133. So K W, Fok T F, Ng P C, Wong W W, Cheung K L 1997 Randomised controlled trial of colloid or crystalloid in hypotensive preterm infants. Archives of Disease in Childhood. Fetal and Neonatal Edition 76: F43–F46
134. Spitzer A 1982 The role of the kidney in sodium homeostasis during maturation. Kidney International 21: 539–545
135. Sposi N M, Bottero L, Cossu G, Russo G, Testa U, Peschle C 1989 Expression of protein kinase C genes during ontogenic development of the central nervous system. Molecular and Cellular Biology 9: 2284–2288
136. Stevenson J G 1977 Fluid administration in the association of patent ductus arteriosus complicating respiratory distress syndrome. Journal of Pediatrics 90: 257–261
137. Strange K 1993 Maintenance of cell volume in the central nervous system. Pediatric Nephrology 7: 689–697
138. Sulyok E, Nemeth M, Tenyi I et al 1979 Postnatal development of renin-angiotensin-aldosterone system, RAAS, in relation to electrolyte balance in premature infants. Pediatric Research 13: 817–820
139. Sulyok E, Varga F, Gyory E, Jobst K, Csaba I F 1979 Postnatal development of renal sodium handling in premature infants. Journal of Pediatrics 95: 787–792
140. Takahashi N, Hoshi J, Nishida H 1994 Water balance, electrolytes and acid base balance in extremely premature infants. Acta Paediatrica Japonica 36: 250–252
141. Tammela O K, Koivisto M E 1992 Fluid restriction for preventing bronchopulmonary dysplasia? Reduced fluid intake during the first weeks of life improves the outcome of low-birth-weight infants. Acta Paediatrica 81: 207–212
142. Tang W, Modi N, Clark P 1994 Dilution kinetics of H_2^{18} for the measurement of total body water in preterm babies in the first week after birth. Archives of Disease in Childhood 69: 28–31
143. Tang W, Ridout D, Modi N 1997 Influence of respiratory distress syndrome on body composition after preterm birth. Archives of Disease in Childhood. Fetal and Neonatal Edition 77: F28–F31
144. Trompeter R S, Al-Dahhan J, Haycock G B, Chik G, Chantler C 1983 Normal values for plasma creatinine concentration related to maturity in normal term and preterm infants. International Journal of Pediatric Nephrology 4: 145–148
145. Tulassay T, Seri I, Rascher W 1987 Atrial natriuretic peptide and extracellular volume control after birth. Acta Paediatrica Scandinavica 76: 444–446
146. Uthaya S, Tang W, Doré CJ, Modi N Clinical utility of bioelectrical impedance analysis for the estimation of total body water during neonatal intensive care. (Submitted)
147. Van Marter L J, Leviton A, Allred E N, Pagano M, Kuban K C 1990 Hydration during the first days of life and the risk of bronchopulmonary dysplasia in low birth weight infants. Journal of Pediatrics 116: 942–949
148. von Stockhausen H B, Struve M 1980 [Effects of highly varying parenteral fluid intakes in premature and newborn infants during the first three days of life]. Klinische Padiatrie 192: 539–546 (in German)
149. Walker M P R, Moore T R, Brace R A 1994 Indomethacin and arginine vasopressin interaction in the fetal kidney: a mechanism of oliguria. American Journal of Obstetrics and Gynecology 171: 1234–1241
150. Wananukul S, Praisumanna P 2002 Clear topical ointment decreases transepidermal water loss in jaundiced infants receiving phototherapy. Journal of the Medical Association of Thailand 85: 102–106
151. Wardrop C A, Holland B M 1995 The roles and vital importance of placental blood to the newborn infant. Journal of Perinatal Medicine 23: 139–143
152. Wassner S J 1991 The effect of sodium repletion on growth and protein turnover in sodium depleted rats. Pediatric Nephrology 5: 501–504
153. Williams P R, Kanarek K S 1982 Urine evaporative loss and effects on specific gravity and osmolality. Journal of Pediatrics100: 626–628
154. Winrow A P, Kovar I Z, Jani B R, Gatzoulis M 1992 Early hyponatraemia and neonatal drug withdrawal. Acta Paediatrica 81: 847–848
155. Yasui M, Marples D, Belusa R et al 1996 Development of urinary concentrating capacity: role of aquaporin-2. American Journal of Physiology 271: F461–F468
156. Yeh T F, Wilks A, Singh J, Betkerur M, Lilien L, Pildes R S 1982 Furosemide prevents the renal side effects of indomethacin therapy in premature infants with patent ductus arteriosus. Journal of Pediatrics 101: 433–437
157. Ziegler E, Fomon S J 1971 Fluid intake, renal solute load and water balance in infancy. Journal of Pediatrics 78: 561–568
158. Ziegler M D, Ryu J E 1976 Renal solute load and diet in growing premature infants. Journal of Pediatrics 89: 609–611

第 19 章

重症监护和数据处理

Andrew Lyon

引言

新生儿监护的成功依赖于对患儿病情的病理生理的了解。为了更好了解临床情况变化和治疗疗效，对新生儿的监护是很必要的。

有许多的新生儿监护设施。很多早已被应用于临床并被认为有效，例如心率监测，此外也有些设施尚未被证实临床监护的有效性，例如脑功能监测。对于哪种方法能够提供最好的信息，仍存在着争议，例如经皮 PO_2 和氧饱和度哪个更好，另外对于有创监测应用的时机也存在着争议，例如有创动脉内测血压（BP）。

我们必须理解从监护仪获得的信息，然后做出处理。这就需要我们不仅要充分了解疾病的病理生理，而且至少要知道监护仪工作的基本原理。另外了解监护设施的局限性也非常重要，在什么情况下这些数值不可靠。

电源安全

当大量设备与新生儿相连，保证电源安全非常重要，所有的仪器都必须严格遵循使用规则。

1994 年的医疗设施规章（SI 1999/3017）强调了所有在欧洲共同市场上出售的仪器都必须符合欧盟医疗设备基本要求。最基本的要求是所有设备都要有 CE 标志作为合格的标志。这包括了设备符合医疗电子设备安全标记 IEC 601-1 的总体要求。这同样包括了任何作为医疗研究的设备，必须保证新生儿没有触电的危险。

医疗单位所有医疗仪器设备必须有签过协议的购买和维护保险，同时需要得到全体医护人员的支持和培训。这需要医疗设备部门的参与，必须有一定的资金支持[15]。

移动电话会干扰监护系统，所以医院内应禁止使用，特别是在重症监护室内。

心血管监护

心率和心电图

监护电极应该放置在患儿胸壁的侧边，这样可减少摄片时阴影的影响。如果同时要监测病情变化时的呼吸状况，正确体位就非常重要。

监测显示的 ECG 并不能用于诊断，如果怀疑有心律失常，必须做 12 导联的 ECG（第 28 章）。

心电图的变化可以提示一些临床情况，例如高钾血症和心肌缺血。电压幅度的下降可以是肺气肿或心脏压塞的早期表现[45]。

心率可以直接由心电监护中获得并显示出来。在多参数的监护仪上，心率还同样可以从血压监护中获得，免去了将电极连接在脆弱的皮肤上。分析 ECG 的波形非常重要，因为监护仪经常会出现心率计数翻倍的错误，将 QRS 和 T 波一起计算。

心动过速往往与出血、低血容量症或镇痛不够有关。心动过缓在通气新生儿中往往是气管插管堵塞的表现，而在自主呼吸的患儿中往往提示了屏气发作。

超声心动图

超声心动图可以用于评估心脏结构缺损，同时帮助诊断和处理动脉导管未闭（PDA）。它同样有助于在窒息后和慢性肺病中对心室功能的评判。虽然超声心动图可以指导低血压新生儿的液体复苏或正性肌力药物应用，然而新生儿监护中常规应用超声心动图是否有长期不良影响我们还不知道。

灌注

组织的存活依赖通过毛细血管床的氧合和血流灌注。监测组织灌注对于早期识别循环衰竭和评估治疗反应是非常重要的。

血压

循环依赖全身的血压。新生儿正常血压值见附录4。

血压可以通过连接动脉测压管的传感器直接获得。这需要校零定标，传感器和心脏位置关系的变化可以改变数值。如果血压突然变化就应该检查定标和传感器位置。我们看到的血压波形对于评价血压可靠性是非常重要的，动脉波形幅度减小影响了收缩压和舒张压。平均压更可靠一些，但是当动脉波幅减弱也变得不可靠[20]。

无创动脉搏动描记方法在血压低值时会过高估计血压，不利于低血压的发现。这不能应用于动脉有创血压低值的校验。平均动脉压是在袖带最大充气时测得，虽然与真正的平均动脉压相关，但与从有创动脉测压获得的值不同[25]。

当血压维持机制出现失代偿时，会发生低血压。应该避免失代偿的机制，这就需要在血压发生变化之前有个可靠的方法来评估组织灌注。

皮肤灌注

在低灌注状态，皮肤血供减少以保证重要脏器的灌注。皮肤的血流被认为是全身灌注的标志，但同样受到环境温度的影响[32]。

对于成人，毛细血管再充盈时间（CRT）与低血容量关系不大[8]。对于不同环境温度的新生儿的CRT值已经发布[74]，总的来说，皮肤再灌注时间小于3秒。评估CRT的最好部位在前额或胸部，而不是脚趾，但是常规判断的意义仍受到争议。

皮肤血流减少导致核心-外周温度差的增大。在血压下降之前，这就可以提示低血容量、静脉回流的减少[39]。刚出生的低体重儿，血管张力机制尚未完全建立，这些变化用于判断组织灌注是很不可靠的。缺乏其他判断低血容量的指标（例如心率增快），核心-外周温度差更可能是由于寒冷刺激所引起[41]。

中心静脉压（CVP）

CVP可以通过脐静脉导管放置在右心房而测得。密切注意传感器与心脏位置关系是非常重要的，并且在监测时经常需要校零。CVP在新生儿中应用的信息资料并不多。机械通气的新生儿CVP值为零通常与低血压的一些症状有关[68]。

乳酸

通常在血气分析或血糖测定时同时做乳酸的测定。乳酸的蓄积提示了无氧代谢，发生在败血症伴随组织灌注减少时。该值与动脉pH值关系不大，并且乳酸不升高，代谢性酸中毒就不太可能是由于低灌注引起的。对于危重的通气治疗的新生儿，出生后瞬时乳酸大于3mmol/L是异常的，连续数值的测定可以提示预后的信息[23]。

窒息后乳酸水平升高。出生后乳酸小于5mmol/L预后很好，而大于9mmol/L与中度至重度脑病有关[22]。

乳酸水平持续升高，在10～15mmol/L左右，提示了先天性代谢异常（第35章第3部分）。

灌注的其他监测

尿量的变化，通过对事先称过的尿布或棉布进行称重来测定，是容量下降时组织灌注的非常不敏感的指标，只有在血压下降后才会有变化。正常的新生儿尿量在第18章讨论过。

静脉氧分压或氧饱和度，可通过将导管穿过卵圆孔进入左心房采血获得，这可能是氧输送更好的指标，但并不常规应用[52]。近红外线光谱分析（NIRS）[83]和张力测量法测定胃黏膜内pH值尚未在临床上常规应用。

超声心动图测定上腔静脉的血流与脑动脉多普勒测定或平均动脉压相比，能更好地反映脑血流量[27]。

呼吸系统监护

呼吸

呼吸监护常规用于监测新生儿呼吸暂停。对于机械通气的患者意义不大，更多的信息可以从呼吸机获得。

呼吸监护有许多方法，这在第 27 章讨论。

呼吸暂停、心动过缓和氧饱和度下降之间的关系是复杂的。对于大部分情况，最初发生的是呼吸暂停或通气不足，导致氧饱和度下降，这触发了反射性心动过缓[4]。

单纯的窒息监测被证实会遗漏严重且同时发生的窒息和心动过缓发作[70]。如果不监测气流，混合性或梗阻性窒息只有通过分析是否合并心动过缓和氧饱和度下降来辨别。

对于有屏气发作或有呼吸系统疾病可能合并呼吸暂停的自主呼吸的新生儿，必须给予窒息监测。然而对于真有发作的，呼吸监测必须包括监测心率和氧饱和度。

氧

了解动脉血氧分压（PaO_2）是重症监护中非常重要的内容。这可以间歇性测定，通过动脉穿刺或留置管中采样而测得，也可以使用放置血管内的传感器连续测定。采血的次数取决于患儿临床情况，以及连续氧合监测数值的可靠性。

动脉穿刺

这是有创的，哭吵会影响 PaO_2[24]。动脉导管开放（PDA）可以导致右上肢和头面部/颈部 PaO_2 值高于身体其他部位。

毛细血管和静脉采样

如果患儿灌注很差或血不能自由流动，从动脉化的毛细血管采样，获得的结果可能会误导。这不能应用于危重新生儿的评估。毛细血管样本会严重低估 PaO_2，不能用于判断氧合状况[44]。毛细血管采血不能准确反映新生儿动脉血样的值[18]，但可用于监测状态稳定新生儿的 PCO_2 和酸碱平衡情况。

静脉采血对于估计动脉 PaO_2 是无用的，但是与毛细血管采血样本一样可以监测 PCO_2 和酸碱平衡的趋势[42]，即便目前文献依据尚很有限。静脉血样本不能用于危重新生儿的评估。

留置动脉测压管

留置动脉测压管可以在不干扰新生儿的条件下反复多次采样，也可用于持续动脉的监测。关于置入动脉测压管的技术和并发症见第 28 章。

脐动脉导管（UAC）

UAC 的末端放置在降主动脉（见第 45 章）。高位导管（在横膈以上）的并发症（见第 44 章）比那些放置位置低（仅高于主动脉分叉）的并发症要少，并且可以在原位放置的时间更长一点[9]。输液中加入小剂量肝素（1U/ml）可以减少导管阻塞的发生率[10]。

为了确定导管的位置，产生了许多参考图表[62,64]，但是还需要 X 线摄片了解导管末端的位置（见第 45 章）。

外周动脉留置管

外周动脉留置管的穿刺部位通常选择桡动脉或胫后动脉，但是也可以选择尺动脉、足背动脉和腋动脉（见第 45 章）。应该避免臂动脉和股动脉穿刺。

并发症非常罕见，但是血管痉挛和血栓形成可以引起严重问题，甚至在侧支循环完整的情况下。

在拔出导管后可能仍旧存在动脉完全阻塞。正因为这个原因，如果上肢的桡动脉已经被穿刺过，就不能选择同侧的尺动脉穿刺了。

冲洗液中应加入小剂量肝素，密切观察肢体，一旦出现灌注受影响的征象，立即拔出穿刺导管。

持续血管内血气监测

间歇采血样分析很难跟踪主要病情变化。然而增加采血次数会导致小婴儿严重失血。

持续血管内 PaO_2 监测是可行的[30]。虽然很可靠，但这些电极的准确性随着时间而受影响，这是由于纤维蛋白的沉积所致。已有可以持续监测 PO_2、PCO_2、pH 和温度的血管内导管（英国的 Neotrend-Diametrics 医疗有限公司，High Wycombe）。在穿刺的时候会有很多困难，但是可以提供持续的血气分析数值[47]。

经皮监测

这些探头都包含一个加热器，使皮下的血液动脉化。氧弥散通过膜进入电极，在电极里产生电流，而电流的大小与氧分压有关。这就是经皮血氧分压（TcO_2）工作的原理。

校准需要数分钟，一旦使用，电极需要大约 15 分钟来平衡。如果每间隔 2～4 小时不更换探头位置[31,56]，探头的加热器会损伤皮肤。重新放置探头和重新校准会引起在重要时候却没有传感器的记录。

如果探头放置在灌注不良的皮肤上，例如当新生儿躺在探头上，接触了骨性表面[76]，或者外周循环不良时[81]，可以出现错误的偏低数值。当探头和皮肤未充分接触，电极下有空气，就会出现错误的偏高数值。

对于大婴儿来说，TcO_2 和 PaO_2 有很大的不同[57]，但是婴儿的 TcO_2 和 PaO_2 比值保持不变。虽然单个数值可能并不准确，但是 TcO_2 趋势变化仍可以提供有用的信息。

经皮监测低氧血症（PaO_2＜6.6kPa）的敏感性和特异性估计分别为 85%和 97%。对于高氧血症（PaO_2＞13.3kPa）的敏感性为 87%而特异性为 89%。这意味着，这种监测的方法在这些范围内将遗漏大约 15%的低氧和高氧血症[57]。

确定 TcO_2 的目标值取决于新生儿的成熟情况、疾病的严重程度和目前的诊断。通常早产儿的目标 TcO_2 值是 6～10kPa 之间。

氧饱和度监测

脉搏血氧计是目前氧合监测的最主要方法。它的原理在于氧合血红蛋白在红外线区域（光谱波长为 850～1000nm）处吸收光，而还原性血红蛋白在可视红光区（光谱 600～750nm）处吸收光。光在两个不同波长区被吸收的比例与组织中氧合血红蛋白和还原性血红蛋白的比例相关。脉搏血氧计可以测出脉搏的搏动，这保证了它测定的是血管内被血红蛋白所吸收的光。

脉搏血氧计使用方便，不需要校零，并且即刻给予结果。但脉搏血氧计很容易受人为干扰，所以使用者必须意识到很多问题可以导致出现错误的数值。

周围强光以及光照通过组织可以引起光的分流，这是产生错误数据常见的原因。组织灌注不良会影响脉搏血氧计的功能，所以要保证脉搏血氧计工作至少需要脉压＞20mmHg[28,48]，或收缩压＞30mmHg[66]。胶布在探头上包扎过紧会减弱动脉搏动从而影响信号，还会引起手或足的瘢痕和变形。

对于同一个婴儿，两个脉搏血氧计会提供不同的数值[33]。有的机器显示“功能性”氧饱和度，有的显示“部分性”氧饱和度。后者包括了碳氧血红蛋白和高铁血红蛋白，总计为 2%以下。

人为移动造成出现错误数值是很常见的，常常造成解读数据的困难，它同样是导致错误报警的最常见的原因。检查是否光体积描记波形显示出高质量的信号是非常重要的[57]。另外一个确认的方法是比较脉搏血氧计测得的脉率和 ECG 的心率是否符合[58]。只有这两个心率的值是相同的，数值才可靠。在实践中这通常是指两者相差在 5～10 次之内。

图 19.1 显示了典型的这两个心率的描记。最初阶段，两者非常不符合，导致了错误的氧饱和度低值。之后的阶段两者非常统一，提供的氧饱和度数值是可靠的。

脉搏血氧计新近的发展减少了误报警率。特别要指出的是，仪器使用了 Masimo 信号抽取技术，与传统的脉搏血氧计一样能够辨别真性的氧饱和度下降和心动过缓，同时还减少了 93%的错误报警[14]。

低氧血症的探测

脉搏血氧计数据转换是参考健康成人的血红蛋白光的吸收和氧饱和度关系。低数值是从较高数值推算的，所以会造成监护仪低估了低氧血症的程度。脉搏血氧计测定低氧血症的敏感性和特异性估计分别为 92%和 97%[57]。

高氧血症

从氧离曲线的图形可以看出脉搏血氧计对高氧血症的敏感性很差，当氧分压变化很大时氧饱和度变动很小。当设定氧饱和度高限为 95%，新的仪器测出高

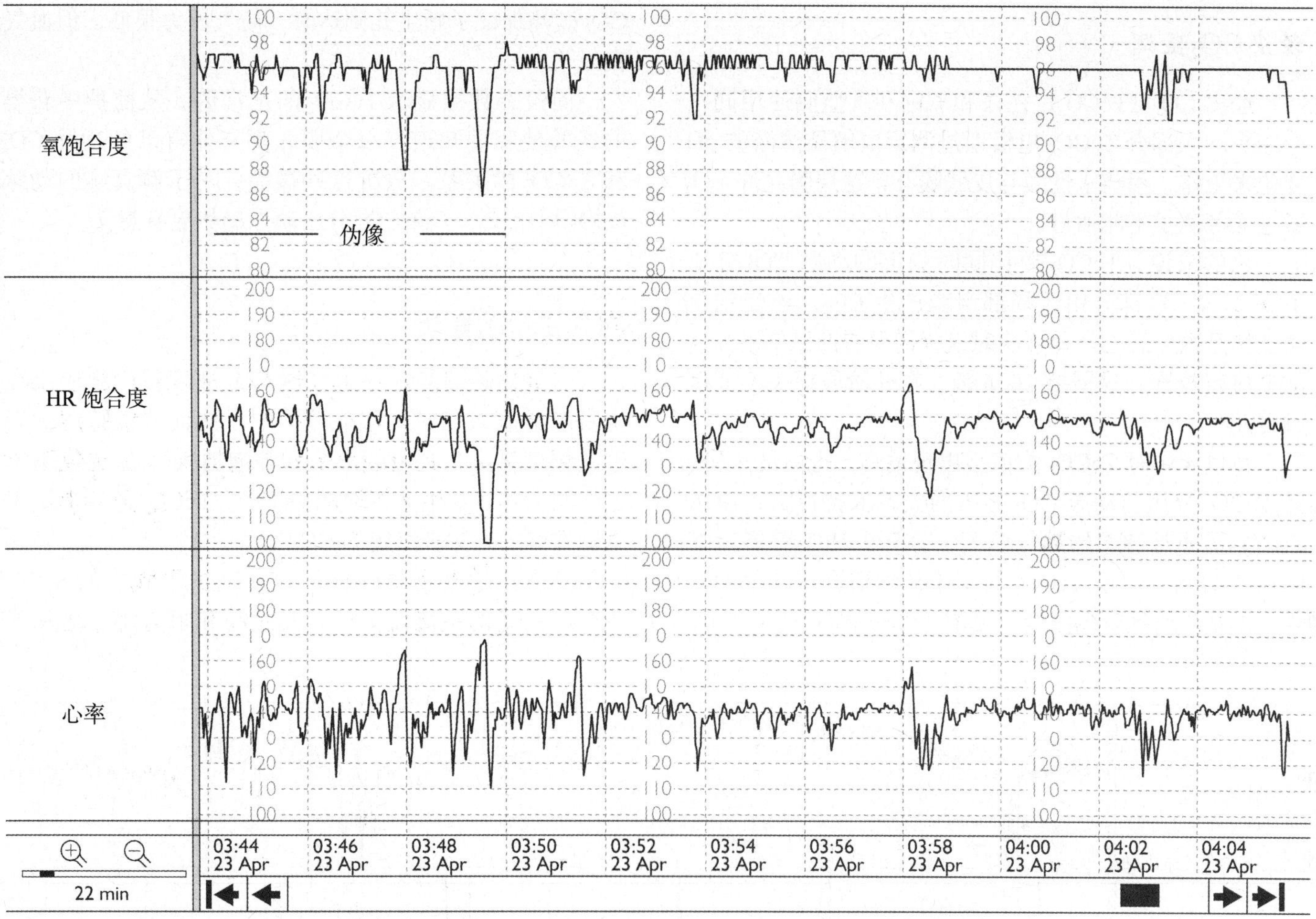

图 19.1 心率不符时出现在氧饱和度记录中的伪像。

氧血症（>10.6kPa）的敏感性在 95%左右，而特异性只有 26%～45%。降低报警低限可以改善敏感性，但是使特异性更低[13]。

氧饱和度的正常值

当婴儿呼吸规则，无论年龄，反复测定功能性氧饱和度小于 95%被视为异常。在 6 个月内，氧饱和度一过性下降低于 80%可能是正常的[55]。然而尚没有数据显示氧饱和度的基线应该是多少，以及可以允许氧饱和度下降的频率、下降持续时间和下降的低限是多少。我们知道很多关于正常婴儿氧饱和度的监测，但是如何将这项技术应用在呼吸疾病的婴儿中我们还不清楚。

对于肺部疾病的婴儿很难确定氧饱和度的范围。如果应用正常孩子的数据就会造成他们吸入过多的氧，这可能是有害的[2,65,78]，而持续很低的氧饱和度与威胁生命的并发症有关[37]。许多人建议当氧饱和度基线小于 93%时，可考虑给予氧气治疗[54]。氧饱和度安全的上限还未知，最近的资料显示在 95%左右。在临床实践中严密设定报警范围是非常重要的，虽然这难免会有许多错误报警的发生。住院治疗的新生儿可以允许相对比较低的氧饱和度，但是一旦出院在家里接受氧疗，必须保证在 93%以上[54]。

二氧化碳

二氧化碳分压（PCO_2）对于了解适宜的肺泡通气和解释酸碱平衡是非常重要的。PCO_2 可以受到哭闹的影响，这往往发生在间歇采血时。对于慢性肺病的稳定婴儿来说，毛细血管血标本是有用的，但是在分析时要进行推算[18]。监测 PCO_2 趋势时也可以采用静脉血标本，但目前资料很有限，所以在解释所获得的数据时，应该更加仔细。新一代的多参数血管内传感器（Neotrend）包括了持续 PCO_2 的监测。

经皮CO_2监测

经皮 CO_2（$TcCO_2$）往往和氧饱和度监测使用同一个探头。大部分 $TcCO_2$ 电极通过测定电解质溶液的 pH 变化来工作，用疏水性膜与皮肤隔开，这层膜允许 CO_2 通过而氢离子不能通过。

总的来说，$TcCO_2$ 要比同时测定的动脉 CO_2 分压值高 27%，这部分由于局部组织产生 CO_2，还受到血液加热系数的影响。每 4 小时电极需要参照已知的 CO_2 浓度进行校准。这需要 10 分钟，在此阶段探头不能接触婴儿。

每过 4 小时 $TcCO_2$ 的值会出现偏高，但总的来讲，经皮 CO_2 分压与动脉 CO_2 分压的关系保持恒定，所以 $TcCO_2$ 是非常有用的趋势监测。临床上还是需要反复的血气监测，但是 $TcCO_2$ 的变化是病情进展的早期信号，例如气管插管的阻塞（见图 19.2）。在转运中，Tc-CO_2 监测保证了新生儿到达时，通气压力很低，但血气良好[51]。

尚没有数据显示 $TcCO_2$ 的正常值。从监护中获得的经验使我们知道，每个婴儿都有他自己的动脉 CO_2 和 $TcCO_2$ 的关系。放置这些探头，与了解真实的动脉 PCO_2 相比较，了解 CO_2 分压动态趋势更有意义。

潮气末CO_2监测

二氧化碳图测定呼出气体 CO_2 浓度被广泛应用在全身麻醉病人和成人重症监护中。然而慢性肺病的新生儿潮气量小、呼吸频率快和肺泡通气/血流比值不恒定限制了其在新生儿领域的应用[34]。$TcCO_2$ 监测提供了更加准确的方法来测定 $PaCO_2$[79]。

肺表面活性物质的替代治疗减少了肺病的发生。研究应用新的主流监护仪，其死腔和阻力小，显示了

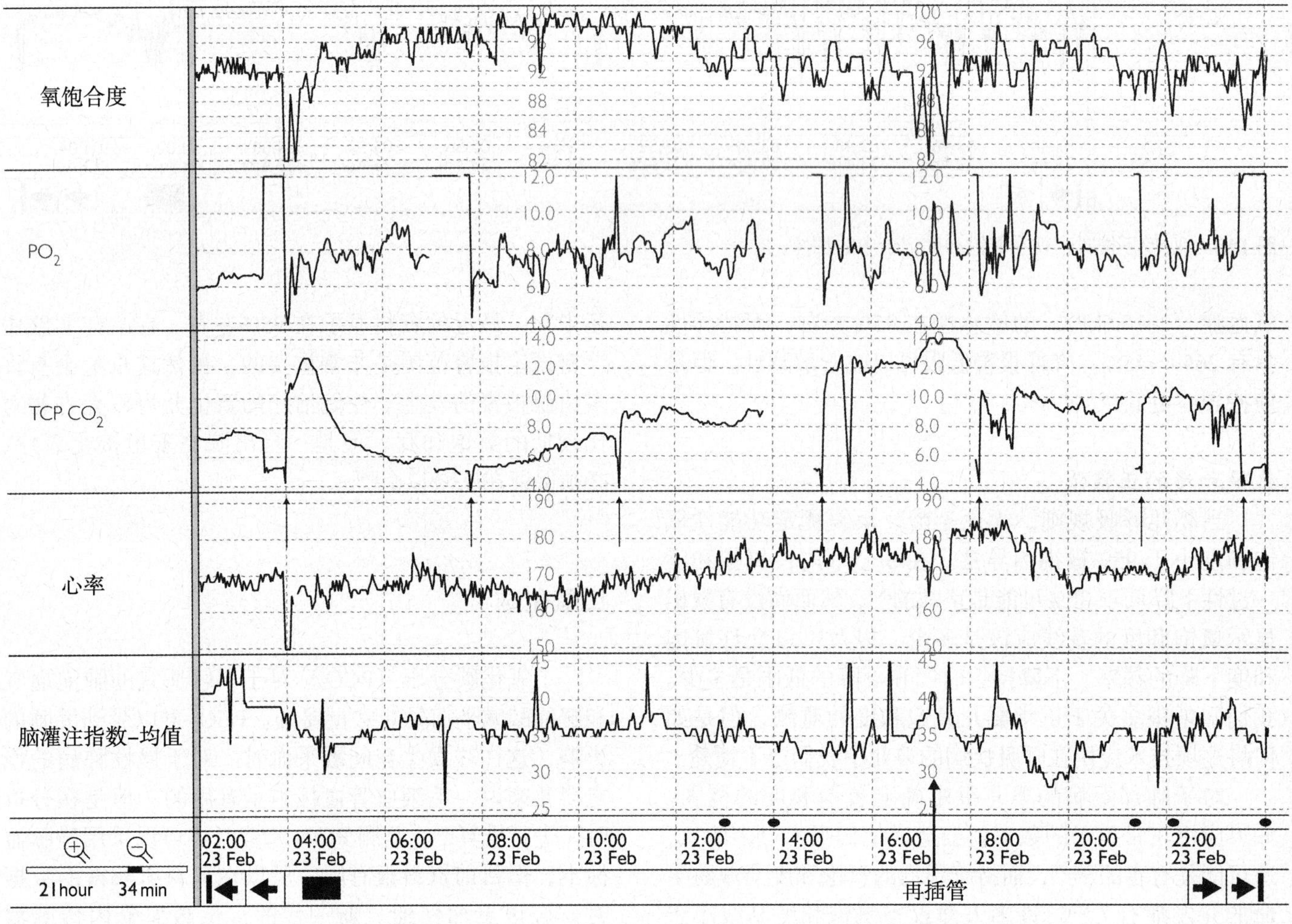

图 19.2 婴儿诊断出气管插管堵塞之前数小时的 $TcCO_2$ 的趋势图。黑色箭头显示了探头与婴儿脱离进行重新校准。

二氧化碳图在监测 CO_2 趋势方面有一定的作用[63]。这对于插管误插入食管的诊断有一定作用[60]。

酸碱平衡

pH 值、碳酸氢盐和碱剩余是评估呼吸状态非常重要的指标。多参数 UAC（Neotrend）可以持续记录 pH 值，还能提供碳酸氢盐和碱剩余的值。毛细血管采样可以用于稳定的新生儿的酸碱平衡监测。静脉血采样在这方面用途还不肯定。

持续呼吸功能联机监测

目前大部分呼吸机都包含这种功能。资料通过一系列数据表示，还有时间为横坐标的流速、容量和气道压力图，以及流速/容量环和压力/容量环。理解这些信息需要我们知道这些数据是怎样获得的，同时了解患儿的病理生理情况。

持续呼吸功能的监测可以降低成人急性呼吸窘迫综合征的死亡率[3]。在婴儿中，其可减少呼吸机使用时间[72]和短期发病率[61]，但到目前为止尚无资料显示能否改善长期预后。这就需要我们进一步仔细地评估，因为所有从成人试验中获得的信息在新生儿中并不可靠。

流量传感器通常是一个带热金属丝的风速计，必须直接连接气管插管，这增加了 1ml 的呼吸死腔。这对于非常小的婴儿可能增加了每分通气量，以保证 CO_2 的排出[73]。从不同设备中获得的资料是没有可比性的。气流形成的变化会影响测定结果。纯氧的黏滞度比室内空气高 12%，所以降低吸入氧浓度（FiO_2）可以显著提升潮气量[82]。

功能残气量

测定潮气量和功能残气量（FRC）可以避免吸气末较高的肺容量和呼气末较低的肺容量。不同疾病病理的 FRC 值差异很大，并且在治疗后 FRC 值可以迅速变化，例如肺表面活性物质治疗或高频震荡通气的应用。目前还没有一种可以临床常规应用，被广泛接受的方法来测定 FRC。FRC 只能通过胸片表现和完成足够氧合所需要的吸入氧浓度来推测，但是影像学表现和实际测得的肺容量的关系是不一致的[77]。

气漏

新生儿使用的无气囊的气管插管总有一定的气漏。Bernstein 等[11]报道了平均气漏值在 15%左右。气漏使呼吸机提供的一些数值，例如顺应性和阻力，变得不可信，并且会干扰对环和波形的分析。大部分的气漏发生在吸气时，可以通过计算吸入容量减呼出容量而获得，以占吸入容量的百分比来表示。显示的呼出潮气量往往已经包括了气漏的量，就不需要进一步的纠正了。

只有在机械通气出现问题时气漏的量才显得很重要。流速触发的通气孔在气漏发生时很容易自动循环，自动循环的速率与气漏的量成比例[11]。

潮气量

没有肺部疾病的健康足月新生儿的潮气量在 7～9ml/kg 左右[1]。有呼吸系统疾病的通气治疗的新生儿，功能残气量比较小，并且在肺局部区域压力容量不协调。这样的话，“正常”潮气量分布在肺不同区域，大于吸气末容量。正因为如此，通常设定潮气量在 4～6ml/kg 左右，这根据 CO_2 排出情况而不同。当存在肺发育不良，需要设定的潮气量就比较低，这是由于每单位体重的肺吸气容量比正常要低。

有些机器可以显示每次呼吸的潮气量，其他机器提供了一个均值。自主呼吸的幅度往往要小于机械通气的幅度，所以如果自主呼吸活跃，应用均值并不能真实反映机械通气的潮气量。显示值并未根据体重校正。

每分通气量

平均的每分通气量可以通过计算获得，将该值分成不同的相应部分，反映了机械通气和自主呼吸。我们尚不清楚是否该值比潮气量更为有用。并且目前尚无资料显示是否每分通气量比经皮 PCO_2 监测更有意义。

顺应性和阻力

有许多方法可以通过持续动态压力容量的监测来

获得这些数值，但这不可能常规应用在每天的临床实践中。这些数值在测定时受到肺容量的影响，并且当吸气或呼气时间过短时，这些数值则不可信。气管插管周围有气漏时，数值也不准确。在实际应用中，婴儿–呼吸机关系的变化也会影响对顺应性和阻力的分析。

C20：C 比值是肺过度膨胀推算指数，相当于在呼吸周期吸气部分的后 20%阶段计算出来的顺应性[29]。在新生儿中这些数值都不可信，因为这些数值的计算需要呼吸机产生的吸气压力缓慢上升、肺膨胀时气体流速恒定、并且气漏很少或没有气漏[49]，而在新生儿通气中这些条件很难满足。

波形

与时间同步的流速、容量和压力曲线是临床最常用的表现呼吸功能的图形，并能够提供一些基本的信息。图形的比例刻度是非常重要的。应用自动比例的图形应非常小心，因为随着呼吸功能的变化，波形大小的变化可以被机器的新的刻度图所掩盖。

时间同步波形可以帮助判断吸气和呼气时间。图 19.3 显示了一机械通气婴儿的时间同步流速、容量和压力曲线。从吸气开始压力上升至峰压，并在整个吸气阶段保持该压力。当压力上升时气体迅速流向肺部，吸气流速（图形中基线上部分）迅速上升至峰值，然后下降至零。剩余的所设定的吸气时间内就不再有容量增加。吸气时容量迅速上升至峰值，之后保持平台，这时吸入的潮气量在肺内分布，然后呼气开始了。如果气管插管周围有漏气，吸气时容量平台就不再保持水平，而出现自左向右的斜坡（见图 19.4）。斜坡的斜率反映了漏气的程度。在这种情况下，吸气流速的曲线在最初上升和下降后不回到零，而是保持一个较低的水平（见图 19.4）。当出现大量漏气或气管插管滑出时，整个吸气过程中，在所显示的屏幕中容量急剧上升，流速保持很高。这种情况下呼气开始阶段，看不到或仅看到少量呼气流速。

当呼气开始，整个呼吸机回路的压力下降至所设定的呼气末正压（PEEP）水平。气体被排出肺内，呼气流速（基线下部分的线性显示）下降至低谷，然后回复到零（见图 19.3）。而容量曲线从吸气容量峰值下降至零。如果气管插管周围有漏气，容量曲线不能回复到零，这是由于吸气时从插管周围漏出的气体并不能被呼出（见图 19.4）。呼吸机中监护设置通常在下次

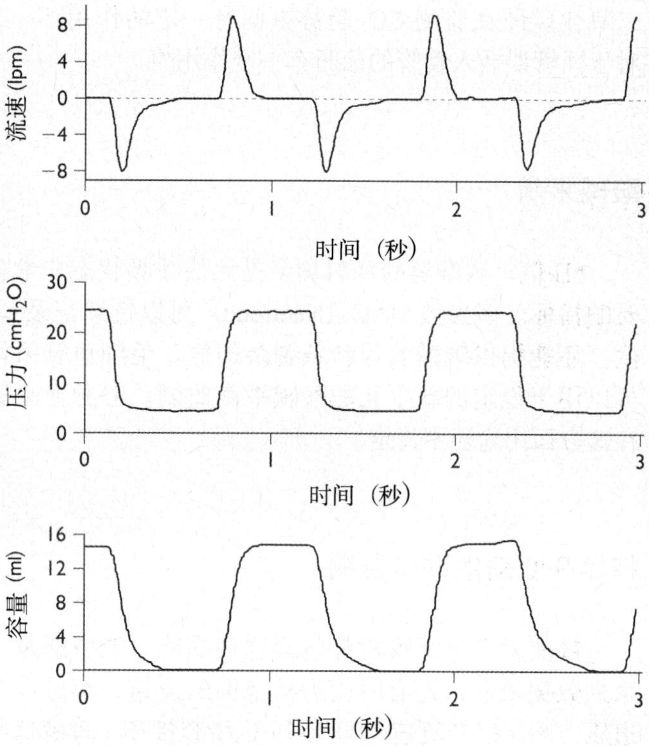

图 19.3 机械通气婴儿的时间同步的流速、压力和容量波形。

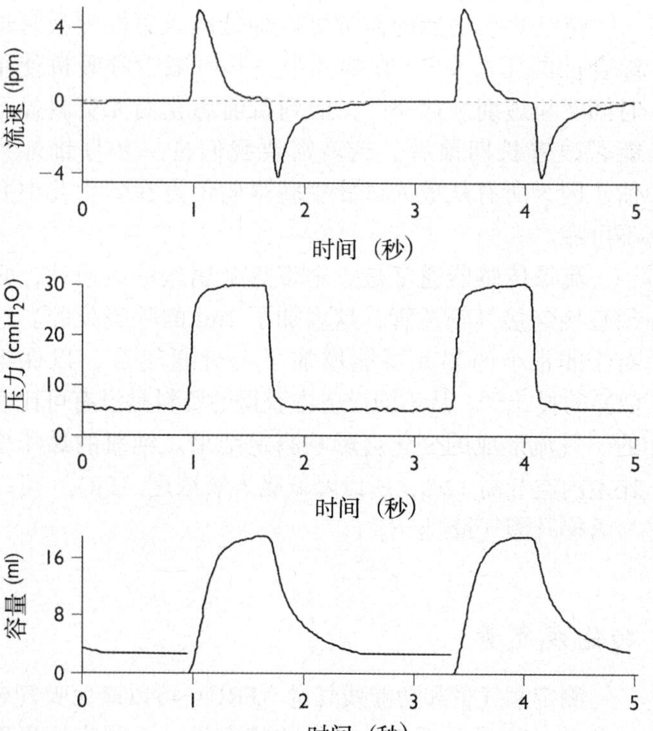

图 19.4 气管插管中度漏气的时间同步波形。

吸气流速开始前，会将容量基线重新归零。如果在呼气流速回复至零之前，下一次吸气就开始了，气体被

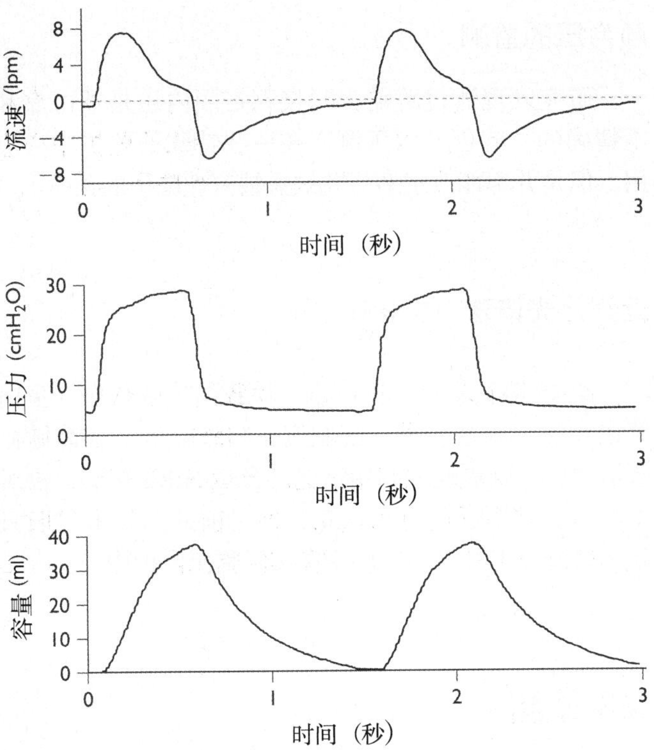

图 19.5 婴儿呼气相延长的同步波形。呼气时间达到 1 秒，在下次吸气开始时呼气流速还未回复至零。

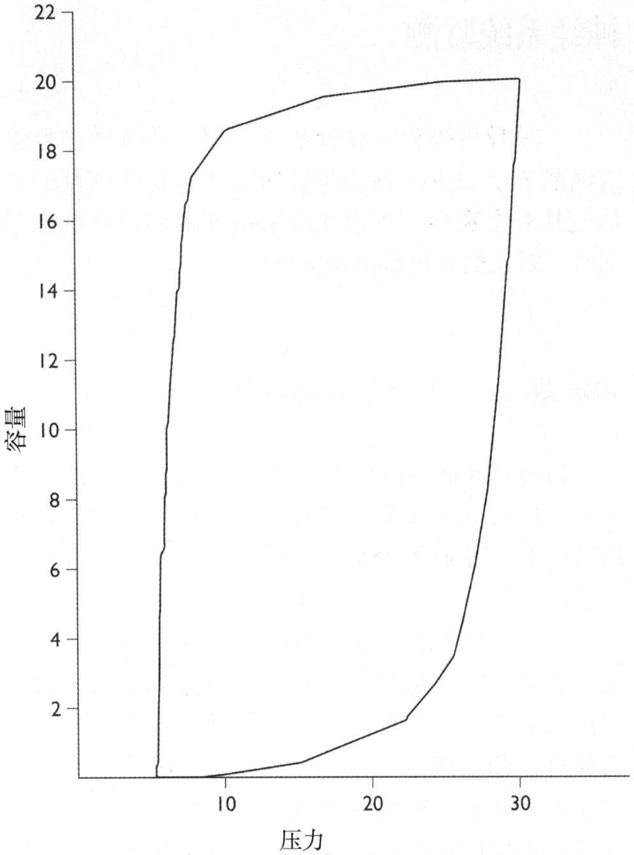

图 19.6 婴儿用定压型呼吸机时的压力–容量环。

陷闭在肺内。这种现象就称之为隐性或不显性 PEEP[67]。

这会影响到气体交换，有时候可能导致生命危险[71]。临床医生必须观察呼气流速波形，确保在下次吸气开始时，呼气流速回复至零，防止这种并发症的出现。图 19.5 显示了当下一次吸气开始时，呼气流速并没有回到零，即便整个呼气时间已经在 1 秒左右。

如果有气管插管的阻塞，吸气和呼气流速波形的峰值幅度就会减小，并且呼气流速波形增宽，这是由于气道阻力增加，导致了吸入和呼出气体需要更长时间。

管道内过度湿化可以部分阻塞呼吸机回路中的偏流。这可以引起气道压力的波动，导致气道内流速小的震动，这表现为流速基线应该为零时出现了波动。这造成了呼吸机回路中的自动循环，当发现流速基线的波动就应检查回路中是否积水过多。

环形图

压力–容量环和流速–容量环是最常用的环。它们可以因人–机不协调而发生变形。如果用实时监测屏幕，当婴儿被固定时，可以鉴别相对不受干扰的呼吸。当检查压力–容量环，可以判定肺泡打开压力和上拐点，上拐点是指压力–容量曲线陡直段和平坦段的转折处，平坦段反映了肺过度膨胀。压力–容量环应用在成人的肺通气保护策略中[59]。然而，压力的变化导致容量显著变化，所以压力变化上升速度必须缓慢，才能使容量变化同步。定压型新生儿呼吸机的压力波形是相对方的波形，吸气时压力迅速上升至峰压，呼气时迅速下降至 PEEP 水平。这就是指吸气时肺容量变化主要针对吸气峰压所产生，呼气时针对 PEEP 产生，使压力–容量环为矩形，不同于典型的压力–容量关系（见图 19.6）。气管插管周围严重漏气使我们对此的解读更加困难。

监测流速–容量环可以提供关于气道阻力的信息。如果阻力增加，流速就减慢。这也可以从时间同步的波形中看出，而不需要监测流速–容量环。如果气管插管内有分泌物，环的呼气支呈锯齿形，这提示需要气管内吸引[38]。

神经系统监测

与呼吸系统和心血管系统比较，持续性神经系统监测的方法很少。神经系统的检查总是间断性的，评估也具有主观性。当患儿应用镇静剂和神经肌肉阻滞剂时，对此的评价就更加困难了。

脑电图（EEG）和脑功能监测

目前已开展持续性EEG监测，在临床应用有实用价值。EEG是测定癫痫活动的最好方法。缺血缺氧损伤后的背景脑电波变化可以提供关于预后的重要信息（见第41章）。

要完全理解整个脑电图是非常困难的，已有一些技术处理可以简化数据。使用脑功能监测（CFM）进行振幅整合性脑电图（aEEG）监测，是由单个EEG导联来进行的。两个电极连接至头皮。虽然我们经常用的是黏性电极，但是将电极针放置在皮下，可以获得长时期更加可靠的记录。已证实CFM对于监测患病新生儿脑电背景活动具有有效性[36]，并且可以测出亚临床的癫痫活动[35]。在新生儿窒息后最初数小时的应用可以提示预后[5]。

虽然aEEG可以长时期应用，我们必须记住这是一种监测皮层脑电活动背景的简化方法，也有其缺陷。其优点是使用简单，但是可以导致鉴别癫痫或其他脑电活动的困难。所以对于监护中的新生儿，至少要测定一个标准EEG。

脑超声

超声提供了一种对新生儿脑进行成像的简便方法。多次检查有助于进一步监测，提供关于预后的信息。在超声中持续存在的异常可能是真实的，大部分情况随着时间变化，这就需要进一步检查。对于超声变化需要我们仔细判读，关于其应用见第3章。

颅内压的监测

研究发现通过跨前囟间接测定颅内压是不可靠和不精确的。有创颅内压测定在一些特殊的监护中心应用，但是并不能改善新生儿缺血缺氧性脑病的预后。

近红外光谱法（NIRS）

NIRS能够提供一些信息，使我们了解脑血红蛋白氧饱和度、脑血容量、脑血流、脑氧输送、脑静脉血氧饱和度和脑氧获取利用情况。虽然NIRS能够提供对于脑血流动力学的有用信息，但目前这项技术仍旧只是一种研究工具，尚未应用在实际临床监护中。

温度监测

监测核心温度是非常重要的。应尽量避免直肠温度测定，因其有黏膜损伤的显著风险。肛表温度是不可靠的，受到体温表插入深度的影响，这与新生儿是否刚排过便有关，肛温还受到下肢回流的血液温度影响。

肝脏表面皮肤的温度或腋下温度反映了核心温度。还有一种更加精确的测量方法是将探头放置在肩胛骨和不导电的床垫间。在皮肤上不需要粘胶布，因为婴儿睡在探头上固定了位置。这就是所谓的零热量变化体温，已证实其非常接近核心温度[26]。

单次体温测定仅仅能够告诉我们新生儿维持温度的状况，但我们并不知道他保持体温平衡所消耗的能量。然而持续测定和显示核心温度（腹部、腋下或零热量变化体温）和外周温度（足部）可以探测出寒冷刺激。图19.7显示了在一次操作过程中体温差增加。新生儿受到寒冷刺激，但是如果仅测定核心温度，这就不易被发现。核心温度值范围很大，但是新生儿通常保持在36.8～37.3℃之间，核心–外周温度差在1℃左右。

新生儿败血症时，可见其核心温度高，特别是很不稳定时，还伴随核心–外周温度差增加[46]。

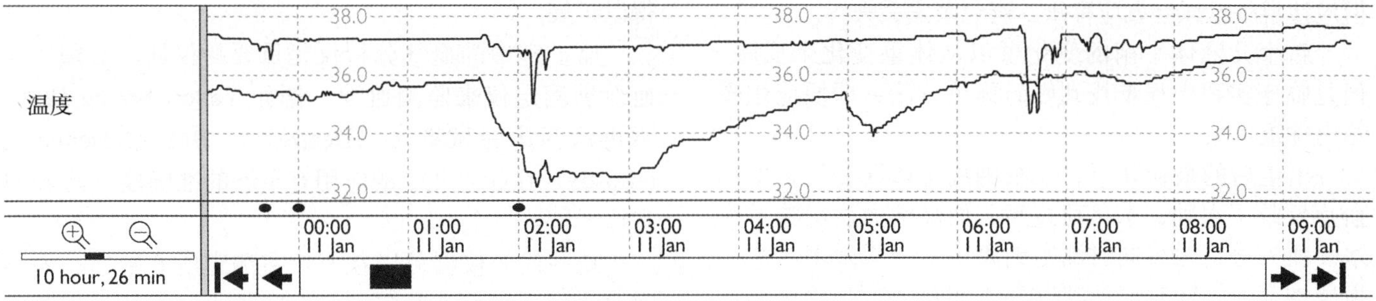

图 19.7 核心温度(上线)和外周温度(下线)的趋势。在操作时温差增大。操作后缓慢恢复。

患病新生儿的监测

新生儿所需的监测项目总是取决于临床病情。患病或不稳定的新生儿，包括机械通气的早产儿，只要可行，就应该有持续有创动脉血压监测，这是由于低血压是预后不良的重要因素。持续监测和显示核心和外周温度提供了新生儿体温平衡和灌注的信息。

在重症监护室中，监测氧、二氧化碳和酸碱平衡是非常基本的。能给新生儿提供持续氧合监测的方法非常重要，但是同样也需要间断采血标本，通常每 4～6 小时一次，如果调整了呼吸机或临床情况有变化，就允许采血更频繁些。

对于持续氧合监测的最佳方法是有争议的。这就需要进一步研究确定是氧饱和度还是 PO_2 更好。虽然缺乏有可比性的文献，但是氧饱和度是目前最为广泛应用的方法，只是它很容易发生误导，可能会低估低氧血症和高氧血症。氧饱和度监测操作容易，但是要理解这些信息，则要比一些缺乏经验者所想象的难得多。留置动脉内监测和经皮监测 PO_2 同样有时很难提供可靠的数值。经皮监测对于了解二氧化碳的趋势非常有帮助。

无论我们用哪种方法来监测血气分析，都必须知道这些数值的意义，在分析时会有哪些缺陷。

临床和实验室监测

感染

感染是导致发病率和死亡率的重要因素。我们需要检查新生儿是否存在临床疑似的败血症。这些检查应包括血液、脑脊液、尿液、分泌物和拭子培养，当然在每个病例中需要做那些检查，这取决于临床表现和不同监护室的诊疗原则。

凝固酶阴性的葡萄球菌是常见的培养结果，而鉴别感染或菌群定殖是困难的。对于所有的病例，培养结果必须能够解释临床特征，并且与其他辅助性实验室检查相符合，尤其是白细胞分类、血小板和 C 反应蛋白。许多研究想找出能够预示新生儿感染的最好方法，但是未发现哪种方法比其他方法有更好的敏感性和特异性。

对于机械通气的新生儿，气管插管吸引物做常规培养的有效性是有争议的。一些研究显示从气管分离出的病原与血培养的病原密切相关[40]，另外一些却认为无关[69]。

如果临床病情恶化或其他实验室指标提示感染，了解呼吸道定殖的病原菌就很有帮助。在进一步培养结果出来前可以指导抗生素的应用。分泌物的革兰染色涂片中如果白细胞计数增加，可能提示感染而不是菌群定殖。

液体平衡

进/出量的记录可以帮助评估液体平衡，事先测定给予患儿的所有液体很重要，包括药物和导管冲管的液体[50]。

除非新生儿是在高湿度的环境下护理，否则就必然会有液体的不显性丢失。如果呼吸机气体湿化不够，呼吸道液体的丢失量就可能很多。

通过用事先称重过的尿布或棉毛布来评估尿量，

但应注意一旦尿湿就应称重，避免蒸发丢失[17]。

新生儿液体平衡的变化可以从体重变化来反映，但是临床实践中很难找到好的称重方法，即便应用暖箱内称重。

出生后的最初几天，血浆钠离子浓度变化，低钠血症反映了水肿，水负荷过高，而高钠血症反映了脱水。血气分析时可同时测定钠离子。一天中多次测定血浆钠离子，同时记录进/出量，可以很好估计患病新生儿的液体平衡。

生物化学

与反复测定血浆钠离子浓度来评估液体平衡一样，其他的电解质、血糖、肌酐、胆红素和血钙也应该每天测定，如果临床需要，则需多次测定。实验室的各种检测方法在第 43 章讨论，正常值见附录 6。如果给予胃肠外营养，需要监测适当的生化指标（见第 17 章）。

血液学

我们应该记录采血所丢失的血量，对于危重的通气的新生儿，每天至少测定一次血红蛋白和/或血细胞比容。判断输注红细胞的最佳时机是很困难的，文献中也没有好的数值。不同的监护中心应该建立他们自己的输血适应证。

新生儿败血症时通常伴有血小板减少，特别是存在消耗性凝血性疾病，或者中心静脉导管感染凝固酶阴性的葡萄球菌时。危重新生儿中，应常规监测血小板计数、凝血功能和纤维蛋白原。动脉穿刺中肝素会影响采血样本的凝血功能结果，在分析报告时要考虑这一点。

每天测定白细胞计数和分类可以警惕败血症的发生。单个数值的范围波动很大，但是持续变化，升高或降低，可能提示了感染。

将结果记录在图表上，有助于动态监测生化和血液指标。

床旁检查

随着高度精确仪器的发展，床旁（病人旁）检查得以扩展。

监护室中的血气分析仪是重要的仪器。必须用全血血糖测定仪来监测血糖，例如 Yellow Spring 品牌，不再认为床旁试纸法（Dextrostix，BM-glycaemie 或 reflostix）在新生儿中的应用有足够的准确性（见第 43 章）。

新一代的仪器可以在监护室测定所有数值，而不需要将标本送到实验室。每个监护中心必须做出决定需要哪些床旁检查，这依赖于检查的准确性、临床意义和成本效益比。重要的是坚持制定合适的标准，强调质量控制。

X线监测（见第29和44章）

虽然认为常规的影像学检查是安全的，并没有使超低出生体重儿暴露于过度辐射的危险[75]，但是 X 线的应用仍旧需要限制，并且必须根据临床需要。

胸部 X 线摄片对于所有有呼吸系统疾病的新生儿的最初评估是非常重要的。随着疾病的进展，是否需要进一步 X 线检查，则必须有临床适应证。

腹部 X 线有助于坏死性小肠结肠炎（NEC）的诊断，并且可以发现肠穿孔。对于 NEC 新生儿多久进行一次腹部 X 线摄片存在争议。

X 线的应用还有许多其他适应证，包括判断气管插管的位置，以及判断中央动脉或静脉留置导管尖端的位置。

静脉输液泵

所有的静脉输液泵都必须有留置导管内的压力警报。这些能检测输液泵远端的堵塞。许多泵有报警调节范围，可以设定检测出很小的压力变化，从而早期提示液体外渗至组织。

不幸的是，并不是目前市场上所有的输液装置都能判断出或发现所有患者人群中的输液渗出。压力的变化可由于患者移动导致，这远远多于早期输液外渗[53]。

必须常规巡视和密切观察输液部位，一旦出现局部肿胀或发红，立即停止输液，这是所有监护室都能做到的防止液体外渗的方法，希望能够预防和最大程度减少并发的组织坏死。因渗液导致的组织瘢痕是目前最常见的起诉原因。所有的监护室应该建立观察静脉输液的常规准则，至少每小时要有输液部位的记录，这非常重要。

数据处理

技术的进步增加了监护仪器数据的数量和复杂性，但是这并非是指数据量越大就越好，虽然有这样的理论解释了为什么从呼吸机监护中获得的大量数据是有帮助的，但是在临床的常规应用中它们并没有很大的区别。有些经验不足的医护人员，肩负日常的新生儿监护工作，面对越来越复杂的、可能是无用的信息，而他们并未掌握基础的原理。“数据超负荷”是非常危险的。过多的报警设置，通常只是轻微的技术问题，可以导致监护室报警声不绝，使工作人员很难正确处理报警[80]。这就需要我们判断新生儿监护的基础原理是什么，新的监护装置在尚未经严格临床试验证实其有效性之前，不能应用在临床。

监护并不是指从仪器中读取数值，而是将所获得的数据，包括对新生儿的观察，整理成有用的信息。“经验”和“直觉”实际是认知的方式，虽然其过程可能是潜意识的。有经验的护士是新生儿监护的重要的一部分，她们往往可以意识到许多潜在的问题。然而，即便是最具经验的临床医护人员，也可能忽视一些潜在问题，甚至回顾性调查时发现这些症状已有一段时间[6]。

持续的趋势监护

监护仪和验血提供了新生儿某一时间的信息。将这些数据做图表，可以看出整个趋势，希望能够帮助发现异常情况，采取及早干预。典型的核心-外周温度趋势图见图 19.7，这是个很好的例子。

点状的趋势图可以在数值超出报警范围之前，就可以显示变化明显的参数。并且它还可以帮助判断发现数值测定的错误。

图 19.2 显示了气管插管阻塞导致 PCO_2 的增高，这就需要紧急的再次插管。虽然临床表现可以很突然，我们可以看到 PCO_2 在数小时之前就开始缓慢上升。及早的评估可以避免突发事件。监测 $TcCO_2$ 可以有助于肺气肿的早期诊断[43]。

对于新生儿重症监护中趋势监护的应用，一项随机对照试验并未证实它可以改善预后[19]。监护室内监护数据过多，不能判断哪些数据是重要的，以及不能概括或简化相关的数据，造成医护人员忽视了病情变化，这些问题解释了为什么趋势监护不能改善预后。同样，通常发生问题时一系列重要参数都有变化，要一下找出所有的异常就很困难。计算机可以用于判断复杂的趋势变化，如果所有的持续趋势数据需要进行分析，就需要有电脑化的判读支持系统[7]。在该计算机系统内怎样判断数值测定误差或患者移动造成误差是个挑战，但是该系统已被证实具有可行性[21]。

参考文献

1. [Anonymous] 1993 Respiratory mechanics in infants: physiologic evaluation in health and disease. American Thoracic Society/European Respiratory Society. American Review of Respiratory Disease 147: 474–496
2. [Anonymous] 2000 Supplemental Therapeutic Oxygen for Prethreshold Retinopathy Of Prematurity (STOP-ROP), a randomized, controlled trial. I: Primary outcomes. Pediatrics 105: 295–310
3. [Anonymous] 2000 Ventilation with lower tidal volumes as compared with traditional tidal volumes for acute lung injury and the acute respiratory distress syndrome. The Acute Respiratory Distress Syndrome Network. New England Journal of Medicine 342: 1301–1308
4. Adams J A, Zabaleta I A, Sackner M A 1997 Hypoxemic events in spontaneously breathing premature infants: etiologic basis. Pediatric Research 42: 463–471
5. al Naqeeb N, Edwards A D, Cowan F M et al 1999 Assessment of neonatal encephalopathy by amplitude-integrated electroencephalography. Pediatrics 103: 1263–1271
6. Alberdi E, Becher J-C, Gilhooly K et al 2001 Expertise and the interpretation of computerised physiological data: implications for the design of computerised physiological monitoring in neonatal intensive care. International Journal of Human Computer Studies 55: 191–216
7. Alberdi E, Gilhooly K, Hunter J et al 2000 Computerisation and decision making in neonatal intensive care: a cognitive engineering investigation. Journal of Clinical Monitoring 16: 85–94
8. Baraff L J 1993 Capillary refill time: is it a useful clinical sign? Pediatrics 92: 723–724
9. Barrington K J 2000 Umbilical artery catheters in the newborn: effects of position of the catheter tip (Cochrane Review). Cochrane Database of Systematic Reviews (2): CD000505
10. Barrington K J 2000 Umbilical artery catheters in the newborn: effects of heparin (Cochrane Review). Cochrane Database of Systematic Reviews (2): CD000507
11. Bernstein G, Knodel E, Heldt G P 1995 Airway leak size and autocycling of three flow-triggered ventilators. Critical Care Medicine 23: 1739–1744
12. Bohnhorst B, Peter C S, Poets C F 2000 Pulse oximeters' reliability in detecting hypoxemia and bradycardia: comparison between a conventional and two new generation oximeters. Critical Care Medicine 28: 1565–1568
13. Bohnhorst B, Peter C S, Poets C F 2002 Detection of hyperoxaemia in neonates: data from three new pulse oximeters. Archives of Disease in Childhood. Fetal and Neonatal Edition 87: F217–F219
14. Bohnhorst B, Poets C F 1998 Major reduction in alarm frequency with a new pulse oximeter. Intensive Care Medicine 24: 277–278

15. British Association of Perinatal Medicine 2001 Standards for hospitals providing neonatal intensive and high dependency care, 2nd edition.
16. Campbell M E, Costeloe K L 2001 Measuring intramucosal pH in very low birthweight infants. Pediatric Research 50: 398–404
17. Cooke R J, Werkman S, Watson D 1989 Urine output measurements in premature infants. Pediatrics 83: 116–118
18. Courtney S E, Weber K R, Breakie L A et al 1990 Capillary blood gases in the neonate. A reassessment and review of the literature. American Journal of Diseases of Children 144: 168–172
19. Cunningham S, Deere S, Symon A et al 1998 A randomized, controlled trial of computerized physiologic trend monitoring in an intensive care unit. Critical Care Medicine 26: 2053–2060
20. Cunningham S, Symon A G, McIntosh N 1994 Changes in mean blood pressure caused by damping of the arterial pressure waveform. Early Human Development 36: 27–30
21. Cunningham S, Symon A G, McIntosh N 1994 The practical management of artifact in computerised physiological data. International Journal of Clinical Monitoring and Computing 11: 211–216
22. Da Silva S, Hennebert N, Denis R, Wayenberg J-L 2000 Clinical value of a single postnatal lactate measurement after intrapartum asphyxia. Acta Paediatrica 89: 320–323
23. Deshpande S A, Ward Platt M P 1997 Association between blood lactate and acid-base status and mortality in ventilated babies. Archives of Disease in Childhood. Fetal and Neonatal Edition 76: F15–F20
24. Dinwiddie R, Patel B D, Kumar S P et al 1979 The effects of crying on arterial oxygen tension in infants recovering from respiratory distress. Critical Care Medicine 7: 50–53
25. Diprose G K, Evans D H, Archer L N J, Levene M I 1986 Dinamap fails to detect hypotension in very low birth weight infants. Archives of Disease in Childhood 61: 771–773
26. Dollberg S, Xi Y, Donnelly M M 1993 A noninvasive transcutaneous alternative to rectal thermometry for continuous measurement of core temperature in the piglet. Pediatric Research 34: 512–517
27. Evans N, Klucklow M, Simmons M et al 2002 Which to measure, systemic or organ blood flow? Middle cerebral artery and superior vena cava flow in very preterm infants. Archives of Disease in Childhood. Fetal and Neonatal Edition 87: F181–F184
28. Falconer R J, Robinson B J 1990 Comparison of pulse oximeters: accuracy at low arterial pressure in volunteers. British Journal of Anaesthetics 65: 552–557
29. Fisher J B, Mammel M C, Coleman J M et al 1988 Identifying lung overdistension during mechanical ventilation by using volume-pressure loops. Pediatric Pulmonology 5: 10–14
30. Goddard P, Keith I, Marcovitch H et al 1974 Use of a continuously recording intravascular oxygen electrode in the newborn. Archives of Disease in Childhood 49: 853–860
31. Golden S M 1981 Skin craters – a complication of transcutaneous oxygen monitoring. Pediatrics 67: 514–516
32. Gorelick M H, Shaw K N, Baker M D 1993 Effect of ambient temperature on capillary refill in healthy children. Pediatrics 92: 699–702
33. Grieve S H, McIntosh N, Laing I A 1997 Comparison of two different pulse oximeters in monitoring preterm infants. Critical Care Medicine 25: 2051–2054
34. Hand I L, Shepard E K, Krauss A N et al 1989 Discrepancies between transcutaneous and end-tidal carbon dioxide monitoring in the critically ill neonate with respiratory distress syndrome. Critical Care Medicine 17: 556–559
35. Hellstrom-Westas L, Rosen I, Svenningsen N W 1985 Silent seizures in sick infants in early life. Acta Paediatrica Scandinavica 74: 741–748
36. Hellstrom-Westas L, Rosen I, Svenningsen N W 1990 Cerebral complications detected by EEG-monitoring during neonatal intensive care. Acta Paediatrica Supplement 360: 83–86
37. Iles R, Edmunds A T 1996 Prediction of early outcome in resolving chronic lung disease of prematurity after discharge from hospital. Archives of Disease in Childhood 74: 304–308
38. Jubran A, Tobin M J 1994 Use of flow-volume curves in detecting secretions in ventilator-dependent patients. American Journal of Respiratory and Critical Care Medicine 150: 766–769
39. Lambert H J, Baylis P H, Coulthard M G 1998 Central-peripheral temperature difference, blood pressure, and arginine vasopressin in preterm neonates undergoing volume expansion. Archives of Disease in Childhood. Fetal and Neonatal Edition 78: F43–F45
40. Lau Y L, Hey E N 1991 Sensitivity and specificity of daily tracheal aspirate cultures in providing organisms causing bacteremia in ventilated neonates. Pediatric Infectious Disease Journal 10: 290–294
41. Lyon A J, Pikaar M E, Badger P et al 1997 Temperature control in very low birthweight infants during the first five days of life. Archives of Disease in Childhood. Fetal and Neonatal Edition 76: F47–F50
42. McGillivray D, Ducharme F M, Carron Y, Mattimoe C, Treherne S 1999 Clinical decision making based on venous versus capillary blood gas values in the well-perfused child. Annals of Emergency Medicine 34: 58–63
43. McIntosh N, Becher J-C, Cunningham S et al 2000 Clinical diagnosis of pneumothorax is late: use of trend data and decision support might allow preclinical detection. Pediatric Research 48: 408–415
44. McLain B I, Evans J, Dear P R 1988 Comparison of capillary and arterial blood gas measurements in neonates. Archives of Disease in Childhood 63: 743–747
45. Merenstein G B, Dougherty K, Lewis A 1972 Early detection of pneumothorax by oscilloscope monitor in the newborn infant. Journal of Pediatrics 80: 98–101
46. Messaritakis J, Anagnostakis D, Laskari H et al 1990 Rectal-skin temperature difference in septicaemic newborn infants. Archives of Disease in Childhood 65: 380–382
47. Morgan C, Newell S J, Ducker D A et al 1999 Continuous neonatal blood gas monitoring using a multiparameter intra-arterial sensor. Archives of Disease in Childhood. Fetal and Neonatal Edition 80: F93–F98
48. Morris R W, Nairn M, Torda T A 1989 A comparison of fifteen pulse oximeters. Part I: A clinical comparison; Part II: A test of performance under conditions of poor perfusion. Anaesthesia and Intensive Care 17: 62–73
49. Neve V, de la Roque E D, Leclerc F et al 2000 Ventilator-induced overdistension in children: dynamic versus low-flow inflation volume-pressure curves. American Journal of Respiratory and Critical Care Medicine 162: 139–147
50. Noble-Jamieson C M, Kuzmin P, Airede K I 1986 Hidden sources of fluid and sodium intake in ill newborn infants. Archives of Disease in Childhood 61: 695–696
51. O'Connor T A, Grueber R 1998 Transcutaneous measurement of carbon dioxide tension during long-distance transport of neonates receiving mechanical ventilation. Journal of Perinatology 18: 189–192
52. O'Connor T A, Hart R T 1994 Mixed venous oxygenation in critically ill neonates. Critical Care Medicine 22: 343–346
53. Phelps S J, Tolley E A, Cochran E B 1990 Inability of inline pressure monitoring to predict or detect infiltration of peripheral intravenous catheters in infants. Clinical Pharmacy 9: 286–292
54. Poets C F 1998 When do infants need additional inspired oxygen? A review of the current literature. Pediatric Pulmonology 26: 424–428
55. Poets C F 1999 Assessing oxygenation in healthy infants. Journal of Pediatrics 135: 541–543
56. Poets C F, Samuels M P, Noyes J P et al 1991 Home monitoring of transcutaneous oxygen tension in the early detection of hypoxaemia in infants and young children. Archives of Disease in Childhood 66: 676–682
57. Poets C F, Southall D P 1994 Noninvasive monitoring of oxygenation in infants and children: practical considerations and areas of concern. Pediatrics 93: 737–746
58. Poets C F, Stebbens V A 1997 Detection of movement artifact in recorded pulse oximeter saturation. European Journal of Pediatrics 156: 808–811
59. Ranieri V M, Suter P M, Tortorella C et al 1999 Effect of mechanical ventilation on inflammatory mediators in patients with acute respiratory distress syndrome: a randomized controlled trial. Journal of the American Medical Association 282: 54–61
60. Roberts W A, Maniscalco W M, Cohen A R et al 1995 The use of capnography for recognition of esophageal intubation in the neonatal intensive care unit. Pediatric Pulmonology 19: 262–268
61. Rosen W C, Mammel M C, Fisher J B et al 1993 The effects of bedside pulmonary mechanics testing during infant mechanical ventilation: a retrospective analysis. Pediatric Pulmonology 16: 147–152
62. Rosenfeld W, Biagtan J, Schaeffer H et al 1980 A new graph for insertion of umbilical artery catheters. Journal of Pediatrics 96: 735–737
63. Rozycki H J, Sysyn G D, Marshall M K et al 1998 Mainstream end-tidal carbon dioxide monitoring in the neonatal intensive care unit. Pediatrics 101: 648–653
64. Rubin B K, McRobert E, O'Neill M B 1986 An alternate technique to determine umbilical arterial catheter length. Clinical Pediatrics 25: 407–408
65. Saugstad O D 2001 Update on oxygen radical disease in neonatology. Current Opinion in Obstetrics and Gynecology 13: 147–153
66. Severinghaus J W, Spellman M J J 1990 Pulse oximeter failure thresholds in hypotension and vasoconstriction. Anesthesiology 73: 532–537

67. Simbruner G 1986 Inadvertent positive end-expiratory pressure in mechanically ventilated newborn infants: detection and effect on lung mechanics and gas exchange. Journal of Pediatrics 108: 589–595
68. Skinner J R, Milligan D W A, Hunter S et al 1992 Central venous pressure in the ventilated neonate. Archives of Disease in Childhood 67: 374–377
69. Slagel T A, Bifano E M, Wolf J W et al 1989 Routine endotracheal cultures for the prediction of sepsis in ventilated babies. Archives of Disease in Childhood 64: 34–38
70. Southall D P, Levitt G A, Richards J M et al 1983 Undetected episodes of prolonged apnea and severe bradycardia in preterm infants. Pediatrics 72: 541–551
71. Stenson B J, Glover R M, Wilkie R A et al 1995 Life-threatening inadvertent positive end-expiratory pressure. American Journal of Perinatology 12: 336–338
72. Stenson B J, Glover R M, Wilkie R A et al 1998 Randomised controlled trial of respiratory system compliance measurements in mechanically ventilated neonates. Archives of Disease in Childhood. Fetal and Neonatal Edition 78: F15–F19
73. Stokes G M, Milner A D, Wilson A J et al 1986 Ventilatory response to increased dead spaces in the first week of life. Pediatric Pulmonology 2: 89–93
74. Strozik J R, Pieper C H, Roller J 1997 Capillary refilling time in newborn babies: normal values. Archives of Disease in Childhood 67: 374–377
75. Sutton P M, Arthur R J, Taylor C et al 1998 Ionising radiation from diagnostic x rays in very low birthweight babies. Archives of Disease in Childhood. Fetal and Neonatal Edition 78: F227–F229
76. Takiwaki H, Nakanishi H, Shono Y et al 1991 The influence of cutaneous factors on the transcutaneous pO2 and pCO2 at various body sites. British Journal of Dermatology 125: 243–247
77. Thome U, Topfer A, Schaller P et al 1998 Comparison of lung volume measurements by antero-posterior chest X-ray and the SF6 washout technique in mechanically ventilated infants. Pediatric Pulmonology 26: 265–272
78. Tin W, Milligan D W, Pennefather P et al 2001 Pulse oximetry, severe retinopathy, and outcome at one year in babies of less than 28 weeks gestation. Archives of Disease in Childhood. Fetal and Neonatal Edition 84: F106–F110
79. Tobias J D, Meyer D J 1997 Noninvasive monitoring of carbon dioxide during respiratory failure in toddlers and infants: end-tidal versus transcutaneous carbon dioxide. Anesthesia and Analgesia 85: 55–58
80. Tsien CL, Facklet J 1997 Poor prognosis for existing monitors in the intensive care unit. Critical Care Medicine 25: 614–619
81. Vyas H, Helms P, Cheriyan G 1988 Transcutaneous oxygen monitoring beyond the neonatal period. Critical Care Medicine 16: 844–847
82. Yeh M P, Adams T D, Gardner R M et al 1984 Effect of O2, N2, and CO2 composition on nonlinearity of Fleisch pneumotachograph characteristics. Journal of Applied Physiology 56: 1423–1425
83. Yoxall C W, Weindling A M 1996 The measurement of peripheral venous oxyhaemoglobin saturation in newborn infants by near infrared spectroscopy with venous occlusion. Pediatric Research 39: 1103–1106

第 20 章

正常足月新生儿的监护

Patrick H T Cartlidge

正常足月新生儿出生后数天内住在妇产科医院内，最好的护理来自于他们的母亲，助产士给予监督指导。新生儿专科医师很少参与，但是仍应建立清楚的诊疗原则和指南，以帮助发现一些罕见的情况，例如无症状的低血糖、严重黄疸、败血症或由于母乳不足导致的高钠性脱水。还需要一些常规操作，应该建立喂养制度，并且每个新生儿都必须仔细检查。小问题是非常常见的，往往导致家长相当焦虑，但通常都极少有临床严重性。

本章的目的是指导那些监护正常足月新生儿的医护人员，强调常见问题，指出诊疗常规所需改进的地方。更进一步的详尽内容见本书的其他部分或章节[81]。

预防性监护

许多新生儿出生时正常，但是其母亲有妊娠合并症，例如先兆子痫，或慢性疾病，例如哮喘和糖尿病（见表 20.1）。这些病情可能会影响新生儿，因为治疗中需要应用许多药物。然而，除了表 20.1 中有星号标志的特殊病例，大部分的母亲疾病对婴儿并没有造成严重后果，这些婴儿出生时正常，以后阶段也很正常，只需要在母亲旁边受到照顾和护理。不过，我们仍旧需要认识到所有这些疾病，可以采取适当和及时的措施预防不必要的后遗症发生，例如有遗传性球形红细胞增多症家族史的新生儿出现了严重的黄疸。胎儿期药物应用有重要的影响，我们要对此提高警惕，可能会发现生殖系统疾病、心脏疾病和胸腔内肿块。

药物经胎盘对胎儿的影响，以及药物经母乳对新生儿的影响将在第 24 章详细讨论。

出生后即刻监护

新生儿复苏（见第 13 章第 1 部分）

脐带结扎

出生 40～60 秒后脐血流量迅速下降至胎儿的 20% 以下[30,60,105]。如果宫缩的产生并非人为导致，则目前几乎没有证据支持需要出生后马上结扎脐带，这是由于脐带延迟结扎导致的危险性很小[65]。然而，从理论上来讲有这样的危险性，应用宫缩药（麦角新碱）后若脐带延迟结扎，会导致大量胎盘输血和红细胞增多症产生，这样的话应该及时结扎脐带。

产房内建立简单可行的脐带夹钳或结扎的操作常规是非常重要的，否则的话可能发生致命性的出血。使用脐带双道线结扎方法或任何一种商品化的脐带夹都是可以的。

脐带护理

出生后一周内正确的脐带护理显著降低了新生儿和母亲的感染发生率[19,31]。来源于环境中的病原菌定殖形成坏死性胶冻样物，这可以播散导致新生儿皮肤、结膜或全身性感染，或者母亲乳腺炎。

表 20.1 母亲疾病对新生儿的影响及新生儿期处理

母亲疾病	对新生儿的影响	新生儿期处理
心血管疾病		
缺血性心脏病	–	–
风湿性心脏病	–	–
先天性心脏病		
■ 非发绀型	先天性心脏病的风险增加	超声心动图
■ 发绀型	IUGR 先天性心脏病的风险增加	超声心动图
高血压	IUGR,可能导致早产 药物治疗导致新生儿低血压	如有异常检测血压
呼吸系统疾病		
哮喘	重症导致 IUGR 哮喘发病率增加	新生儿的干预并不能降低哮喘的发病
慢性支气管炎	IUGR	–
囊性纤维化	–	母亲肺的病变对新生儿没有影响 母乳喂养是安全的
内分泌和代谢性疾病		
糖尿病 *	糖尿病母亲婴儿（见第 22 章）	需要仔细的新生儿评估
甲状腺毒症 *	新生儿甲状腺毒症（见第 35 章第 2 部分）	需要仔细的新生儿评估
甲状旁腺功能亢进	新生儿低钙血症（见第 35 章第 2 部分）	出生后 7 天内监测血钙
其他内分泌疾病 例如 Addison 病 甲状腺功能减退	–	–
苯丙酮尿症 *	生长发育受影响，小头畸形，先天性心脏病	新生儿期无特殊处理
胃肠道疾病		
乳糜泻	–	–
Crohn 病	严重者可导致早产或 IUGR	–
溃疡性结肠炎	严重者可导致早产或 IUGR	–
消化性溃疡	–	–
胃、肠造瘘术	–	–
肾脏疾病		
慢性肾病 (肾病、肾衰等)	IUGR 有些肾病是遗传性的，例如多囊肾、Alport 综合征	根据病因和遗传危险性来定
尿路感染	IUGR	通常不需处理 如果母亲有膀胱输尿管反流，需要进一步检查
神经系统疾病		
癫痫:考虑药物的作用	药物致畸作用,但常见抗惊厥药物罕见（见第 41 章第 2 部分）	肌注维生素 K 减少出血性疾病发生
	母亲用药导致镇静作用	监测
	偶发戒断综合征	监测
	母乳中药物导致镇静（罕见）	监测,很少因此终止母乳喂养
肌营养不良 *	影响新生儿（通常非常严重），呼吸衰竭时加重病情	见第 27 章第 2 部分
重症肌无力 *	新生儿肌无力（见第 41 章第 7 部分）	监测，通常无异常
退行性疾病	–	–
■ 多发性硬化	–	–
■ 运动神经元疾病	–	–

续表

表 20.1 （续表）

母亲疾病	对新生儿的影响	新生儿期处理
母亲感染		
不明原因发热	–	监测感染征象
明确的急性感染	通常较重，病毒感染时危险性高（见第 40 章第 2 部分）	见第 40 章第 2 部分
母亲慢性感染及带菌者 *	可以非常严重，例如 HIV、结核	见第 11 章
过敏性疾病		
花粉热、湿疹等	有过敏遗传的倾向	避免早期接触过敏原（例如牛奶），特别当母亲有严重过敏性疾病
血液系统疾病		
贫血（缺铁、叶酸缺乏）	–	–
自身免疫性溶血性贫血	IgG 通过胎盘导致胎儿溶血	监测黄疸和贫血
血红蛋白病	大部分是 β 链缺陷,很少导致新生儿期症状（见下文）	–
遗传性球形红细胞增多症	其中 50%的病人可以出现新生儿期溶血和黄疸	监测黄疸和贫血
原发性血小板减少性紫癜	可有胎儿出血但罕见，新生儿出血同样罕见	检查血小板计数,观察是否有出血；可能需要治疗（见第 9 章）
G–6PD 缺乏	新生儿黄疸,增加感染的发生（见第 29 章第 1 部分）	监测黄疸和败血症表现
自身免疫性疾病		
系统性红斑狼疮	先天性心脏传导阻滞	如果传导阻滞放置起搏器（见第 28 章） 如果心率正常无需处理
精神性疾病		
药物依赖	IUGR 戒断综合征，药物副作用（偶见）	监测和处理戒断综合征（见第 26 章）
肿瘤		
进展性肿瘤	可能需要引产	–
以往肿瘤治愈	生殖能力降低，除了 Wilms 瘤后导致 IUGR 外无其他新生儿期异常	–
其他因素		
腹部创伤	罕见	–
营养不良	IUGR（见第 27 章第 2 部分）	–
抽烟	IUGR 增加呼吸系统疾病发病率及婴儿猝死综合征的发生	–

* 指可以严重影响新生儿的母体疾病

IUGR：宫内发育迟缓

局部应用抗生素可以减少脐部细菌定殖和感染[8,28]。然而在发达国家，并没有证据显示局部用抗生素或消毒剂可以减少全身感染，反而推迟了脐带的脱落[106]。所以保持脐部干燥清洁是简单可行和安全的护理方法[106]。对于新生儿细菌感染发生率很高的国家，或者有着不良的脐部护理习惯，这种建议并不适用。这类情况下，应用各种技术可以防止感染，例如使用含六氯酚的粉剂。用含抗生素的粉剂涂在脐部可以起到更好的保护作用，可以降低局部和皮肤浅表的葡萄球菌感染率，并且非常安全[8,28]。

预防眼部的感染

在许多国家中这已是个常规，在新生儿娩出后即刻双眼各滴入一滴 0.5%～1.0%的硝酸银防止淋球菌性眼病。这措施是有效的，并且降低了其他类型结膜炎的发生率，大部分没有副作用[10]，虽然有些研究报道了化学性结膜炎的发病率可以高达 90%以上[71]。一种 2.5%的聚维酮碘被证实更为有效[45]，可以预防衣原体结膜炎，此病即便使用红霉素眼药膏也很难预防。到底是采用或不采用预防性用药，这取决于当地人群中新生儿结膜炎的发病率和严重程度，在英国已不用药。

维生素K

新生儿期的出血性疾病可能是致命性的。它可以在新生期早期或晚期发病，在母乳喂养和有肝脏疾病的新生儿中具有危险性[3]。事实上它可以作为肝脏疾病的临床表现。新生儿出血症完全可以预防，所有新生儿出生后马上给予维生素 K 1mg 肌注（i.m.）[62]。然而来自于布里斯托尔（Bristol）的一项研究[33]认为这可以导致儿童期后期白血病发病率增高。之后来自于世界不同地方的许多研究，包括瑞典[27]、美国[50]、丹麦[73]、德国[92]和英国[6]，都并没有证实布里斯托尔的结论。

各种的口服配方开始被广泛接受，一方面避免了肌内注射，更多是由于目前担心可以会导致肿瘤的发病。在这些研究中，可以肯定的是口服单剂并不能预防出血性疾病的发生，特别是新生儿后期出血症[38]，其中的一项研究认为口服维生素 K 组新生儿出血症发病是肌注维生素 K 组的 13 倍[62]。推荐重复多剂口服维生素 K 替代肌内注射维生素 K。目前的各项研究仍在英国各地继续[9]，以下是皇家儿科和儿童健康医学院的建议方案[83]：

- 肌内注射维生素 K（Konakion）——出生时或出生后即刻单剂 1mg，*或者*
- 口服儿科维生素 K（Konakion MM）——所有新生儿出生时以及出生后 4～7 天内各 2mg，对于母乳喂养的新生儿生后 1 月给予第 3 剂。

母亲有肝脏疾病或者母亲应用抗惊厥药或抗结核药，会增加新生儿出血症的发病率，这类新生儿应该接受口服或肌肉注射维生素 K_1 [83]。对此有人担心口服配方可能并不能预防晚期新生儿出血症，特别对于母乳喂养的新生儿。这只是未能完成疗程的结果[93]。出生时口服 2mg 维生素 K，以后每周一次 1mg 直到 3 个月，可以降低此发病[38]。

温度护理（见第15章）

低体温的发生率在出生后即刻是最高的。由于忽视了保暖导致出生后 15～30 分钟正常的足月新生儿体温下降到 35～35.5℃，这非常常见。更加严重的低体温不良作用在第 15 章中有详细说明，这些不良作用包括了低血糖、酸中毒、肺动脉高压和肺表面活性物质的合成受到影响。

防止低体温的最好方法是理解热量转换的机制：蒸发、传导、对流和辐射。甚至对于在水池中分娩的新生儿同样可以有蒸发，可以通过正确的擦拭减少热量丢失。通过预热毛巾和其他可能接触新生儿的器械来减少热量通过传导的方式丢失。通过预置温暖和无漏风的产房，以及包裹新生儿可以减少热量通过对流方式丢失。应该关闭所有的门窗，空气循环系统应该关闭，避免新生儿体温下降（或者将新生儿放置在远离空调的地方），室内温度至少保持在 20℃以上。新生儿暴露的皮肤和周围任何界面间有辐射热量传导，这与两者之间的温差和距离有关。特别是在冬天，冰冷的墙壁和窗户即便不是直接接触新生儿，也会影响其体温。解决这个问题很方便，应该避免新生儿暴露，将新生儿放置在远离寒冷墙壁和窗户的地方。辐射暖床和保温毯可以逆转这些热量丢失的方式，保持新生儿体温恒定。

许多母亲希望可以早期接触她们的宝宝，这必须给予鼓励。由于在这个过程中，新生儿将裸露，将室内温度提升到一定水平和/或应用顶部加温装置是非常必要的，以使裸露的新生儿和分娩后休息的母亲非常舒适（23～25℃）。新生儿必须要擦干，覆盖温暖的毛巾或床单，应该避免室内气流。所有这些事项应该充分准备，不影响母婴之间的交流。按这种方式护理的新生儿比放置在复苏床上护理的新生儿体温更恒定、哭闹减少、血糖和酸碱平衡保持稳定[14]。并且可能更容易建立长期的哺乳关系[80]。

出生后即刻洗澡相当容易导致新生儿低体温，这应该避免[40]。在最初用温暖毛巾擦拭新生儿时，大部分血迹、胎粪和皮脂应该被快速而有效地清除，剩余的可以用纱布来擦干净。

测量

由于社会和医疗因素，新生儿出生后应该立刻称重。这个时期由于新生儿头颅水肿或分娩时头颅受压变形，测出的头围常常是不准确的；头围测量作为常规临床体格检查的一部分更为合适。并没有证据显示常规身长测定是必需的，但是如果要测量的话，应该操作正确，使用婴儿测距仪，将新生儿肢体伸展时应操作正确。将测量尺放置在俯卧位或仰卧位的新生儿旁估计身长是不精确的，并且在浪费时间。

标记和安全

新生儿在医院与在家中完全不同，预防搞错新生儿这种可怕意外的发生是非常重要的，娩出后应该立刻系上姓名标签。而按压足印这种复杂的方法并没有什么有益之处[88]。最近在英国发生的拐骗出生后新生儿的事件，促使许多医院采取进一步的安保措施。

接触

第 4 章中列出了早期母婴互动的科学基础。在一个简单的试验中，新生儿娩出后马上与其父母相处，这组婴儿更加热情和具有吸引力。早期母乳喂养是成功哺乳的最重要因素[14,84]，因为可以促进催产素释放，刺激宫缩和射乳反射，有助于母亲综合行为反应[90]。此外，即便是早期的简单皮肤接触也已证实能够刺激母亲催产素和催乳素的释放，有助于早期母乳喂养[23,24,80]。

正常新生儿

心脏呼吸功能

正常足月新生儿的脉率在 120～160 次/分，血压在 50～55/30 至 80/50mmHg 之间（见第 28 章）。偶发的异位心律是非常常见的。呼吸频率在 60 次/分以下，通常在 35～45 次/分。在 REM 睡眠相，呼吸节律往往不规则，停顿 3～5 秒，但是长时间的屏气发作不能认为是正常表现。在非 REM 睡眠相，呼吸节律往往规律，呼吸浅。

温度

足月新生儿能非常精确地维持核心温度在 37℃左右，所以任何体温波动都需要医护人员仔细评估，尤其要排除败血症。对于穿衣服的、并非睡在床上的健康足月新生儿，室内温度保持 20～22℃已足够。当室内温度下降在 20℃以下，需要覆盖 1～2 条毯子，并且需要戴帽子。然而非常重要的是，应当避免将新生儿放置在热源旁，在阳光直射、过度包裹或者在小床内设置外源性的产热器，会导致新生儿过热。

体重变化

所有的新生儿在出生后应该马上称重。再次称重是不必要的，直到出生后第 3 或第 4 天。在这时候，正常新生儿体重下降可达出生体重的 10%，这是由于细胞外液的丢失。第 4 天体重是唯一反映了母乳喂养情况的指标（见下文）。许多新生儿在这阶段未称重而提早出院，但是最近研究建议再次评估措施，这是有用的[55]。

出生后最初几天内体重下降平均为出生体重的 4%～7%，而不应该超过 10%。虽然这是指 4500g 的新生儿所允许的体重下降可高达 450g，但是对于相对足月的新生儿，我们仍要仔细评估。总的来说，母乳喂养的新生儿体重下降幅度（5%～10%）比人工喂养的新生儿（2%～6%）要大[57]，但是增加母乳喂养的次数，可以减小这个差距[7]。正常新生儿出生后一周开始每天体重增加 20～30g，直到生后 6 月[82]。

尿量和尿渍

许多新生儿出生后即刻排尿，在之后的 24～36 小时排出的尿量非常少，特别是母乳喂养不良的婴儿。在此之后，他们尿量为 40～60ml/(kg·24h)。只有少尿或无尿，而无其他症状的新生儿通常不多见。尿布中尿渍为粉红色通常是由于无害的尿酸盐结晶所致。

肠蠕动

许多新生儿出生后2分钟内肠道开放，之后通常规律蠕动。新生儿最初的大便称为胎粪，为墨绿色物质，这包含了肠道分泌物、胆汁（包括胆红素）、咽下的羊膜碎片和脱落的肠黏膜细胞[39]。2～3天后，排出过渡性粪便，是胎粪与正常大便的混合。一旦开始喂养，母乳喂养新生儿大便为金黄色软便，通常每次喂养后都排便。他们的大便是酸性的（pH值<6）[51]。人工喂养婴儿的大便呈弱酸性（pH值在6～7.5），大便较成形，为黄白色，每天仅1或2次。大便中的肠道菌群的描述见第16章第1部分。

神经活动

新生儿神经系统能力在第41章第3部分中描述。新出生的婴儿经常呈现“皱缩”样面容，他们有听力和嗅觉，在出生后数天和数周内他们学会依靠这些感觉辨认出母亲[61,89,91]。

新生儿期，婴儿的睡眠-觉醒周期不规则。出生后最初几天，睡眠时间长达18小时，其中50%～60%为REM[86]。在需要哺喂或感到不适时醒过来，通常由于尿布尿湿或排出大便，但是以后他们会逐渐形成规律的睡眠-觉醒习惯[75]。在出生后1月可以通过测定心率和体温来测定生理周期[32]。

出生后护理

常规观察

新生儿出生后约4小时，医务人员应该检查他的总体情况，测量体温、脉搏和呼吸。在医院里，在转入婴儿室前这些操作很容易完成。这时，应系上新生儿标签，确定脐带夹的安全性，以及检查是否已给予维生素K。不需要常规检测血压、血细胞比容或血糖[4]。一旦新生儿出现异常，必须记录体温、脉搏和呼吸。体温不稳定、心动过速和呼吸急促都是新生儿败血症的征象（见第40章第2部分）[68]。

母婴同室

标准的处理方法是将新生儿放置在单独小床中，与母亲24小时在一起，在母亲床旁（新生儿母婴同室）。其优点在于预防交叉感染的发生，并且促使成功哺乳。这项措施同样有助于母亲怎样去认识和处理新生儿的需要。虽然在许多医院不再设置婴儿室，如果母亲患病或非常疲乏，或者她一旦需要，应该帮助她处理新生儿的问题。

睡眠姿势

给新生儿保持仰卧位睡眠姿势（见图20.1）可以降低婴儿猝死综合征（SIDS）的发生。侧睡同样不安

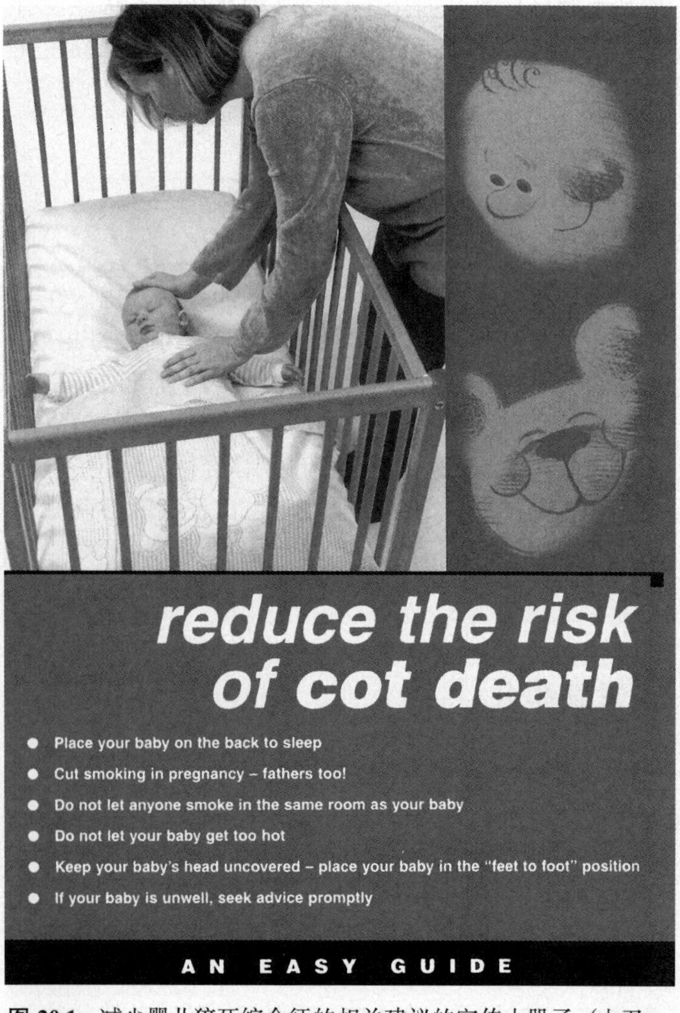

图20.1　减少婴儿猝死综合征的相关建议的宣传小册子（由卫生部颁发。）

全，俯卧位睡眠与 SIDS 的发病有关。有时因为医疗因素保持新生儿俯卧位睡姿，但这只是例外。SIDS 风险的下降还与避免孕期吸烟、避免新生儿出生后被动吸烟，以及避免过度捂热有关。

防止出生后病区内的感染

洗手和隔离衣

对于正常新生儿的最大危险来自于医护人员携带的病原菌，所以医护人员在接触孩子之前必须仔细洗手（见图 20.2）。对于家庭成员也必须如此。父母亲（尤其是母亲）和孩子很快面临共生的细菌，但是即便如此，保持卫生是非常重要的。但是医护人员或家庭成员都不需要穿隔离衣[11]。

新生儿沐浴

如果医院内预防交叉感染的措施很好，并且保证了母婴同室，新生儿定殖菌群只有来自于母亲，他们所需要的只是用婴儿皂洗澡。如果发生皮肤感染，可以应用洗必泰。应该避免用六氯酚给新生儿洗澡，因为它具有毒性[58]。

护理常规

护理常规可以预防从医护人员到新生儿或新生儿之间的感染，见第 40 章第 2 部分。

探视者

健康的探视者不具有感染的威胁性，允许探视的人员数应该根据实际情况而定。没有任何医疗因素可以阻碍祖父母、叔姑和兄姐等来看望他们家庭的新成员。

脐部护理

早期的脐部护理仅是简单的消毒，前文已经描述。

有效的手部清洁步骤

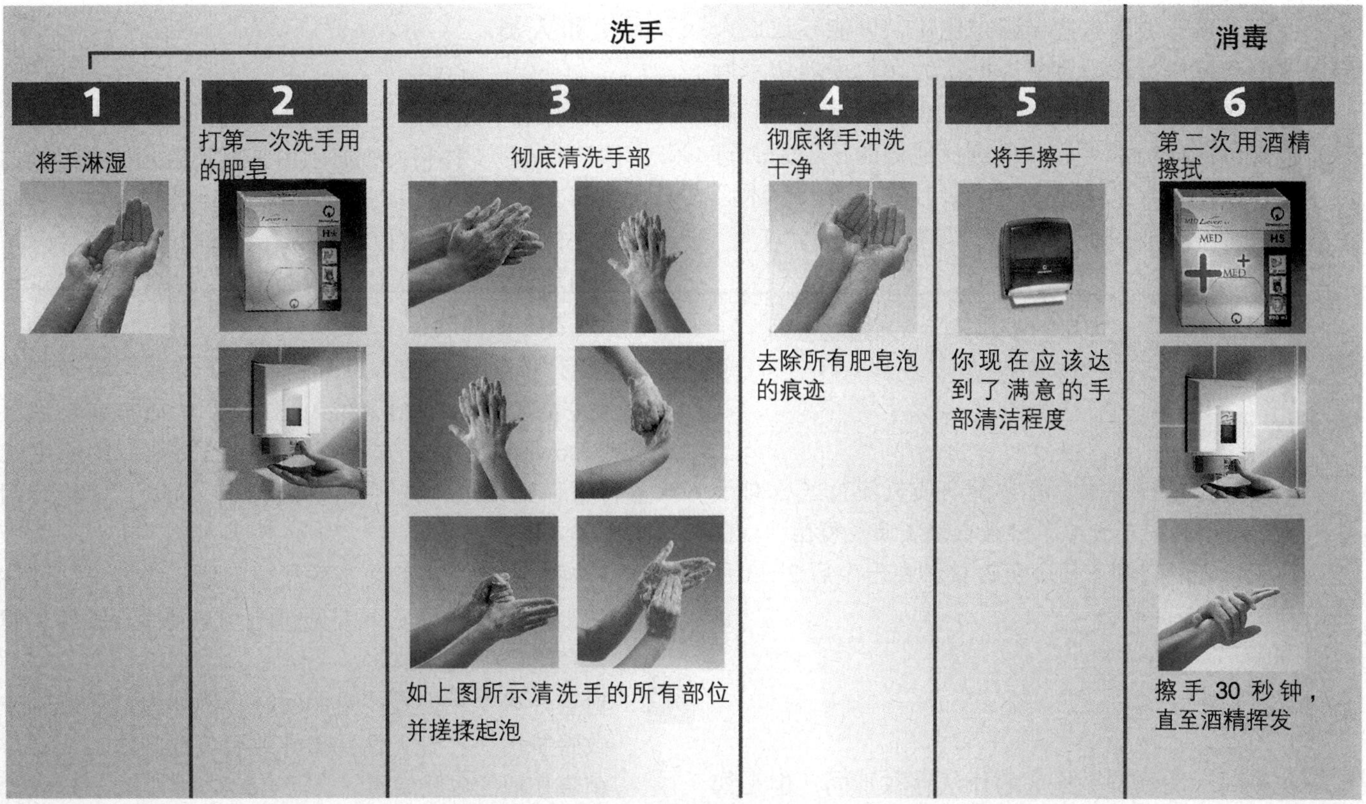

图 20.2 促进有效洗手和清洁的宣传图（由 DiverseyLever 有限公司提出。）

正常的脐部是干燥的。在生后 2 周内脐带自然脱落，但是抗生素或消毒剂的应用可以延迟脐带的脱落[106]。

皮肤护理

新生儿不需要特殊的皮肤护理，只要每次换尿布时在肛周及会阴部涂上护臀霜。

健康婴儿护理

一旦新生儿开始适应宫外环境，体温过低的危险就减少了，所以出生 2 或 3 天后就可以洗澡。此时母亲可以充分参与。第一次洗澡可以仅仅洗洗“头和屁股”，这是指清洗面部、头发，擦拭腹股沟和会阴部。对于初产妇，给新生儿的第一次洗澡需要监督和指导，或者需要示范。父母培训班提供了再次强化的机会。

包皮

出生时包皮附着在阴茎龟头的表面，但这并不是指包皮可翻上去。事实上大部分男孩在 2 岁内包皮都无法上翻。强行上翻包皮会撕拉包皮，可能导致成人包皮瘢痕和包皮过长。有些证据认为在包皮环切术后的男孩尿路感染发生比较少见[18,85]，但这不足以推广新生儿常规包皮环切术[102]。父母选择他们的孩子是否行包皮环切术，通常是由于文化或宗教的因素。手术必须由受过训练的麻醉师和外科医师实施。

预防接种

脊髓灰质炎

有报道在发展中国家有脊髓灰质炎流行区，对于新生儿，出生后第 7 天给予口服脊髓灰质炎疫苗[47]。在发达国家常规的脊髓灰质炎免疫接种在出生后 2～3 月开始。

乙型肝炎

在英国，虽然每个地区的作法存在不同，但是如果母亲只要有乙肝抗原阳性，新生儿就需要接种疫苗。高危新生儿出生时应该给予 2ml（200 微升）乙肝免疫球蛋白以及首剂乙肝疫苗，最理想的是在出生后 12 小时内给予。疫苗在 1 月龄和 6 月龄时加强免疫[25]。

美国儿科协会推荐全球所有新生儿接种乙肝疫苗[2]，对于乙肝高发区推行此项措施还有许多工作要做。

结核

在结核高发区域，卡介苗（BCG）应该在新生儿早期接种。在英国，这包括一些人种的新生儿，他们与痰标本阳性患者有密切接触（也见表 20.1）。结核菌素试验的阳转率基本是 100%[74]。估计对于儿童期结核预防起了 60%～80%的保护作用，对结核性脑膜炎的预防作用可能更大[15,16]。

在发达国家，HIV 阳性母亲的新生儿不应该接受 BCG 接种，但是 HIV 检测并不是所有地区都有，而全球所有新生儿都接种 BCG[72]。

常规新生儿临床体检

时机和人员

所有新生儿在出生后最初几天内至少每天接受一次体格检查[70]。体格检查必须由具有新生儿护理经验的人执行，这并不是担心可能会临床上遗漏些什么，而是由于体检者必须可以解释为什么细小的发现可能是异常的征象，并且回答家长提出的许许多多关于正常新生儿各方面的问题。

执行体格检查的人员必须清楚了解他们将做些什么，这非常重要。他们必须记住助产士通常会发现唇裂或 Down 综合征，家长有可能早已对他们的新生儿进行过仔细检查，并且已发现异常。所以，体检有四大主要功能：

1. 发现其他人员可能忽视的严重问题，需要早期评估和干预。主要是三个常见问题：先天性心脏病、髋发育不良和视力缺陷。
2. 检查许多罕见但是严重的问题，例如尿道后瓣膜导致膀胱增大，先天性肿瘤导致后腹部肿块，或者与鞘膜相通的皮肤窦道。
3. 记录并向家长解释各种正常现象，以及可能存在的微小异常（见表 20.2）。

4. 健康咨询：对于新生儿营养、降低婴儿猝死综合征的发生、父母抽烟、汽车婴儿座等问题提出建议。这同样是家长询问关于新生儿健康护理的机会。

医疗上最佳的体格检查时间是接近出生后一周，这是因为这个时期，出生当天的一过性异常将消失，例如心脏杂音和轻微的髋部不稳定。体检安排在母婴同室中，这样的话，医师必须牢记第一天体检时对家长含蓄的保证。然而随着早期出院的趋势，第一天的体格检查可能是专业儿科医师检查新生儿的唯一机会，必须抓住这个机会。

第一天的体格检查特异性和敏感性都很低，所以对家长解释时应该非常慎重[70]。一方面，医生应该小心不要过度强调第一天查出的体征，而给新生儿带来不必要的辅助检查和治疗，给家长带来不必要的焦虑。另外一方面，大部分先天性心脏病并不能在第一天体格检查中发现，应该避免轻率的诊断[1]。体格检查的详细内容见第 14 章。

表 20.2 可能导致家长焦虑的轻微的“异常表现”
皮肤异常
“鸟咬样”皮肤
粟粒疹
中毒性红斑
草莓痣（出生时少见）
大理石样皮肤
新生儿痱疹
蒙古斑
白斑痣
口腔内上皮细胞珠
头皮血肿
结膜下出血
周围性和外伤性发绀
舌系带过短
直肠脱出
突出的剑突
鞘膜积液
骶尾部浅凹
脐部异常，例如脐疝
生理性黄疸
鼻鼾声
仰趾外翻足
阴道黏膜息肉
乳房增大

胎龄评估

新生儿胎龄可以通过早期产前超声检查和母亲月经史来精确计算。如果这些不可靠或不能获得，通过体格检查和评估方法可以推算出胎龄，详见第 14 章。对于体重小于 2800g 的新生儿，知道他是早产儿和/或小于胎龄儿能够协助我们做出不同的处理，所以对于这种新生儿胎龄评估非常重要。与此不同的是，详尽的胎龄评估并不会影响体重大于 2800g 的无症状新生儿，所以对此不需要评估。

生化筛查

目前所有英国出生的新生儿必须筛查苯丙酮尿症（PKU）和甲状腺功能低下。此外，半乳糖血症、囊性纤维化（CF）、血红蛋白病和各种氨基酸代谢异常性疾病在英国一些地区也是筛查项目（见下文）。

苯丙酮尿症

所有新生儿在出生后 5～9 天需在足根部采血筛查苯丙酮尿症，数值升高可能提示了 PKU。只有当他或她正常开奶后才能够采血。血样采集在可吸收的纸片上，注意使每个圆圈内有足够满的血样。筛查的阳性率大约是 1∶2000，是疾病发病率（1∶10 000）的五倍多。筛查阳性的新生儿要重新检查，测定他们的血浆苯丙氨酸，来判断是否有 PKU。如果第二次测定苯丙氨酸升高，诊断为 PKU 或其他问题，这样的新生儿应被建议送到专业中心进一步检查和处理。

甲状腺功能减退

利用另外一个血样点，用放射免疫分析技术来测定促甲状腺素（TSH）：TSH 升高的新生儿需要进一步检查。该比例占所有新生儿的 0.2%～0.3%。通过这方法筛查出的甲状腺功能减退发病率为 1∶3500（见第 35 章第 2 部分）。考虑为甲状腺功能减退的所有新生儿应该尽早接受治疗。甲状腺功能减退的诊断可以进一步来确定，并进行病因学检查（见第 35 章第 2 部分）。

其他代谢性异常

这些问题的筛查见第 35 章第 3 部分。

囊性纤维化

新生儿筛查纸片法中的血样点可用来分析检测免疫反应性胰蛋白酶（IRT），其显著升高提示了囊性纤维化（CF，发病率为 1∶2000）。这项检查特异性很强，重新检查率只有 0.5%，假阳性率或假阴性率都很低。如果 IRT 试验阳性，可以同时用聚合酶链反应测定 CF 病人的 ΔF508 基因型，提高筛查的准确性[35,100]。虽然目前有限的资料显示了该筛查的好处，但 CF 筛查在英国尚未广泛普及[20,54,96]。

血红蛋白变异

在英国的部分地区，一些种族是镰刀形红细胞病或地中海贫血的高危人群（例如在伦敦的东南部），必须给予新生儿血红蛋白变异的筛查。

听力筛查

目前新生儿听力筛查只针对高危新生儿。英国作为全球性新生儿听力筛查的先例很快要开展此项检查。关于听力检查详见第 14 章。

正常足月新生儿喂养

母乳无疑是足月儿最好的食物，我们应尽一切努力鼓励母乳喂养。在发展中国家，母乳奇迹般地提高了新生儿存活率，所以应该尽可能避免人工喂养。事实上，促使母乳喂养是世界卫生组织（WHO）的一项策略，以降低婴儿死亡率。然而我们应该知道在发达国家，母乳相比配方奶只有微弱的优越性，所以不必要强迫母乳喂养。使母亲了解关于从母乳喂养到其他各种喂养方法（例如联合国儿童基金会的婴儿友好协会）的详尽的循证信息可以提高母乳喂养率[52,87]。

母乳喂养

尽管有联合国儿童基金会（UNICEF）、卫生部和皇家助产士学院的各种宣教，英国新生儿出生后的母乳喂养率为 66%，出生后 6 周只有 42%[37]。在最近几年这些数据一直没有显著上升[98]。

准备

至少在英国，母乳喂养方法是通过学习获得的技术，而不是一种本能的行为，对于所有母亲并不是一开始就能做得很好。理想的母乳喂养教育应该在产前就开展，对于正确母乳喂养方法提出建议。在产后的最初阶段应该随时给予指导帮助，以便顺利进入哺乳期（见表 20.3）。

泌乳

随着胎盘的娩出，脑垂体前叶释放大量的催乳素，这是乳汁分泌的重要激素。新生儿早期的频繁喂养刺激了母亲乳腺组织中的催乳素受体的发育。人们认为母乳量多少是与催乳素受体的量有关，而不是血中受体水平[22]。所以新生儿早期母亲催乳素受体量越多，母

表 20.3 医院内促使母乳喂养的政策
产前教育
新生儿一出生尽早开始接触乳房
建立母婴同室
每天喂养至少 8 次，如果需要可达 12 次
按需喂养，无时间间隔限制
第一次喂养后，如新生儿饥饿马上开始第二次
不允许替代品补充
不使用橡皮奶头
不能给予出院礼品
母亲乳房的定期检测评估

乳量就越多。与此相反，延迟吸吮会导致催乳素水平下降，受体数量减少。当新生儿吸吮时，神经冲动从乳房到下丘脑，催产素释放。催产素使肌上皮细胞收缩，乳汁从乳腺囊射入乳头，进入新生儿正在吸吮的口中。这就是射乳反射。最初这是非条件反射，它很快成为条件反射，并且可以受到焦虑和疼痛的抑制。

最初的泌乳是受激素驱动的，无论是否吸吮都会产生初乳。初乳是厚黏的，量很少，每次只有4～14ml。在之后的48～96小时，乳汁量会显著增多[22]，乳汁的量受吸吮和限制人工喂养程度的控制，这对于持续哺乳非常重要[76]。在1～2周后，平均每天的母乳量在700～800ml，范围可以从450至1200ml。在每次喂养结束，尚有100ml的乳汁残留在乳房[26]。看上去，新生儿可以自行决定摄入量，以保证他们正常生长，所以只有在新生儿体重增长不良时，我们才会去估计他们摄入的奶量。

一旦喂奶结束就开始重新产奶。如果新生儿吸吮的次数和时间不相同，两个乳房的产奶量可以不同。这就提示了有乳汁分泌自身调节因子，来控制哺乳。这个因子已被发现，并定义为泌乳反馈抑制素（FIL）[77,101]。

哺乳体位和姿势

正确的哺乳体位对于成功的母乳喂养是非常重要的，所以在最初的母乳喂养中应该指导母亲这些技术。正确的方法保证了有效的乳汁分泌，使新生儿得到满足[103]，并且减少一些问题，例如乳头疼痛和皲裂、乳房肿胀和乳腺炎。新生儿应按需喂养，直到乳汁充足。如果哺乳体位不正确，对乳汁分泌的刺激将减少，FIL将持续在乳房中，哺乳量将减少。乳头疼痛或担心乳汁不够都会抑制射乳反射，这对于母亲是非常沮丧的事。

当准备喂奶时，将新生儿放置的体位使头和身体成一直线，新生儿由母亲支撑，使之贴近母亲身体。正确的体位可以使新生儿口腔紧紧含住母亲乳头。新生儿张开嘴，从下牙床伸出舌头。新生儿的鼻子面向乳头，使下颌更容易伸展（见图20.3）。使新生儿上腭的硬腭和软腭交接处含住乳头。大部分乳房被含在口腔内，这样新生儿通过下颌和舌头的挤压和抽吸，吸出在乳腺中的乳汁。新生儿口腔中含的1/3是母亲乳头，其他是乳房组织。

正确的哺乳体位和姿势见图20.4。新生儿头部轻微后仰，使双侧鼻孔不被乳房覆住。新生儿张大口，

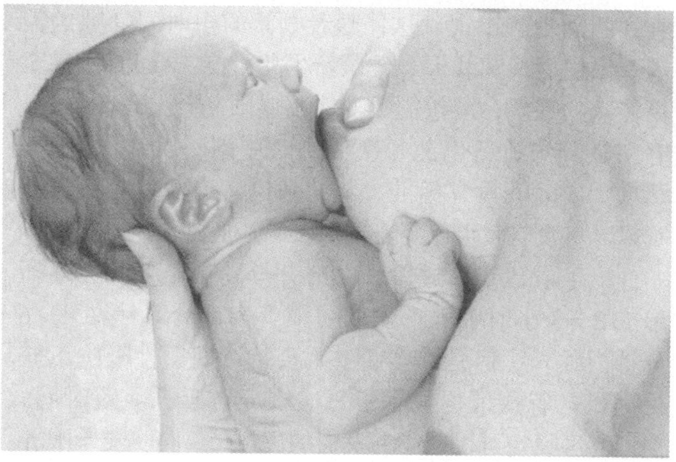

图 20.3 母乳喂养的姿势。将新生儿放置的体位使头和身体成一直线，新生儿由母亲支撑，使之贴近母亲身体。正确的体位可以使新生儿口腔紧紧含住母亲乳头。新生儿张开嘴，从下牙床伸出舌头。新生儿的鼻子面向乳头，使下颌更容易伸展。（经许可摘自 Mother & Baby Picture Library/Ruth Jenkinson.）

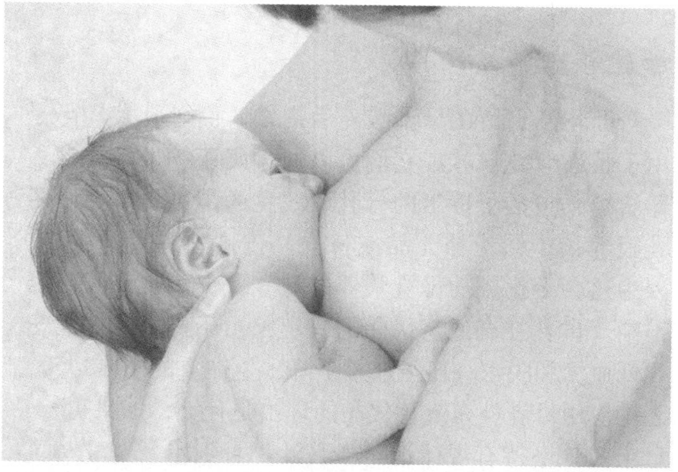

图 20.4 正确喂养姿势。（经许可摘自 Mother & Baby Picture Library/Ruth Jenkinson.）

使口唇向后压。颊部应紧贴乳房。如果看到含接处空隙，通常上部多于下部，提示了乳头含在了上腭。给予正确哺乳体位和姿势的新生儿可以深深吸吮乳汁，之间有停顿。

喂养频度和时间

开始母乳喂养的最佳时间是分娩后即刻，理想的是在皮肤接触期，这是因为在出生后最初2小时，新生儿通常比较灵敏，有较强的吸吮反射[5]。重要的是千万不要错过这个阶段，因为之后新生儿进入深睡眠，

直到间隔觉醒出现，这伴随着频繁的短时间哺喂的需求。出生后最初几天，健康新生儿可能需要 10 次甚至更多次的喂奶，应按需喂养，不应限制[13,22]。这时候只有初乳分泌，新生儿每次喂奶时应该吸吮双侧乳房。每次哺乳时间没有标准，总的来说，当新生儿不再吸吮或乳房吸空就可以停止这次喂奶，通常 7～10 分钟。

出生最初几天过后，大部分母乳喂养婴儿会逐渐形成 2～3 小时喂养一次的习惯。大部分乳汁在 4～6 分钟内吸入，但是许多新生儿会持续间歇性吸吮以获得满足。有些证据显示了每次喂养时延长哺喂时间，保证乳房吸空可以减少并发症的发生[29]。同时随着喂养时间增加，母乳中脂肪成分增加，这对于不要限制哺喂时间非常重要[104]。在这之后乳房吸空，新生儿开始睡觉，喂养结束；如果新生儿仍未饱，应该给予另一侧乳房吸吮。保证每次喂养一侧乳房吸空，母亲可以决定下次哪侧乳房喂奶。

母乳补充和替代品

母乳补充品在母乳喂养后提供。而母乳替代品是用于替代母乳喂养。它们可以通过奶瓶、量杯或注射器给予，包括了挤出的母乳或改良的配方奶。对于母乳喂养孩子给予补充品或替代品，这是重大的决定，因为这会干扰成功母乳喂养的建立[12,53,67]。也许唯一做出给予母乳补充或替代品的决定是由于母乳喂养后出现低血糖和脱水，伴随体重下降出生体重的 10%以上。无论应用母乳补充或替代品的理由是什么，如果可行，母亲应该坚持有规律地挤出乳汁，直到重新建立母乳喂养。用水或葡萄糖溶液喂饱是喂养失败的主要原因，这应该避免。

监测母乳喂养

一旦母乳喂养开始，就应该记录喂养次数和体重变化。如果体重增长缓慢或持续体重减轻（见第 16 章第 2 部分），应该仔细检查新生儿是否有疾病体征，留取尿样排除感染（见第 43 章）。如果这些正常，问题是由于摄入不足的可能性就很大，这类婴儿，尿量减少，通常有高钠血症。确定摄入不足的唯一办法是测量体重，但是应该注意的是测量技术可能不精确，除非操作时非常仔细，往往会低估摄入量[99]。体重测定是最后的手段，只用于那些体重增长非常缓慢的新生儿。母亲对此产生的焦虑可以抑制哺乳[23]，使问题更加严重。

人工喂养

开始喂养

市场上有许多改良的牛乳配方奶，每种都非常相似，使用哪种品牌取决于家长的选择。近期市场上配方奶成分和母乳成分比较见第 16 章。第一次人工喂养在出生后 4 小时开始。如果他在睡觉就不需要喂养，由于足月新生儿适应这样的情况，在最初的 24～48 小时内，接受母乳喂养需要很少热卡。之后开始按需喂养，大部分新生儿每 4 小时一次，比大部分母乳喂养孩子的频率要少。与母乳喂养的新生儿一样，不需要给予喂水或葡萄糖溶液。

喂养技术

新生儿应该被舒服地包裹并抱起紧贴母亲，这样母亲可以用另外一只手拿住奶瓶。用奶嘴轻触新生儿口部或嘴唇通常可以引出觅食反射。当新生儿张开口，奶嘴可以伸入，他就开始吸吮。吸吮机制与母乳喂养是完全不同的[59]，不存在射乳反射，此外与母乳喂养相同的是，用牙床挤压奶嘴将奶吸入口中，新生儿口腔中产生真空，促使将奶吸出奶瓶。每口吸出的奶量根据奶嘴开孔大小而不同，但是总的来说，只有对于有吸吮障碍的新生儿我们才给予开孔较大的奶嘴。

温度

以往在喂养之前将奶加热至体温，但是不要这样做。新生儿最好被给予室温的配方奶。

喂养次数

原则是按需喂养，人工喂养的新生儿通常逐渐形成每间隔 3～4 小时喂养一次，每天 6 次。

喂养奶量

正常足月新生儿应按需喂养，奶量由他们自己决

表 20.4 正常足月新生儿改良配方奶摄入量	
第 1 天	60ml/kg
第 2 天	90ml/kg
第 3 天	120ml/kg
第 4～6 天	150ml/kg
第 7～10 天	180ml/kg

定。大部分新生儿奶量见表 20.4，然后形成每天 150～180ml/(kg·24h) 的摄入量。与母乳喂养婴儿一样，如果体重增长理想，应该允许有个体需求差异。

喂养问题

应考虑母亲和新生儿的因素找出喂养问题。应该强调的是喂养问题不是将新生儿转运到新生儿监护室的适应证。

母亲问题

显而易见，此处仅限于讨论母乳喂养的母亲问题。

乳头问题（见表20.5）

正确的哺乳姿势和体位是预防和治疗乳头疼痛的关键。如果乳头疼痛，必须鼓励母亲坚持哺乳，同时注意哺乳技术，预期在 2～3 天内情况改善。在疼痛的乳头外应用乳房保护罩可能非常有用，但是应当正确应用，一旦可能尽早撤离。如果疼痛非常严重，或者伤口没有愈合，这样的话就没有选择，只能放弃母乳喂养，直到恢复，这时可以坚持另一乳房哺乳。受损的乳房应该每 3～4 小时用手挤或用吸乳器排空一次，

表 20.5 导致乳头疼痛的因素
不正确的新生儿喂养姿势
新生儿吸吮乳头，而不是含住乳晕
在喂养前/后舔拭乳头
卫生习惯不良——喂养后将乳汁留在乳头变干
衣服的摩擦
化学刺激——肥皂、安息香酊剂

挤出的乳汁可以用量杯、调羹或奶瓶喂给新生儿，这由母亲来决定。

可以用护伤软膏，例如 Gelonet 处理感染的乳头，或者用凡士林，在新生儿哺乳开始前用纱布轻轻擦去。尚未有依据支持其他抗生素药物的应用。

乳房肿胀

当泌乳开始时，乳房迅速肿胀，乳头和乳晕变得很硬，这使新生儿很难含住乳头。如果出现这种情况，在每次喂奶前，母亲可以用手挤出一点奶汁（20～30ml），使乳房变软以便孩子容易吸吮。大部分情况乳房肿胀是一过性的，奶量在出生后 1～2 周内稳定以满足新生儿的需要。如果不是如此，那么在每次喂奶之前都要挤出些奶。真性的乳房肿胀发生于新生儿吸吮不正确，使奶不能充分吸吮出，或者喂养时间受限制时。这些情况应该纠正，以缓解乳房肿胀，防止乳糖反馈抑制物（FIL）的反馈作用，FIL 会抑制乳汁分泌。

由乳房肿胀导致的疼痛需要给予镇痛。在一些母亲中乳汁返溢到乳房小叶的乳腺组织。临床上可以出现发热、乳房红肿，在乳房小叶可以扪及肿块。这就发生了乳腺炎。治疗上给予镇痛，并且每间隔 4 小时排空乳房。然而，用手挤压会导致严重的疼痛，可以使用吸奶器。

乳房脓肿

这通常继发于乳腺炎，但也可以由于脐部护理不善（见上文）导致的表皮葡萄球菌感染。母亲有发热，出现中毒症状，伴随乳房小叶的急性炎性肿胀。需要给予抗生素、退热剂和镇痛药。通常可以继续哺乳、母乳喂养，但是喂奶可能会非常疼痛或困难。乳汁是干净的，除非脓肿破坏侵入导管系统。如果需要外科行脓肿引流术，应该经常挤空乳房保证乳汁分泌，直到重新恢复喂奶。由此而停止喂奶是非常少见的。

奶量不足

大部分情况当母亲提出她认为奶量不足，这是不正确的[41]。然而，当我们考虑新生儿摄入不足（见上所述）时，首先要做的是增加喂奶频率至 2～3 小时一

次[22]，并且保证喂奶姿势和体位正确，保证新生儿吸吮奶头正确，使奶汁能够充分引流出来。当这样不能增加奶量时，可以使用甲氧氯普胺或多潘立酮来增加催乳素的分泌[49]。

当这样做仍旧不能使新生儿体重增加，母亲应该开始补充喂养（见上文）。有许多补充喂养的方法，目前最流行的是用“喂养补充法”，这可以使新生儿在吸吮乳头时可以同时吸入更多的牛奶。通过细孔管系在母亲乳头，新生儿可以同时将它含在嘴里。新生儿同时吸吮乳头和细孔管。然而，补充喂养会使喂养失败，导致母乳喂养终止。

奶量过多

当奶量过多时，新生儿吸吮时另一侧乳房开始溢奶，在喂奶间歇奶汁从双侧漏出，以及/或者母亲一直有乳房肿胀的问题。漏奶可以用乳垫解决，而乳房肿胀可以在喂奶前挤出一些奶。总的来说，这些问题可以随时间而缓解，因为从生理上来讲，乳汁分泌与乳汁消耗是有关的。

口味

看上去新生儿能够分辨出不同口味的奶，因为当母亲运动后奶中含有乳酸[95]或者当奶中含有酒精[63]，他们摄入得非常少。当含有大蒜时他们摄入就较多[64]。

抑制泌乳

当新生儿不再吸吮时，大部分母亲的催乳素分泌迅速下降，奶量骤减，基本没有乳房不适或肿胀。溴隐亭已不再用于抑制乳汁分泌[79]，也不用于母亲乳房不适，只需要给予简单的镇痛和支持就可以了。

乳腺癌

对于大部分女性，母乳喂养并不会影响以后乳腺癌的发生[66,94]。反而一些证据支持了长期的哺乳具有保护性[17]。如果在怀孕后期或产后发现了乳腺癌，母亲需要马上接受治疗，这样禁止母乳喂养。

乳房异常

女性单侧乳房缺失或单侧乳房切除可以用另一侧乳房喂奶，这对于母亲并不困难，就好比在双胎喂养中一样。非常罕见的是，外观正常的乳房不能泌乳，可能由于靶器官对于激素刺激不敏感所致。

曾做过乳房成形术的女性也可以哺乳，因为隆胸手术在乳腺组织外进行，并不会破坏乳腺组织。然而，总的来说这类母亲很少哺乳成功[43]。最近，人们担心是否患免疫介导风湿性疾病的母亲会通过母乳喂养传播给新生儿[56]。但是，一篇回顾性文献报道并没有母乳喂养的禁忌证[48]。接受乳房缩小成形术的女性不太可能母乳喂养成功，因为手术切断了乳晕和下面组织的联系。

婴儿症状

喂养的问题是很常见的。典型的表现为摄入不足、哭闹、体重增长不良以及呕吐。

摄入不足

新生儿间歇性吃奶，如果他体重增长正常，不管他喂养习惯如何，已有足够的营养保证。当新生儿每次吃奶只有 2～3 分钟，体重增长不良，或者喂养方式改变，我们就要担心了。首先要做的是检查新生儿是否有正常的口–咽部结构，并且排除疾病状态。体格检查重点是排除是否有腭裂（不幸的是新生儿常规体格检查中经常遗漏软腭腭裂）、鹅口疮或非常罕见的严重的舌系带过紧。同时评估是否有呼吸窘迫、先天性心脏病、感染、多发畸形（例如 Down 综合征）或者原发性神经肌肉疾病。检查是否摄入不足导致了低血糖。检查项目根据临床情况来定。

如果所有这些检查正常，而新生儿仍旧喂养困难，通常的病因为：

1. 早产
2. 难产的结果，例如吸引式分娩后
3. 分娩时或出生前镇静药的应用（例如母亲应用了哌替啶）
4. 母乳中含镇静剂成分。

如果产期很难肯定，判断大于胎龄的早产儿依赖于胎龄评估。这类新生儿可能持续一段时间睡眠过多，吃奶很少，就需要用胃管将挤出的母乳或配方奶注入。第2组和第3组的新生儿在24～48小时内自行改善。如果在分娩时应用了麻醉药，新生儿可能表现不愿意吃奶，这时一剂纳洛酮可以纠正过度镇静作用。可以间歇给予1次或2次的胃管喂养挤出的母乳或配方奶。母乳中药物成分导致长时间的镇静作用是不常见的，基本上不是母乳喂养的禁忌证。如果新生儿持续萎软、喂养困难，要考虑进行肌张力低下这方面的检查（见第13章第1部分）。

舌系带过紧（舌系带粘连）

并没有依据证实舌系带过紧导致了新生儿喂养问题。而在未行麻醉的情况下剪断舌系带是非常残忍的。

哭闹

新生儿持续哭闹通常由于饥饿。还有其他许多原因可以导致新生儿哭闹、非常痛苦。如果判断他是饥饿，最恰当的处理是给予喂养，即便2小时之前刚喂好奶。如果哭闹的新生儿并不想吃奶，也不需要换尿布，可能他只是需要拥抱，皮肤的接触可以使他非常舒服。如果这也不起效，我们必须排除一些隐匿的但是会导致疼痛的情况，例如中耳炎、泌尿道感染、肠套叠、骨和关节感染、嵌顿性疝。通常人们会误认为新生儿哭闹是由于胀气，但是这只有排除了其他各种因素后才考虑。婴儿腹痛将在下面讨论。

肠胀气

人工喂养的新生儿通常在喂奶时咽下些空气。这可能因为奶嘴开孔太小，新生儿吸吮的奶量不能满足饥饿的需求，他同时咽下了奶嘴周围的空气。奶嘴开孔过大也可以导致空气咽下，因为奶汁过快进入口中，新生儿来不及咽下。父母喂养技术问题可以造成奶瓶中牛奶线低于奶嘴开孔，或者新生儿一直在吸吮空奶头，咽下了气体。母乳喂养的新生儿在哺乳时咽下的气体要少。空气咽下通常最容易发生在生后最初2周内，这时刚开始建立供给和需求关系。如果奶量不够，新生儿可能会吸入空气；如果奶量丰富，可能会导致吐奶反射。

不管是何种类型的喂养方式，在喂奶后通常要将新生儿竖抱，希望胃内的气泡在食管下端，然后按摩或轻拍背部，气泡会被排出，这会使新生儿很舒服。新生儿肠胀气被认为是由于阻碍了过多的气体在小肠中推动而引起，从解剖上来讲，这被认为是导致腹部疼痛和/或婴儿肠痉挛的原因。这尚不是循证的，但是长时间大家都如此认为，并似乎没有害处。然而，只有找不到可解释的原因时，我们才考虑是肠胀气引起了哭闹。

腹痛

婴儿腹痛可以发生在新生儿晚期。虽然对母亲和新生儿的调查研究发现可能与饮食和乳糖不耐受有关，但婴儿腹痛的病因还是个谜[44,46,69]。心理紧张因素可能也是一部分原因[78]。治疗包括向家长解释该症状良好的自然病程。可以按摩新生儿腹部，或将他俯卧位，腹部向下，轻拍背部，这似乎有一定作用，也可以给予解痉药[97]。应该检查是否有喂养技术问题，在没有明确原因之前，不需要停止母乳喂养，或者对于人工喂养的新生儿更换配方奶。

体重增长不良/持续饥饿

人工喂养的婴儿摄入的热卡和液体可以计算，所以体重增长不良/持续饥饿的问题更常见于母乳喂养的婴儿，如果他们摄入的液体和/或热卡不足，可以表现为体重增长不良、持续哭闹或两者都有。如果并没有发现造成这些体征的其他病因，摄入不足可以通过仔细的测试称重来证实。血电解质检查可以发现高钠性脱水。如果采用了上述的各种方法来增加奶量的摄入，母乳喂养的孩子仍旧体重增长不良，就需要我们做出判断，给予额外的液体和/或热卡。这包括以下情况出现时：

- 持续哭闹的母乳喂养的婴儿，不能使之安静下来；
- 最初体重下降大于10%～12%；
- 出现脱水、低血糖、高钠血症或严重黄疸（见第29章第1部分）；
- 出生后6～7天没有体重增加；
- 母亲乳头疼痛或乳房肿胀，仅单侧乳房喂奶，新生儿很饥饿；

对于哭闹不止的新生儿，母亲精疲力竭：通过安抚新生儿，纠正不正确的喂养姿势，将奶挤出，用量杯、调羹或奶瓶喂养，都可以改善情况，促使正常的哺乳建立起来。

母乳喂养的一个显著优点在于降低牛奶蛋白过敏的发生率[42]。这症状可能由于新生儿期1～2次的牛奶配方喂养而引起。但是这方面的依据不足，此外也不提倡母乳不足时给予喂养葡萄糖溶液。总之，没有证据证实这可以降低过敏性疾病的发生[36]。

补充品和替代品

对于有喂养问题的足月儿，人们可能会不得不采用补充品和/或替代品，但是这些食物可能会使情况更糟糕，导致哺乳彻底失败。开始补充品和替代品喂养可能就是哺乳不可避免性失败的第一个标志，无论是怎样的因素导致[34]。

脱水热

如果出生后1周内新生儿出现发热，两个最可能和最重要的病因是感染（见第40章第2部分）和捂热，后者是由于新生儿对环境控制能力（见第15章）受限引起。如果一个发热的新生儿被排除了这两个因素，他一般情况良好，但是有摄入不足，体重下降10%甚至以上，就要考虑这是由于脱水导致。临床上可以通过测定血浆渗透压来确定，该值通常会大于310mOsmol/l[21]。这类孩子非常需要喝水或奶，当体温下降时体重增加。

胃肠道症状

呕吐（见第29章第3部分）、腹泻（见第29章第3部分），腹胀（见第29章第3部分）和黄疸（见第29章第1部分）都需要单独评价，他们很少是由于喂养问题导致的。虽然黄疸通常与母乳有关（见第29章第1部分）。

致谢

非常感谢 Grace Thomas 在撰写婴儿喂养部分中给予的帮助。

参考文献

1. Abu-Harb M, Hey E, Wren C 1994 Death in infancy from unrecognised congenital heart disease. Archives of Disease in Childhood 71: 3–7
2. American Academy of Pediatrics 1992 Universal hepatitis B immunization. Pediatrics 89: 795–800
3. American Academy of Pediatrics 1993 Controversies concerning vitamin K and the newborn. Pediatrics 91: 1001–1003
4. American Academy of Pediatrics 1993 Routine evaluation of blood pressure, hematocrit and glucose in newborns. Pediatrics 92: 474–476
5. Anderson G C 1982 Development of sucking in term infants from birth to four hours postbirth. Research in Nursing and Health 5: 21–27
6. Ansell P, Bull D, Roman E 1996 Childhood leukaemia and intramuscular vitamin K: findings from a case-control study. British Medical Journal 313: 204–205
7. Avoa A, Fischer P R 1990 The influence of prenatal instruction about breast feeding on neonatal weight loss. Pediatrics 86: 313–315
8. Barrett F F, Mason F O, Flemming D 1979 The effect of three cord care regimens on bacterial colonization of normal newborn infants. Journal of Pediatrics 94: 796–799
9. Barton J S, Tripp J H, McNinch A W 1995 Neonatal vitamin K prophylaxis in the British Isles: current practice and trends. British Medical Journal 310: 632–633
10. Bell T A, Grayson T J, Krohn M A et al 1993 Randomized trial of silver nitrate, erythromycin and no eye prophylaxis for the prevention of conjunctivitis among newborns not at risk for gonococcal ophthalmitis. Pediatrics 92: 755–760
11. Birenbaum H J, Glorioso L, Rosenberger C et al 1990 Gowning on a postpartum ward fails to decrease colonization in the newborn infant. American Journal of Diseases of Children 144: 1031–1033
12. Blomquist H K, Jonsbo F, Serenius F, Persson L A 1994 Supplementary feeding in the maternity ward shortens the duration of breast feeding. Acta Paediatrica 83: 1122–1126
13. Cable T A, Rothenberger L A 1984 Breast feeding behavioral patterns among La Leche League mothers. A descriptive study. Pediatrics 73: 830–835
14. Christensson K, Siles C, Moreno L 1992 Temperature, metabolic adaptation and crying in healthy full term newborns cared for skin to skin or in a cot. Acta Paediatrica 81: 488–493
15. Clarke A, Rudd P 1992 Neonatal BCG immunization. Archives of Disease in Childhood 67: 473–474
16. Colditz G A, Berkey C S, Mosteller F et al 1995 The efficacy of Bacillus Calmette-Guerin vaccination of newborns and infants in the prevention of tuberculosis: meta-analysis of the published literature. Pediatrics 96: 29–35
17. Collaborative Group on Hormonal Factors in Breast Cancer 2002 Breast cancer and breastfeeding: collaborative reanalysis of individual data from 47 epidemiological studies in 30 countries, including 50,302 women with breast cancer and 96,973 women without the disease. Lancet 360: 187–195
18. Craig J C, Knight J F, Sureshkumar P et al 1996 Effect of circumcision on the incidence of urinary tract infection in pre-school boys. Journal of Pediatrics 128: 23–27
19. Cushing A H 1985 Omphalitis: a review. Pediatric Infectious Disease 4: 282–285
20. Dankert-Roelse J E, Te Meerman G J, Martijn A, Ten Kate L P, Knol K 1989 Survival and clinical outcome in patients with cystic fibrosis, with or without neonatal screening. Journal of Pediatrics 114: 362–367
21. Davis J A, Harvey D R, Stevens J F 1966 Osmolality as a measure of dehydration in the neonatal period. Archives of Disease in Childhood 41: 448–450
22. De Carvalho M, Robertson S, Friedman A, Klaus M 1983 Effect of frequent breastfeeding on early milk production and infant weight gain. Pediatrics 72: 307–311
23. De Chateau P, Holmberg H, Jakobsson K, Winberg J 1977 A study of factors promoting and inhibiting lactation. Developmental Medicine and Child Neurology 19: 575–584
24. De Chateau P, Wilberg B 1977 Long-term effect on mother-infant behaviour of extra contact during the first hour postpartum. Acta Paediatrica Scandinavica 66: 145–151
25. Delage G, Remy-Prince S, Ducic S, Pierri E, Montplaisir S 1988 Combined passive-active immunization against the hepatitis B virus of 132 newborns of chronic carrier mothers: long term results. Pediatric Infectious Disease Journal 7: 769–776
26. Dewey K G, Heinig M J, Nonunsen L A, Lonnerdal B 1991 Maternal versus infant factors related to breast milk intake and a residual milk volume: the DARLING Study. Pediatrics 87: 829–837

27. Ekelund H, Finnstrom O, Gunnarskog J, Kallen B, Larsson Y 1993 Administration of vitamin K to newborn infants and childhood cancer. British Medical Journal 307: 89–91
28. Elias-Jones A C 1986 Triple antibiotic spray application to umbilical cord. Early Human Development 13: 299–302
29. Evans K, Evans R, Simmer K 1995 Effect of the method of breast feeding on breast engorgement, mastitis and infantile colic. Acta Paediatrica 84: 849–852
30. Gill R W, Trudinger B J, Garrett W J, Kossoff G, Warren P S 1981 Fetal umbilical venous flow measured in utero by pulsed Doppler and B-mode ultrasound. I: Normal pregnancies. American Journal of Obstetrics and Gynecology 139: 720
31. Gillespie W A, Simpson K, Tozer R C 1958 Staphylococcal infection in a maternity hospital: epidemiology and control. Lancet ii: 1075–1080
32. Glotzbach S F, Edgar D, Boeddiker M, Ariagno R L 1994 Biological rhythmicity in normal infants during the first 3 months of life. Pediatrics 94: 482–488
33. Golding J, Greenwood R, Birmingham K, Mott M 1992 Childhood cancer, intramuscular vitamin K and pethidine given during labour. British Medical Journal 305: 341–346
34. Gray-Donald K, Kramer M S, Munday S, Leduc D G 1985 Effect of formula supplementation in the hospital on the duration of breast feeding: a controlled clinical trial. Pediatrics 75: 514–518
35. Green M R, Weaver L T, Heeley A F et al 1993 Cystic fibrosis identified by neonatal screening: incidence, genotype and early natural history. Archives of Disease in Childhood 68: 464–467
36. Gustafsson D, Lowhagen T, Andersson K 1992 Risk of developing atopic disease after early feeding with cow's milk based formula. Archives of Disease in Childhood 67: 1008–1010
37. Hamlyn B, Brooker S, Oleinikova K, Wands S 2002 Infant feeding 2000. The Stationery Office, London
38. Hanson K N, Ebbesen F 1996 Neonatal vitamin K prophylaxis in Denmark: three years experience with oral administration during the first 3 months of life compared with one oral administration at birth. Acta Paediatrica 85: 1137–1139
39. Harries J T 1978 Meconium in health and disease. British Medical Bulletin 34: 75–78
40. Henningsson A, Nystrom B, Tunnell R 1981 Bathing or washing babies after birth. Lancet ii: 1401–1403
41. Hillervik-Lindquist C, Hofvander Y, Sjolin S 1991 Studies on perceived breast milk insufficiency. Acta Paediatrica Scandinavica 80: 297–303
42. Host A, Husby S, Osterballe O 1988 A prospective study of cows milk allergy in exclusively breast fed infants. Acta Paediatrica Scandinavica 77: 663–670
43. Hurst N M 1996 Lactation after augmentation mammoplasty. Obstetrics and Gynecology 87: 30–34
44. Illingworth R S 1985 Infantile colic revisited. Archives of Disease in Childhood 60: 981–985
45. Isenberg S J, Apt L, Wood M 1995 A controlled trial of povidone iodine as prophylaxis against ophthalmia neonatorum. New England Journal of Medicine 332: 562–566
46. Jakobsson I, Linberg T 1983 Cow's milk proteins cause infantile colic in breast fed infants: a double blind crossover study. Pediatrics 71: 268–271
47. John T J 1984 Immune response of neonates to oral poliomyelitis vaccine. British Medical Journal 289: 881
48. Jordan M E, Blum R W M 1996 Should breast feeding by women with silicone implants be recommended? Archives of Pediatrics and Adolescent Medicine 150: 880–888
49. Kauppila A, Kivinen S, Ylikorkala D 1981 Metoclopramide increases prolactin release and milk secretion in puerperium with stimulating the secretion of thyrotropin and thyroid hormones. Journal of Clinical Endocrinology and Metabolism 52: 436–439
50. Klebanoff M A, Read J S, Mills J L, Shiono P H 1993 The risk of childhood cancer after neonatal exposure to vitamin K. New England Journal of Medicine 329: 905–908
51. Kleessem B, Bunke H, Tovar K et al 1995 Influence of two infant formulas and human milk on the development of the fecal flora in newborn infants. Acta Paediatrica 84: 1347–1356
52. Kramer M S, Chalmers B, Hodnett E D et al 2001 Promotion of breastfeeding intervention trial (PROBIT). Journal of the American Medical Association 285: 413–420
53. Kurinij N, Shiono P H 1991 Early formula supplementation of breast feeding. Pediatrics 88: 745–750
54. Kuzemko J A 1986 Screening, early neonatal diagnosis and prenatal diagnosis. Journal of the Royal Society of Medicine 79(suppl. 12): 2–5
55. Laing I A, Wong C M 2002 Hypernatraemia in the first few days: is the incidence rising? Archives of Disease in Childhood 87: 158–162
56. Levine J J, Lin H-C, Rowley M et al 1996 Lack of autoantibody expression in children born to mothers with silicone breast implants. Pediatrics 97: 243–245
57. Maisels M J, Gifford K, Antle C E, Leib G R 1988 Jaundice in the healthy newborn: a new approach to an old problem. Pediatrics 81: 505–511
58. Martin-Bouyer G, Lebreton R, Toga M, Stolley P D, Lockhart J 1982 Outbreak of hexachlorophene poisoning in France. Lancet 1: 91
59. Mathew O P 1991 Science of bottle feeding. Journal of Pediatrics 119: 511–519
60. McCallum W D 1977 Thermodilution measurement of human umbilical blood flow at delivery. American Journal of Obstetrics and Gynecology 127: 491
61. McFarlane J A, Smith D M, Garrow D H 1978 The relationship between mother and neonate. In: Kitzinger S, Davis J A (eds) The place of birth. Oxford University Press, Oxford, pp 185–200
62. McNinch A W, Tripp J H 1991 Haemorrhagic disease of the newborn in the British Isles: 2 year prospective study. British Medical Journal 303: 1105–1109
63. Mennella J A, Beauchamp G K 1991 The transfer of alcohol to human milk. New England Journal of Medicine 325: 981–985
64. Mennella J A, Beauchamp G K 1993 The effects of repeated exposure to garlic flavoured milk on the nursling's behaviour. Pediatric Research 34: 805–808
65. Mercer J S 2001 Current best evidence: a review of the literature on umbilical cord clamping. Journal of Midwifery and Women's Health 46: 402–414
66. Michaels K B, Willett W C, Rosner B A et al 1996 Prospective assessment of breast feeding and breast cancer among 89887 women. Lancet 347: 431–436
67. Michaelsen K F, Larsen P S, Thomsen B L, Samuelson G 1994 The Copenhagen cohort study on infant nutrition and growth: duration of breast feeding and influencing factors. Acta Paediatrica 83: 565–571
68. Mifsud A, Seal D, Wall R, Valman B 1988 Reduced neonatal mortality from infection after introduction of respiratory monitoring. British Medical Journal 296: 17–18
69. Moore D J, Robb T A, Davidson G P 1988 Breath hydrogen response to milk containing lactose in colicky and non-colicky infants. Journal of Pediatrics 113: 979–984
70. Moss G D, Cartlidge P H T, Speidel B D, Chambers T L 1991 Routine examination in the neonatal period. British Medical Journal 302: 878–879
71. Nishida H, Risenberg H M 1975 Silver nitrate ophthalmic solution and chemical conjunctivitis. Pediatrics 56: 368–373
72. O'Brien K L, Ruff A J, Louise M A et al 1995 Bacillus Calmette-Guerin complications in children born to HIV-1 infected women, with a review of the literature. Pediatrics 95: 414–418
73. Olsen J H, Hertz H, Blinkengerg K, Verder H 1994 Vitamin K regimens and incidence of childhood cancer in Denmark. British Medical Journal 308: 895–896
74. Ormerod L P, Garnett J M 1988 Tuberculin response after neonatal BCG vaccination. Archives of Disease in Childhood 63: 1491–1492
75. Parmelee A H 1961 Sleep patterns in infancy. Acta Paediatrica Scandinavica 50: 160–170
76. Prentice A, Addey C V P, Wilde C J 1989 Evidence for local feedback control of human milk secretion Biochemical Society Transactions 17: 122
77. Prentice A, Wilde J 1989 Evidence for local feedback control of human milk secretion. Biochemical Society Transactions 17: 489–492
78. Rautava P, Helenius H, Lehtonen L 1993 Psychosocial predisposing factors for infantile colic. British Medical Journal 307: 600–604
79. Rayburn W F 1996 Clinical commentary: the bromocriptine (Partodel) controversy and recommendations for lactation suppression. American Journal of Perinatology 13: 69–71
80. Righard L, Alade M O 1990 Effect of delivery room routines on success of first breastfeed. Lancet 336: 1105–1107
81. Roberton N R C 1996 A manual of normal neonatal care, 2nd edn. Edward Arnold, London
82. Roche A F, Guo S, Moore W M 1989 Weight and recumbent length from 1–12 months of age: reference data for 1 month increments. American Journal of Clinical Nutrition 49: 599–607
83. Royal College of Paediatrics and Child Health 1999 Medicines for children. RCPCH, London
84. Salariya E M, Easton P M, Cater J I 1978 Duration of breast feeding after early initiation of frequent feeding. Lancet ii: 1141–1143
85. Schoen E J 1993 Circumcision updated – indicated? Pediatrics 92: 860–861
86. Schulte F J 1981 Developmental neurophysiology. In Davis J A, Dobbing J (eds) Scientific foundation of paediatrics, 2nd edn. Heinemann, London, pp 785–829
87. Tappin D M, Mackenzie J M, Brown A J et al 2001 Breastfeeding rates are increasing in Scotland. Health Bulletin 59: 102–113
88. Thompson J E, Clark D A, Salisbury B, Cahill J 1981 Footprinting the newborn infant: not cost effective. Journal of Pediatrics 99: 797–798

89. Trevarthen C, Murray L, Hubley P 1981 Psychology of infants. In: Davis J A, Dobbing J (eds) Scientific foundation of paediatrics, 2nd edn. Heinemann, London, pp 211–274
90. Unvas-Moberg K, Eriksson M 1996 Breast feeding: physiological endocrine and behavioural adaptations caused by oxytocin and local neurogenic activity in the nipple and mammary gland. Acta Paediatrica 85: 525–530
91. Varendi H, Porter R H, Winberg J 1994 Does the newborn baby find the nipple by smell? Lancet 344: 989–990
92. Von Kries R, Gobel U, Hachmeister A, Kaletsch U, Michaelis J 1996 Vitamin K and childhood cancer: a population based case-control study in Lower Saxony, Germany. British Medical Journal 313: 199–203
93. Von Kries R, Hachmeister A, Gobel U 1995 Repeated oral vitamin K prophylaxis in West Germany: acceptance and efficacy. British Medical Journal 310: 1097–1098
94. Vorherr H 1979 Pregnancy and lactation in relation to breast cancer risk. Seminars in Perinatology 3: 299–311
95. Wallace J P, Inbar G, Emsthausen K 1992 Infant acceptance of post exercise breast milk. Pediatrics 89: 1245–1247
96. Weaver L T, Green M R, Nicholson K et al 1994 Prognosis in cystic fibrosis treated with continuous flucloxacillin from the neonatal period. Archives of Disease in Childhood 70: 84–89
97. Weissbluth M D, Christoffel K K, Todd-Davis A 1984 Treatment of infantile colic with dicyclomine hydrochloride. Journal of Pediatrics 104: 951–955
98. White A, Freeth S, O'Brien M 1992 Infant feeding 1990. Office for Population Censuses and Surveys, London
99. Whitfield M F, Kay R, Stevens S 1981 Validity of routine clinical test weighing as a measure of the intake of a breast fed infant. Archives of Disease in Childhood 56: 919–921
100. Wilcken B, Wiley V, Sherry G et al 1995 Neonatal screening for cystic fibrosis: a comparison of two strategies for case detection in 1.2 million babies. Journal of Pediatrics 127: 965–970
101. Wilde C J, Addey C V P, Boddy L M et al 1995 Autocrine regulation of milk secretion by a protein in milk. Biochemical Journal 305: 51
102. Winberg J, Bollgren I, Gothefors L et al 1989 The prepuce: a mistake of nature. Lancet i: 598–599
103. Woolridge M W 1986 The 'anatomy' of infant sucking. Midwifery 2: 164–171
104. Woolridge M W, Fisher C 1988 Colic, 'overfeeding' and symptoms of lactose malabsorption in the breast-fed baby: a possible artifact of feed management? Lancet 2: 382–384
105. Yao A C, Lind J 1974 Blood flow in the umbilical vessels during the third stage of labour. Biology of the Neonate 25: 186
106. Zupan J, Garner P 2000 Topical umbilical cord care at birth (Cochrane Review). Cochrane Database of Systematic Reviews (2): CD001057

第21章

新生儿过渡期监护和痊愈后出NICU

Kate Farrer

引言

本章的重点在于过渡期新生儿监护，同时介绍从新生儿重症监护病房（NICU）恢复出院的指导。

NICU的入院标准每个医院各不相同。传统上体重是一个入院标准，许多新生儿监护室收治体重小于1.7kg的婴儿。虽然体重在1.7～2kg的婴儿在新生儿期非常容易发生各种并发症，但是对于那些出生后无任何症状，且没有依据证实将他们放置在母婴同室有什么害处，只要我们能够给予他们基本的监护即可[19,28]。这样的话，NICU的入院标准为：

- 疾病；
- 出生体重和胎龄——这由各个医院制定标准。

作为入院标准的体重和胎龄的指标由各个医院的NICU和新生儿病房的医生来制定，这反映了他们认为需要监护的低限体重和胎龄。通常胎龄小于32～34周或体重小于1.7kg需要收治入NICU。新生儿在32周左右形成吸吮反射，但是通常要在35周才会正常的吸吮喂养。放置胃管喂养通常是新生儿需要进入过渡期监护室（TCU）的主要原因。

过渡期监护室

TCU，也被称为暂时性监护室，形成于20世纪70年代。通常位于产房内，照料一般情况可以，能放置在母亲旁边，但是与其他正常婴儿相比需要进一步监护该新生儿。不幸的是，最近几年TCU的利用率下降了，主要是正规训练的护士和助产士的人力资源缺乏。但是TCU在医护人员和患者中非常受欢迎（表21.1）[28,68]。一间TCU的隔离室对于监护感染性疾病的大体重新生儿尤其有益，感染对于患儿可能不是非常严重的问题，但是如果将他们放置在常规的产房或新生儿监护室中非常容易导致交叉感染的发生，例如淋球菌性眼炎和MRSA菌群定殖。

有证据显示选择合适的TCU入选新生儿，降低了母婴分离的危险性（第20章），并且降低了院内感染的发生率[16,38,41]。新生儿出生后与母亲分离，会发出分离求救信号，在与母亲重聚时停止[24]，此外第一晚与母亲分离可能导致以后过敏的发生率增高[53]。

过渡期监护的设备

TCU中除了配备具有经验的护理人员和常规新生儿医疗设施外，还要一直保持恒定温度。必需的设备包括远红外暖床、光疗箱、血糖监测设备、吸奶器和电子秤。还必须具备设施齐全的急救区域，配备了管道氧气、空气和吸引设置。应该常规严格注意减少院内感染的发生（第41章第4部分）；每个新生儿使用各自的一套设备，例如听诊器、用于擦手的棉球和酒精。

TCU中婴儿的常规监护

产房中对这些新生儿的护理与前面所述的足月儿

表21.1 TCU中的新生儿

低出生体重（LBW）和宫内发育迟缓（IUGR）婴儿
从 NICU 出院恢复期，例如为了完成抗生素的疗程
药物滥用、糖尿病或甲状腺功能亢进母亲的新生儿
存在特殊喂养困难的新生儿
–唇裂或腭裂
–需要胃管喂养（≥2 小时一次）
需要光疗的新生儿
需要进一步监护的新生儿
–可能会发生胎粪吸入综合征
–脐血血气异常但生后血气正常，引起缺血缺氧性脑病的高危新生儿
体重和胎龄正常的双胞胎和三胞胎
面临感染的高危新生儿的隔离（理想的是单间隔离），例如淋球菌性眼炎

护理相同（见第 20 章）；对于低体重新生儿，特别要强调的是温度控制（见下文）。治疗常规包括临床检查、脐部护理、新生儿筛查、称重、家庭成员会见和应用维生素 K，与足月儿的处理相同，记住所有低体重儿（LBW）应该给予肌注维生素 K（见第 20 章）。

观察

与正常足月儿相比，低体重儿和早产儿是新生儿期疾病发生的高危人群[19]，所以入院时和入院后 24～48 小时内每间隔 4～6 小时要测定一次体温、脉搏和呼吸（TPR）。之后可以采取每天观察。TPR 若偏离了正常范围，必要时收治入 NICU。脉搏的正常范围为 120～160 次 / 分，呼吸为 40～60 次 / 分。呼吸暂停不适于在 TCU 内监护，如果发生就必须收入 NICU。

温度控制

足月新生儿可以非常精确地保持核心温度在 37℃左右。早产儿由于体表面积和体重的比值较大，很容易发生低体温。如果新生儿环境温度小于 22～23℃，他就需要调动体温调节机制，这在第 15 章已描述，这使之面临的代谢需求增加[6]。

如果一个早产儿收治入 TCU 时，体温在 36.0℃或者更低，就需要全面检查其他方面是否异常。保证新生儿保持干燥，给予包裹，在包裹床单和毯子前给他戴上帽子。将新生儿放置在辐射暖床上或加热的水褥里都可以提供额外的保暖。如果采用了各种保暖措施，新生儿仍旧体温不升，或者该新生儿已在 TCU 住了段时间然后发生了低体温，就需要被收治入 NICU 进一步评估排除脓毒症。

体重

与足月儿一样，早产儿和 LBW 新生儿在出生后最初 4～5 天体重下降可以达到 10%，然后逐渐体重增加 10～15g/（kg·d）。对于胎龄小于 32 周或体重为 1.5～1.8kg 的新生儿可能在 6～10 天后才会增加体重。

感染

胎龄在 32～35 周的新生儿有“生理性免疫缺陷”（见第 40 章第 1 部分）。他们在母亲的免疫球蛋白经胎盘传递给胎儿之前就出生了，并且淋巴细胞功能还没有完全发育。TCU 中的新生儿很容易发生感染，应该采取措施限制院内感染的发生。如果新生儿早产是由于胎膜早破，或者存在导致新生儿感染的其他产前因素[例如母亲因素，包括疾病、侵袭性恶露或分泌液、白细胞计数和 C 反应蛋白(CRP)异常]，新生儿需要接受全套的感染检查，以及在结果出来之前接受抗生素治疗（见第 40 章第 2 部分）。需要仔细评估感染的症状。事实上 TCU 中的新生儿院内感染发生率低于 NICU 的新生儿，几乎不发生感染[16,19,38]。

皮肤

医用胶布是导致 LBW 新生儿皮肤破损的主要原因[48]。胶布应该慎重应用，减少到最低程度。

黄疸

早产儿和宫内发育迟缓或受限（IUGR）的新生儿是

黄疸发生的高危人群，特别是当他们出现喂养不良或有红细胞增多症时。如果出现了黄疸必须测定胆红素水平，根据不同胎龄及胆红素水平选择光疗适应证（见第 29 章第 1 部分）。当评价一个黄疸的新生儿是否能安全出院，需要考虑各种因素，例如日龄、胎龄、体重增加 / 减少、喂养、胆红素趋势、上升 / 下降速度以及光疗终止的时间。光疗结束 6 小时后，因为胆红素易反弹，此时应再次测定胆红素水平，有时需要在 12 小时后再测定一次，这取决于黄疸的病因。足月新生儿 5 天内胆红素水平到达高峰，而早产儿需要 6～7 天。

小于胎龄儿

通常所有处于胎龄-体重曲线第 10 百分位以下的新生儿被称为小于胎龄儿（SFD），虽然事实上只要临床情况良好、喂养足够，体重在第 3 到第 10 百分位的新生儿基本没有问题。现代产前检查应该鉴别出真性的 IUGR 和正常的低体重儿。IUGR 新生儿（见第 7 章）需要进一步监护是否出现诸如低血糖（见第 35 章第 1 部分）和红细胞增多症（见第 30 章）等问题，这在第 10 章中已详尽讨论过了。

低血糖（也可见第35章第1部分）

低血糖的定义和病理生理将在第 35 章中讨论。对于早产儿和 IUGR 的新生儿，即便喂养良好，他们还是比足月儿或适于胎龄儿更加容易发生低血糖。担心低血糖的发生是许多年来新生儿被收治入 NICU、和母亲分离的主要原因。然而目前对于健康的 LBW 和 IUGR 新生儿可以安全收治入 TCU 中，采用各项技术监测低血糖，通过足够喂养有效预防低血糖的发生。

导致发生不良后遗症的血糖水平仍旧不肯定。IUGR 新生儿糖原储备很低，当低血糖时酮症反应不完全；当热量摄入不足，这类新生儿就很容易发生低血糖，如果持续低血糖，就可能发生神经系统后遗症。出生后 48 小时内低血糖的危险性最高，这就需要仔细监测这类新生儿。理想的话，应该监测全血血糖，因为现在意识到末梢血试纸测血糖对这样重要的监测是不够可靠的。在病房内用血糖仪测得血糖所诊断的低血糖都必须在实验室测定全血血糖值加以确定。必要时进一步检测胰岛素水平。必须采取措施使血糖水平在 2.5mmol/l 以上；这减少了严重低血糖（<1.0 mmol/l）的发生。没有证据认为无症状的一过性血糖水平下降会导致任何长期的后遗症。

低血糖—监测、预防和治疗

对于高危新生儿出生后应该尽早喂养。应该鼓励母亲在产房中就开始母乳喂养婴儿。总之，应采取一切措施使出生后 24 小时内血糖水平大于 2.0mmol/l，之后大于 2.5mmol/l。血糖监测必须在出生后 4 小时（对于 IUGR 新生儿要更早）开始，之后每 4 小时一次，直到两次连续测定在 2.5mmol/l 以上，然后每天一次直到 72 小时。如果喂养减少或新生儿出现异常应该给予监护。如果很难使血糖水平维持在 2.0mmol/l 以上，需要给予额外补充奶量，通过量杯、奶瓶或胃管喂养。如果血糖水平仍旧很低，或者新生儿有临床表现或不能耐受进一步喂养，就应收治入 NICU。

TCU中婴儿的喂养

母乳喂养

如果母亲希望母乳喂养，在产房中就应开始新生儿喂养。之后规律的母乳喂养可以刺激初乳产生，建立哺乳。早产儿和 LBW 新生儿在有效吸吮喂养建立和体重增加之前，可能需要完全依赖奶瓶、量杯或胃管喂养。这些新生儿至少在生后 48 小时或出现喂养不良时，需要监测是否有低血糖（见第 35 章第 1 部分）。

人工喂养

如果家长希望人工喂养，或者该新生儿需要人工喂养，喂养的制度最初定为 3 小时一次，理想的是按需喂养，然后逐渐形成 4 小时一次，每天 6 次。如果新生儿完成了大部分需要量（见表 21.1），并且没有低血糖，就不需要额外补充。人工喂养的一个优点在于能够知道确切摄入量；一旦新生儿摄入不足，并出现了体重问题、低血糖或黄疸，必须追加 3 小时一次的鼻胃管喂养。配方奶将在第 20 章进一步讨论。

表21.2 1.60～2.50 kg 正常早产儿和低体重儿的奶量

日龄（天）	奶量[ml/(kg·24h)]
1	60
2	90
3	120
4	150
7～10	180～200

管饲

适应证

决定采用鼻胃管或口胃管喂养通常取决于几个因素，包括：

- 新生儿出生时的胎龄；
- 新生儿由于饥饿而惊醒的次数——过多或过少；
- 喂养时吸吮的能力；
- 喂养的奶量；
- 体重下降的程度，或者体重增加少；
- 血糖水平。

管饲的最常见适应证是早产儿或 LBW 新生儿，他们在出生后 48 小时内非常容易发生低血糖，但是还不具备足够能力吸吮入足够的母乳或奶瓶中的牛奶。他需要在一段指定的时间内进行管饲。如果他们并不需要每 2 小时这样频繁喂养，可以在 TCU 中放置胃管。

技术

口胃管从口腔一边很容易放入，由于仅部分堵塞鼻部气道，所以基本没有缺点。然而当可能需要建立更长久的喂养方式，必须插入 4FG 的鼻胃管，这比口胃管能更可靠地保留。放置鼻胃管的新生儿仍旧可以给予母乳和奶瓶喂养，这可以减轻婴儿由于反复插管导致的不适。必须确定胃管放置的位置，可通过抽出酸性胃内容物，或者注入 5ml 空气同时听诊胃部气过水声来确定。每次喂养开始之前都必须回抽胃管，这不但能够确定胃管的位置，并且可以发现那些不能耐受经口喂养的新生儿胃内潴留。

通过悬挂开放注射器（不用活塞）产生重力的影响，来通过管道喂养一定的奶量。活塞在开始喂养时推注，用于克服管道内气泡的表面张力。奶汁应自行流入，通常需要 5～20 分钟，这取决于奶量的多少。

奶量和次数

总的来说，早产儿和 SGA 新生儿每天的总量（见表 21.2）应该分为 3 小时一次。每 2 小时一次喂养可以在 TCU 内进行 1 或 2 天，但是通常这类新生儿以及那些需要每小时喂养的都要转入 NICU。

如果用胃管喂养来补充奶瓶喂养，那么补入缺少的量。如果用胃管喂养来补充母乳喂养，因为出生后前几天只有初乳摄入，所以应该补充全量（见表 21.2）。然后可以小部分补充，这依赖于婴儿临床评估的情况、血糖水平、体重增加和水化的情况。

管饲的并发症

管饲的并发症包括咽部、食管、胃和十二指肠穿孔伴随纵隔气肿和腹膜炎[10,64]。软硅胶管可以插入支气管[45]。胃穿孔可以在新生儿期自行发生，可能继发于分娩时肠道局部缺血[8]，至少有些病例报道了胃管通入已经穿孔的部位。在管饲的早产儿中胃食管反流非常常见，是吸入性肺炎的高危因素[55]。

量杯喂养

这项技术广泛流行，但没有确切证据证明其益处。提倡量杯喂养是由于认为它可以避免“奶头混淆”，并且可以提高母乳喂养率。量杯喂养的技术包括将新生儿竖抱坐位，半倾斜量杯，将量杯抵住新生儿下唇，量杯的角朝向上唇的口角，将牛奶轻触新生儿嘴唇，使之咽下。近期少量的研究证实了量杯与奶瓶喂养的新生儿在生理稳定、喂养的量和时间上没有差异[39]。其他作者总结了量杯喂养通常更耗时、溢奶增加，但是可以减少屏气的发生，提高 3 个月时的母乳喂养率[32,51,62]。母亲疾病，以及唇裂或腭裂的新生儿可考虑用量杯喂养。

手指喂养

手指喂养是将喂养导管放在一手指侧边，插入新生儿口中，刺激吸吮反射。导管连接着装着母乳的开放的注射器，因此理论上新生儿在摄入母乳同时被引出了吸吮反射。这项技术可以用于评估新生儿吸吮和吞咽的能力，但是奶瓶喂养可有同样的作用，如果母乳喂养是最终的目的，应该慎用手指喂养。

非营养性吸吮

吸吮反射在胎儿 28 周形成，但要到 32 周才出现能与呼吸和吞咽协调的有效吸吮。非营养性吸吮在胃管喂养时，通过给予安慰奶嘴或吸吮手指，可以帮助有效吸吮机制的形成或维持，并且保持不能经口喂养新生儿肠道喂养和吸吮的联系，例如对于延髓麻痹的新生儿[72]。

重症监护室转出新生儿的监护

需要新生儿重症监护的婴儿通常会经历这样的阶段，临床上已没有症状，但尚不能出院。在出院前，所有的新生儿都必须能做到喂养和生长良好，在室温下保持体温恒定，非供氧时保持足够的氧合水平。一小部分从 NICU 出院的患慢性肺病（CLD）的新生儿仍旧需要吸氧（见第 27 章第 3 部分）。

逐渐康复的婴儿从 NICU 准备出院时总体情况良好，但是还需要做常规检查是否有新的问题。早产儿的一些严重并发症，例如慢性肺病（见第 27 章第 3 部分）、早产儿视网膜病（ROP，见第 34 章）和出血后脑室扩张（PHVD，见第 41 章第 5 部分）在本书的其他章节讨论。

情感、发育和环境需求

新生儿及其家庭的情感和心理需求一直是非常重要的，这在第 4 章中已讨论。发育计划，例如新生儿个体发育护理和评估方案（NIDCAP）变得越来越流行，即便尚无证据证实它的好处。许多小型研究显示了新生儿发育计划可能是有益处的，但是还需要更大样本量的随机对照试验（RCT），并需要长期随访资料[40,58]。大量小样本的、通常设计不良、资料来源于发展中国家的试验证实了足月和早产新生儿袋鼠护理（KC）是有益的。KC 是一种母婴之间的皮肤接触护理，促进了体温的恒定[23]，并可促进早产儿气体交换[37]，促使足月儿体重增加，降低院内感染的发生率。KC 使母亲得到了极大的满足，减少了父母的不满意，但是它对死亡率没有影响，并且还没有足够的证据显示它可以常规应用于 LBW 新生儿[25]。非营养性吸吮，是早产儿建立经口喂养的一种方式，已显示有一定的临床益处，包括能够降低住院天数[72]。

自然的胎儿体位在接近足月时更加趋向屈曲位。以往在 NICU 并不鼓励新生儿屈曲位，使肌张力很低的早产儿四肢展开像青蛙样姿势。这对于以后的姿势和神经运动发育起了不好的作用[33]，所以，最近的临床实践强调了新生儿屈曲位和体位牵制手法。静息期[73]、按摩[35]和襁褓包裹[54]可能都有一定作用。

应该尽量降低噪音水平[57]，医护人员应该意识到他们的谈话是噪音的最大来源[61]。合适的音乐已被证实对足月儿有一定的抚慰作用，但对早产儿并非如此[18,42]。体温和睡眠周期的形成似乎依赖于胎龄的成熟[52]，这与昼夜亮度无关[14]。然而另外一些研究显示昼夜规律的建立可能有益[49]，因为暴露在亮光下有一定的不良作用[67]。总之对于现代新生儿病房，我们应该采用减少“噪音干扰，无昼夜节律环境”的原则[52]。

常规检查

NICU 即将出院的新生儿应该每周接受 1 或 2 次全面检查。常规检查的内容见图 21.1。每周应该评估全血计数、网织红细胞计数、电解质和碱性磷酸盐。同时每周测量新生儿体重和头围，将此记录在案，确保正常的进展。

在这个阶段通常会发现新的临床异常问题，包括疝气、贫血、代谢性骨病、心脏杂音、体重增长不良和巨大血管瘤。

体重增加

应该符合标准的新生儿体重增加规律。新生儿体重增加 15g/(kg·24h)。喂养时新生儿应该吃得非常爽快，特别是他处于新生儿病房中恢复后期阶段。如果允许，许多新生儿每天奶量大于 180～200ml/(kg·24h)，而且体重会以更快速率增长。这种迅速超赶的生长趋势通常见于新生儿刚出院回家时，父母并不像医护人员那样严格控制奶量，喂养量甚至高达 300ml/(kg·24h)[47]。这时候婴儿可能会出现周围性水肿，往往水肿质地略硬。这需要引起注意。然而，如果婴儿一般情况良好，没有心衰的体征，或者其他可能导致周围性水肿的因素，情况通常是良性的，不需要治疗。完全没有必要限制奶量，更不需要给予利尿剂企图消除这水肿。

增重不良（见表21.3）

体重增长不良的最常见原因是热量摄入不足。只要新生儿耐受，奶量摄入应该增加到 180～200ml/(kg·d) 的母乳。如果体重增长不良，必须根据婴儿的营养状况给予补充，适当成分的配方奶提供了碳水化合物、蛋白质或丰富的热卡，将帮助体重增加（见第 16 章第 3 部分）。慢性肺病、贫血以及母乳喂养新生儿低钠血症[4]同样可以导致体重增长不良。如果已经提供了足够的热卡、钠和营养素，仍旧体重增长不良，就需要考虑其他因素（见表 21.3）。

心脏杂音

在这个阶段可能是最早发现心脏杂音的时候。杂音可以伴随心力衰竭、发绀或股动脉搏动减弱，需要立即进一步检查。肺血管产生的杂音在肺动脉瓣区听诊最清楚，为收缩期柔和的喷射性杂音，可以传递到腋下。这种良性的杂音是由于血流通过肺动脉瓣，或者通过肺动脉分岔处产生。这并不需要进一步检查，随年龄增长会消失[5]。

一周常规检查

日龄（天）		纠正胎龄（CGA）	
体重		头围	
目前问题			
药物			
喂养			
心血管系统			
心脏杂音		脉搏	
呼吸系统			
腹部		外生殖器	
中枢神经系统		眼睛	
皮肤			
其他问题			

图21.1 一周常规检查

表21.3 导致体重增加不良的因素

- 热卡摄入不足
  - 挤出的母乳
  - 呕吐
  - 少量的喂养（例如因为呼吸急促）
- 除了热卡外其他营养物质供应不足
  - 钠离子缺乏
  - 贫血（降低了携氧能力）
- 能量消耗增加
  - 脓毒症
    - 尿路感染
  - 支气管肺发育不良
  - 活动过度
    - 甲状腺功能亢进
    - 中枢性激惹
    - 抽搐
    - 戒断综合征
  - 药物治疗
    - 利尿剂
    - 氨茶碱
  - 寒冷刺激
    - 洗澡、操作、包裹不足（戴上帽子）
  - 不高兴
    - 无非营养性吸吮安慰
    - 床单包裹不舒服（羊毛被更加舒服）
- 营养消耗过多
  - 胃食管反流
  - 肥厚性幽门梗阻
  - 坏死性小肠结肠炎
  - 胃肠炎
  - 蛋白质-能量营养不足
  - 牛奶乳糖和蛋白质不耐受
  - 先天性肠道疾病
  - 短肠综合征

头部的大小和形态

每周测定枕额周径（OFC）是非常重要的。增长过快可能提示了 PHVD（见第 41 章第 5 部分），增长过慢可能提示了脑发育不良（见第 41 章第 5 部分）。早产儿有长成长细形头的趋势。这是由于尚软的头颅骨的重力作用，因为相对不动的新生儿体位主要是侧卧位[21]。从几何学来说，包含一定容量的最有效容积是球形，如果新生儿脑发育正常，但是头形是椭圆的，OFC 就可能比正常胎龄新生儿要大。可以通过新生儿早期的护理技术支撑头颅来减少头颅形状异常，例如可以用一个圆形的环[21]，但是头颅形状可以在没有任何干预的情况下恢复正常[63]。

疝气和睾丸

腹股沟疝通常在 1500g 以下新生儿中的发病率为 11%，1000g 以下发病率为 17%；这更容易发生在男性以及合并有慢性肺病（CLD）的新生儿中[44]。最好在新生儿出院前进行疝气修补。手术时间选择由临床情况决定。有严重 CLD 的新生儿进行大型疝气修补术可以导致病情恶化，而疝气不大的合并 CLD 的新生儿在手术后呼吸功能改善[34]。不要由于外观的原因而急于手术。

男性睾丸下降不全在超低体重儿（ELBW）中非常常见。这不需要特殊处理，但是当出院时睾丸还没有下降，需要安排儿外科医生进一步随访。

脐疝是非常常见的，特别是在 Down 综合征、加勒比黑人以及合并 CLD 的新生儿中。脐疝可以在不同时间自愈，但是也可以越来越大，如果 1 岁时未愈，需要去儿外科就诊。

早产儿视网膜病

凡是所有接受过氧疗的胎龄在 32 周以下，以及出生体重在 1.50kg 以下的新生儿都需要接受每周或每两周一次的 ROP 检查（见第 34 章）。对于小胎龄早产儿，这项检查应该在纠正胎龄（CGA）32 周时开始。检查使患病的新生儿不稳定，当给予扩瞳时应当非常小心是否有全身不良作用（例如心动过缓和心律失常）。

生化异常

应该每周检测一次电解质、血钙、磷酸盐、碱性磷酸盐。检测异常，例如代谢性骨病和低钠血症易发生在母乳喂养的新生儿中，因为母乳中缺少早产儿所需的足够的钠和磷酸盐（见第 16 章第 3 部分）。低钠血症通常由于同时存在钠摄入不足以及相对性钠丢失过多（见第 16 章第 1 部分）。应该给予补钠，甚至有些新生儿钠需要量达到 10mmol/(kg·24h)。

超低体重新生儿（ELBW）同样是代谢性骨病的高危人群（见第 35 章第 4 部分）。从生化上表现为低磷酸盐血症，碱性磷酸酶升高，偶尔在严重病例中出现高钙血症。母乳喂养新生儿通过足够的补充，可以避免这种情况。

早产儿贫血

存活的极低出生体重儿（VLBW）可以在出生后 6～8 周出现贫血，血红蛋白下降至 7～9g/dl。病因是多因素的（见第 30 章）。这是由于新生儿成长时，血管内容量增加超过了骨髓增生的能力导致的医源性失血。缺乏造血物质，例如铁和叶酸只是很小的原因，但是维生素 E 对此没有影响[76]。大部分早产儿贫血同时网织红细胞计数降低，会出现血浆促红细胞生成素水平很低（见第 30 章）。促红细胞生成素的应用将在第 30 章详细讨论。

如果新生儿一般情况良好，血红蛋白仅下降至 7g/dl，则不需要输血，特别是当网织红细胞计数正常（3%～10%）。如果出现贫血症状，例如饮食减少、嗜睡或者发生充血性心力衰竭[1]，最简单的处理是输注 10～15ml/kg 的浓缩红细胞。

文献关于输血对于窒息治疗的疗效是有争议的。一些作者提出输血可以降低窒息的发生[70]。而另外一些作者指出输血对于窒息儿乎没有作用，但是可以显著改善心动过速和呼吸困难[75]。

嗜酸粒细胞增多症

VLBW 新生儿在出生后 3～4 周可能会出现嗜酸粒细胞显著增高（$1\times10^9/l$）。这通常在确诊的脓毒症后发生[50]，但这是个良性的发现，并不需要促使新生儿专科医生急于去检查嗜酸粒细胞增多的病因，例如寄生虫感染[71]。

早产儿恢复期的喂养

目前已明确 VLBW 新生儿尽早开始少量肠道喂养有许多优点，即便这些新生儿仍然非常虚弱（见第 16 章第 1 部分）。一旦可以应尽快全肠道营养，以减少长时期全肠道外营养的并发症（见第 17 章）。当新生儿从急性疾病状态恢复的时候，他通常就可以耐受定时喂养，每天的摄入量可以达到 180～200 ml/kg。

大样本的试验显示了当新生儿开始喂养时，母乳要比配方乳更容易耐受（见第 16 章第 3 部分）。胃管喂养时用安慰奶嘴的非营养性吸吮，可能有许多的益处[72]并帮助训练新生儿吸吮技术。一旦新生儿达到胎龄 30～32 周，只要他一般情况可以，并且母亲愿意就可以接受母乳喂养[12]。当然一下子不可能摄入大量的奶量，但是可以极大地鼓舞母乳喂养的决心。

持续性注射喂养有缺点，也有优点[26,65]。这比 3 小时喂养一次不耐受的发生率要低[65]，但是目前几乎没有大样本随机对照试验（RCT）来证实哪种方法更优越[59]。鼻十二指肠导管喂养很少应用，因为它有较高的并发症（见第 27 章第 2 部分）发生率，并且摄入热卡的吸收率比较低，因为喂养越过了胃的消化过程。

对于胎龄 33～34 周的新生儿必须应该给予吸吮喂养，可以是奶瓶或母乳喂养，当纠正胎龄达到 35 周时，大部分神经系统正常的小胎龄早产儿应该可以有力地吸吮了。对于那些通过挤奶来维持哺乳期的母亲而言，应尽一切努力使新生儿乳头喂养，如果可能的话，在 NICU 中安置母亲房。

营养补充

维生素D

小胎龄早产儿恢复期时应该补充维生素 D，每天 400 单位，同时适当补充磷酸盐，减少代谢性骨病的发生（见第 35 章第 4 部分）。

叶酸

未补充叶酸的早产儿可能有叶酸缺乏，出现巨幼红细胞性贫血[69]。大部分 NICU 给予每个早产儿每天叶酸 100 微克，直到纠正胎龄（CGA）达到足月或直到出院。

铁

孕后期开始储备体内大部分铁，而 VLBW 新生儿在此之前就娩出了。早期补充铁剂对于严重贫血的早产儿没有显著影响（见第 30 章），但是同时应用促红细胞生成素对铁的吸收可以有一定作用（见第 30 章）。

铁剂，特别当肠道外应用，与感染的发生率增加有关[9]。存活下来的 ELBW 新生儿可能需要多次输血，这样接受了多剂静脉补铁，他的铁蛋白水平可能升高。所以可以延缓铁剂的补充。许多新生儿监护室直到新生儿 6 周以上，或者出院前，才开始补充铁剂，例如每天 EDTA 钠铁 5.5mg。

小婴儿出院

无论是一个 TCU 内的 32～36 周的无症状早产儿，还是一个正常的足月小样儿或者长时期的 NICU 存活者，准备出院时医生必须考虑许多问题。过去人们总是将重点放在该新生儿出院前是否达到了一定的体重，例如 1.7 或 1.8kg。有了社区新生儿护士，出院的适应证就放松了，1.5kg 甚至以下就可以成功出院[17]。目前临床实践应该强调出院前多项评估，包括新生儿、父母亲和家庭环境。应达到美国儿科学会推荐的标准[2]：

- 保持体重持续增加，而不是达到一定指标；
- 生理稳定、吸吮有力、在开放环境中能维持正常体温；
- 出院前父母亲已经做好准备；
- 出院后家庭支持；
- 定期门诊随访，保证足够体重增加，检测发育情况。

然而对于那些长时期吸氧或者反复屏气发作的新生儿，何时适合从 NICU 出院，尚没有依据。在任何时候包括喂养时可以维持足够的氧饱和度，必须在出院前一周就应该做到，并且最近5天无屏气发生。对于依赖氧气的慢性肺病（CLD）新生儿的处理将在第27章第3部分讨论。

出院前的每个新生儿都应该接受全套检查，包括正常的红光反射检测视力，检查髋部稳定性（见第14章）；并不建议不必要的反复髋部检查，这非常容易导致髋发育不良[3]。对于高危新生儿应该检查听力（见第14章）和ROP（见第34章），必要时进一步随访。

对父母的建议

提供信息、给予父母信息宣传小册以及有帮助的网站地址，可以帮助父母在新生儿出院前能够理解和做好准备[74]。对于家长的出院建议，包括建议在吸烟环境中让婴儿仰睡，以及不要过度捂热[36]。建议家长和新生儿不要睡在同一张床上，特别是家长抽烟、近期饮酒、非常容易疲劳，或者需要摄入药物帮助睡眠。如果是不抽烟家长，8周以下婴儿与父母同睡发生婴儿猝死综合征（SIDS）的几率为2倍，如果父母抽烟，几率升至11倍[20]。新生儿不应与父母同睡在沙发上，导致SIDS的危险率增加50倍[13]。6个月以下的婴儿小床应该尽可能放置在父母房间[36]。教会家长急救程序，这样能够缓解他们的焦虑，增加他们的信心[43]，但是并没有依据显示这可以降低出院后发病率或死亡率。

免疫接种

早产儿应该根据计划免疫的方案进行接种，而不需要纠正胎龄[29,30]。证据显示对于百白破（DTP）、流感嗜血杆菌和脊髓灰质炎疫苗而言，这可以形成较好的抗体反应[11,27]。然而，乙肝疫苗[36]和卡介苗（BCG）[66]接种在早产儿中的有效性就很低，但是在适当的时候仍旧应该接种。虽然尚没有在NICU中发生接种疫苗导致脊髓灰质炎的报道，但是口服脊灰疫苗仍有危险性[56]，这样对于还未出院的婴儿推荐灭活的脊灰疫苗[22]。此外在冬季，对于准备从NICU出院的婴儿，应该给予接种流感疫苗。对于慢性肺病（CLD）的新生儿，特别是那些准备在家中吸氧的，在他们的第一个冬季应该接受呼吸道合胞病毒疫苗的接种。CLD婴儿或那些需要长期吸氧的，应该同时接受肺炎球菌疫苗[31]。

根据报道，胎龄在31周以下，出生后2个月接种DTP和b型流感嗜血杆菌疫苗后，婴儿屏气的发病率可以高达30%[15]。大多数威胁生命的事件在接种后迅速发生，所以医生建议接种后需要适当的监护48小时。轻微的不良事件同样常见于早产儿中[15]，症状往往不严重，但是使家长非常紧张。事先告之家长可能的不良事件可以缓解父母的焦虑。轻微的不良事件包括低热（2%～3%）、注射部位疼痛（5%～15%）以及不适。免疫接种同样可以引起CRP的升高[7]。

对于这些婴儿接种，基本没有禁忌证。但是婴儿最近有插管的病史，预防接种可能会导致再插管的发生。所以推荐在预防接种前，婴儿必须有一段时间呼吸功能稳定。对并发CLD或上呼吸道梗阻接受激素治疗的新生儿来说，基本没有预防接种后免疫反应的资料。以往临床常规操作是等激素治疗结束后6～12周才开始接种，但是没有依据来支持这样做的必要性，一旦激素治疗结束就可以接受预防接种。新生儿期获得性神经系统疾病并不是预防接种的禁忌证，甚至可以接受含有破伤风成分的疫苗。对于CLD婴儿接受破伤风成分接种非常重要，因为破伤风可以恶化肺部疾病。

喂养

对于从TCU出院的长大的早产儿和正常的SGA新生儿，如果不是母乳喂养，给予适合他们胎龄的配方奶（见第16章第3部分）。NICU出院后营养和配方问题在第16章已讨论。

出院后护理

监护

早产儿的婴儿猝死综合征（SIDS）的发病率是低危足月儿的8～10倍[36]。并没有依据证实家用窒息警报可以降低SIDS或急性威胁生命事件的发生，给予常规监护也可能遗漏许多心肺事件。虽然早产儿比足月儿更容易发生严重的心肺事件，直到他们达到纠正胎龄43周时，但也并没有依据证实这些事件是SIDS的前

表21.4 NICU出院病人随访标准

胎龄≤32周
出生体重≤1.5kg
新生儿脑病
癫痫
脑膜炎
败血症
坏死性小肠结肠炎
严重的高胆红素血症（包括那些需要换血的）
超声扫描中有颅内损伤的表现
持续性心脏杂音
持续性结构异常，例如疝气、膀胱输尿管反流、睾丸下降不全
出院时还有CLD的婴儿
有社会问题的婴儿，例如戒断综合征
HIV阳性母亲的新生儿

兆；达到纠正胎龄43周后，早产儿心肺事件的发生率与健康足月儿相同[60]。

维生素和铁剂的补充

从NICU出院后就应该开始补充维生素D和铁剂，直到他达到6月大。对于从TCU出院的早产儿，如果为母乳喂养，应该给予同样补充；但是所有的配方奶都有足够的营养素补充，对于人工喂养的婴儿是否还需要补充维生素和铁剂是有争议的。从TCU出院的新生儿总的来说不需要额外补充。

随访

对于病程平稳从TCU出院的新生儿并不需要随访，除非有严重的IUGR。常规的儿童保健监护体系已足够满足这些婴儿的需求。

大部分从NICU出院的新生儿需要随访，但是选择性是非常重要的（见表21.4）。对于目前病情复杂或有潜在问题的婴儿，随访中仔细的多系统评估是非常重要的，可以发现运动障碍、痉挛和体重增长不良，以便做出适当处理。危重新生儿或早产儿长期随访，收集确切的数据，可以帮助建立流行病学调查，了解这组人群的预后。

参考文献

1. Alvarson D C 1995 The physiologic impact of anemia in the neonate. Clinics in Perinatology 22: 609–625
2. American Academy of Pediatrics 1998 Hospital discharge of the high-risk neonate – proposed guidelines. Pediatrics 102: 411–417
3. American Academy of Pediatrics 2000 Clinical practice guideline: early detection of developmental dysplasia of the hip. Pediatrics 105: 896–905
4. Arant B S 1993 Sodium chloride and potassium. In: Tsang R C, Lucas A, Uauy R, Zlotkin S (eds) Nutritional needs of the preterm infant. Williams & Wilkins, Baltimore, pp 157–175
5. Arlettaz R, Archer N, Wilkinson A R 2001 Closure of the ductus arteriosus and development of pulmonary branch stenosis in babies of less than 32 weeks gestation. Archives of Disease in Childhood. Fetal and Neonatal Edition 85: F197–F200
6. Azaz Y, Fleming P J, Levine M et al 1992 The relationship between environmental temperature, metabolic rate, and evaporative water loss in infants from birth to three months. Pediatric Research 32: 417–423
7. Balkundi D R, Nycyk J A, Cooke R W I 1994 Immunization and C reactive protein in infants on neonatal intensive care units. Archives of Disease in Childhood. Fetal and Neonatal Edition 71: F149
8. Bayatpour M, Bernard L, McCune F et al 1979 Spontaneous gastric rupture in the newborn. American Journal of Surgery 137: 267–269
9. Beecroft D M O, Dix M R, Farmer K 1977 Intramuscular iron-dextran and susceptibility of neonates to bacterial infections. Archives of Disease in Childhood 52: 778–781
10. Bell M J 1985 Perforation of the gastrointestinal tract and peritonitis in the neonate. Surgery, Gynecology and Obstetrics 160: 20–26
11. Bernbaum J C, Daft A, Anolik R et al 1985 Response of preterm infants to diphtheria-tetanus-pertussis immunizations. Journal of Pediatrics 107: 184–188
12. Bier J A B, Ferguson A, Anderson L et al 1993 Breast feeding of very low birthweight infants. Journal of Pediatrics 123: 773–778
13. Blair B, Fleming P, Smith I 1999 Babies sleeping with parents: case control study of factors influencing the risk of the sudden infant death syndrome. British Medical Journal 319:1457–1462
14. Boo N Y, Chee S C, Rohana J 2002 Randomised controlled study on the effects of different durations of light exposure on weight gain by preterm infants in a neonatal intensive care unit. Acta Paediatrica Scandinavica 91: 674–679
15. Botham S J, Isaacs D 1997 Incidence of apnoea and bradycardia in preterm infants following DTPw and Hib immunization: a prospective study. Journal of Paediatrics and Child Health 33: 418–421
16. Boxall A, Orme R L E, Cruickshank J G 1982 Shared care and infection in a special care baby unit. Nursing Times 78: 1848–1850
17. Bromley P 2000 Transitional care: let's think again. Journal of Neonatal Nursing 6: 60–64
18. Burke M, Walsh J, Oehler J et al 1995 Music therapy following suctioning. Neonatal Network 14: 41–49
19. Campbell D M, Gandy G M, Roberton N R C 1983 Which babies need admission to special care baby units? In: Davis J A, Richards M P M, Roberton N R C (eds) Parent–baby attachment in premature infants. Croom Helm, London, pp 67–85
20. Carpenter R G, Irgens L M, Blair P et al 2004 Sudden unexplained infant death in 20 regions in Europe: case control study. Lancet 363: 185–191
21. Cartlidge P H T, Rutter N 1988 Reduction of head flattening in preterm infants. Archives of Disease in Childhood 63: 755–757
22. Cherry J D 1995 Enteroviruses. In: Remington J S, Klein J O (eds) Infectious diseases of the fetus and newborn infant, 4th edn. W B Saunders, Philadelphia, pp 404–446
23. Christensson K, Bhat G J, Amadi B C et al 1998 Randomised study of skin-to-skin versus incubator care for re-warming low-risk hypothermic neonates. Lancet 352: 1115
24. Christensson K, Cabrera T, Christensson E et al 1995 Separation distress call in the human neonate in the absence of maternal contact. Acta Paediatrica 84: 468–473
25. Conde-Agudelo A, Diaz-Rossello J L, Belizan J M 2003 Kangaroo mother care to reduce morbidity and mortality in low birth weight infants (Cochrane Review). Cochrane Database of Systematic Reviews (2): CD002771
26. Cooke R J, Embleton N D 2000 Feeding issues in preterm infants. Archives of Disease in Childhood. Fetal and Neonatal Edition 83: F215–F218
27. D'Angio C T, Maniscalco W M, Pichichero M E 1995 Immunologic response of extremely premature infants to tetanus, haemophilus influenzae and polio immunization. Pediatrics 96: 18–22

28. Dear P R F, McClain B I 1987 Establishment of an intermediate care ward for babies and mothers. Archives of Disease in Childhood 62: 597–600
29. Department of Health 1996 The immunisation schedule. In: Salisbury D, Begg N (eds) Immunisation against infectious disease 1996 – 'The Green Book'. DoH, London, pp 45–47
30. Department of Health 1999 Start of the new meningococcal C conjugate vaccine immunisation programme. PL/CMO/99/4
31. Department of Health 2002 Update on immunisation issues. PL/CMO/2002/4
32. Dowling D, Meirer P, DiFiore J et al 2002 Cup-feeding for preterm infants: mechanics and safety. Journal of Human Lactation 18: 13–20
33. Downs J A, Edwards A D, McCormick D C et al 1991 Effect of intervention on development of hip posture in very preterm babies. Archives of Disease in Childhood 66: 797–801
34. Emberton M, Patel L, Zideman D A et al 1996 Early repair of inguinal hernia in preterm infants with oxygen dependent bronchopulmonary dysplasia. Acta Paediatrica 85: 96–99
35. Field T 2002 Massage therapy. Medical Clinics of North America 86: 163–171
36. Fleming P J, Blair P S, Bacon C et al 1996 Environment of infants during sleep and risk for SIDS: results of 1993-1995 case control study for CESDI. British Medical Journal 313: 191–195
37. Fohe K, Kropf S, Avenarius S 2000 Skin-to-skin contact improves gas exchange in premature infants. Journal of Perinatology 5: 311–315
38. Goldman D A, Leclair J, Malone A 1978 Bacterial colonization of neonates admitted to an intensive care environment. Journal of Pediatrics 63: 288–293
39. Howard C, De Blieck E, Ten Hoopen C et al 1999 Physiologic stability of newborns during cup- and bottle-feeding. Pediatrics 104(5 suppl.): 1204–1207
40. Jacobs S E, Sokol J, Ohlsson A 2002 The newborn individualised developmental care and assessment programme is not supported by meta-analyses of the data. Journal of Pediatrics 140: 699–706
41. Jarvis W R 1987 Epidemiology of nosocomial infections in pediatric patients. Pediatric Infectious Disease Journal 6: 344–351
42. Kaminski J, Hall W 1996 The effect of soothing music on neonatal behavioural states in the hospital newborn nursery. Neonatal Network 15: 45–54
43. Komelasky A L, Bond B S 1993 The effect of teaching two forms of learning reinforcement on parental retention of CPR skills. Pediatric Nursing 19: 96–98
44. Kumar V H, Clive J, Rosenbrantz T S et al 2002 Inguinal hernia in preterm infants (≤32-week gestation). Pediatric Surgery International 18: 147–152
45. Laing I A, Lang M A, Callaghan O et al 1986 Nasogastric compared with nasoduodenal feeding in low birthweight infants. Archives of Disease in Childhood 61: 138–141
46. Lau Y-L, Tam A Y C, Ng K W et al 1992 Response of preterm infants to hepatitis B vaccine. Journal of Pediatrics 121: 962–965
47. Lucas A, King F, Bishop N R 1992 Post-discharge formula consumption in infants born preterm. Archives of Disease in Childhood 67: 691–692
48. Lund C, Osbourne J, Kuller J et al 2001 Neonatal skin care: clinical outcomes of the AWHONN/NANN evidence-based clinical practice guideline. Journal of Obstetric, Gynaecology and Neonatal Nursing 30: 41
49. Mann N P, Haddow R, Stokes L et al 1986 Effect of night and day on preterm infants in a newborn nursery: randomised trial. British Medical Journal 293: 1265–1267
50. Manoura A, Hatzidaki E, Karakaki E 2002 Eosinophilia in sick neonates. Haematologica 32: 31–37
51. Marinelli K, Burke G, Dodd V 2001 A comparison of the safety of cupfeedings and bottlefeedings in premature infants whose mothers intend to breastfeed. Journal of Perinatology 21: 350–355
52. Mirmiran M, Ariagno R L 2000 Influence of light in the NICU on the development of circadian rhythms in preterm infants. Seminars in Perinatology 24: 247–257
53. Montgomery S M, Wakefield A J, Morris D L et al 2000 The initial care of newborn infants and subsequent hayfever. Allergy 55: 916–922
54. Neu M, Browne J 1997 Infant physiologic and behavioural organisation during swaddled versus unswaddled weighing. Journal of Perinatology 17: 193–198
55. Newell S J, Booth I W, Morgan M E I et al 1989 Gastro-oesophageal reflux in preterm infants. Archives of Disease in Childhood 64: 780–786
56. Paz J A, Vallada M G, Marques S N 2000 Vaccine-associated paralytic poliomyelitis: a case report of domiciliary transmission. Revista do Hospital das Clínicas 55: 101–104
57. Philbin M, Robertson A, Hall J 1999 Recommended permissible noise criteria for occupied, newly constructed or renovated hospital nurseries. Journal of Perinatology 19: 559–563
58. Pinelli J, Symington A 2003 Developmental care for promoting development and preventing morbidity in preterm infants (Cochrane Review). Cochrane Database of Systematic Reviews (4): CD001814
59. Premji S, Chessell L 2003 Continuous nasogastric milk feeding versus intermittent bolus milk feeding for premature infants less than 1500 grams. (Cochrane Review). Cochrane Database of Systematic Reviews (1): CD001819
60. Rangasamy R, Corwin M, Hunt C et al 2001 Cardiorespiratory events recorded on home monitors; comparison of healthy infants with those at increased risk for SIDS. Journal of the American Medical Association 285: 2199–2207
61. Robertson A, Cooper-Peel C, Vos P 1999 Sound transmission into incubators in the NICU. Journal of Perinatology 19: 494–497
62. Rocha N, Martinez F, Jorge S 2002 Cup or bottle for preterm infants: effects on oxygen saturation, weight gain and breastfeeding. Journal of Human Lactation 18: 132–138
63. Rutter N, Hinchcliffe W, Cartlidge P H T 1993 Do preterm infants always have flattened heads? Archives of Disease in Childhood 68: 606–607
64. Sands T, Glasson M, Berry A 1989 Hazards of nasogastric tube insertion in the newborn infant. Lancet ii: 680
65. Scahnler R J, Schulman R J, Lau C et al 1999 Feeding strategies for premature infants: randomised trial of gastrointestinal priming and tube-feeding methods. Pediatrics 103: 434–439
66. Sedaghatian M R, Kardouni K 1993 Tuberculin reponse in preterm infants after BCG vaccination at birth. Archives of Disease in Childhood. Fetal and Neonatal Edition 69: F309–F311
67. Shiroiwa Y, Kamiya Y, Uchibori S et al 1986 Activity, cardiac and respiratory responses of blindfold preterm infants in a neonatal intensive care unit. Early Human Development 14: 259–265
68. Simpson D 2000 Transitional care for neonates. The Practising Midwife 3: 13–15
69. Strelling M K, Blackledge D G, Goodall H B 1979 Diagnosis and management of folate deficiency in low birthweight infants. Archives of Disease in Childhood 54: 271–277
70. Stute H, Greiner B, Linderkamp O 1995 Effect of blood transfusion on cardiorespiratory abnormalities in preterm infants. Archives of Disease in Childhood. Fetal and Neonatal Edition 72: F194–F196
71. Sullivan S E, Calhoun D A 2000 Eosinophilia in the neonatal intensive care unit. Clinics in Perinatology 27: 603–622
72. Symington A, Pinelli J 2001 Non-nutritive sucking for promoting physiologic stability and nutrition in preterm infants (Cochrane Review). Cochrane Database of Systematic Reviews (3): CD001071
73. Torres C, Holditch-Davis D, O'Hale A et al 1997 Effect of standard rest periods on apnoea and weight gain on preterm infants. Neonatal Network 16: 35–43
74. Vanderberg K 1999 What to tell parents about the developmental needs of their baby at discharge. Neonatal Network 18: 57–59
75. Westkamp E, Soditt V, Adrian S et al 2002 Blood transfusion in anemic infants with apnea of prematurity. Biology of the Neonate 82: 228–232
76. Zipursky A 1984 Vitamin E deficiency anemia in newborn infants. Clinics in Perinatology 11: 393–402

第22章

糖尿病母亲的婴儿

Jane Hawdon

糖尿病可以出现在妇女孕期，孕妇可以为已有糖尿病的患者，或者在孕期并发一过性或永久性糖尿病。胰岛素的应用奇迹般地提高了糖尿病妇女的一般情况和生殖能力，但是直到20世纪60年代围生期新生儿死亡率持续高达20%～25%。最近三十年，围生期死亡率显著下降，一些国家甚至达到3%以下[20,41,81]。然而对于一些地区，例如英国北部，围生期死亡率一直很高，持续在基线水平的4～6倍[16,37]。

尤其当母亲受到良好的孕前护理和糖尿病控制，糖尿病母亲婴儿（IDM）中没有先天性畸形的新生儿临床过程可以非常平稳而无并发症，就如同其他健康足月儿的处理一样。比如说，目前英国极少新生儿监护室还常规坚持产房中需要儿科医生的参与，或者新生儿一出生就常规收入病房，除非有并发症出现。然而，糖尿病妇女怀孕或孕期糖尿病可能导致胎儿和新生儿出现一个或者更多的各种问题。对于高危孕妇，应该确保足够的产前筛查和评估，以便建立产前计划。

在讨论糖尿病母亲胎儿和新生儿并发症的病因学和处治之前，我们有必要回忆一下Farquhar[29]关于糖尿病控制不良母亲的婴儿的生动而经典的描述：

他们虽然活着脱离了糖尿病母亲异常的代谢环境，但他们彼此的外表是如此相似。他们都圆胖、光滑、覆以松弛的皮脂、圆脸和多血。在分娩后最初两小时或更长时间，他们仰卧、浮肿、潮红、下肢屈曲外展、上肢微握拳放在头的两侧、腹部膨隆，呼吸浅慢。他们给我们的印象，仿佛刚接受了好客女主人过度食物和饮料的款待，只渴求片刻的休息，以便从劳累中恢复过来。

先天性异常

尽管糖尿病孕妇的治疗有了重大的进展，但是新生儿先天性畸形的发病率几乎没有变化[16,62,80]。糖尿病妇女后代的先天性畸形发病率为普通人群的10倍以上。当婴儿围生期死亡率下降时这问题就变得更加严峻，因为先天性畸形是导致围生期婴儿死亡的一大原因，并且替代了呼吸窘迫综合征（RDS）成为IDM死亡的最主要病因[1,16,20,23]。

导致糖尿病胚胎病变的原因还不十分清楚。遗传因子（糖尿病相关基因）不太可能起作用，因为糖尿病父亲的新生儿出生缺陷的发生率并没有增加[17]。先天性异常可能与胎儿器官形成阶段在糖尿病母亲的宫内环境有关，这往往发生在胎龄7周之前[54]。这样的话，大部分畸形在怀孕尚未确定以及糖尿病干预治疗之前就形成了。这支持了这样的观点，即孕前良好的糖尿病控制是非常重要的。

人类学的研究已经证实了高血糖的致畸作用[60]，并且在动物实验中得到证实[31]。然而动物实验证实还有其他的致畸因素，例如高酮血症[40,82]升高了生长调节素抑制因子[83]水平，并降低了神经外胚层中肌醇浓度[92]。

胰岛素没有致畸作用，因为在怀孕早期胰岛素不能通过人类胎盘[4]，胎儿的β胰岛细胞在胎龄10周时还没有出现[48]。但是松弛素（一种胰岛素类似物）分泌的干扰，已被证实有潜在致畸的可能性[28]。

最后，在动物实验中发现，低血糖同样有胚胎毒性[13]，但是人体研究的结果还不肯定[60]。

虽然IDM具有发生各种畸形的危险性，有一种综合征似乎尤其与糖尿病显著相关，相对危险性是非糖尿病的212倍[18]。骶尾部退化综合征表现为股骨发育不良，同时伴有低位脊椎发育不良（骶尾骨发育不良）[67]。在IDM中发现的其他异常包括无脑畸形、脊髓脊膜膨出、前脑无裂畸形[7]、脊柱发育不良、先天性心脏病、室间隔缺损、大血管错位和左小结肠综合征[75]。

可以肯定的是，预防出生缺陷的发生必须在怀孕前就开始，建议采取避孕措施，这样可以有计划怀孕，使孕前、孕时都处于最佳的代谢控制状态。一些报道提出妊娠早期血糖控制[27,32]，结合测定血清甲胎蛋白和超声检查发现产前异常[61]，可以降低先天畸形的发生。

巨大儿和小于胎龄儿

由于胎儿胰岛素功能亢进导致的巨大儿和器官巨大症是我们都知道的糖尿病妊娠的特征。葡萄糖以易化扩散形式通过胎盘，这样母亲的高血糖导致了胎儿碳水化合物过剩。胎儿胰岛素分泌代偿性增加。由于胰岛素是合成代谢的激素，胎儿胰岛素功能亢进刺激了蛋白质、脂肪和糖原合成，导致巨大儿产生。虽然Pedersen经典的理论[69]提出母亲高血糖—胎儿高胰岛素血症，被大家广泛接受，但是代谢性和内分泌异常的问题更为复杂。举例来说，游离氨基酸对于胰岛β细胞的发生具有刺激作用，至少在宫内胰岛素的合成作用，部分与由胰岛素介导的胰岛素样生长因子的释放有关[24,55]。此外，出生体重与母体三酰甘油和游离脂肪酸的浓度呈正相关性[44,45]。

每个医院巨大儿发病率不同，例如在一项意大利的研究中[81]，严格控制母亲糖尿病的发生，出生体重在90百分位以上的巨大儿只有8%；而在英国的北部地区，出生体重在95百分位以上的巨大儿占35%[37]。所有孕妇糖尿病控制和巨大儿的关系并不是很密切[10]，有一些母亲孕期血糖控制良好，但其新生儿可能仍旧是巨大儿。原因包括了血糖并不是孕期糖尿病控制良好的唯一参数。然而，一些研究却提出了孕期糖尿病控制良好可以降低巨大儿的发病率[39,52]。

这些新生儿显著的外表特征（图22.1）在上面就已经描述了。大部分体重增加的部分是脂肪[99]。器官的肥大是有选择性的，通常肝和心脏增大，为了适应体重骨骼长度增加，但是相对于胎龄脑的容积并没有增加，所以按比例看头颅会显得比较小[64]。

巨大儿临床表现为胎儿过大增加了分娩时的危险性，例如肩难产、羊水栓塞以及围生期窒息[3,57]。在一项研究中[3]，30%的出生体重大于4000g的IDM经阴道分娩时发生了肩难产，并伴随许多并发症，例如骨折和臂丛麻痹。

母亲糖尿病血管性疾病导致了胎盘供血不足，影响胎儿的生长，所以有些新生儿为小于胎龄儿（SGA）[19]。过度控制糖尿病和母亲低血糖可能导致相同的结果[47]。SGA IDM更是预后不良的高危人群，尤其会出现神经发育后遗症[74]，这是因为不但有IDM的围产期问题，还有宫内营养不良的问题（第10章）。

呼吸系统并发症

虽然据报道IDM的RDS发病率是正常人群的5～6倍，但是随着进一步控制母亲糖尿病和预防早产，发病率正在下降[34]。尽管IDM羊水中卵磷脂和鞘磷脂比例正常，他们仍可以出现典型的RDS表现。这可能由

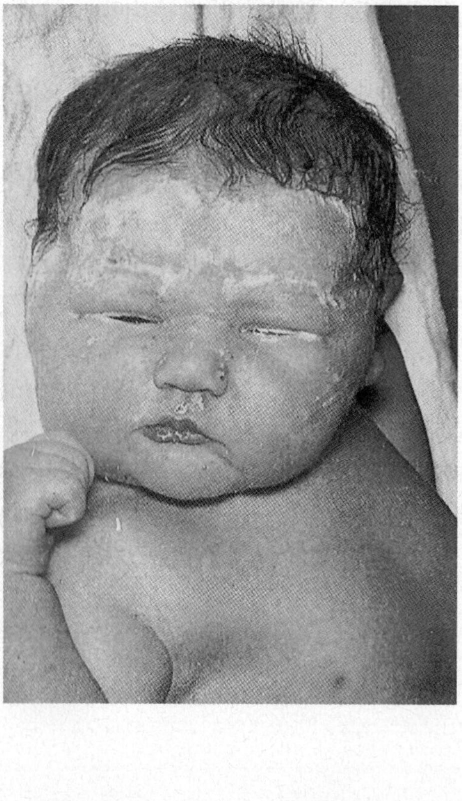

图22.1　糖尿病控制不良母亲的新生儿。表现为过度肥胖、面部皮肤发红伴随呼吸窘迫。

于 RDS 是继发于肺表面活性物质系统成熟障碍，包括表面活性蛋白[15,33,65]，而不仅仅是磷脂产生降低导致的。动物实验证实胰岛素通过抑制肺成纤维细胞因子的产生而抑制糖皮质激素诱导的肺上皮细胞卵磷脂合成[87]。此外还有人证实丁酸盐可以抑制 mRNA 转录为表面活性蛋白[73]。

IDM 还非常容易发生新生儿瞬间呼吸急促（TTN）[34]或心脏异常相关的呼吸窘迫。最后，许多糖尿病妇女提早分娩和 / 或经历了剖宫产，这些因素进一步增加了呼吸系统疾病 RDS 或 TTN 的发病率[63]。一旦出现这些呼吸系统并发症，应该根据每个监护中心的常规原则处理。

低钙血症和低镁血症

据报道高达 50%的 IDM 可以出现新生儿低钙血症[58,59]，其发病率和严重程度看上去与母亲糖尿病控制程度有关[25,93]。低钙血症往往伴随高磷酸盐血症，偶尔伴有低镁血症。病因学并不是完全清楚，但已证实与新生儿甲状旁腺功能低下有关，也可能部分继发于母亲镁离子丢失[25,50,59]。产时窒息同样可以加重低钙血症。

没有一项研究证实低钙血症时，仅仅生化检测异常是否有临床意义。通常没有临床表现时就不需要治疗。然而一旦有低钙血症和低镁血症的临床症状时，就应该按本书别处的指导给予纠正（第 35 章第 2 部分）。

高黏滞性、红细胞增多症和黄疸

IDM 非常容易出现红细胞增多症，并导致产生新生儿高黏度综合征[58]。

IDM 的正成红细胞增多和广泛的骨髓外造血早在 1944 年就有研究[53]，然后提出了红细胞生成过多的病因学[76]。研究发现 IDM 脐血促红细胞生成素浓度增高，无论在 IDM 及对照组，这与血浆中胰岛素水平有直接关系[100]。促红细胞生成素水平增高被认为是继发于相对性细胞缺氧，这是胰岛素引起高葡萄糖消耗和高代谢率的结果。另一项研究中发现了胰岛素更加直接的作用[71]，胰岛素可以刺激早产儿、足月儿和 IDM 的脐血培养中晚幼红细胞生长。

这种红细胞溶解负荷导致了高非结合胆红素血症的延长，这常见于 IDM[70]。同样还与肝酶功能成熟不全有关[91]。

据报道肾静脉栓塞以及其他血管栓塞的发病率在 IDM 中增高，这可能与红细胞增多症和高黏滞性有关[5]。

红细胞增多症和高胆红素血症的处理分别见第 30 章和第 29 章的第 1 部分。

肥厚型心肌病

早在 1944 年就有报道，在 IDM 中发现心脏增大以及心肌肥厚[53]。这种情况已有更进一步的研究[94]。超声心动图技术的发展，显示了心肌广泛肥厚，伴随房室间隔不成比例地增厚[49,77]。婴儿出现症状时往往严重心肌肥厚，房室间隔肌肥厚突向左室腔，堵塞了左心室流出道（图 22.2）。这种情况可以导致胎儿或新生儿死亡[51,84]。心肌病变可能与母亲糖尿病控制不良[49,77]，以及与胎儿期和新生儿期高胰岛素血症有关[11]。

如果出现临床症状，通常表现为出生后最初几周内发生心肺窘迫和充血性心力衰竭。大部分受累新生儿可以出现收缩期喷射性杂音，胸片显示心影增大[98]。大部分婴儿仅仅需要支持性监护。如果充血性心力衰竭进展，推荐使用普萘洛尔[98]。洋地黄和其他正性肌力药物禁用，因为它们可以增加收缩期心肌收缩，可能加重了流出道的梗阻[98]。

IDM 肥厚型心肌病是一过性的。通常在 2～4 周可以出现症状缓解，房室间隔肥厚在 2～12 个月内消退[77,98]。

低血糖（也见第35章，第1部分）

大部分 IDM 可以出现暂时性（在产后 1～4 小时）无症状性低血糖，这发生在血糖水平自行升高之前，同样的问题也可见于非糖尿病母亲的新生儿中[46]。有些新生儿可以有较长时间症状严重的低血糖，一小部分在开始的良性过程后发展为后期低血糖。然而所有新

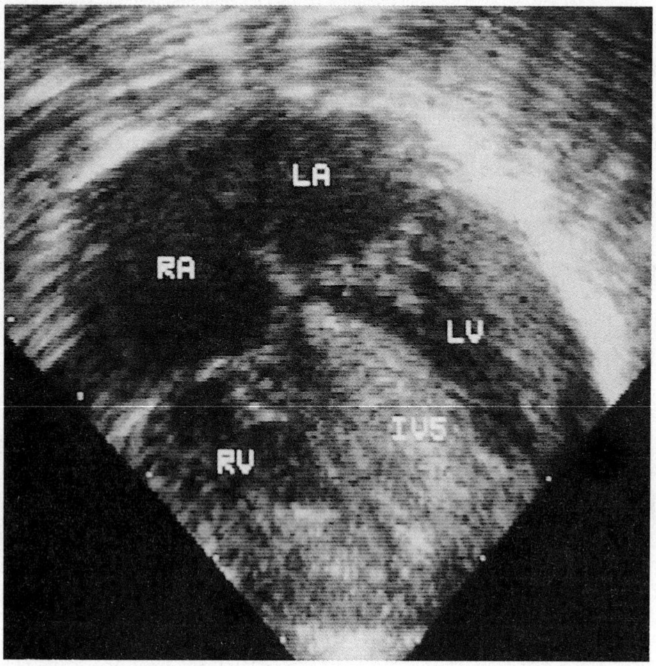

图22.2 超声心动图影像显示新生儿心脏的四腔，图中显示了由于胎儿高胰岛素血症导致的室间隔（IVS）肥厚。RA：右心房；LA：左心房；RV：右心室；LV：左心室。

生儿都在出生后几天内血糖恢复正常。近期的研究显示所有新生儿血浆胰岛素在12～24小时内下降至正常，除了那些母亲糖尿病控制不良的新生儿[35]。对于低血糖的全面阐释和症状见第35章第1部分。

IDM出生后可能发生高胰岛素血症，这是由于葡萄糖和其他营养物质通过胎盘刺激了胰岛素的分泌（见上文）[8]。胰腺增生，胰岛中朗格汉斯细胞肥大[14,53]，但没有胰腺病理的依据。通过细胞免疫化学方法可以显示胰腺中胰高血糖素和胰腺多肽细胞片段增高[56]，以及激素的反调节作用被证实可以缩短低血糖的持续时间[12,38]。然而据报道有些新生儿在出生后2～4小时不能出现正常的血浆胰高糖素的升高[9]。

应用稳定的同位素方法可以确定肝脏高胰岛素效应[42]，这证实了葡萄糖产生降低。如果胰岛素水平在出生数天后仍持续升高，其他代谢性产热物质可以受到影响。例如，从理论上讲IDM血浆游离脂肪酸和血酮体浓度可能比正常足月婴儿要低，虽然目前临床研究还未证实这点[68]。与先天性胰腺发育异常（见第35章第1部发）导致的组织中高胰岛素相比较，血浆氨基酸浓度很少受到影响。特征性的血支链氨基酸浓度降低并不是一个不变的指标[88,95]，可能受到出生后其他代谢因素的暂时性影响，包括反复发作的窒息或低氧。

与血糖处理有关的是，必须获得血标本测定血糖水平，这包括分娩时母亲（或脐带）血、新生儿每3～4小时采血一次、喂养前血标本、出生后6～12小时内血标本。检测的频率和持续时间依赖于母亲产前糖尿病控制的情况和母亲血糖浓度，一旦母亲糖尿病控制不良，母血或脐带血血糖浓度增高，必须加强检测。当IDM至少两次以上餐前血糖水平正常，并且一般情况良好（见第21章），血糖筛查就可以停止。需要强调的是试纸条检测血糖是不精确的，特别当红细胞浓缩时[22]。所以对于红细胞增多症的新生儿采用精确的方法测定是重要的，如果采用试纸条测定，则测定的是血浆而不是全血的葡萄糖浓度。

通常我们在新生儿出生后1～2小时内就给予肠道喂养牛奶来预防低血糖的发生，有资料显示这时候给予10ml/kg母乳可以使新生儿血糖升高1mmol/l[6]。应该鼓励母乳喂养，并且根据临床情况和血糖水平给予额外的母乳或配方奶。在其他新生儿试验中，给予过多的配方奶喂养可能损害反调节机制[26]。然而，对于一些新生儿，每天至少100ml/kg来维持正常血糖水平是必需的。

不能耐受肠道喂养的危重新生儿，以及那些尽管给予全肠道喂养却仍旧是低血糖的新生儿，应该接受静脉输注葡萄糖，开始速率为5mg/（kg·min）[相当于10%葡萄糖3ml/(kg·h)]，然后根据多次的血糖监测可以迅速提高输糖速度。一些高胰岛素血症的婴儿可能需要输糖速度大于10mg/(kg·min)，但是葡萄糖的输入量不应大于维持正常血糖所需的量，这是为了避免持续刺激胰岛素的分泌。如果新生儿能够耐受肠道喂养，即使已经开始静脉输注葡萄糖，这些也不应被减少。一旦发现新生儿出现低血糖的神经系统表现，应该马上给予快速静脉推注葡萄糖200～400mg/kg，之后继续葡萄糖输液或增加输糖速率，速率调整至足以维持正常血糖。在另外一些情况下，应该避免静脉推注葡萄糖，因为可以导致胰岛素分泌增加，低血糖反弹。

另外一些医生推荐静脉或肌内注射氢化可的松(5mg/kg)，每12小时一次。当迟迟未能建立静脉通路时，给予单剂胰高糖素（0.03～0.1mg/kg）注射是一种有用的方法，能迅速升高血糖，其机制在于从糖原储备中释放出葡萄糖。

根据血糖监测，静脉葡萄糖输注应该渐渐减量。但是葡萄糖输注减速太快，可能再次出现低血糖。

结局

根据一些研究显示，母亲糖尿病控制不良是新生儿脑损伤、精神运动发育不良、轻微神经系统异常（“轻微脑功能障碍综合征”，活动过度）以及脑电图改变的高危因素。这包含一系列危险因素，包括产伤、胎盘功能不良、缺血缺氧、母亲孕期偶发酮症或低血糖（见第 11 章）以及新生儿低血糖的情况[36,78,89]。因为这些都是独立的变化因素，所以无法判断出哪个是最主要的因素。例如，新生儿低血糖和神经发育结果不良都与产前代谢控制异常有关[66,86,90]。研究显示孕期糖尿病控制良好母亲的新生儿神经发育结果比较好[72,79,85]。

许多研究早已显示，对这些新生儿进行随访，大部分糖尿病母亲的儿童可以有正常的体重–身高比和身高–年龄比，一些病例中，母亲产前糖尿病控制不良以及在新生儿期为巨大儿增加了以后肥胖的风险[2,21,86,96]。

糖尿病妇女后代在 20 岁之前发生胰岛素依赖型糖尿病是非糖尿病母亲子女的 7 倍以上，并且其葡萄糖不耐受是与母亲糖尿病控制不良有关的[72,86]。非常有趣的是，父亲糖尿病导致子女胰岛素依赖型糖尿病的发生率仅是以上的 1/3[97]，这可能由于从母亲那儿传递的 DR4 等位基因比例要少，或者与宫内环境因素有关[30]。

在母亲孕期通过完善的医疗和产前检查来严格控制血糖，同时新生儿期适当的护理可以减少本章所讨论的许多并发症。目前在大部分医疗中心，围生期 IDM 的死亡率小于 3%，大部分糖尿病控制良好母亲的婴儿有正常体重，出生后代谢状况正常[12,43]。这样的话，避免一些医源性的问题就非常重要，例如不必要的母婴分离以及阻碍母乳喂养。

参考文献

1. [Anonymous] 1988 Congenital abnormalities in infants of diabetic mothers. Lancet i: 1313–1315
2. [Anonymous] 1990 Hyperinsulinaemia and macrosomia. New England Journal of Medicine 323: 340–342
3. Acker D B, Sachs B P, Friedman E A 1985 Risk factors for shoulder dystocia. Obstetrics and Gynecology 66: 762–768
4. Adam P A J, Teramo K, Raiha N, Gitlin D, Schwartz R 1969 Human fetal insulin metabolism early in gestation. Response to acute elevation of the fetal glucose concentration and placental transfer of human insulin. Diabetes 18: 403–416
5. Avery M E, Oppenheimer E H, Gordon H H 1957 Renal vein thrombosis in newborn infants of diabetic mothers. New England Journal of Medicine 256: 1134–1138
6. Aynsley-Green A, Soltesz G 1985 Hypoglycaemia in infancy and childhood. Current Reviews in Paediatrics 1: 54–58
7. Barr M, Hanson J W, Currey K et al 1983 Holoprosencephaly in infants of diabetic mothers. Journal of Pediatrics 102: 565–568
8. Block M B, Pildes R S, Mossabhoy N A, Steiner D F, Rubenstein A 1974 C-peptide immunoreactivity: a new method for studying infants of insulin-treated diabetic mothers. Pediatrics 53: 923–928
9. Bloom S R, Johnston D F 1972 Failure of glucagon release in infants of diabetic mothers. British Medical Journal iv: 453–454
10. Bradley R J, Nicolaides K H, Brudenell J M 1988 Are all infants of diabetic mothers 'macrosomic'? British Medical Journal 297: 1583–1584
11. Breitweser J A, Meyer R A, Sperling M A, Tsang R C, Kaplan S 1980 Cardiac septal hypertrophy in hyperinsulinaemic infants. Journal of Pediatrics 96: 535–539
12. Broberger U, Hansson U, Largercrantz H, Persson B 1984 Sympathoadrenal activity and metabolic adjustment during the first 12 hours after birth in infants of diabetic mothers. Acta Paediatrica Scandinavica 73: 620–625
13. Buchanan T A, Schemmer J K, Freinkel N 1986 Embryotoxic effects of brief maternal insulin hypoglycaemia during organogenesis in the rat. Journal of Clinical Investigation 78: 643–649
14. Cardell B S 1953 Hypertrophy and hyperplasia of the pancreatic islets in newborn infants. Pathology 66: 335–341
15. Carlson K S, Smith B T, Post M 1984 Insulin acts on the fibroblast to inhibit glucocorticoid stimulation of lung maturation. Journal of Applied Physiology 57: 1577–1579
16. Casson I F, Clarke C A, Howard C V et al 1997 Outcomes of pregnancy in insulin dependent diabetic women: results of a five year population cohort study. British Medical Journal 315: 275–278
17. Comess L J, Bennett P H, Man M B et al 1969 Congenital anomalies and diabetes in the Pima Indians of Arizona. Diabetes 18: 471–477
18. Coombs C A, Kitzmuiller J C 1991 Spontaneous abortion and congenital malformation in diabetes. Clinical Obstetrics and Gynecology 5: 315–331
19. Cordero L, Landon M B 1993 Infant of the diabetic mother. Clinics in Perinatology 20: 635–648
20. Coustan D R 1988 Pregnancy in diabetic women. New England Journal of Medicine 319: 1663–1665
21. Cummins M, Norrish M 1980 Follow-up of children of diabetic mothers. Archives of Disease in Childhood 55: 259–264
22. Dacombe C M, Dalton R G, Goldie D F, Osborne J P 1981 Effect of packed cell volume on blood glucose estimations. Archives of Disease in Childhood 56: 789–791
23. Damm P, Molsted-Pedersen L 1989 Significant decrease in congenital malformations in newborn infants of an unselected population of diabetic mothers. American Journal of Obstetrics and Gynecology 161: 1163–1167
24. Delmis J, Drazaneic A, Ivanisevic M, Suchanek E 1992 Glucose, insulin, HGH and IGF-I levels in maternal serum, amniotic fluid and umbilical venous serum: a comparison between late normal pregnancy and pregnancies complicated with diabetes and fetal growth retardation. Journal of Perinatal Medicine 20: 47–56
25. Demaini S, Mimouni F, Tsang R C, Khoury J, Hertzberg V 1994 Impact of metabolic control of diabetes during pregnancy on neonatal hypocalcaemia: a randomized study. Obstetrics and Gynecology 83: 918–922
26. de Rooy L J, Hawdon J M 2002 Nutritional factors that affect the postnatal metabolic adaptation of full-term small- and large-for-gestational-age infants. Pediatrics 109: E42
27. Diabetes Control and Complications Trial Research Group 1993 The effect of intensive treatment of diabetes on the development and progression of long term complications in insulin dependent diabetes mellitus. New England Journal of Medicine 329: 977–986
28. Edwards J R G, Newall D R 1988 Relaxin as an aetiological factor in diabetic embryopathy. Lancet i: 1428–1430
29. Farquhar J W 1959 The child of a diabetic woman. Archives of Disease in Childhood 34: 76–96
30. Field L L 1988 Insulin-dependent diabetes mellitus: a model for the study of multifactorial disorders. American Journal of Human Genetics 43: 793–798
31. Freinkel N 1988 Diabetic embryopathy and fuel-mediated organ teratogenesis: lessons from animal models. Hormone and Metabolic Research 20: 463–475
32. Fuhrmann K, Reicher H, Semmler K, Fisher F, Fisher M, Glockner E 1983 Prevention of congenital malformations in infants of insulin-dependent diabetic mothers. Diabetes Care 6: 213–223
33. Gewolb I H 1993 High glucose causes delayed fetal lung maturation in vitro. Experimental Lung Research 19: 619–630
34. Hanson U, Persson B 1993 Outcome of pregnancies complicated by type I insulin dependent diabetes in Sweden: acute pregnancy complications, neonatal mortality and morbidity. American Journal of Perinatology 10: 330–333
35. Hawdon J M, Aynsley-Green A 1996 Neonatal complications, including hypoglycaemia. In: Dornhorst A, Hadden D (eds) Diabetes and pregnancy: an international approach to diagnosis and management. Wiley, Chichester, pp 303–318

36. Haworth J C, McRae K N, Dilling L A 1976 Prognosis of infants of diabetic mothers in relation to neonatal hypoglycaemia. Developmental Medicine and Child Neurology 18: 471–479
37. Hawthorne G, Robson S, Ryall E A, Sen D, Roberts S H, Ward Platt M P 1997 Prospective population based survey of outcome of pregnancy in diabetic women: results of the Northern Diabetic Pregnancy Audit, 1994. British Medical Journal 315: 279–281
38. Hertel J, Kuhl C 1986 Metabolic adaptation during the neonatal period in infants of diabetic mothers. Acta Endocrinologica 277(suppl.): 136–140
39. Hod M, Rabinerson D, Kaplan B et al 1996 Perinatal complications following gestational diabetes mellitus how 'sweet' is ill? Acta Obstetricia et Gynecologica Scandinavica 75: 809–815
40. Horton W E Jr, Sadler T W 1983 Effects of maternal diabetes on early embryogenesis: alterations in morphogenesis produced by ketone body, beta-hydroxybutrate. Diabetes 32: 610–616
41. Hunter D J S 1992 Diabetes in pregnancy. In: Chalmers I, Enkin M, Keirse M J N C (eds) Effective care in pregnancy and childbirth. Oxford University Press, Oxford, pp 579–594
42. Kalhan S C, Savin S M, Adam P A F 1977 Attenuated glucose production rate in newborn infants of insulin dependent diabetic mothers. New England Journal of Medicine 296: 375–376
43. King C K, Tserng K, Kalhan S C 1982 Regulation of glucose production in newborn infants of diabetic mothers. Pediatric Research 16: 608–612
44. Knopp R H, Magee M S, Walden C E, Bonet B, Benedetti T J 1992 Prediction of infant birth weight by GDM screening tests. Importance of plasma triglyceride. Diabetes Care 15: 1605–1613
45. Knopp R H, Warth M R, Charles D et al 1986 Lipoprotein metabolism in pregnancy, fat transport to the fetus, and the effects of diabetes. Biology of the Neonate 50: 297–317
46. Komrower G M 1954 Blood sugar levels in babies born of diabetic mothers. Archives of Disease in Childhood 25: 28–33
47. Langer O, Levy J, Brustman C 1989 Glycemic control in gestational diabetes mellitus – how tight is tight enough: small for gestational age versus large for gestational age? American Journal of Obstetrics and Gynecology 161: 646–653
48. Like A, Orci L 1972 Embryogenesis of the human pancreatic islets. A light and electron microscopic study. Diabetes 21: 511–534
49. Mace S, Hirschfeld S S, Riggs T, Fanaroff A A, Merkatz I R 1979 Echocardiographic abnormalities in infants of diabetic mothers. Journal of Pediatrics 95: 1013–1019
50. Martinez M E, Catalan P, Lisbona A et al 1994 Serum osteocalcin concentrations in diabetic pregnant women and their newborns. Hormone and Metabolic Research 26: 338–342
51. McMahon J N, Berry P J, Joffe H S 1990 Fatal hypertrophic cardiomyopathy in an infant of a diabetic mother. Pediatric Cardiology 11: 211–212
52. Mello G, Parretti E, Mecacci F et al 2000 What degree of maternal metabolic control in women with type 2 diabetes is associated with normal body size and proportions in full term infants? Diabetes Care 23: 1494–1498
53. Miller H C, Johnson R D, Durlacher S H 1944 A comparison of newborn infants with erythroblastosis fetalis with those born to diabetic mothers. Journal of Pediatrics 24: 603–615
54. Mills J L, Baker L, Goldman A S 1979 Malformations in infants of diabetic mothers occur before the seventh gestational week. Diabetes 28: 292–293
55. Milner R D G 1988 Endocrine control of fetal growth. In: Linblad B S (ed) Perinatal nutrition. Academic Press, New York, pp 45–62
56. Milner R D G, Wirdham P K, Tsanakas J 1981 Quantitative morphology of B, A, D and PP cells in infants of diabetic mothers. Diabetes 30: 271–274
57. Mimouni F, Miodovnik M, Siddiqi T A, Khoury J, Tsang R C 1988 Perinatal asphyxia in infants of insulin-dependent diabetic mothers. Journal of Pediatrics 113: 345–353
58. Mimouni F, Tsang R C, Hertzberg V S, Miodovnik M 1986 Polycythemia, hypomagnesemia and hypocalcemia in infants of diabetic mothers. American Journal of Diseases of Children 140: 798–800
59. Mimouni F, Tsang R C, Hertzberg V S, Neumann V, Ellis K 1989 Parathyroid hormone and calcitriol changes in normal and insulin dependent diabetic pregnancies. Obstetrics and Gynecology 74: 49–54
60. Miodovnik M, Mimouni F, Dignan P S J et al 1988 Major malformations in infants of IDDM women. Vasculopathy and early first-trimester poor glycemic control. Diabetes Care 11: 713–718
61. Molsted-Pedersen L, Pedersen J F 1985 Congenital malformations in diabetic pregnancies. Acta Paediatrica Scandinavica Supplement 320: 79–84
62. Molsted-Pedersen L, Tygstrup I, Pedersen J 1964 Congenital malformations in newborn infants of diabetic women. Lancet i: 1124–1126
63. Morrison J J, Rennie J M, Milton P J D 1995 Neonatal respiratory morbidity an timing of elective caesarean section at term. British Journal of Obstetrics and Gynaecology 102: 101–106
64. Naeye R L 1965 Infants of diabetic mothers: a quantitive, morphologic study. Pediatrics 35: 980–988
65. Nogee L, McMahan M, Whitsett J A 1988 Hyaline membrane disease and surfactant protein, SAP-35, in diabetes in pregnancy. American Journal of Perinatology 5: 374–377
66. Ornoy A, Ratzon N, Greenbaum C, Wolf A, Dulitzky M 2001 School-age children born to diabetic mothers and to mothers with gestational diabetes exhibit a high rate of inattention and fine gross motor impairment. Journal of Paediatric Endocrinology and Metabolism 14(suppl. 1): 681–689
67. Passarge E, Lenz W 1966 Syndrome of caudal regression in infants of diabetic mothers: observation of further cases. Pediatrics 37: 672–675
68. Patel D, Kalhan S 1992 Glycerol metabolism and triglyceride-fatty acid cycling in the human newborn: effect of maternal diabetes and intrauterine growth retardation. Pediatric Research 31: 52–58
69. Pedersen J 1954 Weight and length at birth of infants of diabetic mothers. Acta Endocrinologica 16: 330–341
70. Peevy K J, Landaw S A, Gross S J 1980 Hyperbilirubinemia in infants of diabeti mothers. Pediatrics 66: 417–419
71. Perrine S P, Greene M F, Lee P D K, Cohen R A, Faller D V 1986 Insulin stimulates cord blood erythroid progenitor growth: evidence for an aetiological role in neonatal polycythaemia. British Journal of Haematology 64: 503–511
72. Persson B, Gentz J 1984 Follow-up of children of insulin-dependent and gestational diabetic mothers. Neuropsychological outcome. Acta Paediatrica Scandinavica 73: 343–358
73. Peterec S M, Nichols K V, Dynia D W, Wilson C M, Cross I 1994 Butyrate modulates surfactant protein mRNA in fetal rat lung by altering mRNA transcription and stability. American Journal of Physiology 267: L9–L15
74. Petersen M B, Pedersen S A, Greisen G, Pedersen J F, Molsted-Pedersen L 199 Early growth delay in diabetic pregnancy: relation to psychomotor development at age 4. British Medical Journal 296: 598–600
75. Philippart A J, Reed O J, Georgeson K E 1975 Neonatal small left colon syndrom intramural not intraluminal obstruction. Journal of Pediatric Surgery 10: 733–739
76. Phillips A F, Dubin J W, Malty P J, Raye J R 1982 Antenatal hypoxaemia and hyperinsulinaemia in the chronically hyperglycaemic fetal lamb. Pediatric Research 16: 653–658
77. Reller M D, Kaplan S 1988 Hypertrophic cardiomyopathy in infants of diabetic mothers: an update. American Journal of Perinatology 5: 353–358
78. Rizzo T A, Dooley S L, Metzger B E, Cho N H, Ogata E S, Silverman B L 1995 Prenatal and perinatal influences on longterm psychomotor development in offspring of diabetic mothers. American Journal of Obstetrics and Gynecology 173: 1753–1758
79. Rizzo T A, Ogata E S, Dolley S L, Metzger B E, Cho N H 1994 Perinatal complications and cognitive development in 2 to 5-year-old children of diabetic mothers. American Journal of Obstetrics and Gynecology 171: 706–713
80. Roberts A B, Pattison N S 1990 Pregnancy in women with diabetes mellitus, twenty years experience: 1968-1987. New Zealand Medical Journal 103: 211–213
81. Roversi G D, Garguilo M, Nicolini U et al 1979 A new approach to the treatment of diabetic pregnant women. American Journal of Obstetrics and Gynecology 135: 567–576
82. Sadler T W, Hunter II E S, Wynn R E, Phillips L S 1989 Evidence for multifactorial origin of diabetes-induced embryopathies. Diabetes 38: 70–74
83. Sadler T W, Phillips L S, Balkan W, Goldstein S 1986 Somatostatin inhibitors from diabetic rat serum after birth and development of mouse embryos in culture. Diabetes 35: 861–865
84. Sardesai M G, Gray A A, McGrath M M, Ford S E 2001 Fatal hypertrophic cardiomyopathy in the fetus of a woman with diabetes. Obstetrics and Gynecology 98: 925–927
85. Sells C J, Robinson N M, Brown Z, Knopp R H 1994 Longterm developmental follow up of infants of diabetic mothers. Journal of Pediatrics 125: S9–S17
86. Silverman B L, Rizzo T A, Cho N H, Metzger B E 1998 Long-term effects of the intrauterine environment. The Northwestern University Diabetes in Pregnancy Center. Diabetes Care 21(suppl. 2): B142–B149
87. Smith B T, Giroud C J P, Robert M, Avery M E 1975 Insulin antagonism of cortisol action on lecithin synthesis by cultured fetal lung cells. Journal of Pediatrics 87: 953–955
88. Soltész G, Schultz K, Mestyan G, Horvath M 1978 Blood glucose and plasma free amino acid concentrations in infants of diabetic mothers. Pediatrics 61: 77–82

89. Stenninger E, Flink R, Eriksson B, Sahlen C 1998 Long-term neurological dysfunction and neonatal hypoglycaemia after diabetic pregnancy. Archives of Disease in Childhood. Fetal and Neonatal Edition 79: F174–F179
90. Stenninger E, Schollin J, Aman J 1997 Early postnatal hypoglycaemia in newborn infants of diabetic mothers. Acta Paediatrica 86: 1374–1376
91. Stevenson D K, Ostrander C R, Hopper A O, Cohen R S, Johnson J D 1981 Pulmonary excretion of carbon monoxide as an index of bilirubin production. II a. Evidence for possible delayed clearance of bilirubin in infants of diabetic mothers. Journal of Pediatrics 98: 822–824
92. Sussman I, Matschinsky F M 1988 Diabetes affects sorbitol and myoinositol levels of neuroectodermal tissue during embryogenesis in rats. Diabetes 37: 974–981
93. Tsang R C, Kleinman L I, Sutherland J M, Light J 1972 Hypocalcaemia in infants of diabetic mothers: studies in calcium, phosphorus and magnesium metabolism and parathormone responsiveness. Journal of Pediatrics 80: 384–395
94. Veille J-C, Sivakoff M, Hanson R, Fanaroff A A 1992 Interventricular septal thickness in fetuses of diabetic mothers. Obstetrics and Gynecology 79: 51–54
95. Vejtorp M, Pedersen F, Klebbe F G, Lund E 1977 Low concentration of plasma amino acids in newborn babies of diabetic mothers. Acta Paediatrica Scandinavica 66: 53–58
96. Vohr B R, Lipsitt L P, Oh W 1980 Somatic growth of children of diabetic mothers with reference to birth size. Journal of Pediatrics 97: 196–199
97. Warram J H, Krolewski A S, Gottlieb M S, Kahn C R 1984 Differences in risk of insulin dependent diabetes in offspring of diabetic mothers and diabetic fathers. New England Journal of Medicine 311: 149–152
98. Way G L, Wolfe R R, Eshaghpour E, Bender R L, Jafe R B, Ruttenberg H D 1979 The natural history of hypertrophic cardiomyopathy in infants of diabetic mothers. Journal of Pediatrics 95: 1020–1026
99. Whitelaw A 1977 Subcutaneous fat in newborn infants of diabetic mothers: an indication of quality of diabetic control. Lancet i: 15–18
100. Widness J A, Susa J B, Garcia J F et al 1981 Increased erythropoiesis and elevated erythropoietin in infants born to diabetic mothers and in hyperinsulinemic rhesus fetuses. Journal of Clinical Investigation 67: 637–642

第23章

多胞胎

Elizabeth Bryan

多胞胎是造成新生儿早产和低出生体重的重要原因，而有关多胞胎的研究在新生儿学中相对较少，所以予以单独成章，并就相关问题进行探讨，在目前看来显得尤为必要。

双生比率

由于在多胎妊娠中未知的流产及死胎的发生，为双胎妊娠发生率的评估带来了一定的困难。通过妊娠早期定期的超声检查，人们发现，在怀孕的前 3 个月中，在多胎妊娠中经常会出现一个胎儿的死亡以及渐渐吸收的现象，即所谓的“双胎消失综合征”[50,72]。因此，在双胎妊娠的某一特定时间段里，双胎的发生率是能够被准确评估的。

此外，如果临床发生了小于孕 24 周的多胎分娩，而且如果双胎之中一个为死胎的话，像这样的多胎妊娠是不被记录的。娩出的死胎以单胎流产的形式登记在案，而存活的胎儿则以单胎的形式被登记。

自 20 世纪 80 年代早期以来，在多胎出生率出现下降之后，几乎所有发达国家多胎发生率又开始逐渐上升[43,47]。以英格兰和威尔士为例，其多胎的发生率从 1980 年的 9.0/1000 上升至 2001 年的 14.8/1000（图 23.1）。其中出现三胎妊娠的现象越来越多见，在 15 年里增长了近 4 倍，直到 1998 年才又开始出现下降的趋势[69]。(图 23.2)。

多胎妊娠发生率增加的原因与以下一些因素密切相关：不科学地滥用促排卵药物、不孕症治疗过程中的多胚胎受精与植入[55]以及高龄妊娠[47]。在英国的人类授精及胚胎学管理局的最新报道中,我们可以看到有 26.7%的多胎妊娠与体外受精相关，其中有 1.7%为三胎妊娠。在通过捐赠精子体外受精案例中，6.7%为多胎妊娠[41]。

此外在世界各地，双卵双生（DZ）的发生率相差很大。总的来说，非洲黑人中最高，远东蒙古人种中最低，亚洲印度人及高加索人中的比率介于二者之间。在全球范围内，单卵双生的发生率则基本保持不变，为 3.5/1000。自 1980 年至今仅略有增加[2]。

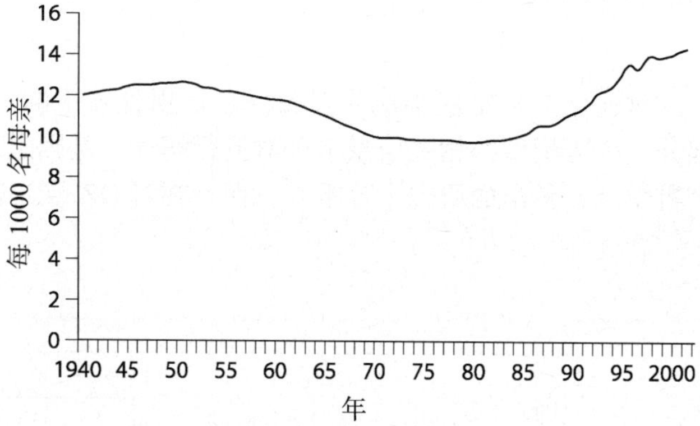

图23.1 英格兰和威尔士的双胎产比率，1940－2001。

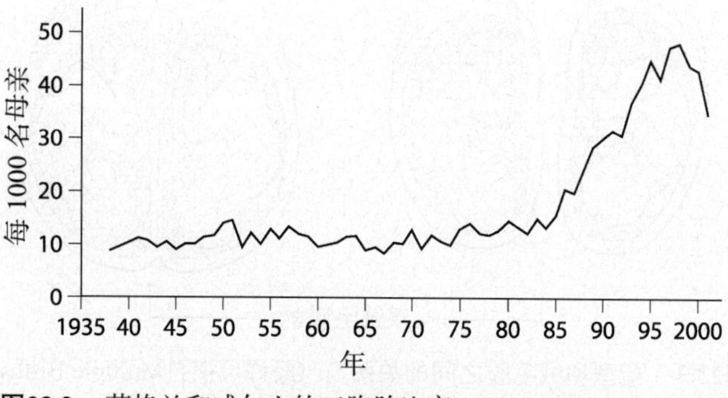

图23.2 英格兰和威尔士的三胞胎比率，1938－2001。

双胎的类型

双卵双生的发生是由于在同一个月经周期内 2 个卵子同时排出并受精，而单卵双生（MZ）则是因为 1 个卵子受精后分裂成 2 个受精卵所造成的。二者在不同人群中的发生率是不同的。在英国，出生的双胞胎中大约有 2/3 为双卵双生子，因此总计约有 1/3 为龙凤胎，1/3 同为女孩，1/3 同为男孩。

虽然无论是否在体外受精，刺激排卵后 MZ 的发生率是在生理情况下的 6～12 倍，但目前其发生的原因尚不清楚[10,25]。在一些罕见的个案中人们发现 MZ 的发生似乎受到某一常染色体所调控[78]。DZ 的发生除了存在人种间的差异外，还与其他一些因素有关，如母体促性腺激素的水平。同时还受控于母亲的基因型，父亲的基因型是否亦对其产生影响，至今仍不明确。DZ 比率的增加还与孕母的年龄、居住地区的海拔高度、经产数及性交的频率相关[57]。此外，人们还提出了许多其他可能的相关因素，但大部分仍未被证实。

配型的判定

对配型的判定应当成为多胎妊娠常规管理中的一部分。因为配型的相关信息不仅对流行病学、基因学、产科学及儿科学的研究十分重要，而且在对 DZ 或 MZ 的预测中同样扮演着重要的角色[29]。此外，父母们对此也十分关心，因为他们在未来的妊娠过程中是否会有多胞胎的可能性亦与其密切相关。然而事实上，在怀孕的过程中，甚至在分娩后，对于配型仍没能引起人们足够的重视，致使临床上能从胎盘中得到的重要信息丢失，而且血样标本的采集变得十分困难。

约有近一半的白种人的双胞胎受精卵能在妊娠或是在分娩时被预测出是 DZ 或是 MZ，如果 2 个胎儿的性别不一样那么就是 DZ；如果产前超声显示胎儿彼此共用 1 个胎盘，那么就证明是 MZ。有些 DZ 只有一个绒膜胎盘，当然其发生的比例非常低[80]。在 MZ 中，如果受精卵在受孕后的前 4 天内发生分裂受精，那么就会形成 2 个胎盘（彼此分开或融合在一起），从而存在 2 个绒膜（图 23.3），这种情况与 DZ 很难区分。尽管如此，因为双绒膜胎盘的缘故，许多 MZ 的父母仍会被错误地告之他们的孩子是 DZ。

同性别的 DZ 与 1/3 拥有双绒膜胎盘的 MZ 只能通过 DNA 检测方法可靠地加以区分。微卫星探针检测是非常可靠的检测手段[39]，被检者只需提供少量的血液或是身体其他组织的样本。临床上通常用分娩时的胎盘或是擦拭婴儿或儿童的颊黏膜留取标本送检。脐血也被经常用于试验，但应当避免被母血污染的情况发生。血型或是其他基因标记物，如红细胞酶、血清蛋白和组织酶（特别是从胎盘提取的），都可用于配型的检测，但 DNA 检测在这一方面仍是目前最为可靠的方法。图 23.4 说明了区分双胞胎配型的步骤[66]。

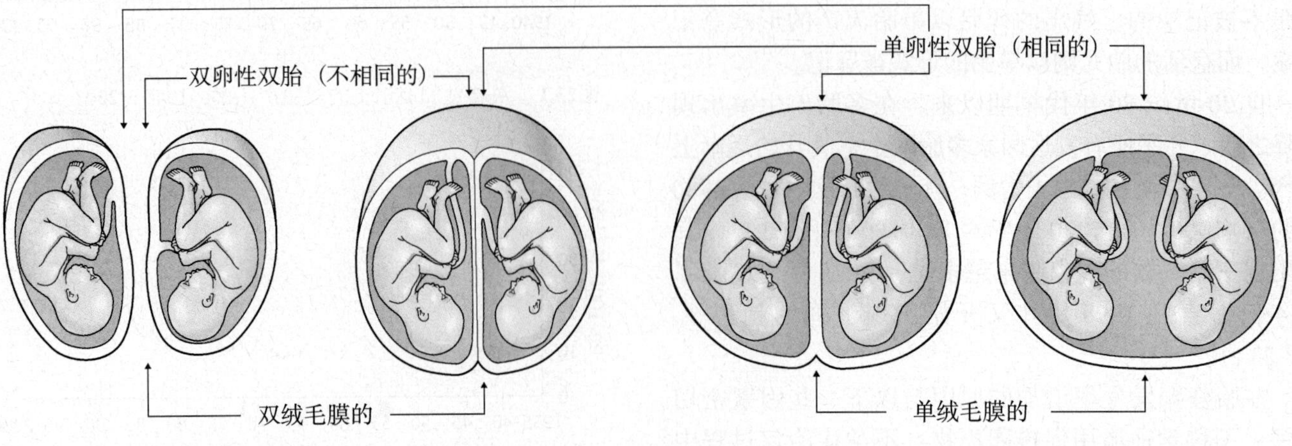

图23.3 配型和绒毛膜之间的关系。（经许可摘自Multiple Births Foundation 1997，Are they identical? Zygosity determination for twins, triplets and more. MBF, London.）

胎儿的生长发育

双胞胎胎儿的生长发育不像单胎胎儿一样仅受到子宫内因素的影响，而且还受到另一个胎儿的影响，他们相互作用，彼此竞争。在最好情况下，他们必须竞争生长发育所需的营养物质；在最坏情况下双胎中的一个可能给另一个带来严重的、甚至是致命的伤害[14]。

大约在孕 26 周时，单胎与双胎在子宫内的生长速度出现了差别，这种偏差随着孕母年龄的增加而增大[1,35,54,64]。与单胎相同，初次分娩的双胎生长情况比多次分娩的缓慢[54]。典型的例子是双胎胎儿在子宫内的生长情况与在宫内生长发育迟滞的单胎胎儿相似，即出现与头围不相称的低体重。在英国，双胞胎的出生体重及 OFC 百分位数图表已用于临床[17]。52%的双胞胎和 92%的三胞胎为低出生体重儿（<2500g），而这一比例在单胎中为 6%，10%的双胞胎和 32%的三胞胎为极低出生体重儿（VLBW；<1500g）[9]。事实上，在最近的人口调查中，至少 35%的极低出生体重儿为双胞胎或三胞胎[9]。双胞胎的平均出生体重比单胎产儿要少 800g[54]，但通过纠正胎龄，二者之间的差距可缩小至 500g。分别将男孩与男孩比较[54]，女孩与女孩比较，不同性别的双胞胎的出生体重要重于相同性别双胞胎[54]；双绒膜的双胞胎比单绒膜的双胞胎要重[4]；DZ 比双绒膜或单绒膜的 MZ 都要重[22]。

双胎间的不一致

双胎间生长发育的不一致是指较大胎儿与较小胎儿出生体重之间的差异，一般以百分比的形式来表示双胎间体重的不均等（即较大胎儿的出生体重比较小胎儿要重多少个百分点），在不同的报道中其不一致的情况从 10%～25%不等。出生体重间的不一致可能与 2 个胎盘或脐带在子宫内植入位置的不同相关，但是造成胎儿间生长发育出现巨大差异的最常见原因可能还是以慢性形式表现的绒膜间血流动力学不均衡的双胎输血综合征（TTTS；图 23.5）。在孕程的前半段时间里，双胎间体格发育的不一致似乎与胎儿自身的因素相关，例如畸形[87]。

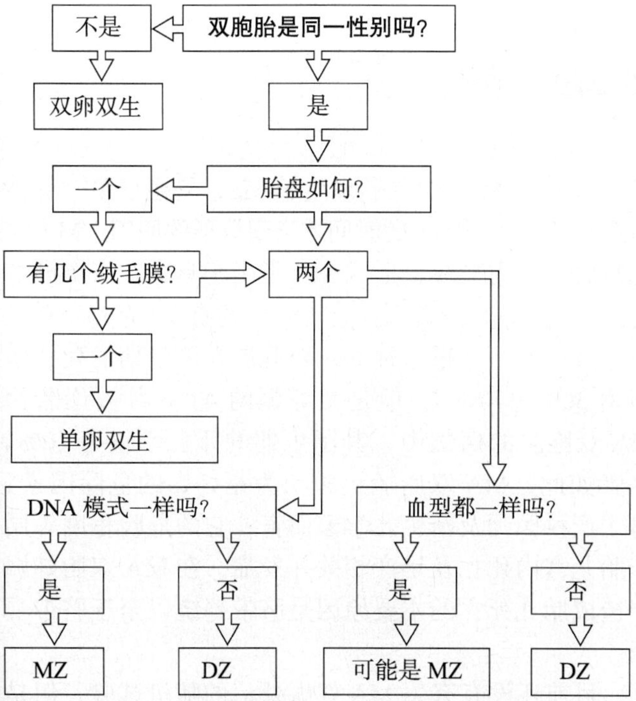

图23.4 判定配型的流程图。

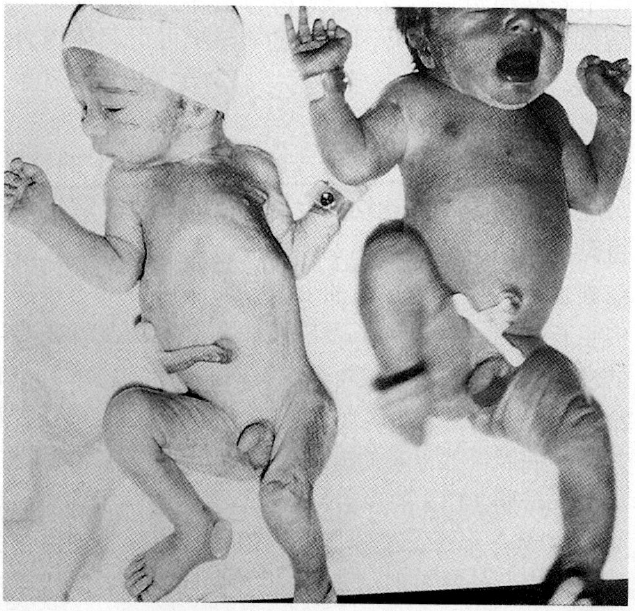

图23.5 双胎输血综合征，显示供血者有宫内生长迟缓和苍白[体重1.6 kg，血红蛋白（Hb）7.9g/100ml]，且受血者为多血质[体重2.7 kg，血红蛋白（Hb）21g/100ml]。

单绒膜妊娠中的双胎间输血[86]

所有的单绒膜胎盘中都有双胎间血管吻合的情况，所以双胎间血液的相互输注是常见的现象。临床上只有当双胎间的输血出现不均衡时，才会导致相关的问题。

急性TTTS是因为双胎的循环血液通过胎盘表面动脉或静脉的吻合血管所引起的急性血流动力学间的不均衡。这种情况多数都是在分娩的时候发生的，可以造成一胎严重的低血容量症而另一胎血容量增加的情况。急性血流动力学的失衡也可能导致双胎中的一个胎死腹中的情况发生（见下文）。

慢性TTTS则是因为双胎的循环血液通过胎盘实质的动静脉吻合血管网所引起的血流动力学间的不均衡，在慢性TTTS中，胎盘表面没有明显的血管吻合[6]。由于胎盘深部血管的改变使情况变得更为复杂，慢性TTTS可发生于约1/3的单绒膜妊娠中，并且可造成约20%的围生期双胞胎儿的死亡。在过去，诊断慢性TTTS是依据出生时双胞胎的脐血血红蛋白相差5g/L以上及出生体重间的不一致。目前认为，在许多严重的病例中，慢性TTTS可在怀孕4～6月的时候就发生，所以出生后上述的差异并不明显，临床接受输血的胎儿所存在的主要问题包括严重的羊水过多、心脏肥大、三尖瓣反流、体循环淤血及水肿，而提供输血的胎儿的主要问题是羊水过少，有时可引起“粘连双胎”的结果[86]。输血的胎儿因血容量的减少可引起体内肾素-血管紧张素系统的改变，这一机制在TTTS的发生及发展中扮演着重要的角色[59]。

在娩出的双胎中，接受输血者具有以下的特征，出生体重较重；出现红细胞增多症的临床表现；由于血黏度较高所引起的相关并发症，如心力衰竭、高胆红素血症和血管内血栓的形成。而供血者则会出现宫内生长迟滞、贫血和低蛋白血症。由于供血者在宫内的慢性肾血流灌注不足可造成肾功能不全和/或肾小管细胞畸形[48]。当婴儿出现贫血时，应当鉴别是否还存在其他的病因，如母亲的出血。

妊娠期TTTS的诊治包括进行多次的羊膜穿刺、激光切除吻合血管、羊膜切开、堕胎、把双胎输血中受者的血输注给贫血的供者[86]；在少数病例中，减少羊水比激光切除羊膜更能提高患儿的生存率，而在大多数病例中，情况则正好相反。

产后，红细胞增多症及贫血的临床治疗与罹患相同疾病的单胎产儿相似（第30章）。除此之外，接受输血的患儿还可能存在短期或长期的心血管疾患[46]。严重的右室流出道梗阻往往需要在婴儿期接受瓣膜切开的手术治疗。

不论双胎中的供血者是否死亡，临床上TTTS造成大脑损害的危险性都相对较高，通常是由于脑室周围白质软化，虽然当出现双胎中的一个胎死腹中时，这一危险性将会毋庸置疑地上升。

在澳大利亚与新西兰，从1995～1998年间，人们记录了112例TTTS。一共有27%的患儿头颅超声检查结果显示异常，其中10%的患儿出现脑室周围白质软化[26]。Cincotta等[20]报道在17例双胎妊娠中有17%的TTTS患儿出现脑室周围白质软化，其中5例发生在双胎中一个胎死腹中的情况。国际羊水减少登记处报道了从1990－1998年，223例双胞胎在孕28周之前即被诊断TTTS，并通过减少羊水的方法得以积极地治疗[61]。对于血红蛋白存在差异的双胞胎，其头颅超声检查结果异常的可能性会相应增高，24%的受者与25%供者的检查结果提示高度异常。Haverkamp等[37]发现，在TTTS中受者的脑室周围白质软化的发生率高，受者为5/19，而供者为0/21。40例在宫内出现TTTS的双胞胎中，仅有18例生后的神经系统发育情况完全正常。

单羊膜双胞胎

单羊膜(MA)双胞胎发生于MZ，是由于单个受精卵直到受精后2周末的时间才出现分裂的原因。MA在受精后的6周形成，形成MA是由于只存在一个卵黄囊及双胎之间缺乏隔膜。在MZ中约有1%为MA双胞胎。过去的一些报道称MA双胞胎在围生期的死亡率高达30%～70%[3]，但是在妊娠的4～6月被诊断为MA双胞胎的病例中，其围生期的死亡率仅为10%。尽管如此，MA双胞胎仍被认为是妊娠的危险因素，对于产科医师及新生儿学家而言，它的危险程度等同于胎儿宫内死亡及早产相关并发症。在MA双胎妊娠中造成胎儿死亡的主要原因是脐带缠绕以至于脐带受压。

目前还没有有关MA妊娠处治的随机试验，但是在对文献和个人交流的回顾性研究[3]中，显现了一些被用于临床以降低脐带受压的经验性约定俗成的处理方法。（由于脐带缠绕的现象一般不会出现在怀孕的前3个月，所以是可以从根本上得以避免的。）处理方法中包括在妊娠的特定阶段（30～34周），无论是否已预防性地应用肾上腺皮质激素，均予以实行计划性的剖宫产。一些中心建议从孕25周起即住院进行持续的临床监测。目前，一些减少羊水过多的治疗方法，如应用舒林酸或吲哚美辛，正在临床试验阶段，因为羊水过多就会使胎儿的活动增加，因此也就增加了脐带缠绕、受压的危险。在MA妊娠中，胎盘表面的静脉吻合多见[5]而TTTS的发生并不多见。

先天性畸形

研究发现，一般与单胎相比，先天性畸形的发生在多胎中更为普遍[53]。造成这一明显差异的因素包括用于定义死胎的妊娠标准、畸形的研究范围、罹患的几率及彻底的检查、多胎间的关系、妊娠的年龄及受精卵的分布。

先天性畸形的增多在MZ中并不明显[21]。先天性畸形会相当程度上改变双胞胎间的一致性，但事实上，双胞胎间的不一致性更为普遍，即使是在MZ中也是如此[53]。有人认为，在一些MZ中出现的先天性畸形与单绒膜胎盘不能给双胞胎提供理想的生存环境相关[21,62]。

双胞胎的先天性畸形往往会带来一些意想不到的左右为难的情况。不仅是在孩子出生前孕母就要接受相关的治疗，而且当其中一个孩子出现无法医治的严重畸形时，可能要面临是否选择堕胎的尴尬，给产科医师和孩子们的父母造成抉择上的困难[13]。

仅仅出现在多胎妊娠中的先天性畸形

仅仅出现在多胎妊娠中的先天性畸形包括联体儿、胎中胎、无心畸形和纸样儿。

联体儿

联体儿的发生率在多胎妊娠中约为1/50 000[90]。他们是MZ双胞胎妊娠受精卵不完全分裂的一种形式。在联体儿中其他先天畸形的发生几率增加提示其发生可能与胚胎形成时发育障碍有关[28]。

目前引起联体儿的病因仍不十分明了，但联体儿在女婴中更为多见[7,63,90]。联体儿在三胞胎[76]和在非洲一些地区[90]的发生率有所增加。也有人报道，联体儿的发生呈现季节性集积的特点[63]。

联体儿相互连接的地方各不相同。胸部联合是临床最为常见的形式，约占70%[28,75]。

联体儿必然引起一些伦理学上的争论，特别是在进行外科分离手术时，像“哪一个孩子的生命更有价值”的问题经常会摆在人们的面前[73]。

双胎反向动脉灌注

双胎反向动脉灌注（TRAP），以前被认为与无心畸形或是同胎盘寄生胎有关，这种畸形在出生的双胞胎中约占1/30 000～1/35 000[34]。其表现形式多种多样，可从一块无定型的组织到未完全发育的胎儿。由于胎儿间不均衡的血液循环造成其中一个心脏萎缩或是在最初阶段的发育障碍都被认为是TRAP的发病机制。

如果患有无心畸形的胎儿能够存活，那么他一定是分享了双胎中另一个（通常是正常的）的循环血供，TRAP仅发生于单绒膜双胎妊娠，因此也仅发生于MZ。在一个病例中，一个产妇生下了一对双胞胎，其中一个是具有三倍体核型(70XXX+15)的无心畸形，另一个是拥有正常男性染色体核型的孩子，二者共有一个单绒膜胎盘[8]。这一性别上的不一致可能是由于极体双生所致。

通常，在双胞胎中出现性别不同的TRAP双胞胎的比例是比较低的[45]。目前认为高龄妊娠[31]与无心畸胎出现三倍体相关[77]。

相对而言，很少有人会关注那个在TRAP中泵血的孩子。他们出现先天性畸形的比率惊人地高[76]，即使他们的生长发育有可能是正常的，这些孩子也会有将近50%的高死亡率，这通常是在宫内就出现的心功能不全和早产结合的结果[84]。无心畸形的双胞胎之一的大小与泵血的双胞胎之一有关，由于他们的早产率及在相对较高的出生体重比值情况下的死亡率，大大影响了围生期的相关统计结果[65]。目前，围生期的管理应当得以大大地改进，像这样的问题是能够被常规的产前B超检查所发现的。通过宫内治疗可以改善泵血胎儿的心功能不全，以及通过羊膜穿刺术或是应用吲哚美辛来治疗羊水过多。最近，各种各样的方法，包括栓塞术和激光凝固术，被临床用于无心畸形双胞胎的治疗中。

一个胎儿的死亡

目前，对于可能引起单绒膜双胞胎宫内死亡的危险因素引起了人们极大的重视。在存活双胞胎中所出现的许多畸形都得以报道[53]，这些畸形的发生似乎取决于发生死胎的不同妊娠阶段[40]。在对已报道的53例病例的回顾性研究中发现，当多胎妊娠中一个胎儿死亡后对残存的胎儿造成中枢神经系统的损害是最为常见的并发症（72%），其次是呼吸系统（19%）、肾（15%）和肺（8%）[82]。心脏畸形的发生[23]及皮肤发育不良[60]的情况也有报道。由于死胎的血管阻力下降可能引起残存的胎儿一过性低血压，从而引起缺氧的发生，如果缺氧不是致命的话，就可能造成以上这些损害[32]。

染色体异常

在DZ双胞胎中染色体不一致的情况十分常见，但奇怪的是，在MZ双胞胎中也偶尔发生这种情况[74]。双胞胎们都是异核体，目前对这一现象的假设是由于在双胞胎形成过程中同源染色体的分布不均匀。同时，异核体XY/XO也正是对偶然出现的不同性别的MZ双胞胎的临床解释[74]。

Klinefelter综合征较多见于双胞胎及他们的亲属中[79]。人们发现在双胞胎Turner综合征[19]以及在父母双方的家庭成员中患有Turner综合征[67]的双胞胎中Turner综合征的发生率有所增加。Carothers等[19]认为也许存在合子后形成双胎的共同机制和X染色体丢失。在MZ双胞胎中遗传物质的不一致与许多机制有关[36,58]。X染色体失活可能是在MZ双胞胎中出现像Duchenne肌萎缩症等遗传性障碍的原因。

一些畸形，像食管闭锁[85]和心脏畸形[18]在双胞胎中更为常见。在MZ双胞胎中2个孩子的心脏畸形类型往往是不同的，暗示着这些畸形的发生可能与MZ双胎妊娠过程中的某些特异性相关。TTTS综合征与接受输血的胎儿的心脏畸形相关(见第9章)，但这也同样提示人们对双胞胎中一个孩子的干扰可能会同时影响到另一个孩子[18]。

药物或宫内感染的致畸作用可能会造成双胞胎间不同的表达[16]。这可能是因为胎儿们的易感性不同所造成的。在一些病例中，当药物致畸作用被严格地限定时，如在限用镇静药的病例中，双胞胎间的不一致可能是由于在胚胎发育的早期或末期的敏感阶段受到伤害所致。DZ双胞胎2个卵子的受精可以相差几天的时间，其中的一个胚胎可能因为延迟受精或是提前发育的原因而躲过伤害。

围生期死亡率

有关多胎儿围生期死亡率的资料使人们感到迷惑。如果在孕24周之前娩出双胎，其中一个存活而另一个为死胎，死亡的那一个将不被登记在案。因此一些胎龄过小的双胞胎早产儿将被记录为单胎儿（或是低级的双胞胎）。相反的情况也有发生。如果一个已经死亡的胎儿，包括纸样儿，与一个孕龄超过24周的活婴同时娩出，那么他将作为死胎而被登记，尽管胚胎死亡可能是数周前就已经发生的。

虽然在近几年，双胞胎围生期死亡率比单胎死亡率降低得更加明显[71]，三胎死亡率的降低则更为明显，但仍然存在巨大的差距[44,56]。双胞胎围生期死亡率比单胎高出4倍，三胞胎的更高，是单胎围生期死亡率的4～9倍。多胞胎孕期死亡的主要原因是因为早产，正是由于这个原因，与单胎比较，双胞胎的出生婴儿死亡率比宫内死亡率相对更高。然而，双胞胎的宫内死亡率仍然比单胎的宫内死亡率高出3倍，其中因TTTS而死亡的胎儿占有很大的比例。随着MZ中一个胎儿的死亡，另一个出现宫内死亡的危险下降了20%，但在新生儿期的死亡几率则上升了1倍[88]。

但是对出生体重进行调整后，在出生体重为1000～2500g的低出生体重组中，双胞胎比单胎儿活得更好[27,71,88]。这或许是因为与单胎具有相同出生体重的双胞胎的胎龄往往较大。只有在出生体重超过2500g组中，双胞胎的死亡率才会高于单胎的死亡率。

学者们发现，大多数情况下，当然并不是在所有的情况下，第二个出生的孩子往往更容易死亡及患病。无论受精卵的类型，男孩们的情况没有女孩们的好。2个均为男孩的双胞胎的围生期死亡率最高，在不同性别的双胞胎中，男孩亦较容易死亡。MZ 的死亡率要高于 DZ，最近的一项研究显示上述现象仅出现在那些单绒膜双胞胎中[55]。TTTS 与此密切相关；单羊膜双胎间的脐带绕颈及一些致命畸形的高发生率，例如无心畸形，进一步增加了单绒膜双胞胎的围生期死亡率。

由于对于不孕症的治疗而造成的双胎妊娠与自然受孕的双胎妊娠相比，更容易出现早产和低出生体重的情况[49]，而且前者围生期的死亡率也较高[42]。其中的原因仍不清楚，不过父母们无法自然受孕的原因可能会与此相关。

围生期的丧子之痛

对于失去双胎之一的父母们而言，他们要面对的是一个特殊的问题[15,52]。在面对丧子之痛的同时经历着一个新生命的诞生所带来的喜悦。因为仍旧有一个存活的孩子，如果这一点被承认的话，那么他们失去一个孩子的痛苦通常都被大大减少。

父母们往往没有勇气谈及已经死亡的那个孩子。他们把注意力放在健康的孩子身上，而把死于腹中的婴儿排除在外。孩子的夭折也会使母亲把死胎理想化（她的天使宝贝），从而对健在的孩子避而远之，特别是当健在的孩子由于患病或是捣乱的行为而难以亲近时。

对双胞胎情感投入得越多，丧子后的失望也就越多。母亲们一定会觉得遗憾，有时也会产生罪恶感。朋友间或是医务人员暗示，那个孩子的死亡对大家都好，即使逻辑上确实如此，也会增加母亲们的罪恶感。双胞胎的关系对仍然健在的那个孩子也非常重要，并且一直持续到他成年。这个关系将对那个健在的孩子和他的父母对之前那个小生命的挂念产生暗示作用[89]。

有些父母无法在他们的脑海中将两个孩子进行区分。而有些则会认为那个死去的孩子根本就不曾存在——个虚拟的孩子。孩子的遗物，像孩子们在一起的照片或是超声扫描的结果对混乱的情感会有所帮助。给死去的孩子取一个名字不仅可以帮助区分两个孩子，而且当向健在的那个孩子（应该时常对他谈起）谈及他的双胞胎手足时也会显得较为容易。

血液及胎盘的标本应当被保存，以便用于对受精卵的类型进行区分。即使是一个孩子已经死了，父母们也会想知道他们的双胞胎是否是完全相同的。受精卵也可以在有关先天性畸形和再怀一对双胞胎的概率等问题上提供重要的基因学依据。

在两个孩子共同出生的地方，其中的一个孩子即将永远地离开，这时全家人应当鼓起勇气，留出特别的时间与他相处，从而创造珍贵的记忆，与此同时，父母们也会得到安慰，因为他们已经给予这个孩子他们所能给予的所有的爱和关怀。这时应当尽可能快地拍下一张两个孩子在一起的照片（如果父母们愿意的话，可以拍摄下一张全家合影）。

如果在小于孕 24 周的时候产下双胞胎，其中一个出生后即死亡（并以流产记录在案），一个得以存活，对于在法律上是否对死胎予以承认的矛盾将增加父母们的困扰。

大多数情况下，即使另一个孩子胎死腹中，母亲们仍然会把健在的那个孩子当成是双胞胎来看待。许多父母对于能够追忆他们所失去的那个孩子的机会是非常欢迎的，尤其是可以与当时的医务人员一起纪念，因为他们也许是唯一认识那个孩子的人。许多年以后，他们依然会对有关他们及健在的那个孩子对于死去的那个孩子的情感调查表示感激。

在选择堕胎方法来淘汰畸形的双胞胎方面，越来越多的父母能够面对由此带来的丧子之痛。他们的悲伤会很深，但也会被延迟到生下健康的孩子之后方才流露。对那个胎儿的尊敬及认可对父母们而言非常重要[13]。

父母们对于多胎妊娠中正常胎儿丧失的反应相差很大[12]。有些可及时调整情绪以迎接其余两个（或一个）孩子的降临；有些则需要对援助者宣泄他们对于死去的孩子或是理应得到更多健康孩子的罪恶感及悲伤情绪；还有些父母则是不希望此事被提及，特别是在他们尚未将这一消息告诉家人的时候。

社会因素

很少有人能真正做好充分的心理及现实生活中的准备工作，以便从容地迎接不止一个新生命的降临，再加上需要养育多个孩子所带来的经济负担，生育多胞胎的父母需要人们给予更多的理解[11,33,81,83]。他们经常会面对的不仅是如何照顾、如何与孩子们交流的问题，还有两个孩子都是低出生体重的早产儿以及其他新生儿期的许多问题都会接踵而至。而且，许多刚出生的双胞胎因为在新生儿期需要进一步的护理，会把他们与母亲分开。如果两个孩子住在不同的病房，对母亲而言会非常难办，可能会对距离自己较远的暖箱中的孩子造成疏忽。

如果其中的一个孩子很难缠，母亲们通常会因为无法给予两个孩子同等的关注而感到内疚。在婴儿们需要更多关心与照顾的阶段，人们应当给予母亲们相应的安慰。

如果孩子们很难被区分，那么这会对母亲与孩子间关系的建立带来阻碍。孩子们应当能够被容易地识别，并且应当称呼他们的姓名。婴儿床应当放置于父母的视线范围之内，以与孩子相互间保持联系。同样，父母们应当不顾朋友及亲属们疑义，勇敢地给孩子们穿上不一样的衣服。双胞胎的名字，像 Joy 和 Jay 或是 Robert 和 Roberta 的情况最好能避免，以尊重孩子们个性特质的发展。

通过长期的努力得以建立起母亲与双胞胎之间的早期联系。与早产单胎的母亲相比，早产双胎的母亲对于孩子们的回应较少，对孩子们所发出的确切的信号及哭声的敏感度也较低。同时早产双胎的母亲们与孩子们之间的身体接触也较少，她们也不太会对孩子们说话。在 1 岁半的时候，双胞胎们认知能力的发展要落后于同年龄的单胎儿童，由于新生儿期孩子们在支配方面及母亲们在行为上的不同表现，当孩子们在 18 个月大的时候，在生长发育上所出现的差距在当时是能够被预见到的[70]。

一个孩子也许能够比另一个孩子提前出院，但是考虑到孩子们的先后出院可能会给后出院的孩子与母亲的联系方面造成损害，医院一般都努力使两个孩子能够同时出院。而且，对于一对学龄期的双胞胎，提前出院也是影响孩子自尊心的重要因素[38]。如果由于病情的关系，两个孩子不可能同时出院，应当鼓励并帮助父母探望仍在医院接受治疗的那个孩子。同时还应提供方便，让健康的孩子与父母一起前来探望。

喂养

对于双胞胎的母亲而言，建立最为方便的、令人满意的喂养方式对她自己和孩子们都十分重要[51]。在很多父母的记忆中，喂养双胞胎的过程是一段失败的、使人疲惫不堪的时期。这使许多原本计划母乳喂养的父母感到非常失望。

有些父母采用人工喂养的方式，这样使得其他人也能帮着他们喂养孩子，比起其他的关心方式，这给他们带来了更为实际的帮助。我们应当对一个愿意尝试母乳喂养的母亲给予极大的鼓励并提供实际的帮助。许多母亲是有能力以母乳喂养的方式喂养自己的孩子的，在怀孕的过程中就应当有相关的人员帮助她们做好相应的准备[30,51]，包括母婴间的情感交流，这与在孩子出生后为她们提供帮助同样的重要。应当没有一个母亲能在没有帮助的情况下同时喂养自己的两个孩子。

是将孩子一起喂养还是分开喂养，这取决于母亲的个人喜好和实际情况。没有人对这两种喂养方式进行过比较。许多人都觉得在有能力进行母乳喂养之前，将孩子们分开喂养较为方便而可行。

共用一张小床

许多父母在新生儿期及婴儿期的前几个月时间里给孩子们共用一张小床。最初的研究表明这样做更易使孩子们同作同息，而且生长发育的情况也较接近[68]。还有报道称对早产双胞胎而言，共用一张小床可促进彼此的增重并且缩短住院的时间[24]。近来的一项研究发现同床的新生儿不易出现核心体温上升及氧饱和度下降（Ball 等，个人通讯）。目前没有证据能够证明双胞胎共用一张小床会增加婴儿猝死综合征的发生，有趣的是有人发现在一些早产儿中，孩子们彼此间的身体接触可减少屏气发作的频率。而且同睡在一张小床上的婴儿能在父母的卧室中待得更久。

参考文献

1. Alexander G R, Kogan M, Martin J, Papiernik E 1998 What are the fetal growth patterns of singletons, twins and triplets in the United States? Clinical Obstetrics and Gynecology 41: 114–125
2. Allen G, Parisi P 1990 Trends in monozygotic and dizygotic twinning rates by maternal age and parity. Further analysis of Italian data, 1949–1985, and rediscussion of US data, 1964–1985. Acta Geneticae Medicae et Gemellologiae 39: 317–328
3. Allen V M, Windrim R, Barrett J, Ohlsson A 2001 Management of monoamniotic twin pregnancies: a case series and systematic review of the literature. British Journal of Obstetrics and Gynaecology 108: 931–936
4. Ananth C V, Vintzileos A M, Shen-Schwarz S, Smulian J C, Lai W L 1998 Standards of birthweight in twin gestations stratified by placental chorionicity. Obstetrics and Gynecology 91: 917–924
5. Bajoria R 1998. Abundant vascular anastomoses in monoamniotic versus diamniotic monochorionic placentas. American Journal of Obstetrics and Gynaecology 179: 788–793
6. Bajoria R, Wigglesworth J, Fisk N 1995 Angioarchitecture of monochorionic placentas in relation to the twin twin transfusion syndrome. American Journal of Obstetrics and Gynecology 172: 856–863
7. Benirschke K, Kim C K 1973 Multiple pregnancy. New England Journal of Medicine 288: 1329–1336
8. Bieber F R, Nance W E, Morton C C et al 1981 Genetic studies of an acardiac monster: evidence of polar body twinning in man. Science 214: 775–777
9. Blickstein I 2002 Normal and abnormal growth in multiples. Seminars in Neonatology 7: 177–185
10. Blickstein I, Jones C, Keith L G 2003 Zygotic splitting rates following single embryo transfers in in-vitro fertilization. New England Journal of Medicine 348: 2366–2367
11. Botting B J, Macfarlane A J, Price F V (eds) 1990 Three four and more. A study of triplets and higher order births. HMSO, London
12. Bryan E 2002 Loss in higher multiple pregnancy and multifetal pregnancy reduction. Twin Research 5: 169–174
13. Bryan E 2004 Problems surrounding selective feticide. In: Abramsky L, Chapple J (eds) Prenatal diagnosis. The human side. London, Chapman & Hall
14. Bryan E M 1986 The intrauterine hazards of twins. Archives of Disease in Childhood 61: 1044–1045
15. Bryan E M 1995 Perinatal bereavement after the loss of a twin. In: Ward H, Whittle M (eds) Multiple pregnancy. RCOG Press, London, ch 19, pp 186–195
16. Bryan E M, Little J, Burn J 1987 Congenital anomalies in twins. Baillière's Clinical Obstetrics and Gynaecology 1: 697–721
17. Buckler J M H, Green M 1994 Birth weight and head circumference standards for English twins. Archives of Disease in Childhood 71: 516–521
18. Burn J, Corney G 1984 Congenital heart defects and twinning. Acta Geneticae Medicae et Gemellologiae 33: 61–69
19. Carothers A D, Frackiewicz A, deMey R et al 1980 A collaborative study of the aetiology of Turner syndrome. Annals of Human Genetics 43: 355–368
20. Cincotta R B, Gray P H, Phythian G, Rogers Y M, Chan F Y 2000 Long term outcome of twin – twin transfusion syndrome. Archives of Disease in Childhood. 83: F171–F176.
21. Corney G, MacGillivray I, Campbell D M, Thompson B, Little J 1983 Congenital anomalies in twins in Aberdeen and North-East Scotland. Acta Geneticae Medicae et Gemellologiae 28: 353–360
22. Corney G, Robson E B, Strong S J 1972 The effects of zygosity on the birthweight of twins. Annals of Human Genetics 36: 45–59
23. Daw E 1983 Fetus papyraceus – 11 cases. Postgraduate Medical Journal 59: 598–600
24. DellaPorta K, Aforismo D, Butler-O'Hara M 1998. Co-bedding of twins in the neonatal intensive care unit. Pediatric Nursing 24: 529–531
25. Derom R, Derom C, Vlietinck R. 2000 The risk of monozygotic twinning. In: Blickstein I, Keith L G.(eds) Iatrogenic multiple pregnancy. London, Parthenon Press, ch 2, pp 9–19.
26. Dickinson J E, Evans S F 2000. Obstetric and perinatal outcomes from the Australian and New Zealand twin – twin transfusion syndrome registry. American Journal of Obstetrics and Gynecology 182, 706–712.
27. Dunn A, Macfarlane A 1996 Recent trends in the incidence of multiple births and associated mortality in England and Wales. Archives of Disease in Childhood 75: F10–F19
28. Edmonds D E, Layde P M 1982 Conjoined twins in the United States 1970–1977. Teratology 25: 301–308
29. Fisk N, Bryan E 1993 Routine prenatal determination of chorionicity in multiple gestation: a plea to the obstetrician. British Journal of Obstetrics and Gynaecology 100: 975–977
30. Flidel-Rimon O, Shinwell E S 2002 Breast-feeding multiples. Seminars in Neonatology 7: 231–239
31. Frutiger P 1969 Zum Problem der Akardie. Acta Anatomica (Basle) 74: 505–531
32. Fusi L, McParland P, Fisk N, Nicolini U, Wigglesworth J. 1991 Acute twin–twin transfusion: a possible mechanism for brain-damaged survivors after intrauterine death of a monochorionic twins. Obstetrics and Gynecology 78: 517–520
33. Garel M, Salobir C, Blondel B 1997 Psychological consequences of having triplets: a 4-year follow-up study. Fertility and Sterility 67: 1162–1165
34. Gillim D L, Hendricks C H 1953 Holoacardius: review of the literature and a case report. Obstetrics and Gynecology 2: 647–653
35. Gliniania S V, Skjaerven R, Magnus P 2000 Birthweight percentiles by gestation age in multiple births – a population-based study of Norwegian twins and triplets. Acta Obstetricia et Gynecologica Scandinavica 79: 450–458
36. Gringras P, Chen W 2001 Mechanisms for differences in monozygous twins. Early Human Development 64: 105–117
37. Haverkamp F, Lex C, Hanisch C, Fahnenstich H, Zerres K 2001 Neurodevelopmental risks in twin-to-twin transfusion syndrome: preliminary findings. European Journal of Paediatric Neurology 5: 221–227
38. Hay D A, O'Brien P J 1987 Early influences on the school social adjustment of twins. Acta Geneticae Medicae Gemellologiae 36: 239–248
39. Hill A V S, Jeffreys A J 1985 Use of minisatellite DNA probes for determination of twin zygosity at birth. Lancet 2: 1394–1395
40. Hoyme H E, Higginbottom M C, Jones K L 1981 Vascular etiology of disruptive structural defects in monozygotic twins. Pediatrics 67: 288–291
41. Human Fertilisation and Embryology Authority 2002 The HFEA patients guide to infertility and IVF and the patients guide for DI. London HFEA
42. Hurst Y, Lancaster P 2001 Assisted conception in Australia and New Zealand 1999 and 2000 (Assisted Conception Series no 6). AIHW, Sydney
43. Imaizumi Y 1997 Trends of twinning rates in ten countries, 1972–1996. Acta Geneticae Medicae Gemellologiae 46: 209–218
44. Imaizumi Y 2003 Perinatal mortality in triplet births in Japan: time trends and factors influencing mortality. Twin Research 6: 1–6
45. James W H 1978 A note on the epidemiology of acardiac monsters. Teratology 16: 211–216
46. Karatza A A, Wolfenden J L, Taylor M J O, Wee L, Fisk N M, Gardiner H M 2002 The influence of twin–twin transfusion syndrome on fetal cardiovascular structure and function: prospective study of 136 monochorionic twins. Heart 88: 271–277
47. Kiely J L, Kiely M 2001 Epidemiological trends in multiple births in the United States, 1971–1998. Twin Research 3: 131–133
48. Kriegsmann J, Coerdt W, Kommoss F, Beetz R, Hallermann C, Muntefering H 2000 Renal tubular dysgenesis (RTD) – an important cause of the oligohydramnion-sequence. Report of 3 cases and review of the literature. Pathology, Research and Practice 196: 861–865
49. Lambalk C B, van Hooff M 2001 Natural versus induced twinning and pregnancy outcome: a Dutch nationwide survey of primiparous dizygotic twin deliveries. Fertility and Sterility 75: 731–736
50. Landy H J, Weiner S, Corson S L, Batzer F R, Bolognese R J 1986 The 'vanishing twin': ultrasonic assessment of fetal disappearance in the first trimester. American Journal of Obstetrics and Gynecology 155: 14–19
51. Leonard L G 2003 Breastfeeding rights of multiple birth families and guidelines for health professionals. Twin Research 6: 34–45
52. Lewis E, Bryan E M 1988 Management of perinatal loss of a twin. British Medical Journal 297: 1321–1323
53. Little J, Bryan E M 1988 Congenital anomalies in twins. In: MacGillivray I, Campbell D, Thompson B (eds) Twinning and twins. John Wiley, Chichester, pp 207–240
54. Liu Y C, Blair E 2002 Predicted birthweight for singletons and twins. Twin Research 5: 529–537
55. Loos R, Derom C, Vlietinck R, Derom R 1998 The East Flanders Prospective Twin Survey (Belgium): a population-based register. Twin Research 1: 167–175
56. MacFarlane A, Mogford M 2000 Characteristics of babies. In: Macfarlane A, Mogford M (eds) Birth counts. The Stationery Office, London, ch 6, pp 165–189

57. MacGillivray I, Samphier M, Little J 1988 Factors affecting twinning. In: MacGillivray I, Campbell D M, Thompson B (eds) Twinning and twins. John Wiley, Chichester, pp 67–93
58. Machin G A 1996 Some causes of genotypic and phenotypic discordance in monozygotic twin pairs. American Journal of Medical Genetics 61: 216–228
59. Mahieu-Caputo D, Muller F, Joly D et al 2001 Pathogenesis of twin–twin transfusion syndrome: the rennin – angiotensin system hypothesis. Fetal Diagnosis and Therapy 16: 241–244
60. Mannino F L, Jones K L, Benirschke K 1977 Congenital skin defects and fetus papyraceus. Journal of Pediatrics 91: 559–564
61. Mari G, Roberts A, Detti L et al 2001 Perinatal morbidity and mortality rates in severe twin–twin transfusion syndrome: results of the international amnioreduction registry. American Journal of Obstetrics and Gynecology 185: 708–715
62. Melnick M, Myrianthopoulos N C 1979 The effects of chorion type on normal and abnormal developmental variation in monozygous twins. American Journal of Medical Genetics 4: 147–156
63. Milham S 1966 Symmetrical conjoined twins: an analysis of the birth records of 22 sets. Journal of Pediatrics 69: 643–647
64. Min S J, Luke B, Gillespie B et al 2000 Birthweight references for twins. American Journal of Obstetrics and Gynecology 182: 1250–1257
65. Moore T R, Gale S, Benirschke K 1990 Perinatal outcome of forty-nine pregnancies complicated by acardiac twinning. American Journal of Obstetrics and Gynecology 163: 907–912
66. Multiple Births Foundation 1997 Are they identical? Zygosity determination for twins, triplets and more. MBF, London
67. Nielsen J, Dahl G 1976 Twins in the sibships and parental sibships of women with Turner's syndrome. Clinical Genetics 10: 93–96
68. Nyqvist K H, Lutes L M 1998 Co-bedding twins: a developmentally supportive care strategy. Journal of Obstetrics and Gynecology Neonatal Nursing 27: 450–456
69. Office of National Statistics 2001 Series DH3 no 32. ONS, London
70. Ostfeld B M, Smith R H, Hiatt M, Hegyi T 2000 Maternal behaviour toward premature twins: implications for development. Twin Research 3: 234–241
71. Parker J D, Schoendorf K C, Kiely J K 2001 A comparison of recent trends in infant mortality among twins and singletons. Paediatrics and Perinatal Epidemiology 15: 12–18
72. Pharoah P O D, Anand D, Platt M J, Briscoe L 2001 Epidemiology of the vanishing twins. Twin Research 4: 202
73. Reijal A-L R, Nazer H M, Abu-Osba Y K, Rifai A, Ahmed S 1992 Conjoined twins: medical, surgical and ethical challenges. Australia and New Zealand Journal of Surgery 62: 287–291
74. Riekhof P L, Horton W A, Harris D J, Schimke R N 1972 Monozygotic twins with the Turner syndrome. American Journal of Obstetrics and Gynecology 112: 59–61
75. Rudolph A J, Michaels J P, Nichols B L 1967 Obstetric management of conjoined twins. In: Bergsme D (ed) Conjoined twins. D Birth Defects Original Article Series III. National Foundation March of Dimes, New York
76. Schinzel A A G L, Smith D W, Miller J R 1979 Monozygotic twinning and structural defects. Journal of Pediatrics 95: 921–930
77. Scott J M, Ferguson-Smith M A 1973 Heterokaryotypic monozygotic twins and the acardiac monster. Journal of Obstetrics and Gynaecology of the British Commonwealth 80: 52–59
78. Segreti W D, Winter P M, Nance W E 1979 Familial studies of monozygotic twinning. In: Nance W E, Allens G, Parisi P (eds) Twin research. Biology and epidemiology. Allan R Liss, New York, pp 55–60
79. Soltan H C 1968 Genetic characteristics of families of XO and XXY patients, including evidence of source of X chromosomes in 7 aneuploid patients. Journal of Medical Genetics 5: 173–180
80. Souter V L, Kapur T P, Nyholt D R et al 2003 A report of dizygous monochorionic twins. New England Journal of Medicine 349: 154–158
81. Spillman J R 1992 A study of maternity provision in the UK in response to the needs of families who have a multiple birth. Acta Geneticae Medicae et Gemellologiae 41: 353–364
82. Szymonowicz W, Preston H, Yu V Y H 1986 The surviving monozygotic twin. Archives of Disease in Childhood 61: 454–458
83. Taylor E M, Emery J L 1988 Maternal stress, family and health care of twins. Children and Society 4: 351–366
84. Van Allen M I, Smith D W, Shepard T H 1983 Twin reversed arterial perfusion (TRAP) sequence: a study of 14 twin pregnancies with acardius. Seminars in Perinatology 7: 285–293
85. Van Staey M, De Bie S, Matton M T, De Roose J 1984 Familial congenital esophageal atresia. Personal case report and review of the literature. Human Genetics 66: 260–266
86. Wee L Y, Fisk N M 2002 The twin–twin transfusion syndrome. Seminars in Neonatology 7: 187–202
87. Weissman A, Achiron R, Lipitz S, Blickstein I, Mashiach S 1994 The first trimester growth-discordant twin: an ominous prenatal finding. Obstetrics and Gynecology 84: 110–11470
88. West C R, Adi Y, Pharoah P O D 1999 Fetal and infant death in mono- and di-zygotic twins in England and Wales 1982–91. Archives of Disease in Childhood Neonatal and Fetal Edition 80: F217–F220
89. Woodward J 1998 The lone twin. Understanding twin bereavement and loss. Free Association Books, London
90. Zake E Z N 1984 Case reports of 16 sets of conjoined twins from a Uganda hospital. Acta Geneticae Medicae et Gemellologiae 33: 75–80

扩展阅读

Bryan E, Denton J, Hallett F 2001 Guidelines for professionals: multiple births and their impact on families. Multiple Births Foundation, London

第24章

药理学

Imti Choonara, John McIntyre, Sharon Conroy

引言

药物对于降低新生儿死亡率和发病率起了非常重要的作用。在本书的其他章节中将讨论抗生素、麻醉药、肺表面活性物质和抗惊厥药的作用。

临床的新生儿专科医师并不必要是个临床药理学专家。然而，了解一些关于新生儿体重和胎龄相关的应用药物的基础药理知识是有好处的，以便我们能够处理新生儿的一些临床和操作问题。

新生儿药物毒性的历史

人类历史上一些最为重要的关于药物毒性的事例是发生在新生儿或发育中的胎儿身上的。这些病例说明了新生儿和成人在药物吸收、分布、代谢、毒性以及药物配方上的区别（见表 24.1）。

经皮肤的毒性

人类最早认识到的药物毒性作用是发生于 1886 年的高铁血红蛋白血症，这是由于苯胺染料所导致的事件。厂家用染料将名字（Marylebone 制造厂）印在新生儿尿片上。十个新生儿在经皮吸收染料后发生了发绀。数月后发生了另外一次暴发，才发现疾病与染料的关系[11]。之后还有数起在经皮吸收苯胺后婴儿出现了发绀。

当会阴部皮肤长时间接触潮湿的尿片后，化合物的吸收将增强。相对儿童和成人，新生儿体表面积和体重的比值较大，导致了他们更容易暴露于外用的药物 / 化学物。此外皮肤含水量较多以及皮肤表皮层薄使小分子容易经皮扩散。还有其他一些新生儿经皮吸收药物的毒性作用，包括使用六氯酚后导致了神经毒性反应，以及使用外用碘后导致了甲状腺功能低下[11]。

蛋白结合和磺胺类药物

在 1956 年，Silverman 和他的同事报道了两组接受不同抗生素治疗的早产儿的死亡率和核黄疸的发生率[11]。一组接受青霉素和磺胺二甲基异嘧唑的新生儿与另一组接受土霉素的新生儿相比，死亡率显著增高。直到

表24.1 一些新生儿药物毒性的重要例子

发生年份	药物/成分	毒性作用	机制
1886	苯胺染料	高铁血红蛋白血症	经皮吸收
1956	磺胺二甲基异嘧唑	核黄疸	胆红素被从血浆蛋白置换
1959	氯霉素	灰婴综合征	代谢受损
1961	沙利度胺	海豹肢症	胎儿产生致畸的代谢物
1982	氯化钠/水	酒精中毒	药物配方问题
1984	维生素 E	凝血性疾病，肝肾功能衰竭	药物配方问题?
1998	西沙比利	心律失常	药物间相互作用

十年之后实验室研究才证实了磺胺二甲基异噁唑能够与胆红素竞争与白蛋白的结合，因为它有更强的亲和力。因此导致患病早产儿游离胆红素浓度显著上升，引起核黄疸。总胆红素的平均血浆浓度两组相同，对于那些发生核黄疸的同样如此。这个不幸的药物不良反应事件证实了考虑新生儿药物蛋白结合的重要性。对于非常危重的早产儿尤其如此，他们血浆胆红素浓度非常高，同时由于葡萄糖醛酸转移酶活性降低，可以伴随胆红素代谢和分泌能力的障碍。

代谢受损和氯霉素

在1959年，报道了灰婴综合征与应用抗生素氯霉素有关系。新生儿出现腹胀、呕吐、发绀、心血管系统衰竭、呼吸不规律，最后导致死亡[11]。次年，药代动力学的研究显示了新生儿没有儿童和成人那样的能力来代谢氯霉素。这是由于不能使氯霉素葡萄糖醛酸化，将氯霉素剂量减半就能够预防灰婴综合征的发生。认识到新生儿药物代谢能力的有限性，使我们应用其他药物时更注意剂量合理性。

沙利度胺和致畸性

仅仅在许多新生儿死于氯霉素应用后2年，发表在《柳叶刀》杂志的一篇短信报道了应用沙利度胺与新生儿多发畸形有关，特别是可以引起海豹肢症，沙利度胺是用于孕期的止吐或镇静的药物[43]。沙利度胺在健康成人志愿者中的研究是非常安全的。沙利度胺的动物试验最初并没有显示孕鼠用药会导致幼鼠致畸。仔细的回顾性分析显示了沙利度胺对于人类胎儿的作用是有时间特异性的（见表24.2）。之后大鼠中的研究显示了它们是对该药敏感的，但是只有在胎龄12天内服用时。重要的是我们必须意识到人类胚胎和动物试验是有差别的，并且认识到那些各方面特别安全的药物也有可能致畸。

沙利度胺自身是没有致畸性的，而是由于其代谢产物——一羧基和二羧基代谢物是致畸的。然而，这些代谢产物并不能从母体血浆进入胎儿体内。沙利度胺通过胎盘进入胎儿体内，然后代谢产生这些毒性代谢产物[4]。不幸的是在这种情况下，对药物代谢能力有限的胎儿，却能分解代谢这些药物产生致畸性的产物。

药物配方问题

在20世纪80年代，发生了两个关于早产儿的重大悲剧，据认为是由于药物配方而不是药物本身导致的。十个接受机械通气治疗的早产儿出现了中枢神经系统的抑制，伴随肌张力下降、屏气发作和抽搐[22]。这发生在严重酸中毒和多脏器功能衰竭之后，被描述为“握持综合征”。这些新生儿都放置了脐动脉导管，接受多次肝素化无菌注射用生理盐水（氯化钠）来冲洗导管，同时接受了无菌的注射用水。氯化钠和注射用水都含有0.9%苯甲醇。这些死亡的新生儿体内苯甲醇浓度显著增高。

发生中毒事件的新生儿病区停止使用了无菌生理盐水和注射用水配方，再未出现握持综合征。健康成人可以耐受单剂高达30ml的0.9%苯甲醇（约0.5ml/kg）。发生握持综合征的新生儿每天接受了这个剂量的20～50倍。

在1983年，静脉维生素E被认为可以预防早产儿视网膜病变。7个月后，该产品就从市场撤出，因为接受该药治疗后导致了38个新生儿死亡[48]。受累新生儿出现了肝、肾和造血系统的毒性表现。毒性反应的明确机制至今未明，但是人们假设可能由于溶解维生素E的乳剂所导致。

西沙比利和药物相互作用

西沙比利被广泛应用在儿童和新生儿的胃食管反流中[5]。据报道服用西沙比利的病人可以出现严重的心律失常，尤其是室性心动过速和室颤。在成人和新生

表24.2 沙利度胺在人类致畸性的时间病程

暴露时胎龄（天）	作用
21～22	外耳缺失,中枢神经瘫痪
24～27	上肢海豹肢
26～29	下肢海豹肢
34～36	拇指发育不良，肛门直肠狭窄

儿中都有猝死的报道。西沙比利在新生儿中的机制在本书的其他章节中讨论。西沙比利的代谢依赖于CYP3A4酶的活性，其活性在新生儿期尤其是早产儿中降低。同时应用抑制CYP3A4酶的药物例如红霉素，可能会增加猝死的危险性。

临床医生不可能记住所有药物间相互作用，但是必须意识到西沙比利不能与CYP3A4抑制性药物同用，例如红霉素、克拉霉素、氟康唑、伊曲康唑或酮康唑。更为重要的是，他们必须知道药物间相互作用的危险性，保证NICU中有儿科或新生儿科药剂师参与药物治疗。

药物认证

1968年的药物法指出在英国生产的或在市场上销售的药物必须具有药物监控局的认证。其目的在于保证检查药物的有效性、安全性和质量问题。药物法的出现是由于发生在20世纪50年代末和60年代初的几起严重的药物毒性事件。其中两件涉及胎儿（沙利度胺）和新生儿（氯霉素）。可笑的是用于保护全体人类的立法却没有保护那些高危人群，即新生婴儿。除非新生儿发生了不良事件促使立法的完善。

未认证药物和适用范围外的使用

未认证药物包括对已得到认证的药物进行改造（例如将片剂碾碎制成粉剂）、把化学品当药品使用、在“特殊”认证下制造药物配方，以及应用在其他国家通过认证的药物。在儿童和新生儿中的一个特殊问题是适用范围外的药物应用。这包括了那些已经过认证的药物：剂量超过了产品介绍的范围，应用在不同的适应证中，在允许年龄外应用，以及不同途径的应用，例如将一种静脉制剂口服。新生儿中这些处方的例子见表24.3。

在英国的一项研究中，在NICU中50%以上的药物是适用范围外的药物，90%的新生儿接受了未经认证药物或适用范围外的药物[12]。10%的处方药是未经认证的。一个荷兰NICU的研究发现未认证药物的比例非常高（62%），这与医院药剂科特殊的配方是有关的[37]。这些结果并不是指目前处方是不合理的，但是反映了新生儿药物治疗的合理配方缺乏科学依据。

危险性

药物认证系统的一个目的在于减少药物意料之外的不良作用对病人的危险性。儿童中，应用未认证药物和适用范围外的药物增加了危险性[54]。这并不是指医生必须限制只能应用认证药物。然而，新生儿理应获得和成人相同的在药物治疗中的高标准。只有对新生儿临床所需药物进行对照试验，通过仔细的科学研究才能达到这要求。药物临床对照研究不但能够提供药物有效性的依据，还能够奇迹般地降低非对照研究新药物应用导致的病人死亡数。如果临床研究中出现病人死亡，研究者和管理机构就有责任回顾分析导致死亡的早期原因，要考虑是否为该试验性药物导致。

此外，对于合理的药物配方也应给予认证。许多适用范围外的药物制剂在单剂应用时出现10倍的不良作用，例如吗啡。

立法变革

在1997年美国食品和药物监管局的现代化法案（FDAMA）增加了儿童临床试验[53]。FDAMA提供了可观的财政激励机制，鼓励药厂在儿科患者中进行药物研究。1998年FDA儿童部促使药厂考虑一个新药是否能用于儿童。这些立法变革导致了儿童临床试验数显著增加，但是不幸的是对于新生儿临床试验的影响甚小。美国近期立法将针对改善这种情况。

在欧洲，将在欧共体和国会中讨论儿童和药物应用。立法可能会增加财政激励，以使用年限为形式，

表24.3 适用范围外药物的例子

适用范围外	举例
剂量	庆大霉素
年龄	吗啡
给药途径	氯化钠
适应证	白蛋白

鼓励药厂对新生儿药物进行研究。重要的是，新生儿的任何临床药物研究可能对于新生儿在临床上有非常多的益处，而不是通过研究证实了药物的好处以便延长使用年限[36]。卫生专业人员有责任保证新生儿是临床试验的受益者。

药物处理

由于新生儿在胎龄、体重和疾病状况方面存在巨大变异，同时迅速成熟地变化，使新生儿药物治疗要比其他年龄组更具挑战性。本章节重点强调了机体对药物的反应，给予一些临床实践相关的特殊例子，来阐述主要原则。药物处理的主要步骤见图 24.1。

吸收

许多新生儿应用药物的途径是静脉给药，这样越过了药物吸收的过程。然而对于血管外药物的应用，吸收是个重要的程序，因为药物分布在身体的不同部位，通常与需要作用的部位是不同的。药物吸收的特征与给药途径相关，口服、肌内注射、直肠给药或经皮吸收。事实上，口服给药是最常见的途径，而其他给药方式的可变性通常很难预计药物的疗效。

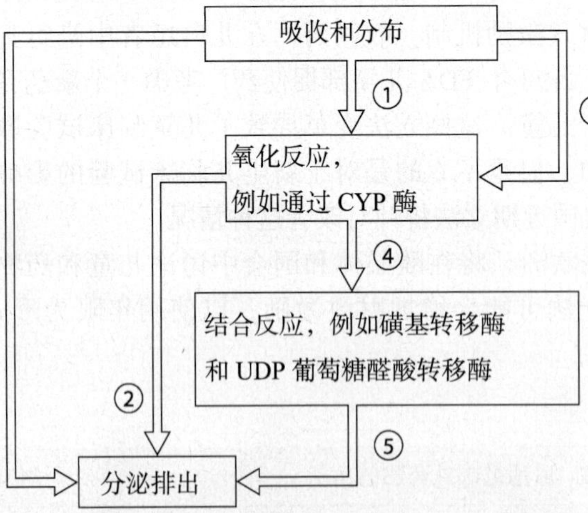

图24.1 药物的生物转化过程。1. 通过增加功能基团（氧、硫或碳），疏水成分转化为更加亲水的成分。细胞色素P450是这类酶的最大一组。2. 直接分泌，通过胆汁或尿液。3、4. 增加一些基团增加亲水性，排出增加。5. 结合后成分的排泌。6. 一些药物以原形从尿液或胆汁中排出。

临床应用

药物的胃肠道吸收依赖于药物的理化成分和病人个体因素[8]，新生儿药物吸收与大儿童和成人相比是完全不同的。表 24.4 总结了可能影响药物胃肠道吸收的主要因素。

胃酸分泌变化特别大。在出生的最初阶段，胃酸的 pH 值可能是中性的。随着新生儿成熟和出生后年龄的增长，胃酸 pH 值下降[38]。在早产儿和足月儿出生后 1.5～3.5 小时之间，pH 值迅速下降。然而，其他因素例如喂养会影响新生儿期胃酸 pH 值的恒定[9,49,58]。其他影响药物吸收的因素有胃肠道微生物菌群的定殖。这受到母体菌群、喂养方式和抗生素应用的影响。菌群代谢能力可以影响药物吸收，但是这一点的临床重要性尚不明了。

举例

不同胃酸 pH 值的潜在影响在于，一些对酸不稳定的药物，例如口服青霉素，在相对胃酸过少时可能会吸收增加。酸性药物，例如苯巴比妥，由于在中性环境中电离度增加，吸收减少。

表24.4 影响药物吸收的因素
药物性质
分子量
脂溶性
电离度
药物释放的特性
药物导致胃肠道动力的改变
病人特征
可吸收药物的表面积
胃和十二指肠的 pH 值
胃排空速率
胃肠道菌群
肠壁中酶的活性
胃肠道血流

然而，一些药物口服吸收很好。咖啡因治疗早产儿屏气通常口服给药，可以迅速达到有效治疗浓度[23]。

关键信息

血管外药物的吸收依赖于药物的理化成分和病人的特征。病人特征变化差异很大，所以从成人研究中来推断药物生物利用度是不对的。理论上很难推断实践应用中新生儿期药物是怎样吸收的。此外，一些其他问题，例如药物应用的困难性，由于呕吐和溢出，可能比药物的吸收更为重要。在危重情况下，口服给药并不能保证药物输送的有效。

药物分布

最佳的药物剂量是为了达到预期目标浓度。这需要考虑药物分布容积，通常指药物的表观分布容积（Vd）。这并不是实际生理容量，但是与体内血浓度中的药物量相关。药物分布依赖于：

- 体内水和脂肪部分的多少；
- 蛋白结合能力；
- 血流动力学因素，例如心输出量和局部血流。

临床应用

体内成分和蛋白结合能力年龄相关的变化在新生儿期特别显著[同样可见于水、电解质平衡（第 18 章）以及新生儿肾脏疾病（第 36 章第 1 部分）]。对于成人体内总水分占体重的 50%～55%。对于超早产儿，体内总水分占体重的 92%左右，而体内脂肪小于 1%。足月儿体内总水分占体重 75%，总脂肪量增加到 15%左右。细胞外液量占体重的百分比在早产儿为 25%，足月时增至 33%。出生后的一些迅速变化使药物剂量选择非常困难。出生后细胞外液量随着间质液体丢失而迅速减少[28]。

对于水溶性的高蛋白结合能力的药物，体内成分变化可以导致 Vd 变化，新生儿尤其是早产儿 Vd 更高。所以，对于相同公斤体重的药物剂量，血液中峰浓度将降低（虽然平均浓度在稳定状态下不受到 Vd 的影响）。因为药物更多分布在细胞外间隙中，细胞外液量比较大，就需要更高的药物剂量（mg/kg）。然而，对于高脂溶性的药物，早产儿的 Vd 可能降低。

举例

氨基糖苷类药物，例如庆大霉素，极少与蛋白结合，主要分布在体内水分中。所以，随着新生儿成熟，Vd 可能增加，需要给予相应大的负荷剂量。有资料可以证实这点。对于庆大霉素，早产儿的 Vd 在 0.35～0.75 l/kg[50,60]，而对于接近成人的大儿童 Vd 值为 0.25～0.32 l/kg[39]。

与此对比，苯二氮䓬类药物是脂溶性的，蛋白结合能力很高。早产儿咪达唑仑的平均 Vd 为 1.1 l/kg，这与儿童或成人值相似[18]。推荐的每公斤体重负荷剂量对于新生儿和儿童相同。

蛋白结合

药物的药理作用与血液中非结合性药物相关。药物的血浆蛋白结合能力是决定药物分布的主要因素。年龄相关的血浆蛋白数量和数量变化影响到临床的药物疗效。酸性和中性药物大部分与白蛋白结合，而碱性药物可以与白蛋白、α_1- 酸糖蛋白和脂蛋白结合[8]。

临床应用

对于越是早产的新生儿，血浆蛋白总量和血浆白蛋白更低[46]，与药物结合能力更低。结果导致了非结合性药物浓度增高。蛋白结合同样受到内源性因素影响，最常见的是胆红素。由于竞争性结合，胆红素浓度增加取代了药物与白蛋白的结合，从而使游离的药物浓度升高。与此相反，某些药物可以取代胆红素和白蛋白结合，增加了胆红素毒性的危险性。事实上，只有当药物血浆蛋白结合能力非常高（90%或更高），才会取代白蛋白和胆红素的结合。表 24.5 列举了这类情况。

药物结合的体外研究试验，提醒我们药物取代胆红素和白蛋白结合的可能性。胆红素与白蛋白亲和力超过了大部分药物和蛋白的亲和力，实际临床的危险性是非常小的。表 24.6 显示了临床相关部分。

表24.5 药物与蛋白结合

药物	与蛋白结合的%	是否会导致问题
阿司匹林	95	是
咖啡因	25	否
地西泮	75～90	可能
地高辛	16～30	否
呋塞米（速尿）	95	是
吲哚美辛（消炎痛）	95	是
青霉素	65	否
苯巴比妥	20～35	否
苯妥英	90	是
茶碱	35～55	否

表24.6 蛋白结合的临床相关问题

药物竞争性结合能力	药物/药物组
非常强	不透X线的造影剂
中度至强度	吲哚美辛（消炎痛）和其他NSAID药
微弱	呋塞米（速尿）
不可能结合	抗生素、抗组胺类药物和阿片类药物

举例

苯妥英是一种相对不溶性弱酸，与血浆蛋白结合力特别高（在90%左右）。发育程度不同，蛋白结合能力不同，越是早产，血浆中药物未结合成分越高。更甚的是，临床上胆红素会竞争与白蛋白结合，同时血液pH值还有波动。在实践中，预测药物水平和治疗疗效是非常困难的，因为药物治疗参考剂量很窄，就需要监测药物浓度。

关键信息

新生儿有着完全不同的身体组成成分和蛋白结合能力。每个个体内环境的迅速改变可以导致Vd和蛋白结合能力变化。预测药物水平，无论是血液中还是组织中，都是非常困难的，从成人获得的标准药代动力学数据对于新生儿几乎没有任何帮助。

生物转化

将药物从体内排出的过程被称为清除，药物在体内总的清除包括了所有的药物排出机制。有一系列途径可以将药物从体内排出（见图24.1），但是在新生儿中有两个主要机制，肝和肾代谢。新生儿个体对药物清除机制的反应对于药理学非常重要[1]。

对于许多药物，药物清除过程需要改变药物分子结构：即生物转化。大部分药物是脂溶性的，将其转化为更水溶性的代谢产物是关键步骤。生物转化反应传统上分为两个主要步骤，第一阶段和第二阶段。第一阶段，加上或减去一个功能基团（氧、硫、碳），使化合物更溶于水。然后可以直接从体内排出或者进入第二阶段。

药物生物转化的主要器官是肝，许多肝酶参与了代谢反应，来代谢内源性和外源性物质。其他器官，例如肾、肠道、肺和皮肤同样具有一些生物转化能力。它们与临床相关性很小。

第一阶段反应

第一阶段反应包括了氧化、还原、水解和羟基化反应。大部分反应通过肝细胞色素P450（CYP）氧化系统，并涉及血浆结合蛋白。近期研究提出了酶的命名以及与儿科的临床关系[1,20,29]。对于CYP的命名是基于基因三级分类：族（至少有40%的异构体，例如CYP3）、亚族（高度相关基因，例如CYP3A）和单个基因（例如CYP3A4）。3A亚族的异构体（CYP3A4、CYP3A5、CYP3A7）为大部分药物代谢的酶。它们参与50%药物的代谢[1]。其他涉及药物代谢的酶见表24.7。大部分酶的活性在新生儿期显著降低。新生儿通过利用其他的代谢途径来补偿肝酶活性不足。在出生后肝酶活性增加很快（CYP2D和CYP2E1），在婴儿期增长变慢（CYP1A2）。

第二阶段反应

在这个阶段反应中，药物亚基通过结合内源性分子使其排泌作用增强。新生儿中重要的反应为葡萄糖醛酸化、硫酸化、乙酰化、结合谷胱甘肽、甲基化以及结合氨基酸。与第一阶段比较，第二阶段的反应机制尚不明确。

临床应用

第一阶段各种酶平衡地迅速变化解释了新生儿期

药物清除的许多显著区别。每个酶都有其独特的发育特点。出生后胎儿 CYP 酶（如 CYP3A7）迅速下降，出生后数周新生儿 CYP 酶（如 CYP3A4）上升，并在一年内保持升高[20]。

第二阶段酶的改变所导致的临床变化是非常重要的，因为它们在许多反应中所起作用为内环境稳态所需要，但是个体学机制还不明了。但是新生儿的成熟与临床药物应用是有关的。

葡萄糖醛酸化可能是最重要的通路，但是在新生儿初期葡萄糖醛酸转移酶缺乏，其他结合途径，例如硫酸化，就起到了代偿作用。对于成人甲基化反应通常是不重要的，但在新生儿中起到了主要的作用。然而正如同近期的一篇对葡萄糖醛酸转移酶（UGT）异构体的回顾报道所指出的那样，要进行临床上有用的总结是非常困难的[19]。

举例

咪达唑仑清除率反映了肝 CYP3A 酶活性，对于成人，清除率与肝 CYP3A4/5 的活性相关。从个体学看出，CYP3 活性预示了在新生儿期，特别是早产儿，血浆清除率降低。药代动力学研究显示血浆清除率在足月儿 / 早产儿中为 1.8 ml/(min·kg) [18,34]，与此相比，婴儿为 3ml/(min·kg)，儿童为 9.2ml/(min·kg)，成人为 10ml/(min·kg) [17]。

CYP2C9 主要参与了苯妥英的生物转化。活性 CYP2C9 的延迟出现可以解释早产儿延长的药物半衰期（75 小时），足月儿迅速下降至 20 小时，出生后最初数周内持续下降至 8 小时[42]。

茶碱依赖 CYP1A2 的代谢。清除率在出生后数天内是非常低的。CYP1A2 活性在 6 月内增加。在生后 55 周内，清除率和代谢方式接近成人数值，并且主要与出生后日龄相关。

对乙酰氨基酚在肝代谢，通过葡萄糖醛酸化和硫酸化这两条代谢能力有限的途径进行代谢（第二阶段反应）。回顾性资料显示，它们结合了成人和儿童的 82% 和 68%对乙酰氨基酚代谢产物。新生儿成熟情况不同，药物清除途径显著不同。对于胎儿和新生儿早期，硫酸化途径比葡萄糖醛酸化要成熟，资料显示对于早产儿，葡萄糖醛酸化和硫酸化之比很低(0.1～0.2) [59]。回顾性资料显示，该数值在足月新生儿、小年龄儿童、青少年和成人中分别为 0.3、0.75、1.6 和 1.8[41,44]。清除率随着出生后年龄增加而升高，所以推荐为达到目标浓度的治疗剂量应根据实际情况而决定（见表 24.8）[2]。

吗啡在肝中结合形成吗啡 -3- 葡萄糖醛酸（M3G）和吗啡 -6- 葡萄糖醛酸（M6G）。在早产儿中吗啡的葡萄糖醛酸化降低了，新生儿期吗啡的清除率[0.8～7.8 ml / (min·kg)]与出生后年龄增长密切相关[51]。与预期的一样，清除率在儿童中增加[25ml/(min·kg)][10]。

表24.7 参与药物代谢的主要细胞色素

CYP	新生儿期活性	酶的药物底物	酶的药物抑制剂
1A2	↓	咖啡因	胺碘酮
		茶碱	西咪替丁
2C9	↓	布洛芬	胺碘酮
		苯妥英	氟康唑
2C19	↓	地西泮	西咪替丁
			吲哚美辛（消炎痛）
2D6	↓?	可待因	胺碘酮
		甲氧氯普安	西咪替丁
			雷尼替丁
2E1	↓	对乙酰氨基酚	
3A4/7	↓(3A4)	西沙比利	胺碘酮
	↑(3A7)	红霉素	西咪替丁
		芬太尼	环丙沙星
		利多卡因	红霉素
		咪达唑仑	

排泄

大部分药物原形或其代谢产物完全通过肾清除出身体。肾的排泄作用依赖于肾小球滤过率、肾小管重吸收和肾小管分泌。该系统的动力学随着出生时成熟

表24.8 对乙酰氨基酚清除率和推荐剂量

出生后年龄 (周)	清除率 [ml/(min·kg)]	推荐剂量 [mg/(kg·d)]
30	1.33	25
34	2.33	45
40	3.50	60
60	4.50	90

度和出生后年龄增长而变化（见第36章）。

药物的半衰期（$t_{1/2}$）反映了药物从血液中清除的情况，指血药浓度降低至一半所需要的时间。这有助于决定给药间隔时间。许多药物经过初次的动力学代谢，通过肾清除，清除量与肾小球滤过率（GFR）呈正比。了解了药物的 $t_{1/2}$ 可以在肾功能不全时帮助调整药物剂量，这在新生儿期是个常见的问题。

临床应用

从肾小球滤过的量取决于肾功能和肾血流。与蛋白结合的药物量同样是非常重要的，因为滤过的药物量与蛋白结合程度呈反比。

对于胎儿，GFR是非常低的。它随着胎龄增加，与胎儿体重相关，但是非常恒定。出生时，早产儿GFR为0.6～0.8ml/min，足月儿为2～4ml/min（见第36章第1部分）[55-57]。当心输出量增加和血管阻力变化导致了肾血流量增加，以及肾小球基底膜通透性增加时，可以使GFR在出生后最初几天内显著增高。这可以发生在足月儿或早产儿中。在新生儿出生后最初阶段，尤其对于早产儿，许多药物有比较长的 $t_{1/2}$，要延长给药间隔。然而这在生后一周内发生了变化。出生48小时后血清肌酐的变化可以粗略地估计新生儿GFR[21]。

肾小管重吸收和分泌功能在新生儿期不成熟。其成熟速率要比GFR慢。对于一些在肾中清除的药物，例如青霉素代谢，肾小管分泌是主要的排泄机制，因此这是一种额外的调节机制。此外，同时合用的药物如果可以影响肾功能或肾成熟，例如吲哚美辛（消炎痛），可以严重影响药物分泌[56]。

举例

万古霉素从肾小球滤过，这样胎龄和出生后年龄可以影响到药代动力学。新生儿的该药 $t_{1/2}$ 范围在3.5～10小时，这与血清肌酐呈正比[35]。在临床应用中，剂量参照体重和血清肌酐清除率是非常有用的[25]。然而，对于新生儿出生后一周内，当肾功能不全时，很少接受万古霉素治疗，使用剂量应参照体重[16]。此外，产前接受糖皮质激素治疗，可以消减胎龄对抗生素从肾脏分泌代谢的影响[56]。

头孢他啶同样主要通过肾小球滤过。随着胎龄和GFR增加，药物清除率增加以及 $t_{1/2}$ 降低，推荐剂量应该参照胎龄和GFR[57]。

关键信息

肾功能对于药物从血清中的清除和从体内排出是非常重要的。胎龄和出生后年龄是肾功能的主要决定因素。推荐剂量时应考虑这些问题，以达到药物治疗的浓度。

药物处方和用药

新生儿安全和合理的药物处方和用药面临复杂的挑战。对于临床实践中的应用常识可以减少用药的危险性。无疑是要根据体重给药的，从药物的配方中计算给药剂量是不现实的。此外这会增加用药错误的发生。对于在1ml注射器内精确到0.05ml是非常困难的。对于口服和静脉给药同样面临这样的问题。

药物处方应该得到医师、药剂师和护士的通过，可以适当调整剂量到合适的整数或小数，这取决于所应用的药物和该药的配置。

口服或鼻胃管给药

口服给药对于一些能够耐受牛奶喂养的新生儿是一种给药途径。药物的吸收是不可靠的，并且无法预测，这是由于胃排空时间变化或胃酸分泌不够（见上文）。脂肪成分的药物适用于口服或鼻胃管给药。它们不能与牛奶或其他喂养物混合，因为会和食物起反应，致使药物不能起效。同样新生儿有时并不能完成所有的喂养，这样无法达到所需剂量。此外药物在牛奶中口味不好，这会导致新生儿喂养受到挫折。

某些脂溶性药物包含有辅料，被添加以改善口味和增加药物接受程度，或者增加了药物的溶解度或者稳定了代谢最终产物。这些可能并不适用于新生儿。举例来说，市场上有一种苯巴比妥剂型含有38%的酒精（苯巴比妥酏剂BP），这在新生儿病人中并不推荐使用。

液体药物总是需要用口服注射器来定量，以保证确定的剂量。皮下注射器不能用于口服或鼻胃管给药，因为很容易发生无意中静脉内给药。有报道发生过静脉误用口服制霉菌素混悬剂、口服地高辛液体、碾碎的巴氯芬片剂水溶剂、口服对乙酰氨基酚混悬剂和氯化钾口服液[13,14]。发生过数起涉及儿童的药物意外，幸运的是并没有严重的后果。然而在成人病人中有导致死亡发生的报道[14]。医院应该建立常规规定必须用口服注射器精确测定药物量，并且保证不与静脉注射器混淆。许多液体药物必要时可以通过鼻胃管给药，需要仔细护理以防止管道堵塞。每次给药后都要用无菌用水冲洗管道。辅助连接设置可以连接口服注射器和鼻胃管及胃造瘘管，在这种情况下可以避免使用静脉注射器。

外用药

新生儿尤其是早产儿对于外用物质的皮肤保护屏障不成熟，特别是在出生后一周之内。皮肤高度水化，这是由于新生儿体内总水分和细胞外液水分含量增高，有相对较大的体表面积和体重比。这可以导致药物毒性（见上所述）。然而这种吸收方式同样用于治疗疗效，例如茶碱和咖啡因治疗和预防新生儿屏气发作[6]。这种给药方式可以克服口服或静脉给药的困难，但是仍旧需要进一步研究可靠的药物运输方式。

静脉用药

市场上获得的静脉制剂通常适用于成人剂量应用，而非儿童和新生儿剂量。许多药物在给新生儿应用之前需要稀释。有些药物可能有不好的赋形剂，例如苯巴比妥酏剂 BP 注射液含有 80%～90%W/V 的丙二醇，如果不稀释可以导致高渗透压。注射用药物针剂为干粉剂时，稀释时应考虑补充容量，在从瓶中抽取时应计算确切的剂量。例如，苄青霉素注射剂，瓶中干粉剂占 0.4ml，当稀释时需要加入 4.6ml 水，达到 5ml 中 600mg 浓度。在药物稀释时浓度改变造成显著差别，在计算新生儿剂量时应考虑这点。

注射器顶部含有死腔，可能大于 0.1ml[40]。所以在抽取药物稀释时必须考虑到这点。如果先抽取药物原液，然后稀释，注射器内仍旧含有 0.1ml 的额外药物原液。这对于临床非常重要。所以更安全的做法是先在注射器内稀释，然后用另外一个注射器抽取需要剂量，然后稀释到所需要的最终剂量。

如果药物经静脉推注，就需要选择离病人最近的通路。如果输液持续进行，就不需要给予额外的溶液推注，同样也不需要在穿刺处再次推注液体。这样做的话只有可能导致新生儿获得额外过多的液体。对于液体限制的婴儿，额外推注的液体量应该计算进总入量。许多药物含有一定量的钠或钾，例如苄青霉素注射液每 600mg 一瓶含有 1.68mmol 的钠。这对于严格控制液体平衡、需要监测电解质或存在不能解释的电解质紊乱的婴儿而言，就需要考虑到这点。

一些药物需要迅速进入病人体内，例如室上性心动过速（SVT）时的腺苷治疗，在所需时间内需要额外推注使药物快速达到病人体内。否则的话，药物达到病人体内需要一定的时间，尤其当输液速度很慢时。对于需要监测的药物同样如此，例如氨基糖苷类抗生素，药物到达病人体内的时间需要非常精确，所以建议给予静脉推注。

中心静脉导管可以用于刺激性药物或正性肌力药物的应用，也可用于需要长时期药物应用的情况下。当放置中心静脉导管时，无菌操作是非常重要的。所有静脉用药应缓慢给予，无论是静脉输液或在 3～5 分钟内的静脉推注[除了在心脏停搏时应用肾上腺素（见第 46 章）以及在 SVT 时应用腺苷（见第 9 和 46 章）]。

在药物 / 液体混合进入静脉循环之前，应该了解静脉液体的相溶性，沉淀或者微粒的形成应该避免。这在某些情况下非常明显，例如氟氯西林和庆大霉素接触后可以形成沉淀，甚至可能阻塞静脉管路。然而其他的一些反应不是很明显，但同样可以导致栓子的形成，这可以在新生儿中引起严重的并发症。如果存在疑问，可以咨询药剂师或者建议改变给药方式。

如果没有其他可选择的给药静脉通路，静脉推注的药物可以通过持续静脉输液途径给予，在静脉推注已知与两种药都相溶的液体之间给药是明智的。需要注意不要静脉推注液体过快，否则的话，新生儿就可能意外接受大量的主要输注药物，例如吗啡、咪达唑仑、多巴胺和多巴酚丁胺（见表 24.9）。

应该仔细观察静脉输液处，是否有血栓性静脉炎或渗出的体征。在穿刺处周围不应该缠绕绷带，以防碍对穿刺处的观察。药物渗出可以引起疼痛、水肿、刺激甚至坏死，导致永久性瘢痕（见第 5 章）。应该尽可能减少药物渗出导致的损伤（见第 45 章）。每个医院应制定处理药物外渗的常规。

可以考虑放置穿刺管内过滤网。已有一些这样的装置可以应用于新生儿，它们容积很小，所以不必用大量液体将药物推注入内。一些为 0.2 微米的过滤网，能够滤过空气、微小颗粒、微生物污染和内毒素，所以能防止新生儿栓塞、血栓性静脉炎和感染的发生。当使用特制的过滤网，静脉输液置管可以保持至少 96 小时。这节省了护士时间和金钱，不需要像大部分 NICU 所定的常规那样每间隔 24、48、72 小时更换留置管[7]。

肌内注射

如果可能应该尽量避免肌内注射（im）给药，因为它可以造成疼痛，尤其对于肌肉组织很少的新生儿。此外这也是种不可靠的给药途径，因为肌肉注射处药物吸收非常缓慢并且不稳定。这是由于注射处血供不好、肌肉收缩不良以及血管张力不稳定进一步加重了血管收缩反射，使注射处血流更少[6]。对于有出血问题的新生儿，例如血小板减少或进行抗凝治疗的病人，应该禁忌肌内注射。

直肠给药

对于无法建立口服和静脉途径的新生儿，直肠给药是某些药物的一种给药途径，即便在新生儿中，吸收可能不完全，并且比口服或静脉给药慢。然而，适用于新生儿剂量的栓剂通常不多。通常将栓剂分为一半或四分之一。栓剂内药物分布并不均匀，所以实际应用剂量可能和预期的不同。总之，并不鼓励在新生儿中采用直肠给药的方式。

表24.9 静脉药物的应用

选择接近病人的血管通路给药
注意药物和冲洗液的容量和/或电解质成分
缓慢静脉推注大于 3～5 分钟，或者选择静脉输注
避免将维持液快速推注入静脉
在将药物和液体混合之前，确定两者是否相溶

药物的交互作用

幸运的是严重的药物交互作用并不常见。通过临床药剂师检查药物处方可以避免这类事件的发生。一些严重药物交互作用的类型和机制在以下描述（见表 24.10）。

药效学的交互作用

这发生在同时应用的药物有相同的或拮抗的药效学机制或不良作用。当我们了解同时用药的药效学机制，可以预测到药物间的交互作用，有时由于竞争同一受体结合部位，或者有时两个药物作用在相同的生理系统。

一个例子是同时应用具有镇静副作用的药物，可以影响中枢和呼吸功能。当吗啡和咪达唑仑被应用在机械通气病人麻醉和镇静时，这两个药物间会有反应。它们相同的不良作用导致了镇静作用增强（在这类情况下，我们需要利用它们的不良作用），产生呼吸抑制。然而，只要有足够的监护保证、适当的呼吸支持，并且根据病人临床反应调整药物剂量，两个药物也可以同时安全应用。

表24.10 主要的药物间交互作用

药物	交互作用的类型	作用
咪达唑仑+吗啡	药效学机制	增加镇静作用
吲哚美辛（消炎痛）+庆大霉素	肾排泌减少	肾毒性增加
红霉素+西沙比利	酶抑制机制	西沙比利代谢减少导致药物毒性增加
红霉素+咪达唑仑	酶抑制机制	咪达唑仑代谢减少导致镇静作用增加

药代动力学的交互作用

当一种药物应用导致了另一种药物的吸收、分布、代谢或分泌的变化，使药物量增加或减少而产生了一定的作用，这就称之为药代动力学交互作用。可以分为几种类型。

药物吸收的交互作用

这可以影响到药物的吸收率，或者最终吸收的药物总量。药物吸收延迟不是个严重的临床问题，除非该药物需要非常高的血浆浓度才能快速起效，例如镇静剂或麻醉剂。但是如果药物间交互作用导致了药物吸收总量减少，就会影响治疗疗效。

一个例子就是同时口服茶碱和红霉素，导致红霉素治疗水平浓度下降，疗效减弱。机制尚不明了。

蛋白结合力的变化

大部分药物与血浆蛋白结合松弛。药物可以相互竞争蛋白结合位点，被竞争替代的药物由于血浆中游离的药物增加，疗效增强或毒性增强。这只有当药物蛋白结合能力很强时才会发生，例如大于90%以上，并且药物不是在全身广泛分布。对于大部分病人，药物竞争机制除了产生短效的作用外，几乎没有影响。然而对于新生儿，由于肾和肝的排泄能力减弱，一小部分药物可能会有影响。

酶介诱导

许多药物在肝中代谢。一种药物诱导肝微粒体酶系统，可以增加另一种药物的代谢率。这会导致第二种药物的血浆浓度降低，药物疗效减弱。

一个例子是苯巴比妥可以增加皮质激素，例如地塞米松的代谢。这导致血浆中激素浓度下降，从而使临床疗效减弱。可以增加激素剂量以达到临床所需的疗效。

停用有肝酶诱导作用的第一种药物可以使第二种药物的血清浓度增加，同时毒性反应也增加。所以当停用肝酶诱导剂时，应该加强监测，因为这可能会导致药物剂量变化。重要的肝酶诱导剂有苯巴比妥、苯妥英、卡马西平和利福平。

酶抑制剂

药物抑制了肝微粒体酶导致了其他药物代谢减少，从而血浆浓度增加，使药物疗效和毒副作用增强。这通常是药物间交互作用中非常危险的类型。常见的酶抑制剂有红霉素、西咪替丁、环丙沙星和氟康唑。

一个重要的例子是同时应用红霉素和咪达唑仑。红霉素抑制了咪达唑仑的代谢，导致血浆咪达唑仑浓度显著增高，产生严重的镇静作用。减少剂量可以避免药物毒性反应，可以给予常规剂量的50%～75%。

西咪替丁抑制了苯妥英的代谢，使该抗惊厥药血浆浓度增加，可能导致毒副作用增强。同样对于某些病人，甲硝唑影响了苯妥英的水平。需要我们仔细监测苯妥英的浓度，必要时仔细调整剂量。

环丙沙星抑制了咖啡因 / 茶碱的代谢，同样可以使毒副作用增强[47]。

肾脏排泄

许多药物通过肾小球滤过和肾小管主动分泌，经肾排出体外。一些药物经主动转运通过肾小管，在主动转运机制中会有药物竞争的发生。这可以导致竞争性药物的排泄延迟。同样，同时应用吲哚美辛和氨基糖苷类抗生素（如庆大霉素），可以导致药物毒性增加。吲哚美辛减少了肾脏肾小球的滤过，这是氨基糖苷类抗生素的主要排泄途径，从而使抗生素潴留，药物浓度增高可能导致肾毒性和耳毒性。

胎儿的药物治疗

孕期诊断技术的进展促进了对于宫内诊断出的胎儿疾病进行药物干预治疗的发展。

糖皮质激素在早产中的应用

常见的一个例子是母亲皮质激素的应用预防早产发生。2002 年 Crowley 在 Cochrane 的回顾性报道中描述，试验中可能提早分娩的母亲在分娩前 48 小时至 7

天内应用皮质激素，使新生儿呼吸窘迫综合征的发生率显著降低，并减少了并发症的发生。每周一次用药并不比单剂有效[27]。

抗心律失常药对胎儿心动过速的治疗

宫内发生胎儿心动过速和充血性心力衰竭是一种威胁生命的情况，需要紧急处理。通过母亲用药可以治疗胎儿心动过速（见第 31 章）。可应用的药物包括了地高辛、奎尼丁、维拉帕米、氟卡尼、普罗帕酮、普萘洛尔、普鲁卡因酰胺、胺碘酮和索他洛尔。药物应用的广泛性提示了在这类病情下选择出最佳药物还有很多的路要走。地高辛和氟卡尼是最为常用的药物，但是索他洛尔在一些情况下有很高的治疗价值[45]。

抗逆转录病毒治疗预防HIV的垂直传播

妇女感染 HIV 的流行率增加，现在她们几乎占了一半的年感染率。其中大部分妇女达到育龄期年龄，估计她们将 HIV 传播给婴儿的可能达到每天在 1500 例左右[3]。

在发达国家，应用强化和综合治疗方案，结合产前、产时和产后抗逆转录病毒治疗，同时慎重选择剖宫产可以减少母婴传播率至 0～2.8%（见第 40 章第 2 部分）[26]。齐多夫定是研究得最多的药物。同样奈韦拉平和拉米夫定也被深入研究[3]。

不幸的是，在世界许多地方，既不能提供昂贵和复杂的药物治疗，也不能避免母乳喂养，在那里HIV的感染率是最高的。需要做进一步的工作来帮助这些地区，评价更加简单、便宜和实际的药物治疗方法。

内分泌异常

其他一些情况例如先天性肾上腺皮质增生和胎儿甲状腺疾病，同样可以通过母亲用药来进行治疗。这个治疗领域是令人鼓舞和可发展的，需要今后更多的研究。

母乳中的药物

母乳喂养对于婴儿和母亲都有显著的益处（见第 16 章第 2 部分和第 20 章）。它显著降低了婴儿的发病率和死亡率，所以需要提倡。

母乳喂养婴儿中药物毒性的危险性

母亲用药对于母乳喂养婴儿产生的药物不良反应是很微小的。一项前瞻性研究的对象是 800 个母乳喂养的婴儿，母亲接受常规用药，并没有发现对婴儿产生严重的药物不良反应[33]。只有超过 10%的母婴组，婴儿有轻微的药物不良反应（腹泻、嗜睡或激惹是最常见的）。这项重要的研究强调了母乳喂养母亲用药的安全性。

但是当母乳喂养时，有些药物是禁忌的（见表 24.11）。重要的是我们应该意识到接受这类药物的妇女不太可能怀孕或开始母乳喂养，作为母乳喂养的禁忌证是非常罕见的。

更多的情况是当母乳喂养时，许多药物会出现一些问题。母乳喂养用药大部分的不良反应报道是单个病例报道[33]。重要的是我们应该意识到某些药物可以产生不良反应[30]。当母乳喂养的母亲需要接受表 24.12 的各种药物时，建议咨询当地的临床儿科药剂师或当地的药物咨询中心评估风险性 / 益处。在一些病例中可选择使用替代药物（见英国中部诸郡医药信息网站的网址咨询：www.ukmicentral.nhs.uk/drugpreg/guide.htm.）。其他的措施包括在母亲哺乳后，即刻应用药物。如果母亲每天摄入咖啡因过多，可能会对新生儿不好。对于大部分情况，即便母亲接受了药物治疗，仍旧应该鼓励继续母乳喂养。

表24.11　哺乳母亲禁忌的药物
细胞毒性药物
麦角胺
免疫抑制剂
锂
苯茚二酮

表24.12 哺乳时可能会产生问题的药物

药物类型	药物
抗惊厥药	乙琥胺、苯巴比妥、扑米酮
抗抑郁药	多塞平、氟西汀
抗生素	氯霉素、甲硝唑
抗焦虑药	阿普唑仑、地西泮
抗高血压药	醋丁洛尔、阿替洛尔、纳多洛尔、索他洛尔
抗心律失常药	胺碘酮
支气管扩张剂	茶碱
放射性同位素	–
非药物性物质	酒精、咖啡

治疗性药物监测

治疗性药物监测（TDM）的定义为“测定生理液中的药物浓度，评估是否与病人临床情况相关，评价是否需要调整药物剂量和给药间隔”[52]。目的在于最佳的处理好接受药物病人的治疗或预防疾病的发生。

对于药物治疗中的TDM，需要考虑以下标准[52]：

- 临床上能够解释血清药物浓度和药效的关系。
- 判断出导致药物中毒的血清浓度和产生治疗疗效的药物浓度的范围（剂量范围）。
- 由于相同病人的药代学变化以及不同病人的药代学变化，无法预测出所给剂量达到的药物血清浓度。
- 药物的药效学是非常难判断的。
- 需要有一种快速且可靠的方法测定药物血清浓度。

在新生儿中应用的一些药物需要监测血清浓度，以便了解治疗的安全性和有效性。

一个例子就是苯巴比妥治疗新生儿惊厥。有效的药物浓度范围在15～40mg/l。在此范围以下药物可能没有起效，超过此范围更容易产生毒性反应。然而，重要的是治疗病人，而不是仅仅依赖于血药浓度；如果病人药物浓度为8mg/l但抽搐控制，就不必要再增加剂量。

另外一种反映了TDM重要性的药物是苯妥英。由于新生儿代谢苯妥英的能力接近饱和，增加小剂量会导致血浆药物浓度不成比例地增高。代谢饱和可以发生在治疗剂量下，而安全的剂量调整是非常困难的，必须非常谨慎。

血液采样

采取血样标本分析的时机是非常重要的。在药物水平有意义前需要达到稳态，除非药物浓度稳定之前就已有毒性反应出现。对于像苯巴比妥这样的药物，新生中的 $t_{1/2}$ 为2～4天，在治疗后2～4周才能达到稳定的药物浓度。稳定的药物浓度可以通过给予负荷剂量而更快达到，这样的话，需要提早监测药物浓度。对于新生儿更为复杂的因素在于这些病人的药代动力学变化非常快。事实上，新生儿出生后肝和肾的药物代谢能力显著增强，提示新生儿期是无法达到药物浓度稳态的。

许多药物根据给药方案有确定的采血时间（见表24.13）。为了达到有效剂量以及更加安全地调整剂量，需要更进一步精确采血时间。新生儿药剂师通常会帮助建议合适的采血时间和进行剂量调整。

有效药物浓度范围

推荐的有效药物浓度范围通常是基于成人的药代动力学和药效动力学资料。对于这些推荐的剂量是否

表24.13 需要监测的新生儿药物

药物	采样时间	治疗范围
阿米卡星	用药前（谷浓度）： 在下剂用药前； 用药后（峰浓度）： 在静脉用药后1小时	谷浓度水平2～5mg/l 峰浓度水平15～30mg/l
地高辛	用药后至少6小时	0.8～2.2ug/l
庆大霉素/妥布霉素	用药前（谷浓度）： 在下剂用药前； 用药后（峰浓度）： 在静脉用药后1小时	谷浓度水平<2mg/l 峰浓度水平5～10mg/l
苯巴比妥	在下剂用药前	15～40mg/l
苯妥英	在下剂用药前	10～20mg/l
万古霉素	用药前（谷浓度）： 在下剂用药前； 用药后（峰浓度）： 在完全输注后1小时	谷浓度水平5～10mg/l 峰浓度水平25～40mg/l

* 关于测定万古霉素的峰值浓度方面存在争论，因为没有证据显示一过性高浓度会引起中毒。

适合儿童，我们知道得很少，对于新生儿就更少了。医院实验室喜欢引用参考的剂量范围，而不考虑病人的年龄。这容易产生误解，认为所有年龄层的病人有效血药浓度相同，而不太可能考虑到药代动力学变化的因素，包括受体数量和敏感性变化、不同年龄达到结合位点的实际药物浓度不同。已经显示新生儿苯巴比妥药物治疗范围要比大儿童和成人的要大[24]。

并且，新生儿血浆蛋白水平降低，以及血浆蛋白亲和力减少，与药物结合能力下降。这就是指那些高血浆蛋白亲和力的药物应用在新生儿中就会有亲和力降低，导致药物游离浓度增加，活性以及降解片段增加。通常以血中总浓度来表示药物水平，这样的话，新生儿和成人的相同水平会产生不同的药物疗效和毒副作用。

新生儿中有内源性物质干扰，这使 TDM 的联系减弱，这与成人病人不同。在新生儿中可能存在地高辛样免疫反应物质。这会与许多地高辛分析方法产生交叉反应，使血清药物浓度假性增高[24,52]。有可能将来发现另外一些成分干扰药物分析。

尽管目前关于新生儿的资料中存在许多困难，我们仍旧推荐表 24.13 中药物 TDM，并且密切监测病人的临床反应。

参考文献

1. Alcorn J, McNamara P J 2002 Ontogeny of hepatic and renal systemic clearance pathways in infants: part 1. Clinical Pharmacokinetics 41: 959–998
2. Anderson B J, van Lingen R A, Hansen T G et al 2002 Acetaminophen developmental pharmacokinetics in premature neonates and infants: a pooled population analysis. Anesthesiology 96: 1336–1345
3. Andiman W A 2002 Transmission of HIV-1 from mother to infant. Current Opinion in Pediatrics 14: 78–85
4. Aranda J V, Stern L 1983 Clinical aspects of developmental pharmacology and toxicology. Pharmacology and Therapeutics 20: 1–51
5. Augood C, Gilbert R, Logan S et al 2002 Cisapride treatment for gastro-oesophageal reflux in children (Cochrane Review). Cochrane Database of Systematic Reviews (3): CD002300
6. Barrett D A, Rutter N 1994 Transdermal delivery and the premature neonate. Critical Reviews in Therapeutic Drug Carrier Systems 11: 1–30
7. Bennion D, Martin K 1991 In-line filtration. Paediatric Nursing 3: 20–21
8. Besunder J B, Reed MD, Blumer J L 1988 Principles of drug biodisposition in the neonate. A critical evaluation of the pharmacokinetic-pharmacodynamic interface (part 1). Clinical Pharmacokinetics 14: 189–216
9. Cavell B 1979 Gastric emptying in preterm infants. Acta Paediatrica Scandinavica 68: 725–730
10. Choonara I A, McKay P, Hain R et al 1989 Morphine metabolism in children. British Journal of Clinical Pharmacology 28: 599–604
11. Choonara I, Rieder M J 2002 Drug toxicity and adverse drug reactions in children – a brief historical review. Paediatric and Perinatal Drug Therapy 5: 12–18
12. Conroy S, McIntyre J, Choonara I 1999 Unlicensed and off label drug use in neonates. Archives of Disease in Childhood. Fetal and Neonatal Edition 80: F142–F145
13. Cousins D, Upton D 1997 Increased funding can cut risk. Pharmacy in Practice 7: 597–598
14. Cousins D, Upton D 1998 Inappropriate syringe use leads to fatalities. Pharmacy in Practice 8: 209–210
15. Crowley P 2002 Prophylactic corticosteroids for preterm birth (Cochrane Review). In: The Cochrane Library, Issue 3. Update Software, Oxford
16. de Hoog, Schoemaker R C, Mouton J W et al 2000 Vancomycin population pharmacokinetics in neonates. Clinical Pharmacology and Therapeutics 67: 360–367
17. de Wildt S N, Johnson T N, Choonara I 2003 The effect of age on drug metabolism. Paediatric and Perinatal Drug Therapy 5: 101–106
18. de Wildt S N, Kearns G L, Hop W C et al 2001 Pharmacokinetics and metabolism of intravenous midazolam in preterm infants. Clinical Pharmacology and Therapeutics 70: 525–531
19. de Wildt S N, Kearns G L, Leeder J S et al 1999 Glucuronidation in humans. Pharmacogenetic and developmental aspects. Clinical Pharmacokinetics 36: 439–452
20. de Wildt S N, Kearns G L, Leeder J S et al 1999 Cytochrome P450 3A: ontogeny and drug disposition. Clinical Pharmacokinetics 37: 485–505
21. Drukker A, Guignard J P 2002 Renal aspects of the term and preterm infant: a selective update. Current Opinion in Pediatrics 14: 175–182
22. Gershanik J, Boecler B, Ensley H et al 1982 The gasping syndrome and benzyl alcohol poisoning. New England Journal of Medicine 307:1384–1388
23. Giacoia G P, Jungbluth G L, Jusko W J 1989 Effect of formula feeding on oral absorption of caffeine in premature infants. Developmental Pharmacology and Therapeutics 12: 205–210
24. Gilman J 1990 Therapeutic drug monitoring in the neonatal and paediatric age group: problems and clinical phamacokinetic implications. Clinical Pharmacokinetics 19: 1–10
25. Grimsley C, Thomson A H 1999 Pharmacokinetics and dose requirements of vancomycin in neonates. Archives of Disease in Childhood. Fetal and Neonatal Edition 81: F221–F227
26. Grosch-Wörner I, Schäfer A, Obladen M et al 2000 An effective and safe protocol involving zidovudine and caesarean section to reduce vertical transmission of HIV-1 infection. AIDS 14: 2903–2911
27. Guinn D A, Atkinson M W, Sullivan L et al 2001. Single vs weekly courses of antenatal corticosteroids for women at risk of preterm delivery: a randomised controlled trial. Journal of the American Medical Association 286: 1581–1587
28. Hartnoll G, Betremieux P, Modi N 2000 Body water content of extremely preterm infants at birth. Archives of Disease in Childhood. Fetal and Neonatal Edition 83: F56–F59
29. Hines R N, McCarver D G 2002 The ontogeny of human drug-metabolizing enzymes: phase I oxidative enzymes. Journal of Pharmacology and Experimental Therapeutics 300: 355–360
30. Howard C R, Lawrence R A 2001 Xenobiotics and breastfeeding. Pediatric Clinics of North America 48: 485–504
31. Hughes J, Gill A, Leach H J et al 1994 A prospective study of the adverse effects of midazolam on withdrawal in critically ill children. Acta Paediatrica 83: 1194–1199
32. Ito S 2000 Drug therapy for breast-feeding women. New England Journal of Medicine 343: 118–126
33. Ito S, Blajchman A, Stephenson M et al 1993 Prospective follow-up of adverse reactions in breast-fed infants exposed to maternal medication. American Journal of Obstetrics and Gynaecology 168: 1393–1399
34. Jacqz-Aigrain E, Wood C, Robieux I 1990 Pharmacokinetics of midazolam in critically ill neonates. European Journal of Clinical Pharmacology 39: 191–192
35. James A, Koren G, Milliken J et al 1987 Vancomycin pharmacokinetics and dose recommendations for preterm infants. Antimicrobial Agents and Chemotherapy 31: 52–54
36. Jong G W, van den Anker J, Choonara I 2001 FDAMA's written request list: medicines for children. Lancet 357: 398
37. Jong G W, Vulto A G, de Hoog M et al 2001 A survey of the use of off-label and unlicensed drugs in a Dutch children's hospital. Pediatrics 108: 1089–1093
38. Kelly E J, Newell S J, Brownlee K G et al 1993 Gastric acid secretion in preterm infants. Early Human Development 35: 215–220
39. Kelman A W, Thomson A H, Whiting B et al 1984 Estimation of gentamicin clearance and volume of distribution in neonates and young children. British Journal of Clinical Pharmacology 18: 685–692
40. Koren G 1997 Therapeutic drug monitoring principles in the neonate. Clinical Chemistry 43: 222–227

41. Levy G, Khanna N N, Soda D M et al 1975 Pharmacokinetics of acetaminophen in the human neonate: formation of acetaminophen glucuronide and sulfate in relation to plasma bilirubin concentration and D-glucaric acid excretion. Pediatrics 55: 818–825
42. Loughnan P M, Greenwald A, Purton W W et al 1977 Pharmacokinetic observations of phenytoin disposition in the newborn and young infant. Archives of Disease in Childhood 52: 302–309
43. McBride W G 1961 Thalidomide and congenital abnormalities. Lancet ii: 1358
44. Miller R P, Roberts R J, Fischer L J 1976 Acetaminophen elimination kinetics in neonates, children and adults. Clinical Pharmacology and Therapeutics 19: 284–294
45. Oudijk M A, Michon M M, Kleinman C S et al 2000. Sotalol in the treatment of fetal dysrhythmias. Circulation 101: 2721–2726
46. Pacifici G M, Viani A, Taddeucci-Brunelli G et al 1986 Effects of development, ageing, and renal and hepatic insufficiency as well as hemodialysis on the plasma concentrations of albumin and alpha 1-acid glycoprotein: implications for binding of drugs. Therapeutic Drug Monitoring 8: 259–263
47. Parker A C, Preston T, Heaf D et al 1994 Inhibition of caffeine metabolism by ciprofloxacin in children with cystic fibrosis as measured by the caffeine breath test. British Journal of Clinical Pharmacology 38: 573–576
48. Phelps D L 1984 E-Ferol: What happened and what now? Pediatrics 74: 1114–1116
49. Riezzo G, Indrio F, Montagna O et al 2001 Gastric electrical activity and gastric emptying in preterm newborns fed standard and hydrolysate formulas. Journal of Pediatric Gastroenterology and Nutrition 33: 290–295
50. Rocha M J, Almeida A M, Afonso E et al 2000 The kinetic profile of gentamicin in premature neonates. Journal of Pharmacy and Pharmacology 52: 1091–1097
51. Saarenmaa E, Neuvonen P J, Rosenberg P et al 2000 Morphine clearance and effects in newborn infants in relation to gestational age. Clinical Pharmacology and Therapeutics 68: 160–166
52. Soldin O P, Soldin S J 2002 Review: therapeutic drug monitoring in pediatrics. Therapeutic Drug Monitoring 24: 1–8
53. Spielberg S P 2000 Paediatric therapeutics in the USA and internationally: an unparalleled opportunity. Paediatric and Perinatal Drug Therapy 4: 71–74
54. Turner S, Nunn A J, Fielding K et al 1999 Adverse drug reactions to unlicensed and off-label drugs on paediatric wards: a prospective study. Acta Paediatrica 88: 965–968
55. van den Anker J N 1996 Pharmacokinetics and renal function in preterm infants. Acta Paediatrica 85: 1393–1399
56. van den Anker J N, Hop W C, de Groot R et al 1994 Effects of prenatal exposure to betamethasone and indomethacin on the glomerular filtration rate in the preterm infant. Pediatric Research 36: 578–581
57. van den Anker J N, Hop W C, Schoemaker R C et al 1995 Ceftazidime pharmacokinetics in preterm infants: effect of postnatal age and postnatal exposure to indomethacin. British Journal of Clinical Pharmacology 40: 439–443
58. van den Driessche M, Peeters K, Marien P et al 1999 Gastric emptying in formula-fed and breast-fed infants measured with the 13C-octanoic acid breath test. Journal of Pediatric Gastroenterology and Nutrition 29: 46–51
59. van Lingen R A, Deinum J T, Quak J M et al 1999 Pharmacokinetics and metabolism of rectally administered paracetamol in preterm neonates. Archives of Disease in Children. Fetal and Neonatal Edition 80: F59–F63
60. Vervelde M L, Rademaker C M, Krediet T G et al 1999 Population pharmacokinetics of gentamicin in preterm neonates: evaluation of a once daily dosage regimen. Therapeutic Drug Monitoring 21: 514–519

第25章

镇痛

Steven M Sale, Andrew R Wolf

引言

疼痛定义为一种不愉快的感受和情感经历，通常与组织损伤有关。虽然新生儿与成人有着相似的疼痛刺激反应，疼痛的有或无作为一种主观感受是永远无法证实的。与成人相比，婴儿和新生儿的表达能力有限，对于疼痛他们缺乏反应或反应不一致[66]。如果新生中存在疼痛，我们对实际疼痛程度或伴随的感受了解甚少。疼痛程度依赖于胎儿期自我意识、感受和“自我”的发育[39,63,91]。所以判断胎儿和新生儿的疼痛感知是不太可能的，“伤害性知觉”（痛觉的解剖和生理系统）这个词更加合适。

尽管人们对于实施新生儿镇痛的兴趣越来越大，但是近期加拿大的一项研究显示对操作导致的疼痛仍旧没有良好地处理[53]。并且，这不仅仅是个小问题：事实上那些患病的新生儿可能接受了大量的疼痛刺激，一个新生儿在一家医院住院一次接受的有创性操作可以达到总计 500 次[16]。

婴儿的伤害性知觉

伤害性知觉的途径在胚胎早期就开始发育了，早在胎龄 6 周时，脊髓前角细胞形成突触，并形成感受神经元[74]。这些感受神经元向外围生长，在胎龄 11 周时到达肢体皮肤，胎龄 15 周时到达躯干，20 周时到达皮肤和黏膜表面[48,99]。足月时，新生儿皮肤疼痛感受神经末梢的密度至少与成人相当[38]。胎龄 13 周时，在脊髓前角形成细胞片层状结构（Rexed 层）和突触，同时形成特异性的神经递质囊泡，这个过程在 30 周时完成[83]。在这时候与疼痛反应相关的神经管的髓鞘化水平达到了丘脑[37]。胎龄 24 周形成丘脑皮质神经管突触连接[57]。37 周时疼痛反应性丘脑皮质髓鞘形成辐射[37]。其他疼痛感觉的神经管还没有完全形成髓鞘[7]，但是髓鞘未形成并不是指功能不全。直到孕后期 C 纤维的突触连接功能才成熟，然而伤害性感受刺激仍旧能够通过 A-β 纤维传递[31]。下行抑制性神经连接到脊髓前角细胞抑制疼痛性刺激的传递，这个功能到足月时也尚未完全形成。缺乏由高位中枢来的下行抑制神经会导致传入性疼痛神经到脊髓的传递增强。

关于人类婴儿的神经生理或细胞化学的研究很少。正离子发射断层 X 线摄影显示新生儿大脑感受区的葡萄糖利用最多，据推断为脑代谢[22]；此外视觉和听觉诱发电位可以在胎龄 30 周时形成[45]。这些资料结合 EEG 资料[96]提示了在这个阶段大脑功能的完整性和成熟性的程度。身体感觉诱发反应（SER）在胎龄 28 周出现，当然由于外周和中枢传递非常慢，潜伏期很长。

对于早产儿来说，疼痛反应连接是不成熟的，痛觉感受器面积相对较大，下行抑制性神经通路不成熟，缺乏 C 纤维传递痛觉冲动到脊髓前角，使我们对新生儿疼痛刺激后的强烈反应很难做出判断。这是根据 Fitzgerald 对新生儿皮肤回缩反射的观察研究[11,32]结果，其他的研究显示新生儿对疼痛刺激后反应很弥散，难以定位或者缺乏反应[66]。这就无法用标准的疼痛反应刺激后行为测定来量化疼痛程度。

伤害性知觉的影响

伤害性知觉的最初作用可以分为生理性反应、应激反应和行为反应。

在人类胎儿18周时就出现了对于疼痛刺激后的血流动力学变化[95]。新生儿在清醒状态下经鼻气管插管，平均动脉压上升57%，操作时颅内压同比例增高[55]。已有报道不同年龄组对疼痛刺激的心血管反应不同[80]。在一项对于早产儿腰椎穿刺的研究中，胎龄越小的新生儿（小于32周），血压在操作过程中比实际穿刺过程中显著升高。这与大年龄婴儿是相反的，他们在穿刺过程中的反应最强烈。其他所研究的生理反应有与疼痛相关的R-R间期、ECG频率分析[81]、经皮氧饱和度、通气方式和出汗。

人们同样研究了人类胎儿对疼痛刺激的激素反应，这可以通过鸦片类药物缓解[30]。与大婴儿相比[5,75]，新生儿对手术的应激反应程度相当大，存活时间缩短，并且术后出现氮的丢失更多。大手术中对这些反应的镇痛不充分会影响到术后的恢复[9]，但是镇痛是否能最佳地完全消除这些反应目前尚不明了。一些方法可以测定手术中应激反应，如在避免输入含糖溶液的情况下，实时地测定血糖[103]。

与成人相同，早产儿在足跟切刺后会出现超敏反应和创伤后痛觉过敏，给予应用局麻药可以避免[32]。同样有证据显示早期组织创伤可以导致神经分布增多（痛觉神经末梢分支增加），如果持续下去可能引起痛觉过敏和异常性疼痛[24]。

我们有这样的感觉，即便在极早产儿中，也有非常复杂的神经元间联系，对于触觉和痛觉能够做出完整反应。对于外源性刺激他们的反应是非持续性的，这反映了延迟的传入感受器（特别是C纤维）与脊髓的功能连接。然而，由于感受器面积较大，增加了非伤害性传入，以及抑制性控制减少，导致了一旦传入刺激达到中枢活性阈值以上，就出现了“不完全衰减”反应（持续时间很长，夸大的，局部定位差）。反应的不一致可能反映意识状态[42]和其他外部反应[44]对行为的影响。

伤害性知觉的继发性影响

新生儿反复接受疼痛刺激，在短期内可以出现感觉过敏[32]，长期可以影响疼痛反应发育[54]。据报道18个月时与正常婴儿相比对于日常疼痛刺激反应减弱[43]，4～5岁时“躯体感受”（将心理焦虑从躯体症状表现出来的一种异常行为）增强。清醒状态下包皮环切术可以导致激惹不安，注意力和定位感减退，持续时间超过了预期的疼痛期[28]，在3～6月后与未经包皮环切的婴儿比较，对痛觉反应夸大[92]。

对早产儿采取镇痛措施减少操作时的应激，与促进发育和改善临床预后有关[2]。多中心的“无疼痛试验”显示了对于机械通气的新生儿给予麻醉的好处。与咪达唑仑或地塞米松相比，小剂量的吗啡输注可以减少机械通气新生儿的神经系统并发症（脑室内出血和脑室周围白质软化）[6]。但是随意应用鸦片类药物可能同样会造成对疼痛刺激长时间反应的变化[70]。早期应用鸦片类药物能够增加以后对疼痛刺激的反应。根据报道早期的鸦片类药物应用可能与青少年期自杀行为有关[51]。

新生儿疼痛/伤害性知觉的测定

最初用于研究目的的对大部分婴儿疼痛强度评估的早期研究都是基于单个疼痛刺激，例如足跟刺激（操作导致疼痛）。这是个非常有用的模型，因为它提供了相对恒定的刺激，可以判断出强度和反应。然而，从研究中衍生的行为工具却很少应用在其他情况，例如术后疼痛和重症监护室中长期制动感觉不舒适的新生儿。对于长期的疼痛和不适可以用的评估工具很少，因为这需要训练医护人员加强这方面的认识和密集的劳动力，临床利用率很低。在Bristol皇家儿童医院，应用的是一种改良的疼痛评估表，使用简单，需要很少训练，并在临床可行（见表25.1）。评估工具可以是单方面的——使用疼痛行为反应，也可是多方面的——使用疼痛行为、生理和相关反应结合起来。在所有年龄组，行为表现比生理变化更具有特异性。新生儿疼痛评估法是从大儿童和婴儿中验证的方法中获得的，例如Eastern Ontario儿童医院量表（CHEOPS）。

一元性疼痛评估方法

新生儿面部编码系统（NFCS），由Grunau和Craig

设计[42]，经仔细研究并认证用于评估早产儿和足月儿操作性疼痛程度。这采用了以上讨论的各种面部表情（见图 25.1）。EDIN 评估表（新生儿疼痛和不适评估表）是近期研究出的评估方法，被证实可以用于早产儿长期疼痛的评价，包括五项行为评分（面部活动、身体运动、睡眠、爱抚时的反应以及可安抚程度）[27]。其他行为评估量表包括：

- 最大可分辨面部编码系统（MAX）[50]，应用各种面部表情分辨出 10 种情绪，其中一个为疼痛；
- Mill 婴儿和幼儿疼痛指数（MITPI）[1]；
- 临床评分系统（CSS）[17]，用于评估婴儿手术后疼痛而设立；
- 婴儿躯体编码系统（IBCS）[26]，由 Craig 设计用于评估躯体活动，通常与 NFCS 结合应用；
- 行为疼痛评分（BPS）[79]，由 CHEOPS 延伸用于评估早产儿和足月儿对鸦片类药物反应；
- 利物浦婴儿不良刺激评分（LIDS）[47]，通过评估八项行为特征判断婴儿术后疼痛。

多元性疼痛评估方法

COMFORT 评估表可用于儿科重症监护室内的疼痛评估，适用于新生儿至青少年[4]。评估表可以评价由于焦虑、恐惧和疼痛导致的不适状态。有八项指标，包括了平均动脉压、心率、肌张力、反应、激惹、呼吸状态、躯体运动和面部表情。早产儿疼痛评分（PIPP），包括了行为指标（皱眉、挤眼、鼻唇沟加深）、生理指标（心率和氧饱和度）和相关指标（胎龄和行为状态），这在临床上非常有用[87]。其他被认证的

表 25.1 改良的疼痛评分表

激惹	面部表情	活动	机械通气
2=严重	2=表情痛苦/鼻翕动	2=蜷曲/肌紧张	2=人机对抗
1=安抚后平静	1=有表情	1=适当活动	1=人机协调
0=没有活动	0=无表情	0=没有活动	0=无自主呼吸

这是 Bristol 皇家儿童医院 PICU 的改良疼痛评分表。每小时记录一次。总分≤2 分为过度镇静，3～5 分最为理想，≥6 分表示镇静不够。

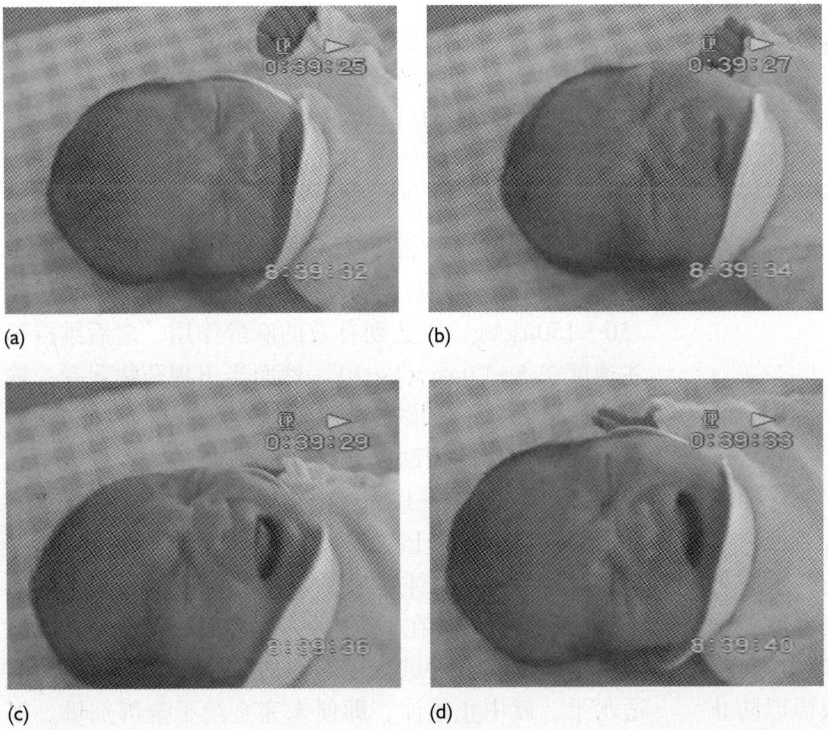

图25.1 从相片中显示了婴儿在静脉穿刺前1秒、穿刺后1秒、3秒和7秒（分别是照片a、b、c、d）的表现。可以看出一些面部表情与疼痛刺激一致（如同新生儿面部表情评估方法描述的），包括皱眉、挤眼、鼻唇沟加深、张嘴、水平或垂直牵拉嘴唇以及舌紧张。

评估工具包括新生儿疼痛评分（NIPS）[61]和CRIES[58]，适用于术后疼痛评估。对于麻醉的新生儿行为评估无法适用，可用生理指标，包括对于操作产生的心血管反应。

药理学要点

传统上认为新生儿对于鸦片类药物是高度敏感的，无论是在药效动力学（药物对机体的作用）或者是在药代动力学（机体对药物的代谢）上。然而目前研究显示人群中存在很大的个体差异，这与成熟情况、以往用药史和器官功能有关。推荐剂量下个体的药物疗效是很难预测的，只能在总体上进行描述。

药效动力学

鸦片类受体的数量和类型在发育过程中都产生了变化，在大鼠实验中这些都与药物敏感性的变化有关[77]。对于人类的研究提出是什么竞争了新生儿的血浆鸦片类药物浓度，导致机械通气的新生儿相对抵抗鸦片类药效，并且发现鸦片应用后的敏感性与大脑中药物选择性分布有关。脂溶性药物，例如芬太尼，在一剂静脉推注后优先重新分布在新生儿脑中，在起效点产生了很高的初始药物峰浓度（生理阶段）。与此比较，生理阶段药物的清除是非常慢的，这由于外周摄取有限以及药物排出减慢。所以脂溶性鸦片类药物例如芬太尼，起效非常快，药效非常强以及排出很慢，这通过简单分析药效动力学资料就可以推测出来。吗啡的生理阶段可能同样在新生儿和小婴儿中增强，这是由于血脑屏障不成熟所致[59]。

药代动力学

与大婴儿相比，新生儿体内的水分多，脂肪少。所以当应用吗啡这类水溶性药物时，在最初数小时输注需要相对较大的负荷剂量，以达到足够的血浆浓度和疗效。由于肝肾功能不成熟导致了药物排出减慢。所以一旦达到了稳定状态，输液速度必须减慢以防止药物蓄积。

在出生后最初数年，吗啡的半衰期呈四倍减少，在1个月以下平均为7.2小时，而成人为1.7小时[71]。这是由于药物清除延迟导致。其他相同的数据显示不同人群中个体差异很大，尤其对于新生儿。新生儿药物平均半衰期为13.9小时，标准差为6.4小时[76]。芬太尼的药代动力学资料显示了同样的结果，对于早产儿中的个体差异则更为显著[23,35,56]。对于进行腹部手术或那些腹内压升高的新生儿而言，芬太尼肝脏清除率显著下降。这是由于腹内压增高导致了肝血流的变化[68]。这提示那些进行腹部手术的新生儿，给予偏小剂量就可以获得所需的疗效。

临床镇痛

最为常用的镇痛药是鸦片类药物和对乙酰氨基酚，但是氯胺酮（一种NMDA拮抗剂）、可乐定（α_2受体激动剂）、局麻药和其他非甾体类抗炎药（NSAID）应用增多。

鸦片类药物

吗啡、芬太尼和可待因是英国最为常用的鸦片类药物。它们都可以导致通气抑制、尿潴留和胃肠动力减弱，使腹部手术后喂养延迟。

吗啡是麻醉药历史上的金标准，其他药物都与之比较。单剂使用吗啡比芬太尼起效慢、排出慢，但是长时间输注就完全相反了，这是由于吗啡的半衰期很短。对于通气的新生儿，给予吗啡静脉负荷剂量（50～150μg/kg）以达到有效的麻醉作用，之后维持输注速度在5～20μg /(kg·h)。然而当出现药物耐受，输液速率可以进一步增加。“护士控制镇痛”（NCA）是一种非常有用的控制婴儿疼痛的方法。患者被给予维持剂量的吗啡[2.5～10 ug/(kg·h）]输注，根据常规疼痛评估间歇补充“护士控制”剂量（在2.5～10μg/kg）。

对于手术后自主呼吸的新生儿应该慎用吗啡。给予负荷剂量时，应在15分钟内缓慢输注10～50μg/kg，同时每间隔5分钟进行镇静评估。一旦达到预期的舒适水平，就中止输注，即便未完全给予全部剂量。根据常规疼痛评分标准，可以同样的方法追加药物剂量，按个体滴定需求维持治疗水平。NCA 可以应用在吗啡小剂量[1～5 μg/(kg·h)] 维持输注中。所有 6 个月内接受鸦片类药物治疗的新生儿必须放置在监护室内密切监护，直接观察，监测氧饱和度和通气方式。

芬太尼麻醉效果非常强，并可以保持相对心血管稳态。大剂量（10～150 μg/kg）应用可以控制肺动脉高压[46]。这些剂量远在麻醉剂量（0.5～10 μg/kg）之上。Fahnenstich 和他的同事们观察了 89 例接受相对小剂量的芬太尼（3～5 μg/kg）的病人，8 例出现胸壁抵抗，在使用纳洛酮或神经肌肉阻滞剂后所有病例都即刻缓解[29]。芬太尼的高度脂溶性，以及在早产儿中高度皮肤通透性，使芬太尼透皮贴剂可以应用在新生儿，这目前在进一步研究中。家兔试验中芬太尼经气道给药吸收非常快，但还需要等待人类试验结果[49]。

可待因很少发生鸦片类相关的副反应。在新生儿应用中的推荐剂量为 1mg/kg，可以口服、肌内注射或直肠给药。单剂应用是非常安全的，重复剂量会导致不必要的副作用发生[82]。可待因代谢为吗啡，但是疗效是相当不同的，在一小部分遗传亚群中代谢能力非常差（9%的英国人以及 30%的中国香港人），可待因对他们根本没有任何麻醉效果[102]。当新生儿长期应用可待因时需要特别注意这种巨大的患者个体间差异。

耐受性和撤药

用于镇痛和镇静的鸦片类药物初始剂量非常小，之后需要迅速增加剂量。对于应用体外膜肺氧合（ECMO）的新生儿在第 6 天，鸦片类药物输注率增加了五倍，以达到相同的镇静效果，这是由于药物排泄增加[14]，并且出现了真性耐受[41]。长期吗啡单独应用是有争议的：更好的是使用镇痛药缓解疼痛，或者在应用小剂量吗啡输注的同时结合其他长效的镇静剂，例如水合氯醛或异丙嗪。

鸦片类拮抗剂（纳洛酮 4～10 μg/kg）能够很快逆转鸦片类副反应，但是对于接受鸦片类药物输注的新生儿应用时应该非常小心，因为快速的拮抗反应可能会诱发戒断综合征。戒断综合征表现为中枢神经系统、胃肠道系统和自主神经系统兴奋性增加[90]。鸦片戒断综合征可以发生在吗啡输注后 48 小时，但是更多的是在 4～5 天后观察到。处理方法为联合应用减少剂量的鸦片类药物配方（吗啡或美沙酮）、α_2 受体拮抗剂（可乐定 3～5 μg/kg，每 8～12 小时一次）以及应用抗焦虑的苯二氮䓬类药物。撤药方案可以持续数周。预防的方法包括了慎重应用鸦片类药物，同时结合疼痛评估，调整鸦片类药物的撤药速度。

非鸦片类药物

对乙酰氨基酚在大儿童中主要以葡萄糖醛酸化的形式代谢，但在新生儿中以硫酸化形式代谢[100]。一旦主要代谢通路饱和，对乙酰氨基酚由细胞色素 P450 系统氧化形成反应性中间产物，与谷胱甘肽结合，没有谷胱甘肽时可以与肝细胞大分子结合。新生儿对于对乙酰氨基酚的肝细胞毒性具有一定保护作用，这是由于他们谷胱甘肽贮备比较多，氧化代谢比较慢[97]。对乙酰氨基酚广泛应用于新生儿的中度疼痛。近期的研究显示短期应用在足月儿和早产儿是非常安全和有效的[8]。当结合鸦片类药物应用时具有辅助作用，这样就可以给予小剂量，副作用发生率就更低[72]。早产儿和足月儿对乙酰氨基酚的负荷剂量是相同的（口服 25mg/kg，或者三酰甘油栓剂 35mg/kg）。以后的维持剂量需要根据婴儿的成熟程度进行调整。Anderson 等[10]发现需要维持足够的血浆浓度时，对于胎龄为 30 周的早产儿口服 25mg / (kg·d)，对于胎龄 34 周早产儿 45mg/(kg·d)，足月儿 60mg/(kg·d)，6 个月婴儿90mg/(kg·d)。直肠给药剂量比口服剂量增加 1/3，以增加该途径的吸收。当药物应用大于 2～3 天可以导致一些患儿肝功能损害。目前一种静脉用的前药物形式(丙帕他莫）可以释放一半剂量的对乙酰氨基酚。Autret 等[15]发现小于 10 天的新生儿应用 15mg/kg 的丙帕他莫，每 6 小时一次[相当于 30mg/(kg·d)的对乙酰氨基酚]，可以达到足够的退热血浆药物水平；然而对于大婴儿需要剂量加倍。对于丙帕他莫的安全性还需要更多的试验来证实。

NSAID 药物为退热抗炎类药物，没有呼吸抑制或镇静的副作用。与对乙酰氨基酚相似，在大儿童中 NSAID 有鸦片类药物协同作用。对于 NSAID 药物潜在副反应的关注限制了其作为一种麻醉药的使用。该类药物在新生儿中的疗效目前仅限于在动脉导管未闭（PDA）中的应用。吲哚美辛（消炎痛）的不良作用包括了由于肾灌注减少导致的少尿，由于内脏灌注减少导致的小肠结肠炎和肠穿孔[86]，以及由于血小板功能下降导致的胃肠道出血。脑血流减少对于早产儿脑室内出血具有预防作用[73]。布洛芬可以作为足月新生儿的一种口服麻醉药，在用于治疗PDA时不良作用发生率比吲哚美辛低[101]。由于它可以竞争胆红素和白蛋白的结合，在黄疸病人中应用必须非常慎重，剂量为5～10 mg/kg，每12～24小时重复一次，与成人中应用相比，其半衰期比较长[12]。

近期人们再次开始关注氯胺酮和可乐定。氯胺酮是中枢性NMDA受体拮抗剂，具有强效麻醉作用。它在新生儿麻醉的多年应用中证实了其有效性和安全性。它可以静脉给药（0.5～2mg/kg）、直肠给药（3～8mg/kg）、肌内注射给药（2～5mg/kg）以及神经管给药[78]。它具有心血管系统稳定的优点，尤其对于低血容量的病人，它可以维持呼吸兴奋并具有支气管扩张剂的作用。它使唾液和呼吸道分泌物增加，所以通常与抗胆碱能药物（如阿托品10 μg/kg静脉输注）一起应用，还可以与咪达唑仑（如25μg/kg）合用提供操作时的麻醉和镇静。静脉剂量2mg和肌肉剂量3mg可以分别产生45秒到4分钟的镇静作用。S[+]氯胺酮，两种氯胺酮结构体中的一种，麻醉作用是外消旋氯胺酮的三倍，并且可能副作用更小。这在骶尾部麻醉中证实有效[65]，但是需要进一步的临床试验评估它在新生儿肠道外的应用。

可乐定是一种α_2受体激动剂，通常结合局麻药应用在骶尾部麻醉中（1～2μg/kg）。口服和静脉应用具有剂量依赖性麻醉效果。与鸦片类药物相比，呼吸抑制作用比较小，但是也有报道在足月儿和早产儿中有术后呼吸暂停发作[20,21]。口服剂量升至4μg/kg，每8小时一次，可用于治疗新生儿鸦片类戒断综合征[90]。

表25.2 镇痛药剂量

	对象	剂量	注释
吗啡	通气的新生儿	50～150μg/kg iv	负荷剂量
		5～20μg/(kg·h) iv	输注剂量
		2.5～10μg/kg iv	NCA (每30分钟一次)
		2.5～10μg/(kg·h) iv	NCA (维持量)
	未通气新生儿	10～50μg/kg iv	缓慢负荷剂量
芬太尼	只用于通气新生儿	0.5～10μg/kg iv	
阿芬太尼	只用于通气新生儿	5～10μg/kg iv	负荷剂量
		0.5～1μg/(kg·h) iv	输注剂量
可待因		1mg/kg po/pr	
对乙酰氨基酚	所有年龄	25mg/kg po, 35mg/kg pr	负荷剂量
	30周PCA	25mg/kg po, 30mg/kg pr	每天最大剂量
	34周PCA	45mg/kg po, 60mg/kg pr	每天最大剂量
	40周PCA	60mg/kg po, 80mg/kg pr	每天最大剂量
	60周PCA	90mg/kg po, 120mg/kg pr	每天最大剂量
丙帕他莫	足月儿<10天	60mg/kg iv	每天最大剂量
	足月儿>10天	120mg/kg iv	每天最大剂量
布洛芬		5～10mg/kg po	每12～24小时一次
氯胺酮		0.5～2mg/kg iv*	由于会增加呼吸道分泌物,与抗
		3～8mg/kg pr	胆碱药合用
可乐定		2～4μg/kg po	用于鸦片类撤药
劳拉西泮		20～100μg/kg iv	
水合氯醛/三氯乙磷酸钠		30～50mg/kg po/pr	
异丙嗪		0.5mg/kg iv/po	

常用的麻醉药和镇静药剂量。推荐剂量仅供参考，由于药效学差异用药需谨慎。

*2mg/kg氯胺酮为麻醉剂量，可能会引起呼吸暂停。

NCA：护士控制麻醉；PCA：受孕后年龄。

单纯的镇静药物在治疗新生儿疼痛中具有辅助作用。与镇痛药同时应用，通过促进睡眠可以缓解焦虑和紧张。在苯二氮䓬类药物中，劳拉西泮（20～100μg/kg）的疗效很长，具有很稳定的镇静作用[69]。苯二氮䓬类药物具有协同鸦片类药物抑制呼吸的作用。水合氯醛、异丙嗪和三氯乙磷酸钠是其他常用的镇静药物。

局部麻醉药

局部和区域性应用麻醉药或麻醉技术对于新生

表25.3 新生儿监护室各种常见情况下的镇痛药应用推荐方案

A.术后麻醉	
非通气婴儿	1.了解鸦片类药用药史
	例如治疗性负荷剂量或长期用药史。
	2.镇痛不够
	10～15μg/kg 吗啡*15 分钟静脉推注，同时每间隔 5 分钟常规评估疼痛/舒适评分，直到达到最佳麻醉效果。
	3.镇痛药维持
	0～20μg/(kg·h) 吗啡*静脉应用。
	4.常规应用对乙酰氨基酚（在用药后 48 小时密切观察）。
	5.尽早转为应用肠道吸收麻醉药，例如可待因。
通气婴儿	1.镇痛不够
	必要时，50～150μg/kg 吗啡 * 静脉推注。
	2.镇痛药维持
	0～40μg/(kg·h) 静脉用吗啡。
	3.常规应用对乙酰氨基酚（在用药后 48 小时密切观察）。
	4.对于重症婴儿使用芬太尼（在血流动力学稳定前提下）
	如果镇痛程度不够，0.5～10μg/kg 静脉推注。
	静脉维持时，2.5～10μg/(kg·h)。
B. 基础镇静	
通气婴儿	1.鸦片类药物输注
	危重婴儿应用芬太尼*2.5～10μg/(kg·h) iv，或者吗啡*0～20μg/(kg·h)。
	2.根据疼痛/舒适评分调整鸦片类药物输注速率
	限制剂量以减少耐受性（药代动力学和药效动力学）
	保证足够麻醉以避免应激反应。
	3.考虑二线药物以减少鸦片类药物的需求
	镇静剂例如三氯乙磷酸钠或劳拉西泮
	可乐定
	4.非药物性策略（详见正文）
C 操作镇痛	
例如静脉穿刺或放置胸腔引流管	1.在需要的部位应用局麻药；首先建立合适安全的剂量，然后考虑：
	局部药物渗透
	EMLA（允许皮肤接触至少 60 分钟）
	Ametop 丁卡因药膏（允许皮肤接触 45 分钟）
	2.非药物性策略 （详见正文）
	3.考虑静脉单剂鸦片类药物推注

* 接受鸦片类药物输注的婴儿必须在重症监护室内，给予全面监护，常规评估疼痛/舒适评分。

儿疼痛治疗是一种虽然专业但是非常重要的手段（见表 25.2）。大剂量鸦片类药物通过抑制操作性疼痛和疼痛的神经激素反应，对患病新生儿有一定好处，但是可以合并呼吸抑制。相反，局麻药已证实与吗啡输注同样有效，而不会引起镇静或呼吸抑制[13,104]，从而缩短恢复期时间。近期的许多研究提示有经验地应用局部麻醉或局麻药是安全和简单的，并且副作用很小[36,67,89,98]。局部麻醉可以在不同水平阻断疼痛的传递，包括皮肤外用和局部渗透应用、局部神经阻滞、骶尾部或腰椎部或胸膜外神经传导阻滞。单剂应用可以提供长达 12 小时的麻醉，或者可以插入导管给予局麻药输注或反复推注。

新生儿是局麻药毒性的高危人群，在该年龄组应用局麻药很早就引起了关注。α_1 酸糖蛋白水平很低[62]，以及氨基化合物局麻药清除率降低导致了潜在血浆药物浓度增高，这可以引起抽搐和心血管衰竭[19]。而许多新生儿非常容易发生的酸中毒、低氧血症、高碳酸血症、低钠血症和高钾血症等也可以加重局麻药的副作用。当计算利多卡因（3mg/kg）和布比卡因（2mg/kg 静脉推注）的最大安全剂量时应该非常小心。硬膜外输注布比卡因[0.2mg/(kg·h)，1.25mg/ml]可以非常安全地应用长达 48 小时，但是 Larsson 等人发现相当一部分新生儿在 48 小时血浆布比卡因浓度仍旧很高[60]，提示了长时间硬膜外输注可以导致药物蓄积发生。

可溶性局麻药混合制剂（EMLA）包含了 2.5%利多卡因和 2.5%丙胺卡因。丙胺卡因的代谢产物甲苯胺可以导致高铁血红蛋白血症。Taddio 等在一个 11 例试验的荟萃分析中，发现临床相关的高铁血红蛋白血症的发病率为零[93]，减轻了以往 EMLA 在 3 个月以下婴儿应用的担心。然而当过量剂量多次应用以及联合其他诱导高铁血红蛋白血症的药物应用，可能会导致严重的高铁血红蛋白血症。丁卡因是一种可供选择的外用麻醉药，在英国应用越来越多。需要进一步研究证实它在新生儿中的安全性，但是早期的研究提示它是静脉穿刺时安全且有效的麻醉剂[52]。EMLA 和丁卡因膏剂证实对于足部切割疼痛特别有效。由有经验的医护人员静脉穿刺比足部切割导致的疼痛程度要轻得多，需要慎重选择药物应用[85]。无麻醉的新生儿包皮环切术在世界各地仍有实施，已被证实可以长期影响（甚至术后 6 个月）疼痛感觉[92]。在近期 Cochrane 的回顾性报道中，ELMA 可以缓解包皮环切术后的生理性疼痛[94]。然而作者总结虽然 ELMA 比安慰剂更加有效，比不用药要好，但是还有更为有效的麻醉方法，例如阴茎背部神经传导阻滞和环形阻滞，但这都需要进一步评价。最初报道提示阴茎背部神经传导阻滞是安全的，并发症发生率很低[33]。

环境和行为干预

越来越多的人关注到环境、行为和非药物治疗可以减少新生儿疼痛和焦虑的行为和生理指标。这些原则包含了可以促进建立神经行为机制、降低发病率并且促使新生儿提早出院的生长发育护理的概念[2,3]。对于必须进行的患儿操作要尽量减短疼痛过程，把这些患儿集中在一起能减少频繁的疼痛刺激。其他有益的方法包括减少操作、减少环境噪音和亮光，以及建立昼夜规律[34]。

行为干预策略对于减轻疼痛性操作时的疼痛评分是非常有用的，这些操作包括轻微的感官刺激，如视觉、触觉[40]、听觉[64]和味觉。在创伤性操作时口服蔗糖和甜的化合物是非常安全和有效的。这具有从 5%～50%的剂量依赖性疗效，但还不知道最佳剂量[88]。Bellieni 等采用了一种称之为“感觉饱和”的方法，同时给予新生儿口服 10%葡萄糖，非营养性吸吮和多感官刺激结合起来。他们发现同时应用比任何单项应用都能有效减轻疼痛评分[18]。当将新生儿包裹、摇晃和维持屈曲体位能够刺激他们的本体感受器、前庭感受器和温度感受器[34]。褪黑激素的应用仍在试验阶段，但是可能被证实有助于调节生理周期形成[84]。总的策略方案概述见表 25.3。

参考文献

1. Abu-Saad H H, Bours G J, Stevens B et al 1998 Assessment of pain in the neonate. Seminars in Perinatology 22: 402–416
2. Als H, Lawhon G, Brown E et al 1986 Individualized behavioral and environmental care for the very low birth weight preterm infant at high risk for bronchopulmonary dysplasia: neonatal intensive care unit and developmental outcome. Pediatrics 78: 1123–1132
3. Als H, Lawhon G, Duffy F H et al 1994 Individualized developmental care for the very low-birth-weight preterm infant. Medical and neurofunctional effects. Journal of the American Medical Association 272: 853–858
4. Ambuel B, Hamlett K W, Marx C M et al 1992 Assessing distress in pediatric intensive care environments: the COMFORT scale. Journal of Pediatric Psychology 17: 95–109
5. Anand K J 1990 Neonatal stress responses to anesthesia and surgery. Clinics in Perinatology 17: 207–214
6. Anand K J, Barton B A, McIntosh N et al 1999 Analgesia and sedation in preterm neonates who require ventilatory support: results from the NOPAIN trial. Neonatal Outcome and Prolonged Analgesia in Neonates. Archives of Pediatrics and Adolescent Medicine 153: 331–338
7. Anand K J, Carr D B 1989 The neuroanatomy, neurophysiology, and neurochemistry of pain, stress, and analgesia in newborns and children. Pediatric Clinics of North America 36: 795–822
8. Anand K J, Menon G, Narsinghani U et al 2000 Systemic analgesic therapy. In: Anand, K J, Stevens B, McGrath P (eds) Pain in neonates. Elsevier, Amsterdam, pp 159–188
9. Anand K J, Sippell W G, Aynsley-Green A 1987 Randomised trial of fentanyl anaesthesia in preterm babies undergoing surgery: effects on the stress response. Lancet 1: 62–66
10. Anderson B J, van Lingen R A, Hansen T G et al 2002 Acetaminophen developmental pharmacokinetics in premature neonates and infants: a pooled population analysis. Anesthesiology 96: 1336–1345
11. Andrews K, Fitzgerald M 1994 The cutaneous withdrawal reflex in human neonates: sensitization, receptive fields, and the effects of contralateral stimulation. Pain 56: 95–101
12. Aranda J V, Varvarigou A, Beharry K et al 1997 Pharmacokinetics and protein binding of intravenous ibuprofen in the premature newborn infant. Acta Paediatrica 86: 289–293
13. Armitage E N 1988 Is there a place for regional anesthesia in pediatrics? – Yes! Acta Anaesthesiologica Belgica 39: 191–195
14. Arnold J H, Truog R D, Scavone J M et al 1991 Changes in the pharmacodynamic response to fentanyl in neonates during continuous infusion. Journal of Pediatrics 119: 639–643
15. Autret E, Dutertre J P, Breteau M et al 1993 Pharmacokinetics of paracetamol in the neonate and infant after administration of propacetamol chlorhydrate. Developmental Pharmacology and Therapeutics 20: 129–134
16. Barker D P, Rutter N 1995 Exposure to invasive procedures in neonatal intensive care unit admissions. Archives of Disease in Childhood. Fetal and Neonatal Edition 72: F47–F48
17. Barrier G, Attia J, Mayer M N et al 1989 Measurement of post-operative pain and narcotic administration in infants using a new clinical scoring system. Intensive Care Medicine 15(suppl. 1): S37–S39
18. Bellieni C V, Buonocore G, Nenci A et al 2001 Sensorial saturation: an effective analgesic tool for heel-prick in preterm infants: a prospective randomized trial. Biology of the Neonate 80: 15–18
19. Berde C B 1993 Toxicity of local anesthetics in infants and children. Journal of Pediatrics 122(5 Pt 2): S14–S20
20. Bouchut J C, Dubois R, Godard J 2001 Clonidine in preterm-infant caudal anesthesia may be responsible for postoperative apnea. Regional Anesthesia and Pain Medicine 26: 83–85
21. Breschan C, Krumpholz R, Likar R et al 1999 Can a dose of 2 microg.kg^{-1} caudal clonidine cause respiratory depression in neonates? Paediatric Anaesthesia 9: 81–83
22. Chugani H T, Phelps M E 1986 Maturational changes in cerebral function in infants determined by 18-FDG positron emission tomogrophy. Science 231: 840–844
23. Collins C, Koren G, Crean P et al 1985 Fentanyl pharmacokinetics and hemodynamic effects in preterm infants during ligation of patent ductus arteriosus. Anesthesia and Analgesia 64: 1078–1080
24. Constantinou J, Reynolds M L, Woolf C J et al 1994 Nerve growth factor levels in developing rat skin: upregulation following skin wounding. Neuroreport 5: 2281–2284
25. Cotsen M R, Donaldson J S, Uejima T et al 1997 Efficacy of ketamine hydrochloride sedation in children for interventional radiologic procedures. American Journal of Roentgenology 169: 1019–1022
26. Craig K D, McMahon R J, Morison J D et al 1984 Developmental changes in infant pain expression during immunization injections. Social Science and Medicine 19: 1331–1337
27. Debillon T, Zupan V, Ravault N et al 2001 Development and initial validation of the EDIN scale, a new tool for assessing prolonged pain in preterm infants. Archives of Disease in Children. Fetal and Neonatal Edition 85: F36–F41
28. Dixon S, Snyder J, Holve R et al 1984 Behavioral effects of circumcision with and without anesthesia. Journal of Developmental and Behavioral Pediatrics 5: 246–250
29. Fahnenstich H, Steffan J, Kau N et al 2000 Fentanyl-induced chest wall rigidity and laryngospasm in preterm and term infants. Critical Care Medicine 28: 836–839
30. Fisk N M, Gitau R, Teixeira J M et al 2001 Effect of direct fetal opioid analgesia on fetal hormonal and hemodynamic stress response to intrauterine needling. Anesthesiology 95: 828–835
31. Fitzgerald M, Butcher T, Shortland P 1994 Developmental changes in the laminar termination of A fibre cutaneous sensory afferents in the rat spinal cord dorsal horn. Journal of Comparative Neurology 348: 225–233
32. Fitzgerald M, Millard C, McIntosh N 1989 Cutaneous hypersensitivity following peripheral tissue damage in newborn infants and its reversal with topical anaesthesia. Pain 39: 31–36
33. Fontaine P, Dittberner D, Scheltema K 1994 The safety of dorsal penile nerve block for neonatal circumcision. Journal of Family Practice 39: 243–248
34. Franck L S, Lawhon G 1998 Environmental and behavioral strategies to prevent and manage neonatal pain. Seminars in Perinatology 22: 434–443
35. Gauntlett I S, Fisher D M, Hertzka R E et al 1988 Pharmacokinetics of fentanyl in neonatal humans and lambs: effects of age. Anesthesiology 69: 683–687
36. Giaufre E, Dalens B, Gombert A 1996 Epidemiology and morbidity of regional anesthesia in children: a one-year prospective survey of the French-Language Society of Pediatric Anesthesiologists. Anesthesia and Analgesia 83: 904–912
37. Gilles F J, Shankle W, Dooling E C 1983 Myelinated tracts: growth patterns. In: Gilles F J, Leviton A, Dooling E C (eds) The developing human brain: growth and epidemiologic neuropathy. John Wright, Boston, pp 117–183
38. Gleiss J, Stuttgen G 1970 Morphologic and functional development of the skin. In: Stave U (ed) Physiology of the perinatal period. Appleton-Century-Crofts, New York, pp 889–906
39. Glover V, Fisk N 1996 We don't know; better to err on the safe side from midgestation. British Medical Journal (Clinical Research Ed.) 313: 796
40. Gray L, Watt L, Blass E M 2000 Skin-to-skin contact is analgesic in healthy newborns. Pediatrics 105: 14
41. Greeley W J, Debruijn N P 1998 Changes in sufentanil pharmacokinetics within the neonatal period. Anesthesia and Analgesia 67: 86–90
42. Grunau R V, Craig K D 1987 Pain expression in neonates: facial action and cry. Pain 28: 395–410
43. Grunau R V, Whitfield M F, Petrie J H 1994 Pain sensitivity and temperament in extremely low-birth-weight premature toddlers and preterm and full-term controls. Pain 58: 341–346
44. Haouari N, Wood C, Griffiths G et al 1995 The analgesic effect of sucrose in full term infants: a randomised controlled trial. British Medical Journal 310: 1498–1500
45. Henderson-Smart D J, Pettigrew A G, Campbell D J 1983 Clinical apnea and brain-stem neural function in preterm neonates. New England Journal of Medicine 308: 353–357
46. Hickey P R 1985 Blunting of the stress response in the pulmonary circulation of infants with fentanyl. Anesthesia and Analgesia 64: 1137–1141
47. Horgan M, Choonara I 1996 Measuring pain in neonates: an objective score. Paediatric Nursing 8: 24–27
48. Humphrey T 1964 Some correlations between the appearance of human fetal reflexes and the development of the nervous system. Progress in Brain Research 4: 93–135
49. Irazuzta J E, Ahmed U, Gancayco A et al 1996 Intratracheal administration of fentanyl: pharmacokinetics and local tissue effects. Intensive Care Medicine 22: 129–133
50. Izard C E, Huebner R R, Risser D et al 1980 The young infant's ability to produce discrete emotion expressions. Developmental Psychology 16: 132–140
51. Jacobson B, Eklund G, Hamberger L et al 1987 Perinatal origin of adult self-destructive behaviour. Acta Psychiatrica Scandinavica 76: 364–371
52. Jain A, Rutter N 2000 Does topical amethocaine gel reduce the pain of venepuncture in newborn infants? A randomised double blind controlled trial. Archives of Disease in Childhood, Fetal and Neonatal Edition 83: F207–F210

53. Johnston C C, Collinge J M, Henderson S J et al 1997 A cross-sectional survey of pain and pharmacological analgesia in Canadian neonatal intensive care units. Clinical Journal of Pain 13: 308–312
54. Johnston C C, Stevens B J 1996 Experience in a neonatal intensive care unit affects pain response. Pediatrics 98: 925–930
55. Kelly M A, Finer N H 1984 Nasotracheal intubation in the neonate: physiological responses and the effects of atropine and pancuronium. Journal of Pediatrics 105: 303–309
56. Koehntop D E, Rodman J H, Brundage D M et al 1986 Pharmacokinetics of fentanyl in neonates. Anesthesia and Analgesia 65: 227–232
57. Kostovic I, Rakie P 1984 Development of prestriate visual projections in the monkey and human fetal cerebrum revealed by transient cholinesterase staining. Journal of Neuroscience 4: 25–42
58. Krechel S W, Bildner J 1995 CRIES: a new neonatal postoperative pain measurement score. Initial testing of validity and reliability. Paediatric Anaesthesia 5: 53–61
59. Kupfererberg H J, Way E L 1963 Pharmacologic basis for increased sensitivity of the newborn rat to morphine. Journal of Pharmacology and Experimental Therapeutics 141: 105–112
60. Larsson B A, Lonnqvist P A, Olsson G L 1997 Plasma concentrations of bupivacaine in neonates after continuous epidural infusion. Anesthesia and Analgesia 84: 501–505
61. Lawrence J, Alcock D, McGrath P et al 1993 The development of a tool to assess neonatal pain. Neonatal Network Journal of Neonatal Nursing 12: 59–66
62. Lerman J, Strong H A, LeDez K M et al 1989 Effects of age on the serum concentration of alpha 1-acid glycoprotein and the binding of lidocaine in pediatric patients. Clinical Pharmacology and Therapeutics 46: 219–225
63. Lloyd-Thomas A R, Fitzgerald M 1996 Reflex responses do not necessarily signify pain. British Medical Journal (Clinical Research Ed.) 313: 797–798
64. Locsin R G 1981 The effect of music on the pain of selected post-operative patients. Journal of Advanced Nursing 6: 19–25
65. Marhofer P, Krenn C G, Plochl W et al 2000 S(+)-ketamine for caudal block in paediatric anaesthesia. British Journal of Anaesthesia 84: 341–345
66. Marshall R E, Stratton W C, Moore J A et al 1980 Circumcision. 1. Effects upon newborn behavior. Infant Behavior and Development 3: 1–9
67. Martinez-Telleria A, Cano Serrano M E, Martinez-Telleria M J et al 1997 [Analysis of regional anesthetic efficacy in pediatric postoperative pain.] Cirugia Pediatrica 10: 18–20
68. Masey S A, Koehler R C, Buck J R et al 1985 Effect of abdominal distention on central and regional hemodynamics in neonatal lambs. Pediatric Research 19: 1244–1249
69. McDermott C A, Kowalczyk A L, Schnitzler E R et al 1992 Pharmacokinetics of lorazepam in critically ill neonates with seizures. Journal of Pediatrics 120: 479–483
70. McRae M E, Rourke D A, Imperial-Perez F A et al 1997 Development of a research-based standard for assessment, intervention, and evaluation of pain after neonatal and pediatric cardiac surgery. Pediatric Nursing 23: 263–271
71. McRorie T I, Lynn A M, Nespeca M K et al 1992 The maturation of morphine clearance and metabolism. American Journal of Diseases of Children 146: 972–976
72. Menon G, Anand K J, McIntosh N 1998 Practical approach to analgesia and sedation in the neonatal intensive care unit. Seminars in Perinatology 22: 417–424
73. Ment L R, Vohr B, Oh W et al 1996 Neurodevelopmental outcome at 36 months' corrected age of preterm infants in the Multicenter Indomethacin Intraventricular Hemorrhage Prevention Trial. Pediatrics 98(4 Pt 1): 714–718
74. Okado N 1981 Onset of synapse formation in the human spinal cord. Journal of Comparative Neurology 201: 211–219
75. Okur H, Kucukaydin M, Ustdal K M 1995 The endocrine and metabolic response to surgical stress in the neonate. Journal of Pediatric Surgery 30: 626–630
76. Olkkolo K T, Maunuksela E L, Korpela R et al 1988 Kinetics and dynamics of postoperative morphine in children. Clinical Pharmacology and Therapeutics 44: 123–136
77. Pasternak G W, Zhang A Z, Tecoff L 1980 Developmental differences between high and low affinity opioid binding sites: their relationship to analgesia and ventilatory depression. Life Sciences 27: 1185–1190
78. Pellier I, Monrigal J P, Le Moine P et al 1999 Use of intravenous ketamine-midazolam association for pain procedures in children with cancer. A prospective study. Paediatric Anaesthesia 9: 61–68
79. Pokela M L 1994 Pain relief can reduce hypoxemia in distressed neonates during routine treatment procedures. Pediatrics 93: 379–383
80. Porter F L, Blackwell M, Miller J P 1991 Differences in developmental blood pressure regulation during lumbar puncture in newborns. Pediatric Research 29: 230
81. Porter F L, Porges S W, Marshall R E 1988 Newborn pain cries and vagal tone: parallel changes in response to circumcision. Child Development 59: 495–505
82. Reisime T, Pasternak G 1996 Opioid analgesics and antagonists. In: Hardman J G, Limbird L E, Mounoff P B et al (eds) Goodman and Gilman's: The pharmacological basis of therapeutics. McGraw-Hill, New York, pp 521–555
83. Rizvi T A, Wadhwa S, Mehra R D et al 1986 Ultrastructure of marginal zone during prenatal development of human spinal cord. Experimental Brain Research 64: 483–490
84. Seron-Ferre M, Torres-Farfan C, Forcelledo M L et al 2001 The development of circadian rhythms in the fetus and neonate. Seminars in Perinatology 25: 363–370
85. Shah V, Ohlsson A 2001 Venepuncture versus heal lance for blood sampling in term neonates (Cochrane Review). Cochrane Database of Systematic Reviews (2): CD0001452
86. Shorter N A, Liu J Y, Mooney D P et al 1999 Indomethacin-associated bowel perforations: a study of possible risk factors. Journal of Pediatric Surgery 34: 442–444
87. Stevens B, Johnston C, Petryshen P et al 1996 Premature Infant Pain Profile: development and initial validation. Clinical Journal of Pain 12: 13–22
88. Stevens B, Ohlsson A 2001 Sucrose for analgesia in newborn infants undergoing painful procedures (Cochrane Review). Cochrane Database of Systematic Reviews (4): CD001069
89. Strafford M A, Wilder R T, Berde C B 1995 The risk of infection from epidural analgesia in children: a review of 1620 cases. Anesthesia and Analgesia 80: 234–238
90. Suresh S, Anand K J 1998 Opioid tolerance in neonates: mechanisms, diagnosis, assessment, and management. Seminars in Perinatology 22: 425–433
91. Szawarski Z 1996 Probably no pain in the absence of self. British Medical Journal (Clinical Research Ed.) 313: 796–797
92. Taddio A, Katz J, Ilersich A L et al 1997 Effects of neonatal circumcision on pain response during subsequent routine vaccination. Lancet 349: 599–603
93. Taddio A, Ohlsson A, Einarson T R et al 1998 A systematic review of lidocaine-prilocaine cream (EMLA) in the treatment of acute pain in neonates. Pediatrics 101: E1
94. Taddio A, Ohlsson K, Ohlsson A 2000 Lidocaine-prilocaine cream for analgesia during circumcision in newborn boys. Cochrane Database of Systematic Reviews (2): CD000496
95. Teixeira J, Fogliani R 1996 Fetal haemodynamic stress response to invasive procedures. Lancet 347: 524
96. Torres F, Anderson C 1985 The normal EEG of the human newborn. Journal of Clinical Neurophysiology 2: 89–103
97. Truog R, Anand K J 1989 Management of pain in the postoperative neonate. Clinics in Perinatology 16: 61–78
98. Uguralp S, Mutus M, Koroglu A et al 2002 Regional anesthesia is a good alternative to general anesthesia in pediatric surgery: experience in 1,554 children. Journal of Pediatric Surgery 37: 610–613
99. Valman H B, Pearson J F 1980 What the fetus feels. British Medical Journal (Clinical Research Ed.) 280: 233–234
100. van Lingen R A, Deinum J T, Quak J M et al 1999 Pharmacokinetics and metabolism of rectally administered paracetamol in preterm neonates. Archives of Disease in Childhood. Fetal and Neonatal Edition 80: F59–F63
101. Van Overmeire B, Smets K, Lecoutere D et al 2000 A comparison of ibuprofen and indomethacin for closure of patent ductus arteriosus. New England Journal of Medicine 343: 674–681
102. Williams D G, Hatch D J, Howard R F 2001 Codeine phosphate in paediatric medicine. British Journal of Anaesthesia 86: 413–421
103. Wolf A R, Doyle E, Thomas E 1998 Modifying infant stress responses to major surgery: spinal vs extradural vs opioid analgesia. Paediatric Anaesthesia 8: 305–311
104. Wolf A R, Hughes D 1993 Pain relief for infants undergoing abdominal surgery: comparison of infusions of i.v. morphine and extradural bupivacaine. British Journal of Anaesthesia 70: 10–16

第26章

药物滥用母亲的新生儿

Rodney Rivers

从发达国家到许多发展中国家违禁药物的传播导致了全球性药物滥用的增长。1995 年的一项调查显示相当一部分违禁药物的应用涉及到儿童。在 2001 年英国向欧洲危险药物监控委员会汇报的药物状况年报中描述，16～29 岁的人群在过去一年中有 25%的人滥用药物，其中 16～24 岁的人群中有 500 000 人在 2000 年用过 A 类药物。地区的差异是非常显著的，在苏格兰，迷幻药、地西泮和可卡因的滥用相对比较多[19]。在美国，报道认为 1995 和 1996 年在 410 万药物滥用的育龄妇女中 3%在孕期仍旧服药。

由于涉及多种药物的滥用，包括酒精，所以非常难预测胎儿接触某种药物和新生儿预后的关系，同时孕期的自我报告同样是非常不可靠的。了解胎儿药物接触的长期预后更有问题，因为控制孕期出现的并发问题就非常困难，包括胎盘早剥、健康状况不良、居住条件恶劣、失业和贫困，同时还有关系不良、间歇性监禁和社会不稳定的背景资料。营养不良、慢性盆腔炎、感染人类免疫缺陷病毒（HIV）以及乙肝、丙肝和丁肝可能进一步使母亲无法提供给孩子适当的照顾。最终我们只能选择那些可获得的病史资料来了解药物对胎儿和儿童的影响[42]。有谁会相信那些称之为“正常控制”的人在孕期并没有真正接触违禁药物？母亲在孕期使用了神经兴奋性药物可能会导致新生儿出现撤药综合征（戒断综合征），这是由于新生儿出生后药物停用引起的。如同 Volpe 指出的，新生儿撤药综合征的典型表现为过度活动不适，焦躁不安[83]。药物滥用的母亲使用的与新生儿撤药综合征有关的药物见表 26.1，与撤药后抽搐相关的药物见表 26.2。

表26.1 与新生儿撤药综合征相关的药物

药物	撤药至发病的时间
海洛因	0～96 小时，高峰 12～24 小时
美沙酮	12～72 小时以上，高峰 24～48 小时（也可长达 7 天）
巴比妥类药物	
短效	0～24 小时
长效	≥7 天
地西泮	2～6 小时
甲氨二氮䓬	3 周
三环类抗抑郁药	0～12 小时
丙氧吩	<24 小时
喷他佐辛	<24 小时
可待因	<24 小时
双氢可待因（DF 118）	<48 小时
酒精	<24 小时
羟考酮（OxyContin）	<24 小时

表26.2 被动用药导致新生儿抽搐的药物

- 鸦片
- 鸦片类药物
- 巴比妥类短效剂
- 三环类抗抑郁药
- 丙氧吩
- 酒精

麻醉药

鸦片类药物

海洛因是高度脂溶性的，膜通透性很强，能够水解为吗啡。吗啡是罂粟的主要成分，具有很强的麻醉活性，主要代谢为3-吗啡葡萄糖醛酸和6-吗啡葡萄糖醛酸（M3G，M6G）以及可待因。新生儿和大儿童应用吗啡后血浆中M3G和M6G比例是相同的。然而，M3G的分子量和极性都比吗啡大，所以母亲应用吗啡经胎盘至胎儿后形成代谢产物返回母体循环就受到限制，就会发生M3G在胎儿体内蓄积[58]。M6G的麻醉作用是硫酸吗啡的37倍左右，但M3G具有兴奋性作用。对于新生儿，由于吗啡和受体结合饱和，M3G的兴奋作用可能受到阻断[35]，但是一旦当吗啡水平下降，M3G可能导致抽搐[59]。这就是为什么在海洛因戒断引起抽搐后可以用吗啡进行治疗的部分原因[85]。

慢性鸦片类药物接触

动物[68]和灵长类动物[24]慢性接触鸦片类药物导致了脑干蓝斑（LC）中主要的去甲肾上腺素核团内细胞变化。上调环磷酸腺苷（cAMP）、蛋白磷酸化以及细胞核前癌基因 *c-fos* 表达增强[29]，导致了神经元的代谢和兴奋性异常[53]。据报道，可以使丘脑蓝斑、下丘脑、脊髓和大脑皮层的突触后兴奋性增加，激活β肾上腺素受体。

鸦片类药物戒断

狗的动物实验中，当鸦片类药物戒断或由鸦片类拮抗剂抑制，激动了LC神经元，导致肾上腺素在48～72小时消耗[26]；对于胎羊的药物戒断与高血压以及心率、pH、PaO_2的下降有关[8]。对于人类孕妇，母亲鸦片类药物戒断，会导致胎儿肾上腺分泌的肾上腺素水平升高，胎儿交感神经兴奋使去甲肾上腺素水平升高，当增加母亲的美沙酮剂量，这些变化可以逆转[91]。在大鼠中蓝斑神经元兴奋性增加，与戒断的行为表现程度相平行[68]，这些症状是由于蓝斑神经元兴奋导致，可以被α_2激动剂可乐定所抑制[1]。

孕期应用鸦片类药物

母亲孕期使用麻醉药所出现的问题已有描述[32]。目的必须是通过使用交叉耐受的人工合成药物（如美沙酮或丁丙诺啡）替代半衰期短的海洛因以减少药物水平波动对胎儿的影响，减少戒断综合征的反复发作[36]。随机试验显示美沙酮维持治疗能够降低海洛因的应用，减少孕期死亡率和犯罪率[84]，使新生儿平均出生体重增加，出生头围增加。美沙酮口服生物利用度很高，半衰期很长（20～30小时），在肝中代谢。然而出生时胎儿血浆药物浓度越高，药物浓度下降速度就越快，新生儿戒断综合征表现就越重[14]。在一个对于新生儿严重戒断综合征的研究中发现，重度组美沙酮血浆半衰期为16小时，轻度组为23小时，当美沙酮浓度在0.06μg/ml以上就不会出现症状[72]。

分娩时母亲药物剂量并不总是与新生儿戒断的严重程度相平行[15,72]，虽然总的来说，母亲美沙酮摄入量越少，新生儿戒断综合征的发病率和严重程度就越低。虽然母亲每天摄入量小于20mg被认为其新生儿预后较好，新生儿住院监护时间比较短，人们仍旧担心违禁药物被用于药物减量期间[47,63,77]。关于在孕期停用美沙酮有成功的报道[46]，但是这总要权衡再三，一方面美沙酮为违禁药物，另一方面停药导致戒断综合征，会出现胎儿活动过度、胎儿心动过速以及死胎。

新生儿

母亲滥用海洛因，分娩的新生儿出生体重比较轻，并且可能出现戒断综合征[28]。其中50%出生体重将小于2500g，45%～70%将小于胎龄的第10百分位数。往往还伴随宫内发育迟缓（IUGR），这提示了脑发育不好，至少40%的新生儿头围在第10百分位数以下，如上所述，原因是多方面的[83]。将孕期使用美沙酮与大剂量丁丙诺啡比较，大剂量丁丙诺啡组的新生儿早产发生率比较低，新生儿戒断综合征高峰出现比较快[44]。母亲使用丁丙诺啡，新生儿戒断综合征时间也比较短。

孕期相关药物替代治疗

产前应用美沙酮，以及近期使用丁丙诺啡替代治疗的方法一直都有报道[10]。据报道能够降低低出生体重和严重新生儿戒断综合征的发病率，促进新生儿抚育[51]。出生后临床随访提供了持续治疗，可以使新生儿带药提早出院，而不是在医院内撤药[56]。临床可提供的持续治疗方案是非常好的，一个例子就是在默西塞德郡（Merseyside）Wirral 医院内 1996 年的一项试验，应用美沙酮替代以减少和撤除酒精、可卡因、苯二氮䓬类和海洛因，使药物滥用母亲的新生儿因戒断综合征收治入新生儿病房的需求从 50%下降至 1997 年的 15%（J L Robertson，个人通信，1998）。

在英国，药物替代治疗方案可以说明大多数美沙酮的使用。使用美沙酮母亲的新生儿可能出生体重小于 2500g（10%～35%），40%以上为小于胎龄儿。60%～95%可能发生特别严重的新生儿戒断综合征[38,83]。有报道对于分娩时美沙酮剂量、新生儿戒断综合征严重程度、住院和治疗时间之间的关系进行了研究[48]，以往的研究发现美沙酮剂量和戒断综合征严重程度没有关系[28]。与海洛因相比，新生儿戒断综合征发生比较晚（第 2 和第 3 天），甚至一些直到第 10～14 天出现严重症状。迟发性戒断综合征可能与母亲应用苯二氮䓬类或其他药物有关[78]。美沙酮与海洛因相比较，新生儿戒断综合征的持续时间长，抽搐发生更频繁，在一项研究中发生率为 8%（127 人中 10 人发生），平均出现症状的天数为 10 天。脑电图间歇性活动发生在抽搐前或抽搐时[31]，可以严重影响新生儿吸吮[43]。在干预下会出现新生儿食欲过强及体重增加过多，很明显这与戒断综合征严重程度或母亲药物剂量无关[49]。

鸦片类药物戒断综合征

根据所报道的发生率为 60%～90%，当然一些症状轻的病人很有可能被遗漏了。足月儿比早产儿临床戒断综合征表现更明显[15]。在大鼠和人类中，同样都发现了胎龄相关的行为表现可以影响到戒断综合征的临床严重程度（见表 26.3）[37]。但没有戒断综合征的表现，并不能认为该早产儿没有发生戒断综合征，胎儿戒断的各种表现为此提供了依据[91]。

表26.3 新生儿海洛因戒断综合征

	中度（%）	重度（%）	抽搐（%）
足月	50	16	7.3
早产	21	0	2.9

在 178 例婴儿中，戒断症状的严重程度与孕龄相关。（摘自 Doberczak 等，1991[15]）。

中枢神经系统受到干扰的最初相关症状主要表现为对刺激非常敏感，有节律的颤动，受累部位被动屈曲可以使颤动停止。Volpe[83]强调了与抽搐相比较，这些颤动并不伴随肌肉阵挛性抽动，或者眼睛凝视或斜视。兴奋过度、激惹、活动过度和肌张力过高都是典型表现，并且疯狂吸吮手指和手。这与缺血缺氧性脑病、低血糖和红细胞增多症抽动时会伴随不同水平的意识不清是不同的。尽管有吸吮行为过度，但是吸吮和吞咽的协调能力受到影响，胃食管反流和呕吐是非常常见的，第 4～6 天可能出现腹泻。在一些病例报道中抽搐发生率为 2%～11%[31,40]，但可能与伴随症状或者甚至治疗（如氯丙嗪）有关。当发生了抽搐需要全面检查。据报道没有明显抽搐但脑电图异常的发生率大于 30%[80]。人们认为与足月儿相比，早产儿戒断综合征更可能表现为震颤、高调的哭声、呼吸急促、睡眠不受干扰但喂养困难、发热、腹泻、肌张力过高以及反射过度亢进。所以就有人建议使用不同的戒断综合征评分系统更为合理。从胎儿戒断表现来推断，发生肌张力过高可能提示了新生儿戒断综合征。

鉴别诊断

戒断综合征的症状是非特异性的，必须检查是否有感染、代谢问题或电解质紊乱以及局灶性中枢神经系统病变，此外还要排除红细胞增多症。主要的感染可能为梅毒、淋病或衣原体。需要警惕不要遗漏排除其他诊断。

处理

当母亲有鸦片类药物应用史，就很容易认识到新生儿戒断综合征的表现（见表 26.4）。当新生儿出现了这些症状，应使医护人员提高警惕意识到药物戒断的可能性，即便母亲否认药物滥用史。从尿和胎粪取样分析可以提供宫内药物暴露的证据[61]。人们意识到仍旧缺乏随机对照试验，来比较以往治疗以及近期推崇的吗啡或美沙酮治疗[79]。

临床上有许多评分系统，但是对于观察者的主观评价都存在一定的问题。然而药物剂量提供了一定的客观指标，可以帮助判断什么时候需要药物干预，是用药剂量增减的基础。在美国，更多重点放在了支持

表26.4　阿片类药物戒断的症状

中枢神经系统	胃肠道	其他
对刺激过敏	胃食管反流	鼻塞
激惹不安	呕吐	喷嚏
尖调哭声	腹泻	流涎症
活动过度		呼吸急促
肌张力过高		打哈欠
睡眠减少		打嗝
吸吮过度		出汗
喂养不良		发热、体温不稳定
Moro 反射增强		增重不良
抽搐		

治疗上。美国儿科学会药物委员会发布了临床应用的各种药物详尽评估法，同时还有各种临床建议[52]。如同在临床建议中所指出的，当出现脑过度兴奋症状时，延迟治疗是否合适，就将研究重点放在了关于在神经发育、神经元迁移和突触形成时脑过度兴奋的有害效应上。

鉴于中枢神经系统兴奋过度是戒断综合征最重的表现，并且症状在自主神经症状之前就出现，就形成了一项评分系统[70]，根据中枢神经系统各种表现进行评分，当两次间隔 2～4 小时的动态观察评分为 6 分或者以上（见图 26.1），就需要治疗。当出现观察项目异常时，排除其他各种可能性是非常重要的。

现有复杂程度不同的各种评估系统。其目的在于利用等级系统减少观察者之间评分的差异。其中一项评分系统由 Finnegan 改良，其优点是相对简单，根据观察项目分成不同等级，例如“喂养后睡眠＜1，或＜2，或＜3 小时”评分为 1、2、3 分，此外还可以区别震颤的发生是否为干扰引起。结合其他评分项目，当每间隔 4 小时的三次评分为 8 或大于 8，就需要接受治疗[73]。

每项评估表完成的准确性与许多因素相关，包括医护人员培训、产后病房内医患比例以及戒断评分最初开始的地方。如果医护人员数和受训水平允许，使用分辨更细的评分表可以使产后病房的评估系统简单化，有助于医护人员观察那些需要密切监护和可能干预的新生儿。最终分析时评分系统不可避免具有主观性，就需要加强医护人员的培训。关于比较不同评分系统与治疗干预频度和预后的关系，目前还无结果。

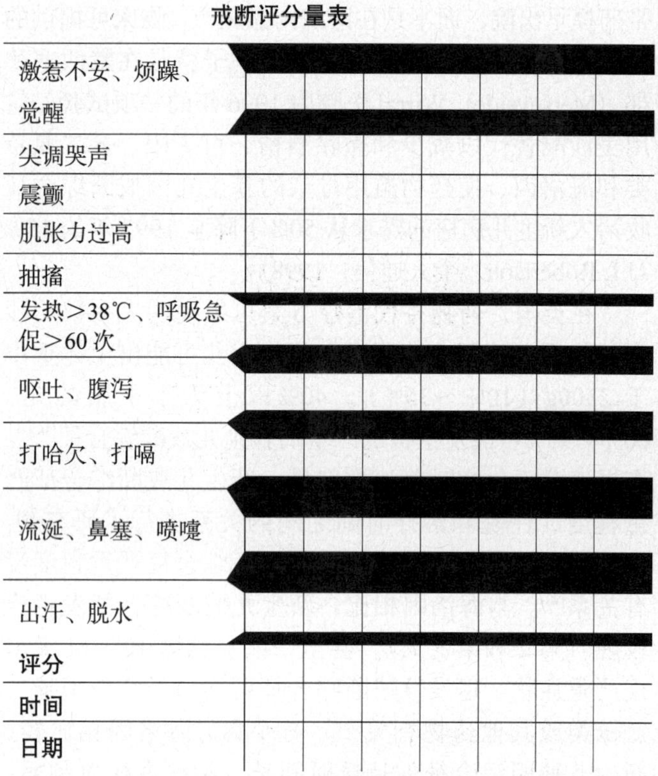

图26.1　根据临床观察设计的药物戒断严重程度评估表。在评估时每一块分数为0或1分。所有项目中的任何一项只可以评1分。总分最高为10分。每2～4小时评分一次。

婴儿的一般处理

这些婴儿是胎粪吸入、早产、宫内发育迟缓和戒断综合征的高危人群[62]。分娩时纳洛酮应用被禁忌，因为它会诱发那些对于吗啡有效的新生儿出现戒断抽搐[22a]。研究显示有效减少刺激并不能改善戒断综合征[69]，合理药物治疗、水合作用和营养供给是处理的基础。此外要考虑的是，提供产前和产后治疗减少母亲 HIV 阳性的新生儿 HIV 获得性感染，并且预防乙肝。

戒断综合征的药物治疗

当出现严重的中枢神经系统表现时，给予鸦片类药物通常能够预防上述症状的出现。虽然最常用的四种治疗药物为止痛剂、苯巴比妥、地西泮和氯丙嗪[9]，这些药物早已被口服美沙酮静脉制剂[32]或者口服吗啡所替代。美沙酮可以预防戒断抽搐症状，而苯巴比妥和地西泮对此是无效的。

虽然在临床实践中，口服美沙酮和口服吗啡之间的选择余地很小，但是优先选择美沙酮替代以往常用的四种药物，其理由在于一些药物药代动力学不尽如人意(口服吗啡吸收程度不同，地西泮和氯丙嗪排泌延迟)，一些药物可以抑制食欲以及过度镇静（苯巴比妥、地西泮和氯丙嗪）。氯丙嗪或者药物配伍中其他成分的潜在作用，包括酒精、苯甲酸（干扰白蛋白/胆红素结合）、苯酚、亚硫酸氢钠（成人中导致过敏反应）和丙二醇（导致新生儿高渗透压血症），会导致抽搐发生率增加。

一个监护室应用氯丙嗪治疗足月儿鸦片类药物戒断导致的抽搐，内容见表26.5。当1993年用美沙酮替代氯丙嗪治疗后，作者观察到美沙酮治疗鸦片类药物戒断没有发生戒断相关的抽搐，这是令人鼓舞的。在1987－1993年间，接受氯丙嗪出现抽搐的所有新生儿都采用了吗啡，抽搐马上停止，而用地西泮控制抽搐的结果是不甚满意的。同时意识到当抽搐发生时，戒断的其他症状表现很少。

治疗方案

推荐方案见图26.2。根据反复戒断评分达到6分及以上，就开始口服美沙酮，每6小时一次直到病情缓解（评分5分或以下），初始口服剂量为每剂0.1mg/kg，每6小时逐渐增加剂量0.05mg/kg。病情缓解后24小时内，将前24小时口服总剂量分为2次（正午和半夜），当病情保持稳定控制（评分小于5分），每天减量20%直到一剂0.05mg后停药。如果为了避免过度兴奋激惹，减量速度可以减少至每天0.005mg。一旦停药，需要进一步观察48小时是否病情反弹（动态评分大于5分）。药物剂量分为每天2次比每天1次可以减少不必要的过度镇静的发生，同时防止了下一剂应用前就开始出现兴奋过度。

抽搐的最佳治疗是在维持治疗后给予单剂的胃肠外美沙酮（0.25mg/kg）或吗啡（0.15mg/kg），但是上述方案还无观察研究资料。鸦片类药物控制抽搐失败，可能由于其他药物戒断（例如苯巴比妥、酒精）或其他病因导致，对于不能控制的抽搐需要进一步调查原

表26.5 鸦片类药物戒断的新生儿药物治疗抽搐的发生

年份	病例数	戒断治疗	抽搐病例数	抽搐治疗
1987	10	C	1	Mo
1988	9	C	3	≠C
			2	Mo
1989	8	C	1	Mo
1990	2	C	0	–
1991	7	C	2	D
1992	2	C	1	Mo
1993	4	C	2	Mo
1994	6	C: 2	2	Mo
		Me: 3	0	–
		Mo: 1	0	–
1995	4	Me	0	–
1996–2002	>20	Me	0	–

总结44例接受氯丙嗪治疗，其中14例发生抽搐。

C=氯丙嗪；Mo=吗啡；Me=美沙酮；D=地西泮。

戒断评分/监测	干预
≤5 ↓	正常新生儿监护，低刺激的环境，不需要药物干预。
≥6×2，2～4小时一次 ↓	开始口服美沙酮。
≥6，每2～4小时评估一次	每6小时逐步增加美沙酮剂量。
↓ ≤5×2，每2～4小时评估一次	将前24小时总量分为每天2次剂量，中午和午夜12点各一次。维持这个方案48小时。
↓ <5	开始每24小时一次减量20%。
↓ ≥6×2，每2～4小时一次	在末次剂量减少前增加剂量。
↓ ≥6×2，每2～4小时一次	进一步增加剂量。
↓ <5	根据每日评估，再次开始减量。
↓ <5	如果减量困难，当剂量为每剂0.05mg，每天2次，将剂量减少为每天0.005mg，以避免过度激惹兴奋，直到停止治疗。
↓ <5	在停药后观察48小时。
↓ ≥6×2，每2～4小时一次	推荐0.005mg/kg，每天2次。考虑苯二氮䓬类戒断的可能。
↓ <5	同上述一样减少剂量（每天0.005mg）。停药后观察48小时。

图26.2 口服美沙酮治疗鸦片类/美沙酮戒断综合征

因，可以用苯巴比妥治疗。在早期稳定阶段，应该监测新生儿是否有呼吸暂停。

这些治疗方案的建立是基于对新生儿的观察，当一次记录评分达到6分，可能是偶尔单次发生的情景，应该避免用药。然而当两次评分为6分或分数上升大于6分提示了严重的戒断综合征。对于症状明显的戒断新生儿记录应该更加频繁，这些新生儿临床表现是不容易忽视的，频繁记录可以保证评分6分并非偶然事件，2～4小时后再次评估，然后开始药物治疗。

由于戒断综合征症状的出现是个连续性过程，当新生儿持续评分为6分甚至以上，就不可避免会有严重的神经行为异常。只有当戒断症状控制（小于5分）才能开始减少剂量。

将用药时间定在午夜12点和中午12点是有道理的，前一天中午药物减量或增加后，在次日晨间查房时根据戒断评分来调整当天剂量。

澳大利亚报道了专业的临床随访可以促使提早带药出院。实际中只有口服吗啡需要非常缓慢撤药，所以吗啡用药时间比以往住院监护时间要长得多（60天比17天，$P = 0.0001$）[56]。

结果

一旦意识到新生儿戒断综合征，新生儿就不应该死于该症。在一个具有戏剧性的病例报道中，一个有鸦片成瘾习惯的妇女已有两个正常孩子，在怀第三胎时接受鸦片类药物治疗预防流产，在之后的15次怀孕，所有新生儿在鸦片戒断出生后3天内死亡。只有当她第18次怀孕时，新生儿接受了止痛剂治疗戒断综合征，并且存活了下来。

在近期的一些关于新生儿死亡的报道中，看上去死亡率与戒断综合征并没有关系[22,23,63,88]。目前还意识到亚急性或迟发型戒断综合征发生在出院后，可能造成家长忍无可忍，尤其当新生儿睡眠不好、喂养困难或者哭吵要奶，伴随严重的肠痉挛和呕吐。对于一些新生儿，这些症状将持续数月，可以给予小剂量地西泮缓解症状，地西泮最初用药需要再次入院监护。由指定人员多次家访可以保证能发现迟发型戒断综合征，并得到适当处理。

戒断综合征的新生儿出生后生长发育有一定的追赶，但在12个月时仍旧体重增长迟缓，证实与孕期美沙酮剂量相关[81]。据研究显示产前和婴儿期护理家访方案可以减少新生儿在社会底层家庭中不良事件发生，减少创伤，减少急诊就诊次数[57]，但对于药物滥用母亲的家庭并非如此。

母乳喂养

对于吸食海洛因的母亲并不推荐母乳喂养，由于血药浓度增高可以影响母乳中海洛因浓度。但是对于吸食美沙酮、可待因或吗啡的母亲，接受适当治疗，可以建议在哺乳后服药。母亲美沙酮剂量为每24小时20～80mg，血浆中美沙酮浓度测不到或很低，血浆浓度反映了平均母乳药物浓度和血浆药物浓度比值为0.44，这不足以预防新生儿戒断综合征的发生[87]。所以母乳喂养并非禁忌证。戒断综合征可以导致新生儿初期体重增长不良，可能由于能量消耗过大，通过热卡补充可以改善。食量过大[49]可能需要强化配方喂养。

带药出院

澳大利亚发表了令人鼓舞的一项研究，新生儿稳定后口服吗啡出院，给予多学科临床随访[56]。前瞻性研究包括了17例早期出院病例，与历史对照组60例病例对照，平均住院天数从7.8天减少至5.4天（$P<0.01$）。除了一个病例，所有病例都很好完成了随访。这项方案的成功依赖于许多因素，包括了研究动机和研究人群的迁移率。

婴儿猝死综合征

许多研究显示该综合征危险率增高，特别对于中度或重度戒断综合征的病人[39]。区别是真性的婴儿猝死综合征还是由于忽略了相关问题或没有意识到的感染所致，这是非常困难的。

神经发育

尽管近期的动物实验显示了宫内接触鸦片类药物可以导致神经元细胞和胶质细胞异常增殖[83]，但是人类研究显示在2岁时和入学年龄，神经发育并没有延迟[86]，这些研究的方法学非常困难[27]。然而对于存活下来的婴儿，多种因素对于最终的智能表现和社会表现都产生了潜在的影响，这些因素包括宫内发育迟缓、毒品制备时的毒性成分以及缺乏社会融合。

可卡因

作用

孕期服用可卡因是个令人关注的重要问题[30]。可卡因对胎儿和新生儿的影响被详尽分析[82]，但是一些报道的相关科学性受到了质疑，这是由于研究缺乏足够的对照[50]。可卡因新生儿受影响的关系是很难证实的[54,67]，但是随着资料越来越多，提示了脑内结构受到破坏和长期脑功能损伤可能由于胎儿期接触可卡因所致。将生物学因素和社会学因素区分开来，是以后研究的目标[74,89]。

英国妊娠妇女滥用可卡因的程度尚不知道。调查技术和母亲尿样测试（只有在用药后24小时内才会阳性）[90]的结果都是不可靠的，这要比实际胎儿受累数据和个体严重程度获得的结果要少得多。末次胎儿接触药物12～24小时之间可以测出新生儿尿液中可卡因阳性，其代谢产物苯甲酰爱康宁的测出可以长达7天[60]。虽然有报道表明可从胎粪分析筛查中得出结果[61]，如果胎儿接触高浓度的可卡因，胎粪的荧光分析可以检测出，但是简单的测定并不能预测预后。毛发分析对于接触药物时间提供了信息[4]。胎儿和婴儿期胆碱酯酶活性下降延迟了可卡因的代谢[76]。

可卡因的水溶性制剂——盐酸可卡因可以通过鼻腔吸入，或者经口或静脉用药；将可卡因中碱性成分抽取，成为热稳定的可卡因生物碱，加热后以蒸汽的形式吸入。可卡因的药理机制是阻碍了儿茶酚胺、多巴胺和色氨酸的摄取，导致自主神经刺激延长，伴随高血压和血管收缩。血中复合胺合成减少解释了受累婴儿睡眠-觉醒周期的改变，睡眠需求减少[21]。接触可卡因的新生儿血浆中儿茶酚胺前体和脑脊液中儿茶酚胺水平[51]都升高。一些临床相关的孕期可卡因应用和可能的机制见表26.6。其他药物产生的作用很容易与此混淆，很难分辨出酒精和抽烟的基础因素。研究发现，宫内接触可卡因会导致成年鼠神经元形态学变化[25]，并有报道可卡因可以加重低氧导致的不良作用[75]。

也许出生时新生儿体内就存在可卡因，或者产后从母乳喂养中获得[7]，或者奶嘴外涂药作为麻醉剂而获得[5]。虽然当鸦片类药物水平下降，鸦片类戒断导致自主神经兴奋性过度，但是可卡因药物峰浓度时，自主神经兴奋性最高。此外还有睡眠异常，伴随明显的震颤和肌张力增高，还可以有长时间的迟钝-警觉周期，表现为眼睛张大但视觉反应低下[60]。

人们早已意识成人应用可卡因会导致抽搐，同样在儿童和婴儿中也有发生[3,71]。可以发现异常的脑电图活动[16]。据报道药物导致血管收缩作用使大脑前动脉血流持续增加[41]。在一项小样本研究中发现可以导致持续高血压的发生[33]。文献中可以发现反复出现小样本研究的问题和显著的差异。虽然成人中可卡因戒断早已被认识，并在大鼠实验得到证实，但是对于在新生儿戒断中可卡因可能的作用，曾经知之甚少。直到近期的

表26.6 可卡因对于胎儿和新生儿的影响

表现	可能的机制
尿路刺激	1. 儿茶酚胺
胎盘早剥	2. 对子宫肌肉的直接作用
早产	
胎儿缺氧、死胎	3. 儿茶酚胺导致母亲-胎儿血管收缩
宫内发育迟缓	
低出生体重	4. 胎儿代谢率增加
间歇性缺氧	1
参照胎龄头围减小	3和4以上
	神经元增殖、迁移和分类受损
中枢神经系统发育异常	
脑室内和脑实质出血/梗死	自主调节受损
	高血压发作导致缺血
	血管收缩发作
羊水胎粪污染	自主神经兴奋
坏死性小肠结肠炎	自主神经兴奋
肢体缩短畸形	血管收缩发作
肠闭锁	
心肌缺血	

研究发现与对照足月新生儿相比，可卡因组新生儿有行为异常[20]。在一个设计严谨的多中心研究中，比较对照组、胎儿期可卡因接触组或胎儿期可卡因和阿片类接触组的中枢神经系统和自主神经系统表现，胎儿期可卡因接触组新生儿活动过度发生率为14.6%，激惹不安发生率为12.2%（对照组分别为5.9%和5.8%）[2]。但是试验观察的时间还比较短，并且没有以后表现的分析。还有剂量相关的神经行为表现的报道。

处理

通常不需要干预，只有在马上应用可卡因后哺乳会导致新生儿抽搐[7]。因此对于已知用药母亲做出禁止母乳喂养的建议时需非常谨慎。

结果

从目前获得的资料统计，母亲应用可卡因可以导致婴儿猝死综合征，发病率逐步上升，总的危险性为8.5/1000[50]。呼吸系统和意识反应受到影响可能与母亲可卡因应用有关[11]，心率变异也增多[69]。

当我们回顾可卡因对胎儿脑的总影响时，有报道显示胎儿接触可卡因、头围减小和发育评分异常有一定的关系[7]，但是许多病例最终失随访。如果神经元间的联系建立依赖于各种方式的反复神经元刺激[18]，那么注意力持续时间、社会刺激和儿童自身的定向动力将影响到脑发育。脑功能异常导致个性冲动、行为异常、不能适应常规教育方式，这只有通过长期且合适的测试来进行判断。对于可卡因暴露的婴儿13个月时的随访发现，对新鲜事物好奇表现比较差[34]。

为了使接触可卡因的胎儿有更好的预后，应该进行早期的、基于群体的、学龄期和孕前教育，来弥补可卡因可能的广泛性不良作用，同时给予产前和产后支持计划。

其他药物成瘾

许多有药物暴露的新生儿在检测中被遗漏了，因为很多戒断综合征为轻症和非特异性的、新生儿提早出院，以及许多镇静药/催眠药/抗焦虑药的撤药过程是非常缓慢的。大部分药物戒断表现与鸦片类戒断相似，当然这也有例外。

短效巴比妥类药物戒断表现为激惹和活动过度，之后抽搐；而长效巴比妥类药物戒断可以在14天起病，持续数月[13]。

有酒精暴露史的新生儿躯体红斑发生率为1/3，同时伴随严重的神经发育后遗症。据报道，戒断症状出现很早，通常在产后3～12小时，伴随活动过度、激惹、过度哭吵、吸吮无力、睡眠障碍、震颤和抽搐[55,66]。酒精和三环类抗抑郁药戒断的典型表现为震颤后出现抽搐，抽搐发生在生后最初12小时内，这两种药物引起的抽搐，最好的控制药物为苯巴比妥。

苯二氮䓬类药物接触与新生儿肌张力过低和喂养不良[64]有关，是10天后发生戒断综合征的主要因素，容易被误认为鸦片类戒断出生后撤药引起的反弹。

大麻接触并不总是与新生儿异常或发育异常相关[12]。

新型的药物滥用

盐酸羟考酮控释片剂（OxyContin）是一种长效的羟考酮，据报道它可引起新生儿戒断，这可能非常重要，因为用常规鸦片类药物酶荧光检测并不能测出。γ-羟基丁酸盐—— 一种迷幻药——以及同类药物在欧洲作为娱乐性药物应用越来越多。成人中这类药物慢性滥用和戒断早已被认识到[17]，儿科医师应该意识到可能在新生儿中也有发病。表现为激惹和震颤，成人中推荐应用苯二氮䓬类药物治疗。应该缓慢撤药。

为了防止对新生儿戒断综合征的忽略和不适当的处理及治疗，新生儿科医生应该对新型违禁药物提高认识。

多种药物接触

这可能增加了对戒断临床表现观察和处理的难度，据报道母亲同时合用鸦片类药物和可卡因可以导致新生儿严重的戒断表现，比仅鸦片类药物接触的新生儿要严重[2]。

其他处理要点

图 26.3 为一个适用于英国的戒断支持方案。这个流程包括了产前与所有有关人员的谈话，包括准备照顾母亲和孩子的人员，在过渡监护病房的产后监护，对于已知可卡因接触的新生儿住院观察至第 5 天，对于中等至大剂量美沙酮接触的新生儿观察至第 14 天。必须行头颅超声检查，根据情况检查其他局灶性损害。在出院前再次会见谈话。当发现有婴儿虐待和忽视，或者发现父母间有严重冲突和暴力行为时，不应该允许新生儿出院。

如果需要，在新生儿监护室内开始药物治疗，除非将新生儿送至抚育室，近期新生儿很少带药直接出院继续戒断治疗。一些母亲需要在监护下与孩子待在母婴同室内，但是一旦出院回家，他们的健康监察人员和社会工作者就应当承担起主要的监管责任，同时还需要儿科医师的随访。对于家长的努力付出，婴儿以进步回报，应该促使父母参与其中，这是护理支持的重要部分。

这些孩子家庭中社会生活方式混乱且可能涉及犯罪，孩子发育时对社会关系和关怀的需求就受到了质疑。这些孩子通常需求非常多，可能还有睡眠异常问题。我们往往很难区分这些孩子生长发育异常是由于生理性或社会性因素，这也无法减轻我们对孩子的担心，他们通常持续暴露在不良因素下。1968—1983 年间对伦敦教育医院内 85 个接受治疗的鸦片类戒断新生儿进行了为期 2～13 年的随访显示，只有 25%的人仍旧存活与父母生活在一起，20%与母亲在一起，12%与父亲在一起。还有 36%与亲戚在一起，被收养、领养或在其他地方。6 个家长和 4 个孩子死亡（M J H Williams 和 S Cavanagh，1986）。在法国的一项报道与此不同[45]。更多的是，医院提出了良好的计划提供家庭支持，照顾孩子避免虐待和忽视的发生。

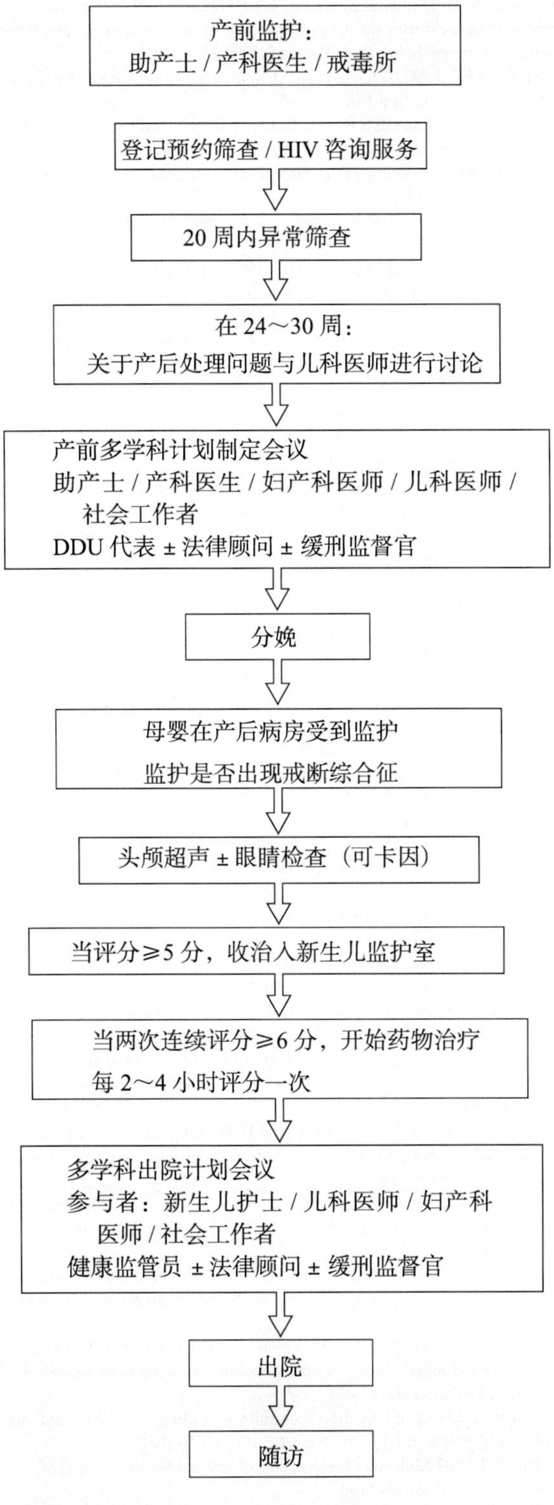

图26.3 产前和产后计划

参考文献

1. Aghajanian G K 1978 Tolerance of locus coeruleus neurons to morphine and suppression of withdrawal in response to clonidine. Nature 276: 186–188
2. Bada H S, Bauer C R, Shankaran S et al 2002 Central and autonomic system signs with in utero drug exposure. Archives of Disease in Childhood Fetal and Neonatal Edition 87: F106–F112
3. Bateman D A, Heagarty M C 1989 Passive freebase cocaine ('crack') inhalation by infants and toddlers. American Journal of Diseases of Children 143: 25–27
4. Callahan C M, Grant T M, Phipps P et al 1992 Measurement of gestational cocaine exposure: sensitivity of infants' hair, meconium and urine. Journal of Pediatrics 120: 763–768
5. Chaney N E, Franke J, Wadlington W B 1988 Cocaine convulsions in a breast-feeding baby. Journal of Pediatrics 112: 134–135
6. Chasnoff I J, Griffith D R, Freier C et al 1992 Cocaine/polydrug use in pregnancy: two year follow up. Pediatrics 89: 284–289
7. Chasnoff I J, Lewis D E, Squires L 1987 Cocaine intoxication in a breast-fed infant. Pediatrics 80: 836–838
8. Cohen M S, Rudolph A M, Melmon K L 1980 Antagonism of morphine by naloxone in pregnant ewes and fetal lambs. Developmental Pharmacology and Therapeutics 1: 58–69
9. Committee on Drugs 1983 Neonatal drug withdrawal. Pediatrics 72: 895–902
10. Connaughton J F, Reeser D, Schut J et al 1977 Perinatal addiction. Outcome and management. American Journal of Obstetrics and Gynecology 129: 679–686
11. Davidson Ward S L, Bautista D, Chan L et al 1990 Sudden infant death syndrome in infants of substance-abusing mothers. Journal of Pediatrics 117: 876–881
12. Day M L, Richardson G A 1991 Prenatal marijuana use: epidemiology, methodologic issues, and infant outcome. Clinics in Perinatology 18: 77–91
13. Desmond M M, Schwanecke R R, Wilson G S et al 1972 Maternal barbiturate utilization and neonatal withdrawal symptomatology. Journal of Pediatrics 80: 192–197
14. Doberczak T M, Kandall S R, Friedmann P 1993 Relationships between maternal methadone dosage, maternal–neonatal methadone levels, and neonatal withdrawal. Obstetrics and Gynecology 81: 936–940
15. Doberczak T M, Kandall S R, Wilets I 1991 Neonatal opiate abstinence syndrome in term and preterm infants. Journal of Pediatrics 118: 933–937
16. Doberczak T, Shonzer S, Senie R et al 1988 Neonatal neurologic and EEG effects of intrauterine cocaine exposure. Journal of Pediatrics 113: 354–359
17. Doyon S 2001 The many faces of ecstasy. Current Opinion in Pediatrics 13: 170–176
18. Edelman G M 1987 Neural Darwinism. The theory of neuronal group selection. Basic Books, New York, p 308–330
19. European Drugs Monitoring Centre 2001 Annual report on the state of the Drugs problem in the European Union. European Monitoring Centre on Drugs and Drug Addiction, Lisbon. Available on line at: http://www.emcdda.org
20. Eyler F D, Behnke M, Garvan C W et al 2001 Newborn evaluations of toxicity and withdrawal related to prenatal cocaine exposure. Neurotoxicology and Teratology 23: 399–411
21. Farrar H C, Kearns G L 1989 Cocaine: clinical pharmacology and toxicology. Journal of Pediatrics 115: 665–675
22. Fricker H S, Segal S 1978 Narcotic addiction, pregnancy, and the newborn. American Journal of Diseases of Children 132: 360–366

22a. Gibbs J, Newson T, Williams J et al 1989 Naloxone hazard in infant of opioid abuser. Lancet 2: 159–160

23. Goodfriend M J, Shey I A, Milton D K 1956 The effects of maternal narcotic addiction on the newborn. American Journal of Obstetrics and Gynecology 71: 29–36
24. Grant S J, Huang Y H, Redmond D E Jr 1988 Behaviour of monkeys during opiate withdrawal and locus coeruleus stimulation. Pharmacol Biochem Behav 30: 13–19
25. Gressens P, Kosofsky B E, Evrard P 1992 Cocaine-induced disturbances of corticogenesis in the developing murine brain. Neuroscience Letters 140: 113–116
26. Gunne L-M 1962 Catecholamine metabolism in morphine withdrawal in the dog. Nature 195: 815–816
27. Hans S L, Marcus J, Jeremy R J et al 1984 Neurobehavioural development of children exposed in utero to opioid drugs. In: Yanai J (ed) Neurobehavioural teratology. Elsevier Science, Amsterdam, pp 245–273
28. Harper R G, Solish G I, Purow H M et al 1974 The effect of a methadone treatment program upon pregnant heroin addicts and their newborn infants. Pediatrics 54: 300–305
29. Hayward M D, Duman R S, Nestler E J 1990 Induction of the c-*fos* proto-oncogene during opiate withdrawal in the locus coeruleus and other brain regions of the rat brain. Brain Research 525: 256–266
30. Heagarty M C 1990 Crack cocaine. A new danger for children. American Journal of Diseases of Children 144: 756–757
31. Herzlinger R A, Kandall S R, Vaughan H G J. 1977 Neonatal seizures associated with narcotic withdrawal. Journal of Pediatrics 91: 638–641
32. Hoegerman G, Schnoll S 1991 Narcotic use in pregnancy. Clinics in Perinatology 18: 51–76
33. Horn P T 1992 Persisting hypertension after prenatal cocaine exposure. Journal of Pediatrics 121: 288–291
34. Jacobson S W, Jacobson J L, Sokol R J 1996 New evidence for neurobehavioural effects of in utero cocaine exposure. Journal of Pediatrics 129: 581–590
35. Jacquet Y F, Klee W A, Rice K C et al 1977 Stereospecific and nonstereospecific effects of + and − morphine: Evidence for a new class of receptors? Science 198: 842–845
36. Jernite M, Viville B, Escande B et al 1999 Buprenorphine and pregnancy. Analysis of 24 cases. Archives de Pediatrie 6: 1179–1185
37. Jones K L, Barr G A 1995 Ontogeny of morphine withdrawal in the rat. Behavioural Neuroscience 109: 1189–1198
38. Kandall S R, Albin S, Gartner L M et al 1977 The narcotic-dependent mother: fetal and neonatal consequences. Early Human Development 1/2: 159–169
39. Kandall S R, Gaines J, Habel L et al 1993 Relationship of maternal substance abuse to subsequent sudden infant death syndrome in offspring. Journal of Pediatrics 123: 120–126
40. Kandall S R, Gartner L M 1974 Late presentations of drug withdrawal symptoms in newborns. American Journal of Diseases of Children 127: 58–61
41. King T A, Perlman J M, Laptook A R et al 1995 Neurologic manifestations of in utero cocaine exposure in near-term and term infants. Pediatrics 96: 259–264
42. Koran G, Graham K, Shear H et al 1989 Bias against the null hypothesis: The reproductive hazards of cocaine. Lancet 2: 1440–1442
43. Kron R E, Litt M, Phoenix M D et al 1976 Neonatal narcotic abstinence: effect of pharmacotherapeutic agents and maternal drug usage on nutritive sucking behaviour. Journal of Pediatrics 88: 637–641
44. Lejeune C, Aubisson S, Simmat-Durand L et al 2001 Withdrawal syndromes of newborns of pregnant drug abusers maintained under methadone or high dose buprenorphine: 246 cases. Annales de Medicine Interne (Paris) 152(Suppl 7): 21–27
45. Lejeune C, Ropert J C, Montamat S et al 1997 Medical-social outcome of 59 infants born to addicted mothers. Journal de Gynecologie, Obstetrique et Biologie de la Reproduction (Paris) 26: 395–404
46. Maas U, Kattner E, Weingart J B et al 1990 Infrequent neonatal opiate withdrawal following maternal methadone detoxification during pregnancy. Journal of Perinatal Medicine 18: 111–118
47. Madden J D, Chappel J N, Zuspan F et al 1997 Observation and treatment of non-narcotic withdrawal. American Journal of Obstetrics and Gynecology 127: 199–201
48. Malpas T J, Darlow B A, Lennox R et al 1995 Maternal methadone dosage and neonatal withdrawal. Australian and New Zealand Journal of Obstetrics and Gynecology 35: 175–177
49. Martinez A, Kastner B, Taeusch H W 1999 Hyperphagia in neonates withdrawing from methadone. Archives of Disease in Childhood Fetal and Neonatal Edition 80: F178–F182
50. Mayes L C, Granger R H, Bornstein M H 1992 The problem of prenatal cocaine exposure. A rush to judgment. Journal of the American Medical Association 267: 406–408
51. Needlman R, Zuckerman B S, Anderson G et al 1993 CSF monoamine precursors and metabolites in human neonates following in utero cocaine exposure. Pediatrics 92: 55–60
52. American Academy of Pediatrics Committee on Drugs 1998 Neonatal drug withdrawal policy statement. Pediatrics 101: 1079–1088
53. Nestler E J 1992 Molecular mechanisms of drug addiction. Journal of Neuroscience 12: 2439–2450
54. Newspiel D R 1992 Cocaine-associated abnormalities may not be causally related. American Journal of Diseases of Children 146: 278–279
55. Nichols M M 1967 Acute alcohol withdrawal syndrome in a newborn. American Journal of Diseases of Children 113: 714–715
56. Oei J, Feller J M, Lui K 2001 Coordinated outpatient care of the narcotic-dependent infant. Journal of Pediatrics and Child Health 37: 266–270
57. Olds D L, Henderson C R Jr, Kitzman H 1994 Does prenatal and infancy nurse home visitation have enduring effects on qualities of parental caregiving and child

health at 25 and 50 months of life. Pediatrics 93: 89–98
58. Olsen G D, Gasser S R, Sommer K M et al 1987 Placental permeability for morphine 3-glucuronide. In: Xth International Congress of Pharmacology Proceedings, Sydney, Australia
59. Olsen G D, Sommer K M, Wheeler P L et al 1988 Accumulation and clearance of morphine 3-β-D glucuronide in fetal lambs. Journal of Pharmacology and Experimental Therapeutics 247: 576–584
60. Oro A S, Dixon S D 1987 Perinatal cocaine and methamphetamine exposure: maternal and neonatal correlates. Journal of Pediatrics 111: 571–578
61. Ostrea E M, Brady M J, Parks P M et al 1989 Drug screening of meconium in infants of drug-dependent mothers: an alternative to urine testing. Journal of Pediatrics 115: 474–477
62. Ostrea E M, Chavez C J 1979 Perinatal problems (excluding neonatal withdrawal) in maternal drug addiction: a study of 830 cases. Journal of Pediatrics 94: 292–295
63. Ostrea E M, Chavez C J, Strauss M E 1976 A study of factors that influence the severity of neonatal narcotic withdrawal. Journal of Pediatrics 88: 642–645
64. Perault M C, Favreliere S, Minet P et al 2000 Benzodiazepines and pregnancy. Therapie 55: 587–595
65. Petty G E 1913 Narcotic drug disease and allied ailments. J A Davies, Tennessee
66. Pierog S, Chandavasu O, Wexler I 1977 Withdrawal symptoms in infants with fetal alcohol syndrome. Journal of Pediatrics 90: 630–633
67. Potter S, Klein J, Valiante G et al 1994 Maternal cocaine use without evidence of fetal exposure. Journal of Pediatrics 125: 652–654
68. Rasmussen K, Beitner-Johnson D B, Krystal J H et al 1990 Opiate withdrawal and the rat locus coeruleus: behavioural, electrophysiological and biochemical correlates. Journal of Neuroscience 10: 2308–2317
69. Regalado M G, Schechtman V L, Del Angel A P et al 1996 Cardiac and respiratory patterns during sleep in cocaine-exposed neonates. Early Human Development 44: 187–200
70. Rivers R P A 1986 Neonatal opiate withdrawal. Archives of Disease in Childhood 61: 1236–1239
71. Rivkin M, Gilmore H E 1989 Generalised seizures in an infant due to environmentally acquired cocaine. Pediatrics 84: 1100–1102
72. Rosen T S, Pippenger C E 1976 Pharmacologic observations on the neonatal withdrawal syndrome. Journal of Pediatrics 88: 1044–1048
73. Royal Prince Alfred Hospital 1998 Department of Neonatal Medicine Protocol Book: Drug withdrawal score. Available on line at: http://www.cs.nsw.gov.au/rpa/ neonatal/newprot/score.htm
74. Singer L T, Yamashita T S, Hawkins S et al 1994 Increased incidence of intraventricular hemorrhage and developmental delay in cocaine-exposed very low birthweight infants. Journal of Pediatrics 124: 765–771
75. Spraggins Y R, Seidler F J, Slotkin T A 1994 Cocaine exacerbates hypoxia-induced cell damage in the developing brain: effects on ornithine decarboxylase activity and protein synthesis. Biology of the Neonate 66: 254–266
76. Stewart D J, Inaba T, Lucassen M 1979 Cocaine metabolism: cocaine and norcocaine hydrolysis by liver and serum esterases. Clinical Pharmacology and Therapeutics 25: 464–468
77. Strauss M E, Andresko M, Stryker J C et al 1976 Relationship of neonatal withdrawal to maternal methadone dose. The American Journal of Drug and Alcohol Abuse 3: 339–345
78. Sutton L R, Hinderliter S A 1990 Diazepam abuse in pregnant women on methadone maintenance. Implications for the neonate. Clinical Pediatrics (Philadelphia) 29: 108–111
79. Theis J G W, Selby P, Ikizler Y et al 1997 Current management of the neonatal abstinence syndrome: a critical analysis of the evidence. Biology of the Neonate 71: 345–356
80. Van Baar A L, Fleury P, Soepatmi S et al 1989 Neonatal behaviour after drug-dependent pregnancy. Archives of Disease in Childhood 64: 235–240
81. Vance J C, Chant D C, Tudehope D I et al 1997 Infants born to narcotic dependent mothers: physical growth patterns in the first 12 months of life. Journal of Paediatrics and Child Health 33: 504–508
82. Volpe J J 1992 Effect of cocaine use on the fetus. New England Journal of Medicine 327: 399–407
83. Volpe J J 2001 Teratogenic effects of drugs and passive addiction. In: Neurology of the newborn, 4th edn. WB Saunders, Philadelphia, pp 859–898
84. Ward J, Mattick R P, Hall W 1992 Key issues in methadone maintenance treatment. Univ of New South Wales Press, Sydney
85. Wijburg F A, de Kleine M J K, Fleury P et al 1991 Morphine as an anti-epileptic drug in neonatal abstinence syndrome. Acta Paediatrica Scandinavica 80: 875–877
86. Wilson G S, Desmond M M, Wait R B 1981 Follow-up of methadone-treated and untreated narcotic dependent women and their infants: health, developmental, and social implications. Journal of Pediatrics 98: 716–722
87. Wojnar-Horton R E, Kristensen J H, Yapp P et al 1997 Methadone distribution and excretion into breast milk of clients in a methadone maintenance programme. British Journal of Clinical Pharmacology 44: 543–547
88. Zelson C, Rubio E, Wasserman E 1971 Neonatal narcotic addiction: 10 year observation. Pediatrics 48:178–189
89. Zuckerman B, Frank D A 1994 Prenatal cocaine exposure: 9 years later. Journal of Pediatrics 124: 731–733
90. Zuckerman B, Frank D A, Hingson R et al 1989 Effects of maternal marijuana and cocaine use on fetal growth. New England Journal of medicine. 320: 762–768
91. Zuspan F P, Gumpel J A, Mejia-Zelaya A et al 1975 Fetal stress from methadone withdrawal. American Journal of Obstetrics and Gynecology 122: 43–47

第五篇

新生儿疾病

第27章

新生儿肺部疾病

第 1 部分

生理学

Anne Greenough, Anthony D Milner

引言

重症监护对于自身呼吸系统不能提供足够自主通气的新生儿是必需的，这些新生儿通常是未成熟儿，或不适应宫外生存情况（如出生后需复苏、肺液清除延迟或持续肺动脉高压的进一步发展等）。因此，本章回顾出生前后呼吸系统的发育、肺部液体产生和清除机制、健康婴儿如何建立肺的膨胀、出生前后呼吸调节的发育、表面活性物质和表面活性蛋白的功能和发育等情况。

肺的形态学发育

人类胎儿肺从胚胎 3 周时开始，作为一个腹侧憩室从前肠的喉气管槽的尾端发出。前肠内胚层细胞汇合以形成肺芽依赖于转录因子——肝细胞核因子 3-β[4]。从显微镜表现看，肺发育经历了四个主要阶段：胚胎期，3～6 周；假腺管期，6～17 周；成管期，17～26 周；肺泡期，27 周到成熟。肺的神经发育从神经管嵴细胞，经迷走神经迁移到以后的气管和肺；神经供应进一步延伸[213]。胚胎 16 周时，支气管树发育完成。Gli 蛋白对于支气管肺的形成至关重要[167]。在发育的成管期，呼吸性支气管连续分支，终末小管血管化，气道上皮组织变薄。动静脉沿着呼吸道发育。气道分支和肺血管的形成涉及生长因子介导的上皮–间质相互作用，可能合并物理刺激的相互影响[233]。此期末期（24 周），理论上可以进行肺气体交换。到胚胎 20～22 周，Ⅰ型和Ⅱ型肺泡上皮细胞可以区别开来。肺泡Ⅰ型细胞扁平，成熟肺 90%以上的气体交换表面积由Ⅰ型细胞构成。立方形的肺泡Ⅱ型细胞具有分泌功能，从 24 周始，嗜锇板层小体已经包含表面活性物质。从 24 周到成熟，末端支气管进一步发生，伴随扁平囊的发育，最后形成肺泡管。虽然大约在胚胎 32 周就开始出现肺泡，但大多数肺泡的发育发生于出生后。

生后肺的生长主要通过肺泡数量的增长，到 4 岁时，肺泡数量达到成人水平[220]。继而由于肺泡大小的增长而出现肺容量和表面积的增长。在最初 5 年里，肺泡壁没有弹性蛋白，弹性蛋白沿肺泡壁生长一直到 18 岁[147]；早期弹性蛋白的“相对”缺乏，对发育中的肺组织而言，有利于肺泡大小的增长。出生婴儿与成年人对比，呼吸道的管径和长度可相差 2～3 倍[104]。支气管平滑肌数量相对于气道尺寸的增长，主要在生后第一周最为迅速。

影响肺生长发育的因素

发育空间不足、胎儿呼吸或羊水量的减少均可导致肺发育异常。损伤发生的时间决定了受影响的结构。胚胎 16 周前，气道分支受到永久性损害，可能减少肺泡数的生长潜力。稍晚的损伤影响肺泡的数量。外源性的压迫如先天性膈疝、胸膜腔积液或胸部发育不良，内源性的压迫如囊腺样畸形，均可引起发育空间上的受限。其他影响肺生长发育的因素包括：营养不良（尤其是维生素A缺乏[153,154]）、母亲吸烟[160]以及应用糖皮质激素[25]。

胎儿呼吸运动

膈神经或颈髓切断后，造成胎儿呼吸运动（FBM）停止并伴随肺发育的停止。胎儿的呼吸依赖于正常的膈肌功能，新生儿肺发育不良常伴有广泛的神经肌肉功能障碍、膈神经发育不全以及膈肌发育不全。FBM期间，膈肌节律性地收缩将延缓肺液的丧失，当上呼吸道阻力下降时有助于保持肺扩张[108]；这也许是FBM保持肺发育的机制。

胎儿肺液

整个胚胎期，肺部都充满液体，液体量从妊娠中期的4～6ml/kg到末期的20ml/kg。每小时产生率从初始的2ml/kg到后来的5ml/kg。胎儿肺液的1/3～1/2来源于羊水的转化。与羊水或血浆相比，肺液的氯离子含量高，HCO_3^-和蛋白含量低。调节肺液分泌的主要驱动力是氯离子从细胞外间隙到肺腔隙的继发性主动转运（图27.1）[175]。钠离子和水随离子和渗透压梯度被动性下降。胎儿肺液体量主要通过上呼吸道对肺液渗出的阻力和存在FBM相关的膈肌运动而调节[108]。肺腔隙内压力大约较羊膜腔内压力高1cm水柱，这对于肺的发育是必需的。肺液的存在对于肺的正常发育是重要的[62]，慢性流失可导致肺发育不全，胎鼠肺液受限影响肺的发育但对气管分支没有影响[212]。气管结扎增加了胎儿胸内压，导致肺增生，在实验中能逆转羊水过少及先天性膈疝相关的肺发育不良[53,91]。然而，虽然气管结扎能促使细胞增生，肺容积发育正常，但可导致表面活性物质减少[24]，改变肺泡结构[43]。

分娩过程中，肾上腺素浓度增高，肺液分泌中止，开始重吸收。胎儿的肺液吸收由肺上皮细胞表

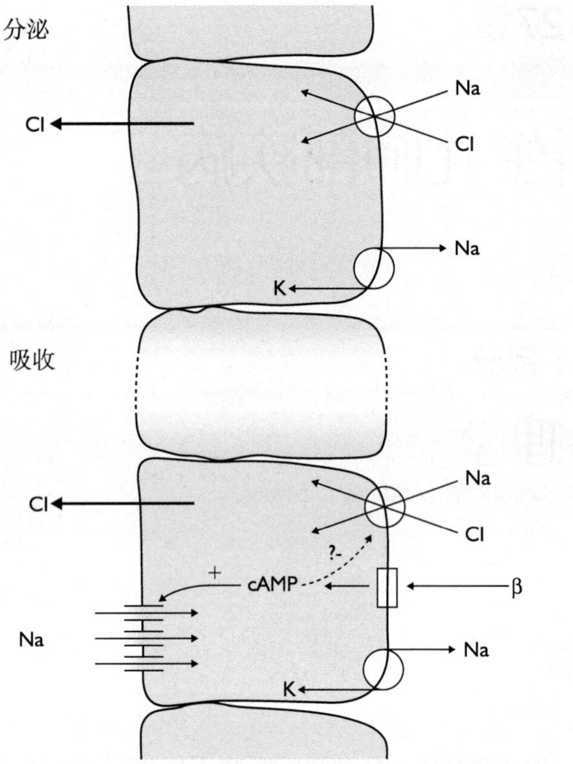

图27.1 肺分泌状态和吸收状态的模式图解。Na^+/K^+-ATP酶（K ⌒ Na）产生一个梯度，使Na^+与Cl^-一起跨过基底外侧膜进入细胞内腔隙（⊜）。β（⊕）：受体；（Na，⊗）：顶膜上的钠通道；cAMP：环磷酸腺苷。（摘自 Walters & Ramsden[231]）。

面钠通道的激活或开放来控制[110]。甲状腺激素及氢化可的松对于胎肺对肾上腺素正常反应的成熟非常重要[9]。出生后氧张力的增高，增加了肺泡上皮细胞的钠转运[190]。

羊水量

肺发育不良与羊膜破裂或羊膜穿刺慢性引流后羊水减少有相关性。肺内液体的增加似乎是由于肺泡内间隙液体的分泌，而不是由于胎儿胸内压增高，外部压迫引起的，因为在这种情况下，羊膜腔的压力往往正常或低于正常范围[169]。羊水持续减少常合并肺液量的减少，肺液分泌和气管内液体流动速度均会减慢[52]。

肺循环

肺血管和淋巴系统由前肠的脏壁中胚层发育而来；当肺血管和淋巴系统从喉底分出时，环绕肺芽生长。邻近的血管融合形成原始脉管系统。每侧肺芽内的血管丛由起源于背侧动脉的成对节段动脉供应。胚胎第32天，由于第6腮弓出现并发出肺动脉，因此节段动脉中止对肺的血供。到胚胎第50天，形成了成人血液供应模式。偶尔，在一个肺叶或肺段内，还存在早期节段动脉（见本章第5部分的隔离肺叶）[96]。当肺生长时，肺动脉分支也在生长；胚胎第10～14周，70%的前腺泡动脉形成。在成管期肺动脉分支围绕正在发育的肺泡小囊迅速生长，增加了气血交换区的血管供应。

与成年人相比，胎儿期动脉壁包含较高比例的平滑肌。出生后平滑肌迅速变薄，最初两周内，平滑肌的变薄是膨胀所致，第二年，则是由于肌纤维的缓慢减少[105]。如果没有发生这种重构，肺血管阻力（PVR）将保持高水平，导致持续肺动脉高压（本章第2部分）。异常重构改变了肺血管对药物的反应性。出生后正常的发育分为三个相重叠的阶段[83,96]。第一阶段从生后持续4天，代表对宫外生活的适应。血管壁逐渐变薄[97]。起初，内皮细胞表面积 / 体积比值低，有许多表面突起，但5分钟内，内皮细胞变扁，细胞与细胞连接减少；当表面膜物质用于细胞的迅速增长，突起部分的减少非常明显（图27.2）。第二阶段，此期细胞有固定的空间位置，结缔组织产生，细胞壁结构固定。第三阶段，肺血管生长，一直持续到成人期。出生时，几乎全部肺血管受神经支配。大部分神经包含血管收缩神经肽酪氨酸和酪氨酸羟化酶[96]。神经密度和神经递质的免疫反应表达均增强，尤其在最初两周内[239]。

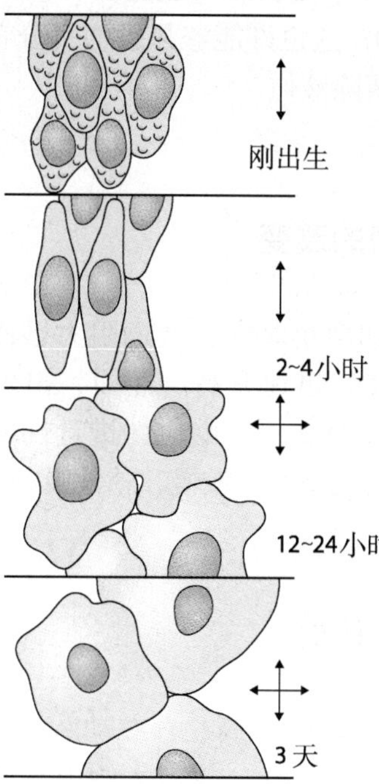

图27.2 形态学外形变化的图解——从出生到3天时的内皮细胞的扩展。（摘自Haworth[96]的文献。）

液体停止产生，该变化由儿茶酚胺类[230]和精氨酸血管加压素[109]介导。部分液体在第二产程时被阴道内高压挤出[126]，但大多数被肺淋巴管和毛细血管吸收[215]。肺部膨胀时，跨肺压力将液体从终末呼吸单位转移到血管周围间隙。气体取代液体进入肺内，降低肺循环内静水压，增加了血流量。液体交换的有效血管面积增加，有利于将水分吸收入肺血管床。

出生时心脏呼吸的适应

出生时肺的通气

胎儿时期，呼吸系统内充满液体。肺内由液体到气体的转换在生后数分钟内便基本完成。分娩时肺内

第一次呼吸的刺激

生产时，胎儿呼吸活动中止。出生后，开始呼吸的最重要的刺激因素之一是低温。视听、本体感受、触摸刺激等增加了中枢神经的觉醒[38,92]。由中枢化学感受器介导的低氧是重要的，而外周化学感受器的活性对呼吸活动的开始并不重要（见下文）。

开始呼吸活动的时间中位数是10秒[229]。要克服气道内高的流体阻力、液体的惰性以及气–液界面的表面张力，需要高负压[126]。Karlberg 等[126]和 Milner Saunder [161] 记录的第一次呼吸的吸气压力超过20cmH_2O，但不是所有的婴儿都是如此。后来，Vyas等[228]使用双压力接头传感器，证实超过20cmH_2O的压

力是正常的。开始几次呼气也是费力的，压力变化从 18～115cmH₂O；这也许能够帮助通气分布，同时便于从肺内进一步清除液体。

出生后肺机制的改变

出生后最初两小时内，气道阻力迅速下降，肺功能残气量（FRC）迅速升高。然而，出生后 24 小时，当肺内液体逐步吸收，肺顺应性进行性增高。选择性剖宫产后，肺内机制变化较慢，肺液吸收延迟。

出生时循环的改变

胎儿期，由于 PVR 高、存在动脉导管未闭以及体循环胎盘部分的低阻力，仅有大约 12%的右心室输出量进入肺循环[66]。出生时，脐带结扎和胎盘取出，减少了下腔静脉到右心房的静脉回流。由于右心房压力降低，肺静脉回流增多后左心房压力升高，卵圆孔关闭。脐静脉回流的消失意味着静脉导管血流的消失及被动关闭，这些通常发生于生后 3～7 天。

生后数分钟内 PVR 迅速降低，在接下来的数天乃至数周继续逐渐降低。PVR 降低，合并结构性重组和血管壁变薄，以适应肺血流量 8 倍的增加。关于肺 PVR 下降有几个机制。肺换气导致肺毛细血管床的开放，急性 PVR 的降低，以及肺血流的增加。其中既有机械性的因素也有氧合血通过肺循环的因素。胎羊中，肺的机械膨胀导致 PVR 降低，肺血流量可增加 4 倍；当氧气作为气体供应时，肺血流量会进一步增加[221]。肺的膨胀同时刺激肺牵张感受器，导致肺血管床反射性血管扩张。机械膨胀还在肺泡的气–液界面产生表面张力，能够在生理上膨胀小血管，减少血管周围压力[232]。

前列腺素和内皮源性产品[内皮素-1（ET-1)和一氧化氮(NO)]在调节胎儿和过渡性肺血管紧张度方面非常重要（表 27.1）[207,253]。由于低氧张力和 PGI_2、NO 水平，以及血管紧张素物质例如 ET-1 的存在，胎儿 PVR 高。生后 PGI_2 产物增加，2～5 小时后下降。其产生和释放与肺组织张力有关。PGI_2 与机械通气参与 PVR 的降低，但一旦建立，对于保持低水平的 PVR 并不重要[143]。NO 由血管内皮细胞产生，NO 合成酶作用于 L-精氨酸，产生瓜氨酸和 NO。NO 然后弥散到平滑肌细胞，刺激鸟苷酸环化酶，增加一磷酸鸟苷（GMP）产物，导致平滑肌松弛。药物性的 NO 阻滞剂抑制内皮依赖的肺血管扩张，减弱出生后肺血流量的升高。增高的胎儿氧张力刺激了内皮源性 NO 的释放。外源性 PGI_2 的血管扩张效果可被 NO 合酶抑制剂阻断，提示 NO 调控 PGI_2 的活性[252]。内源性血管收缩剂产生的减少，例如血栓素和 ET-1，也可能参与了出生时 PVR 的降低。健康婴儿，心肺血流动力学上可测量的改变发生于 8 小时，但是可能在生后 12 小时还可发现一定程度的右向左导管分流[232]。大多数婴儿，生后 24 小时，导管已经关闭或开始关闭，但有呼吸衰竭和肺动脉高压的婴儿，导管关闭时间显著延迟。新生儿早期，肺循环仍不稳定，在某些疾病状态时，尤其是合并窒息或慢性缺氧，PVR 增高或保持较高水平——持续肺动脉高压（本章第 2 部分）。

表27.1 在接近足月儿和足月儿的过渡期和新生儿期肺循环中调节肺血管阻力（PVR）的因素（摘自Kinsella & Abman[128]。）

降低PVR	升高PVR
内源性介质和机制	*内源性介质和机制*
氧	缺氧
一氧化氮	酸中毒
PGI_2、E_2、D_2	内皮素-1
腺苷、ATP、镁	白介素
缓激肽	血栓素
心房利钠尿因子	血小板激活因子
碱中毒	Ca^+通道激活
K^+通道激活	α肾上腺素能刺激
组胺	$PGF_{2\alpha}$
迷走神经刺激	
乙酰胆碱	*机械性因素*
β肾上腺素能刺激	过度充气或充气不足
	过度肌化，血管重构
机械性因素	平滑肌机械特性变化
肺充气	肺发育不全
血管细胞结构变化	肺泡毛细血管发育不良
间质液体和压力变化	肺血栓栓塞
切应力	肺总动脉扩张
	心室功能障碍，静脉高压

生后功能

气道

气道的鼻部由大的骨性和小的软骨部分支持。鼻腔对气流的阻力大约占总肺阻力的1/3，这既取决于个体的生理特点，也与种族有关[172]，还与气道黏膜的状态有关。鼻的基本功能是呼吸的进入通道，具有湿化、加温以及过滤作用。婴儿不必限定鼻式呼吸，足月儿在鼻腔阻塞的时候可以建立经口呼吸[197]。气道的喉部非常有顺应性。在活动性肌肉收缩缺乏时，软腭和舌对合，导致气道塌陷和梗阻，这可以通过屈颈和吸气时负压来改善。还可通过固定和扩张咽部肌肉避免其发生。在胎儿和新生儿，会厌、舌骨、甲状腺环状软骨的柔软性高。在足月儿，该部位通过覆盖于颈面部的充满脂肪的皮下组织使之稳定。这些脂肪组织的累积主要发生于妊娠的最后阶段，因此未成熟儿缺乏这些脂肪组织。

喉的化学感受器，通过反射性激发呼吸暂停，避免外源性异物进入。喉部直径的变化可调控气道阻力，通过呼吸声带内收来保持肺容量的稳定[58]。喉部阻力可以由吸气时声带的主动内收和呼气时被动内收完成。声带的吸气和呼气内收在胎儿呼吸时就已发生[42]。

气管和主支气管由软骨环支持，然而，平滑肌的收缩可使之变窄，显著增加阻力，至少在成年人如此。在新生儿，小气道比成年人更有顺应性，呼气时塌陷易导致气体积蓄。

胸廓

比起成年人，新生儿的胸廓呈圆形，逐渐变为背腹扁平，肋骨方向为水平位而不是朝尾部方向，这样胸廓的扩张受到限制。新生儿胸廓相对柔软，缺少骨性成分，因此在增加呼吸做功时，胸壁继发性内陷，而安静时胸廓并不内陷。为了代偿，婴儿可通过加快呼吸频率、缩短呼气时间、加强肋间肌活动和发出呼噜声（呼气喉内收）来提高呼气末肺容量。在快速动眼相（REM）睡眠时，呼噜声消失[89]。呼气末肺容量的不稳定，尤其在未成熟儿，可以解释其动脉血氧水平的波动[5]。

呼吸肌（图27.3）

主要的呼吸机为膈肌，为附着于肋骨的圆顶状肌。膈肌收缩导致腹部内容向下运动，增加了胸腔的垂直空间。如果由于腹部压力变化，圆顶下降受阻，那么低位肋骨将推向上方。由于肋骨间的连接，增加了胸廓的直径，导致了“泵及活塞效应”。成人和新生儿膈肌的形状不同，后者在生后相对扁平，随着胸部的生长和其他气管的发育，逐渐成为圆顶形状[50]。在呼吸时，新生儿相对于成年人而言，膈肌运动不协调。这种差别意味着新生儿的膈肌效率较低。然而，膈肌肌纤维的数量出生时即固定，以后由于肥大仅增加质量。膈肌包括Ⅰ型纤维、Ⅱa型纤维、Ⅱb型纤维。Ⅰ型纤维特点为慢动(肌纤维)氧化，抗疲劳；Ⅱa型纤维特点为氧化糖酵解，快动肌纤维，也抗疲劳；Ⅱb型纤维特点为糖酵解，快动肌纤维，易疲劳[246]。出生时Ⅰ型纤维比例低，逐步增加，到6月龄止；合并Ⅱb型纤维的增加，Ⅱa纤维的减少。Ⅱc型纤维，出生时存在，6个月时完全消失[155]。这意味着出生时，膈肌有氧性纤维比例高（Ⅰ型、Ⅱa型、Ⅱc型），抗疲劳。然而，未成熟儿中Ⅰ型纤维的比例可能低下，膈肌处于疲劳危险中。优化膈肌的功能依赖于胸廓的稳定性和良好的腹肌张力。当系统处于负荷状态时，如硬肺或气道阻塞时，这尤其重要。

肋间内外肌组成了胸壁。它们的活动相似，依赖于胸廓的容量：肋骨升高肺容量降低，肋骨下降肺容量升高[45]。肋间肌在吸气时保持胸壁的稳定性，在呼气时限制容量的减少。REM睡眠时以上活动消失，导致胸壁的不稳定和变形，以及肋骨和腹部的运动不协调[42]。因为未成熟新生儿胸廓柔软，以上情况尤其易遭受损伤。REM期间，这些婴儿依赖膈肌的运动来代偿胸壁的无效活动，因此膈肌疲劳可导致潮气量减少，大部分膈肌做功被抵消于“肋骨内陷而非气体吸入”[23]。腹部肌张力在REM睡眠中对胸廓的稳定也可能有重要作用。

上呼吸道肌肉

上呼吸道的开放依赖于上呼吸道肌肉和膈肌。颏舌肌、颏舌骨肌、胸骨舌骨肌、胸骨甲状肌和旁舌骨肌对于保持口咽部的开放有重要作用。喉肌主动收缩，

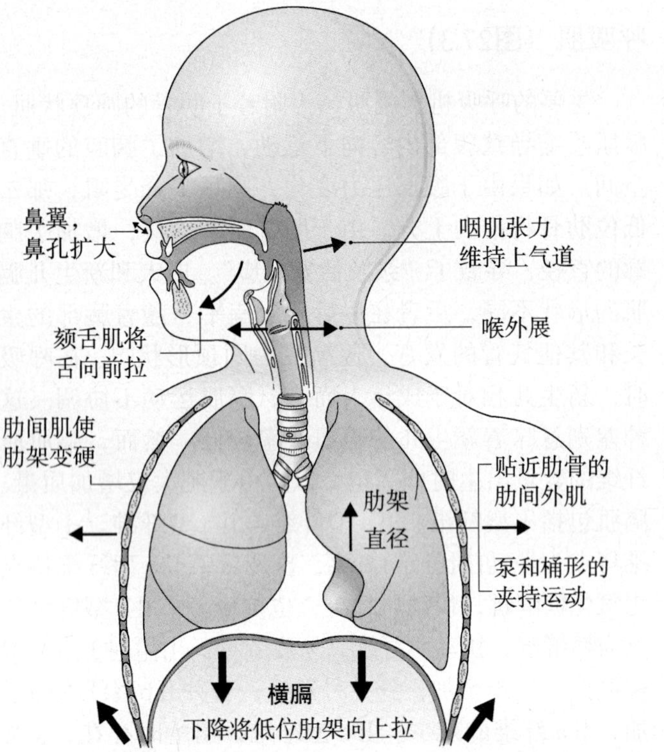

图27.3 呼吸泵的概括图解，显示参与吸气的不同的呼吸肌和运动。虽然横膈是主要的肌肉，但是许多其他因素会通过气道开放和使柔软的肋架变硬对其功能产生影响。

尤其在呼气早期，吸气肌相对较迟放松。喉肌的活动减少了气流量，可通过二氧化碳水平进行调整，高水平导致对流量的阻力降低。如果FRC减少，以上肌肉活动增加，呼气时气道几乎完全阻塞，气体被迫通过腹部肌肉的收缩来排出，从而发出了呼噜声。

新生儿肺的气体交换

休息时，新生儿的氧耗大约是成人的2倍[7ml/(min·kg)]。分钟通气量等比例增加，主要通过呼吸频率的增加来达到。相对的硬肺和不稳定的胸廓，使潮气量增加受限，只能通过增加呼吸频率来增加分钟通气量。其缺陷在于增加了死腔通气，虽然可以通过相对低的容量使其最小化[165]。而且，部分肺单位过度通气或过度灌注，可产生无效通气。未成熟新生儿在出生后第一个小时，从动脉–肺泡氧差异（a-ADO_2）可以发现明显的通气–血流失匹配。

新生儿和较大婴儿之间血气的主要差别在于相对于同样的吸入氧浓度而言，前者的动脉氧张力低。主要是因为右向左分流的血液以低通气–血流比通过肺区，或者，比较少见的情况，通过持续胎儿血管通道（卵圆孔和动脉导管）。健康婴儿估计总分流量在出生后第一小时占心输出量的24%，在第一周相当于10%。通过胎儿血管通道的分流对未成熟儿出生即刻或者PVR增高的患病婴儿来说，十分重要。低的动脉氧张力是由于右向左分流（通过心内分流、灌注，而不是通气肺单位）不能通过使用100%的氧得到改善，因为已经氧合的血，在提高氧浓度后，血氧不会进一步增高。另一方面，从部分右向左分流形成的二氧化碳蓄积，能通过增加功能性肺单位得到代偿。因此，只要呼吸做功，尽管存在右向左分流，动脉二氧化碳分压可以正常甚至偏低。

血液中气体运输[47]

氧

血液中血红蛋白的氧输送能力是血浆的70倍。全血中大部分的氧是通过氧合血红蛋白的形式转运的，只有一小部分溶解。血红蛋白浓度通过肾感应机制调整，保持肾组织供需平衡。动脉氧饱和度或血红蛋白浓度降低，或血红蛋白亲和力增加，会刺激促红细胞生成素的产生。血红蛋白是四聚体；四个亚单位组成了血红素的一部分（卟啉和一个亚铁原子）附着于多肽（球蛋白）链。四个铁原子每个都能和一个氧分子相连，但仍保持亚铁状态，反应是氧合而不是氧化。成人血红蛋白，四个珠蛋白链是$\alpha_2\beta_2$（HbA），然而在胎儿，则是$\alpha_2\gamma_2$（HbF）。血红蛋白的四分结构决定了对氧的亲和力：血红蛋白摄入氧改变了配对的空间位置，有利于进一步摄氧。结果是氧合血红蛋白解离曲线（血红蛋白氧饱和度百分比与动脉氧分压的关系）呈现特征性的S形（见附录9）。氧–血红蛋白解离曲线受pH、温度、2,3二磷酸甘油酸（2,3-DPG）的影响。温度升高或pH值下降（玻尔变化），氧离曲线右移，意味着需要更高的氧张力供氧。P_{50}作为定量指标，氧分压在该点意味着血红蛋白有一半饱和。P_{50}越高，血红蛋白对氧的亲和力越低。2,3-DPG是糖酵解的产物，当pH降低时，其浓度下降。2,3-DPG导致更多的氧释放出来，因此氧离曲线右移。

胎儿和新生儿

与成人相比，胎儿红细胞（RBC）较大，半衰期短，超微结构有所不同（第 30 章）。不同的还有它们的力学特征、渗透性、热量、酸性脆性，以及含有 HbF，与成人血红蛋白相比，HbF 在酸性或碱性溶液里不太容易变性。HbF 的 γ 链含有与 β 链相同数量的氨基酸，但有 39 个氨基酸序列不同。HbF 的 γ 链与 2,3-DPG 联系松散。胎儿 2,3-DPG 在 P_{50} 时的效果大约是成人血红蛋白的 40%（附录 9）。胎儿血氧张力为成人的 1/5～1/4，但胎儿动脉氧含量和氧合血红蛋白饱和度与成人相似。这是因其高氧携带能力以及 HbF 的氧亲和力增加所致。后者有利于氧从母体运送到胎儿。胎儿的氧输送是持续的，因为氧解离曲线陡峭，意味着氧张力较小的降低可导致氧饱和度的大幅下降，以及氧的卸载。

足月新生儿，70%～80%的血红蛋白是 HbF：在未成熟儿，大约 90%的血红蛋白为 HbF（第 30 章）。无论出生、宫内低氧，还是新生儿血液系统疾病，都不会导致特定胎龄的 HbA 和 HbF 比例发生改变。然而，接近成熟的婴儿，对促红细胞生成素的急剧需要导致优先合成 HbA。出生后第一年，HbF 从占总血红蛋白的 70%降到小于 2%。

HbF 的高氧亲和力在出生后有其缺点。特别是，低 P_{50} 减少了氧弥散的驱动潜力，限制了氧卸载的比率[2]。在出生后数天，即使在中性温度环境下，新生儿活动量最低时的氧耗增加 100%～150%。为满足这个需要，婴儿血氧亲和力在 5 天内迅速降低，接着逐步下降，6月龄时达到成人水平[48]。起初 5 天，2,3-DPG 水平升到成人水平之上；通过降低细胞内 pH 值，其降低血氧亲和力。未成熟出生儿 2,3-DPG 含量低，P_{50} 低，胎儿血红蛋白浓度高。未成熟出生儿氧卸载能力较小，直到生后 3 月龄，才会赶上足月儿[80]。

二氧化碳

二氧化碳的水溶解度是氧气的 20 倍。二氧化碳在血中运输有三种机制：主要是碳酸氢钠（85%），也能作为氨甲酰化合物溶解并与蛋白结合。在 RBC 中，碳酸氢钠形成非常迅速，由于碳酸酐酶的存在，催化了以下反应的第一步：

$$CO_2+H_2O \rightarrow H_2CO_3 \rightarrow HCO_3^-+H^+$$

H_2CO_3 的离子解离迅速。HCO_3^-顺浓度梯度弥散出 RBC，但 H^+ 不能跟随而与血红蛋白结合。还原血红蛋白的存在促进了该过程，还原血红蛋白比氧合血红蛋白酸性较弱，因此，血液脱氧增加了其携带二氧化碳的能力（Haldane 效应）。为保持电中性，当 HCO_3^-向外弥散时，Cl^-向红细胞内弥散，增加了 RBC 的渗透压，因此血细胞比容在循环的静脉侧高于动脉侧。二氧化碳也可和蛋白质氨基酸的 N 端结合，尤其是血红蛋白，形成氨甲酰化合物：

$$CO_2+R_2+NH_2 \rightarrow RNHCOO^-+H^+$$

新生儿的血液有较高的二氧化碳转运能力，这是因为高血红蛋白水平。另外，二氧化碳与 2,3-DPG 竞争血红蛋白的结合位点，由于 2,3-DPG 与 HbF 结合程度不如与成人血红蛋白结合程度紧密，所以可以携带更多的二氧化碳。然而，RBC 碳酸酐酶水平在新生儿中低 25%，在早产儿中可能更低[130]。

呼吸调节

呼吸周期中从吸气相到呼气相的转换是受中枢产生的呼吸节律调控，其包含三种中枢时相[21]：

- 吸气，对应于吸气肌收缩
- 呼气一期，对应于吸气后或被动呼吸，这时吸气肌中止收缩
- 呼气二期，对应于呼气肌收缩，积极呼气

呼吸“中枢”

呼吸节律（上述描述）通过呼吸神经位于脑干腹外侧区内的松散复合体产生。呼吸节律发生器也可产生叹气和喘气。目前已经提出许多中央呼吸节律发生器的模型，但一个通用的假设是：介导突触相互作用需要化学神经传递，突触相互作用在呼吸节律的传递和表达过程中起到一定作用[21]。杂交起搏器——整合兴奋性神经元网络关键神经核的网状模型，具有起搏特性，位于延髓腹外侧区前 Botzinger 复合体中。核种植于大型网状系统中，通过相互作用抑制突触连接发生，提供了呼吸网络活动的完整模式发展的动态控制

需求[211]。当节律产生，最终经突触传递到脊柱运动神经元和颅运动前神经元；后者控制呼吸道肌肉的活动[21]。从前脑、下丘脑、中央和外周化学感受器、肌肉、关节、疼痛感受器传入的冲动被整合进入“中枢”。突触间连接的数量随着胎儿的成熟，达到峰值。

神经递质

兴奋剂

兴奋性神经递质包括谷氨酸、兴奋性 NMDA 和非 NMDA 感受器；后者涉及呼吸节律产生并传递到脊柱和颅内呼吸神经元[68]。吸气驱动的传递通过突触前谷氨酰胺能调节在脊髓水平进行良好的调控。5- 羟色胺（5-HT）对呼吸神经元的活性有广泛多样的作用，但最持续的作用是：在低氧或缺血等代谢状态导致呼吸深大的情况下，恢复正常的呼吸模式[140]。P 物质是强烈的兴奋剂，通过影响初级髓状呼吸网状系统刺激呼吸[249]；也可以从尾状核的突触被内源性释放到吸气神经元[107]。出生后，去甲肾上腺素活性增高，导致蓝斑的激活，这对前脑的呼吸驱动有重要性[138]。降温刺激去甲肾上腺素循环，对出生后呼吸的刺激有重要意义；然而，降温对呼吸的刺激效果，不是通过去甲肾上腺机制介导的[73]。

抑制剂

γ- 氨基丁酸和甘氨酸对于在初级网状系统中产生呼吸节律是必不可少的。这些抑制性的氨基酸提供了抑制性突触后电位的周期波，在静息电位期，髓状呼吸神经元接受以上周期波[192]。γ- 氨基丁酸和甘氨酸是由吸气末期和吸气后神经元释放，来关闭吸气神经元，以便吸气向呼气的转换。在基因敲除小鼠中甘氨酸抑制剂的缺乏导致呼吸频率减慢[150]。从外周感觉感受器和初级髓状呼吸网状系统外脑区的突触传入冲动，影响了呼吸节律的全部表达[61]。时相的转换通过两种来源的初级网状系统外的突触传入调控：慢适应的肺张力感受器和脑桥神经元。任何一种传入受抑制会延长吸气（长吸气）。鸦片（内源性和外源性药物）通过外周[17]和中枢活动抑制呼吸；后者是由于自发的呼吸单元活性降低，以及通过位于初级呼吸网状系统的谷氨酰胺能传入来抑制再次兴奋[49]。新生儿呼吸中，存在内源性的内啡肽毒性抑制剂，在新生儿期后消失[137]。腺苷在体内可以广泛合成，同时有中枢性和外周性作用。当中枢给药时，抑制通气；在小足月儿和早产儿模型中表现显著。如果腺苷经全身给药，则能够刺激呼吸，可能是通过刺激外周化学感受器来刺激呼吸；这种效果在成年人中可能更重要。腺苷拮抗剂（茶碱和咖啡因）能刺激呼吸，而在非人类，也能阻断低氧诱导的呼吸抑制[203]。在大鼠模型中，茶碱能逆转腺苷诱导的年龄依赖性呼吸频率的降低[101]。腺苷可以介导出生后窒息引起的继发性呼吸暂停；抑制性物质的去除能解释为何人工通气婴儿的时间比窒息的时间长 2～3 倍[159]。PGE_2 抑制胎儿呼吸运动，前列腺素抑制剂，例如吲哚美辛，刺激 FBM。出生后血浆 PGE_2 浓度降低，这可能对呼吸活动开始有重要意义。在新生儿，PGE_1 和 PGE_2 抑制通气。研究发现中枢性呼吸暂停的发生和早产儿尿中的 PGE-M 浓度显著相关[106]。

化学感受器

中枢和外周化学感受器，通过改善呼吸活动，来作为对血气变化的反应。中枢性化学感受器位于接近延髓的腹侧面，对二氧化碳 /pH 和氧供的改变做出反应。外周化学感受器位于颈总动脉分叉处（颈动脉体），以及主动脉体上方和主动脉弓下方，前者在人类中更为重要。

胚胎期，动脉化学感受器在宫内就有活动了，但敏感性较低。当出生时动脉血氧分压上升时，它们实际上是静止的[18]。然后颈动脉化学感受器出现对缺氧的重设。这可能通过血氧水平的升高触动。低氧对化学感受器的重设大约在生后 24～48 小时内完成[26]，可能由于多巴胺水平的改变。无论在新生儿还是成人，多巴胺均抑制化学感受器的放电。如果小鼠进入低氧环境（12%），它们保持对缺氧的低敏感性，以及持续存在对缺氧的不成熟抑制反应[59]和高的多巴胺循环[102]。在羊模型中，胚胎出生前，通过机械通气数天诱导的低氧导致化学感受器提前重设[19]。

出生时，血气测定提示存在对呼吸强有力的化学感受器驱动。然而，颈动脉化学感受器对开始呼吸并不重要，可能很快通过动脉氧张力的升高而趋于静止。在此期间，化学感受器相对不活跃的表现为：在人类对低氧和高氧后的立即通气反应减少，在羊的颈动脉窦神经，不能探测到化学感受器的传入活动。推测在此阶段，有其他的驱动来保持呼吸活动。

虽然外周化学感受器对呼吸的开始并不重要，但对于呼吸控制的发育是重要的，因为去神经增加了新生动物的死亡率[57]。颈动脉和主动脉化学感受器在新生儿猪中去神经支配，证实有其他部位的残留化学敏感性[206]。颈动脉化学感受器，对氧和二氧化碳的反应在新生儿期均较弱，生后逐渐发育增强[27,149]。颈动脉体的成熟机制不明，但不像是由于多巴胺分泌的改变，多巴胺分泌改变发生在出生后数天而不是数周[102]。

对氧张力变化的反应（图27.4）

胎儿

胎儿对低氧的反应是抑制通气，尤其是生长迟缓的胎儿[14]；缺氧对通气的抑制是通过低位脑桥的侧部介导的。大鼠模型中低氧呼吸抑制主要强调在宫内暴露于咖啡因之后，这与最后区和中缝隐核区 Fos 表达增高一致[20]。对低氧的反应经常为心血管反射；包括心动过缓和循环系统血液重分布到心、脑、肾上腺[176]，这样可以减少氧耗，保证重要脏器的氧供。高氧刺激胎儿连续呼吸。

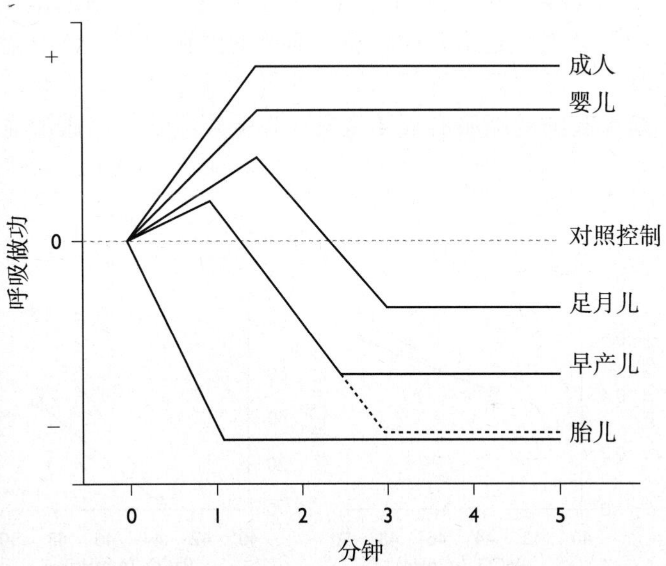

图27.4 与年龄相关的对缺氧反应的概括图解，通过呼吸低氧气体5分钟引起缺氧（实线）。通过横膈EMG来评估胎儿的呼吸做功，其他采用通气反应来进行评估。虚线显示早产儿可能发生窒息，和胎儿的反应相似。（摘自Henderson-Smart[99]）

新生儿

围生期新生儿对低氧的反应是双相反应：分钟通气量短暂升高，接着降至基线或基线以下水平。开始通气的升高可能由于外周化学感受器的激活，因为能够通过颈静脉窦神经切除术使之反应消失。接下来通气的降低可能由于过度通气后动脉二氧化碳分压降低引起，也可能由于中枢呼吸神经元的抑制引起[196]。也可通过胎儿状态延续到新生儿期的低氧的抑制性影响来解释。对低氧的双相反应于出生后 12～14 天消失，出现成人状态，即无抑制的刺激（图 27.4）。未成熟儿对低氧的反应和胎儿相似，即呼吸暂停。呼吸的抑制位于上脑桥水平。更成熟的早产儿对低氧的反应是：开始升高（但仍少于足月儿），然后通气量明显下降[194]。在非 REM 睡眠，通气量的下降是最主要的反应。对低氧的反应也可通过婴儿所处的环境温度进行改善；暴露于 12%的氧环境，如果不是处于温暖环境，而是处于寒冷环境中，婴儿未见一过性过度通气[30]。

高氧气体导致呼吸的短暂抑制；这是由于外周化学感受器驱动的撤除。在开始的数天内用 100%的氧，通气减少少见，与在重置期间颈动脉传入不活跃相符合。高氧持续数分钟后，通气增加到控制水平以上。在成人，相似但过度通气程度较轻可引起高氧脑血管收缩，导致脑组织二氧化碳增加。长时间氧疗能减少高氧的反应。

对二氧化碳/酸中毒的反应

胎儿

人类早在胚胎 14 周时，就可探测到胎儿的呼吸。胎儿呼吸的时间总量随胎龄的增加而增加。最初，认为胎儿呼吸仅仅依赖于行为反射，因为其仅在 REM 睡眠时观察到。现在知道，胎儿的呼吸受化学刺激的调控；胎儿对动脉二氧化碳分压增加的反应是增加呼吸，既提高频率，也增加膈肌活动。可能不是二氧化碳本身，而是氢离子浓度是呼吸活动的主要刺激物质，但有一些证据表明，二氧化碳能独立于 pH 起作用[158]。然而非 REM 睡眠期间，仅有非常高的动脉二氧化碳分压水平（＞100mmHg）才能够刺激呼吸活动[196]。低氧抑制了胎儿呼吸。背侧脑桥的损伤抵消了呼吸的低氧抑制作用，同时与较低的二氧化碳阈值有关，使二氧化碳在所有状态下驱动增强呼吸[121]。胎儿呼吸在分娩时也受到抑制。

新生儿

无论是REM和安静睡眠，吸入二氧化碳增加了新生儿的通气量。分钟通气量相对于动脉二氧化碳分压水平的斜率，在新生儿和成人是相似的，但新生儿由于低的静息二氧化碳水平，反应曲线左移[23,193]。组成通气反应的潮气量对出生后发育承担了重要作用。吸入二氧化碳的百分比影响了呼吸的模式。低百分比的二氧化碳（<2%）主要刺激潮气量的增加[122]，而高百分比的二氧化碳刺激了呼吸频率和潮气量的增加[163]。吸入二氧化碳量的小幅增加可以消除周期性呼吸。无论是成人[181]还是新生儿[23]，睡眠状态也影响对二氧化碳的反应。在成熟儿，通气反应的斜率在活动睡眠时比安静睡眠时小（图27.5）。这可能由于力学不稳定合并主动睡眠期胸廓变形所致，因为膈肌的反应不变化。早产儿中[195]，通气反应的斜率较小，但随着出生后的生长逐渐增加。对二氧化碳吸入，早产儿膈肌的EMG反应也减少，这可能由于中枢化学感受器的不成熟，而不是由于呼吸泵的机械性差异[193]。

呼吸反射

Hering-Breuer反射

Hering-Breuer[100]描述了三种呼吸反射。Hering-Breuer牵张反射受肺牵张的刺激，导致呼吸活动的中止。这个反射通过气道内的张力感受器产生，传入路径位于迷走神经。在新生儿，该反射产生快速的、窄的潮式呼吸。反射从FRC开始激活，在FRC基础上吸入大约4ml/kg的气体时，达到最大[93]。在年长儿，该反射阻止了过度的容量交换，只有当膨胀容量增高超过临界阈值时，才会受到刺激[35,77]。生后最初4～6周，反射没有任何改变[31]，但一年后其张力下降[188]。婴儿非顺应性肺时，反射增强，可以通过茶碱而不是咖啡因治疗[144]。出生时成熟度对反射强度的影响存在争议[31,65,129]。成人而不是新生儿在低氧状态下，反射强度下降，但在低氧高温时对肺牵张反应的反射可以比正常更强，这对病理性呼吸暂停尤为重要[156]。

如果吸气时间延长，Hering-Breuer呼气反射就受到刺激。机械通气、呼吸频率慢、膨胀时间长时，婴儿呼吸激活是该反射的主要表现形式[76]。

动物模型中，Hering-Breuer排气反射的证据是：将气管插管接到吸引源，或造成气胸，或在不常有的最大呼气动作将肺保持在呼气末水平以下，造成快速的肺排气，所产生的反应就是吸气延长。该反应确实见于新生儿[151]，对于维持FRC有意义。如果从FRC而不是吸气末时开始有快速的肺容量降低，反射的强度则增加[88]。

Head矛盾反射

Head[98]提出如果迷走神经传导阻滞，快速充气取代呼吸暂停，导致强烈并且显著的膈肌收缩。这称为Head矛盾反射。此后还被命名为吸气扩张反射或诱发扩张吸气，是第一次呼吸和啼哭的内在机制。该反射改善了顺应性，将部分塌陷的气道重新开放。在复苏期提高肺的膨胀有重要意义。在低顺应性、高碳酸血

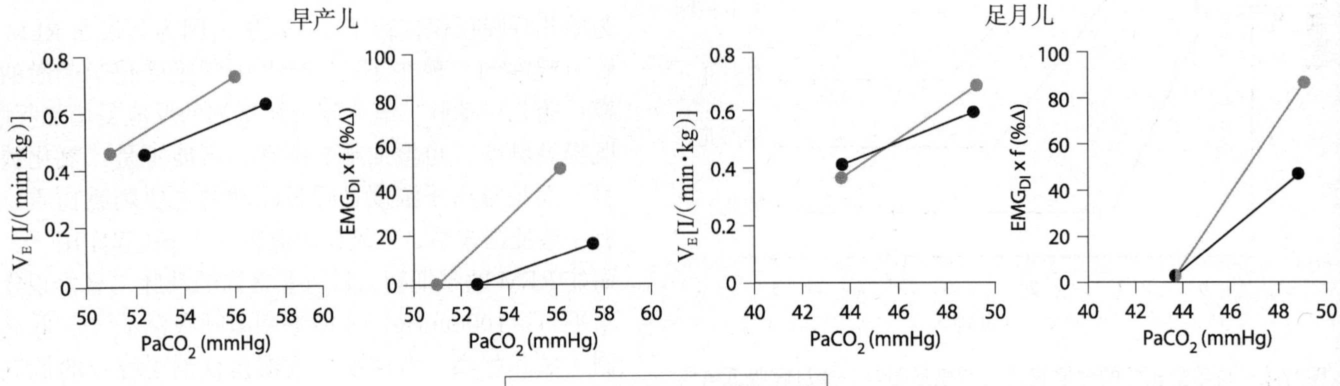

图27.5 新生儿对CO_2再呼吸时产生的通气反应。注意（A）早产儿和（B）足月儿显示在“动态”REM睡眠时对CO_2的反应比静态睡眠时降低。右图的垂直数轴是通过乘以呼吸频率变化而得到的EMG活动的测量值。（摘自Rigatto[194]文献。）

症、低氧时，反射频率增加[33]。

肋间膈抑制反射

快速胸部变形导致吸气动作缩短。通过增加 FRC 或应用持续气道正压（CPAP）通气可抑制该反射；其机制可能是改善了胸壁的稳定性[152]。

激惹反射

气管、支气管以及细支气管内的上皮下化学感受器能感受上皮表面的损伤；因此吸入毒性气体会导致呼吸频率和深度的变化。未成熟儿 REM 睡眠时该反射降低[63]，因为未成熟儿小髓(鞘)迷走神经纤维数量少，感受器发育不良。

上呼吸道反射

哺乳动物潜水时，低温通过面部皮肤的三叉神经传入，刺激呼吸，然而，鼻黏膜受刺激导致抑制呼吸和心血管反射。在麻醉状态和新生儿，后者作用加强[234]，这时对反应的皮质抑制减少。强力吸引鼻咽部可以通过这些反射刺激引起呼吸暂停和心动过缓[39]。

咽部化学感受器防止下呼吸道误吸。将水注入杓间切迹可诱导呼吸暂停[182]。在主动睡眠期，喉部刺激更容易诱导呼吸暂停，很少导致觉醒[181]。因为主动睡眠期间，通常存在胃食管反流[114]，具有潜在的临床意义。当应用水而不是盐水时，呼吸暂停更为常见，提示存在“化学选择性”反应[44]，但在人类，人种特异性和其他奶制品的反应没有差别。

肺的机械特性（表27.2）

肺容量

肺潮气量是每次呼吸时进入或排出肺的气体量。分钟容量由潮气量与呼吸频率相乘计算而来。最大吸气和呼气后的容量交换称为肺活量，婴儿可以在哭闹时（啼哭肺活量）测量，更精确的测量是加压面罩至 20～25 cmH_2O 后，以 40～60 cmH_2O 的压力膨胀一个硬壁袋[224]。残气量（RV）是用力呼气后残留在肺内的气量；RV 与肺活量之和为肺总量。呼气末，残留在肺内气量称功能残气量，能通过呼吸惰性气体如氦气进行估算。只有与气道相交通的肺区域才通过这种方法测量。或者，将病人置于身体体积描记器，在气道阻塞期，通过 Boyle 原理估算胸腔气体容量（TGV）；TGV 为 FRC 与积存气体之和。死腔是呼吸系统的一部分，不参与通气，由解剖死腔（传导性气

表27.2 使用00型Fleisch呼吸速度描记仪测定潮气流和潮气量，使用一个4cm的食管球囊测定胸内压。婴儿仰卧并处于静态睡眠。通过空气气流的偏离值来消除死腔。Milner和Marsh的数据都是根据其许可进行复制。

测定值	研究的婴儿数	均数	标准差	范围
潮气量（ml/g）	266	4.8	1.0	2.9～7.9
呼吸频率（次/分钟）	266	50.9	13.1	25～104
每分钟容量［ml/(min·kg)］	266	232	3.6	78～444
动态顺应性［ml/(cmH_2O·kg)］	266	1.72	0.5	0.9～3.7
肺总阻力［cmH_2O/(l·s)］	266	42.5	1.6	3.1～171
呼吸功（G.cm）	266	11.9	7.4	1.1～52.6
呼气时间（s）	291	0.57	0.17	0.27～1.28
吸气时间（s）	291	0.51	0.10	0.28～0.87
最大呼气气流时间/总呼气时间（s）	291	0.51	0.12	0.18～0.83
静态顺应性（ml/cmH_2O）	299	3.7	1.45	2.0～14.8
呼吸系统阻力［cmH_2O/(l·s)］	299	63.4	16.6	34.9～153.3
呼吸系统的时间常数（s）	299	0.24	0.10	0.08～1.1
胸腔气体容量（ml/kg）	271	29.8	6.2	14.5～45.6

管）和生理性死腔（包括非功能性肺泡）构成。肺泡通气量通过潮气量减去死腔量估算出来。存在呼吸窘迫的婴儿，尤其短暂性心动过速的新生儿，呼吸频率可以增加，但潮气量可能降低。在呼吸窘迫综合征（RDS）和肺炎中，FRC 低（见上文），生理性死腔增加。

顺应性

顺应性是对肺和胸壁延展性的测量，以单位压力改变引起肺体积变化表示。动态顺应性是在呼吸期间，通过测定肺体积的改变（通常使用流量测定装置获得整合信号，呼吸速率计），在零气流各点间分解为胸膜压力的变化（通常情况下，与食管压力的变化相似）（图 27.6）。当呼吸频率增快、胸壁变形时，动态顺应性测量不精确。机械通气婴儿，动态顺应性测定患儿相对容量改变——最大吸气压与呼气末压差（即 PIP-PEEP），只要婴儿没有自主呼吸动作，因为这可能干扰肺膨胀期间的容量输送。

静态顺应性需要测定比潮气量更大的肺体积改变，或者假设呼气末跨肺压作为静态值，在肺部存在疾病的婴儿中不能用这种方法[208]。静态顺应性通常应用阻塞技术，在自主呼吸的婴儿中测量，通过刺激 Hering-Breuer 反射，吸气时导致短暂的呼吸抑制，建立了气道阻塞技术。阻塞期间气道压力与建立阻塞时的呼气末以上的容量相关。该方法需要短暂中止呼吸，对于那些呼吸频率快或 Hering-Breuer 反射弱的婴儿，实施起来有困难。静态顺应性的测量包括肺和胸壁的顺应性。在新生儿，胸壁顺应性非常高，因此，本质上静态顺应性和动态顺应性值相似。患 RDS 婴儿的顺应性降低。

阻力

阻力是对产生气流所需要压力值的测定。气道阻力能通过身体体积描记器评估，但婴儿出生 1 周后，通常需要镇静，而且该方法不适用于氧依赖的患者。然而，肺阻力（图 27.7）可以在新生儿重症监护病房（NICU）中进行测量，使用食管球囊和呼吸速率计；测量相同肺容量两点间的流量改变形成的压力差值。胎粪吸入综合征婴儿以及需要机械通气的新生儿，阻力增加[251]。当以上讨论的梗阻解除后，可以通过容量和流量跟踪计算阻力。由于时间常数（即 63%的气体离开肺所需时间）能够测量出，因此可以计算阻力，因为时间常数等于顺应性和阻力的乘积[144]。

表面活性物质

表面活性物质的来源

肺泡 II 型细胞

肺泡 II 型细胞产生表面活性物质（图 27.8）[185]。它们为紧密的立方形细胞，多位于肺泡的成角处。它们覆盖肺泡表面大约 2%的面积，占细胞数的约 15%。在发育的成管期，从柱状上皮细胞分化而来（见前文），但直到大约妊娠 24 周，才逐渐明显，这时可以通过其嗜锇板层包涵体鉴别出来[136]。表面活性物质生物合成卵磷脂发生于肺泡 II 型细胞的内质网；磷脂经过细胞内途径向板层小体移行，分泌到肺泡中。肺泡 II 型细胞的特征是板层小体，贮存表面活性物质颗粒[85]。

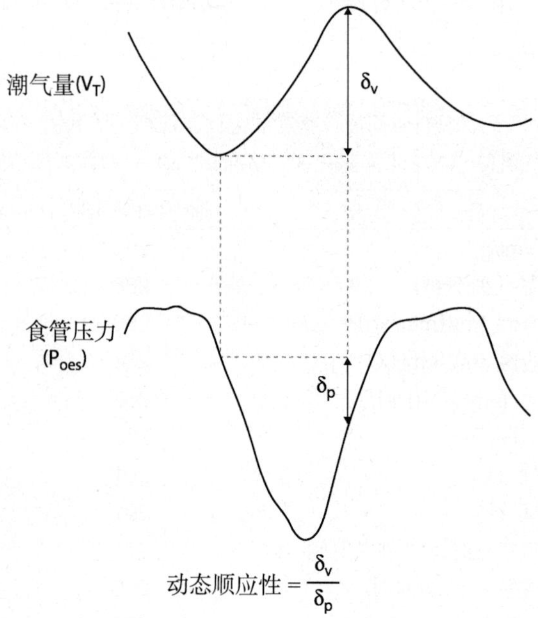

图27.6 自发呼气期间的容量和食管压力描记线。通过将潮气量（δv）除以吸气开始和结束之间的压力梯度（δp）来计算动态顺应性。（摘自Greenough et al[78]）

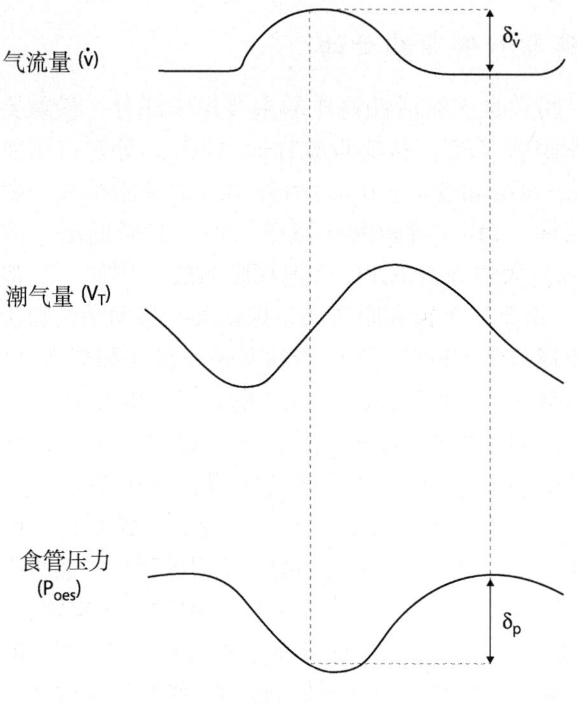

中间容量

肺总阻力 = $\frac{\delta_p}{\delta_{\dot{v}}}$

图27.7 潮式呼吸过程中的气流量、容量和压力的描记线。通过将吸气中期和呼气中期之间的压力梯度（δp）除以同时相的流量差值（δv）来计算肺总阻力。（摘自Greenough et al[78]）

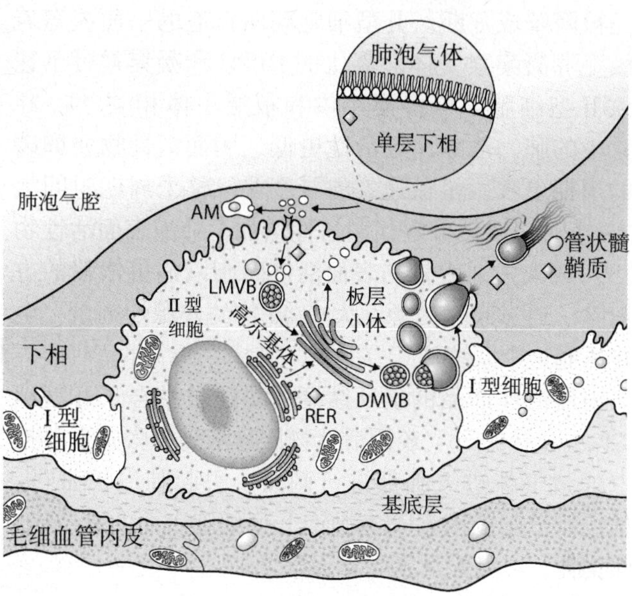

图27.8 肺泡II型细胞显示两种释放表面活性物质的机制：板层小体和合成释放表面活性物质蛋白A。图中显示表面活性物质被肺泡巨噬细胞（AM）吞噬，并被运送回细胞内再利用。插图显示了一个单细胞层，在胶体相可承受非常大的侧应力，可保持肺泡的开放。RER：粗面内质网；LMVB：亮多泡体，DVMB：暗多泡体。◇表示ARDS中可能发生损害的位置；这些包括表面活性物质的合成、释放和再摄取，以及管状髓鞘质和单分子层的形成。（摘自Nicholas et al[168]）

板层小体

成熟的板层小体直径大约为1.5微米，包括一个界膜，周围环绕大约20～70层紧密填充的磷脂双层或板层，每个宽度为66Å，半球形排列。板层毗连基板，可能是界膜的延伸。中间是蛋白质的基质核[216,217]。板层小体可以通过密度阶差离心从肺组织中分离出来，包括表面活性磷脂和表面活性蛋白A、B和C（SP-A、SP-B、SP-C）。

板层小体拆散了管状髓鞘质——平行的磷脂双层网格状结构，大约厚6.0nm，间距约50nm。在钙存在时，表面活性高，富含磷脂和表面活性蛋白。SP-A在管状髓鞘质内比板层小体内更丰富，可能是管状髓鞘质的重要组织。管状髓鞘质可直接转变为表面薄膜，伴随饱和和不饱和磷脂混合物的吸收。通过选择性地将不饱和磷脂去除，提炼表面薄膜[177]；因此在呼气到FRC时，它包含了几乎全部的二棕榈酰卵磷脂（DPPC）。在此循环期间，包含表面活性物质的小囊形成；这些物质的表面活性低，主要被II型细胞吸收，但有部分通过巨噬细胞降解或从气道丢失。表面活性物质在气道内的丢失与呼吸频率和深度成比例，机械通气期间能够通过附加CPAP很大程度地减少丢失[248]。表面活性物质可经过吞咽丢失，至于胎儿，可在羊水中发现。

表面活性物质的循环利用

表面活性物质可在肺泡和小气道内局部降解，降解产物通过肺泡细胞吸收和再利用（图27.9）。肺泡表面超过90%的卵磷脂被再处理，这保存了表面活性成分，并利用它们重新生成表面活性物质。这个周期大约是10小时[214]。这对肺泡表面物质池重新合成表面活性物质有益。分子成分被肺泡II型细胞完整吸收，而不是被降解成片断。Ⅱ型细胞朝向肺泡的一面覆盖着微绒毛和凝集素受体。雾化的 DPPC 和凝集素可迅速进入Ⅱ型细胞，与多囊小体和板层小体相关[244]。在发育中的肺，清除途径活性更低，表面活性物质卵磷脂的周期更长。机械通气的早产羊，整个周期时间大约 13 小时，以低分解代谢活性重加工肺泡表面活性物质[118]。成人中，大量的表面活性磷脂以剂量依赖的方式清除。通过超过内源池大小 40 倍的外源性剂量，也未能压制这个系统。

表面活性产品的负反馈调节是通过结合于Ⅱ型细胞 SP-A 介导的[222]。表面活性物质分泌受牵张感受器控制，通过气体进入肺部进行刺激，引起肺泡扩张[202]。其他控制分泌的因素[200]有肺泡Ⅱ型细胞表面的 β- 肾上腺素受体，在妊娠后期数量逐渐增加。

成分

表面活性物质是包括磷脂、中性脂类和蛋白的复合物质。

卵磷脂和磷脂酰甘油

脂质是表面活性物质的主要组成部分，最重要的是卵磷脂（PC）和磷脂酰甘油（PG），分别占脂质的 70%～80%和 5%～10%。另外 10%的磷脂组成了磷脂酰肌醇（PI）、磷脂酰丝氨酸（PS）和磷脂酰乙醇胺（PE）。大约 60%的 PC 有饱和脂肪酸（例如，二饱和的），由于初级饱和脂肪酸是棕榈酸，表面活性物质的主要成分为 DPPC。棕榈酸残基是非极化和疏水性的，朝向空气，而 PC 为极性和亲水的，与液相关联[111]。DPPC 的形状和方向意味着其产生了稳定的单层，能够保持较低的表面压力：呼气期间，分子变得非常紧密，因为棕榈酰部分缺少 C = C 键，在酰基链上产生了扭曲[247]。DPPC 在正常体温下相对较硬，不能吸附到表面[74]，其转变相（熔点）大约是 41℃。正常体温下，DPPC 不能迅速移动以保持在呼吸周期中“单层”的表面，并且“播散”物质例如 PG 对于维持正常表面活性功能是必要的。

PC 在Ⅱ型肺细胞内质网内合成。妊娠后期，表面活性物质逐渐增加。（足月）兔从 27～31 天，表面活

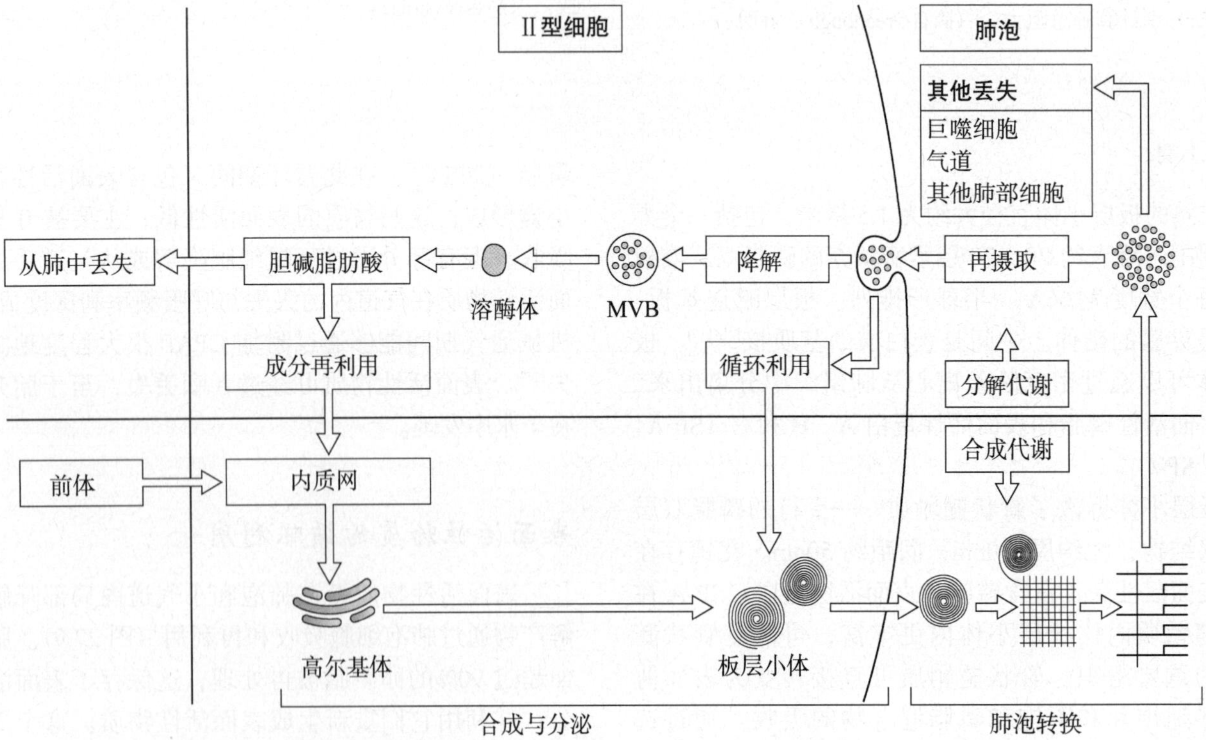

图 27.9 图示基于表面活性物质的饱和卵磷脂成分的表面活性物质代谢。合成与分泌的合成代谢通路与肺泡将板层表面活性物质转化为卵磷脂和单层结构相关。在新生儿肺内，磷脂泡分解代谢通路是较小的通路，但在成人肺中是活跃通路。在新生儿期，大多数的表面活性物质被运回到Ⅱ型细胞内进行再利用。（摘自 Jobe & Ikegami[115]）

性物质增长了10倍；同一时期，PC从总磷脂的30%增加到70%，然而鞘磷脂从40%下降到10%。这种改变是由于合成增加，而在出生后分泌增加。人类足月和早产儿的表面活性物质，百分比不仅仅是PC 16:0/16:0(DPPC)，而且随着成熟，软脂酰肉豆蔻酰PC（PC16:0/14:0）和软脂酰棕榈油酰PC（PC16:0/16:1）增加[16]；动物模型中，后者百分比与呼吸频率显著相关。酸性磷脂PG和PI的比例随着肺的发育而改变。起初，PI是初级酸性磷脂，但随着成熟度的增加，被PG取代。合并RDS的患者DPPC水平低且缺少PG[84]。在糖尿病控制不佳的妊娠时，胎儿即使接近成熟，PG水平也是较低的。如果RDS变为慢性肺疾病，PG的出现延迟；随着急性肺损伤，PI也会占优势[116]。

其他脂类

表面活性物质中，大约总脂质的10%是中性脂质，包括胆固醇、三酰甘油以及游离脂肪酸[183]。这些都是肺泡表面和板层小体上表面活性物质的一部分。胆固醇改变了富含脂质膜的流动性和组织。鞘磷脂占表面脂质的不到2%，糖脂和碳水化合物在表面活性物质中仅占相当少的一部分。鞘磷脂的总量，占表面活性物质极少成分，在整个妊娠期保持不变，因此DPPC或凝集素的总量可以通过鞘磷脂的量进行估算。因此，通过测量凝集素与鞘磷脂的比例即L:S比值来评估肺的成熟度（本章第3部分）。

表面活性物质蛋白

已经确定四种表面活性物质相关蛋白为SP-A、SP-B、SP-C和SP-D，占表面活性物质重量的5%～10%[56]。

表面活性物质蛋白A

SP-A大约由248种氨基酸组成[15]，是大型糖蛋白，属于钙依赖的胶原凝集素家族蛋白。占表面活性物质重量的5%。因为广泛的翻译后修饰，在结构上存在显著的异质性。人类基因位于第10号染色体；仅在肺泡II型细胞有基因表达[22]，似乎是主要合成部位[245]；与肺组织匀浆相比，板层小体富含SP-A[176]。

妊娠28周后，SP-A的合成增加[12]。然而，该蛋白的抗体早在妊娠16周就存在于肺组织中[7]。SP-A的调节逐渐发育，活体中通过皮质激素和促甲状腺激素释放激素（TRH）诱导释放[111]。SP-A合成受cAMP、β-肾上腺素激动剂和表皮生长因子（EGF）的加强。地塞米松提高SP-A的水平[180,241,242]。在体外试验中，胰岛素抑制SP-A和SP-B mRNA的累积，但对SP-C mRNA没有影响[46]。在体外试验中，胰岛素抑制SP-A和SP-B的基因表达，在合并糖尿病的妊娠中，羊水中SP-A水平比对照组明显降低。成熟肺中，SP-A在II型细胞和Clara细胞中优势表达，在气管腺体中也有一些表达。

SP-A在表面活性磷脂上结合于钙依赖性复合体[94]。SP-A最本质的作用是决定管状髓鞘质的结构，保持磷脂的稳定性，加快散布速度和再利用磷脂[225,240]。它调节磷脂的合成和分泌，通过与II型细胞顶端面特异性高亲和力受体结合，加强II型细胞的重吸收。SP-A部分抑制表面活性物质从肺泡II型细胞的分泌[55]，能预防表面活性物质在肺泡表面的累积。它对表面活性的主要作用在于加强了SP-B和/或SP-C的效果[95]。SP-A和SP-D形成了对感染的先天性宿主防御。作为凝集素，在杀灭入侵的微生物尤其是细菌时，可以碳水化合物为靶结构，导致凝集反应而加强清除功能[82]。SP-A结合内毒素和大部分革兰阴性和革兰阳性生物体，激发吞噬功能，通过肺泡巨噬细胞杀灭微生物。它也可作为调理素吞噬病毒，例如单纯疱疹病毒、流行性感冒病毒A以及呼吸道合胞体病毒（RSV）。SP-A通过巨噬细胞增加NO的产生，以提高对病原体的杀伤[116]。敲除SP-A基因导致小鼠模型不能形成管状髓鞘质[131]，易于遭受感染[145]。基于组织病理学、微生物学培养和败血症的临床征象，早产狒狒低浓度SP-A灌洗液与高的感染指数相关[6]。SP-A多态性现象与严重的RSV感染[146]以及支气管肺发育不良的高风险相关[236]。

表面活性物质蛋白B

活化的79个氨基酸SP-B肽（分子量7500～9000）是通过对前SP-B——一种分子量25 000～33 000的前蛋白——水解产生[41]。SP-B重量占表面活性物质的1%～2% [235]。活化的SP-B肽包括高正电荷的氨基酸，在膜表面位置接近磷脂头群的亲水氨基酸残基形成两亲性螺旋[240]。它由两个特征性的多肽链组成，通过二硫键结合在一起[120]。SP-B由位于2号染色体上的单拷贝基因编码[60]。早在妊娠12～14周，SP-B的mRNA可在人类胎儿肺组织内测到，位于气管和支气管的上皮细胞上。25周后定位于II型细胞。糖皮质激素增加了胎儿肺内的SP-B表达；II型肺泡细胞和Clara细胞的表达受限。活化的SP-B肽储存于板层小体中，随着磷脂分泌到气道腔内。

SP-B对于形成管状髓鞘质、增加表面活性磷脂扩散到气-液表面是必要的[32]。SP-B破坏了磷脂小囊，改变了PC分子的包装和排序。在体外，SP-B与磷脂混合物联合组成了大部分的天然表面活性物质的表面活性，在体内增加了肺的顺应性；SP-C和SP-B一起会更有效。SP-C和SP-B在单独的细胞内都能刺激液体吸收。SP-B也能通过血清蛋白保护肺表面活性膜免于失活[67]。

SP-B的缺乏影响了肺泡表面活性物质的合成。它与PG显著减少或缺乏以及异常SP-C肽的增加相关[227]。SP-B缺乏时，DPPC的合成保留，但SP-C不能合成其活性肽，没有正常的表面活性物质分泌[13]。在敲除SP-B的小鼠中，板层小体和管状髓鞘质结构都消失。SP-B功能缺陷或SP-B完全缺乏时，是常染色体隐性遗传的内在紊乱[3]。SP-B不足导致低氧性呼吸衰竭，并在出生后第一年内导致致命性呼吸衰竭；并且，机械通气、表面活性物质治疗、糖皮质激素治疗和体外膜肺治疗，对其效果均差[34,87]。它可以作为肺泡蛋白质沉积症的先天形式存在，但不是所有的病例具有这种特性；肺动脉高压是主要的临床发现。肺移植目前是唯一成功的干预方法。在SP-B不足等待肺移植的婴儿中，高频振荡通气以及神经肌肉阻滞剂可以改善氧合，但以上资料来源于仅有5例婴儿的回顾性检查记录[127]。SP-B缺乏能通过羊水或气道标本SP-B不足得到证实[116]。最频发的突变是121 ins 2移码突变；这种基因突变的频度为1/(1000～3000)[37]。

据报道，SP-B部分缺乏很少有严重的临床病程[219]。糖皮质激素治疗可能增加婴儿SP-B表达的突变，导致SP-B表达降低[8]。SP-A和SP-B基因变异体可作为RDS的危险或保护因素[64,81]。SP-B多态性对RDS起关键作用，可以解释黑种和白种患者之间，以及男性和女性之间，RDS风险性的差别[64]。

表面活性物质蛋白C

这种亲水性蛋白的分子量为3000～6000，因使用的分离系统不同而有不同。它占表面活性物质重量的1%～2% [119]。在气道分支的远端，早期肺形态发生时SP-C的mRNA就存在了[238]，但SP-C表达仅发生于II型细胞。SP-C基因位于8号染色体[72]。SP-C包含35个氨基酸，像是一个跨膜肽。它存在疏水性的缬氨酸富含区，对其功能是必需的。SP-C可赋予磷脂表面活性物质样特性[133,191]。在体外，低至1%的百分比可以有效加强表面吸收和磷脂扩散。它在加强磷脂的重吸收方面也可能起一定作用。令人吃惊的是，敲除SP-C的小鼠有正常的呼吸功能和肺的发育[71]，可能是SP-B取代了SP-C。然而在人类，SP-C不足可合并间质性肺疾病[170]。

表面活性物质蛋白D

SP-D的分子量为46 000，由肺泡II型细胞和细支气管上皮细胞产生。随着妊娠的进展，其表达增加，合并终端气道细胞的分化[40]；妊娠大约21周时，SP-D产物开始出现于支气管和终端上皮细胞内[162]。SP-D表达发生在很多体内的上皮细胞中；在肺中，SP-D表达发生在肺泡II型细胞、Clara细胞、其他气道细胞和腺体。糖皮质激素增加SP-D的表达；当与磷脂混合时，SP-D不具有显著的表面活性剂样活性。然而，SP-D参与肺的免疫功能[135]，与大量的碳水复合物和糖脂结合，通过与细菌和其他微生物表面相互作用，在宿主肺内的防御功能中起作用[240]。SP-D的多态性与严重RSV感染有关[139]。SP-D改变SP-A依赖的表面活性物质分泌抑制[1]。敲除SP-D会使脂质和蛋白质在肺泡聚集[132]。

合成

卵磷脂的合成

通过二磷酸胞嘧啶（CDP）胆碱途径产生PC（图27.10）[198]。胆碱被细胞易化转运、吸收，然后通过胆碱激酶磷酸化为磷酸胆碱，并依次转化为CDP胆碱（限速步骤），接着转化为二酰甘油形成PC。该过程产生的分子包括一个饱和脂肪酸、棕榈酸和一个不饱和脂肪酸，通常是油酸。然后分子重塑，通过脱酰基成为溶血卵磷脂，接着，棕榈酰辅酶A或溶血卵磷脂来源[11]的棕榈酸再酰化形成DPPC。据提示只有50%的DPPC直接由作为前体的饱和性二酰甘油合成而来[184]，其他由分子重塑而来。存在两种重塑机制；均涉及重新脱酰基合成重塑1-饱和-2-不饱和PC至酰基-2-溶血卵磷脂。后者或者通过与饱和性酰基辅酶A反应再酰化，或者通过双分子溶血卵磷脂作用转酰基[199]。只有前者的机制是重要的。磷酸胆碱胞苷酰转移酶（CT），催化磷酸胆碱为 CDP 胆碱，没有脂质时基本上无活性；在胎肺发育过程中，以及皮质激素治疗后，CT 的活性被激活。其他几种激素，包括甲状腺激素、胰岛素、EGF 影响以上发育的进程。通过 PE 甲基化而合成 PC 的重要性低，除了在胆碱不足时[250]。

磷脂酰甘油的合成

磷脂酸合成 CDP 二酰甘油，后者又合成了 PG 和其他酸性磷脂(PI 和 PS)（图 27.10）。

影响表面活性物质成熟的因素

糖皮质激素

内源性的激素对胎儿肺成熟有重要的生理刺激作用。胎羊血浆氢化可的松浓度在妊娠末期明显增高，并且与肺组织内和肺灌洗液内 DPPC 增高明显相关[53]。对妊娠兔用倍他米松治疗，导致磷脂总量的增加，PC 占总磷脂的百分比也增加[201]。氢化可的松诱导胎儿肺成纤维细胞产生成纤维肺细胞因子，刺激胎儿 II 型肺泡细胞产生表面活性物质[209]。动物实验中，糖皮质激素增加肺的换气，减少肺提出物中的表面张力，增加表面活性磷脂和蛋白的合成[125]。在早产儿中，产前用地塞米松治疗增加了气道标本中表面活性物质的表面活性，增加了 SP-A 对 PC 的比值，但不能用于有严重肺动脉高压母亲的后代[125]。地塞米松通过加强 β_2 肾上腺素受体基因表达，增加肺表面活性物质的分泌[113]。鼠肺泡细胞原代培养中，地塞米松对 PC 的基础分泌率没有效果，通过应用特布他林增大了 PC 分泌和提高 cAMP 合成，增加肺泡 II 型细胞 β_2 受体的 mRNA 表达[113]。

β-肾上腺素能药物

β-肾上腺素能药物刺激腺苷环化酶，抑制磷酸二酯酶，因此增加了细胞内 cAMP 的总量，依次增加了表面活性物质的产生[142]和分泌。cAMP 刺激不饱和磷脂和 SP-A 的合成；而且介导了许多激素的作用。特布他林，一种 β- 肾上腺素激动剂，能刺激未分化 II 型细胞

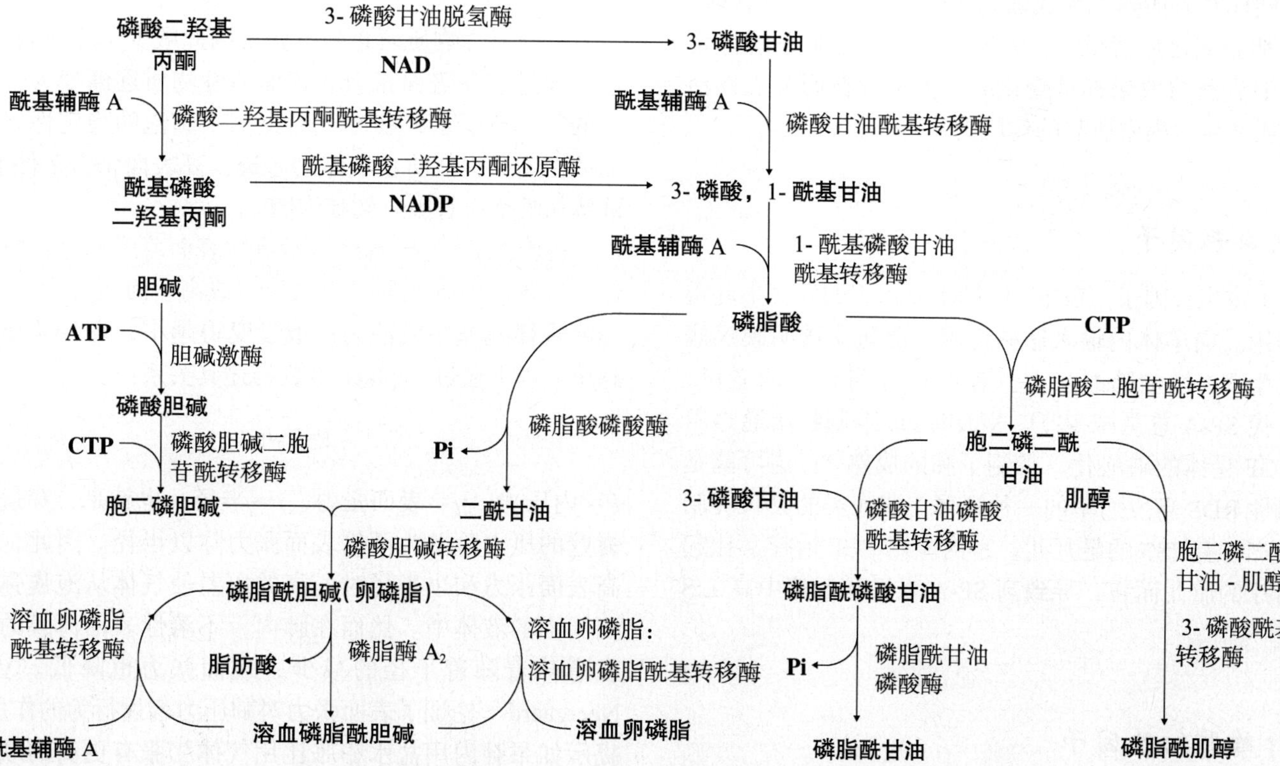

图27.10 磷酸酰胆碱(卵磷脂)、磷脂酰甘油和磷脂酰肌醇的生物合成通路。（摘自Rooney[198]。）

分泌 PC[134]。然而在分化的细胞，反应的模式则有不同，提示表面活性物质的发育分泌是复杂的，可能涉及不同发育时期中的兴奋和抑制机制[134]。然而，刺激 β_2 激动系统（选择长效 β_2 激动剂，formeterol 或使细胞内 cAMP 升高的药物），相比单剂倍他米松治疗，不会显著增加出生后表面活性物质的功能[117]。

甲状腺激素

甲状腺素（T_4）增加表面活性物质的产生和肺的成熟。有 RDS 的婴儿，脐血 T_4 水平比没有 RDS 的婴儿要低。T_4 不容易穿透胎盘，但对妊娠鼠给予三碘甲腺原氨酸（T_3）后，胎儿血清中的 T_3 也增高。T_3 增加了 II 型细胞受体对成纤维肺细胞因子的反应，对表面活性物质的产生是必需的。TRH，不像 T_4 和 T_3，其容易通过胎盘；增加表面活性磷脂的数量。TRH 的作用不完全由甲状腺激素介导。TRH 刺激催乳素产生，在中枢神经系统起到神经递质的功能。

催乳素

催乳素水平在 RDS 婴儿中，比没有 RDS 的婴儿低，同样在未成熟儿和成熟儿比较，男性和女性比较，前者都分别比后者低[51]。无论是体内还是肺系统内培养，催乳素的效果都是变化的，催乳素在调节表面活性物质产生过程中所起的作用仍不明确。

上皮生长因子

上皮生长因子（EGF）在肺上皮组织的发育中起重要作用。向羊体内输入这种物质，能防止透明膜疾病的发生[29]，增加肺的张力。有 EGF 自身抗体的老鼠，其后代 SP-A 总量减少[187]。Muellerian 抑制物质通过阻断 EGF 受体的磷酸化，抑制了肺的成熟[28]；这可能是对男性 RDS 高发病率的一种解释。非人类的灵长类胎儿生产时有 78%的足月儿，宫内应用 EGF 治疗，比起未治疗的胎儿而言，导致高 SP-A 水平和治疗中高 L:S 比值[75]。

成纤维肺细胞因子

肺泡细胞需要成纤维细胞和肺细胞因子存在而产生表面活性物质[210]。糖皮质激素诱导成纤维肺细胞的产生，然后通过肺泡 II 型细胞刺激表面活性物质的快速合成。

胰岛素

胰岛素推迟了肺泡 II 型细胞的成熟，减少饱和性 PC 的比例[79]。而且，糖尿病母亲的婴儿有 PG 延迟的表现[174]。对于这些婴儿，高血糖一定程度造成了肺成熟的延迟[69]。胰岛素抑制了 SP-A 基因的表达[157]。

睾酮

同等条件下，未成熟男婴比女婴更易患 RDS[179]。男性肺成熟大约晚一周，这由不饱和 PC 含量决定。这种差异可能由于男性体内雄激素抑制了表面活性物质的产生导致[223]。肺中脂质百分比至少一部分直接或间接接受雄激素的调节[173]。而且，雄激素通过对肺成纤维细胞的作用推迟肺的成熟[186]。

表面活性物质的生理特性和功能

表面活性物质防止肺不张，因此减少了呼吸做功。这是通过减少表面张力和表面活性物质逐渐变为“固体的”单分子层，在呼气时提高了肺泡的稳定性。表面活性物质也能防止液体的渗透：高表面张力条件下，液体从毛细血管吸入到肺泡腔。

Pattle[178]最先推断出：不溶性表面薄膜的存在能够保持气体腔内较低的表面张力（或高表面压力）。小泡囊将规律地减小或消失；泡囊变得越小，直径减小得越快。以下通过 Laplace 方程描述其关系：

$$P=2\gamma/r$$

P＝内压力，γ＝表面张力，r＝半径，也就是，穿过泡囊壁的压力阶差为两倍表面张力除以半径。因此，在高表面张力和小半径时，高的压差使气体从泡囊弥散到周围的液体中。然而在肺内，不溶性表面薄膜的存在意味着随着半径的减少，表面张力也降低。Von Neergaard[226]论证了表面张力对肺压力容量行为的作用，提示如果肺内用盐水膨胀比用气体膨胀有更高的顺应性。盐水消除了表面牵张力量，这是一种重要的肺静态回缩力的组成成分。

表面活性物质通过形成不溶性的表面薄膜来降低表面张力。通过实施表面压力对抗液体下方的表面张力。表面活性物质的表面性质与成分构成有关，即同时有亲水性和疏水性链的分子结构。当在水上形成薄膜时，极性群附着于水，非极性群转向气体相。DPPC是对称的分子，两个疏水性脂肪酸直链能够接近单分子层填塞处。这样单分子层的压缩导致液体向浓缩凝胶或固体状态的转变[36,164]。这是因为提炼混合物的转换温度升到37℃以上，以至在体内，提炼的单分子层可能发生固化[36]。在RDS时，PC相对不饱和，比成熟种类的数量低。这意味着呼气压迫时形成不稳定的单分子层，弯曲不能有效降低表面张力。即使单分子层形成，肺泡太小，缺少可用的DPPC。因此，RDS婴儿FRC低，呼吸功增加。

蛋白对表面活性物质的表面活性的抑制

由于毛细血管内皮和/或肺泡–上皮屏障的通透性增加，蛋白通过从血管内或间质腔渗出发挥抑制作用，可以改变肺泡表面活性系统[205]。在RDS时，肺泡毛细血管膜通透性增加，透明膜是纤维蛋白的大聚合体。而且，有可能吸入蛋白质性质的物质，例如在胎粪吸入综合征中。蛋白质在干扰表面活性物质功能的力度上有明显的排序规律：纤维蛋白单体＞纤维蛋白原＞白蛋白＞弹性蛋白＞IgG＞IgM，纤维蛋白比白蛋白的作用高50倍。一旦蛋白质存在于表面活性物质单分子层，就将抑制表面活性物质降低表面张力的能力。至少在未成熟兔，肺泡表面的蛋白质泄漏，能通过表面活性物质治疗得到抑制，可以用产前类固醇或TRH治疗[112]。在其他情况下，如胎粪吸入综合征，蛋白质的抑制效果能通过增加表面活性物质的剂量而抵消。外源性表面活性物质与其抑制剂可通过蛋白质相区别；小牛肺表面活性物质提取物和Alveofact通过纤维蛋白素原仅被中度地抑制[204]。KL_4表面活性物质，在SP-B中存在的合成肽，比天然的表面活性物质（beractant）更能持续抑制血清蛋白。

表面活性物质成熟度的评估

携带有表面活性物质的液体通过胎儿肺分泌到羊水里。随着肺的成熟，羊水中表面活性物质的组成发生变化。羊水中，表面活性物质(卵磷脂)的比例以L∶S比值表示。L∶S比值大于2，通常代表肺成熟，95%的病例不会出现RDS。然而成熟的L∶S比值，在母亲糖尿病的婴儿或存在溶血性疾病的婴儿，可发生RDS；这些情况，异常的是PG不足，而不是缺乏DPPC。羊水表面活性物质相对白蛋白水平的指标，比DPPC总量的评估[218]，更能作为可信指标，来预测糖尿病母亲的婴儿免于RDS。不幸的是，L∶S比值小于2预测RDS的准确度仅有54% [86]。L∶S比值越低，婴儿越容易发生RDS：21%的L∶S比值为1.5～2的婴儿会受影响，而相比较而言L∶S比值低于1.5的婴儿，80%受影响。

不必要通过胎儿妊娠时间预测L∶S比值，在小于胎龄儿，可以看到成熟加速，而延迟成熟儿则与肺发育不良、轻度糖尿病、非常小的双胎相关，偶尔是家族性的[86]。当样本被血液、胎粪或阴道分泌物污染时，会出现异常的L∶S比值。预测性的L∶S的比值，依赖于分娩3天内羊水取样。一旦患者分娩开始，与择期剖宫产的羊水L∶S比值相比，要明显升高。

羊水中PG的鉴定是有价值的，因为有PG的婴儿罕有RDS。低L∶S比值合并分娩3天内羊水内PG缺乏，是比妊娠年龄或出生体重更好预测呼吸支持持续时间的指标，但只有在孕期不合并早破膜的情况下才有意义[90]。糖尿病妊娠，PG存在与L∶S比值≥3和板层小体计数至少50 000相关[70]。

可以从咽[10,103,237]或胃[166]部的液体中评估L∶S比值。这可以回顾性地证实，婴儿在出生时具有成熟的肺，或者在婴儿疾病的进程中，提供更为详细的资料[124]。

存在与L∶S比值高度相关的替代方法，包括荧光偏振[189]和板层小体百分比评估。这些检查非常简便，而且1小时即可得出结果[54]。荟萃分析6项研究论证了在预测RDS方面，板层小体计数稍微优于L∶S比值；而且可以更快、更经济地完成检查[243]。

随着孕龄的增长，血清SP-A的水平在出生后最初24小时增高，在有或无RDS的婴儿中存在显著差别[123]。SP-A也可通过酶联免疫方法在脐血中测量，因此提示这是一项有用的预测RDS发展的血清标志[123]。由于已经证实预防性应用表面活性物质的有效性，许多临床医生在婴儿出生后，很快就给所有的婴儿外源性表面活性物质治疗，因此表面活性物质成熟度的测定，目前已很少应用。

参考文献

1. Akino T, Shiratori M, Tsuzuki A et al 1991 Native form of surfactant protein D (SP-D) which lipids are associated with, affects the activity of SP-A on type II cells. American Review of Respiratory Disease 143: A316
2. Altura B M, Chand N 1981 Bradykinin-induced relaxation of renal and pulmonary arteries is dependent upon intact endothelial cell. British Journal of Pharmacology 74: 10–11
3. Andersen C, Ramsay J A, Nogee L M et al 2000 Recurrent familial neonatal deaths: hereditary surfactant protein B deficiency. American Journal of Perinatology 17: 219–224
4. Ang S L, Rossan J 1994 HNF-3beta is essential for node and notocord development in mouse development. Cell 78: 561–574
5. Asonye U O, Vidyasagar D 1981 Clinical applications of continuous transcutaneous PO_2 monitoring. In: Lauersen N H, Hochberg H M (eds) Clinical perinatal biochemical monitoring. Williams & Wilkins, Baltimore, pp 205–219
6. Awasthi S, Coalson J J, Yoder B A, Crouch E, King R J 2001 Deficiencies in lung surfactant proteins A and D are associated with lung infection in very premature neonatal baboons. American Journal of Respiratory and Critical Care Medicine 163: 389–397
7. Ballard P L, Hawgood S, Liley H 1986 Regulation of pulmonary surfactant apoprotein SP 28-36 gene in fetal human lung. Proceedings of the National Academy of Sciences of the United States of America 83: 9527–9531
8. Ballard P L, Nogee L M, Beers M F et al 1995 Partial deficiency of surfactant protein B in an infant with chronic lung disease. Pediatrics 96: 1046–1052
9. Barker P M, Walters D V, Markiewicz M et al 1991 Development of the lung liquid reabsorptive mechanism in fetal sheep: synergism of triiodothyronine and hydrocortisone. Journal of Physiology 433: 435–449
10. Barr P A, Jenkins P A, Baum J D 1975 L/S ratio in hypopharyngeal aspirate of newborn infants. Archives of Disease in Childhood 50: 856–861
11. Batenburg J J 1982 The phosphatidylcholine-lysophosphatidylcholine cycle. In: Farrell P M (ed) Lung development: biological and clinical perspectives. Academic Press, New York, p. 36
12. Batenburg J J, Hallman M 1990 Developmental biochemistry of alveoli. In: Scarpelli E M (ed) Pulmonary physiology: fetus, newborn, child and adolescent. Lea & Febiger, Philadelphia, pp 106–139
13. Beers M F, Hamvas A, Moxley M A et al 2000 Pulmonary surfactant metabolism in infants lacking surfactant B. American Journal of Respiratory Cell and Molecular Biology 22: 380–391
14. Bekedam D J, Visser G H A 1985 Effects of hypoxemic events on breathing, body movements and heart rate variation: a study in growth retarded human fetuses. American Journal of Obstetrics and Gynecology 153: 52–56
15. Benson B, Hawgood S, Schilling J et al 1985 Structure of canine pulmonary surfactant apoprotein: cDNA and complete amino acid sequence. Proceedings of the National Academy of Sciences of the United States of America 82: 6379–6383
16. Bernhard W, Hoffman S, Dombrowsky H et al 2001 Phosphatidylcholine molecular species in lung surfactant: composition in relation to respiratory rate and lung development. American Journal of Respiratory Cell and Molecular Biology 25: 725–731
17. Bianchi A L, Denavit-Saubie M, Champagnat J 1995 Central control of breathing in mammals: neuronal circuitry, membrane properties, and neurotransmitters. Physiological Reviews 75: 1–45
18. Blanco C E, Dawes G S, Hanson M A et al 1984 The response to hypoxia of arterial chemoreceptors in fetal sheep and newborn lambs. Journal of Physiology 351: 25–37
19. Blanco C E, Hanson M A, McCooke H B et al 1987 Studies of chemoreceptor resetting after hyperoxic ventilation of the fetus in utero. In: Ribero J A, Pallot D J (eds) Chemoreceptors in respiratory control. Croom Helm, London, pp 221–227
20. Bodineau L F, Cayetanot F, Sadani-Makki F et al 2003 Consequences of in utero caffeine exposure on respiratory output in normoxic and hypoxic conditions and related changes of Fos expression: a study on brainstem-spinal cord preparations isolated from newborn rats. Pediatric Research 53: 266–273
21. Bonham A C 1995 Neurotransmitters in the CNS control of breathing. Respiration Physiology 101: 219–230
22. Bruns G S, H, Veldman G M, Latt S A et al 1987 The 35 kd pulmonary surfactant associated protein is encoded on chromosome 10. Human Genetics 76: 58–62
23. Bryan A C, Bowes G, Maloney J E 1986 Control of breathing during sleep. In: Cherniack N S, Widdicombe J G (eds) Handbook of physiology – the respiratory system. American Physiological Society, Bethesda, pp 529–579
24. Bullard K M, Sonne J, Hawgood S et al 1997 Tracheal ligation increases cell proliferation but decreases surfactant protein in fetal murine lungs in vitro. Journal of Pediatric Surgery 32: 207–213
25. Burri P H, Hislop A A 1998 Structural considerations. European Respiratory Journal 12(suppl. 27): 59s–65s
26. Calder N A, Williams B A, Kumar P et al 1994 The respiratory response of healthy term infants to breath-by-breath alternations in inspired oxygen at two postnatal ages. Pediatric Research 35: 321–324
27. Carroll J L, Bamford O S, Fitzgerald R S 1993 Postnatal maturation of carotid chemoreceptor responses to O_2 and CO_2 in the cat. Journal of Applied Physiology 75: 2383–2391
28. Catlin E A, Uitvlugt N D, Donahoe P K et al 1991 Muellerian inhibiting substance blocks epidermal growth factor receptor phosphorylation in fetal rat lung membranes. Metabolism 40: 1178–1184
29. Catterton W Z, Escobedo M B, Sexson W R et al 1979 Effect of epidermal growth factor on lung maturation in fetal rabbits. Pediatric Research 13: 104–110
30. Ceruti E 1966 Chemoreceptor reflexes in the newborn infant: effect of cooling on the response to hypoxia. Pediatrics 37: 556–564
31. Chan V, Greenough A 1992 Lung function and the Hering Breuer reflex in the neonatal period. Early Human Development 28: 111–118
32. Chang R, Nir S, Poulain FR 1998 Analysis of binding and membrane destabilisation of phospholipid membranes by surfactant apoprotein B. Biochemica et Biophysica Acta 1371: 254–264
33. Cherniack N S, von Euler C, Glogowska M et al 1981 Characteristics and rate of occurrence of spontaneous and provoked augmented breaths. Acta Paediatrica Scandinavica 111: 349–360
34. Chetcuti P A J, Ball R J 1995 Surfactant aproprotein B deficiency. Archives of Disease in Childhood. Fetal and Neonatal Edition 73: F125–F127
35. Clark F J, von Euler C 1972 On the regulation of depth and rate of breathing. Journal of Physiology 222: 267–295
36. Clements J A 1977 Functions of the alveolar lining layer. American Review of Respiratory Disease 115: 67–71
37. Cole F S, Hamvas A, Rubenstein P et al 2000 Population based estimates of surfactant protein B deficiency. Pediatrics 105: 538–541
38. Condorelli S, Scarpelli E M 1975 Somatic-respiratory reflex and onset of regular breathing movements in the lamb foetus in utero. Pediatric Research 9: 879–884
39. Cordero L, Hon E 1971 Neonatal bradycardia following nasopharyngeal stimulation. Journal of Pediatrics 78: 441–447
40. Crouch E, Rust K, Mariencheck W et al 1991 Developmental expression of pulmonary surfactant protein D (SP-D). American Journal of Respiratory Cell and Molecular Biology 5: 13–18
41. Curstedt T, Johansson J, Barros-Soderling J 1988 Low molecular mass surfactant protein type 1. The primary structure of hydrophobic 8-Kda polypeptide with eight half cysteine residues. European Journal of Biochemistry 172: 521–525
42. Curzi-Dascalova L 1978 Thoraco-abdominal respiratory correlations in infants: constancy and variability in different sleep states. Early Human Development 2: 25–38
43. Davey M G, Hooper S B, Cock M L, Harding R 2001 Stimulation of lung growth in fetuses with lung hypoplasia leads to altered postnatal lung structure in sheep. Pediatric Pulmonology 32: 267–276
44. Davies A M, Koenig J S, Thach B T 1988 Upper airway chemoreflex responses to saline and water in preterm infants. Journal of Applied Physiology 64: 1412–1420
45. De Troyer A, Kelly S, Macklem P T et al 1985 Mechanics of intercostal space and actions of external and internal intercostal muscles. Journal of Clinical Investigation 75: 850–857
46. Dekowski S A, Snyder J M 1992 Insulin regulation of messenger ribonucleic acid for the surfactant associated proteins in human fetal lung in vitro. Endocrinology 131: 669–676
47. Delivoria-Papadopoulos M, DiGiacomo J E 1992 Oxygen transport and delivery. In: Polin R A, Fox W W (eds) Fetal and neonatal physiology. W B Saunders, Philadelphia, pp 801–813
48. Delivoria-Papadopoulos M, Roncevic N P, Oski F A 1971 Postnatal changes in oxygen transport of term, premature and sick infants: the role of red cell 2,3-diphosphoglycerate and adult hemoglobin. Pediatric Research 5: 235–245
49. Denavit-Saubié M, Champagnat J, Zieglgaensberger W 1978 Effects of opiates and methionine-enkephalin on pontine and bulbar respiratory neurones of the cat. Brain Research 155: 55–67
50. Devlieger H 1987 The chest wall in the preterm infant. MD Thesis. Universite Catholique de Louvain, Louvain, pp 136–140
51. Dhanireddy R, Smith Y F, Hamosh M et al 1983 Respiratory distress syndrome in the newborn: relationship to serum prolactin, thyroxine and sex. Biology of the Neonate 43: 9–15
52. Dickinson K A, Harding R 1987 Decline in lung liquid volume and secretion and tracheal flow rate in lambs. Journal of Applied Physiology 62: 24–38
53. DiFiore J W, Wilson J M 1994 Lung development. Seminars in Pediatric Surgery 3: 221–232

54. Dilena B A, Ku F, Doyle I et al 1997 Six alternative methods to the lecithin/sphingomyelin ratio in amniotic fluid for assessing fetal lung maturity. Annals of Clinical Biochemistry 34: 106–108
55. Dobbs D L, Wright J R, Hawgood S et al 1987 Pulmonary surfactant and its components inhibit secretion of phosphatidylcholine from cultured rat alveolar type II cells. Proceedings of the National Academy of Sciences of the United States of America 84: 1010–1014
56. Dobbs L G 1989 Pulmonary surfactant. Annual Review of Medicine 40: 431–446
57. Donnelly D F, Haddad G G 1990 Prolonged apnea and impaired survival in piglets after sinus and aortic nerve section. Journal of Applied Physiology 68: 1048–1052
58. Duara S 1992 Structure and function of the upper airway in neonates. In: Polin R A, Fox W W (eds) Fetal and neonatal physiology. W B Saunders, Philadelphia, pp 823–828
59. Eden G J, Hanson M A 1987 Effects of chronic hypoxia on chemoreceptor function in the newborn. In: Ribero J A, Pallot D J (eds) Chemoreceptors in respiratory control. Croom Helm, London, pp 369–377
60. Emrie P A, Jones C, Hofmann T 1988 The coding sequence for the human 18 000 dalton hydrophobic pulmonary surfactant protein is located on chromosome 2 and identifies a restriction fragment length polymorphism. Somatic and Cellular Molecular Genetics 14: 105–110
61. Feldman J L 1986 Neurophysiology of breathing in mammals. In: Bloom F E (ed) Handbook of physiology, Section 1: The nervous system, Vol. IV: Intrinsic regulatory systems of the brain. American Physiological Society, Bethesda, pp 463–524
62. Fewell J E, Hislop A A, Kitterman J A et al 1983 Effect of tracheostomy on lung development in fetal lambs. Journal of Applied Physiology 55: 1103–1108
63. Fleming P J, Bryan A C, Bryan M H 1978 Functional immaturity of pulmonary irritant receptors and apnea in newborn preterm infants. Pediatrics 61: 515–518
64. Floros J, Fan R, Diangelo S, Guo X, Wer J, Luo J 2001 Surfactant protein B associations and interactions with SP-A in white and black subjects with respiratory distress syndrome. Pediatrics International 43: 567–576
65. Frantz I D, Alder S M, Abroms I F et al 1976 Respiratory response to airway occlusion in infants: sleep state and maturation. Journal of Applied Physiology 41: 634–635
66. Friedman A H, Fahey J T 1993 The transition from fetal to neonatal circulation: normal responses and implications for infants with heart disease. Seminars in Perinatology 17: 106–121
67. Friedrich W, Schmalisch G, Stevens P A, Wauer R R 2000 Surfactant protein SP-B counteracts inhibition of pulmonary surfactant by serum proteins. European Journal of Medical Research 5: 277–282
68. Funk G D, Smith J C, Feldman J L 1993 Generation and transmission of respiratory oscillations in medullary slices: role of excitatory amino acids. Journal of Neurophysiology 70: 1497–1515
69. Gewolb I H, Rooney S A, Barrett C 1985 Delayed pulmonary maturation in the fetus of the streptozotocin-diabetic rat. Experimental Lung Research 8: 141–151
70. Ghidini A, Spong CY, Goodwin K, Pezzullo J C 2002 Optimal thresholds of the lecithin/sphingomyelin ratio and lamellar body count for the prediction of the presence of phosphatidylglycerol in diabetic women. Journal of Maternal-Fetal & Neonatal Medicine 12: 95–98
71. Glasser S W, Burhans M S, Korfhagen T R et al 2001 Altered stability of pulmonary surfactant in SP-C deficient mice. Proceedings of the National Academy of Sciences of the United States of America 98: 6366–6371
72. Glasser S W, Korfhagen T R, Perne C M 1988 Two genes encoding human pulmonary surfactant proteolipid SPL (pVal). Journal of Biological Chemistry 263: 10326–10331
73. Gluckman P D, Gunn T R, Johnston B M 1983 The effect of cooling on breathing and shivering unanaesthetized fetal lambs in utero. Journal of Physiology 343: 495–506
74. Goerke J 1998 Pulmonary surfactant: functions and molecular composition. Biochimica et Biophysica Acta 1408: 79–89
75. Goetzman B W, Read L C, Plopper C G et al 1994 Prenatal exposure to epidermal growth factor attentuates respiratory distress syndrome in rhesus infants. Pediatric Research 35: 30–36
76. Greenough A 1988 The premature infant's respiratory response to mechanical ventilation. Early Human Development 17: 1–5
77. Greenough A, Pool J 1991 Hering Breuer reflex in young asthmatic children. Pediatric Pulmonology 11: 345–349
78. Greenough A, Roberton N R C, Milner A D 1995 Neonatal respiratory disorders. Edward Arnold, London, p. 105
79. Gross I, Smith G J, Wilson C M et al 1980 The influence of hormones on the biochemical development of fetal rat lung in organ culture: II insulin. Pediatric Research 14: 834–838
80. Guyton A C 1971 Regulation of cardiac output. Anaesthesiology 29: 314–326
81. Haataja R, Ramet M, Marttila R, Hallman M 2000 Surfactant proteins A and B as interactive genetic determinants of neonatal respiratory distress syndrome. Human Molecular Genetics 9: 1751–1760
82. Hakansson K, Reid K B M 2000 Collectin structure: a review. Protein Science 9: 1607–1617
83. Hall S M, Haworth S G 1986 Conducting pulmonary arteries structural adaptation to extrauterine life. Cardiovascular Research 21: 208–216
84. Hallman M, Feldman B H, Kirkpatrick E et al 1977 Absence of phosphatidylglycerol (PG) in RDS in the newborn. Pediatric Research 11: 714–720
85. Hallman M, Miyai K, Wagner R M 1976 Isolated lamellar bodies from rat lung; correlated ultrastructural and biochemical studies. Laboratory Investigation 35: 79–86
86. Hallman M, Teramo K, Kankaanpaa K et al 1980 Prevention of respiratory distress syndrome: current view of lung maturity studies. Annals of Clinical Research 12: 36–44
87. Hamvas A, Nogee L M, deMello D E et al 1995 Pathophysiology and treatment of surfactant protein-B deficiency. Biology of the Neonate 67(suppl. 1): 18–32
88. Hannam S, Ingram D M, Rabe-Hesketh S, Milner A D 2001 Characterisation of the Hering Breuer deflation reflex in the human neonate. Respiration Physiology 124: 51–64
89. Harding R 1986 The upper respiratory tract in perinatal life. In: Johnston B M, Gluckman P D (eds) Reproductive and perinatal medicine. Respiratory control and lung development in the fetus and newborn. Perinatology Press, Ithaca, pp 331–376
90. Harper M A, Lorentz W B 1993 Immature lecithin:sphingomyelin ratios and neonatal respiratory course. American Journal of Obstetrics and Gynecology 168: 495–498
91. Harrison M R, Adzick N S, Flake A W et al 1996 Correction of congenital diaphramgatic hernia in utero VIII: Response of the hypoplastic lung to tracheal occlusion. Journal of Pediatric Surgery 31: 1339–1348
92. Hasan S J, Rigaux A 1992 Effect of bilateral vagotomy on oxygenation, arousal and healthy movements in fetal sheep. Journal of Applied Physiology 73: 1402–1412
93. Hassan A, Gossage J, Ingram D et al 2001 Volume of activation of the Hering Breuer inflation reflex in the newborn infant. Journal of Applied Physiology 90: 763–769
94. Hawgood S, Benson B J, Hamilton R L 1985 Effects of surfactant associated protein and calcium ions on the structure and surface activity of lung surfactant lipids. Biochemistry 24: 185–190
95. Hawgood S, Benson B J, Schilling J et al 1987 Nucleotide and amino-acid sequences of pulmonary surfactant SP18 and evidence for cooperation between SP18 and SP28-36 in surfactant lipid adsorption. Proceedings of the National Academy of Sciences of the United States of America 84: 66–70
96. Haworth S G 1992 Development of the pulmonary circulation. In: Polin R A, Fox W W (eds) Fetal and neonatal physiology. W B Saunders, Philadelphia, pp 671–682
97. Haworth S G, Hall S M, Chew M et al 1987 Thinning of fetal pulmonary arterial wall and postnatal remodelling: ultrastructural studies on the respiratory unit arteries of the pig. Virchows Archiv. A, Pathological Anatomy and Histopathology 411: 161–171
98. Head H 1889 On the regulation of respiration. Journal of Physiology 10: 1–70
99. Henderson-Smart D J 1983 Regulation of breathing in the perinatal period. In: Saunders N A, Sulivan C E (eds) Sleeping and breathing: lung biology in health and disease. Marcel Dekker, New York
100. Hering E, Breuer J 1868 Die selbsteurung der Amnung durch den nevus vagus sitzber. Sitzungsbericht der Kaiserlichen Akademie der Wissenschaften in Wien 57: 672–677
101. Herlenius E, Aden U, Tang L Q, Lagercrantz H 2002 Perinatal respiratory control and its modulation by adenosine and caffeine in the rat. Pediatric Research 51: 4–12
102. Hertzberg T, Hellstrom S, Holgert H et al 1992 Ventilatory response to hyperoxia in newborn rats born in hypoxia – possible relationship to carotid body dopamine. Journal of Physiology 456: 645–654
103. Hill C M 1976 The determination of the fatty acid profile of lecithin from human amniotic fluid and the pharyngeal aspirate of the newborn. Journal of Physiology 257: 15–17P
104. Hislop A, Haworth S G 1989 Airway size and structure in the normal fetal and infant lung and the effect of premature delivery and artificial ventilation.

American Review of Respiratory Disease 140: 1717–1726
105. Hislop A, Reid L 1981 Growth and development of the respiratory system. Anatomical development. In: Davis J A, Dobbing J (eds) Scientific foundations of paediatrics. Heinemann, London, pp 390–432
106. Hoch B, Bernhard M 2000 Central apnoea and endogenous prostaglandins in neonates. Acta Paediatrica 89: 1364–1368
107. Holtman J R J, Speck D F 1994 Substance P immunoreactive projections to the ventral respiratory group in the rat. Peptides 15: 803–805
108. Hooper S B, Harding R 1995 Fetal lung liquid: a major determinant of the growth and functional development of the fetal lung. Clinical and Experimental Pharmacology and Physiology 22: 235–247
109. Hooper S B, Wallace M J, Harding R 1993 Amiloride blocks the inhibition of fetal lung liquid secretion caused by AVP but not by asphyxia. Journal of Applied Physiology 74: 111–115
110. Hummler E, Barker P, Gatzy J et al 1996 Early death due to defective neonatal lung fluid clearance in alpha-EnaC-deficient mice. Nature Genetics 12: 325–328
111. Ikegami M, Jobe A H 1993 Surfactant metabolism. Seminars in Perinatology 17: 233–240
112. Ikegami M, Jobe A, Pettenazzo A et al 1987 Effects of maternal treatment with corticosteroids, T_3, TRH and their combinations on lung function of ventilated preterm rabbits with and without surfactant treatments. American Review of Respiratory Disease 136: 892–898
113. Isohama Y, Kumanda Y, Tanaka K, Kai H, Takahama M, Miyata T 1997 Dexamethasone increases beta 2-adrenoreceptor-regulated phosphatidylcholine secretion in rat alveolar type II cells. Japanese Journal of Pharmacology 73: 163–169
114. Jeffery H E, Reid I, Rahilly P et al 1980 Gastro-esophageal reflux in "near-miss" sudden infant death infants in active but not quiet sleep. Sleep 3: 393–399
115. Jobe A H, Ikegami M 1993 Surfactant metabolism. Clinics in Perinatology 20: 683–696
116. Jobe A H, Ikegami M 2001 Biology of surfactant. Clinics in Perinatology 28: 655–669
117. Jobe A H, Ikegami M, Padbury J et al 1997 Combined effects of fetal lamb beta agonist stimulation and glucocorticoids on lung function of preterm lambs. Biology of the Neonate 72: 305–310
118. Jobe A, Ikegami M, Seidner S R et al 1989 Surfactant phosphatidylcholine metabolism and surfactant function in preterm ventilated lambs. American Review of Respiratory Disease 139: 352–359
119. Johansson J 1998 Structure and properties of surfactant protein C. Biochimica et Biophysica Acta 1408: 161–171
120. Johansson J, Curstedt 1997 Molecular structures and interactions of pulmonary surfactant. European Journal of Biochemistry 244: 675–693
121. Johnston B M, Bennet L, Gluckman P D 1989 In: Gluckman P D, Johnston B M, Nathanielsz P W (eds) Research in perinatal medicine, Vol. VIII Advances in fetal physiology. Perinatology Press, Ithaca, pp 77–193
122. Kalapesi Z, Durand M, Leahy F N et al 1981 Effect of periodic or regular respiratory pattern on the ventilatory response to low inhaled CO2 in preterm infants during sleep. American Review of Respiratory Disease 123: 8–11
123. Kaneko K, Shimizu H, Arakawa H, Ogawa Y 2001 Pulmonary surfactant protein A in sera for assessing neonatal lung maturation. Early Human Development 62: 11–21
124. Kanto W P, Borer R C, Barr M et al 1976 Tracheal aspirate lecithin:sphingomyelin ratios as predictors of recovery from respiratory distress syndrome. Journal of Pediatrics 89: 612–616
125. Kari M A, Akino T, Hallman M 1995 Prenatal dexamethasone and exogenous surfactant therapy: surface activity and surfactant components in airway specimens. Pediatric Research 38: 678–684
126. Karlberg P, Cherry R B, Escardo F E et al 1962 Respiratory studies in newborn infants II. Pulmonary mechanics of breathing in the first minutes of life, including the onset of respiration. Acta Paediatrica Scandinavica 51: 121–136
127. King E L, Shackelford G D, Hamvas A 2001 High-frequency oscillation and paralysis stabilize surfactant protein-B-deficient infants. Journal of Perinatology 21: 421–425
128. Kinsella J P, Abman S H 1995 Recent developments in the pathophysiology and treatment of persistent pulmonary hypertension of the newborn. Journal of Pediatrics 126: 853–864
129. Kirkpatrick S M L, Olinsky A, Bryan M H et al 1976 Effect of premature delivery on the maturation of the Hering-Breuer inspiratory inhibitor reflex in human infants. Journal of Pediatrics 88: 1011–1014
130. Kleinmann L I, Petering H G, Sutherland J M 1967 Blood carbonic anhydrase activity and zinc concentration in infants with respiratory distress syndrome. New England Journal of Medicine 227: 1157–1161
131. Korfhagen T R, Bruno M D, Ross G G et al 1996 Altered surfactant function and structure in SP-A gene targeted mice. Proceedings of the National Academy of Sciences of the United States of America 93: 9594–9599
132. Korfhagen T R, Sheftelyevich V, Burhans MS et al 1998 Surfactant protein D regulates surfactant phospholipid homeostasis in vivo. Journal of Biological Chemistry 273: 28438–28443
133. Kraemer A, Wintergalen A, Sieber M, Galla H J, Amrein M, Guckenberger R 2000 Distribution of surfactant-associated protein C within a lung surfactant model film investigated by near field optical microscopy. Biophysical Journal 78: 458–465
134. Kresch M J, Lima D M, Lu H 1996 Developmental regulation of phospholipid secretion by fetal type II pneumocytes. Biochimica et Biophysica Acta 1299: 39–46
135. Kuan S F, Rust K, Crouch E 1992 Interactions of surfactant protein D with bacterial lipopolysaccharides. Surfactant protein D is an Escherichia coli-binding protein in bronchoalveolar lavage. Journal of Clinical Investigation 90: 97–106
136. Kuhn C 1982 The cytology of the lung: ultrastructure of the respiratory epithelium and extracellular lining layers. In: Farrell P M (ed) Lung development: biological and clinical perspectives. Academic Press, New York, p 27
137. Lagercrantz H 1987 Neuromodulators and respiratory control in the infant. Clinics in Perinatology 14: 683–695
138. Lagercrantz H, Pequignot J M, Hertzberg T et al 1994 Birth-related changes of expression and turnover of some neuroactive agents and respiratory control. Biology of the Neonate 65: 145–148
139. Lahti M, Lofgren J, Marttila R et al 2002 Surfactant protein D gene polymorphism associated with severe respiratory syncytial virus infection. Pediatric Research 51: 696–699
140. Lalley P M, Bischoff A M, Richter D W 1994 Serotonin 1-alpha-receptor activation suppresses respiratory apneusis in the cat. Neuroscience Letters 172: 59–62
141. Laubscher B, Greenough A 1998 Comparative effects of theophylline and caffeine on respiratory function of preterm infants. Early Human Development 50: 185–192
142. Lawson E E, Brown E R, Torday J S et al 1978 The effect of epinephrine on tracheal fluid flow and surfactant flux in fetal sheep. American Review of Respiratory Disease 118: 1023–1026
143. Leffler C W, Hessler J R, Green R S 1984 The onset of breathing at birth stimulates pulmonary vascular prostacyclin synthesis. Pediatric Research 18: 938–942
144. Lesouef P N, England S J, Bryan A C 1984 Passive respiratory mechanics in newborns and children. American Review of Respiratory Disease 129: 552–556
145. LeVine A M, Bruno M D, Huelsman K M, Ross G F, Whitsett J A, Korfhagen T R 1997 Surfactant protein A-deficient mice are susceptible to group B streptococcal infection. Journal of Immunology 158: 4336–4340
146. Lofgren J, Ramet M 2002 Association between surfactant protein A gene locus and severe respiratory syncytial virus infection in infants. Journal of Infectious Diseases 185: 283–289
147. Loosli C G, Potter E L 1959 Pre and postnatal development of the respiratory portion of the human lung. American Review of Respiratory Disease 80: 5–20
148. Manalo E, Merritt T A, Kheiter A et al 1996 Comparative effects of some serum components and proteolytic products of fibrinogen on surface tension-lowering abilities of beractant and a synthetic peptide containing surfactant KL_4. Pediatric Research 39: 947–952
149. Marchal F, Bairam A, Haouzi P et al 1992 Carotid chemoreceptor response to natural stimuli in the newborn kitten. Respiration Physiology 87: 183–193
150. Markstahler U E, Kremer E, Kimmina S, Becker K, Richter D W 2002 Effects of functional knock-out alpha 1 glycine-receptors on breathing movements in oscillator mice. Respiratory Physiology & Neurobiology 130: 33–42
151. Marsh M, Fox G, Hoskyns E W et al 1994 The Hering Breuer deflationary reflex in the newborn infant. Pediatric Pulmonology 18: 163–169
152. Martin R J, Nearman H S, Katona P G et al 1977 The effect of a low continuous positive airway pressure on the reflex control of respiration in the preterm infant. Journal of Pediatrics 90: 976–981
153. Massaro G D, Massaro D 1996 Formation of pulmonary alveoli and gas exchange surface area: quantitation and regulation. Annual Review of Physiology 58: 73–92
154. Massaro G D, Massaro D 2000 Retinoic acid treatment partially rescues failed septation in rats and in mice. American Journal of Physiology 278: L955–L960
155. Mayock D E, Hall J, Watchko J F et al 1987 Diaphragmatic muscle fiber type development in swine. Pediatric Research 22: 449–454
156. Merazzi D, Mortola J P 1999 Hering Breuer reflex in conscious newborn rats: effects of changes in ambient temperature during hypoxia. Journal of Applied Physiology 87: 1656–1661

157. Miakotina O L, Goss K L, Snyder J M 2002 Insulin utilises the P1 3-kinase pathway to inhibit SP-A gene expression in lung epithelial cells. Respiratory Research 3: 27
158. Millhorn D E, Eldridge F L 1986 Role of ventrolateral medulla in regulation of respiratory and cardiovascular systems. Journal of Applied Physiology 61: 1249–1263
159. Millhorn D E, Eldridge F L, Kiley J P et al 1984 Prolonged inhibition of respiration following acute hypoxia in glomectomized cats. Respiration Physiology 57: 331–340
160. Milner A D , Marsh M J, Ingram D M et al 1999 Effects of smoking in pregnancy on neonatal lung function. Archives of Disease in Childhood. Fetal and Neonatal Edition 80: F8–F14
161. Milner A D, Saunders R A 1977 Pressure and volume changes during the first breath of human neonates. Archives of Disease in Childhood 52: 918–924
162. Mori K, Kurihara N, Hayashida S, Tanaka M, Ikeda K 2002 The intrauterine expression of surfactant protein D in terminal airways of human fetuses compared with surfactant protein A. European Journal of Pediatrics 161: 431–434
163. Moriette G, van Reempts P, Moore M et al 1985 The effect of rebreathing CO_2 on ventilation and diaphragmatic electromyography in newborn infants. Respiration Physiology 62: 387–397
164. Morley C J, Bangham A D 1981 Physical properties of surfactant under compression. In: Wichert V (ed) Progress in respiratory research 15. Clinical importance of surfactant defects. Karger, Basle, p. 188
165. Mortola J P 1983 Some functional mechanical implications of the structural design of the respiratory system in newborn mammals. American Review of Respiratory Disease 128: S69–S72
166. Motoyama E K, Namba Y, Rooney S A 1976 Phosphatidylcholine content and fatty acid composition of tracheal and gastric liquids from premature and full term newborn infants. Clinica Chimica Acta 70: 449–454
167. Motoyoma J, Liu J, Mo R et al 1998 Essential function of Gli2 and Gli3 in the formation of the lung, trachea and oesophagus. Nature Genetics 20: 54–57
168. Nicholas T E, Doyle I R, Bersten A D 1997 Surfactant replacement therapy in ARDS: white knight or noise in the system? Thorax 52: 195–197
169. Nicolini U, Fisk N M, Talbert D G et al 1989 Intrauterine manometry: technique and application to fetal pathology. Prenatal Diagnosis 9: 243–254
170. Nogee L M, Wert S E, Profitt S A et al 2000 Allelic heterogeneity in hereditary SP-B deficiency. American Journal of Respiratory and Critical Care Medicine 161: 973–981
171. Obladen M, Gluck L 1977 RDS and tracheal phospholipid composition in twins: independent of gestational age. Journal of Pediatrics 90: 799–802
172. Ohki M, Naito K, Cole P 1991 Dimensions and resistances of the human nose: racial differences. Laryngoscope 101: 276–278
173. Ojeda M S, Gomez N, Giminez M S 1997 Androgen regulation of lung lipids in the male rat. Lipids 32: 57–62
174. Ojomo E O, Coustan D R 1990 Absence of evidence of pulmonary maturity at amniocentesis in term infants of diabetic mothers. American Journal of Obstetrics and Gynecology 163: 954–957
175. Olver R E, Strang L B 1974 Ion fluxes across the pulmonary epithelium and the secretion of lung liquid in the foetal lamb. Journal of Physiology 241: 327–357
176. O'Reilly M A, Nogee L, Whitsett J A 1988 Requirement of the collagenous domain for carbohydrate processing and secretion of surfactant protein of Mr = 35 000. Biochimica et Biophysica Acta 969: 176–184
177. Pastrana-Rios B, Flach C R, Brauner J W, Mautone A J, Mendelsohn R 1994 A direct test of the "squeeze-out" hypothesis of lung surfactant function. Biochemistry 33: 5121–5127
178. Pattle R E 1955 Properties, function and origin of the alveolar lining layer. Nature 175: 1125–1126
179. Perelman R H, Palta M, Kirby R et al 1986 Discordance between male and female deaths due to the respiratory distress syndrome. Pediatrics 78: 238–244
180. Phelps D S, Church S, Kourembanas S 1987 Increases in the 35 kDa surfactant associated protein and its mRNA following in vivo dexamethasone treatment in fetal and neonatal rats. Electrophoresis 8: 235–238
181. Phillipson E A, Bowes G 1986 Control of breathing during sleep. In: Cherniack N S, Widdicombe J G (eds) Handbook of physiology – the respiratory system. American Physiological Society, Bethesda, pp 649–690
182. Pickens D L, Schefft G L, Thach B T 1989 Pharyngeal fluid clearance and aspiration preventive mechanisms in sleeping infants. Journal of Applied Physiology 66: 1164–1171
183. Post M, Batenburg J, Schuurmans E et al 1982 Lamellar bodies isolated from adult human lung tissue. Experimental Lung Research 3: 17–28
184. Post M, Schuurmans E A, Batenberg J J et al 1983 Mechanisms involved in the synthesis of disaturated phosphatidylcholine by alveolar type II cells isolated from adult rat lung. Biochimica et Biophysica Acta 750: 68–77
185. Post M, van Golde L M G 1988 Metabolic and developmental aspects of the pulmonary surfactant system. Biochimica et Biophysica Acta 947: 249–286
186. Provost P R, Blomquist C H, Drolet R, Flamand N, Tremblay Y 2002 Androgen inactivation in human lung fibroblasts: variations in levels of 17 beta-hydroxysteroid dehydrogenase type 2 and 5 alpha-reductase activity compatible with androgen inactivation. Journal of Clinical Endocrinology and Metabolism 87: 3883–3892
187. Raaberg L, Nexo E, Jorgensen P E et al 1995 Fetal effects of epidermal growth factor deficiency induced in rats by autoantibodies against epidermal growth factor. Pediatric Research 37: 175–181
188. Rabbette P S, Dezateux C A, Fletcher M E et al 1991 The Hering Breuer reflex declines during the first year of life. European Respiratory Journal 4: 533S
189. Ragosch V, Juergens S, Lorenz U et al 1992 Prediction of RDS by amniotic fluid analysis: a comparison of the prognostic value of traditional and recent methods. Journal of Perinatal Medicine 20: 351–360
190. Ramminger S J, Baines D L, Olver R E, Wilson S M 2000 The effects of PO_2 upon transepithelial ion transport in fetal rat distal lung epithelial cells. Journal of Physiology 524: 539–547
191. Revak S D, Merritt T A, Degryse E et al 1988 Use of human surfactant low molecular weight apoproteins in the reconstitution of surfactant biological activity. Journal of Clinical Investigation 81: 826–833
192. Richter D W, Ballanyi K, Schwarzacher S 1992 Mechanisms of respiratory rhythm generation. Current Opinion in Neurobiology 2: 788–793
193. Rigatto H 1984 Control of ventilation in the newborn. Annual Review of Physiology 46: 661–674
194. Rigatto H 1992 Control of breathing in fetal life and onset and control of breathing in the neonate. In: Polin R A, Fox W W (eds) Fetal and neonatal physiology. W B Saunders, Philadelphia, pp 790–801
195. Rigatto H, Kwiat Kouski K A, Hansan S U et al 1991 The ventilatory response to endogenous CO2 in preterm infants. American Review of Respiratory Disease 143: 101–104
196. Rigatto H, Lee D, Davi M et al 1988 Effect of increased arterial $PaCO_2$ on fetal breathing and behavior in sheep. Journal of Applied Physiology 64: 982–987
197. Rodenstein D O, Perlmutter N, Stanescu D C 1985 Infants are not obligatory nasal breathers. American Review of Respiratory Disease 131: 343–347
198. Rooney S A 1985 The surfactant system and lung phospholipid biochemistry. American Review of Respiratory Disease 131: 439–460
199. Rooney S A 1992 Regulation of surfactant-associated phospholipid synthesis and secretion. In: Polin R A, Fox W W (eds) Fetal and neonatal physiology. W B Saunders, Philadelphia, pp 971–985
200. Rooney S A 2001 Regulation of surfactant secretion. Comparative Biochemistry and Physiology 129: 233–243
201. Rooney S A, Gobran L I, Marino P A et al 1979 Effects of betamethasone on phospholipid content, composition and biosynthesis in fetal rabbit lung. Biochimica et Biophysica Acta 572: 64–76
202. Rooney S A, Gobran L I, Wai-Lee T S 1977 Stimulation of surfactant production by oxytocin-induced labour in the rabbit. Journal of Clinical Investigation 60: 754–759
203. Runold M, Lagercrantz H, Prabhakar M R et al 1989 Role of adenosine in hypoxic ventilatory depression. Journal of Applied Physiology 67: 541–546
204. Seeger W, Grube C, Gunther A et al 1993 Surfactant inhibition by plasma proteins: differential sensitivity of various surfactant preparations. European Respiratory Journal 6: 971–977
205. Seeger W, Stohr G, Neuhof H 1985 Surfactant inhibitory plasma-derived proteins. In: Walters D V, Strang L B, Geubelle F (eds) Physiology of the fetal and neonatal lung. Kluwer Academic Press, Lancaster, pp 225–240
206. Serra A, Brozoski D, Hodges M, et al 2002 Effects of carotid and aortic chemoreceptor denervation in newborn piglets. Journal of Applied Physiology 92: 893–900
207. Shaul P W 1995 Nitric oxide in the developing lung. Advances in Pediatrics 42: 367–414
208. Silverman M 1983 Respiratory function testing in infancy and childhood. In: Laszlo G, Sudlow M F (eds) Measurement in clinical respiratory physiology. Academic Press, London, pp 293–328
209. Smith B T 1978 Fibroplast pneumocyte factor: intercellular mediator of glucocorticoid effect on fetal lung. In: Stern L (ed) Neonatal intensive care. Mason, New York, pp 25–32
210. Smith B T 1979 Lung maturation in the fetal rat: acceleration by injection of fibroblast pneumocyte factor. Science 204: 1094–1095
211. Smith J C, Butera R J, Koshiya N, Del Negro C, Wilson C G, Johnson S M 2000 Respiratory rhythm generation in neonatal and adult mammals: the hybrid pacemaker-network model. Respiration Physiology 122: 131–147
212. Souza P, O'Brodovich H, Post M 1995 Lung fluid restriction affects growth but not airway branching of embryonic rat lung. International Journal of Developmental Biology 39: 629–637
213. Sparrow M P, Weichselbaum M, McCray P B 1999 Development of the innervation and airway smooth muscle in human fetal lung. American Journal of

214. Stevens P A, Wright J R, Clements J A 1989 Surfactant secretion and clearance in the newborn. Journal of Applied Physiology 67: 1595–1605
215. Strang L B 1977 Neonatal respiration. Blackwell Scientific, Oxford
216. Stratton C J 1976 The high resolution ultrastructure of the periodicity and architecture of the lipid-retained and extracted lung multilamellar body laminations. Tissue and Cell 8: 713–728
217. Stratton C J 1976 The three dimensional aspect of mammalian lung lamellar bodies. Tissue and Cell 8: 693–712
218. Tanasijevic M K, Winkelman J W, Wybenga D R et al 1996 Prediction of fetal lung maturity in infants of diabetic mothers using the FLM S/A and disaturated phosphatidylcholine tests. American Journal of Clinical Pathology 105: 17–22
219. Thompson M W 2001 Surfactant protein B deficiency: insights into surfactant function through clinical surfactant protein deficiency. American Journal of the Medical Sciences 321: 26–32
220. Thurlbeck W M 1982 Postnatal human lung growth. Thorax 37: 564–571
221. Tietel D F, Iwamoto H S, Rudolph A M 1987 Effects of birth related events on central blood flow patterns. Pediatric Research 22: 557–566
222. Tino M J, Wright J R 1998 Interactions of surfactant protein A with epithelial cells and phagocytes. Biochimica et Biophysica Acta 1408: 241–263
223. Torday J S 1985 Dihydrotesterone inhibits fibroblast pneumocyte factor-mediated synthesis of saturated phosphatidylcholine by fetal rat lung cells. Biochimica et Biophysica Acta 835: 23–28
224. Turner D J, Stick S M, Lesouef K L, Sly P D, Lesouef P N 1995 A new technique to generate and assess forced expiration from raised lung volume in infants. American Journal of Respiratory and Critical Care Medicine 151: 1441–1450
225. Veldhuizen R A W, Yao L-J, Hearn S A et al 1996 Surfactant-associated protein A is important for maintaining surfactant large-aggregate forms during surface-area cycling. Biochemical Journal 313: 835–840
226. von Neergaard K 1929 Neue auffassungen uber einen grundbegriff der Atemmechanik. Die Retraktionskraft der Lunge abhaengig von der Oberflaechenspannung in den Alveolen. Zeitschrift fur die Gesamte Experimentelle Medizin 66: 373–394
227. Vorbroker D K, Profitt S A, Nogee L M et al 1995 Aberrant processing of surfactant protein C in hereditary SP-B deficiency. American Journal of Physiology 268: L647–L656
228. Vyas H, Field D, Hopkin I E et al 1986 Determinants of the first inspiratory volume and functional residual capacity at birth. Pediatric Pulmonology 2: 189–193
229. Vyas H, Milner A D, Hopkin I E 1981 Comparison of intrathoracic pressure and volume changes during the spontaneous onset of respiration in babies born by caesarean section and by vaginal delivery. Journal of Pediatrics 99: 787–791
230. Walters D V, Olver R E 1978 The role of catecholamines in lung liquid absorption at birth. Pediatric Research 12: 239–242
231. Walters D V, Ramsden C A 1985 The secretion and absorption of fetal lung liquid. In: Walters D V, Strang L B, Geubelle F (eds) Physiology of the fetal and neonatal lung. Kluwer Academic Press, Lancaster, pp 61–74
232. Walther F J, Benders M J, Leighton J O 1993 Early changes in the neonatal circulatory transition. Journal of Pediatrics 123: 625–632
233. Warburton D, Zhao J, Berberich M A, Bernfield M 1999 Molecular embryology of the lung: then, now and in the future. American Journal of Physiology 276: L697–L704
234. Wealthall S R 1975 Factors resulting in a failure to interrupt apnea. In: Bosma J F, Showacre J (eds) Development of upper respiratory anatomy and function. US Government Printing Office, Washington DC, pp 212–225
235. Weaver T E 1998 Synthesis, processing and secretion of surfactant proteins B and C. Biochimica et Biophysica Acta 1408: 173–179
236. Weber B, Borkhardt A 2000 Polymorphisms of surfactant protein A genes and the risk of bronchopulmonary dysplasia in preterm infants. Turkish Journal of Pediatrics 41: 181–185
237. Weller P H, Jenkins P A, Gupta J et al 1976 Pharyngeal lecithin:sphingomyelin ratio in newborn infants. Lancet i: 12–14
238. Wert S E, Glasser S W, Korfhagen T R et al 1993 Transcriptional elements from the human SP-C gene direct expression in the primordial respiratory epithelium of transgenic mice. Developmental Biology 156: 426–443
239. Wharton J, Haworth S G, Polak J M 1988 Postnatal development of the innervation and paraganglia in the porcine pulmonary arterial bed. Journal of Pathology 154: 19–27
240. Whitsett J A, Nogee L M, Weaver T E et al 1995 Human surfactant protein B: structure, function, regulation and genetic disease. Physiological Reviews 75: 749–757
241. Whitsett J A, Pilot T, Clark J C et al 1987 Induction of surfactant protein in fetal lung: effects of cAMP and dexamethasone on SAP-35 RNA and synthesis. Journal of Biological Chemistry 262: 5256–5261
242. Whitsett J A, Weaver T E, Lieberman M A et al 1987 Differential effects of epidermal growth factor and transforming growth factor beta and synthesis of Mr = 35 000 surfactant associated proteins in fetal lung. Journal of Biological Chemistry 262: 7908–7913
243. Wijnberger L D, Huisjes A J, Voorbij H A, Franx A, Bruinse H W, Mol B W 2001 The accuracy of lamellar body count and lecithin/sphingomyelin ratio in the prediction of neonatal respiratory distress syndrome: a meta-analysis. BJOG 108: 583–588
244. Williams M C 1987 Vesicles within vesicles: what role do multivesicular bodies play in alveolar type II cells? American Review of Respiratory Disease 135: 744–746
245. Williams M C, Benson B J 1981 Immunocytochemical localization and identification of the major surfactant protein in adult rat lung. Journal of Histochemistry and Cytochemistry 29: 291–305
246. Woodrum D 1992 Respiratory muscles. In: Polin R A, Fox W W (eds) Fetal and neonatal physiology. W B Saunders, Philadelphia, pp 829–841
247. Wright J R, Clements J A 1987 Metabolism and turnover of lung surfactant. American Review of Respiratory Disease 135: 426–444
248. Wyszogrodski I, Kyei-Aboagye K, Taeusch H W J 1975 Surfactant inactivation by hyperventilation: conservation by end expiratory pressure. Journal of Applied Physiology 38: 461–466
249. Yamamoto M, Lagercrantz H, von Euler C 1981 Effects of substance P and TRH on ventilation and pattern of breathing in newborn rabbits. Acta Physiologica Scandinavica 113: 541–543
250. Yost R W, Chander A, Dodia C et al 1986 Stimulation of the methylation pathway for phosphatidylcholine synthesis in rat lungs by choline deficiency. Biochimica et Biophysica Acta 875: 122–125
251. Yüksel B, Greenough A 1992 Neonatal respiratory support and lung function abnormalities at follow-up. Respiratory Medicine 86: 97–100
252. Zenge J P, Rairigh R L, Grover T R et al 2001 NO and prostaglandins modulate the pulmonary vascular response to hemodynamic stress in the late gestation fetus. American Journal of Physiology. Lung Cellular and Molecular Physiology 281: 1157–1163
253. Ziegler J W, Ivy D D, Kinsella J P et al 1995 The role of nitric oxide, endothelin and prostaglandins in the transition of the pulmonary circulation. Clinics in Perinatology 22: 387–403

第 2 部分

急性呼吸道疾病

Anne Greenough, Anthony D Milner

呼吸系统问题是造成新生儿需要进入重症监护病房或机械通气的最常见的原因。

呼吸窘迫综合征

呼吸窘迫综合征（RDS），在没有接受外源性表面活性物质治疗的非插管婴儿中，临床表现为呼吸频率＞60 次 / 分，呼吸困难（肋间、肋骨下、胸骨凹陷），以腹式呼吸模式为主，伴特征性的呼气喘鸣或呻吟，均发生于生后 4～6 小时。需要给氧防止出现发绀，胸部 X 线影像（CXR）表现为广泛的肺不张。目前，由于未成熟儿出生后即接受插管和表面活性物质治疗，以上典型的临床表现已不常见了。对于未成熟儿的诊断主要依靠病史及 CXR 的表现。从病理生理而言，表现为非顺应性(僵硬的)肺，即肺泡表面活性物质减少，呼气末肺不张。从组织学而言，终末气道透明膜变。这种膜性的改变赋予该病另一个名称，即透明膜病(HMD)，从语义上而言，只有在组织学确认（即尸检）的基础上才能使用 HMD，因此，RDS 更为恰当。

发病率

在出生前皮质激素或生后表面活性物质常规应用之前，欧洲报道新生儿肺疾病的发生率在 2%～3%之间[276,430]，1986—1987 年间，美国报道活产婴儿中，1.72%患 RDS[54]。新生儿重症监护病房，约 1%的婴儿发展为 RDS[765]。

病因学

RDS 由肺，尤其是表面活性物质合成系统不成熟引起。许多因素可导致这种不成熟，也有一些因素间相互作用，可增加或减少这种疾病的发生率。

易患因素

早产

RDS 的发生与胎龄呈反比，胎龄小于 30 周 50%的婴儿可能发展为 RDS，相比而言，胎龄在 35～36 周的婴儿仅有 2%发展为 RDS[765]。小于 28 周的婴儿总是合并有 RDS，且直到 34 周孕龄之前，仍是一个显著的问题[563]。表面物质合成的成熟度反映了不同胎龄的 RDS 的发生率。某些胎龄较小的早产儿呼吸困难和低氧可归因于肺结构的不成熟，肺泡发育差，间质组织多。还有其他一些内在因素使早产儿易于罹患 RDS。早产儿肺泡上皮较足月儿更易渗透，增加了蛋白进入肺泡表面的可能性，从而抑制表面活性物质的功能（见下文）。早产儿易于出现窒息、低氧、低血压和低体温，以上均可损伤表面活性物质的合成或使肺泡毛细血管的通透性增加。

性别

男婴较女婴更易发展为 RDS，男女发病比例为 1.7:1，也更易死于该病[270]。在男性胎儿中，雄激素[528,881]既可诱导卵磷脂 / 鞘磷脂比值（L:S）成熟延迟，也可诱导磷脂酰甘油（PG）[284]出现延迟。

种族

黑色人种的 RDS 发生率低，约为同胎龄白种婴儿的 60%～70%[445]。即使在胎龄较小的未成熟儿中也是如此，胎龄小于 32 周的非洲婴儿仅有 40%发展为 RDS，而高加索白种人约有 75%发展为 RDS[488]。黑色人种 L:S＞1.2 的婴儿无人发展为 RDS，而此比值较低的白种婴儿有可能出现 RDS[742]。在美国白人与尼日利亚黑人间存在表面活性物质蛋白 A 基因等位基因的变异[745]。

剖宫产术

虽然没有统一的观点[854]，但有报道表明母亲分娩实施剖宫产术会增加婴儿发生 RDS 的风险[272,894,895]。很多研究显示有表面活性物质释放入气道[112]，且剖宫产下的婴儿咽部 L:S 比值比那些未通过剖宫产的自然分娩的婴儿高[939]。有资料证实，孕 32～34 周的婴儿，分娩进行剖宫产术与 RDS 和新生儿一过性呼吸急促（TTN；见下文）有相关性[23,158,641]。剖宫产术的时机也很重要；与孕 39～40 周相比，孕 37～38 周进行选择性剖宫产术需要机械通气的可能性约大 120 倍[598]。

出生窘迫

据报道，出生后出现窘迫的婴儿发生 RDS 的风险增高[871]。孕龄小于 32 周的婴儿，出生时 Apgar 评分＜4，罹患 RDS 的比例为 54%；相比而言，Apgar＞4 分，罹患 RDS 的比例为 42%（$P<0.005$）[57]。胎儿窒息期间，肺灌注减少，导致肺毛细血管缺血性改变。当胎儿从急性窒息中恢复时，会出现过度灌注，假如此后不久开始分娩，富含蛋白的液体将由受损的肺毛细血管漏出[470]。漏出的蛋白质抑制了肺泡表面表面活性物质的活性[449]。外源性的表面活性物质可以防止蛋白的漏出[453]，但对表面活性物质反应差的婴儿，可能会出现大面积肺泡蛋白漏出[307,523]。表面活性物质蛋白 A（本章第 1 部分）对于减轻蛋白对内源性或外源性表面活性物质的不良反应有特殊的益处[975]。产前应用激素的一个好处（见下文）是可能减轻毛细血管的渗漏[450]。缺氧和酸中毒容易引起肺高压、肺内右向左分流（本章第 1 部分）导致的肺灌注不足，并通过抑制合成酶来减少表面活性物质的合成，从而影响窒息与 RDS 的相关性。产时窘迫继发的 RDS 常与急性呼吸窘迫综合征（ARDS；见下文)归在一起。

母亲糖尿病

糖尿病母亲的胎儿表面活性物质合成异常，特别是 PG 出现延迟[677]。胰岛素能延迟肺泡 II 型细胞的成熟，减少表面活性物质中饱和卵磷脂的比例[374]。与无糖尿病母亲相比，糖尿病母亲羊水中表面活性蛋白(SP)-A 的水平是减少的[486,826]。在培养的人类肺组织中，胰岛素抑制了 SP-A 和其 mRNA 的累积[213,826]。在分娩前的妊娠 36～37 周，选择性剖宫产术也可增加糖尿病母亲的婴儿（IDM）RDS 的发生率。孕期有效控制糖尿病，使分娩时间维持到孕 39～40 周，发生 RDS 的患者目前已＜1%[517]，尽管其中一部分表面活性物质在羊水中尚不成熟[677]。

甲状腺功能减退

在胚胎表面活性物质系统发育过程中，甲状腺的活性起着重要作用（见上文与下文）。出现 RDS 的早产儿脐血中甲状腺激素水平低于对照组[182,220]。合并 RDS 的早产儿，出生后血清甲状腺素浓度低谷值非常低[917]。尽管在经筛查发现存在先天性甲状腺功能减退的足月儿中，大多数不会出现 RDS，但仍有部分病例出现 RDS[157]。

遗传性易患因素

家族中数个足月儿出现 RDS 的情况也有报道。如果孕妇以前曾有子女出现 RDS，那么接下来的低出生体重（LBW）婴儿出现 RDS 的风险较前增加 3 倍[651]。SP-B 缺乏（见上文）导致致命性的呼吸衰竭[665]，部分与先天性肺泡蛋白质沉积症[664]的组织病理学特性有关。目前关于该病存在家族性的报道[32,33,664,665]，为常染色体隐性遗传。目前报道，部分 SP-B 缺乏能够存活下来[160]。SP-A 基因的内含子 4 的多态现象，能独立改变 RDS 的病程，这点可由严重 RDS 和慢性肺病（CLD）的发生率来提示[602]。SP-A 和 SP-B 基因的特异性等位基因相互作用，使易于发生 RDS 及 CLD 相关的 SP-C 显性突变[389]。

双胎

双胎中的第二个更易出现 RDS[381,671]，关于此点意见并不一致，有人报道单胎和双胎两者间无明显差异[950]。双胎间 L:S 比值近似，但单卵双生较双卵双生更高[236,559]。

低温

低温婴儿的表面活性物质功能受损[332]，缺氧和酸中毒共同损害表面活性物质的合成[626]。而且，34℃以下时，即便有足够量的 PG 存在，二棕榈酰卵磷脂（DPPC）也不能展开形成功能性的单层结构。在动物，低温可诱导肺动脉高压和 PaO_2 下降[945]；在新生儿，也是一样。低温婴儿常常引起凝血功能障碍。

营养

动物实验中，母体营养不良影响到胎儿表面物质的合成和肺的发育[549,569]。出生后，尽管热量的丧失并不重要[269]，但脂肪酸或肌醇的特异性缺乏仍有一定关系[304,387]。RDS 婴儿补充肌醇能改善预后[388]，降低出现 CLD 或死亡的风险，以及严重的早产儿视网膜病（ROP）[442]。

宫内发育迟缓

正常发育的 28 周胎龄的婴儿，比起同体重但宫内发育迟缓的 32 周胎龄的婴儿，更易发生严重的 RDS[711]。然而，严重的生长迟缓的婴儿，发生 RDS 的几率更大，并且症状更严重[711,874]。

新生儿溶血病（HDN）

严重 HDN 婴儿，无论是否伴随积水，都会影响肺发育成熟[724,937]。可能的机制是 IDM 时，β 胰岛细胞增生，胰岛素分泌增加（第 22 章）。心力衰竭合并蛋白性肺水肿能加重任何先前存在的由于早产引起的表面活性物质缺乏。

脐带钳夹的时间

早期进行脐带钳夹的早产儿，红细胞总数降低，尤其当合并一定程度的出生窘迫时，更易发展为 RDS[255,572,896]。因此，建议早产儿分娩时，脐带的结扎应在分娩 1～1.5 分钟后进行[896]。一项小样本的前瞻性研究表明，胎龄小于 33 周的婴儿，延迟 30 秒进行脐带结扎，对死亡率无影响，但延迟钳夹脐带的婴儿，出生后数天内通气功能更好，也较少需要输注血制品[512]。

影响RDS发病率的可疑因素

母体高血压

有些报道表明，母亲高血压的早产儿，RDS 的发病率较高[884,957]，这可能由于在预产期前进行了剖宫产术。相反，已证实先兆子痫，伴或不伴生长迟缓，对肺成熟度测试、新生儿并发症包括 RDS 以及死亡率方面，没有影响[303,784]。其他研究中，母亲妊高症的婴儿，15%发生 RDS，但相同体重和孕期的非高血压对照组，38%发生 RDS[800]。

胎膜破裂延迟

关于破膜时间延迟的影响，没有达成一致意见[383,957]。这种情况时，孕期使用类固醇有明显的益处[875]。

降低RDS发病率的因素（见下文RDS的预防）

母体成瘾

母亲麻醉品成瘾、吸烟[566]、饮酒[456]均减少 RDS 发病率，海洛因可使表面活性物质合成系统成熟。可卡因的作用不明确[59,397]，但在动物模型中减少表面活性物质的合成[834]。

病理学

在无表面活性物质治疗的婴儿中，最初的组织学发现[310]是肺泡上皮细胞坏死，在出生后半小时或一小时发生。上皮细胞从基底膜上分离，在裸区形成透明膜小片，同时出现弥漫性间质水肿。由于胎肺液体清除延迟导致淋巴管扩张，邻近膜的毛细血管出现淤泥样改变。在 II 型细胞有很少嗜锇颗粒（本章第 1 部分），包括空泡，提示所有的板层小体已经释出。在早期阶段，所有改变是不规则的，但 24 小时后，在交界导管和呼吸性支气管处，更广泛地出现膜的形成。透明膜沿过度膨胀的终端和呼吸性支气管呈线性排布（图 27.11）。尤其在气管分叉，也可能延展到假定的肺泡管。呼吸单位的最远端成分——终端囊，虽然塌陷，但没有膜的排布。透明膜在 HE 染色时为嗜酸性的，包含从坏死肺细胞脱落下来的核碎片。偶尔，当婴儿有高胆红素血症时，膜呈黄色，反映了游离胆红素的存在。血浆蛋白通过受损的毛细血管和上皮细胞渗漏到肺表面凝固形成透明膜；膜的纤维成分由溢出的纤维蛋白而来。24 小时后，少量炎性细胞出现在气道腔内，巨噬细胞通常是最显著的细胞，但也有一些多形核细胞存在。巨噬细胞吞噬膜发生于膜分离后的 2～3 天。巨噬细胞也存在于膜下、间质内，间质通常水肿，可能有轻度的成纤维反应。上皮再生在 48 小时后出现，通常位于分离的膜下方。从未受影响的移行导管而来的立方形细胞，变得大且开始有丝分裂，变得扁平，并在透明膜下方扩展。其他细胞产生板层小体。这些修复细胞形成了异常增厚的鳞状上皮，损伤毛细血管，对有效气体交换形成相当大的障碍。在此修复阶段，肺泡表面可见表面活性物质数量上的增多[310]。出生后 7 天，不并发 RDS 的婴儿，透明膜消失。然而通气治疗的婴儿，恢复过程显著改变并延迟。在过度增生的过程，大量支气管上皮细胞和II型肺细胞脱落。透明膜保持优势。终末气道可被分泌物填满，肺泡及气道进一步瘢痕化、纤维化，导致CLD改变（本章第3部分）。

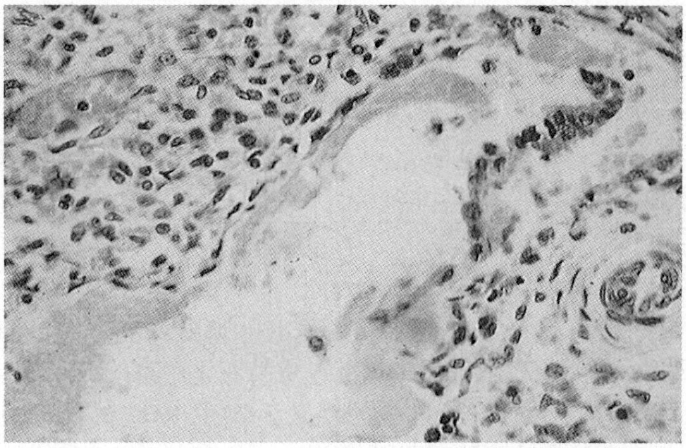

图27.11 （参见彩图27.11）呼吸窘迫综合征的组织学，显示粉红色染色的透明膜排列在终末细支气管上，周围组织有肺不张。

病理生理学

肺功能

当疾病最严重时[75,242]，肺无顺应性，大约0.3～0.5ml/(cmH_2O·kg)(表27.3)。当表面活性物质开始出现，顺应性改善，到生后6～7天，数值回到1～2ml/(cmH_2O·kg)[165,628]。严重疾病时，功能残气量（FRC）可低至3ml/kg[221]，而康复婴儿的FRC可在正常水平20～30ml/kg[743]。RDS婴儿潮气量低，生理死腔大，可以通过提高呼吸频率增加分钟通气量，试图维持肺泡通气，但这通常并不能获得成功，导致肺通气不足，二氧化碳潴留。从死于HMD婴儿死后离体肺的压力容量环，显示有特征性的模式（图27.12）。在肺充气期间，压力的增加对容量的改变作用很小，在肺排气期间，容量改变趋势与肺充气时相似，然而在正常肺，气体一直保留于肺内，直到出现低压（滞后现象）。当压力降到零时，缺少肺表面活性物质的肺内气体存留非常少或没有，与此相符的是，体内测定的FRC非常小。RDS患者吸气阻力通常正常[165,431]，但呼气阻力增高，可能因为在呼气前就关闭了气道所致[852]。还因为气管内插管（ETT）的存在，也可增加呼气阻力[248]。在RDS新生儿异常肺组织的必然结局是呼吸功增加，相当于无RDS婴儿的2倍[432,588]。

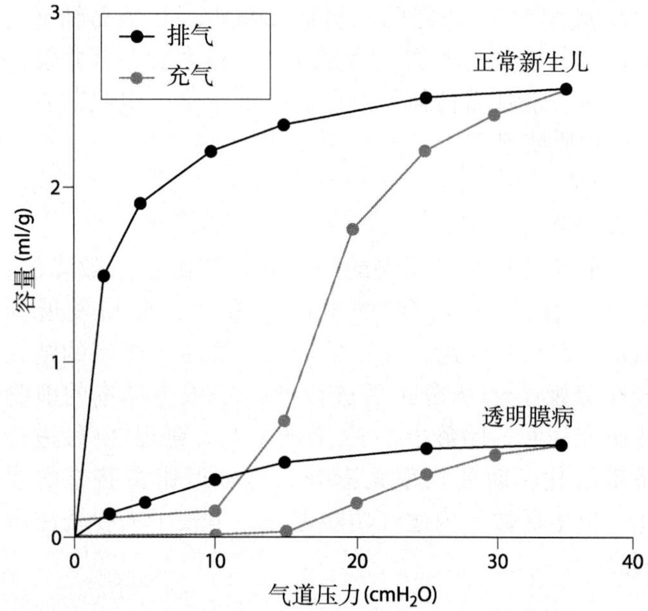

图27.12 死于透明膜病（HMD）或不是死于透明膜病的死亡新生儿离体肺的压力-容量环。在HMD中，排气曲线紧跟在充气曲线之后，在压力为零时，气体潴留量小。在正常的肺中，在压力-容量环的排气支部分，有更多的气体潴留（滞后现象）。（摘自Gribetz等[368]）

时间常数为测量呼气时气体离开肺所需时间提供了一种途径，可接受的范围为3倍时间常数。时间常数是顺应性(L/cmH_2O)乘以气道阻力[cmH_2O/(L·s)]。严重RDS新生儿的时间常数非常短：

$$0.001\ L/cmH_2O \times 100\ cmH_2O/(L\cdot s) = 0.1\ s$$

（顺应性）　（阻力）　（时间常数）

然而，无"硬肺"的婴儿，时间常数将延长，如果婴儿呼吸快（80次/min）则导致下一次吸气开始时气体还潴留在肺内[852]。临床研究[424,837]显示，RDS婴儿呼吸频率大约为80～90次/分，平均呼吸时间约0.25～0.35秒，可以采用这种呼吸模式，以便使新生儿保留一部分气体在肺内，维持一定水平的FRC。

RDS的一个特征是呼气咕噜声，这是婴儿通过在呼气时推迟气体从肺内溢出的时间，试图维持一定FRC而产生的结果。可通过以下两种途径：首先，呼

表27.3 呼吸窘迫综合征时肺的机械特征数值（引自正文中的不同文献来源）

潮气量（V_T）	4～6 ml/kg
分钟通气量（V_E）	250～400 ml/(kg·min)
肺泡通气量（V_A）	50～90 ml/(kg·min)
生理死腔（V_D/V_T）	60%～75%
功能残气量（FRC）	3～20 ml/kg
啼哭肺活量	20～30 ml
动态顺应性（C_L）	0.0003～0.0005 L/(cmH$_2$O·kg)
吸气阻力（$R_{aw\ Insp}$）	55～95 cmH$_2$O/(L·s)
呼气阻力（$R_{aw\ Exp}$）	140～200 cmH$_2$O/(L·s)
呼吸功	800～3000 g.cm/(min·kg)

气期，膈肌连续收缩，试图使胸内容量的减少延迟或停止，保留气体在肺泡内的残留[198]；第二，收缩喉部的收缩肌肉，在 Valsalva（捏鼻鼓气）动作时，试图关闭上呼吸道。因为当喉肌放松同时腹肌收缩，可暴发形成呼出气体，因而出现特征性的“咕噜声”。通过放置 ETT，绕过呼吸制动的喉部成分，导致 RDS 婴儿 PaO_2 下降[399]。

表面活性物质

早产儿表面活性物质储存低（本章第 1 部分）。大多数婴儿生后开始数小时就有所表现[740]。无表面活性物质治疗的 RDS 婴儿病情恶化部分是因为这部分小数量的表面活性物质消失，合并疲劳（当新生儿费力支撑“硬”肺，表面活性物质不足的肺通气）。表面活性物质的消失主要是由于蛋白质对表面活性物质的抑制作用（见上文）[451]，在肺损伤的早期水肿期，蛋白质渗漏到肺泡表面。低氧和酸中毒对表面活性物质合成的负性作用（见下文）可能起一部分作用，但与导管开放无关[14]。RDS 婴儿表面活性蛋白的水平在起初几个小时内也是很低的，当婴儿恢复时则升高。肺保持非顺应性和不张状态，直至表面活性物质在 36～40 小时开始重新出现，可以通过测量咽部 L:S 比值来证明[480]。

肺动脉高压

肺动脉压（PAP）在出生后一周或 RDS 时在更长时间内持续保持高水平[261,819]。RDS 越重，PAP 越高，可能持续接近致死个例的体内水平（图 27.13）[926]。至少在收缩期，PAP 比体循环压力高。产生动脉导管右向左分流。在舒张期，体动脉压力比肺动脉压力高。总的效果是导管水平双向分流，RDS 患儿超声心动图常有此表现[260,261,819]。

低氧的机制：右向左分流，通气–灌注比失衡

RDS 低氧是由于大型右向左分流所致[855,930]。四个右向左分流的主要部位：

1. 旁路的存在导致心肌静脉回流直接到心脏左侧，支气管动脉和肺循环有吻合，使得必须有分流存在。这些分流较小，且没有血流动力学或临床的显著性。
2. 如果右心房压力大于左心房压力，经卵圆孔分流。RDS 新生儿很少有心房间的右向左分流[262,842]。
3. 通过未闭的动脉导管（PDA）分流：生后 48～72 小时，大多数 RDS 婴儿的动脉导管是开放的[245,744]。如果肺动脉压力大于主动脉压力，则出现显著右向左分流。新生儿持续性肺动脉高压（PPHN；本章第 1 部分）时在动脉水平常有右向左分流，但较少见于不合并 RDS 的婴儿，其占整个右向左分流的不到 10%[792]。右向左导管分流意味着从脐动脉导管（UAC）而来的血，PaO_2 比经颈动脉到眼的血低许多（见下文）。对 RDS 婴儿的彩色多普勒研究证实：动脉导管水平或卵圆孔水平的分流相对少，出生后最初几天，通过这些途径的分流主要是双向或左向右分流。对血气值很少有影响，但增加了心排出量和右室负荷[260,262,792]。
4. 真正的肺内右向左分流，肺毛细血管血没有进入通气的肺泡，直接经过肺。

1 到 4 的总合是真正的右向左分流。还存在另外一种分流，对 RDS 婴儿总的分流量或静脉混合有影响作用，是肺血流通过部分通气的肺泡、通气–血流不平衡的结果。通过给 RDS 婴儿 100%氧呼吸，15 分钟（高氧或氮冲洗试验），RDS 的大部分右向左分流可消除。这排除了由于部分氧合的肺泡所致的分流，在吸 100% 的氧末期计算出的分流为上述所提的真正分流。大多数 RDS 婴儿，右向左分流的大部分是由第四种真性分

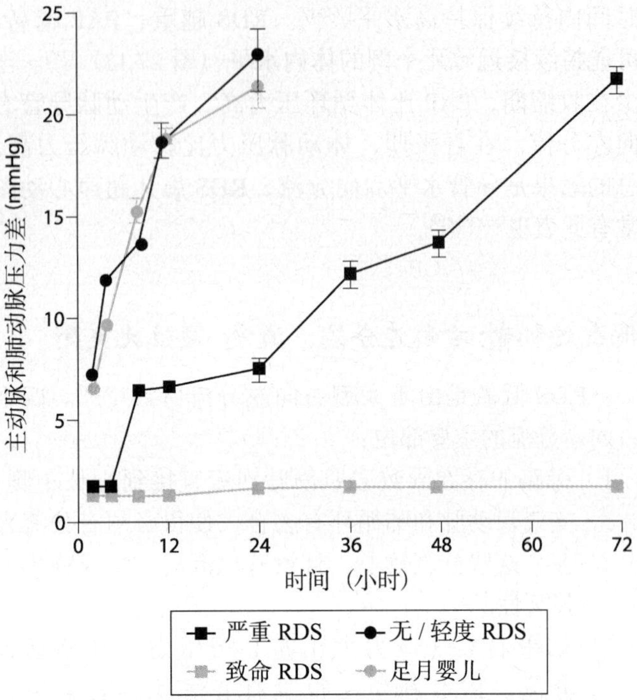

图27.13 无呼吸窘迫综合征(RDS)或有轻度RDS的足月和早产新生儿出生后2～24小时的主动脉和肺动脉压力差（mmHg，均数±标准误），以及有严重或致命RDS的早产新生儿直到出生后72小时的主动脉和肺动脉压力差。（摘自Walther等[926]）

流原因加上通气-血流不平衡所致。

二氧化碳潴留

RDS 时 $PaCO_2$ 的增高是由于继发于肺不张的通气不足、潮气量的减少和死腔的增加。机械通气也是非均匀性的，虽然潮气末肺泡二氧化碳分压（$PACO_2$）在正常肺中能较好反映患者的 $PaCO_2$，但在 RDS 患儿，测定 $PACO_2$ 将严重低估 $PaCO_2$[531]。因为混合静脉 PCO_2（正常为 6.13kPa，46mmHg）通常只比动脉或肺泡 PCO_2（正常为 5.33kPa，40mmHg）高一个千帕分数，在静脉血混合前，右向左分流量非常大，引起 RDS 时的高碳酸血症。

呼吸窘迫综合征的预防

早产的预防

早产与社会剥夺有关：早产的发病率可通过对经济元素的控制而降低[690]，但通常结果并不确定[807,914]。产科药物预防早产结果证明是令人失望的[510,556]，延迟妊娠不超过 48 小时[497]。生殖道感染常有早产，在胎膜早破（PROM）妇女中，有证据表明，抗生素治疗能降低早产率[335]。

产前类固醇治疗

不是所有的类固醇都能通过胎盘；氢化可的松是无活性的，但通过合成类固醇如地塞米松或倍他米松使降解受限。产前对孕妇应用倍他米松和地塞米松，显著降低 RDS 的发病率[优势比（OR) 0.63；95%可信区间（CI）0.44，0.82]和新生儿死亡（OR 0.6；95% CI 0.48，0.75）。早产儿其他几个严重并发症也可减少，包括：生发基质 / 脑室内出血（GMH/ IVH：OR 0.48； 95% CI 0.32， 0.72）和坏死性小肠结肠炎（NEC： OR 0.58；95%CI 0.32，1.09）[180,929]。产前应用类固醇的单一病程看，没有远期的不良反应[219]。

产前类固醇的作用（表 27.4）包括，诱导表面活性物质合成酶，诱导表面活性物质蛋白 A、B、C 和 D 产生的基因[623]，改善表面活性物质合成的质量[890]。糖皮质激素如地塞米松，极大刺激 SP-B 在胎肺移植中的基因表达，导致达到成人水平的 2～3 倍[64]。糖皮质激素可使肺非表面活性物质产生的组织成熟[107,540]，间隔变长变薄，细胞变少，空腔变大，增加肺泡分隔的数目。

治疗时机

随机性结果表明：开始母体治疗后 24～168 小时分娩的婴儿，能够获得最大的好处[180]。一个小而有用的好处是：接受治疗小于 24 小时的妇女，也可见其受益。但回顾性研究显示[791]，产前 4～24 小时单剂应用似乎和产前 24 小时到 7 天应用两倍或更大剂量的效果相同。

疗程数量

关于多疗程皮质激素应用的安全性存在分歧[301,452]，目前不推荐作为常规治疗。反复治疗可抑制母体和胎儿下丘脑-垂体-肾上腺轴[35]，增加母体高血糖和感染的风险。新生儿 Cushing 综合征出现在产前类固醇重复疗程治疗中[95]。相似地，常规剂量的类固醇可抑制新生儿肾上腺功能[482]。8 个随机性对照动物试验的证据强调：虽然产前重复剂量的皮质激素对肺功能有好处，

表 27.4 产前用类固醇的一些益处

改善 Apgar 评分	Gardner 等[313]
肺结构的成熟	Bunton 和 Plopper[107]
	Lanteri 等[540]
启动表面活性物质蛋白的合成	Mendelson 等[623]
改善 NO 介导的肺静脉舒张	Zhou 等[983]
减少肺毛细血管的渗漏	Ikegami 等[450]
与出生后外源性表面活性物质治疗的交互作用	见上文
增加对高氧环境暴露的抵抗力	Frank[294]
新生儿早期的血压更佳	Moise 等[633]
新生儿白细胞计数更高	Barak 等[40]
动脉导管未闭的情况更少	Ward[929]，Eronen 等[259]
更少发生 GMH-IVH	Crowley[180]，Garland 等[316]
更少发生 NEC	Ward[929]

但对脑功能和胎儿的生长有负性作用[5]。

孕龄

Liggins 和 Howie[568]的最初研究表明，收益最大的时间发生于妊娠 30～34 周，但统计学显著益处位于 30 周以下。Crowley 的荟萃分析[180]证实了对小于 31 周的新生儿有益处。但小于 28 周的婴儿获得的益处更多[241,314]。

胎膜早破

虽然考虑到 PROM，产前类固醇可增加感染的风险。予以适当的临床监护，在 Crowley 的回顾研究中[180]，认为这不是问题，事实上，证实了其有益的作用。

母体高血压

Liggins 和 Howie[568]报道类固醇治疗高血压妇女能显著增加死胎率和围生期死亡率；这类患者排除于试验外[180]。但临床经验和观察研究认为在这种情况下能安全地应用类固醇[539]。

糖尿病

过去，在糖尿病妊娠，应避免糖皮质激素的应用，因其有潜在的致高血糖作用；但当胰岛素治疗改变了短期高血糖时，应使用糖皮质激素。在糖尿病鼠试验中，类固醇启动了表面活性物质蛋白合成系统[631]。

双胎

多胎常被排除于产前皮质激素治疗的试验外，但双胎占早产儿试验同期组群的 28%的比例。

一般作用

正如以上所列的对 RDS 的特殊好处，产前类固醇应用于早产儿，有一般的好处（表 27.4）。部分是因为减少了 RDS 的严重性和发生率而形成的，然而另外其他则表现了类固醇对许多系统的促成熟作用。同外源性表面活性物质治疗的益处相互作用，这一点非常重要（见下文）。对类固醇治疗的婴儿随访，表明与对照组相比，没有过多的障碍[240,587]。

产前类固醇应用指导

皇家产科医师和妇科医师学会[762]、英国围生期医学协会和美国国立卫生研究院[663]建立了指南。他们的推荐标准包括：

- 对所有 24～36 周有早产风险的妇女，应考虑产前用皮质激素治疗。治疗应包括：间隔 24 小时用两剂倍他米松肌内注射治疗，或每间隔 12 小时用地塞米松治疗，总共 4 剂。然而，现在的一个观察性研究中[48]，更倾向于用倍他米松治疗，合并脑室周围白质软化（PVL）的风险较低。
- 小于 24 小时的治疗，转归明显改善；因此，皮质激素应一直应用到预期生产开始前。
- 没有绒毛膜羊膜炎时，对于合并早产胎膜早破的妊娠，推荐产前皮质激素治疗。
- 除非有证据表明，皮质激素对母体有不良反应，仍推荐在其他复杂妊娠时使用。

甲状腺素

甲状腺素参与表面活性物质合成的诱导[34,337]。报道表明，羊水内治疗非常成功[758]。因为甲状腺素和促甲状腺激素（TSH）不通过胎盘，但大多数医务工作者的研究给予母体促甲状腺激素释放激素（TRH），常与地塞米松合用。在动物研究中，TRH 和类固醇联合合成[635,717]。人类最初的研究[636]结果也很有前景。接下来的前瞻性研究发现：RDS 发病显著降低[522]，但另一个研究在幸存者中只有 CLD 的发病率显著降低[36]。然而，ACTOBAT 研究[4]显示 TRH 应用无益。而且，虽然在早期研究中仅用一半的 TRH 剂量，TRH 组因为分娩时妊娠月份小，死亡率增加。11 个试验的荟萃分析结果，包括 4500 个妇女，证实产前应用 TRH 加皮质激素没有减少新生儿呼吸系统应激或支气管肺发育不全（BPD）的风险。事实上，资料显示有不良反应：增加对通气的需要，更易导致 5 分钟 Apgar 评分低[181]。产前应用 TRH 也可产生垂体–甲状腺轴短暂抑制，以及母亲一过性并发症，包括恶心、呕吐和血压（BP）升高[373]。

其他产前用药

许多药物已用于动物实验来促进表面活性物质合成途径的成熟。包括鸦片制剂[331]、氨茶碱[485]和氨溴索（ambroxol）[752]。氨溴索的益处已有报道[932]，但不是达成一致的结果[190]。一些[967]但不是所有[273]动物实验提示：产前 β- 类拟似药物可以改善新生儿肺功能。这个效果在人类新生儿中表现作用很小[541]，但是，在随机性对照的母亲选择分娩前接受特布他林输注的婴儿中[252]，肺功能明显较好。

产时窒息的预防

窒息加重了 RDS，使易于出现肺出血，如果没有窒息，早产儿为头先露时，常规来说，不需要进行剖宫产术[7]。但如果胎儿发生窘迫，即使妊娠月份较小，也应考虑施行剖宫产术。

出生后窒息的预防

预防出生后低氧对肺毛细血管的损伤以及使出血性肺水肿的风险减到最小非常重要，通过快速建立正常的血气和正常的肺灌注，肺充分地膨胀，确保最大表面活性物质从 II 型肺细胞释放。通气不足导致表面活性物质释放减少，引起低氧和酸中毒，导致恶性循环（图 27.14）。一个已经被论证的结果是：除非一个小于 30 周胎龄的婴儿生后 30 秒处于最佳状态，哭闹，有活力，否则应该通过插管和间歇性正压通气（IPPV）积极复苏。研究[243,755]证实这种方法减少 RDS 发病率和死亡率，在新生儿重症监护之前完成，是一种不太激进的方法；目前在一些中心，倾向使用持续气道内正压（CPAP）而不是 IPPV（见下文）。然而，重要的是预防窒息，气管插管对于正确的复苏可能是必要的[571]。

避免药物抑制

在早产时给予母体许多药物，包括鸦片类镇痛药、麻醉剂、地西泮，以及用于控制暴发性子痫的药物如硫酸镁，可导致明显肌张力过低和呼吸窘迫。通常，在使用特殊的鸦片类药物拮抗剂纳洛酮的同时（那些药物成瘾母亲的婴儿除外，纳洛酮会引起药物戒断体

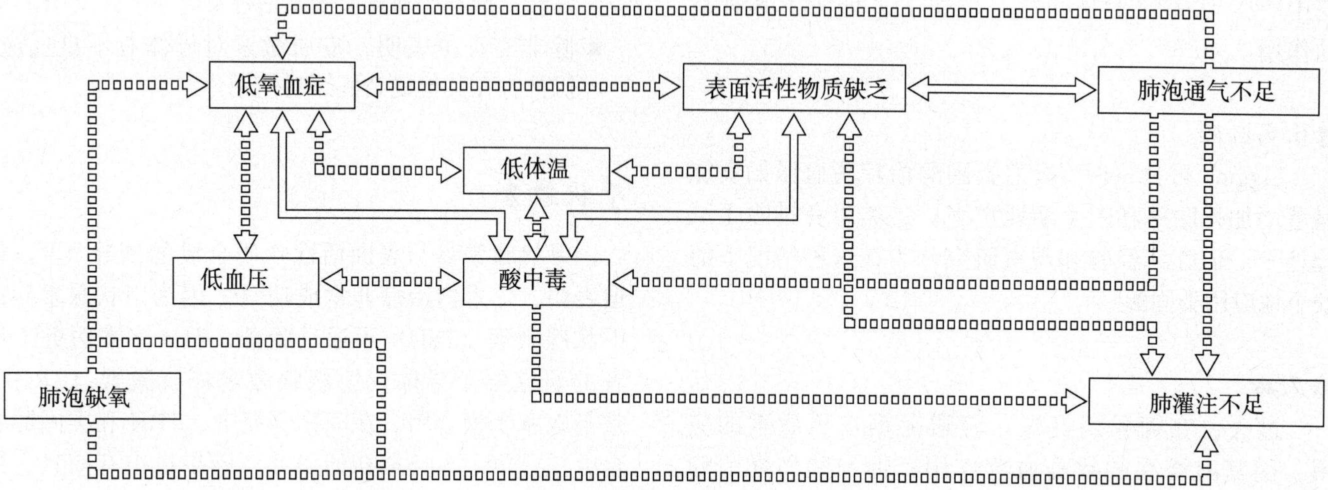

图27.14 影响表面活性物质和肺功能其他部分的因素的关系；实线表示主要影响。（摘自Roberton[750]）

征），受累婴儿可能从出生起就需要通气治疗，直到药物被排泄或者代谢掉。

避免母体液体超负荷

给予分娩母亲过多的液体可导致新生儿低钠血症[867]。如果婴儿发展为 RDS 易于发生气胸[632]。

预防性使用表面活性物质

已进行过许多研究评估预防性应用表面活性物质的作用，即出生后数分钟内应用表面活性物质。许多不同的表面活性物质已经被应用（表 27.5），并完成荟萃分析结果[827,829～831,833]，论证了合成及天然表面活性物质的积极作用。预防性天然表面活性物质的应用导致气胸（OR 0.35；95%CI 0.26，0.49）、死亡率（OR 0.60；95%CI 0.44，0.83）以及死亡合并 CLD 的联合结局（OR 0.84；95%CI 0.75，0.93）而非单独 CLD（OR 0.93，95%CI 0.80；1.07）显著减少[829]。

所有表面活性物质治疗的试验显示需氧量减少，通气压力需求下降。测量技术的问题导致了表面活性物质对顺应性的效果并不明确，因为早期的改善不能被动态顺应性测量方法探及[498]。表面活性物质也导致肺容量升高[173]，氧合改善[230]。试验的荟萃分析结果比较了预防性或选择性、早期或晚期应用表面活性物质，论证了预防性 / 早期应用的效果更好。预防性相对于选择性应用表面活性物质显著降低了新生儿死亡率（OR 0.61；95%CI 0.28，0.77）、CLD/ 死亡率（OR 0.85；95% CI 0.76，0.95）、气胸（OR 0.54；95% CI 0.42，0.84）[833]；早期相对于晚期显示了新生儿死亡率（OR 0.87；95%CI 0.77，0.99）和气胸（OR 0.70；95% CI 0.58，0.82）发病率的降低[972]。

呼吸窘迫综合征的临床特征

在使用预防性表面活性物质治疗之前，RDS 的诊断标准就已经制定出来了。这些包括：呼吸频率大于 60 次 / 分；呼噜声呼气；吸气时，胸骨、肋间隙和下部肋骨有吸凹；无额外氧时存在发绀[766]。

表27.5 在临床研究中使用的表面活性物质

表面活性物质的类型	动物来源	成分（或是如来自动物的添加剂）
动物的肺冲洗物：		
表面活性物质 TA	牛	DPPC，棕榈酸三酰甘油
Survanta	牛	同表面活性物质 TA
Infasurf（CLSE）	牛	
Curosurf	猪	
Alveofact SF-RI I	牛	
人表面活性物质：	羊水	
人造表面活性物质：		
Belfast		DPPC+HDL
ALEC（Pumactant）		70% DPPC，30% PG
Exosurf		DPPC+四丁酚醛和十六醇
表面活性物质 KL_4	牛	人工合成的 SP-B 类似物，由赖氨酸+亮氨酸组成

自然病史

出生后 4 小时内出现症状。如未进行外源性表面活性物质治疗，24～36 小时婴儿出现疲倦乏力，呼吸困难恶化，逐渐水肿。当表面活性物质合成开始，疾病严重程度开始减轻，从 36～48 小时开始，合并自发性利尿[491]。

呼吸体征

越成熟的婴儿合并 RDS 其呼吸频率越快，超过 100 次 / 分，对于呼吸做功而言，较快的频率更有效。一些婴儿可转变浅、快的 100～120 次 / 分的呼吸模式为呼吸相对慢（40～60 次 / 分），伴明显的凹陷和呼噜声。慢呼吸常发生呼吸暂停，这是呼吸开始衰竭的征象[198]。除了呼吸快，可见明显的肋间和胸骨凹陷，以及鼻翼翕动。主要的呼吸肌是膈肌。在胸廓顺应性良好时，膈肌收缩导致明显的呼吸“跷跷板”模式，即吸气时胸部朝内，腹部朝外，呼气时反之。听诊气体进入减少。呼吸呼噜声是大多数新生儿呼吸窘迫的特征,这是婴儿为了维持其 FRC 所做的努力（第 19 章）。未并发 RDS 的婴儿，其临床特征最晚在 7 天逐渐恢复正常。

心血管体征

轻中度 RDS 患者心率为 140～160 次 / 分，显示正常变异范围。严重 RDS 婴儿，心率变慢（120 次 / 分），很少心率变异。心音正常，杂音非正常表现；如果在最初 24～48 小时听到，常提示先天性心脏病或缺血性心肌损伤，需要进一步检查。杂音在 3～4 天后出现，通常是因为 PDA。心力衰竭不是 RDS 的特征，如果存在，提示心脏疾病。

RDS 新生儿通常合并低血压，这往往提示预后较差[390]。接受产前类固醇治疗的婴儿，低血压不常见[633]。许多原因可以引起低血压，包括低氧和酸中毒，其抑制心肌，减少心排出量。低血容量、高压通气影响了静脉回流，减少了心排出量。低血压容易引起酸血症，使肺血管阻力升高，引起 GMH/IVH（第 41 章第 5 部分）、肾功能衰竭（见下文）和 NEC（第 29 章第 3 部分）。因此，测量 BP，尽快纠正低血压是必要的。

中枢神经系统

即使没有 RDS，早产儿也是低肌张力的，不活跃，蛙式体位，睡眠占大多时间，异常神经体征较轻微（第 3 章），但如果存在往往是恶兆，提示 GMH/IVH 的发展。

腹部检查

腹部检查通常无特殊症状，肝脾肾常可触及，但很少显著增大。肝脾大提示心力衰竭或败血症，需要相应处理。如果严重呼吸衰竭婴儿肝易于触及，提示右侧张力性气胸（见下文）。

大多数严重 RDS 婴儿存在肠梗阻[246]，不排出胎粪。一般情况的改善通常是以肠鸣音出现和排出胎粪为先兆，虽然胃排空可能仍然延迟。黄疸不常见；光疗和换血疗法，在早产儿胆色素水平比足月儿明显低时，应该是其适应证（第 29 章第 1 部分）。

鉴别诊断（表27.6）

开始 6 小时通常可以在病史（包括妊娠史）、临床检查、血气分析和 CXR 的基础上进行鉴别诊断。然而，根据婴儿的症状不可能排除感染。而且 B 族链球菌（GBS；无乳链球菌）感染可与 RDS 共存[461]。因此应用抗生素治疗所有呼吸窘迫表现的婴儿，直至培养结果出来，是重要的。原发性 PPHN（见下文）可通过缺乏显著的实质性肺疾病和有关的超声心动图检查结果而鉴别。然而，RDS 婴儿，可有明显的肺动脉高压[926]，并且鉴别这些婴儿是有用的，因为这些婴儿可受益于肺血管扩张剂治疗。这些婴儿的需氧量超出其胸片表现，对表面活性物质治疗反应差。4～6 小时后呼吸窘迫出现，仔细观察患儿，发现肺炎或心脏病继发心力衰竭出现。其他情况比较少见，如误吸、畸形，偶尔 6 小时后出现少量气胸。

检查

血液学

RDS 无特别的血液学表现，血红蛋白随脐部结扎局部动作而变化[968]。由 GMH/IVH（第 41 章第 5 部分）或医源性失血（第 45 章）出现贫血较晚发生。凝血系统测量结果常由于 RDS 早产儿而延长，虽然弥漫性血管内凝血（DIC）少见。凝血病理变化可能由于并发症如出生窒息、败血症或 GMH/IVH 引起[140,162]。宫内发育迟缓的婴儿，凝血异常的风险增高[398]。白细胞计数相对于婴儿体重和妊娠月龄来说正常[610]。血小板减少不是 RDS 的特征，除非 DIC（第 30 章）存在或婴儿在机械通气中[37]。

生化

血浆电解质通常正常。如果母亲分娩时液体超负荷可导致低钠血症[867]。在患病的生后 48～72 小时的 LBW 婴儿中，血钠常常低（1.5～1.7mmol/L）。虽然极低出生体重（VLBW）婴儿易于低血糖，当生病时也容易高血糖（第 35 章第 1 部分）。高血糖的婴儿应考虑有感染情况。RDS婴儿可有肾功能受损，GFR 和肾血浆流量减少，而尿素氮和肌酐相应升高[377]；氢离子的排泄也很低[10]。提倡限制液体来改善肺功能，但在一项随机性试验中，没有见到明显的效果[491]。

早产儿[120]血清蛋白水平常常在 25～30g/L 以下，发展为 RDS 的婴儿脐血中含量较对照组更低[78]。危重婴儿的白蛋白水平保持在 25g/L 以下达数天甚至数

表27.6 新生儿呼吸困难的鉴别诊断

病情	孕龄	病史	体检[a]	血气[b]	表现[c] <6 小时	表现[c] >6 小时	胸部放射影像	注释
呼吸窘迫综合征	早产儿				+++	N	诊断性的，但参见第 13 章第 1 部分	除非胸部放射影像提示有改变，才可对所有早产新生儿做出诊断。通常考虑感染（见下文）
一过性呼吸急促	足月儿>早产儿[d]	通常经剖宫产术分娩	轻度低氧血症，需要 40%的 O_2		+++	R	诊断性的，但参见下文	足月婴儿呼吸急促的最常见原因。根据定义，一种轻度的疾病（第 40 章第 2 部分）
胎粪误吸	足月儿[e]	复苏时有胎粪污染液体吸出。过期产儿	躯体有胎粪污染。喉部有胎粪		+++	N	有条纹的，有斑点的	根据病史，诊断明显。可能合并感染
气胸或纵隔积气	足月儿>早产儿	可能出生时复苏过度			++	Rf	诊断性的	
大量肺出血	早产儿>足月儿	窒息或心脏衰竭的其他原因，出血倾向。使用人工表面活性物质	捻发音；通常有显著苍白。血液上涌到喉，或在气管内插管中。存在 PDA。		+	+++	无帮助；通常呈“白肺”	诊断基于临床表现
严重窒息之后	足月儿[g]	严重窒息，Apgar 评分低	其他窒息特征（见下文）	明显的代谢性酸中毒	++	N	无帮助	酸中毒引起呼吸急促
感染（肺炎）	任何婴儿	可能有帮助	罕见，将此与其他引起气促的因素进行鉴别	其他严重的酸中毒，且 CO_2 易于降低，而没有 PaO_2 升高	++	+++	大多数病例无帮助，可能显示斑片状改变	无法在所有婴儿中进行排除（第 40 章第 2 部分）。这是对那些出生后大于 6 小时、有呼吸道疾病且无特异性胸部放射影像学表现的婴儿做出的诊断。WBC、CRP 可能有帮助（见下文）
先天性畸形	足月儿>早产儿	通常正常分娩。可能产前超声可以发现	很少有帮助	可能有严重的低氧血症，合并 CO_2 升高	+++	+	实际上通常为诊断性的	膈疝、囊性积液、发育不全都会通过这种途径表现。TOF 应该不会通过此途径表现（第 29 章第 4 部分）
先天性心脏病	足月儿>早产儿		杂音，心脏大小，心衰体征	CO_2 正常或降低。发绀型 CHD 中，PaO_2 很少>6～7 kPa，甚至在使用 IPPV 的氧疗中	R	+++	可能有帮助或者诊断性的	出生后 6 小时后出现症状的婴儿，特别是出生后 24 小时出现症状的婴儿的另一个常见诊断。ECG 和超声心动图通常为诊断性的。

表27.6 新生儿呼吸困难的鉴别诊断（续表）

病情	孕龄	病史	体检[a]	血气[b]	表现[c] <6 小时	表现[c] >6 小时	胸部放射影像	注释
肺发育不良	任何婴儿	胎膜破裂时间推迟	Potter 综合征的特征（本章第 7 部分）。无可触及的肾，结节性羊膜。侏儒（第 32 章）	严重的低氧血症和高碳酸血症	+++	N	诊断性的；肺非常小	实际上是迅速致命的
持续性肺动脉高压	足月儿>早产儿	可能有轻度的窒息	可能闻及柔和的三尖瓣反流杂音	血气结果类似发绀性 CHD，例如明显的低氧血症，伴 CO_2 正常或降低	+++	+	通常正常或接近正常	可能难以排除发绀性 CHD，除非进行超声心动图检查
吸入所喂养的食物	任何婴儿	明显			R	+++	无帮助	在规范的病房内不应该发生这种事情。正常足月婴儿很少会吸入食物，因此通常要考虑其他诊断，特别是感染
先天性代谢异常	足月儿>早产儿	FH 可能为阳性，或过去有原因不明的 NND 病史	没有肺部疾病的证据。酸中毒引起呼吸急促	严重的代谢性酸中毒，PaO_2 正常，$PaCO_2$ 降低	R ++	+++		许多病例的诊断是基于血液的变化和酮血症（第 31 章）
原发性神经或肌肉疾病	足月儿>早产儿	FH 可能为阳性、有原因不明的 NND 病史或婴儿死亡。可能有羊水过多	明显肌张力降低。反射消失，面容古怪，畸形。无肺疾病的证据。	血气正常（除非有窒息）	++	++	通常正常	通常作为一个组群，易于鉴别
上呼吸道梗阻	足月儿>早产儿	可能典型的是鼻后孔闭锁（第 22 章）	出现喘鸣。可通过气管插管解决问题。喉镜是诊断性的。	插管时血气正常；事先可能有 CO_2 升高	++	++	通常正常	

[a] 所提到的特征不同于呼吸性疾病的主要特征（见本部分正文）。

[b] 很多病情引起低氧血症和高碳酸血症；仅限于如果血气分析模式与此处提到的不同时。

[c] 症状发生的频度用+到+++来分级；N=从不，R=罕见。

[d] 足月儿多于早产儿。这意味着病情可以发生在任何孕龄阶段，但是由于足月儿比早产儿更常见，所以足月新生儿的病例更多。

[e] 如果早产，考虑利斯特菌属。

[f] 通常作为一个先前存在的严重肺部疾病的并发症，特别是 HMD。

[g] 严重窒息的早产婴儿将发生 RDS。

周；这是白蛋白渗漏到皮下组织、蛋白摄入低下和白蛋白合成受损引起。然而，应用白蛋白并不能改善肺功能[346]，可能增加 CLD 发生的风险[231]，因此应该避免应用。总的补体水平正常[124]，但如果合并并发症例如气胸或 GMH/IVH[258]，或 RDS 发生，会释放过敏毒素。

血气测定

存在低氧，可以用于评估肺疾病的严重性（见下文）。混合型代谢性和呼吸性酸中度可见于大多数的 RDS 病例；除了极轻的病例，几乎所有病例的 $PaCO_2$ 升高；事实上，没有高碳酸血症和 $PaCO_2$ 低提示呼吸困难新生儿不存在 RDS 的诊断（见上文及下文）。

激素水平

孕龄 28 周的患儿氢化可的松水平比那些健康的早产儿要低；出生后数天持续保持低水平，产前用地塞米松治疗的早产儿降得更低[482]。TSH、T_4 和 T_3 水平，虽然开始时在脐血中正常[519]，但出生后 1 周内降到正常水平以下[297]。

超声心动图

RDS 新生儿超声心动图研究证实了大多数病例存在 PDA（第 28 章），但是在没有 PPHN 或严重心肌功能抑制时，其他情况是正常的。彩色多普勒用于检查肺动脉高压的程度（见下文）。

表面活性物质状态的测定

适用性有一定的限制，因为在 L:S 比值超过 2.0 时，可以发展为典型 RDS，即使当 PG 存在[942]，表面活性物质缺乏的 RDS 以及 GBS 引起的先天性肺炎可共存。而且，虽然评估表面活性物质蛋白可用于判断肺的成熟度，但该检验昂贵而且费时。然而，如果表面活性物质的供应受限，快速、早期评估新生儿表面活性物质水平，还是有作用的[72,143]。

胸部X线

CXR 表现对于建立诊断有帮助。而且，可发现胸腺（图 27.15）、心脏和骨骼的异常，可以检查 ETT 和内在插管的位置。RDS 的 CXR 特征性表现为，气体支气管造影显示两肺野弥漫性的、细微颗粒状的浑浊，充气的支气管与不张的肺组织形成了显著的对比。实际上，表现千变万化，从轻微颗粒状到肺模糊以至于不可能区别肺野和心脏轮廓。然而，出生后 1 小时 X 线的一种“白肺”，可能由于胎儿肺液体残留；到出生后 4 小时，假定液体清除，CXR 表现可明显改善。CXR表现也依赖于呼吸周期的不同阶段，呼气比吸气时表现更差。用 CPAP 和 IPPV 正压通气，能改善有明显 CXR 改变的婴儿自主呼吸时的 CXR 表现；表面活性物质的治疗有相同的效果[251]。因此，开始于出生后数小时的 CXR 表现对预后[481]和外源性表面活性物质治疗的效果[229]没有指导意义。

治疗

初步治疗

从产房到NICU的转运

确保转运过程中婴儿肺疾病没有恶化是重要的。

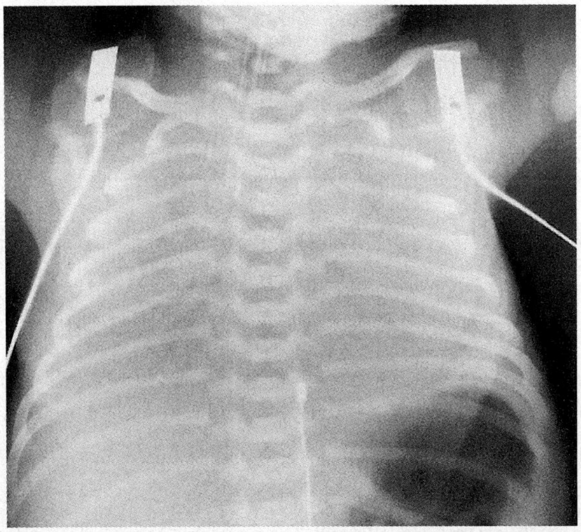

图27.15 严重的呼吸窘迫综合征。肺完全不透光，不能将其与心影区分开来，因为存在广泛的肺不张。右肺可以看见支气管含气显影。

所有需要插管复苏的 VLBW 新生儿应该在转运暖床中机械通气。转运中的通气设定基于氧饱和度和对婴儿的临床评估，尤其是否有充分的胸壁膨胀。关于插管给予表面活性物质治疗的婴儿是否应该拔管转而使用鼻 CPAP（nCPAP），或保持插管转运直至 NICU评估完成，依实际情况而有不同。其他不插管的婴儿在产房内常规处理，使用 nCPAP 和用呼吸支持方法转运的婴儿除外。

NICU内的初步处理

一旦婴儿到达 NICU，必须放入暖箱，预热到 35～36℃或放置于辐射加热器下。在接下来的 30～60 分钟，应该对所有 RDS 新生儿进行以下操作：

- 婴儿称体重。
- 仔细进行体格检查。
- 测头围，以便诊断极少数婴儿帽状腱膜下出血继发的头围迅速增大（第 41 章第 3 部分）。
- 连接 ECG 和呼吸监测（第 28 章）。
- 测量婴儿的体温。
- 插入 UAC（如果失败进行外周动脉插管）并测定 PaO2、PaCO2 和 pH。
- 一旦动脉测压管置入，连续测量记录血压，如果无法置入测压管，则用 DINAMAP 无创血压监视系统监测血压。
- 处理血气（见下文）和血压（见下文）的异常。
- 抽血检查血红蛋白、白细胞计数。所有新生儿交叉配血，因为大多数需要输血。
- 培养检查包括血培养，不是所有的婴儿都需要腰椎穿刺培养（第 45 章）。在无菌置入途径的过程中，可从 UAC 抽取血标本用于培养。
- 血液送检进行电解质测定；建立一个基线，用于发现由于母体体液平衡问题导致的早期异常。
- 在患病和瘀青婴儿，以及小于 30 周妊娠的婴儿测定凝血功能。
- 插入外周导管，应用抗生素。
- 重症婴儿或超低出生体重儿（ELBW），置入脐部或中央静脉导管。
- 获得 CXR，推荐在置入 UAC 之后进行。
- 给予表面活性物质，如果在产房没有预防性应用（见下文）。
- 向其父母通告最新情况。

有明显的轻度肺疾病但相对成熟的婴儿，建议在 UAC 置入前采外周动脉标本。如果肯定疾病仅仅是轻度的，不需要动脉置管，但需静脉置管用于输注抗生素和胃肠外补液。

RDS婴儿的一般处理

最少的操作

如果低氧婴儿被扰乱并进行操作，呼吸可以非常不规则或完全停止，右向左分流增加，PaO_2 迅速下降。主要的扰乱，如吸引 ETT、完成腰椎穿刺或行 CXR 检查，可导致 PaO_2 灾难性地下降。“最少的操作”原则在所有 RDS 婴儿管理全部进程中占统治地位。

物理治疗

最初 24～48 小时，除非感染发生，分泌物不是问题。因此，胸部物理治理和 ETT 常规吸引是禁忌的。

温度控制

婴儿的温度环境应该被控制，如果婴儿在治疗过程中需暴露，应该放置于辐射热源下，最大范围的覆盖体表面积以尽可能减少热量丧失。

血气管理

PaO_2、$PaCO_2$ 和酸碱代谢异常是 RDS 的特征，保持它们在正常范围是治疗中最重要的部分。用氧的具体管理、CPAP 和 IPPV 在下文中进行阐述。

PaO_2

从导管远端的 UAC 抽出血氧的 PaO_2 应该保持在 7～10 kPa（50～75 mmHg）。

$PaCO_2$

正常新生儿 $PaCO_2$ 在 4.6～5.4 kPa（35～40mmHg）之间。$PaCO_2$ 每增高 1kPa，脑血流量增加 30%，但一定程度的高碳酸血症可合并 CLD 发病率的降低[316]。大多数 RDS 的成熟新生儿和年龄超过一周的小于 1.5 kg 的婴儿，在脱离 IPPV 的过程中，较高的 $PaCO_2$ 水平是可接受的，只要婴儿临床稳定，pH 和剩余碱（BE）水平满意。应该避免低碳酸血症（$PaCO_2$<3.3 kPa），因为其与 PVL（第 41 章第 5 部分）和 CLD（本章第 3 部分）的发生有关。快速升高的 $PaCO_2$ 是呼吸衰竭的体征，通常与 pH 下降同时存在，

因此提示婴儿无论产后年龄多大，都应该插管和机械通气。更逐渐的改变或稳定的高 $PaCO_2$ 合并可接受的 pH（>7.25），可以保守治疗，尤其当婴儿不处于疾病的急性期。

pH

代谢性碱中毒少见，几乎都是医源性的，如过量注入碳酸氢钠，无需治疗。呼吸性碱中毒通常由于通气压力过高或 PPHN 时试图扩张肺血管所致（见下文）。

酸中毒在 RDS 新生儿中常见。重要的是区别酸中毒是呼吸性的（$PaCO_2$ 增高），或代谢性的（正常 $PaCO_2$ 和负的 BE），或代谢性和呼吸性混合的（更常见）。RDS 婴儿代谢性酸中毒的最常见原因是无氧代谢导致乳酸增加。然后依次是继发低氧、低血压、贫血、感染、败血症或紧张性呼吸肌活动。当代谢性酸中毒发生时，重要的是辨明原因，因此对症处理可以开始——例如，对低氧给氧，应用抗生素抗感染，输血治疗贫血和低血压，或 IPPV 缓解呼吸疲劳。

酸中毒抑制了表面活性物质的合成（第 13 章第 1 部分），增加了肺血管阻力[768]。一旦 pH 降到 7.15 以下，其他的生理功能如心肌收缩力[60]、膈肌活动[441]开始受损。患病新生儿排出酸负荷困难[10]。患病 VLBW 新生儿应该在所有时间将 pH 保持>7.25。如果 pH<7.25，BE>10 mmol/L，静脉应用碱性药物治疗是合适的，如果其他的治疗没有马上起效。然而不恰当地大量或快速输注碱性药物纠正代谢性酸中毒，可能导致高钠血症或脑出血[440]。新生儿治疗有两种碱性药物——碳酸氢钠和三羟甲基氨基甲烷（THAM）。两种都有效。输注碳酸氢钠理论上的风险是脑脊液可能更酸，似乎不适于新生儿[438,795]。THAM 应用不会带来钠负荷或增加 $PaCO_2$，比碳酸氢钠更适于新生儿，如果新生儿有高 $PaCO_2$ 但可能出现呼吸暂停[746]，这时，THAM 应该是唯一用于机械通气新生儿的药物。碱性药物的剂量计算如下：

剂量(mmol) = 碱不足(mmol/L)× 体重(kg)× 0.4

输入速度不应超过 0.5mmol/min。7%的 THAM 溶液包含大约 0.5mmol/ml 的碱。

血压

所有 RDS 新生儿必须进行规律的 BP 监测（第 28 章）。重要的是决定婴儿低血压是否由贫血引起。通常，如果出生后第一个小时低血压明显，开始输血应该是 15ml/kg，输注时间应超过 10～15 分钟；此后，输血或白蛋白可能应该更慢，速度应该由新生儿的情况、临床反应和输注时血压的升高而决定。对于没有低血压但有低血容量特征的婴儿，如毛细血管充盈差，外周血管收缩，pH 下降，伴随血液分析抽出较大容量的血，也应输血。然而，出生后短期内，没有地方常规输注血浆扩容[667]。如果新生儿血红蛋白不低，应该补钠而不是白蛋白，因为对白蛋白的反应小且很少能被维持[76,254]，以及它有不良反应（第 13 章第 1 部分）。如果低血压新生儿严重低氧或酸中毒，他的心功能可能受损，将不能耐受扩容，这种情况多巴胺是首选的治疗药物[328]。多巴胺也应用于扩容提升血压失败的婴儿；试验显示，它比多巴酚丁胺有效[253,518]。多巴胺的作用是复杂的[793]。0.5～2.0 ug/(kg·min)，多巴胺扩张肾动脉、肠系膜动脉和冠状动脉；2～10 ug/(kg·min)，通过 α 和 β 受体介导的作用，以及通过心脏肾上腺神经释放去甲肾上腺素增强心肌收缩力。10～15 ug/(kg·min) 的剂量，多巴胺开始显示 α 肾上腺素活性对所有的血管床血管收缩。因此，开始应使用 2～4 ug/(kg·min)的剂量[794]；逐渐增加剂量到 BP 可接受水平。

如果血浆容量扩张加上多巴胺不能逆转低血压，可以尝试其他药物：

- 多巴酚丁胺。是异丙肾上腺素拟似物，对心肌有原始 β 肾上腺素正性肌力作用，对肾血管床没有特殊效果。
- 异丙肾上腺素。β 类的药物，有变时性和正性肌力作用，因此治疗低血压伴随心动过缓，有很好的效果。在休克患者中无效，因为其有外周血管扩张效果。
- 肾上腺素。通过外周血管收缩加上心肌收缩力增加，提高血压。对肾血管床的血管收缩效果已明确是不利的。
- 盐酸多培沙明。合成性的儿茶酚胺，β_2 肾上腺素和多巴胺活性优势。低剂量[2～4 ug / (kg·min)]，能改善 BP 和尿量[494]，但高剂量，能降低全身血管阻力。

■ 氢化可的松 1～2mg 可能是成功的[408]。

维持血红蛋白

早产新生儿有许多原因造成贫血（第 30 章）。可能是产时出血、缺陷性胎盘输血，或双胎或妇婴出血。出生后血液的丢失是医源性的，但血细胞比容 / 血红蛋白突然下降提示 RDS 婴儿发生 GMH-IVH（第 41 章第 3 部分）。患病的新生儿，尤其是早产儿，很难耐受血红蛋白水平＜13 g/dl（PCV＜40%）[856]。这可能是因为当血液携氧能力下降时，需要增加心排出量以满足组织的氧需要。因此，一个策略是当血红蛋白下降到＜13g/dl（PCV 40%），需给这些新生儿输血[465]。输血供血者应巨细胞病毒阴性，血液应部分分装为适合早产儿的血红蛋白水平(PCV 40%～45%)，但不需要新鲜血，因为 2～3 周的供血产生的不良代谢特征，当以 15ml/kg 的量在 30～120 分钟内输注，没有显著的临床意义。血液应经光照，避免移植物抗宿主疾病（第 40 章第 1 部分）。如果婴儿临床上存在重大的动脉导管未闭，输血期应使用 1mg/kg 的呋塞米（速尿）；否则，不需要利尿治疗。疾病的急性期，每周需要输血数次，只要婴儿通气中或 CLD 需要超过 30%～40%的氧，应该继续输血。有了现代输血操作，供体的暴露可以减少到最小（第 30 章）。

凝血异常

出生后立即常规应用新鲜冰冻血浆（FFP）是没有益处的[667]，但检查凝血功能紊乱是重要的，因其可充分扩大到需要治疗，尤其是小于胎龄儿（SGA）[398]。

如果存在明显的凝血紊乱，如 DIC 或血小板减少，应该用合适的因子替代疗法（第 30 章），但控制和逆转内在的问题，如低氧或败血症引起的凝血紊乱，也是重要的。换血疗法不作为 RDS 常规治疗，但在 DIC 或败血症时可以应用。

液体和电解质平衡

RDS 肾功能通常受损（见下文）。尿蛋白通常不超过 1.0～1.5 mg/(kg·h)，接近少尿型肾功能衰竭的标准 [1ml/(kg·h)]（第 18 章）；然而外周水肿通常由于毛细血管渗透性增加。

抗利尿激素（ADH）水平在 RDS 婴儿升高，尤其当患病[734]时或在气胸之后发生[695,951]。CLD 婴儿 ADH 水平在出生后数天内显著增高[492]。血浆心房利钠肽（ANP）水平在 RDS 婴儿开始数天内也是升高的[798]。RDS 婴儿的 ANP 水平、导管分流和心房张力之间有复杂的联系，出生后利钠作用似乎是 RDS 恢复期的组成成分（第 18 章）[476]。RDS 毛细血管渗透性增加（见下文），导致液体丧失进入到所有组织（包括肺），当应用泮库溴铵（pancuronium）时更为恶化（见下文）。如果液体和钠平衡控制不当，PDA（见下文）、NEC（第 18 章）、CLD（第 35 章第 2 部分）的风险，以及发生 GMH-IVH 的可能性增加。

RDS 婴儿应该给予 10%葡萄糖溶液，开始量为 40～60 ml/(kg·24h)。随后的液体入量应该以电解质水平和婴儿体重的增加为指导。患病新生儿每天损失大约 1%～3%的体重[797]。体重大量的丢失意味着脱水，然而体重的不变或增加提示摄入太多液体。

以血清电解质分析为依据进行适当的电解质补充。在出生后的开始 36～48 小时，钠和钾通常不需要加入液体摄入，然而这些婴儿常常存在低钙血症（第 35 章第 2 部分），一般需要补钙（第 35 章第 1 部分）。

葡萄糖液的输入速度超过 6mg/(kg·min) [第 18 章第 3 部分；相当于 10%的葡萄糖，85ml/(kg·24h)] 容易导致高血糖、糖尿和渗透性利尿。如果液体需要超过 80～100 ml/(kg·24h)，必须规律监测血糖，如果血糖超过 7～8 mmol/L 和 / 或存在糖尿，改为 5%的葡萄糖输入是必要的。

在婴儿肺功能改善时，特征性地发生多尿[491]。一旦发生，先前的 40～60ml/(kg·24h)的液体平衡限制需要放宽以免发生脱水、血液浓缩和黄疸。

白蛋白

低白蛋白血症合并低胶体渗透压易导致组织水肿，常见于 RDS。然而，输注白蛋白并不改善呼吸功能[346]。事实上，可能会损伤肺功能[491]，增加 CLD 风险[231]。

RDS的营养

因为 VLBW 新生儿的蛋白和热量储存非常少，一些形式的营养，包括蛋白质，应在出生后尽早给予。严重呼吸衰竭的新生儿，可能有肠梗阻和胃排空延迟；无肠鸣音，无胎粪排出。肠内喂养对于体重小于 1.5 kg 的机械通气婴儿或一些重病新生儿，开始可能不行。胃肠外营养，开始时应该给予氨基酸和葡萄糖，逐渐过渡至全 TPN，包括静脉注射脂肪，直到能够通过肠内获得充分的蛋白质和热量。关于严重肺疾病的新生儿使用脂肪乳剂的问题存在不同意见，可能会通过增加肺血管阻力导致 PaO_2 降低[719]。而且，早产新生儿给予脂肪乳剂，报道与对照组相比，氧疗和呼吸机依赖时间更长，更多发生 BPD[392,836]。脂肪乳剂也易于使 VLBW 婴儿发生表皮葡萄球菌败血症。肺脂质空泡更常见，但不是绝对限制新生儿接受静脉应用脂肪[812]。因此，如果在出生后第一周脂质用于机械通气的新生儿，剂量不应超过 3 g/(kg·24h)，如果有败血症的证据，剂量不应超过 2 g/(kg·24h)。

胃中的奶液可损害通气，增加呼吸功[409]，降低 PaO_2，甚至可导致呼吸暂停。在自主呼吸的婴儿，经鼻胃管闭塞一半气道，可引起呼吸问题[363]。然而，胃食管反流（GOR）、NEC 或以上所说的生理性改变，都不是 VLBW 新生儿的主要问题[658,659]，甚至在那些机械通气和有内置 UAC 管的婴儿，倘若奶液（理论上母乳喂养）只给那些存在明确肠部活动的婴儿。而且，有强有力的理由显示，只要可能就应提倡肠内喂养。长时间缺乏肠内喂养损害了肠道生长、酶的发育以及正常蠕动，限制早期的体重增长，并提示可能有长期的神经发育问题。肠内喂养在 VLBW 新生儿进行得越早，全肠内营养建立的时间也越早[583,883]。这样一旦肠鸣音存在于机械通气的、生长发育适合的、胎粪已排出的婴儿，无论是否有内在 UAC[883]，都应开始肠内营养，尽可能使用母乳喂养（第 18 章）。

开始时，应对早产儿少量喂养(每小时或每隔一小时 0.5～1.0 ml）[70]。每 4～6 小时通过经鼻胃管抽出胃内容物，以确定奶液通过幽门，如果没有，会出现腹胀，应中止喂养 24～48 小时，直至下一次喂养。一旦耐受，喂养量可平稳增加到适合新生儿产后年龄和体重的量（第 20 章）。

RDS的药物治疗

抗生素

将 RDS 与早期严重败血症鉴别开来是有可能的，两种情况可以共存。没有抗生素治疗，早发的败血症可在数小时内致命（第 40 章第 2 部分）。因此，所有呼吸暂停的新生儿，无论其胎龄或 CXR 表现，应该进行合适的细菌培养，从出现呼吸疾病的最早征象时开始用抗生素治疗。青霉素和庆大霉素是合适的治疗，因为它们能协同对抗 GBS，也能有效对抗其他导致早期败血症和肺炎的病原体。RDS 婴儿对于稳定或进展中的病变，当培养阴性后 48～72 小时，抗生素应该停止使用。

利尿剂

几个在 RDS 早产儿中应用利尿剂的试验提示，少尿、早期 RDS 的外周和肺水肿、自发性利尿与呼吸状态的改善有关。长期的益处没有见到描述；因此对于少尿以及有明显液体潴留和肺功能恶化体征的婴儿，利尿剂治疗应该保守。应该评估对于 1mg/kg 剂量的呋塞米（速尿）的反应。如果利尿剂无效，联合应用呋塞米（速尿）和多巴胺可能会有效[886]。

维生素

应该给所有的新生儿维生素 K 治疗（第 18 章第 1 部分）。

肺血管扩张剂

对于低氧比从 CXR 表现更严重的婴儿应怀疑有肺动脉高压的存在。患儿可受益于肺血管扩张剂，氧合可得到改善，但均有不良反应（见下文）。随机性试验证实，对早产儿吸入一氧化氮（iNO），远期没有益处[293,515,655,858]。

镇痛/镇静

合适的镇痛 / 镇静应该用于机械通气的婴儿（见第 25 章），镇痛应该在痛苦的过程开始前应用。镇静对自主呼吸的 RDS 婴儿是禁忌证。

甲基黄嘌呤

在呼吸暂停的早产儿（本章第 4 部分），以及小于 30 天婴儿在脱离 IPPV 的过程中（见下文），甲基黄嘌呤被证实是有效的药物。在自发性呼吸的 RDS 婴儿，呼吸暂停事件通常是机械通气疲劳的征象[198]，因此是 IPPV 的适应证，而不是选用甲基黄嘌呤治疗。

吲哚美辛（消炎痛）

应用吲哚美辛对避免或治疗动脉导管未闭的作用已经在下文详细讨论。

表面活性物质治疗

表面活性物质作为“救援”性的治疗，改善 RDS 婴儿的转归，使气胸、死亡率和并发 BPD 的死亡率降低。表面活性物质也与需氧量的减少、机械通气的强化和血气的改善相关联。

用药方法　表面活性物质经与ETT连接的注射装置在几秒内给予。表面活性物质通常均匀散播[200]，尤其是大剂量使用而不是小剂量使用[905]。据推测，沉积可能受重力的影响，部分依赖于肺能否接受更大剂量[98]。然而，试图改善表面活性物质在不同肺叶之间分布的几种方法，似乎并无益处[985]。

作用机制　外源性表面活性物质以两种形式起作用。首先，覆盖肺泡表面，改善肺容量、肺灌注以及氧合。肺组织学改善[709]。在大多数[391,792]但非全部的研究[83]表明，PAP降低，肺血流增加，动脉导管水平出现左向右分流。外源性表面活性物质的第二个作用是，与肺泡Ⅱ型细胞结合，能为表面活性物质的产生提供物质基础，甚至刺激表面活性物质的产生[673,709]。

剂量的大小和次数　早期研究[527]提示无论何种表面活性物质，至少需要100mg/kg的剂量。接下来的研究证实了小剂量表面活性物质的效力相对比较低，例如2.5ml/kg与5ml/kg[69]的Exosurf相比，50mg/kg与100mg/kg[34]的Alveofact相比。但较大的剂量，如200mg/kg一日三次与100mg/kg一日三次[386]的Curosurf相比，没有额外的益处。

虽然临床和生理都证明单剂量表面活性物质应用后，通常在100mg/kg的范围内[168,211]，显示有益的作用，但大多数研究显示超过单剂的应用会有更好的效果。然而Osiris试验[684]显示，三或四剂表面活性物质应用，与两剂相比没有更多的作用。荟萃分析证实，多剂量比单剂量有较好的作用，显著减少气胸发生率[相对风险（RR）0.51；95%CI 0.30，0.88][828]。

个体化反应的差异性　不是所有婴儿都对表面活性物质有反应；导致反应不满意的因素有：存在PDA、心源性休克、PPHN、气漏，某些病例将导致蛋白渗漏到肺泡表面，损伤表面活性物质的功能[307,523]。对表面活性物质无反应的婴儿，预后较差[394,534,818]。

表面活性物质的不同类型　天然表面活性物质，很大程度地模拟“生理性”脂质和蛋白的混合物（SP-B和SP-C），比起以往人工合成的表面活性物质，能更快对氧合起作用。随机性研究的荟萃分析，比较了天然和人工合成的表面活性物质，论证了天然表面活性物质能显著减少死亡率（RR 0.87；95%CI 0.76，0.98）和气胸（RR 0.63；95%CI 0.53，0.75）[831]。合成的表面活性物质，包括由赖氨酸和亮氨酸组成的多肽KL4，模拟SP-B的作用，已经生产出来[156]。该产品在抑制蛋白附着于肺泡表面的作用方面，与天然表面活性物质相似[606]。目前正同时努力生产SP-C拟似物[471]。

预防性与选择性/复苏性治疗　预防性应用表面活性物质与选择性或复苏性治疗比，死亡率低，还有其他优势。早期表面活性物质治疗拔管到nCPAP的患者，与晚期选择性表面活性物质替代以及连续机械通气治疗相比，减少了对机械通气的需要，但是增加了外源性表面活性物质的使用[849]。而且，表面活性物质早期和高频振荡通气（HFOV）后延迟剂量的比较，能够在急性期促进和加快病情的早期稳定[712]。

不良反应　表面活性物质治疗期间，可有一过性低血压和心动过缓[567]。最初的顾虑是，表面活性物质注入后，脑血流速度可快[901,904]可慢[177]，甚至GMH-IVH增加[164]。低血压和一过性EEG低平也可见报道[177,410]。更详尽的研究表明，如果谨慎地注入表面活性物质[61,250,585]，脑血流出现短暂波动，没有脑缺血的证据，多种资料表明，表面活性物质应用后，无或仅有轻微GMH-IVH发病率的降低。

理论上，慢慢注入表面活性物质会淹没肺泡巨噬细胞，增加婴儿对感染的易感性[786]；但没有临床证据证实这种联系。有担心对肺注入外源性表面活性物质的免疫反应可能导致近期或远期的问题，但未见报道。令人吃惊的是，无论在表面活性物质治疗组还是安慰剂组的婴儿，都可发现表面活性物质蛋白的抗体[142]。

大量肺出血（MPH），尤其在ELBW新生儿，可在表面活性物质治疗之后出现。这种情况在使用人工合成表面活性物质（Exosurf）时增加（双倍）[727,851]。

随访研究表明在表面活性物质治疗的存活者中，没有任何额外的神经系统缺陷[577,640]，也没有严重ROP的增多[870]。表面活性物质治疗的婴儿，比起未治疗的对照组[1,979]，远期肺功能有所改善。

监测

对患病早产儿通常的监测原则见第 19 章。

并发症

许多并发症详细的处理分别在各章节详述，这里仅列出简短的概述。

气漏、气胸、肺间质气肿（见下文）

过去，据报道，大约 5%有自主呼吸的 RDS 婴儿有不同形式的气漏；合并 CPAP 的发病率为双倍，在用 IPPV 治疗加上呼气末正压（PEEP）以及吸气时间超过 1 秒的婴儿，发病率可高达 35%～40%。现在，应用“同步”IPPV（见下文）和表面活性物质（见上文），气漏总的发病率占机械通气婴儿的 5%～10%。

动脉导管未闭

由于液体超负荷，有症状 PDA 的发病率增加[62]。年龄为 5～7 天的进行机械通气的早产儿，临床症状明显的 PDA 会出现心力衰竭的体征，以及心前区低的收缩期杂音，常向舒张期延伸。氧及通气的需求增加，患儿可发展为 MPH（见下文）。在此阶段，应该限制液体，治疗应尽量促其关闭，除非有禁忌证存在。如果第一疗程不成功，接下来第二疗程治疗；对于这样的病例延长疗程，例如 0.1mg/(kg·d)，连续治疗 6 天，可能会更成功[736]。多项研究的荟萃分析表明：第一天预防性应用吲哚美辛（消炎痛）是有益的，因为应用后能显著减少症状性 PDA，但对新生儿死亡率没有影响[288]。吲哚美辛（消炎痛）对降低 GMH-IVH 和 MPH，以及 PDA 的发病率有良好作用，有一例预防性治疗孕龄小于 28 周的上述并发症发病率高的婴儿的病例报道[155]。

仅仅对保守治疗无效的新生儿才考虑结扎导管。新生儿的大小不应该是手术的禁忌，因为在小于 1kg 的 ELVW 婴儿，导管未闭对吲哚美辛治疗无反应，导管结扎前不可能脱离呼吸机。

生发基质/脑室内出血（第41章，第5部分）

大型 GMH-IVH 的发展通常与贫血、增加对机械通气的需求、可能轻微的神经系统体征等临床体征的恶化相关联（第 41 章第 5 部分）。许多病例中，较小 GMH-IVH 是无症状的，仅在常规超声检查中发现。新生儿呼吸衰竭治疗的许多方面，直接是为了避免 GMH-IVH，例如避免造成对脑血流的冲击（第 41 章第 5 部分），纠正凝血紊乱（第 30 章）。

慢性肺病

现已成为 RDS 在病残率、治疗时间以及费用方面唯一重要的并发症。CLD 也可发生于起初轻微甚至没有呼吸困难的婴儿身上[39]。具体的描述详见本章第 3 部分。

肾功能衰竭

试图利用多巴胺保持肾灌注、谨慎注意 RDS 婴儿的液体平衡、早期纠正并保持血压的目的之一是维持肾功能。在部分病例并不成功，其他一些急性肺塌陷病例，例如可以发生双侧张力性气胸，导致急性肾小管坏死（第 35 章第 4 部分）。如果肾功能衰竭发展，应按照第 35 章第 4 部分中阐述的要点处理，如果不能获得生化控制，可以使用腹膜透析或血液过滤治疗[174]。血液过滤避免了腹膜透析的主要缺点，腹膜透析液体限制了膈肌运动，在机械通气的新生儿，使得氧合困难。

结果

存活率

体重大于 1.5kg 的 RDS 婴儿的死亡非常少见，该病的总死亡率现已降到 5%～10%之间。

后遗症

从新生儿病房出院后 1 年内再次进入小儿普外科

病房是常见的[637,650]，早产出生儿在儿童期，继续有高的再入院率[589]。VLBW 婴儿中间，婴儿体重小于 750g 和胎龄小于 28 周的婴儿一般会多次入院和很长时间的留院。在第一年，留院时间与出生体重呈反比[977]。对于有 BPD 以及 RSV 感染的婴儿，尤其容易再入院[348]；其他再入院的原因包括 NEC 外科手术、发育停滞、腹股沟疝修补，常见于男性且出生体重小于 1.0kg。

呼吸

RDS 最重要的呼吸后遗症是 CLD（见本章第 3 部分）。长时间插管后的气道问题也会发生（第 45 章）。出院后，在新生儿期患 RDS 存活的婴儿，比起足月儿或没有呼吸问题的早产儿而言，易于患呼吸系统疾病，尤其在出生后的第一年。随访中发现，早产儿存在功能异常；气道阻力增加，有气体陷闭。这些后遗症在需要长时间通气[976]的新生儿中更为常见，在那些发展为 BPD 的婴儿中更为严重（本章第 3 部分）。

远期神经系统后遗症（第3章）

VLBW 新生儿，因 RDS 机械通气，比起对照组婴儿来说，神经系统后遗症发病率较高。出生胎龄小于 26 周的婴儿，预后尤其差[172]。

新生儿短暂呼吸急促（TTN）

发病率

每 1000 个胎龄在 37～42 周的婴儿中，有 4[765]～5.7[641]个婴儿发病。TTN 确实会发生在早产儿中，虽然共存的问题例如 RDS 可以掩盖其显现；据报道[191]发病率在 10/1000，高于足月婴儿。

病因学

TTN 是由于胎儿肺液清除延迟所致[27]。在通过剖宫产术分娩而未经产道分娩的婴儿中更为常见[641]。在这些 TTN 的婴儿，去甲肾上腺素水平较经产道娩出的婴儿低[354]。未经产道娩出时，就不会产生预期的肺液清除（本章第 1 部分）[925]。

据报道，如果在孕 37 周而不是孕 38 周分娩，通过剖宫产术分娩而未经产道分娩的新生儿出生后呼吸困难的相对风险为 1.74[641]。相似地，如果在孕 38 周前通过剖宫产术分娩[137]，TTN 和 RDS 在双胎中更为常见。但其他研究[563]表明，只有当孕 36 周前通过剖宫产术分娩，呼吸系统发病率才可能增加 。

足月儿选择性剖宫产术后的呼吸困难可能由于肺泡表面活性物质缺乏[598]，但表面活性物质也可能对 TTN 的发病机制起重要作用[464]。TTN 的其他危险因素有男性[191,933]、哮喘家族史[217,782,783]。TTN 和母体哮喘关联的可能机制为哮喘母亲的婴儿存在 β 肾上腺素低反应性的遗传倾向[783]。

表现

典型的表现为单独的呼吸急促，呼吸频率大于 100～120 次 / 分。婴儿很少有提示肺不张的呼噜声。提示无顺应性肺的吸凹，也很少见。由于过度通气，胸部可呈桶状，由于膈肌下移，肝脾均可触及。外周水肿常常存在，患儿体重丧失的速度比对照组慢[731]。听诊，可以有附加的湿音，与心力衰竭时听到的相似。心动过速常见，但血压通常正常。TTN 通常在 24 小时内开始出现，但可能持续数天。一些 TTN 的婴儿，据报道需要高浓度的氧疗[385]，甚至需要数天 100%的氧[104]或 IPPV[885]；但这些患者是否存在 TTN 是值得讨论的。

检查

患儿通常有轻度低氧；明显的呼吸性或代谢性酸中毒常见，如果存在，必须重新考虑诊断。胸片表现过度充气，明显的肺门血管，小叶间水肿，叶间裂可见液体存在[191]（图 27.16）。明显的叶间裂是由于动脉周围淋巴管充血肿胀所致，后者参与肺内液体的清除；液体也可存在于肋膈角。第二天，胸片表现可改善，但完全消散需要 3～7 天的时间。TTN 婴儿潮气量减少，由于增加呼吸频率，分钟通气量是上升的。顺应性降低；气道阻力和 FRC 升高[778]。

估计有围生期败血症可能的新生儿，开始出现症状时的白介素-6 水平，而不是 C 反应蛋白水平，能够将 TTN 婴儿和证实或怀疑败血症的婴儿鉴别开来[477]。

鉴别诊断

快速的呼吸频率也可能由蛛网膜下腔出血或围生期缺血缺氧性脑病引起的脑激惹所致（本章第 1 部分），但可以通过病史和呼吸性碱中毒区别。TTN 的胸片表现与心力衰竭时相仿。如果由于低氧引起心力衰竭，应该有阳性病史，心脏通常是扩大的；如果由于先天性心脏病，可能存在心脏杂音。不可能将 TTN 与早期发作的败血症（第 40 章第 2 部分）鉴别开来，当计划开始治疗时，应该将这点考虑到。

预防

进行选择性剖宫产术之前给母体连续输注特布他林，能改善肺功能[252]，但接受特布他林治疗的妇女出血量显著增加。

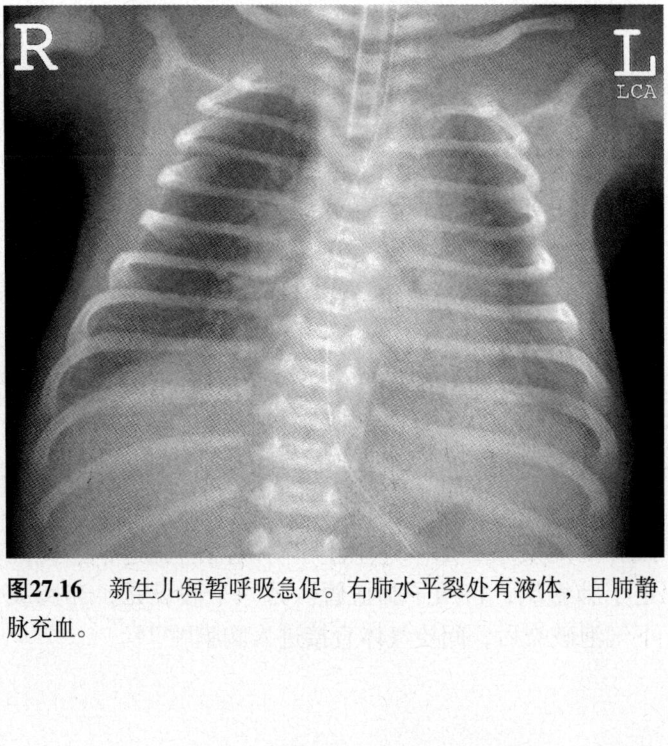

图27.16 新生儿短暂呼吸急促。右肺水平裂处有液体，且肺静脉充血。

治疗

大多数 TTN 婴儿除了额外给氧之外，不需要进行呼吸支持，吸入氧浓度很少需要超过 40%，支持时间很少超过 3 天。在感染排除前，应坚持静脉用青霉素和庆大霉素（第 40 章第 2 部分）。应该坚持静脉用葡萄糖电解质溶液保持水化，到呼吸频率下降前，禁止经鼻胃管喂养。利尿治疗没有可证实的益处[564,952]。在一项随机性试验中，虽然婴儿接受了口服呋塞米（速尿）治疗，开始剂量 2mg/kg，12 小时后 1mg/kg，体重的减轻比安慰剂组多，但关于呼吸急促或住院时间，以及症状的严重性，两组间均没有明显的差异[564]。

监测

使用在本章第 4 部分中列出的标准进行监测。如果婴儿持续需要超过 40%的氧，应该置入 UAC。

并发症

少见，但可见到气漏，尤其当婴儿需要 CPAP 或 IPPV 时。

预后

病程是自限性的，虽然症状可能贯穿整个围生期。罹患 TTN 的婴儿在随访中，是否更容易喘鸣，存在争议[783,809]。

最小的呼吸系统疾病

通常定义为短暂的呼吸体征，平均持续时间仅有 4 小时[430]。

病因学

部分婴儿有低体温，体温低于35℃。表面活性物质功能是温度依赖的[332]，婴儿在体温恢复正常后1～2小时后常常改善。部分婴儿pH值有中度降低，在7.20～7.25之间，这可短暂影响表面活性物质合成[626]。其他婴儿，呼吸急促可能是轻度宫内窒息、无或者仅有轻微的胎粪或羊水吸入的结果。大多数病例，可能代表了肺液清除延迟疾病中最轻微的表现，而肺液清除延迟最明显的形式就诊断为TTN。

临床特征

接近足月或足月婴儿，在出生后最初2～3小时开始有表现，通常与母亲一起转入产后病房。婴儿出现呼吸呼噜声或非常低声的呻吟。轻度胸骨和肋间凹陷，呼吸频率达80～100次/分。如果存在发绀，将婴儿置于25%～30%的氧中会得到缓解。胸部没有其他多余的声音，其他体格检查正常。

鉴别诊断

这经常是回顾性的诊断，一旦婴儿恢复，没有感染或更严重肺疾病的征象时，就可确诊。当婴儿开始表现症状时最主要的顾虑是患儿是否存在早期败血症(第40章第2部分)。一些有轻度肺发育不良的婴儿唯一的临床表现可能为呼吸急促[8]；但这些病例，可以通过呼吸急促持续、胸片上显示肺容量小、肺功能测试异常区别开来。

检查

建议检查婴儿的血气，进行CXR排除其他诊断，送血细胞计数和血培养。应该排除低血糖，尤其当婴儿是IDM或相对小的婴儿。血气分析通常显示在呼吸空气时轻度低氧(PaO_2 6～8kPa，45～50mmHg)，当氧浓度升高到25%～30%时，低氧能够迅速改善；$PaCO_2$和pH通常正常或显示轻度代谢性酸中毒，pH在7.20～7.25，碱不足为10mmol/L。血红蛋白和白细胞计数正常。胸片，尤其在出生后1～2小时的胸片，常常显示一些纹理或非特异性的模糊影，两者可能均代表胎肺液体清除延迟。

治疗

应该对所有呼吸困难的婴儿给予抗生素治疗，因为培养结果在出生后48小时才能出来，在此之前，还不能排除感染的存在。

预后

预后好。许多婴儿无症状，12小时后能在空气中生活。

肺气漏

气胸和间质性肺气肿（PIE）是新生儿气漏的最常见的形式；纵隔积气、心包积气以及腹腔积气也可发生。少数情况下，多发气漏可以并发皮下气肿和体循环空气栓塞。

病理生理

当肺泡通气不均匀、空气积蓄、高的跨肺压改变时，可以发生气漏，最后共同途径是肺泡过度膨胀和破裂。不均匀的通气因为缺少通过肺泡连接通道(Kohn孔）对压力的再分配而增加，肺泡连接通道数量在未成熟肺中是减少的[594]。破裂被认为发生于肺泡面，而不是肺血管面。气体沿着肺血管间隙到达纵隔，累积于肺根部；气体然后破裂到胸膜、纵隔、心包或胸外区域。PIE的存在支持了以上的假设，肺泡破裂后，气体通过延伸的结缔组织滞留于肺实质内，未成熟肺的间质水增加。这阻止了对纵隔的压迫，因此固定了肺组织，挤压了肺血管。另一个假设是，当胸膜下气泡破裂后，间质气体直接进入胸膜腔[713]。

气胸

发病率

一项早期的研究[844]，包括对所有新生儿的胸片检查，证实了1%有气漏，但其中只有10%的气漏有症状。据报道如果合并肺疾病或者新生儿接受了机械通气，气漏的发病率较高。4%的有肺疾病的婴儿发展为气漏，与此相对应，CPAP气漏的发病率为16%，机械通气有34%发展为气漏[597]。然而，在过去的十年，使用表面活性物质（见上文）、泮库溴胺（见下文）以及快速通气频率（见下文）后，气胸的发病率大幅降低。目前，大多数报道，气漏的发病率在通气的婴儿中为5%～10%。

病因学

由于在新生儿第一次呼吸或由于积极复苏（第13章第1部分），产生高的跨肺压变动，可以在出生后即刻发生自发性气胸[918]。发生于新生儿的家族性自发性气胸非常少见[256]。气胸通常是呼吸系统疾病的并发症，例如RDS或胎粪吸入综合征（MAS）、先天性畸形引起的通气不均匀、肺泡过度膨胀、气体滞留、许多IPPV治疗后恶化。气胸偶尔也由机械通气之外的肺的直接损伤所引起，例如吸引管直接或经气管插管间接刺穿[20,910]，或经中心静脉导管损伤肺组织[308]。

机械通气支持的一些模式与气漏发病率增高有关。包括附加的3～8 cmH_2O的PEEP[66]，但这个资料不是从随机性研究中获得。充气时间的延长，也被认为是风险因素[721]，也许因为激起主动呼吸与呼吸机的对抗[345]。吸气:呼气（I:E）比值≥1.0:1相对于I:E比值≤0.7:1[866]，有较高的气漏发生率（50%比16%），也可以用相似的机制来解释。高的PIP[349,675]和平均气道压（MAP）增加了气漏的发病率[868]。气漏发生于婴儿开始呼气，但呼吸机仍然试图对婴儿的肺充气（主动呼气反射）时[358]。

临床特征

少量气胸可以无症状，但当发展为大量气胸时，可以表现出所有呼吸困难的临床表现。而且，在非常大的或张力性气胸，患儿的全身条件通常恶化，面色常常惊人地苍白、休克和氧合破坏。叩击回声可增强，患侧肺气体量减少。张力性气胸会导致纵隔和心脏搏动移位；由于膈肌下移或者右侧气胸，肝脏下移，导致腹胀。张力性气胸时，脑血流速度显著增快，与体循环血流动力学改变显著相关[421]。气胸导致并激起出血到生发层和早产儿的脑室。AVP水平增加也可发生，导致液体潴留（见上文）。

诊断

连续监测心率、BP和$PaCO_2$能对婴儿病情的恶化做出警告。光导纤维的强光束可以穿透薄的胸壁，在早产儿是相当有帮助的：异常的气体积聚导致患侧光传递的增加[533]；但是，PIE可以有相似的表现。胸片对于诊断气胸仍然是金标准，应该检查，除非婴儿的临床表现有紧急引流排气的适应证。气胸在胸片上的诊断是明显的，但叶间气肿或肺囊腺瘤样表现可能与气胸相似[565]。少量气胸仅仅通过两肺野透光性的差异辨别出来（图27.17）。大量气胸会出现肺纹理消失，同侧肺塌陷（图27.18）。张力性气胸可以通过膈肌外翻，肋间肌膨出，以及纵隔移位证实其存在（图27.19）。

患病的通气治疗婴儿通常以仰卧位护理，胸膜内

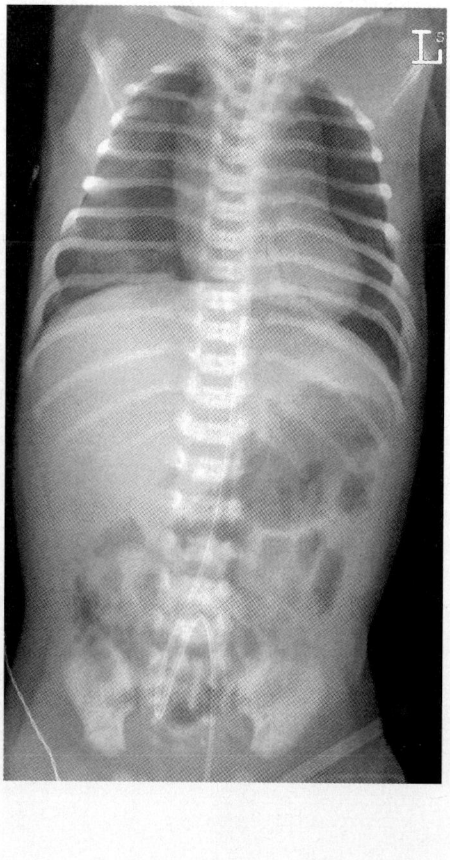

图27.17 双侧气胸。注意肋间隙边缘膨出。两侧透光度的差异表明左侧的游离气体更多。

气体上升到胸骨后间隙。胸骨后气体可以通过水平光束和侧位胸片，很容易得到证实（图 27.20），侧位片对于确定胸引流管头端的位置也是有用的（见下文，图 27. 21）。

预防

可以通过表面活性物质治疗（见上文），使用最小需要的通气压力（见下文），通过消除婴儿的主动呼吸运动，达到减轻气胸的风险。

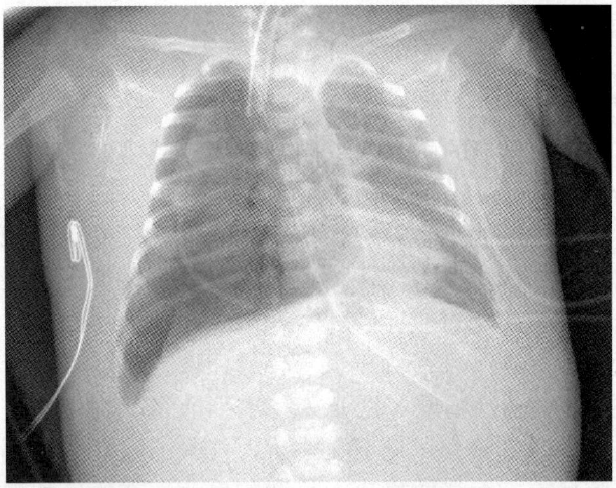

图27.19 大量右侧张力性气胸，膨出超过中线，并压迫左肺。

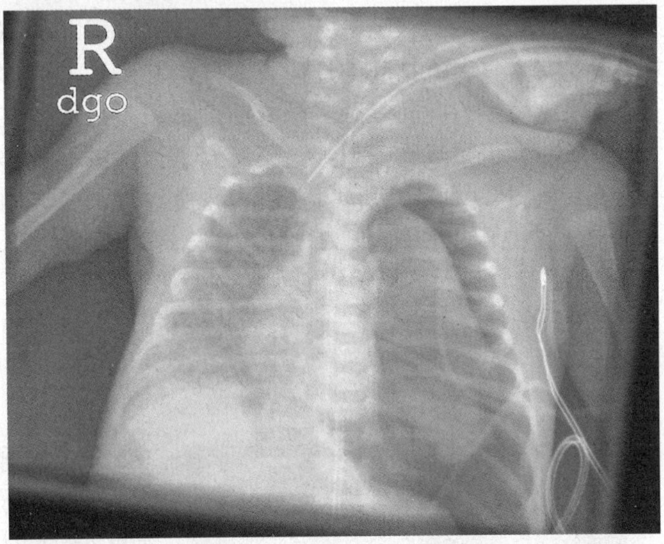

图27.18 大量左侧张力性气胸。注意非顺应性的肺仅部分塌陷。

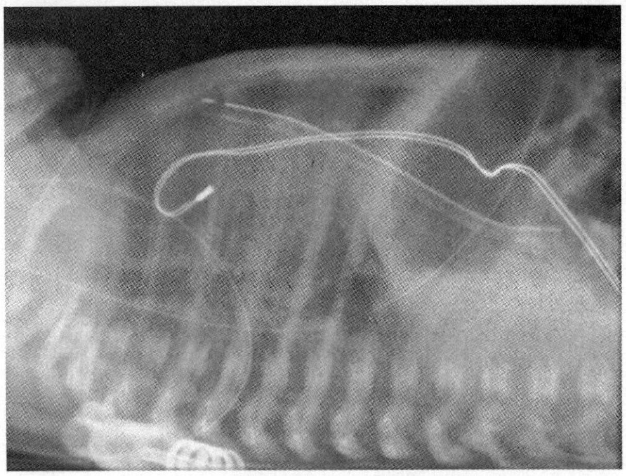

图27.21 侧位胸部X线证实胸腔引流管的头端是正确向前放置的

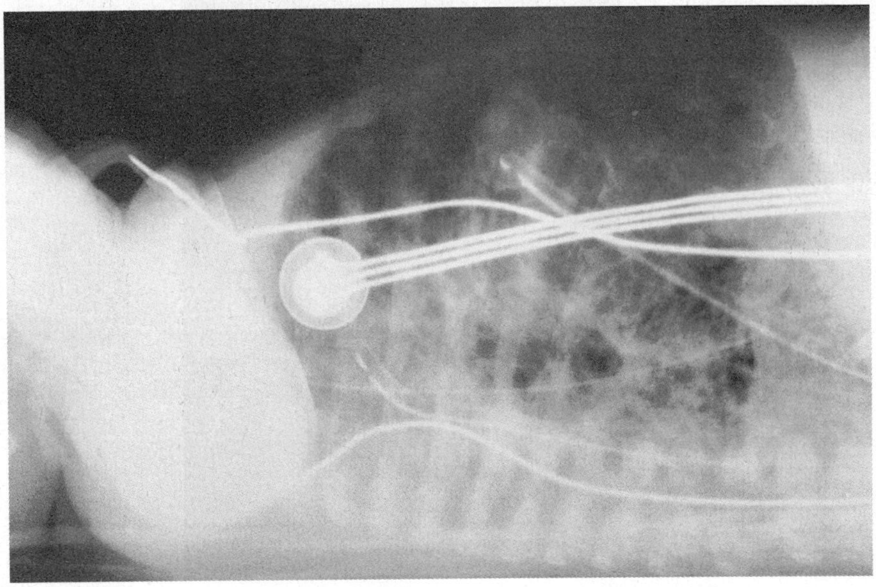

图27.20 侧位X线影像，气体向前聚集。仅有一根胸腔引流管位于前方放置；另一根头端位于后方，所以气胸并不能得到适当的引流。

肌松/镇静

IPPV期间，呼吸机应用时，超出呼吸相的自主呼吸可增加气胸的发病率（见上文）。但对所有机械通气的婴儿常规肌松治疗，在预防气胸方面，并不比同步通气的效果更好[802]。如果气胸能够预防，那么仅仅对于有主动呼气模式的婴儿（见上文）才应该选择性给予泮库溴铵[167,360]。呼吸频率低时，临床上很难探测到主动呼气；但如果新生儿氧合难以改善，当通气频率增加到60～80次/分时仍然有明显的呼吸做功，有持续主动呼吸模式的新生儿，可能更容易从肌松剂中受益[351]。接受神经肌肉阻滞剂，例如泮库溴铵，当第一剂给予后，需要较高的峰压以保持氧合，通气频率应该减少到≤60次/分以避免气体陷闭[425]。

如果“肌松”治疗的时间需要延长，婴儿可逐渐出现水肿，对液体限制仅有部分反应。许多临床医生倾向于避免使用神经肌肉阻滞药物，应用镇痛药和/或镇静药物以试图抑制呼吸活动，同时将通气婴儿的不适感受减到最小。已经证实，应激激素水平与疾病的严重程度显著相关，随镇静而减低[42]。研究提示，预先镇痛可能减少神经系统并发症在需要机械通气支持早产儿中的发病率[18]。虽然应用镇痛药和/或镇静药有一定好处，但在随机性研究中，没能证实其减少气胸发病率的作用[537]，而且它们均有不良反应。例如，在一项随机性试验中[683]芬太尼应用能使应激标志物减少，但对远期转归没有改善。芬太尼也可导致肌肉强直以及运动紊乱，还可出现撤药现象。血浆芬太尼清除能力随成熟度而增加；因此，当开芬太尼处方时，也应将孕龄考虑进去[773]。纳洛酮是一种有效的芬太尼拮抗剂。吗啡，与安慰剂相比，也能显著减少通气新生儿的肾上腺素浓度，但对气漏的发生没有影响[725]。随访中，吗啡对智力、运动功能或行为的方面没有不良作用[593]，但在早产出生的婴儿应谨慎使用，因为其低的清除率与孕龄相关[772]。二醋吗啡可能优于吗啡：一项随机性研究中[960]，两种药物都能减轻机械通气产生的应激反应，但二醋吗啡能更快开始镇静，并且没有吗啡的低血压倾向。咪达唑仑在机械通气的婴儿中有镇静作用[463]，但其不影响RDS的病程，高剂量会产生呼吸抑制、低血压和脑血流量降低。长期使用可导致蓄积，也有报道脑病出现。咪达唑仑可被氟马西尼逆转。咪达唑仑的镇静作用不如氯醛[666]，但氯醛可导致胃肠激惹，而且其代谢有肝毒性。

机械通气的模式

高频正压通气

通气婴儿的频率≥60次/分而不是30～40次/分，能减少气漏的发病率[81,407]。这些资料接下来在两个多中心、随机性试验中得到证实[627,715]。随机性试验结果的荟萃分析[356]证实：快频率与慢频率通气相比，产生气漏的风险显著减少（RR 0.69，95%CI 0.51，0.93）。快频率通气中气漏减少的最可能的解释是：自主呼吸与快频率通气呼吸机同步[359]，然而婴儿的主动呼气是低频率的。但没有随机性研究在常规出生前类固醇和产后表面活性物质治疗的婴儿中，比较不同的机械通气频率；在这样的人群中，快的呼吸频率是否比慢呼吸频率更少产生气胸，结果目前不清。

病人触发通气（PTV）

与历史对照比较，提示PTV可能减少气胸的发病率。但6个随机性试验结果的荟萃分析，不能证实其效果（气漏RR 1.03；95% CI 0.80，1.34）[356]。在压力支持通气（PSV）期间，通气膨胀的最初和最后的通气由婴儿本身的呼吸动作决定。研究论证PSV减少了不同步呼吸的比例（见下文），但这种形式的通气是否能减少气胸的发病率目前未经验证。

高频振荡

随机性研究结果的荟萃分析表明，高频振荡（HFO），并不减少早产儿气胸的发病率。事实上，如果使用高容量策略，可能提示HFO甚至增加气胸的比例（RR 1.19；95%CI 1.03 1.38）[411]。在一项随机性试验中[420]，足月婴儿使用HFO能减少气胸的发病率，但以颅内出血风险的增加为代价。

治疗

无症状的气胸无需治疗，只需要仔细观察患儿。有轻度症状的足月儿，气胸可能对增加吸入氧的浓度至100%有反应，能较好地重吸收肺泡外的气体；这个策略不应用于有ROP风险的早产儿。

有症状的气胸和/或机械通气婴儿，以及张力性气胸必须使用胸腔引流管引流。如果婴儿处于濒死状态，没有时间放置正式的引流管，可以采用针头抽吸的方法对气胸做紧急引流。应该使用蝶形针（18G）。然后接上三通管，置入小的、无菌的容器内水液面以下。针头从前面第二肋间插入皮肤，在继续进针穿过下面的肌肉前，将针头向侧方少许移动，这样当针头拔出后，减少了留下使气体进出的开放性针道的风险。当用针头抽气时，注意不要抽出过多气体，因为针头可能刺伤膨胀的肺组织。紧急引流后，应置入胸引管（第45章）。

应该在局麻下置入胸引管（10～14FG），钝性分离锁骨中线第二肋间或腋中线第六肋间。胸引管的头端应该置入胸骨后以获得最有效的引流（图27.22）。149例胸引术[12]回顾性研究揭示，通过前胸壁置入胸引管，有85%获得了胸骨后位置，而通过侧胸壁置入胸引管，只有47%获得胸骨后位置。但侧胸壁瘢痕不明显，由于美容原因，更愿意采取侧胸壁途径。如果选择侧面，为了最大可能地将引流管头端置入胸骨后，应该将婴儿侧卧，患侧朝上，引流管朝前。引流应该与套管针一起移开，婴儿应短暂与呼吸机分开，这样可以减少引流损伤肺的风险。如果连续引流出空气或气胸持续存在，应怀疑有并发症发生。胸引管放置于胸骨后，应摄胸片证实之（第45章）；如果第一根引流管位置合适，极少需要第二根引流管以确保完全引流。引流管位置不当的并发症包括胸导管损伤导致乳糜胸、出血性心包积液引起的心脏压塞和膈神经损伤；如果引流管位于胸腔深部，更容易出现膈神经损伤的并发症[946]。一旦置入胸引管，管道应与水封瓶连接，以5～10 cmH_2O的压力吸引。Heimlich阀门在转运时是有用的，但如果留在原位一段时间后可以逐渐堵塞。一旦胸引管置入，应保留至少72～96小时，或不再有气泡引出后保留24小时。胸引管应钳夹24小时，只有当没有胸膜腔气体蓄积时，才能拔出。气胸持续平均10天，可能对纤维蛋白胶治疗有反应，但据报道，这种治疗方法有明显的风险[779]。

无并发症的气胸引流后，非IPPV治疗婴儿的症状通常能迅速改善。在机械通气的较小孕龄的早产儿，气胸常常使病情陷于恶化，伴随大量的颅内出血。

支气管胸膜瘘

肺的胸膜表面大的撕裂和支气管胸膜瘘，用传统胸引的方法不可能关闭气胸。可选择的方法为开胸手术闭合术[371]、选择性支气管插管（见下文）[13,969]或将纤维蛋白胶置入胸腔[67]。

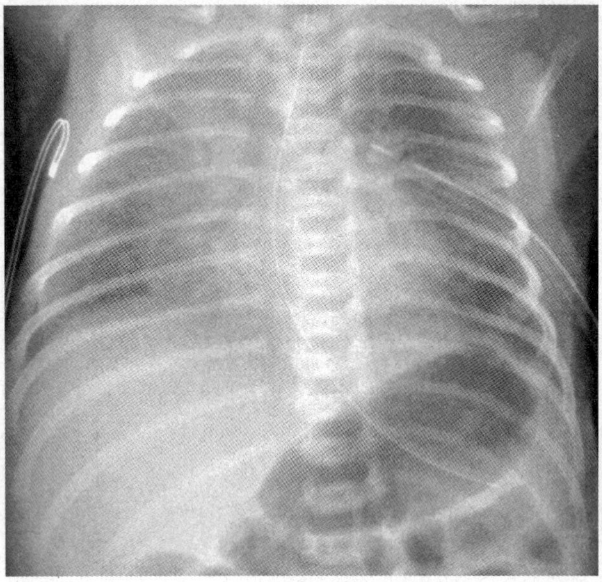

图27.22 图27.21所示的婴儿的前后位胸部X线片，证实气胸引流良好。

预后

虽然发病率不随出生体重而变化，但死率却随之变化。通常，RDS婴儿的死亡率是双倍的，但没有气漏。如果实质出血与气胸合并出现（见上文），对神经系统预后有不良影响。

间质性肺气肿（PIE）

病因学

PIE是在肺的外周血管鞘内的气体积蓄。早产儿表面活性物质缺乏的肺中[713]，小气道破裂发生于筋膜鞘的远端和终端，气体分散进入间质。PIE主要发生于RDS的新生儿[113]，虽然不常见，但是在吸入综合征和败血症中提到过。PIE与正压通气、高的PIP以及ETT移位有关[349,400]。很少在自主呼吸的婴儿中描述到[218]。PIE可能分布于小叶，但更常见涉及两肺。常常与气胸或纵隔积气并存。

发病率

PIE的发病率和出生体重之间是反比关系[400]。新的通气策略以及表面活性物质的应用很大程度上降低了PIE的发病率。

病理生理学

PIE 的婴儿，积蓄的气体通过压迫血管和干扰通气，减少了肺的灌注。结果表现为严重低氧血症和二氧化碳潴留。

表现

PIE 本质上是放射学的改变，在常规基础上或因为病情恶化，而出现于病重新生儿的胸片表现上。

诊断

对弥漫性 PIE 胸部进行透视检查，将会和大型气胸有一样的表现。但胸片是诊断性的，证实了过度膨胀和特征性的囊状改变，可以是弥散性的、多发的、小的、非汇合性的、囊状射线透射性（图 27.23 和图 27.24），可能是单侧（图 27.25）；晚期阶段，可出现大的气泡（图 27.26）。表现可与小叶间气肿或合并肺囊腺瘤样畸形相混淆。

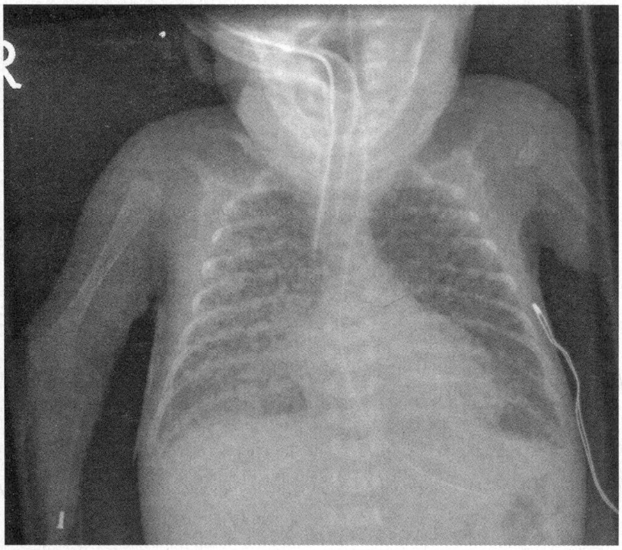

图27.23 双侧间质性肺气肿。

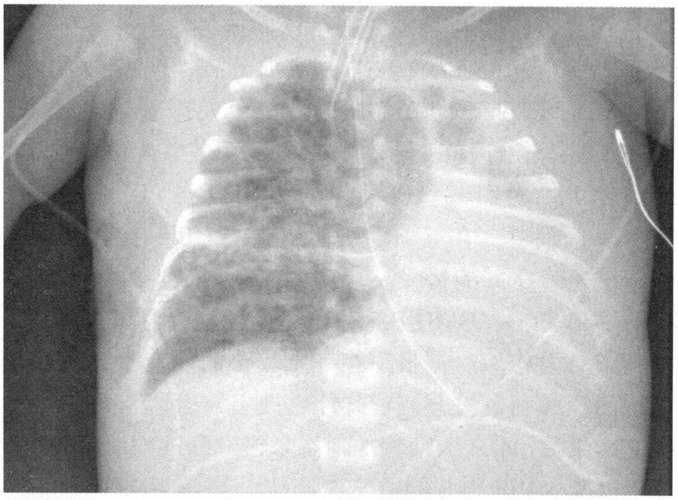

图27.25 右肺严重的间质性肺气肿，纵隔移位，并压迫左肺。

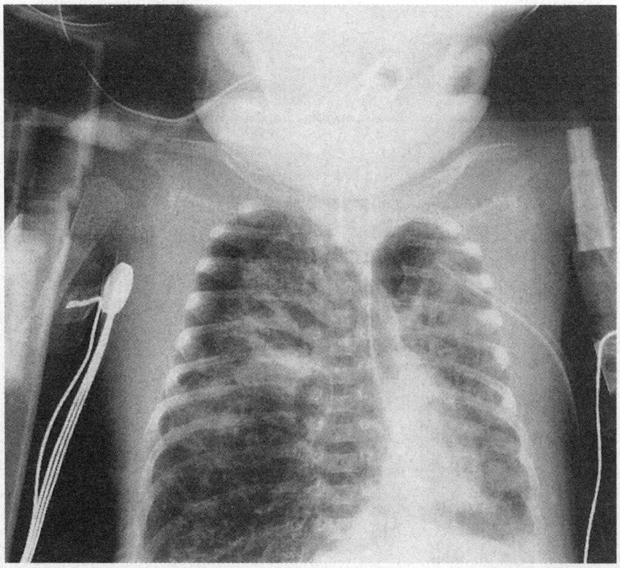

图27.24 明显的间质性肺气肿（PIE），右肺过度膨胀，横膈向下移位，左肺PIE的严重程度为中等。

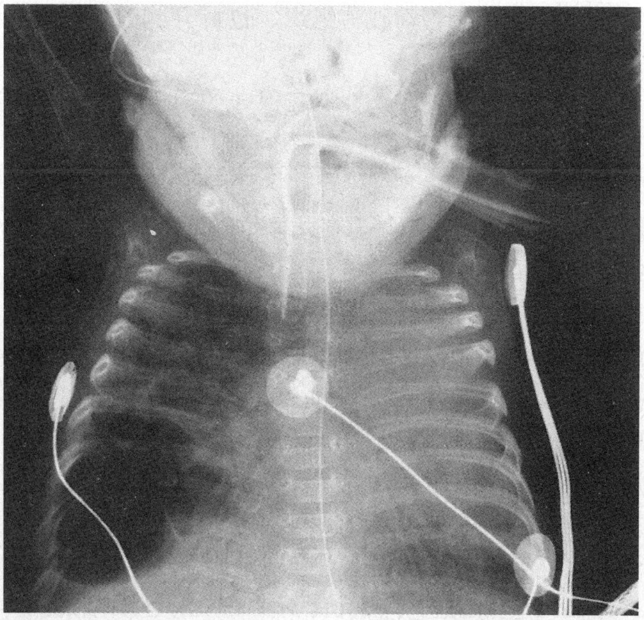

图27.26 右肺的间质性肺气肿，且右中叶有明显的囊性改变，压迫右下叶和左肺。

治疗

患儿通常有严重的 RDS 和 / 或败血症；通气管理尤其重要。无论是广泛的还是局限性的疾病，呼吸机压力应保持在最小的血气可接受范围[PaO_2＞6～7 kPa（45～52mmHg），pH＞7.25]，婴儿给予肌松，使气漏扩大的风险减到最小。撤离 PEEP 可导致 PIE 的消失[557]。

广泛的 PIE 可对呼吸机频率升到 100～120 次 / 分有反应[660]。使用这种频率，进展为气胸的婴儿数量会减少，但没有任何其他优势。事实上，在一个系列研究中[349]，可能因为缺少气胸挤压间质性气肿，PIE 的严重性增加了。从传统呼吸机到高频喷射通气（HFJV）[90,716]、高频气流中断通气[300]或振荡通气[149]，改善了部分由于 PIE 导致严重呼吸衰竭婴儿的氧合；但在随机性对照试验，没能显示 HFO 在 PIE 中的益处[420]。据报道，在一项随机性试验中 HFJV 比快频率的传统通气方式能提供更成功的支持[503]；然而，两组存活率和 BPD、GMH-IVH、PDA、气道梗阻和气漏的发病率方面相似。据报道在一个较小的研究中，连续负压治疗和间歇性强制通气能够改善氧合[187]。回顾性研究结果提示，3 天疗程的地塞米松[0.5mg /(kg·d)]可能可以减少 PIE 婴儿的通气需要[283]。

如果肺对不同的通气策略不能做出减压反应，可以实施线性胸膜切开术以建立人工气胸。可以通过 21G 针头穿透胸壁[630]刺破肺组织，也可开胸时刺破几个肺泡[982]。

以上列出的针对广泛性 PIE 保守的通气方法，也可适用于局限性的 PIE，并常常获得成功[580]。而且，在局限性 PIE，将婴儿一直保持侧卧位，可以造成某些节段部分或完全肺不张[159,863]。在此体位时，上面“好的”肺组织接受了更佳比例的通气[405]，患侧肺通气减少因而得到减压。选择性支气管插管也可能有用。只要绕过患侧肺，患侧肺就会逐渐肺不张（图 27.27）；如果选择性插管持续 24～48 小时，当患侧肺恢复通气时，PIE 通常不会复发[13,100,126]。如果左侧为患侧，这项技术更加有用，因为选择性右主支气管插管更加容易完成。选择性插管期间，婴儿给予 HFOV 支持以保持充分的血气，可能是必要的[737]。使用右主支气管选择性插管时，在 ETT 上加做一个侧孔能减少右上肺叶萎陷的问题[595]。在支气管镜的控制下，通过置入一个手工的乳胶食管球囊，也能造成单侧主支气管的选择性阻塞[618]。如果选择性支气管插管失败，直接在泡内置入气胸引流管[747]，或当存在广泛疾病时[982]，考虑进行多处胸膜切开术。病变持续存在压迫邻近正常肺实质，会导致婴儿病情突然恶化。需要切除受累区域，以缓解呼吸困难。

预后

在弥漫性 PIE 之后，CLD 的发病率大大增加（本章第 3 部分）[843,974]，而且 PIE 的放射学改变与 BPD 混合存在。弥漫性 PIE 的死亡率高，但有关转归的研究，通常事先常规应用产前类固醇和产后表面活性物质[349,400,639]。

纵隔积气

大约每 1000 活产婴中发生约 2.5 例，在婴儿，气体积蓄往往与 RDS、肺炎、MAS 和机械通气联合存在。

表现

单独纵隔积气的婴儿可能无症状或仅有轻度呼吸困难；极少导致严重的症状。胸骨可以凸出，心音变低。极少发生纵隔移位。气体可蔓延到颈部软组织，但不常见。在病情严重的机械通气婴儿中，纵隔积气

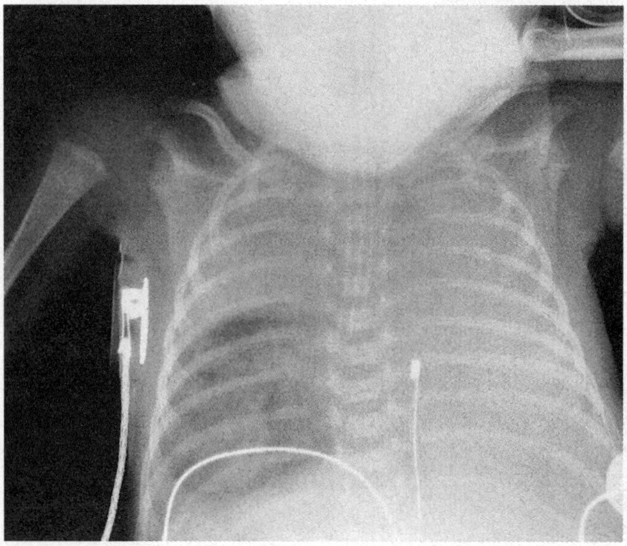

图27.27 气管内插管进入右主支气管，造成左肺和右肺上叶塌陷。

常常与多发气漏同时存在，包括 PIE、气胸（图 27.28）。

诊断

依靠 CXR 诊断（图 27.28），当气晕邻近心脏边缘，侧面可见明显的胸骨后超射线透射性。纵隔气体可能将胸腺从心包上抬高，形成新月形的结构，很像张开的船帆[642]。

治疗

单独纵隔积气常常无症状，通常无需治疗。由于气体位于多个独立肺叶，很难进行纵隔积气引流。但用多个针头和引流管可以相对成功地引流[869]。在足月儿，应用高的吸入氧浓度与肺泡外气体的吸收相关联，但不应该在存在 ROP 风险的早产儿身上尝试这种治疗（第 34 章）。

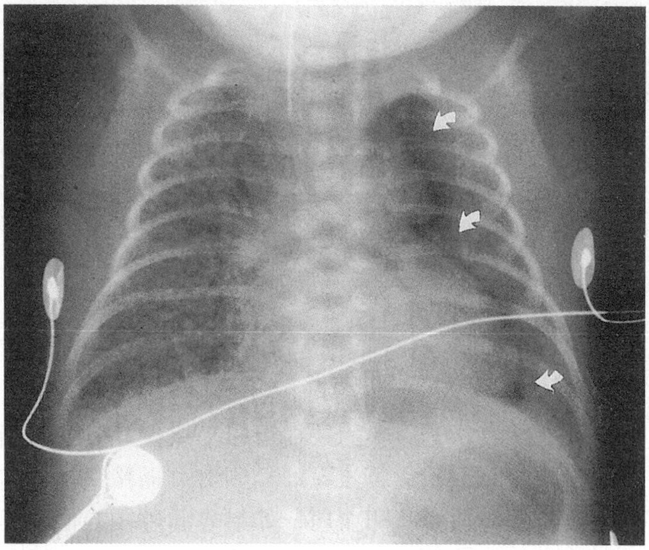

图27.28 左侧纵隔积气（在箭头和心缘之间）。

心包积气

心包积气极少无症状，通常导致心脏压塞、突然低血压、心动过缓和发绀。心音低钝，但很少闻及摩擦音。体征可能与张力性气胸相混，但 CXR 可以确诊（图 27.29）。通常不伴随其他大的气漏，例如纵隔积气、广泛 PIE 或张力性气胸。

病因学

心包积气很少自发产生[458]或在 CPAP 支持的婴儿中产生[406]，但大部分病例发生于通气治疗的早产儿。常常合并 PIE 和纵隔积气，提示气体通过心包囊的缺口进入心包，可能在靠近肺静脉口的心包折返处。

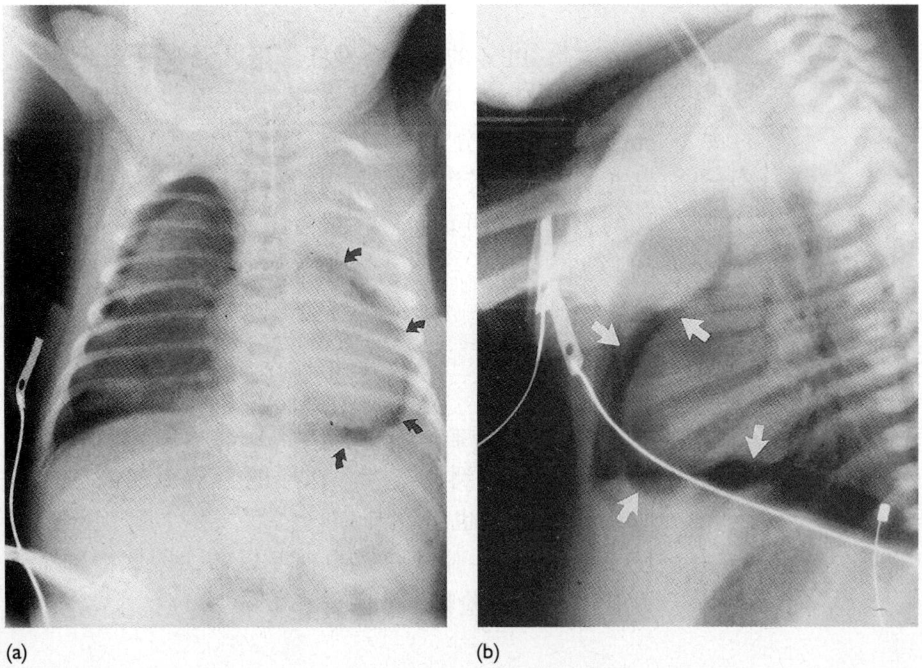

图27.29 心包积气：（a）前后位观；（b）侧位观。也有右侧气胸。

诊断

胸片证实，气体完全环绕心脏（图 27.29），心包腔内可见大血管基部轮廓。气体可在心脏膈面的下方，与纵隔积气的鉴别在于，由于纵隔胸膜附着于膈肌的中央腱，纵隔气体向下受到限制。血流动力学改变显著的心包积气，心脏横径显著减小。

治疗

对于小的、无症状的缺损可以采取保守方法。所有有症状的心包积气应该立即经剑突下径路直接心包穿刺放气。应连续监测血压，如果心动过缓或低血压再次出现，应重复穿刺放气。如果心包气体再积聚，可能需要插管引流。

预后

有症状的心包积气的死亡率为 80%～90%[436]，许多存活者有神经系统后遗症。

腹腔积气

可能由于肠穿孔引起，也可能胸腔气体通过横膈孔进入腹腔[24]（图 27.30），尤其是已经有气胸和纵隔积气进行机械通气的婴儿。部分病例，气体集中在腹后壁的结缔组织处——腹膜后积气[484]。

诊断

如果腹腔积气量大，从前后位 X 线可确诊（图 27.31）。对于小气漏，需要进行水平光束的侧位或右侧位 X 线检查（图 27.32）。肠破裂，通常由于 NEC，可以通过缺少胃肠道病史，尤其是血便或肠梗阻病史而排除，立位腹部 X 线检查肠气分布正常。如果仍有疑义，气体穿通膈肌后引起的腹腔积气与肠穿孔所致腹腔积气，可以通过测量腹腔抽出气体的氧分压而鉴别[907]。通气引起的腹腔积气，腹腔内氧分压非常高，反映了 PaO_2，但外科性的腹腔积气与空气中的氧分压相似或更低。

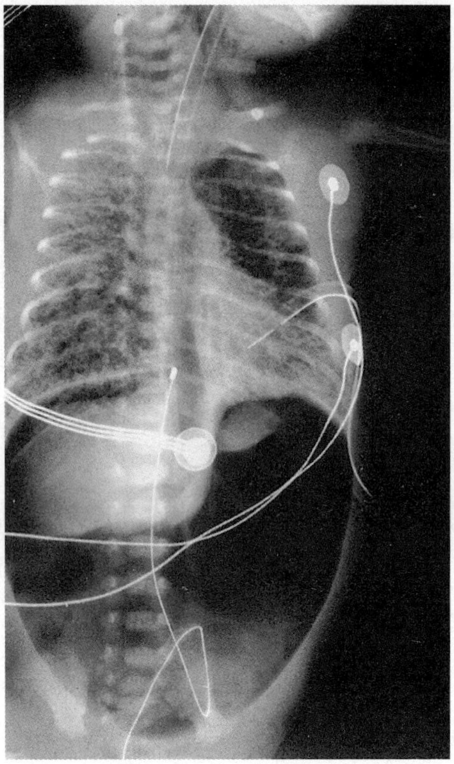

图27.30 腹腔积气合并大量间质性肺气肿。

治疗

如果腹部不是明显膨隆以致引起呼吸窘迫，无需治疗。如果张力大，应该通过穿刺针抽吸或置管引流。

全身性气体栓塞

这是 IPPV 的罕见并发症。患儿通常是未成熟儿，肺功能严重不足，需要非常高的通气压力（>40 cmH_2O），大部分（94%）有气漏存在[550]。但也可见于婴儿 CPAP 治疗[959]。婴儿病情可以出现突然的、灾难性的恶化，合并面色苍白或发绀、低血压、不明原因的 ECG 不规则。

病因

肺泡–毛细血管或支气管静脉瘘可导致气栓，已经在尸检中得到证实[93]。这样的交通更易发生于气漏综合征，但也可在肺损伤之后发生。肺组织撕裂使支气管内压–肺静脉压力梯度反转，因此增加了肺血管气栓的危险性。

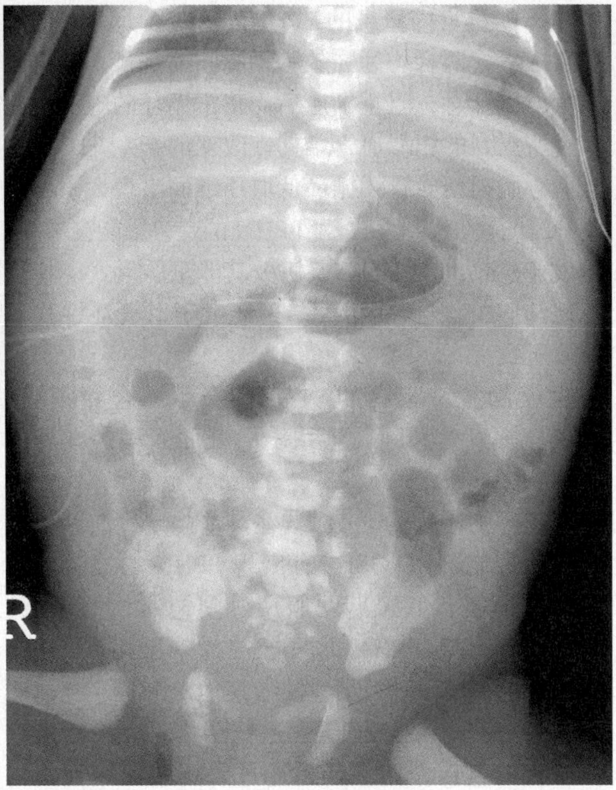

(a)

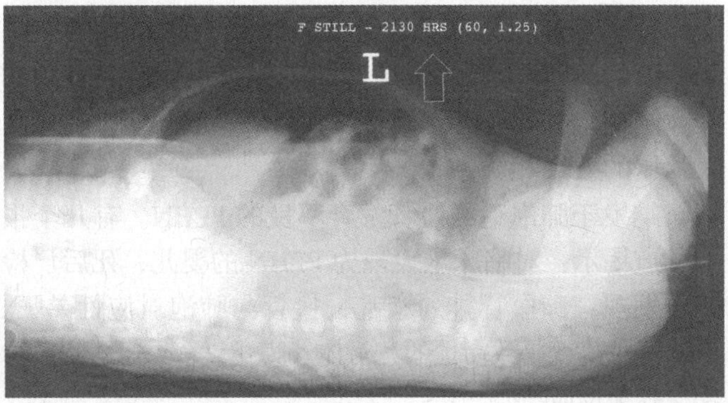

(b)

图27.31 由于胃肠道穿孔引起的腹腔积气。(a) 前后位显示经典的"足球"征象。(b) 同一婴儿的侧位X线显示肝上方有大量游离气体聚集。

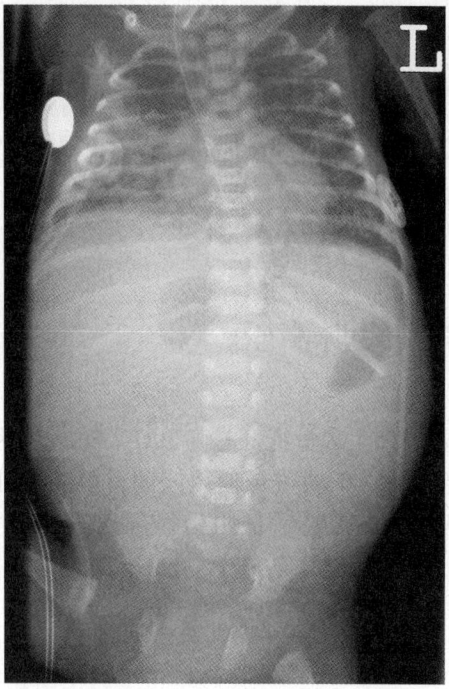

图27.32 前后位观显示腹腔积气，在脊柱右侧有少量非解剖性的气体存在。

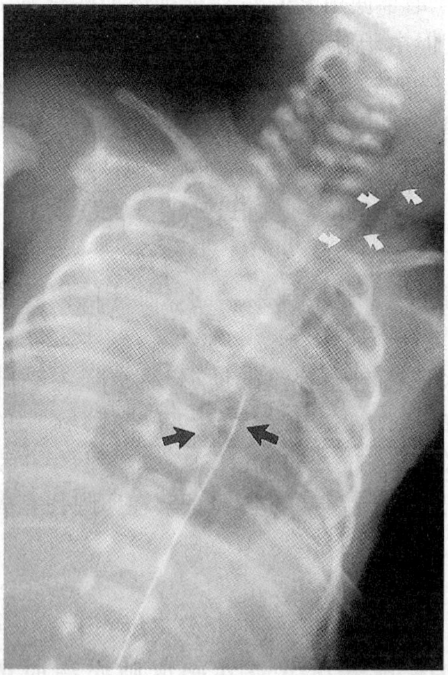

图27.33 死于体循环气栓的婴儿的死后X线影像。可以在心脏（黑色箭头）和颈部大血管内（白色箭头）看见气体。

诊断

胸片上，气体可在体循环、肺动脉和肺静脉内见到（图 27.33）。气体可以从脐静脉或动脉导管内被抽出，这可在一半以上的病例中观察到。

治疗

气体从 UAC 早期抽出可能是有益的，尤其当气漏小或已经通过血管内通道导入时。

预后

通常是致死性的[550]。

皮下气肿

气体蔓延到颈部或皮下组织，常常合并纵隔积气。不需要治疗。支气管皮下瘘，一种局限性、非张力的气肿已经被描述过[30]。

新生儿持续性肺动脉高压

PPHN 的主要病理生理学特征是高 PAP。过去称为持续胎儿循环（PFC）。但应避免使用该词，因为胎儿循环的一个特征——高流量、低阻力循环通过胎盘，出生后已经丧失。

定义和分级

Gersony 等[324]最早使用 PFC 综合征描述那些有着结构正常的心脏，但由于肺动脉高压，在心房和动脉导管水平存在大型右向左分流。按照目前理解，PPHN 是几个不同的病理生理机制的共同终端。当婴儿有超声心动图确诊的结构正常的心脏，可诊断 PPHN：

- 严重低氧，通常 F_IO_2 1.0 和 IPPV 时，PaO_2＜5～6 kPa（37.5～45 mmHg）；
- 轻度肺疾病，但低氧与放射学的、临床的以及酸碱紊乱的严重性不成比例；
- 动脉导管水平右向左分流的证据[通常降主动脉（UAC）血的 PaO_2 要比导管前（右桡动脉）的 PaO_2 低 1～2kPa（7.5～15mmHg)]，如果不存在动脉导管分流，那么超声心动图可证实在卵圆孔有大的分流[899]。

有许多明确的综合征可导致婴儿发展成 PPHN：

- **原发性 PPHN 或新生儿存在轻度肺疾病时的 PPHN**。原发性疾病的婴儿最初由 Gersony 等[324]描述，为重度低氧，但无临床或尸检肺疾病的证据。婴儿临床、放射以及 $PaCO_2$ 测量均为轻度肺疾病表现，但有与之严重不成比例的低氧。目前相当多的证据表明，该病是由于肺动脉系统在产前阶段过度肌化，也许由于宫内窒息[737]和轻度呼吸疾病早期过度通气[739]而加重。
- **继发于严重宫内窒息的 PPHN**。这些婴儿存在低氧和酸中毒，两者均为强效肺动脉收缩剂[586]，并且表现为严重窒息，阻止了产后向正常循环的转变。有上述所提到的相似血管结构性改变的新生儿，或窒息后心肌损伤导致体循环低血压继而出现大型右向左分流的婴儿[111]，发展为 PPHN 的趋势可能会增高。
- **继发于感染的 PPHN**。疾病极其严重的形式，特征性地与 GBS 败血症相关，可能由于血管活性物质释放所致。
- **继发于肺发育不良的 PPHN**。新生儿合并膈疝，由于异常发育和肺脉管系统横截面面积的减少所引起[322]
- **继发于药物治疗的 PPHN**。在产前使用过前列腺素合成酶抑制剂（PGSI）有出现 PPHN 的报道。一项回顾证实，妊娠期间服用过阿司匹林的母亲，其足月产儿患 PPHN 的可能性为未服用者的 9.6 倍，如果母亲妊娠期间服用其他 PGSI 药物，那么这个数字为 17.5 倍[903]。这些药物，无论通过对肺血管的直接作用，还是通过关闭胎儿导管，均使胎儿肺动脉高压在出生后持续存在[561,887]。肺血管改变的结果与原发性 PPHN 所报道结果相似是可能的[560]（图 27.34）。布洛芬，一种环氧合酶抑制剂，在出生后 6 小时内应用，可能与肺动脉高压的发展相关[342]。
- **继发于肺泡毛细血管发育不良的 PPHN**。有几个报道揭示：对临床上表现为 PPHN 的婴儿，死后尸检发现，肺血管排列紊乱，血管与肺泡对应性差[125]。这种病变是致命性的，对体外膜式氧合（ECMO）治疗无反应[139]。
- **继发于先天性心脏病的 PPHN**。阻塞静脉从肺流出的病变或导致心肌衰竭的病变可引起肺动脉高压和/或明显的右向左分流合并低氧。详细见第 28 章。
- **继发于过度通气的医源性 PPHN**（见下文）。

病理生理

病变的病理学特征在于存在肺动脉高压，在动脉导管水平和卵圆孔水平产生右向左分流[244,820]。但动脉导管前和导管后 PaO_2 水平之间差别相当小，很少超过 2～3 kPa（15～21mmHg），提示在动脉导管水平分流仅占其中很小的部分，大部分是通过卵圆孔分流的[899]。

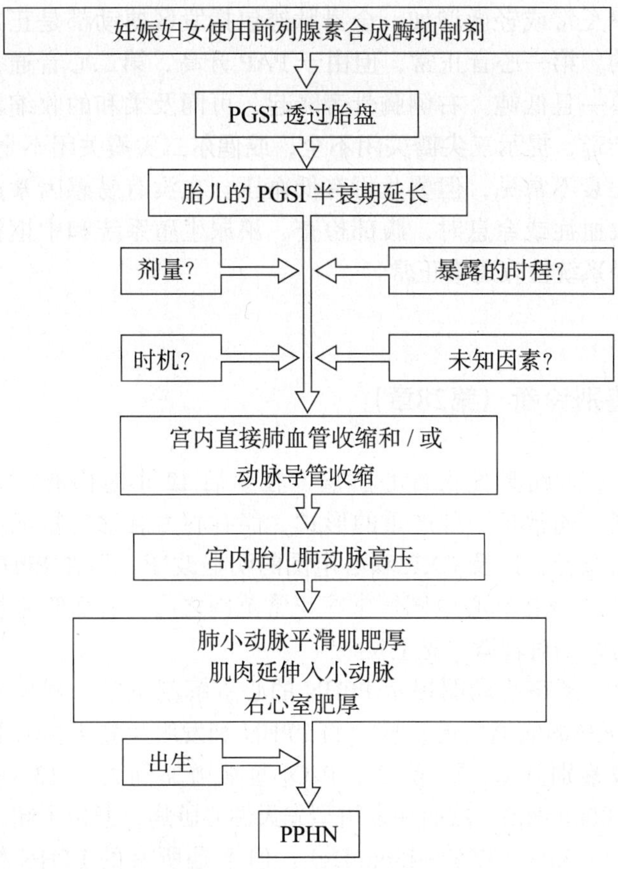

图27.34 药物引起新生儿持续性肺动脉高压的机制。(摘自Turner & Levin[887])

肺动脉压力与体循环压力相当或高于体循环压力。Skinner 等[820]揭示：左心室功能显著降低是严重疾病的最显著的标志。

异常的肺血管

PPHN 婴儿肺血管的反应性、结构和 / 或发育有异常。PPHN 婴儿死后尸检表明，事实上全部继发于胎粪吸入，肺动脉的肌层显著增厚[648,649]。不仅血管壁上的肌肉数量增多，而且肌肉层延伸到环绕肺泡的血管中，在正常婴儿肌性肺动脉很少延伸到终末支气管。确切的引起肺血管反应性增加、结构受损的宫内事件很难理解。损伤的血管上皮生长因子（VEGF）信号在实验模型中能导致胎儿肺动脉高压，肺血管舒张受损[376]。慢性宫内肺动脉高压可显著降低肺 VEGF 表达；VEGF 选择性抑制剂能模拟实验 PPHN 的结构性和生理性改变[376]。PPHN 婴儿血中的 VEGF 水平比对照组低[542]。出生后，持续肺动脉高压迅速加重了肺血管的损害，平滑肌过度增殖和重塑。最初高血压的影响至少部分通过释放内源性血管舒张因子而抵消，但并不持久[2]。

血管活性物质

NO 是强有力的肺血管舒张剂，活跃于出生后循环转变期（本章第 1 部分）。出生时肺血流量显著增加与 NO 的急性释放有关；通过 cGMP 激酶介导钾离子通道的刺激，发生血管舒张[171]。其他血管舒张剂，包括 PGI_2，也参与调整出生时肺血管张力的改变。NO 调整围生期肺 PGI_2 的活性[981]。腺苷的释放也可能对肺血管阻力的下降起作用；这可能是通过提高 NO 产物进行的[526]。

内皮素-1（ET-1）是一种强有力的肺血管收缩剂；在低氧[530]和严重 PPHN[535,760]新生儿中 ET-1 水平增加。增加的 ET-1 水平部分介导了 GBS 诱导的肺动脉高压[653]。比起无 PPHN 的机械通气的新生儿来说，部分但不是全部的 PPHN 新生儿，其血中收缩剂白细胞三烯 LTC4 和 LTD4 的水平是增加的；成功治疗后，这些物质的水平随之降低[237,393,532,846]。在 PPHN 合并有由 GPS 或其他微生物[326,801,921]（包括病毒[878]）引起的败血症时，最初表现为严重动脉痉挛，接着是血管通透性增加，肺液体含量和淋巴液流量增加[705,756,777]。研究认为在这些婴儿中，这是由血栓素 A_2[326,393,769]引起的，其作用不影响肺血管的形态测定法[41]。动物模型中，PPHN，但不是 GBS 败血症的血液学特征，能通过抑制血栓素 A_2 合成的药物例如吲哚美辛[769]治疗，能够通过静脉输注舒血管的 PGE_2 和布洛芬而逆转 PPHN[96,179]。在败血症诱导的 PPHN 中，毛细血管通透性增加，似乎是由于细菌内毒素隔离了肺内白细胞的活性[757,777]，而在肺内释放血管活性物质如肿瘤坏死因子。血栓素 A_2 也有附加的作用，对肺血管有短期作用，通过吲哚美辛的应用，可以减轻其远期影响。

血管发育不良

膈疝和其他与肺发育不良有关的疾病发生 PPHN 是由于小叶内动脉数量减少，肌性增加引起[321]。

血气变化/窒息

实验动物中[767,768]，pH 降低导致肺血管收缩，低氧可引起强烈的血管收缩[586]。新生儿肺血管对 pH、PaO_2、$PaCO_2$ 的变化极为敏感[123]。因此，围生期和出生后低氧和代谢或呼吸性酸中毒可导致显著的肺动脉痉挛、肺动脉高压、大的右向左分流和 PPHN，尤其在产前肺动脉肌性肥大的婴儿。

红细胞增多症

实验动物的血细胞比容升高导致肺动脉高压。但其所涉及的因素不清，因为胎儿血相对成人血而言，血细胞比容升高[287]，但未见肺血管阻力的上升，而且红细胞增多症不是 PPHN 新生儿的持续性特征[290]。

分娩方式

PPHN 可发生于不恰当的预产期前的剖宫产术。

遗传

可见家族病例的报道。

临床特征

原发性 PPHN 的婴儿，表现常常轻微，可以与发绀型先天性心脏病类似。原发性 PPHN 的婴儿事实上总是在出生 12 小时内表现，24 小时后极其罕见。有原发性肺疾病存在的继发性 PPHN，临床特征可能是 GBS 败血症（第 40 章第 2 部分）、RDS（见上文）或 MAS（见下文），合并严重 PPHN 时的发绀。低氧的继发性作用，如酸中毒和低血压可以存在。诊断的年龄仍然依据其根本问题和其严重性。在 GBS 感染（40 章第 2 部分）、严重窒息（第 13 章第 1 部分）和先天性膈疝（CDH；本章第 6 部分），危重新生儿 PPHN 将在出生后 6 小时内表现。

即使通过 IPPV 给予高浓度氧，婴儿仍然持续发绀。但呼吸困难常常只是轻度。呼吸频率通常增加到 60～100 次 / 分，较高的频率见于足月儿。呼吸凹陷轻度，呼噜音少见。气体进入正常，很少有附加音。心率正常或轻微增加。全身脉搏包括股区搏动都是正常的。第一心音正常，但由于 PAP 升高，第二心音通常单一且低钝。右侧胸骨旁隆起，可闻及柔和的收缩期杂音，提示三尖瓣关闭不全，或偶尔二尖瓣关闭不全。心衰不常见，但婴儿可有低血压。在没有易感因素如败血症或窒息时，腹部检查、泌尿生殖系统和中枢神经系统检查通常正常。

鉴别诊断（第28章）

发绀型先天性心脏病，在生后 12 小时内有所表现，通常是一种严重的形式，伴有心力衰竭、特征性的杂音，以及 CXR 和心电图的明显改变。但在 PPHN 时，CXR 和心电图通常在正常范围之内，心血管系统检查相对轻微（见上文）。

超声心动图提示 PPHN 的心脏解剖正常。根据对 100%的氧通气的反应，将 PPHN 和发绀型先天性心脏病鉴别开来[290]。前者，PaO_2 通常增加到大于 13 kPa (100mmHg)，然而在发绀型先天性心脏病，通常不超过 5～6 kPa（37.5～45mmHg）。但不是所有的 PPHN 婴儿，尤其那些合并败血症和 CDH 的婴儿，对氧都是这样反应的。

检查

血液和生化检查

PPHN 婴儿没有特异性的血液学异常，但严重的病例有血小板减少的报道[790]。血小板减少可能是前列腺素异常激活的一种表现。

血气

在原发性和继发性 PPHN 中，特征性的表现是 PaO_2 最高值达 6 kPa(45mmHg)，治疗前后 PaO_2 通常相差 1～2 kPa(7.5～15mmHg)（见上文）。诊断时可能有代谢性酸中毒，而确定为呼吸性酸中毒是极罕见的。最初可用基础灌注，接着予以 BP 支持，并维持血细胞比容高于 40%，来控制代谢性酸中毒。持久的酸性状态可以是 PPHN 终末期的特征，或存在其他一些潜在的问题——特别是严重败血症。

胸部X线

在继发性 PPHN 时，X 线检查显示潜在的肺部病变，尽管根据定义其严重程度不如预料的低氧血症。在原发性 PPHN 时，CXR 变化不明显；可能有肺纹理非特异性地轻度增加，但无其他表现。

心电图

新生儿 PPHN 的心电图表现各异。可正常或特征性地表现为电轴右偏、右心房扩大以及右心室肥厚伴劳损[413]。婴儿若在严重窒息后出现 PPHN，ECG 可表现为心内膜下缺血（见下文）。

超声心动图

这是唯一有助于建立诊断的指标。首先也是最为重要的，显示正常心脏解剖结构，排除了不同类型的发绀型先天性心脏病。其次，可评价肺动脉高压、动脉导管和卵圆孔水平的右向左分流及心室功能[820]。

细菌学

PPHN 可继发于败血症；因此婴儿预防感染是很重要的，包括常规擦拭和血培养（第 40 章第 2 部分）。

治疗

PPHN 的治疗可分为两部分：低氧血症和 PPHN，以及伴随肺部病变的全身其他隐蔽的改变。

最少的操作

坚持“最少的操作”的原则是很重要的（见上文）。轻微的影响，例如给婴儿翻身或测量体温，可能导致严重的低氧血症，而主要的干扰如 ETT 吸痰或物理治疗，可导致破坏性的影响。因此监测必须是持续的，且对婴儿的干扰减小至绝对最小。当必须保持 ETT 开放时才进行 ETT 吸痰；严禁胸部物理治疗。

血压和血容量

右向左分流的大小部分取决于体循环血压（见上文）；因此，足月新生儿的体循环血压应维持在平均压至少 40mmHg，收缩压 50mmHg。使用积极的治疗以获得合适的体循环血压，包括容量改变，特别是正性肌力药的应用。血红蛋白水平应保持在高于 13 g/dl (PCV 40%) 以尽量大地将氧传送至组织。若有红细胞增多症（中心 PCV＞70%～75%），存在 PPHN 是应用换血疗法的条件之一。

凝血功能障碍

若存在凝血功能障碍，应用适当因子替代加以纠正。

水电解质平衡

必须纠正电解质异常和低血糖，可应用适量的 THAM 或碳酸氢盐使 pH 和碱剩余维持在正常水平。必须严密监测尿量。

抗生素

所有这些婴儿应该给予广谱抗生素。

营养

避免肠内营养； 3 或 4 天内仍需依赖呼吸机的婴儿应从静脉营养开始。

呼吸支持

氧浓度 70% 给氧时的 PaO_2 一旦跌至 5～6 kPa (37～45mmHg)，就需上呼吸机。若需 IPPV，初始设置应为频率 60～80 次 / 分钟，I:E 为 1:1.2，PEEP 为 $3cmH_2O$，充足峰压时 $PaCO_2$ 不高于 4.8～5.5 kPa （35～40 mmHg)，pH＞7.30。吸入氧浓度应增至 PaO_2 至少达到 8～9 kPa（56～63 mmHg）。当足月婴儿逐渐对抗呼吸机，应用神经肌肉阻滞剂，且理论上说，相对于泮库溴铵，倾向于选择右旋筒箭毒砱[448]。

保守治疗无效的PPHN

通气过度

此概念最初由 Peckham 和 Fox 所描述[696]。$PaCO_2$ 降至 2.5～3.5 kPa（19～26mmHg），PH 增至 7.55～7.60，导致脑血流量下降 50%，造成脑缺血。尽管未描述到对足月儿的长期不良反应[102]，早产儿低碳酸血症与 PVL 有关[370,454]，且显著的低碳酸血症 [<2.5 kPa,(19mmHg)] 可减低心输出量[122]。通气增强，通过气压损伤，也可导致气漏[289]和 CLD[55,290]。持续低碳酸碱血症显著增加肺血管对低氧的反应，这样倾向于保持 PPHN 的病理生理特点[340]。

高频振荡：喷射通气

这些呼吸支持模式与氧合改善有关[524,840,909]，尽管许多婴儿如此治疗，但是数据未进行对照。

ECMO

ECMO 是治疗 PPHN 的有效方法[891](见下文)。

扩血管药物

妥拉唑啉、前列环素和硫酸镁被广泛应用直到 NO 出现为止。其他药物据报道有效。地尔硫草，一种钙通道阻滞剂，可降低 PPHN 新生儿的右心室压力[457]。在肺动脉高压的动物模型中，西地那非（磷酸二酯酶-5 抑制剂）被证实在治疗肺动脉高压中比 iNO 更有效[803]。

妥拉唑啉

尽管过去妥拉唑啉最常用于治疗 PPNH，如今它已不是首选。25%～50%的原发性 PPNH 或继发于 RDS 或 MAS 的 PPHN 对此药有反应，但其对体循环的作用至少等同于对肺血管的作用，另外其不良反应常见，如低血压。有报道其他不良反应，包括肾功能衰竭和胃肠道出血[928]。缓慢稀释输液可减小不良反应[669]，但需特别提醒的是若病情严重到需要妥拉唑啉治疗，首选 iNO。

前列环素

此药在肺血管内的有效浓度为 5～40 ng/(kg·min)，但不良反应较多[701]。如妥拉唑啉一样，首先也要考虑使用 iNO。

气管内给予妥拉唑啉[184]或前列环素[500]可选择性地扩张血管。动物和婴儿吸入前列环素后效果至少等同于注射用制剂，且不良反应少，对 iNO 的反应相同[77,984]。气雾剂高浓度的 PGI_2 可溢出至体循环，因此若要选择性地扩张肺血管，药物的用量很关键。

硫酸镁

用法 20～100mg/(kg·h) 以达有效浓度 200 mg/kg[879,963]，但不良反应多于 iNO[771]。在镁的治疗过程中必须密切监测其水平，因高镁可导致镇静、肌松、肌反射减弱和钙、钾离子紊乱。

一氧化氮吸入（本章第3部分）

NO 是一种松弛血管平滑肌的扩血管物质。它由 L-精氨酸和氧在内皮细胞内合成[249]。PPNH 新生儿的精氨酸水平低[916]，但并非是普遍的发现[493]。NO 扩散至平滑肌细胞，激活鸟苷酸环化酶，增加 3,5 GMP，因此引起平滑肌的松弛。NO 被吸入后通过肺泡毛细血管膜扩散，激活肺小动脉平滑肌细胞的鸟苷酸环化酶。结果 cGMP 增加，导致平滑肌松弛。接着 NO 快速与血红蛋白结合；一旦结合，立即失活，因此不产生全身作用。

临床研究　自从 Kinsella[514]和 Roberts 等[751]的前驱研究以来，有许多关于 NO 治疗 PPHN 的疗效的报道。若结合改善肺容量的方案，可增加 iNO 的疗效[513,944]。即使在中等 PPHN，iNO 能增加动脉氧合，减少呼吸机支持的需求[774]。然而，并非所有的足月儿对其有反应。较弱的反应可出现在严重的器质性疾病、低血压、心肌功能障碍以及肺结构异常，如肺发育不良和肺发育不全，可发展成对 iNO 的持续依赖[334]。对 iNO 的低反应预示着预后不良。

对于足月儿，综合分析八项随机试验的结果发现，iNO 的应用与改善氧合及减少死亡或对 ECMO 需求的联合结局有关；疗效由于对 ECMO 的需求而减少[278]。对于严重呼吸衰竭的足月儿或临近足月儿，联合应用 iNO 与 HFOV 显示出比单独应用 iNO 或 HFOV 更成功[515]。伴 CDH 者应用 iNO 无明显的长期疗效。在随机试验中暴露在 iNO 中者无神经发育方面过度的不良反应[657]；然而伴 CDH 者患感觉神经性耳聋的发病率较高[656]。

随机试验不能证实 iNO 对早产儿有明显的远期疗效，在死亡率上无明显的差异[293,516,858]。在一项试验中，呼吸机应用时间缩短[516]。

足月儿的研究证实：5 ppm 水平与高剂量的效应相同[195,961]，但低剂量（2 ppm）则不同[170]。事实上，开始以低剂量的 iNO 可使对高剂量的临床反应降低，引起不良后果[170]。因此，我们在足月儿使用 5ppm 的 iNO，然后尽可能快地撤离（见下文）。在早产儿，可能需要高剂量（高至 40 ppm）来改善氧合[544]，但并不能改善远期转归。

NO 的活性时间非常短，这样，如果 NO 突然撤离，会出现反跳性血管收缩和低氧血症。因此，在常规护理过程中，为避免 NO 突然回撤，推荐应用串联吸引装置，以免环路中断，并且手动环路应该附带 iNO 气源。重要的是一旦氧合改善，婴儿平稳，就应考虑撤离 iNO，否则会发生耐受。撤离 iNO 的过程中，应逐级减少 iNO 的水平；降到 1ppm 使氧合的恶化减到最小程度[196]。在中止 iNO 前立即将吸入氧浓度增加 10%～20%也可能是有用的。在通风良好的环境（每小时 8～12 气体改变）里清除剩余 NO 是不必要的，但即便如此，还是推荐进行环境检查以确保不会发生员工偶然污染。对考虑使用 iNO 的新生儿，排除先天性心脏病的存在是必要的，超声心动图的设备应该处于随时备用状态。

足月或接近足月的婴儿存在缺氧性呼吸衰竭（氧合指数至少 25）时，应该考虑 iNO，但只有当肺容量优化及心血管状态稳定后才使用。新生儿继发于先天性心脏病的低氧、右心室依赖性循环、严重左心室功能障碍、导管依赖性循环或高铁血红蛋白血症，不应给予 iNO。目前没有充分的证据支持在早产儿或 CDH 足月儿中常规应用 iNO。

不良反应　只有在连续 NO 和二氧化氮（NO_2）监测下，并且能快速进行高铁血红蛋白分析时，才能使用 NO[973]。NO 很快与氧气反应形成 NO_2，NO_2 对肺有毒性。NO 与血红蛋白结合成亚硝酰血红蛋白后迅速转换成高铁血红蛋白，然后在红细胞内被高铁血红蛋白还原酶还原。不幸的是，未成熟婴儿以及某些少数民族体内高铁血红蛋白还原酶水平低。尤其在 RDS 的 VLBW 婴儿[645]，需要注意不能形成 NO_2[629]，这些婴儿不会发展成高铁血红蛋白血症[513,924]。如果在吸入高氧浓度情况下，再长时间使用高浓度 NO[6]，这些问题会更严重[629]。吸入 NO 会使出血时间延长[323]。虽然随机性试验中，没有早产儿颅内出血（ICH）的过多描述（第 41 章第 3 部分），在血小板计数低或出血素质的婴儿，避免 iNO 治疗似乎是审慎的，直到以上情况被治疗。

吸入亚硝酸乙酯气体

对 7 个 PPHN 婴儿吸入 O-亚硝基乙醇气体（O-nitrosoethanol，ENO），氧合产生了持续性的改善，没有不良作用[644]。

PPHN合并败血症

败血症继发 PPHN 的婴儿很难治疗。败血症和其并发症的存在，例如低血压、低血糖、凝血功能紊乱，使得许多 PPHN 的治疗变得不可能或非常难以实行。如果有少尿性肾功能衰竭存在，限制了婴儿承受静脉输注容量的能力，而一些必需的碱性药物、白蛋白、葡萄糖、凝血因子和正性肌力药物需要从静脉内途径给药，治疗便尤其困难。严重感染的婴儿常常有低碳酸血症和碱中毒，尽管积极的通气，很难获得肺血管扩张和 PaO_2 的升高。血管扩张药物，即使在充足的血容量，以及体循环多巴胺和/或多巴酚丁胺支持血压的条件下，实际上在已经有低血压倾向的婴儿，常常可出现严重低血压，因此在败血症的婴儿，低血压可能是血管扩张剂应用的禁忌证。少量的动物实验资料表明，如果在疾病的早期使用 NO，可能只有临界性的益处，因为外源性系统处于最大程度的刺激，以试图缓解感染引发的肺动脉高压[325]。总之，临床医生除了对新生儿败血症给予最积极的治疗以期逐渐改善情况外，几乎没有其他的选择。ECMO 已经在部分受累的足月儿身上使用获得成功。

监测PPHN婴儿

应该精确、连续地监测。特殊护理必须观察最细微的变化，因为打扰这些婴儿可以导致严重的难以治疗的低氧。精确、连续的 PaO_2 监测是必需的。内置式连续记录 PaO_2 导管测量应该放置于动脉，但脐动脉 PaO_2 测量同时还应加上动脉导管前的 PaO_2，使用右侧桡动脉置管或经皮监测放置于右上胸。动脉导管前（右手）和动脉导管后（或足）SpO_2 测量可以提供有用的附加信息。

婴儿脱离PPHN治疗

一旦新生儿获得可接受的血气［足月新生儿 PaO_2 为 16 kPa（120mmHg），且 pH>7.55～7.60］，并在此水平稳定 4 小时，可以开始脱离。此后数天内应谨慎行事，因为肺动脉压力的下降和右向左分流的减少可导致肺动脉再次痉挛，也可能归因于对碱中毒的敏感性[340]。呼吸机压力开始应减到＜30 cmH_2O，然后降低血管扩张剂的输注速度。PPHN，呼吸机压力的减小不应该超过 1～2cmH_2O，且氧浓度下降不应超过 3%～5%。

并发症

如果发生气胸，必须引流；气胸导致的低氧可能激发肺血管收缩，将婴儿推向不可逆转的低氧血症、低血压和心动过缓。PIE（间质性肺气肿）尤其难以处理，因为降低呼吸机的压力将不可避免地导致 $PaCO_2$ 增高，pH 和 PaO_2 降低，PPHN 加重。严重低氧、酸中度和/或低血压的 PPHN 早产儿有脑损伤的风险，尤其如果用低碳酸血症作为治疗方法时。

自然病程和预后

随病因而有不同，但通常不可预测。许多新生儿对治疗反应迅速、死亡率低，在 10%～20%的范围内，大多数死亡是由于早产儿并发症或出生时严重窒息引起的神经后遗症引起。那些有原发性 PPHN 或 PPHN 并发 RDS 或 MAS，需要 ECMO 治疗的，有存活率 80%～90%的报道（见上文）。GBS 败血症的婴儿，死亡率在 10%～50%之间（第 40 章第 2 部分）。大多数婴儿或者死于 PPHN 继发的不可逆转的低氧，或者死于心力衰竭，因为细菌毒素导致心律失常或重度低血压。膈疝的结果见本章第 6 部分。

后遗症

一旦肺动脉松弛，肺得到灌注，就应发生产后心肺适应的正常进程，婴儿有望完全恢复。是否存活依赖于呼吸支持的强度是否会导致 CLD，以及严重低氧是否会导致神经性的损伤。

胎粪吸入综合征

产前、产时或者产后即刻吸入胎粪均可导致 MAS。

发病率

在欧洲，发病率为 1/1000～1/5000 之间，然而在北美，报道为 2/1000～5/1000。5%的婴儿，出生时经过胎粪污染的液体，最后发展为 MAS[154]。

病因学

胎粪吸入

婴儿必须排出、吸入胎粪，而且吸入的物质必须损伤肺组织，才会发生 MAS。所有这些因素不可避免地与胎儿窒息存在相互联系（见下文）。

胎粪排泄

据报道约 8%～22%的发病率[154,366,729]。胎粪吸入是足月儿或过熟儿的疾病。胎粪污染液体发生于早产妊娠的 5%或更少[620]，这时提示绒(毛)膜羊膜炎[620]，但在 38 周后，发病率增加到 10%或更多，妊娠 42 周时，达到 22%，推迟分娩 1～2 周的婴儿，发病率可到 44%。胎粪污染据报道与宫内感染有关[759]。

胎儿排泄胎粪可能与迷走反射有关，但更可信的是资料显示，主要由空肠和刺激胃肠蠕动产生的胃动素，在早产儿和非窒息足月婴儿中水平较低，但在那些产时排出胎粪的窒息足月婴儿中水平是增高的[600]。

胎粪吸入

正常胎儿呼吸活动时，存在肺部液体向外的运动[205]，能阻止胎粪的吸入。然而，胎粪吸入可在分娩开始前发生，因为可以在死产儿[101]以及新生儿早期死亡的婴儿（即不可能在分娩时吸入胎粪）[110,609,860]肺内发现胎粪。较长时间的严重低氧可刺激胎儿呼吸，使得羊水吸入[437]，胎儿的喘息运动也可将羊膜内物质带到肺泡[84,608]。围生期，只有当婴儿呼吸或用嘴喘息，咽或喉部充满胎粪污染的液体时，才可能发生胎粪吸入。这可在产程第二阶段的后期发生，尤其当有严重混合性酸中毒，胎儿的 pH＜7.0[729]，这时升高的 $PaCO_2$ 可能激起宫内喘息。产后，上呼吸道的任何胎粪可能导致 MAS。如果胎粪吸入，严重 MAS 的发展部分依赖于是否有并存的窒息[415,487]，虽然当脐血血气正常时，呼吸衰竭也可发生[729]。

胎粪对肺的影响

胎粪是黏性的物质，由浓厚的胎儿肠分泌物组成。当吸入时，对新生儿肺可能至少有 4 种破坏作用（图 27.35）

- 在气道产生一个球瓣机制，这样气体能够通过活塞被吸入但不能被呼出。这增加了气道阻力，主要在呼气时，导致气体陷闭，肺过度膨胀及气胸。
- 作为化学性的刺激物。炎性细胞和介质释放，影响了血管收缩性，导致毛细血管渗漏，损伤肺实质。细胞因子导致气道和肺泡上皮坏死[980]。细胞损害和凋亡也可能由胎粪内的磷脂酶 A_2 引起[435]。这样吸入后 24～48 小时，出现渗出性和炎性肺炎合并肺泡萎陷和细胞坏死。
- 虽然最初是无菌的，但吸入物质的特性可能使婴儿易于发生肺部感染，尤其是大肠杆菌感染。胎粪可能抑制吞噬作用以及中性粒细胞的氧化暴发[148]，因此细菌可以在胎粪污染的羊水中生长。液体被胎粪污染可能是绒毛膜羊膜炎的标志，使婴儿易于患先天性肺炎[620,935]。胎粪抑制了多核细胞的功能[148]。
- 胎粪抑制表面活性物质的功能及其产生[145,193,643]，以浓度依赖的方式抑制[859]。胎粪的水 / 甲醇溶解相（胆红素和蛋白质），尤其是氯仿溶解相（游离脂肪酸、三酰甘油、胆固醇），可以抑制表面活性物质的分泌[859]。而且，磷脂酶 A_2 降解表面活性物质和溶血卵磷脂，能抑制表面活性物质的分泌[375]。胎粪改变了表面活性物质的形态学超微结构，因此减少了其降低表面张力的能力[29]。

以上四种因素联合导致了严重气道和肺泡疾病，如果同时存在窒息性肺损害，则更容易发生严重的气道和肺泡疾病[475,487,729]。

对肺血管的影响

合并低氧和酸血症的婴儿，几乎所有都会发生肺动脉压力的升高（见上文）。肺内胎粪增加了肺动脉压力，即使血气是正常的[889]。炎性反应（见上文）导致血管活性物质的释放，引起血管收缩；而且，慢性低氧可继发肺血管发育不良（本章第 1 部分）。MAS 是最常见的与 PPHN 相关联的呼吸系统疾病。

病理学

胸膜可能正常或由于急性低氧导致肺表面瘀斑样出血，尤其当在出生后迅速发生死亡时。肺颜色可能为黄绿色。切面可见充血和出血，胎粪可以从小支气管的断端看到。特定的组织学特征是羊水鳞状物的存在，同时终端呼吸道有胎粪。胎粪本身作为嗜酸性颗粒状物质，常常包含小的黄色的“胎粪小体”。吸入物质将刺激巨噬细胞反应，但缺少感染时，有中性粒细胞的急性炎症不是其特征。除了胎粪，透明膜常常存在。这可能是肺窒息性伤害的非特异性改变，包括间质水肿和出血。PPHN 的改变（见上文）可见于肺血管树。死于 MAS 的婴儿曾以高压和高频率通气，因此其组织学改变融入 BPD。在新生儿早期死亡的 MAS 婴儿，严重的窒息性伤害还可见于其他器官，尤其是脑、肾和心肌。

预防

产前

在羊水量和胎心率减慢之间存在负相关性，可能的机制为脐带或头部受压。羊膜腔内灌注，通过保持分娩时羊水量的平衡，目的是阻滞以上问题的发生因而减少 MAS 的可能性[185]。同时也可稀释胎粪。羊膜腔内灌注以每 6 小时输入 1000 ml 盐水的速度维持直到分娩，会有较好的 Apgar 评分、脐下较少的胎粪和较低的剖宫产率[936]，在随机化研究中[857]，羊水过少的妇女，在产程发动阶段开始羊膜腔内灌注减少了胎粪排出以及术中胎儿窘迫。荟萃分析的结果[433]提示，羊膜腔内

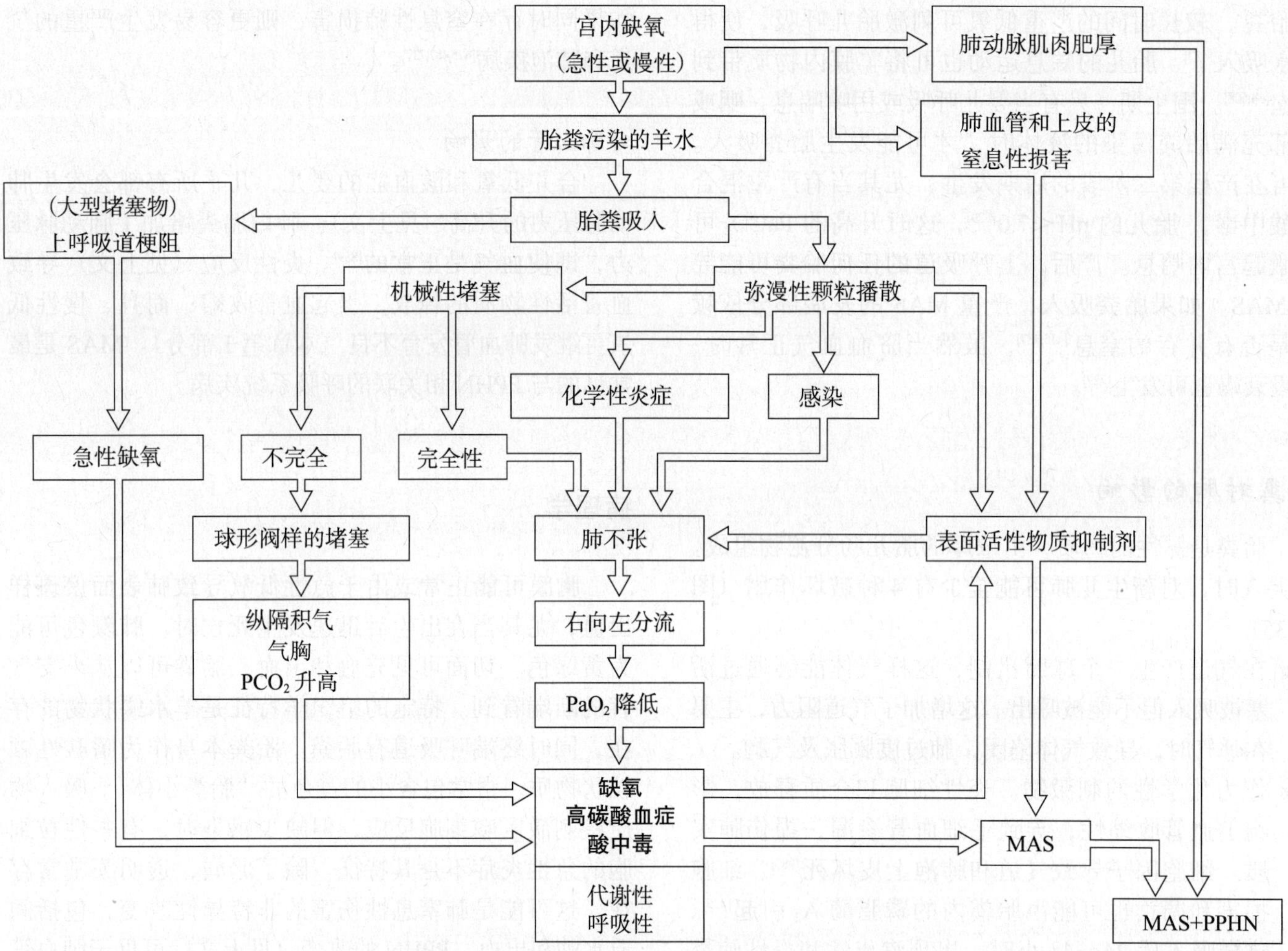

图27.35 胎粪吸入综合征的病因及其相关的临床综合征。

灌注，尤其在限制性的围生期调查中，将改善围生期转归，显著减少 MAS、HIE、新生儿通气或收入 ICU 的可能。然而，回顾性研究不能证实其积极作用[897,936]，反而对转归不利，包括增加脐带脱垂、感染的发病率和器械助产的需求；而且，产程可能延长[857]。

母亲麻醉用药，能抑制胎儿呼吸活动，虽然在狒狒动物模型中获得成功[82]，但在两个临床系列研究中不能减少 MAS 的发病率[110,239]。

产时/产后

分娩的模式和时机

常有报道，MAS 在剖宫产中比经阴道产的婴儿发生频率高；剖宫产术通常在胎儿窘迫时应用，有 MAS 的危险因素，因此可以解释其关联。然而，单胎妊娠并发厚重胎粪污染的妇女，施行选择性剖宫产术娩出的婴儿（11/35）比自然阴道产婴儿（4/35）的 MAS 发病率显著增高[627]。

一项前瞻性研究[971]表明：减少过期产儿是减少 MAS 的最重要的因素。

气道吸引

虽然部分胎粪是在产前吸入的，但大部分 MAS 是在产后或者第二产程的最后几分钟吸入胎粪的。据报道，在非对照研究中有报道产时清除气道的胎粪能减少 MAS 的发病率[119,366,877]。然而，此后的几个研究提示，常规通过声带或气管内插管吸引的有效性未被证实，因为这种操作不仅不能减少 MAS 发病率，而且还增加了死亡率[266,267,570]。近期的随机性试验报道，讨论产时插管和气管吸引的必要性。在婴儿以肩部分娩之前，随机接受鼻或口咽吸引或不吸引，组间 MAS 发病率或其他主要转归没有显著性差异[898]。相似地，对有活力的婴儿，随机分为插管吸引或常规产房护理两组，在 MAS 发病率或其他呼吸系统并发症方面组间没有显著差异[953]。而且，4 个随机化试验，包括有活力的足月胎粪污染婴儿[384]，对其结果进行荟萃分析，出生时常规气管插管与常规包括口咽吸引在内的复苏相比，证实在死亡率、MAS 或 HIE 发病率方面，没有显著的优势。然而，转归的突发事件比率非常低，因此，难以对治疗效果做出可信的评估。不过，目前的资料表明，插管和吸引应该仅限于窘迫的新生儿，即心率小于 100 次 / 分、呼吸动作差和呼吸音微弱。有经验的儿科医生参加分娩尤为重要。出生后只要有可能，患儿应送往儿科医生处，儿科医生应温柔地置入喉镜，清除上呼吸道存在的任何胎粪污染物质。如果在声带下方未及胎粪，则不值得做任何操作[570]。如果看到了胎粪，需要直接气管吸引。小猫的研究证实，呼吸开始后数分钟，气管及主支气管分叉内的胎粪仍在原位，从该部位胎粪可以被吸入[702]。

IPPV

IPPV 复苏的适应证（见下文）不受胎粪存在的影响。同样重要的是，在应用 PPV 支持前应尽可能从气道清除胎粪。

新生儿胸部按压

不作为推荐，因为不能预防喘息，按压胸部实际上可刺激呼吸做功。

支气管灌洗

注入水或盐水到下呼吸道是有争议的；有报道指出：在这种操作后引起湿肺的增加[119]，反复支气管灌洗是有害的。然而，一旦 IPPV，盐水灌洗的同时气管吸引，可使气管阻力有 35%的改善[58]。

产后胃的抽吸

许多临床医生推测婴儿胃内也吞进了胎粪，胃内抽吸将避免呕吐或反流继发的胎粪吸入，因此常规对产时吸入胎粪的婴儿抽吸胃液。然而，喂养前常规洗胃，并不减少通过胎粪污染液体的婴儿的 MAS 发病率[652]。

临床体征

婴儿通常是足月或过熟的，指甲长，皮肤干，很快开始片状脱皮。皮肤、指甲、脐带常被染成黄绿色。除非继发感染，婴儿通常不会发热。外周水肿不是特征，如果存在，提示肾损伤、肾功能衰竭（第 36 章第 1 部分）或医源性容量超负荷。

呼吸

婴儿心动过速，可以超过 120 次 / 分，可见肋间和肋下凹陷、辅助呼吸肌运动和鼻孔张开。可以听到呼气咕噜声。气道的胎粪导致广泛传播的较紧的捻发音和偶然的干啰音、空气积蓄以及前后径增大而过度膨胀的胸廓。婴儿可持续有症状仅 24 小时或恢复前 7～10 天严重呼吸困难。需要机械通气的患者，呼吸系统疾病通常已中止，安静时呼吸加快，在出生后 14 天时，在室内空气中呼吸频率为 50～70 次 / 分。

心血管

心肌没有遭受窒息性损害时，MAS 没有特殊心血管体征。低血压提示心肌受损，充血性心力衰竭时有同样体征。无并发症的 MAS，心率大概在 110～125 次 / 分，血压保持在正常范围。如果发生 PPHN（见上文），S2 可为单音，可能有三尖瓣反流的杂音（见上文）。

腹部检查

肝脾常可触及，因为气体积蓄导致膈肌下移所致。严重的患儿，可能听不到肠鸣音，胎粪排出延迟。肾不能触及。严重神经系统问题和接受泮库溴铵治疗的婴儿，可能有尿潴留和膀胱扩张。

中枢神经系统

由于合并神经系统损伤的严重程度不同，婴儿可表现为正常或出生窘迫的任何神经学体征。范围从过度警觉的第 I 阶段 HIE 到第 III 阶段 HIE（见上文）的肌肉软弱、无反应、机械通气的婴儿。可发生抽搐。

鉴别诊断

继发于上消化道梗阻，明显污秽的液体可能由于呕出黄绿色胆汁[965]。排除同时存在的疾病则非常重要，尤其是感染和PPHN。

病理生理学

MAS婴儿呼吸衰竭和低氧可能由于“硬”肺、明显通气-血流失衡和肺动脉高压促发的肺外右向左分流。MAS婴儿顺应性和潮气量降低，气道阻力增加，但呼吸急促使分钟通气量达到正常的两倍[38]。疾病的早期，当气道内充满胎粪，出现明显的通气-血流异常，随着肺的恢复，逐渐减轻。存在PPHN的患者，PAP将比体循环高，伴随通过PDA和/或卵圆孔的右向左分流。

检查

血液学

血红蛋白正常，但有核红细胞[238]和白细胞[610,625]计数常升高。白细胞功能降低[148]。存在PPHN的胎粪吸入的新生儿[790]、机械通气患儿[37]或严重窒息继发DIC的婴儿可发生血小板减少（第30章）。

生化

MAS无特征性生化表现，如果并存的窒息严重，会出现ADH产生异常和低钠血症（第18章）。继发于急性小管坏死的肾功能衰竭可导致高钾血症和血尿素升高。也可发生低钙血症，如任何危重的新生儿一样（第35章第2部分）。

血气

低氧是常见的，但在有轻到中度疾病和有效呼吸泵（附录7）的成熟婴儿，通气不是一个问题，$PaCO_2$可以降低、正常或仅有轻度升高。$PaCO_2>8$ kPa（60mmHg）是不常见的，仅见于有严重肺疾病而最终需要机械通气的患者。

pH的改变最初反映了产时窒息引起的酸血症；成熟婴儿通常自发纠正酸血症，pH水平在7.10～7.15，碱不足值为10～15 mmol/L[839]。一两个小时后，持续酸中毒提示有潜在的问题，例如败血症、低血压和/或肾功能衰竭，应该寻找原因并处理。

尿液分析

除非并发肾功能衰竭，尿量通常正常（第20章）。许多MAS婴儿，虽然不是明显的肾功能衰竭，但尿β_2微球蛋白升高，提示有部分肾损坏[161]。由于通过肺上皮吸收了胎粪色素并排泄到尿液，尿液可以呈现绿棕色[212]。

心电图、超声心动图

无并发症的MAS，心电图和超声心动图是正常的。如果有严重的产时窒息，可以有心电图改变，提示心内膜下缺血，超声心动图可以显示心脏收缩力下降。存在PPHN的患儿，超声心动图提示在动脉导管水平和心房水平存在右向左分流，以及喷射性的三尖瓣反流，提示右心室压力升高。

胸部X线

最常见的早期改变是广泛斑片浸润，20%～30%的患者，有少量胸膜渗出。过度膨胀也是早期常见的表现。轻到中度的病例，这些改变在48小时内消散。严重病例，随着疾病的进展，到出生后72小时，无论是否机械通气，表现常常变为两肺野弥漫性和均匀的浑浊影，这是胎粪吸入后的刺激作用引起的肺炎和间质性水肿（图27.36）。这些改变在此后一周内可以逐渐消散，但在严重的病例，14天时X线检查仍不正常，虽然不常见，但也可以转为BPD。气漏，尤其是气胸和纵隔积气，在MAS也极为常见（见下文）。

微生物学

所有遭受MAS的婴儿在进入NICU后，应尽早地进行感染分析。由于在所有的患者均会使用抗生素，这是确定败血症存在的唯一方法（见下文），并且可提供重要的基本信息，在此基础上，才能确定进一步的

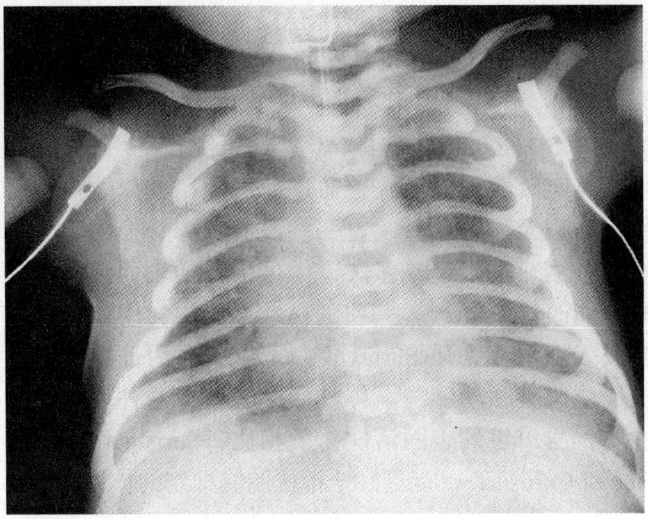

图27.36 胎粪吸入综合征时的严重的融合性肺炎。

抗生素治疗方案。

监测

对于 MAS 足月儿，往往容易忽视对他们的监测，因为尽管存在明显的呼吸急促和极为异常的胸部 X 线表现，但这些婴儿看起来常常面色红润，充满活力。应防止这种对 MAS 足月儿监测上的忽视，不仅因为在病变进一步发展前，早期探测到异常的血气、电解质紊乱或低血压非常重要，而且因为 MAS 婴儿由于存在张力性气胸，病情突然恶化的风险很大。

治疗

对 MAS 没有特殊治疗。治疗目标在于直到肺泡巨噬细胞清除异物和肺功能恢复正常前，对婴儿提供支持。

呼吸衰竭

在成熟婴儿呼吸泵的相对效力能够控制 $PaCO_2$，除非疾病严重或因为窒息的神经系统效应引起呼吸抑制。由于这些成熟的婴儿不容易遭受 ROP，首要的关注点在于防止低氧血症。

氧疗

MAS 的许多婴儿能够通过给予合适浓度的氧，最高达 80%～90%，置入温湿化的头罩中来治疗。在疾病的急性阶段，氧饱和度应该保持在 95%，或 PaO_2大于 10 kPa。许多轻度病例，全部所需的就是 40%或更低浓度的氧疗持续 24～48 小时，到出生后 48 小时，他们在空气中的 PaO_2 已经正常。

酸碱平衡

在严重病例，二氧化碳潴留仅仅是问题之一。7.5～8 kPa（55～60 mmHg）的 $PaCO_2$ 是可接受的，只要 pH 维持在 7.25 以上。如果 $PaCO_2$ 大于 8 kPa（60mmHg），尤其在疾病早期 PaO_2 小于 6 kPa(45mmHg)时，是插管和通气的适应证。

出生后检查的第一个血气可能显示明显的代谢性酸中毒。只要婴儿的其他方面平稳，PaO_2 和 $PaCO_2$ 正常，有排尿，10～15 的碱不足可以让其自行纠正（见上文）。但如果碱不足＞15 或 pH 低于 7.10，则需要纠正酸中毒。

对有 HIE 特征性表现的婴儿，需要更严格地控制血气（第 41 章第 4 部分）；预防低氧、高碳酸血症、酸血症的出现。相对于那些无并发性肺部疾病婴儿的保守的血气管理而言，HIE 患儿的插管和机械通气适应证应更早放宽。

CPAP

4～7cmH_2O 压力的 CPAP 可改善氧合，但增加了气胸的风险。而且，足月儿使用鼻管常常使患儿激惹、烦躁，同时 PaO_2 下降。

IPPV

MAS 婴儿机械通气非常困难；理论上，MAS 患者呼气时间延长和低水平的 PEEP 是有益的，PEEP 的提高可以改善氧合，但增加了气胸的风险，均需要应用神经肌肉阻滞剂。当血气开始改善，可以快速脱离通气。一旦婴儿在氧浓度 <50%～60%，峰压小于20cmH_2O，就停止应用神经肌肉阻滞剂。此时，我们倾向于将婴儿转为 PTV，通过减少峰压而脱离 IPPV，拔管婴儿迅

速进入氧罩治疗，无需 CPAP。

高频通气

据报道[199]，HFJV 与表面活性物质同时应用，能改善 MAS 的氧合。但回顾性研究报道，对 MAS 给予 HFJV 支持的婴儿，转归上无显著差异[51]。HFOV，尤其当与 NO 同时应用，能改善氧合以及 PPHN 和 MAS 婴儿的预后[515]。

ECMO

在一项随机性研究中，ECMO 对氧合指数＞40 的 MAS 婴儿，提高其存活率达 50%[891]。大约 94%的接受 ECMO 治疗的 MAS 婴儿存活；致残率或神经系统并发症的风险没有增加[892]。

液体通气

动物模型中液体通气的结果[317,678]提示，这对 MAS 婴儿来说，可能是一种有优势的呼吸支持方法。

肺血管扩张剂

治疗肺动脉高压的药物可能对 MAS 婴儿有效[279,333,514,850,879]。吸入 NO 改善氧合，减少对 ECMO 的需求[151,655]，但在上述研究中，对主要的预后没有显著差异。据报道，吸入 NO 能改善通气婴儿的氧合。这些婴儿无过度通气或碱中毒情况存在[379]。动物实验结果提示，磷酸二酯酶-5 抑制剂——西地那非，可能至少与 iNO 的效果相同[803]。

表面活性物质

外源性表面活性物质治疗已经有成功应用的先例[25,507]。在一项随机的前瞻性研究中，婴儿在出生后 6 小时内接受表面活性物质治疗，较少气漏，IPPV 和氧疗时间更短，ECMO 的需求更小[277]。对氧合作用的最大效应发生在三剂或更多剂以后，提示 MAS 中需要较大剂量。一旦 ECMO，表面活性物质加快了康复速度以及脱离 ECMO 的比率[581]。在一项随机性试验中[582]，多达四剂的表面活性物质减少了呼吸衰竭的足月儿对 ECMO 的需求，其中一半有 MAS；但在转归方面，没有显著性差异。两个随机化试验结果荟萃分析显示[277,582]，表面活性物质的应用降低了需要 ECMO 的风险（RR 0.64；95%CI 0.46，0.91），但不降低死亡率[832]。

表面活性物质灌洗，通过冲洗掉胎粪以及炎性产物[676]，以及稀释胎粪，是一种改善气体交换的十分有效的方法。据报道，多次、少量稀释的表面活性物质灌洗能改善氧合[538]。一项随机性试验中，用含蛋白的合成表面活性物质 Surfaxin（KL-4 表面活性物质）冲洗，能改善肺功能[955]。体外研究表明：这种表面活性物质，与市售的表面活性物质相比（Survanta、Alveofact 和 Curosurf），有更好地抵抗胎粪抑制的作用[417]。

抗生素

微生物以及液体和肺内潜在感染物质可使婴儿易于患肺炎，部分动物实验的资料支持以上观点[103,285,935]。不必做腰椎穿刺，做血培养后，诊断为 MAS 的新生儿应给予广谱抗生素，如青霉素和庆大霉素。当培养结果阴性或 7 天后，婴儿处于疾病的康复阶段，仅需要小于 30%～40%浓度的氧，此时可停用抗生素。

血容量和血压

MAS 婴儿分娩后即刻，贫血通常不是问题；但如果接下来 Hb 下降至小于 13g/dl 或 PCV 小于 40%，应给婴儿输血。对所有 MAS 新生儿，控制血压都是必要的，目标是保持血压在正常范围（附录 4）。低血压通常只是有严重产时窒息合并心肌损伤或应用血管扩张剂后婴儿的其中一个问题（第 19 章）。如果发生低血压，通常根据新生儿的心肌和肾功能采取扩容和 / 或正性药物治疗（见上文）。

物理治疗

轻到中度疾病、未机械通气且需要的吸入氧浓度小于 60%，这些新生儿很少需要胸部物理治疗。应用插管和肌松剂的严重患儿，胸部叩击和气管插管内吸引可能有效，但只有当吸出大量绿色物质时才能继续吸引，如果婴儿出现激惹、烦躁不安、低血压，则应中止。

类固醇

动物模型中，虽然类固醇减少 MAS 所致的呼吸症状，但死亡率更高[299]。在一项包含 35 个婴儿的随机化研究中[970]，出生后 6 小时类固醇治疗对于机械通气时间或生存率没有显著差异，类固醇治疗组撤机时间延长。随后的一个小试验[962]表明，主要转归（死亡率和 CLD）不受类固醇治疗的影响。最近的研究表明，对 MAS 和 PPHN[188]行机械通气的婴儿，类固醇治疗能更快地予以改善。需要进一步研究以确定类固醇对远期转归的影响。

水电解质平衡

无并发症的 MAS，这不是个问题，可以使用标准液体治疗，第一天以 40ml/(kg·24h) 开始，以后逐渐增加。当 MAS 合并严重的出生窒息，至少在尿量改善前，液体应限制在 40ml/(kg·24h)。最初给 10%葡萄糖，当 24～48 小时后才加入电解质。如果发生窒息，应仔细监测血糖水平，迅速治疗高血糖。

并发症

MAS 婴儿可能患 HIE（第 41 章第 4 部分）和肾功能衰竭（第 36 章第 1 部分）。需另行处理。

气胸、气漏

可发生纵隔积气、心包积气以及腹腔积气；大约 50%的通气的 MAS 婴儿存在不同程度的气漏，但 PIE 不常见，气胸可以是双侧和张力性的，通常导致婴儿情况迅速恶化。

持续性肺动脉高压

是严重 MAS 的常见并发症。在组织学和临床基础方面，它在胎儿病例尤其常见[956]。

支气管肺发育不良

是 MAS 的罕见并发症[619]，但可发生于长期高压 IPPV 之后存活的任何婴儿。

死亡率

死亡率为 4%～12%[154]。死亡多因呼吸衰竭、PPHN 或气漏[956]。但部分死于相关的严重窒息后神经系统或肾的后遗症。

致病率

神经学

合并 HIE 的婴儿出现神经系统后遗症(第 41 章第 4 部分)。

肺

MAS 有长期呼吸系统发病的倾向[592,862,978]。学龄期，虽然大部分存活的 MAS 新生儿完全无症状，但 30%～40%存在哮喘，只有不到一半的人肺功能测试完全正常[592,862]。其他的资料[529]也提示胎粪吸入易于增加支气管高反应性。Yuksel 等[978]证实：随访肺功能异常与 MAS 的严重性相关联。而且，曾患中到重度 MAS 的患者，6～9 岁时，可见残余的气道疾病的证据[169]。然而，12 个曾患轻度 MAS 的孩子，肺功能正常[848]。

羊水吸入

对死婴的死后尸检揭示：在宫内，胎儿可以吸入羊水，推测是宫内死亡前，“最后”喘息活动的后果[941]。在没有胎粪污染羊水时，羊水吸入的严重性，值得怀疑。但可以肯定的是，这是一种由于吸入非胎粪污染的羊水而引起的产后肺疾病[781]。

分娩时液体吸入

吸入血液可导致早发的呼吸窘迫和吸入综合征的放射学表现[339]。这可在剖宫产术或经阴道生产合并胎盘早期剥离时发生。

在水中分娩时，吸入“池中”液体也可导致呼吸困难（图 27.37）。

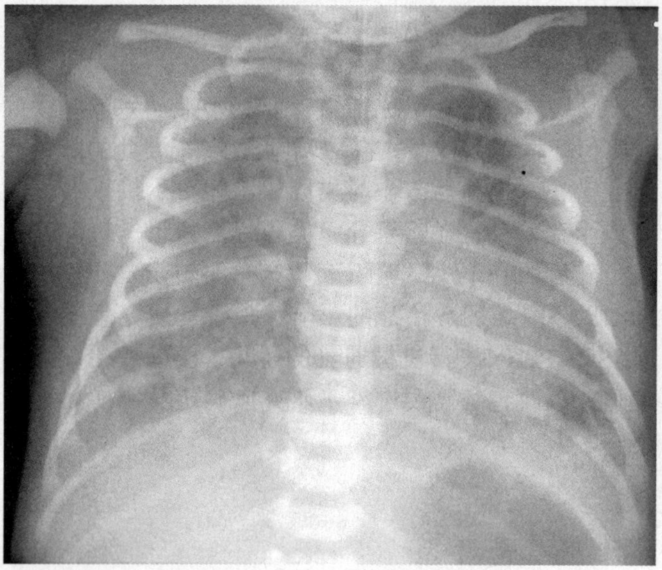

图27.37 水下分娩时吸入水池液体造成的双侧变化。

其他误吸综合征（表27.7）

在新生儿期，吸引不当、吞咽不协调和呼吸功能不良均可导致误吸。

表27.7 新生儿吸入综合征的类型

1. 吮吸/吞咽不协调
a. 早产
b. 继发于结构畸形或神经系统疾病
腭裂、Pierre–Robin 综合征
气管–食管瘘，喉裂
缺氧缺血性脑病
c. 吮吸不良的综合征，如 Prader–Willi 综合征
2. 引起胃–食管反流的综合征
a. 进行 IPPV 通气的婴儿——右上肺叶塌陷
b. Wilson–Mikity 综合征
c. 窒息发作
3. 严重的反流并吸入所喂食物

吞咽不协调

病理生理学

咽喉的生理结构能保护气道免于误吸[584]并有防御性反射。咽喉中的任何物质可刺激吞咽和反射性的屏气[949]。如果气道处于持续受威胁状态，将会激起附加的反射，包括呼吸暂停时间延长、气哽、喉痉挛及咳嗽[197,707]。与年长儿和成年人相比，新生儿气道缺少有效的防御机制。误吸过程中，足月新生儿会出现通气量[15]、PaO_2 以及心率降低[616]，进而部分出现呼吸暂停[378,459,617,845]。这可能由于呼吸 / 吞咽功能不协调或附加其他的因素如鼻咽反流合并腭功能不良[714]。

早产儿的问题更多，包括吮吸 / 吞咽的协调功能不成熟[808]，可能无法耐受经口喂养，并引起 GOR 高发生率[658]。如果合并脑损伤，吞咽的中枢控制则可能受损。早产儿可能与足月儿一样能保护气道，但频发的挑战意味着呼吸功能的完整性将最终被突破[459]，导致胃内容物吸入。即使避免肺内吸入的防御机制有效，仍能导致明显的症状，特别是呼吸暂停[613,658]。

新生儿镇静状态下（例如经胎盘途径镇静），或者合并 RDS 或 TTN 时呼吸急促，更易导致吮吸、吞咽和呼吸功能的不协调[876]。

其他引起足月儿和早产儿呼吸 / 吞咽不协调的常见原因有上呼吸道或胃肠道畸形、神经系统问题。生化问题如低血糖或低钠血症有时也会有相同影响。吞咽困难以及吮吸 / 吞咽不协调大多数原因极少，通常以原发性功能不全而不是吞咽困难来表现。

临床特征

足月儿吞咽 / 呼吸不协调最常见的临床表现是气哽、发音含糊、喂养时一过性呼吸暂停和发绀。之后并无症状。许多婴儿对喂养的反应接近正常[616]。比较严重的情况见于脑损伤或腭裂。在这些病例中，唾液甚至持续地积存在咽部，患儿表现为“黏液状”。更严重的情况，婴儿从口中流出唾液，当试图清理气道时，出现咳嗽和发音含糊，同时还可出现发绀和心动过缓[378,459]。分泌物持续滞留于咽喉，导致呼吸声音粗大和上呼吸道症状，可引起呼吸急促和三凹，听诊时，可听到广泛的管状呼吸音。患儿可由于喉部异物出现反射性的呼吸暂停[44]。

检查和鉴别诊断

通过病史和临床检查，就可能将婴儿区别开来，其究竟是由早产的一个或多个原因引起，还是由 GOR 或慢性神经性或结构性问题引起（表 27.8）。食管闭锁的临床表现为母亲羊水过多，婴儿出生后 2～3 小时内分泌物过多，以上证据提示食管闭锁。其他合并潜在 GOR 或喂养时可出现鼻咽部反流的婴儿，可出现继发反射性的呼吸暂停[714]。恰当的食管 pH 值[506,658]或对照研究，将证实这种异常的存在。

表27.8 新生儿吞咽困难（摘自Illingworth[455]）。

大型解剖缺损	
腭	腭裂、黏膜下裂
舌	巨舌症、囊肿、肿瘤、淋巴管瘤、舌上腭粘连
鼻	后鼻孔闭锁
下颌	小颌症、Pierre–Robin 综合征
颞下颌关节	关节强直（先天性或感染性），发育不良
咽	囊肿、憩室、肿瘤
喉	裂、囊肿
食管	闭锁、狭窄、短食管、食管蹼、憩室、重复畸形、肺芽、气管–食管瘘
胸	血管环
神经肌肉不协调	
成熟推迟	早产、正常的变异
脑瘫	所有类型
脑损害	窒息后、感染后（产前或产后）
颅神经核及其神经束的异常	延髓或延髓上瘫
	Moebius 综合征
	咽、环咽共济失调（特发性，继发于脑损害）
先天性喉喘鸣	
肌病	肌强直性营养不良，重症肌无力
任何原因引起的肌张力降低	脑损害、Werdnig–Hoffman 综合征
感染	破伤风、脊髓灰质炎、口炎、食管炎

治疗

如果进入新生儿监护室的足月儿没有临床异常表现（通常是这种病例），在仔细护理下，将继续母乳或人工喂养，如果仅有气哽存在，需进一步观察。低出生体重儿在恢复期，或合并已知的神经系统或结构问题，有必要停止 1～2 次喂养，而且在喂养前，放置经鼻胃管也是有必要的。

合并气管–食管瘘或喉裂的婴儿应尽早外科手术治疗（第 29 章第 4 部分）。合并腭缺损的如果置入腭假体，则症状将明显改善（第 29 章第 4 部分）。有 Pierre- Robin 综合征、喉软骨发育不良或其他外科问题的婴儿，不仅有舌 / 腭不协调，而且结构上存在误吸的易感性。如果不立即手术治疗，应仔细吸引并仔细护理气道。为了保护肺组织，偶尔还需要进行气管切开。

一小部分婴儿，有继发于 HIE 的神经系统受损或存在原发问题如营养不良，病程将更为延长。需要经常对口咽吸引，保持俯卧位或半俯卧位，通过重力引流保持口腔内液体排空。症状持续是预后不良的先兆，这类患者的最终表现是：尽管进行了吸引、体位以及护理治疗，仍可导致分泌物误吸，以致发展为吸入性肺炎。

胃–食管反流（第29章第3部分）

目前公认的是，新生儿胃–食管反流的发生率更高（见下文），可能合并食管裂孔疝。Newell 等[658]发现，体重小于 1.5 kg 的婴儿中大约有 85%发生，但是不像 Goodwin 等报道的[338]，IPPV 期间胃食管反流的发生率较低[659]。在许多未成熟儿出院时，GOR 仍然存在[613]，但比相同妊娠年龄（PCA）的足月儿发生的比例要少[469]。以上资料的临床关联性存在疑义。新生儿期当有明显的不能解释的、反复的呼吸问题存在时，尤其是治疗无效的反复的呼吸暂停[658]，病史提示反流或反复呕吐，或 X 线检查显示右上肺塌陷和实变，应该考虑 GOR 的可能。在气管支气管分泌物中找到充满脂肪的巨噬细胞，对于明确诊断有价值[661,670]，同时还可结合放射或反流液的 pH 值检查[443,658,680]。

治疗

如果反流引起呼吸暂停或反复肺疾病，提倡少量喂养或连续牛奶输入；鼻空肠喂养或黏稠物质的喂养也是值得推荐的[658]。使婴儿保持俯卧位，改善血气指标（附录 7），能够减少反流量[681]。存在食管炎时应加用制酸剂。因为有毒性作用和明显的效果不佳的报道，不再应用西沙必利。如果以上处理无效，部分临床医生会应用另一种激肽物质——多潘立酮。新生儿是否能从抗反流的药物治疗中得到益处目前值得商榷[443]，因此，如果GOR持续存在，推荐使用胃底折叠术。在我们的经验中，除了慢性严重的反流和CLD的婴儿，很少需要这样处理。

吸入性肺炎

在吮吸/吞咽不协调或以上描述的反流存在时，尤其是神经系统病变时，易引起吸入性肺炎。以上疾病可被反流的症状掩盖，也可继发于大量的反流和呕吐，而实际上消化道的疾病并不严重或处于恢复期。这些患儿常常为经胃管喂养，被呕吐症状掩盖，通常表现为呕吐、发绀、呼吸暂停、呻吟、心动过缓等。

预防

许多吸入性肺炎通过迅速地临床识别和恰当地对症处理（表27.7）而得到预防。需要密切关注喂养技术，包括：

- 未开奶的婴儿（除了营养喂养，第17章，第29章第3部分），如果存在呼吸衰竭，只有当病情稳定，肠鸣音恢复，胎粪排出后方可喂养。
- 早产儿、呼吸衰竭恢复期患儿、HIE患儿和器质性畸形的患儿，仔细应用试管喂养（第21章），随后，当患儿已经不存在生化或血液学问题，能耐受经鼻胃管喂养，无分泌物，对奶瓶和奶嘴有自发的吸吮活动，可过渡到奶瓶/母乳喂养。
- 每4～6小时将经鼻胃管吸引一次，即使是最小量的肠内喂养，确保胃不被奶液充盈，减少反流的威胁。
- 脱离呼吸机后避免肠内喂养（经导管或经口）至少12小时（本章第7部分）。

病理生理学

异物吸入气道会有三种影响：生理阻塞、生化刺激和引起感染。主要的问题在于吸入液体的刺激性。所有的液体包括水都是损伤性的，胃内容物因其酸性pH值尤甚[464]。出生后开始数天，新生儿胃pH可能是2.5，如果婴儿未经喂养[26]或仅喂养无缓冲性的液体，则pH值更低。吸入物质可阻塞气道，导致肺萎陷和/或实变，容易导致感染。

临床表现

在吮吸-吞咽不协调的婴儿，原发病的特征可存在（表27.8）。而且，如果这些婴儿上呼吸道存在长期的分泌物聚集，就会出现喘息性呼吸，由于气道被分泌物阻塞，常伴有呼吸窘迫。因此听诊时可以在胸部听到广泛的管状呼吸音。

大量反流或呕吐后激起呼吸暂停、发绀和心动过缓，但通常可以得到及时有效的处理（见下文），许多新生儿在10～15分钟后就没有任何异常体征。在这些婴儿以及更多有慢性问题的婴儿身上，临床特征提示吸入性肺炎急性起病，是呼吸窘迫的非特异性病变（第28章）。新生儿如果先前有肺部疾病，呼吸功能会更加恶化。听诊可以同时听到水泡音和干啰音。

检查

迅速恢复的婴儿在起病后15～30分钟内就恢复正常，没有呼吸受损的体征，但仍然建议行CXR。新出现的肺部实变，尤其位于右上肺叶，就提示有吸入性物质存在，也可出现非特异性的改变。无论是慢性疾病还是急性起病，如果婴儿出现呼吸系统的疾病，就应进行感染方面的检查（第40章第2部分）。所有婴儿均应检查血电解质、血糖和血钙，可与惊厥相鉴别。

治疗

呕吐

一经发现，即需对婴儿的口、鼻、喉部进行快速有效地吸引。如果婴儿逐渐出现发绀，应面罩给氧。大多数婴儿对以上处理有良好反应，除了继续评估外，无需进一步治疗。如果婴儿对以上处理没能快速反应，则需经喉镜对气道进行清理，在直视下清除吸入物质。如果呕吐严重，婴儿持续呼吸暂停，插管对于复苏工作而言是必要的。

一般处理

氧

充分给氧，保持PaO_2在正常范围。如果吸入严重或在小孕龄的早产儿合并有事先存在的肺疾病，误吸可激起呼吸暂停或导致严重肺炎，最后婴儿需要 IPPV 治疗。

物理治疗

如果误吸后，气道有大量分泌物，胸片提示存在部分肺实变，应每 4 小时进行一次物理治疗，以促使患区排出吸入物质。婴儿体位应有利于患侧肺叶的引流。

喂养

大多数婴儿，在误吸后 24～48 小时内暂停经口喂养的处理较为明智。早产新生儿，静脉内营养是必需的。足月儿，一旦呼吸急促得到控制，可以恢复经口喂养，除非是存在慢性肺疾病，则需要使用一段时间的经鼻胃管喂养。

抗生素

除非培养阴性，否则不能保证误吸不会引起继发感染。因此，应给予广谱抗生素，通常是氟氯西林和氨基糖苷类抗生素（第 40 章第 2 部分）。抗生素治疗应持续应用至少 5～7 天，对于 CXR 有显著改变或需要 IPPV 治疗的婴儿，直至临床明显改善、细菌培养转阴后方可停药。

吸入性肺炎的发病率和死亡率

完全取决于其基础病变，因为误吸本身引起肺部疾病的情况很少。对于严重出生窘迫后存在吮吸或吞咽持续困难或有先天性神经系统问题的婴儿来说，需在原发病的基础上判断预后。许多婴儿存在结构性的问题需要手术治疗，但喉气管-食管裂（第 29 章第 4 部分）和 Pierre-Robin 综合征（第 29 章第 4 部分、第 32 章）仍有较高的死亡率。对于未成熟儿的问题，结果是满意的，因为肺部疾病对以上治疗措施反应好，但部分婴儿可发展为 BPD，病程延长。

肺出血

因其表现为急性肺水肿伴红细胞漏出和毛细血管滤出液进入肺内的形式，也许用“出血性肺水肿”命名更为恰当[853]。通常机械通气的婴儿，从 ETT 可以吸出少许血性分泌物，这种情况需要与肺出血相鉴别。肺出血通常发生在体重小于 1.5 kg、合并 PDA 存在的婴儿[315]，同时在使用表面活性物质治疗。

发病率

出生体重低于 1.5 kg，用肺泡表面活性物质治疗的婴儿发生肺出血的比率，据报道为 11.9%[688]。

病因学

MPH 是新生儿肺水肿疾病的一种特殊表现。四种主要的原因[79]能增加肺间质液体的漏出（表 27.9），从而增加肺淋巴液的回流。虽然在间质水肿的早期，肺泡内也可渗出液体[825]，但肺水肿通常发生于肺间质液体增多时，此时由于肺泡上皮受损或间质液体张力增加而漏出，液体漏出到肺泡。最开始的表现是肺毛细血管压力增高，导致间质液增多，最终通过肺泡上皮细胞上的孔隙漏出到肺泡。起初这些孔隙的大小，既能够允许白蛋白这样分子量大小的物质通过，又能避免 IgG、IgM、纤维蛋白原和大多数红细胞的流失。随着病情的加重，内皮细胞和上皮细胞上的孔隙继续增大，更大分子量的物质也能漏出。大多数病例中，血液丢失量并不多，肺部液体的血细胞比容小于 10%。MPH 可继发于严重的生后窘迫、恒河猴溶血性疾病所致的婴儿水肿、左心衰竭、先天性心脏病、败血症、低温、体液超负荷、氧中毒以及凝血功能障碍。罹患 SGA 的婴儿更易出现肺出血[207]，并且独立于其他相关因素之外[281]。而且，严重 RDS 的新生儿，在高氧浓度进行 IPPV，且存在继发于来自 PDA 的大量肺血流所致的充血性心力衰竭，更易罹患 MPH[315]。早产儿，超声如果提示 PDA 左向右分流和高的肺血流量，那么 MPH 的发生率就比较高[264]。MPH 也可作为外源性表面活性物质替代治疗的并发症出现，也许是因为动脉氧分压增高引起肺血流量增加引起。使用人造表面活性物质 Exosurf（见上文）会增加 MPH 的发生率[575,902]。对 29 例临床结果进行荟萃分析[727]，论证了 MPH 的发生与外源性表面活性物质有关，而与内源性表面活性物质无关。在两篇综述中，对有关预防性和治疗性表面活性物质的应用能增加 MPH 的风险做出了论述。治疗性肺泡表面活性物质的应用对MPH没有有效的影响[833]，但预防性表面活性物质的应用增加了MPH的风险（RR 3.28；95%CI 1.5，9.2）[830]。MPH可见于DIC的婴儿，较少见于血小板减少症、出血性疾病以及血友病的新生儿。临床上，尽管MPH的表现恶化，但继发出现DIC的情况并不常见[162]。

病理学

肺组织的病理学改变与死亡发生的时间有关。出生后48小时内死亡时，间质出血比较常见；出生48小时后死亡或者曾用过表面活性物质治疗的病例[691]，肺泡内出血非常明显。肺组织固化，呈现深紫红色，放在水中会下沉，而且没有气体溢出。肺的压力/容量特性提示低顺应性，表面活性物质缺乏（见上文）。因为MPH常合并原发性RDS，所以透明膜病常常存在。RDS时，肺泡衬细胞会出现坏死。出血48小时后，尤其是曾用过数天IPPV，有高氧或高压存在，尸检改变与严重的CLD相同（本章第3部分）。

临床特征

MPH有两个显著的临床特征：病情突然恶化；气道中自发的、广泛的血性分泌物从ETT或口鼻腔溢出。患儿通常呈现低血压、面色苍白、肢体蜷曲、反应低下等表现。偶尔足月儿缺氧时会出现兴奋、烦躁、与呼吸机“对抗”等表现。偶见肺萎陷比明显的肺出血早出现一或两个小时，极少情况下患儿尽管有严重的出血性肺水肿，但临床表现轻微。

心脏

继发心力衰竭后，患儿的心率可超过160次/分，通常还可听到PDA的杂音[315]。心力衰竭的其他一些征象，包括肝脾大、奔马律也可能出现。外周水肿的存在提示心力衰竭、积水、低白蛋白血症或液体超负荷。由于血液和体液的丢失，心力衰竭、低氧血症、酸中毒常合并存在，因此几乎总是有低血压存在。

呼吸

患儿有呼吸暂停和发绀，胸部听诊有广泛的捻发音伴通气功能障碍。

鉴别诊断

ETT中出现的少量血液可能由局部损伤引起。少数婴儿在出血之前的1～2小时，临床上会出现无明显原因的病情恶化，一旦气道内出现大量的出血，就能够明确诊断。然而，仍然需要明确引起MPH的潜在原因，因其将影响进一步的治疗。

辅助检查

血液学

虽然水肿液的血细胞比容通常＜10%，仍有相当量的血液丢失，血红蛋白可降至10 g/dl甚至更低。MPH时白细胞没有特别的改变。Cole等[162]发现，出血前不一定有凝血功能紊乱存在，但之后出现DIC则很常见。

表27.9 新生儿肺水肿的原因（经许可摘自Bland[79]）。

肺微血管压升高	血管内胶体渗透压降低	淋巴引流减少	微血管通透性升高
心力衰竭	早产	PIE	败血症
低氧	水肿	肺纤维化	内毒素血症
输血	液体超负荷	CVP升高	栓子
静脉内有脂肪	低蛋白质血症		氧中毒
肺血流增多	肠内丢失		
肺异常增生	肾丢失		
	营养不良		

生化

早产患儿的表现与严重 RDS 的表现相同。尤其是低血糖、低钙血症、低白蛋白血症、肾功能衰竭应及早观察并处理。

胸部X线

罹患严重的 MPH 婴儿的 CXR 显示“白色的”肺野（图 27.38），仅仅可以看到支气管影像。该表现与严重表面活性物质缺乏难以区分，提示肺出血后肺泡表面活性物质的继发性缺乏。当 IPPV 时，这种改变可以更清楚，或合并 BPD。极少数情况下，可发现单一肺叶的出血影像，提示肺出血仅局限于肺的一叶。

细菌学

出血可继发败血症。因此，一旦出血，要尽早去除积血，避免感染发生。在婴幼儿，用穿刺针进行积血引流（第 45 章）。

血气

出血后，动脉血气指标迅速恶化。严重低氧，

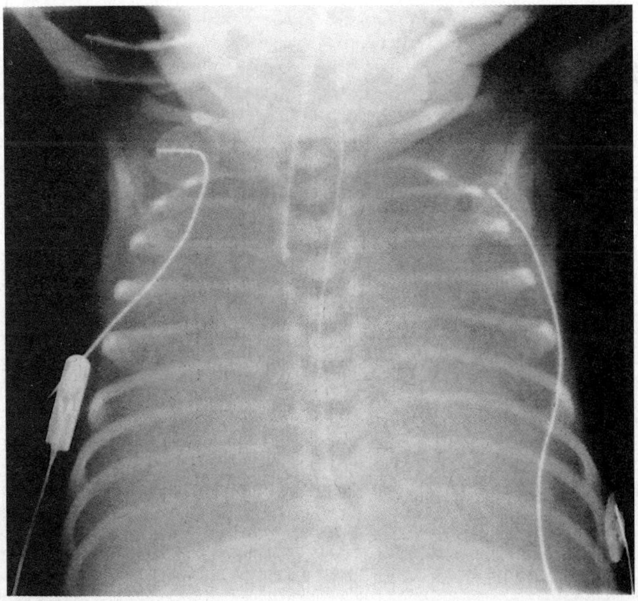

图27.38 大量肺出血的婴儿，肺内广泛性均匀的混浊影。（摘自Greenough et al[357]。）

$PaCO_2$ 升高到 10 kPa（75mmHg）或更高，常合并特征性的代谢性酸中毒，碱不足至少为 10mmol/L。呼吸及代谢混合型酸中毒可导致 pH 值为 7.10 或更低。

监测

早产儿易于罹患 ROP，血气应动态监测。应每天做凝结试验直至正常为止。每日行 CXR 检查，因为需要较高的通气压力，需要观察其潜在的并发症。

治疗

必须严密观测血压，可通过输血来维持血压，积极应用血管活性药物也很必要（见上文）。如果 IPPV 时，低氧及低血压纠正后，仍然存在严重酸中毒，则需要静脉应用碱性药物以纠正。潜在的紊乱也需要治疗。由贫血（如溶血性疾病）引起的心力衰竭，需要应用浓缩红细胞进行换血疗法，以使血红蛋白达到 13～14 g/dl。心肌缺氧性损害需要正性肌力治疗（见下文），败血症的治疗详见第 40 章第 2 部分。

肺水肿和心力衰竭的控制

体液平衡

液体入量应限制在 60～80 ml/(kg·24h)，合并 PDA 时尤其应该注意控制。可以通过输注血制品来维持血压，但主要通过血管活性药物的应用。

利尿

用于左心衰和肺水肿的患儿。一旦出现出血，立即应用呋塞米（速尿；1mg/kg），必要时可重复使用以治疗液体超负荷。

IPPV

MPH 的患儿均需气管插管和机械通气。患儿通常有严重的肺部疾患，PIP 应保持在 30 cmH_2O 以上。由于这个原因（见下文），患儿常常比较烦躁，应常规使用肌松剂和镇静剂直至出血得到控制。IPPV 期间，可给予较高的 PEEP（最高 6～7mmH_2O）。尽管在实验研究中，该举措并不能减少肺总水量，但能将水分重分

配到第三腔隙内，能改善氧合及通气-血流平衡。

表面活性物质

比较矛盾的是，尽管肺泡表面活性物质能够促使MPH的发生（第27章第5部分），一旦出血患儿IPPV治疗平稳后，单剂的肺泡表面活性物质能改善氧合[687]。

动脉导管未闭

发生MPH的早产儿，常合并PDA存在。预防性应用吲哚美辛（消炎痛）能减少并发症的发生[155]。当患儿危重时，吲哚美辛类药物则禁忌使用，但24～48小时后，当凝血障碍、低氧、酸碱紊乱得到纠正后，又可考虑使用该药。

物理治疗/吸引

出血后起初的数小时内，有大量的血性分泌物。由于气道血性凝块或分泌物很可能堵塞气道或ETT，需要经常吸引，个别病例甚至每10～15分钟就需要吸引一次。物理治疗并不一定有价值，而且由于新生儿一般比较脆弱，在疾病的早期不应常规使用，而应加强痰液稀释，以利其从ETT内吸出。

凝血性病变

DIC的特征性表现常常存在。一般不需输注血小板，输注FFP能够快速纠正凝血因子缺乏。当患儿应用IPPV度过最初24～48小时后，病情趋于稳定，酸碱紊乱得到纠正，败血症得到治疗（如果存在的话），此时凝血方面的问题常常能够缓解，不再需要进一步的凝血因子替代治疗。

抗生素

败血症是导致MPH的原因之一，因此进行病原培养后即应使用抗生素。如果患儿已经接受抗生素治疗，应选择抗菌谱能覆盖葡萄球菌和假单胞菌的广谱抗生素。

并发症

患儿易于罹患呼吸衰竭的所有并发症。高压通气容易引起气漏，BPD也是常见的并发症[688]。当突然肺萎陷时，易于遭受神经学损害和GMH/IVH（第41章第3部分）；在肺出血的婴儿中，脑出血的发病率可达两倍[281]。惊厥的发病率在肺出血的婴儿中也会增高[880]。

死亡率

许多年来，被认为是普遍的、致死性的情况[315]。在现代ICU中，生存率得到改善。但患儿病情更重，大多数为未成熟儿，其死亡率在38%左右[688]。

窒息性肺疾病/急性呼吸窘迫综合征

新生儿许多肺疾病是产时窒息的延续，包括胎粪吸入、持续肺动脉高压和MPH（见上文）。一旦临床疾病被排除，产时窒息或严重肺损伤可导致严重呼吸窘迫——急性呼吸窘迫综合征（ARDS）。

病因学

有许多原因，包括窒息、休克、败血症、MAS和DIC。

病理生理学

窒息损伤肺血管，使其漏出增加，加上窒息对心肌造成缺氧性损伤，引起心力衰竭并继发肺水肿[105,109,927]，可损害表面活性物质的功能。严重的代谢性酸中毒既可抑制心肌收缩性，又导致心力衰竭、肺水肿和呼吸急促[60,931]。如果蛋白液漏出到肺泡的量较大，可发生ARDS，上皮降解，表面活性物质抑制，间质细胞滤过，肺动脉高压，最后肺泡纤维化[763]。

代谢性酸中毒刺激通气增强[467]。在新生儿，化学感受器对pH值敏感[654,922]，呼吸增加更可能是由于外周化学感受器受到刺激引起[108]。

CNS的损伤通过两种机制刺激引起呼吸急促。首先，呼吸神经控制可能受损，导致过度通气。这在年长患者中已经比较明确[553]。有神经学损害的婴儿过度通气，$PaCO_2$ 水平在出生后数天处于 2.5～3.0 kPa（19～23mmHg）。其次，神经性肺水肿可以在颅内压（ICP）升高或脑损伤后发生。主要由于肺血管通透性增高导致间质性肺水肿、低氧和呼吸急促[163,614]。该机制可能在新生儿中活跃，例如，能够解释 GMH/IVH 后呼吸功能的突然恶化，但在产时窒息继发 HIE 或硬膜下出血的婴儿中也很重要。

由脐带阻塞引起的窒息可能在胎盘中有血液积蓄，导致胎儿贫血[804,908]。前置血管破裂引起的急性胎儿出血或严重的胎儿母体出血可导致婴儿出生后贫血、休克和酸中毒[732]。因恒河猴病或胎儿母体出血导致的胎儿慢性贫血也可引起出生后婴儿酸中毒、贫血和呼吸急促[704]。血液缓冲能力的降低，合并低的血红蛋白也可加强代谢性酸中毒对呼吸的刺激作用（见上文）。

临床特征

一些有产时窒息的婴儿出生后持续呼吸急促达 24～48 小时[871]，较少见到的是发生严重肺疾病——ARDS[265]。

ARDS 婴儿有严重低氧血症，足月儿在出生后 1～2 小时内，通常存在 100 次 / 分或更快的呼吸急促，而不是反应迟缓和呻吟，虽然一些婴儿的临床表现主要是窒息后的神经系统并发症，也可发生呼吸暂停[871]。婴儿可以有心动过速、低血压、奔马律、二尖瓣或三尖瓣关闭不全的收缩期杂音[105,282]。如果有严重的心肌损伤，可出现心力衰竭的其他体征，如啰音和肝大等表现[111]。

鉴别诊断

在新生儿排除产时窒息的诊断。CXR 排除气胸等并发症，在短暂的呼吸急促时没有特征性的“湿肺”影像。排除败血症总是必要的，因为 GBS 感染可与窒息相混淆[697]。

检查

应测定动脉血气；ARDS 婴儿存在严重低氧。通过代谢性酸中毒可刺激呼吸（碱不足＞20 mmol/L，pH 值相应低），肺水肿刺激肺感受器，损伤 CNS；$PaCO_2$ 通常小于 4 kPa（30 mmHg）。窒息后常见低血糖和 DIC（第 30 章），如果发现两者均需快速纠正。

CXR 非常重要，可以证实弥漫性肺渗出。在严重病例，出现严重 RDS 样“白肺”。

应该通过超声心动图获得心肌损伤的证据，评估心室功能，也应行 ECG 检查。如果存在心肌损害，应在推注液体时要更小心。在严重窒息时，ECG 可显示 ST 段压低改变和 T 波倒置[111,796]，但在较轻的窒息，仅出现 T 波低平[468]。心肌肌酸激酶同工酶水平可上升[722]。

监测

通过 UAC 监测血气和血压。患儿外周血管塌陷，不能临床评估氧合且动脉穿刺困难，需多次抽取血标本直至 pH 值恢复正常。

处理

应用表面活性物质可以改善 ARDS 的氧合。如果比 RDS 中应用得更早，剂量更大，可以获得满意的疗效[674]。成人和儿童 RDS，俯卧位能改善氧合[183]。

血气

应给予婴儿足够的温湿化氧，保持动脉氧分压在 8 kPa（60 mmHg）以上。与新生儿 RDS 相似（见上文），延长高压通气的时间是必要的[265]。应该使用高水平的 PEEP，以使 FRC 达到更理想的值。这将增高 MAP 水平，因而改善氧合。但过大的 PEEP，将导致肺泡过度膨胀而影响气血交换。高容量策略 HFO 也能改善氧合[327]，尤其在那些对 PEEP 增高有阳性反应的患儿（见下文）。HFJV 也有成功运用的例子[703]。对 ARDS 患者给予 NO 吸入可以改善氧合[216]。

代谢性酸中毒

足月新生儿可自行恢复，迅速从 pH 值 7.10～7.15、碱不足＞15mmol/L 的状态中恢复[192,839,864]。因此，如果 pH＞7.10，不需要对非并发症所致的代谢性酸中毒进行处理，但应在 30～60 分钟后进行动脉血气检查以确认患儿已自行纠正代谢性酸中毒。如果 pH 小于 7.10，或婴儿为心力衰竭所致酸中毒，则应使用标准公式将 pH 值纠正到 7.30～7.40（附录 8）。

低血压和心力衰竭

为严重窒息后两个最严重的并发症，可造成中枢神经系统、心肌（心内膜缺血）、肾（肾功能衰竭）和肠道（NEC）的继发性损伤。因此，应迅速纠正。对低血压的处理见下文。如果心肌受损，应密切关注液体平衡。通常，开始液量应控制在 40ml/(kg·24h)。如果存在心力衰竭，应给呋塞米（速尿）。IPPV 加 PEEP 有助于控制肺水肿。

贫血

在窒息性肺损伤，Hb＜13 g/dl (PCV＜40%)是输血的适应证。如果并存心肌窒息性损害，输血应慢，同时利尿。此时，如果 Hb＜8～9 g/dl，提高 Hb 水平的最安全方法是成分输血。

缺氧缺血性脑病

处理详见第 41 章第 4 部分。如果是严重 HIE，防止血气异常是很关键的（附录 7）。

抗生素

在取得合适的培养标本，包括血培养标本后，应使用广谱抗生素，通常是青霉素加氨基糖苷类（第 40 章第 2 部分），因为婴儿有肾功能衰竭的风险，应密切监测氨基糖苷类抗生素的浓度水平。

预后

ARDS 死亡率高[703]，尤其在有继发感染或对升高 PEEP 水平无反应的婴儿。气漏和感染常见于 ARDS 婴儿。

胸腔积液

孤立性

于新生儿期不常见，原发性胎儿液胸的发病率，估计为每 15 000 妊娠中有一例[578]。

病因学

产前胸腔积液常常合并染色体和先天性畸形的存在[662]。宫内（巨细胞病毒、弓形虫病、风疹以及腺病毒）、围生期（GBS 和葡萄球菌）和出生后（葡萄球菌）感染可导致胸腔积液。单独的胸腔积液常常是乳糜胸（见下文）。大约 9%的 MAS 婴儿存在胸腔积液，而 TTN、PPHN、心力衰竭和先天性肌强直性营养不良者较为少见。右侧膈疝可合并胸腔积液[938]。胸腔积液也可发生于 CDH 修补术后（本章第 6 部分）。创伤，例如 TPN 导管直接穿透上腔静脉到胸腔，也可导致胸腔积液[554]。当中央静脉导管移位到肺血管时也可出现单侧胸腔积液[599]。胸腔积液通常是全身水肿的局部表现，单纯的胸腔积液也可进展为全身水肿。

临床体征

合并大量积液的婴儿常常难以复苏，在产前，胸腔积液阻止了肺组织的正常发育。合并肺发育不良的基础病变的婴儿，肺血管床减小，婴儿易患 PPHN。检查可见，气管和纵隔移向对侧，同侧肺叩诊呈浊音，听诊呼吸音消失。少量积液可以无症状，偶尔由胸片诊断出来。

诊断

产前，胸腔积液可由超声检查发现，尤其是母亲有羊水过多的胎儿更应该考虑[708]。出生后，CXR 检查患部呈“白肺”（图 27.39 和 27.40），但如果胸腔积液量少，积液常常沉积于侧胸壁或膈面（图 27.41 和 27.42）。

鉴别诊断

出生时，大量积液的表现与先天性膈疝相似（本

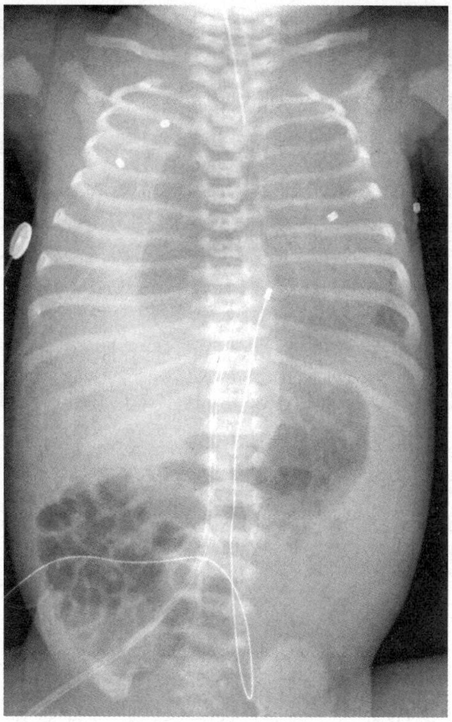

图27.39 胸部X线证实右侧胸腔积液。出生前，婴儿有水肿和双侧胸腔积液；双侧置入猪尾导管（右侧成功引流），并依然保留在原位，显示每一侧胸部有两个不透射线的点。

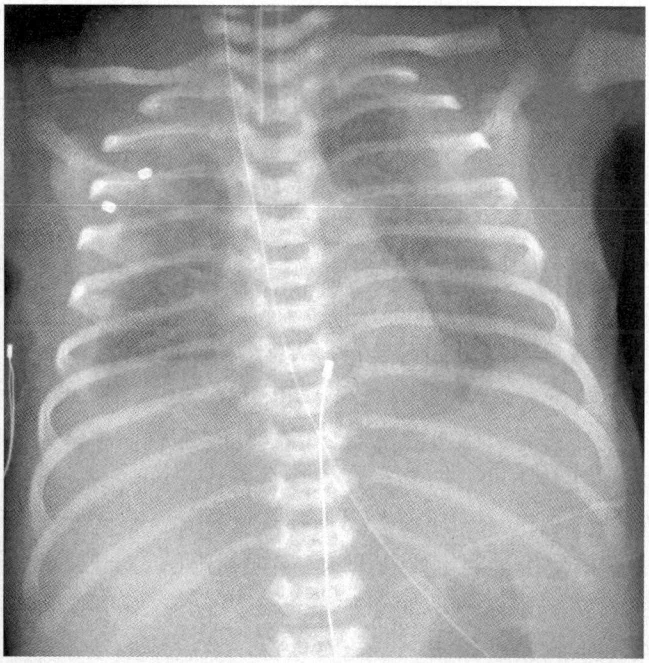

图27.40 双侧胸腔积液。注意右侧胸部有一根猪尾导管，是出生前放置的。

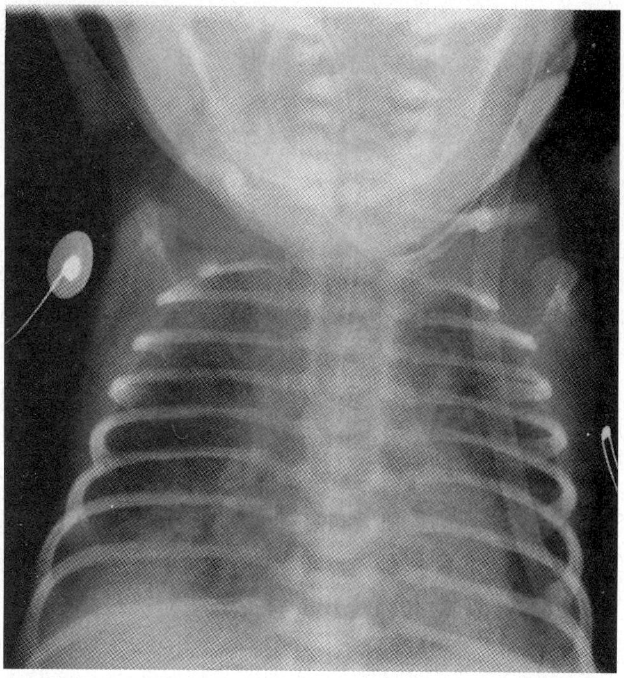

图27.41 少量胸腔积液。直立位胸部X线：注意右侧肋膈角消失。（摘自Greenough等[357]。）

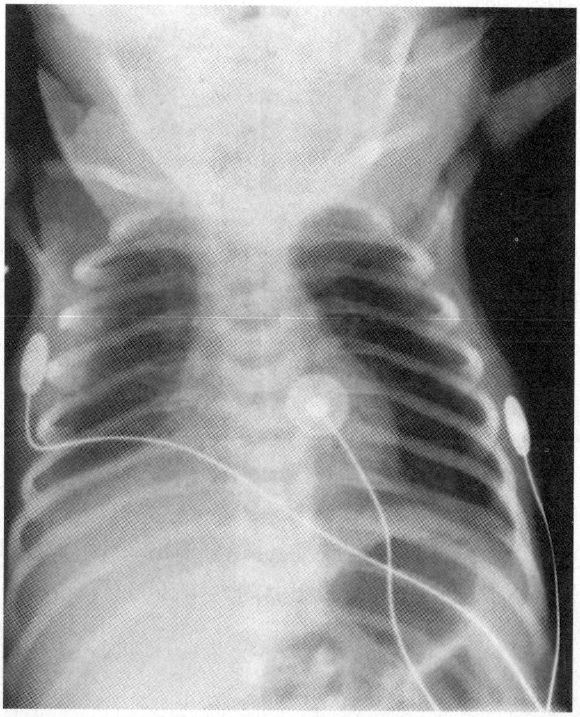

图27.42 少量胸腔积液。仰卧位X线显示一个液体的边缘。（摘自Greenough等[357]）

章第 6 部分)，但胸部听诊没有肠鸣音。腹腔脏器突出或肺不张的 CXR 表现较难鉴别。

治疗

产前，胸腔积液可经胸腔穿刺术[700]间断引流，或通过胸腔羊膜腔分流[87]持续引流。产前引流的适应证包括水肿进展和单侧积液导致纵隔移位。产时，大量胸腔积液的婴儿需要通过气管插管和正压通气积极复苏治疗[708]。可能需要胸腔穿刺术以便获得有效的通气，同时这一治疗策略也适用于出生后阶段。进行胸腔穿刺术时，患儿取健侧卧位，21G 蝶形针连于注射器，于第 5～6 肋间或 6～7 肋间进针。如果积液严重，针尖进入皮肤仅 0.5cm 即可引流出液体。抽出液应常规进行细胞学检查、生化检查以及微生物病原学检查。如果有感染存在，液体蛋白含量高，存在中性粒细胞，病原体可被分离出来。引流液需行细胞学检查，高淋巴细胞计数提示乳糜胸。胸引管引流时，应确保引流管的头端不要紧邻纵隔，避免增加膈神经受损的风险[946]。

预后

产前诊断为胸腔积液，尤其是孕 32 周前诊断出来的，死亡率高达 55%[382]。双侧胸腔积液常常合并肺发育不良。产后，积液持续 3 天以上者会增加慢性氧依赖的风险[576]。

乳糜胸

发生率

据报道，活产婴儿发生乳糜胸的比例约为 1/10000，而 NICU 中发生乳糜胸的比例约为 1/2000[900]。

病因学

乳糜胸可自然发生，也可由于先天性淋巴管异常引起，如 Turner 综合征或 Noonan 综合征，或先天性淋巴管扩张。后者可引起弥漫性的小叶间和胸膜下淋巴管扩张。第 5 胸椎上下，相当于胸导管水平的淋巴系统的先天性畸形，可导致右侧或左侧的乳糜胸[900]，可合并前肠畸形和小叶间积液。极少情况下，产时静脉压力增高，胸导管损伤而导致乳糜胸。但更常见的是，乳糜胸常常是某些心脏手术（如主动脉弓缩窄纠治或动脉导管未闭结扎术）或先天性后外侧膈疝修补术的并发症[624]。另一个原因是 TPN 患者进行上腔静脉(SVC) 插管后出现静脉梗阻而引起[17]。

临床体征

通常，乳糜胸导致积液，这是由于心脏和上腔静脉受压导致静脉回流受阻和 / 或蛋白丢失到胸膜腔引起。50%的病例中，乳糜胸第一周的表现与单纯胸腔积液的表现相同。病变在右侧较为典型。慢性乳糜胸可合并低血容量、低白蛋白血症、低钠血症以及体重降低。这类患者由于淋巴细胞和抗体丢失常有免疫力低下。

诊断

未进行喂养的婴儿，胸腔引流液清亮，呈黄色，包含大量的淋巴细胞（20～50 个 / 高倍视野)。脂蛋白电泳证实高三酰甘油和低胆固醇水平。一旦开始喂奶后，引流液变混浊，可见到中链三酰甘油 (MCT)。颜面部、颈部以及上肢肿胀的婴儿应怀疑乳糜胸合并 SCV 梗阻存在；超声检查有助于判断积液量以及胸腔引流管的位置。多普勒超声能判断 SCV 是否存在梗阻。

治疗

乳糜胸产前就需要引流（见上文)。产后，也需要胸腔引流以利于肺的膨开，修补缺损以防胸腔内液体的进一步形成。假若积液持续存在，需要持续引流，婴儿给予仅含 MCT 的奶粉。在肠道，长链脂肪酸变为三酰甘油后，漏出淋巴管，形成乳糜胸，而中链脂肪酸可以直接进入门静脉系统中。可以尝试 Pregestemil 奶粉和 Pepti-Junior 奶粉，但在乳糜胸消失后至少两周时间内使用半要素奶[90,401,723]。极少情况下，对于不敏感的病例应用 TPN。对于内科保守治疗无效的乳糜胸，可采取胸膜磨擦法、结扎胸导管以及胸膜固定术等积极方法治疗[19,723]。

预后

通常病情可以得到控制，但对于双侧乳糜胸的患者，据报道死亡率可达 60% [117]。

胸腔积血

病因学

由于引流气胸的胸引流管位置不当所致的肋间血管损伤是导致新生儿胸腔积血的常见原因，也可发生于胸部手术。较少见的原因包括：凝血功能异常[344]、羊膜腔穿刺术导致的胎儿胸部贯通伤[3]、PDA 自发性破裂以及动静脉畸形等。

诊断

CXR 提示“白肺”，放射性同位素肺扫描可以鉴别潜在的动静脉瘘。

治疗

紧急输血和凝血因子。如果大血管损伤应考虑手术治疗。

新生儿呼吸衰竭的处理

氧疗

供氧治疗

轻-中度呼吸系统疾病通常需要温湿化给氧，保持患儿 PaO_2 在 8～12 kPa（60～90 mmHg）（附录 7）。当头罩给 60%～80%浓度的氧，PaO_2 仍不能达到满意水平，或者刚能达到低限水平，但同时合并呼吸衰竭的其他表现，则应给予 CPAP 或 IPPV。应避免吸入氧浓度的突然改变，给氧的有机玻璃盒应罩住患儿的头部和肩部（头罩）。应在靠近婴儿嘴部附近监测氧浓度。这种治疗对于胎龄 30 周以上的 RDS 早产儿以及大部分 TTN 的患儿通常已经足够（见上文）。偶尔，成熟儿罹患 RDS，即使需要氧浓度达到 80%，时间 72 小时以上，也可通过头罩给氧，而不会出现呼吸衰竭的进展。

鼻导管给氧

对于需要长期氧疗的 BPD 患儿，鼻导管给氧能保证患儿一定程度的活动以及便于喂养。然而，这种方法较难评估氧浓度。可以将 8 号胃管插入鼻腔内 2～3cm 给氧。导管良好地固定于鼻孔很重要，可避免流量不稳、鼻导管移位以及导管插入过深而导致的胃破裂[144]。

经皮给氧

对于 VLBW 婴儿，氧可通过皮肤吸收，当婴儿置入 95% 浓度的氧时，PaO_2 平均可升高 1.2 kPa（9 mmHg）[121]。

氧中毒

氧能形成自由基如过氧化物（O_2^-）和羟基（OH^-）[499]，因此对组织有毒性。这些物质使新生儿处于复杂的生理及药理学应激状态中[780,824]。氧对肺组织的影响是复杂的。成年人即使暴露于纯氧中仅数小时，也可导致气管炎性病变，气道黏液速度降低。大约 16～24 小时后，胸部出现不适并咳嗽。24～48 小时后可发展为呼吸暂停[460]。在最初的 24 小时，蛋白质出现明显的肺泡-毛细血管漏出[204]。假如继续处于纯氧环境 3～4 天，动物将会出现致命性肺疾病表现，肺泡壁水肿，间质出血，肺不张[146]，II 型细胞增生[209]。氧暴露的早期即出现表面活性物质的耗竭，DPPC 和 PG[511]均明显降低，直至脱离纯氧环境[214,434]。暴露于纯氧环境的另一负性作用是肺泡洗脱作用，因为在肺泡中氧比氮气更易被肺毛细血管吸收，将导致肺不张。动物置于 80%的氧环境大于 3 天后，肺泡巨噬细胞功能显著下降[806]。

将存在肺疾病的新生儿肺置于纯氧环境中也会导致肺损害，可能因为氧自由基与肺细胞脂质的相互作用。然而，新生儿肺组织似乎比成年人更能耐受氧的毒性作用[146]。这种抵御可能依赖于组织中抗氧化酶如过氧化物歧化酶、过氧化氢酶和谷胱甘肽过氧化物酶的存在。成熟肺，出生后 II 型肺泡上皮细胞能迅速启动抗氧化酶[295,495]，同时内皮生长因子也激活[720]，但以上反应在未成熟肺中并不明显[296,496,579]。围生期用地塞米松治疗可提高成熟儿的抗氧化酶水平以及肺对高氧的耐受性[201,294]。早产动物，不会出现以上反应[496,835]。表面活性物质蛋白的应用可对抗氧毒性[444,706]。

尽管已明确纯氧对肺组织有不利影响，但低氧对人类新生儿的损伤并不清楚。成年人，低于60%的氧浓度很少出现损害，暴露于50%～90%的氧环境造成的损伤也是有限的[520]。成年兔子，暴露于60%的氧浓度3周可导致肺间质水肿，但增加了表面活性物质的产生[434]。老鼠置于60%的氧环境两周，可出现伴实质增厚的小肺[395]。新生狒狒的研究提示即使未使用IPPV，暴露于高氧环境中也是有损害的[214]。

有大型分流存在时（本章第1部分），不提倡对婴儿应用纯氧治疗。将氧浓度由90%调到100%，所引起的动脉氧分压的改变微乎其微，但氧的肺毒性以及氮气缺少引起的肺不张对机体的损害更大。

新生儿辅助通气

持续气道正压

CPAP是连续正压通气。CPAP的目的是保持气道和肺泡的开放，避免呼气时出现萎陷。CPAP的主要益处是稳定肋架，减少吸气时胸壁变形，继而增加膈肌的效应[799]。CPAP调整呼吸的频率，通常可通过刺激Hering-Breuer反射，引起呼吸频率降低，并使吸气时间延长，潮气量增加。FRC的增加与给予的压力成正比；但是，一些肺泡将会过度膨胀，引起动态顺应性降低[634]。如果用于实施CPAP的管道直径太小，呼吸功将会增加，这是由于需要更用力地克服管道的阻力[545]。

CPAP技术

CPAP起初是通过气管插管通气[367]，后来为了避免插管造成的损伤，出现了许多新的装置，包括Gregory头罩、面部密封罩以及负压罩等等。这些装置大多现已淘汰。目前，CPAP通过面罩或鼻导管给氧。面罩CPAP的并发症较高[365]，一般不推荐使用。面罩必须与患者面部紧贴以保持正压，避免漏气，因此会压迫患儿面部，而且，装置必须通过固定带紧紧缠绕于患者头的后部，使局部受压变形。在早期，有压迫性坏死甚至GMH/IVH或小脑出血的报道[689]。面罩CPAP时，经鼻胃管应用会破坏CPAP的气密性，但不置经鼻胃管可能导致腹胀。面罩的存在也使对患儿口鼻部的护理更加困难。可使用水封装置来进行CPAP[208]；如果气泡太强烈，婴儿的胸部可能会受到与使用HFOV期间类似频率的震动（见下文）。在准备拔管婴儿的一个小型随机化试验中，尽管在“气泡”CPAP过程中的每分钟流量显著降低，但是气体交换得以维持，提示胸部震动可能对气体交换有所影响。

CPAP通常通过一对管子插入鼻腔，或单根管子插入一侧鼻孔。头端由柔软的、直径3mm的气管插管修剪而成，插入鼻腔内1cm并连接于T型管回路，进而与标准新生儿呼吸机CPAP模式相连。呼吸机能进行相应的气体混合、压力调节和湿度调节。管道常规固定避免移位。另一可选择的装置，由Benveniste等[65]描述，该装置广泛地应用于北欧的RDS的CPAP研究中[462,478]。

CPAP的实施方法直接影响效果。例如，不同的CPAP装置对气体流量会产生不同的阻力，在头端较短的双孔CPAP装置中阻力最低。因此短的双孔头端管应用CPAP时，能比单孔或长管CPAP更好地避免再插管[210]。变流CPAP比恒流CPAP能产生更好的肺复苏[175]。变流CPAP时呼吸功也相对较低[686]。该优势可能由高速射流气体输送所致；然而，如果CPAP的压力超过6 cmH_2O时，用变流CPAP可以导致轻度肺疾病的婴儿肺过度膨胀。

CPAP设定

罹患急性RDS的成熟儿，未接受表面活性物质治疗，CPAP的压力为5～8 cmH_2O；然而，未成熟儿，在疾病的恢复期，超过2～3 cmH_2O，肺顺应性即不能承受从而导致肺过度膨胀，通气功能受损，CO_2滞留。根据血气分析调节CPAP的压力和吸入氧浓度。如果新生儿50%～60%的氧浓度仍不能获得满意的氧合，则需气管插管机械通气。

CPAP的危害

因为有发生装置头端损伤鼻腔或面部的情况[754]，尽管通过良好的护理可以使这种情况最小化，但这种损伤不可能完全避免。更严重的并发症是气胸和GMH/IVH。婴儿应用CPAP常有气漏现象发生[206,380]。在一项非随机研究中发现[601]，气胸的发生率在CPAP中比同步间歇强制通气（SIMV）中更高。在不能快速诊断、处理张力性气胸，并继而使用IPPV的医疗场所，应禁止使用经鼻CPAP。

临床研究

最初应用 CPAP 时，采用 50%～60%的氧浓度，保持患儿 PaO_2>8 kPa（60 mmHg）。后来，随着对 CPAP 的熟悉，此技术被更早地应用于 RDS 婴儿，应用不超过 35%～40%的氧浓度，保持可接受的 PaO_2。通过这样运用，改善血气指标，并更快地康复[11,49,92,247,367]。早期的随机对照研究表明：CPAP 的优势并不大[748]，且存在问题。前瞻性的研究表明：CPAP 用于治疗有轻度肺疾病的婴儿，治疗组的恢复较对照组更慢[396,402]。然而，比起早期气管插管和 IPPV，现在的许多中心更愿意早期应用 CPAP[28,330,462,478,571]。非随机性研究表明，应用 CPAP 能减少机械通气的需求及 BPD 的发生率。随机性试验表明，早期应用 CPAP 能减少机械通气的时间[873]，但是否会影响神经系统的并发症尚需研究[208]。如果早期应用 CPAP，婴儿需要短暂插管，以便表面活性物质的早期应用[913]，此治疗宜早不宜晚[912]。值得注意的是，应用 CPAP 应对气道特别关注和护理，需频繁进行气道分泌物吸引。选用大小合适的管道，保持新生儿颈部位于合适的体位[208]。

CPAP 常常用于 RDS 的恢复期，以度过拔管后的一段时间（本章第 7 部分）[233]。对复发性窒息发作，用 CPAP 无疑是非常有帮助的（本章第 4 部分）。CPAP 扩张了上呼吸道，因此对混合型及阻塞型窒息特别有效[311]。CPAP 有时对由 Pierre-Robin 综合征和先天性喉喘鸣引起的上呼吸道梗阻有效，此时首选鼻咽 CPAP，将鼻插管头端通过后鼻孔进入上咽部[404]。

鼻部进行的机械通气模式

有关经鼻部进行通气的经验，目前不多，也没有大型随机性研究表明这项技术是否对新生儿有长期的益处。鼻部插管进行 IPPV 似乎扩大了 CPAP 在早产儿呼吸暂停中的优势效应[555]。然而。个案报道 CPAP 可引起胃肠道胀气。两个小样本的研究表明：经鼻插管应用 SIMV 较 CPAP 呼吸衰竭[302]和再插管[43]的发生率更低。对于部分用 CPAP 后中度呼吸性酸中毒的婴儿应用 HFOV，能使二氧化碳水平降低[906]。

持续负压

在婴儿，将婴儿躯体放置于一个负压盒子内，婴儿的头可从盒子内伸出，盒子内可提供-4～-10 cmH_2O 的持续外部负压（CNEP）[776]。对于已经机械通气的患者，将气道峰压和呼气末正压减少到相应的负压水平。

早期的研究[685]表明 CNEP 能改善氧合，对严重的 RDS 有很好的效果。而且，使呼吸频率降低，改善硬肺婴儿的顺应性[312]。在一项随机试验中[775]，应用 CNEP（－4～－6 cmH_2O）可以使氧疗时间缩短（18.3 天相对 33.6 天），但增加死亡率和头颅超声异常。对 PPHN[813]、PIE[186]和 BPD[776]婴儿，CNEP 与间歇强制通气联合应用，能改善氧合。

早期的 CNEP 很难耐受，尤其对极低出生体重儿，因为不能保证婴儿的安全及低温。特别设计的颈部密闭系统[776]和温暖的环境，解决了上述问题。CNEP 能够使 CLD 婴儿功能受损的肺组织过度膨胀。由于技术上的挑战尚未解决，在英国，CNEP 没有得到广泛的应用。

间歇正压通气

适应证

有两个开始 IPPV 的绝对适应证：

- 突然呼吸暂停，心动过速，短期面罩给氧后氧合改善不满意。
- 紧急复苏后，在产房内不能有效建立自主通气（第 13 章第 1 部分）。

对婴儿来说，气管插管和 IPPV 的相对适应证是：有自主呼吸，但临床上或血气结果显示有呼吸衰竭的体征。该适应证随婴儿年龄、基础病种、呼吸衰竭的特征（以二氧化碳潴留、低氧血症或缺氧发作为主要表现）而有不同。

大多数呼吸衰竭的婴儿具备以上三者之一，需要不同的治疗策略：

- 胎龄<28 周，体重<1kg 的 VLBW 新生儿。这些婴儿从产房复苏开始便应用机械通气（第 13 章第 1 部分）。也可用于体重 1～1.5 kg，胎龄 28～32 周的新生儿。少部分出生后建立了规律的自主呼吸，但不久便出现 RDS 的征兆。为避免突然出现病情变化（见上文），同时方便给予表面活性物质治疗（见上文），一旦 CPAP 氧浓度超过 40%才能保证 PaO_2>7～8 kPa（52～60 mmHg）或 $PaCO_2$>6～6.5 kPa（45～50 mmHg），且 pH<7.25，这些情况下必须机械通气。

- 胎龄 32～35 周，体重 1.5～2.25 kg，容易罹患 RDS，经鼻 CPAP 对那些 $PaCO_2$＞6.5～7.0 kPa（50～52 mmHg），pH＞7.25，氧浓度不超过 60% 的婴儿能够有良好的支持效应，但临床观察如果 CPAP 对患儿不能产生较快的改善作用，则应进行通气治疗。
- 胎龄＞36～37 周，体重＞2.25～2.5 kg 的成熟儿，相对来说肋架较坚硬，呼吸肌发育较好，因此能够耐受呼吸肌用力做功和呼吸次数＞100～120 次/分达数天之久。患儿也不能很好耐受 CPAP，当 CPAP 装置接入后，出现烦吵、激惹，他们可以在 <80% 氧浓度的头罩中停留数天；仅仅在氧浓度 80%～90% 时，$PaCO_2$ 超过 8～9 kPa（60～67mmHg），PaO_2＜6 kPa（45mmHg），或进行性的代谢性酸中毒及低血压，且对提高吸入氧浓度、扩容、碱性药物输入治疗无反应时，才考虑气管插管及 IPPV 治疗。

其他需要在新生儿期进行 IPPV 的适应证包括：

- PPHN。对新生儿原发性 PPHN 或继发于轻度肺疾患的肺动脉高压，气管插管并控制 $PaCO_2$ 水平是有益的（见上文）。
- 严重的早发性败血症（第 40 章第 2 部分）。这类患者呼吸暂停和肺动脉高压的发生率在产后 6～12 小时内较高。
- MPH。
- 膈疝。出生后即应肌松并机械通气（本章第 6 部分）。
- HIE。虽然不再提倡为预防脑水肿而将 $PaCO_2$ 控制于 3.0～3.5 kPa（22～25 mmHg）之间（第 41 章第 4 部分），以保持通气增强，但通常患儿 $PaCO_2$ 不宜超过 6 kPa（45 mmHg）。通气时常需应用镇静药物。
- 呼吸暂停。因呼吸暂停进行复苏的小孕龄早产儿，如果未经甲基黄嘌呤或 CPAP 治疗，则需 IPPV（本章第 4 部分）

IPPV技术及通气设定

限压、控时通气

连续气流在一定时间内进入肺内使肺内达到预设压力。如果需要，呼气时呼吸机供给连续气流保持 PEEP。吸气时间内气体进入肺内；进入肺内的气体量由设定的峰压和气体流率决定。后者总是足够大，能确保在肺膨胀期间达到预设的压力。流量大时，肺膨胀速度快，很快达到峰压值，因此形成了相对性的方波吸入气流。当达到预定压力时，呼吸机的限压阀启动，气体不再进入气道。肺膨胀时间愈长，肺组织保持膨胀状态的时间愈长。设定的压力（依赖于肺的顺应性）越高，进入肺的气体量愈多。当然，对于顺应性差的肺，气体可由 ETT 周围漏出，上述关系受到一定的限制。

充气峰压　患儿启用 IPPV 时，应调整合适的峰压使胸壁活动充分而不过度，比较合适的量为 6 ml/kg[221]。设定的压力应保证可接受的血气。由于高压可导致气胸（见上文）或导致 BPD（本章第 3 部分），应尽可能使用低的峰压，保证大致正常的血气指标。通常，对于呼吸衰竭的婴儿最初的压力应为 16～18cmH_2O。在开始机械通气的 15 分钟，根据血气结果调节峰压值。通气不足可产生高 $PaCO_2$ 和低 PaO_2，换气过度可产生低 $PaCO_2$ 和高 PaO_2。

呼气末正压　在呼气时其作用相当于 CPAP，能保持气道开放。PEEP 在机械通气时几乎都能使用，除了严重的 PIE 或某些过度膨胀的病例，PEEP 均能保持肺泡表面活性物质[966]。如果应用 PEEP 水平过高，尤其是在呼气时间短的病例中，肺组织不能完全回缩。这导致过度膨胀，潮气量减少，损害气体交换功能，最后 $PaCO_2$ 升高[799]，PaO_2 降低。早期研究表明，大约 5 cmH_2O 水平的 PEEP，比起没有 PEEP 或更高水平的 PEEP 来，前者更能够改善氧合[414,622]；机制在于 MAP 的增高。更近的研究表明，罹患 RDS 或呼吸暂停的患儿，PEEP 水平不需超过 3 cmH_2O[274,347]。然而，对于经过表面活性物质治疗后的严重 RDS 患儿，增高 PEEP 到 5cmH_2O 能够有效增加肺的容量[189]。对于没有慢性肺疾病的婴儿，机械通气超过 1 周后，6 cmH_2O 的 PEEP 可能改善氧合[347]。

平均气道压力（MAP）　在 MAP 水平和氧合状态间有良好的相关性[91,414]。增加吸气时间、PEEP 水平或肺膨胀峰压，这三种方法均能提高 MAP 的水平，从而能使 PaO_2 得到改善。提高 PEEP 水平是增加肺容量进而改善氧合的最有效方法。气道压力的临界值取决于患儿的肺功能，如果 MAP 过高可以导致氧合功能受损。

MAP 水平可以通过不同的公式计算而来，这些公式假定方波膨胀压力，因此高估了 MAP。由于目前所有类型的呼吸机均能显示 MAP 水平，所以以上的计算不再必要。

通气频率　早先，罹患 RDS 的婴儿机械通气时，通气频率与其自主呼吸频率相匹配，大约 80～100 次/分，但这导致了较高的 BPD 的发生率[741]。继而有研究[89,414,738]显示如果应用 I:E 比为 1:2，通气频率为 30 次 / 分时的 PaO_2 高于通气频率为 80 次 / 分时。通气频率在 30 次 / 分时，当吸气时间大于呼气时间（即 I:E 比倒转），同时应用 5 cmH_2O 的 PEEP 时，可以得到更高的 PaO_2。这些资料限于严重的 RDS 新生儿。到 1970 年，对于各种肺疾病，机械通气时采用 20～40 次 / 分的频率，较长的吸气时间得到广泛应用，气胸及其他各种形式的气漏发生率为 35%～40%（见上文）。继而，人们又倾向高频。Heicher 等[407]发现，在婴儿中应用机械通气，频率 60 次 / 分，吸气时间 0.5 秒，与频率 30 次 / 分、吸气时间 1 秒相比，其吸气峰压更低，血气结果更好，气胸发生率更低。接着，Greenough 等[362]报道，RDS 患儿，保持相同的 MAP，频率 120 次 / 分较 30 次 / 分和 60 次 / 分的 PaO_2 更满意（图 27.43）。改善的原因在于新生儿的呼吸与呼吸机同步。增加呼吸频率到 75～100 次 / 分，大多数新生儿能诱导出同步呼吸[359,837]，因此获得了更好的血气[362]。但同步呼吸能否减少气胸的发生率尚需研究。肌松的患儿，需减低呼吸频率到 60 次 / 分或更低，来降低气体蓄积的可能性[425]。

吸气与呼气时间——吸呼比　20 世纪 70 年代，通常应用频率 20～40 次 / 分，吸呼比 2:1 甚至 3:1，以致吸气时间长达 1.5 秒。这增加了 MAP，改善了氧合，但延长了肺膨胀时间，吸呼比倒转，因此有较高的气胸发生率[721,866]。接着，RDS 婴儿机械通气时平均吸气和呼气时间推荐分别为 0.31 秒（标准差为 0.06 秒）和 0.42 秒（标准差为 0.13 秒）[838]，即吸呼比大约为 1:1.3。应用这样的比率以及与孕龄相称的呼吸频率[353]使许多 RDS 的婴儿呼吸与呼吸机同步，氧合得到改善。对罹患轻度肺疾患并进行了产前激素治疗和产后表面活性物质治疗的未成熟儿，也进行了类似的研究，但研究表明，最好应用生理比例的 I:E 比（即呼气时间相对吸气时间较长），频率与自主呼吸的频率相同。

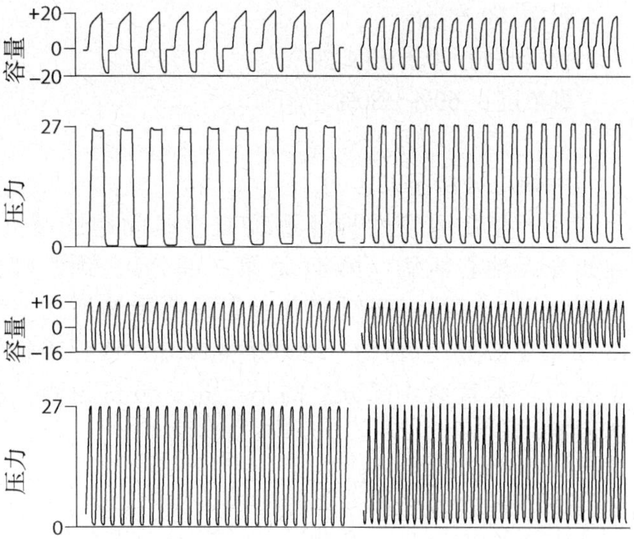

图27.43　气道压波形和送气量随频率增加而产生的变化。在四个记录波形中的每个中，上方的轨迹是容量轨迹（充气时上升，排气时降低），下方的轨迹是记录的气道压。使用Sechrist呼吸机：流量10/分；峰压30 cmH_2O；PEEP 3 cmH_2O；I:E为1:1。呼吸机频率为：右上侧，30次/分；左上侧，60次/分；右下侧，90次/分；左下侧，120次/分。

1:1 的吸呼比对出生一周以后的婴儿，能有最好的气体交换[131]。增高通气频率到 60 次 / 分以上，并无益处。

限压型呼吸机存在的问题

目前的各种呼吸机不能在高频（>80～100 次/分）以及短的膨胀时间内保持一定的潮气量。这是由于不能获得膨胀峰压，或不能保持正压平台和 / 或不慎产生 PEEP[221]。分钟潮气量和 MAP 的减少导致 PaO_2 降低，$PaCO_2$ 增高，可以通过增加潮气量和膨胀峰压而改善。

限压型呼吸机设定（表27.10）

肺部异常的婴儿

最初根据患儿皮肤颜色和胸部活动来设定呼吸机条件，只要胸壁动度充分，可一直使用最初设定的呼吸机条件，直到获得满意的血气结果（表 27.11）。

压力：16～18/3 cmH_2O

频率: 60 次/分

吸气时间：0.3～0.4 秒

氧浓度： 60%～80%

肺部正常的婴儿：

对于存在原发性神经系统或心肌问题的婴儿，例如先天性心肌病（第 41 章第 7 部分）、颈椎棘突骨折（第 14 章）、产时窒息引起的严重脑损伤（第 13 章第 1 部分）、药物（本章第 4 部分）或呼吸暂停复苏后（本章第 4 部分）的早产儿，最初的通气条件如下：

压力：15/3 cmH_2O

频率：20～30 次 / 分

吸气时间：0.35～0.40 秒

氧浓度： 21%～30%

表27.10 根据疾病对常规通气进行调整

呼吸性疾病	通气设定
RDS	低PEEP 频率60~80次/分
MAS	低PEEP 呼气时间长
肺发育不良	低PEEP
肺气漏	最低的PIP
肺出血	高PEEP
肺水肿	吸气时间长

表27.11 基于血气变化对呼吸机设置进行调整

低 PaO_2	高 $PaCO_2$	峰压升高，也将使平均气道压上升：自主呼吸的婴儿中，频率↑也可能有用
低 PaO_2	正常 $PaCO_2$	↑F_1O_2；↑MAP，但是维持 PIP（例如，↑PEEP 或↑T_1）
低 PaO_2	低 $PaCO_2$	考虑其他的诊断，例如，PPHN、败血症、换气过度。↑F_1O_2；↑MAP；使用血管扩张药。
正常 PaO_2	高 $PaCO_2$	↓PEEP，↑频率；保持 MAP 恒定。
正常 PaO_2	低 $PaCO_2$	↓频率：维持 MAP。
高 PaO_2	高 $PaCO_2$	罕见：检查机械问题，例如管路堵塞，↓PEEP，↓T_1：↑频率↓F_1O_2
高 PaO_2	正常 $PaCO_2$	↓MAP（通常↓PIP）：↓F_1O_2
高 PaO_2	低 $PaCO_2$	↓压力，↓频率，↓F_1O_2（见正文）
正常 PaO_2	正常 $PaCO_2$	固定参数！除非计划脱机。

容量设定，限时通气

相应的压力条件能提供一定的容量，因此呼吸机能够预设潮气量。潮气量取决于肺膨胀时间、流量、压力限制、患者的顺应性和阻力。

容量控制性通气（VCV）的随机研究表明，定容通气比定压通气有优势。定容通气较少发生低血压和严重的颅内出血[710]，通气时间也较短[816]。

定容通气的主要问题：不是所有的潮气量都到肺组织，当肺膨胀开始，压力上升，呼吸机管道和患儿体内的气体受到压缩。而且，如果不是带套囊的 ETT，有部分气体会从 ETT 周围漏出。结果，不能精确确定患儿需要的潮气量。

患者触发通气（PTV）

PTV 模式是患者吸气动作“触发”正压通气的方式。

辅助/控制和同步间歇强制通气

最初应用触发的通气模式是在 20 世纪 80 年代，为辅助 / 控制（A/C）或同步间歇正压通气（SIPPV），婴儿所有的呼吸均可触发呼吸机的正压通气和 SIMV，是由预设的 SIMV 频率决定能够触发的最大呼吸次数。

早期 A/C 或 SIMV 对传统呼吸机进行了改良。通过各种方法探测到患儿的呼吸活动，包括通过躯体动度感受器（Graseby 探头）探测腹部的起伏活动[621]、食管压力[350]、气流[361]、气道压[423]以及阻抗[915]。一旦其中的一项使呼吸机探测到呼吸活动时，吸气控制得到触发。这种附带触发装置的呼吸机比早期的装置功能更完善。触发装置的功能可通过自动触发的易感性、灵敏度（探测到的婴儿吸气动作的次数）和触发延迟或反应时间（探测器被激活和呼吸机使婴儿充气之间的延迟）来评估。如果环路中存在过多的冷凝液，就会进行自动触发，导致流量或压力的改变，如果 ETT 漏气明显，可由呼气流量探测到。有关触发装置的比较性研究较多，但主要都集中在成熟儿的 RDS 研究中。将不同呼吸机的不同触发系统进行比较，无法决定结果是由呼吸机的功能不同引起，或是由触发系统的不同引起，或者两者都有影响。应用单一的呼吸机类型能够进行气流触发或压力触发的比较，能够证实在小孕龄的未成熟儿，前者的优势较后者更为明显[226]。所有的触发系统，在小孕龄的未成熟儿中，触发效果都不是太满意。

A/C 或 SIMV 期间，非常重要的一点是限制呼吸机充气时间，否则，将延伸到患儿自主呼吸时相内，会导致不同步或者更为活跃的呼吸[423]。而且，延长充气时间，能通过刺激 Hering-Breuer 反射[893]而减少触发频率。然而，当充气时间过短（<0.2 秒），将导致呼吸机的送气量不足[223,275]。因此比较满意的充气时间，应该控制在 0.2～0.4 秒之间。

临床研究

一系列的生理学研究表明，A/C 或 SIMV，比起传统通气，人机不协调的发生率低[68]，能获得更高的潮气量及较满意的血气指标[153]，减少血压[446]和脑血流速度的波动[343]。这些研究还表明，触发通气方式能够减少 BPD 或严重 ICH 的发生率。然而，对 6 个随机化研究的荟萃分析[348]表明，A/C 或 SIMV 仅能使机械通气的时间缩短，但对于死亡率及 BPD、严重 ICH 和漏气的发生率等指标都是相似的 。虽然没有特别的不良反应报道[356]，但在大样本的研究中[50]，较大比例的婴儿死于他们应用的随机 A/C 模式，而且大部分应用 A/C 模式通气支持的未成熟儿发生了气漏。在这个研究中[50]，应用不同的呼吸机，会有不同的预后[223]；而且，对于小孕龄的未成熟儿而言，气流触发比气道压力触发更适合[226]，而后者占了 A/C 模式婴儿的大部分。不过，最近有证据表明，A/C 或 SIMV 并不推荐应用于 RDS 婴儿。然而，A/C 对于婴儿 RDS 的恢复是有用的，一项随机化试验显示能显著缩短撤离呼吸机的时间[127]。

没有研究随机比较 RDS 患者 A/C 和 SIMV 的不同，但 3 个随机化的试验显示 A/C 比 SIMV 在易于脱机方面更有效[128,130,228]。减少 SIMV 频率到 20 次 / 分，与 A/C 时减少肺膨胀峰压相比，撤机时间明显延长（见下文）。

压力支持通气

PSV 期间，患者的吸气动作触发了正压膨肺，自主吸气末膨肺终结。已证实 PSV[235]能减少人机不协调的次数。非常重要的是，判定这是否伴随气漏的低发生率。

容量保证（VG）

该模式下，充气峰压是伺服控制的，因此在触发通气时呼吸机送出预设容量的气体（A/C、SIMV、PSV）。当 VG 开始，在较低的 MAP 情况下就能获得充分的气体交换[138]，可能是由于婴儿可以获得更高的分钟通气量[416]。在撤机过程中应用 VG 似乎有更明显的优势。

比例辅助通气（PAV）

PAV 期间，呼吸机在每个呼吸周期中的压力是依赖于患者呼出的连续气流，进行伺服控制的，因此机械通气中患者控制了时间、深度以及气流。而且，可以应用负压呼吸机阻力和弹性（非负荷的）来减少呼吸时的阻力和弹力做功。临床医生设定呼吸机的减负荷水平，加强呼吸肌的效应。

PAV 期间，死腔过大可能导致婴儿通气不足或呼吸暂停。其他可能的不良反应包括：弹性和阻力减负过多，相应导致呼吸机共振和压力失控[788]。应避免在漏气明显的情况下使用 PAV，由于漏气与呼吸运动相似，因此导致呼吸机反复送气以达到压力上限。

临床研究

早产儿，PAV 与 A/C 或 IMV 比较，从短期的生理学研究而言[787]，能够在较低水平的 MAP 条件下达到足够的气体交换。在将来的研究中，比较重要的一点是明确 PAV 比起其他通气方式是否有远期的优势。

高频喷射通气

HFJV 是为在支气管镜检查时提供呼吸支持而发展出来的一种技术改良。频率在 60～600 次 / 分。HFJV 期间，高压气体送入一个小孔喷射管，喷射管顶端置入到 ETT 管道内，指向肺组织[306]。气体从小孔喷射管道喷入 ETT，进行被动呼吸。大多数研究中，呼吸频率在 100～200 次 / 分。在动物模型中[934]，相对窄幅的吸气和呼气时间证实能够提供良好的 HFJV。如果吸气时间缩短，那么较高的气道压力阶差对于维持稳定的潮气量是很有必要的，减少呼气时间到 170ms 以下，会出现气体蓄积。压力伺服控制型呼吸机压力波是方波，大多数喷射呼吸机为恒流时间转换呼吸机，压力波呈典型的三角形。Keszler 和 Durand[504]曾对喷射呼吸机进行了详细地阐述。在 HFJV，PEEP 增高到满意的肺容量，背景 IMV 频率为 2～5 次 / 分，用于在吸气时打开肺泡[504]。撤机时，保持肺容量也很重要，因此，当 HFO 时，吸入氧浓度的调低要先于 MAP 的调低。

临床研究

HFJV 在 RDS 婴儿中对常规呼吸模式反应不佳的情况下，作为一种救助模式以改善血氧张力[716]，在较低的肺充气压力下就能获得满意的血氧张力[115]。对于气漏的患儿也有较好的效果，尤其是支气管胸膜瘘[90,336]、PPHN[114]和膈疝[90]。然而部分随机化研究的结果并不一致。在一个 42 例婴儿的小样本研究中，HFJV 对于预后没有明显的改善效果[116]，而在另一个研究[257]中，虽然 PPHN 婴儿的氧合有所改善，但是 HFJV 并未能取得远期的益处。Keszler 等报道了两个阳性试验[503,505]：第一个试验[503]使用了 HFJV，使 PIE 迅速得到缓解，第二个试验[505]使得在 36 周孕龄时的 BPD 发病率降低，以及对家庭氧疗的需求降低。但是其他试验[954]，由于安全原因被终止，因为暴露于 HFJV 的婴儿与使用常规机械通气（CMV）的婴儿相反，其严重 ICH（41% 对 22%）和 PVL（31% 对 6%）的发生率高。尽管如此，三个试验的荟萃分析证实，使用 HFJV 使 BPD 显著减少，但是并无增加 PVL 的显著趋势[71]。

并发症

应用 HFJV 有较高的坏死性气管支气管炎的发生率[604]，由于气管腔内压力影响了黏膜及黏膜下层的血供，导致缺血性损害。HFJV 造成损害的范围从气道中度红斑到严重的坏死性气管支气管炎伴完全性气道梗阻[90]。高的平均压力和持续存在的腔内压是引起上述改变的重要因素[215]。并不是所有的研究都有较高的发生率，这也许是因为仔细的湿化[116]，但其他人报道 HFJV 比 IPPV[591,679]导致更多的气管损害，应用时间越长，发生坏死性气管支气管炎的可能性越大[90,292]。

高频气流中断

高频气流中断（HFFI）以高频输送小容量气体。一个高压气源与 CPAP 环路相连，该装置使用的频率可高达 20 Hz（1200 次 /分）。

临床研究

在 PIE 婴儿，使用 HFFI 可改善血气，胸片上 PIE 消散[300,320]。在随机性试验中，未见报道 HFFI 有远期的益处[178,693]。

并发症

与 HFOV 不同，无论 HFJV 还是 HFFI，都没有一个主动的呼气相，因此会出现气体积蓄，尤其当使用快频率时。HFFI 还可导致气管坏死。

高频振荡通气

HFOV 期间，可用频率在 180～3000 次/分（3～50 Hz）；然而，实际上常用的频率范围在 10～15 Hz。与其他形式的呼吸支持不同，呼气相与吸气相均支持；这意味着即使在非常快频率下也不易产生气体积蓄。HFOV 期间，一个容量发生器与 CPAP 环路共同与患者构成环路。发生器可以是活塞、风箱或由发生器驱动的扩音器和声频放大器。连续气流是必要的，可以给环路加入新鲜气流并带走呼出的气体。HFOV 也可以与常规通气同时使用[646]（图 27.44），但没有资料提示这样的方法有远期的益处。HFOV 也可以与真空吸引和高频振荡器相连[403]。

HFOV 期间，应避免两种容量策略：为避免气压伤害而采取的低流量策略，为改善肺泡膨胀提高氧合而采取的高容量策略。在动物模型中比较这两种策略，表明高容量策略对肺组织的损害较小[590]。HFOV 的容量传递与频率和振幅的平方的乘积成比例[823]。早期的研究表明 HFOV 提供的潮气交换比起死腔来小得多[306]。提示在常规通气过程中，由于这些操作的机械性质，引起发生额外的气体交换；这些包括对流的总气体流量、肺单位之间的连接混合（摆动呼吸）和气体弥散增加[136]。而最近的研究表明，婴儿震荡产生的潮气量与他们的解剖死腔大致相同[232]。

HFOV期间的处理

氧合受吸气氧浓度和 MAP 的影响，后者控制了肺容量。如果高容量策略应用于救援支持，那么婴儿应该接受 HFOV，其 MAP 要比 CMV 高 2 cmH_2O[129]。MPA 应逐渐增高以达到较好的氧合。严重呼吸衰竭的

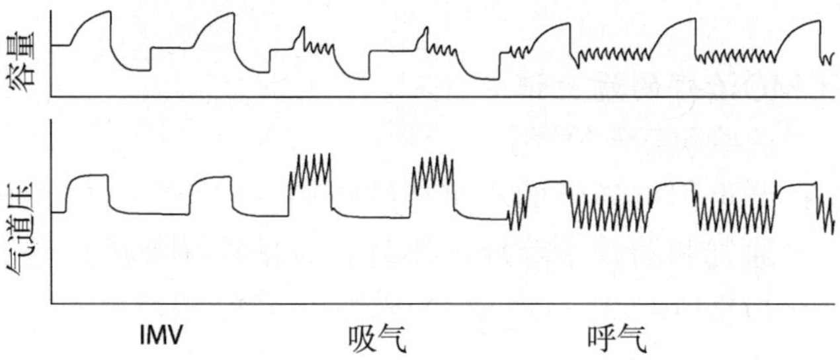

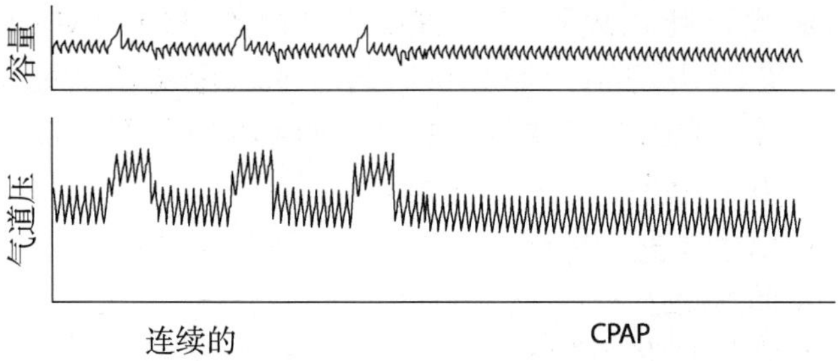

图27.44 高频振荡通气和常规通气。上方的轨迹证实了间歇强制通气（IMV），然后是IMV加一个在正压平台（吸气）上的振荡，在右边部分的轨迹是IMV加呼气压（呼气）的振荡。下方的两个轨迹证实了贯穿于通气周期中的振荡（连续的）和位于恒定的平均气道压顶点的振荡（CPAP）。（摘自Laubscher等[543]。）

婴儿进行常规通气，肺容量常常较低，因此HFOV时增加MAP到10 cmH_2O对于最大程度提高氧合非常必要的[222]。MAP的最佳水平及其改变对于改善氧合是的效果取决于婴儿肺疾病的严重程度和肺容量。过高的MAP将导致肺的过度充气以及血气的恶化。因此应逐步分阶段增加MAP，每个阶段留下充足的时间来保持肺容量平衡，通常这个时间为10分钟，有时可能长达20分钟[872]。连续氧合监测是必要的。肺不张的婴儿当MAP增加时氧合会得到改善。当监测结果显示进一步的MAP改变不再引起氧合的改变，就不需增加MAP了，以使过度膨胀的可能减到最小。

二氧化碳的改变依赖于容量的变化，受振荡幅度的影响，同时也受频率和吸呼比的影响。进行HFOV时，当胸壁波动明显时，振幅就不需继续增加，以后当需要纠正低或高碳酸血症时才需进一步调整。如果振荡器能够提供恒定气流，RDS呼吸系统共振频率（12～24 Hz，720～1440次/分）的振荡能够提高婴儿的容量输送[439]。合并RDS早产儿，在疾病的早期阶段，尽管静态顺应性有了较大的变化[551]，但其共振频率仍非常恒定。不幸的是，以上情况并不适用于大多数可以商业购买的振荡器，随着频率的增加，性能会有一定的下降[543]。因此，应用这样的振荡器，将频率从10Hz调到15Hz对于二氧化碳的改变非常小[132]。将频率减小到10 Hz以下时，尤其是应用Sensor Medics振荡器，会导致潮气量显著增加[543]，有效改善成熟儿严重呼吸衰竭时二氧化碳潴留。将吸呼比从1∶2增加到1∶1也能增加Sensor Medics振荡器的送气量，继而排出二氧化碳[234]，同时不增加呼吸衰竭时患儿的气体蓄积[9]。

在动物试验中HFOV能抑制自主呼吸，这可能由于血气张力的改变，也可能与刺激肺的化学感受器有关；比起静态肺膨胀状态，在HFOV期间，迷走神经纤维持续受到的刺激达到较大的程度[605]。然而在人类，自主呼吸常常处于减弱而不是抑制状态[133]；也不因有效的呼吸支持而受到干扰[133,419]。因此，在婴儿HFOV支持期间，我们不主张常规应用神经肌肉阻滞剂。

对于进行高容量HFOV策略处理的婴幼儿，早期应用表面活性物质的预后比起择期、推迟应用的效果要好[712]。在包括43例婴儿的随机化研究中发现，早期应用表面活性物质的婴儿比起推迟应用者来说，在36周PCA死亡或进一步氧疗的比例（29%对64%），以及ICH的比例（43%对82%）均明显要小[712]。

临床研究

先前有许多报道称，在合并严重RDS[134]、肺发育不良、肺炎、PPHN[94]、PIE[149]和膈疝[483]的婴幼儿应用HFOV[611]有益。应用HFOV能够维持较好的血气张力，而保持较低的MAP并缓解PIE[149]，如果应用选择性插管，HFOV还能针对性地对患侧肺进行治疗[737]。如果采取低容量策略[525]，应用HFOV能够使严重的小叶气肿消散。然而HFOV并不是对所有婴儿都适用的一种成功的复苏呼吸支持方式。应用6小时后，氧合仍未改善，提示患儿死亡[134,692]或留下残疾[141]的可能性较大。

有两个关于严重呼吸衰竭婴儿HFOV的随机性研究。在足月儿[150]，HFOV是比CMV更为有效的复苏支持模式。但两组间，对ECMO的需求或对机械通气的时间或氧依赖方面，没有明显差异。在早产儿[420]，应用HFOV能显著降低气漏的发生（RR 0.73，95% CI 0.55～0.96），但ICH明显增加（RR 1.77，95% CI 1.06～2.96）。

目前至少有十个随机化预防性试验，在出生后

24 小时，婴儿随机性接受 HFOV 或 CMV 治疗。试验根据是否有产前激素治疗、产后表面活性物质治疗、振荡通气类型或常规通气方式等等而有不同。这些试验的荟萃分析结果表明[411]：HFOV 对于死亡率没有明显的影响，但对于足月活产儿来说，能中度减少 BPD 的发生[即需要治疗的数量（NNT）为 17 例]。

并发症

最初的前瞻性随机试验中[419]，对由 RDS、肺炎或 PPHN 等引起呼吸衰竭，出生体重在 750～2000 g 的婴儿，预防性用 HFOV，可显著增加 GMH-IVH 的发生。然而，该试验由于采用低容量策略而受到质疑。最近的研究结果表明[638]，即使采用高容量策略，仍然有增加严重 ICH 发生率的趋势，尽管两组在对宫内相关高血压进行差异校正后，这种趋势没有达到统计学意义。十个预防性的研究结果的荟萃分析[411]表明，HFOV 对于短期神经系统异常没有显著影响，也没有发现 ICH 或 PVL 的显著增多[473]。

应用 HFOV 期间，二氧化碳排出的效果明显。可能会发生二氧化碳张力快速、大幅的改变，同时脑血流速度也发生改变[489]。一项病例对照研究[224]显示，复苏 HFOV 后 2 年神经发育受损。这种并发症在孕龄小的未成熟儿中更为常见，也不能通过他们最初对 HFOV 的反应而做出预测。

体外膜式氧合(ECMO)

ECMO 是心肺转流的一种方式，为单纯呼吸机治疗无效的呼吸衰竭，提供了一种改善气血交换的方法，给病肺提供康复的机会。ECMO 可以为新生儿发生的 RDS、MAS、败血症、原发性 PPHN、先天性心脏病和膈疝提供呼吸支持。对足月儿提供这样一种新的呼吸支持的方法，与婴儿进行 ECMO 治疗数量的减少有关[422]。现在较大比例的足月儿在接受 ECMO 治疗之前常常先接受 HFOV、iNO 和 / 或表面活性物质治疗。然而对于严重的 MAS 婴儿延迟应用 ECMO，在 ECMO 后的机械通气时间更长，死亡率更高[329]。对 MAS 婴儿延迟进行 ECMO 治疗，会导致极低的生存率[923]。提倡早期与 ECMO 中心进行讨论，确保合适的 ECMO 治疗时机，ECMO 应当作为严重 MAS 常规治疗的延伸，而不是最后迫不得已的手段[203]。

ECMO治疗的适应证

这些包括[22,45,56,574]：

- 严重但可逆转的心脏或肺疾病，对于适合的机械通气和药物治疗反应不佳；应排除呼吸机诱导的损伤或 CLD，患儿接受积极的 IPPV 治疗时间小于 10 天；
- 预计死亡风险超过 80%；氧指数（OI，MAP× F_1O_2/ 导管后 PaO_2×100）超过 40，经验认为死亡率＞90%，但在英国的 ECMO 研究中[891,892]，OI＞40 的患儿，死亡率约为 41%；
- 出生体重＞2kg；
- 胎龄超过 34 周；
- 无凝血功能障碍；
- 无导致脑损伤的围生期缺氧缺血病史；
- 无染色体或影响生活质量的先天畸形。

技术

ECMO 的插管可选择静脉–动脉（VA）或者静脉–静脉（VV）[21]。静脉血通常从右侧颈静脉引出；经过膜肺进行氧合并排出二氧化碳后，氧合血重新输注到患者体内。静脉–动脉转流采用右颈总动脉和右颈内静脉。大约 80%的患者可以通过这种方式建立心肺转流，呼吸支持的水平下降，并且能够限制进一步的气压伤。在静脉–静脉循环，氧合血由右侧股静脉或脐静脉回流，而颈动脉未使用。VV ECMO 也能通过双腔导管进行。VV ECMO 的一个缺点是未获得心肺转流，因此要求患者有良好的心肌功能。在 VA 和 VV ECMO 之间还没有针锋相对的比较性试验，但是 ELSO 登记处的资料表明：VV ECMO 的死亡率可能相对较低（8.5% vs 16.2%）[319]。

体外循环流量大约 100～120 ml/（kg·min），可以提供完全的呼吸支持[45,574]。VA ECMO 期间，为了让肺休息，吸入氧浓度在 21%～40%，通气频率为 10～20 次/分，压力为 16～20 cmH_2O。无论是 VA ECMO 还是 VV ECMO，静脉血均泵至氧合器，该氧合器的气、血之间通过半透膜分隔开，氧的弥散和二氧化碳的排出都通过这层膜进行。氧的输送由膜表面积、泵流量和静脉血氧饱和度控制。二氧化碳的排出通过流量来调整。婴儿肝素化后，全血活化凝血时间（ACT）达到正常值（ACT 约 160～200 秒）的 2～3 倍。如果必要，可以通过输注盐水洗涤的、浓缩红细胞和血小板保持血细胞比容和血小板计数的稳定。

当患者的情况开始稳定，指标上表现为氧合改善，ECMO 循环的流量可以逐渐降到 50ml/min。当 ECMO 以最小的流量运行 4～5 小时后，生命体征稳定，尿量充足，动脉血气在可接受范围，则可以钳夹插管，脱离 ECMO，如果必要，也可重新开始 ECMO。

结果

一项最初的随机性对照研究[46]是通过一种称为“play the winner”的统计方法分析出来的。虽然在那个研究中，应用 ECMO 明显改善了生存率，但入选此项研究的 12 个患儿仅有 1 例随机分配到常规治疗。当 10 例常规治疗的患者有 4 例死亡后，而 9 例 ECMO 治疗的患者无 1 例死亡（p=0.054），O'Rourke 等[682]放弃了对这些患者进行的前瞻性试验。多中心包括 185 例婴儿的英国试验证实：比起 CMV，ECMO 能将 PPHN 或 MAS 婴儿的死亡率下降 50% [891]。

ELSO 登记处的资料表明，超过 18 000 例新生儿接受过 ECMO，呼吸功能紊乱的婴儿的存活率为 86%，心脏功能紊乱的婴儿的存活率为 56%。合并 MAS 的婴儿存活率最高（90%），CDH 婴儿的存活率仅有 50%，CLD 婴儿的存活率为 76% [418]（表 27.12）。

并发症

局部血管并发症包括出血、血栓形成以及伤口愈合问题等。婴儿可能由于血液成分消耗于氧合器的膜表面，而出现贫血和血小板减少。约有高达 20%的患者遭遇机械问题。

后遗症

患儿接受 ECMO 之前病情危重，或者原发病易于出现慢性病残率，这种情况出现时对于各种随访研究的结果应该进行仔细地解释。对进入英国多中心随机性试验的婴儿进行 1 年的随访，结果表明并没有出现致残率增高的情况。四个存活者中有 1 例在 4 岁时出现损害性变化伴或不伴残疾；ECMO 组有更高的存活率[63]。

有少数关于 ECMO 存活者长期呼吸状况的研究见诸报道。Short 等[810]发现 15%的支气管肺发育不良，危险因素为培养证实的链球菌败血症和延迟应用（7～8 天日龄）ECMO。BPD 的其他危险因素为肺发育不良和对 HFOV 治疗无反应性[789]。对婴儿非随机化比较提示，如果疾病严重程度相似，与采用 ECMO 支持的患者相比，采用常规治疗的患者有较高的 BPD 的发生率[924]。对英国的随机试验中的 77 例婴儿在 1 年时进行检查，证实 ECMO 治疗的患者，肺功能更好一些，有较高的呼吸传导性和 V_{max} FRC[53]。

表 27.12 向ELSO登记处报告的最先的7647例婴儿与疾病相关的存活率（根据许可摘自Kanto[479]的文献）

诊断	存活率
胎粪吸入综合征	93
严重的呼吸窘迫综合征	83
新生儿持续性肺动脉高压	83
败血症	77
先天性膈疝	59

液体通气

液体通气[147]用全氟化碳（PFC）来进行，其表面张力低（约为水的 25%），呼吸气体（尤其是氧）的可溶性高。PFC 是碳和氟的合成物，能够使药理学和化学性发生极强的惰性变，而且，具有不透射线的特征。

可以是全液体通气（TLV），在通过环路充满肺组织和到达功能残气量之前，PFC 已经预先氧合并加温[426]。继而由于 PFC 的黏度，PFC 以相对慢流和相对高的潮气量朝前后移动[426]。TLV 比起目前临床常用的通气方式，需要不同的环路。部分液体通气（PLV）或合氟化碳相关性气体交换（perfluorocarbon-associated gas exchange，PAGE）已经用于对患者进行支持。PLV 期间，PFC 也将充盈肺组织直至 FRC，但患者那时气体通气处于“到顶”状态。如果没有更多追加的 PFC，那么肺组织内的 PFC 会单纯蒸发掉。整个 PLV 期间，通常小于 7 天，PFC 一般由气管插管的某一侧口加入，以便使液面保持可见状态[428,546]。

在动物模型中证实，液体通气比起气体通气而言，能减少通气–灌注失匹配，改善顺应性和氧合状态[888]。而且，这似乎是损害作用较小的一种呼吸支持形式，尤其对于小孕龄的未成熟动物[426,958]来说更是如此。液体通气还可与 NO[943]和表面活性物质[548]同时应用。确实，由于不被蛋白灭活，并且有更好弥散能力，这种方法似乎比表面活性物质治疗有着明显的优势[548]。

临床研究

目前的经验仅限于小部分患者，大多数患者在ECMO基础上接受PLV治疗。在此种环境下，无论是成人[428]、儿童还是新生儿[364,372,546]，PLV已被证实能改善氧合和顺应性。PLV也能改善罹患严重呼吸衰竭[547]的早产儿的氧合情况。PLV能加强肺功能[718]，对于合并CDH的新生儿，全氟化碳能够诱导肺的膨胀，促进肺的发育[427]。然而，一个小样本的随机性研究表明：对于CDH婴儿，进行ECMO支持，无论附加或不附加PLV，两组在脱机天数和存活率方面，均无统计学显著差异[427]。

对机械通气婴儿的护理

插管

对婴儿的插管技术和管道的选择将会在第45章进行描述。对小的、患病的婴儿插管较为困难，插管过程中婴儿可能出现缺氧、酸中毒、心动过缓等情况。插管期间，应激性激素释放[552,811]，血压和ICP升高[728]，伴随血气改变，新生儿易于出现GMH/ IVH（第41章第5部分）[305,501,615]。正因如此，我们推荐[501]：只有在接受泮库溴铵和阿托品之后，不利的生理反应得到减轻，才能开始插管。阿托品能够消除心率过缓，肌松剂能减轻ICP的升高。而且，使用氯琥珀胆碱，一种快速肌松剂，能缩短插管时间因而减少了通常插管期间缺氧的时间。但氯琥珀胆碱应与迷走神经抑制药物同时使用，以期对运用过程中发生潜在严重心动过缓的情况取得先期控制。在肌松的同时还可选用镇痛剂。吗啡是通常选用的[940]，但芬太尼和阿芬太尼常常可以更快起效，使整个操作时间更短。芬太尼可以导致胸壁坚硬，但通过氯琥珀胆碱可以迅速缓解并通过低剂量应用使之最小化。

气管插管的类型

新生儿气管插管应选择直型或带肩凸的，而不是带套囊的插管。带肩凸的气管插管，因其在口腔水平的宽度较大，所以比较容易固定。但随机化研究表明，没有证据显示哪种类型的插管不易发生声门下狭窄。然而，仔细护理能确保插管的肩凸部分不会影响到环状软骨，后者会导致声门下区域的压迫性坏死；可以通过CXR检查，确认插管尖端位置位于锁骨水平或以上而避免其发生。然而，必须注意，颈项部的体位可以影响ETT尖端的位置；随着颈项部的俯曲，ETT的尖端向尾端移动，颈部伸展时，ETT尖端向头端移动[761]。使用带肩凸插管（Coles）的优势在于用相同内径，带肩凸的插管比直插管的阻力低了约50% [607]；ETT的阻力会增加吸气时的呼吸功。

使用合适管径的插管非常重要。如果选用插管过小，吸引困难。而且，如果管径周围有大量漏气，就不能获得较高的充气峰压。管径大小也影响呼吸的阻力；管径内径在2.5～3.5mm之间，计算出来的平均呼气阻力的差值约为93 cmH_2O[271]。将气管插管缩短到合适的长度也能减少阻力。

常规来讲，不必将产房复苏时使用的口插管更换为鼻插管。常规应用中，没有证据表明鼻插管优于口插管[596]。鼻插管比较容易固定于鼻部，减少喉部损伤，但可发生鼻腔溃疡和表皮损伤。口插管通常比较容易插入，但婴幼儿可能会吮吸口插管，随访资料显示可以有高腭弓、压力诱导的凹槽甚至腭裂等描述。

湿化

吸入气体如果不经充分加温和湿化会使婴儿降温和脱水，导致气管分泌物黏稠，阻塞气道和气管插管。从呼吸机来的气体到达气管插管前应充分加温和湿化。英国标准协会[97]推荐每升吸入气体可接受的最小湿度是33mgH_2O，这是正常呼吸所能获得湿度的75%。

固定

有许多描述有关固定气管插管的方法；包括一些特制的固定装置如蝶形翼缝合于气管插管上，或简单地使用胶带将插管缠绕后粘贴到婴儿面部。重要的是固定系统应使插管脱出的可能性降到最低，并避免造成面部变形（第45章）。

吸引

吸引可导致心动过缓、低氧、菌血症和气胸，增加脑血流和ICP，但使脑氧合下降[647,699,814,822,865]，虽然这些效果较少见于肌松的婴儿[268]。ETT吸引全过程中，必须保证氧的供给，如果婴儿心跳变慢或经皮肤测定的动脉血氧张力（$tcPO_2$）、连续PaO_2监测或血氧测定证实氧分压降到6kPa以下或动脉血氧饱和度降到80%以下，应中止吸引，将婴儿与呼吸机相连。

应避免吸引时将吸引管一直下伸直至碰到阻力（当吸引管碰到了隆凸）（见上文）。吸引管插入的深度刚刚超过气管插管的尖端即足够[31]。

吸引前，可向气管插管内注入少量水或盐水。两者均可能损害肺和/或表面活性物质系统[536]，特别是如果注入的液体未进行充分的加温[472]。如果一定需要加入润滑剂以确保吸引管能顺利通过ETT，可以使用最少量的液体，可能约0.3～0.5ml。

急性呼吸系统疾病时应尽量减少气管内吸引，并且根据个体化需求进行吸引。没有证据表明，在RDS婴儿进行机械通气时，吸引的次数需要超过每12小时一次[948]。

插管的并发症

在插管数小时内，喉和气管的黏膜显示纤毛脱落、坏死和剥离[318,474]，气管内发生化生改变[730]。然而，没有见到远期的结果。许多新生儿出现声嘶和/或轻度喘鸣，但仅仅在拔管后24～48小时出现，虽然气管肥大也可发生于长期插管后[74]，但似乎很少导致功能性问题。对于喉和气管的严重损害，如肉芽肿、声门下狭窄或囊肿则不常见。对于长期和/或反复插管的婴儿[805]，其并发症可以通过谨慎观察插管的固定、插管的技术以及对拔管时机的良好把控而减到最小。

气管切开

在新生儿，一旦气管切开，常常导致气管切开依赖性，因此难以脱管；所以，不应“常规”使用。由于气管插管可以使用3～4个月或更久，因此只有对那些由于喉部或气管存在问题而不能持续使用气管插管的婴儿，试图拔管时才考虑使用气管切开。

预防感染

所有开始机械通气的婴儿均应接受抗生素治疗。如果在48小时后，没有感染的体征出现，培养阴性，才考虑停用抗生素。

血容量和血压的维持

贫血常常与低血压合并存在。机械通气的婴儿应将血红蛋白维持在13～14 g/dl（PCV＞40%）[465]。Skinner等[821]发现，RDS婴儿进行机械通气时，CVP波动于0～12 mmHg,当CVP降到0～3 mmHg范围时，婴儿会出现低血容量的临床症状。虽然Skinner等[821]没有研究，但与成人研究类比[726]，可以推测这类婴儿应该对扩容有反应。

机械通气新生儿低血压的其中一个原因是继发于IPPV和PEEP后心排出量的降低。高压IPPV，尤其是当伴随高水平的PEEP时，通过减少静脉回流、堵塞肺血管以及增高右心室负荷和右心室容量，继而使左心室腔受压，左心室排出量降低，两肺过度膨胀挤压心脏和心包，从而导致心输出量受损。在严重的婴儿，双心室的心输出量均很低[263]，过度换气也可造成支气管循环梗阻[920]，导致医源性肺动脉高压而出现严重缺氧。尤其当PIE存在时，这些婴儿CXR上表现为心脏受压，容量显著减少。低血压和低心排出量的问题通常可以通过输注液体纠正，如果是左心室受压迫，只有降低呼吸机压力才能得到改善。

脑血流

IPPV也通过不同的形式影响脑血流，因而影响GMH/IVH和PVL的发生率。通气中的VLBW婴儿有高的变化的脑血流速度，通过应用泮库溴铵[698]或充足的容量置换而减少[735]。过度通气导致低碳酸血症，使脑血流量降低，在足月儿应避免，因其增加了PVL的危险（第41章第5部分）。

婴儿通气期间的肌松

在对抗呼吸机的早产儿中应用神经肌肉阻滞剂，能减少气漏的发生率[360]。但此类肌松剂有不良反应（第46章）。在呼吸活跃的婴儿，虽然在机械膨肺时程之外，阻断自主呼吸与PaO_2下降和$PaCO_2$上升密切相关[769]；应用泮库溴铵和吗啡后，肺功能可能受损，顺应性和FRC下降，气道阻力增加，导致氧合下降[73]。通常可以通过在首剂泮库溴铵之前增加气道峰压4～6 cmH_2O而改善氧合。神经肌肉阻滞剂的应用导致新生儿机械通气时间延长，发展为中度水肿[353]，尽管该水肿与血浆容量的下降无关[106]。延长肌松的应用可引起挛缩或肌肉萎缩[770,817]，但能通过适当的被动物理治疗而避免。

肌松在以下情况下可考虑应用：

- 成熟足月儿罹患MAS、PPHN或GBS败血症，长时间的烦躁、低氧，经镇静、呼吸频率和吸气时间控制后仍然有人机不同步；合并CDH的婴儿出生后均应使用肌松剂（本章第3部分）；
- 任何新生儿，不考虑胎龄，有“活跃的呼气反射”，不能通过同步通气和镇静而使之消失；

- 发展为严重 PIE 的新生儿和气胸引流后经过镇静仍然烦躁不安。

泮库溴铵是以上情况下最常用的药物，间歇应用能抑制所有的呼吸活动，不良反应比箭毒小。肌松剂应用时体液潴留较常见，因此需严格注意体液平衡。对肝肾存在问题的新生儿，泮库溴铵的排泄是有变化的，并会与其他药物相互作用，尤其是氨基糖苷类药物[668]；因此，输注这些药物，患者的血浆药物水平非常高，肌松维持时间延长。这些可使肺机械力学恶化[73]。因此，应避免静脉维持，如果需要，可选用单剂应用，虽然并不需要避免所有的不良反应。维库溴铵和阿曲库铵可作为备选用药，尤其是后者不需要经肾排泄。新生儿神经肌肉接头的敏感性是变化的，然而维库溴铵初始剂量应小（10～20 μg），如果婴儿出现活跃和恢复的时间延长，维持剂量也应小。

镇痛/镇静（第25章）

新生儿疼痛提示应激反应存在，通气可造成不适和疼痛。因此，通气的婴儿应接受一定的镇痛治疗，可镇静或不镇静（见上文）。

通气新生儿的物理治疗

如果对呼吸机的气体进行合适的湿化，那么在 IPPV 的头 3～4 天内，黏稠分泌物聚集或 ETT 堵塞的问题就很少发生。对处于通气的 RDS 婴儿进行胸部物理治疗可能引起严重的低氧和释放应激激素[369]；因此，物理治疗并未作为一种常规[291,814,948]。因此，有下列这些疾病的婴儿可能需要经常的气管内吸引和 / 或定期胸部物理治疗：

- 肺炎和分泌物增多（第 40 章第 2 部分）；
- 胎粪吸入（见上文）；
- MPH（见上文）；
- 发生 CLD 时的流涎（第 40 章第 2 部分）。

体位

通气状态的新生儿体位应该每 2～3 小时变换一次，从左侧卧位变换到右侧卧位，以帮助气道分泌物的排出。也可以使用俯卧位（有 UAC 的婴儿除外）使婴儿的头转向一侧，因为这将促进分泌物的引流和改善血气[225,919]。严重 PIE 的新生儿应取患侧卧位，因为这可促进间质气体的消散（见上文）。

IPPV时恶化

并非所有在 IPPV 治疗时病情稳定的婴儿都可以保持这种稳定：他们的情况通常会恶化，这可以是突然的衰竭或逐渐的恶化。

突然衰竭

在通气状态的早产婴儿中，突然的自发性低氧血症发作并非罕见。这可能是由于主动呼气发作引起的[86]，通常是对 F_IO_2 或压力短期增加的一种反应；那些继续主动呼气的婴儿应该进行肌松（见上文）。更长期的恶化通常是因为三种事情中的一种引起的：ETT 堵塞或移位、急性气漏（通常是气胸）或突然发生大量的 GMH/IVH（第 41 章第 5 部分）。如果第三种可能性不存在的话，必须迅速并有效地处理其他两种情况以防止其发生。首要重要的是通过观察胸壁是否有良好的运动和胸部听诊来评估 ETT 位置良好且通畅。使用便携式电池供电的二氧化碳监测仪，可探测到呼出的二氧化碳，通过证实在通气的时候没有二氧化碳的间歇性变化，可能有利于发现 ETT 脱出[861]。通过透视或 CXR 来排除气胸；如果婴儿病情危重，应该考虑紧急胸腔抽气（第 45 章）。

逐渐恶化

没有接受表面活性物质治疗的 RDS 婴儿的呼吸状况，将在最初的 24～48 小时内恶化。通气状态的婴儿逐渐恶化的其他原因包括发生气胸、GMH/IVH、贫血、低血压、气漏或肺水肿。此外，ETT 部分性堵塞和发展为 BPD，将会合并血气状况的恶化。

严重缺氧的新生儿

缺氧合并血二氧化碳正常或低碳酸血症

在无严重肺部疾病时，对于轻度 RDS 或 MAS 的婴儿，其血气异常应该按照 PPHN 时的指南来处理。有严重肺部疾病的婴儿，尽管对合并问题进行了治疗，但仍严重缺氧（95%的氧时，PaO_2＜5 kPa）时，选择提高通气支持的水平，使用血管扩张药物（见上文），足月出生或接近足月出生的婴儿，考虑使用 ECMO（见上文）。应提高 MAP，这样可以提升肺容量，增加氧合。可通过提升充气峰压或 PEEP 水平，或延长充气时间（使用倒置的 I:E 比率）来提升

MAP；但是，最有效的方法是提升 PEEP 水平。对抗呼吸机进行自主呼气和 / 或接受充气峰压为 25 cmH_2O 的婴儿，应该使用肌松。如果这些方法失败，且婴儿 BP 维持较好（附录 4），应给予肺血管扩张药物（见上文）。

必须要核实婴儿不存在通气增强，提升 MAP 会损害肺动脉灌注和引起医源性 PPHN。诊断线索是低 PaO_2 和非常低的 $PaCO_2$，通常低于 3～3.5 kPa（23～26 mmHg），pH 值升高（>7.45～7.50），且 CXR 显示黑色的过度膨胀的肺。对于有 BPD 和气道阻力升高的年长儿，不正确的 PEEP 可能也会引起这种情况；降低呼吸机频率来增加呼气时间将极大地改善通气[847]。

严重低氧血症合并二氧化碳潴留

如果严重的低氧血症合并高碳酸血症，特别是 $PaCO_2$>7～8 kPa（52～60 mmHg），且排除了呼吸机回路和管道的技术问题时，应提升呼吸机压力和 / 或频率。如果临床稳定且血压维持较好的婴儿，使用了非常高的充气压力（35cmH_2O），只要其 PaO_2>5.5～6.0 kPa（41～45mmHg），$PaCO_2$<8 kPa（60mmHg）且 pH>7.25，其血气就可以耐受。

脱机

重要的是让一个婴儿尽可能快地脱离机械通气并拔管，因为 IPPV 的并发症，诸如感染、BPD 和气漏，与应用 IPPV 的时程有关。但是，试图使婴儿过于迅速地脱离 IPPV 是有危险的，特别是那些极早产婴儿，其脱机过程过于迅速可能会导致严重肺不张的复发（图 27.45），并且比以前需要更久的呼吸机支持。

一旦达到了满意的血气状态 [PaO_2 为 8～12 kPa（60～90mmHg），$PaCO_2$<5.5～6.5 kPa（40～50 mmHg），pH>7.25]，且婴儿在这个水平稳定 6 小时，应该开始脱机。当脱机时，应先降低最有害的通气组分，例如吸气峰压，因为这是气胸和 BPD 的一个病因（见上文，本章第 3 部分）。在将峰压降低到 25cmH_2O，吸入氧浓度低于 60%后，如果 PaO_2>8～9 kPa（60～70 mmHg）且 $PaCO_2$ 控制良好或如果有呼吸性碱中毒的话，可进一步同时降低氧浓度和峰压。通常，应该以较小的幅度来降低设定值；氧浓度以 5%～10%的幅

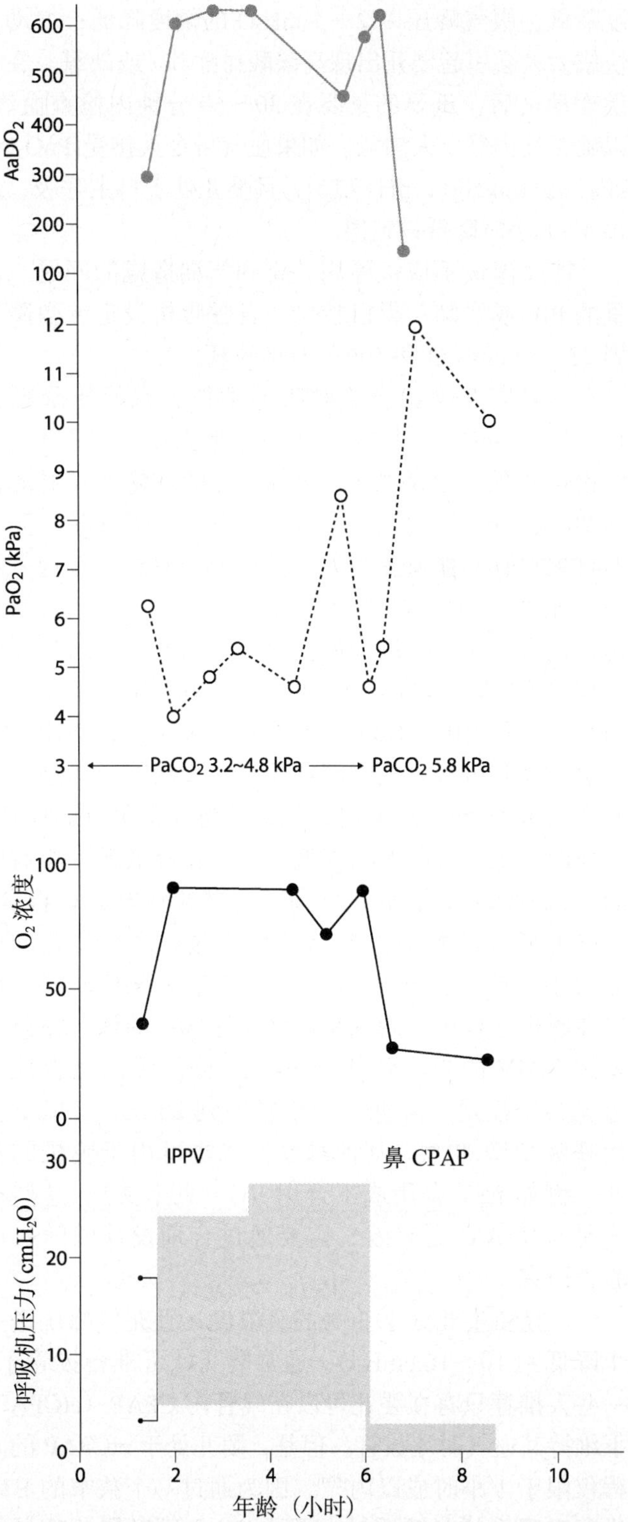

图27.45 一个孕29周出生、出生体重1.28 kg的新生儿，最初评估为严重的呼吸窘迫综合征并进行如图显示的80%～95%氧浓度的通气，所引起的医源性持续性肺动脉高压。胸部X线显示黑色的、膨胀良好的肺。在出生后6小时，婴儿从压力28/5 cmH_2O、氧浓度为95%的IPPV，转为氧浓度为30%的CPAP，氧合有了极大的改善。$AaDO_2$＝肺泡-动脉氧差异。（摘自Roberton[749]的文献。）

度降低，吸气峰压以 2～3cmH_2O 的幅度降低；变动太快或太大会引起婴儿出现高碳酸血症和 / 或缺氧。在每次变动之后，重要的是要在 30～60 分钟内检查血气，以确保其仍然令人满意。如果血气可令人接受[PaO_2＞8 kPa（60 mmHg），pH>7.25]，且婴儿处于自主呼吸，应每 4～6 小时降低设定值。

泮库溴铵不应该停用，直到气漏造成的问题（严重的 PIE 或气胸）得以控制，且呼吸机设定参数降低到 22～25 cmH_2O 和 50%～60%的氧。

一旦婴儿做出自主呼吸的动作，且峰压降低到 14～18/3 cmH_2O（根据婴儿的体形大小），呼吸机频率也可降低，但是在 5～10 次 / 分的减幅下最低降低到 20 次 / 分（见下文），以期待在频率降低时，婴儿的自主呼吸动作将更多地提供每分钟通气。在这一时相，充气时间应＜0.5 秒，与使用较长的充气时间相比，这可以使脱机过程更快速[352]。其他人喜欢将呼吸机频率保持在 60 次 / 分，并将充气峰压降低到非常低的水平（8～10 cmH_2O），因为理论上来说，使用这一方法，婴儿可以更长时间地处于同步状态。但是，当婴儿从 RDS 恢复过来时，他的肺将变得更有顺应性，且他的自主呼吸频率会降低。一个比降低频率更有效的脱机方法是，在脱机之前，将婴儿转成 A/C 模式，并降低充气压到 10～14 cmH_2O，这取决于婴儿的体形大小。这一方法显示脱机时程有显著缩短[127]。如果在脱机过程中使用 SIMV 而不是 A/C 的话，注意不要将 SIMV 的频率到低于 20 次 / 分。无论是否使用患者触发模式，降低呼吸机频率到 20 次 / 分以下会使呼吸功增加[764]。其他触发模式也可用于脱机的婴儿，例如 PSV 合用或不合用 VG（见上文）；这些模式是否比 A/C 更有效，需要通过合理设计的随机试验来研究。

一旦新生儿处于 30%的氧浓度，且充气峰压进一步降低到 10～16 cmH_2O，通常婴儿就可准备拔管了。一些人推荐只有在婴儿可以在气管内 CPAP（etCPAP）下维持其血气时才拔管。但是，婴儿处于 etCPAP 的时程仅限于 1 小时或以内[509]，因为通过一个狭窄的 ETT 进行呼吸会增加呼吸功（见上文），所以婴儿容易疲劳。事实上，在随机试验中，在较低的 IMV 状态下拔管，而不是经过一段时间的 etCPAP 之后拔管，其拔管成功的机会更高[202]。

出生体重低于 1.0 kg 的婴儿应该在拔管后转到 nCPAP 状态，而不是直接转到头罩供氧。随机试验证实在拔管后使用 nCPAP 降低了对加强呼吸支持的需求[233]。如果使用了 nCPAP，在 48～72 小时后，婴儿应该转到以同样吸入氧浓度供氧的头罩下进行护理，如果婴儿出现窒息体征或呼吸窘迫加重，则重新开始 nCPAP。相反，其他人推荐让婴儿按照一定的时间间隔循环使用或不用 CPAP，如果可以耐受时，逐渐延长每天不用 CPAP 的时间，但是，这并未显示出比让婴儿直接从 nCPAP 脱机有什么优势[753]。特别是极早产儿，可能需要使用数天或数周的 nCPAP，以防止反复窒息发作（本章第 4 部分）。

如果婴儿出生体重＞1.5 kg，通常可以在 12～24 小时后迅速地脱机，而无需延长 nCPAP 的需求。相反，出生体重＜1.00 kg 的新生儿，脱机的后期阶段可能需要数周（见下文）。对年龄大于一周的婴儿来说，拔管后转为较高水平的 CPAP，所带来的益处要比那些年龄低于一周的早产婴儿多（6 cmH_2O，而非 3 cmH_2O）[127]。

在体重＜1.5 kg，孕龄＜32 周的婴儿中，在拔管前，至少应使用 12 小时的氨茶碱或口服茶碱[5mg/(kg·24h)]或枸橼酸咖啡因[5mg/(kg·24h)]。在前瞻性对照试验中，证实使用甲基黄嘌呤可缩短脱机的时程[412]。但是，茶碱有不良反应，包括心动过速、呕吐、利尿和高血糖；这些不良反应是剂量相关性的，使得仔细监测其浓度水平变得很重要。茶碱也会增加能量消耗并增加碳水化合物的利用，可能对生长发育有害[118]。更大的缺点是茶碱必须要一天给药三次。咖啡因也是一种可选的脱机用药，因为只需要一天用药一次，毒性水平低，不良反应较少，且在一项随机化试验[815]中证实，其效果与茶碱相当。对甲基黄嘌呤表现出耐药的婴儿使用多沙普仑，但是即使低剂量也可能引起 BP 升高，并导致血浆多沙普仑的高浓度水平[447]；因此，我们不推荐使用。

脱机问题

在脱机过程的任一步骤之后，婴儿可能出现恶化或在新的设定参数下血气不满意。一个在 VLBW 新生儿中常见的、并提示脱机方法不能平稳进行的发现是 6～12 小时后出现代谢性酸中毒，这是一个在新的呼吸机设定参数下呼吸做功过度的表现。在这种情况下，在确保婴儿没有受到其他不相关的不良事件影响后，诸如 ETT 堵塞或气胸，所能做的通常就是将呼吸机参数恢复到调整前的设置。但是，在一些婴儿中，病情恶化后，可能在再次尝试脱机前，需要进行 24～48 小时的更强力的通气。

拔管

拔管存在引起严重缺氧导致 GMH/IVH、吸入胃内容物和需要再次插管的风险，有可能引起喉损伤。因此，必须在婴儿处于最佳状态下才尝试拔管，包括电解质正常、血红蛋白＞13 g/dl 且酸碱状态正常。在拔管前 6～12 小时应中断喂养，且拔管后 12 小时内也需禁食，这样反流和误吸入奶液的风险被降低到最小。

拔管后，新生儿通常明显有清除自己气道分泌物的困难，因为气道纤毛功能受到了 ETT 损伤的影响。因此，所吸入的氧气必须进行湿化和加温。应该开始定期的物理治疗和口咽部吸引[280]，因为时常进行这些操作，不会使婴儿的血气恶化或引起窒息和心动过缓。总的来说，物理治疗和吸引应该每 3～4 小时进行一次，根据临床表现或 CXR（见下文）来采取合适的频率。对近期刚拔管的婴儿进行俯卧位护理使血气更好[573]。

预测拔管的成功率

肺的机械性测定数据的结果用于预测拔管的效果。已经认识到自主呼吸产生的每分钟通气量至少占机械产生的每分钟通气量的 50%，可作为适宜于拔管的预测值[947]。但是，在另一个研究中[490]，肺容量低（FRC＜26 ml/kg）比顺应性、潮气量或呼吸频率更能预见到拔管失败（需要再插管），但是只有拔管后的肺容量比拔管前差时才考虑这些因素。如果呼吸负荷大于呼吸肌的力量时，拔管就会失败；但是，低孕龄对极早产儿来说，是一个比顺应性测定结果来评估呼吸负荷或使用对抗梗阻产生的吸气压力来评估呼吸肌强度更能预见到拔管失败的指标[227]。

拔管问题

喘鸣

微小的喘鸣并非罕见，且通常仅持续 1 或 2 小时或最多 24 小时。如果喘鸣持续，使用高压鼻咽 CPAP 可能对婴儿有益（见上文），使用的压力最高为 6～8 cmH_2O 到 10 cmH_2O；这一措施是否有用仅可通过在反复试验的基础上进行评估。也可使用肾上腺素雾化吸入。如果喘鸣显著，对治疗无反应，合并有严重的呼吸窘迫，且血气持续恶化，这样就别无选择，只能再插管了。对于这种患者，应保留 ETT 于插管位置，在再次进行拔管尝试前，让婴儿至少进行 2～3 天的最小化通气，然后拔管前预先给予婴儿 24 小时的地塞米松（0.5 mg/kg），然后在拔管后 24～48 小时继续用地塞米松[176]。在本章第 5 部分，对那些这种措施治疗无效的婴儿和一些发生更严重的喉损伤的婴儿的治疗处理进行了讨论。

肺叶塌陷

尽管在拔管后做了仔细的物理治疗和吸引（本章第 5 部分），但是仍有高达 20%的新生儿出现一侧肺或一个肺叶的塌陷实变，特别是右上肺叶，这是因为分泌物堵塞了支气管的缘故[964]（图 27.46）。这种并发症似乎在鼻插管后更容易发生[841]。可能会造成严重的恶化，所以需要再插管和 IPPV 治疗，但是在其他婴儿中可能事实上是无症状的。较轻的病例可以通过强有力的物理治疗治愈。偶尔，有必要对严重受累的新生儿在喉镜的直视下进行气道吸引。将头部转向患侧肺的对侧，通常吸引管可直接进入正确的支气管总干。

为了能在发展成全肺塌陷之前，就发现无症状的肺塌陷的区域，特别是右上叶，在拔管后 24 小时内，无论其临床状况或血气是否有恶化，新生儿应进行 X

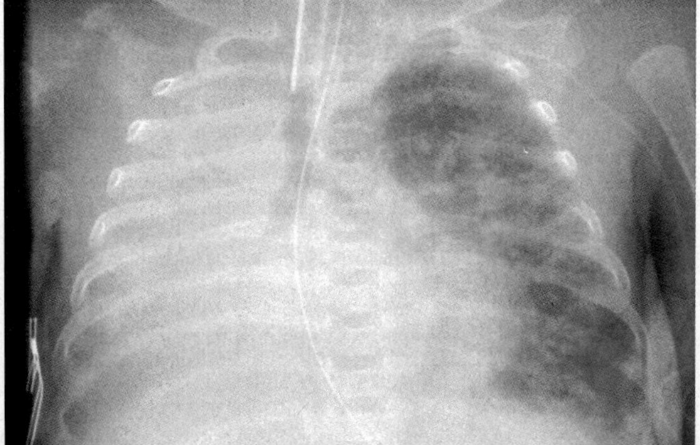

图27.46 右肺不张。在拍摄胸部放射影像前，婴儿需要再插管和通气，因为拔管后的血气很差。

线检查。发生肋间 / 肋下的显著吸凹和吸入氧浓度至少提高 7%，都是提示放射影像学上出现恶化的敏感指标[286]。

反复脱机或拔管失败

新生儿反复尝试拔管不成功超过一周，这种问题通常仅发生于体重无显著增加，且反复的拔管与恶化使其很难获得足够营养的 ELBW 新生儿中。由于喉损伤引起的不成功很少。肺功能差通常也不是主要原因[911]。患儿应该进行再插管，重新开始 IPPV 治疗，设定参数为获得正常血气所需的最小设定值，并一直维持到他们处于较好的情况，且体重持续增长。新生儿反复脱机失败，强烈提示存在神经系统问题，要么是继发于 GMH/IVH，要么是一些原发性肌肉或神经学异常，包括先天性通气不足综合征（Ondine 综合征），特别是足月婴儿。

参考文献

1. Abbasi S, Bhutani V K, Gerdes J S 1993 Long term pulmonary consequences of respiratory distress syndrome in preterm infants treated with exogenous surfactant. Journal of Pediatrics 122: 446–452
2. Abman S H, Ivy D, Ziegler J W, Kinsella J P 1996 Mechanisms of abnormal vasoreactivity in persistent pulmonary hypertension of the newborn infant. Journal of Perinatology 16: S18–S23
3. Achiron R, Zakut H 1986 Fetal haemothorax complicating amniocentesis. Acta Obstetrica Gynaecologica Scandinavica 65: 869–870
4. ACTOBAT Study Group 1995 Australian collaborative trial of antenatal thyrotropin releasing hormone (ACTOBAT) for prevention of neonatal respiratory disease. Lancet 345: 877–882
5. Aghajafari F, Murphy K, Matthews S, Ohlsson A, Anankwah K, Hannah M 2002 Repeated doses of antenatal corticosteroids in animals: a systematic review. American Journal of Obstetrics and Gynecology 186: 843–849
6. Ahluwalia J S, Kelsall A W R, Raine J et al 1994 Safety of inhaled nitric oxide in premature neonates. Acta Paediatrica 83: 347–348
7. Ahn M O, Cha K Y, Phelan J P 1992 The low birthweight infant: is there a preferred route of delivery? Clinics in Perinatology 19: 411–423
8. Aiton N R, Fox G R, Hannam S, Stern C M M, Milner A D 1996 Pulmonary hypoplasia presenting as persistent tachypnoea in the first few months of life. British Medical Journal 312: 1149–1150
9. Alexander J, Blowes R, Ingram D, Milner A D 1993 Determination of the resonant frequency of the respiratory system during high frequency oscillatory ventilation. Early Human Development 35: 234
10. Allen A C, Usher R H 1971 Renal acid excretion in infants with respiratory distress syndrome. Pediatric Research 5: 345–355
11. Allen L P, Reynolds E O R, Rivers R P A, LeSouef P N, Wimberley P D 1977 Controlled trial of continuous positive airway pressure given by face mask for hyaline membrane disease. Archives of Disease in Childhood 52: 373–378
12. Allen R W, Jung A L, Lester P D 1981 Effectiveness of chest tube evacuation of pneumothorax in neonates. Journal of Pediatrics 99: 629–634
13. Al-Nishi N, Dyer D, Sharief N, Al-Alaiyan S 1994 Selective bronchial occlusion for treatment of bullous interstitial emphysema and bronchopleural fistula. Journal of Pediatric Surgery 29: 1545–1547
14. Alpan G, Mauray F, Clyman R I 1989 Effect of patent ductus arteriosus on water accumulation and protein permeability in the lungs of mechanically ventilated premature lambs. Pediatric Research 26: 570–575
15. Al-Sayed L, Schrank W, Thach B T 1994 Ventilatory sparing strategies and swallowing pattern during bottle feeding in human infants. Journal of Applied Physiology 77: 78–83
16. Aly H Z 2001 Nasal prongs continuous positive airway pressure: a simple yet powerful tool. Pediatrics 108: 759–761
17. Amodio J, Abramson S, Berdon W et al 1987 Iatrogenic causes of large pleural fluid collections in the premature infant: ultrasonic and radiographic findings. Pediatric Radiology 17: 104–108
18. Anand K J S, McIntosh N, Lagercrantz H et al 1999 Analgesia and sedation in preterm infants who require ventilatory support. Results from the NOPAIN Trial. Archives of Pediatric Adolescent Medicine 153: 331–338
19. Andersen E A, Hertel J, Pedersen S A, Sorensen J R 1984 Congenital chylothorax: management by ligature of the thoracic duct. Scandinavian Journal of Thoracic and Cardiovascular Surgery 18: 193–194
20. Anderson K D, Chandra R 1976 Pneumothorax secondary to perforation of segmental bronchi by suction catheters. Journal of Pediatric Surgery 11: 687–693
21. Andrews A F, Klein M D, Tommasian J M 1983 Venovenous ECMO in neonates with respiratory failure. Journal of Pediatric Surgery 18: 339–346
22. Andrews A F, Roloff D, Bartlett R H 1984 Use of extracorporeal membrane oxygenation in persistent pulmonary hypertension of the newborn. Clinics in Perinatology 11: 729–735
23. Annibale D J, Hulsey T C, Wagner C L et al 1995 Comparative neonatal morbidity of abdominal and vaginal deliveries after uncomplicated pregnancies. Archives of Pediatrics and Adolescent Medicine 149: 862–867
24. Aranda J V, Stern L, Dunbar J S 1972 Pneumothorax with pneumoperitoneum in a newborn infant. American Journal of Diseases of Children 123: 163–166
25. Auten R L, Notter R H, Kendis J W, Southgate W M 1991 Surfactant treatment of full term newborns with respiratory failure. Pediatrics 87: 101–107
26. Avery G B, Randolph J G, Weaver T 1966 Gastric acidity in the first day of life. Pediatrics 37: 1005–1007
27. Avery M E, Gatewood O B, Brumley G 1966 Transient tachypnea of the newborn. American Journal of Diseases of Children 111: 380–385
28. Avery M E, Tooley W H, Keller J B et al 1987 Is chronic lung disease in low birthweight infants preventable? A survey of eight centers. Pediatrics 79: 26–30
29. Bae C W, Takahasi A, Chida S, Sasaki M 1998 Morphology and function of pulmonary surfactant inhibited by meconium. Pediatric Research 44:187
30. Baildam E M, Dady I M, Chiswick M L 1993 Bronchocutaneous fistula associated with mechanical ventilation. Archives of Disease in Childhood 69: 525–526
31. Bailey C, Kattwinkel J, Teja K, Buckley T 1988 Shallow versus deep endotracheal suctioning in young rabbits: pathological effects on the tracheal and bronchial wall. Pediatrics 82: 746–751
32. Ball R, Chetcuti P, Beverley D 1995 Fatal familial surfactant protein B deficiency (letter). Archives of Disease in Childhood. Fetal and Neonatal Edition 73: F53
33. Ball R, Chetcuti P, Primhak R 1995 Clinical aspects of familal surfactant protein B deficiency (abstract). Biology of the Neonate 67(suppl. 1): 81
34. Ballard P L 1984 Combined hormonal treatment and lung maturation. Seminars in Perinatology 8: 283–292
35. Ballard P L, Gluckman P D, Liggins G C, Kaplan S L, Grumbach M M 1980 Steroid and growth hormone levels in premature infants after prenatal betamethasone therapy to prevent respiratory distress syndrome. Pediatric Research 14: 122–127
36. Ballard R A, Ballard P L, Creasy R K et al 1992 Respiratory disease in very-low-birthweight infants after prenatal thyrotropin-releasing hormone and glucocorticoids. TRH Study Group. Lancet 339: 510–515
37. Ballin A, Koren G, Kohelet D et al 1987 Reduction in platelet counts induced by mechanical ventilation in newborn infants. Journal of Pediatrics 111: 445–449
38. Bancalari E, Berlin J A 1978 Meconium aspiration and other asphyxial disorders. Clinics in Perinatology 5: 317–334
39. Bancalari E, del Morval T 2001 Bronchopulmonary dysplasia and surfactant. Biology of the Neonate 80(suppl. 1): 7–13
40. Barak M, Cohen A, Herschikowitz S 1992 Total leukocyte and neutrophil count changes associated with antenatal betamethasone administration in premature infants. Acta Paediatrica 81: 760–763
41. Barefield E S, Hicks T P, Phillips J B 1994 Thromboxane and pulmonary morphometry in the development of the pulmonary hypertensive response to group B streptococcus. Critical Care Medicine 22: 506–514
42. Barker D P, Rutter N 1996 Stress, severity of illness, and outcome in ventilated preterm infants. Archives of Disease in Childhood. Fetal and Neonatal Edition 75: F187–F190
43. Barrington K J, Bull D, Finer K N 2001 Randomized trial of nasal synchronized intermittent mandatory ventilation compared with continuous positive airway

pressure after extubation of very low birth weight infants. Pediatrics 107: 638–641
44. Bartlett D 1985 Ventilatory and protective mechanisms of the infant larynx. American Review of Respiratory Disease 131(suppl.): 49–50
45. Bartlett R H, Andrews A F, Toomasian J M, Haiduc N J, Gazzaniga A B 1982 ECMO for newborn respiratory failure, 45 cases. Surgery 92: 425–433
46. Bartlett R H, Roloff D W, Cornell R G, Andrews A F, Dillon P W, Zwishenberger J B 1985 Extracorporeal membrane oxygenation in neonatal respiratory failure. A prospective randomized study. Pediatrics 76: 479–487
47. Bartmann P, Bamberger U, Pohlandt F, Gortner L 1992 Immunogenicity and immunomodulatory activity of bovine surfactant (SF-RI 1). Acta Paediatrica 81: 383–388
48. Baud O, Foix-L'Helias L, Kaminski M et al 1999 Antenatal glucocorticoid treatment and cystic periventricular leukomalacia in very premature infants. New England Journal of Medicine 341:1190–1196
49. Baum J D, Roberton N R C 1974 Distending pressure in infants with respiratory distress syndrome. Archives of Disease in Childhood 49: 771–781
50. Baumer J H 2000 International randomized controlled trial of patient triggered ventilation in neonatal respiratory distress syndrome. Archives of Disease in Childhood. Fetal and Neonatal Edition 82: F5–F10
51. Baumgart S, Hirsch R B, Butler S Z, Coburn C E, Spitzer A R 1992 Diagnosis related criteria in the consideration of extracorporeal membrane oxygenation in neonates previously breathed with high frequency jet ventilation. Pediatrics 89: 491–494
52. Beard R W, Morris E D 1965 Foetal and maternal acid-base balance during normal labour. Journal of Obstetrics and Gynaecology of the British Commonwealth 72: 496–506
53. Beardsmore C, Dundas I, Poole K et al 2000 Respiratory function in survivors of the United Kingdom Extra Corporeal Membrane Oxygenation Trial. American Journal of Respiratory and Critical Care Medicine 161: 1129–1135
54. Becerra J E, Rowley D L, Atrash H K 1992 Case fatality rates associated with conditions originating in the perinatal period: United States 1986 through 1987. Pediatrics 89: 1256–1259
55. Beck R 1985 Chronic lung disease following hypocapnic alkalosis for persistent pulmonary hypertension. Journal of Pediatrics 106: 527–528
56. Beck R, Anderson K D, Pearson G D, Cronin J, Miller M K, Short B L 1986 Criteria for extracorporeal membrane oxygenation in a population of infants with persistent pulmonary hypertension of the newborn. Journal of Pediatric Surgery 21: 297–302
57. Beeby P J, Elliott E J, Henderson-Smart D J, Rieger I D 1994 Predictive value of umbilical artery pH in preterm infants. Archives of Disease in Childhood. Fetal and Neonatal Edition 71: F93–F96
58. Beeram M R, Dhanireddy R 1992 Effects of saline instillation during tracheal suction on lung mechanics in newborn infants. Journal of Perinatology 12: 120–123
59. Beeram M R, Young M, Abedin M 1995 Effect of maternal illicit drug use on the mortality of very low birth weight infants. Journal of Perinatology 15: 456–460
60. Beierholm E A, Grantham N, O' Keefe D D, Laver M B, Daggett W M 1975 Effects of acid-base changes, hypoxia and catecholamines on ventricular performance. American Journal of Physiology 228: 1555–1561
61. Bell A H, Skov L, Lundstrom K E, Saugstad O D, Griesen G 1994 Cerebral blood flow and plasma hypoxanthine in relation to surfactant treatment. Acta Paediatrica 83: 910–914
62. Bell E F, Warburton D, Stonestreet B S, Oh W 1980 Effect of fluid administration on the development of symptomatic patent ductus arteriosus and congestive heart failure in premature infants. New England Journal of Medicine 303: 598–604
63. Bennett C C, Johnson A, Field D J et al 2001 UK collaborative randomised trial of neonatal extracorporeal membrane oxygenation: follow-up to age 4 years. Lancet 357: 1094–1096
64. Benson B J 1993 Genetically engineered human pulmonary surfactant. Clinics in Perinatology 20: 791–811
65. Benveniste D, Berg O, Pederson J E P 1976 A technique for delivery of continuous positive pressure to the neonate. Journal of Pediatrics 88: 1015–1019
66. Berg T J, Pagtakhan T D, Reed M H et al 1975 Bronchopulmonary dysplasia and lung rupture in hyaline membrane disease: influence of continuous distending pressure. Pediatrics 55: 51–53
67. Berger J T, Gilhooly J 1993 Fibrin glue treatment of persistent pneumothorax in a premature infant. Journal of Pediatrics 122: 958–960
68. Bernstein G, Cleary J P, Heldt G P et al 1993 Response time and reliability of three neonatal patient triggered ventilators. American Review of Respiratory Disease 148: 358–364
69. Berry D D, Pramanik A K, Philips J B 3rd et al 1994 Comparison of the effect of three doses of a synthetic surfactant on the alveolar-arterial oxygen gradient in infants weighing > or = 1250 grams with respiratory distress syndrome. American Exosurf Neonatal Study Group II. Journal of Pediatrics 124: 294–301
70. Berseth C L 1995 Minimal enteral feedings. Clinics in Perinatology 22: 195–205
71. Bhuta T, Henderson-Smart D J 2000 Elective high frequency jet ventilation versus conventional ventilation for respiratory distress syndrome in preterm infants (Cochrane Review). Cochrane Database of Systematic Reviews (2): CD000328
72. Bhuta T, Kent-Biggs J, Jeffrey H E 1997 Prediction of surfactant dysfunction in term infants by click test. Pediatric Pulmonology 23: 287–291
73. Bhutani V K, Abbasi S, Silvieri E M 1988 Continuous skeletal muscle paralysis: effect on neonatal pulmonary mechanics. Pediatrics 81: 419–422
74. Bhutani V K, Ritchie W G, Shaffer T H 1986 Acquired tracheomegaly in very preterm neonates. American Journal of Diseases of Children 140: 449–452
75. Bhutani V K, Sivieri E M, Abbasi S, Shaffer T H 1988 Evaluation of neonatal pulmonary mechanics and energetics. Pediatric Pulmonology 4: 150–158
76. Bignall S, Bailey P C, Bass C A et al 1989 The cardiovascular and oncotic effects of albumin infusion in premature infants. Early Human Development 20: 191–201
77. Bindl L, Fahnenstich H, Peukert U 1994 Aerosolized prostacyclin for pulmonary hypertension in neonates. Archives of Disease in Childhood. Fetal and Neonatal Edition 71: F214–F216
78. Bland R D 1972 Cord blood total protein level as a screening aid for the idiopathic respiratory distress syndrome. New England Journal of Medicine 287: 9–13
79. Bland R D 1982 Edema formation in the newborn lung. Clinics in Perinatology 9: 593–611
80. Bland R D 1992 Formation of fetal liquid and its removal near birth. In: Polin R A, Fox W W (eds) Fetal and neonatal physiology. W B Saunders, Philadelphia, pp. 782–789
81. Bland R D, Kim M H, Light M J, Woodson J L 1980 High frequency ventilation in severe hyaline membrane disease: an alternative therapy. Critical Care Medicine 8: 275–280
82. Block M R, Kallenberger D A, Kern J D, Nerveux D 1981 In utero meconium aspiration by the baboon fetus. Obstetrics and Gynecology 57: 37–40
83. Bloom M C, Roques-Gineste M, Fries F, Lelong-Tissier M C 1995 Pulmonary haemodynamics after surfactant replacement in severe neonatal respiratory distress syndrome. Archives of Disease in Childhood. Fetal and Neonatal Edition 73: F95–F98
84. Boddy K, Dawes G S 1975 Fetal breathing. British Medical Bulletin 31: 3–7
85. Bodmer B, Benjamin A, McLean F, Usher R H 1986 Has the use of cesarean section reduced the risks of pregnancy in the preterm breech presentation? American Journal of Obstetrics and Gynecology 154: 244–250
86. Bolivar J M, Gerhardt T, Gonzalez A et al 1995 Mechanism for episodes of hypoxemia in preterm infants undergoing mechanical ventilation. Journal of Pediatrics 127: 767–773
87. Booth P, Nicolaides K H, Greenough A, Gamsu H R 1987 Pleuroamniotic shunting for fetal chylothorax. Early Human Development 15: 365–367
88. Boros S J, Bing D R, Mammel M C, Hagen E, Gordon M J 1984 Using conventional infant ventilators at unconventional rates. Pediatrics 74: 487–492
89. Boros S J, Campbell K 1980 A comparison of the effects of high frequency–low tidal volume and low frequency–high tidal volume mechanical ventilation. Journal of Pediatrics 97: 108–112
90. Boros S J, Mammel M C, Coleman J M et al 1985 Neonatal high frequency jet ventilation: four years' experience. Pediatrics 75: 657–663
91. Boros S J, Matalon S, Ewald R, Leonard A, Hunt C 1977 The effect of independent variations in inspiratory:expiratory ratio and expiratory pressure during mechanical ventilation in hyaline membrane disease. The significance of mean airway pressure. Journal of Pediatrics 91: 794–798
92. Boros S J, Reynolds J W 1975 Hyaline membrane disease treated with early nasal end expiratory pressure: one year's experience. Pediatrics 56: 218–223
93. Bowen F W, Chandra R, Avery G B 1973 Pulmonary interstitial emphysema with gas embolism in hyaline membrane disease. American Journal of Diseases of Children 126: 117–118
94. Boynton B R, Mannino F L, Davis R F, Kopotic R J, Friedrichsen G 1984 Combined high-frequency oscillatory ventilation and intermittent mandatory ventilation in critically ill neonates. Journal of Pediatrics 105: 297–302
95. Bradley B S, Kumar S P, Mehta P N, Ezhuthachan S G 1994 Neonatal cushingoid syndrome resulting from serial courses of antenatal betamethasone. American Journal of Obstetrics and Gynecology 83: 869–872

96. Brigham K L, Serafin W, Zadoff A, Blair I, Meyrick B, Oates J A 1988 Prostaglandin E_2 attenuation of sheep lung responses to endotoxin. Journal of Applied Physiology 64: 2568–2574
97. British Standards Institution 1970 Specifications for humidifiers for use with breathing machines. BS4494. London
98. Broadbent R, Fox T F, Dolovich M et al 1995 Chest position and pulmonary deposition of surfactant in surfactant depleted rabbits. Archives of Disease in Childhood. Fetal and Neonatal Edition 72: F84–F89
99. Brodman R F, Zarelson T M, Schiebler G L 1974 Treatment of congenital chylothorax. Journal of Pediatrics 85: 516–520
100. Brooks J G, Bustamente S A, Koops B L 1977 Selective bronchial intubation for the treatment of severe localised pulmonary interstitial emphysema in newborn infants. Journal of Pediatrics 91: 648–652
101. Brown B L, Gleicher N 1981 Intrauterine meconium aspiration. Obstetrics and Gynecology 57: 26–29
102. Bruce D A 1984 Effects of hyperventilation on cerebral blood flow and metabolism. Clinics in Perinatology 11: 673–680
103. Bryan C S 1967 Enhancement of bacterial infection by meconium. Johns Hopkins Medical Journal 121: 9–16
104. Bucciarelli R L, Egan E A, Gressner I H, Eitzman D V 1976 Persistence of fetal cardiopulmonary circulation. Manifestation of transient tachypnea of the newborn. Pediatrics 58: 192–197
105. Bucciarelli R L, Nelson R M, Egan E A et al 1977 Transient tricuspid insufficiency of the newborn. A form of myocardial dysfunction in stressed newborns. Pediatrics 59: 330–337
106. Buckner P S, Todd D A, Lui K, John E 1991 Effect of short-term muscle relaxation on neonatal plasma volume. Critical Care Medicine 19: 1357–1361
107. Bunton T E, Plopper C G 1984 Triamcinolone induced structural alterations in the development of the lung of the fetal rhesus Macaque. American Journal of Obstetrics and Gynecology 148: 203–215
108. Bureau M A, Begin R, Berthiaume Y 1979 Central chemical regulation of respiration in term newborn. Journal of Applied Physiology 47: 1212–1217
109. Burnard E D, James L S 1961 Failure of the heart after undue asphyxia at birth. Pediatrics 28: 545–565
110. Byrne D L, Gau G 1987 In utero meconium aspiration: an unpreventable cause of neonatal death. British Journal of Obstetrics and Gynaecology 94: 813–814
111. Cabal L A, Devaskar U, Siassi B, Hodgman J E, Emmanouilides G 1980 Cardiogenic shock associated with perinatal asphyxia in preterm infants. Journal of Pediatrics 96: 705–710
112. Callen P, Goldsworthy S, Graves I, Harvey D, Mellows H, Parkinson C 1979 Mode of delivery and the lecithin/sphingomyelin ratio. British Journal of Obstetrics and Gynaecology 86: 965–968
113. Campbell R E 1970 Intrapulmonary interstitial emphysema. A complication of hyaline membrane disease. American Journal of Radiology 110: 449–456
114. Carlo W A, Beoglos A, Chatburn R L, Walsh M C, Martin R J 1989 High frequency jet ventilation in neonatal pulmonary hypertension. American Journal of Diseases of Children 143: 233–238
115. Carlo W A, Chatburn R L, Martin R J 1984 Decrease in airway pressure during high frequency jet ventilation versus conventional ventilation in infants with respiratory distress syndrome. Journal of Pediatrics 104: 101–107
116. Carlo W A, Chatburn R L, Martin R J 1987 Randomized trial of high frequency jet ventilation in respiratory distress syndrome. Journal of Pediatrics 110: 275–278
117. Carmant L, Le Guennec J-C 1989 Congenital chylothorax and persistent pulmonary hypertension of the newborn. Acta Paediatrica Scandinavica 78: 789–792
118. Carnielli V P, Verlato G, Benini F et al 2000 Metabolic and respiratory effects of theophylline in the preterm infant. Archives of Disease in Childhood. Fetal and Neonatal Edition 83: F39–F43
119. Carson B S, Losey R W, Bowes W W, Simmons M A 1976 Combined obstetric and pediatric approach to prevent meconium aspiration syndrome. American Journal of Obstetrics and Gynecology 126: 712–715
120. Cartlidge P H T, Rutter N 1986 Serum albumin concentrations and oedema in the newborn. Archives of Disease in Childhood 61: 657–660
121. Cartlidge P H T, Rutter N 1988 Percutaneous oxygen delivery to the preterm infant. Lancet i: 315–317
122. Cartwright D, Gregory G A, Lou H, Heyman M A 1984 The effect of hypocarbia on the cardiovascular system of puppies. Pediatric Research 18: 685–690
123. Cassin S, Dawes G S, Mott J C, Ross B B, Strang L B 1964 The vascular resistance of the fetal and newly ventilated lung of the lamb. Journal of Physiology 171: 61–79
124. Cat R, Rosario N A, Taborda de Messias I 1993 Evaluation of complement activation in premature newborn infants with hyaline membrane disease. European Journal of Pediatrics 152: 205–208
125. Cater G, Thibeault D W, Beatty E C et al 1989 Misalignment of lung vessels and alveolar capillary dysplasia: a cause of persistent pulmonary hypertension. Journal of Pediatrics 114: 293–300
126. Chan V, Greenough A 1992 Severe localized pulmonary interstitial emphysema – decompression by selective bronchial intubation. Journal of Perinatal Medicine 20: 313–316
127. Chan V, Greenough A 1993 Randomized trial of methods of extubation in acute and chronic respiratory distress. Archives of Disease in Childhood 68: 570–572
128. Chan V, Greenough A 1993 Randomised controlled trial of weaning by patient triggered ventilation or conventional ventilation. European Journal of Pediatrics 152: 51–54
129. Chan V, Greenough A 1993 Determinants of oxygenation during high frequency oscillation. European Journal of Pediatrics 152: 350–353
130. Chan V, Greenough A 1994 Comparison of weaning by patient triggered ventilation or synchronous intermittent mandatory ventilation in preterm infants. Acta Paediatrica 83: 335–337
131. Chan V, Greenough A 1994 Inspiratory and expiratory times for infants ventilator-dependent beyond the first week of life. Acta Paediatrica 83: 1022–1024
132. Chan V, Greenough A 1994 The effect of frequency on carbon dioxide levels during high frequency oscillation. Journal of Perinatal Medicine 22: 103–106
133. Chan V, Greenough A, Dimitriou G 1995 High frequency oscillation, respiratory activity and changes in blood gases. Early Human Development 40: 87–94
134. Chan V, Greenough A, Gamsu H R 1994 High frequency oscillation for preterm infants with severe respiratory failure. Archives of Disease in Childhood. Fetal and Neonatal Edition 70: F44–F46
135. Chan V, Greenough A, Hird M F 1991 Comparison of different rates of artificial ventilation for preterm infants ventilated beyond the first week of life. Early Human Development 26: 177–183
136. Chang H K 1984 Mechanisms of gas transport during ventilation by high frequency oscillation. Journal of Applied Physiology 56: 553–563
137. Chasen S T, Madden A, Chervenak F A 1999 Cesarian delivery of twins and neonatal respiratory disorders. American Journal of Obstetrics and Gynecology 181: 1052–1056
138. Cheema I U, Ahluwara J S 2001 Feasibility of tidal volume guided ventilation in newborn infants: a randomized crossover trial using the volume guarantee modality. Pediatrics 107: 1323–1328
139. Chelliah B P, Brown D, Cohen M, Talleyrand A J, Shen-Schwarz S 1995 Alveolar capillary dysplasia – a cause of persistent pulmonary hypertension unresponsive to a second course of extracorporeal membrane oxygenation. Pediatrics 96: 1159–1161
140. Chessels J M, Wigglesworth J S 1972 Coagulation studies in preterm infants with respiratory distress and intracranial haemorrhage. Archives of Disease in Childhood 47: 564–570
141. Cheung P Y, Prasertsom W, Finer N N, Robertson C M T 1997 Rescue high frequency oscillatory ventilation for preterm infants: neurodevelopmental outcome and its prediction. Biology of the Neonate 71: 282–291
142. Chida S, Phelps D S, Soll R F, Taeusch H W 1991 Surfactant proteins and anti-surfactant antibodies in sera from infants with respiratory distress syndrome with and without surfactant treatment. Pediatrics 88: 84–89
143. Chida S, Tujiwara T, Konishi M et al 1993 Stable microbubble test for predicting the risk of respiratory distress syndrome. European Journal of Pediatrics 152: 152–156
144. Cigada M, Gavazzi A, Assi E, Luccarelli M 2001 Gastric rupture after nasopharyngeal oxygen administration. Intensive Care Medicine 27: 939
145. Clark D A, Nieman G F, Thompson J E, Paskanik A M, Rokhar J E, Bredenberg C E 1987 Surfactant displacement by meconium free fatty acids: an alternative explanation for atelectasis in meconium aspiration syndrome. Journal of Pediatrics 110: 765–770
146. Clark J M, Lambertsen C J 1971 Pulmonary oxygen toxicity. Pharmacology Review 23: 37–133
147. Clark L C, Gollan F 1966 Survival of mammals breathing organic liquids equilibrated with oxygen at atmospheric pressure. Science 152: 1756
148. Clark P, Duff P 1995 Inhibition of neutrophil oxidative burst and phagocytosis by meconium. American Journal of Obstetrics and Gynecology 173: 1301–1305
149. Clark R H, Gerstmann D R, Null D N et al 1986 Pulmonary interstitial emphysema treated by high frequency oscillatory ventilation. Critical Care Medicine 14: 926–930

150. Clark R H, Gertsman D R, Null D M, deLemos R A 1992 Prospective randomized comparison of high frequency oscillatory and conventional ventilation in respiratory distress syndrome. Pediatrics 89: 5–12
151. Clark R H, Kueser T J, Walker M W et al 2000 Low-dose nitric oxide therapy for persistent pulmonary hypertension of the newborn. Clinical Inhaled Nitric Oxide Research Group. New England Journal of Medicine 342: 469–474
152. Clark R H, Yoder B A, Sell M S 1994 Prospective randomized comparisons of high frequency oscillation and conventional ventilation in candidates for extracorporeal membrane oxygenation. Journal of Pediatrics 124: 447–454
153. Cleary J P, Bernstein G, Mannino F L, Heldt G P 1995 Improved oxygenation during synchronized intermittent mandatory ventilation in neonates with respiratory distress syndrome: a randomized crossover study. Journal of Pediatrics 126: 407–411
154. Cleary J M, Wiswell T E 1998 Meconium-stained amniotic fluid and the meconium aspiration syndrome: an update. Pediatric Clinics of North America 45: 511–529
155. Clyman R I 1996 Recommendations for the postnatal use of indomethacin: an analysis of four separate treatment strategies. Journal of Pediatrics 128: 601–607
156. Cochrane C G, Revak D S, Merritt T A et al 1996 The efficacy and safety of KL_4 surfactant in preterm infants with respiratory distress syndrome. American Journal of Respiratory and Critical Care Medicine 153: 404–410
157. Cohen G R, Thorp J, Yeast J D, Meyer B A, O'Kell R, Macy C 1991 A markedly immature lecithin:sphingomyelin ratio at term and congenital hypothyroidism. American Journal of Diseases of Children 145: 1227–1228
158. Cohen M, Carson B S 1985 Respiratory morbidity benefit of awaiting onset of labour after elective cesarean section. Obstetrics and Gynecology 65: 818–824
159. Cohen R S, Smith D W, Stevenson D K, Moskowitz P S, Graham C B 1984 Lateral decubitus position as therapy for persistent pulmonary interstitial emphysema in neonates: a preliminary report. Journal of Pediatrics 104: 441–443
160. Cole F S, Hamvas A, Rubenstein P et al 2000 Population based estimates of surfactant protein deficiency. Pediatrics 105: 538–541
161. Cole J W, Portman R J, Lim Y, Perlman J M, Robson A M 1985 Urinary β_2-microglobulin in full term newborns: evidence for proximal tubular dysfunction in infants with meconium stained amniotic fluid. Pediatrics 76: 958–964
162. Cole V A, Normand I C S, Reynolds E O R et al 1973 Pathogenesis of hemorrhagic pulmonary edema and massive pulmonary hemorrhage in the newborn. Pediatrics 51: 175–187
163. Colice G L, Matthay M A, Bass E, Matthay R A 1984 Neurogenic pulmonary edema. American Review of Respiratory Disease 130: 941–948
164. Collaborative European Multicentre Study Group 1991 Factors influencing the clinical response to surfactant replacement therapy in babies with severe respiratory distress syndrome. European Journal of Pediatrics 150: 433–439
165. Cook C D, Sutherland J M, Segal S et al 1957 Studies of respiratory physiology in the newborn infant. III. Measurements of the mechanics of respiration. Journal of Clinical Investigation 36: 440–448
166. Cooke R W I, Gribbin B, Gunning A J, Pickering D 1978 Ligation of patent ductus arteriosus in the very low birthweight newborn infant. Archives of Disease in Childhood 53: 271–275
167. Cooke R W I, Rennie J M 1984 Pancuronium and pneumothorax. Lancet i: 286–287
168. Corbet A, Bucciarelli R, Goldman S, Mammel M, Wold D, Long W 1991 Decreased mortality rate among small premature infants treated at birth with a single dose of synthetic surfactant. A multicenter controlled trial. Journal of Pediatrics 118: 277–284
169. Cordier M P, Gaultier C L, Boule M 1984 Infants with meconium aspiration syndrome: follow-up study (abstract). American Review of Respiratory Disease 129: 218
170. Cornfield D N, Maynard R C, de-Regnier R-A O et al 1999 Randomized controlled trial of low dose inhaled nitric oxide in the treatment of term and near term infants with respiratory failure and pulmonary hypertension. Pediatrics 104: 1089–1094
171. Cornfield D N, Reeve H L, Tolarova S et al 1996 Oxygen causes fetal pulmonary vasodilation through activation of a calcium-dependent potassium channel. Proceedings of the National Academy of Sciences of the the United States of America 93: 8089–8094
172. Costelo K, Hennessey E, Gibson A T et al 2000 The Epicure Study: outcomes to discharge from hospital for infants born at the threshold of viability. Pediatrics 106: 659–671
173. Cotton R B, Olsson T, Law A B et al 1993 The physiological effects of surfactant treatment on gas exchange in newborn premature infants with hyaline membrane disease. Pediatric Research 34: 495–501
174. Coulthard M G, Sharp J 1995 Haemodialysis and ultrafiltration in babies weighing under 1000 g. Archives of Disease in Childhood. Fetal and Neonatal Edition 73: F162–F165
175. Courtney S E, Pyon K H, Saslow J G et al 2001 Lung recruitment and breathing pattern during variable versus continuous positive airway pressure in premature infants: an evaluation of three devices. Pediatrics 107: 304–308
176. Couser R J, Ferrara T B, Falde B et al 1992 Effectiveness of dexamethasone in preventing extubation failure in preterm infants at increased risk for airway edema. Journal of Pediatrics 121: 591–596
177. Cowan F, Whitelaw A, Wertheim D, Silverman M 1991 Cerebral blood flow velocity changes after rapid administration of surfactant. Archives of Disease in Childhood 66: 1105–1109
178. Craft A P, Bhandari V, Finer N N 2003 The sy-fi study: a randomized prospective trial of synchronized intermittent mandatory ventilation versus a high-frequency flow interrupter technique in infants less than 1000 g. Journal of Perinatology 23: 14–19
179. Crowley M R, Fineman J R, Soier S J 1991 Effect of vasoactive drugs on thromboxane A_2 mimetic-induced pulmonary hypertension in newborn lambs. Pediatric Research 29: 167–172
180. Crowley P A 1995 Antenatal corticosteroid therapy. A meta-analysis of the randomized trials 1972–1994. American Journal of Obstetrics and Gynecology 173: 322–335
181. Crowther C A, Alfirevic Z, Haslam R R 2000 Prenatal thyrotropin-releasing hormone for preterm birth (Cochrane Review). Cochrane Database of Systematic Reviews (2): CD000019
182. Cuestas R A, Lindall A, Engel R R 1976 Low thyroid hormones and respiratory distress syndrome of the newborn. New England Journal of Medicine 295: 297–302
183. Curley M A, Thompson J E, Arnold J H 2000 The effects of early and repeated positioning in paediatric patients with acute lung injury. Chest 118: 156–163
184. Curtis J, O'Nell J T, Pettett G 1993 Endotracheal administration of tolazoline in hypoxia induced pulmonary hypertension. Pediatrics 92: 403–408
185. Cusick W, Smulian J C, Vintzileos A M 1995 Intrapartum use of fetal heart rate monitoring, contraction monitoring, and amnioinfusion. Clinics in Perinatology 22: 875–906
186. Cvetnic W G, Cunningham M D, Sills J H, Gluck L 1990 Reintroduction of continuous negative pressure ventilation in neonates: two years experience. Pediatric Pulmonology 8: 245–253
187. Cvetnic W G, Waffarn F, Martin J M 1989 Continuous negative pressure and intermittent mandatory ventilation in the management of pulmonary interstitial emphysema. Journal of Perinatology 9: 26–32
188. Da Costa D E, Nair A K, Pai M G, Al Khusarby S M 2001 Steroids in full term infants with respiratory failure and pulmonary hypertension due to meconium aspiration syndrome. European Journal of Pediatrics 138: 113–115
189. da Silva W J, Abbasi S, Pereira G, Bhutani V K 1994 Role of positive end expiratory pressure changes on functional residual capacity in surfactant treated preterm infants. Pediatric Pulmonology 18: 89–92
190. Dani C, Grella P V, Lazzarin L, Rubaltelli F F 1997 Antenatal ambroxol treatment does not prevent the respiratory distress syndrome in premature infants. European Journal of Pediatrics 156: 392–393
191. Dani C, Reali M F, Bertini G et al 1999 Risk factors for the development of respiratory distress syndrome and transient tachypnoea in newborn infants. Italian Group of Neonatal Pneumology. European Respiratory Journal 14: 155–159
192. Daniel S S, Adamsons K, James L S 1966 Lactate and pyruvate as an index of prenatal oxygen deprivation. Pediatrics 37: 942–953
193. Dargaville P A, South M, McDougall P N 2001 Surfactant and surfactant inhibitors in meconium aspiration syndrome. Journal of Pediatrics 138: 113–115
194. Davey A M, Becker J D, Davis J M 1993 Meconium aspiration syndrome: physiological and inflammatory changes in newborn piglet model. Pediatric Pulmonology 16: 101–108
195. Davidson D, Barefield E S, Kattwinkel J et al 1998 Inhaled nitric oxide for the early treatment of persistent pulmonary hypertension of the term newborn: a randomized double-masked, placebo-controlled, dose-response multicenter study. The I-NO/PPHN Study Group. Pediatrics 101: 325–334
196. Davidson D, Barefield E S, Kattwinkel J et al 1999 Safety of withdrawing inhaled nitric oxide therapy in persistent pulmonary hypertension of the newborn. Pediatrics 104: 231–236
197. Davies A M, Koenig J S, Thach B T 1989 Characteristics of upper airway chemoreflex prolonged apnea in human infants. American Review of Respiratory Disease 139: 668–673
198. Davis G M, Bureau M A 1987 Pulmonary and chest wall mechanics in the control of respiration in the newborn. Clinics in Perinatology 14: 551–579

199. Davis J M, Richter S E, Kendig J W, Notter R H 1992 High frequency jet ventilation and surfactant treatment of newborns with severe respiratory failure. Pediatric Pulmonology 13: 108–112
200. Davis J M, Russ G A, Metlay L, Dickerson B, Greenspan B S 1992 Short-term distribution kinetics of intratracheally administered exogenous lung surfactant. Pediatric Research 31: 445–450
201. Davis J M, Whitin J 1992 Prophylactic effects of dexamethasone in lung injury caused by hyperoxia and hyperventilation. Journal of Applied Physiology 72: 1320–1325
202. Davis PG, Henderson-Smart D J 2001 Extubation from low rate intermittent positive airways pressure versus extubation after a trial of endotracheal continuous positive airways pressure in intubated preterm infants (Cochrane Review). Cochrane Database of Systematic Reviews (4): CD0001078
203. Davis P J, Skekerdemian L S 2001 Meconium aspiration syndrome and extracorporeal membrane oxygenation. Archives of Disease in Childhood. Fetal and Neonatal Edition 84: F1–F3
204. Davis W B, Rennard S I, Bitterman P B, Crystal R G 1983 Early reversible changes in human alveolar structures induced by hyperoxia. New England Journal of Medicine 309: 878–883
205. Dawes G S, Fox H E, LeDuc B M, Liggins G C, Richards R T 1972 Respiratory movements and rapid eye movement in the fetal lamb. Journal of Physiology 220: 119–143
206. De Bie H M, van Toledo-Eppinga L, Verbeke J I, van Elburg R M 2002 Neonatal pneumatocele as a complication of nasal continuous positive airway pressure. Archives of Disease in Childhood. Fetal and Neonatal Edition 86: F202–F203
207. De Carolis M P, Romagnoli C, Cafforio C et al 1998 Pulmonary haemorrhage in infants with gestational age of less than 30 weeks. European Journal of Pediatrics 157: 1037–1038
208. De Klerk A M, de Klerck R K 2001 Use of continuous positive airway pressure in preterm infants: comments and experience from New Zealand. Pediatrics 108: 761–763
209. De Los Santos R, Seidenfeld J J, Anzueto A et al 1987 One hundred percent oxygen lung injury in adult baboons. American Review of Respiratory Disease 136: 657–661
210. De Paoli A G, Morley C J, Davis P G, Lau R, Hingeley E 2002 In vitro comparison of nasal continuous positive airway pressure devices for neonates. Archive of Disease in Childhood. Fetal and Neonatal Edition 87: F42–F45
211. de Winter J P, Merth I T, van Bel F, Egberts J, Brand R, Quanjer P H 1994 Changes in respiratory system mechanics in ventilated lungs of preterm infants with two different schedules of treatment. Pediatric Research 35: 541–549
212. Dehan M, Francoual J, Lindenbaum A 1978 Diagnosis of meconium aspiration by spectrophotometric analysis of urine. Archives of Disease in Childhood 53: 74–76
213. Dekowski S A, Snyder J M 1992 Insulin regulation of messenger ribonucleic acid for the surfactant-associated protein in human fetal lung in vitro. Endocrinology 131: 669–676
214. DeLemos R A, Coalson J J, Gerstmann D R, Kuehl T J, Null D M 1987 Oxygen toxicity in the premature baboon with hyaline membrane disease. American Review of Respiratory Disease 136: 677–682
215. DeLemos R A, Gerstmann D R, Clark R H, Guajardo A, Null D M 1987 High frequency ventilation – the relationship between the ventilator design and clinical strategy in the treatment of hyaline membrane disease and its complications: a brief review. Pediatric Pulmonology 3: 370–372
216. Demirakca S, Dortsch J, Knotlie C et al 1996 Inhaled nitric oxide in neonatal and paediatric acute respiratory distress syndrome: dose response, prolonged inhalation and weaning. Critical Care Medicine 24: 1913–1919
217. Demissie K, Marcella S W, Breckenridge M B, Rhoads G G 1998 Maternal asthma and transient tachypnea of the newborn. Pediatrics 102: 84–90
218. Dembinski J, Herep A, Kan N, Knopfle G, Bartmann P 2002 CT imaging of pulmonary lobar interstitial emphysema in spontaneously breathing preterm infant. American Journal of Perinatology 19: 285–290
219. Dessens A B, Smolders-de Haas H, Koppe J G 2000 Twenty-year follow-up of antenatal corticosteroid treatment. Pediatrics 105: E77
220. Dhanireddy R, Smith Y F, Hamosh M et al 1983 Respiratory distress syndrome in the newborn: relationship to serum prolactin, thyroxine and sex. Biology of the Neonate 43: 9–15
221. Dimitriou G, Greenough A 1995 Volume delivery during positive pressure inflation – relationship to spontaneous tidal volume of neonates. Early Human Development 41: 61–68
222. Dimitriou G, Greenough A 1995 Measurement of lung volume and optimization of oxygenation during high frequency oscillation. Archives of Disease in Childhood. Fetal and Neonatal Edition 72: F180–F183
223. Dimitriou G, Greenough A 2000 Performance of neonatal ventilators. British Journal of Intensive Care 10: 186–188
224. Dimitriou G, Greenough A, Broomfield D et al 2002 Rescue high frequency oscillation and predictors of adverse neurodevelopmental outcome in preterm infants. Early Human Development 66: 133–141
225. Dimitriou G, Greenough A, Castling D, Kavvadia V 1996 A comparison of supine and prone positioning in oxygen-dependent and convalescent premature infants. British Journal of Intensive Care 6: 254–259
226. Dimitriou G, Greenough A, Cherian S et al 2001 Comparison of airway pressure and airflow triggering systems using a single type of neonatal ventilator. Acta Paediatrica 90: 445–447
227. Dimitriou G, Greenough A, Endo A et al 2002 Prediction of extubation failure in preterm infants. Archives of Disease in Childhood. Fetal and Neonatal Edition 86: F32–F35
228. Dimitriou G, Greenough A, Giffin F, Chan V 1995 Synchronous intermittent mandatory ventilation modes versus patient triggered ventilation during weaning. Archives of Disease in Childhood. Fetal and Neonatal Edition 72: F188–F190
229. Dimitriou G, Greenough A, Giffin F J, Karani J 1995 The appearance of early chest radiographs and the response to surfactant replacement therapy. British Journal of Radiology 68: 1177–1180
230. Dimitriou G, Greenough A, Kavadia V 1997 Changes in lung volume, compliance and oxygenation in the first 48 hours of life in infants given surfactant. Journal of Perinatal Medicine 25: 49–54
231. Dimitriou G, Greenough A, Kavvadia V 2002 Fluid restriction, colloid infusion and chronic lung disease development in very low birth weight infants. Neonatal Intensive Care 15: 13–18
232. Dimitriou G, Greenough A, Kavvadia V et al 1998 Volume delivery during high frequency oscillation. Archives of Disease in Childhood. Fetal and Neonatal Edition 78: F148–F150
233. Dimitriou G, Greenough A, Kavvadia V et al 2000 Elective use of nasal continuous positive airways pressure following extubation of preterm infants. European Journal of Pediatrics 159: 434–439
234. Dimitriou G, Greenough A, Kavvadia V, Milner A D 1999 Comparison of two inspiratory:expiratory ratios during high frequency oscillation. European Journal of Pediatrics 158: 796–799
235. Dimitriou G, Greenough A, Lubscher B et al 1998 Comparison of airway pressure triggered and airflow triggered ventilation in very immature infants. Acta Paediatrica 87: 1256–1260
236. Dobbie H G, Whittle M J, Wilson A I, Whitfield C R 1983 Amniotic fluid phospholipid profile in multiple pregnancy and the effect of zygosity. British Journal of Obstetrics and Gynaecology 90: 1001–1006
237. Dobyns E L, Wescott J Y, Kennaugh J M, Ross M N, Stenmark K R 1994 Eicosanoids decrease with successful extracorporeal membrane oxygenation therapy in neonatal pulmonary hypertension. American Journal of Respiratory and Critical Care Medicine 149: 873–880
238. Dollberg S, Livny S, Mordecheyev N, Mimouni F B 2001 Nucleated red blood cell counts in meconium aspiration syndrome. Obstetrics and Gynecology 97: 593–596
239. Dooley S L, Pesavento D J, Depp R et al 1985 Meconium below vocal chords at delivery; correlation with intrapartum events. American Journal of Obstetrics and Gynecology 153: 761–770
240. Doyle L W, Kitchen W H, Ford G W, Rickards A L, Kelly E A 1989 Antenatal steroid therapy and 5 year outcome of extremely low birthweight infants. Obstetrics and Gynecology 73: 743–746
241. Doyle L W, Kitchen W H, Ford G W, Rickards A L, Lissenden J V, Ryan M M 1986 Effects of antenatal steroid therapy on mortality and morbidity in very low birthweight infants. Journal of Pediatrics 108: 287–292
242. Dreizzen E, Migdal M, Praud J P et al 1988 Passive compliance of total respiratory system in preterm newborn infants with respiratory distress syndrome. Journal of Pediatrics 112: 778–781
243. Drew J H 1982 Immediate intubation at birth of the very low birthweight infant. American Journal of Diseases of Children 136: 207–210
244. Duara S, Fox W W 1986 Persistent pulmonary hypertension of the neonate. In: Thibeault D W, Gregory G A (eds) Neonatal pulmonary care, 2nd edn. Appleton Century Crofts, Norwalk, CT, pp. 461–481
245. Dudell G G, Gersony W M 1984 Patent ductus arteriosus in neonates with severe respiratory disease. Journal of Pediatrics 104: 915–920
246. Dunn P M 1963 Intestinal obstruction in the newborn with special reference to transient functional ileus associated with respiratory distress syndrome. Archives of Disease in Childhood 38: 459–467
247. Durbin G M, Hunter N J, McIntosh N, Reynolds E O R, Wimberley P D 1976 Controlled trial of continuous inflating pressure for hyaline membrane disease. Archives of Disease in Childhood 51: 163–169

248. Edberg K E, Sandberg K, Silberberg A 1991 Lung volumes, gas mixing and mechanics of breathing in mechanically ventilated very low birth weight infants with idiopathic respiratory distress syndrome. Pediatric Research 30: 496–500
249. Edwards A D 1995 The pharmacology of inhaled nitric oxide. Archives of Disease in Childhood. Fetal and Neonatal Edition 72: F127–F130
250. Edwards A D, McCormick D C, Roth S C et al 1992 Cerebral hemodynamic effects of treatment with modified natural surfactant investigated by near infrared spectroscopy. Pediatric Research 32: 532–536
251. Edwards D K, Hilton S V W, Merritt T A, Hallman M, Mannino F, Boynton B R 1985 Respiratory distress syndrome treated with human surfactant. Radiographic findings. Radiology 157: 329–334
252. Eisler G, Hjertberg R, Lagercrantz H 1999 Randomised controlled trial of effect of terbutaline before elective caesarian section on postnatal respiration and glucose homeostasis. Archives of Disease in Childhood. Fetal and Neonatal Edition 80: F88–F92
253. Emery E F, Greenough A 1993 Randomized trial of two inotropes in preterm infants. European Journal of Pediatrics 152: 1–3
254. Emery E F, Greenough A, Gamsu H R 1992 Randomized controlled trial of colloid infusions in hypotensive preterm infants. Archives of Disease in Childhood 67: 1185–1188
255. Emmanouilides G C, Moss A J 1971 Respiratory distress in the newborn. Effects of cord clamping before and after onset of respiration. Biology of the Neonate 18: 363–368
256. Engdahl M S, Gershan W M 1998 Familial spontaneous pneumothorax in neonates. Pediatric Pulmonology 25: 398–400
257. Engle W D, Yoder M C, Andreoli S P et al 1997 Controlled prospective randomised comparison of high frequency jet ventilation and conventional ventilation in neonates with respiratory failure and persistent pulmonary hypertension. Journal of Perinatology 17: 3–9
258. Enskog A, Bengtsson A, Bengtson J P, Heideman M, Andreasson S, Larsson L 1996 Complement anaphylatoxin C3a and C5a formation in premature children with respiratory distress. European Journal of Pediatrics 155: 41–45
259. Eronen M, Kari A, Pesonen E, Hallman M 1993 The effect of antenatal dexamethasone administration on the fetal and neonatal ductus arteriosus. American Journal of Diseases of Children 147: 187–192
260. Evans N J, Archer L N J 1991 Doppler measurement of pulmonary artery pressure and extrapulmonary shunting in the acute phase of hyaline membrane disease. Archives of Disease in Childhood 66: 6–11
261. Evans N J, Archer L N J 1991 Doppler assessment of pulmonary artery pressure during recovery from hyaline membrane disease. Archives of Disease in Childhood 66: 802–804
262. Evans N J, Iyer P 1994 Incompetence of the foramen ovale in preterm infants supported by mechanical ventilation. Journal of Pediatrics 125: 786–792
263. Evans N, Kluckow M 1996 Early determinants of right and left ventricular output in ventilated preterm infants. Archives of Disease in Childhood. Fetal and Neonatal Edition 74: F88–F94
264. Evans N, Kluckow M 1999 High pulmonary blood flow and pulmonary hemorrhage. Pediatric Research 45: 195a
265. Faix R G, Viscardi R M, Dipietro M A, Nicks J J 1989 Adult respiratory distress syndrome in full term newborns. Pediatrics 83: 171–176
266. Falciglia H S 1988 Failure to prevent meconium aspiration syndrome. Obstetrics and Gynecology 71: 249–253
267. Falciglia H S, Henderschott C, Potter P et al 1992 Does DeLee suction at the perineum prevent meconium aspiration syndrome? American Journal of Obstetrics and Gynecology 167: 1243–1249
268. Fanconi S, Duc G 1987 Intratracheal suction in sick preterm infants: prevention of intracranial hypertension and cerebral hypoperfusion by muscle paralysis. Pediatrics 79: 538–543
269. Farrell P M 1986 Nutrition and infant lung function. Pediatric Pulmonology 2: 44–59
270. Farrell P M, Avery M E 1975 State of the art. HMD. American Review of Respiratory Disease 111: 657–688
271. Farstad T, Bratlid D 1991 Effect of endotracheal tube size and ventilator settings on the mechanics of a test system during intermittent flow ventilation. Pediatric Pulmonology 11: 15–21
272. Fedrick J, Butler N R 1970 Certain causes of neonatal death. I. Hyaline membranes. Biology of the Neonate 15: 229–255
273. Fiascone J M, Hu L-M, Vreeland P N 1992 Terbutaline does not improve lung function in preterm infants. American Journal of Obstetrics and Gynecology 167: 847–853
274. Field D, Milner A, Hopkin I E 1985 Effects of positive end expiratory pressure during ventilation of the preterm infant. Archives of Disease in Childhood 60: 843–847
275. Field D J, Milner A D, Hopkin I 1985 Inspiratory time and tidal volume during high frequency positive pressure ventilation. Archives of Disease in Childhood 60: 259–261
276. Field D J, Milner A D, Hopkin I E, Madeley R J 1987 Changing patterns in neonatal respiratory disease. Pediatric Pulmonology 3: 231–235
277. Findlay R D, Taeusch H W, Walther F J 1996 Surfactant replacement therapy for meconium aspiration syndrome. Pediatrics 97: 48–52
278. Finer N N, Barrington K J 1999 Nitric oxide for respiratory failure in infants born at or near term (Cochrane Review). Cochrane Database of Systematic Reviews (4): CD000399
279. Finer N N, Etches P C, Kamstra B, Tierney A J, Peliowski A, Ryan C A 1994 Inhaled nitric oxide in infants referred for extracorporeal membrane oxygenation: dose response. Journal of Pediatrics 124: 302–308
280. Finer N N, Moriartey R R, Boyd J, Phillips H J, Stewart A R, Ulan O 1979 Post-extubation atelectasis: a retrospective review and prospective controlled study. Journal of Pediatrics 94: 110–113
281. Finlay E R, Subhedar N V 2000 Pulmonary haemorrhage in preterm infants European Journal of Pediatrics 159: 870–871
282. Finley J P, Howwman-Giles R B, Gilday D L, Bloom K R, Rowe R D 1979 Transient myocardial ischemia of the newborn infant demonstrated by thallium myocardial imaging. Journal of Pediatrics 94: 263–270
283. Fitzgerald D, Willis D, Usher R, Outerbridge E, Davis G M 1998 Dexamethasone for pulmonary interstitial emphysema in preterm infants. Biology of the Neonate 73: 34–39
284. Fleisher B, Kulovich M V, Hallman M, Gluck L 1985 Lung profile: sex difference in normal pregnancy. Obstetrics and Gynecology 66: 327–330
285. Florman A L, Teubner D 1969 Enhancement of bacterial growth in amniotic fluid by meconium. Journal of Pediatrics 74: 111–114
286. Fok T F, Kew J, Loftus W K et al 1998 Clinical predictors of post-extubation radiological changes of the chest in newborn infants. Acta Paediatrica 87: 88–92
287. Fouron J C, Bard H, Riopel L, deMuylder X, van Ameringer M-R, Urfer F 1985 Circulatory changes in newborn lambs with experimental polycythemia: comparison between fetal and adult type blood. Pediatrics 75: 1054–1060
288. Fowlie P W 1996 Prophylactic indomethacin: systemic review and meta-analysis. Archives of Disease in Childhood. Fetal and Neonatal Edition 74: F81–F87
289. Fox W W 1982 Mechanical ventilation in the management of persistent pulmonary hypertension of the neonate (PPHN). 83rd Ross Conference on Pediatric Research: Cardiovascular Sequelae of Asphyxia in the Newborn. Ross Laboratories, Columbus, OH, p. 102
290. Fox W W, Duara S 1983 Persistent pulmonary hypertension in the neonate. Diagnosis and management. Journal of Pediatrics 103: 505–514
291. Fox W W, Schwartz J G, Shaffer T H 1978 Pulmonary physiotherapy in neonates: physiologic changes and respiratory management. Journal of Pediatrics 92: 977–981
292. Fox W W, Spiker A R, Musci M 1984 Tracheal secretion impaction during hyperventilation for persistent pulmonary hypertension of the neonate (abstract). Pediatric Research 18: 323
293. Franco-Belgium Collaborative NO Trial Group 1999 Early compared with delayed inhaled nitric oxide in moderately hypoxaemic neonates with respiratory failure: a randomised controlled trial. Lancet 354: 1066–1071
294. Frank L 1992 Prenatal dexamethasone treatment improves survival of newborn rats during prolonged high oxygen exposure. Pediatric Research 32: 215–221
295. Frank L, Bucher J R, Roberts R J 1978 Oxygen toxicity in neonatal and adult animals of various species. Journal of Applied Physiology 45: 699–704
296. Frank L, Sosenko I R S 1991 Failure of premature rabbits to increase antioxidant enzymes during hyperoxic exposure: increased susceptibility to pulmonary oxygen toxicity compared with term rabbits. Pediatric Research 29: 292–296
297. Franklin R C, Purdie G L, O'Grady C M 1986 Neonatal thyroid function: prematurity, prenatal steroids and respiratory distress syndrome. Archives of Disease in Childhood 61: 589–592
298. Frantz I D, Close R H 1985 Elevated lung volume and alveolar pressure during jet ventilation of rabbits. American Review of Respiratory Disease 131: 134–138
299. Frantz I D, Wang N S, Thach B T 1975 Experimental meconium aspiration: effects of glucocorticoid treatment. Journal of Pediatrics 86: 434–441
300. Frantz I D, Werthammer J, Stark A R 1983 High frequency ventilation in premature infants with lung disease: adequate gas exchange at low tracheal pressure. Pediatrics 71: 483–488
301. French N P, Hagan R, Evans S F et al 1999 Repeated antenatal corticosteroids: size at birth and subsequent development. American Journal of Obstetrics and Gynecology 180: 114–121

302. Friedlich P, Lecart C, Posen R, Ramicone E, Chan L, Ramanathan R 1999 A randomised trial of nasopharyngeal-synchronised intermittent mandatory ventilation versus nasopharyngeal continuous positive airway pressure in very low birthweight infants after extubation. Journal of Perinatology 191: 413–418
303. Friedman S A, Schiff E, Kao L, Sibai B M 1995 Neonatal outcome after preterm delivery for pre-eclampsia. American Journal of Obstetrics and Gynecology 172: 1785–1792
304. Friedman Z, Rosenberg A 1979 Abnormal lung surfactant related to essential fatty acid deficiency in a neonate. Pediatrics 63: 855–859
305. Friesen R H, Honda A T, Thieme R E 1987 Changes in anterior fontanelle pressure in preterm neonates during tracheal intubation. Anesthesia and Analgesia 66: 874–878
306. Froese A B, Bryan A C 1987 High frequency ventilation. American Review of Respiratory Disease 135: 1363–1374
307. Fuchimukai T, Fujiwara T, Takahishi A, Enhorning G 1987 Artificial pulmonary surfactant inhibited by proteins. Journal of Applied Physiology 62: 429–437
308. Gabwell C E, Salzberg A M, Sonnino R E, Haynes J H 2000 Potentially lethal complications of central venous catheter placement. Journal of Pediatric Surgery 35: 709–713
309. Gage J E, Taeusch H W, Treves S, Caldicott W 1981 Suctioning of upper airway meconium in newborn infants. Journal of the American Medical Association 246: 2590–2592
310. Gandy G, Jacobson W, Gairdner D 1970 Hyaline membrane disease. I. Cellular changes. Archives of Disease in Childhood 45: 289–310
311. Gaon P, Lee S, Hannam S et al 1999 Assessment of effect of nasal continuous positive pressure on laryngeal opening using fibreoptic laryngoscopy. Archives of Disease in Childhood. Fetal and Neonatal Edition 80: F230–F232
312. Gappa M, Costeloe K, Southall D P, Rabbette P S, Stocks J 1994 Effect of continuous negative extrathoracic pressure on respiratory mechanics and timing in infants recovering from neonatal respiratory distress syndrome. Pediatric Research 36: 364–372
313. Gardner M O, Goldenberg R L, Gaudier F L, Dubard M B, Nelson K G, Hauth J C 1995 Predicting low Apgar scores of infants weighing less than 1000 grams: the effect of corticosteroids. Obstetrics and Gynecology 85: 170–174
314. Garite J J, Rumney P J, Briggs G G et al 1992 A randomized placebo-controlled trial of betamethasone for the prevention of respiratory distress syndrome at 24–28 weeks' gestation. American Journal of Obstetrics and Gynecology 166: 646–651
315. Garland J, Buck R, Weinberg M 1994 Pulmonary hemorrhage risk in infants with a clinically diagnosed patent ductus arteriosus. A retrospective cohort study. Pediatrics 94: 719–723
316. Garland J, Buck R K, Allred E N et al 1995 Hypocarbia before surfactant therapy appears to increase bronchopulmonary dysplasia risk in infants with respiratory distress syndrome. Archives of Pediatrics and Adolescent Medicine 149: 617–622
317. Gastiasoro-Cuesta E, Alvarez-Diaz F J Arnaiz-Renedo A et al 2001 The cardiovascular effects of partial liquid ventilation in newborn lambs after experimental meconium aspiration. Pediatric Critical Care Medicine 2: 334–339
318. Gau G S, Ryder T A, Mobberley M A 1987 Iatrogenic epithelial change caused by endotracheal intubation of neonates. Early Human Development 15: 221–229
319. Gauger P G, Hirschl R B, Delosh T N et al 1995 A matched pairs analysis of venoarterial and venovenous extracorporeal life support in neonatal respiratory failure. ASAIO Journal 41: M573–M579
320. Gaylor M S, Quissell B J, Lair M E 1987 High frequency ventilation in the treatment of infants weighing less than 1500 grams with pulmonary interstitial emphysema. Pediatrics 79: 915–921
321. Geggel R L, Murphy J D, Langleben D, Crone R K, Vacanti J P, Reid L M 1985 Congenital diaphragmatic hernia: arterial structural changes and persistent pulmonary hypertension after surgical repair. Journal of Pediatrics 107: 457–464
322. Geggel R L, Reid L M 1984 The structural basis for persistent pulmonary hypertension of the newborn. Clinics in Perinatology 11: 525–549
323. George T N, Johnson K J, Bates J N et al 1998 The effect of inhaled nitric oxide therapy on bleeding time and platelet aggregation in neonates. Journal of Pediatrics 132: 731–734
324. Gersony W M, Duc G V, Sinclair J C 1969 'PFC' syndrome (abstract). Circulation 40(suppl. III): 87
325. Gibson R L, Berger J I, Redding G J, Standaert T A, Mayock D E, Truog W E 1994 Effect of nitric oxide synthase inhibition during group B streptococcal sepsis in neonatal piglets. Pediatric Research 36: 776–783
326. Gibson R L, Truog W E, Redding G J 1988 Thromboxane associated pulmonary hypertension during three types of Gram positive bacteremia in piglets. Pediatric Research 23: 553–556
327. Giffin F, Greenough A 1994 ARDS type disease in children: modern respiratory management. Intensive Care Britain, 3rd edn. Greycoat Publishing, London, pp. 28–31
328. Gill A B, Weindling A M 1993 Randomized controlled trial of plasma protein fraction versus dopamine in hypotensive very low birthweight infants. Archives of Disease in Childhood 69: 284–287
329. Gill B S, Neville H L, Khan A M et al 2002 Delayed institution of extracorporeal membrane oxygenation is associated with increased mortality rate and prolonged hospital stay. Journal of Pediatric Surgery 37: 7–10
330. Gitterman M K, Fusch C, Gitterman A R et al 1997 Early nasal continuous positive airway pressure treatment reduces the need for intubation in very low birthweight infants. European Journal of Pediatrics 156: 384–388
331. Glass L, Rajegowda B D, Evans H E 1971 Absence of respiratory distress syndrome in premature infants of heroin addicted mothers. Lancet i: 685–686
332. Gluck L, Kulovich M V, Eidelman A I, Cordero L, Khazin A F 1972 Biochemical development of surfactant activity in mammalian lung. IV. Pulmonary lecithin synthesis in the human fetus and newborn and etiology of the respiratory distress syndrome. Pediatric Research 6: 81–99
333. Goetzman B W, Sunshine P, Johnson J D et al 1976 Neonatal hypoxia and pulmonary vasospasm: response to tolazoline. Journal of Pediatrics 89: 617–621
334. Goldman A P, Tasker R C, Haworth S G, Sigston P E, Macrae D J 1996 Four patterns of response to inhaled nitric oxide for persistent pulmonary hypertension of the newborn. Pediatrics 98: 708–713
335. Gomez R, Ghezzi F, Romero R, Munoz H, Tolosa J E, Rojas I 1995 Premature labor and intra-amniotic infection. Clinical aspects and role of the cytokines in diagnosis and pathophysiology. Clinics in Perinatology 22: 281–342
336. Gonzales F, Harris T, Black P et al 1987 Decreased gas flow through pneumothoraces in neonates receiving high frequency jet ventilation versus conventional ventilation. Pediatrics 110: 464–466
337. Gonzales L W, Ballard P L, Ertsey R, Williams M C 1986 Glucocorticoids and thyroid hormones stimulate biochemical and morphological differentiation of human fetal lung in organ culture. Journal of Clinical Endocrinology and Metabolism 62: 678–691
338. Goodwin S R, Graves S A, Haberkern C M 1985 Aspiration in intubated premature infants. Pediatrics 75: 85–88
339. Gordon E, South M, McDougall P N et al 2003 Blood aspiration syndrome as a cause of respiratory distress in the newborn infant. Journal of Pediatrics 142: 200–202
340. Gordon J B, Martinez F R, Keller P A, Tod M L, Madden J A 1993 Differing effects of acute and prolonged alkalosis on hypoxic pulmonary vasoconstriction. American Review of Respiratory Disease 148: 1651–1656
341. Gortner L, Pohlandt F, Bartmann P et al 1994 High dose versus low dose bovine surfactant treatment in very premature infants. Acta Paediatrica 83: 135–141
342. Gournay V, Savagner C, Thiriez G et al 2002 Pulmonary hypertension after ibuprofen prophylaxis in very preterm infants. Lancet 359: 1486–1488
343. Govindaswami B, Heldt G P, Bernstein G, Beyar R 1993 Reduction in cerebral blood flow velocity (CBFV) variability in infants <1500 g during synchronized ventilation (SIMV) (abstract). Pediatric Research 33: 1258
344. Grausz J P, Harvey D R 1967 Neonatal haemothorax: a report of two cases. Archives of Disease in Childhood 42: 675–676
345. Greenough A 1988 The premature infant's respiratory response to mechanical ventilation. Early Human Development 17: 1–5
346. Greenough A 1998 Use and misuse of albumin infusions in neonatal care. European Journal of Pediatrics 157: 699–702
347. Greenough A, Chan V, Hird M F 1992 Positive end expiratory pressure in acute and chronic neonatal respiratory distress. Archives of Disease in Childhood 67: 320–323
348. Greenough A, Cox S, Alexander et al 2001 Health care utilisation of infants with chronic lung disease, related to hospitalisation for RSV infection. Archives of Disease in Childhood 85: 463–468
349. Greenough A, Dixon A D, Roberton N R C 1984 Pulmonary interstitial emphysema. Archives of Disease in Childhood 59: 1046–1051
350. Greenough A, Greenall F 1988 Patient triggered ventilation in premature neonates. Archives of Disease in Childhood 63: 77–78
351. Greenough A, Greenall F 1988 Observation of spontaneous respiratory interaction with artificial ventilation. Archives of Disease in Childhood 63: 168–171
352. Greenough A, Greenall F, Gamsu H R 1987 Inspiratory times when weaning from mechanical ventilation. Archives of Disease in Childhood 62: 1269–1270

353. Greenough A, Greenall F, Gamsu H R 1987 Synchronous respiration – which ventilator rate is best? Acta Paediatrica Scandinavica 76: 713–718
354. Greenough A, Lagercrantz H 1992 Catecholamine abnormalities in transient tachypnoea of the premature newborn. Journal of Perinatal Medicine 20: 223–226
355. Greenough A, Milner A D 1987 High frequency ventilation in the neonatal period. European Journal of Pediatrics 146: 446–449
356. Greenough A, Milner A D, Dimitriou G 2001 Synchronised ventilation (Cochrane Review). Cochrane Database of Systematic Reviews (1): CD000456
357. Greenough A, Milner A D, Roberton N R C 1996 Neonatal respiratory disorders. Edward Arnold, London
358. Greenough A, Morley C J, Davis J A 1983 The interaction of spontaneous respiration with artificial ventilation in preterm babies. Journal of Pediatrics 103: 769–773
359. Greenough A, Morley C J, Pool J 1986 Fighting the ventilator: are fast rates an effective alternative to paralysis? Early Human Development 13: 189–194
360. Greenough A, Morley C J, Wood S, Davis J A 1984 Pancuronium prevents pneumothoraces in ventilated premature babies who actively expire against positive pressure ventilation. Lancet i: 1–3
361. Greenough A, Pool J 1988 Neonatal patient triggered ventilation. Archives of Disease in Childhood 63: 394–397
362. Greenough A, Pool J, Greenall F, Morley C J, Gamsu H 1987 Comparison of different rates of artificial ventilation in premature neonates with respiratory distress syndrome. Acta Paediatrica Scandinavica 76: 706–712
363. Greenspan J S, Wolfson M R, Holt W J, Shaffer T H 1990 Neonatal gastric intubation: differential respiratory effects between nasogastric and orogastric tubes. Pediatric Pulmonology 8: 254–258
364. Greenspan J S, Wolfson M R, Rubenstein D et al 1997 Partial liquid ventilation of human preterm neonates. Journal of Pediatrics 117:106–111
365. Gregory G A 1986 Devices for applying continuous positive airway pressure. In: Thibeault D W, Gregory G A (eds) Neonatal pulmonary care, 2nd edn. Appleton Century Crofts, Norwalk CT, pp. 307–320
366. Gregory G A, Gooding C A, Phibbs R H, Tooley W H 1974 Meconium aspiration in infants: a prospective study. Journal of Pediatrics 85: 848–852
367. Gregory G A, Kitterman J A, Phibbs R H, Tooley W H, Hamilton W K 1971 Treatment of idiopathic respiratory distress syndrome with continuous positive pressure. New England Journal of Medicine 284: 1333–1340
368. Gribetz I, Frank N R, Avery M E 1959 Static volume pressure relations of excised lungs of infants with hyaline membrane disease; newborn and stillborn infants. Journal of Clinical Investigation 38: 2168–2175
369. Griesen G, Frederiksen P S, Hertel J, Christensen N J 1985 Catecholamine response to chest physiotherapy and endotracheal suctioning in preterm infants. Acta Paediatrica Scandinavica 74: 525–529
370. Griesen G, Munck H, Lou H 1987 Severe hypocarbia in preterm infants and neurodevelopmental deficit. Acta Paediatrica Scandinavica 76: 401–404
371. Grosfeld J, Lemons J, Ballantine T V, Schreiner R L 1980 Emergency thoracotomy for acquired bronchopleural fistula in the premature infant with respiratory distress. Journal of Pediatric Surgery 15: 416–421
372. Gross G W, Greenspan J S, Fox W W, Rubenstein S D, Wolfson M R, Shaffer T H 1995 Use of liquid ventilation with perflubron during extracorporeal membrane oxygenation: chest radiographic appearances. Pediatric Radiology 194: 717–720
373. Gross I, Moya F R 2001 Is there a role for antenatal TRH therapy for the prevention of neonatal lung disease? Seminars in Perinatology 25: 406–416
374. Gross I, Smith G J, Wilson C M et al 1980 The influence of hormones on the biochemical development of the fetal rat lung in organ culture. Pediatric Research 14: 834–838
375. Grossman G, Tashiro K, Kobayaski T et al 1999 Experimental neonatal respiratory failure induced by lysophosphatidyl choline: effect of surfactant treatment. Journal of Applied Physiology 86: 633–640
376. Grover T R, Parker T A, Zenge J P, Markham N E, Kinsella J P, Abman S H 2003 Intrauterine hypertension decreases lung VEGF expression and VEGF inhibition causes pulmonary hypertension in the ovine fetus. American Journal of Physiology. Lung Cellular and Molecular Physiology 284: L508–L517
377. Guignard J-P, Torrado A, Mazouni S M, Gautier E 1976 Renal function in respiratory distress syndrome. Journal of Pediatrics 88: 845–850
378. Guilleminault C, Coons S 1984 Apnea and bradycardia during feeding in infants weighing >2000 gm. Journal of Pediatrics 104: 932–935
379. Gupta A S, Rastogi S, Sahni R et al 2002 Inhaled nitric oxide and gentle ventilation in the treatment of pulmonary hypertension of the newborn – a single-center, 5-year experience. Journal of Perinatology 22: 435–441
380. Gurakan B, Tarcan A, Arda I S, Coskun M 2002 Persistent pulmonary interstitial emphysema in an unventilated neonate. Pediatric Pulmonology 34: 409–411
381. Hacking D, Warkins A, Fraser S et al 2001 Respiratory distress syndrome and birth order in premature twins. Archives of Disease in Childhood. Fetal and Neonatal Edition 84: F117–F121
382. Hagay Z, Reece A, Roberts A, Hobbins J C 1993 Isolated fetal pleural effusion: a prenatal management dilemma. Obstetrics and Gynecology 81: 147–152
383. Hallak M, Bottoms S F 1993 Accelerated pulmonary maturation from preterm premature rupture of membranes: a myth. American Journal of Obstetrics and Gynecology 169: 1045–1049
384. Halliday H L 2000 Endotracheal intubation at birth for preventing morbidity stained infants born at term (Cochrane Review). Cochrane Database of Systematic Reviews (2): CD000500
385. Halliday H L, McClure G, Reid M McC 1981 Transient tachypnoea of the newborn: two distinct clinical entities? Archives of Disease in Childhood 56: 322–325
386. Halliday H L, Tarnow-Mordi W O, Corcoran J D, Paterson C C 1993 Multicentre randomized trial comparing high and low dose surfactant regimens for the treatment of respiratory distress syndrome (Curosurf 4 trial). Archives of Disease in Childhood 69: 276–280
387. Hallman M, Arjomaa P, Hoppu K 1987 Inositol supplementation in respiratory distress syndrome: relationship between serum concentration, renal excretion and lung effluent phospholipids. Journal of Pediatrics 110: 604–610
388. Hallman M, Bry K, Hoppu K, Lappi M, Pohjavuori M 1992 Inositol supplementation in premature infants with respiratory distress syndrome. New England Journal of Medicine 326: 1233–1239
389. Hallman M, Haataja K 2003 Genetic influences and neonatal lung disease. Seminars in Neonatalogy 8: 19–27
390. Hallman M, Merritt T A, Bry K, Berry C 1993 Association between neonatal care practices and efficacy of exogenous human surfactant: results of a bi-center randomized trial. Pediatrics 91: 552–560
391. Hamdan A H, Shaw N J 1995 Changes in pulmonary artery pressure in infants with respiratory distress syndrome following treatment with Exosurf. Archives of Disease in Childhood. Fetal and Neonatal Edition 72: F176–F179
392. Hammerman C, Aramburo M J 1988 Decreased lipid intake reduces morbidity in sick premature neonates. Journal of Pediatrics 113: 1083–1088
393. Hammerman C, Lass N, Strates E, Komar K, Bui K-C 1987 Prostanoids in neonates with persistent pulmonary hypertension. Journal of Pediatrics 110: 470–472
394. Hamvas A, Devine T, Cole F S 1993 Surfactant therapy failure identifies infants at risk for pulmonary mortality. American Journal of Diseases of Children 147: 665–668
395. Han R N N, Buch S, Tseu I et al 1996 Changes in structure, mechanics and insulin-like growth factor related gene expression in the lungs of newborn rats exposed to air or 60% oxygen. Pediatric Research 39: 921–929
396. Han V K M, Beverly D W, Clarson C et al 1987 Randomized controlled trial of very early continuous distending pressure in the management of preterm infants. Early Human Development 15: 21–32
397. Hanlon-Lundberg K, Williams M, Rhim T, Covert R F, Mittendorf R, Holt J A 1996 Accelerated fetal lung maturity profiles and maternal cocaine exposure. Obstetrics and Gynecology 87: 128–132
398. Hannam S, Lees C, Edwards R J, Greenough A 2003 Neonatal coagulopathy in preterm, small-for-gestational-age infants. Biology of the Neonate 83: 177–181
399. Harrison V C, Heese H deV, Klein M 1968 The significance of grunting in hyaline membrane disease. Pediatrics 41: 549–559
400. Hart S M, McNair M, Gamsu H R, Price J F 1983 Pulmonary interstitial emphysema in very low birthweight infants. Archives of Disease in Childhood 58: 612–615
401. Hashim S A, Roholt H B, Babayan V K, Van Itallie T B 1964 Treatment of chyluria and chylothorax with medium chain triglyceride. New England Journal of Medicine 270: 756–761
402. Hauer A C, Rosegger H, Haas J, Haxhija E Q 1996 Reaction of term newborns with prolonged postnatal dyspnoea to early oxygen, mask CPAP and volume expansion: a prospective randomized clinical trial. European Journal of Pediatrics 155: 805–810
403. Hayek Z, Peliowski A, Ryan C A, Jones R, Finer N N 1986 External high frequency oscillation in cats. Experience in the normal lung and after saline lung lavage. American Review of Respiratory Disease 133: 630–634
404. Heaf D P, Helms P J, Dinwiddie R 1982 Nasopharyngeal airways in Pierre Robin syndrome. Journal of Pediatrics 100: 698–703
405. Heaf D P, Helms P, Gordon I, Turner H M 1983 Postural effects on gas exchange in infants. New England Journal of Medicine 308: 1505–1508
406. Heckman M, Linder W, Pohlandt F 1998 Tension pneumopericardium in a preterm infant without mechanical ventilation; a rare cause of cardiac arrest. Acta Paediatrica 87: 346–348

407. Heicher D A, Kasting D S, Richards J R 1981 Prospective clinical comparison of two methods of mechanical ventilation of neonates: rapid rate and short inspiratory time versus slow rate and long inspiratory time. Journal of Pediatrics 98: 957–961
408. Helbock H J, Insoft R M, Conte F A 1993 Glucocorticoid responsive hypotension in extremely low birthweight newborns. Pediatrics 92: 715–717
409. Heldt G P 1988 The effect of gavage feeding on the mechanics of the lung, chest wall and diaphragm in preterm infants. Pediatric Research 24: 55–58
410. Hellstrom-Westas L, Bell A H, Skov L, Greisen G, Svenningsen N W 1992 Cerebro-electrical depression following surfactant treatment in preterm neonates. Pediatrics 89: 643–647
411. Henderson-Smart D J, Bhuta T, Cools F et al 2003 Elective high frequency oscillatory ventilation versus conventional ventilation for acute pulmonary dysfunction in preterm infants (Cochrane Review). Cochrane Database of Systematic Reviews (1): CD000104
412. Henderson-Smart D J, Davis P J 2003 Prophylactic methylxanthines for extubation in preterm infants (Cochrane Review). Cochrane Database of Systematic Reviews (1): CD000139
413. Henry G W 1984 Non-invasive assessment of cardiac function and pulmonary hypertension in persistent pulmonary hypertension of the newborn. Clinics in Perinatology 11: 627–640
414. Herman S, Reynolds E O R 1973 Methods for improving oxygenation in infants mechanically ventilated for severe HMD. Archives of Disease in Childhood 48: 612–617
415. Hernandez C, Little B B, Dax J S, Gilstrap L C, Rosenfeld C R 1993 Prediction of the severity of meconium aspiration syndrome. American Journal of Obstetrics and Gynecology 169: 61–70
416. Herrera C M, Gerhardt T, Claure N et al 2002 Effects of volume guaranteed synchronized intermittent mandatory ventilation in preterm infants recovering from respiratory failure. Pediatrics 110: 529–533
417. Herting G, Rauprick P, Stitchenother G et al 2001 Resistance of different surfactant preparations to inactivation by meconium. Pediatric Research 50: 44–49
418. Hibbs A, Evans J R, Gerdes M et al 2001 Outcome of infants with bronchopulmonary dysplasia who receive extracorporeal membrane oxygenation therapy. Journal of Pediatric Surgery 36: 1479–1484
419. HIFI Study Group 1989 High-frequency oscillatory ventilation compared with conventional mechanical ventilation in the treatment of respiratory failure in preterm infants. New England Journal of Medicine 320: 88–93
420. HiFO Study Group 1993 Randomized study of high-frequency oscillatory ventilation in infants with severe respiratory distress syndrome. Journal of Pediatrics 122: 609–619
421. Hill A, Perlman J M, Volpe J J 1982 Relationship of pneumothorax to occurrence of intraventricular hemorrhage in the premature newborn. Pediatrics 69: 144–149
422. Hintz S R, Suttner D M, Sheehan A M et al 2000 Decreased use of neonatal extracorporeal membrane oxygenation (ECMO): how new treatment modalities have affected ECMO utilization. Pediatrics 106: 1339–1343
423. Hird M F, Greenough 1990 Causes of failure of neonatal patient triggered ventilation. Early Human Development 23: 101–108
424. Hird M F, Greenough A 1991 Inflation time in mechanical ventilation of preterm neonates. European Journal of Pediatrics 150: 440–443
425. Hird M, Greenough A, Gamsu H R 1990 Gas trapping during high frequency positive pressure ventilation using conventional ventilators. Early Human Development 22: 51–56
426. Hirschl R B, Merz S I, Montoya J P et al 1995 Development and application of a simplified liquid ventilator. Critical Care Medicine 23: 157–163
427. Hirschl R B, Philip W F ,Glick V 2003 A prospective randomized trial of perfluorocarbon-induced lung growth in newborns with congenital diaphragmatic hernia. Journal of Pediatric Surgery 38: 283–289
428. Hirschl R B, Pranikoff T, Gauger P, Schreiner R J, Dechert R, Bartlett R H 1995 Liquid ventilation in adults, children and full term neonates. Lancet 346: 1201–1202
429. Hirschl R B, Tooley R, Parent A C, Johnson K, Bartlett R H 1995 Improvement of gas exchange pulmonary function and lung injury with partial liquid ventilation. Chest 108: 500–508
430. Hjalmarson O 1981 Epidemiology and classification of acute neonatal respiratory disorders. Acta Paediatrica Scandinavica 70: 773–783
431. Hjalmarson O, Olsson T 1974 Mechanical and ventilatory parameters in healthy and diseased newborn infants. Acta Paediatrica Scandinavica Supplement 247: 26–48
432. Hjalmarson O, Olsson T 1974 Work of breathing. Acta Paediatrica Scandinavica Supplement 247: 49–60
433. Hofmeyer G J 2002 Amnioinfusion for meconium stained liquid in labour (Cochrane Review). Cochrane Database of Systematic Reviews (1): CD000014
434. Holm B A, Notter R H, Leary J F, Matalon S 1987 Alveolar epithelial changes in rabbits after a 21 day exposure to 60% oxygen. Journal of Applied Physiology 62: 2230–2236
435. Holopainen R L, Aho H, Laine D J et al 1999 Human meconium has high phospholipase A2 activity and induces cell injury and apoptosis in piglet lungs. Pediatric Research 46: 626–632
436. Hook B, Hack M, Morrison S, Borawski-Clark E, Newman N S, Fanaroff A 1995 Pneumopericardium in very low birthweight infants. Journal of Perinatology 15: 27–31
437. Hooper S B, Harding R 1990 Changes in lung liquid dynamics induced by prolonged fetal hypoxemia. Journal of Applied Physiology 69: 127–135
438. Hope P L, Cady E B, Delpy D T, Ives N K, Gardner R M, Reynolds E O R 1988 Brain metabolism and intracellular pH during ischaemia: effects of systemic glucose and bicarbonate administration studied by ^{31}P and ^{1}H nuclear magnetic resonance spectroscopy in vivo in the lamb. Journal of Neurochemistry 50: 1394–1402
439. Hoskyns E N, Milner A D, Hopkin I E 1991 Combined conventional ventilation with high frequency oscillation in neonates. European Journal of Pediatrics 150: 357–361
440. Howell J H 1987 Sodium bicarbonate in the perinatal setting – revisited. Clinics in Perinatology 14: 807–816
441. Howell S, Fitzgerald R S, Roussos C 1985 Effects of uncompensated and compensated metabolic acidosis on canine diaphragms. Journal of Applied Physiology 59: 1376–1382
442. Howlett A, Ohlsson A 2003 Inositol for respiratory distress syndrome in preterm infants (Cochrane Review). Cochrane Database of Systematic Reviews (4): CD000366
443. Hrabovsky E E, Mullett M D 1986 Gastroesophageal reflux and the premature infant. Journal of Pediatric Surgery 21: 583–587
444. Huang Y-C T, Sane A C, Simonson S G 1995 Artificial surfactant attenuates hyperoxic lung injury in primates. I: Physiology and biochemistry. Journal of Applied Physiology 78: 1816–1822
445. Hulsey T C, Alexander G R, Robillard P Y, Annibale D J, Keenan A 1993 Hyaline membrane disease: the role of ethnicity and maternal risk characteristics. American Journal of Obstetrics and Gynecology 168: 572–576
446. Hummler H, Gerhardt T, Claure N, Everett R, Bancalari E 1994 Influence of patient triggered ventilation (PTV) on ventilation and blood pressure fluctuations in neonates. Pediatric Research 35: 338A
447. Huon C, Rey E, Mussat P, Parat S, Moriette G 1998 Low-dose doxapram for treatment of apnoea following early weaning in very low birthweight infants: a randomized, double-blind study. Acta Paediatrica 87: 1180–1184
448. Hutchinson A A, Yu V Y H 1980 Curare in the treatment of pulmonary hypertension as it occurs in the idiopathic respiratory distress syndrome. Australian Journal of Paediatrics 16: 94–100
449. Ikegami M 1994 Surfactant inactivation. In: Boynton B R, Carlo W A, Jobe A H (eds) New therapies for neonatal respiratory failure. Cambridge University Press, Cambridge, pp. 36–48
450. Ikegami M, Berry D, Elkady T, Pettenazzo A, Seidner S, Jobe A 1987 Corticosteroids and surfactant change lung function and protein leaks in the lungs of ventilated premature rabbits. Journal of Clinical Investigation 79: 1371–1378
451. Ikegami M, Jacobs H, Jobe A 1983 Surfactant function in respiratory distress syndrome. Journal of Pediatrics 102: 443–447
452. Ikegami M, Jobe A H, Newnham J, Polk D H, Willet K E, Sly P 1997 Repetitive prenatal glucocorticoids improve lung function and decrease growth in preterm lambs. American Journal of Respiratory and Critical Care Medicine 156: 178–184
453. Ikegami M, Jobe A H, Tabor B L, Rider E D, Lewis J F 1992 Lung albumin recovery in surfactant treated preterm ventilated lambs. American Review of Respiratory Disease 145: 1005–1008
454. Ikonen R S, Janas M O, Koivikko M J et al 1992 Hyperbilirubinaemia, hypocarbia and periventricular leukomalacia in preterm infants: relationship to cerebral palsy. Acta Paediatrica 81: 802–809
455. Illingworth R S 1969 Sucking and swallowing difficulties in infancy. Diagnostic problems of dysphagia. Archives of Disease in Childhood 44: 655–665
456. Ioffe S, Chernick V 1987 Maternal alcohol ingestion and the incidence of respiratory distress syndrome. American Journal of Obstetrics and Gynecology 156: 1231–1235
457. Islam S, Masiakos P, Schnitzer J J et al 1999 Diltiazem reduces pulmonary arterial pressures in recurrent pulmonary hypertension associated with pulmonary hypoplasia. Journal of Pediatric Surgery 34: 712–714

458. Itani M H, Mikati M A 1998 Early onset neonatal spontaneous pneumopericardium. Lebanese Medical Journal 46: 165–167
459. Itani Y, Fujioka M, Nishimura G, Nitsu N, Oono T 1988 Upper GI examination in older premature infants with persistent apnea: correlation with simultaneous cardiorespiratory monitoring. Pediatric Radiology 18: 464–467
460. Jackson R M 1985 Pulmonary oxygen toxicity. Chest 88: 900–905
461. Jacob J, Edwards D, Gluck L 1980 Early onset sepsis and pneumonia observed as respiratory distress syndrome. American Journal of Diseases of Children 134: 766–768
462. Jacobsen T, Gronvall J, Petersen S, Andersen G E 1993 Minitouch treatment of very low birthweight infants. Acta Paediatrica 82: 934–938
463. Jacqz-Aigrain E, Daoud P, Burtin P et al 1994 Placebo-controlled trial of midazolam sedation in mechanically ventilated newborn babies. Lancet 334: 640–650
464. James D K, Chiswick M L, Harkes A et al 1984 Non-specificity of surfactant deficiency in neonatal respiratory disorders. British Medical Journal (Clinical Research Ed) 288: 1635–1638
465. James L, Greenough A, Naik S 1997 The effect of blood transfusion on oxygenation in premature ventilated neonates. European Journal of Pediatrics 156: 139–141
466. James L, Jardin F, Farcot J C et al 1981 Influence of positive end expiratory pressure on left ventricular performance. New England Journal of Medicine 304: 387–392
467. Javaheri S, Herrera L, Kazemi H 1979 Ventilatory drive in acute metabolic acidosis. Journal of Applied Physiology 45: 913–918
468. Jedeikin R, Primhak A, Shennan A T, Swyer P R, Rowe R D 1983 Serial electrocardiographic changes in healthy and stressed neonates. Archives of Disease in Childhood 58: 605–611
469. Jeffery H E, Page M 1995 Developmental inactivation of gastro-oesophageal reflux in preterm infants. Acta Paediatrica 84: 245–250
470. Jeffries A L, Coates G, O'Brodovich H 1984 Pulmonary epithelial permeability in hyaline membrane disease. New England Journal of Medicine 311: 1075–1080
471. Johansson J, Curstedt T, Robertson B 1996 Synthetic protein analogues in artificial surfactants. Acta Paediatrica 85: 642–646
472. John E, Ermocilla R, Golden J, Cash R, McDevitt M, Cassady G 1980 Effects of gas temperature and particulate water on rabbit lung during ventilation. Pediatric Research 14: 1186–1191
473. Johnson A H, Peacock J C, Greenough A et al for the United Kingdom Oscillation Study Group 2002 High frequency oscillation ventilation for the prevention of chronic lung disease of prematurity. New England Journal of Medicine 347: 633–642
474. Joshi V V, Mandavia S G, Stern L, Wigglesworth F W 1972 Acute lesions induced by endotracheal intubation. American Journal of Diseases of Children 124: 646–649
475. Jovanovic R, Nguyen H T 1989 Experimental meconium aspiration in guinea pigs. Obstetrics and Gynecology 73: 652–656
476. Kääpä P, Seppänen M, Kero P, Ekblad H, Arjamaa O, Vuolteenaho O 1995 Haemodynamic control of atrial natriuretic peptide plasma levels in neonatal respiratory distress syndrome. American Journal of Perinatology 12: 235–239
477. Kallman J, Ekholm L, Eriksson M, Malmstrom B, Schollin J 1999 Contribution of interleukin-6 in distinguishing between mild respiratory distress and neonatal sepsis in the newborn infant. Acta Paediatrica 88: 880–884
478. Kamper J, Wulff K, Larsen C, Lindeqvist S 1993 Early treatment with nasal continuous positive airway pressure in very low birthweight infants. Acta Paediatrica 82: 193–197
479. Kanto W P 1994 A decade of experience with neonatal extracorporeal membrane oxygenation. Journal of Pediatrics 124: 335–347
480. Kanto W P, Borer R C, Barr M, Roloff D W 1976 Tracheal aspirate lecithin-sphingomyelin ratios as predictors of recovery from respiratory distress syndrome. Journal of Pediatrics 89: 612–616
481. Kanto W P, Kuhns L P, Borer R C, Roloff D W 1978 Failure of serial chest radiographs to predict recovery from respiratory distress syndrome. American Journal of Obstetrics and Gynecology 131: 757–760
482. Kari M A, Raivio K O, Stenman U H, Voutilainen R 1996 Serum cortisol, dehydroepiandrosterone sulphate and steroid-binding globulins in preterm neonates: effect of gestational age and dexamethasone therapy. Pediatric Research 40: 319–324
483. Karl S R, Ballantine T V N, Schnides M T 1983 High frequency ventilation at rates of 375–1800 cycles/minute in 4 neonates with congenital diaphragmatic hernia. Journal of Pediatric Surgery 18: 822–828
484. Karlowicz M G 1994 Pneumoretroperitoneum and perirenal air associated with tension pneumothorax. American Journal of Perinatology 11: 63–64
485. Karotkin E H, Kido M, Cashore W J et al 1976 Acceleration of fetal lung maturation by aminophylline in fetal rabbits. Pediatric Research 10: 722–724
486. Katyal S L, Amenta J S, Singh G, Silverman J A 1984 Deficient lung surfactant apoproteins in amniotic fluid with mature phospholipid profile from diabetic pregnancies. American Journal of Obstetrics and Gynecology 184: 48
487. Katz V L, Bowes W A 1992 Meconium aspiration syndrome: reflections on a murky subject. American Journal of Obstetrics and Gynecology 166: 171–183
488. Kavvadia V, Greenough A 1998 Influence of ethnic origin on respiratory distress syndrome in very premature infants. Archives of Disease in Childhood. Fetal and Neonatal Edition 78: F25–F28
489. Kavvadia V, Greenough A, Boylan G et al 2001 Effect of a high volume strategy high frequency oscillation on cerebral haemodynamics. European Journal of Pediatrics 160: 140–141
490. Kavvadia V, Greenough A, Dimitriou G 2000 Prediction of extubation failure in preterm neonates. European Journal of Pediatrics 159: 227–231
491. Kavvadia V, Greenough A, Dimitriou G, Forsling M 1998 Comparison of respiratory function and fluid balance in very low birthweight infants given artificial or natural surfactant or no surfactant. Journal of Perinatal Medicine 26: 469–474
492. Kavvadia V, Greenough A, Dimitriou G, Forsling M L 2000 A comparison of arginine vasopressin levels and fluid balance in the perinatal period in infants who did and did not develop chronic oxygen dependency. Biology of the Neonate 78: 86–91
493. Kavvadia V, Greenough A, Lilley J et al 1999 Plasma arginine levels and the response to inhaled nitric oxide in neonates. Biology of the Neonate 76: 340–347
494. Kawczynski P, Piotrowski A 1996 Circulatory and diuretic effects of dopexamine infusion in low birthweight infants with respiratory failure. Intensive Care Medicine 22: 65–70
495. Keeney S E, Cress S E, Brocon S E, Bidani A 1992 The effect of hyperoxic exposure on antioxidant enzyme activities of the alveolar type II cells in neonatal and adult rats. Pediatric Research 31: 441–444
496. Keeney S E, Mathews M J, Rassin D K 1993 Antioxidant enzyme responses to hyperoxia in preterm and term rats after prenatal dexamethasone administration. Pediatric Research 33: 177–180
497. Keirse M J N C 1995 Betamimetic tocolytics in preterm labour. In: Enkin M N, Kierse M J N C, Renfrew M J, Neilson J P, Crowther C (eds) Pregnancy and childbirth module of the Cochrane Collaboration; Issue 2. Update Software, Oxford
498. Kelly E, Bryan H, Possmayer F, Findova H, Bryan C 1993 Compliance of the respiratory system in newborns pre and post surfactant replacement therapy. Pediatric Pulmonology 15: 225–230
499. Kelly F J, Lubec G 1995 Hyperoxic injury of immature guinea pig lung is mediated via hydroxyl radicals. Pediatric Research 38: 286–291
500. Kelly L K, Porta N F, Goodman D M, Carroll C L, Steinhorn R H 2002 Inhaled prostacyclin for term infants with persistent pulmonary hypertension refractory to inhaled nitric oxide. Journal of Pediatrics 141: 830–832
501. Kelly M A, Finer N N 1984 Nasotracheal intubation in the neonate: physiologic responses and effects of atropine and pancuronium. Journal of Pediatrics 105: 303–309
502. Keszler M, Carbone M T, Cox C, Schumacher R E 1992 Severe respiratory failure after elective repeat cesarean delivery: a potentially preventable condition leading to extracorporeal membrane oxygenation. Pediatrics 89: 670–672
503. Keszler M, Donn S M, Bucciarelli R L et al 1991 Multicenter controlled trial comparing high frequency jet ventilation and conventional mechanical ventilation in patients with pulmonary interstitial emphysema. Journal of Pediatrics 119: 85–93
504. Keszler M, Durand D J 2001 Neonatal high-frequency ventilation. Past, present and future. Clinics in Perinatology 28: 579–607
505. Keszler M, Modanlou H D, Brudno S et al 1997 Multicenter controlled clinical trial of high frequency jet ventilation in preterm infants with uncomplicated respiratory distress syndrome. Pediatrics 120:107–113
506. Khalaf M N, Porat R, Brodsky N L, Bhandart V 2001 Clinical correlations in infants in the neonatal intensive care unit with varying severity of gastroesophageal reflux. Journal of Gastroenterology and Nutrition 32: 45–49
507. Khammash H, Perlman M, Wojtulewicz J, Dunn M 1993 Surfactant therapy in full term neonates with severe respiratory failure. Pediatrics 92: 135–139
508. Kiely J L 1991 Mode of delivery and neonatal death in 17 587 infants presenting by the breech. British Journal of Obstetrics and Gynaecology 98: 898–904
509. Kim E H, Boutwell W C 1987 Successful direct extubation of very low birthweight infants from low intermittent mandatory ventilation rate. Pediatrics 80: 409–414

510. King J F, Grant A, Keirse M J N C, Chalmers I 1988 Betamimetics in preterm labour: an overview of the randomised controlled trials. British Journal of Obstetrics and Gynaecology 95: 211–222
511. King R J, Coalson J J, Seidenfeld J, Anzueto A R, Smith D B, Peters J I 1989 Oxygen and pneumonia induced lung injury. II. Properties of surfactant. Journal of Applied Physiology 67: 357–365
512. Kinmond S, Aitchison T C, Holland B M, Jones J G, Turner T L, Wardrop C A 1993 Umbilical cord clamping and preterm infants: a randomized trial. British Medical Journal 306: 172–175
513. Kinsella J P, Abman S H 1995 Recent developments in the pathophysiology and treatment of persistent pulmonary hypertension of the newborn. Journal of Pediatrics 126: 853–864
514. Kinsella J P, Neish S R, Shaffer E, Abman S H 1992 Low dose inhalational nitric oxide in persistent pulmonary hypertension of the newborn. Lancet 340: 819–820
515. Kinsella J P, Truog W E, Walsh W F et al 1997 Randomised multicentre trial of inhaled nitric oxide and high frequency oscillatory ventilation in severe persistent pulmonary hypertension of the newborn. Journal of Pediatrics 131: 55–62
516. Kinsella J P, Walsh W F, Bose C L et al 1999 Inhaled nitric oxide in premature neonates with severe hypoxaemic respiratory failure: a controlled trial. Lancet 354: 1061–1065
517. Kjos S L, Walter F J, Montorom M, Paul R H, Diaz F, Stabiler M 1990 Prevalence and etiology of respiratory distress in infants of diabetic mothers: predictive value of lung maturation tests. American Journal of Obstetrics and Gynecology 163: 898–903
518. Klarr J M, Faix R G, Pryce C J E, Bhatt-Mehta V 1994 Randomized trial of dopamine versus dobutamine for treatment of hypotension in preterm infants with respiratory distress syndrome. Journal of Pediatrics 125: 117–122
519. Klein A H, Foley B, Foley T P, MacDonald H M, Fisher D A 1981 Thyroid function studies in cord blood from premature infants with and without RDS. Journal of Pediatrics 98: 818–820
520. Klein J 1990 Normobaric pulmonary oxygen toxicity. Anesthesia and Analgesia 70: 195–207
521. Klein M D, Whittlesey G C 1994 Extracorporeal membrane oxygenation. Pediatric Clinics of North America. 41: 365–384
522. Knight D B, Liggins G C, Wealthall S R 1994 A randomized controlled trial of antepartum thyrotropin releasing hormone and betamethasone in the prevention of respiratory disease in preterm infants. American Journal of Obstetrics and Gynecology 171: 11–16
523. Kobayashi T, Nitta K, Ganzuka M, Inui S, Grossmann G, Robertson B 1991 Inactivation of exogenous surfactant by pulmonary edema fluid. Pediatric Research 29: 353–356
524. Kohelet D, Perlman M, Kirpalani H, Hanna G, Koren G 1988 High frequency oscillation in the rescue of infants with persistent pulmonary hypertension. Critical Care Medicine 16: 510–516
525. Kohlhauser C, Popow C, Helbich T, Hermon M, Weninger M, Herold C J 1995 Successful treatment of severe neonatal lobar emphysema by high frequency oscillatory ventilation. Pediatric Pulmonology 19: 52–55
526. Konduri G G, Mital S 2000 Adenosine and ATP cause NO-dependent pulmonary vasodilation in fetal lambs. Biology of the Neonate 78: 220–229
527. Konishi M, Fujiwara T, Takeuki Y et al 1988 Surfactant replacement therapy in neonatal respiratory distress syndrome. European Journal of Pediatrics 144: 20–25
528. Kotas R V, Avery M E 1971 Accelerated appearance of pulmonary surfactant in the fetal rabbit. Journal of Applied Physiology 30: 358–361
529. Koumbourlis A C, Mutich R L, Motoyama E S 1995 Contribution of airway hyperresponsiveness to lower airway obstruction after extracorporeal membrane oxygenation for meconium aspiration syndrome. Critical Care Medicine 23: 749–754
530. Kourembanas S, Marsden P A, McQuillan L P, Fuller D V 1991 Hypoxia induces endothelin gene expression and secretion in cultured human endothelium. Journal of Clinical Investigation 88: 1054–1057
531. Krauss A N, Auld P A M 1969 Ventilation perfusion abnormalities in the premature infant: triple gradient. Pediatric Research 3: 255–264
532. Kühl P G, Cotton R B, Schweer H, Seyberth H 1989 Endogenous formation of prostanoids in neonates with persistent pulmonary hypertension. Archives of Disease in Childhood 64: 949–952
533. Kuhns L R, Bednarek F J, Wyman M L, Roloff D W, Borer R C 1975 Diagnosis of pneumothorax or pneumomediastinum in the neonate by transillumination. Pediatrics 56: 355–360
534. Kuint J, Reichman B, Neumann L, Shinwell E S 1994 Prognostic response of the immediate response to surfactant. Archives of Disease in Childhood. Fetal and Neonatal Edition 71: F170–F173
535. Kumar P, Kazzi N J, Shankaran S 1996 Plasma immunoreactive endothelin-1 concentrations in infants with persistent pulmonary hypertension of the newborn. American Journal of Perinatology 13: 335–341
536. Lachman B 1987 Combination of saline instillation with artificial ventilation damages bronchial surfactant. Lancet i: 1375
537. Lago P, Benini F, Agosto C, Zacchello F 1998 Randomised controlled trial of low dose fentanyl infusion in preterm infants with hyaline membrane disease. Archives of Disease in Childhood 79: 194–197
538. Lam B C, Yeung C Y 1999 Surfactant lavage for meconium aspiration syndrome: a pilot study. Pediatrics 103: 1014–1018
539. Lamont R F, Dunlop P D M, Levene M I, Elder M G 1983 Use of glucocorticoids in pregnancies complicated by severe hypertension and proteinuria. British Journal of Obstetrics and Gynaecology 90: 199–202
540. Lanteri C J, Willet K E, Kano S et al 1994 Time course in lung mechanics following fetal steroid treatment. American Journal of Respiratory and Critical Care Medicine 150: 759–765
541. Laros R K, Kitterman J A, Heilbron D C 1991 Outcome of very low birthweight infants exposed to beta sympathomimetics in utero. American Journal of Obstetrics and Gynecology 164: 1657–1665
542. Lassus P, Turanlati M, Heikkala P et al 2001 Pulmonary vascular endothelial growth factor and Ftt-1 in fetuses in acute and chronic lug disease and in PPHN. American Journal of Respiratory and Critical Care Medicine 164:1961–1967
543. Laubscher B, Greenough A, Costeloe K 1996 Performance of four neonatal high frequency oscillators. British Journal of Intensive Care 6: 148–152
544. Laubscher B, Greenough A, Devane S P 1997 Response to nitric oxide: influence of gestational age. European Journal of Pediatrics 156: 639–642
545. Le Souef P, England S J, Bryan A C 1984 Total resistance of the respiratory system in preterm infants with and without an endotracheal tube. Journal of Pediatrics 104: 108–111
546. Leach C L, Greenspan J S, Rubenstin S D et al 1995 Partial liquid ventilation with Liquivent: a pilot and safety and efficacy study in premature newborns with severe respiratory distress syndrome (abstract). Pediatric Research 37: 220
547. Leach C L, Greenspan J S, Rubenstein S D et al 1996 Partial liquid ventilation with perfluorocarbon in premature infants with severe respiratory distress syndrome. New England Journal of Medicine 335: 761–767
548. Leach C L, Holm B, Morin F C et al 1995 Partial liquid ventilation in premature lambs with respiratory distress syndrome: efficacy and compatibility with exogenous surfactant. Journal of Pediatrics 126: 412–420
549. Lechner A J, Winson D C, Bauman J E 1986 Lung mechanics, cellularity and surfactant after prenatal starvation in guinea pigs. Journal of Applied Physiology 60: 1610–1614
550. Lee S K, Tanswell A K 1989 Pulmonary vascular air embolism in the newborn. Archives of Disease in Childhood 64: 507–510
551. Lee S, Milner A D 2000 Resonance frequency in respiratory distress syndrome. Archives of Disease in Childhood. Fetal and Neonatal Edition 83: F203–F206
552. Lehtinen A-M, Hovorka J, Widholm O 1984 Modification of aspects of the endocrine response to tracheal intubation by lignocaine, halothane and thiopentone. British Journal of Anaesthesia 56: 239–246
553. Leigh R J, Shaw D A 1976 Rapid regular respiration in unconscious patients. Archives of Neurology 33: 356–361
554. Leipala J A, Petaja J, Fellman V 2001 Perforation complications of percutaneous central venous catheters in very low birthweight infants. Journal of Paediatrics and Child Health 37: 168–171
555. Lemyre B, Davis P G, de Paoli A G 2002 Nasal intermittent positive pressure ventilation (NIPPV) versus nasal continuous positive airway pressue (NCPAP) for apnea of prematurity (Cochrane Review). Cochrane Database of Systematic Reviews (1): CD002272
556. Leonardi M R, Hankins G D V 1992 What's new in tocolytics. Clinics in Perinatology 19: 367–384
557. Leonidas J C, Hall R T, Rhodes P G 1975 Conservative management of unilateral pulmonary interstitial emphysema under tension. Journal of Pediatrics 87: 776–778
558. Leslie G I, Gallery E D M, Arnold J D, Nicholson E 1991 Hyaline membrane disease and early neonatal aldosterone metabolism in infants of less than 33 weeks gestation. Acta Paediatrica Scandinavica 80: 628–633
559. Leveno K J, Quirk J G, Whalley P J, Herbert W N P, Trubey R 1984 Fetal lung maturation in twin gestations. American Journal of Obstetrics and Gynecology 148: 405–411
560. Levin D L, Fixler D E, Morriss F C, Tyson J 1978 Morphologic analysis of the pulmonary vascular bed in infants exposed in utero to prostaglandin synthetase inhibitors. Journal of Pediatrics 92: 478–483

561. Levin D L, Mills L J, Parkey M, Garriott J, Campbell W 1979 Constriction of the fetal ductus arteriosus after administration of indomethacin to the pregnant ewe. Journal of Pediatrics 94: 647–650
562. Levin D L, Weinberg A G, Perkin R M 1983 Pulmonary microthrombi syndrome in newborn infants with unresponsive persistent pulmonary hypertension. Journal of Pediatrics 102: 299–303
563. Lewis D F, Futayyeh S, Towers C V, Asrat T, Edwards M S, Brooks G G 1996 Preterm delivery from 34 to 37 weeks of gestation: is respiratory distress syndrome a problem? American Journal of Obstetrics and Gynecology 174: 525–528
564. Lewis V, Whitelaw A 2002 Furosemide for transient tachypnoea of the newborn (Cochrane Review). Cochrane Database of Systematic Reviews (1): CD000366
565. Liang J S, Lu F L, Tang J R, Yang K 2000 Congenital diaphragmatic hernia misdiagnosed as pneumothorax in a newborn. Taiwan Erch Koi Hseh Hui Tsa Chih 41: 221–223
566. Lieberman E, Torday J, Barbieri R, Cohen A, Van Vunakis H, Weiss S T 1992 Association of intrauterine cigarette smoke exposure with indices of fetal lung maturation. Obstetrics and Gynecology 79: 564–570
567. Liechty E A, Donovan E, Purohit D et al 1991 Reduction of neonatal mortality after multiple doses of bovine surfactant in low birthweight neonates with respiratory distress syndrome. Pediatrics 88: 19–28
568. Liggins G C, Howie R N 1972 A controlled trial of antepartum glucocorticoid treatment for prevention of the respiratory distress syndrome in premature infants. Pediatrics 50: 515–525
569. Lin Y, Lechner A J 1991 Surfactant content and type II cell development in fetal guinea pig lungs during prenatal starvation. Pediatric Research 29: 288–291
570. Linder N, Aranda J V, Tsur M et al 1988 Need for endotracheal intubation and suction in meconium stained neonates. Journal of Pediatrics 112: 613–615
571. Linder W, Vossbeck S, Hummler H et al 1999 Delivery room management of extremely low birthweight infants: spontaneous breathing or intubation? Pediatrics 103: 961–967
572. Linderkamp O, Versmold H T, Fendel H, Riegel K P, Betke K 1978 Association of neonatal respiratory distress with birth asphyxia and deficiency of red cell mass in premature infants. European Journal of Pediatrics 129: 167–173
573. Lioy J, Manginello F P 1988 A comparison of prone and supine positioning in the immediate post-extubation period of neonates. Journal of Pediatrics 112: 982–984
574. Loe E A, Graves E D, Ochsner J L, Falterman K W, Arensman R M 1985 ECMO for newborn respiratory failure. Journal of Pediatric Surgery 20: 684–688
575. Long W, Corbet A, Allen A et al 1992 Retrospective search for bleeding diathesis among premature newborn infants with pulmonary hemorrhage after synthetic surfactant treatment. Journal of Pediatrics 120: S45–S48
576. Long W A, Lawson E E, Harned H S, Kraybill E N 1984 Pleural effusion in the first days of life. American Journal of Perinatology 1: 190–194
577. Long W, Zucker J A, Kraybill E N 1995 Symposium in synthetic surfactant. II. Health and developmental outcomes at one year. Journal of Pediatrics 126: S1–S80
578. Longaker M T, Laberge J M, Dansereau J et al 1989 Primary fetal hydrothorax: natural history and management. Journal of Pediatric Surgery 24: 573–576
579. Loo C K, Smith G J, Lykke A W J 1989 Effects of hyperoxia on surfactant morphology and cell viability in organotypic cultures of fetal rat lungs. Experimental Lung Research 15: 597–617
580. Lopez J B, Campbell R E, Bishop H C 1977 Clinical note: non-operative resolution of prolonged localized intrapulmonary interstitial emphysema associated with hyaline membrane disease. Journal of Pediatrics 91: 653–654
581. Lotze A, Knight G, Martin G R 1993 Improved pulmonary outcome after exogenous surfactant for respiratory failure in term infants requiring extracorporeal membrane oxygenation. Journal of Pediatrics 121: 261–268
582. Lotze A, Mitchell B R, Short B L et al 1998 Multicenter study of surfactant (Beractant) use in the treatment of term infants with severe respiratory failure. Journal of Pediatrics 132: 40–47
583. Lucas A, Bloom S R, Aynsley-Green A 1986 Gut hormones and minimal enteral feeding. Acta Paediatrica Scandinavica 75: 719–723
584. Lund W S 1976 Deglutition. In: Hinchcliffe R, Harrison D (eds) Scientific foundations of ortolaryngology. Heinemann, London, pp. 591–598
585. Lundstrom K E, Greisen G 1996 Changes in EEG, systemic circulation and blood gas parameters following two or six aliquots of porcine surfactant. Acta Paediatrica 85: 708–712
586. Lyrene R K, Philips J B 1984 Control of pulmonary vascular resistance in the fetus and newborn. Clinics in Perinatology 11: 551–564
587. MacArthur B A, Howie R N, Dezcete J A, Elkins J 1981 Cognitive and psychosocial development of 4-year-old children whose mothers were treated antenatally with betamethasone. Pediatrics 68: 638–643
588. McCann E M, Goldman S L, Brady J P 1987 Pulmonary function in the sick newborn infant. Pediatric Research 21: 313–325
589. McCormick M D, Workman Daniels K, Grooks Gunn J et al 1993 Hospitalization of very low birthweight children at school age. Journal of Pediatrics 122: 360–365
590. McCulloch P R, Fokert P G, Froese A B 1988 Lung volume maintenance prevents lung injury during high frequency oscillatory ventilation in surfactant deficient rabbits. American Review of Respiratory Disease 137: 1185–1192
591. McEvoy R D, Davies N J, Hedenstierna G, Hartman M T, Spragg R G, Wagner P D 1982 Lung mucociliary transport during high frequency ventilation. American Review of Respiratory Disease 126: 452–456
592. MacFarlane P I, Heaf D P 1988 Pulmonary function in children after neonatal meconium aspiration syndrome. Archives of Disease in Childhood 63: 368–372
593. MacGregor R, Evans D, Sugden D, Gaussen T, Levene M 1998 Outcome at 5–6 years of prematurely born children who received morphine as neonates. Archives of Disease in Childhood. Fetal and Neonatal Edition 79: F40–F43
594. Macklin C C 1936 Alveolar pores and their significance in the human lung. Archives of Pathology 21: 202–210
595. MacMahon P, Fleming P J, Thearle M J, Speidel B D 1982 An improved selective bronchial intubation technique for managing severe localized interstitial emphysema. Acta Paediatrica Scandinavica 71: 151–153
596. McMillan D D, Rademaker A W, Buchan K A, Reid A, Machin G, Sauve R S 1986 Benefits of orotracheal and nasotracheal intubation in neonates requiring ventilatory assistance. Pediatrics 7: 39–44
597. Madansky D L, Lawson E E, Chernick V, Taeusch H W 1979 Pneumothorax and other forms of pulmonary air leak in the newborn. American Review of Respiratory Disease 120: 729–737
598. Madar J, Richmond S, Hey E 1999 Surfactant deficient respiratory distress after elective delivery at 'term'. Acta Paediatrica 88: 1244–1248
599. Madhavi P, Jameson R, Robinson M J 2000 Unilateral pleural effusion complicating central venous catheterisation. Archives of Disease in Childhood. Fetal and Neonatal Edition 82: F248–F249
600. Mahmoud E L, Benirschke K, Vaucher Y E, Poitras P 1988 Motilin levels in term neonates who have passed meconium prior to birth. Journal of Paediatric Gastroenterology and Nutrition 7: 95–99
601. Makhoul I R, Smolkin T, Sujov P 2002 Pneumothorax and nasal continuous positive airway pressure ventilation in premature neonates: a note of caution. ASAIO Journal 48: 476–479
602. Makri V, Hospes B, Stoll-Becker S, Borkhardt A, Gortner L 2002 Polymorphisms of surfactant protein B encoding gene: modifiers of the course of neonatal respiratory distress. European Journal of Pediatrics 161: 604–608
603. Malo J, Ali J, Wood L D H 1984 How does positive end expiratory pressure reduce intrapulmonary shunt in canine pulmonary edema? Journal of Applied Physiology 57: 1002–1010
604. Mammel M C, Boros S J 1987 Airway damage and mechanical ventilation. Pediatric Pulmonology 3: 443–447
605. Man G C W, Man S F P, Kappagoda C T 1983 Effects of high frequency oscillatory ventilation on vagal and phrenic nerve activity. Journal of Applied Physiology 54: 502–507
606. Manalo E, Merritt T A, Kheiter A, Amirkhanian J, Cochrane C 1996 Comparative effects of some serum components and proteolytic products of fibrinogen in surface tension-lowering abilities of Beractant and a synthetic peptide containing surfactant KL_4. Pediatric Research 39: 947–952
607. Manczur T, Greenough A, Nicholson G P et al 1999 Resistance of pediatric and neonatal endotracheal tubes – influence of flow, rate, size and shape. Critical Care Medicine 28: 1595–1598
608. Manning F A, Martin C B, Murata Y, Miyaki K, Danzier G 1979 Breathing movements before death in the primate fetus. American Journal of Obstetrics and Gynecology 135: 71–76
609. Manning F A, Schreiber F A, Turkel S B 1978 Fatal meconium aspiration 'in utero'. A case report. American Journal of Obstetrics and Gynecology 132: 111–113
610. Manroe B L, Weinberg A G, Rosenfield C R, Browne R 1979 The neonatal blood count in health and disease. I. Reference value for neutrophil cells. Journal of Pediatrics 95: 89–98
611. Marchak B E, Thompson W K, Duffty P 1981 Treatment of RDS by high frequency oscillatory ventilator. A preliminary report. Journal of Pediatrics 99: 287–292
612. Margolis C Z, Orzalesi M M, Schwartz A D 1973 Disseminated intravascular coagulation in the respiratory distress syndrome. American Journal of Diseases of Children 125: 324–326
613. Marino A J, Assing E, Carbone M T, Hiatt I M, Hegyi T, Graff M 1995 The incidence of gastroesophageal reflux in preterm infants. Journal of Perinatology 15: 369–371

614. Maron M B 1987 Analysis of airway fluid protein concentration in neurogenic pulmonary edema. Journal of Applied Physiology 62: 470–476
615. Marshall T A, Deeder R, Pai S, Berkowitz G P, Austin T L 1984 Physiological changes associated with endotracheal intubation in preterm infants. Critical Care Medicine 12: 501–503
616. Mathew O P 1991 The science of bottle feeding. Journal of Pediatrics 119: 511–519
617. Mathew O P, Clark M L, Pronske M L, Luna-Solarzano H G, Peterson M D 1985 Breathing pattern and ventilation during oral feeding in term newborn infants. Journal of Pediatrics 106: 810–813
618. Mathew O P, Thach B T 1980 Selective bronchial obstruction for treatment of bullous interstitial emphysema. Journal of Pediatrics 96: 475–477
619. Mayes L, Perkett E, Stahlman M T 1983 Severe bronchopulmonary dysplasia: a retrospective review. Acta Paediatrica Scandinavica 72: 225–229
620. Mazor M, Furman B, Wiznitzer A, Hipps R 1995 Maternal and perinatal outcome of patients with preterm labour and meconium stained amniotic fluid. Obstetrics and Gynecology 86: 830–833
621. Mehta A, Callan K, Bright B M, Stacey T E 1986 Patient triggered ventilation in the newborn. Lancet ii: 706–712
622. Memon A, Dave R, Branca P A, Atkinson G W, Kagen J J 1979 Improved method of gas exchange in HMD (abstract). American Review of Respiratory Disease 119(suppl.): 275
623. Mendelson C R, Alcorn J L, Gao E 1993 The pulmonary surfactant protein genes and their regulation in fetal lung. Seminars in Perinatology 17: 223–232
624. Mercer S 1986 Factors involved in chylothorax following repair of congenital posterolateral diaphragmatic hernia. Journal of Pediatric Surgery 21: 9–11
625. Merlob P, Amir J, Zaizov R, Reisner S H 1980 The differential leukocyte count in full term newborn infants with meconium aspiration and neonatal asphyxia. Acta Paediatrica Scandinavica 69: 779–780
626. Merritt T A, Farrell P M 1976 Diminished pulmonary lecithin synthesis in acidosis: experimental findings as related to the RDS. Pediatrics 57: 32–40
627. Meydanli M M, Dilbaz B, Caliskan E et al 2001 Risk factors for meconium aspiration syndrome in infants born through thick meconium. International Journal of Obstetrics and Gynaecology 72: 9–18
628. Migdal M, Dreizzen E, Praud J P et al 1987 Compliance of the total respiratory system in healthy preterm and fullterm newborns. Pediatric Pulmonology 3: 214–218
629. Miller O I, Celermajer D S, Deanfield J E, Macrae D J 1994 Guidelines for the safe administration of inhaled nitric oxide. Archives of Disease in Childhood. Fetal and neonatal Edition 70: F47–F49
630. Milligan D W A, Issler H, Massam M, Reynolds E O R 1984 Treatment of neonatal pulmonary interstitial emphysema by lung puncture. Lancet i: 1010–1011
631. Moglia B B, Phelps D S 1996 Changes in surfactant protein A mRNA levels in a rat model of insulin-treated diabetic pregnancy. Pediatric Research 39: 241–247
632. Mohan P, Rojas J, Davidson K et al 1984 Pulmonary air leak associated with neonatal hyponatremia in premature infants. Journal of Pediatrics 105: 153–157
633. Moise A A, Wearden M E, Kozinetz C A, Gest A L, Welty S E, Hansen T N 1995 Antenatal steroids are associated with less need for blood pressure support in extremely premature infants. Pediatrics 95: 845–850
634. Moomjian A S, Schwartz J G, Shutack J-G, Rooklin A R, Shaffer T H, Fox W W 1981 Use of external expiratory resistance in intubated neonates to increase lung volume. Archives of Disease in Childhood 56: 869–873
635. Moraga F A, Riquelme R A, Lopez A A, Moya F R, Llanos A J 1994 Maternal administration of glucocorticoid and thyrotropin-releasing hormone enhances fetal lung maturation in undisturbed preterm lambs. American Journal of Obstetrics and Gynecology 171: 729–734
636. Morales W J, O'Brien W F, Angell J L, Knuppel R A, Sawai S 1989 Fetal lung maturation: the combined use of corticosteroids and thyrotropin-releasing hormone. Obstetrics and Gynecology 73: 111–116
637. Morgan M E I 1985 Late morbidity of very low birthweight infants. British Medical Journal 29: 171–173
638. Moriette G, Pars- Uado J, Walt H et al 2001 Prospective randomized multicenter comparison of high frequency oscillatory ventilation and conventional ventilation in preterm infants less than 30 weeks with respiratory distress syndrome. Pediatrics 107: 365–372
639. Morisot C, Kacet N, Bouchez M C et al 1990 Risk factors for fatal pulmonary interstitial emphysema in neonates. European Journal of Pediatrics 149: 493–495
640. Morley C J, Morley R 1990 Follow-up of premature babies treated with artificial surfactant (ALEC). Archives of Disease in Childhood 65: 667–669
641. Morrison J J, Rennie J M, Milton P J 1995 Neonatal respiratory morbidity and mode of delivery at term: influence of timing of elective caesarean section. British Journal of Obstetrics and Gynaecology 102: 101–106
642. Moseley J E 1960 Loculated pneumomediastinum in the newborn. A thymic 'spinnaker' sign. Radiology 75: 788–790
643. Moses D, Holm B A, Spitale P, Liu M Y, Enhorning G 1991 Inhibition of pulmonary surfactant function by meconium. American Journal of Obstetrics and Gynecology 164: 477–481
644. Moya M P, Gow A J, Califf R M, Goldberg R N, Stamler J S 2002 Inhaled ethyl nitrite gas for persistent pulmonary hypertension of the newborn. Lancet 360: 141–143
645. Mupanemunda R H, Edwards A D 1995 Treatment of newborn infants with inhaled nitric oxide. Archives of Disease in Childhood. Fetal and Neonatal Edition 72: F131–F134
646. Murthy B V, Petros A J 1996 High-frequency oscillatory ventilation combined with intermittent mandatory ventilation in critically ill neonates and infants. Acta Anaesthesiologica Scandinavica 40: 679–683
647. Murdoch D R, Darlow B A 1984 Handling during neonatal intensive care. Archives of Disease in Childhood 59: 957–961
648. Murphy J D, Rabinowitz M, Goldstein J D, Reid L M 1981 Structural basis of persistent pulmonary hypertension of the newborn infant. Journal of Pediatrics 98: 962–967
649. Murphy J D, Vawter G F, Reid L M 1984 Pulmonary vascular disease in fatal meconium aspiration. Journal of Pediatrics 104: 758–762
650. Mutch L, Newdick M, Lodwick A, Chalmers I 1986 Secular changes in re-hospitalization of very low birthweight infants. Pediatrics 78: 164–171
651. Nagourney B A, Kramer M S, Klebanoff M A, Usher R H 1996 Recurrent respiratory distress syndrome in successive preterm pregnancies. Journal of Pediatrics 129: 591–596
652. Narchi H, Kulaylat N 1999 Is gastric lavage needed in neonates with meconium-stained amniotic fluid? European Journal of Pediatrics 158: 315–317
653. Navarrete C T, Devia C, Lessa A C et al 2003 The role of endothelin converting enzyme inhibition during group B streptococcus-induced pulmonary hypertension in newborn piglets. Pediatric Research 54: 387–392
654. Nelson N M 1976 Respiration and circulation after birth. In: Smith C A, Nelson N M (eds) The physiology of the newborn infant, 4th edn. Charles C Thomas, Springfield, IL, pp. 210–214
655. Neonatal Inhaled Nitric Oxide Study Group 1997 Inhaled nitric oxide in full term and nearly full term infants with hypoxic respiratory failure. New England Journal of Medicine 336: 597–603
656. Neonatal Inhaled Nitric Oxide Study Group (NINOS) 1997 Inhaled nitric oxide and hypoxic respiratory failure in infants with congenital diaphragmatic hernia. Pediatrics 1999: 838–845
657. Neonatal Inhaled Nitric Oxide Study Group (NINOS) 2000 Inhaled nitric oxide in term and near term infants: neurodevelopmental follow-up of the Neonatal Inhaled Nitric Oxide Study Group (NINOS). Journal of Pediatrics 136: 611–617
658. Newell S J, Booth I W, Morgan M E I et al 1989 Gastro-oesophageal reflux in preterm infants. Archives of Disease in Childhood 64: 780–786
659. Newell S J, Morgan M E I, Durbin G M, Booth I W, McNeish A S 1989 Does mechanical ventilation precipitate gastro-oesophageal reflux during enteral feeding? Archives of Disease in Childhood 64: 1352–1355
660. Ng K P K, Easa D 1979 Management of interstitial emphysema by high frequency low positive pressure hand ventilation in the neonate. Journal of Pediatrics 95: 117–118
661. Nicholson BG 1997 A test for recurrent aspiration in children. Pediatric Pulmonology 3: 65–69
662. Nicolaides K H, Azar G B 1990 Thoracoamniotic shunting. Fetal Diagnosis and Therapy 5: 153–164
663. NIH Consensus Panel Development 1995 Effect of corticosteroids on fetal maturation and perinatal outcomes. Journal of the American Medical Association 273: 413–418
664. Nogee L, de Mello D, Dehner L, Colten H 1993 Pulmonary surfactant protein B deficiency in congenital pulmonary alveolar proteinosis. New England Journal of Medicine 328: 406–410
665. Nogee L, Garnier G, Singer L et al 1994 A mutation in the surfactant protein B gene responsible for fatal neonatal respiratory disease in multiple kindreds. Journal of Clinical Investigation 93: 1860–1863
666. Northern Neonatal Network 2000 Neonatal Formulary. BMJ Books, London
667. NNNI Trial Group (Northern Neonatal Nursing Initiative) 1996 A randomized trial comparing the effect of prophylactic intravenous fresh frozen plasma, gelatin or glucose on early mortality and morbidity in preterm babies. European Journal of Pediatrics 155: 580–588

668. Nugent S K, Laravuso R, Rogers M C 1979 Pharmacology and use of muscle relaxants in infants and children. Journal of Pediatrics 94: 481–487
669. Nuntnarumit P, Korones S B, Yang W, Bada H S 2002 Efficacy and safety of tolazoline for treatment of severe hypoxemia in extremely preterm infants. Pediatrics 109: 852–856
670. Nussbaum E, Maggi J C, Mathis R, Galant S P 1987 Association of lipid laden alveolar macrophages and gastroesophageal reflux in children. Journal of Pediatrics 110: 190–194
671. Obladen M, Gluck L 1977 RDS and tracheal phospholipid composition in twins: independent of gestational age. Journal of Pediatrics 90: 799–802
672. Octave Study Group 1991 Multicentre randomised controlled trial of high against low frequency positive pressure ventilation. Oxford Region Controlled Trial of Artificial Ventilation. Archives of Disease in Childhood 66: 770–775
673. Oetomo S B, Lewis J, Ikegami M, Jobe A H 1990 Surfactant treatments alter endogenous surfactant metabolism in rabbit lungs. Journal of Applied Physiology 68: 1590–1596
674. Ogawa Y, Shimizu H, Ikatura Y et al 1999 Functional pulmonary surfactant deficiency and neonatal respiratory disorders. Pediatric Pulmonology 18: 175–177
675. Oh W, Stern L 1977 Diseases of the respiratory system. In: Behrman R E (ed) Neonatal and perinatal medicine: disease of the fetus and infant. C V Mosby, St Louis, p. 558
676. Ohama Y, Itakura Y, Koyama N, Eguchi H, Ogawa Y 1994 Effect of surfactant lavage in a rabbit model of meconium aspiration syndrome. Acta Paediatrica Japonica 36: 236–238
677. Ojomo E O, Coustan D R 1990 Absence of evidence of pulmonary maturity at amniocentesis in term infants of diabetic mothers. American Journal of Obstetrics and Gynecology 163: 954–957
678. Onasanya B I, Rais-Bahrami K, Rivera O, Seale W R, Short B L 2001 The use of intratracheal pulmonary ventilation and partial liquid ventilation in newborn piglets with meconium aspiration syndrome. Pediatric Critical Care Medicine 2: 69–73
679. Ophoven J P, Mammel M C, Gardon M J 1984 Tracheobronchial histopathology associated with high frequency ventilation. Critical Care Medicine 12: 829–832
680. Orenstein S R, Orenstein D M 1988 Gastroesophageal reflux and respiratory disease in children. Journal of Pediatrics 112: 847–858
681. Orenstein S R, Whitington P F 1983 Positioning for prevention of infant gastroesophageal reflux. Journal of Pediatrics 103: 534–537
682. O'Rourke P P, Crone R K, Vacanti J P et al 1989 Extracorporeal membrane oxygenation and conventional medical therapy in neonates with persistent pulmonary hypertension of the newborn: a prospective randomized study. Pediatrics 84: 957–963
683. Orsini A G, Leef K H, Costarino A, Dettorre M D, Stefana J L 1996 Routine use of fentanyl infusions for pain and stress reduction in infants with respiratory distress syndrome. Journal of Pediatrics 129: 140–145
684. Osiris Collaborative Group 1992 Early versus delayed neonatal administration of a synthetic surfactant – the judgement of Osiris. Lancet ii: 1363–1369
685. Outerbridge E 1979 The negative pressure ventilator. In: Thibeault G W, Gregory G A (eds) Neonatal pulmonary care. Addison-Wesley, CA, pp. 168–177
686. Pandit P B, Courtney S E, Pyon K H et al 2001 Work of breathing during constant- and variable-flow nasal continuous positive airway pressure in preterm neonates. Pediatrics 108: 682–685
687. Pandit P B, Dunn M S, Colucci E A 1995 Surfactant therapy in neonates with respiratory deterioration due to pulmonary hemorrhage. Pediatrics 95: 32–36
688. Pandit B P, O'Brien K, Aztalos E et al 1999 Outcome following pulmonary haemorrhage in infants dying after surfactant therapy. Journal of Pediatrics 124: 621–626
689. Pape K E, Armstrong D L, Fitzhardinge P M 1976 Central nervous system pathology associated with mask ventilation in the very low birthweight infant: a new etiology for intracerebellar hemorrhages. Pediatrics 58: 473–483
690. Papiernik E, Bouyer J, Dreyfus J et al 1985 Prevention of preterm births: a perinatal study in Hagenau, France. Pediatrics 76: 154–158
691. Pappin A, Shenker N, Hack M, Redline R W 1994 Extensive intraalveolar pulmonary hemorrhage in infants dying after surfactant therapy. Journal of Pediatrics 124: 621–626
692. Paranka M S, Clark R H, Yoder B A, Null D M 1995 Predictors of failure of high frequency oscillatory ventilation in term infants with severe respiratory failure. Pediatrics 95: 400–404
693. Pardou A, Vermeylen D, Muller M F, Determmerman D 1993 High frequency ventilation and conventional mechanical ventilation in newborn babies with respiratory distress syndrome: a prospective randomized trial. Intensive Care Medicine 19: 406–410
694. Pare P D, Warriner B, Baile E M, Hogg J C 1983 Reduction of pulmonary extravascular water with positive end expiratory pressure in canine pulmonary edema. American Review of Respiratory Disease 127: 590–593
695. Paxson C L, Stoerner J W, Denson S E, Adcock E W, Morriss F H 1977 Syndrome of inappropriate antidiuretic hormone secretion in neonates with pneumothorax or atelectasis. Journal of Pediatrics 91: 459–463
696. Peckham G J, Fox W W 1978 Physiologic factors affecting pulmonary artery pressure in infants with persistent pulmonary hypertension. Journal of Pediatrics 93: 1005–1010
697. Peevy K J, Chalhub E G 1983 Occult group B streptococcal infection: an important cause of intrauterine asphyxia. American Journal of Obstetrics and Gynecology 146: 989–990
698. Perlman J M, Goodman S, Kreusser K L, Volpe J J 1985 Reduction in intraventricular hemorrhage by elimination of fluctuating cerebral blood flow velocity in preterm infants with respiratory distress syndrome. New England Journal of Medicine 312: 1352–1357
699. Perlman J M, Volpe J J 1983 Suctioning in the preterm infant: effects on cerebral blood flow velocity, intracranial pressure and arterial blood pressure. Pediatrics 72: 329–334
700. Petres R E, Redwine F O, Cruikshank D P 1982 Congenital bilateral chylothorax: antepartum diagnosis and successful intrauterine surgical management. Journal of the American Medical Association 248: 1360–1365
701. Petros A J 1995 Epoprostenol (prostacyclin) for the treatment of pulmonary hypertension. BPA Medicines Standing Committee, London
702. Pfenninger E, Dick W, Brecht-Krauss D, Bitter F, Hofmann H, Bowdler I 1984 Investigation of intrapartum clearance of the upper airway in the presence of meconium contaminated amniotic fluid using an animal model. Journal of Perinatal Medicine 12: 57–68
703. Pfenninger J, Tschappler M, Wagner B P et al 1991 The paradox of the adult respiratory distress syndrome in neonates. Pediatric Pulmonology 10: 18–24
704. Phibbs R H, Johnson P, Kitterman J A, Gregory G A, Tooley W H 1972 Cardiorespiratory status of erythroblastotic infants. Pediatrics 49: 5–14
705. Philips J B III, Lyrene R K, Godoy G et al 1988 Hemodynamic responses of chronically instrumented piglets to bolus injections of group B streptococcus. Pediatric Research 23: 81–85
706. Piantadosi C A, Fracicia P J, Duhaylongsod F G et al 1995 Artificial surfactant attenuates hyperoxic lung injury in primates. II: Morphometric analysis. Journal of Applied Physiology 78: 1823–1831
707. Pickens D L, Scheft G, Thach B T 1988 Prolonged apnea associated with upper airway protective reflexes in apnea of prematurity. American Review of Respiratory Disease 137: 113–118
708. Pijpers L, Reuss A, Stewart P A, Wladimiroff J W 1989 Non-invasive management of isolated bilateral fetal hydrothorax. American Journal of Obstetrics and Gynecology 161: 330–332
709. Pinkerton K E, Lewis J E, Rider E D et al 1994 Lung parenchyma and type II cell morphometrics: effect of surfactant treatment on preterm ventilated lamb lungs. Journal of Applied Physiology 77: 1953–1960
710. Piotrowski A, Sobala W, Kawczynski P 1997 Patient initiated, pressure regulated volume controlled ventilation compared with intermittent mandatory ventilation in neonates: a prospective randomised study. Intensive Care Medicine 23: 975–981
711. Piper J M, Xenakis E M-J, McFarland M 1996 Do growth retarded premature infants have different rates of perinatal morbidity and mortality than appropriately grown premature infants? Obstetrics and Gynecology 87: 169–174
712. Plavka R, Kopecky P, Sebron V et al 2002 Early versus delayed surfactant administration in extremely premature neonates with respiratory distress syndrome ventilated by high-frequency oscillatory ventilation. Intensive Care Medicine 28:1483–1490
713. Plenat F, Vert P, Didier F, Andre M 1978 Pulmonary interstitial emphysema. Clinics in Perinatology 5: 351–375
714. Plexico D T, Loughlin G M 1981 Nasopharyngeal reflux and neonatal apnea. American Journal of Diseases of Children 135: 793–794
715. Pohlandt F, Sayle H, Schroeder H et al 1992 Decreased incidence of extra-alveolar air leakage or death prior to air leakage in high versus low rate positive pressure ventilation: results of a seven centre randomized trial in preterm infants. European Journal of Pediatrics 151: 904–909
716. Pokora T, Bing D, Mammel M, Boros S 1983 Neonatal high frequency jet ventilation. Pediatrics 72: 27–32
717. Polk D H, Ikegami M, Jobe A H et al 1995 Postnatal lung function in preterm lambs: effects of a single exposure to betamethasone and thyroid hormones. American Journal of Obstetrics and Gynecology 172: 872–881
718. Pranikoff T, Gauger P G, Hirschl R B 1996 Partial liquid ventilation in newborn patients with congenital diaphragmatic hernia. Journal of Pediatric Surgery 31: 613–618
719. Prasertsom W, Phillipos E Z, van Aerde J E, Robertson M 1996 Pulmonary vascular resistance during lipid infusion in neonates. Archives of Disease in Childhood. Fetal and Neonatal Edition 74: F95–F98

720. Price L T, Chen Y, Frank L 1993 Epidermal growth factor increases antioxidant enzyme and surfactant system development during hyperoxia and protects fetal rat lungs in vitro from hyperoxic toxicity. Pediatric Research 34: 577–585
721. Primhak R A 1983 Factors associated with pulmonary airleak in premature infants receiving mechanical ventilation. Journal of Pediatrics 102: 764–767
722. Primhak R A, Jedeikin R, Ellis G et al 1985 Myocardial ischaemia in asphyxia neonatorum. Acta Paediatrica Scandinavica 74: 595–600
723. Puntis J W L, Roberts K D, Handy D 1987 How should chlyothorax be managed? Archives of Disease in Childhood 62: 593–596
724. Quinlan R W, Buhi W C, Cruz A C 1984 Fetal pulmonary maturity in isoimmunized pregnancies. American Journal of Obstetrics and Gynecology 148: 787–789
725. Quinn M W, Wild J, Dean H G et al 1993 Randomized double-blind controlled trial of effect of morphine on catecholamine concentrations in ventilated preterm babies. Lancet 342: 324–327
726. Qvist J, Pontoppidan H, Wilson R S et al 1975 Hemodynamic responses to mechanical ventilation with PEEP: the effect of hypervolemia. Anesthesiology 42: 45–55
727. Raju T N K, Langenberg P 1993 Pulmonary hemorrhage and exogenous surfactant therapy: a meta-analysis. Journal of Pediatrics 123: 603–610
728. Raju T N K, Vidyasagar D, Torres C, Grundy D, Bennett E J 1980 Intracranial pressure during intubation and anesthesia in infants. Journal of Pediatrics 96: 860–862
729. Ramin K D, Leveno K J, Kelly M A, Carmody T J 1996 Amniotic fluid meconium: a fetal environmental hazard. Obstetrics and Gynecology 87: 181–184
730. Rasche R F H, Kuhns L P 1972 Histopathologic changes in airway mucosa of infants after endotracheal intubation. Pediatrics 50: 632–637
731. Rawlings J S, Smith F R, Wiswell T E 1984 Transient tachypnea of the newborn. An analysis of neonatal and obstetric risk factors. American Journal of Diseases of Children 138: 869–871
732. Raye J R, Gutberlet R L, Stahlman M 1970 Symptomatic posthemorrhagic anemia in the newborn. Pediatric Clinics of North America 17: 402–413
733. Reece E A, Moya F, Yakigi R, Holford T, Duncan C, Ehrenkranz R A 1987 Persistent pulmonary hypertension: assessment of perinatal risk factors. Obstetrics and Gynecology 70: 696–700
734. Rees L, Forsling M L, Brook C D G 1980 Vasopressin concentrations in the neonatal period. Clinical Endocrinology 12: 357–362
735. Rennie J M 1989 Cerebral blood flow velocity variability after cardiovascular support in premature babies. Archives of Disease in Childhood 64: 897–901
736. Rennie J M, Cooke R W 1991 Prolonged low dose indomethacin for the persistent ductus arteriosus of prematurity. Archives of Disease in Childhood 66: 55–58
737. Rettwitz-Volk W, Schloesser R, von Loewenich V 1993 One-sided high frequency oscillating ventilation in the treatment of unilateral pulmonary emphysema. Acta Paediatrica 82: 190–192
738. Reynolds E O R 1971 Effects of alterations in mechanical ventilation settings on pulmonary gas exchange in hyaline membrane disease Archives of Disease in Childhood 46: 152–159
739. Reynolds E O R 1994 Commentator on: Carlo WA, Greenough A, Chatburn R L. Advances on conventional mechanical ventilation. In: Boynton B R, Carlo W A, Jobe A H (eds) New therapies for neonatal respiratory failure. Cambridge University Press, Cambridge, p. 138
740. Reynolds E O R, Roberton N R C, Wigglesworth J S 1968 Hyaline membrane disease, respiratory distress and surfactant deficiency. Pediatrics 42: 758–768
741. Reynolds E O R, Taghizadeh A 1974 Improved prognosis of infants mechanically ventilated for hyaline membrane disease. Archives of Disease in Childhood 49: 505–515
742. Richardson D K, Torday J S 1994 Racial differences in predictive value of the lecithin/sphingomyelin ratio. American Journal of Obstetrics and Gynecology 170: 1273–1278
743. Richardson P, Bowes C L, Carlstrom J R 1986 The functional residual capacity of infants with respiratory distress syndrome. Acta Paediatrica Scandinavica 75: 267–271
744. Rigby M L, Pickering D, Wilkinson A 1984 Cross sectional echocardiography in determining persistent patency of the ductus arteriosus in preterm infants. Archives of Disease in Childhood 59: 341–345
745. Rishi A, Hatzis D, McAlmon F, Floros J 1992 An allelic variant of the 6A gene for surfactant protein A. American Journal of Physiology 262: 2566–2573
746. Roberton N R C 1970 Apnoea after THAM administration in the newborn. Archives of Disease in Childhood 45: 206–214
747. Roberton N R C 1976 Treatment of cystic ventilator lung disease. Proceedings of the Royal Society of Medicine 69: 344–347
748. Roberton N R C 1976 CPAP or not CPAP? Archives of Disease in Childhood 51: 161–162
749. Robertson N R C 1985 Persistent fetal circulation. Chairman's summary. In: Clinch J, Matthews T (eds) Perinatal medicine. MTP Press, Lancaster, pp. 199–200
750. Roberton N R C 1992 A manual of neonatal intensive care, 3rd edn. Edward Arnold, London pp. 128–129
751. Roberts J D, Polaner D M, Lang P, Zapol W M 1992 Inhaled nitric oxide in persistent pulmonary hypertension of the newborn. Lancet 340: 818–819
752. Robertson B 1981 Neonatal pulmonary mechanics and morphology after experimental therapeutic regimes. In: Scarpelli E M, Cosmi E V (eds) Reviews in perinatal medicine, Vol. 4. Raven Press, New York, pp. 337–379
753. Robertson N J, Hamilton P A 1998 Randomised trial of elective continuous positive airway pressure (CPAP) compared with rescue CPAP after extubation Archives of Disease in Childhood. Fetal and Neonatal Edition 79: F58–F60
754. Robertson N J, McCarthy L S, Hamilton P A, Moss A L 1996 Nasal deformities resulting from flow driver continuous positive airway pressure. Archives of Disease in Childhood. Fetal and Neonatal Edition 75: F209–212
755. Robson E, Hey E 1982 Resuscitation of preterm babies at birth reduces the risk of death from hyaline membrane disease. Archives of Disease in Childhood 57: 184–186
756. Rojas J, Larsson L E, Hellerqvist C G, Brigham K L, Gray M E, Stahlman M T 1983 Pulmonary hemodynamic and ultrastructural changes associated with group B streptococcal toxemia in adult sheep and newborn lambs. Pediatric Research 70: 1002–1008
757. Rojas J, Stahlman M 1984 The effects of group B streptococcus and other organisms on the pulmonary vasculature. Clinics in Perinatology 11: 591–599
758. Romaguera J, Ramirez M, Adamsons K 1993 Intra-amniotic thyroxine to accelerate fetal maturation. Seminars in Perinatology 17: 260–266
759. Romero R, Hanaoka S, Mazor M et al 1991 Meconium-stained amniotic fluid: a risk factor for microbial invasion of the amniotic cavity. American Journal of Obstetrics and Gynecology 164: 859–862
760. Rosenberg A A, Kennaugh J, Koppenhafer S L, Loomis M, Chatfield B A, Abman S H 1993 Elevated immunoreactive endothelin I levels in newborn infants with persistent pulmonary hypertension. Journal of Pediatrics 123: 109–114
761. Rost J R, Frush D P, Auten R L 1999 Effect of neck position on endotracheal tube location in low birthweight infants. Pediatric Pulmonology 27: 199–202
762. Royal College of Obstetricians and Gynaecologists 1996 Antenatal corticosteroids to prevent respiratory distress syndrome. www.rcog.org.uk/guidelines/corticosteroids
763. Royall J A, Levin D L 1988 Adult respiratory distress syndrome in pediatric patients. I. Clinical aspects, pathophysiology, pathology and mechanisms of lung injury. Journal of Pediatrics 112: 169–180
764. Roze J C, Liet J M, Gournay V et al 1997 Oxygen cost of breathing and weaning process in newborn infants. European Respiratory Journal 10: 2583–2585
765. Rubatelli F F, Bonale L, Tangucci M et al 1998 Epidemiology of neonatal acute respiratory disorders. Biology of the Neonate 74: 7–15
766. Rudolph A J, Smith C A 1960 Idiopathic respiratory distress syndrome of the newborn. Journal of Pediatrics 57: 905–921
767. Rudolph A M 1977 Fetal and neonatal pulmonary circulation. American Review of Respiratory Disease 115(suppl.): 11–18
768. Rudolph A M, Yuan S 1966 Response of the pulmonary vasculature to hypoxia and hydrogen ion changes. Journal of Clinical Investigation 45: 399–411
769. Runkle B, Goldberg R N, Streitfeld M M et 1984 Cardiovascular changes in group B streptococcal sepsis in the piglet: response to indomethacin and the relationship to prostacyclin and thromboxane A_2. Pediatric Research 18: 874–878
770. Rutledge M, Hawkins E, Langston C 1986 Skeletal muscle atrophy induced in infants by chronic pancuronium treatment. Journal of Pediatrics 109: 883–886
771. Ryan C A, Finer N N, Barrington K J 1994 Effects of magnesium sulphate and nitric oxide in pulmonary hypertension induced by hypoxia in newborn piglets. Archives of Disease in Childhood. Fetal and Neonatal Edition 71: F151–F155
772. Saarenmaa E, Neuvonen P J, Fellman V 2000 Gestational age and birthweight effects on plasma clearance of fentanyl in newborn infants. Journal of Pediatrics 136: 767–770
773. Saarenmaa E, Neuvonen P J, Rosenberg B, Fellman V 2000 Morphine clearance and effects in newborn infants in relation to gestational age. Clinical Pharmacology and Therapeutics 68: 160–166
774. Sadiq H F, Mantych G, Benawra R S, Devaskar U P, Hocker J R 2003 Inhaled nitric oxide in the treatment of moderate persistent pulmonary hypertension of the newborn: a randomized controlled multicenter trial. Journal of Perinatology 23: 98–103
775. Samuels M P, Raine J, Wright T et al 1996 Continuous negative extrathoracic pressure in neonatal respiratory failure. Pediatrics 98: 1154–1160
776. Samuels M P, Southall D P 1989 Negative extrathoracic pressure in treatment of respiratory failure in infants and young children. British Medical Journal 299: 1253–1257

777. Sandberg K, Engelhardt B, Hellerqvist C, Sundell H 1987 Pulmonary response to group B streptococcal toxin in young lambs. Journal of Applied Physiology 63: 2024–2030
778. Sandberg K, Sjoqvist B A, Hjalmarson O, Olsson T 1987 Lung function in newborn infants with tachypnea of unknown cause. Pediatric Research 22: 581–586
779. Sarkar S, Hussain N, Herson V 2003 Fibrin glue for persistent pneumothroax in neonates. Journal of Perinatology 23: 82–84
780. Saugstad O D 1996 Mechanisms of tissue injury by oxygen radicals: implications for neonatal disease. Acta Paediatrica 85: 1–4
781. Schaffer A J, Avery M E 1977 Aspiration pneumonia. In: Schaffer A J, Avery M E (eds) Disease of the newborn, 3rd edn. W B Saunders, Philadelphia, pp. 116–126
782. Schatz M 1999 Asthma and pregnancy. Lancet 350: 1202–1204
783. Schatz M, Zeiger R S, Hoffman C P, Saunders B S, Harden K M, Forsythe A B 1991 Increased transient tachypnea of the newborn in infants of asthmatic mothers. American Journal of Diseases of Children 145: 156–158
784. Schiff E, Friedman S A, Mercer B M, Sibai B M 1993 Fetal lung maturity is not accelerated in pre-eclamptic pregnancies. American Journal of Obstetrics and Gynecology 169: 1096–1101
785. Schrama A J, de Beaufort A J, Sukul Y R M et al 2001 Phospholipase A_2 is present in meconium and inhibits the activity of pulmonary surfactant: an in vitro study. Acta Paediatrica 90: 412–416
786. Schrod L, Hornemann F, von Stockhausen H B 1996 Chemiluminescence activity of phagocytes from tracheal aspirates of premature infants after surfactant therapy. Acta Paediatrica 85: 719–723
787. Schulze A, Gerhardt T, Musante G et al 1999 Proportional assist ventilation in low birthweight infants with acute respiratory disease. A comparison to assist/ control and conventional mechanical ventilation. Journal of Pediatrics 135: 339–344
788. Schulze A, Rich W, Schellenberg L et al 1998 Effects of different gain settings during assisted mechanical ventilation using respiratory unloading in rabbits. Pediatric Research 44: 132–138
789. Schwendeman C A, Clark R H, Yoder B A, Null D M, Gertsmann D R, De Lemos R A 1992 Frequency of chronic lung disease in infants with severe respiratory failure treated with high frequency ventilation and/or extracorporeal membrane oxygenation. Critical Care Medicine 20: 372–377
790. Segal M L, Goetzman B W, Schick J B 1980 Thrombocytopenia and pulmonary hypertension in the perinatal aspiration syndrome. Journal of Pediatrics 96: 727–730
791. Sen S, Reghu A, Ferguson S D 2002 Efficacy of a single dose of antenatal steroid in surfactant-treated babies under 31 weeks' gestation. Journal of Maternal-Fetal and Neonatal Medicine 12: 298–303
792. Seppänen M P, Kääpä P O, Kero P O, Saraste M 1994 Doppler derived systolicpulmonary artery pressure in acute neonatal respiratory distress syndrome. Pediatrics 93: 769–773
793. Seri I 1995 Cardiovascular, renal and endocrine actions of dopamine in neonates and children. Journal of Pediatrics 126: 333–344
794. Seri I, Rudas G, Bors Z, Kanyicska B, Tulassay T 1993 Effects of low dose dopamine infusion on cardiovascular and renal functions, cerebral blood flow and plasma catecholamine levels in sick preterm neonates. Pediatric Research 34: 742–749
795. Sessler D, Mills P, Gregory G, Litt L, James T 1987 Effects of bicarbonate on arterial and brain intracellular pH in neonatal rabbits recovering from hypoxic lactic acidosis. Journal of Pediatrics 111: 817–823
796. Setzer E, Ermocilla R, Tonkin I, John E, Sansa M, Cassady G 1980 Papillary muscle necrosis in a neonatal autopsy population. Incidence and associated clinical manifestations. Journal of Pediatrics 96: 289–294
797. Shaffer S G, Bradt S K, Hall R T 1986 Postnatal changes in total body water and extracellular volume in the preterm infant with respiratory distress syndrome. Journal of Pediatrics 109: 509–514
798. Shaffer S G, Geer P G, Goetz K L 1986 Elevated atrial natriuretic factor in neonates with respiratory distress syndrome. Journal of Pediatrics 109: 1028–1033
799. Shaffer T H, Koen P A, Moskowitz G D, Ferguson J D, Delivoria-Papadopoulos M 1978 Positive end expiratory pressure: effects on lung mechanics of premature lambs. Biology of the Neonate 34: 1–10
800. Shah D M, Shenai J P, Vaughn W K 1995 Neonatal outcome of mothers with pre-eclampsia. Journal of Perinatology 15: 264–267
801. Shankran S, Farooki Z Q, Desai R 1982 Hemolytic streptococcal infection appearing as persistent fetal circulation. American Journal of Diseases of Children 136: 725–727
802. Shaw N J, Cooke R W I, Gill A B, Shaw N J, Saaed M 1993 Randomised trial of routine versus selective paralysis during ventilation for neonatal respiratory distress syndrome. Archives of Disease in Childhood 69: 479–482
803. Shekerdemian L S, Ravn H B, Penny D J 2002 Intravenous sildenafil lowers pulmonary vascular resistance in a model of neonatal pulmonary hypertension. American Journal of Respiratory and Critical Care Medicine 165: 1098–1102
804. Shepherd A J, Richardson C J, Brown J P 1985 Nuchal cord as a cause of neonatal anemia. American Journal of Diseases of Children 139: 71–73
805. Sherman J M, Lowitt S, Stephenson C, Ironson G 1986 Factors influencing aquired subglottic stenosis in infants. Journal of Pediatrics 109: 322–327
806. Sherman M P, Evans M J, Campbell L A 1988 Prevention of pulmonary alveolar macrophage proliferation in newborn rabbits by hyperoxia. Journal of Pediatrics 112: 782–786
807. Shiono P H, Klebanoff M A 1993 A review of risk scoring for premature birth. Clinics in Perinatology 20: 107–125
808. Shivpuri C R, Martin R J, Carlo W A, Fanaroff A S 1983 Decreased ventilation in preterm infants during oral feeding. Journal of Pediatrics 103: 285–289
809. Shohat M, Levy G, Levy I et al 1989 Transient tachypnoea of the newborn and asthma. Archives of Disease in Childhood 64: 277–279
810. Short B L, Miller M K, Anderson K D 1987 Extracorporeal membrane oxygenation in the management of respiratory failure in the newborn. Clinics in Perinatology 14: 737–748
811. Shribman A J, Smith G, Achola K J 1987 Cardiovascular and catecholamine responses to laryngoscopy with and without intubation. British Journal of Anaesthesia 59: 295–299
812. Shulman R J, Langston C, Schanler R J 1987 Pulmonary vascular lipid deposition after administration of intravenous fat to infants. Pediatrics 79: 99–102
813. Sills J H, Cvetnic W G, Pretz J 1989 Continuous negative pressure in the treatment of infants with pulmonary hypertension and respiratory failure. Journal of Perinatology 9: 43–48
814. Simbruner G, Coradello H, Foder M, Havelec L, Lubec G, Pollak A 1981 Effects of tracheal suction on oxygenation, circulation and lung mechanics in newborn infants. Archives of Disease in Childhood 54: 326–330
815. Sims M E, Rangasamy R, Lee S et al 1989 Comparative evaluation of caffeine and theophylline for weaning premature infants from the ventilator. American Journal of Perinatology 6: 72–75
816. Sinha S A, Donn S M, Gavey J, McCarthy M 1997 Randomised trial of volume controlled versus time cycled, pressure limited ventilation in preterm infants with respiratory distress syndrome. Archives of Disease in Childhood. Fetal and Neonatal Edition 77: F202–F205
817. Sinha S K, Levene M I 1984 Pancuronium bromide induced joint contractions in the newborn. Archives of Disease in Childhood 59: 73–75
818. Skelton R, Jeffery H E 1996 Factors affecting the neonatal response to artificial surfactant. Journal of Paediatrics and Child Health 32: 236–241
819. Skinner J R, Boys R J, Hunter S, Hey E N 1992 Pulmonary and systemic arterial pressure in hyaline membrane disease. Archives of Disease in Childhood 67: 366–373
820. Skinner J R, Hunter S, Hey E N 1996 Haemodynamic features at presentation in persistent pulmonary hypertension of the newborn and outcome. Archives of Disease in Childhood. Fetal and Neonatal Edition 74: F26–F32
821. Skinner J R, Milligan D W A, Hunter S, Hey E N 1992 Central venous pressure in the ventilated neonate. Archives of Disease in Childhood 67: 374–377
822. Skov L, Ryding J, Pryds D, Greisen G 1992 Changes in cerebral oxygenation and cerebral blood volume during endotracheal suctioning in ventilated neonates. Acta Paediatrica 81: 389–393
823. Slutsky A S, Brown R, Lehr J et al 1981 High frequency ventilation: a promising new approach to mechanical ventilation. Medical Instrumentation 15: 228–233
824. Smith C V, Hansen T N, Martin N E et al 1993 Oxidant stress responses in premature infants during exposure to hyperoxia. Pediatric Research 34: 360–365
825. Snashall P D 1980 Pulmonary oedema. British Journal of Diseases of the Chest 74: 2–22
826. Snyder J M, Mendelson C R 1987 Insulin inhibits the accumulation of the major lung surfactant apoprotein in human fetal lung explants maintained in vitro. Endocrinology 120: 1250–1257
827. Soll R F 1996 Appropriate surfactant usage. European Journal of Pediatrics 155: S8–S13
828. Soll R F 2000 Multiple versus single dose natural surfactant extract for severe neonatal respiratory distress syndrome (Cochrane Review). Cochrane Database of Systematic Reviews (2): CD000141
829. Soll R F 2000 Prophylactic natural surfactant extract for preventing mortality and morbidity in preterm infants (Cochrane Review). Cochrane Database of Systematic Reviews (2): CD000511

830. Soll R F 2000 Prophylactic synthetic surfactant for preventing mortality and morbidity in preterm infants (Cochrane Review). Cochrane Database of Systematic Reviews (2): CD001079
831. Soll R F, Blanco F 2001 Natural surfactant extract versus synthetic surfactant for neonatal respiratory distress syndrome (Cochrane Review). Cochrane Database of Systematic Reviews (2): CD000144
832. Soll R F, Dargaville P 2002 Surfactant for meconium aspiration syndrome in full term infants (Cochrane Review). Cochrane Database of Systematic Reviews (2): CD002054
833. Soll R F, Morley C J 2001 Prophylactic versus selective use of surfactant for preventing morbidity and mortality in preterm infants (Cochrane Review). Cochrane Database of Systematic Reviews (2): CD000510
834. Sosenko I R 1993 Antenatal cocaine exposure produces accelerated surfactant maturation without stimulation of antioxidant enzyme development in the late gestation rat. Pediatric Research 33: 327–331
835. Sosenko I R S, Chen Y, Price L, Frank L 1995 Failure of premature rabbits to increase lung antioxidant enzyme activities after hyperoxic exposure: antioxidant enzyme gene expression and pharmacologic intervention with endotoxin and dexamethasone. Pediatric Research 37: 469–475
836. Sosenko I R S, Rodriguez-Pierce M, Bancalari E 1993 Effect of early initiation of intravenous lipid administration on the incidence and severity of chronic lung disease in premature infants. Journal of Pediatrics 123: 975–982
837. South M, Morley C J 1986 Synchronous mechanical ventilation of the neonate. Archives of Disease in Childhood 61: 1190–1195
838. South M, Morley C J 1986 Spontaneous respiratory timing in intubated neonates with RDS (abstract). Early Human Development 14: 147–148
839. Spencer J A D, Robson S C, Farkas A 1993 Spontaneous recovery after severe metabolic acidaemia at birth. Early Human Development 32: 103–112
840. Spitzer A R, Davis J, Clarke W T, Bernbaum J, Fox W W 1988 Pulmonary hypertension and persistent fetal circulation in the newborn. Clinics in Perinatology 15: 389–413
841. Spitzer A R, Fox W W 1982 Post-extubation atelectasis – the role of oral versus nasal endotracheal tubes. Journal of Pediatrics 100: 806–811
842. Stahlman M, Blankenship W J, Shepard F M, Gray J, Young W C, Malan A F 1972 Circulatory studies in clinical hyaline membrane disease. Biology of the Neonate 20: 300–320
843. Stahlman M T, Cheatham W, Gray M E 1979 The role of air dissection in bronchopulmonary dysplasia. Journal of Pediatrics 95: 878–885
844. Steele R W, Metz J R, Bass J W, DuBois J J 1971 Pneumothorax and pneumomediastinum in the newborn. Radiology 98: 629–632
845. Steinschneider A, Weinstein S L, Diamond E 1982 The sudden infant death syndrome and apnea/obstruction during neonatal sleep and feeding. Pediatrics 70: 858–863
846. Stenmark K R, James S L, Voelkel N F, Toews W H, Reeves J T, Murphy R C 1983 Leukotriene C_4 and D_4 in neonates with hypoxia and pulmonary hypertension. New England Journal of Medicine 309: 77–80
847. Stenson B J, Glover R M, Wilkie R A et al 1995 Life-threatening inadvertent positive end expiratory pressure. American Journal of Perinatology 12: 336–338
848. Stevens J C, Eigen H, Wysomierski D 1988 Absence of long term pulmonary sequelae after mild meconium aspiration syndrome. Pediatric Pulmonology 5: 74–81
849. Stevens T P, Blennow M, Soll R F 2002 Early surfactant administration with brief ventilation versus selective surfactant and continued mechanical ventilation for preterm infants with or at risk for RDS (Cochrane Review). Cochrane Database of Systematic Reviews (2): CD003063
850. Stevenson D K, Kasting D S, Darnall R A et al 1979 Refractory hypoxemia associated with neonatal pulmonary disease. Journal of Pediatrics 95: 595–599
851. Stevenson D, Walther F, Long W et al 1992 Controlled trial of a single dose of synthetic surfactant at birth in premature infants weighing 500–699 grams. Journal of Pediatrics 120: S3–S12
852. Strang L B (ed) 1977 Neonatal respiration. Blackwell Scientific, Oxford, p. 207
853. Strang L B 1977 Haemorrhagic lung oedema and massive pulmonary haemorrhage. In: Strang L B (ed) Neonatal respiration. Blackwell Scientific, Oxford, p. 259
854. Strang L B, Anderson G S, Platt J W 1957 Neonatal death and selective caesarean section. Lancet i: 954–956
855. Strang L B, McLeish M H 1961 Ventilatory failure and right-to-left shunt in newborn infants with respiratory distress. Pediatrics 28: 17–27
856. Strauss R G 1995 Red blood cell transfusion practices in the neonate. Clinics in Perinatology 22: 641–655
857. Strong T H, Hetzler G, Sarno A P, Paul R H 1990 Prophylactic intrapartum amnioinfusion: a randomized clinical trial. American Journal of Obstetrics and Gynecology 162: 1370–1375
858. Subhedar N V, Ryan S W, Shaw N J 1997 Open randomised controlled trial of nitric oxide and early dexamethasone in high risk preterm infants Archives of Disease in Childhood. Fetal and Neonatal Edition 77: F185–F190
859. Sun B, Curstedt T, Robertson B 1993 Surfactant inhibition in experimental meconium aspiration. Acta Paediatrica 82: 182–189
860. Sunoo C, Kosasa T S, Hale R W 1989 Meconium aspiration syndrome without evidence of fetal distress in early labour before elective caesarean delivery. Obstetrics and Gynecology 73: 707–709
861. Sutherland P D, Quinn M 1993 Nellcor Stat Cap differentiates oesophageal from tracheal intubation. Archives of Disease in Childhood. Fetal and Neonatal Edition 73: F184–F186
862. Swaminathan S, Quinn J, Stabile M W, Bader D, Platzker A C G, Keens T G 1989 Long term pulmonary sequelae of meconium aspiration syndrome. Journal of Pediatrics 114: 356–361
863. Swingle H M, Eggert L D, Bucciarelli R L 1984 New approach to management of unilateral tension pulmonary interstitial emphysema in premature infants. Pediatrics 74: 354–357
864. Sykes G S, Molloy P M, Johnson P et al 1982 Do Apgar scores indicate asphyxia? Lancet i: 494–496
865. Tarnow-Mordi W 1991 Is routine endotracheal suction justified? Archives of Disease in Childhood 66: 374–375
866. Tarnow-Mordi W O, Narang A, Wilkinson A R 1985 Lack of association of barotrauma and airleak in hyaline membrane disease. Archives of Disease in Childhood 60: 555–560
867. Tarnow-Mordi W O, Shaw J C L, Liu D, Gardner D A, Flynn F V 1981 Iatrogenic hyponatraemia of the newborn due to maternal fluid overload – a prospective study. British Medical Journal 283: 639–642
868. Tarnow-Mordi W O, Wilkinson A R 1985 Inspiratory: expiratory ratio and pulmonary interstitial emphysema. Archives of Disease in Childhood 60: 496–497
869. Taylor J, Dibbins A, Sobel D B 1993 Neonatal pneumomediastinum: indications for and complications of treatment. Critical Care Medicine 21: 296–298
870. Termote J U M, Schalij-Delfos N E, Wittebol-Post D et al 1994 Surfactant replacement therapy: a new risk factor in developing retinopathy of prematurity? European Journal of Pediatrics 153: 113–116
871. Thibeault D W, Hall F K, Sheehan M B, Hall R T 1984 Postasphyxial lung disease in newborn infants with severe perinatal acidosis. American Journal of Obstetrics and Gynecology 150: 393–399
872. Thome U, Toepfer A, Schaller P, Pohlandt F 1998 Effect of mean airway pressure on lung volume during high-frequency oscillatory ventilation of preterm infants. American Journal of Respiratory and Critical Care Medicine 157:1213–1218
873. Thompson M A 2002 Early nasal continuous positive airways pressure (nCPAP) with prophylactic surfactant for neonates at risk for RDS; the IFDAS multicentre randomised trial. Archives of Disease in Childhood 86(suppl): A7
874. Thompson P J, Greenough A, Gamsu H R, Nicolaides K H 1992 Ventilatory requirements for respiratory distress syndrome in small for gestational age infants. European Journal of Pediatrics 151: 528–531
875. Thompson P J, Greenough A 1993 Steroid usage in pregnancies complicated by premature rupture of the membranes. Journal of Perinatal Medicine 21: 219–224
876. Timms B J M, Di Fiore J M, Martin R J, Miller M J 1993 Increased respiratory drive as an inhibitor of oral feeding of preterm infants. Journal of Pediatrics 123: 127–131
877. Ting P, Brady J P 1975 Tracheal suction in meconium aspiration. American Journal of Obstetrics and Gynecology 122: 767–770
878. Toce S S, Keenan W J 1988 Congenital echovirus 11 pneumonia with pulmonary hypertension. Pediatric Infectious Disease 7: 360–361
879. Tolsa J F, Cotting J, Sekarski N, Payot M, Micheli J L, Calame A 1995 Magnesium sulphate as an alternative and safe treatment for severe persistent pulmonary hypertension of the newborn. Archives of Disease in Childhood. Fetal and Neonatal Edition 72: F184–F187
880. Tomaszcwska M, Stork E K, Friedman H G et al 1998 Pulmonary haemorrhage in VLBW (<1.5 kg) infants: correlates of death and neonatal and neurodevelopmental outcomes. Pediatric Research 43: 230A
881. Torday J 1992 Cellular timing of fetal lung development. Seminars in Perinatology 16: 130–139
882. Towne B H, Lott I T, Hicks D A, Healey T 1985 Long term follow-up of infants and children treated with extracorporeal membrane oxygenation (ECMO) – a preliminary report. Journal of Pediatric Surgery 20: 410–414
883. Troche B, Harvey-Wilkes K, Engle W D et al 1995 Early minimal feedings promote growth in critically ill premature infants. Biology of the Neonate 67: 172–181

884. Tubman T R J, Rollins M D, Patterson C C et al 1990 Increased incidence of respiratory distress syndrome in babies of hypertensive mothers. Archives of Disease in Childhood 66: 52–54
885. Tudehope D I, Smyth M H 1979 Is transient tachypnoea of the newborn always a benign condition? Australian Paediatric Journal 15: 160–165
886. Tulassay T, Seri I 1986 Acute oliguria in preterm infants with hyaline membrane disease. Interaction of dopamine and frusemide. Acta Paediatrica Scandinavica 75: 420–424
887. Turner G R, Levin D L 1984 Prostaglandin synthesis inhibition in persistent pulmonary hypertension of the newborn. Clinics in Perinatology 11: 581–589
888. Tütüncü A S, Faithfull N S, Lachmann B 1993 Comparison of ventilatory support with intratracheal perfluorocarbon administration and conventional mechanical ventilation in animals with acute respiratory failure. American Review of Respiratory Disease 148: 785–792
889. Tyler D C, Murphy J, Cheney F W 1978 Mechanical and chemical damage to lung tissue caused by meconium aspiration. Pediatrics 62: 454–459
890. Ueda T, Ikegami M, Polk D 1995 Effects of fetal corticosteroid treatment on postnatal surfactant function in preterm lambs. Journal of Applied Physiology 79: 846–851
891. UK Collaborative ECMO Trial Group 1996 UK collaborative randomised trial of neonatal extracorporeal membrane oxygenation. Lancet 348: 75–82
892. UK Collaborative ECMO Group 1998 UK collaborative ECMO trial; follow up to 1 year of age. Pediatrics 101: E1
893. Upton C J, Milner A D, Stokes G M 1990 The effect of changes in inspiratory time on neonatal triggered ventilation. European Journal of Pediatrics 149: 668–670
894. Usher R H, Allen A C, McLean F H 1971 Risk of respiratory distress syndrome related to gestational age, route of delivery and maternal diabetes. American Journal of Obstetrics and Gynecology 111: 826–832
895. Usher R H, McLean F, Maughan G B 1964 Respiratory distress syndrome in infants delivered by caesarean section. American Journal of Obstetrics and Gynecology 88: 806–815
896. Usher R H, Saigal S, O'Neill A, Surainder Y, Chua L-B 1975 Estimation of RBC volume in premature infants with and without respiratory distress syndrome. Biology of the Neonate 26: 241–248
897. Usta I M, Mercer B M, Aswad N K, Sibai B M 1995 The impact of a policy of amnioinfusion for meconium stained amnotic fluid. Obstetrics and Gynecology 85: 237–241
898. Vain N, Sozyld E, Prudent L et al 2002 Oro-and nasopharyngeal suction of meconium stained neonates before delivery of their shoulders does not prevent meconium aspiration syndrome: results of the international, multicenter, randomized controlled trial. Pediatric Research 51: 379A
899. Valdes-Cruz L M, Dudell G G, Ferrara A 1981 Utility of M-mode echocardiography for early identification of infants with persistent pulmonary hypertension of the newborn. Pediatrics 68: 515–525
900. Van Aerde J, Campbell A, Smyth J et al 1984 Spontaneous chylothorax in newborns. American Journal of Diseases of Children 138: 961–964
901. van Bel F, de Winter P J, Wijnands H B, van de Bor M, Egberts J 1992 Cerebral and aortic blood flow velocity patterns in preterm infants receiving prophylactic surfactant treatment. Acta Paediatrica 81: 504–510
902. van Houten J, Long W, Mullett M 1992 Pulmonary hemorrhage in premature infants after treatment with synthetic surfactant. An autopsy evaluation. Journal of Pediatrics 120: S40–S44
903. van Marter L J, Leviton A, Allred E N et al 1996 Persistent pulmonary hypertension of the newborn and smoking and aspirin and nonsteroidal antiinflammatory drug consumption during pregnancy. Pediatrics 97: 658–663
904. van de Bor M, Ma E J, Walther F J 1991 Cerebral blood flow velocity after surfactant instillation in preterm infants. Journal of Pediatrics 118: 285–287
905. van der Bleek J, Plötz F B, van Overbeek F M et al 1993 Distribution of exogenous surfactant in rabbits with severe respiratory failure: the effect of volume. Pediatric Research 34: 154–158
906. Van der Hoeven M, Brouwer E, Blanco C E 1998 Nasal high frequency ventilation in infants with moderate respiratory insufficiency. Archives of Disease in Childhood. Fetal and Neonatal Edition 79: F61–F63
907. Vanhaesebrouck P, Leroy J G, Depraeter C, Parijs M, Thiery M 1989 Simple test to distinguish between surgical and non-surgical pneumoperitoneum in ventilated neonates. Archives of Disease in Childhood 64: 48–49
908. Vanhaesebrouck P, Vanneste K, de Praeter C, van Trapper Y, Thiery M 1987 Tight nuchal cord and neonatal hypovolaemic shock. Archives of Disease in Childhood 62: 1276–1277
909. Varnholt V, Lasch P, Suske G, Kachel W, Brands W 1992 High frequency oscillatory ventilation and extracorporeal membrane oxygenation in severe persistent pulmonary hypertension of the newborn. European Journal of Pediatrics 151: 769–774
910. Vaughan R S, Menke J A, Giacoia G P 1978 Pneumothorax: a complication of endotracheal tube suctioning. Journal of Pediatrics 92: 633–635
911. Veness-Meeham K A, Richter S, Davis J M 1990 Pulmonary function testing prior to extubation in infants with respiratory distress syndrome. Pediatric Pulmonology 9: 2–6
912. Verder H, Albertsen P, Ebbesen F et al 1999 Nasal continuous positive airway pressure and early surfactant therapy for respiratory distress syndrome in newborns of less than 30 weeks gestation. Pediatrics 103: E24
913. Verder H, Robertson B, Greisen G et al 1994 Surfactant therapy and nasal continuous positive airway pressure for newborns with respiratory distress syndrome. New England Journal of Medicine 331: 1051–1055
914. Villar J, Farnot U, Barros F, Victora C, Langer A, Belizan J M 1992 A randomized trial of psychosocial support during high risk pregnancies. New England Journal of Medicine 237: 1266–1271
915. Vishveshwara N, Freeman B, Peck M, Calwag N, Shock S, Rajani K B 1991 Patient triggered synchronized ventilation of newborns: report of a preliminary study and three years' experience. Journal of Perinatology 11: 347–354
916. Vosatka R J, Kashjap S, Trifiletti R R 1994 Arginine deficiency accompanies persistent pulmonary hypertension of the newborn. Biology of the Neonate 66: 65–70
917. Vulsma T, Kok J H 1996 Prematurity-associated neurologic and developmental abnormalities and neonatal thyroid function. New England Journal of Medicine 334: 857–858
918. Vyas H, Field D, Hopkin I E, Milner A D 1986 Determinants of the first inspiratory volume and functional residual capacity at birth. Pediatric Pulmonology 2: 189–193
919. Wagaman M J, Shutack J G, Moomjian A S, Schwartz J G, Shaffer T H, Fox W W 1979 Improved oxygenation and lung compliance with prone positioning of the neonates. Journal of Pediatrics 94: 789–791
920. Wagner E M, Mitzner W A, Bleecker E R 1987 Effects of airway volume on bronchial blood flow. Journal of Applied Physiology 62: 561–566
921. Waites K B, Grouse D T, Philips J B, Canupp K C, Castle G H 1989 Ureaplasmal pneumonia and sepsis associated with persistent pulmonary hypertension of the newborn. Pediatrics 83: 79–85
922. Walker D W 1984 Peripheral and central chemoreceptors in the fetus and newborn. Annual Review of Physiology 46: 687–703
923. Walker G M, Coutts J A, Skeoch C, Davis C F 2003 Paediatrician's perception of the use of extracorporeal membrane oxygenation to treat meconium aspiration syndrome. Archives of Disease in Childhood. Fetal and Neonatal Edition 88: F70–F71
924. Walsh-Sukys M C 1993 Persistent pulmonary hypertension of the newborn. Clinics in Perinatology 20: 127–143
925. Walters D V, Olver R E 1978 The role of catecholamines in lung liquid absorption at birth. Pediatric Research 12: 239–242
926. Walther F J, Benders M J, Leighton J O 1992 Persistent pulmonary hypertension in premature neonates with severe respiratory distress syndrome. Pediatrics 90: 899–904
927. Walther F J, Siassi B, Ramadan N A, Wu P Y K 1985 Cardiac output in newborn infants with transient myocardial dysfunction. Journal of Pediatrics 107: 781–785
928. Ward R M 1984 Pharmacology of tolazoline. Clinics in Perinatology 11: 703–713
929. Ward R M 1994 Pharmacologic enhancement of fetal lung maturation. Clinics in Perinatology 21: 523–542
930. Warley M A, Gairdner D 1962 Respiratory distress syndrome of the newborn – principles of treatment. Archives of Disease in Childhood 37: 455–465
931. Watters T A, Weydland M F, Parmley W W et al 1987 Factors influencing myocardial response to metabolic acidosis in isolated rat hearts. American Journal of Physiology 253: H1261–H1270
932. Wauer R R, Schmalisch G, Bohme B, Arand J, Lehmann D 1992 Randomized double blind trial of ambroxol for the treatment of respiratory distress syndrome. European Journal of Pediatrics 151: 357–363
933. Webb R D, Shaw R J 2001 Respiratory distress in heavier versus lighter twins. Journal of Pediatric Medicine 29: 60–63
934. Weisberger S A, Carlo W A, Chatburn R L, Fouke J M, Martin R J 1986 Effect of varying inspiratory and expiratory times during high-frequency jet ventilation. Journal of Pediatrics 108: 596–600
935. Wen T S, Eirksen N L, Blanco J D, Graham J M, Oshiro B T, Prieto J A 1993 Association of clinical intra-amniotic infection and meconium. American Journal of Perinatology 10: 438–440
936. Wenstrom K D, Parsons M T 1989 The prevention of meconium aspiration in labour using amnioinfusion. Obstetrics and Gynecology 73: 647–651

937. Whitfield C R, Chan W H, Sproule W B, Stewart A D 1972 Amniotic fluid lecithin-sphingomyelin ratio and fetal lung development. British Medical Journal ii: 85–86
938. Whittle M J, Gilmore D H, McNay M B et al 1989 Diaphragmatic hernia presenting in utero as a unilateral hydrothorax. Perinatal Diagnosis 9: 115–118
939. Whittle M J, Hill C M 1980 Relationship between amniotic lecithin-sphingomyelin ratio, fetal cord blood cortisol levels and duration of induced labour. British Journal of Obstetrics and Gynaecology 87: 38–42
940. Whyte S, Birrell G, Wyllie J 2000 Premedication before intubation in UK neonatal units. Archives of Disease in Childhood. Fetal and Neonatal Edition 82: F38–F41
941. Wigglesworth J S 1984 Perinatal pathology. W B Saunders, Philadelphia, pp. 106–107
942. Wigton T R, Tamura R K, Wickstrom E, Atkins V, Deddish R, Socol M L 1993 Neonatal morbidity after preterm delivery in the presence of documented lung maturity. American Journal of Obstetrics and Gynecology 169: 951–955
943. Wilcox D T, Glick P L, Karamanoukian H L, Leach C, Morin F C, Fuhrman B P 1995 Perfluorocarbon-associated gas exchange improves pulmonary mechanics, oxygenation, ventilation, and allows nitric oxide delivery in the hypoplastic lung congenital diaphragmatic hernia lamb model. Critical Care Medicine 23: 1858–1863
944. Wilcox D T, Glick P L, Karamanoukian H L, Morin F C, Fuhrman B P, Leach C L 1994 Perfluorocarbon associated gas exchange (PAGE) and nitric oxide in the lamb congenital diaphragmatic hernia model. Pediatric Research 35: 260A
945. Will D H, McMurtry I F, Reeves J T, Grover R F 1978 Cold induced pulmonary hypertension in cattle. Journal of Applied Physiology 45: 469–473
946. Williams O, Greenough A, Mustafa N, Houghton S, Rafferty G R 2003 Extubation failure due to phrenic nerve injury. Archives of Disease in Childhood. Fetal and Neonatal Edition 88: F72–F73
947. Wilson B J, Becker M A, Linton M E et al 1998 Spontaneous minute ventilation predicts readiness for extubation in mechanically ventilated infants. Journal of Perinatology 18: 436–439
948. Wilson G, Hughes G, Rennie J, Morley C 1991 Evaluation of two endotracheal suction regimes in babies ventilated for respiratory distress syndrome. Early Human Development 25: 87–90
949. Wilson S L, Thach B T, Brouilette R T, Abu-Osba Y K 1981 Coordination of breathing and swallowing in human infants. Journal of Applied Physiology 50: 851–858
950. Winn H N, Romero R, Roberts A, Liu H, Hobbins J C 1992 Comparison of fetal lung maturation in preterm singleton and twin pregnancies. American Journal of Perinatology 9: 326–328
951. Wiriyathan S, Rosenfield C R, Arant B S, Porter J C, Faucher D J, Engle W D 1986 Urinary arginine-vasopressin in the neonatal period. Pediatric Research 20: 103–108
952. Wiswell M T, Rawlings J S, Smith F R, Goo E D 1985 Effects of frusemide on the clinical course of transient tachypnoea of the newborn. Pediatrics 75: 908–910
953. Wiswell T E, Gannon C M, Jacob J et al 2000 Delivery room management of the apparently vigorous meconium stained neonate: results of the multicenter international collaborative trial. Pediatrics 105: 1–7
954. Wiswell T E, Graziani L J, Kornhauser M S et al 1996 High-frequency jet ventilation in the early management of respiratory distress syndrome is associated with a greater risk for adverse outcomes. Pediatrics 98: 1035–1043
955. Wiswell T E, Knight G R, Finer N N et al 2002 A multicenter, randomized controlled trial comparing surfaxin (lucinactant) lavage with standard care for treatment of meconium aspiration syndrome (MAS). Pediatrics 109: 1081–1087
956. Wiswell T E, Tuggle J M, Turner B S 1990 Meconium aspiration syndrome: have we made a difference? Pediatrics 85: 715–721
957. Wolf E J, Vintzileos A M, Rosenkrantz T S, Rodis J F, Salafia C M, Pezzullo J G 1993 Do survival and morbidity of very low birthweight infants vary according to the primary pregnancy complication that results in preterm delivery? American Journal of Obstetrics and Gynecology 169: 1233–1239
958. Wolfson M R, Greenspan J S, Deoras K S, Rubenstein S D, Shaffer T H 1992 Comparison of gas and liquid ventilation: clinical, physiological and histological correlates. Journal of Applied Physiology 72: 1024–1031
959. Wong W, Tok T F, Ng P C et al 1997 Vascular air embolism: a rare complication of nasal CPAP. Journal of Paediatrics and Child Health 33: 444–445
960. Wood C M, Rushforth J A, Hartley R, Dean H, Wild J, Levene M 1998 Randomised double blind trial of morphine versus diamorphine for sedation of preterm infants. Archives of Disease in Childhood. Fetal and Neonatal Edition 79: F34–F39
961. Wood K S, McCaffery M J, Donovan J C et al 1999 The effect of nitric oxide concentration on outcome in infants with persistent hypertension of the newborn. Biology of the Neonate 75: 215–224
962. Wu J M, Yeh T F, Wang J Y et al 1999 The role of pulmonary inflammation in the development of pulmonary hypertension in the newborn with meconium aspiration syndrome (MAS). Pediatric Pulmonology Supplement 18: 205–208
963. Wu T J, Teng R J, Yau K I T 1995 Persistent pulmonary hypertension of the newborn treated with magnesium sulphate in premature neonates. Pediatrics 96: 472–474
964. Wyman M L, Kuhns L R 1977 Lobar opacification of the lung after tracheal extubation in neonates. Journal of Pediatrics 91: 109–112
965. Wynn R J, Schreiner R L 1979 Spurious elevation of amniotic fluid bilirubin in acute hydramnios with fetal intestinal obstruction. American Journal of Obstetrics and Gynecology 134: 105–106
966. Wyszogrodski J, Kyei-Aboagye N, Taeusch H W Jr 1975 Surfactant inactivation by hyperventilation: conservation by end-expiratory pressure. Journal of Applied Physiology 38: 461–466
967. Wyszogrodski J, Taeusch H W Jr, Avery M E 1974 Isoxuprine induced alterations of pulmonary pressure volume relationship in premature rabbits. American Journal of Obstetrics and Gynecology 119: 1107–1111
968. Yao A C, Lind J 1974 Placental transfusion. American Journal of Diseases of Children 127: 128–141
969. Yeh T, Pildes R, Salem M 1978 Treatment of persistent tension pneumothorax in a neonate by selective bronchial intubation. Anesthesiology 49: 37–38
970. Yeh T F, Srinivasan G, Harris V, Pildes R S 1977 Hydrocortisone therapy in meconium aspiration syndrome: a controlled trial. Journal of Pediatrics 90: 140–143
971. Yoder B A, Kirsch E A, Barth W H, Gordon M C 2002 Changing obstetric practices associated with decreasing incidence of meconium aspiration syndrome. Obstetrics and Gynecology 99: 731–739
972. Yost C C, Soll R F 2000 Early versus delayed slective surfactant treatment for neonatal respiratory distress syndrome (Cochrane Review). Cochrane Database of Systematic Reviews (2): CD001456
973. Young J D, Dyar O J 1996 Delivery and monitoring of inhaled nitric oxide. Intensive Care Medicine 22: 77–86
974. Yu V Y K, Orgill A A, Lim S B, Bajuk B, Astbury J 1983 Bronchopulmonary dysplasia in very low birthweight infants. Australian Paediatric Journal 19: 233–236
975. Yukitake K, Brown C L, Schlueter M A 1995 Surfactant apoprotein A modifies the inhibitory effect of plasma proteins on surfactant activity in vivo. Pediatric Research 37: 21–25
976. Yuksel B, Greenough A 1992 Neonatal respiratory support and lung function abnormalities at follow-up. Respiratory Medicine 86: 97–100
977. Yuksel B, Greenough A 1994 Birth weight and hospital readmission of infants born prematurely. Archives of Pediatrics and Adolescent Medicine 148: 384–388
978. Yuksel B, Greenough A, Gamsu H R 1993 Neonatal meconium aspiration syndrome and respiratory morbidity during infancy. Pediatric Pulmonology 16: 358–361
979. Yuksel B, Greenough A, Gamsu H R 1993 Respiratory function at follow-up after neonatal surfactant replacement therapy. Respiratory Medicine 87: 217–221
980. Zagariya A, Bhat R, Uhal B, Novale S, Freidine M, Vidyasagar D 2000 Cell death and lung cell histology in meconium aspirated newborn rabbit lung. European Journal of Pediatrics 59: 819–826
981. Zenge J P, Rairigh R L, Grover T R et al 2001 NO and prostaglandins modulate the pulmonary vascular response to hemodynamic stress in the late gestation fetus. American Journal of Respiratory Cell and Molecular Biology 281: 1157–1163
982. Zerella J T, Trump D S 1987 Surgical management of neonatal interstitial emphysema. Journal of Pediatric Surgery 22: 34–37
983. Zhou H, Gao Y, Raj J U 1996 Antenatal betamethasone therapy augments nitric oxide mediated relaxation of preterm ovine pulmonary veins. Journal of Applied Physiology 80: 390–396
984. Zobel G, Dacar D, Rodl S, Friehs I 1995 Inhaled nitric oxide versus inhaled prostacyclin and intravenous versus inhaled prostacyclin in acute respiratory failure in pulmonary hypertension in piglets. Pediatric Research 38: 198–204
985. Zola E M, Gunkel J H, Chan R K et al 1993 Comparison of three dosing procedures for administration of bovine surfactant to neonates with respiratory distress syndrome. Journal of Pediatrics 122: 453–459

第 3 部分

慢性肺病

Anne Greenough, Anthony D Milner

慢性肺病（CLD）用于诊断氧依赖的年龄超过 28 天、CXR 表现异常的所有婴儿。然而，在临床病程和/或 CXR 表现的基础上，将不同形式的 CLD 区分开来，如 Wilson-Mikity 综合征或支气管肺发育不良（BPD）是有可能的。研究提示[86]，BPD 的诊断应仅限于婴儿患严重 CLD，CXR 表现符合 Northway 标准[179]。然而，NIH 工作组的意见是：对所有氧依赖性的婴儿，使用 BPD 而非 CLD 作为“庇护”性术语，因为 BPD 能更好将新生儿肺进程与后天性（出生后晚期）出现的慢性肺疾病区别开来[125]。因而，在此章中，根据 NIH 统一意见运用 BPD 这一术语，而且接下来描述特定 CLD 形式。

支气管肺发育不良

BPD 四个阶段的划分依据 CXR 变化的顺序而来[179]。目前在婴儿人群中，尤其出生胎龄小的婴儿，这些阶段的发生并不一致。事实上，即使婴儿没有或仅有轻度原发呼吸系统疾病[41]，也可能发展为 BPD。因而，BPD 简单的诊断标准包括：需要补充氧，出生后超过 28 天有异常 CXR 表现[116]。对于氧依赖超过 36 周的受孕后孕龄（PCA）是否比氧依赖 28 天是更好的定义，目前尚在争议中。因前者与出院后的持续死亡率紧密相关[230]。然而，一项随后的研究[140]证实，28 天氧依赖比 36 周 PCA 更精确地预测了学龄前慢性呼吸系统疾病死亡率。另外一些研究[186]认为，CXR 表现比氧依赖 30 天或 36 周 PCA 更有预见性。NIH 工作组提出了一个更广泛的定义。婴儿氧依赖时间至少达到 28 天，就考虑存在 BPD，接下来根据随后一段时间对呼吸支持的需要分级为轻度、中度或重度 BPD。建议在早产儿（小于 32 周胎龄）评估出院时或 36 周 PCA 时，以其中先达到的一个为标准。如果此时呼吸空气，诊断为轻度 BPD；如果需要的氧浓度小于 30%，诊断为中度 BPD；氧浓度大于 30%和/或正压通气或经鼻连续 CPAP 则为重度 BPD。建议孕 32 周出生或以后出生的婴儿应在出生后 56 天或出院回家时评估，以先到者为标准。此时，BPD 的严重程度予以分级，至于更不成熟的婴儿则根据对呼吸支持的需要进行分级[125]。

发病率

在极低出生体重儿中，BPD 的发病率据报道为15%～50%。这可由人群中未成熟儿不同胎龄的比例不同，以及 BPD 的发病率与胎龄呈负相关，做出部分解释。影响 BPD 发病的另一个因素为补充氧的标准不同。对佛蒙特牛津网络（Vermont Oxford Network）成员的调查强调：脉氧饱和度阈值从 84%～96%各不相同，仅有 41%的回答者使用相同的标准（<90%）[69]。BPD 的比率在研究机构间的差异可能是不同通气策略的结果（见下文）。英国的研究显示：1980—1990 年之间，BPD 发生率降低，归因于使用了低的最大 PIP 和吸入氧浓度。在无对照的研究中，使用 CPAP 会有较低的 BPD 比例（本章第 2 部分）。在某些中心，BPD 婴儿的数量增加。对 Trent 健康区(Trent Health Region)的人口调查显示：BPD 的发生率从 1987 年的 25%增加到 1997 年的 42%（以氧依赖 28 天为定义标准）。同一时期，氧依赖 36 周 PCA 为标准，则发病率从 11%升高到 29%。值得注意的是，BPD 的增高与大量的小于 33 周胎龄的入院婴儿数量增加相关[155]，BPD 数量的增加同时也提示：更不成熟婴儿的生存率得到提高[192]。

病因学（图27.47）

BPD 通常发生于患 RDS 的早产儿，也可发生于无原发性肺疾病的未成熟儿[41]。足月出生的婴儿也可发生

BPD[13,207]，尤其那些罹患严重原发性肺疾病、有需要ECMO治疗证据[143]的患者。

许多因素增加了发展为BPD的风险，包括以下所列出的。

氧中毒

Northway等[179]最先将BPD归因于氧毒性，因为在慢性阶段总是与高氧浓度应用超过150小时密切相关。延长暴露于高氧条件下的时间，会对肺组织产生复杂的生化、显微镜以及大体解剖影响[26,51,73]。氧毒性是由于细胞毒性氧自由基产物的增加超过了抗氧化防御所引起。未成熟出生的婴儿尤其易感；他们肺的抗氧化酶系统发育不完全，抗氧化物如维生素C和维生素E水平较低。

压力创伤或容量创伤

BPD最先在那些接受浓度低于60%的氧治疗的婴儿中得以报道，并与CPAP[257]或机械通气[13]同时使用。间歇正压通气（IPPV）时，如果使用的充气峰压高于35 cmH_2O时，好像特别容易产生损伤[17,251]。压力或容量

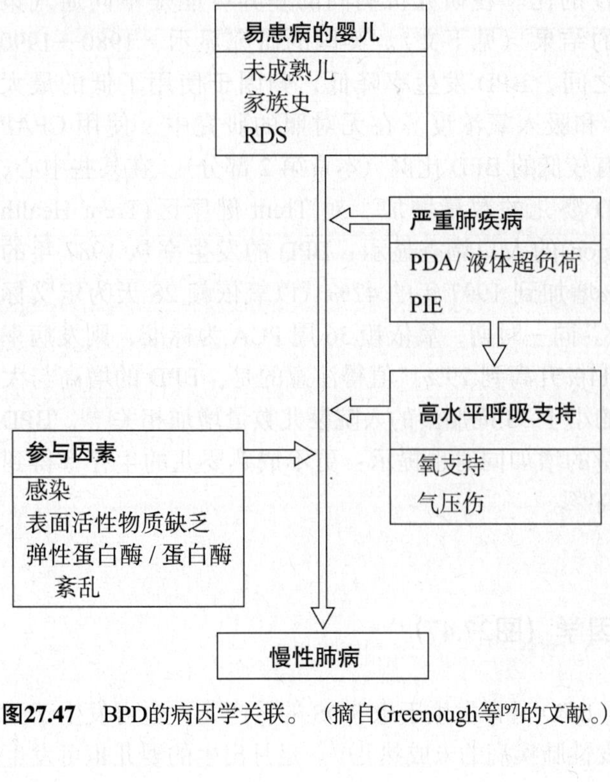

图27.47 BPD的病因学关联。（摘自Greenough等[97]的文献。）

创伤可进一步归咎于低碳酸血症和发生BPD之间所呈现的负相关[81,147]。$PaCO_2$水平<29 mmHg的婴儿在进行表面活性物质治疗前，与那些$PaCO_2$水平至少为40 mmHg的婴儿相比，其发生BPD的优势比为5.6[81]。复苏时如果进行快速地肺膨胀，可能会发生容量创伤。早产的羊，给予35～40 ml/kg的手动膨肺6次，与那些出生后没有“充气”的相比，出生后4小时肺功能更差，表现为较低的吸气容量[22]。复苏时使用高潮气量也可损害早产羊对表面活性物质治疗的反应性[263]。

未成熟度

在BPD的发生率和胎龄之间呈负相关。然而，通过药物延长妊娠期并不能减少BPD。出生前应用吲哚美辛能显著延长那些孕24～36周，有提前分娩危险的女性的妊娠期。然而，BPD的发病率会增加，母亲开始治疗后120小时内产出的婴儿尤甚[72]。应用吲哚美辛能延迟板层状小体和表面活性物质成分的发育[72]。

动脉导管未闭和液体平衡

常有报道动脉导管未闭与BPD风险增高之间存在相关性。该效应由于感染而增强，如果暂时相关尤甚[84]。然而，出生后24小时内开始预防性应用低剂量吲哚美辛，即使能减少有症状PDA的发生率，也不能显著减少BPD的发生率[50,75]。液体超负荷可以解释PDA和BPD之间的相关性，因其导致充血性心力衰竭继而使肺功能恶化。一个回顾性总结[261]证实，BPD婴儿与对照组相比，在围生期接受了更多量的全部、晶体和胶体液。出生体重小于1200g的婴儿患BPD的传统风险因素多变量评估也强调了氧依赖与伴有液体入量过多、PDA存在以及96小时的呼吸机压力的关联性[185]。注定要演变为BPD的婴儿可以与“对照组”采用不同的液体管理。有呼吸衰竭的婴儿，出生后第一天发生的自发性多尿，多发生于BPD婴儿中较大年龄者[63,241]。而且，发展为BPD的婴儿较少有体重减轻，有的甚至围生期体重增加；常与精氨酸加压素（AVP）水平的显著上升合并存在[138]。这反映了婴儿存在更为严重的原发性肺部疾病：机械通气、气胸和感染都是AVP水平升高的风险因素。年龄1～4个月的BPD婴儿中，也提到了血管加压素水平的增高[115]。

气漏

间质性肺气肿（PIE）常伴随有较高的 BPD 发生率[45,168]。气体进入不正确的空间，产生了大的通气死腔，从而使呼吸功能受损；随时间进展，死腔范围进行性增加而压迫肺组织[242]。

感染

产前

绒(毛)膜羊膜炎能诱发 BPD 的产生。在一个系列研究中[267]，罹患绒(毛)膜羊膜炎的婴儿，63%合并 BPD，仅有 21%的婴儿未发生 BPD。在羊水中肿瘤坏死因子-α（TNFα）水平增高的婴儿，BPD 发生会增加[118]。

产后

出生后感染巨细胞病毒的婴儿与未感染者相比，前者 BPD 的发病是后者的两倍[221]。综述 17 项研究结果表明，在感染了解脲支原体的婴儿中，相对风险（RR）是 1.72（95% CI 1.5～1.96）[265]。在出生体重小于 1250g[264]和没有接受表面活性物质治疗[265]的婴儿中，这种影响尤为明显。只有那些持续感染病原体的婴儿（在一项研究中，解释了 45%的解脲支原体阳性的 VLBW 婴儿）可能处于 BPD 的高风险中[36]。

表面活性物质异常

BPD 与持续性的表面活性物质异常有关联[180]。卵磷脂/鞘磷脂比率在 BPD 的婴儿中缓慢增加[110]，数月后，磷脂酰甘油出现在死去而不是活着的 BPD 婴儿中。BPD 的增殖性改变可以减少 II 型细胞的数目，解释了以上的发现。与表面活性物质蛋白有关的异常，尤其 SP-A，也与 BPD 相关[249]。而且，在慢性肺损伤模型中，SP-A mRNA 表达的缺乏，总是伴随 RDS 的出现[43]。在水肿形成期，SP-A 在阻断血清蛋白中表面活性物质-失活效应方面有重要影响（本章第 1 部分）。

BPD的诱因

哮喘家族史的作用存在争议[37,175]。在应激性损伤增多的情况下，婴儿不能分泌足够量的氢化可的松可能会有连续性肺损伤的风险。在第一周末即演变为 BPD 的婴儿，比起没有 BPD 的婴儿，前者氢化可的松的分泌对 ACTH 反应较后者低下[269]。

临床表现

大多数合并 BPD 的婴儿为早产，出生后 2～3 月一直呼吸困难，需要氧补充疗法。一些可能存在很轻微的或早期没有呼吸窘迫，但接着病情急转直下变为慢性氧依赖者。少数有严重 BPD 的患儿，出现水肿和右心衰竭的体征。而且，他们存在其他与慢性呼吸功增加相关的异常表现，如 Harrison 沟。这些患者，尽管延长了产后年龄，但常常难于存活，由于反复呼吸道感染引起病情恶化的风险很高。慢性低氧的患者可发生肺源性心脏病。大量的气管内分泌物、持续肺不张、小叶充气过度、吸引、气管和/或支气管异常均常见。支气管镜显示气管软化和/或支气管软化[162]。大型气道塌陷可以在 CXR 上看出，气道变细或带状，或由电影计算机断层摄影术（cine-CT）诊断[154]。气管和支气管软化随婴儿的生长发育通常可以改善，但严重的病例则需外科治疗。需氧量增加、低氧、高碳酸血症、X 线有固定小叶气肿或反复肺不张等改变，常合并有气管支气管狭窄。在一些受影响的患者中，内镜和球囊扩张术可能会成功[19]。气管瘢痕继发吸气喘鸣时，拔管可能会复杂化（本章第 2 部分）。

由于延髓功能障碍或胃-食管反流，喂养困难和误吸是常见的。可能需要肠外营养，虽然过多输入脂肪乳剂可能会损害肺功能[56]，并有增加 BPD 的风险[47,238]。生长发育不足较常见。据报道骨质减少是 BPD 的一个并发症[243]，虽然在一组研究中[214]，BPD 组和胎龄匹配的对照组之间，并没有发现矿化程度存在差异。然而，在 BPD 婴儿，由于严重的代谢性骨疾病，可以发生骨折（图 27.48）。

影像

Northway 等[179]描述了四个显著的放射学表现：

阶段 1：放射学上，与严重的 RDS 无法区别（1～3 天）；

阶段 2：肺显著的放射不透光区（4～10 天）；

阶段 3：放射不透光区变为囊性、泡样区（10～20 天）(图 27.49)；

阶段 4：充气膨胀过度，异常密度条纹，不同程度的心脏扩大合并气肿区(从 1 月开始)(图 27.50)。

Hyde 等[122]提议将患 BPD、生后 28 天有异常 CXR 表现的婴儿分为两组：肺野中有质地均匀或斑片状边界不清的浑浊影，但无增粗网状物，此型为 I 型病变；有典型的粗网状物以及条纹密度散开合并小囊状半透明改变的，为 II 型病变。I 型病变的婴儿病变易于消散，而 II 型病病常常继发 PIE 且预后较差。

许多用于定量 CXR 表现异常的评分体系已经形成。一个体系评估了肺容量、充气程度、间质改变和囊肿的存在以及严重程度[282]。应用这个评分系统，从 1 个月时 CXR 表现而预测到 6 个月时最严重的肺功能异常成为可能[282]。需要提出的是，有最高 CXR 评分和肺功能异常的婴儿正是那些有囊性改变和 / 或间质病变的婴儿。继而，CXR 评分发展得更为简化，只对肺容量、间质阴影和囊状变进行评分[94]。因此，对于存在 36 周 PCA 氧依赖性和没有氧依赖性[90]之间，以及出生后 6 个月内有症状和无症状者之间[255]，CXR 表现有显著的不同。

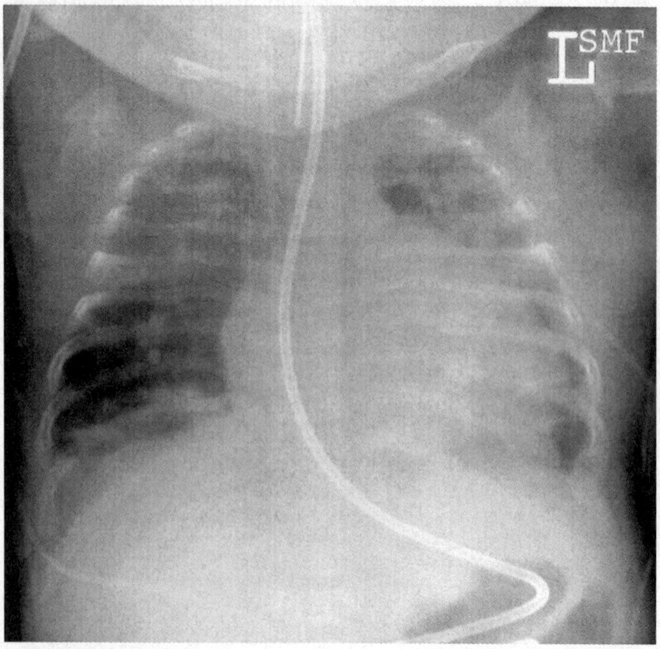

图27.48 存在BPD和因代谢性骨病引起肋骨骨折的婴儿的胸部放射影像。

在有 BPD 的年长婴儿，CT 扫描，而不是 CXR，能够提供更为详细的信息。这些患者 CT 扫描的共同点是：多病灶区的过度充气，线性和三角形胸膜下浑浊变，但排除了支气管扩张[183]。

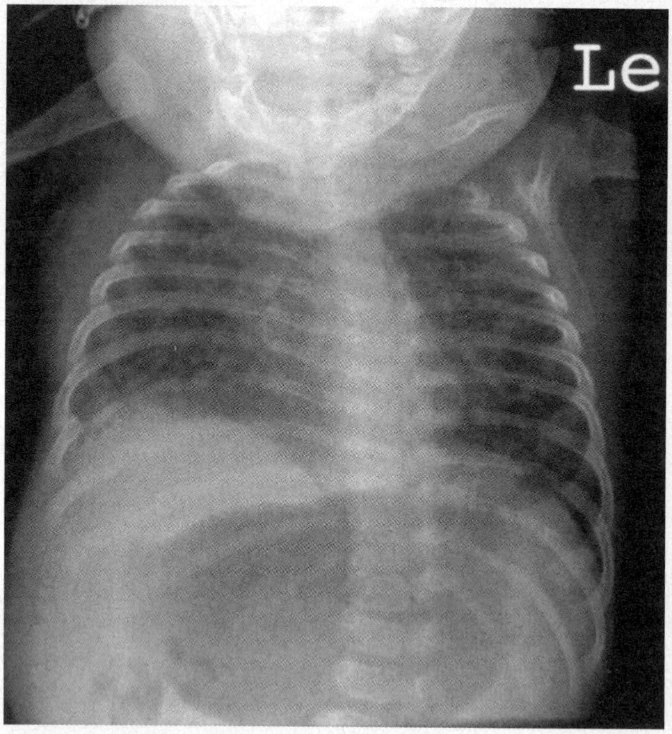

图27.49 BPD第三阶段存在广泛的囊性异常。

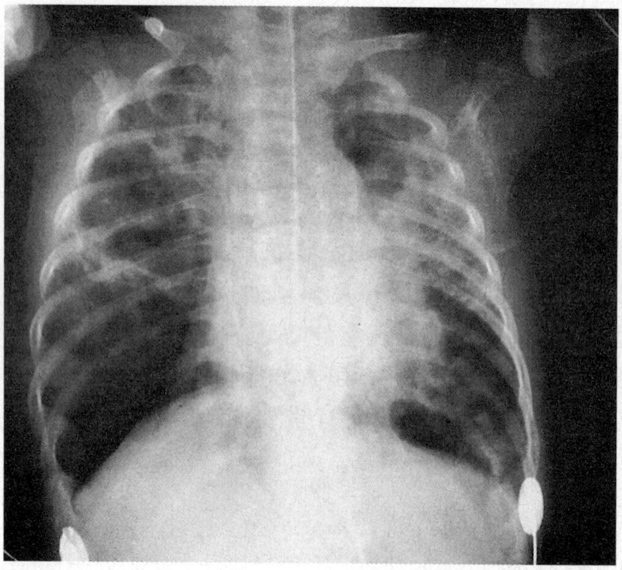

图27.50 BPD第四阶段晚期存在大型的囊性过度膨胀并压迫纵隔。

病理学

发生"传统"BPD 的婴儿，从最初 RDS 弥漫性肺泡损伤的渗出阶段逐步进展到再生和纤维增殖修复阶段。可以分为三个阶段：早期修复阶段、亚急性增殖阶段以及慢性纤维增殖阶段[8]。早期 BPD，肺野有显著的异常表现，比正常坚硬，巨大，更黑；表面不规则，合并气肿区与塌陷区相交替。组织学检查证实气肿区，可以融合成巨大的囊状区，周围有肺不张区环绕。红色阻塞型支气管炎出现，尤其当高 PIP 应用后[251]，导致气道腔阻塞和远端肺塌陷。在年长儿，气道损伤以平滑肌肥大、呼吸道内皮鳞状化生、腺性增生[156]以及气肿区与纤维变性交替出现为标志。肺动脉平滑肌肥大，中层和外膜的纤维组织增多[117]。随后，可以发现正常走行的支气管，伴随标志性远端气体腔的均匀扩张，少有或无间质纤维化。治愈的 BPD 婴儿，年龄在 2～40 个月，在远期可以出现肺泡间隔纤维化、心脏扩大以及肺动脉高压血管病变的证据[246]。

BPD 的病理现在看来各不相同，受死亡年龄，初始疾病的严重程度的影响，同时也包括合并的气道、间质和血管异常的影响[260]。有显著细支气管结构而不是间质性损害的婴儿通常罹患更为严重的急性肺疾病，需要更强的机械通气支持，死亡年龄更小[260]。有少量报道描述了"新"BPD 的病理变化：高度扩张的远端气体交换结构，减少的肺泡床，轻微的小气道损伤，不显著的炎症和纤维变性[71]。相似的，机械通气和氧暴露情况下，早产狒狒和羊，主要的异常为扩张的肺泡管和减少的肺泡床[44]，以及减少的总肺内表面积[43]。因而，提议"新"BPD 不同于传统 BPD 原发的损伤 / 修复表现，而是在极早产婴儿中，用于终止成熟和肺泡化的正常发育信号系统受到干扰 / 阻断而引起的发育异常[126]。

气管吸出物的细胞学

出生后 1～4 天，吸出物中，中性粒细胞占 90%，但若在第 11～15 天仍然存在，就仅见于那些发展为 BPD 的婴儿（见上文）。开始，演变为"传统"BPD 的婴儿，有破坏性的病变进程，合并内皮细胞脱落，节段性透明膜变。这由上皮细胞和组织细胞化生等再生性改变取代，接下来是过渡性阶段，表现为上皮修复，但发育不良和化生仍然存在[55]。在最严重的阶段，组织细胞加上细胞片提示存在鳞状化生和发育不良。从一个阶段到另一个阶段的进展速度依赖于氧的剂量，即由氧浓度和使用小时的乘积[210]决定。表面活性物质替代治疗能改善细胞学改变的进程[161]。

病理生理学

RDS 婴儿，与健康儿相比，肺流出液中，中性粒细胞和肺泡巨噬细胞含量过多。气压损伤和氧毒性诱导产生炎性反应，在发展为 BPD 的婴儿中，这种炎性反应持续存在；罹患 BPD 的 11～ 15 天的婴儿，其中 95%在气道吸出物中有中性粒细胞。活化的中性粒细胞能介导内皮细胞毒性和抑制卵磷脂的合成[284]。肺损伤急性期，宿主反应启动[182]。研究证实，在肺灌洗液中，促炎症细胞因子[白介素(IL)-1β、IL-6][144]和可溶性的细胞间黏附分子（ICAM-1）出现于第一天，于第二周达到峰值。在第一周，IL-1β 的活性也增加，诱导了炎性介质的释放，激活了炎性细胞，上调内皮细胞上的黏附分子。释放趋化因子，包括 α- 趋化因子 IL-8 和 β- 趋化因子巨噬细胞炎性蛋白（MIP）-1-α，前者诱导中性粒细胞趋化，后者对单核细胞和巨噬细胞起趋化作用。高浓度的 MIP-1-α 与后期纤维化的发展相关[170]。抗炎性细胞因子 IL-10 部分性调整 TNFα、IL-6 和 IL-8 的产生。在第一个 96 小时后采集的支气管肺泡灌洗（BAL）样本证实，IL-10 mRNA 缺乏，可能诱发慢性肺部炎症[130]。

从中性粒细胞释放的介质可以增加气道高反应性，因为 BAL 液有高水平的脂类介质，包括白细胞三烯[101,163]，能导致支气管收缩、血管收缩、水肿、中性粒细胞趋化以及肺内黏液形成。在 BPD 婴儿的支气管肺泡灌洗液中[100]，可以发现白细胞三烯 B4（LTB4）、过敏毒素 C5a 和 IL-8。BPD 婴儿与健康对照组婴儿比较，28 天时尿中白细胞三烯水平较高[58]，即使在 6 个月龄时，研究发现仍保持升高的水平[46]。演变为 BPD 的婴儿，气管支气管流出液中，发现除了白细胞三烯 C4 这个强效支气管收缩剂外，还有类花生酸类物质、血小板活化因子(PAF) 和已知对肺有损伤性影响的强效脂类介质[245]。内皮素 -1 水平，一种强效的血管收缩剂和支气管收缩肽，出生后第一天，在 BPD 婴儿的气道吸引物中也是升高的[176]。C5a 和 IL-8，由中性粒细胞活化和肺血管内皮和 / 或诱导 PAF 产物降解，可能促成了 BPD 早期持续异常的肺渗透性[102]。血管渗透性的增高导致巨噬细胞、然后是中性粒细胞、继而单核细胞和淋巴细胞的移动，进入间质和肺泡腔[182]。活化的中性粒细胞释放弹性蛋白酶[160]，BPD 婴儿较相似年龄的对照组比较，其气管灌洗液中弹性蛋白酶的活性较高[266]。气道吸引液中，自由弹性蛋白酶活性也常伴随较高风险的间质性肺水肿[240]。胶原酶和磷脂酶 A_2 的水平也升高[111]。通过氧化修饰使 α_1 抗蛋白酶灭活，进一步促进蛋白酶–抗蛋白酶之间的失衡，因此通过使用 α_1- 抗胰蛋白酶可改善这种情况。在未治疗的高氧暴露的新生鼠模型中，发现肺顺应性降低，α_1 抗胰蛋白酶的应用能预防这种肺顺应性的降低[142]。

早期 BPD 的婴儿气道吸引液中[141]，ICAM-1 的溶解形式浓度增加，这种糖蛋白允许细胞与细胞接触。发展为 BPD 的婴儿，可溶性 E- 选择素，即另一种细胞黏附分子的水平在围生期也增加[202]。活化的细胞直接接触导致促炎性细胞因子和其他介质的进一步产生。炎性浸润可合并内皮、基底膜以及间质硫酸葡萄糖胺聚糖（GAG）[169]的显著丧失。GAG 对于限制白蛋白和离子流动、抑制动物胚胎纤维化、控制细胞增殖和分化均有重要作用。

TNFα 的活性后期会增加[10]，最高水平发生于 14～28 天之间。在动物模型中，TNFα 和 IL-6 能诱导成纤维细胞和胶原产生，导致肺纤维化。TNFα 通过炎性和结构细胞成为 IL-6 表达的强效诱导剂，IL-6 通过巨噬细胞抑制 TNFα 释放，形成负反馈环。因此推测，早期升高的 IL-6 可能是对严重肺损伤的一种反应和 BPD 的早期标志，然而 TNFα 可能参与了慢性炎症的过程[10]。

BPD的鉴别诊断

病毒性肺炎、误吸问题和肺部感染合并免疫缺陷通常能从病史上与 BPD 鉴别开来。完全性肺静脉异位引流或肺淋巴管扩张在出生后即有 CXR 表现。

处理

一般处理

目的是保护婴儿免于感染，逐步撤离呼吸机并降低氧浓度。确保年长婴儿有一个完善的治疗计划，包括合适的听觉、触觉、视觉体验，以及获得哺乳的机会。保持睡眠–清醒节律也很重要。虽然可能延长住院时间，但父母的支持也很重要。家庭氧疗允许提前出院，除了那些需要 IPPV 或体重不增的婴儿。慢性呼吸机依赖的婴儿应转运到更适宜处理年长儿的病区中。

呼吸机管理

PIP 和吸入氧浓度应该保持在可获得 PaO_2 在 6.7～9.3 kPa（50～70 mmHg）、氧饱和度至少为 92%（第 19 章）时的最低值。在有肺动脉高压征象的婴儿，氧饱和度水平应保持在至少 95%。应用传统呼吸机，机械通气频率在 60 次 / 分以上对于逐渐演变为 BPD 的婴儿并无益处[40]。第一周后，增加 PEEP 到 6 cmH_2O 水平能改善氧合而不影响 CO_2 的排出[89]，但这一策略对于有严重囊性变的 BPD 婴儿并不成功。只要没有呼吸性酸中毒的证据（pH＜7.25），可以允许 CO_2 升高。由于要提高婴儿的呼吸做功以便逐渐脱离呼吸机，所以镇静治疗应保持最低限度。某些婴儿，尽管有合适的呼吸支持，会突发面色变灰、苍白、多汗、发绀，常合并有胸壁活动减弱（BPD 发作）。这些婴儿很难通过皮囊和面罩进行通气，而且常需数分钟方能复苏。这些情况似乎多发生于激惹的婴儿。同步测量潮气量、气管和食管压力、氧饱和度证实，低氧发作前，就有呼气活跃，呼气末肺容量减少，导致小气道关闭，以及肺内分流的形成[25]等情况。镇静有助于减少这些事件发作的次数，但如果发作非常频繁和麻烦，则有必要对患儿进行肌松治疗。

一般而言，患者触发的通气模式在使用中已经获得成功，但 BPD 婴儿不能产生充足的流量或压力以超越关键的触发水平（本章第 2 部分）。高容量策略、高频振荡通气（HFO）能提高急剧恶化婴儿的氧合情况，但可导致囊状变 BPD 患者过度充气。

BPD 婴儿可能需要延长机械通气时间。长期应用口插管或鼻插管能导致面部损伤（第 45 章）。气管切开避免了这些问题，使护理日渐反应活跃的婴儿更为容易。然而，在这些群体中，气管切开的切口可能难以关闭，因此，气管切开的应用必须严格限制于那些机械通气总时间达 3 个月以上的婴儿。

脱机

应经常试图使婴儿脱离呼吸机。脱机过程中，$PaCO_2$ 一定程度内的增高可以忽略，除非 pH 降到 7.25 以下。甲基黄嘌呤可用于加快脱机速度，但证实仅对小于 1 个月出生年龄的婴儿有效（见下文）。皮质激素能促进拔管[106]，但其近期的益处会被远期的不良反应抵消（见下文）。拔管之前应该短期（不超过 1 小时）进行气管内 CPAP，确保婴儿有充分的呼吸驱动后进行拔管。经鼻 CPAP 对于相对成熟的婴儿而言，较难忍受[38]，但对于那些已经有气管支气管软化的患者来说是有效的[188]。如果经鼻 CPAP 时间需要延长，合适的固定方法非常重要（第 45 章）。应避免再插管和机械通气，除非患儿频发不利情况或呼吸暂停，严重代谢性酸中毒提示呼吸疲劳或血气明显恶化情况出现。物理治疗以及增加吸入氧浓度对于恶化的血气是一线治疗方法，而这种血气的变化通常是由于分泌物引起的肺不张所致。

氧疗和监测

进行经鼻导管的氧补充在易于护理方面有其优势，但实际氧浓度难以监测，而且这种方式的给氧不能用于未成熟儿，有引起视网膜病的风险。

在 BPD 婴儿，经皮氧监测会显著低估动脉氧分压[112,208]。研究证实[201,236]，当动脉氧饱和度在 78%以上时，在较大范围内的 PaO_2、$PaCO_2$、pH、心率、血压、血细胞比容以及胎儿血红蛋白水平，脉氧值与动脉内 SaO_2 密切相关。慢性间歇性低氧可导致肺血管阻力增加、肺动脉高压和右心衰，在非随机性研究中，氧补充疗法保持氧饱和度≥92%，能有更好的生长发育速度，减少住院天数。对大多数 BPD 婴儿进行治疗以期拥有较高的氧饱和度，然而，这不仅没有必要，也许还是有害的。一项试验对有阈前早产儿视网膜病的婴儿，调查了氧补充疗法的有效性和安全性，那些氧饱和度在 96%～99%的婴儿比起 89%～94%的婴儿，出现不良肺事件的风险更高，包括肺炎和 / 或 BPD 加重[248]。我们对合并 BPD、超过 1 月龄的婴儿采取的策略是：进行超声心动图检查以明确是否有肺动脉高压存在；如果有，那么氧饱和度维持在 95%或以上；如果不存在肺动脉高压，氧饱和度则维持在 92%左右。

心血管状态

大约有 1/4 的 BPD 婴儿发生肺动脉高压。临床上闻及单独心音和三尖瓣反流的杂音可以提示肺动脉高压的存在。肝脏增大可能简单反映了肺组织过度充气。虽然在 BPD 的婴儿不会常规进行心导管检查，但心导管检查可以评估肺血管床对氧张力改变的反应性[2]。如果随着氧合的提高，肺动脉压力下降，提示应该经鼻导管进行连续氧疗。肺动脉高压也能通过超声心动图进行无创评估。

BPD 婴儿中全身性高血压常见，可以在出院后表现出来。高血压可能由肾损害引起，脐动脉插管的长时间使用或由于长期利尿治疗引起肾钙质沉着，均可造成肾损伤。而且，某些药物，包括皮质激素[91]可引起血压升高。虽然高血压可为一过性且对抗高血压药物治疗有反应[70]，但仍可造成左心室肥厚或脑血管意外。

感染

BPD 的婴儿常发生胸部感染，应迅速采取适当的物理疗法、抗生素或者抗病毒治疗。罹患 BPD 婴儿的呼吸道常常有潜在病原菌寄居，这种情况与真正感染的鉴别很重要。如果呼吸状况或放射学表现加重（图 27.51），气管内或鼻咽部分泌物应进行培养。而且，应对鼻咽部分泌物进行免疫荧光法扫描检查呼吸道合胞病毒（RSV）、腺病毒、流感病毒。如果排除了以上感染和其他引起呼吸道恶化的原因（如 PDA，图 27.52），应考虑用利巴韦林治疗[83]。

常规免疫接种，即使婴儿还在 NICU 中，且 BPD 婴儿达到 2 月龄，应给予灭活脊髓灰质炎疫苗一次。也应考虑抗流感免疫接种，特别是对于接受家庭氧疗的婴儿。对出院在家进行氧疗的婴儿应给予呼吸道合胞病毒单抗对抗 RSV 进行免疫预防；对其他 BPD 婴儿，尤其当 RSV 流行季节开始时那些年龄小于 6 个月的婴儿，应考虑预防接种[159]。

血液病学

需要吸入氧浓度大于 30%的婴儿应常规进行血细胞比容（PCV）测定。如果 PCV 降至 40%以下，应给予 15ml/kg 的输血补充。一旦不再需要呼吸支持，在一周的基础上检查血红蛋白水平便足够了。只有那些低网织红细胞反应的、有症状的贫血婴儿才需输血。

液体和电解质

应避免过多的液体摄入。严重 BPD 婴儿通常不能耐受超过 150 ml/(kg·24h) 的液体量。如果在以上治疗措施下，体重增长大于 20 g/(kg·24h)，可能提示心衰，

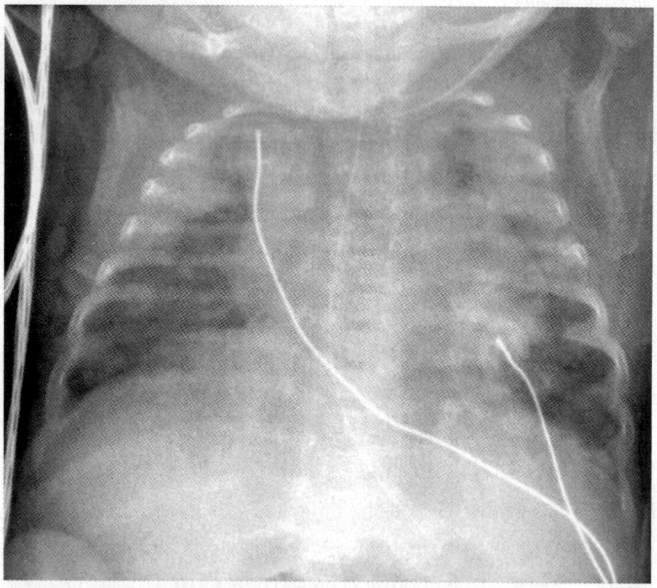

图27.51 因表皮葡萄球菌感染引起的恶化；注意左上肺叶实变。婴儿有代谢性骨病。

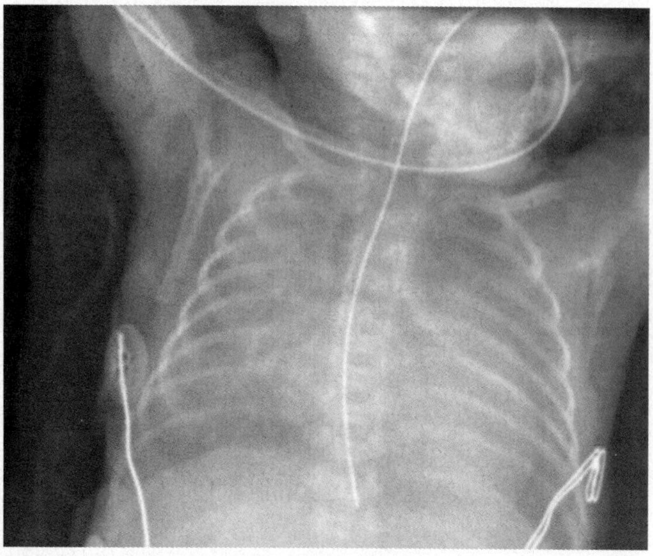

图27.52 因有症状的动脉导管未闭引起的BPD婴儿的恶化。注意增大的心脏和肺水肿。鼻胃管的位置不好。

应考虑常规利尿。如果给予长期利尿治疗，必须仔细监测酸碱平衡和氯、钙的水平，如果出现异常，需适当补充处理。应定期进行肾超声检查以了解肾钙质沉着的进展。

营养

BPD 婴儿需要摄入的热量比没有呼吸问题的同龄儿多 20%～40%。很少需要超过 150 kcal/kg 的能量需求，而且通常伴随有吸收不良[206]。应避免延长全胃肠外营养（TPN）的应用时间，因为其存在不良反应，尤其是脂肪乳剂对肺的不良作用[200]，而且由于有限的静脉通道，延长 TPN 时间可能不切实际。大容量的肠内营养很难耐受，应限制于 120 ml/ (kg·d)。建议使用浓缩食品或能量补充物。如果婴儿正处于母乳喂养，应给予牛奶加强营养。如果给予的是早产儿配方奶，应连续喂养直至婴儿体重达到 3 kg。如果由于液体的限制或有高热卡需求，这些选择不能提供生长发育需要的足够的热卡，则需添加合成成分如碳水化合物、脂肪或者两者均有的浓缩配方食品使达到 30kcal/oz。选用脂肪为长链三酰甘油（LCT）或中链三酰甘油（MCT），配方食品的标准补充物剂量分别为 1ml/oz 或 0.5ml/oz。LCT 可通过脂肪乳剂得到（4.5 kcal/ml），而 MCT 则为非乳剂形式（8.3 kcal/ml）。MCT 必须在每次喂养前加入并完全混合，否则将分离并粘附于管壁上。为避免酮体过多，脂肪摄入不能超过总热卡的 60%。脂肪能减慢胃肠排空，因此对于胃反流的患者禁用。碳水化合物通过可消化的多聚糖（粉剂 4～5 kcal/g 或液体 2 kcal/ml）获得。经典的补充物是每盎司配方食品 1g 粉剂或 1～2ml 液体。该食品易于耐受，偶尔出现稀水便[24]。

营养丰富的配方食品（富含蛋白质、钙、磷、锌），与标准的配方相比，能获得更好的线形生长、桡骨矿物质含量以及肌肉质量[31]。早期提供充分的蛋白质/热卡支持和特殊抗氧化相关食物，对于尝试和限制未成熟儿对氧诱导损伤的易感性也很重要[76]。早期提供液体，尤其是以多不饱和脂肪酸（PUFA）形式提供的，可以减少内源性 CO_2 产生，改善脂溶性维生素的生物利用度，提供了增加抗氧化防御的一种替代方法[76]。高脂肪配方与高碳水化合物配方相比，能促使 BPD 婴儿相似地充分生长，但前者 CO_2 产物较低[195]。在暴露于 95%氧气的鼠中给予 PUFA 饮食存活率较高[237]。不

幸的是，BPD婴儿脂肪吸收受限[24]，十二指肠脂肪酶活性低，粪便排泄物脂肪比例高。这可能由于BPD婴儿TPN使用时程延长所致。比起肠内营养，TPN对肝、胰的出生后发育所产生的刺激较低，减少内源性激素的分泌和胆汁郁积的产生。

BPD婴儿发生误吸和胃食管反流，虽然这种情况很难处理，但很少需要胃底折叠术。使用浓缩食品较稠厚时，应检查渗透压。其他喂养问题包括喂养困难以及呕吐是常见到的。口腔高度敏感性可由于对口腔反复多次负压吸引以及缺少恰当的喂养行为引起。

药物治疗

利尿剂

呋塞米能快速增加肺顺应性，减少气道阻力[136,171]，有利于减少对呼吸机的需要[153]，短暂改善通气或非通气婴儿的血气[134,136]。然而，系统回顾研究证实，小于3周龄的早产BPD婴儿，呋塞米的应用效果不确定，也无明显的作用[28]。大于3周婴儿，单剂1mg/kg呋塞米改善肺顺应性和气道阻力达1个小时。长期应用呋塞米也可改善氧合和顺应性，但其良好效果仅限于治疗期间。用氢氯噻嗪和螺内酯提示对高血压BPD婴儿有效[1]，能改善严重BPD[4]婴儿的预后。不过，以上结果没有能在随机化试验中[132]得到确认；对氧依赖的BPD婴儿应用螺内酯和氯噻嗪，改善了肺功能，减少了对吸入氧浓度的需要，但没有任何远期的益处。

利尿剂有许多不良反应。呋塞米增加了肾对钠、氯、钾的排出，继发导致低钠、低氯、低钾和低钙[153]，还可导致代谢性酸中毒[60]、代偿通气不足和高碳酸血症[114]。其他不良反应包括：继发性甲状旁腺功能亢进、佝偻病和耳毒性[215]。在成人，呋塞米的耳毒性与其血清浓度有关，还和氨基糖苷类药物有协同作用。长期利尿治疗可导致高尿钙、肾钙化以及肾结石[121]。在大多数未成熟儿以及长期接受治疗或通过静脉输注途径给予呋塞米[232]的婴儿，肾钙化是最常见到的。其他肾钙化的风险因素包括家族史、液体限制、TPN或者甲基黄嘌呤的应用、肾念珠菌病。肾钙化可合并泌尿系统感染和血尿，随访中，可有慢性肾小球和肾小管功能障碍。

雾化的呋塞米已用于伴有或演变中的BPD婴儿[148]，原理是肺水肿患者的肺机械学特性能通过不依赖于利尿剂的肺液体重吸收得以改善和/或缓解，减轻发生于成人和儿童的反应性气道疾病。一项系列的回顾研究表明：给予单剂量的气雾呋塞米，1小时和2小时后能显著改善潮气量，但在以上两个时间点，顺应性和阻力没有改善[28]。1mg/kg的剂量比起低剂量更为有效[204]。

甲基黄嘌呤衍生物

静脉氨茶碱治疗能改善肺功能，加快BPD婴儿的脱机进程，但仅限于小于30天出生年龄的婴儿[209]。在大年龄组，缺乏反应，可能的解释是广泛的肺纤维化导致不可逆的气道梗阻。口服茶碱能改善BPD婴儿的肺功能，加上利尿剂有协同作用[131]。

支气管扩张剂治疗

当给进行机械通气的、大约1月龄的BPD婴儿支气管扩张剂治疗时[33]，吸入支气管扩张剂能减少足月BPD患儿的气道阻力[135,166,273]，改善肺阻力、动态顺应性、潮气量和经皮血气。在呼吸机依赖婴儿，应用沙丁胺醇可引起剂量相关的肺力学特性的改善，200mg沙丁胺醇药效可持续3小时[61]。吸入异丙托溴铵有相似的短期效果[273]。异丙托溴铵和沙丁胺醇应用后1～2小时，对于改善机械通气患儿的呼吸力学特性有协同效果[30]。然而，间羟喘息定和阿托品之间无协同作用，联合应用时，肺功能在3小时内回到基线值。对于在从新生儿病区出院前就开始应用支气管扩张剂治疗的患儿，现在还没有关于长期预后的随机化试验[173]。

出院后，由一个隔离装置吸入支气管扩张剂，能改善喘息性VLBW生存者的肺功能并减轻症状[277,283]。然而，喷雾支气管扩张剂可导致肺功能损害，相关证据表现为气道阻力增加[281]；可以通过吸入器和隔离装置[277]应用支气管扩张剂而避免。虽然个体的BPD婴儿用支气管扩张剂后得到改善，但在平稳患者，并没有被作为常规治疗。对于治疗时间达到1年的，无论是沙丁胺醇还是异丙托溴铵都可显著降低肺阻力[59]。

色甘酸二钠

色甘酸二钠既有抗炎作用，也可降低非特异性支气管高反应性；它的使用能获得临床改善，使吸入氧浓度和呼吸机压力降低[244]。随访中，色甘酸二钠能减轻症状，以及减少VLBW婴儿中支气管扩张剂的应用[279]。

皮质激素

类固醇有许多效用，包括稳定膜、减轻肺水肿、加强表面活性物质合成、抑制胶原蛋白合成、减少小气道中的支气管痉挛和炎症、减少白三烯产物。对机械通气婴儿给予地塞米松能减轻肺部炎性反应、微血管通透性、炎性介质的释放以及中性粒细胞向气道渗出[101]。

对随机化研究结果进行系统回顾，调查全身应用皮质激素的有效性，证实使用的时机影响治疗效果。出生后 96 小时内开始应用，皮质激素减少 28 天和 36 周 PCA 婴儿的 BPD 风险，降低 PDA 和肺漏气的风险，加速早期拔管[107]。出生后第二周给予皮质激素治疗，则不仅显著降低 28 天和 36 周 PCA 婴儿的 BPD，而且降低 28 天的死亡率[20]。如果 3 周以后开始皮质激素治疗，则对 36 周 PCA 婴儿的 BPD 疗效显著降低，28 天的拔管成功率降低，需要后期复苏地塞米松和家庭氧疗[106]。

一个随机化研究结果表明，皮质激素治疗 6 周，与更短疗程或无类固醇治疗相比，前者能降低氧依赖性，改善神经发育预后；然而，只对很少数的婴儿进行了随访[54]。其他研究 7 发现，婴儿随机给予 6 周地塞米松以及 3 天冲击治疗之间，远期转归无差异。对一项随机化试验的敏感度分析，出生后两周开始应用皮质激素，如果地塞米松剂量为 0.5 mg/(kg·d)，连续用 7～14 天，或更大剂量或更长疗程之间[20]，治疗效果相同。短疗程（3 天或更少）的有效性也做过调查。联合这样一个疗程与 18 天的吸入治疗并不改善预后[145]。重复疗程[29]或出生后 48 小时内开始应用[80]疗效更为确定，但后一项治疗可增加肠穿孔的风险[80]。最近研究聚焦于调查低剂量地塞米松的有效性。一个方案为，给予 0.2 mg/(kg·d)，连用 3 天，然后以 0.1 mg/(kg·d) 的剂量用 4 天；另一方案为 0.5 mg/（kg·d)，用于开始 3 天，然后以 0.25mg/（kg·d）的剂量用于第二个 3 天，以 0.1 mg/kg 的剂量用于第七天。两组相比较，对肺功能的改善有相似的作用[65]。

已有许多有关激素治疗不良反应的报道。这些包括气胸、败血症、坏死性小肠结肠炎（NEC）、高血糖、高血压、脑室周围高密度和白质软化、糖尿病酮症酸中毒、肥厚型心肌病、大幅度体重减轻[105,123,177,199,203,205,239]。文献报道在婴儿给予或不给类固醇，其败血症的发生率和表现相似[174]，但在两周龄开始治疗的婴儿比 4 周龄开始治疗的婴儿更易于发生医院内感染[190]。而且，在出生后满 14 天前应用地塞米松，合并念珠菌败血症的风险增高[194]。因此，开始皮质类固醇治疗前，败血症的排除是重要的，但同时预防性应用抗生素和抗真菌药物的策略则没有依据基础。地塞米松可导致下丘脑–垂体水平的继发性肾上腺抑制[52]。

皮质激素远期可能的作用受到关注。动物模型中，皮质激素显著损害肺和中枢神经系统细胞的增殖。在鼠出生后关键时期（4～14 天）应用地塞米松，导致肺容量增加、气腔扩大、肺泡表面积和总 DNA 含量减少。撤药后，朝青春期发展的趋势逆转，但以后的结局是，气肿肺出现更大而少的气体空间[258]。动物模型中，也有报道脑重量和 DNA 含量减少，皮质树状分支延迟，出生后神经胶质细胞形成受到破坏。对早期试验中的婴儿进行随访，提示地塞米松不增加神经系统问题，但样本量小，与历史对照组相比，区别较小，因为在对照组里，也有高达 40% 的婴儿接受了皮质激素治疗。对近期试验中的婴儿进行随访，研究证实，应用地塞米松后，脑瘫风险和不良神经发育结局增加[184,231]。风险与用药时机有关：如果地塞米松于出生后 96 小时内应用，不良神经学结局显著增加，但如果在出生后 3 周开始应用，脑瘫增加的显著性仅达临界线。痉挛性瘫痪似乎是地塞米松应用后脑瘫的最常见形式。

为避免全身应用类固醇的不良反应，可以通过吸入方式治疗。其不良反应少见[108]，包括舌肥大，而且中止治疗后，舌肥大能够消失[150]，但这种用药方式疗效较差。与全身用药相比，吸入皮质激素导致起效较慢，药效较小[62,99]。回顾随机化试验，评估出生后两周内开始吸入类固醇治疗，在 28 天或 36 周 PCA 的BPD 婴儿或死亡率方面，没有显著性的疗效影响[224]。然而，减少了复苏时全身类固醇的需要。

表面活性物质

表面活性物质功能障碍可能持续，并成为 BPD（见上文）新生儿需要持续呼吸支持的因素之一。一项研究表明，单剂量天然表面活性物质能减少年龄在 7～30 天的婴儿对吸入氧浓度的需求[187]。

吸入一氧化氮

对于存在或正发展为 BPD 的婴儿，吸入 NO 可能有用或能降低氧合指数，但反应的程度因人而异，最佳剂量范围为 6～60 ppm[151]。早期 BPD（婴儿年龄 10～30 天），以 20 ppm 的剂量或更小的剂量吸入 NO 能改善氧合，不诱导炎性和过氧化损伤的标志物产生[42]。在一个非随机化研究中，严重 BPD 婴儿对 NO 的正性反应与良好的转归相关联[12]；11 个婴儿中，4 个对 NO 有反应的婴儿最终脱离了机械通气，然而所有 5 个无反应的婴儿或者死亡，或者需要继续进行机械通气。

关于药物治疗的推荐标准

单剂量呋塞米应用于治疗急性液体超负荷，规律的氯噻嗪和螺内酯应用于有初始右心衰或对中等量液体治疗[120ml/(kg·d)]不耐受的婴儿。咖啡因，开始用于促进拔管，当婴儿有呼吸暂停的风险时应该继续使用，但如果出现胃食管反流表现时，应停止使用。在 NICU，极少需要用支气管扩张剂，只有当 BPD 婴儿出现有症状的喘鸣时，才应使用。我们认为只有对至少满两周龄，有严重肺疾病、呼吸机依赖和高氧浓度依赖的婴儿，才需要使用皮质激素。全身应用皮质类固醇一般连用 3 天，仅仅当临床反应明显时（如对呼吸支持的需求显著降低）才需要减量继续治疗 6 天。药物剂量较前减小，但仍然有效的情况是可能的。研究工作需要确定的是：是否存在风险-收益比例适合的给药方案。我们在 NICU 不使用吸入类固醇，除了对那些有明显喘鸣症状困扰的 BPD 婴儿。以上讨论的其他药物治疗只有在个体化基础上使用或者在随机化试验中使用。

家庭呼吸支持

家庭氧疗的对象主要应考虑无医学问题的婴儿，而不是考虑那些需要较高氧浓度的婴儿。然而一些父母，将面对鼻饲喂养婴儿。氧的补充可由单根管插入单个鼻腔，也可用双侧鼻导管。除非婴儿仅仅需要少量的氧，一般需要氧气集中器。无论采取何种系统，因为转运患儿的需要，也应提供小的便携式氧瓶。正常间歇期，婴儿可以在家，也可以在医院，定期检查生长发育和体重。如果不是连续监测，出生后 24 小时最先进行的应是氧饱和度监测。氧饱和度应该保持在 92%以上以确保合适的体重增长[103]；其他人建议最低的动脉血氧饱和度值为 95%[120,198]。应逐步脱离呼吸机支持；如果吸入氧浓度突然下降，导致低氧血症，可以导致严重的肺动脉高压[254]，同时呼吸暂停的危险性增高，以上这些情况随着动脉血氧饱和度的改善而有所反应[223]。任何时候维持患者的氧饱和度水平都是必要的；低氧饱和度尤其容易发生于喂养后[234]，并且当患儿睡着以后，常常可以记录到较低的氧饱和度。当脱离氧疗后的第一月，父母需要将氧疗装置留在家中，以备轻微呼吸道感染后需氧量增加时应用。家庭氧疗为早期从新生儿病房出院提供了便利条件，同时经济上也比较节省[196]。然而，重要的是要考虑到，有部分婴儿需要数月乃至数年的氧疗[93]。

只有少数 BPD 婴儿出院，在家中进行机械通气[74]。婴儿必须进行气管切开。家庭机械通气需要在设备、交通服务和父母的教育培训方面进行巨大投资[189]。在一项系列研究中[222]，家庭机械通气的平均时间为 365 天。

预防

产前治疗

对有早产高危因素的妇女给予皮质激素治疗，能减少新生儿死亡和 RDS 的发生率大约 50%[53]，但即便产后联合应用表面活性物质，也很难明显地降低 BPD 的发病率[127]。早先的研究[11]表明，促甲状腺素释放激素有肯定的效果，但没有在大样本的随机化研究中得到证实[3]。

液体管理

早期使用利尿剂[220]或者白蛋白输注[92]不能显著改善围生期呼吸状态，出生后第一周液体限制也不减少 BPD 的发生[139,252]，虽然早期的研究证实液体限制能减少 NEC 和 PDA 的发生率[15,152]。限制胶体摄入，避免早期钠盐补充能减少 BPD 的发病率。已经证实，胶体摄入量、围生期肺功能[137]和发展为 BPD 的风险[63]之间存在负相关。与每日均衡接受钠盐治疗的婴儿相比，出生后 3～5 天未给予钠盐补充治疗的婴儿，BPD 的发病率较低[49]。而且，随机化研究表明，除非减轻的体重达到出生体重的 6%时才补充钠盐，与常规补充相比，前者 7 天时需要氧补充治疗婴儿的比例是减少的[113]。

维生素E

维生素E缺乏时，氧对肺的毒性作用会加强，使用维生素E治疗后，氧毒性会得到抑制[253]。健康足月儿或早产儿在出生后第一个24小时内血浆平均维生素E的水平小于0.25 mg/dl[167]；成人低于0.5 mg/dl的维生素E水平提示维生素E缺乏。吸入氧浓度超过40%的婴儿每日进行维生素E治疗，会减少CXR表现与BPD相符的婴儿的数量[68]。然而随机化试验的结果[67,216]不能证实维生素E治疗减少了BPD的发病率。可能是使用的剂量太低，但在保持药理学维生素E水平达8天或以上的婴儿，比起安慰剂治疗组，前者经培养证实的新生儿败血症和NEC的发病率显著增高。维生素E减少氧依赖性的中性粒细胞的细胞内杀伤力，导致早产儿对感染抵抗力的降低[129]。因此，在本文中不建议使用高剂量的维生素E。

维生素A

补充维生素A影响气道再生的正常分化。由于脱离了经胎盘获取，VLBW婴儿常常有维生素A缺乏。而且，由于静脉使用维生素的光降解和吸收作用，肠外应用维生素A效果差[39]。合并BPD的VLBW新生儿血浆维生素A浓度达不到满意标准的时间延长[228]。随机化研究表明[229]，维生素A（棕榈酸视黄酯2000 IU）经肌肉给药，从出生后4天开始，此后每隔一天给予，28天应用总共14支药物，能显著增高氧依赖婴儿的维生素A平均血浆浓度，减少BPD的发生，减少氧补充治疗、机械通气和重症监护的需要。随后的试验结果有冲突性[193,227,259]，但对7个随机化试验结果的荟萃分析[57]揭示了补充维生素A可降低在一月龄时的死亡率或对氧的需求（RR 0.93，95% CI 0.88～0.99），以及36周的PCA对氧的需求（RR 0.87，95% CI 0.77～0.99）。但是，对于VLBW婴儿使用维生素A的合理的用药剂量、用药模式和用药时程需要进一步的 研究[124]。使用维生素A时必须仔细监测其不良反应，如中毒剂量引起颅内压升高而继发的非特异性神经学体征，这是需要避免的。

过氧化物歧化酶

过氧化物歧化酶（SOD）是一种天然的细胞内酶，将有毒性的过氧化自由基转化为可能毒性较低的过氧化氢。SOD预处理过的鼠能防止肺巨噬细胞毒性改变[233]，以及暴露于高氧条件下对肺细胞的损伤[23]。人类新生儿SOD缺乏[212,276]。预防性应用SOD的有效性已经在两个随机化试验中得到证实[250]；目前研究已证实对28天或36周PCA氧依赖性没有明显的效果。然而在一个研究中[211]，治疗的婴儿与接受安慰剂的婴儿相比较，出院后存在呼吸问题的婴儿较少（RR 0.3，95% CI 0.11～0.87）。毒性报道可见，但抗氧化治疗可以影响多形核细胞的杀细菌活性。

别嘌呤醇

别嘌呤醇是人工合成的黄嘌呤氧化酶竞争性抑制剂和自由基清除剂。然而，肠内应用20 mg/ml，连用7天，在随机化安慰剂对照试验中，不能显著降低BPD的发病率[213]。

表面活性物质

外源性表面活性物质的替代治疗，虽然能显著降低BPD和死亡的联合结局，但不单独降低BPD的发病率（见上文）。

肌醇

生后第一个5天时段内补充肌醇治疗（80 mg/kg）能改善无BPD婴儿的生存率从55%～71%[109]。

支气管扩张剂

一项随机化试验表明[173]，出生后两周开始预防性应用沙丁胺醇，能显著减少机械通气的时间，降低BPD的发病率或死亡率。

色甘酸钠

色甘酸钠抑制了中性粒细胞的活性和趋化性，因此能调整肺的炎性进程[172]。然而在随机性研究中[268]，预防性应用色甘酸钠不能显著降低BPD的发病率或其他任何临床重要结局。

氨溴索

在最初5天内应用氨溴索能减少50%的BPD发生率，没有任何不良反应[270]。

呼吸支持

避免"过激的"呼吸支持能减少BPD的发生。Avery等[9]报道，8个中心进行比较并强调：BPD最低发病率是出生后即在医疗机构中使用CPAP（经鼻5 cmH_2O），优于插管和机械通气。其他治疗策略在八个中心各有不同，当婴儿不是随机化分配时，不能很肯定地断定BPD的低发病率仅仅通过应用CPAP来解释。其他也报道，BPD的发病率在插管和机械通气患者比例更小的医疗机构中较低[197]。在对220个婴儿的随机化试验中，最小通气（二氧化碳分压大于52mmHg）与常规通气（氧分压小于48mmHg）相比，无论是死亡率还是BPD发病率，前者都没有显著的降低[34]。

随机化试验结果的荟萃分析证实，患者触发的机械通气不减少BPD的发病率[96]。某些试验证实，高容量策略，HFO的BPD发病率较低。然而，在某项随机化试验中，出生后1小时内将797例极未成熟儿（胎龄23～28周）随机分配到HFO或常规通气组中，没有得出前述的乐观结果[128]。

一氧化氮

三个随机化试验评估了吸入NO的有效性，包括未成熟出生婴儿；没有任何试验证实吸入一氧化氮能显著减少BPD的发生[14]。

三碘甲腺原氨酸（T_3）

在随机性安慰剂对照试验中，胎龄小于30周的婴儿，出生后应用T_3和氢化可的松7天并不减少BPD[21]。

预后

死亡率

出院前的死亡通常由于并发感染、肺源性心脏病或呼吸衰竭引起。医院内死亡的预测因素包括男性，机械支持和氧补充的时间长短[226]。婴儿猝死综合征（SIDS）据报道在BPD的婴儿中发生较高[271]，但该结果没有后续的研究加以确认[85,219]。

病残率

在两岁以内，BPD婴儿需要中位数为2次（范围0～20次）的再住院治疗[88]。合并BPD的早产儿，在两岁内住院治疗的可能性比没有BPD的早产儿高两倍[104]。需要家庭氧疗[87]的BPD和发生RSV感染的婴儿[88]，再住院治疗更为普遍。与氧依赖刚刚超过28天或小于28天的婴儿相比[64]，氧依赖超过36周PCA的BPD婴儿，由于呼吸问题而再住院的天数更长。

生长相关的病残率

罹患严重BPD的足月儿，平均体重和身高常位于或低于第3百分位数；生长不足部分是由于呼吸功增加后代谢需求增加所致[149]。当呼吸症状改善后会出现生长加快。在学龄期，合并BPD的儿童生长发育不比对照组差[262]。

中枢神经系统并发症

据报道发育迟缓常见[178]，在合并严重BPD的婴儿，住院治疗和氧补充治疗的延长与发育迟缓程度成正相关[157,225]。氧依赖超过36周PCA的BPD婴儿，比起氧依赖仅仅28天或更少的BPD婴儿，前者发育迟缓的报道更为常见[98]。需要机械通气时间超过50天的预后较差，在一个系列研究中，没有完全恢复者[272]。更近的研究中，机械通气超过28天的病人中，可有完全恢复的存活者，但有显著脑损伤证据的VLBW者例外[256]。

肺并发症

前瞻性随访研究揭示，在同一地理区域，在BPD生存者中，先天性VLBW婴儿[95]出现喘鸣的几率是足月儿的两倍。BPD婴儿出生后1年的肺功能异常包括：高气道阻力、低动态肺顺应性、功能残气量的减少、异常的气体交换（高碳酸血症、低氧饱和度）、升高的分钟容量和低的气体混合指数。BPD中最一致的发现是肺或气道阻力增加[165,181,247,280]。通常随年龄变化肺功能出现改善[82,165,275]。然而，在学龄儿童[235]，肺功能测试仍然异常，运动耐力下降。受累儿童的乙酰甲胆碱激发试验阳性，提示支气管高反应性，对支气管扩张剂治疗有阳性反应。Andreasson 等[6]报道 11 例 8 岁的 BPD 儿童，有 10 例存在气道梗阻，但在仅有 RDS 的对照组，24 例中仅有 9 例出现气道梗阻；在 BPD 儿童中，过度充气更为常见，功能残气量显著增高。大约在 8 岁时，即使静息肺功能仅有极轻微损害[217]，"BPD" 儿童可能仍存在运动不耐受[164,191]。

随访中[66]，BPD 婴儿的 CXR 表现出许多慢性并发症，包括肺源性心脏病、右心室肥大、肺动脉主干扩张、反应性肺动脉高压。可发生肺不张和节段或亚节段塌陷，通常影响左下叶。佝偻病，由于饮食或钙及维生素 D 营养缺乏，或呋塞米的排钙作用，可表现为肋骨骨折，合并广泛去矿化作用和干骺端磨损、增宽、呈杯口状。严重 BPD 的 CXR 异常可以存在数年[158]。然而大多数患者，保持放射学上的稳定或者显示改善的趋势。高分辨 CT 扫描证实，成年的"传统" BPD 存活者，比起相同年龄的年轻成人，有衰减和灌注降低的多焦点区，支气管增厚，支气管–肺动脉直径比减小[119]。

心血管病残率

严重 BPD 生存者的心导管检查揭示肺动脉压力持续增高，以及增高的肺血管阻力、心脏指数和肺内分流指数[18]。肺动脉高压通过无创的多普勒超声心动图中三尖瓣反流和估算的肺收缩时间间隔，可以检测出来。还可通过提高吸入氧浓度后再次观察对氧的反应来鉴别[16]。体循环高压在严重 BPD 婴儿中也很常见，87 例需要家庭氧治疗的患者中有 13%受到累及。然而在生存者中，这部分婴儿在脱离氧疗前就控制了血压[5]。

慢性肺病的其他形式

对于无急性呼吸疾病的极早产儿，发展为慢性肺疾病的情况并不多见。过去，受累的婴儿被描述为呼吸功能不全综合征(RIS)[35]。现在，这部分婴儿简单地描述为患 BPD。然而，对于某些有特征性的临床表现和 / 或 CXR 表现的婴儿，仍然使用特定的诊断；接下来描述如下。

早产儿慢性肺功能不全

早产儿慢性肺功能不全（CPIP）是对于 RDS 极早产儿病情部分恢复，但继发变为呼吸暂停和氧需求增加所做出的诊断。现在许多描述这些婴儿为 BPD 的轻度形式。有低肺容量的婴儿，考虑 CPIP 的诊断是有用的，能提醒临床医生患儿对 CPAP 的治疗效果好（见下文）。

诊断

CXR 证实肺容量小合并肺野模糊（图 27.53）。

治疗

婴儿常常需要氧补充治疗，治疗恶化的低氧和呼吸暂停，CPAP 有效。咖啡因治疗也有效，但只有当继发感染时才有必要应用抗生素。

预后

慢性进展性肺不张、低氧、高碳酸血症，但通常在 6 周龄时完全恢复。

Wilson-Mikity 综合征

典型的是，出生后 1 周内没有呼吸问题的早产婴儿，受到累及。当第二周时，发生进展性呼吸衰竭，CXR 上合并弥漫性小的双侧囊状不透光影[274]，诊断确立。婴儿存在肺内分流和通气灌注比例失调[146]；心导管检查有肺动脉高压。这种情况的发病率似乎有地理差异，例如很少在英国被诊断，但在日本诊断较多。

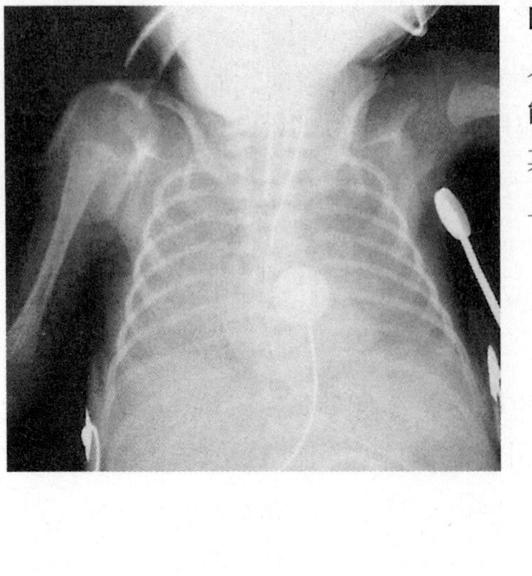

图27.53 早产儿的慢性肺功能不全；注意其肺野容量小且模糊。

临床体征

表现为呼吸急促，发绀，呼吸困难，尤其是运动时。婴儿经常有胸部过度膨胀、喘鸣和咳嗽。

病因学

该综合征通常发生于小于 32 周胎龄的婴儿[32]；可能代表气道功能和解剖上的不成熟[218]。宫内感染可能也有一定关系，因为 Wilson-Mikity 综合征的婴儿血浆 IgM 水平在出生后第一天增高[78]。而且，有报道指出患儿的母亲有较高的绒膜羊膜炎的发病率，同时脐血IgM升高[79]。据报道，出生后气道吸引物中白细胞弹性蛋白酶增高，提示产前白细胞移行到肺[77]。

诊断

可以在患儿 CXR 上看到（图 27.54），弥散性的网状形式渗透到双肺野，散在有气肿性的囊性区。这种改变与 BPD 不同，开始在上区更显著。当疾病进展，囊状融合和显著的过度膨胀成为主要特征。

预后

症状可持续数月，在婴儿期呼吸系统感染是常见的。肺功能异常，提示持续存在小气道损伤，甚至在 8～10 岁的存活者，也仍然有气道损伤，但肺疾病消散。死亡多由于心力衰竭、呼吸衰竭或感染所致。

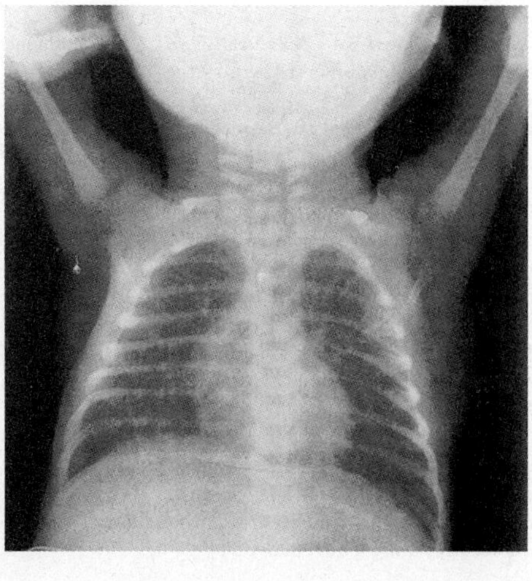

图27.54
Wilson-Mikity 综合征。

参考文献

1. Abman S H, Accurso F J, Koops B L 1984 Experience with home oxygen in the management of infants with bronchopulmonary dysplasia. Clinical Pediatrics (Philadelphia) 23: 471–476
2. Abman S H, Wolfe R R, Accurso F J et al 1985 Pulmonary vascular response to oxygen in infants with severe bronchopulmonary dysplasia. Pediatrics 75: 80–84
3. ACTOBAT Study Group 1995 Australian collaborative trial of antenatal thyrotropin releasing hormone (ACTOBAT) for prevention of neonatal respiratory disease. Lancet 345: 877–882
4. Albersheim S G, Solimano A J, Sharma A K et al 1989 Randomized double blind controlled trial of long term diuretic therapy for bronchopulmonary dysplasia. Journal of Pediatrics 115: 615–620
5. Anderson A H, Warady B A, Daily D K et al 1993 Systemic hypertension in infants with severe bronchopulmonary dysplasia: associated clinical factors. American Journal of Perinatology 10: 190–193
6. Andreasson B, Lindstrom M, Mortensson W et al 1989 Lung function eight years after neonatal ventilation. Archives of Disease in Childhood 64: 108–113
7. Armstrong D L, Penrice J, Bloomfield F H, Knight D B, Dezoete J A, Harding J E 2002 Follow up of a randomised trial of two different courses of dexamethasone for preterm infants at risk of chronic lung disease. Archives of Disease in Childhood. Fetal and Neonatal Edition 86: F102–F107
8. Askin F 1991 Respiratory tract disorders in the fetus and neonate. In: Wigglesworth J S, Singer D B (eds) Textbook of fetal and perinatal pathology. Blackwell Scientific, Oxford, pp. 643–688
9. Avery M E, Tooley W H, Keller J B et al 1987 Is chronic lung disease in low birth weight infants preventable? A survey of eight centers. Pediatrics 79: 26–30
10. Bacchi A, Viscardi R M, Tacrak V et al 1994 Increased activity of interleukin-6 but not tumour necrosis factor-alpha in lung lavage of premature infants is associated with the development of bronchopulmonary dysplasia. Pediatric Research 36: 244–252
11. Ballard R A, Ballard P L, Creasy R K et al 1992 Respiratory disease in very low birthweight infants after prenatal thyrotropin-releasing hormone and glucocorticoids. Lancet 339: 510–515
12. Banks B A, Seri I, Ischiropoulos H et al 1999 Changes in oxygenation with inhaled nitric oxide in severe bronchopulmonary dysplasia. Pediatrics 103: 610–618
13. Barnes N D, Glover W J, Hull D et al 1969 Effects of prolonged positive pressure ventilation in infancy. Lancet ii: 1096–1099
14. Barrington K J, Finer N N 2001 Inhaled nitric oxide for respiratory failure in preterm infants (Cochrane Review). Cochrane Database of Systematic Reviews (3): CD000509
15. Bell E F, Warburton D, Stonestreet B et al 1980 Effect of fluid administration on the development of symptomatic patent ductus arteriosus and congestive heart failure in premature infants. New England Journal of Medicine 302: 598–604
16. Benatar A, Clarke J, Silverman M 1995 Pulmonary hypertension in infants with chronic lung disease: non-invasive evaluation and short term effect of oxygen treatment. Archives of Disease in Childhood. Fetal and Neonatal Edition 72: F14–F19
17. Berg T J, Pagtakhan T D, Reed M H et al 1975 Bronchopulmonary dysplasia and lung rupture in hyaline membrane disease: influence of continuous distending pressure. Pediatrics 55: 51–53
18. Berman W, Yabek S M, Dillon T et al 1982 Evaluation of infants with bronchopulmonary dysplasia using cardiac catheterization. Pediatrics 70: 708–712
19. Betremieux P, Treguier C, Pladys P et al 1995 Tracheobronchography and balloon dilatation in acquired neonatal tracheal stenosis. Archives of Disease in Childhood. Fetal and Neonatal Edition 72: F3–F7
20. Bhuta T, Ohlsson A 1998 Systematic review and meta-analysis of early postnatal dexamethasone for prevention of chronic lung disease. Archives of Disease in Childhood. Fetal and Neonatal Edition 79: F26–F33
21. Biswas S, Buffery J, Enoch H et al 2003 Pulmonary effects of triiodothyronine (T_3) and hydrocortisone (HC) supplementation in preterm infants less than 30 weeks gestation: THORN trial – thyroid hormone replacement in neonates Pediatric Research 53: 48–57
22. Bjorklund L L, Ingimarsson J, Curstedt T et al 1997 Manual ventilation with a few large breaths at birth compromises the therapeutic effect of subsequent surfactant replacement in immature lambs. Pediatric Research 42: 348–355
23. Block E R, Fisher A B 1977 Protection of hyperoxic induced depression of pulmonary serotonin by pre-treatment with superoxide dismutase. American Review of Respiratory Disease 116: 441–446

24. Boehm G, Bierbach U, Moro G et al 1996 Limited fat digestion in infants with bronchopulmonary dysplasia. Journal of Pediatric Gastroenterology and Nutrition 22: 161–166
25. Bolivar J M, Gerhardt T, Gonzalez A et al 1995 Mechanisms for episodes of hypoxemia in preterm infants undergoing mechanical ventilation. Journal of Pediatrics 127: 767–773
26. Bonikos D S, Benson K G, Northway W H J 1976 Oxygen toxicity in the newborn. The effect of chronic continuous 100 per cent oxygen exposure on the lung of newborn mice. American Journal of Pathology 85: 623–650
27. Brion L P, Primhak R A 2002 Intravenous or enteral loop diuretics for preterm infants with (or developing) chronic lung disease (Cochrane Review). In: The Cochrane Library, Issue 4. Update Software, Oxford
28. Brion L P, Primhak R A, Yong W 2002 Aerosolized diuretics for preterm infants with (or developing) chronic lung disease (Cochrane Review). In: The Cochrane Library, Issue 4. Update Software, Oxford
29. Brozanski B S, Jones J G, Gilmour C H et al 1995 Effect of pulse dexamethasone therapy on the incidence and severity of chronic lung disease in the very low birthweight infant. Journal of Pediatrics 126: 769–776
30. Brundage K L, Mohsini K G, Froese A B et al 1990 Bronchodilator response to ipratropium bromide in infants with bronchopulmonary dysplasia. American Review of Respiratory Disease 142: 1137–1142
31. Brunton J A, Saigal S, Atkinson S A 1998 Growth and body composition in infants with bronchopulmonary dysplasia up to 3 months corrected age: a randomized trial of a high-energy nutrient enriched formula fed after hospital discharge. Journal of Pediatrics 133: 340–345
32. Burnard E D 1966 The pulmonary syndrome of Wilson and Mikity and respiratory function in very small premature infants. Pediatric Clinics of North America 13: 999–1016
33. Cabal L A, Larrazabal C, Ramanathan R et al 1987 Effects of metaproterenol on pulmonary mechanics, oxygenation and ventilation in infants with chronic lung disease. Journal of Pediatrics 110: 116–119
34. Carlo W A, Stark A R, Wright L L et al 2002 Minimal ventilation to prevent bronchopulmonary dysplasia in extremely-low-birth-weight infants. Journal of Pediatrics 141: 370–374
35. Carlsson J, Svenningsen N W 1975 Respiratory insufficiency syndrome (RIS) in preterm infants with gestational age of 32 weeks and less. Acta Paediatrica Scandinavica 64: 813–821
36. Castro-Alcaraz S, Greenberg E M et al 2002 Patterns of colonisation with *Ureaplasma urealyticum* during neonatal intensive care unit hospitalisations of very low birthweight infants and the development of chronic lung disease. Pediatrics 110: e45
37. Chan K N, Noble-Jamieson C M, Elliman A et al 1988 Airway responsiveness in low birthweight children and their mothers. Archives of Disease in Childhood 63: 905–910
38. Chan V, Greenough A 1993 Randomized trial of methods of extubation in acute and chronic respiratory distress. Archives of Disease in Childhood 68: 570–572
39. Chan V, Greenough A, Cheeseman P et al 1993 Vitamin A levels and feeding practice of neonates with and without chronic lung disease. Journal of Perinatal Medicine 21: 205–210
40. Chan V, Greenough A, Hird M F 1991 Comparison of different rates of artificial ventilation for preterm infants ventilated beyond the first week of life. Early Human Development 26: 177–183
41. Charafeddine L, D'Angio C T, Phelps D L 1999 Atypical chronic lung disease patterns in neonates. Pediatrics 103: 759–765
42. Clark P L, Ekekezie I I, Kaftan H A, Castor C A, Truog W E 2002 Safety and efficacy of nitric oxide in chronic lung disease. Archives of Disease in Childhood. Fetal and Neonatal Edition 86: F41–F45
43. Coalson J J, King R J, Yang F et al 1995 SP-A deficiency in primate model of bronchopulmonary dysplasia with infection. In situ mRNA and immunostains. American Journal of Respiratory and Critical Care Medicine 151: 854–866
44. Coalson J J, Winter V V, Gertsmann D R et al 1992 Pathophysiologic, morphometric and biochemical studies of the premature baboon with bronchopulmonary dysplasia. American Review of Respiratory Disease 145: 872–881
45. Cochran D P, Pilling D W, Shaw N J 1994 The relationship of pulmonary interstitial emphysema to subsequent type of chronic lung disease. British Journal of Radiology 76: 1155–1157
46. Cook A J, Yuksel B, Sampson A P et al 1996 Cysteinyl leukotriene involvement in chronic lung disease in premature infants. European Respiratory Journal 9: 1907–1912
47. Cooke R 1991 Factors associated with chronic lung disease in preterm infants. Archives of Disease in Childhood 66: 776–779
48. Corcoran J D, Patterson C C, Thomas P S et al 1993 Reduction in the risk of bronchopulmonary dysplasia from 1980–1990: results of a multi-variate logistic regression analysis. European Journal of Pediatrics 152: 677–681
49. Costarino A T J, Gruskay J A, Corcoran L et al 1992 Sodium restriction versus daily maintenance replacement in very low birth weight premature neonates: a randomized, blind therapeutic trial. Journal of Pediatrics 120: 99–106
50. Couser R J, Ferrara B, Wright G B et al 1996 Prophylactic indomethacin therapy in the first 24 hours of life for the prevention of patent ductus arteriosus in preterm infants treated prophylactically in the delivery room. Journal of Pediatrics 128: 631–637
51. Crapo J D, Peters-Golden M, Marsh-Salin J et al 1978 Pathologic changes in the lungs of oxygen-adapted rats. A morphometric analysis. Laboratory Investigation 39: 640–653
52. Cronin C M G, Dean H, MacDonald N T et al 1993 Basal and post-ACTH cortisol levels in preterm infants following treatment with dexamethasone. Clinical and Investigative Medicine 16: 8–14
53. Crowley P, Chalmers I, Keirse M 1990 The effects of corticosteroid administration before preterm delivery: an overview of the evidence from controlled trials. British Journal of Obstetrics and Gynaecology 97: 11–25
54. Cummings J J, D'Eugenio D B, Gross S J 1989 A controlled trial of dexamethasone in preterm infants at high risk for bronchopulmonary dysplasia. New England Journal of Medicine 320: 1505–1510
55. D'Ablang G, Bernard B, Zahavov I et al 1975 Neonatal pulmonary cytology and bronchopulmonary dysplasia. Acta Cytologica 19: 21–27
56. Dahms B B, Halpin T C 1980 Pulmonary arterial lipid deposit in infants receiving intravenous lipid infusion. Pediatrics 97: 800–805
57. Darlow B A, Graham P J 2002 Vitamin A supplementation for preventing morbidity and mortality in very low birthweight infants (Cochrane Review). In: The Cochrane Library, Issue 4. Update Software, Oxford
58. Davidson D, Drafta D, Wilkens B A 1995 Elevated urinary leukotriene E4 in chronic lung disease of extreme prematurity. American Journal of Respiratory and Critical Care Medicine 151: 841–845
59. De Boeck K, Smith J, van Lierde S et al 1998 Response to bronchodilators in clinically stable 1-year-old patients with bronchopulmonary dysplasia. European Journal of Pediatrics 157: 75–79
60. De Rubertis F R, Michelis M F, Beck N et al 1970 Complications of diuretic therapy: severe alkalosis and syndrome resembling inappropriate secretion of anti-diuretic hormone. Metabolism 19: 709–719
61. Denjean A, Gulmaraes H, Migdal M et al 1992 Dose-related bronchodilator response to aerosolized salbutamol (albuterol) in ventilator-dependent premature infants. Journal of Pediatrics 120: 974–979
62. Dimitriou G, Greenough A, Giffin F J et al 1997 Inhaled versus systemic steroids in chronic oxygen dependency in preterm infants. European Journal of Pediatrics 156: 51–55
63. Dimitriou G, Greenough A, Kavvadia K 2004 Fluid retention, colloid infusion and chronic lung disease development in very low birthweight infants. Neonatal Intensive Care (in press)
64. Duff A L, Pomeranz E S, Gelber L E et al 1993 Risk factors for acute wheezing in infants and children: viruses, passive smoke and IgE antibodies to inhalant allergens. Pediatrics 92: 535–540
65. Durand M, Mendoza M E, Tantivit P, Kugelman A, McEvoy 2002 A randomised trial of moderately early low-dose dexamethasone therapy in very low birth weight infants: dynamic pulmonary mechanics, oxygenation and ventilation. Paediatrics 109: 262–268
66. Edwards D K 1979 Radiographic aspects of bronchopulmonary dysplasia. Journal of Pediatrics 95: 823–829
67. Ehrenkranz R A, Ablow R C, Warshaw J B 1979 Prevention of bronchopulmonary dysplasia with vitamin E administration during the acute stages of respiratory distress syndrome. Journal of Pediatrics 95: 873–878
68. Ehrenkranz R A, Bonta B W, Ablow R C et al 1978 Amelioration of bronchopulmonary dysplasia following vitamin E administration. A preliminary report. New England Journal of Medicine 299: 564–568
69. Ellsbury D L, Acarregui M J, McGuiness G A, Klein J M 2002 Variability in the use of supplemental oxygen for bronchopulmonary dysplasia. Journal of Pediatrics 140: 247–249
70. Emery E F, Greenough A 1992 Effect of dexamethasone on blood pressure: relationship to postnatal age. European Journal of Pediatrics 151: 364–366
71. Erickson A M, de la Monte S M, Moore G W et al 1987 The progression of morphologic changes in bronchopulmonary dysplasia. American Journal of Pathology 127: 474–484
72. Eronen M, Pesonen E, Kurki T et al 1994 Increased incidence of bronchopulmonary dysplasia after antenatal administration of indomethacin to prevent preterm labor. Journal of Pediatrics 124: 782–788
73. Escobedo M B, Gonzalez A 1982 A baboon model of bronchopulmonary dysplasia. Experimental and Molecular Pathology 37: 323–334

74. Fauroux B, Sardet A, Foret D 1995 Home treatment for chronic respiratory failure in children: a prospective study. European Respiratory Journal 8: 2062–2066
75. Fowlie P W 1996 Prophylactic indomethacin: systematic review and meta-analysis. Archives of Disease in Childhood. Fetal and Neonatal Edition 74: F81–F87
76. Frank L 1992 Antioxidants, nutrition and bronchopulmonary dysplasia. Clinics in Perinatology 19: 541–561
77. Fujimura M, Kitajima H, Nakayama M 1993 Increased leukocyte elastase of the tracheal aspirate at birth and neonatal pulmonary emphysema. Pediatrics 92: 564–569
78. Fujimura M, Takeuchi T, Ando M et al 1983 Elevated immunoglobulin M levels in low birthweight neonates with chronic respiratory insufficiency. Early Human Development 9: 27–32
79. Fujimura M, Takeuchi T, Kitajima H et al 1989 Chorioamnionitis and serum IgM in Wilson-Mikity syndrome. Archives of Disease in Childhood 64: 1379–1383
80. Garland J S, Alex C P, Pauly T H et al 1999 A three-day course of dexamethasone therapy to prevent chronic lung disease in ventilated neonates: a randomized trial. Pediatrics 104: 91–99
81. Garland J S, Buck R K, Allred E N et al 1995 Hypocarbia before surfactant therapy appears to increase bronchopulmonary dysplasia risk in infants with respiratory distress syndrome. Archives of Pediatrics and Adolescent Medicine 149: 617–622
82. Gerhardt T, Hehre D, Feller R et al 1987 Serial determination of pulmonary function in infants with chronic lung disease. Journal of Pediatrics 110: 448–456
83. Giffin F, Greenough A, Yuksel B 1995 Antiviral therapy in neonatal chronic lung disease. Early Human Development 42: 97–109
84. Gonzalez A, Sosenko I R S, Chandar J et al 1996 Influence of infection on patent ductus arteriosus and chronic lung disease in premature infants weighing 1000 g or less. Journal of Pediatrics 128: 470–478
85. Gray P H, Rogers Y 1994 Are infants with bronchopulmonary dysplasia at risk for sudden infant death syndrome? Pediatrics 93: 774–777
86. Greenough A 1990 Personal practice. Bronchopulmonary dysplasia. Early diagnosis, prophylaxis and treatment. Archives of Disease in Childhood 65: 1082–1088
87. Greenough A, Alexander J, Burgess S et al 2001 Home oxygen status on rehospitalisation and primary care requirements of chronic lung disease infants. Archives of Disease in Childhood 86: 40–43
88. Greenough A, Boorman J, Alexander J et al 2001 Health care utilisation of CLD infants related to hospitalisation for RSV infection. Archives of Disease in Childhood 85: 463–468
89. Greenough A, Chan V, Hird M F 1992 Positive end expiratory pressure in acute and chronic neonatal respiratory distress. Archives of Disease in Childhood 67: 320–323
90. Greenough A, Dimitriou G, Johnson A H et al 2000 The chest radiograph appearances of very premature infants at 36 weeks post conceptional age. British Journal of Radiology 73: 366–369
91. Greenough A, Emery E F, Gamsu H R 1992 Dexamethasone and hypertension in chronic lung disease of preterm infants. European Journal of Pediatrics 152: 134–135
92. Greenough A, Emery E F, Hird M F et al 1993 Randomized controlled trial of albumin infusion in ill preterm infants. European Journal of Pediatrics 152: 157–159
93. Greenough A, Hird M F, Gamsu H R 1991 Home oxygen therapy following neonatal intensive care. Early Human Development 26: 29–35
94. Greenough A, Kavvadia K, Johnson A H et al 1999 A simple chest radiograph score to predict chronic lung disease in prematurely born infants. British Journal of Radiology 72: 530–533
95. Greenough A, Maconochie I, Yüksel B 1990 Recurrent respiratory symptoms in the first year of life following preterm delivery. Journal of Perinatal Medicine 18: 489–494
96. Greenough A, Milner A D, Dimitriou G 2001 Synchronized mechanical ventilation for respiratory support in newborn infants (Cochrane Review). In: The Cochrane Library, Issue 1. Update Software, Oxford
97. Greenough A, Milner A D, Roberton N R C 1995 Neonatal respiratory disorders. Edward Arnold, London, p. 396
98. Gregoire M-C, Lefebvre F, Glorieux J 1998 Health and developmental outcomes at 18 months in very preterm infants with bronchopulmonary dysplasia. Pediatrics 101: 856–860
99. Groneck P, Goetze-Speer B, Speer C P 1999 Effects of inhaled beclomethasone compared to systemic dexamethasone on lung inflammation in preterm infants at risk of chronic lung disease. Pediatric Pulmonology 27: 383–387
100. Groneck P, Goetze-Speer B, Oppermann M et al 1994 Association of pulmonary inflammation and increased microvascular permeability during the development of bronchopulmonary dysplasia: a sequential analysis of inflammatory mediators in respiratory fluids of high risk preterm neonates. Pediatrics 93: 712–718
101. Groneck P, Reuss D, Goetze-Speer B et al 1993 Effects of dexamethasone on chemotactic activity and inflammatory mediators in tracheobronchial aspirates of preterm infants at risk for chronic lung disease. Journal of Pediatrics 122: 938–944
102. Groneck P, Speer C P 1995 Inflammatory mediators and bronchopulmonary dysplasia. Archives of Disease in Childhood. Fetal and Neonatal Edition 73: F1–F3
103. Groothuis J R, Rosenberg A A 1987 Home oxygen promotes weight gain in infants with bronchopulmonary dysplasia. American Journal of Diseases of Children 141: 992–995
104. Gross S J, Iannuzzi D M, Kveselis D A et al 1999 Effect of preterm birth on pulmonary function at school age: a prospective controlled study. Journal of Pediatrics 133: 188–192
105. Gunn T, Reece E R, Metrakos K et al 1981 Depressed T cells following neonatal steroid treatment. Pediatrics 67: 61–67
106. Halliday H, Ehrenkranz R A 2001 Delayed (>3 weeks) postnatal corticosteroids for chronic lung disease in preterm infants (Cochrane Review). In: The Cochrane Library, Issue 2. Update Software, Oxford
107. Halliday H, Ehrenkranz R A 2001 Early postnatal (<96 hours) corticosteroids for preventing chronic lung disease in preterm infants (Cochrane Review). In: The Cochrane Library, Issue 2. Update Software, Oxford
108. Halliday H L, Patterson C C, Halahakoon C W N L et al 2001 A multicenter, randomized open study of early corticosteroid treatment (OSECT) in preterm infants with respiratory illness: comparison of early and late treatment and of dexamethasone and inhaled budesonide. Pediatrics 107: 232–240
109. Hallman M, Bry K, Hoppu K et al 1992 Inositol supplementation in premature infants with respiratory distress syndrome. New England Journal of Medicine 326: 1233–1239
110. Hallman M, Pitkainen O, Rauvala H et al 1987 Glycolipid accumulation in lung effluent in bronchopulmonary dysplasia. Pediatric Research 21: 454A
111. Hallman M, Spragg R G, Harrell J H et al 1982 Evidence of lung surfactant abnormality in respiratory failure. Journal of Clinical Investigation 70: 673–683
112. Hamilton P A, Whitehead M D, Reynolds E O R 1985 Underestimation of arterial oxygen tension by transcutaneous electrode with increasing age in infants. Archives of Disease in Childhood 60: 1162–1165
113. Hartnoll G, Betremieux P, Modi N 2000 Randomised controlled trial of postnatal sodium supplementation on oxygen dependency and body weight in 25–30 week gestational age infants. Archives of Disease in Childhood. Fetal and Neonatal Edition 82: F19–F23
114. Hazinski T A 1985 Furosemide decreases ventilation in young rabbits. Journal of Pediatrics 106: 81–85
115. Hazinski T A, Blalock W A, Engelhardt B 1988 Control of water balance in infants with bronchopulmonary dysplasia: role of endogenous vasopressin. Pediatric Research 23: 86–88
116. HIFI Study Group 1989 High-frequency oscillatory ventilation compared with conventional mechanical ventilation in the treatment of respiratory failure in preterm infants. New England Journal of Medicine 320: 88–93
117. Hislop A A, Haworth S G 1990 Pulmonary vascular damage and the development of cor pulmonale following hyaline membrane disease. Pediatric Pulmonology 9: 152–156
118. Hitti J, Krohn M A, Patton D L et al 1997 Amniotic fluid tumor necrosis factor-α and the risk of respiratory distress syndrome among preterm infants. American Journal of Obstetrics and Gynecology 177: 50–56
119. Howling S J, Northway W H, Hansell D M et al 2000 Pulmonary sequelae of bronchopulmonary dysplasia survivors: high-resolution CT findings. American Journal of Roentgenology 174: 1323–1326
120. Hudak B B, Allen M C, Hudak M L et al 1989 Home oxygen therapy for chronic lung disease in extremely low birthweight infants. American Journal of Diseases of Children 143: 357–360
121. Hufnagle K G, Khan S N, Penn D et al 1982 Renal calcification: a complication of long term frusemide therapy in premature infants. Pediatrics 70: 360–363
122. Hyde I, English E R, Williams J A 1989 The changing pattern of chronic lung disease of prematurity. Archives of Disease in Childhood 64: 448–451
123. Israel B A, Sherman F S, Guthrie R D 1993 Hypertrophic cardiomyopathy associated with dexamethasone therapy for chronic lung disease in preterm infants. American Journal of Perinatology 10: 307–310
124. Italian Collaborative Group on Preterm Delivery (ICGPD) 1993 Supplementation and plasma levels of vitamin A in premature newborns at risk for chronic lung disease. Developmental Pharmacology and Therapy 20: 144–151

125. Jobe A H, Bancalari E 2001 Bronchopulmonary dysplasia. NICHD-NHLBI-ORD Workshop. American Journal of Respiratory and Critical Care Medicine 163: 1723–1729
126. Jobe A H, Ikegami M 1998 Mechanisms initiating lung injury in the preterm. Early Human Development 53: 81–94
127. Jobe A H, Michell B R, Gunkel J H 1993 Beneficial effects of the combined use of prenatal corticosteroids and postnatal surfactant on preterm infants. American Journal of Obstetrics and Gynecology 168: 508–513
128. Johnson A H, Peacock J L, Greenough A et al 2002 High frequency oscillatory ventilation for the prevention of chronic lung disease of prematurity. New England Journal of Medicine 347: 633–642
129. Johnson L, Bowen F W J, Abbasi S et al 1985 Relationship of prolonged pharmacologic serum levels of vitamin E to the incidence of sepsis and necrotizing enterocolitis in infants with birthweight <1500 g or less. Pediatrics 75: 619–638
130. Jones C A, Cayabyab R G, Kwong K Y C et al 1996 Undetectable interleukin (IL)-10 and persistent IL-8 expression early in hyaline membrane disease: a possible developmental basis for the predisposition to chronic lung inflammation in preterm newborns. Pediatric Research 39: 966–975
131. Kao L C, Durand D J, Dhillias B L et al 1987 Oral theophylline and diuretics improve pulmonary mechanics in infants with bronchopulmonary dysplasia. Journal of Pediatrics 111: 439–444
132. Kao L C, Durand D J, McCrea R C et al 1994 Randomized trial of long-term diuretic therapy for infants with oxygen-dependent bronchopulmonary dysplasia. Journal of Pediatrics 124: 772–781
133. Kao L C, Durand D J, Nickerson B G 1989 Effects of inhaled metaproterenol and atropine on the pulmonary mechanics of infants with bronchopulmonary dysplasia. Pediatric Pulmonology 6: 74–80
134. Kao L C, Warburton D, Cheng M H et al 1984 Effect of oral diuretics on pulmonary mechanics in infants with chronic bronchopulmonary dysplasia: results of a double-blind crossover sequential trial. Pediatrics 74: 37–44
135. Kao L C, Warburton D, Platzker A C G et al 1984 Effect of isoproterenol inhalation on airways resistance in chronic bronchopulmonary dysplasia. Pediatrics 73: 509–514
136. Kao L C, Warburton D, Sargent C W et al 1983 Furosemide acutely decreases airway resistance in chronic bronchopulmonary dysplasia. Journal of Pediatrics 103: 624–629
137. Kavvadia V, Greenough A, Dimitriou G et al 1999 Comparison of the effect of two fluid input regimes on perinatal lung function in ventilated infants of very low birthweight. European Journal of Pediatrics 158: 917–922
138. Kavvadia V, Greenough A, Dimitriou G et al 2000 A comparison of arginine vasopressin levels and fluid balance in the perinatal period in infants who did and did not develop chronic oxygen dependency. Biology of the Neonate 78: 86–91
139. Kavvadia V, Greenough A, Dimitriou G et al 2000 Randomized trial of fluid restriction in ventilated very low birthweight infants. Archives of Disease in Childhood. Fetal and Neonatal Edition 83: F91–F96
140. Kinali M, Greenough A, Dimitriou G, Yuksel B 1999 Chronic respiratory morbidity following premature delivery – prediction of prolonged respiratory support requirement. European Journal of Pediatrics 158: 493–496
141. Kojima T, Sasai M, Kobayashi Y 1993 Increased soluble ICAM-1 in tracheal aspirates of infants with bronchopulmonary dysplasia. Lancet 342: 1023–1024
142. Koppel R, Han R N N, Cox D et al 1994 Alpha-1-antitrypsin protects neonatal rats from pulmonary vascular and parenchymal effects of oxygen toxicity. Pediatric Research 36: 763–770
143. Kornhauser M S, Cullen J A, Baumgart S et al 1994 Risk factors for bronchopulmonary dysplasia after extracorporeal membrane oxygenation. Archives of Pediatrics and Adolescent Medicine 148: 820–825
144. Kotecha S, Wilson L, Wangoo A et al 1996 Increase in interleukin (IL)-1β and IL-6 in bronchoalveolar lavage fluid obtained from infants with chronic lung disease of prematurity. Pediatric Research 40: 250–256
145. Kovacs L, Davis G M, Faucher D et al 1998 Efficacy of sequential early systemic and inhaled corticosteroid therapy in the prevention of chronic lung disease of prematurity. Acta Paediatrica 87: 792–798
146. Krauss A N, Levin A R, Grossman H et al 1970 Physiologic studies on infants with Wilson-Mikity syndrome. Journal of Pediatrics 77: 27–36
147. Kraybill E N, Runyan D K, Bose C L et al 1989 Risk factors for chronic lung disease in infants with birth weights of 751 to 1000 grams. Journal of Pediatrics 115: 115–120
148. Kugelman A, Durand M, Garg M 1997 Pulmonary effect of inhaled furosemide in ventilated infants with severe bronchopulmonary dysplasia. Pediatrics 99: 71–75
149. Kurzner S I, Garg M, Bautista D B et al 1988 Growth failure in bronchopulmonary dysplasia: elevated metabolic rates and pulmonary mechanics. Journal of Pediatrics 112: 73–80
150. Linder N, Kuint J, German B et al 1995 Hypertrophy of the tongue associated with inhaled corticosteroid therapy in premature infants. Journal of Pediatrics 127: 651–653
151. Lonnqvist P A, Jonsson B, Winberg P et al 1995 Inhaled nitric oxide in infants with developing or established chronic lung disease. Acta Paediatrica 84: 1188–1192
152. Lorenz J M, Kleinman L I, Kotagal U R et al 1982 Water balance in very low birthweight infants: relationship to water and sodium intake and effect on outcome. Journal of Pediatrics 101: 423–432
153. McCann E M, Lewis K, Demin D D et al 1985 Controlled trial of furosemide therapy in infants with chronic lung disease. Journal of Pediatrics 106: 957–962
154. McCubbin M, Frey E E, Wagener J S et al 1989 Large airway collapse in bronchopulmonary dysplasia. Journal of Pediatrics 114: 304–307
155. Manktelow B N, Draper E S, Annamalai S et al 2001 Factors affecting the incidence of chronic lung disease of prematurity in 1987,1992 and 1997. Archives of Disease in Childhood. Fetal and Neonatal Edition 85: F33–F35
156. Margraf L R, Tomashefski J F, Bruce M C et al 1991 Morphometric analysis of the lung in bronchopulmonary dysplasia. American Review of Respiratory Disease 143: 391–400
157. Markestad T, Fitzhardinge P M 1981 Growth and development in children recovering from bronchopulmonary dysplasia. Journal of Pediatrics 98: 597–602
158. Mayes L, Perkett E, Stahlman M T 1983 Severe bronchopulmonary dysplasia: a retrospective review. Acta Paediatrica Scandinavica 72: 225–229
159. Meissner C D, Welliver R C, Chartrand S A et al 1996 Prevention of respiratory syncytial virus infection in high risk infants: consensus opinion on the role of immunoprophylaxis with respiratory syncytial virus hyperimmune globulin. Pediatric Infectious Disease Journal 15: 1059–1068
160. Merritt T A, Cochrane C G, Holcomb K et al 1983 Elastase and alpha-1 protease inhibitor activity in tracheal aspirates during RDS: the role of inflammation and pathogenesis of bronchopulmonary dysplasia. Journal of Clinical Investigation 72: 656–666
161. Merritt T A, Hallman M, Holcomb K 1986 Human surfactant treatment of severe respiratory distress: pulmonary effluent indicators of lung inflammation. Journal of Pediatrics 108: 741–748
162. Miller R W, Woo P, Kellman R K et al 1987 Tracheobronchial abnormalities in infants with bronchopulmonary dysplasia. Journal of Pediatrics 111: 779–782
163. Mirro R, Armstead W, Leffler C 1990 Increased airway leukotriene levels in infants with severe bronchopulmonary dysplasia. American Journal of Diseases of Children 144: 160–161
164. Mitchell S H, Teague W G, Robinson A 1998 Reduced gas transfer at rest and during exercise in school-age survivors of bronchopulmonary dysplasia. American Journal of Respiratory and Critical Care Medicine 157: 1406–1412
165. Morray J P, Fox W W, Kettrick R G et al 1982 Improvement in lung mechanics as a function of age in the infant with severe bronchopulmonary dysplasia. Pediatric Research 16: 290–294
166. Motoyama E K, Fort M D, Klesh K W et al 1987 Early onset of airway reactivity in premature infants with bronchopulmonary dysplasia. American Review of Respiratory Disease 136: 50–57
167. Moyer W J 1950 Vitamin E levels in term and premature newborn infants. Pediatrics 6: 893–896
168. Moylan F M B, Walker A M, Kramer S S et al 1978 Alveolar rupture as an independent predictor of bronchopulmonary dysplasia. Critical Care Medicine 6: 10–13
169. Murch S H, Costeloe K, Klein N J et al 1996 Mucosal tumour necrosis factor-α production and extensive disruption of sulfated glycosaminoglycans begin within hours of birth in neonatal respiratory distress syndrome. Pediatric Research 40: 484–489
170. Murch S H, Costeloe K, Klein N J et al 1996 Early production of macrophage inflammatory protein-1-alpha occurs in respiratory distress syndrome and is associated with poor outcome. Pediatric Research 40: 490–497
171. Najak Z D, Harris E M, Lazzara A et al 1983 Pulmonary effects of furosemide in preterm infants with lung disease. Journal of Pediatrics 102: 758–763
172. Ng G Y, Ohlsson A 2002 Cromolyn sodium for the prevention of chronic lung disease in preterm infants (Cochrane Review). In: The Cochrane Library, Issue 4. Update Software, Oxford
173. Ng GY, Da S, Ohlsson A 2001 Bronchodilators for the prevention and treatment of chronic lung disease in preterm infants (Cochrane Review). Cochrane Database of Systematic Reviews (3): CD003214
174. Ng P C, Thomson M A, Dear P R F 1990 Dexamethasone and infection in preterm babies: a controlled study. Archives of Disease in Childhood 65: 54–56

175. Nickerson B G, Taussig L M 1980 Family history of asthma in infants with bronchopulmonary dysplasia. Pediatrics 65: 1140–1144
176. Niu J O, Munshi U K, Siddiq M M, Parton L A 1998 Early increase in endothelin-1 in tracheal aspirates: correlation with bronchopulmonary dysplasia Journal of Pediatrics 132: 965–970
177. Noble-Jamieson C M, Regev R, Silverman M 1989 Dexamethasone in neonatal chronic lung disease: pulmonary effects and intracranial complications. European Journal of Pediatrics 148: 365–367
178. Northway W H 1979 Observations on bronchopulmonary dysplasia. Journal of Pediatrics 95: 815–818
179. Northway W H J, Rosan R C, Porter D Y 1967 Pulmonary disease following respiratory therapy of hyaline membrane disease: bronchopulmonary dysplasia. New England Journal of Medicine 276: 357–368
180. Obladen M 1988 Alterations in surfactant composition. In: Merritt A, Northway W H, Boynton B R (eds) Bronchopulmonary dysplasia. Blackwell Scientific, Boston, pp. 131–141
181. O'Brodovich H M, Mellins R B 1985 Bronchopulmonary dysplasia. Unresolved neonatal acute lung injury. American Review of Respiratory Disease 132: 694–709
182. Odezmir A, Brown M A, Morgan W J 1997 Markers and mediators of inflammation in neonatal lung disease Pediatric Pulmonology 23: 292–306
183. Oppenheim C, Marmou-Mani T, Sayegh N et al 1994 Bronchopulmonary dysplasia: value of CT in identifying pulmonary sequelae. American Journal of Roentgenology 163: 169–172
184. O'Shea T M, Kothadia J M, Klinepeter K L et al 1999 Randomized placebo-controlled trial of a 42-day tapering course of dexamethasone to reduce the duration of ventilator dependency in very low birth weight infants: outcome of study participants at 1-year adjusted age. Pediatrics 104: 15–21
185. Palta M, Gabbert D, Weinstein M R, Peters M E 1991 Multivariate assessment of traditional risk factors for chronic lung disease in very low birth weight neonates. The Newborn Lung Project. Journal of Pediatrics 119: 285–292
186. Palta M, Sadek M, Barnet J H et al 1998 Evaluation of criteria for chronic lung disease in surviving very low birthweight infants. Journal of Pediatrics 132: 57–63
187. Pandit P B, Dunn M S, Kelly E N et al 1995 Surfactant replacement in neonates with early chronic lung disease. Pediatrics 95: 851–854
188. Panitch H B, Allen J L, Alpert B E et al 1994 Effects of CPAP on lung mechanics in infants with acquired tracheobronchomalacia. American Journal of Respiratory and Critical Care Medicine 150: 1341–1346
189. Panitch H B, Downes J J, Kennedy J S et al 1996 Guidelines for home care of children with chronic respiratory insufficiency. Pediatric Pulmonology 21: 52–56
190. Papile L-A, Tyson J E, Stoll B J et al 1998 A multicenter trial of two dexamethasone regimens in ventilator-dependent premature infants. New England Journal of Medicine 338: 1112–1118
191. Parat S, Moriette G, Delaperche M-F et al 1995 Long term pulmonary functional outcome of bronchopulmonary dysplasia and premature birth. Pediatric Pulmonology 20: 289–296
192. Parker R A, Lindstrom D P, Cotton R B 1992 Improved survival accounts for most, but not all, of the increase in bronchopulmonary dysplasia. Pediatrics 90: 663–668
193. Pearson E, Bose C, Snidow T et al 1992 Trial of vitamin A supplementation in very low birth weight infants at risk for bronchopulmonary dysplasia. Journal of Pediatrics 121: 420–427
194. Pera A, Byun A, Gribar S, Schwartz R, Kumar D, Parimi P 2002 Dexamethasone therapy and Candida sepsis in neonates less than 1250 grams. Journal of Perinatology 22: 204–208
195. Pereira G R, Baumgart S, Bennett M J et al 1994 Use of high fat formula for premature infants with bronchopulmonary dysplasia: metabolic, pulmonary and nutritional studies. Journal of Pediatrics 124: 605–611
196. Pinney M A, Cotton E K 1976 Home management of bronchopulmonary dysplasia. Pediatrics 58: 856–859
197. Poets C F, Sens B 1996 Changes in intubation rates and outcome of very low birth weight infants: a population-based study. Pediatrics 98: 24–27
198. Poets C F, Wilken M, Seidenberg J et al 1993 Reliability of a pulse oximeter in the detection of hyperoxemia. Journal of Pediatrics 122: 87–90
199. Pomerance J J, Puri A P 1980 Treatment of neonatal bronchopulmonary dysplasia with steroids. Pediatric Research 14: 649A
200. Prasertsom W, Phillipos E Z, van Aerde J E et al 1996 Pulmonary vascular resistance during lipid infusion in neonates. Archives of Disease in Childhood. Fetal and Neonatal Edition 74: F95–F98
201. Ramanathan R, Durand M, Larrazabal C 1987 Pulse oximetry in very low birth weight infants with acute and chronic lung disease. Pediatrics 79: 612–617
202. Ramsay P L, O'Brien Smith E, Hegemier S, Welty S E 1998 Early markers for the development of bronchopulmonary dysplasia: soluble E-selectin and ICAM-1. Pediatrics 102: 927–932
203. Rastogi A, Akintorin S M, Bez M L et al 1996 A controlled trial of dexamethasone to prevent bronchopulmonary dysplasia in surfactant-treated infants. Pediatrics 98: 204–210
204. Rastogi A, Luayon M, Ajayi O A et al 1994 Nebulized furosemide in infants with bronchopulmonary dysplasia. Journal of Pediatrics 125: 976–979
205. Regev R, DeVries L S, Noble-Jamieson C M et al 1987 Dexamethasone and increased intracranial echogenicity. Lancet i: 632–633
206. Reimers K J, Carlson S J, Lombard K A 1992 Nutritional management of infants with bronchopulmonary dysplasia. Nutrition in Clinical Practice 7: 127–132
207. Rhodes P G, Hall R T, Leonidas J C 1975 Chronic pulmonary disease in neonates with assisted ventilation. Pediatrics 55: 788–795
208. Rome E S, Stork E K, Carlo W A 1984 Limitations of transcutaneous PO_2 and PCO_2 monitoring in infants with bronchopulmonary dysplasia. Pediatrics 74: 217–220
209. Rooklin A R, Moomjian A S, Shutack J G et al 1979 Theophylline therapy in bronchopulmonary dysplasia. Journal of Pediatrics 95: 882–888
210. Rosan R C 1975 Hyaline membrane disease and a related spectrum of neonatal pneumopathies. Perspectives in Pediatric Pathology 2: 15–60
211. Rosenfeld W, Evans H, Concepcion L et al 1984 Prevention of bronchopulmonary dysplasia by administration of bovine superoxide dismutase in preterm infants with respiratory distress syndrome. Journal of Pediatrics 105: 781–785
212. Rosenfeld W, Sadhev S, Zabalera I et al 1986 Measurement of superoxide dismutase in neonates utilizing polyclonal antibodies. Pediatric Research 20: 209A
213. Russell G A B, Cooke R W I 1995 Randomised controlled trial of allopurinol prophylaxis in very preterm infants. Archives of Disease in Childhood. Fetal and Neonatal Edition 73: F27–F31
214. Ryan S, Congdon P J, Horsman A et al 1987 Bone mineral content in bronchopulmonary dysplasia. Archives of Disease in Childhood 62: 889–894
215. Rybak L P 1982 Pathophysiology of frusemide toxicity. Journal of Otolaryngology 11: 127–133
216. Saldanha R L, Cepeda E E, Poland R L 1982 The effect of vitamin E prophylaxis on the incidence and severity of bronchopulmonary dysplasia. Journal of Pediatrics 101: 89–93
217. Santuz P, Baraldi E, Zaramella P et al 1995 Factors limiting exercise performance in long term survivors of bronchopulmonary dysplasia. American Journal of Respiratory and Critical Care Medicine 152: 1284–1289
218. Saunders R A, Milner A D, Hopkin I E 1978 Longitudinal studies of infants with the Wilson-Mikity syndrome. Biology of the Neonate 33: 90–99
219. Sauve R S, Singhal N 1985 Long term morbidity of infants with bronchopulmonary dysplasia. Pediatrics 76: 725–733
220. Savage M O, Wilkinson A R, Baum J D et al 1975 Frusemide in respiratory distress syndrome. Archives of Disease in Childhood 50: 709–713
221. Sawyer M H, Edwards D K, Spector S A 1987 Cytomegalovirus infection and bronchopulmoary dysplasia in premature infants. American Journal of Diseases of Children 141: 303–305
222. Schreiner M S, Donar M E, Kettrick R G 1987 Pediatric home mechanical ventilation. Pediatric Clinics of North America 34: 47–60
223. Sekar K C, Duke J C 1991 Sleep apnea and hypoxemia in recently weaned premature infants with and without bronchopulmonary dysplasia. Pediatric Pulmonology 10: 112–116
224. Shah V, Ohlsson A, Halliday H L, Dunn M S 2000 Early administration of inhaled corticosteroids for preventing chronic lung disease in ventilated very low birth weight preterm neonates (Cochrane Review). Cochrane Database of Systematic Reviews (2): CD001969
225. Shankaran S, Szego E, Eizert D et al 1984 Severe bronchopulmonary dysplasia: predictors of survival and outcome. Chest 86: 607–610
226. Shaw N J, Ruggins N, Cooke R W I 1993 Infants with chronic lung disease: predictors of mortality at Day 28. Journal of Perinatology 13: 464–467
227. Shenai J P 1999 Vitamin A supplementation in very low birth weight neonates: rationale and evidence. Pediatrics 104: 1369–1374
228. Shenai J P, Chytil F, Stahlman M T 1985 Vitamin A status of neonates with bronchopulmonary dysplasia. Pediatric Research 19: 185–188
229. Shenai J P, Kennedy K A, Chytil F et al 1987 Clinical trial of vitamin A supplementation in infants susceptible to bronchopulmonary dysplasia. Journal of Pediatrics 111: 269–277
230. Shennan A T, Dunn M S, Ohlsson A et al 1988 Abnormal pulmonary outcomes in premature infants: prediction from oxygen requirement in the neonatal period. Pediatrics 82: 527–532
231. Shinwell E S, Karplus M, Reich D et al 2000 Early postnatal dexamethasone treatment and increased incidence of cerebral palsy. Archives of Disease in Childhood. Fetal and Neonatal Edition 83: F177–F181

232. Short A, Cooke R W I 1991 The incidence of renal calcification in preterm infants. Archives of Disease in Childhood 66: 412–417
233. Simon L 1980 Protection against toxic effect of sustained hyperoxia on lung macrophages by superoxide dismutase. Clinical Research 28: 432A
234. Singer L, Martin R J, Hawkins S W et al 1992 Oxygen desaturation complicates feeding in infants with bronchopulmonary dysplasia after discharge. Pediatrics 90: 380–384
235. Smyth J A, Tabachnik E, Duncan W J et al 1981 Pulmonary function and bronchial hyperreactivity in long-term survivors of bronchopulmonary dysplasia. Pediatrics 68: 336–340
236. Solimano A J, Smyth J A, Mann T K et al 1986 Pulse oximetry advantages in infants with bronchopulmonary dysplasia. Pediatrics 78: 844–849
237. Sosenko I R S, Frank L 1991 Oxidants and antioxidants. In: Cherniak N, Mellins R B (eds) Basic mechanisms of paediatric respiratory disease: cellular and integrative. B C Decker, Philadelphia, p. 315
238. Sosenko I R S, Rodriguez-Pierce M, Bancalari E 1993 Effects of early initiation of intravenous lipid administration on the incidence and severity of chronic lung disease in premature infants. Journal of Pediatrics 123: 975–982
239. Spear M L, Reeves G, Pearlman S A 1993 Diabetic ketoacidosis after steroid administration for bronchopulmonary dysplasia: a case report. Journal of Perinatology 13: 232–234
240. Speer C P, Ruess D, Harms K et al 1993 Neutrophil elastase and acute pulmonary damage in neonates with severe respiratory distress syndrome. Pediatrics 91: 794–799
241. Spitzer A R, Fox W W, Delivoria-Papadopoulos M 1981 Maximum diuresis – a factor in predicting recovery from respiratory distress syndrome and the development of bronchopulmonary dysplasia. Journal of Pediatrics 98: 476–479
242. Stahlman M T, Cheatham W, Gray M E 1979 The role of air dissection in bronchopulmonary dysplasia. Journal of Pediatrics 95: 878–885
243. Steichen J J, Gratton T L, Tsang R C 1980 Osteopenia of prematurity: the cause and possible treatment. Journal of Pediatrics 96: 528–534
244. Stenmark K R, Eyzaguine M, Remigio L et al 1985 Recovery of platelet activating factor and leukotrienes from infants with severe bronchopulmonary dysplasia: clinical improvement with cromolyn treatment. American Review of Respiratory Disease 131: 236A
245. Stenmark K R, Eyzaguirre M, Westcott J Y et al 1987 Potential role of eicosanoids and PAF in the pathophysiology of bronchopulmonary dysplasia. American Review of Respiratory Disease 136: 770–772
246. Stocker J T 1986 Pathologic features of long standing "healed" bronchopulmonary dysplasia: a study of 28 3- to 40-month old infants. Human Pathology 17: 943–961
247. Stocks J, Godfrey S, Reynolds E O R 1978 Airway resistance in infants after various treatments for hyaline membrane disease: special emphasis on prolonged high levels of inspired oxygen. Pediatrics 61: 178–183
248. STOP-ROP Multicenter Study Group 2000 Supplemental Therapeutic Oxygen for Prethreshold Retinopathy Of Prematurity (STOP-ROP), a randomized, controlled trial. I: Primary outcomes. Pediatrics 105: 295–310
249. Strayer D S, Merritt T A, Lwebuga-Mukasa J et al 1986 Surfactant–antisurfactant immune complexes in infants with respiratory distress syndrome. American Journal of Pathology 122: 353–362
250. Suresh G K, Soll R F 2002 Superoxide dismutase for preventing chronic lung disease in mechanically ventilated preterm infants (Cochrane Review). In: The Cochrane Library, Issue 4. Update Software, Oxford
251. Taghizadeh A, Reynolds E O R 1976 Pathogenesis of bronchopulmonary dysplasia following hyaline membrane disease. American Journal of Pathology 82: 241–264
252. Tammela O K T, Lanning F P, Koivisto M E 1992 The relationship of fluid restriction during the first month of life to the occurrence and severity of bronchopulmonary dysplasia in low birthweight infants: a 1-year radiological follow-up. European Journal of Pediatrics 151: 367–371
253. Taylor D W 1956 The effects of vitamin E and of methylene blue on the manifestations of oxygen poisoning in the rat. Journal of Physiology 131: 200–210
254. Teague W G, Pian M S, Heldt G P et al 1988 An acute reduction in the fraction of inspired oxygen increases airway constriction in infants with chronic lung disease. American Review of Respiratory Disease 137: 861–865
255. Thomas M, Greenough A, Johnson A et al 2003 Frequent wheeze at follow-up of very preterm infants: which factors are predictive? Archives of Disease in Childhood. Fetal and Neonatal Edition 88: F329–F332
256. Thomas M, Greenough A, Morton M 2003 Prolonged ventilation and intact survival in very low birth weight infants. European Journal of Pediatrics 162: 65–67
257. Tooley W 1979 Epidemiology of bronchopulmonary dysplasia. Journal of Pediatrics 95: 851–858
258. Tschanz S A, Damke B M, Burri P H 1995 Influence of postnatally administered glucocorticoids on rat lung growth. Biology of the Neonate 68: 229–245
259. Tyson J E, Wright L L, Oh W et al 1999 Vitamin A supplementation for extremely-low-birth-weight infants. National Institute of Child Health and Human Development Neonatal Research Network 340: 1962–1968
260. van Lierde S, Cornelis A, Devlieger H et al 1991 Different patterns of pulmonary sequelae after hyaline membrane disease: heterogeneity of bronchopulmonary dysplasia. Biology of the Neonate 60: 152–162
261. van Marter L J, Leviton A, Allred E N et al 1990 Hydration during the first days of life and the risk of bronchopulmonary dysplasia in low birth weight infants. Journal of Pediatrics 116: 942–949
262. Vrlenich L A, Bozynski M E A, Shyr Y et al 1995 The effect of bronchopulmonary dysplasia on growth at school age. Pediatrics 95: 855–859
263. Wada K, Jobe A H, Ikegami M 1997 Tidal volume effects on surfactant treatment responses with the initiation of ventilation in preterm lambs. Journal of Applied Physiology 83: 1054–1061
264. Wang E E L, Cassell G H, Sanchez P J et al 1993 *Ureaplasma urealyticum* and chronic lung disease of prematurity: critical appraisal of the literature on causation. Clinical Infectious Diseases 17: S112–S116
265. Wang E E, Ohlasson A, Kellner J D 1995 Association of *Ureaplasma urealyticum* colonization with chronic lung disease of prematurity: result of meta-analysis. Journal of Pediatrics 127: 640–644
266. Watterberg K L, Carmichael D F, Gerdes J S et al 1994 Secretory leukocyte protease inhibitor and lung inflammation in developing bronchopulmonary dysplasia. Journal of Pediatrics 125: 264–269
267. Watterberg K L, Demers L M, Scott S M et al 1996 Chorioamnionitis and early lung inflammation in infants in whom bronchopulmonary dysplasia develops. Pediatrics 97: 210–215
268. Watterberg K L, Murphy S 1993 Failure of cromolyn sodium to reduce the incidence of bronchopulmonary dysplasia: a pilot study. The Neonatal Cromolyn Study Group. Pediatrics 91: 803–806
269. Watterberg K L, Scott S M 1995 Evidence of early adrenal insufficiency in babies who develop bronchopulmonary dysplasia. Pediatrics 95: 120–125
270. Wauer R R, Schmatisch G, Bohne B et al 1992 Randomized double blind trial of ambroxol in the treament of respriatory distress syndrome. European Journal of Pediatrics 151: 357–363
271. Werthammer J, Brown E R, Neff R K et al 1982 Sudden infant death syndrome in infants with bronchopulmonary dysplasia. Pediatrics 69: 301–304
272. Wheater M, Rennie J M 1994 Poor prognosis after prolonged ventilation for bronchopulmonary dysplasia. Archives of Disease in Childhood. Fetal and Neonatal Edition 71: F210–F211
273. Wilkie R A, Bryan M H 1987 Effect of bronchodilators on airway resistance in ventilator-dependent neonates with chronic lung disease. Journal of Pediatrics 111: 278–282
274. Wilson M G, Mikity V G 1960 A new form of respiratory disease in premature infants. American Journal of Diseases of Children 99: 489–499
275. Wong Y C, Beardsmore C S, Silverman M 1982 Pulmonary sequelae of neonatal respiratory distress in very low birthweight infants: a clinical and physiological study. Archives of Disease in Childhood 57: 418–424
276. Yoshioka T, Sugive A, Shimaola T 1979 Superoxide dismutase activity in the maternal and cord blood. Biology of the Neonate 36: 173–180
277. Yüksel B, Greenough A 1991 Ipratropium bromide for symptomatic preterm infants. European Journal of Pediatrics 150: 854–857
278. Yüksel B, Greenough A 1992 Acute deteriorations in neonatal chronic lung disease. European Journal of Pediatrics 151: 697–700
279. Yuksel B, Greenough A 1992 Inhaled sodium cromoglycate for preterm infants with respiratory symptoms at follow-up. Respiratory Medicine 86: 131–134
280. Yüksel B, Greenough A, Green S 1991 Lung function abnormalities at six months of age after neonatal intensive care. Archives of Disease in Childhood 66: 472–476
281. Yüksel B, Greenough A, Green S 1991 Paradoxical response to nebulized ipratropium bromide in preterm infants asymptomatic at follow-up. Respiratory Medicine 85: 189–194
282. Yüksel B, Greenough A, Karani J et al 1991 Chest radiograph scoring system for use in preterm infants. British Journal of Radiology 64: 1015–1018
283. Yüksel B, Greenough A, Maconochie I 1990 Effective bronchodilator therapy by a simple spacer device for wheezy premature infants in the first two years of life. Archives of Disease in Childhood 65: 782–785
284. Zimmerman J J 1995 Bronchoalveolar inflammatory pathophysiology of bronchopulmonary dysplasia. Clinics in Perinatology 22: 429–456

第 4 部分

呼吸暂停和心动过缓

Simon Hannam

引言

呼吸暂停是新生儿病房常常会碰到的情况，尤其在早产儿。偶发的呼吸停止可导致低氧血症和需要复苏的心动过缓。由于呼吸暂停有许多不同的原因，其治疗依赖于对内在病理的研究和诊断。

定义

美国儿科学会对呼吸暂停的定义是：呼吸中止超过 20 秒或呼吸中止虽不到 20 秒但合并心动过缓和 / 或发绀[3]。已对呼吸暂停的时间在大范围内进行了研究，从 2 秒[33]到超过 15 秒[6,43]。实际上，大多数新生儿病房对呼吸暂停的报警范围设置于呼吸暂停超过 20 秒。呼吸暂停必须与周期性呼吸（见下文）区别开来，后者常见于早产儿，表现为阵发性呼吸中止至少 3 秒的呼吸活动[32]。

临床呼吸暂停的发病率

呼吸暂停的频率和胎龄间为负相关。超过 80%出生胎龄小于 30 周的婴儿可出现呼吸暂停，胎龄 30～31 周的婴儿为 50%，胎龄 32～33 周的婴儿为 14%，胎龄 34～35 周的婴儿有 7%会出现呼吸暂停[38]。

呼吸暂停的类型

呼吸暂停有三种类型：中枢型、阻塞型和混合型。中枢型呼吸暂停，呼吸动作和鼻咽气流均中止（图 27.55a）。阻塞型呼吸暂停，鼻部气流中止，婴儿增加呼吸动作，试图克服部分或全部上呼吸道阻塞（图 27.55b）。第三种呼吸暂停称为混合型呼吸暂停，同时含有中枢型和阻塞型两种类型。中枢型呼吸暂停，可以有上呼吸道阻塞，在气道波中出现心脏伪影(图 27.55a) [66]。近来，呼吸暂停的重新分类方法提倡在呼吸气流图中利用放大的心脏气流伪影的存在或缺失来定义呼吸暂停是中枢型的还是阻塞型的[53]。中枢型呼吸暂停是心脏伪影存在，阻塞型呼吸暂停的心脏伪影缺失，混合型是指呼吸暂停的部分时段内伪影缺失[54]。呼吸暂停类型的区分已证实随早产儿呼吸暂停时间长短而有所不同[13]。Butcher-Peuch 等[13]对 1520 例停止时间超过 10 秒的呼吸暂停进行了分析。随着呼吸暂停时间的延长，中枢型呼吸暂停的比例从 69%降至 29%，同时混合型呼吸暂停的比例从 20%升至 60%。早产儿单纯性阻塞型呼吸暂停在总呼吸暂停的组成中占 6%～10%之间[26,99]。

呼吸暂停的机制

中枢型呼吸暂停

自主控制呼吸以保持节律性通气的信号起源于脑干延髓（本章第 1 部分）。呼吸中枢的输入有三种原始来源：化学感受器、肺和上呼吸道的张力感受器，以及大脑皮质。上述任何部位发育延迟均可能导致呼吸暂停。

脑干发生器

早产儿呼吸暂停的病因学中有脑干发生器不成熟的证据。脑干传导时间，由听觉诱发反应测得，随着胎龄增加而缩短[40]。呼吸暂停的婴儿与那些胎龄相似而

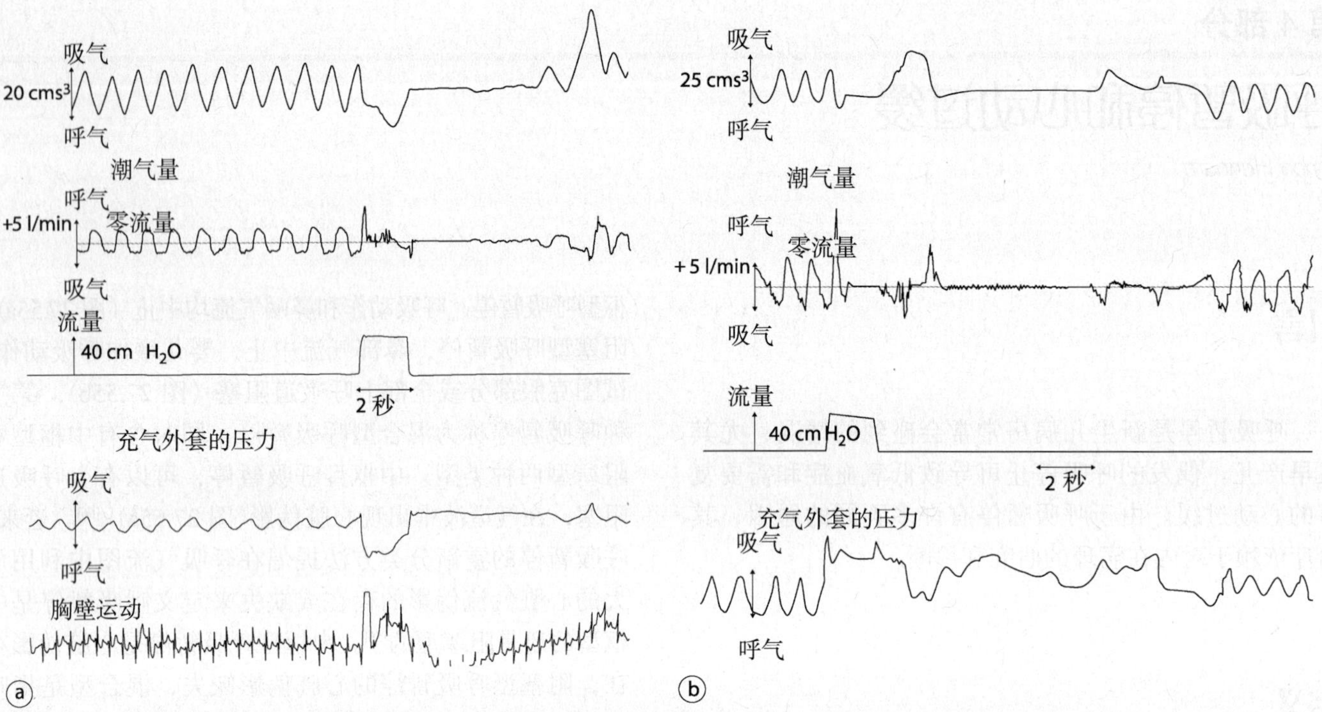

图27.55 (a) 早产儿在使用充气外套进行肺排气后的呼吸暂停。注意有呼吸运动的停止，最初为上气道关闭，然后再开放，由气流轨迹中显示的心脏伪像反映出来。(b) 早产儿肺排气后的梗阻性呼吸暂停。注意在没有气流的时候，胸壁继续有运动。

没有呼吸暂停的婴儿相比，脑干传导时间较长。

化学感受器（也参见本章第1部分）

可探测到动脉血中 CO_2 和 pH 变化的中央化学感受器位于脑干[35]。存在呼吸暂停的早产儿与没有呼吸暂停的婴儿比较，前者显示出对 CO_2 的抑制通气反应[29]。因为两组中呼吸机制和氧合情况没有明显差异，所以这种对 CO_2 的反应降低是由于位于呼吸中枢的化学感受器的反应降低所致。这些发现与另一调查研究所得的发现有矛盾之处，早产儿通过增加死腔呼吸所产生的反应，不可能说明呼吸暂停婴儿的中枢呼吸控制存在缺陷[100]。

外周化学感受器定位于脑干外，在颈总动脉分叉处的颈动脉体。从化学感受器的传入信息经舌咽神经传递。这些感受器的主要作用是感知缺氧。在婴儿，低氧引起呼吸兴奋，伴随呼吸幅度的扩大。早产新生儿显示出对低氧的两阶段反应[60]，通气增加，继而抑制呼吸。早产儿对低氧的抑制反应可以延长到出生后第二个月，那时呼吸暂停可能仍然是一个显著的问题。

肺内和上呼吸道的化学感受器提供了输入信号到呼吸中枢。由迷走神经传递的反射功能不成熟已经得到论证。在吸气停止和呼气开始时，经历呼吸暂停的早产儿 Hering-Breuer 充气反射（本章第 1 部分）显著减少[30]。Hering-Breuer 排气反射（本章第 1 部分），中止呼气，开始吸气，也证实未成熟儿存在呼吸暂停[27,33]。

阻塞型呼吸暂停

使用新的呼吸暂停分级，许多先前描述的中枢型呼吸暂停实际上是阻塞型或混合型。导致阻塞型呼吸的机制包括早产儿上呼吸道不稳定性、上呼吸道肌肉组织和膈肌不同步、上呼吸道病理改变和中枢神经系统（CNS）病理变化。上呼吸道梗阻可能是早产儿肌张力降低的原因，导致上呼吸道塌陷和梗阻[45]。使用超细光导纤维镜，显示早产儿上呼吸道梗阻的部位位于喉水平[82]。目前并不清楚气道关闭是否是低氧合并呼吸暂停的反射，是否由于鼻翼和上呼吸道膈肌吸引不同步所致[14]，或是否由于张力降低引起的被动性气道狭窄。自发性颈弯曲也可导致健康早产儿的气道梗阻[96]。也可能上呼吸道存在解剖畸形，如 Pierre-Robin 序列征和 Down 综合征。阻塞型呼吸暂停在 IVH 婴儿中也很常见，可能与上呼吸道张力降低有关[13]。

混合型呼吸暂停

混合型呼吸暂停，大多数开始是中枢型呼吸暂停，继发气道阻塞[45]。气道狭窄发生大约 1 秒后变成中枢性呼吸暂停[54]。这似乎是由于上呼吸道肌肉张力的降低所致。明显地，这可以导致气道阻塞的发生，发展为混合型呼吸暂停。所有持续时间超过 20 秒的呼吸暂停都被划分入混合性呼吸暂停的分类[99]。气道梗阻也可引起中枢型呼吸暂停。Upton 等[101]调查早产儿对气道阻塞的反应。梗阻减轻后出现中枢型呼吸暂停的频度增高，提示梗阻本身可能在中枢型呼吸暂停的发生中起一定的作用[101]。呼吸暂停可能代表决定呼吸频率和深度的呼吸机制的不成熟[106]。呼吸暂停的长度和发作周期之间的关系已被证实，其反映了通气的“摆动反应”形式，由此呼吸开始受刺激，随后抑制。缩短呼吸中止时间，周期性呼吸和延长的呼吸暂停均发生于自主呼吸周期低点[105]的事实，支持了呼吸暂停有共同病因学的理念。根据最近的理论，中枢型、混合型和阻塞型呼吸暂停似乎是呼吸暂停疾病谱的不同部分，而不是有区别的实体，它们均有共同的内在机制[73]。

呼吸暂停所涉及的因素

大多数发生呼吸暂停的早产儿是其他方面都很健康的婴儿。此称为原发性呼吸暂停，可归于早产和排除性的诊断。许多情况可以导致或加重呼吸暂停（表 27.13）。因此当呼吸暂停突然出现于先前健康的婴儿，临床上怀疑程度较高时，对呼吸暂停婴儿进行恰当的分析研究非常重要。

周期性呼吸、睡眠状态和膈肌疲劳

周期性呼吸可以定义为：每 20 秒或小于 20 秒阵发一次呼吸活动，间隔以持续 3～10 秒的中枢型呼吸暂停[32]。周期性呼吸几乎在所有的早产儿中都可出现，但在足月儿则相对少见[31]。周期性呼吸直到出生后 48 小时才出现，尽管该发现提示此时外周化学感受器的不活跃可能为部分原因[6]，但周期性呼吸的病因学尚不清楚。关于周期性呼吸这种现象是有益抑或有害，没有达成一致意见。周期性呼吸期间的去氧合可见报道[79,80]，但是其远期意义还不清楚。先前的研究提出周期性呼吸与早产儿延长的呼吸暂停没有关联[6]。最近的

表27.13 加剧或引起新生儿期窒息的疾病

缺氧
中枢神经系统
早产儿原发性窒息
颅内出血
癫痫发作
药物
镇静药，麻醉药
麻醉后
前列腺素 E_2
败血症
坏死性小肠结肠炎
脑膜炎
细支气管炎
代谢异常
低血糖
低钠血症
低钙血症
先天性代谢缺陷
环境性
体温过高
低温过低
上气道梗阻
鼻后孔闭锁
小颌（Pierre Robin 序列征）
巨舌
Down 综合征肌张力降低
循环方面
动脉导管未闭
心力衰竭
贫血
血管迷走神经反射
置入经鼻胃管
上气道吸引
免疫接种

研究结果与此相矛盾，提出周期性呼吸与延长的呼吸暂停之间有因果联系[2,80]。无论是足月儿还是早产儿，周期性呼吸和呼吸暂停在快动眼相（REM）睡眠期比非快动眼相睡眠期更为常见[88]。已经有研究提出其原因可能是胸壁变形刺激了肋膈抑制反射[49]，尽管在快动眼相睡眠和非快动眼相睡眠期均有胸壁变形的存在[20]。某项研究提出了另一机制，证实 REM 与安静睡眠时相比，动脉氧水平显著降低[62]。胸壁变形通过增加呼吸功导致膈肌疲劳[37]，在呼吸暂停的病因学中起一定作用。对呼吸暂停的早产儿进行肌电图研究证实了膈肌疲劳的存在，该发现支持前述理论[59]。

低氧

正如先前讨论的，低氧易于导致极未成熟儿的呼吸抑制。因此任何导致呼吸或神经出现问题，继而导致低氧的情况，均能引起或加重这些婴儿的呼吸暂停。已经得到证实的是吸入氧浓度增高的早产儿，呼吸暂停的频度下降[108]。

感染

呼吸暂停更易发生于感染的婴儿。虽然可能是传入呼吸中枢信号的重分布，但感染导致呼吸暂停的机制尚不清楚。尤其特别的例证是，肺实质感染时，肺化学感受器的传入信号已经改变。在发展为坏死性小肠结肠炎的婴儿，呼吸暂停常见。腹胀影响胸壁活动，炎性介质可能作用于迷走传入途径[63]。感染呼吸道合胞病毒（RSV）的早产儿尤其易于发生呼吸暂停[16]。RSV 感染婴儿的咽部分泌物中白介素-1β 水平与呼吸暂停之间已证实有相关性[57]，从而支持炎性介质在呼吸暂停的病因学中起一定作用。

中枢神经系统紊乱

创伤、生发基质 / 脑室内出血（GMH-IVH）和脑膜炎均与呼吸暂停相关。呼吸暂停也可能是癫痫发作活动的结果[107]。呼吸暂停可以合并 Arnold-Chiari 畸形。先天性中枢性肺泡低通气综合征（Ondine 自主呼吸困扰）这种少见情况被认为是由于参与呼吸的神经嵴细胞异常所致。这种婴儿缺乏对低氧和高碳酸血症的通气敏感性，甚至在清醒时也是如此。当他们清醒时，呼吸模式正常，但睡眠时出现发绀。需要延长呼吸支持。

环境温度

对于超出了热平衡范围的环境温度的升高，早产儿的反应是呼吸暂停频度增加，出现周期性呼吸[71]。其机制不清。

胃食管反流

上呼吸道化学感受器在呼吸暂停的发生中可能有一定作用。在睡眠婴儿气道中滴注盐水可诱导呼吸暂停、吞咽和觉醒[95]。当考虑到胃食管反流作为呼吸暂停的一个原因，以上反应可能相关。胃食管反流（GOR）和早产儿呼吸暂停之间的联系很难证实，最近的研究不能证实反流和呼吸暂停之间存在暂时的联系[72]。治疗 GOR 不能减少早产儿呼吸暂停发生的频率，也支持这个发现[48]。

呼吸暂停与人工喂养

某些婴儿，尤其是那些合并慢性肺疾病的婴儿，奶瓶喂养期间及之后会出现低氧[81]。对奶瓶喂养、由鼻胃管注入牛奶、连续管饲喂养三者进行比较，不能证实呼吸暂停的发生频度更高[74]。

贫血

如果低水平血红蛋白易导致婴儿呼吸暂停，则输血应该减少呼吸暂停发生的几率。输血后呼吸暂停的减少已有报道[47]。其他组未见这种反应[109]，关于使用血制品治疗有症状的呼吸暂停，其有效性存在怀疑。

麻醉

全身麻醉后，早产儿处于发生呼吸暂停的危险之中[52]。未成熟度较高的早产儿中这个问题会更严重[17]。因此，术后对所有从外科手术中恢复的早产儿，至少到相当于出生后满月的年龄为止，在高依赖性病床上进行监测都是必要的。

动脉导管未闭

肺水肿的婴儿存在动脉导管未闭时，有呼吸暂停的危险。肺 C 纤维的刺激见于对肺水肿的反应[85]，可能在迷走介导的反应中引起呼吸暂停。

免疫接种

DPT 免疫接种后早产儿的呼吸暂停可见报道[83]。因为这个原因，新生儿病房婴的儿接受免疫接种时，在疫苗应用后一段时间内需要进行仔细监测。

药物

麻醉剂例如吗啡可抑制新生儿呼吸。

心动过缓

呼吸暂停时，研究者们对早产儿心动过缓的定义有所不同。早产儿心率降到 100 次 / 分以下，时间达 5 秒时通常考虑存在心动过缓[23]。或者，心率下降超过基础心率的 30%，也是用于确定心动过缓的标准[39,76]。无论何种方法判定心动过缓，关键的考虑因素是心动过缓是否有临床意义。短暂的心率下降不伴随呼吸暂停或血氧饱和降低似乎并不重要。心动过缓较常发生于长时间的呼吸暂停时[39]。

一系列复杂的生理学交互作用导致呼吸暂停、心动过缓和血氧饱和降低的发生[61]。在大多数病例，存在呼吸暂停或一段时间的通气不足，接着氧饱和度下降，然后心动过缓[1]。起初，心动过缓被看成是心肌缺氧的直接结果。目前已经清楚，呼吸暂停时心动过缓发生得太早，不可能归因于心肌缺氧[104]。因此，呼吸暂停和血氧饱和降低之后的心动过缓是一种反射性的反应。对早产儿导致心动过缓的所有事件进行顺序分析，发现几乎所有的心动过缓在呼吸暂停、血氧饱和度下降后即开始发生[76]。这支持心动过缓由颈动脉化学感受器引起的理论。显然，呼吸暂停合并低氧能联合刺激动脉化学感受器导致心动过缓[4]，而不单由低氧本身引起。上呼吸道关闭在心动过缓的发生中也起作用，可能由于缺少肺膨胀反射的刺激[102]。这表现为在混合型呼吸暂停时，直到气道恢复，心率才恢复[39]。为何心动过缓与呼吸暂停同时发生存在不同的解释。可能代表了迷走而非低氧介导的反应。有报道提出加强迷走张力在有呼吸暂停和心动过缓易患因素的早产儿中起一定作用[63]。潜水反射可能是这种类型心动过缓的反射途径[18]。可以通过将脸浸没于冰水中开始，三叉神经受刺激[87]，导致呼吸暂停、心动过缓和外周血管收缩。这种反射可用于临床中止室上性心动过速（第 28 章）。Storrs[94]用静脉阻塞容积描记法论证了在心动过缓时，外周血流向中枢器官转移。这与某些研究认为的心动过缓期间，脑血流减少的情况存在矛盾[70]。

监测

对于易于出现呼吸暂停的婴儿，监测是重要的。这包括所有胎龄小于 35 周的婴儿，以及罹患其他严重疾病的成熟儿。何种类型的监测对这些婴儿而言是最合适的存在争议。基于目前的证据，在我们的特别护理病房，联合应用压力感应式呼吸暂停床垫、心率以及氧饱和度监测。

心脏呼吸监护（第19章）

由于心动过缓和呼吸暂停之间存在密切联系，所有处于呼吸暂停风险中的婴儿应该监测心率和呼吸做功。这可利用标准三电极 ECG 监测获得，其中两个电极通常有阻抗装置。如果任一电极脱落或肢体运动时，会误报警。由脉氧仪而来的心率监测更容易误报警。

有几种设备监测胸壁或腹壁运动。评估胸壁运动的技术包括：充气的呼吸暂停床垫[56]、置于婴儿身下的压力感应器[89]、贴于腹壁的压力感应器[103]、探测腹围改变的感应器［阻抗感受器和呼吸感应体积描记术(RIP)］。前三种装置存在假阳性报警的问题，对护理人员和患者父母增加了压力。没有一种装置能区别阻塞型/混合型呼吸暂停和中枢性呼吸暂停。因此，需要应用一种测量鼻部气流的方法，例如鼻热敏电阻[22]或呼吸末二氧化碳监测。阻抗监测包括对置于胸壁相对位置的两个低电压电极之间所通过电流的测定。当婴儿吸气时，气体/组织比增加，电压下降。这一系统确实在窒息时记录心排出量变化和防止触发报警方面有缺点[91]。RIP由放置于胸部和腹部的条带组成。条带内有铜线圈作为单转传感器。当胸壁和腹壁的横断面随呼吸发生变化时，条带内的感应器发生相应的变化。这些变化可以显现出来。胸部和腹部反常运动时，胸腹壁的运动超出时相规律，因而能够精确诊断出阻塞型呼吸暂停。跨胸阻抗测定不能用于该目的[12]。

氧合

接受氧疗的婴儿必须监测氧浓度，评估他们对氧疗的反应（第19章）。这既可以通过直接血气监测（本章第1部分），也可通过经皮氧监测或脉氧饱和度监测（第19章）。脉氧仪容易放置，但必须注意不要将装置绑得过紧。脉氧饱和度信号平均3～5秒[34]会出现反应，比起经皮氧监测反应更快。监测器容易受能导致误报警的移位和较低的心输出量影响。由于早产儿即使在没有呼吸暂停和心动过缓的条件下也可出现严重去氧合[75]，因此脉氧饱和度监测很有必要。在我们看来，在新生儿病房，脉氧饱和度监测可能对呼吸暂停是最有用的单个监测项目。对于有症状的呼吸暂停，应该联合应用心肺和脉氧饱和度监测[98]。

呼吸暂停的检查

对发生呼吸暂停的早产儿的检查，很大程度上依靠完整的临床描述。大多数早产儿呼吸暂停与未成熟度相关，属于原发性呼吸暂停。然而，原发性呼吸暂停为排他性的诊断，呼吸暂停可能是严重疾病开始的先兆。因此，应考虑进行以下检查：感染筛查（包括腰椎穿刺和尿液分析）、血糖、血钙、血红蛋白、CXR、头颅超声、动脉血气、病毒筛查（尤其是RSV）。如果治疗后呼吸暂停还持续存在，应考虑惊厥的存在，进行EEG检查。

早产儿呼吸暂停的治疗

一旦早产儿接受检查和针对呼吸暂停的治疗，就需要开始其他能减少呼吸暂停发作频率的治疗措施。

治疗个体偶发的呼吸暂停

大部分呼吸暂停的婴儿对保守治疗有效。一旦监测器报警，探测到呼吸暂停或心动过缓，就有必要对婴儿进行紧急评估。许多发作为自限性的，不需要采取措施。如果检查时仍然有呼吸暂停或心动过缓发生，一些轻微的刺激如搔足底能够使呼吸恢复。如果怀疑婴儿可能误吸食物，头部应轻柔伸展，进行上呼吸道轻微吸引。如果经过上述干预后，婴儿仍然存在呼吸暂停或心率没有恢复，婴儿需要使用氧袋和面罩或面罩和T型管，吸入氧浓度为常规婴儿需要氧浓度。由于高氧情况下，有早产儿视网膜病（ROP）的危险性，复苏过程中通常不用100%的氧。应持续、仔细监测氧饱和度。偶尔，经过上述处理后，还需要插管治疗。

药物疗法

甲基黄嘌呤（咖啡因和氨茶碱/茶碱）是早产儿呼吸暂停治疗上的主要药物。这些药物起作用的确切机制不详。这类药物的呼吸刺激作用可能部分由于磷酸二酯酶抑制作用[44]。甲基黄嘌呤也能增强膈肌收缩的强度[5]。对没有喂养的婴儿，可以静脉用氨茶碱，先负荷量后维持量静脉应用。茶碱可以用于进食流质的婴儿。由于茶碱的半衰期变化，在早产儿体内的治疗窗窄，有潜在毒副作用，因此必须密切监测血药水平。早产儿茶碱甲基化形成咖啡因，有必要监测所有甲基黄嘌呤的水平，以便评估药物总负荷[11]。茶碱最常见的不良反应是心动过速。较少出现的不良反应有抽搐、腹胀、呕吐、腹泻、抖动以及 GOR 恶化。没有大样本的、随机化对照试验（RCT）调查过茶碱在治疗早产儿呼吸暂停方面的有效性。仅有 31 例婴儿有症状呼吸暂停接受双盲 RCT，证实比起安慰剂组，用茶碱治疗呼吸暂停婴儿后，呼吸暂停在短期减少[69]。预先在机械通气的早产儿中应用，能减少呼吸暂停的频度[7]。许多病房现在使用咖啡因取代茶碱作为一线治疗药物。部分由于咖啡因有较大的有效药物浓度范围，且毒副作用低，虽然明显的心动过速仍然是存在的问题。只要婴儿显示对治疗有满意的反应，不需要进行常规血药浓度检查。近来一项双盲 RCT，对有症状的呼吸暂停的早产儿进行咖啡因治疗，呼吸暂停显著减少[25]。然而咖啡因预防性治疗有症状的早产儿，并不减少呼吸暂停的发病率[41]。总之，虽然咖啡因在治疗呼吸暂停方面与茶碱有相似的临床效果，但应用咖啡因有一定优势[84,93]。

多沙普仑，一种非特异性中枢神经系统兴奋剂，可作为对氨茶碱治疗效果不佳的早产儿呼吸暂停的二线用药[8]。不良反应包括腹胀、激惹、抖动、呕吐、血压增高、喂养不耐受。目前流行的治疗方法中，没有证据支持其能够在甲基黄嘌呤之上，作为一线药物使用[42]。

机械通气

尽管用甲基黄嘌呤治疗，如果婴儿仍频发呼吸暂停，需要考虑持续气道正压（CPAP）治疗。CPAP 减少呼吸暂停的发生率约 50%[92]。CPAP 的效果是选择性的——减少混合型或阻塞型呼吸暂停的发病率，但对中枢型呼吸暂停无效[64]。可能是 CPAP 通过机械扩张上呼吸道起效果[65]。直接目测上呼吸道，证实CPAP 能显著扩大喉部的开放[28]。治疗早产儿呼吸暂停，经鼻间歇性正压换气可能有较好的疗效[55]。偶尔，呼吸暂停治疗效果不佳，婴儿需要气管插管和机械通气。这部分婴儿，通常相对容易通气，只需要使用尽可能低的氧浓度和通气压力。

其他治疗选择

许多对肌肉运动知觉的刺激已经用于防止早产儿呼吸暂停。这些从摇晃床到振荡床垫均可。很少有证据表明这些方法有什么治疗价值[67]。其他方法，例如改变体位从仰卧到俯伏[36,51]、改变环境温度[71]以及纠正低氧[108]，能降低呼吸暂停的发病率。

停止治疗、出院前监测以及出院回家

用甲基黄嘌呤治疗呼吸暂停的婴儿，到 35 周的受孕后年龄（PCA）时[24]，有停止治疗的趋势。尽管如此，显著的呼吸暂停可以持续到 43 周 PCA[24,78]。大多数新生儿专家同意，在停止甲基黄嘌呤治疗之后，未成熟期曾出现病态呼吸暂停的婴儿，在从新生儿病房出院前，应该有 5～7 天的无发作时期[19]。在新生儿病房，早产儿通常处于俯卧位，能改善氧合，减少呼吸暂停发作的频率[36]。由于俯卧位时的婴儿猝死综合征（SIDS）风险高，婴儿在出院前应以仰卧体位度过一周或一周以上，除非有其他因素无法实施仰卧位[9]。

家庭监测

早产儿处于 SIDS 高危状态[68]。建议有症状性呼吸暂停的早产儿应在家庭内进行心肺监护[58]，但是没有证据表明，新生儿病房中出现过不良呼吸暂停的婴儿出现 SIDS 的风险更高。由于采用跨胸阻抗测量的方法，大多数家庭心肺监护不能探测到阻塞型呼吸暂停。最近研究家庭监护在早产儿中的作用，结果表明阻塞型呼吸暂停是最常见的[78]。然而，这些呼吸暂停看来并不是 SIDS 的先兆。目前，在早产儿中进行家庭监护，似乎没有足够证据。

关于SIDS的建议和急性危及生命的事件

对早产儿进行前瞻性的心肺监护，未确定长时间呼吸暂停是 SIDS 的危险因素[90]。尽管如此，婴儿从新生儿病房出院前，要建议父母采取一些方法以减少 SIDS 的危险。这些包括仰卧位睡眠、避免体温过高、停止吸烟[68]以及不要与婴儿共眠[10]。出院后，婴儿可能偶尔出现急性危及生命的事件（ALTE）。ALTE 发生时，婴儿出现呼吸暂停，面色改变（发绀或苍白），张力改变（疲软或强直），需要口对口复苏或强烈的刺激。出了未成熟期的婴儿有发生 ALTE 的高危风险[78]，因此，出院前需要教父母一些基本的婴儿生命支持技术。

预后

要证明呼吸暂停对神经系统的伤害作用是困难的。这可能是由于新生儿病房重症监护后，存在许多复杂的可能影响神经学转归的因素。一些研究发现，呼吸暂停对神经发育有不良反应[13,15,46]，然而另一些研究则不能证明它们之间的关联[50,97]。已有报道，出现过不良呼吸暂停的早产儿有较高的 ROP 发病率[77]。1986 年，美国国立卫生研究院的发育学听证会在婴儿呼吸暂停上得出推论：没有证据表明，早产儿原发性呼吸暂停与远期的发育问题有关联。然而，对于甲基黄嘌呤应用后的远期安全性，逐渐引起关注[86]。一些证据互有矛盾，早产儿接受茶碱治疗，到他们 14 岁时，脑瘫的高发病率和高 IQ 评分同时存在[21]。

参考文献

1. Adams J A, Zabaleta I A, Sackner M A 1997 Hypoxemic events in spontaneously breathing premature infants: etiologic basis. Pediatric Research 42: 463–471
2. Al-Saedi S A, Lemke R P, Haider A Z, Cates D B, Kwiatkowski K, Rigatto H 1997 Prolonged apnea in the preterm infant is not a random event. American Journal of Perinatology 14: 195–200
3. American Academy of Pediatrics Taskforce on Prolonged Apnea 1978 Prolonged apnea. Pediatrics 61: 651–652
4. Angell-James J E, Daly M de B 1969 Cardiovascular responses in pnoeic asphyxia: role of arterial chemoreceptors and the modification of their effects by a pulmonary vagal inflation reflex. Journal of Physiology 201: 87–104
5. Aubier M, De Troyer A, Sampson M, Macklem P T, Roussos C 1981 Aminophylline improves diaphragmatic contractility. New England Journal of Medicine 305: 249–252
6. Barrington K J, Finer N N 1990 Periodic breathing and apnea in preterm infants. Pediatric Research 27: 118–121
7. Barrington K J, Finer N N 1993 A randomized, controlled trial of aminophylline in ventilatory weaning of premature infants. Critical Care Medicine 21: 846–850
8. Barrington K J, Finer N N, Peters K L, Barton J 1986 Physiologic effects of doxapram in idiopathic apnea of prematurity. Journal of Pediatrics 108: 124–129
9. Bhat R Y, Leipala J A, Rafferty G F, Hannam S, Greenough A 2003 Survey of sleeping position recommendations for prematurely born infants on neonatal intensive care unit discharge. European Journal of Pediatrics 162: 426–427
10. Blair P S, Fleming P J, Smith I J et al 1999 Babies sleeping with parents: case-control study of factors influencing the risk of the sudden infant death syndrome. CESDI SUDI Research Group. British Medical Journal 319: 1457–1461
11. Bory C, Baltassat P, Porthault M, Bethenod M, Frederich A, Aranda J V 1979 Metabolism of theophylline to caffeine in premature newborn infants. Journal of Pediatrics 94: 988–993
12. Brouillette R T, Morrow A S, Weese-Mayer D E, Hunt C E 1987 Comparison of respiratory inductive plethysmography and thoracic impedance for apnea monitoring. Journal of Pediatrics 111: 377–383
13. Butcher-Puech M C, Henderson-Smart D J, Holley D, Lacey J L, Edwards D A 1985 Relation between apnoea duration and type and neurological status of preterm infants. Archives of Disease in Childhood 60: 953–958
14. Carlo W A, Martin R J, Bruce E N, Strohl K P, Fanaroff A A 1983 Alae nasi activation (nasal flaring) decreases nasal resistance in preterm infants. Pediatrics 72: 338–343
15. Cheung P Y, Barrington K J, Finer N N, Robertson C M 1999 Early childhood neurodevelopment in very low birth weight infants with predischarge apnea. Pediatric Pulmonology 27: 14–20
16. Church N R, Anas N G, Hall C B, Brooks J G 1984 Respiratory syncytial virus-related apnea in infants. Demographics and outcome. American Journal of Diseases of Children 138: 247–250
17. Cote C J, Zaslavsky A, Downes J J et al 1995 Postoperative apnea in former preterm infants after inguinal herniorrhaphy. A combined analysis. Anesthesiology 82 :809–822
18. Daly M D B 1986 Handbook of physiology: the respiratory system, vol. II. American Physiological Society, Bethesda, pp. 529–579
19. Darnall R A, Kattwinkel J, Nattie C, Robinson M 1997 Margin of safety for discharge after apnea in preterm infants. Pediatrics 100: 795–801
20. Davi M, Sankaran K, Maccallum M, Cates D, Rigatto H 1979 Effect of sleep state on chest distortion and on the ventilatory response to CO_2 in neonates. Pediatric Research 13: 982–986
21. Davis P G, Doyle L W, Rickards A L et al 2000 Methylxanthines and sensorineural outcome at 14 years in children <1501 g birthweight. Journal of Paediatrics and Child Health 36: 47–50
22. Dransfield D A, Fox W W 1980 A noninvasive method for recording central and obstructive apnea with bradycardia in infants. Critical Care Medicine 8: 663–666
23. Dransfield D A, Spitzer A R, Fox W W 1983 Episodic airway obstruction in premature infants. American Journal of Diseases of Children 137: 441–443
24. Eichenwald E C, Aina A, Stark A R 1997 Apnea frequently persists beyond term gestation in infants delivered at 24 to 28 weeks. Pediatrics 100: 354–359
25. Erenberg A, Leff R D, Haack D G, Mosdell K W, Hicks G M, Wynne B A 2000 Caffeine citrate for the treatment of apnea of prematurity: a double-blind, placebo-controlled study. Pharmacotherapy 20: 644–652
26. Finer N N, Barrington K J, Hayes B J, Hugh A 1992 Obstructive, mixed, and central apnea in the neonate: physiologic correlates. Journal of Pediatrics 121: 943–950
27. Fleming P J, Bryan A C, Bryan M H 1978 Functional immaturity of pulmonary irritant receptors and apnea in newborn preterm infants. Pediatrics 61: 515–518
28. Gaon P, Lee S, Hannam S, Ingram D, Milner A D 1999 Assessment of effect of nasal continuous positive pressure on laryngeal opening using fibre optic laryngoscopy. Archives of Disease in Childhood. Fetal and Neonatal Edition 80: F230–F232
29. Gerhardt T, Bancalari E 1984 Apnea of prematurity: I. Lung function and regulation of breathing. Pediatrics 74: 58–62
30. Gerhardt T, Bancalari E 1984 Apnea of prematurity: II. Respiratory reflexes. Pediatrics 74: 63–66
31. Glotzbach S F, Ariagno R L 1992 Periodic breathing. In: Beckerman R C, Broillette R T, Hunt C E (eds) Respiratory control disorders in infants and children. Lippincott Williams & Wilkins, Baltimore, pp. 142–160
32. Glotzbach S F, Tansey P A, Baldwin R B, Ariagno R L 1989 Periodic breathing cycle duration in preterm infants. Pediatric Research 25: 258–261
33. Hannam S, Ingram D M, Milner A D 1998 A possible role for the Hering-Breuer deflation reflex in apnea of prematurity. Journal of Pediatrics 132: 35–39
34. Hay W W, Brockway J M, Eyzaguirre M 1989 Neonatal pulse oximetry: accuracy and reliability. Pediatrics 83: 717–722
35. Heeringa J, Berkenbosch A, de Goede J, Olievier C N 1979 Relative contribution of central and peripheral chemoreceptors to the ventilatory response to CO_2 during hyperoxia. Respiration Physiology 37: 365–379

36. Heimler R, Langlois J, Hodel D J, Nelin L D, Sasidharan P 1992 Effect of positioning on the breathing pattern of preterm infants. Archives of Disease in Childhood 67: 312–314
37. Heldt G P 1988 Development of stability of the respiratory system in preterm infants. Journal of Applied Physiology 65: 441–444
38. Henderson-Smart D J 1981 The effect of gestational age on the incidence and duration of recurrent apnoea in newborn babies. Australian Paediatrics Journal 17: 273–276
39. Henderson-Smart D J, Butcher-Puech M C, Edwards D A 1986 Incidence and mechanism of bradycardia during apnoea in preterm infants. Archives of Disease in Childhood 61: 227–232
40. Henderson-Smart D J, Pettigrew A G, Campbell D J 1983 Clinical apnea and brain-stem neural function in preterm infants. New England Journal of Medicine 308: 353–357
41. Henderson-Smart D J, Steer P A 2002 Prophylactic methylxanthine for prevention of apnea in preterm infants (Cochrane Review). In: The Cochrane Library, Issue 4. Update Software, Oxford
42. Henderson-Smart D J, Steer P 2002 Doxapram versus methylxanthine for apnea in preterm infants (Cochrane Review). In: The Cochrane Library, Issue 4. Update Software, Oxford
43. Hodgman J E, Gonzalez F, Hoppenbrouwers T, Cabal L A 1990 Apnea, transient episodes of bradycardia, and periodic breathing in preterm infants. American Journal of Diseases of Children 144: 54–57
44. Howell L L 1993 Comparative effects of caffeine and selective phosphodiesterase inhibitors on respiration and behavior in rhesus monkeys. Journal of Pharmacology and Experimental Therapeutics 266: 894–903
45. Idiong N, Lemke R P, Lin Y J, Kwiatkowski K, Cates D B, Rigatto H 1998 Airway closure during mixed apneas in preterm infants: is respiratory effort necessary? Journal of Pediatrics 133: 509–512
46. Jones R A, Lukeman D 1982 Apnoea of immaturity. 2. Mortality and handicap. Archives of Disease in Childhood 57: 766–768
47. Joshi A, Gerhardt T, Shandloff P, Bancalari E 1987 Blood transfusion effect on the respiratory pattern of preterm infants. Pediatrics 80: 79–84
48. Kimball A L, Carlton D P 2001 Gastroesophageal reflux medications in the treatment of apnea in premature infants. Journal of Pediatrics 138: 355–360
49. Knill R, Bryan A C 1976 An intercostal-phrenic inhibitory reflex in human newborn infants. Journal of Applied Physiology 40: 352–356
50. Koons A H, Mojica N, Jadeja N, Ostfeld B, Hiatt M, Hegyi T 1993 Neurodevelopmental outcome of infants with apnea of infancy. American Journal of Perinatology 10: 208–211
51. Kurlak L O, Ruggins N R, Stephenson T J 1994 Effect of nursing position on incidence, type, and duration of clinically significant apnoea in preterm infants. Archives of Disease in Childhood. Fetal and Neonatal Edition 71: F16–F19
52. Kurth C D, Spitzer A R, Broennle A M, Downes J J 1987 Postoperative apnea in preterm infants. Anesthesiology 66: 483–488
53. Lemke R P, Al-Saedi S A, Alvaro R E et al 1996 Use of a magnified cardiac airflow oscillation to classify neonatal apnea. American Journal of Respiratory and Critical Care Medicine 154: 1537–1542
54. Lemke R P, Idiong N, Al-Saedi S, Kwiatkowski K, Cates D B, Rigatto H 1998 Evidence of a critical period of airway instability during central apneas in preterm infants. American Journal of Respiratory and Critical Care Medicine 157: 470–474
55. Lemyre B, Davis P G, de Paoli A G 2002 Nasal intermittent positive pressure ventilation (NIPPV) versus nasal continuous positive airway pressure (NCPAP) for apnea of prematurity (Cochrane Review). In: The Cochrane Library, Issue 4. Update Software, Oxford
56. Lewin J E 1969 An apnoea-alarm mattress. Lancet 2: 667–668
57. Lindgren C, Grogaard J 1996 Reflex apnoea response and inflammatory mediators in infants with respiratory tract infection. Acta Paediatrica 85: 798–803
58. Little G A, Ballard R A, Brooks J R et al 1987 National Institutes of Health Consensus Development Conference on Infantile Apnea and Home Monitoring, Sept 29 to Oct 1, 1986. Pediatrics 79: 292–299
59. Lopes J M, Muller N L, Bryan M H, Bryan A C 1981 Synergistic behavior of inspiratory muscles after diaphragmatic fatigue in the newborn. Journal of Applied Physiology 51: 547–551
60. Martin R J, DiFiore J M, Jana L et al 1998 Persistence of the biphasic ventilatory response to hypoxia in preterm infants. Journal of Pediatrics 132: 960–964
61. Martin R J, Fanaroff A A 1998 Neonatal apnea, bradycardia, or desaturation: does it matter? Journal of Pediatrics 132: 758–759
62. Martin R J, Okken A, Rubin D 1979 Arterial oxygen tension during active and quiet sleep in the normal neonate. Journal of Pediatrics 94: 271–274
63. Mathew O P 2003 Apnea, bradycardia and desaturation. In: Mathew O P (ed) Respiratory control and disorders in the newborn. Marcel Dekker, New York, pp. 273–293
64. Miller M J, Carlo W A, Martin R J 1985 Continuous positive airway pressure selectively reduces obstructive apnea in preterm infants. Journal of Pediatrics 106: 91–94
65. Miller M J, DiFiore J M, Strohl K P, Martin R J 1990 Effects of nasal CPAP on supraglottic and total pulmonary resistance in preterm infants. Journal of Applied Physiology 68: 141–146
66. Milner A D, Boon A W, Saunders R A, Hopkin I E 1980 Upper airway obstruction and apnoea in preterm babies. Archives of Disease in Childhood 55: 22–25
67. Osborn D A, Henderson-Smart D J 2002 Kinesthetic stimulation for treating apnea in preterm infants (Cochrane Review). In: The Cochrane Library, Issue 4. Update Software, Oxford
68. Oyen N, Markestad T, Skaerven R et al 1997 Combined effects of sleeping position and prenatal risk factors in sudden infant death syndrome: the Nordic Epidemiological SIDS Study. Pediatrics 100: 613–621
69. Peliowski A, Finer N N 1990 A blinded, randomized, placebo-controlled trial to compare theophylline and doxapram for the treatment of apnea of prematurity. Journal of Pediatrics 116: 648–653
70. Perlman J M, Volpe J J 1985 Episodes of apnea and bradycardia in the preterm newborn: impact on cerebral circulation. Pediatrics 76: 333–338
71. Perlstein P H, Edwards N K, Sutherland J M 1970 Apnea in premature infants and incubator-air-temperature changes. New England Journal of Medicine 282: 461–466
72. Peter C S, Sprodowski N, Bohnhorst B, Silny J, Poets C F 2002 Gastroesophageal reflux and apnea of prematurity: no temporal relationship. Pediatrics 109: 8–11
73. Poets C F 2003 Pathophysiology of apnea of prematurity. In: Mathew O P (ed) Respiratory control and disorders in the newborn. Marcel Dekker, New York, pp. 295–316
74. Poets C F, Langner M U, Bohnhorst B 1997 Effects of bottle feeding and two different methods of gavage feeding on oxygenation and breathing patterns in preterm infants. Acta Paediatrica 86: 419–423
75. Poets C F, Stebbens V A, Richard D, Southall D P 1995 Prolonged episodes of hypoxemia in preterm infants undetectable by cardiorespiratory monitors. Pediatrics 95: 860–863
76. Poets C F, Stebbens V A, Samuels M P, Southall D P 1993 The relationship between bradycardia, apnea, and hypoxemia in preterm infants. Pediatric Research 34: 144–147
77. Purohit D M, Ellison R C, Zierler S, Miettinen O S, Nadas A S 1985 Risk factors for retrolental fibroplasia: experience with 3,025 premature infants. National Collaborative Study on Patent Ductus Arteriosus in Premature Infants. Pediatrics 76: 339–344
78. Ramanathan R, Corwin M J, Hunt C E et al for the Collaborative Home Infant Monitoring Evaluation (CHIME) Study Group 2001 Cardiorespiratory events recorded on home monitors: comparison of healthy infants with those at increased risk for SIDS. Journal of the American Medical Association 285: 2199–2207
79. Razi N M, Delauter M, Pandit PB 2002 Periodic breathing and oxygen saturation in preterm infants at discharge. Journal of Perinatology 22:442–444
80. Rigatto H 2003 Periodic breathing. In: Mathew O P (ed) Respiratory control and disorders in the newborn. Marcel Dekker, New York, pp. 237–272
81. Rosen C L, Glaze D G, Frost J D 1984 Hypoxemia associated with feeding in the preterm infant and full-term neonate. American Journal of Diseases of Children 138: 623–628
82. Ruggins N R, Milner A D 1991 Site of upper airway obstruction in preterm infants with problematical apnoea. Archives of Disease in Childhood 66: 787–792
83. Sanchez P J, Laptook A R, Fisher L, Sumner J, Risser R C, Perlman J M 1997 Apnea after immunization of preterm infants. Journal of Pediatrics 130: 746–751
84. Scanlon J E, Chin K C, Morgan M E, Durbin G M, Hale K A, Brown S S 1992 Caffeine or theophylline for neonatal apnoea? Archives of Disease in Childhood 67: 425–428
85. Schertel E R, Adams L, Schneider D A, Smith K S, Green J F 1986 Rapid shallow breathing evoked by capsaicin from isolated pulmonary circulation. Journal of Applied Physiology 61: 1237–1240
86. Schmidt B 1999 Methylxanthine therapy in premature infants: sound practice, disaster, or fruitless byway? Journal of Pediatrics 135: 526–528
87. Scholander P F 1963 The master switch of life. Scientific American 209: 92–106
88. Schulte F J, Busse C, Eichhorn W 1977 Rapid eye movement sleep, motoneurone inhibition, and apneic spells in preterm infants. Pediatric Research 11: 709–713
89. Smith J E, Scopes J W 1972 A new apnoea alarm for babies. Lancet 2:

545–546
90. Southall D P, Richards J M, de Swiet M et al for the Multicentre Prospective Study into the Sudden Infant Death Syndrome 1983 Identification of infants destined to die unexpectedly during infancy: evaluation of predictive importance of prolonged apnoea and disorders of cardiac rhythm or conduction. British Medical Journal (Clinical Research Ed.) 286:1092–1096
91. Southall D P, Richards J M, Lau K C, Shinebourne E A 1980 An explanation for failure of impedance apnoea alarm systems. Archives of Disease in Childhood 55: 63–65
92. Speidel B D, Dunn P M 1976 Use of nasal continuous positive airway pressure to treat severe recurrent apnoea in very preterm infants. Lancet 2: 658–660
93. Steer P A, Henderson-Smart D J 2002 Caffeine versus theophylline for apnea in preterm infants (Cochrane Review). In: The Cochrane Library, Issue 4. Update Software, Oxford
94. Storrs C N 1977 Cardiovascular effects of apnoea in preterm infants. Archives of Disease in Childhood 52: 534–540
95. Thach B T 1992 Neuromuscular control of the upper airway. In: Beckerman R C, Broillette R T, Hunt C E (eds) Respiratory control disorders in infants and children. Lippincott Williams & Wilkins, Baltimore, pp. 47–61
96. Thach B T, Stark A R 1979 Spontaneous neck flexion and airway obstruction during apneic spells in preterm infants. Journal of Pediatrics 94: 275–281
97. Tudehope D I, Rogers Y M, Burns Y R, Mohay H, O'Callaghan M J 1986 Apnoea in very low birthweight infants: outcome at 2 years. Australian Paediatrics Journal 22: 131–134
98. Upton C J, Milner A D, Stokes G M 1991 Apnoea, bradycardia, and oxygen saturation in preterm infants. Archives of Disease in Childhood 66: 381–385
99. Upton C J, Milner A D, Stokes G M 1992 Upper airway patency during apnoea of prematurity. Archives of Disease in Childhood 67: 419–424
100. Upton C J, Milner A D, Stokes G M 1992 Response to tube breathing in preterm infants with apnea. Pediatric Pulmonology 12: 23–28
101. Upton C J, Milner A D, Stokes G M 1992 Response to external obstruction in preterm infants with apnea. Pediatric Pulmonology 14: 233–238
102. Upton C J, Milner A D, Stokes G M 1992 Episodic bradycardia in preterm infants. Archives of Disease in Childhood 67: 831–834
103. Valman H B, Wright B M, Lawrence C 1983 Measurement of respiratory rate in the newborn. British Medical Journal (Clinical Research Ed.) 4;286: 1783–1784
104. Vyas H, Milner A D, Hopkin I E 1981 Relationship between apnoea and bradycardia in preterm infants. Acta Paediatrica Scandinavica 70: 785–790
105. Waggener T B, Frantz I D, Cohlan B A, Stark A R 1989 Mixed and obstructive apneas are related to ventilatory oscillations in premature infants. Journal of Applied Physiology 66: 2818–2826
106. Waggener T B, Stark A R, Cohlan B A, Frantz I D 1984 Apnea duration is related to ventilatory oscillation characteristics in newborn infants. Journal of Applied Physiology 57: 536–544
107. Watanabe K, Hakamada S, Kuroyanagi M, Yamazaki T, Takeuchi T 1983 Electroencephalographic study of intraventricular hemorrhage in the preterm newborn. Neuropediatrics 14: 225–230
108. Weintraub Z, Alvaro R, Kwiatkowski K, Cates D, Rigatto H 1992 Effects of inhaled oxygen (up to 40%) on periodic breathing and apnea in preterm infants. Journal of Applied Physiology 72: 116–120
109. Westkamp E, Soditt V, Adrian S, Bohnhorst B, Groneck P, Poets C F 2002 Blood transfusion in anemic infants with apnea of prematurity. Biology of the Neonate 82: 228–232

第 5 部分

下呼吸道畸形

Grenville F Fox

肺发育不全

双侧肺发育不全是一种极其罕见的畸形，且出生后不能存活。有报道其合并无脑和其他先天性畸形[127]。

单侧肺发育不全也可并发其他先天性畸形，包括先天性心脏病（CHD）、食管闭锁和脊柱与面部畸形[81,120]。虽然大多数病例在新生儿早期出现呼吸窘迫，但有产前超声波诊断的报道[101]。其他一些病例可能在儿童早期反复出现呼吸道症状，或者偶然被发现[146]。

通常可依靠胸部 X 线影像（CXR）进行确诊，显示患侧肺无充气，显著的纵隔移位和健侧肺疝，健侧肺通常显示有代偿性充气过度。

治疗仅是支持性的，如可能，则同时治疗合并的先天性畸形。死亡率高，且通常取决于合并的先天性心脏病。

肺发育不良

原发性肺发育不良

在这一罕见的肺发育不良中，没有明显的潜在病因。虽然病变常是单发性的，但也有家族性病例的描述[33]。在一些原发性肺发育不良的病例中，发现有腺泡发育不良，同时发生支气管远端发育异常。没有肺泡，且终末细支气管有支气管上皮覆盖的多发性囊性分支，相当于在假腺管期后肺发育停止[136]。

继发性肺发育不良

宫内肺最佳发育需要有大小正常的胸腔、正常的羊水容积和胎儿正常的呼吸运动。根据病因学，继发性肺发育不良的原因包括胸腔内占位病变、小胸综合征、羊水过少、先天性神经肌肉病变和其他原因（表 27.14）。

胸腔内空间减少

胸腔容量受限的情况常伴有肺发育不良。其中，先天性膈疝（CDH）的研究较为广泛，且组织学研究显示随着肺泡数量减少，支气管及血管分支也减少[42]。

表27.14 继发性肺发育不良的病因

病理生理学	病症/病因学
胸腔内空间减少	先天性横膈疝[7]
	先天性囊性腺瘤样畸形[121]
	先天性肺囊肿
	胸腔积液[24]
	小胸综合征（见表 27.15）
胎儿呼吸运动减少	先天性肌强直性营养不良[158]
	脊髓性肌萎缩[106]
	膈神经发育不全[61]
	颈部脊髓病变[135]
羊水容量减少	胎儿肾畸形
	双侧肾发育不全（Potter 综合征）[126]
	肾多囊性发育不良[112]
	多囊性肾病[76,112]
	梗阻性尿路疾病[70]
	肾小管发育不全[83,112]
	长时间胎膜早破[11]
	子宫胎盘功能不全
	羊膜腔穿刺术
其他	恒河猴病[26]
	三体征（21 三体[31]和 18 三体）
	母亲用药
	血管紧张素-转换酶抑制剂[66]
	丙戊酸钠[75]
	前腹壁缺损[150]

胎儿呼吸运动减少

肺发育不良合并有许多先天性神经肌肉病变。气管分支减少提示在胚胎16周前，肺的生长发育受到影响。在此之前数周，通常可通过超声扫描（USS）观察到胎儿的呼吸运动，显示呼吸时压力变化幅度是肺正常生长的一个重要决定因素[90]。

羊水容量减少

任何原因引起的羊水过少均可导致肺发育不良，尤其是发生在孕26周以前（表27.14）。通过尝试进行羊膜腔灌注恢复正常羊水容量，可以降低肺发育不良的发生，证实了足够的羊水容量对肺的生长是必需的[110]。

死后检查显示，在肾疾病引起的肺发育不良中，有支气管分支减少，这提示发育异常发生在胎龄16周以前。同时，也有肺泡的数量及大小的下降，提示此后持续存在发育异常[71]。

孕26周以前出现胎膜早破者中，约有23%的病例合并肺发育不良[16]。在一个系列研究中发现，胎膜破裂时的孕龄、破裂的时程（长于14天）以及羊水过少的严重程度是肺发育不良的独立风险因素[79]。胎儿的呼吸、运动以及胸围腹围比值无预测性。孕25周以前发生胎膜早破、时间超过14天伴随严重的羊水过少，提示新生儿因肺发育不良引起的死亡率高于90%。

虽然不会并发严重的肺发育不良，但是在妊娠头三个月和中三个月时段内进行羊膜腔穿刺术可能会影响肺的生长，引起呼吸道问题的发生率增加，以及新生儿肺容量减少及功能下降[1,151,159]。

羊水过少引起肺发育降低的机制仍不确定，提出了一些机制，包括胸廓压迫[110]、胎儿呼吸运动减少[3]和发育中的呼吸道受液体的拉伸减少等。

临床特点

双侧肺发育不良的严重程度不一，从新生儿无法复苏，到仅有轻度呼吸窘迫症状且在出生后数周内可以不需干预而自行好转[5]。

重度的双侧肺发育不良常合并气胸和新生儿持续肺动脉高压（PPHN）。当存在诸如先天性肌营养不良的神经肌肉疾病病时，可有胎儿运动减少和由于胎儿吞咽不良导致羊水过多的病史。有严重的肌张力下降，肌病面容以及马蹄内翻足也很常见。肋骨常发育不良，这会合并预后不良[49]。呼吸功能可能进一步受到横膈发育不良的影响。先天性肌强直性营养不良常由母亲通过常染色体显性遗传，母亲通常仅轻度受累，且通常在其婴儿表现出更严重的受累症状或者因有先前死产或者新生儿死亡病史后才得以诊断（第41章第7部分）。这种状况的分子学基础是19号染色体q13.3上的三核苷酸数量重复[18]。在下一代这种现象增多，导致临床严重程度加重——这种现象已知为遗传预测。

由肾脏疾病引起的或者早期慢性羊水渗漏引起的严重羊水过少，常导致严重的肺发育不良，最终导致早期新生儿死亡。受累新生儿可为小胎龄儿、肢体挛缩和典型的Potter面容（耳朵异常、鼻梁平坦和内眦赘皮）。手和足通常呈“铲样”。

诊断

产前的超声检查可鉴别与肺发育不良相关的因素，诸如CDH和其他可引起胸腔容量降低的原因、双侧肾畸形、羊水过少或先天性神经肌肉疾病征象。产前的三维超声影像和肺动脉的多普勒血流速度可以用来估测胎儿的肺容量[86,165]。

重度双侧肺发育不良在出生后就有所表现。受累新生儿很难复苏，需要吸入氧浓度为1.0的高压正压通气。尽管有了这种以及其他广泛的干预措施，但也可能在出生后几分钟内死亡。产前病史以及USS可能已经鉴别出肾疾病、羊水过少或者其他在表27.14中列出的提示导致肺发育不良的因素。CXR显示可见钟形胸廓以及肺容量小。可采用气体稀释法或者体积描记法技术测量功能残气量，以此估测肺容量[5,151,152]。

治疗

产前

通常早在妊娠中三个月时段就对那些可能导致肺发育不良的状况做出产前诊断。在某些病例中，这种早期诊断可以提供产前胎儿期干预的机会。如果存在羊水过多，引流可以延长孕期，降低早产的风险和后果。

采用肋间猪尾导管对充满液体的大型先天性囊性腺瘤样畸形（CCAM）、支气管源性囊肿或胸腔积液进行引流，建立胸腔羊膜腔分流，显示可消除水肿，并可让随后肺发育正常[91,152]。

少量患 CDH 的人类胎儿中，尝试采用气管堵塞或夹闭来进行治疗（第 27 章第 6 部分）[67]。这种方法通过阻止肺产生的液体外流来促进肺的生长。迄今为止，治疗效果变化不一，虽然因未发现有益处，使美国较早就终止了该类试验[69]，但通过可分离球囊的胎儿镜插入进行气管堵闭的并发症较少，且存活率较好[68]。

对一些病例进行羊膜腔灌注可降低因肺发育不良引起的新生儿死亡率[110,157]，但尚缺少随机对照试验的证据。

已经成功地在一些孕 24 周前诊断为梗阻性尿路疾病的病例中置入胎儿膀胱导管，由于消除了严重的羊水过少，因此避免了肺发育不良[144]。

出生后

双侧肺发育不良患儿所需的呼吸支持的程度取决于肺发育不良的严重程度。在一些病例中，特别是在妊娠中三个月时段早期发现无羊水或重度羊水过少，且合并其他严重先天性畸形，诸如双侧发育不良性囊性肾者，可能确实需要考虑是保持还是终止继续进行重症呼吸支持。在一些轻度双侧肺发育不良的病例中，可能不需要呼吸支持，在肺发育至正常大小的数周或数月时期内，推荐进行密切的监护[5]。

许多双侧肺发育不良的婴儿可能需要长时间的机械通气。尤其是开始的时候，通气需求比较高。在妊娠中三个月时段内的长时间羊膜破裂之后，一些婴儿可能开始时就需要非常高压力的通气，但在出生后头 24 小时迅速康复，并足以在几天内脱离呼吸支持。这可能归咎于因羊水过少引起的重度肺不张，并称作“干肺综合征”[95]。这些病例的肺发育可能是正常的，但是最初的 CXR 表现和产前病史可能提示肺发育不良[92]。

由于长时间羊膜破裂后感染风险升高，应在进行适当的检查后，给予广谱抗生素。

肺动脉高压是一个常见问题。建议采用吸入一氧化氮（iNO）、高频振荡通气、钙通道阻滞剂以及体外膜式氧合（ECMO）等方法，在少数病例中取得了成功的效果[56,74]。在孕 34 周，早产的风险低，且可能不发生关节挛缩[16]。

预后

双侧肺发育不良的存活率取决于肺发育不良的程度以及其他合并畸形。在最近发表的一个系列报道中，破膜时间在 14～19 周、20～25 周及 26～28 周的存活率分别为 40%、92%和 100%[47]。肺发育不良占死亡数的 78%。其他研究发现破膜时的孕龄、距离出生的剩余时间以及羊水容量是预测肺发育不良风险以及新生儿死亡率的独立因素[16,164]。

轻到中度的肺发育不良需要数周到数月时间，其症状才会逐渐缓解[5]。对那些问题更严重的患者，常常需要很长时间的机械通气，随着生长发育，症状可能会逐渐缓解，因此必须有良好的营养支持。应用一些不同的技术来测量不同基础诊断的婴儿的肺容量，提示绝大部分在新生儿早期存活的患儿，可能要到 6 岁时肺的大小才达到正常[5,27,149]。

小胸综合征

表 27.15 显示了引起新生儿期呼吸系统症状的先天性胸壁畸形的状况。肋骨常短小，且多伴有脊柱畸形，导致脊柱后凸，从而可能使得胸腔容积进一步减少。一些这类情况中可能会发生肺发育不良，但已证实许多病例中，肺的生长发育是正常的[163]。

采用 USS 进行产前诊断，可在孕 24 周前发现许多这类异常。在一个系列研究中，诊断的准确率仅为 65%，但预测死亡率的敏感性和特异度达 100%[124]。

在许多这类情况中，早期可能发生呼吸窘迫症状。胸廓通常呈钟形，且腹部增大。CXR 有相同表现，并可见肋骨短小呈水平位，并有心影明显扩大且肺野清晰。进一步对脊柱及其他骨骼进行骨科检查，详细询问家族史，有助于建立基础诊断。

短肋–多指(趾)综合征据描述有四种亚型（Saldino-Noonan、Majewski、Verma-Naumoff 和 Beemer- Langer 综合征），但其与窒息性胸营养不良以及 Ellis van Creveld 综合征有可能反映了一个连续的谱系[100]。分子遗传

表27.15 引起新生儿呼吸系统症状的先天性胸壁畸形

疾病	遗传/遗传学	临床特征	预后
窒息性胸部营养不良(Jeune 综合征)	常染色体隐性-变异染色体 15q13	肋骨短小，钟形胸，+/-肢体短小，髂骨翼发育不良，肾畸形	严重程度不同，从轻度新生儿呼吸窘迫和长期存活，到早期严重呼吸衰竭和死亡
软骨外胚层发育不良(Ellis van Creveld 综合征)	常染色体隐性-变异染色体 4q16	肋骨短小，多指（内侧），先天性心脏病，唇腭裂，指甲发育不良	新生儿呼吸窘迫，预后良好
短肋-多指(趾)综合征	常染色体隐性	肋骨短小，多指(趾)，脊椎骨和骨盆缺损，肢体短小，先天性心脏病，肾、生殖器和肠道畸形	严重的新生儿呼吸衰竭合并早期死亡
软骨发育不全	常染色体显性(80%新变异)	胸廓小，肢体短小，额部隆起的大头畸形	轻度新生儿呼吸窘迫，上呼吸道梗阻和呼吸暂停，轻度肌张力降低。预后良好
软骨成长不全	常染色体隐性	1 型（Parenti-Fraccaro 综合征） -肢体短小，大头，小型桶状胸，肋骨菲薄并有骨折，椎体未骨化。 2 型（Langer-Saldino 综合征） -肢体和肋骨短小，颅骨和椎体骨化度较高	死产或新生儿早期死亡
致死性骨发育不全	散发性-成纤维细胞生长因子受体 3 基因变异	肢体非常短小，股骨呈“电话手柄”，非常小的梨形胸廓；三叶草头；偶尔有其他先天性畸形（先天性心脏病、肾积水、肛门闭锁、脑积水）	严重新生儿呼吸衰竭，通常在数小时内导致死亡。一些可能可存活数周[119]
屈肢骨发育不良	常染色体隐性	肢体短小，长骨呈弓状弯曲，胸廓狭窄，偶尔有 11 根肋骨。可能染色体核型为男性，而表现型为女性，脑积水和喉发育不良及气管环	通常有严重的新生儿呼吸衰竭，且在数周内早期死亡。报道有一例病例存活到 17 岁[140]
成骨不全	II 型-通常为常染色体隐性，但是可能为显性。I 型前胶原基因变异	严重的胸壁和肢体畸形，因宫内多发性骨折愈合引起；软颅，薄颅（鸡蛋脑壳）	约 50%的死产。其他通常在出生后即刻死亡。超声扫描[107]或可能实施绒毛膜绒毛活检[78]进行产前诊断
	III 型-常染色体隐性。I 型胶原基因变异	同上，但严重程度较轻	在新生儿期可能发生轻度的呼吸问题。胸壁畸形常为渐进性，引起许多病例在之后的儿童期死亡
磷酸酶过少症(围生期型)	常染色体隐性-一些病例中发现有组织非特异性碱性磷酸酶基因变异[67]	骨骼缺乏矿物质化，有多发性病理性骨折，肋骨和长骨短小，高钙血症，碱性磷酸酶含量低	在新生儿早期死于呼吸衰竭。可能通过绒毛膜绒毛活检的碱性磷酸酶测定进行产前诊断
锁骨颅骨发育不全	常染色体显性	锁骨发育不良，肋骨短小，前囟闭合推迟和出牙推迟	可能发生不同程度的新生儿呼吸窘迫
脊椎骨骺发育不良	常染色体显性	脊椎骨化延迟，合并脊柱后凸侧弯，小胸廓和腭裂	可能表现出新生儿呼吸窘迫
脊椎胸廓成骨不良	常染色体隐性	脊椎畸形引起肋骨拥挤造成严重的胸壁畸形	严重的新生儿呼吸窘迫造成在出生后头几个月内死亡[78]
脊椎肋骨成骨不良	常染色体隐性或显性	脊椎和肋骨畸形，造成一些病例的胸壁畸形	常染色体隐性者更可能表现出严重的新生儿呼吸窘迫。显性者可能表现出仅有轻度症状[76]

学的进一步发展可能提供了支持这一论断的进一步证据。

在许多这类状况中，常常出生后即刻就需要进行机械通气，通气时间长短不一，取决于基础诊断。预后通常差，但那些活过第一年的患者，可能有比较乐观的前景[117]。已有阐述在窒息性胸营养不良或其他类似疾病中，通过骨移植或人工假体手术重建胸壁[154]，已有远期效果良好的报道，是否这仅局限于在手术前已能活过 1 岁的轻症患者，还是值得审视的[39]。

先天性囊性腺瘤样畸形

CCAM 是一种罕见的状况，主要影响下叶肺。单侧 CCAM 更为常见，左肺受累比右肺更常见[137]。也有双侧肺受累病例的报道[14,137]。肺受累区域由支气管上皮或立方上皮覆盖的囊性肿块组成，其可包含插入正常肺组织的囊性或腺瘤性部分。Stocker 等描述了 CCAM 的三种病理变化[142]。1 型是这些类型中最为常见的，占所有病例的 50%。它由覆盖假复层上皮的多发性薄壁囊肿组成，可能含有黏液分泌腺体。囊肿一般较大，可能会和先天性肺叶气肿相混淆。2 型 CCAM 占所有病例约 40%，由许多较小的囊肿组成（直径小于 1～2cm），由纤毛立方上皮或柱状上皮覆盖，无腺样组织。3 型 CCAM 极为少见（在所有 CCAM 病例中比例少于 10%），为相对实性的病变，它由很小的囊肿构成，由纤毛立方上皮覆盖。随后描述了第四型 CCAM，它由腺泡-肺泡上皮构成，而不是像在 1 型、2 型和 3 型 CCAM 中发现的支气管上皮[108]。这提示有两种亚型的 CCAM 源自肺发育的不同分支形态发生学阶段。第一种亚型起源于假腺管期（1 型、2 型和 3 型），同时第 4 型起源于囊状期。有提议将病变简单分为小囊型（囊肿＜5mm）和大囊型（囊肿＞5mm），也有提示预后的价值[153]。

虽然有人提出这是肺上皮细胞转化失调的结果，且同时有细胞增殖过度和凋亡减少[22]，但 CCAM 的病因仍然不清。胶质细胞源性神经营养因子（GDNF）是涉及胎儿肺及其他器官发育的一种生长因子，且发现这种因子在 CCAM 组织的上皮细胞中，相对正常肺组织存在表达增多[50]。血小板衍生生长因子-BB（PDGF-BB）刺激正常的肺生长，在成管期浓度最大。在并发积水的快速生长的 CCAM 中发现 PDGF-BB 浓度增高[89]。

据评估，CCAM 的发生率为每 25 000～30 000 例妊娠中发生一例。男女受累比率相当，且未发现遗传模式。在少数病例发现有 18 号染色体三体征[85]。约 20%的病例合并其他先天畸形[142]。其他的先天性肺部畸形，诸如支气管源性囊肿和肺隔离症可以同时存在[21,96]。

临床特征

大多数 CCAM 可通过产前 USS 获得诊断。初次诊断后，随着孕期发展，大约 40%的病例可以部分或全部消退[10,46,60,137,155]，1/3 病例的病变最初会增大[85]。约 30%的病例会发生水肿[35,46,97]，且羊水过多也较为常见。超声心动图研究提示因血管受到压迫引起中心静脉压升高，可能是发生水肿的原因，而羊水过多可能是因为食管压迫引起吞咽减少所致。可能高达 25%的病例发生宫内死亡，并发羊水过多、水肿、明显的纵隔移位，且宫内死亡和出生后死亡病例会并发 3 型 CCAM[12,20,84,111]。早产似乎更为常见，发生率 0%～50%不等[46,105,153]。这一大范围的变化可能反映了不同的产前干预途径。

产后表现不一，从大约 50%的病例没有症状[111]到重度呼吸窘迫需要人工通气或其他形式的呼吸支持。呼吸增快，需要氧疗的发绀以及二氧化碳潴留是常见特征。新生儿早期也发现有气胸[55]和 PPHN[129]合并 CCAM 疾病。儿童和成人的晚期表现最常见的是反复发生的下呼吸道感染，由于广泛的常规产前 USS，现在这已经不常见了[93]。但最近有从婴儿期到成人期出现肺脓肿[37]、气胸[88]、咯血[28]以及 CXR 偶发表现[8]的病例报道。

许多病例报告提示 CCAM 和不同的胸内新生肿块存在关联。支气管肺泡癌既可以发生在 11 岁的儿童，也可以在成年患者中发生[62]。在许多病例中报道了肺横纹肌肉瘤[122]，最年轻的是 13 个月的婴儿。支气管肺母细胞瘤可能源自 CCAM，且在最初的手术切除后得以发现[123]。

诊断

产前 USS 可早在孕 16 周就发现 CCAM，那时病灶表现为在微囊泡部位的强回声团块，或者呈大型囊性表现[153]。超声估测 CCAM 的体积可以用来预测水肿的发生[35]，而胎儿肺动脉的多普勒血流波形可以用来准确预测肺发育不良的程度[51]。最近，对胎儿磁共振影像（MRI）进行了评价，其可能有助于鉴别 CCAM 和诸如 CDH 等的其他疾病[72]。

出生后最初的 CXR 平片影像通常显示，受累肺叶内呈囊性、实质性或混合性病灶，这取决于 CCAM 的主要类型。常见纵隔移位。对计算机体层（CT）扫描进行了进一步评估，可能有助于鉴别 CCAM 与 CDH 或者其他在 CXR 上不易显示的病变，同时还可以精确地显示解剖部位[80]。虽然可能在手术切除前其体动脉血供不明显，要到手术切除时才能发现，但彩色多普勒血流检查有助于排除在一些 CCAM 病例中发现的体动脉血供[21]。

治疗

对预后不良的疾病如双侧 CCAM、早期水肿或合并其他严重先天畸形者可以考虑终止妊娠[60,85,153]。虽然没有对于 CCAM 病例的直接证据支持，但羊膜腔穿刺减少羊水可能可以降低早产的危险性。如果有显著的纵隔移位，且合并充满液体的大型囊肿，进行胸腔羊膜腔分流可以有很高的生存率[2,35]，但这种干预仅在羊水过多或者有水肿时才有适应证[44]。对块状多发性囊肿或者明显的实质性 CCAM 且合并水肿，胎儿肺叶切除可能提供了另一个治疗选择。在 13 例孕 21～29 周的患儿中进行了该手术，经过 1～7 年随访，8 例健康存活[2]。

有症状的病例需要在出生后早期进行肺叶或肺段的手术切除。纵隔移位、肺发育不良以及肺动脉高压可能在出生后初期引发问题，采用高频振荡通气（HFOV）[160]、iNO[14]、对侧肺选择性插管[23]以及 ECMO[114]等治疗，来使 CCAM 婴儿在围术期保持稳定。反复发生感染以及恶变的风险提示即使无症状病例也应该考虑外科手术，这也是我们目前的临床实践。

预后

预后不良的标志包括水肿、羊水过多、纵隔移位、小囊性病变、早期产前诊断、存在其他先天性畸形以及早产[105,153]。部分切除的 CCAM 的复发率低[102]。

先天性肺囊肿

先天性肺囊肿可能在肺外（通常起源于气管或支气管）或在肺内（通常起源于肺泡）。它们通常为单发，局限于一侧肺且不合并其他器官的囊性改变。最常见的部位是在隆凸区域。但也可以发生在肺外周、横膈以下或者纵隔内[98]。

新生儿期由于先天性肺囊肿引起呼吸窘迫体征是极为少见的，只有 10%在此期得以诊断，在出生后头一年内有 14%得以进一步诊断，超过 50%在成人期得以诊断，许多人是通过常规 CXR 检查偶尔发现的[131]。症状及出现时间取决于先天性肺囊肿的部位及大小。

通常以 CXR 表现进行诊断。CT、MRI 或 USS 可能有助于将大型先天性肺囊肿与 CCAM 及先天性肺叶气肿相鉴别。

建议所有先天性肺囊肿均进行外科手术切除。近期，胸腔镜外科技术已经应用于此类病变[134]。

肺隔离症

肺隔离症是一种先天性病变，含有胸腔内或者腹腔内肺组织，由胸主动脉或腹主动脉供血。通常与气管支气管树没有连接。传统上来说，根据病变的部位对肺隔离症进行分类，分为叶内及叶外型。叶内型病变位于胸膜内与正常肺组织相邻，而叶外型病变位于其自己的胸膜内。随后提出了基于气道连接、动脉血供、静脉回流以及肺实质进行的分类[29]。

起初提出肺隔离症可能起源于来自原始前肠的附加肺憩室，叶外型病变位于更远端。进一步的病因学解释是偶然分支理论，在原始前肠以及主肺动脉弓系统之间存在异常连接或异常嫁接[87]。

病理生理学

叶内型肺隔离症通常包含有一块无气体的肺泡，可有一个囊性外观。肺隔离症通常位于左侧，85%的病例涉及下部区域[161]。大多数病例的动脉血供直接来自主动脉，静脉回流至肺静脉。叶外型病变可以位于胸腔内或者腹腔内，静脉直接回流到体静脉，通常为腔静脉或者奇静脉[52]。肺隔离症有一种变异类型累及右肺导致右肺发育不良，位于膈下的静脉自隔离肺组织回流至下腔静脉，且包绕其他正常肺组织。因为 CXR 以及血管造影的特征性表现，将其称为弯刀综合征[53]。

临床特征

可以通过 USS 获得产前诊断，显示胸内或腹腔内强回声团块。通常会有羊水过多，也可出现胎儿胸腔积液或水肿。最近，应用胎儿 MRI 可以获得更多的细节[41]。

叶内型病变可能由于病变压迫相邻正常肺组织，而在新生儿期引起呼吸窘迫症状，或者由于大型动静脉分流引起心衰症状。但是，约 80%的婴儿没有症状，但在后来的儿童期或成年期出现感染、胸腔积液或咯血。可能因 CXR 偶尔发现而得以诊断。弯刀综合征可以在新生儿期出现受累一侧肺大量出血[6]。

叶内型肺隔离症很少发现合并其他先天性畸形。但最近阐述的两个系列研究中，超过 50%的肺隔离症伴发 2 型 CCAM[17,30]。与不伴 CCAM 者不同，它们症状出现更早，通常在出生后头 3 个月内就有临床表现了。

叶外型隔离肺通常没有症状，大多数是偶尔发现的。近 60%的病例合并诸如 CDH、CHD 等其他先天性畸形[138]。

诊断

肺隔离症在 CXR 上显示为一个高密度影，通常位于左肺的中后部。虽然，主动脉造影是确诊的检查方法，但是多普勒超声、螺旋 CT 扫描以及磁共振血管影像可用来显示动脉血供及静脉回流[65]。

治疗

产前出现肺隔离症征象后，对羊水过多进行产前引流，对合并胸腔积水者建立胸腹腔分流，可能会改善预后[91]。

普遍建议早期对叶内型肺隔离症进行肺段或肺叶的手术切除，对叶外型肺隔离症进行切除，以减轻大型病变肿块的影响，并防止可能出现的短期并发症，诸如出血和心衰，也可避免后期的感染[15,64,156]。也有应用胸腔镜和腹腔镜的微创外科手术的成功报道[38,103]。

近来也有经导管应用弹簧圈装置栓塞滋养动脉的报道，成功率很高，并发症很少[36]。

预后

约 50%的肺隔离症病例在产前消退或好转[15,91]。羊水过多或水肿者预后不佳。产后病变消退者也有报道，但发生率较低[54]。

新生儿期或者以后进行手术切除者预后良好，长期预后也令人满意[64,91]。对切除的肺隔离症组织进行的组织学检查未发现有组织化生或者肿瘤样改变。

先天性肺淋巴管扩张症

先天性肺淋巴管扩张症（CPL）是一类极少见的病症，肺淋巴管囊样扩张，伴有回流梗阻。虽然有单侧以及局灶性病变的报道，但该畸形通常双侧发生，伴有重度的呼吸衰竭[130]。男性更为常见，可能合并其他淋巴管畸形。Noonan 等描述了三种类型的 CPL 患者[116]：

- CPL 合并广泛淋巴管扩张症。产前经常出现水肿，广泛的淋巴管扩张造成吸收不良以及偏侧肥大。
- CPL 合并 CHD。有报道 CPL 合并完全性肺静脉异位引流、左心发育不良、肺动脉狭窄、房间隔缺损以及室间隔缺损。
- CPL 为肺部原发性疾病，可以出现在 Noonan 综合征、Turner 综合征以及 Down 综合征。

病理生理学

CPL是由于胚胎淋巴管融合障碍引起的，淋巴管起初为肺芽内生成的间隙。另有人提出CPL可能仅是全身淋巴管异常的一部分，而不是肺部本身的病变。淋巴梗阻导致肺增大、固定，很难膨胀。

临床特征

通常在产前就有表现，足月婴儿表现为水肿或严重的呼吸窘迫。外源性表面活性物质可以暂时缓解呼吸衰竭。

诊断

广泛性双侧CPL，CXR通常可见肺野呈毛玻璃样改变，但肺野常充气较好甚至充气过度，自肺门区有明显的淋巴裂隙向外放射样分布。可以出现乳糜性胸腔积液。诊断只能依赖肺活检证实。

局灶性病变可能表现为一个囊性团块，产前USS以及产后CXR的表现与囊性纤维腺瘤样畸形相似[130]。

治疗

对局灶性病变可以行外科手术予以切除[130]。双侧病变表现出严重呼吸衰竭者的预后不良。

肺泡蛋白沉积症（先天性肺泡蛋白沉积症）

肺泡蛋白沉积症（PAP）是一种少见疾病，其特征是脂蛋白样物质在肺泡内异常聚集，阻碍气体交换。症状通常发生在年长儿以及成人；婴儿可以发生严重呼吸衰竭。有家族性再现的报道，提示有些病例为常染色体隐性遗传[13]。

病理学

使肺泡膨胀的脂蛋白样物质在高碘酸-Schiff染色时呈阳性，并存在由肺泡巨噬细胞功能障碍引起的表面活性物质聚集。虽然有局部分布的记载，但新生儿期的发病大多是广泛性的[104]。有些PAP报道病例的组织学证据提示，该疾病的基本病因是表面活性物质蛋白B（SP-B）缺乏所致[115]。已经有一些SP-B基因突变的阐述，有2/3的病例发生121 ins 2突变[40]。

临床特征和诊断

足月婴儿常表现出长期、严重的呼吸衰竭。CXR表现提示肺表面活性物质缺乏，肺野表现出弥漫的毛玻璃样浑浊影。CT表现出广泛性的浑浊，叶间裂明显[113]。

应用酶联免疫吸附测定方法（ELISA）证实肺泡灌洗物中SP-B降低或缺乏，或者肺泡活检组织进行免疫着色来确定诊断[13]。

治疗

先天性肺泡蛋白沉积症婴儿自出生起就需要呼吸支持。肺泡灌洗或者应用外源肺泡表面活性物质可以暂时获得缓解，但出生后数周内，病情通常仍是致命的[13]。有报道显示，只有在肺移植后患儿才可能长期存活[73]。

先天性肺叶气肿

这是一种受累肺叶过度充气的罕见疾病。虽然，该疾病可以在年长儿或者成人中出现，但估计该病在婴儿中的发病率为1/90 000[34,99]。先天性肺叶气肿多见于男性[77]，有家族病例的报道，但没有统一的遗传模式[132,147]。10%～15%的病例合并CHD[77]。

病理生理学

单个或多个肺叶过度充气是因为涉及各种病因导致的“球瓣”机制造成的。这包括气管软骨缺陷引起的支气管软化[45]、黏液或炎性分泌物过多造成大气道部分性梗阻[148]、气管源性囊肿[58]或异常血管[128]造成的大气道腔外压迫。

受累的单个或多个肺叶苍白且膨胀，没有通气和灌注。压迫造成未受累肺的不张，合并纵隔移位。

临床特征

50%～60%的病例在新生儿早期出现呼吸窘迫症状。大多数延后至出生后 6 个月内出现症状，最常见的是反复下呼吸道感染[77]。检查时可能有患侧过度充气、呼吸音降低，叩诊发现有清音并可有呼气喘鸣。

在最近发表的病例研究中，65%的病例为左上叶受累，24%为右中叶受累，11%为右上叶受累[43,77,139,145]。一个系列病例研究提示任一肺上叶发生先天性肺叶气肿时，症状更为严重[145]。

诊断

极少有采用 USS 或者 MRI 进行产前诊断的病例报道[9,118]。同许多产前通过 USS 诊断的先天性肺部疾患一样，随着妊娠的进展，一些先天性肺叶气肿的体积会缩小甚至消失，但也可能在出生后很快就出现症状。

出生后，大多数先天性肺气肿病例可以通过 CXR 平片进行诊断，典型表现为受累肺叶过度充气，纵隔移位以及双侧肺其余部分受压迫。受累肺野内常见有肺液吸收延迟，且受累肺叶透亮度增加。通气灌注闪烁扫描术显示通气和灌注下降，且 CT 扫描也有助于诊断[77,141]。超声心动图对排除 CHD 是必要的，可能需要进行吞钡、支气管镜和心导管及血管造影检查来排除血管环[133]。

治疗

大多数在新生儿期出现症状的先天性肺叶气肿病例需要行肺叶切除手术。症状出现较晚的轻度病例通常可以采取保守治疗[77]。据报道有少数病例成功应用可曲式支气管镜[125]治疗以及选择性支气管插管[59]。

纤毛异常

原发性纤毛运动障碍，又称固定纤毛综合征（immotile cilia syndrome），是一种常染色体隐性遗传疾病，发病率约 1/15 000。

病理生理学

纤毛运动障碍绝大多数是因为外部的纤毛微管双联体缺少动力臂所致[4]。已报道通过电子显微镜发现其他纤毛超微结构异常和纤毛发育不良[48,143]。患者出现典型症状，并有纤毛摆动频率下降，但也有纤毛超微结构正常的报道[63]。

临床特征

纤毛功能不良导致呼吸道分泌物很难被清除，使患者易于罹患反复上、下呼吸道感染、鼻窦炎以及中耳炎。由于慢性呼吸道感染，导致儿童期中后期以及成年以后可能发生支气管扩张症。在大型系列病例研究中发现，合并右位心以及内脏反位（Kartagener 综合征）的发生率为 50%～67%[32,109]。由于精子活力降低，也可发生男性不育。

超过 2/3 的病例在新生儿期出现症状，可能另外还有不能解释原因的持续呼吸窘迫症状、肺炎或鼻黏液分泌[19,162]。合并右位心或有阳性家族史者，也要怀疑此诊断。

诊断

鼻咽部上皮细胞浅拭子活检可在光学显微镜下评估纤毛功能。电子计数装置以及光度测定方法可以用来测量纤毛摆动频率，在原发性纤毛运动障碍中，纤毛运动频率降低。电子显微镜可以用来评估纤毛特异性结构异常。

治疗

呼吸道及其他部位感染的抗生素治疗以及胸部物理治疗可延缓支气管扩张症的发生。正常情况下不需要对支气管扩张症进行外科治疗，但有对最严重病例进行肺叶切除和肺移植的成功报道[94]。有对男性患者进行单精子卵细胞浆内注射（ICSI）和体外受精的成功报道[25]。

预后

约 1/3 的病例在儿童晚期发生支气管扩张症，但严重程度不一，且预后通常比囊性纤维化或其他原因所致的支气管扩张症要好。预期寿命可以正常，但这取决于支气管扩张症的严重程度[82]。

参考文献

1. [Anonymous] 1978 An assessment of the hazards of amniocentesis. Report to the Medical Research Council by their Working Party on Amniocentesis. British Journal of Obstetrics and Gynaecology 85(suppl. 2): 1–41
2. Adzick N S, Harrison M R, Crombleholme T M et al 1998 Fetal lung lesions: management and outcome. American Journal of Obstetrics and Gynecology 179: 884–889
3. Adzick N S, Harrison M R, Glick P L et al 1984 Experimental pulmonary hypoplasia and oligohydramnios; relative contributions of lung fluid and fetal breathing movements. Journal of Pediatric Surgery 19: 658–665
4. Afzelius B A 1976 A human syndrome caused by immotile cilia. Science 193: 317–319
5. Aiton N R, Fox G F, Hannam S et al 1996 Pulmonary hypoplasia presenting as persistent tachypnoea in the first few months of life. British Medical Journal 312: 1149–1150
6. Alivizatos P, Cheatle T, de Leval M et al 1985 Pulmonary sequestration complicated by anomalies of pulmonary venous return. Journal of Pediatric Surgery 20: 76–99
7. Areechon W, Reid L 1963 Hypoplasia of lung with congenital diaphragmatic hernia. British Medical Journal i: 230–233
8. Avitabile A M, Greco M A, Hulnick D H et al 1984 Congenital cystic adenomatoid malformation of the lung in adults. American Journal of Surgical Pathology 8: 193–202
9. Babu R, Kyle P, Spicer R D 2001 Prenatal sonographic features of congenital lobar emphysema. Fetal Diagnosis and Therapy 16: 200–202
10. Bagolan P, Nahom A, Giorlandino C et al 1999 Cystic adenomatoid malformation of the lung: clinical evolution and management. European Journal of Pediatrics 158: 879–882
11. Bain A D, Smith I I, Gauld I K 1964 Newborn born after prolonged leakage of liquor amnii. British Medical Journal ii: 598–599
12. Bale P M 1979 Congenital cystic malformation of the lung. A form of congenital bronchiolar ("adenomatoid") malformation. American Journal of Clinical Pathology 71: 411–420
13. Ball R, Chetcuti P A, Beverley D 1995 Fatal familial surfactant protein B deficiency. Archives of Disease in Childhood. Fetal and Neonatal Edition 73: F53
14. Banerjea M C, Wirbelauer J, Adam P et al 2002 Bilateral cystic adenomatoid lung malformation type III – a rare differential diagnosis of pulmonary hypertension in neonates. Journal of Perinatal Medicine 30: 429–436
15. Becmeur F, Horta-Geraud P, Donato L et al 1998 Pulmonary sequestrations: prenatal ultrasound diagnosis, treatment and outcome. Journal of Pediatric Surgery 33: 492–496
16. Blott M, Greenough A 1988 Neonatal outcome after prolonged rupture of the membranes starting in the second trimester. Archives of Disease in Childhood 63: 1146–1150
17. Bratu I, Flageole H, Chen M F et al 2001 The multiple facets of pulmonary sequestration. Journal of Pediatric Surgery 36: 784–790
18. Brook J D, McCurrach M E, Harley H G et al 1992 Molecular basis of myotonic dystrophy: expansion of a trinucleotide (CTG) repeat at the 3′ end of a transcript encoding a protein kinase family member. Cell 68: 799–808
19. Buchdahl R M, Reiser J, Ingram D et al 1988 Ciliary abnormalities in respiratory disease. Archives of Disease in Childhood 63: 238–243
20. Budorick N E, Pretorius D H, Leopold G R et al 1992 Spontaneous improvement of intrathoracic masses diagnosed in utero. Journal of Ultrasound in Medicine 11: 653–662
21. Cass D L, Crombleholme T M, Howell L J et al 1997 Cystic lung lesions with systemic arterial blood supply: a hybrid of congenital cystic adenomatoid malformation and bronchopulmonary sequestration. Journal of Pediatric Surgery 32: 986–990
22. Cass D L, Quinn T M, Yang E Y et al 1998 Increased cell proliferation and decreased apoptosis characterize congenital cystic adenomatoid malformation of the lung. Journal of Pediatric Surgery 33: 1043–1046
23. Castillo F, Lucaya J, Tokashiki N et al 1994 Selective intubation in a case of cystic adenomatoid malformation. Archives of Disease in Childhood. Fetal and Neonatal Edition 70: F70–F71
24. Castillo R A, Devoe L D, Falls G et al 1987 Pleural effusions and pulmonary hypoplasia. American Journal of Obstetrics and Gynecology 157: 1252–1255
25. Cayan S, Conaghan J, Schriock E D et al 2001 Birth after intracytoplasmic sperm injection with use of testicular sperm from men with Kartagener/immotile cilia syndrome. Fertility and Sterility 76: 612–614
26. Chamberlain D, Hislop A, Hey E et al 1977 Pulmonary hypoplasia in babies with severe rhesus isoimmunisation: a quantitive study. Journal of Pathology 122: 43–52
27. Chatrath R R, el Shafie M, Jones R S 1971 Fate of hypoplastic lungs after repair of congenital diaphragmatic hernia. Archives of Disease in Childhood 46: 633–635
28. Chen K T 1985 Congenital cystic adenomatoid malformation of the lung and pulmonary tumorlets in an adult. Journal of Surgical Oncology 30: 106–108
29. Clements B S, Warner J O 1987 Pulmonary sequestration and related congenital bronchopulmonary-vascular malformations: nomenclature and classification based on anatomical and embryological considerations. Thorax 42: 401–408
30. Conran R M, Stocker J T 1999 Extralobular sequestration with frequently associated cystic adenomatoid malformation, type 2: report of 50 cases. Pediatric and Developmental Pathology 2: 454–463
31. Cooney T P, Thurlbeck W M 1982 Pulmonary hypoplasia in Down's syndrome. New England Journal of Medicine. 307: 1170–1173
32. Coren M E, Meeks M, Morrison I et al 2002 Primary ciliary dyskinesia: age at diagnosis and symptom history. Acta Paediatrica 91: 667–669
33. Cregg N, Casey W 1997 Primary congenital pulmonary hypoplasia – a genetic component to aetiology. Paediatric Anaesthesia 7: 329–333
34. Critchley P S, Forrester-Wood C P, Ridley P D 1995 Adult congenital lobar emphysema in pregnancy. Thorax 50: 909–910
35. Crombleholme T M, Coleman B, Hedrick H et al 2002 Cystic adenomatoid malformation volume ratio predicts outcome in prenatally diagnosed cystic adenomatoid malformation of the lung. Journal of Pediatric Surgery 37: 331–338

36. Curros F, Chigot V, Emond S et al 2000 Role of embolization in the treatment of bronchopulmonary sequestration. Pediatric Radiology 30: 769–773
37. Dahabreh J, Zisis C, Vassiliou M et al 2000 Congenital cystic adenomatoid malformation in an adult presenting as lung abscess. European Journal of Cardio-thoracic Surgery 18: 720–723
38. Danielson P D, Sherman N J 2001 Laparoscopic removal of an abdominal extralobar pulmonary sequestration. Journal of Pediatric Surgery 36: 1653–1655
39. Davis J T, Heistein J B, Castile R G et al 2001 Lateral thoracic expansion for Jeune's syndrome: midterm results. Annals of Thoracic Surgery 72: 872–877
40. de Mello D E, Lin Z 2001 Pulmonary alveolar proteinosis: a review. Pediatric Pathology and Molecular Medicine 20: 413–432
41. Dhingsa R, Coakley F V, Albanese C T et al 2003 Prenatal sonography and MR imaging of pulmonary sequestration. American Journal of Roentgenology 180: 433–437
42. Dibbins A W, Weiner E S 1974 Mortality from neonatal diaphragmatic hernia. Journal of Pediatric Surgery 9: 653–662
43. Dogan R, Demircin M, Sarigul A et al 1997 Surgical management of congenital lobar emphysema. Turkish Journal of Pediatrics 39: 35–44
44. Dommergues M, Louis-Sylvestre C, Mandelbrot L et al 1997 Congenital adenomatoid malformation of the lung: is active fetal therapy indicated? American Journal of Obstetrics and Gynecology 177: 953–958
45. Doull I J, Connett G J, Warner J O 1996 Bronchoscopic appearances of congenital lobar emphysema. Pediatric Pulmonology 21: 195–197
46. Duncombe G J, Dichinson J E, Kikiros C S 2002 Prenatal diagnosis and management of congenital cystic adenomatoid malformation of the lung. American Journal of Obstetrics and Gynecology 187: 950–954
47. Farooqi A, Holmgren P A, Engberg S et al 1998 Survival and 2-year outcome with expectant management of second-trimester rupture of membranes. Obstetrics and Gynecology 92: 895–901
48. Fonzi L, Lungarella G, Palatresi R 1982 Lack of kinocilia in the nasal mucosa in the immotile cilia syndrome. European Journal of Respiratory Disease 63: 558–563
49. Fried K, Pajewski M, Mundel G et al 1975 Thin ribs in neonatal myotonic dystrophy. Clinical Genetics 7: 417–420
50. Fromont-Hankard G, Philippe-Chomette P, Delezoide A L et al 2002 Glial cell-derived neurotropic factor expression in normal human lung and congenital cystic adenomatoid malformation. Archives of Pathology and Laboratory Medicine 126: 432–436
51. Fuke S, Kanzaki T, Mu J et al 2003 Antenatal prediction of pulmonary hypoplasia by acceleration time/ejection time ratio of fetal pulmonary arteries by Doppler blood flow velocimetry. American Journal of Obstetrics and Gynecology 188: 228–233
52. Gamillscheg A, Beitzke A, Smolle-Juttner F M et al 1996 Extralobular sequestration with unusual arterial supply and venous drainage. Pediatric Cardiology 17: 57–59
53. Gao Y A, Burrows P E, Benson L N et al 1993 Scimitar syndrome in infancy. Journal of the American College of Cardiology 22: 873–882
54. Garcia-Pena P, Lucaya J, Hendry G M et al 1998 Spontaneous involution of pulmonary sequestration in children: a report of two cases and review of the literature. Pediatric Radiology 28: 266–270
55. Gardikis S, Didilis V, Polychronidis A et al 2002 Spontaneous pneumothorax resulting from congenital cystic adenomatoid malformation in a pre-term infant: case report and literature review. European Journal of Pediatric Surgery 12: 195–198
56. Geary C, Whitsett J 2002 Inhaled nitric oxide for oligohydramnios-induced pulmonary hypoplasia: a report of two cases and review of the literature. Journal of Perinatology 22: 82–85
57. Gehring B, Mornet E, Plath H et al 1999 Perinatal hypophosphatasia: diagnosis and detection of heterozygote carriers within the family. Clinical Genetics 56: 313–317
58. Gerami S, Richardson R, Harrington B et al 1969 Obstructive emphysema due to mediastinal bronchogenic cysts in infancy. Case report and brief review of literature. Journal of Thoracic and Cardiovascular Surgery 58: 432–436
59. Glenski J A, Thibeault D W, Hall F K et al 1986 Selective bronchial intubation in infants with lobar emphysema: indications, complications, and long-term outcome. American Journal of Perinatology 3: 199–204
60. Golaszewski T, Bettelheim D, Eppel W et al 1998 Cystic adenomatoid malformation of the lung: prenatal diagnosis, prognostic factors and fetal outcome. Gynecologic and Obstetric Investigation 46: 241–246
61. Goldstein J D, Reid L M 1980 Pulmonary hypoplasia resulting from phrenic nerve agenesis and diaphragmatic amyoplasia. Journal of Pediatrics 97: 282–287
62. Granata C, Gambini C, Balducci T et al 1998 Bronchioalveolar carcinoma arising in congenital cystic adenomatoid malformation in a child: a case report and review on malignancies originating in congenital cystic adenomatoid malformation. Pediatric Pulmonology 25: 62–66
63. Greenstone M A, Dewar A, Cole P J 1983 Ciliary dyskinesia with normal ultrastructure. Thorax 38: 875–876
64. Halkic N, Cuenoud P F, Corthesy M E et al 1998 Pulmonary sequestration: a review of 26 cases. European Journal of Cardio-thoracic Surgery 14: 127–133
65. Hang J D, Guo Q Y, Chen C X et al 1996 Imaging approach to the diagnosis of pulmonary sequestration. Acta Radiologica 37: 883–888
66. Hanssens M, Keirse M J, Vankelecom F et al 1991 Fetal and neonatal effects of treatment with angiotensin-converting enzyme inhibitors in pregnancy. Obstetrics and Gynecology 78: 128–135
67. Harrison M R, Adzick N S, Flake A W et al 1996 Correction of congenital diaphragmatic hernia in utero. VIII: Response of the hypoplastic lung to tracheal occlusion. Journal of Pediatric Surgery 31: 1339–1348
68. Harrison M R, Albanese C T, Hawgood S B et al 2001 Fetoscopic temporary tracheal occlusion by means of detachable balloon for congenital diaphragmatic hernia. American Journal of Obstetrics and Gynecology 185: 730–733
69. Harrison M R, Keller R L , Hawgood S B et al 2003 A randomized trial of fetal endoscopic tracheal occlusion for severe fetal congenital diaphragmatic hernia New England Journal of Medicine 349: 1916–1924
70. Harrison M R, Ross N, Noall R et al 1983 Correction of congenital hydronephrosis in utero. I. The model: fetal urethral obstruction produces hydronephrosis and pulmonary hypoplasia in lambs. Journal of Pediatric Surgery 18: 247–256
71. Hislop A, Hey E, Reid L 1979 The lungs in congenital bilateral renal agenesis and dysplasia. Archives of Disease in Childhood 54: 32–38
72. Hubbard A M, Adzick N S, Crombleholme T M et al 1999 Congenital chest lesions: diagnosis and characterization with prenatal MR imaging. Radiology 212: 43–48
73. Huddleston C B, Bloch J B, Sweet S C et al 2002 Lung transplantation in children. Annals of Surgery 236: 270–276
74. Islam S, Masiakos P, Schnitzer J J et al 1999 Diltiazem reduces pulmonary arterial pressures in recurrent pulmonary hypertension associated with pulmonary hypoplasia. Journal of Pediatric Surgery 34: 712–714
75. Janas M S, Arroe M, Hansen S H et al 1998 Lung hypoplasia – a possible teratogenic effect of valproate. Case report. APMIS: Acta Pathologica, Microbiologica, et Immunologica Scandinavica 106: 300–304
76. Kaariainen H, Koskimies O, Norio R 1988 Dominant and recessive polycystic kidney disease in children: evaluation of clinical features and laboratory data. Pediatric Nephrology 2: 296–302
77. Karnak I, Senocak M E, Ciftci A O et al 1999 Congenital lobar emphysema: diagnostic and therapeutic considerations. Journal of Pediatric Surgery 34: 1347–1351
78. Karnes P S, Day D, Berry S A et al 1991 Jarcho-Levin syndrome: four new cases and classification of subtypes. American Journal of Medical Genetics 40: 264–270
79. Kilbride H W, Yeast J, Thibeault D W 1996 Defining limits of survival: lethal pulmonary hypoplasia after midtrimester premature rupture of membranes. American Journal of Obstetrics and Gynecology 175: 675–681
80. Kim W S, Lee K S, Kim I O et al 1997 Congenital cystic adenomatoid malformation of the lung: CT-pathologic correlation. American Journal of Roentgenology 168: 47–53
81. Knowles S, Thomas R M, Lindenbaum R H et al 1988 Pulmonary agenesis as part of the VACTERL sequence. Archives of Disease in Childhood 63: 723–726
82. Kollberg H, Mossberg B, Afzelius B et al 1978 Cystic fibrosis compared with the immotile-cilia syndrome. A study of mucociliary clearance, ciliary ultrastructure, clinical picture and ventilatory function. Scandinavian Journal of Respiratory Disease 59: 297–306
83. Kriegsmann J, Coerdt W, Kommoss F et al 2000 Renal tubular dysgenesis (RTD) – an important cause of the oligohydramnion-sequence. Report of 3 cases and review of the literature. Pathology, Research and Practice 196: 861–865
84. Kuller J A, Yankowitz J, Goldberg J D et al 1992 Outcome of antenatally diagnosed cystic adenomatoid malformations. American Journal of Obstetrics and Gynecology 167: 1038–1041
85. Laberge J M, Flageole H, Pugash D et al 2001 Outcome of prenatally diagnosed congenital cystic adenomatoid lung malformation: a Canadian experience. Fetal Diagnosis and Therapy 16: 178–186
86. Lee A, Kratochwil A, Stumpflen I et al 1996 Fetal lung volume determination by three-dimensional ultrasonography. American Journal of Obstetrics and Gynecology 175: 588–592
87. Lee M L, Tsao L Y, Chaou W T et al 2002 Revisit on congenital bronchopulmonary vascular malformations: a haphazard branching theory of malinosculations and its clinical classification and implication. Pediatric Pulmonology 33: 1–11

88. Lejeune C, Deschildre A, Thumerelle C et al 1999 [Pneumothorax revealing cystic adenomatoid malformation of the lung in a 13 year old child.] Archives de Pediatrie 6: 863–866 (in French)
89. Liechty K W, Crombleholme T M, Quinn T M et al 1999 Elevated platelet-derived growth factor-B in congenital cystic adenomatoid malformations requiring fetal resection. Journal of Pediatric Surgery 34: 805–809
90. Liggins G C, Vilos G A, Campos G A et al 1981 The effect of bilateral thoracoplasty on lung development in fetal sheep. Journal of Developmental Physiology 3: 275–282
91. Lopoo J B, Goldstein R B, Lipshutz G S et al 1999 Fetal pulmonary sequestration: a favourable congenital lung lesion. Obstetrics and Gynaecology 94: 567–571
92. Losa M, Kind C 1998 Dry lung syndrome: complete airway collapse mimicking pulmonary hypoplasia? European Journal of Pediatrics 157: 935–938
93. Lujan M, Bosque M, Mirapeix R M 2002 Late-onset congenital cystic adenomatoid malformation of the lung. Embryology, clinical symptomatology, diagnostic procedures, therapeutic approach and clinical follow-up. Respiration 69: 148–155
94. Macchiarini P, Chapelier A, Vouhe P et al 1994 Double lung transplantation in situs inversus with Kartagener's syndrome. Journal of Thoracic and Cardiovascular Surgery 108: 86–91
95. McIntosh N 1988 Dry lung syndrome after oligohydramnios Archives of Disease in Childhood 63: 190–193
96. MacKenzie T C, Guttenberg M E, Nisenbaum H L et al 2001 A fetal lung lesion consisting of bronchogenic cyst, bronchopulmonary sequestration and congenital cystic adenomatoid malformation: the missing link? Fetal Diagnosis and Therapy 16: 193–195
97. Mahle W T, Rychik J, Tian Z Y et al 2000 Echocardiographic evaluation of the fetus with congenital cystic adenomatoid malformation. Ultrasound in Obstetrics and Gynecology 16: 620–624
98. Maier H C 1948 Bronchogenic cysts of mediastinum. Annals of Surgery 127: 476–502
99. Man D W, Hamdy M H, Hendry G M et al 1983 Congenital lobar emphysema: problems in diagnosis and management. Archives of Disease in Childhood 58: 709–712
100. Martinez-Frias M L, Bermejo E, Urioste M et al 1993 Lethal short rib-polydactyly syndromes: further evidence for their overlapping in a continuous spectrum. Journal of Medical Genetics 30: 937–941
101. Maymon R, Schneider D, Hegesh J et al 2001 Antenatal sonographic findings of right pulmonary agenesis with ipsilateral microtia: a possible new laterality association. Prenatal Diagnosis 21: 125–128
102. Mentzer S J, Filler R M, Phillips J 1992 Limited pulmonary resections for congenital cystic adenomatoid malformation of the lung. Journal of Pediatric Surgery 27: 1410–1413
103. Mezzetti M, Dell'Agnola C A, Bedoni M et al 1996 Video-assisted thoracoscopic resection of pulmonary sequestration in an infant. Annals of Thoracic Surgery 61: 1836–1837
104. Mildenberger E, de Mello D E, Lin Z et al 2001 Focal congenital alveolar proteinosis associated with abnormal surfactant protein B messenger RNA. Chest 119: 645–647
105. Miller K E, Corteville J E, Langer J C 1996 Congenital cystic adenomatoid malformation in the fetus: natural history and predictors of outcome. Journal of Pediatric Surgery 31: 805–808
106. Moerman P, Fryns J P, Goddeeris P et al 1983 Multiple ankyloses, facial anomalies, and pulmonary hypoplasia associated with severe antenatal spinal muscular atrophy. Journal of Pediatrics 103: 238–241
107. Morin L R, Herlicoviez M, Loisel J C et al 1991 Prenatal diagnosis of lethal osteogenesis imperfecta in twin pregnancy. Clinical Genetics 39: 467–470
108. Morotti R A, Cangiarella J, Gutierrez M C et al 1999 Congenital cystic adenomatoid malformation of the lung (CCAM): evaluation of the cellular components. Human Pathology 30: 618–625
109. Nadel H R, Stringer D A, Levinson H et al 1985 The immotile cilia syndrome: radiological manifestations. Radiology 154: 651–655
110. Nakayama D K, Glick P L, Harrison M R et al 1983 Experimental pulmonary hypoplasia due to oligohydramnios and its reversal by relieving thoracic compression. Journal of Pediatric Surgery 18: 347–353
111. Neilson I R, Russo P, Laberge J M et al 1991 Congenital adenomatoid malformation of the lung: current management and prognosis. Journal of Pediatric Surgery 26: 975–980
112. Newbould M J, Lendon M, Barson A J 1994 Oligohydramnios sequence: the spectrum of renal malformations. British Journal of Obstetrics and Gynaecology 101: 598–604
113. Newman B, Kuhn J P, Kramer S S et al 2001 Congenital surfactant protein B deficiency – emphasis on imaging. Pediatric Radiology 31: 327–331
114. Njinimbam C G, Hebra A, Kicklighter S D et al 1999 Persistent pulmonary hypertension in a neonate with cystic adenomatoid malformation of the lung following lobectomy: survival with prolonged extracorporeal membrane oxygenation therapy. Journal of Perinatology 19: 64–67
115. Nogee L M, de Mello D E, Dehner L P et al 1993 Brief report: deficiency of pulmonary surfactant protein B in congenital alveolar proteinosis. New England Journal of Medicine 328: 406–410
116. Noonan J A, Walters L R, Reeves J T 1970 Congenital pulmonary lymphangiectasis. American Journal of Diseases of Children 120: 314–319
117. Oberklaid F, Danks D M, Mayne V et al 1977 Asphyxiating thoracic dysplasia. Clinical, radiological and pathological information on 10 patients. Archives of Disease in Childhood 52: 758–765
118. Olutoye O O, Coleman B G, Hubbard A M et al 2000 Prenatal diagnosis and management of congenital lobar emphysema. Journal of Pediatric Surgery 35: 792–795
119. O'Malley B P, Parker R, Saphyakhajon P et al 1972 Thanatophoric dwarfism. Journal of the Canadian Association of Radiologists 23: 62–68
120. Osborne J, Masel J, McCredie J 1989 A spectrum of skeletal anomalies associated with pulmonary agenesis: possible neural crest injuries. Pediatric Radiology 19: 425–432
121. Ostor A G, Fortune D W 1978 Congenital cystic adenomatoid malformation of the lung. American Journal of Clinical Pathology 70: 595–604
122. Ozcan C, Celik A, Ural Z et al 2001 Primary pulmonary rhabdomyosarcoma arising within cystic adenomatoid malformation: a case report and review of the literature. Journal of Pediatric Surgery 36: 1062–1065
123. Papagiannopoulos K A, Sheppard M, Bush A P et al 2001 Pleuropulmonary blastoma: is prophylactic resection of congenital lung cysts effective? Annals of Thoracic Surgery 72: 604–605
124. Parilla B V, Leeth E A, Kambich M P et al 2003 Antenatal detection of skeletal dysplasias. Journal of Ultrasound in Medicine 22: 255–258
125. Phillipos E Z, Libsekal K 1998 Flexible bronchoscopy in the management of congenital lobar emphysema in the neonate. Canadian Respiratory Journal 5: 219–221
126. Potter E L 1946 Bilateral renal agenesis. Journal of Pediatrics 29: 68–76
127. Potter E L 1952 Pulmonary pathology of the fetus and the newborn. In: Advances in pediatrics, Vol. IV. Year Book Medical Publishers, Chicago
128. Raynor A C, Capp M P, Sealy W C 1967 Lobar emphysema of infancy: diagnosis, treatment and etiological aspects. Annals of Thoracic Surgery 4: 374–385
129. Rescorla F J, West K W, Vane D W et al 1990 Pulmonary hypertension in neonatal cystic lung disease: survival following lobectomy and ECMO in two cases. Journal of Pediatric Surgery 25: 1054–1056
130. Rettwitz-Volk W, Schlosser R, Ahrens P et al 1999 Congenital unilobar pulmonary lymphangiectasis. Pediatric Pulmonology 27: 290–292
131. Ribet M E, Copin M C, Gosselin B H 1996 Bronchogenic cysts of the lung. Annals of Thoracic Surgery 61: 1636–1640
132. Roberts P A, Holland A J, Halliday R J et al 2002 Congenital lobar emphysema: like father, like son. Journal of Pediatric Surgery 37: 799–801
133. Roguin N, Peleg H, Lemer J et al 1980 The value of cardiac catheterization and cineangiography in infantile lobar emphysema. Pediatric Radiology 10: 71–74
134. Rothenberg S S 2000 Thoracoscopic lung resection in children. Journal of Pediatric Surgery 35: 271–274
135. Rotschild A, Ling E W, Wensley D F et al 1994 Unilateral cervical spinal cord lesion in a term newborn associated with ipsilateral diaphragmatic atrophy and pulmonary hypoplasia. Pediatric Pulmonology 18: 53–57
136. Rutledge J C, Jensen P 1986 Acinar dysplasia: a new form of pulmonary maldevelopment. Human Pathology 17: 1290–1293
137. Sapin E, Lejeune V, Barbet J P et al 1997 Congenital adenomatoid disease of the lung: prenatal diagnosis and perinatal management. Pediatric Surgery International 12: 126–129
138. Savic B, Birtel F J, Tholen W et al 1979 Lung sequestration: report of seven cases and review of 540 published cases. Thorax 34: 96–101
139. Senyuz O F, Danismend N, Erdogan E et al 1989 Congenital lobar emphysema – a report of 5 cases. Japanese Journal of Surgery 19: 764–767
140. Spranger J, Langen L O, Maroteaux P 1970 Increasing frequency of a syndrome of multiple osseous defects? Lancet 2: 716
141. Stigers K B, Woodring J H, Kanga J F 1992 The clinical and imaging spectrum of findings in patients with congenital lobar emphysema. Pediatric Pulmonology 14: 160–170
142. Stocker J T, Drake R M, Madewell J E 1978 Cystic and congenital lung disease in the newborn. Perspectives in Pediatric Pathology 4: 93–154
143. Sturgess J M, Thompson M W, Czegledy-Nady E et al 1986 Genetic aspects of immotile cilia syndrome. American Journal of Medical Genetics 25: 149–160

144. Szaflik K, Kozarzewski M, Adamczewski D 1998 Fetal bladder catheterization in severe obstructive uropathy before the 24th week of pregnancy. Fetal Diagnosis and Therapy 13: 133–135
145. Thakral C L, Maji D C, Sajwani M J 2001 Congenital lobar emphysema: experience with 21 cases. Pediatric Surgery International 17: 88–91
146. Thomas R J, Lathif H C, Sen S et al 1998 Varied presentations of unilateral lung hypoplasia and agenesis: a report of four cases. Pediatric Surgery International 14: 94–95
147. Thompson A J, Reid A J, Reid M 2000 Congenital lobar emphysema occurring in twins. Journal of Perinatal Medicine 28: 155–157
148. Thompson J, Forfar J O 1958 Regional obstructive emphysema in infancy. Archives of Disease in Childhood 33: 97–102
149. Thompson P J, Greenough A, Blott M et al 1990 Chronic respiratory morbidity following PROM. Archives of Disease in Childhood 65: 878–880
150. Thompson P J, Greenough A, Dykes E et al 1993 Impaired respiratory function in infants with anterior abdominal wall defects. Journal of Pediatric Surgery 28: 664–666
151. Thompson P J, Greenough A, Nicolaides K H 1992 Lung volume measured by functional residual capacity in infants following first trimester amniocentesis or chorion villus sampling. British Journal of Obstetrics and Gynaecology 99: 479–482
152. Thompson P J, Greenough A, Nicolaides K H 1993 Respiratory function in infancy following pleuro-amniotic shunting. Fetal Diagnosis and Therapy 8: 79–83
153. Thorpe-Beeston J G, Nicolaides K H 1994 Cystic adenomatoid malformation of the lung: prenatal diagnosis and outcome. Prenatal Diagnosis 14: 677–688
154. Todd D W, Tinguely S J, Norberg W J 1986 A thoracic expansion technique for Jeune's asphyxiating thoracic dystrophy. Journal of Pediatric Surgery 21: 161–163
155. van Leeuwen K, Teitelbaum D H, Hirschl R B et al 1999 Prenatal diagnosis of congenital cystic adenomatoid malformation and its postnatal presentation, surgical indications, and natural history. Journal of Pediatric Surgery 34: 794–798
156. Van Raemdonck D, De Boeck K, Devlieger H et al 2001 Pulmonary sequestration: a comparison between pediatric and adult patients. European Journal of Cardio-thoracic Surgery 19: 388–395
157. Vergani P, Locatelli A, Strobelt N 1997 Amnioinfusion for the prevention of pulmonary hypoplasia in second-trimester rupture of membranes. American Journal of Perinatology 14: 325–329
158. Vilos G A, McLeod W J, Carmichael L et al 1984 Absence or impaired response of fetal breathing to intravenous glucose is associated with pulmonary hypoplasia in congenital myotonic dystrophy. American Journal of Obstetrics and Gynecology 148: 558–562
159. Vyas H, Milner A D, Hopkin I E 1982 Amniocentesis and fetal lung development. Archives of Disease in Childhood 57: 627–628
160. Waszak P, Claris O, Lapillonne A et al 1999 Cystic adenomatoid malformation of the lung: neonatal management of 21 cases. Pediatric Surgery International 15: 326–331
161. Weinbaum P J, Bors-Koefoed R, Green K W et al 1989 Antenatal sonographic findings in a case of intra-abdominal pulmonary sequestration. Obstetrics and Gynecology 73: 860–862
162. Whitelaw A, Evans A, Corrin B 1981 Immotile cilia syndrome: a new cause of neonatal respiratory distress. Archives of Disease in Childhood 56: 432–435
163. Williams A J, Vawter G, Reid L M 1984 Lung structure in asphyxiating thoracic dystrophy. Archives of Pathology and Laboratory Medicine 108: 658–661
164. Winn H N, Chen M, Amon E et al 2000 Neonatal pulmonary hypoplasia and perinatal mortality in patients with midtrimester rupture of amniotic membranes – a critical analysis. American Journal of Obstetrics and Gynecology 182: 1638–1644
165. Yoshimura S, Masuzaki H, Miura K et al 1999 Diagnosis of fetal pulmonary hypoplasia by measurement of blood flow velocity waveforms of pulmonary arteries with Doppler ultrasonography. American Journal of Obstetrics and Gynecology 180: 441–446

第 6 部分

膈疝

Mark Davenport

引言

许多膈肌异常可能在婴儿期表现出呼吸系统症状，其中最常见的是后外侧先天性膈疝（CDH）。先天性膈疝通常合并严重的肺发育不良，且尽管其治疗有很多进展，仍然有很高的死亡率。前侧膈疝较小，且倾向于在婴儿晚期出现临床症状，经常仅有消化道症状。膈膨升是指膈肌穹窿薄弱、拉伸并固定的情况，但膈肌仍然完整，大多数这些病例有不同程度的呼吸受损。

先天性后外侧膈疝

1848 年，捷克解剖学家 Vincent Bochdalek 描述了经横膈后部的肠疝，将其归咎于胎儿倒置和腰肋膜破裂产生的效应[10]。虽然这种膈疝被广泛命名为 Bochdalek 疝，但他肯定不是第一个描述此类膈肌缺损的人。以往就发表过对儿童[47]和成人[13]CDH 的详细报道。

膈肌的胚胎发育复杂：其间充质来源于原始横膈以及食管背侧肠系膜，且其肌性部分来源于胸廓内面肌层以及降颈肌母细胞[57]。该肌肉是通过膈神经进行支配的（C3-5）。在妊娠 8 周前，胸膜腔和腹膜腔之间是存在交通的(胸腹膜管)。

CDH 病因的传统假说将肠道疝出归因于最初开放的胸腹膜管未能完全闭合。然后内脏移位至一侧胸腔，干扰了肺芽的发育。因此这种疝出发生在妊娠 8～10 周的胚胎晚期。

最近也提出了另一个重要假说，提出 CDH 的原发病损是肺发育不良。据此提出实际上胸腹膜管太小，甚至无法容纳一个肠袢[56]，且膈肌缺损发生在新生膈肌的后侧间充质部分，而不是发生在胸腹膜管区[48]。这类研究也提出缺损因此发生得更早，相当于约妊娠第 5 周的胚胎早期。

最近的研究采用动物模型研究 CDH 的起病因素。动物的分类为：大型动物（经典的是羊）采用外科手术在孕晚期造成膈疝[51,75]，小型动物（典型的是大鼠和小鼠）是在孕早期暴露于致畸因素造成膈疝[48,55,57,61]，诸如除草醚等杀虫剂。

解剖学及病理生理学（图27.56）

虽然膈肌缺损可从单一肌肉裂隙到膈肌完全发育不全[90]，但是膈肌缺损是发生在后外侧节段的。大多数研究中，约 80%的病例发生在左侧[21,35,79,89]。双侧 CDH

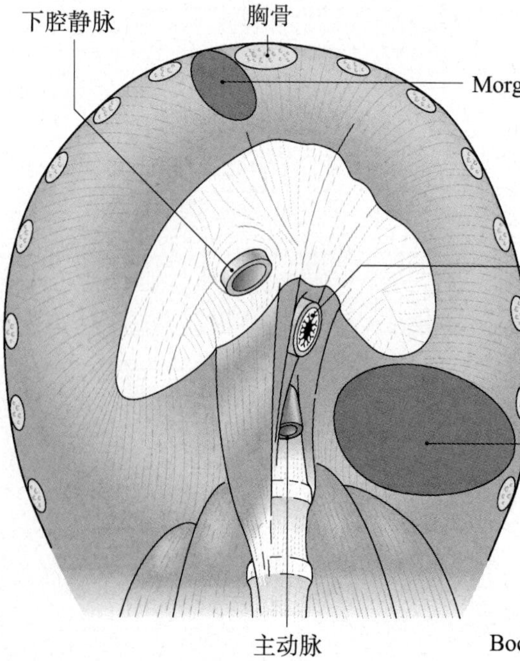

图27.56 先天性膈疝的解剖示意图：Bochdalek 后外侧疝和 Morgagni 前侧疝。

较少发生且预后极差[8,17]。在左侧疝时，左侧胸腔中包含疝入的肠、胃、脾以及通常有肝左叶的一部分。虽然因此引起的十二指肠梗阻并不常见，但疝入的肠管由于发育不良而不可避免地出现旋转不良。20%的病例有薄弱几乎透明的疝囊。右侧膈疝通常包含肝右叶，由于肝右叶巨大的体积，可能会堵住膈肌缺损，可将其他脏器疝入的可能降低到最小。

事实上，所有膈疝均有不同程度的肺发育不良[18]（本章第5部分）。肺发育不良在膈疝的同侧最明显，有时可能仅存一小片发育不良的肺组织，但有时肺发育不良也可见于对侧。与正常足月儿的肺相比，肺质量和容量都有绝对地减少，且顺应性下降。支气管增殖数量减少，应该在孕34周起可见的真性肺泡却不多。因此大多数终末气腔仍停留在肺发育的囊性期。虽然每个肺泡相应的毛细血管比例仍能保持，但肺组织明显减少的同时，肺泡前肺血管总数也减少。虽然不知道应该是什么原因，但肺以及肺泡内的动脉含有的平滑肌成分异常增多。在这种小动脉中，内皮素-1（ET-1）及其受体（ET_A以及ET_B）表达升高，ET是一种潜在的血管收缩因子，且这可能是CDH病例儿频发新生儿持续性肺动脉高压（PPHN）的分子学解释[72]。心血管系统的发育可能也会有变化。例如，在与年龄相匹配的人类对照组[86]相比较的CDH病例和CDH羔羊模型实验组[51]，其左心室和室间隔都较小。也有一些实验证据表明，CDH的心肌组织不够成熟，心脏的细胞外基质比例降低，因此心肌的“硬度”比对照组高[37]。但是，心脏畸形也可能仅仅是因疝入的内脏压迫造成，例如报道显示右侧膈疝可以造成右心室减小而非左心室。

图27.57罗列出对于一些CDH临床特征的病理生理学过程的解释。另外，肌化异常的动脉阻力血管也对缺氧、酸中毒、高碳酸血症反应过度，依次引起肺动脉高压和心脏不同水平的右向左分流——PPHN（本章第2部分）。

人口统计学

出生时CDH的发生率估计在1/2000～1/5000之间，并未表现出任何种族或地理区域的偏倚[17,78,93]。虽然右侧膈疝可能更多见于男性，但性别比例相当[8]。虽然大多数CDH是散发的，病因不明，但少数病例可能有遗传成分，有双胎或家族发生CDH的报道[24,65]。

合并症

虽然曾经认为CDH是孤立性的畸形，但更精确的

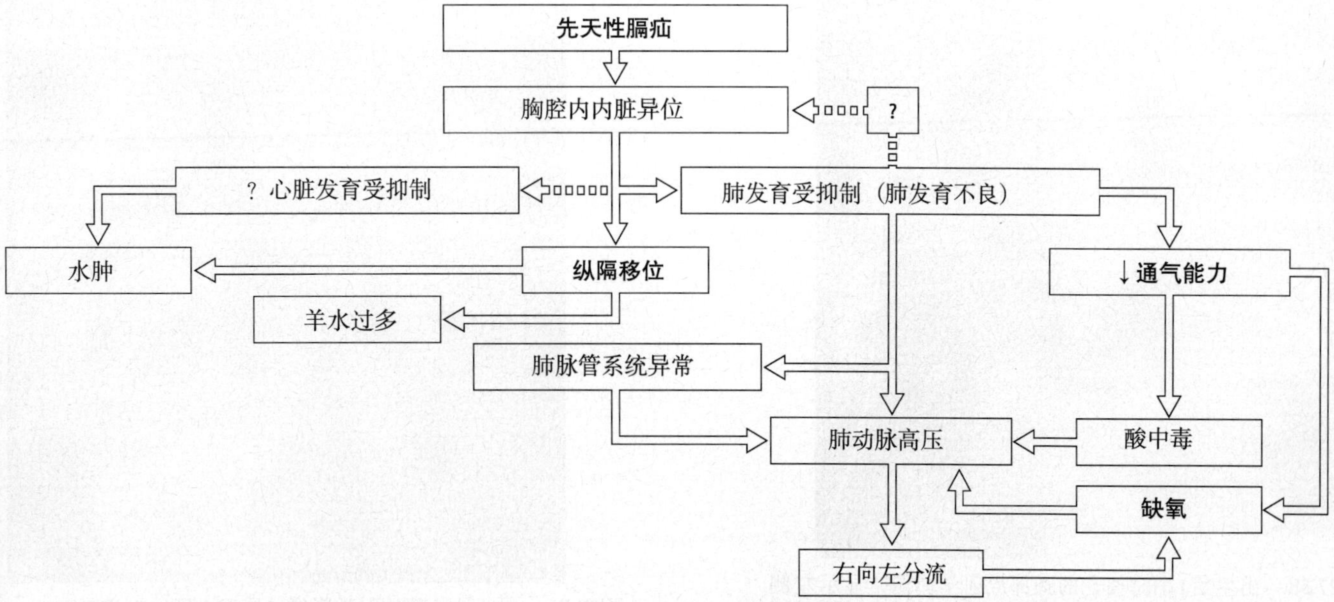

图27.57 先天性膈疝的病理生理学。肺动脉高压、右向左分流和缺氧是新生儿持续性肺动脉高压的特征。

研究（包括死产以及宫内死亡）以及广泛采用的产前超声检查显示这一观点是不正确的[8,39,89,93]。虽然因为宫内死亡、终止妊娠以及死产，活产婴儿进一步并发其他畸形的发生率降至20%～30%，但是诊断出CDH的胎儿中，约30%～50%将发生进一步的畸形[93]。

可能会发现许多不同的畸形，包括染色体异常（例如Turner综合征，13、18或21三体征）、重大中枢神经系统畸形（例如，无脑畸形以及神经管缺损）以及大多数种类的先天性心脏病（例如，室间隔缺损、主动脉缩窄、法洛四联症、左心发育不良以及大动脉错位）[8,39,93]。与此相似，也有好多种肾畸形（例如，肾发育不全以及肾盂积水），且男性有睾丸未降[8]。其他不易分类的畸形包括前肠重复性囊肿以及肺隔离症。

Fryns综合征的特征为婴儿膈疝合并异常面容、远端肢体畸形、男性睾丸未降以及不同的肠道和泌尿生殖器异常[31,60]。

临床特征

现在，采用产前超声诊断膈疝已有超过20年的历史[24]。其特有的特征包括在胸廓内四腔横切面观显示肠袢、肝或者更多见为胃。次要特征包括纵隔移位、胎儿水肿，且最常见的是羊水过多。由于疝入胸腔的胎儿肝与胎肺的回声相似，因此右侧膈疝更难诊断。

足月儿出生后的典型表现是呼吸窘迫和发绀在短时间内加重。膈疝一侧的呼吸音降低，空气入量减少，气管及心脏搏动向对侧移位。由于许多脏器已经异位进入胸腔，而使腹部平坦，甚至呈舟状腹。

大多数婴儿的胸部X线片（CXR）有诊断价值，将显示出一侧胸腔内出现充气肠管，通常有严重的纵隔移位（图27.58）。偶尔，放射学表现可与肺囊性腺瘤样畸形相混淆，肺囊性腺瘤样畸形也可能表现出呼吸窘迫。这可以通过注意正常的腹腔充气模式和膈肌完整性而在平片上进行鉴别，或在胃或近段胃肠道内注入不透X线的造影剂予以更精确的鉴别（图27.59）。超声扫描也可区分这些情况。偶尔，由于在产房内迅速地插管和复苏，气体并未进入近段肠管，尤其是那些已经建立产前诊断的病例。那么放射学表现通常为疝侧透光度降低——“白肺”（图27.60）。

大约5%的CDH患儿在出生24小时后出现临床症状，发育停滞，反复胸部感染，胸腔积液或甚至偶尔有CXR表现[63]。重要的是要注意先前正常的CXR并不能排除CDH。在右侧膈疝推迟出现症状和与B族链球

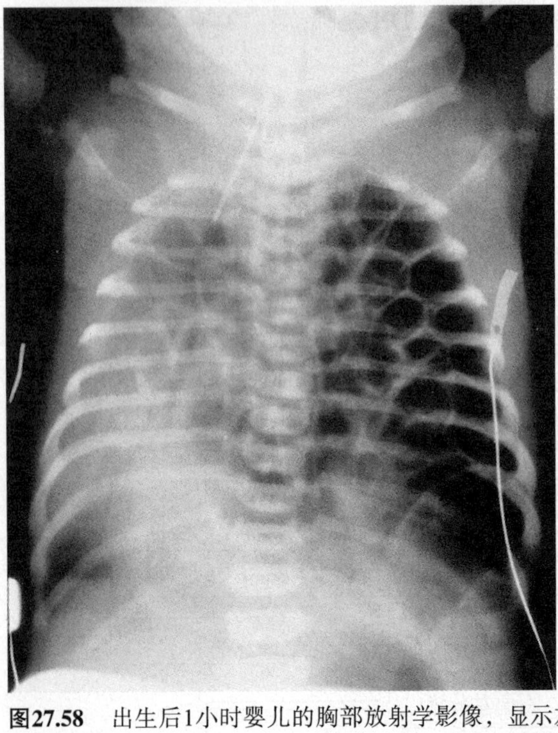

图27.58 出生后1小时婴儿的胸部放射学影像，显示左侧膈疝，充气的内脏异位到一侧胸腔内，并有显著的纵隔和心脏移位。

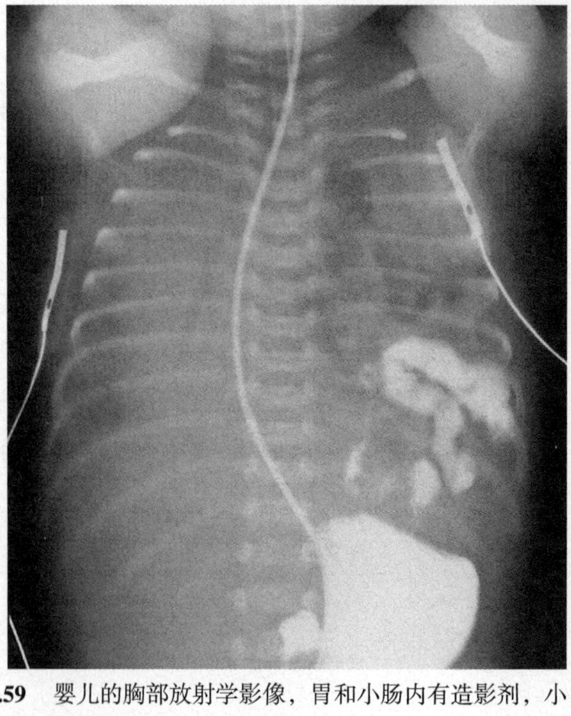

图27.59 婴儿的胸部放射学影像，胃和小肠内有造影剂，小肠位于左侧胸腔内。

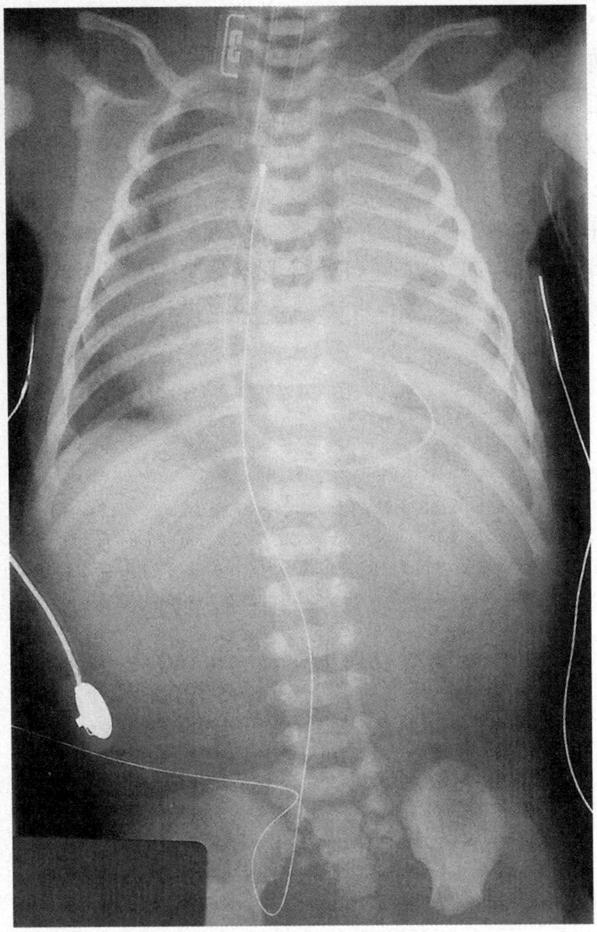

图27.60 膈疝早期的胸部放射学影像表现，左侧胸廓内为“白肺”。

菌败血症之间存在有趣的关联[5,77]。这些患儿表现为呼吸窘迫以及右侧肺透光度降低。内脏疝仅发生在康复阶段，可由 CXR 或者计算机断层摄影（CT）进行诊断。

治疗

产前

在妊娠的中三个月时段内通过超声波图像筛查，诊断出 CDH 的比例正逐渐增加。应进行羊膜腔穿刺术：如果发现有染色体异常，大多数产科医生会推荐中止妊娠，因为这种状况通常是致死性的。

这些患儿在具备必需的产科、重症监护以及新生儿外科设施的地区中心进行分娩是重要的。在我们中心，我们在妊娠 38 周左右尝试诱发阴道分娩以减少意外早期分娩和在下级医疗单位分娩的比率。

在英国和美国，创新的产前干预技术，诸如气管堵闭或气管结扎仅仅只是研究阶段的一部分。这些技术会在以后进行讨论。

内科治疗

在出生后 24 小时内出现症状的 CDH 婴儿死亡风险极高，且应该进行气管内插管、肌松并机械通气。长时间采用面罩球囊加压通气是危险的，应该避免，特别是因为其使肠腔充气胀大的有害效应。应该置入大孔径的鼻胃管（例如，8F 规格的）进行胃和小肠减压。然后，按照传统流程进行新生儿复苏。最初，主要的问题是由于肺发育不良引起的通气不足，且有一定比例的婴儿病情极度严重，而无法存活，并将在产房内死亡。最初的充气峰压应该限定在 25 cmH_2O 以内（以减少小而僵硬的肺发生的气压性损伤），频率为每分钟 60～80 次。保持较低的呼气末正压以达到最大的肺泡通气。虽然有人存在争论，认为不用肌松剂的自发呼吸对患者更好[12]，但在我们中心，婴儿进行肌松[如维库溴铵 0.1～1.3 mg/(kg·h)]和镇痛[如芬太尼 2～8 mg/(kg·h)]。

大多数婴儿对内科治疗措施有反应，可以获得可接受的血气结果。这称为“蜜月”期，因为这些患儿在病情恶化，通常有严重缺氧发作、高碳酸血症和不能纠正的酸中毒之前，有一段病情相对好转的阶段。在这一阶段，主要的病理生理学问题是肺动脉高压和右向左分流。这类 PPHN 可以通过典型的氧饱和度迅速波动做出临床诊断，并通过测定动脉导管前后的动脉氧水平予以确诊。此阶段的超声心动图将显示右心增大、肺动脉瓣以及三尖瓣反流、卵圆孔和动脉导管水平的右向左分流。

更新的通气技术，诸如高频振荡通气以及高频喷射通气已经用于膈疝婴儿[14,52]。虽然没有哪种特别的呼吸机或者通气技术比其他呼吸机或通气技术对此疾病更好，但一致的趋势是对这些婴儿应用“温和通气”的方式[12]——即限制吸气峰压以避免肺气压伤，并许可较高的二氧化碳水平（许可性高碳酸血症）。也有很多药理学制剂可用于治疗 PPHN 合并 CDH，包括妥拉唑啉[88]、前列环素[15]、硝普钠、地尔硫䓬[49]以及近来最新使用的一氧化氮[30,54]。这些选择已在本章第 2 部分进行了详细讨论。CDH婴儿也有功能性的肺表面活性物质缺乏，无论在实验模型中使用外源性肺表面活性物质，还是在高危新生儿出生后首次呼吸前给药，均显示出其益处[33,34]。

外科治疗

现在，早期（出生后24小时内）进行外科治疗已经没有什么作用。腹部脏器复位以及膈疝修补可造成显著的肺顺应性下降以及有害液体移位[81]，因此应该在婴儿心肺已经稳定一段时间（至少24小时），常规通气下达到可以接受的血气指标[例如，$F_1O_2<0.5$，$PO_2>8$ kpa(60 mmHg)]后再进行手术[21]。

欧洲儿科外科中心在20世纪80年代早期率先对CDH推迟进行外科手术[15,20,21,83]，现在似乎在大多数其他中心也已经普遍采纳[58,71]。虽然可能由于病例数较少，早期报道并未显示这种做法有什么明显的益处，但结果显示这种概念并没有什么坏处。Manchester报道的最大的单中心推迟手术的经验中，86例高危婴儿的生存率超过70%[21]。

经肋下切口进行CDH手术修复。移位的内脏从一侧胸腔内移出，并回纳入腹腔。如果找到疝囊，应该予以切除，以便无张力地关闭肌腱膜。最初，膈肌缺损的后缘可能不明显，大多数必须从腹腔后壁开始操作。约75%的病例可以直接关闭，但在那些张力过大或膈肌发育不全而无法关闭者，必须使用其他技术。人工材料补片或取自相邻肌群的翻转肌瓣可以用来修补缺损[9]。无需在空虚的一侧胸腔留置胸腔引流管，如果进行吸引的话，可能会很危险，因为发育不良的肺可能过度膨胀以致破裂。

体外膜式氧合（ECMO）的作用

如果传统内科治疗失败的话，体外膜式氧合（ECMO）现在是CDH婴儿的一个治疗选择。这项技术背后的概念很简单：在一个相当长的时间内进行几乎全心肺支持（10～14天）。ECMO是20世纪70年代在美国发展起来的[32]，但由于早期的试验缺少对照数据，因此在英国仅在最近才采用了这种技术[6,73]。不幸的是，即使是英国的ECMO合作试验[91]也没有征集到足够的CDH婴儿应用ECMO来证实其存活率是否有统计学显著差异。北美的ECMO经验提示，CDH婴儿应用ECMO的存活率约为40%～60%，效果明显比对那些有其他ECMO适应证的新生儿使用ECMO时取得的效果差（例如，胎粪吸入综合征，本章第2部分）[44,45,58,84]。

ECOM的相关适应证[58,70]、技术[6]以及并发症发病率[68]在其他部分详细阐述（本章第2部分，第31章）。在应用ECMO时可对膈疝进行手术修复，但可能要在婴儿情况改善到足以准备拔管脱机，且停用肝素时进行[96]。

预后的预测

由于这种疾病有很高的死亡率以及多种可能的治疗选择，因此试图寻找可以预测预后的特异性或可测量性指标是合乎逻辑的。许多研究评估了作为预后评估值的各种指标，且这些指标可以分为产前和产后两类。

产前

Sebire等报道了早在妊娠10～14周发现的CDH的结果差异，在超声测量颈半透明度的基础上，较高测量值提示预后不良。似乎在产前建立诊断越早，预后越差[82]。例如，在一组83例于妊娠24周前诊断的孤立性CDH胎儿中，与一组10例于妊娠24周后建立诊断的所有胎儿相比，其存活率只有42%[39]。在某些研究中[3]，发生羊水过多也是预后不良的一个特征，但另外一些研究不支持这个观点[25,85]。大多数病例的胸腔内可以见到胎胃，但如果在腹腔内见到胎胃，这似乎是一个预后良好的特征[25]。似乎胎儿肝的位置也很重要，相当一部分肝位于一侧胸腔者（如超声发现）预后较差[4]。对产前评估肺发育不良进行了不同的尝试。最近，这被精简为计算肺-头部比值（LHR），比值<1者预后极差[62]，且意味着需要产前进行干预。

当然，合并先天性心脏病意味着预后很差[87,89]，但是很多组群也将胎儿心脏的超声心动图特征看做是肺发育不良或肺血管畸形的指标。左右心室内径比值[25,85]和主动脉-肺动脉直径比值[25]可作为孤立性CDH预后判断的有用指标。这些数据反映了左心室发育不良的程度。

产后

对那些产前没有诊断的婴儿，出现症状的年龄是很重要的。少数在出生 24 小时后出现症状者，其期望生存率应可达 100%。症状出现越早，预后越差。早产儿及低出生体重儿的预后也很差[36,46]。

达到正常的血气是肺系统有效工作的最终结果，肺成功进行有效工作的程度也用来作为评判预后的重要指标。最初，其在 Apgar 评分中是显著的。Skari 等最近报道了一个来自斯堪的纳维亚的多中心系列研究（n＝157，高危早发症状者），1 分钟和 5 分钟时的 Apgar 评分低与死亡显著相关[87]。类似的是如果传统通气模式可以使导管后的 PCO_2＜5.5 kPa（40 mmHg）[10]或导管后 PO_2＞13 kPa（100 mmHg）[74,98]，则强烈提示有足够的肺组织以供存活和良好的预后。在一个系列研究中，那些导管后 PO_2＞13 kPa（100 mmHg）的婴儿存活率达 91%，相比那些未达 13 kPa 者的存活率只有 7%[98]。达到这个血气状况所需的呼吸量也被收录到不同的通气指数中（表 27.16）[11,44,94,98]。

目前，虽然尝试对这些婴儿在出生后早期测定一些间接的肺功能指数 [顺应性及肺功能残气量(FRC)]，但尚不能直接在新生儿中测量肺的质量[28,29,53,81]。这类研究显示第一天的肺顺应性对预后有预测意义，而功能残气量则没有。系列研究显示，存活者在最初两周期间，只有肺顺应性提高，而 FRC 保持不变[53]。当然，肺容量测定仍然局限于某些专科中心，但最近已有研究仅靠胸部平片来估测肺容量。因此，Dimitriou 等的研究显示在测得的肺容量值与计算机辅助肺面积测量之间有合理的相关性（r = 0.51）[29]。但是，也与肺容量的发现相似，测得的肺面积仅对术后婴儿有预测意义，而对术前患儿没有意义[53]。

已采用超声心动图来评估 PPHN 的程度[42,43]。连续观测也可得到一些超声心动图变量，显示肺血管稳定性有所改善，可最恰当地选择手术时机[79]。

表27.16 通气参数

氧合指数（OI）=

$$\frac{\text{平均气道压（cmH}_2\text{O）}\times F_1O_2\times 100}{PaO_2\text{（mmHg）}}$$

通气指数（VI）=呼吸频率（次/分）×平均气道压（cmH_2O）

膈肌缺损的大小本身就与预后相关。特别是膈肌发育不全者[58,90]，所有那些病例都需要用补片来修补缺损[94]，其相应的预后更差。

先天性膈疝的预后

1946 年，Robert Gross 首先报道了 7 例膈疝婴儿和儿童在进行外科手术后 100%的存活[36]，而没有一个膈疝的外科系列结果能与之媲美。当然，引起这种现象的原因是由于病例进行了预筛，因为只有受累较轻的婴儿才能活着到达儿科外科中心。表 27.17 列举了世界各地许多不同中心的存活率统计。

存活婴儿通常需要在缺氧、高碳酸血症和酸中毒期间进行长期的重症监护。虽然早期研究提示存活者的远期并发症很少，但这可能是因为所选择的是例数相对较少的“高质量”组。现在，更多处于生死边缘的患儿也可能存活下来，于是远期问题也多了起来[69]。

肺功能

手术后，肺的结构发生巨大变化，但不是马上就发生。大约 3 周以后，可以检测到肺的重量和容积确实增加。Sakai 等提出在术后早期肺顺应性降低[81]，虽然最近的研究工作对这个观点提出异议[53]，但这可能是由于手术时机不同造成的。虽然支气管分级没有实际上的改变，但在组织学上，肺泡数量增加，且肺泡间动脉的肌化程度降低[7]。虽然，肺功能测定持续有异常（典型的是 FEV_1 和 FVC）[22]，但胸部放射学影像的表现恢复正常。可以采用通气–灌注扫描对逐步改善的通气功能进行评估，这类研究显示患侧尤其会长时间存在灌注缺陷[50]。

胃肠功能

胃肠道的主要问题是由于胃–食管连接处和横膈脚扭曲引起的胃酸反流；可能高达 40%的存活者会发生这种情况[58]。这可能表现为呕吐和喂养困难，可能由于反复发生误吸而造成长时间的呼吸系统患病率。对所有认为可能发生胃食管反流的存活者，应进行 24 小时食管内 pH 值测定。虽然根据反流的解剖基础而言，可能需要手术纠治（如 Nissen 抗反流手术），但是应尝试

表27.17 高危先天性膈疝婴儿的手术结果

研究系列	n	时期	治疗	存活率（%）
Heiss 等[44]	16	1974~1981	–	50
（安阿伯，美国）	34	1982~1987	ECMO	76
Charlton 等[21]	56	1976~1983	即刻修复	55
（曼彻斯特，英国）	86	1983~1989	延迟修复	71
Goh 等[35]	69	1987~1990	延迟修复	66
（伦敦，英国）				
West 等[94]	65	1975~1987	–	43
（印第安纳波利斯，美国）	46	1987~1992	ECMO 和延迟修复	67
Bos 等[15]	46	1986~1989	延迟修复	43
（鹿特丹，荷兰）				
Skari 等[87]	157	1995~1998	延迟修复和 ECMO	65
（斯堪的那维亚，多中心）				
CDHSG*[23]	632	1995~1997	ECMO	53 例 ECMO
（美国，多中心）				77 例非 ECMO
Boloker 等[12]	120	1992~2000	延迟修复 ECMO(13%)	76 例全部
（纽约，美国）			"温和通气"	(62 例 ECMO)

* 先天性膈疝研究小组

进行彻底的药物治疗（如制酸剂、H_2 受体阻滞剂、质子泵阻滞剂和促动力药物）。

神经系统

由于考虑到新生儿缺氧以及曾有心血管系统不稳定时期，对于存活者是否有神经系统损害存在长期的担忧。虽然在预后不良和新生儿期测得的缺氧和酸中毒参数之间并没有明确的关联，但在一个对于高危长期存活者的选择性研究中发现 23 例儿童中有两例存在重大的神经学残障[26]。

治疗的创新

产前手术

由于意识到 PPHN 与肺发育不良和大多数的 CDH 死亡率有关，且这些问题在出生时就难以改变，因此，人们开始尝试通过各种形式的产前治疗来改变肺的病理变化，如可能的话，甚至逆转肺的病理变化。

最简单的理念当然是在产前诊断以后的一些时间点完全修复胎儿膈疝，然后使胎儿恢复正常以完成其宫内发育成熟。这一方法是旧金山的加州大学胎儿治疗中心开始应用并发展起来的[1,40]。他们在一个 1989—1991 年的经验报道中，61 例产前诊断的胎儿考虑进行胎儿外科手术[40]。14 例胎儿在妊娠的中三个月时段进行了手术。其中有 5 例术中死亡；另外 3 例在关闭子宫切口后不久死于宫内，2 例早产但未存活。只有 4 例存活到足月，最终平稳出院。宫内手术和修复 CDH 的技术问题在于难度很大，且对于人类有很高的造成早产的风险，以致遮盖了早期干预可能对肺的任何益处。所有中心都终止了胎儿直视膈疝修补。

目前发展出更多的产前治疗的先进技术来达到宫内扭转肺病理改变的相同目的。由于临床观察到在先天性喉闭锁的病例中，肺常常过度增生，甚至造成膈肌穹窿顶翻转——这些现象恰与 CDH 病例的肺部情况相反[95]，因此发展出了宫内气管堵闭法，另外，其缩写名称为 PLUG[1,41,46]。这种肺过度增生的原因是在孕中期以后，胎肺产生纯净液体，因此将其堵闭可造成肺部液体潴留和相应的膨胀。对许多膈疝[2,16,46,55,75]以及肺发育不良[97]的动物模型，进行了模拟喉闭锁的气管实验性结扎的研究。有合理的实验证据提示虽然其可能对 II 型肺泡细胞有害，引起其数量和功能的降低，但肺的重量增加，肺生长加速，且异常的肺血管系统可转为正常[75]。然而一些证据显示，在孕晚期的一段时间内开放气管，可对 II 型细胞有所改善。

在人类有很多方法可以达到这种气管堵闭的目的。最初，这需要做一个小型子宫切口，将胎儿气管外部剥离，然后放置一个夹子。随后，其被改良成应用胎儿镜（四孔）夹闭气管。这种气管外部操作可能会合并气管损伤或者喉返神经损伤[41]。King 学院医院和 Leuven 大学的联合计划最近启动，在妊娠的中三个月时段，经单一子宫入口使用微创宫内内镜。这一技术允许在气管内放置一个可拆卸式球囊，可有效阻滞肺内液体外流[27,75]。所有这些技术都会导致胎儿出生时气管梗阻，因此需要发展出更完善的技术以保护气道。通过对松弛的子宫进行剖宫产，部分娩出胎儿，但胎盘和脐带保持完整以维持胎盘循环，来进行宫外产时治疗（EXIT）[67]。然后去除气管夹或球囊，在安全限度内进行气管插管。

肺移植

肺移植是一个治疗不可逆性肺发育不良的明显有效的方法。据报道对 1 例使用通气治疗的右侧 CDH 婴儿进行了手术[92]，成功地植入了来自 6 岁供体的右上肺叶及下肺叶，成功撤机并存活。

前侧膈疝

意大利解剖学家 Giovanni Morgagni 在 1769 年发表的一个系列研究中，首先描述了一例发生在膈肌肋缘与胸骨肌肉起源处之间的膈疝[66]。通常有一个疝囊，超过 90%发生于右侧（图 27.61）。与后外侧膈疝相比，前侧膈疝很少合并肺发育不良，且相应症状通常轻。少数病例可能合并其他畸形，包括叶外型肺隔离症和先天性心脏病。报道 Morgagni 膈疝也发现于 Down 综合征中[38]。

绝大多数临床表现是由于部分肠管疝入（通常是横结肠）所致，包括呕吐、发育停滞以及肠道梗阻。一些病例可能是偶尔从 CXR 上发现的。手术修复通过上腹部径路，且通常是直切口。

Cantrell 五联症是一种罕见的前侧膈肌缺损综合征，有心包缺损、短胸骨、脐疝以及重大心内畸形[19,64]。缺损本身在解剖上与 Morgagni 疝不同，是由于原始横膈缺损所致。

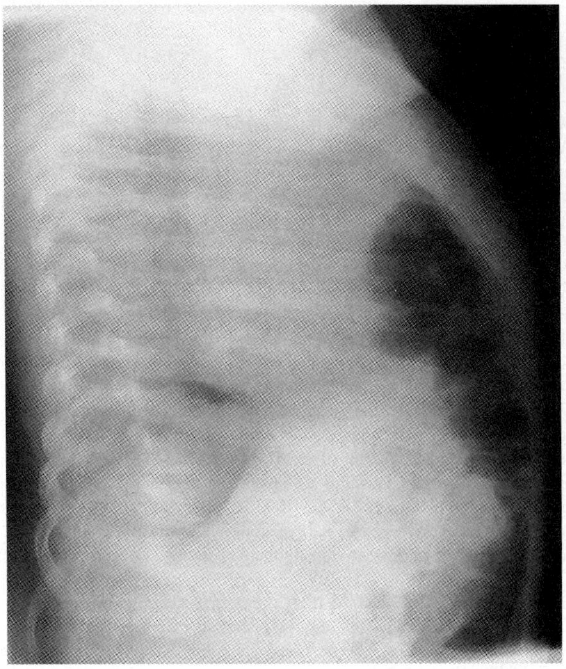

图27.61 出现间歇性呕吐的婴儿的侧位胸部放射学影像，显示有前侧 Morgagni 疝。

膈膨升

膈膨升可以是先天性或后天获得性的。前角细胞的先天性缺失（Werdnig-Hoffman 病）可能是发病原因，其他病因有宫内感染（如风疹、巨细胞病毒）或作为更全身性的染色体畸形（如 13–15 或 18 三体征）的一部分。这些畸形通常位于左侧，甚至可能为双侧发病[80]。由于膈神经损伤所致的膈膨升可能与产伤（通常合并臂神经丛损伤）或胸部外科手术(如动脉导管未闭结扎术）有关。

膈膨升可能无症状，但大多数在婴儿期出现呼吸窘迫、反复胸部感染或支气管扩张症。单侧膈肌的矛盾运动可以导致纵隔移位、肺底部不张和气体自患侧肺进入对侧肺的无效运动。

CXR（后前位和侧位观）和荧光透视应该能建立诊断，核素通气扫描可进行肺通气损害程度的评估。膈膨升的治疗取决于症状：如果无症状，应随访一段时间；但是如果有呼吸窘迫，则需要进一步的积极措施。气管内正压通气克服了任何突发的问题，且一旦婴儿稳定，就应对他进行根治手术纠正畸形。无论经胸或经腹进行膈肌折叠手术均可奏效，折叠后膈肌拉紧，增加肺活量和潮气量。

参考文献

1. Adzick N S, Harrison M R 1994 Fetal surgical therapy. Lancet 343: 897–901
2. Adzick N S, Harrison M R, Glick P L 1984 Experimental pulmonary hypoplasia and oligohydramnios: relative contributions of lung fluid and breathing movements. Journal of Pediatric Surgery 19: 658–665
3. Adzick N S, Harrison M R, Glick P L, Nakayama D K, Manning F A, de Lorimier A A 1985 Diaphragmatic hernia in the fetus: prenatal diagnosis and outcome in 94 cases. Journal of Pediatric Surgery 20: 357–361
4. Albanese C T, Lopoo J, Goldstein R B et al 1998 Fetal liver position and perinatal outcome for congenital diaphragmatic hernia. Prenatal Diagnosis 18: 1138–1142
5. Banagale R C, Watters J H 1983 Delayed right-sided diaphragmatic hernia following group B streptococcal infection. Human Pathology 14: 67–69
6. Bartlett R H, Roloff D W, Cornell R G, Andrews A F, Dillon P W, Zwischenberger J B 1985 Extracorporeal circulation in neonatal respiratory failure: a prospective randomized study. Pediatrics 76: 479–487
7. Beals D A, Schloo B L, Vacanti J P, Reid L M, Wilson J M 1992 Pulmonary growth and remodelling in infants with high-risk congenital diaphragmatic hernia. Journal of Pediatric Surgery 27: 997–1002
8. Benjamin D R, Juul S, Siebert J R 1988 Congenital posterolateral diaphragmatic hernia: associated malformations. Journal of Pediatric Surgery 23: 899–903
9. Bianchi A, Doig C M, Cohen S J 1983 The reverse latissimus dorsi flap for congenital diaphragmatic hernia. Journal of Pediatric Surgery 18: 560–563
10. Bochdalek V A 1848 Einige Betrachtungen uber die Entstehung des angeborenen Zwerchfellbruches. Als Betrag zur pathologischen Anatomie der Hernien. Vierteljahrschrift fur die praktische Heilkunde 19: 89
11. Bohn D, Tamura M, Perrin D, Barker G, Rabinovitch M 1987 Ventilatory predictors of pulmonary hypoplasia in congenital diaphragmatic hernia, confirmed by morphological assessment. Journal of Pediatrics 111: 423–431
12. Boloker J, Bateman D A, Wung J-T, Stolar C J H 2002 Congenital diaphragmatic hernia in 120 infants treated consecutively with permissive hypercapnea/spontaneous respiration/elective repair. Journal of Pediatric Surgery 37: 357–366
13. Bonet T 1679 De Suffocatione Observatio XLI. Suffocatio excitata a tenium intestorum vulnus diaphragmatis, in thoracem ingrestu. Sepuhuchretum sive anatomia procteia et cadaveribus morbo denatus. Geneva
14. Boros S J, Mammel M C, Coleman J M et al 1985 Neonatal high frequency ventilation: four years' outcome. Pediatrics 75: 657–663
15. Bos A P, Tibboel D, Koot V C M, Hazebroek F W J, Molenaar J C 1993 Persistent pulmonary hypertension in high risk congenital diaphragmatic patients: incidence and vasodilator therapy. Journal of Pediatric Surgery 28: 1463–1465
16. Bratu I, Flageole H, Laberge J-M et al 2001 Pulmonary structural maturation and pulmonary artery remodeling after reversible fetal ovine tracheal occlusion in diaphragmatic hernia. Journal of Pediatric Surgery 36: 739–744
17. Butler N, Claireaux A E 1962 Congenital diaphragmatic hernia as a cause of perinatal mortality. Lancet i: 659–663
18. Campanale R P, Rowland R H 1955 Hypoplasia of the lung associated with congenital diaphragmatic hernia. Annals of Surgery 142: 176–189
19. Cantrell J R, Haller J A, Ravitch M M 1958 A syndrome of congenital defects involving the abdominal wall, sternum, diaphragm, pericardium and heart. Surgery, Gynecology and Obstetrics 107: 602–614
20. Cartlidge P H T, Mann N P, Kapilla L 1986 Preoperative stabilisation in congenital diaphragmatic hernia. Archives of Disease in Childhood 61: 1226–1228
21. Charlton A, Bruce J B, Davenport M 1991 Timing of surgery in congenital diaphragmatic hernia: low mortality after pre-operative stabilisation. Anaesthesia 46: 820–823
22. Chatrath R R, el-Shafie M, Jones R S 1971 Fate of hypoplastic lungs after repair of congenital diaphragmatic hernia. Archives of Disease in Childhood 46: 633–635
23. Congenital Diaphragmatic Hernia Study Group 1999 Does extracorporeal membrane oxygenation improve survival in neonates with congenital diaphragmatic hernia? Journal of Pediatric Surgery 34: 720–725
24. Crane J P 1979 Familial diaphragmatic hernia: prenatal diagnostic approach and analysis of twelve families. Clinical Genetics 16: 244–252
25. Crawford D C, Wright V M, Drake D P, Allan L D 1989 Fetal diaphragmatic hernia: the value of fetal echocardiography in the prediction of postnatal outcome. British Journal of Obstetrics and Gynaecology 96: 705–710
26. Davenport M, Rivlin E, D'Souza S W, Bianchi A 1992 Neurodevelopmental outcome following delayed surgery for congenital diaphragmatic hernia. Archives of Disease in Childhood 67: 1353–1356
27. Deprest J A, Evrard V A, Verbeken E K et al 2000 Tracheal side-effects of endoscopic balloon tracheal occlusion in the fetal lamb model. European Journal of Obstetrics, Gynecology and Reproductive Biology 92: 119–126
28. Dimitriou G, Greenough A, Chan V, Gamsu H R, Howard E R, Nicolaides K H 1995 Prognostic indicators in congenital diaphragmatic hernia. Journal of Pediatric Surgery 30: 1694–1697
29. Dimitriou G, Greenough A, Davenport M 2000 Prediction of outcome in infants with congenital diaphragmatic hernia from computer assisted analysis. Journal of Pediatric Surgery 35: 489–493
30. Finer N N, Etches P C, Kamstra B, Tierney A J, Peliowski A, Ryan C A 1994 Inhaled nitric oxide in infants referred for extracorporeal membrane oxygenation: dose response. Journal of Pediatrics 124: 302–308
31. Fryns J P, Moerman F, Goddeeris P et al 1979 A new lethal syndrome with cloudy corneae, diaphagmatic defects and distal limb deformities. Human Genetics 50: 65–70
32. German J C, Gazzaniga A B, Ragnar A 1977 Management of pulmonary insufficiency in diaphragmatic hernia using extracorporeal circulation with a membrane oxygenator. Journal of Pediatric Surgery 12: 905–912
33. Glick P L, Leach C L, Besner G E et al 1992 Pathophysiology of congenital diaphragmatic hernia. III: Exogenous surfactant therapy for the high-risk neonate with CDH. Journal of Pediatric Surgery 27: 866–869
34. Glick P L, Stannard V, Leach C L et al 1992 The fetal lamb CDH model is surfactant deficient. Journal of Pediatric Surgery 27: 382–388
35. Goh D W, Drake D P, Brereton R J, Kiely E M, Spitz L 1992 Delayed surgery for congenital diaphragmatic hernia. British Journal of Surgery 79: 644–646
36. Gross R E 1946 Congenital hernia of the diaphragm. American Journal of Diseases of Children 71: 580–592
37. Guarino N, Shima H, Puri P 2001 Structural immaturity of the heart in congenital diaphragmatic hernia in rats. Journal of Pediatric Surgery 36: 770–773
38. Harris G J, Soper R T, Kimura K K 1993 Foramen of Morgagni hernia in identical twins: is this an inheritable defect? Journal of Pediatric Surgery 28: 177–178
39. Harrison M R, Adzick N S, Estes J M, Howell L J 1994 A prospective study of the outcome for fetuses with diaphragmatic hernia. Journal of the American Medical Association 271: 382–384
40. Harrison M R, Adzick N S, Flake A W et al 1993 Correction of congenital diaphragmatic hernia in utero: VI. Hard-earned lessons. Journal of Pediatric Surgery 28: 1411–1418
41. Harrison M R, Mychaliska G B, Albanese C T et al 1998 Correction of congenital diaphragmatic hernia in utero. IX: Fetuses with poor prognosis (liver herniation and low lung-to-head ratio) can be saved by fetoscopic temporary tracheal occlusion. Journal of Pediatric Surgery 33: 1017–1022
42. Hasegawa S, Kohno S, Sugiyama T et al 1994 Usefulness of echocardiographic measurement of bilateral pulmonary artery dimensions in congenital diaphragmatic hernia. Journal of Pediatric Surgery 29: 622–624
43. Haugen S, Linker D, Eik-Nes S et al 1991 Congenital diaphragmatic hernia: determination of the optimal time for operation by echocardiographic monitoring of the pulmonary artery pressure. Journal of Pediatric Surgery 26: 560–562
44. Heiss K F, Clark R H 1995 Prediction of mortality in neonates with congenital diaphragmatic hernia treated with extracorporeal membrane oxygenation. Critical Care Medicine 23: 1915–1919
45. Heiss K, Manning P, Oldham K T et al 1989 Reversal of mortality for congenital diaphragmatic hernia. Annals of Surgery 209: 225–230
46. Hedrick M H, Estes K M, Sullivan K M et al 1994 Plug the Lung Until it Grows (PLUG): a new method to treat congenital diaphragmatic hernia in utero. Journal of Pediatric Surgery 29: 612–617
47. Holt C 1701 Child that lived two months with congenital diaphragmatic hernia. Philosophical Transactions 22: 992
48. Iritani I 1984 Experimental study on pathogenesis and embryogenesis of congenital diaphragmatic hernia. Anatomy and Embryology 169: 133–139
49. Islam S, Masiakos P, Schnitzer P et al 1999 Dilitiazem reduces pulmonary arterial pressures in recurrent pulmonary hypertension associated with pulmonary hypoplasia. Journal of Pediatric Surgery 34: 712–714
50. Jeandot R, Lambert B, Brendel A J, Guyot M, Demarquez J L 1989 Lung ventilation and perfusion scintigraphy in the follow up of repaired congenital diaphragmatic hernia. European Journal of Nuclear Medicine 15: 591–596
51. Karamanoukian H L, Glick P L, Wilcox D, O'Toole S J, Rosman J E, Azizkhan R G 1995 Pathophysiology of congenital diaphragmatic hernia XI: anatomic and biochemical characterisation of the heart in the fetal lamb CDH model. Journal of Pediatric Surgery 30: 925–929

52. Karl S R, Ballantine T V N, Snider M T 1983 High frequency ventilation at rates of 375 to 1800 cycles per minute in four neonates with congenital diaphragmatic hernia. Journal of Pediatric Surgery 18: 822–828
53. Kavvadia V, Greenough A, Laubscher B et al 1997 Perioperative assessment of respiratory compliance and lung volume in infants with congenital diaphragmatic hernia: prediction of outcome. Journal of Pediatric Surgery 32: 1665–1669
54. Kinsella J P, Neish S R, Ivy D, Shaffer E, Abman S H 1993 Clinical responses to prolonged treatment of persistent pulmonary hypertension of the newborn with low doses of inhaled nitric oxide. Journal of Pediatrics 123: 103–108
55. Kitano Y, Kanai M, von Allmen D et al 2001 Lung growth induced by prenatal tracheal occlusion and its modifying factors: a study in the rat model of congenital diaphragmatic hernia. Journal of Pediatric Surgery 36: 251–259
56. Kluth D, Keijzer R, Hertl M et al 1996 Embryology of congenital diaphragmatic hernia. Seminars in Pediatric Surgery 5: 224–233
57. Kluth D, Tenbrick R, Ekesparre M V et al 1993 The natural history of congenital diaphragmatic hernia and pulmonary hypoplasia in the embryo. Journal of Pediatric Surgery 28: 456–463
58. Lally K P, Paranka M S, Roden J et al 1992 Congenital diaphragmatic hernia, stabilisation and repair on ECMO. Annals of Surgery 216: 569–573
59. Langer J C, Filler R M, Bohn D J et al 1988 Timing of surgery for congenital diaphragmatic hernia: is emergency operation necessary? Journal of Pediatric Surgery 23: 731–734
60. Langer J C, Winthrop A L, Whelan D 1994 Fryns syndrome: a rare familial cause of congenital diaphragmatic hernia. Journal of Pediatric Surgery 29: 1266–1267
61. Leinwald M J, Tefft J D, Zhao J et al 2002 Nitrofen inhibition of pulmonary growth and development occurs in the early embryonic mouse. Journal of Pediatric Surgery 37: 1263–1268
62. Lipshutz G S, Albanese C T, Feldstein V et al 1997 Lung-to-head ratio predicts survival in fetal diaphragmatic hernia. Journal of Pediatric Surgery 32: 1634–1636
63. Malone P S, Brain A J, Kiely S M, Spitz L 1989 Congenital diaphragmatic defects that present late. Archives of Disease in Childhood 64: 1542–1544
64. Milne L W, Moroson A M, Campbell J R, Harrison M W 1984 Pars sternalis diaphragmatic hernia with omphalocele: a report of 2 cases. Journal of Pediatric Surgery 19: 394–397
65. Mishalany H, Gordo J 1986 Congenital diaphragmatic hernia in monozygotic twins. Journal of Pediatric Surgery 21: 372–374
66. Morgagni G B 1769 Seats and causes of disease investigated by anatomy, Vol 3. Translated by B Alexander. Millere and Cadell, London, p. 205
67. Mychaliska G B, Bealer J F, Graf J L et al 1996 Operating on placental support: the Ex-utero intrapartum treatment (EXIT) procedure. Journal of Pediatric Surgery 32: 227–231
68. Nagaraj H S, Mitchell K A, Fallat M E, Groff D B, Cook L N 1992 Surgical complications and procedures in neonates on extracorporeal membrane oxygenation. Journal of Pediatric Surgery 27: 1106–1109
69. Naik S, Greenough A, Zhang Y-X, Davenport M 1996 Prediction of morbidity following congenital diaphragmatic hernia repair. Journal of Pediatric Surgery 31: 1651–1654
70. Newman K D, Anderson K D, Meurs K V et al 1990 Extracorporeal membrane oxygenation and congenital diaphragmatic hernia: should any infant be excluded? Journal of Pediatric Surgery 25: 1048–1053
71. Nio M, Haase G, Kennaugh J, Bui K, Atkinson J B 1994 A prospective randomised trial of delayed versus immediate repair of congenital diaphragmatic hernia. Journal of Pediatric Surgery 29: 618–621
72. Okazaki T, Sharma H S, McCune S K et al 1998 Pulmonary vascular balance in congenital diaphragmatic hernia: enhanced endothelin-1 gene expression as a possible cause of pulmonary vasoconstriction. Journal of Pediatric Surgery 33: 81–84
73. O'Rourke P P, Crone R K, Vacanti J P et al 1989 Extracorporeal membrane oxygenation and conventional medical therapy in neonates with persistent pulmonary hypertension of the newborn: a prospective randomized study. Pediatrics 84: 957–963
74. O'Rourke P P, Vacanti J P, Crone R K, Fellows K, Lillehei C, Hougen T J 1989 Use of postductal PaO2 as a predictor of pulmonary vascular hypoplasia in infants with congenital diaphragmatic hernia. Journal of Pediatric Surgery 23: 904–907
75. Papadakis K, De Paepe M E, Tackett L D et al 1998 Temporary tracheal occlusion causes catch-up lung maturation in a fetal model of diaphragmatic hernia. Journal of Pediatric Surgery 33: 1030–1037
76. Papadakis K, Luks F I, Deprest J A et al 1998 Single-port tracheoscopic surgery in the fetal lamb. Journal of Pediatric Surgery 33: 918–920
77. Philips A F, Bierny J-P, Crowe C P 1995 Perinatal/neonatal casebooks. Journal of Perinatology 15: 160–162
78. Puri P, Gorman W A 1987 Natural history of congenital diaphragmatic hernia. Implications for early intrauterine surgery. Pediatric Surgery International 2: 327–330
79. Reynolds M, Luck S R, Lappen R 1984 The 'critical' neonate with diaphragmatic hernia: a 21-year perspective. Journal of Pediatric Surgery 19: 364–369
80. Rodgers B M, Hawks P 1986 Bilateral congenital eventration of the diaphragm. Successful management. Journal of Pediatric Surgery 21: 858–864
81. Sakai H, Tamura M, Hosokawa Y, Bryan A C, Barker G A, Bohn D J 1987 The effect of surgical repair on respiratory mechanics in congenital diaphragmatic hernia. Journal of Pediatrics 111: 432–458
82. Sebire N J, Snijders R J, Davenport M, Greenough A, Nicolaides K H 1997 Fetal nuchal translucency thickness at 10–14 weeks' gestation and congenital diaphragmatic hernia. Obstetrics and Gynecology 90: 943–946
83. Shanbhogue L K R, Tam P K H, Ninan G, Lloyd D A 1990 Preoperative stabilisation in congenital diaphragmatic hernia. Archives of Disease in Childhood 65: 1043–1044
84. Shanley C J, Hirschl R B, Schumacher R E et al 1994 Extracorporeal life support for neonatal respiratory failure – a 20 year experience. Annals of Surgery 220: 269–282
85. Sharland G K, Lochhart S M, Heward A J, Allan L D 1992 Prognosis in fetal diaphragmatic hernia. American Journal of Obstetrics and Gynecology 166: 9–13
86. Siebert J R, Haas J E, Beckwith J B 1984 Left ventricular hypoplasia in congenital diaphragmatic hernia. Journal of Pediatric Surgery 19: 567–571
87. Skari H, Bjornland K, Frencker B et al 2002 Congenital diaphragmatic hernia in Scandinavia from 1995 to 1998: predictors of mortality. Journal of Pediatric Surgery 37: 1269–1275
88. Stevens D C, Screiner R L, Bull M J et al 1980 An analysis of tolazoline therapy in the critically ill neonate. Journal of Pediatric Surgery 15: 964–970
89. Sweed Y, Puri P 1993 Congenital diaphragmatic hernia: influence of associated malformations on survival. Archives of Disease in Childhood 69: 68–70
90. Tsang T M, Tam P K H, Dudley N E, Stevens J 1995 Diaphragmatic agenesis as a distinct clinical entity. Journal of Pediatric Surgery 30: 16–18
91. UK Collaborative ECMO Trial Group 1996 UK collaborative randomised trial of neonatal extracorporeal membrane oxygenation. Lancet 248: 75–82
92. Van Meurs K P, Rhine W D, Benitz W E et al 1994 Lobar lung transplantation as a treatment for congenital diaphragmatic hernia. Journal of Pediatric Surgery 29: 1557–1560
93. Wenstrom K D, Weiner C P, Hanson J W 1991 A five year statewide experience with congenital diaphragmatic hernia. American Journal of Obstetrics and Gynecology 165: 838–842
94. West K W, Bengstrom K, Rescorla F J, Engle W A, Grosfeld J L 1992 Delayed surgical repair and ECMO improves survival in congenital diaphragmatic hernia. Annals of Surgery 216: 454–462
95. Wigglesworth J, Hislop A 1987 Fetal lung growth in congenital larnygeal atresia. Pediatric Pathology 7: 515–525
96. Wilson J M, Bower L K, Lund D P 1994 Evolution of the technique of congenital diaphragmatic hernia repair on ECMO. Journal of Pediatric Surgery 29: 1109–1112
97. Wilson J M, DiFiore J W, Peters C A 1993 Experimental fetal tracheal ligation prevents the pulmonary hypoplasia associated with fetal nephrectomy: possible application for congenital diaphragmatic hernia. Journal of Pediatric Surgery 28: 1433–1440
98. Wilson J M, Lund D P, Lillehei C W, Vacanti J P 1991 Congenital diaphragmatic hernia: predictors of severity in the ECMO era. Journal of Pediatric Surgery 26: 1028–1034

第 7 部分

气道问题

Gavin Morrison

引言

新生儿学的持续进展表现在儿科耳鼻喉科医师可以处理更多的婴幼儿气道问题。本章节尝试从儿科气道专科外科医生的角度，对气道问题的病因、检查和受损气道的治疗进行综述，并讨论检查、治疗和预后。虽然本章的题目是肺部疾病，但新生儿气道梗阻可以涉及从鼻孔到肺泡的任一位置。因此，在讨论喉气管疾病的同时，自鼻以下的高位上气道梗阻（UAO）也在讨论之列。

气管切开术在一段时间内曾是治疗气道梗阻的主要手术方式，这种趋势随着年代而发生了变化。对白喉、脊髓灰质炎以及流感嗜血杆菌（急性会厌炎）的免疫接种极大地降低了感染性征候。随着极低出生体重（VLBW）婴儿和合并多发性先天性畸形的婴儿存活率的增高，导致一些婴儿和儿童持续需要长期气管切开。气管切开有明显的并发症发病率和死亡率，新进展也促进了非气管切开技术的运用，甚至在严重气道梗阻的病例也不进行气管切开。先天性或获得性声门下狭窄（SGS）通常可成功地通过一期喉气管重建（SS-LTR）进行治疗，从而避免气管切开。宫外产时治疗（EXIT）方法现在也可用于那些产前诊断气道梗阻的难治病例的治疗。本章从实践的视角出发，来看待气道问题的评估及治疗。

鼻、喉、气管和肺的发育

胚胎 4 周时，正中喉气管沟出现在发育中的原咽的腹侧。此沟加深，边缘融合形成一个管道，即喉气管。在此管的头端，边缘未曾融合，呈裂缝状的开孔向咽部开放。此头端形成喉，气管位于其下，尾端出现两个肺芽并向外侧生长，形成支气管和细支气管。喉气管由形成呼吸道上皮的内胚层覆盖。会厌起源于舌基部的鳃下隆起，在喉气管沟的两侧分别出现两个杓状突起。自胚胎 6 周起开始发育成会厌和杓状软骨，形成一个 T 型的喉裂。此结构形成后不久，喉裂的上皮墙互相粘连，喉孔保持闭塞，直至三个月时，开始出现管腔。随着进一步的生长，在最初出现的原始裂缝上方形成新的最终开口，并建立了喉的详细特征。甲状软骨外观像个侧放的盘子，自第四或第五对鳃弓的腹侧端发育而来，当甲状软骨自第六对鳃弓的软骨中心发育而来时，其腹侧融合，并逐步伸展，在背侧也会融合。

在喉气管沟形成管道以前，左右侧肺芽出现，并向外生长至胸膜内。肺向尾端移行，出生时气管分叉（隆凸）在第四胸椎水平。

原始前肠与咽相连，并延长形成食管。食管和咽气管沟之间的连续部分向头端逐渐分开，最终将气管、肺芽与食管完全分开（图 27.62）。

喉蹼是由于杓状软骨部位没有完全分隔开所致。喉裂位于后方，并可导致后方环状软骨凹切迹，或此环状结构完全未融合。气管食管壁不完全融合可以导致上方喉裂以及更下方的气管食管瘘（TOF）。喉和气管先天性畸形罕见，发生率估计在 1/10 000～1/50 000 之间[39]。喉闭锁是由于环状软骨未能成管和 / 或杓状软骨未能分隔开所致。如果气管食管沟存在发育障碍，那么肺可以发育自一个共同食管或形成 4 型喉裂。这类婴儿偶尔可以通过食管通气进行复苏，但绝大多数在新生儿期就很快死亡。

高位上气道梗阻

后鼻孔闭锁

7000 个婴儿中有一个出生时有后鼻孔闭锁[26]。可

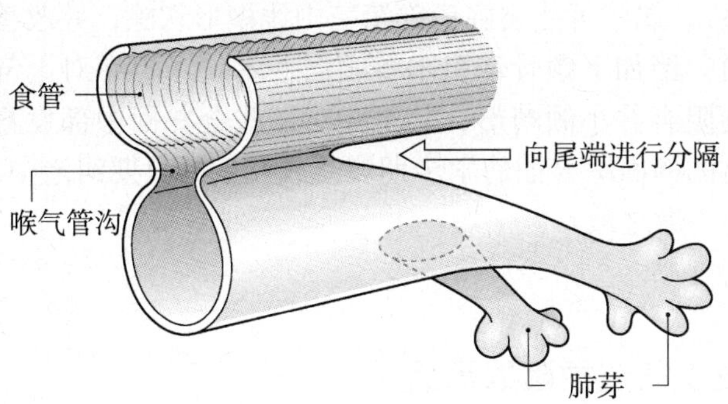

图27.62 气管、支气管和食管的发育。

以为单侧或双侧。这种先天性畸形是由于鼻后方没有形成开口所致。梗阻可为膜性或骨性加膜性。最常发现的是骨性狭窄，中央有一片闭锁的薄骨片或者为膜状闭合。

后鼻孔闭锁可以是孤立性畸形或作为 CHARGE 综合征的一部分[35]。有时也会发现其并发诸如 Treacher Collins 综合征的颅面畸形。在任一这些情况中，闭锁可为单侧或双侧。

诊断和治疗

只有在证实无法将一根纤细的弹性导管经任一一侧鼻孔到达咽部时，才能明确诊断单侧闭锁，且在前鼻孔下放置一个镜子，镜子上没有呼气时的凝雾。通常没有临床气道梗阻的症状，或者只有鼻翼翕动。因此，可能要推迟到儿童期晚期才能诊断。但是，双侧后鼻孔闭锁在出生时就有严重的 UAO。常常需要插管和机械通气，或者在进行根治手术之前，先经口放置一个 Guedel 气道来维持上气道，并扎上带子固定，以防移位。然后需要经常进行口咽部吸引。

应在轴状面进行高分辨率计算机断层摄影（CT）扫描，并包括骨窗和软组织窗。对儿科医生来说，重要的是要注意在扫描前应用 0.5%的麻黄碱滴鼻减轻充血，并在成像前即刻进行吸引去除黏液。否则，黏液可能会在放射学影像上被误判为膜性闭锁。

手术和术后监护

双侧后鼻孔闭锁的手术纠治应该尽可能早地进行，通常在出生后 14 天内手术。对于单侧闭锁，最好在 6 个月以后甚至在学步期的任何时间进行选择性手术，除非有严重气道梗阻。大年龄儿童的外科手术效果可能会更好。经鼻或经上腭的手术径路均可采用。在内镜控制下钻通骨性闭锁部分，大多数外科医生然后会像放入一个气管内插管那样放置一个鼻支架。这些鼻插管需要经常吸引以保持清洁，必要时需要滴入少量盐水或者碳酸氢盐溶液进行冲洗。出院回家以前，应该教会婴儿的父母或者监护人这些步骤。通常，在 2～6 周后移去鼻支架，随后在麻醉下进行内镜检查，有时需要进行扩张或激光治疗。不管应用什么技术，这种手术以后的再狭窄发生率相对较高。Samadi 等[35]报道，为保持通畅，约要进行 5 次外科手术。Holland 和 McGuirt[23]报道，手术时局部应用丝裂霉素 C 可提高手术效果。

口咽气道梗阻和鼾声

鼾声指的是由于咽部梗阻引起的气体湍流，从而导致低调的呼吸噪音。其实就是一种打鼾，典型的是来自扁桃体、腺样体或者舌根部水平。很容易将其与音调更高、几乎类似音乐的喘气性质的喘鸣相区别，喘鸣意味着有喉水平或以下的气道梗阻。鼾声或喘鸣常合并胸部吸凹。

新生儿的鼾声不可能由腺样体或者扁桃体组织梗阻引起，因为其尚未有增生肥大，但当存在口咽分泌物非常多，或者并发神经病变引起咽部肌肉张力改变、舌根部或者会厌形态异常或肌张力降低，引起这些结构下垂到进行呼吸的喉部开口上（舌后坠）的情况时，就会有鼾声。因此，此区域存在先天性畸形的婴儿通常都有咽部 UAO 和鼾声，诸如 Treacher Collins 综合征、Pierre Robin 序列征和并发腭裂的其他疾病。在巨舌症也有鼾声（如 Bechwith-Weidermann 综合征）。其他的情况包括累及舌、咽和颈的淋巴管瘤（水囊状淋巴管瘤）。

婴儿进行性 UAO 可能提示有一个增大的黏液潴留囊肿，通常在咽峡或舌根部发现。颈部侧位 X 线可见一个软组织影，应通过喉内镜进行诊断。如果未经诊断，这种简单的病症就可以致命。需要进行引流、切除或袋形缝合术。表 27.18 列出了高位 UAO 的病因。

口咽上气道梗阻的治疗

临床评估依然是重要的，检查双侧鼻孔是否通畅，检查口腔和口咽部，并观察婴儿是否有畸形特征。鼾声的程度、吸凹和脉搏血氧仪监测可对疾病的严重程度做出良好的提示。颈部侧位软组织X线检查有助于诊断。同时应请儿科ENT外科医生进行会诊。

最初治疗包括一般支持措施，如吸氧或湿化将会有所帮助。甚至可考虑吸入或雾化吸入氦和氧的混合气体（Heliox，BOC Medical）。经鼻氧管进行持续气道正压通气（CPAP）可支撑上呼吸道保持开放并避免插管的需求。如果需要的话，有时可置入一个单侧鼻咽尖管来维持气道开放，它可以通过狭窄部位，使CPAP更好地进行气体输送。但尖管的存在可刺激气道分泌增加并造成喂养困难，需要定时吸引。

如果存在的梗阻原因可以消除，诸如增大的腺样体、扁桃体或潴留性囊肿，ENT手术均可予以纠正。可以通过很多方法来缩小气道中的水囊状淋巴管瘤，诸如手术切平、激光治疗或硬化剂（OK-432或多西环素）[19,27,42]。如果咽部气道手术和/或支持治疗不能长时间奏效，则有进行气管切开的适应证。许多先天性UAO的病因将随着生长而慢慢自行纠正，这要经过许多年，因此气管切开的套管可以推迟拔除。

当舌的后部巨大并下垂时，会压迫喉的入口（舌后坠），偶尔可能实施后部第三中线楔形切除，并改善气道。诸如下颌骨牵引术等颌面手术技术也在对上气道梗阻合并小颌畸形，甚至在对那些合并面中部发育不良的颅面综合征的学步期婴儿或儿童的早期纠治中，占有一席之地。

表27.18 高位上气道梗阻的病因

- ■ 鼻发育不全
- ■ 先天性鼻中隔偏曲
- ■ 鼻肿瘤（如脊髓脊膜膨出）
- ■ 鼻孔狭窄
- ■ 鼻孔闭锁
- ■ 颅面综合征合并面中部发育不良
- ■ 巨舌症
- ■ 口咽部淋巴管瘤或血管瘤
- ■ 小颌症（如Pierre Robin序列征）
- ■ 舌后坠，舌根下陷
- ■ 异常的高位喉或后位喉
- ■ 线沟或声门上囊肿
- ■ 咽肌张力减退（神经病学病变）
- ■ 口咽分泌物过多
- ■ 异物
- ■ 腺样体扁桃体增生

高位上气道梗阻的预后

合并气道梗阻的急性炎症病变和可手术纠治的病变将有较好的预后。但是，因先天性上气道解剖问题而需要进行气管切开的婴儿，在随着生长而适当缓解前，其气管切开状态可能要保持3或4年。

喉气管气道梗阻

气道梗阻和喘鸣的评估

喘鸣，是一种可闻及的高音调呼吸噪音，表明在喉、气管或支气管内存在气道梗阻。病史有助于诊断病因并对梗阻做出定位。吸气时喘鸣通常源于声门以上或者声带。喉软化是最常见的病因。双期喘鸣通常提示存在声带或声门下病因。通常发现双期语音样噪音是由于新生儿双侧先天性声带麻痹引起的。呼气时进一步转为口哨音的喘鸣表明有气管下部或支气管梗阻。症状恶化、喘鸣是持续不变还是渐进性的，均有助于诊断。如果没有啼哭或哭声异常，可能存在先天性喉病变（如喉蹼）；单侧声带麻痹可以引起哭声嘶哑。并发咳嗽可能提示有喉炎或声门下炎症合并喉气管支气管炎（LTB）或哮吼，而气管软化时可有刺耳的或犬吠样咳嗽。

喘鸣常在进食时加重。喉软化产生的喘鸣常在婴儿睡眠或者仰卧时出现。随活动增多或情绪激动而加重的喘鸣常提示有气道固定狭窄，诸如SGS。

婴儿可以适应缓慢发展的声门下或气管的狭窄，引起呼气相延长，使吸凹和喘鸣减轻，从而掩盖呼吸道梗阻的严重程度。相反，急性发作的气道梗阻将可产生更明显的梗阻体征，有气管牵曳、剑突下或肋间吸凹、辅助呼吸肌工作、呼吸频率增快和多汗等症状。然而，需要注意的是，吸凹并非呼吸道梗阻的特异性体征，却反映了气道做功，因此那些没有明显梗阻的呼吸窘迫症婴儿也会看见吸凹（见下文，第 41 章第 2 部分）。

在胸骨上对喘鸣进行听诊是有帮助的，尤其在嘈杂的病房中，它可以对气流量和梗阻严重程度做出很好的提示。

较小的新生婴儿甚至当存在气道梗阻的情况下，最初可能也只有相对轻的喘鸣，可能是由于气流量小，流速较低的缘故。随着年龄增长，喘鸣会变得更明显。例如，喉软化可能通常仅在出生后头几周后才出现喘鸣，或甚至更晚。

对喘鸣婴儿的整体评估应包括口咽部和胸部检查，注意其余的病史，包括对可能存在的神经和心脏状态进行评估。

脉搏测氧仪读数和毛细血管血气，以及其他合并疾病将有所帮助。单纯依赖脉搏血氧测定会产生误导（第 14 章）。婴儿的临床评估仍很重要。

喘鸣的检查

喘鸣婴儿和儿童的检查应包括胸部 X 线影像（CXR）。颈部侧位 X 线影像可以提供有用信息。有些单位拍摄所谓的 Cincinnati 位影像，即拍摄高千伏后前位纵隔 X 线影像，来显示气管和主支气管的轮廓。吞钡可证实异常吞咽反流、误吸或 TOF，以及血管环或吊带造成的压迫。pH 研究、CT 扫描和磁共振影像（MRI）扫描，以及大血管的超声心动图检查，都是辅助检查。

应对婴儿进行个体化检查，但喘鸣婴儿的检查至少应包括 CXR 和请儿童 ENT 气道外科医生进行诊断性内镜检查。

喘鸣和喉气管气道梗阻的治疗

可以应用整体支持治疗。氧疗、湿化和雾化，或甚至氦氧混合气对治疗有帮助。大多数婴儿可每隔几小时进行肾上腺素雾化吸入（1ml 的 1:1000 肾上腺素溶液与 2ml 生理盐水混合）。类固醇雾化吸入也可有所帮助[13]，沙丁胺醇也值得一试。诸如地塞米松的全身类固醇治疗将减轻任何急性炎症、水肿或血管瘤的症状。尽管给予了这些措施，但仍有呼吸衰竭时，将需要 CPAP 或者插管进行通气。

气道内镜

虽然上述的支持治疗及检查是有帮助的，但几乎所有喘鸣及气道梗阻的婴儿和儿童都需要用内镜来明确诊断，如果可能，可通过内镜进行治疗。直径 2～4 mm 的可曲式鼻喉镜（在病房内，婴儿清醒的情况下经口腔放入）可以对声门以上的梗阻做出诊断，如咽峡囊肿或喉软化，也可确诊声带病变或声带麻痹。声门以下的气道一般不易通过可曲式内镜进行评估。如果婴儿已插管，可经气管内插管（ETT）中置入一根很细的可曲式纤维光束内镜来观察更远端的气管支气管树形态。因此，可曲式内镜在新生儿病房中的诊断作用越来越大，但其评估的精确性不如硬质显微喉镜和支气管镜（MLB），且可曲式内镜通常无法对存在的问题进行纠治（治疗性内镜）。

在手术室内，保留轻度自主呼吸的全身麻醉下，进行正规的 MLB，可对气道梗阻进行全面评估，并有可能进行内镜治疗操作。该技术不需要神经肌肉阻滞，只需最小程度的镇静，因此自主呼吸可使内镜对整个气道进行动力学评估，而无需气管内插管。可经鼻部尖管输送氧气和吸入性气体，诸如异氟烷。这种技术极大地依赖于喉部喷涂利多卡因（利诺卡因）（7mg/kg）。也可采用诸如异丙酚等进行静脉麻醉。使用显微镜和 / 或硬质内镜获得视野。如果需要的话，可采用 Storz 通气式支气管镜在评估气管支气管树时进行通气。这些技术允许同轴仪器和激光治疗。

插管婴儿的监护

需要对气道梗阻和早产婴儿进行快速而熟练地插管。许多气管内气道损伤的相关因素会导致后天获得性 SGS。选择尺寸合适的插管、插管的移动、感染[37]、插管时间以及再插管的次数都是风险因素。Downing 和 Kilbride[12]报道了在 SGS 患者中发现的最常见的风险因素包括插管型号太大、不恰当地应用大型 ETT 以及更长时间的插管。Contencin 和 Narcy[8]认为 ETT 尺寸是新生儿后天获得性喉气管狭窄的一个重大风险因素，他们推荐对 2500g 以下的婴儿使用 2.5 号的 ETT。插管引起的声门上喉损伤将会增加拔管失败的可能性，活跃的婴儿中比那些安静的婴儿更常见[1]。Pashley[33]回顾了 SGS 的风险因素和预测因子，提出一个指标，插管次数× 插管天数× 机械通气天数。风险值大于 3000 的儿童则处于高危状态。

ETT 的一点小渗漏是允许的。从开放性和通气角度来看，尺寸小于 3.0 的插管更难维护。表 27.19 给出了各年龄声门下和气管的预期内径，以及合理的气管内插管和气管切开套管的尺寸。

插管的设计也是另一个重要特征。Cole 带肩凸插管可提供更方便且安全的插管过程，因为其口咽部组件更大，且为硬质，但插管位置也很重要，因为肩凸可以脱垂过声门，其增大的直径可引起水肿甚至软化[6]。对插管固定技术和口插管或鼻插管的参数选择仍有争议（第 45 章）。尚无有力的证据特别支持哪一种方法。

我强烈地感到让一个插管婴儿过度活跃和活动的话，发生声门喉肉芽肿和声门下溃疡的风险就极大升高，会导致狭窄和拔管失败。明显的或隐匿性的酸反流被认为是喉或声门下损伤的有害因素，导致拔管失败。

经 ETT 进行深部吸引也会引起机械性创伤，以及溃疡与肉芽形成。吸引技术应包括仅将吸引管尖端恰好伸出 ETT 末端，吸引时进行旋转和逐步外抽（图 27.63）。

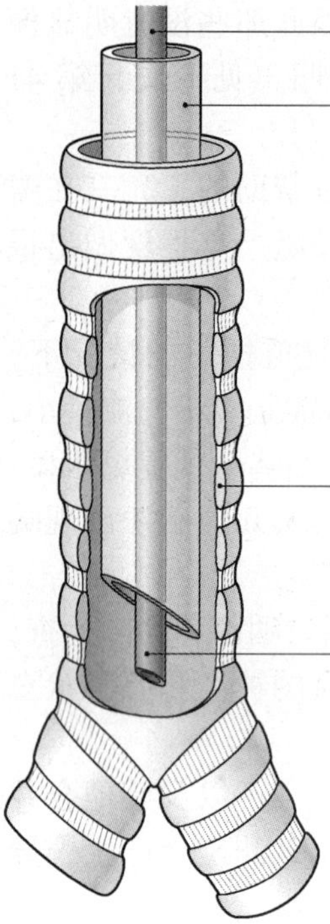

图27.63 吸引管尖端通常应该仅伸出气管内插管的末端。

拔管

对确认适合尝试拔管的婴儿，已经研究了许多种撤机方案。Randolph 等[34]发现的拔管失败率与其他人并无显著差异。Barrington 等[4]显示经鼻同步间歇强制通气（nSIMV）与 CPAP 相比，在防止拔管失败上更为

表27.19 新生儿和婴儿气道的近似参数

	30周以前	30周~足月	出生后1个月	出生后6个月	出生后12个月
环状软骨 AP 径期望值	3.6 mm	4.4 mm	5.0 mm	5.8 mm	6.2 mm
Portex 带蓝线 ETT 管的合适尺寸	2.5 (OD 3.4 mm)	3.0 (OD 4.3 mm)	3.0 (OD 4.3 mm)	3.5 (OD 4.8 mm)	4.0 (OD 5.4 mm)
无气体渗漏的 ETT 管尺寸，提示存在 Cotton I 型声门下狭窄	–	2.5	2.5	3.0	3.5
气管横径的期望值	4.6 mm	4.75 mm	5.3 mm	6.0 mm	6.5 mm
Shiley 新生儿气管切开套管的合适尺寸	3.0 (OD 4.5 mm)	3.0 (OD 4.5 mm)	3.0 (OD 4.5 mm)	3.5 (OD 5.2 mm)	4.0 (OD 5.9 mm)

AP：前后；ETT：气管内插管；OD：外径。

有效。已对采用诸如多沙普仑或甲基黄嘌呤之类的呼吸兴奋剂来促进成功拔管进行了研究，结果不一。大多数新生儿病房对孕龄低于 32 周的婴儿在拔管前应用咖啡因（本章第 3 部分）。

初次拔管失败，且似乎存在气道梗阻因素时，再次插管 48 小时同时给予深度镇静减少插管的移动，并全身应用类固醇和雷尼替丁或质子泵抑制剂后，可能可成功地再次拔管。

拔管失败

当再次拔管失败，应该请儿科 ENT 外科医生会诊。这些患儿可能被分为三类：第一类，自出生起就依赖呼吸机通气的未成熟新生儿，多次尝试拔管失败；第二类，婴儿或儿童已经有自主呼吸，但在随后的外科手术后拔管失败；最后一类，再次入院的婴儿或年长儿，因 LTB 或假膜性喉炎、肺炎、控制癫痫或哮喘而插管，然后拔管失败。最后一类可能包括那些有神经系统损害的儿童，比如脑瘫儿童。

拔管失败必须指婴儿不能维持足够的动脉氧合和 / 或 $PaCO_2$ 极度增高。表 27.20 罗列了这类拔管失败的可能原因。气道梗阻只是其中的重要因素之一，每个原因都必须逐一排除。简单地讲，拔管成功需要：

- 呼吸动力；
- 神经肌肉功能；
- 足够的心功能和肺的气体交换；
- 通畅无梗阻的气道；
- 没有明显的败血症。

根据我们的经验，新生儿重症监护中拔管失败的最常见原因是慢性肺病、早产引起的窒息、败血症、气道梗阻或多因素混杂。

早产儿在首次拔管前应对所有这些重要因素进行评估。作为一个广泛的指南，如果当婴儿体重大于 1000g，如果与年龄匹配的 ETT 的气体渗漏低于 $20cmH_2O$ 的呼吸机峰压，如果在吸入氧浓度≤35%时的氧饱和度得以维持，且如果呼吸机参数下降到足以拔管的满意频率时，拔管才可能成功。1kg 以下的婴儿，通气频率为 10～15 次 / 分，吸气峰压小于 $12\,mmH_2O$，或者超过 1kg 婴儿的吸气峰压小于 $18\,mmH_2O$ 是拔管的最基本要求。

表27.20　拔管失败的原因

■ **中枢性窒息**
早产儿窒息
神经病学病变
医源性（鸦片制剂、镇静剂）
低碳酸血症
■ **外周性窒息**
神经肌肉阻滞（维库溴铵）
■ **心脏原因**
先天性心脏病
心力衰竭（动脉导管未闭）
■ **下呼吸道**
感染
呼吸窘迫综合征
慢性肺病（BPD）
肺部畸形/发育不良
■ **气道梗阻**
任何位置
■ **全身性败血症**

拔管失败的治疗

如果是由于气道梗阻引起拔管失败，在全身应用 2～4 天地塞米松、制酸剂和深度镇静或肌松以减少插管移动以后，再次尝试拔管可能成功。

当再次拔管失败，儿科 ENT 外科医生应采用 MLB 评估气道。将根据内镜所见来选择治疗。如果气道损伤相对较轻，但引起的一些水肿导致喉或声门下气道缩小，那么再进行一段时间的进一步再插管治疗可能会获得成功。有时气道梗阻可以应用内镜进行纠治，例如采用 CO_2 激光对后天获得性声门下囊肿或显著的喉肉芽肿进行汽化切除。那么就有可能在 48～72 小时后拔管。如果最初或早期 SGS 合并水肿，但声带及声带以上水平的气道接近正常且通畅，可以施行环状软骨前方切开术。如果 SGS 很严重，纤维组织很成熟，可以进行肋骨软骨移植体扩大气道的 SS-LTR 手术。ETT 留置 1～2 周来支撑重建部位，且如可拔管，则避免了气管切开术。

如果有严重的经声门炎症合并声门上和声门下肉芽形成或水肿，那么建议行气管切开术，因为整个喉部无法容纳完整的气管内插管。图 27.64 显示了长时间困难插管后的喉肉芽肿形成以及软骨暴露，在这种情况下，建议在极早期用内镜对喉进行评估。如果 3 周后炎症消除，气道宽度足够，应该去除气管切开套管。延长不必要的气管切开时间只会产生有害的进展性SGS。

喉气管气道梗阻——状况和治疗

喉软化

喉软化是引起婴儿喘鸣的最常见原因。它是由于声门上结构松弛引起的：会厌和楔状骨上的黏膜以及杓状软骨在吸气时会被吸进气道。会厌通常卷曲成O形，或高或低的杓状会厌皱襞将杓状软骨黏膜卷进会厌。喉软化可以合并反流。气道梗阻和胸腔内负压增加会加重酸反流。其典型表现是在出生后头几周（若干天）后出现吸气相喘鸣。其严重程度加重，并在喂养和仰卧睡眠时恶化。哭声通常正常。男孩发病率要高两倍。自然病史为12～24个月，症状可以随着生长自行缓解，但也可持续存在。通常应通过内镜确诊。常预期需要进行治疗，但当有进展性或持续的喘鸣，且伴有明显的吸凹或呼吸费力时，婴儿可能会发育停滞。如果体重量表显示持续低于相应百分位数时，则应该进行手术纠治。内镜下行杓状软骨会厌成形术（或声门上成形术）包括切除多余的黏膜和楔状软骨，并用显微手术剪松解被固定住的杓状会厌皱襞。通常对后侧喉软化的成功率很高，但有因瘢痕形成导致声门上再狭窄的风险。当喉软化为前侧型时，会厌向后脱垂或脱入喉入口，手术可能会不成功。一些儿科ENT外科医生提倡扩大的声门上成形术，切除卷曲会厌的侧方游离缘。重度喉软化病例不适合做这种内镜手术，可能需要气管切开，但这种情况罕见。

气道囊肿和喉蹼

先天性喉（黏液潴留）囊肿、喉小囊囊肿和声门上囊肿可以在出生后极早期或几个月内就出现喘鸣。舌根部的会厌谷黏液囊肿可早期出现UAP和喘鸣或打鼾。侧位软组织X线影像可能对诊断有帮助，但这些囊肿的最终诊断和治疗手段仍然是内镜（图27.65）。

后天获得性声门下囊肿通常见于既往曾插管的婴儿，最多见于左侧。当呼吸道感染时，有时会出现喘鸣。可以通过内镜下激光汽化烧灼进行治疗[38]。

先天性喉蹼为声带在前方互相融合，是罕见的疾病，可以出现喘鸣和后位喉气道。常常需要直视手术或用支架进行支撑。

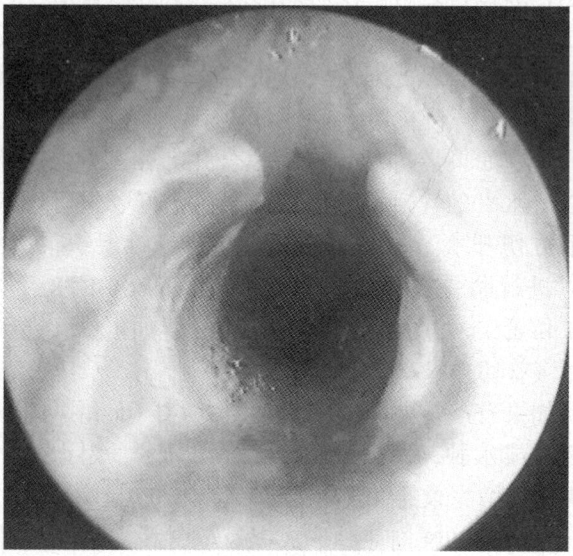

图27.64 长期插管后的喉肉芽肿和软骨暴露。

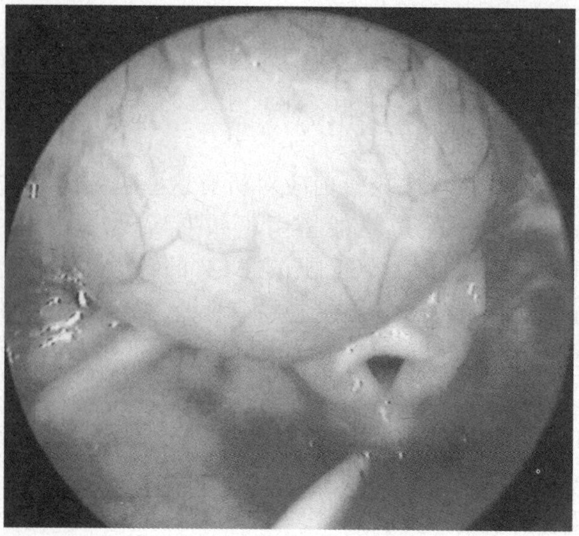

图27.65 在舌根部堵塞气道的会厌谷黏液潴留囊肿。

声带麻痹

声带麻痹可以为单侧或双侧、先天性或后天获得性的。先天性病因包括 Arnold-Chiari 畸形、其他神经系统疾病和产伤，而后天获得性的原因主要是颈部创伤或心脏直视手术。即使是先天性病例也会随着生长发育和年龄增长而自发恢复声带运动。单侧声带麻痹将表现为哭声微弱及嘶哑，且有时喂养困难。只有在并发气道水肿时才会出现喘鸣。与之相比，双侧声带麻痹将会出现吸气相或双期喘鸣，其音量足以引起吸气噪音。声带位置非常接近中线，限制了气道。诊断依靠动态显微喉镜。单侧病例无需干预，但双侧声带麻痹一般需要气管切开。

假膜性喉炎

LTB 或假膜性喉炎通常由儿科医生进行治疗，只有在发生多次拔管失败时才需要 ENT 外科医生（见上文）。那么，有用内镜进行诊断的适应证，且偶尔可进行喉肉芽肿激光切除。极度早产婴儿需要插管来治疗假膜性喉炎，但是发生 SGS 的风险升高。

先天性后位喉裂

先天性后位喉裂发生在喉的后部，是气管食管沟在杓状软骨水平没有关闭所致，同时有一定程度的环状软骨后板的融合失败。报道了很多分类方法[31]，但最广泛认可的是 Benjamin 和 Inglis 的分类[5]。1 型喉裂是喉后部的黏膜未能融合，有一个开放的切迹达到声带水平，对环状软骨后板无影响（图 27.66）。2 型喉裂的裂口到达声带以下的环状软骨。3 型喉裂是在环状软骨后部的一个完全的裂开，且黏膜延伸入颈部气管。4 型喉裂向下延伸至胸部气管（喉气管-食管裂），甚至到达气管隆凸或隆凸以下。

1 型喉裂症状出现较晚，有反复吸入性肺炎和与喉软化相似的吸气相喘鸣。2 型和 3 型喉裂可能早期出现症状，常因气道窘迫而需要通气，且拔管失败。4 型喉裂在新生儿出生后就是急症，很难维持气管内插管的正确位置，因为插管经常会滑入食管。这种重症的 4 型喉裂病例常无法长期存活。通常由 MLB 进行确诊。

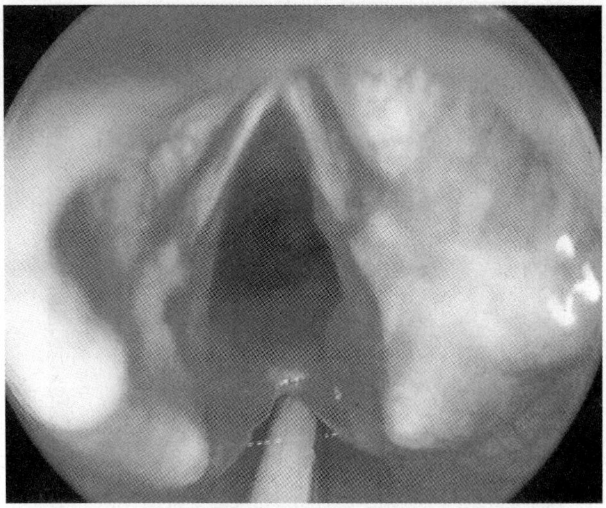

图27.66 1型先天性后位喉裂。

后位喉裂的治疗

1 型喉裂和部分 2 型喉裂可以通过内镜的方法进行手术修补。较深的 2 型喉裂及更严重的喉裂需要经颈部或颈部和胸骨正中切口的路径进行手术。逐层修补裂缺，在气管部位植入一块胫骨骨膜移植体，在环状软骨后方可能需要植入软骨。婴儿通常需要进行气管切开。在这些充满挑战的情况下，气管软化仍是一个显著的气道问题。

声门下狭窄

超过 95%的婴儿的 SGS 是后天获得性的[9]，低出生体重的早产婴儿在长时间插管后，也会产生慢性肺病。发病率不一，但是在我们中心，约有 2.5%的插管的重症早产儿发生这种问题。SGS 可以是先天性的，未插管的婴儿在出生时就有喘鸣。在这些病例中，内镜显示狭窄、有时呈梨形的环状软骨区域，或有第一气管软骨环在其下方走行。如果有先天性声门下狭窄的婴儿确实需要插管，那么在这种情况下使用标准尺寸插管的话，将引起损伤，并可能导致复合性的先天性和后天获得性 SGS。Cotton 分类阐述了狭窄的严重程度，I 级为管腔横截面积减少达 50%，II 级介于 50%～70%之间，III 级为 70%～99%，IV 级为完全狭窄而没有管腔。此百分比可从与年龄相关的 ET 插管尺寸的量表上读出[32]。图 27.67 显示了一个非常严重的 SGS。

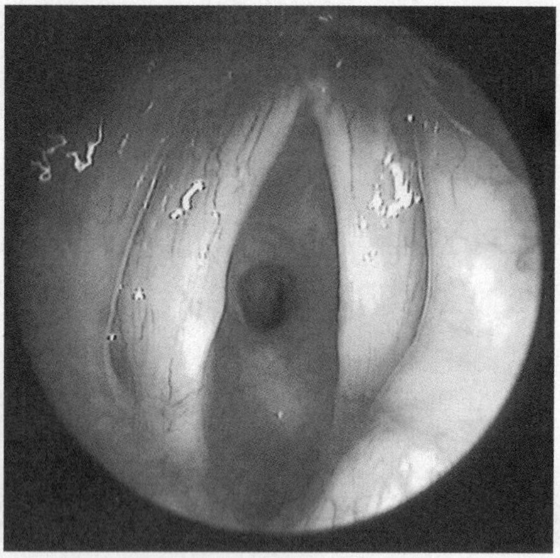

图27.67 (参见彩图27.67) 严重的声门下狭窄。

对产生SGS的影响因素进行了研究[36]，其与引起拔管失败的因素类似。插管的时间、ETT插管次数、机械通气时间、拔管后出现喘鸣和与胎龄相关的ETT大小与发生SGS显著相关。

SGS的治疗将取决于其严重程度和病情进展。最轻的病例可进行保守治疗，病情随生长而改善。早期水肿性SGS可通过环状软骨切开术进行治疗，而更严重的广泛狭窄有可能需要进行喉气管重建（LTR）手术或环状气管切除进行治疗。这些难治的病例可能普遍需要多年的气管切开。

环状软骨切开术

当由于持续的孤立性声门下水肿、肉芽肿形成或早期软性或初期SGS导致拔管失败时，那么直视下做前部环状软骨切开手术，随后通常可顺利拔管。颈部皮肤被水平切开以取得暴露，垂直分离环状软骨环和相邻气道，保留声带前联合，应用大号ETT再次对婴儿进行插管。这个手术可使水肿液体从声门下区域流出，且扩大了的声门下区域通常可与前方的纤维联合迅速愈合。在全身应用类固醇和雷尼替丁后2～7天，即使没有气体渗漏，也可以尝试拔管。插管的移动应该减至最少。

如果意外拔管，再次插管可能造成颈部假性通道的风险，通过在ET插管通过声带的时候将其旋转180°，并要求助手在颈前部伤口处用手指轻压来避免此风险。建议应用颈部引流来避免产生手术性肺气肿，直至成功拔管。

环状软骨切开术的成功率在69%～75%之间[20]，但这种手术并不是没有潜在的并发症，且手术失败则需要气管切开。根据我们的经验，成功率约为80%，但这个结果来自于高度选择的人群[30]。氧需求较高的VLBW新生儿拥有成功预后的可能性较小。

一期喉气管重建

当婴儿出现拔管失败或渐进性喘鸣，且内镜显示确实有SGS时，这些问题可以通过SS-LTR进行纠治。SGS通常为Cotton分级的I级或II级。这个手术包括纵行切开环状软骨前部及相邻的气管环，并在气道前方插入软骨移植体来扩大其直径。每一步都注意不要损伤声带的前联合，因为损伤这里会导致声音嘶哑。如果SGS十分严重，或者后方有瘢痕形成，可以进行环状软骨后方切开甚至在后方也植入软骨移植体。软骨移植体通常是经低位肋架前外侧切口获取的肋软骨。

当软骨移植体用可吸收缝线缝妥固定后，婴儿给予再插管，在新生儿或儿科重症监护病房（NICU、PICU）内治疗5～14天。除了插管时间更长，手术后方案同环状软骨切开的方案非常相似。如果成功拔管，那么气道就得到纠正，而无需气管切开。有时，在一期手术时，用外科方法修复已有的气管切开口，且在同次手术中关闭之。

拔管后的监护需要对气道进行数周时间的严密观察。通常在术后最初的6周内，需要再进行2～3次MLB以去除气道中的肉芽肿，直至移植体完成血管化和上皮化。

Hartnick等[21]报道了辛辛那提的SS-LTR经验，发现第一次手术后的拔管成功率在67%～82%之间，取决于狭窄的严重程度。但是，几乎所有的失败病例在修正手术后均顺利拔管。Morrison和Wareing[30]报道SS-LTR的成功率在80%～90%之间。

分期喉气管重建术

SGS的分期LTR与一期气管重建类似，只是有一个原位的气管切开，以后仅对其进行关闭（图27.68）。当移植体植入到声门下和上部气管之后，二期移除气管内支架前，重建的管腔需要一段时间的支撑（通常6周）。移除支架后，当内腔和移植物完全上皮化时，需进行多次内镜下的肉芽清除。完全愈合以后，可在病房内或手术室拔除套管，关闭气管切开口。气道需要时间来取得稳定，常在成功 LTR 后 3～6 个月再进行拔除气管切开套管。

手术可使声门的解剖变得扭曲，这些儿童通常有环杓关节移动障碍。因此，LTR 手术后常见长时间声音嘶哑。

对于更严重的狭窄常需要多次进行分期 LTR 手术或修正手术。报道在 Myer-Cotton 分级 2 级、3 级和4级的儿童中，多次分期或两期手术的特异性拔除套管率分别为 85%（18/21）、37%（23/61）及 50%（7/14），整体套管拔除率在 74%～95%之间[21]。狭窄最严重病例的效果不好，由于有这一问题，发展出更新的环状软骨气管切除术。

环状软骨气管切除术

近年来，环状软骨气管切除术使用广泛。Philippe Monnier[29]首次进行了报道，其适应证为更严重的狭窄，手术涉及切除狭窄或闭塞的声门下区域，包括切除大部分的环状软骨，并保留其一部分后板。松解气管，并做喉–气管的“端端”吻合。在术后愈合期，可能需要通过临时外缝线将颏和颈部固定在屈曲位，以避免气管断裂。在一个专科中心[28]，93%的患者成功拔管，超过半数有发声困难。

声门下血管瘤

声门下血管瘤通常在出生后 6 个月出现症状，为渐进性喘鸣和吸凹。其可为单侧或双侧，可在声门下看见一个柔软光滑的红色隆起（图 27.69）。血管瘤在出生后头一年内增大，因此使得气道受累，约 60%的病例需要气管切开[7]。出现皮肤血管瘤可能是声门下血管瘤的一个诊断线索。自然病史是将在几年后自发消散。

需在全身麻醉下进行 MLB 来建立诊断。声门下视野显示在一侧或双侧有一个光滑的暗红色隆起，位于后气道内的呈现圆球性。

声门下血管瘤的治疗

小型血管瘤可通过内镜进行监视，直至其消退。

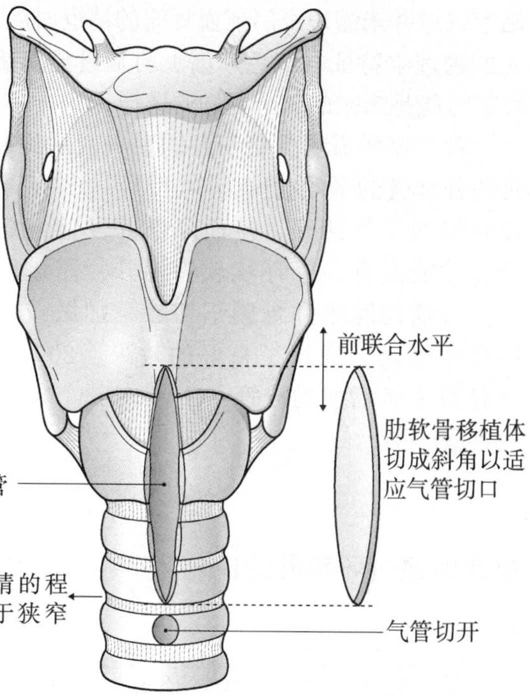

图27.68 喉气管重建技术。

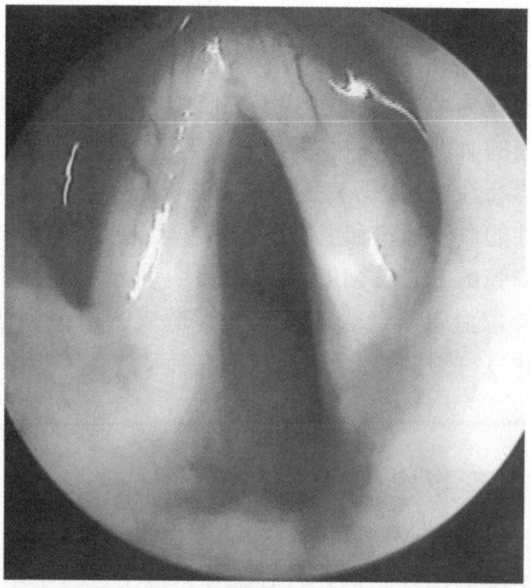

图27.69 单侧声门下血管瘤。

如果气道受累明显，可选择气管切开或尝试缩小血管瘤，以避免或关闭气管切开口。全身使用类固醇（泼尼松龙）或病灶内使用类固醇是有益处的，可避免气管切开，但并不建议长期全身使用类固醇治疗，因为其有不良反应。对于一些血管瘤进行激光汽化切除可能改善气道症状并免于进行气管切开。以前，使用CO_2激光，但效果令人失望。在一个大型研究中，CO_2激光治疗好像并未缩短声门下血管瘤的消退时间[7]。KTP 激光的物理学特征在红色广谱上对血管瘤有更深的穿透性，可能是未来的一个更好的选择。

对于那些需要气管切开的患者，从诊断到拔除气管切开套管的平均时间为 30 个月[7]。最近，为了避免长时间的气管切开，从而降低并发症发病率和促进语言功能发育，经环状软骨切开径路进行一期直视下血管瘤切除术和黏膜下切除，加做或不加做软骨移植体植入，取得了良好的效果，80%的病例在首次直视手术后成功拔管（G Morrison，2003 年未发表的数据）[16]。

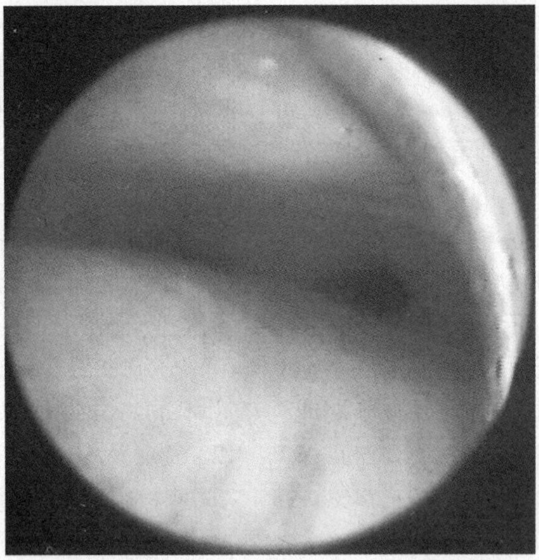

图27.70 双主动脉弓的支气管镜图像，位于隆凸上方。

血管压迫（环和吊带）

检查

喘鸣婴儿经常需要进行检查。尤其是有心脏病证据以及吞咽困难（食管受压性咽下困难），吞钡 X 线检查是有帮助的。这可证实先天性异常的血管环或者血管吊带对气管、食管或此两种结构造成的压迫。

超声心动图也可以显示胸部的异常血管，但由于超声影像专家更多地关注于心脏本身，这种检查会对纵隔内的血管产生一些漏诊。

诊断性 MLB 仍然是最重要的检查，且可看见任何搏动性的血管压迫和继发性的气管软化或支气管软化。

胸腔的 CT 或 MRI 扫描将可明确显示大血管，并发现异位血管对气管或主支气管造成的压迫，诸如双主动脉弓（图 27.70）或异位的左肺动脉。

血管畸形的治疗

一旦通过 MLB、超声心动图以及扫描确诊后，对这种情况的治疗是请儿科心脏外科医生进行手术治疗。即使手术以后，软组织水肿普遍会对气管和支气管产生长达数月的影响。如果有必要，可以进行气管切开，对远端气管进行支架扩张，直至其自然缓解。如果一侧主支气管堵塞，则应该放置支气管内支架。然而，这并不是没有并发症。可经支气管镜或在放射影像扫描下置入 Palmaz 可扩张金属网状支架（Johnson & Johnson Interventional Systems Co，Warren，NJ），这已被广泛接受，但会与黏膜壁长在一起，将来就不容易取出了。硅橡胶“风帽”状支架是可以更换并取出的，但是可能在气道内引起更麻烦的肉芽肿形成。仅在病情威胁生命和其他措施均告失败时才建议使用支架。

先天性气管细小

这种情况也称为长段先天性气管狭窄，或烟囱样气管，发生于部分或全部气管由全气管软骨环构成，而不是那种开放式的 D 形软骨环构成。严重程度变化很大，但是由于软骨环直径小于正常，且不能以正常的比率长大，因此在生命的早期，喘鸣会渐进性恶化，对氧的需求也增加。症状表现不一，从出生时的严重狭窄到一些仅在儿童期晚期发病的严重程度较轻的病例。气管细小可以是孤立性的畸形，但是常见合并有血管畸形，典型的是异位左肺动脉，其先向右行走，然后绕过狭窄的气管后方，向左到达左侧纵隔（图 27.71）。

先天性气管狭窄的治疗

最轻的病例可以通过一系列内镜检查来进行保守治疗。当合并血管畸形时，将需要通过外科手术纠治。据报道有大量的手术技术被用于纠治气道细小。可通过切除气管狭窄段，然后行气管“端-端”吻合来治疗短段狭窄。较长段的狭窄可以通过滑行气道成形术来纠治，即扩大气管直径的同时缩短其长度[10,25]。气管劈

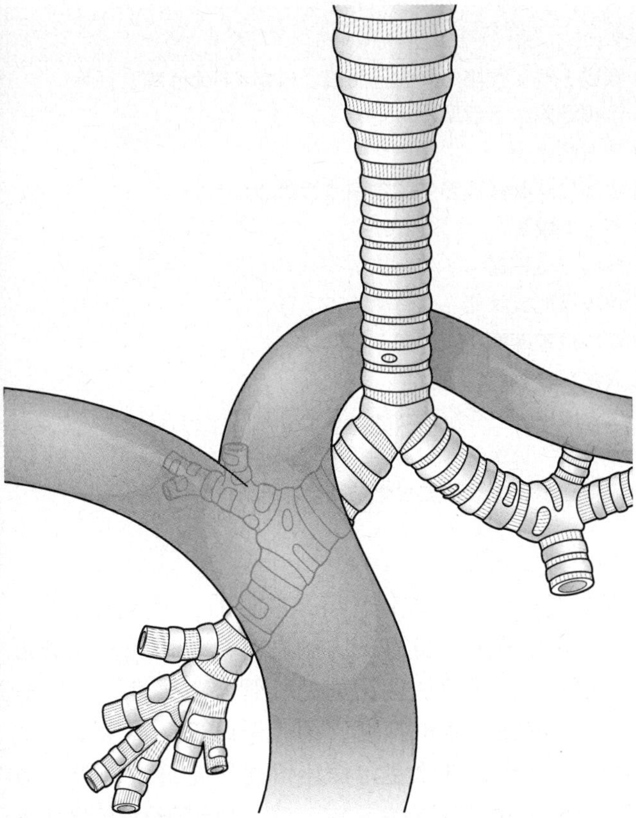

图27.71 先天性长段气管狭窄合并异位左肺动脉。

开后，采用心包补片扩大的方法也被使用，但是这一技术存在气管塌陷以及缺乏刚性的缺点[3]。所有这些外科技术都是在心脏转流下进行。最后，最严重的气道狭窄要通过气管移植来治疗[22]。这涉及许多月的腔内支架支持，并对麻烦的肉芽肿形成进行治疗。

气管软化、支气管软化

气管软化或支气管软化可为原发性或继发性。原发性软化时，由于气道普遍缺乏支持，气管软骨薄弱、塌陷，导致正常呼吸道的 D 形气管软骨在呼吸时变得扁平以及呼吸时气管软组织向腔内过度塌陷。这可能累及一侧或两侧的气管和支气管。普遍性的气管软化可能随生长发育而自愈。继发性软化通常发生在气道受到外来压迫时，外来压迫来自异常血管、罕见的骑跨的主动脉或纵隔肿瘤。在气管切开或其他气道手术部位的软骨吸收后，也会发生局部性气管软化。气管软化将会出现双期性喘鸣或首先出现呼气相喘鸣，吸凹，粗哑的犬吠样咳嗽。这些症状因活动量增加或呼吸做功增加，或伴发感染而恶化。

气管支气管软化的检查

诊断性 MLB 可以确诊气管软化或支气管软化，且此研究是动态的，婴儿在轻度全身麻醉下保持自主呼吸，而无需来自麻醉机回路的 CPAP。如果没有气道正压，在 NICU 内进行可曲式支气管镜检查也可以对此进行评估。但是这种评估会高估软化的程度，对任何正常的婴儿进行可曲式支气管镜评估，都会引起明显的呼吸做功，由于胸腔内负压的关系，呼吸时会导致一定的气道塌陷或膨出。放射学上在透视或视频录影下使用对比支气管造影摄片，也可证实气道软化，其有助于对狭窄区域进行定位，或对内镜无法通过的狭窄段远端的支气管树进行成像。

气管支气管软化的处理

原发性软化可通过正压通气或 CPAP 进行治疗，直至通气得到有效的改善。这种保守方法不是总有效，但是对于气管切开或管腔内支架的病例倒是可以考虑。如果局部气管软化非常严重，可能需要进行气管切开，运用管形支架保持气道的开放。有时候需要定制较长的管道。一旦导致软化的外来压迫得到矫正，继发性气管软化通常能自愈，但是还需要一段时间的气道支架支撑或气管切开。Furman 等[17]回顾了 6 例使用 Palmaz 可扩张支架的病例，报道了 2 例死亡，3 例获得长期成功。也碰到过气道内肉芽肿形成的情况。主动脉压迫气道的时候，有时可以通过主动脉固定手术得到纠治，即将主动脉向前固定于胸骨上。

继发于诸如气管切开之类的局部手术后的软骨软化，需要用肋软骨进行气管重建或者切除后行“端-端”吻合。

肺不张和空气陷闭的支气管镜检查

婴儿肺炎通常用药物治疗，必要时采用机械通气、气道内吸引和物理治疗。支气管镜检查通常不作为第一线的辅助治疗。但是，偶尔轻度全身麻醉下进行硬质支气管镜检查将会使病情得到改善。首先，如果节段支气管或主支气管发生顽固性黏液堵塞，可在支气管镜检查的时候通过支气管盐水灌洗、吸引来清除这些黏液。经支气管镜用的局部灌洗剂是一种黏液溶解剂，诸如重组人脱氧核糖核酸酶(rhDNase)治疗[14]，从少量病例来看，这种治疗是非常有效的。支气管镜检查同样可以准确地采集黏稠的黏脓痰标本用于微生物检查。

最后，新生儿单侧空气陷闭和肺气肿，并发继发纵隔移位总是有害的；如果问题持续存在，用硬质支气管镜可清洗节段支气管，并使塌陷区域充气，这样能够重建更加匀称的通气。

气管切开术

在19世纪，气管切开的适应证包括异物吸入、白喉、假膜性喉炎，但是死亡率非常高。在最近几年，适应证也有所改变。虽然假膜性喉炎（喉气管支气管炎）进行通气后，会有喉气管气道的插管创伤，但特别是细菌类的感染适应证已大大减少。VLBW婴儿和多发性先天性畸形婴儿存活率的提高，导致儿科气管切开的平均年龄降低，半数以上的气管切开手术是在1岁以内的婴儿中开展的[40]。这些婴儿中经常需要持续的长期气管切开。更多的儿科气管切开是对先天性UAO婴儿和那些有神经肌肉病变的婴儿进行的。

概括地说，气管切开的适应证分三大类：（i）气道梗阻；（ii）长期辅助通气（尤其是如果有气道创伤的证据）；（iii）提供肺部清洗和/或非通气支持。最后一类将包括有神经损害或未成熟的婴儿，他们是使用ETT的呼吸机依赖者，但是通过气管切开或支持性气道清洗，可脱机并自发呼吸。这一过程可使患者康复并脱离ICU环境。

在我们中心的一组超过三年的65例病例的系列研究中，几乎一半以上因气道梗阻而实施儿科气管切开；只有8.7%是因急性气道感染，以及12.3%是因先天性气道畸形。这一系列研究中的其余患者因需要长期通气、气道清洗或非通气性的呼吸支持而行气管切开。表27.21总结了需要气管切开的气道梗阻的常见原因。

表27.21 气管切开的气道适应证

- 喉以上气道梗阻（如淋巴管瘤、Pierre Robin综合征等）
- 舌根塌陷，舌后坠
- 严重喉软化
- 喉部肉芽肿形成和气道创伤（插管后）
- 声门下狭窄
- 声门下血管瘤
- 呼吸道乳头状瘤
- 双侧声带麻痹
- 双侧环-杓关节固定
- 血管压迫——异位肺动脉、双主动脉弓
- 原发性气管软化
- 气管细小和先天性支气管肺畸形

气管切开技术

在儿童或婴儿的外科气管切开技术需要垂直切开2～5个气管环。移去软骨窗是禁忌的，因为这样会导致气管壁的塌陷。良好的方法是将气管边缘缝在邻近颈部皮肤上，或使用两根尼龙气管“救援性”固定缝线，分别缝在气管的两侧，捆扎于胸部。如果发生插管移位或阻塞，那么主治医生可将固定缝线向外上方牵拉，使气道向前保持开放，然后可方便地重新置入一根新的气管切开套管。

气管切开术后的病房护理

术后，CXR是一种确定气管切开套管位置，以及确认无实变或气胸之类并发症的常规手段。如无气道窘迫，在术后一周内无需更换或移除气管切开的胶布和套管，以便使气管切开的通道良好生长。建议第一次更换管道应要大量医务人员来实施；以后，每周更换一次，或者必要时更换得更勤一点。术后首次更换管道后，可使用维可牢（Velcro）气管切开固定带。管道在任何时候都必须保持通畅。推荐对呼吸机或吸入的空气进行持续湿化，以防止分泌物干燥而堵塞气道。如果婴儿有自主通气，正规湿化或采用“瑞士鼻”（Portex的散热口T型连接件）将达到这一效果。

需要对气管切开口进行定期吸引，以去除气道内的黏液分泌物。软质吸引管插入的深度恰好为气管切开套管的尖端即可，然后用拇指堵闭吸引管的压力释放孔从而开始吸引，当回抽吸引管时，用拇指和食指将其轻柔捻转。仅在偶然情况下，才需要将吸引管明显地送入插管末端的远端，或至隆凸上方。这种过于激烈的吸引会引起气管创伤、出血和肉芽肿形成。

当一个慢性肺病的新生儿（支气管肺发育不良）为了长期气道通气而进行气管切开时，由于气管切开套管存在大量气体渗漏，而使初始通气面临意想不到的困难，使用长 ETT 管道，插管向上进入喉部就可能产生这种问题。因此可能需要较高的呼吸机压力，通常需要相对较大的气管切开套管，这可能会损伤气管。这就是为什么气管切开对因严重肺部疾病而仍需长期通气支持的婴儿来说，并不是一个必需的有帮助的手术的原因。

气管切开套管的类型

有各种不同制造工艺和模式的套管可供使用。在新生儿和儿科年龄组，塑料或硅橡胶气管切开套管是最常用的，而不是那些诸如 Negus 或 Alder Hey 类的老款硬质银套管。在硅橡胶套管中，“Shiley”套管（制造商为 Mallincrodt）是最常用的，因为其有可与呼吸机相连接的标准接口组件，并有很多适用的尺寸范围。新生儿套管的长度范围比那些相应的儿科套管要短（3.0 号的新生儿套管长 32mm，相比同号的儿科套管则长39mm，3.5 号的新生儿套管长 32mm，相比同号的儿科套管则长 40mm）。这些套管都是不带套囊，没有开侧孔的，也没有内套管。需要经气管切开套管进行通气的早产儿，通常需要 3 号或 3.5 号的 Shiley 新生儿气管切开套管。其他的气管切开套管还有 Portex 和大奥蒙街（Great Ormond Street，英国伦敦著名的儿童医院）型的。偶尔，需要使用超长的气管切开套管以保持隆凸区域开放或绕过肉芽肿部位。如果儿科 Shiley 套管不够长，那么就可使用 Mallincrodt Bivona 的凸缘可调节套管，这需要根据个人需求来定做。

气管切开的并发症和死亡率

意外拔管和套管梗阻仍是最常见的危及生命的并发症。如果试图从错误的通路重新置入套管的话，通气尝试将会失败，并引起纵隔气肿和气胸。其他并发症包括出血、外科性肺气肿、伤口感染、胸部感染、过度吸引引起的气道创伤和心脏呼吸骤停。

气管切开的晚期后遗症包括气管内开口上方肉芽肿形成、气管软化、吞咽困难、语言发育延迟、胸部感染和拔管后持续存在气管-皮肤瘘管。最严重的晚期并发症仍是套管梗阻和意外移位。罕见有大量出血和气管狭窄。

气管切开的死亡率难以判定。大量已发表的儿科系列研究的总体死亡率范围为 11%～40%[15]。在我们最新的系列研究中，总体死亡率为 19%。但是，气管切开套管相关性死亡是罕见的，在所报道的不同的系列研究中，为 0.5%～3.4%[15]。Ward 等[40]报道的气管切开相关性死亡率为 2.9%，气管切开口的黏液堵塞是引起死亡的最常见病因。

在早产和气管切开婴儿死亡率之间存在强烈的关联，合并症严重程度评分越高，则相关死亡率越高。在一个系列研究中[18]，80%的死亡为早产儿，且在那些气管切开时体重小于 3000g 的病例中，死亡率为 64%。但是，套管相关性死亡率低，为 1.6%。在我们中心，在 1 岁以下（年龄未校正）就需要进行气管切开的婴儿中，死亡率为 25.6%，且那些需要长期通气的重症早产婴儿的死亡率要高很多。对于这些高危婴儿，气管切开并非能包治百病，必须在认真评估后才能进行。

气管切开的家庭护理

气管切开的家庭护理是需要有所准备的，并包括地方支持机构和监护人学习如何护理气管切开口、更换套管等，且需要足够的复苏专业知识。气管切开婴儿需要专业的预防措施，包括洗澡时的护理、不可游泳、避免异物进入（如从开孔进入的沙子、灰尘、滑石粉或气溶胶）。衣着、围兜和睡觉姿势也需要护理，以确保这些情况或颏不会造成气管切开套管的梗阻。套管延长或“瑞士鼻”有助于避免颏压盖，这也是一个造成梗阻的原因。

拔除气管切开套管

最好能够在最早期就拔除套管。气管切开套管的长期留置会引起语言发育迟缓，甚至在那些正常发育的儿童中[24]。在根治手术或需要进行气管切开的基础病因自发缓解，且通过动态内镜评估气道后，可关闭气管切开口。在成功拔除气管切口套管前，不应该有严重的误吸或反复胸部感染，无需定期气管清洗，且无需辅助通气。上气道必须通畅并用 MLB 进行评估，应包括去除任何开口上方的梗阻性肉芽肿，并评估声带的活动度和呼吸时气道的塌陷程度。

一旦考虑婴儿适于拔管时，常用的实践方法是尝试在病房中进行拔除套管操作。更换更小尺寸的气管切开套管，直至可用的最小型号（通常是 3 号 Shiley 管），然后白天用一个塞子或者胶带短期封闭套管，进行观察和氧饱和度监测。如果可以耐受的话，则逐渐延长套管封闭时间；当可以 24 小时封闭套管时，则可移去套管，并用一块敷料来堵住瘘管部位。如果这种病房内拔管失败，则需要重新评估气道。有时需要通过手术方式来拔管。这种病例的气管切开口需接受正规修复，并通过手术方法进行缝合，通常同时去除梗阻性的肉芽肿，或对开口上方的气管塌陷进行修补。然后婴儿在 ICU 内进行插管治疗，在选择性拔管前进行 2～7 天的通气，且插管的移动度相对应小[2]。

出生前气道梗阻和EXIT

产前诊断的方法越来越多，最初是通过超声波检查，能越来越多地发现那些在出生时或甚至更早就出现明显症状的潜在气道问题。胎儿 MRI 有助于对病理学做出进一步判定。当建立了气道梗阻的出生前诊断时，对妊娠和出生的多学科处理是重要的。如果有可能长期存活，那制定一个通过 EXIT 手术进行特殊分娩的计划则是可行的[41]。这一手术操作包括经剖宫产路径先娩出婴儿的头部和上部躯干，并维持子宫-胎盘血流和母体-胎儿的气体交换。这为在完全分娩并结扎脐带前纠治气道梗阻和气道保护提供了时间。

超声波可发现引起胎儿气道梗阻的肿块性病灶。水囊状淋巴管瘤常见，但只有那些可能累及咽部或引起气道压迫的才有可能引起新生儿气道梗阻。一旦超声波上发现有梗阻性病灶，推荐进行快速序列胎儿 MRI 检查，这样可对横截面、矢状面和冠状面进行研究。

在完全性喉闭锁时，可能在胎儿超声上难以完全看到喉部，但是气管和肺的继发性改变是明显的。因为存在完全的梗阻，肺部产生的液体集聚，引起严重的气管扩张和肺的低回声状态。通常有羊水过多、膈肌反向和腹水。这被称作先天性高位气道梗阻综合征（CHAOS），其表现为完全的气道梗阻[11]。如果可以等到胎儿成熟，EXIT 手术和气管切开术则是治疗选择。

参考文献

1. Albert D M, Mills R P, Fysh J, Gamsu H, Thomas J N 1990 Endoscopic examination of the neonatal larynx at extubation: a prospective study of variables associated with laryngeal damage. International Journal of Pediatric Otorhinolaryngology 20: 203–212
2. Al-Saati A, Morrison G A J, Clary R A, Bailey C M 1993 Surgical decannulation of children with tracheostomy. Journal of Laryngology and Otology 107: 217–221
3. Backer C L, Mavroudis C, Gerber M E, Holinger L D 2001 Tracheal surgery in children: an 18-year review of four techniques. European Journal of Cardio-thoracic Surgery 19: 777–784
4. Barrington K J, Bull D, Finer N N 2001 Randomized trial of nasal synchronized intermittent mandatory ventilation compared with continuous positive airway pressure after extubation of very low birth weight infants. Pediatrics 107: 638–641
5. Benjamin B, Inglis A 1989 Minor congenital laryngeal clefts: diagnosis and classification. Annals of Otology, Rhinology and Laryngology 98: 417–420
6. Brewis C, Pracy J P, Albert D M 1999 Localized tracheomalacia as a complication of the Cole tracheal tube. Paediatric Anaesthesia 9: 531–533
7. Chatrath P, Black M, Jani P, Albert D M, Bailey C M 2002 A review of the current management of infantile subglottic haemangioma, including a comparison of CO_2 laser therapy versus tracheostomy. International Journal of Pediatric Otorhinolaryngology 64: 143–157
8. Contencin P, Narcy P 1993 Size of endotracheal tube and neonatal acquired subglottic stenosis. Study Group for Neonatology and Pediatric Emergencies in the Parisian Area. Archives of Otolaryngology – Head and Neck Surgery 119: 815–819
9. Cotton R T, Gray S D, Miller R P 1989 Update of the Cincinnati experience in pediatric laryngotracheal reconstruction. Laryngoscope 99: 1111–1116
10. Cunningham M J, Eavey R D, Vlahakes G J, Grillo H C 1998 Slide tracheoplasty for long-segment tracheal stenosis. Archives of Otolaryngology – Head and Neck Surgery 124: 98–103
11. DeCou J M, Jones D C, Jacobs H D, Touloukian R J 1998 Successful ex-utero intrapartum treatment (EXIT) procedure for congenital high airway obstruction syndrome (CHAOS) owing to laryngeal atresia. Journal of Pediatric Surgery 33: 1563–1565
12. Downing G J, Kilbride H W 1995 Evaluation of airway complications in high-risk preterm infants: application of flexible fiberoptic airway endoscopy. Pediatrics 95: 567–572
13. Durward A D, Nicoll S J, Oliver J, Tibby S M, Murdoch I A 1998 The outcome of patients with upper airway obstruction transported to a regional pediatric intensive care unit. European Journal of Pediatrics 157: 907–911
14. Durward A, Forte V, Shemie S 2000 Resolution of mucus plugging and atelectasis after intratracheal rhDNase therapy in a mechanically ventilated child with refractory status asthmaticus. Critical Care Medicine 28: 560–562
15. Dutton J M, Palmer P M, McCulloch T M, Smith R J 1995 Mortality in the pediatric patient with tracheotomy. Head and Neck 17: 403–408
16. Froehlich P, Stamm D, Floret D, Morgon A 1995 Management of subglottic haemangioma. Clinical Otolaryngology and Allied Sciences 20: 336–339
17. Furman R H, Backer C L, Dunham M E, Donaldson J, Mavroudis C, Holinger L D 1999 The use of balloon-expandable metallic stents in the treatment of pediatric tracheomalacia and bronchomalacia. Archives of Otolaryngology – Head and Neck Surgery 125: 203–207
18. Gianoli G J, Miller R H, Guarisco J L 1990 Tracheostomy in the first year of life. Annals of Otology, Rhinology and Laryngology 99: 896–901
19. Giguere C M, Bauman N M, Sato Y et al 2002 Treatment of lymphangiomas with OK-432 (Picibanil) sclerotherapy: a prospective multi-institutional trial. Archives of Otolaryngology – Head and Neck Surgery 128: 1137–1144
20. Grundfast K M, Coffman A C, Milmoe G 1985 Anterior cricoid split: a "simple" surgical procedure and a potentially complicated care problem, Annals of Otology, Rhinology and Laryngology 94: 445–449
21. Hartnick C J, Hartley B E, Lacy P D et al 2001 Surgery for pediatric subglottic stenosis: disease-specific outcomes. Annals of Otology, Rhinology and Laryngology 110: 1109–1113

22. Herberhold C, Stein M, von Falkenhausen M 1999 [Long-term results of homograft reconstruction of the trachea in childhood] (in German). Laryngo-Rhino-Otologie 78: 692–696
23. Holland B W, McGuirt W F Jr 2001 Surgical management of choanal atresia: improved outcome using mitomycin. Archives of Otolaryngology – Head and Neck Surgery 127: 1375–1380
24. Jiang D, Morrison G A J 2003 The influence of long-term tracheostomy on speech and language development in children. International Journal of Pediatric Otorhinolaryngology 67(suppl. 1): S217–S220
25. Lang F J, Hurni M, Monnier P 1999 Long-segment congenital tracheal stenosis: treatment by slide-tracheoplasty. Journal of Pediatric Surgery 34: 1216–1222
26. Lazar R H, Younis R T 1995 Transnasal repair of choanal atresia using telescopes. Archives of Otolaryngology – Head & Neck Surgery 121: 517–520
27. Molitch H I, Unger E C, Witte C L, vanSonnenberg E 1995 Percutaneous sclerotherapy of lymphangiomas. Radiology 194: 343–347
28. Monnier P, Lang F, Savary M 2001 [Treatment of subglottis stenosis in children by cricotracheal resection] (in French). Annales d'Oto-Laryngologie et de Chirurgie Cervico-Faciale 118: 299–305
29. Monnier P, Savary M, Chapuis G 1995 Cricotracheal resection for pediatric subglottic stenosis: update of the Lausanne experience. Acta Oto-Rhino-Laryngologica Belgica 49: 373–382
30. Morrison G A J, Wareing M 1999 Defining boundaries in cricoid split and single stage laryngotracheal reconstruction. Journal of Laryngology and Otology 113(suppl. 23): 49
31. Moungthong G, Holinger L D 1997 Laryngotracheoesophageal clefts. Annals of Otology, Rhinology and Laryngology 106: 1002–1011
32. Myer C M 3rd, O'Connor D M, Cotton R T 1994 Proposed grading system for subglottic stenosis based on endotracheal tube sizes. Annals of Otology, Rhinology and Laryngology 103: 319–323
33. Pashley N R T 1982 Risk factors and the prediction of outcome in acquired subglottic stenosis in children. International Journal of Pediatric Otorhinolaryngology 4: 1–6
34. Randolph A G, Wypij D, Venkataraman S T et al 2002 Effect of mechanical ventilator weaning protocols on respiratory outcomes in infants and children: a randomized controlled trial. Pediatric Acute Lung Injury and Sepsis Investigators (PALISI) Network. Journal of the American Medical Association 288: 2561–2568
35. Samadi D S, Shah U K, Handler S D 2003 Choanal atresia: a twenty-year review of medical comorbidities and surgical outcomes. Laryngoscope 113: 254–258
36. Sherman J M, Lowitt S, Stephenson C, Ironson G 1986 Factors influencing acquired subglottic stenosis in infants. Journal of Pediatrics 109: 322–327
37. Suzumura H, Nitta A, Tanaka G, Kuwashima S, Hirabayashi H 2000 Role of infection in the development of acquired subglottic stenosis in neonates with prolonged intubation. Pediatrics International 42: 508–513
38. Tierney P, Francis I, Morrison G A J 1997 Acquired subglottic cysts in low birth weight pre-term infants. Journal of Laryngology and Otology 111: 487–481
39. Van der Broek P, Brinkman W F B 1979 Congenital laryngeal defects. International Journal of Pediatric Otorhinolaryngology 1: 71–78
40. Ward R F, Jones J, Carew J F 1995 Current trends in pediatric tracheotomy International Journal of Pediatric Otorhinolaryngology 32: 233–239
41. Ward V M M, Langford K, Morrison G 2000 Prenatal diagnosis of airway compromise: EXIT (ex utero intra-partum treatment) and foetal airway surgery. International Journal of Pediatric Otorhinolaryngology 53: 137–141
42. Wimmershoff M B, Schreyer A, Glaessl A et al 2000 Mixed capillary/lymphatic malformation with coexisting port-wine stain: treatment utilizing 3D MRI and CT-guided sclerotherapy. Dermatologic Surgery 26: 584–587

第28章

心血管疾病

Nick Archer

引言

新生儿心血管疾病可以是原发性的或继发性的、先天性的或获得性的、结构性的或功能性的。不论考虑为哪一类型的异常，同样需要系统性地了解其病史、进行体格检查和相关检查才能正确治疗。在很多情况下，需要理解胎儿及新生儿的心血管生理学。本章中，从病理生理学角度进行讨论，并对大部分适当分类的特殊情况进行了考虑。对胎儿和围生期心血管生理学进行阐述，也同时考虑了胎儿心脏诊断实践的发展和治疗。建议那些寻访心脏胚胎学信息的人请参见由 Srivastava 和 Baldwin[88]、Mahony[63]和 Pickoff[78]撰写的综述。

胎儿循环

胎儿循环和出生后循环的基本区别在于胎儿存在低阻力、高流量的胎盘循环，而且足月时流经肺循环的血量不超过心输出总量的 20%，在妊娠早期到达肺的血流甚至更少。有三条血管通路是胎儿不同血流模式的组成部分，但健康的足月儿在出生后不久即关闭。即静脉导管、卵圆孔和动脉导管（DA）。前两条通路使来自胎盘的氧合血进入左心房，然后进入左心室和升主动脉，到达冠脉循环和脑循环。由于肺血管阻力（PVR）高，DA 血流为肺动脉流向主动脉（右向左）。在宫内，由循环和局部产生的前列腺素使 DA 持续开放，随着妊娠的继续，DA 对氧引起收缩影响的敏感性增加。因此，因任何原因让孕妇使用前列腺素合成酶抑制剂时，诸如为了防止早产和治疗羊水过多，要认识到前列腺素对维持 DA 开放作用的重要性。在这些情况中，证实 DA 存在可逆性收缩[66]。但是，也有母亲服用前列腺素合成酶抑制剂，导致新生儿产生持续性肺动脉高压的报道[65,115]。这可能均和药物引起的 DA 收缩和肺血管系统变化有关。出生时，动脉血氧张力上升且 PVR 开始下降，使肺动脉血流增加，同时，由于氧张力升高，DA 开始反应性收缩；93%的足月儿在 60 小时内完成这一功能性过程[35]。肺血流增加使肺静脉回流量增加，引起左心房压力升高。这将卵圆孔推闭，但是偶尔也会有左向右的分流，甚至持续到成年。静脉导管在脐静脉血流终止后也关闭，但其可在数天内提供进入右心的血管通路。病理情况下，所有这些通道会延迟关闭，并在某些结构性心脏病时使其临床症状恶化（表 28.1）。DA 和卵圆孔的持续开放可能在某些情况下引起临床症状（表 28.2）。

胎儿心脏病学

诊断

近二十年来，妊娠 18 周起通过经腹扫描来判断胎儿心脏的解剖、功能和心律[5]。采用经阴道超声对高危病例进行详细评估[46]，同时也作为一种在妊娠 14～16 周发现心脏畸形的筛查手段[13]。现在，经腹扫描可发现妊娠 14 周以内的严重心脏畸形[19,91]。对于高危病例，在妊娠 10～13 周期间，同时采用经腹部和（必要时）经阴道扫描，80%以上的病例可得到能判读的影像[51]，

表28.1 与出生后卵圆孔、静脉导管和动脉导管关闭有关的临床问题

卵圆孔	TGA 时的混合不良 右心/左心梗阻时的体/肺静脉梗阻
静脉导管	膈下型 TAPVC 时，肺静脉梗阻恶化
动脉导管	动脉导管依赖型肺循环或体循环的显著恶化

表28.2 与出生后卵圆孔、静脉导管和动脉导管未能关闭有关的临床问题

卵圆孔	PPHN 时产生右向左分流和（可能不是很常见的）呼吸引起的右心高压
静脉导管	未发现最终引起的问题
动脉导管	早产儿并发重大的呼吸问题和其他问题 有 PDA 的足月婴儿在新生儿期重大的左向右分流较罕见

虽然无法完全确诊，但是假阳性率较低。在很多地方，于妊娠 18 周时对胎儿心脏进行四腔切面的胎儿心脏解剖筛查，作为全身畸形筛查的一部分，但即使是有经验的操作者，心脏畸形的检出率也只有不到50%[101,117]。在胎儿期或出生后，由四腔切面检出心脏畸形通常是前景不容乐观的复杂畸形。如果在四腔切面的同时，还能获取流出道切面的话，则畸形检出范围会增加[18]。特别应该识别出大动脉错位和法洛四联症及类似畸形。通过超声对胎儿心脏的解剖做详细评估是非常费时的，且通常只适用于存在胎儿心脏问题风险升高的妇女（表 28.3）。然而，当对所有孕妇进行详细的超声心动图检查时，Stümpflen 及其同事[86]报道了 86%的敏感度和 100%的特异度[101]。漏诊的病情主要是房间隔缺损（ASD）和小型室间隔缺损（VSD）。其他作者指出，诊断胎儿的主动脉缩窄和肺静脉异位引流有困难[3]。胎心节律可以通过 M 型和多普勒检查加以判断。胎儿诊断有一些伦理学方面的问题，医务工作者必须对父母的观点保持敏感性。应在具备胎儿医学所有方面专业知识的情况下，对胎儿心脏进行扫描，包括做好家属支持的准备。重要的是，这与非心脏的畸形之间存在强烈的关联，并通常会对胎儿在宫内和出生后的自然病史，以及关于是否要继续妊娠的决定产生重大的影响。例如，在一个因不同适应证而进行心脏扫描的研究中，70%的有心脏畸形的胎儿存在重大的染色体畸形[51]。

表28.3 引起胎儿心脏畸形风险升高的情况，由正确的胎儿心脏扫描提供

- 涉及父母任何一方的常染色体显性的心脏问题
- 父母或先前同胞存在结构性心脏疾病
- 两个或两个以上家族成员存在结构性心脏疾病
- 使胎儿心脏问题风险升高的母体疾病，如糖尿病、胶原血管病
- 母亲暴露于致畸因子，例如
  - –感染：风疹
  - –药物：抗惊厥药物、锂
  - –酒精
- 妊娠头三个月时段内颈半透明度异常，正常的染色体核型
- 心脏四腔筛查扫描异常
- 胎儿的非心脏畸形
- 怀疑胎儿存在某种综合征
- 母亲进行前列腺素合成酶抑制剂的治疗
- 胎儿心率/心律异常
- 胎儿水肿

治疗

胎儿结构性心脏病变的精确诊断可给父母提供信息。一些父母会选择终止妊娠，约 5%结构性心脏病变的胎儿可能于宫内发生自发死亡[12]。必须结合胎儿的全面评估来观察心脏疾病的诊断和预后，因为非心脏的畸形可能在此判定中更加重要。随着妊娠的逐渐成熟，对于少数病例，心脏诊断将影响分娩的地点、时间以及分娩方式，且非心脏因素也需要加以考虑。关系到对心脏疾病进行早期出生后治疗的最重要的特殊要点是，该病变是否可能为导管依赖性，因此可以在出现症状前使用前列腺素。可良好地识别胎儿渐进性心室发育不良合并严重动脉瓣膜狭窄[92,106]，且动脉瓣膜球囊扩张瓣膜成形术也获得成功[57,106]。许多结构性病变并未随继续妊娠而进展，有必要考虑进行宫内介入治疗。有证据表明，严重的导管依赖性先天性心脏病（CHD）的胎儿诊断，可使婴儿前往条件更好的心脏中心寻求治疗，而那些未经诊断者，直到分娩后才知道需要治疗[22]。胎儿诊断的益处在于可改善主动脉缩窄[40]的生存率和并发症发病率，改善大动脉错位[10]和左心发育不良[108]的死亡率，尽管在后两种情况中，出生前诊断的益处并未时常得到证实[58]。许多父母保持平和的心态或做好准备可能迎接一个异常婴儿的出世，这些是非常重要的，但是这并不容易做好。

必须对胎儿心律失常进行精确诊断，以避免不必要的干预措施，并可进行适当的治疗，对于那些心律失常造成血流动力学损害的婴儿，适当的治疗可改善婴儿的前景。胎儿心律异常的诊断和治疗将在新生儿心律失常一节中讨论（见下文）。

胎儿和新生儿心脏疾病的发病率和病因学

每1000例活产儿中，约有8例存在结构性CHD[50]。在受到胎儿诊断影响的人群中，30%～40%的这类儿童将会在婴儿早期出现症状，且其中约2/3会在出生后一年之内获得诊断。对CHD的患病率进行了不同的研究：诊断方法和标准各异，但表28.4给出了那些在出生后第一年内出现症状的数据。胎儿超声心动图显示一些严重的心脏病变引起宫内死亡[12]，且出生前诊断对出生后患病率和疾病谱系的影响也很重要[14]。获得性心脏病，诸如心内膜炎和心肌炎，可能在新生儿期也会出现。可能累及心肌的代谢性疾病也可能在新生儿期产生症状。这些问题的发病率和胎儿及新生儿心律失常的发病率尚无可靠的数据。病因学因素和与CHD的重大关联在表28.5中列出，且Brennan[11]、Burn[17]和Clark[23]对其进行了更详细的讨论。

表28.4 通过任何方法诊断的先天性心脏病，在出生后第一年内出现症状，Alberte，加拿大，1981—1984年的所有病例

病变/分组	比率/ 1000 活产儿	总百分比（%）
室间隔缺损	1.905	34.4
左心梗阻	0.716	12.9
右心梗阻	0.600	10.8
房间隔缺损	0.580	10.5
大动脉错位	0.280	5.1
动脉导管未闭	0.251	4.5
房室间隔缺损	0.242	4.4
法洛四联症	0.203	3.7
复杂性先天性心脏病	0.193	3.5
右心室双出口	0.145	2.6
完全性肺静脉异位引流	0.087	1.6
其他	0.338	6.1
总计	5.541	100

注解：（i）给出主要诊断例数，且仅计数一次；（ii）去除主动脉二尖瓣病例；（iii）动脉导管未闭仅包括出生后10天出现症状者；（iv）左心梗阻包括主动脉缩窄、主动脉狭窄、左心发育不良、二尖瓣狭窄或闭锁；（v）右心梗阻包括肺动脉瓣狭窄或闭锁、三尖瓣闭锁；（vi）复杂性先天性心脏病包括肺动脉瓣缺如、大动脉错位合并房室间隔缺损和永存动脉干；（vii）其他包括先天性心脏完全性传导阻滞、心肌病和有症状的血管环。

此信息从Grabitz等[43]处获取。

新生儿出生适应的临床关联

正常适应

对于特定的心血管状态，正常适应可能存在有害的血流动力学影响。而另外一些情况下，无法进行正常转换的话，也会在特定条件下产生不利。这两种情况将在四种有关结构方面逐一讨论：

卵圆孔

如果从左心房经二尖瓣流出的血流受损，则卵圆孔的存在对左心房减压来说是重要的，由于左心房压力异常升高而迫使卵圆孔保持开放。如果这一机制失效的话，窄小的卵圆孔会引起肺静脉高压和呼吸窘迫。这一问题是二尖瓣闭锁或发育不良的病理生理学的一个重要部分。在右心梗阻性病变中，限制型的卵圆孔也十分重要，诸如三尖瓣闭锁、室间隔完整的肺动脉闭锁以及严重的肺动脉狭窄。在这种情况下，可能会在宫内就发生右心房扩大和胎儿水肿，即使不发生这种情况，也可能会因体循环静脉充血和心排出量减少而引起出生后的问题。存在完全性大动脉错位（TGA）时，小型卵圆孔引起氧合血和去氧血混合不良。在许多这种状况下，尤其是TGA，用球囊房隔造口术来扩大卵圆孔是初步治疗的一个重要部分。在一些情况下，如二尖瓣闭锁时，可能有进行手术房隔造口术或房隔切开术的适应证。卵圆孔未能关闭也会造成与存在ASD一样的后果；实际上，在新生儿中，辨别卵圆孔未闭（PFO）和ASD是困难的。存在右心血流的功能性或结构性梗阻时，就会产生右向左分流的结果，反之

表28.5 先天性心脏病的病因学因素和举例（非全面的）。（也可参见Brennan[11]，Burn[17]）

分类	举例	心脏病变包括
染色体异常	Down 综合征（21 三体征）	AVSD、VSD、法洛四联症
	Edwards 综合征（18 三体征）	VSD
	Patau 综合征（13 三体征）	VSD
	Turner 综合征（XO 型）	主动脉缩窄、AS、MS、PAPVC
	Catch 22（22 q 11 删除）	永存动脉干、IAA、法洛四联症，其他
	Williams 综合征（7 q 删除）	主动脉瓣上狭窄，PABS
非特异性遗传	父母或者同胞有 CHD	任何
暴露于致畸因素	病毒：风疹	主动脉缩窄、PABS、VSD、PDA
	药物：	
	酒精	VSD
	苯妥英	ASD
	锂	Ebstein 畸形
	华法林	VSD、法洛四联症
综合征	常染色体显性：	
	Noonan 综合征	PS、ASD、HCM
	Holt-Oram 综合征	ASD
	常染色体隐性：TAR	ASD、法洛四联症
	散发性：	
	DiGeorge 综合征	（第 8 章）
	Williams 综合征	（第 32 章）
	Cornelia de Lange 综合征	VSD
母亲疾病	糖尿病	VSD、HCM
	胶原血管病	CHB
并发的非心脏畸形	食管闭锁	VSD、法洛四联症
	膈疝	任何
	脐疝	任何
	Pierre Robin 综合征	VSD

则为左向右分流。对于不同的病例，有利和不利的效应平衡也不同。总的说来，心房水平的左向右分流在婴儿早期罕有重大的危害，而右向左的分流将造成体动脉血流去氧饱和作用加重——但其造成的危害可能比经右心的前向血流降低造成的极高的静脉压力或左心室充盈不良的危害要轻。

静脉导管

静脉导管关闭是重要的，其消除了经脐静脉获取中心静脉通路用于监测、球囊房间隔造口术或心导管检查的可能性。它也将导致回流至门静脉的完全性肺静脉异位引流（TAPVC）病例的情况显著恶化，因为静脉导管关闭会导致肺静脉梗阻合并肺水肿（图28.1）。在这些情况下，静脉导管可能直到出生后几天才关闭。静脉导管关闭延迟或未能关闭可能罕有或从未有显著意义。

动脉导管

DA 关闭将会引起导管依赖性肺循环或导管依赖性体循环的恶化；在前一种情况下，会引起发绀加重，在后一种情况下，会引起休克和心力衰竭。TGA 病例的体动脉氧合也将随着 DA 关闭而恶化。所有这些情

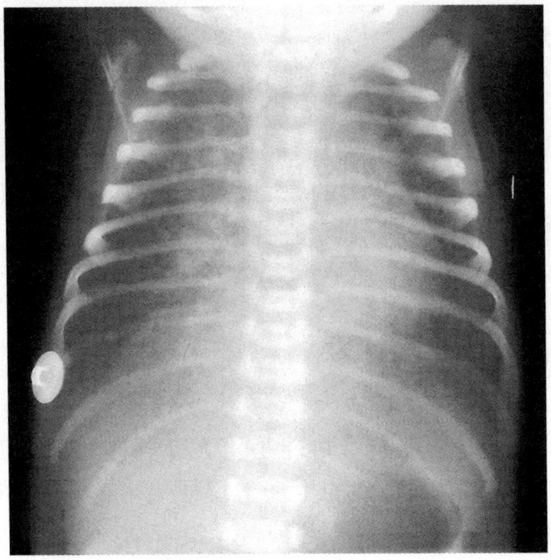
图28.1 CXR显示梗阻性TAPVC时的肺静脉充血和正常的心影。

况将在下文进行更详细的讨论（见发绀和衰竭）。

肺血管阻力

出生时随着 PVR 下降，肺血流迅速增加。如果上述任何原因或左心房血液流出受阻导致肺静脉回流受到损害，则这一正常过程将会存在不利影响。继发于左向右分流病变，在 PVR 降低时，肺血流增多将引起呼吸窘迫和心力衰竭，这通常在新生儿早期不是问题，且通常到 2～3 月龄时才有明显症状。这种情况的一个常见例外是早产儿动脉导管未闭（PDA）（见下文）。早产婴儿比足月婴儿更早在出生后表现出任何分流病变的症状；这是由于早产婴儿的肺血管肌化未发育完全所致[49]。正常的 PVR 下降延迟可能会迅速导致临床问题（新生儿持续性肺动脉高压，PPHN，第 27 章第 2 部分），或者对慢性肺病（CLD）的病理生理学、结构性心脏病的永久性肺血管变化，诸如大型 VSD 和完全性房室间隔缺损（AVSD）时的体循环压力非限制性地传导入肺循环，是很重要的。当在宫内胎儿肺血管树发育不全（诸如膈疝时）时，或如果因母亲用药而存在宫内暴露于前列腺素合成酶抑制剂时，可能也会存在 PPHN。PPHN 时的低氧血症是因为肺内或肺外存在右向左分流，可以是动脉导管水平或经卵圆孔的分流。第 27 章第 2 部分中给出了详细的 PPHN 考虑因素。

病史和体检

这是对怀疑有心脏病的新生儿的基本评估方法。病史采集包括现有症状和妊娠、围生期、家族和社会信息的细节。多数这些信息可在母亲病史记录中获取，但是在出现特殊临床情况时，通常需要对信息加以澄清和进一步采集。新生儿体检在第 14 章中阐述；在这里考虑的是诸多涉及心血管系统的特殊要点。

畸形特征和非心脏畸形

必须在全身相关系统中仔细寻找这些问题，并详细描述。这对是否要诊断一个综合征来说是非常重要的，并可能影响治疗计划和给予家族成员的预后信息。在特定心脏诊断的基础上，这可能与检查其他系统有关，例如染色体分析或免疫学评估。在一些情况下，对婴儿畸形的识别将会导致对父母一方做出一个诊断，如 Noonan 综合征。当识别出特定的非心脏结构畸形时，进行详细的心脏评估是正确的，如在 Down 综合征和许多消化道畸形中[107]。

脉搏

如果由于婴儿过于活跃而无法轻易感知股动脉搏动时，应在婴儿安静时进行进一步的尝试。如果上肢脉搏良好而股动脉搏动难以触及或较微弱，则提示有主动脉缩窄，这种病例可能还会有明显的其他体征，可能包括上肢高血压、上下肢收缩压差≥20 mmHg，主动脉瓣畸形的证据（喷射性咔嗒音）、肩胛骨之间的传导性杂音和心力衰竭体征。如果所有脉搏均微弱，那么应该考虑左心室流出道梗阻、低血容量或左心室功能不全。左心发育不良在动脉导管关闭前可能会有股动脉搏动比右肱动脉搏动强烈。存在严重 PDA 症状的早产儿可能股动脉搏动非常微弱。主动脉弓中断的婴儿通常在出生后第一周内会出现衰竭；有时可通过比较手臂和颈部的脉搏来推断出诊断和主动脉弓中断的位置，因为在中断处近端的搏动更强。

血压

对任何有心脏症状或其他体征显示很可能有主动脉缩窄的无症状婴儿，应测定其双臂和任一下肢的血压（BP）。虽然足月婴儿上下肢血压存在细微差异是正常的，但是上下肢收缩压差≥20mmHg则强烈提示存在主动脉缩窄，且如果DA仍旧开放，即使没有这种差异也无法排除主动脉缩窄的诊断。对任何患病婴儿，以及那些有尿道畸形、使用类固醇、CLD和母亲有药物依赖的婴儿，也均应测量BP。必须让婴儿保持安静；啼哭（或刚啼哭过）婴儿测得的数值可能存在误差。BP监测是危重患病婴儿治疗的一部分，如果可能，应该进行无创监测。取得一个准确的无创BP需要耐心和细心。可通过触诊或多普勒探头探测到动脉脉搏。两种方法仅能给出收缩压值。听诊是非常困难的，也是一种很少使用的方法。波形监视器有助于对安静不动的婴儿进行连续BP监测，但对于低血压的极低出生体重婴儿来说，可能会存在错误。袖带的尺寸很重要，在臂部使用时，其应能覆盖从腋窝到肘部75%的距离或宽度为手臂周径的40%～50%[70]。气囊应完全环绕手臂。下肢血压也可采用同一袖带环绕小腿测得，并要触及足背或胫后脉搏。婴儿BP正常值在附录4中给出。

发绀

正常新生婴儿的外周性发绀非常普遍。中央性发绀可能类似面部瘀斑（创伤性发绀），且发生在显著有红细胞增多症的婴儿。正常情况下氧饱和度较低的红细胞增多婴儿，可能其脱氧血红蛋白足以引起中央性发绀。口唇色素沉着可能会造成观察者的混淆，这种情况下观看舌头是重要的，可能对氧饱和度进行最佳评估。贫血和血氧饱和度低使婴儿呈现苍白，而不是真正的青紫，高铁血红蛋白血症（见下文）则使婴儿呈暗黑或暗灰色，通常易被误认为发绀。发绀，通常也称作“暗沉”，是非常常见的，且偶尔作为结构性心脏病的一个表现特征；虽然持续发绀的程度可能不一，但极其可能是心脏病引起的。婴儿啼哭时的发绀，如果在其停止啼哭后，皮肤颜色及状态能迅速恢复正常，则很少为病理性的。高度发绀发作也可见于法洛四联症，以及某些在新生儿期罕见的相关状况。

心力衰竭

表28.6列出了新生儿心力衰竭的体征。呼吸道疾病或任何原因引起的循环衰竭可能造成或掩盖这些特征。大多数心力衰竭的原因将会合并其他心血管体征，胸部X线（CXR）显示心脏扩大。

心脏杂音

新生儿心脏杂音可能是重大或轻微心脏病变的表现[2]，但也会是正常的生理学特征[7]。许多严重的心脏病可能表现为杂音不明显或甚至没有杂音。在评估心脏杂音的意义时，其他听诊和全身性心血管体征也很重要。没有心脏病的其他特征以及特定的阳性杂音体征，则可诊断为良性杂音。新生儿典型的心脏杂音来自于肺动脉分支（表28.7），足月儿一般6个月前消失。

表28.6 新生儿心力衰竭的特征

- 喂养困难
- 体重增加过量或突然增重
- 外周灌注不良，皮肤湿冷有花斑，出冷汗
- 水肿——通常出现晚，但是胎儿心力衰竭（水肿）的特征，通常有心包、胸腔和腹腔积液
- 心动过速（除非引起心力衰竭的原因是心脏传导阻滞）
- 肝大
- 呼吸窘迫，胸部听诊可闻及额外音响
- 奔马律
- 基础病变的特殊体征

表28.7 良性新生儿心脏杂音的特征

来源/类型	特征	注解
肺动脉	心底部，胸部两侧	6月后消失
动脉导管	无确切证据显示其可在正常关闭的同时听见杂音	
三尖瓣反流（无结构性心脏病）	声音与VSD相似	通常有围生期应激和ECG的一过性ST/T变化；数日内缓解
Still良性杂音	在LLSE和心尖之间收缩中期的振动性音响	新生儿期较少闻及，持续数年

LLSE：胸骨左下缘；ST/T：ST段和T波。

检查

病史和体检通常可以怀疑或排除心脏疾病。有时甚至可以做出最终诊断。检查包括那些在任何新生儿保育室都易于进行的 [CXR、心电图(ECG)、氧过量试验] 和那些仅可在心脏中心进行的[心导管和磁共振影像(MRI)]项目。超声心动图在心脏中心以外的应用越来越多，在新生儿监护中，适宜的设备和训练有素的操作人员是非常有价值的，特别是确认或排除那些经临床评估、ECG 和 CXR 不能确诊或排除的心脏畸形病例。ECG 和 CXR 在鉴别新生儿正常和异常心脏杂音方面的价值还未有系统研究，且现在应用相对较少。主要问题是确定哪些有心脏杂音的婴儿应该在出院前接受超声心动图检查（见下文）[2]。脉搏血氧测定作为一个筛选测试的作用也将在下文讨论（见氧过量试验）。

心电图

ECG 在许多领域提供了有用的信息（表 28.8），要注意取得良好记录图形的技术方面问题，在新生儿保育室内较难获得良好的记录图形。系统地判读 ECG 将可完美地获取信息，且应该参考正常值（见附录 3）和对 ECG 进行详细解读的标准教科书[75]。

表28.8 经心电图获取的信息

- 心律
- 心房：
  - –位置
  - –增大
- 心室：
  - –位置
  - –肥大
  - –劳损/缺血

心律

ECG 可以确诊异常的心率，通常可确定心律。窦性心律的特征是每一 QRS 复合波前存在正常 P 波（额状面轴 0°～＋90°），健康婴儿的窦性心率在 70～180 次 / 分，在患病婴儿可高达 220 次 / 分。在这些情况下，可能难以见到 P 波，但应检查所有导联，必要时采用更快的走纸速度（50mm/s）。Ⅰ度心脏传导阻滞（PR 间期延长）本身对新生儿的重要性不是很大，但也可能是诸如 ASD、Ebstein 畸形等结构性心脏病的标志。虽然在新生儿的 QRS 复合波中可能易于忽略 Δ 波，但 PR 间期缩短提示更可能存在室上性心动过速（SVT）。PR 间期缩短还可伴随某些结构性心脏病（Ebstein 畸形），且也可见于糖原累积症。部分性房室(AV)分离（Ⅱ度心脏传导阻滞）和完全性心脏传导阻滞，以及SVT 及室性心动过速(VT)将在以下讨论。

心房的信息

Ⅰ导联 P 波倒置可能是 ECG 电极连接错误（如左右手接反）的特征；这可以在 V_6 导联上来确认。如果Ⅰ导联和 V_6 导联相似，则说明 ECG 电极连接正确，则此时 P 波倒置提示下列原因之一：

- 非窦性心律（图 28.2）；
- 心脏位置异常；
- 心脏位置正常但两心房相互空间关系异常；

在标准走纸速度(25mm/s)时，P 波高尖(＞2.5 mV）提示右心房扩大，P 波宽大（＞3mm）则提示左心房扩大。

心室的信息

胸腔内心室位置异常（如右位心），或心室的相互关系异常（如先天纠正性大动脉错位），可通过胸前导联 QRS 复合波的异常对此进行排查。右位心时，其复合波在 V_1～V_6 之间没有动态演变，但却是逐渐变小。

V_1 导联的 Q 波意味着下列情况之一：

- 心室内传导异常（如左束支传导阻滞或一些预激病例）；
- 严重的右心室肥大（RVH）；
- 左右心室的空间关系异常（如先天纠正性大动脉转位）。

以下一项或多项特征提示 RVH：

- 电轴右偏；

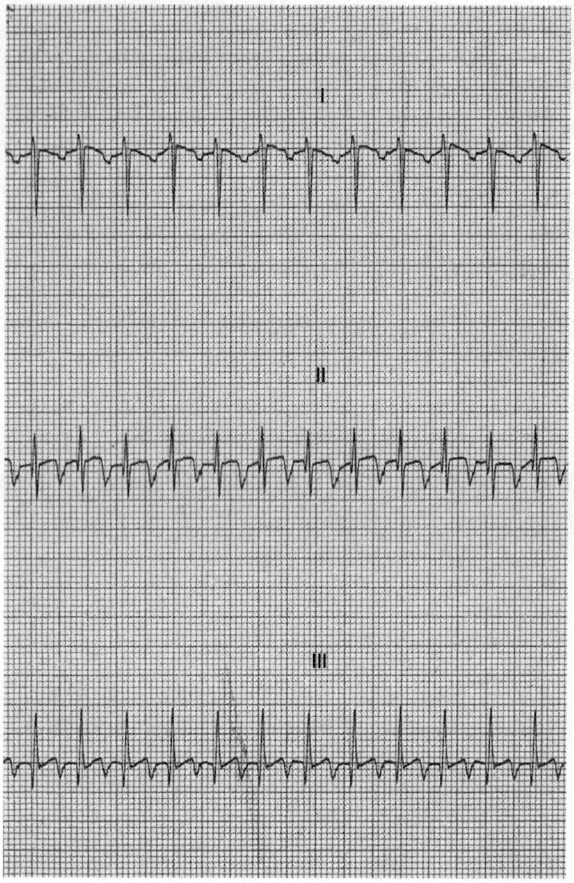

图28.2 ECG的I、II和III导联，显示Ⅰ导联P波倒置。SVT心率为190次/分。

- V_1 导联中有 Q 波；
- 大型 RV_1 或 SV_6（见附录 3）；
- 出生 3 天后 V_1 导联 T 波直立（图 28.3）；

重要的是那些在婴儿期晚期引起显著 RVH 的情况也可能在新生儿期即刻并不引起 ECG 异常，且仅在新生儿期晚期有 V_1 导联的直立 T 波。

一项或多项下列特征可提示左心室肥大：

- V_1～V_6 导联呈成人模式的 R/S 演变（显著的 SV_1 和 RV_6）；
- 大型 SV_1 或 RV_6（见附录 3）；

以上特征结合起来可提示双心室肥大。

左心前区导联（Ⅱ、aVL、$V_{5\sim6}$）ST 段压低或 T 波倒置提示心室劳损或缺血，进一步提示原发性心肌病变或继发于结构性心脏病引起的心脏压力或容量负荷。T 波改变可见于围生期应激阶段，一般在一周内恢复。心包炎在新生儿很少见但可见到相关的 T 波和 ST

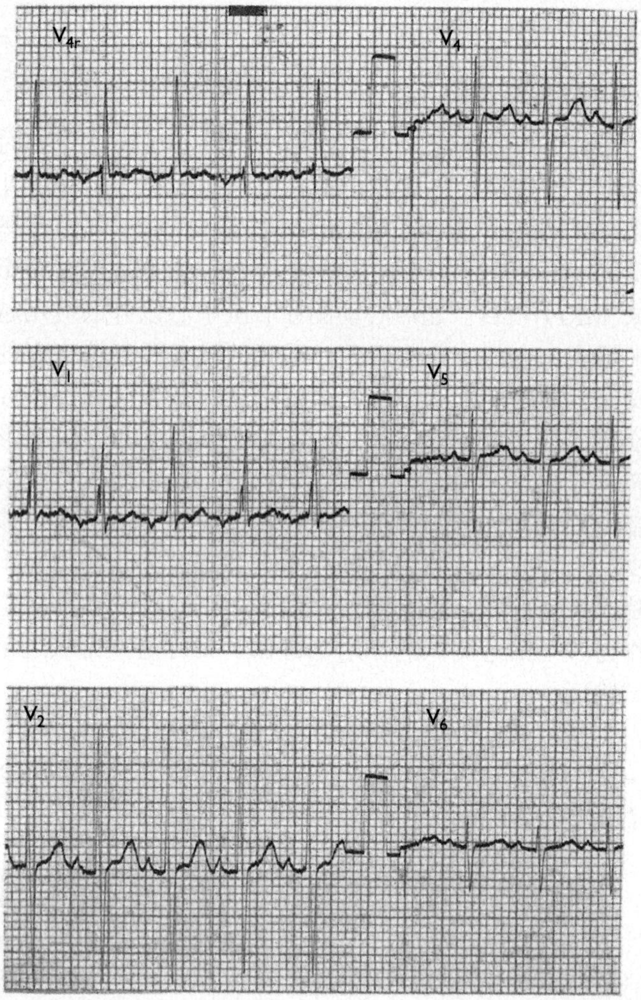

图28.3 出生后6天婴儿的ECG心前区导联。新生儿R/S演变（正常的），但是V_1导联的T波直立显示RVH。

段改变。

QRS轴

如图 28.4 所示，可计算额状面 QRS 轴。在许多情况下，QRS 轴异常可能是一个重要的诊断线索，包括 AVSD（图 28.5）和三尖瓣闭锁（QRS 通常为−30°）；在前者病例中，可使 ECG 成为一个 Down 综合征新生儿的有价值的筛查，这种病例的 AVSD 可能无症状或症状非常轻微。

胸部X线

CXR 平片广泛用于怀疑心脏疾病时的检查。表

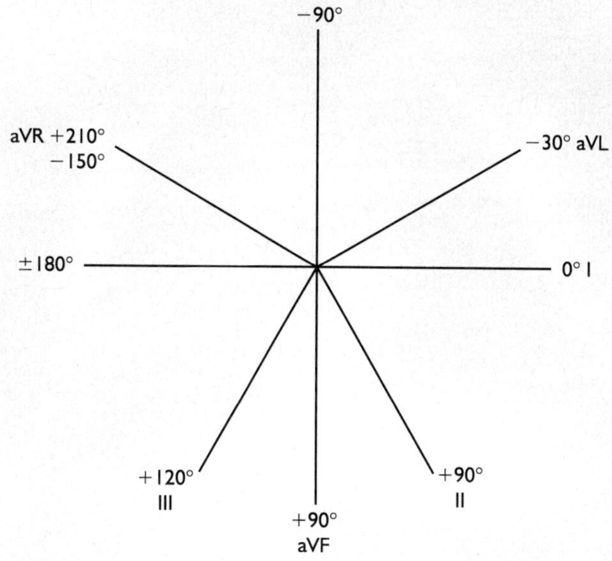

图28.4 用于计算QRS复合波（如果需要的话，还有P波和T波）的额状面轴六轴相关系统。从显示ECG的I、II、III、aVL、aVF和aVR导联的图上可评估QRS复合波的额状面轴。获取QRS复合波的额状面轴需要：

i. 找出R和S波大小最接近的导联。
ii. 在与第一步中判定的导联的直角（+90° 和–90°）方向看。
iii. 第二步中找出的一个导联将主要为正性，其他主要为负性。
iv. 第三步中找出的主要为正性的导联大致为QRS轴（向引起正向偏移的导联进行去极化）。
v. 对相似的导联（第一步）进行实际导联间更精确的成像，可用来更精确地评估第四步中得到的QRS近似轴。

如果所有导联都显示相似，则QRS轴被描述为不确定；这很少为正常。

28.9 列出了需要寻找的特征，图 28.6～28.9 显示了范例。

氧过量试验

在无法采用心导管和采用超声心动图来帮助鉴别心源性或呼吸源性发绀之前的年代，曾报道了氧过量试验（氮洗脱）。发绀性心脏病婴儿在增加吸入氧浓度后，通常显示其动脉血氧张力增幅很小。吸入 10 分钟 85%或更高浓度氧气后，PaO_2 升高值低于 20kPa 者可能有心脏疾病，高于 20kPa 者可能为呼吸道疾病。肺血流量高的缺氧性心脏病（如非梗阻性 TAPVC 和心室双入口）婴儿对于这种方法可能存在例外情况，而那

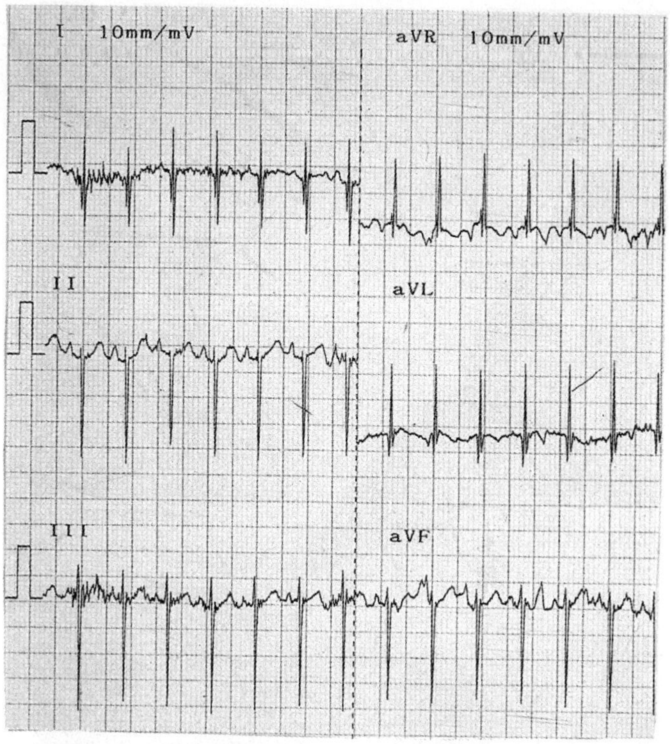

图28.5 标准导联ECG，上方为完全性AVSD新生儿的QRS轴（–90°）。

表28.9 对怀疑有心脏病的婴儿胸部X线影像的特征评估

特征	注解
摄片的质量	足够的吸气 正常的穿透度 以胸中部为中心 无旋转
腹部脏器位置/支气管位置	正常/反位/位置不定
主动脉弓位置	左位或右位
心脏	位于哪一侧 心尖方向 大小 轮廓
肺血管化情况	肺血过多 肺血减少 肺静脉充血
横膈	清晰 心尖一侧应更靠近尾端
肺野	任何病理变化
骨骼肌肉	脊椎/肋骨畸形 骨折

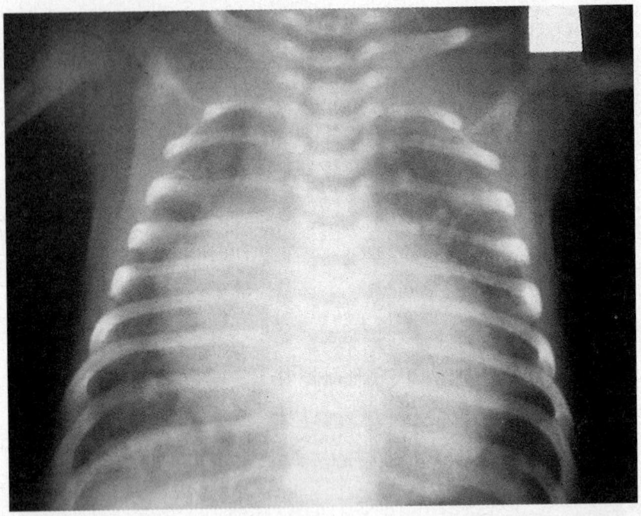

图28.6　CXR显示心脏增大和肺血增多。

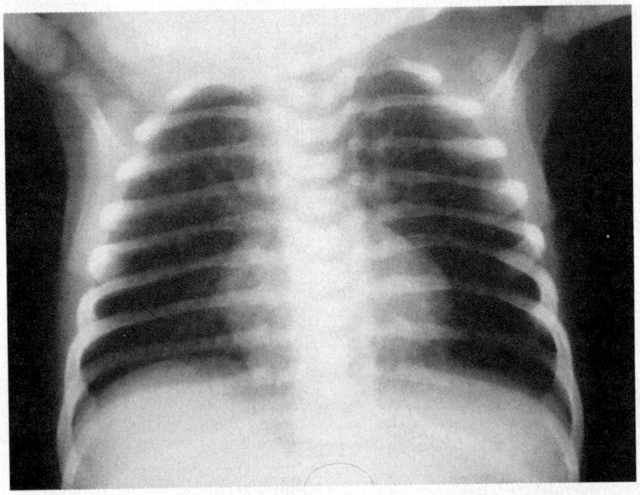

图28.7　CXR显示心影大小正常和肺缺血（法洛四联症）。

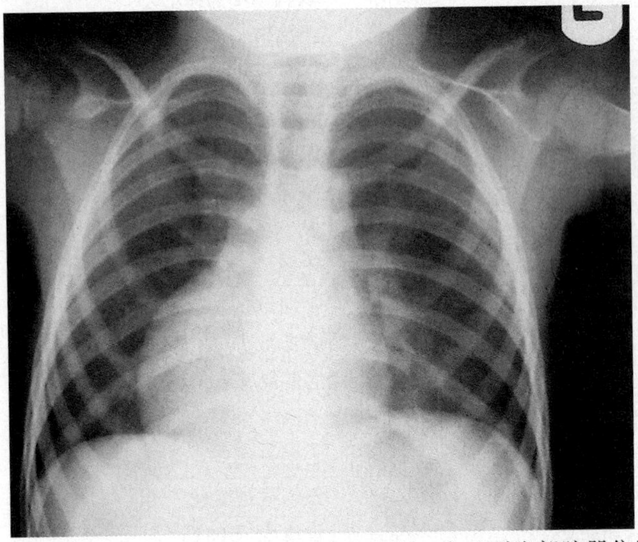

图28.8　CXR显示右位心，心尖向右侧。未见到腹部脏器位置（正常心脏）。

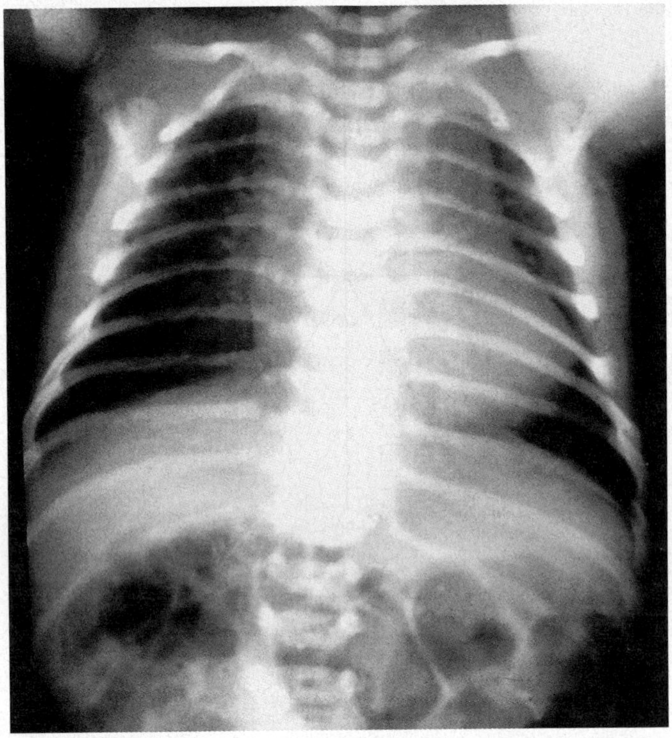

图28.9　CXR显示左位心，心尖向左侧，肝处于中线上，胃的单侧化不明显，肺血少（右侧异构，严重肺血流梗阻的心脏病变）。

些有极其严重的呼吸道疾病和PPHN者则无例外。当需要精确测定动脉血氧含量时，必须取得动脉血样，也可通过血气分析来取得用于对患病婴儿进行治疗的进一步重要信息。如果不需要其他信息，置于右胸（为导管前）的经皮氧张力监测器可作为一种取代抽取动脉血样的筛查试验。脉搏氧饱和度监测器将不能提供与氧过量试验一样准确的结果，当婴儿PaO_2低于20 kPa时，其显示氧饱和度可能仍为100%。有明显青紫的健康婴儿不需要氧过量试验；处于辅助通气的怀疑有心脏病的婴儿无论试验结果如何都需要进行超声心动图检查，查看这种婴儿的血气量表可能在不进行正规试验的情况下达到相同目的。氧过量试验可能对婴儿有害（第19章），即便试验时间很短，也不应该对这些婴儿进行此试验。因此，与最初相比，氧过量试验的作用也发生了变化，但是在以下两方面仍是有帮助：

- 若一健康婴儿呈现暗灰，且又不能确定其是否存在心源性发绀。可经皮或脉搏血氧计行氧过量试验，阴性结果强烈提示发绀性心脏病。
- 有心脏病体征的肤色粉红的婴儿氧过量试验结果

为阴性，因此医师应警惕可能存在更复杂的病变。

脉搏血氧计在筛查心脏病方面还有另一用途，即在未吸氧的婴儿足底测量血氧饱和度。约 5%外表健康的婴儿血氧饱和度值低于 95%[83]。如果对这些婴儿进行进一步评估（重复初始的试验），很少会遗漏重要的结构性心脏病，且其他一些可能不太健康的婴儿也因此被发现。这一方法较费时，且目前应用不广泛，也没有与其他筛查方法相比较的资料。

超声心动图

经胸超声心动图在新生儿心脏病的诊断和处理上有重要作用。它大大减少了对诊断性心导管检查的需求，且可以指导介入治疗，诸如球囊房间隔造口术。所有的超声模式在评估心脏疾病上都有作用（表 28.10）。成像提供了解剖细节。多普勒判定或指明分流病变和血流紊乱的区域，并可通过测定血流速度来对狭窄进行量化测定，并可通过 Bernouilli 方程（$P=4V^2$，P= 收缩压梯度瞬间峰值 mmHg，V= 狭窄位置远端流速 m/s）来计算跨瓣膜或跨 VSD 的两心室压力差异。不同情况下超声波特征的详细考虑要点超过了本章的范围，但 Skinner 及其同事[96]为新生儿科医师提供了一个实用的方法，包括进一步的参考标准。图 28.10 显示了标准的超声心动图窗和图像；图 28.11～图 28.13 给出了临床扫描的范例。经食管超声心动图（TOE）可以用于足月新生婴儿，且在难以获取心前区或肋下图像时，可起到术后评估的作用。最难以进行经胸超声心动图的婴儿组群是那些接受辅助通气的严重呼吸道疾病的婴儿。许多这类婴儿为低出生体重，且太小而无法植入 TOE 探头。随着超声心动图技术的广泛应用，远程医疗可让新生儿个体与心脏中心进行合作，来优化婴儿的转运安排或完全避免转运[20]。

心导管术

心导管术可能在血流动力学和解剖学数据方面有诊断作用，或是用于直接治疗。随着现代超声波诊断能力的提高，新生儿很少需要行诊断性心导管术，且

表28.10 不同超声模式的用途

模式	用途
2D 成像	解剖细节
	心腔大小，腔壁厚度
	功能
多普勒	信号反映了血流方向和流速、湍流和流动模式
彩色血流	快速鉴别血流模式异常的部位
	发现反流和小型分流
搏动波形	在局部区域采样
	高流速下可能不够精确
连续波形	对于高流速的优异特性
	不能精确定位
M 型	大小和功能

即便需要实施的话，也只需要从中获得较少的信息，来对已从超声心动图取得的信息进行补充。可在超声波控制下进行治疗性心导管术，诸如球囊房隔造口术，而更复杂的介入治疗通常需要在超声波控制的同时，采用 X 线透视来进行，或者完全在 X 线透视下进行。表 28.11 中列出了需要在新生儿期通过介入性心导管术治疗的疾病。可经脐带或在腹股沟区经皮获取血管通路，很少使用切开技术。在进行心导管术前和术中，要对婴儿进行全面且特殊地复苏，特别要注意其体温、血糖、循环容量、酸 / 碱平衡和通气。如果正确注意了这些方面，并确保足够的镇静和麻醉的话，很少发生并发症，而最常见的是血管损伤。新生儿诊断性和介入性心导管术的死亡率低于 1%，但介入性操作的急性并发症的发生率可能高达 25%[120]。

磁共振影像

MRI 提供了优异的解剖学图像，但是对于新生儿，超声心动图通常提供的信息更多。MRI 对于评估年长儿的主动脉弓和肺动脉畸形很有用。虽然 MRI 没有辐射危害，但是检查时需要深度镇静，或在很难取得周详的监护措施的情况下，要进行全身麻醉，难以对婴儿进行方便快速地检查。

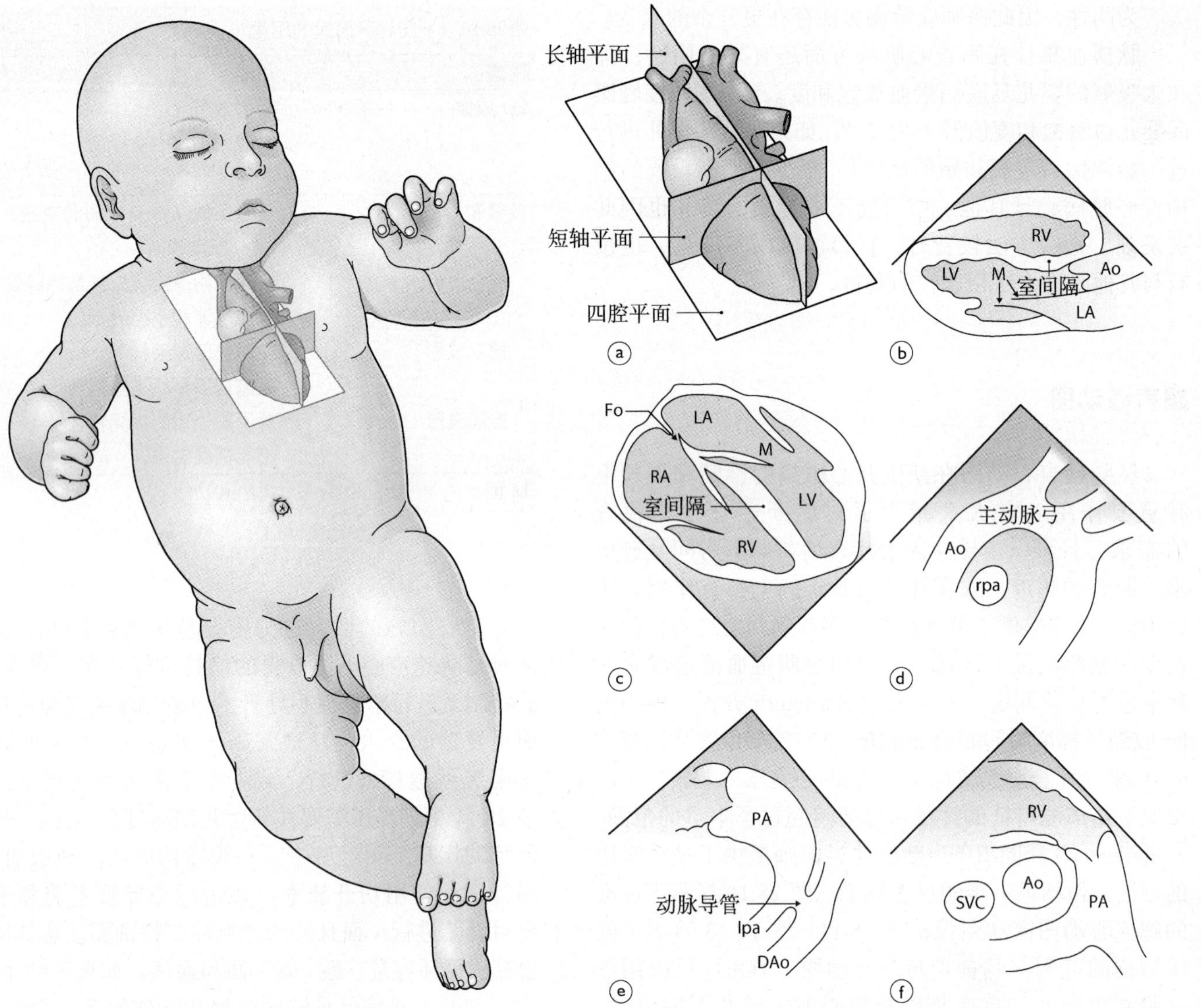

图28.10 (a) 该图显示了超声心动图的横断层面（二维）。长轴平面近似矢状面；四腔平面近似额状面；短轴平面近似横断面。(b～f) 正常心脏图解；横断层面观。(b)在胸骨旁位置通过探头看到的长轴切面。(c) 从剑突下位置看到的四腔切面。(d) 从胸骨上切面获取的主动脉弓半长轴切面。(e) 高长轴切面（旁矢状面）显示动脉导管。(f) 经恰好在心脏上方的大动脉的短轴切面。Ao：主动脉；Dao：降主动脉；Fo：卵圆孔；LA：左心房；lpa：左肺动脉，LV：左心室；m：二尖瓣瓣叶；PA：肺动脉；RA：右心房；rpa：右肺动脉；RV：右心室；svc：上腔静脉；t：三尖瓣瓣叶。（摘自Wilkinson & Cooke[116]。）

治疗

一般原则

在转运和任何干预措施前，要注意药物治疗的总体方面是以患者获得稳定为目的，这是一个降低任何心脏病的并发症发生率和死亡率的极其重要方面。治疗干预后，需同样专业的新生儿监护来确保最佳的效果。特殊的心脏干预措施包括药理学、经心导管和外科治疗，这些都将在本节进行考虑。

导管的处理

建立和维持DA开放是对导管依赖性体循环或肺

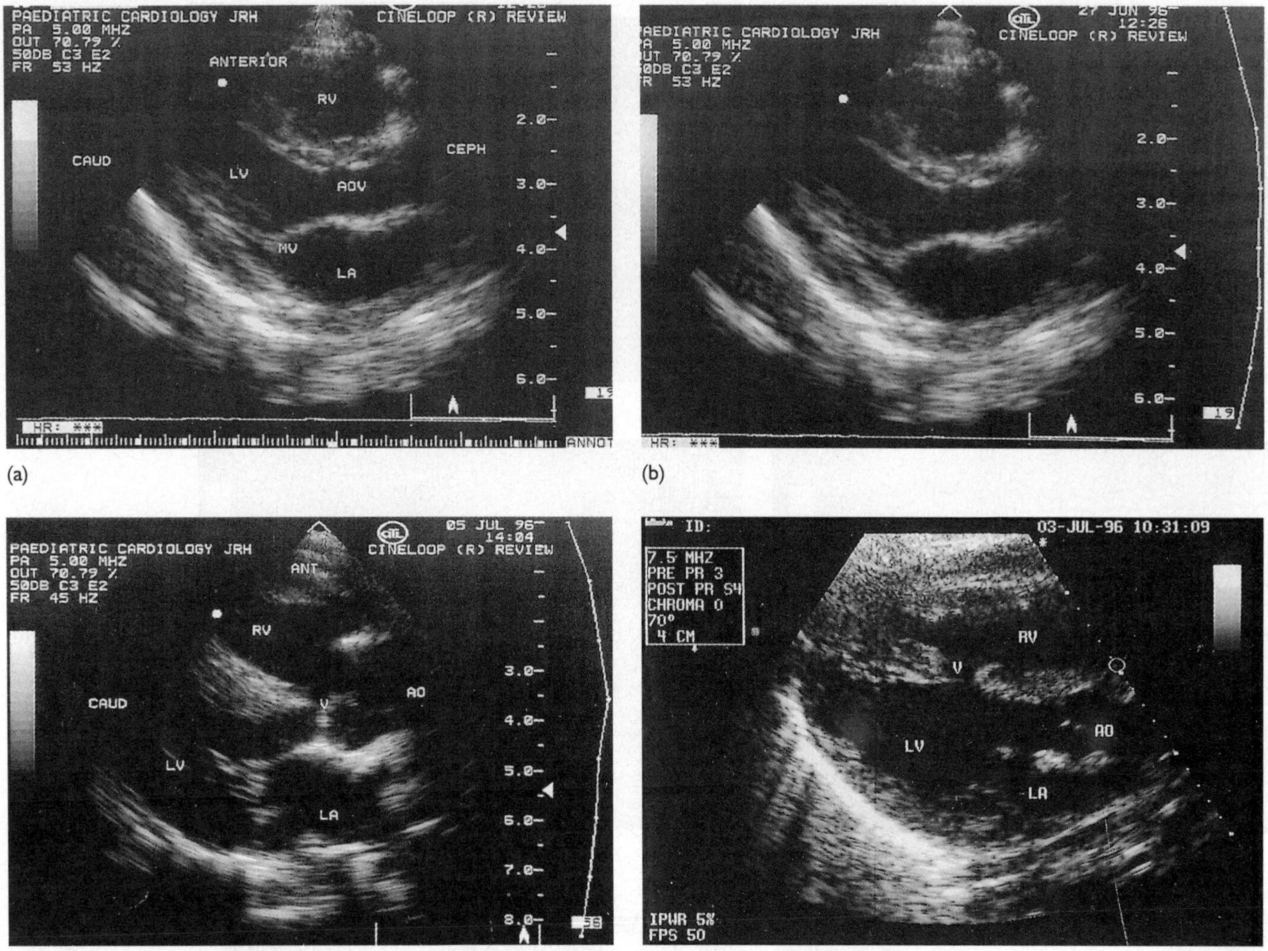

(a) (b) (c) (d)

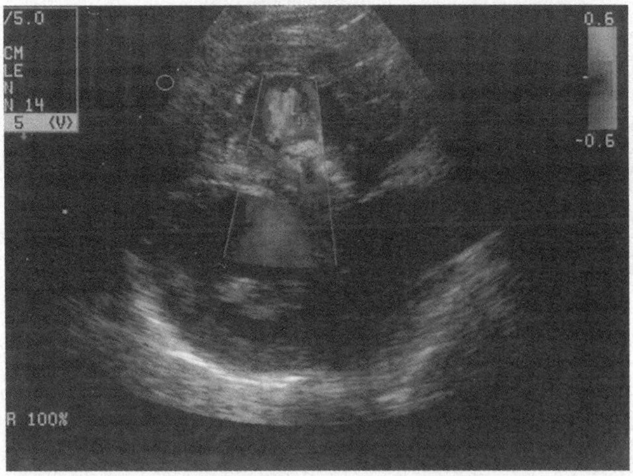

(e)

图28.11 胸骨旁长轴切面超声心动图。(a) 正常（收缩期），有注解。(b) 正常，无注解。(c) 主动脉下VSD (V)合并主动脉骑跨。(d) 肌部VSD（V）。(e) 彩色血流模式下看到的肌部VSD；色彩的混合（以红为主）表明有朝向探头的高速湍流（从LV到RV）。AOV：主动脉瓣；caud：尾端；ceph：头端；LA：左心房；LV：左心室；MV：二尖瓣；RV：右心室。

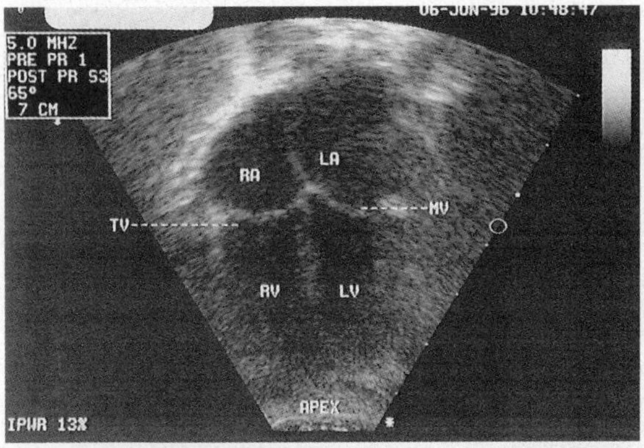

(a)

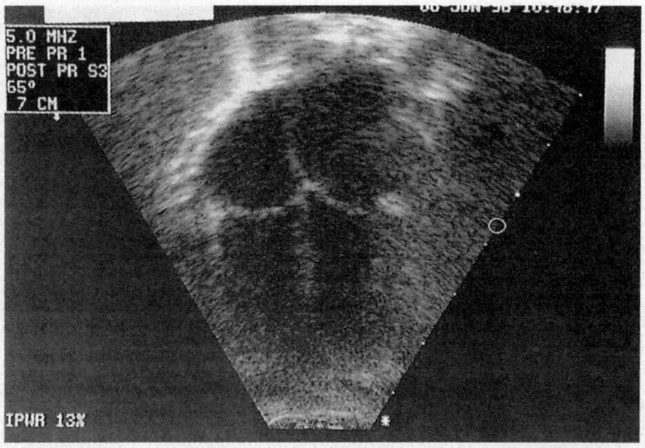

(b)

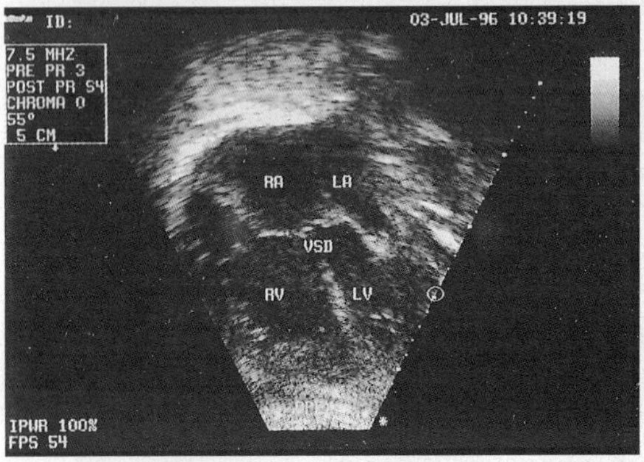

(c)

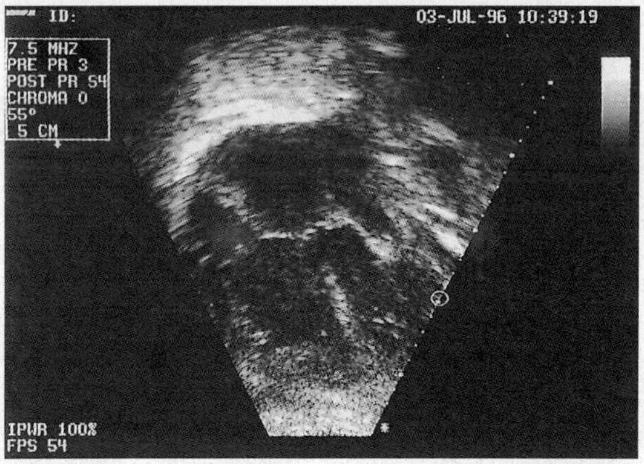

(d)

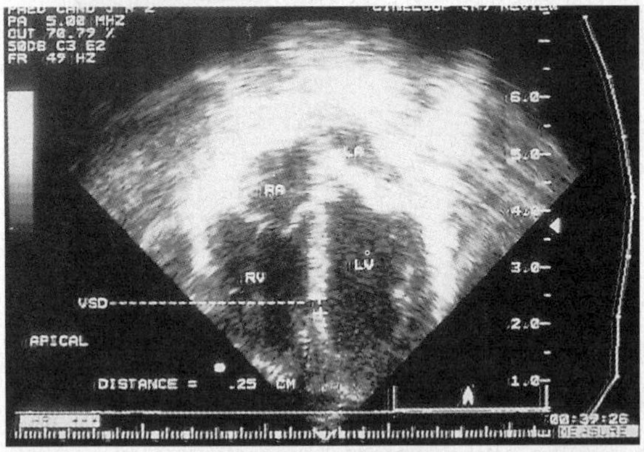

(e)

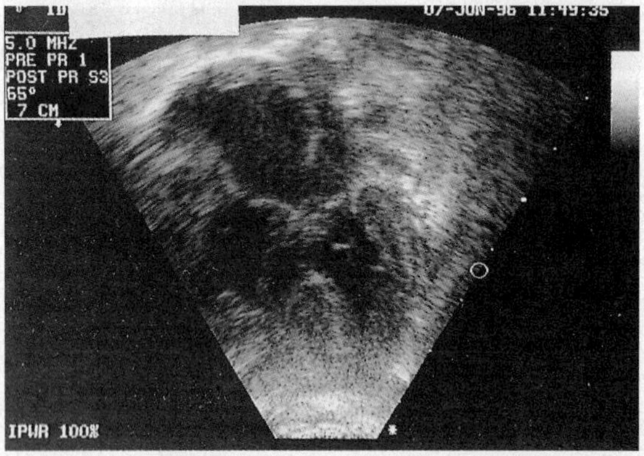

(f)

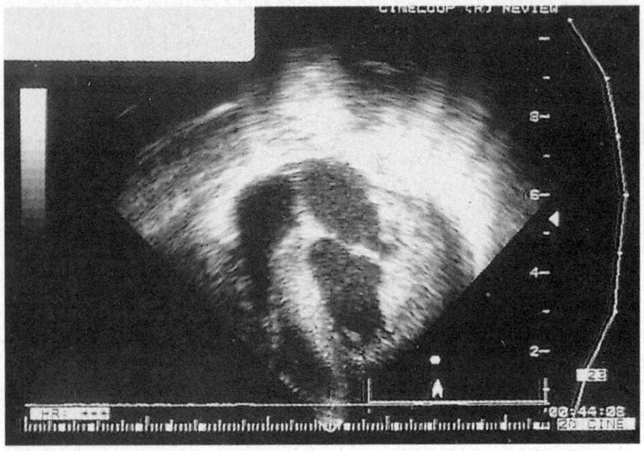

(g)

图28.12 心尖四腔切面超声心动图。(a) 正常(收缩期)，有注解。(b) 正常，无注解。(c) 膜周VSD，有注解。(d) 膜周VSD，无注解。(e) 肌部VSD。(f) 完全性AVSD (收缩期)。共同房室瓣关闭，有相邻的大型ASD和VSD。(g) 心室肌肉组织极度增厚，特别是室间隔和LV (糖原贮积病)。AOV：主动脉瓣；caud：尾端；ceph：头端；LA：左心房；LV：左心室；MV：二尖瓣；RA：右心房；RV：右心室；TV：三尖瓣。

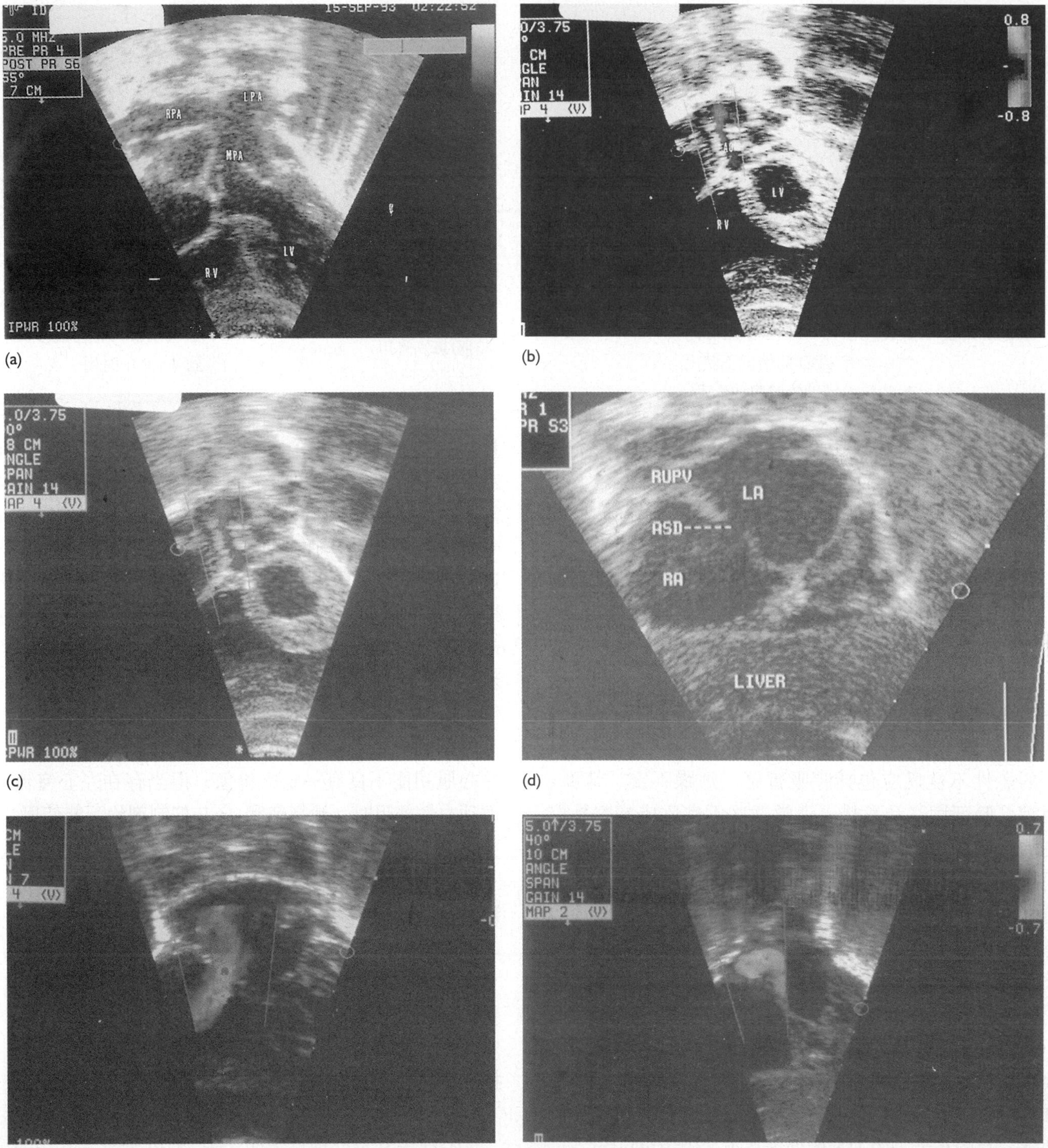

图28.13 肋下切面超声心动图。（a）大动脉错位。肺总动脉（MPA）起自LV，分成右肺和左肺动脉（RPA，LPA）。（b）左心发育不良。升主动脉（AO）细小，通过一闭锁的主动脉瓣，将其与仅有一个小腔的厚壁左心室相隔开。极度扩张的RV。（c）彩色多普勒的相同图像，显示升主动脉中的红色信号（朝向探头流动），由DA进行逆向灌注而不是通过主动脉瓣进行灌注。（d）心房切面。（e）相同的切面，显示彩色多普勒的朝向探头的红色信号，为经ASD的LA向RA的分流。（f）相似的切面，显示ASD的彩色多普勒的蓝色信号，表面血流背离探头流动（RA到LA）。

表28.11 新生婴儿的介入治疗性心导管术

技术	注解
球囊房隔造口术	TGA 和二尖瓣梗阻或右心发育不良时的限制性 PFO
球囊扩张	
肺动脉瓣	广泛用作狭窄的首选治疗
主动脉瓣	一些中心作为狭窄的首选治疗
主动脉缩窄	成功率比手术低，并发症比手术多
漏斗部	偶尔用于 TOF 病例
动脉导管	很少使用，如果前列腺素无效
肺动脉闭锁	广泛用于无 VSD 的肺动脉闭锁 偶尔在有 VSD 的情况下使用 射频技术辅助的瓣膜成形术
支架技术	
动脉导管	正在作为左心发育不良的初步姑息治疗加以探索
栓塞技术	
脑 AVM	
弯刀综合征	处于心力衰竭的新生儿的治疗选择 用于堵塞向右肺供血的异常血管

表28.12 前列腺素（PG）的剂量用法

药物和使用路径	剂量	注释
前列腺素 E_1 静脉用	0.005～0.1 ug/(kg·min)	对于两种药物，都应该从低剂量开始起用，如果没有反应的话，以 15～30 分钟的时间间隔来增加剂量。需要剂量升高超过三倍是罕见的。剂量越高，不良反应越大。
前列腺素 E_2 静脉用	0.005～0.05 ug/(kg·min)	
前列腺素 E_2 口服/鼻饲管用	25～40 ug/(kg·h)	每小时较低剂量起用。对于长期使用，可逐步延长到 4～6 小时用一次。

循环婴儿进行复苏的极其重要的部分，通常会极大地改善 TGA 病例的氧合。前列腺素 E_1 和 E_2 都可以扩张 DA。表 28.12 给出了两种药物的剂量和用法。前列腺素的急性不良反应包括呼吸暂停、烦躁不安、惊厥、腹泻、脸部潮红和发热。通常这些不良反应是容易控制的，且不会影响其治疗效果，可暂停注射几分钟后，再以较低剂量重新开始用药。有时，长期口服或经鼻胃管用药[95]是有价值的，例如，有导管依赖性肺循环的低出生体重婴儿，在手术干预前需先增加体重。但尚不清楚这一方法是否会使足月儿肺动脉的大小得到有用的生长[62]。

胃管用药的重大不良反应很少见。就现在推荐剂量而言，长期服用前列腺素造成的骨膜反应很少见。当增加剂量以减少服用次数时，建议观察婴儿是否出现呼吸暂停。目的在于关闭 DA 的处理在下文中予以讨论。

心力衰竭

表 28.13 列出了心力衰竭的处理。为了获得尽可能良好的营养状态，最好能减少液体限制。通常可能使用利尿剂来长期调节液体状态，并允许有良好的容量摄入。通常需要给予牛奶来增加热卡值，并可能需要鼻饲喂养。袢利尿剂可能导致低钠血症；如果需要的话，减少剂量并进行合理的液体限制，则通常可解决这种问题。在这种情况下，如果可能的话，要避免补充过多的钠，因为这样会造成液体潴留。婴儿期使用血管紧张素转化酶（ACE）抑制剂已有大量的经验[68,90]，但新生儿使用的经验则很少，特别是早产新生儿；后者可能对 ACE 抑制剂耐受性很差。如果要使用 ACE 抑制剂，重要的是在开始用药前，不要使用利尿剂造成患者脱水。地高辛可能对慢性心力衰竭合并心肌功能不良有一定的价值，但当存在左心室流出道动力性梗阻时，地高辛和 ACE 抑制剂均不能使用。

新生儿持续性肺动脉高压

第 27 章第 2 部分对其治疗进行了讨论。

抗心律失常药物

心律失常及处理见下文。表 28.30 给出了常用的抗心律失常药物的剂量。

介入性心导管术

这在上文和表 28.11 有所介绍。介入性心导管的领域一直在变化，对同一种疾病，选用心导管介入治疗

表28.13 心力衰竭的治疗	
急性	将液体量限制到约为维持量的 2/3 呋塞米(速尿)静脉用，1mg/kg，6～12 小时间隔 优化氧合，避免缺氧 治疗贫血 如果心肌功能障碍，考虑使用多巴胺或多巴酚丁胺（肥厚型心肌病时禁用）
慢性	如果可能的话，不要限制液体量，以便摄入最多的热卡 口服利尿剂：呋塞米(速尿) 2～6mg/(kg·d)（分 2 到 3 剂），并使用保钾利尿剂或补充钾 如果心肌功能障碍，考虑使用地高辛，4 ug/kg 一日两次，口服，或 ACE 抑制剂（肥厚型心肌病时禁用）

还是外科治疗受很多因素的影响[85]。

外科手术

心脏外科手术可以是直视的（如心内修补）或闭式的(如主动脉缩窄修补、DA 夹闭术、Blalock-Taussig 体肺吻合术和肺动脉环扎）。直视心脏手术普遍采用胸骨正中切口，使用低温心脏停搏或心肺转流，或两者都用。常经后外侧胸廓切口行闭式手术。现在的整体趋势是在更小的年龄施行手术，并在非必须进行解剖纠正时，争取进行生理纠正，而不是姑息手术。很多病情不需要在新生儿期手术，有很大一部分的新生儿手术仍是姑息性。各中心的实践可能不同，但新生儿一期纠治是单纯 TGA 和那些在新生儿期出现症状的 TAPVC 病例的治疗选择。在特殊病情的讨论中给出了手术死亡率。随着外科手术死亡率的改善，越来越多关注的是并发症发生率，这可能是一个潜在或相关病情的特征，或是介入治疗的结果[42,59]。

早产婴儿的心血管问题

动脉导管未闭

没有呼吸窘迫综合征（RDS）时，早产儿与足月儿的 DA 在出生后相同的时间段内关闭，90%以上在出生后 60 小时内关闭[35]。关于健康的极早产婴儿的信息非常少。孕龄超过 30 周的轻度呼吸窘迫综合征婴儿，其 DA 也在相同的时间段内关闭，90%在出生后 4 天内关闭[81]。因此，早产儿 DA 未闭并非为 DA 异常，更可能是因为酸中毒刺激、循环内持续前列腺素高水平或缺乏诸如氧张力升高等正常刺激引起。DA 未闭还可能并发更严重的 RDS[28,54]，且用介入治疗关闭 DA，可在短期内改善呼吸状况[28,118]。

PDA致病因素

早产和 RDS 为两个主要的致病因素。胎儿时暴露于吲哚美辛（消炎痛）增加了有症状的 PDA（symptomatic PDA，sPDA）的发生率，且出生后使用吲哚美辛的 DA 关闭率降低[71]。

PDA的预防

出生前使用类固醇可以降低 RDS 的发生率和严重性，其可能机制是类固醇可以引起导管对前列腺素的敏感性降低[25,67]。从理论上来说，保持良好的氧合和防止酸中毒有很好的作用。对于 RDS 婴儿来说，在出现明显的 sPDA 症状前，主动关闭 DA 是非常有好处的，建议通过手术[21]或药物治疗[64]来关闭，虽然在很多新生儿中心不易施行此手术。虽然有证据表明，对于体重低于 1500g 和出生 10 天以内的婴儿，彩色血流多普勒显示的 DA 最小直径为 1.5mm 或更大，强烈提示可能会发展为 sPDA（图 28.14b）[56]，然而，目前对于哪些婴儿将出现 sPDA 的预测并非特别可靠。出生一天后的左心房和主动脉根部之比超过 1.5 也可有助于预测 sPDA[53]。跨导管的多普勒波形（图 28.14 e～g）也可用于预测相似组群的出生 5 天以内婴儿的 sPDA[103]，并可指导药物治疗（见下文）[102]。Su 及其同事[103]在出生后头 4 天以内，出生体重低于 1500g 的处于通气状态的婴儿中，鉴别出经 DA 的低速（不超过 1.5m/s）左向右分流（搏动波形模式图 28.14 f），表明有发展为 sPDA 的高度风险（敏感度 93.5%，特异度 100%）。在相同的研究中[103]，左向右为主的低速分流和收缩早期非常短暂的右向左分流（称为生长模式），对预测婴儿 sPDA 的敏感性和特异性相当低（分别为 64.5%和 81.1%）。可能这种变化方式能更好地选择适宜接受预防性干预以改善预后的婴儿，但是，在预防性使用吲哚美

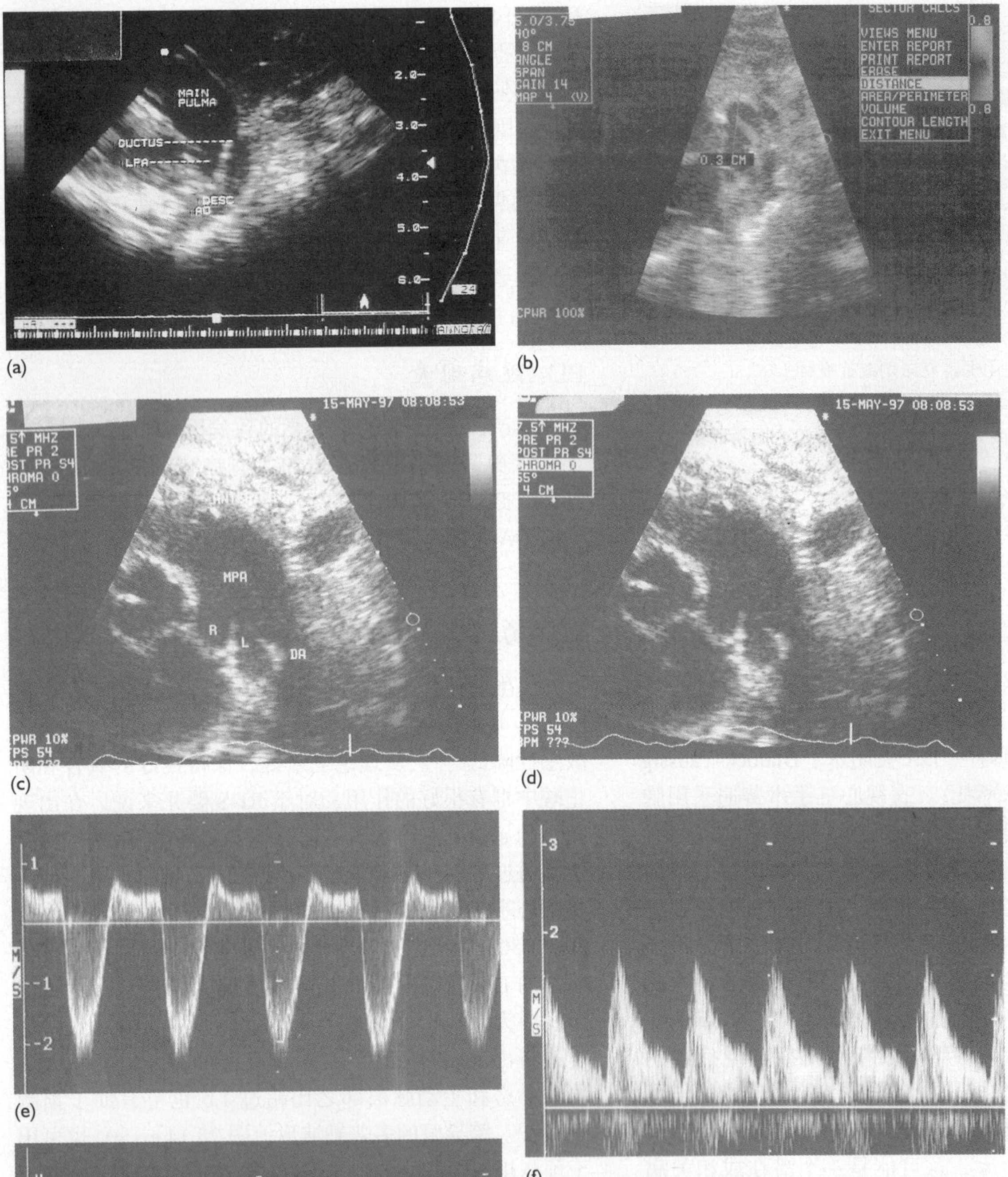

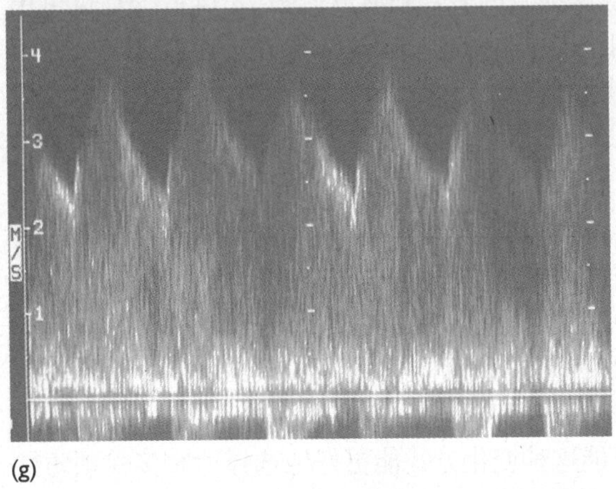

图28.14 (a) 高胸骨旁超声扫描显示PDA。(b) 相同切面显示朝向探头的红色多普勒信号（降主动脉到肺动脉）；信号的宽度表明PDA的大小。(c) 胸骨旁短轴切面显示PDA（有注解）。(d) 与（c)相同的切面，无注解。(e) 跨DA的搏动波形多普勒信号显示无预测价值的低速双向分流模式。(f) 搏动波形信号显示搏动模式——见正文。(g) 导管的高速左向右分流，关闭过程中的分流模式。DESC AO：降主动脉；LPA：左肺动脉；MAIN PULMA：肺总动脉。

辛后，并未证实有长期的益处[39,86]。然而，有显著的证据表明吲哚美辛可以减少任何程度的生发基质/脑室内出血的发生，且长期证据提示在使用以后，对神经系统长期结果存在有利作用，而非不利作用[114]。很少有证据显示预防性使用吲哚美辛比一旦发现sPDA立即使用吲哚美辛时的短期并发症发病率低[24]。有报道在婴儿出生后3小时内，使用另一种前列腺素合成酶抑制剂——布洛芬，可降低短期发病率和住院时间[110]。用酚磺乙胺来预防脑室内出血，并可降低sPDA的发病率[6]，但是没有充分的证据支持将该药广泛用于PDA的预防性治疗。来自一个sPDA总体发生率低的单位的数据报道了预防性使用吲哚美辛存在显著的sPDA复发率[28]。

发病率、临床特征和诊断

sPDA的定义存在广泛的变化，且所引用的发病率也相应显示出很多变异，但是据报道体重低于800 g的婴儿的发生率高达50%或更高[105]；发生率随出生体重和孕龄升高而降低。在出生后5～10天内无法改善或恶化的RDS婴儿，有一些洪脉或全部都是洪脉，心前区活动和肺动脉区连续杂音，这种情况很容易识别。在X线影像中可以看见有进行性心脏增大和肺部阴影的恶化。可能仍可以通过在临床环境中较不明显的体征来做出诊断，甚至在没有杂音的情况下。sPDA可在出生后5天内完全出现，特别是那些接受外源性表面活性物质的婴儿[29,80]；事实上，PDA可能对在使用表面活性物质后发生肺出血的预后是重要的。非通气婴儿的窒息有时是PDA的表现，粗大的动脉导管可能引起继发性的坏死性小肠结肠炎。超声心动图比临床体征[33]更具有敏感性和特异性[33]，但是通常不需要，除非对诊断有疑问或怀疑其他心脏问题，或可能需要手术。早产婴儿的连续杂音极其可能是由于PDA引起，而非任何结构性病变，但是，如果存在疑问的话，必须进行超声心动图检查。在大多数病例中，对了解甚少的早产婴儿体肺侧枝动脉可能是一个一过性的检查结果[1]，但是会引起连续性杂音，并与PDA诊断相混淆。这些血管对CLD的影响和介入干预治疗的适应证尚未明确。PDA的超声心动图特征包括左心容量超负荷、动脉导管自身显影和肺动脉、动脉导管和降主动脉的多普勒评估（图28.14）[33]。除非可能进行预防性用药，不然还是要根据临床现象对超声心动图发现PDA的显著性进行评估。

sPDA的治疗

几乎所有未经特殊治疗的早产儿的DA都会自发关闭，但是有很高的并发症发生率。因此，虽然如上文讨论的那样，不能全部都建议预防性药物治疗，不过还是建议进行，但是对早产婴儿的sPDA进行早期和积极治疗的推荐标准是正确的[24,39]。一线治疗包括通过治疗贫血来优化氧运输并取得足够的动脉血氧张力和进行液体限制并使用利尿药物。虽然理论上的原因和恰当的临床证据[44]提示呋塞米（速尿）可能通过其对肾前列腺素合成的影响来促使导管保持开放，但是诸如呋塞米（速尿）等袢利尿剂是最常用的。然而，尝试短期的液体限制和利尿剂治疗有时能改善临床情况，但是，如果在24小时后无改善，应尝试通过药物或手术来关闭导管。首先应尝试药物治疗，除非存在禁忌证。吲哚美辛是使用最广泛的药物。在一个针对出生体重低于1750 g婴儿的多中心试验[41]中，21%的病例发生sPDA，在接受吲哚美辛治疗的135例婴儿中，79%的导管在用药后48小时内关闭。对照组中，仅有28%的病例在同样的时间段内发生自发关闭。1/3的药物治疗有效患者出现复发，但是许多这类患者并不需要进一步的干预治疗。在需要进一步干预治疗的患者中，许多人对额外的吲哚美辛药物治疗有反应。总的来说，吲哚美辛的成功率为70%，并不受用法或先前进行液体限制和利尿剂治疗的影响。许多其他研究证实了相似的疗效。孕龄低于28周和出生后不足两周的病例，以及出生前有吲哚美辛暴露者，成功率较低[71]。

通常静脉内给予吲哚美辛，剂量为0.2 mg/kg，分三次使用，每剂的时间间隔为8～12小时。如果有反应，但后来又复发了，那么给予一个进一步的吲哚美辛疗程是合理的。通过这种方法给予的吲哚美辛，对于通气需求有有益的影响，也可以改善营养状态。但是，只有很少的明确证据显示在生存率、住院时间长短或改善神经发育预后方面存在长期益处。吲哚美辛会干扰血小板功能，血小板减少是用药禁忌证，因为用药会使血尿素或肌酐浓度显著上升或迅速升高。除了使DA收缩以外，吲哚美辛引起肾血管收缩，导致少尿、液体潴留、低钠血症和血尿素和肌酐浓度升高。这些效应都是一过性的，且很少因为在治疗过程中实施液体限制而加重，虽然没有一致的结果[37]，但是在吲哚美辛治疗中，也可通过使用多巴胺来缓解这些问题。吲哚美辛治疗过程中的外周血管收缩引起高血压[32]和肠道动脉血流动力学紊乱[27]。对胃肠血流的影响可解释为何会发生胃肠道出血和穿孔，在接受吲哚美辛治疗的人群中，只有不到10%的人出现这种问题。头颅多普勒超声证实在静脉内迅速给予吲哚美辛后，存在脑血流速度的显著降低[32]，但是如果用药时间控制在30分钟以上，则不会有这种情况[26]。但是，近红外光谱法显示无论用药速度如何，都存在脑血流和血容量、脑氧输送和脑血管反应性显著而长时间的降低[31]。吲哚美辛引起脑血流减少的证据遭到了一个吲哚美辛可降低脑室内出血[114]，且PDA对脑血流动力学有不良影响[36,94]的明确证据的反驳。一个5天的疗程显示可降低复发率，且一个6天的低剂量[0.1 mg/(kg·d)]疗程[82]也有较低的复发率和较小的生化紊乱。并不知道这些较长的吲哚美辛疗程会引起何种脑血流动力学紊乱。针对上述情况进行动脉导管的多普勒波形检查，如果在完成药物治疗的标准疗程前，发现超声模式从生长性或搏动性转为关闭性（高速左向右，图28.14 g）时，可减少吲哚美辛的剂量。这一方法也可能减少不良反应[102]。报道显示布洛芬也可能对极早产婴儿动脉导管的关闭有影响，但是并无近红外光谱学证实的那种脑血流动力学紊乱[76,77]，且引起的肾功能紊乱比以12小时间隔使用三剂0.2 mg/kg吲哚美辛更小。许多国家都存在获取适用的布洛芬静脉制剂方面的问题。

手术

如果存在明确的吲哚美辛用药禁忌证，或药物无效时，则有手术关闭sPDA的适应证。在第二个吲哚美辛短期疗程后，或在单次6天疗程后存在复发，则也是手术的适应证。虽然报道这组患者在出院前有10%的死亡率，但是在新生儿重症监护保育室内进行手术，有令人可接受的并发症发生率和较低的短期死亡率[84]。如果对上述方法进行随访的话，大多数sPDA婴儿应可在出生后14天内，通过药物或手术来成功关闭导管，一些患者甚至在出生后1周内就得以关闭，且所有病例在3岁前都健康。

慢性肺病

CLD的发病机制复杂（第27章第3部分），虽然通过早期干预来关闭PDA未能显示可降低其发病率，但是PDA可能对其存在影响。其他左向右分流病变可能也有影响，或慢性呼吸道问题掩盖了病变的症状。继发于CLD的持续或反复低氧血症引起随后的PVR升高、肺动脉高压和右心扩大。类固醇疗法可能引起心脏肥厚合并或不合并体循环高血压，这可能会引起动力性的左心室流出道梗阻[34]。这些变化的临床显著性不高，在停止类固醇治疗后缓解。对CLD婴儿通过心电图和超声心动图评估来判断RVH是正确的，并可对右心压力进行无创（多普勒）评估。如果发生肺水肿时，使用利尿剂是有价值的，且如果有继发于右心压力升高引起的体静脉充血，也有使用利尿剂的适应证。心室功能降低或房性心律失常是晚期表现，且非常罕见。

结构性心脏病

早产婴儿会出现结构性心脏病，且由于呼吸体征掩盖了心脏体征，可能易于忽略，且在CXR上也难以判读。如果考虑对sPDA进行干预治疗，则要通过超声心动图评估来明确任何结构性心脏病的可能性，且在进行PDA手术前，这种评估是必需的。在极早产婴儿中，导管依赖性心脏病的问题特别大，在导管尺寸增长到易于进行纠治或姑息治疗的过程中，可长期使用静脉内或胃管内的前列腺素药物治疗。尚不明确这是否会使预后有所改观，且疗效也不如那些病情相当的足月婴儿好[30,119]。

心内膜炎

心脏结构正常，但病情危重的新生儿会发生感染性和非感染性血栓形成性心内膜炎[73]。临床特征为非特异性，但是反复发作的或复发性菌血症或多部位感染，加重了对感染性心内膜炎的怀疑。经常会出现脾大和显微镜下血尿，但是也有许多其他的可能因素。动脉内留置管或中心静脉导管可能是发生血栓性静脉炎和感染的危险因素。超声心动图通过识别心内赘生物而有助于诊断。治疗包括除去感染或可能感染的输液管线，并根据培养结果来进行抗生素治疗，这可能需要较长时间。

持续性肺动脉高压可能是新生儿的复杂呼吸道疾病，也可能发生在足月婴儿，这在第27章第2部分讨论。

新生儿的结构性心脏病

新生儿心脏病主要表现出以下四个方面中的一个：

- 发绀；
- 呼吸窘迫（心力衰竭）；
- 衰竭；
- 无症状；

发绀

表 28.14 列出了发绀的病因。事实上，通常可根据临床表现来区分呼吸和心脏病因；表 28.15 给出详细且有帮助的描述性特征。如果考虑确实有心脏疾病或可能有心脏疾病，其处理方法在表 28.16 中给出。临床特征、ECG 和 CXR 通常可以做出心脏诊断（表 28.17）。超声心动图可以对绝大部分病例做出非常准确的诊断。但是在转运到心脏中心前，使婴儿保持稳定比用超声做出精确诊断更为重要。可能需要超声心动图来鉴别心脏病和 PPHN，且两种疾病可能共存（表 28.18）。特殊的发绀状况在以下讨论。

表28.14 出现新生儿发绀的疾病

分类	详细	注解
呼吸性	任何呼吸性疾病	
心脏	*共同混合：*	
	TAPVC	特别是梗阻性的
	DIV } DOV	发绀的程度反映了 PS 的严重程度
	永存动脉干	心力衰竭常见
	右向左分流：	
	肺动脉闭锁，IVS	
	肺动脉闭锁，VSD	
	三尖瓣闭锁	
	法洛四联症	20%在新生儿期发绀
	大动脉转位	
持续性肺动脉高压	见第 27 章第 2 部分	
血液学	高铁血红蛋白血症	肤色灰/黑，而不是青紫，动脉氧张力正常

表28.15 有助于鉴别呼吸性发绀还是心源性发绀的临床特征。注意所有分类在呼吸和心脏病因间存在重叠。

	呼吸性发绀	心源性发绀
病史	早产，胎粪/处于脐带以下，感染风险	先天性心脏病家族史
呼吸	显著的呼吸窘迫	轻微或无呼吸窘迫，除非为休克或代谢性酸中毒
心血管体检	正常	可能有清晰的体征
对氧气的反应	发绀可能改善	发绀不可能改善
胸部 X 线	明显的呼吸道病理表现	无呼吸道病理表现，心影异常或可能看见肺血管纹理
ECG	正常	可能正常，可能有所帮助
血气	高碳酸血症	低碳酸血症或正常

表28.16 怀疑发绀性先天性心脏病的新生婴儿的处理

1. 一般措施：
   - 保持体温
   - 避免低血糖
2. 如果患病：
   - 动脉血气
     - –治疗呼吸衰竭；必要时进行通气
     - –仅有低氧血症不是通气的理由
     - –治疗代谢性酸中毒
     - –考虑氧过量试验
   - 考虑使用前列腺素
3. 胸部 X 线：
   - 可能存在诊断线索
   - 对治疗的支持
     - –血量减少：启用前列腺素
     - –多血症：如有严重低氧或代谢性酸中毒，启用前列腺素
4. ECG：可能指向某些特异性诊断
5. 重复检查：
   - 药物
     - –前列腺素
     - –碱
     - –如有心力衰竭/肺充血，使用利尿剂
   - 如有严重感染风险，使用抗生素
   - 需进行氧过量试验：可能有帮助，见上文
6. 超声心动图：
   - 如果婴儿需要转运，首先使其稳定
   - 偶尔需要用来确诊/排除心脏因素
   - 通常给出精确的心脏诊断

表28.17 出现发绀的结构性心脏病变的临床特征

疾病	脉搏	呼吸窘迫	心前区	听诊	ECG	CXR	心外畸形
大动脉错位	正常	轻度	RV+	S2 单一± RVOT/LVOT 收缩期杂音	T↑V_1	RV+，肺野正常或肺血多 如果 PS 严重，则肺血少	罕见
肺动脉闭锁	正常	轻度	正常	S2 单一±TR	RA+LA+ QRS 0°～90°	心脏正常或增大。肺血少	罕见
肺动脉闭锁 合并 VSD （+MAPCAs）	正常	轻度	正常或 RV+	S2 单一± 连续性杂音 （MAPCAs）	T↑V_1	心脏正常或增大 PA 小 右位主动脉弓 肺血少（如果有很多 MAPCAs，则肺血多）	常见（GI， GU 染色体）
法洛四联症	正常	无	RV+	S2 单一 RVOT 收缩期杂音	T↑V_1	心脏正常 PA 小 肺血少 右位主动脉弓	常见（GI， GU 染色体）
三尖瓣闭锁	正常	无	正常	VSD 或 PS 收缩期杂音	RA+LAD （0°～-90°）	心脏大小正常 RA+ 肺血少	罕见
TAPVC （梗阻性）	正常或微弱	显著	RV+	S2 可能增宽 P2 响亮 无杂音	T↑V_1 $RSRV_1$	如果有梗阻性， 心脏正常 肺静脉充血	罕见
复合性病变	正常， 洪脉或微弱	有变化	活动	S2 通常单一 杂音有变化	P 波异常 QRS 轴异常	右位心，反位/不定位 肺血少	常见，包括 内脏异位 （见下文）

注释：任何病变除了有上述列出的体征之外，还可能有动脉导管杂音。

缩写：↑ 直立向上；±：合并或不合并，+：肥大或扩大。

表28.18 有助于鉴别PPHN和发绀性心脏病的特征

	持续性肺动脉高压	发绀性心脏病
病史	母亲接受前列腺素合成酶抑制剂治疗	可能有阳性家族史
分娩	胎儿窘迫，出生时窒息	平安，无特殊
体检	呼吸和/或神经病学体征	可能有明显的心脏体征
胸部 X 线	可能有呼吸道病理特征	可能有心脏/肺血管体征。通常为非特异性
ECG	可能有 RAH，缺血性改变	可能有明显的异常
氧过量试验	反应不一，可能为阳性，如果不是很严重的话； 可见动脉氧张力变化不定	通常反应差
上/下肢氧饱和度	下肢常更低（如果 DA 开放）	偶尔有显著的不一致
超声心动图	通常可排除心脏畸形，但是有困难	通常具有诊断性

注释：可能有明显的重叠，且两种病可能共存。

大动脉错位

TGA 约占结构性 CHD 病例的 5%；很少在早产婴儿中发现，且很少合并其他心外畸形或综合征。更常见于男性。其合并的心脏畸形包括 ASD、VSD、PDA、肺动脉瓣膜及瓣膜下狭窄和主动脉缩窄。合并畸形决定了临床体征；特别是分流病灶越小和越少，则发绀症状越严重。偶尔症状推迟到出生第一周后才表现出来，但那些没有分流的病例通常在出生后数小时内就会出现症状。明显的肺动脉流出道梗阻会加重发绀，同时杂音响亮，CXR 显示肺血量减少，而无肺动脉狭窄时，则常发现肺血量增多。有大型分流的病例，不需要立即采取干预治疗来改善氧合；那些没有大型分流的病变，且如果是通过使用前列腺素以维持 DA 开放的患者，通常要改善其氧合来避免代谢性酸中毒。对于大多数病例，即使 DA 已重新开放，也需要通过球囊房隔造口术扩大卵圆孔，以保证有足量的氧合血进入右心室。如果不需要行血管造影的话，可在新生儿保育室内在超声控制下进行球囊房隔造口术。必须对合并的主动脉缩窄进行修补，并在新生儿期完成动脉调转术，除非存在明显的固定性肺动脉梗阻，这种病例则不宜行动脉调转术，而更需要行体肺吻合术，根治手术可推迟到数年后实施。必须在阻力较低的肺循环引起左心室肌肉退化前实施动脉调转术。目前还不清楚在什么时段内会发生左心室肌肉退化，但是手术的安全界限为出生后 3 周以内。如果存在大型 VSD，且不会自发缩小时，则手术时间范围就不是那么严格，但推迟到 2 个月后手术也没有什么特别的益处。在新生儿早期以后再出现症状的 TGA 婴儿，需要通过详细的评估以保证左心室压力维持较高。对外科医生来说，冠状动脉解剖显然是重要的，且常可以通过超声心动图加以描绘，但即使不能说明，现在也只有很少的心脏中心会通过血管造影加以明确。对于单纯 TGA 的新生儿动脉调转术的死亡率＜5%。由于存在心律失常和右心衰竭等长期问题，现在已很少实施心房内调转术（Mustard 或 Senning 手术）。

先天纠正性大动脉错位

这一极罕见的畸形（发生率小于结构性心脏病的 1%）不仅包括心室动脉连接不一致（与 TGA 时一样），而且有心房心室连接不一致。因此，来自左心房的肺静脉血经三尖瓣流入形态右心室，然后再被射入主动脉。脱氧的体静脉血经右心房和形态左心室进入肺动脉。可能有右位心，有时有内脏反位。如果没有其他合并畸形，婴儿肤色粉红，且直到新生儿期以后很长时间才会怀疑有这一疾病。75%～80%的患者有 VSD，常导致婴儿期心力衰竭，除非合并重大的肺动脉狭窄；在后者情况下患儿将会有发绀，有时在新生儿期就会发生。约 30%的患者会在以后发生体循环房室瓣反流，而心律失常则可在胎儿期以后的任何年龄发生，包括各种程度的房室阻滞和 SVT。可能会存在发绀或心力衰竭；有 RVH，且 P2 单一。杂音取决于合并畸形。ECG 可能有任何程度的心脏阻滞或预激模式。V_1 导联有 Q 波而 $V_{5\sim6}$ 没有。合并畸形将对 CXR 产生影响；其他可能显示有心脏位置的异常和通常由升主动脉造成的左心上缘突出。对于有症状的患儿，有进行肺动脉环扎或体肺吻合等姑息性手术的适应证。

肺动脉闭锁

在本病的所有类型中，肺动脉瓣完全阻闭，有时还有瓣下的心室流出道完全阻闭，因此，血流不能从右心室向前进入肺动脉。瓣膜形态各异，可能由两叶或三叶薄薄的瓣膜相互融合，瓣叶也可能极度增厚、发育不良并无法活动。无论瓣膜形态如何，瓣环本身通常就很小。肺动脉闭锁的心脏可进一步细分如下：

- 合并室间隔完整——肺循环经常为导管依赖性（包括肺动脉瓣狭窄严重的新生儿）；
- 合并 VSD——肺循环为导管依赖性或肺血供来自于大型主肺交通动脉（MAPCA）；
- 作为复合性发绀性心脏病的一部分，例如无脾合并 AVSD±TGA。

室间隔完整的肺动脉闭锁

这种疾病通常在新生儿早期出现严重的发绀，占有症状的 CHD 新生儿的 2.5%，但在所有病变中＜1%。肺总动脉及其分支通常有汇合，管径大小适中，而右心室和三尖瓣则发育不全，有时很严重。三尖瓣时常有隔瓣畸形向心尖方向移位（Ebstein 畸形）。供应右心室的冠状动脉常有畸形，且可能会影响预后。在心房水平存在完全的右向左分流。如果卵圆孔为限制性或变为限制性，则右心房明显扩大，并发生体循环静脉充血。肺血流为导管依赖性，如果导管开始关闭，则会出现极度的发绀和代谢性酸中毒。表 28.17 给出了临床特征。复苏包括使用前列腺素和有时实施球囊房隔造口术。也可采用心导管介入治疗作为初期治疗[48]，但很多中心都采用外科手术，确切的顺序取决于超声心动图对右心室腔和三尖瓣大小的评估。尚不清楚冠状动脉畸形是通过哪种途径对治疗产生影响。如果可能的话，一期开通右心室流出道（RVOT）是最理想的方法；可能还需行体肺动脉吻合术。这些方法可使学龄期生存率达80%。如果右心室发育不良很严重，而最终不能建立双心室循环，则在新生儿期行体肺分流术，最终目的是获得Fontan循环，即将体静脉连接于肺动脉，且体循环静脉血并不经过任一心室。严重肺动脉瓣狭窄的情况与此类似，除了肺动脉瓣处还有少量前向血流，且右心室没有明显的发育不良。严重肺动脉瓣狭窄的婴儿可通过球囊扩张术或外科手术进行治疗，且效果良好，即使是在婴儿期晚期需要以肺动脉球囊扩张进行进一步治疗的病例。

合并VSD的肺动脉闭锁（见表28.17）

这些患儿的肺动脉严重发育不良且没有汇合。肺血供可能全部来自DA，也可能部分或全部来自从主动脉发出的其他血管（MAPCA），或者头部和颈部的分支。发绀程度和其他体征取决于进入肺循环的血流量。如果有大型或者很多MAPCA，则发绀较轻，可在整个胸部闻及持续性杂音，并可能发生心力衰竭。这组疾病有显著的并发心外畸形、综合征和染色体畸形。必须记住的是DiGeorge综合征和染色体22q11删除，因为其与治疗有重要的关系，且有症状的低钙血症风险升高，而且由于免疫缺陷，如果输注血细胞制品的话，会发生移植物抗宿主病。如果肺血流为导管依赖性，将需要使用前列腺素，或有早期进行姑息手术的适应证。如果肺血供来源复杂，需在婴儿期早期行血管造影进行详细评估，来评估手术的选择。长期预后参差不齐，较可靠的生存率是80%，即使行复杂的手术也是如此。

肺动脉闭锁作为复合病变的一部分

这些婴儿通常有导管依赖性肺血流，且用前列腺素可以改善他们的症状。极少合并体动脉流出道梗阻的心脏畸形，因为合并体循环流出道梗阻的复杂畸形极少会有显著的肺动脉流出道梗阻。但是，几乎可以并发任何其他心脏结构性畸形。因此，除发绀以外的临床特征与适宜的治疗也都各有不同。在新生儿期，如果有明确适应证的话，可进行手术干预，但可能仅为姑息性手术。心外畸形常见，无论是心脏原因还是非心脏原因，其长期预后通常较差，尤其是那些右侧异构（第27章第5部分及上文）的患者，通常存在无脾和严重细菌感染的高风险。

法洛四联症（见表28.17）

占所有结构性心脏病的10%，但仅有20%的法洛四联症病例在新生儿期出现发绀。右心室流出道梗阻通常为瓣下型（漏斗部的），但此外也可能有瓣膜或瓣上梗阻。右心室流出道梗阻和大型VSD导致RVH。VSD为主动脉下型，主动脉部分起源于右心室（主动脉骑跨）；很少为限制性的，偶尔还会额外发现明显的VSD。通常合并有PFO或ASD；罕有肺动脉瓣缺如（见下文），且会合并完全性AVSD。在新生儿期出现发绀的病例可能有肺动脉闭锁，或RVOT虽然开放，但却非常狭窄。那些合并肺动脉闭锁的病例是导管依赖性的。在新生儿期无发绀的法洛四联症有肺动脉流出道杂音，易被误认为VSD杂音。随着瓣下肌性RVOT梗阻的加重，发绀也会在第一年内呈进行性发展。由漏斗部收缩引起的缺氧发作在新生儿期很少出现，但是一旦出现，则存在进行姑息手术或纠治手术的适应证。对缺氧发作的紧急处理包括：

- 可行的话，立即保持胸膝位；
- 面罩吸氧（虽然发作时可能无法改善氧合）；
- 吗啡（50～100 μg/kg，皮下、肌注或静脉内用）；
- 去氧肾上腺素20μg/kg，静脉内用；
- 普萘洛尔20μg/kg，缓慢静脉内注射；可重复使用一次；
- 深度镇静/麻醉和辅助通气。

在这一方案中，很少进行到超过吗啡以后的步骤。仅应在能进行通气和全套心肺复苏的环境中进行静脉内用药。缺氧发作一般开始程度较轻，以后逐渐频繁、加重，持续时间延长。一日三次口服普萘洛尔（1～2 mg/kg）通常可以在中短期内预防再次缺氧发作，期间可决定手术策略。法洛四联症在进行纠治手术之前，可能要实施心导管术来评估冠状动脉解剖，并寻找有无额外VSD，并详细显示肺动脉的解剖。在体肺吻合术之前，可不需要行心导管术检查。

法洛四联症合并肺动脉瓣缺如

这一法洛四联症的罕见变异（<5%）存在小型发

育不良的肺动脉瓣膜，导致明显的肺动脉反流和扩张，通常肺动脉粗大。粗大的肺动脉压迫支气管，因此在宫内就发生支气管软化症。新生儿期的表现为气道阻塞引起的肺萎陷或过度充气。而在新生儿早期发绀一般不明显。气道梗阻时，来自 RVOT 的明显的收缩期和舒张期杂音伴 S2 单一，强烈提示这一诊断。CXR 可见扩张的肺动脉；ECG 有明显的 RVH。即使心脏外科手术在技术上是满意的，但严重的支气管软化和肺发育不良常常会引起死亡。那些存在严重肺部问题者的手术死亡率可高达 50%。

三尖瓣闭锁

三尖瓣闭锁约占结构性心脏病的 2%。合并畸形包括 VSD 和 TGA；那些没有 TGA 的病例可能有肺动脉狭窄；那些有 TGA 的病例可能还合并主动脉缩窄。血液经卵圆孔或 ASD 流出右心房。如果有大型 VSD 或存在 TGA，则肺血流量高且轻度发绀，有可能发生心力衰竭。限制性 VSD 和 / 或严重肺动脉狭窄则会导致导管依赖性肺循环。主动脉缩窄合并 TGA 可能会导致导管依赖性体循环衰竭。临床表现在表 28.17 中给出。应在出现症状时就对主动脉缩窄进行修复。远期目标为 Fontan 循环，如果 VSD 较大，为保证肺血管不受损，通常在婴儿期需要实施体肺吻合术或肺动脉环扎术作为姑息手术。当三尖瓣闭锁合并 TGA 时，可行动脉调转术；虽然在这种情况下，动脉调转术只是姑息性的，但它确实保证了由形态学左心室作为体循环心室，对心室的远期功能有益。三尖瓣闭锁是 Fontan 循环中长期前景最好的畸形，儿童期的手术死亡率低于 10%，此后 15 年高质量生存率为 75%。

完全性肺静脉异位引流

肺静脉进入体静脉通路的入口可以是一处或几处(混合型 TAPVC)。绝大部分情况下，肺静脉进入位于左心房后方、但又和左心房分离的汇合处。然后此汇合处直接或间接地引流到右心房。可根据图 28.15 进行分类。肺静脉回流的梗阻可以在许多部位发生，包括肺静脉开口处、汇合进入体静脉的入口处、穿越膈肌的路径中，以及膈下型 TAPVC 时在静脉导管关闭后经过肝的路径中。肺静脉梗阻会引起发绀加重，显著的呼吸窘迫症状和比非梗阻型 TAPVC 程度轻一些的心脏增大，即使应用超声心动图也较难与 PPHN 相鉴别。通常有 PFO 和 ASD，这些是血流进入左心的唯一途径；因此，左心室常有不同程度的发育不良。偶尔可合并主动脉缩窄，甚至严重的左心发育不良。TAPVC 是合并内脏异位的复杂畸形的组成部分（左侧异构和右侧异构）。在第 27 章第 5 部分与上文中进行了更详细的讨论。总的说来，肺静脉梗阻越严重，婴儿症状出现越早。连接到门静脉的膈下型 TAPVC，在静脉导管关闭时，其明显的发绀和呼吸窘迫症状会显著恶化。完全没有梗阻的 TAPVC 婴儿在新生儿期可能不会被发现，直到新生儿期以后因出现反复或慢性的胸闷和发育停滞时才被发现。由于梗阻型 TAPVC 婴儿有时很早出现症状和发绀，所以他们经常接受前列腺素治疗，有时对他们的全身状况有改善。这种改善可能是因为：保持了动脉导管的开放并使右心室减压，或开放了静脉导管并降低了 TAPVC 的肺动脉高压对门静脉的影响。治疗方法是手术纠治，死亡率低于 10%，长期预后良好，除非合并肺静脉狭窄。

复杂性发绀性先天性心脏病

这些疾病通常包括上述一种以上的畸形、分流病变以及体动脉或肺动脉流出道的梗阻。重大的体循环和肺循环梗阻很少会同时存在。常见并发心外畸形，在特殊的全身畸形以外，还必须要考虑是否发生内脏异位状态。内脏异位状态，有时命名为内脏不定位，当腹部、支气管和心房解剖不是按照通常秩序（内脏正位）排列或以通常排列秩序的镜像来排列（内脏反位）时，就会发生这种问题。内脏通常的排列包括脾和胃在左手一侧，肝在右侧，形态学左肺在左侧，形态学右肺（分三个肺叶）在右侧，且形态学左心房在形态学右心房的左侧。内脏反位是这种排列秩序的镜像，当两个肺在形态学上是相同的（右肺或左肺），两侧心房在形态学上也是相同（左心房或右心房）的时候，就会发生内脏不定位。当存在这种情况时，肝倾向位于中线上，胃的位置变化不一，且有无脾（右侧异构时）或多脾（左侧异构时）。很少能对这种情况做出清晰的界定，内脏排列秩序的特征可能不止一种。普遍来说，右侧异构并发严重的发绀性 CHD，包括 TAPVC、完全性 AVSD 和肺动脉闭锁或严重肺动脉狭窄，合并或不合并大动脉转位。左侧异构并发

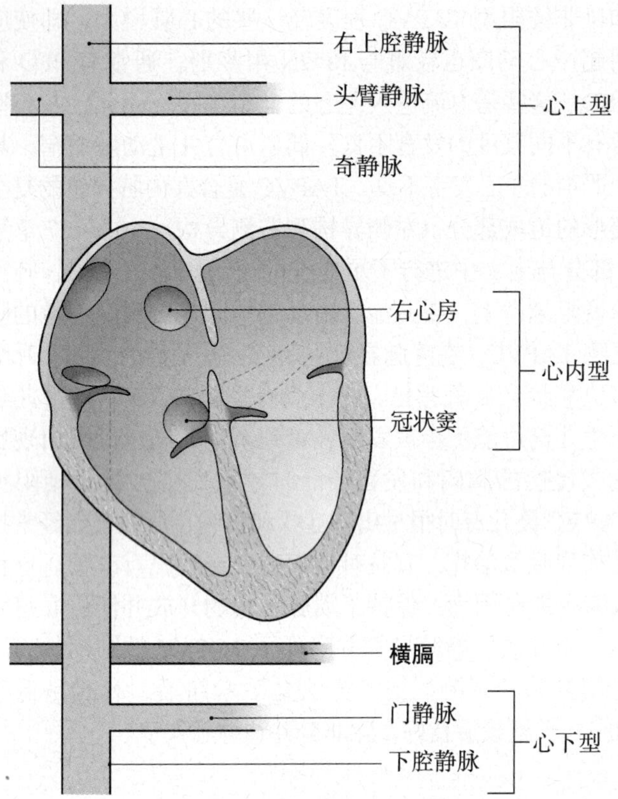

图28.15 完全性肺静脉异位引流的可能部位；可发生混合性引流。

表28.19 出现新生儿呼吸窘迫的心脏疾病

分类	注解
心肌病变	
缺血	有出生时窒息
心肌炎	任何原因
心肌病	肥厚型或扩张型
心律失常	
动静脉畸形	颅内或其他合并 PPHN 的情况
结构性心脏病	
第 1 周	
左心发育不良	也可能表现为衰竭，见表
主动脉弓中断	28.24 和 28.25
主动脉瓣闭锁/严重的狭窄	
主动脉缩窄	
第 2～3 周	
永存动脉干	也可能表现为发绀，见
DOV、DIV、TAPVC	表 28.14
TGA+VSD	
第 3 周	
左向右分流性病变	任何
时间变化	
法洛四联症合并肺动脉瓣缺如	因气道梗阻造成新生儿期症状

DIV：心室双入口；DOV：心室双出口；TAPVC：完全性肺静脉异位引流；TGA：大动脉错位；VSD：室间隔缺损。

心脏畸形的范围和严重程度变化更大，虽然经常仅有部分性的畸形，但是异常的肺静脉引流却是不变的。左侧异构时的心脏病变经常无发绀。存在复杂畸形的线索包括位于中线的肝和右位心。即刻的处理原则包括决定是否有使用前列腺素的适应证：这些情况采用的标准和其他任何情况下使用的标准相同。

结论

其他结构性心脏病变也可能在新生婴儿中出现发绀，诸如永存动脉干和心室双入口或心室双出口，但是它们经常得不到诊断，直到新生儿期以后才可能诊断。在呼吸窘迫中对其进行讨论（见下文）。

呼吸窘迫

表 28.19 中列出表现出呼吸窘迫的心脏疾病，表 28.20 和表 28.21 给出了临床细节。一些这类情况下可能会表现出衰竭，回忆时会发现在出现衰竭前可能有一段时期的呼吸窘迫。引起呼吸窘迫的心脏疾病通常在心力衰竭时表现出来，其体征在表 28.6 中给出。如果有显著的肺静脉充血或发生代谢性酸中毒时，心脏疾病也会引起呼吸窘迫；发绀性心脏病变会与这两个问题同时存在。一些情况会同时引起发绀和心力衰竭（表 28.22）。在引起呼吸窘迫的呼吸病因中可能没有心脏疾病的体征，且 CXR 通常能可靠地做出鉴别；此外，引起呼吸窘迫的心脏原因可能有与心脏诊断有关的体征。

心律失常（见表28.20）

在下文中详细讨论。

心肌疾病（见表28.20）

关于新生儿心肌病发病率的信息很少，但是总体

表28.20 在新生儿期出现呼吸窘迫症状，但不涉及心内结构畸形的心血管疾病的临床特征

病情	脉搏	心前区	听诊	ECG	心外合并问题
心律失常	正常或微弱	正常	奔马律	诊断性的	罕见
心肌疾病					
心肌炎	正常或微弱	正常	奔马律，MR 杂音，摩擦音	小型 QRS 波 ST↑，T↓	常见（肝炎等）
缺血	正常或微弱	正常	奔马律，MR 杂音，TR 杂音	ST↑，T↓	围生期窒息的特征
DCM	正常或微弱	正常	奔马律，MR 杂音	LV+，ST↓↓，T↓↓	罕见
EFE	微弱	正常或活动	奔马律，MR 杂音	LV+，ST↓↓，T↓↓ $V_{5\sim6}$	罕见
HCM	正常或急促	正常或活动	奔马律，LVOT 或 RVOT	LV/RV+ ST↑或↓T↓	常见（巨大胎儿，通常母亲有糖尿病）
AVM					
颅脑	正常或股区脉搏微弱	活动	奔马律，MR 杂音，颅侧杂音	LV/RV+ ST↓，T↓	神经病学体征
冠状血管	洪脉	活动	奔马律，连续性杂音	LV 或 RV+ ST↓，T↓	

注释：任何状况下都不会有发绀，除非发生 PPHN，所有以上疾病在胸部 X 线影像上都有心脏增大和肺充血。DCM：扩张型心肌病；EFE：心内膜纤维弹性组织增生症；HCM：肥厚型心肌病；AVM：动静脉畸形。

表28.21 在出生后第一周后出现呼吸窘迫（心力衰竭）的结构性心脏病

病情	脉搏	发绀	心前区	听诊	ECG	心外合并问题
永存动脉干	正常或洪脉	轻度	活动	S2 单一， 收缩期早期喷射音	RV+ ±LV+ ST↓，T↓ $V_{5\text{-}6}$	常见 (DiGeorge 综合征)
TGA+VSD	正常	轻度/中度	RV+	S2 单一 ± VSD 杂音	LV+或 RV+	罕见
TAPVC（非梗阻性）	正常或微弱	轻度/中度	RV+	S2 增宽，P2 响亮 ±RVOT 杂音	RV+ $RsRV_1$	罕见
DIV/DOV,无 PS	正常	轻度	活动	P2 响亮 VSD 杂音	存在变化	罕见
PDA	洪脉	无	活动	基本为连续性杂音	LV+ ±RV+	偶尔
VSD	正常	无	活动	P2 响亮 收缩期前杂音，胸骨左下缘	LV+ ±RV+	偶尔
完全性 AVSD	正常	无	活动	P2 响亮 VSD 杂音，胸骨左下缘 MR 杂音，心尖	RA+ RV+ 上位 QRS 轴	非常常见 (Down 综合征)
APW	正常或洪脉	无	活动	P2 响亮， 连续杂音在胸骨中线边缘	LV+ RV+	罕见

表28.22 通常在新生儿期同时存在发绀和心力衰竭的结构性心脏病

- 大动脉错位
  - –合并主动脉缩窄
  - –合并大型 VSD
- 永存动脉干
- 三尖瓣闭锁
  - –合并大型 VSD
  - –合并 TGA 和主动脉缩窄
- 心室双入口
- 完全性肺静脉异位引流
  - –肺静脉梗阻
- 左心发育不良综合征
- 动静脉畸形
  - –通常位于脑内，经常有 PPHN

如果同时存在明显的肺动脉狭窄，就不太可能发生心力衰竭，且发绀则更显著

上说，心肌病在 1 岁内的发病率（每年 8/100 000）要高于儿童期（每年 1/100 000）[60,72]。

心肌缺血

在窒息或其他窘迫婴儿中，亚临床心肌缺血非常常见[9]。虽然经常发现来自三尖瓣反流的一过性杂音和左心前区导联有 ST 段压低及 T 波倒置，但不常发生足以引起低血压的严重心肌缺血。有时需要针对心力衰竭的特殊治疗；这类婴儿通常有额外的神经学和肾损害。新生儿心肌梗死可能导致心力衰竭或突然衰竭。心电图改变包括深宽的 Q 波和最初 ST 段的抬高，几天后出现 T 波倒置。Q 波不一定存在持续变化，但 ST 段变化会在一周内缓解，T 波则要在更长的时期内才能恢复正常。在新生儿期早期，很难通过血清酶学研究来判读，因为其他组织也可能是酶的来源，因而必须测心脏特异性同工酶。心肌梗死可作为全身性围生期窒息的一部分存在，或继发于血栓栓塞事件[104]，其死亡率高。左冠状动脉异常起源于肺动脉（ALCAPA）在出生后早期数周内很少出现症状，因为肺动脉仍保持较高的压力时，可有良好的耐受性。但在新生儿期以后，则是导致苍白出汗发作（可能是心绞痛）、以及因扩张型心肌病（DCM）和心肌梗死引起心力衰竭的原因之一。继发于出生时窒息的心肌缺血通常可以痊愈，即使是强烈地需要静脉内正性肌力药物支持的严重病例，也不会留下明显的后遗症。新生儿心肌梗死后远期预后未被良好地证实。

心肌炎

虽然偶尔可直接监测到病毒或通过血清学监测到，但是心肌炎通常推测是由病毒引起的，而并非确切证实由病毒引起，常常是在如肝炎、脑炎等全身性病毒感染性疾病时发生。会发生心力衰竭或心动过速及心动过缓。新生儿很少会发现有心包摩擦音；可发生心包积液甚至心脏压塞。没有特异性的治疗：应以常用方式来治疗心力衰竭，但使用地高辛时要多加注意，因为存在心律失常的风险。如果怀疑有心脏压塞，则不应使用地高辛，因为如果静脉回流已经受损，地高辛会减慢心率，并使心输出量降低。有症状的、大量的或逐渐增加的心包积液应进行引流。通常可经皮穿刺进行引流（第 45 章）。没有足够的精确的预后数据，但是未发生死亡的话，可能会完全康复或发展成慢性 DCM。

扩张型心肌病

常在新生儿期以后才出现症状，但是在胎儿期和新生儿期也可表现出心力衰竭。必须要排除快速型心律失常的病因，以及左冠状动脉起源异常的病因，后者不可能在这么小就出现症状（见上文）。另外，如果明确不是由于心肌缺血或梗死引发疾病，对感染性和代谢性病因进行详细的检查是正确的[16]（表 28.23）。如果任一筛选检查提示可能存在病因，则有进行淋巴细胞、成纤维细胞或其他组织活检的酶学研究的适应证。如果根据检查或诸如骨骼肌病等其他临床特征，而怀疑有代谢性病因时，如果婴儿极其危重，则需要考虑盲法治疗。如果怀疑是一种肉毒碱缺乏状态，这种方法则可能是适当的[52]。由于认识到本病存在家族性发病，即使在没有精确的代谢性诊断时，也应该通过 ECG 和超声心动图来对 DCM 婴儿的一级亲属进行临床评估。

心内膜弹性纤维增生症

本病可以是原发性的，与 DCM 有高度的临床相似性，ECG 显示有明显的左心肥厚。超声显示心内膜高回声。由于诊断标准不一，本病的预后也难以判断，但有痊愈的报道。心内膜弹性纤维增生症通常继发于左心梗阻性疾病，患者的临床特征和预后受到并发疾

表28.23 对无明显临床诊断的婴儿，进行肥厚型心肌病和扩张型心肌病的血液和尿液筛查试验。对于异常的结果，需要更详细的检查

血液筛查的目的：	空泡淋巴细胞 肉毒碱和酰基肉毒碱 乳酸盐和丙酮酸盐（禁食） 肌酸激酶 MM 甲状腺功能 自身免疫筛查 氨基酸 病毒学（特别是肠病毒、腺病毒和细小病毒）
尿液筛查的目的：	氨基酸和有机酸 葡糖胺聚糖 病毒学
鼻咽吸出物筛查的目的：	病毒学

病的性质及其严重程度的影响。

肥厚型心肌病（HCM）

本病可以是原发性，为常染色体显性遗传病的表现，也可以为继发性——例如，合并 Noonan 综合征（也是常染色体显性）。继发于高胰岛素血症的 HCM 最常见，通常母亲有糖尿病（或至少是母亲在妊娠期可能存在未被发现的葡萄糖耐受不良），但是引起高胰岛素血症的更罕见病因也可引起新生儿心肌肥厚。接受皮质类固醇治疗的 CLD 婴儿可能会发生可逆性的心肌肥厚，与高血压程度不成比例；他们罕有出现症状[34]。大部分母亲患有糖尿病或妊娠期糖尿病的婴儿没有 HCM 引起的临床效应。一些人有左心室流出道杂音，少数人因左心室充盈功能受损引起呼吸窘迫，而非流出道梗阻引起。肥厚可以是弥漫性的或局灶性的，在心电图或超声心动图结果上反映出来。糖尿病母亲所生的婴儿患结构性心脏异常的发病率升高（5%），如果这类婴儿存在任何心脏症状或体征，包括超声心动图在内的详细评估是重要的。如果无法证实母亲有葡萄糖耐受不良，则有针对心肌肥厚的代谢性病因进行检查的适应证（表 28.23）[15,45]。针对有症状病例的治疗通常不应包括地高辛、正性肌力药物或血管扩张药物，因为所有这些药物都可能会加重左心室流出道的梗阻。虽然使用普萘洛尔时，需要仔细防范低血糖，但症状严重的病例偶尔有使用普萘洛尔的适应证。与母亲糖尿病相关的心脏肥厚会在 6～12 个月内缓解[113]。

孤立性左心室不紧密

这种形式的左心室畸形[72]现已能在儿童中很好地识别（约占儿童期心肌病的 10%），最近也有胎儿病例的报道[55]。

动静脉畸形（AVM）（见表28.20）

动静脉瘘可在新生儿期出现心力衰竭的症状；可能并发 PPHN。偶尔可见肝内动静脉瘘，也可与颅内动静脉分流同时存在。除了心力衰竭以外，体征还包括患侧的杂音。治疗包括针对循环的药物支持和通过介入治疗阻断或减少 AVM 的分流。这包括对颅内畸形进行导管栓塞治疗，最常见的是颅内 Galen 动脉瘤。预后取决于动静脉分流的显著降低或阻断分流，以及继发性脑积水和脑缺血病灶的严重程度。特别是宫内诊断 AVM 的脑积水婴儿病情会迅速恶化。

导管依赖性体循环

这组疾病包括左心发育不良综合征（HLHS）、主动脉弓中断、主动脉缩窄、主动脉闭锁和极其严重的主动脉狭窄（AS），将在“衰竭”中进行详细讨论（见下文）。

永存动脉干（见表28.21）

该畸形占先天性心脏病 1%以下；30%病例合并 DiGeorge 综合征。从心脏发出单根动脉再分出冠状循环、肺循环以及主动脉弓，30%为右位主动脉弓，5%～10%合并主动脉弓中断，并发 DiGeorge 综合征的可能性很高。通常为大型 VSD，且动脉干通常骑跨于 VSD 上；动脉干的瓣叶存在异常，可能有狭窄或反流。肺动脉可以发自动脉干的任何一侧，靠近动脉干并在其后方，或由一短小的肺总动脉发出肺动脉。偶尔会有一侧肺动脉缺如。如果存在肺动脉起始部狭窄的话，也很少是严重的；因此如果婴儿活过婴儿期且不手术的话，肺动脉的高血流量和高血流压力会导致肺血管病变（PVD）。临床表现为在新生儿晚期出现气促或心力衰竭。发绀的严重程度不同，但通常仅为轻度发绀；表 28.21 列出了其他临床特征。动脉干瓣

畸形的严重程度和血流动力学效应对所发现的体征产生影响，PVR 也是如此。本病通过超声确诊，如果能显示两侧肺动脉的话，则术前通常无需进一步的心脏检查。在婴儿期早期适宜进行纠治手术，以避免不可逆的渐进性 PVD。术前应行染色体 22q11 删除及免疫学状态的检查。长期预后不仅取决于心脏状况，还取决于 DiGeorge 综合征的神经发育和免疫方面。婴儿早期纠治手术的死亡率约≤10%，在童年期晚期可能要进行更换右心室-肺动脉管道的进一步手术。此外，虽然通常不在初期干预时进行动脉干瓣膜手术，但是许多病例还可能在一些时期需要进行动脉干瓣膜手术；如果在婴儿期早期需要瓣膜置换，手术死亡率可高达 50%。

大动脉错位合并室间隔缺损（TGA+VSD）

在发绀一节中详细讨论了大动脉错位（见上文）。TGA＋VSD 的临床特征在表 28.21 中给出。

完全性肺静脉异位引流

非梗阻性 TAPVC 会出现呼吸窘迫的症状；在上文中进行讨论。表 28.17 和表 28.21 给出了临床特征。

心室双入口和双出口

这些术语覆盖了很大一组畸形。心室双入口是一种单心室的房室连接，两心房都向同一心室排血；有时被称作单心室。单心室的另一种形式为一侧房室瓣闭锁，为三尖瓣或二尖瓣闭锁（分别缺少右侧或左侧房室连接）。心室双入口畸形时，心室可能通过一个共同房室瓣或两个独立的房室瓣接受心房血流。如果有两组房室瓣将血流引流到一个心室，则最常见的心室形态一般为左心室——左心室双入口（DILV）。当两根大动脉主要发自同一心室时，则存在心室双出口。右心室双出口（DORV）是最常见的类型。房室瓣解剖和大动脉布局的具体细节变化多端。因此，DORV 时的血流模式和病理生理学可能类似于大型 VSD、TGA+VSD 或 TOF，取决于并发畸形。单心室布局和心室双出口解剖各占结构性心脏病的 1%。心室双入口和心室双出口的共同临床表现是随着 PVR 下降，可能发生心力衰竭，除非存在严重的肺动脉狭窄，这种病例可能有发绀症状。无肺动脉狭窄的病例可能会存在主动脉缩窄。

左向右分流性病变（见表28.21）

这些疾病有很多共同特征。一些病损可能小且无症状，如许多 VSD 病例。在 PVR 降低到足以引起肺血流过多时，才会产生症状；这可能在早产儿中出现得更迅速，这与未成熟的肺小动脉相对缺少肌肉有关。在一些大型缺损的情况下，PVR 可能并未降低到足以引起肺血流过多。这些婴儿可能相对情况较好，并进入进行性血管损害的阶段，而不发生心力衰竭。不管是否发生过一段时期的心力衰竭，完全性 AVSD 的肺血管改变都是普遍而迅速的，但继发孔型 ASD 的肺血管变化不常见，或直至成年期才出现。其他病损发展成 PVD 的频度和迅速程度则介于这两个极端情况之间。心外因素也可能影响其风险，并加速肺血管病变的进展。这包括极度早产、CLD、气道梗阻、高海拔环境和 Down 综合征。

动脉导管未闭

在上文中讨论了 PDA 和早产。作为一种在 RDS 和早产以外存在的孤立性病损，PDA 约占先天性心脏病的 10%。表 28.21 给出了临床特征；诊断通常是临床性的，超声心动图检查可以确诊。足月儿的 sPDA 是外科手术关闭的适应证。如果婴儿没有症状和肺动脉高压的证据，经常将干预措施推迟到婴儿期以后进行，可经心导管输送的装置进行封堵或实施手术治疗。经导管关闭的 PDA 的直径一直在缩小。手术和经心导管关闭的成功率均较高，长期预后良好。影响关闭方式选择的因素有多种，并处于进展之中。

房间隔缺损

孤立性继发孔型 ASD 非常罕见，很少在新生儿中引起症状，但是偶尔在听诊时引起怀疑。通常在超声心动图上发现心房水平的左向右分流，要么是一个孤立的结果，或合并生理性肺动脉分支狭窄、PDA 或更复杂的病变。常无法明确是经过 ASD 产生分流还是仅通过脱垂的 PFO 产生分流（见上文）。在新生儿期通过超声发现的心房分流中，约 85%～90%会消失，且通常发现的缺损≤3mm[79]。

室间隔缺损

无合并畸形的 VSD 至少占结构性心脏病的 15%；且高达 65%的病例可自行愈合。可能是多发性或单一性的，可发生在室间隔的任何部位。缺损部位对合并病变、可能的自然病史和手术方法等方面来说是重要的。可能从未发生症状，如果确实发生了心力衰竭，也不会在新生儿期表现出来；事实上，可能在出生几周后才出现心脏杂音。这是当 PVR 较高时，跨 VSD 的分流较小。诊断通常是临床性的（见表 28.21），通过超声心动图确诊并精确定位。必要时要治疗心力衰竭（见表 28.13）。很少需要在新生儿期进行手术，除非有并发病变，诸如主动脉缩窄。对那些心力衰竭无法良好地控制到使婴儿体重满意地增加，或肺动脉压力超过体循环 50%时，则有手术适应证；这通常可采用多普勒超声心动图进行评估。手术修补 VSD 的死亡率低（＜3%），即便是在新生儿期实施手术。只有在多发 VSD 或只适宜对诸如主动脉缩窄等其他畸形进行手术时，才考虑进行姑息性肺动脉环扎术。当 VSD 是复杂畸形的一部分时，治疗策略不同；在一些情况下，必须通过大型 VSD 来取得满意的血流动力学，例如 DILV 合并 TGA。

房室间隔缺损

这种情况下的基础畸形位于房室间隔，正常心脏以此将左心室和右心室隔开。此处的缺损经常合并有 AV 瓣的畸形。可能仅有一个心房内缺损（原发孔 ASD，称作部分性 AVSD），或偶尔也存在心室内缺损，这就发生了完全性 AVSD，且房室瓣为一个单一大型开孔，而不是两个独立的开孔。在这两种类型中，可存在包括左心室-右心房分流在内的房室瓣反流。部分性 AVSD 在 CHD 中＜2%，完全性 AVSD 占 CHD 的 2%。病变可作为左侧异构时发生的复杂性心脏病的一部分（部分性 AVSD）或右侧异构时的一部分（完全性 AVSD），如上文所述。虽然在儿童期需要进行手术纠治来防止右心衰竭或成年期 PVD，但是部分性 AVSD 通常不会在新生儿期被发现，也可能不会在婴儿期引起心力衰竭；在婴儿期发生心力衰竭的病例通常有左侧房室瓣的反流，以及心房水平的左向右分流，并需要在手术关闭分流时进行瓣膜修复。8%的完全性 AVSD 病例合并 Down 综合征；35%有 CHD 的 Down 综合征婴儿有完全性 AVSD。偶尔，法洛四联症可并发 AVSD，也可能并发 PDA 或主动脉缩窄。在一些完全性 AVSD 病例中，其中一个心室比另一个心室大得多；通常心室的大小应该基本相当，且右心室存在容量超负荷。表 28.21 给出了完全性 AVSD 的临床特征。因为 PVD 进展迅速，因此可能不会发生心力衰竭，特别在 Down 综合征患者中，因此在新生儿期确定诊断是有价值的。由于这个原因，且因为症状可能很细微，因此对 Down 综合征的新生婴儿至少应该进行的心脏检查是 ECG；如果进行了这个检查，就不会忽略完全性 AVSD，因为 QRS 轴为上位（“西北方向”，＋180° 到＋270°/−90°）。通过超声心动图进行诊断；通常无需血管造影。未手术者通常活不过婴儿期，因为发生心力衰竭；但是，对于那些在 1 岁时存活的人，普遍可活到青少年期后期或 20 多岁。对于在婴儿期发现的病例进行纠治手术，可改善其前景，手术死亡率低于 10%。

主肺动脉窗

这一罕见的畸形包含一个位于升主动脉和肺总动脉之间的连接。其血流动力学和临床表现类似于大型 PDA 和永存动脉干；可能并发 PDA 和主动脉弓中断（见表 28.21）。在超声心动图中较易被忽略，尤其是在发现了其他合并病损时。诊断后行手术治疗是适宜的，且手术成功率高。

冠状动静脉瘘

这是另外一种罕见的分流性病变，表现为收缩和舒张期杂音伴或不伴有洪脉，是否发生心力衰竭取决于分流的大小。冠状血管瘘口可位于任一心腔或肺动脉。超声通常可以描述冠脉的解剖，但还是可能需要血管造影。在新生儿期引起症状或体征的病例可能有手术或经心导管关闭的适应证。

结论

所有上述讨论的疾病和情况可能通过其他途径表现出来，诸如无症状的杂音或因其他原因进行检查时偶然被发现。在这种情况下，需要根据临床情况和可能的自然病史来设计治疗。

衰竭

表 28.24 列出了常表现出衰竭的情况。虽然在动脉导管关闭时可能存在导管依赖性循环的疾病，出现类似败血症和原发性代谢性疾病的症状，但是对心源性或非心源性病因进行鉴别并不困难。

心律失常

在一单独小节内讨论（见下文）。在新生儿期，心律失常可引起无体征的意外衰竭和猝死，在发病间期很少存在正常 ECG。

导管依赖性肺循环和大动脉错位

正常情况下，婴儿因发绀而被发现，并在“发绀”一节中进行了讨论（见上文）。导管依赖性肺循环将在导管关闭时引起极度的发绀和代谢性酸中毒，TGA 如果无法经过 VSD 或大型 VSD 在体循环和肺循环之间进行混合，也会发生这种情况。

导管依赖性体循环

这些病变在表 28.24 中列出，表 28.25 给出了临床特征。都可能有至少轻度的呼吸窘迫和在衰竭前出现一些生理体征，但是那些特征可能没有被发现，特别是在早期出院回家的时候。通常在采用超声心动图进行最终诊断前，可使用前列腺素进行复苏（见表 28.12）；如果临床情况完全提示存在导管依赖性体循环时，一定不要等到超声心动图检查之后再进行复苏。

表28.24 可能出现衰竭的心脏病

心律失常——原发性或继发性
导管依赖性循环
大动脉错位——ASD、VSD、PDA
肺循环
肺动脉瓣闭锁——无侧枝
三尖瓣闭锁——有限制性 VSD
体循环
左心发育不良
主动脉瓣闭锁
极其严重的主动脉瓣狭窄
主动脉弓中断
主动脉缩窄

导管依赖性心脏病通常在发生衰竭前出现其他体征（发绀或呼吸窘迫）。

左心发育不良综合征

该病占 CHD 的 1%，但是来自能进行胎儿诊断之前的年代的数据显示，在新生儿期出现症状的 CHD 中，该病的发生率接近 10%。在 HLHS 的活产婴儿中，仅偶尔有心外畸形。病变包括小型左心房、二尖瓣或主动脉瓣闭锁以及左心室及 DA 近端的主动脉极度发育不良。60%～70%的病例有主动脉缩窄。右心扩张并肥厚，肺动脉粗大。头部和冠状动脉血流来自经 DA 逆行充盈的主动脉横部和升主动脉。表 28.25 给出了临床特征；在动脉导管关闭之前，股动脉脉搏可能比上肢脉搏更为强烈。在动脉导管关闭后迅速发生死亡，通常在出生后 5～10 天；偶尔可以存活数月。使用前列腺素和超声心动图检查，以及最近开展的胎儿诊断意味着大多数的 HLHS 活产婴儿可保持稳定，并可对这种胎儿疾病进行广泛的治疗选择。治疗选择包括：

- 非积极治疗。
- 心脏移植。主要问题是器官来源，即使最初得以复苏并获得稳定，但婴儿可能无法保持足够长时间的稳定来等到可用的供体。在着手进行这项治疗之前，需要与家属就移植的远期后遗症进行讨论。新生儿心脏移植的 5 年生存率达 80%[8]。
- 由 Norwood 阐述的一种姑息形式的手术及对此进行了很多变化的手术形式[100]。手术基本上包括在新生儿期采用自身肺动脉重建体循环流出道，如果有主动脉缩窄则进行修复，并建立其他的肺动脉血流来源。第二期和第三期手术在婴儿期和学龄前期进行，以建立 Fontan 循环，将右心室作为体循环心室，这和理想的生理状态区别很大。手术死亡率正在下降，第一期手术死亡率最高，但是在手术间期也有死亡率的增加。在许多中心，现在第 3 期手术后的存活率达到了 50%。供儿童和青少年用的器官要多于新生儿，因此，可将 Norwood 手术考虑为一种在可能需要进行心脏移植前的姑息治疗；目前尚不清楚有多少病例需要进行这种手术。这些患者的长期生活质量正在提高，但信息仍很少。

表28.25 在新生儿期早期出现呼吸窘迫或衰竭的结构性心脏病。如果有PPHN或休克时，所有都可能有发绀；在胸部X线影像上都存在心脏增大和肺野充血

疾病	脉搏	发绀	心前区	听诊	ECG	心外合并问题
左心发育不良	微弱，如果 DA 开放，则股区脉搏较强	轻度	活动	奔马律	LV 电压较低	不常见
主动脉弓中断	病变近端脉搏强	无	活动	奔马律 LVOT，收缩期杂音	LV/RV+ T↓$V_{5\sim6}$	常见 (DiGeorge 综合征)
主动脉缩窄	股区脉搏微弱	无	活动	奔马律，EC, LVOT，收缩期杂音 肩胛骨间存在杂音	RA+ RV+ T↓$V_{5\sim6}$	不常见 (Turner 综合征)
极其严重的主动脉瓣狭窄	微弱	无	活动	奔马律，EC, LVOT，收缩期杂音	LV+ ST↓，T↓$V_{5\sim6}$	不常见

主动脉瓣闭锁

这种疾病只有在非常偶然的情况下才不伴有左心其余部分的发育不良。升主动脉非常小。表现和临床特征类似 HLHS，但是可以考虑尝试建立双心室循环。

极其严重的主动脉狭窄

这种病变处于主动脉瓣膜畸形严重程度的末端，最轻的病例甚至可能到成年也没有症状。男性更常见些，在受累女性中需要考虑 Turner 综合征的可能性。主动脉瓣可能是一叶、两叶或三叶，且升主动脉通常有狭窄后扩张。各种程度的 AS 可能合并主动脉反流、二尖瓣狭窄、VSD 或主动脉缩窄。有症状的瓣上或瓣下水平的主动脉瓣狭窄在新生儿期罕见，但是在经过治疗或未经过治疗的瓣膜性 AS 中可能还会发生瓣下 AS，并合并 VSD 和主动脉缩窄或主动脉弓中断。在新生儿或婴儿中出现症状的主动脉瓣反流也很少见，并通常是因主动脉左心室通道引起，而不是瓣膜畸形引起。超声已经证实在胎儿期的 AS 进展及其对左心室的不良影响[89]。可能发生宫内死亡。出生后临床特征（见表 28.25）可能是无症状的杂音，伴有在婴儿早期发生的心力衰竭以及在 DA 关闭时出现无脉搏的循环衰竭。无需通过血管造影进行诊断，虽然许多中心宁可选择瓣膜切开手术，但也可通过心导管进行球囊扩张。存活率主要取决于左心室的状况，左心室可有扩张或重度肥厚。对最严重的病例类型是否应该进行 Norwood 类手术（见上文的 HLHS）尚有争议。胎儿介入治疗在理论上非常吸引人，但其作用尚未明确。大多数有症状的婴儿手术获得成功；在一些中心球囊扩张也是治疗选择，有相同的较低死亡率[61]。所有在新生儿期需要干预的婴儿最终可能由于残余狭窄、狭窄复发或主动脉反流需要再次干预。

主动脉弓中断

这种畸形占先天性心脏病的 1%。由 DA 供应中断远端的降主动脉，主动脉中断于左锁骨下动脉远端的占 30%（A 型），位于左锁骨下动脉和左颈总动脉之间的占 45%（B 型），其余位于无名动脉和左颈总动脉之间（C 型）。接近 50%的 A 型主动脉弓中断合并 DiGeorge 综合征。合并的心脏病变经常包括 VSD，通常有主动脉瓣狭窄或瓣下狭窄，有时合并二尖瓣畸形，偶尔合并永存动脉干或主肺动脉窗。表 28.15 给出了临床特征。通过仔细地观测脉搏而在临床上高度怀疑该诊断，并通过超声来确诊和明确合并病变。纠治手术通常经正中胸骨切口实施，并同时修补心内畸形，存活率高达 90%。即使新生儿期成功进行手术后，也可能逐渐发生左心室流出道梗阻，且通常需要再次手术；可能也需要对已修复的主动脉弓进行再次干预。

主动脉缩窄

占先天性心脏病的 10%，男性更多见，但与 Turner 综合征有强烈关联，Turner 综合征中有 15%或以上的患者存在这种畸形。主动脉单独的狭窄部位在左锁骨下动脉远端，正对 DA 进入主动脉的位置。确切位置存在变异，并可能实际上与动脉导管关闭和出生后生长有关。用导管前型、毗邻导管型和导管后型等术语来描述缩窄的位置，并反映出与出现症状的年龄和临

床状况之间的关系。并非所有主动脉缩窄病例都会在新生儿期或婴儿期引起症状；有些可以数年无症状，或偶尔数十年没有症状。十分常见有其他位于左心的病变，如 VSD。大动脉错位或更复杂的发绀性疾病也可能有主动脉缩窄。在主动脉缩窄合并 PDA 的新生儿中，虽然直到 DA 开始关闭前，右心室承受体循环压力，但是动脉导管水平和心房水平的分流是显著的。因此，发生心力衰竭时，婴儿肤色粉红，且 ECG 显示有 RVH。当动脉导管关闭时，降主动脉可能会发生一些收缩，那些降主动脉收缩的婴儿就会出现衰竭。其他一些患者虽然可能在出生后早期的数周内出现心力衰竭和高血压，但可以耐受动脉导管关闭。那些在新生儿期没有症状的婴儿可能在婴儿期晚期发生心力衰竭，ECG 显示有 LVH。婴儿期以后，中年期以前，主动脉缩窄表现为无症状的脉搏异常、有杂音或高血压及其并发症。合并心内病变的婴儿出现症状的时间和方式受到合并畸形的影响。如果合并病变早期出现症状，需要注意别忽视主动脉缩窄。新生儿期很难在临床上诊断主动脉缩窄（见表 28.25），在动脉导管开放时，脉搏和上下肢血压正常，且发生衰竭时，如果有明显的左心室功能障碍，则所有脉搏都微弱。与此相似，当动脉导管开放很大时，超声心动图影像和多普勒评估有时无确定的结果；即使血管造影和直接测定压力也没有确定的结果。如果有疑问，需要数天时间的认真观察并进行一系列的超声心动图检查，直至 DA 收缩并出现特征性表现。使用前列腺素对主动脉缩窄引起的衰竭进行复苏，采用利尿剂来治疗心力衰竭。危重婴儿需要正性肌力药物支持，必须仔细观察肾功能，因为偶尔会发生肾功能衰竭。发生衰竭或处于心力衰竭状态的婴儿，应该在病情稳定时进行手术修复。主动脉缩窄作为复杂病变的一部分，应该在心内畸形手术之前或同时进行修复。在一些情况下，如果心脏病变导致肺血过多，且无法在新生儿期纠治，需要进行肺动脉环扎和主动脉缩窄手术修复，例如多发性肌部 VSD 或 DILV 合并 VSD 和 TGA 时。肺动脉环扎存在不利因素，如果可能应该尽量避免进行。新生儿期可以运用左锁骨下动脉进行主动脉缩窄修补（锁骨下动脉血管瓣修复）。这可能导致左臂腕部脉搏消失，但罕有缺血问题。有些外科医生建议在新生儿期切除缩窄段，进行端端吻合，对新生儿期后的病例也是如此。无重大心内畸形的主动脉缩窄修补的死亡率 <5%。无症状的婴儿或心力衰竭较易控制者可以在婴儿期晚期进行手术，可能取得较低的复发率，那些在新生儿期进行手术的病例复发率高达 20%。

结论

上文中考虑的任一引起衰竭的病因可能出现的症状没有那么严重，通常有心力衰竭的证据，经常可通过这些证据来预测衰竭的发生。存在何种导管依赖性疾病的精确诊断在复苏阶段并不重要，如果一个衰竭的婴儿可能有结构性心脏病导致发病，应该给予前列腺素。这可能迅速得以治疗，并有助于确定引起衰竭的心源性病因。对最大剂量的前列腺素（见表 28.12）无反应，则不像是导管依赖性体循环，但也不是不可能。如果出现肾或多器官衰竭，则手术风险升高。

无症状新生儿可能存在的心脏疾病（表28.26）

新生儿期最常见的无症状的心脏病表现是发现心脏杂音，可能是上文讨论的许多疾病的自然病史中的早期特征。

良性心脏杂音

详细的病史和其他体格检查特征是评估心脏杂音的一个重要部分。表 28.7 给出了新生儿良性杂音的特征。重要的是要注意良性杂音有阳性特征，并没有其他心血管疾病的临床证据。还不清楚 ECG 和 CXR 是否能帮助有经验的或受过训练的观察者来区分良性杂音和病理性杂音，且它们很少被使用[38]。在发现心脏杂音后的处理措施在下文中给出。

病理性无症状心脏杂音

表 28.26 给出了在新生儿中发现这种杂音的可能原因。所列出的情况在本章其他部分予以讨论。作为通用的规则，虽然轻度肺动脉瓣狭窄、轻微的 AS 或单纯的两叶主动脉瓣通常听不到杂音，但梗阻性疾病在出生时就会引起杂音。肺动脉瓣狭窄和主动脉瓣狭窄的严重程度会逐渐进展，特别是主动脉瓣狭窄的程度。合并左向右分流的病变通常不会在新生儿期即刻引起杂音，可能直到 6～8 周例行检查时才发现。如果在新

表28.26 发生在无症状新生儿中的心脏病

分类	详情	注解
胎儿诊断	任何心脏疾病	在出生前已知/怀疑的诊断，可在婴儿出现症状前得以确诊
杂音	病因包括： VSD 三尖瓣反流 主动脉瓣狭窄 肺动脉瓣狭窄 动脉导管未闭 房间隔缺损 AV 间隔缺损 法洛四联症 良性杂音	 见表 28.7
股区脉搏微弱	主动脉缩窄	许多非心脏因素引起脉搏微弱
心律或心率异常	快速/慢速/不规则	一些为正常变异 见心律失常部分

表28.27 有提示严重（导管依赖性）病变可能的无症状性杂音的婴儿特征

特征	注解
出生后体重无降低，或体重增加过度，特别当存在喂养困难时	可能提示早期心力衰竭
任何关于症状的提示	如果“肤色灰暗”，经皮氧过量试验可能有帮助（见上文）
关于股区脉搏性质的任何疑问 右臂收缩压高于腿部收缩压 20 mmHg	提示主动脉缩窄
肩胛骨之间的杂音最响亮	提示主动脉缩窄，良性肺动脉杂音在前方和侧面更好地闻及
CXR 示心脏增大	
ECG 示心室肥大	

生儿期听见提示 VSD 的全收缩期杂音，其可能是由于三尖瓣反流引起，可以在数周后消失。出生后即刻发现 VSD 的可能较小。如果怀疑结构性畸形引起无症状杂音时，应该进行 ECG 和 CXR 检查。这些检查可能有诊断性特征，并有助于判断疾病的严重程度，以及何时有适应证进行心脏病学复诊和超声心动图检查。

新生儿杂音的处理措施

当新生儿期早期发现杂音时，有许多选择，可能受到局限性考虑因素，特别是专科性心脏病学医疗机构和超声心动图的影响。以下是常用的方法：

- 如果存在心脏病症状或者其他体征，应该进行 ECG 和 CXR 检查，并请心脏科医生会诊；这可包括在转运婴儿之前，通过远程医疗的方式请儿科心脏科医生进行心脏超声评估，或以此来替代婴儿转运[20]。
- 如果无症状或其他体征，但杂音特征提示有结构性病变，应进行 ECG 和 CXR 检查，并请心脏科医生会诊。
- 如果无症状或其他体征，且杂音特征与良性杂音一致（见表 28.7），则出院回家是合理的。应警告家长有关的重要体征，并安排 4～6 周的随访。并未显示 ECG 和 CXR 支持这一决定。
- 在一些中心，所有有心脏杂音的婴儿都接受超声心动图检查[2]。这在大多数英国的医疗机构中不太现实，如果始终采纳了上述步骤，因诊断推迟造成严重心脏病婴儿出现损害的可能性很小[38]。

无症状性杂音的婴儿不应该被放回家，直到明确不存在导管依赖性 CHD；这通常在临床基础上是明确的（表 28.27）。如果存在任何疑问，则有适应证在医院进行进一步观察，或更可取的是应该进行超声心动图检查。

心律失常

在新生儿中，需要治疗的原发性心律失常不常见。快速型和慢速型心律失常更可能继发于心外病变，必须进行鉴别和治疗。

心律失常的识别

心律失常的婴儿可能无症状，或出现心力衰竭，或罕见有衰竭症状。有些可在宫内识别。心电图通常可以做出准确的诊断，但偶尔由于异常心律间歇发作或ECG判读有困难而无法建立诊断。如果每一QRS复合波之前有一个P波，心电轴为0° 到＋90° ，且P-R间期（90～120ms）正常，可为窦性心律。对可能的心律失常进行ECG评估的方法包括回答表28.28中给出的问题。心律失常有许多种分类方法。目前主要考虑按室上性及室性心律失常进行分类。心律及心率有一些重要的正常变异[98]，将在下文中适当的地方提及。

室上性心律失常

室上性心律失常通常QRS复合波狭窄，这与窦性心律失常时所看到的类似。

窦性心动过缓

当睡眠或紧张时，QRS波间期可一过性延长到1.5s，但即使在睡眠时，足月儿心率持续低于80次/分，或早产儿低于100次/分均属不正常。窦性心动过缓时在每个QRS波前均有正常的P波；QRS复合波正常，除非引起心动过缓的原因对心肌存在其他影响。在合并窒息发作时，窦性心动过缓最常见。这可能也是低氧血症、任何原因引起的颅内压升高和高钾血症的表现。对危重婴儿进行操作和干预引起应激时也可见窦性心动过缓。药物也可引起窦性心动过缓，例如，对婴儿进行深度镇静或分娩前母亲深度镇静、地高辛或普萘洛尔。情况相对较好的婴儿，持续性窦性心动过缓是甲状腺功能低下的特征。

表28.28 通过ECG判读心律失常的方法

QRS 复合波	频率	慢/正常/快
	节律	规则/不规则
		如果不规则：
		提前/延迟
	构形	正常/异常
P 波	可见/不可见	
	频率	慢/正常/快
	节律	规则/不规则
		如果不规则：
		提前/延迟
	电轴	正常/异常
	与 QRS 复合波的关系	无关/恒定/变异
		如果关系恒定：
		在前/在内/在后
		如果在前，PR 间期：
		正常/延长
		固定/变化

窦性心律失常和窦性静止

这些引起不同的心率减慢。在新生儿均不常见。窦性心律失常表现为吸气时心率增快，以及在呼吸周期的时间内心律不规则。窦性静止或窦性间歇引起在P波之间的偶然的长时间异常心率暂停（>1.6s），引起无规律的心律不规则。这两种正常的变异本身没有意义。如果非常明显，则可能是窦房结功能障碍的标志，可并发有症状的心动过缓或心动过速。

房性异位心律

由于心房内一个部位在窦房结发放冲动前提前发生除极化，因此，要么之后出现一个提前的QRS复合波，要么当心室处于不应期时发生这种异位除极化，则无QRS复合波（心房异位阻滞；图28.16）。房性异位冲动若发生在二者之间，QRS波传导异常并增宽。如果发生规则的非传导的房性异位冲动，并与正常传导的窦性冲动交替出现，可引起心率介于60～80次/分之间的心动过缓。如果异位冲动为快速或非传导性，但不与窦性心搏交替出现，则心律不规则(图28.16)。房性异位心律是无害的，但在婴儿中发现其引起心动过缓合并或不合并不规则心律时，可能产生混淆。可通过胎儿超声检查进行正确的诊断，因此可以避免对胎儿身体健康状况不必要的担心。它们是SVT发生率升高的标志，SVT可能不一定有症状[97]。生后3个月内90%的病例房性异位心律消失。

窦性心动过速

窦性心动过速是足月儿心率大于160次/分，早产儿大于180次/分。P波电轴正常，位于每一QRS复合波之前。窦性心动过速经常是继发性的，通常为非心脏的病因引起。需要考虑的病因包括发热、低血容量症、疼痛、呼吸衰竭、贫血、液体超负荷、药物（特别是甲基黄嘌呤和正性肌力药物）和败血症。结构性心脏病和心肌疾病也可引起窦性心动过速。应对病因做出鉴别并治疗；并无对窦性心动过速本身进行治疗的适应证。新生儿窦性心动过速可达到 230 次 / 分，因此难以将这么快的心率同病理性 SVT 相区分。

室上性心动过速

SVT 的简单分类方法在表 28.29 中给出。

心房扑动

这是一个新生儿期罕见的心律。可在宫内诊断，对于这些病例，有母亲采用地高辛和 / 或氟卡尼进行治疗的适应证。虽然新生儿心脏的结构通常正常，但也可合并心肌炎、心肌缺血和结构性心脏病。心房率通常超过 300 次 / 分，且心室率随房室阻滞的程度和恒定性而变化。连续性 2:1 房室阻滞使心律难以识别，因为特征性的房扑波可被 QRS 波掩盖。但当阻滞的程度发生自发性的变化或服用腺苷时，这些 QRS 波就变得明显。胎儿或新生儿心力衰竭经常发生。这种节律短期

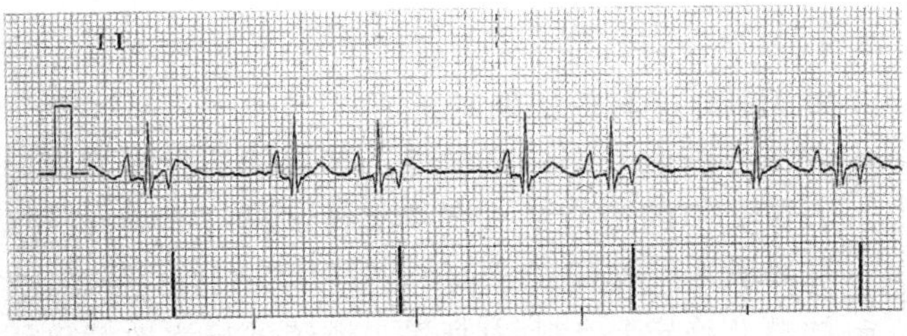

图28.16 ECG的II导联，走纸速度25 mm/s。第1、3、5和7个复合波群的T波上升支上，阻滞的房性异位心律。

表28.29 SVT的简单分类

位置	节律	注解
窦房结	窦性心动过速	通常为继发性
心房	心房扑动	罕见
	心房颤动	非常罕见
	房性心动过速	非常罕见
房室交界	房室折返性心动过速	常见
	房室结折返性心动过速	罕见
房室结以下	希氏束心动过速 （交界性异位心动过速）	非常罕见 通常手术以后

内耐受性好，但试图去恢复窦性心律或最低限度的控制心室率是恰当的，可以预防心肌功能的恶化。腺苷不能恢复窦性心律，但可一过性引起房室阻滞，在其使用之前无法识别心律的时候，使用腺苷后可建立诊断（图 28.17）。休克婴儿和那些心力衰竭病例需要直流电心脏复律，或经食管进行心房超速抑制来建立窦性心律；这些治疗应该在婴儿未处于镇静状态下进行。在任一一种上述心脏复律后，房扑可以复发，但在新生儿复发的可能性比年长儿童要低。地高辛用于减慢心室率，有助于在恢复窦性心律后对其加以维持。地高辛治疗的同时，加用普萘洛尔可将心室率进一步控制。如果无法即刻恢复窦性心律或维持窦性心律，心室率及相应症状可得到控制时，患者远景仍较好，可自行恢复。在婴儿期早期以后，并不需要预防性抗心律失常治疗。大部分患者有潜在的预激 ECG 表现，许多人可能有潜在的旁路。新生儿的心律失常死亡率低，死亡原因为难治性心力衰竭及自发性或在电复律或药物治疗后发展成更恶性的心律失常。

房室折返性心动过速（AVRT）

AVRT 是胎儿及新生儿中最常见的 SVT，合并存在房室传导旁路。在专科中心，胎儿 SVT 可以通过给母亲使用地高辛、氟卡尼或维拉帕米[4,93]进行治疗。偶尔也采取直接给胎儿使用抗心律失常药物。最好是在分娩前控制胎儿的心律失常，但在极端情况下不可能实现。窦性心律时的 ECG 可能显示预激模式（PR 间期短，QRS 波群上升支出现 δ 波），可以诊断 Wolff-Parkinson-White 综合征。即便存在预激，预激模式可能是间歇性的或随着年龄增长而消失。发生 SVT 时，QRS 复合波变窄，除非发生异常传导，这在新生儿中非常少见。在两个 QRS 复合波之间可见 P 波，但如果是 P 波的话，其电轴是异常的。QRS 波率从 180～300 次 / 分（见图 28.2）。偶尔难以将其与窦性心动过速相鉴别，但通常可通过整体临床状况和认真检查 ECG 的上述特征来鉴别。婴儿可无症状，或有偶发性苍白和呼吸急促或心力衰竭。任何类型的结构性心脏病、心肌肿瘤、心肌炎、电解质紊乱或右心房内输液管线均是应考虑的病因，但是通常心脏是正常的。继发于心律失常的心肌功能障碍和二尖瓣反流，一旦心律失常得以控制，预期这些情况可能会缓解。如果临床情况允许，将患者面部浸入冷水中，直至心脏复律或最长浸水时间为 10 秒钟（图 28.18），这是一

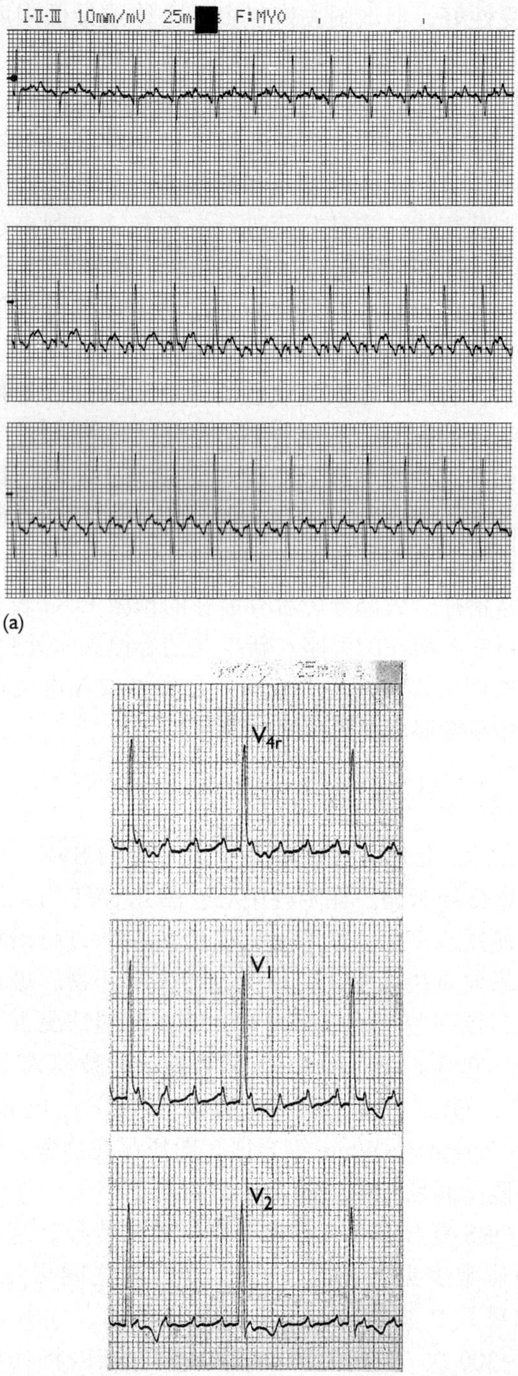

图28.17 (a) ECG的I、II、III导联，走纸速度25 mm/s。2:1房室阻滞和心房扑动。(b) ECG的V_{4r}、V_1、V_2导联，走纸速度25 mm/s。4:1房室阻滞和心房扑动。在(a)中更容易看出扑动波。

种治疗选择，成功率为85%～90%[99]。如果这一措施失败或无法实施，则可将冰敷于脸上，但成功率较低，并应在静脉内使用腺苷。腺苷恢复窦性心律的成功率也有85%，如果有心房扑动的话，腺苷也会将其显现出来。新生儿使用腺苷的禁忌证较少。双嘧达莫可增强腺苷的功效。不良反应包括一过性的严重心动过缓。如果这些措施无效且婴儿出现衰竭，则应给予同步直流电电击。如果有明显心力衰竭，应给予地高辛；如果心力衰竭不严重，也可选用普萘洛尔代替地高辛或在地高辛之外加用普萘洛尔进行治疗。如果这些措施无效，且无直流电电击的适应证时，在换用胺碘酮或I类抗心律失常药物（丙吡胺、氟卡尼、奎尼丁）之前，可进一步进行冷水试验或腺苷进行治疗，所有这些措施都应与心脏病学中心进行讨论。并不推荐在新生儿期或婴儿期静脉使用维拉帕米，因为使用时有一定的心动过缓和低血压的发生率。如果患者可耐受此异常心律，至少间隔6～12小时给予地高辛是可接受的，即使已经使用过负荷剂量。总之，SVT的急性治疗方法如下（药物剂量见表28.30）：

- 如果发生衰竭，进行直流电心脏复律（需镇静，除非患者无意识）。
- 面部侵入冷水/冰袋。
- 若迷走神经过敏疗法无效，静脉应用腺苷。
- 若腺苷无效，且患者无心力衰竭，可选用普萘洛尔。
- 若合并心力衰竭，且两剂普萘洛尔治疗无效，则开始进行静脉洋地黄化。
- 评估心脏电复律的必要性。如果依然没有直流电心脏复律的适应证，则再次尝试将脸部浸入冷水和静脉内用腺苷。
- 如婴儿稳定且无心力衰竭，继续进行洋地黄化用药，并口服普萘洛尔维持量；可对婴儿进行6～12小时的观察。在6～8小时后，可重复尝试面部浸水和静脉内腺苷治疗。
- 如处于心力衰竭时，不宜进行观察，应考虑联合使用胺碘酮和I类抗心律失常药物（氟卡尼）治疗，并与心脏病医疗机构进行讨论。
- 建立窦性心律时，决定进行合理的维持量预防药物治疗（见正文）。

虽然地高辛预防治疗的效果较弱[74]，但是一旦恢复窦性心律，无论何种药物使得窦性心律恢复，都通常采用该药物给予六个月的维持治疗。药物剂量在表28.30中给出。

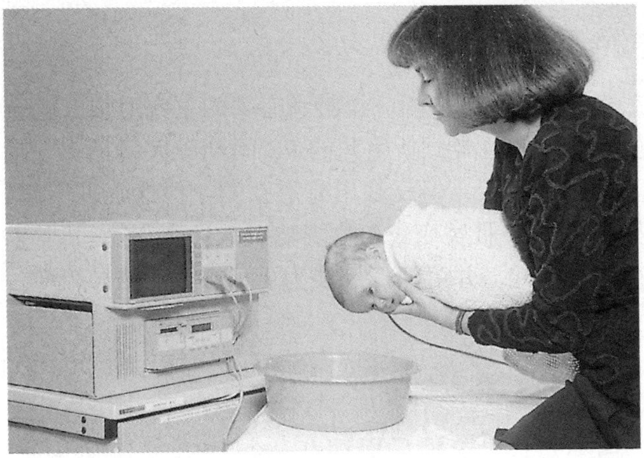

(a)

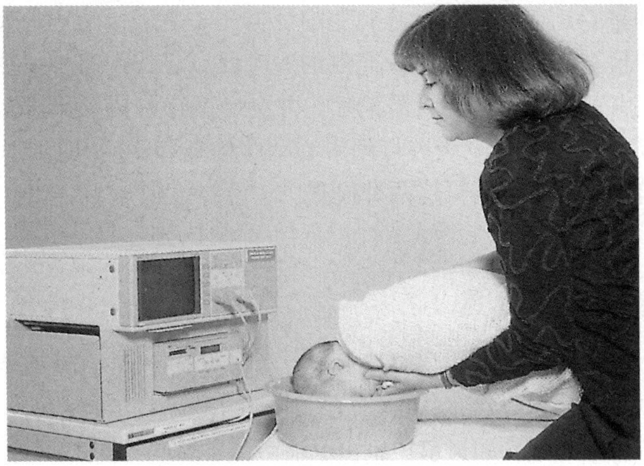

(b)

图28.18 （a，b）面部浸入冷水的刺激，用于治疗SVT。注意将ECG监视器与纸张打印机相连。

表28.30 抗心律失常药物剂量

药物	剂量和用法	注解
腺苷	0.05～0.25 mg/kg，静脉内快速推注	低剂量起用，以 2min 的时间间隔来升高剂量
地高辛	10 μg/kg，静脉内给药，用药过程大于 15 分钟，然后在 6 小时后 5μg/kg 静脉内用；再过 6 小时后重复给药 在开始进行洋地黄化疗法后，维持量是每剂 4 μg/kg，口服，间隔 12 小时（如果静脉给药，则为这一剂量的 60%）	急性负荷剂量。确保婴儿没有低钾血症。
普萘洛尔	0.05 mg/kg，静脉用，用药时程大于两分钟 每剂 1～2 mg/kg，口服，间隔 8 小时	急性期可重复一次。避免在严重心力衰竭时使用 警惕低血糖 绝对不要在维拉帕米后使用
维拉帕米		最好避免新生儿使用 绝对不要在普萘洛尔之后使用
利多卡因（利诺卡因）	1 mg/kg，静脉用，然后 1 mg/(kg·h)，静脉用	
直流电电击	SVT（同步）0.5～1 J/kg VT/VF 1～2 J/kg	需要镇静/麻醉，除非婴儿无意识

室性心律失常

室性心律失常的 QRS-T 复合波通常与窦性心律时的构形和极性不同；QRS 复合波常常增宽，但不是必定增宽。新生儿 QRS 的正常波时程上限仅为 70 毫秒，所以新生儿增宽的复合波群难以识别。室性心律失常的合并疾病与病因包括任何类型的心肌病、心肌炎、心腔内肿瘤、电解质紊乱、低氧血症和酸中毒，且仅为结构性 CHD 的情况很少见。如果已知有家族史或发生室性心律失常，可能发现家族性长 QT 综合征[87]。

室性早搏

凭借提前出现的异常 QRS 复合波，且无先行之 P 波来识别室性早搏。其后有代偿间歇。有时 QRS 复合波群同时可见室性异位波群及正常 QRS 复合波（融合波）。发现高达 33%的健康新生婴儿存在室性异位心律（VE）[98]。罕见有心脏病体征，但是必须考虑上述病情。偶尔单灶性 VE 时临床体检正常，且在新生儿期 ECG 也无需处理，仅需 6～8 周时复诊。VE 频发和存在的家族病史提示长 QT 综合征时，心脏体征或 ECG 异常——特别是QT延长[11]或心肌病变的证据——是进行超声心动图检查和24小时ECG监测的适应证（寻找VT）。心脏正常的孤立性VE无需治疗，并会在两个月内缓解，如果没有缓解，应该进行超声心动图检查和24小时ECG监测，或重复进行这两种检查。

室性心动过速

这在新生儿中罕见，由一系列连续出现的频率为150～250次/分的VE组成。严密的检查显示频率有轻微的不规则，如果可识别出P波的话，其与QRS复合波群是分离或逆向传导。这种节律可以是阵发性的或持续性的；如果是阵发性的，则可能见到融合波。VT的新生儿可以有上文罗列的各种基础疾病，但也可能心脏是正常的。没有潜在疾病的健康新生儿可能无症状；但是大多数心脏病学专家仍主张对这些病例在一开始就进行预防性治疗。衰竭婴儿应接受同步直流电电击；症状不严重的婴儿应先静脉推注利多卡因（利诺卡因），再静脉输注。对无脉搏的VT应进行全套的心肺复苏和直流电电击（1～2 J/kg）。如果无脉搏的VT对直流电电击没有反应，则通常主张应用胺碘酮；应该和儿科心脏病医生一起制定出针对性策略。如果异常心律反映出有潜在的电解质紊乱，应该迅速予以纠正。普萘洛尔是一种传统的口服预防药物；胺碘酮可用于某些特定病例（见表28.30）。

心室自主心律

呈VT形态，但是较缓慢（110～120次/分），与窦性心律的频率相似。罕见为心脏病的体征，通常可以耐受，并有良性的自然病史。

心室颤动

QRS复合波群是快速、极不协调且不规则的。如果未知有潜在的病理学改变或者认为是可以医治的，那么必须进行全套的心肺复苏。心室颤动在新生儿中非常罕见，通常是其他疾病的终末期。

房室传导紊乱（心脏阻滞）

有三种不同程度的房室传导阻滞。

I度心脏阻滞

当PR间期超过相应年龄和心率的正常上限，就会发生I度心脏阻滞；新生儿的PR间期最大值是110毫秒。从未有症状，但反映出有潜在的结构性心脏疾病，诸如ASD、心肌病变或药物影响（如地高辛）。其发生可存在家族性，并可能发展成为更加严重的传导阻滞。

II度心脏阻滞

当不是每个P波后面都有一个QRS复合波群时，就会发生II度心脏阻滞。有两种类型。莫氏（Mobitz）I型II度AV阻滞显示出文氏现象（Wenckebach phenomenon），PR间期逐渐延长，直至在3～6个心动周期后，有一个P波未下传；这种过程周而复始。这种现象在任何年龄都可出现在睡眠或麻醉状态下，并不一定反映有潜在的心脏疾病。莫氏II型阻滞有固定的正常或延长的PR间期，有间歇性的P波未下传。P波未下传通常有规则的间期，诸如2:1或3:1等等。莫氏II型阻滞更可能反映有潜在的心脏疾病，经常进展为完全性心脏阻滞。

III度心脏阻滞

也称为完全性心脏阻滞（CHB）。CHB的P波和QRS复合波群完全分离，最常见为正常的心房率和响应性，且心室率在40～80次/分之间（图28.19）。胎儿或新生儿CHB常常可能并发复杂的结构性心脏病，这些患儿常见有心力衰竭，普遍预后很差。其他组群的先天性CHB患者的心脏结构正常。这些婴儿中有很大一部分存在继发于母亲自身抗体引起的希氏束纤维化，这种抗体叫抗Ro或SS Ro抗体。存在这些抗体的母亲可能有结缔组织病，但通常更多人是健康的，仅仅携带结缔组织病的血清学标志物。许多心脏结构正

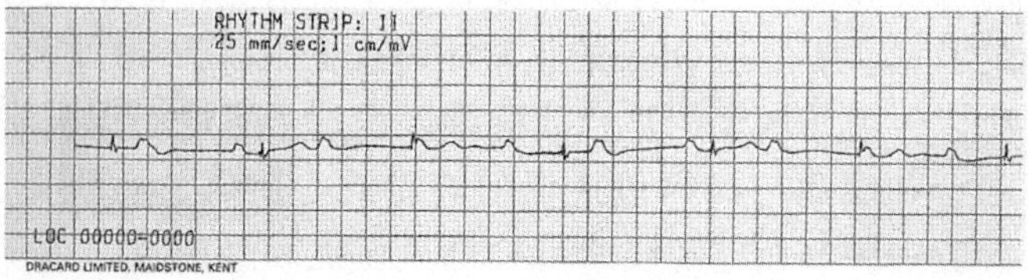

图28.19　ECG的II导联，走纸速度25 mm/s。完全性心脏阻滞。心房率82次/分（睡眠中的婴儿），心室率48次/分。

常的 CHB 婴儿无症状。可能在出生前或出生后发生心力衰竭；阿-斯（Stokes Adams）综合征罕见。很多因素均使婴儿在无治疗干预的情况下可能发生预后不良；这些因素包括结构性心脏病、症状、静息心率低于 55 次 / 分、应激时心率反应性升高有限和 QRS 复合波宽大。如有必要，特殊的紧急治疗应包括正性肌力药物和利尿剂，如果可能，经食管或静脉进行临时起搏。新生婴儿可能经心包脏层放置永久性起搏器，而不是心内膜。胎儿 CHB 通常可良好的耐受；如果发生水肿，应考虑进行分娩。母亲用药可显著提升胎儿心率的证据尚未明确；建议母亲使用类固醇来防止希氏束损害，但非普遍接受。胎儿植入起搏器尚未成功。

高血压

在上文讨论了新生儿血压测量。患病婴儿可能直接采用有创血压测量方式。正常血压随着孕龄和年龄的增长而升高。发现安静婴儿的血压高于正常值上限则存在高血压。正常值在附录 4 中给出。高血压病因在表 28.31 中给出。高血压很少有症状，但可能引起心力衰竭、激惹以及其他神经学体征。如果有症状，特殊治疗是恰当的；如无症状，应针对基础疾病进行治疗，仅在有严重高血压或进行性左心室肥厚的证据时，才推荐采用降压治疗。一些治疗新生儿高血压的常用药物在表 28.32 中列出。少数情况下，继发于高血压的

表28. 31 新生儿高血压的病因

系统	范例	注解
肾	肾动脉栓塞/血栓形成	可能为 UAC 相关
		可能有急性症状
		通常在 12 月后改善
	肾静脉血栓形成	高血压可延迟发生
	发育不良性肾疾病	
	尿路梗阻	
	肾感染	
	肾功能衰竭	任何病因引起的
心血管	主动脉缩窄	
内分泌	先天性肾上腺增生	
	醛固酮过多症	
	甲状腺功能亢进	
	嗜铬细胞瘤	
	神经母细胞瘤	
呼吸系统疾病	急性高碳酸血症	任何病因引起的
	慢性肺病	通常为类固醇引起的
神经疾病	颅内压升高	任何病因引起的
		单独进行血压治疗会降低脑灌注压
	惊厥	可能由颅内压介导，惊厥可能很细微或症状被药物掩盖
药物	新生儿暴露于：	
	皮质激素	
	甲基黄嘌呤	
	去氧肾上腺素	眼药水中的
	正性肌力药物	过量
	胎儿暴露于：	
	母亲使用可卡因	

高血压脑病或心力衰竭时，可通过静脉使用α受体阻滞剂酚妥拉明、口服ACE抑制剂（卡托普利）或口服硝苯地平来迅速获得降血压效果。很少在静脉内使用肼屈嗪、硝普钠或二氮嗪。高血压的预后取决于基础病因，假若避免了恶性高血压或治疗迅速而有效。高血压脑病的婴儿可能需要镇静或抗惊厥药物及降压治疗，但在新生儿，高血压脑病非常罕见。

心脏肿瘤

有症状的心脏肿瘤在新生儿中极其罕见，但随着超声筛查的广泛应用而更多地被发现。所谓的高尔夫球肿瘤，常位于左心室，是一种胎儿超声心动图的发现，通常在足月前消退，并无功能性的显著意义。如果在两个心室内均有发现的话，则为某一综合征的胎儿期标志。新生儿心脏肿瘤可能导致心律失常[69]，或较不常见的心内物理性梗阻。超过95%的新生儿心内肿瘤是良性的，其中至少75%为横纹肌瘤。横纹肌瘤通常为多发性，且可能消失，这就是即便存在症状，也需谨慎进行手术干预的一个理由[69]。多发性的心内肿瘤强烈提示结节性硬化（TS）的可能性；如果在婴儿期检查的话，50%的TS个体会通过超声心动图发现心脏肿瘤[112]。心包肿瘤在新生儿期可能会发生心包积液和心脏压塞。

表28.32 用于治疗体循环高血压的药物

药物	剂量和用法	注解
血管扩张药物		
酚妥拉明	0.1～0.5 μg/(kg·min)，静脉用	α受体阻滞剂
卡托普利	每剂0.1～1.0 mg/kg，口服	ACE抑制剂，急性或慢性用药
		低剂量起用，并增加剂量
		可能引起严重的低血压、高钾血症和尿素/肌酐升高
硝苯地平	每剂0.2 mg/kg，口服	急性用药
	每剂0.1～0.5mg/kg，口服	慢性用药，8小时间隔
		钙通道阻滞剂
肼屈嗪	每剂0.1～0.3 mg/kg，静脉用	急性用药，可在20～30分钟后重复
	每剂0.2～0.5mg/kg，口服	慢性用药，8小时间隔
利尿药物		
呋塞米	每剂1 mg/kg，静脉用	急性用药，8小时间隔
	每剂1～2 mg/kg，口服	慢性用药，8～12小时间隔
氯噻嗪	每剂25 mg/kg，口服	慢性用药，8～12小时间隔
β受体阻滞剂		
普萘洛尔	每剂1～2 mg/kg，口服	慢性用药，8小时间隔

参考文献

1. Acherman R J, Siassi B, Pratti-Madrid G et al 2000 Systemic to pulmonary collaterals in very low birth weight infants: color Doppler detection of systemic to pulmonary connections during neonatal and early infancy period. Pediatrics 105: 528–532
2. Ainsworth S B, Wyllie J P, Wren C 1999 Prevalence and clinical significance of cardiac murmurs in neonates. Archives of Disease in Childhood. Fetal and Neonatal Edition 80: F43–F45
3. Allan L D 1995 Echocardiographic detection of congenital heart disease in the fetus: present and future. British Heart Journal 74: 103–106
4. Allan L D, Chita S K, Sharland G K,Maxwell D, Priestley K 1991 Flecainide in the treatment of fetal tachycardias. British Heart Journal 65: 46–48
5. Allan L D, Crawford D C, Anderson R H, Tynan M 1985 Spectrum of congenital heart disease detected echocardiographically in prenatal life. British Heart Journal 54: 523–526
6. Amato M, Huppi P S, Markus D 1992 Prophylaxis of patent ductus arteriosus using ethamsylate in preterm infants treated with exogenous surfactant. Acta Paediatrica 81: 351–352
7. Arlettaz R, Archer N, Wilkinson A R 1998 Natural history of innocent heart murmurs in newborn babies: controlled echocardiographic study. Archives of Disease in Childhood. Fetal and Neonatal Edition 78: F166–F170
8. Bailey L I, Gundry S R, Razzook A J 1993 Bless the babies: one hundred fifteen late survivors of heart transplantation during the first year of life. Journal of Thoracic and Cardiovascular Surgery 105: 805–815
9. Barberi I, Calabro M P, Cordaro S et al 1999 Myocardial ischaemia in neonates with perinatal asphyxia. Electrocardiographic, echocardiographic and enzymatic correlations. European Journal of Pediatrics 158: 742–747
10. Bonnet D, Coltri A, Butera G et al 1999 Detection of transposition of the great arteries in fetuses reduces neonatal morbidity and mortality. Circulation 99: 916–918
11. Brennan P, Young I 2001 Congenital heart malformations: aetiology and associations. Seminars in Neonatology 6: 17–25
12. Brick D H, Allan L D 2002 Outcome of prenatally diagnosed congenital heart disease: an update. Pediatric Cardiology 23: 449–453
13. Bronshtein M, Zimmer E Z 2002 The sonographic approach to the detection of fetal cardiac anomalies in early pregnancy. Ultrasound in Obstetrics and Gynecology 19: 360–365
14. Bull C 1999 Current and potential impact of fetal diagnosis on prevalence and spectrum of serious congenital heart disease at term in the UK. Lancet 354: 1242–1247
15. Burch M 1994 Hypertrophic cardiomyopathy. Archives of Disease in Childhood 71: 488–489
16. Burch M, Runciman M 1996 Dilated cardiomyopathy. Archives of Disease in Childhood 74: 479–481
17. Burn J 2002 The aetiology of congenital heart disease. In: Anderson R H, Macartney F J, Shinebourne E A et al (eds) Paediatric cardiology (2nd edition). Churchill Livingstone, London, pp 141–213
18. Carvalho J S, Mavrides E, Shinebourne E et al 2002 Improving the effectiveness of routine prenatal screening for major congenital heart defects. Heart 88: 387–391
19. Carvalho J S, Moscoso G, Ville Y 1998 First trimester transabdominal fetal echocardiography. Lancet 351:1023–1027
20. Casey F A 1999 Telemedicine in paediatric cardiology. Archives of Disease in Childhood 80: 497–499
21. Cassady G, Crouse D T, Kirklin S W et al 1989 A randomised controlled trial of very early prophylactic ligation of the ductus arteriosus in babies who weighed 1000 g or less at birth. New England Journal of Medicine 320: 1511–1516
22. Chang A C, Huhta J C, Yoon G Y et al 1991 Diagnosis, transport and outcome in fetuses with left ventricular outflow obstruction. Journal of Thoracic and Cardiovascular Surgery 102: 841–848
23. Clark E B 2000 Etiology of congenital cardiovascular malformations: epidemiology and genetics. In: Allan H D, Gutgesell H P, Clarke E B et al (eds) Heart disease in infants, children and adolescents, 6th edition. Lippincott Williams and Wilkins, Philadelphia, pp 64–79
24. Clyman R I 1996 Recommendations for the postnatal use of indomethacin: an analysis of four separate treatment strategies. Journal of Pediatrics 128: 601–607
25. Clyman R I, Mauray F, Roman C, Rudolph A M, Heymann M A 1981 Glucocorticoids alter the sensitivity of the lamb ductus arteriosus to prostaglandin E2. Journal of Pediatrics 98: 126–128
26. Colditz P, Murphy D, Rolfe P, Wilkinson A R 1989 Effect of infusion rate of indomethacin on cerebrovascular responses in preterm neonates. Archives of Disease in Childhood 64: 8–12
27. Coombs R C, Morgan M E I, Durbin G M, Booth I W, McNeish A S 1990 Gut blood flow velocities in the newborn: effects of patent ductus arteriosus and parenteral indomethacin. Archives of Disease in Childhood 65: 1067–1071
28. Cotton R B, Haywood J L, Fitzgerald G A 1991 Symptomatic patent ductus arteriosus following prophylactic indomethacin. Biology of the Neonate 60: 273–282
29. Couser R J, Ferrata B, Wright G B et al 1996 Prophylactic indomethacin therapy in the first twenty-four hours of life for the prevention of patent ductus arteriosus in preterm infants treated prophylactically with surfactant in the delivery room. Journal of Pediatrics 128: 631–637
30. Dees E, Lin H, Cotton R B, Graham T P, Dodd D A 2000 Outcome of preterm infants with congenital heart disease. Journal of Pediatrics 137: 653–659
31. Edwards A D, Wyatt J S, Richardson C et al 1990 Effects of indomethacin on cerebral haemodynamics in very preterm infants. Lancet 335:1491–1495
32. Evans D H, Levene M I, Archer L N J 1987 The effect of indomethacin on cerebral blood flow velocity in premature infants. Developmental Medicine and Child Neurology 29: 776–782
33. Evans N 1993 Diagnosis of patent ductus arteriosus in the preterm newborn. Archives of Disease in Childhood 68: 58–61
34. Evans N 1994 Cardiovascular effects of dexamethasone in the preterm infant. Archives of Disease in Childhood. Fetal and Neonatal Edition 70: F25–F30
35. Evans N J, Archer L N J 1990 Postnatal circulatory adaptation in healthy term and preterm neonates. Archives of Disease in Childhood 65: 24–26
36. Evans N, Kluckow M 1996 Early ductal shunting and intraventricular haemorrhage in ventilated preterm infants. Archives of Disease in Childhood. Fetal and Neonatal Edition 75: F183–F186
37. Fajardo C A, Whyte R K, Steele B T 1992 Effect of dopamine on failure of indomethacin to close the patent ductus arteriosus. Journal of Pediatrics 121: 771–775
38. Farrer K F, Rennie J M 2003 Neonatal murmurs: are senior house officers good enough? Archive of Disease in Childhood. Fetal and Neonatal Edition 88: F147–F151
39. Fowlie P W 1996 Prophylactic indomethacin: systematic review and meta-analysis. Archives of Disease in Childhood. Fetal and Neonatal Edition 74: F81–F87
40. Franklin O, Burch M, Manning N et al 2002 Prenatal diagnosis of coarctation of the aorta improves survival and reduces morbidity. Heart 87: 67–69
41. Gersony W M, Peckham G J, Ellison R C, Miettinen O S, Nadas A S 1983 Effects of indomethacin in premature infants with patent ductus arteriosus: results of a national collaborative study. Journal of Pediatrics 102: 895–906
42. Goldberg C, Schwartz E M Brunberg J A et al 2000 Neurodevelopmental outcome of patients after the Fontan operation: a comparison between children with hypoplastic left heart syndrome and other functional single ventricle lesions. Journal of Pediatrics 137: 646–652
43. Grabitz R G, Joffres M R, Collins-Nakai R L 1988 Congenital heart disease: incidence in the first year of life. American Journal of Epidemiology 128: 381–383
44. Green T P, Thompson T R, Johnson D E, Lock D E 1983 Furosemide promotes patent ductus arteriosus in premature infants with respiratory distress syndrome. New England Journal of Medicine 308: 743–748
45. Guenthard J, Wylie F, Fowler B, Baumgartner R 1995 Cardiomyopathy in respiratory chain disorders. Archives of Disease in Childhood 72: 223–226
46. Haak M C, Bartelings M M, Gittenberger-de Groot A C et al 2002 Cardiac malformations in first trimester fetuses with increased nuchal translucency: ultrasound diagnosis and post mortem morphology. Ultrasound in Obstetrics and Gynecology 20: 14–21
47. Hammerman C, Aramburo M J 1990 Prolonged indomethacin therapy for the prevention of recurrences of patent ductus arteriosus. Journal of Pediatrics 117: 771–776
48. Hanley F L, Sade R M, Freedom R M, Blackstone E H, Kirklin J W 1993 Outcomes in critically ill neonates with pulmonary stenosis and intact ventricular septum: a multi-institutional study. Journal of the American College of Cardiology 22: 183–192
49. Heymann M A 1995 Fetal and postnatal circulations, pulmonary circulation. In: Emmanouilides E C, Riemens-Schneider T A, Allen H D, Gutgesell H P (eds) Heart disease in infants, children and adolescents, 5th edition. Williams & Wilkins, Baltimore, pp 41–47
50. Hoffman J I E, Christianson R 1978 Congenital heart disease in a cohort of 19,502 births with long-term follow up. American Journal of Cardiology 42: 641–647
51. Huggon I C, Ghi T, Cook A C et al 2002 Fetal cardiac abnormalities identified prior to 14 weeks' gestation. Ultrasound in Obstetrics and Gynecology 20: 22–29
52. Ino T, Sherwood G, Benson L N, Wilson G J, Freedom R M, Rowe R D 1988 Cardiac manifestations in disorders of fat and carnitine metabolism in infancy. Journal of the American College of Cardiology 11: 1301–1308

53. Iyer P, Evans N 1994 Re-evaluation of the left atrial to aortic root ratio as a marker of patent ductus arteriosus. Archives of Disease in Childhood. Fetal and Neonatal Edition 70: F112–F117
54. Jacob J, Gluck L, Di Sessa T et al 1980 The contribution of PDA in the neonate with severe RDS. Journal of Pediatrics 96: 79–87
55. Karatza A A, Holder S E, Gardiner H M 2003 Isolated non-compaction of the ventricular myocardium: prenatal diagnosis and natural history. Ultrasound in Obstetrics and Gynecology 21: 75–80
56. Kluckow M, Evans N 1995 Early echocardiographic prediction of symptomatic patent ductus arteriosus in preterm infants undergoing mechanical ventilation. Journal of Pediatrics 127: 174–179
57. Kohl T, Sharland G, Allan L et al 2000 World experience of percutaneous ultrasound-guided balloon valvuloplasty in human fetuses with severe aortic valve obstruction. American Journal of Cardiology 85: 1230–1233
58. Kumar R K, Newburger J W, Gauvreau K et al 1999 Comparison of outcome when hypoplastic left heart syndrome and transposition of the great arteries are diagnosed prenatally versus when diagnosis of these two conditions is made only postnatally. American Journal of Cardiology 83: 1649–1653
59. Limperopoulos C, Majnemer A, Shevell M I et al 2000 Neurodevelopmental status of newborns and infants with congenital heart defects before and after open heart surgery. Journal of Pediatrics 137: 638–645
60. Lipshultz S E, Sleeper L A, Towbin J A et al 2003 The incidence of pediatric cardiomyopathy in two regions of the United States. New England Journal of Medicine 348: 1647–1655
61. McCrindle B W, Blackstone E H, Williams W G et al 2001 Are outcomes of surgical versus transcatheter balloon valvotomy equivalent in neonatal critical aortic stenosis? Circulation 104(suppl. l): 152–158
62. Macmahon P, Gorham P R, Arnold R, Wilkinson J L, Hamilton D I 1983 Pulmonary artery growth during treatment with oral prostaglandin E2 in ductus dependent cyanotic congenital heart disease. Archives of Disease in Childhood 58: 187–189
63. Mahony L 2001 Development of myocardial structure and function. In: Allan H D, Gutgesell H P, Clarke E B et al (eds) Heart disease in infants, children and adolescents, 6th edition. Lippincott Williams and Wilkins, Philadelphia, pp 24–40
64. Mahony L, Carnero V, Brett C, Heymann M A, Clyman R I 1982 Prophylactic indomethacin therapy for patent ductus arteriosus in very low birth weight infants. New England Journal of Medicine 306: 506–510
65. Manchester D, Margolis H S, Sheldon R E 1976 Possible association between maternal indomethacin therapy and primary pulmonary hypertension in the newborn. American Journal of Obstetrics and Gynecology 126: 467–469
66. Moise K J, Huhta J C, Sharif D S et al 1988 Indomethacin in the treatment of premature labor. New England Journal of Medicine 319: 327–331
67. Momma K, Takao A 1989 Increased constriction of the ductus arteriosus with combined administration of indomethacin and betamethasone in fetal rats. Pediatric Research 25: 69–75
68. Montigny M, Biron P, Fournier A, Elie R, Davignon A, Fouron J-C 1989 Captopril in infants for congestive heart failure secondary to a large ventricular left to right shunt. American Journal of Cardiology 63: 631–633
69. Muhler E G, Kienas W, Turniski-Harder V, von Bernuth G 1994 Arrhythmias in infants and children with primary cardiac tumours. European Heart Journal 15: 915–921
70. National Institutes of Health 1987 Report of the Second Task Force on Blood Pressure Control in Children. Pediatrics 79: 1–25
71. Norton M E, Merrill J, Cooper B A B, Kuller J A, Clyman R I 1993 Neonatal complications after the administration of indomethacin for preterm labor. New England Journal of Medicine 329: 1602–1607
72. Nugent A W, Daubeney P E F, Chondros P et al 2003 The epidemiology of childhood cardiomyopathy in Australia. New England Journal of Medicine 348: 1639–1646
73. Opie G F, Fraser S H, Drew J H, Drew S 1999 Bacterial endocarditis in neonatal intensive care. Journal of Pediatrics and Child Health 35: 545–548
74. O'Sullivan J J, Gardiner H M, Wren C 1995 Digoxin or flecainide for prophylaxis of supraventriculr tachycardia in infants? Journal of American College of Cardiology 26: 991–994
75. Park M, Guntheroth W G 1992 How to read pediatric ECGs, 3rd edition. Year Book, Chicago
76. Patel J, Marks K A, Roberts I, Azzopardi O, Edwards A D 1995 Ibuprofen treatment for patent ductus arteriosus. Lancet 346: 255
77. Patel J, Roberts I, Azzopardi D, Hamilton P, Edwards A D 2000 Randomized double blind controlled trial comparing the effects of ibuprofen with indomethacin on cerebral hemodynamics in preterm infants with patent ductus arteriosus. Pediatric Research 47: 36–42
78. Pickoff A S 2001 Development and function of the cardiac conduction system. In: Allan H D, Gutgesell H P, Clarke E B et al (eds) Heart disease in infants, children and adolescents, 6th edition. Lippincott Williams and Wilkins, Philadelphia, pp 414–424
79. Radzik D, Davignon A, van Doesburg N, Fournier A, Marchand T, Ducharme G 1993 Predictive factors for spontaneous closure of atrial septal defect diagnosed in the first 3 months of life. Journal of the American College of Cardiology 22: 851–853
80. Raju T N K, Langenberg P 1993 Pulmonary hemorrhage and exogenous surfactant therapy: a meta analysis. Journal of Pediatrics 123: 606–610
81. Reller M D, Colasurdo M A, Rice M C, McDouall R W 1990 The timing of spontaneous closure of the ductus arteriosus in infants with respiratory distress syndrome. American Journal of Cardiology 66: 75–78
82. Rennie J M, Cooke R W I 1991 Prolonged low dose indomethacin for persistent ductus arteriosus of prematurity. Archives of Disease in Childhood 66: 55–58
83. Richmond S, Reay G, Abu Harb M 2002 Routine pulse oximetry in the asymptomatic newborn. Archives of Disease in Childhood. Fetal and Neonatal Edition 87: F83–F88
84. Robie D K, Waltrip T, Garcia-Prats J A, Pokorny WJ, Jaksic T 1996 Is surgical ligation of a patent ductus arteriosus the preferred initial approach for the neonate with extremely low birth weight? Journal of Pediatric Surgery 8: 1134–1137
85. Salmon A P, Keeton B R, Sethia B 1993 Developments in interventional catheterisation and progress in surgery for congenital heart disease: achieving a balance. British Heart Journal 69: 479–480
86. Schmidt B, Davis P, Moddemann D et al 2001 Long term effects of indomethacin prophylaxis in extremely low birth weight infants. New England Journal of Medicine 344: 1966–1972
87. Schwartz P J, Locati E H, Moss A J et al 1993 Diagnostic criteria for the long QT syndrome: an update. Circulation 88: 782–784
88. Srivastava D, Baldwin H S 2001 Molecular determinants of cardiac development. In: Allan H D, Gutgesell H P, Clarke E B et al (eds) Heart disease in infants, children and adolescents, 6th edition. Lippincott Williams and Wilkins, Philadelphia, pp 3–23
89. Sharland G K, Chita S K, Fagg N L K et al 1991 Left ventricular dysfunction in the fetus: relation to aortic valve anomalies and endocardial fibroelastosis. British Heart Journal 66: 419–424
90. Shaw N J, Wilson N, Dickinson D F 1988 Captopril in heart failure secondary to a left to right shunt. Archives of Disease in Childhood 63: 360–363
91. Simpson J M, Jones A, Callaghan N et al 2000 Accuracy and limitations of transabdominal fetal echocardiography at 12–15 weeks of gestation in a population at high risk for congenital heart disease. British Journal of Obstetrics and Gynaecology 107: 1492–1497
92. Simpson J M, Sharland G K 1997 Natural history and outcome of aortic stenosis diagnosed prenatally. Heart 77: 205–210
93. Simpson J M, Sharland G K 1998 Fetal tachycardias: management and outcome of 127 consecutive cases. Heart 79: 576–581
94. Shortland D B, Gibson N A, Levene M I, Archer L N, Evans D H, Shaw D E 1990 Patent ductus arteriosus and cerebral circulation in preterm infants. Developmental Medicine and Child Neurology 32: 386–393
95. Silove E D, Roberts D G U, De Giovanni J V 1985 Evaluation of oral and low dose intravenous prostaglandin E2 in management of ductus dependent congenital heart disease. Archives of Disease in Childhood 60: 1025–1030
96. Skinner J, Alverson D, Hunter S 2000 Echocardiography for the neonatologist. Churchill Livingstone, London
97. Southall D P, Johnson A M, Shinebourne E A, Johnstone P G B, Vulliamy D G 1981 Frequency and outcome of disorders of cardiac rhythm and conduction in a population of newborn infants. Pediatrics 68: 58–66
98. Southall D P, Richard J, Mitchell P, Brown D J, Johnston P G B, Shinebourne E A 1980 Study of cardiac rhythm in healthy newborn infants. British Heart Journal 43: 14–20
99. Sreeram N, Wren C 1990 Supraventricular tachycardia in infants: response to initial treatment. Archives of Disease in Childhood 65: 127–129
100. Starnes V A, Griffin M L, Pitlick P T et al 1992 Current approach to hypoplastic left heart syndrome. Journal of Thoracic and Cardiovascular Surgery 104: 189–195
101. Stümpflen I, Stümpflen A, Wimmer M, Bernaschek G 1996 Effect of detailed fetal echocardiography as part of routine prenatal ultrasonographic screening on detection of congenital heart disease. Lancet 348: 854–857
102. Su B-H, Peng C-T, Tsai C-H 1999 Echocardiographic flow pattern of patent ductus arteriosus: a guide to indomethacin treatment in premature infants. Archives of Disease in Childhood. Fetal and Neonatal Edition 81: F197–F200
103. Su B-H, Watanabe T, Shimizu M et al 1997 Echocardiographic assessment of patent ductus arteriosus shunt flow pattern in premature infants. Archives of Disease in Childhood. Fetal and Neonatal Edititon 77: F36–F40

104. Tillett A, Hartley B, Simpson J 2001 Paradoxical embolism causing fatal myocardial infarction in a newborn infant. Archives of Disease in Childhood. Fetal and Neonatal Edition 85: F137–F138

105. Trus T, Winthrop A L, Pyle S, Shah J, Langer J C, Lau G Y P 1993 Optimal management of patent ductus arteriosus in the neonate weighing less than 800 g. Journal of Pediatric Surgery 28: 1137–1139

106. Tulzer G, Artz W, Franklin R C G et al 2002 Fetal pulmonary valvuloplasty for critical pulmonary stenosis or atresia with intact ventricular septum. Lancet 360: 1567–1568

107. Tulloh R M R, Tansey S P, Parashar K, De Giovanni J V, Wright J G C, Silove E D 1994 Echocardiographic screening in neonates undergoing surgery for selected gastrointestinal malformations. Archives of Disease in Childhood. Fetal and Neonatal Edition 70: F206–F208

108. Tworetzky W, McElhinney D B, Reddy M et al 2001 Improved surgical outcome after fetal diagnosis of hypoplastic left heart syndrome. Circulation 103: 1269–1273

109. Van Overmeire B, Smets K, Lecouterie D et al 2000 A comparison of ibuprofen and indomethacin for closure of patent ductus arteriosus. New England Journal of Medicine 343: 674–681

110. Varvarigou A, Bardin C L, Beharry K et al 1996 Early ibuprofen administration to prevent patent ductus arteriosus in premature infants. Journal of the American Medical Association 275: 539–544

111. Villain E, Levy M, Kachaner J, Garson A 1992 Prolonged QT interval in neonates: benign, transient or prolonged risk of sudden death. American Heart Journal 124: 194–197

112. Wallace G, Smith H C, Watson G H, Rimmer S, D'Souza S W 1990 Tuberous sclerosis presenting with fetal and neonatal cardiac tumours. Archives of Disease in Childhood 65: 377–379

113. Way G L, Woolfe R R, Eshaghpour E, Bender R L, Jaffe R B, Ruttenberg H D 1979 The natural history of hypertrophic cardiomyopathy in infants of diabetic mothers. Journal of Pediatrics 95: 1020–1025

114. Wells J T, Ment L R 1995 Prevention of intraventricular hemorrhage in preterm infants. Early Human Development 42: 209–233

115. Wilkinson A R, Aynsley-Green A, Mitchell M D 1979 Persistent pulmonary hypertension and abnormal prostaglandin E levels in preterm infants after maternal treatment with naproxen. Archives of Disease in Childhood 54: 942–945

116. Wilkinson J L, Cooke R W I 1992 Cardiovascular disorders. In: Robertson's textbook of neonatology, 2nd edition. Churchill Livingstone, Edinburgh

117. Wyllie J, Wren C, Hunter S 1994 Screening for fetal cardiac malformations. British Heart Journal 71(suppl.): 20–27

118. Yeh T F, Luken J A, Thalji A, Raval D, Carr I, Pildes R S 1981 Intravenous indomethacin therapy in premature infants with persistent ductus arteriosus – a double-blind controlled study. Journal of Pediatrics 98: 137–145

119. Zecskes Z, Cartwright D W 2002 Poor outcome of very low birthweight babies with serious congenital heart disease. Archives of Disease in Childhood. Fetal and Neonatal Edition 87: F31–F33

120. Zeevi B, Berant M, Fogelman R et al 1999 Acute complications in the current era of therapeutic cardiac catheterisation for congenital heart disease. Cardiology in the Young 9: 266–272

第29章

胃肠病学

第 1 部分

新生儿黄疸

N Kevin Ives

引言

在新生儿中黄疸是最为常见的临床体征，但是只有极少数黄疸与疾病或者神经毒性相关。在健康足月儿中有 2/3 和几乎全部的早产儿中，在出生后的第一周会在临床上出现黄疸。这些黄疸大部分是“生理性”的，是由于胆红素产生增多而肝脏胆汁排泄途径发育不成熟所致。认识罕见的“过度生理性黄疸” 病例，或者是需要检查并可能需要治疗的真正的“病理性”黄疸，是所有涉及新生儿医疗、护理和产科学护理应共同承担的责任。因为黄疸是目前新生儿生命第一周重新住院的最常见原因，所以这一点在出生后早期出院方面显得尤为重要[85]。

在过去的十年“用温和的途径处理”在治疗健康足月新生儿黄疸中得到了发展[21,70]。无疑，这已经使一大部分婴儿和其家庭避免了血液学检测、光疗、换血治疗和长时间的住院压力[82]。然而，不经意间，对各种形式的黄疸，包括早产儿黄疸，可能已放松了警惕。出生后早期出院、误差缩小的治疗指南、更加宽松的治疗办法都可能与核黄疸的复苏有关[22,36,39,71]。

尽管对胆红素神经毒性的发生机制有了进一步了解，但是我们预测哪些婴儿有发生胆红素神经毒性最大风险的能力还有待于完善。近来的临床研究关注于预测哪些婴儿有发展成显著黄疸的可能[9,77,87]。

无论是光疗还是未结合性高胆红素血症的主要治疗措施，它的作用在于减少了换血治疗的需要。更新的治疗措施已经得到了研究证实，例如在同种免疫性溶血病例[30]中应用金属卟啉[101]和高剂量的免疫球蛋白，但是，目前仍然没有进入广泛的临床应用。

胆红素的生物化学

胆红素是由血红素在网状内皮系统中经过两个阶段的分解代谢而产生的（图 29.1）。大部分的血红素来源于自然退役或遭受病理性破坏的红细胞中血红蛋白的转换。血红素（亚铁血红素 IX）有一个卟啉环的结构，此卟啉环在血红素加氧酶作用下在 α- 亚甲基桥处优先开放环状结构。中间的色素——胆绿素IXα 是水溶

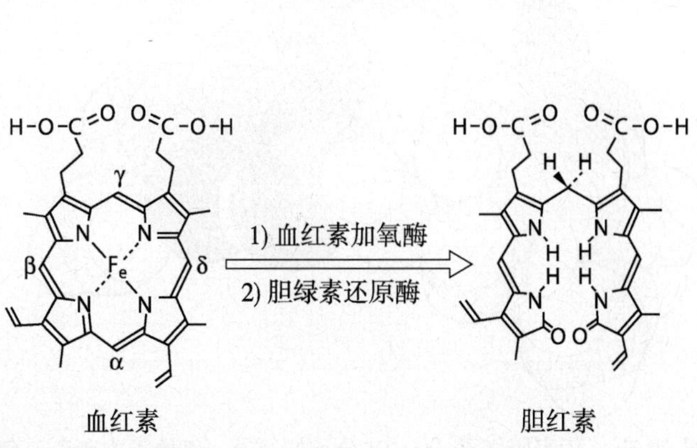

图29.1 血红素降解产生胆红素。（摘自 Mc Donagj 和 Lightner[56]的文献。）

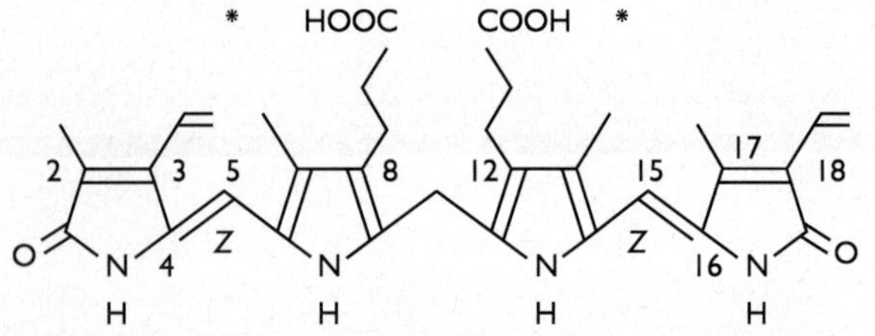

图 29.2 胆红素ⅨαＣ和中央的丙酸基（**）线性图示。(摘自 McDonagh 和 Lightner[56]的文献。)见正文。

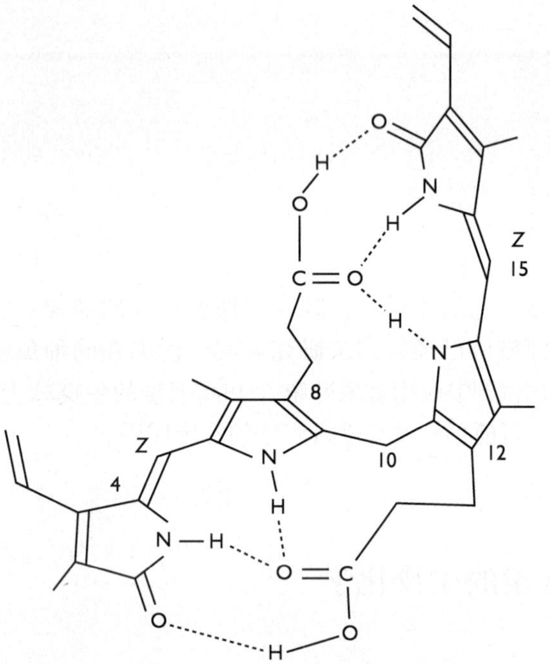

图 29.3a 胆红素的首选构象。(摘自 McDonagh 和 Lightner[56]的文献。)

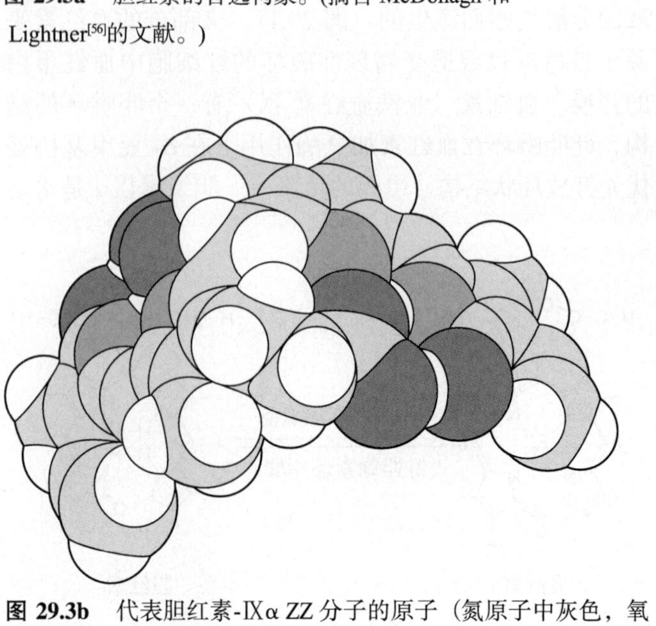

图 29.3b 代表胆红素-Ⅸα ZZ 分子的原子（氮原子中灰色，氧原子深灰色，碳原子浅灰色，氢原子白色）。

性的，没有毒性，它是两栖动物、爬行动物和鸟类血红素的排泄产物。在哺乳动物，由于胆绿素还原酶的作用，胆绿素Ⅸα 减少，产生了胆红素Ⅸα。

胆红素 -Ⅸβ 是胆红素唯一的毒性异构体。少量的Ⅸα 和Ⅸδ 异构体产生都是没有毒性的。为什么哺乳类动物必须消耗能量产生并分泌一种具有潜在神经毒性的血红素副产品现在还不清楚。一种可能的解释是已经发现胆红素是一种抗氧化剂，由此产生的问题是：胆红素对人体是否有益[55]？不管是何种原因，我们有责任去确保血清中游离胆红素Ⅸα 水平不会达到产生神经毒性的程度。

胆红素分子的图示显示出一种在单一平面上四吡咯的排列（图 29.2）。已经知道构造良好的分子在它的中间亚甲基桥处有部分的折叠（图 29.3 a,b）。这种构型有利于形成分子内的氢键连接，使亲水性极化基团饱和，使胆红素在生理性 pH 值环境下实质上在水中是不可溶的。这种形式使胆红素具有亲脂性，使它能够穿过细胞膜和生理性的分界线，例如胎盘和血脑屏障。

结合到胆红素分子内部两个吡咯环的丙酸基团处于葡萄糖醛酸的结合位置。因此形成的胆红素单个或两个葡萄糖苷酸保持了更为持续开放的形态，通过减少或防止分子内氢键结合来形成水溶性的构型。实际上在胆红素 β 和 δ 异构体以及光疗的主要产物中，极化基团也类似地保持了开放，使得它们能够在胆道中自由的排泄。

胆红素的代谢和排泄

新生儿胆红素池主要来源于红细胞的破坏，但是有高达 1/4 的胆红素来源于无效的红细胞生成和其他含有血红素的化合物，例如肌红蛋白和细胞色素。胆红素转移到血液中，在或高或低的亲和位点可逆性地结合血清白蛋白，可能的胆红素对白蛋白摩尔比为 3:1。在正常的环境下，游离胆红素部分在黄疸的新生儿中循环效率是非常低下的（<5 nmol/L）。血清 pH 值的改变不会影响胆红素与白蛋白的结合，但是 pH 值的下降将会增加胆汁酸的浓度，促进胆红素与细胞膜和细胞器的结合[10]。

胆红素的载体协助转运穿过肝细胞膜，特异性的结合蛋白通过减少胆红素从肝细胞外流增加净摄取[14]。

在滑面内质网胆红素与葡萄糖苷酸结合，以形成水溶性胆红素的单个或双个葡萄糖苷酸。这些反应通过微粒体酶肝脏尿苷双磷酸葡萄糖醛酸基转移酶（UDPGT）来催化。结合胆红素（在新生儿主要是单个葡萄糖苷酸）主动地转运出肝脏细胞，并作为胆汁的一种成分进入毛细胆管。

在成人中，大多数的结合胆红素在从粪便中被清除以前由肠道菌群转变为尿胆原。在新生儿中，有相当一部分的结合胆红素是在小肠中通过β-葡萄糖醛酸酶水解成葡萄糖醛酸和未结合胆红素，这些可以经过肝肠循环重新进入循环池。

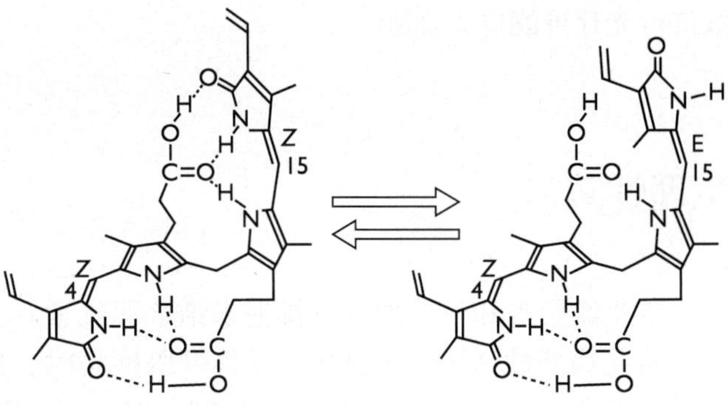

图 29.4 胆红素的构形光异构体。(摘自 McDonagh 和 Lightner[56]的文献。)

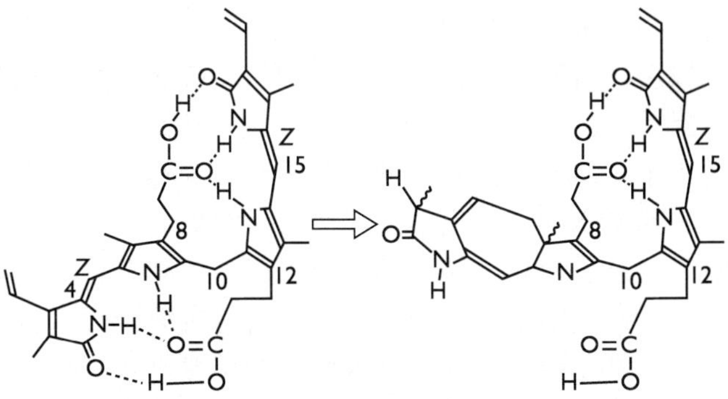

图 29.5 胆红素结构光异构化形成光红素。(摘自 McDonagh 和 Lightner[56]的文献。)

光疗的生物化学基础

光疗可使胆红素解毒，有利于胆红素经除了在肝内结合以外的途径排出体外[24,56]。当胆红素与具有光能的光子相互作用以后，将产生三个光化学反应。它们是：

- 光氧化反应；
- 构形异构化；
- 结构异构化

光氧化反应涉及胆红素分子分解形成无色的极化片断，而这些片断容易从尿液中排泄。虽然这个反应提醒我们血清标本需要避免直接暴露于太阳光下[15]，但是它在光疗过程中只是占了胆红素排泄的很小一部分。

构形异构化是由于在碳原子 4-5 和 15-16 之间的双键进行了分子重排（见图 29.2）。在原来的构型中，这些双键的排列以及因此末端吡咯环的排列，可分为胆红素-4Z、15Z(Z= zusammen，一起)。光束中的光子撞击胆红素分子以后，可暂时打断双键，引起一个或两个末端吡咯环发生 180° 的旋转，产生 3 种异构体，命名为：4Z,15E；4E,15Z；和 4E,15E（E=entgegen，分开）。

在光疗中胆红素-Z,E 的形式是由胆红素和白蛋白之间结合的实际情况而定。同时，胆红素与白蛋白结合以后，构形异构体将在数小时内保持稳定。就如图 29.4 中所示，胆红素-Z,E 的构造一直暴露于分子一端的极化基团下，能够使它在胆汁中以非结合状态进行排泄。一旦进入胆汁，将发生快速的逆转反应，这样非结合胆红素 -Z,Z 进入肠道并可以经肝肠循环摄取。

构形异构化起初认为是光疗的主要排泄机制。现在认识到，虽然这些构形异构体可以快速产生，但是构形异构体在人体内的清除缓慢。血清中胆红素-Z,E 的半衰期大约是 15 个小时，一些患儿进行 6～12 小时的光疗以后达到稳定状态，这时血清全部胆红素中有接近 20%是处于构形异构体的形式[24]。重要的是，这意味着循环胆红素中有 1/5 进行了解毒，但是没有成为一种易于排泄的形式。

结构异构体的形式——光红素异构体，现在认为是在光疗中胆红素排泄的主要方式。光红素异构体通过“环化”胆红素分子的一端而形成，就如图 29.5 所示。这种结构的改变是不可逆的，使得在胆汁和尿液中有更多的极化产物进行排泄。光红素异构体半衰期小于 2 小时，在血清总胆红素为 2%～6%的光疗中保持稳定的浓度，反映出光红素异构体可更为有效地进行清除[24]。光红素异构体产物与所应用光疗的辐射呈剂量-反应关系，与传统的光疗相比，应用波长更长的光线进行光疗可能更为合适[23]。

生理性黄疸

胎儿经胎盘和母体的肝脏排泄未结合胆红素。在没有胎儿病理性高胆红素血症或母体肝脏疾病时，出生时在脐带血中平均胆红素水平在20～35μmol/L[49]。出生以后，大多数新生儿出现血清胆红素水平的进一步升高。在健康足月儿进行常规喂养时，有接近2/3的新生儿中血清胆红素高峰出现在出生后的第3～4天，达到临床上可觉察的水平（>80μmol/L）。在这I期高峰以后，血清胆红素水平快速下降2～3天，然后逐渐下降，在出生后的1～2周时（II期）达到正常成年人的水平。绝对母乳喂养的婴儿可有一个延后的血清胆红素高峰水平，他们的黄疸持续时间更长。生理性黄疸是当肝脏摄取、转运和结合胆红素机制发育不成熟时，胆红素增多的结果。在一个高的血清胆红素水平上，胆红素经载体介导的和饱和的排泄进入胆汁，可能也将变为速率限制性。两个阶段的生理性黄疸是由于在第一阶段时UDPGT活性的不足[46]，以及第二阶段的配体结合蛋白水平低下造成的结果[29]。

在出生后第5～7天以及延长的第二阶段，早产儿将出现一个更高的血清胆红素峰值水平，持续时间为2～4周。甚至处于临界早产的新生儿似乎也会出现胆红素升高的表现。研究显示怀孕37周婴儿的血清胆红素可能会达到大于220μmol/L的水平，是怀孕40周婴儿胆红素水平的4倍[26]。

在生命第1周内婴儿胆红素产量大于成人的2倍。在新生儿这种过量的胆红素负荷是由于较高的血细胞比容、加快的红细胞周转率等一些因素所致，更多的是由于除了红细胞衰老以外的其他血红素来源。另外，在新生儿小肠绒毛边缘有高出10倍水平的β-葡萄糖醛酸酶逆转了血清白蛋白与胆红素的结合反应[27]，释放出更多的未结合胆红素参与到肝肠循环中去。胎粪中较高的胆红素成分以及开始时肠道内缺乏正常菌群也认为是其中的一个因素。其他可导致生理性黄疸加重的高危因素列在表29.1中。

表29.1 使新生儿生理性黄疸加重的因素

红细胞增多症
脐带钳夹推迟
母婴输血
双胎间输血的受血者
血液外渗
淤血（例如头颅血肿）
产伤
内部出血
胎粪排出延迟
吞咽血液
低热量摄入的喂养
脱水
母乳喂养
早产

虽然我们用“生理性黄疸”去理解常见形式的新生儿黄疸是有意义的，但是它表达了一个良性情况的假象。一些内科医师宁愿完全地忽视“生理性黄疸”这个名词。其他医师应用统计学界限将所研究人口胆红素平均值大于2个标准差以上时定义为“病理性黄疸”。在定义“生理性”和“病理性”黄疸时，仅考虑血清总胆红素值意义不大。更为实际的做法是警惕在以下情况下黄疸的病理性因素：

- 第一天就出现黄疸；
- 出生后48小时血清总胆红素水平≥250μmol/L；
- 出生后72小时血清总胆红素水平≥275μmol/L；
- 出生后96小时血清总胆红素水平≥300μmol/L。

这并不是说所有黄疸处于其中一个或几个分类中时，就有一个病理性因素。在缺乏一个明显的疾病过程时，名词“进展性生理性黄疸”在这些病例中可能更为确切[27]。在应用这些名词时，必须记住“进展性生理性黄疸”可引起未结合胆红素水平达到能够暂时影响听觉的水平[90]，而且极少数情况下，甚至可导致永久的神经损伤。

流行病学

母乳喂养的盛行和早产儿的发病率将影响到一定人口中的黄疸类型。为什么在希腊、中国和日本某些婴儿可发生显著的先天性高胆红素血症现在还不清楚。人类基因学的进展将注定为新生儿高胆红素血症和可疑胆红素脑病的流行病学变异做出解释[98]。Gilbert 综合征作为显著而延长的未结合黄疸的一个发病因素得到了广泛的认识[67,98]。在 Gilbert 综合征中，编码 UDPGT 的基因启动子发生了变异，导致了 UDPGT 酶的活性降低了 2/3。这种综合征常见于纯合子遗传状态时，占受累人口的 5%～10%。杂合子 Gilbert 遗传状态下，占受累人口的 42%，显示也是高胆红素血症的发病因素[41]。在 Gilbert 基因型和葡萄糖 6 磷酸脱氢酶（G6PD）缺乏基因型之间的基因相互作用，是重症高胆红素血症的病因之一，比预期它们单独作用程度的相加更为严重。

母乳喂养的健康婴儿的黄疸

母乳喂养的婴儿比单纯配方奶喂养的婴儿出现更为显著和长时间的黄疸。它们可能出现胆红素水平大于 3 倍，为 205 μmol/L 以上，比单纯配方奶喂养的婴幼儿大 6 倍，为 256 μmol/l 以上[80]。在单纯配方奶喂养的婴幼儿，峰值胆红素水平通常发生在出生后的第 3 或第 4 天，而在母乳喂养的婴儿可能在出生后的第 1 周末也不能达到峰值，或者直到出生后的第 2 周才达到峰值[28]。母乳喂养发生黄疸的现象也出现在早产儿中[54]。

有 1/3 的母乳喂养婴儿超过 2 周龄时仍然持续有临床黄疸的表现[2]，他们是婴儿出现黄疸延长的主要部分。母乳性黄疸的可靠诊断只能通过排除病理性的因素来得到。一旦母乳性黄疸的诊断得到证实，必须警告婴儿的父母，母乳喂养婴儿的黄疸可能需要 2～3 个月的时间才能解决。应该建议婴儿的父母，如果黄疸的性质发生改变、婴儿不能茁壮成长或者黄疸持续时间超过 3 个月，就应报告给医生。虽然中断母乳喂养并提供配方奶喂养 24 小时，可能与血清胆红素的显著降低以及重新喂养以后较低水平的反弹有关，但是这个做法缺乏公正性。还有一种令人气馁的做法是流行给母乳喂养的婴儿多饮水，而不考虑他们的水合状态。用这种办法喂养的新生儿已经显示有一个更大的血清胆红素峰值水平[17]。

已经提出一些假设来解释母乳喂养与黄疸加重之间的关系。这样的黄疸似乎有一个早期阶段和一个晚期阶段，已勇敢的尝试去区分这两个阶段，如“哺乳黄疸”（或者更确切的说法“哺乳非喂养黄疸”）和“母乳性黄疸”[28]。然而，这个早期黄疸和晚期黄疸的病理过程好像是多因素作用的结果，并在两个阶段之间相互重叠。

进展性生理性黄疸通常见于哺乳，而不是配方奶喂养的婴儿，在出生后的第 1 周内出现，可能与较低的热量摄入和较慢的胎粪排出有关。当黄疸显著时，在哺乳新生儿中出现这种形式的黄疸，被认为是“缺乏乳汁性黄疸”[34]或“哺乳非喂养黄疸”[28]。在出生后的第一天良好热量摄入的重要性在于防止或改善黄疸，近来已经得到 Bertini 等的证实[7]。他们观察了 3 组进行不同喂养方式的婴幼儿。第 1 组纯粹进行哺乳；第 2 组进行哺乳，但是也接受配方奶以弥补过度的体重丢失；第 3 组完全进行配方奶喂养。成功进行哺乳的婴幼儿（没有显著的体重丢失）比纯粹进行配方奶喂养的婴幼儿，没有更多的发生黄疸的可能性。最可能发生黄疸的是那些既进行哺乳又接受配方奶喂养以弥补过度体重丢失的婴幼儿。

迟发性黄疸形式见于超过生命第 2 周的哺乳婴儿，认为与胆红素肝肠循环的增加有关。母乳中存在的 β-葡萄糖醛酸酶，可以使婴幼儿肠道内的结合胆红素解离，使它能够重新进入肝肠循环，这也认为是其发病因素。哺乳婴幼儿肠道内菌群的改变，使得胆红素葡萄糖醛酸转变成尿胆原的效率下降，也可能起到了重要的作用。假定抑制肝脏结合胆红素，但是黄疸发生的大多数机制仍然存在，包括证实在母乳中有类固醇孕烷-3α，20β-二醇[31]。

病理性胆红素脑病

胆红素脑病（核黄疸）

胆红素脑病（核黄疸）是死于急性胆红素中毒的婴儿在活检时发现部分脑干、海马、小脑和特定的脑干神经核黄染的特征性形式而起的名称（见图 29.8）。胆红素脑病的临床表现是由于胆红素对基底神经中枢、脑干听觉通路和动眼神经核损伤的易感性[96]。解剖学上的胆红素易于沉积和对其毒性的易损伤现在还不能完全解释，但是可能是这些区域血流和代谢活性增加的结果[11]。胆红素流入、解毒和清除区域的不同可能也起了部分作用。

血脑屏障在解剖学上起源于脑血管内皮细胞之间的紧密连接，脂溶性物质对血脑屏障具有穿透能力，同时可完整地将水溶性物质和大分子如蛋白质排除在外。游离胆红素持续保持一种脂溶性分子的穿透能力，可通过血脑屏障。破坏这种血脑屏障将允许白蛋白结合的胆红素如同游离胆红素一样流入脑部。关于毒性方面，脑部白蛋白结合的胆红素意义还不能肯定。在所谓的“低胆红素性核黄疸”时期死亡的早产儿脑部所观察到的胆红素染色和神经元损伤组织学依据之间缺乏显著的关系[91]。

胆红素毒性

近来对已知的胆红素脑毒性的发生机制进行了回顾[35]。胆红素毒性总体上似乎可归纳为细胞中毒。细胞膜功能的破坏、动作电位降低、能量代谢下降、神经递质合成和神经传递受干扰等是一些可能的机制[96]。对胆红素的神经易感性似乎是先天性和出生以后年龄依赖性的，可能反映出代谢受干扰时特异性脑部区域的功能状态。人类基因学的进展可能鉴别出保护及易感胆红素脑病的一些因素。越来越多的证据提示胆红素是P-糖蛋白的底物，P-糖蛋白是在脑毛细血管内皮细胞腔内表面发现的一种血浆膜流出泵，认为与限制特定的脂类物质进入到中枢神经系统有关[98]。P-糖蛋白的表达与妊娠的成熟度有关，可能是不成熟的脑组织对胆红素神经毒性有更大易感性的相关因素。

试图重建胆红素神经毒性的实验指出了共存高危因素的重要性，例如酸中毒、缺氧、心脏肥大和血脑屏障破坏，是产生胆红素毒性的先决条件。心脏肥大作为一个高危因素不应该低估。呼吸性酸中毒将增加脑血流量，心脏肥大可开放血脑屏障。

干扰胆红素与血清白蛋白结合的药物也是促进神经毒性的一个因素。在20世纪60年代磺胺二甲基异噁唑的破坏作用提醒我们，应该在新生儿中对所有应用的药物从白蛋白解离胆红素的潜在作用进行评估[74]。类似的试验显示抗生素头孢曲松、利福平和褐霉酸理论上在这个方面有危害作用。在黄疸的婴儿中也应该避免应用利尿剂氯噻嗪和大剂量的放射造影增强剂。游离脂肪酸如果与白蛋白达到的摩尔比率超过4:1，将干扰胆红素的结合。这样的比率可在重症早产儿接受高剂量的静脉内脂类制剂时遇到。对于这种原因，在重症早产儿黄疸高峰阶段应该减少或停止脂类制剂输入。在应用任何实验已显示可从白蛋白解离胆红素的制剂时，都必须小心谨慎。然而，除了磺胺二甲基异噁唑，没有其他的药物或生化制剂显示可导致人类临床上的胆红素脑病。

临床胆红素脑病

核黄疸一词起初是描述脑部黄色的核染，但是现在已经变成急性和慢性神经特征性病变的同义词，而其更为确切的名词是胆红素脑病及其后遗症。术语学变得不严密已经有一段时间了，但是近来提议引入只取首字母的缩写词BIND（胆红素引起的神经功能不全），BIND评估对我们理解病情以及防治能力的帮助不大[40]。“经典的核黄疸”是描述由于观察到有胎儿幼红血细胞增多病的婴儿在换血治疗以前出现显著的黄疸。可以确定核黄疸有三个临床阶段[13]。第一天的特征大约是婴儿嗜睡、张力减退和吸吮无力。在接近生命第1周末时，第二阶段的预兆是张力亢进，这可能包括角弓反张。在这个阶段，婴儿通常出现高音调的哭声和发热，可能出现癫痫。当张力亢进衰减，并由张力减退所替代时，便进入了第三阶段。在第一阶段用光疗和换血进行干预，可防止演变成长期损害，但

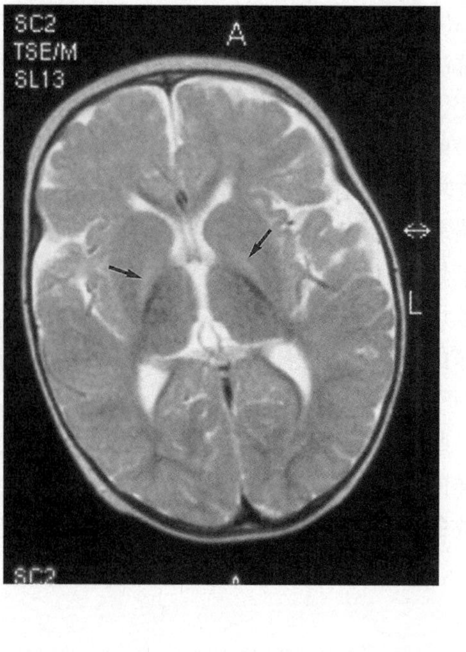

图 29.6 大脑MRI轴面T2加权图像，显示在苍白球核黄疸特征性的改变（箭头）。

是在第二阶段的张力亢进是预后不良的征兆，预示有神经系统的后遗症。

胆红素脑病的长期特征包括锥体外系的紊乱、听力功能缺损、向上凝视麻痹和牙齿的牙釉质发育不良。典型的脑瘫可发生手足徐动症的情况，它可能早在18个月时就出现，或者直到数年以后才出现。高频率的感觉神经性耳聋经常合并脑瘫，但是也可以单独出现。认知功能缺陷可能与胆红素脑病有关，但是通常并不存在。特征性的大脑MRI图形在核黄疸的病例中已有描述。在T2加权显像中苍白球后正中的边缘出现高强度的区域，认为是最灵敏的发现[103]。核黄疸大脑MRI改变在图29.6中有示例。

处于胆红素脑病高发危险新生儿的鉴别

健康足月婴幼儿：血清总胆红素浓度

一个“用温和的途径处理”

直到最近十年，进行光疗和换血治疗的治疗临界值，反映出了半个世纪以前从重症胎儿幼红血细胞增多病中所获得的临床经验。换血治疗的早期指数决定了如果血清胆红素水平保持在20mg/dl（342 μmol/L）以下，受累的婴儿就不可能发生核黄疸。当采钠这个治疗阈值时，新生儿因溶血性疾病而发生核黄疸事实上已经根除了。冲突在于这样“不合理的害怕20mg/dl”或者由Watchko和Oski所创造的“vigintiphobia（胆红素20 mg/dl）”[99]，导致接受对所有婴幼儿应用这种换血的临界值，而不考虑黄疸的原因。一个“用温和的途径处理”来治疗健康的没有溶血的足月婴儿黄疸的运动，是由Newman和Maisels所发起，他们在提出他们的较少干涉措施的策略以前，对现有的文献进行了广泛的回顾。关于听力方面，他们发现健康足月新生儿在感觉神经性听力丧失与血清胆红素水平两者之间没有一致的关联。然而，应该注意，这六个回顾性研究只是反映出胆红素水平超过440μmol/L时的极少经验。关于胆红素水平和IQ问题，Newman和Maisels[70]提示“统计学上的意义被错误地理解为临床上的意义”。围生期协作计划追踪了一群多于53 000名美国妇女的生产过程，她们在1959—1965年期间怀孕并产子，从中得到的结果进行评估以后，发现在IQ和胆红素之间有统计学上的显著相关性，血清胆红素浓度每增加85μmol/L，IQ只下降1分。这种与健康足月婴儿相关的关联性，由于研究人口包括溶血的婴儿和体重大于2.5 kg的早产儿这个事实而被进一步削弱。在研究继发于高胆红素血症的精细运动神经功能不全的病例中，关于中度的高胆红素血症是否有显著的或者长期的作用现在还不能肯定[63]。

来自足月婴儿核黄疸的个案报道中的教训

另外，健康非溶血足月儿能在任何的胆红素水平发生核黄疸的依据是什么？Maisels和Newman[62]报道了6例这类的病例，其中明显的“进展性生理性黄疸”与急性胆红素脑病、典型的神经系统后遗症的征兆有关。有记录峰值胆红素水平在663～845μmol/L范围内，发生在出生后的4～10天之间。4例孕37周，4例显著体重丧失。这些婴幼儿对升高的黄疸有基因易患体质的可能性，例如Gilbert综合征[98]。Ebbesen[22]报道了在丹麦1994—1998年间6例核黄疸的经验。在1例病例中球形细胞增多症是引起黄疸的病因，半乳糖血症是另外1例的病因。ABO血型不相容可能是6例病例中另外2例的病因。在余下的2个病例中，1例是怀孕36周。所有婴儿都进行哺乳，最大的总血清胆红素浓度范围在531～745μmol/L之间。其中3例婴儿在24小时之内出院（1例在12小时），在出院的时候他们是否是临床黄疸还不清楚。

通过研究那些有很高的胆红素水平，但是没有神经系统后遗症的婴幼儿的病史，我们可以进一步深入了解胆红素脑病。Hanko等[33]描述了1名ABO血型不相容的婴儿，其在出生19个小时的峰值血清胆红素为636μmol/L，在出生35个小时的胆红素水平降到了400μmol/L以下，似乎没有受到任何的伤害。作为对照，他们报道了2例明显的非病理性黄疸，峰值胆红素水平为650μmol/L和717μmol/L，他们的胆红素水平直到60和68小时也还没有降到400μmol/L以下。这些婴儿出现了与胆红素脑病相一致的长期神经系统特征。作者建议可能是高胆红素血症的延续时间或者“曲线下的面积”才对神经毒性具有重要意义。

在加利福尼亚一个以人群为基础的大样本病例研究中鉴定了11个4年以上的病例（占研究人口的0.01%），他们出现的胆红素水平超过510μmol/L（范围

525～778 μmol/L；平均值 597μmol/L）。尽管已经有一个良好建立的随访政策和遵守美国儿科科学院（AAP）光疗原则的儿科实践，但还是出现了这些病例[3]。在这个小组内没有出现神经发育后遗症，但是作者告诫要小心，“需要另外的研究来量化有非常高的总血清胆红素水平的婴儿，其发生核黄疸的重大风险。”

目前我们的临床经验已明确地将血清胆红素阈值在 425μmol/L[70]和 650μmol/L[33,63]之间的健康足月新生儿置于发生胆红素脑病的风险之下。新生儿实践中，以前担心血清总胆红素水平＞20mg/dl（340 μmol/L）的婴儿已被取代为不确定的安全水平 25～30mg/dl（425～510μmol/L）之内。

出院前预测黄疸的严重性

在出生后早期出院和不同程度社区支持的观念中，美国学者[9]近来提出所有的婴儿都应该有一个出院前血清胆红素评价，以便基于一个时间-特异性胆红素曲线对他们发生显著高胆红素血症的风险进行分类（图 29.7）。在测定了 2840 例适合在出生后 24 和 72 小时之间出院的足月儿和接近足月儿（≤5 周）总血清胆红素以后，得到了这个时间-特异性胆红素曲线。出院前测定是在平均年龄 33.7±14.6SD 小时用常规的代谢滤光器测定胆红素。测定出院后的胆红素值以确定是否最初的测量预示了黄疸的自然病史。这是高度选择性的一组病例，排除了许多出生首日出院、有 Rh 或 ABO 血型致敏证据的婴儿、收入 SCBU/NICU 的婴儿以及在出生后 60 小时内因血清胆红素水平快速上升而需要光疗的婴儿。略超过 60%的研究人群中成为低风险的一类，不会发展成显著的黄疸。剩余的患儿则处于高风险的区域，他们或者有发展成黄疸的高度风险，或者有潜在地从中度风险区域进入高危区域的可能。这些学者建议针对这些婴儿给予个体化的儿科适时随访。在美国已经发生了一些核黄疸的病例，它们是出院后随访 1～2 周中所发生的过失而导致[39]。

在英国我们认为基本的保健系统对发现显著的出院后黄疸的婴儿提供了一个安全的网络，但是良好的临床治疗可以从时间-特异性胆红素曲线中得到教训。一个血清胆红素对时间的精确几何曲线对胆红素的上升或下降速率是一个必需的指导。在出现以下情况时必须提高警惕：

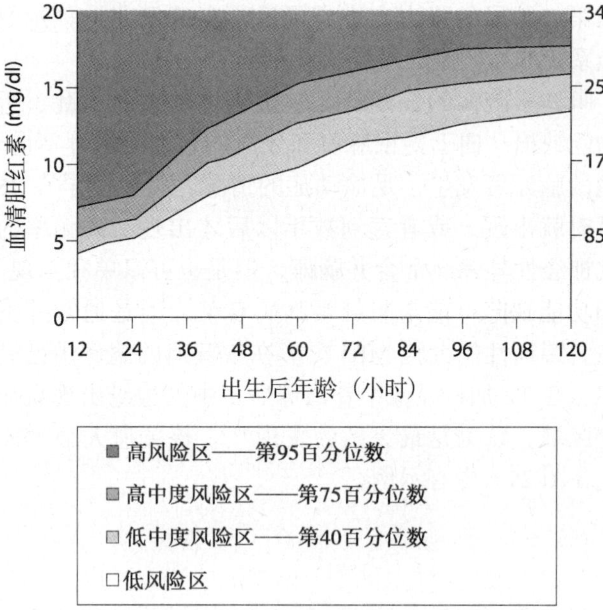

图29.7 超过 13 000 例健康婴儿的时间-特异性胆红素值。注意 mg/dl 到 μmol/l 的转变需要乘以 17.1。(摘自 Bhutani 等[9])

- 第一天就出现黄疸；
- 到出生后 48 小时血清总胆红素水平≥250μmol/L；
- 到出生后 72h 小时血清总胆红素水平≥275μmol/L；
- 到出生后 96h 小时血清总胆红素水平≥300μmol/L。

出生后第一周血清胆红素水平超过 300 μmol/L时，婴儿不应该出院回家。35 和 36 孕周的中度早产儿，血清胆红素水平超过 275 μmol/L时也不应该出院回家。

早产儿：总血清胆红素浓度

早产儿被认为比足月儿更有发生胆红素脑病的倾向。过去由于对所谓“低胆红素核黄疸”（1965—1982 年）尸检发现的错误解释，胆红素对早产儿大脑的风险被夸大了。这是一个把所有基底神经节的黄染描述成核黄疸的时代，没有考虑到进行组织学的确认（图 29.8）。死于其他原因的婴儿中，血脑屏障渗透性对白蛋白结合胆红素以及游离胆红素的变化在这种染色方式中被提示（图 29.9）。

在一些研究中出现的高血清胆红素水平是早产儿听力丧失的高危因素。在患病极低出生体重（VLBW）伴血清胆红素水平＞240 μmol/L 的婴儿中，当采取较低的干预阈值时，双侧感觉神经性耳聋的高发性显著

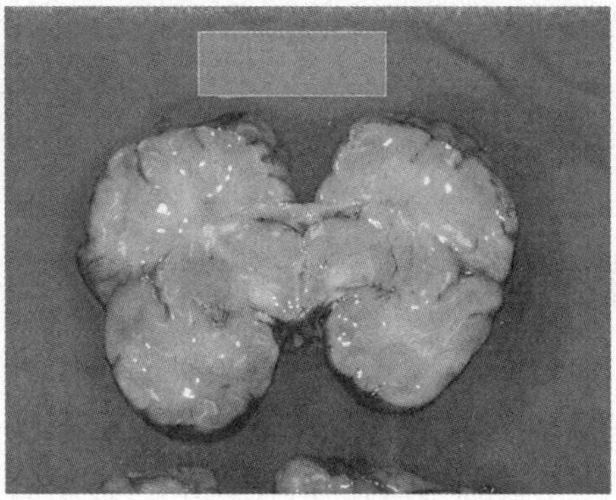

图29.8 （参见彩图29.8）核黄疸足月儿的大脑大体外观。

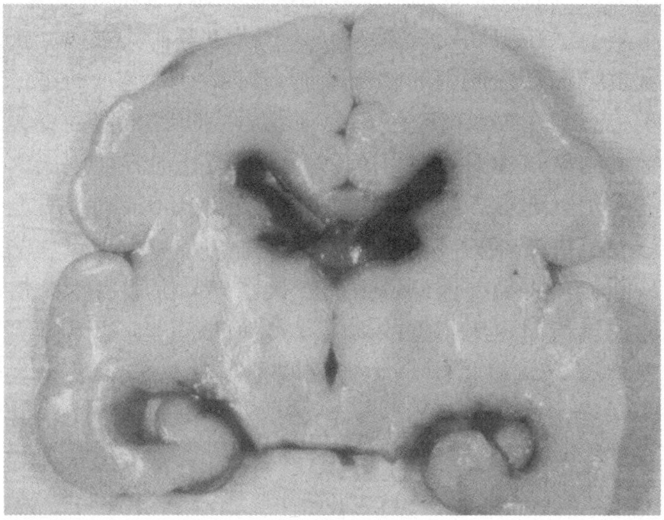

图29.9 （参见彩图29.9）有低胆红素“核黄疸”的极低出生体重婴儿的大脑大体外观。

下降[19,20]。在这些人群中的耳聋显示也与高胆红素血症的延续时间有关。在15例感觉神经性听力丧失（SNHL）早产婴儿（＜33周）和30例对照组婴儿临床前期对比研究中，却没能确定峰值血清胆红素水平或黄疸持续时间为个体SNHL的相关因素[64]。如果峰值胆红素水平＞200 μmol/L时发生酸中毒，或者出现峰值胆红素水平时使用氨基糖苷，则更可能发生感觉神经性听力丧失。作者总结出“导致听力丧失的一些高危因素共存可能比他们的个体因素更重要”。

现已要求采取更为积极的治疗方法应用于早产儿的黄疸[100]。在早期的重症监护时期（1950—1965年），许多作者根据他们的经验得出论点，相对比较成熟（28～36孕周）的婴儿中，很少出现胆红素水平超过340μmol/L。针对近期临床实践中进行更多干预性治疗的试验中也得出了一些不确定的结论。在一项早产儿神经系统发育结果与他们峰值胆红素水平之间相关性的研究不能显示任何与脑瘫或早期发育迟缓病因的关系[32]。然而，249例早产儿中只有3例测得血清胆红素水平大于250μmol/l。大型的儿童健康与人类发展国家研究中心（NICHHD）进行的光疗试验不能显示足月儿与早产儿在最高血清胆红素水平和神经系统发育结果之间的关系[79]。然而，换血治疗的临界值标准意味着血清胆红素保持在相对较低的水平。Van de Bor等报道了新生儿期间最高血清总胆红素水平和在2岁时脑瘫之间的关系[95]，但是神经学上的印象不是核黄疸的特征，而且与听力损害之间也没有相关性。到5岁时，峰值胆红素水平与神经功能缺损之间的相关性在同一个研究人群中不再明显[94]。

胆红素毒性的标志物

由于总血清胆红素水平和相反的神经学结果之间的不精确关系，便出现了寻找更能确定胆红素毒性精确标志的研究。已提出测量游离胆红素水平、胆红素结合能力和脑干听觉诱发反应[25]。这些标志可证实研究环境中的数值，但是一般的它们并不总是能够测量到，或者说实际可行的，尤其在紧急情况之下。虽然游离胆红素测定对黄疸婴儿代表了一种更科学严格的方法，但是内科医师传统上关注于血清总胆红素作为治疗临界值的判断依据。在28～32孕周的婴儿中，异常听觉脑干反应与峰值胆红素水平的相关性，而不是与中度黄疸范围内的总胆红素值之间的相关性已经得到证实[5]。

比游离胆红素测定更易得到的是胆红素/白蛋白比值，它可作为游离胆红素水平的间接指标。它也显示与异常听觉脑干反应相关，然而总胆红素水平无此相关性[5]。根据未结合胆红素水平的测定，Ahlfors[1]提出换血治疗临界值胆红素/白蛋白比值，在健康足月新生儿为0.8，在患病足月婴儿为0.72，在体重＜1250g患病早产儿为0.4。虽然这个比值还没有在临床上被广泛接受，但是它也有助于提醒内科医师做出关于处于临界水平的患儿是否进行换血治疗的决定。（注意：当计算胆红素/白蛋白比值时，如有必要将单位为g/L的血清白蛋白浓度值转变成μmol/L，应该乘以系数15.5）。

婴儿黄疸的临床诊断方法

视觉检查

在血清胆红素水平为80～90μmol/L时，临床黄疸变得明显，在大部分新生儿出生后的第一周内都可以看到。在黑人婴儿中皮肤的显著黄疸可能被忽略，所以检查巩膜和牙龈可能更为有用。视觉评估在人工照明光线下也是不可靠的，一旦开始进行光疗，视觉评估便毫无意义。如有疑问，就应检测胆红素水平。

在出生24小时内出现黄疸的新生儿以及所有发现黄疸的早产儿，无需考虑他们出生后的时间，都应检测血清胆红素水平。另外对健康足月婴儿，没有已知的高危因素，却在出生后第2天开始出现黄疸，在估计其是否需要检查时应该进行临床判断。从头到脚进行性出现皮肤黄疸，且长时间存在时[50]，可通过经皮胆红素检测仪确认。关于当足月婴儿从第2天开始正规检测血清胆红素水平时，Kramer[50]描述的黄疸皮肤区域可用于常规指导。从Kramer的观察中可知，局限于头颈部的黄疸其胆红素平均值为100μmol/L，变化范围为70～130μmol/L。如果皮肤黄疸到达部位超过了肘和膝，但是没有到达手和脚时，发现其胆红素平均值为250μmol/L(变化范围为190～310μmol/L)。手和脚的皮肤黄疸需要正式的血清胆红素测定，估计胆红素值将>300 μmol/L。

经皮胆红素检测仪

经皮胆红素检测仪可用于筛查健康足月儿和接近足月的新生儿，假若已经确立一个安全临界值（例如，总胆红素水平>300 μmol/L，或停止光疗时的数值<50μmol/L）。超过这个数值时，会检测血液标本中的血清胆红素水平。Bertini和Rubaltelli[8]做了一个可用仪器类型以及它们使用特点的近期回顾。在与“黄色”相反的皮肤上检测胆红素水平的设备，它不会与不同种族皮肤色素沉着相混淆，在临床试验的条件下似乎可以很好地检测胆红素水平[76]。在减少需要有创检测血清胆红素水平的方面，以及在有助于处理其他健康黄疸足月儿和接近足月儿时，无论在医院还是在家中，经皮黄疸检测仪最终证实是有效的。光疗，通过它对皮肤的漂白作用，无需使用经皮胆红素检测仪在灯光下监测治疗进展[89]。

病理性黄疸的鉴别

每一个黄疸婴儿都必须进行临床评估，以鉴别基础病理以及评估产生胆红素脑病的潜在风险。必须回顾家族史、母孕史和出生史，并检查婴儿。适当的早期检查目的在于鉴别可治疗的疾病状态，如同种免疫、感染、甲状腺功能低下、胆道闭锁和半乳糖血症。提示黄疸病理性原因的临床特征，以及即刻进行的进一步检查列在表29.2中。许多未结合高胆红素血症更为常见的已知病因列在了表29.3中。在其他方面健康的新生儿血清未结合胆红素水平超过300μmol/L时，可能反映出进展性的病理性黄疸，但是这是一个排除性的诊断，仍将需要监测峰值胆红素水平。除非有诊断性的要点指向更为罕见的新生儿黄疸的病因，逐步排除的检查应该将目标定为首先鉴别更常见的病因（表29.4）。

早发性黄疸

在出生后最初24小时内出现的黄疸，可能是同种免疫或其他引起显著溶血的原因造成的。没有发生溶血时，应该考虑到可能是少见的Crigler-Najjar综合征。

表29.2 提示新生儿黄疸病理性原因的临床特征
在出生后最初24小时内出现的黄疸
患病新生儿出现的黄疸
总血清胆红素水平：
在出生第2天>250 μmol/L
第2天以后>300 μmol/L
快速升高的血清胆红素>100 μmol/l/24h
迟发性黄疸：
足月新生儿>14天
早产儿>21天
结合血清胆红素>25 μmol/L
大便灰白或无胆汁，深色尿液

表29.3 新生儿未结合胆红素黄疸的病因

溶血
同种免疫
Rh 血型
ABO 血型
次要的血型
其他
球形细胞增多症 *
G6PD 缺乏
丙酮酸激酶缺乏 †
败血症 ‡
弥漫性血管内凝血
α–地中海贫血
红细胞增多症
小于胎龄儿
双胎间输血
脐带钳夹推迟
母婴输血
有糖尿病母亲的婴儿
淤血
挫伤，如头颅血肿
肺出血
颅内出血
腹腔内出血
肝肠循环增加
幽门狭窄
肠梗阻
吞咽血液
内分泌/代谢
甲状腺功能低下
垂体功能减退症 ‡
肾上腺功能减退 ‡
葡萄糖醛酸基转移酶缺乏
半乳糖血症 ‡
酪氨酸血症 ‡
高甲硫氨酸血症 ‡

* 和其他红细胞形态异常。

† 和其他红细胞酶缺乏。

‡ 经常与结合胆红素黄疸共存。

必须进行的急诊检查（见表 29.4）应该检查母亲 Rh 状态和血型。已知母亲血型为 Rh 阴性的新生儿可能要将脐带血或出生后抽血送直接抗球蛋白试验（DAT）检查。对所有母亲血型为 O 型的新生儿有产生更为常见的 ABO 血型不相容的可能，建议同样地进行直接抗球蛋白试验的检查。尽管 ABO 血型不相容情况占了总怀孕数的 10%～15%，但是导致显著溶血的比率较小。DAT 的阳性发现不是重症黄疸的预兆。在发生 ABO 血型不相容的新生儿人群中，第 6 小时血清胆红素检测现已显示有助于预测显著的高胆红素血症（如果≥68μmol/L）和重度 ABO 溶血性疾病（如果≥102μmol/L）[77]。

表29.4 新生儿黄疸要做的检查

早发性黄疸
血型和直接抗球蛋白试验（DCT）
血细胞比容和 FBC
血涂片和网织红细胞计数
如有指征筛查感染
先天性感染的血清学检查
尿液巨细胞病毒（CMV）培养
大便病毒学检查
G6PD 筛查
红细胞酶谱
迟发性黄疸
血清总胆红素和结合胆红素
甲状腺功能测试
尿液培养
检查尿糖和还原物质
肝功能测试
α_1–抗胰蛋白酶检测和显型
囊性纤维化 DNA 筛查
免疫反应性胰蛋白酶
血浆氢化可的松水平
血氨筛查

其他血型不相容通常可从母孕史中获知。Kell 血型不相容可导致新生儿重度溶血性疾病，而 Duffy、Kidd 和其他罕见血型系统引起的溶血并不严重。3 天以后网织红细胞计数大于 6%提示存在一个溶血性疾病，但是网织红细胞计数和血涂片检查对诊断新生儿溶血性疾病的敏感性和特异性较低（Newman 和 Esterling，1994）。排出增多的一氧化碳作为胆红素产生速率的有用指标，在血红素分解代谢过程中与胆红素等量产生。自动潮气末一氧化碳分析仪已经用作显著性溶血的早期预警设备[87]，但是这种技术至今还没有从实

验室研究转变为广泛的临床应用。

未结合胆红素性黄疸的鉴别诊断

必须检查母亲的病史记录有无梅毒和肝炎血清学资料，以及任何提示有先天性感染的病史资料。从家族史中可能得到提示有特异性红细胞形态学异常（如球形红细胞增多症），或者先天的代谢性疾病（如半乳糖血症或 Crigler-Najjar 综合征Ⅰ型和Ⅱ型）。在生命第1周出现的与半乳糖血症相关的黄疸好像主要是未结合胆红素性黄疸。诊断指征例如肝大、喂养困难和呕吐，应该立即早期筛查半乳糖血症和尿液分析非葡萄糖还原物质（Clinitest 尿糖试验）。在出生后的最初几周尿液分析可能会提供假阴性和假阳性的结果。半乳糖血症的确诊是通过检测红细胞半乳糖 -1- 磷酸尿嘧啶核苷转移酶的活性获得的。

Crigler-Najjar 综合征特征性地出现在出生后的最初几天，伴有快速进展的非溶血性高未结合胆红素血症。Crigler-Najjar 综合征Ⅰ型是由于肝细胞内 UDPGT 的完全缺乏造成的，是常染色体隐性遗传性疾病。受累患儿在新生儿期间经常需要换血治疗，在儿童早期需要夜间光疗。最终的治疗包括肝脏移植。Crigler-Najjar 综合征Ⅱ型患儿有部分 UDPGT 的活性，较少出现严重的情况。通常认为它是常染色体显性遗传伴差异性表达，用 UDPGT 诱导剂例如镇静安眠剂（苯巴比妥）能充分地控制血清胆红素水平。

需要考虑的是，尤其是男性，如其父母亲来自地中海、亚洲和非洲，G6PD 缺乏的可能性会增加。这种有疾病高发危险的人群适合进行 G6PD 缺乏的脐带血筛查。应该记住 G6PD 水平在高网织红细胞计数情况下会出现假性升高。直到出生后 3～5 天时受累婴儿才可能会出现显著的黄疸。不同严重程度的黄疸可能反映出所涉及同工酶缺乏的不同。这也提示了有 G6PD 缺乏的新生儿显著的黄疸可能是由于一种相关的胆红素结合的部分缺陷所造成的[43]。这使得保持潮气末一氧化碳检测恒定，不能适当地显示出这些新生儿的早期溶血[84]。过了新生儿期以后，受累新生儿处于由一些常用药物所引发的溶血危险中。应该给父母亲和家庭成员一份需避免使用的药物名单（见表 30.6）。

怀孕期间的详细情况和出生时窒息情况以及外伤，可能会解释升高或晚期的黄疸。应该注意喂养的方式和效果，评估婴儿的水合状态和出生后的体重增长趋势。新生儿的体格检查应该能证实孕龄和鉴别生长延迟。根据感染的体征，应该仔细寻找红细胞增多症、贫血、水肿、紫癜和直接的挫伤。

应该采用低临界值进行全部的感染筛查。常见的血型不相容并发感染的考虑不应该被延误。然而，对其他一般情况良好的高胆红素血症新生儿，并不常规需要进行全部的感染筛查。报道了超过 300 个新生儿重新入院检测平均峰值血清胆红素水平为 316μmol/L（范围为 217～498μmol/L），没有证实发生细菌性败血症[61]。然而，未结合高胆红素血症对光疗无效，应该警示内科医师有感染的可能[53]。结合胆红素的比例升高也可提示存在感染。

晚期黄疸

足月儿出生后超过 2 周和早产儿出生后超过 3 周发生肉眼可察觉的黄疸归类为“晚期黄疸”。大部分表现为晚期黄疸的足月儿有一个未结合高胆红素血症，将给予哺乳。在病史或临床检查中，未发现有任何提示病理原因的特征（尤其是尿液和大便颜色正常，婴儿茁壮成长），在 3 周龄时可安全地进行筛查。在这个阶段，适当进行以下初始阶段的检查。

- 血清总胆红素和结合胆红素；
- 全血计数；
- 如果怀疑溶血则进行血涂片检查；
- 如果脚跟取血检查 TSH 的结果未知，则进行甲状腺功能检查；
- 尿糖分析 (Clinitest 法)；
- 尿液分析感染的依据。

根据这种初始筛查的结果提示进行进一步的检查（见表 29.4 和第 29 章第 2 部分）。当怀疑有特异性的病理原因，例如在胆道闭锁的病例中，需要更为紧急和更为直接的办法进行特异性检查。

新生儿胆汁郁积（结合性黄疸）

结合性高胆红素血症的定义各不相同。血清结合胆红素水平超过 25 或 30μmol/L是通常所接受的取舍点；另外一个指标是血清总胆红素值上调 10%。灰白或无胆汁的大便以及深色胆汁颜色的尿液是确定结合性黄疸的临床指标，但是两者都不可能出现在许多肝脏疾病状态的第一周，包括胆道闭锁。早期检查尿液中缺乏胆红素也可能是假阴性，因为肾脏对结合胆红素的阈值可能只可达到 40μmol/L。

任何相关的凝血异常诊断和它的治疗在有结合性黄疸的新生儿中都需紧急处理。一些情况表现为未结合胆红素和结合胆红素共同升高的混合型。注意到在这些患儿中间有宫内感染、细菌性败血症、半乳糖血症、氨基酸血症和先天性垂体功能减退症。结合性高胆红素血症病因中有一些在表 29.5 中列出，初始的检查列在表 29.4 中。

如果怀疑是梗阻性的原因，则需要进行肝脏超声和肝胆扫描检查。超声检查中发现存在胆囊并不能排除胆道闭锁的诊断。不能夸大胆道闭锁早期诊断及即时推荐到专门研究儿童期肝脏疾病的内科和外科治疗中心的重要性。McKiernan[59]已经提供的近期对新生儿胆汁郁积以及结合性高胆红素血症的检查和处理的实践方法在第 29 章第 2 部分做进一步详细阐述。

表29.5 新生儿结合性黄疸的病因

表29.5 新生儿结合性黄疸的病因
长时间胃肠外营养
特发性新生儿胆汁郁积
围生期的窒息
重度溶血，如幼红血细胞增多病
细菌性败血症
宫内感染
弓形虫病
风疹
巨细胞病毒
单纯疱疹
柯萨奇病毒和其他病毒
胆道闭锁
胆总管囊肿
自发性胆道穿孔
肝内胆道发育不全（Alagille）
α_1-抗胰蛋白酶缺乏
囊性纤维化
进展性家族性肝内胆汁郁积
浓缩胆汁栓综合征
半乳糖血症
酪氨酸血症

黄疸新生儿的临床处理

胆红素的有创检查

胆红素的实验室检查以决定总胆红素和直接胆红素水平不是一个简单的检测办法。由于标准溶液引起的实验室间误差已经令人不安了，但是，最近通过应用商业化试剂和自动化检测方法后胆红素检测的精确性已经得到了改善。

出于实际应用的目的，应用直接光谱测定法的胆红素检测仪已经在许多新生儿病房中得到了应用，它可以提供快速的总血清胆红素评价。应该记住这种仪器反映出的是所有种类胆红素的总数值——结合胆红素和未结合胆红素，包括感光异构体。胆红素检测仪的不准确使用和维护不良可产生显著的误差。操作者没有注意到血清样本有非常高的血脂，或者来自毛细管以外，或者试管是污染的，将产生误导性的结果。仪器校准和注意进行定期的质量控制对提供基线漂移的早期警示是必需的。使用的胆红素检测仪应该精确到±30μmol/L以内，或者理想情况下±20μmol/L以内，应该知道直接光谱测定法的局限性。一些设备在胆红素值大于 450μmol/L时非常不精确，对胆红素值>500μmol/L时显示出“平坦”的曲线而很少有增加的反应。习惯上换血治疗前应采用实验室检查来证实总血清胆红素值，但是如果这种检查不容易提供，换血治疗也不应该被延迟。

治疗

未结合性黄疸治疗的不同方式显示在表 29.6 中。两个已经确立的治疗方法是光疗和换血治疗。许多药物治疗现在显示可改善新生儿黄疸，但是还没有进入到常规的临床实践中。重要的是任何新生儿黄疸进行治疗时都必须充分检查黄疸的病因。如果未结合性高胆红素血症超过治疗临界值，但是低于那些需要立即进行换血治疗的水平，通常大多数需要用光疗来控制。对充分的光疗缺乏反应可能提示有显著的潜在性溶血，需要进行换血治疗。新生儿总血清胆红素水平接近或已经达到/超过换血治疗的临界值时，应该进行紧急的血液交叉配型。这是一种新生儿急诊，应该建立局部换血服务的快速反应机制。

光疗

通过观察户外护理的未成熟新生儿太阳光对其血清胆红素水平的作用，Cremer 等最先使用了“照明机器摇篮”[15]。光疗被全世界临床上接受花了 10 年时间，其作用方式开始区分开又花了 12 年时间[57]。光疗本身没有影响接受光疗患儿的神经系统发育结果或感知性能[78,83]，但是它是一种方便且安全地降低血清胆红素方法。更重要的是，光疗减少了对更危险的治疗方法——换血治疗的需要。对早产儿生理性黄疸进行良好的光疗，使得需要换血治疗的情况变得罕见。

光疗也遇到了过度使用的情况。许多婴幼儿是无需“置于光线下”进行光疗的，或者是治疗了过长的时间。极低出生体重儿从出生后“预防性”应用光疗的流行，已经显示出既不能减低峰值胆红素水平，也不能缩短他们黄疸的持续时间[16]。当血清胆红素大于 80μmol/L而色素进入皮肤时，光疗仅似乎有效[88]。类似的，一个小型的随机化研究中，有生理性黄疸的足月新生儿在临界值为 250 或者 320μmol/L时接受光疗，不能显示两组在峰值血清胆红素水平之间有任何显著的区别[52]。

光疗最大的作用是在它使用的最初 24～48 小时。可以预期，没有溶血时，光疗在它初始阶段可减少 25%～50%的血清胆红素水平。研究提示从胆汁中构形光异构体重新组成的胆红素-ZZ 的肝肠循环，导致继发的反应衰退。即使血清胆红素水平没有影响，在开始光疗的大约数小时内会有 1/5 的循环胆红素以一种构形光异构体的形式得到解毒[24]。

表29.6 未结合性黄疸：治疗模式
光疗
交叉换血
药物治疗
血红素加氧酶竞争性抑制剂
抑制同种免疫性溶血
肝脏结合的诱导
胆红素肝肠循环的抑制

光疗有一个良好的声誉，但不是没有副作用。通常遇到的有：

- 腹泻；
- 经皮肤水分丧失增加；
- 体温波动；
- 红斑皮疹；
- 皮肤变成褐色；
- 青铜色婴儿综合征。

与光疗相关的腹泻被认为是由于肠道内光异构体的刺激作用所致。这种情况与经皮肤非显性水分丧失增加一样需要注意体液平衡。这些情况下经常使用补充额外液体的一般性处理，但是建议进行液体需求的个体化评估，尤其在早产儿或患病婴儿。由于表面暴露可发生受凉的风险以及在标准的光疗灯下可发生过热，密切观察体温变化也是重要的。护理应该包括定期监测婴儿的体温，记录大便的频率和尿量，以及每天的体重测定。受到光疗灯照射的婴儿双眼应该给予护罩以避免潜在的视网膜损害[65]。在人造环境内光诱导的 DNA 损害迹象，尤其是存在胆红素时[75]，从新生儿的临床经验或者从 Crigler-Najjar 综合征儿童的长期光疗中，还没有反映出存在皮肤损害。青铜色婴儿综合征是由于胆汁郁积性黄疸和光疗之间的相互作用所致[72]。褐色色素可产生婴儿皮肤（胆褐素）染色，在光疗后延迟数周便消退。

近来出现的经一个身体衬垫或外套传递光疗的纤维光学系统，使得光疗的应用更为广泛。这些设备在健康足月新生儿没有使用眼罩以及身边没有母亲护理时可获得更大的接受程度。试验显示纤维光学系统光疗在早产儿可获得跟传统光疗一样的疗效，但是在足月儿疗效不如传统光疗[65]。新一代的光疗设备发展成使用多个发光二极管（LED）的技术。这些新设备有不发出红外线或紫外线辐射的优点，因此使用时能更贴近婴儿的皮肤以取得最大的效能而不会有烧伤的风险[81]。

光疗的理想使用

光疗的效能取决于剂量、所用光线的波长和婴儿表面区域所涉及光疗的面积。所给光疗的剂量是以分光照度[$\mu W/(cm^2\cdot nm)$]的名词表示。在光疗的作用模式被较好地认识以前，据认为是在蓝光范围内分光照度为 $4\mu W/(cm^2\cdot nm)$ 时呈剂量-反应性饱和关系。这对构形异构体胆红素-Z，E是正确的。然而，最重要的光异构体产物——光红素异构体，有一种剂量-反应性关系，直到分光照度到达25～30μW/(cm²·nm)时才会获得饱和[24]。大多数通过将光源处于距离婴儿最小的推荐安全距离时容易实现光疗剂量的增加。

早期用于光疗的光线设计成发射波长在450nm左右的蓝光，以保持胆红素对此的最大吸收。医护人员难以耐受单纯的蓝色光，因为其会掩饰婴儿的发绀。广谱的白色光和蓝色光联合后可更大提高接受程度。理论上有理由相信为何在高照度时传递的绿色光可能是最为有效的选择。相对于蓝色光，绿色光优先支持光红素——主要排泄的光异构体——的形成，其更长的波长能提高皮肤的穿透能力[23,24]。通过使用一个以上的光疗灯，或者通过联合传统光疗灯和纤维光学系统光疗，也能提高治疗的效能。在重度黄疸的病例中，尤其是等待血液用于紧急换血治疗的情况下，可采用两个或者多个光疗灯应用于更大面积的身体表面区域。在非重度黄疸时，使用间歇性光疗可能是安全的。父母亲在将他们的婴儿离开光疗光线进行喂养和拥抱时应该放心，他们不会影响治疗。事实上随着光异构体的去除，胆红素需要3个小时才会重新回到皮肤，这促使间歇性光疗法建立在每4小时中有1小时暴露于光线下。据称这样的方法与持续的光疗同样有效，是建立在中度生理性黄疸的基础上[51]。黄疸水平处于换血治疗临界值水平的50μmol/L以内时，应该进行持续性光疗。

药理学药剂

应用合成的金属卟啉通过竞争性抑制血红素加氧酶来减少胆红素生成已经得到显著的发展[101]。锡原卟啉已经用于改善ABO同种免疫患儿高胆红素血症的病程[45]。同样，锡原卟啉已经显示可代替有生理性黄疸的足月儿和接近足月新生儿对光疗的需要[44]，并显著减少早产儿对光疗的需求[93]。在显著的生理性黄疸中，例如G6PD缺乏的患儿[92]，尤其是在世界上无法进行传统光疗和换血治疗的部分地区，这些药物可以发挥其治疗作用。是否它们会改革我们对新生儿黄疸大多数形式的处理将取决于它们长期的安全性。

另外一种对表现为重症Rh血型和ABO同种免疫的新生儿可能有益的预防性治疗措施是早期给予高剂量的静脉内免疫球蛋白（HDIVIG）。这些情况下应用HDIVIG已经显示出可显著减少换血治疗的需要，缩短光疗的持续时间和住院时间[30]。一旦得出溶血的诊断，在第1天即给予1次剂量为0.5g/kg的IVIG，似乎有效。使用目前的HDIVIG剂量治疗的患儿，更可能因为晚期贫血而需要输注全治疗量的红细胞。一个研究小组提倡在这种情况下使用重组促红细胞生成素[73]。HDIVIG最适宜的治疗剂量以及重复剂量是否有进一步的好处还有待于确定。如果HDIVIG的这种用法获得许可，内科医师可能需要考虑输血传播性疾病的风险以及在他们临床实践中换血治疗的并发症。

肝脏结合的诱导以及能降低胆红素肝肠再循环的药物已有了研究，但目前仍不推荐。这些方法和其他潜在性治疗以及它们的副作用出现在近期的综述中[18]。

换血治疗

进行换血治疗的操作出现在其他章节（第45章）。换血治疗的适应证根据各自基本情况而各不相同。在发生重症宫内溶血的病例中，应早期换血，而不考虑胆红素水平，可能需要纠正贫血和去除激活的红细胞。以前根据脐带血数值的指导原则现在极少应用，就像大多数有重症幼红血细胞增多症的新生儿将接受宫内输血一样。他们最后达到峰值时循环胎儿红细胞比例的Kleihauer试验更能预示需要早期换血治疗。许多这样的婴儿对强烈光疗后进行晚期的全治疗量输血有效。如果尽管进行了双倍的光疗，血清胆红素值还是持续以大于10μmol/(L·h)的速度上升，预计需要换血治疗。同时，将黄疸婴儿的血清胆红素水平保持在正常范围以内似乎是合理的[1]，但是在换血治疗前或治疗过程中给予白蛋白的做法是否有益还没有达成一致意见[18]。

另外对于低风险的血液传播性感染，由于会发生血管意外、心脏并发症和生物化学或者血液学的干扰等，换血治疗可带来发病率和死亡率的高度风险[47]。在患病的未成熟新生儿中这是一种特别常见的病例[38]。据称换血治疗的死亡率通常在0.3%左右。这个数字源自于在经常进行换血治疗的时期内进行的一个管理良好的试验[78]。现在已很少需要进行换血治疗，因此随着实践经验的减少，这个操作可能变得更加危险。

对于那些对足够的光疗仍无效，或者出现晚期黄疸伴胆红素水平超过临界值的婴儿，换血治疗还是必需的。在后者的病例中，当用于换血治疗的血液是否可用还未决定时，婴儿应该放置在多个光疗灯下。也应该注意纠正水电解质或酸碱平衡紊乱，以及治疗任何潜在的感染。出现急性胆红素脑病特征性的症状和体征是进行换血治疗的绝对适应证。

使用光疗和换血治疗的指导原则

有溶血或者Crigler-Najjar综合征的婴儿

根据对重症幼红血细胞增多症的早期经验而采用换血治疗的临界值，以及无论什么时候只要达到换血的临界值，可先采用光疗来预防，胆红素脑病事实上已经得到了根除。两组足月婴儿似乎仍然有胆红素中毒的高度风险，即发生溶血的新生儿以及那些出生时有 Crigler-Najjar 综合征的婴儿。我们谨慎地保持对总血清胆红素水平 20mg/dl（342μmol/L）作为这些患儿进行换血治疗的指标，而光疗适应证设立为200μmol/L。

早产婴儿

以前，在足月儿和早产儿黄疸的治疗临界值之间没有差别。应该承认早产儿有胆红素中毒的更高风险，根据出生体重或者孕龄，相应地按比例增加早期干预。对所有早产儿推荐了一些单次治疗方案[21]，但是在低孕龄婴儿采用一个更大的误差临界值似乎是合理的。患病的低出生体重新生儿更可能已经暴露于许多的危险因素之中，这就增加了对胆红素毒性的灵敏度，如缺氧、酸中毒、高碳酸血症、败血症和低白蛋白血症。相反的争论认为在有中等程度黄疸的早产婴儿中利用胆红素有抗氧化剂的特性可能是有益的[102]。

在早产儿中，根据孕龄和胆红素水平按比例增加干预的例子显示在表 29.7 中。在出生 24 小时以内出现临床黄疸的所有早产儿中，应该着手进行光疗。黄疸原因的检查和是否需要早期换血治疗的评估需要立即考虑。从第 2 天以后，如果血清胆红素值已经达到表 29.7 中显示的数据，则要考虑推荐进行光疗和换血治疗。在美国临床上倾向于对早产婴儿采用出生体重分类来按比例增加治疗临界值，指导原则较少是干预性的。Cashore[12]提供了一个例子，胆红素值转化成μmol/L以后再显示为表 29.8。对这些指导原则作者提供了一个否认的声明，宣称“这些建议的治疗干预水平通过活检发现没有得到确认。”这也提示了“换血治疗是指用于因溶血状态之缘故导致的胆红素快速增加。”根据目前的依据，对黄疸的早产儿人群要求放宽这样一个治疗的任何进一步呼吁[100]都应该被抵制[37]。

足月婴儿

在过去的 10～15 年，英国大多数关心健康黄疸新生儿的儿科医师已经成为自愿参与者，小心地放宽光疗的临界值，从 250μmol/L放松到 300～350μmol/L，换血治疗的临界值从 340μmol/L 放宽到 400～450μmol/L。在临床上这种漂移可以进一步放宽多少而不至于将这些婴儿置于胆红素毒性的高度风险之下？Newman 和 Maisels[70]对该话题进行了广泛的回顾，提出了足月婴儿新的治疗方案，正如表 29.9 中总结的一般。选择大范围的胆红素值是“打算满足治疗的个体化要求，考虑到偏好和父母以及儿科医师的喜好”。当

表29.7 光疗和换血治疗早产儿的指导原则

孕周数	血清胆红素浓度（μmol/l）		
	光疗	换血治疗	
		患病 *	健康
36 周	250	300	350
32 周	150	250	300
28 周	100	200	250
24 周	80	150	200

*Rh 血型不相容、围生期窒息、缺氧、酸中毒、高碳酸血症。

表 29.8 在极低出生体重儿和低出生体重儿的光疗和换血治疗[12]

体重（g）	总胆红素（μmol/l）	
	开始光疗	考虑换血治疗
500～750	83～135	205～255
750～1000	100～170	＞255
1000～1250	135～170	255～305
1250～1500	170～205	290～340

这样的“偏好”或者“喜好”规定了婴儿的血清胆红素水平可能允许达到500μmol/L时，应该知道支持这些临床实践的安全性依据已经很少了，它超过了425μmol/L的胆红素水平。在已经证实或者怀疑有溶血或者有其他疾病的婴儿中，Newman 和 Maisels[70]保留了更为传统的换血治疗的范围，为300～400 μmol/L之间的胆红素水平。他们建议对于有重度溶血或者患有其他疾病的婴儿使用这个范围的低限，对于可疑的病例使用接近400μmol/L的数值，例如有ABO血型不相容的哺乳婴儿，以及直接抗球蛋白试验阳性但是没有贫血的婴儿。

健康足月婴儿似乎比溶血或者患病的足月儿能耐受更高水平的胆红素，这种情况要求更加放宽其黄疸的治疗时间。然而，值得一提的是，在采用这一描述“健康足月婴儿”时，患儿被假定筛查试验（如G6PD缺乏）可能是阴性。同样，在描述的时候并不知道是否来自于Gilbert综合征或者其他可导致重度高胆红素血症的基因变化[98]。对有黄疸的足月婴儿用“用温和的途径处理”，由Newman 和 Maisels[70]提出，并列入由美国儿科学会小组委员会颁布的一个“实践参数”中[3]。美国儿科学会推荐的健康足月新生儿高胆红素血症的治疗总结显示在表29.10中。

大多数的指导原则依赖于总胆红素水平，但面临是否进行换血治疗的决定，去除结合的成分可能是诱人的（也可能是合理的）。根据以前的病例报道，其他人推荐更为谨慎的办法，不从总胆红素中减去直接胆红素浓度，直到它达到50%[60]。当一个接受光疗的婴儿考虑进行换血治疗时，也应该考虑有1/5的循环胆红素池可能是无毒性的光异构体形式？这种做法可能是危险的，因为这样一个假定的精确性依赖于所提供光疗的持续时间和效能。

表29.9 对足月婴儿Newman和Maisels[70]的治疗方案

治疗	总胆红素水平（μmol/l）	
	没有溶血的健康足月儿	可能溶血或者患病的足月儿
光疗	300～375	225～300
换血治疗	425～500	300～400

总之，治疗的最佳标准是在健康儿和患病儿、足月儿和早产儿根据目前的临床实践，在患儿进行光疗和换血治疗的指导原则上达成一致。当换血治疗的临界值放宽以后，临界值误差减少了。在一个推荐或者一致同意的治疗临界值水平不能进行换血治疗时，如果婴儿继续发展为胆红素脑病和核黄疸，将很难进行保护。

黄疸治疗“用温和的途径处理”的好处

美国儿科学会的“实践参数”有些人认为太宽松，而其他人则认为太紧，但是应用于其他方面健康的足月新生儿以后，在美国的部分地区光疗应用下降超过50%，换血治疗应用下降了87%[82]。输血并发症发生率和死亡率的降低则受到欢迎。估计在美国健康足月新生儿的换血治疗临界值从340μmol/L提高到425μmol/L，因输血并发症的减少每年将拯救接近200个生命[97]。然而，至于胆红素的神经毒性，这种治疗新生儿黄疸的放宽的标准其安全性还没有得到核实。在严格坚持美国儿科学会“实践参数”或者类似指导原则治疗的婴儿人群中还没有核黄疸的病例报道，这个事实可使我们放心一些[69,97]。

表29.10 健康足月新生儿黄疸的处理：美国儿科学会的指导原则，1994

年龄（小时）	总血清胆红素水平（μmol/l）			
	考虑光疗	光疗	如果强烈光疗失败则换血治疗 *	换血治疗和强烈光疗
25～48	≥170	≥260	≥340	≥430
49～72	≥260	≥310	≥430	≥510
>72	≥290	≥340	≥430	≥510

* 强烈光疗不能在4～6小时内降低血清胆红素17～34μmol/l。（摘自 American Academy of Pediatrics Provisional Committee for Quality Improvement and Subcommittee on Hyperbilirubinemia[3]）

为何我们面临核黄疸的再度出现?

一组美国儿科学会的“实践参数”[3]可能没能调查或早期治疗那些在24小时内出院的新生儿，这些患儿在第1天黄疸还未出现或者还没有被识别[22,39,62]。发生在与美国儿科学会“实践参数”有相反背景的核黄疸的其他病例，是没有注意排除标准的结果，例如在生命最初24小时内出现的临床黄疸、早产儿、有溶血证据或者患病的新生儿。有证据表明指导原则进行了“扩展”以应用于孕周为35周及以上[82]的接近足月新生儿的治疗，在足月儿中间没有坚持[6]推荐的光疗临界值时的治疗。美国儿科学会高胆红素血症分委员会已经通过发表重症黄疸和可导致核黄疸的临床危险因素，修订它的“实践参数”[4]。

核黄疸的登记病例

1992年美国建立了对足月儿和接近足月儿“在出生地作为健康出院”的核黄疸登记[39]。核黄疸病例的确定标准和这种登记的部门范围不允许作者获得关于核黄疸全国发生率的信息。然而，Johnson等[39]能够从临床要点，以及从61名因高胆红素血症伴有或不伴有急性核黄疸体征，在生命第1周获得医学干预的婴儿中得出一些重要的经验。除了2个婴儿，所有59个婴儿都是母乳喂养，有2例配方奶喂养婴儿证实是G6PD缺乏。出院的年龄中位数是1.5天（范围为12～72小时)，有18个婴儿在≤1天时出院。这种登记没有包括Rh血型过敏的病例。在61名婴儿中得出的黄疸病因如下：先天的（n=19)，G6PD缺乏（重新住院前未能诊断，n=19)，溶血（n=10)，大面积瘀伤（n=6)，全身感染（n=4)，Crigler-Najjar综合征（n=2）和半乳糖血症（n=1)。

这个工作提供了一个有价值的视角看待在美国核黄疸的一些病因，以及在儿科随访系统中组织上的一些缺陷。出生在1984—2001年之间的婴儿，根据1994年美国儿科学会实践参数的建议，推荐早期出院（≤48小时年龄）的随访安排在2～3天内，仅用于更年幼的病例。作者们推荐一个通用的出院前总血清胆红素测定，绘制一个时间-特异性胆红素列线图[9]，以用于制定合适的随访时间安排。他们也要求国家（美国）注册报告出生<72小时、总血清胆红素≥340μmol/L和>72小时、总血清胆红素>425μmol/L的所有新生儿。

英国儿科监督机构（BPSU）目前在英国和爱尔兰接受在生命第1个月有未结合血清胆红素水平≥510μmol/L的新生儿病例报告（D Manning，个人通讯2003)。目标是确定重症高胆红素血症的发病率、病因和结果。关于临床处理的教训也可能由此研究产生。

目前黄疸治疗中的困难

对健康足月儿黄疸治疗转向一个更加宽松的态度有其潜在风险，同时大部分健康足月新生儿在出生后24～48小时的时候已经回家，这就可能会使一个严重黄疸病例的诊断被推迟。在病史和临床检查方面主张在可能重症黄疸时要保持高度警惕。如果没有这样去做，可导致更多的新生儿因胆红素水平达到或者超过换血水平而重新入院[39,58]。

在不同的国家之间照搬黄疸的处理方案，没有考虑在基础保健组织之间的差异，会有内在的风险。这尤其与社区随访的安排有关。在英国，发现显著的出院后黄疸的责任当然取决于一个基本保健团队：助产士、健康访问者、全科开业医师以及见多识广的父母亲。英国儿科监督机构调查可能告诉我们在英国是否这种早期警示系统有足够的能力。如果它证明不是这样，我们可能需要考虑美国提出的预测检验的类型[9]，使用一种新一代的经皮胆红素监测仪更加客观地进行社区筛查[76]。

有用的资源

www.pickonline/parentsinfo.html

核黄疸新生儿和儿童的双亲资源中心：有用的信息和链接，患儿的视频。

参考文献

1. Ahlfors C E 1994 Criteria for exchange transfusion in jaundiced newborns. Pediatrics 93: 488–494
2. Alonso E M, Whitington P F, Whitington S H et al 1991 Enterohepatic circulation of non-conjugated bilirubin in rats fed with human milk. Journal of Pediatrics 118: 425–430
3. American Academy of Pediatrics Provisional Committee for Quality Improvement and Subcommittee on Hyperbilirubinemia 1994 Practice parameter: management of hyperbilirubinemia in the healthy term newborn. Pediatrics 94: 558–565
4. American Academy of Pediatrics Subcommittee on Hyperbilirubinemia 2001 Neonatal jaundice and kernicterus. Pediatrics 108: 763–765
5. Amin S B, Ahlfors C, Orlando M S et al 2001 Auditory brainstem response and bilirubin binding in premature infants. Pediatrics 107: 664–670
6. Atkinson L R, Escobar G J, Takayama J I, Newman T B 2003 Phototherapy use in jaundiced newborns in a large managed care organization: do clinicians adhere to the guideline? Pediatrics 111(5 Pt 1): e555–e561
7. Bertini G, Dani C, Tronchin M et al 2001 Is breast-feeding really favoring early neonatal jaundice? Pediatrics 107(3): e41
8. Bertini G, Rubaltelli F F 2002 Non-invasive bilirubinometry in neonatal jaundice. Seminars in Neonatology 7: 129–133
9. Bhutani V K, Johnson L, Sivieri E M 1999 Predictive ability of a predischarge hour-specific serum bilirubin for subsequent significant hyperbilirubinaemia in healthy term and near-term newborns. Pediatrics 103: 6–14
10. Brodersen R, Stern L 1990 Deposition of bilirubin acid in the central nervous system: a hypothesis for the development of kernicterus. Acta Paediatrica Scandinavica 79: 12–19
11. Burgess G H, Oh W, Bratlid D et al 1985 The effects of brain blood flow on brain bilirubin deposition in newborn piglets. Pediatric Research 19: 691–696
12. Cashore W J 2000 Bilirubin and jaundice in the micropremie. Clinics in Perinatology 27: 171–179
13. Connolly A M, Volpe J J 1990 Clinical features of bilirubin encephalopathy. Clinics in Perinatology 17: 371–379
14. Crawford J M, Howswer S C, Gollan J L 1988 Formation, hepatic metabolism, and transport of bile pigments: a status report. Seminars in Liver Disease 8: 105–118
15. Cremer R J, Perryman P W, Richards D H 1958 Influence of light on the hyperbilirubinaemia of infants. Lancet i: 1094–1097
16. Curtis-Cohen M, Stahl G E, Costarino A T et al 1985 Randomized trial of prophylactic phototherapy in the infant with very low birth weight. Journal of Pediatrics 107: 121–124
17. De Carvalho M, Hall M, Harvey D 1981 Effects of water supplementation on physiological jaundice in breast-fed babies. Archives of Disease in Childhood 56: 568–569
18. Dennery P A 2002 Pharmacological interventions for the treatment of neonatal jaundice. Seminars in Neonatology 7: 111–119
19. DeVries L S, Lary S, Dubowitz L M S 1985 Relationship of serum bilirubin levels to ototoxicity and deafness in high-risk low birth-weight infants. Pediatrics 76: 351–354
20. DeVries L S, Lary S, Whitelaw A G et al 1987 Relationship of serum bilirubin levels and hearing impairment in newborn infants. Early Human Development 15: 269–277
21. Dodd K L 1993 Neonatal jaundice – a lighter touch. Archives of Disease in Childhood 68: 529–533
22. Ebbesen F 2000 Recurrence of kernicterus in term and near-term infants in Denmark. Acta Paediatrica 89: 1213–1217
23. Ennever J F 1990 Blue light, green light, white light, more light: treatment of neonatal jaundice. Clinics in Perinatology 17: 467–481
24. Ennever J F 1992 Phototherapy for neonatal jaundice. In: Polin R A, Fox W W (eds) Fetal and neonatal physiology. W B Saunders, Philadelphia, pp 1165–1173
25. Funato M, Tamai H, Shimada S et al 1994 Vigintiphobia, unbound bilirubin, and auditory brainstem responses. Pediatrics 93: 50–53
26. Gale R, Seidman D S, Dollberg S et al 1990 Epidemiology of neonatal jaundice in the Jerusalem population. Journal of Pediatric Gastroenterology and Nutrition 10: 82–86
27. Gartner L M 1994 Neonatal jaundice. Pediatrics in Review 15: 422–432
28. Gartner L M 2001 Breastfeeding and jaundice. Journal of Perinatology 21(suppl. 1): S25–S29
29. Gartner L M, Lee K-S, Vaisman S et al 1977 Development of bilirubin transport and metabolism in the newborn rhesus monkey. Journal of Pediatrics 90: 513–531
30. Gottstein R, Cooke R W I 2003 Systematic review of intravenous immunoglobulin in haemolytic disease of the newborn. Archives of Disease in Childhood. Fetal and Neonatal Edition 88: F6–F10
31. Gourley G R 2002 Breast-feeding, neonatal jaundice and kernicterus. Seminars in Neonatology 7: 135–141
32. Graziani L J, Mitchell D G, Kornhauser M et al 1992 Neurodevelopment of preterm infants: neonatal neurosonographic and serum bilirubin studies. Pediatrics 89: 229–234
33. Hanko E, Lindemann R, Hansen T W R 2001 Spectrum of outcome in infants with extreme neonatal jaundice. Acta Paediatrica 90: 782–785
34. Hansen T W R 1995 Kernicterus in a full-term infant: the need for increased vigilance (letter). Pediatrics 95: 798–799
35. Hansen T W R 2001 Bilirubin brain toxicity. Journal of Perinatology 21(suppl. 1): S48–S51
36. Hansen T W R 2002 Kernicterus: an international perspective. Seminars in Neonatology 7: 103–109
37. Ives N K 1992 Kernicterus in preterm infants: lest we forget (to turn on the lights). Pediatrics 90: 757–759
38. Jackson J C 1997 Adverse events associated with exchange transfusion in healthy and ill newborns. Pediatrics 99: E7
39. Johnson L H, Bhutani V K, Brown A K 2002 System-based approach to management of neonatal jaundice and prevention of kernicterus. Journal of Pediatrics 104: 396–403
40. Johnson L H, Brown A K, Bhutani V K 1999 BIND – a clinical score for bilirubin induced neurologic dysfunction in newborns. Pediatrics 104: 746–747
41. Kadakol A, Sappal B S, Ghosh S S et al 2001 Interaction of coding region mutations and the Gilbert-type promoter abnormality of the UGT1A1 gene causes moderate degrees of unconjugated hyperbilirubinaemia and may lead to neonatal kernicterus. Journal of Medical Genetics 38: 244–249
42. Kaplan M 2001 Genetic interactions in the pathogenesis of neonatal hyperbilirubinaemia: Gilbert's syndrome and glucose-6-phosphate dehydrogenase deficiency. Journal of Perinatology 21(suppl. 1): S30–S34
43. Kaplan M, Hammerman C 2002 Glucose-6-phosphate dehydrogense deficiency: a potential source of severe neonatal hyperbilirubinaemia and kernicterus. Seminars in Neonatology 7: 121–128
44. Kappas A, Drummond G S, Henschke C et al 1995 Direct comparison of Sn-mesoporphyrin, an inhibitor of bilirubin production, and phototherapy in controlling hyperbilirubinemia in term and near-term newborns. Pediatrics 95: 468–474
45. Kappas A, Drummond G S, Manola T et al 1988 Sn-protoporphyrin use in the management of hyperbilirubinemia in term newborns with direct Coombs'-positive ABO incompatibility. Pediatrics 81: 485–497
46. Kawade N, Onishi S 1981 The prenatal and postnatal development of UDP-glucuronyl transferase activity toward bilirubin and the effect of premature birth on this activity in the human liver. Biochemical Journal 196: 257–260
47. Keenan W J, Novak K K, Sutherland J M et al 1985 Morbidity and mortality associated with exchange transfusion. Pediatrics 75(suppl): 417–421
48. Knudsen A 1990 The cephalocaudal progression of jaundice in newborns in relation to the transfer of bilirubin from plasma to skin. Early Human Development 22: 23–28
49. Knudsen A, Lebech M 1989 Maternal bilirubin, cord bilirubin and placental function at delivery in the development of neonatal jaundice in mature newborns. Acta Obstetricia et Gynecologica Scandinavica 68: 719–724
50. Kramer L I 1969 Advancement of dermal icterus in the jaundiced newborn. American Journal of Diseases of Children 118: 454–458
51. Lau S P, Fung K P 1984 Serum bilirubin kinetics in intermittent phototherapy of physiological jaundice. Archives of Disease in Childhood 59: 892–894
52. Lewis H M, Campbell R H A, Hambleton G 1982 Abuse of phototherapy for physiological jaundice of newborn infants. Lancet ii: 408–410
53. Linder N, Yatsiv I, Tsur M et al 1988 Unexplained neonatal jaundice as an early diagnostic sign of septicemia in the newborn. Journal of Perinatology 8: 325–327
54. Lucas A, Baker B A 1986 Breast milk jaundice in premature infants. Archives of Disease in Childhood 61: 1063–1067
55. McDonagh A F 1990 Is bilirubin good for you? Clinics in Perinatology 17: 359–369
56. McDonagh A F, Lightner D A 1985 "Like a shrivelled blood orange": bilirubin, jaundice and phototherapy. Pediatrics 75: 443–455
57. McDonagh A F, Palma L A, Lightner D A 1980 Blue light and bilirubin excretion. Science 208: 145–1

58. MacDonald M G 1995 Hidden risks: early discharge and bilirubin toxicity due to glucose-6-phosphate dehydrogenase deficiency. Pediatrics 96: 734–738
59. McKiernan P J 2002 Neonatal cholestasis. Seminars in Neonatology 7: 153–165
60. Maisels M J 1994 Jaundice. In: Avery G B, Fletcher M A, MacDonald M G (eds) Neonatology: pathophysiology and management of the newborn, 4th edition. J B Lippincott, Philadelphia, pp 630–725
61. Maisels M J, Kring E 1992 Risk of sepsis in newborns with severe hyperbilirubinemia. Pediatrics 90: 741–743
62. Maisels M J, Newman T B 1995 Kernicterus occurs in otherwise healthy, breast-fed term newborns. Pediatrics 96: 730–733
63. Maisels M J, Newman T B 2001 Bilirubin and neurological dysfunction – do we need to change what we are doing? Pediatric Research 50: 677–678
64. Marlow E S, Hunt L P, Marlow N 2000 Sensorineural hearing loss and prematurity. Archives of Disease in Childhood. Fetal and Neonatal Edition 82: F141–F144
65. Messner K H, Maisels M J, Leure-DuPree A E 1978 Phototoxicity to the newborn primate retina. Investigative Ophthalmology and Visual Sciences 17: 178–182
66. Mills J F, Tudehope D 2003 Fibreoptic phototherapy for neonatal jaundice (Cochrane Review). The Cochrane Library, Issue 3. Oxford. Available: http://www.update-software.com/abstracts/ab002060.htm
67. Monaghan G, McLellan A, McGeehan A et al 1999 Gilbert's syndrome is a contributory factor in prolonged unconjugated hyperbilirubinaemia of the newborn. Journal of Pediatrics 134: 441–446
68. Newman T B, Easterling M J 1994 Yield of reticulocyte counts and blood smears in term infants. Clinical Pediatrics 33: 71–76
69. Newman T B, Liljestrand P, Escobar G J 2003 Infants with bilirubin levels of 30 mg/dL or more in a large managed care organization. Pediatrics 111: 1303–1311
70. Newman T B, Maisels M J 1992 Evaluation of jaundice in the term newborn: a kinder, gentler approach. Pediatrics 89: 809–818
71. Newman T B, Maisels M J 2000 Less aggressive treatment of neonatal jaundice and reports of kernicterus: lessons about practice guidelines. Pediatrics 105: 242–245
72. Onishi I, Itoh S, Isobe K et al 1982 Mechanism of development of the bronze baby syndrome in neonates treated with phototherapy. Pediatrics 69: 273–276
73. Ovaly F 2003 Late anaemia in Rh haemolytic disease. Archives of Disease in Childhood. Fetal and Neonatal Edition 88: F444
74. Robertson A, Carp W, Brodersen R 1991 Bilirubin displacing effect of drugs used in neonatology. Acta Paediatrica Scandinavica 80: 1119–1127
75. Rosenstein B S, Ducore J M 1984 Enhancement by bilirubin of DNA damage induced in human cells exposed to phototherapy light. Pediatric Research 18: 3–6
76. Rubaltelli F F, Gourley G R, Loskamp N et al 2001 Transcutaneous bilirubin measurement: a multicenter evaluation of a new device. Pediatrics 107: 1264–1271
77. Sarici S U, Yurdakok M, Serdar M A et al 2002 An early (sixth-hour) serum bilirubin measurement is useful in predicting the development of significant hyperbilirubinemia and severe ABO hemolytic disease in a selective high-risk population of newborns with ABO incompatibility. Pediatrics 109: e53
78. Scheidt P C, Bryla D A, Nelson K B et al 1990 Phototherapy for neonatal hyperbilirubinemia: six year follow-up of the NICHD clinical trial. Pediatrics 85: 455–463
79. Scheidt P C, Graubard B I, Nelson K B et al 1991 Intelligence at six years in relation to neonatal bilirubin level: follow-up of the National Institute of Child Health and Human Development Clinical Trial of Phototherapy. Pediatrics 87: 797–805
80. Schneider A P 1986 Breast milk jaundice in the newborn – a real entity. Journal of the American Medical Association 255: 3270–3274
81. Seidman D S, Moise J, Ergaz Z et al 2000 A new blue light-emitting phototherapy device: a prospective randomized controlled study. Journal of Pediatrics 136: 771–774
82. Seidman D S, Paz I, Armon Y et al 2001 The effect of the publication of the "Practice parameter for the management of hyperbilirubinaemia" on treatment of neonatal jaundice. Acta Paediatrica 190: 292–295
83. Seidman D S, Paz I, Stevenson D K et al 1994 Effects of phototherapy for neonatal jaundice on cognitive performance. Journal of Perinatology 14: 23–28
84. Seidman D S, Shiloh M, Stevenson D K et al 1995 Role of hemolysis in neonatal jaundice associated with glucose-6-phosphate dehydrogenase deficiency. Journal of Pediatrics 127: 804–806
85. Seidman D S, Stevenson D K, Zivanit E et al 1995 Hospital readmission due to neonatal hyperbilirubinemia. Pediatrics 96: 726–729
86. Silverman W A, Andersen D H, Blanc W A et al 1956 A difference in mortality rate and incidence of kernicterus among premature infants allotted to two prophylactic antibacterial regimens. Pediatrics 18: 614–625
87. Stevenson D K, Fanaroff A A, Maisels M J et al 2001 Prediction of hyperbilirubinemia in near-term and term infants. Pediatrics 108: 31–39
88. Tan K L 1982 The pattern of bilirubin response to phototherapy for neonatal hyperbilirubinemia. Pediatric Research 16: 670–674
89. Tan K L, Dong F 2003 Transcutaneous bilirubinometry during and after phototherapy. Acta Paediatrica 92: 327–331
90. Tan K L, Skurr B A, Yip Y Y 1992 Phototherapy and the brain-stem auditory evoked response in neonatal hyperbilirubinemia. Journal of Pediatrics 120: 306–308
91. Turkel S B, Miller C A, Guttenberg M E et al 1982 A clinical pathologic reappraisal of kernicterus. Pediatrics 69: 267–272
92. Valaes T, Drummond G S, Kappas A 1998 Control of hyperbilirubinemia in glucose-6-phosphate dehydrogenase-deficient newborns using an inhibitor of bilirubin production, Sn-mesoporphyrin. Pediatrics 101: E1
93. Valaes T, Petmezaki S, Henschke C et al 1994 Control of jaundice in preterm newborns by an inhibitor of bilirubin production: studies with tin mesoporphyrin. Pediatrics 93: 1–11
94. Van de Bor M, Ens-Dokkum M, Schreuder A et al 1992 Hyperbilirubinemia in low birthweight infants and outcome at five years of age. Pediatrics 89: 359–364
95. Van de Bor M, van Zeben-van der Aa T M, Verloove-Vanhorick S P et al 1989 Hyperbilirubinemia in very preterm infants and neurodevelopmental outcome at two years of age: results of a national collaborative survey. Pediatrics 83: 915–920
96. Volpe J J 1995 Neurology of the newborn, 3rd edition. W B Saunders, Philadelphia, pp 490–515
97. Watchko J F 2001 Recurrence of kernicterus in term and near-term infants in Denmark. Acta Paediatrica 90: 1080
98. Watchko J F, Daood M J, Biniwale M 2002 Understanding neonatal hyperbilirubinaemia in the era of genomics. Seminars in Neonatology 7: 143–152
99. Watchko J, Oski F 1983 Bilirubin 20 mg/dL = vigintiphobia. Pediatrics 71: 660–663
100. Watchko J F, Oski F A 1992 Kernicterus in preterm newborns: past, present, and future. Pediatrics 90: 707–715
101. Yao T C, Stevenson D K 1995 Advances in the diagnosis and treatment of neonatal hyperbilirubinemia. Clinics in Perinatology 22: 741–758
102. Yeo K L, Perlman M, Hao Y M P 1998 Outcomes of extremely premature infants related to their peak serum bilirubin concentrations and exposure to phototherapy. Pediatrics 102:1426–1431
103. Yokochi K 1995 Magnetic resonance imaging in children with kernicterus. Acta Paediatrica 84: 937–939

第 2 部分

肝脏疾病

Giorgina Mieli-Vergani, Nedim Hadzic

引言

婴儿期肝脏疾病罕见，但它是一个可导致发病率和死亡率的重要原因。在这个年龄组中更好地意识到肝脏疾病的病因以及它们的表现方式，已经导致了一些可治疗疾病能更加早期诊断，在预后方面有显著的改善，并促进对那些有遗传性疾病病史的家庭进行遗传咨询。

黄疸通常是肝功能障碍的首发体征，但是它的重要性经常被低估，因为在新生儿期经常会发生生理性黄疸（第 29 章第 1 部分）。血清胆红素升高伴结合胆红素成分大于 20%，含有胆汁色素的尿液，即使总胆红素低至 85μmol/L（5mg/dl），也总是呈病理性的。黄疸可归因于肝脏疾病的观点应该促使卫生工作者来评估尿液和大便的颜色，以确定黄疸是否归因于胆汁郁积。婴儿的尿液通常呈淡黄色，甚至经常是无色的。婴儿有深黄色尿液（除非在进行光疗期间），以及任何时候出现不是黄色或者绿色的大便，就应该提示存在有肝脏疾病，必须进行适当的检查。未结合胆红素持续升高，并不能通过溶血或者其他新生儿疾病来解释时，就应该考虑到肝脏的遗传性胆红素代谢疾病的可能性。

婴儿期肝炎综合征

婴儿期肝炎综合征是以临床和实验室检查肝功能障碍为特征，其最为明显的特点是结合性高胆红素血症。在肝脏组织学中，婴儿肝脏通常有炎症的改变，因此命名为肝炎，但是只有极少数病例是真正感染性的肝炎。在大多数病例中，婴儿表现为结合性黄疸，其出现在生理性黄疸以后，尿液变成黑色，大便颜色苍白。少数情况下，婴儿可表现出肝功能障碍的并发症，例如一种出血性素质、低血糖症或者液体潴留。出血性素质通常是由于脂肪吸收不良相关的维生素 K 缺乏所导致，其也可导致婴儿不能茁壮成长。除非给予胃肠外的维生素 K，否则这些婴儿可出现灾难性的出血。婴儿肝大几乎是普遍存在的。有 40%～60%的病例可触及脾大。

婴儿期肝炎综合征最为常见的病因是由于肝内疾病所导致，其中有许多相关的疾病。它可能是由于胆道系统的病变所导致。所有的婴儿需要立即进行检查以鉴别疾病，因为其有特异性的治疗并可防止胆汁郁积的并发症。如果大便中没有黄色或者绿色的色素，就必须要怀疑是完全性的胆汁郁积和胆道闭锁。必须紧急安排到有经验和技术的专业医疗中心以证实诊断，并尽可能早地提供纠治手术[54]。

病理学

四个主要的病理因素导致了这种婴儿期肝炎综合征。

1. 肝细胞性疾病（肝炎）。
2. 在肝门中存在炎症和胆道重复畸形，在一些情况下导致小叶间胆道的缺乏。
3. 肝内主要胆道的疾病，导致硬化性胆管炎。
4. 肝外胆道疾病，最常见的是胆道闭锁。

肝细胞性疾病可能与大范围的感染、遗传、内分泌、血管性因素、中毒、家族性因素、遗传或者染色体疾病有关[57]。这种疾病经常没有相关因素，是病源不明的疾病。感染或者内分泌疾病极少可导致慢性肝病，但是遗传或家族性疾病中至少有 50%的病例会出现慢性肝病。病理分类的 2、3 和 4 类通常与慢性肝病有关，除非证实手术有效（4 类）。有正常血清 γ- 谷氨酰转肽酶（GGT）活性，或者在出现黄疸和肝功能生化检测异常时血清胆固醇浓度正常的婴儿，可能有进展性家族性胆汁郁积或者原发性胆汁酸合成异常的疾病[13,52,87]。所有那些有硬化性胆管炎的婴儿[2,5]，其预后尤其不良。

在急性期对于所有的病理性因素，由肝脏活检所显示的肝内病理主要是胆汁郁积，均伴有不同程度的肝细胞呈巨细胞转变，以及肝门处炎症细胞浸润。在代谢性疾病中，可发现在肝细胞或 Kupffer 细胞中有大脂肪泡或小脂肪泡、糖原或者其他储存物质的异常积聚。大部分胆道疾病的特征是肝门增宽水肿、纤维组织积聚和胆道增生，其最为常见的是胆道闭锁。它可发生于遗传疾病中，例如 α_1- 抗胰蛋白酶缺乏（α_1ATD），可成为慢性肝病的预兆。

临床特征

大多数有肝炎综合征的婴儿可表现为结合性高胆红素血症，通常出现在生命的最初 4 周内。但是偶尔可出现在婴儿 4 个月大的时候。第二常见的表现是自发性出血，通常继发于维生素 K 吸收异常，呈轻度黄疸甚至可以忽略，因为它被父母亲和他们的保健人员误认为是生理性的黄疸。在极少数情况下，婴儿表现为低血糖症和低白蛋白血症。回顾围生期病史记录和过去医疗史，可以透露出的特点提示有宫内感染、暴露于毒素、药物或者静脉内营养、家族性因素、遗传或者代谢疾病或者血缘因素[57]。

临床检查可能显示出有肝大和脾大。有肝内疾病的婴儿可能显示出不能茁壮成长，但是有胆道闭锁的婴儿可典型地出现营养良好，在生命的最初 2 个月内没有慢性肝病的特征。极少数情况下，有具有诊断意义的临床体征（表 29.11）。如果大便呈白色或灰色，就可能有完全性的胆汁郁积，一些疾病如胆道闭锁成为其鉴别诊断。肝功能的标准试验，例如血清胆红素、碱性磷酸酶、天冬氨酸转氨酶、GGT、白蛋白和凝血酶原时间，在四个主要的疾病组中每一个都可能同时出现异常。血清三酰甘油和胆固醇在生命的最初 4 个月内通常是正常的，但是此后可能会升高，尤其是在有胆道发育不良的婴幼儿中。血清 α 甲胎蛋白值升高，尤其在酪氨酸血症的患儿中，α 甲胎蛋白值可超过 5000 ng/ml[57]。

表 29.11　在结合性高胆红素血症具有诊断重要性的临床体征

异常体征	疾病
皮肤病变、紫癜、脉络膜视网膜炎、心肌炎	全身性病毒感染（第 40 章第 2 部分）
白内障	半乳糖血症（第 35 章第 3 部分）或者宫内感染 或者甲状旁腺功能减退症（第 35 章第 2 部分）
多发性先天性畸形	21 三体、13 三体或 18 三体
肝下囊性肿块	胆总管囊肿
腹水和胆汁性疝出物	胆道自发性穿孔
收缩期杂音，异常的面容，角膜后胚胎环	动脉肝脏发育异常综合征（Alagille 综合征）
皮肤血管瘤	肝或胆血管瘤
内脏逆转伴有或者没有多脾	肝外胆道闭锁
视神经发育不良和/或小阴茎	视隔发育不良

处理（表29.12）

入院后首先的处理是鉴别病因和治疗需要紧急治疗的并发症。这些并发症是败血病、尿路感染、弓形虫病、梅毒、疟疾、单纯疱疹和代谢性疾病——半乳糖血症和果糖血症。最为危险的并发症是由维生素 K 吸收不良导致的自发性出血。这样的出血可能是颅内的出血。最初的检查必须包括凝血酶原时间、全血细胞计数、血培养、尿液培养以及尿液分析非葡萄糖还原物质。必须从饮食中去除半乳糖和果糖，直到有证据显示没有原发性的代谢异常[34]。抽取这些血液标本以后，应该进行诊断性的检查例如红细胞上的 α_1- 抗胰蛋白酶（α_1AT）表现型、1- 磷酸半乳糖尿苷酸转移酶活性。如果婴儿已经接受了输血，则父母亲需要检查可能的杂合子状态。

如果怀疑存在败血症，则提示需要进行广谱抗生素治疗。即使败血症已经得到证实，仍然可能有一种严重的潜在性疾病，例如半乳糖血症、噬血细胞性淋巴组织细胞增生症（HLH）、酪氨酸血症 1 型、α_1- 抗胰蛋白酶缺乏和胆道闭锁。在尿液中非葡萄糖还原物质的发现不总是提示为半乳糖血症，因为它们可发生在生命最初 2 周内的正常婴儿中，在各种类型的肝损害中常见[57]。相反，当重症婴儿可能出现喂养不良或者呕吐时，非葡萄糖还原物质的缺乏不能排除半乳糖血

表 29.12 结合性高胆红素血症的检查
在所有病例中的即刻检查
血液和尿液的细菌培养
尿液显微镜检查和还原物质分析
凝血酶原时间
全血细胞计数和网织红细胞计数
血糖、肌酐和尿素氮
血清钠、钾、碳酸氢盐和钙
血型和交叉配型
在具备全部的实验室装备时进行的检查
肝功能生化检查，包括裂解胆红素和 γ-谷氨酰转肽酶
对弓形虫病、利斯特菌、巨细胞病毒、疱疹病毒、风疹病毒、甲型和丙型肝炎、HIV 和梅毒的血清学 IgM/IgG 检查
乙型肝炎表面抗原
α_1-抗胰蛋白酶表型或者基因型
红细胞 1-磷酸半乳糖尿苷酸转移酶
汗液电解质和免疫反应性胰蛋白酶
血清和尿液氨基酸
血清乳酸和丙酮酸
血浆或者尿液中胆汁酸质谱测定法
尿液琥珀酰丙酮和有机酸
直接 Coomb 试验（如果适当的话）
T4、TSH、氢化可的松
有心脏病变的行胸片/心动超声检查
佝偻病患者行手腕 X 线检查
出现腹水：穿刺行细胞学、生化检查+培养
肝脏超声检查以发现局部病变和扩张的胆道
给予苯巴比妥后进行甲基-溴-IDA 扫描（在选择性病例中）
组织学诊断
经皮肝穿刺活检
皮肤活检行成纤维细胞培养和酶谱分析（选择性病例中）
抽吸骨髓行 Niemann-Pick 病检查
腹腔镜探查，术中胆囊造影术

症。如果发现凝血酶原时间延长，应该立即给予维生素 K（1mg 静脉注射），如果出血仍在继续，则需要输注新鲜冰冻血浆或者进行交叉换血治疗。其次的措施是鉴别这些婴儿中哪个需要手术纠正胆道梗阻（表 29.13）。应该进行超声检查以排除胆总管囊肿或者局灶性肝内病变。

在所有的婴儿中，必须要排除这个年龄组中可导致肝损害的感染（表 29.14）、代谢（表 29.15）和内分泌（表 29.16）因素。考虑到感染的因素，必须要提醒已经发现巨细胞病毒（CMV）、风疹和乙型肝炎病毒可发生在所有类型的肝胆疾病中[34]。这些病毒的血清检测阳性不应该排除其他肝损害原因的检查。必须立即进行半乳糖血症、果糖血症和酪氨酸血症的检查，因为在前两种情况下需要用 2-（2-氮-4-三氟-甲基-苯甲酰）-1-3- 环己二酮（NTBC）[47]来进行饮食干预和治疗，在后者需要紧急开始治疗以避免重度恶化。α_1- 抗胰蛋白酶缺乏、囊性纤维化和 Niemann-Pick 病 C 型也需要在所有的婴幼儿中进行筛查，因为这些是相对常见的遗传性疾病，进行产前诊断是可行的。由于 α_1- 抗胰蛋白酶是一个急性期的反应物[78]，在所有的病例中必须通过 α_1- 抗胰蛋白酶（α_1AT）表现型来排除 α_1- 抗胰蛋白酶缺乏，而不是通过 α_1- 抗胰蛋白酶的浓度来排除，因为在存在肝炎或者感染时，α_1- 抗胰蛋白酶可在正常范围以内。在鉴别有完全性胆汁郁积的重症肝炎和肝外胆道闭锁中，这可能是最重要的检查，因为表现型为 PiZZ 的 α_1- 抗胰蛋白酶缺乏（见下文）相关肝病与胆道闭锁有许多临床和病理上的相似之处[22,69]。对于更为罕见的代谢疾病的检查，应该只有在有家族史或者经皮肝活检中有阳性发现时才进行。高胆红素血症和结构性胆道异常的感染、遗传、药物学和中毒原因的发生频度，不但可以依靠这些因素在所研究群体中的流行性来鉴别，而且可以通过转诊模式以及多种检查设施来进行鉴别[57]。

在一个对英国东南部 54 例高结合性胆红素血症持续时间至少 2 周的婴幼儿的研究中发现，先天的肝内疾病更为常见，几乎 3 倍于胆道闭锁，4 倍于 α_1- 抗胰蛋白酶缺乏或者联合发生所有其他特殊类型疾病的相关患儿[22]。根据皇家学院医院，一个三级转诊中心，发生高结合性胆红素血症的相对频度，显示在表 29.17 中。在这个系列中大量的婴儿定义为有病源不明的肝病，然而，现在可诊断为有进展性家族性肝内综合征或者是线粒体的细胞病，其临床、生化和遗传学特征在近年来已经有描述[32,87]。

胆道阻塞的鉴别

最为有用的观察是大便的颜色。因为在大便中胆汁色素具有光敏性，所有排出的大便应该保存在黑色的容器中（例如一个黑色的袋子或器皿），以检查黄色或者绿色的色素；如果色素缺乏，则是完全性的胆汁

表 29.13 外科可纠治的导致胆道梗阻的疾病（见正文）

肝外胆道闭锁
胆总管囊肿
胆道自发性穿孔
十二指肠和低位胆道闭锁
胆石症
血管瘤
外部的压迫
在肝外胆道中的胆汁栓

表 29.14 与结合性高胆红素血症相关的感染（见第 40 章第 2 部分）

巨细胞病毒	EB 病毒
风疹病毒	水痘–带状疱疹病毒
甲型肝炎病毒	鹦鹉热
乙型肝炎病毒	细菌性感染
丙型肝炎病毒	利斯特菌感染
非甲–丙型肝炎病毒	梅毒螺旋体
单纯疱疹病毒 1 和 2	鼠弓形虫
柯萨奇病毒 A9、B	疟疾
埃可病毒 9、11、14、19	结核
腺病毒	HIV
呼肠孤病毒Ⅲ型	

表 29.15 与婴儿肝炎综合征相关的遗传性代谢性疾病（见第35章第3部分）

半乳糖血症
果糖血症
酪氨酸血症
α_1–抗胰蛋白酶缺乏
进展性家族性肝内胆汁郁积
肌软骨性细胞病
囊性纤维化
Niemann–Pick 病 C 型
Gaucher 病（戈谢病）
Wolman 病
Zellweger 综合征（脑–肝–肾综合征）
婴儿多囊病（第 31 章）
噬血细胞性淋巴组织细胞增生病
新生儿铁储存性疾病（围生期血色素沉着病，见下文）
碳水化合物糖蛋白缺乏
一级胆汁酸合成缺乏

表 29.16 与婴儿肝炎综合征相关的内分泌疾病（见第35章第2部分）

垂体功能减退症
尿崩症
肾上腺功能减退症
甲状腺功能减退症
甲状旁腺功能减退症

表29.17 引自伦敦皇家学院医院儿童肝脏科的婴儿结合性高胆红素血症病因的相对发生率

疾病	转诊例数
胆道闭锁	337
特发性肝炎	331
α_1–抗胰蛋白酶缺乏	189
Alagille 综合征	41
胆总管囊肿	34
自发性胆道穿孔	6
其他	94

郁积，必须要排除胆道闭锁的可能（图 29.10）。安排到有鉴别这种疾病经验，并且有成功手术纠治这种疾病声望的专业医疗中心就诊[51,54]。利用 Menghini 技术在局部麻醉下娴熟地进行经皮肝活检，可以在 90%的病例中得出诊断。如果所有的肝门通道显示水肿加重、纤维化和胆道重复畸形，这就强烈提示有主要胆道的疾病，其中最为常见的是胆道闭锁。这种情况也可见于遗传性疾病中，例如 α_1- 抗胰蛋白酶缺乏（PiZZ）、囊性纤维化、Alagille 综合征和与视隔发育不全相关的内分泌疾病。它发生在一些最终成为胆道发育不全的婴儿中，以及有肝内胆道疾病的婴儿中[19,69]。所有这些疾病都能导致完全性的胆汁郁积。如果肝脏组织学或其他检查提示存在遗传性疾病，为了进行随后的酶谱分析（见表 29.15），必须将一些获得的样本快速冻结在–70℃以下。

如果对于大便内是否有色素存在疑问时，一个有用的检查是胆道通畅性的放射性核素显像。只有在肠道内显示有同位素时才有用，因此可以排除胆道闭锁，避免一个不必要的有潜在危险的剖腹探查手术。在肠道内没有分泌同位素时不能等同于胆道闭锁。必须要应用 ^{99m}Tc 标记的亚氨基二乙酸衍生物，如甲基–

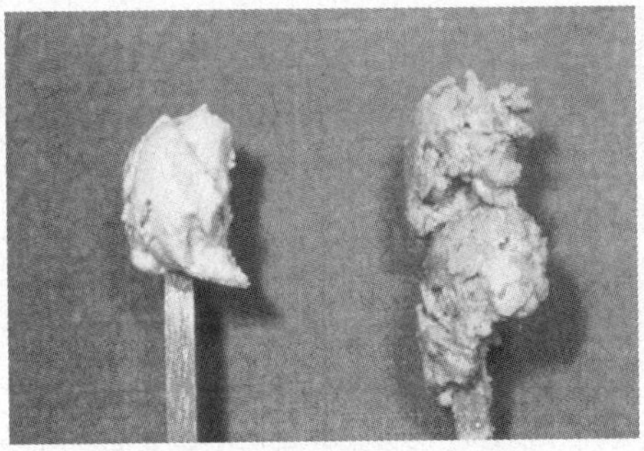

图 29.10 （参见彩图29.10）正常（右侧）大便的外观和提示胆道梗阻的无胆汁性（左侧）婴儿大便的外观。

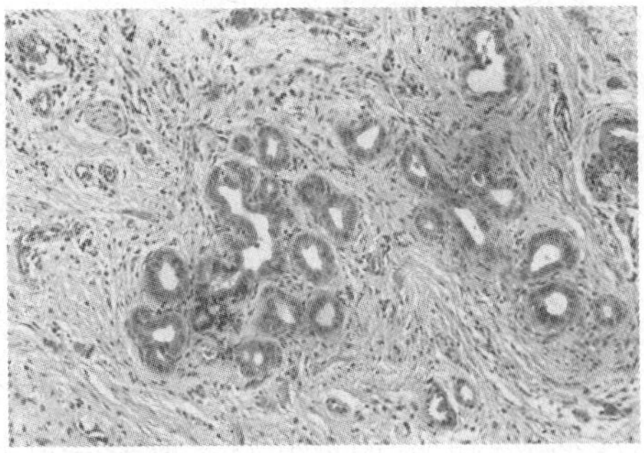

图 29.11 （参见彩图29.11）肝脏组织显示门脉区扩张、胆管增生和胆汁郁积，提示有肝外胆道闭锁（苏木精和伊红 ×150）。

溴 –IDA，具有良好的肝脏摄取和相对较低的肾脏摄取。如果婴儿预先给予苯巴比妥治疗 [5mg/(kg·d)至少持续 3天]，则辨别肝内胆汁郁积的效果将得到提高。静脉内注射 24 小时后可能需要重复摄片以显示肠道内的同位素。静脉注射 10 分钟内通过计算机分析在肝脏和心脏之间的分布，可同样有效地辨别肝内胆汁郁积[25]。即使胆道显示为通畅的情况下，也必须每天观察大便的颜色。如果大便保持无胆色素，应该重复进行肝脏活检，可能需要进一步的检查以鉴别罕见的晚发性胆道闭锁的可能。

如果没有排泄胆汁色素，就出现了真正的困难，活检不能预示存在胆道闭锁，并且已经确定没有遗传性或内分泌疾病可导致完全性的胆汁郁积。在专业医疗中心，内镜逆行性胆管胰管造影术（ERCP）对这些不明确的疾病是一项重要的诊断性工具[91]。除非肝内胆管的充盈能够由 ERCP 进行显示，这些病例应该进行剖腹探查手术。这种操作需要由经验丰富的外科医师来进行，他能正确地评估肝门部的改变，证实其诊断，并能着手进行肝门空肠吻合术[50]。诊断的最终确认来自于对切下的胆道残余组织进行组织学检查，而到了此时已经完成了一个不可逆的手术。即使术中胆管造影认为发育不良的肝外胆道闭锁造成了重度肝内胆汁郁积，也导致了一个没必要的破坏性手术[53]。

手术可纠治的疾病

胆道闭锁

胆道闭锁是最为常见的手术可纠治的婴儿期肝脏疾病，发生率为每 14 000 例活产儿中有 1 例。它是婴儿期独特的疾病，其特征是胆汁排泄的完全阻塞，其病因是肝外胆道树部分或全部发生闭塞或破坏。手术中切下的胆道残余组织的研究、大体标本连续的切片法以及手术和尸检肝脏标本重建，提示胆道闭锁起源于累及以前所形成胆道的硬化性炎症过程（图 29.11）[31]。近来，比较解剖学研究已经提示，至少在一些病例中，胆道闭锁可能是由子宫内的肝门部重塑过程失败造成的，伴有持久性的胎儿胆道缺乏间充质支持。当围生期胆汁流量增加时，胆汁在这些异常的胆道处泄漏，触发了一个剧烈的炎症反应，随之发生胆道树的闭塞[86]。肝外胆道首先受累，而肝内胆道在婴儿期的早期保持通畅，但是随后也累及，变成闭塞而最终消失。肝硬化并发症例如门静脉高压可出现在从 2 月龄开始的任何时候，通常到 2 岁时死亡。

胆道闭锁的病因未明。家族性的病例极其罕见，发生在孪生双胎中的 17 例病例，只有两例是同时受累[80]。在我们医疗中心内我们已经看到好几例双胎妊娠和 1 例三胞胎妊娠，而只有一个婴儿受累。组织相容性白细胞抗原表现型似乎没有起到重要的作用[23]。25%的婴儿在胆道系统以外还有较小或较大的异常，尤其是在膈下脉管系统有极高的异常发生率。有脾畸形的儿童，包括多脾和无脾，伴有或不伴有偏向一侧的缺陷（完全或部分的内脏异位），可表现为一种独立的病原学亚型——胆道闭锁脾畸形（BASM）综合征[18]。它也提示了不稳定的血液供应到胆道树，可能会进一步危及这样的畸形。母亲为糖尿病时与胆道闭锁脾畸形综合征相关的发生率增高[18]。另外提示的病原学因素是进入十二指肠的胰腺和胆道具有一个长的共同管道，提示胰液可能反流到胆道系统，导致黏膜损害和随之发生炎症反应。已经有许多的迹象表明围生期感染可导致胆道闭锁，但是所有可能的病毒，例如呼肠孤病毒Ⅲ型[88]，感染闭锁的患儿并不多于其他的婴儿[56]。其他研究提示涉及胆道闭锁病因学的病毒包括巨细胞病毒（CMV）[27]和轮状病毒[73]。

在胆道闭锁的诊断中特异性的问题，如同上面所提到的，是在大多数的病例中它起源于一种闭塞性疾病，从已经形成的肝外胆道开始，最终导致肝外胆道的破坏[31]。肝外胆道和肝内胆道在生命的最初几周可能是通畅的，但是以后变成了胆道闭锁。因此，在30%的胆道闭锁婴儿中，在胆汁流动被完全阻塞以前，大便在出生以后的最初几周是有色素的[57]。当成功进行手术的机会很高时[54]，有太多的婴儿看上去状态良好，导致了儿科医师和其他卫生工作者在婴儿早期忽视了对这种疾病的考虑。表现时间越久的胆道闭锁，肝内胆道已发生闭锁和肝门肠吻合手术较少成功的可能性就越大。大便无胆汁的婴儿有必要求助于在解释以上所列诊断性检查和在进行胆道闭锁手术及手术后处理方面有经验的医疗单位进行（表29.18）[51]。

在进行剖腹探查手术时，手术医生必须首先确认胆道缺乏或者闭锁。这并不是一个简单的任务，有肝内疾病和完全性胆汁郁积的婴儿其狭窄但是通畅的胆道已经被有经验的手术医生切除了[53]。在5%～10%的婴儿中，手术者能够鉴别一根通畅的含有胆汁的胆总管，并与肝内胆道相连[50]。在这些婴儿中，经一个长的Roux-en-Y环进行胆–肠吻合术可允许胆汁满意地排泄。然而，在大部分的婴儿中，近端肝总管完全地闭塞或者缺乏，一直到它进入肝脏的部位，在肝门处其由纤维组织所替代。这种组织横断后，在横断组织的纤维化边缘进行肝脏和Roux-en-Y环的空肠端吻合，形成肝门肠吻合手术（Kasai手术）。为了手术有效，肝内胆道到肝门部必须是通畅的[50]。目的在于减少发生胆管炎风险的Kasai手术的改良并没有见到效果，如果后来其变得有必要的话，反而增加了肝移植的风险。在我们病房婴儿术前给予苯巴比妥，开始时剂量为5～7mg/(kg·d)以促进胆汁排泄，术后给予一个维持剂量为45mg/d[18]。如果婴儿再次出现黄疸，则苯巴比妥的剂量可增加到60～90 mg/d。一个有经验的外科医师，可以使在60天日龄以内手术的婴儿中有超过80%达到良好的胆汁排泄伴正常的血清胆红素水平，但是在进行晚期手术的婴儿中只有20%～30%的婴儿能达到此效果[18,54,63]。已有报道如果胆红素下降到正常水平，则15年的生存率为90%[63]，在生命的第4个十年内有一个良好的生活质量。在以后的10年随访中有11%的儿童没有肝脏疾病的临床及生化指标异常[33]。如果胆红素没有下降，则肝硬化进展的速率没有放慢，罕见有生存期超过2年的病例。如果胆汁排泄部分有效，终末期慢性肝病可能会延迟到6～7岁时出现。

表29.18 需要改善胆道闭锁的处理措施

- 所有出生14天以后的黄疸婴儿都应该进行尿液分析和总胆红素以及直接胆红素检测
- 如果出现结合性胆红素升高，婴儿应该到儿科医师处行急诊检查
- 如果大便没有黄色或者绿色色素，则婴儿应该到专业的医疗中心以排除或者治疗胆道闭锁
- "健康婴儿"的诊断应该在4周而不是6周的时候做出，以足够早地鉴别黄疸，以增加获得成功治疗的机会。

一个重要的术后并发症是胆管炎。这是由于大范围的微生物感染所致，术后最初的2年内有超过50%的病例发病[64]。其特征为发热、黄疸复发或者加重、频繁发生的败血病。在静脉内使用抗生素治疗以前必须进行血培养、腹水培养或者肝活检以鉴别病原微生物，如果病原菌已经鉴定出来，则应持续治疗14天。然而，胆管炎的诊断经常不是显而易见的，不明原因的发热可能是其唯一的症状。在进行血培养以及评价肝功能试验、C反应蛋白和全血细胞计数以后，然后根据经验开始使用抗生素。如果发热对抗生素治疗有反应，则持续治疗5天。抗生素停药以后重又发热，则应该行肝脏活检组织学检查和培养。阿莫西林（羟氨苄青霉素）和头孢呋辛是目前我们体外药敏试验未知时的初始选择。对于复发性胆管炎可能提示要进行转换抗生素的长期预防[18]。

在最初手术中几乎所有的病例都出现了门脉高压。在所有存活5年的儿童中有接近50%，甚至连那些胆红素水平正常的儿童中，也出现了食管静脉曲张，但是只有10%～15%的病例出现了胃肠道出血。对于这些疾病，静脉曲张结扎或者注射硬化治疗是治疗的首选。在血清胆红素水平回归正常的儿童中有接近10%的病例，出现了肝内胆管疾病进展，最终发展成胆道硬化的并发症[60]。对于这些患儿，以及那些手术无效的患儿，应该考虑进行肝移植治疗[59]。其1年存活率达到90%[65]，5年存活率超过80%[59]，目前肝移植已经是一

种标准的治疗方法，但它仍然是一项艰难的手术。在围术期和术后期间，受体可能有一个或者一个以上的致命并发症。需要终身的免疫抑制治疗，有机会感染和社区获得性感染的高度风险，需要密切的内科和外科监督。大部分存活者有一个良好的生活质量，可以上学，但是儿童进行肝移植长期的医学和心理学作用还不清楚。甚至随着劈裂式肝移植应用的增多，一个供肝用于两个受体（通常是一个儿童和一个成人），供肝合适的大小和血型，仍然是肝移植的一个主要限制因素。对于Kasai肝肠吻合术没有成功的婴儿，从直系亲属活体中取部分肝脏进行移植，其成活率可达到90%。在移植患儿体重大于10 kg（或者在1岁以后进行手术）以及如果是择期手术时，这些结果将变得更为理想[65]。准确的适应证和时机、术中和术后一些问题的最适宜处理，包括排异反应的控制，仍然是正在进行的评估和研究的课题。虽然肝移植对于终末期肝病是一种重要的治疗模式，但是它在胆道闭锁中的作用是对肝肠吻合术的补充，除非是对于因延误诊断而发展成失代偿性肝硬化的婴儿。

胆总管囊肿

胆总管囊肿是一种胆道的扩张，可能与间歇性胆道梗阻有关。如果不予纠正，胆总管囊肿将导致胆道纤维化的增加，最终发展成肝硬化。在新生儿期间，其表现与新生儿肝炎或者胆道闭锁不易辨别。产前常规的超声检查可得出诊断[72,84]。既然这也可能是胆道闭锁的一种表现形式，产前诊断为胆总管囊肿的儿童应该立即到专门的儿童肝病中心就诊[72]。胆管炎、囊肿破裂、胰腺炎和胆囊结石是胆总管囊肿的重要并发症，其甚至可以发生在婴儿早期，而慢性胆管炎和胆囊壁的肉瘤可能是一种远期的并发症。

超声检查发现一个位于胆道树中囊性无回声的肿块，是诊断为胆总管囊肿的强有力的依据。肝内胆道可能是扩张的，这是由于胆道远端郁积。胆总管囊肿可以通过磁共振胆管胰腺成像来诊断，但是经常需要进行ERCP或者经皮肝穿刺胆管成像术（PTC）（图29.12）。最后的治疗是手术切除胆总管囊肿并经Roux-en-Y环来引流胆汁[36]。经过适当的手术，其远期预后良好[84]。

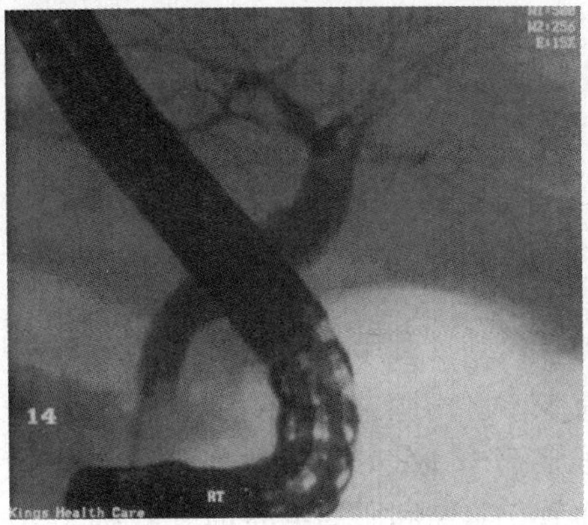

图 29.12 内镜下逆行性胆管胰造影术显示肝外胆道非梗阻地囊性扩张，强烈提示有胆总管囊肿。

自发性胆道穿孔

在胆囊管与肝总管接合部的胆道发生自发性穿孔，其原因不清楚，通常在胆总管的末端发生阻塞。受累的婴儿有轻度的黄疸，体重不增，由于腹水而腹部膨胀，经典地导致发生胆汁染色的腹腔渗出。大便颜色呈白色或者乳酪色，小便黑色。腹腔穿刺术可证实胆汁染色腹腔渗出的存在[37]。

如果手术胆管成像显示造影剂能自由引流到十二指肠，则破裂的胆道可进行缝合，但是更为常见的是必须经Roux-en-Y环建立胆囊–空肠引流。经有效的手术，其预后极好[37]。手术的延迟可能会导致严重的营养不良、腹膜炎和败血症。

混合型情况

在表29.13中所列的仍然需要手术的情况非常罕见，通常或者进行经皮穿刺梗阻部分冲洗，或者进行手术胆管造影摄片，或者进行旁路手术。

幼红血细胞增多症相关的结合性高胆红素血症

这种情况必须与浓缩胆汁综合征，一种病因未明的罕见疾病相鉴别，但是可能是多因素或病因学作用的结果，其中远端胆道被碎片梗阻，这些碎片可以在经皮或者手术胆道造影时冲洗到十二指肠中。这种疾病的诊断可以通过超声成像或者肝脏活检来得出。

没有特异性的治疗措施可用。没有远期的肝脏继发疾病如肝硬化或门脉高压的报道。

小叶间胆道缺乏（肝内胆道发育不良）

这是一种病理学诊断，其中在肝门管道中可见小叶间胆道数量的减少。肝内胆道发育不良可见于许多导致婴幼儿肝炎的疾病中（表 29.19）。如果肝内胆道发育不良并发心血管、骨骼和眼睛异常时，就称之为 Alagille 综合征（小叶间胆道缺乏综合征；肝动脉发育不良）[1]，是一种常染色体显性遗传方式伴差异性表达。估计其发生率为每 100 000 活产儿中有 1 例。它是由于人类在染色体 20p12 上的 *Jagged 1* 基因发生突变所致[17]。然而，在这种基因中的突变也可存在于无症状的个体和其他肝脏疾病中，其中包括胆道闭锁[45]。有一种长期存在的胆汁郁积，可导致黄疸、瘙痒症、高胆固醇血症和黄色瘤。胆汁郁积的严重程度各不相同。轻度的胆汁郁积只会导致瘙痒症。大部分患儿从新生儿时期就有黄疸，在严重的病例中黄疸将持续存在，但是其他病例在儿童时期的晚期或者成年的早期就消退了。其远期的预后还不能确定，但是大约 15%的病例可继续发展成肝硬化，有 5%～10%的病例将死于肝脏疾病[49]。在一系列病例中，有 25%的病例死于心脏疾病、典型的外周肺动脉狭窄或者感染[1]。诊断由典型的脸部表现来支持：深陷的眼睛、轻度的器官距离过远、突出的前额、直挺的鼻子（其轮廓与前额在一个平面）、小而尖的下巴、后胚胎环（裂隙灯下在虹膜和角膜之间可见到残余的胚胎膜），在脊柱放射摄片上可见脊椎弓缺损（图 29.13）。高血清胆固醇支持该诊断。治疗同慢性胆汁郁积，尤其注重于足够的维生素 D、E、K 和 A 供应以及瘙痒症的控制[19]。

表29.19 小叶间胆道缺乏的病因

综合征性	
Alagille 综合征或者动脉肝脏发育异常综合征	
非综合征性	
特发性	
α_1-抗胰蛋白酶缺乏	
6 月龄以后的胆道闭锁	
Zellweger 综合征	
胆汁酸合成受损	
Down 综合征	
宫内感染，如风疹病毒	
获得性	
移植物抗宿主病	
药物	
肝移植以后晚期慢性排异反应	

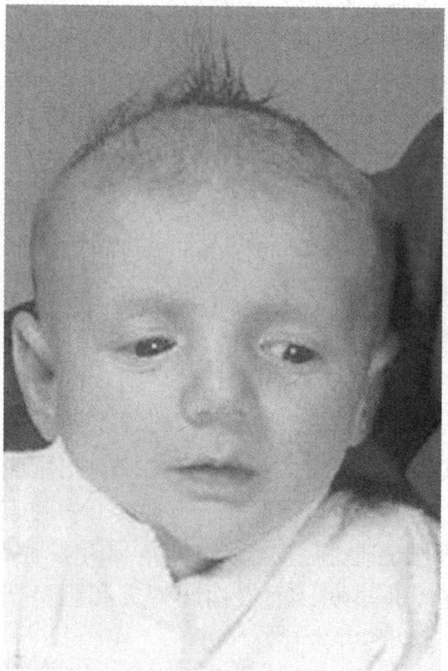

图 29.13 有 Alagille 综合征婴儿的面容。(摘自 Francavilla 和 Mieli-Vergani[30] 的文献。)

与肠外营养相关的肝损害

持续很长时间的静脉内营养，尤其在婴儿期的早期，可导致胆汁郁积和肝细胞损害，如果继续静脉内营养而没有肠内的摄入，可进展成肝硬化。随着早产程度、静脉内喂养的持续时间和出现相关内科和外科的情况，患病率增加。胆汁郁积性黄疸，定义为直接反应胆红素浓度大于 34μmol/L，在 267 例接受静脉内营养的患儿中发生率为 8.6%[67]。这个发生率与怀孕周数成反比，在小于 32 孕周的婴儿中发病率为 13.7%，在 32～36 孕周的婴儿中发生率为 5.3%，而在大于 36 孕周的婴儿中则为 1.4%。在每一个孕龄组中，有胆汁郁积的婴儿进行胃肠外营养持续的时间，要明显长于那些没有这种并发症的婴儿。有胆汁郁积的婴儿倾向于非口服喂养持续更长的时间为 23 天，而无此并发症的为 15 天。败血症、缺氧、休克、输血、腹腔内手术和潜在的肝毒性药物可能会加重肝损害。

病理学上，有一种截然不同的胆汁郁积性肝炎，伴肝细胞内和胆小管内胆汁淤滞，胆汁出现在 Kupffer 细胞内。这些细胞也含有显著的过碘酸 -Schiff（PAS）阳性的色素累积。肝细胞发生水肿，细胞核的数量可能增多。肝小叶结构发生紊乱，肝门束增宽伴炎症细胞浸润，胆管发生增生和纤维化。可在 50%的病例中看到良好的全肝小叶窦状隙或者细胞周围纤维化。如果全静脉内营养不能停止，则将发展成重度的纤维化和肝硬化。急性无结石胆囊炎、胆淤泥和胆石症是常见的并发症。疾病高峰过去以后随访 5～9 个月的肝脏活检，仍然显示轻度的肝细胞性胆汁郁积，肝小叶结构紊乱伴肝细胞气球样变，纤维化增加。

全胃肠外营养（TPN）的肝胆系统并发症的病因还不清楚[70]。静脉应用氨基酸、葡萄糖和蛋白质水解产物，在应用的最初 3 周内能够导致血清碱性磷酸酶浓度上升，高出基础水平。另外，静脉内应用氨基酸可导致高氨基酸血症、代谢性酸中毒或者高氨血症。静脉内脂肪导致脂蛋白 X 浓度的进行性升高。这些异常如何与肝细胞内的代谢紊乱相关目前还不清楚。其他提示可能导致肝功能损害的因素包括缺乏基本的营养、微量元素或者“不均衡”的提供氨基酸。其他假定的病因包括内毒素血症、慢性缺氧、从中心静脉导管过滤的毒素以及因缺少口腔摄入导致对胆汁分泌肠道刺激的缺乏[70]。对药物的过敏反应也必须要考虑到。

肝脏受累的最初临床表现通常是出现结合性高胆红素血症。可能会注意到有肝大。肝功能的生化检测是异常的。在断定这种肝功能异常是由静脉内营养导致的以前，重要的是要考虑在这个年龄组其他导致胆汁郁积的病因。如果单独就是 TPN 所致，黄疸将会在 4～6 周内消退，但是肝功能检测可仍旧异常持续 5 个月，肝活检将持续到 1 年时才发生改变。

TPN 相关的黄疸其预后在有解剖学异常或者肠道功能衰竭（坏死性小肠结肠炎、腹裂畸形、小结肠等等）的儿童中变得更为严重，因为其依赖 TPN 的时间将更长。它们将进展成终末期慢性肝病，需要单独的肝脏移植或者肝脏小肠联合移植[58]。

现在还没有长期随访研究的报道。因此，非常重要的是在接受 TPN 治疗的婴儿中，尤其是在早产儿中密切监测肝功能试验。如果在婴儿期出现结合性高胆红素血症或者其他肝细胞损伤的体征时，应该尽可能缩减静脉内营养的使用。在进行静脉内营养时，应该至少每周进行一次肝功能的检测。胃肠外营养相关的肝功能异常的治疗目的在于使用熊去氧胆酸[UDCA；20～25mg/(kg·d)]或者苯巴比妥[5mg/(kg·d)]来促进胆汁排泄。然而，最有效的治疗是，如果能耐受的话，则再引入全肠道或部分肠道营养。

与α_1-抗胰蛋白酶缺乏相关的肝脏疾病

α_1- 抗胰蛋白酶是在肝中大量合成的一种糖蛋白。在体外以及可能在体内它们是炎症反应的抑制剂。有超过 90 种不同的等位基因，由单个基因所控制，作为蛋白酶抑制剂（Pi）已经被分离、鉴定并且依字母顺序命名出来。主要的类型是 PiM。α_1- 抗胰蛋白酶的等位基因是按照常染色体共显性方式进行遗传，最常见的表现型是 PiMM。肝脏疾病与 PiZZ、Pinulnul 或 PiZnul 变体相关。这些是最常见的单基因缺陷，其发生率在欧洲血统新生儿中为 1:2000～1:7000[69,76]。血浆中缺乏这种糖蛋白更多地是与缺乏从内质网的分泌有关，而不是与缺乏多肽 Z 的合成有关[78]。

与 α_1- 抗胰蛋白酶缺乏相关的临床特征差异很大，有一些患儿没有明显的疾病，有 20%的患儿发展成不同程度的肝脏疾病，还有 60%的患儿发展成肺气肿[29,85]。吸烟与肺气肿的形成密切相关，但是这种肝病的病因仍然没有完全阐明[48,76]。

PiZZ 型 α_1- 抗胰蛋白酶缺乏时肝脏疾病的公认发病机制是突变 α_1- 抗胰蛋白酶蛋白异常的“环片”聚合，导致异常的折叠和不能从肝细胞粗面内质网有效的输出[48,78]。有可能是遗传和环境因素在肝脏疾病发展及其严重程度中起了重要作用。研究提示另外的致病因素包括 HLA DR3、缺乏母乳喂养、男性、趋化作用的缺陷、肝特异性自身免疫反应、补体激活以及在感染的发热期间急性期反应物合成增多[48,76]。

虽然有 α_1- 抗胰蛋白酶缺乏的患儿中超过 50%的患儿有肝功能生化检测异常，超过 30%的患儿在其生命的最初 12 年内肝功能检测仍旧异常，但是只有 10%～15%的患儿会发展成有症状的肝病[85]。在生命的最初4个月内，90%的患儿表现为结合性高胆红素血症伴肝脾大和肝功能生化试验异常。10%的患儿有维生素K吸收障碍导致的严重出血性素质，这是他们疾病中的重要部分，潜在性地导致颅内出血和永久性的神经系统异常，1%～2%的患儿在儿童时期晚期或者成年以后出现肝硬化，但是没有先前婴儿期出现黄疸的病史[69]。肺气肿通常出现在成人的早期。

个别婴儿中，与α_1-抗胰蛋白酶缺乏相关的肝脏疾病的鉴定，对疾病的诊断、遗传和预后原因是非常重要的。这些婴儿根据临床、生化和组织学的依据可认为有肝外胆道闭锁，常遭受不必要的剖腹探查手术的风险。有与α_1-抗胰蛋白酶缺乏相关肝病的婴儿比那些有未知原因肝炎的婴儿，有一个明显更加不良的预后。在英格兰东南部进行的一项流行病学研究中，有7个肝炎的婴儿病例是与α_1-抗胰蛋白酶缺乏相关的[22]。到3岁时，有4个病例死于肝硬化，到10岁时2个随访病例中有1例出现了肝硬化。与此对照的是，此研究中28例有先天性肝炎的患儿只有2例死亡，没有1例在10岁时出现肝硬化。在82例有PiZ表现型和肝病的儿童中，我们的经验是有接近25%的病例到青春期时死于肝硬化，还有25%的患儿组织学证实为肝硬化，25%的病例有持久性的肝病伴可能的肝硬化，25%的患儿显然肝病痊愈，并显示没有临床或者生化指标的异常[69]。

与PiZZ α_1-抗胰蛋白酶缺乏相关的肝脏疾病，其预后与婴儿早期出现的纤维化和严重程度以及急性肝炎持续的时间相关[29]。在个别的婴儿中，肝脏活检对判断预后是最有帮助的指导。在那些死亡或者有持久性肝病的患儿中，在生命的最初6个月内肝门束水肿和纤维化显著增加。不幸的是，对这些肝病形式没有特异性的治疗，除了进行肝脏移植。

有α_1-抗胰蛋白酶缺乏的患儿可能会肾脏受累，有各种不同的肾小球肾病[83]。肾脏受累可能会导致血尿和/或白蛋白尿，导致低白蛋白血症。肾脏并发症的发展增加了肝移植术后处理的困难，特别是严重的高血压。

在怀孕8～10周时进行绒膜绒毛取样确定基因型是可利用的可靠方法。遗传咨询是困难的，因为有各种严重程度不同的临床相关性和预后判断的困难。这样的家庭应该仔细地进行评估，提供产前诊断的选择权。

婴儿期原因不明的（特发性）肝炎

尽管与婴儿期肝炎综合征相关的特异性疾病的数目在不断增加，但是有很高比例的儿童其病因还未确定。这些儿童经常在一个异常怀孕史后出生，有时候有低出生体重。经常地，他们来到医院是因为早产儿并发症或者宫内发育迟缓，随后便发现肝脏疾病的证据。虽然肝脏疾病可能是严重的，但是在这些疾病中的死亡率通常小于15%，远期肝病的发生率小于10%。组织学特征经常是没有特异性的，伴有肝门和肝小叶炎症，肝细胞发生巨细胞变以及不同程度的胆汁郁积。预后不良的指标是重度胆汁郁积以及出现肝硬化，胆管造影术显示硬化性胆管炎[2]，有儿童期肝病的家族史，或者是近亲[5,20]，或者在出现其他提示持久性肝病的肝功能试验异常时而血清GGT是正常的[52]。后者的发现提示或者是原发性的胆汁酸形成异常，其必须立即进行排除，用口服基本的胆汁盐逆转肝脏损害来治疗[12]；或者是由FIC1病[10]导致的进展性家族性肝内胆汁郁积（PFIC）综合征[14]；或者是胆汁盐输出泵（BSEP）缺乏（见下文），其典型的表现为非特异性新生儿肝炎伴正常或者低水平的GGT[82]。在这种情况下重要的是记住早产儿、新生儿和小于6个月的婴儿GGT的正常值高出大年龄儿童和成人的数倍[9]。

进展性家族性肝内胆汁郁积（PFIC）综合征

在过去十年，不同类型的进展性家族性肝内胆汁郁积综合征，表现为与低水平或者正常GGT表型相关的特点[87]。这些常染色体隐性遗传情况可表现在长时间有结合性黄疸的婴儿中。肝内的GGT在正常情况下与胆小管膜和胆管细胞胆道上皮结合。在胆汁郁积的情况下，胆汁酸的洗涤剂效果使得GGT从细胞膜得到了释放。当这种情况合并胆汁排泄不良时，GGT泄漏回到血液循环中，就能发现GGT水平增高。在胆汁中缺乏胆汁酸时，即使有胆汁排泄不良，GGT也不会释放出来，血清GGT水平保持正常。因此，在出现胆汁郁积时，正常的血清GGT水平与低下的胆汁酸水平相关。在没有胆汁酸合成缺陷时，这些患儿通常有较少的胆汁，但是有较高的血清胆汁酸水平。

最初描述有这种表型的患儿是在 Old Order Amish 人中[14]。最初发病的一个家族叫做 Byler，这种疾病便以 Byler 病而广泛闻名。Byler 病，或者是 FIC1 病，表现为 1/3 的患儿有低水平 GGT 的进展性家族性肝内胆汁郁积，定位于 18 号染色体上[10]。这些患儿可表现为不同程度的新生儿肝炎。*FIC1* 基因广泛表达，只是在肝中有相对较低水平的表达。因此，一些有 FIC1 病的患儿有肝外系统的表现。在小肠和胰腺中 FIC1 的表达水平尤其高。FIC1 病的患儿可患有胰腺炎，许多患儿有显著的吸收不良，其不能通过肝脏移植来改善。其中一部分会有异常的汗液测试。

还有 1/3 的低水平 GGT 的进展性家族性肝内胆汁郁积的患儿，有一个单独的因缺乏胆汁盐输出泵（BSEP）导致的胆汁酸转运缺陷。这种情况定位于 2 号染色体上，是由于 *ABCB11* 基因发生突变而造成的[82]。这些患儿大部分表现为在生命的最初几个月内有轻度的新生儿肝炎。随着疾病的发展，到第 1 年底，瘙痒通常成为一个突出的问题。疾病进展的速率各不相同，导致终末期肝病发生在 2～10 岁之间，或者甚至可能更往后。除了肝移植外没有治疗措施显示有效，尤其值得注意的是这些病人似乎不能排泄熊去氧胆酸（UDCA）[39]。然而，用适度剂量的熊去氧胆酸进行治疗，可通过进一步抑制内源性胆汁酸的产生而取得有益的效果。肝脏内基因表达似乎完全被限制了，肝移植证实是一种可治愈的办法。

余下 1/3 的低水平 GGT 的进展性家族性肝内胆汁郁积疾病谱的遗传基础迄今还没有进行分类。

高 GGT 的进展性家族性肝内胆汁郁积形式与 MDR3 缺乏相关，是 *ABCB4* 基因发生突变所致[21]。目前认为 MDR3 基因产物在磷脂酰胆碱（人类胆汁的主要脂质成分）的排泄中起到了关键性作用。磷脂酰胆碱排泄的缺陷可能会导致产生高度除垢剂性质的胆汁，其能够导致显著的组织损伤。的确，有 MDR3 缺陷的患儿有显著的肝门炎症和胆道增生。一些患儿，尤其是那些有一些残留蛋白功能的患儿，显示出对熊去氧胆酸的临床反应，其减少了胆汁的疏水性。从鼠模型得到的初步数据显示移植的肝细胞能够改善表型，提示这种人类的转运缺陷是进行肝细胞移植或者基因治疗的良好适应证。

新生儿血色素沉着病

新生儿血色素沉着病（NH），或者新生儿铁储存疾病，是一种罕见但经常是致命的疾病，其导致宫内死亡或者新生儿时期急性肝衰竭。发病机制还不清楚。它可表现为一种不同病原学的单个表型表达。新生儿血色素沉着病已经在同胞中观察到，这提示了存在常染色体隐性遗传的方式[42]。然而，我们[41]和其他学者[89]已经发现由不同的父亲受孕的新生儿发生新生儿血色素沉着病，提示了母亲因素的特异性作用，可能与线粒体[89]或者与怀孕有关。通常怀孕期伴有羊水过少和/或巨大胎盘。组织学上，这种情况的特征是肝内强烈的铁着色沉积，肝细胞坏死，弥散性肝纤维化伴结节增生。其他器官也有典型的铁超负荷，包括胰腺、心脏、甲状腺和唾液腺，伴有特征性的网状内皮系统减少[43]。血清铁蛋白通常是升高的，但是它的水平不能够区分由血色素沉着病导致的新生儿肝衰竭和其他原因导致的肝衰竭[46]。诊断应该经唇活检中证实，以显示在唾液腺中的可染色铁[43]。

除了对可自发痊愈的罕见病例给予支持治疗以外[15]，这种疾病如果不予治疗，将是致死性的。抗氧化剂–螯合治疗的效果是有争论的。在报道了成功应用包括前列腺素 E_1、硒、去铁胺、N- 乙酰半胱氨酸和维生素 E 的鸡尾酒治疗以后[75,77]，进一步的报道不能显示其有效的作用[79]。这些差异性的结果可能是由于相同临床综合征的不同病因、对抗氧化剂–螯合治疗的不同反应、错误的新生儿血色素沉着病诊断或者有不同严重程度的肝损伤所致。在我们自己的 19 例重症病例系列治疗中抗氧化剂鸡尾酒治疗大体上是无效的。实际上，10 例治疗病例中有 9 例需要肝移植，或者在能够进行肝移植前就已经死去。两个没有进行肝移植而存活的儿童中，一个接受了鸡尾酒疗法而另一个没有，这使得不可能得出关于抗氧化剂–螯合治疗有效的结论。肝移植是目前唯一可行的手术，可逆转疾病的自然进程。在我们的研究小组中，7 例存活的病例中有 5 例接受了肝移植手术[41]。因此肝移植在出现重症肝衰竭时仍然是唯一有效的治疗选择[6]。

新生儿血色素沉着病的预防是重要的。当可能是隐性遗传时（如有患病近亲存在时），遗传咨询是有用的。在后来的怀孕中新生儿血色素沉着病的再发率较高。虽然对新生儿血色素沉着病中的胎盘异常已经进行了描述，但是它们不能有效地进行特异性的产前诊断。根据血色素沉着病可能是由一些免疫调节异常而导致的假设，在怀孕期间高剂量的静脉内免疫球蛋白治疗，不能预防新生儿血色素沉着病的再发，但是似乎可以减少其严重性，允许不进行肝移植而存活[90]。

噬血细胞性淋巴组织细胞增生病（HLH）

噬血细胞性淋巴组织细胞增生病的基本（家族性）形式已经确立，但是可能仍然不能做出全面诊断，在婴儿早期可导致肝和多器官功能衰竭。现在认为这是一种潜在性的免疫性疾病，与穿孔素缺乏有关，导致NK细胞功能缺失以及对感染的免疫系统无抑制反应[44]。穿孔素对颗粒酶B从细胞毒性细胞进入入侵的微生物以促使细胞凋亡的过程是极其重要的。原发性HLH或者穿孔素缺乏是常染色体隐性遗传，基因突变定位于染色体10q22[81]，但是原发性HLH其他部位的基因突变也已经有提示[62]。临床上，这种情况早期表现为发热、肝脾大、全血细胞减少、皮疹、肾及呼吸衰竭。实验室检查显示高三酰甘油血症、高纤维蛋白原血症和高铁蛋白血症。诊断可由骨髓、腹水或者脑脊液（CSF）细胞学显示噬血细胞吞噬现象来证实。重症的凝血病经常预先排除了肝活检或者腰椎穿刺。尽管进行了强有力的支持措施，但是出现肝衰竭时的死亡率超过90%。对轻度的HLH已经建议使用依托泊甙或淋巴细胞消融和环孢菌素A进行细胞毒性治疗[35]。如果能够达到缓解，这种疾病可以通过干细胞移植来治疗[38]。

线粒体细胞病

越来越多的婴幼儿低血糖症、败血症、肝衰竭的生化指标以及乳酸酸中毒被诊断合并有各种线粒体病。这些疾病包括呼吸链复合物（I-V）缺乏、线粒体DNA损耗综合征、Pearson骨髓-胰腺综合征以及原发性脂肪酸氧化缺陷。因为线粒体DNA是通过母亲遗传而不会进行重组，所以它们中的大多数不会遵循孟德尔遗传法则。超过90%的线粒体细胞病是由于细胞核基因突变所致，只有一小部分已经被鉴定出来[32]。

因为线粒体为全身细胞内氧化磷酸化反应提供了能量，所以经常出现累及多个器官。在出现低血糖症、喂养困难、多器官和肝功能衰竭、神经系统损伤、胰腺功能不足以及不能茁壮成长时，临床上应该怀疑线粒体疾病的可能。这些儿童通常没有外观异常。经常可以发现血清和脑脊液乳酸水平升高。头部MRI或CT能够显示各种不同的解剖学上和髓鞘化方面的缺陷。治疗局限于支持治疗，以及包括预防低血糖症、泛醌（辅酶Q10）、维生素B_1、维生素B_2和二氯乙酸盐的缺乏。对那些出现肝衰竭但是还没有发生神经系统损伤或者呼吸衰竭迹象的儿童，大部分治疗困难，考虑进行肝移植。考虑到后期神经系统或者呼吸系统的并发症，是否应该给予这些儿童进行肝移植治疗，目前还在争论之中[24]。

导致婴儿期肝炎综合征疾病的处理

处理的实质是为了说明主要病理累及的部位以及鉴定任何相关的疾病，尤其是那些需要进行特异性治疗的情况。感染必须用适当的抗感染药物进行治疗。

饮食中的果糖和半乳糖被去除，直到用特异性的试验排除果糖血症和半乳糖血症以后。必须通过口服或者胃肠外提供来防止脂溶性维生素缺乏[57]。确切的维生素需要量是根据吸收不良的程度和代谢需要来决定。必须检测凝血酶原时间（维生素K）、血清钙离子、磷酸盐、腕关节X线（维生素D）和血清维生素E和A的浓度，以评估适当的补充量。维生素K缺乏是一种直接的风险。

如果胆汁郁积持续超过3个月，可能会出现维生素D缺乏的实验室或影像学依据，5个月以后会发生维生素E缺乏的病理学证据。数年以后会发生维生素A缺乏的临床迹象，但是生化指标异常可能会出现得更早一些[3]。如果胆汁郁积不完全，口服补充给予正常需要量3～5倍的剂量。在完全性胆汁郁积的病例中，每天给予口服剂量为1mg的维生素K，每4周间歇肌内注射维生素D 30 000单位，每4周间歇肌内注射维生素A 50 000单位，通常可防止出现维生素缺乏的实验室指标异常。维生素E需要胃肠外每2周间歇给予10 mg/kg的剂量，以维持血清维生素E的水平[57]。在不能茁壮成长的婴幼儿，需要饮食提供碳水化合物和中链三酰甘油（如果在排除了脂肪氧化缺陷以后）。

对于瘙痒症可能需要考来烯胺合用 / 不合用苯巴比妥、熊去氧胆酸或者利福平。没有能够影响先天性疾病进展的医学治疗。

胆红素代谢的遗传性疾病

Gilbert综合征

在缺乏显著的溶血或者肝功能异常时，慢性、轻度、变化的未结合高胆红素血症，伴血清胆红素水平在 34～85μmol/L（2～5mg/dl），是这种疾病的特征性改变。发病原因还不清楚。已经提示有肝摄取胆红素功能受损、缺乏尿苷二磷酸葡萄糖醛酸基转移酶（UDPGT）活性和轻度排泄缺陷[55]。已经显示是 *UDPGT1* 基因启动子区域的异常，是一种常染色体隐性遗传性疾病[7]。异常启动子在正常人群中的发生频度为 40%。因为临床表现为 Gilbert 综合征的发生率为人群的 3%～10%，其他因素（如胆红素产生的增加）必须表现为引起这种疾病的表达。在 10 岁以前极少有信心得出诊断，它是建立在排除其他导致未结合高胆红素血症病因的基础上得出的。没有必要进行治疗。这种疾病是否会导致新生儿的高胆红素血症还难以确定。

Crigler-Najjar病

这种罕见的疾病其特征是从出生时就出现未结合性高胆红素血症。Crigler-Najjar 病 1 型是由于 UDPGT 的完全缺乏，2 型是由于 UDPGT 的部分缺乏。在 UDPGT 的完全缺乏 1 型中，血清胆红素值超过 350μmol/L，胆汁中只含有微量的结合胆红素。Crigler-Najjar 病 2 型的程度稍轻，血清胆红素值不会超过 350μmol/L。这些病人的胆汁含有低浓度的胆红素单葡萄糖苷酸和双葡萄糖苷酸。在遗传学上，这两种疾病都是由于 *UDPGT1* 基因发生了突变[4,74]。Crigler-Najjar 病 1 型和 2 型都是以常染色体隐性方式遗传[40]。诊断是在临床特征的基础上怀疑，需要基因突变分析来证实，评估在内镜检查中所收集胆汁的胆红素结合物，或者在经皮肝活检标本中检测 UDPGT 的活性。在 Crigler-Najjar 病 2 型中，用苯巴比妥治疗后血清胆红素水平下降至少 30%。有 Crigler-Najjar 病 1 型的患儿在其整个生命中都有发生神经系统损害和核黄疸的风险。大部分患儿都需要换血治疗以控制新生儿时期的高胆红素血症，因此需要足够强度的持续光疗以保持血清胆红素在 340μmol/L 以下。这种情况最为便利的方法是通过在特殊打造的光照治疗设备下裸睡 12～15 小时，该设备可合并有 32 个光照灯管[92]。口服考来烯胺可通过在肠道内结合胆红素来减少光疗的需要量。4 岁以后，光照治疗逐渐变得没有效果，肝移植变成必需的治疗以防止核黄疸的发生[68]。辅助的肝脏移植——受体左侧的肝段切除而用供体的左侧肝段进行替换，已经证实可以成功地纠正酶的缺陷。肝细胞移植是一种治疗选择，其可以提供非手术纠正酶缺陷的办法[28]。

参考文献

1. Alagille D, Estrada A, Hadchouel M et al 1987 Syndromic paucity of interlobular bile ducts (Alagille's syndrome or arteriohepatic dysplasia): review of eighty cases. Journal of Pediatrics 110: 195–200
2. Amedee-Manesme O, Bernard O, Brunelle F et al 1987 Sclerosing cholangitis with neonatal onset. Journal of Pediatrics 111: 225–229
3. Amedee-Manesme O, Mourey M S, Courturier M, et al 1988 Short- and long-term vitamin A treatment in children with cholestasis. American Journal of Clinical Nutrition 47: 690–693
4. Aono S, Yamada Y, Keino H et al 1993 Identification of defect in the genes for bilirubin UDP-glucuronosyl-transferase in a patient with Crigler-Najjar syndrome type II. Biochemical and Biophysical Research Communications 197: 1239–1244
5. Baker A, Portmann B, Westaby D et al 1993 Neonatal sclerosing cholangitis in two siblings: a category of progressive intrahepatic cholestasis. Journal of Pediatric Gastroenterology and Nutrition 17: 317–322
6. Bonatti H, Muiesan P, Connelly S et al 1997 Hepatic transplantation in children under 3 months of age: single centre's experience. Journal of Pediatric Surgery 32: 486–488
7. Bosma P J, Chowdhury J R, Bakker C et al 1995 The genetic basis of the reduced expression of bilirubin UDP-glucuronosyl-transferase 1 in Gilbert's syndrome. New England Journal of Medicine 333: 1171–1175
8. Brown W R, Sokol R J, Levin M J et al 1988 Lack of correlation between infection with reovirus 3 and extrahepatic biliary atresia or neonatal hepatitis. Journal of Pediatrics 113: 670–676
9. Cabrera-Abreu J C, Green A 2002 Gamma-glutamyl-transferase: value of its measurement in paediatrics. Annals of Clinical Biochemistry 39: 22–25
10. Carlton V E, Knisely A S, Freimer N B 1995 Mapping of a locus for progressive familial intrahepatic cholestasis (Byler disease) to 18q21-q22, the benign recurrent intrahepatic cholestasis region. Human Molecular Genetics 4: 1049–1053
11. Chiba T, Ohi R, Nio M, Ibrahim M 1992 Late complications in long term survivors of bilary atresia. European Journal of Pediatric Surgery 2: 22–25
12. Clayton P T, Casteels M, Mieli-Vergani G, Lawson A M 1995 Familial giant cell hepatitis associated with greatly increased urinary excretion of bile alcohols: a new inborn error of bile acid synthesis? Pediatric Research 37: 424–431
13. Clayton P T, Leonard J V, Lawson A M et al 1987 Familial giant cell hepatitis associated with synthesis of 3β,7α-dihydroxy- and 3β,7α,12α-trihydroxy-5-cholenoic acids. Journal of Clinical Investigation 79: 1031–1038

14. Clayton R J, Iber F L, Reubner B H, McKusick V A 1969 Fatal familial intrahepatic cholestasis in an Amish kindred. American Journal of Diseases of Children 117: 112–124
15. Colletti R B, Clemmons J J W 1988 Familial neonatal hemochromatosis with survival. Journal of Pediatric Gastroenterology and Nutrition 7: 29–45
16. Collins J, Goldfischer S 1990 Perinatal hemochromatosis: one disease, several diseases or a spectrum? Hepatology 12: 176–177
17. Davenport M, Kerkar N, Mieli-Vergani G, Mowat A P, Howard E R 1997 Biliary atresia: the King's College Hospital experience, 1974–1995. Journal of Pediatric Surgery 32: 479–485
18. Davenport M, Savage M, Mowat A P, Howard E R 1993 Biliary atresia splenic malformation syndrome: an etiological and prognostic subgroup. Surgery 113: 662–667
19. Deprettere A, Portmann B, Mowat A P 1987 Syndromic paucity of the intrahepatic bile ducts: diagnostic difficulty; severe morbidity throughout childhood. Journal of Pediatric Gastroenterology and Nutrition 6: 865–871
20. Deutsch J, Smith A L, Danks D, Campbell P E 1985 Long-term prognosis for babies with neonatal liver disease. Archives of Diseases in Childhood 60: 447–451
21. de Vree J M, Jacquemin E, Sturm E et al 1998 Mutations in the MDR3 gene cause progressive familial intrahepatic cholestasis. Proceedings of National Academy of Sciences of the United States of America 95: 282–287
22. Dick M C, Mowat A P 1985 Hepatitis syndrome in infancy – an epidemiological study with 10-year follow-up. Archives of Disease in Childhood 60: 512–515
23. Donaldson P T, Clare M, Constantini P K et al 2002 HLA and cytokine gene polymorphisms in biliary atresia. Liver 22: 213–219
24. Dubern B, Broue P, Dubuisson C et al 2001 Orthotopic liver transplantation for mitochondrial respiratory chain disorders: a study of 5 children. Transplantation 71: 633–637
25. El Tumi M A, Clark M D, Barrett J J, Mowat A P 1987 A ten minute radiopharmaceutical test in suspected biliary atresia. Archives of Disease in Childhood 62: 180–184
26. Emond J C, Whitington P F 1995 Selective surgical management of progressive familial intrahepatic cholestasis (Byler's disease). Journal of Pediatric Surgery 30: 1635–1641
27. Fishler B, Ehrnst A, Forsgren M, Orvell C, Nemeth A 1998 The viral association of neonatal cholestasis in Sweden: a possible link between cytomegalovirus infection and biliary atresia. Journal of Pediatric Gastroenterology and Nutrition 27: 57–64
28. Fox I J, Chowdhury J R, Kaufman S S et al 1998 Treatment of the Crigler-Najjar syndrome type I with hepatocyte transplantation. New England Journal of Medicine 338: 1463–1465
29. Francavilla R, Castellaneta S P, Hadzic N et al 2000 Prognosis of alpha-1-antitrypsin deficiency-related liver disease in the era of paediatric liver transplantation. Journal of Hepatology 32: 986–992
30. Francavilla R, Mieli-Vergani G 2002 Liver and biliary disease in infancy. Medicine 30: 45–47
31. Gautier M, Elliot N 1981 Extrahepatic biliary atresia: morphological study of 94 biliary remnants. Archives of Pathology and Laboratory Medicine 105: 397–402
32. Gillis L, Kaye E 2002 Diagnosis and management of mitochondrial diseases. Pediatric Clinics of North America 49: 203–219
33. Hadzic N, Davenport M, Tizzard S et al 2003 Long-term survival following Kasai portoenterostomy: is chronic liver disease inevitable? Journal of Pediatric Gastroenterology and Nutrition 37: 430–433
34. Henriksen N T, Drablos P A, Aagenaes O 1981 Cholestatic jaundice in infancy. The importance of familial and genetic factors in the aetiology and prognosis. Archives of Disease in Childhood 56: 622–627
35. Hirst W J, Layton D M, Singh S et al 1994 Haemophagocytic lymphohistiocytosis – experience at two UK centres. British Journal of Haematology 88: 731–739
36. Howard E R 1989 Choledochal cysts. In: Schwarz C, Ellis H (eds) Maingot's abdominal operations, 9th edn. Appleton-Century-Crofts, New York, p. 1366
37. Howard E R, Johnstone D I, Mowat A P 1976 Spontaneous perforation of the common bile duct in infants. Archives of Disease in Childhood 51: 883–886
38. Jabado N, de Graeff-Meeder E R, Cavazzana-Calvo M et al 1997 Treatment of familial hemophagocytic lymphohistiocytosis with bone marrow transplantation from HLA genetically nonidentical donors. Blood 90: 4743–4748
39. Jansen P L, Strautnieks S S, Jacquemin E et al 1999 Hepatocanalicular bile salt export pump deficiency in patients with progressive familial intrahepatic cholestasis. Gastroenterology 117: 1370–1379
40. Kadakol A, Ghosh S S, Sappal B S et al 2000 Genetic lesions of bilirubin uridine-diphosphoglucuronate glucuronosyl-transferase (UGT1A1) causing Crigler-Najjar and Gilbert syndromes: correlation of genotype to phenotype. Human Mutations 16: 297–306
41. Kallas M B E, Baker A, Nash R, Mieli-Vergani G 1997 Chelation/antioxidant treatment is unsuccessful in neonatal hemochromatosis presenting with acute liver failure. Hepatology 26: 534A
42. Kelly A L, Lunt P W, Rodrigues F et al 2001 Classification and genetic features of neonatal haemochromatosis: a study of twenty-seven affected pedigrees and molecular analysis of genes implicated in iron metabolism. Journal of Medical Genetics 38: 599–610
43. Knisely A S 1992 Neonatal hemochromatosis. Advances in Pediatrics 39: 383–403
44. Kogawa K, Lee S M, Villanueva J et al 2002 Perforin expression in cytotoxic lymphocytes from patients with hemophagocytic lymphohistiocytosis and their family members. Blood 99: 61–66
45. Kohsaka T, Yuan Z R, Guo S X et al 2002 The significance of human jagged 1 mutations detected in severe cases of extrahepatic biliary atresia. Hepatology 36: 904–912
46. Lee W S, McKiernan P J, Kelly D A 2001 Serum ferritin level in neonatal fulminant liver failure. Archives of Disease in Childhood. Fetal and Neonatal Edition 85: F226
47. Lindstedt S, Holme E, Lock E A et al 1992 Treatment of hereditary tyrosinaemia type I by inhibition of 4-hydroxyphenylpyruvate dioxygenase. Lancet 340: 813–817
48. Lomas D A, Evans D L, Finch J T, Carrell R W 1992 The mechanism of Z alpha$_1$-antitrypsin accumulation in the liver. Nature 357: 605–607
49. Lykavieris P, Hadchouel M, Chardot C, Bernard O 2001 Outcome of liver disease in children with Alagille syndrome: a study of 163 patients. Gut 49: 431–435
50. McClement J W, Howard E R, Mowat A P 1985 Results of surgical treatment of extrahepatic biliary atresia in the United Kingdom. British Medical Journal 290: 345–349
51. McKiernan P J, Baker A J, Kelly D A 2000 The frequency and outcome of biliary atresia in the UK and Ireland. Lancet 355: 4–5
52. Maggiore G, Bernard O, Riely C A et al 1987 Normal serum gamma-glutamyl-transpeptidase activity identifies groups of infants with idiopathic cholestasis with poor prognosis. Journal of Pediatrics 111: 251–252
53. Markowitz J, Daum F, Kahn E I et al 1983 Arteriohepatic dysplasia. I. Pitfalls in diagnosis and management. Hepatology 3: 74–76
54. Mieli-Vergani G, Howard E R, Portmann B, Mowat A P 1989 Late referral for biliary atresia: missed opportunities for effective surgery. Lancet I: 421–423
55. Monaghan G, Ryan M, Seddon R, Hume R, Burchell B 1996 Genetic variation in bilirubin-UDP-glucuronosyltransferase gene promotor and Gilbert's syndrome. Lancet 347: 578–581
56. Morecki R, Glaser J 1989 Reovirus 3 and neonatal biliary disease: discussion of divergent results. Hepatology 10: 515–517
57. Mowat A P 1994 Hepatitis and cholestasis in infancy: intrahepatic disorders. In: Liver disorders in childhood, 3rd edn. Butterworths, London, pp 43–78
58. Muiesan P, Dhawan A, Novelli M et al 2000 Isolated liver transplant and sequential small bowel transplantation for intestinal failure and related liver disease in children. Transplantation 69: 2323–2326
59. Nagral S, Muiesan P, Vilca-Melendez H et al 1997 Liver transplantation for extrahepatic biliary atresia. Tohoku Journal of Experimental Medicine 181: 117–127
60. Nietgen G W, Vacanti J P, Perez-Atayade A 1992 Intrahepatic bile duct loss in biliary atresia despite portoenterostomy: a consequence of ongoing obstruction. Gastroenterology 102: 2126–2133
61. Odievre M, Hadchouel M, Landrieu C, Alagille D, Elliot N 1981 Long-term prognosis for infants with intrahepatic cholestasis and patent extrahepatic biliary tract. Archives of Disease in Childhood 56: 373–376
62. Ohadi M, Lalloz M R, Sham P et al 1999 Localisation of a gene for familial hemophagocytic lymphohistiocytosis at chromosome 9q21.3-22 by homozygosity mapping. American Journal of Human Genetics 64: 165–171
63. Ohi R, Nio M, Chiba T et al 1990 Long-term follow-up after surgery for patients with biliary atresia. Journal of Pediatric Surgery 25: 442–445
64. Ohkohchi N, Chiba T, Ohi R, Mori S 1989 Long-term follow-up of patients with cholangitis after successful Kasai operation in biliary atresia: selection of recipients for liver transplantation. Journal of Pediatric Gastroenterology and Nutrition 9: 416–420
65. Otte J B, Yandza T, De Ville de Goyet J et al 1988 Pediatric liver transplantation: report on 52 patients with a 2-year survival of 86%. Journal of Pediatric Surgery 23: 250–253

66. Ozawa K, Uemoto S, Tanaka K et al 1992 An appraisal of pediatric liver transplantation from living relatives. Initial clinical experience in 20 pediatric liver transplantations from living relatives as donors. Annals of Surgery 216: 547–553
67. Pereira G R, Sherman M S, Digiacimo J 1981 Hyper-alimentation induced cholestasis. American Journal of Diseases of Children 135: 842–845
68. Pett S, Mowat A P 1987 Crigler-Najjar syndrome types I and II. Clinical experience – King's College Hospital 1972–1987. Phenobarbitone, phototherapy and liver transplantation Molecular Aspects of Medicine 9: 473–482
69. Psacharopoulos H T, Mowat A P, Cook P J L et al 1983 Outcome of liver disease associated with alpha 1-antitrypsin deficiency (PiZ); implications for genetic counselling and antenatal diagnosis. Archives of Disease in Childhood 58: 882–887
70. Quigley E M, Marsh M N, Shaffer J L, Markin R S 1993 Hepatobiliary complications of total parenteral nutrition. Gastroenterology 104: 1583–1584
71. Rand E B 1998 The genetic basis of the Alagille syndrome. Journal of Pediatric Gastroenterology and Nutrition 26: 234–236
72. Redkar R, Davenport M, Howard E R 1998 Antenatal diagnosis of congenital anomalies of the biliary tract. Journal of Pediatric Surgery 33: 700–704
73. Riepenhoff-Talty M, Gouvea V, Evans M J et al 1996 Detection of group C rotavirus in infants with extrahepatic biliary atresia. Journal of Infectious Diseases 174: 8–15
74. Ritter J K, Yeatman M T, Ferreira P, Owens I S 1992 Identification of a genetic alteration in the code for bilirubin UDP-glucuronosyltransferase in the UGT1 gene complex of a Crigler-Najjar type I patient. Journal of Clinical Investigation 90: 150–155
75. Roberts E A, James A, Chitayat D et al 1999 Prenatal surveillance, rapid diagnosis and prompt institution of medical treatment in perinatal hemochromatosis (abstract). Journal of Pediatric Gastroenterology and Nutrition 29: 511A
76. Schwarzenberg S J, Sharp H L 1990 Pathogenesis of alpha 1-antitrypsin deficiency-associated liver disease. Journal of Pediatric Gastroenterology and Nutrition 10: 5–12
77. Shamieh I, Kibort P K, Suchy F J, Freese D K 1993 Antioxidant therapy for neonatal iron storage disease. Pediatric Research 33: 109A
78. Sifers R N, Finegold M J, Woo S L C 1992 Molecular biology and genetics of alpha-1-antitrypsin deficiency. Seminars in Liver Diseases 12: 301–310
79. Sigurdsson L, Reyes J, Kocoshis S A et al 1998 Neonatal hemochromatosis; outcomes of pharmacological and surgical therapies. Journal of Pediatric Gastroenterology and Nutrition 26: 85–89
80. Silveira T R, Salzano F M, Howard E R, Mowat A P 1991 Extrahepatic biliary atresia and twinning. Brazilian Journal of Medical and Biological Research 24: 67–71
81. Stepp S E, Dufourcq-Lagelouse R, Le Deist F et al 1999 Perforin gene defects in familial hemophagocytic lymphohistiocytosis. Science 286:1957–1959
82. Strautnieks S S, Kagalwalla A F, Tanner M S et al 1997 Identification of a locus for progressive familial intrahepatic cholestasis PFIC2 on chromosome 2q24. American Journal of Human Genetics 61: 630–633
83. Strife C F, Hug G, Chuck G et al 1983 Membranoproliferative glomerulonephritis and alpha 1-antitrypsin deficiency in children. Pediatrics 71: 88–92
84. Stringer M D, Dhawan A, Davenport M et al 1995 Choledochal cysts: lessons from a 20-year experience. Archives of Disease in Childhood 73: 528–531
85. Sveger T, Eriksson S 1995 The liver in adolescents with alpha-1-antitrypsin deficiency. Hepatology 22: 514–517
86. Tan C E, Driver M, Howard E R, Moscoso G J 1994 Extrahepatic biliary atresia: a first trimester event? Clues from light microscopy and immunohistochemistry. Journal of Pediatric Surgery 29: 808–814
87. Thompson R J, Jansen P L 2000 Genetic defects in hepatocanalicular transport. Seminars in Liver Disease 20: 365–372
88. Tyler K L, Sokol R J, Oberhaus S M et al 1998 Detection of reovirus RNA in hepatobiliary tissues from patients with extrahepatic biliary atresia and choledochal cysts. Hepatology 27: 1475–1482
89. Verloes A, Temple I K, Hubert A F et al 1996 Recurrence of neonatal haemochromatosis in half sibs born of unaffected mothers. Journal of Medical Genetics 33: 444–449
90. Whitington P F 2002 Immunomodulatory therapy during pregnancy prevents recurrent lethal neonatal hemochromatosis (abstract). Hepatology 36: 336A
91. Wilkinson M L, Mieli-Vergani G, Ball C, Portmann B, Mowat A P 1991 Endoscopic retrograde cholangiopancreatography (ERCP) in infantile cholestasis. Archives of Disease in Childhood 66: 121–123
92. Yohannan M D, Perry M J, Littlewood J M 1983 Long-term phototherapy in Crigler-Najjar syndrome. Archives of Disease in Childhood 58: 460–462

第 3 部分

胃肠道疾病

Simon J Newell

发育中胃肠道的结构和功能

基础胚胎学

胚胎发育在第 9 章中进行描述。

新生儿胃肠道功能

消化和吸收

这部分的详细内容在本章第 4 部分。

运动功能

胃肠道的运动功能在个体发生学上落后于消化和吸收功能（图 29.14）。运动功能疾病临床上表现为“喂养的耐受不良”。其症状包括呕吐、胃内潴留容积过多、胃内吸出物中含有胆汁、腹胀和大便频次减少。

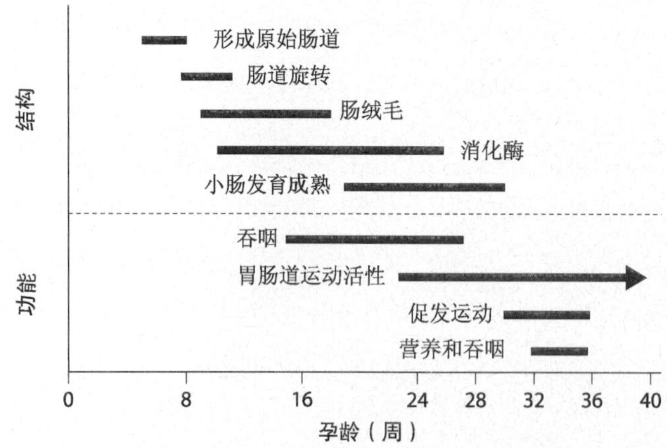

图 29.14 胃肠道结构和功能的个体发育时间表。(摘自 Newell S J, Chapman S, Booth I W 1993 Ultrasonic assessment of gastric emptying in the preterm infant. Archives of Disease in Child hood 69: 32-36.)

食管有两种补充的功能：吞咽和防止胃食管反流。营养食物的吞咽很少出现在孕周小于 34 周的婴儿中，75%的健康早产儿需要进行管饲直到达到这个孕龄[76]。在大约怀孕 16 周时胎儿开始吞咽液体。刚开始的时候吞咽少量的液体，到足月时可增加到 500 ml/d 左右。胎儿吞咽一定体积的液体是一个重要的机制，吞咽液体减少可以解释羊水过多，可见于食管闭锁或者是有神经肌肉疾病的胎儿中[144]。

吞咽液体在个体发育中是非常重要的。液体中可包含有蛋白质、碳水化合物、三酰甘油，其可以是肠内营养液。羊水中富含生长因子（表皮生长因子、胰岛素样生长因子、粒细胞集落刺激因子、促红细胞生成素），胎儿吞咽可刺激肠道激素的分泌[88,102,120,162,166]。在动物模型中，胎儿食管结扎可导致肠道发育不良，除非液体或者生长因子能够灌输到肠道中去[125,169]。在早产儿中人工羊水已经应用于为促使胃肠道发育成熟而进行早期喂养的 I 期临床试验中[166]。

在足月儿出生后 1～2 天的时间内，就完成了吞咽一小团牛奶进入到胃中、保护气道、抑制呼吸和适当放松食管括约肌和胃底这么一个复杂的运动[103]。成熟的吸吮–吞咽模式以每秒 2 次的频率促发吸吮动作，在每一次促发过程中，食管有数个机会运输食物[141]。在早产儿中，产生促发动作的活动性不协调，类似于在大年龄儿童中所见的反流性食管炎[38]。

功能正常的低位食管括约肌（LOS）活性对防止胃食管反流是必需的[87]。在括约肌中的高压力是膈肌、腹腔内食管段和肌性括约肌的一种功能。足月儿的低位食管括约肌压力类似于大年龄儿童中所见的压力[87]，但是在早产儿中压力较低，随着孕龄的增加而增加[135]。低位食管括约肌静息压力可因咖啡因而降低[132]，但是功能不会因鼻胃管而破坏[1]。大多数的胃食管反流发生在括约肌放松的瞬间[139]。

在胎儿中胃排空可见于怀孕4～6个月的时候[49]，但是在早产儿中排空较慢，表现为牛奶喂养不耐受[20]。母乳的半排空时间估计在20～40分钟[23,57,133]。母乳喂养的排空要快于配方奶[57]。许多其他的因素也会影响到胃的排空（图29.15）。强化母乳在喂养期间不影响胃排空[110]，虽然全部体积的排空较慢，每3小时喂养一次[60]。

在早产儿中，小肠推进性活动的功能较差，在怀孕30周以前只有短的促发运动活性，其后来变成协调性的动作，与营养物质吸吮的时机一致[184]。小肠运动性和对喂养的耐受可通过先前应用肠道营养而获得提高[8,111]。

全肠道食物排空的时间从1～5天不等[7,111]。94%～98%的健康足月新生儿在出生后24小时内开始排出胎粪。在早产儿中胎粪排出较慢，经常与怀孕时间相关（图29.16）[29,157,179]。孕周在28周以下的婴儿中，有大约一半的婴儿在最初的3天内没有排出他们的首次胎粪[179]。

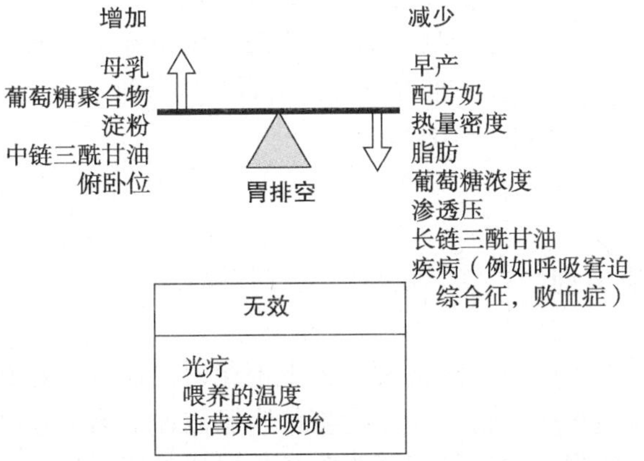

图 29.15 影响胃排空的因素。(摘自 Newell S J 1996 Gastrointestinal function and its ontogeny: how should we feed the preterm infant. In: Ryan S (ed) Seminars in neonatology 1. W B Saun ders, London, pp 59-66.)

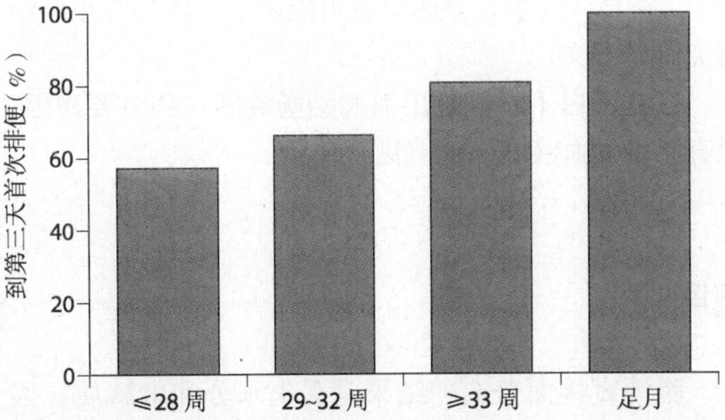

图 29.16 出生后第1次胎粪排出的时间[29,157,179]。

屏障功能

由肠腔、黏膜层和全身性免疫机制提供黏膜的保护（表29.20）。胃酸，第一线的防卫屏障，在所有婴儿中除了最不成熟的早产儿，出生后数小时内将胃内pH值降低到4以下，而在最不成熟的早产儿中，则在第1周内才能将pH下降到4以下[87]。肠内喂养能缓冲胃内的酸度[160]。

透过新生儿的肠道可发生大分子的完整吸收。在早产儿和小于胎龄儿中[9]大分子吸收的比例更高，而经过生命的第一个月这种吸收就会减少。如果给予母乳喂养而不是牛奶的配方奶喂养，则肠道大分子吸收的关闭过程可能会发生得更快[178]。在人类中，大分子吸收的生物学和临床意义还不清楚[83]。

表 29.20 胃肠道屏障：可防止肠道病原、毒素和抗原的因素

非免疫因素
肠腔内因素
■ 胃酸
■ 活动
■ 胰胆液分泌
■ 哺乳因素
–溶菌酶
–乳铁蛋白
–低聚糖
黏膜因素
■ 黏液、碳酸氢盐和多糖包被
■ 微绒毛膜
免疫因素
■ 分泌型 IgA
■ 细胞免疫（GALT 和牛奶）
–巨噬细胞
–淋巴细胞
–白细胞
–补体

胃肠道疾病的体征

呕吐

呕吐是一种常见的体征，评估呕吐时应该考虑到其体积、频度和呕吐的内容物以及相关的症状。轻易地回奶可能表示胃食管反流（见下文）。呕吐经常是一种胃肠道外疾病的体征，特别是感染（脑膜炎、肾盂肾炎、肝炎；第 40 章第 2 部分）、中枢神经系统疾病（颅内出血、脑积水；第 41 章第 8 部分）、代谢性疾病（半乳糖血症、先天性肾上腺增生、甲状腺毒症；第 35 章第 1 部分）和心脏病（心力衰竭；第 28 章）。

持续性的呕吐可能提示有肠梗阻。上消化道梗阻可导致出生后不久便呕吐，而不全性梗阻或者低位梗阻出现呕吐的时间较晚。怀孕期间羊水过多或者分娩时的“黏液样”婴儿需要在进行喂养以前先排除食管闭锁。胎儿超声检查能可靠地发现大多数有膈疝和十二指肠闭锁的病例，但是肠旋转不良、上消化道闭锁、部分梗阻或者上消化道瓣膜以及囊性重复畸形则较少能在产前得出诊断。大多数梗阻发生在 Vater 壶腹的远端，包括多数巨大的十二指肠闭锁。胆汁性呕吐提示有外科疾病（本章第 4 部分）。在所有的年龄组中，突出的疝是一个发生梗阻的重要部位（本章第 4 部分）。

在新生儿时期迟发性的呕吐对梗阻较少有特异性。在坏死性小肠结肠炎（NEC）和肠梗阻中可发生功能性的梗阻。发生腔内型的梗阻，可见于胎粪性肠梗阻（本章第 4 部分）、胎粪栓综合征（见下文和本章第 4 部分），以及罕见情况下的乳酸粪石。在肠旋转不良中，开始的呕吐症状可能是间歇性的。先天性巨结肠可能不会表现出典型的腹胀和呕吐的特征，这种诊断应该考虑继发于胎粪排出延迟（见下文）。在幽门肥厚性狭窄病例（本章第 4 部分）中，刚出现体征时难以得出诊断，我们所有人都碰到过一名早产儿就在我们眼前发生了幽门肥厚性狭窄！

上消化道出血

在呕吐物中出现少量的新鲜血或者“咖啡”样液体并不罕见。在大多数婴儿中没有发现原因，预后良好。在分娩或者哺乳过程中吞咽的母亲血可导致呕血或者黑色便。如果血液是新鲜的，在成人和胎儿血红蛋白之间鉴别是有用的。

胃肠道出血可产生于出血性的素质。如果没有预防性地给予足够的维生素 K（第 14 章），仍然会发生典型的新生儿出血性疾病[148]。迟发性维生素 K 缺乏性出血更常见于有肝脏疾病的婴儿（本章第 2 部分）。如果有胃肠道出血，弥漫性血管内凝血（第 30 章）和遗传性凝血疾病使得凝血状态的评估变得非常紧急。

上消化道溃疡发生在胎儿[3]、围生期应激后的新生儿[43]和接受重症监护的婴儿中[119]。在内镜下，很大比例的婴儿中会发生原因不明的胃食管炎，表现为呕血、经常的回奶或者生长不良[43]。极少情况下，呕血会提示先天性静脉曲张、真正的消化性溃疡、胃或者小肠扭转、重复畸形或者血管瘤[176]。服用地塞米松[136]或者妥拉唑啉可能与出血或者穿孔有关。我们常规使用雷尼替丁作为服用地塞米松婴儿的预防性用药[86]。H_2 受体阻滞剂或者质子泵抑制剂用于应激性出血和其他上消化道出血[3]。并不推荐常规抑制胃酸的分泌，因为容易发生坏死性小肠结肠炎[171]。

直肠出血

快速地肠道排空可使得上消化道出血变得好像是新鲜的直肠出血。少量的新鲜直肠出血通常是由于肛门直肠裂。这种情况通常在望诊时比较明显，或者通过插入一个润滑过的耳镜张开器到肛管中就能够清楚地看到。直肠穿孔是使用直肠测温计的一种非常罕见的并发症[185]。很大范围的小肠疾病都可导致直肠出血，包括肠旋转不良、肠扭转、肠套叠和先天性巨结肠（本章第 4 部分）。梅克尔（Meckel）憩室（本章第 4 部分）、血管瘤和肠毛细管扩张最常出现于新生儿时期以后[44]。在早产儿中，直肠出血可能表示有坏死性小肠结肠炎（见下文）。

饮食蛋白不耐受是出血和结肠炎的一种重要病因，经直肠可见血液和黏液（见下文）。

腹泻

腹泻直接而普遍的结果是丢失水分和电解质。因为体重低和相对重要的结肠水分和电解质保留较少，所以可能会快速出现脱水。感染性的病因常见，传染病接触病史和大便培养是重要的资料（第 40 章第 2 部分）。松散而异常的大便可能提示有坏死性小肠结肠炎（见下文），或者甚至是先天性巨结肠。在持续性腹泻中，应该要考虑黏膜功能的罕见疾病（见下文）。在这些疾病当中，有一些子宫内的腹泻可能会导致羊水过多，排出的大便可能是数量巨大的。胰腺性的吸收障碍发生在囊性纤维化、Schwachmann 综合征和胰腺发育不良中，但是通常不会出现在新生儿时期。

便秘

胎粪排出延迟可能会提示梗阻或者是先天性巨结肠（本章第 4 部分）。胎粪性肠梗阻，出现黏稠的浓缩大便，腹胀经常伴有可触及的排泄物肿块，几乎是囊性纤维化的特征性改变（见下文）。在胎粪栓综合征中，症状通常在首次胎粪排出以后得到解决。甲状腺功能减退症、高钙血症、尿崩症和肾小管性酸中毒都可能会出现便秘。在新生儿时期小肠假性梗阻也可导致便秘症状发生[74]。

在极低出生体重儿（VLBW）中，胎粪或大便排出稀少或者排出延迟可能与喂养耐受不良有关，尤其是在有宫内生长迟滞的早产儿中[59]。栓剂可能在刺激通便中有用，或者应用小剂量的乳果糖可能是适当的。

坏死性小肠结肠炎

流行病学

坏死性小肠结肠炎的发生率为每 1000 例活产儿中有 1～3 例。坏死性小肠结肠炎发生在 2%～5%的极低出生体重儿中，在接受新生儿重症监护的病例中发生率为 1%～8%[4,96,97]。这相当于每年在英格兰和威尔士产生 500～1500 例新病例。英国儿科监督机构调查报道了全部的死亡率为 22%[107]。平均孕周是 29 周，65%的病例小于 1500g，但是 12%的坏死性小肠结肠炎病例出生时是足月儿（图 29.17）[4,31,96]。出现体征的时间最常见的是在第 2 周（图 29.18）。坏死性小肠结肠炎发病在季节、性别或者地理上没有可靠的特征。儿童健康和人类发展国家研究中心做出了令人吃惊的观察，在整个北美洲各个医疗中心之间极低出生体重儿的 NEC 发病率从 4%到超过 20%不等[170]。在各个医疗中心之间发病率的差异提示，有因医生治疗而引起差异的部分，但是现在还没有得到证实。

坏死性小肠结肠炎通常是由许多不同疾病促成的结果（表 29.21）。有坏死性小肠结肠炎的婴儿可大体上分为 3 组[4]。在足月儿中，坏死性小肠结肠炎几乎总是与引起肠道缺血的巨大风险因素有关，尤其是围生期窒息，经常发生在生命的最初几天。在足月儿坏死性小肠结肠炎可发生在先天性巨结肠中[4]。孕周小于 30

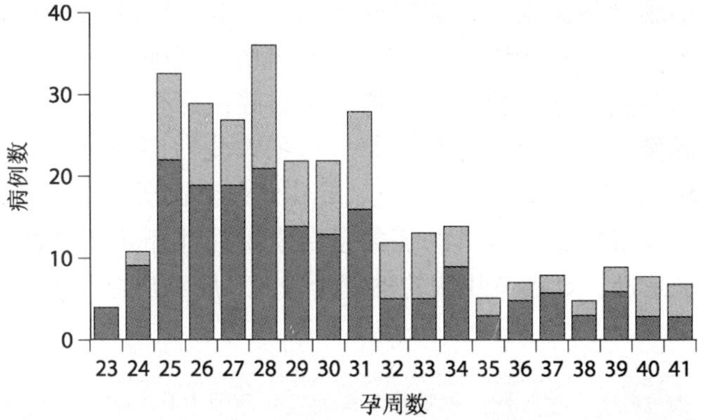

图 29.17 在诊断坏死性小肠结肠炎时的孕周：在英国经过 1 年时间调查的结果。所有的病例都通过开放的柱形图来显示。在手术中证实的病例以阴影显示，在门脉系统中出现气体，或者在腹部出现游离气体。（摘自 Lucas A, Abbott R in collb-ora tion with the Royal College of Paediatrics and Child Health Research Unit.）

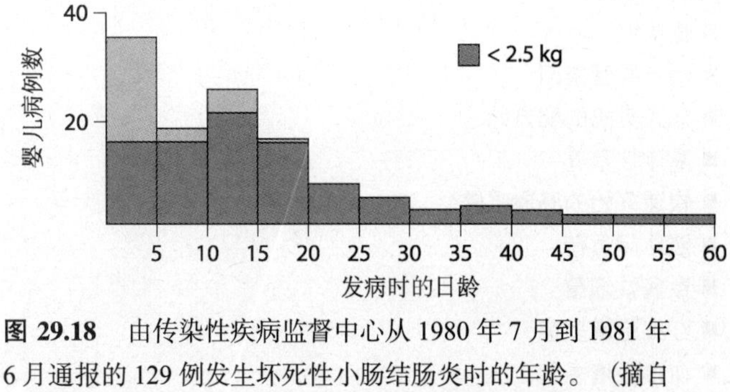

图 29.18 由传染性疾病监督中心从 1980 年 7 月到 1981 年 6 月通报的 129 例发生坏死性小肠结肠炎时的年龄。（摘自 Communicable Disease Report 1982 Neonatal necrotising entero-coli tis surveillance. In: Communicable disease report 82/05. Communica ble Disease Surveillance Centre, London.）

周的坏死性小肠结肠炎早产儿，其除了早产通常没有其他的高危因素。与此对照的是，孕周为30～36周的早产儿比对照组婴儿有更多的围生期窒息证据，发生宫内发育迟滞的比率更高[4]。在大多数早产婴儿中，开始进行肠道喂养以后，坏死性小肠结肠炎发生在第2或第3周（图29.18）[33,120]。

病理学

坏死性小肠结肠炎可能会累及胃肠道的任何部分。要进行手术的婴儿中，或者是那些死亡的婴儿中，最常见的发病部位是回肠末端、盲肠和升结肠。坏死性小肠结肠炎是一种透壁性的疾病。肠道呈现紫色和脱色，经常是肠管扩张伴浆膜层损伤。气肿、出现肠壁内黏膜下和浆膜下的气体，是腹腔镜探查、组织学和影像学检查时肠道最为特征性的改变（图29.19）。这种气体主要是氮气和氢气，是由产气细菌所产生[55]。

组织学上最早的征象是黏膜凝固性坏死，伴微血栓形成，导致斑片状的黏膜溃疡、水肿和出血[77]。在局灶性小肠穿孔中，出血性坏死是这种疾病区别于典型的坏死性小肠结肠炎的特征[145]。

在坏死性小肠结肠炎中，细胞因子在调节肠道炎症和损伤中起到重要的作用[96]。白介素1、3和6、肿瘤坏死因子(TNF)α、血小板激活因子(PAF)水平的增高可能预示了疾病的严重程度[124]。PAF，一种脂质源性促炎症细胞因子，起到了核心的作用[56]。应用PAF可导致坏死性小肠结肠炎大鼠产生组织缺氧，应用PAF受体拮抗剂进行预处理可以减少由TNF-α、脂多糖、高渗喂养和早期暴露于非致病性大肠菌群所导致的NEC的发生率以及严重程度[18,19]。人类的坏死性小肠结肠炎婴儿有高水平的PAF和低水平的PAF-乙酰水解酶（在PAF降解中一个重要的酶）[96]。在进行肠道喂养后PAF水平增高的婴儿中，后来证实发生了坏死性小肠结肠炎[116]。

表 29.21 在坏死性小肠结肠炎的发病原因中有关的“高危因素”

- 早产儿
- 宫内生长受限
- 胎盘早期剥离
- 胎膜早破
- 围生期窒息
- 低 Apgar 评分
- 脐动脉插管
- 缺氧和休克
- 低体温
- 动脉导管未闭
- 非人类奶的配方奶
- 高渗性喂养
- 快速开始的肠道喂养
- 液体超负荷
- 致病性细菌
- 红细胞增多症
- 血小板增多症
- 贫血
- 交叉换血
- 发绀型先天性心脏病

病因学

已经发现了许多潜在的高危因素（表29.21）。很明显没有一个对产生坏死性小肠结肠炎本身是必需的

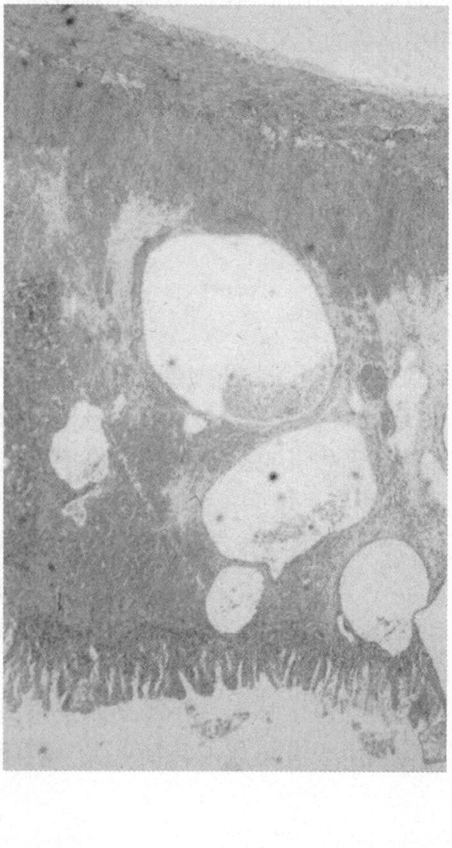

图 29.19 在坏死性小肠结肠炎中显示的病理标本。在肠壁内可见明显的气肿和气泡。

或足够的。主要可能高危因素包括缺氧、早产和黏膜完整性差、细菌丛和在小肠腔内出现代谢性底物——牛奶（图 29.20）。这些主题将逐个予以讨论，并进行广泛的回顾[31,96,97]。

肠道缺氧

坏死性小肠结肠炎的病理学有血管淤血、出血和溃疡，与缺氧的重要性相一致。在有坏死性小肠结肠炎的足月婴儿中，几乎都不同程度地存在肠道缺氧的高危因素。坏死性小肠结肠炎可能继发于重度广泛性缺氧、母亲可卡因滥用和交换输血[4]。在小羊中，红细胞增多症可减少氧传递到肠道，产生坏死性小肠结肠炎。在婴儿中，高血细胞比容增加了发生坏死性小肠结肠炎的风险，但是交换输血经常是其触发点[182]。

一个不利的宫内环境可导致慢性胎儿缺氧和宫内生长迟滞，通过肠系膜上动脉血流减少，使心脏输出到肠道的流量减少[71]。

已经有研究显示胎儿多普勒检查异常可预示坏死性小肠结肠炎的发生[71]。面对由于血流重新分布而发生的胎儿氧合不良，将减少内脏的血流。在这些婴儿中，肠道血流的减少仍然在出生以后比较明显。一个欧洲大样本多中心的研究显示在胎儿脐血流多普勒超声检查有异常的婴儿中，围生期死亡率增加，但是坏死性小肠结肠炎没有增加[85]。这个结果是意见一致的，胎儿脐血流多普勒超声检查有异常的婴儿经常与宫内生长受限有关，被认为是坏死性小肠结肠炎的高危因素。

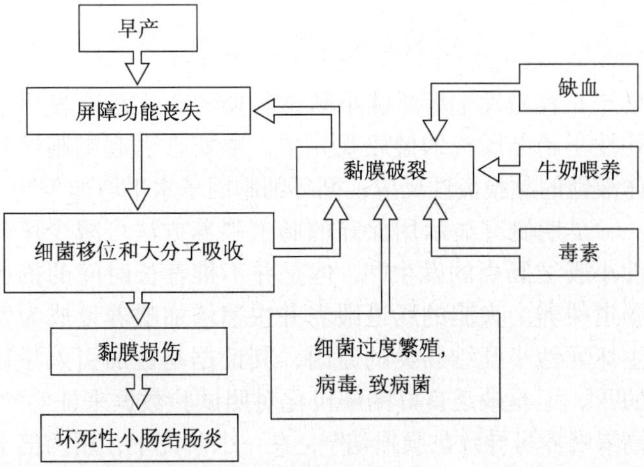

图29.20 在坏死性小肠结肠炎的发病机制中所涉及的主要因素之间的相互作用。

在这些胎儿中，羊水过少和胎儿有高回声性肠道预示在进行牛奶喂养时将发生困难[59]。宫内生长受限在孕周超过 29 周的婴儿中是发生坏死性小肠结肠炎的一个重要高危因素[4,168]。

早产儿在重症监护过程中尤其有发生肠道缺氧的风险。在动物模型中，细菌定殖和过量的配方奶喂养不会促成坏死性小肠结肠炎的发生，除非也存在缺氧的情况[17]。在新生儿中，进行喂养以后，肠道氧利用增加，但是血流不增加，提示会发生组织缺氧[37]。动脉导管未闭减少了肠系膜上动脉的血流，更常见于有坏死性小肠结肠炎的婴儿中[152]。动脉导管未闭婴儿给予消炎痛（吲哚美辛），或者是给早产分娩的母亲分娩前即刻应用持续 2 天以上，容易发生坏死性小肠结肠炎和局灶性小肠穿孔[34,66]。

在最早的坏死性小肠结肠炎报道中，有一些病例是因 Rh 血型溶血性疾病通过 UVC 交换输血以后的婴儿。保留脐动脉插管会减少肠道血供，引起栓塞或者血栓形成，容易发生坏死性小肠结肠炎。证实这种关系的研究都发表于 1980 年以前[97]。在许多的医疗中心这种观点导致了当脐动脉导管存在时避免使用肠道喂养。最近，前瞻性的研究已经显示在高位和低位脐动脉导管之间[30,89]，或者当脐动脉导管在适当的位置时早期或者晚期进行牛奶喂养，其坏死性小肠结肠炎的发病率没有差别[41]。脐静脉导管不会使得婴儿容易发生坏死性小肠结肠炎[147]。

黏膜完整性

黏膜完整性的丧失破坏了屏障功能，使得大分子吸收和细菌移位，妨碍了消化功能。早产儿肠道有不成熟的微绒毛膜，以及黏液和分泌型 IgA 相对缺乏，增加了对小分子和大分子的穿透力。进一步的黏膜损伤增加了对微生物和毒素的穿透力[79]。这个过程可引发坏死性小肠结肠炎[31,79,101]。产前应用皮质类固醇可促使肠道成熟、降低穿透力和防止坏死性小肠结肠炎的发生[79]。

细菌性感染

大多数坏死性小肠结肠炎不是感染性的。在零星发生的疾病中，细菌的存在可能是发生坏死性小肠结肠炎的必需条件，但是在没有其他风险因素存在时并不是足够的。在流行性的坏死性小肠结肠炎中，可能有一种已鉴定的感染因素存在（表 29.22）[31,151]。梭状芽胞杆菌感染可产生一种有力的毒素，发生在流行性的坏死性小肠结肠炎和先天性巨结肠的小肠结肠炎中[167]。在疾病流行过程中有坏死性小肠结肠炎的婴儿进展要好于有零星发病的婴儿，但是这可能与意识加强和新生儿病房中更早地发现坏死性小肠结肠炎有关[31]。

在零星发病的婴儿中，坏死性小肠结肠炎的致病因素与一大群不同的微生物有关（表 29.23）[31,33,101]。在10%～50%的病例中可发现有阳性的血培养结果，与从大便或者腹水中分离出的细菌有关[4,25,117]。总的说来，微生物谱主要是大肠埃希杆菌、克雷白杆菌、肠杆菌属和凝血酶阴性的葡萄球菌。排泄物的革兰阳性微生物可能会互相作用，增加大肠埃希杆菌的致病性[140]。在手术病人中，腹水培养在极低出生体重儿(小于 1000g)中比更大的早产儿显示有一个更大的微生物谱[152]。

潜在性致病微生物可能会发生不受妨碍的增殖，促进细菌迁移和毒性产物吸收[101]，这就解释了在母亲胎膜早破时用阿莫西林-克拉维酸钾片（co-amoxiclav）治疗的婴儿中坏死性小肠结肠炎风险增加的原因[91]。在克雷白杆菌属中，快速碳水化合物发酵菌具有更大的致病性。

表 29.22 与流行性的坏死性小肠结肠炎有关的病原微生物[31,151]

- 克雷白杆菌
- 非致病性的大肠埃希杆菌
- 产肠毒素的大肠埃希杆菌
- 肠杆菌
- 难辨梭菌
- 丁酸梭状芽胞杆菌
- 产气荚膜梭菌
- 沙门菌
- 绿脓杆菌
- 轮状病毒
- 冠状病毒

表 29.23 从坏死性小肠结肠炎婴儿血培养中分离出的病原微生物

参考	94	33	4	117	25
凝血酶阴性葡萄球菌	–	10	6	11	2
金黄色葡萄球菌	1	4	–	2	2
大肠埃希杆菌	24	3	8	3	3
克雷白杆菌	6	1	7	5	–
肠杆菌	–	–	1	4	4
奇异变形杆菌	1	1	–	1	–
梭状芽胞杆菌	1	5	2	–	–
粪链球菌	2	1	1	–	–
绿脓杆菌	2	–	–	–	1
白色念珠菌	1	–	–	–	–
其他各种细菌	4	2	–	5	–

参考文献数目见参考文献列表。

肠道营养

牛奶的选择和肠道营养的管理对防止坏死性小肠结肠炎是至关重要的。所有的研究都已经显示大多数的坏死性小肠结肠炎婴儿都接受过牛奶喂养[4,94,152]。在英国儿童监督机构调查显示，90%的病例在发生坏死性小肠结肠炎以前都已经接受过肠道喂养[107]。在未经喂养而发生坏死性小肠结肠炎的病例中，早期就出现症状，经常是继发于一个窒息性的操作[31]。肠腔内的牛奶可能只是会促进细菌增殖或者增加由革兰阴性细菌产生的细菌内毒素产物[93]。细菌作用于未被吸收的营养物质导致气体形成[55]和短链脂肪酸产生，其可能对肠道上皮有毒性作用。长链脂肪酸和未经消化的酪蛋白也可能会促进炎症和损伤[96]，牛奶中的脂肪增加了黏膜的穿透性。肠道运动方式的不成熟和消化能力的降低使得早产儿容易发生坏死性小肠结肠炎[6,31]。在没有发生坏死性小肠结肠炎的健康婴儿中，牛奶会引起细胞性和体液性的黏膜炎性反应，循环细胞因子水平增加[96,116]。

早期研究显示用保守的肠道喂养方法可减少坏死性小肠结肠炎的发生[14]，但是并不推荐长时间的推迟肠道喂养。大胆的肠道喂养并快速增加喂养量成为发生坏死性小肠结肠炎的原因，其证据是更加引人注目的[117]，但是缺乏良好的随机化对照试验数据来证实[90]。高渗喂养可导致黏膜损伤[45]，在一个研究中，用两倍于母乳渗透压的牛奶进行喂养的婴儿，几乎有 90%的病例都出现了坏死性小肠结肠炎[10]。

母乳可防止坏死性小肠结肠炎的发生[106,115]。给予母乳的婴儿将减少 7～10 倍的发生坏死性小肠结肠炎的可能性，这种喂养的好处在进行母乳和配方奶混合喂养时被削弱了。母乳中公认的重要因子包括免疫球蛋白、溶菌酶、巨噬细胞、生长因子、PAF-乙酰水解酶[96]和抗炎症细胞因子的产物[53]。在母乳中的或者添加到配方奶中的多不饱和脂肪酸调节了细胞因子和内毒素反应，在大鼠模型中避免了坏死性小肠结肠炎的发生[19]。

营养性喂养——利用少量的肠道喂养和胃肠外营养——在早产儿营养管理中确立了其价值，没有显示会增加发生坏死性小肠结肠炎的风险[108,112]。在孕周小于 32 周的婴儿中，近来的一项营养性喂养对比标准牛奶优越性的试验已经停止，因为接受标准牛奶喂养的婴儿有更高的坏死性小肠结肠炎的发生率（10% 比 1.4%）[7]。

临床特征

坏死性小肠结肠炎的临床表现各不相同，从没有特异性体征的隐匿性病变、昏睡、体温不稳定、发作性的呼吸暂停，到快速进展的疾病，甚至出现休克、腹膜炎和死亡。在没有胃肠道症状的婴儿中，早期认识到坏死性小肠结肠炎需要有高度怀疑的指标。婴儿的一般情况类似于在败血症婴儿中所见的，出现苍白、皮肤斑纹和黄疸。出血可能是由于弥漫性血管内凝血（DIC）所导致。一些婴儿刚开始时有牛奶喂养不耐受，然后出现典型的三联征：腹胀、血性黏液性大便、胆汁性呕吐或吸出物。

最常见的腹部体征是腹胀（表 29.24）。应该对触痛进行仔细地评估：经常可触及扩张的肠袢，腹腔内肿块可能提示有局限性的穿孔。腹部蓝色变提示疾病进展，偶尔腹壁变得坚硬而发红，这是一种有潜在性腹膜炎的体征。用耳镜做直肠镜检查可揭示脆性出血的黏膜。但是检查应该小心进行。同样重要的是心脏呼吸功能、血压和血流灌注的总体评估。

局灶性小肠穿孔可通过病理和临床特征来与坏死性小肠结肠炎相鉴别。局灶性小肠穿孔发生的时间更早，特征性地发生在低孕周而接受完全重症监护的婴儿中，伴有腹部的蓝色变[120,145]。

表 29.24 坏死性小肠结肠炎表现的特征（%）

参考	94	33	107
腹胀	78	75	77
嗜睡	9	71	64
大便中明显出血	28	70	39
张力减退	–	63	64
呕吐/吸入(± 胆汁)	28	52	–
腹部压痛	21	43	58
呼吸暂停	27	41	64
出血性素质	–	20	–
腹壁水肿	–	19	–
休克/败血症	24	–	–

参考数目来自参考文献列表。

检查

即刻进行的检查包括血红蛋白、白细胞和血小板计数、凝血试验、尿素、电解质、白蛋白和血气分析。血小板计数刚开始的时候上升，但是随着疾病的进展和 DIC 的发生而出现下降。丢失进入腹腔的血液和液体经常大于估计值，常见有异常的血流灌注、贫血和电解质平衡紊乱。代谢性酸中毒通常是休克的一个指标。由于呼吸暂停或者膈肌僵直而发生二氧化碳潴留或者缺氧，可表现为呼吸衰竭，提示需要进行机械通气支持。

必须要拍摄腹部平片。肠道表现多样，从缺少气体的腹部（图 29.21）到肠壁增厚的扩张肠袢伴液平。特征性的腹部平片改变是由于肠壁内的气泡而发生的肠道壁内气肿（图 29.22）。在重症疾病中，气体聚集在门静脉系统内（见下文）[97,152]。

影像学发现穿孔并不容易（图 29.23）。在发生小肠穿孔的婴儿中，只有 2/3 的病例可看到有游离气体。通过 X 线的水平侧位照射可以更加容易地发现前面聚集的气体（图 29.24），但是在一张仰卧的 X 线摄片上，最好在肝和膈肌之间看到游离气体。在总体上缺少气体的腹腔内没有发生气肿时，游离气体总是提示发生局灶性小肠穿孔[145]。

急性期蛋白（C 反应蛋白，CRP）有助于监测疾病的进展。钙防卫蛋白（calprotectin）是一种黏膜炎症的标志物，在大便中其水平将会升高[22]。红细胞 T 隐蔽抗原的暴露可发生在重症结肠炎中，导致应用血制品时大量的溶血[72]。筛查 T 抗原活性和利用低滴度的抗 T

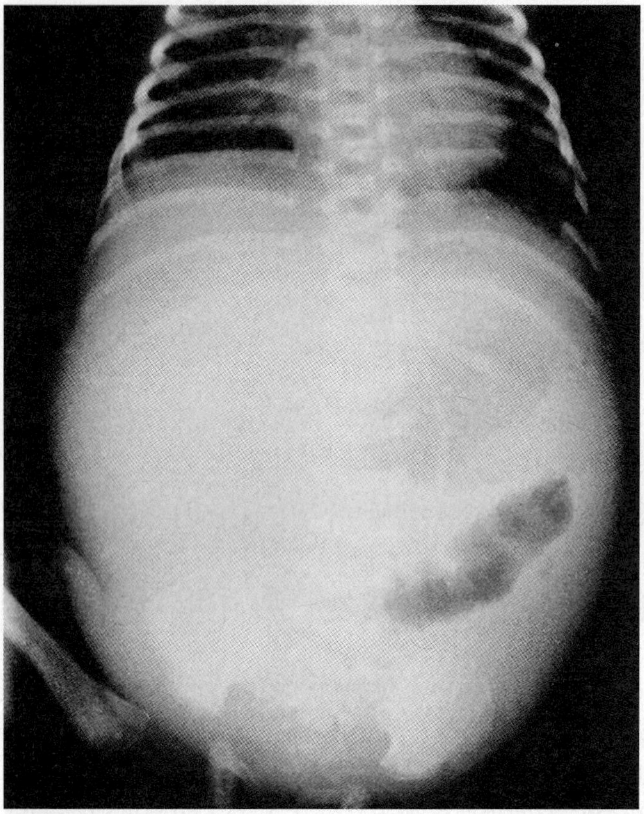

图 29.21 坏死性小肠结肠炎婴儿的腹部 X 线平片显示有腹水。

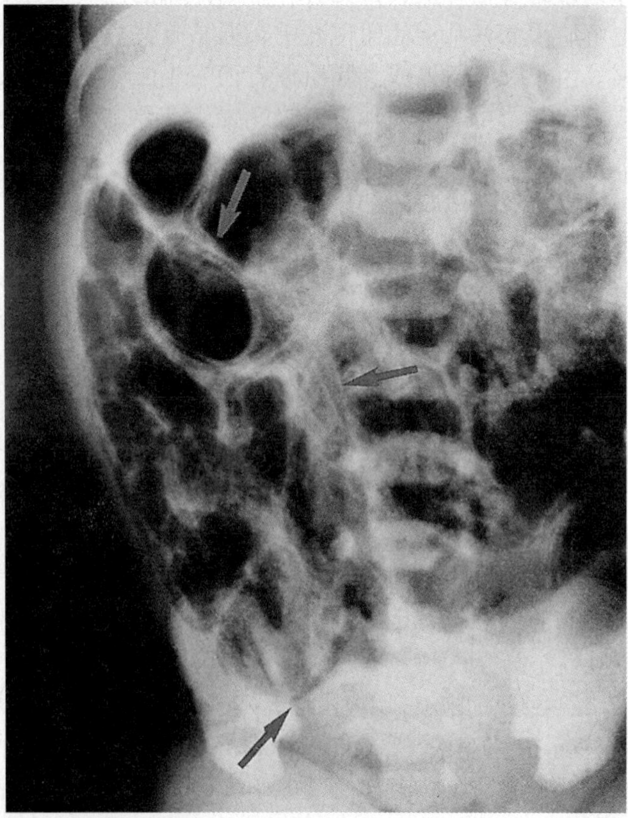

图 29.22 坏死性小肠结肠炎婴儿的腹部 X 线平片显示有肠腔内气体（箭头）。

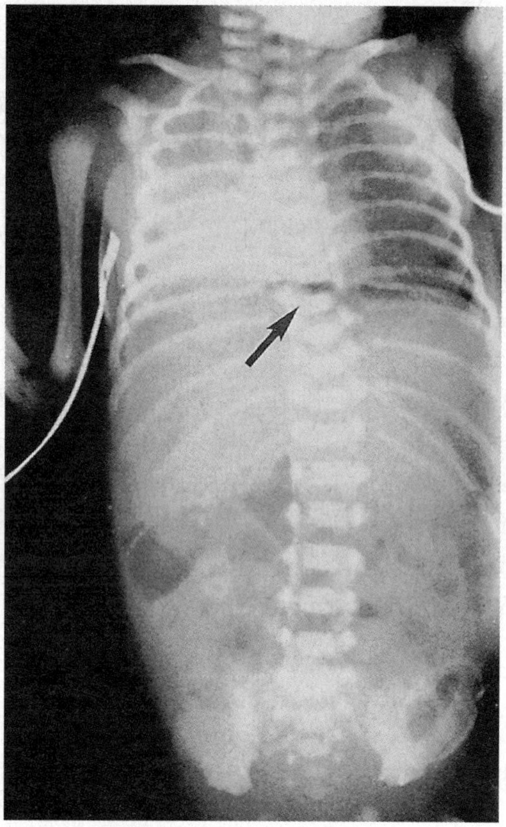

图 29.23 在出现小肠穿孔的婴儿腹部 X 线平片（仰卧位前后摄片）：显示在膈下有游离气体（箭头）。

血液制品在一些医疗中心现在已经变成了常规措施，目前这个措施还有待于我们实践验证。近来的数据使人对坏死性小肠结肠炎中 T 抗原活性可能的重要性产生了怀疑[13]。如果有疑问或者有理由相信正在发生 T 抗原相关的溶血，就可能需要在 SAG-M 中应用再生的红细胞。腹部超声检查可发现肿块或者腹水。在急性期避免进行造影检查，而且不应该在能够提供急诊手术的医疗中心以外的地方进行这些检查。

鉴别诊断

在大多数病例中，识别坏死性小肠结肠炎并不困难。应该考虑其他导致肠道缺血的因素，包括肠旋转不良、肠扭转和疝。单纯直肠出血的鉴别诊断上文已经进行了讨论。腹胀伴反流常见，但是应该要考虑到坏死性小肠结肠炎，停止口服喂养数小时并观察有没有其他体征是合理的。“坏死性小肠结肠炎”可能是先天性巨结肠或者囊性纤维化出现的特征[167,183]。

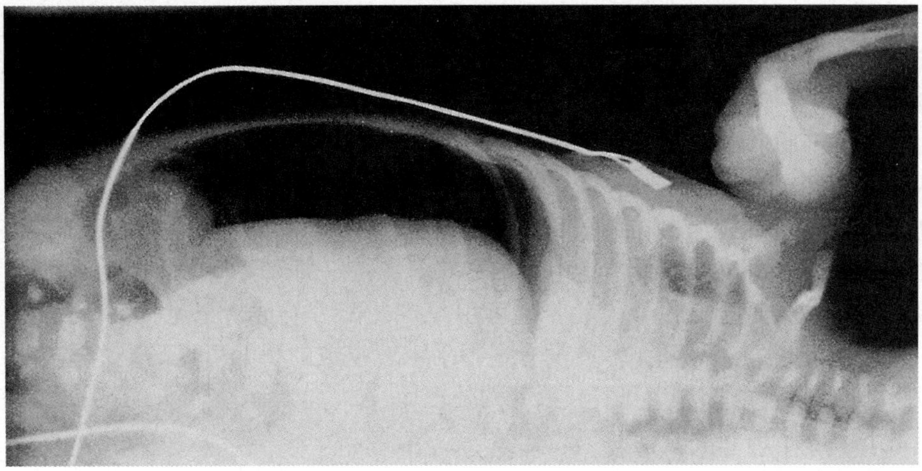

图 29.24 与图 29.23 相同的患儿左侧卧位水平方向照射的 X 线平片。

治疗

临床表现的多样性使得难以做出而且不能适当地确定一个严格的治疗方法。分期标准可能有助于采取适宜的治疗措施[5,177]（表 29.25）。

预防措施

有数个预防性的措施可以利用，但是没有一个成为标准的方法。它们包括：

- 应用母乳；
- 最少的肠道喂养（0.5ml/h），在增加喂养量以前持续 7 天；
- 缓慢地增加喂养；
- 其他特异性干预措施，例如乳酸杆菌、口服免疫球蛋白(Ig)A、在开始喂养前在肠系膜上动脉根部进行血流速度的多普勒检查。

表 29.25 坏死性小肠结肠炎的临床分期系统[5]

1 期：疑似
■ 围生期应激的病史
■ 疾病的全身性体征：体温不稳定，嗜睡，呼吸暂停
■ 胃肠道表现：喂养不良，胃肠减压体积增多，呕吐，轻度腹胀，粪便潜血反应（没有分歧）
2 期：证实
1 期的任何特征+：
■ 持续的隐匿性或者大量的胃肠道出血，显著的腹胀
■ 腹部平片：小肠扩张，肠壁水肿，固定的肠袢，肠壁气肿，门静脉积气
3 期：晚期
1 期或者 2 期的任何特征+：
■ 生命体征恶化，出现休克或者重度败血症、或者显著性胃肠道出血的迹象
■ 腹部平片显示有任何的 2 期特征+气腹

内科治疗

治疗的全部目的是让肠道休息、控制感染、恢复代谢均衡和保持婴儿处于一个最佳的情况，一直到肠道恢复。早产儿尤其容易发生营养不良，应该给予延迟肠道喂养和胃肠外营养。如果发生小肠穿孔、婴儿的一般情况变差或者腹腔内疾病持续超过数天，则提示应进行手术治疗。

内科治疗的主要内容包括：

- 停止肠道喂养；
- 鼻胃管抽吸引流以减少腹胀；
- 监测体温、脉搏、呼吸频率、血压、液体平衡；
- 腹部平片——如果症状持续出现，在发生坏死性小肠结肠炎的第一天以及仍然有可能穿孔时，X 线摄片应该每隔 6～12 小时重复进行；
- 开放外周静脉以应用抗生素、输血和血浆；
- 血培养和败血症筛查；通常不需要进行腰椎穿刺；
- 静脉内应用抗生素：通常使用三联抗生素的方案。覆盖革兰阴性的抗生素有庆大霉素或者一个三代头孢菌素（例如头孢他啶），但是正在出现对后者的耐药。覆盖革兰阳性的抗生素有阿莫西林（羟氨苄青霉素）或者万古霉素。广谱的治疗方案也应该包括甲硝唑。第 2 代 β-内酰胺酶抑制剂头孢菌素（例如头孢呋辛）并不能有效地针对革兰阴性微生物，特别是肠杆菌属。当地的方案可能考虑到了新生儿重症监护病房中主要的菌丛；

- 容量替代：从循环中丧失而进入肠道或者腹膜腔中的液体容易被低估。在患病婴儿中怀疑发生坏死性小肠结肠炎时的即刻处理包括适当的容量替代和循环支持。监测的指标必须包括外周的血流灌注、外周–中心体温梯度、尿量和血浆碳酸氢盐或者碱剩余；
- 如果有呼吸窘迫、呼吸衰竭或者发作性呼吸暂停，则定期进行血气分析和早期求助于辅助呼吸；
- 通过每天 1 次或者每天 2 次的调整静脉输液的速率和成分，保持正常的尿素、电解质、钙和水合作用，即刻治疗并发的问题例如低血糖症、黄疸和 DIC；
- 输血以保持血红蛋白稳定，血小板计数可能会下降，如果血小板计数低于 30×10^9/L 或者术前低于 70×10^9/L，则可能会需要输注血小板；
- 考虑移去脐动脉插管等措施——存在风险平衡，如果在一名出生体重小于 1000 g 的患病婴儿中，脐动脉导管是仅有的动脉通路，这种平衡就可能宁愿在原位保持脐动脉导管；
- 如果可能则插入一根经皮中心静脉导管以进行全胃肠外营养；
- 在明确的坏死性小肠结肠炎病例中，全胃肠外营养（第 17 章）总是必需的，因为需要肠道持续休息至少 7～10 天。在最初的 24～48 小时之内，当婴儿处于疾病非常严重的时候，应减少氨基酸负荷，避免脂肪输注。在坏死性小肠结肠炎排除以后，可推荐 48～72 小时以后进行肠道喂养，可能并不需要全胃肠外营养（TPN）；
- 应该大胆地使用镇痛剂：有坏死性小肠结肠炎的婴儿遭受到疼痛和相当的应激。推荐输注镇静剂（例如吗啡或者二乙酰吗啡）。鸦片类药物引起的呼吸暂停在可提供间歇性正压通气的新生儿病房不是一个问题；
- 隔离性护理：小心谨慎地洗手将可以防止大多数的交叉感染，在暴发坏死性小肠结肠炎时可能需要真正的隔离性护理。

在进行内科治疗的坏死性小肠结肠炎婴儿中，大多数婴儿都不断得到了康复。抗生素、肠道休息和 TPN 通常规定从初始重症疾病痊愈开始至少需持续 7 天。大多数的穿孔经常发生在最初的 48 小时以内，但是也可能出现在任何时候。到得出诊断后的 7～14 天时，大多数婴儿都没有了感染的体征，腹部柔软，肠鸣音正常，腹部 X 线正常。然后就可以进行肠道喂养，在最初的 24 小时用 0.5～1.0 ml/h 的速度进行喂养，因此慎重地增加喂养量。挤出的母乳是首选的喂养方式，替代喂养也可用早产儿配方奶或者捐献的挤出母乳。大多数没有进行手术就痊愈的婴儿可以耐受这些牛奶（见替代喂养的处理）。

手术治疗

坏死性小肠结肠炎的婴幼儿中有 20%～50%的病例需要进行手术治疗[4,107,161]。

手术适应证

坏死性小肠结肠炎主要的手术适应证是：

- 穿孔；
- 形成肿块；
- 内科治疗无效。

最常见的手术适应证是小肠穿孔，在需要手术治疗的婴儿中有 40%～70%的病例证实有小肠穿孔[78,152]。最常见的穿孔部位是回肠末端，多发性穿孔并不罕见[78,152]。发生穿孔时可能在腹部平片上没有明显的气体。放液穿刺术显示至少有 0.5ml 的棕色液体，或者是有革兰阳性的细菌，通常提示有小肠穿孔。在英国放液穿刺术并没有被广泛地应用[98,161]。

尽管内科治疗，但是临床情况恶化很难界定。当婴儿一般情况出现恶化，或者腹部的体征不能得到改善时，腹部体征包括在腹部平片上显示一个固定扩张的小肠袢、腹壁出现红斑或者发生炎性肿块，提示需要进行手术治疗[98,161]。

手术操作

在手术中，最常见的坏死肠管通常是在回盲部，大约有 1/3 的病例局限在结肠，但是也可以发生在肠道的任何部位[104]。广泛的肠道坏死可能是不可进行手术的和致死性的[152]。手术方式的选择取决于肠道坏死的范围、在非坏死性肠道中发生坏死性小肠结肠炎的范围以及婴儿的一般情况。在所描述的众多的手术操作中，存在4种主要的手术方式[149]。

最常见的手术方式是腹腔镜探查，切除坏死的肠道，近端小肠造瘘和远端黏液瘘管[78,149]。这种方式需要进行第2次手术来恢复肠道的连续性。通过小肠造口可能会丢失大量的液体、电解质和营养物质，尤其是当重新进行牛奶喂养的时候。这种方式已经导致了更早进行第2次手术的时机，其经常在初次手术后2个月内进行[180]。远端肠道有发生狭窄的可能性，需要在进行第2次手术以前进行造影检查，以便到时能够切除狭窄段[68]。术后并发症包括全身性的、伤口和腹腔内的败血症，其可能是令人惊讶的罕见[78]。造口相关的并发症，例如伤口裂开，比较罕见，在良好营养条件下很少会发生[180]。

其次，在一般情况稳定、有良好循环的婴儿中，肠切除与一期肠道吻合可作为一个手术来完成。吻合口愈合良好，可以避免从造口中丢失液体、电解质等问题，可减少住院时间[161]。在分二期进行的手术中，狭窄几乎总是发生在远端肠袢[155]，一期肠道吻合可减少发生狭窄的可能性[128]。

另外一种手术方式是腹腔引流，可在新生儿重症监护病房中局部麻醉下进行。在婴儿右下腹插入1个或2个柔软的引流管，并给予广谱抗生素和鼻胃管抽吸。刚开始应用在病情很重而不能进行手术的婴儿中，发现有些患儿可完全地避免手术。这种技术有它的支持者[46]和批评者[16]。在我们的临床实践中，单独腹腔引流通常只是应用在临床上一般情况不稳定不适合进行腹腔镜探查的小婴儿中。进行腹腔引流以后，大约有50%的病例仍然需要进行腹腔镜探查[46]。

最后是预后不良的一组病例[161]，其疾病范围可能非常广泛而不能进行肠切除，或者必须要进行广泛的小肠切除。这样广泛的小肠切除通常是致死性的。可以进行近端空肠造口术以旷置远端的小肠。如果婴儿存活，再进行“第2次”的腹腔镜探查，切除坏死的肠道。

术后处理

营养支持和重症监护通常需要持续2～3周的时间。如果可以的话，就如以上所述，用母乳缓慢地开始肠道喂养。如果牛奶不能耐受，在一些医疗中心可应用一种不含乳糖的配方奶，其中含有水溶性蛋白质和中链三酰甘油，这是坏死性小肠结肠炎愈合后首选的喂养方式。如果快速的肠道排空和腹泻持续存在，可应用洛哌丁胺。在正在耐受喂养但是体重不增的婴儿中，要考虑到盐和水分损耗、吸收不良、肠道或全身性或者尿路感染的可能。使用一种商业化的母乳添加剂，可在母乳中增加热量和蛋白质（第16章第3部分）。配方奶可在2%～5%的溶液中提供一种粉末状的碳水化合物/脂肪混合物，但是这种配方可引起或者加重腹泻。从儿童营养学家处获取建议是必需的。

由于肠道黏膜下增厚和纤维化[155]导致的晚期狭窄可能会变得更为常见。在不需要进行手术治疗的婴儿中，较少发生狭窄，或狭窄范围更短[100,104]。大多数狭窄出现在6周以内，几乎所有的狭窄都出现在4个月以内[104,155]。全部的狭窄发生率是10%～40%，虽然在对照研究中所见到的一些狭窄可自发消退，但是大多数狭窄需要手术治疗。大多数是结肠的狭窄，但是狭窄可发生在吻合口或者是小肠的部位[82,104]（图29.25）。短肠综合征可能需要长期的治疗，尤其是在回盲瓣已经切除的病例中（见下文）。

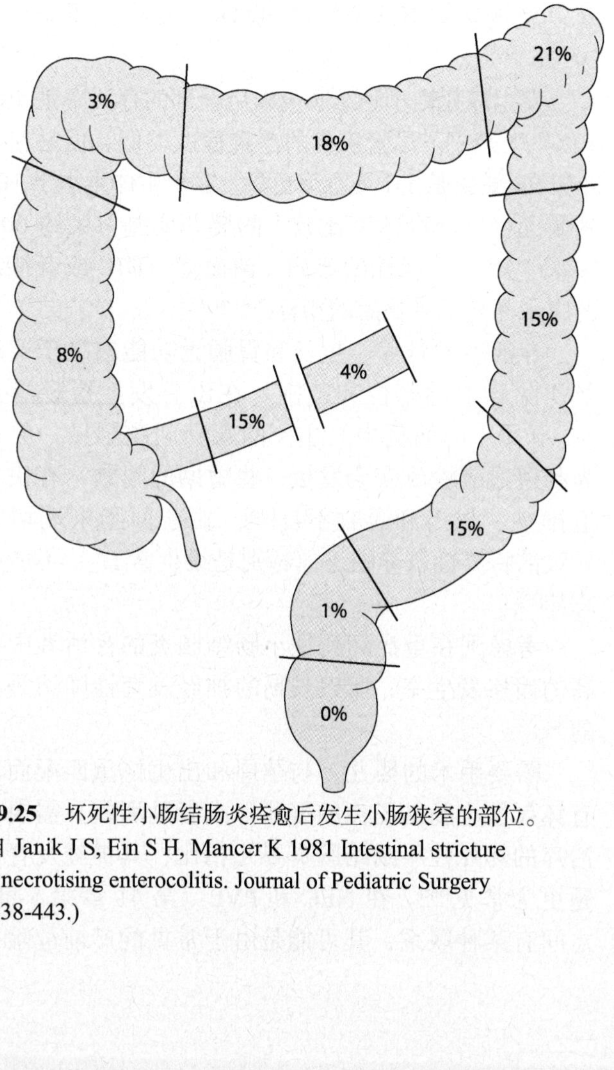

图 29.25 坏死性小肠结肠炎痊愈后发生小肠狭窄的部位。(摘自 Janik J S, Ein S H, Mancer K 1981 Intestinal stricture after necrotising enterocolitis. Journal of Pediatric Surgery 16: 438-443.)

表 29.26　坏死性小肠结肠炎的晚期并发症
■ 复发
■ 肠管狭窄
■ 肠囊肿
■ 短肠综合征
■ 小肠结肠瘘
■ 吻合口漏
■ 胆汁郁积
■ 吸收不良
■ 肠闭锁和神经节细胞缺失
■ 盐和水的缺乏
■ 息肉病
■ 治疗的并发症

结果

在坏死性小肠结肠炎中有 5%～10%的病例会复发，通常在最初发病的 1 个月以内。治疗上与初次的发病没有区别。初次发病的治疗是否能改变复发的风险还不清楚。晚期并发症是重要的（表 29.26）[95]。

发生坏死性小肠结肠炎以后全部的存活率是 70%～90%[78,80,95,104,152]。尽管疾病的严重程度类似，但是在孕周小于 28 周的婴儿中死亡率更高。在出生体重小于 1000 g 的婴儿中，其存活率比较大的婴儿要差（大约 60%比 90%）[26,46]。广泛性的疾病、菌血症、DIC 或者持续性的腹水都是不良预后的指标[78,94,104,152]。

存活者的营养、生长和胃肠道功能取决于疾病以及切除肠道的部位和范围。在没有发生短肠综合征（见下文）的病例中，主要的营养问题罕见，但是作为肠道适应性改变会发生一些短期的问题，有快速肠道排空、腹泻和吸收不良[105]。由于回肠末端切除而导致的特异性营养缺乏（特别是维生素 B_{12}）不应该被忘却[32]。

考虑到在重症坏死性小肠结肠炎的存活者中有较高的残疾发生率，所以长期的神经发育性随访是必需的[80]。

需要手术的婴儿，与孕周和出生体重匹配而又没有坏死性小肠结肠炎的婴儿，或者是那些只需要内科治疗的坏死性小肠结肠炎婴儿相比，其神经发育性问题更为常见[168]。在 NEC 和 PVL（第 41 章第 5 部分）之间有某种联系，其可能是由于常见的产前危险因素导致的，或者是由于休克、细胞因子的释放、低血压或者酸中毒等因素所引起。

预防

坏死性小肠结肠炎的未来进展在于它的预防。尽管建议了许多的预防性措施[175]，但是在研究一种相对少见、散发性疾病中的主要困难阻碍了在设计良好的前瞻性随机化研究中的努力。

在足月婴儿中，避免围生期窒息可减少坏死性小肠结肠炎的发生[4,31]。在有缺氧缺血性脑病的婴儿中，我们的措施包括在急性脑病期间避免喂养和在全胃肠道喂养以前进行少量喂养 24 小时。

母亲产前应用类固醇可通过改善早产儿肺部疾病，或者直接作用于肠道的发育成熟和黏膜完整性，来减少发生坏死性小肠结肠炎的风险[79]。在胎膜早破中抗生素的选择是重要的，但应该避免应用阿莫西林克拉维酸钾片（co-amoxiclav）[91]。在呼吸窘迫综合征中进行表面活性物质的替代治疗可减少发生坏死性小肠结肠炎的可能性[35]。一般性的措施包括保持良好的组织灌注、血压、水合状态和避免低血压、缺氧和低体温，这些都可能减少坏死性小肠结肠炎的发生。在对容量扩充有抵抗性的低血压早产儿中，正性肌力药物可改善肠道的灌注[75]。如果有证据显示血栓形成或者流到臀部及下肢的血流减少，则应该去除脐动脉导管。

在面对未成熟的消化、吸收、肠道运动功能以及屏障功能，肠道喂养的时机、方法和成分最能引人注意[129]。任何时候只要有可能都应该给予母乳[106]。冷冻保存的母乳不会减少其好处[53]。荟萃分析提示捐赠的母乳相对于配方奶可减少 4 倍的发生坏死性小肠结肠炎的风险[115]。应该避免高渗喂养，当添加电解质到牛奶中的时候应该小心进行。

不推荐为了防止发生坏死性小肠结肠炎而长时间地延迟胃肠道喂养，但是快速而轻率地进行喂养，在面对喂养耐受不良时仍增加肠道喂养量就有可能导致坏死性小肠结肠炎的发生[6,117]。在极低出生体重儿中，大多数建议以 20～25ml/(kg·d) 的速度开始牛奶喂养，每天以相同的数量增加喂养量[7]。在英国，更多的病房在新生儿重症监护期间就开始给予牛奶喂养[109]。给予少量牛奶（最小量肠道喂养）广泛用于促进肠道的发育[108,112]。在进行喂养以前选择性应用 10 天的最小量肠道喂养，可导致显著地减少坏死性小肠结肠炎的发生，以至于用这种方法在每 10 例治疗的婴儿中可防止发生 1 例坏死性小肠结肠炎[7]。在有宫内生长受限的婴儿开始进行牛奶喂养时需要特殊的护理[59,114]。

在治疗流行性坏死性小肠结肠炎中控制感染是必需的[175]，在所有的病例中都是一个良好的措施。并不建议预防性地全身应用抗生素。由于肠道可吸收，应用肠道氨基糖苷并不是没有风险，但是可以减少发生坏死性小肠结肠炎的风险[175]。在一小部分的医疗中心应用口服免疫球蛋白[54]。直接比较口服 IgA-IgG 和口服庆大霉素提示后者在高危组人群中更加有效[62]。

未来的可能性包括非抗体的免疫因子例如在配方奶中的乳铁蛋白、前列腺素类似物、调节细胞因子活性、利用生长因子治疗、多不饱和物脂肪酸的提供、益生元和益生菌[21,31,40,79,175]。

短肠综合征

短肠综合征（SBS）是由于丧失非常大一部分的小肠所致，因丧失黏膜表面积和胃肠道快速排空而发生吸收不良、腹泻和生长停止。小肠的丧失可能是由于产前或产后的肠道损伤所致（表 29.27）[105,164]。坏死性小肠结肠炎是短肠综合征最常见的原因，肠道功能障碍[70]发生在胎儿生命中小肠长度加倍的时候。在发生坏死性小肠结肠炎而需要手术治疗并存活的婴儿中，有 4%～10%的病例有短肠综合征[80,104]。

表 29.27 短肠的病因学

产前
■ 血管意外
■ 小肠闭锁
■ 腹壁缺损
■ 肠扭转
■ 胎粪性腹膜炎
产后
■ 坏死性小肠结肠炎
■ 中肠扭转或者节段性肠扭转
■ 炎症性肠道疾病
■ 腹部外伤
■ 血管内血栓形成

在肠道长度小于他们全部肠道长度的 50%，或者是全部小肠长度小于 100cm 的婴儿，处于发生短肠综合征的高度风险中[24,105]。当剩余的小肠长度小于 40cm 时，通常需要胃肠外营养，如果没有回盲瓣则可能需要持续更长的时间[24,150]。

治疗的主要原则是营养支持和保持液体和电解质平衡，允许肠道经过一段时间的逐步适应，在此期间剩余的肠管会在长度和直径上有所增长，黏膜发生增生[24,105,164,174]。大多数婴儿到 3 个月的时候吸收碳水化合物和脂肪可达到 90%[105]。这种显著的适应过程使得小肠长度小于 100cm 的婴儿可达到全部的肠道喂养[164]。重要的是要保留回肠，因为它比空肠具有更大的适应能力、更长的排空时间和唯一吸收维生素 B_{12} 和胆汁酸的能力。

大多数婴儿最初需要全胃肠外营养支持。如果长期需要全胃肠外营养支持，家庭治疗可使得这些儿童具有良好的生活质量[146]。适应肠道喂养是必需的，但是经常难以进行。大多数婴儿能耐受蛋白质水解物、中链三酰甘油和葡萄糖聚合物，但是不能耐受乳糖[例如哺力美(Pregestimil)，Mead Johnson 公司][164]。通过添加淀粉、葡萄糖聚合物或脂肪可增加热量。在一些婴儿中，组合喂养可进行个体化营养成分的控制。持续性喂养通常可耐受良好，但是食团喂养理论上具有更好的促进肠道发育的优点[158]。可能需要特殊的营养作为初始的治疗[164]。饮食中必须包含有适量的钙、镁、铁、脂溶性和水溶性的维生素和微量元素。回肠末端切除以后可能需要提供维生素 B_{12}。

可能的药物治疗包括抗细菌的药物、抗肠道活动性药物和激素治疗[174]。因为高胃泌素血症而可能需要 H_2 受体阻滞剂（雷尼替丁）或者质子泵抑制剂。抗肠道活动性药物（洛哌丁胺）可能是有效的，但是应该小心使用。如果回肠切除以后出现胆汁酸性腹泻时，提示需使用考来烯胺。密切观察饮食的细节，随访需要多学科的支持[164]。不应该忽略喂养和言语的发育。

在一小部分依赖于全胃肠外营养的婴儿中，至少要等 1 年以后使其适应，手术治疗可能有效。手术的目的是减慢小肠排空的时间，或者是通过重建回盲瓣、将结肠或者抗蠕动肠段插入中间、再循环肠袢或者是增加小肠长度来增加吸收的表面积[24,164]。在不能维持全胃肠外营养的儿童中，可能要考虑进行小肠移植[67]。

现在，短肠综合征的预后极大地好于 20 年以前，存活率超过 90%，即使是那些小肠长度小于 40cm 的病例。在第 1 年中，直线形的生长可能受到损害，但是大多数儿童到其 3 岁时可攀升到正常的体重范围，虽然是位于较低的百分位数[105]。

新生儿阑尾炎

在新生儿中发生阑尾炎者非常罕见，只占到儿童时期阑尾炎的 0.1%～0.2%[48]。最常见的表现是穿孔和弥漫性的腹膜炎，其体征类似于坏死性小肠结肠炎(表 29.28)[120]。新生儿阑尾炎可合并坏死性小肠结肠炎、先天性巨结肠和囊性纤维化[163]。联合右髂窝处的体征、腹部 X 线平片上异常的气体类型以及尿液中红细胞和白细胞计数可强烈地提示新生儿阑尾炎的诊断。治疗方式是手术，加上强有力的内科支持治疗和使用广谱抗生素。

难治性腹泻

出生后不久便开始的重度而迁延的腹泻可能是由于先天性胃肠道功能异常所致。所有的这些病例都比较罕见，其检查和治疗需要有专业医疗中心的支持。需要进行小肠黏膜活检，保持液体和电解质平衡以及营养支持是其主要的治疗目的。

表29.28 新生儿阑尾炎的体征（n=50）[121]

体征	发现的比率（%）
腹胀	90
发热	70
呕吐	60
拒绝喂养	40
疼痛（哭闹，不安宁）	30
嗜睡	30
右下腹红斑/水肿	20
右下腹肿块	20
腹泻	20
血便	20

微绒毛内含物病（先天性微绒毛萎缩症）

这是肠道细胞顶点区域的细胞骨架所发生的一种常染色体隐性遗传疾病，其中小肠和结肠的微绒毛发生萎缩和退化[142]。停止喂养对这种大量的腹泻无效。为了得出诊断，需要进行黏膜活检并行电镜检查。可给予全胃肠外营养支持，但是该病预后不良[142]。该病的希望可能在于进行小肠移植[15]。

先天性电解质转运缺陷

先天性氯化物性腹泻是一种常染色体隐性遗传疾病，它是由于在回肠和结肠中一种钠非依赖性[$Cl^-HCO_3^-$]交换器的缺陷所致[118]。胎儿腹泻可产生羊水过多。在新生儿时期可发生重度的水样腹泻，其在尿布中可能误认为是尿液，还可发生腹胀、低氯性碱中毒和体重快速丢失。大便中氯化物含量较高。先天性钠性腹泻，是由于钠 / 质子交换缺陷所致，可产生类似的特征，但是大便中有较高的钠丢失[11]。这两种疾病都可以通过静脉内补液，随后口服矿物质替代来进行成功的治疗[47]。

先天性乳糖酶缺陷

开始牛奶喂养以后立即出现症状，伴含有乳糖的酸性大便。取消含有乳糖的喂养，在空肠黏膜活检中可显示乳糖酶活性的缺乏，由此可得出诊断[154]。相对于继发性的乳糖不耐受，这种疾病极其罕见。

先天性葡萄糖/半乳糖吸收不良

出生后第 1 天即可见水样的酸性大便中含有还原物质，但是可能不是乳糖。再水化以后，可给予基于果糖的配方奶，其预后良好[47]。

自体免疫性肠病

难治性腹泻，特征性地具有自体免疫性疾病的家

表29.29 在没有胃食管反流症状的婴儿中pH检查结果参考范围（中位数）的上限

	NICU 早产儿 [131] (n=35)	健康早产儿 [137] (n=21)	婴儿 [172] (n=509)	14～16 个月儿童 [173] (n=15)
反流指数（%）	<11（3）	<3（1.1）	<10（4）	<6.4（2.7）
发作/24h	<29（9.5）	<30（7.6）	<70（27）	<46（19）
发作>5min/24h	<7（3）	<3（1.1）	<9（3）	<4.6（2.2）
最长发作时间（min）	<41（8）	<16（6.1）	<41（12）	<22（8.6）

第一个研究是针对在新生儿重症监护病房中的早产儿，其他研究则为健康婴儿。几乎所有人都接受喂养。

族史，可能是由于抗肠道细胞抗体所致，活检中与斑片状肠病有关[123]。已经有报道称环孢菌素对此有良好的效果[126]。

胃食管反流

临床表现

胃食管反流（GOR）可导致呕吐、食管炎、反复发作性呼吸暂停、肺部误吸、支气管肺发育不良的恶化、不能健康成长和长时间的住院[65,130]。大多数的反流期发生在低位食管括约肌短暂性松弛瞬间[139]。胃食管反流在婴儿期比儿童期更为常见。早产儿处于胃食管反流的高度危险中，因为低位食管括约肌的静息压力较低（见上文）和胃排空缓慢[133,135]。胃食管反流可经常见于食管闭锁修补术后（见下文）。喂养、仰卧位置、护理和胸部的理疗都可加重胃食管反流[58,132]。通过少量的管饲以及机械通气可减少胃食管反流[1,134,143]。

在有呼吸暂停和发生对通常治疗有抵抗的呼吸问题，或者是在有不可解释的病情恶化的婴儿中，应该要怀疑到有无症状性反流，其没有呕吐的临床线索[12,99,132]。经常在临床上可得出诊断。造影检查缺乏敏感性，但是可以排除解剖结构上的异常。长时间的食管 pH 检查是在儿童中诊断胃食管反流的金标准，但是在新生儿中牛奶喂养可导致胃液酸度的缓冲，降低了诊断的敏感性[181]。根据早产程度和重症监护情况来参考不同的 pH 数据（表 29.29）[132,137,172,173]。在石蕊试验中出现酸性的口咽部分泌物是具有较高阳性率的酸性反流预测值[81]。经常使用具有诊断价值的试验性治疗。食管炎可导致出血，内镜检查是切实可行的[43]。

治疗

改变喂养成分很少有效，但是母乳可能是有益的[73]。俯卧、头高 30° 的位置可减少反流，但是只能推荐在有监护的住院病人中进行。左侧位是有效的[58]。喂养黏稠的饮食可减少反流，已经被广泛应用[181]。婴儿 Gaviscon（氢氧化铝–碳酸镁）每剂中含有接近 1mmol 的钠。西沙比利是有效的药物[2]，但是现在已经不再应用，因为它可导致潜在的心脏节律障碍。可应用较低的促运动性剂量的红霉素，但是疗效并不确切[39]。使用甲氧氯普胺（胃复安）没有效果，还会出现不必要的锥体束外作用的风险。在食管炎中，可使用婴儿 Gaviscon（Reckitt & Colman）或者雷尼替丁。在新生儿时期很少需要进行胃底折叠手术[92]。在反复发作性的吸入中，可能要考虑进行抗反流手术，内科治疗对反流相关的致命性事件或者是严重反流性疾病无效。

当认为反流是喂养问题、反复发作性呼吸暂停或者其他不可解释的慢性肺病恶化的可能原因时，通常根据临床特点做出开始进行治疗的决定。进行试验性的内科治疗是合理的，但是必须进行严格的评估。成功的治疗可提高呼吸功能，或者能解决呼吸暂停的问题[132]。胃食管反流预后良好，在大多数婴儿中反流会随着抗反流屏障的成熟而得到解决。在那些有神经发育问题的婴儿中，持续性胃食管反流更为常见。

牛奶蛋白不耐受

引起牛奶蛋白不耐受（MPI）的抗原包括母牛牛奶乳清蛋白、β- 乳球蛋白和 α- 乳白蛋白、酪蛋白和大豆蛋白[42]。免疫原性蛋白可以被吸收，并可在母乳中分泌，这就解释了在绝对哺乳的婴儿中发生牛奶性结肠炎的原因[159]。在新生儿中，肠道屏障功能低下（见表29.20），大分子的吸收比例较高，但是这并不能完全解释过敏反应[83]。牛奶蛋白不耐受可能是由于任何胃肠道的问题，例如坏死性小肠结肠炎或者手术。

超过90%的牛奶蛋白不耐受出现在生命的第1个月内[138]。在一个健康足月婴儿的前瞻性研究中，牛奶蛋白不耐受证实占2.2%[64]，但是有遗传性过敏症家族史的婴儿中，有超过50%的病例可发生牛奶蛋白不耐受[138]。有牛奶蛋白不耐受的婴儿经常对其他的抗原起反应。

表 29.30　牛奶蛋白不耐受的胃肠道表现

- ■ 呕吐
- ■ 胃食管反流
- ■ 腹泻
- ■ 不能健康成长
- ■ 绞痛
- ■ 结肠炎
- ■ 微绒毛萎缩和吸收不良
- ■ 嗜酸性胃肠病
- ■ 潜血阳性

临床特点

最常见的胃肠道症状是呕吐和腹泻（表29.30）[42,138,159]。胃食管反流强烈与牛奶蛋白不耐受有关[153,159]。牛奶蛋白不耐受在年幼的婴幼儿中是结肠炎的最常见原因，可有直肠出血伴松散而含有黏液的大便。牛奶蛋白不耐受性肠病可导致体重下降、腹胀和脂肪痢伴斑片状大片绒毛萎缩以及隐窝增生。牛奶蛋白不耐受可合并有乳糖不耐受。牛奶蛋白不耐受的非胃肠道症状从急性反应（包括风疹），到慢性遗传性过敏症不等。在新生儿中，过敏性反应者罕见。

诊断取决于基于饮食排除的症状解除，复发是一个挑战。肠道活检、检测总IgE和特异性抗体(RAST)、皮肤针刺试验和大便分析可支持诊断。可给予低变应原性的、不含乳糖的、含有水解蛋白的牛奶替代品（Pregestimil, Nutramigen）。有重度牛奶蛋白不耐受的婴儿，可出现显著的结肠炎，可能对牛奶蛋白非常的敏感，可能需要一种氨基酸性配方奶（Neocate）。如果进行哺乳，则应限制母亲的饮食，推荐避免牛奶以及有时鸡蛋和大豆[159]。山羊奶只适合于山羊，从来都不是一种婴儿的合适食物。治疗上必须进行密切的饮食监督。这是一个挑战，为了证实诊断和显示治疗牛奶蛋白不耐受的决心，应该要住院，通常不是在新生儿时期[42]。极大部分的牛奶蛋白不耐受在生命的最初3年中得到解决。

预防

牛奶蛋白不耐受的预防是有争论的[63]。早期的母乳喂养可防止遗传性过敏症的症状。预防性的策略包括绝对的母乳喂养持续6个月，延迟开始进食固体食物，限制母亲饮食和水解性蛋白的配方奶。免疫调节证实是重要的，近来的一项益生菌（乳酸菌）试验提示是有效的[84]。

胰腺疾病

囊性纤维化

囊性纤维化（CF）是一种常染色体隐性疾病，在英国发病率是每2400例活产儿中有1例。囊性纤维化跨膜电导调节蛋白（CFTR）调节横跨细胞膜的氯化物和电解质转运[28]。最常见的突变是单个氨基酸置换，ΔF508，其干扰了新合成的CFTR蛋白的折叠，因此它被内质网摄取和降解。已经认识到有5种类型的突变与预后和潜在的治疗有关。在I类缺陷中，不能产生CFTR蛋白，例如，氨基糖苷抑制了突变停止密码子的作用，以至于合成了全部长度的CFTR蛋白[28,51]。已经知道大约有1000种突变，导致了一大类严重程度和临床表现型各不相同的疾病。囊性纤维化突变的携带率大约是1/25。

筛查

大多数的婴儿使用在第1周收集的风干的血样点进行筛查。在新生儿时期，血清免疫反应性胰岛素（IRT）几乎在所有的囊性纤维化婴儿中都升高，但是超过 90%的有单个阳性结果的婴儿都不会发生囊性纤维化。血清免疫反应性胰岛素检查联合 DNA 分析提供了一个更好的筛查方法[127]。新生儿筛查是有益的，已经显示筛查可减少早期呼吸道发病率，在长期的随访中可改善生长情况[61]。现在大多数权威人士都推荐进行筛查，已经引进到了苏格兰，并计划在英国其余的地方进行推广。筛查可使得人们能够做出关于再生育的重要选择，其已经被大约 2/3 的受累家族所接受[52]。

临床表现

大多数有囊性纤维化的新生儿没有表现出症状。新生儿可根据筛查或者不同的临床表现得出诊断（表 29.31）。大多数的临床表现出现在婴儿时期的晚期或者是儿童时期[61]。大约 10%～15%的囊性纤维化病例可出现胎粪性肠梗阻，导致在出生 48 小时内出现小肠梗阻。它与产前或产后的小肠穿孔、肠扭转、化学性或细菌性腹膜炎、小肠闭锁和细小结肠有关。保守治疗使用静脉内补液、抗生素和在透视下水溶性高渗造影剂灌肠，应该只有在专业的医疗中心并且有小儿外科医师的协作下进行（本章第 4 部分）。新生儿胎粪性肠梗阻的死亡率为 10%～20%，但是在存活者中的结果类似于在其他囊性纤维化儿童中所见[36]。胎儿超声检查可提示有囊性纤维化，但是大多数的胎儿高回声性肠道并不与囊性纤维化有关[165]。

作为新生儿胆汁郁积的一种原因，不应该忘却有囊性纤维化的存在[156]。虽然肝功能检查异常，但是肝脏活检可能没有诊断意义。应用熊去氧胆酸，通常在新生儿时期黄疸就会消退。

在新生儿时期做汗液检测是可行的，但是这通常不是在足月后 4～6 周以前所要努力做的检查。单独的汗液检测没有诊断学意义。突变分析通常具有诊断学意义，但是可能会被误导，因为包含有数量巨大的突变。

表 29.31　囊性纤维化的新生儿表现

- ■ 产前突变分析
- ■ 胎儿高回声性肠道
- ■ 胎儿肠道扩张
- ■ 胎儿腹腔内钙化
- ■ 新生儿筛查
- ■ 胎粪性肠梗阻
- ■ 胆汁郁积
- ■ 胎粪性腹膜炎
- ■ 呼吸道感染
- ■ 胰腺外分泌功能不足
- ■ 不能健康成长

治疗

最重要的治疗步骤是求助于专业的多学科协作治疗团队[51,61]。应该进行早期干预，积极治疗病原微生物、胸部理疗和预防性应用抗葡萄球菌的抗生素。

营养支持是至关重要的。能量需求的增加可能与呼吸道发病率、脂肪吸收不良或者是基因缺陷有关[69]。应该鼓励进行母乳喂养[69]。母乳有分解脂肪和抗感染的特性。另外，可使用标准的婴儿配方奶。钠的提供[2mmol/(kg·d)]可能是必需的。如果生长指标未达最佳的标准，则应提供能量支持（表 29.32）[113]。胎粪性肠梗阻痊愈后，一种不含乳糖的含有中链三酰甘油的水解蛋白喂养可能会更好地耐受。出生以前胰腺功能异常的婴儿[69]，到 8 周龄时有 60%的病例会发生吸收不良，到 1 岁时这个比例上升到超过 90%。当出现脂肪痢的临床特征或者实验室检查有胰腺功能不足时，应该进行胰酶替代治疗，例如低水平的粪便弹性蛋白酶。

Schwachmann-Diamond 综合征

除了在囊性纤维化的病例中，胰腺外分泌功能不足者罕见。胰腺发育不良、单独的酶缺乏、许多罕见的综合征（如 Johanson Blizzard，Pearson）可能都伴有吸收不良。

Schwachmann-Diamond 综合征包含胰腺外分泌功能不足，通常存在于婴儿期，易变的或者周期性的中性粒细胞减少症，其在临床上可能导致免疫缺陷。Schwachmann-Diamond 综合征可具有特征性的短身材和干骺端发育不良。在婴儿期需要进行胰酶替代治疗。

表 29.32 囊性纤维化的营养支持[69,113]

能量	
常规	100～130 kcal/(kg·d)
生长不良	150～200 kcal/(kg·d)
牛奶	
常规	母乳
	标准婴儿配方奶
生长不良	高能量的婴儿配方奶
	或者配方奶加上：葡萄糖聚合物
	或者脂肪乳剂（如 Calogen）和葡萄糖聚合物
	或者脂肪和碳水化合物混合物（如 Duocal）
手术期以后	Pregestimil、Peptijunior 配方奶粉
胎粪性肠梗阻后	
或牛奶蛋白不耐受后	
胰酶（耐酸性微球体）	
1/3 到 1/2 的胶囊喂养（如 Creon、Pancrease）	
肠道包被颗粒和牛奶或者水混合，在喂养前立刻用一匙给予	
维生素	
维生素 A	4000～5000IU/d（如 Dalavit 0.6 ml）
维生素 D	400 IU/d（如 Dalavit 0.6 ml）
维生素 E	25～50mg/d
维生素 K	常规新生儿预防性给予，除非有发生肝病的证据
	手术前反复给予
（监测维生素水平并给予调整）	

参考文献

1. Abe T, Hata Y, Sasaki F, Uchino J, Aoyama K, Nannbu H 1993 The effect of tube feeding on postprandial gastroesophageal reflux. Journal of Pediatric Surgery 28: 56–58
2. Ariagno R L, Kikkert M A, Mirmiran M, Conrad C, Baldwin R B 2001 Cisapride decreases gastroesophageal reflux in preterm infants. Pediatrics 107: E58
3. Bedu A, Faure C, Sibony O, Vuillard E, Mougenot J F, Aujard Y 1994 Prenatal gastrointestinal bleeding caused by esophagitis and gastritis. Journal of Pediatrics 125: 465–467
4. Beeby P J, Jeffrey H 1992 Risk factors for necrotising enterocolitis: the influence of gestational age. Archives of Disease in Childhood 67: 432–435
5. Bell M J, Ternberg J L, Feigin R D et al 1978 Neonatal necrotizing enterocolitis: therapeutic decisions based upon clinical staging. Annals of Surgery 187: 1–7
6. Berseth C L 1994 Gut motility and the pathogenesis of necrotizing enterocolitis. Clinics in Perinatology 21: 263–270
7. Berseth C L, Bisquera J A, Paje V U 2003 Prolonging small feeding volumes early in life decreases the incidence of necrotizing enterocolitis in very low birth weight infants. Pediatrics 111: 529–534
8. Berseth C L, Nordyke C 1993 Enteral nutrients promote postnatal maturation of intestinal motor activity in preterm infants. American Journal of Physiology 264: G1046–G1051
9. Boehm G, Jakobsson I, Mansson M, Raiha N C 1992 Macromolecular absorption in small-for-gestational-age infants. Acta Paediatrica 81: 864–867
10. Book L S, Herbst J J, Atherton S O, Jung A L 1975 Necrotizing enterocolitis in low birth weight infants fed an elemental formula. Journal of Pediatrics 87: 602–605
11. Booth I W 1985 Defective jejunal brush border Na^+/H^+ exchange: a cause of congenital secretory diarrhoea. Lancet 1: 1066–1069
12. Booth I W 1992 Silent gastro-oesophageal reflux: how much do we miss? Archives of Disease in Childhood 67: 1325–1327
13. Boralessa H, Modi N, Cockburn H et al 2002 RBC T activation and hemolysis in a neonatal intensive care population: implications for transfusion practice. Transfusion 42: 1428–1434
14. Brown E G, Sweet A Y 1978 Preventing necrotizing enterocolitis in neonates. JAMA 240: 2452–2454
15. Bunn S K, Beath S V, McKeirnan P J et al 2000 Treatment of microvillus inclusion disease by intestinal transplantation. Journal of Pediatric Gastroenterology and Nutrition 31: 176–180
16. Camberos A, Patel K, Applebaum H 2002 Laparotomy in very small premature infants with necrotizing enterocolitis or focal intestinal perforation: postoperative outcome. Journal of Pediatric Surgery 37: 1692–1695
17. Caplan M S, Hedlund E, Adler L, Hsueh W 1994 Role of asphyxia and feeding in a neonatal rat model of necrotizing enterocolitis. Pediatric Pathology 14: 1017–1028
18. Caplan M S, Hedlund E, Adler L, Lickerman M, Hsueh W 1997 The platelet activating factor receptor antagonist WEB 2170 prevents neonatal necrotizing enterocolitis in rats. Journal of Pediatric Gastroenterology and Nutrition 24: 296–301
19. Caplan M S, Russell T, Xiao Y, Amer M, Kaup S, Jilling T 2001 Effect of polyunsaturated fatty acid (PUFA) supplementation on intestinal inflammation and necrotizing enterocolitis (NEC) in a neonatal rat model. Pediatric Research 49: 647–652
20. Carlos M A, Babyn P S, Marcon M A, Moore A M 1997 Changes in gastric emptying in early postnatal life. Journal of Pediatrics 130: 931–937
21. Carlson S E, Montalto M B, Ponder D L, Werkman S H, Korones S B 1998 Lower incidence of necrotizing enterocolitis in infants fed a preterm formula with egg phospholipids. Pediatric Research 44: 491–498
22. Carroll D, Corfield A, Spicer R, Cairns P 2003 Faecal calprotectin concentrations and diagnosis of necrotising enterocolitis. Lancet 361: 310–311
23. Cavell B 1982 Reservoir and emptying function of the stomach of the premature infant. Acta Paediatrica Scandinavica Supplement 296: 60–61
24. Chaet M S, Farrell M K, Ziegler M M, Warner B W 1994 Intensive nutritional support and remedial surgical intervention for extreme short bowel syndrome. Journal of Pediatric Gastroenterology and Nutrition 19: 295–298
25. Chan K L, Saing H, Yung R W H, Yeung Y P, Tsoi N S 1994 A study of pre-antibiotic bacteriology in 125 patients with necrotizing enterocolitis. Acta Paediatrica Supplement 396: 45–48
26. Chardot C, Rochet J S, Lezeau H et al 2003 Surgical necrotizing enterocolitis: are intestinal lesions more severe in infants with low birth weight?. Journal of Pediatric Surgery 38: 167–172
27. Chatfield S L, Owen G, Ryley H C et al 1991 Neonatal screening for cystic fibrosis in Wales and the West Midlands: clinical assessment after five years of screening. Archives of Disease in Childhood 66: 29–33
28. Choo-Kang L R, Zeitlin P L 2000 Type I, II, III, IV, and V cystic fibrosis transmembrane conductance regulator defects and opportunities for therapy. Current Opinion in Pulmonary Medicine 6: 521–529
29. Clark D A 1977 Times of first void and first stool in 500 newborns. Pediatrics 60: 457–459
30. Clark D A, Barkemeyer B M, Miller M J S 1993 Perinatal hypoxic-ischemic risk factors and necrotizing enterocolitis. Pediatric Research 32: 207
31. Clark D A, Miller M J S 1996 What causes neonatal necrotising enterocolitis and how can it be prevented? In: Hansen T N, McIntosh N (eds) Current topics in neonatology 1, W B Saunders, London, pp 160–176
32. Collins J E, Rolles C J, Sutton H, Ackery D 1984 Vitamin B_{12} absorption after necrotizing enterocolitis. Archives of Disease in Childhood 59: 731–734
33. Communicable Disease Report 1982 Neonatal necrotising enterocolitis surveillance. In: Communicable disease report 82/05. Communicable Disease Surveillance Centre, London
34. Coombs R C, Morgan M E, Durbin G M, Booth I W, McNeish A S 1992 Abnormal gut blood flow velocities in neonates at risk of necrotising enterocolitis. Journal of Pediatric Gastroenterology and Nutrition 15: 13–18
35. Corbet A, Gerdes J, Long W et al 1995 Double-blind, randomized trial of one versus three prophylactic doses of synthetic surfactant in 826 neonates weighing 700 to 1100 grams: effects on mortality rate. American Exosurf Neonatal Study Groups I and IIa. Journal of Pediatrics 126: 969–978
36. Coutts J A, Docherty J G, Carachi R, Evans T J 1997 Clinical course of patients with cystic fibrosis presenting with meconium ileus. British Journal of Surgery 84: 555
37. Crissinger K D 1994 Regulation of hemodynamics and oxygenation in developing intestine: insight into the pathogenesis of necrotizing enterocolitis. Acta Paediatrica Supplement 396: 8–10
38. Cucchiara S, Staiano A, Di Lorenzo C et al 1986 Esophageal motor abnormalities in children with gastroesophageal reflux and peptic esophagitis. Journal of Pediatrics 108: 907–910
39. Curry J I, Lander T D, Stringer M D 2001 Review article: erythromycin as a prokinetic agent in infants and children. Alimentary Pharmacology and Therapeutics 15: 595–603
40. Dani C, Biadaioli R, Bertini G, Martelli E, Rubaltelli F F 2002 Probiotics feeding in prevention of urinary tract infection, bacterial sepsis and necrotizing enterocolitis in preterm infants. A prospective double-blind study. Biology of the Neonate 82: 103–108
41. Davey A M, Wagner C L, Cox C, Kendig J W 1994 Feeding premature infants while low umbilical artery catheters are in place: a prospective, randomized trial. Journal of Pediatrics 124: 795–799
42. David T J 1993 Cow's milk intolerance. in Food and food additive intolerance in children, Blackwell, Oxford, pp 25–84
43. De Boissieu D, Dupont C, Barbet J P, Bargaoui K, Badoual J 1994 Distinct features of upper gastrointestinal endoscopy in the newborn. Journal of Pediatric Gastroenterology and Nutrition 18: 334–338
44. De la Torre L, Carrasco D, Mora M A, Ramirez J, Lopez S 2002 Vascular malformations of the colon in children. Journal of Pediatric Surgery 37: 1754–1757
45. De Lemos R A, Rogers J H, McLaughlin W 1974 Experimental production of necrotizing enterocolitis in newborn goats. Pediatric Research 8: 380–387
46. Demestre X, Ginovart G, Figueras-Aloy J et al Peritoneal drainage as primary management in necrotizing enterocolitis: a prospective study. Journal of Pediatric Surgery 37: 1534–1539
47. Desjeux J-F 1996 Congenital transport defects. In : Walker W A et al (eds) Pediatric gastrointestinal disease, 2nd edn. B C Decker, Philadelphia, pp 792–816
48. Dessanti A, Porcu A, Scanu A, Dettori G 1995 Neonatal acute appendicitis in an inguinal hernia. Pediatric Surgery International 10: 561–562
49. Devane S P, Soothill P W, Candy D C A 1993 Temporal changes in gastric volume in human fetus in late pregnancy. Early Human Development 33: 109–116
50. Dodge J A, Morison S, Lewis P A et al 1997 Incidence, population, and survival of cystic fibrosis in the UK, 1968–95. UK Cystic Fibrosis Survey Management Committee. Archives of Disease in Childhood 77: 493–496
51. Doull I J 2001 Recent advances in cystic fibrosis. Archives of Disease in Childhood 85: 62–66
52. Dudding T, Wilcken B, Burgess B, Hambly J, Turner G 2000 Reproductive decisions after neonatal screening identifies cystic fibrosis. Archives of Disease in Childhood Fetal and Neonatal Edition 82: F124–F127
53. Dvorak B, Halpern M D, Holubec H et al 2003 Maternal milk reduces severity of necrotizing enterocolitis and increases intestinal IL-10 in a neonatal rat model. Pediatric Research 53: 426–433
54. Eibl M M, Wolf H M, Furnkranz H, Rosenkranz A 1988 Prevention of necrotizing enterocolitis in low birth weight infants by IgA-IgG feeding. New England Journal of Medicine 319: 1–7

55. Engel R R, Virnig N L, Hunt C E, Levitt M D 1973 Origin of mural gas in necrotizing enterocolitis. Pediatric Research 7: 292
56. Ewer A K 2002 Role of platelet-activating factor in the pathophysiology of necrotizing enterocolitis. Acta Paediatrica Supplement 91: 2–5
57. Ewer A K, Durbin G M, Morgan M E, Booth I W 1994 Gastric emptying in preterm infants. Archives of Disease in Childhood 71: F24–F27
58. Ewer A K, James M E, Tobin J M 1999 Prone and left lateral positioning reduce gastro-oesophageal reflux in preterm infants. Archives of Disease in Childhood Fetal and Neonatal Edition 81: F201–F205
59. Ewer A K, McHugo J M, Chapman S, Newell S J 1993 Fetal echogenic gut: a marker of intrauterine gut ischaemia. Archives of Disease in Childhood 69: 510–513
60. Ewer A K, Yu V Y 1996 Gastric emptying in pre-term infants: the effect of breast milk fortifier. Acta Paediatrica 85: 1112–1115
61. Farrell P M, Kosorok M R, Rock M J et al 2001 Early diagnosis of cystic fibrosis through neonatal screening prevents severe malnutrition and improves long-term growth. Wisconsin Cystic Fibrosis Neonatal Screening Study Group. Pediatrics 107: 1–13
62. Fast C, Rosegger H 1994 Necrotizing enterocolitis prophylaxis: oral antibiotics and lyophilized enterobacteria vs oral immunoglobulins. Acta Paediatrica (Supplement). 1994;396:86–90
63. Fiocchi A, Martelli A, De Chiara A, Moro G, Warm A, Terracciano L 2003 Primary dietary prevention of food allergy. Annals of Allergy Asthma and Immunology 91: 3–12
64. Ford R P, Schluter P J, Taylor B J, Mitchell E A, Scragg R 1996 Allergy and the risk of sudden infant death syndrome. The Members of the New Zealand Cot Death Study Group. Clinical and Experimental Allergy 26: 580–584
65. Frakaloss G, Burke G, Sanders M R 1998 Impact of gastroesophageal reflux on growth and hospital stay in premature infants. Journal of Pediatric Gastroenterology and Nutrition 26: 146–150
66. Fujii A M, Brown E, Mirochnick M, O'Brien S, Kaufman G 2002 Neonatal necrotizing enterocolitis with intestinal perforation in extremely premature infants receiving early indomethacin treatment for patent ductus arteriosus. Journal of Perinatology 22: 535–540
67. Ghanekar A, Grant D 2001 Small bowel transplantation. Current Opinion in Critical Care 7: 133–137
68. Gobet R, Sacher P, Schwobel M G 1994 Surgical procedures in colonic strictures after necrotizing enterocolitis. Acta Paediatrica Supplement 396: 77–79
69. Green M R, Buchanan E, Weaver L T 1995 Nutritional management of the infant with cystic fibrosis. Archives of Disease in Childhood 72: 452–456
70. Guarino A, De Marco G 2003 Natural history of intestinal failure, investigated through a national network-based approach. Journal of Pediatric Gastroenterology and Nutrition 37: 136–141
71. Hackett G A, Campbell S, Gamsu H, Cohen-Overbeek T, Pearce J M F 1987 Doppler studies in the growth retarded fetus and prediction of neonatal necrotising enterocolitis, haemorrhage, and neonatal morbidity. British Medical Journal 294: 13–16
72. Hall N, Ong E G, Ade-Ajayi N et al 2002 T cryptantigen activation is associated with advanced necrotizing enterocolitis. Journal of Pediatric Surgery 37: 791–793
73. Heacock H J, Jeffery H E, Baker J L, Page M 1992 Influence of breast versus formula milk on physiological gastroesophageal reflux in healthy, newborn infants. Journal of Pediatric Gastroenterology and Nutrition 14: 41–46
74. Heneyke S, Smith V V, Spitz L, Milla P J 1999 Chronic intestinal pseudo-obstruction: treatment and long term follow up of 44 patients. Archives of Disease in Childhood 81: 21–27
75. Hentschel R, Hensel D, Brune T, Rabe H, Jorch G 1995 Impact of blood pressure and intestinal perfusion of dobutamine or dopamine in hypotensive preterm infants. Biology of the Neonate 68: 318–324
76. Hey E N 1983 Special care nurseries: admitting to a policy. British Medical Journal 287: 1524–1527
77. Hopkins G B, Gould V E, Stevenson J K, Oliver T K 1970 Necrotizing enterocolitis in premature infants: a clinical and pathologic evaluation of autopsy material. American Journal of Diseases of Children 120: 229–232
78. Horwitz J R, Lally K P, Cheu H W, Vazquez W D, Grosfield J L, Ziegler M M 1995 Complications after surgical intervention in necrotizing enterocolitis: a multicenter review. Journal of Pediatric Surgery 30: 994–999
79. Israel E J 1994 Neonatal necrotizing enterocolitis, a disease of the immature intestinal mucosal barrier. Acta Paediatrica Supplement 396: 27–32
80. Jackman S, Brereton R J, Wright V M 1990 Results of surgical treatment of neonatal necrotising enterocolitis. British Journal of Surgery 77: 146–148
81. James M E, Ewer A K 1999 Acid oro-pharyngeal secretions can predict gastro-oesophageal reflux in preterm infants. European Journal of Pediatrics 158: 371–374
82. Janik J S, Ein S H, Mancer K 1981 Intestinal stricture after necrotizing enterocolitis. Journal of Pediatric Surgery 16: 438–443
83. Juvonen P, Mansson M, Andersson C, Jakobsson I 1996 Allergy development and macromolecular absorption in infants with different feeding regimens during the first three days of life. A three-year prospective follow-up. Acta Paediatrica 85: 1047–1052
84. Kalliomaki M, Salminen S, Poussa T, Arvilommi H, Isolauri E 2003 Probiotics and prevention of atopic disease: 4-year follow-up of a randomised placebo-controlled trial. Lancet 361: 1869–1871
85. Karsdorp V H M, Van-Vugt J M G, Van-Geijn H P et al 1994 Clinical significance of absent or reversed end diastolic velocity waveforms in umbilical artery. Lancet 344: 1664–1668
86. Kelly E J, Chatfield S L, Brownlee K G et al 1993 The effect of intravenous ranitidine on the intragastric pH of preterm infants receiving dexamethasone. Archives of Disease in Childhood 69: 37–39
87. Kelly E J, Newell S J 1994 Gastric ontogeny: clinical implications. Archives of Disease in Childhood 71: F136–F141
88. Kelly E J, Newell S J, Brownlee K G et al 1997 Role of epidermal growth factor and transforming growth factor α in the developing stomach. Archives of Disease in Childhood 76: F158–F162
89. Kempley S T, Bennett S, Loftus B G, Cooper D, Gamsu H R 1993 Randomised trial of umbilical arterial position: clinical outcome. Acta Paediatrica 83: 173–176
90. Kennedy K A, Tyson J E, Chamnanvanakij S 2000 Rapid versus slow rate of advancement of feedings for promoting growth and preventing necrotizing enterocolitis in parenterally fed low-birth-weight infants. Cochrane Database of Systematic Reviews 2: CD001241
91. Kenyon S L, Taylor D J, Tarnow-Mordi W 2001 Broad-spectrum antibiotics for preterm, prelabour rupture of fetal membranes: the ORACLE I randomised trial. ORACLE Collaborative Group. Lancet 357: 979–988
92. Kiely E M 1990 Surgery for gastro-oesophageal reflux. Archives of Disease in Childhood 65: 1291–1292
93. Kliegman R M 2003 The relationship of neonatal feeding practices and the pathogenesis and prevention of necrotizing enterocolitis. Pediatrics 111: 671–672
94. Kliegman R M, Fanaroff A A 1981 Neonatal necrotizing enterocolitis: a nine year experience. I. Epidemiology and uncommon observations. American Journal of Diseases of Children 135: 603–607
95. Kliegman R M, Fanaroff A A 1984 Necrotizing enterocolitis. New England Journal of Medicine 310: 1093–1103
96. Kliegman R M, Walker W A, Yolken R H 1993 Necrotizing enterocolitis: research agenda for a disease of unknown etiology and pathogenesis. Pediatric Research 34: 701–708
97. Kosloske A M 1994 Epidemiology of necrotizing enterocolitis. Acta Paediatrica Supplement 396: 2–7
98. Kosloske A M 1994 Indications for operation in necrotizing enterocolitis revisited. Journal of Pediatric Surgery 29: 663–666
99. Krishnamoorthy M, Mintz A, Liem T, Applebaum H 1994 Diagnosis and treatment of respiratory symptoms of initially unsuspected gastroesophageal reflux in infants. American Surgery 60: 783–785
100. Lamireau T, Llanas B, Chateil J F et al 1996 Frequence accrué et difficultés diagnostiques des stenose intestinales apres enterocolite ulceronecrosante. Archives de Pediatrie 3: 9–15
101. Lawrence G, Bates J, Gaul A 1982 Pathogenesis of neonatal necrotising enterocolitis. Lancet 1: 137–139
102. Lebenthal A, Lebenthal E 1999 The ontogeny of the small intestinal epithelium. Journal of Parenteral and Enteral Nutrition 23(Supple): S3–S6
103. Lebenthal E, Leung Y K 1988 Feeding the premature and compromised infant: gastrointestinal considerations. Pediatric Clinics of North America 35: 215–238
104. Lemelle J L, Schmitt M, de Miscault G, Vert P, Hascoet J M 1994 Neonatal necrotizing enterocolitis: a retrospective and multicentric review of 331 cases. Acta Paediatrica Supplement 396: 70–73
105. Liefaard G, Heineman E, Molenaar J C, Tibboel D 1995 Prospective evaluation of the absorptive capacity of the bowel after major and minor resections in the neonate. Journal of Pediatric Surgery 30: 388–391
106. Lucas, A., Cole, T. J. 1990 Breast milk and neonatal necrotising enterocolitis. Lancet 336: 1519–1523

107. Lucas A, Morley R 1998 Necrotising enterocolitis. British Paediatric Surveillance Unit, London
108. McClure R J 2001 Trophic feeding of the preterm infant. Acta Paediatrica Supplement 90: 19–21
109. McClure R J, Chatrath M K, Newell S J 1996 Changing trends in feeding policies for ventilated preterm infants. Acta Paediatrica 85: 1123–1125
110. McClure R J, Newell S J 1996 Effect of fortifying breast milk on gastric emptying. Archives of Disease in Childhood 74: F60–F62
111. McClure R J, Newell S J 1999 Randomised controlled trial of trophic feeding and gut motility. Archives of Disease in Childhood 80: F54–F58
112. McClure R J, Newell S J 2000 Randomised controlled trial of clinical outcome following trophic feeding. Archives of Disease in Childhood Fetal and Neonatal Edition 82: F29–F33
113. MacDonald A 1996 Nutritional management of cystic fibrosis. Archives of Disease in Childhood 74: 81–87
114. McDonnell M, Serra V, Gaffney G, Redman C W, Hope P L 1994 Neonatal outcome after pregnancy complicated by abnormal velocity waveforms in the umbilical artery. Archives of Disease in Childhood 70: F84–F89
115. McGuire W, Anthony M Y 2003 Donor human milk versus formula for preventing necrotising enterocolitis in preterm infants: systematic review. Archives of Disease in Childhood Fetal and Neonatal Edition 88: F11–F14
116. MacKendrick W, Hill N, Hsueh W, Caplan M S 1993 Increase in plasma platelet activating factor levels in enterally fed preterm infants. Biology of the Neonate 64: 89–95
117. McKeown R E, Marsh T D, Amarnath U, Garrison C Z, Addy C L, Thompson S J 1992 Role of delayed feeding and of feeding increments in necrotizing enterocolitis. Journal of Pediatrics 121: 764–770
118. Makela S, Kere J, Holmberg C, Hoglund P 2002 SLC26A3 mutations in congenital chloride diarrhea. Human Mutation 20: 425–438
119. Maki M, Ruuska T, Kuusela A-L 1993 High prevalence of asymptomatic esophageal and gastric lesions in preterm infants in intensive care. Critical Care Medicine 21: 1863–1867
120. Marchildon M B, Buck B E, Abdenour G 1982 Necrotizing enterocolitis in the unfed infant. Journal of Pediatric Surgery 17: 620–624
121. Marcy S M, Overturf G D 1997 Focal bacterial infections. In: Remington J S, Klein J O (eds) Infectious diseases of the fetus and newborn infant, 4th edn. WB Saunders, Philadelphia, pp 936–979
122. Marti U, Burwen S J, Jones A L 1989 Biological effects of epidermal growth factor, with emphasis on the gastrointestinal tract and liver: an update. Hepatology 9: 126–138
123. Mirakian R, Richardson A, Milla P J et al 1986 Protracted diarrhoea of infancy: evidence in support of an autoimmune variant. British Medical Journal 293: 1132–1136
124. Morecroft J A, Spitz L, Hamilton P A, Holmes S J K 1994 Plasma cytokine levels in necrotizing enterocolitis. Acta Paediatrica Supplement 396: 18–20
125. Mulvihill S J, Stone M M, Fonkalsrad E W, Debas H T 1986 Trophic effect of amniotic fluid on fetal gastrointestinal development. Journal of Surgical Research 40: 291–296
126. Murch S H 1997 The molecular basis of intractable diarrhoea of infancy. Baillières Clinical Gastroenterology 11: 413–440
127. Murray J, Cuckle H, Taylor G, Littlewood J, Hewison J 1999 Screening for cystic fibrosis. Health Technology Assessment 3: 1–104
128. Musemeche C A, Kosloske A M, Ricketts R R 1987 Enterostomy in necrotizing enterocolitis: an analysis of techniques and timing of closure. Journal of Pediatric Surgery 22: 479–483
129. Newell S J 1996 Gastrointestinal function and its ontogeny: how should we feed the preterm infant. In: Ryan S (ed). Seminars in neonatology 1. WB Saunders, London, pp 59–66
130. Newell S J 1999 GORD in infants and young children. International Journal of Gastroenterology 4: 9–12
131. Newell S J 2000 Enteral feeding in the micropremie. Clinical Perinatology 27: 221
132. Newell S J, Booth I W, Morgan M E, Durbin G M, McNeish A S 1989 Gastro-oesophageal reflux in preterm infants. Archives of Disease in Childhood 64: 780–786
133. Newell S J, Chapman S, Booth I W 1993 Ultrasonic assessment of gastric emptying in the preterm infant. Archives of Disease in Childhood 69: 32–36
134. Newell S J, Morgan M E, Durbin G M, Booth I W, McNeish A S 1989 Does mechanical ventilation precipitate gastro-oesophageal reflux during enteral feeding?. Archives of Disease in Childhood 64: 1352–1355
135. Newell S J, Sarkar P K, Durbin G M, Booth I W, McNeish A S 1986 Maturation of the lower oesophageal sphincter in the preterm baby. Gut 29: 167–172
136. Ng P C, Brownlee K G, Dear P R F 1992 Gastroduodenal perforation in preterm babies treated with dexamethasone for bronchopulmonary dysplasia. Archives of Disease in Childhood 66: 1164–1166
137. Ng S C, Quak S H 1998 Gastroesophageal reflux in preterm infants: norms for extended distal esophageal pH monitoring. Journal of Pediatric Gastroenterology and Nutrition 27: 411–414
138. Oldaeus G, Anjou K, Bjorksten B, Moran J R, Kjellman N-I M 1997 Extensively and partially hydrolysed infant formulas for allergy prophylaxis. Archives of Disease in Childhood 77: 4–10
139. Omari T I, Barnett C P, Benninga M A et al 2002 Mechanisms of gastro-oesophageal reflux in preterm and term infants with reflux disease. Gut 51: 475–479
140. Panigrahi P, Gupta S, Gewolb I H, Morris J G 1994 Occurrence of necrotizing enterocolitis may be dependent on patterns of bacterial adherence and intestinal colonisation: studies in Caco-2 tissue culture and weaning rabbit models. Pediatric Research 36: 115–121
141. Papaila J G, Wilmot D, Grosfeld J L, Rescorla F J, West K W, Vane D W 1989 Increased incidence of delayed gastric emptying in children with gastroesophageal reflux. A prospective evaluation. Archives of Surgery 124: 933–936
142. Phillips A D, Schmitz J 1992 Familial microvillous atrophy: a clinicopathological review of 23 cases. Journal of Pediatric Gastroenterology and Nutrition 14: 380–396
143. Pradeaux L, Boggio V, Gouyon J B 1991 Gastro-oesophageal reflux in mechanically ventilated preterm infants. Archives of Disease in Childhood 66: 793–796
144. Pritchard J A 1966 Fetal swallowing and amniotic fluid volume. Obstetrics and Gynaecology 28: 606–610
145. Pumberger W, Mayr M, Kohlhauser C, Weninger M 2002 Spontaneous localized intestinal perforation in very-low-birth-weight infants: a distinct clinical entity different from necrotizing enterocolitis. Journal of the American College of Surgeons 195: 796–803
146. Puntis J W L 1995 Home parenteral nutrition. Archives of Disease in Childhood 72: 186–190
147. Raval N C, Gonzalez E, Bhat A M, Pearlman S A, Stefano J L 1995 Umbilical venous catheters: evaluation of radiographs to determine position and associated complications of malpositioned umbilical venous catheters. American Journal of Perinatology 12: 201–204
148. Rennie J M, Kelsall A W 1994 Vitamin K prophylaxis in the newborn—again. Archives of Disease in Childhood 70: 248–251
149. Rescorla F J 1995 Surgical management of pediatric necrotizing enterocolitis. Current Opinions in Pediatrics 7: 335–341
150. Ricketts R R 1994 Surgical treatment of necrotizing enterocolitis and the short bowel syndrome. Clinics in Perinatology 21: 365–387
151. Rotbart H A, Levin M J 1983 How contagious is necrotizing enterocolitis?. Pediatric Infectious Disease Journal 2: 406–410
152. Rowe M I, Reblock K K, Kurkchubasche A G, Healey P J 1994 Necrotizing enterocolitis in the extremely low birth weight infant. Journal of Pediatric Surgery 29: 987–990
153. Salvatore S, Vandenplas Y 2002 Gastroesophageal reflux and cow milk allergy: is there a link? Pediatrics 110: 972–984
154. Savilathi E, Launiala K, Kuitunen P 1983 Congenital lactase deficiency: a clinical study of 16 patients. Archives of Disease in Childhood 58: 246–252
155. Schimpl G, Hollwarth M E, Fotter R, Becker H 1994 Late intestinal strictures following successful treatment of necrotizing enterocolitis. Acta Paediatrica Supplement 396: 80–83
156. Shapira R, Hadzic N, Francavilla R, Koukulis G, Price J F, Mieli-Vergani G 1999 Retrospective review of cystic fibrosis presenting as infantile liver disease. Archives of Disease in Childhood 81: 125–128
157. Sherry S N, Kramer I 1955 The time of passage of the first stool and first urine by the newborn infant. Journal of Pediatrics 46: 158–159
158. Shulman R J, Redel C A, Stathos T H 1994 Bolus versus continuous feedings stimulate small intestinal growth and development in the newborn pig. Journal of Pediatric Gastroenterology and Nutrition 18: 350–354
159. Sicherer S H 2003 Clinical aspects of gastrointestinal food allergy in childhood. Pediatrics 111: 1609–1616
160. Sondheimer J M, Clark D A, Gervaise E P 1985 Continuous gastric pH measurement in young and older healthy preterm infants receiving formula and clear liquid feedings. Journal of Pediatric Gastroenterology and Nutrition 4: 352–355
161. Spitz L, Stringer M D 1993 Surgical management of neonatal necrotising enterocolitis. Archives of Disease in Childhood 69: 269–271
162. Steeb C B, Trahair J F, Read L C 1995 Administration of insulin-like growth factor-I (IGF-I) peptides for three days stimulates proliferation of the small intestinal epithelium in rats. Gut 37: 630–638

163. Stiefel D, Stallmach T, Sacher P 1998 Acute appendicitis in neonates: complication or morbus sui generis?. Pediatric Surgery International 14: 122–123
164. Stringer M D, Puntis J W L 1995 Short bowel syndrome. Archives of Disease in Childhood 73: 170–173
165. Stringer M D, Thornton J G, Mason G C 1996 Hyperechoic bowel. Archives of Disease in Childhood 74: F1–F2
166. Sullivan S E, Calhoun D A, Maheshwari A et al 2002 Tolerance of simulated amniotic fluid in premature neonates. Annals of Pharmacotherapy 36: 1518–1524
167. Thomas D F M, Fernie D S, Bayston R, Spitz L 1984 Clostridial toxins in neonatal necrotising enterocolitis. Archives of Disease in Childhood 59: 270–272
168. Tobiansky R, Lui K, Roberts S, Veddovi M 1995 Neurodevelopmental outcome in very low birthweight infants with necrotizing enterocolitis requiring surgery. Journal of Paediatrics and Child Health 31: 233–236
169. Trahair J F, Harding R 1995 Restitution of swallowing in the fetal sheep restores intestinal growth after midgestation esophageal obstruction. Journal of Pediatric Gastroenterology and Nutrition 20: 156–161
170. Uauy R, Fanaroff A A, Korones S B, Phillips E A, Phillips J B, Wright L L 1991 Necrotizing enterocolitis in very low birth weight infants: biodemographic and clinical correlates. Journal of Pediatrics 119: 630–638
171. Udall J N 1990 Gastrointestinal host defence and necrotizing enterocolitis. Journal of Pediatrics 117: S33–S44
172. Vandenplas Y, Goyvaerts H, Helven R, Sacre L 1991 Gastroesophageal reflux, as measured by 24-hour pH monitoring, in 509 healthy infants screened for risk of sudden infant death syndrome. Pediatrics 88: 834–840
173. Vandenplas Y, Sacre Smits L 1987 Continuous 24-hour esophageal pH monitoring in 285 asymptomatic infants 0–15 months old. Journal of Pediatric Gastroenterology and Nutrition 6: 220–224
174. Vanderhoof J, Young R, Thompson J 2003 New and emerging therapies for short bowel syndrome in children. Paediatric Drugs 5: 525–531
175. Vasan U, Gotoff S P 1994 Prevention of neonatal necrotizing enterocolitis. Clinics in Perinatology 21: 425–435
176. Vinton N E 1994 Gastrointestinal bleeding in infancy and childhood. Gastroenterology Clinics of North America 23: 93–122
177. Walsh M C, Kliegman R M 1986 Necrotizing enterocolitis: treatment based on staging criteria. Pediatric Clinics of North America 33: 179–201
178. Weaver L T, Laker M F, Nelson R, Lucas A 1987 Milk feeding and changes in intestinal permeability and morphology in the newborn. Journal of Pediatric Gastroenterology and Nutrition 6: 351–358
179. Weaver L T, Lucas A 1990 Maturation of large bowel function in relation to gestational and postnatal age, feed volumes and composition in the newborn. Pediatric Reviews and Communications 4: 250
180. Weber T R, Tracy T F, Silen M L et al 1995 Enterostomy and its closure in newborns. Archives of Surgery 130: 534–537
181. Wenzl T G, Schneider S, Scheele F, Silny J, Heimann G, Skopnik H 2003 Effects of thickened feeding on gastroesophageal reflux in infants: a placebo-controlled crossover study using intraluminal impedance. Pediatrics 111: e355–e359
182. Wiswell T E, Cornish J D, Northam R S 1986 Neonatal polycythemia: frequency of clinical manifestations and other problems. Pediatrics 78: 26–28
183. Wood C M, Spicer R D, Beddis I R, Puntis J W L 1995 Pancreatic exocrine failure in cystic fibrosis presenting as necrotising enterocolitis. Journal of Pediatric Gastroenterology and Nutrition 20: 104–106
184. Wozniak E R, Fenton T R, Milla P J 1983 The development of fasting small intestinal motility in the human neonate. In: Roman C (ed) Gastrointestinal motility. MTP Press, Lancaster, pp 265–270
185. Young D G 1965 Spontaneous rupture of the rectum. Proceedings of the Royal Society of Medicine 58: 615–616

第 4 部分

先天性缺陷和外科问题

Mark D Stringer, Ian Sugarman, Alistair G Smyth

引言

本章谈论的是累及新生儿消化道的主要外科疾病的处理。大部分是先天性畸形，同样地，常见为多发畸形。下列疾病的讨论是顺着消化道进行，而不是根据疾病的重要性或者严重性来进行的。关于新生儿胃肠道外科的一些初步概论是必需的。

由于新生儿监护的发展和这些婴幼儿到专业儿童外科医院集中就诊，使得先天性畸形的婴儿存活率得到了改善。对早产儿手术和那些有复杂先天性畸形的处理中，一个多学科协作治疗的措施是必需的[6]。

胃肠道畸形主要结构的产前超声诊断给了父母亲和临床医师一个终止妊娠的机会，或者是到一个有儿童外科专家的医疗中心进行婴儿分娩的机会；在极少数情况下，胎儿手术可能是适当的。胃肠道畸形产前诊断的主要影响，尤其体现在对腹壁前部缺损的处理中，家长至少可以获知有关疾病的处理和预后。在其他情况下，超声发现的解释不是非常清晰。例如，高回声性的胎儿肠道（肠道有与周围骨质相似或者更强的回声，图 29.26），可能提示存在胎粪性肠梗阻或肠梗阻的可能，但是这是一个相对较宽松的胎儿病理性标志，所累及的胎儿大多数出生以后表现正常[66]。与此类似，肠道扩张是非特异性的，可能出现在有中肠或后肠闭锁、胎粪性肠梗阻、肠旋转不良或先天性巨结肠的胎儿中[52]。一个更为复杂的图像可同时有肠道扩张和高回声性肠道，腹水以及羊水过多可发生在胎粪性腹膜炎的婴儿中。十二指肠闭锁经常可以通过产前超声检查来诊断，但是在食管闭锁的超声检查结果就很少有特异性了。

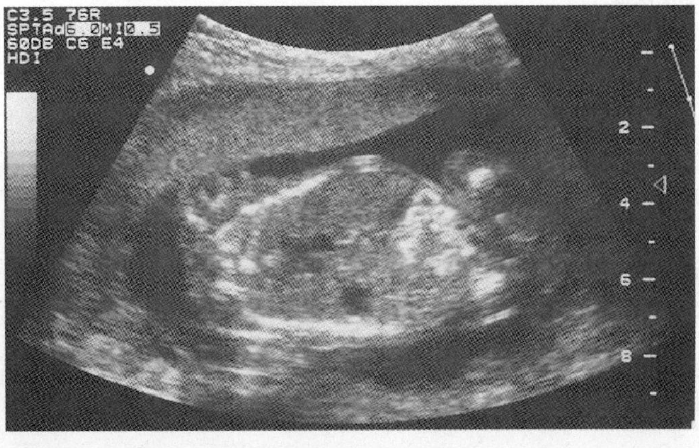

图29.26　在孕 18 周时胎儿腹部超声扫描横断面中显示有高回声性胎儿的肠道，强度与骨骼一样（箭头）。

在新生儿中许多先天性胃肠道畸形表现为肠梗阻的症状和体征。

- **呕吐**：如果梗阻部位超过了 Vater 壶腹的水平，呕吐物就含有胆汁的颜色。新生儿胆汁性呕吐应该考虑到有肠梗阻，除非证实有其他的病因。在一项 63 例连续的有胆汁性呕吐新生儿的前瞻性研究中，有 24 例（38%）鉴定出有外科病因：9 例有先天性巨结肠，5 例有小肠闭锁，4 例有肠旋转不良，3 例有胎粪性肠梗阻，1 例有胎粪栓，1 例有结肠闭锁以及 1 例乳汁浓缩[29]。这些婴儿中大部分有腹部体征和一张异常的腹部平片。在 39 例（62%）经保守治疗症状缓解的婴幼儿中，可见没有外科原因的胆汁性呕吐。所有发生胆汁性呕吐的新生儿都需要进行检查。必须要排除肠旋转不良。第一线的检查包括仔细的临床体检、胸部和腹部的 X 线平片、常规的血液和生化检测、血液和尿液培养。可能需要进行一个更为详细的败血病筛查。经常需要进行腹部超声波检查和胃肠道造影检查，在一些选择性病例中，可能需要进行直肠活检。
- **腹部膨胀**：图 29.27 显示了评价一个出生后不久即发生显著腹胀婴儿的工作步骤。这个工作步骤必须结合婴儿的孕周和一般情况来进行解释。

- **胎粪排出延迟或者不能排出胎粪**：超过 95%的健康足月婴儿在出生后的 24 小时内排出他们的第一次大便[58]。足月婴儿 48 小时后的胎粪排出延迟应该总是提示有肠梗阻的可能。然而，这样的一种延迟在早产儿是正常的[71]。在任何不能正常排出胎粪的婴儿中，应该要检查肛门，证实其通畅性。

有肠梗阻临床特征的所有婴儿都应该接受肠胃外的维生素 K。出血是先天性胃肠道畸形的一种罕见表现，更为常见的是提示有获得性的疾病。上消化道出血可能是由于吞咽了母亲的血液、维生素 K 缺乏性出血或者是食管炎 / 胃炎。偶尔会发生消化性溃疡，可以通过内镜检查来证实。另外一个是健康婴儿出现直肠出血，最常见的原因是由于肛裂或者是牛奶蛋白不耐受。在一个患病的婴儿中，它可能是由于坏死性小肠结肠炎或者是肠旋转不良伴肠扭转所引起。

口腔和鼻咽部

唇裂和腭裂

唇裂和腭裂是颅面部最常见的先天性畸形，在英国其发生率接近每 700 例活产儿中有 1 例。大部分的唇裂和腭裂在出生时就可得出诊断，但是也可以通过产前超声检查来得出这些诊断。发生在左侧的唇裂是在右侧的 2 倍，但是究其原因还不清楚。发生唇裂伴有或不伴有腭裂的男性是女性的 2 倍多，而单独发生腭裂的女性是男性的 2 倍。在大多数病人中，口面部的裂将是其仅有的先天性缺陷。然而，在所有发生唇裂伴有或不伴有腭裂的病人中，有接近 15%的病例会有其他相关的畸形，可能它们一起组成了一个已知综合征的部分体征。综合征相关性畸形更常见于单独的腭裂。考虑到非综合征性唇裂和腭裂，可能存在这种疾病的家族性病史，或者母亲有暴露于某种药物（例

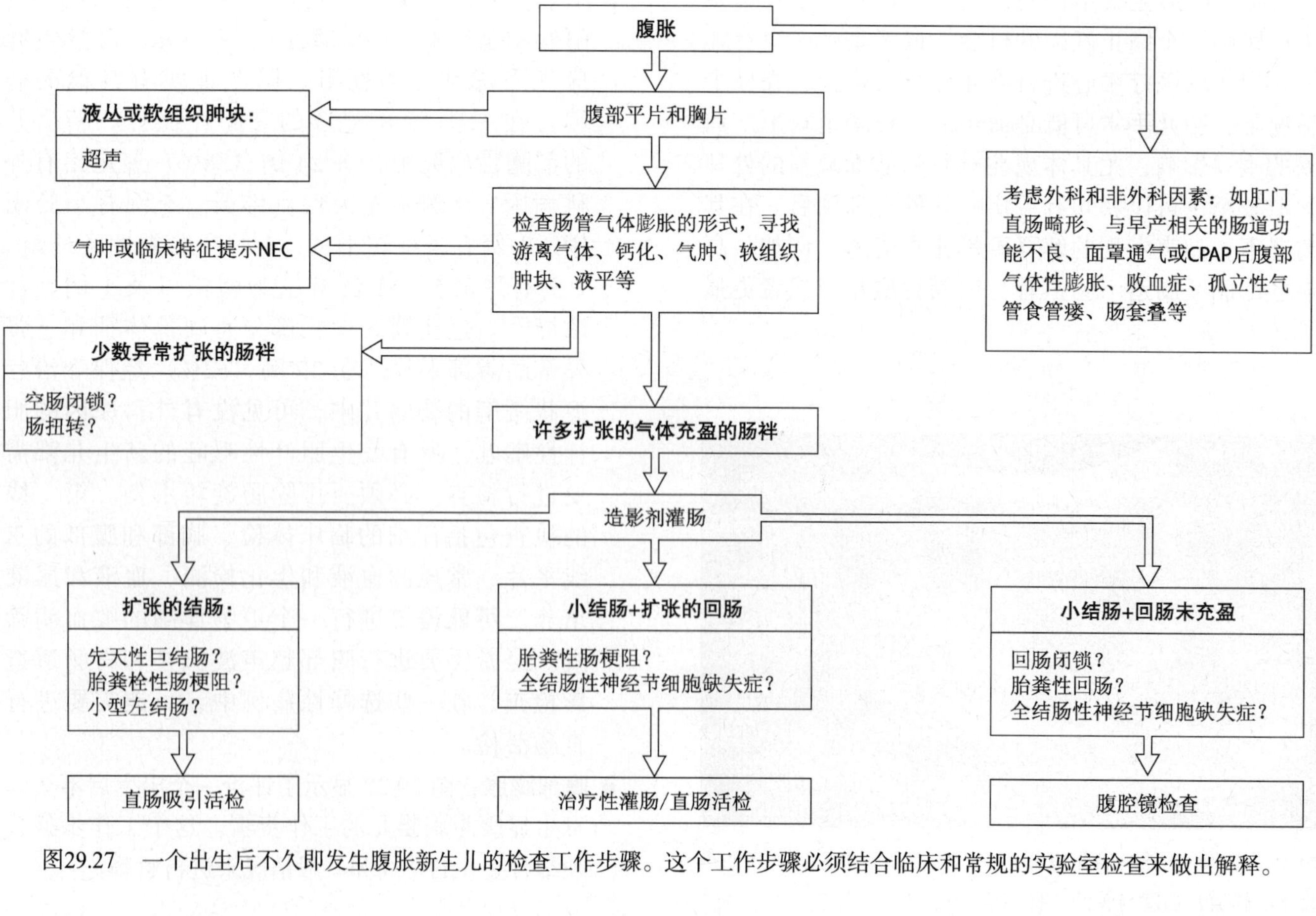

图29.27 一个出生后不久即发生腹胀新生儿的检查工作步骤。这个工作步骤必须结合临床和常规的实验室检查来做出解释。

如苯妥英）的病史。所有表现为唇裂伴有或不伴有腭裂的婴儿都应该进行全面的检查，进行一个标准的染色体组型检查。

单独的腭裂占到所有唇腭裂的大约50%，剩余的部分包括单侧的唇腭裂（20%）、唇裂（20%）和双侧唇腭裂（10%）。复杂畸形可以影响发育的许多方面，包括演讲、听力、面部外观、牙齿的发育和面部的生长。治疗措施需要从出生到发育成熟来进行多学科共同努力。当以一种熟练而协作的方式提供治疗时，这种畸形的结果可以是非常好，反之，如果不能提供这种治疗，则结果很差[57]。

随着1998年临床标准化建议小组对唇腭裂修补和治疗结果的报道，在英国唇腭裂的治疗发生了显著的变化[12]。文件建议减少英国国内的唇腭裂治疗单位，从以前的57家治疗单位减少到8～15个专业的治疗中心，以便于经验和医疗资源的集中。所有的患者都应该在致力于多学科唇腭裂治疗的小组中得到治疗，以全面得到必需的专业化的治疗。

唇裂

当中间和侧面鼻部形成而上颌骨不能形成时就可导致产生唇裂。唇裂可以单独发生或者和腭裂一起产生。唇裂通常在中线的一侧，可能是不完全的（图29.28），或者涉及唇的全部高度（完全性唇裂），延伸到鼻子的底部。唇裂可以是单侧的或者双侧的，可延伸到上颚的齿龈区域（牙槽）。有单独唇裂的婴儿通常可以喂养良好，可以用有奶嘴的软瓶子进行喂养，在许多的病例中也可以成功地进行母乳喂养。

一个罕见的上唇中线部位的唇裂，可作为口-面-指综合征（I型）的一部分体征而出现。唇裂也可以出现在下唇凹陷的接合部——Van der Woude综合征（图29.29），它是一种常染色体显性遗传伴不同的表达性。

唇裂治疗的结果经常是效果极好，手术修补通常在3个月大小的时候进行。一期鼻纠正手术与唇裂修补术同时进行（图29.30）。如果唇裂也涉及到齿槽，则可能需要用骨片移植修补齿槽，但是这种手术通常在9～11岁左右出现混合性出牙的时候进行。

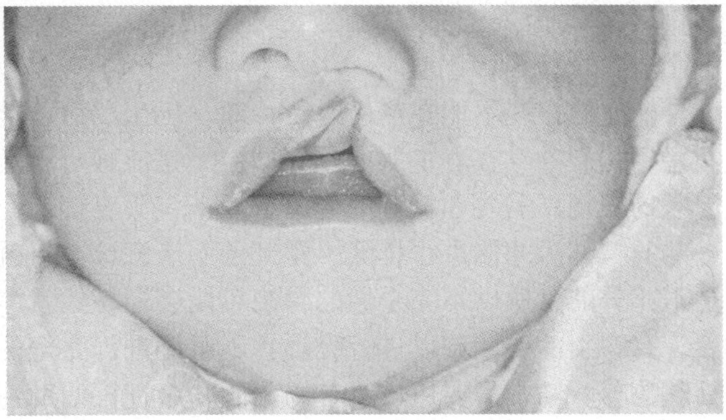

图 29.28 单侧不完全性唇裂。

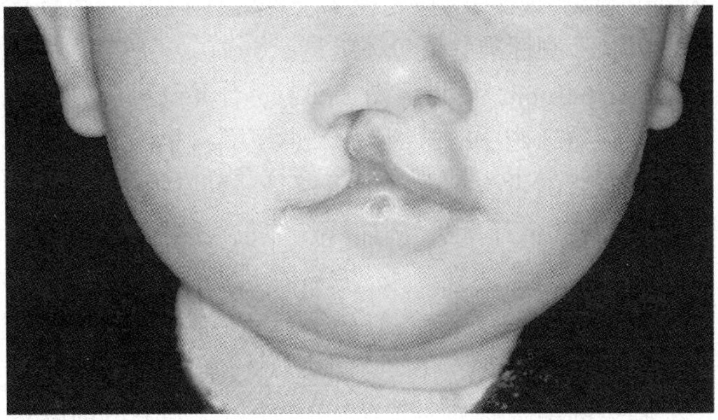

图 29.29 完全性唇裂和下唇凹陷（Van der Woude综合征）。

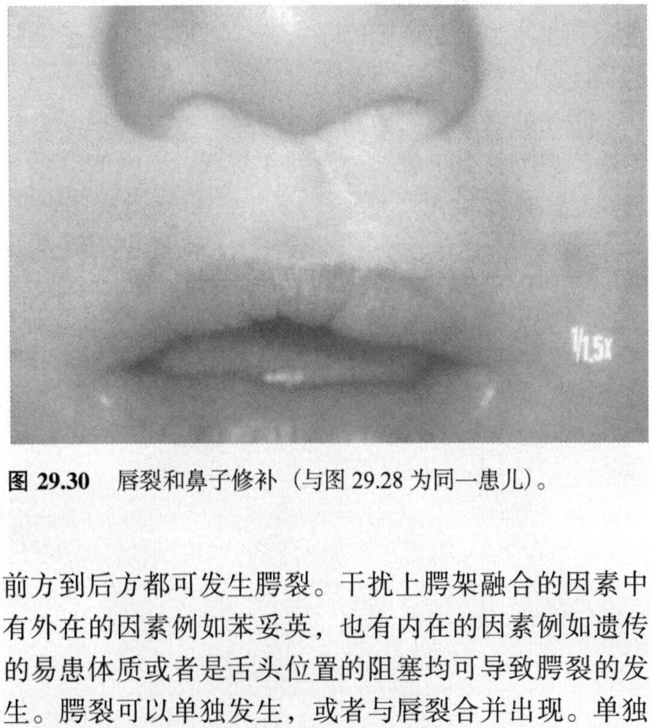

图 29.30 唇裂和鼻子修补（与图29.28为同一患儿）。

腭裂

上腭融合开始于子宫内生命的第6周，从上腭的前方到后方都可发生腭裂。干扰上腭架融合的因素中有外在的因素例如苯妥英，也有内在的因素例如遗传的易患体质或者是舌头位置的阻塞均可导致腭裂的发生。腭裂可以单独发生，或者与唇裂合并出现。单独的腭裂可能涉及单独的后腭部（软腭），或者可进一步延伸到硬腭，一直到位于前齿正后方的门齿孔（完全性腭裂)。腭裂是一种中线缺损，可以是不完全性的或者完全性的（图 29.31）。

单独的腭裂不能在产前进行诊断，出生以后才能注意到腭裂的存在。牛奶的鼻部回流不是能确定腭裂诊断的表现，需要在良好的光源下压下舌头直接检查全部的腭部后才能进行排除。腭部的手指触诊本身就是不充分的，所以不完全性的腭裂可能会轻易地就漏诊。有腭裂的婴儿难以进行吸吮，不可能进行完全的母乳喂养。经常需要用一个有奶头的软瓶进行辅助性的奶瓶喂养。中线裂例如腭裂更可能是与染色体的缺陷有关，因此所有出生时有腭裂的婴儿都应该进行荧光原位杂交（FISH）检测在 22 号染色体上的染色体微缺失以及检测标准的染色体组型。

Pierre-Robin 序列征(图 29.32)时合并一种经常是 U 形的宽腭裂（图 29.33）和一个小下颚（小颌畸形）以及位置靠后的舌头。上气道阻塞是一种常见的合并症，其可能需要进行干预，例如特殊体位（侧卧或者俯卧）或者插入鼻咽气管。很少需要进行气管切开术。Pierre-Robin 相关综合征应该引起重视，例如 Stickler 综合征和腭–心–面综合征（22q11 缺失）。

腭裂的手术修补通常在 8～9 个月大左右的时候进行，利用局部组织，包括修补软腭部的肌层。在 Pierre-Robin 合并的腭裂中，修补手术可能需要进一步推迟到 1 岁或者更晚的时候进行，其取决于气道梗阻的程度。

腭裂的亚型称之为黏膜下腭裂，经常是难以进行诊断，典型情况下患儿一直到 4 岁或者更晚的时候才表现出来，经常伴有发音困难。提示有黏膜下腭裂的情况可包括悬雍垂裂开，软腭的中线出现半透明区域，以及在硬腭的后方触及有凹口（图 29.34）。

有腭裂病史的儿童需要筛查慢性中耳炎及流出物，其可能需要插入鼓室通气管或者提供助听器。对可能发生腭裂型特征和讲话时腭咽闭合不全的需要语音和

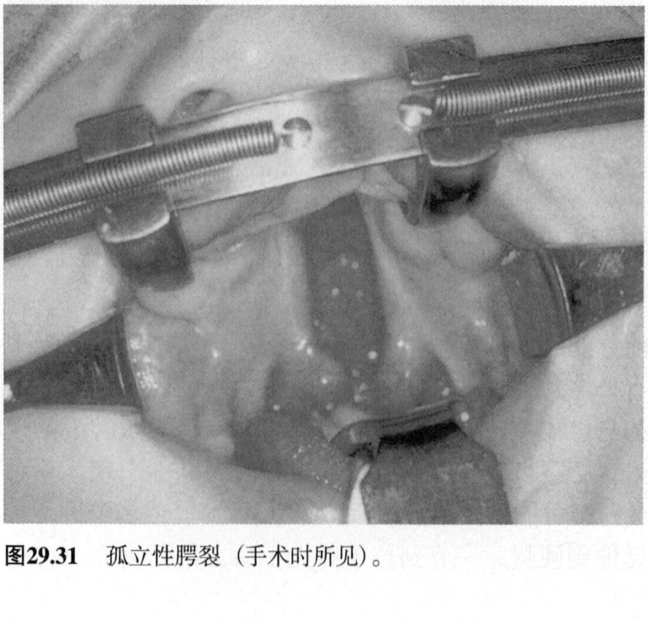

图29.31　孤立性腭裂（手术时所见）。

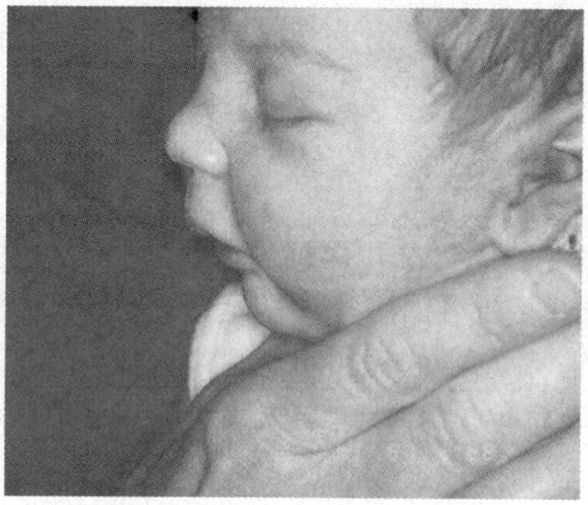

图 29.32
Pierre Robin 序列征（注意小颌畸形）。

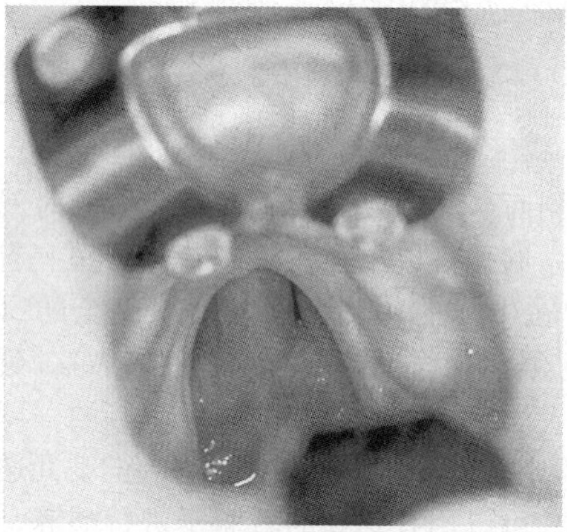

图 29.33
宽 U 形的腭裂（Pierre Robin 序列征）。

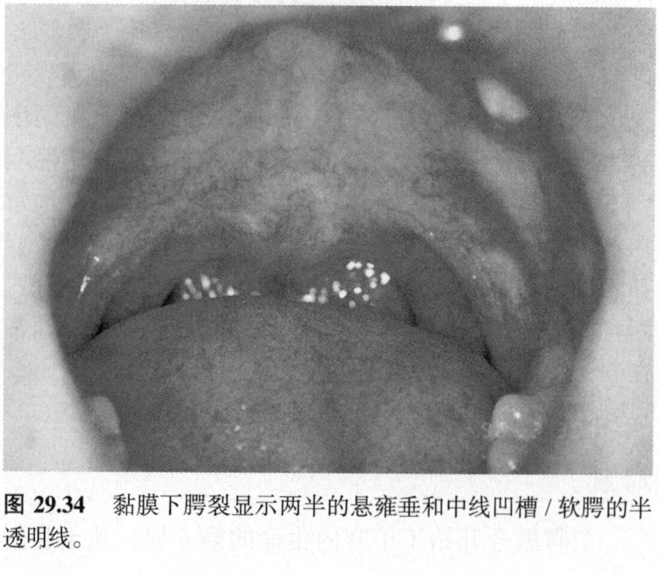

图 29.34　黏膜下腭裂显示两半的悬雍垂和中线凹槽 / 软腭的半透明线。

语言监测。

齿槽骨片移植

涉及上颚部齿龈区域（齿槽）的裂，可能会得益于插入骨片移植以使得牙齿萌发，提供牙齿和上颚的骨性支持，闭合任何残留的瘘管。在永久性犬齿萌发以前进行第2次骨片移植，可产生最佳的结果，通常在9～11岁之间进行（图29.35）。

其他的面部裂

其他情况下，更为广泛的面部裂罕见。这些面部裂例如侧面和斜面的面部裂，其发病机制还不清楚。软组织裂经常涉及下面的面骨和眼眶，需要仔细寻找相关的畸形，包括中枢神经系统畸形。

多学科协作的治疗

唇腭裂是一种复杂畸形，需要一些专科医师的协同护理和治疗，在过去的20年中逐渐强调了多学科协作治疗小组的重要性[70]。核心小组经常包括唇腭裂外科医师、正牙医生、发音和语言治疗学家、儿科医师、临床心理学者、临床遗传学者和专业的唇腭裂护士。而干预治疗应该限定于特殊时间以便取得良好的结果和最小的护理负担，由唇腭裂治疗小组进行的随访经常需要持续到停止生长的时候（18～20岁）。唇腭裂协会（CLAPA）是一个活跃的父母/患儿支持小组，在英国国内提供基本的喂养装备和信息。

高质量初次手术的提供减少了将来再次手术的需要，不断有证据表明大量的外科医师取得了较好的手术效果[72]。然而，尽管专门的初始治疗中包括了手术治疗，但是一些患儿可能需要进一步的手术治疗以改善发音（咽成形术）或者是改善面部外观和功能。

食管和胃

食管闭锁

食管闭锁（OA）最常见的一种类型占到所有食管闭锁病例的85%，包括一个膨胀的成袋状的食管上段盲端，以及一个狭窄的远端气管食管瘘（TOF；图29.36 a）。食管闭锁婴儿中有接近10%的病例没有瘘管，但是在两段食管之间有一段较长的距离（图29.36 b）。在罕见病例中，成袋状的食管上段和气管之间存在一个瘘管，伴有/不伴有一个远端的瘘管（图29.36 d、e）。一个单独的气管食管瘘（“H”型或者“N”型瘘管）通常与这些畸形同时出现，但是不存在食管闭锁（图29.36 c）。也已经报道了食管闭锁更为详细的分类[33]。这种疾病谱的发生率大约是每3500例活产儿中有1例。

气管和食管都是从原始前肠发育而来，但是食管闭锁/气管食管瘘的发病机制还不清楚。一些实验研究已经显示这种畸形是由于原始气管和食管的异常分离所导致，而其他的研究提示在这些结构已经分离以后才出现了气管食管瘘。食管闭锁通常是零星散发的，罕见有家族性发病。

母亲羊水过多和胎儿胃泡过小或者缺失可在产前提示有食管闭锁的可能，但是这些超声影像学发现并不是特异性的[64]。偶尔，一个扩张的袋状食管上段盲端可提供更进一步的证据。通过产前超声检查可发现其他的一些畸形，提示有13三体或18三体，或者是

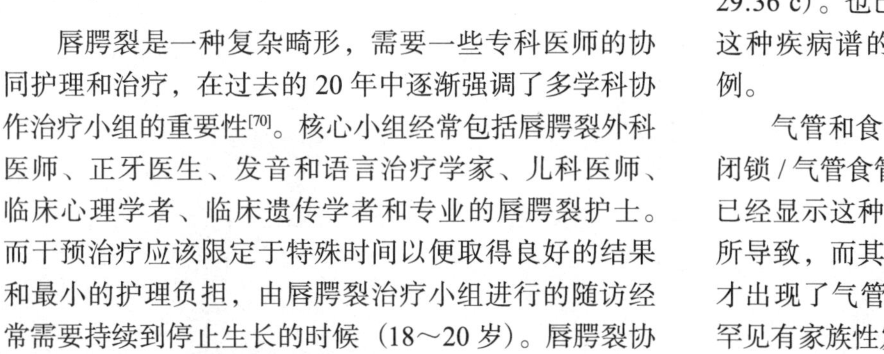

图29.35 齿槽骨移植手术以前(左侧)和6个月以后（右侧)的X线摄片。

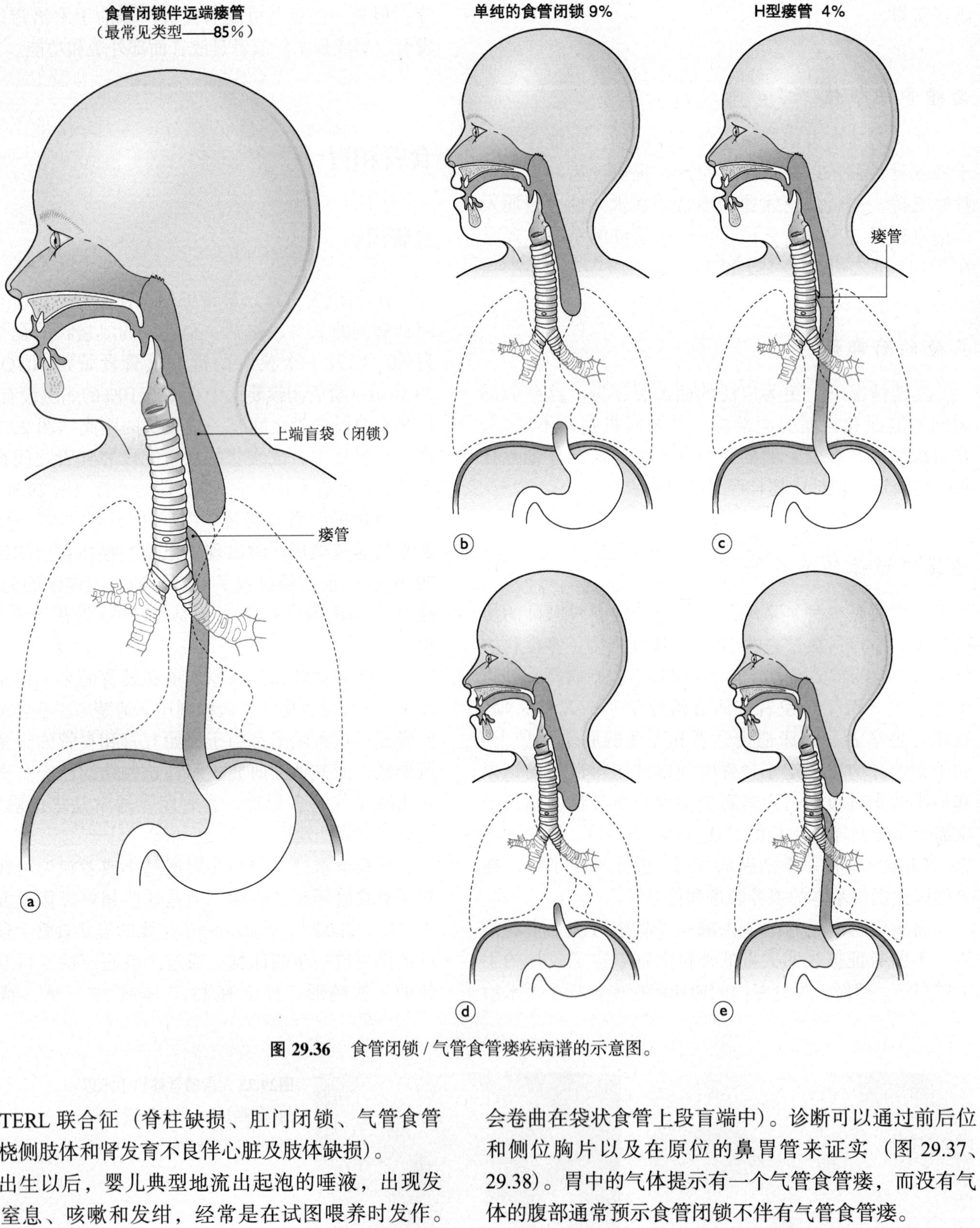

图 29.36 食管闭锁 / 气管食管瘘疾病谱的示意图。

VACTERL 联合征（脊柱缺损、肛门闭锁、气管食管瘘、桡侧肢体和肾发育不良伴心脏及肢体缺损）。

出生以后，婴儿典型地流出起泡的唾液，出现发作性窒息、咳嗽和发绀，经常是在试图喂养时发作。这是由于充溢的分泌物流进喉及气管中的缘故。试图插入不透射线的 10-12Fr 鼻胃管时，将会显示其末端停留在距离唇大约 10cm 的地方（一根更小的鼻胃管可能会卷曲在袋状食管上段盲端中）。诊断可以通过前后位和侧位胸片以及在原位的鼻胃管来证实（图 29.37、29.38）。胃中的气体提示有一个气管食管瘘，而没有气体的腹部通常预示食管闭锁不伴有气管食管瘘。

相关的先天性畸形发生在 50%或者更多的婴儿中[11]。经常会发现心血管、泌尿生殖器、骨骼以及肛门直肠的畸形。在早期进行心动超声检查、泌尿道超声扫描、

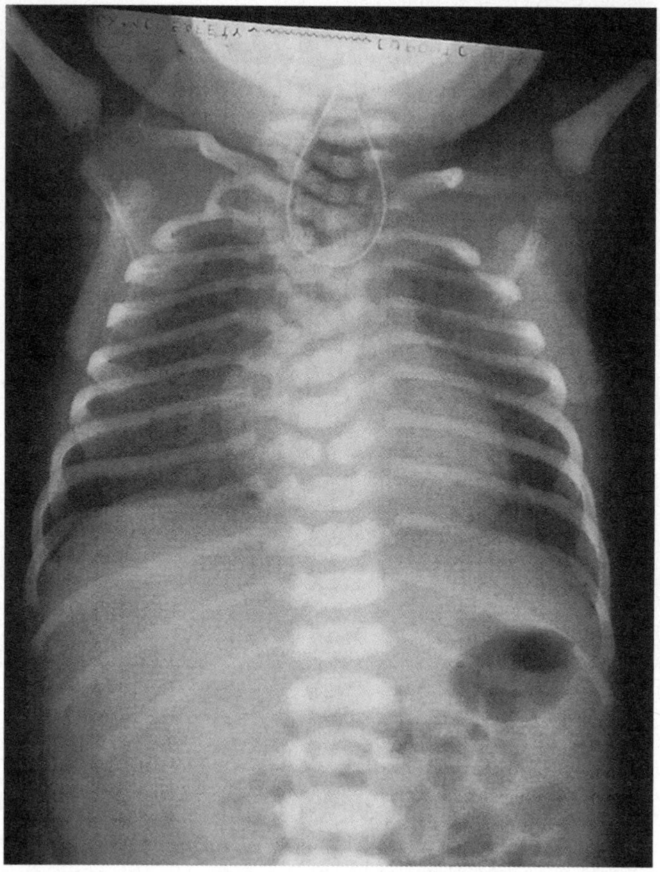

图29.37 食管闭锁。在近端盲袋中卷曲的喂饲管。注意到有脊柱和肋骨的畸形。远端的气体影证实有气管食管瘘。

胸腹部和脊柱的 X 线摄片会发现许多额外的畸形。VACTERL 联合征包括脊柱、肛门直肠、心脏、气管食管、肾和桡侧肢体的畸形。十二指肠闭锁是最为常见的合并胃肠道畸形。罕见情况下，食管闭锁可合并 CHARGE 联合征（眼组织残缺、心脏缺损、后鼻孔闭锁、生长发育迟滞、生殖器发育不良和耳朵畸形）[37]或者伴有中线缺损，例如唇裂和腭裂以及脐疝。

初始的治疗目的在于去除气道内分泌物，排除其他主要的畸形。很少需要立即进行手术。婴儿应该轻轻地将头向上放置，在食管近端盲袋中插入 10Fr 的双腔 Replogle 管并持续低压吸引。常规的新生儿护理将包括定期测量体温、液体平衡和血糖测定。一旦患儿情况稳定，就应该转到新生儿外科病房。

极大部分的食管闭锁 / 气管食管瘘新生儿都能通过手术修补气管和食管之间的瘘管，一期接合食管而成功地得到救治。这种手术首次在 1941 年获得成功[31]。这种手术通常通过一个小的右侧胸腔切口进入，但是近来已经有利用胸腔镜成功进行微创修补的报道[56]。通常先进行初步的气管镜检查以寻找上面的盲袋瘘管以及明确解剖结构（图 29.39）。在经过一个直接的手术后，开始可通过一根经过吻合口的鼻胃管或者是口腔进行肠道喂养。

应该要注意两种特殊的问题。

- 有食管闭锁 / 气管食管瘘以及重度呼吸窘迫（合并早产或者继发于经瘘管吸出酸液的呼吸窘迫）的新生儿处于危险之中。这个瘘管对吸入的空气提供了一个低阻力的通道，因此妨碍了有效的通气。胃扩张（和继发性的破裂）进一步危及通气。不同的临时措施可能有效，例如将气管内导管的头端置于瘘管的下方，利用低压通气或者尝试利用球囊导管堵塞瘘管，但是最终的治疗是立即结扎瘘管[60]。胃造口术是冒险的，因为它对吸入气体的逃逸提供了一个更为容易的通道。
- 食管闭锁两段间隙较长的婴儿，可能有食管闭锁不伴有瘘管，或者远端有气管食管瘘但是在两段食管之间的间隙较长。对于前者，典型的手术要延期旋行（延期的一期吻合食管手术）。上端和下端的盲袋经过 3 个月的时间得以延长和增大，就可以最终进行吻合手术。在这段时间内，婴儿通过胃口瘘来喂养，上端的盲袋应保持没有分泌物。在长间隙的食管闭锁 / 气管食管瘘中，吻合手术有时候在一定的张力下是可以完成的。修补以后，通过选择性的肌松和机械通气并弯曲颈部持续 5 天，就可以最大程度地减小导致吻合口破裂的张力。另外，近端的食管可以通过分开其外侧肌肉（肌切开术）或者通过近端活瓣插入管道来延长。在一些病例中，食管不得不放弃，所以先修补气管食管瘘，再进行颈部食管造口术和胃造口术（图 29.40）。婴儿行假饲法，长大以后确定时间进行食管替代手术（利用胃或者一段结肠）。

大多数婴幼儿食管闭锁 / 气管食管瘘修补手术以后期望能够有一个好的结果，但是可能会发生许多的并发症。吻合口瘘并不常见，典型的表现为气胸或者败血症，用胸腔引流、抗生素和营养支持进行保守治疗通常已经足够。相反，常见的是吻合口狭窄，但是容易通过食管扩张来治疗。胃食管反流也比较常见，需要进行抗反流药物治疗。难以处理的症状和反流相关的顽固性吻合口狭窄可能值得进行胃底折叠术。复发的气管食管瘘罕见，表现为反复发作的肺炎，有时候

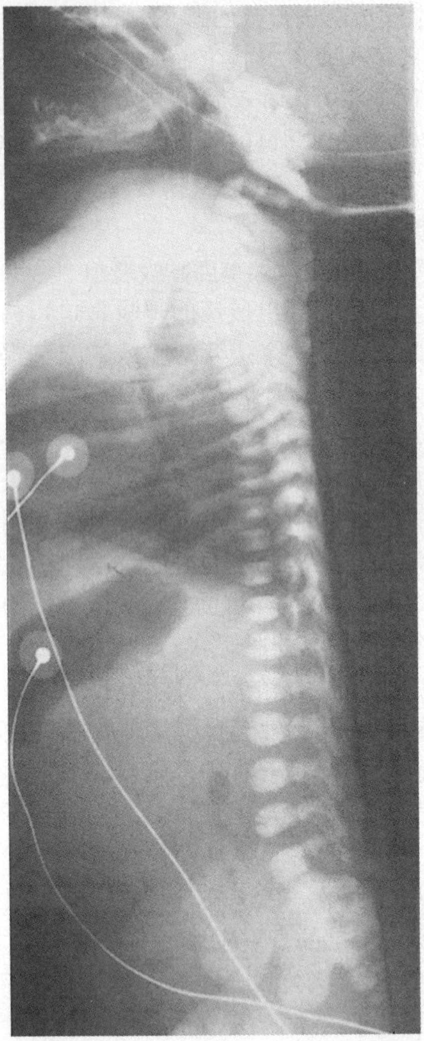

(a)

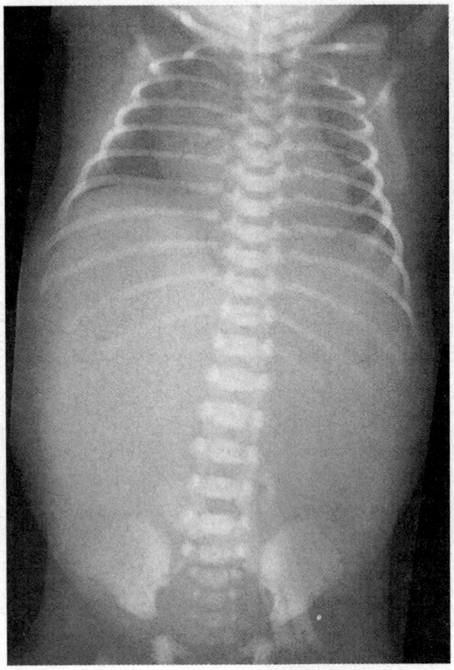

(b)

图 29.38 (a) 在近端盲袋中不透射线导管的侧位 X 线摄片证实食管闭锁的诊断。在胃中的气体证实有气管食管瘘。(b) 食管闭锁的前后位 X 线摄片，在上端盲袋中有导管。在腹腔缺少气体通常提示孤立的食管闭锁不伴有如同这个病例中远端的气管食管瘘。

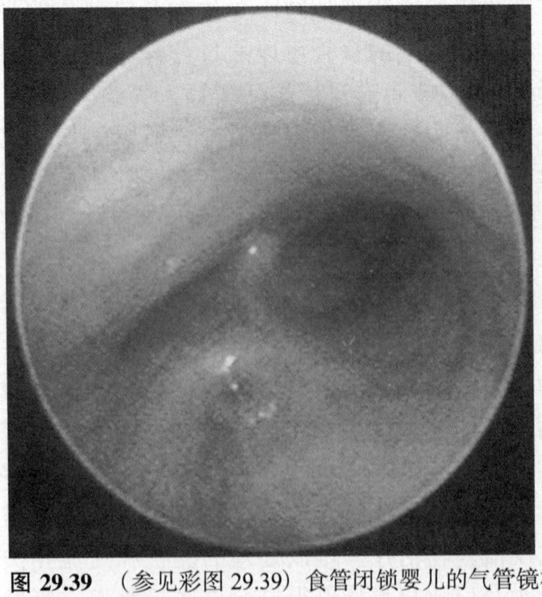

图 29.39 (参见彩图 29.39) 食管闭锁婴儿的气管镜检查显示远端气管食管瘘的部位就在气管隆突的上方。左侧主支气管由于气管软骨发育不全而部分塌陷。

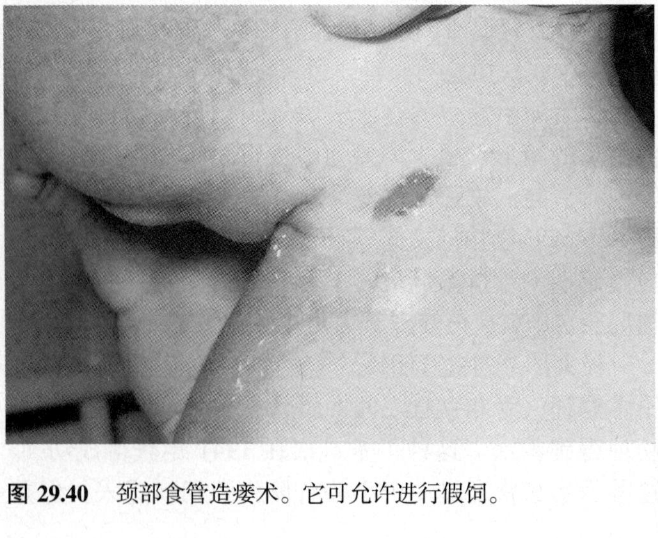

图 29.40 颈部食管造瘘术。它可允许进行假饲。

会出现在大年龄儿童中。在食管闭锁的病例中，气管是松软的，在呼气时有前后向塌陷的倾向（气管软化）。因此，大多数儿童有典型的犬吠样咳嗽（“气管食管瘘样咳嗽”）。在大多数病例中，在婴儿期气管软化有改善的倾向，但是在有一些病例中，会发生致命性的发绀发作，需要通过主动脉固定术和 / 或气管固定术来治疗。所有这些并发症都能表现为喂养困难和 / 或呼吸症状。尽管有这些问题，大多数儿童和成人在食管闭锁 / 气管食管瘘修补手术以后能享受到一个很好的生活质量[10]。在英国，TOFS（气管食管瘘支持小组）为受累儿童的父母亲提供信息，举办一个共享解决问题的论坛（www.tofs.org.uk）[41]。

两个决定生存率的最重要因素是极低出生体重和主要的先天性心脏缺陷（这些疾病可导致心力衰竭或者需要手术）。没有这两个因素，可预测的生存率大于 95%。出现其中的一个因素时，生存率为 60%，两个因素都出现时则只有 20%[60]。

“H”型气管食管瘘

先天性气管食管瘘不伴有食管闭锁的病例，在食管闭锁疾病谱中大约只占到所有病例的 4%。其典型的表现为在新生儿期有窒息或者与喂养有关的发绀发作。一些婴幼儿因为吞入空气而发生显著的气体性腹胀。右上肺叶肺炎常见，尤其是在大年龄婴儿和儿童中出现瘘管的时候。在婴儿中，将一根导管放置在食管中，其外侧末端置于水面下，即可显示有气泡产生。通过俯卧位导管食管成像可以看到瘘管：婴幼儿呈俯卧位躺下，将一根导管置于远端食管，在导管回抽的时候逐渐注射造影剂（图 29.41）。瘘管可以行支气管镜检查来证实。治疗是修补瘘管，其最好的入路是通过下颈部切口，而不是胸廓切开术[17]。相关的胃食管反流常见。

喉-气管-食管裂

在这种畸形中，气管和食管分离不完全。它可伴有其他不同的先天性畸形，包括食管闭锁和肛门直肠畸形。这种裂可局限在喉和环状软骨，或者会涉及气管。当给一个出生后不久有呼吸问题的婴儿进行插管显示插管困难的时候，要认识到有这种疾病的可能。

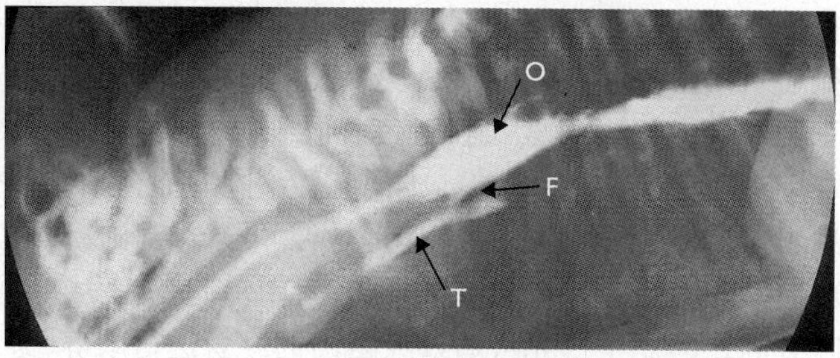

图 29.41 在俯卧位导管食管成像中由造影剂勾勒出一个“H”型气管食管瘘。一小部分造影剂已经进入到气管中（T）。O＝食管，F＝瘘管。

婴儿出现通气困难可能提供了一个线索。在任何怀疑喉后面解剖结构的时候，都应该立即进行详细的喉镜检查，将显示是否存在喉-气管-食管裂。出现症状或者是大型喉-气管-食管裂都需要手术修补[14]。这种疾病的治疗经常比较困难，大型喉-气管-食管裂其长期的治疗可能是艰难的。

食管穿孔

在早产儿中由于插入鼻胃管或者气管内导管而导致的医源性食管上段穿孔比较罕见[35]。它会导致呼吸窘迫和喂养困难。典型的胸片显示右侧气胸或者纵隔积气（图 29.42）。吞咽水溶性造影剂有助于证实这种诊断，定位穿孔的位置并直接进行治疗。利用胸引管引流、抗生素和胃肠外营养进行保守治疗通常可以获得成功。很少需要进行手术治疗。在新生儿中食管的自发性破裂极其罕见。

肥厚性幽门狭窄

在肥厚性幽门狭窄（HPS）中，幽门在长度和直径上增加的程度取决于幽门环肌层的增生及肥厚。这种疾病可导致反射性呕吐，典型的病例发生在 2～8 周龄之间。在英国肥厚性幽门狭窄的发生率接近每 1000 例活产儿中有 3 例，但是也很好地认识到有地区性和时间性的差异。男孩受累的概率经常是女孩的 4 倍。偶尔，肥厚性幽门狭窄可见于早产儿中[67]，甚至也有报道出现在胎儿中。然而，肥厚性幽门狭窄基本上是一种获得性的疾病。对无症状的新生儿进行超声检查的研究不能显示存在任何的幽门异常，但是这些婴儿随后便发生了肥厚性幽门狭窄[55]。这种疾病确切的病因还不清楚。在肥厚性幽门狭窄病例中，幽门各种不同的神经系统和组织化学改变已经有报道，但是是否可导致疾病或者是起何种作用还不清楚。出生时有食管闭锁的婴儿发病风险升高，因此早产儿可通过经幽门的导管进行喂养[23]。在一些家族中明显可见有遗传性易患体质。

典型情况下，婴儿渴望进行喂奶，到喂奶快要结束时便开始呕吐。呕吐物是非胆汁性的，但是如果有相关的食管炎就可能会有血迹。因为有未结合性高胆红素血症，所以一些受累的婴儿呈现轻度的黄疸。常见有电解质异常，出现特征性的低氯血症性碱中毒[68]。这种电解质紊乱可能比较严重，必须在术前进行适当的纠正。有效的晶体溶液包含 0.45%的盐水和 5%葡萄糖以及 20mmol/L 的氯化钾。应该要监测血糖。

当婴儿腹部肌肉松弛的时候，例如在尝试喂养的时候，去感觉肥厚的幽门肌肉（类似于橄榄），以此可得出肥厚性幽门狭窄的诊断。经常可以看到胃的蠕动。如果存在怀疑，可由一名有经验的超声医师进行超声扫描是有效的[3]，幽门的肌肉通常有 3～4 mm 厚，其长度和直径都增加了（图 29.43）。很少需要进行造影检查。

肥厚性幽门狭窄的治疗方法是 Ramstedt 幽门肌层切开术（图 29.44）。这个手术可以通过上腹部横切口、环脐切口（图 29.45）或者在腹腔镜下进行。在术后 24 小时以内就可以进行喂养。轻微的、暂时性的术后呕吐是正常的。持续性呕吐是不正常的，大部分情况经常是由于相关的胃食管反流所引起。幽门肌层切开术的并发症罕见，其包括十二指肠穿孔、出血、伤口感染、伤口裂开和切口疝[73]。成功地进行幽门肌层切开术以后，几乎没有显著的长期后遗症。

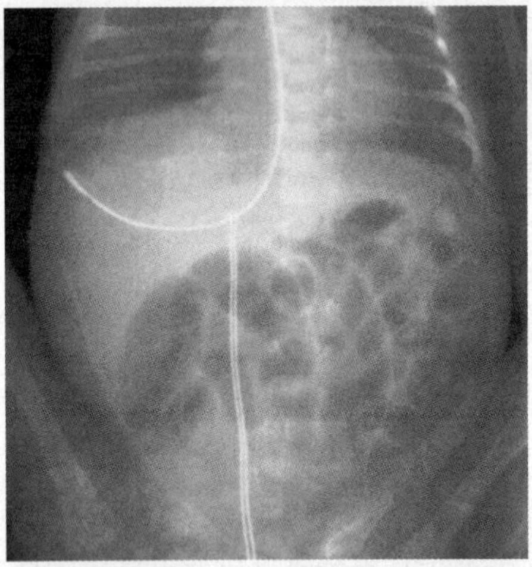

(a)

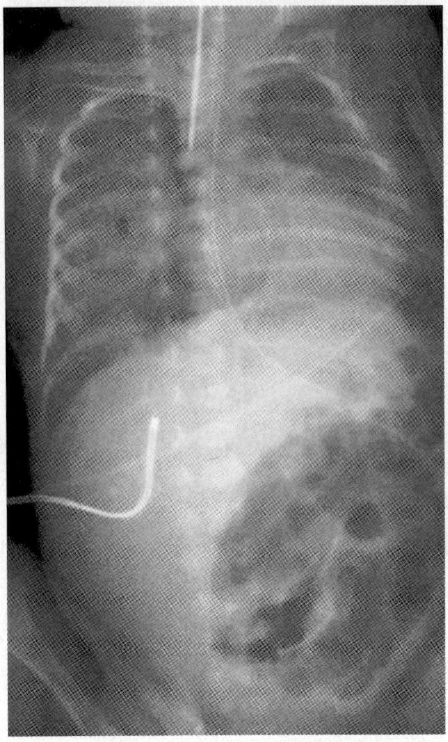

(b)

图 29.42

(a) 早产儿在食管上段发生医源性穿孔后显示位置异常的鼻胃管。

(b) 鼻胃管回抽以后轻轻地重新插到胃中，可看到纵隔气肿。该婴儿经保守治疗后痊愈。

幽门闭锁

幽门闭锁罕见，可导致先天性胃流出道梗阻。胃部扩张，腹部 X 片显示幽门以下腹部没有气体（图

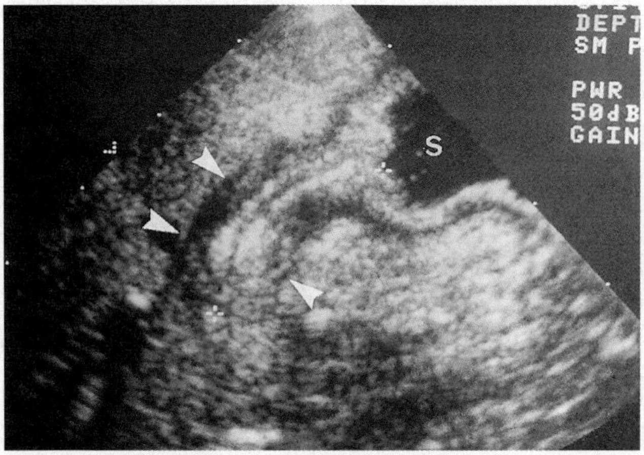

图 29.43 幽门肥厚性狭窄的超声图像。箭头指出的是肥厚的幽门肌肉。“S”是指胃。

29.46)。治疗措施是手术治疗。在一些病例中这种疾病呈现家族性。已经有报道的联合征有表皮松解性大疱和多发性小肠闭锁[45]。

胃扭转

胃扭转罕见，由于胃根据其轴发生异常旋转而产生绞窄性梗阻，从而导致这种有潜在致命性的疾病。在新生儿中大多数情况下的胃扭转都与横膈缺损和/或胃附属的韧带缺失有关[63]。呕吐、出血和呼吸窘迫是其主要的症状。在腹部平片或者胸片中显示在一个异常的位置有一个扩张的胃，则应该提示胃扭转的可能性。造影检查可阐明其解剖结构。如果可能，应该轻轻插入鼻胃管来给胃减压。手术时，还原胃扭转，固定胃，修补任何相关的横膈缺损。

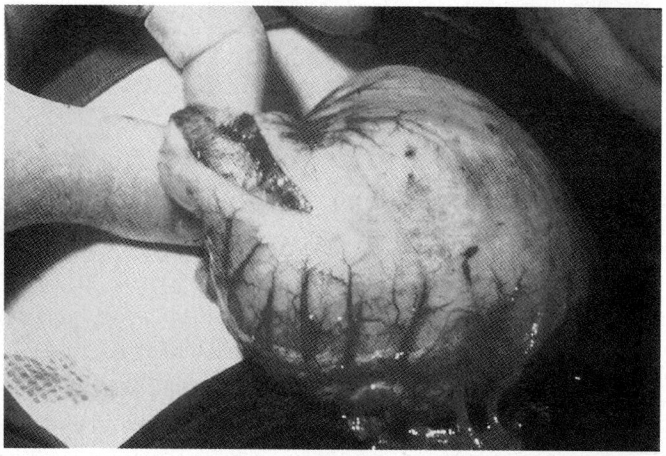

图 29.44 幽门肌层切开术中可见黏膜在裂开的肥厚肌层切缘中间弹射出来。

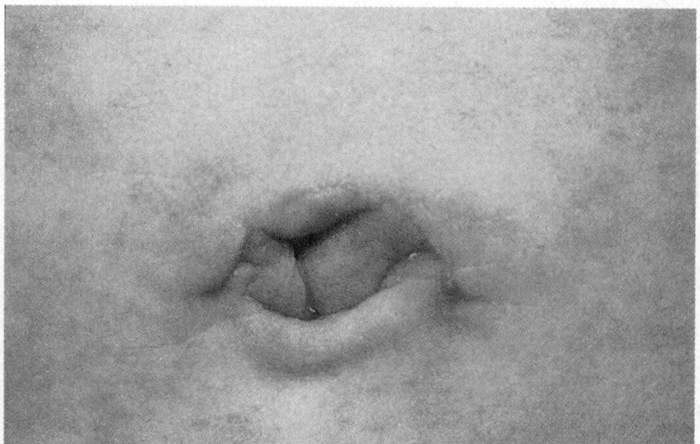

图 29.45 幽门肥厚性狭窄术后数周的环脐切口。

十二指肠和小肠

新生儿十二指肠梗阻可能是有内在的或者外在的原因，或者偶尔是合并存在。

十二指肠闭锁和狭窄

内在性梗阻可能是继发于十二指肠闭锁，这种情

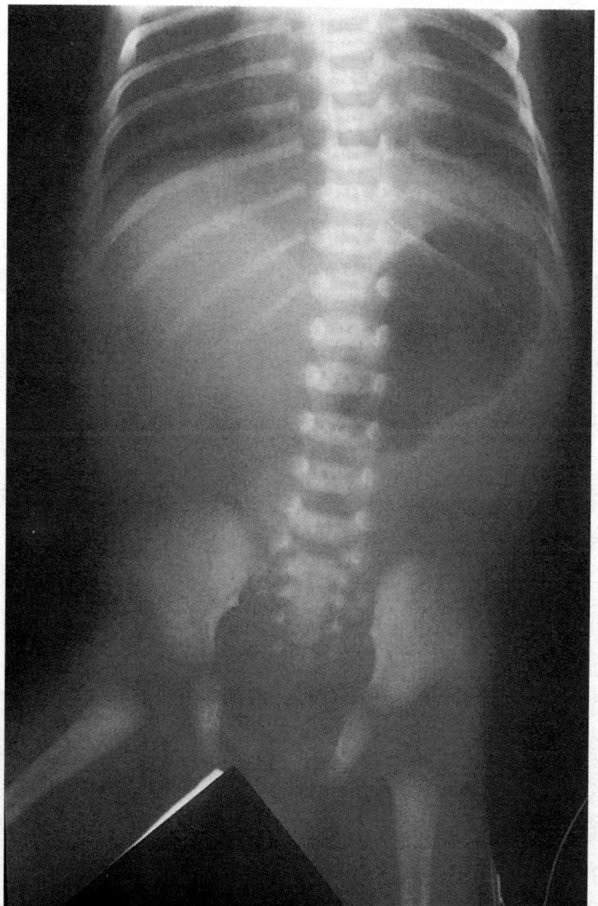

图 29.46 幽门闭锁婴儿的腹部平片。

况下在十二指肠节段之间（经常有胰腺介入）存在裂口，或者是完整的十二指肠系膜伴有连续的十二指肠壁，或者是十二指肠狭窄，典型的是伴有穿孔的十二指肠蹼。内在性十二指肠梗阻发生率接近每6000例活产儿中有1例。另外的畸形可包括肠旋转不良，在1/3的病例中可有Down综合征。十二指肠闭锁是否是由于胚胎的十二指肠不能实现再通，或者是由于一个子宫内晚期事件造成的还不清楚。梗阻通常发生在Vater壶腹的区域。在罕见的病例中，远端胆道的异常可解释为何婴儿可能有胆汁性的呕吐，但仍然可以排出正常颜色的胎粪[1]。

频繁发生的羊水过多经常可导致十二指肠闭锁，可通过产前超声检查来发现[27]。因为胎儿的呕吐，所以特征性的“双泡征”只能间歇性可见。在早产儿中常见。

出生以后，十二指肠闭锁表现为出生后数小时内的胆汁性呕吐。在20%的病例中，梗阻接近于胆总管十二指肠开口处，此时呕吐物是非胆汁性的。十二指肠狭窄可导致部分性的梗阻，在新生儿时期可不表现出症状。婴儿体检可发现扩张的胃。腹部平片可显示特征性的在扩张的胃及十二指肠气体的“双泡征”。如果首先经鼻胃管吸出胃内容物，再慢慢地灌输50ml的空气，则“双泡征”将变得更加明显（图29.47）。在大多数的十二指肠闭锁中，远端小肠没有气体，但是如果“Y”形分叉的胆总管其分支分跨在十二指肠闭锁处的上下两侧时，偶尔可见到远端肠道内有一定数量的气体。大量的远端气体伴有扩张的胃和十二指肠，应该提示有十二指肠狭窄、或者肠旋转不良和肠扭转的可能性。

治疗措施包括鼻胃管减压，纠正任何的代谢性碱中毒或者电解质平衡紊乱，以及早期手术。在有Down综合征的婴儿中，应该进行超声心动图检查。在手术时，十二指肠闭锁部位的近端吻合到远端十二指肠（十二指肠-十二指肠吻合术）。必须要小心，不能损伤胆总管的十二指肠开口处。因为梗阻的慢性疾病史，可能需要1周或者更长的时间胃十二指肠的功能才能完全恢复以便于婴儿耐受全部的肠道喂养。通常需要暂时性的胃肠外营养。内在性十二指肠梗阻的结果与相关的畸形有关，因此这种疾病本身能够通过手术来成功地纠正。

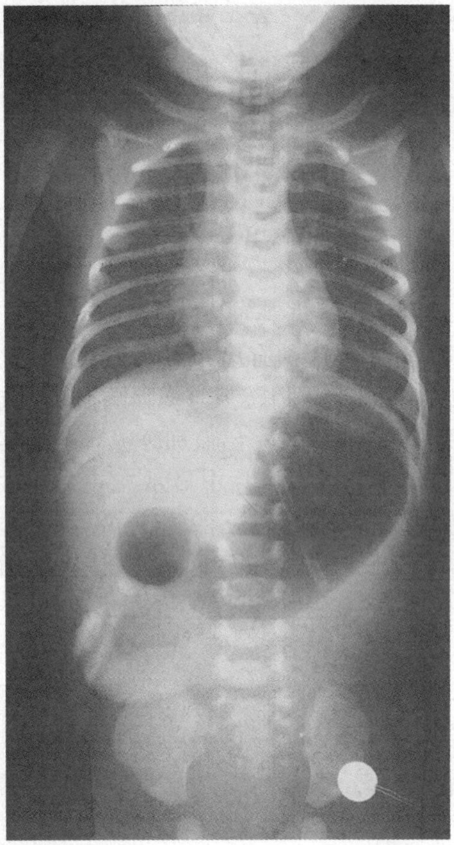

图 29.47 十二指肠闭锁的双泡征。空气经鼻胃管注入以显示其解剖结构。

肠旋转不良

不像大多数内在性十二指肠梗阻的病例，由于肠旋转不良伴肠扭转的外在性梗阻可能是间歇性和不完全性的，可以出现在任何年龄。受累的男孩经常多于女孩。在典型的肠旋转不良中，中肠不能完成它正常的旋转过程，十二指肠空肠曲变成位于中线的右侧，盲肠游离漂浮在上腹部（图29.48）。因此，在这两个点之间延伸的小肠系膜基底部变成狭窄的蒂。这就使得中肠容易围绕肠系膜上血管发生扭转，其可导致致命性的中肠绞窄。大多数有中肠扭转的患儿表现为在生命的第1个月内出现胆汁性呕吐。肠绞窄表现为腹胀、进行性直肠出血以致发生低血容量性休克。

因为梗阻可能是间歇性的和不完全性的，所以诊断就可能被延迟。当腹部平片可能显示有肠道气体分布异常时，没有单个特征性的图像。小肠可能更多地分布在右侧，结肠在腹腔的左侧。另外，可能有“双泡征”型的急性十二指肠梗阻伴相对气体较少的腹腔（图29.49）。任何出现胆汁性呕吐的婴儿，如果不能排除肠旋转不良，则都应该立即进行上消化道造影检查

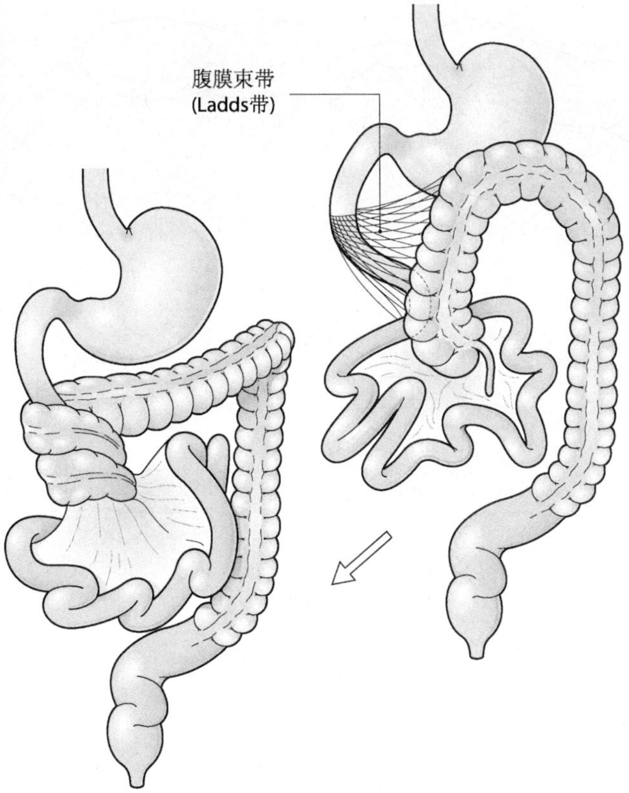

图 29.48 肠旋转不良。肠旋转不良的典型类型倾向于中肠扭转。

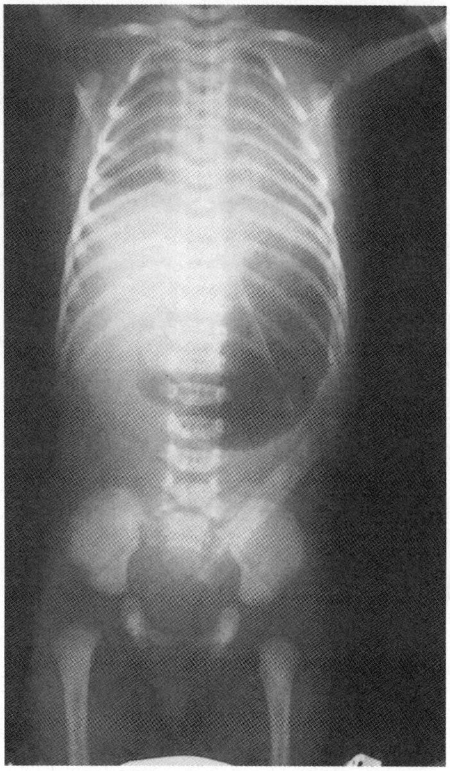

图 29.49 肠旋转不良伴新生儿中肠扭转。腹部在扩张的胃和十二指肠以下实际上没有气体。

(图 29.50、29.51)。作为肠旋转不良的一种结果，彩色多普勒影像学检查经常能显示肠系膜上动脉和静脉之间的异常关系[48]。钡剂灌肠在诊断上可靠性较差，但是可以证实盲肠的异常位置。

肠旋转不良可见于其他先天性畸形的联合征中，包括先天性膈疝、腹壁缺损、小肠闭锁、先天性巨结肠、内脏异位、多脾和胆道闭锁[26]。

对于典型的肠旋转不良必须进行手术治疗，即使是偶尔发现的肠旋转不良也应该进行手术。这是因为有发生中肠绞窄的风险。程度较轻的肠旋转不良很少需要手术治疗。典型的肠旋转不良手术方式就是有名的 Ladd 手术。它涉及分离从盲肠延伸过来穿过十二指肠的腹膜束带，扩大小肠系膜的基底部，将小肠放置于腹腔的右侧，结肠放置于左侧，并进行阑尾切除术。并发的腹膜粘连把中肠固定在一个非旋转的位置，因此减少肠扭转的可能性。在进行手术时发现肠扭转的病例中，必须进行即时的复位，尽可能保留有活力的肠管。如果肠管的活力最初不能确定，则 24 小时以后再次进行腹腔镜探查可能是有用的。

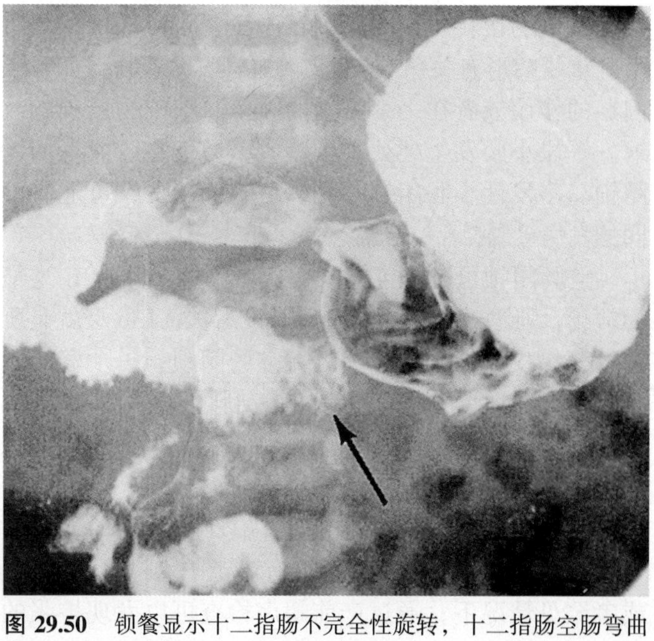

图 29.50 钡餐显示十二指肠不完全性旋转，十二指肠空肠弯曲（箭头）位于脊柱前方而不是腹腔的左侧。

空肠和回肠闭锁

空肠或回肠的闭锁大部分经常是由怀孕后期胎儿肠道血液供应中断而导致。这在由 Louw 所进行的实验

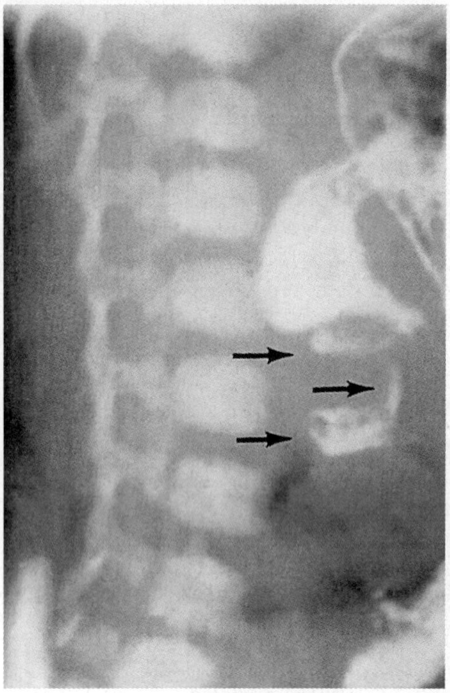

图 29.51 侧位摄片显示钡剂向下通过十二指肠，由于中肠扭转而形成一个软木塞-螺杆形（箭头）的结构。

研究中也有显示[38]。这种子宫内的肠系膜血管意外可能是起源于肠扭转（与中肠旋转不良、囊性纤维化或者膀胱重复畸形有关）、肠套叠、血管收缩药物（如可卡因）的作用或者在一个绷紧的腹壁缺损中肠系膜的收缩。一段小肠发生梗死，重吸收，留下空肠或者回肠闭锁。多发性小肠闭锁罕见，可有家族史，可能有不同的发病机制[49]。

空肠闭锁可分为 4 种类型[30]（图 29.52）。III 型最为常见，典型的与较短的小肠长度有关。IIIb 型就是所谓的苹果皮样畸形，包括近端空肠闭锁、一个宽的肠系膜间隙和远端小肠节段围边缘动脉盘绕（图 29.53）。这种分类方式更多地是与肠闭锁的治疗和并发症有关，而不是其表现的特征。

除了较低的平均出生体重，有小肠闭锁的婴儿通常看上去是正常的。其中可能有母亲羊水过多的病史，或者罕见情况下，通过产前超声检查可以发现扩张的胎儿肠道[52]。在出生以后的 1～2 天内就开始呕吐，闭锁的位置越高，呕吐出现的时间越早。胆汁性呕吐是空肠闭锁的典型特征，腹胀经常在回肠闭锁的病例中比较显著。患儿不能排出正常的胎粪。检查婴儿的腹部可发现扩大的肠袢。腹部平片显示肠道梗阻的特征性图像，伴扩张的肠袢和多发性的液平（图 29.54、29.55）。闭锁的部位越远，扩大的肠袢数量就越多。腹

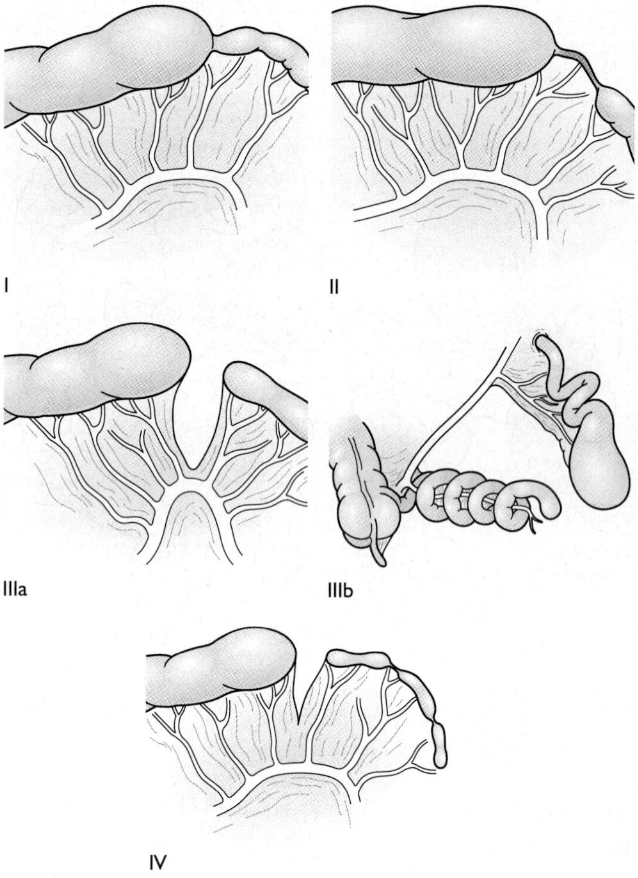

图 29.52 肠闭锁的分类：I 型——膜状闭锁伴完整的肠壁和肠系膜；II 型——两个闭锁的盲端由一个有完整的肠系膜纤维束带相连接；III 型——两个闭锁的肠管末端由一个 V 形的肠系膜缺损分隔开；IIIb 型，苹果皮样畸形；Ⅳ型——多发性闭锁（"腊肠串"样）。(经许可摘自 Grosfeld J L, BallantineT V N, Shoemaker R 1979 Operative management of intestinal atresia and stenosis based on pathologic findings. Journal of Pediatric Surgery 14:368-375.)

膜钙化是发生子宫内穿孔的一个体征。在病情稳定的新生儿中，可能需要造影剂灌肠以明确远端肠梗阻的原因。大多数有空肠闭锁的新生儿结肠较小。

进行复苏、鼻胃管减压和任何必要的急诊检查以后，婴儿就应该进行手术治疗。在腹腔镜探查中发生明显闭锁的远端肠道时，必须要仔细检查以排除更进一步的肠道闭锁。有 I 型和 II 型肠道闭锁的新生儿，需要切除一小段扩张的近端肠道，再行端-端吻合肠道的手术。很少发生并发症，其长期预后良好。有III型闭锁的新生儿需要进行类似的手术，但是，因为产前

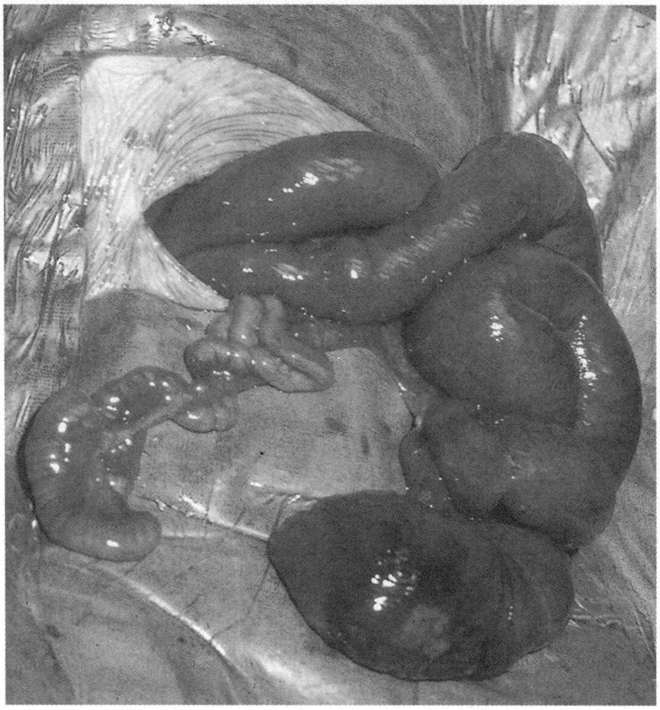

图 29.53 苹果皮样闭锁。近端肠管扩张并充血。

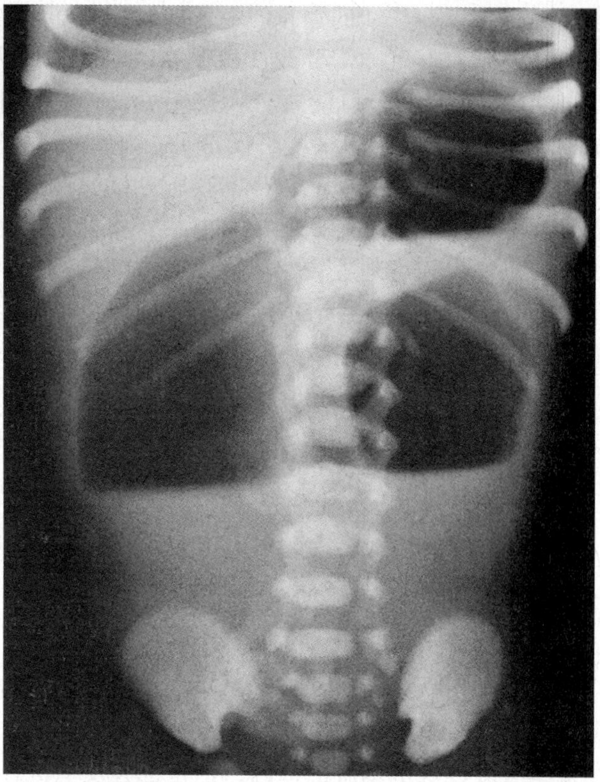

图 29.54 前后位摄片显示扩张的肠管和液平，提示近端空肠梗阻。

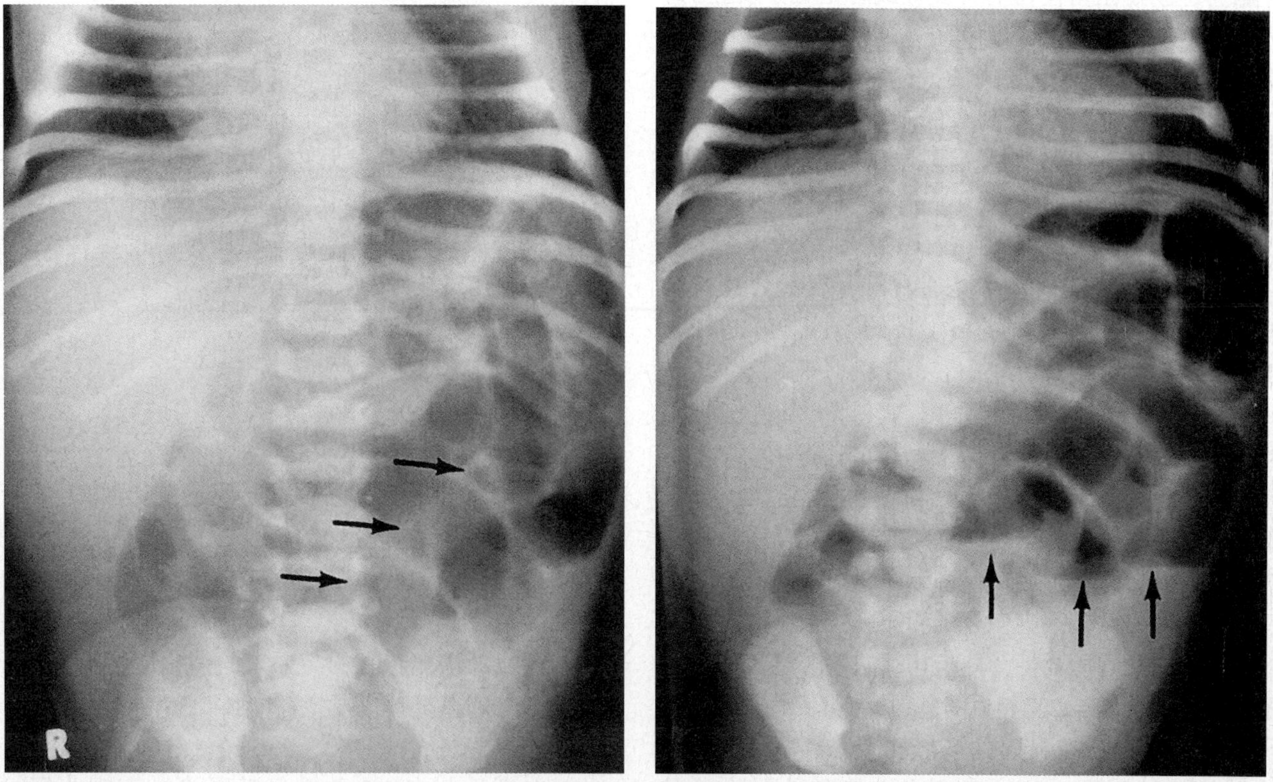

(a) (b)

图 29.55 (a) 仰卧位摄片显示梗阻的小肠呈阶梯状的改变。(b) 同一男婴的直立位平片显示扩张的肠管伴液平，提示有回肠梗阻。

小肠丢失，术后早期的消化问题比较常见，通常需要胃肠外的营养。可能需要改良的喂养以使营养最优化（见第 17 章）。吻合口漏或者狭窄罕见，但是在术后早期功能性肠道梗阻发作比较常见。尽管有这些问题，但是很快就会适应，很少需要长期的胃肠外营养支持。在有多发性小肠闭锁的婴儿中，可能需要数个吻合口以最大长度地保留小肠。在有空回肠闭锁的婴儿中，进行汗液检测和 DNA 突变分析以排除囊性纤维化。

有短肠的新生儿需要长期的随访以监测他们的生长和发育，检测任何的营养缺乏，发现并治疗潜在的并发症，例如胆囊结石和迟发性吻合口溃疡。

胎粪性肠梗阻

在这种疾病中，小肠腔内的梗阻是由含有过量蛋白质的高度黏稠的胎粪所造成的。囊性纤维化（CF）经常是大多数病例基础的病因，但是也会发生例外[59]。囊性纤维化的新生儿中有接近 10%～15%的病例表现为这种形式。

胎粪性肠梗阻可能是有并发症或者是无并发症的。在无并发症的病例中有小肠梗阻，通常位于回肠远端。近端小肠扩张，远端小肠狭窄，包裹有灰色的胎粪小球。未经使用过的结肠是狭窄的小型结肠。在胎儿中有并发症的胎粪性肠梗阻，是由装满胎粪的小肠发生肠扭转所导致的。它可导致小肠穿孔、胎粪性腹膜炎和胎粪性假性囊肿形成或者回肠闭锁。

有胎粪性肠梗阻的新生儿通常出生后不久就有显著的腹胀，经常伴有明显的可触及的肠袢。可能有一个可触及的活动性腹部肿块。

婴儿不会排出胎粪，但是可能会排出灰色物质的小栓或小球。呕吐呈进行性加重，并含有胆汁。

可能有囊性纤维化的家族史，可能已经可以进行产前基因突变分析。已经可以通过产前超声检查来鉴别高回声性胎儿肠道（见上文）或者胎粪性腹膜炎。出生以后，囊性纤维化的基因突变分析和汗液检测将可证实病因。没有清晰的与胎粪性肠梗阻相关的基因型，已经报道了与 ΔF508 和 G542X 相关的基因突变[25]。

腹部平片显示有显著的肠腔扩张。液平不常见，因为胎粪比较黏稠。可注意到由空气和黏稠胎粪混合物所导致的“肥皂泡”现象（图 29.56），但是这不能确定胎粪性肠梗阻的诊断。在并发的胎粪性肠梗阻病例中，可以见到腹膜内的钙化或者囊性肿块。

有并发症的胎粪性肠梗阻的新生儿需要手术治疗。在无并发症的胎粪性肠梗阻病例中，等张的造影剂灌肠可以得出诊断，其显示未经使用过的小型结肠（图 29.57）和末端回肠中浓缩的胎粪。在给予灌肠剂以前建议预防性应用抗生素。偶尔，这种相同的情况也可见于全结肠神经节细胞缺失症中。造影剂排泄到近端扩张的肠道可证实其通畅性。一旦决定其通畅性，就可以应用治疗性的灌肠剂（图 29.58）。高渗性溶液，例如稀释的泛影葡胺，吸收液体进入到肠腔，使得胎粪不再顽强，促进胎粪的排空[44]。另外需要静脉内应用液体以补偿这种体液的丢失。在实现正常的肠道蠕动以前，可能需要反复给予灌肠剂，每天 1 次给予持续数天[5]。

无并发症的胎粪性肠梗阻的非手术治疗，在大约 50%的病例中获得了成功，但是它带来小肠穿孔的风险。有并发症的胎粪性肠梗阻的存在，排除了使用治疗性灌肠剂的可能，提示需进行手术治疗。类似的，婴儿行保守治疗无效时需要手术治疗。应用不同的手术方式来治疗胎粪性肠梗阻，包括小肠切除术和暂时性造瘘术、肠切除并一期肠吻合术，在无并发症病例中，则行肠切开和小肠冲洗。

有胎粪性肠梗阻的婴幼儿其生存率已经获得了显著的改善。近来文献报道有并发症的胎粪性肠梗阻的生存率为 90%，对于无并发症的病例则有一个更高的数字[43,51]。在囊性纤维化全部治疗上的进展有助于获得治疗上的成功。表现为胎粪性肠梗阻的囊性纤维化婴儿有一个相对较好的长期预后[16]。

消化道重复畸形

消化道重复畸形是一种罕见的先天性畸形。大多数病例是单个的、囊性的病变，但是有一些病变是管状的，与肠管并行。典型情况下，它们表面排列着一层消化道黏膜层，共享公共的平滑肌壁，由邻近的肠管进行血液供应。有的与原来的消化道管腔直接相通。大约 50%的重复畸形发生在中肠，35%发生在前肠（图 29.59）[65]。

在新生儿有 1/3 的重复畸形囊肿表现为肠梗阻、出血或者炎症的症状。有一些只是在检查更为严重的

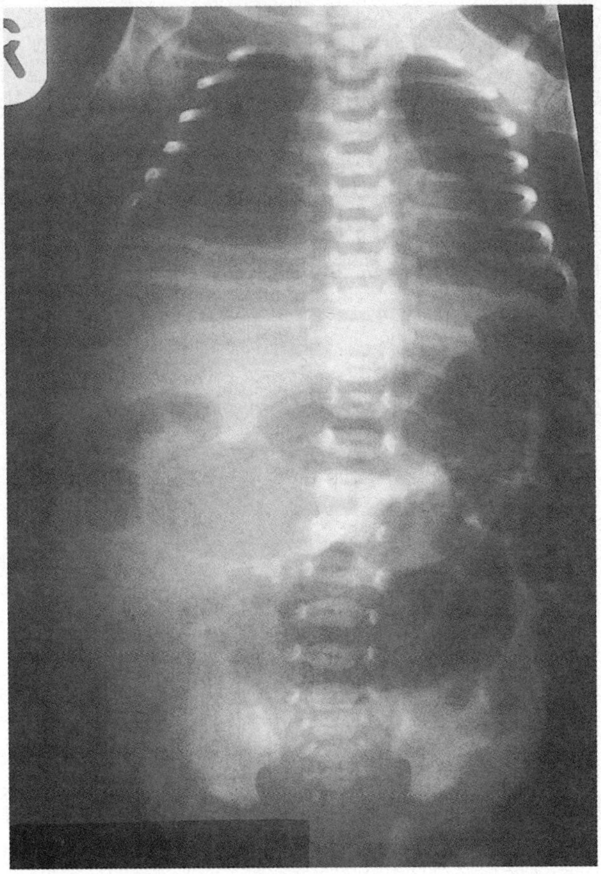

图 29.56 胎粪性肠梗阻婴儿的腹部平片。注意在腹腔的右下区域缺少液平和肥皂泡样表现。

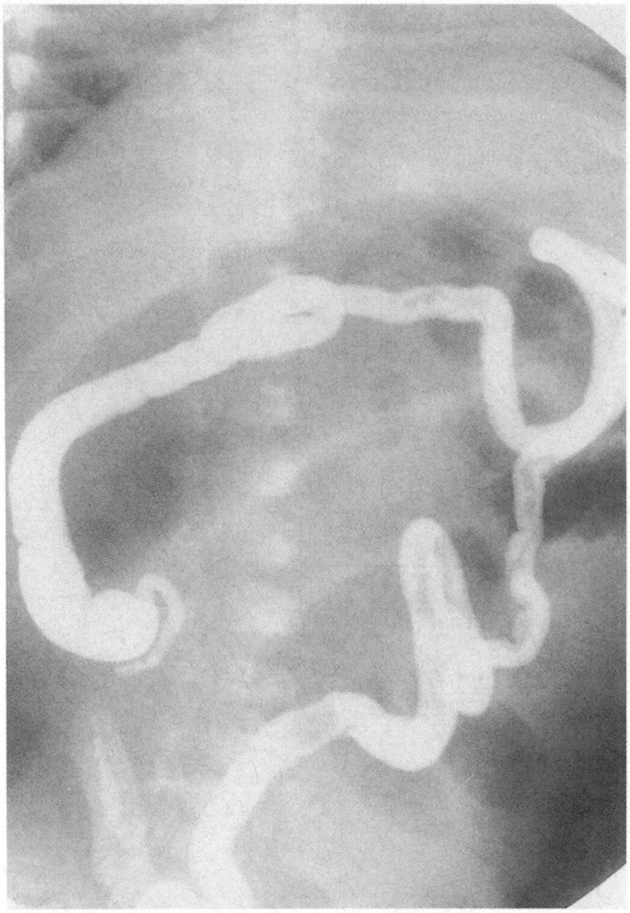

图 29.57 在胎粪性肠梗阻中，造影剂灌肠显示小结肠和扩张的近端小肠肠袢。

先天性畸形时，例如肛门直肠畸形、食管闭锁或者膀胱 / 泄殖腔外翻，才发现存在重复畸形。常见有另外的先天性畸形。其中包括外翻或者脊髓脊膜突出伴后肠重复畸形、肠旋转不良伴中肠病变、食管闭锁伴前肠重复畸形。有一些重复畸形，尤其是前肠病变，是与脊椎的异常，甚至是脊柱内的疾病有关。在 1/3 的重复畸形中可见到异位的胃黏膜，其可导致溃疡和出血。

食管旁囊肿可表现为呼吸症状或者首次在胸片上被注意到（图 29.60）。胸腹重复畸形有最大的可能发生并发症，它们通常位于后纵隔的食管右侧，远端可穿过横膈与上消化道相连。大多数的小肠重复畸形经常表现为肠梗阻（由于局部压迫、肠扭转或者肠套叠）。在产前超声检查中，发现重复畸形性囊肿呈现出小幅而不断增加的比例。

重复畸形最佳的治疗是早期完整地切除以避免发生并发症，其中包括成年以后发生小的潜在恶性改变。

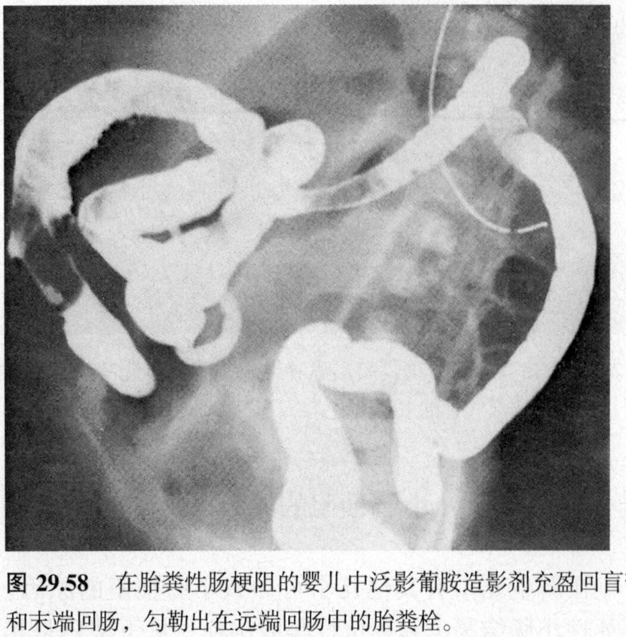

图 29.58 在胎粪性肠梗阻的婴儿中泛影葡胺造影剂充盈回盲部和末端回肠，勾勒出在远端回肠中的胎粪栓。

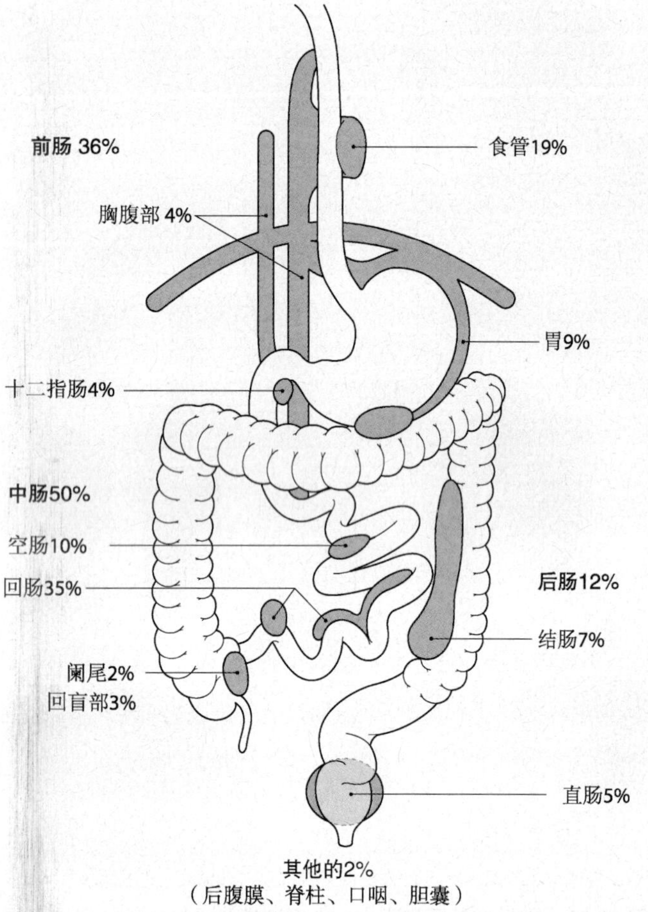

图 29.59 消化道重复畸形的分布。(摘自 Stringer 等 1995 年的文献。)

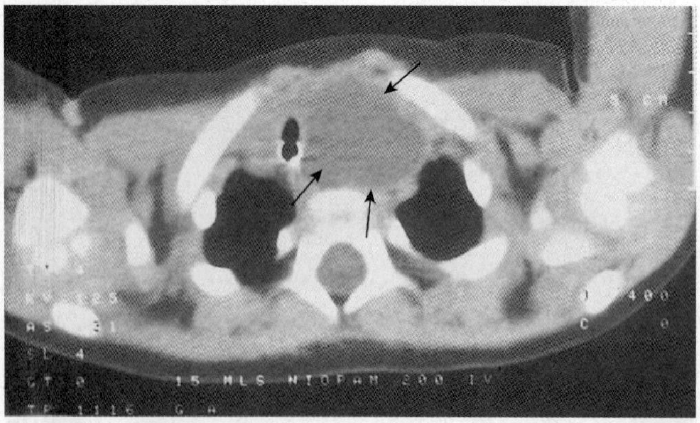

图29.60 在有食管旁重复畸形囊肿导致气管偏移和呼吸症状的婴儿，进行胸部气管的 CT 扫描。

其他导致新生儿小肠梗阻的原因

在新生儿中有其他几个可导致小肠梗阻的原因。坏死性小肠结肠炎和绞窄性腹股沟疝（见下文）是相对常见的病因。罕见的情况包括新生儿急性阑尾炎、节段性小肠扭转（不是由于中肠旋转不良、囊性纤维化或者重复畸形性囊肿所导致的）、连接到卵黄肠残基的粘连束带、由于浓缩配方奶凝乳导致的远端小肠梗阻[13]和由于小肠神经病变或肌病导致的假性梗阻。新生儿肠套叠可类似于坏死性小肠结肠炎[69]。腹部超声扫描和腹部平片在诊断这些疾病时经常有用。

大肠

先天性巨结肠

在胎粪排出延迟、腹胀和胆汁性呕吐加重的新生儿中，必须要排除先天性巨结肠。

先天性巨结肠的特征是直肠内神经节细胞的先天性缺乏。神经节细胞缺失症和出现肥大的神经干导致所累及肠段的紧张性收缩，从而引起功能性的小肠梗阻。这种神经分布的异常不同程度地延伸到近端小肠。Harald Hirschsprung，一个丹麦的儿科医师，在 1887 年提供了这种疾病最初的全面描述，但是他错误地认为近端扩张的结肠是这种疾病的病因[32]。

在 75%的病例中神经节细胞缺失症局限于直肠和乙状结肠（短段型先天性巨结肠），在 15%的病例中神经节细胞缺失症延伸到脾曲或者横结肠（长段型先天性巨结肠），在 8%的病例中累及到整个结肠和不同长度的末端回肠（全结肠型神经节细胞缺失症）。罕见情况下，神经节细胞缺乏近端一直到空肠或者十二指肠。

肠道的神经节细胞来源于迷走神经的神经嵴细胞，其在胚胎期沿肠道向下移行至直肠。这种移行过程受阻被认为是先天性巨结肠的病因。这种疾病的发生率大约是每 5000 例活产儿中有 1 例，男女比率是 4:1，在长段型先天性巨结肠中发病率的男女差别并不显著。

许多的病征与先天性巨结肠相伴随。最为一致的是 Down 综合征，但是也有其他不同的染色体异常和综合征[62]。心脏、泌尿生殖器、中枢神经系统和胃肠道异常各占到大约 5%的病例。与先天性中枢性肺换气不足[18]、Waardenburg 综合征[42]、多发性内分泌瘤形成和肠道神经元发育不良的关系也有很多的报道。

分子遗传学的进展已经证实了先天性巨结肠是一种遗传性疾病[36]。大多数病例是零星的，但是呈常染色体显性遗传，常染色体隐性遗传和家族内多基因型遗传方式也有报道。10 号染色体 *RET* 原癌基因区域的突变因能解释许多病例而众所周知。其他基因缺陷所导致的家族型先天性巨结肠也已经在 13 号染色体的内皮素-B 受体基因上定位。有 Down 综合征的先天性巨结肠联合征，染色体异常和遗传决定的综合征强调了这种疾病的遗传本性。

先天性巨结肠典型的在新生儿时期表现。胎粪排出延迟是最重要的临床特征，典型的伴有进行性的腹胀、喂养勉强和呕吐，其呕吐物经常为胆汁性的。超过 95%的健康足月婴儿在出生后 24 小时内排出其初次的胎粪[58]。在足月儿中超过 48 小时的胎粪排出延迟应该提示有先天性巨结肠的可能。在早产儿中胎粪排出延迟是正常的[71]，因此在这个组中胎粪排出延迟是先天性巨结肠一个不太可靠的特征。

直肠检查典型地显示出紧紧收缩的肛门直肠部，手指回抽以后可伴有暴发性的排出大便和气体。在某些病例中，这可促使一个暂时性缓解，但是婴儿继续会有便秘的问题。如果梗阻没有缓解，婴儿会有肠穿孔、小肠结肠炎和死亡的危险。

先天性巨结肠的小肠结肠炎是一个严重的潜在致死性并发症。其特征是显著的腹胀、暴发性的腹泻、呕吐和发热。临床特征和影像学图像与坏死性小肠结肠炎不能区别。肠梗阻、感染（例如艰难梭状芽胞杆菌）和受损的黏膜免疫性是重要的诱病因素。通过用温生理盐水反复地直肠灌洗来进行小肠减压，再给予口服万古霉素或甲硝唑是常用的第一线治疗措施。在严重的病例中应该给予静脉内广谱的抗生素。

有经验的病理医师进行适当的直肠活检标本的组织学检查是诊断先天性巨结肠的金标准。主要的诊断工具有以下这些：

- **影像学方法**：腹部平片特征性地显示多发性扩张的肠袢，缺少直肠气体阴影（图 29.61），但是后者对先天性巨结肠并不是特异性的。有小肠结肠炎的婴儿可能明显地看到肠壁增厚、黏膜不规则和 / 或非常扩张的结肠。由有经验的放射科医师使用等张的水溶性造影剂进行造影剂灌肠，经常应用于先天性巨结肠的诊断中，但是结果并不总是可靠的。典型情况下，造影剂勾勒出一段狭窄的远端结肠和直肠、一个成锥形的移行区和一段近端扩张的结肠（图 29.62）。然而，在异常小肠和健康小肠之间的移行区部位并不总是呈锥形。

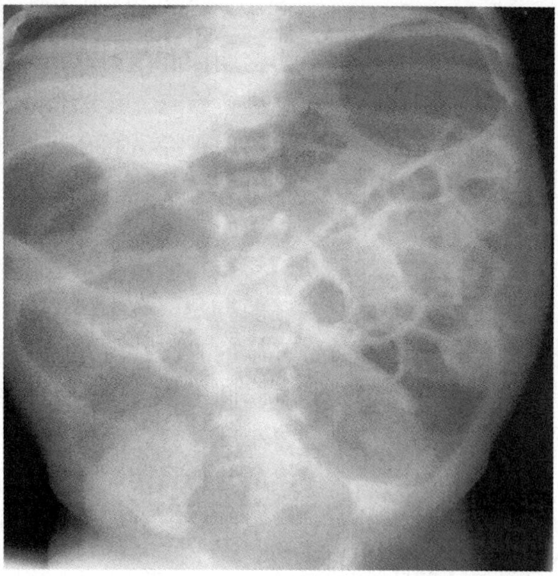

图 29.61 先天性巨结肠婴儿小肠梗阻伴直肠内缺少气体。

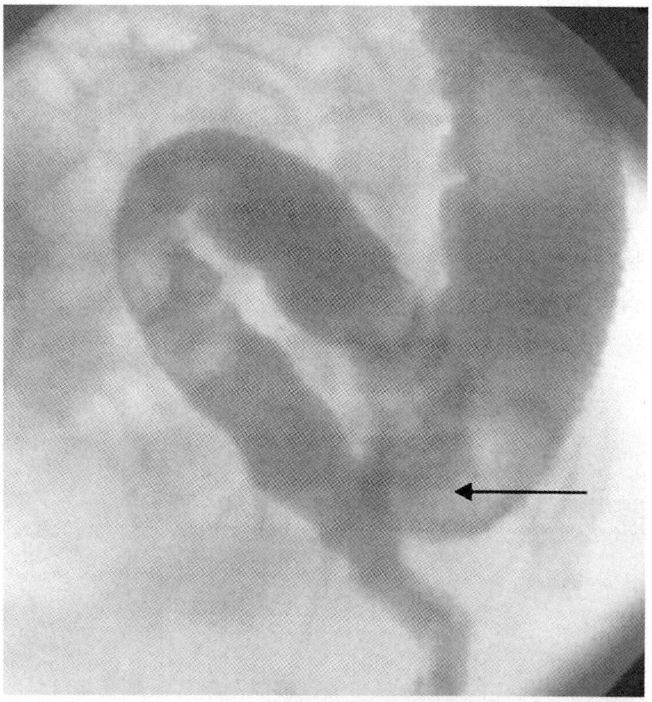

图 29.62 钡剂灌肠显示在降结肠和乙状结肠交界处（箭头）有一个“移行区”。在这个位置的近端可发现实际上的移行区域。

- **肛门直肠压力测量法**：在肛管和直肠下段内的静息压升高，直肠内的扩张刺激没有肛门松弛反应（缺乏直肠肛门的抑制性反射）。可能会发生误导性的结果，现在这种技术已经很少应用。
- **直肠活检**：从肛管上方（通常距离肛门边缘 2～

4cm）进行吸引式直肠活检，必须包含有足够数量的黏膜下层，保持适当的朝向和截面，由一名有经验的组织病理学医师进行检查。诊断依据神经节细胞的缺失、出现增厚的神经干和在肥厚的神经丛中显著增加的乙酰胆碱酯酶活性。

先天性巨结肠的最初治疗包括使用少量的温生理盐水进行直肠冲洗以对扩张的近端（有神经节的）小肠进行减压（图 29.63）。开始的时候，可能需要进行每天 2 次的冲洗，但是随着时间推移，每天 1 次便足够了。如果这种办法不能将小肠减压，则需要进行造瘘。先天性巨结肠最终手术的目的是切除无神经节细胞的肠段，将健康的有神经节细胞的近端肠段与肛门直肠残端进行吻合。

已报道了数种不同的手术方式（如 Duhamel 手术、Soave 手术、Swenson 手术），但是没有一种手术方式是完美的。在大部分的婴幼儿中，现在进行的手术纠治是一种一期手术的方式（一期拖出手术），而不是传统地进行近端造瘘、最终手术、随后关瘘的方式。近来的发展包括腹腔镜辅助下的手术和经肛门手术，其在短段型巨结肠中可避免腹部切口。如果结肠不能通过直肠灌洗进行足够的减压（这种情况包括了全结肠性神经节细胞缺失症的大部分病例），如果小肠结肠炎不能通过药物治疗快速地进行控制，或者如果已经发生小肠穿孔，则最好避免进行一期拖出手术。

对于先天性巨结肠的病例在进行最终的手术以后，大多数的患儿能够期望有良好的长期肠道功能。然而，尽管进行了一个技术适当的有神经节肠道的完全拖出性手术，但是还是有很大比例的患儿持续发生问题。潜在的长期性问题包括小肠结肠炎、便秘和大便失禁。长期的肠道功能与早期手术并发症、肠道训练、社会背景以及孩子的智力有关。在大多数病例中，大约 75%的患儿在他们成年以后能够达到良好的肠道控制[22]。Down 综合征主要不良作用在于先天性巨结肠中的获得性大便失禁。

这种疾病将来在子女中的风险取决于受累个体的性别以及神经节细胞缺失的程度[2]。

肛门直肠畸形

肛门直肠畸形包括一大类的先天性缺陷，从较小的肛门位置不正到肛门直肠完全的发育不全。这些畸形的分类很困难，但是 Pena 提出了一个基于性别以及在治疗和预后方面差别的实用性分类办法[46]。先天性畸形的常见类型列在表 29.33 中，并显示在图 29.64 中。

在男孩中，无孔的肛门以及以直肠尿道瘘形式终止的直肠，是最为常见的畸形类型。第二常见的是直肠低位终止以及会阴瘘。在女孩中，肛门前移或者会阴瘘或者无肛伴直肠前庭瘘是最为常见的畸形类型。

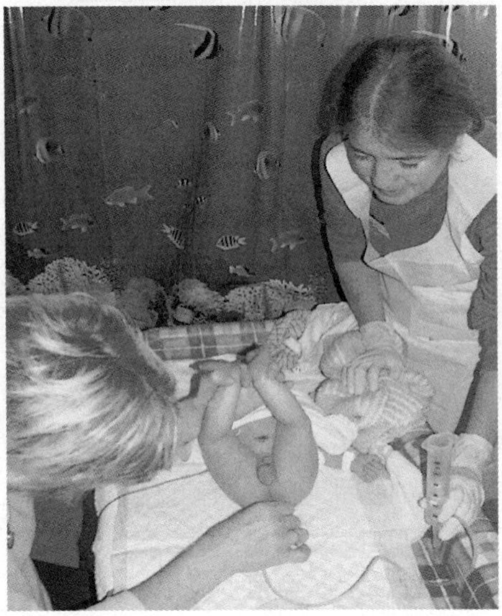
(a)

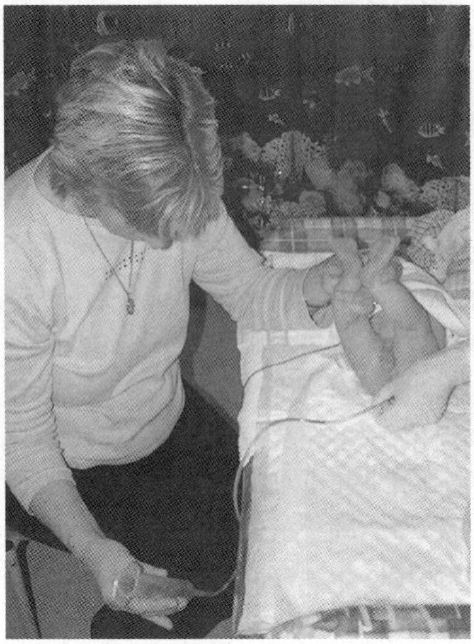
(b)

图 29.63 先天性巨结肠的直肠冲洗。母亲正在由一名专业的护士进行指导。

泄殖腔畸形大约占到女性缺陷的 10%。

肛门直肠畸形的发生率大约是每 4000～5000 例活产儿中有 1 例。这些缺陷的病因还不清楚。大多数是零星的。传统意义上，肛门直肠畸形一直被认为是由于尿直肠隔尾部下降后发生胚胎泄殖腔的异常分隔而导致的结果，但是这种观点几乎肯定是过分简单化了[34]。

至少 40%的受累患儿有另外的先天性缺陷。这个数字在有高位肛门直肠畸形的患儿会更高[53]。相关的情况包括以下这些：

- **泌尿生殖器畸形**：这些是最为常见的合并畸形。其中包括缺失、发育不良、交叉融合肾或者马蹄肾、膀胱输尿管反流、肾积水、尿道下裂、阴囊对裂和隐睾症。有泄殖腔畸形的女孩可能会有阴道和子宫的畸形。
- **骨骼畸形**：腰骶部的脊椎畸形是最常见的类型。在高位的肛门直肠畸形中，骶骨的缺陷更常见且

表 29.33 肛门直肠畸形的类型

低位病变	高位病变
男性	
会阴瘘	直肠尿道瘘（球部或者前列腺部）
肛膜	直肠膀胱瘘
肛门狭窄	无孔肛门不伴有瘘管
	直肠闭锁和狭窄
	H 形瘘管
女性	
会阴瘘	直肠前庭瘘
肛膜	直肠阴道瘘（罕见）
肛门前移	泄殖腔畸形
肛门狭窄	无孔肛门不伴有瘘管
	直肠闭锁和狭窄
	H 形瘘管

在低位病变中直肠的末端靠近会阴部皮肤，而在高位病变中直肠的末端在盆腔中终止的位置相对较高。

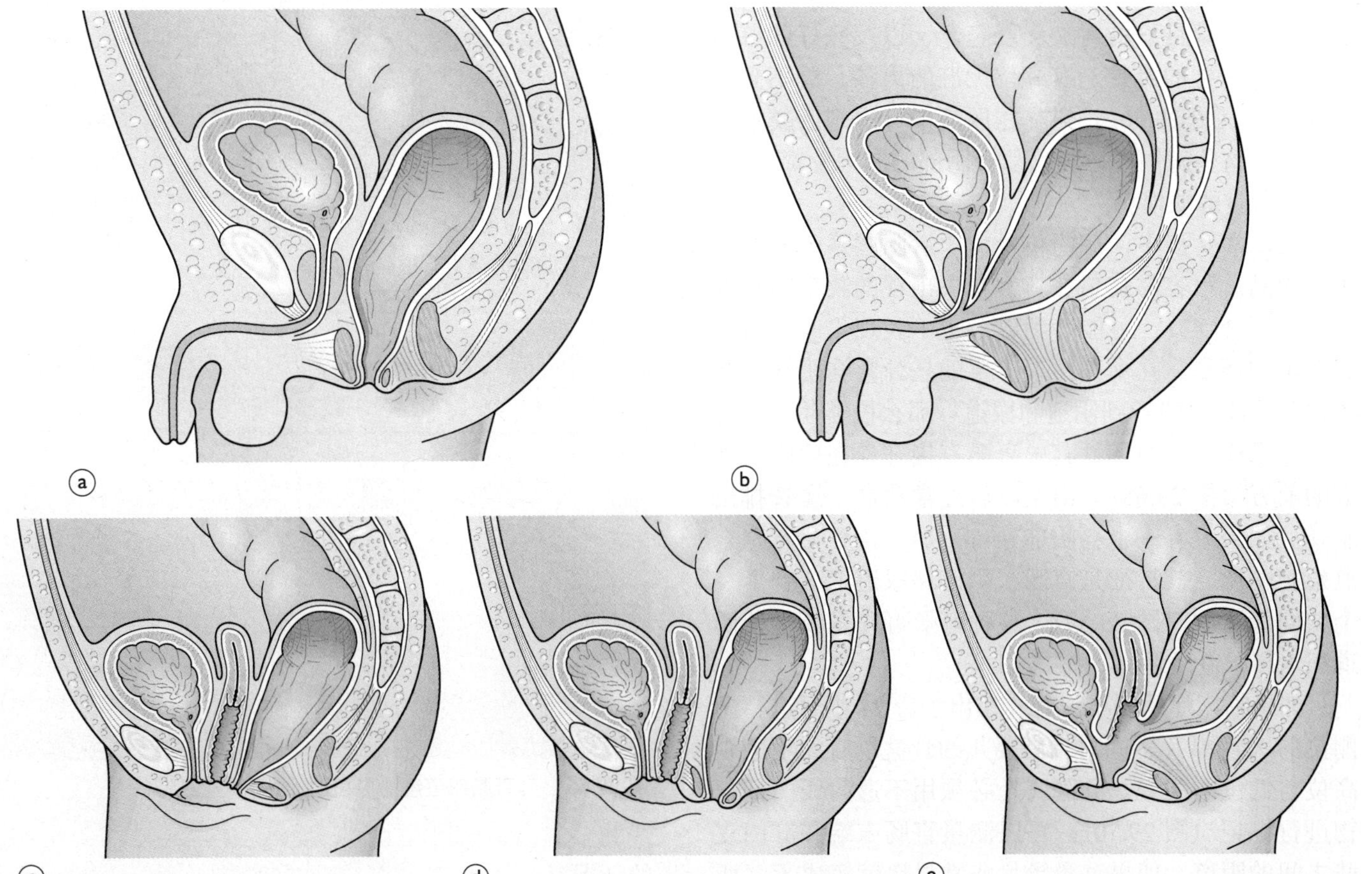

图29.64 肛门直肠畸形的常见类型。（a）男孩有会阴瘘；（b）男孩有直肠尿道瘘；（c）直肠前庭瘘；（d）女孩有前移狭窄的肛门；（e）泄殖腔畸形。

更严重。两个或者更多的骶椎缺失会伴有功能不良的结果[46]。

- **脊髓畸形**：自从出现了磁共振成像以来，已经报道了一系列的脊髓畸形。
- **胃肠道畸形**：最有名的胃肠道畸形联合征是食管闭锁，作为 VACTERL 综合征的一部分表现（见上文）。
- **综合征**：最常见的是 VACTERL 综合征。另外的例子是由 7 号常染色体显性基因遗传的 Currarino 三联症，表现为部分的骶骨发育不全、狭窄和骶前肿块（如脑脊膜突出或者骶尾部畸胎瘤）[19]。

早期诊断是重要的以避免发生并发症，例如肠穿孔和尿路感染。所有的婴幼儿都应该进行彻底的检查，包括脊柱和生殖器。在大部分的病例中，会阴部仔细的检查可以区分低位和高位的肛门直肠畸形。

在有低位无肛的男孩中，肛门没有孔或者外观异常。可看到有单一的畸形开口于会阴部或者有一个轨迹沿中线缝直达骶骨（图 29.65）。有低位无肛的男孩可有一个发育良好的臀裂和肛隐窝，以及完好的肛门括约肌和正常的骶骨。有高位无肛的男孩，看不到会阴部有孔（图 29.66），但是在尿液中可出现胎粪或者泡沫。在这些病例中，骨盆和会阴部的肌肉发育较差，可见有骶骨的缺损。

在正常女孩中，肛门位置位于后阴唇系带和尾骨头的中间。很容易疏忽在新生儿中出现的狭窄前移的肛门（图 29.67），可能直到以后也不表现出来，可伴有严重的便秘。在女孩中，重要的是计数会阴部小孔的数目.如果只能看到阴道和尿道，那么该婴儿可能有一个直肠前庭的畸形，其中直肠直接开口在后阴唇系带的前方（图 29.68）。出生以后经常从这个瘘管排出胎粪。如果只有一个会阴部开口，那么该婴儿有一个泄殖腔畸形，其特征是直肠、阴道和尿道汇合到了一个共同管道中（图 29.69）。这种畸形可并发新生儿阴道积水和尿道梗阻。

如果临床症状还不清楚，在出生后 24 小时进行俯侧位的 X 线摄片，同时抬高婴儿的骨盆以有助于区别高位与低位的病变。肛隐窝处必须用不透射线的标记物进行标记（图 29.70）。可以测量直肠末端和肛门皮肤之间的距离。如果这种摄片非常早地就完成了，所提示的高位无肛可能是假阳性，因为气体还没有到达直肠末端的梗阻点。在膀胱内出现气体是直肠尿道瘘

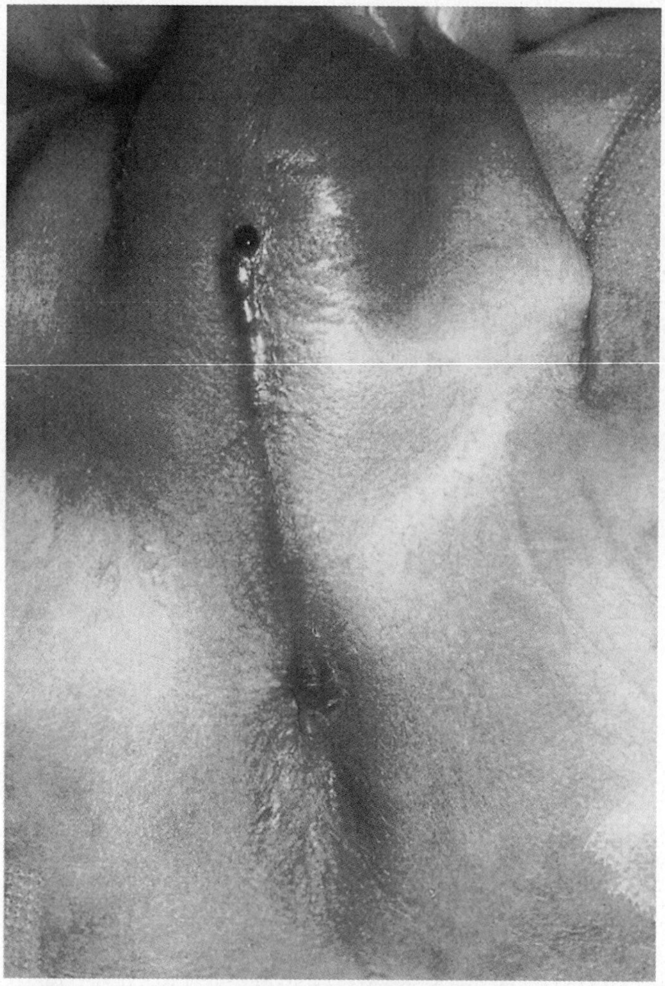

图29.65 低位肛门直肠畸形。可见在中线缝内延伸到阴囊处有一根含有胎粪的皮下管道。

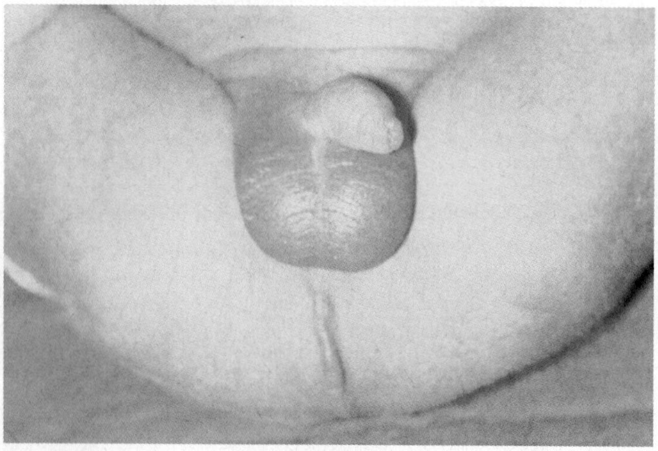

图 29.66 有直肠尿道瘘的男孩的无孔肛门。

的证据。

在有肛门直肠畸形的新生儿中，其他有用的检查包括腰骶部和胸部的平片、泌尿道超声扫描、超

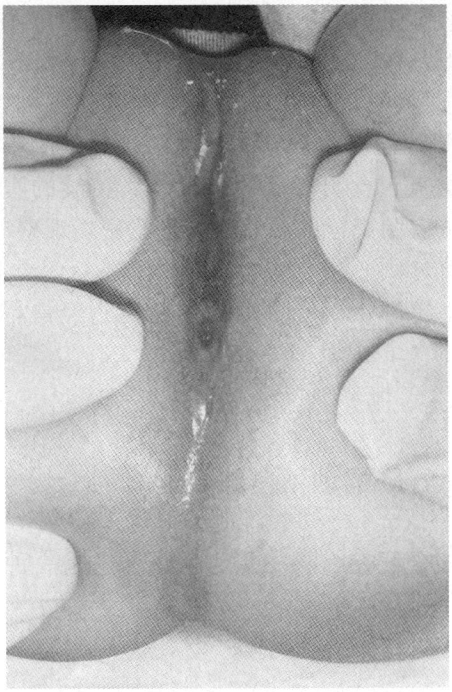

图 29.67
有前移狭窄肛门的女孩。

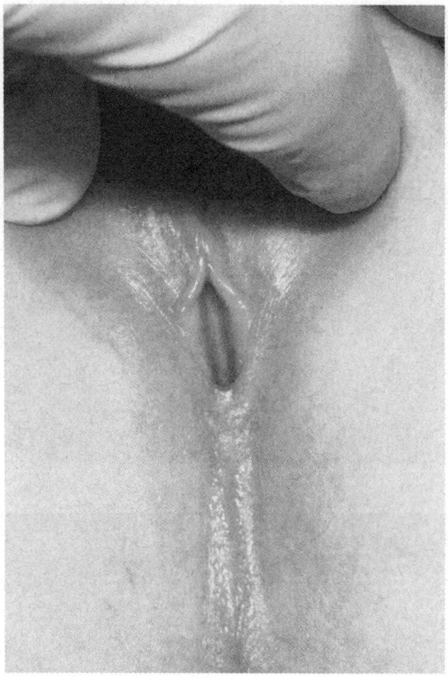

图 29.69
泄殖腔畸形伴只有单个会阴部洞口。

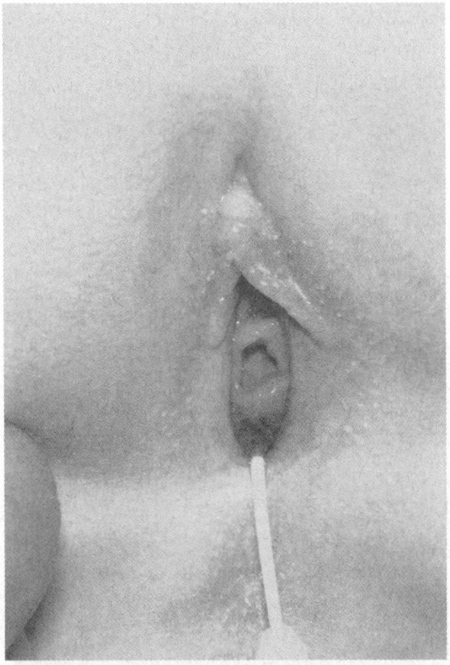

图 29.68
在一个瘘管中用插管来显示直肠前庭瘘。

声心动描记术，以及在选择性的病例中进行染色体组型分析。

大多数低位无肛可以在出生后不久通过肛门成形术成功地进行治疗。经常需要进行暂时性地肛门扩张。便秘是一个常见的问题，但是积极地提供治疗可以达到良好的肠道控制功能[54]。更高位的畸形通常的治疗是出生后不久进行绕道的近端结肠造口术，一旦畸形的解剖结构变得清晰并且婴儿成长良好，在数月之后就进行最终的畸形修补手术。后矢状路肛门直肠成形术（PSARP）是目前标准的重建手术方式[46]。在便秘、污粪和大便失禁方面的结果要根据肛门直肠畸形的类型（许多的高位无肛常伴有大便失禁）、存在骶骨缺损、手术的方法和时机而定。许多儿童需要考虑帮助其控制大便失禁和解决社会心理的后遗症[39]。

结肠闭锁

这是一种罕见的闭锁类型，只占到肠闭锁的 5%。它可能与肢体畸形、腹壁缺损、先天性巨结肠和其他的闭锁有关。结肠闭锁的临床表现是低位的肠梗阻。婴儿可发生腹胀和进行性的呕吐，不能排出胎粪。腹部平片显示远端肠道有梗阻的迹象，造影剂灌肠可显示闭锁的水平。经常需要进行分期手术，最初只是通过结肠造口来缓解梗阻症状，以后再进行结肠吻合术。

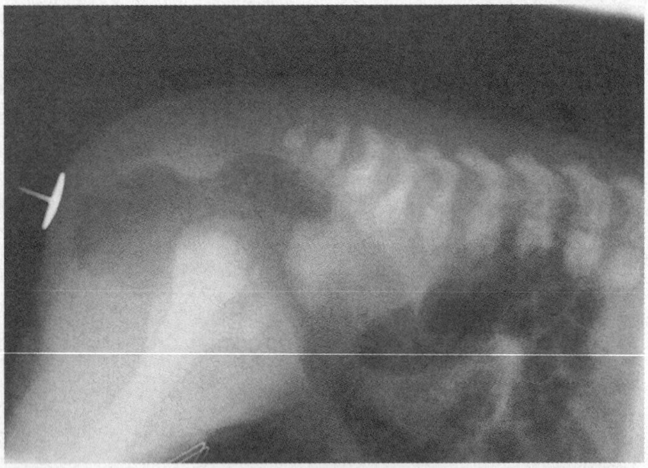
(a)

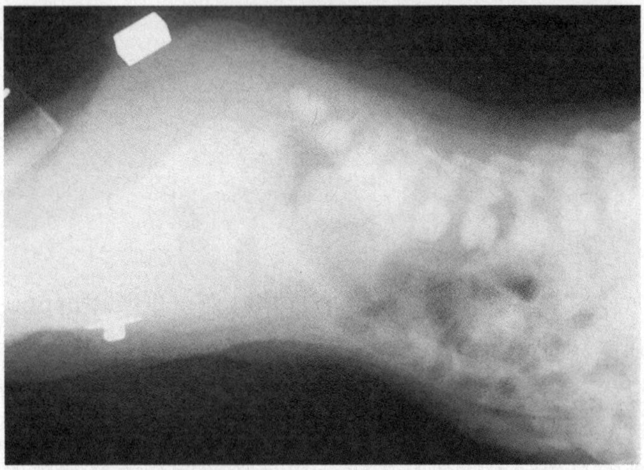
(b)

图 29.70 出生 24～36 小时的婴儿骨盆抬高进行侧位俯卧摄片，显示低位(a)和高位(b)的肛门直肠畸形。注意每一个病例中在直肠气体阴影和肛门标记物之间的距离。

胎粪栓性肠梗阻

胎粪栓性肠梗阻大多数经常发生在低出生体重儿，也可以合并其他的问题，例如围生期的组织缺氧、低体温和在生产过程中所给予母亲的药物作用。在使婴儿遭受潜在的不必要的检查和忽视真实的疾病之间可能难以达到一个平衡。主要的鉴别诊断是在胎粪栓性肠梗阻、先天性巨结肠和囊性纤维化之间，所有这些都可以发生在低出生体重儿中。在这种情况下造影剂灌肠检查可能被误解成显示有先天性巨结肠的迹象。

在早产儿中，预期性的观察通常是最佳的办法。如果腹胀严重，用温生理盐水轻轻地冲洗婴儿的直肠通常可以缓解肠梗阻，排出一个苍白色的胎粪栓（图 29.71）。另外的办法是，温暖稀释的泛影葡胺（gastrografin）可经一根柔软的直肠导管灌输到结肠中去，X 线摄片可显示有胎粪栓。这种办法经常可以促进胎粪栓的排出，一旦婴儿已经开始了排便动作，持续的腹胀就会显著减轻。有胎粪栓的婴儿必须进行密切观察，排便以后再进行随访。

在足月儿中，超过 48 小时的胎粪排出延迟经常需要进行检查。

巨膀胱–细小结肠–肠蠕动不良综合征

这种罕见的综合征在女孩中更为常见，它是一种

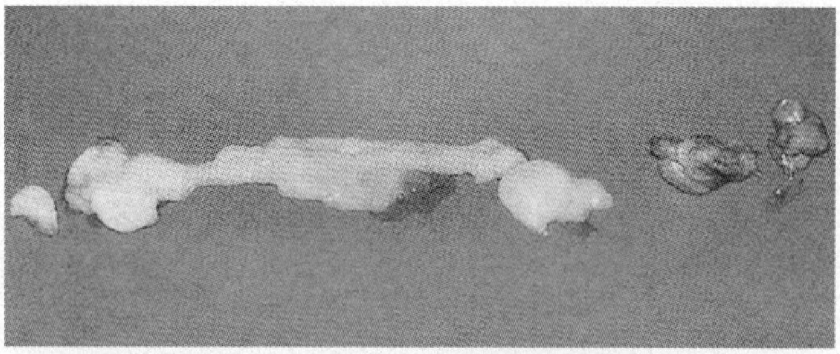

图 29.71 胎粪栓。

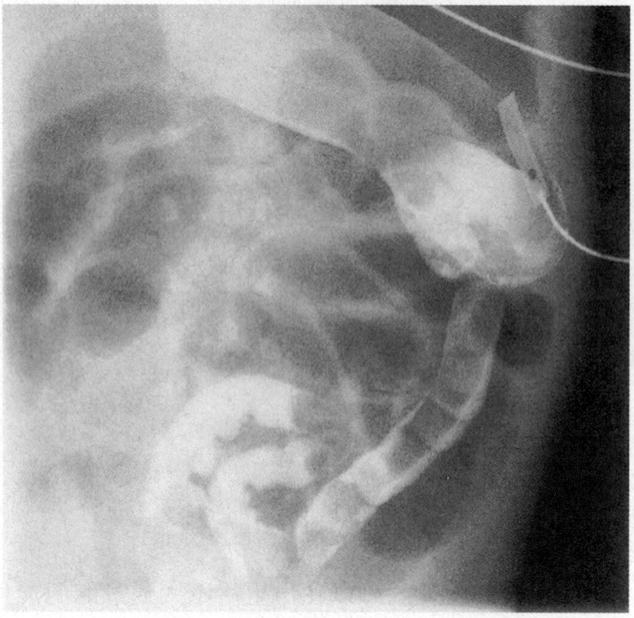

图 29.72 在小型左侧结肠综合征婴儿中进行造影剂灌肠检查。

内脏的肌病，可导致严重的功能性肠梗阻[50]。肠道和膀胱的运动性显著受损。婴儿也有腹部肌肉松弛和不完全性的肠道旋转。大多数病例依靠长期的胃肠外营养来生存。

小型左结肠综合征

这个名词是用于描述由远端到脾曲的左侧结肠口径小导致的新生儿暂时性功能性结肠梗阻。这种疾病与其母亲胰岛素依赖性糖尿病有关。梗阻的程度各不相同。造影剂灌肠可得出诊断，经常可用于其治疗(图 29.72)。必须要排除先天性巨结肠。

造口

在治疗各种不同的新生儿外科疾病时，包括坏死性小肠结肠炎、先天性巨结肠、肛门直肠畸形、肠闭锁和并发性胎粪性肠梗阻，可能需要暂时性的肠造口。大多数是结肠造口术或者回肠造口术。潜在的造口并发症包括：

- 机械性的，如脱垂、狭窄、回缩。脱垂在环形造口时更为常见（图 29.73）；
- 渗漏和表皮脱落；
- 液体和电解质丢失——尤其是在小肠造口中；
- 营养问题；
- 伤口感染，念珠菌病。

专业的外科护理和适当的造口用具是极为重要的。

钠缺乏经常发生在新生儿回肠造口或者近端结肠造口的病例中。血浆钠水平通常是正常的，但是尿液中钠的浓度持续小于 10 mmol/L，提示有全身的钠缺乏[4]。尽管有良好的热量摄入，但是会继发轻度的代谢性酸中毒和生长迟缓。在能够达到正常的生长以前，这些婴儿必须饮食提供氯化钠以恢复正常的尿钠排泄。

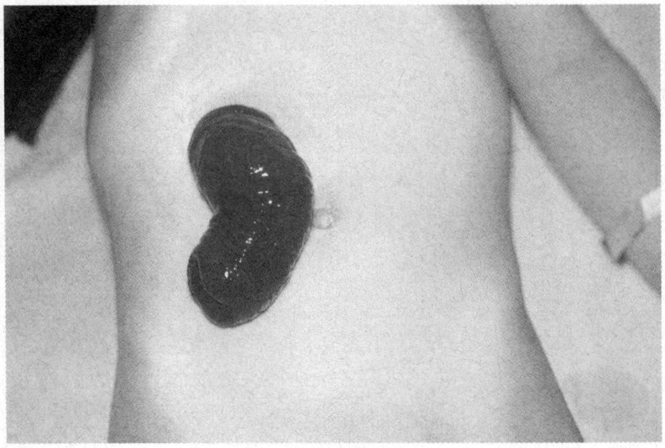

图 29.73 横结肠袢式造口中的结肠脱垂。

前腹壁缺损

虽然早在 1733 年就认识到有腹裂[7]，但是只有在最近 50 年它才与脐膨出明确地区分开。这两种前腹壁缺损之间的差别在临床上是重要的，但是并不是所有的婴儿都能巧妙地成为一种或者另外一种类型。腹裂的发生率大约是每 7000 例出生儿中有 1 例[20]，但是在英国境内和境外有显著的地区性差别[21,61]。脐膨出的发生率至少是腹裂的 2 倍[8,61]。在过去的 25 年间腹裂变得更为普遍，而脐膨出的发生率还是保持在相同的水平。男女发病率相似。

在单纯的术语中，前腹壁是由四个独立的胚胎褶所组成的——头部的、尾部的和两侧的——其中每一个胚胎褶都有内脏的和躯体的成分。头部的胚胎褶不能联合可导致脐膨出伴胸骨 / 横膈的缺损，或者是 Cantrell 五联症[9]。尾部的胚胎褶不能闭合可导致脐膨出伴膀胱或者泄殖腔外翻。两侧的胚胎褶不能闭合可导致脐膨出。腹裂的发病机制知之甚少。可能的机制包括形成腹壁肌肉的中胚层分化的局部缺乏、覆盖脐带疝膜部的破裂，或者由于血管的破坏妨碍了在体蒂接合部的胚体壁的发育[20]。

在诊断前腹壁缺损中，产前超声检查具有很高的敏感性。大多数的缺损可在 16～20 孕周时发现，通常可以在脐膨出和腹裂之间进行鉴别。由于脐膨出经常与染色体的异常（例如 13、18、21 三体）以及主要的先天性心脏缺陷有关[28]，这一点非常重要，提示需要进行胎儿染色体组型分析和心动超声检查。虽然在子宫内脐膨出比腹裂更为常见，但是由于在脐膨出组中胎儿的死亡和终止妊娠，在出生时这种关系倒转了。由于同样的原因，在脐膨出新生儿中观察到的其他先天性畸形的发生率要小于预期的值。腹裂很少与非整倍体染色体有关。

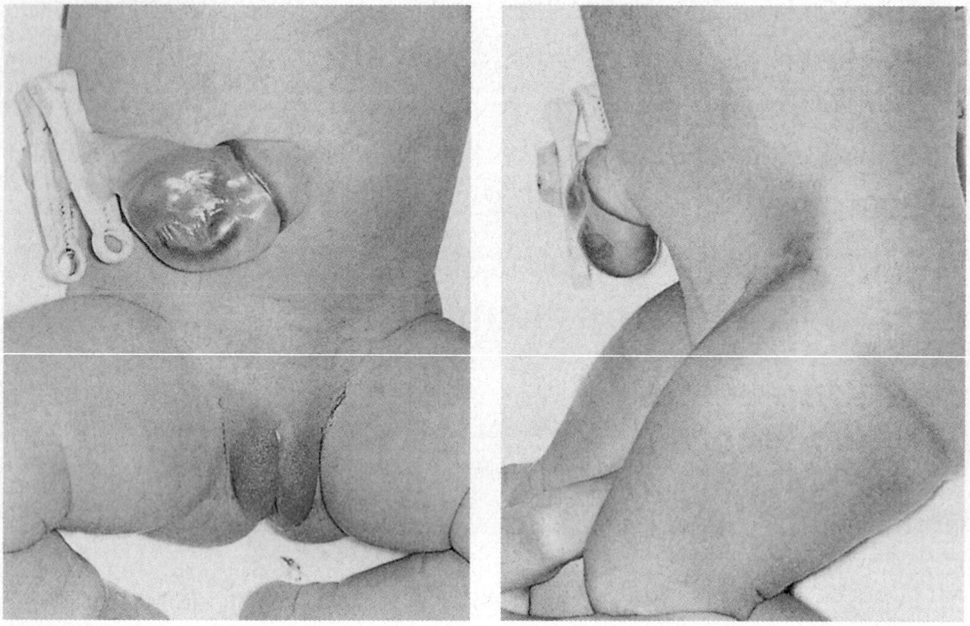

图 29.74 突出到脐带中的疝。该婴儿没有其他的畸形。

脐膨出

这个名词包括了一大部分的畸形，从小型脐部缺损伴肠道脱垂进入脐带（一种进入脐带的疝；图29.74）、以及小于5cm直径的脐部缺损（小型脐膨出）到更大的脐部缺损（大型脐膨出或者巨大的脐突出；图29.75）不等。脐膨出的囊内经常装入了肠道和肝脏(除非它有破裂)。由于正在发育中的肠道不能从脐带中完全正常地回到腹腔，所以在所有这些脐部缺损的病例中都可能发现肠旋转的紊乱，但是经典的肠旋转不良罕见。

对于有脐膨出和完整羊膜囊的新生儿并不预示着需要急诊手术。在选择性病例中，应该进行超声心动检查、染色体组型分析、上消化道造影检查以评价肠道的旋转。必须监测血糖，尤其是由于Beckwith-Wiedemann综合征可表现为脐膨出。其他的联合征包括肠闭锁和肠狭窄。

对于进入脐带的疝或者小型脐膨出，一旦已经进行了缺损修补，如果没有相关的综合征或者另外主要的先天性畸形，则长期的结果良好。

在大型的脐膨出中，将疝出的肠道和肝脏还原进腹腔可能是困难的。其可能需要在腹壁缺损的边缘手术置入无菌的假体材料，经过7～10天的时间逐步回纳这种SILO袋中的内容物（分期SILO修补术；图29.76）。最终的手术是进行筋膜和皮肤的修补。经常需要暂时性地提供胃肠外的营养。使用这种技术时，可能会发生潜在性的严重并发症。随之发生的是，有时候会使用保守治疗的办法。这种技术涉及用防腐剂治疗囊膜。水银红药水有潜在的毒性[24]，已经由磺胺嘧啶银药膏（图29.77）或者聚维酮碘（povidone iodine）喷剂所替代。聚维酮碘的长期使用可能会影响甲状腺的功能[15]。囊膜逐渐收缩，便留下一个可纠治的腹壁缺损。

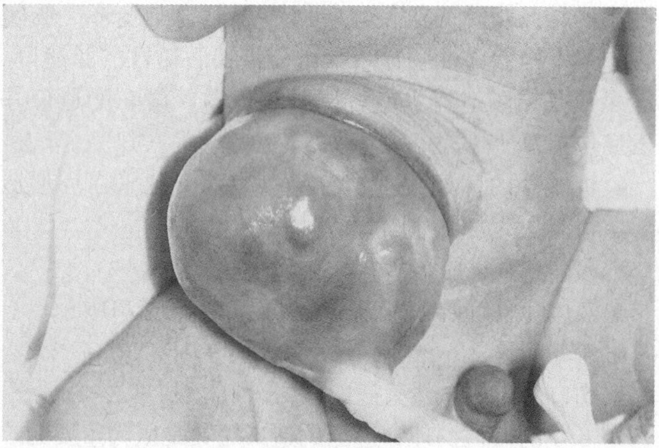

图 29.75 包含有肝脏和肠道的大型脐膨出。

脐膨出的结果大体上由相关畸形的严重程度所决定。在一些婴儿中，腹腔和胸腔都发育不良，肺的发育不全可能造成另外的问题。破裂的脐膨出需要急诊手术。

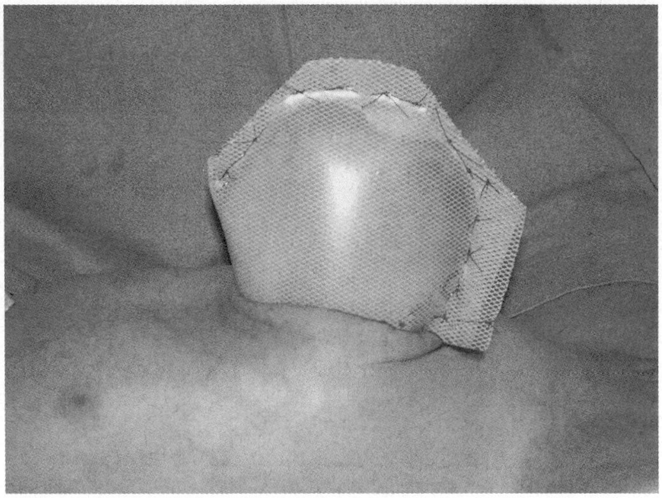

图29.76 应用 SILO 袋来治疗脐膨出。

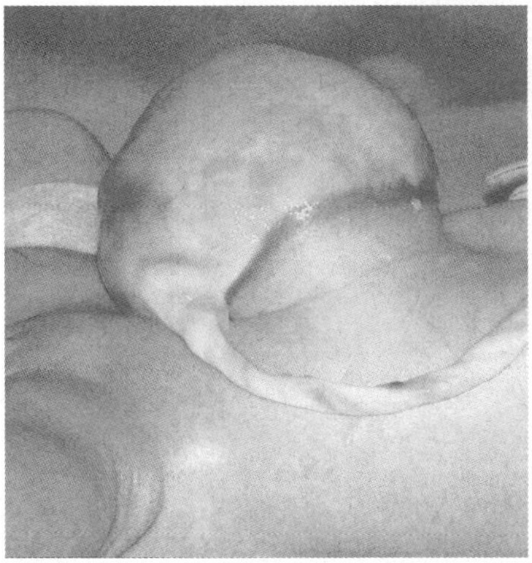

图 29.77 （参见彩图 29.77）磺胺嘧啶银治疗大型的脐膨出。注意在它的边缘囊膜开始上皮化。

腹裂

在腹裂中，肠通过腹壁缺损处向外脱垂，典型情况下就在脐的右侧（图 29.78）。不像脐膨出那样，腹裂没有覆盖的包膜。脱垂出腹腔的脏器各不相同，可能会包括胃、小肠、结肠、卵巢和输卵管或者睾丸。只有很少情况下脱垂物会涉及肝脏。

年轻的母亲年龄（平均 21 岁）往往与腹裂有关，其他的母亲高危因素也有报道[20]。腹裂的婴儿有典型的低出生体重（平均 2.3 kg），通常不会有其他致命的畸形。在大约 10%的病例中可发现有肠闭锁（图 29.79），腹裂病例中的肠道没有旋转。

肠道出生以后的外观各不相同，从几乎正常到缩短的、覆盖有致密纤维蛋白“皮”样的增厚肿块都有。胎儿肠道浸泡于羊水的持续时间可能决定了这种外观，

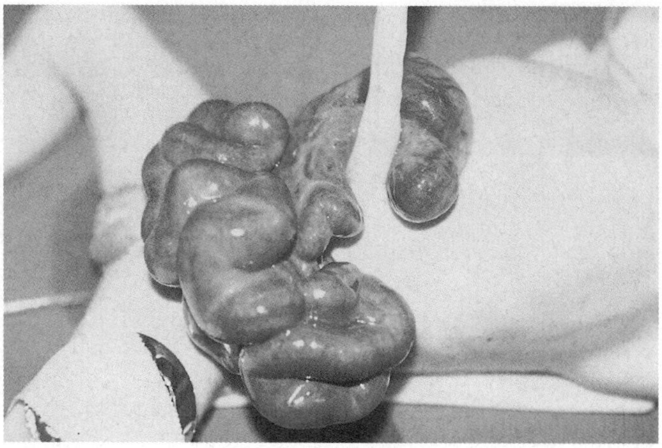

图 29.78 腹裂。肠管表面无光泽，有一层纤维蛋白皮。注意腹壁缺损就在脐带的右侧。

但是临床和实验室证据提示肠道外观更多的是与腹壁缺损边缘引起的肠系膜血管压迫有关。

腹裂的婴儿由于肠道的暴露而损失液体和热量。出生后即刻他们就需要静脉内补液，插入鼻胃管，采取措施稳定和隔离肠道。玻璃纸包装材料（“食品薄膜”）可使得肠道便于检查，并防止肠系膜损伤性的牵拉（图 29.80）。出生后转运最好用产科和小儿外科的设施从子宫内转运到医疗中心，因为这些设施便于进行产后立即手术治疗，并能够使母亲和婴儿在一起。

在全身麻醉下，回纳肠道并修补缺损（一期关闭手术）。这种手术通常有一个较好的腹部外观（图 29.81）。在腹腔不是足够大到能容纳内脏的病例中，可能需要进行分期的 SILO 修补手术（见上文）（图 29.82）。

虽然现在有 90%或者更多的受累婴儿能够存活，但是他们出生以后的过程经常是延长的。在一期关闭手术后的大约 3 周时间内通常不能达到全胃肠道的喂养，在这个时期内婴儿需要全胃肠外营养并注意其风险和并发症。腹裂的婴儿经常需要在医院内住上数周时间。那些有肠闭锁或者严重短肠综合征的患儿可能会有更多的并发疾病。坏死性小肠结肠炎是一种另外的潜在性并发症。

泄殖腔外翻

这是一种罕见的疾病，其同时累及消化道和泌尿道。典型情况下，有外翻的肠道中央节段（回盲部区

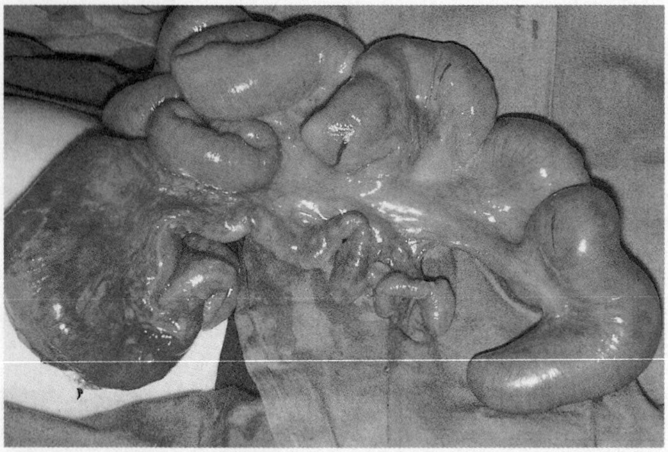

图 29.79 肠闭锁合并腹裂。

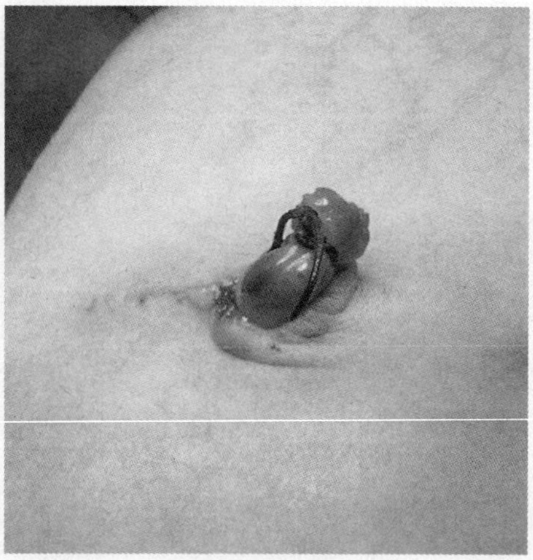

图 29.81
腹裂一期修补术后的脐部外观。

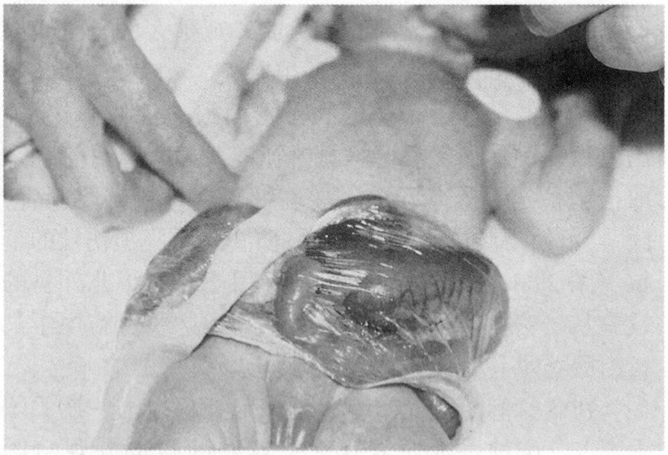

图 29.80 暴露的肠管能够暂时性地隔离，用“食品薄膜”包裹以稳定肠管。

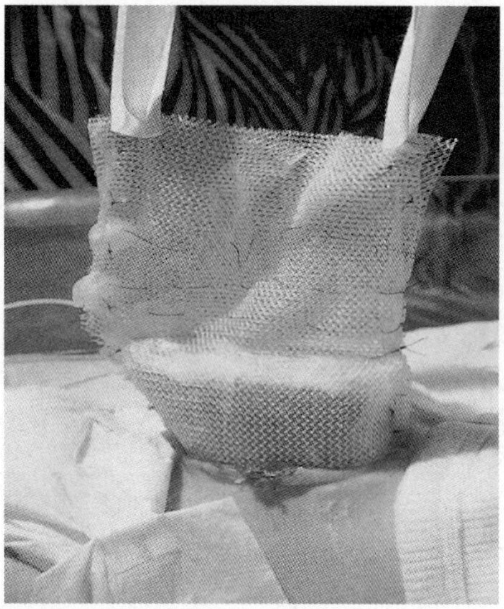

图 29.82
分期 SILO 手术修补腹裂。反复进行折叠 SILO 以回纳肠管进入腹腔。

域)，侧面与两个半膀胱相接，但是有许多不同相接情况的报道（图 29.83）。出生后确定性别可能是困难的，有经验的多学科估价是重要的。主要的相关畸形常见，重建手术经常是复杂的[40]。

疝

腹股沟疝

虽然女孩可能会出现腹股沟疝，但是由于在睾丸下降后鞘状突不能关闭，所以男孩受累的概率要远多于女孩。在婴儿时期腹股沟疝的发病率最高，至少有1%的男孩受累。在男孩中，60%的腹股沟疝发生在右侧，30%发生在左侧，还有 10%是双侧腹股沟疝。通常的腹股沟疝，尤其是双侧疝在早产儿中更为常见，因为这与隐睾有关。

腹股沟疝典型的可导致在婴儿哭闹或者紧张时腹股沟或者阴囊间歇性地膨胀。如果腹股沟疝发生嵌顿（在腹股沟外环水平），它就会表现为在腹股沟或者阴囊有一个坚硬的、有触痛的肿块（图 29.84）。婴儿可发生呕吐和急躁。大多数儿童嵌顿的腹股沟疝在麻醉下通过持续轻柔压迫（“手法整复”）都能成功地进行还原。修补手术延迟 24～48 小时进行以使其水肿消退。如果不能还原嵌顿的腹股沟疝，则需要进行急诊手术，因为存在肠管（或者卵巢）绞窄以及睾丸损伤的风险。

在腹股沟疝中发生嵌顿 / 绞窄的风险在婴儿时期最

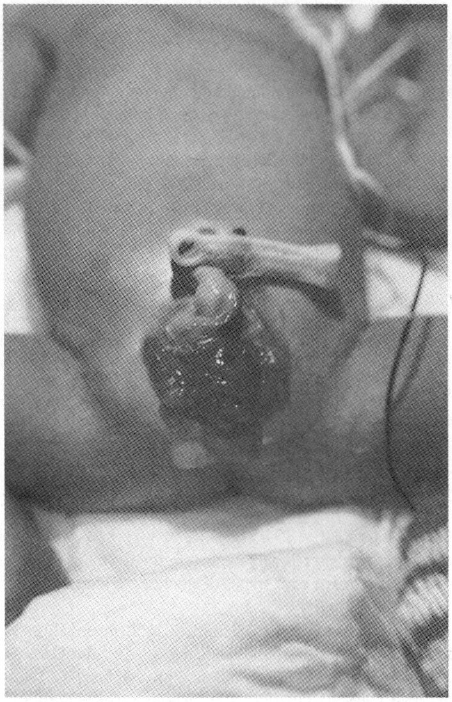

图 29.83 泄殖腔外翻。肠管暴露于两个半膀胱之间。

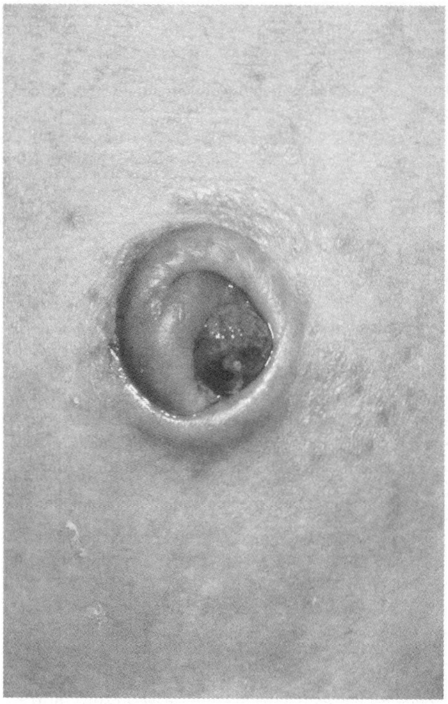

图29.85 卵黄管未闭导致间歇性的脐部分泌物。切除卵黄管即可痊愈。

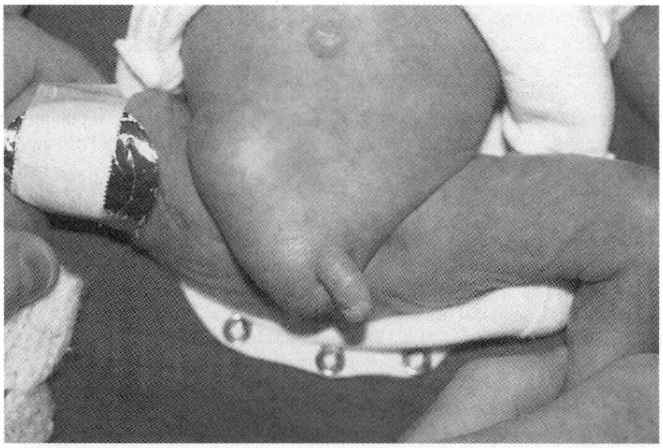

(a)

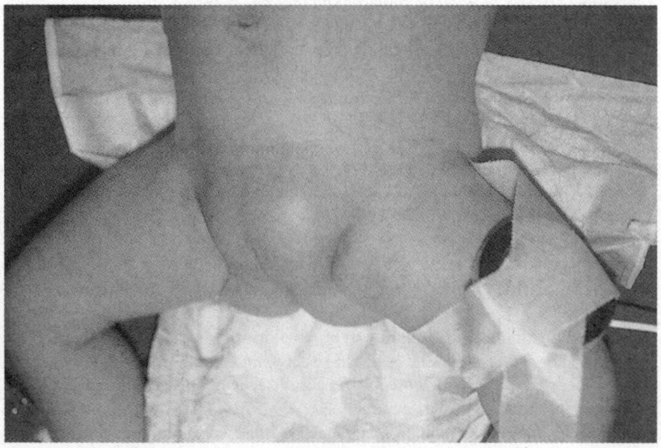

(b)

图 29.84 嵌顿的腹股沟疝。(a) 该男孩的右侧腹股沟疝通过整复还原，随后进行疝修补。(b) 该女婴在她的难复性腹股沟疝中有一个卵巢发生嵌顿，需要进行急诊手术。

大，因此一旦婴儿适合进行手术或者在早产儿出院以前就应该进行通常的修补手术。在小于 44 周孕龄的婴儿中，术后呼吸暂停是一种潜在的危险。腹股沟疝切开手术通常在全身麻醉下进行，但是对于一些有呼吸问题的婴儿则行局部麻醉的技术[47]。大多数手术医师通过腹股沟皮肤折痕切口来进行修补疝手术，但是腹腔镜手术也有它的提倡者。在新生儿腹股沟疝切开手术不是一个小手术，也需要麻醉和外科的专门技术。局部并发症罕见，但是可包括疝复发、影响正常睾丸下降以及血管的损伤等。

脐疝

卵黄管的不完全退化可导致发生卵黄管未闭（图 29.85）或者 Meckel 憩室。脐疝是由脐环不完全关闭所致。大多数脐疝会在 1～2 岁内自发消退，很少需要手术修补。在西方国家脐疝发生嵌顿的病例极少。

致谢

我们非常感谢来自于格拉斯哥皇家医院儿科病房的 Carl F. Davis 先生和 Dan G. Young 教授提供了本章以前版本中的图片。

参考文献

1. Astley R 1969 Duodenal atresia with gas below the obstruction. British Journal of Radiology 42: 351–353
2. Badner J A, Sieber W K, Garver K L, Chakravarti A 1990 A genetic study of Hirschsprung's disease. American Journal of Human Genetics 46: 568–580
3. Blumhagen J D, Maclin L, Krauter D, Rosenbaum D M, Weinberger E 1988 Sonographic diagnosis of hypertrophic pyloric stenosis. American Journal of Roentgenology 150: 1367–1370
4. Bower T R, Pringle K C, Soper R T 1988 Sodium deficit causing decreased weight gain and metabolic acidosis in infants with ileostomy. Journal of Pediatric Surgery 23: 567–572
5. Boyd A, Carachi R, Azmy A, Raine P A M, Young D G 1988 Gastrografin enema in meconium ileus: the persistent approach. Pediatric Surgery International 3: 139–140
6. British Association of Paediatric Surgeons/Royal College of Surgeons of England 1999 Surgical Services for the Newborn. Joint publication by British Association of Paediatric Surgeons and the Royal College of Surgeons of England.
7. Calder J. Two examples of children with preternatural conformation of the guts. Medical Essays and observations, Vol 1. T and W Ruddimans, Medical Society of Edinburgh 1733; 1: 203
8. Calzolari E, Bianchi F, Dolk H, Milan M. Omphalocele and gastroschisis in Europe: a survey of 3 million births 1980–1990. EUROCAT Working Group. American Journal of Medical Genetics 1995; 58: 187–194
9. Cantrell J R, Haller J A Jr, Ravitch M M 1958 A syndrome of congenital defects involving the abdominal wall, sternum, diaphragm, pericardium and heart. Surgery of Gynecology and Obstetrics 197: 602–614
10. Chetcuti P, Myers N A, Phelan P D, Beasley S W 1988 Adults who survived repair of congenital oesophageal atresia and tracheo-oesophageal fistula. British Medical Journal 297: 344–346
11. Chittmittrapap S, Spitz L, Kiely E M, Brereton R I 1989 Oesophageal atresia and associated anomalies. Archives of Disease in Childhood 64: 364–368
12. Clinical Standards Advisory Group – Cleft Lip and/or Palate 1998; HMSO ISBN: 0 11 322 103 7.
13. Cook R C M, Rickham P P 1969 Neonatal intestinal obstruction due to milk curds. Journal of Pediatric Surgery 4: 599–605
14. Corbally M T 1993 Laryngo-tracheo-oesophageal cleft. Archives of Disease in Childhood 532–533
15. Cosman B C, Schullinger J N, Bell J J, Regan J A 1988 Hypothyroidism caused by topical povidone-iodine in a newborn with omphalocele. Journal of Pediatric Surgery 23: 356–358
16. Coutts J, Docherty J G, Carachi R, Evans T J 1997 Clinical course of cystic fibrosis presenting with meconium ileus. British Journal of Surgery 84: 555
17. Crabbe D C G, Kiely E M, Drake D P, Spitz L 1996 Management of the isolated congenital tracheo-oesophageal fistula. European Journal of Pediatric Surgery 6: 67–69
18. Croaker G D H, Shi E, Simpson E, Cartmill T, Cass D T 1998 Congenital central hypoventilation syndrome and Hirschsprung's disease. Archives of Disease in Childhood 78: 316–322
19. Currarino G, Coln D, Votteler T 1981 Triad of anorectal, sacral and presacral anomalies. American Journal of Roentgenology 137: 395–398
20. Curry J I, McKinney P, Thornton J G, Stringer M D 2000 The aetiology of gastroschisis. British Journal of Obstetrics & Gynaecology 107: 1339–1346
21. Di Tanna G L, Rosano A, Mastroiacovo P 2002 Prevalence of gastroschisis at birth: retrospective study. British Medical Journal 325: 1389–1390
22. Engum S A, Grosfeld J L 1998 Hirschsprung's disease: Duhamel pull-through. In: Stringer M D, Oldham K T, Mouriquand P D E, Howard E R (eds). Pediatric Surgery and Urology: long term outcomes. W B Saunders Co, 1998, London, pp. 329–339
23. Evans N J 1982 Pyloric stenosis in premature infants after transpyloric feeding. Lancet ii: 665
24. Fagan D G, Pritchard J S, Clarkson T W, Greenwood M R 1977 Organ mercury levels in infants with omphaloceles treated with organic mercurial antiseptic. Archives of Disease in Childhood 52: 962–964
25. Feingold J, Guilloud-Bataille M 1999 Genetic comparisons of patients with cystic fibrosis with or without meconium ileus. Clinical Centers of the French CF Registry. Annals of Genetics 42: 147–150
26. Filston H C, Kirks D R 1981 Malrotation – the ubiquitous anomaly. Journal of Pediatric Surgery 16: 614–620
27. Gee H, Abdulla U 1978 Antenatal diagnosis of fetal duodenal atresia by ultrasonic scan. British Medical Journal ii: 1265
28. Gilbert W M, Nicolaides K H 1987 Fetal omphalocele: associated malformations and chromosomal defects. Obstetrics and Gynecology 70: 633–635
29. Godbole P, Stringer M D 2002 Bilious vomiting in the newborn: How often is it pathologic? Journal of Pediatric Surgery 37: 909–911
30. Grosfeld J L, Ballantine T V N, Shoemaker R 1979 Operative management of intestinal atresia and stenosis based on pathologic findings. Journal of Pediatric Surgery 14: 368–375
31. Haight C, Towsley H A 1943 Congenital atresia of the esophagus with tracheo-esophageal fistula: extrapleural ligation of fistula and end-to-end anastomosis of esophageal segments. Surgery Gynecology and Obstetrics 76: 672–688
32. Hirschsprung H 1887 Stuhltragheit Neuegeborener in Folge von Dilatation und Hypertrophie des Colons. Jahrb Kinderheilk 27: 1–7
33. Kluth D 1976 Atlas of esophageal atresia. Journal of Pediatric Surgery 11: 901–919
34. Kluth D, Lambrecht W 1997 Current concepts in the embryology of anorectal malformations. Semin Pediatr Surg 6: 180–186
35. Krasna I H, Rosenfeld D, Benjamin B G, Klein G, Hiatt M, Hegyi T 1987 Esophageal perforation in the neonate: an emerging problem in the newborn nursery. Journal of Pediatric Surgery 22: 784–790
36. Kusafuka T, Puri P 1998 Genetic aspects of Hirshsprung's disease. Seminars in Pediatric Surgery 7: 148–155
37. Kutiyanawala M, Wyse R K H, Brereton R J et al 1992 CHARGE and esophageal atresia. Journal of Pediatric Surgery 27: 1136–1141
38. Louw J H 1959 Congenital intestinal atresia and stenosis in the newborn. Observations of pathogenesis and treatment. Annals of the Royal College of Surgeons of England 25: 209–234
39. Ludman L. Anorectal malformations: psychological aspects. In Stringer MD, Oldham KT, Mouriquand PDE, Howard ER (eds). Pediatric Surgery and Urology: Long Term Outcomes. 1998, pp386–392, W.B.Saunders, Philadelphia.
40. Lund DP, Hendren WH. 2001 Cloacal exstrophy: a 25–year experience with 50 cases. Journal of Pediatric Surgery 36:68–75
41. Martin V 1999 The TOF Child. Published by TOFS, Nottingham
42. Moore SW, Johnson AG 1998 Hirschsprung's disease: genetic and functional associations of Down's and Waardenburg syndromes. Seminars in Pediatric Surgery 7: 156–161
43. Mushtaq I, Wright V M, Drake D P, Mearns M B, Wood C B 1998 Meconium ileus secondary to cystic fibrosis. The East London experience. 1998 Pediatric Surgery International 13: 365–369
44. Noblett H 1969 Treatment of uncomplicated meconium ileus by gastrografin enema: a preliminary report. Journal of Pediatric Surgery 4: 190–197
45. Okoye B O, Parikh D H, Buick R G, Lander A D 2000 Pyloric atresia: five new cases,a new association and a review of the literature with guidelines. Journal of Pediatric Surgery 35: 1242–1245
46. Pena A 1995 Anorectal malformations. Seminars in Pediatric Surgery 4: 35–47
47. Peutrell J M, Hughes D G 1992 Epidural anaesthesia through caudal catheters for inguinal herniotomies in awake ex-premature babies. Anaesthesia 47: 128–131
48. Pracros J P, Sann L, Genin G, et al 1992 Ultrasound diagnosis of midgut volvulus: the 'whirlpool' sign. Pediatric Radiology 22: 18–20
49. Puri P, Fujimoto T 1988 New observations in the pathogenesis of multiple intestinal atresias. Journal of Pediatric Surgery 23: 221–225
50. Puri P, Tsuji M 1992 Megacystis-microcolon-intestinal hypoperistalsis syndrome (neonatal hollow visceral myopathy). Pediatric Surgery International 7: 18–23
51. Rescorla F J, Grosfeld J L 1993 Contemporary management of meconium ileus. World Journal of Surgery 17: 318–325
52. Richards C, Holmes S J 1995 Intestinal dilatation in the fetus. Archives of Disease in Childhood 72: F135–F138
53. Rintala R, Lindahl H, Louhimo I 1991 Anorectal malformations – results of treatment and long-term follow-up in 208 patients. Pediatric Surgery International 6: 36–41
54. Rintala R, Lindahl H, Rasanen M 1997 Do children with repaired low anorectal malformations have normal bowel function? Journal of Pediatric Surgery 32: 823–826
55. Rollins M D, Shields M D, Quinn R J M, Wooldridge M A 1989 Pyloric stenosis: congenital or acquired? Archives of Disease in Childhood 64: 138–140
56. Rothenberg S S 2002 Thoracoscopic repair of tracheoesophageal fistula in newborns. Journal of Pediatric Surgery 37: 869–872
57. Shaw W C, Sandy J R, Williams A C, Devlin H B 1996 Minimum standards for the management of cleft lip and palate: efforts to close the audit loop. Annals of the Royal College of Surgeons of England 78: 110–114
58. Sherry S N, Kramer I 1955 The time of passage of first stool and first urine by the newborn infant. Journal of Pediatrics 46: 158–159
59. Shigemoto H, Endo S, Isomoto T, Sano K, Taguchi K 1978 Neonatal meconium

obstruction in the ileum without mucoviscidosis. Journal of Pediatric Surgery 13: 475–479
60. Spitz L 1996 Esophageal atresia: past, present, and future. Journal of Pediatric Surgery 31: 19–25
61. Stone D H, Rimaz S, Gilmour W H 1998 Prevalence of congenital anterior abdominal wall defects in the United Kingdom: comparison of regional registers. British Medical Journal 317: 1118–1119
62. Stringer M D 1999 Hirschsprung's Disease. In Surgery of the Anus, Rectum and Colon, 2(nd) edition, Keighley MRB, Williams NS (eds.). W.B Saunders, London, pp. 2635–2680
63. Stringer M D 2003. Gastric Volvulus. In: Newborn Surgery, 2(nd) edn. Puri P (ed.), Arnold, London, pp. 399–404
64. Stringer M D, McKenna K M, Goldstein R B, Filly R A, Adzick N S, Harrison M R 1995 Prenatal diagnosis of esophageal atresia. Journal of Pediatric Surgery 30: 1258–1263
65. Stringer M D, Spitz L, Abel R, Kiely E, Drake D P, Agrawal M, Stark Y, Brereton RJ 1995 Management of alimentary tract duplication in children. British Journal of Surgery 82: 74–78
66. Stringer M D, Thornton J G, Mason G C 1996 Hyperechogenic fetal bowel. Archives of Disease in Childhood 74: F1–F2
67. Tack E D, Perlman J M, Bower R J, McAlister WH 1988 Pyloric stenosis in the sick premature infant. Clinical and radiological findings. American Journal of Disease in Childhood 142: 68–70
68. Touloukian R J, Higgins E 1983 The spectrum of serum electrolytes in hypertrophic pyloric stenosis. Journal of Pediatric Surgery 18: 394–397
69. Wang N L, Yeh M L, Chang P Y, et al 1998 Prenatal and neonatal intussusception. Pediatric Surgery International 13: 232–236
70. Watson A C H, Sell D A & Grunwell P (eds) 2001 Management of cleft lip and palate. Whurr Publishers 2001. ISBN: 1 86156 158 X
71. Weaver L T, Lucas A 1993 Development of bowel habit in preterm infants. Archives of Disease in Childhood 68: 317–320
72. Williams A C, Sandy J R, Thomas S, Sell D, Sterne J 1999 Influence of surgeon's experience on speech outcome in cleft lip and palate. Lancet 354: 1697–1698
73. Zeidan B, Wyatt J, Mackersie A, Brereton R J 1988 Recent results of treatment of infantile hypertrophic pyloric stenosis. Archives of Disease in Childhood 63: 1060–1064

第30章

血液学

Irene A G Roberts, Neil A Murray

造血过程的发育

引言

保证所有造血系细胞不断生成的过程即造血过程。这个过程主要的细胞系和构成（图 30.1）在成人、儿童、新生儿、胎儿和胚胎中都是相似的。然而，在个体发生期间，在造血作用及其细胞成分的调控方面有着令人惊讶的不同，这些不同决定了许多新生儿血液学问题的本质和治疗。

首先，个体发育过程中造血部位不同。人类造血的第一个信号在妊娠第 3 周出现于卵黄囊[88]。到妊娠第 5 周，决定造血的主要部位是主动脉-性腺-中肾（AGM）区域的胚胎背侧主动脉的特定区域[121]。很快，AGM 来源的造血干细胞移行至肝，到妊娠 6～8

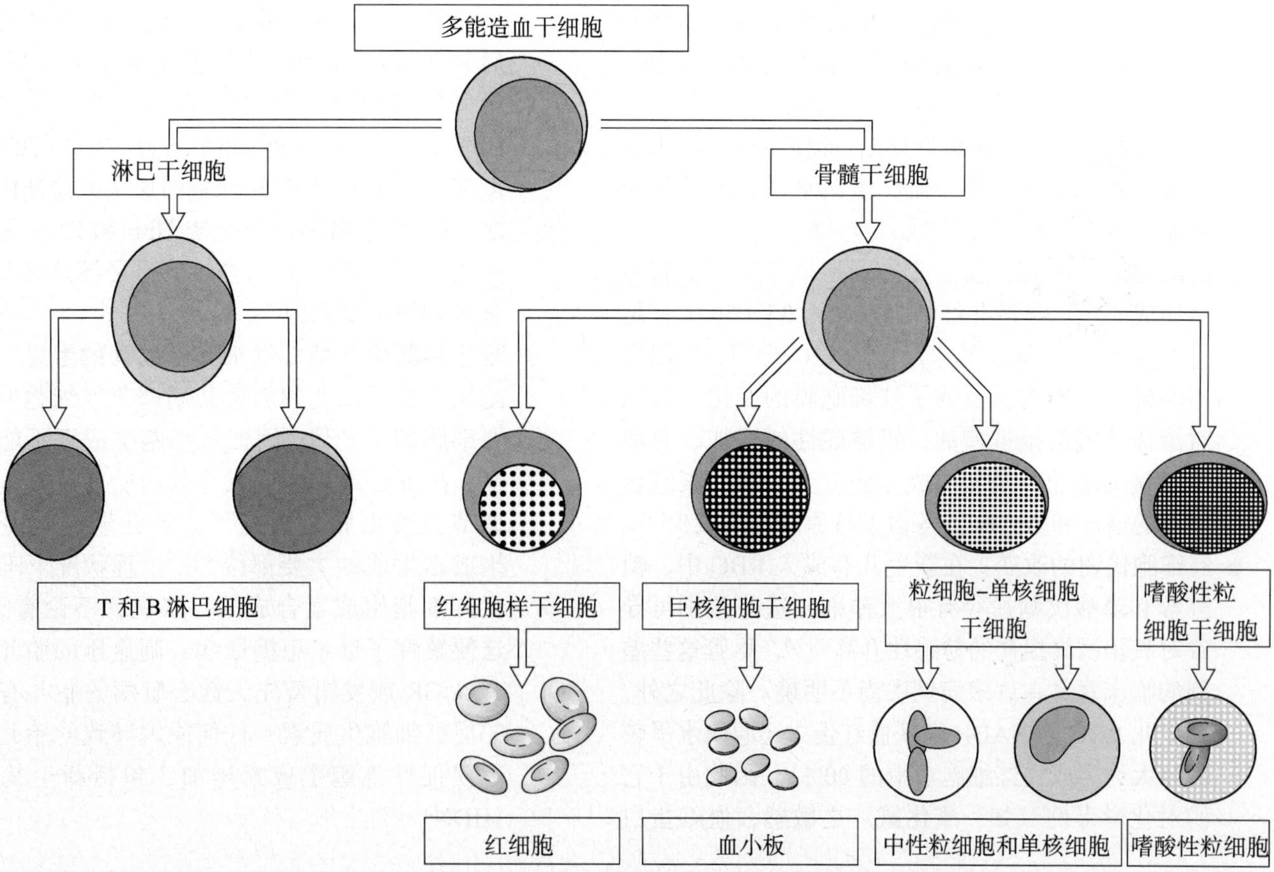

图30.1 新生儿和成人的造血。足月和早产新生儿及成人造血过程的简图。

周，肝成为血细胞生成的主要部位[88]。尽管骨髓造血的信号开始于妊娠第 11 周，但是胎儿肝仍是主要的造血部位，直到妊娠末期[176]。所以，对早产儿来说，出生时和出生后短期内肝是主要的造血器官，在许多疾病中这可能是一个促进因素，包括宫内发育受限（IUGR；见以后章节）新生儿中所见的血液学异常。

胎儿和新生儿的红细胞生成

红细胞是首先形成的一个造血系，妊娠第 3 周时红细胞首先在卵黄囊内产生。在足月儿特别是早产儿中红细胞生成有许多不同的特征，这既与我们对该时期血红蛋白正常变化的认识相关，也与临床上鉴别有意义的获得性或遗传性红细胞生成异常相关。

- **血红蛋白合成与红细胞（RBC）生成的比例**：出生后血红蛋白合成和 RBC 生成速度急剧下降，并在生后 2 周内持续低水平，可能是对出生时组织氧合突然升高的反应[141]。红细胞生成的生理性升高开始于数周后，至 3 个月时，一个健康的婴儿无论其出生时孕周大小，每天需产生多达 2ml 的浓缩红细胞[141]。早产儿的研究表明，生后最初 2 月内 RBC 产生的最大速度约为每天 1ml，若早产儿因诊断目的每天采血＞1ml，即使接受促红细胞生成素治疗也不能维持血红蛋白水平，但若每天采血少于 1ml 就不然了[137]。
- **红细胞寿命缩短**：新生儿特别是早产儿红细胞寿命比成人短。早产儿红细胞寿命为 35～50 天，足月儿为 60～70 天，健康成人为 120 天[147]。原因尚不明确，可能主要反映了红细胞膜的变化，包括对渗透溶解的抵抗增加、机械脆性的增加、总液体容量的增加以及脂质成分的改变、胰岛素结合位点的增加和 A、B、I 等血型抗原表达的减少[141]。
- **红细胞代谢的改变**：在新生儿和成人 RBC 中，糖酵解和磷酸戊糖途径有很大差别，这些差别可导致对氧化诱导损伤的易感性升高[24,172]，尽管这些差别的临床意义在许多病例中尚不明确。除此之外，新生儿 RBC 的 NADH 高铁血红蛋白还原酶水平较低（大约为成人红细胞水平的 60%）。因此由于它们对化学毒性（如一氧化氮）更敏感，血红蛋白中铁的氧化速度比高铁血红蛋白还原的最大速度更快，所以更可能发生高铁血红蛋白性贫血；与之相一致，新生儿高铁血红蛋白水平比成人略高（早产儿平均为 0.43g/dl，足月儿为 0.22g/dl，成人为 0.11g/dl）[141]。
- **胎儿和新生儿珠蛋白合成的改变**：了解个体发育过程中胚胎、胎儿和“成人”血红蛋白的正常演变过程对我们认识血红蛋白病在新生儿中的存在是非常重要的（表 30.1）。最先产生的珠蛋白链是 ε- 珠蛋白，随后立即形成 α- 和 γ- 珠蛋白链。因此，HbF（$\alpha_2\gamma_2$）在妊娠早期（4～5 周）合成且直到出生后仍是最主要的血红蛋白。成人血红蛋白（HbA：$\alpha_2\beta_2$）也在较早阶段合成（妊娠 6～8 周），但直到 30～32 周仍保持较低水平（10%～15%）。随后，HbA 的生成速度提高，同时 HbF 的生成速度减慢，结果出生时 HbF 水平在 70%～80%，HbA 在 25%～30%，少量为HbA_2，有时还含有微量的 Hb Barts（β_4）[15]。生后 12 个月时 HbF 下降至 <2%而 HbA 上升。足月儿出生后 15 天内 HbF 几乎无变化，但在新生儿红细胞生成开始后呈直线下降。在未接受输血的早产儿中，生后最初 6 周内 HbF 维持在相同水平直到 HbA 产量开始增加。正是 HbA 合成的这一延迟（即从 HbF 的 γ- 珠蛋白到 HbA 的 β- 珠蛋白的转换），造成了新生儿时期 β- 珠蛋白疾病的诊断困难。反之，α- 珠蛋白链对于合成 HbF 和 HbA 是绝对必要的事实意味着 α- 海洋性贫血是导致胎儿早期严重贫血的主要原因[81]。
- **胎儿和新生儿期促红细胞生成素的生成**：促红细胞生成素是胎儿和新生儿期调节红细胞生成的主要细胞因子[73,189]。因促红细胞生成素不能通过胎盘，故促红细胞生成素介导的胎儿红细胞生成的调节主要由胎儿调控[189]。胎儿期肝是促红细胞生成素生成的主要部位[45]，生理状况下唯一刺激促红细胞生成素合成的是缺氧，不论有无贫血。这便解释了母亲患糖尿病、高血压的胎儿或那些有 IUGR 或发绀型先天性心脏病的胎儿有高水平的促红细胞生成素；任何原因导致的胎儿贫血也可使促红细胞生成素增加，包括新生儿溶血病（HDN）[195]。

表30.1 人胚胎、胎儿和新生儿血红蛋白组成

血红蛋白	珠蛋白链		孕周
	α-珠蛋白基因簇	β-珠蛋白基因簇*	
胚胎			
Hb Gower-1	ξ_2	ε_2	从第 3～4 周开始
Hb Gower-2	α_2	ε_2	
Hb Portland	ξ_2	γ_2	从第 4 周开始
胎儿			
Hb F	α_2	γ_2	从第 4 周开始
成人			
Hb A	α_2	β_2	从第 6~8 周开始
Hb A_2	α_2	δ_2	从第 30 周开始

*α-珠蛋白基因簇位于第 16 号染色体，β-珠蛋白基因簇位于第 11 号染色体。患 α-重型海洋性贫血胎儿和新生儿不能合成 α-珠蛋白链，但可以血红蛋白电泳或 HPLC 检测出 Hb Portland 和 Hb Barts (β_4)。

表30.2 足月儿出生时和生后2个月正常血液值*

	出生	2 周龄	2 月龄
Hb (g/dl)	14.9～23.7	13.4～19.8	9.4～13
血细胞比容	0.47～75	0.41～0.65	0.28～0.42
MCV (fl)	100～125	88～110	77～98
网织红细胞 ($\times10^9$/l)	110～450	10～85	35～200
WBC ($\times10^9$/l)	10～26	6～21	5～15
中性粒细胞 ($\times10^9$/l)	2.7～14.4	1.5～5.4	0.7～4.8
单核细胞 ($\times10^9$/l)	0～1.9	0.1～1.7	0.4～1.2
淋巴细胞 ($\times10^9$/l)	2.0～7.3	2.8～9.1	3.3～10.3
嗜酸性粒细胞 ($\times10^9$/l)	0～0.85	0～0.85	0.05～0.9
嗜碱性粒细胞 ($\times10^9$/l)	0～0.1	0～0.1	0.02～0.13
有核红细胞 ($\times10^9$/l)	＜5	＜0.1	＜0.1
血小板 ($\times10^9$/l)	150～450	150～450	150～450

* 上述数据收集自多处来源，并被选择为最能够说明血液学结果重要意义的代表性数据。

胎儿和新生儿白细胞生成

中性粒细胞

妊娠早、中期循环血中的中性粒细胞很少（0.1～0.2×10^9/l）[37]。随后其数量逐渐上升，足月时可达 2×10^9/l，早产儿略低（表 30.2）。新生儿和成人之间中性粒细胞生成的主要差别在于中性粒细胞贮存池的缩小，特别是早产儿，最显著的是有 IUGR 或母亲有高血压的早产儿[41,102,139]。中性粒细胞贮存池反映了胎儿或新生儿在应对感染时能动员的中性粒细胞的贮存力。这可以解释这些新生儿细菌感染的频率。中性粒细胞贮存池定义为骨髓中分叶核中性粒细胞、带状核中性粒细胞和晚幼粒细胞的数量。体内外各种细胞因子刺激中性粒细胞的生成[如粒细胞集落刺激因子（G-CSF）和粒细胞-巨噬细胞集落刺激因子（GM-CSF）][41,139]，但其确切的生理机制尚不明确。

单核细胞、嗜酸性粒细胞和淋巴细胞

成人血液中所有类型的白细胞在胎儿和新生儿中也可见到[55]。单核细胞循环从妊娠 4～5 周开始，嗜酸性粒细胞从妊娠 14～16 周开始，每种细胞类型数量少并缓慢增加，至足月时达正常水平（表 30.2）。关于胎儿时期淋巴细胞生成的研究较少；妊娠 7 周和 8 周时胎肝内可分别见到少量 T 淋巴细胞和 B 淋巴细胞[74]，妊娠中期可在胎儿血、骨髓、胸腺内检测到 T 淋巴细胞[144]。足月时，循环中 40%～45%的单个核细胞由 T 淋巴细胞构成。CD4:CD8 的比例约为 5:1，比成人血（3.1:1）略高。B 淋巴细胞约在妊娠 12 周时出现于胎儿血和骨髓中，足月时占循环中单个核细胞的 4%～5%[74]。

胎儿和新生儿巨核细胞和血小板的产生

血小板最早出现在胎儿循环中是在妊娠 5～6 周[74]。妊娠中期，血小板计数升至正常成人值（175～250×10^9/l）[55]。所以即使在早产儿中血小板计数低于 150×10^9/l 也是异常的。和成人相同，胎儿和新生儿期调节血小板生成的主要细胞因子是血小板生成素[194]。但和成人相比，胎儿和新生儿在巨核细胞生成及其调节方面有些差别，这些差别可能使患病新生儿经常发生血小板减少。与成人骨髓相比，胎儿巨核细胞小而不成熟[48,77]；在需要增加血小板的时候（如新生儿败血症时血小板减少），巨核细胞祖细胞以及维持巨核细胞和血小板产生的前体细胞数量减少，限制了上调血小板生成的能力[2,194]。

新生儿贫血及其他红细胞疾病

引言和定义

贫血是新生儿期最常见的血液学异常。在大部分新生儿，贫血原因是直接的，它们反映的是已被熟知的生理学变化和医源性失血的联合情况。但是，鉴别那些有病理性贫血且需要进一步调查研究和更多特定干预的新生儿很重要。新生儿期，与贫血有关的最常见的疾病是免疫性溶血和遗传性红细胞疾病。下面所概括的逻辑思维方法和直接调查研究的合理运用揭示了大多数患儿贫血的病因。新生儿贫血的治疗选择是有限的，主要以合理输血和预防为基础。

红细胞和血容量的正常值

足月儿和早产儿出生时血红蛋白、血细胞比容和平均红细胞容积（MCV）见表 30.2 和表 30.3 及附录 1。

生后最初几周内足月儿的血红蛋白、血细胞比容和红细胞指数缓慢下降。生后第 4 周血红蛋白平均值为 13～14 g/dl，第 7～9 周为 9.5～11g/dl，MCV 和红细胞平均血红蛋白量（MCH）的正常低限分别为 77fl 和 26 pg。在早产儿，因为他们多变的临床病程和输血的需要，这些变化难以解释。但在 1970 年进行的健康早产儿的研究显示，早产儿血红蛋白下降更迅速，在生后 4～8 周平均为 6.5～9 g/dl[141]。出生后因红细胞生成受到抑制，网织红细胞计数迅速下降，足月儿在生后 7～8 周开始上升，到生后 2 个月时达 35～200×10^9/l（1%～1.8%）；早产儿则在生后 6～8 周开始上升[32,122,141]。出生时血容量随孕周和脐带钳夹时间而改变，足月儿的平均血容量是 80 ml/kg（范围值为 50～100 ml/kg），早产儿高达 106 ml/kg（范围值为 85～143 ml/kg）[166,183]。出生时足月和早产儿有充足的铁、叶酸和维生素 B_{12} 贮备。但早产儿铁和叶酸的贮备较少且消耗更快，如果推荐剂量的日常摄入不能维持（见第 19 章第 1 部分），可在 2～4 个月后出现缺乏。一般来说，即使出生时血红蛋白正常的足月儿生长到体重为出生时 2 倍时也会耗尽其铁贮备[152]。

目前尚无可用的、公认的循环中有核红细胞数量的正常范围，部分因为直到最近自动血细胞计数仪才能将有核红细胞从白细胞中鉴别开来。但是不管怎样，可根据“经验规则”所示，生后第 1～2 天的足月儿每 100 个白细胞中有核红细胞少于 5 个、早产儿每 100 个白细胞中有核红细胞少于 20 个可视为正常。血循环中有核红细胞数量增加最常见的原因有：

- 溶血（常见于 Rh 溶血和重型 α- 海洋性贫血，而在其他类型溶血性疾病中不常见）；
- 出血（特别是胎母出血）；
- 宫内慢性组织缺氧（IUGR、母亲患高血压、糖尿病）；
- 围生期窒息。

贫血的定义

贫血可定义为在年龄和性别匹配的个体所组成的人群中，其血红蛋白浓度低于正常。足月儿和早产儿出生时的正常值见表 30.2 和表 30.3；由此可见，无论孕周早晚，在正确采取血样的情况下任何新生儿在出生时血红蛋白 <14g/dl 可视为贫血。不是每一个出生时血红蛋白浓度 <14g/dl 的新生儿都需要进行详细深入地调查研究，但需考虑原因（表 30.4）并进行适当的检查。当血红蛋白下降与临床症状、体征不符时，首先考虑重复采样，很多病例因采血部位（足跟针刺对静脉血）或收集血样方法而导致测得的血红蛋白浓度不准确。同时采集的静脉血标本其血红蛋白浓度较足跟采血所得值低：生后最初数小时内差异平均在 2～4 g/dl，且孕周越小差异越大[141,178]。静脉和毛细血管血红蛋白的差异随着孕周增大以及生后日龄的增加而缩小，至生后第 5 天时，适当的足跟采血和静脉采血所测得的血红蛋白浓度几乎没有差别[113,141]。

脐带钳夹的影响

出生时影响血红蛋白浓度的另一重要原因是脐带钳夹的时机和钳夹时婴儿的位置。足月儿出生时胎盘血管容纳约 100ml 血液。估计有 25%的胎盘血在生后最初 15 秒内输注到新生儿体内，50%（即足月儿为 50ml）出生后第一分钟末输注[112]。血红蛋白浓度在脐带钳夹早与晚之间的差别约为 3g/dl[204]。婴儿的位置若低于胎盘平面，则在脐带钳夹前可以继续获得血液，从而有较高的血红蛋白水平；若婴儿的位置高于胎盘平面，则在脐带钳夹前会将血液丢失入胎盘。

表30.3 早产儿出生时正常血液学数值

	24～25 周	26～27 周	28～29 周	30～31 周
Hb（g/dl）	19.4±1.5	19.0±2.5	19.3±1.8	19.1±2.1
血细胞比容	0.63±0.04	0.62±0.08	0.60±0.07	60±0.08
MCV（fl）	135±0.02	132±14.4	131±13.5	127±12.7
网织红细胞（$\times10^9$/l）	279±23	454±15	347±12	278±10
血小板（$\times10^9$/l）	150~450	150~450	150~450	150~450

摘自 Oski[141]的文献。

表30.4 新生儿贫血的病因

A. *红细胞生成减少*
Diamond- Blackfan 贫血
先天性感染，如 CMV、风疹
先天性红细胞生成障碍性贫血
Pearson 综合征
先天性白血病
B. *红细胞破坏增加（溶血）*
同种免疫：新生儿溶血性疾病（Rh、ABO、Kell 及其他）
自体免疫，如母亲自体免疫性溶血
红细胞膜疾病，如遗传性球形红细胞增多症
红细胞酶缺陷，如丙酮酸激酶缺乏症
某些血红蛋白病，如 α-重型海洋性贫血、HbH 病
感染，如细菌、梅毒、CMV、弓形虫、单纯疱疹
大血管/微血管病，如海绵状血管瘤、DIC、半乳糖血症
C. *失血*
出生前后隐性出血，如双胎输血综合征、胎母出血
内出血，如颅内出血、头颅血肿
医源性：因频繁采血
D. *早产贫血*
红细胞生成减少加上红细胞寿命缩短

新生儿贫血的生理影响

新生儿贫血的临床意义取决于患儿能否维持足够的组织氧合。它不仅取决于血红蛋白浓度，同样受患儿的心肺功能和血红蛋白释放所携带氧气的能力的影响。出生后血液释放氧气的能力逐渐增强，这反映了血红蛋白-氧解离曲线的位置。

新生儿中决定血红蛋白-氧解离曲线位置的两个首要因素是 HbF 浓度和 RBC 内 2,3-二磷酸甘油酸（2,3-DPG）浓度：HbF 浓度增加和 2,3-DPG 浓度降低都使曲线左移，即血红蛋白与氧亲和力增加，释放至组织中的氧便减少。这是足月儿和早产儿出生后都有的情况，因其出生时 HbF 浓度＞50%。24～28孕周的早产儿 HbF 水平＞90%，虽然实际上由于孕周很小的早产儿在生后数周内常需接受输血，问题并不是很显著，但是对早产儿来说高氧亲和力更是一个问题。早产儿和足月儿生后最初数月内，2,3-DPG 水平升高、HbF 水平下降，血红蛋白-氧解离曲线逐渐右移，即血红蛋白与氧亲和力下降、输送到组织的氧气增加，在某种程度上改善了生后最初数月内血红蛋白下降的影响。

新生儿贫血的发病机制和病因

与年长儿相比，新生儿期贫血有不同的生理特征和发病机制。必须对那些影响红细胞膜、红细胞酶浓度、血红蛋白生成类型及速度的与个体发育相关的变化进行诊断性检查，这些变化随孕周、生后日龄改变而不同。诊断性检查常受婴儿是否接受输血或健康与否影响。而且，新生儿贫血可能由母亲妊娠相关的或孕前存在的疾病导致，如存在红细胞同种抗体或遗传性疾病。因此不要忘记在许多病例中评价父母亲的血细胞计数和血涂片是鉴别新生儿潜在贫血的最快方法。

导致新生儿贫血的主要原因见表 30.4。一般来说，以下一种或多种机制同时均可引起贫血：

- 不适当的红细胞生成减少；
- 红细胞破坏增加 / 红细胞寿命缩短；
- 失血；
- 以上机制的结合（早产贫血）。

红细胞生成减少导致的新生儿贫血

红细胞生成减少导致的贫血在新生儿期不常见。但对于临床来说，这依然很重要，因为以这种方式发病的几种疾病与严重的、终生的问题相关。红细胞生成减少主要的诊断线索是网织红细胞降低（<20×10⁹/l）和直接抗人球蛋白试验（Coomb 试验）阴性。其他有效的诊断点是疾病是否局限于红细胞系（即贫血，但白细胞和血小板计数正常），或是否血细胞计数提示白细胞和/或血小板也有累及。

最重要的病因是先天感染（特别是由微小病毒引起的感染）和遗传性疾病。若血细胞生成衰竭局限于红细胞系，如 Diamond- Blackfan 贫血（DBA）和多数微小病毒系列感染，认为这种贫血由红细胞再生障碍引起。红细胞生成减少也可能是造血衰竭的一部分，伴有粒细胞和/或血小板生成减少，可见于巨细胞病毒（CMV）导致的先天感染、先天性白血病及先天性骨髓衰竭综合征，如 Pearson 综合征（见下文）。

贫血和先天感染

引起红细胞生成障碍性贫血的感染包括微小病毒 B19、CMV、弓形虫病、先天梅毒、风疹和单纯疱疹病毒感染[30,31]。病原微生物的确定通常基于临床可疑的已知相关发现，如脉络膜视网膜炎、黄疸、肺炎、皮肤损害、IUGR 和肝脾大，以及随后进行的特异性诊断性微生物学检查。CMV、弓形虫或单纯疱疹病毒所致的感染、贫血和网织红细胞减少通常相对较轻[30]。此外，血涂片常显示异常的“病毒”淋巴细胞、血小板减少和/或中性粒细胞减少。先天性微小病毒 B19 可导致特殊的诊断困难，讨论见下文[31]。

微小病毒B19和胎儿/新生儿贫血

母体微小病毒 B19 感染可引起严重的胎儿贫血，导致 9%的病例宫内死亡[31,127,149]。每一例“无法解释”的胎儿水肿病例都应考虑胎儿母体微小病毒 B19 感染（表 30.5），据评估 15%的非免疫性水肿病例与母体微小病毒 B19 有关[92,107,203]。除了贫血，微小病毒 B19 感染还可引起显著的网织红细胞减少（通常 <10×10⁹/l），也可出现血小板减少。微小病毒 B19 感染的诊断首先基于母亲血清学检查，结合运用斑点印迹杂交或聚合酶链反应（PCR）技术检测胎儿、新生儿的 B19 DNA[31,76]。血液标本结果呈阴性但临床高度怀疑微小病毒 B19 感染时需行骨髓 B19 的 PCR 检测[31]。治疗基于贫血的严重程度——宫内诊断的严重病例可行宫内输血治疗；存活的病例大多数无长期后遗症。但据报道，一小部分慢性红细胞再生障碍的新生儿 PCR 证实伴有或不伴有持续 B19 DNA，这些病例应试用静脉内免疫球蛋白（IVIG）治疗、去除持续病毒感染[31,54]。

遗传性疾病引起的红细胞生成障碍

因红细胞生成减少通常或偶尔表现为胎儿贫血的先天性或遗传性疾病包括 DBA、先天性红细胞生成障碍性贫血（CDA）和 Pearson 综合征。其他遗传性骨髓衰竭综合征如 Fanconi 贫血，出生时罕见。

Diamond- Blackfan贫血

先天性红细胞再生障碍的主要原因是 DBA[54]，发病率为每一百万活产新生儿中有 5～7 例。20%的病例有明显的家族史（常染色体显性和常染色体隐性遗传都有报道）；其余 80%为散发性。受累患儿几乎都在生后一年内发病；2～3 个月时大多数能被诊断，25%的病例在出生时出现症状，妊娠中期胎儿出现贫血和水肿则罕见[14,58,188]。常见的症状是贫血，40%的婴儿出现相关的先天性异常，特别是颅面部畸形、IUGR、颈部异常（Klippel-Feil 综合征）和与 Fanconi 贫血时相似的拇指畸形（如拇指三指节畸形或对裂拇指）[14,58,188]。重要的实验室特征是正色素性贫血（可以为大细胞性）、网织红细胞减少和骨髓穿刺示红系前体缺如。通过适

表30.5 胎儿水肿的血液学病因

A. *红细胞生成减少*
微小病毒 B19
Diamond– Blackfan 贫血
先天性红细胞生成障碍性贫血
先天性白血病
B. *红细胞破坏增加（溶血）*
丙酮酸激酶缺乏症
重型海洋性贫血（或 HbH 水肿）
新生儿溶血性疾病——Rh、Kell、ABO（少见）
C. *失血*
双胎输血综合征
胎母出血

当的血清学和斑点印迹检测排除微小病毒感染以及通过外周血淋巴细胞双环氧丁烷负荷试验排除 Fanconi 贫血很重要[63]。若检测为阴性，红细胞再生障碍伴红系前体缺如唯一的其他鉴别诊断是儿童期暂时成红细胞减少症，与 DBA 相比，该病症在数月后可消退。关于 DBA 的新近研究显示患儿和其父母中的一位或两位存在红细胞水平的腺苷脱氨酶（ADA）升高[58]。这可以协助确诊，但红细胞 ADA 水平正常也不能排除 DBA。除此以外，约 25%的病例（包括家族性和散发性）存在 19 号染色体上核糖体蛋白（RP）S19 基因的突变[52]。新生儿时期 DBA 的治疗是红细胞输注。多达 75%的 DBA 患儿对激素治疗有效且不依赖输血，但这种治疗方法通常在一岁以后尝试[58,188]。DBA 是一种相当难以估计预后的疾病：某些病例可自行消退；其他可逐渐恶化；但半数以上患儿需要终生输血或激素依赖治疗及接受骨髓移植[128]。

先天性红细胞生成障碍性贫血

CDA 是一组罕见的以红细胞无效造血致红细胞生成障碍为特征的疾病。大多数病例为常染色体隐性遗传，双亲近亲史常见。与 DBA 相反，CDA 骨髓中可见大量的、肉眼可见的异常红系前体，不能完全分化为成熟红细胞。CDA 常在儿童期发病。但也有报道示许多 CDA 新生儿出生时或胎儿期即出现症状，严重的病例可表现为胎儿水肿[153]。大多数患儿无畸形，出现正细胞性贫血、白细胞和血小板正常、网织红细胞计数减少和输血依赖的贫血。最近报道示 CDA 1 型可能由 codanin-1 基因的突变导致，但大多数 CDA 病例的遗传学基础尚不明确。CDA 的预后极其多样。不依赖输血的 CDA 患儿，其寿命通常是正常的，且生存质量较好。输血依赖的患儿，其治疗选择如下：

- 脾切除，可使一小部分不依赖输血的患儿维持正常寿命。
- 骨髓移植，是唯一可治愈的方法，但有 10%的死亡率或移植排异风险。
- 终生红细胞输注加上驱铁治疗，其预后和 β- 海洋性贫血相似（即生存时间中位数为 30～40 年，除非严格执行治疗方案）。

Pearson综合征

该罕见疾病由线粒体 DNA 突变所致[168]。通常在新生儿中发病，这些新生儿孕周小，生后几周内生存质量差[168]。贫血呈正细胞性贫血，疾病相关的血小板减少和中性粒细胞减少常见；外周血中可见到异常白细胞空泡形成，骨髓穿刺中若见到高度典型的早期红细胞空泡形成，标本需行线粒体 DNA 分析以确诊。Pearson 综合征预后很差，2 岁以上生存患儿罕见。

红细胞破坏增加所致贫血（溶血性贫血）

除了早产贫血和失血导致贫血，溶血是新生儿贫血最常见的原因。因此了解其最可能的病因和鉴别诊断方法对临床来说很有用。除此以外，即便贫血不严重且表面上看微不足道，溶血也不可忽视。因为新生儿期暂时或轻微的溶血可能是儿童期伴严重表现的潜在疾病的线索（如红细胞酶的病变），或可能是影响将来兄弟姐妹的疾病线索（如母体红细胞抗体引起的同种免疫贫血）。

提示溶血性贫血的主要线索有：网织红细胞增多和 / 或血循环中有核红细胞增多、非结合性高胆红素血症、Coomb 试验阳性（若为免疫性溶血）及血涂片见到典型的红细胞形态的改变（如遗传性球形红细胞增多症）。新生儿溶血性贫血的主要类型列于表 30.4。通常直接鉴别病因，少数病因在掌握基本的调查资料以后需要与血液科专家讨论进行专业调查研究。第一步是 Coomb 试验，只有在免疫性溶血性贫血存在的情况下才会出现阳性，非免疫性溶血则为阴性。免疫性溶血性贫血的主要病因是 HDN（见下文），新生儿期非免疫性溶血的主要原因是：

- 红细胞膜的病变；
- 红细胞酶的病变；
- 血红蛋白病。

新生儿期许多先天性和原发性感染也能导致溶血性贫血，包括 CMV、弓形虫、先天性梅毒、风疹、单纯疱疹，疟疾罕见。

免疫性溶血性贫血，包括新生儿溶血病

Coomb 试验阳性溶血病的最常见病因是 HDN，由通过胎盘的针对红细胞抗原的母体 IgG 同种抗体引起。现代的 Coomb 反应很敏感，Coomb 试验阴性事实上可排除新生儿同种免疫性溶血[79]。新生儿期母体的自体免疫性溶血性贫血偶可引起 Coomb 试验阳性；但是溶血

和贫血在患儿相当罕见。

引起 HDN 的主要的同种抗体包括抗 Rh 抗原（抗 D、抗 c、抗 E）、抗 Kell、抗 Kidd（J[k]）、抗 Duffy（F[y]）抗体以及 MNS 血型系统的抗体，包括抗 U 抗体。抗 D 抗体是导致主要溶血性贫血的最常见的同种抗体，影响约 1/1200 的新生儿[85,171,177]。抗 Kell 抗体较前者少见，但可引起严重的胎儿和新生儿贫血，因为其除了导致溶血外，还可抑制红细胞生成[186]。大多数 HDN 患儿表现为黄疸和 / 或贫血，母亲有已知的抗体。严重贫血的新生儿，常有髓外造血的依据，如肝脾大，偶见临床表现为“蓝莓松饼样婴儿”的皮肤损害[23,190]。

ABO抗体引起的HDN

ABO 溶血病仅发生于 O 型血母亲的子女中，且仅限于 1%的有高滴度 IgG 抗体的妇女。抗 A（1/150 出生儿童）比抗 B 导致的溶血更常见。与抗 Rh 抗体相反，抗 A 和抗 B 通常都能引起高胆红素血症而无严重的贫血。这主要是因为仅有极少数 A 或 B 组抗原位于新生儿红细胞上，使得抗体包被的细胞在血循环中持续较长时间[141]。与此相对应，ABO 溶血病的典型血涂片显示大量球形红细胞伴极少量或无有核红细胞数目增加；这与 Rh HDN 相反，后者球形红细胞极其罕见但有大量循环有核红细胞。ABO HDN 处理通常仅需光疗，但密切监测是必要的。偶尔需要换血，特别是由抗 B 抗体导致的 ABO HDN，因其除引起高胆红素血症外，还可致严重贫血。偶尔也可见水肿。

HDN的治疗

受红细胞同种免疫影响的产前诊断和妊娠期处理需要产科、儿科、血液科医师的共同合作[68,171]。有 HDN 风险的所有新生儿需采脐血做血红蛋白、胆红素、Coomb 试验检查，并住院至高胆红素血症和 / 或贫血得到合理治疗。所有 Rh 同种免疫伴溶血的患儿从出生开始需行光疗，因生后胆红素直线上升，在一些患儿光疗可避免换血的需要。抗 Kell 引起的 HDN，贫血通常比黄疸显著。尽管贫血严重，但是仍需要最小量的光疗[68]。近来的系统回顾发现，同种免疫性溶血新生儿予 IVIG 治疗可减少换血的需要[3,67]；但研究数量和病例样本数量少，因此将 IVIG 推荐作为新生儿同种免疫性溶血的治疗前，需要设计更好的研究。

HDN 中需要换血治疗的是：

- 严重贫血：出生时血红蛋白 <10g/dl（如上所述，排除抗 Kell 可能性）；和 / 或
- 严重或快速升高的高胆红素血症。

用于换血的成分见下文，现在的英国血液学标准委员会（BCSH）指南中有介绍。

一些轻微溶血病的患儿生后数周表现出“迟发性”贫血，有些患儿不需要换血，有些则需要早期换血。血涂片可显示有溶血的证据，贫血也因正常的产后红细胞生成抑制而加剧。这些患儿因症状性贫血需接受“全量”输血；可遵循新生儿输血的常规方案（见下文），但对于先前曾接受过宫内输血的患儿必须采用照光血以避免输血相关的移植物抗宿主病（TA-GVHD）[27,200]。所有出生时 Coomb 试验阳性和接受宫内输血的患儿必须随访监测血红蛋白下降的速度。应该指出的是，ABO HDN 的患儿极少需要“全量”输血，除非生后几天内就表现为严重贫血（Hb＜10 g/dl）。对于出现血红蛋白下降较正常快、特别是表现为非结合性高胆红素血症的小婴儿，需持续监测直到黄疸消退和血红蛋白值稳定。这可能需要 8 周时间，同时每一次向血液科医师重复血涂片检查，寻找溶血存在的依据是有帮助的。患溶血病的所有患儿应予叶酸治疗（每天 500μg/kg），直到生后 3 月。促红细胞生成素用来预防迟发性贫血的“全量”输血需要；这种方法失败和成功的报道皆有，但溶血处于活跃期时促红细胞生成素可能不会预防输血的需要。

红细胞膜疾病引起的新生儿溶血性贫血

许多红细胞膜病变在新生儿期出现症状。最常见的三种表现形式为：

- 无法解释的溶血伴黄疸但通常仅是轻微贫血（通常由遗传性球形红细胞增多症引起）；
- 无不寻常的黄疸或贫血，在常规的血涂片检查中偶尔发现（通常是遗传性椭圆形红细胞增多症）；
- 严重的输血依赖的溶血性贫血伴典型的低 MCV（50～60 fl）（通常由遗传性热异形红细胞增多症引起）。

新生儿患红细胞膜疾病的主要诊断线索是家族史，另外是无法解释的溶血和血涂片异常。红细胞膜病变几乎都可通过血涂片上典型的红细胞形态加以识别。但是膜异常的确切类型的辨别更复杂，需要对新生儿和父母双亲进行深入的调查研究，并和血液科医师保

持紧密联系。对新生儿来说，如果临床和家庭血涂片提示为膜的病变，红细胞渗透脆性试验价值有限，通常最好行红细胞膜电泳。对输血前的血标本进行上述确诊性调查研究（红细胞膜研究）很重要，以使因输血后细胞导致的误诊减到最小[145]。

对于这三种表现于新生儿期的主要临床疾病的简要概括见下文；读者若要得到更详细的信息可参考最近的综述[49,181]。

遗传性球形红细胞增多症

这是最常见的红细胞膜缺陷。在父母双亲为北欧人的活产儿中其发病率是 1/5000，在其他人种中更少见[49]。该病为常染色体显性遗传，但约有 25%的病例因新突变呈散发性。遗传性球形红细胞增多症有遗传异质性——红细胞膜收缩蛋白、锚蛋白、区带蛋白 4.1 和区带蛋白 3 的突变都有报道[49,181]。新生儿期遗传性球形红细胞增多症一般表现为非结合性高胆红素血症。影响大多数患儿的不是贫血，但一小部分伴严重贫血的需要输血。遗传性球形红细胞增多症的血涂片显示中等数量的球形红细胞；看似与 ABO 溶血性疾病相同，但两种疾病可通过 Coomb 试验鉴别，遗传性球形红细胞增多症的 Coomb 试验呈阴性。一些患儿在生后 1～2 月内需要一或两次的输血，但此后很少需要继续依赖输血，停止输血以评估血红蛋白降到的最低水平是很重要的。所有遗传性球形红细胞增多症患儿同样需要补充叶酸（每天 500μg/kg 或生后第 1 年内每天总剂量达到 2.5mg）。

遗传性椭圆形红细胞增多症

该病更复杂。由红细胞膜收缩蛋白、锚蛋白、区带蛋白 4.1 基因的各种突变引起[49,181]。一般来说，遗传性椭圆形红细胞增多症为常染色体显性遗传，除血涂片上找到椭圆形红细胞外，杂合子无临床表现（即无贫血和无黄疸）。因为该病无叶酸缺乏的特点，因此不需要治疗，也不必要预防性使用叶酸。遗传性椭圆形红细胞增多症的纯合子或复合杂合子突变患儿有严重的溶血性贫血；最常见的形式是遗传性热异形红细胞增多症（HPP）。

遗传性热异形红细胞增多症

HPP 新生儿的红细胞膜蛋白上有一个以上基因突变(可以是纯合子或复合杂合子)[49,181]。HPP 不常见但很重要，因为它可引起严重的输血依赖的且不随年龄增大而改善的溶血性贫血。通过检查患儿血涂片（显示大量异形碎裂红细胞和小球形红细胞）和父母双亲血涂片（其中之一或两者都有椭圆形红细胞增多症）不难做出 HPP 的诊断；一个有用的诊断线索是患儿出生时 MCV 较低（<60 fl）。通常需要红细胞输注至患儿可行脾切除的年龄，且切脾治疗效果很好。

红细胞酶病引起的新生儿溶血病

新生儿期主要的红细胞酶病是葡萄糖 -6- 磷酸脱氢酶（G6PD）缺乏症和丙酮酸激酶（PK）缺乏症。通常两者表现为非结合性高胆红素血症；临床上与红细胞膜疾病难以区别，除了 G6PD 缺乏（X- 连锁遗传）在女婴发病罕见。与红细胞膜疾病不同，血涂片上通常无诊断性改变。

葡萄糖-6-磷酸脱氢酶缺乏症

G6PD 缺乏症可见于所有种族，但其发病率在中非（20%）和地中海（10%）人群中较高。新生儿期 G6PD 缺乏症通常在生后数天内出现严重黄疸；贫血极为罕见，血涂片完全正常，所以必须测定外周血以明确 G6PD[115]。部分而不是所有 G6PD 缺乏症新生儿出现新生儿黄疸的原因尚不明确。除此以外，黄疸的发病机制也不明确，因为大多数 G6PD 缺乏症患儿没有溶血的依据。新生儿 G6PD 缺乏症最重要的治疗点是密切监测黄疸，特别是出现新生儿高胆红素血症其他危险因素互相作用时，如 Gilbert 综合征或遗传性球形红细胞增多症，在这些情况下有核黄疸发生的报道[94,95]；同时向患儿父母提供咨询，告诉他们可能造成患儿溶血的药物、化学制剂和食物服用情况（表 30.6）。如果高胆红素血症严重，需要输血，可遵循新生儿输血的常规方案（见下文）。某些不常见的 G6PD 缺乏症与慢性溶血有关，这些患儿必须补充叶酸[115]。但大多数病人既无慢性溶血也无贫血，因此不需补充叶酸。

丙酮酸激酶缺乏症

PK 缺乏症是新生儿期第二常见的红细胞酶病。为常染色体隐性遗传，临床有异质性，重则出现导致胎儿水肿的严重贫血，轻则仅见轻微的非结合性高胆红素血症[65,205]。严重的病例生后 24 小时内出现黄疸并需要换血[65]。检测输血前红细胞 PK 活性可确诊；较轻病例其 PK 活性仅有相对轻度下降使诊断困难，这时测定其父母 PK 活性水平可帮助确诊。有时血涂片出现异常但大多数显示非球形红细胞溶血的非特征性改变，因此对于所有表现无法解释的溶血患儿在排除常见病因后检测 PK 是有效的尝试。新生儿期 PK 缺乏症的处理取决于黄疸和贫血的严重程度；并不是所有患儿都依赖输血，但都需补充叶酸，预防慢性溶血导致的叶酸缺乏。

新生儿期其他红细胞酶病

其他红细胞酶病罕见。新生儿期最重要的是磷酸丙糖异构酶缺乏症，为常染色体隐性遗传[163]。1/3 的病例表现为新生儿溶血性贫血，而且可能是这个年龄阶段特有的特征，这种疾病在 6～12 个月以后开始表现出神经系统的破坏性特征[163]。因此如果存在持续性溶血，均需要调查研究。

表30.6 葡萄糖-6-磷酸脱氢酶（G6PD）缺乏症病人中与溶血有关的药物和化学制剂

A. *抗疟药*	
	伯氨喹
	扑疟喹啉
	（奎宁）*
	（氯喹）*
B. *抗生素*	
	呋喃妥英
	砜，如氨苯砜
	磺胺†，如磺胺甲基异噁唑
	喹诺酮，如萘啶酮酸、环丙沙星
	（氯霉素）‡
C. *止痛药*	
	阿司匹林（大剂量）
	非那西汀
D. *化学制剂*	
	萘（樟脑丸）
	香豌豆嘧啶（蚕豆）
	亚甲蓝

* 用于急性疟疾

† 在大多数 G6PD 缺乏症患儿中，一些磺胺类药物并不引起溶血，如磺胺嘧啶

‡ 避免使用于某些类型的 G6PD 缺乏症（可用于普通病人、非洲 A 型 G6PD 缺乏症）

血红蛋白病导致的新生儿溶血

血红蛋白病，除了重型 α- 海洋性贫血，通常不在新生儿期出现临床表现。偶尔，在非海洋性贫血中，成人和儿童中临床上完全表现沉默的结构性 α- 珠蛋白和 γ- 珠蛋白基因突变可引起新生儿暂时性溶血性贫血（和误诊）（见下文）。尽管现代技术（如 HPLC、等电聚焦）能对家系调查显示父母都为携带者的新生儿血标本进行确诊[46]，但是重型 β- 珠蛋白血红蛋白病（镰状细胞病和重型 β- 海洋性贫血）的症状、体征在新生儿期罕见。许多血红蛋白病发病率高的国家和地区，包括英国，开展新生儿筛查促进早期诊断，这对于镰状细胞病患儿尽早开始青霉素预防尤为重要[46,96,187]。

重型α-海洋性贫血

16 号染色体上所有四个 α- 珠蛋白基因缺失时发生重型 α- 海洋性贫血[81]。主要影响东南亚地区的家系，在妊娠中期表现为胎儿贫血或出生数小时内可致死的胎儿水肿（偶尔患儿可存活数日）。长期存活的重型 α- 海洋性贫血者是那些接受宫内输血治疗的患儿[44,165,169]。最近几年有报道称，妊娠中期开始宫内输血后患儿可正常生长发育[44,165]；如果延迟宫内输血至贫血严重，新生儿肺发育不良可成为早期死亡的原因。任何妊娠中期发生严重胎儿贫血和父母来自东南亚地区的胎儿水肿病例（偶尔也见于印度、中东或地中海地区家系）都需怀疑重型 α- 海洋性贫血。检查父母亲血细胞计数可快速鉴别其是否有重型 α- 海洋性贫血患儿的风险——双亲都为 16 号染色体上两个 α- 珠蛋白基因缺失的携带者并且有低色素、小细胞性红细胞指数（MCV 通常＜74 fl 和 MCH 通常＜24 pg）。通过血红蛋白电泳和 HPLC（仅显示 HB Barts 和 Hb Portland；无 HbF 和 HbA）可确诊重型 α- 海洋性贫血；血涂片显示有低色素、小细胞性红细胞伴大量的循环有核红细胞。新生儿重型 α- 海洋性贫血的处理对于存活率无影响，除非患儿接受过宫内输血；接受过宫内输血的患儿，治疗与 α- 海洋性贫血相同，即终生红细胞输注或 2 岁以后行骨髓移植[40,169]。

α-和γ-珠蛋白链结构异常

大多数 α- 和 γ- 珠蛋白基因改变在临床上无症状。偶见 α- 珠蛋白基因变化引起新生儿溶血性贫血，因为

异常 α- 珠蛋白和 γ- 珠蛋白结合产生的血红蛋白不稳定，而变异的 α- 珠蛋白和 β- 珠蛋白结合产生的血红蛋白是稳定的。这样的例子如 Hb Hasharon：$\alpha^{214Asp \rightarrow His}$-$\gamma_2$ 不稳定；但当 γ- 珠蛋白链产物发生生理性转换后且 β- 珠蛋白链产物占主导地位时，$\alpha^{214Asp \rightarrow His}$-$\beta_2$ 稳定且溶血性贫血消退[141]。相同的原理见于 γ- 珠蛋白变异 HbF-Poole，其可引起新生儿溶血性贫血，但当 γ- 转化为 β- 珠蛋白后贫血消退[110]。这些变异可通过血红蛋白 HPLC 识别，而且在无法解释的溶血的常见病因被排除后应该考虑该原因。

β-海洋性贫血和镰状细胞病

尽管这些疾病在新生儿期无症状，但如果作为新生儿筛查的结果被识别应该尽早寻求专业性建议。镰状细胞病的患儿（纯合子镰状细胞病、SC 病或 S-β- 海洋性贫血）应预防性应用青霉素 V（62.5mg，每天两次）和叶酸[500 μg/(kg·d]治疗[187]。重型 β- 海洋性贫血通常在约 6 个月时开始输血治疗，而规律输血开始后补充叶酸方显效[140]。

失血引起的贫血

失血导致的新生儿贫血原因可能很显著，如头颅血肿或脐带断裂，如不特别寻找（如胎母出血），原因也可能被隐藏和忽视。常规来说，失血导致贫血的原因根据失血的时间分为——胎儿期、分娩时或产后（见表达 30.4）。可能没有必要讨论收治入院的新生儿，其贫血最常见的原因是医源性出血后的失血。

出生前失血

双胎输血综合征

双胎输血综合征发生于单绒毛膜胎盘的单绒毛膜双胎（第 9 章）[197]。表现为急性出血，特别是分娩的第二阶段，也可以是慢性出血[197]。慢性双胎输血综合征可导致双胎出生体重的明显差异，尽管目前的研究显示大部分双胎血红蛋白差异＜5 g/dl[197]。双胎中的供体更小，可能出现苍白和嗜睡或伴有明显心力衰竭；受体可为多血症、高血黏度和高胆红素血症、极少数血红蛋白达 30g/dl。若血红蛋白 / 血细胞比容很高，则有可能发生弥漫性血管内凝血（DIC）。DIC 的处理和红细胞增多症的处理在下文中有叙述。

胎母出血

可自发或继发于创伤。大多数自发性胎母出血发生于妊娠晚期或分娩时。胎母出血也可因有创操作如胎儿血采集或剖宫产而增加。贫血程度不一，临床表现取决于失血的量和速度。大多数仅失少量血（0.5ml 或更少），但急性失血 > 血容量的 20%可引起宫内死亡、循环性休克或水肿[62]。诊断线索是足月儿出生时出现贫血伴轻度或不伴黄疸。最有价值的诊断性检查是 Coomb 试验，排除免疫性溶血，网织红细胞计数排除红细胞再生障碍，母亲血 Kleihauer 试验可定量母亲血循环中含 HbF 的胎儿红细胞以及血涂片检查[84]。如患儿仅分娩前出现急性失血，血涂片可见正色素 / 正细胞性贫血伴大量有核红细胞。这种状况下，分娩时血红蛋白可正常，但发生血液稀释时 Hb 迅速下降。慢性失血的患儿通常状况良好，但可存在心衰，此时血涂片可见低色素 / 小细胞性贫血，有核红细胞不显著，Kleihauer 试验难以解释。需要提出的另外一点是，若母亲和胎儿间存在 ABO 不相容，胎儿细胞可在母亲血循环中被迅速破坏——需要将高度怀疑胎母出血的指标作为新生儿贫血的病因，因为这对于提高胎儿细胞的检出率，尽早进行 Kleihauer 试验很重要。在许多病例中，慢性胎母出血可并发急性胎母出血。此时严重的贫血（Hb＜5g/dl）提示预后较差，因为大多数存活患儿有脑损伤证据[62]。

分娩时或分娩后失血

分娩时失血通常由产科并发症引起，包括前置胎盘、胎盘早剥或剖宫产过程中子宫切开。患儿病情严重伴循环休克，出生后贫血快速恶化，出现大量循环有核红细胞和 DIC。患儿大量内出血后，如腱膜下出血或后腹膜出血，可发生相似的血液学改变，肝损伤时尤为严重。大多数内出血的病例与分娩损伤有关，对这些患儿查找其潜在的出血倾向素质特别是血友病 A 或 B 及维生素 K 缺乏很重要。出生时或新生儿期出现症状的遗传和获得性凝血疾病在下文中讨论。

早产贫血

发病机制

无论孕周大小，所有新生儿出生后血红蛋白均下降。这种正常的血红蛋白生理性下降程度在早产儿中比足月儿明显，且已被命名为“生理性早产贫血”，因为其表现与任何小儿异常无关。目前还不能充分解释其发病机制，但主要原因包括胎儿红细胞寿命的缩短、相对低的促红细胞生成素浓度和患儿快速生长速度[141]。早产儿尝试常规补充叶酸和铁证实几乎与营养缺乏毫无关系[57,70,152]。另一方面，对于大部分院内早产儿，因诊断性检查造成的医源性失血导致这种生理性过程。早产贫血的临床重要性在于，如果临床医师明确新生儿红细胞生成的正常低限和预防贫血加重的有效方法，可降低早产儿“全量”输血的需要。

诊断

健康足月儿血红蛋白的低限发生在生后 8～12 周，约 9.4～11g/dl（见表 30.2）；早产儿血红蛋白最低值出现更早（生后 4～8 周）、更低（6.5～9g/dl）。诊断通常是直接的——健康早产儿血红蛋白缓慢下降伴完全不显著的正色素 / 正细胞性红细胞、网织红细胞略降低（$20\times10^9/l$）、无有核红细胞的血涂片表现。

处理

早产贫血的处理有三方面。第一，根据临床特点和诊断规则排除其他原因导致的贫血（图 30.2）。第二，决定是否需要输血（新生儿输血的适应证和原理详见下文）。第三，随着对输血潜在危害认识的加深，改善新生儿贫血以减少输血的需要正变得极为重要。

促红细胞生成素和补血剂的作用

联合应用以下方法可降低早产贫血的严重程度和红细胞输注的需要：

- 通过使用恰当的血液检查限制医源性失血[111,116]；
- 所有早产儿补充补充铁和叶酸：

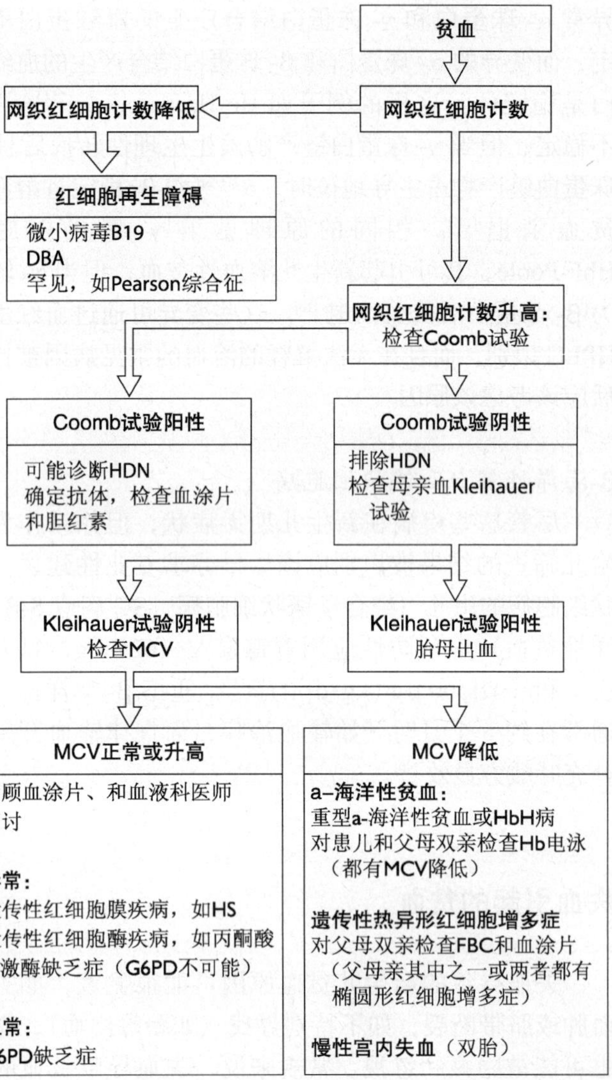

图30.2　新生儿贫血的诊断规则。对无法解释的新生儿贫血调查研究最有效的筛查试验是网织红细胞计数、Coomb 试验和平均红细胞容积（MCV）。DBA：Diamond- Blackfan 贫血；G6PD：葡萄糖-6-磷酸脱氢酶；HDN：新生儿溶血性疾病；HS：遗传性球形红细胞增多症。

  - 铁 3mg/(kg·d)，自生后 4～6 周开始（实际可给予 1ml 依地酸铁钠——“Sytron”，每天一次）或增强铁配方即 0.5～0.9 mg/dl 铁[70,152]；
  - 叶酸每天 50 μg 或 500 μg 每周一次[57]；
- 慎用促红细胞生成素[61,136,185]。

许多预防新生儿贫血的促红细胞生成素对照试验已有广泛回顾[136]，最近还有两项荟萃分析[61,185]，这里仅做简要概括。重组促红细胞生成素从生物学上看是有效的，它在刺激早产儿红细胞生成尚无不敏感的依据。促红细胞生成素也可减少早产儿红细胞输注的需要[61,118,125,136,185]。但是大多数研究表明，没有证据支持促红细胞生成素的临床有效性，即其将输血的数量减少到确实可降低输血风险的程度。但是至少研究证实促红细胞生成素减少了输血需要较低的相对健康婴儿的输血量[61,118,125, 185]。不幸的是，甚至是大剂量的促红细胞生成素，其介导的红细胞生成增加也不能充分满足患病早产儿频繁地静脉采血和多次输血的需要[51,138]。尽管在减少输血需要方面作用有限，但如果担心输血的安全性而引起其实用性降低及家长对红细胞输注的接受减少，促红细胞生成素又变得更为重要。目前，新生儿给予促红细胞生成素治疗的主要作用是：

- 防止因同种抗体介导的贫血而接受宫内输血的新生儿发生贫血[208]；
- 在非急诊、红细胞输注违背家长意愿和感觉对抢救患儿生命完全不必要的情况下（如耶和华见证会信徒的早产儿）[83]。

生后最初几周内，重组促红细胞生成素的有效剂量是 300 μg/kg，皮下注射，每周三次。重组促红细胞生成素有两种形式，对于使用重组促红细胞生成素 -α 有潜在红细胞再生障碍风险的患者(成人)，应使用重组促红细胞生成素-β[38]。使用推荐剂量的促红细胞生成素 10～14 天后血红蛋白才开始上升。除此以外，接受促红细胞生成素治疗的患儿应尽可能补充铁剂（如上所述 Sytron），预防铁缺乏的迅速发展（如果标准剂量的 Sytron 治疗后铁缺乏仍继续进展，剂量需要增加至最大 9 mg/kg）[16]。

新生儿贫血的简单诊断方法

与新生儿或胎儿贫血相关的红细胞疾病表现在三个主要方面：低血红蛋白（贫血）、溶血导致的黄疸、水肿。表 30.4 列举了贫血最常见的原因，黄疸和水肿最常见的血液学病因分别见表 30.7 和表 30.5。协助鉴别何为最可能病因、哪些可排除以及何为最恰当的深入调查研究的诊断规则见图 30.2。这基于简单观察和几乎所有血液学实验室能进行的简单试验。早期就最佳调查研究方法的使用及结果的合理解释方面的相关疑问，与血液科医师进行商讨是有帮助的。

表 30.7 新生儿黄疸的血液学病因

A. *免疫*
新生儿溶血性疾病
母亲自身免疫性溶血性贫血
B. *红细胞膜疾病*
遗传性球形红细胞增多症
纯合子遗传性椭圆形红细胞增多症
遗传性热异形红细胞增多症
C. *红细胞酶病*
G6PD 缺乏
丙酮酸激酶缺乏
其他：如葡萄糖磷酸异构酶缺乏
D. *血红蛋白病*
a–海洋性贫血（重型 a–海洋性贫血；重型 HbH 病）
γ–海洋性贫血（如 Hb Hasharon）
其他：镰状细胞综合征（偶见）
E. *感染*
细菌
病毒，如 CMV、风疹、单纯疱疹
原虫，如弓形虫、疟疾、梅毒

红细胞增多症

足月儿和早产儿的红细胞增多症可定义为中心静脉血细胞比容＞0.65。血细胞比容＞0.65 时血黏滞度呈指数性增高[199]。但即便血细胞比容＞0.70，也只有一小部分新生儿表现出高血黏滞度的临床症状。临床表现包括嗜睡、肌张力减退、高胆红素血症和低血糖[195]。红细胞增多症也是新生儿癫痫发作、脑卒中、肾静脉血栓形成和坏死性小肠结肠炎（NEC）的原因[71]。红细胞增多症的病因见表 30.8。新生儿红细胞增多症的治疗尚存在争议，仅有轻微症状的新生儿（如临界性低血糖或外周灌注差）可能不需要治疗。但是，大多数证据表明，血细胞比容＞0.65 并提示有不良远期预后的症状或体征（如难治性低血糖、神经症状）的患儿，应给予积极处理。对于这些患儿，给予晶体溶液如生理盐水等进行部分换血输注，可将血细胞比容降至 0.55[195]。没有依据支持运用新鲜冰冻血浆（FFP）或白蛋白[202]，这两种成分有传播感染的风险。

表30.8 新生儿红细胞增多症的病因
宫内生长受限
母亲高血压
母亲糖尿病
染色体疾病：21、18或13三体综合征
双胎输血综合征
脐带钳夹延迟
内分泌疾病：甲状腺毒症、先天性肾上腺增生

白细胞疾病

引言和正常值

除了感染后白细胞数量有改变外，白细胞疾病在新生儿期不常见。但新生儿期仍存在诊断难点，特别是中性粒细胞减少的病因和调查研究以及如何识别罕见疾病如先天性白血病（见下文）。不过，一般仅通过仔细观察新生儿血涂片上白细胞形态就可发现许多有用的信息。通过这种方法不仅可诊断细菌感染，还可提示细菌感染的类型、NEC、先天病毒感染甚至罕见的遗传和代谢性疾病（讨论见下文）。

正常值

生后最初数天内中性粒细胞和单核细胞计数波动较大，甚至在正常新生儿中也是如此。最初12小时内上升，4天后降至最低。出生时中性粒细胞正常值也受其他因素影响，包括产前史、围生期史和种族来源。毛细血管标本和剧烈哭吵后中性粒细胞计数更高，非洲新生儿较低。所有见于成人血的其他白细胞在新生儿中同样可以见到（见表30.2）。相反，健康成人血中不能见到的某些细胞类型可以在健康早产儿血中见到，包括未成熟细胞、其他早期髓细胞、有核红细胞，甚至偶见巨核细胞。

中性粒细胞减少症

新生儿中性粒细胞减少症的定义和病因

一过性中性粒细胞减少症在早产儿中相当常见，足月儿中少见。中性粒细胞计数的正常值因孕周大小和生后日龄大小不同而变化较大，特别是在生后的最初数天内。实际上出生时中性粒细胞计数＜2×10^9/l可视为异常并加以监测，生后一月内中性粒细胞计数＜0.7×10^9/l提示病情严重，值得深入调查。新生儿中性粒细胞减少症的主要病因见表30.9。早产儿最常见的病因是中性粒细胞减少伴IUGR和/或母亲高血压[102]，而足月儿常见的病因则是细菌或病毒感染。中性粒细胞减少症的另一个重要病因是同种免疫中性粒细胞减少症和中性粒细胞生成障碍导致的先天性中性粒细胞减少症如Kostmann综合征，这可能是新生儿重症感染的病因（第40章第1部分）。

中性粒细胞减少症和感染

任何细菌感染都可导致急性中性粒细胞减少，其为短暂（6～12小时）、正常的反应，但急性细菌感染时若中性粒细胞减少持续＞12小时则通常是预后差的征兆。血涂片检查可帮助鉴别中性粒细胞减少是继发于细菌感染还是由病毒或IUGR引起。急性细菌感染的典型特点是带状核中性粒细胞增多、成熟和不成熟中性粒细胞的中毒颗粒，1～2天后出现成熟中性粒细胞，3～5天后出现嗜酸性粒细胞。相反，病毒感染时无带状核细胞或中毒颗粒；代替以非典型的“病毒”淋巴细胞，特别是在先天性CMV感染时，且这种淋巴细胞可持续数月。

中性粒细胞减少症和IUGR

早产儿中性粒细胞减少症最常见的病因是IUGR和/或母亲高血压或糖尿病。在上述疾病中，由于中性粒细胞祖细胞数量不足而导致中性粒细胞生成减少，大部分患儿还可伴有血小板减少和红细胞生成增加（红细胞增多症和/或循环有核红细胞增多）[195]。确切发病机制尚不明确，但有证据表明血液异常继发于胎儿组织缺氧[195]。中性粒细胞减少症可自行消退，通常在生后2～3天开始恢复。中性粒细胞减少持续时间和严重程度与IUGR/母亲高血压的严重程度直接相关[102,195]。该型中性粒细胞减少症主要的临床重要性在于：第一，认识其自然进程可以避免不必要的治疗和检查；其次，患儿的中性粒细胞对感染产生的反应有“迟钝”趋向，即中性粒细胞反应会延迟且有时是不足

表 30.9 新生儿中性粒细胞减少症的病因

1. *胎盘功能不全*
母亲高血压
宫内生长受限
母亲糖尿病
2. *感染*
急性、围生期细菌感染，如 B 组链球菌
先天感染，如 CMV
产后细菌感染
产后病毒感染，如 CMV
3. *坏死性小肠结肠炎*
4. *免疫*
同种免疫
5. *遗传*
三体综合征：21、13 或 18
Kostmann 综合征
Schwachman 综合征
Pearson 综合征
网状组织发育不全
代谢性疾病，如高血糖、异戊酸血症、丙酸血症和甲基丙二酸血症
6. *骨髓置换*
先天性白血病

的，其可导致细菌感染更频繁、持续时间更长。该型中性粒细胞减少症没有特殊的诊断试验，但是解释该症的线索是临床病史伴血小板计数<150×10^9/l、循环有核红细胞增加（通常>20/100 个白细胞）及严重程度（通常中性粒细胞计数>0.3×10^9/l）。迄今为止，用于治疗的、刺激中性粒细胞生成的重组造血生长因子虽然确实可提高患儿循环中性粒细胞数量，G-CSF 可持续作用 24 小时，GM-CSF 略长，但是尚无治疗或防止 IUGR 相关中性粒细胞减少症的临床价值。

同种免疫性中性粒细胞减少症

同种免疫性中性粒细胞减少症中，中性粒细胞减少的原理与 HDN 和同种免疫性血小板减少症相同。它发生于胎儿中性粒细胞表达父亲来源的中性粒细胞特异性抗原，该抗原在母体中性粒细胞中不表达并可刺激母体产生中性粒细胞 IgG 同种抗体[117]。该致病抗体通常为抗 NA-1 或抗 NA-2 抗体[173]。同种免疫性中性粒细胞减少症相对来说罕见有病例报道，且根据我们的经验这是很少见的临床问题，但是 3%的新生儿受累，这一观点已被广泛引证[117]。这表明尽管 3%的妇女存在致病性抗体，但大多数新生儿病例病变轻微，症状在医学上不足以引起重视。所以，从临床角度看，新生儿同种免疫性中性粒细胞减少症的重要性在于其应被视作中性粒细胞减少的一个可能病因，它存在于所有严重细菌感染伴中性粒细胞减少的新生儿中，不论抗生素治疗与否，持续时间仍超过 3 天。临床上显著的新生儿同种免疫性中性粒细胞减少症可在生后最初数天内出现发热和呼吸道、泌尿道、皮肤的感染，特别是由金黄色葡萄球菌引起的感染。检测母体的抗中性粒细胞抗体和患儿对父亲而不是母体中性粒细胞抗原反应产生的抗体可进行诊断。该中性粒细胞减少症具有自限性，通常 1～2 月内消退，治疗关键是抗生素。血浆置换和 / 或 G-CSF（每天 10ug/kg）对抗生素治疗后临床仍恶化的严重病例有效[157]。

先天性和遗传性中性粒细胞减少症

先天性和遗传性中性粒细胞减少症都很罕见，可能的病因见表 30.9。中性粒细胞减少持续时间长、有相关家族史或近亲史或患儿有典型畸形（如见于 Fanconi 贫血的拇指 / 桡骨畸形）时需寻找病因。新生儿期最可能出现症状的是重型先天性中性粒细胞减少症（Kostmann 综合征；第 40 章第 1 部分），此时髓细胞 / 早幼粒细胞阶段分化“停滞”，导致粒细胞生成减少。Kostmann 综合征患儿生后最初数天内即表现严重感染[206]。其他诊断线索是粒细胞减少显著（通常<0.2×10^9/l）且通常有代偿性单核细胞增多。Kostmann 综合征的遗传方式既可为常染色体隐性遗传，也可为常染色体显性遗传。诊断基于粒细胞减少的严重程度、骨髓像、临床病史及不存在抗中性粒细胞抗体。最近发现 Kostmann 综合征的几个病例由中性粒细胞弹性蛋白酶基因突变所致[12]，若有条件进行突变分析，对明确诊断和产前检查将会有帮助。

先天性白血病及与Down综合征相关的血液异常

先天性白血病

先天性白血病很罕见但诊断通常较为简单。最常见的是急性单核细胞性白血病和急性巨核细胞性白血病[25]。约25%的儿童病例伴有Down综合征[108]。临床症状通常表现为贫血和白血病细胞局灶浸润导致的皮肤损害。严重贫血和血小板减少引起的临床迅速恶化常见。先天性白血病也可出现"蓝莓松饼样"婴儿或胎儿水肿[23]。先天性白血病的诊断线索是患儿伴有严重、恶化的贫血和血小板减少，通常白细胞计数较高。血涂片检查显示大量原始细胞，结合骨髓穿刺、骨髓细胞遗传学和外周血(或骨髓)白血病细胞的免疫分型可确诊。该病预后极差，极少数病例通过化疗可治愈，现已成功开展的骨髓移植术是最佳选择[13]。

新生儿血液异常伴Down综合征

血液学异常伴染色体疾病在新生儿中更常见，包括Down综合征、13-三体和18-三体综合征，都与全血细胞减少有关。大多数Down综合征的患儿血细胞计数正常，但至少10%有下列三种异常之一[108]：

- 急性白血病（讨论见上）；
- 一过性异常骨髓细胞生成（TAM）；
- 轻微全血细胞减少伴轻微骨髓增生异常改变。

TAM表现为白细胞增多、显示幼稚细胞的异常血涂片[108]。最近报道与Down综合征有关的TAM和巨核细胞白血病中可见到重要的造血细胞转录因子——GATA-1的突变[82,196]。TAM通常无特殊治疗，几乎都在2～3月后缓解[108]；偶见新生儿死于暴发性肝病。

新生儿全身性疾病中的异常白细胞

仔细检查新生儿血涂片常提供其他潜在疾病的线索。除了急性细菌和病毒感染的典型特征，真菌感染中可见到特征性变化，即中性粒细胞有空泡形成、单核细胞为主以及巨噬细胞内可见真菌。在NEC中，几乎都可见到中性粒细胞和单核细胞空泡形成且通常是很早期的特征。许多代谢、贮存性疾病也可出现白细胞变化：

- Pearson综合征中见白细胞空泡形成；
- Chediak-Higashi综合征中见巨大中性粒细胞颗粒；
- Hunter综合征、Hurler综合征、Sanfilippo综合征中见Alder Reilly白细胞颗粒；
- Wolman病、α-甘露糖苷过多症、涎酸累积症和Sanfilippo综合征中见淋巴细胞空泡形成。

新生儿止血和血栓形成

引言

病理性凝血障碍伴或不伴明显的出血在新生儿中相对常见，特别是疾病状态下。新生儿止血问题也被越来越多地认识，能在新生儿及其家族中被识别的先天性和获得性血栓形成倾向病因的数量在上升。因此，为了进行最有效的实验室检查并解释结果、进行正确治疗，对正常止血过程和新生儿、大婴儿和儿童止血过程的差异有一个基本了解是很重要的。

止血是正常血液凝固的过程。通过一系列复杂、严密调节的凝血活化因子和抑制因子互相作用产生止血[87]。通常，凝血蛋白（如维生素K依赖因子）、血小板数量或功能或纤维蛋白溶解途径的缺陷与出血风险的升高有关。相反，自然发生的抗凝剂缺陷（如蛋白质C）或血管壁缺陷（如血管导管损伤）与血栓形成有关。但是在大多数病例中，同时可见促凝和抗凝的异常，如DIC。

止血过程概括如下。第一阶段，组织因子（TF）和凝血因子VIIa结合，TF-VIIa复合物将X因子转化为Xa因子，引起少量凝血酶产生（图30.3a）。第二阶段，凝血酶活化V因子和VIII因子、TF-VIIa活化IX因子引起更多凝血酶迅速生成从而放大凝血级联反应。凝血酶也可活化XI因子，进一步促进凝血酶产生（见图30.3b）。最后，凝血酶将纤维蛋白原转化为纤维蛋白，并通过XIII因子相互联系稳定血凝块。TF的作用直到目前才有相对的认识。其特别使人感兴趣的是不但可由内皮细胞生成，而且可由单核细胞产生[123]。内毒素和促炎症细胞因子可增加TF，故TF可能在败血症相关DIC的发病机制中起重要作用[142]。

血小板

血小板在凝血过程中的作用同样很重要，如血小板减少症患儿有严重的出血倾向。内皮损伤引起TF和胶原暴露，并与内皮细胞产生的Von Willebrand因子（vWF）结合。血小板首先通过其糖蛋白1b(Gp1b）受体被vWF捕捉，而后通过其糖蛋白IIb/IIIa(GpIIb/IIIa)受体活化被固定，该受体能与vWF和纤维蛋白原结合。更多的血小板聚集，随后是更多的vWF和纤维蛋

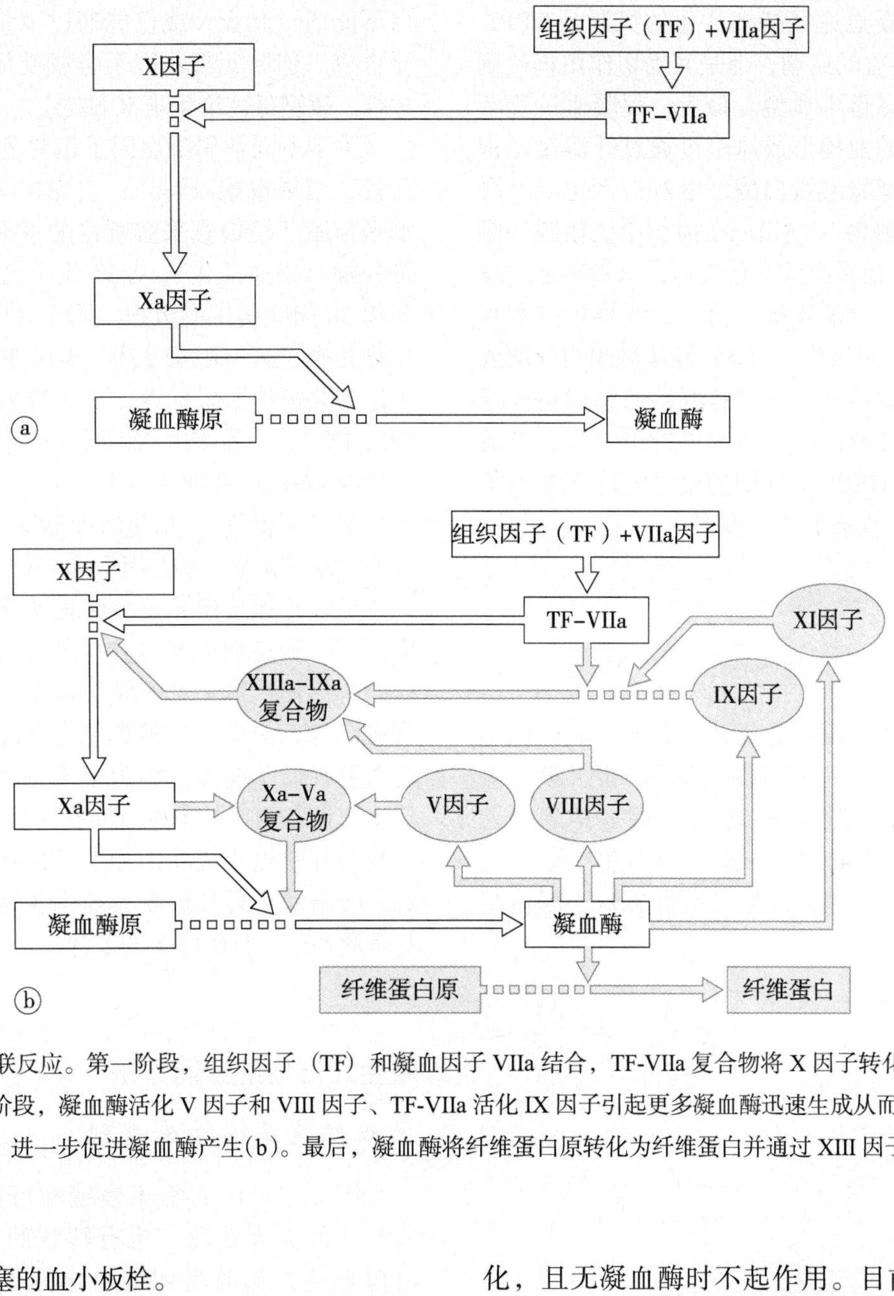

图30.3 简化的凝血级联反应。第一阶段，组织因子（TF）和凝血因子 VIIa 结合，TF-VIIa 复合物将 X 因子转化为 Xa 因子，引起少量凝血酶产生(a)。第二阶段，凝血酶活化 V 因子和 VIII 因子、TF-VIIa 活化 IX 因子引起更多凝血酶迅速生成从而放大凝血级联反应。凝血酶也可活化 XI 因子，进一步促进凝血酶产生(b)。最后，凝血酶将纤维蛋白原转化为纤维蛋白并通过 XIII 因子相互联系稳定血凝块。

白原，从而形成闭塞的血小板栓。

内源性抗凝剂和纤溶剂对促凝血过程的调节

促凝血过程由许多机制调节，某些仍需详细阐述，包括天然抗凝剂（抗凝血酶；蛋白质 C/ 蛋白质 S/ 血栓调节素）、TF 途径抑制物（TFPI）和纤溶途径[53]。缺乏一种或多种天然抗凝剂的患儿，血栓形成的倾向性升高，从而可明确其生理重要性。天然抗凝剂的主要目的是限制凝血酶生成，从而防止血栓形成。抗凝血酶、肝素辅因子 II 和 α_2- 巨球蛋白是凝血酶的直接抑制剂。蛋白质 C/ 蛋白质 S/ 血栓调节素途径也可由凝血酶活化，且无凝血酶时不起作用。目前的模式（图 30.4）显示蛋白质 C 的活化需要蛋白质 C 与内皮表面上的两个受体——血栓调节素和内皮蛋白质 C 受体结合，而后作为分子开关限制凝血酶的促凝血过程[103]。活化的蛋白质 C 随后与蛋白质 S 形成复合物，蛋白质 C/S 复合物黏附并灭活 Va 因子和 VIIIa 因子，从而阻断凝血酶生成。随后，血管内皮在止血过程中起关键作用，不但通过提供凝血的主要起始因子（TF），而且经血栓调节素阻断该过程。（也可能与以下原因有关：完整的血管内皮分泌前列腺素 I_2 和一氧化氮促进血管舒张和抑制血小板聚集，尽管这些复合物在防止新生儿血栓形成方面的作用尚不明确。）

进一步防止促凝血途径持续活化的机制是TFPI，可限制TF诱导的凝血的启动，但是其确切作用仍待阐明，因为其缺乏状态也不典型。最后，促凝血过程活化引起的不可控制的血栓形成风险可通过纤溶途径抑制。纤溶系统通过丝氨酸蛋白酶纤溶酶的活化以及凝血酶活化的纤溶抑制物（TAFI）在损伤原位控制纤维蛋白沉积[22]。如同止血系统的其他方面，该途径通过反馈控制维持凝血和纤溶的平衡。比如，纤维蛋白本身刺激组织型纤溶酶原激活物（t-PA）和尿激酶型纤溶酶原激活物的释放，而后两者又可将纤溶酶原转化为纤溶酶。纤溶酶迅速分解纤维蛋白和纤维蛋白原，形成纤维蛋白降解产物（FDP）。纤溶酶也可通过XIII因子交叉分解纤维蛋白，生成D-D二聚体。

止血机制的发育

胎儿凝血蛋白从妊娠第5周开始合成，从妊娠第10周开始可测出其水平[5]。除了某些情况，胎儿期水平逐渐升高（见下文），但直到出生数月后才达到成人值，足月儿也一样。所以新生儿期“正常值”不但随孕周而且随生后日龄变化而变化（见附录2）。凝血蛋

图30.4 通过蛋白质C/S途径将激活了的Ⅷ因子和Ⅴ因子灭活。蛋白质C/蛋白质S/血栓调节素通路被凝血酶激活。蛋白质C的激活需要蛋白质C与内皮表面的两个受体结合——血栓调节素（TM）和内皮蛋白质C受体（EPCR），然后作为一个分子开关来限制凝血酶的促凝血活性。激活的蛋白质C（APC）然后与蛋白质S形成复合物，蛋白质C/S复合物裂解并灭活Ⅴa和Ⅷa因子，因此关闭凝血酶的生成。

白不能通过胎盘，或仅能通过少量，因此需要胎儿独立合成。但胎儿凝血因子合成受母体因素影响（如华法林、重型母体维生素K缺乏）。

关于不同孕周凝血因子正常范围的数值相对较少。而且，结果也难以解释，因为在同一孕周脐血测得的水平与胎儿镜检查采血所得的水平有差别，原因可能是分娩时凝血活化[8]。早产儿中已发布的数据是孕30周和36周间出生的数据（附录2）[7]。相关数据也可从足月儿中得到（附录2）[8]。小于30孕周的婴儿数据来源于胎儿镜检所采标本，显示维生素K依赖因子（II、VII、IX、X）和XI、XII因子的水平都较低（低于成人值的40%），并维持至生后1月[154]。相反，甚至在早产儿中（>30周），出生时V因子、XIII因子和纤维蛋白原的水平正常，VIII因子和vWF正常或升高。

足月儿和早产儿出生时血小板计数在正常成人范围内[155]。许多研究发现在体外足月儿和早产儿血小板功能有损伤；最常见的异常是在对肾上腺素、ADP和凝血酶的反应中，其聚集能力下降。其在临床实践中的重要性尚不明确，因为早产儿和足月儿中用成人和新生儿设备测得的出血时间是正常的（<135秒）[174,756]并且与异常血小板功能相关的出血问题在新生儿中罕见。纤溶和生理性促凝途径中各因子水平也有重要的与孕周和生后日龄相关的变化。

新生儿出血的诊断方法

出血性疾病的临床表现

新生儿出血的临床表现和可能病因取决于孕周和婴儿的健康状况。也有特殊的、提示潜在诊断的出血形式，如脐带残端出血见于XIII因子缺乏症、包皮环切术后出血见于血友病。早产儿出血最常见的部位是静脉穿刺部位渗血、肺出血、胃肠道和颅内出血。足月儿最常见的是正常分娩和产钳分娩后的头颅血肿。胎头吸引术后头颅血肿和蛛网膜下腔出血的发病率增高[198]，但在其他方面健康的新生儿中，这些出血表现不可能提示存在止血障碍。但是，新生儿出现大量腱膜下或硬膜下出血应做凝血功能缺陷筛查。足月儿生发基质/脑室内出血（GMH-IVH）罕见，但提示可能有凝血功能障碍。足月儿GMH-IVH和丘脑出血常继发于静脉血栓形成（见下文），可行血栓形成倾向筛查。对于异常出血的患儿，

进行血液检查鉴别最可能的病因必须与完整的临床评价相结合，后者包括可能潜在出血的部位、详细的病史[包括母亲 / 患儿用药（是否给予维生素 K?）]以及阐明出血性疾病家族史的问题。

出血性疾病的筛查试验

新生儿期几乎所有显著的出血性疾病都可用如下概括的简单筛查试验鉴别。除外 XIII 因子缺乏（需要特殊鉴定）和血小板功能疾病（需要专门试验且通常在新生儿期以后检测，因为标本采集大小的困难和新生儿期数据解释的困难）。若怀疑有遗传缺陷或凝血测定严重紊乱，检查双亲凝血异常极为重要。其中原因有：新生儿各因子水平有相当大的个体间差异；缺乏状态和正常低限之间有重叠，特别是在早产儿、许多因子水平处于生理性低值时；最后，通常较难得到质量好的、不被肝素活化或污染的新生儿血样。

新生儿最有效的筛查试验有：

- 凝血酶原时间(PT)——主要检测 II、V、VII、X因子活性。
- 活化部分凝血活酶时间（APTT）——主要检测 II、V、VIII、IX、X、XI 和 XII 因子活性。
- 凝血酶时间（TT）——检测纤维蛋白原缺乏或功能障碍。
- 纤维蛋白原定量检测。
- 血小板计数。

上述检查结果结合临床病史可指导随后的调查研究。蛇毒凝血酶时间（因蛇毒液用于此试验而命名）也很有帮助；其和 TT 检测同一种成分但不受肝素影响，因此在怀疑肝素污染时此方法很有用。出血时间通常在新生儿中无帮助且在很多中心已不采用。血小板功能通常通过利用一定激活剂的血小板聚集仪和可测量全血血小板依赖凝血信息的新仪器（血小板功能分析仪 PFA-100™）测定[90]。

凝血功能筛查结果的解读

通常难以解释说明，特别是在早产儿和患病儿童，因为原因是多因素的。有两种方法可探讨：首先，在每个单项试验中考虑一个异常的原因（表 30.10）。其次，考虑结果的方式，该结果可在最常见、临床上也是最重要的情况下出现。以上会在遗传和获得性疾病中详细讨论（见下文）。

遗传性凝血障碍

虽然遗传性凝血障碍罕见，但是某些最严重的疾病可见于其他方面健康的患儿，表现于新生儿期，伴有危及生命的出血。最常见的是 X 连锁的 VIII 因子缺乏症（血友病 A）和 IX 因子缺乏症（血友病 B），前者发病率占出生男婴的 1/5000，后者发病率占出生男婴的 1/30 000[105]。需指出的是，1/3 的病例由于由新的突变所致而无血友病家族史。新生儿期表现出血的其他遗传性凝血疾病有重型 Von Willebrand 病（vWD；3 型，偶见 2b 型）、XIII 因子缺乏症以及属于常染色体隐性遗传并相对罕见的 II、V、VII、X、XI 因子缺乏症。

血友病A：VIII因子缺乏症

临床表现

大多数血友病 A 病例在生后第二年发病，在出血发作后可诊断，这种出血表现为时间长且危及生命。

表30.10 新生儿凝血试验异常的原因

单独 APTT 延长	遗传性 VIII、IX、XI、XII 因子缺乏症 肝素（治疗性或肝素污染 *）
单独 PT 延长	遗传性 VII 因子缺乏症 维生素 K 缺乏症（新生儿出血性疾病） 华法林
单独 TT 延长	低纤维蛋白原 人为原因：肝素污染 *
APTT+PT 延长	遗传性 II、V、X 因子缺乏症 肝脏疾病
APTT、PT、TT 延长	遗传性纤维蛋白原缺乏症 DIC 严重肝病
APTT、PT、TT 正常	XIII 因子缺乏症 血小板缺陷：血小板减少症或罕见的血小板功能异常（如 Bernard Soulier 综合征）

* 肝素污染的效应可通过检查血样的蛇毒凝血酶时间来鉴别；若 TT 和/或 APTT 延长是由于肝素污染，蛇毒凝血酶时间将正常，但若 TT 或 APTT 延长是由于真正的凝血缺陷，蛇毒凝血酶时间将异常。

但最近有数据显示几乎40%的病例在新生儿期发病[105]。新生儿最常见的出血部位是颅内出血（约25%病例）、帽状腱膜下出血或头颅血肿（10%～15%病例）、包皮环切术后出血（多达30%病例）以及静脉或动脉穿刺部位出血（10%～20%的病例）[99,105,106]。脐带出血时间延长不常见，关节腔积血罕见。重要脏器如肝、脾或肺的出血也不常见，但占报道病例的5%[105]。

诊断

新生儿期血友病A可通过脐血或外周血标本直接诊断。典型发现是APTT延长或非常延长伴PT、TT、血小板和纤维蛋白原正常。确诊通过VIII因子凝血活性检测，其在血友病A中都下降（其他凝血因子包括Von Willebrand抗原都正常）。临床上，根据VIII因子活性水平对疾病严重程度进行分级：活性水平＜2%（即＜0.02 IU/ml）为重型，2%～10%（0.02～0.1IU/ml）为中型，＞10%（＞0.1IU/ml）为轻型。若有血友病A的家族史，通过许多方法可进行产前诊断；许多家庭选择妊娠早期行绒膜绒毛活检进行VIII因子基因突变分析以早期诊断[93]。

新生儿治疗

血友病新生儿出血的急诊处理需要静脉给予重组VIII因子。若诊断延误或有疑问可给予FFP或冷沉淀物（15～20 ml/kg）。新生儿Ⅷ因子的一般剂量是50～100U/kg，静脉给药，一天2次[26,105]。儿童Ⅷ因子的半衰期比成人短，所以需要频繁或持续输注。剂量可根据监测血浆Ⅷ因子活性水平加以调整，使Ⅷ因子水平达到100%（1.0 IU/ml）[26,105]。可以通过检测血浆Ⅷ因子活性并与血液科医师保持紧密联系完成。对于有颅内出血的新生儿，Ⅷ因子活性治疗必须持续至少2周。需指出对所有血友病新生儿要谨慎行静脉穿刺术，避免行动脉穿刺。而且也应避免行腰椎穿刺术，除非是临床治疗必需，且若有必要，应由经验丰富的人操作。纤维蛋白胶对包皮环切术相关的出血有帮助[98]。一旦患儿准备出院，向其提供专业的家庭支持和血友病中心的随访至关重要。在英国，所有儿童在这样一个中心登记并可接受临床专业护理和血友病专业医师咨询。英国血友病中心医师机构同样也为遗传性凝血疾病患儿定期出版最新的关于所推荐治疗产品的方案[182]。血友病社团为患儿及其家庭提供实际支持和帮助（http://www.haemophilia.org.uk）。

产前处理和分娩

对于已做产前诊断的病人，何为最佳的分娩方式仍有争议，且关于风险的精确数据很有限。但无论是何种分娩方式都可能发生大出血这一点是明确的。特别是，没有依据表明选择剖宫产可降低出血风险[105,114]。只要不是难产，阴道分娩是安全的；但应避免胎头吸引术，因为有研究显示此种情况下帽状腱膜下出血和头颅血肿的发生率高[105,179]。对已知或疑为血友病的新生儿，应采脐血做凝血筛查和VIII因子水平检测以确诊。出生时应口服维生素K，考虑到出血的风险避免肌肉途径给药。对难产后的血友病新生儿，预防性给予VIII因子以降低颅内出血风险的作用尚有争议[33,105]。血友病男婴出生时发生颅内出血的风险约为1%～4%，且至少半数有明显的后遗症[106]。任何能减少这种发病率的干预都值得考虑。预防性给予VIII因子的主要损害是增高了抑制因子形成的风险，这种抑制可导致将来儿童期治疗的主要问题。已经表明VIII因子没有作用，且不能预防致命性围生期颅内出血产生的损害。对于有危险的患儿，目前在处理方法上尚无一致意见，而且在确定最佳治疗选择以前需要有新生儿VIII因子用药后抑制因子形成的长期风险的精确数据。同时，同胞曾患严重颅内出血的男血友病新生儿应该进行预防性VIII因子用药。

血友病B：IX因子缺乏症

临床上血友病B与血友病A不易区分。从诊断观点看，两者都可引起单独APTT延长，但IX因子缺乏症可通过低IX因子水平确诊。轻型IX缺乏症偶尔可致误诊率上升，因在肝脏疾病和维生素K缺乏时IX因子水平也可降低。尽管可以直接解决这个问题，因为上述情况下其他维生素K依赖的因子也下降，但有疑问时在生后6周和6月时复查IX因子水平也很重要。IX因子缺乏症的处理与VIII因子缺乏症相似。一旦确诊后可用重组IX因子浓缩剂治疗出血（FFP可间歇应用）。剂量一般为100U/kg，静脉给药，一天一次，治疗应在监测IX因子水平下进行，使其维持在80%～100%（1.0 IU/ml）[26,105]。和血友病A相同，颅内出血的治疗应持续至少2周[105]。同样应尽可能避免腰椎穿刺术并尽量减少静脉穿刺次数。产前处理的方法与血友病A相同。

新生儿 von Willebrand病

vWD 由 vWF 的数量和质量缺陷导致。该病为最常见的遗传出血疾病，累及约 1%的人群[39]。vWD 有几个类型，每个类型有不同的临床和遗传学特征，但只有两种在新生儿期发病。2b 型 vWD 为常染色体显性遗传且表现为血小板减少，出血不常见。3 型 vWD 是该病最严重的一种类型[89]，为常染色体隐性遗传，且临床表现与血友病相似，vWF 和 VIII 因子水平均降低。通过检测 vWF 和 VIII因子可确诊，还可确定 vWF 多聚体的形式。临床线索是女孩或家庭表现血友病样出血且无 X 连锁遗传以及对 VIII 因子浓缩剂治疗反应差。目前，3 型 vWD应用中等纯化的 VIII 因子（Haemate-P 是最常用的制剂）治疗[26]。

XIII因子缺乏症

XIII 因子缺乏症是罕见的常染色体隐性遗传疾病，常规的诊断性凝血筛查正常。临床上通常表现为生后 3 周内有延迟的脐带出血[10,11]。有报道示颅内出血见于 30% 的纯合子 XIII 因子缺乏症新生儿[26]。凝血块溶于 5M 尿素溶液作为筛查试验可协助诊断，随后可行特殊的 XIII 因子检测，也可行常见突变基因的分子检测[167]。XIII 因子缺乏症相关出血的治疗是 XIII 因子浓缩剂，确诊前或暂无特殊浓缩剂的情况下可予冷沉淀物（10 ml/kg）。纯合子 XIII 因子缺乏症患儿终生存在颅内出血的风险，目前推荐每月给予 XIII 因子以降低这种风险[182]。

其他遗传性凝血因子缺乏症

许多罕见的凝血因子缺乏症可在新生儿期即表现出血或无法解释的凝血试验延长。大多数为常染色体隐性遗传且双亲有近亲史相对常见。VII 因子缺乏症是一种严重的出血性疾病且颅内出血的风险高。某些病例显示 VII 因子可通过胎盘，因此重型 VII 因子缺乏症直到出生后出现延迟出血。现可用重组 VIIa 因子治疗这种疾病，但因其半衰期短必须频繁间隔给药[42]。XI 因子缺乏症在北欧犹太人中更常见且与血友病表现相似。有许多罕见的先天性纤维蛋白原疾病，包括异常纤维蛋白原血症和低 / 无纤维蛋白原血症。可表现为脐带残端出血，但新生儿期其他部位出血极其少见。最后，在健康、无出血症状的儿童中，单独 APTT 延长最常见的遗传性病因之一是 XII 因子缺乏症。虽然通常有显著的 APTT 延长，但患儿临床上可终生无明显的出血性疾病。

获得性凝血障碍

维生素K缺乏症

出生时维生素 K 依赖促凝血因子（Ⅱ、Ⅶ、Ⅸ和Ⅹ因子）的活性形式水平和自然抗凝血因子蛋白质 C、蛋白质 S 的生理水平均较低。这有许多原因。维生素 K 对这些蛋白的 γ- 羧化作用是必需的，可将它们转化为活性形式：新生儿期维生素 K 的胎盘转运不足以建立充足的储备[207]；母乳中维生素 K 含量低；新生儿肠道内缺乏细菌维生素 K 合成。新生儿维生素 K 缺乏可导致 HDN，目前称为维生素 K 缺乏性出血（VKDB）。根据发病时间或症状以及临床特点，VKDB 可分为早发型、经典型、晚发型。

早发型VKDB

生后 24 内发病，通常伴严重出血，包括胃肠道出血和颅内出血。由宫内严重维生素 K 缺乏导致，通常是干扰维生素 K 的母体服用药物的结果，如抗惊厥药（苯巴比妥、苯妥英）、抗结核治疗和口服抗凝剂。早发性 VKDB 防治方案讨论见下。

经典型VKDB

生后 2～7 天内发病，患儿出生时未接受预防性维生素 K。母乳喂养及经口摄入差的婴儿患该病风险高。虽然目前的研究显示，即使在未进行常规预防的社区中经典型 VKDB 也可能越来越少见，但据估计未接受维生素 K 补充的患儿其发病率在 0.25%～1.7%，取决于研究人群[180,80]。大量研究表明经典型 VKDB 可通过出生时单剂肌内注射维生素 K 预防（Puckett 和 Offringa 综述[150]）。常规预防性维生素 K 已成为许多争议的主题，简要概括见下。

晚发型VKDB

生后最初几周内发病，通常大部分在生后 2～8 周，也有报道生后 15 周发病的[175]。典型表现为其他方面健康、母乳喂养的婴儿或有肝脏疾病（如胆道闭锁，第 29 章第 2 部分）或吸收障碍的患儿突然出现颅内出血。对于健康、母乳喂养的婴儿，生后6周内通过单剂量维生素K肌内注射或重复口服维生素K可预防晚发型VKDB。但对于有肝脏疾病或吸收障碍的患儿可能需要延长维生素K补充。

在所有类型的VKDB中，凝血检查显示PT延长，血小板和纤维蛋白原正常，严重缺乏时APTT也可延长。在临床病史典型的情况下，通常不需要进一步的诊断试验，给予维生素K后即可纠正PT，这一点可协助确诊。若仍有疑问，维生素K依赖因子和II因子灭活形式（脱羧凝血酶原；PIVKA II）可用于确诊[26]。VKDB的治疗取决于出血的严重程度。轻型病例静脉或皮下（肌肉注射可引起血肿故不采用）给予维生素K（1mg）即足够，数小时内可提高活化维生素K依赖的凝血因子水平。严重出血的病例除了应用维生素K外，还可给予FFP治疗[26]。

维生素K预防

预防早发型VKDB的方案是出生时给予单次维生素K肌内注射，并且在母亲妊娠最后4周内产前给予母亲口服维生素K[26]。对于经典型和迟发型VKDB也有几种选择。因为尽管维生素K补充毫无疑问可预防经典型和迟发型VKDB，但围绕给药途径仍有争议，Golding等[66]发表研究显示出生时肌内注射给予维生素K与远期儿童恶性肿瘤有关。这些研究在方法学背景上受到质疑[29]，至少有九项更深入的研究进行了两者关系的调查研究（见参考文献150、158和207）。尽管有七项研究不能证明其与恶性疾病的关系，两项研究给予了模棱两可的结果，但是争议仍不可能在短期内完全解决。口服维生素K和恶性肿瘤间没有联系。

目前的情况可用最新的Cochrane综述进行最好的概括[150]，包括：

- 肌内注射维生素K已被证明可预防典型VKDB。
- 口服维生素K已被证明在生后最初几周内能改善维生素K缺乏的生化参数。
- 口服补充在预防迟发疾病方面的功效尚未被证实。这可能反映了口服吸收的不可预测性和口服维生素K重复剂量的依从困难性。

美国儿科学会及皇家儿科和儿童健康学院都推荐出生时即补充维生素K。对于健康婴儿，给药途径的选择越来越倾向于父母的决定，父母必须权衡远期白血病风险升高[优势比在1.06（CI 0.89～1.25）和1.16（CI 0.97～1.39）之间]与分别在出生时、1周、1月时给予口服1mg维生素K引起略高的VKDB风险（2.7/100 000）之间的利弊[43]。

弥漫性血管内凝血

新生儿弥漫性血管内凝血（DIC）的主要病因与严重缺氧和/或酸中毒有关，包括围生期出血、出生时重度窒息、胎粪吸入和脓毒血症。DIC的病理生理学复杂，目前尚未完全明确。其过程看来由TF及来源于受损内皮和/或单核细胞的细胞因子的释放触发，可引起凝血级联的广泛活化伴随凝血因子的消耗和血栓形成、出血的表现[19]。临床上，DIC见于患病新生儿，表现为广泛的出血，包括肺出血及静脉穿刺部位的渗血。DIC中凝血异常的常见形式是PT、APTT、TT延长伴血小板和纤维蛋白原的降低。D-二聚体升高，但其检测作为诊断目的并不必要，且新生儿通常不进行此项检查，因为需要另外采集血样（检查结果也需谨慎，因D-二聚体并非特异性，也可见于无凝血病依据的健康新生儿中）[97]。治疗DIC最重要的方面是潜在病因的治疗。血制品置换用于临床出血的治疗：除了蛋白质C、蛋白质S和抗凝血酶，FFP也是促凝血蛋白的很好来源；冷沉淀物含有高浓度的VIII因子和纤维蛋白原，对低水平纤维蛋白原有帮助[26]。最近没有随机化试验致力于新生儿DIC相关出血的最适宜处理。实用方法是维持血小板计数大于30×10⁹/l、纤维蛋白原＞1g/l。

其他获得性凝血性疾病

新生儿期获得性凝血病的其他原因包括肝脏疾病、代谢性疾病（如高氨血症）、体外膜式氧合（ECMO）和继发于巨大血管内皮瘤的消耗性凝血病伴血小板减少（Kasabach-Merritt综合征）[72]。

新生儿血小板减少症

新生儿血小板减少症的发病率

血小板减少（血小板＜150×10⁹/l）在新生儿中常见。研究报道血小板减少的发病率在所有新生儿中为1%～5%，重型血小板减少约占其中的10%（血小板＜

50×10⁹/l）。在新生儿重症监护中心（NICU），血小板减少症患儿占总住院病人的22%～35%，其中近50%是早产儿。

新生儿血小板减少的病因

血小板减少一般的原因包括许多可能的疾病，其中大多数非常罕见。常规临床实践中，认识血小板减少的常见病因和形式很有帮助。血小板减少通常表现为能反应最常见病因的两种临床形式之一：早发性血小板减少症（出生72小时内）和迟发性血小板减少症（出生72小时后）。早发性血小板减少症和迟发性血小板减少症的主要原因见表30.11。

早发性血小板减少症

早产儿中早发性血小板减少症最常见的原因是能导致胎儿缺氧的状态。这种血小板减少是自限性的，通常在10天内缓解[131,195]。可见于母亲有先兆子痫、妊娠诱导的高血压或糖尿病的婴儿；这种类型的血小板减少症也可见于IUGR的婴儿[131,195]。事实上上述所有新生儿中都可见血小板减少，但严重者罕见（血小板计数维持在50×10⁹/l），除了重症IUGR的患儿，其由继发于巨核细胞生成减少的血小板生成减少导致（详细讨论见下文）。新生儿重症早发性血小板减少症的最主要病因是新生儿同种免疫性血小板减少症（NAITP），讨论见下文。

迟发性血小板减少症

迟发性血小板减少症最常见、临床上最重要的病因是败血症和NEC，两者所占病例数＞80%[130,155]。此种类型的血小板减少症通常在1～2天内进展迅速，而且病情严重（血小板＜30×10⁹/l），需要1～2周才能恢复[130]。这些患儿通常需要输注血小板[130]。其机制可能是血小板消耗增加和生成减少，通常但不总是伴有DIC表现。

继发于IUGR和母亲高血压/糖尿病的血小板减少症

新生儿伴IUGR有许多出生时即表现的特殊血液学变化，包括新生儿血小板减少、红细胞生成增加（循环有核红细胞数量增多伴或不伴相关的红细胞增多症）和血涂片显示脾功能减退依据（球形红细胞、靶细胞和Howell-Jolly体）[195]。血液学异常的潜在病因是慢性胎儿缺氧，因为同样的异常发生于几种类型的胎盘功能不全，以及母亲疾病如先兆子痫、高血压、糖尿病和胎儿疾病如“特发性”IUGR[160,195]。除此以外，血液异常的严重程度与血清促红细胞生成素水平和胎盘功能减退的严重程度都有关[160]。研究显示这些患儿出生时巨核细胞产生严重受损，循环中巨核细胞和其祖细胞显著减少。因为没有血小板破坏/消耗过多的依据，因此这可能是新生儿血小板减少症的主要原因[131,194,195]。

免疫性新生儿血小板减少症

新生儿同种免疫性血小板减少症

该病血小板减少的机制与HDN和同种免疫性粒细胞减少症相同。NAITP累及约1:1000的妊娠[34]。除了以下所概括的，最近有几项回顾性研究，读者可参考关于该疾病诊断和治疗的更多细节[34,91,143,156]。该病通常较严重，50%的病例发生于首次妊娠。血小板减少可于产前出现（20孕周），有时称其为胎儿同种免疫性血小板减少症（FAITP），或于出生时出现血小板减少。血小板减少由可通过胎盘的、针对人血小板抗原（HPA）的母体血小板特异性抗体导致，该抗原为母体所缺乏，但胎儿可从父亲处遗传。80%的病例是抗HPA-1a抗体，10%～15%是抗HPA-5b抗体；偶尔有抗HPA-3a

表30.11 新生儿血小板减少症的病因

早发性（<72小时）	胎盘功能不全（PET、IUGR、糖尿病）
	NAITP
	出生时窒息
	围生期感染（B组链球菌、大肠杆菌、利斯特菌）
	先天感染（CMV、弓形虫、风疹）
	母体自体免疫（ITP、SLE）
	重型Rh HDN
	血栓生成（肾静脉、大动脉）
	非整倍体（21、18、13三体）
	先天性/遗传性（TAR，Wiskott-Aldrich）
迟发性（>72小时）	晚发作性败血症和坏死性小肠结肠炎
	先天感染（CMV、弓形虫、风疹）
	母体自体免疫（ITP、SLE）
	先天性/遗传性（TAR，Wiskott-Aldrich）

抗体[34,143]。最近的数据显示 HPA-1a 阴性的妇女形成抗 HPA-1a 抗体的能力由 HLA DRB3*0101 等位基因控制，故 HLA DRB3*0101 阳性的妇女形成抗 HPA-1a 抗体的可能比 HLA DRB3*0101 阴性的妇女大 140 倍[143]。NAITP 主要的临床问题是出血，发生于 10%的病例，20%的存活病例伴远期神经发育后遗症[35]。患儿表现为癫痫发作或颅内出血的其他症状，伴瘀点、瘀斑或青肿，或血小板减少。血小板计数通常＜30×10⁹/l。通过母亲与患儿间血小板抗原不相容可做出诊断（在 80% 的 NAITP 病例中，母亲为 HPA-1a 阴性而患儿为 HPA-1a 阳性）。通常可在 1～2 天内通过血清学或 PCR 方法检测。除此以外，大多数母亲可测得抗 HPA 抗体。对于“重症患儿”，NAITP 新生儿的治疗推荐输注 HPA 相容性血小板。“重症患儿”的定义在不同研究中不一，但应包括严重血小板减少（血小板＜30×10⁹/l）的无症状和血小板减少不很严重但有出血依据的新生儿。如果有严重血小板减少和 / 或出血，尽管血小板 HPA 相容，静脉给予 IgG（总剂量 2g/kg，共 2～5 天）对改善血小板减少通常是有帮助的，直至出生 1～6 周后自行消退[143]。NAITP 的产前处理仍有争议（见参考文献 34、91、143 和 156）。如果检查出血小板减少，主要选择采集胎儿血加上胎儿输注 HPA 相容血小板的有创性方法，或基于母体静脉给予 IgG 的无创性方法，每一种方法都有依据支持[34,91,143,156]。

新生儿自体免疫性血小板减少症

继发于能通过胎盘的母亲特发性血小板减少性紫癜和系统性红斑狼疮的血小板自身抗体，该病累及 1～5/10 000 的妊娠[100]。约 10%的受累母亲的婴儿出现血小板减少。但该病血小板减少通常轻微且颅内出血的发生率＜1%。严重血小板减少的患儿，静脉给予 IgG 治疗通常有效[64]。

新生儿血小板减少症的治疗

免疫性血小板减少症的处理见上。对于其他类型的新生儿血小板减少症，治疗依赖血小板的合理输注。尽管新生儿血小板输注治疗目前有一致的方案可循，但是有依据基础的方案仍有待确定[27,153,156]。多数推荐患儿血小板计数＜50×10⁹/l 时行血小板输注；但对于相对稳定、状况好的早产和足月儿，血小板计数在 30～50×10⁹/l 与出血风险的升高无关[130]；这种方法符合最近的英国方案[27]。既然血小板生成不足是大多数新生儿血小板减少症的基础，那么重组造血生长因子包括血小板生成素和白介素 -11 对以后的治疗可能有帮助[156]。

新生儿血栓形成：生理学和发育方面

与婴儿和儿童相比，新生儿期许多凝血抑制因子的血浆浓度降低和经常需要留置血管导管，是新生儿血栓形成风险增高的主要原因（2.4/1000 住院病人）。凝血酶的直接抑制因子——抗凝血酶和肝素辅因子 II 的浓度出生时都下降而 α_2- 巨球蛋白增高可以作部分补偿。在蛋白质 C/S 途径中，出生时蛋白质 C 的血浆浓度低；总的蛋白质 S 水平也低，但总的蛋白质 S 活性正常，事实上因新生儿不存在结合蛋白(C4b-BP)，故蛋白质 S 主要以其游离活性形式存在[5]。对新生儿第三条抑制途径——TFPI 所知更少，与成人相比，新生儿脐血浆中的 TFPI 水平略低。最后，新生儿纤溶系统有年龄相关性差异。出生时纤溶酶原水平仅为成人的 50%；甚至纯合子纤溶酶原缺乏症与血栓形成无关，其临床重要性在于对纤溶因子反应并产生纤溶酶的能力下降。相反，t-PA 和其抑制因子（纤溶酶原激活抑制物-1）的血浆水平较高，其临床重要性尚不明确[5]。

新生儿血栓形成的诊断方法：筛查试验的应用

成人血栓形成的危险因素的增加，增加了我们的迷惑：哪些因素与新生儿有关，而哪些新生儿应行先天性血栓形成倾向的筛查。最近，BCSH 的止血和血栓形成特别工作组[26]指出下列情况应考虑先天性血栓形成倾向并行筛查：

- 任何临床上有显著血栓形成包括自发血栓形成状态、不可预料的或广泛的静脉血栓形成、缺血性皮肤损害或紫癜的患儿；
- 新生儿紫癜阳性家族史患儿。

事实上，对于新生儿血栓形成，已被证实有致病作用的唯一遗传性缺乏是能导致紫癜的蛋白质 C 和蛋白质 S 的纯合子 / 双杂合子缺乏（见下文）。对于其他类型的血栓形成如新生儿脑卒中，其原因是多方面的，不太严重的血栓形成倾向缺陷（如 V Leiden 因子或凝血酶原 20210A 基因启动子的突变）引起的血栓形成过程难以评估。由于其不确定性仍存在，可能需要进行下列试验。重要的限制是，所有从这些调查研究得来的数据必须——如果可能的话——登记入国家和/或国际儿科血栓形成登记系统以便于决定遗传性异常的作用[162]。

所有怀疑血栓形成的病例需行下列筛查试验：

- 蛋白质 C 活性；
- 蛋白质 S；
- 抗凝血酶；
- V Leiden 因子；
- 凝血酶原 20210A。

这些试验都需收集新鲜抗凝血标本（通常用与行凝血筛查类型相同的标本瓶）。

除此以外，母亲患 SLE 和/或抗磷脂综合征的血栓形成患儿应做狼疮抗凝试验，因为抗磷脂抗体可通过胎盘而且是新生儿血栓形成的罕见病因[135]。行 V Leiden 因子和凝血酶原 20210A 试验，应从凝血标本的白细胞中提取 DNA（见上）。最近有报道显示新生儿血栓形成和血清脂蛋白 a、亚甲基四氢叶酸还原酶（MTHFR）基因型 C677T 之间存在相关性[78]。由于没有依据显示血清脂蛋白 a 和 MTHFR 基因型可用于改善治疗，因此这些实验室检查指标与新生儿治疗的相关性目前尚未明确。因此目前 BCSH 尚未推荐其作为新生儿血栓形成的筛查试验[26]。另一方面，既然可行这些试验，为了将来发现这些数据和临床细节的相关性，将这些数据和临床细节一起列入国家或国际儿科血栓形成登记系统是合理的[162]。

遗传性血栓形成紊乱

蛋白质C缺乏症

纯合子/双杂合子蛋白质 C 缺乏症的患儿无正常的蛋白质 C 基因，检测不到或仅能检测到极低水平的蛋白质 C。这种情况罕见，发病率占出生婴儿的 1/160 000～1/360 000 [120]。患儿通常在生后数小时或数天内出现新生儿紫癜、迅速进展的 DIC、致命的由皮肤血管血栓形成导致的出血性坏死。典型的损害开始于小的瘀斑，通常见于四肢、臀部或头皮，有时见于静脉穿刺部位。新生儿也可表现大脑或肾静脉血栓形成或眼血栓形成，如玻璃体和/或视网膜出血和瞳孔无反射等。

通过典型的临床表现结合 DIC 和患儿检测不到蛋白质 C 水平（＜0.01U/ml）以及双亲杂合子水平，可诊断蛋白质 C 缺乏症[26,103]。分子分析可用于回顾性确诊和将来妊娠的产前诊断[126]。与纯合子对比，杂合子蛋白质 C 缺乏症的患儿有一个正常的蛋白质 C 基因，很少在新生儿期出现症状，除非有其他的凝血酶原因子。这些个体有低水平的蛋白质 C，可能在生后数月内与其正常低限值有交叉，延迟诊断至生后 6 月，有时至儿童期。由蛋白质 C 缺乏症导致的新生儿紫癜的治疗药物是蛋白质 C 浓缩剂，剂量从 40U/kg 开始，目标是将蛋白质 C 的血浆水平维持在＞0.25U/ml，存在 DIC 时需要在起始阶段频繁给药[26]。不能得到蛋白质 C 浓缩剂时需使用 FFP。肝素和抗血小板剂无效。对于远期治疗，终生蛋白质 C 替代和/或应用抗凝剂是必要的[26]。

蛋白质S缺乏症

纯合子/双杂合子蛋白质 S 缺乏症比蛋白质 C 缺乏症更罕见。其表现与蛋白质 C 缺乏症相同，检测不到蛋白质 S 水平（＜0.01U/ml）可确诊。治疗应用 FFP（10～20ml/kg）至维持蛋白质 S 的血浆水平＞0.25U/ml[26]。与蛋白质 C 缺乏症相同，终生替代治疗和/或抗凝剂是必要的。

抗凝血酶缺乏症

纯合子抗凝血酶缺乏症极其罕见，仅见于涉及肝素结合部位的突变。通常在儿童期出现症状，但新生儿血栓形成也有报道，包括深静脉血栓形成和下腔静脉血栓形成[78,104]。杂合子抗凝血酶缺乏症较常见（占出生婴儿的 1/2000～1/5000），通常在出生 10 年以后发病，但也有新生儿静脉或动脉血栓形成的报道，包括大动脉血栓形成、心肌梗死及大脑硬脑膜窦血栓形成。新生儿紫癜不是典型特征。通过检测血浆抗凝血酶水平可诊断纯合子和杂合子疾病，因与正常值有交叉，确诊杂合子可延迟至生后 3～6 月。抗凝血酶缺乏导致的新生儿血栓形成的治疗是应用抗凝血酶浓缩剂结合肝素替代治疗[26]。

其他遗传性血栓形成性疾病

新近发现的凝血酶原突变如 V Leiden 因子和凝血酶原 20210A 启动子突变（凝血酶原 20210A）[78,135]尚未见有单独导致新生儿血栓形成问题的报道。甚至在成人中，V Leiden 因子或凝血酶原 20210A 杂合子仅可使血栓形成风险分别升高 4 倍和 2 倍。这些凝血酶原基因型可能在其他获得性风险因素存在时起作用，但大多数带有这些突变的个体不出现血栓，甚至是在成人期。没有依据表明包含这些突变与不带这些突变的新生儿治疗有何不同。

获得性血栓形成问题

最常见、已明确的血栓形成的风险因素是血管内留置导管和与败血症、缺氧、低血容量相关的休克。除了导管，新生儿血栓形成最主要的部位是肾静脉以及相对少见的主动脉、主动脉弓或脑血管[78,162]。

导管相关性血栓形成

这是新生儿血栓形成的最常见原因，可导致>80%的静脉血栓和>90%的动脉血栓[26,162]。症状性血栓形成发生于 1%的留置血管导管的新生儿，尽管尸检研究表明无症状性血栓形成与 20%～30%的导管留置有关。动脉血栓形成可引起外周坏疽或肾动脉血栓伴高血压和心力衰竭（第 28 章）。静脉血栓形成可导致门脉高压、血管曲张和 / 或肾静脉血栓伴肾功能衰竭（第 36 章第 1 部分）。通常通过 Doppler 超声诊断导管相关性血栓形成[159,161]。但这种方法并不可靠，可能会漏诊主动脉、右心房、下腔静脉及上肢的血栓。“Linograms”(将不透 X 线的染料置入血管)也会漏诊大血栓。由于该原因，对照血管造影应作为确诊血栓性血管栓塞的“金标准”[161]。

导管相关性血栓的治疗取决于血栓的严重程度和范围。第一步是尽可能迅速去除导管[4]。尽管有成功使用 t-PA 或尿激酶的报道，但是此方法的风险可能更高。导管去除后若症状仍继续进展，必须使用新生儿剂量方案的肝素[6]。普通肝素（unfractionated heparin）和低分子肝素（LMWH）都可使用，Maureen Andrew 推荐的剂量方案概括于表 30.12。尿激酶或 t-PA 已成功运用于新生儿导管相关性血栓的溶栓治疗，但是关于早产儿的报道仍很少。对于威胁肢体存活或器官功能的大血栓，最近的研究表明如果仔细监测，t-PA 能安全地使用。但不适合在轻微病例中使用溶栓治疗，因其已知的、致命的出血风险包括颅内出血，且这种风险在早产儿中更高[75,109,124,191]。关于最佳使用方案的数据很有限，最近的用药方针推荐的剂量方案概括于表 30.12。接受溶栓治疗的新生儿，用冷沉淀物和血小板输注维持纤维蛋白原>1g/l 和血小板计数>50×10⁹/l 很重要。尽管尚无依据证明肝素有益，但是通常应用肝素[起始剂量 28 IU/(kg·h)]维持溶栓治疗后的血管开放。同样虽然有研究显示预防性低剂量肝素（0.5～5U/h）可延长脐动脉导管的通畅时间，且该方法已被推荐，但是也无依据证明肝素可预防导管相关的血栓形成。

表30.12 新生儿肝素使用方案（修改自Andrew 和 de Veber G[6] 的文献）

A. 普通肝素		
	剂量 [U/(kg·h)]	复查 APTT
初始剂量	75	4 小时后
维持剂量	28	每日或剂量改变 4 小时后
通过 APTT 调整维持剂量		
APTT < 50 s	增加 20%	4 小时后
APTT 50~59 s	增加 10%	4 小时后
APTT 60~85 s	无改变	24 小时
APTT 86~120 s	增加 10%	4 小时后
APTT >120 s	停止 1 小时后减少 15%	4 小时后
B. 低分子肝素		
药物	依诺肝素	
剂量	每剂 1.5mg/kg，每日两次	
监测	检测抗 Xa 因子水平（凝血筛查瓶）	
	治疗水平为 0.5～1.0U/ml 抗 Xa 因子	
	首剂后 4～6 小时复查抗 Xa 因子	
	若在治疗剂量范围内，每周复查一次	
	若剂量调整，调整剂量后 4 小时复查	
	若<0.35U/ml，增加 25%	
	若 0.35～0.49U/ml，增加 10%	
	若 1.1～2U/ml，减少 20%～30%	
	若>2U/ml，撤药至抗 Xa 因子<0.5U/ml；从原来剂量的 40%重新开始	

非导管相关性血栓形成

最常见的非导管相关性血栓形成是肾静脉血栓，几乎 80%的病例在新生儿期出现症状，甚至可在宫内进展。肾静脉血栓通常为单侧（75%的病例），表现为胁腹肿块、血尿、白蛋白尿、血小板减少和受累肾脏的功能下降[78]。最常见的已明确倾向于肾静脉血栓形成的危险因素是败血症、母亲糖尿病、红细胞增多症、脱水和凝血酶原突变（因此这些患儿需行血栓形成倾向筛查）。肾静脉血栓形成的治疗存在争议，数据也很罕见。治疗选择包括支持治疗、肝素抗凝治疗、溶栓治疗或手术治疗。最近推荐的治疗方案是对小的、临床无症状的血栓做支持治疗，同时监测原发血栓扩大的情况[26]。予普通肝素和 LMWH 行抗凝治疗用于更多大范围血栓，特别是有器官或肢体功能障碍的依据（见表 30.12 建议的方案）[6,26]。对于威胁肢体存活的大血栓应予溶栓治疗，且手术 10 天内或预先有出血问题的不可采用。

新生儿脑卒中

新生儿脑卒中的发病率占出生婴儿总数的 1/4000（第 11 章）。患儿中血栓形成发病率增高，特别是 V Leiden 因子已被越来越多地认识，而且现在因缺血缺氧导致的病例很罕见[124]。研究显示，与缺乏 V Leiden 因子脑卒中新生儿相比，V Leiden 因子阳性病例与预后差相关[124]。母体或新生儿抗心肌磷脂抗体与新生儿脑卒中有关，其常为暂时性，且致病机制尚未明确。但需指出，目前所有依据表明新生儿脑卒中的病因是多因素的，对于大多数与血栓形成倾向有关的突变，包括 V Leiden 因子、凝血酶原 20210A 和 MTHFR 基因型，并不是脑卒中的直接原因。例如，最大样本的研究报道，24 例新生儿脑卒中的患儿中仅有 5 例为 V Leiden 因子杂合子，这些患儿无脑卒中家族史[124]。这使得遗传咨询很困难，特别是无研究显示脑卒中更常见于有新生儿脑卒中儿童的同胞，而且血栓形成倾向筛查显示仅有的家庭风险因素是 V Leiden 因子、凝血酶原 20210A 和 MTHFR 基因型 C677T。所以，一旦认为血栓形成倾向可能在新生儿脑卒中中起作用，其他风险因素也需评估，而且目前我们对这些因素之间相互作用的认识尚不能建立任何特异性诊断或治疗方案。

新生儿血液和血制品输注

引言

在现代医学中，尽管患病新生儿是病人中输血量最大的群体之一，但是新生儿输血仍然是以观点为基础而不具循证意义，而且在不同临床医师和研究单位间，观点和实践差异很大[17,36,151]。由于血制品成分有潜在的传播严重感染疾病的风险且费用越来越昂贵，很显然在新生儿医学中对血制品输注建立循证的和 / 或标准化的原则很重要。

红细胞输注

红细胞输注的目的

新生儿红细胞输注的主要目的是保证充足的组织氧合，特别是在重症监护期间，以及治疗显著的症状性贫血。事实上，如果重症监护期间心肺功能尚佳，提高组织氧合的唯一方法是红细胞输注。但是，有关检测新生儿组织氧合决定是否需要输注红细胞和输注效果的数据很罕见。最近，应用接近红外的光谱镜测量外周氧解离分数（FOE），据此评估组织中氧气的输送并指导新生儿红细胞输注[192,193]。在一项 74 名出生体重＜1500g 的新生儿研究中，半数新生儿在仅有外周 FOE 升高（＞0.47）（显示组织氧气输送不足）的基础上输注，而其余新生儿根据传统的以血红蛋白浓度为基础的原则进行输注。在研究期间，FOE 组的新生儿平均血红蛋白水平更低、第一次输注时间更长但严重并发症并无增加，表明 FOE 可能是一个实用的、更符合生理的评估早产儿红细胞输注触发阈的方法，且可减少输血和献血者暴露的不利影响。

毛细血管全血乳酸浓度也已被用作提示组织氧合的指标（在稳定新生儿中，“症状性”贫血的患儿其外周血乳酸水平随输注红细胞而下降）[59]。但在重症监护期间，乳酸水平很少用于决定是否需要输注红细胞，因为毛细血管乳酸水平变化大，反映的是组织灌注而不是血红蛋白限制的氧气释放入组织的能力[59]。

新生儿红细胞输注方式的转变

在最近10～15年，大量报道显示出使用贮存红细胞输注日益增加的趋向，甚至在大多数早产儿中也是如此[18,86]。这些变化在对通气支持或氧疗需要无显著增加以及脑室内出血（IVH）、NEC、败血症、体重明显不增的发病率无升高的情况下发生。这在大量的回顾性研究中有很好的总结[18,56,86,151]。同样的，很少有证据表明维持高的血红蛋白可改善早产儿预后。最近一项通过维持血细胞比容＞40%来改善早产儿视网膜病变的研究显示，不仅早产儿视网膜病变没有减少，IVH和NEC也无改善，后两者被视作继发性结果的检测项目[28]。该研究仅评估了出生28天后的早产儿（即重症监护阶段之后）。在许多重症监护状态下，既然低血红蛋白（与组织氧合不足的临床表现相反）是红细胞输注的唯一适应证，这表明血红蛋白限制的氧气释放入组织的能力不常见，甚至是在重症监护期间。

新生儿红细胞输注指南

最近BCSH修改了胎儿、新生儿、儿童输血的指南[27]。其推荐的关于新生儿红细胞输注的意见简要概括如下（推荐新生儿血液成分运用的详细讨论见BCSH[27]）。

新生儿红细胞成分输注

- 宫内或＜1岁儿童的成分输血必须要求有最近2年内至少已献血一次，且所有必需的微生物学检测都为阴性的献血者。
- 对可能需要重复输血的新生儿，捐献的血液成分都来自同一献血者以便更好地进行多次输血。
- 所有的细胞成分都必须去除白细胞（降低传播感染的风险）；在英国自2001年开始对所有的细胞成分都有强制性要求。
- 生后一年内输注的成分都必须为血清学CMV阴性。
- 输注前红细胞照光在某些情况下是必要的（详见BCSH[27]），包括已接受过宫内输注的新生儿进行“全量”输血或交换输血。需输注照光红细胞的新生儿应是已被证实或怀疑有细胞免疫缺陷，且献血的红细胞来自于一级或二级亲属。
- 血型：新生儿和母亲血样都必须测定ABO和Rh血型，并行非典型红细胞同种抗体筛查；生后4周内如无进一步的血清学检查，可重复行少量“全量”输注，只要新生儿及母体血清中无非典型红细胞抗体以及患儿的Coomb试验为阴性（新生儿中非典型红细胞抗体罕见，除非接受重复、大量的输血）[27]。

早产儿输注红细胞的量

少数研究表明，与少量红细胞输注相比，大量（20ml/kg）红细胞输注不但能使血红蛋白大幅度升高、减少输注总量，也可被大多数早产儿耐受[146]。

早产儿红细胞输注的适应证

许多协作组建立了早产儿红细胞输注方案，大多数是在促红细胞生成素改善新生儿贫血的试验中[119,164]。这些方案以与通气需要、氧需求和血红蛋白/PCV水平相结合为基础。因产前和新生儿治疗的改善已降低了急性肺疾病的发生率和严重程度，所推荐的方案正在逐渐被相似但更保守的方法取代（表30.13）。可以明确的是，坚持严格的新生儿输血方案（无论以何种方式）可减少输血次数和献血者暴露[1]。

尽管在新生儿中输血不良反应罕见，但需牢记所有血制品输注与某些风险相关[101]，也偶尔的确会发生严重的不良反应[201]。

红细胞T抗原活化

在伴T活化红细胞的新生儿中，潜在的输血相关的溶血使某些中心对新生儿进行筛查，并提供低滴度抗T血成分。但最近一项研究显示，许多“T活化”新生儿实际上表达T抗原变异（Th和Tx）以及Tk抗原[21]。这项研究也发现T或T变异活化新生儿接受标准血成分输注后无溶血依据。因此在目前所得的证据上也不支持对败血症或NEC新生儿提供低滴度抗

表30.13 早产儿红细胞输注的方针

辅助通气			CPAP		自主呼吸	
<28 天		≥28 天	<28 天	≥28 天	FiO_2>0.21	良好
FiO_2≥0.3	FiO_2<0.3					
Hb<12g/dl 或 PCV<0.40	Hb<11g/dl 或 PCV<0.35	Hb<10g/dl 或 PCV<0.30	Hb<10g/dl 或 PCV<0.30	Hb<8g/dl 或 PCV<0.25	Hb<8g/dl 或 PCV<0.25	Hb<7g/dl 或 PCV<0.20

对患有以下疾病的新生儿，红细胞输注可高于以上阈值：
- 低血容量（对晶体液输注无反应）
- 败血症休克
- 坏死性小肠结肠炎
- 正经历手术/从重大手术中复苏

T 血成分。

血小板输注

血小板输注治疗和预防新生儿出血的研究

大量研究表明，新生儿血小板减少是出血（特别是 IVH）、死亡率和不良神经发育预后（见 Roberts 和 Murray[156]综述）的危险因素。但是，是否可以通过血小板输注治疗患儿来减少这些后果还难以评价，因为目前新生儿试验显示非免疫因素介导的血小板减少患儿予血小板输注治疗可减少出血或改善预后。在唯一一项早产儿随机对照试验中，Andrew 等[9]发现，与对照组中度血小板减少（血小板在 50～150×10⁹/l）、未接受输注的患儿相比，随机接受输注以维持血小板在正常范围（>150×10⁹/l）的患儿出血并未减少。

当代新生儿血小板输注的研究

三篇最近发表的文章[60,130,170]回顾性研究了英国、美国、墨西哥三个独立的 NICU 关于血小板输注的实践。尽管存在地理差异，但每项研究的发现是相似的。

- 血小板输注在 NICU 病人中相当普遍，占总住院人数的 2%～9.4%（在 NICU 中输注更多，特别是重症监护和尝试 ECMO 的患儿中有很高比例）。
- 对无出血但血小板计数<50×10⁹/l / 特别是<30×10⁹/l 的新生儿，大多数血小板输注是预防性给予，但输注适应性范围大。
- 接受过血小板输注的新生儿中，超过半数接受过一次以上输注，有相当比例的患儿接受过 4 次以上输注。
- 血小板减少症新生儿中，接受过血小板输注的患儿其死亡率是未接受输注患儿的 10 倍（但是，导致血小板减少症的临床状况的严重程度在所有三项报告中都被强调为引起死亡的主要因素，因为无法控制的出血作为这些新生儿死亡的直接原因相对罕见）。

血小板输注方案

在得到对照试验的数据前，许多国家已发表了帮助确定足月儿和早产儿血小板输注方法的一致方案[20,26,27,133]。我们最近的研究是修改这些方案来解决在我们中心面临的临床问题（概括于表 30.14），并且考虑新生儿出血的发生率和自然病史。大多数有出血的新生儿（特别是伴 GMH-IVH 的患儿）在生后数天内能做到这一点。但除了围生期窒息，引起大多数严重血小板减少的状况（如晚发性败血症和 NEC）通常在出生数天后进展并很少伴有出血。因此，我们相信预防性输注血小板对这些病人是不需要的，直到其血小板计数降至 20×10⁹/l 与 30×10⁹/l 之间（见表 30.14）。但对于出血风险最大的患儿特别是生后一周内的 ELBW 新生儿（<1000g）和显著临床不稳定的患儿（如间或需要通气和血压有波动的患儿）（见表 30.14），我们提高了血小板输注的适应证（<50×10⁹/l）。血小板计数>50×10⁹/l 的新生儿，只有存在活动性出血时方进行血小板输注，

表30.14 新生儿血小板输注的方针

血小板计数（×10⁹/l）	新生儿无出血	新生儿有出血	NAITP（已证实或怀疑）
<30	所有新生儿均考虑输血	输注	输注 （HPA 相容血小板）
30～49	临床稳定则不输注 如有以下情况考虑输注： ■ <1000g 和<1 周龄 ■ 临床不稳定（如血压波动） ■ 已有严重出血并发症（如 GMH-IVH） ■ 现有少量出血（如瘀点、穿刺部位渗血） ■ 并发凝血病 ■ 需要手术或交换输血 ■ 血小板计数下降并可能低于 30	输注	输注 （HPA 相容血小板）
50～99	不输注	输注	输注（HPA 相容血小板 若严重出血）
>99	不输注	不输注	不输注

因为无依据表明高血小板计数有任何益处。

血小板输注：运用的成分

能运用于新生儿输注的血小板必须 ABO 和 RhD 都相容，因为输注成分中的血浆会包含取决于献血者血型的抗 A 和 / 或抗 B 抗体，这足以导致溶血[27]。在英国，所有血制品成分都必须去除白细胞，因此传播 CMV 的可能性很低[200]；但目前的方案推荐<12 个月的婴儿输注的血小板必须来自于 CMV 血清学阴性的献血者[27]。没有研究评估应当输注的血小板的量；在我们实践中发现输注 20 ml/kg 的量甚至在 VLBW 新生儿中也可被很好地耐受，并且不但可使血小板计数升高，与 10 ml/kg 的输注相比还可持续升高。

粒细胞

许多小型试验（Vamvakas 和 Pineda 综述[184]）已表明，粒细胞输注对新生儿败血症有益。但在败血症时能否得到足够剂量的新鲜粒细胞的实际困难，意味着粒细胞输注并未运用于英国新生儿败血症治疗的常规实践中。

新鲜冰冻血浆和冷沉淀物

尽管 FFP 广泛应用于新生儿各类疾病，包括 IVH 预防、容量替代、败血症期间作为“调理作用”的来源以及对血小板减少症患儿予“支持”止血，但仅有很少或几乎没有证据在上述情况下支持其运用[129]。最近 BCSH 指南推荐并有依据支持的仅有的新生儿使用 FFP 的适应证是：DIC、维生素 K 依赖性出血和遗传性凝血因子缺乏[26,27,129]。北部新生儿网络开展的一项大型研究显示，早产儿出生时预防性给予 FFP 不能防止 IVH 或在生后 2 年内改善预后[134]。与此相类似，在新生儿实践中，作为容量替代液，FFP 并不比其他胶体或晶体液优越[132]，且没有依据支持其运用于“纠正”异常凝血因子筛查[26]。

FFP：可运用的成分

目前，BCSH 指南指出 FFP 输注于新生儿必须为 AB 血型（既不包含抗 A 也不包含抗 B 抗体）或与新生儿相同的 ABO 血型。“标准”FFP 和病原灭活的 FFP（亚甲蓝处理的或去污溶解的）都可以得到。在英国，卫生部推荐指出单一单位亚甲蓝处理的 FFP（MB-FFP）应被使用于新生儿，因为“标准”FFP 有带病毒传播的风险（除了 CMV）[27]。尚未证实残留的亚甲蓝对新生儿有害[27]。去污溶解 FFP（SD-FFP）由几百名献血者的血浆池组成，尽管一些研究显示在儿童中使用通常是安全的，但它可引起微小病毒 B19 的传播[27]。FFP 剂量是 10～20 ml/kg，如果可能，可加大剂量以在可能重复使用的情况下限制对献血者的暴露。

冷沉淀物

每单位容量下，冷沉淀物比 FFP 含有更高浓度的纤维蛋白原和 VIII 因子。如果不能立即得到 VIII 因子浓缩剂，可应用冷沉淀物帮助治疗 DIC 相关的低纤维蛋白原血症、遗传性无纤维蛋白原血症或低纤维蛋白原血症和 VIII 因子缺乏症（血友病 A）。

人白蛋白溶液

在接受重症监护的成人中，据报道使用人白蛋白溶液（HAS）可导致死亡率增高。尽管尚不能得到在新生儿中使用 HAS 风险的数据，但有研究明确指出在新生儿容量替代中，HAS 并不比其他胶体或晶体溶液优越[202]。除此以外，没有来自于随机试验的依据显示，对于临床上有显著外周水肿的低蛋白水肿的患儿，HAS 有任何益处[69]。这些数据也显示在标准新生儿实践中无使用 HAS 的适应证。

交换输血

在新生儿医学中，随着严重 Rh HDN 发病率下降，交换输血也越来越罕见。因此，为保证实践的高标准，正如最近的 BCSH 指南所概括的，所有新生儿单位必须采用和坚持交换输血的书面实践方针[27]。

交换输血的适应证

新生儿交换输血的适应证是重型贫血，特别是存在心力衰竭和 / 或高胆红素血症时[27]。交换输血有争议的无充分依据的指征包括代谢性疾病、败血症和 DIC[27]。

交换输血的原则和输注成分

目前的 BCSH 指南指出用于交换输血的血液必须为 O 型血、RhD 与新生儿相同、Kell 阴性和＜5 天的库血[27]。同时也指出用于交换输血的血必须为 CMV 阴性，尽管在英国整体白细胞去除的红细胞意味着未检测 CMV 的血液可能与 CMV 阴性的血同样安全，甚至是在新生儿中[200]。为预防 TA-GVHD，若患儿接受过宫内输血，则血液必须照光[27]；虽然推荐交换输血所用血液进行照光，但也不是必需的，而且是在照光不明显延误治疗的基础上（严重高胆红素血症的风险要比 TA-GVHD 的风险更大）[27]。

在新生儿交换输血中是采用全血还是少浆红细胞尚未取得一致意见；但目前的 BCSH 指南指出血细胞比容在 0.50～0.60 的少浆血对高胆红素血症和重型贫血更适合，且可以从英国国家血液中心得到[27]。用于“全量”输注的浓缩红细胞可有高至 0.75 的血细胞比容，可导致交换输注后不可接受的高血细胞比容。如果使用这种血制品成分必须用胶体或盐水稀释，这一点很重要。相反，对严重贫血的患儿，血细胞比容在 0.35～0.45 的全血可引起交换输注后血红蛋白＜12g/dl，并增加了随后“全量”输注的需要（现全血已不能广泛得到）[27]。一单位少浆红细胞（或全血）的 pH 值约为 7.0，在新生儿不会引起酸中毒。用于交换输血的血液必须在输注前迅速加热至 37℃。

红细胞增多症的稀释性交换输血

稀释性交换输血应用于降低红细胞增多症新生儿的全血黏滞度。对该症没有依据支持使用 FFP 或白蛋白[202]，两者都有携带输血传播感染的风险。在对这些新生儿的评估中必须时时记住脐静脉导管和稀释性交换输血并不是没有并发症。临床上认为适当时，通常行 1/3 全血量的交换（80ml/kg）。

参考文献

1. Alagappan A, Shattuck K E, Malloy M H 1998 Impact of transfusion guidelines on neonatal transfusions. Journal of Perinatology 18: 92–97
2. Albert T S E, Meng G, Simms P, Cohen R L, Phibbs R H 2000 Thrombopoietin in the thrombocytopenic term and preterm newborn. Pediatrics 105: 1286–1291
3. Alcock G S, Liley H 2002 Immunoglobulin infusion for isoimmune haemolytic jaundice in neonates (Cochrane Review). Cochrane Database of Systematic Reviews 3: CD003313
4. Alkalay A L, Mazkereth R, Santulli T, Pomerance J J 1993 Central venous line thrombosis in premature infants: a case management and literature review. American Journal of Perinatology 10: 323–326
5. Andrew M 1997 The relevance of developmental haemostasis to haemorrhagic disorders of newborns. Seminars in Perinatology 21: 70–85
6. Andrew M, de Veber G 1997 Paediatric thromboembolism and stroke protocols. B C Decker, Hamilton, Ontario
7. Andrew M, Paes B, Johnston M et al 1988 Development of the human coagulation system in the healthy premature infant. Blood 72: 1651–1657
8. Andrew M, Paes B, Milner R et al 1987 Development of the coagulation system in the full term infant. Blood 70: 165–172
9. Andrew M, Vegh P, Caco V C et al 1993 A randomized, controlled trial of platelet transfusions in thrombocytopenic premature infants. Journal of Pediatrics 123: 285–291
10. Anwar R, Miloszewski K J A 1999 Factor XIII deficiency. British Journal of Haematology 107: 468–484
11. Anwar R, Minford A, Gallivan L, Trinh C H, Markham A F 2002 Delayed umbilical bleeding – a presenting feature for factor XIII deficiency: clinical features, genetics, and management. Pediatrics 109: E32143
12. Aprikyan A A, Carlsson G, Stein S et al 2004 Neutrophil elastase mutations in severe congenital neutropenia patients of the original Kostmann family. Blood 103: 389
13. Bajwa R P, Skinner R, Windebank K P, Wariyar U K, Reid M M 2001 Chemotherapy and marrow transplantation for congenital leukaemia. Archives of Disease in Childhood. Fetal and Neonatal Edition 84: F47–F48
14. Ball S E, McGuckin C P, Jenkins G, Gordon-Smith E C 1996 Diamond-Blackfan anaemia in the UK: analysis of 80 cases from a 20-year birth cohort. British Journal of Haematology 94: 645–653
15. Bard H 1975 The postnatal decline in HbF synthesis in normal full-time infants. Journal of Clinical Investigation 55: 395–398
16. Bechensteen A G, Haga P, Halvorsen S et al 1993 Erythropoietin, protein, and iron supplementation and the prevention of the anaemia of prematurity. Archives of Disease in Childhood 69: 19–23
17. Bednarek F J, Weisberger S, Richardson D K et al 1998 Variations in blood transfusions among newborn intensive care units. SNAP II Study Group. Journal of Pediatrics 133: 601–607
18. Beeram M R, Krauss D R, Riggs M W 2001 Red blood cell transfusion practices in very low birth weight infants in 1990s postsurfactant era. Journal of the National Medical Association 93: 405–409
19. Bick R L 2002 Disseminated intravascular coagulation: a review of etiology, pathophysiology, diagnosis, and management: guidelines for care. Clinical and Applied Thrombosis/Hemostasis 8: 1–31
20. Blanchette V, Rand M L 1997 Platelet disorders in newborn infants: diagnosis and management. Seminars in Perinatology 21: 53–62
21. Boralessa H, Modi N, Cockburn H et al 2002 RBC T activation and hemolysis in a neonatal intensive care population: implications for transfusion practice. Transfusion. 42: 1428–1434
22. Bouma B N, Marx P F, Mosnier L O, Meijers J 2001 Thrombin-activatable fibrinolysis inhibitor (TAFI, plasma procarboxypeptidase B, procarboxypeptidase R, procarboxypeptidase U). Thrombosis Research 101: 329–354
23. Bowden J B, Hebert A A, Rapini R P 1989 Dermal hematopoiesis in neonates: report of five cases. Journal of the American Academy of Dermatology 20: 1104–1110
24. Bracci R, Martini G, Buonocore G et al 1988 Changes in erythrocyte properties during the first hours of life: electron spin resonance of reacting sulfhydryl groups. Pediatric Research 24: 391–395
25. Bresters D, Reus A C, Veerman A J, van Wering E R, van der Does-van den Berg A, Kaspers G J 2002 Congenital leukaemia: the Dutch experience and review of the literature. British Journal of Haematology 117: 513–524
26. British Committee for Standards in Haematology, Haemostasis and Thrombosis Task Force 2002 The investigation and management of neonatal haemostasis and thrombosis. British Journal of Haematology 119: 295–309
27. British Committee for Standards in Haematology, Transfusion Task Force. Transfusion guidelines for neonates and older children 24.2.03. *www.bcshguidelines.com/*
28. Brooks S E, Marcus D M, Gillis D et al 1999 The effect of blood transfusion protocol on retinopathy of prematurity: a prospective, randomized study. Pediatrics 104: 514–518
29. Brousson M A, Klein M C 1996 Controversies surrounding the administration of vitamin K to newborns: a review. Canadian Medical Association Journal 154: 307–315
30. Brown H L, Abernathy M P 1998 Cytomegalovirus infection. Seminars in Perinatology 22: 260–266
31. Brown K 2000 Haematological consequences of parvovirus B19 infection. Baillière's Best Practice & Research. Clinical Haematology 13: 245–259
32. Brown M S, Phibbs R H, Garcia J F, Dallman P R 1983 Postnatal changes in erythropoietin levels in untransfused premature infants. Journal of Pediatrics 103: 612–617
33. Buchanan G R 1999 Factor concentrate prophylaxis for neonates with hemophilia. Journal of Pediatric Hematology/Oncology 21: 254–256
34. Bussel J B 2001 Alloimmune thrombocytopenia in the fetus and newborn. Seminars in Thrombosis and Hemostasis 27: 245–252
35. Bussel J, Kaplan C 1998 The fetal and neonatal consequences of maternal alloimmune thrombocytopenia. Baillière's Clinical Haematology 11: 391–408
36. Calhoun D A, Christensen R D, Edstrom C S et al 2002 Consistent approaches to procedures and practices in neonatal hematology. Clinics in Perinatology 27: 733–753
37. Campagnoli C, Fisk N, Overton T, Bennett P, Watts T, Roberts I 2000 Circulating hematopoietic progenitor cells in first trimester fetal blood. Blood 95: 1967–1972
38. Casadevall N, Nataf J, Viron B et al 2002 Pure red-cell aplasia and antierythropoietin antibodies in patients treated with recombinant erythropoietin. New England Journal of Medicine 346: 469–475
39. Castaman G, Federici A B, Rodeghiero F, Mannucci P M 2003 von Willebrand's disease in the year 2003: towards the complete identification of gene defects for correct diagnosis and treatment. Haematologica 88: 94–108
40. Chik K W, Shing M M, Li C K et al 1998 Treatment of hemoglobin Bart's hydrops with bone marrow transplantation. Journal of Pediatrics 132: 1039–1042
41. Christensen R D, Calhoun D A, Rimsza L M 2000 A practical approach to evaluating and treating neutropenia in the neonatal intensive care unit. Clinics in Perinatology 27: 577–601
42. Chuansumrit A, Nuntnarumit P, Okascharoen C, Teeraratkul S, Suwansingh S, Supapannachart S 2002 The use of recombinant activated factor VII to control bleeding in a preterm infant undergoing exploratory laparotomy. Pediatrics 110: 169–171
43. Cornelissen M, von Kries R, Loughnan P, Schubiger G 1997 Prevention of vitamin K deficiency bleeding: efficacy of different multiple oral dose schedules of vitamin K. European Journal of Pediatrics 156: 126–130
44. Dame C, Albers N, Hasan C et al 1999 Homozygous alpha-thalassaemia and hypospadias – common aetiology or incidental association? Long-term survival of Hb Bart's hydrops syndrome leads to new aspects for counselling of alpha-thalassaemic traits. European Journal of Pediatrics 158: 217–220
45. Dame C, Fahnenstich H, Freitag P et al 1998 Erythropoietin mRNA expression in human fetal and neonatal tissue. Blood 92: 3218–3225
46. Davies S C, Cronin E, Gill M, Greengross P, Hickman M, Normand C 2000 Screening for sickle cell disease and thalassaemia: a systematic review with supplementary research. Health Technology Assessment 4: iii–v, 1–99
47. Davis D J 2000 Neonatal subgaleal hemorrhage: diagnosis and management. Canadian Medical Association Journal 164: 1452–1453
48. de Alarcon P A, Graeve J L 1996 Analysis of megakaryocyte ploidy in fetal bone marrow biopsies using a new adaptation of the feulgen technique to measure DNA content and estimate megakaryocyte ploidy from biopsy specimens. Pediatric Research 39: 166–170
49. Delaunay J 2002 Molecular basis of red cell membrane disorders. Acta Haematologica 108: 210–218
50. Dgany O, Avidan N, Delaunay J et al 2002 Congenital dyserythropoietic anemia type I is caused by mutations in codanin-1. American Journal of Human Genetics 71: 1467–1474

51. Donalto H, Vain N, Rendo P et al 2000 Effect of early versus late administration of human recombinant erythropoietin on transfusion requirements in premature infants: results of a randomized, placebo-controlled, multicenter trial. Pediatrics 105: 1066–1072
52. Draptchinskaia N, Gustavsson P, Andersson B et al 1999 The gene encoding ribosomal protein S19 is mutated in Diamond-Blackfan anaemia. Nature Genetics 21: 169–175
53. Edstrom C S, Calhoun D A, Christensen R D 2000 Expression of tissue factor pathway inhibitor in human fetal and placental tissues. Early Human Development 59: 77–84
54. Fisch P, Handgretinger R, Schaefer H 2000 Pure red cell aplasia. British Journal of Haematology 111: 1010–1022
55. Forestier F, Daffos F, Galacteros F 1986 Hematological values of 163 normal fetuses between 18 and 30 weeks of gestation. Pediatric Research 20: 342–346
56. Franz A R, Pohlandt F 2001 Red blood cell transfusions in very and extremely low birthweight infants under restrictive transfusion guidelines: is exogenous erythropoietin necessary? Archives of Disease in Childhood. Fetal and Neonatal Edition 84: F96–F100
57. Fuller N J, Bates C J, Cole T J, Lucas A 1992 Plasma folate levels in preterm infants, with and without a 1mg daily folate supplement. European Journal of Pediatrics 151: 48–50
58. Freedman M H 2000 Diamond-Blackfan anemia. Baillière's Clinical Haematology 13: 391–406
59. Frey B, Losa M 2001 The value of capillary whole blood lactate for blood transfusion requirements in anaemia of prematurity. Intensive Care Medicine 27: 222–227
60. Garcia M G, Duenas E, Sola M C et al 2001 Epidemiologic and outcome studies of patients who received platelet transfusions in the neonatal intensive care unit. Journal of Perinatology 21: 415–420
61. Garcia M G, Hutson A D, Christensen R D 2002 Effect of recombinant erythropoietin on 'late' transfusions in the neonatal intensive care unit: a meta analysis. Journal of Perinatology 22: 108–111
62. Giachoia G P 1997 Severe fetomaternal hemorrhage: a review. Obstetrical and Gynecological Survey 52: 372–380
63. Giampietro G F, Adler-Brecher B, Verlander P C, Pavlakis S G, Davis J G, Auerbach A D 1993 The need for more accurate and timely diagnosis in Fanconi anemia: a report from the International Fanconi Anemia Registry. Pediatrics 91: 1116–1120
64. Gill K K, Kelton J G 2000 Management of idiopathic thrombocytopenic purpura in pregnancy. Seminars in Hematology 37: 275–289
65. Gilsanz F, Vega M A, Gomez-Castillo E, Ruiz-Balda J A, Omenaca F 1993 Fetal anaemia due to pyruvate kinase deficiency. Archives of Disease in Childhood 69: 523–524
66. Golding J, Greenwood R, Birmingham K, Mott M 1992 Childhood cancer, intramuscular vitamin K, and pethidine given during labour. British Medical Journal 305: 341–346
67. Gottstein R, Cooke R W I 2003 Systematic review of intravenous immunoglobulin in haemolytic disease of the newborn. Archives of Disease in Childhood. Fetal and Neonatal Edition 88: F6–F10
68. Grant S R, Kilby M D, Meer L, Weaver J B, Gabra G S, Whittle M J 2000 The outcome of pregnancy in Kell alloimmunisation. BJOG 107: 481–485
69. Greenough A, Emery E, Hird M F, Gamsu H R 1993 Randomised controlled trial of albumin infusion in ill preterm infants. European Journal of Pediatrics 152: 157–159
70. Griffin I J, Cooke R J, Reid M M, McCormick K P B, Smith J S 1999 Iron nutritional status in preterm infants fed formulas fortified by iron. Archives of Disease in Childhood. Fetal and Neonatal Edition 81: F45–F49
71. Hakanson D O, Oh W 1977 Necrotizing enterocolitis and hyperviscosity in the newborn infant. Journal of Pediatrics 90: 458–461
72. Hall G W 2001 Kasabach-Merritt syndrome: pathogenesis and management. British Journal of Haematology 112: 851–862
73. Halvorsen S, Bechensteen A G 2002 Physiology of erythropoietin during mammalian development. Acta Paediatrica. Supplement 91: 17–26
74. Hann I M 1991 The normal blood picture in neonates. In: Hann I M, Gibson B E S, Letsky E A (eds) Fetal and neonatal haematology. Baillière Tindall, London
75. Hartmann J, Hussein A, Trowitzscha E, Beckerb J, Henneckeb K-H 2001 Treatment of neonatal thrombus formation with recombinant tissue plasminogen activator: six years experience and review of the literature Archives of Disease in Childhood. Fetal and Neonatal Edition 85: F18–F22
76. Heegaard E D, Brown K E 2002 Human parvovirus B19. Clinical Microbiology Reviews 15: 485–505
77. Hegyi E, Nakazawa M, Debili N et al 1991 Developmental changes in human megakaryocyte ploidy. Experimental Hematology 19: 87–94
78. Heller C, Schobess R, Kurnik K et al 2000 Abdominal venous thrombosis in neonates and infants: role of prothrombotic risk factors – a multicentre case-control study. For the Childhood Thrombophilia Study Group. British Journal of Haematology 111: 534–539
79. Herschel M, Karrison T, Wen M, Caldarelli L, Baron B 2002 Isoimmunization is unlikely to be the cause of hemolysis in ABO-incompatible but direct antiglobulin test-negative neonates. Pediatrics 110: 127–130
80. Hey E 2003 Vitamin K – what, why, and when. Archives of Disease in Childhood. Fetal and Neonatal Edition 88: F80–F83
81. Higgs D R 1993 Alpha-thalassaemia. Baillière's Clinical Haematology 6: 117–150
82. Hitzler J K, Cheung J, Li Y, Scherer G W, Zipursky A 2003 GATA1 mutations in transient leukemia and acute megakaryoblastic leukemia of Down syndrome. Blood 101: 4301–4304
83. Horan M, Stutchfield P R 2001 Severe congenital myotonic dystrophy and severe anaemia of prematurity in an infant of Jehovah's Witness parents. Developmental Medicine and Child Neurology 43: 346–349
84. Howarth D J, Robinson F M, Williams M, Norfolk D R 2002 A modified Kleihauer technique for the quantitation of foetomaternal haemorrhage. Transfusion Medicine 12: 373–378
85. Howard H, Martlew V, McFadyen I et al 1998 Consequences for fetus and neonate of maternal red cell alloimmunisation. Archives of Disease in Childhood. Fetal and Neonatal Edition 78: F62–F66
86. Hume H 1997 Red blood cell transfusions for preterm infants: the role of evidence-based medicine. Seminars in Perinatology 21: 8–19
87. Hutton R A, Laffan M A, Tuddenham E G D 1999 Normal haemostasis. In: Hoffbrand A V, Lewis S M, Tuddenham E G D (eds) Postgraduate haematology, 4th edition. Butterworth-Heinemann, London, pp 550–580
88. Huyhn A, Dommergues M, Izac B et al 1995 Characterization of hematopoietic progenitors from human yolk sacs and embryos. Blood 86: 4474–4485
89. Ikenboom J C 2001 Congenital von Willebrand disease type 3: clinical manifestations, pathophysiology and molecular biology. Best Practice & Research. Clinical Haematology 14: 365–379
90. Israels S J, Cheang T, McMillan-Ward E M, Cheang M 2001 Evaluation of primary hemostasis in neonates with a new in vitro platelet function analyzer. Journal of Pediatrics 138: 116–119
91. Jolly M C, Letsky E A, Fisk N M 2002 The management of fetal alloimmune thrombocytopenia. Prenatal Diagnosis 22: 96–98
92. Jordan J A 1996 Identification of human parvovirus B19 infection in non-immune hydrops fetalis. American Journal of Obstetrics and Gynecology 174: 37–42
93. Kadir RA 1999 Women and inherited bleeding disorders: pregnancy. Seminars in Hematology 36: 28–35
94. Kaplan M 2001 Genetic interactions in the pathogenesis of neonatal hyperbilirubinemia: Gilbert's syndrome and glucose-6-phosphate dehydrogenase deficiency. Journal of Perinatology 21(suppl. 1): S35–S39
95. Kaplan M, Hammerman C 2002 Glucose-6-phosphate dehydrogenase deficiency: a potential source of severe neonatal hyperbilirubinaemia and kernicterus. Seminars in Neonatology 7: 121–128
96. Karnon J, Zeuner D, Ades A E, Efimba W, Brown J, Yardumian A 2000 The effects of neonatal screening for sickle cell disorders on lifetime treatment costs and early deaths avoided: a modelling approach. Journal of Public Health Medicine 22: 500–511
97. Karpatkin M 1999 Coagulation problems in the newborn. Seminars in Neonatology 4: 1–7
98. Kavakli K 1999 Fibrin glue and clinical impact on hemophilia care. Haemophilia 5: 392–396
99. Kavakli K, Aldecort LM 1998 Circumcision and haemophilia: a perspective. Haemophilia 4: 1–3
100. Kelton J G 2002 Idiopathic thrombocytopenic purpura complicating pregnancy. Blood Reviews 16: 43–46
101. Kleinman S, Chan P, Robillard P 2003 Risks associated with transfusion of cellular blood components in Canada. Transfusion Medicine Reviews 17: 120–162
102. Koenig J M, Christensen R D 1989 Incidence, neutrophil kinetics, and natural history of neonatal neutropenia associated with maternal hypertension. New England Journal of Medicine 321: 557–562
103. Kottke-Marchant K, Comp P 2002 Laboratory issues in diagnosing abnormalities of protein C, thrombomodulin, and endothelial cell protein C receptor. Archives of Pathology and Laboratory Medicine 126: 1337–1348
104. Kuhle S, Lane D A, Jochmanns K et al 2001 Homozygous antithrombin deficiency type II (99 Leu to Phe mutation) and childhood thromboembolism. Thrombosis and Haemostasis 86: 1007–1011

105. Kulkarni R, Lusher J 2001 Perinatal management of newborns with haemophilia. British Journal of Haematology 112: 264–274
106. Kulkarni R, Lusher J M 1999 Intracranial and extracranial hemorrhages in newborns with hemophilia: a review of the literature. Journal of Pediatric Hematology/Oncology 21: 289–295
107. Lallemand A V, Doco-Fenzy M, Gaillard D A 1999 Investigation of nonimmune hydrops fetalis: multidisciplinary studies are necessary for diagnosis – review of 94 cases. Pediatric and Developmental Pathology 2: 432–439
108. Lange B 2000 The management of neoplastic disorders of haematopoiesis in children with Down's syndrome. British Journal of Haematology 110: 512–524
109. Leaker M, Massicotte M P, Brooker L A, Andrew M 1996 Thrombolytic therapy in pediatric patients: a comprehensive review of the literature. Thrombosis and Haemostasis 76: 132–134
110. Lee-Potter J P, Deacon-Smith R A, Simpkiss M J, Kamuzora H, Lehmann H 1975 A new cause of hemolytic anemia in the newborn. Journal of Clinical Pathology 28: 317–320
111. Lin J C, Strauss R G, Kulhavy J C et al 2000 Phlebotomy overdraw in the neonatal intensive care nursery. Pediatrics 106: E19
112. Linderkamp O, Nelle M, Kraus M, Zilow E P 1992 The effect of early and late cord clamping on blood viscosity and other hemorheological parameters in full-term infants. Acta Paediatrica 81: 745–750
113. Linderkamp O, Versmold H T, Strohhacker I, Messow-Zahn K, Riegel K P, Betke K 1977 Capillary-venous hematocrit differences in newborn infants: I. Relationship to blood volume, peripheral blood flow and acid base parameters. European Journal of Pediatrics 127: 9–14
114. Ljung R, Lindgren A C, Petrini P, Tengborn L 1994 Normal vaginal delivery is to be recommended for haemophilia carrier gravidae. Acta Paediatrica 83: 6901–6911
115. Luzzatto L 1993 Glucose-6-phosphate dehydrogenase deficiency. In: Nathan A, Oski F A (eds) Hematology of infancy and childhood, 4th edition. W B Saunders, Philadelphia, pp 674–695
116. Madsen L P, Rasmussen M K, Bjerregaard L L, Nohr S B, Ebbesen F 2000 Impact of blood sampling in very preterm infants. Scandinavian Journal of Clinical and Laboratory Investigation 60: 125–132
117. Maheshwari A, Christensen R D, Calhoun D A 2002 Immune neutropenia in the neonate. Advances in Pediatrics 49: 317–339
118. Maier R F, Obladen M, Muller-Hansen I et al 2002 Early treatment with erythropoietin beta ameliorates anemia and reduces transfusion requirements in infants with birth weights below 1,000 g. Journal of Pediatrics 141: 8–15
119. Maier R F, Obladen M, Scigalla P et al 1994 The effect of epoetin beta (recombinant human erythropoietin) on the need for transfusion in very-low-birth-weight infants. European Multicentre Erythropoietin Study Group. New England Journal of Medicine 330: 1173–1178
120. Marlar R A, Montgomery R R, Broekmans A W 1989 Diagnosis and treatment of homozygous protein C deficiency. Report of the Working Party on Homozygous Protein C Deficiency. International Committee of Haemostasis and Thrombosis. Journal of Pediatrics 114: 528–534
121. Marshall C J, Thrasher A J 2001 The embryonic origins of human haematopoiesis. British Journal of Haematology 112: 838–850
122. Matoth Y, Zaizov R, Varsano I 1971 Postnatal changes in some red cell parameters. Acta Paediatrica Scandinavica 60: 317–320
123. Mattsson E, Herwald H, Bjorck L, Egesten A 2002 Peptidoglycan from Staphylococcus aureus induces tissue factor expression and procoagulant activity in human monocytes. Infection and Immunity 70: 3033–3039
124. Mercuri E, Cowan F, Gupte G et al 2001 Prothrombotic disorders and abnormal neurodevelopmental outcome in infants with neonatal cerebral infarction. Pediatrics 107: 1400–1404
125. Meyer M P, Sharma E, Carsons M 2003 Recombinant erythropoietin and blood transfusion in selected preterm infants. Archives of Disease in Childhood. Fetal and Neonatal Edition 88: F41–F45
126. Millar D S, Johansen B, Berntorp E et al 2000 Molecular genetic analysis of severe protein C deficiency. Human Genetics 106: 646–653
127. Miller E, Miller C K, Cohen B J, Seng C 1998 Immediate and long-term outcome of human parvovirus B19 infection in pregnancy. British Journal of Obstetrics and Gynaecology 105: 174–178
128. Mugishima H, Gale R P, Rowlings P A 1995 Bone marrow transplantation for Diamond-Blackfan anemia. Bone Marrow Transplantation 15: 55–58
129. Muntean W 2002 Fresh frozen plasma in the pediatric age group and in congenital coagulation factor deficiency. Thrombosis Research 107(suppl. 1): S29
130. Murray N A, Howarth L J, McMcloy M, Letsky E A, Roberts I A G 2002 Platelet transfusion in the management of severe thrombocytopenia in neonatal intensive care unit (NICU) patients. Transfusion Medicine 12: 35–41
131. Murray N A, Roberts I A G 1996 Circulating megakaryocytes and their progenitors in neonatal thrombocytopenia. Pediatric Research 40: 1–8
132. Niermeyer S, Kattwinkel J, Van Reempts P et al 2000 International Guidelines for Neonatal Resuscitation: an excerpt from the Guidelines 2000 for Cardiopulmonary Resuscitation and Emergency Cardiovascular Care: International Consensus on Science. Contributors and Reviewers for the Neonatal Resuscitation Guidelines. Pediatrics 106: E29
133. Norfolk D, Ancliffe P J, Contreras M et al 1998 Consensus Conference on Platelet Transfusion, Royal College of Physicians of Edinburgh, 27-28 November 1997. Synopsis of background papers. British Journal of Haematology 101: 609–617
134. Northern Neonatal Nursing Initiative Trial Group 1996 Randomised trial of prophylactic early fresh-frozen plasma or gelatin or glucose in preterm babies: outcome at 2 years. Lancet 348: 229–232
135. Nowak-Gottl U, Kosch A, Schlegel N 2001 Thromboembolism in newborns, infants and children. Thrombosis and Haemostasis 86: 464–474
136. Ohls R K 2000 The use of erythropoietin in neonates. Clinics in Perinatology 27: 681–696
137. Ohls R K 2002 Erythropoietin in extremely low birthweight infants: blood in versus blood out. Journal of Pediatrics 141: 3–6
138. Ohls R K, Ehrenkrantz R A, Wright L L et al 2001 Effects of early erythropoietin on the transfusion requirements of preterm infants below 1250 grams birth weight: a multicenter, randomized, controlled trial. Pediatrics 108: 934–942
139. Ohls R K, Li Y, Abdel-Mageed A, Buchanan G Jr, Mandell L, Christensen R D 1995 Neutrophil pool sizes and granulocyte colony-stimulating factor production in human mid-trimester fetuses. Pediatric Research 37: 806–811
140. Olivieri N F 1999 The beta-thalassemias. New England Journal of Medicine 341: 99–109
141. Oski F A 1993 The erythrocyte and its disorders. In: Nathan A, Oski F A (eds) Hematology of infancy and childhood. W B Saunders, Philadelphia, pp 18–43
142. Osterud B, Bjorklid E 2001 The tissue factor pathway in disseminated intravascular coagulation. Seminars in Thrombosis and Hemostasis 27: 605–617
143. Ouwehand W H, Smith G, Ranasinghe E 2000 Management of severe alloimmune thrombocytopenia in the newborn. Archives of Disease in Childhood. Fetal and Neonatal Edition 82: F173–F175
144. Pahal G, Jauniaux E, Kinnon C, Thrasher A J, Rodeck C H 2000 Normal development of human fetal hematopoiesis between eight and seventeen weeks' gestation. American Journal of Obstetrics and Gynecology 183: 1029–1034
145. Palek J, Jarolim P 1993 Clinical expression and laboratory detection of red blood cell membrane protein mutations. Seminars in Hematology 30: 249–283
146. Paul D A, Leef K H, Locke R G, Stefano J L 2002 Transfusion volume in infants with very low birth weight: a randomized trial of 10 versus 20 ml/kg. Journal of Pediatric Hematology/Oncology 24: 43–46
147. Pearson H A 1967 Life span of the fetal red blood cell. Journal of Pediatrics 70: 166–171
148. Pessler F, Hart D 2002 Hyporegenerative anemia associated with Rh hemolytic disease: treatment failure of recombinant erythropoietin. Journal of Pediatric Hematology/Oncology 24: 689–693
149. Public Health Laboratory Service Working Party on Fifth Disease 1990 Prospective study of human parvovirus (B19) infection in pregnancy. British Medical Journal 300: 1166–1170
150. Puckett R M, Offringa M 2000 Prophylactic vitamin K for vitamin K deficiency bleeding in neonates (Cochrane Review). Cochrane Database of Systematic Reviews 4: CD002776
151. Ramasethu J, Luban N L C 1999 Red blood cell transfusion in the newborn. Seminars in Neonatology 4: 5–16
152. Rao R, Georgieff M K 2002 Perinatal aspects of iron metabolism. Acta Paediatrica. Supplement 91: 124–129
153. Remacha A F, Badell I, Pujol-Moix N et al 2002 Hydrops fetalis-associated congenital dyserythropoietic anemia treated with intrauterine transfusions and bone marrow transplantation. Blood 100: 356–358
154. Reverdiau-Moalic P, Delahousse B, Body G, Bardos P, Leroy J, Gruel Y 1996 Evolution of blood coagulation activators and inhibitors in the healthy human fetus. Blood 88: 900–906
155. Roberts I A G, Murray N A 2001 Neonatal thrombocytopenia: new insights into pathogenesis and implications for clinical management. Current Opinion in Pediatrics 13: 16–21
156. Roberts I A G, Murray N A 2003 Thrombocytopenia in the newborn. Current Opinion in Pediatrics 15: 17–23
157. Rodwell R L, Gray P H, Taylor K M, Minchinton R 1996 Granulocyte colony stimulating factor treatment for alloimmune neonatal neutropenia. Archives of Disease in Childhood. Fetal and Neonatal Edition 75: F57–F58
158. Roman E, Flear N T, Ansell P et al 2002 Vitamin K and childhood cancer: analysis of individual patient data from six different case-control studies. British Journal of Cancer 86: 63–69
159. Roy M, Turner-Gomes S, Gill G, Mernagh J, Gillie P, Schmidt B 1997 Incidence and diagnosis of neonatal thrombosis associated with umbilical venous

catheters. Thrombosis and Haemostasis 78: PS2953
160. Salvesen D R, Brudenell J M, Snijders R J, Ireland R M, Nicolaides K H 1993 Fetal plasma erythropoietin in pregnancies complicated by maternal diabetes mellitus. American Journal of Obstetrics and Gynecology 168: 88–94
161. Schmidt B, Andrew M 1992 Report of the Scientific and Standardization Subcommittee on Neonatal Hemostasis: diagnosis and treatment of neonatal thrombosis. Thrombosis and Haemostasis 67: 381–382
162. Schmidt B, Andrew M 1995 Neonatal thrombosis: report of a prospective Canadian and international registry. Pediatrics 96: 939–943
163. Schneider A S 2000 Triosephosphate isomerase deficiency: historical perspectives and molecular aspects. Baillière's Best Practice & Research. Clinical Haematology 13: 119–140
164. Shannon K M, Keith J F 3rd, Mentzer W C et al 1995 Recombinant human erythropoietin stimulates erythropoiesis and reduces erythrocyte transfusions in very low birth weight preterm infants. Pediatrics 95: 1–8
165. Singer S T, Styles L, Bojanowski J, Quirolo K, Foote D, Vichinsky E P 2000 Changing outcome of homozygous alpha-thalassemia: cautious optimism. Journal of Pediatric Hematology/Oncology 22: 539–542
166. Sisson T R C, Lund C J, Whalen L E, Telek A 1959 The blood volume of infants. I. The full term infant in the first year of life. Journal of Pediatrics 55: 163–179
167. Smith P 1990 Congenital coagulation protein deficiencies in the perinatal period. Seminars in Perinatology 14: 384–392
168. Smith O P, Hann I M, Woodward C E, Brockington M 1995 Pearson's marrow/pancreas syndrome: haematological features associated with deletion and duplication of mitochondrial DNA. British Journal of Haematology 90: 469–472
169. Sohan K, Billington M, Pamphilon D, Goulden N, Kyle P 2002 Normal growth and development following in utero diagnosis and treatment of homozygous alpha-thalassaemia. BJOG 109: 1308–1310
170. Sola M C, Del Vecchio A , Rimsza L M 2000 Evaluation and treatment of thrombocytopenia in the neonatal intensive care unit. Clinics in Perinatology 27: 655–679
171. Stockman J A, de Alarcon P A 2001 Overview of the state of the art of Rh disease: history, current clinical management, and recent progress. Journal of Pediatric Hematology/Oncology 23: 385–393
172. Stockman J A, Oski F A 1978 Erythrocytes of the human neonate. Current Topics in Hematology 1: 193–232
173. Stroncek D 2002 Neutrophil alloantigens. Transfusion Medicine Reviews 16: 67–75
174. Stuart M J, Graeber J E 1998 Normal hemostasis in the fetus and newborn: vessels and platelets. In: Polin R A, Fox W M (eds) Fetal and neonatal physiology. W B Saunders, Philadelphia, pp 1834–1848
175. Sutor A H, von Kries R, Cornelissen E A, McNinch A W, Andrew M 1999 Vitamin K deficiency bleeding (VKDB) in infancy. ISTH Pediatric/Perinatal Subcommittee. International Society on Thrombosis and Haemostasis. Thrombosis and Haemostasis 81: 456–461
176. Tavian M, Hallais M F, Peault B 1999 Emergence of intraembryonic hematopoietic precursors in the pre-liver human embryo. Development 126: 793–803
177. Thompson J 2002 Haemolytic disease of the newborn: the new NICE guidelines. Journal of Family Health Care 12: 133–136
178. Thurlbeck S M, McIntosh N 1987 Preterm blood counts vary with sampling site. Archives of Disease in Childhood 62: 74–87
179. Towner D, Castro M A, Eby-Wilkens E, Gilbert W 1999 Effect of mode of delivery in nulliparous women on neonatal intracranial injury. New England Journal of Medicine 341: 1709–1714
180. Tripp J H, Cornelissen M, Loughnan P et al 1995 Suggested protocol for the reporting of prospective studies of vitamin K deficiency bleeding (previously called hemorrhagic disease of the newborn). In: Sutor A H, Hathaway W E (eds) Vitamin K in infancy. Schattauer Verlag, Stuttgart, pp 395–401
181. Tse W T, Lux S E 1999 Red blood cell membrane disorders. British Journal of Haematology 104: 2–13
182. United Kingdom Haemophilia Centres Doctors' Organization Executive Committee 1997 Guidelines on therapeutic products to treat haemophilia and other hereditary coagulation disorders. Haemophilia 3: 63–77
183. Usher R, Lind J 1965 Blood volume of the newborn premature infant. Acta Paediatrica Scandinavica 54: 419
184. Vamvakas E C, Pineda A A 1996 Meta-analysis of clinical studies of the efficacy of granulocyte transfusions in the treatment of bacterial sepsis. Journal of Clinical Apheresis 11: 1–9
185. Vamvakas E C, Strauss R G 2001 Meta-analysis of controlled clinical trials studying the efficacy of rHuEPO in reducing blood transfusions in the anemia of prematurity. Transfusion 41: 406–415
186. Vaughan J I, Manning M, Warwick R M, Letsky E, Murray N A, Roberts I A G 1998 Inhibition of erythroid progenitor cell growth by anti-Kell (K): a mechanism for fetal anemia in K-immunized pregnancies. New England Journal of Medicine 338: 798–803
187. Vichinsky E, Hurst D, Earles A, Kleman K, Lubin B 1988 Newborn screening for sickle cell disease: effect on mortality. Pediatrics 81: 749–755
188. Vlachos A, Klein G W, Lipton J M 2001 The Diamond-Blackfan Anemia Registry: tool for investigating the epidemiology and biology of Diamond-Blackfan anemia. Journal of Pediatric Hematology/Oncology 23: 377–382
189. Vora M, Gruslin A 1998 Erythropoietin in obstetrics. Obstetrical and Gynecological Survey 53: 500–508
190. Waldron P, de Alarcon P 1999 ABO hemolytic disease of the newborn: a unique constellation of findings in siblings and review of protective mechanisms in the fetal-maternal system. American Journal of Perinatology 16: 391–398
191. Wang M, Hays T, Balasa V et al; Pediatric Coagulation Consortium 2003 Low-dose tissue plasminogen activator thrombolysis in children. Journal of Pediatric Hematology/Oncology 25: 379–386
192. Wardle S P, Garr R, Yoxall C W, Weindling A M 2002 A pilot randomised controlled trial of peripheral fractional oxygen extraction to guide blood transfusions in preterm infants. Archives of Disease in Childhood. Fetal and Neonatal Edition 86: F22–F27
193. Wardle S P, Weindling A M 2001 Peripheral fractional oxygen extraction and other measures of tissue oxygenation to guide blood transfusions in preterm infants. Seminars in Perinatology 25: 60–64
194. Watts T L, Murray N A, Roberts I A G 1999 Thrombopoietin has a primary role in the regulation of platelet production in preterm babies. Pediatric Research 46: 28–32
195. Watts T L, Roberts I A G 1999 Haematological abnormalities in the growth-restricted infant. Seminars in Neonatology 4: 41–54
196. Wechsler J, Greene M, McDevitt M A et al 2002 Acquired mutations in GATA1 in the megakaryoblastic leukaemia of Down syndrome. Nature Genetics 32: 148–152
197. Wee L Y, Fisk N M 2002 The twin-twin transfusion syndrome. Seminars in Neonatology 7: 187–202
198. Wen S W, Liu S, Kramer M S et al 2001 Comparison of maternal and infant outcomes between vacuum extraction and forceps deliveries. American Journal of Epidemiology 153: 103–107
199. Werner E J 1995 Neonatal polycythemia and hyperviscosity. Clinics in Perinatology 22: 693–710
200. Williamson L M Leucocyte depletion of the blood supply – how will patients benefit? British Journal of Haematology 110: 256–272
201. Williamson L, Cohen H, Love E, Jones H, Todd A, Soldan K 2000 The Serious Hazards of Transfusion (SHOT) initiative: the UK approach to haemovigilance. Vox Sanguinis 78(suppl. 2): 291–295
202. Wong W, Fok T F, Lee C H, Ng P C, So K W, Ou Y, Cheung K L 1997 Randomised controlled trial: comparison of colloid or crystalloid for partial exchange transfusion for treatment of neonatal polycythaemia. Archives of Disease in Childhood. Fetal and Neonatal Edition 77: F115–F118
203. Yaegashi N, Okamura K, Yajima A, Murai C, Sugamura K 1994 The frequency of human parvovirus B19 infection in non-immune hydrops fetalis. Journal of Perinatal Medicine 22: 159–163
204. Yao A C, Lin J, Tiisala R, Michelsson K 1969 Placental transfusion in the premature infant with observation on clinical course and outcome. Acta Paediatrica Scandinavica 58: 561–566
205. Zanella A, Bianchi P 2000 Red cell pyruvate kinase deficiency: from genetics to clinical manifestations. Baillière's Best Practice & Research. Clinical Haematology 13: 57–81
206. Zetterstrom R 2002 Kostmann disease – infantile genetic agranulocytosis: historical view and new aspects. Acta Paediatrica 91: 1279–1281
207. Zipursky A 1999 Prevention of vitamin K deficiency bleeding in newborns. British Journal of Haematology 104: 430–437
208. Zuppa A A, Maragliano G, Scapillati M E et al 1999 Recombinant erythropoietin in the prevention of late anaemia in intrauterine transfused neonates with Rh-haemolytic disease. Fetal Diagnosis and Therapy 14: 270–274

第31章

非免疫性胎儿水肿

Phillip Etches, Nestor Demianczuk, Radha Chari

引言

胎儿水肿指胎儿或新生儿期总体液或间质体液的增多，表现为广泛的皮下水肿，伴心包、胸膜腔、腹膜腔中的一处或多处液体积聚。相关的产前超声检查结果包括羊水过多和胎盘水肿[21]。胎儿水肿的宫内诊断指的是一个有众多基础病因和相关性的临床病种。此种诊断也提示胎儿有显著的功能障碍以及严重的发病或死亡的风险。但是，这种风险及其预后取决于胎儿水肿的确切病因以及所接受的产前或产后治疗。所以，胎儿水肿的产前探查需要迅速和细致地查找基础病因，以指导适宜的妊娠咨询和干预。

分类和流行病学

胎儿水肿主要分两类：

- 继发于由 Rh 同种免疫或其他类型母–胎血型不相容引起的胎儿幼红细胞增多症的免疫性水种。
- “非免疫性水肿”（NIH），包括所有其他原因引起的水肿。

从历史上看，Rh 同种免疫是水肿的首要原因，在 1970 年约占总数的 82%[62]。但是随着近年来母体主动免疫和胎儿宫内输血方法的建立，NIH 相对增多。1992 年，Santolaya 等[87]报道了 76 例胎儿水肿，其中 87%为非免疫性。最近，来自台湾的一则报道显示 79 例水肿病例中有 78 例为非免疫性，其中纯合子 α- 海洋性贫血占 31%[102]。也有报道出生时 NIH 发生率波动于 1/830～1/3500[43,62,96]。从病理学角度看，法国北部的一个尸检结果报道，6%的胎儿死亡由 NIH 引起，其中 1/3 伴染色体异常[56]，提示许多胎儿水肿病例无生存能力。其他描述孕早期（10～17 周）超声诊断 NIH 的报道也支持这个结论，这些报道中染色体异常的发生率（47%～78%）及胎儿的死亡率（95%～100%）均较高[44,83]。尽管有些胎儿妊娠期可存活，但 NIH 的预后仍不良，围生期死亡率超过 50% [14,43,98]。甚至在 20 世纪 90 年代的一系列报道中死亡率仍很高[709,100]。这种不良预后的原因是多方面的，包括染色体异常、重要的畸形、肺发育不良（第 27 章第 5 部分）及早产。

病理生理学

间质液是通过血浆的超滤在毛细血管水平产生的。正常跨毛细血管滤过率由毛细血管、间质静水压、胶体渗透压和毛细血管通透性间的平衡决定的[91]。感染、胎儿贫血、心力衰竭、先天异常和代谢紊乱可引起中心静脉压和 / 或淋巴管压力增高、毛细血管通透性和胶体渗透压的改变，导致间质液积聚[4,13]。胎儿期相对较高的毛细血管滤过系数和间质顺应性促进了上述过程的发生。在某些病例，引起胎盘液体潴留的肾素–血管紧张素系统导致液体积聚[25,61]。

图 31.1 总结了可能引起水肿进展的更为常见的潜病因学和病理生理学机制间的相互关系。正如图中所阐释的，单个病因可通过一种以上病理生理学机制引起水肿[6]。在许多病例中，只有通过去除或纠正基础的病因才能逆转异常的间质液积聚。宫内分流引流体腔

液体积聚的原则很重要，因为尽管一个或两个腔隙可被减压，但在胎儿难以进入的重要区域液体积聚可能仍在继续。因此，对于普通的胎儿NIH，治疗特定症状既不能改变整个病程，也不能改善预后。

诊断和产前处理

胎儿水肿不是一个诊断，而是潜在的胎儿异常或疾病的征兆信号。因此，到三级医疗单位接受评估、调查、咨询、干预是必要的。

病史和体格检查

贫血的家族史、母系近亲史、地中海或亚洲祖系、产前出血、产时感染、Graves病、羊水过多、某些药物的使用均可触发妊娠期NIH的风险。一种模仿胎儿水肿的临床母体状态也有报道。这种“镜像综合征”包括母亲外周水肿、高血压、蛋白尿、循环高动力[73]。事实上母亲血型和常规抗体筛查可排除水肿的所有免疫因素。

超声检查

超声检查可帮助医师决定胎儿水肿的分级和程度，评估胎儿健康状况以及探查胎儿异常。羊水过多通常和胎儿水肿有关[39]。脐带和胎盘检查可发现肿块依据如脐带囊肿或绒毛膜血管瘤[90]。胎盘增厚可能与胎儿贫血有关[86]，也可通过大脑中动脉峰值收缩速率来评估[20]。最早的超声异常可能是在妊娠10～15周时发现颈部透明层增厚[46]。

胎儿解剖学的专门评估很关键。完整的胎儿心脏扫描显示26%的胎儿水肿和心脏疾病有关[64]。偶尔可见胎儿心脏由于心包或胸腔积液的压迫变形。一些作者发现引流子宫内的过量液体可使胎儿心脏外形暂时改善[72]。心律失常的研究也是必要的，因为快速性心律失常和缓慢性心律失常均与NIH的发展有关。胎儿体位和运动异常可提示特殊的染色体或神经肌肉疾病[94]。肝、脾的大小和外观也应评估，因为两者增大可提示先天性肝炎或各种遗传性代谢性疾病。

实验室检查

母亲病史和超声检查可指导进一步的实验室检查。

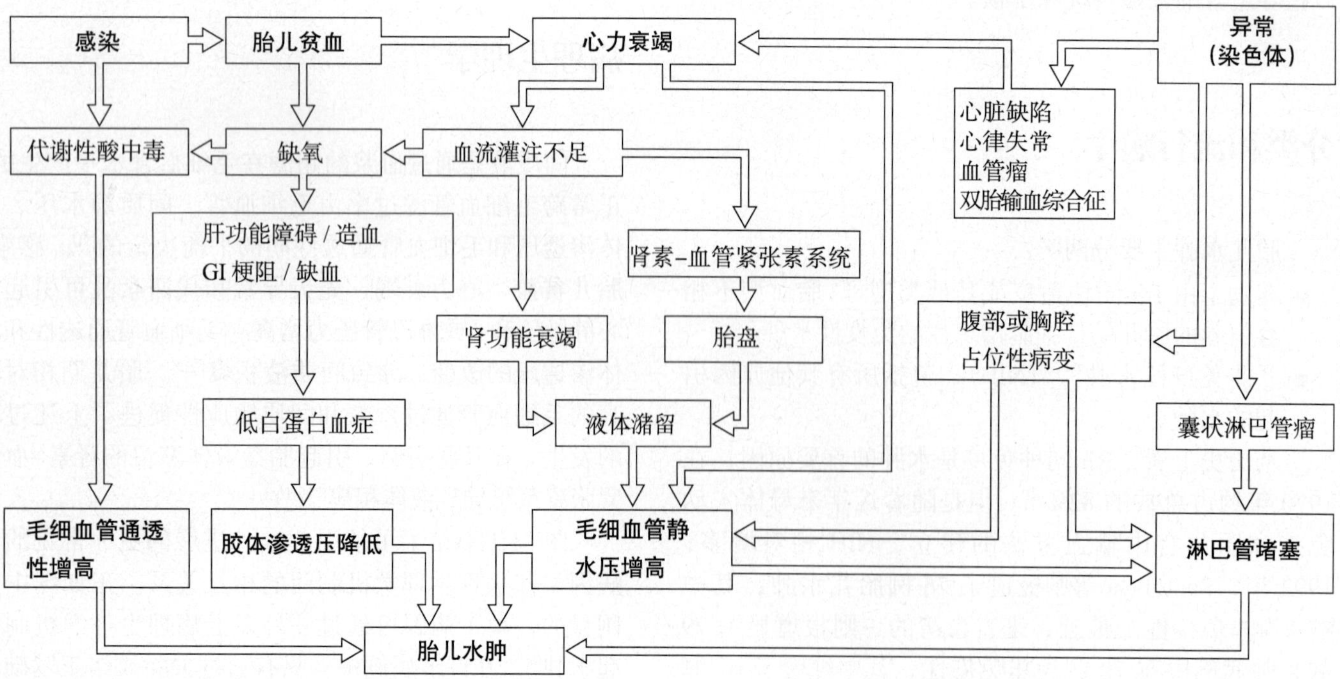

图31.1 导致胎儿水肿相关条件的病理生理机制。

表31.1 与NIH相关的疾病分类、NIH的大体发生百分率以及可能的病理生理机制。这些疾病的大多数（若不是全部）可不伴NIH而单独发生（摘自Holtzgreve等[41]、Jones[47]、Cassady[13]及其他）

胎儿：局灶性异常		
心脏	19%～26%	在结构性心脏疾病中，右房压和中心静脉压的升高可能是常见的、与水肿进展相关的因素。心脏肿瘤可能通过血流阻塞和心律失常引起水肿。心动过速诱导的心功能障碍引起右心房和中心静脉压的升高。先天性心脏传导阻滞伴心动过缓表明母亲可能诊断有自身免疫性疾病。心肌病可通过不适当的心肌收缩导致水肿。心脏结构缺损通常伴有细胞遗传学异常。
左心病变		
左心发育不良		
二尖瓣狭窄		
主动脉瓣狭窄		
主动脉缩窄		
右心病变		
三尖瓣的 Ebstein 畸形		
房室通道缺损		
右心发育不良		
中央病变		
卵圆孔提前关闭或限制		
动脉导管提前关闭或限制		
大血管错位		
心律失常		
室上性心动过速		
房扑		
房颤		
室性心动过速		
窦性心动过缓		
心脏传导阻滞		
心脏肿瘤		
横纹肌瘤		
血管瘤		
畸胎瘤		
错构瘤		
心肌病变和其他		
心肌病		
心肌炎		
心肌梗死		
特发性动脉钙化		
心内膜纤维弹性组织增生症		
合并病变，可能并非病因		
房间隔缺损		
室间隔缺损		
法洛四联症		
永存动脉干		

（待续）

表31.1（续表）

胸腔内病变或肿块 膈疝 囊性腺瘤样畸形 肺叶隔离症 乳糜胸 肺淋巴管扩张 纵隔畸胎瘤 肺错构畸形 肺间充质畸形 家族性肺淋巴管发育不良 肺纤维肉瘤 喉或气管闭锁	8%～10%	在空间占位病变存在的情况下，可因异常淋巴引流发生水肿，或可因静脉回流受阻导致中心静脉压和/或淋巴管压力增高而发生水肿。上呼吸道闭锁或狭窄引起肺过度膨胀并影响心脏充盈。
胃肠道 十二指肠闭锁 空肠回肠闭锁 肛门闭锁 肠扭转 十二指肠憩室 胎粪性腹膜炎	1%	可因血管内胶体渗透压下降而发生水肿。蛋白漏出至肠道而丢失或存在内脏淋巴引流异常。静脉血栓形成可能在静脉回流受阻中起作用。在许多病例中，水肿和胎粪性腹膜炎可能与胎儿病毒感染有关。
肝脏 肝脏纤维化 肝多囊性疾病 肝脏血管瘤 胆汁郁积 肝硬化伴门脉高压 先天性门静脉发育不良 巨细胞性肝炎 神经母细胞瘤 肝脏腺瘤 肝脏钙化	1%	门静脉阻塞可导致中心静脉压升高。当肝脏结构被能引起低蛋白血症的造血组织破坏时发生肝功能障碍，病毒感染可导致肝脏病变，从而引起器官血流量改变。
肾脏 多囊肾 肾静脉血栓 肾发育不良 先天性肾病 骨盆肾 中胚层肾瘤	2%～3%	肾素-血管紧张素系统的激活在继发于肾脏病因的胎儿水肿的发病机制中起重要作用。窒息后血浆肾素水平升高与水肿的发生有关。某些胎儿肾病时的低白蛋白血症和含尿腹水所致淋巴管超负荷引起的渗透作用失衡也在水肿进展中起作用。

（待续）

表31.1（续表）

血管/肿瘤 腔静脉血栓形成 静脉导管缺失 动静脉畸形 脐带扭转或血管曲张 动脉钙化 脑静脉干动脉瘤 血管内皮瘤 中胚层肾瘤 神经母细胞瘤 胎儿颅内畸胎瘤 骶尾部畸胎瘤	2%～4%	伴肿瘤的胎儿可因血液或淋巴液循环阻塞致中心静脉压升高或动静脉短路致高输出性心力衰竭引起水肿。血管畸形可导致高输出性心力衰竭或出血后的缺氧。
胎儿：全身性异常		
感染原因 巨细胞病毒 柯萨奇病毒 梅毒 弓形虫病 微小病毒 B19 风疹 单纯疱疹 Chagas 病 钩端螺旋体病 呼吸道合胞病毒 水痘	1%～8%	心肌的直接病毒感染可导致心肌炎和宫内充血性心力衰竭。病毒血症也可破坏红系祖细胞引起严重贫血，导致高输出性充血性心力衰竭。胎儿感染也可引起器官血流改变，液体通过内皮间隙和基膜漏出而改变微血管流体静力压。胎粪性腹膜炎和水肿通常与病毒感染特别是微小病毒 B19 感染有关。
骨发育不良 软骨发育不良 软骨生长不全Ⅰ、ⅠA 和Ⅱ型 成骨不全Ⅱ型 致死性骨质疏松症 窒息性胸廓发育不良 致死性侏儒症	4%	各种其他骨软骨发育不良的个案报道显示其与水肿有关。这些病例中水肿的病因尚未知。肝大与大血管压迫可继发于骨髓容量减小后代偿性血细胞前体细胞增生。继发于各种软骨发育不良的胸腔异常可导致胸内压力升高引起静脉回流受阻。
代谢性疾病 溶酶体贮存病 　Gaucher 病 　GM_1 神经节苷脂沉积症 　粘多糖贮积症Ⅰ型和Ⅳb 型 　粘脂病Ⅰ型和Ⅱ型 　Niemann-Pick 病 A 型和 C 型 　唾液酸沉积症 　半乳糖唾液酸沉积症 葡萄糖磷酸异构酶缺乏症 丙酮酸激酶缺乏症 肉毒碱缺乏症 甲状腺功能减退	1%	遗传性代谢性疾病可通过累及心肌致充血性心力衰竭引起水肿，或通过腹水引起水肿，腹水是因肝窦状隙浸润导致肝内循环紊乱。同样存在继发于肌肉累及的低移动度。红细胞酶病变可引起溶血性贫血继发水肿。

（待续）

表31.1（续表）

染色体畸变 21、18、13、15、16 三体 45,XO（Turner 综合征） 11、15、17、18 号染色体部分重复 13p 染色体部分缺失 18q 染色体部分缺失 22q 染色体部分缺失 46，XX/XY 嵌合体 三倍体，四倍体	35%	染色体异常胎儿不伴心血管异常或淋巴引流异常，其无简单明确的水肿发病机制。对于结构正常的胎儿，水肿的一个理论涉及胎盘异常引起的胎儿缺氧。水肿和心包渗出可并发伴骨髓增生疾病的 21 三体。
胎儿贫血 α–海洋性贫血 胎儿闭合间隙出血 免疫性溶血 母胎出血 双胎输血综合征 无心双胎 Diamond– Blackfan 贫血 白血病 高铁血红蛋白血症 新生儿含铁血黄素沉着症	10%～27%	水肿因严重贫血和充血性心衰引起。通常有贫血后极度肝红细胞生成、继发性门静脉高压和低白蛋白血症/低蛋白血症。
综合征 *常染色体显性遗传* Opitz–Frias 综合征（G 综合征） 肌强直性营养不良 Cornelia de Lange 综合征 Noonan 综合征 黄甲综合征 结节性硬化 Wiedemann–Beckwith 综合征 *常染色体隐性遗传* 口–面–指综合征 II 型 多脾 Pena–Shokeir 综合征 致死性多发性翼状胬肉 Neu–Laxova 综合征 特发性复发性水肿 单发性复发性囊肿状水瘤 Elejalde 综合征 低磷酸酯酶症 Prune belly 综合征 Klippel–Trenaunay–Weber 综合征 巨大囊肿状水瘤 Fanconi 综合征 III 型	8%～9%	各种综合征中如何发生水肿尚未明确。在以慢性脑积水为特征的综合征中，胸壁呼吸运动的缺陷引起胸内压继发性升高导致胎儿水肿。接着依次引起全身静脉压力升高而致水肿。与水囊状淋巴管瘤有关的病例，水肿可解释为淋巴管的胚胎性畸形所致主要淋巴干发育不良从而引起液体积聚。

（待续）

表31.1（续表）		
双胎 单卵双胎伴双胎输血综合征（受体、供体或两者皆有） 无心双胎	4%～8%	双胎中的受体可能通过高黏滞血致灌注下降而出现水肿。双胎中的供体因贫血、心衰、低蛋白血症而引起水肿。
胎盘/脐带 绒毛膜血管瘤 脐带真结 脐带黏液瘤 脐动脉瘤 胎盘血管内膜炎 绒毛膜静脉血栓 胎盘和脐静脉血栓 脐带扭转	2%～6%	绒毛膜血管瘤作为动静脉短路越过正常的胎盘组织，引起的生理效应是脉压增大、回流入心脏的静脉血增加、心动过速、心脏扩大和血容量过多。
母体 母亲服用吲哚美辛 红斑狼疮 甲状腺功能亢进 甲状腺功能减退	<1%	在这些病例中，动脉导管提前关闭或限制或由于胎儿心律失常引起的充血性心力衰竭发生胎儿水肿。

可通过羊膜腔穿刺、绒毛绒膜取样或脐穿刺取得胎儿组织，进行遗传或感染方面的评估。在那些特定原因不明确的病例，参考表 31.1 可能有所帮助。特殊的母亲和胎儿实验室检查在表 31.2 和表 31.3 中均有概述。

临床遗传学家常协助指导产前诊断[92]，特别是当怀疑有单基因疾病或代谢紊乱时。荧光原位杂交（FISH）的出现使如 Wiedemann-Beckwith 综合征等染色体畸变的相间分析成为可能，而传统的细胞遗传学技术则不能探测到。羊水细胞的 FISH 检测同样可在 48～72 小时内快速筛查出 13、18 和 21 三体综合征以及 Turner 综合征（45XO），协助做出生后临床决定，减少了在技术上更具挑战性和风险性的脐穿刺术的需要。

实验室检查完整时，多达 85%的 NIH 可找到病因[64]。出生后，则需要胎盘和其他组织的病理学调查研究来完成整个工作[52]。

表31.2 胎儿水肿的母体因素调查

检查	潜在情况
血型、抗体	免疫性水肿
全血细胞计数和外周血涂片 血红蛋白电泳/分子分析	α–海洋性贫血
血清学（IgG 和 IgM） 弓形虫病 风疹 巨细胞病毒 疱疹 梅毒 微小病毒 B19	感染原因
Kleihauer–Betke 试验	胎母出血
自身免疫血清学检测 （胎儿心动过缓）	胶原血管疾病
甲状腺功能	甲状腺功能障碍

胎儿治疗：一般要点

只有很有限的导致 NIH 的病因通过特定的产前治疗可解决，而且其中只有部分会取得成功。因此，在出生前需考虑终止妊娠。一经决定，无论是流产或新生儿死亡，都强烈推荐行胎儿活检证实病因（表 31.4）。这些信息对胎儿父母再次妊娠指导具有重要作用。

对于能够存活的妊娠，每个病例的处理应个体化。

表31.3 水肿的胎儿期检查*

检查	基础病症
染色体	非整倍体胎儿
单基因紊乱	
全血细胞计数、血小板、网织红细胞、血涂片	贫血
血红蛋白电泳/分子分析	α–海洋性贫血
血型、抗体	免疫性水肿
OD450	溶血
蛋白质、白蛋白	低蛋白血症
血清学（IgG 和 IgM）	胎儿感染
弓形虫病、风疹	
巨细胞病毒、疱疹	
微小病毒 B19	
胎儿细胞/血培养	先天性代谢病
羊水、胎儿组织/液体培养	病毒感染
胸膜液分析	乳糜胸
肌活检	肌营养不良

* 检查可考虑使用羊水、胎盘组织标本或胎儿血、体液或组织标本，上述标本可由羊膜穿刺术、绒膜绒毛采样、脐穿刺采得。
OD450：吸光度在 450nm。

表31.4 伴胎儿水肿的死产或新生儿死亡的检查*

详细的胎盘检查
详细的尸检
皮肤活检做成纤维细胞培养，核型分析
肝脏活检做组织病理学分析
组织（肝、肾、脾）行 B19 DNA 检查
X 线检查
摄片

* 见表 31.2、31.3 和 31.5 的母体因素调查以及其他值得考虑的试验的细节。

分娩前给予激素是最简单的选择，特别是有胎儿功能障碍的证据。而且需要包括围生期医师、新生儿科医师、产科医师、遗传学专家、儿科专家的团队合作。父母需被完全告知可能的诊断、预后以及可预测的治疗风险、优点。根据基础病因不同，这些治疗选择覆盖广泛，包括从非干预性的人性化的新生儿护理，到伴积极新生儿支持的产前胎儿手术干预的任何领域。

特殊的胎儿治疗

胎儿贫血

胎儿贫血是多种潜在病因的严重征兆。Rh 以及其他免疫介导的病因见第 40 章。

胎母出血

严重的胎母出血可导致胎儿贫血，母亲 Kleihauer-Betke 试验可证实。宫内输血成功已有报道，且对于某些病例多次输血对有效解决胎儿水肿及延长妊娠很有必要。

α-海洋性贫血

有报道称这种导致胎儿贫血和水肿的原因与母亲“镜像综合征”有关[60]。已有报道通过连续宫内输血改善胎儿水肿及维持胎儿生长至有效存活的病例，但是这些存活的新生儿需要终生的输血治疗[12]。主要的处理办法是对可疑人群行产前筛查，结合胎儿细胞 DNA 杂交技术进行产前诊断[71]。早期超声检查可用来评估胎儿心胸比例，作为一个高危妊娠的筛查试验[57]，这种方法可缩小需要进行有创检查的目标人群。

胎儿感染

某些母胎感染的宫内垂直传播可引起 NIH，更常见的特殊感染包括弓形虫病、微小病毒 B19、梅毒。

对于母体弓形虫病，法国的大量研究表明，利用胎儿血、羊水培养，以及胎儿血弓形虫特异性 IgM 检测结合超声检查能使胎儿感染的诊断敏感性达到 92%[18]。母体单独或联合运用乙胺嘧啶和磺胺或螺旋霉素治疗可能有效[40]。

微小病毒 B19 现在被公认为是导致 NIH 的原因，其通过产生导致严重贫血的再生障碍危象和可能直接引起胎儿心肌细胞病变的高输出性心力衰竭而引起 NIH[69]。妊娠时约 10%的 B19 感染引起 NIH，且 B19 感染可引起 15%～20%的自发性 NIH[101]。B19 病毒和单独胸膜或心包腔渗出的特殊相关性已经有报道[78]，腹水则可能与胎粪性腹膜炎有关[104]。通过母亲 IgM 血清检测阳性以及采用聚合酶链反应检测出羊水或胎儿血清中的 B19 DNA 可确诊。尽管该病因所致的 NIH 可自行缓解，但已发现宫内输血纠正贫血可改善胎儿生存状况[26]。

梅毒长期以来被公认为是导致 NIH 的原因。尽管有水肿存在，但正确的诊断及母体青霉素治疗可以使胎儿存活[8]。

胎儿甲状腺异常

据报道，胎儿甲状腺功能亢进[95]和甲状腺功能减退[48]都与NIH发生有关。胎儿甲状腺功能亢进可继发于母亲Graves病的自身抗体，这些抗体可通过胎盘并刺激胎儿甲状腺，甚至存在于先前已接受治疗、妊娠时甲状腺功能正常或甲状腺功能减退的母亲。

胎儿心律失常

胎儿心动过速

胎儿快速性心律失常通过心力衰竭引起NIH，心力衰竭导致静脉压升高以及胎儿淋巴液减少。快速性心律失常通常为室上性，包括阵发性室上性心动过速（SVT）、Wolff-Parkinson-White综合征、房颤和房扑。仅在6%～7%的病例中有相关的解剖结构异常[84]。最常采用的治疗方法是母亲运用地高辛，除非是严重的水肿[103]，一般胎儿均能达到足够的药物浓度[88]。也有采用静脉[28]、肌肉[35]和腹膜内[29]的直接胎儿治疗法。其他药物治疗包括单独使用维拉帕米[51]或联合地高辛[77]、奎尼丁[33]、普萘洛尔[84]、胺碘酮[85]、普鲁卡因[51]和氟卡尼[53]。根据荷兰一项研究，在上述治疗中，氟卡尼是最有前景的。这项研究涉及49个室上性心动过速胎儿，其中35个经胎盘治疗[27]。氟卡尼对地高辛治疗失败的所有非水肿胎儿有效，还可降低水肿胎儿的死亡率。另一项最近的发现是，直接静脉注射腺苷可中止SVT[54]。但这种方法作用时间短，因此需要联合使用地高辛或氟卡尼长期维持治疗。最后，近期的研究表明，在胎儿心动过速治疗中，索他洛尔作为一种可选择的一线药物可成功逆转80%的房扑胎儿和60%的SVT胎儿。有趣的是，最近有报道显示母亲用地高辛治疗可在未记载有快速性心律失常的情况下帮助缓解NIH[15,82]。

胎儿缓慢性心律失常

胎儿心脏传导阻滞是NIH不太常见的原因，但产前治疗更困难。如果其发生与心脏结构异常相关，则预后更差[30]。在心脏结构正常的情况下，继发于胎儿缓慢性心律失常的NIH较罕见。另一个众所周知的与先天性心脏传导阻滞相关的是母亲结缔组织疾病产生的母体自身抗体。母体激素治疗可能有帮助[17]，其他的治疗选择包括母体应用拟交感神经药[89]、腹内胎儿运用拟交感神经药[67]以及心室起搏[19]。如果胎儿已接近足月，可考虑尽早分娩以进行心室起搏。已有报道显示一些非特异性药物治疗成功的病例（地高辛和利尿剂）[36]。

胎儿肿瘤

骶尾部畸胎瘤（第37章）

此肿瘤与动静脉瘘有关，动静脉瘘可导致高输出量性心力衰竭、NIH和死亡。骶尾部畸胎瘤外观主要为实体瘤且血管供应丰富者，胎儿发生NIH的风险更高[99]。在旧金山，胎儿手术协作组报道了一例以上成功切除水肿胎儿的骶尾部畸胎瘤的病例[31]。

胸部占位病变

包括先天性肺囊性腺瘤样畸形（第9章）、肺隔离症（第27章第5部分）、先天性膈疝（第27章第6部分）和其他胸腔内肿瘤。这些肿块病变可致肺发育不良、减少全身静脉回流从而导致NIH[10]。其中某些病变可消退[63]，尽管相关的水肿常导致胎儿死亡，但也可观察到宫内水肿可自发性消退[24]。目前的治疗包括大的囊性病变的分流术或吸引术[74]，在专家执刀下成功进行胎儿肺叶切除术[1]。羊模型中的实验性射频热融术作为伴巨大胸部肿块的水肿胎儿的可能治疗也已得到评估[68]。

双胎输血综合征（第9章）

该综合征发生于多胎妊娠时有血管吻合的单绒毛膜双胎之间，水肿更常见于双胎中的受体。该并发症可发生于妊娠的任何时期，但在胎儿生长差异大和/或两个胎囊中的羊水量不一致的妊娠中期最严重。目前的建议是连续羊膜穿刺术。尽管这种方法可导致胎盘早剥和早产等并发症，但一些作者已证实其可成功改善生存率[66]。一些学者报道了利用胎儿镜下激光凝结的实验性方法，该方法对妊娠20周内出现此综合征的重症病例具有潜在的重要性[32]。

胎儿体液积聚

胎儿胸膜腔积液可合并有多种原因引起的NIH，

也可能通过纵隔移位或阻碍静脉回流引起胎儿水肿。原发性胸膜渗出的一个例子是乳糜胸（第 27 章第 2 部分）。某些胸膜渗出可自行消退[34]，或在胸膜穿刺术后消退（第 27 章第 2 部分）[2]。若未消退，可利用超声引导下的胸膜–羊膜腔分流治疗[5]。这种治疗方法只针对已知的原发性胸膜渗出，需排除遗传和感染等异常原因引起的胸膜渗出。相同的方法也应用于引流胎儿腹水。

胎儿水肿的新生儿期处理

产前诊断胎儿水肿后需迅速转运至能在可控制条件下进行有计划分娩、通常是剖宫产的三级医疗中心。这使新生儿团队能够装备所有设施，做好充分的手术准备。如果怀疑有贫血，需准备血和换血设备[93]。

复苏

水肿患儿对分娩耐受性差，常在出生时出现抑制[23]，故几乎都需要插管，且常因水肿而出现插管困难。通气时因继发于胸膜渗出和 / 或腹水的肺水肿和肺发育不良而需要较高压力。高压下（20～25cmH_2O）1～4 秒的延长的初始呼吸可帮助建立功能残气量，随后设置 80～120 次 / 分的通气频率常常最有效[80]。还可预防性给予肺表面活性物质。注意温度控制，并准备好可能的即刻的腹腔穿刺术、胸腔穿刺术及极少采用的心包穿刺术。

复苏后的处理

患儿几乎都需要脐动脉和静脉置管，监测动脉压和中心静脉压。尽管窒息后强烈的血管收缩反应可提高血压，但是这些患儿常伴有低血容量[81]。严重贫血时要谨慎纠正代谢性酸中毒，根据血细胞比容行血液或胶体替换，或者在中心静脉压监测下行换血疗法。新鲜冰冻血浆无论作为扩容剂还是提高血浆蛋白浓度和膨胀压方面都较白蛋白更可取，而且还可治疗常伴发的弥漫性血管内凝血，后者可能还需血小板、冷沉淀物或换血治疗[23,80]。但若存在严重低蛋白血症，最好采用 2ml/kg 的 25%的白蛋白以防止容量负荷过重[65]。

经常需要应用强心药物支持循环，维持血压和尿液排泄。我们早期使用多巴胺[50]，但常发现还需要加用肾上腺素提高全身血压[7]，可能通过增加全身血管阻力发挥作用[16]。若存在低灌注，多巴酚丁胺更理想[75]。适度限制摄入液体量[60～80ml/(kg·24h)]及呋塞米（每剂 1mg/kg）等利尿剂的运用可帮助利尿、缓解水肿。

仔细评估电解质、肌酐、肝功能，特别是血糖。对表 31.2 罗列的特殊病因引起的特殊情况宜行专门治疗。另一方面，若患儿有严重的先天异常，则这个时期需要和父母商议是否停止积极的治疗和支持。若父母同意，如表 31.4 所列，应在父母同意下行详细的病理检查。

实验室检查

表 31.5 罗列了现有特征指导下考虑 NIH 诊断的新生儿需进行的检查测试。

通气

数小时的高压通气下，患儿的呼吸状况可能迅速改善。但更常见的是由于胸膜腔或腹膜腔液体的重新积聚、肺水肿、肺透明膜病（HMD）、肺高压或肺发育不良引起的进行性呼吸功能不全。通常很难或不可能决定后四项因素的相关作用。有效的胸膜和 / 或腹膜和 / 或心包引流很有必要的。利尿剂和升高呼气末压力水平可缓解肺水肿，而且在 HMD 中也有效。通常所有病例都接受产前激素治疗，而大部分也应考虑表面活性物治疗。高频通气更有利[55]，特别是联合应用表面活性物质治疗时[45]。对于接近足月的呼吸衰竭患儿，吸入性一氧化氮（INO）治疗可减少体外膜式氧合（ECMO）的需要[97]。我们也发现 INO 可改善长期羊水过少状态下，伴肺发育不良的早产儿的氧合状态[79]，但是它在早产儿中的总体治疗效果充其量算得上有效。

表31.5 胎儿水肿的新生儿检查*

影像学	
X线	胸部、腹部、颅骨、长骨（适当）
超声	心脏、腹部、脑
胸膜液/腹水	细胞学、核型
	总蛋白、白蛋白、三酰甘油
	病毒和细菌培养
尿液	尿液分析、蛋白
	病毒和细菌培养
	先天性代谢病
血液	全血细胞计数、血小板、网织红细胞、血涂片
	PT、PTT、纤维蛋白原、纤维蛋白分解产物
	血型、抗体
	血红蛋白电泳/分子分析
	电解质、肌酐、葡萄糖
	总蛋白、白蛋白、胆红素
	肝功能检测
	甲状腺功能检测
	血清学（IgG和IgM）检测弓形虫病、风疹、巨细胞病毒、疱疹、梅毒、微小病毒B19
	染色体
	单基因紊乱
	先天性代谢病
心电图	
胎盘	肉眼检查
	显微镜检查
	细胞遗传学
	培养

体外膜式氧合

如果持续存在严重的低氧血症，可能是由于肺发育不良相关的肺高压引起。肺高压可以用超声心动图估测。若患儿孕周至少34周，无一般的禁忌证、符合严重的难治性呼吸衰竭进行ECMO治疗条件的，可行ECMO，使肺休息，而且能够缓解肺高压。Bealer等[9]报道“特发性”NIH及时采用ECMO治疗后生存率达到54%（生存患儿开始使用ECMO治疗时平均年龄为17.5小时）。

结果

总之，NIH新生儿的预后很差，死亡率波动于50%～100%[14,23,43,73,100]。死亡与早产、染色体异常、相关致死性畸形、造成肺发育不全的腹水或胸水的存在相关，最后一项与尸检结果最吻合[3,14,43]。有报道显示，无潜在的致死性先天性畸形或染色体异常时，生存率相关的因素包括正常的血浆蛋白水平[42]、无已证实的感染[100]、不超过一个体腔积液特别是无胸膜渗出[70]、超声检测左右心室舒张外径正常[11]。Ayida等[5]报道了6例无结构和染色体异常的病例，其中5例在经胎儿治疗（4例采用分流术、1例采用输血）后存活出院。

NIH生存者的长期预后难以预测，很明显与所有相关问题都有联系。在38例病理诊断的患儿中，23例有低氧缺血性病变，大部分位于脑白质[59]。相似的发现在Laneri等[58]有关死产和新生儿死亡的报道中也有描述，这篇报道中共纳入10个生存患儿，其中6个在出院时有神经系统异常。1983—1994年间有51例出生病例，21例存活（41%），但其中2例在1岁前死亡[70]。其余的接受评估的19例中，13例（68%）发育正常；3例伴严重精神运动发育迟滞和脑疾病的患儿都有明显的基础病因。Haverkamp等[38]最近报道了61例NIH生存婴儿中33例的随访结果，而28例接受检查的胎儿中24例检查结果正常。这个报道中的许多病例显示水肿在分娩前已经自行消退或在产前治疗后消退。因此最重要的治疗希望在于辨别那些产前干预有效的胎儿。

参考文献

1. Adzick N S, Harrison M R, Crombleholme T M et al 1998 Fetal lung lesions: management and outcome. American Journal of Obstetrics and Gynecology 179: 884–889
2. Aguirre O A, Finley B E, Ridgway L E III et al 1995 Resolution of unilateral fetal hydrothorax with associated non-immune hydrops after intrauterine thoracocentesis. Ultrasound in Obstetrics and Gynecology 5: 346–348
3. Andersen H M, Drew J H, Beischer N A et al 1983 Non-immune hydrops fetalis: changing contribution to perinatal mortality. British Journal of Obstetrics and Gynaecology 90: 636–639
4. Apkon M 1995 Pathophysiology of hydrops fetalis. Seminars in Perinatology 19: 437–446
5. Ayida G A, Soothill P W, Rodeck C H 1995 Survival in non-immune hydrops fetalis without malformation or chromosomal abnormalities after invasive treatment. Fetal Diagnosis and Therapy 10: 101–105
6. Barnes S E, Bryan E M, Harris D A et al 1977 Oedema in the newborn. Molecular Aspects of Medicine 1: 187–282
7. Barrington K, Chan W 1993 The circulatory effects of epinephrine infusion in the anesthetized piglet. Pediatric Research 33: 190–194
8. Barton J R, Thorpe E M Jr, Shaver D C et al 1992 Nonimmune hydrops fetalis associated with maternal infection with syphilis. American Journal of Obstetrics and Gynecology 167: 56–58
9. Bealer J F, Mantor P C, Wehling L et al 1997 Extracorporeal life support for nonimmune hydrops fetalis. Journal of Pediatric Surgery 32: 1645–1647
10. Bullard K M, Harrison M R 1995 Before the horse is out of the barn: fetal surgery for hydrops. Seminars in Perinatology 19: 462–473
11. Carlson D E, Platt L D, Medearis A L et al 1990 Prognostic indicators of the resolution of nonimmune hydrops fetalis and survival of the fetus. American Journal of Obstetrics and Gynecology 163: 1785–1787
12. Carr S, Rubin L, Dixon D et al 1995 Intrauterine therapy for homozygous alpha-thalassemia. Obstetrics and Gynecology 85: 876–879
13. Cassady G 2001 Hydrops fetalis. Online. Available: http://www.emedicine.com/PED/topic1042.htm
14. Castillo R A, Devoe L D, Hadi H A et al 1986 Nonimmune hydrops fetalis: clinical experience and factors related to a poor outcome. American Journal of Obstetrics and Gynecology 155: 812–816
15. Chavkin Y, Kupfersztain C, Ergas Z et al 1996 Successful outcome of idiopathic nonimmune hydrops fetalis treated by maternal digoxin. Gynecologic and Obstetric Investigation 42: 137–139
16. Cheung P-Y, Barrington K J, Pearson J et al 1997 Systemic, pulmonary and mesenteric perfusion and oxygenation effects of dopamine and epinephrine. American Journal of Respiratory and Critical Care Medicine 155: 32–37
17. Copel J A, Buyon J P, Kleinman C S 1995 Successful in utero therapy of fetal heart block. American Journal of Obstetrics and Gynecology 173: 1384–1390
18. Daffos F, Forestier F, Capella-Pavlovsky M et al 1988 Prenatal management of 746 pregnancies at risk for congenital toxoplasmosis. New England Journal of Medicine 318: 271–275
19. Davison M B, Radford D J 1989 Fetal and neonatal congenital complete heart block. Medical Journal of Australia 150: 192–198
20. Detti L, Mari G, Akiyama M et al 2002 Longitudinal assessment of the middle cerebral artery peak systolic velocity in healthy fetuses and in fetuses at risk for anemia. American Journal of Obstetrics and Gynecology 187: 937–939
21. Driscoll S G 1966 Hydrops fetalis. New England Journal of Medicine 275: 1432–1434
22. Drut R M, Drut R 1996 Nonimmune fetal hydrops and placentomegaly: diagnosis of familial Widemann-Beckwith syndrome with trisomy 11p15 using FISH. American Journal of Medical Genetics 62: 145–149
23. Etches P C, Lemons J A 1979 Nonimmune hydrops fetalis: report of 22 cases including three siblings. Pediatrics 64: 326–332
24. Etches P C, Tierney A J, Demianczuk N 1994 Successful outcome in a case of cystic adenomatoid malformation of the lung complicated by fetal hydrops, using extracorporeal membrane oxygenation. Fetal Diagnosis and Therapy 9: 88–91
25. Faber J J, Anderson D F 1997 Angiotensin mediated interaction of fetal kidney and placenta in the control of fetal arterial pressure and its role in hydrops fetalis. Placenta 18: 313–326
26. Fairley C K, Smoleniec J S, Caul O E et al 1995 Observational study of the effect of intrauterine transfusions on outcome of fetal hydrops after parvovirus B19 infection. Lancet 346: 1335–1337
27. Frohnmulder I M, Stewart P A, Witsenburg M et al 1995 The efficacy of flecainide versus digoxin in the management of fetal supraventricular tachycardia. Prenatal Diagnosis 15: 1297–1302
28. Gembruch U, Hansmann M, Bald R 1988 Direct intrauterine fetal treatment of fetal tachyarrhythmia with severe hydrops fetalis by antiarrhythmic drugs. Fetal Therapy 3: 210–215
29. Gembruch U, Hansmann M, Redel D A et al 1988 Intrauterine therapy of fetal tachyarrhythmias: intraperitoneal administration of antiarrhythmic drugs to the fetus in fetal tachyarrhythmias with severe hydrops fetalis. Journal of Perinatal Medicine 16: 39–44
30. Gembruch U, Hansmann M, Redel D A et al 1989 Fetal complete heart block: antenatal diagnosis, significance and management. European Journal of Obstetrics and Gynecology and Reproductive Biology 31: 9–22
31. Graf J L, Albanese C T, Jennings R W et al 2000 Successful fetal sacrococcygeal teratoma resection in a hydropic fetus. Journal of Pediatric Surgery 35: 1489–1491
32. Gratacos E, van Schoubroeck D, Carreras E et al 2002 Impact of laser coagulation in severe twin-twin transfusion syndrome on fetal Doppler indices and venous blood flow volume. Ultrasound in Obstetrics and Gynecology 20: 125–130
33. Guntheroth W G, Cyr D R, Mack L A et al 1985 Hydrops from reciprocating atrioventricular tachycardia in a 27-week fetus requiring quinidine for conversion. Obstetrics and Gynecology 66: 29S–33S
34. Hagay Z, Reece E A, Roberts A et al 1993 Isolated fetal pleural effusion: a prenatal management dilemma. Obstetrics and Gynecology 81: 147–152
35. Hallak M, Neerhof M G, Perry R et al 1991 Fetal supraventricular tachycardia and hydrops fetalis: combined intensive, direct, and transplacental therapy. Obstetrics and Gynecology 78: 523–525
36. Harris J P, Alexson C G, Manning J A et al 1993 Medical therapy for the hydropic fetus with congenital complete atrioventricular block. American Journal of Perinatology 10: 217–219
37. Hartung J, Rabih C, Bollmann R 2000 Nonimmune hydrops from fetomaternal hemorrhage treated with serial fetal intravascular transfusion. Obstetrics and Gynecology 95: 844
38. Haverkamp F, Noeker M, Gerresheim G et al 2000 Good prognosis for psychomotor development in survivors with nonimmune hydrops fetalis. British Journal of Obstetrics and Gynaecology 107: 282–284
39. Hill L M, Breckle R, Thomas M L et al 1987 Polyhydramnios: ultrasonically detected prevalence and neonatal outcome. Obstetrics and Gynecology 69: 21–25
40. Hohlfeld P, Daffos F, Thulliez P et al 1989 Fetal toxoplasmosis: outcome of pregnancy and infant follow-up after in utero treatment. Journal of Pediatrics 115: 765–769
41. Holtzgreve W, Holtzgreve B, Curry C J R 1985 Nonimmune hydrops fetalis: diagnosis and management. Seminars in Perinatology 9: 52–67
42. Iliff P J, Nicholls J M, Keeling J W et al 1983 Non-immunologic hydrops fetalis: a review of 27 cases. Archives of Disease in Childhood 58: 979–982
43. Im S S, Rizos N, Joutsi P et al 1984 Nonimmunologic hydrops fetalis. American Journal of Obstetrics and Gynecology 148: 566–569
44. Iskaros J, Jauniaux E, Rodeck C 1997 Outcome of nonimmune hydrops fetalis diagnosed during the first half of pregnancy. Obstetrics and Gynecology 90: 321–325
45. Jackson J C, Truog W E, Standaert T A et al 1994 Reduction in lung injury after combined surfactant and high-frequency ventilation. American Journal of Respiratory and Critical Care Medicine 150: 534–539
46. Jauniaux E 1997 Diagnosis and management of early non-immune hydrops fetalis. Prenatal Diagnosis 17: 1261–1268
47. Jones D C 1995 Nonimmune fetal hydrops: diagnosis and obstetrical management. Seminars in Perinatology 19: 447–461
48. Kessel I, Makhoul I R, Sujov P 1999 Congenital hypothyroidism and nonimmune hydrops fetalis: associated? Pediatrics 103: E9
49. Kinsella J P, Walsh W F, Bose C L et al 1999 Inhaled nitric oxide in premature neonates with severe hypoxaemic respiratory failure: a randomised controlled trial. Lancet 354: 1061–1065
50. Klarr J M, Faix R G, Pryce C J E et al 1994 Randomized, blind trial of dopamine versus dobutamine for treatment of hypotension in preterm infants with respiratory distress syndrome. Journal of Pediatrics 125: 117–122
51. Kleinman C S, Copel J A, Weinstein E M et al 1985 In utero diagnosis and treatment of fetal supraventricular tachycardia. Seminars in Perinatology 9: 113–129
52. Knisely A S 1995 The pathologist and the hydropic placenta, fetus, or infant. Seminars in Perinatology 19: 525–531
53. Kofinas A D, Simon N V, Sagel H et al 1991 Treatment of fetal supraventricular tachycardia with flecainide acetate after digoxin failure. American Journal of Obstetrics and Gynecology 165: 630–631
54. Kohl T, Tercanli S, Kececioglu D et al 1995 Direct fetal administration of adenosine for the termination of incessant supraventricular tachycardia. Obstetrics and Gynecology 85: 873–874

55. Kugelman A, Gonen R, Bader D 2000 Potential role of high-frequency ventilation in the treatment of severe congenital pleural effusion. Pediatric Pulmonology 29: 404–408
56. Lallemand A V, Doco-Fenzy M, Gaillard D A 1999 Investigation of nonimmune hydrops fetalis: multidisciplinary studies are necessary for diagnosis – review of 94 cases. Pediatric and Developmental Pathology 2: 432–439
57. Lam Y H, Ghosh A, Tang M H Y et al 1997 Early ultrasound prediction of pregnancies affected by homozygous alpha-thalassaemia-1. Prenatal Diagnosis 17: 327–332
58. Laneri G G, Claassen D L, Scher M S 1994 Brain lesions of fetal onset in encephalopathic infants with nonimmune hydrops fetalis. Pediatric Neurology 11: 18–22
59. Larroche J C, Aubry M C, Narcy F 1992 Intrauterine brain damage in nonimmune hydrops fetalis. Biology of the Neonate 61: 273–280
60. Liang S T, Wong V C, So W W et al 1985 Homozygous alpha-thalassaemia: clinical presentation, diagnosis, and management. A review of 46 cases. British Journal of Obstetrics and Gynaecology 92: 680–684
61. Lumbers E R, Gunn A J, Zhang D Y et al 2001 Nonimmune hydrops fetalis and activation of the renin-angiotensin system after asphyxia in preterm fetal sheep. American Journal of Physiology – Regulatory, Integrative and Comparative Physiology 280: R1045–R1051
62. Macafee C A J, Fortune D W, Beischer N A 1970 Non-immunological hydrops fetalis. Journal of Obstetrics and Gynaecology of the British Commonwealth 77: 226–237
63. MacGillivray T E, Harrison M R, Goldstein R B et al 1993 Disappearing fetal lung lesions. Journal of Pediatric Surgery 28: 1321–1325
64. Machin G A 1989 Hydrops revisited: literature review of 1,414 cases published in the 1980s. American Journal of Medical Genetics 34: 366–390
65. McMahan M J, Donovan E F 1995 The delivery room resuscitation of the hydropic neonate. Seminars in Perinatology 19: 474–482
66. Mahoney B S, Petty C N, Nyberg D A et al 1990 The 'stuck twin' phenomenon: ultrasonographic findings, pregnancy outcome, and management with serial amniocentesis. American Journal of Obstetrics and Gynecology 163: 1513–1522
67. Martin T C, Arias F, Olander D S et al 1988 Successful management of congenital atrioventricular block associated with hydrops fetalis. Journal of Pediatrics 112: 984–986
68. Milner R, Kitano Y, Olutoye O et al 2000 Radiofrequency thermal ablation: a potential treatment for hydropic fetuses with a large chest mass. Journal of Pediatric Surgery 35: 386–389
69. Morey A L, Keeling J W, Porter H J et al 1992 Clinical and histopathological features of parvovirus B19 infection in the human fetus. British Journal of Obstetrics and Gynaecology 99: 566–574
70. Nakayama H, Kukita J, Hikino S et al 1999 Long-term outcome of 51 liveborn neonates with non-immune hydrops fetalis. Acta Paediatrica 88: 24–28
71. Nakayama R, Yamada D, Steinmiller V et al 1986 Hydrops fetalis secondary to Bart hemoglobinopathy. Obstetrics and Gynecology 67: 176–180
72. Nicolaides K H, Azar G B 1990 Thoraco-amniotic shunting. Fetal Diagnosis and Therapy 5: 153–164
73. Nicolay K S, Gainey H L 1964 Pseudotoxemic state associated with severe Rh immunization. American Journal of Obstetrics and Gynecology 89: 41–45
74. Nugent C E, Hayashi R H, Rubin J 1989 Prenatal treatment of type 1 congenital cystic adenomatoid malformation by intrauterine fetal thoracocentesis. Clinical Ultrasound 17: 675–677
75. Osborn D, Evans N, Kluckow M 2002 Randomized trial of dobutamine versus dopamine in preterm infants with low systemic blood flow. Journal of Pediatrics 140: 183–191
76. Oudijk M A, Maiike M, Michon M D et al 2000 Sotalol in the treatment of fetal dysrhythmias. Circulation 101: 2721–2726
77. Owen J, Colvin E V, Davis R O 1988 Fetal death after successful conversion of fetal supraventricular tachycardia with digoxin and verapamil. American Journal of Obstetrics and Gynecology 158: 1169–1170
78. Parilla B V, Tamura R K, Ginsberg N A 1997 Association of parvovirus infection with isolated fetal effusions. American Journal of Perinatology 14: 357–358
79. Peliowski A, Finer N N, Etches P C et al 1995 Inhaled nitric oxide for premature infants after prolonged rupture of the membranes. Journal of Pediatrics 126: 450–453
80. Phibbs R H 1985 Hydrops. In: Nelson N M (ed) Current therapy in neonatal-perinatal medicine 1985-1986. B C Decker, Toronto, pp 201–207
81. Phibbs R H, Johnson P, Kitterman J A et al 1976 Cardiorespiratory status of erythroblastotic newborn infants. III. Intravascular pressure during the first hours of life. Pediatrics 58: 484–493
82. Pinette M G, Pinette P Y, Blackstone J et al 1995 A new approach to the treatment of nonimmune hydrops associated with polyhydramnios using therapeutic amniocentesis and maternal digoxin. Journal of Maternal-Fetal Investigation 5: 254–259
83. Recep H 2001 Non-immune hydrops fetalis in the first trimester: a review of 30 cases. Clinical and Experimental Obstetrics and Gynecology 28: 187–190
84. Reed K L 1989 Fetal arrhythmias: etiology, diagnosis, pathophysiology, and treatment. Seminars in Perinatology 13: 294–304
85. Rey E, Duperron L, Gauthier R et al 1985 Transplacental treatment of tachycardia-induced fetal heart failure with verapamil and amiodarone: a case report. American Journal of Obstetrics and Gynecology 153: 311–312
86. Saltzman D H, Frigoletto F D, Harlow B L et al 1989 Sonographic evaluation of hydrops fetalis. Obstetrics and Gynecology 74: 106–111
87. Santolaya J, Alley D, Jaffe R et al 1992 Antenatal classification of hydrops fetalis. Obstetrics and Gynecology 79: 256–259
88. Schlebusch H, von Mende S, Grunn U et al 1991 Determination of digoxin in the blood of pregnant women, fetuses and neonates before and during anti-arrhythmic therapy, using four immunochemical methods. European Journal of Clinical Chemistry and Biochemistry 29: 57–66
89. Schmidt K G, Ulmer H E, Silverman N H et al 1991 Perinatal outcome of fetal complete atrioventricular block: a multicenter experience. Journal of the American College of Cardiology 91: 1360–1366
90. Seifer D B, Ferguson J E, Behrens C M et al 1985 Nonimmune hydrops fetalis in association with hemangioma of the umbilical cord. Obstetrics and Gynecology 66: 283–286
91. Starling E H 1896 On the absorption of fluids from the connective tissue spaces. Journal of Physiology 19: 312–326
92. Steiner R D 1995 Hydrops fetalis: role of the geneticist. Seminars in Perinatology 19: 516–524
93. Stephenson T, Zuccollo J, Mohajer M 1994 Diagnosis and management of non-immune hydrops in the newborn. Archives of Disease in Childhood. Fetal and Neonatal Edition 70: F151–F154
94. Stratton R F, Patterson R H 1993 DNA confirmation of congenital myotonic dystrophy in non-immune hydrops fetalis. Prenatal Diagnosis 13: 1027–1030
95. Stulberg R A, Davies G A L 2000 Maternal thyrotoxicosis and fetal nonimmune hydrops. Obstetrics and Gynecology 95: 1036
96. Swain S, Cameron A D, McNay MB et al 1999 Prenatal diagnosis and management of nonimmune hydrops fetalis. Australian and New Zealand Journal of Obstetrics and Gynaecology 39: 285–290
97. The Neonatal Inhaled Nitric Oxide Study Group 1997 Inhaled nitric oxide in full-term and nearly full-term infants with hypoxic respiratory failure. New England Journal of Medicine 336: 597–604
98. Wafelman L S, Pollock B H, Kreutzer J et al 1999 Nonimmune hydrops fetalis: fetal and neonatal outcome during 1983-1992. Biology of the Neonate 75: 73–81
99. Westerburg B, Feldstein V A, Sandberg P L et al 2000 Sonographic prognostic factors in fetuses with sacrococcygeal teratoma. Journal of Pediatric Surgery 35: 322–326
100. Wy C A W, Sajous C H, Loberiza F et al 1999 Outcome of infants with a diagnosis of hydrops fetalis in the 1990s. American Journal of Perinatology 16: 561–567
101. Yaegashi N, Niinuma T, Chisaka H et al 1998 The incidence of, and factors leading to, parvovirus B19-related hydrops fetalis following maternal infection; Report of 10 cases and meta-analysis. Journal of Infection 37: 28–35
102. Yang Y H, Teng R J, Tang J R et al 1998 Etiology and outcome of hydrops. Journal of the Formosan Medical Association 97: 16–20
103. Younis J S, Granat M 1987 Insufficient transplacental digoxin transfer in severe hydrops fetalis. American Journal of Obstetrics and Gynecology 157: 1268–1269
104. Zerbini M, Gentilomi G A, Gallinella G et al 1998 Intra-uterine parvovirus B19 infection and meconium peritonitis. Prenatal Diagnosis 18: 599–606

第32章

畸形综合征

Michael Patton

特殊的染色体异常

染色体异常的频度

出生时性染色体异常的频度为3/1000，常染色体异常为4/1000。在后者，有约1.5/1000为常染色体三倍体（主要为Down综合征），其他为染色体易位，大都为平衡易位。在流产的患者中，染色体异常的比例更高。研究表明在孕中期及更早流产胎儿的畸形率可达20%～30%，同时此研究发现孕早期畸形率可达50%。下面列举出生时就可识别的常见染色体异常的一些简单描述，而完整的描述和图片可在Jones的文献中找到[100]。

Down综合征（图32.1）

最常见的常染色体异常是Down综合征，其发病率约为每600～700活产新生儿中有1例。绝大部分病例为47条染色体，多出的一条为21号染色体。

该综合征病因主要是由于母亲的卵子在发育过程中染色体没有分离所致。其发生率和母亲怀孕时年龄有明显相关性。母亲为18岁时，出生孩子发生率仅为1/2300，而母亲为40岁时为1/100，46岁时则高达1/45。

对新生儿科医师来说，诊断Down综合征很简单。其特征为眼角向上倾斜，眼内眦有明显隆起，虹膜有小斑点，鼻梁低平，舌突出，短颈和枕部较平。肢体表现为手小而宽，小指内弯，单根横掌纹，在第一和第二脚趾间有一宽的缝隙。此病例中先天性心脏病的发生率为40%。房室通道、房间隔和室间隔缺损最为常见。

Down综合征患儿约95%为三倍体类型，约2.5%为嵌合型，还有一部分细胞为正常核型，其他为21染色体的易位所致。易位多发生在14和21号染色体之间。这些病例中约3/4为新生病例，1/4遗传自父母为平衡易位携带者。极少数为父亲或母亲为两个21号染色体之间平衡的Robertsonian易位携带者。在这种情况下，所有的后代都将为Down综合征。

处理

几乎所有人都同意对疑似病例要尽早诊断，给临

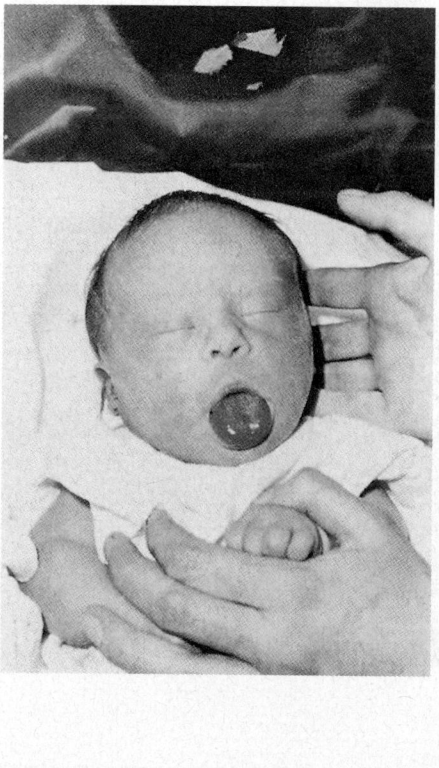

图32.1 Down综合征（21三体）。

床医师一个可靠的临床诊断。通过染色体分析在 1 周内就可做出诊断。同时，在有关婴儿处理和预后的意见中，父母应该咨询未来孩子可能面临的危险。最好是在出生后几个月进行咨询，包括对围生期诊断（羊膜穿刺或绒毛膜绒毛标本）和相关危险做一个全面的了解。Down 综合征再次发生的危险度的简单分析见表 32.1。

13-三体（Patau 综合征）（图 32.2）

这是一种非整倍性异常，发病率在活产新生儿约为 1/7000。尽管有报道成活大于 5 年者，但大都在 1 岁内死亡。其特征为小头，成三角形（三角头畸形），前额向后斜。小眼和虹膜缺损。小头和小下颌伴双侧唇腭裂，同时伴眼睛异常，提示视诊综合征仅有面部表现。超过 80%的病例有先天性心脏病，多指（多发生在尺侧）和并指以及“摇椅底”样足较常见。泌尿生殖器的异常和肠旋转不良也较常见。

大多数 13-三体为偶发病例，受母亲年龄影响较小。但多出的 13 号染色体造成非平衡易位，因此必须检查父母的染色体。另外，孩子患 13- 三体的危险度较小。但在未来怀孕时有 1%的危险出现染色体数目异常，最常见的是 Down 综合征。在这些情况下，大多数临床医师会建议以后怀孕时做羊膜腔穿刺。

表 32.1 Down综合征再次发生的危险度

	危险
有一个三体患儿（母亲年龄<39 岁）	1%
如果母亲年龄>39 岁	母亲年龄危险度的双倍
母亲为 14/21 易位携带者	10%
父亲为 14/21 易位携带者	2%
父母一方为 21/21 易位携带者	100%

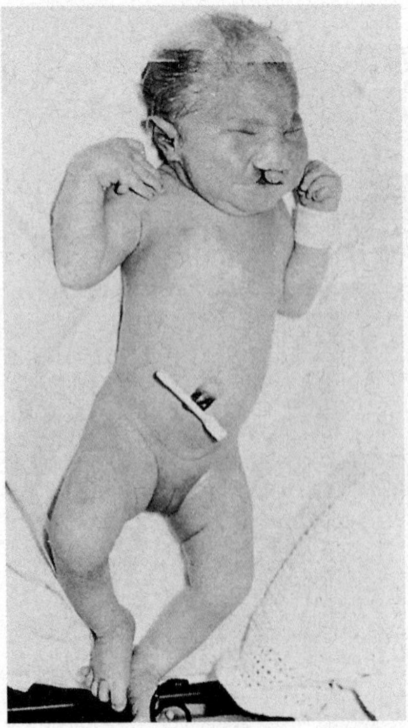

图 32.2
Patau 综合征（13-三体）。

18-三体（图 32.3和32.4）

18-三体或 Edward 综合征患儿，具有明显的临床体征，发生率约为 1/5000。患者有枕部突出，长头（不成比例的长）和小颏，耳朵低伴畸形（尤其是耳廓），口张开较小，眼睑下垂和内眦增厚较常见。手表现为第二指和第三指重叠，有时第五指和第四指重叠。指印的皮纹学检查可见低弓占优势，第五指远端皱褶消失。隐睾和先天性心脏病较常见，尤其是房间隔缺损和动脉导管未闭。肾脏异常亦较常见。存活者智力发育严重落后，而且仅有 10%的病人存活超过 1 年。

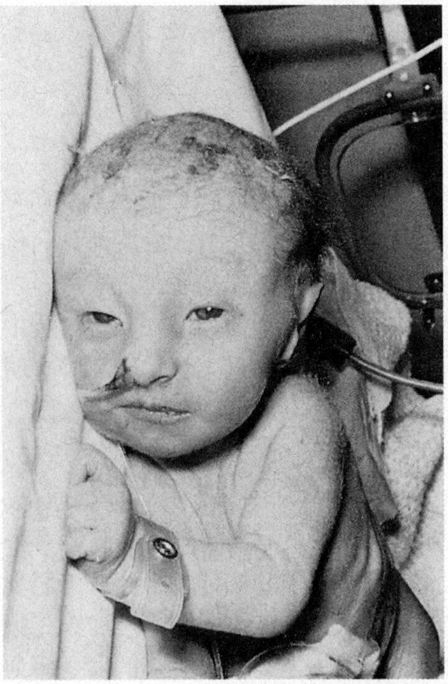

图 32.3
Edward综合征（18-三体）。

18-三体综合征的发生和母亲年龄的相关性不如21-三体明显，但母亲平均年龄（32岁）高于正常人群。再次发生的危险度与13-三体相似。

8-三体（图32.5）

大多数患儿是8-三体和正常细胞的嵌合。新生儿主要异常表现为足底和手掌有较深的纹路，有中度的先天性指屈曲和肘伸展受限。脸部无明显异常，但有“粗糙”的倾向如鼻跟宽、厚唇、前额突和突耳。最终表现出中重度的发育迟缓。

4号染色体短臂删除（4p-）（Wolf-Hirschhorn综合征）（图32.6）

多有严重的智力和生长发育迟缓。小头和头皮正中线消失较常见。耳前表皮存在坑凹可怀疑此病。虹膜缺乏和鱼嘴、唇腭裂以及耳轮廓低为常见体征。眉间宽，在前额和宽鼻梁之间缺乏角度，距离远使面部呈现为“希腊武士头盔”样面容。有1/3患儿有心脏缺陷（房间隔缺损和室间隔缺损）。严重的癫痫常见，死亡率较高。

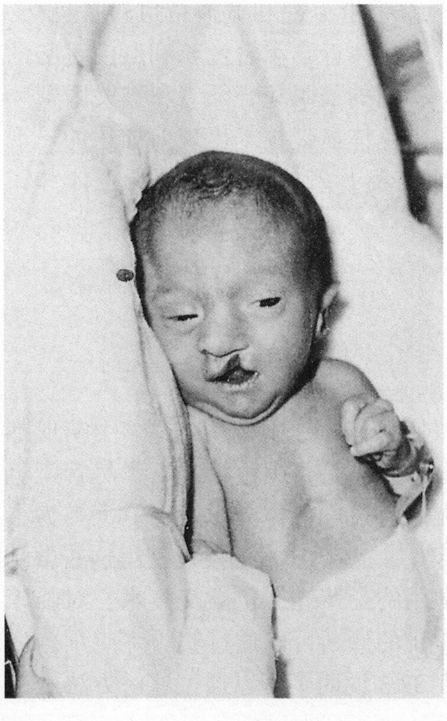

图 32.4 Edward综合征（18-三体）。

5号染色体短臂删除（5p-）（cri du chat综合征）（图32.7）

即使没有典型的新生儿哭闹（不是必然出现），大部分cri du chat综合征通常也可通过一系列特征辨认出，如圆脸、小头、大眼廓、内眦赘皮明显、反先天愚型样的眼角斜和低耳廓。有时可有唇腭裂、心脏和肾畸形。

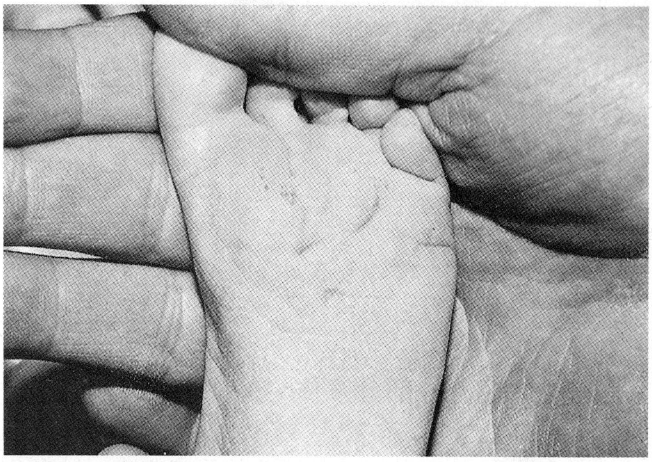

图 32.5 部分8-三体。

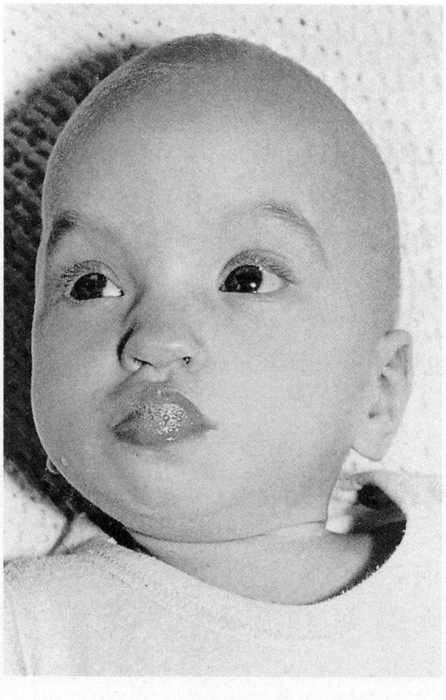

图 32.6 Wolf-Hirschhorn综合征（4p-综合征）。

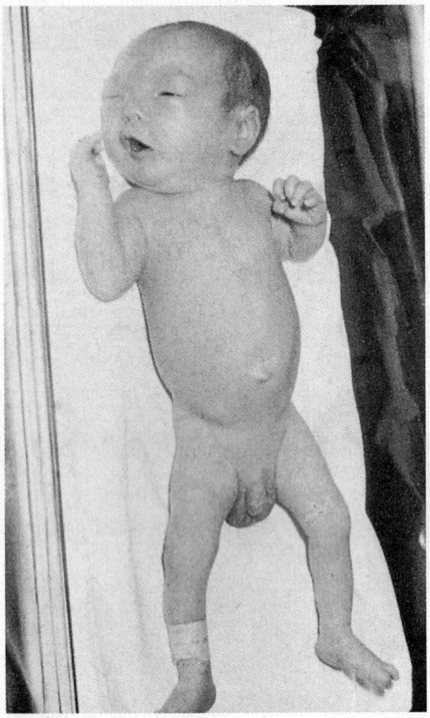

图32.7
cri du chat 综合征（5p- 综合征）。

9号染色体短臂的部分三体

现在认为 9p 三体是一种明确的临床疾病。这种智力发育迟缓综合征的面部特征为大圆球样鼻、鼻部深陷、小头大眼眶。内眦隆起、眼角呈反先天愚型样倾斜、嘴下垂、耳廓突出伴对耳轮畸形，指骨发育不良（尤其是第五指的中间指骨）和颈部皮肤皱褶过多也是较为常见的特征。

11号染色体长臂删除（11q-）

头面部畸形较明显。枕部外倾，前额呈龙骨状突起。眼睛向下倾斜，有时有眼睑下垂。小下颌，耳廓低，嘴呈鱼嘴样，人中较长。先天性心脏病尤其是室间隔缺损常见。也可见多关节挛缩。

13号染色体长臂删除（13q-）

常表现为小而呈三角形的头，宽而突起的鼻梁，眉间距宽。内眦隆起，可有虹膜缺失。耳朵大，位置较低，且有畸形。

有证据表明近端和远端删除其临床表现不同。例如，远端删除有上切牙突出，而前额隆起、视网膜母细胞瘤和轻度智力发育迟缓多见于近端和间隙删除。如同大多数染色体综合征一样，畸形是很普遍的。拇指缺失或发育不良、先天性心脏畸形、隐睾症、尿道下裂和颈蹼均较常见。

18号染色体长臂删除（18q-）

通过临床症状就可以诊断出 18 号染色体删除疾病。其临床特征为面中部较平坦，下颌尖突。眼裂大伴眼球震颤，内眦赘皮和视盘苍白。对耳轮和对耳屏明显增大，但外耳道狭窄，常伴耳聋。嘴角向下，似鱼嘴。手表现为拇指近端粗，手指逐渐变细。关节突出的表面有凹陷。

22三体

小头，耳朵低位、畸形和前倾。耳前皮肤频繁出现斑点这一不常见的临床特征虽不是综合征的唯一体征，但却是 22 三体综合征的标志性体征。鸟嘴样鼻、前驱鼻孔、长人中、腭裂和眼角下斜常见。短颈，颈部较粗的皮肤皱褶使颈部显得更短。50% 的病例有心脏畸形。手指上翘和宽拇指也较常见。

已经认识到，染色体近端小着丝粒和肛门直肠的缺失和闭锁有关。所谓的猫眼综合征（和猫哭区别），大多数病例都是在染色体显带技术出现前描述的。现在看来，此综合征代表了 22 号长臂的部分三体和四体。

微删除综合征

所有新生儿如外观有异常或有一个或多个畸形都需要进行染色体分析。可是，少数情况下，尽管染色体有改变。但是无法通过染色体分析发现（大多为小的删除）。过去几年，一些新技术的发展使得这些微删除可以发现，最常用的是荧光原位杂交技术。对临床医师来说，这一假设的诊断可以通过实验室应用合适的探针来确定。表 32.2 说明了可以通过这一方法做出诊断的常见条件。

性染色体异常

常见的性染色体异常如脆性 X 染色体智力发育迟缓、Klinefelter 综合征（47,XXY）、（47,XXX）女性和（47,XYY）男性等很少在新生儿期出现表型异常，因此极少能在此时做出诊断。但总的来说，这些非分离的综合征都和孕母年龄有关，但相关程度与 Down 综合征不尽相同。

Turner综合征（45，XO）

这种畸形发生率为 1/5000。最明显的体征是颈部有蹼状皱褶（翼状胬肉），后发际低呈三齿状（图 32.8）。手和脚背面常出现淋巴管性水肿（图 32.9）。胸部宽，广泛的乳头样隆起，心脏畸形，尤其是主动脉弓缩窄，发生在约 20%的病例。小的畸形在出生时就可发现小的凸起的深陷指甲、皮肤色素痣以及肘部弯曲过度等。身形小，平均身高 4 英尺 7 英寸。生殖腺异常，导致无正常月经来潮和不孕。此时可以在青春期用雌激素替代治疗。最终智力发育前景较好。复发的危险较小，可能低于常染色体三体的复发率。

表 32.2　通过实验室探针可以诊断的微删除综合征

病症	主要特征	位点
Williams	主动脉瓣上狭窄，高钙血症	7q11
Prader-Willi	无力，男性性功能减退	15q11
Miller-Dieker	无脑回	17p13
DiGeorge	低钙血症，心脏畸形	22q11
Wolf-Hirschhorn	面部畸形（见图 32.6）	4pter

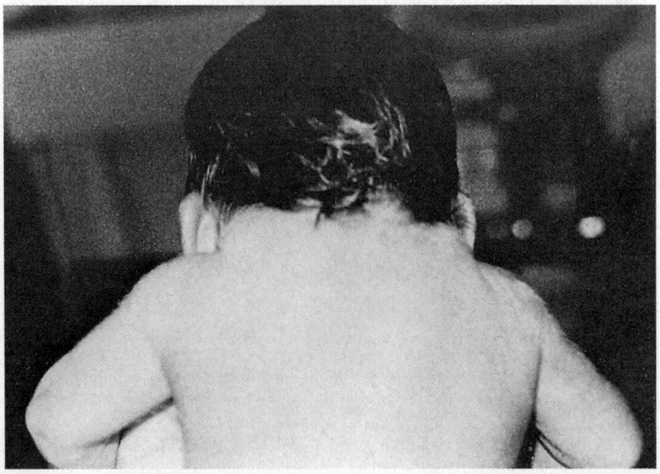

图32.8　Turner 综合征（45，XO）。

高度的非整倍体性染色体

性染色体数目增加（如 49,XXXXY；48,XXXX；49,XXXXX 等），智力发育迟缓。新生儿期表现为蒙古人样的眼角倾斜，短而带蹼的颈，关节异常，尤其是桡尺骨连结异常。

染色体正常的畸形新生儿的检查方法

一般要点

每 40 个儿童中就有 1 个存在先天畸形。部分表现为单一畸形，其余可能是复杂畸形的一部分。单一的小畸形常见（表 32.3），但其在单一重要畸形或多种重要畸形儿童中的发生率较前增高。正如 Marden 指出的，多种小畸形在普通人群中发生率为 0.8%，在单一重要畸形儿童中发生率为 6.9%，而在多种重要畸形儿童中的发生率则为 56.2%。

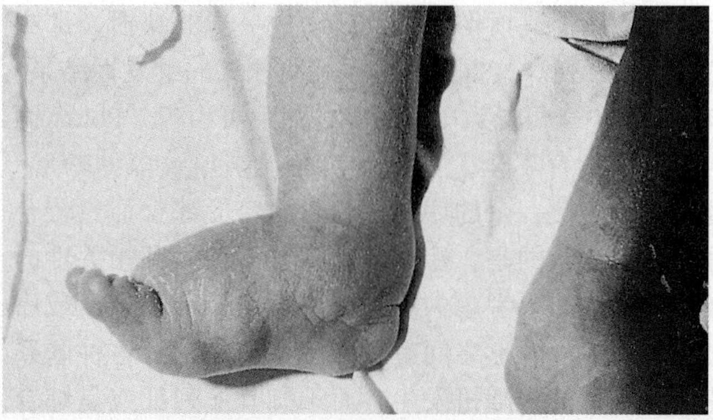

图32.9　Turner 综合征（45，XO）。

识别综合征是进行准确的基因咨询、迅速治疗和判断预后的重要前提。新生儿期对综合征的识别建立在对多种畸形评估的基础之上。例如，器官距离过远（瞳孔间距离的增加）必须和内眦距离过宽（两内眼角距离增加）区分。

理想情况应该做测量和百分比量表，这些都是存在于特定模式中的。最终这些都将由摄像测量法取代，但最近传统的临床方法也在应用。经验表明，清晰地描述一些不常见的症状或一群症状可较容易地对综合征做出诊断。如腭裂和多指比其他新生儿的症状如腹股沟疝更有用。异常的畸形可作为一种“线索”，对综合征分析专家分析遗传性“线索”较有用。一些畸形对正常变异来讲较小，易混淆；其他则太常见而无意义。对畸形患儿的诊断途径需加以讨论，通过多种途径进行（图 32.10）

发育学要点

评价一个畸形患儿需决定其是否有畸形（a），变形(b)，或者是中断(c)，定义如下：

a. 畸形是指内在的发育过程异常。其发育的潜能是异常的（如脊柱裂）
b. 变形是指在一段正常发育时期后其发育部分出现机械性改变（如由于胎儿限制形成马蹄内翻足）
c. 中断是指在最初的正常发育之后，器官的发育有一个中断或干扰，导致其结构异常（如羊膜索）

首先确定这三个大的分类，然后，以一个畸形作为例子，按照下列问题提问归类：

- 是单一畸形还是多种畸形[100]？
- 如果是多种畸形，它们是综合征的一部分还是一个系列？

如果是单一损伤导致或启动进一步的缺损，那么就是畸形系列。这提示有一系列级联式的继发性结果。如肾发育不全可导致羊水过少，然后可引起“Potter 面容”和肺发育不全。如果最初的损伤导致多种畸形，但没有一个接一个的序列征，归为畸形综合征比较合适。必须说明的是，综合征是基于一种病理相关性的畸形模式。如果考虑的多种畸形不是一种综合征或序列征，则多种畸形之间有一种已知的联系。这种联系是多种异常的非随机发生，而不知是序列征或是综合征。这是一个统计学概念。这种区分的重要性在于变形和中断不是由基因决定的，而畸形综合征则是由染色体或通过孟德尔方式遗传的。

临床方法

病史

通过对父母进行详细的病史询问和孕期信息的仔细检查可以得到重要的线索。表 32.4 对重要问题给出一个概要。

临床检查

染色体正常的畸形新生儿可能有特异的综合征。必须通过下列方法加以确认：

格式塔识别

这就是个人的畸形可较容易地编入一个有意义的疾病，而无需对个人异常进行有意识的分析，确认也很快捷。如对 Cornelia de Lange 综合征的诊断（图 32.11）仅通过对头面部特征的检查就可诊断。而且，必须注意在此基础上不要导致过度诊断，需仔细评估其他的机体异常，才有助于确定最初的可疑诊断。它更有利于对未明确诊断的儿童做出诊断，而不是提供一个在以后不易说明的不恰当的诊断。

确定合适特征

如果无法快速确诊，必须确定一个或更多的特征给综合征学家，以便他们确诊。有用的特征如下：

- 明确定义的但非正常的体格特征，如多指。必须

表 32.3 一些普通小畸形的发生率

小畸形	发生率/1000 人
内眦赘皮	4.2
小耳	1.4
耳窦	1.2
耳前斑	2.3
第五指(趾)弯曲	9.9
2/3 并指(趾)	1.6
单一掌褶	
单侧	40(或人群的 4%)
双侧	10(或人群的 1%)

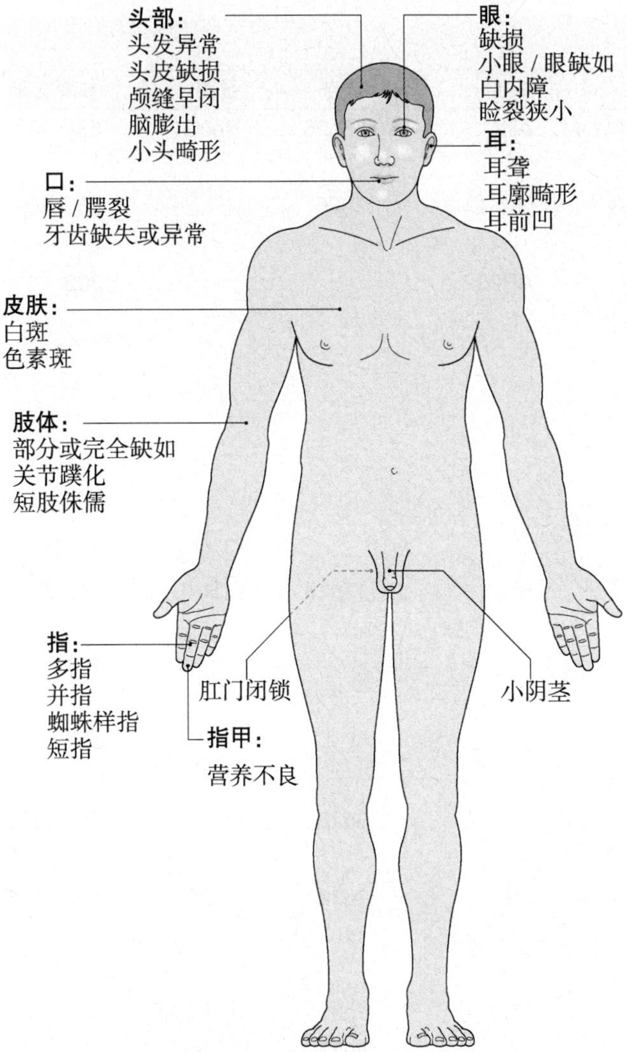

图 32.10 畸形儿童的诊断途径。

仔细地评估和描述，如多指的不同程度、伴随的并指、在桡侧（轴前的）或尺侧（轴后的）。

- 经过综合分析后的客观体征，如肛门闭锁。

如果一个特征无法做出诊断，需结合其他症状。计算机数据库中提供一系列综合征，并提供所有可能的联合症状。表 32.5～32.42 中包含了较好的特征列表。列表中并非完全详尽，但其尽量覆盖了新生儿期存在的大部分有用信息。

表32.4 病史采集的重要点

问题	相关度
个人/家族史	
1. 年长母亲	染色体非整倍性?
2. 年长父亲	de novo AD 突变?
3. 母亲患病如糖尿病	相关的异常如骶骨发育不良和母亲糖尿病
4. 社会生活环境差	可能饮酒/吸毒问题
5. 种族起源	一些局限于特定种族的基因病
6. 父母为近亲	常染色体隐性异常
7. 多次流产	染色体重排
怀孕史	
8. 母亲用药或饮酒史	可导致畸形
9. 放射性暴露	可导致畸形或突变
10. 胎膜早破	可能有胎儿受压
11. 羊水过少	肾发育不良?
12. 羊水过多	食管闭锁?
13. 胎儿运动减少	神经肌肉异常或胎儿受压?
14. 臀先露	神经肌肉异常?

新的分子学试验

随着对畸形综合征相关基因认识的增加，人们越来越期望通过使用这些方法在临床做出诊断。现在这些方法主要用于确诊。如果发现突变，那么未来再怀孕时在围生期就可早期做出诊断。不幸的是这些试验都很昂贵，而且无法筛选出所有受累的综合征患儿，因为诊断试验不能很容易地检测所有的基因序列。随着基因诊断自动测序技术的发展，这种情况可能会改观。

表 32.5～32.42 中使用的缩写

AD，常染色体显性遗传
AR，常染色体隐性遗传
XLD，X 连锁显性遗传
XLR，X 连锁隐性遗传

表32.5 小头畸形

综合征	出生时特征	后来产生的特征	遗传	位点	基因	参考文献
Bloom	IUGR，颧骨发育不全	毛细血管扩张，低 IgA 和 IgM，淋巴网状内皮细胞肿瘤	AR	15q26	RecQ	53，93
Cornelia de Lange(图 32.11)	一字眉，鼻孔宽，薄上唇，多毛症	生长延迟和智力发育迟缓	通常散发	3q26		95，100
Dubositz	IUGR，上睑下垂，小颌	身材矮小，湿疹	AR202			202
胎儿酒精	IUGR，人中平，小指甲	轻-中度智力发育迟缓				
胎儿 CMV	肝脾大，血小板减少	智力发育迟缓，耳聋				
胎儿风疹	IUGR,白内障,脉络膜视网膜炎，先天性心脏病	耳聋，智力发育迟缓				
无脑回	前额皮肤皱褶黄疸、癫痫	智力障碍	AR，微小删除	17p13	LISI	48，50
母体苯丙酮尿症	IUGR，心脏畸形	智力发育迟缓				185
Neu-Laxova (图 32.12)	眼睑缺失，外周性水肿，胶样皮肤	致死	AR			187
Seckel	IUGR，钩形鼻，肘关节脱位	智力发育迟缓，身材极度矮小	AR	3q22		77，122，184
Smith-Lemli-Opitz	前驱鼻孔，上睑下垂，尿道下裂，2-3 脚趾并趾	智力发育迟缓	AR	7q32	SLOS	100，145
真性小头	前额倾斜，大耳	智力发育迟缓	AR	1q31 8p33	小头基因	186

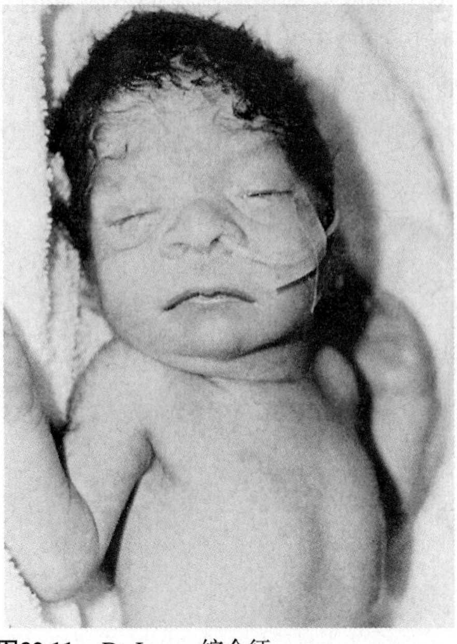

图32.11 De Lange 综合征。

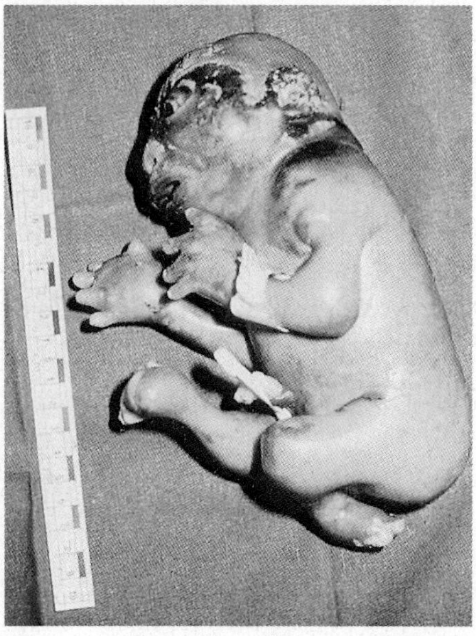

图32.12 Neu-Laxova 综合征。

表32.6 巨头畸形

综合征	出生时特征	后来产生的特征	遗传	定位	基因	参考文献
软骨发育不全	见短肢-中度（表 32.27）					
Albers-Schonberg	骨骼石化症, 全血细胞减少症		AR（重型）	11q13 16p13	TCIRGI CLCN7	64，100
Bannayan-Zonana Grieg	毛细血管瘤 见多指(趾)（表 32.28）	脂肪瘤	AD	10q22-23	PTEN	130
HARD+E	脑积水,脑腔小, 视网膜发育异常, 白内障	精神发育迟滞	AR			48，50
神经纤维瘤	见皮肤异常（表 32.42）					
Robinow	见器官距离过远（表 32.13）					
Russell Silver	小于胎龄	三角形面容	散发	17		146
Sotos	巨大儿，骨龄大	轻度精神发育迟滞	AD	5q35	NSDI	36，109，206
Sturge-Weber	见皮肤异常（表 32.42）					
X-连锁脑积水	拇指内收，导水管狭窄	精神发育迟滞	XLR	Xq28	LICAM	65，105

表32.7 不常见头骨畸形

综合征	出生时特征	后来产生的特征	遗传	定位	基因	参考文献
Apert 综合征（图 32.13 和 32.14）	颅狭小，钩形鼻，腭裂，拳击手套样并指	轻至中度精神发育迟滞	AD	10q25-26	FGFR2	100，200
Baller-Gerold	见桡骨缺陷（表 32.35）					
Carpenter	见多指(或趾)畸形（表 32.28）					
Crouzon	颅狭窄，短头畸形,前额显著,（眼球）凸出，中脸发育不全	正常智力	AD	10q25-26	FGFR2	100，158
胎儿压迫	见多关节挛缩/移位（表 32.38）					
低磷酸酯酶症	见非常短的肢体（表 32.36）					
Pfeiffer	颅狭窄，短头畸形,阔拇指及阔拇趾	正常智力	AD	8p11, 10q25-26	FGFR1, FGFR2	100，166
Saethre-Chotzen	上睑下垂，不对称脸，短头畸形,耳轮脚显著，轻度并指(趾)	通常智力正常	AD	7p21	TWIST	91,100,157

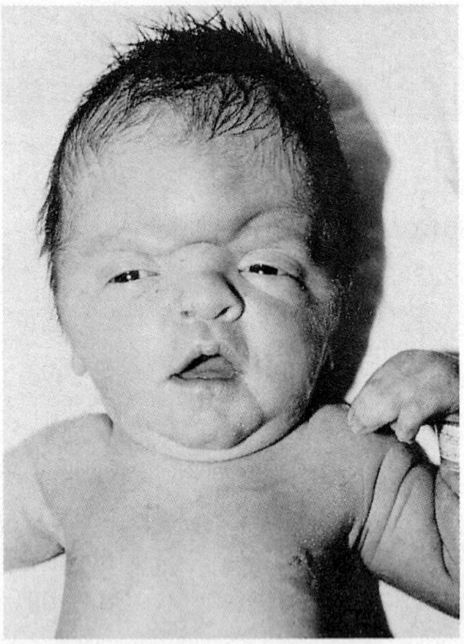

图32.13 Apert 综合征。

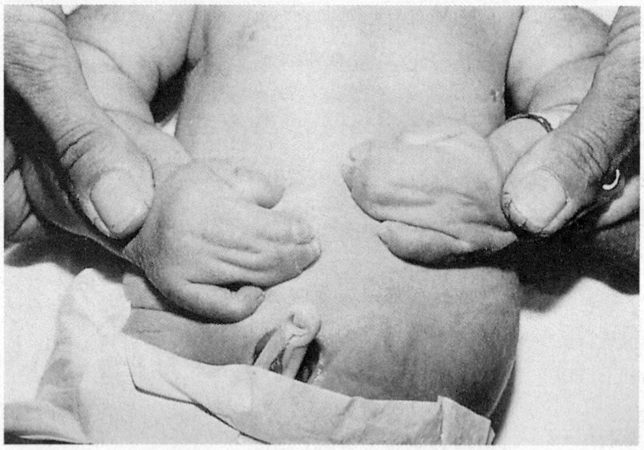

图32.14 Apert 综合征。

表32.8 宽囟门

综合征	出生时特征	后来产生的特征	遗传	定位	基因	参考文献
锁骨颅骨发育不全	显著的前额，斜肩，锁骨发育不良或缺如	宽隙的龋齿，末梢指(趾)骨发育不良	AD	6p21	CBFA1	55,100
Hallerman-Strieff	见白内障（表 32.10）					
低磷酸酯酶症	见非常短的肢体（表 32.36）					
甲状腺功能减退	延长的黄疸，便秘，脐疝	粗糙的面容特征，大舌，皮肤干燥，头发稀疏，如果不治疗则精神发育迟滞	通常散发，但有些为代谢性			
Kenny	低钙血症，X 线显示长骨骨髓腔皮质薄	身材矮小，近视	AD		1q42	100
骨生成不良	见非常短的肢体（表 32.36）					
骨致密化发育不良	钩形鼻，小下颌，肩胛发育不良，末段指(趾)骨短小，骨硬化	骨折，身材矮小，牙齿拥挤	AR	1q21	Cathepsin K	13,70
Russell Silver	见巨头畸形（表 32.6）					
致死性骨发育不全	见非常短的肢体（表 32.36）					
Zellweger	见白内障（表 32.10）					

表32.9 缺损

综合征	出生时特征	后来产生的特征	遗传	定位	基因	参考文献
CHARGE 相关	鼻后孔闭锁,外耳异常，生殖腺发育不全,先天性心脏病	身材矮小,耳聋	大部分散发			144
Cohen	眼裂倾斜	肥胖,牙齿突出,手指纤细,精神发育迟滞	AR	8q22-23		141,180
Goltz	见皮肤异常（表 32.42）					
线状皮脂腺痣	见皮肤异常（表 32.42）					
Meckel Gruber	见多指（或趾）畸形（表 32.28）					
Rieger	无虹膜,上嘴唇扁平,脐周皮肤突出	发育异常,广泛牙齿稀疏	AD	4q25-27	RIEG	101,169

表32.10 白内障

综合征	出生时特征	后来产生的特征	遗传	定位	基因	参考文献
脑-眼-面-骨骼（COFS）	见多关节挛缩/脱位(表 32.38)					
Hallermann-Streiff	短头畸形,前额突出，头发稀疏，小颌，鼻夹缩，新生儿牙	身材矮小，通常智力正常	通常散发			30，100
色素失调症	见皮肤异常（表 32.42）					
Lowe	青光眼，氨基酸尿症，肾小管酸中毒	精神发育迟滞	XLR	Xq25	OCRL	1，114
胎儿风疹	见小头畸形（表 32.5）					
Neu-Laxova	见小头畸形（表 32.5）					
点状软骨发育异常	见短肢-中度（表 32.37）					
Rothmund Thomson	见皮肤异常（表 32.42）					
Zellweger	前额突出，点状骨骺，张力减退	精神发育迟滞，儿童期死亡	AR	1p22-21，7q11，8q21	PXMP3 PMP70	128，131

表32.11 晶状体脱位

综合征	出生时特征	后来产生的特征	遗传	定位	基因	参考文献
高胱氨酸尿症	蜘蛛样指(趾)，高弓足，尿中高胱氨酸	头发稀疏，颊部潮红，动静脉栓塞	AR	21q22	CBS	125
Marfan	见蜘蛛样指(趾)(表 32.30)					
亚硫酸盐氧化酶缺乏	尿中含亚硫酸盐和无机硫酸盐	精神发育迟滞，儿童期死亡	AR			120
Weill-Marchesani	短头畸形,球形晶状体	身材矮小	AR	14q24，6p21 19p13	MOCS1 MOCS2	205，207

表32.12 小眼畸形

综合征	出生时特征	后来产生的特征	遗传	定位	基因	参考文献
脑–眼–面–骨骼（COFS）	见多关节挛缩/脱位（表 32.38）					
Cross	皮肤色素沉着不足，癫痫	精神发育迟滞	AR			40
Cohen	见缺损（表 32.9）					
隐眼畸形（Fraser 综合征）	眼睑融合，并指(趾)，生殖器异常，喉狭窄，肾异常	通常死产	AR			69，71
Goltz	见皮肤异常（表 32.42）					
Hallermann–Streiff	见白内障（表 34.10）					
色素失调症	见皮肤异常（表 32.42）					
Lenz	大耳，生殖器异常	斜肩，牙齿拥挤	XLR		Xq27	11，60，190
Neu–Laxova	见小头畸形（表 32.5）					
Meckel Gruber	见多指（或趾)畸形(表 32.28)					
眼–齿–指（ODD）	鼻夹缩，并指（趾）	牙齿釉质发育不良，骨骼石化症	AD	6q22–q24	GJA1	72，149

表32.13 器官距离过远

综合征	出生时特征	后来产生的特征	遗传	定位	基因	参考文献
Aarskog	上睑下垂，披肩样阴囊	身材矮小，轻度精神发育迟滞	XLR	Xp11	FGD1	14，20，155
Alagille	眼睛深陷，肺狭窄，肝脏疾病		AD	20p11	Jagged 1	132,134
额鼻部发育不良	鼻尖两半，脑前膨出，腭裂		散发			177
Greig	见多指（或趾）畸形（表 32.28）					
Larsen	见多关节挛缩/脱位（表 32.38）					
Noonan	见短颈（表 32.27）					
Opitz G/BBB	尿道下裂，窒息发作（喉裂）	精神发育迟滞	AD	22q11；Xp22	MIDI	67，129
耳–腭–指	见颚裂（表 32.21）					
Robinow	短肢（mesomelia），齿龈肥大，胎儿面容，脊椎缺损，小阴茎	身材矮小，脊柱侧凸	AR/AD	9q22	ROR2	2，3，100
Waardenburg	异色症	白额发，耳聋	AD	2q37；3q12	PAX3 MITF	61，100，191

表32.14 上睑下垂

综合征	出生时特征	后来产生的特征	遗传	定位	基因	参考文献
Aarskog	见器官距离过远（表 32.13）					
睑裂狭小（BPES）	眼睑裂过短，内眦皮显著折叠，耳廓畸形	偶尔女性不育	AD	3q22-23	FOXL2	143，174
Dubowitz	见小头畸形（表 32.5）					
胎儿酒精	见小头畸形（表 32.5）					
Moebius	面容僵硬，肢体缺陷，斜视，并指（趾）		常为散发	13q12-13		8
Noonan	见短颈（表 32.27）					
Saethre Chotzen	见不常见头骨畸形（表 32.7）					
Schwartz-Jampel	小嘴，肌强直，屈曲性畸形，白内障	轻度精神发育迟滞，身材矮小	AR	1p34-36	HSPG2（基底膜蛋白多糖）	12，140

表32.15 鼻翼发育不全

综合征	出生时特征	后来产生的特征	遗传	定位	基因	参考文献
胎儿华法林	见扁平或塌鼻梁（表 32.17）					
Freeman-Sheldon	见小嘴（表 32.19）					
Hallermann Streiff	见白内障（表 32.10）					
Johanson-Blizzard	头皮皮肤发育不全，小头畸形，甲状腺功能减退，吸收障碍，无肛	耳聋，精神发育迟滞，头发稀疏	AR			92
Langer-Giedion	头小畸形，球状鼻，上唇薄，耳大，皮肤松弛	头发稀疏，手指在 X 线下骨骺呈锥形	AD 或散发	8q24	TRPSI，EXTI	89，100
眼-齿-指	见小眼畸形（表 32.12）					

表32.16 钩形鼻

综合征	出生时特征	后来产生的特征	遗传	定位	基因	参考文献
Apert	见不常见头骨畸形（表 32.7）					
Crouzon	见不常见头骨畸形（表 32.7）					
Rubinstein-Taybi	小头畸形，眼裂倾斜，柱状鼻，多毛症，阔拇指	小头畸形，精神发育迟滞	常常散发	16p13	CBP	100，152
Seckel	见小头畸形（表 32.5）					

表32.17 扁平或塌鼻梁

综合征	出生时特征	后来产生的特征	遗传	定位	基因	参考文献
软骨发育不全	见短肢-中度（表 32.37）					
无汗性外胚层发育不良	宽前额，超高热,无汗，眼睛发黏	稀疏的细发，皮肤干燥，牙发育不全	大多数 XLR	Xq12-13	EDA	100，209
睑裂狭小	见上睑下垂（表 32.14）					
颅骨锁骨发育不全	见宽囟门（表 32.8）					
胎儿酒精	见小头畸形（表 32.5）					
胎儿乙内酰尿	见指甲小或发育不良（表 32.34）					
胎儿华法林	中脸发育不全，点状骨骺，近端肢体过短	某些患者存在精神发育迟滞				
Larsen	见多关节挛缩/脱位（表 32.38）					
Marshall Stickler	腭裂，鼻孔前倾，中脸扁平小颌	骨骺发育不良，白内障，关节僵硬，耳聋	AD	12q13-14 6p21-22 1p21	COL2A1 COL11A2 COL11A2	9，62
Williams（图 32.15）	主动脉瓣上狭窄，高钙血症，星形虹膜，厚上唇，长人中	精神发育迟滞，身材矮小，肾钙质沉着症	大多数散发	7q11	弹性蛋白	41，100

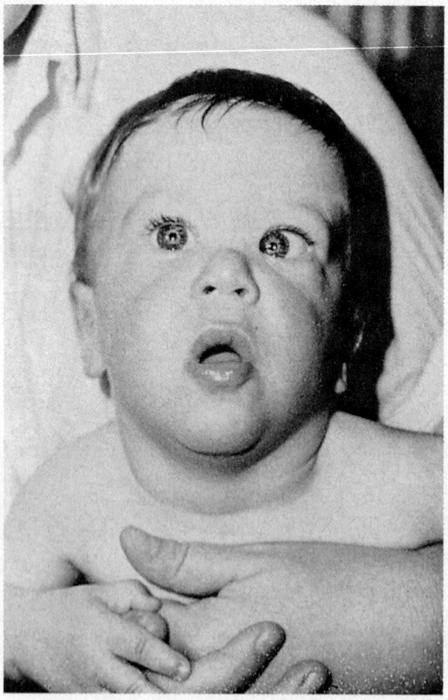

图32.15 Williams 综合征。

表32.18 长人中

综合征	出生时特征	后来产生的特征	遗传	定位	基因	参考文献
Cornelia de Lange	见小头畸形（表 32.5）					
股骨发育不良，不常见面容	见短肢–中度（表 32.36）					
Langer–Giedion	见鼻翼发育不全（表 32.15）					
Robinow	见器官距离过远（表 32.13）					
Smith–Lemli–Opitz	见小头畸形（表 32.5）					
Williams	见扁平或塌鼻梁（表 32.17）					

表32.19 小嘴

综合征	出生时特征	后来产生的特征	遗传	定位	基因	参考文献
Freeman–Sheldon	宽前额，睑裂狭小，长人中，唇折叠，畸形足	手指向尺骨收缩，身材矮小	AD			100
Marden Walker	见蜘蛛样指（表 32.30）					
Schwartz–Jampel	见上睑下垂（表 32.14）					

表32.20 唇裂

综合征	出生时特征	后来产生的特征	遗传	定位	基因	参考文献
羊膜索	见手裂畸形/缺陷缺损（表 32.32）					
EEC	见手裂畸形/缺陷缺损（表 32.32）					
胎儿乙内酰脲（苯妥英）	见指甲小或发育不良（表 32.34）					
Mohr	宽鼻尖，中线唇裂和腭裂，舌系带偏移，舌裂	耳聋，身材矮小	AR			127，160
口–面–指（OFD）	见并指(趾)畸形（表 32.31）					
腘蹼	唇裂和腭裂，膝关节皮肤有蹼		AD	1q32–41	IRF6	66，82
Rapp–Hodgkin	指甲发育不良，鼻紧缩，腭裂，尿道下裂	头发稀少	AD			19，167
Roberts	见桡骨缺损（表 32.35）					
Van der Woude	腭裂，下唇上有唇凹		AD	1q32–41	IRF6	99，100，136

表32.21 腭裂

综合征	出生时特征	后来产生的特征	遗传	定位	基因	参考文献
Apert	见不常见头骨畸形（表 32.7）					
屈肢骨发育不良	见短肢-中度（表 32.37）					
大脑-肋骨-下颌	见小下颌（表 32.25）					
CHARGE	见缺损（表 32.9）					
骨畸形性发育不良	见非常短的肢体（表 32.36）					
胎儿乙内酰脲	见指甲小或发育不良（表 32.34）					
Larsen	见多关节挛缩/脱位（表 32.38）					
Marshall Stickler	见扁平或塌鼻梁（表 32.17）					
Mohr	见唇裂（表 32.20）					
耳-腭-指	器官距离过远，中脸扁平，指(趾)末端过宽	前额突出，眶上嵴，耳聋	XLR	Xq28		15，150
Pierre Robin 序列征	小下颌，舌下垂	小部分患者精神发育迟滞	大多数散发			100
腘蹼	见唇裂（表 32.20）					
先天性脊柱骨骺发育不良	见短肢-中度（表 32.37）					
Van der Woude	见唇裂（表 32.20）					

表32.22 口腔系带

综合征	出生时特征	后来产生的特征	遗传	定位	基因	参考文献
Ellis van Crevald	见多指（或趾）畸形（表 32.28）					
舌下-缺指	见小下颌（表 32.25）					
Mohr	见唇裂（表 32.20）					
口-面-指（OFD）	见并指(趾)畸形（表 32.31）					
腘蹼	见唇裂（表 32.20）					

表32.23 舌异常

综合征	出生时特征	后来产生的特征	遗传	定位	基因	参考文献
Beckwith-Weideman	大舌，脐突出，巨大胎儿，耳部皱折	精神发育迟滞，5%患者有肾肿瘤	大多数散发	11p15		54，87
GM_1 神经节苷脂沉积症	大舌，牙槽脊肥厚，肝大	面部特征粗糙，X 线下长骨呈套筒样	AR	3p21	GLB1	172
甲状腺功能减退	大舌，见宽囟门 (表 32.8)					
Mohr	舌裂，见唇裂（表 32.20）					
口-面-指（OFD）	舌部肿瘤，见并指（趾）畸形（表 32.31）					

表32.24 牙槽脊增厚						
综合征	出生时特征	后来产生的特征	遗传	定位	基因	参考文献
GM_1 神经节苷脂沉积症	见舌异常（表 32.23）					
I-cell 病	粗糙面部特征,皮肤僵硬,长骨骨膜呈套筒样	身材矮小,关节僵硬,面部特征进行性变粗糙,多发性骨发育障碍	AR	4q21-23	GNPTA	116，133
Robinow	见器官距离过远（表 32.13）					
Smith-Lemli-Opitz	见头小畸形（表 32.5）					

表32.25 小下颌						
综合征	出生时特征	后来产生的特征	遗传	定位	基因	参考文献
Bloom	见小头畸形（表 32.5）					
大脑-肋骨-下颌	腭裂,肋骨缺陷,皮肤多余	精神发育迟滞	AR			52，115
脑-眼-面-骨骼（COFS）	见多关节挛缩/脱位（表 32.38）					
Cornelia de lange	见小头畸形（表 32.5）					
Dubowitz	见小头畸形（表 32.5）					
股骨发育不良,不正常面容	见短肢-中度（表 32.37）					
Goldenhar	见耳发育不良（表 32.26）					
舌下-缺指	小舌，肢体横向缺陷		散发			
Marshall Stickler	见扁平或塌鼻梁（表 32.17）					
Pierre Robin 序列征	见腭裂（表 32.21）					

表32.26 耳发育不良或过小						
综合征	出生时特征	后来产生的特征	遗传	定位	基因	参考文献
Beal 挛缩蜘蛛指（趾）	压皱耳,见蜘蛛样指（趾）（表 32.30）					
腮-耳-肾（BOR）	耳前皮赘或凹陷,肾发育不良	耳聋	AD 伴随可变的外显率	8q13	EYA1	27, 33
CHARGE	见缺损（表 32.9）					
骨畸形性发育不良	囊样畸形耳,见非常短的肢体（表 32.36）					
Goldenhar 综合征	耳前皮赘，面部不对称，眼球外层皮样囊肿。脊柱缺损		多为散发			34，100
Townes	见肛门闭锁（表 32.40）					
Roberts	见桡骨缺陷（表 32.35）					
Treacher Collins	眼裂倾斜，下眼睑缺损,颧骨发育不良,小下颌	耳聋,智力正常	AD 伴随可变的外显率	5q32	Treacle	47，100

表32.27　短颈（和/或颈蹼）

综合征	出生时特征	后来产生的特征	遗传	定位	基因	参考文献
Goldenhar	见耳发育不良 (表 32.26)					
Jarcho-Levin	严重脊椎异常,宽前额,短胸腔,手指异常	早期死于呼吸衰竭	AR	19q13	DLL3	24，103
Klippel-Feil	颈椎融合,低发际,颈蹼, 斜颈	脊柱后侧凸,耳聋	散发	8q22-23		32
多发翼状胬肉	见多关节挛缩/脱位（表 32.38)					
Noonan	颈蹼,低发际,眼裂倾斜,上睑下垂, 器官距离过远,肺动脉狭窄	身材矮小,出血问题, 斜视	AD	12q22	PTPN11	98,170,171,181
Wildervanck	颈椎异常,Duane 畸形，腭裂	耳聋,偶尔精神发育迟滞	不明确			199

表32.28　多指(或趾)畸形

综合征	出生时特征	后来产生的特征	遗传	定位	基因	参考文献
Opitz C	三角头畸形， 口腔系带,并指（趾）	精神发育迟滞	AR			80，165
Carpenter	颅缝早闭，先天性心脏缺损，多指	精神发育迟滞	AR			
Ellis van Creveld（图 32.16）	胸腔狭窄，房间隔缺损，口腔系带，短肢		AR	4p16	EVC	16，154，163
Greig	并指（趾）,额部隆起, 巨头畸形，器官距离过远		AD	7p13	GL13	7，75
Jeune	胸部狭窄，短肋，多指（趾）	肾功能衰竭，锥状骺	AR	12p11-12		137
Kaufman-McKusick	见肛门闭锁（表 32.40）					
Laurence-Moon-Biedl		肥胖，色素性视网膜炎，肾炎，精神发育迟滞	AR	16q13, 3p11, 15p, 11q		100
Meckel-Gruber	脑膨出, 多囊肾	可能死产或新生儿期死亡	AR	17q22，11q，8q		63，164
Mohr	见唇裂（表 32.20）					
短肋多指(趾)	胸腔极小，短肢，常常宫内死亡		AR	多种类型		

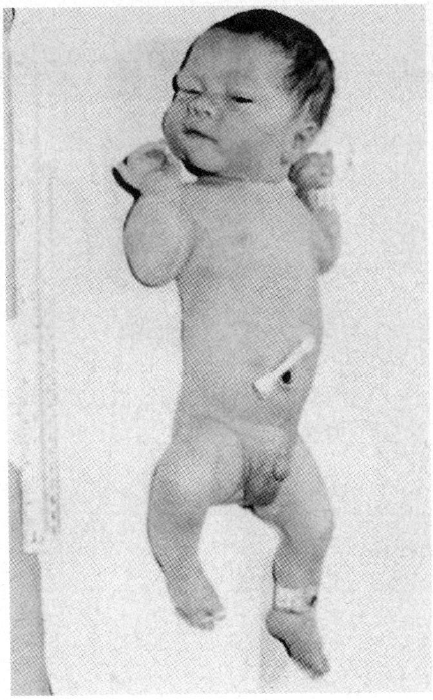

图32.16 Ellis van Creveld 综合征

表32.29 屈曲指

综合征	出生时特征	后来产生的特征	遗传	定位	基因	参考文献
Beal 挛缩性蜘蛛样指(趾)	见蜘蛛样指(趾)(表 32.30)					
脑-眼-面-骨骼(COFS)	见多关节挛缩/脱位（表 32.38)					
Gordon	足内翻畸形，腭裂		AD			57，94，161
Marden Walker	见蜘蛛样指（趾）（表 32.30)					
多发翼状胬肉	见多关节挛缩/脱位（表 32.38)					

表32.30 蜘蛛样指（趾）

综合征	出生时特征	后来产生的特征	遗传	定位	基因	参考文献
Beal 挛缩性蜘蛛样指(趾)	手指或其他关节挛缩；压皱耳	脊柱后侧凸，挛缩改善	AD	5q23	FBN2	82，121
额骨干骺端发育不良	前额突出	前额突起，关节活动受限，耳聋，视神经萎缩，干骺端分离	可能是 AD			59
高胱氨酸尿	见晶状体脱位（表 32.11)					
Marden Walker	睑裂狭小，腭裂，马蹄内翻足，先天性心脏病	精神发育迟滞	AR			96，201
Marfan	晶状体脱位，高腭弓，漏斗胸，主动脉和二尖瓣关闭不全	主动脉夹层	AD	15q21	FBNI	44，100

表32.31 并指（趾）畸形

综合征	出生时特征	后来产生的特征	遗传	定位	基因	参考文献
Apert	见不常见头骨畸形（表 32.7）					
Opitz C	见多指(或趾)畸形（表 32.28）					
隐眼畸形	见小眼畸形（表 32.12）					
Goltz	见皮肤异常（表 32.42）					
Greig	见多指(或趾)畸形（表 32.28）					
色素失调	见皮肤异常（表 32.42）					
Moebius	见上睑下垂（表 32.14）					
口面指综合征(OFD)	中线唇裂，口系带，腭裂，短指	头发稀疏	XLD，男性致死	Xp22	CXORF5	10，189
Pfeiffer	见不常见头骨畸形（表 32.7）					
Poland	单侧胸肌缺如	患侧乳房发育不良				
Saethre-Chotzen	见不常见头骨畸形（表 32.7）					

表32.32 手裂畸形/缺陷缺损

综合征	出生时特征	后来产生的特征	遗传	定位	基因	参考文献
羊膜索	面裂，环状狭窄					
Cornelia de Lange	见小头畸形（表 32.5）					
EEC	外胚层发育不良，缺指(趾)畸形，唇裂和腭裂	肾脏感染	AD	3q27 7q21	p63	22，110
舌下-缺指	见小下颌（表 32.25）					
孤立性手裂(缺指畸形)			AD			

表32.33 拇指异常

综合征	出生时特征	后来产生的特征	遗传	定位	基因	参考文献
Aase	三指节拇指，贫血	囟门晚闭，矮身材	？XLR			74，135
Cornelia de Lange	见小头畸形（表32.5）					
骨畸形性发育不良	“示意搭车者”拇指，见非常短的肢体（表32.36）					
DOOR（耳聋、指甲-骨营养不良、生长迟滞）	三指节的拇指，见指甲小或发育不良（表32.34）					
Fanconi贫血	拇指发育不良，皮肤色素沉着，染色体断裂增多，小阴茎	全血细胞减少，淋巴网状系统恶性肿瘤	AR	3p22-26 9q22 16q24	FA(A) FA(C)	156
进行性骨化性纤维发育不良	拇指和大趾发育不良	软组织钙化	AD	4q27		38，39
Holt-Oram	拇指和/或桡骨发育不良，ASD,VSD		AD变异表达	12q	TBX5	118，138
耳-腭-指综合征	宽拇指，见腭裂（表32.21）					
Pfeiffer	宽拇指,见不常见头骨畸形（表32.7）					
Rubenstein-Taybi	宽拇指,见钩形鼻（表32.16）					
Townes	三指节拇指，见肛门异常（表32.40）					
VATER	拇指发育不良，见脊椎异常（表32.41）					
X连锁脑积水	拇指内收 见巨头畸形（表32.6）					

表32.34 指甲小或发育不良

综合征	出生时特征	后来产生的特征	遗传	定位	基因	参考文献
Coffin-Siris	稀发，小头畸形，粗糙的面部特征，厚嘴唇	精神发育迟滞，多毛症	AR			25,100,117
DOOR（耳聋、指甲-骨营养不良，生长迟滞）	三指节拇指，指尖狭小	耳聋，精神发育迟滞	AR			18，148
Ellis van Crevald	见多指(或趾)畸形（表32.28）					
胎儿酒精	见小头畸形（表32.5）					
胎儿乙内酰脲（苯妥英）	多毛症,腭裂，面中部发育不良	某些患者发育落后				68
Goltz	见皮肤异常（表32.42）					
指甲-髌骨	马蹄内翻足，关节挛缩，盆腔摄片可见回肠激惹	肾炎，指甲上有三角形陷窝	AD	9q34	LMXIB	79，100
Rapp-Hodgkin	见唇裂（表32.20）					

表32.35 桡骨缺损

综合征	出生时特征	后来产生的特征	遗传	定位	基因	参考文献
Aase	见拇指异常（表 32.33）					
Baller-Gerold	颅缝早闭		AR			35，151
Fanconi	见拇指异常（表 32.33）					
Holt-Oram	不同的肢体缺损，见拇指异常（表 32.33）					
Juberg	唇腭裂，小头畸形	精神发育迟滞	AR			102，195
Roberts	短肢畸形，唇腭裂，面部畸形，染色体异常	常常死产或在婴儿期致死	AR			5，192，208
血小板减少-桡骨缺如（TAR）	血小板减少		AR			81，111
VATER	见脊椎异常（表 32.41）					

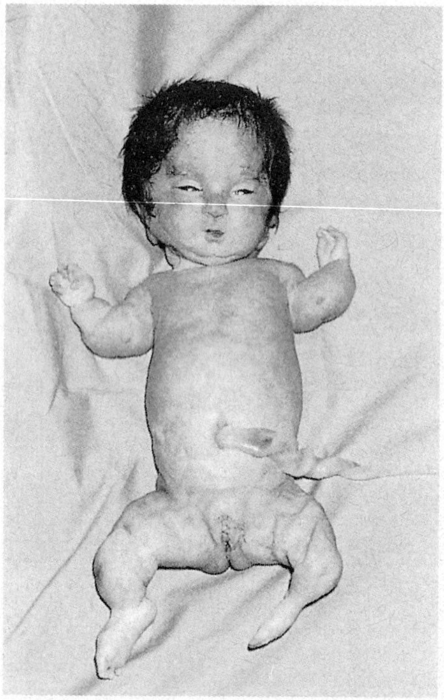

图 32.17 先天性成骨不全。

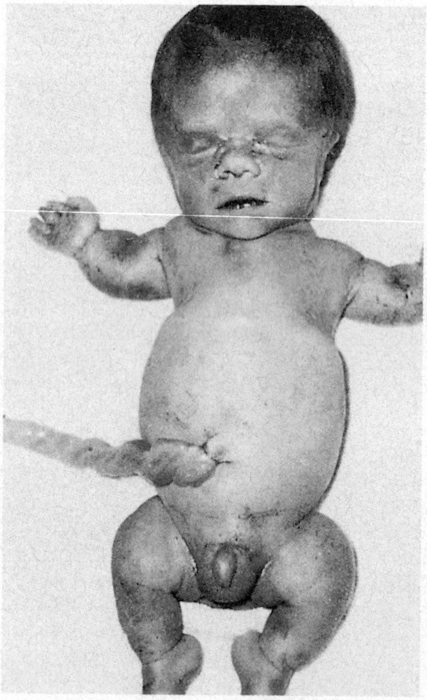

图 32.18 致死性骨发育不良。

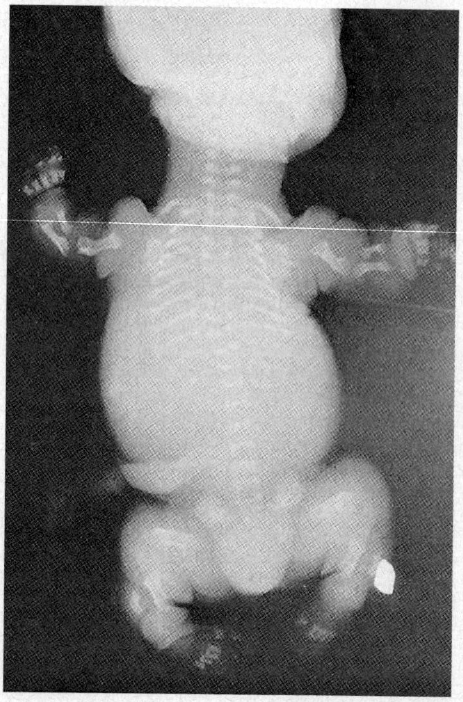

图 32.19 致死性骨发育不良。

表32.36 非常短的肢体

综合征	出生时特征	后来产生的特征	遗传	定位	基因	参考文献
软骨生成不全	大头，骨化不足	致命的	两种类型 AR AR	5q31 12q13	DTDST COL2A1	179
骨畸形性发育不良	“示意搭车者”拇指，足畸形，腭裂，呼吸困难	脊柱后凸侧弯，耳囊性畸形	AR	5q21	DTDST	86
低磷酸酯酶症	骨化不足，低碱性磷酸酶	两个类型，重型致命	重型为 AR	1p34	ALPL	78
Kniest	胸部宽阔，腭裂，中脸扁平	近视，视网膜剥离	很可能 AD	12q13	COL2A1	17
成骨不全（图 32.17）	蓝巩膜，骨化不良，多发性骨折	重型致命，轻型随着年龄增长而改善	AR 和 AD	7q21-22 17q21-22	COLIA1 COLIA2	37
短肋多指（趾）畸形	见多指(或趾)畸形（表 32.28）					
致死性骨发育不良（图 32.18 和 32.19）	大头，小胸	致命的	散发	4p16	FGFR3	182

表32.37 短肢-中度

综合征	出生时特征	后来产生的特征	遗传	定位	基因	参考文献
软骨发育不全	大头，三叉手，中脸扁平	腰部脊柱前弯，矮身材	AD	4p16	FGFR3	194
屈肢骨发育不良	长骨弯曲，小胸，性别倒转，腭裂	早死，精神发育不良	AR	17q24	SOX9	90，123
点状软骨发育不良（Conradi）	中脸扁平，鱼鳞癣，点状骨骺，白内障	矮身材	AD,AR,XLR	Xp11	EBP	83，104
Ellis van Creveld	见多指(或趾)畸形（表 32.28）					
股骨发育不良 非常见面容	股骨/腓骨发育不良 小下颌		排除母亲糖尿病			
软骨发育不全	短肢	矮身材	AD	4p16	FGFR3	139
Leri-Weill	Madelung 畸形	轻度矮身材	XLD	Xp	SHOX	56，119
Robinow	见器官距离过远（表 32.13）					
先天性脊柱骨骺发育不良	腭裂，躯干短，中脸扁平，骨骺形成延迟	脊柱侧弯进行性加重，近视，视网膜剥离	AD	12q13	COL2A1	6，85

表32.38 多关节挛缩/脱位

综合征	出生时特征	后来产生的特征	遗传	定位	基因	参考文献
关节弯曲	多关节挛缩	许多不同原因，神经肌肉系统疾病必须被排除				106
Beal 挛缩性蜘蛛样指(趾)	见蜘蛛样指(趾)（表 32.30）					
脑-眼-面-骨综合征（COFS）	小头畸形，深凹的眼睛，白内障，摇椅底足	与 18 三体综合征相似，也是致命的	AR	10q11	ERCC6	97，204
Ehlers-Danlos	关节脱位，见皮肤异常（表 32.42）					
胎儿压迫	异常颅骨形态，小下颌，面部压缩	如果肾功能发育不全则致命（Potter 综合征）				
Gordon	见屈曲指（表 32.29）					
Larsen	中脸扁平，腭裂	附属跟骨骨化中心	大部分 AD	3p14	FLNB	113，188
Marden Walker	见蜘蛛样指(趾)（表 32.30）					
多发翼状胬肉	肘、颈、膝翼状胬肉		AR			82
指甲-髌骨	见指甲小或发育不良（表 32.34）					
Schwartz-Jampel	见上睑下垂（表 32.14）					

表32.39 生殖腺发育不全(男性)/尿道下裂

综合征	出生时特征	后来产生的特征	遗传	定位	基因	参考文献
CHARGE	见缺损（表 32.9）					
Cornelia de Lange	见小头畸形（表 32.5）					
Laurence-Moon-Biedl	见多指(或趾)畸形（表 32.28）					
Meckel-Gruber	见多指(或趾)畸形（表 32.28）					
Opitz G/BBB	见器官距离过远（表 32.13）					
Prader-Willi	肌张力低下，喂养困难	肥胖，杏眼，小手或足，精神发育迟滞	大部分为散发	15q11	SNRPN	23，31
Robinow	见器官距离过远（表 32.13）					
Smith-Lemli-Opitz	见小头畸形（表 32.5）					

表32.40 肛门闭锁（或异位）

综合征	出生时特征	后来产生的特征	遗传	定位	基因	参考文献
哭时不对称面容	先天性心脏病		大部分散发			
隐眼畸形	见小眼畸形（表 32.12）					
Johanson-Blizzard	见鼻翼发育不全（表 32.15）					
Kaufman-McKusick	多指畸形，先天性心脏病，子宫阴道积水		AR			29
母亲糖尿病	先天性心脏病，骶骨发育不全，肢体缺损					
Townes	耳发育障碍，耳前皮赘，拇指异常		AD	16q12	SALL1	142，159
VATER	见脊椎异常（表 32.41）					

表32.41 脊椎异常

综合征	出生时特征	后来产生的特征	遗传	定位	基因	参考文献
肋脊椎发育不良	肋骨缺损		AD 或 AR			
Goldenhar	见耳发育不良（表 32.26）					
Jarcho-Levin	见短颈（表 32.27）					
Klippel-Feil	见短颈（表 32.27）					
Robinow	见器官距离过远（表 32.13）					
先天性脊柱骨骺发育不良	见短肢-中度（表 32.37）					
VATER 相关	脊椎缺损，肛门闭锁，食管气管瘘，肾脏和桡侧肢体缺损	先天性心脏病	大部分散发			
Wildervanck	见短颈（表 32.27）					

表32.42 皮肤异常

综合征	出生时特征	后来产生的特征	遗传	定位	基因	参考文献
点状软骨发育不良	鱼鳞癣，见短肢-中度（表 32.37）					
皮肤松弛	皮褶松驰	肺气肿，早熟	AD,AR, XLR	14q32 Xq12	FBLN5 铜 ATP 酶	4，193
EEC	外胚层发育不良,见手裂畸形（表 32.32）					
Ehlers-Danlos	皮肤松弛，关节松散，蓝巩膜	瘢痕异常，血管脆性增加，关节脱位	至少 8 种类型		大部分胶原基因	21,28,88,107
胎儿酒精	血管瘤，见小头畸形（表 32.5）					
Goltz	局部真皮发育不良，并指畸形，小眼	牙齿异常，秃头症，精神发育迟滞	XLD-男性可能致命	Xp22		76,183
Ito 色素减少症	皮肤色素缺失条纹	癫痫，可能有精神发育迟滞				42，162
色素失调症	皮肤大疱，白内障	螺旋状皮肤色素沉着，小头，癫痫	XLD, 男性致命	Xq28	NEMO	26,112,124,173
Klippel-Trenaunay-Weber	血管瘤，肢体生长过度		散发			198
Leopard	痣，肺动脉狭窄，器官距离过远	耳聋，矮身材	AD	12q2 17q11	PTPNII NFI	
矮妖精貌综合征	多毛症，皮下组织缺失，低血糖	生长缺陷	AR	19p13	INSR	46,197
肢体缺陷，鱼鳞癣	单侧鱼鳞癣和同侧肢体发育不全	可能有精神发育迟滞	可能 AR			100,178
McCune-Albright	咖啡牛奶斑	骨纤维发育不良	散发	20q13	GNASI	168
Rothmund-Thomson	毛细血管扩张和萎缩	白内障，早熟	AR	8q24	RECQL4	
Sturge-Weber	面部葡萄酒色斑	颅内钙化灶，癫痫	散发			
神经纤维瘤病	咖啡牛奶斑	许多并发症	AD	17q11	NFI	196

参考文献

1. Abbassi V, Lowe C U, Calcagno P L 1968 Oculo-cerebro-renal syndrome: a review. American Journal of Diseases of Children 115: 145–168
2. Afzal A R, Rajab A, Fenske C et al 2000 Linkage of recessive Robinow syndrome to a 4 cM interval on chromosome 9q22. Human Genetics 106: 351–354
3. Afzal A R, Rajab A, Fenske C D et al 2000 Recessive Robinow syndrome, allelic to dominant brachydactyly type B, is caused by mutation of ROR2. Nature Genetics 25: 419–422
4. Agha A, Sakati N O, Higginbottom M C et al 1978 Two forms of cutis laxa presenting in the newborn period. Acta Paediatrica Scandinavica 67: 775–780
5. Allingham-Hawkins D J, Tomkins D J 1991 Somatic cell hybridization of Roberts syndrome and normal lymphoblasts resulting in correction of both the cytogenetic and mutagen hypersensitivity cellular phenotypes. Somatic Cell and Molecular Genetics 17: 455–462
6. Anderson I J, Goldberg R B, Marion R W et al 1990 Spondyloepiphyseal dysplasia congenita: genetic linkage to type II collagen (COL2A1). American Journal of Human Genetics 46: 896–901
7. Ausems M G E M, Ippel P F, Renardel de Lavalette P A W A 1994 Greig cephalopolysyndactyly syndrome in a large family: a comparison of the clinical signs with those described in the literature. Clinical Dysmorphology 3: 21–30
8. Baraitser M 1977 Genetics of the Moebius syndrome. Journal of Medical Genetics 14: 415–417

9. Baraitser M 1982 Marshall/Stickler syndrome. Journal of Medical Genetics 19: 139–140
10. Baraitser M 1986 The orofaciodigital (OFD) syndromes. Journal of Medical Genetics 23: 116–119
11. Baraitser M, Winter R M, Taylor D S I 1982 Lenz microphthalmia – a case report. Clinical Genetics 22: 99–101
12. Beighton P 1973 The Schwartz syndrome in Southern Africa. Clinical Genetics 4: 548–555
13. Bennani-Smires C, El Alamy N R, Bouchareb N 1984 Pyknodysostosis, typical and atypical features and report on seven cases. Journal of Radiology 65: 689–695
14. Berry C, Cree J, Mann T 1980 Aarskog's syndrome. Archives of Disease in Childhood 55: 706–710
15. Biancalana V, Le Marec B, Odent S et al 1991 Oto-palato-digital syndrome type I: further evidence for assignment of the locus to Xq28. Human Genetics 88: 228–230
16. Blackburn M G, Belliveau R E 1971 Ellis van Creveld syndrome. A report of previously undescribed anomalies in two siblings. American Journal of Diseases of Children 122: 267–270
17. Bogaert R, Wilkin D, Wilcox W R et al 1994 Expression, in cartilage, of a 7-amino-acid deletion in type II collagen from two unrelated individuals with Kniest dysplasia. American Journal of Human Genetics 55: 1128–1136
18. Bos C J M, Ippel P F, Beemer F A 1994 DOOR syndrome: additional case and literature review. Clinical Dysmorphology 3: 15–20
19. Breslau-Siderius E J, Lavrijsen A P M, Otten F W A et al 1991 The Rapp-Hodgkin syndrome. American Journal of Medical Genetics 38: 107–110
20. Brondum-Nielsen K 1988 Aarskog syndrome in a Danish family: an illustration of the need for dysmorphology in paediatrics. Clinical Genetics 33: 315–317
21. Burrows N P, Nicholls A C, Yates J R W et al 1996 The gene encoding collagen alpha 1(V) (COL5A1) is linked to mixed Ehlers-Danlos syndrome type I/II. Journal of Investigative Dermatology 106: 1273–1276
22. Buss P W, Hughes H E, Clarke A 1995 Twenty-four cases of the EEC syndrome: clinical presentation and management. Journal of Medical Genetics 32: 716–723
23. Butler M G, Meaney F J, Palmer C G 1986 Clinical and cytogenetic survey of 39 individuals with Prader Labhart Willi syndrome. American Journal of Medical Genetics 23: 793–809
24. Cantu J M, Urrusti J, Rosales G, Rojas A 1971 Evidence for autosomal recessive inheritance of costovertebral dysplasia. Clinical Genetics 2: 149–154
25. Carey J C, Hall B D 1978 The Coffin-Siris syndrome. American Journal of Diseases of Children 132: 667–671
26. Carney R G 1976 Incontinentia pigmenti: a world statistical analysis. Archives of Dermatology 112: 535–542
27. Chen A, Francis M, Ni L et al 1995 Phenotypic manifestations of branchio-otorenal syndrome. American Journal of Medical Genetics 58: 365–370
28. Chiodo A A, Hockey A, Cole W G 1992 A base substitution at the splice acceptor site of intron 5 of the COL1A2 gene activates a cryptic splice site within exon 6 and generates abnormal type I procollagen in a patient with Ehlers-Danlos syndrome type VII. Journal of Biological Chemistry 267: 6361–6369
29. Chitayat D, Hahm S Y E, Marion R W et al 1987 Further delineation of the McKusick-Kaufman hydrometrocolpos-polydactyly syndrome. American Journal of Diseases of Children 141: 1133–1136
30. Christian C L, Lachman R S, Aylsworth A S et al 1991 Radiological findings in Hallermann-Streiff syndrome: report of five cases and a review of the literature. American Journal of Medical Genetics 41: 508–514
31. Chu C E, Cooke A, Stephenson J B P et al 1994 Diagnosis in Prader-Willi syndrome. Archives of Disease in Childhood 71: 441–442
32. Clarke R A, Singh S, McKenzie H, Kearsley J H, Yip M-Y 1995 Familial Klippel-Feil syndrome and paracentric inversion inv(9)(q22.2q23.3). American Journal of Human Genetics 57: 1364–1370
33. Clarke-Fraser F, Ling D, Clogg D, Nogrady B 1978 Genetic aspects of the Bor syndrome – branchial fistulas, ear pits, hearing loss, and renal anomalies. American Journal of Medical Genetics 2: 241–252
34. Cohen M M Jr, Rollnick B R, Kaye C I 1989 Oculoauriculovertebral spectrum: an updated critique. Cleft Palate Journal 26: 276–286
35. Cohen M M Jr, Toriello H V 1996 Is there a Baller-Gerold syndrome? American Journal of Medical Genetics 61: 63–64
36. Cole T R P, Hughes H E 1994 Sotos syndrome: a study of the diagnostic criteria and natural history. Journal of Medical Genetics 31: 20–32
37. Cole W G, Dalgleish R 1995 Syndrome of the month. Perinatal lethal osteogenesis imperfecta. Journal of Medical Genetics 32: 284–289
38. Connor J M, Evans D A P 1982 Genetic aspects of fibrodysplasia ossificans progressiva. Journal of Medical Genetics 19: 35–39
39. Connor J M, Skirton H, Lunt P W 1993 A three generation family with fibrodysplasia ossificans progressiva. Journal of Medical Genetics 30: 687–689
40. Cross H E, McKusick V A, Breen W 1967 A new oculocerebral syndrome with hypopigmentation. Journal of Pediatrics 70: 398–406
41. Curran M E, Atkinson D L, Ewart A K et al 1993 The elastin gene is disrupted by a translocation associated with supravalvular aortic stenosis. Cell 73: 159–168
42. David T J 1981 Hypomelanosis of Ito: a neurocutaneous syndrome. Archives of Disease in Childhood 56: 798–800
43. David T J 1982 Familial Poland anomaly. Journal of Medical Genetics 19: 293–296
44. De Paepe A, Devereux R B, Dietz H C, Hennekam R C M, Pyeritz R E 1996 Revised diagnostic criteria for the Marfan syndrome. American Journal of Medical Genetics 62: 417–426
45. Der Kaloustian V M, Hoyme H E, Hogg H et al 1991 Possible common pathogenetic mechanisms for Poland sequence and Adams-Oliver syndrome. American Journal of Medical Genetics 38: 69–73
46. Der Kaloustian V M, Kronfol N M, Takla R, Habash A, Khazin A, Najjar S S 1971 Leprechaunism: a report of two new cases. American Journal of Diseases of Children 122: 442–445
47. Dixon M J 1995 Syndrome of the month. Treacher-Collins syndrome. Journal of Medical Genetics 32: 806–808
48. Dobyns W B, Gilbert E F, Opitz J M 1985 Further comments on the lissencephaly syndromes. American Journal of Medical Genetics 22: 197–211
49. Dobyns W B, Kirkpatrick J B, Hittner H M et al 1985 Syndromes with lissencephaly. II: Walker-Warburg and cerebro-oculo-muscular syndromes and a new syndrome with type II lissencephaly. American Journal of Medical Genetics 22: 157–195
50. Dobyns W B, Truwit C L 1995 Lissencephaly and other malformations of cortical development: 1995 update (Review). Neuropediatrics 26: 132–147
51. Donnai D, Farndon P A 1986 Walker-Warburg syndrome (Warburg syndrome, HARD ± E syndrome). Journal of Medical Genetics 23: 200–203
52. Drossou-Agakidou V, Andreou A, Soubassi-Griva V, Pandouraki M 1991 Cerebrocostomandibular syndrome in four sibs, two pairs of twins. Journal of Medical Genetics 28: 704–707
53. Ellis N A, German J 1996 Molecular genetics of Bloom's syndrome. Human Molecular Genetics 5: 1457–1463
54. Engstrom W, Lindham S, Schofield P 1988 Wiedemann-Beckwith syndrome. European Journal of Pediatrics 147: 450–457
55. Feldman G J, Robin N H, Brueton L A et al 1995 A gene for cleidocranial dysplasia maps to the short arm of chromosome 6. American Journal of Human Genetics 56: 938–943
56. Felman A H, Kirkpatrick J A 1970 Dyschondrosteosis: mesomelic dwarfism of Leri and Weill. American Journal of Diseases of Children 120: 329–331
57. Ferrante M I, Giorgio G, Feather S A et al 2001 Identification of the gene for oro-facial-digital type I syndrome. American Journal of Human Genetics 68: 569–576
58. Finegold D N, Armitage M M, Galiani M et al 1994 Preliminary localization of a gene for autosomal dominant hypoparathyroidism to chromosome 3q13. Pediatric Research 36: 414–417
59. Fitzsimmons J S, Fitzsimmons E M, Barrow M, Gilbert G B 1982 Fronto-metaphyseal dysplasia. Further delineation of the clinical syndrome. Clinical Genetics 22: 195–205
60. Forrester S, Kovach M J, Reynolds N M et al 2001 Manifestations in four males with and an obligate carrier of Lenz microphthalmia syndrome. American Journal of Medical Genetics 98: 92–100
61. Foy C, Newton V, Wellesley D et al 1990 Assignment of the locus for Waardenburg syndrome type 1 to human chromosome 2q37 and possible homology to the splotch mouse. American Journal of Human Genetics 46: 1017–1023
62. Francomano C A, McIntosh I, Wilkin D J 1996 Bone dysplasias in man: molecular insights. Current Opinion in Genetic Development 6: 301–308
63. Fraser F C, Lytwyn A 1981 Spectrum of anomalies in the Meckel syndrome, 'or maybe there is a malformation syndrome with at least one constant anomaly'. American Journal of Medical Genetics 9: 67–73
64. Frattini A, Orchard P J, Sobacchi C et al 2000 Defects in TCIRG1 subunit of the vacuolar proton pump are responsible for a subset of human autosomal recessive osteopetrosis. Nature Genetics 25: 343–346
65. Fried K 1972 X-linked mental retardation and/or hydrocephalus. Clinical Genetics 3: 258–263
66. Froster-Iskenius U G 1990 Syndrome of the month. Popliteal pterygium syndrome. Journal of Medical Genetics 27: 320–326
67. Funderburk S J, Stewart R 1978 The G and BBB syndromes: case presentations, genetics and nosology. American Journal of Medical Genetics 2: 131–144
68. Gaily E 1990 Distal phalangeal hypoplasia in children with prenatal phenytoin exposure: results of a controlled anthropometric study. American Journal of Medical Genetics 35: 574–578

69. Gattuso J, Patton M A, Baraitser M 1987 The clinical spectrum of the Fraser syndrome: report of the three new cases and review. Journal of Medical Genetics 24: 549–555
70. Gelb B D, Edelson J G, Desnick R J 1995 Linkage of pycnodysostosis to chromosome 1q21 by homozygosity mapping (Letter). Nature Genetics 10: 235–237
71. Ghose S, Sihota R, Dayal Y 1988 Symmetrical partial lateral 'cryptophthalmos': a new concept of its embryological pathogenesis. Ophthalmic Paediatrics and Genetics 9: 67–76
72. Gladwin A, Donnai D, Metcalfe K et al 1997 Localization of a gene for oculodentodigital syndrome to human chromosome 6q22-q24. Human Molecular Genetics 6: 123–127
73. Glass R B J, Rosenbaum K N 1995 Frontometaphyseal dysplasia: neonatal radiographic diagnosis. American Journal of Medical Genetics 57: 1–5
74. Gojic V, van't Veer-Korthof E T, Bosch L J et al 1994 Congenital hypoplastic anemia: another example of autosomal dominant transmission. American Journal of Medical Genetics 50: 87–89
75. Gollop T R, Fontes L R 1985 The Greig cephalopolysyndactyly syndrome: report of a family and review of the literature. American Journal of Medical Genetics 22: 59–68
76. Goltz R W, Henderson R R, Hitch J M, Ott J E 1970 Focal dermal hypoplasia syndrome: a review of the literature and report of two cases. Archives of Dermatology 101: 1–11
77. Goodship J, Gill H, Carter J et al 2000 Autozygosity mapping of a seckel syndrome locus to chromosome 3q22 -24. American Journal of Human Genetics 67: 498–503
78. Greenberg C R, Evans J A, McKendry-Smith S et al 1990 Infantile hypophosphatasia: localization within chromosome region 1p36.1-34 and prenatal diagnosis using linked DNA markers. American Journal of Human Genetics 46: 286–292
79. Guidera K J, Satter-White Y, Ogden J A et al 1991 Nail patella syndrome: a review of 44 orthopedic patients. Journal of Pediatric Orthopedics 11: 737–742
80. Haaf T, Hofmann R, Schmid M 1991 Opitz trigonocephaly syndrome. American Journal of Medical Genetics 40: 444–446
81. Hall J G 1987 Thrombocytopenia and absent radius (TAR) syndrome. Journal of Medical Genetics 24: 79–83
82. Hall J G, Reed S D, Rosenbaum K N, Gershanik J, Chen H, Wilson K M 1982 Limb pterygium syndromes: a review and report of eleven patients. American Journal of Medical Genetics 12: 377–409
83. Happle R 1979 X-linked dominant chondrodysplasia punctata: review of literature and report of a case. Human Genetics 53: 65–73
84. Happle R, Effendy I, Megahed M, Orlow S J, Kuster W 1994 CHILD syndrome in a boy. American Journal of Medical Genetics 62: 192–194
85. Harrod M J E, Friedman J M, Currarino G et al 1984 Genetic heterogeneity in spondyloepiphyseal dysplasia congenita. American Journal of Medical Genetics 18: 311–320
86. Hastbacka J, Sistonen P, Kaitila I et al 1991 A linkage map spanning the locus for diastrophic dysplasia (DTD). Genomics 11: 968–973
87. Hatada I, Morisaki H, Nakayama M et al 1996 An imprinted gene p57KIP2 is mutated in Beckwith-Wiedemann syndrome. Nature Genetics 14: 171–173
88. Hautala T, Byers M G, Eddy R L et al 1992 Cloning of human lysyl hydroxylase: complete cDNA-derived amino acid sequence and assignment of the gene (PLOD) to chromosome 1p36.3→p36.2. Genomics 13: 62–69
89. Hou J, Parrish J, Ludecke H J et al 1995 A 4-megabase YAC contig that spans the Langer-Giedion syndrome region on human chromosome 8q24.1: use in refining the location of the trichorhinophalangeal syndrome and multiple exostoses genes (TRPS1 and EXT1). Genomics 29: 87–97
90. Houston C S, Opitz J M, Spranger J W et al 1983 The Camptomelic syndrome: review: report of 17 cases and follow-up on the currently 17 year old boy first reported by Maroteaux in 1971. American Journal of Medical Genetics 15: 3–28
91. Howard T D, Paznekas W A, Green E D 1997 Mutations in TWIST, a basic helix-loop-helix transcription factor, in Saethre-Chotzen syndrome. Nature Genetics 15: 36–41
92. Hurst J A, Baraitser M 1989 Johanson-Blizzard syndrome. Journal of Medical Genetics 26: 45–48
93. Hustinix T W J, Ter Haar B G A, Scheres J M J C et al 1977 Bloom's syndrome in two Dutch families. Clinical Genetics 12: 85–96
94. Ioan D M, Belengeanu V, Maximilian C, Fryns J-P 1993 Distal arthrogryposis with autosomal dominant inheritance and reduced penetrance in females: the Gordon syndrome. Clinical Genetics 43: 300–302
95. Ireland M, English C, Cross I et al 1995 Partial trisomy 3q and the mild Cornelia de Lange syndrome phenotype (Letter). Journal of Medical Genetics 32: 837–838
96. Jaatoul N Y, Haddad N E, Khoury L A, Afifi A K, Bahuth N B, Deeb M E 1982 Brief clinical report and review: the Marden-Walker syndrome. American Journal of Medical Genetics 11: 259–271
97. Jaeken J, Klocker H. Schwaiger H et al 1989 Clinical and biochemical studies in three patients with severe early infantile Cockayne syndrome. Human Genetics 83: 339–346
98. Jamieson C R, van der Burgt I, Brady A F et al 1994 Mapping a gene for Noonan syndrome to the long arm of chromosome 12. Nature Genetics 8: 357–360
99. Janku P, Robinow M, Kelly T et al 1980 The van der Woude syndrome in a large kindred: variability, penetrance, genetic risks. American Journal of Medical Genetics 5: 117–123
100. Jones K L 1988 Smith's recognizable patterns of human malformation, 4th edn. W B Saunders, London
101. Jorgenson R J, Levin L S, Cross H E, Yoder F, Kelly T E 1978 The Rieger syndrome. American Journal of Medical Genetics 2: 307–318
102. Juberg R C, Hayward J R 1969 A new familial syndrome of oral, cranial, and digital anomalies. Journal of Pediatrics 74: 755–762
103. Karnes P S, Day D, Berry S A, Pierpont M E M 1991 Jarcho-Levin syndrome: four new cases and classification of subtypes. American Journal of Medical Genetics 40: 264–270
104. Kelley R I, Wilcox W G, Smith M et al 1999 Abnormal sterol metabolism in patients with Conradi-Hunnerman-Happle syndrome and sporadic lethal chondrodysplasia punctata. American Journal of Medical Genetics 83: 213–219
105. Kenwrick S, Jouet M, Donnai D 1996 X linked hydrocephalus and MASA syndrome. Journal of Medical Genetics 33: 59–65
106. Kobayashi H, Baumbach L, Matise T C et al 1995 A gene for a severe lethal form of X-linked arthrogryposis (X-linked infantile spinal muscular atrophy) maps to human chromosome Xp11.3-q11.2. Human Molecular Genetics 4: 1213–1216
107. Kontusaari S, Tromp G, Kuivaniemi H et al 1992 Substitution of aspartate for glycine 1018 in type III procollagen (COL3A1) causes type IV Ehlers-Danlos syndrome: the mutated allele is present in most blood leukocytes of the asymptomatic and mosaic mother. American Journal of Human Genetics 51: 497–507
108. Kumar D 1990 Syndrome of the month. Moebius syndrome. Journal of Medical Genetics 27: 122–126
109. Kurotaki N, Imaizumi K, Harada N et al 2002 Haploinsufficiency of NSD1 causes Sotos syndrome. Nature Genetics 30: 365–366
110. Kuster W, Majewski F, Meinecke P 1985 EEC syndrome without ectrodactyly? Report on 8 cases. Clinical Genetics 28: 130–135
111. Labrune P, Pons J C, Khalil M et al 1993 Antenatal thrombocytopenia in three patients with TAR (thrombocytopenia with absent radii) syndrome. Prenatal Diagnosis 13: 463–466
112. Landy S J, Donnai D 1993 Syndrome of the month. Incontinentia pigmenti (Bloch-Sulzberger syndrome). Journal of Medical Genetics 30: 53–59
113. Latta R J, Graham C B, Aase J, Scham A M, Smith D W 1971 Larsen's syndrome: a skeletal dysplasia with multiple joint dislocations and unusual facies. Journal of Pediatrics 78: 291–298
114. Leahey A-M, Charnas L R, Nussbaum R L 1993 Nonsense mutations in the OCRL-1 gene in patients with the oculocerebrorenal syndrome of Lowe. Human Molecular Genetics 2: 461–464
115. Leroy J G, Devos E A, Bulcke V L J, Robbe N S 1981 Cerebro-costomandibular syndrome with autosomal dominant inheritance. Journal of Pediatrics 99: 441–443
116. Leroy J G, Spranger J W, Feingold M, Opitz J M, Crocker A C 1971 I-cell disease: a clinical picture. Journal of Pediatrics 79: 360–365
117. Levy P, Baraitser M 1991 Syndrome of the month. Coffin-Siris syndrome. Journal of Medical Genetics 28: 338–341
118. Li Q Y, Newbury-Ecob R A, Terrett J A et al 1997 Holt-Oram syndrome is caused by mutations in TBX5, a member of the brachyury (T) gene family. Nature Genetics 15: 21–29
119. Lichtenstein J R, Sundaram M, Burdge R 1980 Sex-influenced expression of Madelung's deformity in a family with dyschondrosteosis. Journal of Medical Genetics 17: 41–43
120. McKusick V A 1978 Mendelian inheritance in man, 5th edn. Johns Hopkins University Press, Baltimore, MD
121. MacNab A J, D'Orsogna L, Cole D E C et al 1991 Cardiac anomalies complicating congenital contractural arachnodactyly. Archives of Disease in Childhood 66: 1143–1146
122. Majewski F, Goecke T 1982 Studies of microcephalic primordial dwarfism. I: Approach to a delineation of the Seckel syndrome. American Journal of Medical Genetics 12: 7–21
123. Mansour S, Hall C M, Pembrey M E, Young I D 1995 A clinical and genetic study of camptomelic dysplasia. Journal of Medical Genetics 32: 415–420

124. Mansour S, Woffendin H, Mitton S et al 2001. Incontinentia pigmenti in a surviving male is accompanied by hypohirotic ectodermal dysplasia and recurrent infection. American Journal of Medical Genetics 99: 172–177
125. Marble M, Geraghty M T, de Franchis R et al 1994 Characterization of a cystathionine beta-synthase allele with three mutations in cis in a patient with B6 nonresponsive homocystinuria. Human Molecular Genetics 3: 1883–1886
126. Marden P M, Smith D W, McDonald M J 1964 Congenital anomalies in the newborn infant, including minor variations. Journal of Pediatrics 64: 357–371
127. Martinot V L, Manouvrier S, Anastassov Y et al 1994 Orodigitofacial syndromes type I and II: clinical and surgical studies. Cleft Palate-Craniofacial Journal 31: 401–408
128. Masuno M, Kuroki Y, Shimozawa N et al 1994 Assignment of the human peroxisome assembly factor-1 gene (PXMP3) responsible for Zellweger syndrome to chromosome 8q21.1 by fluorescence in situ hybridization. Genomics 20: 141–142
129. McDonald-McGinn D M, Driscoll D A, Bason L et al 1995 Autosomal dominant 'Opitz' GBBB syndrome due to a 22q11.2 deletion. American Journal of Medical Genetics 59: 103–113
130. Miles J H, Zonana J, McFarlane J et al 1984 Macrocephaly with hamartomas: Bannayan-Zonana syndrome. American Journal of Medical Genetics 19: 225–234
131. Monnens L, Heymans H 1987 Peroxisomal disorders: clinical characterisation. Journal of Inherited Metabolic Disease 10(suppl.): 23–32
132. Moog U, Engelen J, Albrechts J, Hoorntje T, Hendrikse F, Schrander-Stumpel C 1996 Alagille syndrome in a family with duplication 20p11. Clinical Dysmorphology 5: 279–288
133. Mueller O T, Wasmuth J J, Murray J C, Lozzio C B, Lovrien E W, Shows T B 1987 Chromosomal assignment of *N*-acetylglucosaminyl phosphotransferase, the lysosomal hydrolase targeting enzyme deficient in mucolipidosis II and III (abstract). Cytogenetics and Cell Genetics 46: 664
134. Mueller R F 1987 The Alagille syndrome (arteriohepatic dysplasia). Journal of Medical Genetics 64: 621–626
135. Muis N, Beemer F A, Van-Dijken P 1986 Aase syndrome. Case report and review of the literature. European Journal of Pediatrics 145: 153–157
136. Murray J C, Nishimura D Y, Buetow K H et al 1990 Linkage of an autosomal dominant clefting syndrome (Van der Woude) to loci on chromosome 1q. American Journal of Human Genetics 46: 486–491
137. Nagai T, Nishimura G, Kato R et al 1995 Del(12)(p11.21p12.2) associated with an asphyxiating thoracic dystrophy or chondroectodermal dysplasia-like syndrome. American Journal of Medical Genetics 55: 16–18
138. Najjar H, Mardini M 1988 Variability of the Holt-Oram syndrome in Saudi individuals. American Journal of Medical Genetics 29: 851–856
139. Naski M C, Wang Q, Xu J, Ornitz D M 1996 Graded activation of fibroblast growth factor receptor 3 by mutations causing achondroplasia and thanatophoric dysplasia. Nature Genetics 13: 233–237
140. Nicole S, Davione C S, Topaloglu H et al 2000 Perlecan, the major proteoglycan of basement membranes, is altered in patients with Schwartz-Jampel syndrome (chondrodysplasia myotonia). Nature Genetics 26: 480–483
141. North C, Patton M A, Baraitser M, Winter R M 1985 The clinical features of the Cohen syndrome: further case reports. Journal of Medical Genetics 22: 131–134
142. O'Callaghan M, Young I D 1990 Syndrome of the month. Townes-Brocks syndrome. Journal of Medical Genetics 27: 457–461
143. Oley C, Baraitser M 1988 Blepharophimosis, ptosis epicathus inversus syndrome (BPES syndrome). Journal of Medical Genetics 25: 47–51
144. Oley C A, Baraitser M, Grant D B 1988 A reappraisal of the Charge association. Journal of Medical Genetics 25: 147–157
145. Opitz J M, Penchaszadeh V B, Holt M C et al 1994 Smith-Lemli-Opitz (RSH) syndrome bibliography: 1964-1993. American Journal of Medical Genetics 50: 339–343
146. Patton M A 1988 Syndrome of the month. Russell-Silver syndrome. Journal of Medical Genetics 25: 557–560
147. Patton M A, Afzal A R 2002 Robinow syndrome – syndrome of the month. Journal of Medical Genetics 39: 305–310
148. Patton M A, Krywawych S, Winter R M et al 1987 Door syndrome (deafness, onycho-osteodystrophy, and mental retardation), elevated plasma and urinary 2-oxoglutarate in three unrelated patients. American Journal of Medical Genetics 26: 207–215
149. Patton M A, Laurence K M 1985 Three new cases of oculodentodigital (ODD) syndrome. Development of the facial phenotype. Journal of Medical Genetics 22: 386–389
150. Pazzaglia U E, Beluffi G 1986 Oto-palato-digital syndrome in four generations of large family. Clinical Genetics 30: 338–344
151. Pelias M Z, Superneau D W, Thurmon T F 1981. A sixth report (8th case) of craniosynostosis-radial aplasia (Baller-Gerold) syndrome. American Journal of Medical Genetics 10: 133–139
152. Petrij F, Peters D J M, Breuning M H et al 1995 Rubinstein-Taybi syndrome caused by mutations in the transcriptional co-activator CBP. Nature 76: 348–351
153. Pinsky L 1978 The syndromology of anorectal malformation (atresia, stenosis, ectopia). American Journal of Medical Genetics 1: 461–474
154. Polymeropoulos M H, Ide S E, Wright M et al 1996 The gene for the Ellis-van Creveld syndrome is located on chromosome 4p16. Genomics 35: 1–5
155. Porteous M E, Curtis A, Lindsay S et al 1992 The gene for Aarskog syndrome is located between DXS255 and DXS566 (Xp11.2-Xq13). Genomics 14: 298–301
156. Pronk J C, Gibson R A, Savoia A et al 1995 Localisation of the Fanconi anaemia complementation group A gene to chromosome 16q24.3 (Letter). Nature Genetics 11: 338–340
157. Reardon W, Winter R M 1994 Syndrome of the month. Saethre-Chotzen syndrome. Journal of Medical Genetics 31: 393–396
158. Reardon W, Winter R M, Rutland P et al 1994 Mutations in the fibroblast growth factor receptor 2 gene cause Crouzon syndrome. Nature Genetics 8: 98–103
159. Reid I S, Turner G 1976 Familial anal abnormality. Journal of Pediatrics 88: 992–994
160. Rimoin D L, Edgerton M T 1967 Genetic and clinical heterogeneity in the oral-facial-digital syndromes. Journal of Pediatrics 71: 94–102
161. Robinow M, Johnson G F 1981 The Gordon syndrome: autosomal dominant cleft palate, camptodactyly, and club feet. American Journal of Medical Genetics 9: 139–146
162. Ruiz-Maldonado R, Toussaint S, Tamayo L et al 1992 Hypomelanosis of Ito: diagnostic criteria and report of 41 cases. Pediatric Dermatology 9: 1–10
163. Ruiz-Perez V L, Ide S E, Strom T M et al 2000 Mutations in a new gene in Ellis-van-Crevald syndrome and Weyers acrodental dysostosis. Nature Genetics 24: 283–286
164. Salonen R 1984 The Meckel syndrome: clinicopathological findings in 67 patients. American Journal of Medical Genetics 18: 671–689
165. Sargent C, Burn J, Baraitser M et al 1985 Trigonocephaly and the Opitz C syndrome. Journal of Medical Genetics 22: 39–45
166. Schell U, Hehr A, Feldman G J et al 1995 Mutations in FGFR1 and FGFR2 cause familial and sporadic Pfeiffer syndrome. Human Molecular Genetics 4: 323–328
167. Schroeder H W, Sybert V P 1987 Rapp-Hodgkin ectodermal dysplasia. Journal of Pediatrics 110: 72–75
168. Schwindinger W F, Francomano C A, Levine M A 1992 Identification of a mutation in the gene encoding the alpha subunit of the stimulatory G protein of adenylyl cyclase in McCune-Albright syndrome. Proceedings of the National Academy of Sciences of the United States of America 89: 5152–5156
169. Semina E V, Zabel B U, Carey J C et al 1996 Cloning and characterization of a novel bicoid-related homeobox transcription factor gene, RIEG, involved in Rieger syndrome. Nature Genetics 14: 392–399
170. Sharland M, Burch M, McKenna W M, Patton M A 1992 A clinical study of Noonan syndrome. Archives of Disease in Childhood 67: 178–183
171. Sharland M, Patton M A, Talbot S et al 1992 Coagulation-factor deficiencies and abnormal bleeding in Noonan's syndrome. Lancet 339: 19–21
172. Shows T B, Scrafford-Wolff L, Brown J A, Meisler M 1978 Assignment of a beta-galactosidase gene (beta-GAL-alpha) to chromosome 3 in man. Cytogenetics and Cell Genetics 22: 219–222
173. Smahi A, Courtois G, Vabres P et al Genomic rearrangement in NEMO impairs NF-kappaB inactivation and is a cause of incontinentia pigmenti. The International Incontinentia Pigmenti (IP) Consortium. Nature 405: 466–472
174. Small K W, Stalvey M, Fisher L et al 1995 Blepharophimosis syndrome is linked to chromosome 3q. Human Molecular Genetics 4: 443–448
175. Spranger J, Benirschke K, Hall J G et al 1982 Errors of morphogenesis: concepts and terms. Journal of Pediatrics 100: 160–165
176. Spranger S, Spranger M, Meinck H-M, Tariverdian G 1995 Two sisters with Escobar syndrome. American Journal of Medical Genetics 57: 425–428
177. Stevens C A, Qumsiyeh M B 1995 Syndromal frontonasal dysostosis in a child with a complex translocation involving chromosomes 3, 7, and 11. American Journal of Medical Genetics 55: 494–497
178. Stosiek N, Ulmer R, von den Driesch P et al 1994 Chromosomal mosaicism in two patients with epidermal verrucous nevus. Demonstration of chromosomal breakpoint. Journal of the American Academy of Dermatology 30: 622–625
179. Superti-Furga A 1996 Achondrogenesis type 1B. Journal of Medical Genetics 33: 957–961

180. Tahvanainen E, Norio R, Karila E et al 1994 Cohen syndrome gene assigned to the long arm of chromosome 8 by linkage analysis. Nature Genetics 7: 201–204
181. Tartaglia M, Mehler E L, Goldberg R et al 2001 Mutations in the protein tyrosine phosphatase gene PTPN11 cause Noonan syndrome. Nature Genetics 29: 465–468
182. Tavormina P L, Shiang R, Thompson L M et al 1995 Thanatophoric dysplasia (types I and II) caused by distinct mutations in fibroblast growth factor receptor 3. Nature Genetics 9: 321–328
183. Temple I K, MacDowall P, Baraitser M, Atherton D J 1990 Syndrome of the month. Focal dermal hypoplasia (Goltz syndrome). Journal of Medical Genetics 27: 180–187
184. Thompson E, Pembrey M E 1985 Seckel syndrome: an overdiagnosed syndrome. Journal of Medical Genetics 22: 192–201
185. Tolmie J L, Harvie A, Cockburn F 1992 The teratogenic effects of undiagnosed maternal hyperphenylalaninaemia: a case for prevention? British Journal of Obstetrics and Gynaecology 99: 347–348
186. Tolmie J L, McNay M, Stephenson J B et al 1987 Microcephaly: genetic counselling and antenatal diagnosis after the birth of an affected child. American Journal of Medical Genetics 27: 583–594
187. Tolmie J L, Mortimer G, Doyle D et al 1987 The Neu-Laxova syndrome in female sibs: clinical and pathological features with prenatal diagnosis in the second sib. American Journal of Medical Genetics 27: 175–182
188. Topley J M, Varady E, Lestringant G G 1994 Larsen syndrome in siblings with consanguineous parents. Clinical Dysmorphology 3: 263–265
189. Toriello H V 1993 Review. Oral-facial-digital syndromes, 1992. Clinical Dysmorphology 2: 95–105
190. Traboulsi E I, Lenz W et al 1988 The Lenz microphthalmia syndrome. American Journal of Ophthalmology 105: 40–45
191. Van Camp G, Van Thienen M N, Handig I et al 1995 Chromosome 13q deletion with Waardenburg syndrome: further evidence for a gene involved in neural crest function on 13q. Journal of Medical Genetics 32: 531–536
192. Van Den Berg D J, Francke U 1993 Roberts syndrome: a review of 100 cases and a new rating system for severity. American Journal of Medical Genetics 47: 1104–1123
193. Van Maldergem L, Vamos E, Liebaers I et al 1988. Severe congenital cutis laxa with pulmonary emphysema: a family with three affected sibs. American Journal of Medical Genetics 31: 455–464
194. Velinov M. Slaugenhaupt S A, Stoilov I et al 1994 The gene for achondroplasia maps to the telomeric region of chromosome 4p. Nature Genetics 6: 314–317
195. Verloes A, Le Merrer M, Davin J-C et al 1992 The orocraniodigital syndrome of Juberg and Hayward. Journal of Medical Genetics 29: 262–265
196. Wallace M R, Marchuk D A, Andersen L B et al 1990 Type 1 neurofibromatosis gene: identification of a large transcript disrupted in three NF1 patients. Science 249: 181–186
197. Wertheimer E, Lu S-P, Backeljauw P F et al 1993 Homozygous deletion of the human insulin receptor gene results in leprechaunism. Nature Genetics 5: 71–73
198. Whelan A J, Watson M S, Porter F D, Steiner R D 1995 Klippel-Trenaunay-Weber syndrome associated with 5:11 balanced translocation. American Journal of Medical Genetics 59: 492–494
199. Wildervanck L S, Hoksema P E, Penning L 1966 Radiological examination of the inner ear of deaf-mutes presenting the cervico-oculo-acusticus syndrome. Acta Oto-Laryngologica 61: 445–453
200. Wilkie A O M, Slaney S F, Oldridge M et al 1995 Apert syndrome results from localized mutations of FGFR2 and is allelic with Crouzon syndrome. Nature Genetics 9: 165–172
201. Williams M S, Josephson K D, Wargowski D S 1993 Marden-Walker syndrome: a case report and a critical review of the literature. Clinical Dysmorphology 2: 211–219
202. Winter R M 1986 Dubowitz syndrome. Journal of Medical Genetics 23: 11–13
203. Winter R M, Baraitser M 1998 The London Dysmorphology Database. Oxford University Press, Oxford
204. Winter R M, Donnai D, Crawford M D'A 1981 Syndromes of microcephaly, microphthalmia, cataracts, and joint contractures. Journal of Medical Genetics 18: 129–133
205. Wirtz M K, Gorlin R J, Godfrey A et al 1996 Weill-Marchesani syndrome – possible linkage of the autosomal dominant form to 15q21.1 American Journal of Medical Genetics 65: 68–75
206. Wit J M, Beemer F A, Barth P G et al 1985 Cerebral gigantism (Sotos syndrome). Compiled data of 22 cases. Analysis of clinical features, growth and plasma somatomedin. European Journal of Paediatrics 144: 131–140
207. Young I D, Fielder A R, Casey T A 1986 The Weill-Marchesani syndrome in mother and son. Clinical Genetics 30: 475–480
208. Zergollern L, Hitrec V 1982 Four siblings with Robert's syndrome. Clinical Genetics 21: 1–6
209. Zonana J, Jones M, Browne D et al 1992 High-resolution mapping of the X-linked hypohidrotic ectodermal dysplasia (EDA) locus. American Journal of Human Genetics 51: 1036–1046

第33章

新生儿皮肤病学

Maureen Rogers

引言

新生儿，特别是早产新生儿的皮肤，与儿童或成人的皮肤有着重要的不同，了解这一内容对于婴儿的特殊护理非常重要。

有一些新生儿期特有的皮肤疾病。这些疾病大部分是良性、暂时性的，但重要的是其临床表现与一些较重的疾病容易混淆。新生儿的皮肤感染几乎都是很严重的，并且其表现并不典型。而且，某些全身性感染的最初表现也可能是皮肤上的。一些新生儿期重要的系统性疾病都具有皮肤上的征象。大部分的痣是与生俱来的，一部分皮肤肿瘤也可以是先天性的或在新生儿期出现。最后，个别进展性皮肤病会在生后第一个月里表现出来。所以，对这些疾病模式的认识很重要，如果需要，可以进行适当的检查和治疗，这样可以打消父母们的疑虑或者提供一个可靠的预后分析。

新生儿皮肤的结构和功能

到妊娠 24 周时，皮肤的解剖结构基本上已经和较大的个体差不多了，但要达到功能上的成熟还需要几年的时间。

婴儿的表皮较为脆弱[25]，尤其是早产儿，容易龟裂并且易受到如胶布损伤、酒精棉签和消毒溶液的化学损伤[18]，以及经皮测血氧浓度监测探头的热灼伤[25]。

与较大的儿童相比，新生儿皮肤的通透性较大，尤其是早产儿[55]。这增加了使用某些如碘酒、氯仿、六氯化苯、苯酚等药剂以及一些大量用于婴儿皮肤的非处方药物的毒副作用风险。局部类固醇制剂吸收的增加导致了包括局部或全身性的潜在不良作用。这种使用药物引起并发症的发生率因为婴儿较大的体表面积 / 体重之比值而使其危险增加。

血管舒缩的不稳定性是新生儿所特有的，并导致某些皮肤本身良性和生理性变化，但在临床上有显著的表现。皮肤发红或非特异性的皮肤发红往往在出生后数小时中表现出来。手足发绀表现为手、脚皮肤对称性、间歇性地变蓝，通常在其后数周内消失。这种颜色上的变化实质上是一种血管现象，它由一种不成熟的自发调节机制引起[34,57]。当新生儿躺向一侧时，身体的下侧部分是红的而上侧部分则显得较为苍白，其间有一条清晰的分界线。当改变婴儿体位时，这种颜色变化也会随之而改变。这是一种非常短暂的现象，并不提示任何特殊的神经或血管异常。生理性皮肤大理石样条纹或网状青斑是一种良性、暂时性的持续数分钟到数小时的蓝色或紫色皮肤条纹，最常标志着婴儿体温低，在得到保暖后可很快恢复[34]。这种随环境影响而改变的趋势可以持续数周至数月。

然而，皮肤青斑并非都是生理性的（表 33.1）。一种更为持久的青斑可见于一些综合征，如先天性甲状腺功能减退症，也少见于新生儿狼疮。有一种非常显著的局部青斑，伴有静脉扩张，有时还伴有皮肤萎缩，它是一种罕见的血管畸形——先天性皮肤大理石纹样毛细血管扩张性血管瘤的表现。

新生儿皮肤往往表现出一种类似于孕妇的色素沉着过度。这作为新生儿“迷你青春期”的一部分，被认为是孕激素和胎盘激素影响的缘故。这尤其会影响外生殖器，原先的腹白线被一条深色的线替代了[34]。

胎毛是指覆盖于新生儿体表细柔的毛发，特别是早产儿。它大多在肩部、背部和颈部较为明显。一般在 3 个月内脱落。有一种极为罕见的遗传病——先天性毳毛性多毛症，它表现为浓密、持久、广泛分布的毳毛[32]。有许多新生儿多毛症的原因会造成毫毛（正常儿童期头发以外的毛发）或终毛（成人的或头发的毛发）的过量。虽然它会单独出现，但它往往作为一综合征临床表现的一部分。某些药物也可能引起新生儿多毛症。其中一些因素列在表 33.2 中。

出生时头发可以是稀疏的或是浓密的。一般枕部可能会出现一片明显的秃发。这并不是一般所认为的是由于头的枕部与床面摩擦所致。这种现象要用胎儿与新生儿的头发周期来解释[51]。在妊娠 20 周时，胎儿头皮上已经发育成包含有生长期头发，且发育完善的毛囊。虽然在妊娠 26～28 周时，从前额到头顶区域的发根进行性地进入终期（即休眠期，在毛发开始脱落

表33.1　一些引起新生儿皮肤大理石条纹（网状青斑）的原因
生理性皮肤大理石样条纹
Down 综合征
18–三体综合征
高胱氨酸尿症
Cornelia de Lange 综合征
先天性甲状腺功能减退
先天性皮肤大理石纹样毛细血管扩张症

表33.2　新生儿多毛症的一些原因
生理性胎毛
先天性毛发增多症
原发性单纯性多毛症
多毛作为各种综合征表现之一
多毛伴牙龈纤维瘤
先天性红细胞生成卟啉症
Conelia de Lange 综合征
Coffin–Siris 综合征
矮妖精貌综合征
Seip–Berardinelli 综合征
Rubenstein–Taybi 综合征
药物所致多毛症
二氮嗪
胎儿酒精综合征
母亲使用米诺地尔（降压定）

表33.3　新生儿可能出现脓疱的情况
新生儿毒性红斑
一过性新生儿脓疱性皮肤病
婴儿肢端脓疱病
脓性粟粒疹
新生儿头面部脓疱疮和新生儿痤疮
水痘
单纯疱疹
葡萄球菌性脓疱疮
链球菌性脓疱疮
念珠菌感染
疥疮
色素失调症
高 IgE 综合征
Down 综合征的骨髓增生异常

表33.4　新生儿可能出现小水泡、水泡或糜烂的情况
哺乳性水泡
单纯疱疹
水痘
葡萄球菌感染
脓疱疮
葡萄球菌性皮肤烫伤样综合征
疥疮
曲霉菌
念珠菌
梅毒
大疱性表皮松解症
接触刺激性皮炎、化学灼伤
肥大细胞增生症
大疱性鱼鳞癣
色素失调症
新生儿天疱疮
新生儿妊娠期疱疹
先天性糜烂性水泡性皮炎
锌缺乏病
Langerhans 组织细胞增多症
卟啉症
先天性红细胞生成性卟啉症
红细胞生成性原卟啉症
Rh 溶血病中的一过性卟啉症

前要持续 10～12 周的时间），但是直到出生枕部区域仍处于毛发生长初期，而在生后则突然进入终期。这些头发在生后 9～12 周脱落。在有些婴儿，出生时头顶部仍有很多处于终期的头发，这样他们的头顶部会出现更为广泛的秃发，只在顶部可留有一些头发。

新生儿脓疱、水泡和糜烂

有很多情况表现为脓疱、水泡或糜烂，有些是暂时性和良性的，而另一些则较为严重。它们中的一些列在表 33.3 和表 33.4 中。

良性一过性表现为无菌性脓疱的新生儿疾病

新生儿期所出现的无菌性脓疱中许多是良性的表现[34,41]（见表 33.3），它们的临床表现可能和某些严重的感染相似。当然，重要的是排除所有的新生儿脓疱疹感染。

新生儿毒性红斑

这是一种自限性、良性疾病，其病因不明，约 2/3 的新生儿会得此疾病[34]，但几乎从不发生于早产儿。从出生到生后 14 天内都有可能发生，但最常始于出生后 24～48 小时。其特征性损伤是界限不清的红色斑疹，中央常有苍白色丘疹，但偶尔可进展为脓疱。病变可发生在除了手掌和脚掌外的任何体表部位，尤其是面部与躯干部。当它发生在出生时，病变较多分布于骶部，并且脓疱更多见。脓疱涂片用 Wright 或 Giemsa 液染色后，可见很多嗜酸性细胞，并伴有外周血中的嗜酸性细胞增多。这一疾病很少会持续超过数天。

新生儿一过性脓疱性皮肤病（新生儿一过性脓疱性黑变病）

这种疾病出现在生后即刻或最初的几个小时内，病变很快由水泡发展为大而松弛的脓疱（图 33.1）[34,39,40]。它们主要发生于躯干和臀部，但可能分布广泛。1～2 天后脓疱破裂，外周形成环状鳞屑，之后鳞屑逐渐分离脱落，并留下正常的皮肤组织，或者形成暂时的炎症后色素沉着过度。因为色素沉着取决于肤色，所以这一期间的皮肤病变范围也取决于早期的黑色素沉积。有时会出现进一步的皮肤损害。脓疱中包含了很多的中性粒细胞，这与感染很相似，但细菌培养结果却是阴性。

婴儿肢端脓疱病

这是另一种良性特发性疾病，始发于新生儿期或幼儿早期[34,37]。肢端反复出现极度瘙痒的直径 2～4mm 的囊性脓疱，尤其多发于手或脚的掌面（图 33.2）[21]。起初，每个脓疱持续 7～14 天，并且间隔 2～3 周反复出现。随着时间的推移，每次发病持续时间越来越短，而间隔时间越来越长，直到数月后自行痊愈。脓液培养为阴性。严重的新生儿或婴幼儿疥疮被成功治愈后临床上会出现相同的表现，被称为疥疮后反应。在对有关婴儿肢端脓疱病的报道被研究之后，发现几乎所有患者都被当作疥疮来治疗[37]，而这种与疥疮毫不相关的疾病的存在却受到质疑。局部使用大剂量类固醇药物数天后，可以缩短病程。

嗜酸性脓疱病（嗜酸性脓疱性毛囊炎）

这是一种相对罕见的疾病，婴儿在生后数月中头皮上会周期性出现以毛囊为中心的成簇无菌性脓疱[26,34]。病变起初是一组相互靠近的红色小丘疹，很快进展为脓疱，数天后结痂愈合。头顶上可能同时出现几个成簇的脓疱。病变部位可有特征性的瘙痒。而在较大的婴幼儿，偶尔在其他部位会出现滤泡状皮损，这些头皮以外的滤泡和非滤泡性损伤可能更为明显。在疾病最终自愈之前，皮损的减少和脱落过程可持续数月。脓疱的涂片检查可发现不同比例的中性粒细胞和嗜酸性粒细胞，做培养则没有感染证据。在新的病变发生时，往往会在外周血中发现嗜酸性粒细胞增多。合理而有效地局部使用类固醇药物可以略微缩短每次皮损的时间，但对整个病程没有影响。

粟粒疹

这是一种小婴儿常见的由汗液潴留引起的疾病[34]。汗腺管的皮下部分出现性质不明的阻塞，汗液排放受到阻碍。汗腺管可能破裂，汗液就渗透到周围的真皮层中。病变是从小的红斑开始，然后顶部出现红色丘疹（粟粒核）或脓疱（脓疱性粟粒疹）。与较大幼儿的粟粒疹不同，婴幼儿往往没有发热或明显的外周皮肤闭塞表现。病变主要发生于面部、头皮和上躯干。病变常由红皮和脓疱混合而成，而病变的分布和严重程度可以特征性地在几天甚至一天内反复多变。值得注意的是闭塞皮肤区域较为严重，如面部与前胸接触部位，以及散热不佳的部位。必须向患儿父母说明这是一种良性但缺乏有效治疗手段的疾病，并且局部用药还会使其加重。

新生儿头部脓疱疮和新生儿痤疮

这两个名词都用来描述一种出现在生后3～4周，表现为红色斑丘疹和脓疱但没有黑头粉刺的疾病，症状首发于面颊部（图33.3），但可散布于面部的其他部位并蔓延至头皮，几个星期后可自愈[1,34]。该病症与痤疮有较大差别，痤疮主要表现为黑头粉刺，几乎一律好发于男孩，且及少见于三月龄前的婴幼儿。有一种观点认为足月新生儿痤疮这一名词应被废弃，改用新生儿头部脓疱疮[34]。有人认为面部脓疱疮可能是一种针对马拉色真菌属的炎性反应，但这种细菌是新生儿皮肤的共生菌，所以它的病原体至今仍难确定[1]。抗真菌药物治疗能否明显缩短这种自限性疾病的病程是令人

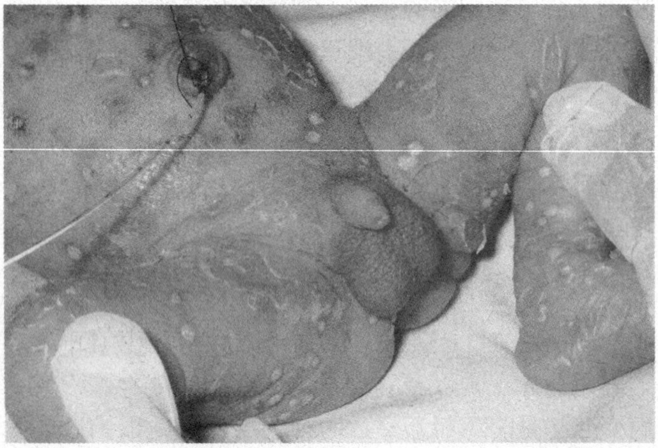

图33.1 （参见彩图33.1）一过性新生儿脓疱性皮肤病。

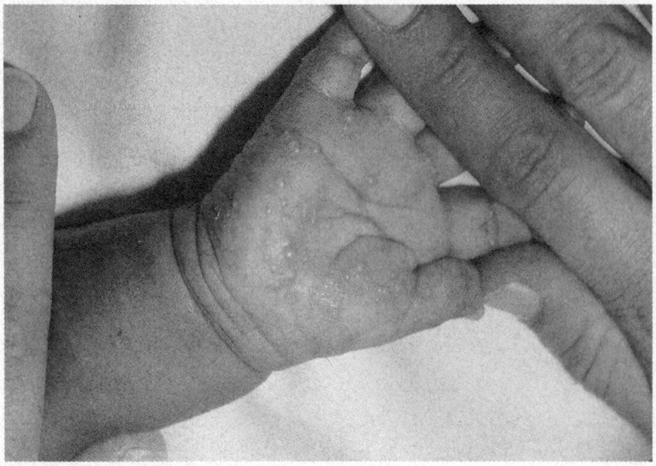

图33.2 （参见彩图33.2）婴儿肢端脓疱病。

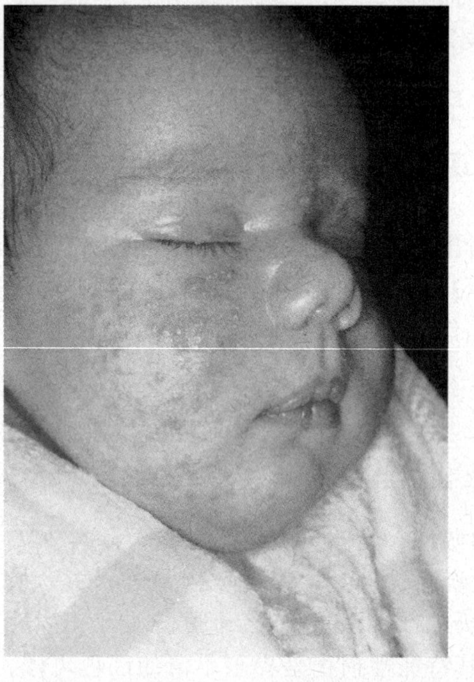

图33.3 （参见彩图33.3）新生儿面部脓疱疮。

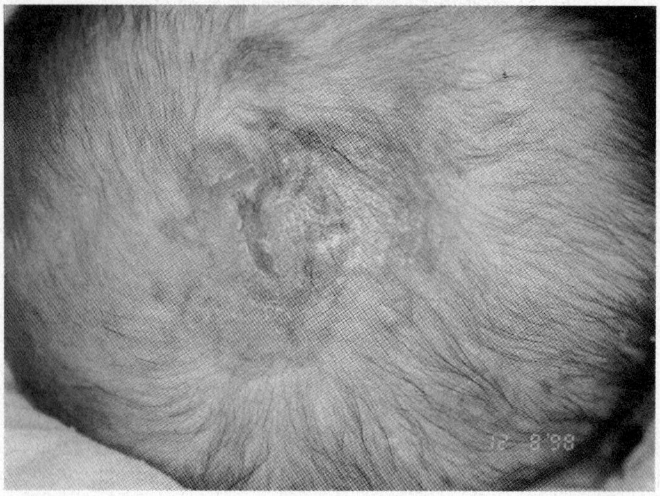

图33.4 （参见彩图33.4）头皮上的单纯疱疹。

怀疑的。临床上该病与脓性粟粒疹非常相似，只有在某些病例中通过病理活检可以加以区别，当然做活检明显是不合乎情理的。

表现为脓疱、水泡或糜烂的感染性疾病

有一类感染性疾病可在新生儿期表现为脓疱（见表 33.3）、水泡（见表 33.4）或糜烂。有些主要表现为其中一种类型的损害，而有的感染可以出现所有类型的损害。这些疾病中的大部分在第 40 章中详细描述，这里仅描述皮肤表现。

水痘[2]

由于新生儿期的感染往往较为严重，因此在同一阶段可能有很多不同的皮肤损害。因此，应对该病所表现出广泛分布的小水泡或脓疱进行全面的鉴别诊断。在发病数天后所出现的特征性外痂形成之前，临床上可能难以辨认出是水痘。先天性水痘可以表现为糜烂，但往往出生时已经形成星状排列的瘢痕了。

单纯疱疹[20,50]

该病的皮肤损害表现为群发的水泡，起初局限于初发部位，往往是头部，发病最常见于生后 4～8 天。有时病变可变为小脓疱（图 33.4），但它们很快破溃形成糜烂，可能皮损较深，且伴有出血。特征性的表现是独立的几毫米小病灶之间相互融合形成较大的形态上呈扇贝形的病灶。在手掌或脚底的较厚皮肤上，水泡或脓疱可保持完整，其表现在临床上较难辨认。

脓疱疹

这往往是一种葡萄球菌性大疱性脓疱疹，病变起初是由感染的脐部伤口开始的。病变最初表现为完整的小水泡，然后变成完整的脓疱，并最终破裂形成快速扩散、十分浅表的糜烂面，然后很快干燥形成发亮的硬痂。偶尔 A 族链球菌感染也可表现为脓疱，但是非特异性脐炎更为常见。需要进行全身性抗生素治疗，一般口服用药就够了。

葡萄球菌性烫伤样皮肤综合征

本病以斑疹性红斑起病，起初出现在面部和主要皮褶处，后来可进展为全身性。患处皮肤变得极度脆弱。2 天后，出现表面松弛的大疱，皮肤出现皱纹并开始脱落（图 33.5）。皮肤脱落主要发生在腹股沟处、颈部皮褶和口周，也可波及整个体表，但不累及黏膜层。患儿往往有发热，但因为皮肤破损较为表浅，很少有明显的体液丢失。糜烂面在 4～8 天后结痂、干燥、脱落愈合且不留后遗症。受累皮肤和脓疱脓液的培养往往为阴性。对新生儿而言，最常见病因是脐带残端感染。静脉内使用抗葡萄球菌的抗生素可很快起效。

念珠菌感染

先天性念珠菌病的感染是在宫内获得的，在生后 2 天内以弥漫的丘疹、丘疱疹和脓疱的形式表现出来，并往往发生在红色斑疹之上（图 33.6）[7]。它们往往要持续数天并伴有表皮脱落。

在新生儿念珠菌病中，感染是在分娩过程中经过已感染的产道而获得的，并且根据新生儿的成熟度及其他情况有好几种不同的表现形式。

局限性新生儿念珠菌病

它包括鹅口疮和念珠菌性尿布性皮炎[46]。后者表现为由腹股沟褶皱处延伸出来的距离不等的牛肉红色的斑片，并且有厚的白色物沉积于病灶内。往往有一些卫星状分布的脓疱，破裂后外周的皮肤剥落。

侵袭性真菌性皮炎

这一名词用以描述一种原发性的、糜烂的、结痂的皮肤病，有时在极低出生体重儿（VLBW）会出现坏死性病变[54]。相似的情况也可发生于其他真菌感染，如曲霉菌。

全身性念珠菌病的皮肤损害

全身念珠菌感染的 VLBW 可表现为广泛的烧伤样皮炎并在之后脱皮[46]。

疥疮

据报道，疥疮的临床症状早在生后 2 周就表现出

来了[42]。新生儿疥疮的病变包括丘疹、结节、水泡和脓疱，分布十分广泛，常累及头面部皮肤，而在年长儿则很少发病。发生于手掌和脚底的水泡或脓疱是该病的普遍特征。继发湿疹和感染会使临床表现更为复杂。除了 VLBW，5%扑灭司林霜可安全地被用于任何年龄段。结节的病症可较为顽固地持续出现，而且数量会不断增加，甚至是在成功治愈后，仍可以再次出现并持续数周。疥疮后的普遍表现是周期性手、脚掌面出现的脓疱，临床上等同于婴儿肢端脓疱病。

梅毒[5,33]

先天性梅毒患儿的临床表现为水泡、大疱和糜烂，并伴有频发的斑疹或斑丘疹。在红斑的基底上生成的大水泡较易破裂，留下一块浸渍区域，有时伴有外周环形脱皮。尤其手脚上的出血性大疱可提示有梅毒的可能性。

表现为脓疱、大水泡或糜烂的皮肤疾病（见表33.3和33.4）

大疱性表皮松解症（EB）

有一组疾病以皮肤黏膜外伤性大水疱为特征（图33.7）[13,38]。目前为止共确认了15种以上的该病类型。其分型依据主要是遗传学、临床症状以及电子显微镜（EM）下分辨水泡处表皮分离程度：表皮内、表皮与真皮间、真皮上层。水泡根据其分离水平，可以是澄清的或充满浆液性物质。水疱可会破裂或自行消退。继发细菌感染较为普遍。粟粒疹是由于毛囊皮脂腺或汗腺管裂开而形成的潴留囊肿，其最终会被挤压出来。永久性瘢痕是较深程度表皮分离的一个主要的特点，在外貌上可以是轻度和微小的改变，也可以是严重而广泛的且伴有功能障碍。EB 有时会发生广泛的皮肤剥脱，尤其是在腿部，有时也可出现有水泡。这种病例可能会合并幽门梗阻[23,29]。对于所出现的新水疱，应该尽可能快地通过 EM 检查进行确诊。这样可以快速诊断，并且对于治疗和预后都有指导作用。

当出现严重的新生儿广泛性大疱时，初期患儿应该被完全裸露地置于保湿床上，躺在无黏滞性材质的床垫上，进行隔离性护理以防感染。应该对大水疱进行引流，并在大面积溃烂面涂以抗生素乳膏，如磺胺嘧啶银。可以根据需要使用凡士林纱布或无黏性的塑料绷带，用管形纱布或其他的方法进行保护，但绝不能用有黏性的绑带缠绕皮肤。当有严重的口腔溃疡时，应该使用挤压瓶或滴管进行喂养。应避免使用鼻胃管。止血带、有黏滞性的集尿袋、识别带、橡皮奶头均应禁用。应该鼓励父母照料孩子，应该对父母解释并指

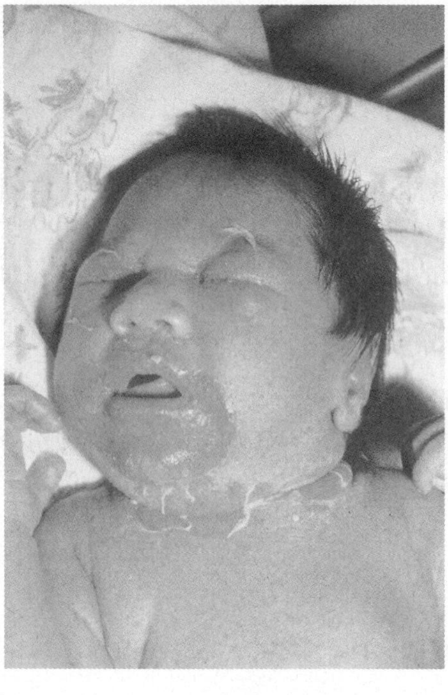

图33.5 （参见彩图33.5）葡萄球菌性烫伤样皮肤综合征。

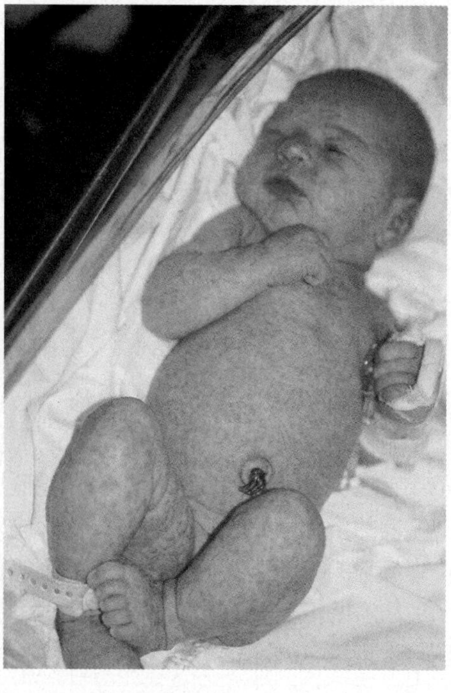

图33.6 （参见彩图33.6）先天性念珠菌病。

导其如何用手去表示对孩子的关爱。继发细菌感染可以局部外用或口服抗生素进行治疗。

肥大细胞增生病

这是一种皮肤或其他器官被良性肥大细胞浸润的疾病。皮肤表现可以是一个或几个孤立的1～5cm的病变（肥大细胞瘤），可以是较小的多发性病变、往往有色素沉着（色素性荨麻疹），甚至形成累及整个皮肤表面的弥漫性浸润（弥漫性皮肤肥大细胞增生病、大疱性肥大细胞增生病）[16]。肥大细胞含有多种调节细胞因子，其中最重要的是组胺、前列腺素和肝素，它们引起的局部或全身性效应可以有多种临床表现。

色素性荨麻疹极少见于出生的时候，但其他类型则往往是先天性的。肥大细胞瘤表现为粉红色、淡褐色或淡黄色的结节或斑片，并伴有表面橘皮样改变。刮除表面物质后，病灶及远离部位可出现表面红色光滑的水肿（“刺痒”）。由于局部的组胺释放，通常会有自发性或由摩擦所致的灼热感。全身性的组胺释放可造成全身皮肤发红。弥漫性肥大细胞增生病中，皮肤可发生非特异性增厚与水肿，往往伴有广泛分布的出血性大疱（图33.8）。面部潮红、低血压、休克、胃肠道出血、支气管痉挛和腹泻都有可能是这些调节因子所造成的全身性效应。肥大细胞的浸润也可引起肝脾大和淋巴结疾病。许多药物可导致肥大细胞脱颗粒并释放出细胞因子，所以要避免使用或慎用这些药物。它们包括阿司匹林、鸦片制剂、筒箭毒碱、毛果芸香碱和含碘造影剂。

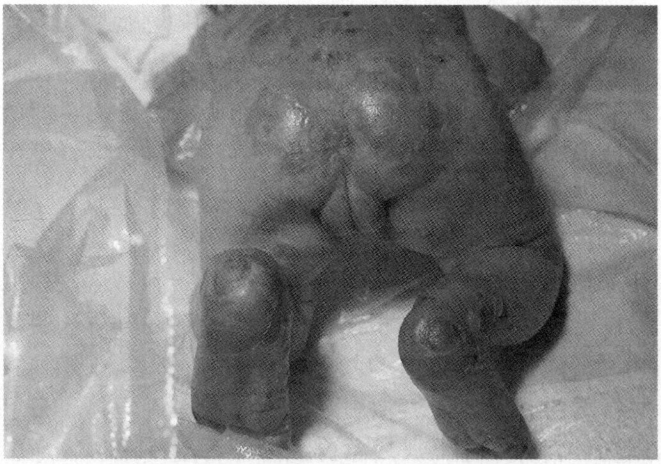

图33.7 （参见彩图33.7）大疱性表皮松解症。

各种类型的肥大细胞增生病随着时间的推移都可以好转，有时可以完全消退。

大疱性鱼鳞病[9]

有一种常染色体显性遗传病，目前已知是由于角

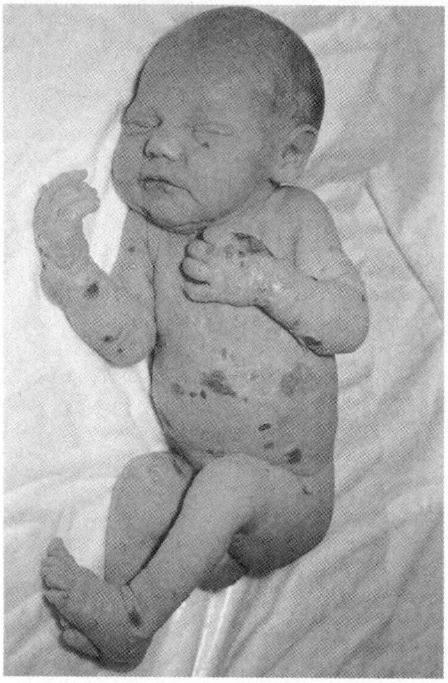

图33.8 （参见彩图33.8）弥漫性皮肤肥大细胞增生病。

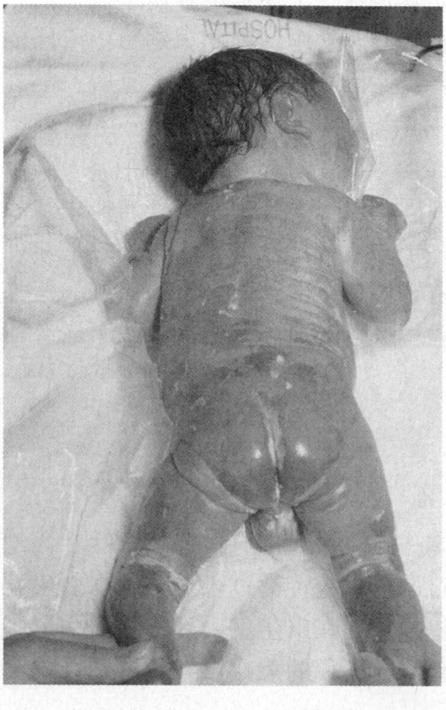

图33.9 （参见彩图33.9）大疱性鱼鳞病。

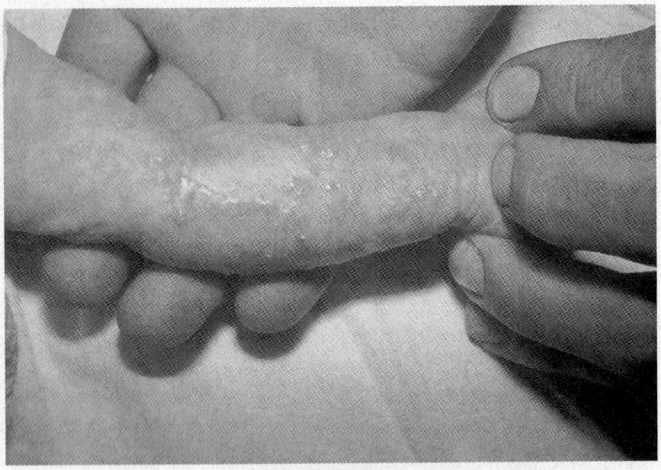

图33.10　（参见彩图33.10）色素失调症。

蛋白基因突变所致。出生时皮肤即表现为伴有广泛的糜烂和软化灶的弥漫性红斑，且不时会有完整的大疱(图 33.9)。仅仅在数天内，就会出现红色水疱，皮肤开始变厚，在皮肤表面形成疣状，并持续终身。

色素失调症

这是一种 X 染色体连锁显性遗传的多系统疾病，该病在男性往往可致死[43]。该病的皮肤表现有四个阶段：水疱期、疣状物期、色素沉积期和低色素期，第一阶段发生于新生儿期。有 70%的病例会出现其他器官系统的异常，尤其是神经、视觉、骨骼系统，而且在新生儿期可能会有癫痫发作。因此识别第一阶段的皮肤损害非常重要，这样对于癫痫发作会有所预见并做出合理的解释。病变主要包括成行排列的小水泡(图 33.10)，并很快变为小脓疱，主要分布于四肢，并在出生时或生后几天内即可出现。它们伴有外周血中嗜酸性粒细胞增多，并于几周后自行消失。这种线形排列模式的形成，是由于病变遵循了 Blaschko 原则，一种典型的嵌合体疾病。由于 X 染色体失活导致了嵌合体现象。

新生儿天疱疮

由于 IgG 抗体从患有普通型天疱疮或分叶状天疱疮的母亲体内通过胎盘垂直传播过来，导致在新生儿期就出现水泡。皮损往往在出生就出现，从表面紧张或松弛的大疱变化到大面积的溃烂。在生后几天极少会再出现新的水泡，并且该病也会很快自愈。

新生儿妊娠期疱疹

有妊娠期疱疹的孕妇所生的婴儿可能发生皮肤疾病，这是由于经胎盘途径传递于胎儿的抗母体基底膜区免疫球蛋白所致[24]。出生时或生后几小时即可有明显的症状，表现为红色斑疹或丘疹，常可进展为小囊泡或大疱。大约 1 月龄的时候往往可以自愈。

先天性糜烂性和小水泡性皮肤病

该罕见疾病的病因不明。临床表现为出生时即有的广泛性水泡、糜烂以及覆盖于大部分皮肤表面的硬皮[56]。病变可在几周后愈合形成一种特有的柔软网状瘢痕。患儿往往是早产儿，且有潜在的神经系统缺陷，包括生长发育迟缓和癫痫。面颊、手掌、脚底有特征性的瘦小。指甲缺失或发育不全，头皮上也可见斑片状脱发。

表现为新生儿脓疱、水泡、糜烂的全身性疾病

锌缺乏性皮肤病

此病有时以水泡性发疹而起病。肠病性肢皮炎，是一种常染色体隐性遗传病，存在锌吸收缺陷，这可能是由于缺乏特异性载体蛋白。在生后几个月内很少有临床表现。然而，有一种表现相同的疾病可因营养性锌缺乏而在婴幼儿更早期发生[15]。这种情况的发生可归因于早产引起的锌储备低，尤其是人工喂养的婴儿(因为与母乳相比，牛乳锌的生物利用率较低）或者是由于母乳中锌含量较低所造成。该疾病常表现为在下颌、面颊和腹股沟区以马蹄性分布为特征、边界非常清楚的湿疹或牛皮癣样疹（图 33.11）。它也常常发生在眼周、鼻子，也可累及指（趾）。在末梢常有特征性的深色鳞屑。有时候它可以表现为大疱，尤其是在肢体末端，但它们很快就变为糜烂而后结痂。这些患儿易激惹，如果任由疾病进展，可能会出现腹泻、脱发和发育迟缓。锌缺乏也可发生于获得性免疫缺陷病、囊性纤维化，以及其他引起吸收不良的疾病，还有应用肠外营养的患儿所用营养液中锌含量不足。临床上表现相似的皮疹亦可见于其他代谢性疾病，如甲基丙

二酸血症和丙酸血症。

Langerhans组织细胞增多症（LCH）

这可以在出生时或生后不久即表现为广泛的小水泡或大疱性病变[19]，有时也刺激产生葡萄球菌性烫伤样皮肤综合征。有时一些出血性病变可对正确的诊断有所提示。它有时也可在出生时即表现为少量的结痂性结节（图 33.12），其可在数周内自愈。然而它最常见的表现形式是在几月龄时出现的累及主要皮肤褶曲处、面部中央区域、头皮和耳道的鳞状或紫斑样皮疹。这些患儿需要进行全面的全身性检查，从外观上判定这些皮肤损害是否已经在康复中。

高IgE综合征（Job综合征）

这是一种在新生儿期表现为炎性丘疹、小水泡和脓疱的重要免疫缺陷病，尤其是在面部、头皮和躯干上部，但偶尔会累及更广泛的区域[22]。其临床表现很容易让人想到脓性粟粒疹，但症状持续时间更长，脓疱更大且表面更紧张。在病变愈合后会形成特征性的深色硬痂。组织学上，病变处有大量嗜酸性粒细胞浸润；在生后几周内，外周血中嗜酸性粒细胞增多，并且 IgE 水平开始升高。患儿很快开始出现严重的感染，尤其是金黄色葡萄球菌和念珠菌感染。

Down综合征的骨髓增生异常

患有 Down 综合征患儿发生血液疾病的风险较高，包括白血病样反应、一过性骨髓增生异常和先天性白血病。这些疾病可伴有非常显著的，在生后几天内即开始出现的脓疱，主要见于面部，但有时分布广泛[44]。数周后可自愈。在皮肤涂片或活检所识别的细胞也可出现于外周血。

卟啉病

有一组亚铁血红素合成障碍的疾病可导致亚铁血红素前体积聚，在皮肤上的表现为光敏性。卟啉病被认为主要是肝或红细胞生成上的缺陷造成的。根据血浆、红细胞卟啉和通过尿粪排泄卟啉的模式可进一步分类。其中的一些可以在新生儿期就有临床表现。

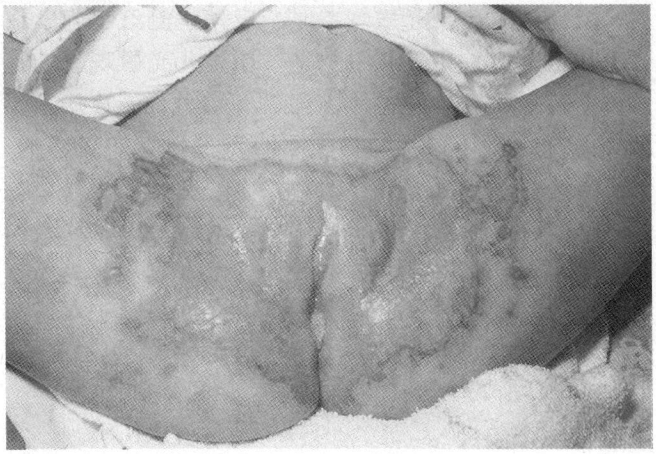

图33.11 （参见彩图33.11）锌缺乏性皮肤病。

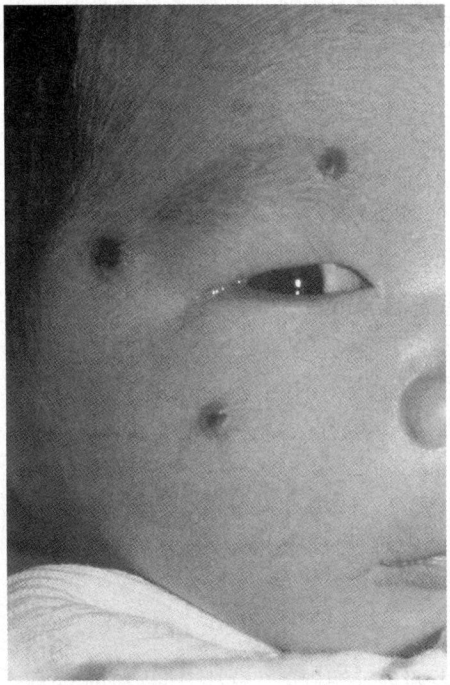

图33.12 （参见彩图33.12）Langerhans组织细胞增多症。

先天性红细胞生成性卟啉症出生后即可表现出严重的光敏性，暴露于日光或光疗时可产生大疱以及血尿。一种迟发症状是牙齿红染以及在 Wood 光下检查具有荧光性。

红细胞生成性原卟啉症往往在儿童晚期发病，但新生儿光疗时偶尔会出现红斑或水泡。据报道这也发生于粪卟啉病与多型性卟啉病的纯合子变型中。

一过性卟啉病的病因不明，在新生儿溶血病中可出现[36]。在暴露于光疗的部位也可出现红斑、紫斑和水泡。在数星期到数月内，升高的血浆内卟啉水平可恢复至正常。

当新生儿出现光敏现象时，应该检测红细胞、血浆、尿液、粪便中的卟啉水平。新生儿光敏现象的鉴别诊断包括新生儿狼疮（见下文）、着色性干皮病（早期伴有深色雀斑）和药物引起的光毒性（如呋塞米、荧光染色剂等）。

其他一过性新生儿疾病

皮脂腺增生

这是一种常见的新生儿疾病，可能是来自母体雄激素对新生儿腺体的作用引起[34]。在鼻子尤其是鼻尖上可见到由于皮脂腺增生而出现的黄白色小丘疹。在数周后可消失。

粟粒疹

是毛囊皮脂腺囊的潴留囊肿[34]。发生于约50%的新生儿，表现为坚实的珍珠色的1～2mm小丘疹，特别好发于面部。往往在4周龄时消退。持续性粟粒疹可发生于某些综合征，包括Bazex综合征、口-面-指综合征I型和遗传性稀毛症。

吮吸性水泡

本病是由宫内吸吮而引起，发生于手和前臂部，在出生时即可表现。病变主要是表面紧张的水泡，破溃后形成糜烂面[34]。

吮吸性硬皮或吸吮垫

本病是发生于嘴唇上唇红缘的局限性或广泛性肥厚。它们可以与生俱来，但是更常见于生后出现，由于过于用力的吸吮而造成。

皮下脂肪坏死

这是一种新生儿期的皮下脂肪坏死，可能因缺血引起。它仅发病于足月儿，往往有难产史，伴有诸如产程延长、胎儿窘迫、围生期窒息等并发症。病变发生于生后第2～3周，表现为柔软、固定、正常肤色或紫红色结节或斑片，尤其好发于臂部、肩部、上背部、肢体近端和面颊部。新的结节可在数周后发生。它们往往在几个月后自行消失，而无并发症，也不留下瘢痕。然而有时候它们可进展为有波动感、溃烂或钙化的皮损。在有钙化性病变的患儿，可能会进展为难治性高钙血症[31]。有波动感的皮损需要吸出内含的液体，如果并发溃烂则需要处理继发的感染，当出现钙化性病变时，应监测血清钙浓度。

新生儿红斑狼疮（LE）

发病原因是患有临床或亚临床LE或干燥综合征（Sjögren综合征）母亲体内的SS-A或SS-B（抗Ro或抗La）抗体通过胎盘进入胎儿体内[60]。新生儿LE最重要的特征是心脏传导阻滞，但似乎在皮肤和心脏的损害之间存在反相关。其他少见的并发症包括自身免疫性溶血性贫血、血小板减少症、肝炎、肺炎和脾大。病变在初次照射日光后不久出现。最特征性的改变是面部紫红色斑，且在颊部色斑的下缘边界清晰，其延伸到眼周直至发际（图33.13）。手臂上可有相似的红斑。有时病变为环形、鳞屑状的或毛细血管扩张。几个月后当抗体消失时，患儿的症状可自行消退。不管是在母亲或孩子体内找到抗体均可作为诊断该病的确凿依据，而活检则没有必要。

红斑鳞屑病患儿

许多重要的疾病在新生儿或小婴儿都可表现出弥漫性皮肤发红和不同的鳞屑化（红皮症）（表33.5）。这些患儿存在的主要问题是体温调节、体液平衡，并且还可能有严重的生长发育迟缓。

脂溢性皮炎

表现为含油脂样的黄色鳞屑，边界不清的红斑，主要累及头皮、面部中央区和所有的皮肤褶曲处，但有时分布广泛。在皮褶处的病变可能没有鳞屑，且继发真菌感染较为常见。它往往是无症状的并且在生儿个月就可自愈。小剂量的激素和抗真菌药有效。

特应性皮炎

本病极少发生于新生儿期，表现为广泛分布的红色鳞屑和刺痒的皮疹。患儿可能会进展为难治的长期疾病。治疗方法包括使用皮肤润滑剂、局部谨慎使用小剂量激素，有时还需要敷料覆盖。

银屑病

婴儿银屑病中最引人注意的一种类型的是散布于尿布区的银屑病（尿布皮炎）[40]。首先出现一个边界清楚、亮红色的尿布区皮疹，然后小的鳞屑斑片蔓延开来，超越原皮疹边界。之后银屑病皮损会暴发性蔓延到头面部直至躯干（图 33.14）。患儿一般情况良好，疾病为自限性，在几周后自愈。局部小剂量使用激素，并予以湿敷，对皮损愈合略有促进作用。银屑病可以在新生儿期甚至出生即表现为全身性的红皮病，有时可进展为脓疱性银屑病，但这种情况极为罕见。婴幼儿全身性脓疱性银屑病可合并骨质溶解损害和毛细血管漏综合征[30]。

表33.5 可引起新生儿全身性红斑的疾病

脂溢性皮炎
特应性皮炎
银屑病
鱼鳞病
火棉胶样婴儿综合征
Netherton 综合征
丑角样鱼鳞病
免疫缺陷性疾病
先天性肥大细胞增生病
葡萄球菌性烫伤样皮肤综合征
囊性纤维化

鱼鳞病

火棉胶样婴儿综合征[3]

这个名词是用来描述一种患儿出生时即包裹在一层表面紧张且发亮的、形似火棉胶或塑料样皮肤外膜的疾病，可形成皮肤外翻、凝结和开裂（图 33.15）。这层外膜在几天到几周内脱落。这可以是各种不同类型鱼鳞病的表现型之一，特别是先天性鱼鳞病样红斑和片层状鱼鳞癣，但也可见于毛发硫营养障碍症、Gaucher 病、中性脂质贮积病和 Conradi-Hünermann 综合征。外膜脱落后很少会留下正常的皮肤，这种情况被称为新生儿表皮层样脱落。火棉胶样婴儿表现出体温的不稳定和过多的体液丢失。若不遮盖眼睛就会使角膜暴露，如果唇外翻就需要用挤压式奶瓶、软管或滴管喂养。随着皮肤开裂的出现，就有继发感染的危险。患儿应置于保湿床上并尽可能少用手触碰。在疾病早期最好避免使用皮肤润滑剂。

X-连锁鱼鳞癣

本病可在生后最初一个月内表现为广泛分布、苍白发亮不带红色的圆盘状皮损，在脱落前可持续数天。只有在数月后，此病可在局部出现暗红色鳞屑皮损。

Netherton综合征[4]

这是一种表现为伴有全身性皮肤发红和鳞屑的先天性红皮病的遗传性疾病（图 33.16）。有严重的生长发育障碍和高渗性脱水的危险。患儿往往出生时没有任何毛发。其后生长出的毛发十分脆弱，显得短而少且易折断，组织学检查发现有套叠性脆发症（结节性脆发病）。有些 Netherton 综合征的患儿有着不同的皮肤表现，为具有双层边缘的多发性环状皮损，这提示回旋形线状鱼鳞病。

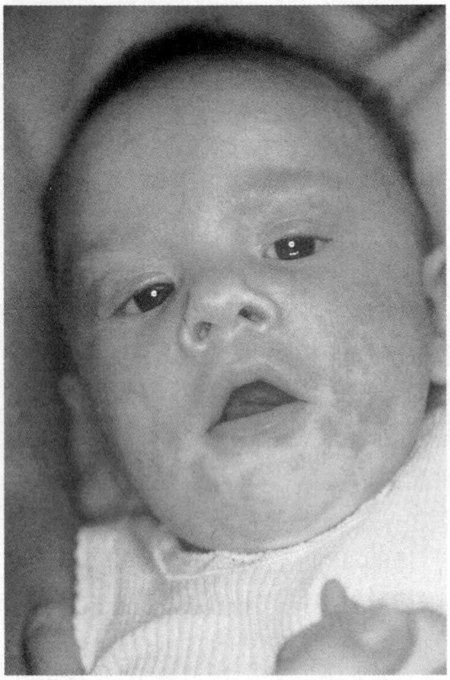

图33.13 (参见彩图33.13)新生儿红斑狼疮。

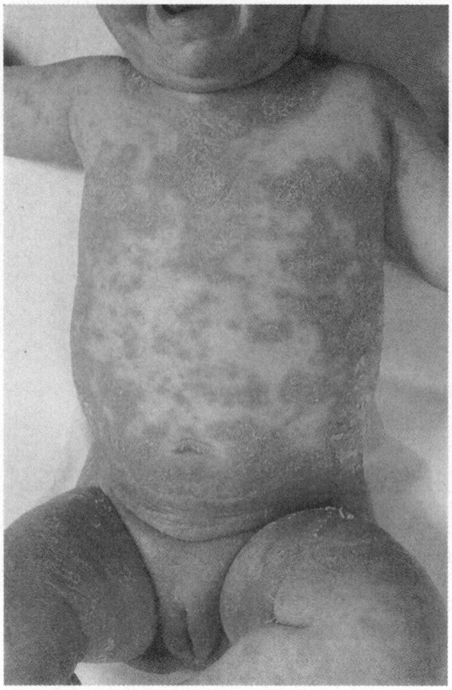

图33.14 (参见彩图33.14)散播的尿布区银屑病。

丑角样鱼鳞病

直到近年，该病才有存活者报道[27,53]。在大多数的病例中，患者存活主要是维生素A类药物疗法治疗的结果，但有些病例患者在没有特异性治疗的情况下也有存活。患儿出生时就包裹在一个白色的过度角化的硬壳性皮肤之中，并导致面容、耳朵、手和脚的严重变形。这层皮肤不久后裂开，出现渗血的一条条裂缝（图33.17），随后脱落，留下红色鳞状的皮肤，临床表现类似于重度先天性红皮病性鱼鳞病的末期[27]。由于出生前胎儿肺内积聚了污染羊水的鳞屑样物质，患儿会因感染或呼吸衰竭而死亡。

免疫缺陷病

患有严重联合免疫缺陷病、Omenn综合征（T细胞缺乏、组织细胞异常、高IgE血症）和其他免疫缺陷病的患者可以在新生儿期（但非出生时）表现出一种广泛散布的红色鳞屑状皮疹[12,14,49]。在有些情况下这代表一种先天性移植物抗宿主反应。这些患儿往往表现出反复的感染、腹泻和生长发育迟缓。以前被称为Leiner病（婴儿脱屑性红皮病）的一种疾病，现在认为其并非是一种特异性疾病，而是非先天性早发性红皮病、糖尿病和生长发育迟缓的一种表现型。有些开始被诊断为Leiner病的患者后来被认为是患有Netherton综合征，而另一些则是患了不同类型的免疫缺陷病。对任何有红皮病表现但尚未有明确诊断的患儿，必须予以皮肤活检以及对免疫学参数进行仔细研究。将来Leiner病和Leiner综合征的名词最好应该废弃。

囊性纤维化

患囊性纤维化的患儿极少会在生后最初几个月由于全身性的营养不良而发生广泛性红色鳞状皮肤病变，甚至是散布的红皮病。

胎记和其他痣相关性疾病

色素性胎记

先天性黑素细胞痣

它们在出生即出现为高出皮面的疣状或分叶状皮肤改变，颜色由棕色到黑色深浅不等，有时带有蓝色

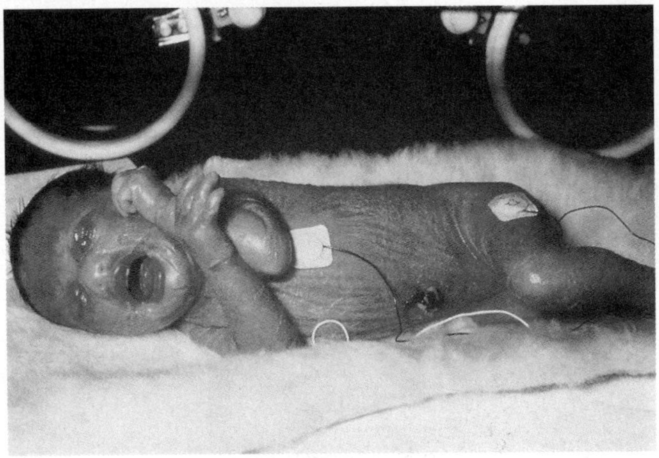

图33.15 （参见彩图33.15）火棉胶样婴儿。

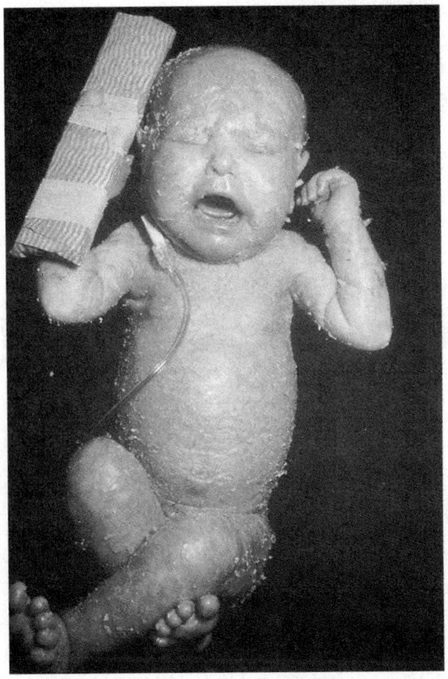

图33.16
(参见彩图33.16)
Netherton综合征。

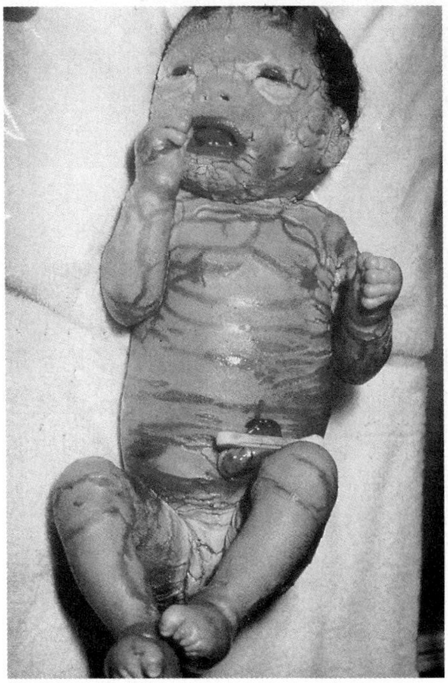

图33.17
(参见彩图33.17)
丑角样鱼鳞病。

或粉色成分，边缘不规则，通常带有长而黑的毛发。巨大的痣可造成相当多的皮肤赘生，且好发于躯干和肢体近端部位。儿童期可发生巨大痣的恶变，而一生中该几率约 5%。在中小型痣中，这种危险性就低得多，而且恶变的发生总是发生于青春期后期。色痣发生在脊椎上，特别是脊椎上部，可能伴有脑膜黑素细胞增多症，该病可并发黑素瘤或梗阻性脑水肿。发生于脊椎下部的痣偶尔可伴有脊柱裂和脊髓栓系综合征。长轴性痣或多发性大中型痣可以伴有颅后窝畸形。所有具有上述类型痣的患者均应尽快接受相关的影像学检查。

色素痣疾病

皮肤色素沉着过度或皮肤色素减退的平坦区域，可能出生时就已经很明显了。它们表现为特征性的图案——随意节段形，或是根据 Blaschko 线（即胚胎期及婴儿期皮肤生长的轨迹）形成螺旋样条纹[42]。有时会合并色素减退或色素沉着的条纹。这些分布被认为是遗传性嵌合子图形，表明它是受精卵基因突变的结果，一个个体包含了大于单倍的细胞。色素痣可以有平整或不规则的边界，可发生在躯干、四肢、面部的任何地方。它们常常以孤立的现象出现，但如果是确定嵌合体表现型的一部分时，它们会广泛发生，且合并有神经、骨骼或其他的异常[42]。

该病重要的鉴别诊断是神经纤维瘤的牛奶咖啡色斑和结节硬化病的低色素性斑点，这两者偶尔可发生于出生时，但是其形状较小且与嵌合子模式无关，随着时间推移其数量会增多。

胎斑

这是平坦、蓝或蓝灰色、边界不清的皮肤改变。它们可以单发或多发，虽然肩部、上背部以及偶尔其他部位也可累及，但特别好发于腰骶部区域。发生于

80%以上的东方人和黑人孩子以及10%的白人孩子中，特别是具有地中海血统的民族中。它们往往在青春期可明显消退，但也可以终身保持不变。

太田痣

这是一种发生于面部皮肤，特别是面颊、眼周和额部持续存在的不规则蓝灰色脱色斑。它一般是单侧的，并通常与同侧眼睛巩膜有相似的颜色。多见于东方人，超过50%的病例在出生即可表现。据报道会合并有青光眼[35]和感觉神经性耳聋，此外，极少数的病例会在成年后发生黑素细胞瘤。

表皮痣

表皮痣起源于形成皮肤附属器和角质细胞的胚胎上皮基底层。按照惯例，这些痣根据其组织来源分为角质细胞型、脂肪型和滤泡型[17]。它们可累及任何部位的皮肤。可以在出生时即存在或者生后前几年内出现，并且可以从原先分布的区域扩展开。由于有较多皮脂腺的缘故，发生于头面部的往往是淡黄色，以秃发为表现，常为狭长的斑片，在婴幼儿期和儿童期通常不高于皮面，而进入青春期可变为疣状结构。有时它们更倾向于乳头状（图33.18）。其他部位的痣往往为深棕色，偶尔也会浅于周围皮肤颜色。它们为单发或多发的片状或线形疣状物，常排列成线形或漩涡状。现在已经清楚，线形或漩涡状表皮痣是沿着Blaschko线生长的，所有表皮痣都能用遗传学嵌合体理论来解释，每种痣都代表了一种不同的嵌合体在皮肤上的表现型。在大部分患儿中，痣是唯一可见的表现，但在有些患儿就会合并其他器官系统的异常，尤其是骨骼、神经和视觉系统。骨骼系统异常尤其常见于肢体的角质细胞型痣，神经与视觉系统异常则常见于头部的脂肪型痣。对这些患儿都应该进行仔细的体检，但是对于没有异常症状和体征的患儿，就没有进行影像学检查的适应证。

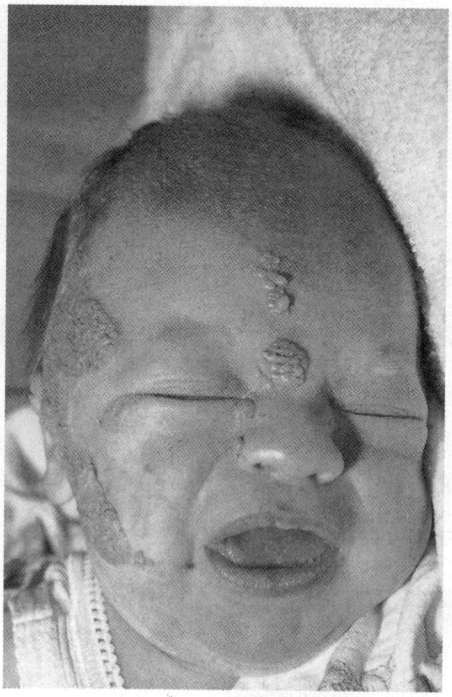

图33.18 （参见彩图33.18）乳头状皮脂腺痣。

血管性胎记

可被分为血管瘤，即增生性血管瘤和血管畸形，表现为固定聚集的异常扩张的血管。

血管瘤

血管瘤往往在生后即出现，经过一个快速生长期，然后在很长一段时间后趋向自行消退[11]。目前已经清楚不管是表浅的还是位置较深的血管瘤都具有相同的结构，由内皮细胞群增生的早期阶段中偶尔形成的内腔组成，之后当它们消退时，则形成较大的内皮细胞空腔。毛细血管性血管瘤、海绵状血管瘤和毛细血管海绵状血管瘤都带有误导性，而应该被废弃，而应使用血管瘤这一单一的名词。

表浅的血管瘤往往不在出生时出现，而是在生后最初几周内以一个苍白色的区域表现出来，随后可变为毛细血管扩张斑点。然后它们迅速进展为分叶的、边界清楚的、鲜红色肿瘤。在最初6个月中持续快速生长，然后生长速度率开始减慢，10个月之后的进一步生长则较为少见。在历经一个稳定期后，开始出现退化迹象，表现为不断扩大和融合的灰色区域。皮损处渐渐褪色和变平，如果没有并发症，通常在几年后彻底消退。较深的血管瘤可以单独发生或发生在表浅的血管瘤之下。它们也往往在生后出现且需经历一个生长期。其上的皮肤可以是正常颜色或是浅蓝色的。开始消退时逐渐变软并退缩，在许多病例中可以彻底消失。明显较深且无消退迹象的血管瘤，现在被认为是血管畸形，往往是静脉型的，根本就不是血管瘤。

大的血管瘤内部可能保留有多余的组织，而表浅型血管瘤则可长期存在残留扩大的毛细血管。在表浅血管瘤的快速生长期可能会发生溃疡。若继发感染得以控制，溃疡多可在数周内痊愈，但会不可避免地留下瘢痕。眼睑、嘴唇和鼻翼等处的血管瘤溃疡可导致全层皮肤组织丧失。眼睑上或眼睑旁的血管瘤溃疡形成的瘢痕可导致瘢痕性眼睑外翻，而头皮上的溃疡可致永久性秃头症。血管瘤可侵害重要器官结构。婴儿期血管瘤封闭眼睛仅 4 周就可造成弱视。然而，就算没有使瞳孔闭塞，一个眼睑上的血管瘤通过压迫眼球可造成散光，进而导致双目视觉远视力发育不良和部分性弱视。口周的大血管瘤可妨碍喂养，而堵塞双侧鼻孔的血管瘤可致患儿喂食时呼吸困难。一个大而深的颈部血管瘤可使咽喉和气管移位：上呼吸道也可被血管瘤直接累及。当有大面积下面部或颈部的血管瘤时，尤其是当口腔内有所累及，就应该考虑到有咽喉部被侵犯的可能性（图 33.19），需进行气道侧位 X 线检查。如果闻及喘鸣音，必须行紧急喉镜检查。甚至在受外伤时，无并发症的血管瘤偶尔会发生明显的出血。

脊椎下部的血管瘤可能伴有脊柱融合异常；累及骶尾部的血管瘤会伴有泌尿生殖系统和直肠畸形；大面积半边脸的血管瘤会伴有 Dandy-Walker 畸形和其他颅后窝畸形[11]。当上述部位发生血管瘤时，应进行早期的影像学检查。

对于大多数血管瘤而言，在等待其自然消退的同时并做简单的观察，采取一般的安全措施是最理想的处理方式。鼓励对消退中的血管瘤进行一系列的拍摄。需要积极干预的适应证有：令人异常的生长速度、溃疡区域有发生严重并发症的危险、阻碍了重要器官系统的功能、严重出血。口服皮质激素可减缓那些有潜在危险或有严重容貌损伤的血管瘤生长。一旦生长停止后，就停用口服激素。在血管瘤内部直接应用激素的方法可被一些经验非常丰富的医生用来缩小一些对口服激素无反应的眼眶周围血管瘤，而 α-干扰素（IFN-α）则在某些有生命危险的病例中有效。当表面留有疏松的组织时，外科整容手术可以改善其外观。激光治疗可用于上呼吸道血管瘤并且可作为某些复杂型血管瘤外科治疗的辅助或备选方案。

弥漫性婴儿血管瘤

这是一种广泛分布的多发性小血管瘤[11]。良性型的血管瘤局限于皮肤；然而潜在的严重全身型的血管瘤可发生在许多脏器，尤其是肝、消化道、肺和中枢神经系统，伴有或偶尔不伴有皮损。应该对这类患儿进行仔细检查：全血细胞计数、X 线摄片、动静脉分流引起心力衰竭的相关检查以及消化道出血的检查。需要进行超声或腹部 CT 扫描以排除肝被累及的可能，其他脏器若有累及征象也需做进一步检查。更精细复杂的检查如血管造影和锝标记红细胞扫描可以更深入描述内部的累及程度和范围。当有严重的全身性累及时，大剂量使用皮质激素的同时还应予以其他抗心力衰竭等并发症的治疗措施。

血管畸形

血管畸形是结构上的异常，与生俱来，病情与患

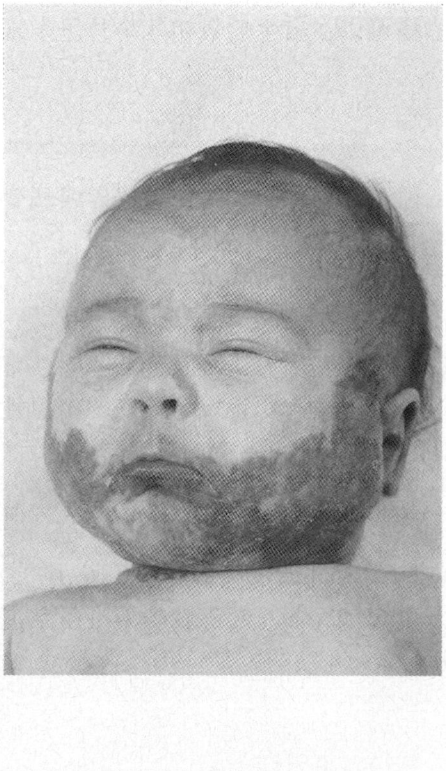

图33.19 （参见彩图 33.19）累及喉部的面下部血管瘤。

儿生长成比例地进展，并且没有自行消退的趋势。它们根据血管起源可进一步分为毛细血管型、动脉型、静脉型、淋巴管型和混合型。超声是最有效的无创检查，它与病史、临床检查一起，可以确定大部分的血管畸形，并区分血管瘤。

毛细血管畸形（CM）

它以前曾被称为葡萄酒色痣或火焰痣，但我们应该使用更准确的名词：毛细血管畸形。这是一种由扩张的成熟毛细血管组成的血管畸形。病变是单侧的，或者较少对称出现于身体任何部位，多发于颜面部。在婴儿期是深粉红色的，以后变为偏紫色的。青春期后，它们可形成高于皮面的结节。直到最近，仅仅只能予以装饰性覆盖物来处理，但现应用脉冲染色激光疗法可以获得良好的疗效，并且在生后最初几个月予以治疗可达到最佳疗效。

Sturge-Weber综合征

这是一种合并有面部 CM 和同侧脑膜与脑皮质血管畸形的疾病。皮损总是累及三叉神经第一支所支配的皮肤区域[59]。该综合征的神经表现有抽搐、偏瘫和精神智力发育迟缓。当面部病变同时累及三叉神经第一和第二支所支配的皮肤时，可能发生先天性青光眼[59]，这在仅有一支受累时不会发生。CM 表现在上述特定区域的患者需要及早请神经科和眼科医生会诊并续以密切的随访。MRI 扫描可以在出生后最初几个月里发现颅内畸形。

静脉畸形（VM）

该病表现为一种浅蓝色肿瘤，当受到按压或病变处被抬高时可排空，下垂时又可充盈。

淋巴管畸形（LM；淋巴管瘤，水囊状淋巴管瘤）

深部的巨大囊性病变表现为正常肤色的肿瘤，常伴有青肿（图 33.20）；表浅病变表现为群发的出血性小水泡或瘤样病变[8]。

动静脉畸形（AVM）

局部 AVM 表现为一个正常肤色的肿块，通过听诊可闻及血管杂音。更多情况下，动静脉畸形是复杂混合型畸形的一部分。

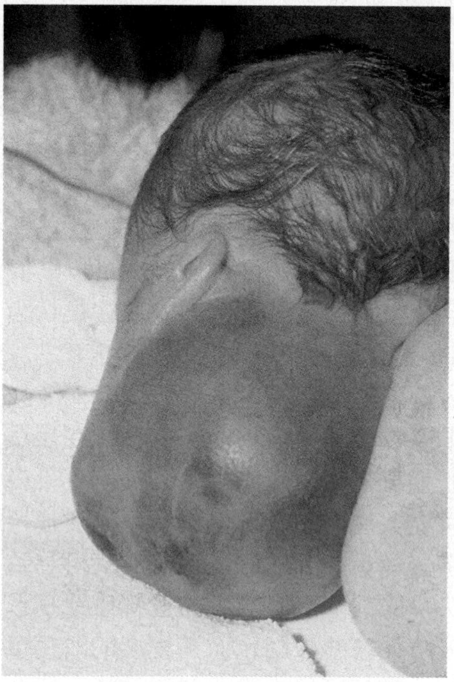

图33.20（参见彩图 33.20）伴有出血的颈部淋巴管畸形。

混合型畸形

所有类型的血管畸形都可联合发生，可有 2 种、3 种甚至 4 种畸形的表现。被命名为 Klippel-Trenaunay 综合征，是指 CM，VM，有时还有 LM，并伴有肢体肥大、软组织增厚和 / 或骨质肥厚，或者偶尔表现为发育不良[11]。而 Parkes-Weber 综合征指的是 CM 和 AVM，伴有肢体肥大[11]。这些混合血管畸形最好用它们的组成成分来描述，而并非那些专有名词。

一些先天性肿瘤

血管肿瘤

在出生时出现的罕见的血管肿瘤包括丛状血管瘤（TA）、卡波西形内皮血管瘤（KHE）和一种最近被命名的快速退化性先天性血管瘤（RICH）。所有这些疾病都有典型的组织学特征，此外 RICH 有特征性的超声表现。

TA 是一种罕见的血管增生性疾病，可以是先天性的[11]。表现为红棕色或紫罗兰色的斑片或结节，有的可自行消退，有的则持续存在并扩散。偶尔合并有

Kasabach-Merritt 综合征（KMS）。KHE 是一种黄色、蓝色或红色的斑片状皮肤改变，往往与生俱来且合并有 KMS[11]。

RICH 是一种临床表现与婴儿常见血管瘤有某些相似的血管肿瘤，但与它们有显著的差异并有其特征性的超声表现[52]。它在宫内增殖，出生时已经完全发育成熟。表现为一种高出皮面的斑片或肿块，呈淡蓝色或紫罗兰色，有时散布着扩张的毛细血管，常特征性的环绕以苍白色晕轮。不像标准的血管瘤，它并不表现出生后的快速生长期，而是进行性的迅速退缩，常留下一个皮肤萎缩区域。到 12 月龄时会完全消退。

Kasabach-Merritt综合征

该病起初曾被认为是大型血管瘤的并发症之一，但现在已经清楚其相关皮损并非血管瘤，而表现为其他一些血管肿瘤，包括 TA 与 KHE（见上文）[11]。皮损处会由于血小板截留而造成血小板减少症，继而发生弥散性血管内凝血（DIC）。起初有病变灶内出血，然后迅速扩大，发生广泛的危及生命的出血。当出血局限于肿瘤内时，可采取保守治疗。在严重的病例中，激素、α-干扰素和长春新碱可被用于缩小肿瘤，如果可能，可予以切除。有一种明确的观点认为小婴儿使用 α-干扰素可能会增加其以后发生双侧痉挛性瘫痪的概率。处理方法还包括复苏、输血以及治疗 DIC，常常用到肝素。

Langerhans组织细胞增生症（见上文）

本病偶尔可表现为单发或少量的肿瘤。通常为红色结节，带有糜烂面，常可自愈。

先天性白血病（见第30章）

本病可表现为多发性，正常肤色或更多为紫色结节，或者偶尔表现为单发的在组织学上有白血病细胞渗透的结节。

肉瘤（见第37章）

纤维肉瘤、横纹肌肉瘤和一些未鉴定的肉瘤都可表现为一种表面有光泽、生长迅速的深部红色的固定团块。

先天性神经母细胞（见第37章）

皮肤转移灶可在出生时或生后不久表现为多发性浅蓝色坚硬结节。压之可有较为持久的褪色。

婴儿肌纤维瘤

在大多数病例中，在出生时或生后不久发病，病变可以是单发或多发，可能累及骨骼和多脏器[58]。单发性病变往往是发生于皮肤或口腔内的大的红色肿瘤。在多发性病变中，皮肤表现为小结节或皮肤表面锯齿状改变区域。这类患者需做全面的影像学检查以探测内部的病变。

青少年黄肉芽肿

在出生时表现为黄色或红色（非脂质性变异）结节。它们往往在多个月之后消退。这些患者的血脂均正常。

皮样囊肿

是沿着胚胎融合线发生的先天性囊肿，为无症状、压之不变形的结节，有典型的超声表现[45]。最常见的发病部位是前囟上、眉梢外侧和上鼻梁中线处。皮肤窦道是连接真皮与皮肤表面的一个很短的通道，其开口处可见一小孔。

脑膨出和异位脑组织

脑膨出（脑膨出，脑脊膜膨出）是指颅内结构从头皮缺损处疝出的现象。闭合性脑膨出和脑脊膜膨出有一个完整的颅骨，但临床上往往与颅内病变难以区分[10]。这些病变的局部标志包括毛细血管畸形和重叠或环绕的多毛症（毛领征）[56]。异位脑组织出现在头皮之外，包括易于辨认的“鼻神经胶质瘤”和可见于面部任何部位的结节，常有多毛。

臀部肉芽肿

它们发生于先行出现的尿布疹之上，表现为淡紫色的结节，组织学上表现为良性的混合性炎性浸润，形状为类椭圆形，且沿皮褶走向分布。其病因不明，但经过小剂量激素和阻滞剂的标准治疗后可慢慢消退。

皮肤发育不全

皮肤发育不全（AC）是一种先天性的皮肤缺失，往往是局限性的，但有时可作为多发性病变而广泛分布。最常见形式是膜状AC，表现为单发或多发性的圆形或椭圆形皮损，在头皮或面侧部可有一层完整但萎缩的表层，有时伴有环绕的毛领征[6]，可能表现为胚胎融合线不完全闭合。另一种类型则表现为位于或接近头颅中线的大的星状糜烂，结有硬皮，在几个月后最终可愈合形成肥厚性瘢痕。

所有头皮AC的病例都应该予以影像学检查探测有无头骨缺损。

头皮AC可发生于一些综合征，如13-三体综合征、Johanson-Blizzard综合征和Adams-Oliver综合征。

广泛的躯干和四肢AC可伴有薄纸样胎。

参考文献

1. Bergman J N, Eichenfield L F 2002 Neonatal acne and cephalic pustulosis: is malassezia the whole story? Archives of Dermatology 138: 255–257
2. Brunell P A 1992 Varicella in pregnancy, the fetus, and the newborn: problems in management. Journal of Infectious Diseases 166(suppl. 1): S42–S47
3. Buyse L, Graves C, Marks R et al 1993 Collodion baby dehydration: the danger of high transepidermal water loss. British Journal of Dermatology 129: 86–88
4. Chavanas S, Garner C, Bodemer C et al 2000 Localization of the Netherton syndrome gene to chromosome q32, by linkage analysis and homozygosity mapping. American Journal of Human Genetics 66: 914–921
5. Chawla V, Pandit P, Nkrumah F 1988 Congenital syphilis in the newborn. Archives of Diseases in Childhood 63: 1393–1394
6. Commens C, Rogers M 1989 Heterotropic brain tissue presenting as bald cysts with a collar of hypertrophic hair. Archives of Dermatology 125: 1253–1256
7. Darmstadt G L, Dinulos J G, Miller Z 2000 Congenital cutaneous candidiasis: Clinical presentation, pathogenesis, and management guidelines. Pediatrics 105: 438–444
8. Davies D, Rogers M 2000 Morphology of lymphatic malformations: a pictorial review. Australasian Journal of Dermatology 41: 1–7
9. Digiovanna J J, Bale S J 1994 Clinical heterogeneity in epidermolytic hyperkeratosis. Archives of Dermatology 130: 1026–1035
10. Drolet B A 2001 Developmental abnormalities. In: Eichenfield L F, Frieden I J, Esterly N B (eds) Textbook of neonatal dermatology. W B Saunders, Philadelphia, pp 126–130
11. Enjolras O, Garzon M 2001 Vascular stains, malformations and tumors. In: Eichenfield L F, Frieden I J, Esterly N B (eds) Textbook of neonatal dermatology. W B Saunders, Philadelphia, pp 324–352
12. Farrell A, Scerri L, Stevens A et al 1995 Acute graft-versus-host disease with unusual cutaneous intracellular vacuolation in an infant with severe combined immunodeficiency. Pediatric Dermatology 12: 311–313
13. Fine J D, Johnson L B, Suchindran C et al 1999 Cutaneous and skin associated musculoskeletal manifestations of inherited epidermolysis bullosa: the National Epidermolysis Bullosa Registry experience. In: Fine J, Bauer E, McGuire J et al (eds) Epidermolysis bullosa: clinical, epidemiologic, and laboratory advances and the findings of the National Epidermolysis Bullosa Registry. Johns Hopkins University Press, Baltimore, pp 114–146
14. Glover M T, Atherton D J, Levinsky RJ 1988 Syndrome of erythroderma, failure to thrive and diarrhea in infancy: a manifestation of immunodeficiency. Pediatrics 81: 66–72
15. Goskowicz M, Eichenfield L F 1993 Cutaneous findings of nutritional diseases in children. Current Opinion in Pediatrics 5: 441–445
16. Hannaford R, Rogers M 2001 Presentation of cutaneous mastocytosis in 173 children. Australasian Journal of Dermatology 42: 15–21
17. Happle R, Rogers M 2002 Epidermal nevi. Advances in Dermatology 18: 175–201
18. Harpin V A, Rutter N 1982 Percutaneous alcohol absorption and skin necrosis in a premature infant. Archives of Diseases in Childhood 57: 477–479
19. Herman L E, Rothman K F, Harawi S et al 1990 Congenital self-healing reticulohistiocytosis. A new entity in the differential diagnosis of neonatal papulovesicular eruptions. Archives of Dermatology 126: 210–212
20. Jacobs R F 1998 Neonatal herpes simplex virus infections. Seminars in Perinatology 22: 64–71
21. Jennings J L, Burrows W M 1983 Infantile acropustulosis. Journal of the American Academy of Dermatology 9: 733–738
22. Kamei R, Honig P J 1988 Neonatal Job's syndrome featuring a vesicular eruptio Pediatric Dermatology 5: 75–82
23. Kanzler M H, Smoller B, Woodley D T 1992 Congenital localized absence of th skin as a manifestation of epidermolysis bullosa. Archives of Dermatology 128: 1087–1090
24. Karna P, Broecker AH 1991 Neonatal herpes gestationis. Journal of Pediatrics 119: 299–301

25. Lane A T 1987 Development and care of the premature infant's skin. Pediatric Dermatology 4: 1–5
26. Larralde M, Morales S, Munoz A S et al 1999 Eosinophilic pustular folliculitis in infancy: report of two new cases. Pediatric Dermatology 16: 118–120
27. Lawlor F 1989 Progress of a harlequin fetus to non-bullous ichthyosiform erythroderma. Pediatrics 82: 870–873
28. Leaute-Lebreze C, Depaire-Duclos F, Sarlangue J et al 1998 Congenital cutaneous defects as complications of surviving co-twins; aplasia cutis congenita and neonatal Volkmann ischemic contracture of the forearm. Archives of Dermatology 134: 1121–1124
29. Lestringant G G, Akel S R, Qayed K 1992 The pyloric atresia-junctional epidermolysis bullosa syndrome. Report of a case and review of the literature. Archives of Dermatology 128: 1083–1086
30. Levy M L, Spraker M K 2001 Erythrokeratodermas: the red scaly baby. In: Eichenfield L F, Frieden I J, Esterly N B (eds) Textbook of neonatal dermatology. W B Saunders, Philadelphia, pp 260–275
31. Lewis A, Cowen P, Rodda C et al 1992 Subcutaneous fat necrosis of the newborn complicated by hypercalcaemia and thrombocytopenia. Australasian Journal of Dermatology 33: 141–144
32. Littler C M 1997 Laser hair removal in a patient with hypertrichosis lanuginosa congenita. Dermatologic Surgery 23: 705–707
33. Lowy G 1992 Sexually transmitted diseases in children. Pediatric Dermatology 9: 329–334
34. Lucky A W 2001 Transient benign cutaneous lesions in the newborn. In: Eichenfield L F, Frieden I J, Esterly N B (eds) Textbook of neonatal dermatology. W B Saunders, Philadelphia, pp 88–102
35. Lui J C, Ball S F 1991 Nevus of Ota with glaucoma: report of three cases. Annals of Ophthalmology 23: 286–289
36. Mallon E, Wojnarowska F, Hope P et al 1995 Neonatal bullous erption as a result of transient porphyrinemia in a premature infant with hemolytic disease of the newborn. Journal of the American Academy of Dermatology 33: 333–336
37. Mancini A J, Frieden I J, Paller A S 1998 Infantile acropustulosis revisited: history of scabies and response to topical corticosteroids. Pediatric Dermatology 15: 337–341
38. Marinkovich M 1999 Update on inherited bullous dermatoses. Dermatologic Clinics 17: 473–485
39. Merlob P, Metzker A, Reisner S H 1982 Transient neonatal pustular melanosis. American Journal of Diseases of Children 136: 521–522
40. Morris A, Rogers M, Fischer G, Williams K 2001 Childhood psoriasis: a clinical review of 1262 cases. Pediatric Dermatology 18: 188–198
41. Nanda S, Reddy B S N, Ramji S et al 2002 Analytical study of pustular eruptions in neonates. Pediatric Dermatology 19: 210–215
42. Nehal K S, PeBenito R, Orlow S J 1996 Analysis of 54 cases of hypopigmentation and hyperpigmentation along the lines of Blaschko. Archives of Dermatology 132: 1167–1170
43. Nelson-Adesokan P, Mallory S B 1992 Incontinentia pigmenti. Pediatric Dermatology 9: 304–308
44. Nijhawan A, Baselga E, Gonzalez-Ensenat M A et al 2001 Vesiculopustular eruptions in Down syndrome neonates with myeloproliferative disorders. Archives of Dermatology 137: 760–764
45. Paller A S, Pensler J, Tomita T 1991 Nasal midline masses in infants and children. Dermoids, encephaloceles, and nasal gliomas. Archives of Dermatology 127: 362–366
46. Pong A L, McCuaig C C 2001 Fungal infections, infestations and parasitic infections in neonates. In: Eichenfield L F, Frieden I J, Esterly N B (eds) Textbook of neonatal dermatology. W B Saunders, Philadelphia, pp 223–240
47. Quarterman M J, Lesher J L1994 Neonatal scabies treated with permethrin 5% cream. Pediatric Dermatology 11: 264–266
48. Ramamurthy R S, Riveri M, Esterly N B et al 1976 Transient neonatal pustular melanosis. Journal of Pediatrics 88: 831–835
49. Ricci, G, Patrizi A, Specchia F 1997 Omenn syndrome. Pediatric Dermatology 14: 49–52
50. Riley L E 1998 Herpes simplex virus. Seminars in Perinatology 22: 284–292
51. Rogers M. 2001 Hair disorders. In: Eichenfield L F, Frieden I J, Esterly N B (eds) Textbook of neonatal dermatology. W B Saunders, Philadelphia, pp 487–503
52. Rogers M, Lam A, Fischer G 2002 Sonographic findings in a series of rapidly involuting congenital hemangiomas (RICH). Pediatric Dermatology 19: 5–11
53. Rogers M, Scarf C 1989 Harlequin baby treated with etretinate. Pediatric Dermatology 6: 216–221
54. Rowen J L, Atkins J T, Levy M L et al 1995 Invasive fungal dermatitis in the <1000-gram neonate. Pediatrics 95: 682–687
55. Rutter N 1987 Percutaneous drug absorption in the newborn: hazards and uses. Clinics in Perinatology 14: 911–930
56. Sadick N S, Shea C R, Schlessel J S 1995 Congenital erosive and vesicular dermatosis with reticulate, supple scarring: a neutrophilic dermatosis. Journal of the American Academy of Dermatology 32: 203–206
57. Selimoglu M A, Dilmen U, Karakelleoglu C et al 1995 Harlequin color change. Archives of Pediatric and Adolescent Medicine 149: 1171–1172
58. Stanford D, Rogers M 2000 Dermatological presentations of infantile myofibromatosis: a review of 27 cases. Australasian Journal of Dermatology 41: 156–161
59. Tallman B 1991 Location of port-wine stain and the likelihood of ophthalmic and/or central nervous system complications. Pediatrics 87: 323–327
60. Weston W L, Morelli J, Lee L A 1999 The clinical spectrum of anti-Ro-positive cutaneous neonatal lupus erythematosus. Journal of the American Academy of Dermatology 40: 675–681

第34章

新生儿眼科学

Alistair R Fielder, Esther J Posner

出生时的眼睛和早期的视力发育

足月时的眼睛已相对发育良好，眼轴长度约 16～17mm，成人平均眼轴长 24mm。眼睛的大部分发育在出生后头 3 年完成，而眼轴长度的发育时间延长至头 20 年。眼前段在足月时已发育相对完好，到小婴儿期已达到成人的大小。同样，眼后段（包括视神经盘和黄斑）在幼儿期发育很少，所以，眼睛的发育主要发生在视网膜的周围、晶体的后面。

随着眼球发育，眼睛的屈光状态也在改变，这一阶段出现暂时性屈光不正也是正常的。大部分初生婴儿是轻度远视，早产儿却有暂时性近视的倾向。散光在婴儿期很常见，在幼儿早期，散光会和其他一些屈光不正一起减轻[12,91,117]。正视趋势是指向正常屈光状态发展的趋势（没有屈光不正）。这是受基因和环境的影响，也受到视觉反馈的微调。正视趋势会受到一些病变的影响，如先天性视网膜营养不良[178]、早产儿视网膜病变（ROP）[121]。

视通路在出生时尚未发育完好。周边视网膜此时发育相对良好，黄斑区的发育大约要 4 年[78,188]。视神经[114]和后段视路[62]出生后若干年仍在发育。

黄斑中心凹锥体和感受器后视路的不成熟表现为婴幼儿的视力低下。出生时，婴儿能追随粗大的视觉目标，复杂的视力检测如被动选择的优先注视法或神经生理学技术表明视力的发展是很快的，3 个月时达 6/60，1 岁时达 6/18，4～5 年后达到成人水平[44,168]。早产儿的视觉发育既不加快也不延迟，但肯定的是临床医师认为视力发育与孕龄有关，而不是和生后年龄有关。在超早产婴儿中无法识别到这一结果，考虑是由于视觉上没有反应：因此 28 周孕龄的婴儿在出生后 14 周视敏度应该与足月婴儿出生后 2 周时相当[146,180]。其他的视觉功能在婴儿期也有发育，但是色觉在 3 个月时发育，双眼视觉也在这段时期发育。

异常视觉发育

弱视

弱视被定义为由于视觉发育障碍所导致的视力减退。其中‘发育’是关键，因为发育中的视觉系统有一个可塑期，因此只有在这段时期内视力模糊会导致弱视，如果在可塑期内予以治疗的话视力可以提高。另外也包括在定义内的但令人疑惑的是，这种视觉缺陷无法从眼球本身的物理检查结果来解释，而且，在去除影响视觉发育的障碍因素后，弱视依然存在。例如，先天性白内障术后，即使已得到光学矫正，视力仍然低下，这种术后残留的视觉缺陷就是弱视，除非进行特殊治疗，否则将持续下去。弱视的神经学基础在纹状视觉皮质区，但是其他区域也可能涉及[13]。

弱视是儿童时期视力丧失最常见的原因，累及到 2%～5%的儿童，根据其合并症可以进行分类（表 34.1）。弱视的原因为：屈光不正（通常为单侧——两眼屈光不等）、斜视、形觉（刺激）剥夺（任何阻碍视觉的损伤——白内障、上睑下垂、眼睑血管瘤等等）。弱视经常为单侧，也可以累及双眼。

弱视的分类在表 34.1 中列出（一个近似分类），它涵盖了整个儿童时期。虽然形觉剥夺是儿童弱视中最少见的类型，但却是婴儿期最常见和有深远意义的类

表34.1 弱视分类

弱视类型	在所有弱视儿童中的比例（%）
屈光参差	20
斜视	35
混合性屈光参差和斜视	40
形觉剥夺	3～5

型。事实上，完全性单侧上睑下垂、先天性白内障和青光眼应该在婴儿早期被发现以及治疗。常规新生儿检查应包括对红光反射的评估（见下文），而视觉问题信号的筛查也应贯穿整个婴儿时期[74]。并且要询问父母他们孩子的视觉行为，婴儿检查应该包括他们的固定和跟踪能力（见下文）。

总体上，弱视治疗有三条：

1. 去除所有会影响清晰视力的障碍（例如白内障）
2. 矫正所有的屈光不正，使视网膜接受到清晰且聚焦的形象
3. 遮盖偏用眼直至双眼视力相等

视觉反应迟钝的婴幼儿

导致婴幼儿视觉反应迟钝的最常见原因为延迟性视觉发育成熟（DVM）。这是一种排除诊断。

大多数（80%～85%）儿童视觉损伤起源于出生前或者出生时，而一旦过了围生期，产生严重视觉损伤的风险性就会大大减少。在英国，儿童时期视觉损伤的最常见原因是皮质（大脑）源性视力不良（CVI）。低出生体重与儿童视觉损伤之间不成比例[35,138]。超过65%的视觉损伤儿童合并有其他的损伤[35]。这些数据涵盖了大多数高收入国家，但并不反映低中收入国家中儿童视觉损伤的状况。

导致婴幼儿和儿童无法清晰视物的原因可以被大致分为合并和不合并明显眼球异常两种（表34.2）。这种单纯的分类有它的局限性，但是有两个主要点值得强调。首先，眼前段的疾病相对明显。其次，许多视神经和视网膜疾病或者是非常细小，容易被忽略（都包括），或者没有眼球异常表现。所以，无法视物但没有明显眼球异常的婴儿仍然可能有视神经或视网膜的异常。

先天性眼运动不能并不引起视觉损伤，但是因为水平眼球运动缺陷会被误认为视觉反应迟钝，所以它也被包括在内。

延迟性视觉发育成熟（DVM）

DVM描述了在婴儿早期存在的视觉反应迟钝能在以后改善恢复（表34.3）

延迟性视觉发育成熟不是一种单纯的疾病而是一种宽泛的临床综合征[52,54,148]。虽然大多数表现为盲的婴儿实际上是正常的（1型DVM），但另一些确实存在着严重的神经发育异常或眼科疾病。这一点很重要，因为1型DVM患儿可以发育为正常视力，而那些2～4型的患儿则无法达到，其预后取决于眼球或神经疾病的严重程度。

其临床特点如下：所有DVM患儿行为上表现为视觉反应迟钝，对于视觉刺激无法微笑或跟随。在没有眼球或神经学异常的婴儿中（1型DVM），眼科检查结果正常，没有眼球震颤。这些（1型）婴儿在3～5月龄期间会出现迅速的视力进步，这种情况经常发生在一个极短时间内（一天左右），以后视力变为正常且没有后遗症[176]。DVM仅限于这种种类除非出现明显的其他病症。一些婴儿可能出现短暂的波动，但是1型DVM不会出现眼球震颤，而后者可能出现在3型患儿视力恢复期间。眼球震颤也是4型患儿的特点，甚至可能出现在视力改善前。

3型DVM患儿出现视觉改善的时间和速度（典型的有白化病的婴儿）与1型DVM相似，其区别在于3型有眼球震颤。对有严重神经发育异常（2型）或眼球结构问题（4型）的患儿来说，这种视觉改善可能花费几个月且是不完全的。1型患儿与同年龄对照组相比，视网膜电图及模式视觉诱发电位均在正常范围内[105]。

用一种总的病理学基础来解释所有的DVM类型是不太可能的。在1型和3型中，视网膜-膝状体-纹状区通路是完整的，但提示可能存在着皮质下和/或更高的皮质区功能缺陷[32,148]，或皮质功能成熟延迟[86]。2型和4型视觉改善机制仍然未知。

DVM是一种复杂的临床综合征，只有在视力改善后才能被确诊[161]。然而，DVM是婴幼儿早期视觉功能低下的最常见原因，如果没有其他眼球或系统合并症，其预后是相当好的。

表34.2 视觉反应迟钝的婴幼儿——病因学

有"明显"眼球异常	无"明显"眼球异常
眼前段	*眼后段*
畸形（例如角膜混浊、无虹膜）	白化病
白内障	先天性色盲
眼后段	Leber 黑蒙
眼组织残缺	视神经发育不全
视神经发育不全	视神经萎缩
视神经萎缩	*神经学的*
早产儿的瘢痕性视网膜病变及其他	延迟性视觉发育成熟
急性颅内损伤	皮质源性视觉损伤
	先天性眼球运动不能
	急性颅内损伤

表34.3 延迟性视觉发育成熟的分类

1 型	DVM 作为一种独立的异常 A. 正常围生期 B. 合并围生期问题
2 型	DVM 合并有明显且持续的神经发育问题
3 型	DVM 合并有婴儿眼球震颤包括白化病
4 型	DVM 合并有严重的先天性、双侧结构异常（除外白化病）

新生儿常见的眼睛问题

新生儿常规检查时会发现一些暂时性的眼睛异常，这并不重要。脸部的伤（包括眼睑）、结膜下和视网膜的出血在刚出生时是常见的并能自愈。暂时性的眼部运动异常在生命最初的几个星期内也是常见的。

早产儿有些另外的异常和他们的低孕龄和眼部发育不全有关。孕龄 26 周或更早出生的孩子，眼睑是闭合的，但很易分开。同样，生后早期的晶体是血管化的，这些血管（晶体血管膜）常见于早产儿中，可用于推断孕龄。血管逐渐消退，一般 34 周左右完全消退[82]。其他早产儿暂时性的眼部异常包括圆锥形晶状体空泡[112]、轻度角膜浑浊、玻璃体云雾状混浊和玻璃体动脉的存在。

急性流行性结膜炎在新生儿中常见，在第 40 章详述。淋球菌结膜炎在英国少见，但衣原体性感染多见。早期和适当的治疗对于预防肺炎是必需的。

眼球运动异常

斜视

婴儿的眼睛看起来是分开的，但这就是这一阶段眼外形的表现[172]。间歇性斜视在出生后头几周内是常见的[87,120]。与产伤有关的一过性第六颅神经麻痹[15,143]、一过性垂直性凝视异常也可观察到[87]。6 周以后的持续性斜视需要报告给眼科医师。斜视也可以是一侧视力丧失的外部表现，例如，单侧先天性白内障或视网膜母细胞瘤，因此这需要早期报告。

会聚性斜视（内斜视）

小婴儿时期最常见的斜视是婴儿（先天性）内斜视，在 2～4 个月时发生。这种疾病表现为大角度的内聚斜视，通常是交替性的。引起婴儿期内斜视的其他罕见原因包括第六颅神经麻痹、Duane 眼球后退综合征、Moebius 综合征，每一类都有受累眼的外展不足。

外斜视

远远少于内斜视，但如果是持续性的，意味着有神经或视力的缺陷。

垂直性斜视

垂直性斜视在新生儿期极少出现，除非有第三颅神经麻痹时，显著的上睑下垂是其表现。其他原因，如上斜肌麻痹、Browns 综合征和双侧提上睑肌麻痹，通常在婴儿后期和幼儿期表现出异常头位[49]。

眼球震颤

生后头几周内持续性震颤是少见的，但经常可看到少量的几次。眼球震颤分为：生理性、伴随神经异常、感觉剥夺、婴儿眼球震颤、点头状痉挛和特殊类型眼球震颤。

中枢神经系统异常——神经性眼球震颤

许多中枢神经系统疾病会出现眼球震颤，如小脑、脑干和前庭损伤，可出现在任何年龄。有报道称脑室内出血伴随眼球往返运动[45]。

感觉剥夺性眼球震颤

婴儿期和小幼儿期的双侧视力下降会引起眼球震颤，但只在损害位于视路前段时出现，皮质盲不会引起眼球震颤[182]。病变包括：眼的病变和视神经病变。3个月之前，眼球震颤不会减弱视力。

婴儿（先天性）眼球震颤

婴儿眼球震颤是指婴儿期所见的眼球震颤，不伴有眼睛或神经的病变（排除诊断）。婴儿眼球震颤有时被认定为运动眼球震颤，以便与感觉剥夺性眼球震颤相区别。这种疾病可能呈显性、隐性或X-连锁遗传。

点头状痉挛

这种综合征包括眼球震颤、垂头、斜颈三联症，出现于4～18个月时，1～2年内消退。不是所有症状同时发生。尽管这种痉挛垂头性眼球震颤不常是双侧的，却可见或水平或垂直的不对称。患有痉挛垂头性眼球震颤的婴儿可能有颅内肿瘤[5]，神经学评估检查是必要的[70,71]。

特殊类型眼球震颤

其他这里没有讨论的眼球震颤或许有神经病学的意义——如下视性、上视性、跷跷板式、分离性（如核间性眼肌麻痹）、眼球浮动、退缩性眼球震颤。

眼球震颤的检查

眼球震颤是严重神经病变或眼病的第一症状。眼球运动的形式必须仔细观察，但很少单凭眼球震颤的形式做出正确的诊断。因为神经病变和视通路病变的发病率比较高，靠临床很难鉴别，眼球震颤患儿需要眼科学和小儿神经学的评估，包括电生理学检查（视网膜电流图和视觉诱发电位）和经常性的神经影像。

眼运动不能

这种疾病的眼睛不能做快速（跳跃）的水平运动，垂直快速运动正常[76]。患有此病的患儿被认为有严重的视力损失，因为他们的眼睛不能转向左或右，但他们可以看上或下。大约6月大时，婴儿会出现特征性的推头，这会使眼睛移动令他们看见新的感兴趣的物体[51]。运动迟缓是常见的并发症，缓解充满整个婴儿期，但不会完全解决。患此病的大孩子表现为水平快速运动的缺失和经典的推头动作。眼运动不能可能伴发中枢神经系统的异常，或是罕见的脑干肿瘤[156]。

其他眼球运动异常

暂时性的垂直性凝视在健康的新生儿中也可看到，但不会持续数周之久[87]。垂直性凝视麻痹见于小儿脑积水和有脑室内出血[165]早产儿，可见眼睑退缩，眼球下转（所谓落日征）。有认为这种疾病是由于第三脑室膨胀压迫垂直凝视中枢引起的，通过分流手术可解决，分流口堵塞后可复发。

眼扑动是周期性快速发作的眼球水平跳动，而眼阵挛是水平和垂直跳动都可发生，可见于脑炎患儿，罕见情况下可作为神经母细胞瘤的远期效应。眼球运动混乱往往伴发手脚震颤。眼球运动（异常）可自发消退，也可对促肾上腺皮质激素有反应。

先天性眼球异常

胚胎早期眼管的发育异常导致无眼球、小眼球或眶部缺损。其他眼球发育异常也会出现于小婴儿期，例如无虹膜、先天性青光眼、先天性白内障。

无眼球和小眼球

无眼球是眼球完全缺失；眼眶小，睑裂窄，常伴部分眼睑融合。CT 和 MRI 眶部扫描对于诊断眼球完全缺失是必要的。大部分病例是散发的，一些病例见于染色体疾病，尤其是 13 -三体（见第 32 章）；被看做为眼眶畸形（包括小眼球、眶部缺损）中最严重的无眼球很少遗传。无眼球、小眼球和眶部畸形可见与一些先天性畸形伴发[75]。

小眼球（眼球小于正常）更常见。病情轻的视力完全正常，病情重的近乎失明。许多病例与眶部畸形伴发，有一些病例伴发眼眶皮样囊肿，引起下睑突出或膨胀。大部分病例散发，但是伴发一系列畸形的常染色体显性、常染色体隐性、X 连锁遗传也曾有所报道[179]。

眼睛缺损

早期胚胎眼裂未闭合造成眼睛的缺损。可能累及虹膜、晶体、视网膜、脉络膜和视神经。视力可从正常到失明。缺损变异很大，典型的病例是下方虹膜缺损形成瞳孔锁眼样外观。脉络膜视网膜缺损者在眼底可看到白色区域。

眼睛缺损散发，也可能作为染色体显性特征遗传。常见于染色体异常者和各种遗传性综合征中，包括 CHARGE 综合征（见第 32 章）、Aicardi 综合征、局灶性皮肤发育不全综合征和 Lenz 小眼综合征[125]。

先天性白内障

在全球范围内，白内障是引起儿童可治愈失明的最常见原因[60]。先天性白内障很难通过目前常规的新生儿检测系统检查出来，但是通过早期诊断和有效治疗，在现代社会中由白内障引起的严重视力障碍已越来越少[137,139]。能在新生儿出生后不久形成弱视之前进行手术及针对视力的康复训练，治疗将会取得最好结果，因此，如出现任何眼底红光反射的异常，均需立即向眼科医师咨询。

先天性白内障的病因很多[103]，近 50%的患者是双眼发病，只有一小部分是单眼发病。引起先天性白内障的原因包括：

- 特发性——在单眼发病的患儿中占 90%以上，在双眼发病的患儿中占近 40%，还有一些出现新的常染色体显性突变[140]
- 遗传性——有报道称 X 染色体连锁遗传和常染色体隐性遗传的病例（通常为双眼发病），但大多数是常染色体显性遗传[61]
- 代谢性——如半乳糖血症（见第 35 章第 3 部分）
- 孕期感染——如风疹病毒及弓形虫（第 40 章第 2 部分）（图 34.1）
- 与系统性综合征有关，如 Conradi 综合征、Hallermann-Streiff 综合征、Lowe 综合征[26]。

先天性白内障是否需要治疗取决于白内障是否看上去很明显，因为这会引起严重的刺激剥夺性弱视[109,167]。如果是这种情况，在患儿生后几周内就需要手术[18]。眼内植入人工晶体越来越普遍，已成为年长患儿白内障手术的常规，但幼儿的光学矫正还是必需的，通常可以用隐形眼镜。这些措施很有利但也存在问题[102,106,127]。在发展中国家，植入人工晶体是最合适的视力矫正手段[184,187]。术后对视力最大的威胁是弱视，这需要多年仔细的光学矫正和遮盖训练。对婴幼儿白内障的治疗需要家长长期不懈的努力，这在手术之前必须讨论明确[167]。

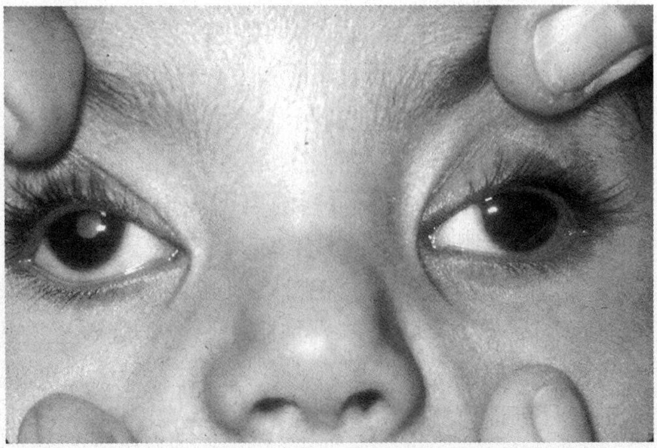

图34.1 （参见彩图34.1）先天性风疹导致的白内障外观。

先天性青光眼

先天性青光眼不常发生，但这仍然是儿童期可预防性失明的主要原因之一[162]。在出生时或小婴儿时期进行早期诊断和治疗是必要的，这样可以在疾病早期阶段使视盘视杯恢复，视力预后良好。大多数婴儿青光眼是由小梁网的发育畸形造成的，这种畸形阻碍了房水外流并导致眼压升高。这类疾病根据病因分类[177]：

- 原发性——一种孤立的虹膜角膜夹角的异常；约占婴儿青光眼的50%。大多数病例是散发的，约有10%是家族遗传性且可能是常染色体隐性遗传，也有人认为这是多基因或多因素的病因，尤其当男孩更容易受影响的时候[150]。作为一种孤立的异常，婴儿青光眼通常是双眼发病的，但可能是不对称的。
- 与眼部和/或全身疾病有关，包括：
  - 一无晶体眼：通常于先天性白内障摘除术后发生。
  - 一眼前段的畸形，如神经嵴发育不全（Reiger综合征、Peter综合征）、Marfan综合征、虹膜缺失。
  - 一代谢性疾病，如Lowe综合征。
  - 一炎症，如先天性风疹病毒感染。
  - 一与青光眼有关的综合征，如Rubinstein-Taybi综合征、Down综合征、多发性神经纤维瘤。
  - 一继发性青光眼，如高胱氨酸尿症、Weill-Marchesani综合征、原发性持续性增生性玻璃体症（PHPV）、严重的ROP。

最严重的情况通常发生在新生儿期，眼内压升高导致角膜水肿，表现为角膜混浊以及眼球的不断增大（牛眼），这些都是最常见的临床表现（图34.2）[153]。角膜增大是一个难以察觉的信号，特别是双眼发病时。随着视野和视觉灵敏度的逐渐丧失，视杯也不断增大。有种典型的三联症——畏光、流泪、眼睑痉挛。重要的是，这些症状不要与常见的先天性鼻泪管阻塞相混淆，因为先天性鼻泪管阻塞的典型表现为流黏液泪，但此病没有双眼发红，也不会有畏光或角膜增大。

本病可通过手术进行治疗，且常需要若干年反复进行麻醉后检查，以此来评估眼内压、角膜直径及视杯盘形态。婴幼儿青光眼视力丧失的主要原因是弱视，这需要仔细地监测和治疗[14]。

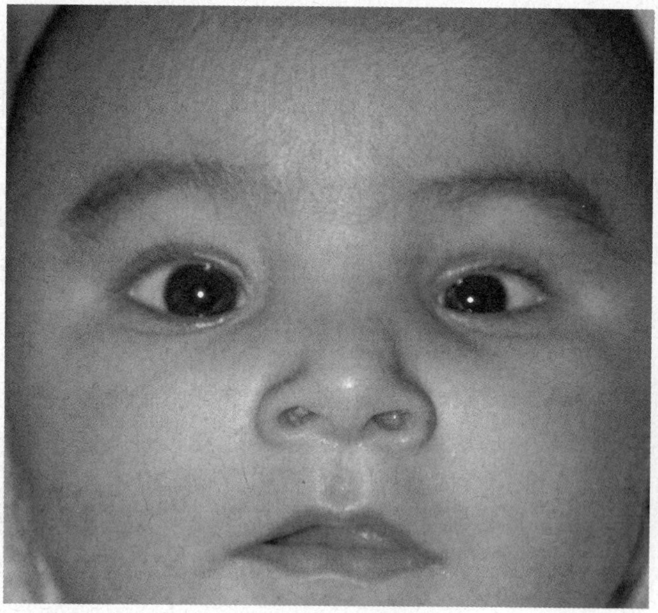

图34.2 （参见彩图34.2）右眼为先天性青光眼。

虹膜缺失

这是一种罕见的双眼发病的先天性疾病，表现为虹膜临床缺失或显著未完全发育。所有患儿均有眼球震颤及失明。虹膜缺失眼可见其他眼科畸形包括角膜改变、白内障、异位晶体、中央凹和视神经发育不全。

大多数虹膜缺失是常染色体显性遗传，几乎完全外显但表现各不相同。约有20%的散发性虹膜缺失患儿在3岁前会出现Wilms瘤（肾母细胞瘤，见第37章）。已确认*PAX6*基因为虹膜缺失的发病基因[94]，位于11号染色体短臂。这一位点包含了一组基因，包括*PAX6*、Wilms瘤基因及WT_1，去除基因座上这一位点会使肿瘤发展[72]，因此对这些患儿进行临床及遗传学上分析来评估Wilms瘤的风险是很重要的[36]。

其他眼前段的发育异常

眼前段还有一些罕见的畸形[48]。巨角膜患儿的角膜很大，但眼内压正常，这点与先天性青光眼不同。在一种罕见的遗传性眼病——先天性遗传性内皮细胞营养不良——中可见双眼角膜水肿，但没有青光眼。

Peter 病患儿角膜中央混浊且虹膜与前方角膜有粘连，这可能与青光眼有关[157]。大多数患儿为双眼发病，不与任何全身性疾病有关。然而，Peter Plus 综合征的眼部异常可能与各种全身性疾病有关，其中包括腭裂、唇裂、发育迟缓及先天性心脏病，有些 Peter 病患儿与 *PAX6* 基因突变有关。

Rieger 病是一种虹膜基质发育不全导致的发育异常[157]。瞳孔畸形并偏心，或多个瞳孔。虹膜角膜粘连及周围角膜混浊是很常见的。青光眼可能与婴幼儿或儿童期的疾病并发。Rieger 病为常染色体显性遗传，但许多患儿却没有家族史。Rieger 综合征的眼部表现与许多全身性疾病共同发生，包括面部畸形、牙齿畸形、脐疝及尿道下裂。Rieger 综合征为常染色体显性遗传且有各种临床表现。患 Rieger 综合征的一些病人已被确认他们在一个新型同源框基因上有突变[154]。在巩角膜有周边角膜混浊和新生血管。角膜血管延伸可长入角膜中央。这通常会被认为是一种孤立的眼部异常表现。

白化病

黑色素在眼部发育中起重要作用。白化病是一种黑色素生成不足导致的疾病，会引起特征性的眼部异常表现（图 34.3），如皮肤、毛发及眼睛均受累，则称为眼部皮肤白化病[20]，而仅有眼睛受累则称为眼部白化病。可能是常染色体隐性遗传或 X 染色体连锁遗传（眼部白化病）。对基因分子通路的研究进展将提高对预后判断的准确性，促进基因治疗[123]。皮肤受累的婴儿需接受皮肤病专家的建议，患儿皮肤必须进行防晒保护。

眼部皮肤白化病有两种主要类型：酪氨酸酶阳性和阴性。酪氨酸酶阳性的儿童皮肤比阴性者稍多些色素。随着时间的推移，患儿的皮肤及毛发会有一定程度的加深。白化病的临床表现包括：虹膜半透明，异常金色眼底和中央凹发育不全（引起视力下降的主要原因）。受累患儿会出现眼球震颤。色素减退的程度取决于基因亚型、种族和年龄。总的来说，视力与色素减退程度相平行。患有白化病的婴儿在最初几周内常无视觉反应，而在 3～8 个月时随着视觉发育，患儿的视力也有所改善，这是一种 DVM 的类型[176]。基本上所有患者而不是 50%的人在视交叉处有神经纤维异常交叉，视觉通路上的纤维交叉可通过视觉诱发电位的研究证实。

有两种与白化病有关的罕见的基因异常疾病，这对诊断很重要。

- Hermansky-Pudlak 综合征，它与出血异常及不同组织（包括肺）内蜡样物质积聚有关[163]。
- Chédiak-Higashi 综合征是以免疫破坏为特征，它增加了细菌感染及恶变的患病率，且逐渐造成神经系统的异常[22]。

视神经异常

视神经发育不全是一种渐进性的发育异常，受累的视神经比正常的小，仅有少量轴索。这是儿童期视觉障碍的重要原因[92,115]。视力可从良好到完全失明。

有报道称视神经发育不全与母亲服用某些药物有关，如苯妥英、LSD、奎宁、酒精及高纯度的可卡因[175]，也可能在患糖尿病母亲及年轻的初产妇产下的婴幼儿中更常见[135]。本病涉及两种基因，其中包括 *PAX6* 基因，在发育期这种基因在许多不同的眼部组织及中枢神经系统中均有表达[10,164]。

视神经发育不良可能与大脑中线异常有关，特别是透明隔缺失。约有 30%的儿童会发生神经内分泌功能失常，特别是甲状腺功能减退时的生长激素缺乏[152]。

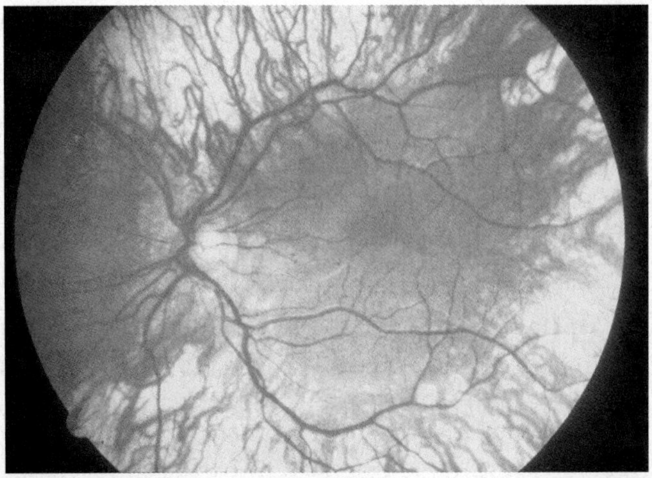

图34.3 （参见彩图34.3）白化病的眼底。

由于这种情况在2～5岁前并不明显，所以必须时常监测。虽然对视神经发育不良的患儿进行磁共振扫描有助于预测出那些今后将产生神经内分泌问题的婴幼儿[19,24]，但透明隔缺失并不能预测出他们智力、行为或神经系统上的落后[183]。

眼睑及眼眶异常

这些在新生儿均不常见。

上睑下垂是最常见的异常。尽管大多数病理学家认为最基本的病变位于提上睑肌，但他们仍旧不能确定[11]。虽然它可能与其他一些异常及各种染色体和遗传形式有关，如先天性眼外肌纤维化、睑裂狭小综合征、Marcus Gunn 颌-眨眼综合征[11,149]，但在一个健康儿童身上它常为一种孤立的病变。其他神经源性病因包括先天性 Honer 综合征或第三对颅神经麻痹。机械性上睑下垂可由眼睑肿块引起。对于原发性先天性上睑下垂可采用手术治疗，但这在4～5岁前并不需要，除非瞳孔轴不清楚，这种情况下就有发生弱视的危险，因此需要立即矫正。

血管损害可影响眼睑及眼眶，它基本上可分为两种：血管瘤和血管畸形（如葡萄酒色痣及淋巴瘤）[63]。虽然当涉及三叉神经眼部分支时 Sturge-Weber 综合征不应包含在内，但绝大多数血管瘤孤立存在（见上文）。毛细血管瘤在出生时可能看不见，尤其是早产儿，但所有症状都会在几周内出现。它们在最初的3～6个月一般经历快速成长期，然后在接下来的7年或更长的时间内慢慢减退。影响视力或恶劣外观是治疗的适应证，治疗方法包括使用全身性及内源性类固醇激素、用激光治愈表面血管畸形（葡萄酒色痣）、外科手术，如影响眼眶及附属器的畸形处注射硬化剂及栓塞剂[63,69,124,159]。

其他影响婴幼儿的眼睑病变包括眼睑赘皮，这是一种使眼睫毛倒向角膜的皮肤皱褶，相对来说比较常见，尤其是东方人的婴儿，它通常可自愈。

新生儿期的眼球突出可能是由颌面部的浅眼眶，如 Cronzon 综合征、Apert 综合征或血管畸形导致；另外一些罕见的肿瘤如肾母细胞瘤或神经母细胞瘤也会导致此病。

鼻泪管阻塞

这累及约20%的婴儿，发病原因是由于鼻泪管在 Hasner 瓣水平不能开口于下鼻道，表现为出生后头几周内眼睛持续流黏液泪。在泪囊区进行按摩可加快鼻泪管底部的畅通[166]。对于大多数患儿来说，12～15月前可自愈，但如果症状持续存在，则可用探针探查并冲洗泪道。

先天性泪囊突出或泪囊黏液息肉并不常见，在出生后几周在泪囊区出现表面紧张的隆起。按压它可使其消失或感染。如果感染，则需全身使用抗生素。在感染发作后，几乎所有病例均被完全治愈。

视网膜病变

Leber先天性黑蒙

这种病是造成儿童期失明较常见的遗传因素之一，是通过常染色体隐性遗传的[130]。Leber 黑蒙通常存在于先天性视力低下和眼球震颤的婴幼儿。这些婴幼儿瞳孔反应显示不正常。尽管这些孩子长大后，眼底会发现许多异常，如色素性视网膜病变或视网膜色素变性样改变，但是在早期他们的眼底通常是正常的。如果电生理发现视网膜电流图像显著变小或消失，即可诊断为 Leber 黑蒙。部分基因已被确定，可解释大约一半的病例[95]。

另外，大多数患 Leber 黑蒙的正常儿童均伴有全身疾病，尤其与神经发育状况相关。在脑显像中，可以发现许多异常[119]——大部分是持续的小脑蚓发育不全。这种现象也可见于其他疾病中，如 Joubert 综合征，其同时伴有 Leber 黑蒙。已有报道部分疾病在临床表现的许多方面和 Leber 黑蒙相似，如与肾脏有关的疾病尤其是青少年肾结核[80]，以及过氧化物酶异常（见第41章第6部分）如婴幼儿 Refsum 病、Zellweger 综合征和婴幼儿脑白质营养不良。

由于有许多疾病存在与 Leber 先天性黑蒙相似的眼科特征，所以必须进行全面的系统评估和电生理检查来加以区别。

视网膜母细胞瘤

视网膜母细胞瘤是儿童最常见的原发性眼内肿瘤，其在新生儿中的发病率为1/20 000。视网膜母细胞瘤最常见的临床表现是白瞳症、斜视和青光眼。确诊的平均年龄为18个月，现在已经可以在出生前就确诊了。有关视网膜母细胞瘤的详细描述见第37章。美国已开始尝试用基因治疗[89]。

许多其他情况同样存在白瞳症（表34.4，图34.4）。

视网膜发育不全

视网膜发育不全是由于胚胎期视网膜发育不健全造成的。其特征是出生时，（通常）在小眼球发现晶体后肿瘤。发生于单侧的病例通常是孤立的肿瘤，而双侧受累常发生于Norrie病、Patau综合征（见第31章）、色素失调症（Bloch-Sulzberger综合征，第40章第1部分）[84]、Warburg综合征、骨质疏松–假神经胶质瘤–智力落后综合征及染色体异常，尤其是13三体。

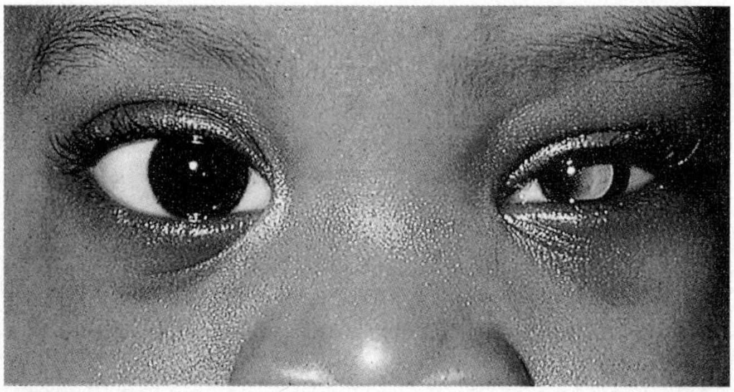

(a)

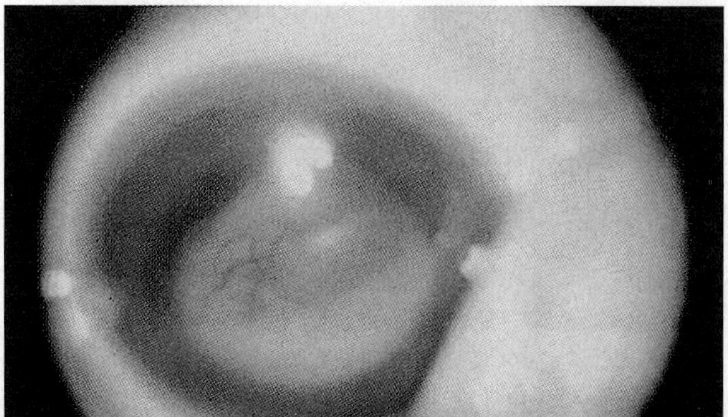

(b)

图34.4 （参见彩图34.4）(a) 左眼白瞳症的婴儿。(b) 视网膜全脱离导致的白瞳症。

Norrie病的相关基因已被确认[16,21,28]，并能进行精确的遗传咨询。基因突变也与独立的临床疾病有关，如X连锁（或非常罕见的显性遗传）的家族性渗出性玻璃体视网膜病变（FEVR）[27,155]。这个病和ROP相似，通常在较大的足月婴儿中发现。色素失调症和家族性渗出性玻璃体视网膜病变都存在一个与ROP相似的急性增殖期，建议使用激光治疗[185]。

原始玻璃体持续增生症

原始玻璃体持续增生症（PHPV）是由于原始玻璃体退化失败引起的，可分为前部和后部玻璃体病变。前部原始玻璃体持续增生症较多见，并且幸运的是其中90%的病例为单侧性。其特征为晶体后肿块，可能伴小眼、白内障和继发性青光眼。预后视力非常差。

早产儿视网膜病

早产儿视网膜病（ROP）是在1942年由Terry首次报道的[171]。尽管存在潜在的失明可能，但是通过细致的新生儿照料可防止许多ROP患儿失明。另外，眼科筛查和治疗可防止大多数的患儿失明。

视网膜血管发育

视网膜血管增生大约开始于妊娠15周，并从视盘发展到视网膜周边[134]。鼻侧视网膜血管自32周起增

表34.4 新生儿白瞳症的病因
视网膜母细胞瘤
先天性白内障
视网膜发育不良
原始玻璃体持续增生症（PHPV）
早产儿视网膜病——末期（ROP）
视神经乳头缺损

生，颞侧血管自妊娠 37～40 周起增生。急性 ROP 就是从视网膜血管增生的边缘发展的。

早产儿视网膜病的有关描述

急性期 ROP 在国际上是按四个参数进行分型[33,34]的：严重性、位置、范围及是否存在附加病变。每次检查都必须记录这四项参数（表 34.5）

ROP 分为五期（表 34.5，图 34.5）。1 期和 2 期为轻度 ROP（图 34.5a），如果不发展到 3 期，就不会发生视力危害。3 期的患儿如果存在其他风险，则 3（图 34.5c）到 5 期为严重 ROP。4 期和 5 期一定会发生视力残疾。

视网膜分成 3 个区，以视盘为中心，1 区是最靠前的部分，3 区是周边部，2 区（图 34.6）为前两区之间的部分。病变位置是判断其预后最重要的因素之一。对于 ROP 患儿，若病变占 1 区的 50%就需要治疗[41]，且预后较差，若位于 3 区则几乎不需要治疗，并且视力残疾的可能性几乎为零[99]。把视网膜圆周按照钟面划分病变范围（图 34.6）。

附加病变是证明存在急性期 ROP 最不可靠的特征，但是它是判断 ROP 是否或可能变严重的关键特征（图 34.5b）。附加病变是指一群互相影响的因素：视网膜前血管异常扩张和扭曲、虹膜血管充血、瞳孔强直及玻璃体混浊。

所有轻度 ROP 都会完全消退，而重度 ROP 将发生视网膜血管化和视网膜瘢痕改变（图 34.7），需要单独列出。

早产儿视网膜病的危险因素

尽管在 20 世纪 50 年代，最初 ROP 的流行发病明显与育婴室中氧气的使用有关，但是现在证明，ROP 的发生是多因素造成的。可查到许多有关这点的综述[50,57,110,111,181]。

出生体重和胎龄

早产儿视网膜病的发病率与出生体重及妊娠时间呈负相关[58,97,118]。大约 70%～80%出生体重低于 1000g 的婴幼儿存在急性期改变[58,118,142]，体重低于 1251g 的婴幼儿 ROP 3 期的发病率大约为 18%，其中 6%需要治疗[126]。有报道认为[90]，在较大范围内，ROP 的发病

表34.5 早产儿视网膜病（ROP）分期

1 期	出现分界线
2 期	出现分界嵴
3 期	嵴伴视网膜外新生血管形成
4 期	部分视网膜脱离
	(a) 中心凹周围
	(b) 累及中心凹
5 期	全部视网膜脱离

摘自 Committee for the Classification of Retinopathy of Prematurity 1984 The international classification of retinopathy of prematurity. British Journal of Ophthalmology 68: 690-697.

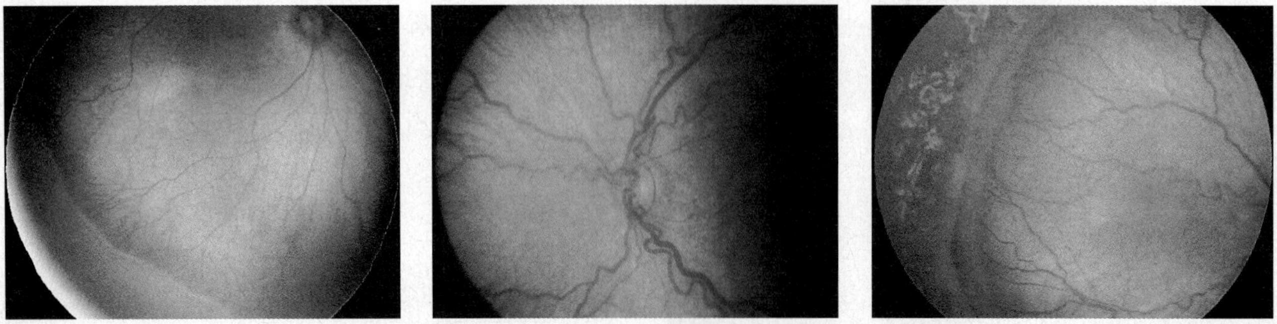

(a) (b) (c)

图34.5 （参见彩图34.5）(a) 1期和2期ROP。白色的嵴（2期）出现在视网膜血管的周边，位于视网膜血管区和无血管区交界处。转向左，嵴变扁平，成为1期ROP的线。(b) 附加病变。视网膜静脉极度充血，动脉极度扭曲（与1期和2期图形相比较）。此患儿患有严重3期ROP，仅凭附加病变而不需直接看到ROP病损就可预知。(c) 3期ROP和治疗。视网膜血管充血并扭曲。左边是长在视网膜血管区和无血管区交界处的新生血管。这正是3期病变。树枝状血管长入病损区，抬高视网膜表面。此患儿已接受激光治疗，无血管区视网膜可见色素性激光斑。治疗的目的不是ROP本身，而是为了减少无血管区视网膜产生的VEGF。图像由广角数字图像系统采集。

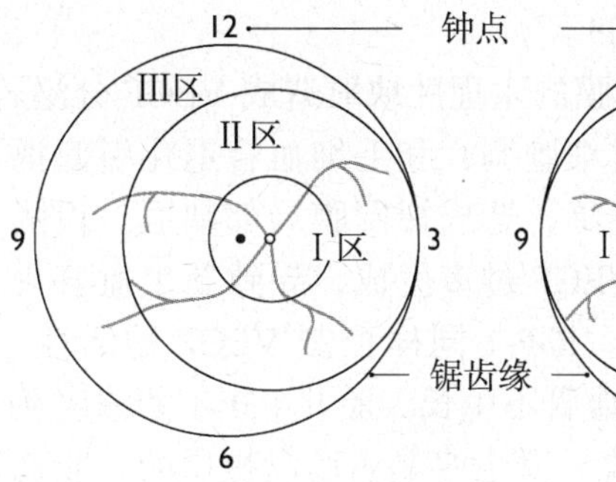

图34.6 双眼视网膜示意图，显示了各分区。病变位置按如图所示钟点位描述[1区半径是视盘边界至黄斑（图中以黑点表示）距离的2倍]。

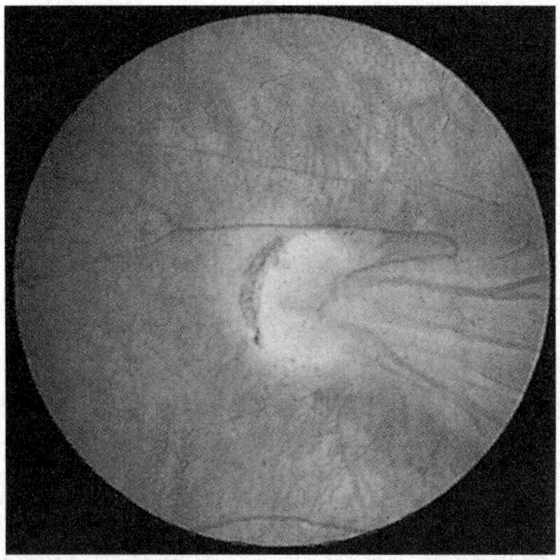

图34.7 （参见彩图34.7）ROP瘢痕牵拉视网膜血管至周边。

率正在降低，但尚未被证实。并且，在高收入国家，重度ROP大多只发生于出生体重低于1000g的婴幼儿，在中等收入的国家，较大的婴幼儿可能受累[53,67]。

给氧

在20世纪50年代的早期研究证明[98,107]，高浓度氧吸入是ROP的危险因素。随后，在临床实践中减少氧气使用，即降低了重度ROP的发病率，但是，随之而来的是新生儿死亡率的增加[8]和神经发育不全[113]。这就需要定义一个临床实践中氧使用的安全水平。有关部门设计了一个多中心研究[97]来评估动脉氧浓度和ROP之间的联系，但是没能发现任何有价值的观点。最近，一项随机对照试验将经皮肤氧监控的新生儿与标准新生儿监控的新生儿进行比较，结果发现在体重低于1000g的婴儿中，重度ROP的发病率并无显著差别[58]。对此数据进行再分析，发现经皮肤测得氧分压若≥80mmHg，此时重度ROP的发病率较高[59]。Cunningham等人[37]及York等人[186]同样认为动脉氧水平是关键因素，尤其在出生后大约4～6周。

但是没有直接证据证明动脉氧水平和ROP之间[50]存在关系。氧残留在ROP的发病机制中占中心地位。目前的新生儿研究进一步探究了动脉氧饱和度的安全上限和下限。另一项随机对照试验，将氧饱和度在91%～94%与氧饱和度在95%～98%的婴儿进行对比，发现婴儿生长、神经发育、ROP比例并无区别[7]。对于安全下限的探究，最近一项调查报道，氧浓度若在94%～98%之间的婴儿，较氧浓度在70%～90%的婴儿，ROP的发病率高得多且需要治疗，并且后者在神经发育方面的发病率并无升高[173,174]。Chow等人[29]曾经报道，严格的氧监控可以使氧浓度波动最小化并防止高氧浓度发生，这样可以使ROP 3期的发病率下降。有证据显示，谨慎的氧监控确实可降低ROP的发病率。但是，要定义一个氧浓度的安全水平似乎并不可能。

表面活性物质

表面活性物质可降低呼吸窘迫综合征和慢性肺病的严重程度。但是表面活性物质对于ROP发病率的影响并未被证实[9,96,129,170]。

换血疗法

许多研究显示[1,30,158]，换血疗法和ROP之间存在联系。但是这种观点并未被所有人接受。因此，换血疗法是ROP发展的非独立危险因素还是单纯的高危指数尚未明确。

维生素E

Kretzner和Hittner[101]提出维生素E——目前的天然抗氧化剂，可能在预防ROP方面起着重要作用[56,81,93,131]。尽管现在有许多补充维生素E的实验，但是其保护性作用尚未被确认。总之，高剂量维生素E的补充并不会降低ROP的发病率，尽管其对ROP的严重程度有些作用。治疗可能发生的副作用包括脓血症、坏死性小肠结肠炎、脑室内及视网膜出血[131]，意味着维生素E不能常规使用。但根据Raju等人[141]的荟萃分析报道，3期的ROP伴附加病变发病率的下降使维生素E在ROP中的作用被重新评估。

种族和遗传因素

所有低体重新生儿都存在相同的危险因素，但仅有小部分发展为严重疾病。导致疾病发病率和严重程度的危险因素还不十分清楚，但是有报道称种族差异可导致此病[167,118,151]。ROP 易感性的遗传学基础尚不清楚，但是最近 Shastry 等[155]发现，部分进展性 ROP 患者的 Norrie 病基因存在错义突变。这项发现没有被最近的研究证实，尽管 Norrin 基因的 C597A 多态现象增加[73]。

其他因素

还有报道说一些其他因素同样与 ROP 相关。酸中毒是 ROP 的危险因素[133]，但高碳酸血症不是[64]。出生前类固醇对于 ROP 发展有保护作用[179]，但是出生后类固醇就无此功效了[43]。Terry[171]提出，光照可能是 ROP 的原因之一，但是历时 40 余年的前瞻性随机临床试验证明，光照对 ROP 的发病率和严重程度没有作用[145]。周期性呼吸暂停、高碳酸血症、呼吸窘迫综合征和血黏度都被认为与 ROP 相关，但都未被证实[111,116]。

早产儿视网膜病发病机制

关于 ROP 发病机制曾有两大理论。第一，Ashton[6] 和 Patz[128]的"经典"理论：ROP 包括两个同样重要的阶段。首先，高含氧期，此期中，高氧含量导致视网膜动脉收缩、不可逆性血管闭塞和视网膜毛细血管上皮细胞溶解。接着进入第二期，发生血管增生反应，此反应是由于第一期视网膜毛细管闭塞发生局部缺血导致的。

第二种理论，由 Kretzer 和 Hittner[101]提出的"缝隙连接"理论。此理论基于视网膜毛细血管的间质梭形细胞前体从视盘中央向周围呈离心状的移行活动。这些细胞移行形成毛细血管。在正常的相对子宫内的子宫外高氧含量的环境下，相邻的梭形细胞之间形成缝隙连接。缝隙连接影响了正常细胞的移行和血管形成，被破坏的梭形细胞分泌血管源性因子导致新生血管形成。

目前对 ROP 发病机制的观点认为应同时考虑这两大理论。视网膜在发育时厚度增加造成代谢需要增加，造成"生理学上"组织缺氧。在此缺氧区域的星形胶质细胞随之分泌血管上皮生长因子（VEGF），刺激内皮移行、分化和增殖，促进血管发育以增加代谢需要。氧气依赖的 VEGF 在血管发育的各时期都起到一定作用并与另外一些因子结合共同作用，如非氧依赖胰岛素样生长因子（IGF-1）。

成熟无血管视网膜的生理性缺氧造成 VEGF 分泌。新生儿高氧含量通过细胞凋亡和毛细血管退化引起视网膜脉管系统停止分泌，造成视网膜局部缺血。视网膜局部缺血又引起 VEGF 过多生成，导致新生血管化形成，即 ROP[2,132,160]。IGF-1 同样控制 VEGF 的活性：当 IGF-1 低浓度时，血管不生长。胎儿 IGF-1 的浓度在怀孕 3～9 个月时升高，其大多是由胎盘提供的。非氧依赖的 IGF-1 和氧依赖的 VEGF 是起协同作用的。低浓度血清 IGF-1 可能引起 ROP[77]，但是许多组织都可表达 IGF-1，低浓度血清 IGF-1 可能是婴儿患 ROP 危险性的一般标志。

根据以上三种理论，ROP 是一种氧化性损伤造成的，所以正常血管生成可阻止其发生。

早产儿视网膜病的流行发病

历史上有两次早产儿视网膜病的流行[53,65,66]。第一次，在 20 世纪 40 年代，当时氧浓度不受限制，不受监控，进行氧浓度监控后，发现供氧是引起 ROP 的一种因素。第二次流行发生于 20 世纪 60 年代直到现在。第一次流行时，体重低于 1000g 新生儿的生存率仅为 5%～8%，大多数体重稍重的婴儿失明。随着新生儿护理的提高，体重超过 1000g 的婴儿中，严重 ROP 的患病率大大降低。第二次流行，大多数发生于极不成熟的新生儿，它们的生存率一向很低。现在看来，第一次流行是可以预防的，而第二次则不能。

这两次流行实际上并不是独立的。在高收入国家，如美国和多数欧洲国家，ROP 引起的视力残疾仅占 3%～8%[138,169]。中等收入国家，如拉丁美洲和东欧，患病婴儿的生存率提高，但是有限的医疗设施限制了护理标准[67]。因此，这些国家中，不仅低体重新生儿或早产儿才会患重度 ROP，且 ROP 导致的失明率达到 39%。实际上，当前在中等收入国家的流行性发病包括第一次和第二次流行的一些元素：生存率提高，但是有限的医疗资源限制了高质量的新生儿护理。而在低收入国家，如非洲和阿尔巴尼亚，极少患 ROP 的婴儿可存活[67]。

早产儿视网膜病的筛查

筛查的目的在于早期筛选出需要治疗的患儿[53]，应注意2003年修订了治疗规范（见下文）。英国[147]和美国[3]出版的临床指导并无很大区别。在高收入国家重度ROP（3期或更高）限定于出生体重低于1501g及孕周小于32周的婴儿，仅这些婴儿需要检查。英国的临床指导内不包括接受氧疗的较大婴儿的筛查，而美国的临床指导包括所有出生体重低于1501g或孕周小于29周的婴儿。出生体重在1500～2000g之间的婴儿临床过程不稳定，被认为有患ROP的危险，在美国这些婴儿也被列入检查范围，而在英国则不检查这类婴儿。实际上，美国和英国之间的标准差别很小。在低收入和中等收入国家，较大的婴儿同样存在患进行性重度ROP的危险。因此，美国和英国的筛查标准并不能包括所有有危险的婴儿[67]。在这些国家中，根据本国数据建立本国的筛查网是非常重要的。

ROP的发病和进展主要是由孕龄决定的，而并非由出生后年龄决定的[55,126]。大多数婴儿在相当于37～39孕周时需要治疗[39,53]。因此，目前大多数临床指导建议在婴儿4～7周时开始筛查。Reynolds[144]等人根据孕龄设计了一种法则来为那些未发育成熟的婴儿检查。

实际运用

每个单位都应该建立一份明确的记录，由一位有经验的眼科医生记录下所有重度ROP婴儿的诊断和筛查。当新生儿转院时，有关其患病信息也应告知，这点是非常重要的。

应用0.5%的环戊通和2.5%的去氧肾上腺素（新福林）扩瞳，如果需要，检查前30分钟时重复一次。使用裂隙灯、双目间接眼底镜和巩膜减压器可以全面检查周边视网膜。然后使用国际分期记录下结果。宽视野数字成像技术逐渐被用来ROP的筛查（见表34.5a、b、c）

患急性ROP的婴儿应1～2周复查一次，直到需要治疗。婴儿出院前在医院里几乎可以做所有的检查。

治疗

在可以接受治疗时，冷冻疗法被认为对降低疾病致盲进展有效果[38～40,42]。通过间接眼底镜进行激光治疗可以代替冷冻疗法对周边视网膜进行激光凝固治疗[31]。二极管激光治疗和冷冻治疗同样有效，并且几乎代替了冷冻疗法。当冷冻疗法应用于治疗10年后，仅45%的患者视力为0.1甚至更差[42]。为了使效果更好，于是创建了ROP早期治疗（ETROP）的多中心随机试验，其报道在早期进行治疗可提高治疗效果[47]。

ETROP公布的治疗适应证如下：

- **阈值**ROP（CRYO-ROP研究中心1998年制定[38]）：在1区或2区，至少连续5个钟点或累积8个钟点3期病变，存在附加病变。这类眼睛需要治疗。
- **阈值前-1型**（ETROP研究组定义[47]）：定义为1区任一期合并附加病变的ROP；1区3期病变合并或不合并附加病变；或者2区2期或3期合并附加病变。需要考虑早期治疗。
- **阈值前-2型**（ETROP研究组定义[47]）：定义为1区1期或2期病变不合并附加病变；或2区3期病变不合并附加病变。这类眼睛需要定期随访，如转变为阈值前-1型或阈值ROP需要治疗。

此项试验称，最晚治疗时间应在2周前，尽早治疗——发现ROP的2～3天之内。需临床判断来明确治疗的紧急性。治疗应在新生儿重症监护单位进行，因为那里有完善的新生儿支持设备。

结果

早产对视觉系统可产生许多影响。起先可能是对视觉无关紧要的精细的或功能上的缺陷，其后遗症可能为ROP或神经损害。

轻度ROP（1期和2期）可治愈且对视觉功能无不良作用[17,121]。但是重度ROP可能影响视力[42,83,121]。治疗视网膜脱离的效果不容乐观[100,136]。早产儿有很高比例患屈光不正，尤其是近视[41,108,121]。即使没有ROP，低体重儿也可能产生近视。近视患者可伴有不同程度的ROP。斜视的患病率随早产和ROP分期而增加（即使是轻微的ROP）。早产儿及ROP患者斜视的患病率升高[23,83,122]。所有进展到3期ROP的婴幼儿，无论需不需要治疗，都应在早期复查，因为其视觉损害、斜视和屈光不正的发生率非常高。

脑性视力不良

小婴儿的严重视力不良可能源于上段视路的损害。经常提到的中枢性失明和中枢性视力不良，现在的提法是脑性视力不良（CVI）[46,68,85,88]。

患病婴儿视力很差，没有正常的固视和跟随，但瞳孔对光反应正常，眼底检查正常或轻度视盘萎缩。眼球震颤很少出现。电生理检查显示视网膜电流图正常，但视觉诱发电位表现为缺失、正常或不正常。CT或MRI显示视皮质或视辐射线病变，但有些病例没有结构病变的证据。扫描显示正常的患儿视力预后良好[104]。

CVI的病因包括产前畸形、宫内感染和毒血症。围生期的病因包括：缺氧缺血性脑病如新生儿窒息和颅内出血、低血糖、脑膜炎、脑炎。围生期后得的CVI可能源于脑膜炎、脑炎、心脏停搏、退行性神经病变、外伤、中枢静脉血栓和分流失败。

CVI患儿脑损害范围广，脑室周围白质软化，枕叶皮质损害伴或不伴前端视通路损害等等，取决于原发病的自然转归[104]。很少见CVI患儿全盲或视力会在很长一段时间后有所改善（DVM 2型）。另外，DVM患儿后期表现为视力减退、视野缺损和视觉感知问题[146]。

参考文献

1. Allegaert K, de Coen K, Devlieger H, on behalf of the EpiBel Study 2004 Threshold retinopathy at threshold of viability: the EpiBal study. British Journal of Ophthalmology 88: 239–242
2. Alon T, Hemo I, Itin A et al 1995 Vascular endothelial growth factor acts as a survival factor for newly formed retinal vessels and has implications for retinopathy of prematurity. Nature Medicine 1: 1024–1028
3. American Academy of Pediatrics, American Association for Pediatric Ophthalmology and Strabismus, American Academy of Ophthalmology 2001 Screening examination of premature infants for retinopathy of prematurity. Pediatrics 108: 809–811
4. Apkarian P, Tijssen R 1992 Detection and maturation of VEP albino asymmetry: an overview and a longitudinal study from birth to 54 weeks. Behavioural Brain Research 49: 57–67
5. Arnoldi K A, Tycheson L 1995 Prevalence of intracranial lesions in children initially diagnosed with disconjugate nystagmus (spasmus nutans). Journal of Pediatric Ophthalmology and Strabismus 32: 296–301
6. Ashton N 1980 Oxygen and retinal blood vessels. Transactions of the Ophthalmological Societies of the United Kingdom 100: 359–362
7. Askie L M, Henderson-Smart D J, Irwig L et al 2003 Oxygen-saturation targets and outcomes in extremely preterm infants. New England Journal of Medicine 349: 959–967
8. Avery M E, Oppenheimer E H 1960 Recent increase in mortality from hyaline membrane disease. Journal of Pediatrics 57: 553–559
9. Axer-Siegel R, Snir M, Ma'ayan A et al 1996 Retinopathy of prematurity and surfactant treatment. Journal of Pediatric Ophthalmology and Strabismus 33: 171–174
10. Azuma N, Yamaguchi Y, Handa H et al 2003 Mutations of the *PAX6* gene detected in patients with a variety of optic-nerve malformations. American Journal of Human Genetics 72: 1565–1570
11. Baldwin H C, Manners R M 2002 Congenital blepharoptosis: a literature review of the histology of levator palpebrae superioris muscle. Ophthalmic Plastic and Reconstructive Surgery 18: 301–307
35. Crofts B J, King R, Johnson A. The contribution of low birth weight to severe vision loss in a geographically defined population. British Journal of Ophthalmology 1998; 82: 9–13
36. Crolla J A, Cawdery J E, Oley C A et al 1997 A FISH approach to defining the extent and possible clinical significance of deletions at the *WAGR* locus. Journal of Medical Genetics 34: 207–212
37. Cunningham S, Fleck B W, Elton R A et al 1995 Transcutaneous oxygen levels in retinopathy of prematurity. Lancet 346: 1464–1465
38. Cryotherapy for Retinopathy of Prematurity Cooperative Group 1988 Multicentre trial of cryotherapy for retinopathy of prematurity (preliminary results). Archives of Ophthalmology 106: 471–479
39. Cryotherapy for Retinopathy of Prematurity Cooperative Group 1990 Multicentre trial of cryotherapy for retinopathy of prematurity. Three month outcome. Archives of Ophthalmology 108: 195–204
12. Banks M 1990 Infant refraction and accommodation. International Ophthalmology Clinics 20: 205–232
13. Barrett B T, Bradley A, McGraw P V 2004 Understanding the neural basis of amblyopia. Neuroscientist 10: 106–117
14. Beck A D 2001 Diagnosis and management of pediatric glaucoma. Ophthalmology Clinics of North America 14: 501–512
15. Benson P F 1962 Transient unilateral external rectus muscle palsy in newborn infants. British Medical Journal 1: 1055
16. Berger W, van der Pol D, Warburg M et al 1992 Mutations in the candidate gene for Norrie disease. Human Molecular Genetics 1: 461–465
17. Birch E E, O'Connor A R 2001 Preterm birth and visual development. Seminars in Neonatology 6: 467–497
18. Birch E E, Stager D R 1996 The critical period for surgical treatment of dense unilateral congenital cataract. Investigative Ophthalmology and Visual Science 37: 1532–1538
19. Birkebaek N H, Patel L, Wright N B et al 2003 Endocrine status in patients with optic nerve hypoplasia: relationship to midline central nervous system abnormalities and appearance of the hypothalamic-pituitary axis on magnetic resonance imaging. Journal of Clinical Endocrinology and Metabolism 88: 5281–5286
20. Biswas S, Lloyd I C 1999 Oculocutaneous albinism. Archives of Disease in Childhood 80: 565–569
21. Black G, Redmond R M 1994 The molecular biology of Norrie disease. Eye 8: 491–496
22. Blume R S, Wolff S M 1972 The Chédiak–Higashi syndrome: studies in four patients and a review of the literature. Medicine 51: 247–280
23. Bremer D L, Palmer E A, Fellows R R, et al for the Cryotherapy for Retinopathy of Prematurity Cooperative Group 1998 Strabismus in premature infants in the first year of life. Archives of Ophthalmology 116: 329–333
24. Brodsky M C, Glazier C M 1993 Optic nerve hypoplasia. Clinical significance of associated central nervous system abnormalities on magnetic resonance imaging. Archives of Ophthalmology 111: 66–74
25. Brooks S E, Marcus D M, Gillis R N et al 1999 The effect of blood transfusion protocol on retinopathy of prematurity: a prospective, randomized study. Pediatrics 104: 514–518
26. Cassidy L, Taylor D 1999 Congenital cataract and multisystem disorders. Eye 13: 464–473
27. Chen Z, Battinelli E M, Fielder A et al 1993 A mutation of the Norrie disease gene (*NDP*) associated with X-linked familial vitreoretinopathy. Nature Genetics 5: 180–183
28. Chen Z, Hendriks R W, Jobling A et al 1992 Isolation and characterisation of a candidate gene for Norrie disease. Nature Genetics 1: 203–208
29. Chow L C, Wright K W, Sola A and the CSMC Oxygen Administration Study Group 2003 Can changes in clinical practice decrease the incidence of severe retinopathy of prematurity in very low birth weight infants? Pediatrics 111: 339–345
30. Clark C, Gibbs J A H, Maniello R et al 1981 Blood transfusions: a possible risk factor in retrolental fibroplasia. Acta Paediatrica Scandinavica 70: 535–539
31. Clark D J, Hero M 1994 Indirect diode laser treatment for stage 3 retinopathy of prematurity. Eye 8: 423–426
32. Cocker K D, Moseley M J, Stirling H F et al 1998 Delayed visual maturation: pupillary responses implicate subcortical and cortical visual systems. Developmental Medicine and Child Neurology 40: 160–162
33. Committee for the Classification of Retinopathy of Prematurity 1984 The international classification of retinopathy of prematurity. British Journal of Ophthalmology 68: 690–697
34. Committee for the Classification of Retinopathy of Prematurity 1987 The classification of retinal detachment. Archives of Ophthalmology 105: 906–912

40. Cryotherapy for Retinopathy of Prematurity Cooperative Group 1993 Multicentre trial of cryotherapy for retinopathy of prematurity. 3 year outcome – structure and function. Archives of Ophthalmology 111: 339–344
41. Cryotherapy for Retinopathy of Prematurity Cooperative Group 1994 The natural outcome of premature birth and retinopathy. Status at one year. Archives of Ophthalmology 112: 903–912
42. Cryotherapy for Retinopathy of Prematurity Cooperative Group 2001 Multicenter trial of cryotherapy for retinopathy of prematurity: ophthalmological outcome at 10 years. Archives of Ophthalmology 119: 1110–1118
43. Cuculich P S, DeLozier K A, Mellen B G et al 2001 Postnatal dexamethasone treatment and retinopathy of prematurity in very-low-birth-weight neonates. Biology of the Neonate 79: 9–14
44. Dobson V, Teller D Y 1978 Visual acuity in human infants: a review and comparisons of behavioural and electrophysiological studies. Vision Research 18: 1469–1483
45. Dubowitz L M S, Levene M I, Morante A, Palmer P, Dubowitz V 1981 Neurologic signs in neonatal intraventricular hemorrhage: a correlation with real-time ultrasound. Journal of Pediatrics 99: 127–133
46. Dutton G N, Jacobson L K 2001 Cerebral visual impairment in children. Seminars in Neonatology 6: 477–485
47. Early Treatment for Retinopathy of Prematurity Cooperative Group 2003 Revised indications for the treatment of retinopathy of prematurity. Archives of Ophthalmology 121: 1684–1696
48. Elston J 1997 Developmental abnormalities of the anterior segment. In: Taylor D S I (ed) Paediatric ophthalmology, 2nd edn. Blackwell Scientific, Oxford, pp 252–265
49. Elston J 1997 Incomitant strabismus and cranial nerve palsies. In: Taylor D S I (ed) Paediatric ophthalmology, 2nd edn. Blackwell Scientific, Oxford, pp 937–968
50. Fielder A R 1997 Retinopathy of prematurity. Clinical Risk 3: 47–51
51. Fielder A R, Gresty M A, Dodd K L, Mellor D H, Levene M I 1986 Congenital ocular motor apraxia. Transactions of the Ophthalmological Societies of the UK 105: 589–598
52. Fielder A R, Mayer D L Delayed visual maturation. Seminars in Ophthalmology 1991; 6: 182–193
53. Fielder A R, Reynolds J D 2001 Retinopathy of prematurity: clinical aspects. Seminars in Neonatology 6: 461–475
54. Fielder A R, Russell-Eggitt I R, Dodd K L, Mellor D H 1985 Delayed visual maturation. Transactions of the Ophthalmological Society of the United Kingdom 104: 653–661
55. Fielder A R, Shaw D E, Robinson J, Ng Y K 1992 Natural history of retinopathy of prematurity: a prospective study. Eye 6: 233–242
56. Finer N N, Grant G, Schindler R F et al 1982 Effect of intramuscular vitamin E on frequency and severity of retrolental fibroplasia: a controlled trial. Lancet 1: 1087–1091
57 Flynn J T 1987 Retinopathy of prematurity. Pediatric Clinics of North America 34: 1487–1516
58. Flynn J T, Bancalari E, Bawol R et al 1987 Retinopathy of prematurity. A randomised, prospective trial of transcutaneous oxygen monitoring. Ophthalmology 94: 630–638
59. Flynn J T, Bancalari E, Snyder E S et al 1992 A cohort study of transcutaneous oxygen monitoring and the incidence and severity of retinopathy of prematurity. New England Journal of Medicine 326: 1050–1054
60. Foster A, Gilbert C, Rahi J 1997 Epidemiology of cataract in childhood: a global perspective. Journal of Cataract and Refractive Surgery 23(Suppl): 601–604
61. Francis P J, Berry V, Bhattacharya S S, Moore A T 2000 The genetics of childhood cataract. Journal of Medical Genetics 37: 481–488
62. Garey L J, De Courten C 1983 Structural development of the lateral geniculate body and visual cortex in monkey and man. Behavioural Brain Research 10: 3–13
63. Garza G, Fay A, Rubin P A D 2001 Treatment of pediatric vascular lesions of the eyelid and orbit. International Ophthalmology Clinics 41: 43–55
64. Gellen B, McIntosh N, McColm J R et al 2001 Is the partial pressure of carbon dioxide in the blood related to the development of retinopathy of prematurity? British Journal of Ophthalmology 85: 1044–1045
65. Gibson D L, Sheps S B, Schechter M T, Wiggins S, McCormick A Q 1989 Retinopathy of prematurity: a new epidemic? Pediatrics 83: 486–492
66. Gibson D L, Sheps S B, Uh S H, Schechter M T, McCormick A Q 1990 Retinopathy of prematurity-induced blindness: birth weight-specific survival and the new epidemic. Pediatrics 86: 405–412
67. Gilbert C, Rahi J, Eckstein M, O'Sullivan J, Foster A 1997 Retinopathy of prematurity in middle income countries. Lancet 350: 12–14
68. Good W V, Jan J E, Burden S K, Skoczenski, Candy R. Recent advances in cortical visual impairment. Developmental Medicine and Child Neurology 2001; 43: 56-60
69. Gorst C M, Munnoch D A, Hancock K 2001 Combined treatment of a proliferative peri-orbital haemangioma with a tuneable dye laser and intra-lesional steroids to prevent deprivation amblyopia. Journal of the Royal College of Surgeons of Edinburgh 46: 234–236
70. Gottlob I, Zubcov A, Catalano R A et al 1990 Signs distinguishing spasmus nutans (with and without central nervous system lesions) from infantile nystagmus. Ophthalmology 97: 1166–1175
71. Gottlob I, Zubcov A A, Wizow S S, Reinecke R D 1992 Head nodding is compensatory in spasmus nutans. Ophthalmology 99: 1024–1031
72. Gronskov K, Olsen J H, Sand A et al 2001 Population-based risk estimates of Wilms tumor in sporadic aniridia. A comprehensive mutation screening procedure of *PAX6* identifies 80% of mutations in aniridia. Human Genetics 109: 11–18
73. Haider M Z, Devarajan L V, Al-Essa M, Kumar H 2002 A C597-A polymorphism in the Norrie disease gene is associated with advanced retinopathy of prematurity. Journal of Biomedical Science 9: 365–370
74. Hall D M B, Elliman D (eds) 2003 Health for all children, 4th edn. Oxford University Press, Oxford
75. Handler L F, Heher K L, Katowitz J A 1994 Congenital and acquired anophthalmia. Current Opinion in Ophthalmology 5: 84–90
76. Harris C M, Shawkat F, Russel-Eggitt I et al 1996 Intermittent horizontal saccade failure (ocular motor apraxia) in children. British Journal of Ophthalmology 80: 151–158
77. Hellström A, Peruzzi C, Ju M et al 2001 Low IGF-1 suppresses VEGF-survival signalling in retinal endothelial cells: direct correlation with clinical retinopathy of prematurity. Proceedings of the National Academy of Sciences of the USA 98: 5804–5808
78. Hendrickson A E 1994 Primate foveal development: a microcosm of current questions in neurobiology. Investigative Ophthalmology and Visual Science 35: 3129–3133
79. Higgins R D, Mendelsohn A L, DeFeo M J et al 1998 Antenatal dexamethasone and decreased severity of retinopathy of prematurity. Archives of Ophthalmology 116: 236–137
80. Hildebrandt F, Omram H 2001 New insights: nephronophthisis-medullary cystic kidney disease. Pediatric Nephrology 16: 168–176
81. Hittner H M, Godio L B, Rudolph A J et al 1981 Retrolental fibroplasia: efficacy of vitamin E in double blind clinical study of preterm infants. New England Journal of Medicine 305: 1365–1371
82. Hittner H M, Hirsch N J, Rudolph A J et al 1977 Assessment of gestational age by examination of the anterior capsule of the lens. Journal of Pediatrics 91: 455–458
83. Holmström G, el Azzazi M, Kugelberg U 1999 Ophthalmological follow up of preterm infants: a population based, prospective study of visual acuity and strabismus. British Journal of Ophthalmology 83:143–150
84. Holmstrom G, Thoren K 2000 Ocular manifestations of incontinentia pigmenti. Acta Ophthalmologica 78: 348–353
85. Hoyt C S 2003 Visual function in the brain-damaged child. Eye 17: 369–384
86. Hoyt C S, Jastrzebski G, Marg R 1983 Delayed visual maturation in infancy. British Journal of Ophthalmology 67: 127–130
87. Hoyt C S, Mousel D K, Weber A A 1980 Transient supranuclear disturbances of gaze in healthy neonates. American Journal of Ophthalmology 89: 708–713
88. Huo R, Burden S K, Hoyt C S, Good W V 1999 Chronic cortical visual impairment in children: aetiology, prognosis, and associated neurological deficits. British Journal of Ophthalmology 83: 670–675
89. Hurwitz R L, Chevez-Barrios P, Chintagumpala M et al 2000 Gene therapy for retinoblastoma. Proceedings of the 4th Great Basin Visual Science Symposium 2000 vol 4. Available on line at: http://insight.med.utah.edu/gbs/gbs4/pdf/hurwitz_paper.pdf
90. Hussain N, Clive J, Bhandari V 1999 Current incidence of retinopathy of prematurity, 1989–1997. Pediatrics 104: 1–8
91. Ingram R M, Barr A 1979 Changes in refraction between the ages of 1 and 3 years. British Journal of Ophthalmology 63: 339–342
92. Jan J E, Robinson G C, Tinnis C et al 1977 Blindness due to optic nerve atrophy and hypoplasia in children. An epidemiological study (1944–1974). Developmental Medicine and Child Neurology 19: 353–363
93. Johnson L, Quinn G E, Abbasi S et al 1988 Vitamin E and retinopathy of prematurity. Pediatrics 81: 329–331
94. Jordan T, Hanson I, Zaletayev D et al 1992 The human *PAX6* gene is mutated in two patients with aniridia. Nature Genetics 1: 328–332
95. Keen T J, Mohamed M D, McKibbin M et al 2003 Identification of a locus (*LCA9*) for Leber's congenital amaurosis on chromosome 1p36. European Journal of Human Genetics 11: 420–423
96. Kennedy J, Todd D A, Watts J, John E 1997 Retinopathy of prematurity in infants less than 29 weeks gestation: 3 years pre- and postsurfactant. Journal

of Pediatric Ophthalmology and Strabismus 34: 289–292
97. Kinsey V E, Arnold H J, Kalina R E et al 1977 PaO_2 levels and retrolental fibroplasia: a report of the co-operative study. Pediatrics 60: 655–668
98. Kinsey V E, Twomey J T, Hamphill F M 1956 Retrolental fibroplasia and the use of oxygen. Archives of Ophthalmology 56: 481–529
99. Kivlin J D, Biglan A W, Gordon R A et al 1996 for the Cryotherapy for Retinopathy of Prematurity (CRYO-ROP) Cooperative Group. Early retinal vessel development and iris vessel dilatation as factors in retinopathy of prematurity. Archives of Ophthalmology 114: 150–154
100. Knight-Nanan D M, Algawi K, Bowell R et al 1996 Advanced cicatricial retinopathy of prematurity – outcome and complications. British Journal of Ophthalmology 80: 343–345
101. Kretzer F L, Hittner H M 1988 Retinopathy of prematurity: clinical implications of retinal development. Archives of Disease in Childhood 63: 1151–1167
102. Lambert S R 1999 Management of monocular congenital cataracts. Eye 13: 474–479
103. Lambert S L, Drack A V 1996 Infantile cataract. Survey of Ophthalmology 40: 427–458
104. Lambert S, Hoyt C S, Han J E, Barkovich J, Fiddmark O 1987 Visual recovery from hypoxic cortical blindness during childhood. Computed tomograhic and magnetic resonance imaging predictors. Archives of Ophthalmology 105: 1371–1377
105. Lambert S R, Kriss A, Taylor D 1989 Delayed visual maturation. A longitudinal clinical and electrophysiological assessment. Ophthalmology 96: 524–529
106. Lambert S R, Lynn M, Drews-Botsch C et al 2001 A comparison of grating visual acuity, strabismus, and reoperation outcomes among children with aphakia and pseudophakia after unilateral cataract surgery during the first six months of life. Journal of the American Association for Pediatric Ophthalmology and Strabismus 5: 70–75
107. Lanman J T, Guy L P, Danus I 1954 Retrolental fibroplasia and oxygen therapy. Journal of the American Medical Association 55: 223–226
108. Larsson E K, Rydberg A C, Holmstrom G E 2003 A population-based study of the refractive outcome in 10-year old preterm and full-term children. Archives of Ophthalmology 121: 1430–1436
109. Lloyd C, Dowler J, Kriss A et al 1994 Preferential looking and the management of congenital cataract: new occlusion protocols. In: Cotlier E, Lambert S, Taylor D, eds. Congenital cataracts. RG Landes, Austin, TX, pp 93–101
110. Lucey J L, Dangman B 1984 A re-examination of the role of oxygen in retrolental fibroplasia. Pediatrics 73: 82–96
111. McColm J R, Fleck B W 2001 Retinopathy of prematurity: causation. Seminars in Neonatology 6: 453–460
112. McCormick A Q 1968 Transient cataracts in premature newborn infants – a new clinical entity. Canadian Journal of Ophthalmology 3: 202–205
113. McDonald A D 1963 Cerebral palsy in children of very low birth weight. Archives of Disease in Childhood 38: 579–588
114. Magoon E H, Robb R M 1981 Development of myelin in human optic nerve and tract. Archives of Ophthalmology 99: 655–659
115. Margalith D, Jan J E, McCormick A Q et al 1984 Clinical spectrum of optic nerve hypoplasia. Review of 51 patients. Developmental Medicine and Child Neurology 26: 311–322
116. Marlow N 1997 Clinical care and the prevention of retinopathy of prematurity. Clinical Risk 3: 37–41
117. Mohindra I, Held R, Gwiazda J, Brill S 1978 Astigmatism in infants. Science 202: 329–330
118. Ng Y K, Fielder A R, Shaw D E, Levene M I 1988 Epidemiology of retinopathy of prematurity. Lancet 2: 1235–1238
119. Nickel B, Hoyt C S 1982 Leber's congenital amaurosis. Is mental retardation a frequent associated defect? Archives of Ophthalmology 100: 1089–1092
120. Nixon R B, Helveston E M, Miller K et al 1985 Incidence of strabismus in neonates. American Journal of Ophthalmology 100: 798–801
121. O'Connor A R, Stephenson T, Johnson A et al 2002 Long-term ophthalmic outcome of low birth weight children with and without retinopathy of prematurity. Pediatrics 109: 12–18
122. O'Connor A R, Stephenson T J, Johnson A et al 2002 Strabismus in children of birth weight less than 1701 g. Arch Ophthalmol 120: 767–771
123. Oetting W S 1999 Albinism. Current Opinion in Pediatrics 11: 565–571
124. O'Keefe M, Lanigan B, Byrne S A 2003 Capillary haemangioma of the eyelids and orbit: a clinical review of the safety and efficacy of intralesional steroid. Acta Ophthalmologica Scandinavica 81: 294–298
125. Onwochei B C, Simon J W, Bateman J B et al 2000 Ocular colobomata. Survey of Ophthalmology 45: 175–194
126. Palmer E A, Flynn J T, Hardy R J 1991 The Cryotherapy for Retinopathy of Prematurity Cooperative Group. Incidence and early course of retinopathy of prematurity. Ophthalmology 98: 1628–1640
127. Pandey S K, Wilson M E, Trivedi R H et al 2001 Pediatric cataract surgery and intraocular lens implantation: current techniques, complication, and management. International Ophthalmology Clinics 41: 175–196
128. Patz A 1954 Oxygen studies in retrolental fibroplasia IV. Clinical and experimental observations. American Journal of Ophthalmology 38: 291–308
129. Pennefather P M, Tin W, Clarke M P et al 1996 Retinopathy of prematurity in a controlled trial of prophylactic surfactant treatment. British Journal of Ophthalmology 80: 420–424
130. Perrault I, Rozet J-M, Gerber S et al 1999 Leber congenital amaurosis. Molecular Genetics and Metabolism 68: 200–208
131. Phelps D L, Rosenbaum A, Isenberg S J, Leake R D, Davey F J 1987 Tocopherol efficacy and safety for preventing retinopathy of prematurity: a randomised controlled double masked trial. Pediatrics 79: 489–500
132. Pierce E A, Foley E D, Smith L E 1996 Regulation of vascular endothelial growth factor by oxygen in a model of retinopathy of prematurity. Archives of Ophthalmology 114: 1219–1228
133. Prendiville A, Schulenburg W E 1988 Clinical factors associated with retinopathy of prematurity. Eye 522–527
134. Provis J M 2001 Development of the primate retinal vasculature. Progress in Retinal and Eye Research 20: 799–821
135. Purvin V A 2002 Superior segmental optic nerve hypoplasia. Journal of Neuro-Ophthalmology 22: 116–117
136. 104. Quinn G E, Dobson V, Barr C C et al 1996 Visual acuity of eyes after vitrectomy for retinopathy of prematurity – follow up of 5 years. Ophthalmology 103: 595–600
137. Rahi J S, Botting B 2001 Ascertainment of children with congenital cataract through the National Congenital Anomaly System in England and Wales. British Journal of Ophthalmology 85: 1049–1051
138. Rahi J S, Cable N on behalf of the British Childhood Visual Impairment Study Group 2003 Severe visual impairment and blindness in children in the UK. Lancet 362: 1359–1365
139. Rahi J S, Dezateux C 1999 Capture-recapture analysis of ascertainment by active surveillance in the British Congenital Cataract Study. Investigative Ophthalmology and Visual Science 40: 236–239
140. Rahi J S, Dezateux C 2000 Congenital and infantile cataract in the United Kingdom: underlying or associated factors. British Congenital Cataract Interest Group. Investigative Ophthalmology and Visual Science 41: 2108–2114
141. Raju T N, Langenberg P, Bhutani V et al 1997 Vitamin E prophylaxis to reduce retinopathy of prematurity: a reappraisal of published trials. Journal of Pediatrics 131: 844–850
142. Reisner S H, Amir I, Shohat M et al 1985 Retinopathy of prematurity: incidence and treatment. Archives of Disease in Childhood 60: 698–701
143. Reisner S H, Perlman M, Ben Tovin N et al 1971 Transient lateral rectus muscle paresis in the newborn infant. Journal of Pediatrics 78: 461–465
144. Reynolds J D, Dobson V, Quinn G E, Fielder A R et al on behalf of the CRYO-ROP and LIGHT-ROP Cooperative Groups 2002 Evidence-based screening for retinopathy of prematurity: natural history data from CRYO-ROP and LIGHT-ROP Studies. Archives of Ophthalmology 120: 1470–1476
145. Reynolds J D, Hardy R J, Kennedy K A et al for the Light Reduction in Retinopathy of Prematurity (LIGHT-ROP) Cooperative Group 1988 Lack of efficacy of light reduction in preventing retinopathy of prematurity. New England Journal of Medicine 338: 1572–1576
146. Roy M S, Barsoum-Homsy M, Orquin J, Benoit J 1995 Maturation of binocula pattern visual evoked potentials in normal full-term and preterm infants from 1 to 6 months of age. Pediatric Research 37: 140–144
147. Royal College of Ophthalmologists and the British Association of Perinatal Medicine 1996 Retinopathy of prematurity: guidelines for screening and treatment. The report of a joint working party. Early Human Development 46: 239–258
148. Russell-Eggitt I, Harris CM, Kriss A 1998 Delayed visual maturation: an update. Developmental Medicine and Child Neurology 40: 130–136
149. Sakol P J, Mannor G, Massaro B M 1999 Congenital and acquired blepharoptosis. Current Opinion in Ophthalmology 10: 335–339
150. Sarfarazi M, Stoilov I, Schenkman J B 2003 Genetics and biochemistry of primary congenital glaucoma. Ophthalmology Clinics of North America 16: 543–554

151. Saunders R A, Donahue M, Christmann L M et al 1997 Racial variation in retinopathy of prematurity. Archives of Ophthalmology 115: 604–608
152. Scarf B, Hoyt C S 1984 Optic nerve hypoplasia in children. Archives of Ophthalmology 102: 62–67
153. Seidman D J, Nelson L B, Calhoun J H et al 1986 Signs and symptoms in the presentation of primary infantile glaucoma. Pediatrics 77: 399–404
154. Semina E V, Reiter R, Leyesens N J et al 1996 Cloning and characterization of a novel bicoid-related homeobox transcription factor gene, *RIEG*, involved in Rieger syndrome. Nature Genetics 14: 392–399
155. Shastry B S, Pendergast S D, Hartzer M K, Liu X, Trese M T 1997 Identification of missense mutations in the Norrie disease gene associated with advanced retinopathy of prematurity. Archives of Ophthalmology 115: 651–655
156. Shawkat F S, Kingsley D, Kendall B et al 1995 Neuroradiological and eye movement correlates in children with intermittent saccade failure ('ocular motor apraxia'). Neuropaediatrics 26: 298–305
157. Shields M B, Buckley E, Klintworth G K, Thresher R 1985 Axenfield–Rieger syndrome. A spectrum of developmental disorders. Survey of Ophthalmology 29: 387–409
158. Shohat M, Reisner S H, Krikler R et al 1983 Retinopathy of prematurity: incidence and risk factors. Pediatrics 72: 159–163
159. Sires B S, Goins C R, Anderson R L et al 2001 Systemic corticosteroid use in orbital lymphangioma. Ophthalmic Plastic and Reconstructive Surgery 17: 85–90
160. Smith L E H 2002 Pathogenesis of retinopathy of prematurity. Acta Paediatrica Supplement 437: 26–28
161. Snead M, Moore A T 1996 The investigation of the apparently blind infant. In: Jay B, Kirkness C M (eds) Recent advances in ophthalmology. Churchill Livingstone, Edinburgh, pp 155–178
162. Steinkuller P G, Du L, Gilbert C et al 1999 Childhood blindness. Journal of the American Association of Pediatric Ophthalmology and Strabismus 3: 26–32
163. Summers C G, Knobloch W H, Witkop C J Jr et al 1988 Hermansky–Pudlak syndrome: ophthalmic findings. Ophthalmology 95: 545–554
164. Tajima T, Hattorri T, Nakajima T et al 2003 Sporadic heterozygous frameshift mutation of *HESX1* causing pituitary and optic nerve hypoplasia and combined hormone deficiency in a Japanese patient. Journal of Clinical Endocrinology and Metabolism 88: 45–50
165. Tamura E E, Hoyt C S 1987 Oculomotor consequences of intraventricular hemorrhages in premature infants. Archives of Ophthalmology 105: 533–535
166. Tan A D, Rubin P A D, Sutula F C, Remulla H D 2001 Congenital nasolacrimal duct obstruction. International Ophthalmology Clinics 41: 57–69
167. Taylor D, Wright K W, Amaya L et al 2001 Should we aggressively treat unilateral congenital cataracts? British Journal of Ophthalmology 85: 1120–1126
168. Teller D Y, McDonald M A, Preston K, Sebris S L, Dobson V 1986 Assessment of visual acuity in infants and children: the acuity card procedure. Developmental Medicine and Child Neurology 28: 779–789
169. Termote J, Schalif-Delfos N E, Donders A R T et al 2003 The incidence of visually impaired children with retinopathy of prematurity and their concomitant disabilities. Journal of the American Association of Pediatric Ophthalmology and Strabismus 7: 131–136
170. Termote J U M, Schalij-Delfos N E, Wittebolpost D et al 1994 Surfactant replacement therapy: a new risk factor for developing retinopathy of prematurity. European Journal of Paediatrics 153: 113–116
171. Terry T L 1942 Extreme prematurity and fibroplastic overgrowth of persistent vascular sheath behind each crystalline lens. American Journal of Ophthalmology 25: 203–204
172. Thorn F, Gwiazda J, Cruz A A V, Bauer J A, Held R 1994 The development of eye alignment, convergence, and sensory binocularity in young infants. Investigative Ophthalmology and Visual Science 35: 544–553
173. Tin W, Milligan D W A, Pennefather P et al 2001 Pulse oximetry, severe retinopathy of prematurity, and outcome at one year in babies of less than 28 weeks gestation. Archives of Disease in Childhood Fetal and Neonatal Edition 84: F107–F110
174. Tin W, Wariyar U 2002 Giving small babies oxygen: 50 years of uncertainty. Seminars in Neonatology 7: 361–367
175. Tornqvist K, Ericsson A, Kallen B 2002 Optic nerve hypoplasia: risk factors and epidemiology. Acta Ophthalmologica Scandinavica 80: 300–304
176. Tresidder J, Fielder A R, Nicholson J 1990 Delayed visual maturation: ophthalmic and neurodevelopmental aspects. Developmental Medicine and Child Neurology 32: 872–881
177. Wagner R S 1993 Glaucoma in children. Pediatric Clinics of North America 40: 855–867
178. Wagner R S, Caputo A R, Nelson L, Zanoris D 1985 High hyperopia in Leber's congenital amaurosis. Archives of Ophthalmology 103: 1507–1509
179. Warburg M 1993 Classification of microphthalmos and coloboma. Journal of Medical Genetics 30: 664–669
180. Weinacht S, Kind C, Monting JS, Gottlob I 1999 Visual development in preterm and full-term infants: a prospective masked study. Investigative Ophthalmology and Visual Science 40: 346–353
181. Wheatley C M, Dickinson J L, Mackey D A, Craig J E, Sale M M 2002 Retinopathy of prematurity: recent advances in our understanding. Archives of Disease in Childhood 86: 696–700
182. Whiting S, Jan J E, Wong F K H, Flodmark O, Farrell K, McCormick A Q 1985 Permanent cortical visual impairment in children. Developmental Medicine and Child Neurology 27: 730–739
183. Williams J, Brodsky M C, Griebel C M, Caldwell D, Thomas P 1993 Septo-optic dysplasia: the clinical significance of an absent septum pellucidum. Developmental Medicine and Child Neurology 35: 490–501
184. Wilson M E, Pandey S K, Thakur J 2003 Paediatric cataract blindness in the developing world: surgical techniques and intraocular lenses in the new millennium. British Journal of Ophthalmology 87: 14–19
185. Wong G A E, Willoughby C E, Parslew R, Kaye S B 2004 The importance of screening for sight-threatening retinopathy in incontinentia pigmenti. Pediatric Dermatology 21: 242–245
186. York J R, Landers S, Kirby R S et al 2004 Arterial oxygen fluctuation and retinopathy of prematurity in very-low-birth-weight infants. Journal of Perinatology 24: 82–87
187. Yorston D, Wood M, Foster A 2001 Results of cataract surgery in young children in East Africa. British Journal of Ophthalmology 85: 267–271
188. Yuodelis C, Hendrickson A 1986 A qualitative and quantitative analysis of the human fovea during development. Vision Research 26: 847–855

第35章

代谢性疾病

第 1 部分

新生儿的血糖调节异常

Jane Hawdon

引言

虽然新生儿低血糖已被认识了很多年[29,130,145]，但是在不同时期，对于该病的定义、临床意义和最佳治疗方案有着不同的见解。例如，在常规产后处理中，健康婴儿禁食时间曾一度达 24 小时，对于生病或小婴儿禁食时间可能更长，很多婴儿被发现血糖浓度低，而这被认为是一种正常情况[35]。然而，有些人发现这些孩子中的一部分出现了低血糖的临床表现，而且大脑血糖利用率降低的风险也被认识到。Neligan[117]概括了这些担忧："这些并发症的危险必定产生强有力的刺激，让所有相关人员对每一个病例都要尽早地做出诊断"。

这些担忧之后被 Koh[91]等和 Lucas[101]等发表的文章再次提及，他们指出低血糖会引起明显的神经系统后遗症。当婴儿与母亲分离后，存在建立母乳喂养的风险时，这就导致了很多婴儿需启用静脉输注葡萄糖的治疗。进一步的研究阐明多数婴儿可以通过改变脑能源利用率来抵抗低血糖对神经系统的影响，因此这种处理应用于所有的孩子可能是过度的[33,49]。所以，很重要的一点是鉴别哪些婴儿最有可能存在神经系统后遗症的危险，以决定采取最有效的和伤害最小的方法来预防低血糖对大脑的损害[33]。迄今为止，尚无对照研究来解释这些问题。

一个世纪以前，高血糖就已被认为是新生儿的并发症了[90]，但是直到最近这仍是一个罕见的现象。然而，目前在新生儿病房中超低出生体重儿（ELBW）的数量不断增加是一普遍现象。尽管如此，对于这些超低出生体重儿的临床意义和最佳治疗上仍存在一些不确定因素。

在这些血糖调节异常疾病的管理中，对胎儿和新生儿代谢机制以及对正常婴儿出生时变化的认识是必需的。本章的内容将总结目前与血糖调节异常疾病相关的知识，旨在提供针对低血糖和高血糖婴儿的具有实际性和实用性的管理方案。

正常胎儿和新生儿的血糖调节

胎儿代谢

怀孕期间，胎儿通过胎盘循环从母亲那里获得生长所需的物质，储备出生后所必需的能源（见下文），满足基础代谢率和生长所需的能量。葡萄糖通过胎盘的易化扩散进行输送，但在母亲饥饿或胎盘供应不足时，胎儿有内源性的生成糖的能力[75]。糖代谢占胎儿能量产生的 65%，乳酸代谢提供剩余部分[75]。葡萄糖不是胎儿大脑唯一可利用的能源。人类胎儿脑灌注研究表明脑可摄取酮体，产生脂肪酸的 β 氧化，这个作用比葡萄糖更明显，而且酮体还可能参与了脑脂类的形成，是脑能源的提供者[1]。乳酸也可被代谢利用。

胎儿通常有不依赖母体激素而调节葡萄糖浓度的能力。这种能力可见于一些胎盘供应不足的病例（见上文），此时糖原异生作用活跃，同时在糖尿病母亲的胎儿中（第22章），对于胎盘输送的大量的糖，胎儿会分泌高浓度的胰岛素。但是，健康胎儿与成人不同的是存在对高血糖浓度的胰岛素迟钝应答反应，而且胰岛素分泌的敏感性对氨基酸比葡萄糖高[110,118]。事实上，胰岛素在胎儿生长中所起的作用比在胎儿代谢控制中更大。总之，胎儿对高血糖的糖动员敏感性比新生儿低，但随着胎龄的增加敏感度增高[146,147]。

在极端环境下，胎儿血糖控制能力丧失。例如，在一些由于胎盘供应不足导致宫内发育迟缓（IUGR）的病例中，胎儿可能发生低血糖[143]。如果出生后长期低血糖可导致远期神经系统的损害，那么严重的而又长期的胎儿低血糖也可能产生同样的影响，这可用来解释一些宫内发育迟缓的孩子，即使无出生后的并发症，也会有残疾。

出生时代谢的变化

当由胎盘供给的持续提供养分的血流突然停止时，为了保证重要脏器的能源供给，某些变化是必需的。在分娩过程中，当氧的供给暂时中断时，无氧代谢必须发生，而且与有氧代谢相比，需要利用更多的酶解底物。另外，新生婴儿必须适应禁食-喂养循环以及主要能量来源的变化，从胎盘来的葡萄糖变成从脂肪组织中储存的和来自喂养奶中的脂肪。出生后，血浆胰岛素水平下降，儿茶酚胺及胰高血糖素的释放出现快速波动[62,147]。这些内分泌的变化是由于一些重要的酶，作用于糖原分解（释放的葡萄糖作为糖原储存在肝、心肌和脑）、糖原异生（经肝，葡萄糖的生成来自3-碳前体分子）、脂肪分解（脂肪酸的释放来自脂肪组织的储存）和酮体生成作用（经肝，脂肪酸的β氧化）。虽然在生后即刻阶段，糖是大多数器官代谢的主要能源，但有证据表明与糖和酮体相比，此刻乳酸更可能是脑的能源[106]。

新生儿的代谢

在牛奶喂养婴儿的禁食-喂养循环期间，胎儿阶段和刚出生阶段的代谢过程仅有小部分相似。一旦开始喂养后，就提供了代谢所需的能源，包括牛奶中的脂肪酸（较少）和糖。一些组织，例如肾，是专性的糖利用者，但是其他器官通过燃烧脂肪获得能源以及出生后呼吸商迅速下降，都反映了脂肪氧化占氧消耗75%的这一事实。在利用葡萄糖以外能源的器官中，大脑是其中最为重要的器官，而且其摄取和氧化酮体的速度都比成人来得快，而且新生儿大脑对酮体的利用率较葡萄糖更有效[51]。

奶喂养后，脂肪酸被吸收，任何过剩的可供利用的葡萄糖都作为糖原储存在肝或转换成脂肪沉积在脂肪组织中。

在喂养间期，血葡萄糖水平开始下降，同时糖原分解和糖原异生作用再次活跃，以保证对糖的专门利用器官的供给（图35.1）。糖原分解作用是葡萄糖的一个具有可耗竭性的来源，储备能力决定于胎儿的生长和成熟度[135]，而在大约2小时后，糖原异生必将成为主要的提供葡萄糖的来源。稳定的同位素循环研究表明新生儿葡萄糖的生成速度为4～6mg/(kg·min)[21,23]。喂养间期，脂肪分解和酮体生成作用提供了不同于葡萄糖的能源，供大脑等器官使用，脑不是专性的葡萄糖利用者[72]。酮体生成作用也可提供能量，生成的协同因子可被糖原异生作用利用，再次强调了脂肪能源的重要性。

新生儿代谢的调控首先基于关键酶的合成，如作用于糖原分解的肝的磷酸化酶，作用于糖原异生的磷酸烯醇丙酮酸羧基激酶（PEPCK），作用于酮体生成作用的肉毒碱酰基转移酶。第二，通过激素的改变诱导酶的活性。高血糖素是新生儿主要的葡萄糖调控激素[147]。当血糖水平降低时，其浓度增高，诱导肝中糖原分解、糖原异生和酮体生成作用的酶的活性。胰岛素的葡萄糖调控作用在新生儿还不清楚，而且可能与成人存在很大不同（见下文）。在大多数新生儿中，胰岛素对正常的血糖稳态无影响，但是在一些极端的病例中（见下文），高胰岛素浓度可能会导致低血糖。最后，与其他激素不同，儿茶酚胺、氢化可的松、甲状腺激素和生长激素等激素，是健康新生儿禁食-喂养循环中重要的调节因子，但在罕见的垂体功能减退症或氢化可的松缺乏症病例中（见下文）可出现新生儿低血糖，这说明维持正常的血糖水平，仅需极低的基础水平。

最后，从胎儿到新生儿代谢的改变必须考虑到胃肠道的适应能力。可能是肠内喂养触发胃肠道调节肽和激素的分泌，反过来则进一步诱导消化道适应性特征的形成，即消化道的发育、黏膜的分化、运动活性的诱导及消化和吸收的建立[13,100]。

新生儿和成人代谢的不同之处

很明显新生儿并不遵循与成人相同的代谢规律。奶类喂养的新生儿生成和利用酮体的程度，在成人仅发生于长期禁食后，因此需要机制来解释这种情况。除了葡萄糖和酮体外，还有诸如乳酸等其他能源可被利用。胰岛素在新生儿中调节血糖的作用比在成人中弱，与成人相比，胰岛素释放所引起血糖的变化是迟钝和延迟的，这可能与终末器官对其作用的敏感度有关[83]。事实上，健康新生儿胰岛素-血糖的关系，与旧观点相比存在显著区别[67,69]。因此，进行新生儿葡萄糖调控受损的研究时，必须参考健康婴儿的数据，而不是将新生儿的能源和激素间的浓度以及相互关系与成人的数据进行比较。而且，不应该只考虑葡萄糖，还应提供其他能源的数据。

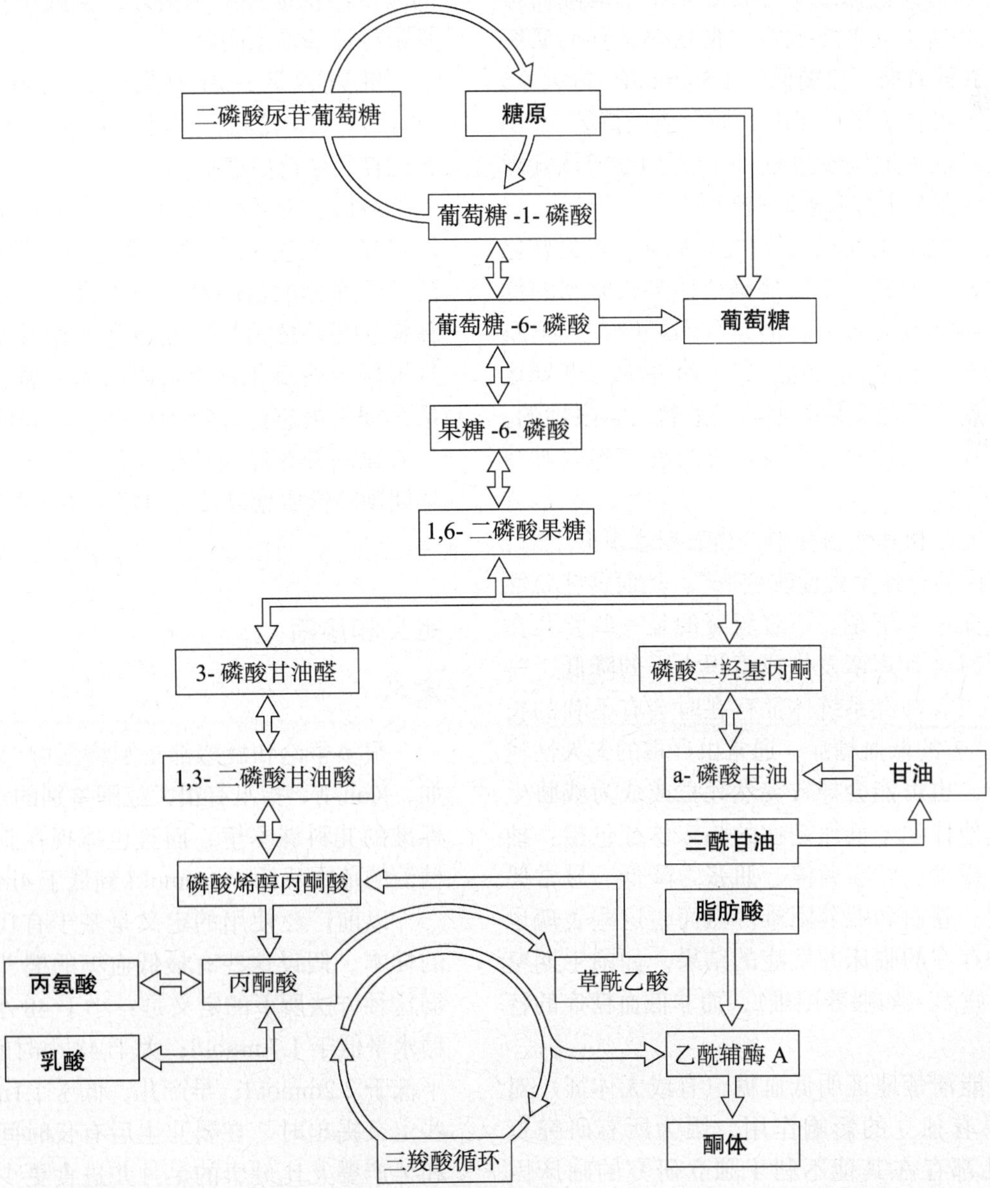

图35.1 糖原异生（在葡萄糖-6-磷酸之后）、糖原合成（在葡萄糖-6-磷酸之前）和糖原分解中的代谢途径。半乳糖在葡萄糖-6-磷酸之前加入该途径。

低血糖症

临床意义

关于新生儿低血糖症临床意义的争论反映在它的定义上[33]。无论是自发的或是对喂养的反应，几乎在所有的健康足月婴儿中，血糖水平在生后很快下降，但在几小时后上升[72,124,149]。当出现短暂的血糖水平降低时，不能就认为具有临床意义，如果都这样认为，那么很多婴儿将被送进新生儿病房进行治疗。

尚无研究表明低血糖或急性神经系统功能障碍持续多久会对人类新生儿产生危害，但在对猕猴的研究中提示：新生猴低血糖（血糖低于 1.5mmol/l）持续 6.5 小时期对远期无可被论证的影响，而低血糖持续 10 小时会出现‘激发性和适应性问题’，但无运动或认知障碍，这些检测均在 8 个月月龄时进行[129]。

由于缺乏人类新生儿以及不同个体间，有关恶化因素和保护机制的资料，不能准确评估多长时间的低血糖对人类新生儿是有害的，但是我们怀疑在人类新生儿风险人群中，长时间（至少 12～24 小时）会导致神经系统后遗症，而低血糖时期若是短暂、自限性的，且不伴有临床体征或同时存在临床并发症，那么对神经系统无影响[33]。

在人类新生儿和其他物种中，当血糖水平低下时，会出现神经系统的急性生理性改变[91,159]。然而这些急性改变的长期意义还不清楚。不容置疑的是一些婴儿在血糖水平低下时会有痉挛发作或意识水平的降低，一些作者描述了当有神经系统体征存在时会有不利的长期结果[60,131]。严重的低血糖症，通常由严重的先天性代谢性疾病所致，也可能会导致突然死亡或成为威胁生命的事件。其他伴随于低血糖症的临床体征包括：抽搐、易激惹、颤动、呼吸暂停、肌张力降低、异常哭泣、呼吸急促、苍白和喂养困难。然而，这些表现也被看做是同时存在的临床并发症的结果，如围生期窒息或低血糖的原因（如喂养困难），而非低血糖症的特定效应。

尚无研究能清楚地证明低血糖（有或无体征）对神经发育结果有独立的影响作用，因为所有研究资料中，新生儿都存在其他不利于独立研究的临床因素[33,39,65]。同样也缺乏有关新生儿低血糖症的组织病理学和神经放射学改变的信息，而且过去研究报告中的观点存在冲突。然而有证据表明严重而持续的低血糖与暂时性和持续性的大脑结构改变有关[8,12,15,17,61,86,87,115,144]。灰质损害是最常被报道的损害，但是无连续性描述新生儿发生低血糖后大脑损伤的特征性改变的报道。

动物研究显示当存在结构改变时，神经毒性因素引起树突消失，表现出分布特征，同时假设神经兴奋性的传递物质，如谷氨酸，在低血糖时堆积，它们作用于神经元的 NMDA 受体，导致去极化和细胞损害[12]。

低血糖更可能在其他损伤之后立即出现或同时发生，如缺血缺氧症。对于有多系统问题的婴儿（如早产儿或窒息婴儿），所有可能引起神经系统损伤的原因都应该尽快地预防和治疗，实践中低血糖的预防通常是最容易的临床问题。

健康的足月新生儿，甚至是一些小于胎龄儿（SGA），很可能通过酮体的代谢来防御低血糖水平引起的神经系统后遗症[45,49,65]。

最后，对于母亲和孩子，低血糖的影响和治疗必须考虑。新生儿早期阶段是一个情感上敏感的时期，而且低血糖的诊断对于父母会产生或加重焦虑。用静脉输注葡萄糖治疗婴儿通常会把母亲和孩子分离，而且可能会使婴儿感受到创伤和疼痛。建立母乳喂养关系必须不被忘记，特别是有证据表明母乳喂养和避免公式化的补充能增加生酮作用[49,53,64]。因此，重点应该早期预防低血糖以及在治疗中不把母亲和孩子分离[63]。

定义和诊断

定义

很多争论和疑惑都是围绕低血糖症的定义[33,92]。例如，Koh 等[92]指出有很大范围差别的定义不仅是出现在标准的儿科课本里，而且也体现在新生儿专家中，血糖值的范围从低于 1mmol/l 到低于 4mmol/l。

以前广泛使用的定义是基于有代表性的新生婴儿的样本，假设这些有最低血糖的婴儿是不正常的。根据这种方法所下的定义是：小于 48 小时的足月儿，血糖水平低于 1.7mmol/l；大于 48 小时的足月儿，血糖水平低于 2.2mmol/l；早产儿，低于 1.1mmol/l。然而，这些定义提出时，在婴儿生后有长时间的饥饿以及小的和早产婴儿比健康的足月儿进食更少的奶，那个时期是与现在不同的。因此，不奇怪很多婴儿在生后的第一天存在低血糖水平。婴儿的早期喂养与出生后血糖浓度立即很快的上升是相关的（图 35.2）[13,149]。幸运的是，这种长期的观念——早产儿的脑对低血糖的耐受比那些足月儿强，目前已经很少被广泛接受[92]。

随后，这种标准性的定义受到挑战，而‘实用性’的定义被提出，即“机体的功能处于什么样的血糖水平，特别是对于脑的影响?”不可能通过出现症状时的血糖水平定义低血糖，因为与成人和大孩子不同，婴儿不能表述症状，而且当出现新生儿大脑损伤的临床表现时，血糖水平已经降到非常低了，存在脑损害可能是持久的危险。不容置疑的是，出现临床体征（如颤抖或昏迷）的任何时期的血糖浓度都是非常低的，应忽略它的数值，而必须进行治疗。事实上，在静脉输入葡萄糖后临床体征快速消退，可确认急性大脑功能障碍是由低血糖引起的。

只有两项研究探讨了无明显临床症状的新生儿的安全血糖浓度[91,101]。对极低出生体重（VLBW）早产儿神经系统发育的随访研究中，Lucas 等[101]发现新生儿血糖浓度低于 2.6mmol/l 持续 3 天以上与神经系统发育的不良结果相关。Koh 等[91]所做的一项神经生理研究中，一组五名不同体重和胎龄的新生儿，血糖浓度高于 2.6mmol/l 的孩子没有一个出现异常的感觉诱发脑干电位（SEP）。在有低血糖症状和无低血糖症状的研究对象中，出现异常 SEP 的血糖阈值没有差别。因此，这两项研究表明血糖水平低于 2.6mmol/l 会伴发急性和持续性脑功能异常，而血糖水平高于这个值可以认为是安全的。然而，研究对象不能代表所有新生儿，

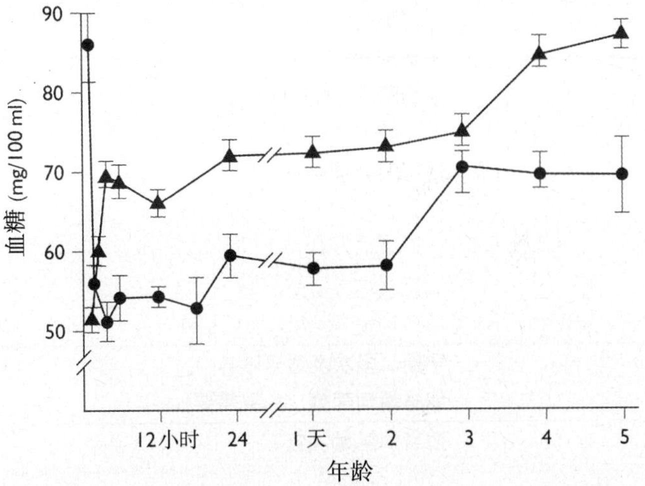

图35.2 足月儿的血糖水平（平均数±SE），比较 1965 年和 1986 年在生后第一天发展模式的改变（cirles，Cornblath&Reisner[34]；triangles,Srinivasan et al[149]）。mg/100ml 转换为 mmol/l，需除以 18。

而且这些资料不能沿用到其他新生儿组中。没有把新生儿血糖影响作为独立风险组的研究，而这种研究能有效地控制其他新生儿期并发症的影响。

另一个以前没有强调的因素是，当血糖水平低时，婴儿启动保护性代谢反应的能力各不相同。事实上，有证据表明新生儿大脑对糖的利用较以后月份中低，且必须考虑能源转换的作用[88]。例如，新生儿对在低血糖情况下，生成酮体能力不同的问题近期日益受到关注。在生后最初 3 天内，低血糖浓度（小于 2.6mmol/l）在健康的适于胎龄儿（AGA）和小于胎龄(SGA）中是常见的，特别是在那些母乳喂养的孩子中。这些孩子在血糖浓度低时，有高的酮体水平，而且这很可能保护他们不发生神经系统后遗症[49,72,156]。因此，对处于低血糖水平的孩子做出病理性诊断是不合适的。然而，其他组群的婴儿，如早产、宫内发育迟缓（IUGR）、窒息或高胰岛素血症，可能存在生酮作用损害；在这些孩子中，循环血糖浓度更能反映临床症状和低血糖，一旦发生，应立即诊断，并给予有效治疗[33,70~72,74]。当确认血糖水平正常时，应考虑其他会加重新生儿神经损伤的并发症，如窒息、酸中毒、高胆红素血症和红细胞增多症。

理想的低血糖症定义应该包括考虑到最低安全水平时的血糖浓度、在造成伤害前低血糖水平持续的时间、临床体征的表现、研究的婴儿组，以及有关可获得的替代能源、样本条件和分析方法的考虑。大多数标准在之前的研究和出版物中都没有恰当的记载。这些资料的缺乏使得一些临床医师提出了实用性的定义，是基于治疗的阈值而不是把低血糖作为一个单独的数字名词进行定义[33]。他们建议，对于那些在低血糖时产生酮体的能力低下而且存在发生神经系统后遗症危险的婴儿（表 35.1），如果连续两次血糖水平低于 2mmol/l（用快速分析法进行检测）或单次血糖水平低于 1mmol/l，那么应考虑开始有关升高血糖的干预。对于同时存在临床并发症的婴儿，应该非常严格而谨慎地开始这种治疗。无论血糖浓度多少，但神经系统症状与低血糖水平相关的事实，应推动确切的低血糖诊断标准及其潜在病因的建立，并及时进行治疗。

诊断

血糖水平的准确测量对于低血糖的诊断是至关重要的。众所周知，普遍运用于新生儿病房和产房的血

表 35.1 低血糖症的代谢机制
葡萄糖利用增加
高胰岛素血症
葡萄糖供应不足
糖原异生作用的前体缺乏
糖原合成和糖原异生的酶活性降低
血糖调节激素的不平衡

糖试剂条，对于诊断并不完全可靠[33,89,105,127]。因此，如果将这些试剂条运用于新生儿筛查，那么所有低值都应通过快速检测来进行确认。这些标本应快速地进行分析，因为血糖水平会随着时间的延长而降低，即使是置于氟化试管中[84]。通过放置于新生儿病房实验室中的血糖分析仪，可以方便地进行精确分析。通常取全血标本，因为血浆标本的血糖水平较全血中的高 13%～18%。为了安全，除了红细胞增多症外，用全血进行准确的血糖检测不会低估低血糖的严重程度。

令人感兴趣的是，经皮下微量分析检测葡萄糖的新技术应值得关注，因为它能减少静脉穿刺和脚跟采血的需要[19]。但是，应用这种技术进行葡萄糖检测的临床意义和可靠性尚未得到充分评估。

除了诊断低血糖，还应确定潜在的病因。这通常是源于对产科病史或临床检查的自我推断，但如果不是这种情况，虽经治疗，但仍出现严重且持续的低血糖，必须进行进一步的检查，来确认罕见但严重的先天性代谢异常或激素缺乏（表 35.2）。由于这些在低血糖时进行的试验极具价值，因此在这个时期和过程中取得必要的血和尿标本是重要的，如果不在实验室工作时间内，必要时应储存标本。每一个病房都应制定一套合适的策略，用以联络地方和地区的专业实验人员。

表35.2 存在低血糖神经系统后遗症风险的婴儿

风险组群	机制	处理
早产（≤36 周）	基质储存量少 对激素和酶的反应不成熟 液体/能量的限制 喂养困难	早期、多次及足量的喂养 静脉输葡萄糖（如果需要）
宫内发育迟缓（出生体重小于第 3 百分位数或临床上消瘦的）	基质储存量少 对激素和酶的反应不成熟 喂养困难	早期、多次及足量的喂养 静脉输葡萄糖（如果需要） 肌注/静脉输注胰高血糖素
糖尿病母亲的婴儿（出生前控制不佳） Beckwith–Wiedemann 综合征 猕猴溶血性疾病	高胰岛素血症	早期、多次及足量的喂养 静脉输葡萄糖（如果需要） 二氮嗪 生长抑素
胰岛细胞功能失调综合征 胰岛细胞腺瘤	高胰岛素血症	胰切除术/腺瘤切除术
围生期窒息（需要收治于 NNU）	基质储存量少 应激反应的“衰竭” 高胰岛素血症 液体/能量的限制 喂养困难	适当的能量供应
母亲使用 β 受体阻滞剂	儿茶酚胺应答受抑制	早期、多次及适当喂养 静脉输葡萄糖（如果需要）
败血症	反调控酶的抑制 液体/能量的限制 喂养困难	适当的能量供应
先天性代谢性疾病	糖原分解、糖原异生或脂肪酸 β 氧化等的酶缺乏	调查研究 适当的能量供应

新生儿低血糖症的发病率

自从低血糖风险被初次证实以来，临床实践工作已经改变了它的范围和程度，再加上围绕定义存在的争论，因此很难明确风险组群中低血糖的发病率。例如，采用 Cornblath 提出的定义，足月儿中发病率范围是 5%～7.9%，早产儿中为 3.2%～15%[35,54,72,77]。应用近期建议的血糖浓度（2.6mmol/l），Lucas 等[101]报道的发病率是 67%，而更近的一项关于临床上情况稳定的、适于胎龄的足月儿和早产儿的研究报道中，发病率分别是 10%和 4%[72]。在最近的研究报道中[72]早产儿发病率较低，反映了临床医师已经逐渐弃用既往有关低血糖的定义，更关注于在早产儿中维持较高的血糖水平。在健康的、适于胎龄的足月儿人群中，低血糖的发病率并不一定与临床上保护性生酮反应有关，但在风险组群中，应开展低血糖症的早期监护和预防工作，以减少其发生率。

机制和风险组群

低血糖症可继发于葡萄糖利用增加、内源性或外源性葡萄糖的不适当供应，或两者并存（见表 35.1）。

葡萄糖利用的增加

葡萄糖过度利用的最常见原因是新生儿高胰岛素血症。高胰岛素血症可通过高特异性的胰岛素检测法测定血浆胰岛素浓度来确诊，参考正常新生儿的血糖-胰岛素关系（图 34.3）来解释其结果[66,69]。临床特征是维持正常的血糖水平所需的葡萄糖量增多，通常新生儿需要量达 4～6mg/(kg·min)，而婴儿的需要量可能更大（图 35.4）。对可疑的高胰岛素血症的调查研究证实，在低血糖期间脂肪酸和酮体浓度较低，但是这种特征并非高胰岛素血症特有，因为一些患儿并非高胰岛素血症，如一些早产儿或宫内发育迟缓婴儿，也存在脂肪分解和生酮反应低下的现象。

自限性高胰岛素血症

高胰岛素血症可能是一种暂时现象，见于当婴儿从控制不良的糖尿病母亲那里获得过多的糖（第 22 章）；出生前给予噻嗪类利尿剂或在分娩时母亲输注葡萄糖；婴儿在突然停止输注葡萄糖的短暂时期内，给予葡萄糖饱和量之后；或者当葡萄糖通过脐动脉导管输注，导管头端靠近腹腔干时[99,132]。猕猴溶血性疾病和

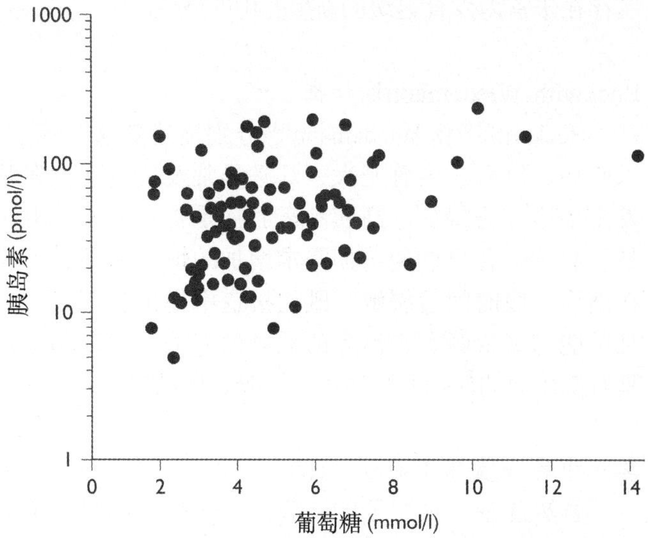

图35.3 在早产新生儿中胰岛素-葡萄糖的关联，胰岛素浓度的测定采用的是高特异性的免疫放射测定法。（摘自 Hawdon 等[69]。）

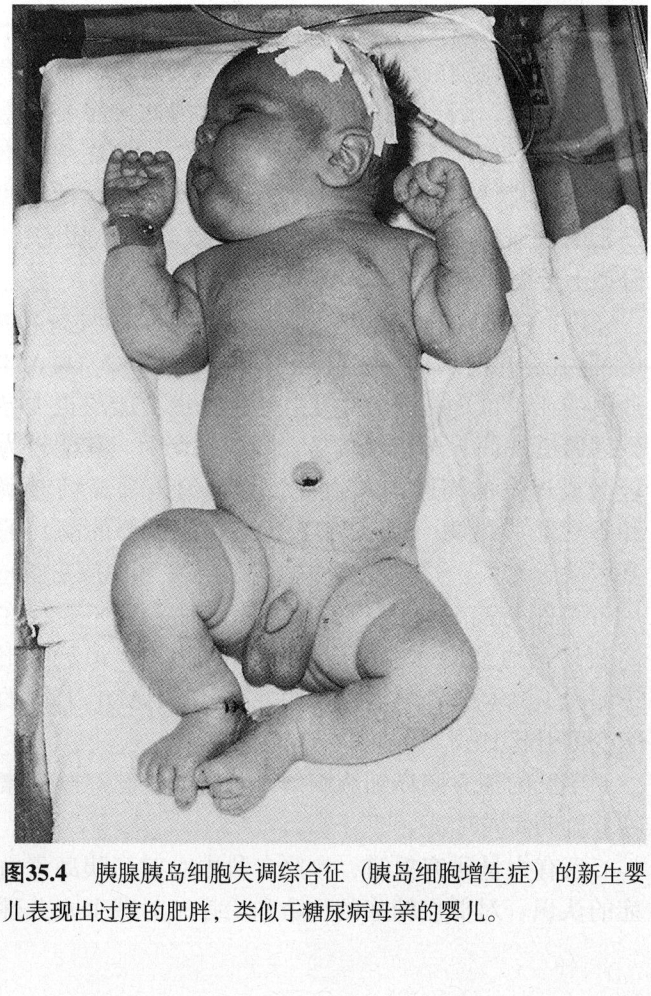

图35.4 胰腺胰岛细胞失调综合征（胰岛细胞增生症）的新生婴儿表现出过度的肥胖，类似于糖尿病母亲的婴儿。

围生期窒息也与胎儿和婴儿暂时性的高胰岛素血症有关，虽然其病因学尚不明确[30,70,113]。有学者提出高胰岛素血症与宫内发育迟缓引起的低血糖症有关，但同时正常的胰岛素-血糖关系（新生儿参考数据），也被证实存在于宫内发育迟缓的新生儿中[31,66,67,74]。

Beckwith-Wiedemann综合征

Beckwith[20]和 Wiedemann[162]分别描述的这一疾病，以脐疝、巨舌、内脏肥大、耳垂异常及远期恶性肿瘤发生率增加为特征。高胰岛素血症是常见的，但并不是引起新生儿早期葡萄糖需求增加的恒定原因，通常在出生一段时间后缓解。既往报道中提出长期发育困难可能与未诊断和未治疗的低血糖有关，可以预见的是对低血糖的认识和预防可以改善远期结果。

婴儿中的高胰岛素血症（HI）

虽然这是一种罕见的疾病，但却是引起婴儿期和儿童期反复和持久低血糖的最常见原因[79]。这种疾病常与巨大儿有关，而且总是存在极端的高胰岛素血症和葡萄糖需要量增大。这种情况在新生儿期可能是自限性的，但是更常见的是可延长至新生儿期以后。由于不存在对低血糖的保护性生酮反应，所以经常有神经系统的体征，脑损伤的危险性极高。因此常需要紧急治疗（见下文）。许多描述性的术语，如“胰岛细胞增生症”、“胰岛细胞失调综合征”或“婴儿持续性高胰岛素的低血糖症”被用于这一疾病上。目前，组织学分型上分为弥漫型和局灶型[126]。

以下的数种病理类型已经被阐明[51,136]。30%～40%的持续性 HI 的病例存在编码 SUR1 和 KIR6.2（K^+ATP 通道的亚单位）基因的突变。这种通道功能的丧失导致钙通道失调，可出现胰岛素释放失调[57]。其他较为轻微或迟发的高胰岛素血症，是与编码葡萄糖激酶和谷氨酸脱氢酶（对 K^+ATP 通道功能重要的酶）的基因缺乏有关。这些类型被称为 HI-GK 和 HI-GLUD。后者可能与高氨血症有关，无论何时，当怀疑存在高胰岛素血症时，都应检测血氨水平[47,136]。最近有报道编码 1-3- 羟基乙酰辅酶 A 脱氢酶（SCHAD）基因的突变可引起 HI[28]。

罕见的孤立胰岛细胞腺瘤，可与新生儿高胰岛素性低血糖症同时发生[141]。

已有大量研究报道，参照专科中心对高胰岛素血症的认识、对低血糖症的预防和治疗、对减少永久性神经系统损害的发生率至关重要[82,108,109,142]。

“亮氨酸过敏的低血糖症”

这是以前已被描述的特殊个体，但是摄入亮氨酸后表现出的低血糖可能提示有潜在的高胰岛素血症，应给予进一步的实验室检查和治疗[169]。

葡萄糖供应不足

低血糖最常见的原因是由于血液中葡萄糖供给不足。在肠内喂养的婴儿中，所有循环中的葡萄糖是由对糖的吸收和转变或由糖原分解和糖原异生所提供，在部分孩子中可能是由静脉输注葡萄糖提供。所以，如果婴儿不能在血糖水平下降时，产生糖原分解或糖原异生的反应时，就会发生低血糖。下面三种机制可能是葡萄糖产生不足的原因：

- *糖原异生前体供应的降低*。糖原分解和糖原异生受糖原供应的限制，糖原异生前体或能量是由脂肪酸氧化所提供。这可能发生于早产后宫内发育迟缓的婴儿、母亲酗酒的婴儿或围生期缺氧缺血的婴儿，或出生后物质摄入不足的婴儿[119,120,134,139]。
- *糖原分解和糖原异生的酶活性降低*。可能会有如前所述关键酶的合成和活性缺乏。这可能由特殊的先天性代谢疾病所致，在这种病例中低血糖通常极其严重，而且是反复或持续存在的，或存在广泛性酶的不成熟，如在早产儿中。在这些病例中婴儿对出生后反相调节激素的波动作用具有抵抗性。最后，酶的活性被获得性疾病所抑制，如围生期的细菌感染。糖原异生的缺乏也可能是先天性心脏病和寒冷刺激等病例并发低血糖的原因[76,104]。
- *反相调节激素反应受损*。这将导致无法激活糖原分解和糖原异生所需的酶。高胰岛素血症在葡萄糖利用增加中有双重机制（见上文），同时反相调节激素的释放被抑制。在这种情况下，高胰岛素血症抑制了糖原分解、糖原异生和脂肪分解。反相调节激素释放的缺乏在以下情况中可引起低血糖：早产和宫内发育迟缓的孩子、母亲在怀孕期间服用 β 受体阻滞剂[114,119]。最后，还有罕见的持续性的疾病可引起反相调节激素不足，例如，视隔发育不良和先天性垂体功能减退症中生长激素和氢化可的松水平低下，以及在肾上腺皮质激素缺乏中糖皮质激素水平低下[37,55,98]。

总之，婴儿发生低血糖的机制多样，而且多种因素比单一的因素更多见（见表35.2）。对于宫内发育迟缓的婴儿更适用，有许多因素会引起出生后糖原分解和糖原异生的缺乏。动物和临床研究表明宫内发育迟缓会降低大脑代谢所需能量转换的能力[44,71,74]。然而另一个临床研究表明许多宫内发育迟缓的孩子会产生生酮反应，因此有人指出给予这类孩子过度的配方奶补充，是引起反应抑制的原因所在[49]。重要的是要注意不是所有宫内发育迟缓的婴儿都会是小于胎龄儿（第10章），确诊"消瘦"新生儿所进行的临床检查是非常重要的。另一方面，不是所有的小于胎龄儿都是由胎盘供应不足所致，他们可能是天生的小，而且生后无需经历代谢适应问题。早期确诊高危新生儿和对低血糖机制的认识，对于疾病的诊断和治疗是至关重要。

新生儿低血糖的预防和处理（表35.3）

正常婴儿

根据以上描述，健康、足月的适于胎龄新生儿常在生后最初的2～3天存在低血糖浓度，但是这种情况被认为受到作为替代能量的酮体和乳酸的保护。因此，目前欧洲和北美，人们认识到在这一人群中，进行常规的血糖检测，把低血糖作为病理性现象或开始侵入性的治疗，干扰母乳喂养的建立等措施是不合适的[33,52,63,116]。因为健康婴儿具有反相调节的能力，不能成功建立母乳喂养，就相当于可能存在过度的体重下降（超过出生体重的10%）、脱水、黄疸以及临床出现明显的低血糖症状。因此，对母乳喂养的建议和干涉，不应仅基于血糖水平，而是应根据对孩子全面评估的结果，如果存在临床担忧，则应进行血糖水平的检测。助产士和医师必须警惕存在其他疾病的可能性，例如感染或更罕见的先天性代谢异常，这些疾病会存在低血糖的神经系统体征，应进行特异性的实验室检查（表35.4）。

高危婴儿（见表35.2）

根据实际需要，下面的讨论仅着重于存在低血糖引起神经系统后遗症危险的婴儿（见表35.2）。对于这些婴儿，最好能早期预见低血糖，因此第一步是要确诊他们。虽然这在有些病例中是容易的（如早产儿），对于其他病例来说，临床观察极其重要（例如，鉴别出消瘦貌的发育迟缓的新生儿，他们并不一定是低出生体重儿）。

表35.3 Roberton新生儿学教科书，第4版

1. 鉴别高危婴儿（见表38.2）	
2. 早期能量的供应（出生1小时内）：	
如果计划进行肠内喂养：	*如果肠内喂养是禁忌的：*
如果母亲原意，进行母乳喂养	静脉输注10%葡萄糖至少3 ml/(kg·h)
鼓励袋鼠式看护及不限制和乳房的接近	
如果不是母乳喂养，配方奶喂养是12 ml/kg	
最小喂养间隔为3小时	
3. 血糖监测：	
喂养前检测	
在第二次喂养前，根据进程决定检测频率（在第一个48小时内至少4～6小时一次）	
精确的方法或试剂条检测<3.0 mmol/l时，采用精确的方法确诊	
当2次数值至少在2.0 mmol/l（高胰岛素血症在3.0 mmol/l）时停止检测	
如果能量摄入失败，重新开始检测，如呕吐或孩子情况的改变	
对存在异常临床体征的任何孩子进行血糖检测	

（转下页）

表35.3 Roberton新生儿学教科书，第4版 （接上页）

4. 维持能量的供应：	
如果血糖≥2 mmol/l（高胰岛素血症在 3.0 mmol/l），延长喂养的间隔	
母亲准备母乳喂养：	*母亲准备人工喂养：*
鼓励袋鼠式看护及不限制和乳房的接近	从 100ml/(kg·d) 开始
鼓励母亲挤压乳房	当血糖≥2mmol/l（高胰岛素血症在 3.0mmol/l）要求喂养
在配方奶喂养前给予母乳	
配方奶/挤出的母乳通过喂养管、杯子或奶瓶供给	
量和频率根据血糖检测和临床情况的提示	
当血糖≥2mmol/l（高胰岛素血症在 3.0mmol/l），不再继续	
如果能够耐受，继续奶液喂养，即使已开始静脉输注治疗	
静脉输注治疗：	
逐渐地进行减少，例如，当血糖≥2 mmol/l（高胰岛素血症在 3.0mmol/l）时 1～2ml/h	
快速地重新置换输液器	
5. 至少 2 次随机检测的血糖<2mmol/l，但没有临床体征：	
如果是肠内喂养：	*如果已经应用了 10%的葡萄糖：*
增加喂养的量和频率	增加输注的速度或浓度
如果尽管这样血糖仍旧<2mmol/l，给予静脉输注葡萄糖补充	
如果血糖持续低下，尝试糖原肌注/静注（100μg/kg）	
6. 如果血糖<1.0mmol/l 和/或出现主要的临床体征，如抽搐/昏迷：	
采集标本作精确的血糖检测，但不要等待结果	
如果可能，采集诊断性的激素和代谢标本	
静脉快速注射 10%葡萄糖的负荷量 3ml/kg，如果体征没有缓解可以重复	
进一步尽快地静脉输注葡萄糖，至少 3ml/(kg·h)，根据体征和血糖浓度进行判断	
如果问题出现在输葡萄糖期间及诊断是高胰岛素血症，给予糖原肌注/静注（100μg/kg）	
检查其他的原因，如感染	
收集和冻存下一次尿的标本	
每小时检测一次血糖，直到血糖≥2mmol/l	
7. 如果低血糖是严重的或持续存在：	
根据表 35.4 进行检测	
8. 总结	
奶喂养：给予最大耐受量	
静脉输注葡萄糖：维持血糖≥2mmol/l 的最小量（高胰岛素血症在 3.0mmol/l）	

这些高危婴儿应该进行常规喂养前的血糖监测（开始至少 4～6 小时一次）。此外，对于任何存在神经系统体征的婴儿检测血糖也是必需的，即使不是在风险组中，也应该及时、精确地检测血糖。对高危婴儿进行监测的方案在不同的地区会有所不同，但是我们建议检测应该在第一次喂养前开始，而且喂养前的检测必须持续到婴儿至少出现两次满意的测量结果为止。如果婴儿的临床情况进一步恶化或能量的摄取降低，检测必须再次开始。如果检测是通过试剂条，那么必须通过精确的方法确认低的血糖水平（见上文）。

早期喂养的重要性已经被推崇了好多年[140]。母乳和配方奶都能提供重要的糖原异生的前体和用于 β 氧化的脂肪酸。它们所含的能量来源不同于碳水化合物，较 10%的右旋糖有更高的每毫升焦耳热卡。另外，肠内奶液喂养还可刺激消化道激素的分泌，更易于适应出生后代谢[100]。所有预期能耐受肠内喂养的婴儿都应在出生后尽早地进行奶液喂养，而且之后要多次进行。具备吸吮能力的孩子应该在每次喂养时吸吮乳房（如

表35.4 严重或持续性低血糖的检查所需标本。注意：每一种疾病都是新生儿低血糖的罕见原因

标本	检测	诊断
血	葡萄糖 *	确诊诊断
血	pH*	乳酸酸中毒出现在：
	乳酸 *	葡萄糖-6-磷酸酶缺乏
		果糖-1,6-二磷酸酶缺乏
		丙酮酸羧化酶缺乏
		磷酸烯醇丙酮酸羧基激酶缺乏
		酸中毒出现在氨基酸代谢疾病中
血	中间代谢产物	糖原异生的疾病
血	酮体	脂肪酸 β 氧化的疾病
		(注意：低酮体水平出现在早产、宫内发育迟缓和高胰岛素血症的婴儿)
血浆	脂肪酸	脂肪酸 β 氧化的疾病
血浆	胰岛素⁺	高胰岛素血症
血浆	糖原	单独的激素缺乏或合并其他表现，如视隔发育不良
	儿茶酚胺	
	皮质类固醇	
	生长激素	
血浆/尿	氨基酸	氨基酸代谢疾病
尿	有机酸	脂肪酸 β 氧化的疾病
成纤维细胞/白细胞	酶活性	选择性先天性代谢异常

* 检测仪器可在新生儿病房的实验室中获得。

⁺ 应用特异性的检测和新生儿的参考资料。

果这是母亲的意愿）。配方奶补充的需要量在不同的孩子中是不同的，成功建立母乳喂养可减少补充量，并且根据喂养前血糖的常规监测、孩子的临床情况以及对母乳喂养的评估进行调整。在母乳喂养的孩子中，配方奶的摄入应控制在最小需要量，从而加强母乳喂养，避免对正常代谢适应的抑制[49]。

当完全肠内喂养不能进行时，如极早产儿和病重婴儿，出生后应尽早开始静脉输注葡萄糖。通常，3ml/(kg·h) 的 10%右旋糖 [葡萄糖 5mg/(kg·min)] 可有效预防低血糖，但是在一些病例中（如高胰岛素血症）需要量更大。如果葡萄糖摄入量受到输液量控制的限制，更高浓度的葡萄糖可被应用，而且中心静脉导管也应该被应用，因为这些液体会使外周静脉硬化，如果泄漏会引起组织损伤。

如果在奶液喂养的婴儿中低血糖水平持续存在或伴有临床体征，不管上面提到的检测值是多少，都应该尽可能地增加喂养的量和 / 或次数。如果无法增加喂养，或增加后低血糖仍持续存在，将需要静脉输注葡萄糖。如果婴儿能够耐受奶喂养，那么应该既不停止也不减少奶喂养。最初 10%葡萄糖的输注速度应该是 3ml/(kg·h)[5mg/(kg·min)；表 35.5]，根据多次准确的血糖检测进行调整。如果受液量控制限制了葡萄糖摄入量，那么应给予更高浓度的葡萄糖（见表 35.5）。如果即使静脉输了葡萄糖，低血糖仍然持续存在，很重要的一点是要检查输液部位和输液仪器，以确认葡萄糖的输送。如液滴泄漏应该迅速更换部位。应避免给予负荷量的浓缩葡萄糖，因为有发生低血糖反跳和脑水肿的危险[133]；如果需要给予负荷量（例如，如果存在低血糖的神经系统体征），那么应该用 10%右旋糖（3～5ml/kg），缓慢推注，而且之后跟着输注液体。应缓慢减慢输液速度。在高胰岛素血症的病例中，如果存在建立静脉输液上的延迟（见下文），肌内注射（i.m.）糖原可对血糖产生暂时影响。

表35.5 葡萄糖输注速度换算表，从ml/(kg·24h)到mg/(kg·min)，根据葡萄糖液的浓度

输注速度		葡萄糖液浓度 mg/(kg·min)			
ml/(kg·24h)	ml/(kg·h)	4%	10%	15%	20%
60	2.5	1.7	4.2	6.2	8.4
72	3.0	2.0	5.0	7.5	10.0
80	3.3	2.2	5.6	8.3	11.2
100	4.2	2.8	6.9	10.4	13.8
120	5.0	3.3	8.3	12.5	16.6
150	6.3	4.2	10.4	15.6	20.8
180	7.5	5.0	12.5	18.7	25.0
200	8.3	5.6	13.9	20.8	27.8

特殊的治疗

高胰岛素血症

需要再次强调的是当高胰岛素血症为非自限性的，需要或抵抗极高速率的葡萄糖输注，应转诊至专业中心治疗[14]。下面提及的治疗要点，非专业单位实施时需在专业单位的指导下进行，作为转诊前的维持治疗。当同时存在肥厚性心肌病变时，必须考虑到突发性心力衰竭的危险。

葡萄糖的供给应该被规定为能维持血糖水平大于3mmol/l，为了保证足够的输入速度，早期放置脐静脉导管或中心静脉管是必要的。如果在快速输入葡萄糖的情况下，仍然存在低血糖，那么可以给予二氮嗪[10～20mg/(kg·d)]，它可抑制胰腺胰岛素的释放。可经肠道给药（引自 Idis World Medicines）。如果每天使用7～10mg/kg 的氯噻嗪，疗效满意，它可具有升血糖的作用，且可预防二氮嗪引起的液体潴留。在持续性高胰岛素血症的病例中，对二氮嗪的反应不尽相同，HI-GK 和 HI-GLUD 患儿的反应最佳。

定义高胰岛素血症的分子基础的工作表明，一些病例对钙通道阻止剂硝苯地平有反应[18,136]。

生长抑素类似物（奥曲肽，善得定），以每天10μg/kg 的剂量，经静脉或皮下注射，同样可抑制胰岛素的释放[14]。然而，可能逐渐形成耐药性，且可能影响其他相关激素的分泌；由于后者的存在，应以1μg/（kg·h)的剂量同时补充糖原[73]。

糖原[200μg/kg 饱和量静脉输注或肌注，或 5～10μg/(kg·h)输注]，通过糖原分解作用，会对血糖产生暂时的影响，单独给予可作为有效的维持手段，例如补充注射葡萄糖时。然而，长期应用具有局限性，因为糖原会进一步刺激胰岛素的分泌。

在一些新生儿高胰岛素血症病例中，95%的病例需行胰腺切除术，因此治疗应该转诊至地区性的新生儿外科中心。有些治疗小组应用胰腺导管插入术，通过术中组织学和生化学的研究，来确定胰腺中局部胰岛细胞增生的部位，从而减少胰腺的切除[46,48]。

宫内发育迟缓

当低血糖继发于宫内发育迟缓时，糖原的潜在作用是一个焦点。当给予药理学剂量（30～200 μg/kg），它的作用机制是模拟出生后糖原激增，同时“启动”糖原异生的相关酶[68,107]。因此，它是静脉输注葡萄糖的一项有效的辅助治疗，且经进一步的评价，被证实是静脉输注葡萄糖的一种替代治疗。

肾上腺皮质的缺乏

虽然肠外应用氢化可的松治疗不同病因的低血糖症已经多年，但它的应用仅仅是氢化可的松缺乏的替代治疗。

先天性代谢异常

罕见的先天性代谢异常的治疗，按诊断不同而不尽相同，这超出了本章的范围。总体上，治疗以提供足够的热量、预防低血糖和分解代谢为目的。

发展中国家的新生儿低血糖症

在发展中国家，发育迟缓、低体温、喂养延迟、母亲的营养问题都是低血糖症发生的危险因素[165,166]。

然而，在任何发展中国家，罕有已发表的关于低血糖症发病率的资料，而且因在定义、人群、产房情况、时间和技术方法上存在的不同，阻碍了与发达国家资料的比较。一项在尼泊尔的研究显示，应用血糖测试条检测显示，有38%的新生儿在生后最初3天内出现血糖低于2.6mmol/l；而与之相比，在英国纽卡斯尔，同样年龄新生儿的检出率是18%[9,72]。尚不清楚的是，在如此情况下出生的婴儿，在低血糖情况下是否存在低血酮症，而如果宫内发育迟缓呈高发生率时，应考虑到这些婴儿易受低血糖症潜在后遗症的影响。一项在尼泊尔加德满都对578名新生儿的近期研究中表明，低血糖在发展中国家更常见，除非所有的能源供给都减少，一般不引起临床问题[36,123]。一些"教科书"中的危险因素，如低体温，一旦控制了混杂因素后即消失。早期喂养减少了第2个12小时内中等程度低血糖发生的危险。一些小于胎龄儿和过期产的婴儿，在早期新生儿低血糖时，反相调节的生酮作用增强，但低体温、男性和婴儿低甲状腺素（T_4）与出生后反相调节受损有关。低血糖婴儿替代能源的水平往往较低，无论是由于能量供应不足或是消耗增加。

因此，把这章中所提及的指导原则应用于发展中国家出生的婴儿是不合适的，而特异性的检测对于减少新生儿低血糖的风险是有必要的。例如，自1992年起，由联合国儿童基金会创办的婴儿友好医院在改变产科医院文化上取得了巨大成功，因此早期母乳喂养得到了推广，改进医院设施和常规流程以保证母婴间持续性的接触[59]。另外，婴儿出生前和出生后的健康教育、早期吸吮以及促进母乳喂养、婴儿襁褓、早期母乳喂养或皮肤与皮肤间的接触可降低低体温和低血糖的风险[157]。

在发展中国家，新生儿死亡率占所有婴儿死亡的50%～60% [11]。新生儿低血糖（胎儿营养不良所致）、出生时窒息、出生后低体温或感染，可能是一些目前无法预期的新生儿死亡的原因。

总结

预防和治疗低血糖症可通过肠内或肠外给予充足的能量。事实上，很多低血糖的病因是医源性的，由于不能确保高危婴儿充足热量的摄入，或是不能给予液体受限的孩子充足的葡萄糖所致。纠正这些不足通常是绰绰有余的，而且仅有少数病例需要附加治疗。

新生儿低血糖症是一种常见的、通常可预防的情况。对其快速地认知、预防和治疗，在降低令人担忧但尚不确定的神经系统后遗症的风险中至关重要。

高血糖症

对新生儿高血糖症的认识已经有一个多世纪了[90]，而在此期间，很明显，它代表了数种不同种类的临床情况。如同低血糖症，在定义、临床意义和治疗上仍存在许多不确定。

新生儿糖尿病

经典的糖尿病被描述为在新生儿期出现首次表现。由一个英国儿科监督机构进行的研究，关注这一疾病的遗传因素，他们的研究结果提供了令人激动的数据[137,153,154]。这种情况相当罕见（1∶500 000）[138]。早期的报道提示这一疾病通常是暂时的，特征性地发生在小于胎龄儿出生后的最初6周内，而且表现为非常高的血糖水平、低血浆胰岛素浓度、脱水、发热和即使合理喂养生长发育仍落后[78,80,122]。胰岛素治疗（如果需要）的平均时间是69天，仅需暂时性的治疗，很少有婴儿被认为以后会发展为永久性的糖尿病[35]。更多近期发表的关于新生儿糖尿病的病例报道，已证实其主要发生在小于胎龄儿中。然而，他们发现46%的病例在新生儿期发展为永久性的糖尿病，23%的病例在儿童期或青春期发展为永久性的糖尿病，而31%的病例可于新生儿期缓解。10个病例有共存临床疾病，而且6个家庭中有不止一个成员患病（包括两对双胞胎）[138,161]。

新生儿自限性高血糖症

新生儿高血糖症通常更常见的为一种暂时性疾病，它能自然地消失，且与经典糖尿病几乎无相同的特点。暂时性高血糖症发生率的增加，平行于极低出生体重儿存活率的增加以及在这些孩子中早期应用胃肠外营养及皮质类固醇治疗[96]。接下来的部分所提及的是最常见的一种情况，小婴儿或生病婴儿中的暂时性高血糖症。

临床意义

非常重要的是要记住新生儿的高血糖症可能是严重的潜在原发疾病的一种表现，譬如感染。然而，目前仍然不知道是否高血糖症本身会使新生儿处于更大的危险中。不同于成人胰岛素的缺乏，高血糖的新生儿不会发展为酮症或代谢性酸中毒[56]。存在的危险是糖尿和渗透性利尿所引起液体和电解质的不平衡，伴有脱水，而且这种失调本身在发展为高血糖的婴儿组中是常见的，但是大样本量婴儿的研究表明渗透性利尿并不是新生儿高血糖症的不变结果[42,125,150]。同时被关注的还有血液渗透性的改变和液体的转移可能引起的大脑损伤。然而，大脑病理学和神经发育的不良结果从未被阐明是高血糖的直接结果，且血糖水平需高于20mmol/l才会产生明显的渗透作用[10,38,50,112]。

如上所述，新生儿高血糖的临床重要性在于它可能是一种严重的原发疾病的预兆。一旦这种疾病被排除或得到治疗，没有证据表明，继发于血糖调节不成熟或摄入葡萄糖过多且与渗透性利尿剂无关的自限性高血糖，在血糖水平低于20mmol/l时会产生不良影响。

定义和诊断

目前新生儿高血糖的定义尚未建立，但是血糖水平高于7mmol/l通常被认为偏高。但新生儿的“安全”血糖浓度的高限目前仍是未知（见下文），而且如同低血糖症，在高血糖的诊断和治疗上，新生儿专科医生们也存在很大的不同。

血糖试剂条的应用在诊断高血糖时比诊断低血糖更有意义，因为试剂条在高血糖水平时更为可靠，而且0.5～1.0 mmol/l的误差在高血糖的临床关联性中意义不大。然而，临床医师应该尽快采用实验室检测来确认诊断。对尿糖的监测也同样有效，但是应该记住的是新生儿，特别是早产儿的肾糖阈值低，而且葡萄糖的排泌分数差异很大，所以糖尿甚至可以出现在正常血糖水平时[163]。

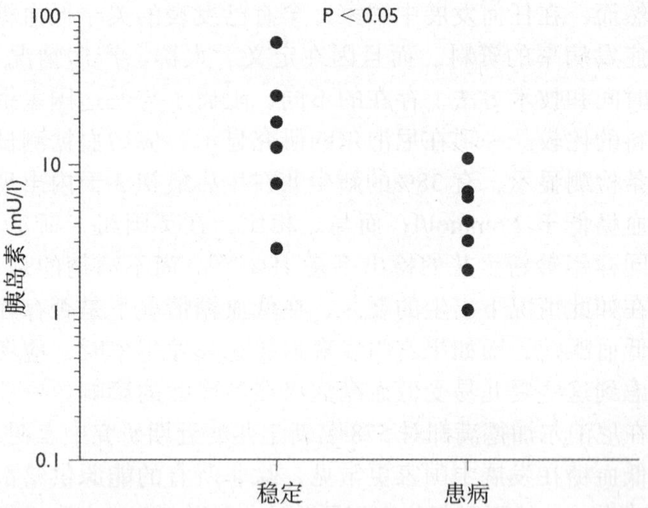

图35.5　血浆胰岛素浓度，在临床稳定的早产儿或有临床并发症的早产儿，如感染或坏死性小肠结肠炎（患病婴儿）。

患病率

由于缺乏明确的高血糖定义，因此很难对它的发生率做出评价。研究目的不同，患病率的研究结果也不同，高血糖最常见于极低出生体重儿和早产儿[26,168]。早产的小于胎龄儿当接受正规的静脉输液时，出现高血糖的风险高于低血糖[27]。在极低出生体重新生儿中，报道的发病率为29%～86%[50,97]。

机制和高危组群

新生儿高血糖的机制不尽相同，如同低血糖一样，根据参考文献，最佳解释为出生时预期的代谢变化。低血糖可由于葡萄糖生成速度低下或者葡萄糖的高摄取率所致，与之相反，高血糖可由于葡萄糖的快速生成或输注，以及葡萄糖的低利用率所致。

新生儿高血糖通常继发于葡萄糖快速生成或快速输注，常见于葡萄糖输注速度过快时[67,97,112]。为了维持控制，新生儿必须通过抑制肝脏葡萄糖的产生，来适应外源性葡萄糖的摄入。这种对葡萄糖的调节能力被证明存在于血糖正常的新生儿中[85,93]。然而，临床和动物研究都表明部分新生儿在输注葡萄糖和/或血糖水平增高时，并不发生抑制葡萄糖产生的反应[40,41,43,67,.158]。

不能抑制糖原异生可能是葡萄糖调节激素控制紊乱的结果。虽然新生儿中胰岛素调节血糖的机制尚不清楚，而且在婴儿间存在差异，有研究表明高血糖是由于不成熟个体胰岛素分泌降低所致[111,168]。这类似于成人胰岛素依赖的糖尿病。动物研究也发现在慢性高血糖症后，胎儿的胰腺不能对进一步的葡萄糖波动做出分泌胰岛素的反应[25]。这种情况可能类似于早产儿在接受持续性高速葡萄糖输注后，胰腺对高血糖的反应也可能出现“耗竭”。

另外，循环中的胰岛素浓度可适合于血糖浓度，但高血糖症可能是终末器官对胰岛素不敏感的结果。这类似于“成年型糖尿病”，它的特点是胰岛素抵抗。新生儿胰岛素抵抗已被阐明：胰岛素浓度增加时，高血糖仍持续存在；大量外源性胰岛素输入后，低血糖的反应差；需要高浓度的胰岛素来抑制糖原异生[58,81,94,125,152]。胰岛素抵抗可能是由于外周受体的不成熟或下调引起，受输入脂肪乳剂导致的高脂肪酸水平影响，或是反相调节激素的外周作用所致[167]。

临床资料表明一些高血糖的早产儿，表现为不适宜的低血浆胰岛素浓度和高血浆儿茶酚胺水平，而其他一些似乎具有适宜胰岛素浓度的婴儿则可能存在胰岛素抵抗（图 35.5）（Hawdon 等，未发表的数据）。前者可存在其他临床并发症，如感染，而后者为极早产儿或早产儿和小于胎龄儿。

反相调节激素的过量分泌，其自身可刺激糖原分解和糖原异生，会进一步阻碍胰岛素分泌，并抑制其外周作用，因此可引起胰岛素抵抗[32]。这是继发于外源性皮质类固醇输入的高血糖症的机制，有时大剂量的应用于存在肺部疾病的新生儿中[155]。有报道称出生前应用皮质类固醇可导致生后糖原异生抑制的失败[158]。用于预防早产儿呼吸暂停的氨茶碱，模拟了儿茶酚胺的作用，可使糖原分解[164]。目前，新生儿高血糖的病因学还未涉及到生长激素[168]。

这些激素的失调可能是对以下临床应激产生的结果，如感染、呼吸窘迫、疼痛或手术[3,5,24,95,97,148,151,168]。Anand 等的研究[2~7]证实，在足月和早产新生儿中，应用最小麻醉剂量实施大多数手术时，高水平的葡萄糖和儿茶酚胺以及胰岛素分泌受抑制，可导致许多代谢异常，包括高血糖症和高乳酸血症。这种反应与手术应激的严重程度成正比，且可通过加用阿片类止痛剂或氟烷等麻醉药物来预防。在一些伴有严重临床应激的疾病中，如围生期窒息，高血糖的发生可能是高反相调节激素浓度的结果，但此时低血糖更常见，可能是因为后者反映的是应激反应衰竭后的状态。

除了已观察到高血糖的发生情况外，对这一代谢紊乱的病因及最佳处理仍未建立。临床、动物和实验室的研究表明在发生高血糖时，葡萄糖的生成并未受到抑制，但也有关注葡萄糖调节激素反应缺陷的不同资料。

预防和治疗（图35.6）

由于新生儿高血糖通常为自限性，且与不良的后遗症无关，所以许多临床医师选择非激进性地治疗增高的血糖浓度。然而，治疗中的第一步，特别是对于先前血糖正常的孩子，必须寻找和治疗严重的潜在疾病。第二步是通过谨慎地制定静脉输液处方，来预防由高葡萄糖输液速度所致的高血糖浓度的发生。临床医师常通过加快补液速度，来防止未成熟新生儿肾及肾外的丢失。必须认识到的是加快葡萄糖溶液的输入速度将导致葡萄糖输入成比例增加。例如，200ml/（kg·d)的 10%的葡萄糖，提供的是 14mg/（kg·min)的葡萄糖，这已远远超出了新生儿的需要量。不容置疑的是会发生高血糖，额外给予的葡萄糖会被“浪费”。所以，应计算葡萄糖的输入速度，一旦发现为过剩时 [如大于 4～6mg/(kg·min)]，应使用进一步稀释的溶液。

但高血糖症仍可发生于部分临床稳定，且未摄入

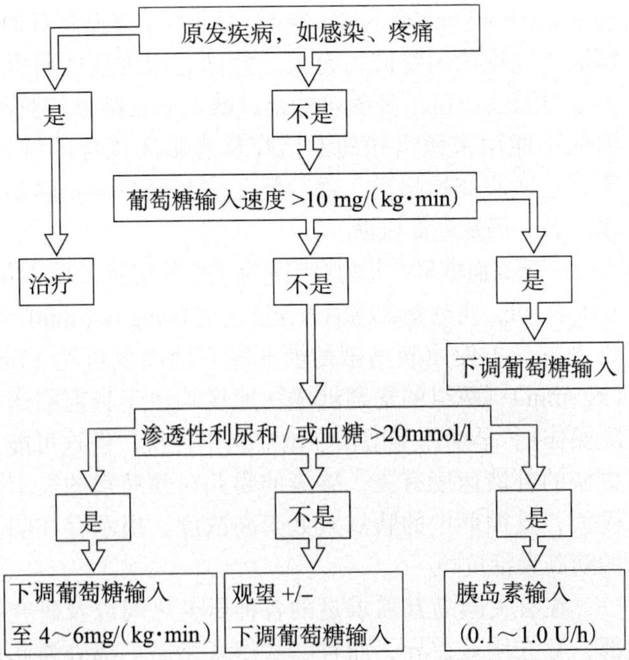

图35.6 新生儿高血糖处理的步骤。

过量葡萄糖的新生儿中。这些新生儿通常为极低出生体重儿，且年龄小于1周。通常他们已经接受早期肠外营养，为快速的葡萄糖联合氨基酸的输入。同时，他们的反相调节激素处于高水平，使他们出现“分解代谢”伴或不伴外周胰岛素的抵抗，因此他们不能利用输入的物质。这种情况通常为自限性的，而且在这些高危儿中，可以通过更为渐进性地输入肠外营养液达到预防的目的。

当高血糖发生在这些情况时，有三种处理方法。

第一，如未出现渗透性利尿的迹象，中度高血糖可被“耐受”。我们的经验是即使不采取任何措施，这种情况可在数天内消失。

第二，葡萄糖的输注速度应小心地降低至血糖水平恢复到正常，然后逐渐增加至可耐受。这样所可能带来的不利影响是减少了婴儿能量的摄入，但是未成熟婴儿可能尚不具备充分利用所有输入的葡萄糖的能力，特别是当速度超过5mg/(kg·min) 时[158]。

第三，胰岛素可以用来降低血糖浓度，同时无需降低葡萄糖的输入速度。有关胰岛素应用于静脉营养的成人重症监护病人的对照研究表明，虽然可短期内改善氮平衡，但对于体重增加或机体构成无益，而且一部分病人会出现低血糖[102,128]。虽然在新生儿的文献中有许多关于这一实践的报道，但是对于胰岛素应用的临床情况缺乏一贯性，仅有短期检测结果的报道，而且很少有前瞻性的对照试验[22,121,160]。报道的胰岛素的使用[20～400mU/h和2～86mU/(kg·h)]与提高对葡萄糖输入速度的耐受能力有关。然而，因为这些研究既不是对照性的也不是随机的，且缺乏常见结果的监测，因此不能用来做出胰岛素治疗具有临床优势的结论。所有这些研究均报道，部分婴儿中甚至在停止胰岛素输入后，仍发生低血糖。

一项高血糖早产儿的对照研究表明使用胰岛素（40～1000 mU/h）可使葡萄糖输入速度达到20mg/(kg·min)，相比之下，不使用胰岛素的婴儿输入速度仅可达13mg/(kg·min)（两组的葡萄糖输注速度均快于目前临床实际操作）。早期体重增长在治疗组中更快，但这可能与更快的补液速度有关。感染的婴儿对胰岛素的需求量极大，且循环中的胰岛素处于高浓度，提示存在明显的胰岛素抵抗[32]。

在有关胰岛素需求量的各种研究之间以及研究内部，存在明显差异，而且一些作者抬高了部分婴儿可产生耐受性的可能，因此即使已使用大剂量的胰岛素，高血糖仍会复发[22,32,58,121]。通过临床观察，令人惊讶的是在不使用胰岛素治疗时，新生儿高血糖通常是暂时的以及自限性的，而且胰岛素的应用在某种情况下可能抑制了自主恢复。

近期的研究指出肠外营养和内分泌状态会影响成人的代谢以及对疾病易感性[16]。在早产儿中，早期高能量摄入的同时应用大剂量外源性胰岛素，胰岛素受体可能出现高调节或低调节，这些情况的长期临床意义尚未得到肯定。

最后，一旦婴儿胃肠道能耐受，尽快开始小剂量奶类的肠内喂养，可通过诱导肠道激素（它们会促进胰岛素的分泌）的分泌，来加快血糖的稳定（肠–胰岛轴）[13]。

新生儿高血糖症的病理学以及外源性摄入胰岛素的作用机制尚未了解清楚。因此在不清楚胰岛素作用模式的情况下，增加胰岛素在新生儿中的应用值得商榷。尚不知道胰岛素的使用能否促进新生儿的线性生长，或其仅把葡萄糖转换为脂肪。一项在早产儿（葡萄糖不耐受者）中采用胰岛素治疗的前瞻性随机对照试验，将评价胰岛素治疗对葡萄糖耐受性、代谢以及短期和长期生长的影响。在这一研究完成之前，无法来判断较之于通常针对自限性疾病所采取的等待疗法，胰岛素疗法更具有临床优势。

总结

在本章中，探讨了围绕新生儿低血糖症的定义、诊断和处理的争论。基于最安全操作的可能，要在更具有科学保障的基础上，建立包含目前诊疗方案各个方面的诊疗计划，需要大量更多的信息。下面总结数个仍需要被强调的关键问题。

第一，中度和/或无症状的低血糖的长期影响必须被确定。例如，我们不知道早产婴儿的大脑是否比足月儿更易受低血糖的损伤，低血糖的哪一时期会导致永久性损害，以及低血糖的影响是否会因同时发生的并发症而恶化，如高胆红素血症或早先存在的缺氧缺血症。我们不知道我们所阐述的早产儿和足月儿在代谢适应上的区别是否在生后第一周后仍然持续存在，以及代谢反应的持续损害是否对早产婴儿造成并发症。

第二，应该收集更多有关其他调节大脑血糖利用率因素的资料，包括脑血流、葡萄糖运输蛋白的个体化以及星形胶质细胞在神经代谢支持中的作用。

最后，我们认识到葡萄糖检测试剂条在低血糖的诊断和监测中存在不足，应建立更精确的接靠病人的系统，用以检测血葡萄糖浓度以及能够检测血酮体浓度，在这种情况下能更好地帮助治疗。

1954 年，McQuarrie[103]强调爱护儿童的内科医师应始终警惕低血糖发生的危险。在 21 世纪，这个警告仍然是中肯的，但仍有许多需要学习的东西，对于临床实践者来说仍有很多具有挑战性的研究领域。

致谢

作者希望感谢 Dr A.M. de L. Costello 对发展中国家新生儿低血糖症这一部分的贡献，感谢 Dr K. Hussain 在高胰岛素血症这一部分的贡献。

参考文献

1. Adam P A J, Raiha N, Rahiala E C, Kekomahl M 1975 Oxidation of glucose and hydroxybutyrate by the early human fetal brain. Acta Paediatrica Scandinavica 64: 17–24
2. Anand K J S, Aynsley-Green A 1988 Measuring the severity of surgical stress in newborn infants. Journal of Pediatric Surgery 23: 297–305
3. Anand K J S, Brown M J, Causon R C, Christofides N D, Bloom S R, Aynsley-Green A 1985 Can the human neonate mount an endocrine and metabolic response to surgery? Journal of Pediatric Surgery 20: 41–48
4. Anand K J S, Hickey P R 1987 Pain and its effects on the human neonate and fetus. New England Journal of Medicine 317: 1321–1329
5. Anand K J S, Sippell W G, Aynsley-Green A 1985 Metabolic and endocrine effects of surgical ligation of patent ductus arteriosus in the human neonate: are there implications for further improvement of postoperative outcome? In: Falkner R, Kretchner N, Rossi E (eds) Modern problems in paediatrics. Karger, Basle, pp 145–157
6. Anand K J S, Sippell W G, Aynsley-Green A 1987 Randomised trial of fentanyl anaesthesia in preterm neonates undergoing surgery. Effects on the stress response. Lancet i: 62–66
7. Anand K J S, Sipell W G, Schofield N, Aynsley-Green A 1988 Does halothane anaesthesia decrease the metabolic and endocrine stress response of newborn infants undergoing surgery? British Medical Journal 296: 668–672
8. Anderson J M, Milner R D G, Strich S J 1967 Effects of neonatal hypoglycaemia on the nervous system: a pathological study. Journal of Neurology, Neurosurgery and Psychiatry 30: 295–310
9. Anderson S, Shakya K N, Shrestha L N, Costello A M de L 1993 Hypoglycaemia: a common problem among uncomplicated newborn infants in Nepal. Journal of Tropical Pediatrics 39: 273–277
10. Arant B S, Gorsh W M 1978 Effects of acute hyperglycemia on the central nervous system of neonatal puppies. Pediatric Research 12: 549
11. Ashworth A, Waterlow J C 1982 Infant mortality in developing countries. Archives of Disease in Childhood 57: 882–884
12. Auer R N, Siesjo B K 1993 Hypoglycaemia: brain neurochemistry and neuropathology. Baillières Clinical Endocrinology and Metabolism 7: 611–625
13. Aynsley-Green A 1988 Metabolic and endocrine interrelationships in the human fetus and neonate: an overview of the control of the adaptation to postnatal nutrition In: Lindblad B A (ed) Perinatal nutrition. Academic Press, New York, pp 162–191
14. Aynsley-Green A, Hussain K, Hall J et al 2000 Practical management of hyperinsulinism in infancy. Archives of Disease in Childhood. Fetal and Neonatal Edition 82: F98–F107
15. Banker B Q 1967 The neuropathological effects of anoxia and hypoglycaemia in the newborn. Developmental Medicine and Child Neurology 9: 544–550
16. Barker D J P 1990 The fetal and infant origins of adult disease. British Medical Journal 301: 1111
17. Barkovich A J, Ali F A, Rowley H A, Bass N 1998 Imaging patterns of neonatal hypoglycaemia. American Journal of Neuroradiology 19: 523–528
18. Bas F, Darendeliler F, Demirkol D, Bundak R, Saka N, Gunoz H 1999 Successful therapy with calcium channel blocker (nifedipine) in persistent neonatal hyperinsulinemic hypoglycemia of infancy. Journal of Pediatric Endocrinology and Metabolism 12: 873–878
19. Baumeister F A, Rolinski B, Busch R, Emmrich P 2001 Glucose monitoring with long-term subcutaneous microdialysis in neonates. Pediatrics 108: 1187–1192
20. Beckwith J B 1963 Extreme cytomegaly of the adrenal fetal cortex, omphalocele, hyperplasia of kidneys and pancreas and Leydig cell hyperplasia. Another syndrome? Proceedings of the Western Society for Pediatric Research, November 1963, Los Angeles
21. Bier D M, Leake R D, Haymond M W et al 1977 Measurement of 'true' glucose production rates in infancy and childhood with 6, 6-dideuteroglucose. Diabetes 26: 1016–1023
22. Binder N D, Raschko R K, Benda G I, Reynolds J W 1989 Insulin infusion with parenteral nutrition in extremely low birthweight infants with hyperglycemia. Journal of Pediatrics 114: 273–280
23. Bougneres P F 1987 Stable isotope tracers and the determination of fuel fluxes in newborn infants. Biology of the Neonate 52(suppl. 1): 87–96
24. Bryan M H, Wei P, Hamilton J R, Chance G W, Swyer P R 1973 Supplemental intravenous alimentation in low birthweight infants. Journal of Pediatrics 82: 940–944
25. Carver T D, Anderson S M, Aldoretta P A, Esler A L, Hay W W 1995 Glucose suppression of insulin secretion in chronically hyperglycemic fetal sheep. Pediatric Research 38: 754–762
26. Chaivorarat O, Dweck H S 1976 Effect of prolonged continuous glucose infusion in preterm neonates. Pediatric Research 10: 406
27. Chance G W, Bower B D 1966 Hypoglycaemia and temporary hyperglycaemia in infants of low birth weight for maturity. Archives of Disease in Childhood 41: 279–285
28. Clayton P T, Eaton S, Aynsley-Green A et al 2001 Hyperinsulinism in short-chain L-3-hydroxyacyl-CoA dehydrogenase deficiency reveals the importance of beta-oxidation in insulin secretion. Journal of Clinical Investigation 108: 457–465
29. Cobliner S 1911 Blutzuckeruntersuchungen bei Säuglingen. Zeitschrift für Kinderheilkunde 1: 207–216
30. Collins J E, Leonard J V 1984 Hyperinsulinism in asphyxiated and small for dates infants with hypoglycaemia. Lancet ii: 311–313
31. Collins J E, Leonard J V, Teale D et al 1990 Hyperinsulinaemic hypoglycaemia in small for dates babies. Archives of Disease in Childhood 65: 1118–1120
32. Collins J W Jr, Hoppe M, Brown K, Edidin D V, Padbury J, Ogata E S 1991 A controlled trial of insulin infusion and parenteral nutrition in extremely low birthweight infants with glucose intolerance. Journal of Pediatrics 118: 921–927
33. Cornblath M, Hawdon J M, Williams A F et al 2000 Controversies regarding definition of neonatal hypoglycemia: suggested operational thresholds. Pediatrics 105: 1141–1145
34. Cornblath M, Reisner S H 1965 Blood glucose in the neonate, clinical significance. New England Journal of Medicine 272: 378–381
35. Cornblath M, Schwartz R 1976 Disorders of carbohydrate metabolism in infancy, 2nd edn. W B Saunders, Philadelphia
36. Costello A M de L, Pal D K, Manandhar D S, Rajbhandari S, Land J M, Patel N 2000 Neonatal hypoglycaemia in Nepal. 2. The role of alternative fuels. Archives of Disease in Childhood. Fetal and Neonatal Edition 8: F52–F58
37. Costello J M, Gluckman P D 1988 Neonatal hypopituitarism: a neurological perspective. Developmental Medicine and Child Neurology 30: 190–199
38. Coulthard M G, Hey E N 1999 Renal processing of glucose in well and sick neonates. Archives of Disease in Childhood. Fetal and Neonatal Edition 81: F92–F98
39. Cowett R M 1999 Neonatal hypoglycaemia: a little goes a long way. Journal of Pediatrics 134: 389–391
40. Cowett R M, Andersen G E, Maguire C A, Oh W 1988 Ontogeny of glucose homeostasis in low birth weight infants. Journal of Pediatrics 112: 462–465
41. Cowett R M, Oh W, Schwartz R 1983 Persistent glucose production during

glucose infusion in the neonate. Journal of Clinical Investigation 71: 467–475
42. Cowett R M, Schwartz R 1979 The role of hepatic control of glucose homeostasis in the aetiology of neonatal hypo and hyperglycemia. Seminars in Perinatology 3: 327
43. Cowett R M, Susa J B, Oh W, Schwartz R 1978 Endogenous glucose production during constant glucose infusion in the newborn lamb. Pediatric Research 12: 853–857
44. Dahlquist G 1976 Cerebral utilization of glucose, ketone bodies and oxygen in starving infant rats and the effect of intrauterine growth retardation. Acta Paediatrica Scandinavica 98: 237–247
45. De Boissieu D, Rocchiccioli F, Kalach N, Bougnere P F 1995 Ketone body turnover in term and in premature newborns in the first two weeks after birth. Biology of the Neonate 67: 84–93
46. De Lonlay P, Fournet J C, Rahier J et al 1997 Somatic deletion of the imprinted 11p15 region in sporadic persistent hyperinsulinaemic hypoglycaemia of infancy is specific of focal adenomatous hyperplasia and endorses partial pancreatectomy. Journal of Clinical Investigation 100: 802–807
47. De Lonlay P, Fournet J C, Touati G et al 2002 Heterogeneity of persistent hyperinsulinemic hypoglycemia. A series of 175 cases. European Journal of Pediatrics 161: 37–48
48. De Lonlay-Debeny P, Poggi-Travert F, Fournet J C et al 1999 Clinical features of 52 infants with hyperinsulinism. New England Journal of Medicine 340: 1169–1175
49. de Rooy L J, Hawdon J M 2002 Nutritional factors that affect the postnatal metabolic adaptation of full-term small- and large-for-gestational-age infants. Pediatrics 109: E42
50. Dweck H S, Cassady G 1974 Glucose tolerance in infants of very low birthweight. I. Incidence of hyperglycemia in infants of birthweights 1100 grams or less. Pediatrics 53: 189–195
51. Edmond J, Auestad N, Robbins R A, Bergstrom J D 1985 Ketone body metabolism in the neonate: development and effect of diet. Federal Proceedings 44: 2359–2364
52. Eidelman A I 2001 Hypoglycemia and the breastfed neonate. Pediatric Clinics of North America 48: 377–387
53. Elander G, Lindberg T 1984 Short mother-infant separation during first week of life influences the duration of breast feeding. Acta Paediatrica Scandinavica 73: 237–240
54. Fluge G 1974 Clinical aspects of neonatal hypoglycaemia. Acta Paediatrica Scandinavica 63: 826–832
55. Gemelli M, De Luca F, Barberio G 1979 Hypoglycaemia and congenital adrenal hyperplasia. Acta Paediatrica Scandinavica 68: 285–286
56. Gentz J C H, Cornblath M 1969 Transient diabetes of the newborn. Advances in Pediatrics 16: 345–363
57. Glaser B, Thornton P, Otonkoski T, Junien C 2000 Genetics of neonatal hyperinsulinism. Archives of Disease in Childhood. Fetal and Neonatal Edition 82: F79–F86
58. Goldman S L, Hirata T 1980 Attenuated response to insulin in very low birthweight infants. Pediatric Research 14: 50–53
59. Grant J 1995 UNICEF: State of the world's children. Oxford University Press, Oxford
60. Griffiths A D 1968 Association of hypoglycaemia with symptoms in the newborn. Archives of Disease in Childhood 43: 688–694
61. Griffiths A D, Lawrence K M 1974 The effects of hypoxia and hypoglycaemia on the brain of the newborn human infant. Developmental Medicine and Child Neurology 16: 308–319
62. Hägnevik K, Faxelius G, Irestedt L, Lagercrantz H, Lundell B, Persson B 1984 Catecholamine surge and metabolic adaptation in the newborn after vaginal delivery and caesarean section. Acta Paediatrica Scandinavica 73: 602–609
63. Haninger N C, Farley C L 2001 Screening for hypoglycemia in healthy term neonates: effects on breastfeeding. Journal of Midwifery and Womens Health 46: 292–301
64. Hawdon J M 1993 Neonatal hypoglycaemia: the consequences of admission to the special care nursery. Maternal and Child Health Feb: 48–51
65. Hawdon J M 1999 Hypoglycemia and the neonatal brain. European Journal of Pediatrics 158: S9–S12
66. Hawdon J M, Aynsley-Green A, Alberti K G M M, Ward Platt M P 1993 The role of pancreatic insulin secretion in neonatal glucoregulation. I. Healthy term and preterm infants. Archives of Disease in Childhood 68: 274–279
67. Hawdon J M, Aynsley-Green A, Bartlett K, Ward Platt M P 1993 The role of pancreatic insulin secretion in neonatal glucoregulation. II. Infants with disordered blood glucose homeostasis. Archives of Disease in Childhood 68: 280–285
68. Hawdon J M, Aynsley-Green A, Ward Platt M P 1993 Neonatal blood glucose concentrations: metabolic effects of intravenous glucagon and intragastric medium chain triglyceride. Archives of Disease in Childhood 68: 255–261
69. Hawdon J M, Hubbard M, Hales C N, Clark P 1995 Use of a specific immunoradiometric assay to determine preterm neonatal insulin-glucose relations. Archives of Disease in Childhood. Fetal and Neonatal Edition 73: F166–F169
70. Hawdon J M, Ward Platt M P 1992 Metabolic and hormonal interrelationships in perinatal asphyxia. Biology of the Neonate 62: 300
71. Hawdon J M, Ward Platt M P 1993 Metabolic adaptation in small for gestational age infants. Archives of Disease in Childhood 68: 262–268
72. Hawdon J M, Ward Platt M P, Aynsley-Green A 1992 Patterns of metabolic adaptation for preterm and term infants in the first neonatal week. Archives of Disease in Childhood 67: 357–365
73. Hawdon J M, Ward Platt M P, Lamb W H, Aynsley-Green A 1990 Tolerance to Sandostatin in neonatal hyperinsulinaemic hypoglycaemia. Archives of Disease in Childhood 65: 341–343
74. Hawdon J M, Weddell A, Aynsley-Green A, Ward Platt M P 1993 Hormonal and metabolic response to hypoglycaemia in small for gestational age infants. Archives of Disease in Childhood 68: 269–273
75. Hay W W Jr, Sparks J W 1985 Placental, fetal and neonatal carbohydrate metabolism. Clinical Obstetrics and Gynecology 28: 473–485
76. Haymond M W, Strauss A W, Arnold K J, Bier D M 1979 Glucose homeostasis in children with severe cyanotic congenital heart disease. Journal of Pediatrics 95: 220–227
77. Heck L J, Erenberg A 1987 Serum glucose levels in term neonates during the first 48 hours of life. Journal of Paediatrics 110: 119–122
78. Hoffman W H, Knoury C, Byrd H A 1980 Prevalence of permanent congenital diabetes mellitus. Diabetologia 19: 487–488
79. Hussain K, Aynsley-Green A 2000 Management of hyperinsulinism in infancy and childhood. Annals of Medicine 32: 544–551
80. Hutchinson J H, Keay A J, Kerr M N 1962 Congenital temporary diabetes mellitus. British Medical Journal ii: 436–440
81. Issad T, Pastor-Anglada M, Coupe C, Ferre P, Girard J 1990 Glucose metabolism and insulin sensitivity during suckling period in rats. In: Cuezva J M, Paseaud-Leone A M, Patel M S (eds) Endocrine development of the fetus and neonate. Plenum Press, New York, pp 61–66
82. Jacobs D G, Haka-Ikse K, Wesson D E, Filler R M, Sherwood G 1986 Growth and development in patients operated on for islet cell dysplasia. Journal of Pediatric Surgery 21: 1184–1189
83. Johnston V, Frazzini V, Davidheiser S, Przybylski R J, Kleigman R M 1991 Insulin receptor number and binding affinity in newborn dogs. Pediatric Research 29: 611–614
84. Joosten K J, Schellehens A P, Waellens J J, Wulffraat N M 1991 Erroneous diagnosis 'neonatal hypoglycaemia' due to incorrect preservation of blood samples. Nederlands Tijdschrift Geneeskunde 135: 1691–1694
85. Kalhan S C, Oliver A, King K C, Lucero C 1986 Role of glucose in the regulation of endogenous glucose production in the human newborn. Pediatric Research 20: 49–52
86. Kinnala A, Korvenranta H, Parkkola R 2000 Newer techniques to study neonatal hypoglycemia. Seminars in Perinatology 24: 116–119
87. Kinnala A, Rikalainen H, Lapinleimu H, Parkkola R, Kormano M, Kero P 1999 Cerebral magnetic resonance imaging and ultrasonography findings after neonatal hypoglycemia. Pediatrics 103: 724–729
88. Kinnala A, Suhonen-Polvi H, Aarimaa T et al 1996 Cerebral metabolic rate for glucose during the first six months of life: an FDG positron emission tomography study. Archives of Disease in Childhood. Fetal and Neonatal Edition 74: F153–F157
89. Kirkham P, Watkins A 1995 Comparison of two reflectance photometers in the assessment of neonatal hypoglycaemia. Archives of Disease in Childhood. Fetal and Neonatal Edition 73: F170–F173
90. Kitselle J F 1852 Kinderh Leipsic XVIII 313
91. Koh T H H G, Eyre J A, Aynsley-Green A 1988 Neural dysfunction during hypoglycaemia. Archives of Disease in Childhood 63: 1353–1358
92. Koh T H H G, Eyre J A, Aynsley-Green A 1988 Neonatal hypoglycaemia – the controversy regarding definition. Archives of Disease in Childhood 63: 1386–1389
93. Lafeber H N, Sulkers E J, Chapman T E, Sauer P J J 1990 Glucose production and oxidation in preterm infants during total parenteral nutrition. Pediatric Research 28: 153–157
94. Le Dune MA 1971 Insulin studies in temporary neonatal hyperglycaemia. Archives of Disease in Childhood 46: 392–394

95. Lilien L D, Rosenfield R C, Pildes R S 1979 Hyperglycemia in small stressed neonates. Journal of Pediatrics 94: 454–459
96. Lindblad B S, Settegren G, Feychting H 1977 Total parenteral nutrition in infants. Blood levels of glucose, lactate, pyruvate, free fatty acids, glycerol, D β hydroxybutyrate, triglycerides, free amino acids and insulin. Acta Paediatrica Scandinavica 66: 409–419
97. Louik C, Mitchell A A, Epstein M F, Shapiro S 1985 Risk factors for neonatal hyperglycemia associated with 10% dextrose infusion. American Journal of Diseases of Children 139: 783–786
98. Lovinger R D, Kaplan S L, Grumback M M 1975 Congenital hypopituitarism associated with neonatal hypoglycemia and microphallus. Journal of Pediatrics 87: 1171–1181
99. Lucas A, Adrian T E, Aynsley-Green A, Bloom S R 1980 Iatrogenic hyperinsulinism at birth. Lancet i: 144–145
100. Lucas A, Aynsley-Green A, Bloom S R 1981 Gut hormones and the first meals. Clinical Science 60: 349–353
101. Lucas A, Morley R, Cole T F 1988 Adverse neurodevelopmental outcome of moderate neonatal hypoglycaemia. British Medical Journal 297: 1304–1308
102. MacFie J, Yule A G, Hill G L 1981 Effect of added insulin on body composition of gastroenterologic patients receiving intravenous nutrition – a controlled clinical trial. Gastroenterology 81: 285–289
103. McQuarrie I 1954 Idiopathic spontaneously occurring hypoglycemia in infants. American Journal of Diseases of Children 87: 399–428
104. Mann T P, Elliot R I K 1957 Neonatal cold injury due to accidental exposure to cold. Lancet i: 229–231
105. Medical Devices Agency 1996 Extra-laboratory use of blood glucose meters and test strips: contraindications, training and advice to the users. Safety Notice MDA SN 9616
106. Medina J M, Fernandez E, Bolaros J P, Vicario C, Arizmendi L 1990 Fuel supply to the brain during the early postnatal period. In: Cueza J M, Pasaud-Leone A M, Patel M S (eds) Endocrine development of the fetus and neonate. Plenum Press, New York, pp 175–194
107. Mehta A, Wootton R, Cheng K N, Penfold P, Halliday D, Stacey T E 1987 Effect of diazoxide or glucagon on hepatic glucose production rate during extreme neonatal hypoglycaemia. Archives of Disease in Childhood 62: 924–930
108. Meissner T, Brune W, Mayatepak E 1997 Persistent hyperinsulinemic hypoglycemia of infancy: therapy, clinical outcome and mutational analysis. European
109. Menni F, de Lonlay P, Sevin C et al 2001 Neurologic outcomes of 90 neonates and infants with persistent hyperinsulinemic hypoglycemia. Pediatrics 107: 476–479
110. Milner R D G, Fekete M, Assan R 1972 Glucagon, insulin and growth hormone response to exchange transfusion in premature and term infants. Archives of Disease in Childhood 17: 186–189
111. Milner R D G, Ferguson A W, Naidu S H 1971 Aetiology of transient neonatal diabetes. Archives of Disease in Childhood 46: 724–726
112. Miranda L, Dweck H S 1977 Perinatal glucose homeostasis: the unique character of hyperglycemia and hypoglycemia in infants of very low birthweight. Clinics in Perinatology 4: 351–365
113. Molsted-Pedersen L, Trautner H, Jorgensen K R 1973 Plasma insulin and K values during intravenous glucose tolerance test in newborn infants with erythroblastosis fetalis. Acta Paediatrica Scandinavica 62: 11–16
114. Munshi U K, Deorari A K, Paul V K, Singh M 1992 Effects of maternal labetalol on the newborn infant. Indian Pediatrics 29: 1507–1512
115. Murakami Y, Yamashita Y, Matsuishi T, Utsonomiya H, Okudera T, Hashimoto T. 1999 Cranial MRI of neurologically impaired children suffering from neonatal hypoglycaemia. Pediatric Radiology 29: 23–27
116. National Childbirth Trust 1997 Hypoglycaemia of the newborn. Modern Midwife 7: 31–33
117. Neligan G 1965 Idiopathic hypoglycaemia in the newborn. In: Gairdner D (ed) Recent advances in paediatrics III. Churchill, London
118. Obershain S S, Adam P A J, King K C et al 1970 Human fetal response to sustained maternal hyperglycemia. New England Journal of Medicine 283: 566–572
119. Ogata E S 1986 Carbohydrate metabolism in the fetus and neonate and altered neonatal glucoregulation. Pediatric Clinics of North America 33: 25–45
120. Ogata E S, Paul R I, Finley S L 1987 Limited maternal fuel availability due to hyperinsulinemia retards fetal growth and development in the rat. Pediatric Research 22: 432–437
121. Ostertag S G, Jovanovic L, Lewis B, Auld P A M 1986 Insulin pump therapy in the very low birthweight infant. Pediatrics 78: 625–630
122. Pagliara A S, Karl I E, Kipnis D B 1973 Transient neonatal diabetes: delayed maturation of the pancreatic beta cell. Journal of Pediatrics 82: 97–101
123. Pal D K, Manandhar D S, Rajbhandari S, Land J M, Patel N, Costello A M de L 2000 Neonatal hypoglycaemia in Nepal. 1. Prevalence and risk factors. Archives of Diseases of Childhood. Fetal and Neonatal Edition 82: F45–F51
124. Persson B, Gentz J 1966 The pattern of blood lipids, glycerol and ketone bodies during the neonatal period, infancy and childhood. Acta Paediatrica Scandinavica 55: 353–362
125. Pollack A, Cowett R M, Schwartz R, Oh M D 1978 Glucose disposal in low birthweight infants during steady state hyperglycemia: effects of exogenous insulin administration. Pediatrics 61: 546–549
126. Rahier J, Guiot Y, Sempoux C 2000 Persistent hyperinsulinaemic hypoglycaemia of infancy: a heterogeneous syndrome unrelated to nesidioblastosis. Archives of Disease in Childhood. Fetal and Neonatal Edition 82: F108–F112
127. Reynolds G J, Davies S 1993 A clinical audit of cotside blood glucose measurement in the detection of neonatal hypoglycaemia. Journal of Paediatrics and Child Health 29: 289–291
128. Ross R J M, Miell J P, Buchanan C R 1991 Avoiding autocannibalism. British Medical Journal 303: 1147–1148
129. Schrier A M, Wilhelm P B, Church R M et al 1990 Neonatal hypoglycaemia in the Rhesus monkey: effect on development and behaviour. Infant Behaviour and Development 13: 189–297
130. Sedgwick J P, Ziegler M R 1920 The nitrogenous and sugar content of the blood of the newborn. American Journal of Diseases of Children 19: 429–432
131. Senior B 1973 Current concepts. Neonatal hypoglycemia. New England Journal of Medicine 289: 790–793
132. Senior B, Slone D, Shapiro S 1976 Benzothiazides and neonatal hypoglycaemia. Lancet ii: 377
133. Shah A, Stanhope R, Matthew D 1992 Hazards of pharmacological tests of growth hormone secretion in childhood. British Medical Journal 304: 173–174
134. Shelley H J, Basset J M 1975 Control of carbohydrate metabolism in the fetus and newborn. British Medical Bulletin 31: 37–43
135. Shelley H J, Neligan G S 1966 Neonatal hypoglycaemia. British Medical Bulletin 22: 34–39
136. Shepherd R M, Cosgrove K E, O'Brien R E, Barnes P D, Ammala C, Dunne M J, on behalf of the EU funded European Network for Research into Hyperinsulinism in Infancy (ENRHI) 2000 Hyperinsulinism of infancy: towards a better understanding of unregulated insulin release. Archives of Disease in Childhood. Fetal and Neonatal Edition 82: F87–F97
137. Shield J P 2000 Neonatal diabetes: new insights into aetiology and implications. Hormone Research. 53(suppl. 1): 7–11
138. Shield J P H, Gardner R J, Wadsworth E J K et al 1996 Transient neonatal diabetes: a study of its aetiopathology and genetic basis. Archives of Disease in Childhood. Fetal and Neonatal Edition 76: F39–F42
Journal of Pediatrics 156: 754–757
139. Singh S P, Pullen G L, Snyder A K 1988 Effects of ethanol on fetal fuels and brain growth in rats. Journal of Laboratory and Clinical Medicine 112: 704–710
140. Smallpiece V, Davies P A 1964 Immediate feeding of premature infants with undiluted breast milk. Lancet ii: 1349–1356
141. Soltész G, Aynsley-Green A 1984 Hyperinsulinism in infancy and childhood In: Prader A (ed) Advances in internal medicine and paediatrics, Vol. 51. Springer, Berlin, pp 151–202
142. Soltész G, Jenkins P A, Anysley-Green A 1984 Hyperinsulinaemic hypoglycaemia in infancy and childhood: a practical approach to diagnosis and medical treatment based on experience of 18 cases. Acta Paediatrica Academiae Scientiarum Hungaricae 25: 319–322
143. Soothill P W, Nicolaides K H, Campbell S 1987 Prenatal asphyxia, hyperlacticaemia, hypoglycaemia and erythroblastosis in growth retarded fetuses. British Medical Journal 294: 1051–1053
144. Spar J A, Levine J D, Orrison W W Jr 1994 Neonatal hypoglycemia: CT and MR findings. American Journal of Neuroradiology 15: 1477–1478
145. Spence J C 1921 Some observations on sugar tolerance, with special reference to variations found at different ages. Quarterly Journal of Medicine 14: 314–326
146. Sperling M A, Ganguli S, Leslie N, Landt K 1984 Fetal-perinatal catecholamine secretion: role in perinatal glucose homeostasis. American Journal of Physiology 247: E69–E74
147. Sperling M A, Grajwer L A, Leake R, Fisher D A 1976 Role of glucagon in perinatal glucose homeostasis. Metabolism 25(suppl. 1): 1385–1386
148. Srinivasan G, Jain R, Pildes R S, Kannon C R 1986 Glucose homeostasis during anaesthesia and surgery in infants. Journal of Pediatric Surgery 21: 718–721
149. Srinivasan G, Pildes R S, Cattamanchi G, Voora S, Lilien L D 1986 Plasma glucose values in normal neonates: a new look. Journal of Pediatric Surgery 21: 114–117

150. Stonestreet B S, Rubin L, Pollack A, Cowett R M, Oh W 1980 Renal function of low birthweight infants with hyperglycemia and glucosuria produced by glucose infusion. Pediatrics 66: 561–567
151. Stubbe P, Wolf H 1971 The effect of stress on growth hormone, glucose and glycerol levels in newborn infants. Hormone and Metabolic Research 3: 175–179
152. Susa J B, Cowett R M, Oh W 1979 Suppression of gluconeogenesis and endogenous glucose production by exogenous insulin administration in the newborn lamb. Pediatric Research 13: 594–599
153. Temple I K, Gardner R J, Robinson D O et al 1996 Further evidence for an imprinted gene for neonatal diabetes localised to chromosome 6q22-q23. Human Molecular Genetics 5: 1117–1121
154. Temple I K, James R S, Crolla J A et al 1995 An imprinted gene(s) for diabetes. Nature Genetics 9: 110–112
155. The Vermont Oxford Network Steroid Study Group 2001 Early postnatal dexamethasone therapy for the prevention of chronic lung disease. Pediatrics 108: 741–748
156. Thurston J H, Hawhart R E, Schiro J A 1986 β-hydroxybutyrate reverses insulin-induced hypoglycaemic coma in suckling-weanling mice despite low blood and brain glucose levels. Metabolism and Brain Research 1: 63–82
157. Van den Bosch C A, Bullough C H W 1990 The effect of suckling on term neonates' core body temperature. Annals of Tropical Paediatrics 10: 347–353
158. Van Goudoever J B, Sulkers E J, Chapman T E 1993 Glucose kinetics and glucoregulatory hormone levels in ventilated preterm infants on the first day of life. Pediatric Research 33: 583–589
159. Vannucci R C, Nardis E E, Vannucci J S, Campbell P A 1981 Cerebral carbohydrate and energy metabolism during hypoglycemia in newborn dogs. American Journal of Physiology 240: R192–R199
160. Vaucher Y E, Watson P D, Morrow G 1982 Continuous insulin infusion in hyperglycemic, very low birthweight infants. Journal of Pediatric Gastroenterology and Nutrition 1: 211–217
161. Von Muhlendahl K E, Herkenhoff H 1995 Long term outcome of neonatal diabetes. New England Journal of Medicine 333: 704–708
162. Wiedemann H R 1964 Complexe malformatif familial avec hernie umbilicale et macroglossie. Un 'syndrome nouveau'? Journal de Génétique Humaine 13: 223–232
163. Wilkins B H 1992 Renal function in sick very low birthweight infants: 4: Glucose excretion. Archives of Disease in Childhood 67: 1162–1165
164. Wilkinson A R, Fok T-F, Au-Yeung H 1984 High incidence of clinical problems in the newborn possibly attributable to theophylline therapy (abstract). Pediatric Research 18: 89
165. World Bank 1995 World Development Report. Oxford University Press, Oxfc
166. World Health Organisation 1991 Child health and development: health of the newborn. Report of the Director General of the World Health Organisation EB89/26: 15–17
167. Yunis K A, Oh W, Kalhan S, Cowett R M 1989 Mechanisms of glucose perturbation following intravenous fat infusion in the low birthweight infant. Pediatric Research 25: 299A
168. Zarif M, Pildes R S, Vidyasagar D 1976 Insulin and growth hormone response in neonatal hyperglycemia. Diabetes 25: 428–433
169. Zuppinger K A 1975 Hypoglycaemia in childhood. Monographs in paediatrics S Karger, Basle

第 2 部分

内分泌疾病

Tim Cheetham

一种明显的身体异常，如两性外生殖器，可能提示有潜在的内分泌病理改变，但这种体征往往很隐蔽，因此对怀疑存在内分泌疾病的阈值应较低，特别是当垂体前叶以及垂体后叶功能异常时。了解胎儿时期到独立生活转变过程中激素释放和处理的内容是有益的。了解妊娠月份和出生后年龄对内分泌功能的影响也是重要的。新生儿时期的内分泌疾病严重的可能威胁到生命，但几乎所有的疾病都是可以治疗的。因此尽早明确诊断是相当重要的。

分子生物学领域的进展已经能在细胞水平对许多内分泌疾病进行分类，但本章的主要内容为这些疾病的表现、鉴别诊断和处理。对于内分泌疾病在临床和分子方面更为全面的阐述，读者可以参阅儿科学或综合内分泌学的标准著作，如 Sperling[312]、Brook & Hindmarsh[48]或者 Wilson & Foster[364]。

下丘脑和垂体前叶

正常的功能

下丘脑和垂体前叶形成了一个神经内分泌单位，它是中枢神经系统（CNS）和外周组织之间的中间体。下丘脑神经纤维释放液体物质到正中隆起基质深丛的血管丛，再通过门脉系统刺激或抑制垂体前叶的分泌。下丘脑释放的主要激素有促肾上腺皮质激素释放激素（CRH）、促甲状腺激素释放激素（TRH）、促性腺激素释放激素（GnRH）和生长激素释放激素（GHRH），还有两种抑制激素——生长激素抑制素和多巴胺。这些因子调节脑垂体促激素释放入循环，这些激素有促肾上腺皮质激素（ACTH）、促甲状腺激素（TSH）、卵泡刺激素（FSH）、黄体生成素（LH）、生长激素（GH）和催乳素。它们进一步刺激皮质醇、甲状腺素、性激素和胰岛素样生长因子-I（IGF-I）的产生，这些物质又可反馈和调节下丘脑和垂体激素的释放。很多其他的神经介质和神经肽参与垂体激素释放的调节，而且在不同的轴之间存在着大量的相互作用，例如，GH 的产生受甲状腺素、皮质醇和性激素的调节，同样也受 IGF-I 的调节。

下丘脑和垂体前叶的疾病

患先天性脑垂体激素缺乏（PHD）的孩子，在量和质上存在一种或多种垂体激素产生的异常。单独 GH 缺乏的发生率近似 1∶3500[185,343]，多种或联合垂体激素缺乏（CPHD）的发生率约为 1∶8000。很多患有脑垂体功能减退的孩子有不正常的下丘脑，不能适当地产生和释放相关的下丘脑激素。PHD 和其他中线 CNS 畸形以及身体其他部位的中线畸形（如腭裂）之间存在关联[286,332]。染色体缺乏，如 18p- 也与 PHD 有关[21]。很多 PHD 病人（90%患有 CPHD）在磁共振成像（MRI）中存在中线 CNS 异常，包括异常的垂体腺体和 / 或下丘脑，同样包括透明隔缺乏和视神经发育不良，是视隔发育不良（SOD）的特征[27,124,333]。PHD 病人代表了一个激素谱和相关中线的异常。在这个谱系的一端是单独 GH 缺乏的孩子和一个结构上正常的脑。在谱系的另一端是 SOD 病人和伴有 CPHD[74,244,313]。

一些 PHD 病例的分子基础现在已经阐明。一个基因组在下丘脑、垂体和其他中线结构的发育期间以连续的方式起作用。这些基因中有一个缺乏会影响正常的发育过程而且导致一个或更多下丘脑和 / 或垂体激素的缺乏。转录因子 *Pit-1* 的缺乏与 GH、TSH 和催乳素的缺乏有关[83,255,267,323]，而基因 *Prop-1*（作用于垂体腺体发育的早期）与 GH、TSH、催乳素、促性腺激素[78,366]的缺乏有关，有时也与 ACTH 的缺乏有关[355]。基因 *Hes X1* 和 *Lhx 3*[225]在 CNS 发育过程中有更早的和更基础的作用。*Hes X1* 纯合子和杂合子的突变被认为是引起 SOD 的原因，而杂合子的缺乏也会引起单独的 GH 缺乏[73,321,328]。所有这些基因的缺乏，尽管也会随时间而进展，但在新生儿期都会出现 PHD 的体征[341]。

单独的 GH[265,346]、TSH[89]、ACTH[173]或促性腺激素[178,179,257,356]的缺乏也可能是由各自的基因异常引起的。基因 *GH-1* 的突变会导致隐性的和显性的遗传性单独 GH 缺乏（图 35.7）[35,65,148,258]。GHRH 受体的原发性缺乏也与单独的 GH 缺乏有关（图 35.7）[347]。

垂体功能减退与既往出生时的创伤有关，而且在一些组群中臀位产和分娩时使用产钳存在高发生率[68]。Rona 和 Tanner[280]计算出一个男性臀位产儿存在 11 倍的发生 GH 缺乏的风险。患有单独垂体前叶发育不良[161]的胎儿和大多数垂体功能减退的儿童仍旧是头位[333]，而且在子宫中体位的改变是继发于脑发育中存在的原发性缺乏，因此垂体功能减退和臀位产常常是相关的[82,260]。

前脑无裂畸形是另一个中线脑发育不良的典型例子，而且与一些畸形有关，包括嗅球发育不良和颅面异常。患有前脑无裂畸形的病人存在染色体异常[52]，而且很多单基因缺乏在这些孩子中已经被确认[224,348]。在年轻母亲[239]和糖尿病母亲[28]中发病率高。MRI 显示异常的垂体腺体以及特征性的前脑异常。

临床特征（表35.6）

临床上在新生儿中发现垂体功能减退是困难的。GH 缺乏引起相关的机体形态的微小改变，一些作者报道出生高度会减少约 1 个 SD，体重正常[144]。其他的研究表明出生高度是不受影响的[250]。小阴茎是 GH 缺乏的一个表现，而且也是促性腺激素缺乏（见下文）的男性的一个重要体征[291]。GH 促进纵向生长，但也是一个胰岛素对抗物质，通过脂解和生酮作用实现。酮体在新生儿期是一种重要的能源，因此低血糖症会发生在单独 GH 缺乏的婴儿中[188]。低血糖在患肾上腺皮质功能不全的婴儿中是严重的，因此在这些情况下应该考虑 GH 和 ACTH 的状态。新生儿黄疸的延长伴有高结合胆红素血症是一个已知的先天性垂体功能减退的表现[132]，而且与皮质醇的缺乏密切相关。有症状的甲状腺功能减退通常不是垂体功能减退的突出表现，甲状腺是完整的但缺乏刺激，反映出对甲状腺激素产生的影响不大。所有怀疑患 PHD 的新生儿都应该进行眼科的评估，因为有发生 SOD 的可能。

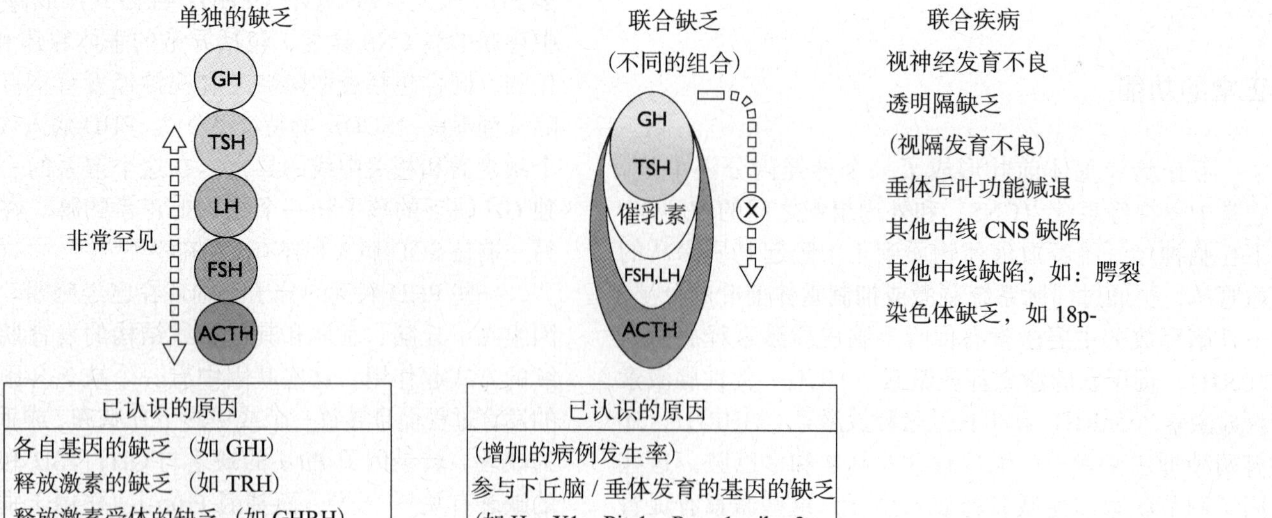

图35.7 在新生儿中单独的垂体激素缺乏和不同的垂体激素联合缺乏的组合。用不连贯的箭头表示内分泌病会在以后的生活中进展。

表35.6 可疑垂体功能减退的婴儿临床和生物化学评估

临床特征

- 小阴茎
- 低血糖——可在退变和发展期被反映出来
- 喂养困难
- 黄疸延长——典型的高结合胆红素血症
- 相关的缺乏——如腭裂

实验室检查

1. 在低血糖时的生物化学检查
   - 皮质醇（值大于 560nmol/l，则 ACTH 缺乏的可能性小）
   - GH
2. 其他基础的检查
   - 电解质——低钠会反映出皮质醇缺乏
   - 甲状腺功能（TSH 反而会上升）
   - 催乳素——在新生儿期通常是高的
   - LH/FSH——无记录的水平，特别在 2~3 月龄时，提示促性腺激素缺乏
3. 动力学试验（不是都可以实施的）
   - 高血糖素（评价垂体 GH 和 ACTH/皮质醇的产生）
   - TRH 试验

其他动力学试验来评价下丘脑–垂体轴

- 二十四肽促皮质素
- CRH 试验

进一步的实验室检查（表35.6）

继发于 ACTH 缺乏的皮质醇缺乏与低钠血症有关，皮质醇抑制精氨酸加压素（AVP）的产生而用来排泄水。垂体功能减退的生物化学确定需要检测垂体和其他激素，检测在初次出现时进行，伴或不伴有低血糖症，以及在用下丘脑和垂体激素（如 TRH、CRH 和 ACTH）刺激后进行。生物化学试验是非常有帮助的，但需要仔细计划，且有可能产生误导，因为如同所有的试验一样，存在假阳性和假阴性。

很多临床医师仍然用二十四肽促皮质素试验来检测可能的继发性肾上腺功能减退（ACTH 缺乏），在开始应用氢化可的松治疗患低血糖症和怀疑患垂体功能减退的婴儿（见上文）之前进行。CRH 试验的普及性增加了，但是这两个试验都被减少使用，因为涉及敏感性和特异性、缺乏可靠的标准资料，以及太复杂和（在 CRH 试验的病例中）限制了 ACTH 评估的有效性。在继发的甲状腺功能减退症中 TSH 水平反而会轻度地增高，而且对 TRH 的反应是明显的[120]。在下丘脑性的甲状腺功能减退中 TSH 水平的增高和对 TRH 的反应明显，这反映出在下丘脑激素缺乏时（如生长抑素），存在可探测的但无生物活性的 TSH[253]，或被异常 TSH 的产生替代。

GH 的水平在生后最初几天经常是增加的，而在低血糖时 GH 水平低或无法测得 GH 浓度，会增加下丘脑–垂体疾病的可能性。高血糖素对 GH 释放的非特异性刺激也会在大一点的婴儿中被应用。应用 GnRH 在评价 LH 和 FSH 水平是有帮助的，如果可用的血液是有限的，那么它对其他轴的评价更重要。应该记住的是药物如多巴胺，会干扰内分泌的实验室检查[84]。

很难平衡希望获得综合的生物化学数据的愿望和尽快治疗衰弱的、低血糖的新生儿需要之间的关系。如果临床表现非常明显地提示是垂体功能减退，那么明智的选择是治疗，然后在以后的过程中，再通过生物化学方法评价新生儿。

目前认识到激素的缺乏与时间有关，而且有充足 ACTH 的新生儿会在以后的儿童期发展为 ACTH 不足及由此引起的皮质醇不足。

CNS 的 MRI 在新生儿期难以进行，但是它能提供关于垂体 / 下丘脑解剖的非常有用的信息，同时能提供关于其他中线结构的存在或缺乏的信息，以及 CNS 作为整体发育的信息（见上文）。

治疗

垂体功能减退的治疗是通过替代治疗缺失的垂体激素（GH）或它们靶器官的产物（甲状腺素或氢化可的松）。虽然皮质醇的产生速度在新生儿是 6.6～8.8mg/(m^2·24h)[205]，但氢化可的松的吸收和生物利用率会不同[59]。肾上腺替代治疗（继发于 ACTH 缺乏）应该应用氢化可的松，剂量约为 10 mg/(m^2·24h)（分 3～4 次给予）。这里关系到一些氢化可的松混悬剂的生物利用率，这也需要被记住[201]。关于甲状腺替代治疗，甲状腺素单次剂量约为 5～10 μg/(kg·24h)，这在新生儿初期是合适的。事实上在正常范围的上限获得甲状腺素的水平，而且剂量应该被相应地调整。一旦开始治疗 TSH 水平在继发性甲状腺功能减退中将是低水平，因此它们不能用来指导替代治疗。如果低血糖是顽固的，GH 的替代治疗会用于控制垂体功能减退引

起的低血糖，而且结果是令人乐观的，那么治疗也要从早期开始。

垂体前叶激素作用的抵抗性

因异常受体或受体后问题引起的激素作用损伤或缺失，这种内分泌疾病被很好地认识到了。这些罕见疾病的表象会提示垂体功能减退，但是垂体激素的水平通常是正常的或是增高的。最具描述性的例子是对GH不敏感（Laron综合征），在新生儿期表现出低血糖和小阴茎[115,296]。

TSH受体的异常导致甲状腺功能减退（见下文），ACTH受体异常导致糖皮质激素缺乏，LH受体异常导致双性生殖器，更多的内容将在下面的章节里讨论[172,318,354]。

垂体后叶[276]

正常功能

从妊娠前三个月末开始，催产素和血管加压素（AVP）在下丘脑视上核和室旁核中作为大的蛋白前体分子被合成。接着，在整合入神经分泌颗粒之前，蛋白前体被修饰和切割。激素原进一步地被切割，从而释放出AVP和它的结合蛋白，即运载蛋白神经垂体素，它沿着垂体神经束的神经元运送到垂体后叶。神经分泌颗粒，包括AVP和神经垂体素运载蛋白，储存在神经末梢，直到它们在神经控制下被释放。最初的分泌是被下丘脑的渗透压感受器控制，但是非渗透性的刺激，特别是血容量和血压，也会影响加压素的释放，这是通过左心房的牵张感受器和颈动脉窦的压力感受器实现的。血管加压素的作用是存储机体的液体，这是通过改变远曲小管和肾集合管的渗透性，从而减少尿排出。在新生儿出生时，尿浓缩功能不如年长的孩子精细[18]。这个原因以及在婴儿中不敏感的高速液体的丢失，可以来解释当没有满意地建立喂养时，容易发生高钠血症和脱水[235]。

脑性尿崩症[61]

在加压素缺乏中，尿的容量和张力在远曲小管和集合管中仅有很小的改变。尿量会接近于小球滤液的10%，渗透压为100mmol/kgH_2O或更低。患AVP缺乏的婴儿（脑性尿崩症）会不适当地排出大量的稀释尿。

新生儿中引起尿崩症的原因见表35.7，而且包括先天性的脑畸形，如SOD和前脑无裂畸形[332]。创伤会引起尿崩症，而损伤的部位将会决定这是否是持久的。视上核或高位轴的横断损伤引起持久性的严重垂体性尿崩症，而更远端部位的损伤通常引起暂时性的功能丧失。

这种疾病的临床特征是过多的液体排出和摄入。这在新生儿中诊断是困难的，因为大量的尿排出容易被忽略而且持续的哭闹和体重下降容易被认为是其他原因引起的。婴儿因此会表现得较晚，伴有非特异性症状，如食欲缺乏、呕吐、体重增加困难、便秘或发育迟缓。婴儿无法健壮生长[231]，但比儿童的肾源性尿崩症要轻，因为尿液稀释程度相对较少。低渗透负荷及同时母乳喂养也会帮助维持正常的血浆渗透压和减少症状出现。

诊断的确立是出现尽管血浆高张性还是无法浓缩尿的情况，而且在应用血管加压素类似物去氨加压素（DDAVP）时这种情况被逆转。高钙血症和钾缺乏引起的多尿应该被排除，而且应该考虑到新生儿肾浓缩功能较差。虽然需要较大量的血浆，但是循环中血管加压素的浓度也应该检测。主要的鉴别诊断是肾源性尿崩症，对循环中的AVP有遗传性抵抗作用（第36章第1部分）。

治疗

应用DDAVP进行治疗，DDAVP是血管加压素的类似物。这种复合物比天然分子效价更高，而且半衰期更长[277]。标准液（100μg/ml）用0.9%NaCl稀释配置成更易处理的溶液（例如，10μg/ml——与医院药房讨论），而且可以用1ml的滴管或有刻度的鼻导管滴入鼻中。在新生儿中，合适的初始剂量是0.1～1.0μg，每天一次或两次，然而在用DDAVP治疗开始时，只有当第一次剂量应用起效后，再给予第二次剂量。剂量可以

表35.7 脑性（血管加压素缺乏）尿崩症的原因
1. 原发性
遗传因素
常染色体显性遗传（血管加压素–神经垂体素运载蛋白基因）
常染色体隐性遗传（血管加压素–神经垂体素运载蛋白基因）
常染色体隐性遗传–Wolfram（DIDMOAD）综合征
X–连锁隐性遗传
先天性的脑畸形（也会包含一个遗传性的、单基因的基础）
垂体功能减退
视隔发育不良
前脑无裂畸形
中线缺失
2. 继发性
创伤
感染/炎症
血管性的，包括出血
缺血缺氧性脑病

根据适当的抗利尿剂作用的需要进行调整，因为吸收和治疗效果在不同年龄和时期是不同的。关于片剂和静脉溶液口服给药的经验正在增加[61,316]，而且合适的开始剂量大约是每天 1～5μg，当首次剂量起效，增加到每天两次。非常重要的是警惕出现超负荷液体的危险，这可能是由于过多 DDAVP 引起水钠潴留。应该定期检查体重和血清钠 / 渗透压，特别是在开始的阶段，因为剂量需要调整。对于患尿崩症（有口渴感）的婴儿，短期或长期通过喂和喝补充相对低剂量的 DDAVP 都是安全的。应该让父母从早期就积极地参与到治疗中，而且鼓励他们测量摄入液体量和排出液体量。在医院和家中，每天测体重可以提供关于液体平衡的有用信息。

过多的加压素分泌（抗利尿激素分泌不当综合征）

这已在第 18 章中描述。

食欲和喂养行为的激素调节

认识到越来越多的激素和受体参与喂养和生长的调节。

瘦素是由脂肪细胞中的 *ob* 基因产生的，它的循环水平提供了下丘脑营养状态的信息。这将进一步影响喂养行为，罕见的瘦素缺乏或抵抗的例子可以生动地说明这一点[97,214]。瘦素水平反映的是脂肪积聚，而且瘦素曲线水平与体重有确切的关联，同时瘦素在生后第一个月中被认为与体重的增加有关[240]。

在下丘脑中 MC4 受体是更远端的食欲和喂养调节途径的组成部分。MC4 受体的配体，α 黑素细胞刺激素（α-MSH），与 ACTH 都是由阿黑皮素原（POMC）肽分裂产生的。瘦素促进 MSH 的产生，而且进一步与 MC4 受体互相作用来减少食物的摄入。有 5%严重的早期肥胖儿童可能存在 MC4 受体的缺乏[98,99]，而且罕见的 POMC 基因异常患者存在 ACTH 缺乏和明显的肥胖，同时早期伴有生长过快[173]。

消化肽 PYY 被认为是抑制食物的摄入[30]，和另一种有促进食欲的激素——脑肠肽（ghrelin），都已经被描述了[47]。Ghrelin 是一种 GH 的促分泌剂，由多种组织产生，包括胃肠道和下丘脑，它被看做是一种‘饥饿’激素。两餐之间胰岛素水平的降低与脑肠肽释放和 GH 产生有关。这证明在新生儿期，喂养、禁食、激素产生和中间代谢调节及能源提供之间有重要联系[58,127,151]。

甲状腺

甲状腺发育和 / 或功能的疾病是比较常见的，3000 个婴儿中约有一个患病。在这个领域中近期进展反映的是更加精细的生化分析的发展，基因参与甲状腺发育和激素的合成，这些信息是从先天性甲状腺功能减退症的筛查中获得的。

正常功能

子宫内甲状腺的功能

受 TRH 调节的 TSH 刺激 T_3 和 T_4 的合成和从甲状腺中释放到血浆中，在这里它们通过与蛋白质牢固结合进入循环。母体的 T_4，而不是 TSH 或 T_3，会通过胎盘达到显著的生理需要量，这可以解释甲状腺功能减退婴儿在出生时存在相对正常的表象[345]。通过对母亲有相对低的甲状腺素水平的婴儿进行神经发育研究，证明了怀孕早期母体甲状腺素输送到胎儿（同时胎儿的甲状腺轴在发育）的重要性[121]。甲状腺功能减退母亲的甲状腺功能减退婴儿，这种威胁生命的疾病明显地证明在怀孕晚期甲状腺素传递的意义[83,367]。

绝大部分循环中的 T_3 来自外周 T_4 的外环单脱碘，因此 T_4 的作用是一种储存器或激素原，提供更多的活性 T_3。一种选择性单脱碘作用于 T_4 的内环，并产生无活性的反相 T_3（rT_3）。这种机制允许大多数和少数活性甲状腺激素之间产生平衡。这里有三种脱碘类型：类型 I（D1），具有内环和外环的脱碘活性；脱碘类型 II（D2），促成外环脱碘；类型 III（D3），促成内环脱碘。

胎儿甲状腺激素机制的特点是在 CNS 以外的组织中（如肝、肾和胎盘）有明显的 D3 活性，这种作用把母体和内源性的 T_4 优先地转换为 rT_3。这可能帮助减少组织产热和加强合成代谢。发育中的脑需要甲状腺素更胜于T_3，而且恰当的脱碘（特别是 D2）在不同的脑区域表现出暂时性和空间性的行为。磺基转移酶类在正常的甲状腺激素机制中也有重要作用。T_4 磺基化阻滞了外环脱碘形成 T_3，而同时促进内环脱碘转换为无活性的 rT_3。因此组织中（如肝）磺基转移酶类的活性在决定甲状腺激素利用中扮演了一个重要的角色[102]。

新生儿期甲状腺的功能

出生后有快速的 TSH 释放，这是受到寒冷的刺激，高峰是在 30 分钟，在降到基础水平前维持 3 天。同时伴随着甲状腺激素的释放和外周 T_4 转换的加强（与 D2 密切相关），这将导致在出生后第一小时内 T_3 明显增加。在生后 T_4 高峰时，约有 36 小时的总 T_3 和游离 T_3 进一步地增加（图 35.8），而且在出生后第一周内游离 T_4 的水平保持相对高的水平[104]。在这种过程成熟之前出生的早产儿（>30 周），表现几乎是相似的，但是 TSH 和甲状腺激素浓度的改变较少（见下文）。在 1～2 个月中，甲状腺激素水平与足月儿相似。在小于 30 孕周的婴儿中，出生后的波动不会发生[36]，且 T_4 的水平经常在 1～2 周时降到最低点，这更说明了加快早熟[200,338]。甲状腺素的水平在出生后的数周内仍然保持低于足月儿的水平[108]，而且逐渐地上升到正常的出生后水平。

先天性甲状腺功能减退症

这是一群病人的杂合组，他们中有一些存在有功能的组织而一些却没有。在这些存在有功能组织的患者中，腺体的位置可以是正常的，而且有正常的大小，但发育不全或异位。虽然近年来主要的研究集中在我们所知道的先天性甲状腺功能减退的病因上，但是大多数病人的病因还是不知道。

除了甲状腺发育和功能缺陷，畸形在婴儿先天性甲状腺功能减退中也是常见的[238]。这能帮助区分存在甲状腺发育不全的病人和参与甲状腺激素合成的某一种酶或因子存在异常的病人（内分泌功能障碍）。

甲状腺发育不全

胚胎缺陷导致甲状腺发育不全是先天性原发性甲状腺功能减退的最常见原因，而且范围从甲状腺不发育到异位和 / 或发育不全。2/3 受累婴儿的甲状腺组织受累，而且存在生物化学严重度谱系。发生频率是 1∶3500，而且女性的发病是男性的两倍，在发病率的描述中仅存在很少程度的人种和季节差别。由于遗传因素参与甲状腺的发育而且特异的甲状腺基因已经被描述，在一小部分患甲状腺发育不良的病人已经证明出现了这些相同的基因异常。转录基因的突变，如

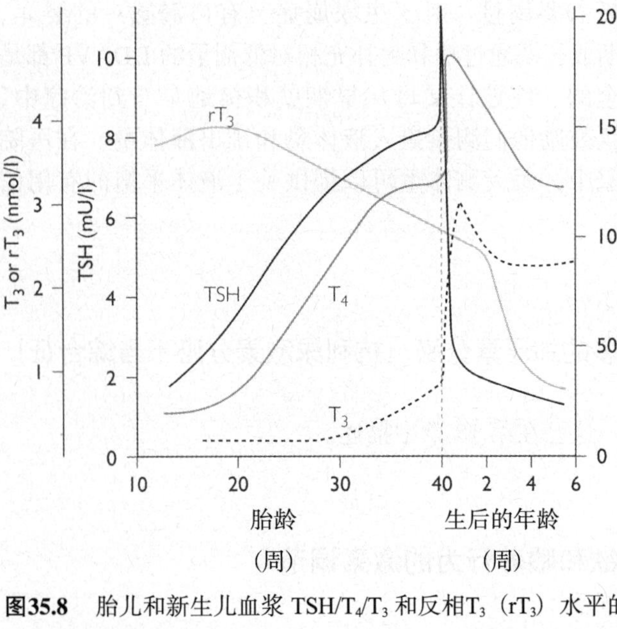

图35.8 胎儿和新生儿血浆 $TSH/T_4/T_3$ 和反相T_3（rT_3）水平的趋势。（改编自Fisher[100]）

TTF1（NKX2-1）、TTF2 和 Pax-8，已经被公布，但是严格的孟德尔遗传图谱是不常见的[174,182,251]，而且在大多数病人中甲状腺发育不良的病因还是不知道的。

甲状腺激素替代治疗消除了甲状腺功能减退症的临床表现，但是智力和神经系统的预后是差的，除非治疗在出生后的几星期内开始。

内分泌功能障碍（图35.9）

近来，碘化甲状腺氨酸合成遗传性生化缺乏是第二个常见的永久性先天性甲状腺功能减退的原因，在欧洲和北美的发生率为 1∶30 000～1∶50 000，10%～15%的病人是通过筛查发现的。性别方面的发病率是相同的。甲状腺肿会在出生时出现，但是除非它很大，否则会很难被发现，而且在以后不会发育。临床甲状腺功能减退的程度是不同的，而且一些病人的甲状腺功能是正常的。内分泌功能障碍也是暂时性甲状腺功能减退的原因，这在额外的需要不能被满足时出现。同位素扫描和超声通常提示有正常的甲状腺解剖和位置（正常位置的腺体）。在很多内分泌功能障碍中，给予高氯酸盐后，有过度的甲状腺碘化物的释放（高氯酸盐释放试验），这是由于甲状腺球蛋白中碘化物器质性异常所致。有正常同位素影像的代偿性原发性甲状腺功能减退是由于 TSH 受体异常引起的，这也已经被描述。已认识到甲状腺激素合成的异常包括 TSH 受体的异常（伴有正常大小或发育不良的腺体）[32,318]，以及异常的甲状腺球蛋白基因[147,322]、碘化物共输送体[111,261]、潘特林(Pendrin)[67,96]、甲状腺过氧化物酶和 THOX[215]。这些疾病中精细生化缺陷的描述不能改变对甲状腺素替代治疗的需要，但是忠告家人可能会出现复发是重要的。

新生儿筛查[1,94,331]

放射免疫分析法的建立，可用很少的血清标本或全血滴在滤纸上检测 T_4 和 TSH，使筛查在许多国家很快地开展。大多数检测使用的是出生后 5～10 天采集的单个血液标本，时间与甲状腺轴在突然出生的干扰之后恢复到稳定状态有关。单一的 T_4 筛查是不合适的，因为正常值和甲状腺功能减退的值之间存在重叠。可选择的方法有在所有的病例或在低 T_4 值的病例中增加 TSH 的分析，或把 TSH 检测作为最初的试验，而且可以确认可能被遗漏的罕见的继发性甲状腺功能减退的病例。检测过程是基于体系的完善并具有拥护者。USA 有很多检测程序测定 T_4 水平和测定 T_4 水平低于 10%的孩子的 TSH。大多数欧洲国家已经采取首先检测 TSH 的方法，虽然在所有的筛查形式中还存在缺陷。在一些地方，联合检测 TSH 和游离 T_4 的方法已经建立[22]。新生儿筛查程序的指南已经出版[1,246,331]。

对筛查的回顾性研究证明实际情况比预期的更多：在美国和欧洲，既往先天性甲状腺功能减退症的发生率接近 1∶3500，而在回顾性研究中表明发生率几乎是翻倍的[103]。先天性甲状腺功能减退症的早期表现是非特异性的，而且发展为典型的表现通常是缓慢的（表 35.8）。即使在很多医学发达的国家，不超过半数的患病婴儿在 3 个月月龄以前可被临床诊断[13]。通过筛查，治疗可以开始于 4 周龄，理想的为 2 周龄起[1,331]。

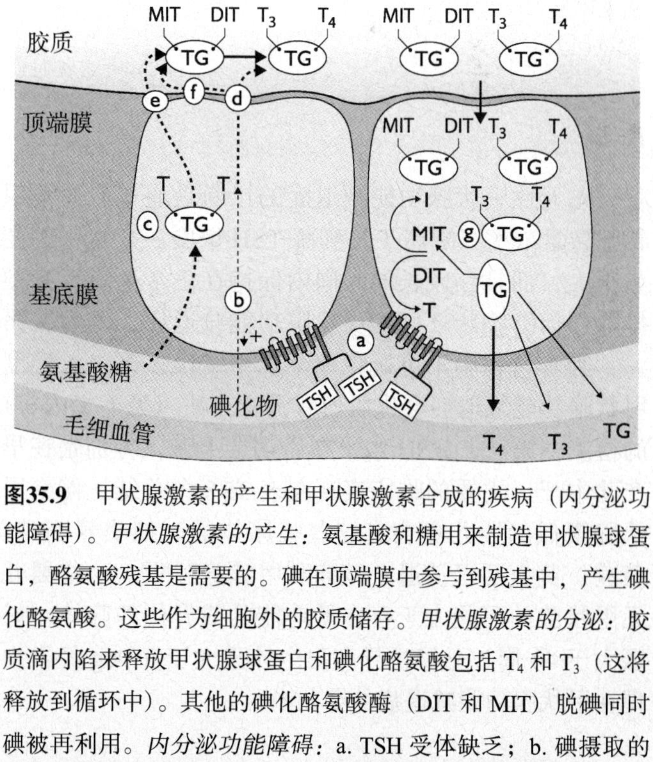

图35.9 甲状腺激素的产生和甲状腺激素合成的疾病（内分泌功能障碍）。*甲状腺激素的产生：*氨基酸和糖用来制造甲状腺球蛋白，酪氨酸残基是需要的。碘在顶端膜中参与到残基中，产生碘化酪氨酸。这些作为细胞外的胶质储存。*甲状腺激素的分泌：*胶质滴内陷来释放甲状腺球蛋白和碘化酪氨酸包括 T_4 和 T_3（这将释放到循环中）。其他的碘化酪氨酸酶（DIT 和 MIT）脱碘同时碘被再利用。*内分泌功能障碍：*a. TSH 受体缺乏；b. 碘摄取的异常（碘盐共输送体异常）；c. 甲状腺球蛋白合成的缺乏；d. 在顶端膜碘输送的异常（潘特林）；e. 参与碘结合到酪氨酸的酶系统异常（甲状腺过氧化物酶）；f. 参与 H_2O_2 生成（Thox）的酶系统异常；g. 脱碘酶系统的异常。

表35.8 先天性甲状腺功能减退的临床特征
出生时
过度成熟，大体型
大型后囟
脐疝
甲状腺肿
早期体征
平静的，欲睡的
喂养困难
便秘，腹部膨胀
呼吸道问题
周围性发绀
水肿
黄疸延迟消退
“克汀病样”表现
后期体征
大舌
嘶哑的哭声
干燥的皮肤、头发
反应慢
发育迟缓
生长不足

诊断

先天性甲状腺功能减退症的诊断是通过低血清甲状腺激素浓度（游离 T_4）和高 TSH 浓度。T_3 水平的变化很大，而且在较长的时间内保持在正常范围。必须排除任何有临床怀疑的甲状腺功能减退症，因为，第一，筛查过程中不可避免地会发生错误；第二，轻度甲状腺功能减退症会逃脱所有筛查方法（见下文内容）的检测；第三，TSH 水平在后期会上升，特别是在早产儿中[142]。主要的临床表现在表 35.8 中总结。伴有甲状腺素低的婴儿更会有这些临床体征，如喂养困难、嗜睡、黄疸延迟消退、脐疝和甲状腺肿[118]。这些婴儿无甲状腺的可能大于存在低功能的或异位的腺体。妊娠大于 40 周、分娩诱导和出生体重大于 3500g 经常出现在甲状腺功能减退症的婴儿中。

进一步检查

生化检查最初决定一个婴儿是否需要甲状腺素治疗。进一步的检查不会对甲状腺功能减退症婴儿短期处理产生影响，但是尽管如此成像可以提供关于原发缺陷的性质和预后。

同位素扫描（锝或 ^{123}I）可以在开始甲状腺素替代治疗之前或几天内进行，这时 TSH 水平还是高的。甲状腺超声波检查也在一些国家中进行[252]，是一种高度依靠操作者的技术，它可以提供腺体形态学信息。超声可以在新生儿病房中应用，而且对于暴露于含碘复合物的婴儿特别有价值，因为他们的同位素扫描难于解释。

在甲状腺发育不全中，同位素扫描或超声将揭露不存在的、小的或异位的腺体。这种疾病在大孩子中有很低的复发风险。患有无甲状腺或异位甲状腺的婴儿需要终身治疗，而且与儿童后期治疗效果不同。如果腺体在解剖上是正常的而且摄取是高的，那么甲状腺功能减退可能是由于内分泌功能障碍引起的，而且可能是常染色体隐性遗传（AR）的结果。在超声显示的正常位置的腺体缺乏同位素摄取也提示内分泌功能障碍。

过去经常使用膝关节平面摄片来分析骨骺的成熟度，它可以反映出胎儿甲状腺功能减退的程度，但它的临床价值是有限的。

TRH 刺激试验很少进行，但被用于伴有轻度甲状腺功能减退的婴儿中。一种夸大的和延后的 TSH 反应见于 TSH 水平的轻度抬高，是因为存在受损的甲状腺[271]。

治疗

甲状腺素用于替代治疗而且给予三碘甲状腺氨酸是没有益处的（见上文）。当诊断基本上是可靠时，一些紧急的情况需要开始治疗，较可取的方法是进一步收集标本，同时在等待结果之前开始治疗。

在低 T4 水平的新生儿中恰当的甲状腺素初始治疗剂量是 10～15μg/(kg·24h)，作为一天的剂量[42,92,290]。足月婴儿应该每天给予 37.5～50μg，这通常会使 TSH 快速达到正常水平。25μg 的片剂是可使用的，因为甲状腺素的半衰期长，剂量可被调整，在不同的时间给予高的或低的剂量，如 25μg 一天后第二天 50μg。甲状腺素混悬剂也是可用的，虽然这些制剂受稳定性的影响。

治疗目的是快速地使 T_4/ 游离 T_4 水平与 TSH 水平适应。高 T_4 水平可以在治疗开始后出现，当 TSH 水平是正常的或抬高的，这种情况通常不是提示过度治疗。TSH水平不总是快速正常化，婴儿中一些病人可能存在一定程度的垂体甲状腺激素的抵抗[105]。甲状腺素的剂量随着时间变化会下降，根据体重进行计算，TSH被抑制提示治疗过度。不均质性先天性甲状腺功能减退症而且仅患有轻度和中度TSH水平基线抬高的孩子比甲状腺发育不全的孩子（TSH水平是典型地非常高）需要甲状腺素的剂量小[126]。如果血清总T_4和游离T_4采用的是实验室正常范围的上限，替代治疗通常是令人满意的，但是不管实际上甲状腺素的剂量是多少，如果TSH值仍然高，那么不佳的顺应性应该被排除。

累积的证据表明高初始剂量的甲状腺素可能对神经系统的发育产生有利影响[42,290]，虽然这可能会增加行为方面的问题[134,139,284]。严重的超剂量也可导致生长过快，甚至导致颅骨早闭，但是低剂量对神经系统发育的损害危险性可能更大。

早期高剂量甲状腺素的治疗如同一种轻度的生化基线改变，与儿童中期身高增长和最终的身高有关[87,116,133]，虽然尚未得到连续观察[289]。

随访和预后

治疗起第2周，以及之后的4周，应检查生长情况、临床进程和甲状腺功能，而后在第一年内间隔1～2月检查一次，之后定期检查。

如有需要，确定甲状腺状态的重新评估可以在2岁后进行，此时短暂停止治疗不会产生不利影响。在这一时期如果甲状腺素停用4周，大多数孩子可出现生化上的甲状腺激素暂时缺乏，但不造成任何不利影响。若需对甲状腺功能进行生化评估，可以采取同位素甲状腺扫描。

先天性甲状腺功能减退症与运动发育损害、智商（IQ）减低和听力损害及语言问题有关[81,285]。这些表现与出生时甲状腺功能减退的严重性有关[283]。在一项研究中，总T_4水平在新生儿期低于42nmol/l与入学时IQ减少10分有关[330]。T_4大于42nmol/l的个体与对照组相比没有差别，提示了“阈”效应。因此可能提示出生前和围生期甲状腺功能减退的程度在长时间里对中枢神经系统功能有影响。对于甲状腺功能减退的患儿推荐应行正规的听力评估，因为在这些孩子中听力丧失的危险增加了十倍[339]。

早期其他的甲状腺功能异常

继发性（垂体/下丘脑）甲状腺功能减退症（见上文）

当TSH水平降低、正常或不可避免的升高，而游离T_4和T_3处于低水平，那么应怀疑继发性甲状腺功能减退症的可能（TSH缺乏）。生化方面的鉴别诊断包括甲状腺功能正常的疾病和早产儿（见下文）。孤立性的TSH缺乏非常罕见，而且大多数继发性甲状腺功能减退的婴儿会有其他垂体激素的缺乏，伴有相关临床和生化上的异常。继发性甲状腺功能减退的患儿，TSH对TRH的反应可表现正常或差的，甚至是过度的[120]。

异常的结合蛋白-甲状腺素结合球蛋白缺乏和家族性异常白蛋白高甲状腺素血症

甲状腺激素的主要转运蛋白是甲状腺素结合球蛋白（TBG）。TBG缺乏通常具有X连锁显性遗传的特征，在男性婴儿中的发病率为1∶2400，北美的发病率大约为1∶4000～1∶4300[142,192]。患儿甲状腺功能正常，但T_4和T_3总体水平降低，但游离部分是正常的，剩余的以及受刺激的TSH值亦正常。确定性的诊断需要TBG检测。

家族性异常白蛋白高甲状腺素血症是相对常见的疾病，在100人中有1人患病。其特征是临床上甲状腺功能正常的个体中甲状腺素水平增高，由于白蛋白分子存在的异常，增加了对甲状腺激素的亲和力。异常的白蛋白分子会干扰一些甲状腺激素的分析，导致虚假的和潜在混淆的结果[262]。因此，对这种疾病应强调的是，在甲状腺激素浓度增高的婴儿中检测TSH浓度的重要性。

一过性甲状腺功能疾病

一过性低甲状腺素血症[270]

所有早产儿都有一定程度的低甲状腺素血症，因为脐带血清T_4值的增加与胎龄有关。早产儿中低甲状腺素水平提示正常成熟甲状腺激素供给的缺乏，下丘脑-垂体-甲状腺轴不成熟，其他因素如仍然继续的胎儿倾向，可将甲状腺激素转换为非活性rT_3。低甲状腺素值在第1～2周内持续存在，同时伴有低水平的游

离 T_4 和正常水平的 TSH。越是早产或低体重的早产儿在生化检测中的表现越是严重，而甲状腺激素水平在诸如呼吸窘迫综合征的患儿中趋于减低[338]。这被认为在短期内影响较小，但是更多近期的证据表明在早产儿和低出生体重儿（LBW）中，甲状腺激素浓度和远期的神经系统发育结果有关[80,183,199,273]。虽然很多研究已经尝试考虑潜在的混淆变量，但是在一些婴儿中甲状腺素水平可能只是简单的胎儿状态持续的标志。在生后第一周中低甲状腺素浓度可能是因为早产儿为了适应疾病状态，类似于在较大儿童中所见到的正常甲状腺病态综合征或非甲状腺疾病综合征。很多怀孕妇女可能存在碘缺乏，而且母体碘的状态和出生后碘的供应是进一步潜在的混淆因素。

有关甲状腺激素治疗，对早产儿出生后早期和远期的影响尚未被确立。部分研究报道提示可改善存活率[298]，但并非所有报道[63]，且早期神经系统发育似乎不受治疗的影响[338]。van Wassenaer 等进行的亚组分析研究[338]表明甲状腺素治疗 [8μg/(kg·d)] 对于 25～26 孕周的婴儿存在潜在益处，见 Bayley 精神发育指数。但是来自同样的和其他的研究表明孕 27～29 周孩子增加甲状腺素的使用会对神经系统发育有相反的影响。大多数对同一组（即达到上学年龄的儿童）的近期研究已经确认 IQ 的提高和行为问题的减少出现在那些在小于 27 周时接受 T_4 治疗的孩子中，而低 IQ 和更多行为问题出现在那些在大于 27 周时接受 T_4 治疗的孩子中[46]。因此甲状腺素应用的作用可能是基于胎龄和婴儿接受治疗时的年龄，同时保护机制在所有孩子及大多数早产儿中确保了合适的三碘甲状腺氨酸的供应。现在，尚无有关对于 TSH 水平正常的任何胎龄患儿给予补充的报道。

重要的是，低甲状腺素血症的早产儿可有永久性甲状腺功能异常，这只有通过长期随访才能发现[142]。

一过性甲状腺功能减退症和高促甲状腺素血症

在这类疾病的杂合组群中，TSH 是增高的，而且甲状腺激素浓度在与年龄相关的参考范围内（高促甲状腺素血症）或是低的（甲状腺功能减退症）。通过筛查试验，或婴儿因为其他原因进行甲状腺功能检测，患儿可有轻度的甲状腺功能异常。虽然甲状腺功能在出生后数月内可表现正常，但是部分婴儿会有持久性的微小的甲状腺功能异常[55,72]。虽然已经很好确立了一过性甲状腺功能减低的原因，但一过性高促甲状腺素血症会与先天性甲状腺功能减退症有重叠，这可发生于激素生成障碍的婴儿中[215]。这些孩子可能不会在新生儿早期获得甲状腺素。高促甲状腺素血症 / 甲状腺功能减退症的原因在表 35.9 中列出。值得注意的是病因包括宫内接触抗甲状腺的药物[62]、碘缺乏[19,166]和局部接触碘化抗菌剂。这些物质易被吸收，应该避免或从最初的敷料上小心去除[51,184,308]。一过性甲状腺功能减退症也会由于促甲状腺激素受体阻滞性抗体经胎盘通路引起，见于大约 2%的先天性甲状腺功能减退症的病例[20]，在这种情况下，明智的做法是检测母亲的甲状腺状态。一过性甲状腺功能减退症和高促甲状腺素血症在早产婴儿中可能更为常见[79,108,193]。TSH 的晚期升高在一些早产儿和极低出生体重儿（VLBW）中可被发现，可能反映的是下丘脑垂体的不成熟、早期碘的负平衡、疾病伴随 TSH 的代偿性增高，以及过早地接触如多巴胺等药物[84]，这会抑制 TSH 水平。永久性高促甲状腺素血症的原因包括 TSH 受体的微小异常[11]。

对于那些低甲状腺激素水平的病人采取干预是重要的，而且如果 TSH 的增加是在甲状腺素水平处于实验室的正常范围时更需要治疗，因为即使微小的异常也提示 CNS 甲状腺激素的缺乏[101,269]。治疗应该安全地进行，患儿应进行合适的监测，可在脑发育关键时期之后停止。

“低 T_3 综合征”（非甲状腺疾病）

这一术语用来描述在甲状腺功能的检测中，特征性地表现为低血清 T_3 浓度、正常或增高的 rT_3、多变的 T_4 和正常的 TSH 水平。由于 T_4 向 rT_3 的转化增强，整

表35.9 一过性甲状腺功能减退症和高促甲状腺素血症的原因

- 激素生成障碍
  如 Thox 缺乏和 TSH 受体突变
- 甲状腺发育不全
- 母体的抗体
- 碘缺乏
- 接触含碘的化合物
- 假性甲状旁腺功能减退症
- Down 综合征
- 与早产有关

个孕期胎儿的 T_3 处于低水平，这种情况在早产儿中较常见。在年龄稍大的患儿中，由于疾病的反复以及所有胎龄婴儿中存在的营养不良，T_3 水平会进一步地降低。低 T_3 水平，如同 T_4 一样，在后期会出现 IQ 降低[189]。对胎龄小于 30 周的婴儿给予甲状腺素治疗不会增加 T_3 水平[339]。

甲状腺功能亢进症

新生儿甲状腺毒症[236]

新生儿甲状腺毒症是相对罕见的，但病情严重，通常是由来自患有活动期、非活动期和经治疗的 Graves 病母亲血清中 TSH 受体兴奋性抗体，通过胎盘通路传递所引起的[191,325]。这也可发生在母亲患有除 Graves 病以外的自身免疫性甲状腺疾病中[137]。这种疾病通常是一过性的，随着循环中抗体的减少而消退。对新生儿甲状腺毒症认识还不足，但是它经常是能被预测的，而且可以在产前治疗。

在大多数 Graves 病的病人中会发现 TSH 受体兴奋性抗体，而且它们能自由地通过胎盘。胎儿的甲状腺毒症会引起早产、LBW、死产和新生儿死亡。将近 1∶70～1∶100 患 Graves 病母亲的孩子会成为明显的甲状腺毒症，而绝对风险是与母亲血清中 TSH 受体兴奋性抗体浓度有关[219,307,370]，一些孩子是生化上的毒性而无症状。甲状腺功能障碍被检测出存在于 16.5%母亲患 Graves 病的孩子中[212]。TSH受体阻滞性抗体同样也存在，临床和生化可以反映出影响因素的范围，包括被改变的母亲和胎儿甲状腺激素水平对胎儿下丘脑垂体功能的影响，以及对优势抗体浓集物的性质和浓度的影响。在子宫中接触抗甲状腺药物也将影响新生儿的图谱。因此，一个婴儿初始是甲状腺功能亢进，进一步会变为甲状腺功能减退（需要甲状腺素替代治疗），而一个初始是甲状腺功能减退的婴儿会变为甲状腺功能亢进[62,128,196]。

虽然新生儿甲状腺毒症通常是由于 TSH 受体兴奋性抗体经胎盘通路引起的，但是在一些孩子中那些抗体不存在，但甲状腺功能亢进症却存在。这些孩子会有更多的并发症和长期的发病率、特殊的生长迟缓（尽管早期骨骼成熟加速），以及行为问题甚至精神发育迟缓。大多数报道的病例很可能是由于 TSH 受体组成的活动性突变[93,168]。

临床特征（表35.10）

胎儿甲状腺毒症的表现包括心动过速和宫内发育迟缓（IUGR）。围生期婴儿甲状腺毒症在生后迅速地表现出甲状腺功能亢进的体征，但症状会延迟到 4～7 周才出现[307,369]。这是由于母体抗甲状腺药物的影响或同时与阻滞性和兴奋性抗体的作用有关。婴儿会有可触及的甲状腺肿，虽然可在出生时存在眼部的体征，特别是眼球突出和眼睑回缩，但它们经常在整个疾病过程中是轻的或不存在的。非常罕见的是，母亲患甲状腺功能正常的眼部 Graves 病会使婴儿眼部受累但没有甲状腺毒症的证据。CNS 刺激的体征，如易激惹、烦躁不安和“战战兢兢”，通常是明显的，而且有心动过速和偶见的心律失常，这会快速地发展为严重的和难治的心力衰竭。其他代谢亢进的表现包括过度的食欲伴随体重下降或不适当的体重增加、腹泻、多汗和面红。可预知性低的临床表现包括肝脾大、黄疸和骨骼成熟的加速，会引起早产儿骨缝闭合和偶见的小头畸形。16%～25%的死亡率已经被报道，但长期的影响还不肯定[307]。

处理（图35.10）

怀疑甲状腺功能亢进的妇女应该给予抗甲状腺的硫脲衍生物卡比马唑或丙基硫氧嘧啶治疗[282]。放射活性碘的使用在怀孕期间是绝对禁忌的，手术会引起突然的早产。抗甲状腺药物会通过胎盘，因此应该应用控制甲状腺功能亢进的最低剂量。通常在怀孕期间需要的剂量比成人正常的需要量低。“阻滞和替代”疗法，使用高剂量的抗甲状腺药物和同时使用甲状腺素

表35.10 新生儿甲状腺功能亢进的临床表现

甲状腺	甲状腺肿
中枢神经系统	激惹，烦燥不安，‘战战兢兢’
眼睛	凝视，眼睑回缩，水肿，眼球突出
心血管系统	心动过速，心力衰竭，心律失常
胃肠道	过度的食欲，体重下降，消瘦，腹泻
其他	多汗，面红，手足发绀，肝脾大，淋巴结病，胸腺增大，血小板减少，擦伤，瘀点，高血黏度，颅骨成熟过早，颅缝早闭，小头畸形

替代治疗，应该避免。如果母亲的抗甲状腺治疗引起胎儿甲状腺肿形成和心动过缓，可通过经羊膜注射给予甲状腺素。母亲用抗甲状腺药物治疗的临床上甲状腺功能正常的孩子可能出现一过性甲状腺功能减退的生化证据[62]。如果胎儿心动过速提示甲状腺功能亢进，治疗应该维持胎儿的心跳低于 160 次 / 分钟，而且仔细评估胎儿的生长是必需的。脐静脉穿刺可用来确诊。

严重的甲状腺功能亢进在新生儿中有高的死亡率。成功治疗的关键是，第一，预测和预防，进而控制甲状腺的状态直到疾病进入到它的自限过程。如果胎儿是甲状腺功能亢进，而且母亲在怀孕期间接受硫脲类药物治疗，那么明智的做法通常是继续使用相同剂型的药物，给予合适的新生儿剂量，丙基硫氧嘧啶是 5～10mg/(kg·24h) 或卡比马唑 0.5～1.5mg/(kg·24h)，

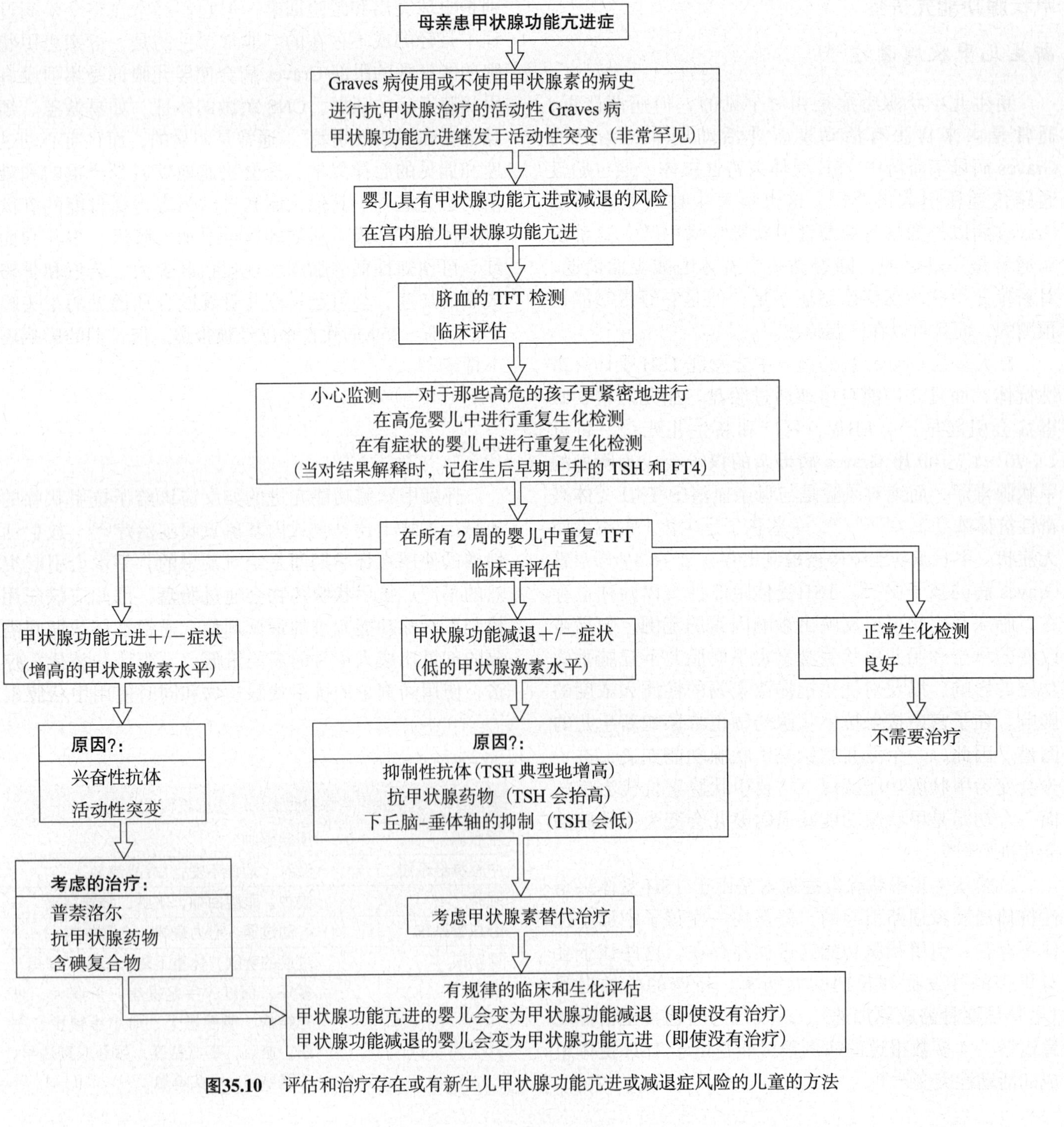

图35.10　评估和治疗存在或有新生儿甲状腺功能亢进或减退症风险的儿童的方法

每 6～8 小时经口分次给予。有规律地评估甲状腺功能是必要的。因为在其他年龄段，通过治疗维持一个稳定的甲状腺状态可能是困难的。临床上甲状腺功能正常的孩子，进一步出现甲状腺功能亢进的体征时，也需要治疗。新生儿甲状腺毒症通常在 2～5 个月后缓解，因此抗甲状腺的药物可以在这个时候小心地撤除。维持紧密的观察是重要的，直到治疗已经成功地停止，而且婴儿状态是良好的，因为胎儿快速复发甲状腺毒症会出现在这个时期。使用大剂量的抗甲状腺药物治疗和同时进行的甲状腺素替代治疗（“阻滞和替代”）应用于甲状腺毒症的婴儿，但是甲状腺功能亢进的过程相对短，使这种方法在大多数的孩子中不适用。如果一个孩子被考虑有甲状腺功能亢进的风险，如果同胞是有症状的或如果母亲抗体滴度是高的，那么紧密的临床和生化监测应该在生后第一周持续进行。如果需要，抗甲状腺药物的治疗应该迅速开始。

如果急性甲状腺毒症发生，那么除了使用硫脲类药物外，还可用普萘洛尔 2.0 mg/(kg·24h)，6～8 小时分次口服给药，用来控制甲状腺激素的外周兴奋的影响，也可用碘化钾，碘溶液（Lugol's）（5%碘化钾，每滴 8mg），每 8 小时一滴可以阻止甲状腺激素从腺体合成和释放。饱和碘化钾（每滴 48mg 碘）也被使用，剂量是每天一滴。放射性的含碘制剂如碘泊酸钠（0.5mg/3 天）也被用于新生儿 Graves 病的治疗，部分原因是由于相对快的反应[160]。严重疾病的孩子可以使用镇静剂治疗和糖皮质激素治疗，如泼尼松龙 [2mg/(kg·d)]，会抑制 T_4 向 T_3 转换。

偶见的是患 Graves 病母亲的婴儿会发现有甲状腺功能减退，伴有低甲状腺激素水平和增高或抑制的 TSH。在一些病例中，低 TSH 和低 T_4 反映的是来自甲状腺功能亢进母亲的甲状腺激素通过胎盘抑制了下丘脑–垂体–甲状腺轴，这些孩子需要甲状腺素替代治疗，直到此轴恢复[181,196,212]。阻滞性抗体经胎盘传递和接触抗甲状腺药物也会引起低甲状腺激素水平。

甲状腺激素抵抗[272,357]

甲状腺激素抵抗(RTH)是由甲状腺激素受体（TR）(beta）基因突变引起。RTH 临床表现是非常多变的，而且大多数个体完全没有症状。新生儿会偶然被发现患有此病，是因为甲状腺肿或增高的 TSH。少数患儿会有症状提示甲状腺功能减退症，如生长迟缓和认知能力损害，而其他一些会有甲状腺激素过剩的体征，如心动过速或活动过度[37]。典型表现是一个健康的、临床上甲状腺功能正常的婴儿存在 TSH 增高和 T_3 和 T_4 增高。这种疾病通常是常染色体显性遗传（AD），因此父母中的一位会有相似的生化表现。

钙代谢疾病

正常生理

钙在很多生理活动中具有重要作用，包括跨膜传递、酶激活和抑制、激素分泌和作用、血液凝固、肌肉收缩和神经传递。另外，钙为骨骼提供了稳定的结构，这包括了将近 99%全部机体的钙。这个巨大钙池中的钙大多数是无代谢活性的，而且仅能被缓慢动员，但有用的小部分是受紧密调控的。

钙在血清中以两种主要的形式存在：蛋白结合钙（占全部的 50%）和离子钙。也有小部分可扩散的非离子钙以与磷酸和枸橼酸盐结合的形式存在。离子部分是有代谢活性的，而且可以调控。在蛋白结合钙中，将近 80%与白蛋白结合，而 20%与球蛋白结合，但会随着白蛋白浓度和 pH 值变化而变化。粗略的血清钙浓度“校正值”可以通过每 4g/l 的白蛋白高于或低于年龄匹配的平均血清白蛋白水平 4g/l 白蛋白便增加或减少 0.1mmol/L 而获得。氢离子与钙结合部位竞争性结合，因此 pH 值降低会引起钙从白蛋白上的释放同时离子钙增加，而碱中毒会有相反的作用。

钙和磷酸盐通过胎盘主动运输到胎儿，维持一个 1∶1.4 的母亲和胎儿梯度，因此胎儿与母亲相比是相对的高血钙[170]。血清总钙和离子钙浓度在脐血中是高的，但是在出生后的第一小时迅速下降，在最初的 2～4 天保持相对低的水平，而后在第二周上升到成人水平。

在生理范围内，保持血清钙水平是一个复杂过程，反映了钙感知受体、甲状旁腺激素（PTH）和维生素 D 的功能和相互关系（图 35.11）。

钙感知受体

细胞外钙离子感知受体是一组“G-蛋白偶联”受

体成员之一，它们感受钙离子浓度变化，因此调节PTH释放和肾小管钙重吸收[247]。细胞外液离子钙浓度降低通过这个受体被感知，从而加强甲状旁腺主细胞分泌PTH。基因缺失导致受体活性损害或加强会改变“作用点”，产生低或高钙血症。AD家族性良性低钙尿性高钙血症（受体功能损害）和高钙尿性低钙血症（受体功能增强）会出现在新生儿期。这些是罕见的，但新生儿高和低钙血症的重要原因在下文中会更详细地描述。

甲状旁腺激素

PTH是由四个甲状旁腺腺体分泌的，这些腺体位于甲状腺后面。它有84个氨基酸残基，其中氨基端的氨基酸残基有完全的生物活性。PTH合成和分泌的初始刺激是低血清钙水平，但是PTH的分泌也会因镁浓度降低而减少。当PTH被释放，它迅速地被分解为数个片断，其中更有活性的片断是氨基端序列，而且半衰期只有几分钟。一些非活性片断在循环中保留更长的时间。PTH初始作用在破骨细胞，在这里它促进钙从骨释放。它也作用于肾，增加磷酸盐（钠、钾和碳酸氢盐）的分泌和减少钙（镁、氢离子）的分泌。这是初始作用，快速调节钙水平，但是PTH也增加1,25-二羟维生素D的形成，因此从长期来看是间接性地增加钙从消化道吸收。

维生素D

这个名词描述的是许多关于胆固醇的有关复合物。两个自然存在形式是来自植物的麦角钙化醇（D_2）和

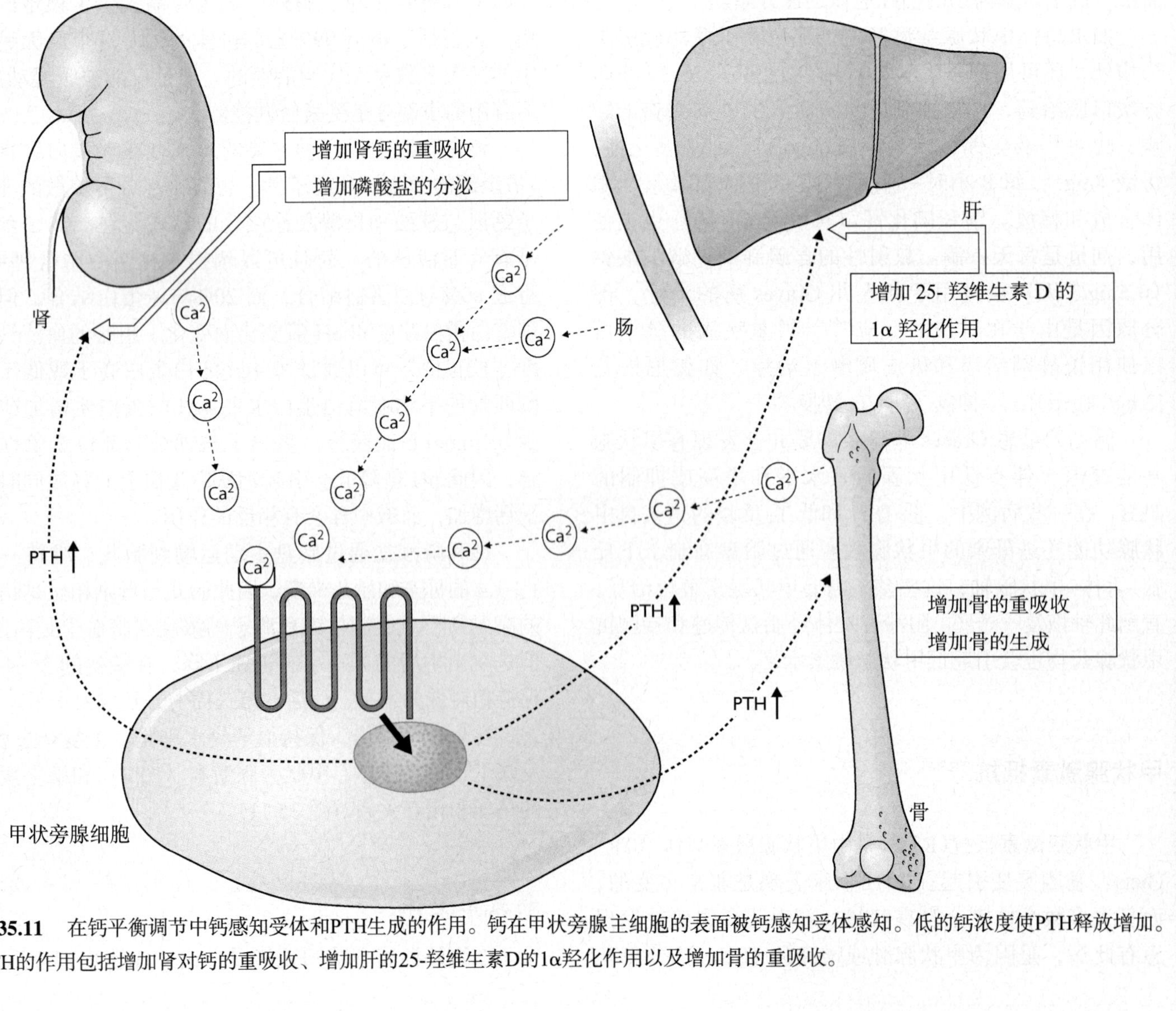

图35.11　在钙平衡调节中钙感知受体和PTH生成的作用。钙在甲状旁腺主细胞的表面被钙感知受体感知。低的钙浓度使PTH释放增加。PTH的作用包括增加肾对钙的重吸收、增加肝的25-羟维生素D的1α羟化作用以及增加骨的重吸收。

来自 7- 脱氢胆固醇经紫外线照射皮肤产生的胆钙化醇(D_3)。胆钙化醇是从动物来源的饮食中被小肠上段吸收。胆钙化醇和吸收的胆 / 麦角钙化醇最初在肝内被羟化，形成 25- 羟维生素 D，这是主要的循环中维生素 D 的代谢产物。进一步在肾中发生 1- 羟化作用形成代谢活性形式的 1,25- 二羟维生素 D，或形成 1,24,25- 三羟维生素 D，或 24,25- 二羟维生素 D（见下文）。1- 羟化作用被刺激和 24- 羟化作用被抑制是由低钙血症、低磷酸盐血症和 PTH 引起的。仅 1%～3%循环的维生素 D 是游离的，而大多数是与维生素 D 结合蛋白（α_2- 球蛋白）相结合的。

维生素 D 的主要作用是增加钙和磷酸盐的血清水平，这是通过促进它们在消化道的吸收实现的。维生素 D 在饮食中钙不充足时也增强钙和磷酸盐从骨动员，同时通过在非矿物质化类骨质附近保持合适的钙和磷酸盐浓度，促进骨矿物质化。胎儿的 1,25- 二羟维生素 D 可能是主要的刺激物，使胎盘转运钙。

其他与钙平衡调节有关的肽类激素

PTH相关肽（PTHrP）[317]

PTHrP 对 PTH 的作用是非常小的。循环中的水平较低，但它在母乳中被发现，而且可能在胎儿的钙平衡调节中起作用。局部 PTHrP 的产生提示肿瘤相关高钙血症的发展。

降钙素

这个 32 个氨基酸肽的激素是由甲状腺滤泡旁的 C 细胞分泌的，是对高钙血症的反应。它通过抑制骨吸收、增加尿钙和磷酸盐排出、同时可能降低肠道钙吸收来降低血清钙的。虽然在人类中它会产生低钙血症，但是去除甲状腺和在甲状腺髓质瘤中大量分泌都不会影响血清钙，而且在男性中它的生理意义还不清楚。

低钙血症[305]

低钙血症婴儿的临床表现可能包括激惹、颤抖、颤搐和癫痫发作，但是一些婴儿可能表现为相对地嗜睡、喂养困难和呕吐。Chvostek 和 Trousseau 体征在新生儿中是不可靠的，但 ECG 的 QT 间期是延长的。

原因

引起低钙血症的原因见表 35.11。

治疗

低钙血症的严重症状，如癫痫发作，可用 10%的葡萄糖酸钙治疗（体重 9.4%的钙），以 2ml/kg 的剂量缓慢地静脉注射，大于 5～10 分钟。如果需要，可以进一步继续输入 10%葡萄糖酸钙稀释液，剂量为 2.5ml/（kg·24h），同时仔细地监测心率、心律和血清钙浓度。早期改为口服治疗是可取的，而且口服补充钙和维生素 D 或维生素 D 类似物可用于长期治疗。这将根据低钙血症的原因进行，而且将根据恰当的诊断进行讨论。

早期低钙血症

出生后最初 3 天症状性的低钙血症多见于早产儿、糖尿病母亲婴儿和那些出生时发生窒息或围生期应激的婴儿。这会看做是正常出生后钙水平降低的扩大。虽然导致早产婴儿低钙水平的机制还不很确定，但是

表35.11 低钙血症的原因

新生儿低钙血症
早期（早产、窒息、糖尿病母亲的婴儿）
晚期（不适当的喂养）
继发于低镁血症
甲状旁腺功能减退症
染色体 22q11 和 10p 的微删除（包括 DiGeorge 综合征）
X 连锁
常染色体显性遗传，包括 HDR 综合征
常染色体隐性遗传
线粒体 DNA 突变
母亲高钙血症
钙感知受体缺乏（活动性低血钙性高钙尿症）
维生素 D 缺乏
维生素 D 依赖的佝偻病（I 和 II 型）
假性甲状旁腺功能减退症（在新生儿中很少见）
碱中毒、碳酸氢盐治疗、输血中的枸橼酸盐
肾衰竭
吸收不良
低白蛋白血症

PTH 水平通常不低[279,288]。PTH 抵抗会不同程度地存在，而且在大量需要时突然中断钙的供给也会引起钙水平下降。新生儿期，降钙素的分泌是高的，虽然在婴儿早期迅速地下降，但这表明增加了早期新生儿低钙血症发生的敏感度[39,75]。奶摄入量低或输血会出现非离子盐的形式，这会加重低钙血症进一步地发展。很多在新生儿早期有低钙血症的婴儿，特别是那些母亲是糖尿病的婴儿，也会有低血清镁水平，这会自然地改善，如同低钙血症。在一些情况中，暂时性低钙血症的原因还不清楚[110,211]。

不适当喂养导致的晚期低钙血症

目前这种临床情况比用未改良牛乳配方奶广泛应用时要少见。它通常明显的表现是足月婴儿在生后第5～10天中出现癫痫发作。经典原因是由于牛乳中高磷酸盐和相对低的钙引起的（第16章第1、2部分）。磷酸盐吸收的增加引起高磷酸盐血症，从而抑制了血清钙。在冬季发生率增高表明易感性可能与母亲维生素D的状态有关。治疗需要控制痉挛发作和改变喂养方式，使用母乳或改良的低磷酸盐配方奶。

其他低钙血症的原因

低镁血症[85]

低镁血症会引起低钙血症，是通过抑制 PTH 分泌和减少 PTH 应答反应。80%低钙的婴儿存在低镁血症，而且低钙血症会很难被纠正，直到低镁血症自身被纠正。容易的做法是每4～8小时给予肌注（i.m.）50%硫酸镁溶液 0.2ml/kg。因此在所有持续性低钙血症的婴儿中必须进行血清镁的检测。

还有其他罕见的原发性肠道镁吸收异常（常染色体隐性家族性低镁血症伴低钙血症）和肾镁调控异常（原发性低镁血症），这在低镁血症、低钙血症的病人中需要考虑。低镁血症可以是 Gitelman 综合征和 Bartter 综合征的一种表现，但是这些病人没有低钙血症。

甲状旁腺功能减退症

在新生儿期，甲状旁腺功能减退症是引起低钙血症的罕见原因。它通常在出生5天后表现为明显的低钙血症。其他的生化表现包括高磷酸盐血症、低镁血症和正常或低的碱性磷酸酶。确诊是通过发现免疫反应性 PTH 水平的降低或缺乏。这种疾病可以是家族性的，伴有 X 连锁的隐性遗传、AD 和 AR 的遗传表现。甲状旁腺功能减退症、胸腺不发育、先天性心脏和大血管异常和其他的异常表现是由于 22q11 染色体删除引起的[287]。DiGeorge 综合征与胸腺发育不良有关，伴有低钙血症，同时是相互影响的异常表现中的一部分，这些表现总合起来称作 CATCH 表现型（心脏畸形、T 细胞缺乏、腭裂和低钙血症）[53,362]。一些 22q11 删除的病人有明显的心脏方面的表现（Takao 综合征），而一些病人有明显的颅面和腭畸形（Shprintzen 综合征）。DiGeorge 综合征的小部分病人会在其他的染色体上有缺失，值得注意的是 10p[76]。出现低钙血症伴有先天性畸形应该迅速仔细地进行基因分析，即使钙水平会自然地恢复到正常。

甲状旁腺功能减退症的原因也包括 HDR 综合征（甲状旁腺功能减退、耳聋和肾发育不良），是由于 GATA3 基因的 10p15 删除引起的[337]。这是一种 AD 疾病，虽然甲状旁腺功能减退症的诊断会延迟数年，但低钙血症会在早期出现。PTH 基因缺失是罕见的，而且与 AD 和 AR 孤立性甲状旁腺功能减退症有关[20,243]。6号染色体短臂上的 GCMB 基因突变也会引起隐性遗传的甲状旁腺功能减退症[88]。其他甲状旁腺功能减退症的罕见原因包括 Kenny-Caffey 综合征——存在生长迟缓和管状骨髓腔狭窄，以及线粒体疾病如 Kearns-Sayre 综合征。

过去高剂量的维生素 D_2 已经用于治疗甲状旁腺功能减退症，但是有效的水溶性类似物更适合。α-骨化二醇（1α 羟胆骨化醇）和骨化三醇（1,25- 二羟胆骨化醇）在新生儿期适当的剂量为 0.03～0.08μg/(kg·24h)，最大剂量为 1～2μg。维持剂量是不同的，不仅根据不同病人而且还要根据同一病人不同时期的需要，因此经常检测血清钙浓度是必需的，以使剂量适合从而保持钙水平在正常范围内。口服补充钙不是必要的，但可以帮助稳定血清钙。

母亲的高钙血症

存在母亲高钙血症，使胎儿暴露在慢性高钙血症中，主要是经胎盘转运的过剩的钙。甲状旁腺功能抑制会在生后引起低钙血症[327]，但这通常会自行恢复。无论新生儿是否存在无法解释的低钙血症，母亲钙水平应该被检测。

高钙尿性低钙血症

由于钙感知受体的活动性突变引起的低钙血症伴高钙尿症会在儿童期出现癫痫发作。当低钙血症伴有高钙尿而PTH水平在正常范围，从而与甲状旁腺功能减退症的婴儿不同时[249]，这种罕见的疾病应该被怀疑。重要的是对这种疾病要保持警觉，因为给予维生素D会导致肾钙沉着症。

维生素D缺乏性佝偻病

低钙血症和佝偻病的发生与母亲和婴儿的维生素D缺乏有关[6,302]。这被认为是新生儿抽搐发生的原因，这种抽搐将会发生在骨骼改变之前。虽然一些人种比其他人种更易发生低钙血症和佝偻病，但这仍是一个世界性的问题。一个婴儿维生素D状态反映出母亲饮食和暴露在阳光下的情况，同样包括生后的因素，如喂养的类型。大多数商品化的配方奶包含了充足的维生素D来预防佝偻病，但在母乳喂养的孩子中进行补充是可取的。在大多数婴儿中每天400IU的维生素D是合适的。患维生素D缺乏的孩子应该应用维生素D治疗，剂量为2000IU维持6个月或5000IU维持2个月。

维生素D依赖性佝偻病（VDDR）

I型VDDR是由于肾维生素D羟基化作用的缺失所致[165]，而II型VDDR是由于细胞对激素作用的抵抗，这通常是由于维生素D受体类固醇结合区或DNA结合区突变引起的[141]。1,25-二羟维生素D的水平在I型VDDR中是下降的，而在II型中是上升的。这些罕见的疾病可以在婴儿期出现佝偻病。

假性甲状旁腺功能减退症

假性甲状旁腺功能减退症这个名词是用来描述一些相关的疾病，特征为对外周PTH的作用无应答，是受体或受体后的缺失所致。在婴儿中这是低钙血症不常见的原因，由于相似的原因导致TSH抵抗和新生儿的高甲状腺球蛋白血症（见上文）。特征性生化表现是低钙血症伴高磷酸盐血症、PTH水平增高和对外源性PTH反应的缺失或损害。这些疾病通常是AD遗传性的，伴有不同的外显率。对这些疾病的低钙血症治疗需要钙的补充和维生素D类似物。

新生儿低钙血症的多方面原因

低钙血症在输血时使用枸橼酸盐和低白蛋白血症时会发生碱中毒。这会导致高磷酸盐血症婴儿的肾衰竭。

高钙血症[278]

高钙血症在婴儿中是一个不常见的问题，被定义为血清钙高于2.75mmol/l。高钙血症的病因见表35.12，下面有详细的描述，但可以概念性地认为是维生素D或钙过剩的反映，与骨形成的减少（低磷酸酶症）或骨吸收的增加（如一些肿瘤）有关。增高的血清钙偶尔可以反映钙感知受体的异常（低钙尿性高钙血症）伴有相关“位点”的改变，而且也是Williams综合征的表现。原发性甲状旁腺功能亢进症（不同于新生儿严重的甲状旁腺功能亢进症是由于钙感知受体缺乏所致）可能在婴儿期不会发生。高钙血症的临床表现包括肌张力降低、衰弱和易激惹、喂养困难、体重下降、便秘、呕吐、多饮和多尿。高钙血症会引起肾钙质沉着。

治疗

如果可能，原发病因应该被纠治，但是在大多数高钙血症的新生儿中短期治疗的关键是应用低钙喂养减少饮食中钙的摄入。如果需要更快地减少钙，大量的水合作用和呋塞米利尿可促进尿钙的排出。糖皮质激素[如氢化可的松1mg/(kg·6h)]减少肠道钙吸收，但是这种作用是缓慢的，而且如果怀疑肿瘤形成则它们不应该被使用。降钙素（10U/kg i.v.）是有用的，且在1小时内有最大的作用，注射时4小时重复一次。激素是抗原性的，因此合成降钙素衍生物应该被长期使用。二磷酸盐化合物的应用经验在增加，氨羟二磷酸二钠的剂量是0.5～1.0mg/kg i.v.输入，这是一种有用的药物疗法。没有随访新生儿中给药长期安全的资料。

高钙血症的原因（表35.12）

与维生素D过剩相关的高钙血症

在英国，一些婴儿补充富含维生素D食物后，高钙血症是常见的。在初期的几个月中通常有高钙血症

表35.12 高钙血症的原因

维生素 D 过剩
特发性婴儿高钙血症
Williams 综合征
低出生体重婴儿中磷酸盐的消耗
钙感知受体缺乏（无活性）
良性家族性高钙血症伴低钙尿症
新生儿严重的甲状旁腺功能亢进
母亲的甲状旁腺功能减退症
皮下脂肪坏死
低磷酸酶症
恶性肿瘤
维生素 A 中毒
活性 PTH 受体突变（Jensen 综合征）

的症状，但都是轻的和自限性的（Lightwood 综合征）。当维生素 D 补充减少，这种情况改善，而且认为会影响对维生素 D 不敏感的婴儿，当累积的日剂量可到达 2000～4000U 或更多。摄入过量的维生素 D 引起的高钙血症被报道，这与长期使用配方奶有关[223]。

特发性婴儿高钙血症[177]

特发性婴儿高钙血症的本质定义仍然是不清楚的，很多诊断是通过排除其他原因确立的。婴儿可以存在高钙血症的症状和体征，包括多尿和多饮，以及一些在 Williams 综合征中常见的表现，如面部异常和心脏缺陷[195]。有证据表明高钙血症与异常的维生素 D 代谢有关，也与异常的 PTHrP 产生有关。这种高钙血症比 Wiliams 综合征中的更难治疗，而且趋向于长期存在。

Williams综合征（第32章）

这种罕见但严重的疾病特征为间断性的高钙血症、特征性的"矮小"或"北京人样的"面部表现、中度的神经发育迟缓和血管硬化，最常见的是瓣膜上的主动脉硬化。在早期表现为不强壮，伴有严重的食欲减退、呕吐和便秘、肌张力减低、多尿和多饮。高钙血症和由此而引起的症状会自然地恢复，但其他一些表现会持续存在。放射学方面存在颅底、脊柱和长骨的硬化，而且会有转移性钙化。大多数 Williams 综合征的婴儿，特别是那些有心血管方面表现的婴儿，存在 7 号染色体上弹性蛋白基因的删除[230]。虽然家族性 AD 遗传也曾被发现，但这种疾病通常是散发的[217]。在高钙血症的阶段中，治疗是应用低钙奶 / 饮食，当生化方面已经正常时，应谨慎地再次给予钙。控制血清钙剂量不会影响这种疾病其他表现的进展。

磷酸盐缺乏导致的高钙血症

严重的高钙血症会发生在患低磷酸盐血症的 LBW 早产儿中，是由于母乳或肠外喂养中低磷酸盐的摄入引起的（第 16 章第 1、2 部分和第 17 章）。高钙血症是对磷酸盐消耗的应答[190,209]。

良性家族性低钙尿性高钙血症和新生儿严重的甲状旁腺功能亢进症

这些疾病与细胞外的钙离子感知受体突变（这导致了其功能的丧失）有关。因此 PTH 释放的"位点"也被改变。良性家族性高钙血症是 AD 遗传方式（一种异常的等位基因），而严重的新生儿类型是与钙感知受体基因的杂合子和纯合子突变有关[263]。在这个疾病中影响表型的因素包括突变基因的数量，同样累及钙受体[130,264]。表型也会受遗传图谱的影响：如果婴儿遗传的突变等位基因来自父亲，那么 PTH 的产生将更突出，因为子宫中母亲和胎儿之间的钙感知受体"位点"存在偏差。新生儿类型会导致肌张力减低、呼吸困难和不强壮，同时伴有高钙血症和抬高的 PTH 水平。存在骨骼的逐渐损害，伴有肋骨骨折和骨膜下糜烂。严重病例（通常是纯合子的受体突变）的治疗，必须是急诊甲状旁腺切除，但一些新生儿病例表现为轻度的、自限性的过程[361]。这些病例中的一些婴儿会是来自父亲的杂合子的遗传，伴有异常等位基因。在新生儿中原发性甲状旁腺功能亢进症的早期报道可能包括钙受体异常的儿童。

继发于母亲甲状旁腺功能减退症的甲状旁腺功能亢进症[187]

继发性甲状旁腺功能减退症可能是由于未治疗的母亲甲状旁腺功能减退症引起的，这会引起胎儿的低钙血症和甲状旁腺增生，这种疾病是自限性的，但高钙血症需要用水合和降钙素治疗。

皮下脂肪坏死

高钙血症的发生与过度的新生儿皮下脂肪坏死有关（第 33 章），这种情况特别是在巨大儿的产伤后常见。这会导致受影响的脂肪组织无法调节产生 1,25- 二羟维生素 D[175]。

低磷酸盐血症

低磷酸盐血症是常染色体隐性疾病，是由于组织非特异性（骨 / 肝 / 肾）碱性磷酸酶的基因缺陷引起的。低磷酸盐血症分为围生期、婴儿、儿童和成人等形式，根据骨骼病灶被发现的年龄划分。围生期形式的特点是严重的低矿物质形成和孩子死于子宫内或生后早期。婴儿形式定义为在 6 月龄前出现症状。临床表型包括喂养困难、肌张力减退、颅骨软化、蓝色巩膜和肢体的佝偻病性畸形。高钙血症和高钙尿症反映了骨骼生长和矿物质形成差。治疗的选择是有限的，而且这种疾病的婴儿形式致死率接近 50%。在生化和表型之间存在联系，严重的围生期和婴儿形式比轻症的儿童和成人形式的碱性磷酸酶水平低。

高钙血症的多方面原因

维生素 A 过剩、肾上腺衰竭、药物如噻嗪类利尿剂、肌肉疾病伴有无法活动和恶性肿瘤是早期引起高钙血症的罕见原因。构成活性 PTH 受体的突变导致 Jansen 综合征和包括高钙血症和短肢侏儒症的表型[297]。

肾上腺

正常的发育和功能

肾上腺有两种胚胎学和功能性的不同组分。髓质是由神经嵴细胞形成的，神经嵴细胞大约在怀孕第 7 周进入腺体和分泌儿茶酚胺。即使在先天性肾上腺增生的病人中可见发育不良和功能减退，但在新生儿期没有发现临床上明显的功能异常[202]。皮质是由靠近中肾头侧的中胚层细胞形成的。它分享共同的生殖腺原始细胞，也分泌类固醇和可能表现类似的酶缺陷。胎儿肾上腺根据体重比比成人腺体大 20～30 倍（绝对大小是两倍），这反映了在子宫内它们影响雌二醇的产生。在出生时两个腺体的总重量为 7～9 克。它们主要是由组织学上区分的胎儿皮质组成，在出生时占腺体的 80%，接着快速地退化，在 2 周龄时大小减半，在 6 月龄时消失。

胎儿肾上腺和胎盘的酶活性是互补的，因而胎盘缺失从前体孕烯醇酮、孕酮生成肾上腺雄激素的必需的酶活性（17α- 羟化酶和 17,20- 碳链酶，图 35.12），而胎儿的肾上腺缺失从雄激素生成雌二醇的酶活性，这将持续到怀孕晚期。所以肾上腺雄激素（最初的脱氢表雄酮和它的硫酸盐）是通过胎盘转换为雌二醇，胎盘表达必需的硫酸脂酶和芳香酶的活性。而胎儿肾上腺为胎盘雌二醇的产生提供了必需的前体，以及通过胎儿胎盘单位产生类固醇促进器官的成熟，如肺。胎盘芳香酶的缺失导致怀孕期间母亲和女性婴儿的男性化[304]。

肾上腺皮质分泌三种主要的类固醇激素：糖皮质激素、盐皮质激素和雄激素。腺体有三个组织学上的区分带。外侧带为球状带，含有醛固酮生物合成酶，但 17α- 羟化酶含量少，因此它产生少量的氢化可的松和雄激素。醛固酮的释放最初是通过肾素–血管紧张素系统和血浆钠和钾的浓度控制，ACTH 起了较小的作用。两个内侧带——束状带和网状带，分别分泌皮质醇和雄激素，但不分泌醛固酮。ACTH 是皮质醇合成的最初调节者，而且对雄激素产生的调节也有作用。

同时脐带皮质醇的浓度与妊娠正相关[157]，接着皮质醇浓度随着出生后的年龄和受孕后年龄的增长而下降[131,207,300]。皮质醇的水平在足月儿和早产儿中出生后第一周达到最低水平，即使这种模式将受到全身状况的影响[300]。皮质醇水平在非常衰弱的早产儿[143]中趋向于低水平，即使越成熟的早产儿（大于 30 孕周）能够产生更合适的应激反应[329]。因此，出生后皮质醇浓度的模式趋向与妊娠的年龄、生后的年龄及同时与其他因素有关，如子宫内的生长和疾病介入的存在[300]。早产婴儿产生合适的应激反应能力缺乏的情况会与肾上腺酶的不成熟有关，同时伴有无法从胆固醇直接生成皮质醇[136,204,349]。肾上腺适应对应激相关的 ACTH 产生反应的能力在生后 2 周龄时发育[227]。皮质醇释放的正常昼夜节律通常在 3 月龄时建立，但已经被确认最早在出生后 2 周龄时出现[294]。

类固醇生成的遗传性疾病——先天性肾上腺增生症（CAH）[210,311]

CAH 是一个统称，用来描述一组阻碍肾上腺类固醇生成的常染色体隐性疾病。患儿表现为类固醇激素缺乏，同时受过剩的类固醇生成的前体影响。CAH 是

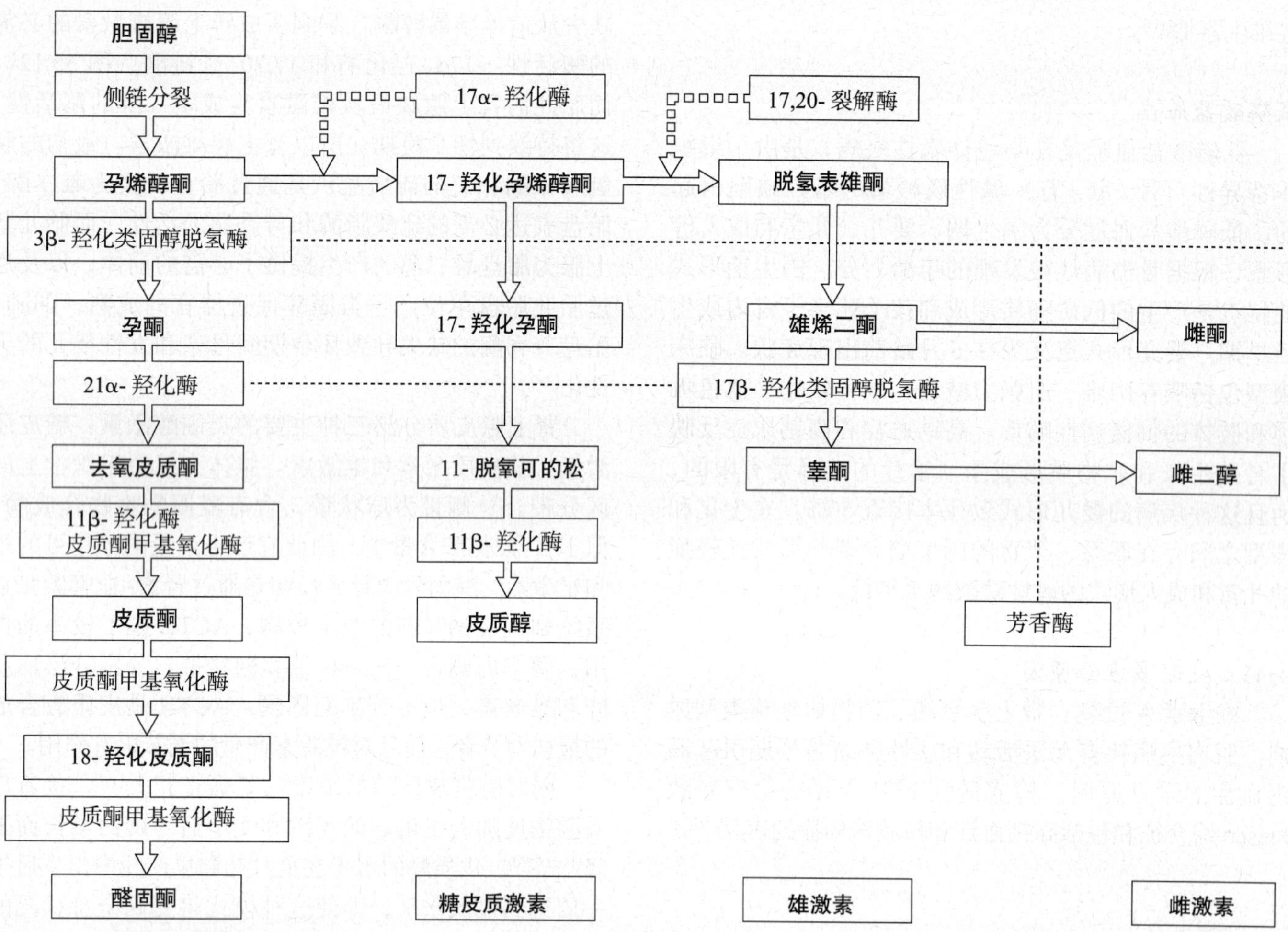

图35.12 肾上腺类固醇的生物合成。类固醇和类固醇前体是粗体字。

外生殖器模糊不清的主要原因，大于95%的病例是由于21α-羟化酶缺失所致。一些类固醇生成的步骤通常是在肾上腺体和生殖腺内完成的，因此减少了糖皮质激素和盐皮质激素的生成，与生殖腺的性激素产生减少有关。

发病机制

肾上腺类固醇生物合成的简化图如图35.12，而以此为基础，就可以确定某一种酶的缺失所导致的后果，这些总结于表35.13。

21α-羟化酶缺乏

这一疾病传统的分型包括“失盐”、“单纯男性化”或者“晚发”型。残留的酶活性和表型之间有着密切联系：更严重的基因缺失导致失盐型，而有明显残留酶活性的病人将是轻症、晚发的形式。男性患儿在大多数组群中呈非显性，而一些病人可能由于肾上腺功能不全导致在做出诊断前已死亡。英国和欧洲的患病率接近1∶10 000[315]，全世界接近1∶14 000[242]。意大利地区的人群筛查显示发生率为1∶8600[54]。大多数患儿早期表现为失盐，但一些患儿通过产生足量的盐皮质激素来维持钠平衡，这些患儿生成充足的醛固酮用以替代糖皮质激素，尽管酶活性不全。对于遗传性21α-羟化酶缺乏已进行了广泛研究。存在两个21α-羟化酶基因，一个是无活性的（*CYP21A*），另一个是活性的（*CYP21B*）。它们都位于6号染色体上，散布在编码补体的C4组份之间，而且非常靠近HLA复合物（图35.13）。大多数患儿是复合的杂合体伴有小部分相关基因的缺失，*CYP21B*位点（正常情况下活性基因序列）受到基因转换的影响，部分或所有基因转换为非活性基因序列*CYP21A*。另外，可存在基因缺失，范围可从*CYP21A*基因到*CYP21B*基因的相应部分。

表35.13 肾上腺皮质的类固醇生物合成中酶活性阻断的主要临床和生化特点

酶缺乏	临床特征		
	男性	女性	盐状态
21α-羟化酶			
单纯男性化	N	男性化	N
失盐	N	男性化	丢失
11β-羟化酶	N	男性化	持续（失盐会在早期发生）
3β-羟化类固醇	男性化不全	N 或轻度男性化	N 或丢失
17α-羟化酶	女性或不合适的男性化	N	持续高血压
脂类 CAH（StAR 和侧链分裂缺乏）	女性	N	严重丢失

N：正常。

大多数失盐型的患儿有基因缺失或转换导致酶活性的严重损害，而“晚发”型是一种等位基因变异，酶水平较高，足以维持健康和在新生儿期的正常表型。

临床表现

临床表现反映了皮质醇 / 醛固酮生成损害以及雄激素过剩的综合情况。皮质醇生成减少导致 ACTH 产生增加伴有肾上腺皮质增生和雄激素释放过剩，这是腺体试图克服类固醇的生成阻碍。在单纯男性化型中类固醇生成的缺乏不如失盐型中的严重，而且残留的酶活性足以生成生存所需的皮质醇和醛固酮，但是不能充分阻止雄激素的释放。在男性婴儿中可能存在一些色素沉着增加，特别是阴囊，但无解剖学上的异常。如果婴儿患有单纯型 CAH 不进行治疗，那么生后持续的雄激素过度生成可引起男性化和快速生长，而这通常直到生后第二年才逐渐显现。

在女性中，出生前雄激素过度生成将使外生殖器男性化。在患病最轻的婴儿中，仅有轻度阴蒂增大，而在最严重的男性化病例中，存在阴唇皱褶融合和阴蒂变得与正常阴茎一样大。这些女孩可能类似于隐睾的男性而被误诊（第 32 章）。中等程度男性化的 CAH 女性患者见图 35.14，从正常的女性到正常男性的图谱见图 35.15。

在失盐型的 CAH 患儿中，醛固酮产生不足导致肾盐丢失。受累新生儿由于钠缺失会变得极为严重，这出现在新生儿中期约 12 天左右[90]。早期体征为呕吐、食欲缺乏、有时表现为腹泻，如果不治疗，可进展为完全的肾上腺皮质危象（见下文）。进一步的检查可提示低钠血症、高钾血症和酸中毒，而这种结果增加了CAH 的可能性，如果先前并未怀疑。与失盐型 CAH 易混淆的情况包括肾小管畸形、尿路感染和幽门狭窄。皮质醇缺乏可引起低血糖，但其发生相对较少，可能是由于酶的阻断并不完全。

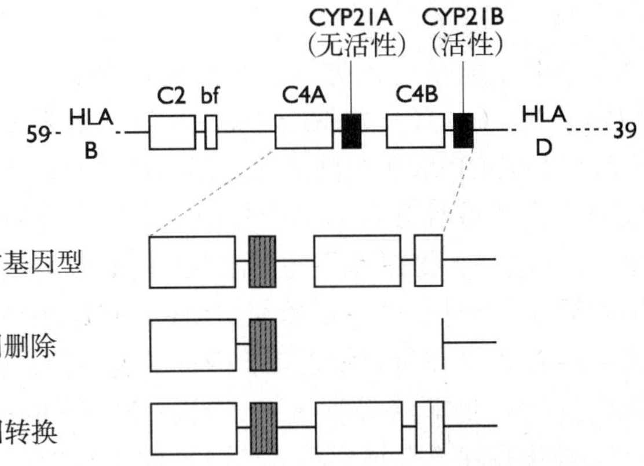

图35.13 结构性图式说明非活性（21A）和活性（21B）的21α-羟化酶基因在第6号染色体上靠近HLA的位置。(i) 21A基因上的垂直线代表一些致基因无活性的突变，且可掺入到正常活性的21B位点中。(ii) 患儿的基因型通常包括21B基因的缺失和/或（iii）基因转换，导致21α-羟化酶活性受损。C2、C4A、C4B——编码补体成分的基因。HLA B、HLA D——HLA抗原基因。

诊断

生化方面有失盐危象提示孩子需要复苏和紧急的肾脏和盆腔超声检查。这可以帮助排除肾畸形，当 17-羟孕酮（17-OHP）水平通常无法测得时，确认增大的发生回波的肾上腺是 CAH 有利的提示[10]。当外生殖器模

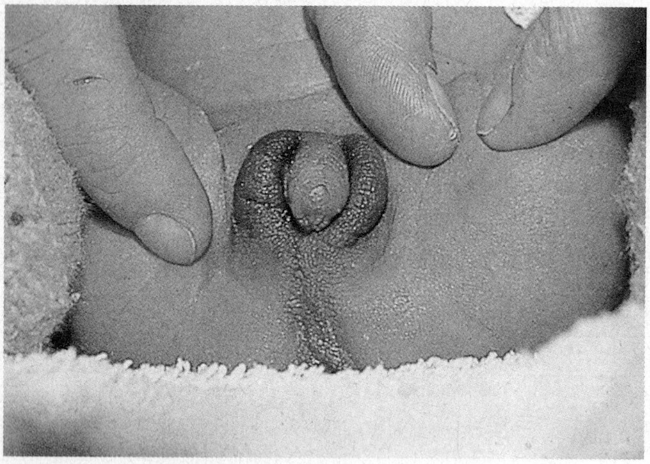

图35.14 21α-羟化酶缺乏的女性婴儿的外生殖器。

糊不清时，应该优先进行核型检查来确立婴儿的生殖性别。在 21α- 羟化酶缺乏中，17-OHP 血浆浓度显著升高。17-OHP 水平在健康婴儿出生后数小时内是相对较高，在严重且衰弱的早产儿中，即使不存在肾上腺增生，血浆 17-OHP 水平也可出现中等程度升高[220]。在出生后 24 小时，这一试验对 CAH 具有诊断价值。血浆 ACTH 水平在所有缺乏皮质醇的情况中都是升高的，因此这是一种非特异性试验，且缺乏广泛的有效性。11β- 羟化酶缺乏会被误诊为单纯男性化的 21α- 羟化酶缺乏，因此明智的做法是采集一个尿液标本，通过气相层析法进行尿类固醇形态分析。如果标本是在治疗前或治疗的极早期采集，那么通常可确定是何种酶缺乏。可以进行血浆 11- 脱氧可的松检测，如同 17-OHP 的检测，但测定的特异性差，且容易引起混淆。已有一例病例是在分子水平上进行 21α- 羟化酶缺乏的诊断，部分原因是这有助于明确 21α- 羟化酶缺乏的严重程度[233]。

产前诊断和治疗[153]

在产前对 21α- 羟化酶缺乏的女性胎儿的母亲给予糖皮质激素能减轻胎儿男性化的程度，由此而减少生后手术的需要[226]。同时也存在暴露于雄激素中的行为牵连，这会受到宫内给予糖皮质激素的影响[232]。

在怀孕前，产前治疗可能达到的益处和风险都必须对父母进行解释。有些父母会拒绝治疗，尤其是当之前的孩子仅是轻度男性化。在一些家庭中表型会不同，因此不能说明下一个孩子将不会严重受累[365]。

在风险妊娠中，一旦确认怀孕，即可给予母亲地塞米松，剂量为 20μg/(kg·d)，分二或三次给予。地塞米松可通过胎盘并抑制胎儿 ACTH 的分泌，因此可减少过度生成的雄激素。治疗需要尽可能早的进行，而且要在孕 8 周以前。无论是否患病，鉴别胎儿的性别

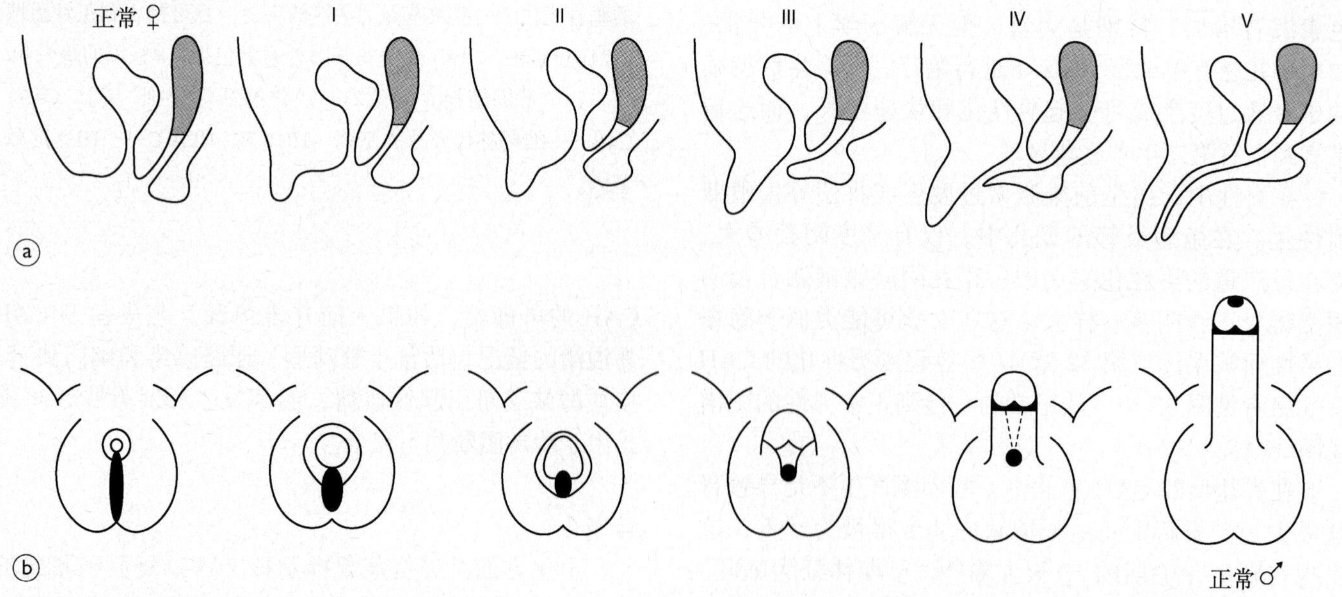

图35.15 外生殖器的男性化基于Prader的疾病分期系统，并采纳自Miller[210]。展示了从正常女性到正常男性的变化图谱。正常女性的男性化（如在先天性肾上腺增生中）将出现I到V期中的任何一期，男性的男性化不全（XY核型）将出现IV期到正常女性期中的任何表现(如在部分或完全性雄激素不敏感综合征中)。

是必要的。因为仅有纯合子女性胎儿或杂合子21α-羟化酶缺乏胎儿需要治疗，所以当胎儿是男性或不受影响的女性时，糖皮质激素在八次怀孕中有七次无需使用。

21α-羟化酶缺乏的产前诊断最初是在羊水中发现17-OHP水平升高。最近，相似情况的妊娠可以通过父母、标准病例和胎儿的HLA类型，或者通过对与21α-羟化酶基因区域连接标记物的分析来确立[176]。这些技术依赖于21α-羟化酶基因在基因座上邻近位于6号染色体上的HLA抗原或其他相邻基因。也可以应用特异的DNA探针或等位基因特异性聚合酶链反应（PCR）筛查家庭成员中相对少数的突变，而在胎儿中，采集的组织是在10～12周胎龄时绒毛膜的绒毛标本[210]。

在整个孕期应用有效的类固醇对母亲进行治疗必定会带来一些风险，且已有体重增加过度、葡萄糖不耐受、血压升高、胃肠道不适和类Cushing面容的报道。目前对于胎儿尚未发现明确的不利影响[226]，虽然存在理论上的风险，因此密切的随访研究是需要的[49]。

人群筛查[138,326]

对干燥的毛细血管血标本进行17-OHP检测（类似于为苯丙酮尿症和甲状腺功能减退症筛查收集的标本）（第20章）是可能的，在一些地方已经开展了筛查，包括北美的一些地区。筛查程序可以有效地进行，尽管对快速周转有一定要求[315]，但近期CAH尚未纳入英国国家新生儿筛查程序。

治疗[153]

包括糖皮质激素替代治疗，如有需要也可应用盐皮质激素。大多数女性患儿需要手术矫正男性化。

处于肾上腺皮质危象的患儿应按下文所述进行治疗。为了达到抑制ACTH和雄激素水平，意味着氢化可的松的剂量为10～15mg/(m^2·24h)，每天分三次给予(t.d.s.)，这适合于大多数婴儿。当为了控制明显的急性疾病时剂量应为三倍，而当口服治疗不能被耐受时，需进行肠外治疗。尚无液态制剂[201]，可供使用的为2.5mg的片剂，而足月新生儿（体表面积是0.2m^2）的平均剂量大约为1.25mg t.d.s.。氟氢可的松初始剂量为50～200μg，每天两次，而后根据钠、血压和肾素水平进行调整，可供使用的是可分的100μg的片剂。对于盐分丢失的婴儿应补充盐分，可以加在奶中：2～8mmol/（kg·d）的氯化钠供给可确保合适的摄入量，直到饮食中含有更多的盐，以及婴儿肾功能变得更为精细（图35.16）。

长期治疗包括给予：第一，充足的糖皮质激素用以维持对过剩雄激素生成的抑制，但不足以引起医源性Cushing综合征和生长迟缓；第二，充足的盐皮质激素用以确保正常的盐平衡，无过剩的盐残留和高血压。虽然婴儿的治疗需要进行密切观察，仔细评估生长、血压、电解质、肾素活性和血浆类固醇[38]，但骨骼对于在这个年龄段类固醇的促进生长作用具有相对抵抗性。糖皮质激素剂量随婴儿生长逐渐增量，但氟氢可的松的剂量随着婴儿肾对盐皮质激素逐渐敏感而减量[210]。血浆17-OHP的情况（可以通过血标本进行评估）可能是提供生化控制的最简单的评估。水平应该相对较低，但不能被抑制，且在之后的婴儿期应出现昼夜波动[259]。钠的剂量在新生儿期以后通常可以保持不变，且在患儿满周岁前停止补充。

21α-羟化酶缺乏在儿童期和青春期的治疗并不简单，因为一方面要抑制雄激素，而另一方面要避免糖皮质激素的毒性，这两者之间常难以获得平衡。使用其他试剂进行医学治疗阻止类固醇的作用可以更多地

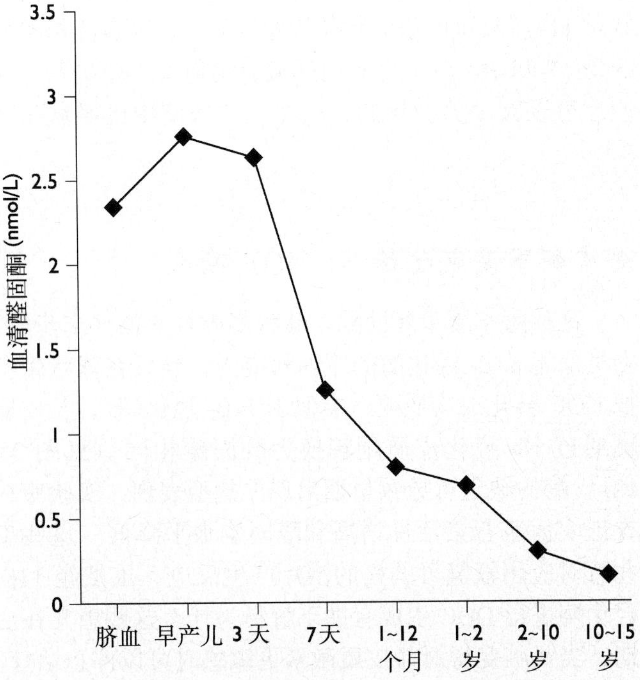

图35.16 醛固酮水平随年龄的变化。这可用来解释为什么新生儿对盐分丢失的易感性比年长儿更为明显，以及为什么需要相对大剂量的醛固酮。（引自Miller[210]。）

替代以往使用的糖皮质激素的剂量[203]。在男性化女孩手术的性质和时限上仍有争议，包括一名有经验的小儿泌尿学专家在内的多学科团队的早期评估是重要的[69]。对于CAH男性化的女孩，一种可行的手术治疗方法是在早期进行阴蒂复原术，在十几岁的时候进行再评估和可行的阴道成形术，这时的组织已经生长和成熟。家庭和健康专家也觉得关于推迟至后期行手术治疗的决定是合适的。早期进行包括阴蒂复原术和阴道成形术的一期手术，在过去是具有吸引力的观点，但应考虑到长期结果，包括容易发生瘢痕形成和阴道狭窄。当然为了手术的需要，可增加类固醇的量。

11β-羟化酶缺乏[210,358]

这是引起CAH的第二个常见原因，但在英国约占小于5%的病例。而在中东地区发病率相对较高。患病的女性可出现男性化，但男性出生时的表象是正常的。血浆11-脱氧可的松、去氧皮质酮（DOC）和它们的代谢产物增高，且17-OHP也增高。在醛固酮途径中增加的中间产物（值得注意的是DOC）可在晚期引起高血压，但在婴儿期会有失盐的表现，因为在这一时期存在盐皮质激素相对抵抗[210]。重要的是要注意可能存在11β-羟化酶缺乏和21α-羟化酶缺乏的混淆，因为一些对11-脱氧可的松的评估特异性欠佳，而实际检测出的是17-OHP。对于受累的妊娠应用地塞米松进行产前治疗可以减少男性化的，这在一些病例中已经获得成功[57]。

皮质酮甲基氧化酶（CMO）缺乏

这种酶作用于醛固酮在球状带内合成的终末步骤。它类似于11β-羟化酶的序列和结构，且可在球状带中把DOC转化成皮质酮（类似于11β-羟化酶），与皮质酮通过18-羟化皮质酮转换为醛固酮相同（见图35.12）。酶的缺乏可导致早期出现失盐型表现，实验室检查证实血浆肾素活性增高和醛固酮水平降低。这些患儿可对应用氟氢可的松的治疗产生反应，虽然经11β-羟化酶进行DOC生成有助于解释为什么这些患儿在后期，当肾脏变得对盐皮质激素更敏感时可以停止治疗。根据在酶的功能上关于突变的影响，CMO缺乏可分为Ⅰ型CMO和Ⅱ型CMO。Ⅰ型CMO缺乏是由于18-羟化酶和甲基氧化酶活性的丢失所致[254]，而Ⅱ型CMO缺乏是酶将8-羟化皮质酮转换为醛固酮（18-甲基氧化酶活性）能力的选择性缺乏所致[245]。

3β-羟化类固醇脱氢酶缺乏

见下文。

先天性脂质肾上腺增生

见下文。

17α-羟化酶缺乏和17,20-碳链酶缺乏（见下文）

一个简单的蛋白负责这两种独立酶的活性。当它缺乏时，会有不同程度的皮质醇缺乏，并伴有盐皮质激素生成过多，这是ACTH反馈的结果，有时候在婴儿中可引起高血压和低钾性碱中毒。过剩的盐皮质激素的糖皮质激素活性可在一定程度上补偿皮质醇的缺乏。后期，女性患儿第二性征不明显以及存在闭经，而男性表现为缺乏或男性化不足。这种缺乏应该在可疑为男性遗传性雄激素不敏感和女性原发性性腺功能减退症进行鉴别诊断时被考虑到。

肾上腺皮质功能不全[210]

除了先天性肾上腺增生症外，有许多其他的疾病在新生儿中可导致肾上腺功能不全。引起肾上腺皮质功能不全的病因分类见表35.14。

Smith-Lemli-Opitz综合征

虽然不是严格意义上的肾上腺增生症之一，但是Smith-Lemli-Opitz综合征（SLO）和其他早期类固醇生成异常之间存在着相似之处。7-脱氢胆固醇还原酶活性的缺乏使来自7-脱氢胆固醇的胆固醇减少，从而影响了类固醇的生成，而且可导致肾上腺功能不全[16]，也可在男性患儿中引起男性化不全（见下文）。

表35.14 肾上腺皮质功能不全的原因

原发性
先天性肾上腺增生症
糖皮质激素和盐皮质激素缺乏
■ 21α-羟化酶缺乏，失盐型
■ 11β-羟化酶缺乏（早期）
■ 3β-羟化类固醇脱氢酶缺乏
■ 脂质 CAH（生成类固醇的快速调控蛋白和侧链裂解的缺乏）
糖皮质激素的缺乏
■ 21α-羟化酶缺乏，非失盐型
■ 11β-羟化酶缺乏
■ 17α-羟化酶缺乏
盐皮质激素缺乏
■ 皮质酮甲基氧化酶缺乏 I
■ 皮质酮甲基氧化酶缺乏 II
类固醇生成的早期异常
Smith-Lemli-Opitz（7-脱氢胆固醇还原酶缺乏）
溶酶体酸性脂酶缺乏（Wolman 综合征）
先天性肾上腺发育不全
X-连锁遗传（DAX-I/NROBI 的异常）
常染色体隐性遗传
IMAGE 联合
与 SF-I 突变有关的肾上腺发育不全
肾上腺脑白质营养不良
肾上腺坏死或出血
急性感染（Waterhouse-Friderichsen 综合征）
孤立性糖皮质激素缺乏
家族性糖皮质激素缺乏
3A 综合征
医源性的，糖皮质激素治疗后
继发性
垂体功能减退症
糖皮质激素治疗后的退化
母亲的 Cushing 状态

Wolman病

在这一疾病中，由于溶酶体酸性脂酶的异常，无法从脂肪滴中动员胆固醇。肾上腺功能不全是继发于促进正常类固醇合成的胆固醇供应不充足。严重的婴儿期发病的 Wolman 病和轻度迟发的胆固醇酯储存疾病是由于溶酶体酸性脂酶基因的不同部位突变所致[15]。

先天性肾上腺发育不全

由先天性腺体发育不全或萎缩引起的原发性肾上腺皮质功能不全发生率估计为 1∶12 500。X 连锁隐性遗传是由于编码核激素受体的基因突变所致——*DAX-1*[4,221]，位于 Xp21 区。*DAX-1* 基因产物表达于肾上腺和睾丸中，在下丘脑垂体轴促性腺激素正常产生中起作用。因此这种肾上腺发育不良的形式与原发性和继发性性腺衰竭有关，即使促性腺激素和性腺功能在早期可能表现正常。

先天性肾上腺发育不全在新生儿和儿童晚期中，被认为是引起肾上腺皮质危象的原因。喂养困难、呕吐、增重不佳和脱水、呼吸暂停、抽搐以及休克都是糖皮质激素和盐皮质激素缺乏的表现。生化检查的发现包括有低血糖、低钠血症、高钾血症和代谢性酸中毒。在出生后前三个星期，色素沉着较罕见，且皮质醇缺乏也可引起黄疸消退延迟。

有时候这种情况会与上段肠道的梗阻相混淆，同时应排除肾小管畸形。在新生儿期，临床和生化表现非常类似于 CAH，但 17-OHP 水平在先天性肾上腺发育不全中不会升高（见下文）。ACTH 和肾素水平增高，但皮质醇和醛固酮是减少的。通常肾上腺刺激试验并非必需，但二十四肽促皮质素刺激试验可显示皮质醇反应的缺失或严重降低。

如果母体雌三醇水平非常低，那么在产前应怀疑存在这一疾病，但肾上腺发育不全不能与更常见的也是 X 连锁的胎盘硫酸酯酶缺乏相鉴别。重要的是记住在基因型和表型之间不是总存在密切的联系，因此患相同基因缺乏的兄弟可在不同年龄出现表现。

先天性肾上腺发育不全与 IUGR、干骺端发育不良和生殖器异常相关（IMAGe 相关）。三名男性儿童被报道患有小阴茎伴隐睾。他们都有正常的 *DAX-1* 编码序列[342]。

类固醇生成因子-1（见下文）

类固醇生成因子 -1（SF-1）是一种核受体，在生成类固醇组织的发育中起着决定性作用。因此 SF-1 的缺乏可导致肾上腺衰竭和异常的生殖器发育（见下文）。

肾上腺出血

巨大且充血的胎儿腺体容易发生血管损伤。新生儿尸体解剖时发现，产伤可能是引起肾上腺出血的最常见原因，虽然也有发现出生前已发生出血。双侧出血也可见于新生儿结核和梅毒中。发生率在早产儿和产程延长或难产时增加。出血足以形成一个可触及的肿块，这可能被误认为是肿瘤，特别是当单侧出现时，或破裂后进入腹膜引起肠梗阻或阴囊血肿[163,208]。也可出现急性出血的体征，或在后期出现贫血和黄疸。如果两个腺体都发生梗死，患儿可表现为急性低血糖、休克和艾迪生(Addison)表现。

诊断通常难以确定，除非阴囊/会阴青肿或触及肿块，超声有助于确诊可疑出血。肾上腺钙化最早可在出生后第五天时被发现，但通常发生要晚一些。肾上腺功能不全会延迟出现，但肾上腺具有很强的再生能力，而且大多数肾上腺出血与显著的功能受损无关。

肾上腺（艾迪生）危象

危象可发生于所有形式的肾上腺功能不全明确诊断前或诊断后。它可隐匿地发生或在急性疾病或者手术时突然发生。低血糖可单独发生，同时伴有盐和水的丢失。临床表现包括喂养困难、体重增长欠佳，进一步可出现呕吐、腹泻、血管塌陷、虚脱和昏迷。低血糖症、低钠血症、高钾血症和代谢性酸中毒都可出现。

治疗包括静脉输入液体、葡萄糖和电解质补充、类固醇替代治疗和任何潜在疾病的治疗。葡萄糖静脉推注（0.5～1.0g/kg 大于数分钟）和快速输入生理盐水（最初为 20ml/kg）是必需的。如果反应令人满意，那么再次水化可以继续使用静脉输入生理盐水和葡萄糖。新生儿应立即给予静脉注射 10mg 氢化可的松，接着以 100～200mg/(m²·d) 的剂量每四小时静脉推注一次治疗，或采用持续静脉输入更佳[60]。当患儿情况趋于稳定时，可以减量。如果难以建立静脉通路时，氢化可的松也可以肌肉注射。氢化可的松的盐皮质激素作用在这些剂量时是足够的（第 8 章）。

Waterhous-Friderichsen综合征

肾上腺出血和梗死引起的急性肾上腺功能不全，并发败血症伴有弥散性血管内凝血，在新生儿中是属罕见事件，但可导致循环衰竭和死亡。

肾上腺脑白质营养不良

见第 41 章第 6 部分。

孤立性糖皮质激素缺乏

至少有两种常染色体隐性疾病可引起循环高 ACTH 水平的糖皮质激素缺乏症：家族性糖皮质激素缺乏和 3A 综合征[12,218]。家族性糖皮质激素缺乏在婴儿期，或之后的儿童期中可出现皮质醇缺乏的体征，色素沉着可作为诊断的线索。部分病例，但不是全部，是由于 ACTH 受体异常所致[292,353,354]。3A 综合征是与糖皮质激素缺乏相关的贲门失迟缓症和眼泪生成不足症的集合。由 12 号染色体上 *AAAS* 基因突变所致[292,334]。

新生儿中糖皮质激素和肾上腺功能

胎儿或新生儿在很多情况下，会暴露在外源性糖皮质激素中或接受外源性糖皮质激素的治疗。

母亲接受类固醇治疗、肾上腺皮质功能亢进和胎儿肾上腺功能

鉴于其对新生儿肺成熟有益，短期使用地塞米松或倍他米松的治疗常应用于可能需要早产的孕妇，同时与降低透明膜病的发生有关[70]。在这些婴儿中，证实存在暂时性的肾上腺功能生化改变[24,91]。对于胎膜早破的婴儿有重复给予类固醇的价值，但缺乏可靠的证据，可能对胎儿和新生儿健康有害。若母亲为 Cushing 综合征或接受大剂量的类固醇治疗，新生儿发生肾上腺皮质功能不全的概率增加[45,117]，而且对任何在怀孕期间暴露于外源性糖皮质激素中的婴儿都必须考虑可能出现肾上腺抑制。在怀孕期间长期接受地塞米松治疗产前即诊断的胎儿 CAH，可给母亲带来副作用，但与婴儿出现明显异常无关（见上文）。

通气依赖和糖皮质激素治疗

氧气或通气依赖的新生儿可给予外源性糖皮质激

素如地塞米松用以辅助撤机，虽然考虑到安全性，在出生后第一周已经减少了这种做法的实施[123]。糖皮质激素治疗有许多剂量相关的副作用，如高血压、高血糖和糖尿。类固醇也可致婴儿出现分解代谢、生长减慢以及胃肠道穿孔。然而，这与脑瘫有关，而且对远期中枢神经系统功能各方面的不利影响，可能是令人担忧的最主要的问题[241,303,314]。

大剂量的地塞米松 [500μg/(kg·d)] 可抑制下丘脑–垂体–肾上腺（HPA）轴[157,29,363]，但小剂量，如吸入类固醇，也会影响 HPA 的功能。如果婴儿接受糖皮质激素治疗超过 1 周，那么明智的做法是在停止治疗之前逐渐减少剂量和 / 或改为隔日给予，需要牢记的是 50μg 的地塞米松可能会完全抑制肾上腺腺体[135]。还应该记住的是对于近期停止使用糖皮质激素的婴儿，在随后发病或手术时需要类固醇化[229]。

低血压、呼吸道功能和相对肾上腺功能不全

衰弱的早产儿会存在不适当的低基线和受刺激的类固醇水平。这种相对的肾上腺功能不全可能与类固醇生成途径的不成熟相关[180]，而且与低血压有关，并发展成慢性肺病[143,351,352]。在衰弱的低血压婴儿中，短期使用氢化可的松可能用一定作用 [如 0.25～2.5mg/(kg·6h)]，虽然这在新生儿的临床实践领域中还需进一步的研究[301,350]。

新生儿肾上腺功能的生化评估

对 HPA 的完整评估不是直接的。可以通过简单的、非创伤性的试验来反应 HPA 轴的功能，但敏感度和特异度仍较难以达到。皮质醇评估过程中的不同表现以及缺乏恰当的参考数据，是对婴儿肾上腺功能评价最主要的混淆因素（见下文）。

通过静脉输入二十四肽皮质素产生的皮质醇反应，在很多单位被用于评估 HPA 轴。在一些原发性的肾上腺病理中，当皮质醇生成缺乏时，如果怀疑继发性肾上腺功能减退症，那么以此为基础，刺激不足的肾上腺所产生的皮质醇较正常受刺激的腺体少。诊断继发性肾上腺功能减退症以及避免“假阴性”的试验是时常需要关注的，这表现在二十四肽皮质素在婴儿中的应用剂量存在很大的不同，例如 0.1μg/kg[169]、0.5μg[143]、0.5μg/1.73m^2[71]、1.0μg/1.73m^2[158]、15μg/kg[237]、36μg/kg[136]、62.5μg[125]，以及不同的给予二十四肽皮质素和采集皮质醇标本之间的时间间隔[159]。二十四肽皮质素的剂量越高，更趋向于药理学的刺激而不是生理学的刺激，而且众所周知的是，正常应答并不能排除肾上腺抑制的程度（敏感度欠佳）。

通常的规定是，皮质醇基线值或给予二十四肽皮质素 20～30 分钟后的反应（任何剂量的二十四肽皮质素）大于 560nmol/l，提示肾上腺功能不全的可能性极小（原发或继发性）。然而，必须认识到一些健康婴儿的反应会低于这一阈值。随机血浆的皮质醇浓度无法参照，但是如果应激状态下早产儿皮质醇基线值低于 140nmol/l[152]，或当早产儿对二十四肽皮质素刺激的反应低于 360nmol/l 时[363]，那么应怀疑肾上腺抑制或功能不全。

来自儿童和青少年的数据资料可小心地应用于婴儿人群，如果皮质醇在 20 或 30 分钟时的峰值是 500nmol/l 和 / 或在给予 0.5μg/1.73m^2 低剂量二十四肽皮质素后增加量大于 200nmol/l 时，存在肾上腺功能减退症的可能性较小[5]。

对于二十四肽皮质素试验实施的关注，也对其他评价 HPA 轴完整性的试验方法产生了兴趣。对 CRH 产生的 ACTH 反应（标准测定是在 20～30 分钟）和皮质醇反应（标准测定是在 60 分钟）在肾上腺轴的评价中更具有逻辑性，因为这是直接检测脑垂体的功能[125,158,227,228,351]，即使对于 CRH 的最佳剂量仍然存在疑问[41]。在给予 CRH（1.0μg/kg）后 60 分钟时，当皮质醇反应的数值小于 360nmol/l 时，提示肾上腺功能不全。

肾上腺功能亢进

除 CAH 外，在早期很少存在引起肾上腺功能亢进的原因。患肾上腺功能亢进的婴儿通常存在异常的细胞信号（McCune-Albright 综合征）或原发瘤形成。

现已清楚认识到 McCune-Albright 综合征是引起儿童期内分泌腺体功能亢进的原因。它是由于靠近细胞表面受体的 G 蛋白成分活性突变所致。促性腺激素受体 /G 蛋白复合物的功能亢进可以解释这一疾病中青春期的早熟现象（典型表现是青春期早熟三联症、牛奶咖啡样病变和多骨纤维发育不良），但 ACTH 受体活跃

也可导致糖皮质激素过剩和 Cushing 综合征[26,164]。

已有关于生后早期肾上腺肿瘤的报道，当发现存在易患肿瘤综合征的可能性，如 Li-Fraumeni 综合征时，必须考虑。临床表现可能包括肾上腺类固醇产生过剩、糖皮质激素过剩导致 Cushing 综合征的体征和雄激素过剩导致男性化的体征[293]。

性别发育疾病

正常的性别分化

人类性别的生理基础反应了他们的基因型、生殖腺、内生殖器、外生殖器和在青春期第二性征发育。在性别发展疾病中，存在一个或多个因素的异常或发育不一致。

决定性别的最初事件是卵子与 X 或 Y 精子受精。正常情况下这将引起一系列的变化导致女性或男性性别的发育。一个 46,XX 的基因型在胎儿 12 周时，使未分化的两种潜能的生殖腺发育为卵巢。随后发育为女性性别，最初由 Jost 的经典研究证明[155]，在去雄的胎儿（不考虑原发性别）中正常进行。苗勒导管持续存在和发育，从而形成输卵管、子宫和上部阴道以及外生殖器，发育成女性。这是一个快速发展的领域，而且已证实有很多基因参与卵巢发育的过程（见下文）。在正常 46,XY 基因型的个体中，Y 染色体上的性别决定区域（*SRY*）首先是一系列诱导睾丸分化的基因[167]。*SRY* 是一个 14kb 的序列，毗邻于 Y 染色体短臂的假常染色体区，编码结合 DNA 的调节蛋白。其“下游”的其他基因不断被阐明，包括 *SOX9*，在 XY 个体中与伴生殖器和生殖腺畸形的 CD 综合征（见下文）。因此睾丸组织的存在说明有 Y 染色体存在，除了一些罕见病例，如 XX 男性，他们的 *SRY* 通常可在基因组中的某一位置被识别。当 *SRY* 存在时，无区别的生殖腺在胎儿 5～6 周时转换为睾丸，而且进一步通过分泌两种激素（睾酮和抗苗勒管激素 AMH）在进一步发育中起重要作用。

睾酮是由睾丸间质细胞分泌，最初受胎盘绒毛膜促性腺激素的刺激产生，这就是为什么促性腺激素缺乏与小阴茎和 / 或隐睾症有关，而与两性外生殖器无关。它在局部起作用，刺激肾管发育为附睾、输精管和精液囊泡。它也通过循环到达雄激素敏感的外周细胞，在这里它和细胞浆和细胞核中的雄激素受体结合。睾酮在外周组织中也通过 5α- 还原酶转换为活性雄激素双氢睾酮（DHT）。在胎儿中，睾酮和 DHT 诱导泌尿生殖窦和外生殖器的男性化。这个过程在胚胎期的第 13 周时全部完成。男性胎儿中人类绒毛膜促性腺激素（hCG）、促性腺激素和雄激素的正常释放形式见图 35.17。

胎儿睾丸也产生 AMH，它是由支持细胞分泌的高分子量的糖蛋白，可引起苗勒管的退化。

异常的性别发育

新生儿期最常见的性别发育疾病为生殖器的两性畸形。畸形的表现多样，从轻微的女性阴唇融合或男性尿道下裂到严重的女性基因者男性化，或者男性基因者出现女性外观的外生殖器（见图 35.15）。

在本章中主要的性别发育疾病分为三个主要的组群：

- 泌尿生殖器和生殖腺发育的疾病。
- 男性化不全的男性（男性假两性畸形）——XY 个体伴有类固醇生成 /AMH 产生异常或在正常途径

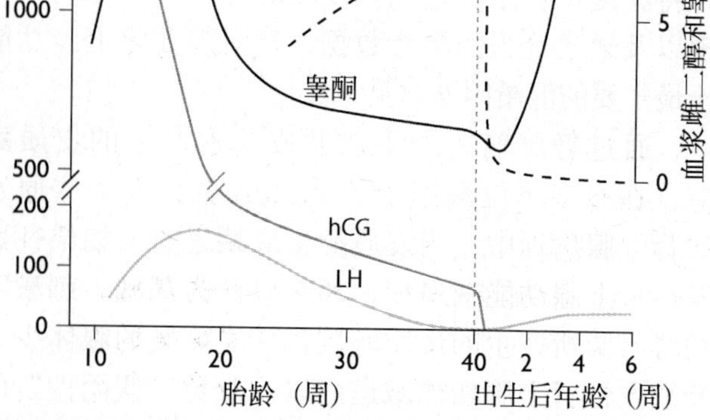

图35.17 男性胎儿及新生儿的hCG、LH、睾酮和雌二醇的血浆浓度曲线图。（摘自Fisher[100]。）

中对雄激素或 AMH 无反应能力。

- 男性化的女性（女性假两性畸形）——XX 个体暴露于过剩的雄激素中。

在很多形态异常综合征中，也可能包含性器官，目前尚不知这是与何种特定的性发育疾病有关，但可能有时候与之非常相似。

泌尿生殖器和生殖腺发育疾病（图35.18和表35.15）[8,295]

这些疾病可能是单个单基因缺陷的结果，可影响泌尿生殖器和/或生殖腺的发育，或是由染色体镶嵌所致。在同一个体中存在苗勒管和 walffian 管同时发育的可能，而且原始干细胞的发育和生殖腺内分泌功能有多种潜能，如同瘤的形成，肾小管也可能出现异常。新生儿期的诊断通常依赖于对常见的外生殖器异常的识别。

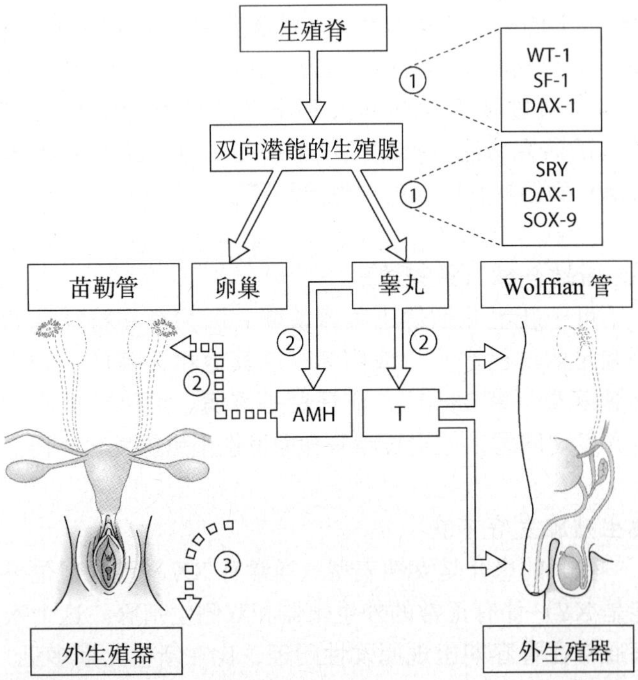

图35.18 异常的性别发育。

1. 泌尿生殖器和生殖腺发育的疾病
2. 男性化不全的男性——XY个体伴有类固醇生成/AMH产生异常或在正常途径中对雄激素或AMH无反应能力。
3. 男性化的女性——XX个体暴露在过剩的雄激素中。

参与双向潜能生殖腺形成的基因

很多 *SRY*“上游”基因在双向潜能生殖腺的发育中起着重要作用。这些基因包括 *SF-I* 和 *WT-I*。

类固醇生成因子-I

SF-I 是一个核受体，在生成类固醇组织的发育中起着决定性作用，因此 SF-I 的缺乏与肾上腺和生殖腺发育缺乏有关[3]。患病的婴儿可存在肾上腺衰竭，XY 个体会有女性的表型并伴有持续存在的苗勒结构。SF-I 的作用复杂，且对基因量和基因活性的作用较敏感。

WT-I

Denys-Drash 综合征和 Frasier 综合征都是由于 11 号染色体上 WT-I 基因异常所致。WT-I 基因中潜在缺乏的实质决定了表型。Denys-Drash 综合征以儿童期肾癌、肾小球肾病和异常的生殖腺及生殖器发育为特点。生殖腺异常也见于 XX 个体[186]。Frasier 综合征不同于 Denys-Drash 综合征，特点是完全性的 XY 生殖腺畸形、肾病和性腺胚胎细胞瘤的易感性增加。

参与正常睾丸发育的基因

SRY和XY女性

SRY 编码的这一蛋白，在哺乳动物中高度守恒。

表35.15 泌尿生殖器和生殖腺发育的疾病

参与双向潜能生殖腺发育的基因
WT–I
SF–I
参与睾丸发育的基因
SRY
Sox–9
参与卵巢发育的基因
DAX–I
其他异常生殖腺发育的原因
真性两性畸形
XX 男性
Klinefelter 综合征
混合生殖腺发育不全
Turner 综合征
纯生殖腺发育不全
无睾丸症

SRY 看上去是弯曲的 DNA，因此允许其他蛋白插入 DNA 序列。*SRY* 基因的缺陷常存在于 XY 性别颠倒、条纹状性腺和苗勒结构的患儿中[129]。然而，大多数这种表型的患儿拥有正常的 *SRY*，这说明可能有其他基因参与睾丸发育。这一观点在近期的一篇报道中进一步被强调，一名家庭成员的 *SRY* 基因突变与 XY 性别颠倒有关，但她的父亲没有这种现象[154]。

SOX9

SOX9 杂合子失功能的突变与 CD 综合征有关，这是一种骨骼异常同时伴有男性向女性的转变[107,194,256]。骨骼表现包括小下颌、腭裂、十一对肋骨、长骨的弯曲，大多数患儿早期死于呼吸衰竭。骨骼和生殖腺发育间的关联尚不清楚，但 75%受影响的 XY 胎儿表现为女性或两性生殖器。

参与正常卵巢发育的因子

DAX-1 基因的复制与男性向女性的转变有关[25]，提示这个基因可能在正常卵巢的发育中起到重要作用。但在 XY 个体中单独的 *DAX-1* 缺乏可引起先天性肾上腺功能减退伴有肾上腺和睾丸衰竭。*DAX-1* 表达于卵巢发育过程中，而且 *DAX-1* 的暂时性作用以及基因之间的相互作用，如 *SF-1* 可促进女性卵巢发育，但同时在 *SRY* 表达的基础下也参与男性正常睾丸的发育和功能形成[198,319]。动物研究已表明其他的基因（如 *Wnt-4*）在卵巢发育过程中也有重要作用，而且越来越多的观点认为这是一个主动的而非被动的过程。

生殖腺异常发育的其他原因

真性两性畸形

这一诊断是基于组织学上证明在同一个体中同时存在卵巢组织和睾丸组织，可以是单独的生殖腺，但卵睾体更为常见。几乎都存在不同程度的生殖器两性模糊和内生殖器官变异。大多数病人有 XX 核型，虽然分子水平的分析证明在一些这种病人中有 Y 序列[266]。XX 真性两性畸形和 XX 男性的谱系已被阐明，说明突变基因的不同外显率参与了性别的分化[268]。许多受影响的儿童，过去常被作为男性抚养长大，但当存在良好的性功能潜能甚至是生育能力时，确实应考虑女性性别，而且在发育不良的睾丸组织中，有肿瘤形成的危险性较高[122]。

XX男性

这种 XX 核型但存在睾丸的个体极其罕见（1∶20000）。生殖器通常是男性的，虽然可以是两性畸形的，可于婴儿期出现表现。Y 特异性的 DNA 序列，有时包括 *SRY* 基因，被证实存在于 80%～90%的病例[355]。

Klinefelter综合征

这是相对常见的疾病（大约 1000 个男性活婴中有 1～2 例），这与 47,XXY 核型有关（第 32 章）。多数病人仍诊断不明[40]，若能明确诊断，这是因为在出生前核型已被检测出，或因为存在学习困难、小阴茎或小睾丸[299]。有时当夫妻被查出不育时确诊。

混合生殖腺发育不良

患儿存在遗传性镶嵌现象，包括细胞株有或无 Y 染色体。表型差异巨大，从外观正常的男性到外观正常的女性，但典型情况是患儿体内一侧存在睾丸和 Wolffian 结构而在另一侧生殖腺有苗勒管。外周血中的核型通常为 45,X/46,XY[324]。Turner 综合征的特点在 50%以上的存活儿童中存在。性腺胚胎细胞瘤的风险较高，甚至可出现于青春期前，因此大多数的临床医师建议通过腹腔镜摘除发育不良的生殖腺。产前诊断上的研究为这一疾病提供了新的观点，80%的 45,X/46,XY 病例具有明显的男性显型[140]。

Turner综合征（第32章）

可于新生儿期做出临床诊断，因为存在特征性的手和足的淋巴水肿，或因为存在其他相关畸形，如主动脉缩窄（第 28 章），应怀疑是该病。可尽早提出忠告并发现问题，如生长障碍和原发性生殖腺发育障碍。

纯生殖腺发育不良

受累的患儿是女性表型（通常有 XX 核型，但也可能是 XY）伴有正常的外生殖器和双侧生殖腺。这个疾病通常在青春期出现原发性闭经，比在新生儿期多见。目前已经指出一些促性腺激素分泌过多的卵巢发育不良的 XX 个体有 FSH 受体的异常[9]。

无睾丸症

无睾丸症在表型方面的影响是基于它出现的发育

阶段。胎儿早期退化导致表型正常或轻度男性化的女性生殖器，既没有 Wolffian 内结构，也没有苗勒内结构[117]。晚期退化会引起“小阴茎伴有退化的睾丸”综合征或在其他方面正常的男性中缺乏睾丸[113]。提示在宫内睾丸扭转或在围生期可因一些疾病引起[310]，虽然家族性病例提示在一些家族中具有遗传性。

男性化不全的男性（男性假两性畸形——男性基因型中的不完全男性化）(见图35.18和表35.16)[8]

男性基因型者具有良好分化的睾丸但无法正常男性化，这种疾病的发生是由于不能正常产生雄激素或无法对雄激素产生适当的应答。表型具有多样性，从正常的女性外生殖器，到各种程度的两性畸形，直至正常的男性外生殖器。

睾酮或双氢睾酮的缺乏

睾酮的生物合成可以受到不同阶段的影响，导致睾酮生成不佳和胎儿及通常是生后的男性化不全。如果酶阻断发生在相对早期的类固醇生成阶段时，类固醇在肾上腺皮质中的合成与在睾丸中相同，可受到影响。这些缺乏可导致严重的男性化不全，而且相关的皮质醇 / 醛固酮缺乏可产生肾上腺危象伴低钠血症和低血糖症。

表35.16 男性化不全的原因

睾酮缺乏
缺乏
7-脱氢胆固醇还原酶
(Smith-Lemli-Opitz 综合征)
StAR 或侧链裂解，引起脂质 CAH
3β-羟化类固醇脱氢酶
17α-羟化酶/17,20-碳链酶
17β-羟化类固醇脱氢酶
5α-还原酶
黄体化的激素受体缺乏
雄激素不敏感
部分
完全
AMH 抵抗和缺乏
特发性的
包括 IUGR 和异常的综合征

黄体化的激素受体缺乏

经睾丸产生雄激素受损可由于终末器官的不敏感，这是由于 LH 受体在分子水平的缺乏[172]。怀孕早期生殖腺无法对 hCG 产生正常的应答，接着妊娠晚期无法对 LH 产生正常的应答。受累个体因在相关组织学的发现，被发现存在睾丸间质细胞发育不良。

Smith-Lemli-Opitz 综合征

患 SLO 的病人无法从脱氢胆固醇生成胆固醇，因此肾上腺和生殖腺类固醇生成不足。在患 SLO 的 XY 基因型的婴儿中外生殖器表现多样，从正常男性到正常女性的外生殖器，这是基于睾酮合成受影响的程度[162]。

先天性脂质肾上腺增生

先天性脂质肾上腺增生（脂质 CAH）通常是由于类固醇生成调节蛋白（StAR）的突变所致，这种蛋白可促进胆固醇运送至线粒体中[43]。StAR 活性受损导致所有类固醇产物生成受损，包括醛固酮、皮质醇和雄激素。由于肾上腺和生殖腺类固醇的合成受损，因此在婴儿中存在盐丢失和低血糖症，而生殖器在 XY 个体中呈女性外观。尸检发现，肾上腺增大，而且充满堆积的胆固醇。存活者可能是由于迅速地认识到这一问题并进行了合理的治疗。

近来，XY 个体伴有女性外生殖器者被发现存在脂质 CAH，这是由于突变发生在胆固醇侧链[320]。在这种病人中肾上腺衰竭的发生相对较晚，而一些 StAR 缺乏的病人可能反映了胆固醇和相关细胞损害的逐渐累积。

3β-羟化类固醇脱氢酶缺乏(见图35.12)

在这个疾病中，酶活性受损的不同程度可引起大量表型的杂合体，包括肾上腺功能不全的差异。3β-羟化类固醇脱氢酶有两个同工酶，2 型（在生殖腺和肾上腺中表达）比 1 型（在胎盘、前列腺和皮肤中表达）的异常更多。受累男性可有会阴尿道下裂。女性呈正常外观或男性化，可能因为 ACTH 刺激减弱的雄激素脱氢表雄酮的产生而使之增高，这可转化为更多有效的雄激素。部分患儿，但不是全部，可发展为盐丢失或糖皮质激素缺乏的体征[213,275]。

17α-羟化酶缺乏和17,20-碳链酶缺乏（见图35.12）

这两种独立的酶的活性都与一种蛋白质有关。受累男性男性化不足，而早期女性往往表现正常[368]。患儿由于性类固醇产物受损及盐皮质激素过剩，继而可出现青春期延迟及高血压。

17β-羟化类固醇脱氢酶缺乏（见图35.12）

这种酶作用于睾酮生成的最后一步[112]。出生时，受累男性的男性化程度很低，而且在青春期男性化前会被当作女性养育，青春期是标志性男性化发生的时候[344]。女性不受影响[281]。有关于在新生儿期表现为疝气和可触及的生殖腺的报道[119]。

5α-还原酶缺乏

男性基因型伴有5α-还原酶缺乏者在外观上有巨大的女性外生殖器。这种缺乏在生活在多米尼加共和国中孤立群体的家族中被描述，在这里受影响的个体作为女性养育，但是在青春期生殖器和体型出现男性化以及向男性性心理发展，接着大多数转变为男性角色[150]。目前这一疾病在很多国家已被认识[17]。在临床上，有正常的胎儿Wolffian管发育，这是睾酮依赖性的，但外生殖器发育差，这需要DHT。在生化方面，重要的发现是血清中高睾酮/DHT比率和尿液类固醇分析出现类似改变[234]。

雄激素不敏感[7]

雄激素部分不敏感

在这个X连锁的隐性遗传疾病中，生殖器的异常是由于对雄激素不同程度的不敏感所致，范围从接近正常女性的外观到正常男性化伴无精症。这是引起会阴尿道下裂的重要原因[29]。很多受累患儿具有遗传性雄激素受体（位于X染色体的长臂）缺乏。对于这一疾病的遗传问题已经做了详细研究。

雄激素完全不敏感

雄激素完全不敏感，也是遗传性的X连锁隐性遗传疾病，很少在新生儿期做出诊断，除非有阳性的家族史或在腹股沟触及生殖腺。患儿在其他方面与正常女性无法区别。在AMH的影响下苗勒管的退化正常发生，但Wolffian管无分化。在雄激素完全不敏感综合征中正常的LH和睾酮的生后波动不存在[106]，可能是因为下丘脑和垂体不能对雄激素做出应答[44]。在青春期，乳房发育但无男性化。

AMH抵抗和缺乏

在苗勒管持续存在的综合征中，子宫和输卵管在发育过程中无法退化。当苗勒管被证实存在时，患儿通常需要行手术治疗隐睾症和修复腹股沟疝。很多AMH基因的突变导致AMH缺乏，或II型AMH受体缺乏导致AMH抵抗，已经在这些病人中被阐述[31,149]。

男性化的女性（女性假两性畸形）（见图35.18和表35.17）

这些疾病的特点是正常女性核型、正常卵巢和正常女性内生殖器，但有男性化的外生殖器。女性胎儿暴露于过剩的雄激素中会发生于四种情况，虽然这种情况最常见的原因是CAH，由于21α-羟化酶的缺乏。其他的三个原因非常罕见。这些原因见表35.17。

先天性肾上腺增生

三种男性化的形式已在前文讨论过。

芳香酶缺乏[261]

正常胎儿和母体的雄激素通过胎盘芳香酶转化为雌二醇，被认为是胚胎存活的重要因素，但近来有报

表35.17 女性男性化的原因

男性化先天性肾上腺增生
缺乏
21α-羟化酶
11β-羟化酶
3β羟化类固醇脱氢酶
芳香酶缺乏
母体的雄激素过剩
内源性
外源性

道关于芳香酶基因突变导致胎盘酶活性损害，继而母体和胎儿出现男性化[66,304]。因此怀孕似乎是可以继续的，尽管出现雌二醇明显降低，但在芳香酶缺乏中相关雄激素的增加可导致女性假两性畸形。

母体雄激素过剩

由于肾上腺或卵巢肿瘤引起母体雄激素产生过多所致的胎儿男性化较为罕见。男性化的程度基于雄激素过度产生的时间和程度[340]。

医源性胎儿男性化

过去胎儿男性化见于妊娠期间，母亲使用雄激素或促雄性性状的黄体酮治疗的女性婴儿中。这些治疗是为了防止反复的自然流产[360]，但目前已很少应用这样的治疗。

IUGR和生殖腺功能

出生小样儿和尿道下裂之间的关系已经被多次认知[56,109]，而且 SGA 和生殖腺（和肾上腺）功能改变间的关系也已经被证实。出生前的生长受限，与子宫和卵巢大小的减小有关[144]，而且在男性和女性中 FSH 的生成增加，且伴有排卵少和在青春期不排卵[145,146]。在未来的数年中，这将仍然是研究的热门领域之一。

雌雄同体问题的临床探究[2,206]

引言

当父母就婴儿的性别和健康问题提问时，因不能迅速得到回答，而不可避免地经受苦闷。最初讨论应着重于：

- 性发育异常通常只是局限在生殖器方面。
- 疾病的原因可以被确定且可进行有计划的治疗，通常有些延迟。
- 生存、健康和性功能预后良好，但生育必须谨慎。

父母早期的担忧是如何去告诉祖父母、兄弟姐妹和同事。这可能会延迟告知孩子的出生，或改为告诉他们孩子有问题需要治疗，而且父母在数天里会不愿意讨论情况的进展，直到确认孩子养育过程中的性别后，才会登记出生。选择适合两种性别的名字在早期可能是不明智的。

无论基因型和内生殖器官是什么，成功确认两种性别是根据外生殖器的结构和功能，不同于通常的社会和宗教态度。即使是最有权威的现代重建手术治疗，也不能用不合适的组织构建适合的能勃起的阴茎。相反，雄激素暴露对脑的影响和认为自己是女性的 XY 病人需要考虑改变其性别。对生育的期望也应该被考虑，但这是次要的。可能会有强大的种族、社会或宗教的压力影响父母的选择，这些当然应该受到重视。

性别培养中心理因素的调整通常不会构成问题，因为在早期性别已做出选择而且已被这些照顾孩子的人所接受[206]。5α- 还原酶缺乏和其他疾病上的经验证实，在性别角色上的弹性度大于过去的观念。很多内科医师认为性别的培养应尽可能地在婴儿早期做出决定，而且内科医师和父母通常都希望完成生殖器手术，以尽早地建立经整形的可接受的外生殖器，这一点是可行的。然而，由于缺乏远期随访资料和父母参与到做出决定过程的愿望，使得这一具有争议性的问题变得更为复杂[69,86]。

早期评估

男性化的程度应该被确认，而且这包括对阴茎尺寸、尿道开口位置和阴唇阴囊融合程度的评估。主体口径，不仅仅是主干的大小，还有包皮都应该进行评估。也应该注意存在 / 缺乏生殖腺体的位置。

- 严重的尿道下裂伴有小阴茎和双侧下降的生殖腺很可能是男性化不全的男性，不管尿道开口的位置在哪里。
- 有任何程度男性化和无可触及的生殖腺的新生儿可能是 CAH，而且在这种情况下，17-OHP 水平的检测是非常具有决定意义的试验。
- 生殖器模糊存在，不对称和单侧生殖腺可被触及，生殖腺发育不良的可能增高[156]。

大多数生殖器两性畸形的病人应该在早期被转送到当地的三级医疗中心，因为需要有多学科的人员来正规地处理这些复杂的病情。对患有两性畸形的新生儿需尽快进行检查，包括核型检查和盆腔及肾脏影像。17-OHP 也应该检测，而且储存血清，使 LH、FSH 和雄激素也被检测。也应该对内生殖器进行适当的影像检查，精确的方法是应用对比成像或内镜。男性化的女性和男性化不全的男性可能会存在肾上腺功能不全，因此在新生儿期需要对电解质和葡萄糖进行监测，直到诊断确立或排除肾上腺功能不全。

进一步的评估

当有了核型分析和影像学结果后，病人通常可被分入三种主要的性发育畸形中的一种类型。首先描述最常见的类型。

1．**男性化的女性。核型 46,XX，超声上可见卵巢和苗勒结构（子宫和输卵管）。**

这是最常见的类型之一，而且诊断往往是 CAH。失盐型 CAH 的特征为钾升高和钠降低。17-OHP 水平呈特征性地明显升高，且孩子需要接受糖皮质激素和盐皮质激素的替代治疗。在开始治疗前，应已采集和送出尿类固醇的标本。宫内暴露于雄激素中的极其罕见的原因包括，胎盘芳香酶缺乏和母体有产生雄激素的肿瘤。有这些缺乏的女孩具有正常的女性内生殖器且有生育的可能，因此大多数内科医师认为无论男性化的程度怎样，她们应该被看做女性抚养。

2．**男性化不全的男性。核型 XY，有或无下降的生殖腺，超声上没有苗勒结构存在的证据（如子宫）。**

男性化不全的原因尚不清楚，但应重视对于畸形外观的观察，这有助于建立诊断（如 SLO）。可识别的原因通常与雄激素不足或雄激素活性受损有关：

- 睾酮生物合成或代谢缺乏，如 17β- 羟类固醇脱氢酶缺乏。
- 部分雄激素不敏感综合征。

重要的实验室检查包括：

- 睾酮 /DHT（比率异常见于 5α- 还原酶缺乏）；
- 雄烯二酮（在 17β- 羟类固醇脱氢酶缺乏中升高，与睾酮相关）；
- 尿类固醇形态（排除如 3β- 羟类固醇脱氢酶缺乏的疾病）。

hCG 刺激试验有助于检测雄烯二酮和睾酮以及 DHT 的应答。血清应被储存用以进一步检测其他因子，如 AMH，这可能是 Sertoli 细胞功能的有用的标记[274]。有异常生殖腺发育的病人中，水平趋于低下，正常水平出现在睾酮分泌受损的疾病中，在雄激素不敏感综合征中水平升高。对照成像可帮助描绘内部的解剖情

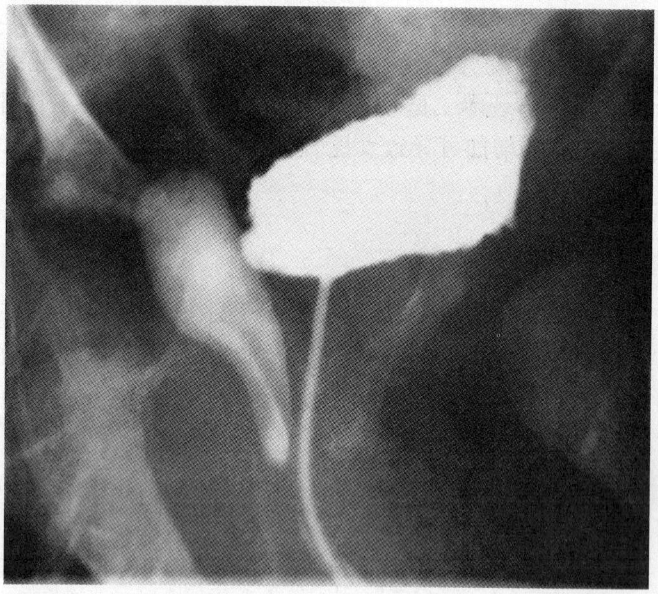

图35.19 有XY核型和两性畸形外生殖器的婴儿的生殖器造影图像。注意在尿道前存在明显盲端但大小合适的阴道腔。这个婴儿被证明有部分雄激素不敏感并以女性性别培养。

况（图 35.19），麻醉下的膀胱镜检查也是有帮助的。

如果需要手术，那么应该进行生殖器皮肤活检，用以雄激素结合研究，而且如果临床和生化结果支持这一诊断，那么也能对雄激素受体序列进行恰当的讨论[7]。培养性别的选择将根据外生殖器的情况。如果阴茎非常小，那么阴茎进一步生长的希望很小，则女性性别更合适。如果仍存在疑问，那么可给予每月一次睾酮 25mg 肌肉注射，应用三个月。青春期有良好的阴茎生长可确认男性化。

3．**生殖腺发育不全 / 生殖腺分化异常。**

4．**苗勒结构出现在 XY 个体中，没有或有畸形的生殖腺组织。**

鉴别诊断包括：

- 双侧生殖腺形态异常；

5．**异常核型个体的生殖器两性畸形，如 XO/XY 或 XX/XY。**

鉴别诊断包括：

- 病人在谱系上从一个男性化不全的“男性”伴有生殖腺发育不良，经混合生殖腺发育不良到男性化的“Turner”综合征伴生殖腺发育不良；
- 真性两性畸形。

在生殖腺发育的疾病中，存在相当大的变异，与生殖器的解剖发现不一致。经常是不对称的，因此影像学资料，包括肾 / 盆腔超声、MRI 和生殖器造影图

像，对于详细了解内生殖器和生殖腺的本质和结构是非常重要的。腹腔镜检查和生殖腺活检也是必要的，用以获得可理解的图像。生殖器造影图像可展示一个“阴道”腔，而且如果这个大小合理，那么建立女性培养的期望就更可接受。即使缺乏这样的腔，也可以在晚期通过手术建立一个功能性的阴道。

参考文献

1. [Anonymous] 1999 Revised guidelines for neonatal screening programmes for primary congenital hypothyroidism. Working Group on Neonatal Screening of the European Society for Paediatric Endocrinology. Hormone Research 52: 49–52
2. [Anonymous] 2000 Evaluation of the newborn with developmental anomalies of the external genitalia. American Academy of Pediatrics. Committee on Genetics. Pediatrics 106: 138–142
3. Achermann J C, Ito M, Ito M, Hindmarsh P C, Jameson J L 1999 A mutation in the gene encoding steroidogenic factor-1 causes XY sex reversal and adrenal failure in humans. Nature Genetics 22:125–126
4. Achermann J C, Ito M, Silverman B L et al 2001 Missense mutations cluster within the carboxyl-terminal region of DAX-1 and impair transcriptional repression. Journal of Clinical Endocrinology and Metabolism 86: 3171–3175
5. Agwu J C, Spoudeas H, Hindmarsh P C, Pringle P J, Brook C G 1999 Tests of adrenal insufficiency. Archives of Disease in Childhood 80: 330–333
6. Ahmed I, Atiq M, Iqbal J, Khurshid M, Whittaker P 1995 Vitamin D deficiency rickets in breast-fed infants presenting with hypocalcaemic seizures. Acta Paediatrica 84: 941–942
7. Ahmed S F, Cheng A, Dovey L et al 2000 Phenotypic features, androgen receptor binding, and mutational analysis in 278 clinical cases reported as androgen insensitivity syndrome. Journal of Clinical Endocrinology and Metabolism 85: 658–665
8. Ahmed S F, Hughes I A 2002 The genetics of male undermasculinization. Clinical Endocrinology 56: 1–18
9. Aittomäki K, Lucena J L D, Pakarinen P et al 1995 Mutation in the follicle-stimulating hormone receptor gene causes hereditary hypergonadotropic ovarian failure. Cell 82: 959–968
10. Al-Alwan I, Navarro O, Daneman D, Daneman A 1999 Clinical utility of adrenal ultrasonography in the diagnosis of congenital adrenal hyperplasia. Journal of Pediatrics 135: 71–75
11. Alberti L, Proverbio M C, Costagliola S et al 2002 Germline mutations of TSH receptor gene as cause of nonautoimmune subclinical hypothyroidism. Journal of Clinical Endocrinology and Metabolism 87: 2549–2555
12. Allgrove J, Clayden G S, Grant D B, McCauley J C 1978 Familial glucocorticoid deficiency with achalasia of the cardia and deficient tear production. Lancet 1: 1284–1286
13. Alm J, Larsson A, Zetterstom I R 1978 Congenital hypothyroidism in Sweden. Incidence and age at diagnosis. Acta Paediatrica Scandinavica 67: 1–3
14. Ambrugger P, Stoeva I, Biebermann H, Torresani T, Leitner C, Gruters A 2001 Novel mutations of the thyroid peroxidase gene in patients with permanent congenital hypothyroidism. European Journal of Endocrinology 145: 19–24
15. Anderson R A, Byrum R S, Coates P M, Sando G N 1994 Mutations at the lysosomal acid cholesteryl ester hydrolase gene locus in Wolman disease. Proceedings of the National Academy of Sciences of the United States of America 91: 2718–2722
16. Andersson H C, Frentz J, Martinez J E, Tuck-Muller C M, Bellizaire J 1999 Adrenal insufficiency in Smith-Lemli-Opitz syndrome. American Journal of Medical Genetics 82: 382–384
17. Andersson S, Berman D M, Jenkins E P, Russell D W 1991 Deletion of steroid 5 alpha-reductase 2 gene in male pseudohermaphroditism. Nature 354: 159–161
18. Aperia A, Zetterstrom R 1982 Renal control of fluid homeostasis in the newborn infant. Clinics in Perinatology 9: 523–533
19. Ares S, Escobar-Morreale H F, Quero J et al 1997 Neonatal hypothyroxinemia: effects of iodine intake and premature birth. Journal of Clinical Endocrinology and Metabolism 82: 1704–1712
20. Arnold A 1990 Mutation of the signal peptide-encoding region of the pre-proparathyroid hormone gene in familial isolated hypoparathyroidism. Journal of Clinical Investigation 86: 1084–1087
21. Artman H G, Morris C A, Stock A D 1992 18p- syndrome and hypopituitarism. Journal of Medical Genetics 29: 671–672
22. Asakura Y, Tachibana K, Adachi M, Suwa S, Yamagami Y 2002 Hypothalamo-pituitary hypothyroidism detected by neonatal screening for congenital hypothyroidism using measurement of thyroid-stimulating hormone and thyroxine. Acta Paediatrica 91: 172–177
23. Bakker B, Bikker H, Vulsma T, de Randamie J S, Wiedijk B M, De Vijlder J J 2000 Two decades of screening for congenital hypothyroidism in The Netherlands: TPO gene mutations in total iodide organification defects (an update). Journal of Clinical Endocrinology and Metabolism 85: 3708–3712
24. Ballard P L, Gluckman P D, Liggins G C, Kaplan S L, Grumbach M M 1980 Steroid and growth hormone levels in premature infants after prenatal betamethasone therapy to prevent respiratory distress syndrome. Pediatric Research 14: 122–127
25. Bardoni B, Zanaria E, Guioli S et al 1994 A dosage sensitive locus at chromosome Xp21 is involved in male to female sex reversal. Nature Genetics 7: 497–501
26. Bareille P, Azcona C, Stanhope R 1999 Multiple neonatal endocrinopathies in McCune-Albright syndrome. Journal of Paediatrics and Child Health 35: 315–318
27. Barkovich A J, Fram E K, Norman D 1989 Septo-optic dysplasia: MR imaging. Radiology 171: 189–192
28. Barr M Jr, Hanson J E, Currey K et al 1983 Holoprosencephaly in infants of diabetic mothers. Journal of Pediatrics 102: 565–568
29. Batch J A, Evans B A J, Hughes I A, Patterson M N 1993 Mutations of the androgen receptor gene identified in perineal hypospadias. Journal of Medical Genetics 30: 198–201
30. Batterham R L, Cowley M A, Small C J et al 2002 Gut hormone PYY(3-36) physiologically inhibits food intake. Nature 418: 650–654
31. Belville C, Josso N, Picard J Y 1999 Persistence of Mullerian derivatives in males. American Journal of Medical Genetics 89: 218–223
32. Biebermann H, Schoneberg T, Krude H, Schultz G, Gudermann T, Gruters A 1997 Mutations of the human thyrotropin receptor gene causing thyroid hypoplasia and persistent congenital hypothyroidism. Journal of Clinical Endocrinology and Metabolism 82: 3471–3480
33. Bikker H, den Hartog M T, Baas F, Gons M H, Vulsma T, de Vijlder J J 1994 A 20-basepair duplication in the human thyroid peroxidase gene results in a total iodide organification defect and congenital hypothyroidism. Journal of Clinical Endocrinology and Metabolism 79: 248–252
34. Bikker H, Vulsma T, Baas F, de Vijlder J J 1995 Identification of five novel inactivating mutations in the human thyroid peroxidase gene by denaturing gradient gel electrophoresis. Human Mutation 6: 9–16
35. Binder G, Ranke M B 1995 Screening for growth hormone (GH) gene splice-site mutations in sporadic cases with severe isolated GH deficiency using ectopic transcript analysis. Journal of Clinical Endocrinology and Metabolism 80: 1247–1252
36. Biswas S, Buffery J, Enoch H, Bland J M, Walters D, Markiewicz M 2002 A longitudinal assessment of thyroid hormone concentrations in preterm infants younger than 30 weeks' gestation during the first 2 weeks of life and their relationship to outcome. Pediatrics 109: 222–227
37. Blair J C, Mohan U, Larcher V F et al 2002 Neonatal thyrotoxicosis and maternal infertility in thyroid hormone resistance due to a mutation in the TRbeta gene (M313T). Clinical Endocrinology 57: 405–409
38. Bode H H, Rivkees S A, Cowley D M, Pardy K, Johnson S 1999 Home monitoring of 17-hydroxyprogesterone levels in congenital adrenal hyperplasia with filter paper blood samples. Journal of Pediatrics 134: 185–189
39. Body J J, Chanoine J P, Dumon J C, Delange F 1993 Circulating calcitonin levels in healthy children and subjects with congenital hypothyroidism from birth to adolescence. Journal of Clinical Endocrinology and Metabolism 77: 565–567
40. Bojesen A, Juul S, Gravholt C H 2003 Prenatal and postnatal prevalence of Klinefelter syndrome: a national registry study. Journal of Clinical Endocrinology and Metabolism 88: 622–626
41. Bolt R J, van Weissenbruch M M, Cranendonk A, Lafeber H N, Delemarre-Van De Waal H A 2002 The corticotrophin-releasing hormone test in preterm infants. Clinical Endocrinology 56: 207–213
42. Bongers-Schokking J J, Koot H M, Wiersma D, Verkerk P H, de Muinck Keizer-Schrama S M 2000 Influence of timing and dose of thyroid hormone replacement on development in infants with congenital hypothyroidism. Journal of Pediatrics 136: 292–297
43. Bose H S, Sugawara T, Strauss J F III, Miller W 1996 The pathophysiology and

genetics of congenital lipoid adrenal hyperplasia. New England Journal of Medicine 335: 1870–1878
44. Bouvattier C, Carel J C, Lecointre C et al 2002 Postnatal changes of T, LH, and FSH in 46,XY infants with mutations in the AR gene. Journal of Clinical Endocrinology and Metabolism 87: 29–32
45. Bradley B S, Kumar S P, Mehta P N, Ezhuthachan S G 1994 Neonatal cushingoid syndrome resulting from serial courses of antenatal betamethasone. Obstetrics and Gynecology 83: 869–872
46. Briet J M, van Wassenaer A G, Dekker F W, de Vijlder J J, van Baar A, Kok J H 2001 Neonatal thyroxine supplementation in very preterm children: developmental outcome evaluated at early school age. Pediatrics 107: 712–718
47. Broglio F, Gottero C, Arvat E, Ghigo E 2003 Endocrine and non-endocrine actions of ghrelin. Hormone Research 59: 109–117
48. Brook C D G, Hindmarsh P C (eds) 2001 Clinical pediatric endocrinology. Blackwell Science, Oxford
49. Brook C G 2000 Antenatal treatment of a mother bearing a fetus with congenital adrenal hyperplasia. Archives of Disease in Childhood. Fetal and Neonatal Edition 82: F176–F181
50. Brown R S, Bellisario R L, Botero D et al 1996 Incidence of transient congenital hypothyroidism due to maternal thyrotropin receptor-blocking antibodies in over one million babies. Journal of Clinical Endocrinology and Metabolism 81: 1147–1151
51. Brown R S, Bloomfield S, Bednarek F J, Mitchell M L, Braverman L E 1997 Routine skin cleansing with povidone-iodine is not a common cause of transient neonatal hypothyroidism in North America: a prospective controlled study. Thyroid 7: 395–400
52. Bullen P J, Rankin J M, Robson S C 2001 Investigation of the epidemiology and prenatal diagnosis of holoprosencephaly in the North of England. American Journal of Obstetrics and Gynecology 184: 1256–1262
53. Burn J 1999 Closing time for CATCH22. Journal of Medical Genetics 36: 737–738
54. Cacciari E, Balsamo A, Cassio A et al 1983 Neonatal screening for congenital adrenal hyperplasia. Archives of Disease in Childhood 58: 803–806
55. Calaciura F, Motta R M, Miscio G et al 2002 Subclinical hypothyroidism in early childhood: a frequent outcome of transient neonatal hyperthyrotropinemia. Journal of Clinical Endocrinology and Metabolism 87: 3209–3214
56. Calzolari E, Contiero M R, Roncarati E, Mattiuz P L, Volpato S 1986 Aetiological factors in hypospadias. Journal of Medical Genetics 23: 333
57. Cerame B I, Newfield R S, Pascoe L et al 1999 Prenatal diagnosis and treatment of 11beta-hydroxylase deficiency congenital adrenal hyperplasia resulting in normal female genitalia. Journal of Clinical Endocrinology and Metabolism 84: 3129–3134
58. Chanoine J P, Yeung L P, Wong A C, Birmingham C L 2002 Immunoreactive ghrelin in human cord blood: relation to anthropometry, leptin, and growth hormone. Journal of Pediatric Gastroenterology and Nutrition 35: 282–286
59. Charmandari E, Johnston A, Brook C G, Hindmarsh P C 2001 Bioavailability of oral hydrocortisone in patients with congenital adrenal hyperplasia due to 21-hydroxylase deficiency. Journal of Endocrinology 169: 65–70
60. Charmandari E, Lichtarowicz-Krynska E J, Hindmarsh P C, Johnston A, Aynsley-Green A, Brook C G 2001 Congenital adrenal hyperplasia: management during critical illness. Archives of Disease in Childhood 85: 26–28
61. Cheetham T D, Bayliss P B 2002 Diabetes insipidus in children. Pathophysiology, diagnosis and management. Pediatric Drugs 4: 785–796
62. Cheron R G, Kaplan M M, Larsen P R, Selenkow H A, Crigler J F 1981 Neonatal thyroid function after propylthiouracil therapy for maternal Graves' disease. New England Journal of Medicine 304: 525–528
63. Chowdhry P, Scanlon J W, Auerbach R, Abbassi V 1984 Results of controlled double blind study of thyroid replacement in very low birth weight premature infants with hypothyroxinaemia. Pediatrics 73: 301–305
64. Christou H, Connors J M, Ziotopoulou M et al 2001 Cord blood leptin and insulin-like growth factor levels are independent predictors of fetal growth. Journal of Clinical Endocrinology and Metabolism 86: 935–938
65. Cogan J D, Ramel B, Lehto M et al 1995 A recurring dominant negative mutation causes autosomal dominant growth hormone deficiency – a clinical research center study. Journal of Clinical Endocrinology and Metabolism 80: 3591–3595
66. Conte F A, Grumbach M M, Ito Y, Fisher C R, Simpson E R 1994 A syndrome of female pseudohermaphrodism, hypergonadotropic hypogonadism, and multicystic ovaries associated with missense mutations in the gene encoding aromatase (P450arom). Journal of Clinical Endocrinology and Metabolism 78: 1287–1292
67. Coyle B, Reardon W, Herbrick J A et al 1998 Molecular analysis of the PDS gene in Pendred syndrome. Human Molecular Genetics 7: 1105–1112
68. Craft W H, Underwood L E, Van Wyk J J 1980 High incidence of perinatal insult in children with idiopathic hypopituitarism. Journal of Pediatrics 96: 397–402
69. Creighton S M, Minto C L, Steele S J 2001 Objective cosmetic and anatomical outcomes at adolescence of feminising surgery for ambiguous genitalia done in childhood. Lancet 358: 124–125
70. Crowley P 2000 Prophylactic corticosteroids for preterm birth (Cochrane Review). Cochrane Database of Systematic Reviews (2): CD000065
71. Crowley S, Hindmarsh P C, Honour J W, Brook C G D 1993 Reproducibility of the cortisol responses to stimulation with a low dose of ACTH(1-24): the effect of basal cortisol levels and comparison of low-dose with high-dose secretory dynamics. Journal of Endocrinology 136: 167–172
72. Daliva A L, Linder B, DiMartino-Nardi J, Saenger P 2000 Three-year follow-up of borderline congenital hypothyroidism. Journal of Pediatrics 136: 53–56
73. Dattani M T, Martinez-Barbera J P, Thomas P Q et al 1998 Mutations in the homeobox gene HESX1/Hesx1 associated with septo-optic dysplasia in human and mouse. Nature Genetics 19: 125–133
74. Dattani M T, Robinson I C 2000 The molecular basis for developmental disorders of the pituitary gland in man. Clinical Genetics 57: 337–346
75. David L, Salle B, Putet G, Grafmeyer D 1981 Serum immunoreactive calcitonin in low birthweight infants. Description of early changes in serum calcium, phosphorus, magnesium, parathyroid hormone and gastrin levels. Pediatric Research 15: 803–808
76. Daw S C M, Taylor C, Kraman M et al 1996 A common region of 10p deleted in DiGeorge and velocardiofacial syndromes. Nature Genetics 13: 458–461
77. Deeb A A, Bruce S N, Morris A A, Cheetham T D 2000 Infantile hypophosphatasia: disappointing results of treatment. Acta Paediatrica 89: 730–733
78. Deladoey J, Fluck C, Buyukgebiz A et al 1999 "Hot spot" in the PROP1 gene responsible for combined pituitary hormone deficiency. Journal of Clinical Endocrinology and Metabolism 84: 1645–1650
79. Delange F, Henderson P, Bourdoux P et al 1986 Regional variations of iodine nutrition and thyroid function during the neonatal period in Europe. Biology of the Neonate 49: 322–330
80. Den Ouden A L, Kok J H, Verkerk P H, Brand R, Verloove-Vanhorick S P 1996 The relation between neonatal thyroxine levels and neurodevelopmental outcome at age 5 and 9 years in a national cohort of very preterm and/or very low birth weight infants. Pediatric Research 39: 142–145
81. Derksen-lubsen Verkerk P H 1996 Neuropsychologic development in early treated congenital hypothyroidism: analysis of literature data. Pediatric Research 39: 561–566
82. De Zegher F, Kaplan S L, Grumbach M M, Van den Berghe G, Francois I, Vanhole C 1995 The foetal pituitary, postmaturity and breech presentation. Acta Paediatrica 83: 1100–1102
83. De Zegher F, Pernasetti F, Vanhole C, Devlieger H, Van den Berghe G, Martial J A 1995 The prenatal role of thyroid hormone evidenced by fetomaternal Pit-1 deficiency. Journal of Clinical Endocrinology and Metabolism 80: 3127–3130
84. De Zegher F, Van den Berghe G, Devlieger H, Eggermont E, Veldhuis J D 1993 Dopamine inhibits growth hormone and prolactin secretion in the human newborn. Pediatric Research 34: 642–645
85. Diamond F B, Root AW 2002 Disorders of calcium metabolism in the newborn and infant. In: Sperling M A (ed) Pediatric endocrinology. WB Saunders, Philadelphia, pp 97–110
86. Diamond M, Sigmundson H K 1997 Management of intersexuality. Guidelines for dealing with persons with ambiguous genitalia. Archives of Pediatrics and Adolescent Medicine 151: 1046–1050
87. Dickerman Z, De Vries L 1997 Prepubertal and pubertal growth, timing and duration of puberty and attained adult height in patients with congenital hypothyroidism (CH) detected by the neonatal screening programme for CH – a longitudinal study. Clinical Endocrinology 47: 649–654
88. Ding D, Buckingham B, Levine M 2001 Familial isolated hypoparathyroidism caused by a mutation in the gene for the transcription factor GCMB. Journal of Clinical Investigation 108: 1215–1220
89. Doeker B M, Pfaffle R W, Pohlenz J, Andler W 1998 Congenital central hypothyroidism due to a homozygous mutation in the thyrotropin beta-subunit gene follows an autosomal recessive inheritance. Journal of Clinical Endocrinology and Metabolism 83: 1762–1765
90. Donaldson M D C, Thomas P H, Love J G, Murray G D, McNinch A W, Savage D C L 1994 Presentation, acute illness, and learning difficulties in salt-wasting 21-hydroxylase deficiency. Archives of Disease in Childhood 70: 214–218
91. Dorr H G, Versmold H T, Sippell W G, Bidlingmaier F, Knorr D 1986 Antenatal betamethasone therapy: effects on maternal, fetal, and neonatal mineralocorticoids, glucocorticoids, and progestins. Journal of Pediatrics 108: 990–993
92. Dubuis J-M, Glorieux J, Richer F, Deal C L, Dussault J H, van Vliet G 1996

Outcome of severe congenital hypothyroidism: closing the developmental gap with early high dose levothyroxine treatment. Journal of Clinical Endocrinology and Metabolism 81: 222–227
93. Duprez L, Parma J, Van Sande J et al 1994 Germline mutations in the thyrotropin receptor gene cause non-autoimmune autosomal dominant hyperthyroidism. Nature Genetics 7: 396–401
94. Dussault J H 1999 The anecdotal history of screening for congenital hypothyroidism. Journal of Clinical Endocrinology and Metabolism 84: 4332–4334
95. Ellyin F, Khatir A H, Singh S P 1980 Hypothalamic-pituitary function in patients with trans-sphenoidal encephalocele and mid-facial anomalies. Journal of Clinical Endocrinology and Metabolism 51: 854–856
96. Everett L A, Glaser B, Beck J C et al 1997 Pendred syndrome is caused by mutations in a putative sulphate transporter gene (PDS). Nature Genetics 17: 411–422
97. Farooqi I S, Jebb S A, Langmack G et al 1999 Effects of recombinant leptin therapy in a child with congenital leptin deficiency. New England Journal of Medicine 341: 879–884
98. Farooqi I S, Keogh J M, Yeo G S, Lank E J, Cheetham T, O'Rahilly S 2003 Clinical spectrum of obesity and mutations in the melanocortin 4 receptor gene. New England Journal of Medicine 348: 1085–1095
99. Farooqi I S, Yeo G S, Keogh J M et al 2000 Dominant and recessive inheritance of morbid obesity associated with melanocortin 4 receptor deficiency. Journal of Clinical Investigation 106: 271–279
100. Fisher D A 1992 Endocrinology and fetal development. In: Wilson J D, Foster D W (eds) Williams textbook of endocrinology. W B Saunders, Philadelphia, pp 1049–1077
101. Fisher D A 1999 Hypothyroxinemia in premature infants: is thyroxine treatment necessary? Thyroid 9: 715–720
102. Fisher D A 2002 Disorders of the thyroid in the newborn and infant. In: Sperling M (ed) Pediatric endocrinology. W B Saunders, Philadelphia, pp 161–185
103. Fisher D A, Dussault J H, Foley T P Jr et al 1979 Screening for congenital hypothyroidism: results of screening one million North American infants. Journal of Pediatrics 94: 700–705
104. Fisher D A, Nelson J C, Carlton E I, Wilcox R B 2000 Maturation of human hypothalamic-pituitary-thyroid function and control. Thyroid 10: 229–234
105. Fisher D A, Schoen E J, La Franchi S et al 2000 The hypothalamic-pituitary-thyroid negative feedback control axis in children with treated congenital hypothyroidism. Journal of Clinical Endocrinology and Metabolism 85: 2722–2727
106. Forest M G, Cathiard A M, Bertrand J A 1973 Total and unbound testosterone levels in the newborn and in normal and hypogonadal children: use of a sensitive radioimmunoassay for testosterone. Journal of Clinical Endocrinology and Metabolism 36:1132–1142
107. Foster J W, Dominguez-Steglich M A, Guioli S et al 1994 Campomelic dysplasia and autosomal sex reversal caused by mutations in an SRY-related gene. Nature 372: 525–530
108. Frank J E, Faix J E, Hermos R J et al 1996 Thyroid function in very low birth weight infants: effects on neonatal hypothyroidism screening. Journal of Pediatrics 128: 548–554
109. Fredell L, Kockum I, Hansson E et al 2002 Heredity of hypospadias and the significance of low birth weight. Journal of Urology 167: 1423–1427
110. Fujisawa Y, Yamashita K, Hirai N, Terada K, Kida K 1997 Transient late neonatal hypocalcemia with high serum parathyroid hormone. Journal of Pediatric Endocrinology and Metabolism 10: 433–436
111. Fujiwara H, Tatsumi K, Miki K et al 1997 Congenital hypothyroidism caused by a mutation in the Na^+/I^- symporter. Nature Genetics 16: 124–125
112. Geissler W M, Davis D L, Wu L et al 1994 Male pseudohermaphroditism caused by mutations of testicular 17 beta-hydroxysteroid dehydrogenase 3. Nature Genetics 7: 34–39
113. Glenn, J F, McPherson H T 1971 Anorchism: definition of a clinical entity. Journal of Urology 105: 265–270
114. Gluckman P D, Gunn A J, Wray A et al 1992 Congenital idiopathic growth hormone deficiency is associated with prenatal and early postnatal growth failure. Journal of Pediatrics 121: 920–923
115. Godowski P J, Leung D W, Meacham L R et al 1989 Characterization of the human growth hormone receptor gene and demonstration of a partial gene deletion in two patients with Laron-type dwarfism. Proceedings of the National Academy of Sciences of the United States of America 86: 8083–8087
116. Grant D B 1994 Growth in early treated congenital hypothyroidism. Archives of Disease in Childhood 70: 464–468
117. Grant D B, Dillon M J 1975 Micropenis associated with testicular agenesis. Archives of Disease in Childhood 50: 247–249
118. Grant D B, Smith I, Fuggle P W, Tokar S, Chapple J 1992 Congenital hypothyroidism detected by neonatal screening: relationship between biochemical severity and early clinical features. Archives of Disease in Childhood 67: 87–90
119. Gregory J W, Aynsley-Green A, Evans B A, Hughes I A, Werder E A, Zachmann M 1993 Deficiency of 17-ketoreductase presenting before puberty. Hormone Research 40: 145–148
120. Gruneiro de Papendieck L, Iorcansky S, Rivarola M A, Heinrich J J, Bergada C 1982 Patterns of TSH response to TRH in children with hypopituitarism. Journal of Pediatrics 100: 387–392
121. Haddow J E, Palomaki G E, Allan W C et al 1999 Maternal thyroid deficiency during pregnancy and subsequent neuropsychological development of the child. New England Journal of Medicine 341: 549–555
122. Hadjiathanasiou C G, Brauner R, Lortat-Jacob S et al 1994 True hermaphroditism: genetic variants and clinical management. Journal of Pediatrics 125: 738–744
123. Halliday H 2001 Adverse effects of early dexamethasone treatment in extremely-low-birth-weight infants. Journal of Pediatrics 139: 163–164
124. Hamilton J, Blaser S, Daneman D 1998 MR imaging in idiopathic growth hormone deficiency. AJNR. American Journal of Neuroradiology 19: 1609–1615
125. Hanna C E, Keith L D, Colasurdo M A et al 1993 Hypothalamic pituitary adrenal function in the extremely low birth weight infant. Journal of Clinical Endocrinology and Metabolism 76: 384–387
126. Hanukoglu A, Perlman K, Shamis I, Brnjac L, Rovet J, Daneman D 2001 Relationship of etiology to treatment in congenital hypothyroidism. Journal of Clinical Endocrinology and Metabolism 86: 186–191
127. Haqq A M, Farooqi I S, O'Rahilly S et al 2003 Serum ghrelin levels are inversely correlated with body mass index, age, and insulin concentrations in normal children and are markedly increased in Prader-Willi syndrome. Journal of Clinical Endocrinology and Metabolism 88: 174–178
128. Hashimoto H, Maruyama H, Koshida R, Okuda N, Sato T 1995 Central hypothyroidism resulting from pituitary suppression and peripheral thyrotoxicosis in a premature infant born to a mother with Graves' disease. Journal of Pediatrics 127: 809–811
129. Hawkins J R, Taylor A, Goodfellow P N, Migeon C J, Smith K D, Berkovitz G D 1992 Evidence for increased prevalence of SRY mutations in XY females with complete rather than partial gonadal dysgenesis. American Journal of Human Genetics 51: 979–984
130. Heath H, Odelberg S, Jackson C E et al 1996 Clustered inactivating mutations and benign polymorphisms of the calcium receptor gene in familial benign hypocalciuric hypercalcemia suggest receptor functional domains. Journal of Clinical Endocrinology and Metabolism 81: 1312–1317
131. Heckmann M, Wudy S A, Haack D, Pohlandt F 1999 Reference range for serum cortisol in well preterm infants. Archives of Disease in Childhood. Fetal and Neonatal Edition 81: F171–F174
132. Herman S P, Baggenstoss A M, Cloutier M D 1975 Liver dysfunction and histologic abnormalities in neonatal hypopituitarism. Journal of Pediatrics 87: 892–895
133. Heyerdahl S, Ilicki A. Karlberg J, Kase B F, Larsson A 1997 Linear growth in early treated children with congenital hypothyroidism. Acta Paediatrica 86: 479–483
134. Hindmarsh P C 2002 Optimisation of thyroxine dose in congenital hypothyroidism. Archives of Disease in Childhood 86: 73–75
135. Hindmarsh P C, Brook C G D 1985 Single dose dexamethasone suppression test in children: dose relationship to body size. Clinical Endocrinology 23: 67–70
136. Hingre R V, Gross S J, Hingre K S, Mayes D M, Richman R A 1994 Adrenal steroidogenesis in very low birth weight preterm infants. Journal of Clinical Endocrinology and Metabolism 78: 266–270
137. Hoffman W H, Sahasrananan P, Ferandos S S, Burek C L, Rose N R 1982 Transient thyrotoxicosis in an infant delivered to a longacting thyroid stimulator (LATS) and LATS protector negative, thyroid stimulating antibody positive woman with Hashimoto's thyroiditis. Journal of Clinical Endocrinology and Metabolism 54: 354–356
138. Honour J W, Torresani T 2001 Evaluation of neonatal screening for congenital adrenal hyperplasia. Hormone Research 55: 206–211
139. Hopwood N J 2002 Treatment of the infant with congenital hypothyroidism. Journal of Pediatrics 141: 752–754
140. Hsu L Y F 1989 Prenatal diagnosis of 45X/46XY mosaicism – a review and update. Prenatal Diagnosis 9: 31–48
141. Hughes M R, Malloy P J, Kieback D G et al 1988 Point mutations in the human vitamin D receptor gene associated with hypocalcemic rickets. Science 242: 1702–1705
142. Hunter M K, Mandel S H, Sesser D E et al 1998 Follow-up of newborns with

low thyroxine and nonelevated thyroid-stimulating hormone-screening concentrations: results of the 20-year experience in the Northwest Regional Newborn Screening Program. Journal of Pediatrics 132: 70–74

143. Huysman M W A, Hokken-Koelega A C S, De Ridder M A J, Sauer P J J 2000 Adrenal function in sick very preterm infants. Pediatric Research 48: 629–633
144. Ibanez L, Potau N, Enriquez G, de Zegher F 2000 Reduced uterine and ovarian size in adolescent girls born small for gestational age. Pediatric Research 47: 575–577
145. Ibanez L, Potau N, Ferrer A, Rodriguez-Hierro F, Marcos M V, de Zegher F 2002 Reduced ovulation rate in adolescent girls born small for gestational age. Journal of Clinical Endocrinology and Metabolism 87: 3391–3393
146. Ibanez L, Valls C, Cols M, Ferrer A, Marcos M V, De Zegher F 2002 Hypersecretion of FSH in infant boys and girls born small for gestational age. Journal of Clinical Endocrinology and Metabolism 87: 1986–1988
147. Ieiri T, Cochaux P, Targovnik H M et al 1991 A 3' splice site mutation in the thyroglobulin gene responsible for congenital goiter with hypothyroidism. Journal of Clinical Investigation 88: 1901–1905
148. Igarashi Y, Ogawa M, Kamijo T et al 1993 A new mutation causing inherited growth hormone deficiency: a compound heterozygote of a 6.7 kb deletion and a two base deletion in the third exon of the GH-1 gene. Human Molecular Genetics 2: 1073–1074
149. Imbeaud S, Carre-Eusebe D, Rey R, Belville C, Josso N, Picard J Y 1994 Molecular genetics of the persistent mullerian duct syndrome: a study of 19 families. Human Molecular Genetics 3: 125–131
150. Imperato-McGinley J, Peterson R E, Gautier T, Sturla E 1979 Androgens and the evolution of male-gender identity among pseudohermaphrodites with 5α-reductase deficiency. New England Journal of Medicine 300: 1233–1237
151. Iniguez G, Ong K, Pena V, Avila A, Dunger D, Mericq V 2002 Fasting and post-glucose ghrelin levels in SGA infants: relationships with size and weight gain at one year of age. Journal of Clinical Endocrinology and Metabolism 87: 5830–5833
152. Jett P L, Samuels M H, McDaniel P A et al 1997 Variability of plasma cortisol levels in extremely low birthweight infants. Journal of Clinical Endocrinology and Metabolism 82: 2921–2925
153. Joint LWPES/ESPE CAH Working Group 2002 Consensus statement on 21-hydroxylase deficiency from the Lawson Wilkins Pediatric Endocrine Society and the European Society for Paediatric Endocrinology. Journal of Clinical Endocrinology and Metabolism 87: 4048–4053
154. Jordan B K, Jain M, Natarajan S, Frasier S D, Vilain E 2002 Familial mutation in the testis-determining gene SRY shared by an XY female and her normal father. Journal of Clinical Endocrinology and Metabolism 87: 3428–3432
155. Jost A 1953 Problems of fetal endocrinology: the gonadal and hypophyseal hormones. Recent Progress in Hormone Research 8: 379–413
156. Kaefer M, Diamond D, Hendren W H et al 1999 The incidence of intersexuality in children with cryptorchidism and hypospadias: stratification based on gonadal palpability and meatal position. Journal of Urology 162: 1003–1006
157. Kari M A, Raivio K O, Stenman U H, Voutilainen R 1996 Serum cortisol, dehydroepiandrosterone sulfate, and steroid-binding globulins in preterm neonates: effect of gestational age and dexamethasone therapy. Pediatric Research 40: 319–324
158. Karlsson R, Kallio J, Irjala K, Ekblad S, Toppari J, Kero P 2000 Adrenocorticotropin and corticotropin-releasing hormone tests in preterm infants. Journal of Clinical Endocrinology and Metabolism 85: 4592–4595
159. Karlsson R, Kallio J, Toppari J, Kero P 1999 Timing of peak serum cortisol values in preterm infants in low-dose and the standard ACTH tests. Pediatric Research 45: 367–369
160. Karpman B A, Rapoport B, Filetti S, Fisher D A 1987 Treatment of neonatal hyperthyroidism due to Graves disease with sodium ipodate. Journal of Clinical Endocrinology and Metabolism 64: 119–123
161. Kato F, Kikudhi K, Miyamoto S, Ohie T, Yamaguchi S 1995 Congenital hypopituitarism with hypoplasia of the anterior pituitary gland. Acta Paediatrica 84: 1201–1203
162. Kelley R I, Hennekam R C 2000 The Smith-Lemli-Opitz syndrome. Journal of Medical Genetics 37: 321–335
163. Khuri F J, Alton D J, Hardy B E, Cook G T, Churchill B M 1980 Adrenal hemorrhage in neonates: report of 5 cases and review of the literature. Journal of Urology 124: 684–687
164. Kirk J M, Brain C E, Carson D J, Hyde J C, Grant D B 1999 Cushing's syndrome caused by nodular adrenal hyperplasia in children with McCune-Albright syndrome. Journal of Pediatrics 134: 789–792
165. Kitanaka S, Takeyama K, Murayama A et al 1998 Inactivating mutations in the 25-hydroxyvitamin D3 1alpha-hydroxylase gene in patients with pseudovitamin D-deficiency rickets. New England Journal of Medicine 338: 653–661
166. Köhler B, Schnabel D, Biebermann H, Grüters A 1996 Transient congenital hypothyroidism and hyperthyrotropinemia: normal thyroid function and physical development at the ages of 6-14 years. Journal of Clinical Endocrinology and Metabolism 81: 1563–1567
167. Koopman P, Gubbay J, Vivian N, Goodfellow P, Lovell-Badge R 1991 Male development of chromosomally female mice transgenic for Sry. Nature 351: 117–121
168. Kopp P, van Sande J, Parma J et al 1995 Brief report: Congenital hyperthyroidism caused by a mutation in the thyrotropin-receptor gene. New England Journal of Medicine 332: 183–185
169. Korte C, Styne D, Merritt T A, Mayes D, Wertz A, Helbock H J 1996 Adrenocortical function in the very low birth weight infant: improved testing sensitivity and association with neonatal outcome. Journal of Pediatrics 128: 257–263
170. Kovacs C S, Kronenberg H M 1997 Maternal-fetal calcium and bone metabolism during pregnancy, puerperium, and lactation. Endocrine Reviews 18: 832–872
171. Kreines K, DeVaux W D 1971 Neonatal adrenal insufficiency associated with maternal Cushing's syndrome. Pediatrics 47: 516–519
172. Kremer H, Kraaij R, Toledo S P A et al 1995 Male pseudohermaphroditism due to a homozygous missense mutation of the luteinizing hormone receptor gene. Nature Genetics 9: 160–164
173. Krude H, Biebermann H, Luck W, Horn R, Brabant G, Gruters A 1998 Severe early-onset obesity, adrenal insufficiency and red hair pigmentation caused by POMC mutations in humans. Nature Genetics 19: 155–157
174. Krude H, Schutz B, Biebermann H et al 2002 Choreoathetosis, hypothyroidism, and pulmonary alterations due to human NKX2-1 haploinsufficiency. Journal of Clinical Investigation 109: 475–480
175. Kruse K, Irle U, Uhlig R 1993 Elevated 1,25-dihydroxyvitamin D serum concentrations in infants with subcutaneous fat necrosis. Journal of Pediatrics 122: 460–463
176. Lako M, Ramsden S, Campbell R D, Strachan T 1999 Mutation screening in British 21-hydroxylase deficiency families and development of novel microsatellite based approaches to prenatal diagnosis. Journal of Medical Genetics 36: 119–124
177. Langman C B 1999 Hypercalcemic syndromes in infants and children. In: Favus M J (ed) Primer on the metabolic bone diseases and disorders of mineral metabolism. Lippincott Williams & Wilkins, Philadelphia, pp 219–223
178. Layman L C, Lee E J, Peak D B et al 1997 Delayed puberty and hypogonadism caused by mutations in the follicle-stimulating hormone beta-subunit gene. New England Journal of Medicine 337: 607–611
179. Layman L C, Porto A L, Xie J et al 2002 FSH beta gene mutations in a female with partial breast development and a male sibling with normal puberty and azoospermia. Journal of Clinical Endocrinology and Metabolism 87: 3702–3707
180. Lee M M, Rajagopalan L, Berg G J, Moshang T Jr 1989 Serum adrenal steroid concentrations in premature infants. Journal of Clinical Endocrinology and Metabolism 69: 1133–1136
181. Lee Y S, Loke K Y, Ng S C, Joseph R 2002 Maternal thyrotoxicosis causing central hypothyroidism in infants. Journal of Paediatrics and Child Health 38: 206–208
182. Leger J, Marinovic D, Garel C, Bonaiti-Pellie C, Polak M, Czernichow P 2002 Thyroid developmental anomalies in first degree relatives of children with congenital hypothyroidism. Journal of Clinical Endocrinology and Metabolism 87: 575–580
183. Leviton A, Paneth N, Reuss M L et al 1999 Hypothyroxinemia of prematurity and the risk of cerebral white matter damage. Journal of Pediatrics 134: 706–711
184. Linder N, Davidovitch N, Reichman B et al 1997 Topical iodine-containing antiseptics and subclinical hypothyroidism in preterm infants. Journal of Pediatrics 131: 434–439
185. Lindsay R, Feldkamp M, Harris D, Robertson J, Rallison M 1994 Utah Growth Study: growth standards and the prevalence of growth hormone deficiency. Journal of Pediatrics 125: 29–35
186. Little M, Wells C 1997 A clinical overview of WT1 gene mutations. Human Mutation 9: 209–225
187. Loughead J L, Mughal Z, Mimouni F, Tsang R C, Oestreich A E 1990 Spectrum and natural history of congenital hyperparathyroidism secondary to maternal hypocalcemia. American Journal of Perinatology 7: 350–355
188. Lovinger R D, Kaplan S L, Grumbach M M 1975 Congenital hypopituitarism associated with neonatal hypoglycaemia and microphallus. Four cases secondary to hypothalamic hormone deficiencies. Journal of Pediatrics 87: 1171–1181
189. Lucas A, Morley R, Fewtrell M S 1996 Low triiodothyronine concentration in preterm infants and subsequent intelligence quotient (IQ) at 8 year follow up.

British Medical Journal 312: 1132–1133
190. Lyon A J, McIntosh N, Wheeler K, Brooke O G 1984 Hypercalcaemia in extremely low birthweight infants. Archives of Disease in Childhood 59: 1141–1144
191. McKenzie J M, Zakarija M 1978 Pathogenesis of neonatal Graves' disease. Journal of Endocrinological Investigation 1: 183–189
192. Mandel S, Hanna C, Boston B, Sesser D, LaFranchi S 1993 Thyroxine-binding globulin deficiency detected by newborn screening. Journal of Pediatrics 122: 227–230
193. Mandel S J, Hermos R J, Larson C A, Prigozhin A B, Rojas D A, Mitchell M L 2000 Atypical hypothyroidism and the very low birthweight infant. Thyroid 10: 693–695
194. Mansour S, Hall C M, Pembrey M E, Young I D 1995 A clinical and genetic study of campomelic dysplasia. Journal of Medical Genetics 32: 415–420
195. Martin N D, Snodgrass G J, Cohen R D 1984 Idiopathic infantile hypercalcaemia – a continuing enigma. Archives of Disease in Childhood 59: 605–613
196. Matsuura N, Harada S, Ohyama Y et al 1997 The mechanisms of transient hypothyroxinemia in infants born to mothers with Graves' disease. Pediatric Research 42: 214–218
197. Mayne P D, Kovar I Z 1991 Calcium and phosphorus metabolism in the premature infant. Annals of Clinical Biochemistry 28: 131–142
198. Meeks J J, Weiss J, Jameson J L 2003 Dax1 is required for testis determination. Nature Genetics 34: 32–33
199. Meijer W J, Verloove-Vanhorick S P, Brand R, van den Brande J L 1992 Transient hypothyroxinaemia associated with developmental delay in very preterm infants. Archives of Disease in Childhood 67: 944–947
200. Mercado M, Yu V Y, Francis I, Szymonowicz W, Gold H 1988 Thyroid function in very preterm infants. Early Human Development 16: 131–141
201. Merke D P, Cho D, Calis K A, Keil M F, Chrousos G P 2001 Hydrocortisone suspension and hydrocortisone tablets are not bioequivalent in the treatment of children with congenital adrenal hyperplasia. Journal of Clinical Endocrinology and Metabolism 86: 441–445
202. Merke D P, Chrousos G P, Eisenhofer G et al 2000 Adrenomedullary dysplasia and hypofunction in patients with classic 21-hydroxylase deficiency. New England Journal of Medicine 343: 1362–1368
203. Merke D P, Keil M F, Jones J V, Fields J, Hill S, Cutler G B Jr 2000 Flutamide, testolactone, and reduced hydrocortisone dose maintain normal growth velocity and bone maturation despite elevated androgen levels in children with congenital adrenal hyperplasia. Journal of Clinical Endocrinology and Metabolism 85: 1114–1120
204. Mesiano S, Jaffe R B 1997 Developmental and functional biology of the primate fetal adrenal cortex. Endocrine Reviews 18: 378–403
205. Metzger D L, Wright N M, Veldhuis J D, Rogol A D, Kerrigan J R 1993 Characterization of pulsatile secretion and clearance of plasma cortisol in premature and term neonates using deconvolution analysis. Journal of Clinical Endocrinology and Metabolism 77: 458–463
206. Meyer-Bahlburg H F 1999 Gender assignment and reassignment in 46,XY pseudohermaphroditism and related conditions. Journal of Clinical Endocrinology and Metabolism 84: 3455–3458
207. Midgley P C, Holownia P, Smith J et al 2001 Plasma cortisol, cortisone and urinary glucocorticoid metabolites in preterm infants. Biology of the Neonate 79: 79–86
208. Miele V, Galluzzo M, Patti G, Mazzoni G, Calisti A, Valenti M 1997 Scrotal hematoma due to neonatal adrenal hemorrhage. Pediatric Radiology 27: 672–674
209. Miller R R, Menke J A, Menster M I 1984 Hypercalcaemia associated with phosphate depletion in the neonate. Journal of Pediatrics 105: 814–817
210. Miller W 2001 The adrenal cortex and its disorders. In: Brook C D G, Hindmarsh P C (eds) Clinical pediatric endocrinology. Blackwell Science, Oxford, pp 321–337
211. Minagawa M, Yasuda T, Kobayashi Y, Niimi H 1995 Transient pseudohypoparathyroidism of the neonate. European Journal of Endocrinology 133: 151–155
212. Mitsuda N, Tamaki H, Amino N, Hosono T, Miyai K, Tanizawa O 1992 Risk factors for developmental disorders in infants born to women with Graves disease. Obstetrics and Gynecology 80: 359–364
213. Moisan A M, Ricketts M L, Tardy V et al 1999 New insight into the molecular basis of 3beta-hydroxysteroid dehydrogenase deficiency: identification of eight mutations in the HSD3B2 gene in eleven patients from seven new families and comparison of the functional properties of twenty-five mutant enzymes. Journal of Clinical Endocrinology and Metabolism 84: 4410–4425
214. Montague C T, Farooqi I S, Whitehead J P et al 1997 Congenital leptin deficiency is associated with severe early-onset obesity in humans. Nature 387: 903–908
215. Moreno J C, Bikker H, Kempers M J et al 2002 Inactivating mutations in the gene for thyroid oxidase 2 (THOX2) and congenital hypothyroidism. New England Journal of Medicine 347: 95–102
216. Morishima A, Grumbach M M, Simpson E R, Fisher C, Qin K 1995 Aromatase deficiency in male and female siblings caused by a novel mutation and the physiological role of estrogens. Journal of Clinical Endocrinology and Metabolism 80: 3689–3698
217. Morris C A, Thomas I T, Greenberg F 1993 Williams syndrome: autosomal dominant inheritance. American Journal of Medical Genetics 47: 478–481
218. Moshang T, Rosenfield R L, Bongiovanni A M 1973 Familial glucocorticoid insufficiency. Journal of Pediatrics 82: 821–826
219. Munro D S, Dirmikis S M, Humphries H, Smith T, Broadhead G D 1978 The role of thyroid stimulating antibodies of Graves' disease in neonatal thyrotoxicosis. British Journal of Obstetrics and Gynaecology 85: 837–843
220. Murphy J F, Joyce B G, Dyas J, Hughes I A 1983 Plasma 17-hydroxyprogesterone concentration in ill newborn infants. Archives of Disease in Childhood 58: 532–534
221. Muscatelli F, Storm T M, Walker A P et al 1994 Mutations in the *Dax-1* gene give rise to both X-linked adrenal hypoplasia congenita and hypogonadotropic hypogonadism. Nature 372: 672–676
222. Najjar S S, Takla R J, Nasser V H 1974 The syndrome of rudimentary testes: occurrence in five siblings. Journal of Pediatrics 84: 119–122
223. Nako Y, Fukushima N, Tomomasa T, Nagashima K 1993 Hypervitaminosis D after prolonged feeding with a premature formula. Pediatrics 92: 862–864
224. Nanni L, Ming J E, Bocian M et al 1999 The mutational spectrum of the Sonic hedgehog gene in holoprosencephaly: SHH mutations cause a significant proportion of autosomal dominant holoprosencephaly. Human Molecular Genetics 8: 2479–2488
225. Netchine I, Sobrier M L, Krude H et al 2000 Mutations in LHX3 result in a new syndrome revealed by combined pituitary hormone deficiency. Nature Genetics 25: 182–186
226. New M I, Carlson A, Obeid J et al 2001 Prenatal diagnosis for congenital adrenal hyperplasia in 532 pregnancies. Journal of Clinical Endocrinology and Metabolism 86: 5651–5657
227. Ng P C, Lam C W, Lee C H et al 2002 Reference ranges and factors affecting the human corticotropin-releasing hormone test in preterm, very low birth weight infants. Journal of Clinical Endocrinology and Metabolism 87: 4621–4628
228. Ng P C, Wong G W K, Lam C W K et al 1997 The pituitary-adrenal responses to exogenous human corticotropin-releasing hormone in preterm, very low birth weight infants. Journal of Clinical Endocrinology and Metabolism 82: 797–799
229. Ng P C, Wong G W K, Lam C W K et al 1997 Pituitary-adrenal suppression and recovery in preterm very low birthweight infants after dexamethasone treatment for bronchopulmonary dysplasia. Journal of Clinical Endocrinology and Metabolism 82: 2429–2432
230. Nickerson E, Greenberg F, Keating M T, McCaskill C, Shaffer L G 1995 Deletions of the elastin gene at 7qII.23 occur in ~90% of patients with Williams' syndrome. American Journal of Medical Genetics 56: 1156–1161
231. Nijenhuis M, van den Akker E L T, Zalm R et al 2001 Familial neurohypophysial diabetes insipidus in a large Dutch kindred: effect of the onset of diabetes on growth in children and cell biological defects of the mutant vasopressin prohormone. Journal of Clinical Endocrinology and Metabolism 86: 3410–3420
232. Nordenstrom A, Servin A, Bohlin G, Larsson A, Wedell A 2002 Sex-typed toy play behavior correlates with the degree of prenatal androgen exposure assessed by CYP21 genotype in girls with congenital adrenal hyperplasia. Journal of Clinical Endocrinology and Metabolism 87: 5119–5124
233. Nordenstrom A, Thilen A, Hagenfeldt L, Larsson A, Wedell A 1999 Genotyping is a valuable diagnostic complement to neonatal screening for congenital adrenal hyperplasia due to steroid 21-hydroxylase deficiency. Journal of Clinical Endocrinology and Metabolism 84: 1505–1509
234. Odame I, Donaldson M D C, Wallace A M, Cochran W, Smith P J 1992 Early diagnosis and management of 5α-reductase deficiency. Archives of Disease in Childhood 67: 720–723
235. Oddie S, Richmond S, Coulthard M 2001 Hypernatraemic dehydration and breast feeding: a population study. Archives of Disease in Childhood 85: 318–320
236. Ogilvy-Stuart A L 2002 Neonatal thyroid disorders. Archives of Disease in Childhood. Fetal and Neonatal Edition 87: F165–F171
237. Ohrlander S, Gennser G, Nilsson K O, Eneroth P 1977 ACTH test to neonates

after administration of corticosteroids during gestation. Obstetrics and Gynecology 49: 691–694
238. Olivieri A, Stazi M A, Mastroiacovo P et al 2002 The Study Group for Congenital Hypothyroidism. A population-based study on the frequency of additional congenital malformations in infants with congenital hypothyroidism: data from the Italian Registry for Congenital Hypothyroidism (1991–1998). Journal of Clinical Endocrinology and Metabolism 87: 557–562
239. Olsen C L, Hughes J P, Youngblood LG, Sharpe-Stimac M 1997 Epidemiology of holoprosencephaly and phenotypic characteristics of affected children: New York State, 1984-1989. American Journalof Medical Genetics 73: 217–226
240. Ong K K, Ahmed M L, Sherriff A et al 1999 Cord blood leptin is associated with size at birth and predicts infancy weight gain in humans. ALSPAC Study Team. Avon Longitudinal Study of Pregnancy and Childhood. Journal of Clinical Endocrinology and Metabolism 84: 1145–1148
241. O'Shea T M, Kothadia J M, Klinepeter K L et al 1999 Randomized placebo-controlled trial of a 42-day tapering course of dexamethasone to reduce the duration of ventilator dependency in very low birth weight infants: outcome of study participants at 1-year adjusted age. Pediatrics 104(1 Pt 1): 15–21
242. Pang S, Wallace M A, Hofman L et al 1988 Worldwide experience in newborn screening for classical congenital adrenal hyperplasia due to 21-hydroxylase deficiency. Pediatrics 81: 866–874
243. Parkinson D, Thakker R 1992 A donor splice mutation in the parathyroid hormone gene is associated with autosomal recessive hypoparathyroidism. Nature Genetics 1: 149–152
244. Parks J S, Brown M R, Hurley D L, Phelps C J, Wajnrajch M P 1999 Heritable disorders of pituitary development. Journal of Clinical Endocrinology and Metabolism 84: 4362–4370
245. Pascoe L, Curnow K M, Slutsker L, Rosler A, White P C 1992 Mutations in the human CYP11B2 (aldosterone synthase) gene causing corticosterone methyloxidase II deficiency. Proceedings of the National Academy of Sciences of the United States of America 89: 4996–5000
246. Pass K A, Lane P A, Fernhoff P M et al 2000 US newborn screening system guidelines II: follow-up of children, diagnosis, management, and evaluation. Statement of the Council of Regional Networks for Genetic Services (CORN). Journal of Pediatrics 137(4 suppl.): S1–S46
247. Pearce S H S, Brown E M 1996 The genetic basis of endocrine disease. Disorders of calcium ion sensing. Journal of Clinical Endocrinology and Metabolism 81: 2030–2035
248. Pearce S H S, Trump D, Wooding C et al 1995 Calcium-sensing receptor mutations in familial benign hypercalcaemia and neonatal hyperparathyroidism. Journal of Clinical Investigation 96: 2683–2692
249. Pearce S H S, Williamson C, Kifor O et al 1996 A familial syndrome of hypocalcemia with hypercalciuria due to mutations in the calcium-sensing receptor. New England Journal of Medicine 335: 1115–1122
250. Pena-Almazan S, Buchlis J, Miller S, Shine B, MacGillivray M 2001 Linear growth characteristics of congenitally GH-deficient infants from birth to one year of age. Journal of Clinical Endocrinology and Metabolism 86: 5691–5694
251. Perry R, Heinrichs C, Bourdoux P et al 2002 Discordance of monozygotic twins for thyroid dysgenesis: implications for screening and for molecular pathophysiology. Journal of Clinical Endocrinology and Metabolism 87: 4072–4077
252. Perry R J, Hollman A S, Wood A M, Donaldson M D 2002 Ultrasound of the thyroid gland in the newborn: normative data. Archives of Disease in Childhood. Fetal and Neonatal Edition 87: F209–F211
253. Persani L, Ferretti E, Borgato S, Faglia G, Beck-Peccoz P 2000 Circulating thyrotropin bioactivity in sporadic central hypothyroidism. Journal of Clinical Endocrinology and Metabolism 85: 3631–3635
254. Peter M, Fawaz L, Drop S L, Visser H K, Sippell W G 1997 Hereditary defect in biosynthesis of aldosterone: aldosterone synthase deficiency 1964–1997. Journal of Clinical Endocrinology and Metabolism 82: 3525–3528
255. Pfäffle R W, DiMattia G E, Parks J S et al 1992 Mutation of the POU-specific domain of Pit-1 and hypopituitarism without pituitary hypoplasia. Science 257: 1118–1121
256. Pfeifer D, Kist R, Dewar K et al 1999 Campomelic dysplasia translocation breakpoints are scattered over 1 Mb proximal to SOX9: evidence for an extended control region. American Journal of Human Genetics 65: 111–124
257. Phillip M, Arbelle J E, Segev Y, Parvari R 1998 Male hypogonadism due to a mutation in the gene for the beta-subunit of follicle-stimulating hormone. New England Journal of Medicine 338: 1729–1732
258. Phillips J A III, Hjelle B, Seeburg P H, Zachmann M 1981 Molecular basis for familial isolated growth hormone deficiency. Proceedings of the National Academy of Sciences of the United States of America 78: 6372–6375
259. Pincus D R, Kelnar C J H, Wallace A M 1993 17-hydroxyprogesterone rhythms and growth velocity in congenital adrenal hyperplasia. Journal of Paediatrics and Child Health 29: 302–304
260. Pinto G, Netchine I, Sobrier M L, Brunelle F, Souberbielle J C, Brauner R J 1999 Pituitary stalk interruption syndrome: a clinical-biological-genetic assessment of its pathogenesis. Journalof Clinical Endocrinology and Metabolism 82: 3450–3454
261. Pohlenz J, Rosenthal I M, Weiss R E, Jhiang S M, Burant C, Refetoff S 1998 Congenital hypothyroidism due to mutations in the sodium/iodide symporter. Identification of a nonsense mutation producing a downstream cryptic 3' splice site. Journal of Clinical Investigation 101: 1028–1035
262. Pohlenz J, Sadow P M, Koffler T, Schonberger W, Weiss R E, Refetoff S 2001 Congenital hypothyroidism in a child with unsuspected familial dysalbuminemic hyperthyroxinemia caused by a mutation (R218H) in the human albumin gene. Journal of Pediatrics 139: 887–891
263. Pollak M R, Brown E M, Wu Chou Y-H et al 1993 Mutations in the human Ca^{2+}-sensing receptor gene cause familial hypocalciuric hypercalcemia and neonatal severe hyperparathyroidism. Cell 75: 1297–1303
264. Pollak M R, Wu Chou Y-H, Marx S J et al 1994 Familial hypocalciuric hypercalcemia and neonatal severe hyperparathyroidism. Effects of mutant gene dosage on phenotype. Journal of Clinical Investigation 93: 1108–1112
265. Procter A M, Phillips J A 3rd, Cooper D N 1998 The molecular genetics of growth hormone deficiency. Human Genetics 103: 255–272
266. Queipo G, Zenteno J C, Pena R et al 2002 Molecular analysis in true hermaphroditism: demonstration of low-level hidden mosaicism for Y-derived sequences in 46,XX cases. Human Genetics 111: 278–283
267. Radovick S, Nations M, Du Y, Berg L A, Weintraub B D, Wondisford F E 1992 A mutation in the POU-homeodomain of Pit-1 responsible for combined pituitary hormone deficiency. Science 7: 1115–1118
268. Ramos E S, Moreira-Filho C A, Vicente Y A et al 1996 SRY-negative true hermaphrodites and an XX male in two generations of the same family. Human Genetics 97: 596–598
269. Rapaport R 2000 Congenital hypothyroidism: expanding the spectrum. Journal of Pediatrics 136: 10–12
270. Rapaport R, Rose S R, Freemark M 2001 Hypothyroxinemia in the preterm infant: the benefits and risks of thyroxine treatment. Journal of Pediatrics 139: 182–188
271. Rapaport R, Sills I, Patel U et al 1993 Thyrotropin-releasing hormone stimulation tests in infants. Journal of Clinical Endocrinology and Metabolism 77: 889–894
272. Refetoff S, Weiss R E 1997 Resistance to thyroid hormone. In: Thakker T V (ed) Molecular genetics of endocrine disorders. Chapman & Hill, London, pp 85–122
273. Reuss M L, Paneth N, Pinto-Martin J A, Lorenz J M, Susser M 1996 The relation of transient hypothyroxinemia in preterm infants to neurologic development at two years of age. New England Journal of Medicine 334: 821–827
274. Rey R A, Belville C, Nihoul-Fekete C et al 1999 Evaluation of gonadal function in 107 intersex patients by means of serum antimullerian hormone measurement. Journal of Clinical Endocrinology and Metabolism 84: 627–631
275. Rheaume E, Simard J, Morel Y et al 1992 Congenital adrenal hyperplasia due to point mutations in the type II 3 beta-hydroxysteroid dehydrogenase gene. Nature Genetics 1: 239–245
276. Robertson G L 2001 Disorders of water balance. In: Brook C G D, Hindmarsh P C (eds) Clinical pediatric endocrinology. Blackwell Scientific, Oxford, pp 193–221
277. Robinson A G 1976 DDAVP in the treatment of central diabetes insipidus. New England Journal of Medicine 294: 507–511
278. Rodd C, Goodyer P 1999 Hypercalcemia of the newborn: etiology, evaluation, and management. Pediatric Nephrology 13: 542–547
279. Romagnoli C, Zecca E, Tortorolo G, Diodato A, Fazzini G, Sorcini-Carta M 1987 Plasma thyrocalcitonin and parathyroid hormone concentrations in early neonatal hypocalcaemia. Archives of Disease in Childhood 62: 580–584
280. Rona R J, Tanner J M 1977 Aetiology of idiopathic growth hormone deficiency in England and Wales. Archives of Disease in Childhood 52: 197–208
281. Rosler A, Silverstein S, Abeliovich D 1996 A (R80Q) mutation in 17 beta-hydroxysteroid dehydrogenase type 3 gene among Arabs of Israel is associated with pseudohermaphroditism in males and normal asymptomatic females. Journal of Clinical Endocrinology and Metabolism 81: 1827–1831
282. Roti E, Minelli R, Salvi M 1996 Management of hyperthyoidism and hypothyroidism in the pregnant woman. Journal of Clinical Endocrinology and Metabolism 781: 1679–1682
283. Rovet J F 1999 Congenital hypothyroidism: long-term outcome. Thyroid 9: 741–748

284. Rovet J F, Ehrlich R M 1995 Long-term effects of L-thyroxine therapy for congenital hypothyroidism. Journal of Pediatrics 126: 380–386
285. Rovet J, Walker W, Bliss B, Buchanan L, Ehrich R 1996 Long-term sequelae of hearing impairment in congenital hypothyroidism. Journal of Pediatrics 128: 776–783
286. Rudman D, Davis T, Priest J H et al 1978 Prevalence of growth hormone deficiency in children with cleft lip and palate. Journal of Pediatrics 93: 378–382
287. Ryan A K, Goodship J A, Wilson D I et al 1997 Spectrum of clinical features associated with interstitial chromosome 22q11 deletions: a European collaborative study. Journal of Medical Genetics 34: 798–804
288. Saggese G, Baroncelli G I, Bertelloni S, Cipolloni C 1991 Intact parathyroid hormone levels during pregnancy, in healthy term neonates and in hypocalcemic preterm infants. Acta Paediatrica Scandinavica 80: 36–41
289. Salerno M, Micillo M, Di Maio S et al 2001 Longitudinal growth, sexual maturation and final height in patients with congenital hypothyroidism detected by neonatal screening. European Journal of Endocrinology 145: 377–383
290. Salerno M, Militerni R, Bravaccio C et al 2002 Effect of different starting doses of levothyroxine on growth and intellectual outcome at four years of age in congenital hypothyroidism. Thyroid 12: 45–52
291. Salisbury D M, Leonard J V, Dezateux C A, Savage M O 1984 Micropenis: an important early sign of congenital hypopituitarism. British Medical Journal 288: 621–622
292. Sandrini F, Farmakidis C, Kirschner L S et al 2001 Spectrum of mutations of the AAAS gene in Allgrove syndrome: lack of mutations in six kindreds with isolated resistance to corticotropin. Journal of Clinical Endocrinology and Metabolism 86: 5433–5437
293. Sandrini R, Ribeiro R C, DeLacerda L 1997 Childhood adrenocortical tumors. Journal of Clinical Endocrinology and Metabolism 82: 2027–2031
294. Santiago L B, Jorge S M, Moreira A C 1996 Longitudinal evaluation of the development of salivary cortisol circadian rhythm in infancy. Clinical Endocrinology 44: 157–161
295. Sarafoglou K, Ostrer H 2000 Clinical review 111: familial sex reversal: a review. Journal of Clinical Endocrinology and Metabolism 85: 483–493
296. Savage M O, Burren C P, Blair J C et al 2001 Growth hormone insensitivity: pathophysiology, diagnosis, clinical variation and future perspectives. Hormone Research 55(suppl. 2): 32–35
297. Schipani E, Langman C B, Parfitt A M et al 1996 Constitutively activated receptors for parathyroid hormone and parathyroid hormone-related peptide in Jansen's metaphyseal chondrodysplasia. New England Journal of Medicine 335: 708–714
298. Schonberger W, Grimm W, Emmrich P, Gempp W 1981 Reduction of mortality rate in premature infants by substitution of thyroid hormones. European Journal of Pediatrics 135: 245–253
299. Schwartz I D, Root A W 1991 The Klinefelter syndrome of testicular dysgenesis. Endocrinology and Metabolism Clinics of North America 20: 153–163
300. Scott S M, Watterberg K L 1995 Effect of gestational age, postnatal age, and illness on plasma cortisol concentrations in premature infants. Pediatric Research 37: 112–116
301. Seri I, Tan R, Evans J 2001 Cardiovascular effects of hydrocortisone in preterm infants with pressor-resistant hypotension. Pediatrics 107: 1070–1074
302. Shaw N J, Pal B R 2002 Vitamin D deficiency in UK Asian families: activating a new concern. Archives of Disease in Childhood 86: 147–149
303. Shinwell E S, Karplus M, Reich D et al 2000 Early postnatal dexamethasone treatment and increased incidence of cerebral palsy. Archives of Disease in Childhood. Fetal and Neonatal Edition 83: F177–F181
304. Shozu M, Akasofu K, Harada T, Kubota Y 1991 A new cause of female pseudohermaphroditism: placental aromatase deficiency. Journal of Clinical Endocrinology and Metabolism 72: 560–566
305. Singh J, Pearce S, Moghal N, Cheetham T D 2003 The investigation of hypocalcaemia and rickets. Archives of Disease in Childhood 88: 403–407
306. Sivan E, Lin W M, Homko C J, Reece E A, Boden G 1997 Leptin is present in human cord blood. Diabetes 46: 917–919
307. Skuza K A, Sills I N, Stene M, Rapaport R 1996 Prediction of neonatal hyperthyroidism in infants born to mothers with Graves disease. Journal of Pediatrics 128: 264–267
308. Smerdely P, Lim A, Boyages S C et al 1989 Topical iodine-containing antiseptics and neonatal hypothyroidism in very-low-birthweight infants. Lancet ii: 661–664
309. Smith C, Thomsett M, Choong C, Rodda C, McIntyre H D, Cotterill A M 2001 Congenital thyrotoxicosis in premature infants. Clinical Endocrinology 54: 371–376
310. Smith N M, Byard R W, Bourne A J 1991 Testicular regression syndrome – a pathological study of 77 cases. Histopathology 19: 269–272
311. Speiser P W 2001 Congenital adrenal hyperplasia owing to 21-hydroxylase deficiency. Endocrinology and Metabolism Clinics of North America 30: 31–59
312. Sperling M (ed) 2002 Pediatric endocrinology. W B Saunders, Philadelphia
313. Stanhope R, Preece M A, Brook C G D 1984 Hypoplastic optic nerves and pituitary dysfunction. Archives of Disease in Childhood 59: 111–114
314. Stark A R, Carlo W A, Tyson J E et al 2001 Adverse effects of early dexamethasone in extremely-low-birth-weight infants. National Institute of Child Health and Human Development Neonatal Research Network. New England Journal of Medicine 344: 95–101
315. Steigert M, Schoenle E J, Biason-Lauber A, Torresani T 2002 High reliability of neonatal screening for congenital adrenal hyperplasia in Switzerland. Journal of Clinical Endocrinology and Metabolism 87: 4106–4110
316. Stick S M, Betts P R 1987 Oral desmopressin in neonatal diabetes insipidus. Archives of Disease in Childhood 62: 1177–1178
317. Strewler G J 2000 The physiology of parathyroid hormone-related protein. New England Journal of Medicine 342: 177–185
318. Sunthornthepvarakul T, Gottschalk M E, Hayashi Y, Refetoff S 1995 Resistance to thyrotropin caused by mutations in the thyrotropin-receptor gene. New England Journal of Medicine 332: 155–160
319. Swain A, Narvaez V, Burgoyne P, Camerino G, Lovell-Badge R 1998 Dax1 antagonizes Sry action in mammalian sex determination. Nature 391: 761–767
320. Tajima T, Fujieda K, Kouda N, Nakae J, Miller W L 2001 Heterozygous mutation in the cholesterol side chain cleavage enzyme (p450scc) gene in a patient with 46,XY sex reversal and adrenal insufficiency. Journal of Clinical Endocrinology and Metabolism 86: 3820–3825
321. Tajima T, Hattorri T, Nakajima T et al 2003 Sporadic heterozygous frameshift mutation of HESX1 causing pituitary and optic nerve hypoplasia and combined pituitary hormone deficiency in a Japanese patient. Journal of Clinical Endocrinology and Metabolism 88: 45–50
322. Targovnik H M, Rivolta C M, Mendive F M, Moya C M, Vono J, Medeiros-Neto G 2001 Congenital goiter with hypothyroidism caused by a 5' splice site mutation in the thyroglobulin gene. Thyroid 11: 685–690
323. Tatsumi K-I, Miyai K, Notomi T et al 1992 Cretinism with combined hormone deficiency caused by a mutation in the PIT1 gene. Nature Genetics 1: 56–58
324. Telvi L, Lebbar A, Del Pino O, Barbet J P, Chaussain J L 1999 45,X/46,XY mosaicism: report of 27 cases. Pediatrics 104: 304–308
325. Teng C S, Tong T C, Hutchinson J H, Yeung R T T 1980 Thyroid stimulating immunoglobulins in neonatal Graves' disease. Archives of Disease in Childhood 55: 894–895
326. Therrell B L 2001 Newborn screening for congenital adrenal hyperplasia. Endocrinology and Metabolism Clinics of North America 30: 15–30
327. Thomas B R, Bennett J D 1995 Symptomatic hypocalcemia and hypoparathyroidism in two infants of mothers with hyperparathyroidism and familial benign hypercalcemia. Journal of Perinatology 15: 23–26
328. Thomas P Q, Dattani M T, Brickman J M et al 2001 Heterozygous HESX1 mutations associated with isolated congenital pituitary hypoplasia and septo-optic dysplasia. Human Molecular Genetics 10: 39–45
329. Thomas S, Murphy J F, Dyas J, Ryalls M, Hughes I A 1986 Response to ACTH in the newborn. Archives of Disease in Childhood 61: 57–60
330. Tillotson S L, Fuggle P W, Smith I, Ades A E, Grant D B 1994 Relation between biochemical severity and intelligence in early treated congenital hypothyroidism: a threshold effect. British Medical Journal 309: 440–445
331. Toublanc J E 1999 Guidelines for neonatal screening programs for congenital hypothyroidism. Working Group for Neonatal Screening in Paediatric Endocrinology of the European Society for Paediatric Endocrinology. Acta Paediatrica. Supplement 88: 13–14
332. Traggiai C, Stanhope R 2002 Endocrinopathies associated with midline cerebral and cranial malformations. Journal of Pediatrics 140: 252–255
333. Triulzi F, Scotti G, di Natale B et al 1994 Evidence of congenital midline brain anomaly in pituitary dwarfs: a magnetic resonance imaging study in 101 patients. Pediatrics 93: 409–416
334. Tullio-Pelet A, Salomon R, Hadj-Rabia S et al 2000 Mutant WD-repeat protein in triple-A syndrome. Nature Genetics. 26: 332–335
335. Vallette-Kasic S, Barlier A, Teinturier C et al 2001 PROP1 gene screening in patients with multiple pituitary hormone deficiency reveals two sites of hypermutability and a high incidence of corticotroph deficiency. Journal of Clinical Endocrinology and Metabolism 86: 4529–4535
336. Vanderschueren-Lodeweyckx M, Debruyne F, Dooms L, Eggermont E, Eeckels R 1983 Sensorineural hearing loss in sporadic congenital hypothyroidism. Archives of Disease in Childhood 58: 419–422
337. Van Esch H, Groenen P, Nesbit M et al 2000 GATA3 haplo-insufficiency causes

human HDR syndrome. Nature 406: 419–422
338. Van Wassenaer A G, Kok J H, de Vijlder J J M et al 1997 Effects of thyroxine supplementation on neurologic development in infants born at less than 30 weeks' gestation. New England Journal of Medicine 336: 21–26
339. Van Wassenaer A G, Kok J H, Endert E, Vulsma T, de Vijlder J J 1993 Thyroxine administration to infants of less than 30 weeks' gestational age does not increase plasma triiodothyronine concentrations. Acta Endocrinologica (Copenhagen) 129: 139–146
340. Verhoeven A T M, Mostblum J L, Van Lousden H A I M 1973 Virilisation in pregnancy coexisting with an ovarian mucinous cystadenoma: a case report and review of virilising ovarian tumours in pregnancy. Obstetric and Gynecological Survey 28: 597–622
341. Vieira T C, Dias da Silva M R, Cerutti J M et al 2003 Familial combined pituitary hormone deficiency due to a novel mutation R99Q in the hot spot region of Prophet of Pit-1 presenting as constitutional growth delay. Journal of Clinical Endocrinology and Metabolism 88: 38–44
342. Vilain E, Le Merrer M, Lecointre C et al 1999 IMAGe, a new clinical association of intrauterine growth retardation, metaphyseal dysplasia, adrenal hypoplasia congenita, and genital anomalies. Journal of Clinical Endocrinology and Metabolism 84: 4335–4340
343. Vimpani G V, Vimpani A F, Lidgard G P, Cameron E H, Farquhar J W 1977 Prevalence of severe growth hormone deficiency. British Medical Journal 2: 427–430
344. Virdis R, Saenger P, Senior B 1978 Endocrine studies in a pubertal male pseudohermaphrodite with 17-ketosteroid reductase deficiency. Acta Endocrinologica 87: 212–224
345. Vulsma T, Gons M H, de Vijlder J J 1989 Maternal-fetal transfer of thyroxine in congenital hypothyroidism due to a total organification defect or thyroid agenesis. New England Journal of Medicine 321: 13–16
346. Wagner J K, Eble A, Hindmarsh P C, Mullis P E 1998 Prevalence of human GH-1 gene alterations in patients with isolated growth hormone deficiency. Pediatric Research 43: 105–110
347. Wajnrajch M P, Gertner J M, Harbison M D, Chua S C Jr, Leibel R L 1996 Nonsense mutation in the human growth hormone-releasing hormone receptor causes growth failure analogous to the little (lit) mouse. Nature Genetics 12: 88–90
348. Wallis D, Muenke M 2000 Mutations in holoprosencephaly. Human Mutation 16: 99–108
349. Watterberg K L, Gerdes J S, Cook K L 2001 Impaired glucocorticoid synthesis in premature infants developing chronic lung disease. Pediatric Research 50: 190–195
350. Watterberg K L, Gerdes J S, Gifford K L, Lin H M 1999 Prophylaxis against early adrenal insufficiency to prevent chronic lung disease in premature infants. Pediatrics. 104: 1258–1263
351. Watterberg K L, Scott S M 1995 Evidence of early adrenal insufficiency in babies who develop bronchopulmonary dysplasia. Pediatrics 95: 120–125
352. Watterberg K L, Scott S M, Backstrom C, Gifford K L, Cook K L 2000 Links between early adrenal function and respiratory outcome in preterm infants: airway inflammation and patent ductus arteriosus. Pediatrics 105: 320–324
353. Weber A, Clark A J 1994 Mutations of the ACTH receptor gene are only one cause of familial glucocorticoid deficiency. Human Molecular Genetics 3: 585–588
354. Weber A, Toppari J, Harvey R D et al 1995 Adrenocorticotropin receptor gene mutations in familial glucocorticoid deficiency: relationships with clinical features in four families. Journal of Clinical Endocrinology and Metabolism 80: 65–71
355. Weil D, Wang I, Dietrich A, Poustka A, Weissenbach J, Petit C 1994 Highly homologous loci on the X and Y chromosomes are hot-spots for ectopic recombinations leading to XX maleness. Nature Genetics 7: 414–419
356. Weiss J, Axelrod L, Whitcomb R W, Harris P E, Crowley W F, Jameson J L 1992 Hypogonadism caused by a single amino acid substitution in the beta subunit of luteinizing hormone. New England Journal of Medicine 326: 179–183
357. Weiss R E, Refetoff S 1999 Treatment of resistance to thyroid hormone – primum non nocere. Journal of Clinical Endocrinology and Metabolism 84: 401–404
358. White P C 2001 Steroid 11 beta-hydroxylase deficiency and related disorders. Endocrinology and Metabolism Clinics of North America 30: 61–79
359. Whyte M P 1994 Hypophosphatasia and the role of alkaline phosphatase in skeletal mineralization. Endocrine Reviews 15: 439–461
360. Wilkins L M 1960 Masculinisation of the female fetus due to the use of orally given progestagens. Journal of the American Medical Association 172: 1028–1032
361. Wilkinson H, James J 1993 Self limiting neonatal primary hyperparathyroidism associated with familial hypocalciuric hypercalcaemia. Archives of Disease in Childhood 69: 319–321
362. Wilson D I, Burn J, Scrambler P, Goodship J 1993 DiGeorge syndrome: part of CATCH 22. Journal of Medical Genetics 30: 852–856
363. Wilson D M, Baldwin R B, Ariagno R L 1988 A randomized, placebo-controlled trial of effects of dexamethasone on hypothalamic-pituitary-adrenal axis in preterm infants. Journal of Pediatrics 113: 764–768
364. Wilson J D, Foster D W (eds) 2003 Williams textbook of endocrinology. W B Saunders, Philadelphia
365. Wilson R C, Mercado A B, Cheng K C, New M I 1995 Steroid 21-hydroxylase deficiency: genotype may not predict phenotype. Journal of Clinical Endocrinology and Metabolism 80: 2322–2329
366. Wu W, Cogan J D, Pfaffle R W et al 1998 Mutations in PROP1 cause familial combined pituitary hormone deficiency. Nature Genetics 18: 147–149
367. Yasuda T, Ohnishi H, Wataki K, Minagawa M, Minamitani K, Niimi H 1999 Outcome of a baby born from a mother with acquired juvenile hypothyroidism having undetectable thyroid hormone concentrations. Journal of Clinical Endocrinology and Metabolism 84: 2630–2632
368. Zachmann M 1996 Prismatic cases: 17,20-desmolase (17,20-lyase) deficiency. Journal of Clinical Endocrinology and Metabolism 81: 457–459
369. Zakarija M, McKenzie J M 1983 Immunoglobulin G inhibitor of thyroid-stimulating antibody is a cause of delay in the onset of neonatal Graves' disease. Journal of Clinical Investigation 72: 1352–1356
370. Zakarija M, McKenzie J M, Hoffman W H 1986 Prediction and therapy of intrauterine and late onset neonatal hyperthyroidism. Journal of Clinical Endocrinology and Metabolism 62: 368–371

第 3 部分

新生儿先天性代谢异常

James E Wraith

引言

所有儿科医师都遇见过严重病患的新生儿，无法对其快速地做出合适的诊断。在这组病人中先天性代谢缺陷（IEM）是列在鉴别诊断中靠前的位置。应时刻牢记 IEM 可能是引起新生儿期出现症状的原因，且值得通过观察 10 名患儿来确诊 1 名患儿。对于绝大多数新生儿科医生，这一理念在细菌感染这一诊断中较易保持，但对 IEM 难以保持。恰当地建立 IEM 的诊断很重要，即使对于许多异常至今仍无有效的治疗方法，还应考虑到相关的家族遗传影响。即使诊断后目前治疗效果尚不令人满意，但在下一次怀孕的产前诊断，可使家长避免严重疾病的再次发生。

在大多数病例中，由于严重的临床症状（表 35.18），IEM 可于新生儿期被明确诊断。本章节将着重对无任何先兆下发病的 IEM 患儿。在一些家族中，新生儿学专家或特别是产科医师会警惕特殊 IEM 的发生，这种 IEM 已经出现在先前的兄弟姐妹中（或 X 连锁疾病的其他家族成员）。在其他家族中，特异性小但有同样重要的线索存在，如先前无法解释的新生儿死亡，特别是父母有近亲血缘。重要的是要非常仔细地询问家族史和仔细检查产科记录。

对可能发生的 IEM 发出预警的重要性不应该被过度强调。大多数疾病在症状发生前是容易治疗的，而且良好的神经系统预后发育通常与开始有效治疗的年龄直接相关。这一特点在与新生儿脑病相关的疾病中特别明显，例如枫糖尿病、器官酸血症或尿素循环缺乏。记住：预后结果与诊断的速度直接相关。

IEM 可通过其他途径发现，如通过大规模的新生儿筛查得以发现，这给临床医师提供了在损害发生前开始治疗的机会。不幸的是，这个方法对大多数于新生儿期发病的疾病并不有效。使用串联质谱法扩展新生儿筛查程序，在将来可能更为重要。

虽然本章涉及的主要内容是那些新生儿期即出现表现的 IEM，但重要的是要认识到很多疾病在儿童期表现是正常的，而在新生儿期会有严重的异常表现。新生儿医生要在第一时间意识到这些疾病发生的可能，即使是遇到以前从未被描述过的新的 IEM。

最后，重要的是要记住患有 IEM 的婴儿可存在严重畸形，而且对后一组患儿的检查可能始终无法完成，直到有人考虑到患儿存在 IEM 的可能，或其母亲存在。

表35.18 IEM存在的线索
出生前
近亲
曾有新生儿的死亡
反复非免疫性胎儿水肿
同胞兄弟姐妹患已知的 IEM
母体的 HELLP 综合征或 AFLP
临床
对于出生良好的婴儿出现无法解释的临床恶化
持续呕吐无解剖方面的原因
持续呃逆
主要器官衰竭，如心脏或肝
心肌病
容貌畸形或多发先天性畸形
少见的气味
白内障
脑病/昏迷和/或癫痫发作
生化
无法解释的代谢性酸中毒
酮症
无法解释的低血糖
高氨血症
血液
中性粒细胞减少和血小板减少
尸体解剖
脂肪肝和/或心脏

IEM 长期治疗的细节和用于确诊的实验室检查及随访不在本章讨论范围之内。这些内容在关于 IEM 的主要参考著作中可获得[31]。

临床和实验室检查的组织

有很多 IEM 可在新生儿期出现症状。诊断需要使用到大量技术，而且临床和生化经验对进行有效治疗至关重要。理想状况下，应将 IEM 的临床和实验室检查工作相结合，对异常结果能进行快速地临床解释，才能使治疗顺利进行。新生儿科医师必须进行合理的实验室检查（表 35.19），但他们必须认识到对这些疾病快速和正确地诊断和治疗需要极高的专业素养。高度怀疑 IEM 不仅仅是向实验室送血和尿标本的理由，而且应将患儿转诊至能进行代谢性疾病治疗的儿科专家处。

一些在实验室进行的检查相对简单，适用于每一个低度怀疑是 IEM 的患儿。其他的检查非常复杂，应在仔细确定的情况下使用。错误或延迟使用正确的试验检查或最佳的治疗方案，都证明可对患病新生儿造成巨大伤害，甚至是致命的，特别是对那些患中间代谢疾病者，如有机酸缺乏或尿素循环障碍。临床和实验室的密切合作极其重要。英国境内每一个卫生区域都应该有筛查常见 IEM 的设施，以及 1 名专攻受累患儿临床处理的医师。针对亚急性和慢性疾病的实验室检查可服务于更大的人群和地区，为这些 IEM 组群建立国家参考实验室。

在送标本前要做的是：

- 电话通知实验室这是紧急的；
- 提供详细的药物、饮食和既往输血情况；
- 安排合理的标本运送；
- 与代谢疾病顾问医师讨论应做哪些试验；
- 冷冻和保存婴儿排出的所有尿液。

IEM的发病机制

大多数异常属于常染色体隐性遗传，但一些是 X 连锁隐性遗传，如鸟氨酸氨甲酰基转移酶（OCT）缺乏。由于新的突变，在大多数病例，包括男性和女性，丙酮酸脱氢酶 E1α- 亚基缺乏呈 X 连锁显性遗传[7]。在 X 连锁隐性遗传疾病中，偶尔在杂合子女性中呈部分表现，例如 OCT 缺乏。缺陷基因型在受孕时存在，而且在大多数病例中酶由在胎儿期存在问题的基因控制。但是，大多数 IEM 对胎儿健康和发育没有影响，因为胎盘供给可以纠正由于酶缺乏引起的机体代谢水平的紊乱。所以，大多数 IEM 患儿出生体重正常，而且在出生时一般情况良好。

表35.19 IEM诊断的实验室检查

一线实验室检查（适用于所有开展新生儿监护的病房）
全血细胞计数
尿素和电解质
血气和酸-碱分析
血氨
尿还原物质
尿酮体（测试片）
二线实验室检查（适用于每个区域）
尿氨基酸
尿有机酸
血浆氨基酸
血和脑脊液乳酸和/或丙酮酸
血浆肉毒碱和酰基肉毒碱分析
尿乳清酸
Beutler 试验（用于半乳糖血症）
特殊的实验室检查（适用于大区基地）
血或皮肤成纤维细胞的特殊的酶分析，如溶酶体酶研究等
DNA 突变的分析
特殊代谢产物研究，如特长链脂肪酸、胆汁酸分析等

这种情况下那些引起机体堆积毒性代谢产物（或缺乏主要代谢产物）的 IEM，可损害大脑等器官的细胞。高氨血症可作为这种情况的典型例子。肝脏中氨转换为尿素过程的缺乏可导致循环中氨浓度增高，对大脑产生兴奋作用。如氨等简单的渗透性复合物，在出生前可通过胎盘达到有效去除，而氨的蓄积仅发生在出生以后。

有一些不同于“胎盘保护”的例外。细胞能量产生缺乏（例如线粒体疾病）会在出生前即产生严重影响，包括在胚胎发育时缺乏，表现为出生时机体异常或破坏胎儿晚期发育（如斑片状的脑损害）。在溶酶体储存紊乱中，细胞间缺陷酶底物的堆积会在胎儿早期被发现，虽然可能直到出生后数年仍不会发生严重的症状。

在一些 IEM 中，原发缺陷位于脑代谢中（如甘氨酸脑病），但仅在血和尿中观察到异常表现，说明是从脑部溢出。在子宫内，胎盘灌注对这些疾病的影响非常小，但不足以防止受累患儿在出生时出现张力减退、嗜睡、抽搐，且通常已造成脑结构破坏。

最后，一些 IEM 症状发生于出生后，因为缺陷酶的底物，只有在患儿开始喂养后才大量地堆积，如半乳糖血症和遗传性果糖不耐受。

IEM的临床表现

受累患儿出生时表现可无异常。IEM 的体征和症状为非特异性，且大多数与其他更常见的新生儿疾病表现类同，特别是严重的全身感染。由于新生儿期细菌感染的高发病率导致 IEM 可能很容易被遗忘。使情况更为复杂的是，脓毒血症经常继发于一些 IEM，如半乳糖血症。

代谢性原因较多见于出生后一天或数天内出现症状的患儿中，初期可完全正常。经静脉输液一段时期后，症状可明显改善，但恢复牛奶喂养后又再次发生，这是另一个强有力的提示。

虽然可能出现的症状多种多样，但有两种特别常见的发病情况。第一种起初以呕吐、酸中毒和循环紊乱为表现，继而出现意识状态减退和抽搐。第二种以神经系统表现为主，伴发嗜睡、拒食、昏睡、意识丧失和呼吸暂停。肌张力减退是一个突出表现。原发性尿素循环缺乏和甘氨酸脑病也会出现这种情况。

有一些更特异的 IEM 的症状。异常的身体气味提示某些有机酸血症，如枫糖味道出现在枫糖尿病中，多汗脚出现在异戊酸血症或戊二酸尿 II 型中。大多数有异常或强烈气味的孩子并不患有 IEM，但也有例外。

黄疸和出血倾向发生于那些肝脏受损的疾病中（半乳糖血症和急性遗传性酪氨酸血症），但也可作为其他 IEM 晚期表现，如尿素循环缺乏。白内障出现在有肝脏疾病的孩子中，应尽快检查以排除半乳糖血症。

虽然抽搐可发生在许多不同的 IEM 中，但在吡哆醇缺乏症中抽搐类型更具有特征性，而且通常在极早期发作[23]。这种经典类型并不发生于每一名患儿，而且患儿抽搐开始于第一个 24 小时之后，或是非常少见的类型，部分患儿在没有给予特殊吡哆醇治疗的情况下，可有相当一段时间抽搐不发作[2,13]。对所有出现持续抽搐的患儿，无论发作形式和过程怎样，也无论是否存在其他病因（如出生时窒息），都应常规排除这种情况。

在新生儿期低血糖是非常常见的，偶与 IEM 相关。但是，当低血糖发生在不典型情况下或复发，应考虑 IEM 的可能。低血糖婴儿中的最佳诊断时机，是在血糖低时采集标本。

一些 IEM 患儿常有明显的心脏疾病。心力衰竭，特别是伴有肥厚型心肌病和张力减退，提示存在线粒体呼吸链紊乱或长链脂肪酸氧化缺乏。多系统的先天性糖基化紊乱[如先天性糖基化紊乱 I 型(CDG)]也会在出生后即发生心包积液。另外，受累患儿通常生长发育落后，且存在多种外貌异常，包括异常脂肪分布（“脂肪垫”）、大耳朵和乳头下陷[18]。

异常外貌也可由胚胎期其他代谢紊乱所致。受累患儿出生时伴有畸形，包括异常的脸部、心脏、大脑、肾和骨骼缺陷。导致这些疾病的原因包括直接影响线粒体能量产生的疾病（戊二酸尿 II 型、丙酮酸脱氢酶缺乏）或间接影响的疾病（3- 羟基异丁酰 CoA 脱氧酶缺乏）。多发形态和先天性异常也是遗传性胆固醇生物合成紊乱的特点[37]。始终应牢记 IEM 可能是引起多发性先天畸形的原因。

低体温提示甲状腺功能减退或通常较少见的 Menkes 病。大多数患有 X 连锁隐性遗传疾病的患儿，在新生儿期即可注意到其体温不稳，虽然大多数患儿，在婴儿晚期出现其他特征前，并没有得到诊断。

小头畸形、脑积水和脑穿通畸形伴有严重神经系统缺陷是另一些重要的特征表现，见于一些过氧化酶缺乏和丙酮酸脱氢酶缺乏疾病（“脑”乳酸酸中毒，通常见于女性）。在钼辅助因子缺乏和单独亚硫酸氧化酶缺乏疾病中，快速的进行性脑退化可始于新生儿期。严重的周围动脉痉挛伴明显苍白发生见于原发性乳酸酸中毒。病因难以鉴别，因为灌注差亦会引起继发性乳酸酸中毒。

最后，胎儿期的一组疾病有可能在母亲怀孕期间产生严重疾病。胎儿长链 L-3- 乙酰辅酶 A 脱氢酶缺乏（LCHAD）与一些孕期特异性疾病有关，包括先兆子痫、HELLP 综合征（出血、肝酶增高、血小板减少）、剧吐子痫、孕期急性脂肪肝和胎盘母底梗死[29]。胎盘母底梗死是纤维蛋白在胎盘沉积引起的病灶，导致绒毛坏死。其他线粒体脂肪氧化紊乱疾病，如胎儿三种功能蛋白质缺乏[8]以及短链乙酰辅酶 A 脱氢酶缺乏[22]在这些严重的母体疾病中也有影响。

对一些常见表现的总结见表 35.20。应该认识到这不是一张完全列表，一些症状如喂养困难、嗜睡和生长发育落后，普遍存在于 IEM 婴儿中。部分有意义的计算方法参考了 Saudubray 等的报道[30]。

疑似IEM患儿的实验室检查

常规方法

由于症状严重程度及其本质不同，所选用的诊断方法亦不同。在一些患儿中，可根据临床诊断做出很好的推测，而且可以挑选出能明确诊断的试验或测试，例如，一个出生时肌张力减退的患儿，在出生后 24 小时内更加抑制，且出现抽搐，伴 EEG 出现“发作-抑制”型变化，这很可能是甘氨酸脑病。然而由于多种不同的 IEM 所引起的症状可能相似，因此在明确诊断前尚需完成一系列的试验检查。

与实验室讨论采用什么检查并提供一些紧急指示，这一点相当重要。许多用于氨基酸和有机酸分析的非紧急标本由代谢实验室接收，但通常难以从标本卡上的临床信息（即使提供了所有信息）获得任何紧急情况的提示。另外，如果需要进行紧急分析，应做好标本合理地运送至实验室的安排。应提供药物使用史和喂养史的所有细节，从而建立确切的结果解释。如果一个婴儿曾在代谢筛查前接受输血，应告知实验室，因为这会干扰到常规用于排除半乳糖血症的筛查试验。

一些常规试验很容易操作，而且应该应用于所有——即使只是轻度怀疑患有 IEM 的婴儿（见表 35.20）。这些包括“常规”电解质分析、胆红素、酸碱平衡、血糖和钙试验，还包括血液学评估。所有出现神经系统抑制的婴儿都应进行血浆氨检测。一个简单的床边酮体试验十分有用，若一个出现严重酮尿的婴儿伴有无法解释的病情，特别是当伴有代谢性酸中毒时，应进一步行急诊有机酸分析。尿检发现缺乏某一物质并不足以建立或驳斥半乳糖血症的诊断。婴儿存在呕吐和急性肝衰竭等情况下，常会发生继发性的凝血障碍，必须通过特殊的血液筛查试验进行紧急半乳糖血症筛查。在酸中毒的病人中，计算阴离子间隙（血清钠离子和钾离子的总和减去血清氯离子和碳酸氢根离子的总和）是非常有帮助的。阴离子间隙增高的病人，特别是那些数值大于 25mmol/l（正常范围是 12～16mmol/l）的病人，很可能患有特殊的有机酸血症。阴离子间隙正常的酸中毒婴儿，极有可能是肾小管酸中毒或肠道碳酸氢离子丢失的患儿[12]。千万不能忽视阴离子间隙的增高：如果伴有酮症，那么有机酸血症的可能性很大。

特殊的试验：“代谢筛查”

偶尔，要求专家在患儿死后提供建议，虽然有些试验在死后仍可进行，但是早期怀疑并从活体患儿收集恰当的组织和标本，可对代谢性疾病进行全面筛查。

虽然技术条件不同，但大多数代谢实验室需要血液标本（1～2ml，肝素化管）和尿液标本（5～10ml，无防腐剂的无菌容器）用于代谢疾病的筛查。目前除了这些基本的标本外，还要补充一个血液标本（3～5ml 置于 EDTA 管中）用以进一步的 DNA 提取和保存。另外，还应收集毛细血管血的滤纸标本，用以通过串联质谱分析乙酰肉毒碱。这项有效的技术是一种最简单且最迅速地用于诊断大多数脂肪氧化的基本方法。这个技术也可用于诊断氨基酸疾病和一些有机酸血症[15]。

保存和冷冻孩子排出的所有尿液，用以将来的分析，而对所有需要换血的孩子的血液，应保存一份肝素化的血液标本（在半乳糖血症筛查病例中被认为是必需的），实践证明这是一个好方法。

在实验室中，氨基酸在血和尿中的浓度可通过一维纸质色谱法测定。异常结果被量化。气液色谱法和质谱法应该应用在尿的有机酸分析中。高氨血症的婴儿，应进行氨基酸分析，而且应采用高性能的液态色谱法对尿乳清酸水平进行确认。偶尔需进行更特异的检查，例如，血浆肉毒碱或氨基酸，以及脑脊液（CSF）有机酸分析。如果确为此病，最好能与实验室一起讨论临床所遇到的问题，确认所采标本是否恰当。

在乳酸酸中毒的患儿中常存在这样一种难题，即难以将由于丙酮酸代谢中的原发性缺乏引起的乳酸酸中毒与继发于低氧、心脏病、感染或抽搐的相鉴别。在尝试区分两者的同时，必须要积极治疗可能性更大

表35.20 患IEM的体征

体征或症状	疾病	试验
胎儿水肿	溶酶体贮积症	尿MPS，WCE
昏迷/脑病	有机酸血症	UOA，酰基肉毒碱
	枫糖尿病	U/PPA
	尿素循环病	NH_4，乳清酸，U/PAA
	非酮体性高甘氨酸血症	CSF/P 甘氨酸比率
	线粒体疾病	P/CSF 乳酸
昏迷+低血糖	GSD I	酶分析
	有机酸血症	UOA，酰基肉毒碱
	果糖	酶分析
	果糖 1,6–二磷酸酶	
	脂肪氧化缺乏	UOA，酰基肉毒碱
	高胰岛素血症	胰岛素，c肽
	其他内分泌原因	GH，皮质醇
气味	枫糖尿病	U/PAA
	异戊酸血症	UOA
	戊二酸尿II型	UOA
白内障	半乳糖血症	Beutler 试验
抽搐	吡哆醇缺乏	吡哆醇 iv
	非酮体性高甘氨酸血症	CSF/P 甘氨酸比率
肝疾病	半乳糖血症	Beutler 试验
	酪氨酸血症	UOA，P/UAA
	α_1–抗胰蛋白酶缺乏	α_1–AT 水平
	Niemann–Pick C型	胆固醇酯化
	脂肪氧化缺乏	UOA，酰基肉毒碱
	线粒体疾病	P/CSF 乳酸
严重的腹泻	先天性氯化物腹泻	血液和尿液氯化物
	葡萄糖/半乳糖吸收不良	粪便的糖
	CDG 综合征	血浆转铁蛋白
心肌病	脂肪氧化缺乏	UOA
	原发性肉毒碱缺乏	乙酰肉毒碱
	线粒体疾病	P/CSF 乳酸
严重的肌张力减退	Zellweger 综合征	VLCFA，DHAP–AT
	线粒体疾病	P/CSF 乳酸
容貌异常	过氧化物酶的疾病	VLCFA，DHAP–AT
	戊二酸尿II型	UOA
	PDH 缺乏	P/CSF 乳酸
	CDG 综合征	血浆转铁蛋白
	Smith–Lemli–Opitz	血浆7–脱氢胆固醇和空腹胆固醇

MPS：黏多糖
WCE：白细胞酶
UOA：尿有机酸
UAA：尿氨基酸
PAA：血浆氨基酸
GH：生长激素
VLCFA：特长链脂肪酸
DHAP-AT：双氢丙酮磷酸乙酰转移酶
P/CSF：血浆 /CSF 比率
GSD：糖原贮积病
PDH：丙酮酸脱氢酶
CDG：先天性糖基化作用疾病

的病因。止血带、哭吵或屏气可引起静脉梗阻，可使静脉乳酸和丙酮酸水平升高 2～3 倍。一般均需采集动脉血标本，在已经置管一段时间的动脉采集标本更为合适。若婴儿血乳酸水平持续大于 2mmol/l，且在采集标本时患儿不存在窒息、低氧或患其他脏器功能衰竭的情况，应考虑进一步的线粒体检测，特别是当出现暗示性的临床表现时，如存在明显的神经系统症状。

尿乳酸非常有用（在标准有机酸程序中检测）。在继发性乳酸酸中毒的患儿中，随着原发疾病的改善，尿乳酸下降（虽然这可能需要 2～3 天），而在丙酮酸代谢中存在原发性缺陷的患儿中，在新生儿期通常对治疗无反应。孩子通常在诊断明确前已死亡，而且诊断过程不得不依赖正规的已知能引起乳酸酸中毒的酶分析。这是一个并不令人满意的程序，因为很多存在原发性缺乏明显表现的患儿，在酶检测试验中并无生化方面的异常。乳酸酸中毒是一组杂合子疾病，而且很多缺乏完整定义或组织特异性，例如局限于肌肉或中枢神经系统（CNS）。原发性丙酮酸代谢疾病的诊断非常困难，酸中毒通常是持续的和严重的(>6mmol/l)。

在很多病例中，这些实验室检测可提供一个确切的诊断或高度怀疑某种已知的 IEM，随即可以开始适当的治疗。某种特定情况的所有特征需要更多特异性研究，如：酶分析、体内协同因子需求研究、DNA 突变分析以及对家族史做进一步研究。大多数的生化工作通常可以通过皮肤成纤维细胞培养或淋巴系转化进行。

等待结果时的处理方法

处理决定于症状的严重程度。症状极轻的患儿在等待结果时的治疗可以保持不变。如果症状较极轻者严重，应谨慎考虑停止牛奶喂养，因为蛋白的分解代谢通常是毒性代谢产物的来源。葡萄糖可以经口或经静脉给予，但要注意避免因过量的口服葡萄糖负荷引起的肠道糖不耐受。

在更严重的病例中，静脉输液必然是需要的，而且需要应用碳酸氢盐来纠正酸中毒。其他额外药物的应用应根据实验室结果，目的是达到葡萄糖和电解质的稳定。10%葡萄糖溶液（和合理的添加物）通常应用于试图和抑制分解代谢，除非当很可能是原发性的乳酸酸中毒，因为一些症状会因碳水化合物负荷而加重。

如果患儿情况很差或迅速恶化，即使在确诊之前，也可开始积极的治疗方案。

严重的急性IEM患儿的处理

过去 20 年来新生儿监护中所取得的进步，对严重的急性 IEM 患儿病情的进展产生了毋庸置疑的影响。特别是在机械通气技术上的进步、中心通路的应用，以及极小婴儿实施透析的可能是极其重要的，但若要治疗取得成功，必须集中精力于精密度和对细节的关注。

必须给予合适的静脉输液，但必须防止在肾功能受损时发生水中毒。

酸碱平衡必须尽快地、合理地纠正。在一些有机酸酸中毒病例中，需要大剂量的碳酸氢钠[如 20～30mmol/(kg·d)]，而这会导致一定程度的高钠血症，以满足必要的透析和血液滤过，特别是在有肾功能损害时。纠正酸中毒会出现低钾血症，这应该尽快纠正。非常重要的是在纠正酸中毒时要经常检查电解质（如每 6 小时一次），同时与参与到这些患儿紧急处理中的代谢组成员以及肾病学家保持密切联系。

若要避免继发性乳酸酸中毒，应保持良好的组织灌注。氧疗与输血（这会引起医源性问题）都是需要的，用以纠正贫血。最常见的组织供氧差的原因是由于脑抑制所引起的通气不足，而且大多数患严重 IEM 的患儿需要机械通气。在脑部堆积的代谢产物（如氨）的直接毒性作用会引起脑水肿，而且这会因通气不足所引起的高碳酸血症而进一步恶化。因此应尽早开始通气支持，用以治疗在可测得的低氧发展之前的二氧化碳潴留，而且应该持续到患儿呼吸恢复有力时。如果由一种 IEM 引起昏迷（如高氨血症），通常要在代谢纠正后至临床恢复前等待 48 小时，以达到停止通气支持所需的要求。在恢复早期以及整个恢复阶段，可能需要纠正低血糖或低钙血症。

在急性期营养的给予需要仔细考虑，因为大多数 IEM 是因组织分解代谢而恶化，这在严重病例的最初 24 小时内很难纠正。静脉输葡萄糖（包括合理的电解质添加）应在早期应用，当酸碱平衡稳定以及组织灌注和氧合改善时，应该注意促进合成代谢的进程。这就意味着经中心静脉管输入 20%葡萄糖，给予的剂量应达到产生轻度的高血糖（如血糖为 7～12mmol/l）。小剂量胰岛素 [0.05U/(kg·h)输入] 可以帮助引导合成代谢，但必须小心谨慎地进行，因为一些婴儿十分敏感，会迅速发生低血糖。如果能够耐受，可以静脉输入脂肪乳剂作为热量的来源，而且在一些单位，生长激素也可作为一种合成代谢的促进因子[21]。在一些严重受影响的患儿中，胃肠内喂养无法达到迅速吸收，可使用完全胃肠外营养（TPN）。起初，蛋白质应增加到能满足每日最小的需求量，而后根据生化监测结果小心得逐渐增加[27]。静脉输入 L- 肉毒碱 [100mg/(kg·d)] 用以补充尿液中的丢失量，而且对于某些疾病，需要给予更特异性的治疗[9,36]。氧合、良好的组织灌注、酸中毒的纠正和合成代谢是组成支持治疗的基石。

当婴儿分解代谢状态趋于稳定 [通常表现为对一定量的葡萄糖的耐受和伴随尿量增加(同样包括一般情况的改善)]，此时应迅速在饮食中增加经口摄入的蛋白质。应该在第一个 24 小时从每公斤体重 0.5g 蛋白质开始，接着以每天 0.25～0.5g/(kg·d) 的速度增加剂量（如果能耐受），直到达到最大剂量约为 1.5g/(kg·d)。另外，应提供 120kal/kg 的能量，而且这种蛋白质和能量的组合应足够满足促进和维持合成代谢。在一些婴儿中，特别是那些患尿素循环缺乏的孩子，蛋白质的给予应维持在较低水平 [1.2g/(kg·d)]，但在所有病例中，剂量都应能满足婴儿生长和体重增加的需要。通常婴儿能够充分恢复到耐受正规经鼻胃管给予蛋白质，但如果不能，可以应用部分性胃肠外喂养。

血液透析和血液滤过已经逐渐替代腹膜透析，在这一类患儿的治疗管理中起到重要作用。换血疗法并非是一项有效的治疗方案，除非在极个别不能迅速建立透析通路的情况下。在等待生化结果过程中，一般会不得不启用一项或其他的一些治疗，特别是当患儿有明显的 IEM 病史，意识是丧失或即使已开始支持治疗但病情还是迅速恶化。腹膜透析在有机酸缺陷或尿素循环缺陷引起的高氨血症的患儿中效果良好，而且可安全应用于血管穿刺困难的婴儿中，血液透析或血液滤过仍可作为可供选择的方法。透析或血液滤过通常需要 5～7 天，而且需要持续治疗至患儿有充足的蛋白质来维持合成代谢。

很多代谢性疾病被认为有维生素敏感的特点，因而在等待结果时习惯上联合给予危重患儿药理学剂量的维生素。很难判断这种盲法治疗的效果，因此大多数地区的有关代谢方面检查的有效准备，应保证快速诊断的建立。当确诊后，接着可以应用合理的维生素协同因子（剂量接近于每天需要量的 100 倍）。“大量的”维生素治疗不予以推荐。

急性期过后的长期治疗方法

首要的问题是建立一个能长期进行的治疗模式，且能适应正常的生长和发育。当治疗的主要目的是限制蛋白质时就显得会非常困难，因为患儿所耐受的蛋白质的量不能满足生长的需要。

第二步是获取一些额外的有益于特定病人的治疗信息。一个蛋白质耐受剂量非常小的患儿 [如＜1.5g/(kg·d)]在并发感染时，会很快发生代谢失衡，而且如果父母或地方儿科医师不熟悉患儿的病情，此时情况非常危险。对于怎样处理感染，特别是伴有食欲减退、腹泻或呕吐时，在患儿出院前应与父母讨论紧急治疗的方法，并给予清楚的书面指导。副本也应该提供给 GP 和涉及的儿科医师。我们建议患儿父母要谨慎并及早带孩子去医院评估，尤其是在最初发生并发症的前两或三个阶段。这能够让代谢疾病组成员和父母了解某一孩子对不同应激的反应。随着经验的积累，父母也成了专家，知道怎样处置这些并发的情况。作为对这些情况缺乏足够经验的父母、医院急诊室医生或社区医师时刻都不能掉以轻心。

不能确诊时的处理方法

因为所有代谢性疾病都与家族遗传有关，因此所有努力必须建立在使患儿存活的基础上，才能使检查完成。随着对一过性高氨血症的不断认识，即使初期代谢筛查正常的高氨血症的患儿，仍需采用透析或血液滤过进行生化纠正。这些婴儿通常是早产儿，血浆氨水平极高，但经积极治疗后，一般预后良好，无长期代谢紊乱。

当死亡无法避免时的进一步处理

即使确定婴儿无法存活，但极其仔细地考虑有无代谢性疾病的可能仍然很重要。尸检是必要的，而且如果代谢方面的研究可说明问题，那么应该尽快进行[28]。在这种情况下，最好与患儿父母全面坦诚地讨论婴儿疾病的恶化进程，获得书面的尸检或婴儿死亡前活检的允许。组织应按电子显微镜检查的要求准备，部分相关器官（通常是肝、肌肉和脑）迅速冻存于液氮中。相关的标本应该进行组织学或组织化学检查，而且工作的同时，最好与病理学家和代谢方面专家密切沟通，以确认采集了正确的样本。不要忘记做恰当的病毒和细菌培养，这一点很重要。必须仔细检查脑、心和其他器官的结构有无异常，因此无论是白天还是晚上，让病理学家参与紧急的活检是重要的。

当IEM可以预知时的特殊处理

有时候可以预先知道一个孩子可能在出生时即患有某种特殊的IEM。当兄弟姐妹中已经发生这种疾病，或当母亲被证实或怀疑携带一种X连锁的IEM基因时，这种预知是正确的。可预先设计好最佳的治疗方案，而且可以决定是在患儿出生时（或出生前）即开始治疗，还是及时地进行检查但仅在诊断明确之后再开始治疗。这种选择在不同疾病中会有所不同。

而在另外一些情况下，孩子出生时，可被预期患有一种IEM，但没有任何关于IEM会有如何表现的准确信息，例如，在一个家庭中已有一个或两个孩子在怀疑存在IEM的情况下死亡，但缺乏足够的检查或未明确诊断。在这样的家庭中，应考虑在出生后立即转运到代谢疾病病房[11]。所有上文提及的检查应该迅速地进行，而且即使最初检查是阴性结果，在婴儿开始含蛋白质食物喂养后应进行复查。

通过这种方法，希望能够在症状发展前明确诊断，并开始适当的治疗。如果未得到具有诊断意义的生化检查发现，症状仍逐步发展，提示预后极差。

激进治疗的潜在危险

一些儿科医师认为激进的治疗处理可使一个存在严重脑损害的婴儿存活，但事实上这不是一个有意义的问题。如果在数天内没有进展，而且接近正常脑功能的期望遥不可及时，那么只能在下一次不可避免的恶化急性发作时，重复使用特殊检测方法。这种方式给存活者可能带来轻到中度脑损害的危险，但事实上所有新生儿急性疾病以及所有的IEM都可能影响大脑。

通过大量筛查发现IEM

甲状腺功能减退症的筛查已在第18章中做过介绍。苯丙酮尿症（PKU）是唯一一种在英国普遍被接受的进行大规模新生儿筛查的IEM，而这也是使代谢疾病儿科医师倍感挫败的原因。对PKU的特点进行反思是值得的，因为它几乎是大规模筛查所能做到的近乎完美的情况，而且它可作为其他新生儿期IEM进行大规模筛查的衡量标准。一项有关筛查MCAD缺陷的政府项目于2004年4月起在英国展开，而且以PKU作为衡量标准。

PKU患儿受子宫内环境的保护，出生时常是健康的。出生后开始受代谢紊乱的影响，循序渐进，经过数周产生严重的、不可逆的改变。如果在生后最初2～3周内开始治疗，可达到极佳的治疗效果，但如果治疗延迟至出现明显症状后，则效果不佳。除此以外，还有很多便宜而简单的实验室方法可供选择，使用微量血标本，在发现疾病方面是非常可靠的。最后，PKU发生率（在英国是1∶10 000～1∶15 000）足以证明筛查在发现疾病上的作用。

对于很多IEM，已发展出适合于进行大量筛查的试验检查，但没有一个在英国能达到普遍接受[1]。在新生儿期，发现可导致急性疾病的无症状状态是有益处的，而且对于多数疾病目前可以采取串联质谱技术达到此目的[35]。在英国大部分地区，用于PKU筛查的标本是由访视护士（助产士或健康督察员）根据使用的分析方法，在出生后第5～7天采集。出现严重症状的第一天或之后对于疾病来说都已经太晚了。串联质谱是一项非常敏感的技术，而且标本应尽早采集（在48～72小时），以确保多数疾病在发生失代偿前获得诊断。如果可以做到早期采集标本（在产院出院前），那也就带来了一项巨大挑战，需要组织一个系统，可处理大量相关标本并在24小时内获得反馈结果，在部分疾病恶化前提供帮助。除此以外，世界上许多地区已开始推广应用TMS来检测中间代谢疾病大量的筛查计划。脐带血对于绝大多数疾病并不适用，因为对需诊断的大多数疾病而言，脐带血中的代谢水平接近正常状态，虽然这个方法对一些中间代谢疾病可能有效，但仍需进一步研究。

PKU的假阴性结果的发生可能与标本采集过早或婴儿尚未建立良好的蛋白质喂养有关[34]，而且这也是在引入较早筛查年龄时应关注的一个问题。早产儿或患儿在检测时可接受静脉输液。假阳性结果会发生在接受TPN的患病新生儿中。苯丙氨酸水平会随着其他氨基酸水平的增高而增高，而且在实际操作中不具有诊断意义。喂养的详细情况应被记录在筛查卡上，而且进一步的检测应在婴儿已经建立正常蛋白质饮食48～72小时后进行。

PKU筛查试验鉴定所有孩子的苯丙氨酸水平，但不是所有的孩子患有“经典”PKU。一些孩子可能是轻度的高苯丙氨酸血症（血phe＜500umol/l）而且不需要饮食治疗，但应该在代谢病房中进行观察来评估。有合成缺乏或苯丙氨酸羟化酶活性的四氢生物蝶呤协同因子再循环（图35.20）缺乏的孩子需要与那些“经典”PKU鉴别，因为在这些病人中低苯丙氨酸饮食需同时补充神经递质治疗。对协同因子缺乏的特异酶分析，结合尿蝶呤分析和/或四生物蝶呤负荷试验，在所有新生儿筛查中被发现有苯丙氨酸升高的病人都是必需的。重要的是要记住血苯丙氨酸在有协同因子紊乱的婴儿中仅有轻度升高。

每个代谢病房有其自己的方法来处理PKU。我们对所有血苯丙氨酸>400umol/l的婴儿推荐饮食治疗。PKU的治疗（与其他代谢疾病相同）应该交由那些有实际经验者进行，而治疗的各项细则超出了本章的范围。原则上，大多数婴儿所需的氨基酸以合成形式提供，而自然形式的蛋白质用于部分补充生长所需的苯丙氨酸，避免过剩而产生酪氨酸。

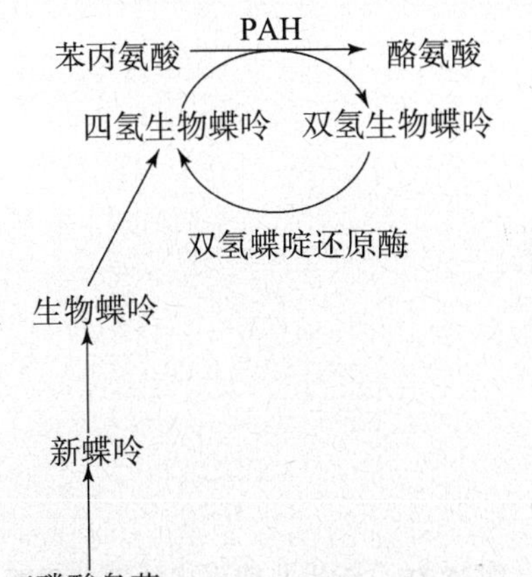

图35.20 高苯丙氨酸血症的代谢旁路，在经典形式中，是由于缺乏苯丙氨酸羟化酶。罕见的变异是由于缺乏四氢生物蝶呤协同系统。PAH：苯丙氨酸羟化酶

其他IEM的筛查在世界范围中有着非常大的不同。很多中心，包括一些位于澳大利亚、日本、美国和欧洲（不包括英国），推荐基于串联质谱方法的综合代谢筛查项目。现在同时检测大于30种影响脂肪酸或氨基酸代谢的疾病是可能的。在英国对于这项计划的焦点集中于，一方面很多在其他方面仍没有症状的个体会被检测，而与此同时许多被检测疾病的自然病史尚未完全建立[17]。一种指导中间链乙酰辅酶A脱氢酶缺乏的筛查程序正处于试点中。

特殊的IEM

氨基酸疾病（图35.21）

枫糖尿病

这种罕见的疾病通常出现在出生后第一周末，伴有呕吐和以昏睡、抽搐、肌张力减低为特征的脑病。枫糖的气味经常是可察觉的，而且受影响的婴儿可有严重的酮症酸中毒和低血糖症。

血液和尿液中支链氨基酸（亮氨酸、异亮氨酸、缬氨酸）水平升高和尿液中相关2-酮酸升高是其特点。支链2-酮酸脱氢酶复合物的缺乏可以通过培养皮肤成纤维细胞证实。预后与诊断的年龄直接相关[16]，而且近期的报道提示良好的预后与极其仔细的治疗有关[24]。这种疾病非常罕见，是由于硫胺素敏感性变异所致。

急性遗传性酪氨酸血症（酪氨酸血症I型）

这种疾病的新生儿急性形式表现为进行性肝脏疾病（偶尔是急性肝坏死）和肾小管功能不全。胰腺胰岛细胞的弥漫性增生见于气色较好的患儿，随之而来的低血糖症会对治疗出现抵抗。血浆酪氨酸和甲硫氨酸升高，磷酸盐和钾的水平降低，而且通常有大量的氨基酸尿、糖尿和磷酸盐尿。通过尿有机酸分析证实琥珀酰丙酮分泌增加，建立诊断。当分析淋巴细胞和

成纤维细胞时，可发现延胡索酰乙酰乙酸酶缺乏。

患儿的预后经 2-(2-硝基-4- 三氟醚 - 甲基苯酰）-1, 3- 环己二酮（NTBC）治疗可出现革命性的改变。这种化学物质可抑制 4- 羟化苯丙酮酸盐二氧化酶和阻止甲基乙酰乙酸和延胡索酰乙酰乙酸的形成，因此要防止患儿发生肝损害，并使卟啉合成正常化[20]。

虽然各种人群都会发生，但这种疾病特别常见于魁北克的加拿大法语地区，以及斯堪的纳维亚的部分地区。

非酮症高甘氨酸血症（甘氨酸脑病）

这种疾病通常发生在新生儿期，伴有昏睡和嗜睡、肌张力减退和通气不足。抽搐是突出的表现，而且通常呈肌阵挛。EEG 经常显示一种“发作–抑制”的形式。呃逆和角弓反张是常见特点。这些可在出生时发生，而且有些母亲会提出胎儿在子宫内的活动减少。在后面这些病例中，可见有关颅内异常的报道，而且这种疾病是引起躯体胼胝体发育不全的原因之一。

受累患儿的血浆甘氨酸水平差异很大，甚至可以是正常水平。大量甘氨酸通常经尿排出，但甘氨酸水平在 CSF 中显著升高，反映了神经系统甘氨酸代谢存在原发性损害。有机酸在尿中并不增高，因为它们在酮症性高甘氨酸血症中呈多种形式。

这种疾病的影响通常是由于甘氨酸对皮质 NMDA 受体的兴奋作用所引起。改善全身甘氨酸水平的治疗方法，在这种疾病上收效甚微，而诸如士的宁或色氨

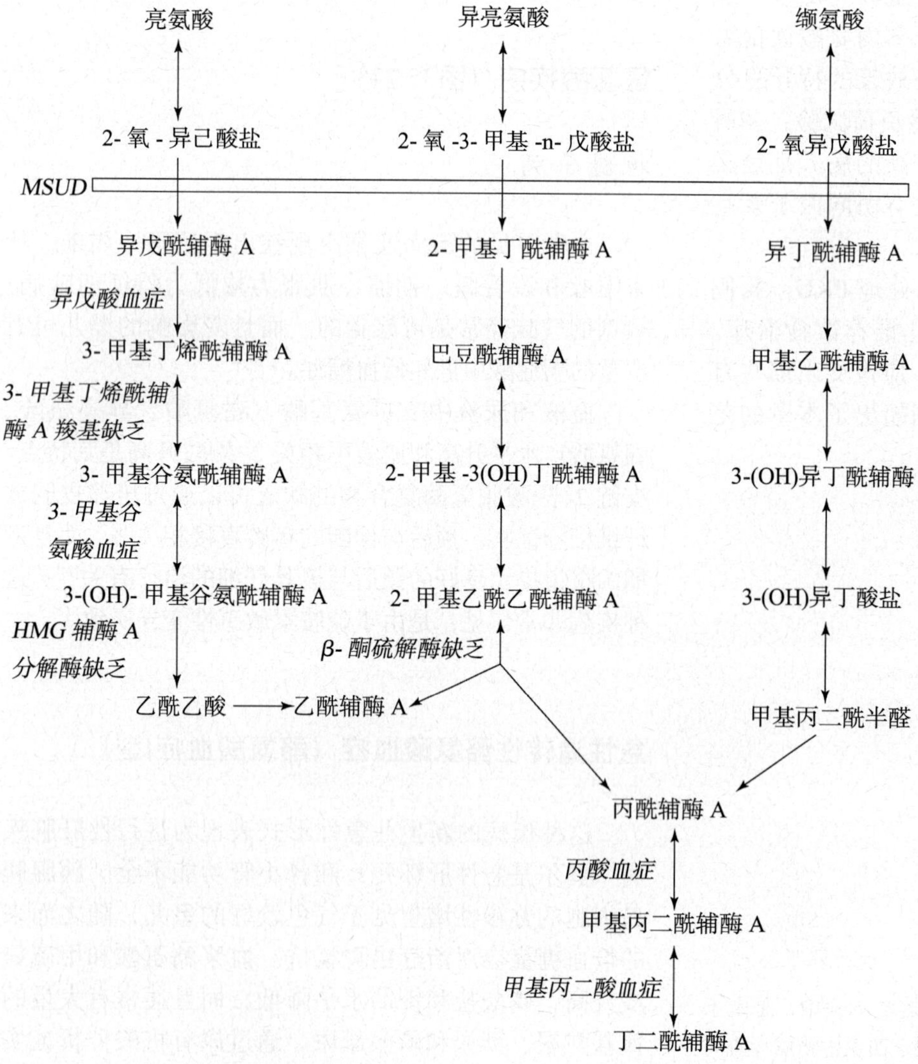

图35.21　新生儿期出现的部分重要的IEM的代谢途径。这些疾病（斜体字）的名称标于存在酶（见文中）缺乏的代谢步骤旁。

酸等作用于 NMDA 受体，特殊的甘氨酸抑制剂，可能对控制抽搐和肌张力减退有帮助，但对预后通常不产生影响，这是非常令人沮丧的，死亡通常发生在儿童早期。

多成分甘氨酸分裂酶是最根本的缺陷，诊断可通过淋巴细胞转化或肝活检确立，但皮肤成纤维细胞培养不行[14]。

尿素循环障碍（表35.21）

所有这些疾病的突出表现相类似，是由于氨和谷氨酰胺堆积所引起。新生儿期表现通常伴有呕吐和昏睡，进一步发展为意识丧失和抽搐。酸中毒缺乏是一个重点。

通过检测血氨水平，一旦确定存在高氨血症时（高于 200μg/l 的水平通常是由于 IEM 引起），原发性尿素循环缺陷的诊断可以通过检测血浆和尿的氨基酸，以及筛查尿有机酸和乳清酸来确定。尿有机酸水平正常，缺乏酮症和代谢性酸中毒等可作为排除继发于有机酸中毒的高氨血症的依据。

在氨甲酰磷酸合成酶（CPS）缺乏和鸟氨酸氨甲酰基转移酶（OTC）缺乏中，血浆氨水平显著增高（2000～3000μg/l），但血浆氨基酸水平通常是正常的，除了谷氨酰胺水平。这两种疾病可以通过检测尿乳清酸水平来鉴别，在 OTC 缺乏中呈显著增高，而在 CPS 缺乏中则不是这样。瓜氨酸血症、精氨基琥珀酸尿和精氨酸酶缺乏，在血浆和尿中都表现为特征性的氨基酸水平增高。

鉴别诊断是通过检测肝脏活检（所有的缺乏）、皮肤成纤维细胞培养（瓜氨酸血症、精氨基琥珀酸尿和精氨酸酶缺乏）或红细胞培养（精氨基琥珀酸尿）中各自特异性的酶来确定的。

尿素循环疾病的治疗包括精氨酸（成为除精氨酸酶缺乏外一个必需的氨基酸）的补充（10%精氨酸 HCL，2ml/kg）和替代途径来排出氮废物。如果给予苯甲酸钠 [250～500mg/(kg·d)]，氨基酸中的氮可以马尿酸的形式排出，给予丁酸苯钠 [250～500mg/(kg·d)] 后以谷氨酰胺苯的形式排出。这些方法对这组病人的预后可产生极大的影响[3,4]。必需氨基酸的补充也可以提供部分氮的需求。

重要的是记住 OTC 缺乏是一种 X 连锁 IEM。女性杂合子会在新生儿期出现症状，在随后的岁月中时常会发生蛋白质不耐受。在这个疾病中，神经系统的结果与诊断时血浆氨浓度直接相关[25]。别嘌呤醇试验可用于检测携带者[32]。OTC 基因以及许多特征性突变已经被识别。基因突变的直接分析技术在这一疾病的携带者确认和产前诊断中正起到越来越重要的作用。

一过性新生儿高氨血症

在小部分昏迷的新生儿中，有关于血浆氨水平大于 1500μmol/l 的报道，这些新生儿经过非常积极的治疗后可以完全恢复，没有生化方面的证据指出尿素循环中存在特异酶缺乏。这些孩子以后能耐受正常的蛋白质摄入，无任何症状。这种情况的生化基础仍然未知，但由于这种现象多发生在早产儿中，有关于酶系统不成熟的推断。

表35.21 尿素循环疾病

	CPS	OTC	ASAS	ASAL	ARG
发病率	1:100 000	1:100 000	1:100 000	1:100 000	1:100 000
遗传	AR	XLR	AR	AR	AR
酶缺乏	CPS	OTC	ASAS	ASAL	ARG
突变	2p	Xp21.1	9q34	7cen-p21	6q23
产前	胎儿肝或 DNA	胎儿肝或 DNA	Enz-CVB	Enz-CVB	胎儿血或 DNA

CPS：氨甲酰磷酸合成酶
OTC：鸟氨酸氨甲酰基转移酶
ASAS：精氨基琥珀酸合成酶（瓜氨酸血症）
ASAL：精氨基琥珀酸分解酶（精氨基琥珀酸尿）
ARG：精氨酸酶（精氨酸血症）

有机酸疾病（见图35.21）

丙酸血症

在其急性形式中，这种疾病可于新生儿早期出现症状，伴有严重的代谢性酸中毒、喂养困难、呕吐和昏睡，并迅速发展为昏迷。常会出现高氨血症和低血糖症。血氨水平可升高至近似于那些原发性尿素循环缺陷的疾病。

在轻症形式中，可表现为喂养困难、生长发育落后和反复呕吐。酮症酸中毒和高血糖症是主要的生化表现，而且部分患儿可有中性粒细胞减少。

尿液中含有大量各种不同的有机酸，包括3-羟基丙酸、甲基柠檬酸和三甘氨酸，以及一些罕见的酮体。血标本行串联质谱检测，通过酰基肉毒碱代谢的特征性表现可提示诊断，通过在白细胞或皮肤成纤维细胞培养中对丙酰辅酶A羧化酶的分析确立诊断。

长期治疗主要依赖蛋白质的限制、碱疗法、苯甲酸钠和肉毒碱的替代治疗。接受普通治疗的患儿，大多神经系统预后较差，但肝移植可能可以提供一个较好的长期预后，虽然这种方法也并不确定有效[19]。

甲基丙二酸血症

这一疾病的临床表现与丙酸血症非常相似。然而，可以通过酰基肉毒碱代谢特征、尿液中甲基丙二酸排出以及对特异性酶的分析加以鉴别。甲基丙二酸血症，根据缺陷是位于甲基丙二酰辅酶A变位酶或位于其协同因子腺苷钴胺素形成过程中的某一个步骤，可进一步分为很多不同的类型。但都表现为呕吐、酸中毒和神经系统症状，而且他们只能通过在细胞培养中对酶的仔细研究来鉴别，缺乏是位于腺苷钴胺素合成中哪一步骤，同样也可通过对维生素B_{12}治疗的反应来鉴别。对维生素B_{12}反应的不同程度受到协同因子合成步骤的影响。

高氨血症可发生在任何甲基丙二酸血症较严重的形式中，如同在丙酸血症中，虽然其往往不是很严重。甲基丙二酸血症合并同型胱氨酸尿症可出现在钴维生素协同因子生物合成较前的步骤存在缺乏中。在对维生素B_{12}反应良好的病例中，长期治疗相对简单而且效果很好，但对其他病人的治疗较困难，必须严格限制蛋白质。并发感染性疾病经常可导致酸中毒恶化，需要静脉输液治疗。晚期并发症可发生进行性肾损害或急性基底神经节梗死，肝移植可能是一种较好的长期治疗方案。

异戊酸血症

这种由异戊酰辅酶A脱氢酶缺乏引起的疾病，可于新生儿期起病，表现为呕吐和严重的酮症酸中毒。患儿在急性期时经常有中性粒细胞减少和血小板减少，而且尿液有特征性的“汗脚”气味，这是由异戊酸分泌引起的。蛋白质限制、肉毒碱和甘氨酸补充所组成的治疗方案，通常可使平稳渡过新生儿期的患儿保持发育正常。

碳水化合物代谢缺陷

半乳糖血症

由于半乳糖-1-磷酸尿苷转移酶缺乏引起的经典半乳糖血症的患儿，常在生后第一周末出现呕吐、生长发育落后以及黄疸。神经系统症状常见，30%～40%的患儿可发展为败血症，常由大肠杆菌感染所致，通常尿路感染为最初发生感染的部位。在诊断和治疗时可能没有考虑到原发的代谢疾病，特别是当急性疾病治疗过程中已停止牛奶喂养时。当再次开始牛奶喂养时，症状复现，常有助于于新生儿科医生建立。总是伴有肝大，且临床病程受进行性肝损害的影响。甚至在第一周就会出现白内障，可有肾损害的早期表现，伴有蛋白尿和氨基酸尿。

尿中排泄半乳糖时要考虑该诊断，可进一步通过红细胞半乳糖-1-磷酸尿苷转移酶的检测确诊。如果婴儿之前输过血，那么酶分析则不可靠，确诊要通过检测血液中的半乳糖-1-磷酸尿苷转移酶。

长期治疗是采取非奶类饮食。白内障复原、肝脏恢复，但智力方面的预后仍然很差，大多数受影响的成年患者IQ评分为60～80。常伴有语言发育迟缓，一些受累的成年患者可出现伴有共济失调的小脑综合征。卵巢衰竭在受影响的女性病人中至少有80%的发病率，且与生后治疗延迟无关。有关于胎儿卵巢发育受影响的假说。

果糖-1,6-二磷酸酶缺乏

这一疾病可于新生儿期发病，伴有严重的乳酸酸中毒。受累患儿过度通气，多有低血糖，迅速恶化出现呼吸暂停和死亡。存活者在后期，常由于并发饥饿或感染而发病。糖原异生严重受损，低血糖症非常明显，同时有乳酸、氨基酸和酮体等糖原异生前体产物的堆积。不同于遗传性果糖不耐受，这些病人在给予果糖后不会呕吐，而且不会出现对甜食的厌恶情绪。通过白细胞的酶分析可以建立诊断。不需要做果糖耐受试验。

糖原贮积症（GSD）I型

所有类型的I型GSD（如GSD Ia和Ib）都可于新生儿期出现症状，同时伴有严重低血糖症。另外还有乳酸酸中毒、高尿酸血症和高脂血症。肝大通常较明显，但在GSD I型中，由于肝脏非常柔软难以通过触诊来确认。诊断通常是通过对肝活检标本进行酶分析（果糖-6-磷酸酶）来确立，突变分析的应用也更为广泛。治疗是通过白天间歇性地喂食，夜间经胃肠道持续输入葡萄糖，以维持正常血糖为目标。患Ib型的病人也会有慢性中性粒细胞减少症和中性粒细胞及单核细胞功能缺陷，这需要使用粒细胞集落刺激因子来修复骨髓的功能。

原发性丙酮酸代谢疾病

所有原发性丙酮酸代谢疾病都伴有乳酸酸中毒，而且临床表现相似，存在严重的外周循环障碍和严重的神经系统异常。丙酮酸脱氢酶缺乏应引起特别关注。

丙酮酸脱氢酶缺乏

丙酮酸脱氢酶，一种多酶复合物，在碳水化合物和一些糖原异生氨基酸的需氧氧化中是一个主要的代谢控制点。丙酮酸脱氢酶的作用是通过特异的激酶（失活作用）和磷酸化酶（激活作用）来控制的，严格调节线粒体中对代谢产物浓度的反应。酶复合物本身由三种主要的酶组成：E1或丙酮酸脱羧酶（有α和β亚单位）、E2或硫辛酸乙酰转移酶和E3（一种二氢硫辛酸脱氢酶）。所有三种主要组成成分中的缺乏已经被描述，而且早期表现常伴有严重酸中毒，轻度或没有酸中毒的孩子（经常有结构性脑病灶，“大脑乳酸酸中毒”）存在严重神经系统缺陷。轻症病例可于晚期发病，出现间歇性共济失调或酸中毒。E1 α亚单位的缺乏（这一亚单位受到绝大多数有关于酶活性的急性代谢的控制）是最常见的缺乏。这个亚单位的基因位于X染色体短臂。半合子的男性和杂合子的女性都可受累，几乎所有病例都是由于新的突变所致。“大脑”型的患儿为由于严重的酶病变出现片状大脑破坏的女性，大脑破化区域基因突变活跃。早期发生严重酸中毒的主要为男性，而且常存在不完全的酶缺乏。

患E3缺乏的病人除乳酸外，还分泌大量的2-酮戊二酸和支链2-酮酸，在所有的2-酮酸脱氢酶复合物中，这一组成成分很常见。

当给予高糖时，有这些缺陷的病人会恶化，迅速地认识这种疾病是重要的。给予高脂肪、高蛋白和低碳水化合物是非常困难的，而这在理论上对于这些病人来说是最佳的。偶尔有病人对大剂量的硫胺素有反应，但这些病人在临床和生化方面与那些没有反应的病人并无区别[38]。乳酸酸中毒表现为一系列非常复杂的问题。为一个病重的新生儿明确诊断是遇到的第一个问题。原发性乳酸酸中毒可产生严重影响（血管收缩、抽搐、严重酸中毒），当存在其他原因时，可引起继发性乳酸酸中毒。当由于一些疾病导致的乳酸酸中毒需要补充碳水化合物治疗（如果糖1,6-二磷酸酶缺乏和其他一些糖原异生的缺乏），而其他的一些疾病在给予碳水化合物后会恶化时（如丙酮酸脱氢酶缺乏和其他一些线粒体疾病），病情进一步地复杂化。存在结构性CNS的缺陷使后者更为相似，因此经常不得不赌一把运气。由于糖原异生缺陷通常预后较好，因此在实际操作中常忽略补充碳水化合物所带来的副作用，特别是当在这些疾病中若有严重的低血糖发生，可引起严重的脑损害。

在所有严重乳酸酸中毒的形式中，肌松和通气支持在减少肌肉乳酸的产生中起到重要作用，当合并其他IEM时可影响大脑，应尽早考虑通气支持，尤其是当在婴儿存在明显（pH<7.1）或持续性的代谢性酸中毒时。

脂肪酸氧化缺陷

很多脂肪酸氧化的缺陷已经被证实。一些是妨碍线粒体摄入脂肪酸，其他是影响线粒体中β-氧化的特定步骤。这些酶的特异性基于脂肪酸碳链的长度。所有这些疾病均于新生儿期出现表现，且常可达到威胁生命或致命的程度。中链脂肪酰辅酶A脱氢酶（MCAD）缺乏是最常见的。发现了一种普遍存在的基因突变后，简化了这一疾病的诊断，约占高加索人群中将近90%的突变染色体。这种疾病通常在3～18月龄时表现为低酮体性的低血糖症，虽然在新生儿期的表现目前已经被很好地认识[39]。通过串联质谱对酰基肉毒碱的分析，增强了我们对于脂肪酸疾病的诊断能力。

这组疾病的另一系列表现为肥厚型心肌病，可于新生儿期引起心衰或心肺停止。这可发生于多重乙酰辅酶A脱氢酶缺乏（戊二酸尿Ⅱ型）、长链脂肪酰辅酶A脱氢酶缺乏、3-羟基酰辅酶A脱氢酶缺乏和原发性肉毒碱代谢疾病中[33]。因为这些疾病可于较早被发现，因为当在胎儿期出现表现时，母亲可于孕期出现严重疾病。

脂肪酸代谢缺陷的诊断依靠生化异常的集合，包括肝脏疾病的证据（转氨酶的升高、高氨血症）和肌肉疾病的证据（CPK升高）。血液酰基肉毒碱代谢中具有特征性的形式，以及尿液中异常有机酸的发现，常足以支持临床诊断。皮肤成纤维细胞培养中对特异酶的分析是困难的，且仍不能提供有效的特异性检查。放射性标记的脂肪酸底物分解代谢速度的降低可以用来证明在β-氧化途径中存在某些缺陷，而且常有助于解释临床表现和支持生化异常。

亚细胞器的疾病

线粒体疾病

线粒体在胞浆中的细胞器中是独一无二的，因为它们有自己的遗传物质。线粒体的基因组是一个环行的近16 500碱基对的DNA分子，它编码一些（但不是全部）呼吸链的多肽和其他一些线粒体转录和翻译的成分（22个转运RNA和2个核糖体RNA）。线粒体DNA（mtDNA）的多重复制见于每个线粒体中和每个细胞的多个线粒体中，因此每个细胞包含几千个mtDNA分子。表型和线粒体疾病的进展速度可以通过在细胞分裂时异常mtDNA的比例和分离来确认，包括在不同组织中的“影响阈”，这决定于对能量的需求和功能的储备。脑和肌肉对线粒体功能不全最为敏感。

mtDNA其他的主要特点是在两代中只由母亲遗传，可能是因为在受精时只有精子的头部进入卵子而在精子其他部位的线粒体丢失。母亲遗传的形式见于由原发性mtDNA突变引起的疾病中。

临床表现变异非常大，当多个器官受影响时应考虑该诊断。乳酸酸中毒是常见的，由于主要受累靶器官的不同，常规血液和生化分析中可有不同的异常表现。特异的生化检查包括对肌肉组织活检，分析呼吸链的活性。肌肉组织中组织学上的改变是重要的，在这些不同形式线粒体疾病的病人中的特征性病理表现是在Gomori三色染色中的“显影红色的纤维”。儿童中这些疾病的临床表现近来已经被总结回顾[6]。

在很多线粒体疾病中，mtDNA中存在有潜在的或相关的基因改变。这包括大的结构基因重排（删除和复制）以及点突变。当出现这些表现时，是对生化检查的一个具有高度特异性和敏感性的补充。

过氧化物酶疾病（表35.22）

这些疾病在新生儿期出现表现，都是与过氧化物酶生物源性或过氧化物酶蛋白转运相关的疾病。并非所有的缺陷都有完整的分类，有很多不同的互补的分类方法被阐述。单纯的过氧化物酶缺乏已经被阐述，且可在新生儿期出现表现[5]。

有超过20多种不同的过氧化物酶疾病，由一种或多种过氧化物酶功能受损所致。更严重和复杂的过氧化物酶生物源性疾病或多种过氧化物酶缺乏可在新生儿期出现症状，表现为严重的神经系统异常和各种其他表现，包括异常的面容和身体结构、白内障、点状骨骺钙化、肝纤维化、肾囊肿和肾上腺或肝衰竭。在血浆中极长链脂肪酸（VLCFA，C26+）水平的增高和/或二氢丙酮磷酸酰基转移酶（DHAP-AT）的缺乏是有效的生化标志。在肝脏组织学中过氧化物酶的缺失是Zellweger综合征的典型特点。没有有效的治疗方法，但产前诊断是可行的。

溶酶体疾病

溶酶体疾病是一种缺乏溶酶体酶的疾病，导致特

表35.22 过氧化物酶疾病

	Zellweger	RCDP	NALD/INF.REF.
发生率	1:50 000	1:100 000	非常罕见
遗传	AR	AR	AR
酶缺乏	膜蛋白	输入蛋白	膜蛋白
突变情况	8q21.1	?	?
诊断	VLCFA/DHAP-AT	同 Zellweger	同 Zellweger
初期治疗	没有	没有	没有
长期治疗	没有	没有	没有

RCDP：点状肢根的软骨发育不全；NALD：新生儿肾上腺脑白质营养不良；INF.REF：婴儿 Refsum 病。

异性底物堆积以及细胞正常功能受干扰。疾病呈进行性发展，而且通常于儿童期或更晚发病，但有些可以产生戏剧性的新生儿期的表现，通常出现于以胎儿水肿为突出表现的疾病。通过对白细胞或培养皮肤成纤维细胞的酶分析来确立诊断。这些疾病的新生儿期表现近来已被总结回顾[40]。

不同性质的疾病

糖基化作用的先天性异常

这种新近被描述的代谢性疾病以碳水化合物分泌糖蛋白部分的缺陷为特征，包括转铁蛋白的特征性改变，这可作为诊断性试验。很多不同类型已经被阐述，包括一种可以引起严重新生儿疾病的类型[18]。

在出生后第一个 24 小时内，很多患 CDG 的婴儿出现喂养困难，而且经常是松软的和低体温的。出生体重通常正常，但常常外貌有很多变异，包括异常的皮肤（橙色皮肤）或皮下组织（脂肪垫）。可进一步出现很多严重的并发症，包括心包积液和肝功能不全。生长发育落后和意识运动迟缓较常见。

Menkes疾病

大多数患 X 连锁隐性遗传疾病的婴儿在新生儿期很难维持机体的体温，但很少可于这一时期明确诊断。大多数是在 2～4 个月时，由于发育迟缓、抽搐和“钢刺”般的头发而得到诊断。低血铜水平可以证实诊断。

基础的缺乏在于铜穿过肠黏膜的转运和机体细胞内。肠外的铜治疗可提高铜酶的水平，但对生长发育几乎无影响。出现症状后诊断后给予的治疗仅能延长生命，但存在严重的脑损害。

胆固醇合成的遗传性疾病

胆固醇在胎儿发育过程中扮演了重要角色，而且很多遗传性胆固醇合成疾病提示低胆固醇水平，对人类的发育有严重的不良后果。至少有七种不同的与胆固醇合成途径有关的缺陷已经被阐述，最常见的是 Smith-Lemli-Opitz 综合征（SLO）[37]。

在决定临床表型的胆固醇代谢中的缺陷被确认前，SLO 多年来被认为是一种“异常外貌”综合征。受影响的病人有特征性的颅面表现，腭裂、尿道下裂、轴后性多指和并趾。已知有许多生化异常与这一疾病有关，包括非常低的血浆胆固醇水平。进一步的检测发现受累患儿血浆 7- 脱氢胆固醇水平极度增高，而且这是目前这一疾病确诊的生化试验基础。这种化合物是胆固醇生物合成的直接前体。3β- 羟化类固醇 Δ7- 还原酶缺乏在受累患儿中是原发性基因病灶所在。胆汁酸补充和高胆固醇饮食治疗已经试用于许多病人中，但目前评判这种方法是否有效仍为时过早[26]。

参考文献

1. Bamforth F J 1994 Laboratory screening for genetic disorders and birth defects. Clinical Biochemistry 27: 333–342
2. Bankier A, Turner M, Hopkins I J 1983 Pyridoxine-dependent seizures – a wider clinical spectrum. Archives of Disease in Childhood 58: 415–418
3. Batshaw M L, Brusilow S W, Danney M et al 1984 Treatment of episodic hyperammonemia in children with inborn errors of urea synthesis. New England Journal of Medicine 310: 1630–1634
4. Batshaw M L Brusilow S, Waber L et al 1982 Treatment of inborn errors of urea synthesis. Activation of alternative pathways of waste nitrogen synthesis and excretion. New England Journal of Medicine 306: 1387–1392
5. Baumgartner M R, Saudubray J M 2002 Peroxisomal disorders. Seminars in Neonatology 7: 85–94
6. Borchert A, Wolf N I, Wilichowski E 2002 Current concepts of mitochondrial disorders in childhood. Seminars in Pediatric Neurology 9: 151–159
7. Brown R M, Dahl H H, Brown G K 1989 X-chromosome localization of the functional gene for the E1α subunit of the human pyruvate dehydrogenase complex. Genomics 4: 174–181
8. Chakrapani A, Olpin S, Cleary M, Walter J H, Wraith J E, Besley G T 2000 Trifunctional protein deficiency: three families with significant maternal hepatic dysfunction in pregnancy not associated with E474Q mutation. Journal of Inherited Metabolic Disease 23: 826–834
9. Chakrapani A, Wraith J E 2002 Principles of management of the more common metabolic disorders. Current Paediatrics 12: 117–124
10. Chou J Y, Matern D, Mansfield B C, Chen Y T 2002 Type I glycogen storage diseases: disorders of the glucose-6-phosphatase complex. Current Molecular Medicine 2: 121–143
11. Danks D M 1974 Management of newborn babies in whom serious metabolic disease is anticipated. Archives of Disease in Childhood 49: 576–578
12. Gabow P A, Kaeburg W D, Fennessey P V et al 1980 Diagnostic importance of an increased anion gap. New England Journal of Medicine 330: 854–858
13. Goutieres F, Aicardi J 1985 Atypical presentation of pyridoxine-dependent seizures: a treatable cause of intractable epilepsy in infants. Neurology 17: 117–120
14. Hayasaka K, Tada K, Fueki N et al 1987 Non-ketotic hyperglycinaemia: analysis of glycine cleavage system in typical and atypical cases. Journal of Pediatrics 110: 873–877
15. Jones P, Bennett M 2002 The changing face of newborn screening: diagnosis of inborn errors of metabolism by tandem mass spectrometry. Clinica Chimica Acta 324: 121–128
16. Kaplan P, Mazur A, Field M et al 1991 Intellectual outcome in children with maple syrup urine disease. Journal of Pediatrics 119: 46–50
17. Leonard J V, Dezateux C 2002 Screening for inherited metabolic disease in newborn infants using tandem mass spectrometry. British Medical Journal 324: 4–5
18. Leonard J, Grunewald S, Clayton P 2001 Diversity of congenital disorders of glycosylation. Lancet 357: 1382–1383
19. Leonard J V, Walter J H, McKiernan P J 2001 The management of organic acidaemias: the role of transplantation. Journal of Inherited Metabolic Disease 24: 309–311
20. Lindstedt S, Holme E, Lock E A et al 1992 Treatment of hereditary tyrosinaemia type I by inhibition of 4-hydroxyphenylpyruvate dioxygenase. Lancet 340: 813–817
21. Marsden D, Barshop B A, Capistrano-Estrada et al 1994 Anabolic effect of human growth hormone: management of inherited disorders of catabolic pathways. Biochemical Medicine, Metabolism and Biology 52: 145–154
22. Matern D, Hart P, Murtha A P et al 2001 Acute fatty liver of pregnancy associated with short chain acyl coenzyme A dehydrogenase deficiency. Journal of Pediatrics 138: 585–588
23. Minns R 1980 Vitamin B6 deficiency and dependency. Developmental Medicine and Child Neurology 22: 795–799
24. Morton D H, Strauss K A, Robinson D L, Puffenberger E G, Kelley R I 2002 Diagnosis and treatment of maple syrup urine disease. Pediatrics 109: 999–1008
25. Nicolaides P, Liebsch D, Dale N, Leonard J, Surtees R 2002 Neurological outcome of patients with ornithine carbamyltransferase deficiency. Archives of Disease in Childhood 86: 54–56
26. Nwokoro N A, Mulvihill J J 1997 Cholesterol and bile acid replacement therapy in children and adults with Smith-Lemli-Opitz (SLO/RSH) syndrome. American Journal of Medical Genetics 68: 315–321
27. Ogier de Baulny H 2002 Management and emergency treatments of neonates with a suspicion of inborn errors of metabolism. Seminars in Neonatology 7: 17–26
28. Perry T L 1981 Autopsy investigation of disorders of amino acid metabolism. In: Barson A J (ed) Laboratory investigation of fetal disease. Wright, Bristol, pp 429–451
29. Rakheja D, Bennett M J, Rogers B B 2002 Long chain L-3-hydroxyacyl-coenzyme A dehydrogenase deficiency: a molecular and biochemical review. Laboratory Investigation 82: 815–824
30. Saudubray J M, Nassogne M C, de Lonlay P, Touati G 2002 Clinical approach to inherited metabolic disorders in neonates: an overview. Seminars in Neonatology 7: 3–15
31. Scriver C R, Beaudet A L, Sly W S, Valle D (eds) 2001 The metabolic and molecular bases of inherited disease. McGraw-Hill, New York
32. Sebesta I, Fairbanks L D, Davies P M et al 1994 The allopurinol loading test for identification of carriers for ornithine carbamoyl transferase deficiency: studies in a healthy control population and females at risk. Clinica Chimica Acta 224: 45–54
33. Servidei S, Bertini E, DiMauro S 1994 Hereditary metabolic cardiomyopathies. Advances in Pediatrics 41: 1–32
34. Starfield B, Holtzman N A 1975 A comparison of screening for phenylketonuria in the United States, United Kingdom and Ireland. New England Journal of Medicine 293: 118–121
35. Sweetman L 1996 Newborn screening by tandem mass spectrometry (MS-MS). Clinical Chemistry 42: 345–346
36. Walter J H 2002 Investigation and initial management of suspected metabolic disease. Current Paediatrics 12: 110–116
37. Waterham H R 2002 Inherited disorders of cholesterol biosynthesis. Clinical Genetics 61: 393–403
38. Wick H, Schweizer K, Baumgartner R 1977 Thiamine dependency in a patient with congenital lactic acidaemia due to pyruvate dehydrogenase deficiency. Agents and Actions 7: 405–410
39. Wilcken B, Carpenter K H, Hammond J 1993 Neonatal symptoms in medium chain acyl coenzyme A dehydrogenase deficiency. Archives of Disease in Childhood 69: 292–294
40. Wraith J E 2002 Lysosomal disorders. Seminars in Neonatology 7: 75–83

第 4 部分

代谢性骨病

Nick Bishop

引言

大多数新生儿代谢性骨病见于未成熟早产婴儿，主要是由基质缺乏引起。类固醇类药物（抑制骨代谢）、利尿剂以及固定不当都可对骨骼系统产生副作用。而由其他并发疾病所产生的，诸如肿瘤坏死因子α和白介素 -6 等炎症因子作用于骨骼系统，引起儿童和成人的骨再吸收增加现象，尚无有关在早产儿人群中的研究。

由于各中心采用的诊断标准不同，发病率范围为 32%～92%[7,35,45]。

早产儿代谢性骨病的诊断

早产儿骨疾病以短期内发生的一系列事件为特征，无机物代谢受干扰为最早发生的生化表现，继而出现骨无机物沉积减少[11,32,36,69,70,75]，最终导致骨骼重塑异常[21]以及线形生长速度减慢[42]。在极端的病例中，有关于肋骨和长骨远端骨折[39]以及颅骨软化的报道[21,45]。有关影像学改变的进展在配方奶和母乳引言附件的文献中有详细记载，尤其是在 EeK 和 Gabrielson 所作的研究中[21]。

长期观察，身高可能降低[42]，有早期出现骨折的趋势（排除非意外损伤病例）[15]，同时骨无机盐堆积[4]，骨代谢以及学龄儿童的身高产生影响[23-25]。

病因学

新生儿期无机盐代谢紊乱

钙与磷酸盐

全血的离子钙在出生后 18～24 小时内出现下降。这是一种生理现象，而非病理改变，反映了外源性钙摄入减少的同时，钙仍持续性沉积入骨，而出生后钙生成波动的原因尚不清楚[58]。在足月儿中，出现低钙血症症状，反映患儿母体维生素 D 不足。早产儿中无机盐代谢紊乱的最初临床表现为低磷酸盐血症[8,60]。在 7～14 日龄时，血浆磷酸盐降至 1.0mmol/l 以下，且同时由于肾小管对磷的重吸收，出现低磷酸盐尿，典型病例重吸收率＞90%[1,65]。研究中已观察到持续性磷酸盐丢失的现象，应进一步开展有关肾小管问题的研究。

在磷酸盐缺乏的婴儿中，常可观察到高血钙（血浆钙＞2.7mmol/l）和高尿钙[9,44]。这些改变也可继发于骨折固定不当后。

磷酸盐缺乏可通过一系列尿钙：磷酸盐比率检查进行检测[64]。这一检查仅需少量标本（理想的采样时间点为喂养前即刻），如果婴儿磷酸盐充足，在 3 周龄时应该＜1（钙和磷酸盐都应以 mmol/l 单位检测）。

Lucas[42]等报道的一项前瞻性研究中，857 名早产儿予以不同食物喂养，在修正不同喂养方案以及其血浆碱性磷酸酶活性的基础上，不能证明早期或晚期的线性生长与血浆磷酸盐之间存在相关性。Ryan 及同事[59]发现血浆磷酸盐浓度和前臂骨无机盐含量之间存在微弱的负相关。

骨代谢

目前已有一系列的试验可用于评价骨代谢（表 35.23 和表 35.24）。重要的是要记住获得的数值综合反映了骨塑形（生长板软骨钙化的成骨现象以及原位骨膜和骨内膜重吸收的共同作用）和骨重塑（这是由于离散骨片的重吸收以及同一部位新骨形成的结果）。

研究表明通常出生后的最初几周为骨代谢加速期，继而进入稳定期，随后是减退期[13]。Crofton 等关注类固醇的影响：地塞米松对骨活性的抑制呈剂量依赖型(包括成骨和重吸收)，且至较大年龄时仍有影响[14]。有关早期应用类固醇（出生前或出生后）对骨骼生长或骨代谢是否存在长期影响还需进一步的随访研究。

在目前所提供的标志物中，仅有血浆（组织非特异性）碱性磷酸酶是在新生儿病房中的常规检查项目，因此也是众多有关早产儿骨骼健康报道的研究项目，包括长期随访研究。

典型的血浆碱性磷酸酶变化在出生最初三周内，可达成人正常范围最高值的 2～3 倍以上。与接受高无机盐饮食的婴儿相比，低无机盐饮食的婴儿酶活性(从 5～6 周龄起）进一步增高[34,42]。短期内，血浆碱性磷酸酶活性达到成人正常范围高限 5 倍以上，与线性生长速度进行性减慢有关[42]。从长期来看（18 个月至 9～12 岁），如此高的水平与身高降低有关[23]。

维生素D以及相关代谢产物

常规补充奶和谷物的地方，脐带血 25- 羟 D_3 通常大于 20nmol/l，提示维生素 D 充足。在英国，一些黄色人种移民和以谷物为早餐者是补充维生素 D 的，但奶制品不能起到补充作用。母亲补充维生素 D 使得脐带血 25- 羟维生素 D 的水平增高，但 1,25- 二羟维生素 D 不增高[16]。母亲在怀孕期间维生素 D 摄入不足或母亲存在维生素 D 缺乏，那么新生儿维生素 D 储备会不足，每日维生素 D 补充量需大于正常需要量 400IU。生活在英国的南亚儿童是维生素 D 缺乏的高危人群[41,53]。维生素 D 缺乏可表现为家族性的，如果新生儿存在维生素 D 缺乏的表现，那么父母和其他兄弟姐妹应该进行检测[血浆 25- 羟维生素 D、甲状旁腺激素 (PTH)]。

很多研究证明，低或临界水平血浆 25- 羟维生素 D 和血浆 1,25- 二羟维生素 D 水平升高，出现在无添加的纯母乳喂养早产儿中[33,62]，提示磷酸盐缺乏的婴儿在快速骨代谢期内，维生素 D 需求增加。很多研究证明补充维生素 D 可以促进钙的吸收和保留，虽然改善的程度不尽相同，可能反映了维生素 D 等无机盐的水平。没有资料表明给予高剂量维生素 D(＞100IU/d) 能改善远期预后。没有很好的证据表明在大多数早产婴儿都存在明显的维生素 D 缺乏。

骨无机盐沉积的减少或停止

骨由两种物质组成，即基质和无机盐。检测骨骼

表35.23 骨代谢指标

成骨	评价	重吸收	评价
碱性磷酸酶（ALP）	新骨形成和/或无机盐沉积速率	I 型胶原的交联 N–端肽（NTx）	骨 I 型胶原破坏速率
I 型胶原的 N 端前肽（PINP）	I 型胶原结合形成基质的速率	I 型胶原的交联 C–端肽（CTx）	骨 I 型胶原破坏速率
I 型胶原的 C 端前肽（PICP）	I 型胶原结合形成基质的速率	TRAP–5b	破骨细胞的数目
骨钙素	新骨生成	I 型胶原 C 端肽（ICTP）	I 型胶原破坏速度
		吡啶诺林	I 型胶原破坏速度（无特异性）
		脱氧吡啶诺林	I 型胶原破坏速度
		羟脯氨酸	I 型胶原破坏速度（无特异性）

表35.24 早产儿标记物指标不同年龄阶段变化

	0～4 周	4～10 周喂养差	4～10 周喂养好	>10 周
成骨	↑*↓°	↑#	→/↑† 接着↓	↓
再吸收	↑↓†	无资料	→/↑接着↓†	↓

*Seki 等[63]

° Bhandari 等[3]

#Gross[34]，Lucas 等[42]，Michaelsen 等[48]

†Crofton 等[13]

指数常使用一个或多个 X 线管横臂。获得的结果反映了骨基质的数目和其无机化的程度。

自 1990 年代早期以来，大多数发表文献中使用的都是单光子吸收测量术（SPA），于主要肢端部位，如前臂远端处骨皮质进行检测。自双倍能量 X 线吸收测定术（DXA）诞生以来，其不仅可以检测整个和局部躯体的骨无机盐，还可以评价整个机体的瘦体重和脂肪量，SPA 就不常应用了。必须考虑机体（和骨骼）的大小，因为平面技术在较大骨骼中得出的结果比真正体积中的密度大。尚无技术能提供任何有关皮质厚度的信息（在考虑存在骨折风险时，尤其是出院后）。

在足月儿和早产儿中骨无机盐含量的估测（BMC）已经在很多中心被报道，但在很大程度上是一种研究技术。无机盐化骨组织沉积的研究，不考虑技术的应用，表明比那些预期的婴儿已经在子宫中沉积的值低[11,32,36,69,75]。

治疗——预防胜于治疗

治疗目的是：

- 住院治疗期间预防异常骨重塑活动；
- 优化生长潜能，包括对骨骼尺寸和骨量的影响。

主要的病因仍然是无机盐供给不充足，治疗建议也是围绕这一点。

可供选择的有有机磷酸盐溶液（磷酸甘油钠、葡萄糖 -1- 磷酸盐）。结合使用无机钙溶液，在开始静脉喂养前，可提供充足的无机盐基质。

完全依赖肠内喂养的早产儿应给予 2mmol/(kg·d) 磷酸盐。约 90%～95%的磷酸盐可被吸收。对接受母乳喂养的婴儿，磷酸盐的标准含量为 0.5mmol/100ml，每日足量喂养的基础上，磷酸盐的补充量是 1mmol/(kg·d)。

对于接受早产儿配方奶的婴儿，无需额外的补充。足月儿配方奶对早产儿来说是不合适的[43]。在足月儿的喂养中，当口服摄入奶量≥2ml/h 时，应开始口服补充磷酸盐。

一旦足量补充磷酸盐后，会出现钙相对缺乏[64]。这种缺乏可以放射学上出现骨质疏松表现，以及正常血浆磷酸盐水平时（如＞1.8mmol/l），血浆碱性磷酸酶活性增高为依据。此时应及时补充钙质。

在母乳中添加钙和磷酸盐时，应先加人磷酸盐，至少间隔 5 分钟以上，再加入钙，可使协同沉淀作用减少到最小。

除了在罕见遗传性疾病的治疗中，一般无需使用维生素 D 的活性代谢产物（见下文）。

所有婴儿都应补充每日 400IU 的维生素 D。增加补充剂量是否能改善远期预后尚不清楚，但未补充维生素 D 的足月儿，生长明显较慢。一些作者认为极其未成熟儿的每日维生素 D 补充量应为 1000IU，且无文献表明这一剂量过大或不安全。

被动物理锻炼可从实质上改善早产儿的体重增长和骨骼无机盐沉积，因此应作为常规护理的一部分，预防制动所引起的骨丢失。

受累婴儿的监测与治疗调整

大多数婴儿在 NICU 治疗期间每周进行一次生检查评估。Senterre 和 Salle[66]提出在 3 周龄时采用随机尿标本的钙：磷酸盐检测，评估婴儿是否已出现磷酸盐缺乏。检测结果均以摩尔为单位，在磷酸盐缺乏的婴儿中，这一比率应小于 1。之后（从 4 周龄后）若出现血浆碱性磷酸酶活性持续升高（达到成人正常范围高限三倍以上），临床医师应考虑是否存在骨代谢疾病。每一个病例的治疗方法是相同的，首先考虑无机盐基质的摄入，之后根据结果调整摄入量。在年长儿中，有关于高钙尿症的报道，同时伴有放射学上骨质疏松表现。对于这部分婴儿，制动对他们所患的骨疾病有益，若还未将轻柔的被动物理治疗作为常规治疗的一部分，也应予以进行。

没有证据表明，对于这些情况中的任何一种，大剂量维生素 D 或采用肌内注射是有效的干预措施。

遗传性代谢性骨疾病

佝偻病

三种主要的遗传型佝偻病很少见于新生儿期，但若有相关家族史，临床上应注意排除。

家族性低磷酸盐血症佝偻病

真正的家族性低磷酸盐血症佝偻病是一种X连锁显性遗传病，以肾磷酸盐丢失以及成骨细胞缺乏对维生素D代谢产物的反应为特征[17~19]。有一些报道的病例为常染色体隐性遗传。通常临床上新生儿并无临床表现；受影响婴儿的实验室检查提示低磷酸盐血症、血浆骨化三醇升高以及高磷酸盐尿症。口服磷酸盐和骨化三醇的治疗通常在3月龄之前是不耐受的，在此阶段，诊断通常可被证实；需快速评价磷酸盐情况，证实低磷酸盐血症的存在[49]。受累基因（PHEX）的蛋白质产物被认为是一种内肽酶，裂解尿磷酸盐底物。FGF-23已被证明是一种公认的底物，在三种独立的磷酸盐尿疾病中，FGF-23都出现升高[5,67,79]。除了对尿磷酸盐的影响，FGF-23还可抑制25-羟维生素D向1,25-二羟维生素D的转化。

遗传性抗维生素D佝偻病（HVDRR）

这种罕见的常染色体隐性遗传疾病是因一种无功能的维生素D受体所致。在新生儿期通常无表现。临床特征包括持续的低钙血症、血浆1,25-二羟维生素D_3升高、X线佝偻病改变和秃发症[47]。治疗相当困难。部分病例对常规静脉注射钙剂[78]，继以大剂量口服剂量有反应[61]，相似的治疗方案还可用于并发骨折和呼吸窘迫、由于维生素D严重缺乏所致的佝偻病病例中（仅观察了两例病例）。

假性维生素D缺乏佝偻病（PDDR）

这是由于缺乏25-羟维生素D 1-α羟化酶所致。典型的临床症状包括4～6月龄的婴儿出现佝偻病表现和秃发症，伴有低钙血症、生长发育落后、可有抽搐发作[2]。骨化三醇对这一疾病全面有效[28]。

成骨紊乱

出生前经超声检查发现肋骨缩短提示成骨过程存在问题。

低磷酸酯酶症

低磷酸酯酶症是指先天性缺乏所有组织和血浆中的特异性骨/肝/肾碱性磷酸酶[81]。早发病例（婴儿型）的特点是严重缺乏成骨作用。绒毛膜标本已成功由受累家族提供[6]。其他生化学异常表现包括尿分泌无机焦磷酸盐和磷酸乙醇胺增加。有采用频繁输注新鲜血浆治疗获得成功的报道[80]，也有采用骨髓/干细胞移植的治疗方法，但至少50%的受累婴儿可能发生猝死。

骨生成缺陷

由于表型变异巨大，骨生成缺陷(OI)的诊断仍较困难[68]，缺乏具有诊断意义的生化检查和基因变异的异质体。目前在I型胶原基因中有超过300种的独立突变被阐述。有关III型和IV型的独立突变特点的基因研究目前在基因组DNA上进行（如5毫升的血液），在高产的DNA序列设备上使用外显子跨度引物，但这种操作仍然是费力且昂贵的。对于那些存在明显家族史的(经常发生骨折和/或脱臼、听力丧失、疝、脆弱的牙齿、早期发生骨质疏松)，90%在I型胶原基因上存在突变[71]。

出生后即发生骨折可见于任何一种类型的OI，但在Ⅱ、Ⅲ和Ⅳ型患儿中更常见。

参考文献

1. Atkinson S A, Radde I C, Anderson G H 1983 Macromineral balances in premature infants fed their own mothers' milk or formula. Journal of Pediatrics 102: 99–106
2. Balsan S 1991 Hereditary pseudo-deficiency rickets or vitamin D-dependency type I. In: Glorieux F H (ed) Rickets. Raven Press, New York
3. Bhandari V, Fall P, Raisz L, Rowe J 1999 Potential biochemical growth markers in premature infants. American Journal of Perinatology 16: 339–349
4. Bishop N J, Dahlenburg S L, Fewtrell M S, Morley R, Lucas A 1996 Early diet of preterm infants and bone mineralization at age five years. Acta Paediatrica 85: 230–236
5. Bowe A E, Finnegan R, Jan de Beur S M et al 2001 FGF-23 inhibits renal tubular phosphate transport and is a PHEX substrate. Biochemical and Biophysical Research Communications 284: 977–981
6. Brock D J, Barron L 1991 First-trimester prenatal diagnosis of hypophosphatasia: experience with 16 cases. Prenatal Diagnosis 11: 387–391
7. Callenbach J C, Sheehan M B, Abramson S J, Hall R T 1981 Etiologic factors in rickets of very low-birth-weight infants. Journal of Pediatrics 98: 800–805
8. Carey D E, Goetz C A, Horak E, Rowe J C 1985 Phosphorus wasting during phosphorus supplementation of human milk feedings in preterm infants. Journal of Pediatrics 107: 790–794

9. Carey D E, Hopfer S M 1987 Hypophosphatemic rickets with hypercalciuria and microglobulinuria. Journal of Pediatrics 111: 860–863
10. Chalhoub N, Benachenhou N, Rajapurohitam V et al 2003 Grey-lethal mutation induces severe malignant autosomal recessive osteopetrosis in mouse and human. Nature Medicine 9: 399–406
11. Chan G M, Mileur L, Hansen J W 1988 Calcium and phosphorus requirements in bone mineralization of preterm infants. Journal of Pediatrics 113: 225–229
12. Cole G C 1994 Osteogenesis imperfecta as a consequence of naturally occurring and induced mutations of type I collagen. Journal of Bone and Mineral Research 8: 167–204
13. Crofton P M, Shrivastava A, Wade J C et al 1999 Bone and collagen markers in preterm infants: relationship with growth and bone mineral content over the first 10 weeks of life. Pediatric Research 46: 581–587
14. Crofton P M, Shrivastava A, Wade J C et al 2000 Effects of dexamethasone treatment on bone and collagen turnover in preterm infants with chronic lung disease. Pediatric Research 48: 155–162
15. Dahlenburg S L, Bishop N J, Lucas A 1989 Are preterm infants at risk for subsequent fractures? Archives of Disease in Childhood 64: 1384–1385
16. Delvin E E, Salle B L, Glorieux F H, Adeleine P, David L S 1986 Vitamin D supplementation during pregnancy: effect on neonatal calcium homeostasis. Journal of Pediatrics 109: 328–334
17. Ecarot B, Caverzasio J, Desbarats M, Bonjour J P, Glorieux F H 1994 Phosphate transport by osteoblasts from X-linked hypophosphatemic mice. American Journal of Physiology 266: E33–E38
18. Ecarot B, Glorieux F H, Desbarats M, Travers R, Labelle L 1992 Defective bone formation by Hyp mouse bone cells transplanted into normal mice: evidence in favor of an intrinsic osteoblast defect. Journal of Bone and Mineral Research 7: 215–220
19. Ecarot B, Glorieux F H, Desbarats M, Travers R, Labelle L 1992 Effect of dietary phosphate deprivation and supplementation of recipient mice on bone formation by transplanted cells from normal and X-linked hypophosphatemic mice. Journal of Bone and Mineral Research 7: 523–530
20. Edwards T P B, Grabowski N J 2002 Failure of osteoclast induction from peripheral blood in a child with osteopetrosis. Bone 30: C62
21. Eek S, Gabrielson L H 1957 Prematurity and rickets. Pediatrics 20: 63–77
22. Ezzedeen F, Adelman R D, Ahlfors C E 1988 Renal calcification in preterm infants: pathophysiology and long-term sequelae. Journal of Pediatrics 113: 532–539
23. Fewtrell M S, Cole T J, Bishop N J, Lucas A 2000 Neonatal factors predicting childhood height in preterm infants: evidence for a persisting effect of early metabolic bone disease? Journal of Pediatrics 137: 668–673
24. Fewtrell M S, Prentice A, Cole T J, Lucas A 2000 Effects of growth during infancy and childhood on bone mineralization and turnover in preterm children aged 8–12 years. Acta Paediatrica 89: 148–153
25. Fewtrell M S, Prentice A, Jones S C et al 1999 Bone mineralization and turnover in preterm infants at 8–12 years of age: the effect of early diet. Journal of Bone and Mineral Research 14: 810–820
26. Frattini A, Orchard P J, Sobacchi C et al 2000. Defects in TCIRG1 subunit of the vacuolar proton pump are responsible for a subset of human autosomal recessive osteopetrosis. Nature Genetics 25: 343–346
27. Gerritsen E J, Vossen J M, van Loo I H et al 1994 Autosomal recessive osteopetrosis: variability of findings at diagnosis and during the natural course. Pediatrics 93: 247–253
28. Glorieux F H 1990 Calcitriol treatment in vitamin D-dependent and vitamin D-resistant rickets. Metabolism 39(4 suppl. 1): 10–12
29. Glorieux F H, Bishop N J, Plotkin H, Chabot G, Lanoue G, Travers R 1998 Cyclic administration of pamidronate in children with severe osteogenesis imperfecta. New England Journal of Medicine 339: 947–952
30. Glorieux F H, Rauch F, Plotkin H et al 2000 Type V osteogenesis imperfecta: a new form of brittle bone disease. Journal of Bone and Mineral Research 15: 1650–1658
31. Glorieux F H, Ward L M, Rauch F, Lalic L, Roughley P J, Travers R 2002 Osteogenesis imperfecta type VI: a form of brittle bone disease with a mineralization defect. Journal of Bone and Mineral Research 17: 30–38
32. Greer F R, McCormick A 1988 Improved bone mineralization and growth in premature infants fed fortified own mother's milk. Journal of Pediatrics 112: 961–969
33. Greer F R, Searcy J E, Levin R S, Steichen J J, Steichen-Asche P S, Tsang R C 1982 Bone mineral content and serum 25-hydroxyvitamin D concentrations in breast-fed infants with and without supplemental vitamin D: one-year follow-up. Journal of Pediatrics 100: 919–922
34. Gross S J 1983 Growth and biochemical response of preterm infants fed human milk or modified infant formula. New England Journal of Medicine 308: 237–241
35. Hillman L S, Hoff N, Salmons S, Martin L, McAlister W, Haddad J 1985 Mineral homeostasis in very premature infants: serial evaluation of serum 25-hydroxyvitamin D, serum minerals, and bone mineralization. Journal of Pediatrics 106: 970–980
36. James J R, Congdon P J, Truscott J, Horsman A, Arthur R 1986 Osteopenia of prematurity. Archives of Disease in Childhood 61: 871–876
37. Key L L Jr, Rodriguiz R M, Willi S M et al 1995 Long-term treatment of osteopetrosis with recombinant human interferon gamma. New England Journal of Medicine 332: 1594–1599
38. Koo W W, Gupta J M, Nayanar V V, Wilkinson M, Posen S 1982 Skeletal changes in preterm infants. Archives of Disease in Childhood 57: 447–452
39. Koo W W, Sherman R, Succop P et al 1988 Sequential bone mineral content in small preterm infants with and without fractures and rickets. Journal of Bone and Mineral Research 3: 193–197
40. Krishnamachari K A, Iyengar L 1975 Effect of maternal malnutrition on the bone density of the neonates. American Journal of Clinical Nutrition 28: 482–486
41. Lawson M, Thomas M 1999 Vitamin D concentrations in Asian children aged 2 years living in England: population survey. British Medical Journal 318: 28
42. Lucas A, Brooke O G, Baker B A, Bishop N, Morley R 1989 High alkaline phosphatase activity and growth in preterm neonates. Archives of Disease in Childhood 64: 902–909
43. Lucas A, Morley R, Cole T J et al 1990 Early diet in preterm babies and developmental status at 18 months. Lancet 335: 1477–1481
44. Lyon A J, McIntosh N, Wheeler K, Brooke O G 1984 Hypercalcaemia in extremely low birthweight infants. Archives of Disease in Childhood 59: 1141–1144
45. Lyon A J, McIntosh N, Wheeler K, Williams J E 1987 Radiological rickets in extremely low birthweight infants. Pediatric Radiology 17: 56–58
46. Marlowe A, Pepin M G, Byers P H 2002 Testing for osteogenesis imperfecta in cases of suspected non-accidental injury. Journal of Medical Genetics 39: 382–386
47. Marx S J 1991 1,25-dihydroxyvitamin D3 receptors and resistance: implications in rickets, osteomalacia, and other conditions. Rickets 21: 167–184
48. Michaelsen K F, Johansen J S, Samuelson G, Price P A, Christiansen C 1992 Serum bone gamma-carboxyglutamic acid protein in a longitudinal study of infants: lower values in formula-fed infants. Pediatric Research 31: 401–405
49. Minamitani K, Minagawa M, Yasuda T, Niimi H 1996 Early detection of infants with hypophosphatemic vitamin D resistant rickets (HDRR). Endocrine Journal 43: 339–343.
50. Minton S D, Steichen J J, Tsang R C 1983 Decreased bone mineral content in small-for-gestational-age infants compared with appropriate-for-gestational-age infants: normal serum 25-hydroxyvitamin D and decreasing parathyroid hormone. Pediatrics 71: 383–388
51. Moyer-Mileur L J, Brunstetter V, McNaught T P, Gill G, Chan G M 2000 Daily physical activity program increases bone mineralization and growth in preterm very low birth weight infants. Pediatrics 106: 1088–1092
52. Moyer-Mileur L, Luetkemeier M, Boomer L, Chan G M 1995 Effect of physical activity on bone mineralization in premature infants. Journal of Pediatrics 127: 620–625
53. Mughal M Z, Salama H, Greenaway T, Laing I, Mawer E B 1999 Lesson of the week: florid rickets associated with prolonged breast feeding without vitamin D supplementation. British Medical Journal 318: 39–40
54. Paterson C R 1997 Osteogenesis imperfecta and other heritable disorders of bone. Baillieres Clinical Endocrinology and Metabolism 11: 195–213
55. Plotkin H, Rauch F, Bishop N J et al 2000 Pamidronate treatment of severe osteogenesis imperfecta in children under 3 years of age. Journal of Clinical Endocrinology and Metabolism 85: 1846–1850
56. Primorac D, Rowe D W, Mottes M et al 2001 Osteogenesis imperfecta at the beginning of bone and joint decade. Croatian Medical Journal 42: 393–415
57. Rauch F, Schönau E 2002 Skeletal development in premature infants: a review of bone physiology beyond nutritional aspects. Archives of Disease in Childhood. Fetal and Neonatal Edition 86: F82–F85
58. Romagnoli C, Zecca E, Tortorolo G, Diodato A, Fazzini G, Sorcini-Carta M 1987 Plasma thyrocalcitonin and parathyroid hormone concentrations in early neonatal hypocalcaemia. Archives of Disease in Childhood 62: 580–584
59. Ryan S W, Truscott J, Simpson M, James J 1993 Phosphate, alkaline phosphatase and bone mineralization in preterm neonates. Acta Paediatrica 82: 518–521
60. Sagy M, Birenbaum E, Balin A, Orda S, Barzilay Z, Brish M 1980 Phosphate-depletion syndrome in a premature infant fed human milk. Journal of Pediatrics 96: 683–685
61. Sakati N, Woodhouse N J, Niles N, Harfi H, de Grange D A, Marx S 1986 Hereditary resistance to 1,25-dihydroxyvitamin D: clinical and radiological improvement during high-dose oral calcium therapy. Hormone Research 24: 280–287

62. Salle B L, Glorieux F H, Delvin E E 1988 Perinatal vitamin D metabolism. Biology of the Neonate 54: 181–187
63. Seki K, Furuya K, Makimura N, Mitsui C, Hirata J, Nagata I 1994 Cord blood levels of calcium-regulating hormones and osteocalcin in premature infants. Journal of Perinatal Medicine 22: 189–194
64. Senterre J 1991 Osteopenia versus rickets in premature infants. In: Glorieux F H (ed) Rickets. Raven Press, New York, pp 145–154
65. Senterre J, Salle B 1982 Calcium and phosphorus economy of the preterm infant and its interaction with vitamin D and its metabolites. Acta Paediatrica Scandinavica. Supplement 296: 85–92
66. Senterre J, Salle B 1988 Renal aspects of calcium and phosphorus metabolism in preterm infants. Biology of the Neonate 53: 220–229
67. Shimada T, Muto T, Urakawa I et al 2002 Mutant FGF-23 responsible for autosomal dominant hypophosphatemic rickets is resistant to proteolytic cleavage and causes hypophosphatemia in vivo. Endocrinology 143: 3179–3182
68. Sillence D O, Senn A, Danks D M 1979 Genetic heterogeneity in osteogenesis imperfecta. Journal of Medical Genetics 16: 101–116
69. Steichen J J, Asch P A, Tsang R C 1988 Bone mineral content measurement in small infants by single-photon absorptiometry: current methodologic issues. Journal of Pediatrics 113: 181–187
70. Steichen J J, Gratton T L, Tsang R C 1980 Osteopenia of prematurity: the cause and possible treatment. Journal of Pediatrics 96: 528–534
71. Sykes B, Ogilvie D, Wordsworth P et al 1990 Consistent linkage of dominantly inherited osteogenesis imperfecta to the type I collagen loci: COL1A1 and COL1A2. American Journal of Human Genetics 46: 293–307
72. Tavormina P L, Shiang R, Thompson L M et al 1995 Thanatophoric dysplasia (types I and II) caused by distinct mutations in fibroblast growth factor receptor 3. Nature Genetics 9: 321–328
73. Tulloch A L 1974 Rickets in the premature. Medical Journal of Australia 1: 137–140
74. Van Wesenbeeck L, Cleiren E, Gram J et al 2003 Six novel missense mutations in the LDL receptor-related protein 5 (LRP5) gene in different conditions with an increased bone density. American Journal of Human Genetics 72: 763–771
75. Venkataraman P S, Blick K E 1988 Effect of mineral supplementation of human milk on bone mineral content and trace element metabolism. Journal of Pediatrics 113: 220–224
76. Von Sydow G 1946 A study of the development of rickets in premature infants. Acta Paediatrica 22(2)
77. Wauben I P, Atkinson S A, Grad T L, Shah J K, Paes B 1998 Moderate nutrient supplementation of mother's milk for preterm infants supports adequate bone mass and short-term growth: a randomized, controlled trial. American Journal of Clinical Nutrition 67: 465–472
78. Weisman Y, Bab I, Gazit D, Spirer Z, Jaffe M, Hochberg Z 1987 Long-term intracaval calcium infusion therapy in end-organ resistance to 1,25-dihydroxyvitamin D. American Journal of Medicine 83: 984–990
79. White K E, Evans W E 2002 Circulating FGF-23 concentrations in oncogenic hypophosphatemic osteomalacia (OHO) patients pre- and post-surgery. Journal of Bone and Mineral Research 17: F398
80. Whyte M P, Magill H L, Fallon M D, Herrod H G 1986 Infantile hypophosphatasia: normalization of circulating bone alkaline phosphatase activity followed by skeletal remineralization. Evidence for an intact structural gene for tissue nonspecific alkaline phosphatase. Journal of Pediatrics 108: 82–88
81. Whyte M P, McAlister W H, Patton L S et al 1984 Enzyme replacement therapy for infantile hypophosphatasia attempted by intravenous infusions of alkaline phosphatase-rich Paget plasma: results in three additional patients. Journal of Pediatrics 105: 926–933

第36章

肾和泌尿道疾病

第 1 部分

新生儿肾功能和肾脏疾病

George Haycock

肾的形态学发育

从孕 5 周起，肾由肾嵴最尾端部分、后肾及一组特殊的中胚层细胞发育而来，这些中胚层细胞聚集在输尿管芽末端。输尿管芽的正常发育是肾正常发育的先决条件。由输尿管芽的分支及后续分支首先形成主肾盏，其次是肾小盏，最后发育成树枝状的集合管系统。因此，肾单位的形成与肾管的成功分割关系密切。肾单位的发育是呈离心性进行的：位于肾皮质最深处的肾单位（近髓肾单位）最早形成，肾皮质最表层（被膜下）的肾单位最后形成。最早形成的少数无功能的肾单位可萎缩。第一批永久性肾单位及尿液形成始于孕 8～10 周，而至孕 36 周形成最后一批肾单位。一旦肾发育完成，死亡的肾单位则无法替代。在哺乳类动物每个肾脏肾单位的数目与成年动物的体积成比例，肾单位的数目可以从老鼠的 1 万个至巨头鲸的 1000 万个，人类肾单位的数目接近中间值约在 100 万个左右。胎儿宫内发育迟缓与肾单位数目减少有关[34]，同时也可能与血压和肾功能的不良长期作用有关[47]。在孕 36 周后尽管肾实质可继续生长，但这仅仅是肾小管的发育，而不是新生肾单位的发育。

人类足月新生儿的肾功能

肾小球滤过率

新生儿肾小球滤过率（GFR）低，由胎儿循环转变为新生儿循环后，足月儿的 GFR 在第一周时约为 2.5～5ml/min 或者每 1.73m^2 体表面积 20～40ml/min。生后 1 个月，GFR 增加至 50ml/(min·1.73m^2)，3 个月为 60 ml/(min·1.73m^2)，生后 6 个月为 80 ml/(min·1.73m^2)，12 个月时为 100 ml/(min·1.73m^2)，而至生后第二年即可达到 120 ml/(min·1.73m^2) 的成人值（范围为 80～150）。图 36.1 描述了不同胎龄新生儿生后 4 天通过血肌酐清除率测得的 GFR。

临床通常不做 GFR 的正规检测，尤其是在婴儿。而使用最广泛的是 GFR 的近似值即血浆肌酐浓度（Pcr），处于一定稳定状态的 Pcr 与 GFR 成反比。出生时婴儿的 Pcr 值（例如脐带血 Pcr）反映了母亲的肾功能而非婴儿。对于足月新生儿而言，出生时的 Pcr 值为 70～90μmol/L（约 1mg/dl），至生后一周下降到 30μmol/L（0.3mg/dl），范围值为 15～40μmol/L（0.17～0.45mg/dL），并维持该水平至生后一个月[77]。应重视的是，估测 Pcr 的常规方法在 Pcr 浓度低时是不可靠的，由于受到血浆中其他色素原的干扰以致错误地过高评估该值。因此在报告可信性测试结果之前应该同相关实验室的临床化学检验人员探讨一下上述因素。

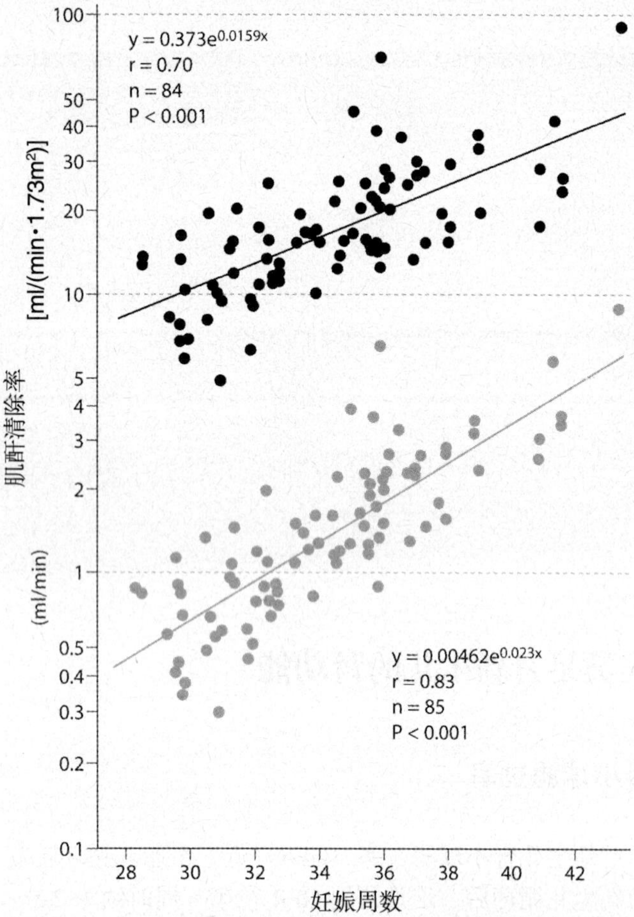

图 36.1 足月及未足月新生儿生后 4 天通过肌酐清除率测得的 GFR，灰色点及下面一条回归线代表 GFR 的绝对值（ml/min）；黑色点及上面一条回归线代表根据 1.73 m^2 体表面积校正的 GFR（摘自 Al-Dahhan[2]）。

20 世纪 70 年代，随着 GFR 与身长（或身高）和 Pcr 相关的公式引入儿科临床以来，人们就尝试着将它应用到新生儿学中，并通过再次测量与以下变量相关的经验常数 k，得到下列公式：

$$\text{GFR}\ [\text{ml}/(\text{min}\cdot 1.73\text{m}^2)\ ]=\frac{k\times(\text{身高})}{\text{Pcr}}。$$

以上公式表示根据体表面积校正的 GFR，如果用 cm 表示身高，用 μmol/L 表示 Pcr，那么 k 的近似值在儿童为 50，足月儿为 40，早产儿为 30[29]。尽管实际测得的 GFR 与应用上述公式计算所得的 GFR 估计值在理论上具有统计学相关性，但是由于这些数值很分散，因此尚不能肯定上述计算公式是否在 Pcr 与年龄相关的正常范围的简单对照中加入了有益的因素。

肾血流量和肾滤过分数

运用对氨基马尿酸盐（PAH）肾清除率所做的早期研究显示：在新生儿和小婴儿中根据 PAH 测得的肾血流量（RPF）值低于应用 GFR 估计所得的值。在新生儿，由于 PAH 未被全部排出因而低估了 RPF 值[12]。在纠正了这个差值后，新生儿滤过分数（GFR/RPF）同成人的相似，约为 0.2，即进入肾小球毛细血管血流量的 20% 被肾小球滤过。我们可以通过改变入球小动脉和出球小动脉的管壁紧张性来调节 RPF。如果由于某些收缩或舒张血管的药物如血管紧张素转化酶（ACE）抑制剂、非甾体类抗炎药（NSAID）及强效舒血管药如妥拉唑啉的使用不慎，可引起急性肾功能衰竭[76]。

近端小管的功能

氨基酸的重吸收

在成人及儿童，滤过的氨基酸几乎全部被重吸收（除组氨酸之外的所有氨基酸重吸收率可 >98%）。生后数周的足月新生儿及小婴儿存在轻度氨基酸尿，受重吸收影响的氨基酸主要有甘氨酸、亚氨酸（脯氨酸和羟脯氨酸）、二元氨基酸及牛磺酸，相对而言其他氨基酸则被完全重吸收[10]。这可能反映了近球小管上的这些特殊氨基酸转运体尚未成熟。但是如果摄食合理（如给予母乳喂养）则不会产生明显的营养不良后果。

葡萄糖的重吸收

在足月新生儿中平均尿糖浓度比年长儿童及成人稍高 [平均值为 0.83mmol/L（15mg/dl）对 0.33 mmol/L（6mg/dl）][4]。早期研究结果显示，出现以上现象的主要原因是球管平衡失调，即肾小球滤过功能的发育超过了近球小管的重吸收功能。在研究血糖水平时，采用免受容量扩张影响的技术进行更细致的研究表明：新生儿对滤过葡萄糖的重吸收能力受 GFR 的影响，而实际相当于或者超过成人水平的观点是错误的[5]。同氨基酸一样，在足月新生儿中看到的微量糖尿没有营养学意义。若在足月新生儿中发现较高的尿糖则不能简单地认为是由生理不成熟所致，应该进一步明确是否存在病理因素（高血糖症、遗传性肾小管病变）。

磷酸盐的重吸收

胎儿及正常新生儿的血浆磷酸盐浓度正常值比婴儿高，这与肾小管磷酸盐阈值（尿中出现磷酸盐时的血浆磷酸盐浓度）较成年人高有关[39]，反映了快速生长的新生儿需要有一定磷酸盐剩余以支持骨骼生长。由于母乳中磷酸盐含量很少或不会超过新生儿所需的摄入量，因此尿中排泄出的磷酸盐量通常很低。有趣的是，如果饮食中摄入过多的磷酸盐（通常发生在以脱脂牛奶为主食的人工喂养儿中）会发生磷酸盐潴留而导致短暂发作的手足抽搐，这就可以证实新生儿肾是“机械性”地保留而不是排泄磷酸盐及其他无机物。

碳酸氢盐的重吸收

只要血浆碳酸氢盐浓度低于肾阈值就可以在近球小管被完全重吸收：事实上，肾的碳酸氢盐阈值在大多数情况下决定了血浆碳酸氢盐的浓度。在健康足月新生儿，血浆碳酸氢盐含量为 20～23mmol/L，约比成人低 3mmol/L[1]。这是一种生理现象，反映了新生儿时期由于细胞外液（ECF）容量相对扩充而使肾碳酸氢盐阈值轻度下降。

远端小管的功能

尿液浓缩和稀释功能及尿流率

成人肾产生的尿液渗透压浓度大于 1000 mOsmol/kg H_2O（通常是 1200～1400 mOsmol/kg H_2O），而新生儿产生的尿液渗透压浓度仅能达到 500～700 mOsmol/kg H_2O。该值在生后的数月内逐渐增高，至 1 岁时可接近成人水平。然而干渴的成人，其维持尿液渗透压浓度的溶质有近一半是尿素，其余才是电解质。而新生儿通常处于显著的合成代谢状态（生长状态），其尿素生成率较成人低，因此为了保留水分很少需要形成高浓度的尿液。如果通过高蛋白饮食或是在食物中添加尿素而使婴儿的尿素生成率提高至成人水平，那么即使是小婴儿也几乎可以同成人一样将尿液浓缩，见图 36.2[18]。另一方面，新生儿稀释尿液的能力和成人不相上下（尿渗透压浓度最小值可 <50 mOsmol/kg H_2O）[61]。

溶质排泄率和肾浓缩稀释尿液的能力是尿流率（V）的决定因素。母乳喂养的新生儿饮食中电解质总量约为 20 mOsmol/(kg·d)。然而，其中大部分的溶质被保留及用来合成新的组织，因此需要排泄的溶质负荷为5～10 mOsmol/(kg·d)。为避免溶质潴留（即尿素血症），需要有近似于 0.5ml/(kg·h) 的尿流率。这个估算值与临床观察所得结果一致，当足月新生儿在生后 2～3 天出现干渴情况时，他们的尿液排出量可下降至 0.3～0.5ml/(kg·h)[25]。患病的婴儿由于处于代谢分解状态，因此比健康婴儿产生更多需要排泄的溶质。在这种情况下，如果尿流率 <1ml/(kg·h) 提示有肾功能不全。在溶质排泄率相同时，最大排尿量可达到约 15ml/(kg·h)，尽管正常情况不需要达到这个量。在 1～15ml/(kg·h) 尿流率的有限范围内，V 取决于摄水量。母乳喂养的健康婴儿通常在尿流率为 3ml/(kg·h) 时可产生渗透压与血浆近似的尿液，这说明在成熟的母乳中溶质与水的比例接近于新生儿所需的理想值。

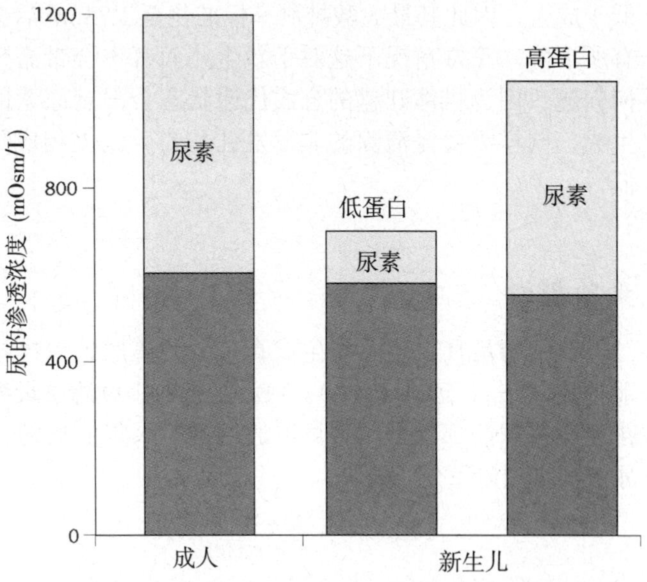

图 36.2 足月新生儿血尿素浓度增高从而使尿液尿素排泄率增高，其对尿液浓缩功能的影响。黑色部分代表尿液中除尿素以外的溶质（主要为电解质）。（摘自 Edelmann[18]）

尿液酸化功能

新生儿能使尿液 pH 值降至正常成人水平[19]。肾排除酸负荷的能力依赖于尿液缓冲系统的存在（主要是无机磷酸盐和铵）。如果考虑到 GFR 的影响，新生儿酸排泄率的最大净值与成人不相上下。由于新生儿 GFR

低于成人，因此其最大酸排泄率标准化至 1.73 m^2 后会有所下降。正常情况下这对于新生儿而言不会带来任何问题，因为机体旺盛的合成代谢状态会限制尿素的生成，同样需要肾清除的非挥发性酸的生成也相应降低[45]。

钠的排泄

健康的足月新生儿能生成真正的游离尿钠（钠排泄分数，FE_{Na}，远低于 1%）。FE_{Na} 指经肾小球滤过最终排泄至终尿的那部分钠，可以通过同时采集的血液和尿液样本用以下公式算出。

$$FE_{Na}(\%)=\frac{U_{Na}\times Pcr}{P_{Na}\times Ucr}\times 100$$

没有必要定时收集尿液，但需注意以下问题：就如通常实验室的报告那样，等式中分子分母中肌酐的单位应一致，不应尿肌酐的单位为 mmol/L，而血肌酐的单位却是 μmmol/L。母乳喂养的婴儿钠摄入低，其范围在 1～1.5mmol/(kg·d)，该值接近于生长需要量。事实上所有这些钠都需要保留。新生儿钠负荷的排泄能力没有年长儿发育得好[3]，然而在生理状况下，新生儿无需面对这种挑战。大多数情况下，新生儿肾主要是保钠而非排钠。

为何新生儿肾功能如此低?

由于生长中（以合成代谢为主）婴儿的低溶质排泄而相应降低了机体对肾的要求："生长是第三肾脏"[45]。如果新生儿 GFR 与成人相似 [80～150ml/(min·1.73 m^2)]，其结果就会使钠滤过极大增加，从而不得不加大肾小管对钠的重吸收，而这是加大能耗的过程：在新生儿，如果要使肾维持这样的功能水平，就需要多消耗约 3%的总能量（每日 7 kcal/1.73 m^2）。因此新生儿肾功能的最佳状态就是最低限度满足机体有限的排泄和内环境需要，否则任何肾功能状态的过度变化都将引起母婴双方不必要的能量损耗。

人类早产儿的肾功能

肾小球滤过率

胎龄为 28～32 周的早产儿在生后第一周内测得的 GFR 通常为 0.5～1 ml/min，自 32 周起几乎呈直线升高，到 40 周时可达到 3～5 ml/min。这与同一时期 GFR 从 10 至 30 ml/(min·1.73m^2) 的增长相符合（图 36.1）。但这些数据是相对健康婴儿而言。而早产儿或患病婴儿的肾功能较健康婴儿差，尤其是在低血压、缺氧或接受机械通气支持的情况下更是如此。

有些人提出，早产儿及足月儿在生后 GFR 是按不同的方式发展。然而，如果将不同孕期出生的新生儿在同样的生后期进行比较就会发现，一旦经历了由宫内向宫外生活转变的过渡适应期后，他们将沿着相同的轨迹发展（生后最初几天）。例如，两组相同胎龄的婴儿（分别是 245±23 天和 247±19 天），无论有没有用体表面积进行纠正，他们的 GFR 都相同，尽管第一组是在生后 5~6 天进行研究的，而第二组是在第 26~28 天进行的[2]。

肾血流量和滤过分数

动物实验发现随着肾的发育，肾血流量（RBF）会进行性增高，与 GFR 的增高相平行。RBF 的升高是由于肾血管阻力下降所致，而非肾灌注压升高[23]。通过对不同物种的肾脏解剖结构和生理功能的研究发现，最早形成的深部肾单位（近髓）在肾发育的早期被优先灌注，而近期形成的肾小球则呈离心状补充灌注[70]。在人类，最表面的肾小球（被膜下）形成于 34～36 周，其功能形成最晚。尽管在人类尚未获得相关数据，但除人类外，从哺乳类至灵长类动物来看，它们的肾发育方式是如此的一致，以致我们认为在婴儿也很可能会发生这样的情况。极早产的婴儿具有低 RBF 和低 GFR 的特征，其产生原因是由于只有最深部和最早存在的肾小球才能被灌注和滤过，而较表层的肾小球血管成收缩状。

近端小管的功能

氨基酸的重吸收

有关早产新生儿，尤其是目前一般能存活的极小新生儿的肾氨基酸重吸收和排泄方面的报道，可靠资料非常少。早产儿的氨基酸排泄率比足月新生儿通常要高，在极早产新生儿中偶尔可发现相对严重的氨基酸尿，但这些报道主要是个例而非系统的论述。目前尚不清楚这种情况是否因单纯肾小管功能发育不成熟所致，还是由于疾病所致的继发性肾小管功能障碍。在对 27 个出生体重小于 1500g 新生儿进行的一项研究显示：均有非特异性氨基酸尿，且 56%的新生儿至少持续 4 周[33]。当饮食中蛋白质摄入量在 2.2～3.0 g/100kcal 时，氨基酸尿的严重程度和持续时间不受蛋白质摄入量的影响。牛磺酸的排泄分数在低出生体重儿（LBW）中尤其非常高（一项研究显示为 38%～68%）[81]。由于牛磺酸对视网膜的发育是必需的，因此在对新生儿进行胃肠外营养（TPN）时应给予适量的牛磺酸，这非常重要。

葡萄糖的重吸收

以往在足月新生儿观察到的高尿糖现象在未足月新生儿中被夸大了，典型的高尿糖约为 3.6mmol/L (65mg/dl)[4]。尽管尚未进行充分的研究，但是如果高尿糖的产生是由于肾小管糖阈值降低所致，那么它对于血糖浓度就具有重要的提示意义：即使是轻度高血糖症，但由于低肾糖阈也将会导致潜在的糖尿和随之必然的渗透性利尿。因此，在极低出生体重新生儿中监测血糖水平是必要的，特别那些接受 TPN 的新生儿。

磷酸盐的重吸收

足月新生儿肾磷酸盐的阈值本来就比成人和儿童高，在非足月新生儿更高，并随着胎龄的增加而下降。排除磷酸盐的损耗，肾小管的磷酸盐阈值对血磷酸盐浓度起着主要的决定性作用，这说明保留磷酸盐对正常生长发育有着重要意义。如果早产儿给予低磷酸盐饮食，其排出的尿会缺乏磷酸盐，并将发生早产儿性骨病，即一种磷酸盐缺乏性软骨病。如果低出生体重新生儿出现缺乏磷酸盐尿，很可能是因为饮食中磷酸盐摄入不够（无论是肠内或是肠外营养），应当提高摄入。在正常或低磷酸盐浓度时出现磷酸盐尿不能仅视作发育不成熟，而应进行适当的检查。

碳酸氢盐的重吸收

早产儿肾碳酸氢盐的阈值比足月儿低，可导致偏酸的酸碱状态[64]。部分原因可能是由于容量扩充以及在生后最初几天内碳酸氢盐水平的提高。图 36.3 显示在一组健康但未成熟新生儿测得的血浆碳酸氢盐分布（通过 tCO_2 测得）。具有低 pH 值和碳酸氢盐（根据成人标准）的新生儿，(a) 精神旺盛，(b) 没有产生最大值的酸性尿，应该认为是非足月儿具有生理性的低碱性血症而非病理性的酸中毒。晚期酸中毒症状的出现，是由于非挥发性酸的生成率和远端小管排出相关氢离子能力之间的失衡所致[41]，这将在尿液酸化能力章节中进一步讨论（见下文）。

远端小管功能

尿液浓缩稀释功能和尿流率

早产儿浓缩尿液的能力较足月儿更为有限，其尿液渗透浓度的最大值约为 500 mOsmol/kg H_2O。早产儿引起抗利尿激素释放的渗透阈值（血浆渗透浓度 290±4 mOsmol/kg H_2O）比足月儿高（282±4 mOsmol/kg H_2O）[73]。因此，早产儿只有在比足月儿脱水更为严重的情况下才开始呈现尿液浓缩，但同等的脱水程度早产儿尿液浓缩程度要比足月儿低。因此早产儿更易出现高

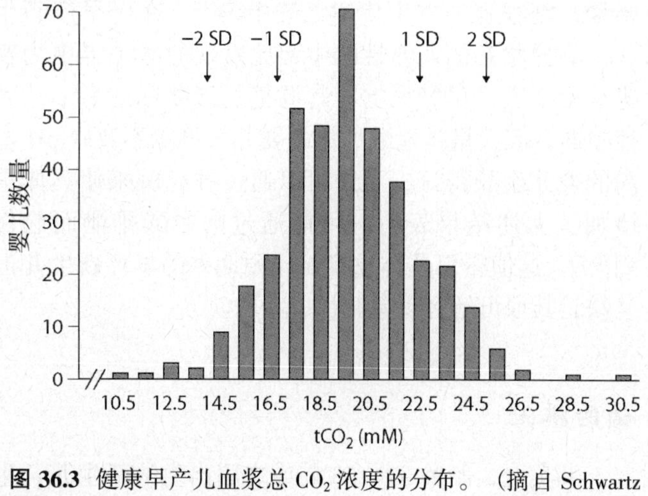

图 36.3 健康早产儿血浆总 CO_2 浓度的分布。（摘自 Schwartz 等 [64]）

钠血症及高渗性脱水。早产儿干渴达72小时后，其尿流率减少至1ml/(kg·h)，该值大约是足月新生儿的2倍[25]。相对而言，早产儿稀释尿液的能力发育相对较好，能将尿液稀释至50～60 mOsmol/kg H_2O，该值比足月新生儿略低[61]。含水丰富的早产儿通常尿流率为2～3 ml/(kg·h)，其范围可在1～10 ml/(kg·h) 左右。由于新生儿自我减少排出水分的能力有限，尤其是早产儿。因此保证水分摄入对于维持正常体液容量非常重要。对于患病新生儿，保证水分摄入尤其重要，由于患病期间生长及合成代谢受到干扰，其细胞外液（ECF）容量中的溶质额外生成率也会提高。监测尿液的比重或（更好）监测尿液的渗透浓度在这种情况下有益。

尿液酸化能力

即使极早产新生儿也能使尿pH降低至某一水平，大多数情况下，这在年长儿也足以防止酸中毒（尿pH<5.5）。然而，要防止全身性酸中毒至少还需要凭借另外两个因素：GFR和尿缓冲物质的足量供应。如前所述，早产新生儿的GFR非常低。由于磷酸盐在骨质矿化中需求量高，以及饮食中可能缺乏供给，因此几乎不会通过尿液排泄（磷酸盐是一种重要的缓冲物质）。新生儿肾小管能合成氨，但由于肾小管物质受到供给限制。需要在尿液中排泄的主要非挥发性酸是蛋白质新陈代谢时产生的硫化物。如果新生儿喂养合理以及生长发育正常，可以使合成代谢产生的硫酸产物控制在一定水平，而该水平的硫酸产物即使是极早产新生儿的肾脏也完全可以处理。但如果新生儿处于患病及分解代谢状态，或者饮食中蛋白质量超过正常需要量，则很容易发生代谢性酸中毒[41]。在极早产新生儿，临界状态的代谢性酸中毒比发现的酸中毒更为普遍。据报道，尽管根据年龄调整的诊断标准尚未达到酸中毒，但大量排泄酸性尿的婴儿，可能不及尿pH值高的婴儿生长得好，不过可以通过补充碱来使其体重增加。上述结果表明，可能通过限制酸排泄而起作用[36,37]。这值得那些体重增长比预期差的早产新生儿但又缺乏其他可解释现象时加以考虑。

钠的排泄

事实上，胎龄32～33周或之后出生的新生儿，生后的最初几天就能产生含有游离钠的尿液，相当于 FE_{Na}<<滤过负荷量的1%，而在这之前出生的新生儿，在尿液中有钠的丢失。因此，如果饮食中摄入的钠每日在1.3～1.5mmol/kg，就会出现10～14天的钠负平衡[2,75]。极早产新生儿（胎龄在28周）也许会有5%或更高的 FE_{Na}。这通常会导致生后第2或第3周出现低钠血症。这是否由于过多摄入水分而使血液稀释所致，尚有争议。在未补充钠的早产儿，存在高浓度的血浆醛固酮、去甲肾上腺素和血管加压素，而这可以通过补充钠盐加以抑制[74]，该事实提示ECF的容量减少。一些研究显示：过渡期（生后最初的3～6天）过后补充钠盐将有助于体重的增长而无明显副作用[2,79]（见Haycock和Aperia[30]）。

为什么在早产新生儿中钠的重吸收效率低？

除了Henle袢的降部和升部细段外，钠在肾小管各部分被主动重吸收。成人滤过钠的65%在近端肾小管重吸收，约25%在肾小管升支粗段（TAL）重吸收。剩下的9%～10%在远端小管及集合管重吸收。新生儿近端肾小管重吸收的钠在总钠重吸收分数中所占的份额比成年人小，早产儿比足月儿更小[61]。近端肾小管重吸收钠减少的必然后果就是使到达更远端肾小管的钠量增多。孕32～34周出生的早产儿不会将盐损耗在尿中：他们必须按比例提高远端肾小管对钠的重吸收以弥补近端肾小管钠转运量的减少。极早产新生儿由于发育不成熟使远端肾小管不能进行必要的代偿，这对循环的醛固酮可能是一种伤害：其结果导致尿钠增多、负盐平衡及低钠血症。

胎儿肾至新生儿肾的过渡

胎儿的肾功能主要是生成羊水。因此它处于一个相对水钠利尿状态，该状态与扩充的ECF量相适应。这种利尿对胎儿来说是可以承受的，因为丢失的水和电解质可以得到补充，一部分可以通过母亲至胎盘的循环进行补充，另一部分可以通过胎儿吞咽羊水得到补充。胎儿出生后，至少部分是由于肾素-血管紧张素-醛固酮系统的活化而使利尿作用明显减弱。生后2～3天，新生儿处于一种水盐负平衡状态，导致ECF容量进一步减少。生后数天，ECF 的量约为体重的 35%。无论是早产儿或足月儿，这对于防止新生儿期循环超负荷是必要的。尽管上文中提及，极早产新生儿在生后数天由于尿钠的丢失可继发低钠血症，但如果在生后最初几天通过给予补充额外的钠和液体以防止低钠血症的发生并不合适[26–28]。在新生儿，我们除了可得到 GFR 值外，还可以获得一些反映水和钠排泄情况的数据[2]。尽管在人类胎儿尚无法进行可对照的直接检测，但是在已公布的尿流率[56]和尿[54]、血浆[52]钠和肌酐浓度的基础上，我们可以对 GFR 和 FE_{Na} 进行合理地评估。图 36.4 显示了在胎龄完全相同的胎儿和早产新生儿中，前者的 GFR 和 FE_{Na} 都要比后者高。

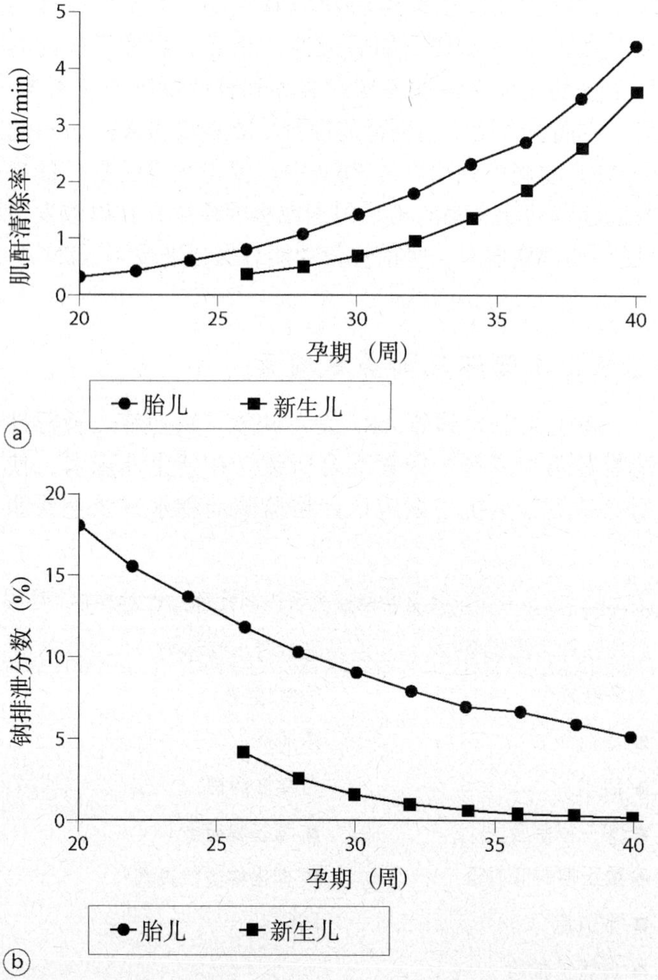

图 36.4 相似胎龄的早产儿（方块）和宫内胎儿（圆点）的肾小球滤过率（GFR）及钠排泄分数（FE_{Na}）。新生儿数据引自 Al-Dahhan [2]。胎儿数据通过已公布的数据计算而得[52,54,56]。

急性肾功能衰竭

急性肾功能衰竭（ARF）是由于突然、潜在可逆地 GFR 下降所致的综合征。肾的主要功能是调节容量和 ECF 组成，当 GFR 下降至足以引起前述一项或两项不利改变时就会发生 ARF。对于诊断新生儿 ARF 所需的病理变化，哪些是绝对的？哪些是成比例的？目前尚未达成一致。Chevalier[13]等提出：Pcr 浓度>1.5mg/dl（约 130μmol/L）并持续升高，而相关的 GFR 下降至正常值 50%以下，之后 Stapleton[13]等也推荐该标准，双方均严格遵循该诊断标准。

急性肾功能衰竭在新生儿中的发病率

ARF 的发病率取决于运用的 ARF 定义。Stapleton 对一个普通新生儿病房 2515 个住院患儿进行的回顾性分析发现，其中有 75 个患儿（3%）被诊断为 ARF，然而在同一个病房通过监测 Pcr 进行的前瞻性研究显示：在所研究的 186 例患儿，Pcr 值持续升高>1.5mg/dl 有 18 例（8%）[71]。该研究显示，在有可能发生 ARF 的高危新生儿中，如果不进行一些相关的检查会使很多新生儿 ARF 漏诊。过去几年，伦敦 Guy 医院的新生儿监护病房有 1%需要透析的严重 ARF 患儿，该数字与田纳西州孟菲斯的（Arant B S，个人通讯）一个较大的产科医院统计相似。ARF 的发病率占所有分娩儿的 0.1%。这些数据适用于发达国家，而在贫穷或发展中国家，由于缺乏良好的产科监护，这个数字会更高一些，如巴西（Zagury A，个人通讯）。

急性肾功能衰竭的临床症状

通常在临床病史中会有一个造成 ARF 的已知因素（见下文）。ARF 时通常会出现少尿[尿量<1ml/(kg·h)]，但少尿对于诊断 ARF 并非必备条件。也有非少尿型 ARF，但除了意外发现或在前瞻性研究中发现外，一般很少被诊断。事实上，非少尿型 ARF 或许比少尿型 ARF 更常发生，它反映了较轻的肾脏受损末期[13]。在新生儿，由于在未被识别的少尿情况下仍持续输入常量的液体，因此在新生儿 ARF 中最常出现的临床症状

是水肿。水肿并非少尿型 ARF 的特征，多尿及尿钠排泄可以导致失盐和脱水。在缺乏特殊体征时，一般是由患病新生儿检查时所发现的典型生化异常来发现 ARF。

急性肾功能衰竭的生化异常

当肾功能正常时，可耐受范围很广的饮食变化，ECF 化学成分的改变一般无法检测。当肾功能存在缺陷或严重受损时，该自由度就会丧失，ECF 的组成需依赖于饮食的摄入，并通过新陈代谢产物（如尿素、肌酐、尿酸盐和非挥发性酸）的积聚及通过细胞内液成分（如钾和无机磷酸盐）漏出至细胞外液来进一步调整。通常给予健康和患病新生儿的液体都是低张（如母乳中 Na 含量 <10mmol/L），当怀疑有 ARF 时，大多数病例存在低钠血症。表 36.1 列出了 ARF 时 ECF（如血浆）的典型生化改变。

急性肾功能衰竭的分类及病因

肾功能依赖于：

- 滤过需要足够的压力以保证血流灌注；
- 肾脏功能的完整；
- 泌尿道的通畅。

表 36.1 ARF 时血浆生化值的典型变化

溶质	由正常值的变化方向
肌酐	↑
尿素	↑
尿酸	↑
钠	↓
钾	↑
氯	↑ 或 ↓
氢离子	↑
碳酸氢根	↓
钙	↓
无机磷	↑

在少尿型肾功能衰竭时由于水分潴留而致血液稀释形成低钠血症，但在非少尿型肾功能衰竭时却因尿钠丢失而形成低钠血症。同钠下降的机制相同，氯化物也有下降趋势，但由于代谢性酸中毒减弱了这种下降的趋势。

ARF 可能的病因为：

- 肾前性肾功能衰竭——由于低血容量或低血压所致的肾灌注衰竭；
- 真正的或内源性肾功能衰竭——急性肾实质破坏；
- 肾后性肾功能衰竭——泌尿道的阻塞。

后天性肾脏疾病所致的内源性肾功能衰竭在较大儿童中易于识别，然而在新生儿却很难认识。为了临床实际需要，在新生儿，内源性肾功能衰竭与急性肾小管坏死（ATN）和肾静脉栓塞这一罕见并发症同义。先天性慢性（如不可逆）肾功能衰竭（CRF）通常与 ARF 表现相似。这是因为通过母亲的肾经由胎盘而不是胎儿的肾来满足胎儿体内平衡及排泄需要，胎盘就像是一个高效的透析器。因此在脐带血中测得的生化值反映的是母亲而不是胎儿的肾功能。在严重肾实质减少的新生儿发生的生后肾功能恶化，其发展过程与新生儿真正的 ARF（如后天性）相似。影像学研究有助于鉴别先天性慢性肾功能衰竭和肾后性肾功能衰竭，另一方面也有助于鉴别肾前性肾功能衰竭和 ATN。后两种 ARF 的病因列出在表 36.2 中。值得注意的是，如果肾前性肾功能衰竭的易感因素或病因持续存在以致发生低氧-局部缺血时，肾前性肾功能衰竭会进展为 ATN。

急性肾小管坏死的易感因素

新生儿中大部分 ARF 是由缺氧、败血症、肾毒性药物等单个或多个因素综合所致。在新生儿患者，使用氨基糖苷类抗生素应该严格监测药物水平及血浆肌

表 36.2 新生儿肾前性肾功能衰竭及内源性肾功能衰竭的病因

肾前性肾功能衰竭	急性肾小管坏死
血容量减少：	缺氧/窒息
■ 出血	败血症
■ 脱水	肾毒性药物：
■ 第三间隙丢失	■ 氨基糖苷类
容量正常的低血压：	■ 非甾体类抗炎药
■ 败血症	DIC
■ 血管扩张药	
■ 心脏输出量低	
— 先天性心脏病	
— 心肺分流术后	
— 窒息后	

酐浓度。事实上，大多数患有围生期缺氧症的新生儿根本不会发展为 ARF，或者只是经历暂时的肾前性肾功能衰竭期。然而对于已发生的 ATN 治疗要比肾前性肾功能衰竭困难得多。此外，如果在未意识到存在 ATN 时给予婴儿常规液体治疗，则在诊断之前就会出现明显的生化异常。针对这种情况，预先确定一组可能患 ATN 的高危新生儿亚组是有益的，可以对该组新生儿在发病初期就给予严密的血液生化监测及纠正体液和电解质的治疗。肌红蛋白血症和肌红蛋白尿对于 ATN 具有高度预测性。Roberts 等在对窒息新生儿的研究发现，肌红蛋白血症、严重的肌红蛋白尿和视黄醇结合蛋白（RBF）尿排泄率增高在区别 ATN 患儿和非 ATN 患儿具有 100%的敏感性和特异性[59]。高尿酸血症也被认为是接受心脏手术的新生儿及儿童组织受损严重程度的标志[31]。但这些研究基于相当小的样本，还需要进一步的研究证明，但在窒息新生儿中筛查尿肌红蛋白及 RBF 可以作为一种确定 ATN 危险儿的方法，对这些新生儿需要给予特别密切的临床和生化监测。

急性肾功能衰竭的诊断

无论有无少尿，诊断 ARF 必须有 GFR 下降依据。Pcr 广泛用于 GFR 的测定，Pcr>1.5 mg/dl（130 μmol/L）持续时间大于 24 小时是合理的标准，高血浆尿素浓度提示儿童的排泄功能不足，是提示需要透析的一个因素，但血浆尿素浓度由于受太多其他因素的影响而不能成为衡量 GFR 的可靠指标（见下文）。表 36.1 总结了其他生化改变。

肾和泌尿道的超声检查应该运用于新生儿 ARF 的诊断，主要是为了排除 CRF 和肾后性肾功能衰竭。通过这项检查也可以确定或排除肾血管栓塞。如果超声检查正常，则可在肾前性肾功能衰竭和 ATN 两者中做出诊断。放射性核素成像在区别新生儿 ARF 的病因中并无多大价值。

急性肾功能衰竭诊断中的尿液指标

肾前性肾功能衰竭的少尿是肾灌注不足的生理性反应，可在尿液中出现高渗、高尿素、高肌酐和低钠的情况。ATN 的少尿是由于少数“劣质”的尿通过所致，即破坏的肾小管不能适当地处理尿液使终尿与肾小球滤过时的尿液相似。因此在分析肾前性肾功能衰竭和 ATN 的尿液时可以有一定程度的区别（表 36.3）。最具有鉴别意义的试验是检测 FE_{Na}，该公式已在上文列出。所谓的肾功能衰竭指数(RFI)有时可用来代替 FE_{Na}：

图36.3 肾前性肾功能衰竭和急性肾小管坏死中的尿液生化改变

试验	肾前性肾功能衰竭	急性肾小管坏死
尿素	高	低
尿肌酐	高	低
尿渗透压	高	低
	(>500 mOsmol/kg)	(≦300 mOsmol/kg)
比重	高（>1.025）	低 (≦1.010)
尿钠	低 (<10 mmol/L)	高（>20 mmol/L）
U：P 尿素	高（>10）	低
U：P 肌酐	高（>40）	低
U：P 渗透压	高（>2）	低(≦1)
FE_{Na}	低（<1%）	高（>3%）
RFI	低（<1）	高（>4）

FE_{Na}：钠排泄分数；RFI：肾功能衰竭指数。计算及极低出生体重新生儿的解释见正文。

$$RFI=\frac{(U_{Na}\times Pcr)}{Ucr}$$

然而检查这个等式发现：它用数值 100 替代了测得的 P_{Na}，从而简化了 FE_{Na} 的公式。没有合适的理由可以说明哪个公式更好：这两个公式提示的信息基本相同。FE_{Na} 值>2.5%～3%（相当于 RFI>4）在足月新生儿少尿型 ATN 中会持续存在[20]。极早产新生儿甚至在正常时亦会出现高浓度尿钠及高尿钠排泄率。在这个亚组中，诊断 ATN 合适指标是 RFI>8 或 FE_{Na}>6%[49]。

肾前性肾功能衰竭只有在补充液体后尿流率及肾功能得到改善才能被确诊。由于无法获得循环超负荷的临床依据，10 ml/kg 的等渗盐液试验应该静脉滴入大于 1 小时，没有反应则可诊断为 ATN。

急性肾功能衰竭的治疗

保守治疗

体液平衡

细心留意体液平衡是基本的。低容量血症应根据临床评估用等渗或胶体液纠正。体液丢失，如经尿液排泄及胃肠道丢失，必须精确计算，不显性失水（IWL）加上尿液排泄计算，并根据患儿的临床评估情况进行调整。足月新生儿IWL通常为每天180～310 ml/m^{2}体表面积（每天15～25ml/kg），其中60%经表皮丧失[24]，40%经呼吸道丧失[57]。计算经皮丧失水分（TEWL）的公式为：

$$TEWL=4.17+64.78e^{-\frac{G.A.-24.99}{2.73}}$$

GA为孕周数[24]。TEWL在极早产新生儿会有所增加；TEWL在那些接受光照暖箱治疗的新生儿亦会升高；气管插管机械通气的新生儿经呼吸道丧失的水分是最少的。

营养

在ARF时，营养很重要，可能会受到所能给予液体的限制。分解代谢会加重高钾血症、高磷酸血症和酸中毒，因此为了促进合成代谢预防分解代谢，必须给予适当的能量。如果患儿情况允许，首选肠内营养，但有时必须给予肠外营养。由于液体量的限制而不能满足患儿的营养需要是透析的适应证之一。

高磷酸盐血症

口服额外的碳酸钙可治疗高磷酸盐血症。碳酸钙结合磷酸盐在转运过程中是不溶解的，因此可以减少肠道对磷酸盐的吸收。由于氢氧化铝有神经毒性，因此在新生儿不作为磷酸盐的结合剂。在成人，铝的神经毒性仅在持续性血透的患者中有所描述，但在新生儿，未做血透的患儿也已有所报道[7]。高磷酸盐血症常伴有高钙血症，此时只有在血浆磷酸盐下降至正常或出现异位钙化时才可给予额外的钙。对于非肠内喂养的新生儿而言，磷酸盐的肠外摄入需要根据血浆浓度的改变进行调整。

高钾血症

严重的高钾血症是一个医学急症，因为它可以引起潜在的致死性心律失常。在ARF时经常会发生低钙血症和低镁血症，这会增加高钾血症的心脏毒性作用。因此，必要时使用10%的葡萄糖酸钙维持正常的血钙极其重要。

控制高钾血症和预防心脏毒性作用的短期措施包括：

- 静脉用沙丁胺醇（4mg/kg大于5分钟）——在患有高钾血症的婴儿和儿童中被认为是一个安全和高效的治疗方法。沙丁胺醇雾化在儿童中也有效，虽然在新生儿中尚未做过正式评估，但在非对照的研究显示：这种方法在新生儿组中是有效的[46]。
- 静脉输注葡萄糖和胰岛素液（12U可溶胰岛素加入100ml 25%葡萄糖中——5ml/kg大于30分钟）——疗效很好，和沙丁胺醇合用还可提高疗效。由于血糖经常会出现波动，因此在治疗时及治疗后必须要密切监测血糖浓度。
- 静脉输入碳酸氢钠（1mmol/kg）——这在酸中毒的患儿中亦有效。

这些方法可将细胞外的钾移入细胞内，但不能将钾从体内排出。因此，它们只是起临时作用，为准备透析争取时间。口服/直肠使用阳离子交换树脂如钙聚苯乙烯硫酸盐（Resonium）可永久性地有效除去人体中的钾，但是由于可能会引起肠道梗阻及肠穿孔而使病情复杂化，在本身就有坏死性小肠结肠炎危险的新生患儿不要使用该方法。尽管阳离子交换树脂可以直肠给药之后再用温盐水灌肠除去，但是如果使用上述方法都不能使血钾浓度恢复正常，那么透析或许是一个更合适的选择。

钠的摄入

在无尿或严重少尿的新生儿，饮食中钠的摄入应控制在每天1mmol/kg左右。考虑到酸碱状态，补钠时最好以碳酸氢盐形式而不要用氯化物形式。非少尿型ARF的婴儿尿钠丢失非常高，可达到每天10mmol/kg，因此需要补充钠。在这组患儿中，计算饮食中钠需要量不能使用一个通式，钠的摄入应该根据一系列血钠浓度的测定及临床评估进行调整。

酸中毒

代谢性酸中毒应该使用足量碳酸氢钠治疗，可使血浆pH值及碳酸氢盐值恢复正常。补充碱不足量的另一半应该在重新评估其酸碱状态后再给予。如果纠酸不能在新生儿钠和体液允许的范围进行，则应考虑透析。

透析治疗

目前，透析被认为是新生儿ARF的常规治疗方法。腹膜透析和血液透析都可在体重<1kg的新生儿中应用。

表 36.4 急性肾功能衰竭的透析适应证
■ 高钾血症
■ 高钾血症
■ 严重代谢性酸中毒
■ 高磷酸盐血症/低钙血症
■ 保守治疗失败

表 36.4 列出了透析的主要指征。

透析就是通过半透膜顺浓度梯度除去小分子溶质。半透膜可以是腹膜，在腹腔中将内脏毛细血管中的血液与透析液分离出来，也可以是膜两侧的血液和透析液的合成物质，如血液透析。这个过程不同于超滤，超滤是指血浆中的水分和小分子溶质通过一个高度通透性的膜在压力梯度的作用下以对流的方式被除去。治疗方式可以是单纯透析、单纯滤过或两者同时运用。

腹膜透析

大多数新生儿选用腹膜透析（PD），其优势在于，相对于血透而言易于操作、技术简单。透析时透析液进入腹腔的优先选择方式是通过外科无菌技术在腹腔中放置一根生物惰性硅化橡胶所制的 Tenckhoff 导管。亦可运用 Seldinger 技术在腹腔中通过导引线将导管插入腹腔，但这种方法置入的导管比外科手术置入的导管期限更短，更易于阻塞、渗漏及感染。在 VLBW 新生儿这种导管置入方式不适宜，可以通过血管造影导管、静脉内导管或胸腔引流管来进行 PD。运用以上方法对 380 克的新生儿已成功地进行了透析[69,72]。PD 的相对禁忌证主要是腹部手术，尽管在一些病例中也有过成功的报道[50]。

灌注量可根据患儿的体重计算。通常使用的初始量为 10～20 ml/kg，若能耐受可逐渐增加至 30 ml/kg。再加大灌注量也许会使膈肌运动受限并导致呼吸困难。透析液可通过重力作用进入腹腔。自动循环系统如“Pac–X”机器可以完成透析。对于儿童而言最小的透析量为 50ml。因此，LBW 的新生儿所需的透析量更小，透析必须人工控制，通常需使用安装有合适大小滴管的可控性静脉输入装置。

相对于大一些的儿童而言，新生儿取得足够的超滤出液难度更高，因为新生儿的功能性腹膜的表面积相对更大，更易通透，能量需求更高，所有这些都可以使腹腔中的葡萄糖被快速吸收入血液。血液中的水分通过对流作用转运至腹腔所需的渗透梯度会因此而丧失。缩短留置时间、相对扩大容量以及提高透析液中葡萄糖的浓度有助于克服这一问题。然而，高糖透析液在腹腔中留置的时间延长会导致腹腔的炎症反应，会降低腹膜的通透性及减少滤过。表 36.5 列出了三种标准液的成分，这些在 PD 液中被广泛应用。特殊的透析液可以用多聚物（糊精）代替葡萄糖，这些多聚物由于分子量大而不易被吸收。PD 的常见并发症包括腹膜炎、导管出口处感染、由于导管被网膜压迫或阻塞而不能排泄透析液及由于吸收了透析液中的葡萄糖而出现高血糖症。为了减少导管阻塞的风险，一些外科医生在置入导管时常规做网膜切除术。

血液滤过和血液透析

当 PD 无效或有禁忌证时，有必要使用血液滤过或血液透析。持续使用该项技术可避免血容量和生化波动，而间歇性血液透析也已成功应用于新生儿[62]。

表 36.5 一些常用腹膜透析液成分

液体	葡萄糖（%）	钠	钙	镁	氯	乳酸	渗透压
PDI（1.36）	1.36	132	1.75	0.75	102	35	347
PDI（2.27）	2.27	132	1.75	0.75	102	35	398
PDI（3.86）	3.86	132	1.75	0.75	102	35	486

除了葡萄糖浓度用(g/100ml)表示外,浓度用(mmol/L)及渗透压用(mOsmol/kg)表示。用的葡萄糖浓度越高,就更利于通过渗透作用去除水分,但其可耐受性比含葡萄糖 1.36%的 PDI 液更差,应更小程度地加以使用。高钙血症病人可用无钙溶液。那些罕见的有低钾血症的肾功能衰竭病人可加入钾。表中的溶液是由 Baxter Healthcare Ltd. GB, Thetford, Norfold, UK.生产的。

持续动脉-静脉血液滤过

持续动脉-静脉血液滤过（CAVH）是最简单的技术。在该技术中，将导管插入动脉和静脉，血液凭借患儿自身的血压流过合适的过滤器（如Amicon微型滤过器）[44]。

动脉入口可通过脐带血管和大腿上的血管获得，静脉入口可通过脐带血管、股静脉及颈静脉获得。至少需要40mmHg的全身血压才能维持适当的血液通过滤过器，若有必要可在该通路中放入容量灌注泵以提高血压[32]。增加滤过器和收集血管之间的垂直高度，可以提高超滤压，并可以在超滤器中插入一根带有泵的柔软吸管来进一步调整压力。这个泵亦可防止超滤过多。使用这套系统，超滤率可以达到5ml/(kg·h)[8]。如果需要可在该回路的静脉端输入替代液体。如有适应证则可以常规给予胃肠外营养。

大多数新生儿可以耐受的最大额外容量为血容量的10%。与CAVH相适应的最小额外液量通常是12ml（使用Amicon微型滤过器及新生儿系统）。因此，低出生体重儿（LBW）在治疗前，循环通路中需要有血液灌注。在新生儿，浓缩红细胞、血浆、白蛋白的混合物可形成滤过和循环通路。由于库存血钾的浓度可达20mmol/L，因此首选新鲜全血。柠檬酸抗凝药也许会导致突发性低钙血症，因此建议在可能的情况下尽量使用肝素抗凝的新鲜全血[17]。

应用肝素可防止循环通路中血凝块的形成。首先给予一个25～100 IU/kg的初始量，然后再以5～15 IU/(kg·h)的速度在动脉端输入肝素。虽然输注速度可以根据实验室测得的部分凝血活酶时间做调整，但最好还是根据床边测得的活化凝血时间来调整。在许多新生儿，血黏度相对较高，平均动脉压相对较低，这使滤过的血流缓慢，为防止血凝块的形成需要提高肝素化程度。当存在全身肝素化禁忌证时，可以在动脉端输入肝素，同时在静脉端输入鱼精蛋白。

血液透析是通过对流原理而非扩散原理除去溶质。有时也会出现溶质去除不充分，如果患儿处于分解代谢状态同时伴有高尿素生成率时尤其如此。此时将透析液逆血流方向通过滤器的超滤部分会提高扩散清除率，因此这个过程可以转变为血液的双向滤过[6,9]。图36.5说明了血液滤过和血液双向滤过的原理。在新生儿CAVH的主要不利因素是：在新生儿建立动脉入口较困难，在肱骨或股骨段建立动脉入口有引起肢体缺血的危险，之后会影响肢体的生长。CAVH不适用于低血压或心功能差的患儿。

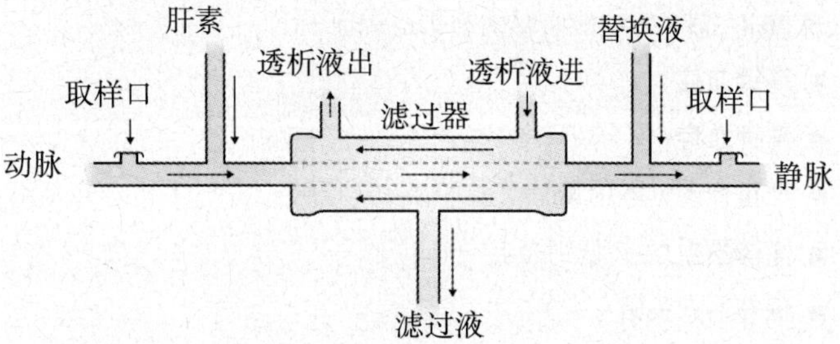

图36.5 动脉-静脉血液滤过和血液透析示意图（详见正文）

持续静脉-静脉血液滤过

持续静脉-静脉血液滤过（CVVH）技术可以替代CAVH。在CVVH中，既可以在两条静脉上分别取一个入口，也可以在一条静脉上取两个入口，可以使用一个泵来控制血液的流经通路。不幸的是，近期还不能使用这项专门为新生儿设计的CVVH系统。Yorgin等在1990年首次描述了新生儿CVVH，该装置使用一个标准透析单位来控制血流[80]。Bunchman等已经为CVVH成功配备了一台“Gambro AK-10”的血透机，它使用一个“Amicon微型滤过器”及新生儿系统，已能将体外循环量减少至38ml[11]。预充容量要求新生儿小于4.5 kg，或者可以使用一个容量输注泵来调整血流。与一个标准透析机相比，它可以允许更低的血流量，所需的技术支持也少。然而，由于该通路中没有泡沫空气检测器，因此空气栓塞的风险有所增加。

近阶段报道了一项手动注射技术，该技术可以对体重小于1000 g的新生儿进行静脉-静脉血液滤过及血液透析。应用该技术的最小新生儿体重为630g[16]。尽管在将来可能会实现自动化，但目前该项技术操作强度非常高。同CAVH一样，只要逆血流方向流经过滤器滤过，就可以在CVVH的基础上增加透析功能。

事实上，在所有ARF的新生儿病例中都可以进行透析。尽管CAVH和CVVH不断有优点出现，但PD仍然是首选。最终还是要根据患儿的个体情况及病房中可行的技术支持来选择透析模式。

慢性肾功能衰竭

新生儿慢性肾功能衰竭的病因

新生儿时期出现的慢性肾功能衰竭也许是真正先天性的，它可以由出生前已存在的不可逆的肾损害所致，或者是由于围生期肾脏的严重破坏以致肾功能无法恢复而出现慢性肾功能衰竭。双肾发育不全及双侧多囊肾发育不全的胎儿不可能存活。因缺少胎儿尿液而导致严重的羊水过少可以导致Potter序列征及导致致命的肺发育不全。肾发育不全通常伴有双侧膀胱输尿管反流（VUR）或尿路阻塞性疾病，是真正先天性CRF的最常见原因。由于男性后尿道瓣的优势及严重VUR，通常男孩的发病率大约是女孩的两倍。目前已知的病因还包括双侧肾动静脉栓塞以及严重的ATN发展至肾皮质坏死。能存活的先天性肾发育不全患儿在新生儿时期很少会出现病情严重至透析的程度：如果患儿的肾功能足以防止肺发育不全发生的话，通常在仅给予支持治疗的情况下肾功能至少可以支持患儿存活数周或数月。有时隐匿性多囊性肾病（见下文）会引起新生儿期肾功能衰竭，但这仅是罕见疾病患儿中的一小部分。

慢性肾功能衰竭的临床特征

慢性肾功能衰竭患儿通常表现为新生儿时期的生长不理想，同时伴有肾功能衰竭的典型生化改变（见上文）。由于肾性肾功能衰竭的症状缺乏特征性，因此常会出现几周甚至几个月的漏诊。慢性肾功能衰竭对于生长发育有潜在的不可逆的不利影响，因此对于无法解释的持续性体重增长不良必须强制性进行简单肾功能检查（尿素、电解质、肌酐）。许多肾发育不良的婴儿存在高尿钠排泄率，如果没有充分补盐，则体内的盐会逐渐耗尽。也许慢性肾功能衰竭患儿存在动脉高血压，但这种情况通常不会出现在严重尿盐丢失的患儿。一些累及肾脏的罕见遗传性综合征也可能会导致CRF，但不会出现在新生儿时期，这里不再做进一步讨论。

新生儿慢性肾功能衰竭的治疗

对于患有CRF的大多数新生儿而言，简单但最大的问题在于如何摄入适当的能量：尿毒症可引起食欲下降，有时会引起恶心、呕吐，因此几乎所有的患儿都需要软管喂养。大多数病房使用鼻胃管，而在有些病房则选用选择性胃造瘘的方式进行喂养。母乳或低磷酸盐的人工配方奶是合理的喂养物。为了使患儿的发育正常或接近正常，每天的能量摄入必须达到150～180 kcal/kg，这比正常新生儿高许多，这需在基础饮食外再补充额外能量。我们应尽可能鼓励婴儿通过吮吸和吞咽来获取食物，这是必须学会的技能。但在CRF患儿，不得不用软管来代替。一个非常成功的策略就是通过Kangaroo泵或与之相似的泵在白天给予间断性喂养而夜间给予持续性胃管喂养。在饮食中加入足量的碳酸氢钠使血浆碳酸氢盐的浓度维持在22～24 mmol/L之间。如果在给予充分的能量后仍存在低钠血症或体重增长不理想，可在不引起容量超负荷或高血压的条件下加入一定量的氯化钠。此外，必须经常使用碳酸钙来维持血浆磷酸盐在正常范围（婴儿血浆磷酸盐的正常范围比年长儿更高一些）。当血清磷酸盐浓度得到适当控制，如果血钙浓度低则应添加骨化二醇和骨化三醇。由于CRF患儿的饮食治疗有一定难度和要求，这就需要由经验丰富的护士、营养师和肾病专家组成小组给予父母（或相同的照料人员）以熟练和富有同情心的培训。关于新生儿CRF治疗的更多细节可参阅综述[58]。

多囊性肾病

常染色体显性遗传所致的多囊性肾病（ADPKD）相当普遍（发病率约为1/500～1/600），该病很少会在新生儿时期出现临床症状，多在幼儿期超声检查时发现囊腔，偶尔也会在新生儿期发现，但很少会在胎儿期发现[51]。丹佛的Colorado报道的一组病例是目前患者数最多的一组，他相继随访了来自131个受该病影响家庭中的312个儿童[21,22]。他们发现，一些最后诊断患该病的患儿，在宫内或在新生儿时期的肾就有高回声现象，5岁之前60%患儿的囊腔被证实。无论在哪个年龄段，该病患儿的肾都要比同龄正常儿童大，尽管很少有患儿的血压超出年龄相关和性别相关的正常血压范围，但他们仍有高血压趋势。在 ADPKD 两个与疾病相关的已知位点 PKD-1 和 PKD-2，携带 PKD-1 者的症状可能比 PKD-2 出现得早。通常在新生儿或儿童一般均无法检测到 GFR 的初始下降。

常染色体隐性遗传的多囊性肾病罕见（1/10 000～1/40 000），表现多样。该病是由 6p21 基因突变引起，该基因编码一种近期发现的纤维囊性蛋白。最严重的病例是 Potter 综合征，可死于肺功能不全。目前许多病例可以在出生前通过超声检查发现。那些在新生儿期存活的患儿注定会进展至肾功能衰竭末期，只是有些发生在婴儿期，有的发生于儿童后期甚至青春期或成年早期。继而发现先天性肝纤维化也与该病有关。在新生儿期或婴儿期进展为肾功能衰竭末期（ESRF）的患儿可与其他疾病引起肾功能衰竭末期的同龄患儿进行相同治疗，但有两种情况例外。第一，为了进行 PD 必须将双肾摘除。第二，高血压是 ARPKD 的一个常见特征，在治疗过程中常持续存在。高血压在合并尿盐丢失时较少发生，但在某些患儿中可以出现，其治疗相当困难。

先天性肾病综合征

肾病综合征很少会在新生儿时期出现。目前所了解的病因包括先天感染了梅毒、弓形虫、风疹、巨细胞病毒、HIV、疟疾。在这些疾病的流行地区应该对所有的病例都予以检查，因为尽管非常罕见，但其中有些是有可能治疗的。芬兰型先天性肾病综合征最少见，这是一种常染色体隐性遗传疾病。它是由位于 19p13.1 的 *NPHS1* 基因突变所致，该基因编码一种肾脏蛋白（nephrin），是肾小球超滤膜的基本组成部分，可防止白蛋白从肾小球毛细血管漏出至 Bowman 间隙[40,48]。在芬兰人种，该基因突变高频度的发生导致该病在活产儿中的发病率为 1/8200，该命名就是由此得来。该病在其他人种中并不普遍，但在大多数种族中都有报道。研究显示在孕 16～20 周之前羊水中持续发现非常高水平的甲胎蛋白，由此推测在孕早期必定出现了严重的白蛋白尿。

临床特征

大多数患儿都是在 36 周左右出生的早产儿，胎盘大，胎盘与婴儿体重的比值为 0.43（正常值为 0.18）。出生时临床就有明显水肿和腹胀的病例占 25%，而 90% 的病例可在生后一周以内出现以上症状。除非给予输注白蛋白支持，否则血清白蛋白水平在 10 g/L 以下。典型的面部特征包括：骨缝和囟门增宽、小鼻子、眼裂增宽、低位耳，但是这些特征在出生时表现并不明显。

治疗

保守治疗困难，包括加强静脉输注白蛋白，使用 ACEI 及 NSAID 类药物在动力学上改变肾小球的滤过率从而减少蛋白尿，有些医院也采用选择性单侧肾切除术[15]。通过以上治疗，患儿的营养发育都有所改善但不可能达到正常标准。根治治疗就需要做双肾切除及肾移植。Helsinki 医院对此具有丰富的临床经验，可在肾切除后与肾移植之前进行数月的透析治疗以改善营养发育并使血浆白蛋白浓度恢复正常，以及纠正诸如高脂血症这类继发性代谢紊乱。诊断为先天性肾病综合征的患儿应被转往有完善的透析和移植设备，并有新生儿监护水平的当地儿童肾病病房。

新生儿肾小管病

Bartter 综合征

Bartter 综合征是由位于 Henle 袢升支粗段的三个膜转运体中的一个发生变异所致，引起钠、钾、氯的重吸收障碍[66－68]。由于到达远端肾单位的盐量大大增加，结果导致盐丢失、容量减少、醛固酮增多症、低钾血症以及该病典型的代谢性碱中毒。最严重的影响可出现在新生儿期伴有生长发育障碍、多尿、多饮及上述的生化异常。有些病例因宫内出现多尿而引起羊水增多症[55]。利用袢利尿剂可以产生同 Bartter 综合征完全类似的症状（袢利尿剂可阻断先前提到的那个膜转运体），在鉴别诊断中这是重要的一点。相似的生化改变还可发生在非肾性因素引起的电解质丢失，如囊性纤维化（经皮）和先天性失氯性腹泻病（肠内）。尿氯浓度是诊断的关键性检查，因为它在 Bartter 综合征中会增高，而在非肾性电解质丢失性疾病中尿氯浓度应该降低（事实上是无氯尿）。目前 DNA 分析能明确诊断该病，但需要花费数周或数月的时间。其治疗包括以下方面：在所有的病例中给予补钾治疗，在部分病例中给予补钠治疗，分次给予吲哚美辛（消炎痛）治疗剂量可达到 3mg/(kg·d)。而与 Bartter 综合征密切相关的 Gitelman 综合征相对病情较轻，并且很少发生于新生儿期，但也有新生儿期发病的报道。

肾性尿崩症

肾性尿崩症（NDI）是由于肾对 ADH 的抵抗所致，而 ADH 的功能是促进集合管对水的渗透性重吸收，从而产生浓缩尿。主要临床特征为多尿及高钠性脱水：只有能表达渴感及能有机会自己喝水的患者才会出现多饮，因此多饮不会出现在新生儿期。除非有家族史否则在新生儿期一般不易诊断。对于出现以增加饮水量来纠正顽固性或反复高钠血症的任何患儿都需考虑该病。在新生儿时期没有必要做常规的禁水试验，因该试验对新生儿可能有危险性。如果血浆渗透浓度为 300 mOsmol/kg H_2O，血钠浓度＞147～150mmol/l，那么尿液可根据年龄被最大限度浓缩（见上文）。但是，如果尿液的渗透浓度比血浆低，则应暂拟该诊断并予以补充水分以维持正常的血钠浓度。最常见的一种肾性尿崩症是 X 连锁隐性遗传，是由肾小管 ADH 受体（V_2 受体）变异所致[43]。然而也有一种非常少见的常染色体隐性遗传的情况，是由于编码具有小管水通道作用的 aquaporin2 基因突变引起，当 V_2 受体结合 ADH 时该通道就会插入到肾小管细胞膜中[78]。这两种形式可根据临床进行诊断，不要因为患儿是女性而排除该诊断，这点很重要。

肾小管酸中毒

前面已经提到新生儿近端肾小管碳酸氢盐的阈值比大婴儿和儿童要低，而早产儿又比足月儿低。Kildeberg[41]首先描述了早产儿迟发性酸中毒综合征，该病既可因不适当的高蛋白喂养引起非挥发性酸（大部分是硫酸盐）产生增加所致，也可因各种因素导致正常的生长发育被干扰所致，此时生长发育这一被视作人体的“第三肾”作用消失。如今这一综合征比早先刚开始报道时要少得多，可能是因喂养方式的改变，但是在那些生长较预期差的婴儿中仍可以发现一些细微的早期表现：其标志就是出现高酸度的尿液，尽管血液没有明显变酸[37]。Kildeberg 在其经典的专题论文中广泛回顾了有关新生儿及小婴儿酸碱紊乱。

20 世纪 60 年代，在纽约对于原发性近端肾小管酸中毒（RTA）的表现形式有所描述[60]。经过严格仔细的检查发现这些患儿近端肾小管有碳酸氢盐丢失，尽管这些患儿也能酸化尿液，但只有在血 pH 值远低于正常新生儿血 pH 值时这些患儿才能正常酸化尿液，而通常这样低的血 pH 值在正常新生儿已可产生很高酸度的尿液。然而这种情况是自限性的，到 18 个月时可自行消失。令人感到神秘的是，RTA 的这种表现形式自被早期描述后似乎就已经消失了：其原因无人知晓。这可能是由于一些未知的饮食因素或是其他一些目前不存在的环境因素的影响所致，但是这个秘密尚未被完全解开。在肾性 Fanconi 综合征，可以看到近端肾小管酸中毒，在英国儿童中，引起这种疾病的最常见原因就是胱氨酸贮积症，但是在新生儿时期出现该病相对较少见（尽管并不是很了解）。而 Fanconi 综合征的其他症状（糖尿病、普通氨基酸尿、磷酸盐尿）提醒人们，如果有持续的不能解释的近端型酸中毒应考虑 Fanconi 综合征。

在任何年龄出现难以解释的代谢性酸中毒时，测量阴离子间隙很重要，该值为钠离子浓度减去氯离子、碳酸氢根浓度之和的差值：

$$AG=Na^+-(Cl^-+HCO^-_3)$$

用这种方法测得的正常值为 8～16 mmol/L。令人疑惑的是有些专家将钾也算入该算式中，在这种情况下正常值要高出 4 mmol/L 左右。事实上，溶液中的阴离子总数和阳离子总数是完全相等的，表面上显示的间隙是由于未测得的阴离子所致，这些阴离子主要是白蛋白、磷酸盐和少量的有机阴离子包括乳酸盐。如果阴离子间隙增高超过正常范围，此时必然有一种“正常”未测到的阴离子（如乳酸盐）的数量增加，或者通常有另一种不超过微量的有机阴离子（如酮酸、各种先天性代谢障碍产生的复合有机阴离子）存在。反之，阴离子间隙正常的代谢性酸中毒（高氯性代谢性酸中毒）通常是由于肾或胃肠道丢失碳酸氢盐或肾氢离子分泌障碍（远端肾小管酸中毒）所致。

参考文献

1. Albert M S, Winters R W 1966 Acid-base equilibrium of blood in normal infants. Pediatrics 37: 728–732
2. Al-Dahhan J, Haycock G B, Chantler C, Stimmler L 1983 Sodium homeostasis in term and preterm neonates. I. Renal aspects. Archives of Disease in Childhood 58: 335–342
3. Aperia A, Broberger O, Thodenius K, Zetterstrom R 1975 Development of renal control of salt and fluid homeostasis during the first year of life. Acta Paediatrica Scandinavica 64: 393–398
4. Arant B S Jr 1973 Developmental patterns of renal functional maturation compared in the human neonate. Journal of Pediatrics 92: 705–712
5. Arant B S Jr, Edelmann C M Jr, Nash M A 1974 The renal reabsorption of glucose in the developing canine kidney: a study of glomerulotubular balance. Pediatric Research 8: 638–646
6. Assadi F K 1988 Treatment of acute renal failure in an infant by continuous arteriovenous hemodialysis. Pediatric Nephrology 2: 320–322
7. Baluarte H J, Gruskin A B, Hiner L B, Foley C M, Grover W D 1977 Encephalopathy in children with chronic renal failure. Proceedings of the Clinical Dialysis and Transplant Forum 1977; 7: 95–8
8. Bauer M, Stewart S 1988 Renal failure following cardiac surgery in a 2.8 kg infant managed with continuous arteriovenous hemofiltration. Annals of Thoracic Surgery 45: 225–226
9. Bishof N A, Welch T R, Strife F, Ryckman F C 1990 Continuous hemodiafiltration in children. Pediatrics 85: 819–823
10. Brodehl J, Gellissen K 1968 Endogenous renal transport of free amino acids in infancy and childhood. Pediatrics 42: 395–404
11. Bunchman T E, Maxvold N J, Kershaw D B, Sedman A B, Custer J R 1995 Continuous venovenous hemodiafiltration in infants and children. American Journal of Kidney Diseases 25: 17–21
12. Calcagno P L, Rubin M I 1963 Renal extraction of para-aminohippurate in infants and children. Journal of Clinical Investigation 42: 1632–1639
13. Chevalier R L, Campbell F, Brenbridge A N 1984 Prognostic factors in neonatal acute renal failure. Pediatrics 74: 265–272
14. Coleman J E, Watson A R, Rance C H, Moore E 1998 Gastrostomy buttons for nutritional support on chronic dialysis. Nephrology, Dialysis, Transplantation 13: 2041–2046
15. Coulthard M G 1989 Management of Finnish congenital nephrotic syndrome by unilateral nephrectomy. Pediatric Nephrology 3: 451–453
16. Coulthard M G, Sharp J 1995 Haemodialysis and ultrafiltration in babies weighing under 1000g. Archives of Disease in Childhood. Fetal and Neonatal Edition 73: F162–F165
17. Coulthard M G, Vernon B 1995 Managing acute renal failure in very low birthweight infants. Archives of Disease in Childhood. Fetal and Neonatal Edition 73: F187–F192
18. Edelmann C M Jr, Barnett H L, Troupkou V 1960 Renal concentrating mechanism in newborn infants. Effect of dietary protein and water content, role of urea and responsiveness to antidiuretic hormone. Journal of Clinical Investigation 39: 1062–1069
19. Edelmann C M Jr, Boichis H, Soriano J R, Stark H 1967 The renal response of children to acute ammonium chloride acidosis. Pediatric Research 1: 452–460
20. Ellis E N, Arnold W C 1982 Use of urinary indexes in renal failure in the newborn. American Journal of Diseases of Children 136: 615–617
21. Fick G M, Johnson A M, Strain J D et al 1993 Characteristics of very early onset autosomal dominant polycystic kidney disease. Journal of the American Society of Nephrology 3: 1863–1870
22. Fick-Brosnahan G M, Tran Z V, Johnson A M, Strain J D, Gabow P A 2001 Progression of autosomal-dominant polycystic kidney disease in children. Kidney International 59: 1654–1662
23. Gruskin A B, Edelmann C M Jr, Yuan S 1970 Maturational changes in renal blood flow in piglets. Pediatric Research 4: 7–13
24. Hammarlund K, Sedin G 1979 Transepidermal water loss in newborn infants. III. Relation to gestational age. Acta Paediatrica Scandinavica 68: 795–801
25. Hansen J D L, Smith C A 1953 Effects of withholding fluid in the immediate postnatal period. Pediatrics 12: 99–112
26. Hartnoll G, Betrémieux P, Modi N 2000 Randomised controlled trial of postnatal sodium supplementation on oxygen dependency and body weight in 25–30 weeks gestational age infants. Archives of Disease in Childhood. Fetal and Neonatal Edition 82: F19–F23

26. Hartnoll G, Betrémieux P, Modi N 2000 Randomised controlled trial of postnatal sodium supplementation on oxygen dependency and body weight in 25–30 weeks gestational age infants. Archives of Disease in Childhood. Fetal and Neonatal Edition 82: F19–F23

27. Hartnoll G, Betrémieux P, Modi N 2000 Randomised controlled trial of postnatal sodium supplementation on body composition in 25–30 weeks gestational age infants. Archives of Disease in Childhood. Fetal and Neonatal Edition 82: F24–F28
28. Hartnoll G, Betrémieux P, Modi N 2001 Randomised controlled trial of postnatal sodium supplementation in infants of 25–30 weeks gestational age: effects on cardiopulmonary adaptation. Archives of Disease in Childhood. Fetal and Neonatal Edition 85: F29–F32
29. Haycock G B 1989 Creatinine, body size and renal function. Pediatric Nephrology 3: 22–24
30. Haycock G B, Aperia A 1991 Salt and the newborn kidney. Pediatric Nephrology 5: 65–70
31. Hencz P, Deverall P B, Crew A D, Steel A E, Mearns A J 1979 Hyperuricemia of infants and children: a complication of open heart surgery. Journal of Pediatrics 94: 774–776
32. Heney D, Brocklebank J T, Wilson N 1989 Continuous arteriovenous haemofiltration in the newlyborn with acute renal failure and congenital heart disease. Nephrology, Dialysis, Transplantation 4: 870–876
33. Hillman L S, Salmons S S, Erickson M M, Hansen J W, Hillman R E, Chesney R 1994 Calciuria and aminoaciduria in very low birth weight infants fed a high-mineral premature formula with varying levels of protein. Journal of Pediatrics 125: 288–294
34. Hinchcliffe S A, Lynch M R J, Sargent P H, Howard C V, van Velzen D 1992 The effect of intrauterine growth retardation on the development of renal nephrons. British Journal of Obstetrics and Gynaecology 99: 296–301
35. Huttunen N P 1976 Congenital nephrotic syndrome of Finnish type. Study of 75 patients. Archives of Disease in Childhood 51: 344–348
36. Kalhoff H, Diekmann L, Kunz C, Stock G J, Manz F 1997 Alkali therapy versus sodium chloride supplement in low birthweight infants with incipient late metabolic acidosis. Acta Paediatrica 86: 96–101
37. Kalhoff H, Manz F, Diekmann L, Kunz C, Stock G J, Weisser F 1993 Decreased growth rate of low-birth-weight infants with prolonged maximum renal acid stimulation. Acta Paediatrica 82: 522–527
38. Kaplan B S, Rabin I, Nogrady M B, Drummond K N 1977 Autosomal dominant polycystic renal disease in children. Journal of Pediatrics 90: 782–783
39. Kaskel F J, Kumar A M, Feld L G, Spitzer A 1988 Renal reabsorption of phosphate during development: tubular events. Pediatric Nephrology 2: 129–134
40. Khoshnoodi J, Tryggvason K 2001 Congenital nephrotic syndromes. Current Opinion in Genetics and Development 11: 322–327
41. Kildeberg P 1964 Disturbances of hydrogen ion balance occurring in premature infants. II. Late metabolic acidosis. Acta Paediatrica 53: 517–526
42. Kildeberg P 1968 Clinical acid-base physiology. Studies in neonates, infants and young children. Munksgaard, Copenhagen, 1968
43. Knoers N V, van den Ouweland A M, Verdijk M, Monnens L A, van Oost B A 1994 Inheritance of mutations in the V2 receptor gene in 13 families with nephrogenic diabetes insipidus. Kidney International 46: 170–176
44. Lieberman K V, Nardi L, Bosch J P 1985 Treatment of acute renal failure in an infant using continuous arteriovenous hemofiltration. Journal of Pediatrics 106: 646–649
45. McCance R A 1959 The maintenance of stability in the newly born. 1. Chemical exchange. Archives of Disease in Childhood 34: 361–370
46. McClure R J, Prasad V K, Brocklebank J T 1994 Treatment of hyperkalaemia using intravenous and nebulised salbutamol. Archives of Disease in Childhood 70: 126–128
47. Mackenzie H S, Brenner B M 1995 Fewer nephrons at birth: a missing link in the etiology of essential hypertension? American Journal of Kidney Diseases 26: 91–98
48. Mannikko M, Kestaila M, Holmberg C et al 1995 Fine mapping and haplotype analysis of the locus for congenital nephrotic syndrome on chromosome 19q13.1. American Journal of Human Genetics 57: 1377–1383
49. Mathew O P, Jones A S, James E, Bland H, Groshong T 1980 Neonatal renal failure: usefulness of diagnostic indices. Pediatrics 65: 57–60
50. Mattoo T K, Ahmad G S 1994 Peritoneal dialysis in neonates after major abdominal surgery. American Journal of Nephrology 14: 6–8
51. Michaud J, Russo P, Grignon A et al 1994 Autosomal dominant polycystic kidney disease in the fetus. American Journal of Medical Genetics 51: 240–246

52. Moniz C F, Nicolaides K H, Bamforth F J, Rodeck C H 1985 Normal reference ranges for biochemical substances relating to renal, hepatic, and bone function in fetal and maternal plasma during pregnancy. Journal of Clinical Pathology 38: 468–472
53. Murdoch I A, Dos Anjos R, Haycock G B 1991 Treatment of hyperkalaemia with intravenous salbutamol. Archives of Disease in Childhood 66: 527–528
54. Nicolaides K H, Cheng H H, Snijders R J M, Moniz M D 1992 Fetal urine biochemistry in the assessment of obstructive uropathy. American Journal of Obstetrics and Gynecology166: 932–937
55. Proesmans W 1997 Bartter syndrome and its neonatal variant. European Journal of Pediatrics 156: 669–679
56. Rabinowitz R, Peters M T, Vyas S, Campbell S, Nicolaides K H 1989 Measurement of fetal urine production in normal pregnancy by real-time ultrasonography. American Journal of Obstetrics and Gynecology 161: 1264–1266
57. Riesenfeld T, Hammarlund K, Sedin G 1995 Respiratory water loss in relation to gestational age in infants on their first day after birth. Acta Paediatrica 84: 1056–1059
58. Rigden S P, Start K M, Rees L 1987 Nutritional management of infants and toddlers with chronic renal failure. Nutrition and Health 5: 163–174
59. Roberts D S, Haycock G B, Dalton R N et al 1990 Prediction of acute renal failure after birth asphyxia. Archives of Disease in Childhood 65: 1021–1028
60. Rodriguez-Soriano J, Boichis H, Stark H, Edelmann C M Jr 1967 Proximal renal tubular acidosis. A defect in bicarbonate reabsorption with normal urinary acidification. Pediatric Research 1: 81–98
61. Rodríguez-Soriano J, Vallo A, Oliveros R, Castillo G 1983 Renal handling of sodium in premature and full-term neonates: a study using clearance methods during water diuresis. Pediatric Research 17: 1013–1016
62. Sadowski R H, Harmon W E, Jabs K 1994 Acute hemodialysis of infants weighing less than five kilograms. Kidney International 45: 903–906
63. Schwartz G J, Haycock G B, Edelmann C M Jr, Spitzer A 1976 A simple estimate of glomerular filtration rate in children derived from body length and plasma creatinine. Pediatrics 58: 259–263
64. Schwartz G J, Haycock G B, Edelmann C M Jr, Spitzer A 1979 Late metabolic acidosis: a reassessment of the definition. Journal of Pediatrics 95: 102–107
65. Siegel S R, Oh W 1976 Renal function as a marker of human fetal maturation. Acta Paediatrica Scandinavica 65: 481–485
66. Simon D B, Bindra R S, Mansfield T A et al 1997 Mutations in the chloride channel gene, CLCNKB, cause Bartter's syndrome type III. Nature Genetics 17: 171–178
67. Simon D B, Karet F E, Hamdan J M, Di Pietro A, Sanjad S A, Lifton R P 1996 Bartter's syndrome, hypokalemic alkalosis with hypercalciuria, is caused by mutations in the Na-K-2Cl transporter NKCC2. Nature Genetics 13: 183–188
68. Simon D B, Karet F E, Rodriguez-Soriano J 1996 Genetic heterogeneity of Bartter's syndrome revealed by mutations in the K+ channel, ROMK. Nature Genetics 14: 152–156
69. Sizun J, Giroux J-D, Rubio S, Guillois B, Alix D, De Parscau L 1993 Peritoneal dialysis in the very low-birth-weight neonate (less than 1000 g). Acta Paediatrica 82: 488–489
70. Spitzer A, Brandis M 1974 Functional and morphologic maturation of the superficial nephrons. Journal of Clinical Investigation 53: 279–287
71. Stapleton F B, Jones D P, Green R S 1987 Acute renal failure in neonates: incidence, etiology and outcome. Pediatric Nephrology 1: 314–320
72. Steele B T, Vigneux A, Blatz S, Flavin M, Paes B 1987 Acute peritoneal dialysis in infants weighing <1500 g. Journal of Pediatrics 110: 126–129
73. Sujov P, Kellerman L, Zeltzer M, Hochberg Z 1984 Plasma and urine osmolality in full-term and pre-term infants. Acta Paediatrica Scandinavica 73: 722–726
74. Sulyok E, Németh M, Tényi I, Csaba I F, Varga L, Varga F 1981 Relationship between the postnatal development of the renin-angiotensin-aldosterone system and the electrolyte and acid-base status in the sodium chloride supplemented premature infant. Acta Paediatrica Academiae Scientarum Hungaricae 22: 109–121
75. Sulyok E, Varga F, Györy E, Jobst K, Csaba I F 1979 Postnatal development of renal sodium handling in premature infants. Journal of Pediatrics 95: 787–792
76. Trompeter R S, Chantler C, Haycock G B 1981 Tolazoline and acute renal failure in the newborn [letter]. Lancet 1: 1219
77. Trompeter R S, Turner C, Haycock G B, Chik G, Chantler C 1983 Normal values for plasma creatinine concentration related to maturity in normal term and preterm infants. International Journal of Pediatric Nephrology 4: 145–148
78. van Lieburg A F, Verdijk M A, Knoers V V et al 1994 Patients with autosomal nephrogenic diabetes insipidus homozygous for mutations in the aquaporin 2 water-channel gene. American Journal of Human Genetics 55: 648–652
79. Vanpée M, Herin P, Broberger U, Aperia A 1995 Sodium supplementation optimizes weight gain in premature infants. Acta Paediatrica 84: 1312–1314
80. Yorgin P D, Krensky A M, Tune B M 1990 Continuous venovenous hemofiltration. Pediatric Nephrology 4: 640–642
81. Zelikovic I, Chesney R W, Friedman A L, Ahlfors C E 1990 Taurine depletion in very low birth weight infants receiving prolonged total parenteral nutrition: role of renal immaturity. Journal of Pediatrics 116: 301–306
82. Zerres K, Rudnik-Schoneborn S, Senderek J, Eggermann T, Bergmann C 2003 Autosomal recessive polycystic kidney disease (ARPKD). Journal of Nephrology 16: 453–458

第 2 部分

泌尿学

Duncan T Wilcox, Pierre Mouriquand

泌尿道异常

通过产前超声检查发现了更多的泌尿道异常，1：800 胎儿可在产前检查出尿道病变[3,56,58]。尽管检测技术有所进步，但仍有一些有泌尿道异常的患儿未被检查出，在儿童时期他们仍有泌尿道感染（UTI）的迹象和症状。产前诊断的尿路扩张既可是尿路损害所致也可是尿液反流所致，其病理学改变将在下文中讨论。

病理学

尿流损害（UFI）可以发生在泌尿道的任何水平，可以是一侧也可以是双侧。由于解剖结构的关系 UFI

首先引起肾盂和肾盏的扩张，可能会导致肾实质组织学破坏及肾功能改变。组织学上的破坏与 UFI 的程度、水平及持续时间有关。如同在多囊肾中看到的那样，肾萎缩是 UFI 与细胞开始凋亡有关的终末期反应[26]。妊娠早期的 UFI 具有重要意义，可导致肾实质发育不良[25]，在严重的病例中可出现同侧肾小球滤过率（GFR）下降及对侧 GFR 增高。妊娠后期出现的 UFI 的重要意义或部分意义在于此时会导致排泄系统[7,31]扩张而不会影响肾实质结构。

在出现产前超声检查之前，膀胱输尿管反流（VUR）患者中所见的所有肾脏损害（瘢痕）都曾被认为继发于生后感染。而此后，对产前诊断为有反流的患儿在其感染前所做的研究显示肾脏瘢痕早已存在[70]。这些肾脏瘢痕呈球型，而感染后肾脏形成的瘢痕呈片段状。这说明肾在宫内已被破坏或者发育异常。UFI 并不会使所有的肾都受累，小于 50%的患儿会留有肾脏瘢痕。Mackie 和 Stephens 推测：由于输尿管芽的发育异常导致了肾的发育异常[41]。这说明发育异常导致了反流和肾脏瘢痕。

产前发现尿路病变的新生儿的检查

产前诊断为尿路病变的患儿必须在出生后进一步明确诊断。在生后第 3 天或第 4 天做超声检查可以明确诊断，此时通常可发现肾实质的结构异常，如果在此之前行超声检查则会因新生儿出生后的相对少尿而得出假阴性的结果。如果未发现异常，而产前超声检查又提示有异常的，可在生后 6 周再复查超声。在未做出明确诊断之前必须持续给予预防性抗生素治疗，尽管目前这样做的依据还不充分。

如果超声检查提示单侧尿道扩张，那么在生后 6 周之前不需要再做进一步的检查。可在生后 6～12 周肾发育成熟后行肾放射性核素造影，此时结果较可靠。如果是双侧扩张则需早期进行排尿性膀胱尿道造影（MCUG）以排除膀胱出口处的梗阻病变。

MCUG 在新生儿单侧尿道扩张中的作用尚不肯定，目前仍有争议。最初，为了排除反流，所有的婴儿都要做 MCUG，结果发现出现反流的情况约占 15%～20%[63]。

目前许多研究对反流的临床意义提出了质疑，许

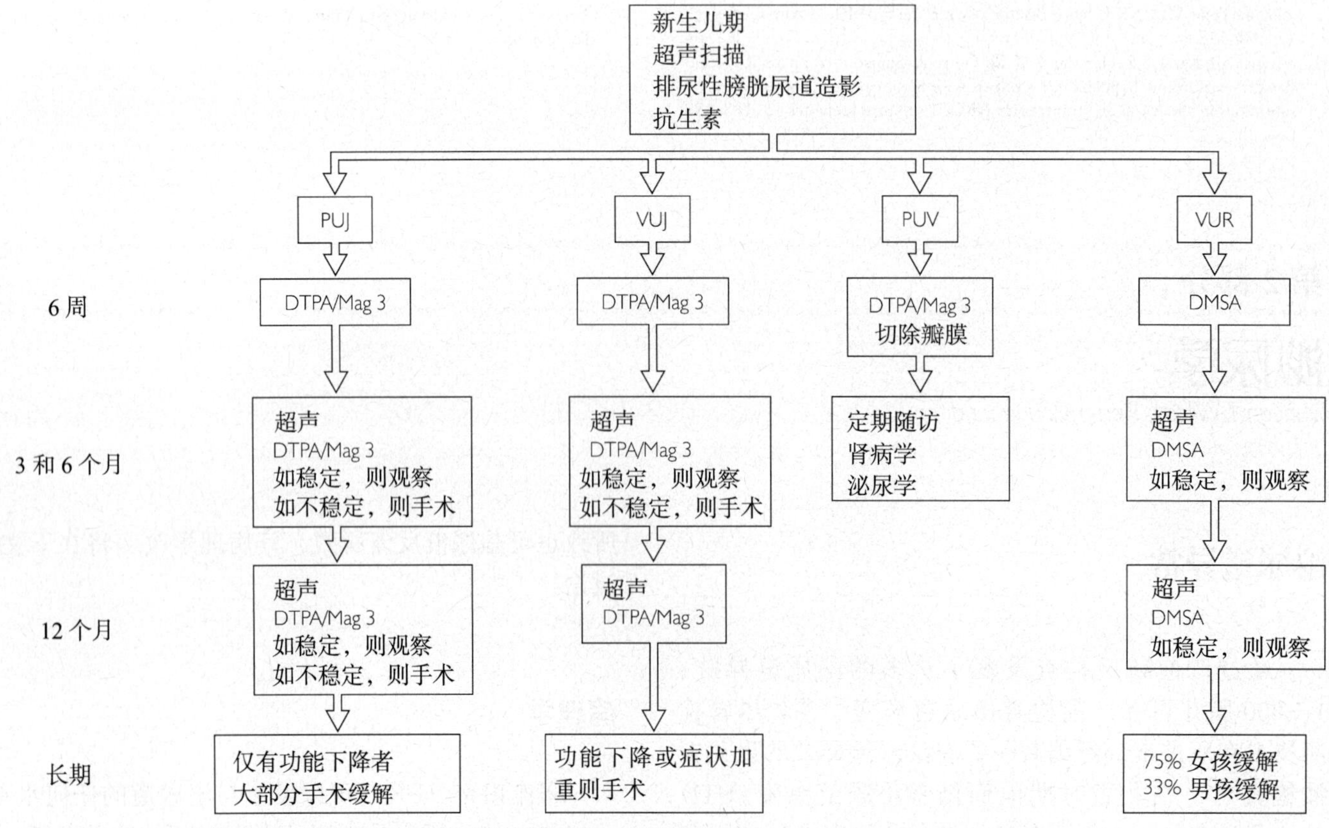

图 36.6 对于一个出生前诊断有尿路扩张的孩子进行出生后检查的详细流程图。

表 36.6 常见的产前诊断尿路疾病的病因
肾盂输尿管连接处异常
膀胱输尿管反流
膀胱输尿管连接处异常
多囊性肾发育不良
重复肾
后尿道瓣膜

多研究中心提出：可以仅对有双侧尿道扩张、伴有输尿管扩张的单侧肾盂积水或疑有膀胱异常的病例进行MCUG[69]。这些中心认为单侧肾盂积水而对侧肾脏正常的患儿没有必要做MUCG。另一些研究中心认为对于所有产前检查出有尿道扩张的患儿都应做MUCG检查。

通过初生新生儿及生后6周的检查，大部分病例均可做出诊断。出现肾实质异常的接近13%，其余的为尿道扩张[60]。肾发育异常包括：

- 多囊性肾发育不良
- 单侧及双侧肾发育不全

表36.6列出了尿道扩张的常见原因[60]。图36.6概括了尿道扩张患儿出生后的常规治疗方法。这些诊断将在下文分别讨论。

肾盂输尿管连接处异常

肾盂输尿管连接处（PUJ）异常是最常见的可经由产前检查诊断的尿道疾病[62,64]。如果产前胎儿超声检查提示肾盂扩张而输尿管无扩张，则应怀疑是否存在单侧或双侧PUJ异常。如果孕18周后发现有肾盂扩张，则应注意有无伴随肾实质表面[46]变化的严重病理改变，或因双侧肾发育异常而致的羊水减少，后者一般罕见。在此情况下，通常在妊娠后半阶段可发现羊水过少。

尽管许多PUJ异常的患儿在产前就被诊断，但有些患儿在新生儿期才出现问题。在有超声之前腹块是PUJ异常婴儿的主要症状之一[21]。腰痛反映了肾盂的间断性扩张。PUJ异常很少会出现血尿、高血压和尿路感染。与泌尿异常相关的疾病包括输尿管发育不良、VUR[33,47]、部分或完全输尿管重复畸形[36,43]、马蹄肾。PUJ异常的患儿也可以合并有直肠肛管异常、先天性心脏病和VATER综合征（第32章）[22]。

通过大量产前诊断为上尿路扩张患儿的非手术治疗与手术治疗的临床随机样本研究[8,42,50]，对于上尿路UFI的自然病程有了更好的了解。大部分产前诊断为上尿路扩张的患儿，其病情能自行得到改善，但有近25%的患儿需要外科干预[15]。其难度在于：确定到底哪些患儿需要手术，这只有通过一段时期的定期评估才能做出决断。

PUJ异常的患儿在一岁以内给予保守治疗是合理的。在考虑给予单侧PUJ异常的患儿进行内科保守治疗之前需符合三个条件：

- 该患儿无症状。
- 经超声检查肾盂扩张的程度稳定或逐渐减轻。
- 受累肾脏的功能（通过放射性同位素研究来测量）相对稳定或有所改善。

推荐预防性使用抗生素，尽管还没有研究数据证实这样做可以防止UTI。这个保守治疗的方案最初是由Ransley等[50]提出，目前被许多中心所采纳。在治疗的一年中需要每3个月随访一次超声检查。超声检测横截面上肾盂的前后径可以很好地预测UFI的严重程度（图36.7）[16]。此外，应在生后6～12周时进行肾核素造影检查，并在一岁时复查（图36.8）。

在患有严重肾盂扩张以及肾功能相对差（<15%）的患儿，发现有一过性肾盂尿液反流。接下来的问题是：是否需要摘除肾功能不好的那个肾？我们的观点是在重新评估肾功能后有必要留置一个经皮肾造口

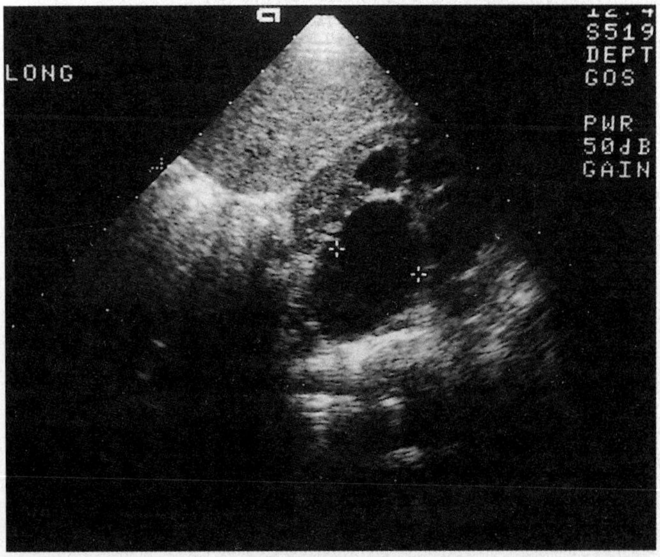

图 36.7 超声扫描显示肾盂输尿管连接处异常。标志表明扩张之肾盂的侧缘。

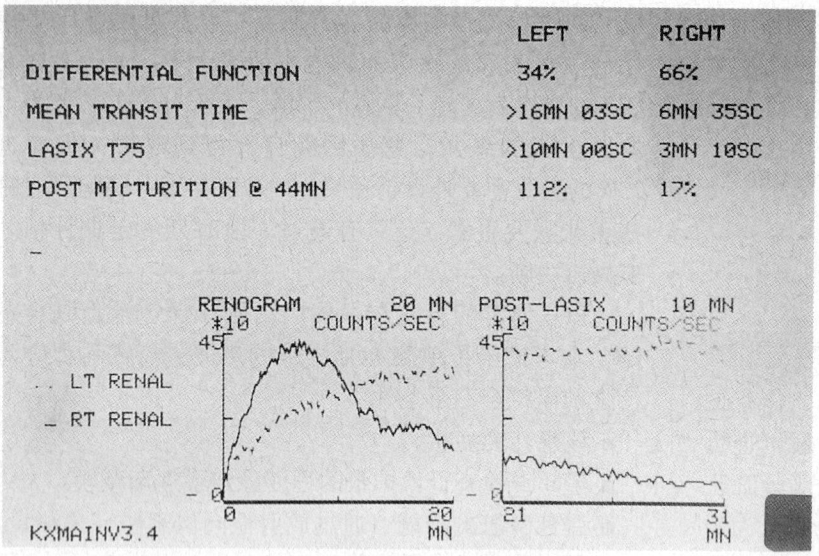

图 36.8 MAG3 肾图显示左侧单侧肾盂输尿管连接处异常。虚线显示左肾的放射强度；实线显示右肾的放射强度。右肾摄取放射活性标志物更快，且之后在 20 分钟内，如图显示的下降线，排泄出标志物。这是正常的曲线。左肾的摄取差，表明功能降低，证实存在 34%的功能差异，且 30 分钟时其放射强度仍较高，显示尿路排泌功能受损。

3～4 周。如果肾功能有所好转，则应做肾盂成形术，如果肾功能未见好转，则应考虑行肾摘除术。也有专家认为没有必要使用一段时期的经皮排尿装置，因为当梗阻解除后 DMSA 扫描可以很快检测出肾的真实功能[65]。

当 PUJ 异常患儿存在以下情况时大多数专家主张进行外科治疗：

- 有 PUJ 异常的症状；
- 扩张肾脏的功能下降；
- 中度肾盂扩张伴有肾盏扩张；
- 肾盂扩张加重；
- 双侧中度至重度的肾盂扩张[15]。

但这些适应证并未被完全接受：有些医生主张给一岁以内的患儿进行手术治疗，他们认为通过导尿装置肾盂成形术的出口通常完好还可以保留肾功能[29]。相反，另一些医生即使在患儿肾盂扩张加重的情况下仍主张保守治疗[40]。而外科治疗最常用的方法是肾盂成形术。

膀胱输尿管连接异常（巨输尿管）

据报道巨输尿管有多种分类，但在实践操作中只分为两种类型：有或无反流的巨输尿管。然而，远端输尿管梗阻可与 VUR 同时存在。相关检查包括泌尿道超声和 MCUG（图 36.9）。功能检查(排尿性肾造影术)用来评估肾功能情况。有时鉴别肾盂输尿管连接与膀胱输尿管连接（VUJ）异常有一定难度，因为两者可同时存在。在这些复杂病例中，只有进行对照性逆行肾盂造影才能区分以上两种情况。

在 VUJ 异常的巨输尿管病例中常可出现输尿管扩张自行好转。当肾功能和上尿路扩张稳定（或好转）以及患儿无症状时，建议给予保守治疗[53]。推荐预防性使用抗生素，特别在反流性巨输尿管病例中。对于这些患儿需定期随访同位素检查以评估病情变化。

当保守治疗失败，即在预防性使用抗生素的情况下仍出现感染或由于反复同位素检查导致肾功能下降，或出现尿路扩张加重，除非肾功能很差（<15%）需做肾输尿管切除术，否则一般主张进行输尿管再植术。

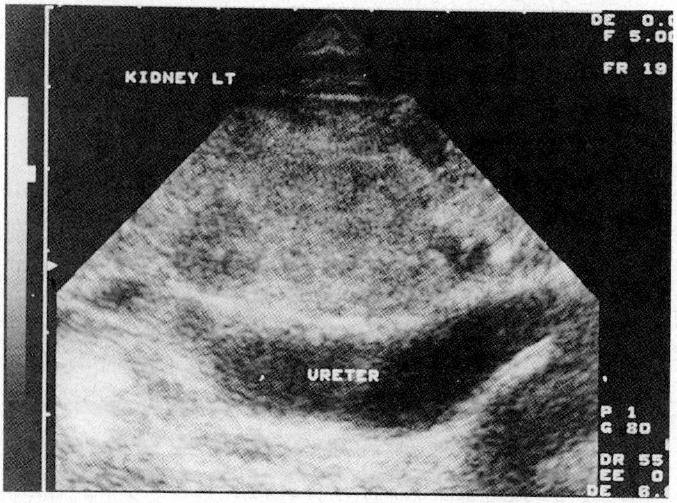

图 36.9 超声扫描显示一根走行曲折的扩张的巨输尿管。

输尿管疝

输尿管疝是输尿管膀胱壁内部分的囊性扩张。发病率约为 1∶500。在儿童该病大多合并有重复肾，通常发生在开口于膀胱上极的输尿管中，几乎极少单独发生[67]。输尿管疝多见于女孩及高加索人种[67]。输尿管疝有多种分型方法，其中一个简单的方法就是根据起源于单肾或双肾的不同而进一步分为膀胱内型和膀胱外型。

这些患儿出生后需要给予预防性抗生素治疗及超声检查（图 36.10），此外，为了评估双肾上极和下极的功能要做功能检查。由于 20～40%的反流发生在下极，因此许多中心推荐使用 MCUG 检查。

对于输尿管疝的治疗尚有很多争议，可以使用输尿管疝内镜穿刺行肾上极部分切除术及膀胱重建术等不同方法。目前越来越多地采用更为保守的治疗。对于新生儿期的患儿而言，首选的合适方法是行内镜穿刺术：这适合 73%患儿，也是唯一的方法。这个方法可以使 90%以上的患儿能排尿并保留肾上极[8]。研究发现，20%～40%的患儿存在尿液反流，20%～80%的患儿需要进一步的外科治疗，包括肾上极切除术加做或不做膀胱重建术[8,18]。

后尿道瓣膜

后尿道瓣膜（PUV）是一个先天性的膜性结构，它可以完全或部分阻塞后尿道，是男性下尿道梗阻的最常见原因，女性极少见[6]。其发病率在 1:4000 和 1:25 000 之间[5,37]。

对于出现厚壁膀胱及双侧上尿道扩张的胎儿无论有无合并肾发育异常及羊水过少，都要怀疑是否存在 PUV。羊水过少通常于妊娠的第二阶段被发现，此时羊水主要是胎尿。尽管拥有现代化的超声设备，但是也只有 16%～55%的 PUV 患儿可在孕 24 周之前被查出[19]。产前诊断为 PUV 的患儿似乎比产后诊断出的预后更差，因此早期诊断及治疗似乎并不能改善临床预后[52]。

在新生儿期，可能会出现与肾功能衰竭有关的严重代谢紊乱症状、呼吸困难（自发性气胸、纵隔积气）和 UTI[57]。通常肾和膀胱触诊容易进行。对于婴幼儿，尿路症状更为常见（排尿困难、血尿、UTI、败血症），有时可伴有直肠脱垂，也可能发生肾功能衰竭。在年长儿有时也可发生小便失禁、尿急和排尿困难等症状。

尿路超声检查为首选，可显示上尿道扩张，有时

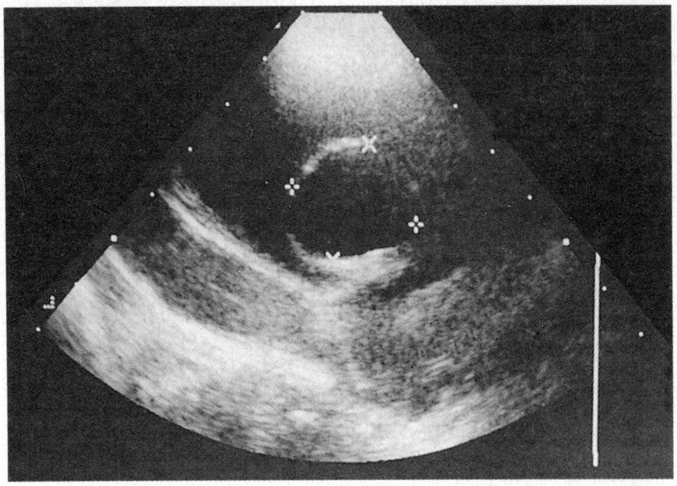

图 36.10 超声扫描。用标志点标出的就是位于膀胱内的输尿管疝。

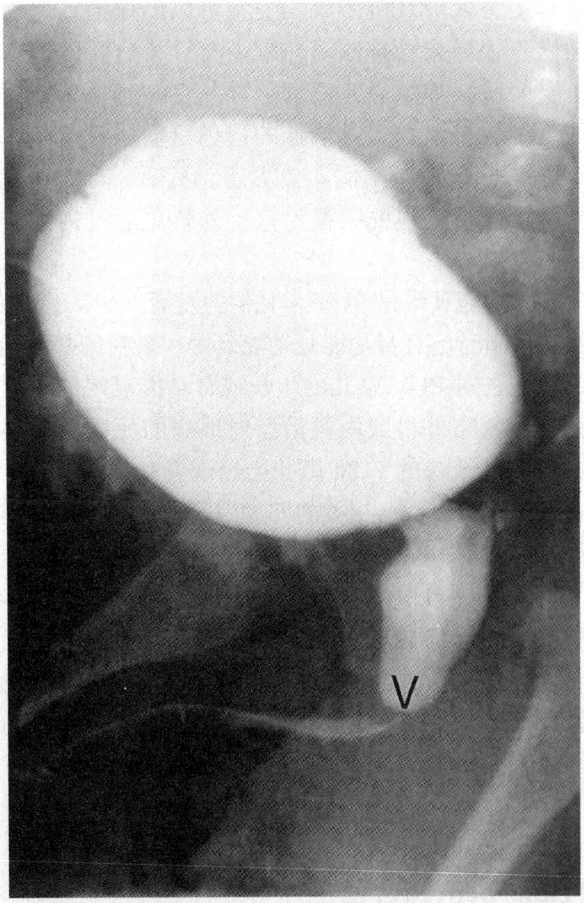

图 36.11 排尿膀胱造影显示后尿道瓣膜。膀胱下方是扩张的后尿道，由此有一条纤细的造影剂充盈线。后尿道瓣膜位于扩张的后尿道和细小的尿道之间（V）。

还可看到肾实质的异常回声。通常膀胱壁增厚可合并有(或无)膀胱憩室以及扩张的后尿道。会阴部超声能提高尿道异常的检测率。MCUG仍然是检测PUV的金指标（图36.11）。由于通过尿道插入导尿管可能破坏瓣膜的解剖结构，因此有些儿科泌尿专家喜欢通过耻骨上弓的导尿管进行MCUG操作。同位素研究对于评估PUV对肾的影响有重要意义[28,66]。

该病一般很少进行产前治疗，但是当患有双侧上尿道扩张的胎儿出现羊水液量减少时进行产前治疗也许是合理的[32]。通过超声引导在胎儿膀胱和羊膜腔之间插入一个双J型支架，使尿道减压，从而可能使胎儿的肾继续发育，并且通过保持合适的羊水量而促进胎肺的成熟。这些产前分流术通常在妊娠晚期进行，并再次强调目前还未证实在PUV患儿中进行这些介入治疗是否有益[32]。

出生后，三项主要的治疗原则是：使患儿复苏；适当排空膀胱；破坏瓣膜。复苏的意思是指给予水、电解质替代液及抗生素。通常可以经尿道或耻骨上弓插入一根导尿管排尿。偶尔需要外科行膀胱造口术来排空膀胱。如果患儿病情严重并存在感染，此时在上尿道开放排泄通道是最佳的选择（输尿管造瘘术或者最好是经皮肾造口术）。在复苏治疗后，通常于生后一周内可进行瓣膜的毁损治疗。外科可通过内镜进行瓣膜的毁损。

肾功能衰竭是PUV常见的并发症，40%～50%的病例在诊断时已有肾功能衰功能衰竭。最初的外科治疗类型看上去对PUV患儿的生长或肾功能衰竭的进展没有影响。忽略外科或内科治疗对该病的死亡率有很大影响，几乎50%的PUV患儿会出现肾功能衰竭[52]。已证实与长期排尿不畅相关的四大因素是：一岁之前出现症状，双侧VUR，蛋白尿，5岁时白天出现尿失禁[48]。

据报道PUV治疗后男孩尿失禁的发生率在14%～38%之间[12,35]。尿失禁在青春期有好转趋势，可能是因前列腺发育所致。肾出口不良与尿失禁相联系说明在患有PUV的男孩中持续性膀胱功能障碍对继发的肾损害起着主要作用。

Prune-belly综合征

Prune-belly综合征非常少见，该病有以下三个特征：双侧睾丸未下降，前腹壁肌肉缺失，尿路异常。该病的发生率正在下降，可能与产前诊断增多及终止妊娠有关。由于我们所看到的这种病例较少，因此该病需要个体化治疗。通常该病的预后不佳，预后同肾的位置有关[39]。

膀胱输尿管反流

当尿液从膀胱逆行至输尿管时，就出现了膀胱输尿管反流（VUR）。早先，膀胱输尿管反流是在为UTI患者的检查过程中发现并诊断的，然而，随着产前超声的发展，肾盂肾盏扩张可在妊娠期就被确诊，随后就可确诊为反流，该诊断约占所有产前诊断为扩张患儿的25%[2]。产前诊断为反流的患儿90%以上是男孩，而产后诊断为反流的正好与之相反，主要是女孩，这种现象也许可以由男性胎儿排尿压力高来解释[2]。

反流确诊后（图36.12），DMSA核素扫描很重要，

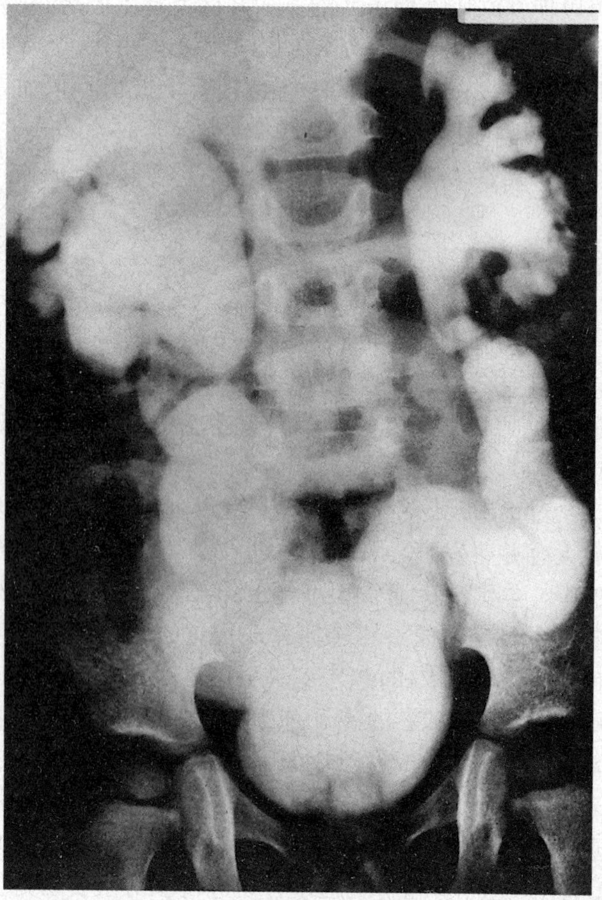

图36.12 排尿膀胱造影显示双侧膀胱输尿管反流。双侧输尿管明显扩张，肾盂呈明显杵状变。

它可以评估单个肾的肾功能及有无肾脏瘢痕形成。存在反流的肾 60%左右在生后 4 周内肾造影图像已出现异常[2]，这种情况发生在 UTI 之前。说明肾发育异常与输尿管尿液反流同时发生[2]。

由于已被感染的尿液反流会进一步损伤肾，因此膀胱输尿管反流的初始治疗可施行非手术治疗[51]。除了采用常规减少感染的方法外，所有病人都需使用抗生素预防感染。一些研究中心认为包皮切割可以减少 UTI 感染率，这虽然已被偶发病例证据所支持，但还未得到可控制性最终研究所证实[68]。此外，应定期合理地排空膀胱。只有当以上这些方法不能控制 UTI 复发或者随着肾瘢痕形成致肾功能严重下降时才需在外科纠正反流后行输尿管再植术。

肾脏形成、迁移和融合异常

超声显示一侧肾缺如，可能是由于先天性缺陷（单侧或双侧）、多囊肾的融合或者尚未被发现的异位肾。

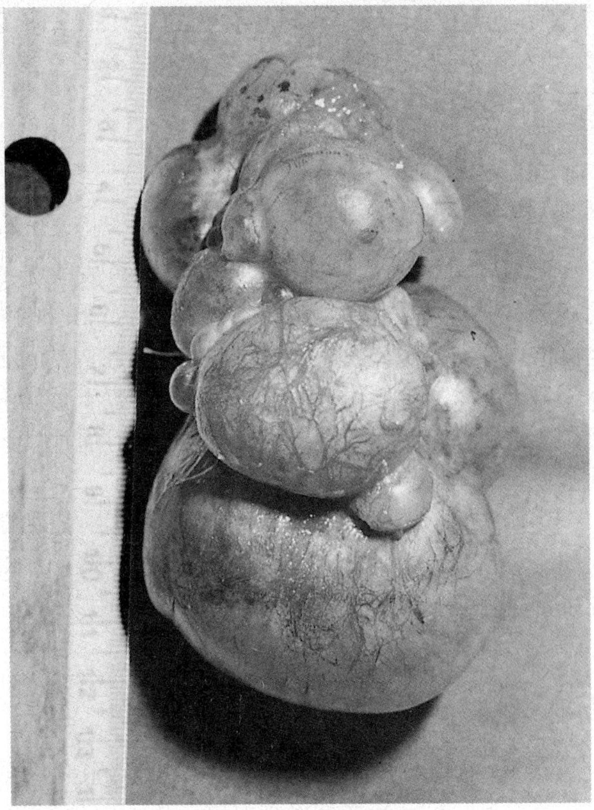

图 36.13 死后检查的标本显示一个多囊性肾发育不良。

肾发育不全

肾发育不全可以是单侧也可以是双侧性，可能是因输尿管芽不能促使肾发育的结果。这既可以是输尿管芽的缺陷，也可以是发育中的肾缺陷[44]。单侧肾发育不全的发病率在 1:1000 至 1:1500 之间[54]。诊断该病时需要排除异位肾，同位素扫描（DMSA）因可以显示所有有功能的肾组织从而可以用来排除异位肾。通常可伴有泌尿生殖器的异常。在所有的病例中可出现同侧输尿管缺如或部分闭锁。15%的病例存在对侧肾旋转不良或者异位，37%的病例伴有 VUR[59]。

双侧肾发育不全（Potter 综合征）的发病率为每 4000 出生人口中有 1 例。双侧肾发育不全在男性及同一家族中更多见，提示该病与遗传相关[55]。通常产前超声检查显示羊水过少及肾缺如可诊断该病。输尿管通常缺如或部分发育。大约 10%的病例中发现睾丸缺如而输精管存在，这说明肾发育不全并不是由于 Woffian 管不发育所致[4]。当然 Potter 综合征是致命的。该病主要与双侧退化的多囊肾相鉴别。

多囊性肾发育不良

妊娠期多囊性肾发育不良的诊断有所增加。尽管有双侧病例的报道，但单侧性还是比较多见。对侧肾也经常会出现问题。出生后，超声检查显示肾完全被多个囊肿所替代则可确诊为该病（图 36.13）。而放射性核素肾造影显示多囊肾没有功能。25%病例可以发现有对侧肾异常：包括 PUJ 异常和 VUR。

近年来，该病的治疗方式已转为非手术治疗途径。系列超声检查显示这些肾常退化。肾的初始大小可以预期退化程度，超过 6cm 的多囊肾很少会自行消失。如果该肾没有缩小，那么许多医院采取肾切除术，因为有报道说多囊性肾发育不良会出现高血压及恶性变，虽然这些情况极其少见[27,61]。

异位肾

肾上升和 / 或融合过程中的异常可导致异位肾。如果怀疑有异位肾，应进行超声检查和 DMSA 扫描以提供诊断依据。异位肾分为：单纯型、马蹄型、交叉异位型。

单纯异位肾

单纯异位肾最常见的位置在骨盆，可发生于 60% 的病例。通常发生在单侧，位置轻度偏左，10%的病例也可出现在双侧[54]。除了位置异常外，盆腔内的肾通常体积小，形态不规则。其余的异位肾可位于盆腔和正常位置之间。肾也可能出现在胸腔内，但这种情况极其少见。

异位肾可合并有先天性对侧尿路异常，比如阴道缺如、腔静脉后输尿管、双角子宫、多肾畸形、对侧输尿管异位[9]。

马蹄肾

尸体解剖发现马蹄肾的发病率为 1:400～1:1800，男性更多见。95%的病例发现双肾下极有肾组织相连，这些肾组织可能是正常的、发育不良的或纤维性的（图 36.14）。大约 40%的病例，这个峡部位于第四腰椎水平，正好在肠系膜下动脉的起始处。20%的病例峡部位于骨盆内，其余的位于正常位置肾脏下极水平[31]。少

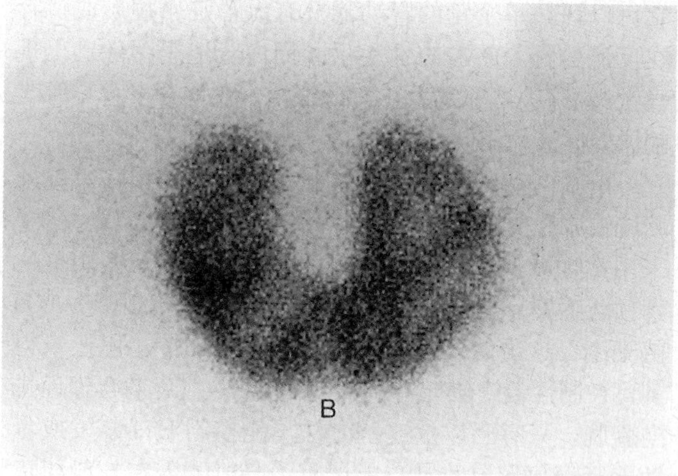

图 36.14　MAG3 肾图显示马蹄肾；可见有桥组织来连接左右肾（B）。

数马蹄肾的上极有融合。输尿管在峡部前面经过，这就可以解释为什么马蹄肾合并肾盂输尿管异常的发病率（20%）会相对较高。马蹄肾常可合并其他系统的异常，包括中枢神经系统、胃肠道、骨骼系统和心血管系统。

交叉肾异位

交叉肾异位既可发生在融合肾（80%），也可发生

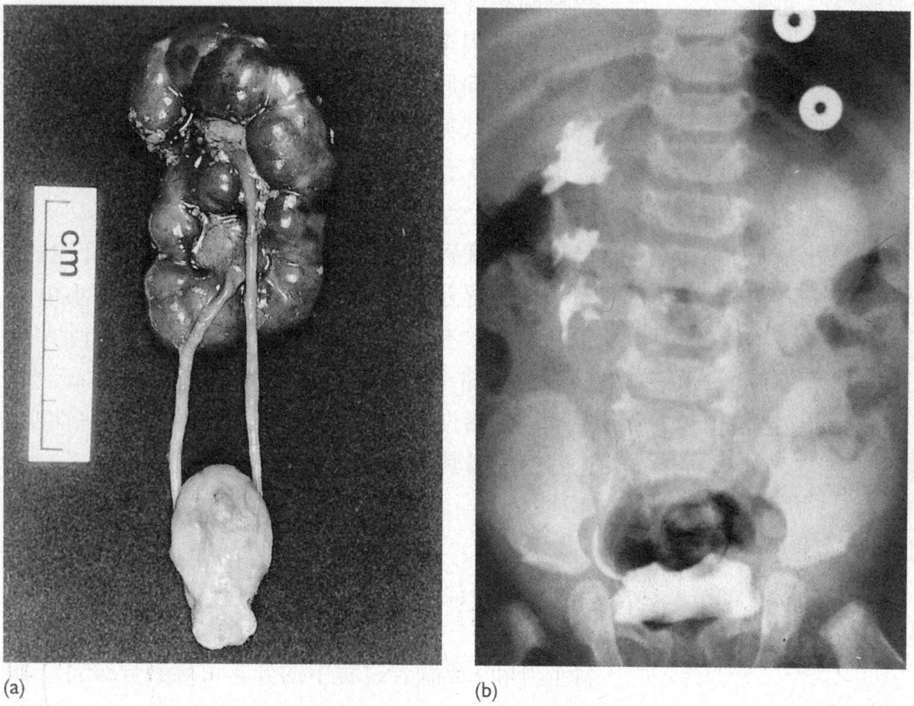

图 36.15　(a) 死后检查的标本显示一个交叉融合的异位肾。(b) 静脉内尿路造影显示一个交叉融合的异位肾，两个集合系统都显示在右位。

于非融合肾。男孩的发病率略高，通常是左侧肾交叉至右侧，交叉肾的上极与未交叉肾的下极相融合。对于所有异位肾而言，只有当出现临床严重后果如 VUR 或 PUJ 梗阻时才需要治疗，所幸这些情况很少发生（图 36.15）。

泌尿生殖道异常

尿道下裂

尿道下裂的发病率在男性出生儿中为 1:300。该先天性异常包括三个特征：发生在龟头至阴茎阴囊连接处的任何尿道管异常；阴茎索带，迫使阴茎勃起时指向阴囊；包皮未包绕阴茎而仅出现在阴茎的背面（图 36.16）[45]。其病理学原因尚未完全清楚，可能是由于阴茎的不完全男性化发育所致。在为一个尿道下裂的患儿检查时需要慎重考虑该患儿是否为女性男性化或 XY/XO 嵌合体。通过睾丸触诊可加以评估，如果有两个睾丸则其染色体核型为 XY，如果一侧或双侧的睾丸未下降，必须排除间性问题（见第 35 章）[49]。大多数尿道下裂是一个独立的问题，需要去合适的医院于 1～2 岁时进行外科整形术。

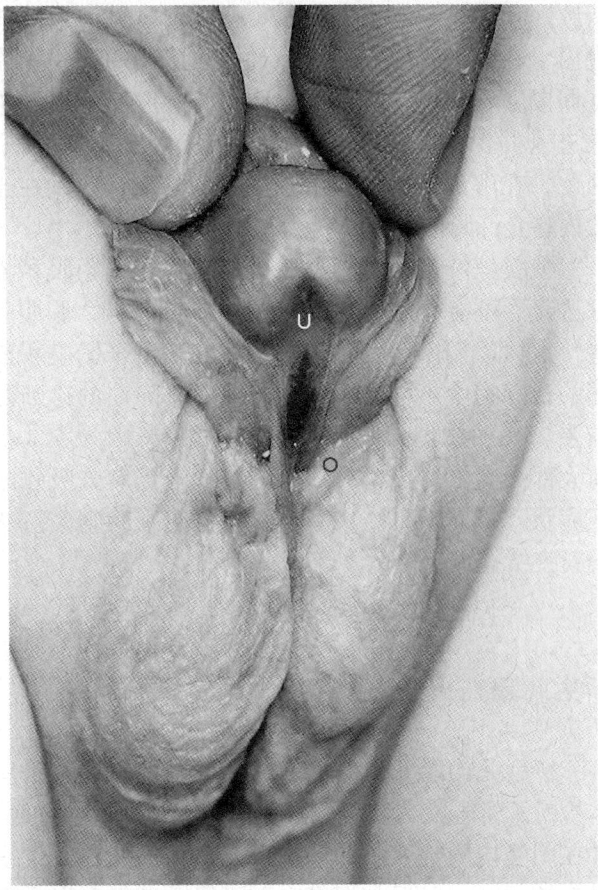

图 36.16 有尿道下裂的男孩。显示尿生殖板（U）和在阴囊上的尿道开口（O），且包皮位于阴茎后方。

睾丸未降

足月男婴通常在出生时睾丸都已下降。足月新生儿睾丸未降的发病率在 1:50 至 1:100 之间，然而由于睾丸是在孕第五至第七个月时下降的，因此早产男婴睾丸未降的发病率就会增加[13]。由于左侧睾丸首先下降，因此右侧睾丸未降的发生率更高一些。睾丸未降分为两类：一类为真性睾丸未降（20%），指睾丸位于原先下降的途径中还未到达阴囊；另一种为睾丸异位，指睾丸脱离了正常的下降路线，最常见的位置是在外侧腹股沟管上方的表皮囊内。睾丸回缩常常被误诊为睾丸未降。可回缩睾丸，进入阴囊的睾丸由于睾提肌的反射而重新回到腹股沟管中，这些睾丸是正常的，不需要进一步的治疗，因为随着时间的推移它们可以永久性地留在阴囊内。

一旦诊断为睾丸未降，密切随访很重要，因为有时未下降的睾丸也可能完全下降，并且未下降的睾丸和疝囊之间有着密切的联系。如果形成了一个疝，那么必须行疝修补术及尽快行睾丸固定术，以防止形成绞窄疝。在大多数睾丸未降的病例中，将睾丸放至阴囊内是最终的手术方法，可在 1～2 岁时进行。睾丸固定术的优点包括以下几点：

- 阴囊内有两个睾丸对于外形及心理方面有益。
- 未降睾丸的恶化风险增加，如果睾丸在阴囊内则易于触诊。
- 将睾丸置于低温环境也许可以提高长期的生育几率。
- 错位睾丸更易受到创伤的危害。

鞘膜积液

先天性鞘膜积液是由于睾丸鞘膜突的不完全消除

所致。正常情况下睾丸鞘膜突会随着睾丸一起降至阴囊内，在孕7月时已消失。如果这个鞘膜突仍留在睾丸周围，它有一个小小的内腔与腹膜腔相通以致液体能进入并保留在睾丸鞘膜突内，从而形成鞘膜积液。因此，在解剖结构上鞘膜积液和疝的唯一区别在于疝的内囊允许肠进入鞘膜突。

鞘膜积液通常与睾丸肿胀同时存在。鞘膜积液可以透光，可能会使之"消失"，而疝则延伸入腹腔，这些特点可以用来区别鞘膜积液和疝。由于鞘膜积液和疝的治疗完全不同，因此在诊断时排除疝的诊断非常重要。大多数鞘膜积液不必特殊处理，因为在3岁之前大部分会自行吸收。如果鞘膜积液仍然未吸收或出现症状（极其少见）或者不能与疝鉴别时则应行睾丸鞘膜突结扎术。

新生儿睾丸扭转

新生儿或胎儿睾丸扭转通常会出现睾丸肿胀。在体检时常常会发现阴囊发红、水肿、也可能会有触痛，常在阴囊内发现发黑的睾丸。偶尔，睾丸在发生扭转时未被注意，以后在探查未下降睾丸过程中当看到一个纤维化萎缩的睾丸时才意识到曾发生睾丸扭转。目前对于新生儿睾丸扭转所采取的治疗是早期外科探查及对侧睾丸固定。然而新生儿期睾丸扭转都会出现坏疽，目前常用的方法是只给予止痛及抗生素治疗。关于是否行对侧睾丸固定术仍存在争议，但睾丸非同步扭转已有所报道，为谨慎起见我们采取睾丸外科固定术[20]。如果双侧睾丸扭转，建议外科探查。

包皮过紧

出生时阴茎的龟头和包皮会紧紧的粘连在一起，在生后4年内它们会逐渐分离。在这段时期，不可能切除包皮——即所谓的"生理性包茎"。通常新生儿时期不行包皮环切术。包皮环切术的适应证为：

- 宗教因素；
- 纤维瘢痕性包皮；
- 一岁内的婴儿患有严重的下尿道病变，尽管给予预防治疗但仍然持续存在反复UTI。

其他适应证尚未确定。病理性包皮过紧很少于5岁以前出现，即便如此，通常也可以通过包皮切除术及局部使用类固醇乳剂成功治愈该病（在4岁后）。许多理由支持预防性包皮环切术，包括手术可以减少阴茎和颈部癌症的发病率及降低UTI的发病率[68]。然而一旦考虑到宗教、社会阶层、社会活动，其中许多理由就会失去它们的意义。包皮环切术的一个明确禁忌证是有其他阴茎异常的男孩，他们的包皮也许会用来重建尿道；由于宗教原因，医生要让家长明白：一旦进行尿道下裂修复，孩子的包皮将被环切用以尿道下裂修复。

尿道上裂和膀胱外翻

尿道上裂、膀胱外翻和泄殖腔外翻代表了一个先天性畸形谱，其中有泄殖腔膜的发育异常，结果可导致泄殖腔结构在中线处不完全融合。

尿道上裂是其中最轻的一种，该病罕见，发病率为1:100 000，男女都可发病，但在男孩中更多见。在尿道上裂病例，膀胱被覆盖，尿道开口于阴茎的背面，此外，该阴茎通常又短又宽，带有标志性的背部阴茎勃起特征。而女性患儿为尿道出现扩张并且阴蒂不在中线处融合。治疗包括生殖道的重建。由于常涉及到膀胱颈及膀胱括约肌，因此通常需要进一步的治疗以确保不出现尿失禁。

膀胱外翻的发病率为每30 000出生人口中有1例。膀胱外翻时，膀胱敞开于腹壁，带有标志性的耻骨分离以及生殖器尿道上裂（图36.17）。同尿道上裂一样，该病在男孩中较多见。治疗该病应在生后数天内关闭膀胱及耻骨环，然后分阶段纠正尿道上裂及重建膀胱颈。这些病人需要终生随访。除了上述这些问题之外，大部分还是节欲及两性间的生活问题。

泄殖腔外翻是其中最严重的一种，所幸的是该病是外翻复合病中最少见的形式。该病发病率为1:250 000，与膀胱外翻不同的是该病在女孩较多见[17]。在泄殖腔外翻病例，通常位于回盲瓣处的肠开口于中线处，在其两侧分别有两个畸形半膀胱（图36.18）。也有生殖器尿道上裂和耻骨分离情况。在1960年以前该病完全是致命的，但是自1980年后该病患儿的存活率已经超过90%。

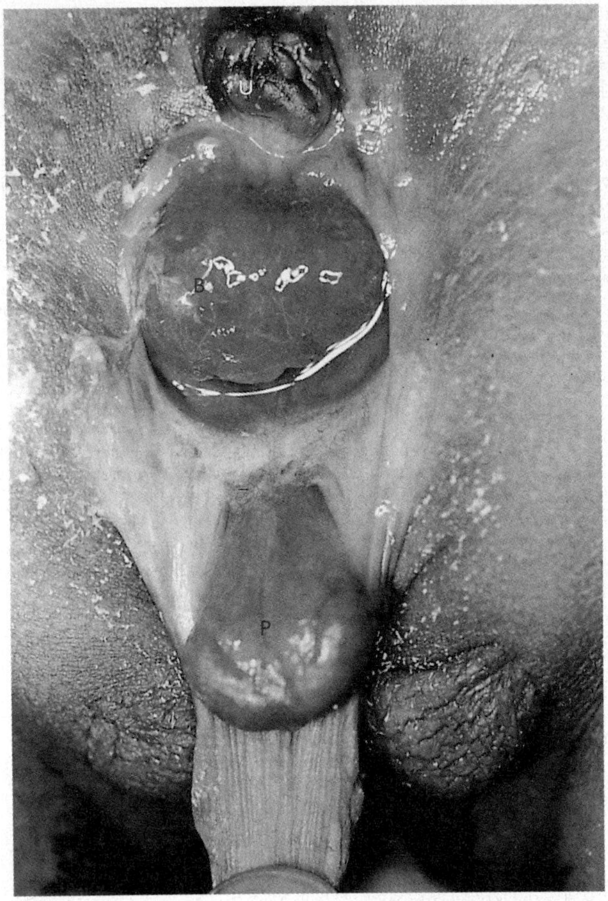

图 36.17 膀胱外翻的男孩。肚脐在图片的最上部（U）；下面是膀胱板（B）和开放的膀胱颈，以及尿道上裂的阴茎（P）。

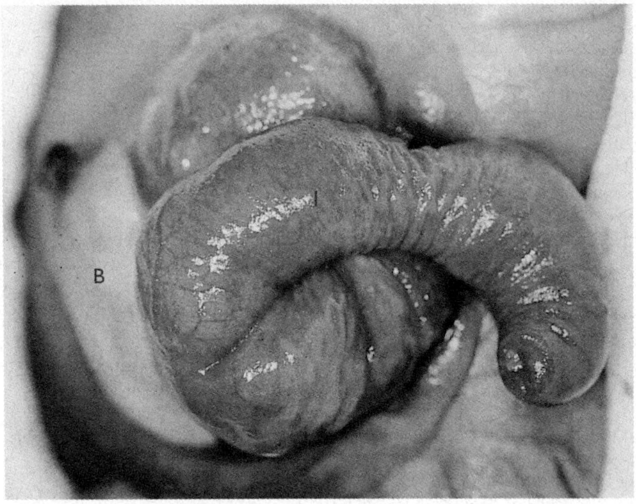

图 38.18 泄殖腔外翻的孩子。脱垂的回肠（I）从外翻的盲肠中脱出；左侧是外翻的半个膀胱（B）。

参考文献

1. Allen T D, Husmann D A 1989 Ureteropelvic junction obstruction associated with ureteral hypoplasia. Journal of Urology 142: 353–355
2. Anderson P A, Rickwood A M K 1991 Features of primary vesicoureteric reflux detected by prenatal sonography. British Journal of Urology 67: 267–271
3. Arthur R J, Irving H C, Thomas D F M 1989 Bilateral fetal uropathy; what is the outlook? British Medical Journal 298: 1419–1420
4. Ashley D J B, Mostofi F K 1960 Renal agenesis and dysgenesis. Journal of Urology 83: 211–230
5. Atwell J D 1983 Posterior urethral valves in the British Isles: a multicenter BAPS review. Journal of Pediatric Surgery 18: 70–74
6. Bakker N J 1958 Valves in the female urethra. Urologia Internationalis 6: 187–190
7. Beck A D 1971 The effect of intra-uterine urinary obstruction upon the development of the fetal kidney. Journal of Urology 105: 784–789
8. Blyth B, Snyder H M, Duckett J W 1993 Antenatal diagnosis and subsequent management of hydronephrosis. Journal of Urology 149: 693–698
9. Borer J G, Corgan F J, Krantz R, Gordon D H, Maiman M, Glassberg K I 1993 Unilateral single vaginal ectopic ureter with ipsilateral hypoplastic pelvic kidney and bicornuate uterus. Journal of Urology 149: 1124–1127
10. Boullier J, Chehval M J, Purcell M H 1992 Removal of a multicystic half of a horseshoe kidney: significance of preoperative evaluation in identifying abnormal surgical anatomy. Journal of Pediatric Surgery 27: 1244–1246
11. Campbell M F 1970 Anomalies of the kidney. In: Campbell M F, Harrison J H (eds) Urology, 3rd edn, vol 2. W B Saunders, Philadelphia, p. 1416
12. Cass A S, Stephens F D 1974 Posterior urethral valves: diagnosis and management. Journal of Urology 112: 519–525
13. Chilvers C, Dudley N E, Gough M H, Jackson M B, Pike M C 1986 Undescended testis: the effect of treatment on subsequent risk of subfertility and malignancy. Journal of Pediatric Surgery 21: 691–696
14. Dhillon H K 1995 Imaging and follow up of neonatal hydronephrosis. Current Opinion in Urology 5: 75–78
15. Dhillon H K 1998 Prenatally diagnosed hydronephrosis: the Great Ormond Street experience. British Journal of Urology 81(suppl. 2): 39–44
16. Dhillon H K 2002 Prenatally diagnosed hydronephrosis: selective postnatal intervention. Dialogues in Pediatric Urology 25: 5–7
17. Diamond D A 1990 Cloacal exstrophy: associated anomalies. Dialogues in Pediatric Urology 13: 6–8
18. Di Benedetto V, Meyrat B J, Sorrentino G, Monfort G 1995 Management of duplex ureteroceles detected by prenatal ultrasound. Pediatric Surgery International 10: 485–487
19. Dinneen M D, Dhillon H K, Word H C, Duffy P G, Ransley P G 1993 Antenatal diagnosis of PUV. British Journal of Urology 72: 364–369
20. Driver C D, Losty P D 1998 Neonatal testicular torsion. British Journal of Urology 82: 855–858
21. Flashner S C, Lower R K 1992 Ureteropelvic junction. In: Kelalis P P, King L R, Belman A B (eds) Clinical pediatric urology, 3rd edn. W B Saunders, Philadelphia, pp 693–725
22. Flashner S C, Mesrobian H G J, Flatt J A, Wilkinson R H, King L R 1993 Nonobstructive dilatation of upper urinary tract may later convert to obstruction. Urology 42: 569–573
23. Flyer M A, Haller J O, Feld M, Kantor A 1994 Ectopic supernumerary kidney: another cause of a pelvic mass. Abdominal Imaging 19: 374–375
24. Freedman A L, Johnson M P, Smith C A, Gonzalez R, Evans M I 1999 Long term outcome in children with antenatal intervention of obstructive uropathies. Lancet 354: 374–377
25. Glick P L, Harrison M R, Noall R A, Villa R L 1983 Correction of congenital hydronephrosis in utero. III. Early mid-trimester ureteral obstruction produces renal dysplasia. Journal of Pediatric Surgery 18: 681–687
26. Gobe G C, Axelsen R A 1987 Genesis of renal tubular atrophy in experimental hydronephrosis in the rat. Role of apoptosis. Laboratory Investigation 56: 273–281
27. Gough D C S, Postlethwaite R J, Lewis M A, Bruce J 1995 Multicystic renal dysplasia diagnosed in the antenatal period: a note of caution. British Journal of Urology 76: 244–248
28. Groshar D, Embdon O M, Sazbon A, Koritny E S, Frenkel A 1988 Radionuclide assessment of bladder outlet obstruction: a noninvasive (1-step) method for measurement of voiding time, urinary flow rates and residual urine. Journal of Urology 139: 266–269
29. Hanna H K 1991 The case for early operation. Dialogues in Pediatric Urology 14(2)
30. Harrison M R, Nakayama D K, Noall R, DeLorimier A A 1982 Correction of congenital hydronephrosis in utero; decompression reverses the effects of

congenital hydronephrosis in utero; decompression reverses the effects of obstruction on the fetal lung and urinary tract. Journal of Pediatric Surgery 17: 965–974
31. Hendren W H, Donahoe P K 1986 Renal fusions and ectopia. In: Welch K J, Randolph J G, Ravitch M M, O'Neill J A Jr, Rowe M I (eds) Pediatric surgery, 4th edn. Year Book Medical Publishers, Chicago, pp 1134–1145
32. Hendron C D, Ferrer F A, Freedman A, McKeena P H 2000 Consensus on the prenatal management of antenatally detected urological abnormalities. Journal of Urology 164: 1052–1056
33. Hollowell J G, Altman H G, Snyder H M, Duckett J W 1989 Coexisting ureteropelvic junction obstruction and vesicoureteral reflux: diagnostic and therapeutic implications. Journal of Urology 142: 490–493
34. Hurwitz R S, Mansoni G A M, Ransley P G, Stephens F D 1988 Cloacal exstrophy: a report of 34 cases. Journal of Urology 138: 1065–1068
35. Johnson J H, Kulatilake A E 1971 The sequelae of posterior urethral valves: British Journal of Urology 43: 743–748
36. Joseph D B, Bauer S B, Colodny A H, Mandell J, Lebowitz R L, Retik A B 1989 Lower pole ureteropelvic junction obstruction and incomplete renal duplication. Journal of Urology 141: 896–899
37. Kaplan G W, Scherz H L 1992 Infravesical obstruction in clinical pediatric urology, 3rd edn. W B Saunders, Philadelphia, pp 821–864
38. Kass E J 1992 Megaureter. In: Kelalis P P, King L R, Belman A B (eds) Clinical pediatric urology. W B Saunders, Philadelphia, p. 782
39. Keating M A, Duckett J W 1993 Prune belly syndrome. In: Ashcraft K W, Holder T M (eds) Pediatric surgery. W B Saunders, Philadelphia, pp 721–739
40. Koff S A, Campbell K D 1994 The nonoperative management of unilateral neonatal hydronephrosis: natural history of poorly functioning kidneys. Journal of Urology 152(2 Pt 2): 593–595
41. Mackie G G, Stephens F D 1975 Duplex kidneys: a correlation of renal dysplasia with position of the ureteral orifice. Journal of Urology 114: 274–280
42. Madden N P, Thomas D F M, Gordon A C, Arthur R J, Irving H C, Smith S E W 1991 Antenatally detected pelviureteric junction obstruction. Is non-operation safe? British Journal of Urology 68: 305–310
43. Mesrobian H G J 1986 Ureteropelvic junction obstruction of the upper pole moiety in complete ureteral duplication. Journal of Urology 136: 452–453
44. Mesrobian H G J, Sulik K K 1992 Characterization of the upper urinary tract anatomy in the Danforth spontaneous murine mutation. Journal of Urology 148: 752–755
45. Mouriquand P D E, Mollard P 1995 Hypospadias repair: the paediatric urologist's point of view. European Urology Update Series 4: 106–111
46. Nicolini U, Fisk N M, Rodeck C H, Beacham J 1992 Fetal urine biochemistry: an index of renal maturation and dysfunction. British Journal of Obstetrics and Gynaecology 99: 46–50
47. Paltiel H J, Lebowitz R L 1989 Neonatal hydronephrosis due to primary vesicoureteric reflux: trends in diagnosis and treatment. Radiology 170: 787–789
48. Parkhouse H F, Barratt T M, Dillon M J et al 1988 Long-term outcome of boys with posterior urethral valves. British Journal of Urology 62: 59–62
49. Rajfer J, Walsh P C 1976 The incidence of intersexuality in patients with hypospadias and cryptorchidism. Journal of Urology 116: 769–770
50. Ransley P G, Dhillon H K, Gordon I, Duffy P G, Dillon M J, Barratt T M 1990 The postnatal management of hydronephrosis diagnosed by prenatal ultrasound. Journal of Urology 144: 584–587
51. Ransley P G, Risdon R A 1979 The pathogenesis of reflux nephropathy. Contributions to Nephrology 16: 90–97
52. Reinberg Y, De Castano I, Gonzales R 1992 Prognosis for patients with prenatally diagnosed posterior urethral valves. Journal of Urology 148: 125–126
53. Rickwood A M K, Jee L D, Williams M P L, Anderson A P 1992 Natural history of obstructed and pseudo-obstructed megaureters detected by prenatal ultrasonography. British Journal of Urology 70: 322–325
54. Ritchey M 1992 Anomalies of the kidney. In: Kelalis P P, King L R, Belman A B (eds) Clinical pediatric urology, 3rd edn. W B Saunders, Philadelphia, pp 500–529
55. Rizza J M, Downing S E 1971 Bilateral renal agenesis in two female siblings. American Journal of Diseases of Children 121: 60–63
56. Scott J E S, Renwick M 1988 Antenatal diagnosis of congenital abnormalities in the urinary tract. Results from the northern region fetal abnormality survey. British Journal of Urology 62: 295–300
57. Sheldon C A 1995 Male external genitalia. In: Rowe M I, O'Neill J A, Grosfeld J L, Fonkalsrud E W, Coran A G (eds) Essentials of pediatric surgery. Mosby, St Louis, pp 775–776
58. Smith D, Egginton J A, Brookfield D S K 1987 Detection of abnormality of fetal urinary tract as a predictor of urinary tract disease. British Medical Journal 294: 27–28
59. Song J T, Ritchey M L, Zerin M, Bloom D A 1995 Incidence of vesicoureteral reflux in children with renal agenesis. Journal of Urology 153: 1249–1251
60. Thomas D F 1998 Prenatally detected uropathy: epidemiological considerations [review]. British Journal of Urology 81(suppl. 2): 8–12
61. Thomas D F, Fitzpatrick M M 1997 Unilateral multicystic dysplastic kidney. Archives of Disease in Childhood 77: 368–369
62. Thomas D F, Irving H C, Arthur R J 1995 Prenatal diagnosis: how useful is it? British Journal of Urology 57: 784–787
63. Tibballs J M, De Bruyn R 1996 Primary vesicoureteric reflux – how useful is postnatal ultrasound? Archives of Disease in Childhood 75: 444–447
64. Turnock R R, Shawis R 1984 Management of fetal urinary tract anomalies detected by prenatal ultrasonography. Archives of Disease in Childhood 59: 962–965
65. Upsdell S M, Gupta S, Gough D C 1994 The radionuclide assessment of prenatally diagnosed hydronephrosis. British Journal of Urology 74: 31–34
66. van der Vis-Melsen M J E, Baert R J M, Rajnherc J R, Groen J M, Bemelmans L M M J, De Nef J J E M 1989 Scintigraphic assessment of lower urinary tract function in children with and without outflow tract obstruction. British Journal of Urology 64: 263–269
67. Whitten S M, Wilcox D T 2001 Duplex systems. Prenatal Diagnosis 21: 952–957
68. Wiswell T E, Smith F R, Bass J W 1985 Decreased incidence of urinary tract infections in circumcised male patients. Pediatrics 75: 901–903
69. Yerkes E B, Adams M C, Pope J C 4th, Brock J W 3rd 1999 Does every patient with prenatal hydronephrosis need voiding cystourethrography? Journal of Urology 162(3 Pt 2): 1218–1220
70. Yeung C K, Godley M L, Dhillon H K, Gordon I, Duffy P G, Ransley P G 1997 The characteristics of primary vesico-ureteric reflux in male and female infants with pre-natal hydronephrosis. British Journal of Urology 80: 319–327

第37章

新生儿恶性肿瘤

Roger Palmer, Denise Williams

引言

一个令人惊奇的事实是，尽管在整个胎儿的生命过程中能看到细胞快速地进行分裂和生长，但是新生儿癌症是罕见的。影响细胞生长和遗传事件的因素是造成恶性肿瘤发生或者进展的原因，我们对此的理解正以一个较快的速度不断深入。控制细胞生长的基因术语上叫做原癌基因。已经研究鉴定出两类主要的恶性肿瘤相关基因。致癌基因是发生突变的原癌基因，导致了过度的细胞生长和增殖，而肿瘤抑制基因则作用在正常细胞内以抑制细胞增殖，但是，如果其活性被抑制以后，就失去了细胞生长的正常约束，使得靶细胞能够不受控制地进行增殖[23]。

近来 Knudson 的致癌作用“二次打击”理论（Two-hit）已经被控制细胞生长的遗传因素发现所证实[36]。这种“打击”可以是由广泛的、多变的因素造成的：病毒、化学或放射性因素、原癌基因的突变、或者是肿瘤抑制基因的失活或丢失。这种初次“打击”可使得身体内的所有细胞，包括生殖细胞，携带了遗传缺陷，这种遗传缺陷可以遗传到下一代。而第二次“打击”可能是在靶器官的体细胞中。原癌基因可能变成癌基因，或者是同源的肿瘤抑制基因出现丢失，导致细胞生长不受控制。发生第二次“打击”的时间可能限于靶器官细胞进行有丝分裂的时期内，所以在靶器官细胞全部成熟以后这种“打击”便会停止。例如，视网膜母细胞到 3 岁时分化成为光感受器，这就可解释为何视网膜母细胞瘤罕见于大年龄儿童或者成人。

癌基因通过不同的机制在细胞中发挥作用。包括控制细胞生长因子或者是它们的受体，或者是通过修改从生长受体释放到细胞核的信号。这些因素可作用于 DNA 修补、凋亡或细胞代谢毒素的能力方面。

新生儿恶性肿瘤表现在众多治疗方面的挑战。化疗在年幼婴儿中难以承受，常见有骨髓抑制和治疗的致命并发症[52]。这种情况可能是因为在新生儿年龄组中药物代谢动力学发生了改变[52]。化疗、手术和放射性治疗在生长、发育和继发性肿瘤方面的长期作用[52]得到了多年的认可，在安排治疗方案时，治疗的短期和长期作用都应该考虑进去。试图挖掘基因突变以用于治疗目的癌症研究已日益增多。将来，可以提供更多的特异性肿瘤靶向性治疗，增加治愈的比例，减少药物的毒性。

产前超声检查常规使用以后，随着影像质量的提高，导致了诊断先天性肿瘤的增多，尤其是畸胎瘤和神经母细胞瘤，增加了对它们自然病史的理解[47]。其导致了对受累妊娠的密切监测，以及适当的涉及多学科的治疗计划。

发生率和存活率（表 37.1A 和 B）

新生儿恶性肿瘤在儿童时期内的表现不成比例，癌症的发生率为小于 15 岁的人群中每 100 000 例中有 11～15 例。在生命的最初 6 周内诊断为恶性肿瘤和中枢神经系统（CNS）肿瘤的则定义为新生儿恶性肿瘤，英国国家登记处（NRCT）显示在 1981 年到 2000 年期间，根据 394 个癌症登记处的数据，儿童时期肿瘤发生率为每 10 000 例活产儿中有 2.74 例，这些肿瘤中有 45.4%出现在生命的第 1 周，14.8%出现在生命的第 2

周，此后的每周为接近10%。这个数据类似于其他癌症登记库的报道（表37.1B）。发生儿童时期癌症的可疑风险因素包括某个先天性综合征（表37.2）、宫内暴露于某种药物（例如，己烯雌酚）、阴道腺癌，以及放射线（所有的癌症类型）。仍然没有令人信服的证据表明出生时肌肉注射维生素K与儿童时期的白血病风险的增加有关[46]。

存活率取决于肿瘤的类型和部位，以及得出诊断时婴儿的一般情况。虽然存活率有提高（表37.1A和B），但是由于新生儿恶性肿瘤的罕见和数十年来治疗措施的进步，存活率统计本身就不可靠。儿童时期肿瘤英国国家登记处（NRCT）报道了在1981年到2000年之间诊断为新生儿恶性肿瘤的1年和5年的生存率分别为57%和52%。总体上其生存率要低于儿童时期的恶性肿瘤。

神经母细胞瘤

神经母细胞瘤是最常见的新生儿恶性肿瘤，占新生儿时期所有肿瘤的30%～50%。接近30%的病例在生命的第1天就得到了诊断，还有20%的病例在生命的第1周内得到诊断[38]。神经母细胞瘤起源于神经嵴细胞，其可引起肾上腺的髓质和交感神经节发病，但是也发现于邻近的所有器官中，包括皮肤。自发性分化和凋亡可解释在围生期尸体解剖中发现神经母细胞瘤细胞的局灶发生频率比文献记载的神经母细胞瘤发病率高出50倍。

肿瘤遗传学可能在预言肿瘤发生进展的比例和肿瘤对治疗的反应中，以及在决定诊断的时候是重要的。去除1号染色体短臂，可能导致肿瘤抑制基因的丢失，与不良的预后有关[13]。高倍数染色体肿瘤在婴儿中更为常见，与对化疗的良好反应有关，然而双倍数染色体DNA与晚期浸润性肿瘤有关。*MYCN*的扩增和*c-myc*相关癌基因出现在2号染色体中，是预后不利的生物学标志，与快速的疾病进展和不良预后有关。

临床特点

神经母细胞瘤起源于有神经嵴组织的任何地方。大约有45%起源于肾上腺的髓质内，表现为腹部的肿块（图37.1），然而这些起源于后腹膜的肿瘤可以表现为呼吸困难、吞咽问题或者是单侧的Horner综合征。接近60%的婴儿可表现为转移性的肿瘤，通常的部位可能是骨、骨髓和皮肤。所谓的“蓝莓松饼”皮肤沉积（图37.2），在临床上与先天性白血病的皮肤色斑难以分辨。脊髓压迫是由于肿瘤向椎管内扩张，可引起截瘫或神经系统体征。

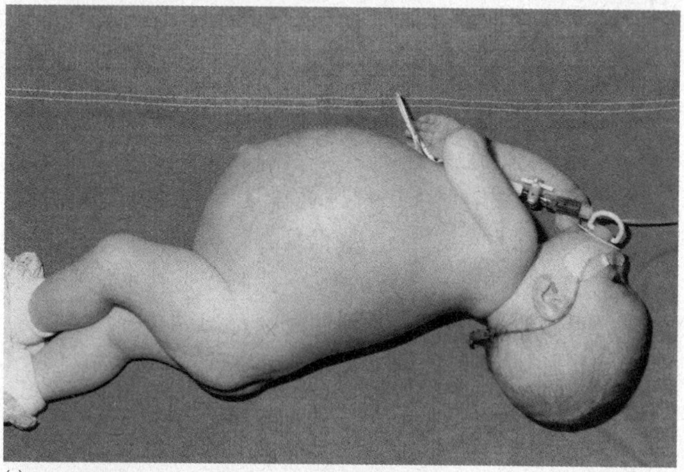

(a)

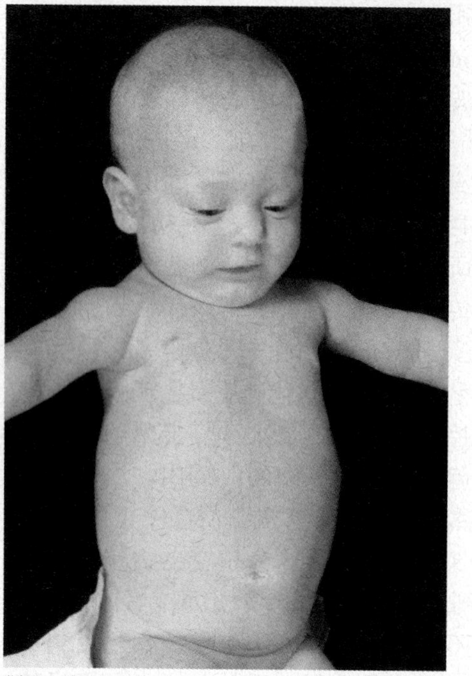

(b)

图37.1（参见彩图37.1）（a）在4S期神经母细胞瘤（左侧肾上腺）时增大的腹部，表现为新生儿时期喂养不良，肝肿大和凝血性疾病。（b）相同的患儿5个月以后，进行单个疗程的低剂量OJEC化疗（长春新碱、环磷酰胺、鬼臼毒素和卡铂）。

表 37.1 英国的登记数据和以前发布的新生儿肿瘤系列研究

表 37.1 A 单中心的经验

机构	加拿大多伦多（Campbell 等[14]）	美国费城（Gale 等[25]）	美国洛杉矶（Isaacs 等[34]）	美国德克萨斯（Xue 等[55]）	英国格拉斯哥（Davis 等[20]）	美国达勒姆（Halperin[29]）	美国孟菲斯（Crom 等[19]）
时间	1922-1982	1952-1978	1958-1982	1941-1981	1955-1986	1930-1998	1930-1996
占所有儿童肿瘤的百分比	2%		2.6%			2%	3.2%
男女比例	1.7：1	1：1.1			1：1.4	1：2.3	1：1
生存率	42%	2 年 45%	37%	78%(仅实体肿瘤)	接近 50%[b](仅实体肿瘤)[c]	接近 60%[d]	68%
肿瘤例数	102	22	49（61[a]）	45	16（35）	15（8）	34
神经母细胞瘤	48	11	14	6	7	5	19
视网膜母细胞瘤	17		2	3	3	4	3
肉瘤	12	3	8(16)	15	4（4）	1	
中枢神经系统肿瘤	9		5	5		4	
白血病	8	3	11	13			6
Wilms瘤	4	1	3（3 例中胚层肾瘤）	1	(9 例中胚层肾瘤)	2	
肝脏肿瘤	1 例肝母细胞瘤		1 例肝母细胞瘤（3 例错构瘤）		(2 例血管瘤，1 例错构瘤)		
恶性畸胎瘤	1	3	1 例（39 例其他畸胎瘤）		1 例（18SCT，1 例眼眶畸胎瘤）	1 例腹膜后（6 例其他畸胎瘤）	1 例 SCT，1 例口咽部畸胎瘤
其他	1 例神经鞘瘤，1 例 YST 睾丸	1 例腮腺肉瘤	2 例肉瘤，2 例 LCH	2 例黑素瘤	1 例鳞状细胞肉瘤	(1 例舌神经胶质迷芽瘤，1例血管瘤伴 Kasabach-Merritt)	2 例黑素瘤

缩写：YST–卵黄囊肿瘤，LCH－朗罕细胞组织细胞增多症，SCT–骶尾部畸胎瘤。

( ) 一也报道的良性肿瘤的例数和类型。

[a] 血管瘤（报道了 5 例肝脏血管瘤），淋巴管瘤除外。

[b] 未计入的 1 例病例（恶性骶尾部畸胎瘤）。

[c] 中枢神经系统肿瘤，白血病除外。

[d] 未计入的 1 例病例（横纹肌肉瘤）。

表 37.1 B 癌症登记的经验

癌症登记	丹麦（Borch [10]）	英国中西部诸郡（Parkes 等 [41]）	美国 3 级国家癌症调查（Bader 和 Miller [3]）	英国儿童期肿瘤国家登记[g]
时间	1943-1985	1960-1989	1969-1971	1981-2000
每 100 000 活产儿中的发生率	2.38（直到 28 天日龄）	7.2（直到 3 个月月龄）	3.65（直到 28 天日龄）	2.74（直到 6 周周龄）
男女比例	1∶1.4	1∶1.1	未报道	1∶1
存活率	5 年 25%	1 年 55%[e]，5 年 47%[e]	未报道	1 年 57%，5 年 51%
肿瘤例数	76	98（72）	39	394（213[f]）
神经母细胞瘤	20	31	21	113
横纹肌肉瘤	2	14		37
肉瘤	14	6（11）	4	38
中枢神经系统肿瘤	8	14	1	61
白血病	12	21	5	74
Wilms 瘤	4	1(7 例中胚层肾瘤)	5 例包括中胚层肾瘤	7
肝脏肿瘤		2 例错构瘤，1 例横纹肌样瘤（5 例未详细说明）		9 例肝母细胞瘤
恶性畸胎瘤	4 例（2 例其他畸胎瘤），全部位于后腹膜	(49 例成熟畸胎瘤–4 例恶性畸胎瘤复发)		40 例 MGCT，其中 2 例为性腺
其他	8 例未详细说明	3 例 HLH,3 例 LCH，1 例恶性胸腺瘤，1 例恶性睾丸基质细胞肿瘤	1 例肉瘤，1 例淋巴瘤，1 例未详细说明	5 例肾外杆状肉瘤，4 例外周型 PNET，3 例黑素瘤，1 例恶性组织细胞增多症，1 例胰母细胞瘤，1 例未详细说明

缩写：LCH–朗罕细胞组织细胞增多症，MGCT–恶性生殖细胞肿瘤，HLH–噬血细胞性淋巴组织细胞增多症。

( )——也报道的良性肿瘤的例数和类型。

[e] 包括良性肿瘤。

[f] 报道的其他 213 例非恶性肿瘤（非基于人群的报道）：2 例脊髓发育不良/脊髓组织增生性疾病，26 例中胚层肾瘤，12 例朗罕细胞组织细胞增多症，8 例血球吞噬症，10 例纤维瘤病，9 例血管外皮细胞瘤，14 例其他非恶性软组织肉瘤，5 例神经纤维瘤病，120 例非恶性的畸胎瘤，7 例未详细说明。

[g] 非常感谢牛津大学儿童肿瘤研究组 C Stiller 先生提供来自儿童期肿瘤国家登记的数据。

表37.2 与特异性畸形、综合征和染色体异常有关的肿瘤（After Berry[7]）

遗传性综合征	儿童肿瘤
错构瘤	
结节性硬化症	巨细胞星形细胞瘤
神经纤维瘤病	神经胶质瘤
基底细胞痣（Gorlin）综合征	髓母细胞瘤，基底细胞肉瘤
Turcot 综合征（直肠息肉－脑肿瘤综合征）	髓母细胞瘤
多发性黏膜神经瘤综合征	甲状腺髓样癌，嗜铬细胞瘤
神经皮肤黑色素痣序列征	黑素瘤
Aicardia 综合征（点头癫痫－胼胝体发育不全－视网膜脉络膜色素缺失综合征）	生殖细胞肿瘤，肝母细胞瘤
代谢性疾病	
糖原累积病 I 型，遗传性酪氨酸血症和 α 1–抗胰蛋白酶缺乏症	肝细胞性肝癌
染色体断裂和修补缺陷	
Bloom 综合征（胎儿期发育不全毛细血管扩张等常染色体隐性遗传病）	白血病，Wilms 瘤和胃肠道肿瘤
毛细管扩张失调症	白血病，淋巴瘤
Fanconi 贫血	白血病，肝细胞瘤，肝母细胞瘤
着色性干皮病	皮肤癌，淋巴瘤
Werner 综合征(白内障皮肤薄–皮下组织变厚且纤维化–头发呈灰色且稀少)	肉瘤，硬脑（脊）膜肉瘤
免疫缺陷性疾病	
Wiscott–Aldrich 综合征	白血病，淋巴瘤（经常在中枢神经系统）
X 连锁淋巴增殖性疾病（Duncan 病）	B 细胞淋巴瘤
严重的联合免疫缺陷	白血病，淋巴瘤
Bruton 型血球蛋白血病	白血病，淋巴瘤
着色性干皮病	非黑素瘤性皮肤肉瘤
染色体异常	
Down 综合征（21 三体）	急性白血病
Turner 综合征（45XO）	神经源性肿瘤，生殖细胞肿瘤
13q 综合征	视网膜母细胞瘤
11p 综合征	Wilms 瘤（肾母细胞瘤）
7 单体性染色体	前白血病和非淋巴细胞性白血病
XY 性腺发育不全，虹膜缺失–Wilms 瘤联合征	性腺胚细胞瘤
Edwards 综合征（18 三体）	Wilms 瘤（肾母细胞瘤）
Klinefelter 综合征（XXY）	白血病，畸胎瘤，乳腺癌
先天性畸形	
偏身肥大和 Beckwith–Wiedemann 综合征	Wilms 瘤，肾上腺皮质癌和肝母细胞瘤
散发性虹膜缺损，Denys–Drash 综合征，Fraser 综合征和 Perlman 综合征，Sotos 综合征	Wilms 瘤（肾母细胞瘤）
Simpson–Golabi–Behmel 综合征	生殖细胞肿瘤，Wilms 瘤
Poland 异常	白血病
先天性巨结肠	神经母细胞瘤
幽门狭窄	生殖细胞肿瘤
其他	
单卵双胎儿	骶尾部畸胎瘤

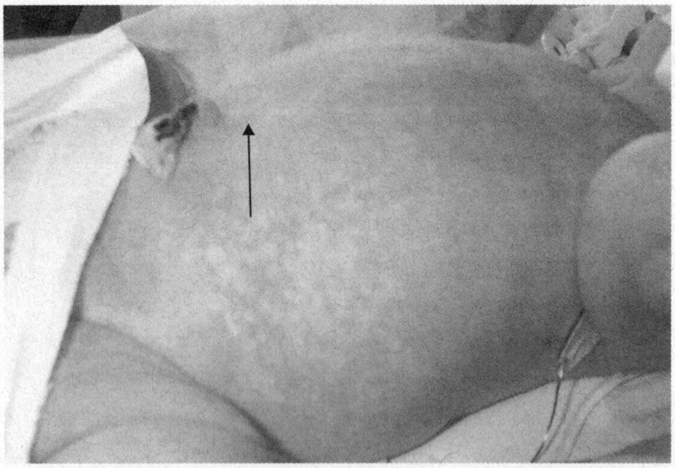

图 37.2 （参见彩图 37.2）出生第 1 天的 4S 期神经母细胞瘤表现为腹胀和显著的肝肿大。脐带附近“蓝莓松饼”样皮肤沉积和因操作引起的强烈的皮肤血管舒缩反应。

继发于循环儿茶酚胺的高血压常见。极少数情况下，新生儿神经母细胞瘤可转移到胎盘，导致胎盘功能不足或者胎性水肿。继发于儿茶酚胺释放的母亲先兆子痫也有报道[50]。

产前超声检查的使用已经导致产前诊断的增加[47]。

分期

神经母细胞瘤的国际分期系统（INSS）[38]是根据临床和影像学特点和肿瘤的可手术性而制订的。诊断时的临床分期可良好地预测总体生存率，同样有助于对生物学因素的认识、指示的治疗。

4S期神经母细胞瘤

4S 期神经母细胞瘤表示婴儿有局部的原发病灶，其播散限定于皮肤、骨髓和肝脏，但是骨骼除外。通常会发生自发性的消退[42]，但是密切观察是必需的，由于显著增大的肝脏可导致影响呼吸、肝脏功能和凝血病、肾脏功能或者生长停滞，其中任何一个均可以是进行化疗的适应证。

诊断

组织学诊断，虽然经常可以在有典型临床表现，并伴有儿茶酚胺、尿香草扁桃酸（VMA）和高香草酸（HVA）升高[38]的婴儿中证实诊断，但是重要的是提供额外的生物学和预后的信息。*MYCN* 扩增的出现将会影响治疗。肿瘤分期涉及骨扫描和骨髓检查。使用 ^{131}I 标记的 MIBG（间碘苄胍）会被神经分泌颗粒所吸收，将会在大约 90%的病例中显示出阳性的扫描。

治疗

在 1 期和 2 期的神经母细胞瘤中，完整手术切除通常是可治愈的，不提倡进行化疗。许多化疗药物是对高分期肿瘤有效，因为数量较少，在英国这样的婴儿作为欧洲协作研究的一部分进行治疗。脊髓压迫需要立即进行地塞米松和化疗来进行治疗。手术在去除残留的肿瘤时可能有重要的作用，但是越来越多的证据表明，在那些没有不良风险生物学因素的病人中，完整切除肿瘤是没有必要的[35]。

预后

在所有的分期中，有神经母细胞瘤的婴儿比其大年龄儿童的预后要好得多。有局限病灶的病例中全部的生存率是 90%左右，而有肿瘤转移的病例其生存率为 70%左右。4S 期神经母细胞瘤中的死亡病例，可能死于肝功能障碍或者呼吸抑制。而在大年龄儿童中，出现不利的生物学因素，尤其是 *MYCN* 扩增，将会显著的影响疾病的预后。

筛查

神经母细胞瘤婴儿中有接近 90%的病例会出现尿液儿茶酚胺的升高，这些指标可以用于定量的检测以筛查疾病。日本在 1985 年确立了在 1 岁以下的儿童中进行筛查的计划。然而，现在许多的研究已经显示婴儿筛查的神经母细胞瘤发生率为文献记载数量的两倍，在大年龄儿童中高分期肿瘤的发生率没有降低，总体的生存率没有改善[54]。

畸胎瘤和其他生殖细胞肿瘤（GCT）

畸胎瘤（这个名词起源于希腊词 *teras-atos*，意思是怪物，*-oma* 表示肿瘤）是一种起源于三个胚胎的生殖细胞层（外胚层、中胚层、内胚层）的肿瘤。它们主要是良性的肿瘤，起源于生殖腺或者中线的外生殖腺部位。在新生儿中，最为常见的部位是骶尾骨的区域，发生率为每 35 000～45 000 例活产儿中有 1 例（新生儿最常见的肿瘤），男女比例为 1∶3[43]。在这个区域的肿瘤可以是骶骨后的（外部的）、骶骨前的（内部的）或者哑铃状的（一部分在外部和一部分在内部）。骶尾部畸胎瘤（SCT）在 65%～70%的病例中是成熟的畸胎瘤，在 5%～15%的病例中是不成熟的畸胎瘤（都是良性的），在 15%～30%的病例中为混合恶性生殖细胞肿瘤。发生恶性肿瘤（几乎都是卵黄囊瘤）的风险，通常在男婴和延迟手术的病例中较大，在有部分内部性肿瘤（骶骨前的）的病例中风险增加。在新生儿畸胎瘤中，45%起源于骶骨区域，20%在卵巢，20%在睾丸，10%在颅内，在颈部和纵隔的占到 5%。

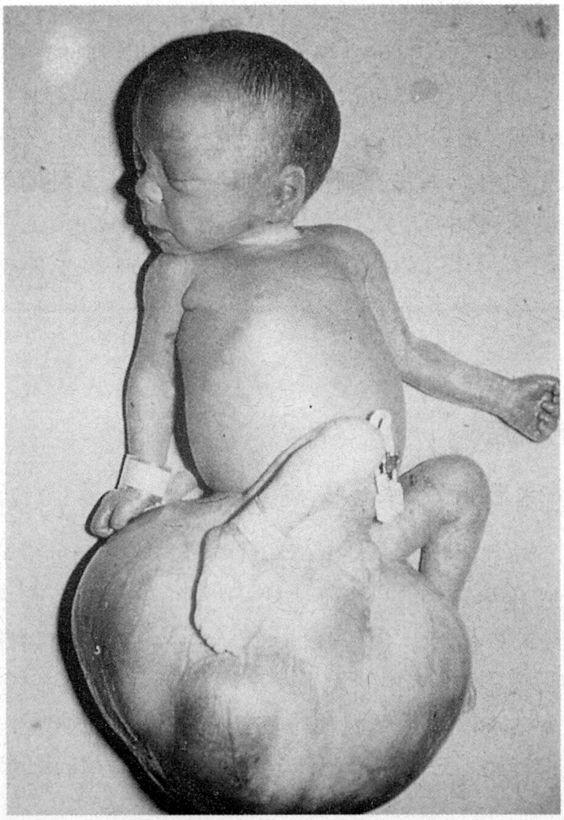

图 37.3 骶尾部畸胎瘤。

临床特点

新生儿畸胎瘤中最常见的是骶尾部的畸胎瘤，这是一种容易识别的肿瘤，位于后臀的臀缝之间。肿瘤的大小各不相同，从一个尾骨上的似乎是轻微的隆起或者色斑，到一个与婴儿大小不相上下的肿块，其可能会导致水肿或者产程受阻。通过骶骨前的超声检查来诊断以便剖腹手术，但如果肿瘤位于一个可导致重要器官梗阻（颈部病变）或者心力衰竭的位置的时候，婴儿仍然可能会死亡。对于巨大的骶骨后骶尾部畸胎瘤（图 37.3），通常很少有骶骨前的扩张。然而，骶骨前的肿瘤在这个年龄组中可能不会像所估计的那样少，只是在大年龄儿童中变得更加明显，到这个时候它们有更多的机会变成恶性肿瘤。

检查

腹部的侧位 X 线检查可以显示直肠向前移位以及肿瘤内部可能的钙化。包括侧位的胸部 X 线检查对排除肺部转移是重要的。腹部和盆腔的 CT 扫描伴肠道增强可以决定初次手术是否可行。应该进行检测血清的肿瘤标记物，α-甲胎蛋白（AFP）和人绒毛膜促性腺激素（hCG）。在正常新生儿中可以发现 AFP 水平升高（平均值 50 000kU/L），其在生命的第 1 年内逐渐下降到成人的水平（小于 10kU/L）[8]。在胚胎学上，这种蛋白是由来自胎儿卵黄囊或者肝脏的细胞所产生，在恶性畸胎瘤中它的水平非常高，经常可以达到数百万 kU/L，其中卵黄囊组织是其恶性的成分。就如在正常新生儿中所见的，在没有恶性卵黄囊肿瘤的情况下，高水平的 AFP 应该以一个 AFP 半衰期（5～7 天）的预期速率继续下降，手术以后也以类似的速率继续下降。手术以后不能以预期速率下降，或者随后有一个升高，可能提示残留恶性卵黄囊成分或者发生远处转移。

偶尔可见到绒毛膜癌，其可能分泌人绒毛膜促性腺激素（hCG）。在幼年时期，它们可能是从母亲或者胎盘组织中转移过来的，也许在术语上可更好的称之为“妊娠滋养层的肿瘤”，比高度恶性的青春期和成年期单纯绒毛膜癌较少有浸润性。在这个时期也可以出现睾丸的卵黄囊肿瘤。

治疗

良性骶尾部畸胎瘤的治疗是手术切除。整个尾骨的“整块”切除是必需的。不能完整切除将会导致接近40%的局部复发。发现有骶尾部畸胎瘤的新生儿中，有大约10%的病例到3岁时会再次出现恶性生殖细胞肿瘤[43]。因此在这个时期，对新生儿进行肿瘤标记物随访是必需的。恶性肿瘤复发通常需要进行化疗，但是关键的影响预后的因素是随后的完整手术切除。对于较小局部复发，单纯手术加上长期的监测可能就已经足够了。

在初次出现就怀疑是恶性肿瘤的病例中（通常以后以AFP升高，影像学上巨大的浸润性病变或者转移灶鉴定来诊断），术前化疗较为合宜，可以显著增加完整切除的机会和长期生存率[26]。

手术以后功能性的损害，尤其是对于巨大肿瘤和那些在骨盆内有扩展的肿瘤，可能比先前考虑的更为常见。必须进行随访以发现是否有膀胱或者肠道功能障碍，或者下肢无力[43]。

其他恶性的生殖细胞肿瘤总体上要进行化疗，直到肿瘤标记物恢复到正常，但是可能需要手术切除残留的肿瘤。例外的是1期性腺肿瘤，单纯手术切除已经足够。应用基于铂的药物进行现代化疗的方法，对少数有恶性生殖细胞肿瘤的新生儿是一个极好的治愈机会。

急性白血病

先天性和新生儿白血病只占到所有儿童时期白血病的不到1%[12]，但这是第二常见的新生儿恶性肿瘤，仅次于神经母细胞瘤。在新生儿时期的急性白血病平均分布于急性淋巴细胞性白血病（ALL）和急性髓细胞样白血病（AML）亚型之间，不像大年龄儿童，他们的急性淋巴细胞性白血病大约占到白血病病例数的80%。

临床特点

婴儿可表现出一系列的临床症状。常见的是肝脾肿大，并有贫血和血小板减少的症状，例如瘀斑、苍白和喂养不良。常见有累及中枢神经系统，可表现为囟门膨胀或者神经系统体征。白细胞计数升高伴血液黏滞性过高可能会导致呼吸、心脏或者神经功能抑制。皮肤浸润可见于大约20%的病例[21]，表现为坚硬的活动性结节，颜色从蓝色到棕色不等，其典型的是蜡白色和衰退的颜色。先天性白血病是引起水肿和死产的罕见原因。

诊断

由于先天性和新生儿白血病经常表现为白细胞计数升高，通过外周血的形态学以及适当的免疫组织化学方法就可能得出诊断。如果不能得出诊断，骨髓抽吸物检查是必需的。皮肤结节活检将会显示不成熟的原始母细胞。

有75%的新生儿白血病病例有涉及混合血统白血病（MLL）基因的染色体重组，通常起源于染色体易位t（4；11）（q21；q23）[27]。在新生儿白血病中发现的其它染色体易位包括在ALL中的t（1；11）、t（11；19）和在AML中的t（9；11）、t（8；21）[27]。近来的对双胞胎有一致性白血病的研究提示，儿童时期的急性白血病可能有一个产前的起因。通过Guthrie血样点卡得到的与患儿以后发生白血病所匹配的染色体融合序列，进一步支持了以上的观点[53]。

治疗/预后

急性淋巴细胞性白血病（ALL）

目前的治疗方案是由包括ALL和AML两种成分的混合强化治疗，作为国际协作研究的一部分，称之为Interfant 99研究。在近来的一个英国ALL婴儿治疗方案的报道中[16]，4年的无不良事件存活率是33%，总体存活率是46%。预后因素的多变量分析显示小年龄、累及中枢神经系统、白细胞计数升高是不利的预后因素。

急性髓细胞样白血病（AML）

尽管在新生儿 AML 中发现了许多的不良预后因素，例如白细胞计数升高和骨髓外的疾病（累及中枢神经系统和皮肤），强化治疗以后的结果与有 AML 的大年龄儿童相似，总体存活率为 60%～65%[15]。

一过性骨髓增生性疾病和Down综合征

许多有 Down 综合征的新生儿会有白血病样综合征，或者有一过性骨髓增生性疾病（TMD），其在生命的最初几个月内会自发消退。TMD 可表现为显著的脏器肿大，与水肿和心脏衰竭有关。循环胚细胞是由骨髓而来的，数量可从 5 到 384 000 不等[30]。胚细胞的细胞遗传学只显示 21 三体，而真正的 AML 细胞遗传学可能会显示另外的染色体异常。据估计有 30%的伴有 TMD 的 Down 综合征婴儿将进行性地发展成为急性白血病，其大部分是常见的 M7 型 AML。白细胞去除法和/或交换输血对治疗血液黏度过高导致的症状和体征，或者是器官衰竭是必需的。很少需要进行化疗，但是低剂量的阿糖胞苷已经用于治疗难控制的白细胞增多以去除白细胞[49]。

肾脏肿瘤

中胚叶细胞肾瘤约占新生儿实体肾脏肿块的 80%，占婴儿早期肿瘤的大约 4%。虽然考虑为良性的肿瘤，但是它们可有罕见的远处转移[41]。中胚叶细胞肾瘤是由不成熟的基质细胞组成，其浸润到肾脏的实质内，与平滑肌错构瘤同义。Wilms 瘤和横纹肌样瘤是恶性的肾脏肿瘤，虽然两者进行类似的治疗，但后者的结果相当不好。

Wilms 瘤，或者是肾母细胞瘤，在新生儿时期罕见，占到所有 Wilms 瘤的不到 1%，发生率为每 1 000 000 例活产儿中有 0.49 例。这种情况占到生命的最初 6 周内诊断肿瘤的 1.8%（NRCT 数据）。各种不同的先天性异常与发生 Wilms 瘤的风险增高有关，可能累及染色体 11p，其中发现有肿瘤抑制基因 *WT1* (11p13)[11]。在 WAGR 综合征（Wilms 瘤，虹膜缺失，泌尿生殖道异常和智力低下）、Denys–Drash 综合征（先天性肾病变综合征和两性畸形）以及相关的 Fraser 综合征（隐眼畸形）中，随同 10%～15%的散发性 Wilms 瘤一起，可见 WT1 基因的丢失。在 Beckwith–Wiedemann 综合征（脐疝–巨舌–巨体综合征）中累及 WT2 基因 (11p15)[11]。另外，所有的 Wilms 瘤中有 40%显示在 11 号染色体上有丢失等位基因的杂合现象[11]。不牵涉 11p 的其他相关的临床疾病包括 Edwards 综合征（18 三体）、Sotos 综合征（5q35）和 Bloom 综合征 (15q26)。

临床特征

大多数新生儿 Wilms 瘤是在临床体检时发现，其日龄中位数为 2 天，但是最近在产前中检查发现肿块的情况正在增多[45]。血尿、不能解释的贫血和高血压可能是其临床特征。中胚叶肾瘤典型的是在生命的第 1 周得出诊断，罕有超过 3 月的，有时与高钙血症有关。多尿是羊水过多的一个基础原因，偶尔可见[24]。

由于肾脏横纹肌肉瘤样肿瘤的大脑沉积而导致脑积水，也曾有过这样的报道[9]。

检查

静脉内增强的腹部 CT 可显示出原发的肿瘤。当鉴定有无转移时需要进行胸部 X 线检查。肾切除术可缓解高钙血症，但是由于高血压与术中高死亡率有关而需要进行仔细的评估[31]。

治疗

中胚叶肾瘤仅仅需要行肾切除术。只有在不完全性切除，或者在非典型/细胞性组织类型的肿瘤破裂（而不是典型的平滑肌性组织类型）时考虑进行化疗。

对于单侧的 Wilms 瘤，目前的治疗措施是手术和根据手术分期进行的术后化疗。进行活检以后，双侧的肿瘤首先进行化疗，希望以后能够进行保留肾脏的手术。避免进行放疗，因为其有长期的后遗症。

预后

中胚叶肾瘤的预后良好（2 年的全部生存率为 98%）[31]，仅有的死亡报道是继发于提前使用目前推荐的化疗以后。Wilms 瘤总是组织分化良好，主要的是 1 期。他们的生存率良好，大于 90%，随访时间的中位数为 31 个月[45]。

肾脏横纹肌肉瘤样肿瘤通常是致命的，与治疗措施无关。

筛查

在高危组人群中常规进行影像学筛查已经争论了许多年，一些学者提出其意义不确定，一些简单的临床体检可能已经足够[17]。在国际上有越来越多的人支持对那些有 5%风险的患儿至少常规进行超声检查，每 3 个月一次，一直持续到 7 岁为止[11]。这种筛查总体上包括那些有 Beckwith–Wiedemann 综合征（4%～10%的风险）、WT1 相关综合征、家族性 Wilms 瘤、或者是其父母以前因双侧肾脏肿瘤进行治疗的患儿（如果是单侧，风险小于 5%）。由于更多地了解了其自然疾病史，某种偏侧肥大相关性可能就包括在其中。

脑肿瘤

中枢神经系统恶性肿瘤同时也是儿童时期最为常见的实体恶性肿瘤，在新生儿时期罕见，只占到儿童时期中枢神经系统全部肿瘤的 0.5%～1.5%[51]。在 1981 年到 2000 年间，在生命的最初 6 周内 NRCT 登记的病例中有 15.5%的病例是中枢神经系统肿瘤，其发生率是每 1 000 000 例活产儿中有 4.24 例。

新生儿脑部肿瘤主要是幕上的肿瘤，畸胎瘤占到所有病例的 1/3 到 1/2。畸胎瘤经常发生在松果体或者蝶鞍上面的区域，在 CT 扫描时可见有钙化斑点。典型情况下它们非常大，生长快速，组织学上经常呈现为发育成熟的类型。因为它们体积较大，所以很少能完整切除，有较高的手术死亡率[33]。

神经胶质肿瘤例如星状细胞瘤，占新生儿肿瘤的 20%～30%，原始神经外胚层瘤（PNET 或者幕下的髓母细胞瘤）是第二常见的肿瘤。脉络膜丛乳头状瘤罕见，但是在这个年龄组中高表达，其他的肿瘤例如颅咽管瘤、鼓膜瘤和脑膜瘤罕见[33]。

临床特征

大部分将表现为大头畸形，其可能在产前就已进行诊断，或者表现为产程梗阻。否则，在第一周快速增大的头围可成为诊断依据，经常与脑积水有关。可表现为呕吐、无精打采、体重不增、神经系统体征和癫痫，但是并不常见，其取决于头颅扩张的能力[33,51]。

检查

新生儿脑部肿瘤经常较大，由不同的种类所组成，生长快速。CT 或者 MRI 可显示肿瘤的轮廓（图 37.4），并决定手术可行性和出现的转移。在一些 PNET 的病例中可见有颅外转移的情况[33]。

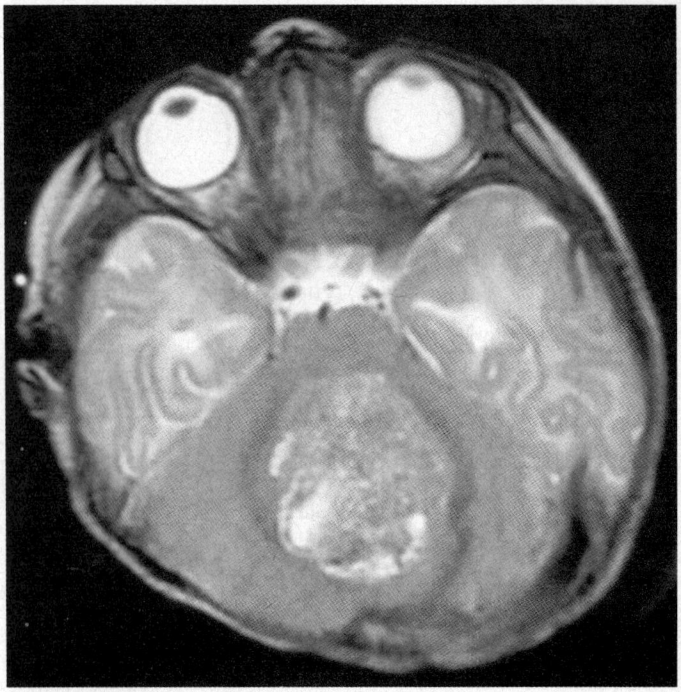

图 37.4 脑部肿瘤。

低分级的胶质瘤，尤其是视束胶质瘤，可能提示有 1 型的神经纤维瘤病，而室管膜下的巨细胞星状细胞瘤是唯一有结节性硬化的肿瘤，通常见于新生儿时期以外（见表 40.2）。

治疗

完整的手术切除对大多数肿瘤来说是首选的治疗，但是手术可行性取决于原发肿瘤的部位和大小。对于 PNET 和鼓膜瘤，化疗可作为部分有创性的治疗，但是根据小规模报道提供的数据，这种治疗是否存在有利于生存率的优势还不清楚。放疗由于在认知能力、内分泌和神经心理学方面具有高发的并发症，应该避免进行。

预后

近期对已经报道的 250 例新生儿病例进行的文献回顾显示全部的生存率为 28%[33]。畸胎瘤和 PNET 总体上预后很差，而星状细胞瘤和脉络膜丛乳头状瘤的生存率明显要好。

视网膜母细胞瘤

视网膜母细胞瘤是儿童时期最常见的眼内肿瘤，占到所有儿童时期肿瘤的 3%。它会导致视网膜的进行性破坏，在扩散到眼眶和脑部以前就占据了整个眼球。有 70%的病例是家族性的，女性占多数，女男比为 1.5∶1[1]，考虑到那些有家族史的患儿，在新生儿时期的发病率将依赖于局部筛查的方法。NRCT 在过去的 20 年间（1981～2000）报道了 37 例视网膜母细胞瘤的病例，占到生命最初 6 周中所发生的恶性肿瘤的 9%，其发生率为每 1 000 000 例活产儿中有 2.57 例。回顾了纽约所有的新生儿视网膜母细胞瘤病例[1]，鉴定出有 46 例是在生命的最初 30 天内得出诊断（占所有视网膜母细胞瘤病例的 2.5%），其中有 56%是单侧的。在这些单侧的病例中，85%的病例在随访期间内随后发生对侧眼部的肿瘤（即 91%的病例有双侧的

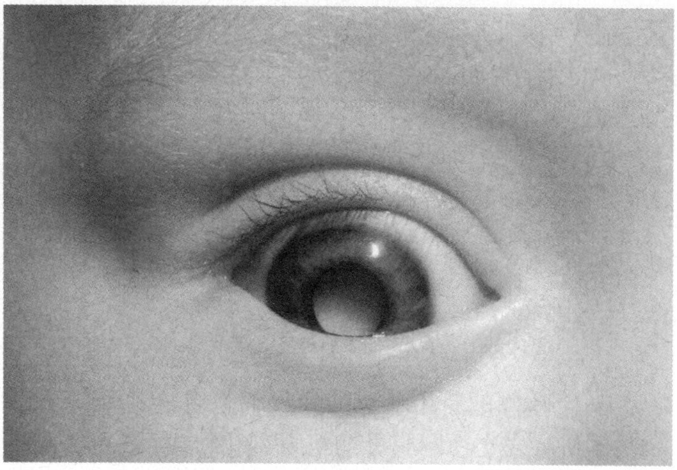

图 37.5 （参见彩图 37.5）白瞳症。

肿瘤）。

视网膜母细胞瘤基因已经得到鉴定，在染色体 13q14 上，在视网膜母细胞瘤中该基因或者是部分缺失或者是全部缺失[22]。当进一步的了解视网膜母细胞瘤基因（Rb1）以及有了分子生物学和细胞遗传学技术的进一步发展，就有可能通过胎儿染色体分析，尤其是在家族性病例中，预测这些视网膜母细胞瘤的发生。

临床特征

通过选择性筛查不能发现的肿瘤，最可能表现为白瞳症（图 37.5）、虹膜的异色症和斜视。

检查

通过 Reese-Ellsworth 分类[1]进行分期，是以肿瘤的大小和数目为基础，他们与眼球圈的关系可在麻醉下行检眼镜检查，也可行 CT 扫描或者 MRI 检查。

治疗

治疗取决于肿瘤的范围，有一种倾向于保守眼球的治疗。治疗措施的选择根据部位以及肿瘤的大小，或者循环的化疗。在纽约的一系列病例中[1]，患病眼球

中有 79%得到了挽救。分期为 5 的肿瘤通常需要摘除。如果是双侧肿瘤，为了保存严重程度较轻的受累眼睛，通常首先进行保守治疗。必要的时候应避免进行外部射线的放疗，因为其有物理效应以及显著增加继发性肿瘤的风险。

预后

对于单侧的新生儿视网膜母细胞瘤，对侧眼球有 85%的机会发生视网膜母细胞瘤[1]，因此需要经常的眼科随访。新生儿视网膜母细胞瘤预后取决于所选治疗的方式，但是总体上 5 年的生存率超过 90%。出现转移的病例其结果非常不好。

发生继发性肿瘤的几率在增多，大多数通常是骨肉瘤，其基因位点紧靠视网膜母细胞瘤的基因位点。这种情况通常发生在局部照射以后，对于一种继发性非眼睛的恶性肿瘤[1]，每年累加 1%～2%的风险。继发性恶性肿瘤多为高分级肿瘤，预后不良。松果体母细胞瘤是第二种最常见于家族性（双侧发病）视网膜母细胞瘤的肿瘤。在生命的最初 4 年内发生这些肿瘤的风险在增加，因为在组织学上，可看到视网膜在分化，这些情况被称之为“三边形的视网膜母细胞瘤”。他们被认为是多中心起源的，而不是转移沉积的结果，通常是致命的。

后代的风险

在家族性疾病中幼殖体突变是一种常染色体显性遗传性疾病，外显率为 90%。有 50%的风险携带基因，有 45%的发病风险。当父母亲都没有受累时，单侧视网膜母细胞瘤中同胞发病的风险为 1%，双侧或者多发性视网膜母细胞瘤中发病的风险为 6%。对每一个随后的非受累儿童，这种风险将下降[39]。

肉瘤

恶性软组织肿瘤占到新生儿肿瘤的 11%，但是只有 2%的儿童时期肉瘤是在新生儿时期得出诊断的[40]。

婴儿纤维肉瘤是一种最常见的软组织肉瘤。虽然组织学上与成人的纤维肉瘤相似，但是生物学上经常不是恶性的，作为真正的肉瘤进行分类还存在疑问。它表现为软组织肿块，最常见于头部、颈部或者四肢。已经报道存在细胞遗传学异常[48]。首选的治疗是手术切除，但是已经有报道会出现局部复发。远处转移罕见。因为这种疾病的良性性质，所以化疗只限于那些手术切除可能会导致毁容的病例中。最常使用的化疗药物是长春新碱、放线菌素 D 和环磷酰胺[28]。

横纹肌肉瘤很少出现在刚出生的时候。在横纹肌肉瘤研究协作组（IRS）中登记的 3217 例横纹肌肉瘤病例中，只有 14 例患儿年龄小于 30 天[37]。最常见的原发部位在泌尿生殖系统、四肢或者头颈部。横纹肌肉瘤在组织学上可分为腺泡型、胚胎型和多形型。后两种类型是新生儿时期最为常见的类型。常见有染色体异常，其可能在诊断和理解横纹肌肉瘤发病机制上都有作用[6]。横纹肌肉瘤的治疗包括化疗和手术。总体上要避免进行放疗，因为存在对生长和功能方面的副作用。横纹肌肉瘤预后取决于肿瘤是否转移、肿瘤范围的大小、肿瘤发生的部位以及组织学亚型。发生肿瘤转移的病例中只有接近 20%～25%的病例能期望有长期的存活，而与之对照的是肿瘤局限的病例中有 70%的病例能长期存活。

罕见的新生儿肉瘤包括 Ewing 肉瘤、骨外的 Ewing 肉瘤、脂肪肉瘤和平滑肌肉瘤[40]。

肝脏肿瘤

在新生儿时期能看到的仅有的肝脏原发性恶性肿瘤是肝母细胞瘤，其可能与偏身肥大或者 Beckwith-Wiedemann 综合征有关（见表 40.2）。肝脏肿块的鉴别诊断包括继发于神经母细胞瘤或绒毛膜癌的肿瘤转移，以及良性病变包括肝血管瘤、肝错构瘤、腺瘤和囊肿。肝血管瘤和肝母细胞瘤是最为常见的肝脏肿瘤，经常通过影像学（血管成像或者 MRI），或者通过肿瘤标记物难以区分，因为出生时可见正常的 AFP 升高。这些病例诊断时可能需要活检。在文献中已经报道了大约 40 例的新生儿肝母细胞瘤，但是很少有病例接受了标准的新生儿肝母细胞瘤治疗（化疗以后进行手术），因此报道的死亡率较高[2]。在大年龄儿童中通常会发生肺部转移，但是这种肺部转移在新生儿中罕见，有10%～15%已经发生转移的病例，通常是非肺脏的部位。认为是由于胎儿循环分流了肺脏血管系统而导致。这些病例都需要进行骨扫描和大脑MRI检查以确定分期。

组织细胞增多症

组织细胞增多症包括一组知之甚少的疾病，其起源于组织细胞/单核细胞（包括抗原递呈细胞）的异常增殖。他们主要是良性的疾病，经常由儿科肿瘤科医师进行治疗，因为他们可能需要用化疗或者很少情况下需要放疗来进行治疗，但是这些疾病的发生有强烈的免疫性基础，存在细胞毒性T细胞的缺乏和过量白介素以及PGE2的产生。

Langerhans细胞组织细胞增多症（LCH）是一种Langerhans细胞的克隆性增生，在电镜下见到有Birbeck颗粒便可鉴别，通常是良性的疾病。它可出现在有单灶性，或者更典型情况下有多器官疾病的新生儿中[32]。其可表现为实质性病变、伴有疼痛性肿胀、孤立的皮疹、或者在X线片子上偶尔发现。可通过活检来证实诊断。虽然大多数的病例会发生自发性的消退，但是也可能需要局部性的治疗：对于皮肤病变局部使用皮质类固醇、对于考虑骨骼疾病例如累及脊柱时行病变内类固醇或者局部低剂量放射治疗[32]。多发性疾病较少可能会自发消退，表现为皮疹、耳部或者口腔病变、淋巴结病、肝脾肿大和肺累及。对于发生器官功能障碍的病例可能需要进行化疗。各种病例对化疗的反应不一，全部的死亡率为18%[32]。

Hashimoto-Pritzker病是一种先天性自愈性网状组织细胞增多症和皮肤形式的Langerhans细胞组织细胞增多症。红-紫红结节，类似于愈合的水痘病变，其主要发生在头皮，经过数周或者数月时间便会发生自行消退。

噬血细胞性淋巴组织细胞增多症（HLH）是一种新生儿时期罕见的疾病。这种疾病通常是以家族性形式发病，可能会有家族史（常染色体隐性遗传）或者近亲史。HLH是一种组织细胞的非克隆性增生，不伴有Birbeck颗粒。它表现为发热、脾肿大、各类血细胞减少、低纤维蛋白血症和高甘油三酸酯血症。在淋巴结活检或者骨髓象中可见噬红细胞血症，未经治疗的病例平均生存期为2个月[32]。治疗涉及化疗和同种基因骨髓移植，3年无事件生存率为44%[4]。继发性HLH是感染或者恶性肿瘤的一种并发症，其优先使用的治疗是支持治疗和单独的化疗。

其他罕见的肿瘤

许多其他罕见的恶性肿瘤也可发生在新生儿时期，表现为发生率系列研究内的孤立病例[14,20,25,34]。

黑素瘤最常见，可起源于大的先天性色素痣，或者是经胎盘扩散。这些病变可自发消退。治疗措施是手术治疗，很少进行化疗，不到60%的病例能存活到18个月[44]。

在整个章节中，已经包括了组织学上良性的肿瘤，因为它们在与恶性肿瘤（如成熟畸胎瘤、中胚层肾瘤）的鉴别诊断中是非常重要的，或者由于其发病的部位而可能是致命的（如中枢神经系统肿瘤、肝脏血管瘤）。

血管瘤可发生在任何部位，与高排性心力衰竭或者血小板减少症、Kasabach-Merritt综合征有关。他们可能对α-干扰素有效，但是已经有报道称痉挛性双侧瘫痪可成为其治疗的并发症。

水囊性淋巴管瘤（先天性淋巴管畸形）最常见于后颈部，经常与Turner综合征或者三染色体细胞有关。推荐进行手术治疗，但是不宜手术的或者复发的水囊性淋巴管瘤，行病变内注射博来霉素或者OK-432可能有效。

其他良性病变包括横纹肌肉瘤（见结节性硬化）、肌纤维瘤病、黄肉芽肿、良性脂肪瘤、卵巢囊肿、表皮囊肿或者皮样囊肿。许多肿瘤可以进行切除，但是有一些肿瘤会自发消退或者不需要治疗。

参考文献

1. Abramson D H, Du T T, Beaverson K L 2002 (Neonatal) retinoblastoma in the first month of life. Archives of Ophthalmology 120: 738–742
2. Ammann R A, Plaschkes J, Leibundgut K 1999 Congenital hepatoblastoma: a distinct entity? Medical and Pediatric Oncology 32: 466–468
3. Bader J L, Miller R W 1979 US cancer incidence and mortality in the first year of life. American Journal of Diseases of Children 133: 157–159
4. Baker K S, DeLaat C A, Steinbuch M et al 1997 Successful correction of hemophagocytic lymphohistiocytosis with related or unrelated bone marrow transplantation. Blood 89: 3857–3863
5. Barlow C F, Priebe C J, Mulliken J B et al 1998 Spastic diplegia as a complication of interferon alfa-2a treatment of hemangiomas of infancy. Journal of Pediatrics 132: 527–530
6. Barr F G 1997 Molecular genetics and pathogenesis of rhabdomyosarcoma. Journal of Pediatric Hematology and Oncology 19: 483–491
7. Berry P J 1987 In: Keeling J W (ed) Congenital tumours in foetal and neonatal pathology. Springer-Verlag, London, pp 229–247
8. Blair J I, Carachi R, Gupta R et al 1987 Plasma alpha fetoprotein reference ranges in infancy: effect of prematurity. Archives of Disease in Childhood 62: 362–369
9. Bonnin J M, Rubinstein L J, Palmer N F et al 1984 The association of embryonal tumors originating in the kidney and in the brain. A report of seven cases. Cancer 54: 2137–2146
10. Borch K, Jacobsen T, Olsen J H et al 1992 Neonatal cancer in Denmark 1943–1985. Pediatric Hematology and Oncology 9: 209–216
11. Bove K E 1999 Wilms' tumor and related abnormalities in the fetus and newborn. Seminars in Perinatology 23: 310–318
12. Bresters D, Reus A C, Veerman A J et al 2002 Congenital leukaemia: the Dutch experience and review of the literature. British Journal of Haematology 117: 513–524
13. Brodeur G M, Maris J M, Yamashiro D J et al 1997 Biology and genetics of human neuroblastomas. Journal of Pediatric Hematology and Oncology 19: 93–101
14. Campbell A N, Chan H S, O'Brien A et al 1987 Malignant tumours in the neonate. Archives of Disease in Childhood 62: 19–23
15. Chessells J M, Harrison C J, Kempski H et al 2002 Clinical features, cytogenetics and outcome in acute lymphoblastic and myeloid leukaemia of infancy: report from the MRC Childhood Leukaemia working party. Leukemia 16: 776–784
16. Chessells J M, Harrison C J, Watson S L et al 2002 Treatment of infants with lymphoblastic leukaemia: results of the UK Infant Protocols 1987–1999. British Journal of Haematology 117: 306–314
17. Craft A W, Parker L, Stiller C et al 1995 Screening for Wilms' tumour in patients with aniridia, Beckwith syndrome, or hemihypertrophy. Medical and Pediatric Oncology 24: 231–234
18. Crist W, Gehan E A, Ragab A H et al 1995 The Third Intergroup Rhabdomyosarcoma Study. Journal of Clinical Oncology 13: 610–630
19. Crom D B, Wilimas J A, Green A A et al 1989 Malignancy in the neonate. Medical and Pediatric Oncology 17: 101–104
20. Davis C F, Carachi R, Young D G 1988 Neonatal tumours: Glasgow 1955–86. Archives of Disease in Childhood 63: 1075–1078
21. Frangoul H A, Patterson K 1998 Complications of acute leukemia. Case one: congenital acute myelogenous leukemia with cutaneous involvement. Journal of Clinical Oncology 16: 3199–3200
22. Friend S H, Bernards R, Rogelj S et al 1986 A human DNA segment with properties of the gene that predisposes to retinoblastoma and osteosarcoma. Nature 323: 643–646
23. Friend S H, Dryja T P, Weinberg R A 1988 Oncogenes and tumor-suppressing genes. New England Journal of Medicine 318: 618–622
24. Fung T Y, Fung Y M, Ng P C et al 1995 Polyhydramnios and hypercalcemia associated with congenital mesoblastic nephroma: case report and a new appraisal. Obstetrics and Gynecology 85: 815–817
25. Gale G B, D'Angio G J, Uri A et al 1982 Cancer in neonates: the experience at the Children's Hospital of Philadelphia. Pediatrics 70: 409–413
26. Gobel U, Schneider D T, Calaminus G et al 2001 Multimodal treatment of malignant sacrococcygeal germ cell tumors: a prospective analysis of 66 patients of the German cooperative protocols MAKEI 83/86 and 89. Journal of Clinical Oncology 19: 1943–1950
27. Greaves M F 1996 Infant leukaemia biology, aetiology and treatment. Leukemia 10: 372–377
28. Grier H E, Perez-Atayde A R, Weinstein H J 1985 Chemotherapy for inoperable infantile fibrosarcoma. Cancer 56: 1507–1510
29. Halperin E C 2000 Neonatal neoplasms. International Journal of Radiation Oncology, Biology, Physics 47: 171–178
30. Homans A C, Verissimo A M, Vlacha V 1993 Transient abnormal myelopoiesis of infancy associated with trisomy 21. American Journal of Pediatric Hematology and Oncology 15: 392–399
31. Howell C G, Othersen H B, Kiviat N E et al 1982 Therapy and outcome in 51 children with mesoblastic nephroma: a report of the National Wilms' Tumor Study. Journal of Pediatric Surgery 17: 826–831
32. Huang F, Arceci R 1999 The histiocytoses of infancy. Seminars in Perinatology 23: 319–331
33. Isaacs H 2002 I. Perinatal brain tumors: a review of 250 cases. Pediatric Neurology 27: 249–261
34. Isaacs H Jr 1985 Perinatal (congenital and neonatal) neoplasms: a report of 110 cases. Pediatric Pathology 3: 165–216
35. Kaneko M, Iwakawa M, Ikebukuro K et al 1998 Complete resection is not required in patients with neuroblastoma under 1 year of age. Journal of Pediatric Surgery 33: 1690–1694
36. Knudson A G Jr 1985 Hereditary cancer, oncogenes, and antioncogenes. Cancer Research 45: 1437–1443
37. Lobe T E, Wiener E S, Hays D M et al 1994 Neonatal rhabdomyosarcoma: the IRS experience. Journal of Pediatric Surgery 29: 1167–1170
38. Lukens J N 1999 Neuroblastoma in the neonate. Seminars in Perinatology 23: 263–273
39. Margo C E, Harman L E, Mulla Z D 1998 Retinoblastoma. Cancer Control 5: 310–316
40. Palumbo J S, Zwerdling T 1999 Soft tissue sarcomas of infancy. Seminars in Perinatology 23: 299–309
41. Parkes S E, Muir K R, Southern L et al 1994 Neonatal tumours: a thirty-year population-based study. Medical and Pediatric Oncology 22: 309–317
42. Pritchard J, Hickman J A 1994 Why does stage 4s neuroblastoma regress spontaneously? Lancet 344: 869–870
43. Rescorla F J, Sawin R S, Coran A G et al 1998 Long-term outcome for infants and children with sacrococcygeal teratoma: a report from the Children's Cancer Group. Journal of Pediatric Surgery 33: 171–176
44. Richardson S K, Tannous Z S, Mihm M C Jr 2002 Congenital and infantile melanoma: review of the literature and report of an uncommon variant, pigment-synthesizing melanoma. Journal of the American Academy of Dermatology 47: 77–90
45. Ritchey M L, Azizkhan R G, Beckwith J B et al 1995 Neonatal Wilms tumor. Journal of Pediatric Surgery 30: 856–859
46. Roman E, Fear N T, Ansell P et al 2002 Vitamin K and childhood cancer: analysis of individual patient data from six case-control studies. British Journal of Cancer 86: 63–69
47. Sbragia L, Paek B W, Feldstein V A et al 2001 Outcome of prenatally diagnosed solid fetal tumors. Journal of Pediatric Surgery 36: 1244–1247
48. Schofield D E, Fletcher J A, Grier H E et al 1994 Fibrosarcoma in infants and children. Application of new techniques. American Journal of Surgical Pathology 18: 14–24
49. Tchernia G, Lejeune F, Boccara J F et al 1996 Erythroblastic and/or megakaryoblastic leukemia in Down syndrome: treatment with low-dose arabinosyl cytosine. Journal of Pediatric Hematology and Oncology 18: 59–62
50. Voute P A, Jr, Wadman S K, van Putten W J 1970 Congenital neuroblastoma. Symptoms in the mother during pregnancy. Clinical Pediatrics 9: 206–207
51. Wakai S, Arai T, Nagai M 1984 Congenital brain tumors. Surgical Neurology 21: 597–609
52. Weitzman S, Grant R 1997 Neonatal oncology: diagnostic and therapeutic dilemmas. Seminars in Perinatology 21: 102–111
53. Wiemels J L, Xiao Z, Buffler P A et al 2002 In utero origin of t(8;21) AML1-ETO translocations in childhood acute myeloid leukemia. Blood 99: 3801–3805
54. Woods W G, Tuchman M, Robison L L et al 1996 A population-based study of the usefulness of screening for neuroblastoma. Lancet 348: 1682–1687
55. Xue H, Horwitz J R, Smith M B et al 1995 Malignant solid tumors in neonates: a 40-year review. Journal of Pediatric Surgery 30: 543–545

第38章

新生儿的骨科问题

Christopher J Dare, Nicholas M P Clarke

引言

随着高分辨率超声扫描（USS）的出现，在出生前的常规筛查中发现的骨科疾病正在不断增多，例如：马蹄内翻足畸形、肢体缺失和复杂的并指（趾）。这就需要新生儿学家和胎儿医学工作者拥有更多的有关新生婴儿骨科的疾病知识。早期诊断应该有利于适当的查询和忠告，这应该可改善父母亲的满意度和患儿的结果。

全部范围的因素都能影响胎儿的发育，导致新生儿出现骨科疾病。其中有一些可以很好理解，例如在软骨发育不全中遗传因素的影响、药物相关的疾病，如镇静剂；其他的一些病因尚未明了，如先天性马蹄内翻足畸形（CTEV）和髋关节的发育不良。在这个章节中我们目标在于给读者一些理解，以及影响新生儿常见和罕见的骨科疾病的发病机制。

下肢畸形

髋关节发育不良

术语学

除了单纯的髋关节脱位，它还可以包含多种的情形，人们对此进行了公开讨论。这些情况包括先天性的髋关节半脱位、发育不良和髋关节脱位。现在认为在出生时髋关节极少发生真正的脱位，而仅仅是不稳定，在以后才会继续发展成这种疾病。因此，以前所认为的先天性髋关节脱位（CDH）这种情况，现在多纠正成髋关节发育不良（DDH）[33]。髋关节发育不良是在这整本书中所用的术语。

出生时髋关节发生完全脱位的情况罕见，其病因通常涉及致畸因素。因此病因与髋关节发育不良完全不同，通常继发于神经肌肉疾病，例如先天性多关节挛缩（AMC）和脊柱裂。

髋关节发育不良的发病率

髋关节发育不良的发病率接近每1000个活产儿有1～2个。出生时不稳定性髋关节的发生率范围为每1 000个活产儿有5～20个，但是其中大部分（60%）进行性地出现髋关节自发稳定[7]。发病率的差异被认为是在新生儿时期的早期由于经胎盘排出母亲松驰素而导致暂时性的韧带不稳定的缘故，同时也认为是诊断方法和评估时机的不同而造成的。地理学上存在差异，在北方意大利人是遗传性的，而在北美印第安人则是环境因素造成的。

风险因素

髋关节发育不良的新生儿中有60%病例还未鉴别出风险因素[49]。在20%的病例中，髋关节发育不良是双侧的。然而，髋关节发育不良有记录完整的风险因素，例如阳性的家族史、女性、第一胎儿童、羊水过少、巨躯体和臀先露。当存在阳性家族史的时候，对于一个受累儿童有6%的风险，父母亲一方受累有12%的风险，一个儿童受累和父母一方受累有36%的风险。单卵双胞胎有43%的一致性，在双卵双胞胎有3%的一致性。女孩比男孩更容易患病，男女比为1∶5。在白种人的第一胎儿童中髋关节发育不良发病率增加[27]。羊水过少和巨躯体增加发病风险，是由于拥挤的宫内环境这一单纯机制所导致。左侧髋关节通常比右侧更容易受累，这是由于在臀先露中右侧肩膀多位于左侧肩膀的前方。右肩在前时，左侧髋关节压缩到母亲骶骨岬处，一个容易发生髋关节脱位的位置。臀先露增加了发生髋关节发育不良的风险，尤其在膝关节伸展的臀先露中，增加了髋关节发育不良[10]的发病率[11]。导致髋关节发育不良发病风险增加的宫外因素包括襁褓和以前所使用的摇篮，将髋关节保持在伸展的位置。

髋关节发育不良也与其他的先天性畸形有关，包括斜颈、内收跖、先天性马蹄内翻足畸形、先天性垂直距骨（CVT）和仰趾外翻足（参看下文）[11]。

筛查

自从1966年以来，作为出生后常规筛查的一部分，新出生儿童的髋关节临床上通过应用Ortolani试验[43]和Barlow试验[7]来筛查。这两种试验都是依赖于观察者之间的变异性，因此随着检查者经验的不同，试验的敏感性也不一样。在一些已报道的研究中，临床确诊的髋关节畸形病例中有50%经单纯临床检查而漏诊。然而，在英国它们仍然作为新生儿髋关节发育不良的标准筛查试验。

在常规筛查出现以前，髋关节发育不良的病例数与需要手术的数目相吻合（1/1000～2/1000）。然而，自从引入常规临床筛查以后，鉴定为髋关节发育不良的病例数显著增加（5/1000～20/1000），同时经历外展夹板的病例数也显著增加（3/1000～4/1000）。随着这些病例数的增加，因髋关节发育不良而需要进行手术的病例数显著降低（0.2/1000～0.7/1000）。然而，自从引入临床筛查以后，髋关节发育不良的迟发性病例数较少有改变，可能有轻微的增加。这可能是因为基本的临床检查不能鉴别髋关节移位，或者是在这个阶段没有出现或发觉临床上的异常表现。这就质疑了作为筛查工具单纯进行临床检查的有效性，现在认为临床试验并不是100%的特异或敏感。

临床检查及发现

Ortolani试验是通过弯曲和外展髋关节来进行。当髋关节外展时，脱位的髋关节将“发出金属碰击声”后回到正常的髋臼位置。然而，Barlow试验是一个激发性的试验，目的是从他正常的髋臼位置使一个发育不良的髋关节移位。这个试验是在骨盆固定以后，通过外展并弯曲髋关节到90°，通过股骨在后外侧的方向上用一个向下的力量。在应用这个力以后髋关节发生移位，提示为Barlow试验阳性。在大年龄儿童中，这些试验变得不太适当，因为出现了继发性的体征（外展限制、缩短和大腿皱褶不对称）。最后，未经诊断的单侧髋关节发育不良儿童将经常被发现肢体不等长和走路跛行。

检查

新生儿股骨头是完全的软骨性结构，只有在4到7个月月龄之间才开始骨化。在生命的最初几个月进行髋关节的放射摄片检查是困难的，在大多数的医疗中心，应用的是超声检查。

高分辨率超声扫描是一种费用低廉，无创无放射性的髋关节稳定性的检查方法（图38.1）。超声检查可显示髋关节周围的软骨和软组织结构（图38.2），现在已经在临床怀疑新生儿髋关节发育不良或者当存在高危因素时[10,15]的第一线检查。

在英国的一些医疗中心中，静态和动态的超声检查现在都常规应用于髋关节发育不良的初始检查和治疗效果的评估之中[52]。

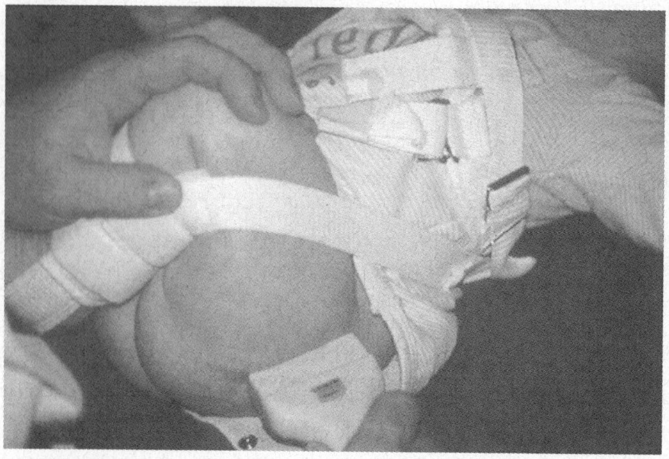

图38.1 使用Pavlik吊带的儿童的左侧髋关节动态超声检查。

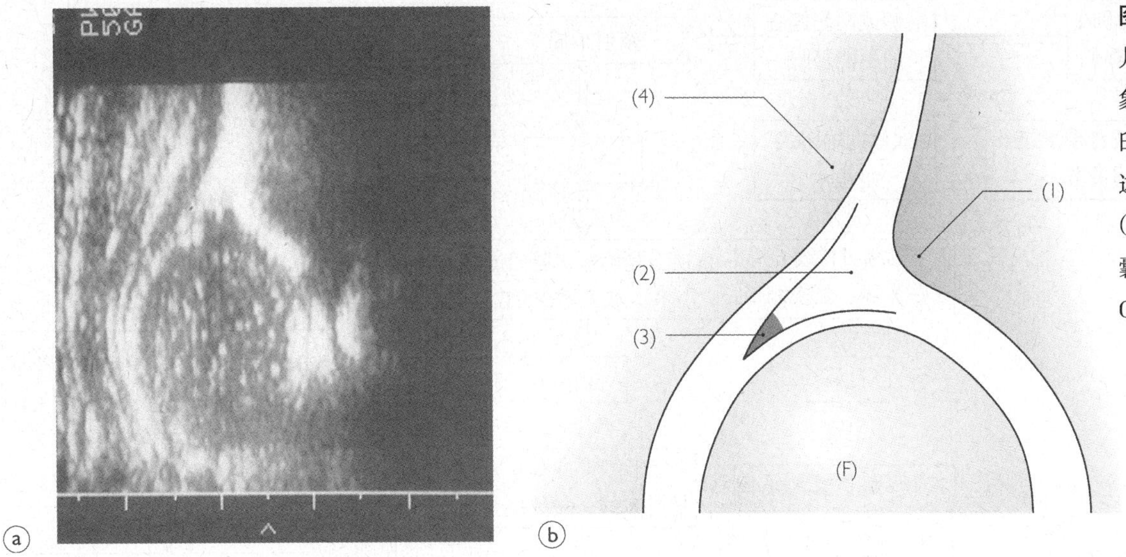

图 38.2 (a)正常新生儿髋关节的超声扫描图象。(b)右侧髋关节的髋臼边缘区域：(1)骨性的边缘；(2)软骨性边缘；(3)纤维软骨缘；(4)关节囊；(F)股骨头（根据Graf.的文献重绘[24]）。

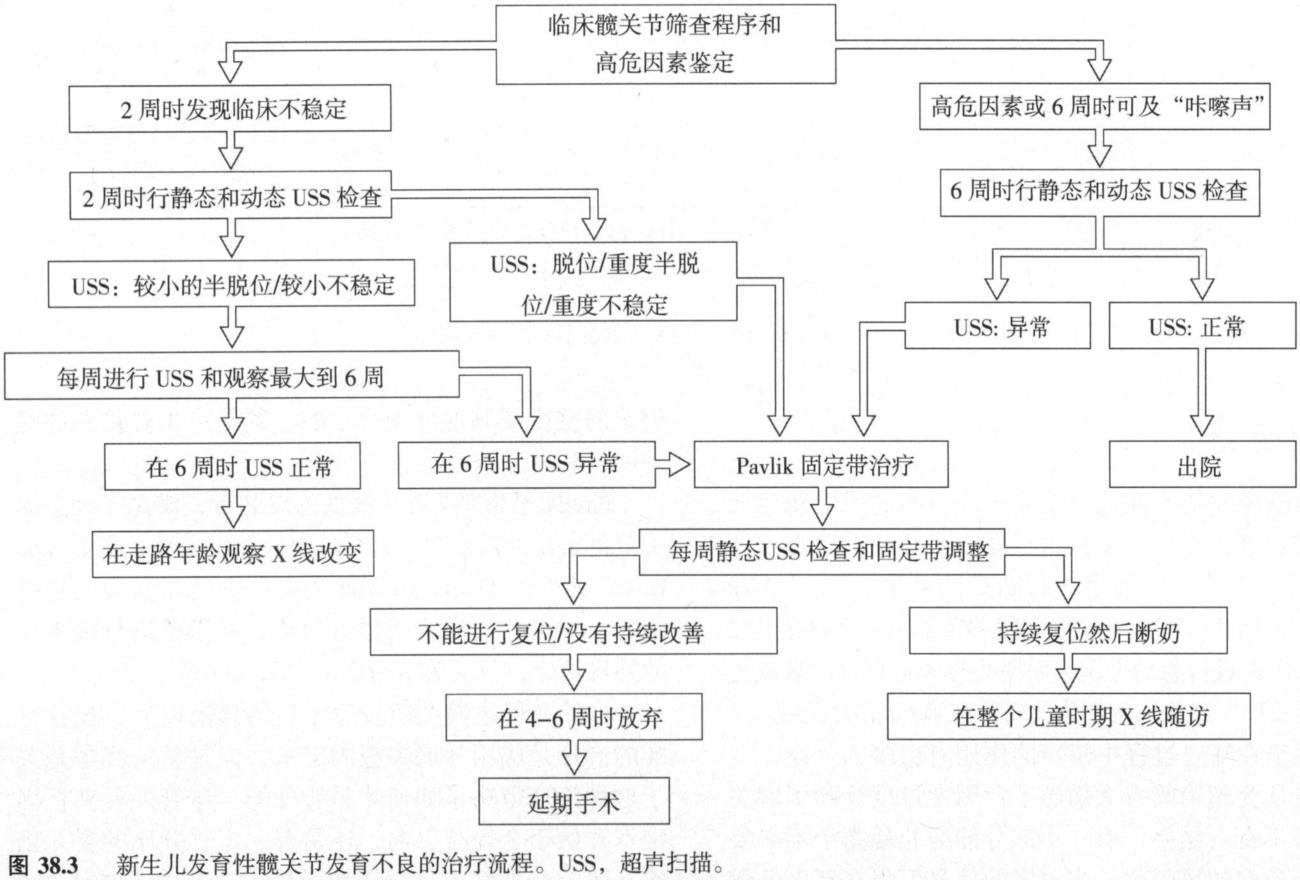

图 38.3 新生儿发育性髋关节发育不良的治疗流程。USS，超声扫描。

目前没有国家设立髋关节发育不良的初始诊断和治疗的指导原则。只是将一些儿童作为临床可疑病例，而其他也会进行临床评估以及高分辨率超声检查。近来英国髋关节试验小组推荐应用超声检查临床可疑髋关节，但是提倡在有高风险的儿童中注意髋关节的临床稳定性[20]。采取这种态度是因为当超声诊断的髋关节发育不良自然病史还没有获得清晰的理解时，存在将患儿置于外展夹板的不必要风险。

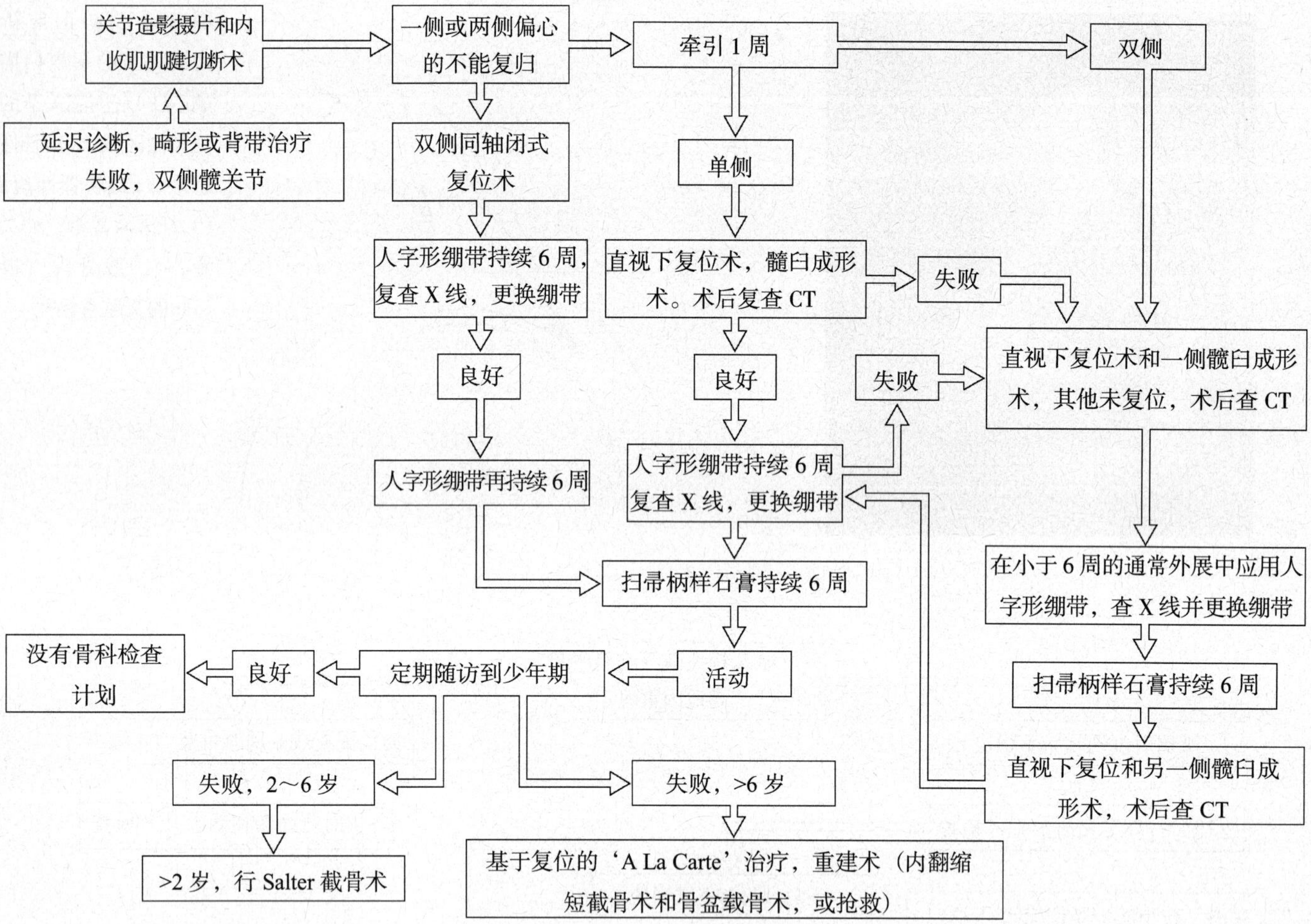

图 38.4 有迟发性表现或者 Pavlik 吊带治疗失败的儿童中的发育性髋关节发育不良的治疗流程。

转诊和治疗

由临床评估或高危因素鉴定作出的高风险新生儿的随访检查，新生儿安排进行进一步的超声检查（作者使用一个治疗流程来进行随后的处理；图 38.3 和 38.4）[52]。那些临床上有不稳定髋关节的新生儿在出生 2 周内就转诊进行急诊处理，而那些有确定高危因素或者有"咔嚓声"髋关节的新生儿安排在第 6 周进行治疗。

关于在筛查过程中超声的作用有很多的争论，一些学者认为超声筛查太敏感了，因此过度诊断了髋关节发育不良。结果，有一小部分的婴儿暴露于不必要的夹板治疗的风险中。当更多的信息汇集在新生儿髋关节精细的超声异常的自然病史，在这些病中延迟进行外展夹板固定术，直到持续的超声图像异常出现在第 6 周，在将来显著髋关节发育不良的过度诊断可能会下降。

一旦进行了超声评估，随后的处理是由髋关节不稳定的程度或其他方面决定的，其治疗主要依靠的是外展支具（图 38.5）。

Pavlik 吊带[46]是最普通的外展装置，满足了动态髋关节再定位的需要[13]。也有其他的外展支具，例如 Von Rosen 夹板和 Denis Browne 夹板，它们在结构上是坚硬的。对治疗无反应或延迟治愈，将需要进行侵入性的外科治疗，包括关节造影术（图 38.6）。

虽然在得出髋关节发育不良的诊断以后，现在标准的治疗是应用外展夹板固定术，但是新的忧虑是关于这种治疗策略是如何才是合理的。尽管外展夹板固定术开始于 8 周龄以前，还是有一定百分比的婴儿仍然有髋关节发育不良的影像学依据，其中 12%将在 2 岁时进行手术治疗。现在已经明确，尽管进行了夹板固定，一些婴儿仍将发生髋关节发育不良，这些婴儿仍将进行外展夹板固定术。在单侧髋关节发育不良的病例中，因为受累髋关节也是夹板固定的，因此有小的医源性并发症。这些并发症包括缺血性坏死（1%～

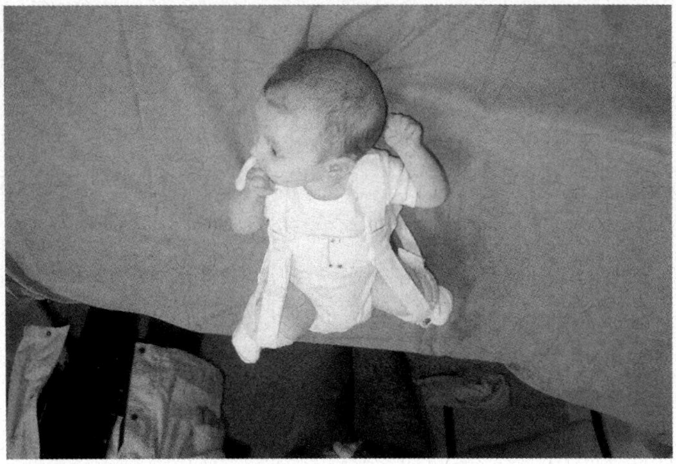

图 38.5 佩带 Pavlik 吊带的儿童。

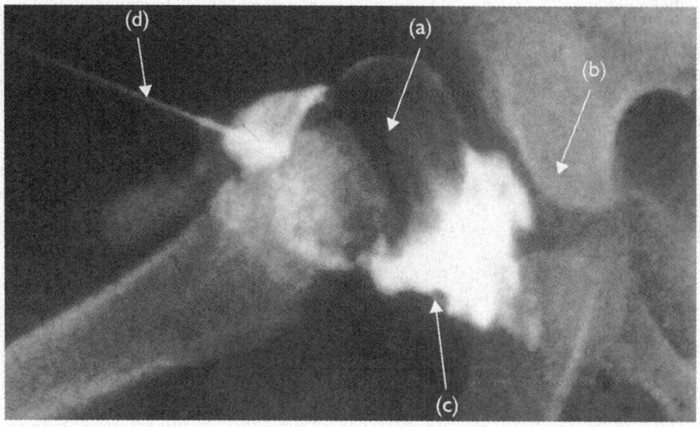

图 38.6 右侧髋关节脱位的关节造影摄片：(a) 股骨头（脱位）；(b) 发育不良的髋臼；(c) 中间汇集的造影剂；(d) 注射造影剂的脊椎针。

4%的病例)、压疮、骨骺炎、股神经麻痹、髋关节的下脱位和膝关节医源性不稳定。当治疗一个受累髋关节时这些风险是不可避免的，但是如果它们涉及了“正常的”髋关节将会是不可接受的。因此，目前关于治疗髋关节发育不良的研究中有许多是注重于鉴别哪些是将会自发消退的“咔嚓声”髋关节，和哪些是明确需要治疗的髋关节。

外展夹板固定术的作用在预期的纵向试验中已经显示，但是这种治疗方法到现在还没有进行随机化试验验证。对那些临床稳定但是超声显示边界异常的髋关节，现在已显然需要建立一种治疗的策略。

就如以前所提到的，目前临床筛查试验不是最可靠的，关于包括常规高分辨率超声筛查以鉴别哪些髋关节需要治疗和哪些不需要治疗，已经产生了很多的争论。这是一个重要的问题，因为如果髋关节发育不良没有进行诊断和治疗，就可能会产生显著不良的长期后遗症。因此，在髋关节发育不良的过度诊断和过度治疗中间应存在一个二分法，其可能自然会一方面避免将婴儿置于不必要的风险中，另一方面避免因髋关节发育不良的诊断不足而导致成年早期髋关节发生退行性改变。

这就提出了一个问题：是否需要进行包括超声评估的国家筛查计划，对所有的儿童进行筛查以鉴别所有缺乏临床稳定性的髋关节发育不良病例。然而，在外展夹板的使用得到正确的评估和新生儿髋关节超声检查更多的经验得到全国性的普及以前，这个计划都不会成熟。一个包括高分辨率超声检查的国家筛查计划，就如在德国和挪威，因为财政和个人资源的问题，在可预见的将来不可能在英国得到鼓励和推广。

先天性膝关节脱位

发病率

先天性膝关节脱位（CDK）的发病率接近每 100 000 例活产儿中有 1 例，大约比先天性髋关节发育不良低 100 倍，使得 CDK 病例极其罕见。先天性膝关节脱位通常与其他的先天性畸形有关，其中 45%的病例是 DDH，35%的病例是 CTEV，以及斜颈和先天性肘关节脱位。它更常见于有 AMC 和脊髓发育不良以及那些有 Larsen 综合征（一种韧带松弛的疾病）的儿童中。接近 1/3 的病例是双侧发病，女性多发，男女比率 1∶2[5,17,41,42,50]。

病因学

先天性膝关节脱位的潜在病因知之甚少，但是已经提出了几个因素。在其他臀部正常的儿童中，羊水过少可能是一个发病机制，此时在子宫内拥挤因而大腿保持在伸展的位置，双足锁定在上颌骨或者腋窝以下的位置。其他可能的原因包括四头肌的先天性畸形（纤维性挛缩）和十字交叉韧带的缺乏，但是这些因素也可能是膝关节脱位导致的继发性改变。

在有 Down 综合征和其他染色体缺陷的儿童中，也有先天性膝关节脱位的描述。

临床发现和表现

在出生时先天性膝关节脱位的畸形通常比较明显，伴有膝关节的过度伸展（反弯）（图 38.7a）。在一些

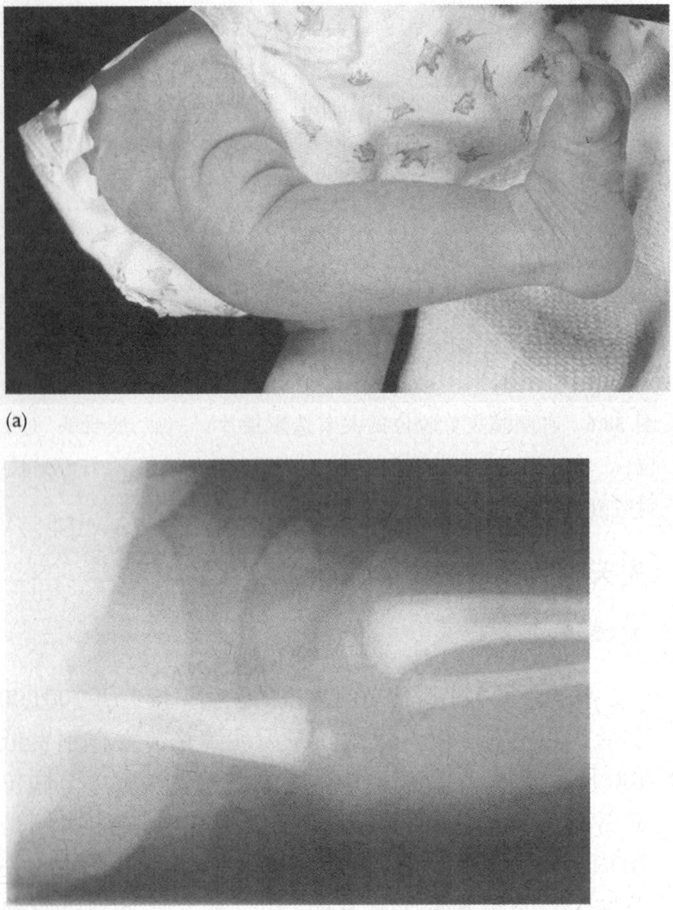

(a)

(b)

图 38.7 (a) 右侧先天性膝关节脱位的临床表现。(b) X 线显示右侧先天性膝关节脱位的影象学改变。

严重的类型中，胫骨可接触到胸部，足部可塞到腋窝或下颌骨下方[50]。X 线评估（图 38.7b）在严重的类型中可显示完全的膝关节脱位，伴有胫骨近端位于股骨远端的侧前方。临床上，髌骨可能是侧向半脱位，股骨髁向后突起。在出生以后的最初几个小时内膝关节通常是柔韧能屈的，但是治疗上的任何延迟都可能导致膝关节的固定性畸形。

转诊和治疗

先天性膝关节脱位是一种骨科的急诊，必须进行即刻的矫形外科医疗转诊。先天性膝关节脱位的最佳治疗仍旧是有争论的，一些学者提倡早期手术干预，其他学者则建议保守治疗[5]。保守治疗的成功依赖于在分娩后的最初 24 小时内进行转诊。当发现先天性膝关节脱位与 Larsen 综合征和关节挛缩有关时，这种情况例外。可采用各种保守治疗措施，包括连续的石膏固定、Pavlik 吊带、皮肤牵引和骨骼牵引。

如果可能，在最初的 24 小时内应该尝试进行轻轻的牵引和直接的复位术，然后再行夹板固定或石膏固定，膝关节处于弯曲 90° 的位置。如果情况不允许，则行四头肌的被动伸展和前膝囊，联合膝关节的夹板固定或持续石膏固定在增加弯曲的位置，这是另外一种选择。

先天性膝关节脱位的病理解剖学类似髋关节发育不良，此时若不能进行早期关节复位，将导致软组织挛缩伴由此产生畸形固定，这将需要手术纠正[17,42,50]。

预后

先天性膝关节脱位在早期阶段进行治疗后，例如生命的第一天，则保守治疗措施大多可产生一个好的膝关节运动功能范围，而不需要进一步的治疗措施。在那些与其他骨骼肌异常相关的先天性膝关节脱位的病例中，预后仍然良好，但是保守治疗注意应延长时间。在有中度到重度的半脱位或者全脱位大年龄儿童中，常常需要进行手术治疗。

先天性马蹄内翻足

这是一种受累儿童足部的结构异常。它可能是单侧或者是双侧的，伴有足部保持在内收、旋转、足底屈曲的位置（图 38.8）。形成这个位置是通过联合前足的内收和旋转伴足跟的内翻畸形，以及整个足部在脚踝水平保持马蹄足的形态。这个异常的位置反映在足部的骨性结构。踝的侧面位于后外侧，距骨头指向前面偏一边（不是前面中间部位）；舟骨在距骨头周中间半脱位，可能甚至位于接触中间的踝。距骨斜躺于跟骨旁，过多的力量作用在跟骨的前中间部位，迫使它变成内翻和旋转以补偿位置异常的距骨[12]。

发病率

在英国，先天性马蹄内翻足的发病率接近每 1000 个活产儿中有 1 例，但是在世界各地存在地理上的差异，在东方人发生率为每 1000 个活产儿中有 0.75 例，

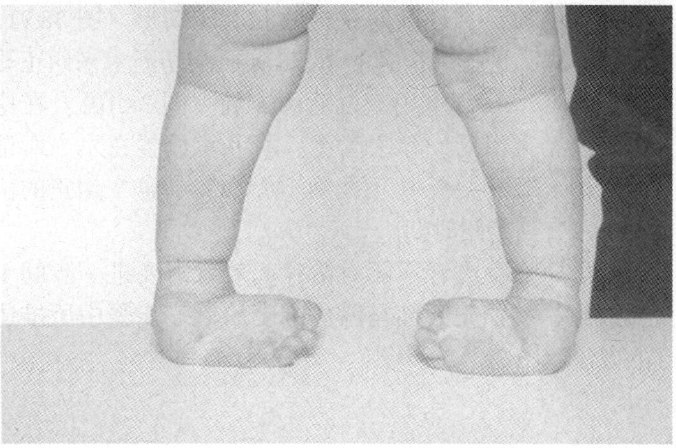

图 38.8 双侧先天性马蹄内翻足畸形的典型表现。

在玻利尼西亚人则为每 1000 个活产儿中有 6.81 例。发生率中也存在性别差异，男女比例为 2～3∶1，在 50% 的病例中为双侧发病[6]。

病因学

先天性马蹄内翻足的病因远未清楚，但是人们已经提出了多种不同的假说，包括子宫内的外在压迫，腱和韧带的异常附着，神经肌肉功能障碍和生殖质缺陷[12,51]。

子宫内的外在压迫被认为是导致体位性畸形足的原因，这些不同类型的畸形足在出生时完全可以纠正，伸展以后可以自发消退。先天性马蹄内翻足患儿足部的韧带和腱的异常已经有很多记录。神经功能紊乱伴肌肉神经支配和肌肉不平衡，以及延迟的肌肉成熟方面的异常，也已经作为致病因素被提了出来。然而，最被广泛接受的假说是生殖质缺陷理论，其提示了基本缺陷存在于踝骨（主要是距骨）的发育，其他的异常是对这种基础缺陷的适应[6,11,12,51]。

临床特征和分类

受累足部保持在内收、旋转、足底屈曲（马蹄足），分类可分为轻度、中度、重度以及极重度。这种分类是主观的，存在观察者内和观察者之间的差异。也存在各种更为客观的分级系统，最为广泛接受的是 Dimeglio 分类[18]。

先天性马蹄内翻足的Dimeglio分级

Dimeglio 发明了一个基于形态学特征和足部僵硬程度的评分系统，试图对先天性马蹄内翻足的分级、预后展望和对治疗的反应进行标准化。评分是根据形态学，例如，脚底的皱褶深度和足跟皱褶深度。第二部分评分是根据足部柔软度。评分的总和来决定足部 Dimeglio 分级。这是一种复杂而综合的系统，产生可重复性的畸形足评估，应该应用于第一次的矫形手术安排中。Dimeglio 也描述了一个简单的、更容易的、但是不太精确的评估，能应用在床边进行一个 Dimeglio 分级和从此预后的大致评估。

足部保持在典型位置，但是有>90%是可以纠正的（占所有畸形足的 20%），似乎与体位性畸形足非常相似，可以称为软–软型（Dimeglio 分级 I 级）。足部是可变形的，但是有部分抵抗，可以称为软–硬型（Dimeglio 分级Ⅱ级，占所有畸形足的 33%）。足部是有抵抗的但是部分是可变形的，可以称为硬–软型（Dimeglio 分级Ⅲ级，占所有畸形足的 35%）。足部几乎是不可变形的，可以称为硬–硬型（Dimeglio 分级Ⅳ级，占所有畸形足的 12%）。

由于足部骨性结构的大部分保持在软骨的原基，足部的影像学评估在新生儿足部的最初治疗中毫无帮助，使得影像学评估是不准确的。当足部骨性成分发生骨化以后，影像学评估在大年龄儿童中具有更大的好处。

转诊和治疗

随着高分辨率超声的出现，先天性马蹄内翻足的产前诊断正变得越来越普遍，允许有时间进行适当的产前咨询。

出生以后进行早期的转诊是重要的，甚至在早产儿，因为一旦可以就应该开始治疗。

在开始的时候，甚至在骨科治疗转诊以前或者同时，就需要进行物理治疗。伸展训练应该教给其父母亲，一旦可能就开始进行，目的在于在可能是最为松弛的时候去伸展绷紧的韧带和关节囊。应该避免强力地纠正畸形，因为这种做法可能会导致伤害。

骨科评估和分级以后，治疗措施是保守疗法或者是手术干预。保守治疗应用于 Dimeglio 分级 I 级的足部，包括伸展训练和定期矫形回顾以评估治疗进展和消退。

保守治疗由 Ponseti 提出[47]，包括应用持续性的膝上管型石膏，每周更换，基本持续 5 周，通过减少距

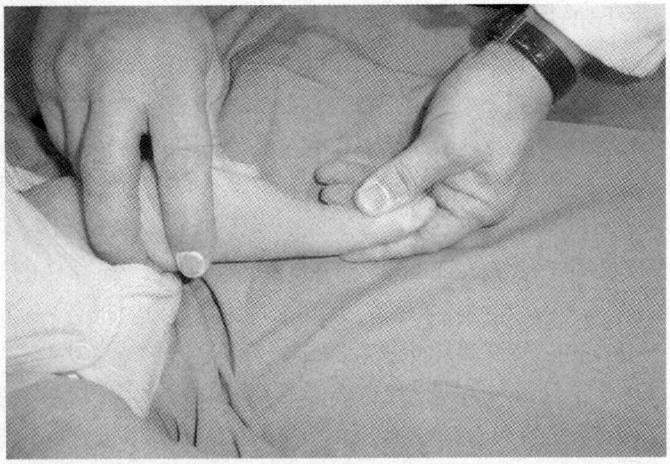

图 38.9　儿童进行 Ponseti 疗法治疗 CTEV，显示在应用管形石膏以前最大量地纠正足的畸形。

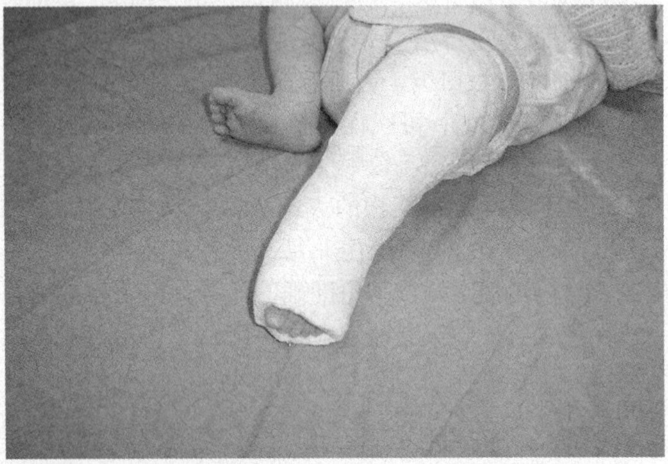

图 38.10　与图 38.9 显示的同一个足，显示在原位的管形石膏，提示前足如何进行外展和旋后，马蹄足保持在一个纠正的位置，随同一起纠正胫骨的内侧扭转。

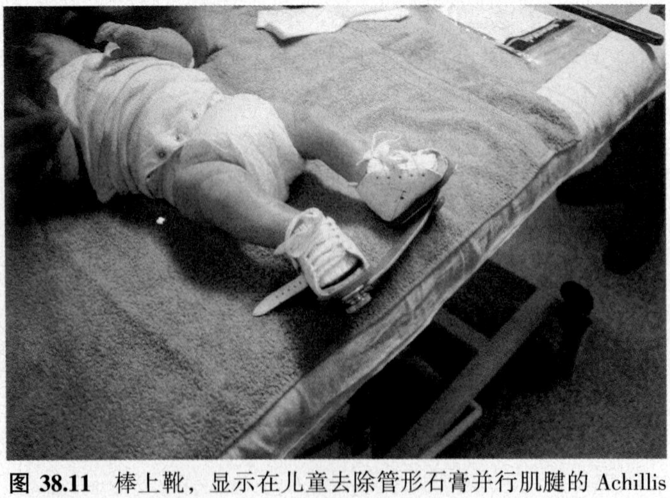

图 38.11　棒上靴，显示在儿童去除管形石膏并行肌腱的 Achillis 肌腱切断术后如何保持纠正的位置。

骨周围的前足来逐渐纠正内收和旋转畸形（图 38.9）。在第 6 周，进行一个腱的 Achillis 肌腱切断术来纠正马蹄足畸形，石膏应用于以后的 4 周（图 38.10）。在这个阶段结束以后，移去管型，将儿童放置在一个所谓的“棒上靴”夹板中（图 38.11）以维持这个纠正的位置，一直到走路时期。

早期复发或者不能对治疗起效者需要进一步的干预措施，就如先天性马蹄内翻足的治疗步骤中所描述的方法（图 38.12）[54,55]。

预后

目前先天性马蹄内翻足的预后还难以量化。基本上，各种分级的足部其长期随访都很好，只有很少一部分进行性地发展成需要进行手术治疗。但是结果的评估在临床医师和父母亲之间明显不同。矫形外科医师的基本目标是产生一个有功能的无痛的足，而美观不是进行手术干预的临床适应证。Dimeglio 分级为Ⅱ–Ⅳ级的足部，大多数病例不可能出现形态学上的“正常”。然而，父母亲注重于儿童的外观，治疗以后看上去的外表作为一种结果的评价。父母亲需要清醒地意识到疾病影响到了整个下肢，较小的足部和小腿是正常的特点，尤其在 Dimeglio 分级为Ⅳ级的足部。在鞋子的尺寸上，受累足部和未受累的足部之间可能有显著的差别。家长可能需要接受一定的前足内收和动态旋后，因其保证了足部功能和无痛，为纠正较小的畸形而进行大手术可能收效甚微。

内收跖

这是一种在新生儿相对常见的疾病，父母亲应该放心，其中 85%的病例通常会自行纠正。

重要的是注意到患有内收跖的新生儿中，有接近 5%～10%的病例合并髋关节发育不良，因此需要仔细筛查髋关节。

典型的表现是足底部的肾脏–蚕豆外形，伴有从第五跖骨根部开始的一侧弧形曲线以及指向内部的脚趾（图 38.13）。通常是双侧发病，但不是对称的，可能有一个相关的内在胫骨扭转。这种畸形通常是柔软的，前足可以纠正到中立位置。

因为内收跖在宫内就定型了，所以认为它是发

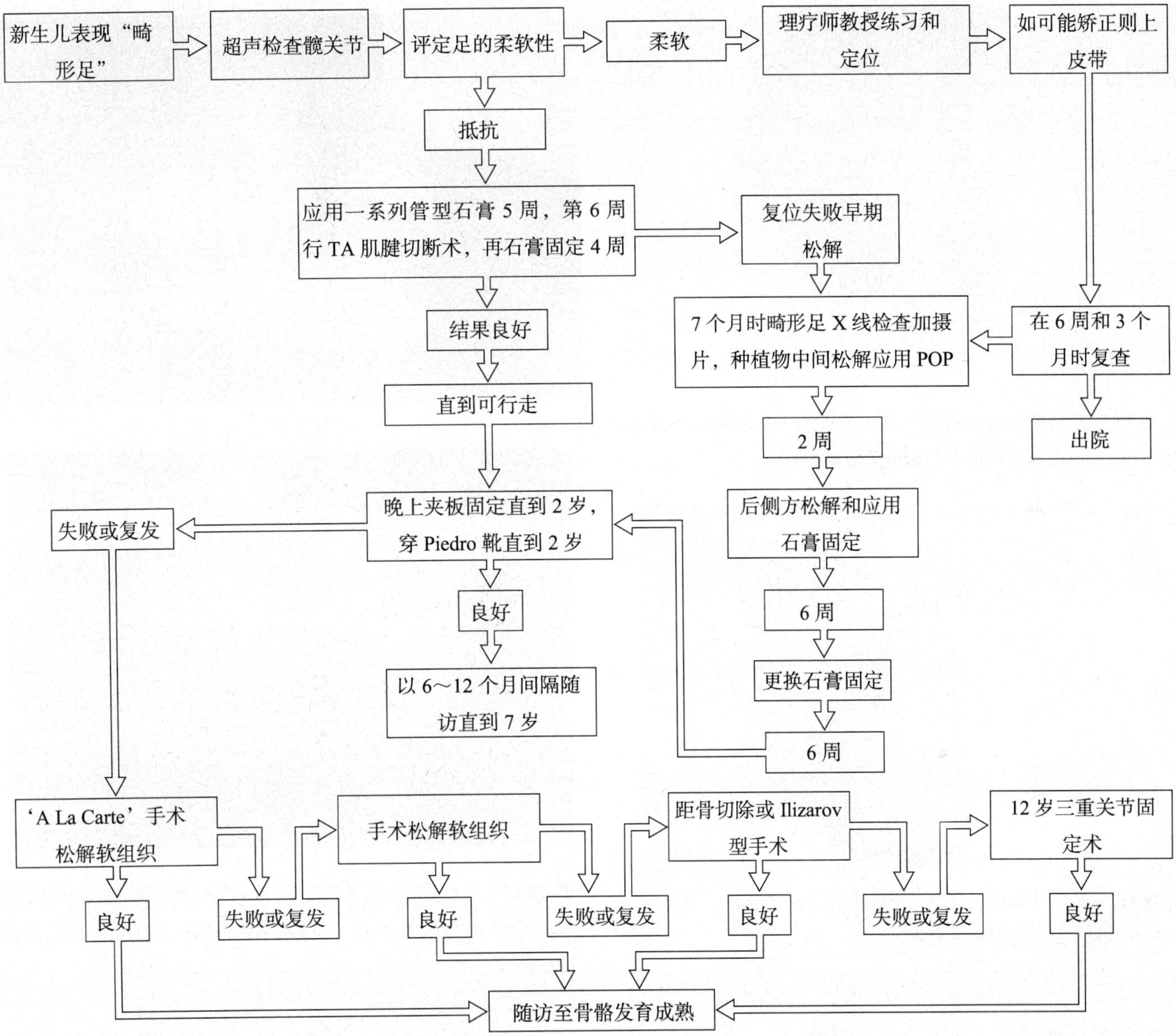

图 38.12 先天性马蹄内翻足畸形的治疗流程。

生在单纯的病例中，可以由出生后新生儿睡眠的俯卧姿势来调整，一种儿科医师不再提倡睡眠的位置。

如果在 12 个月的时候仍然存在明显的问题，可能建议进行持续的石膏管型或者软组织松解手术[8,22]。

在几乎所有的儿童中，内收跖畸形都可以通过单纯的保守治疗来纠正。

仰趾外翻足

这种良性的疾病并不是罕见的新生儿疾患。踝部非常松弛，注意到足部过度的背屈到这样的程度以致前足可以接触胫骨（图 38.14）。足部也处于外翻状态(远离中线)，甚至可能停留在下肢的侧面。

这种疾病经常与髋关节发育不良有关，意味着需要进行髋关节检查。我们推荐在所有仰趾外翻足的患儿中进行髋关节的高分辨率超声检查。

现在认为仰趾外翻足的病因与宫内定型有关，因此它更常见于羊水过少的病例中。仰趾外翻足也是在第一胎产的儿童中更为常见。

治疗是通过足部向中立位方向的被动伸展。儿科物理治疗师应该潜心于早期教育父母亲，给予关于伸展方面的指导。偶尔畸形更为僵硬，可能需要进行持

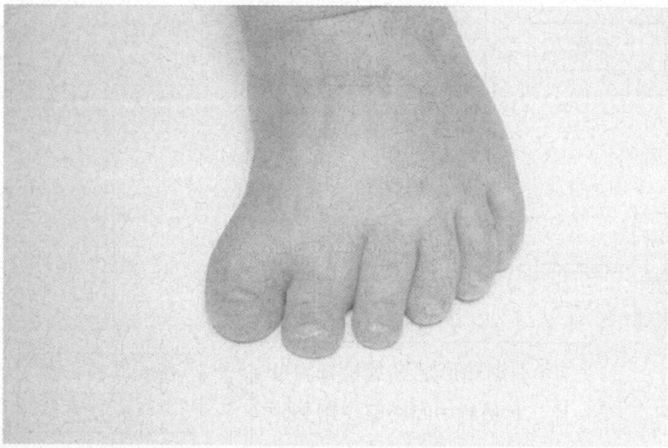

图 38.13 复杂的内收跖畸形，显示了从第 5 跖基底部开始的足侧面的曲线（在这个病例中与踇趾重复畸形有关）。

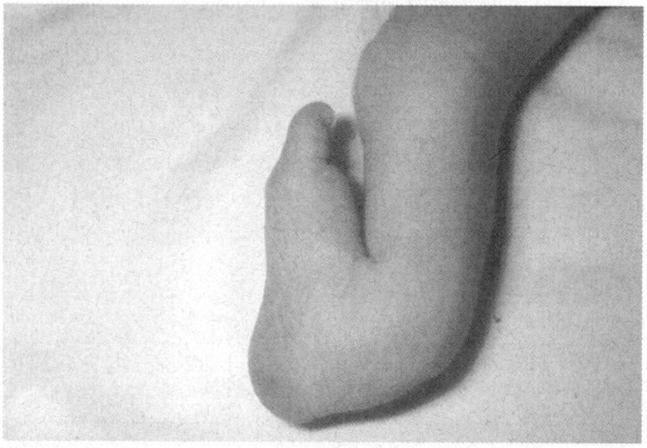

图 38.14 仰趾外翻足和在同一个腿中胫骨后凸侧弯。足弓呈后正中方向，足部接触到了胫骨。

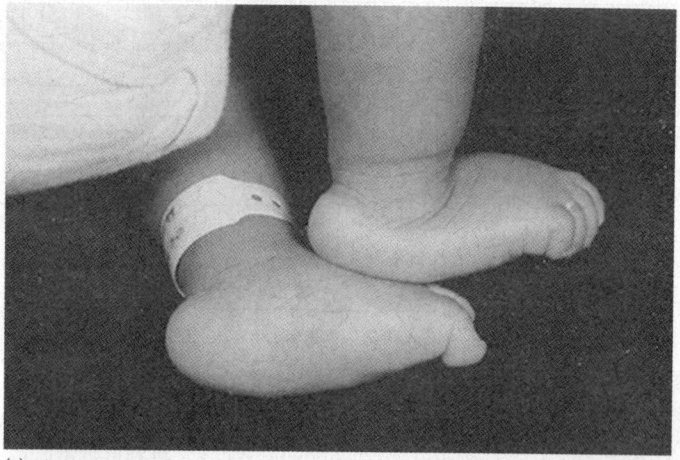

(a)

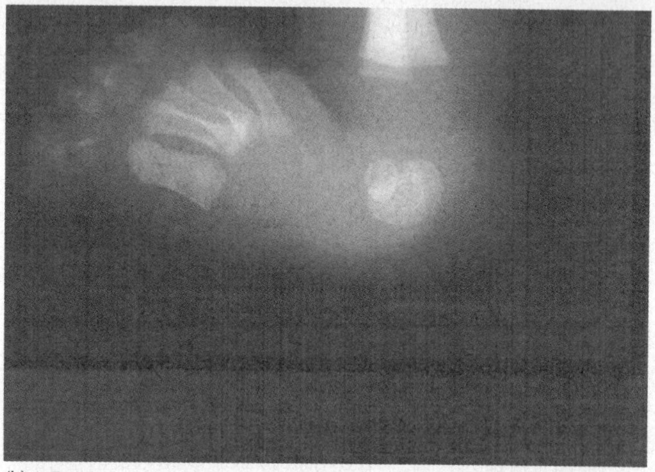

(b)

图 38.15 (a) 先天性垂直距骨 (CVT) 的临床表现。(b) X 线显示 CVT 的影像学改变。软组织阴影清晰的显示出足底的摇椅底状改变。

续的管型石膏固定，来逐步纠正畸形。

用这些单纯的保守治疗大部分的病例可以完全纠正。

先天性垂直距骨（“摇椅底”足，先天性扁平足，先天性凸状外翻足）

在新生儿这是一种罕见的疾病，其特征是一种畸形足（图 38.15a）。前足背屈和内收，脚跟外翻，呈现马蹄足。当从侧面看时，足底表面弯曲成弧形，顶点位于跗骨间的连接处。相对于仰趾外翻足，外观可能有一点相似，这种畸形是固定的而不是柔软的。如果其诊断存在疑问时，通常可以进行 X 线检查来诊断（图 38.15b）。有 85%的病例存在一种相关的先天性异常，例如先天性多关节挛缩（AMC）、脊髓脊膜膨出、脊髓发育不良、脊髓纵裂、骶骨发育不全、髋关节发育不良、或者 Turner 或 Edward 综合征[11,51]。

病理解剖学

距骨处于垂直位置。有跟骨的侧面移位和载距突发育不良，这就导致了距骨中间与跟骨之间的半脱位，使得它可在足底表面可以触及。距舟骨的关节是脱位的，舟骨躺于距骨的背和颈上。跟骨是处于马蹄足的位置，应归于 Achillis 腱的挛缩。胫骨的前方，踇长伸肌和趾伸肌腱是缩短的，就如腓骨肌腱缩短一样，其经常前方半脱位到踝的中间，导致内收和背屈的特征。

处理

提倡早期干预，因为晚期手术纠正结果不良。

初始治疗是保守治疗，包括持续的石膏管型，其有利于伸展软组织以及帮助后期的手术复位。手术干预最适宜的时间是在大约 12 周的时候。这涉及到延长缩短的肌腱，舟骨及距骨的直视下复位术，并暂时用金属丝和模拟良好的石膏进行固定。手术以后第 3 周，去除金属丝，更换石膏。继续石膏固定 12 周，等到儿童开始走路时更换为足踝支具固定。

下肢缺陷[1,32]

在胎儿的发育中，肢体芽出现在第 5 周开始时。在肢体芽尖端的特殊类型细胞（外胚层性顶堤 [AER]）有助于肢体的正常发育，其从近端向远端开始纵向发育。在外胚层性顶堤和潜在的间充质之间的内部关系有任何的瓦解都可能导致先天性的肢体畸形[48]。

这些畸形可以根据受累肢体的部分进行分类。肢体纵向生长的停止导致横向缺损。肢体中间成分（轴背的）或者侧面（身体前方的）成分的发育障碍导致纵向的缺损。肢体中央部分的缺损导致中央缺损。

当存在上肢缺乏时，其畸形可能或者是横向缺损或者是纵向缺损。横向缺损畸形通常比较明显，存在整个肢体或者部分肢体的先天性缺陷。

下肢的纵向缺陷表现在肢体缩短或者是外观畸形肢体。这种疾病可见于包括股骨发育不全，伴有近端肢体的缩短和发育正常的远端肢体。其他的畸形表现在腓骨或胫骨的发育不良或者缺陷，伴有小腿、膝和踝关节的各种不同的临床畸形。

先天性股骨缺陷

股骨的畸形进行了不同的分类。Gillespie 和 Tarode[23] 分类将股骨的近端缺陷分为 1 组（先天性短股骨）和 2 组（真正近端局部股骨的缺陷）。

1组

1 组的畸形是真正的发育不良，导致大腿长度的差异。这种缺陷在出生时就明显，有不对称的腿的长度以及受累侧足部处于对侧肢体胫骨中部的水平。髋关节发育正常，受累侧有膝关节外翻畸形。受累侧股骨是正常股骨长度的 40%～60%。轻度畸形的先天性短股骨，在后期进行肢体增长是一个现实的治疗选择。

2组

2 组畸形已经由 Aitken[3]根据影像学发现进行了进一步分类（图 38.16）。在这个分类中有 4 种类型，为 A～D 型，A 型程度最轻，D 型畸形程度最重。其次，这种畸形出生时就很明显，但是与股骨发育不良不同的是近端大腿非常的短，足部处于对侧肢体的膝关节水平（图 38.17）。也有一种髋关节和膝关节的僵硬弯曲畸形，其不能随着生长发育得到改善。在 2 组的儿童中，手术治疗的目的在于修正肢体，以符合适宜的功能以及整形成可接受假肢，而肢体增长则是不可能的。

先天性胫骨缺陷（胫骨半肢畸形）

这是一种罕见的疾病，发病率是每 1 000 000 活产儿中有 1 例。它由 Kalamchi 和 Dawe[32]进行了分类（图 38.18），分为 I 型～III型，I 型最为严重。这种分类是基于影像学发现。在 I 型畸形中，有胫骨的完全缺陷，其导致足部显著的翻转和内收，伴有或不伴有中间射线的缺乏。膝关节有僵硬弯曲挛缩，伴有无力或者股四头肌功能缺乏。在 II 型畸形中，胫骨远端缺失，伴有膝关节合理完好的保留以及一个轻度僵硬弯曲的畸形。在最轻的类型（III 型）中，胫骨远端发育不良，伴有足内翻和突起的侧生踝。

治疗的目的是在于产生有功能的下肢。在较轻的类型中，手术的目的是稳定踝关节，纠正大腿长度的不一致。在更为严重的病例中，手术的目的是能安装一个假肢。

先天性腓骨缺陷（腓骨半肢畸形）

先天性腓骨缺陷是一种罕见的疾病，其中发生腓

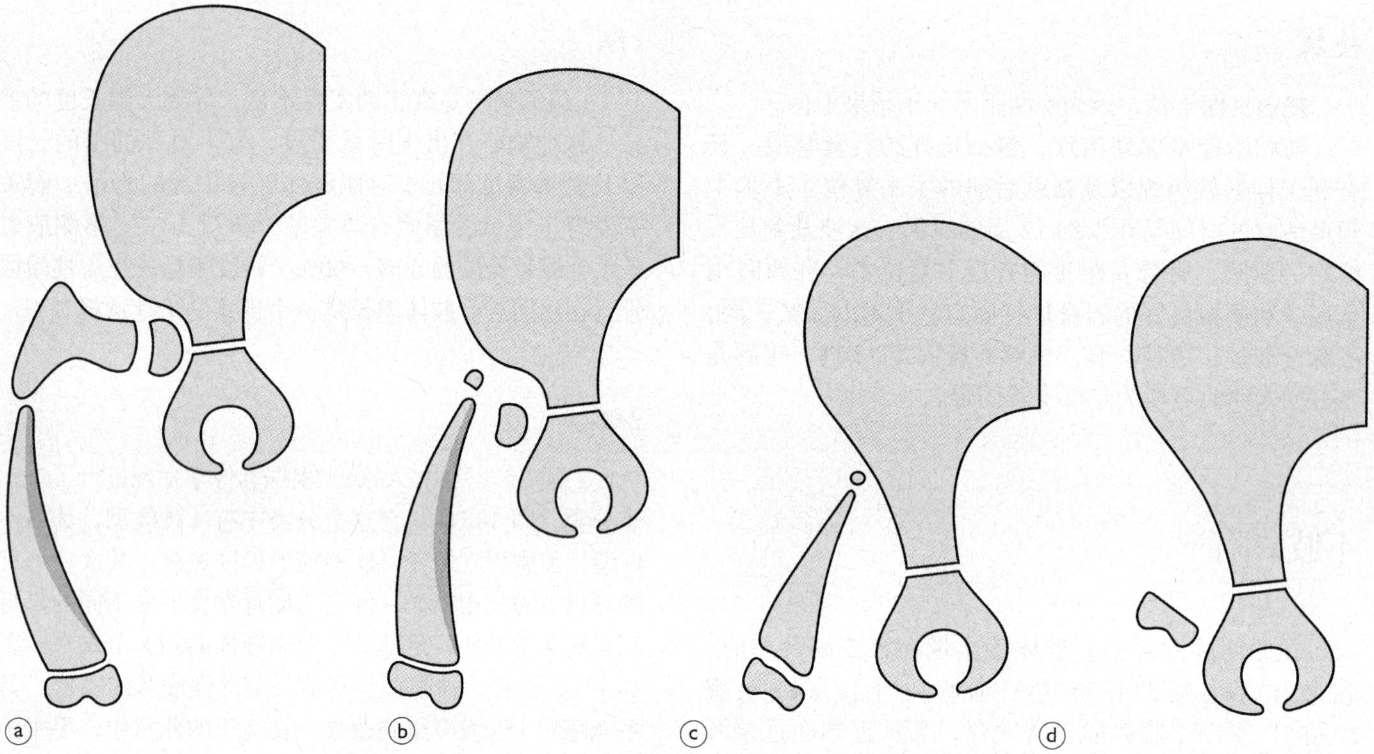

图 38.16 近端股骨病灶性缺陷的Aitken 分类 [3]。 (a) A 型–短股骨伴髋内翻和侧弯伴中间皮质的增厚。髋臼和股骨头足够。 (b) B 型–轻度髋臼发育不良伴股骨头迟发性的骨化。近端股骨显著错位，骨丛通过有缺陷的不能骨化的软骨连接到股骨干。 (c) C 型–髋臼和股骨头严重发育不良。在股骨干和股骨头之间没有同步的运动，近端股骨干与髂翼之间以关节相连接。 (d) D 型–最为严重的畸形，缺乏股骨头和髋臼，股骨干非常短而没有骨丛。就如这儿所表现的那样，股骨干可能仅仅表现为股骨节。

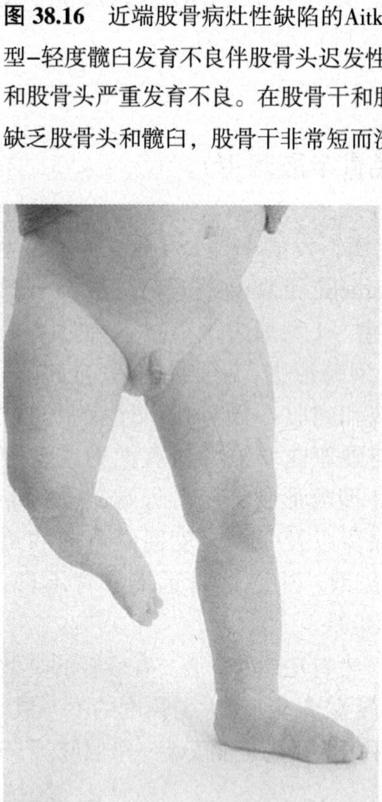

图 38.17 一名男孩的右腿发生近端股骨病灶性缺陷，受累腿的足部在未受累对侧腿的膝关节水平。

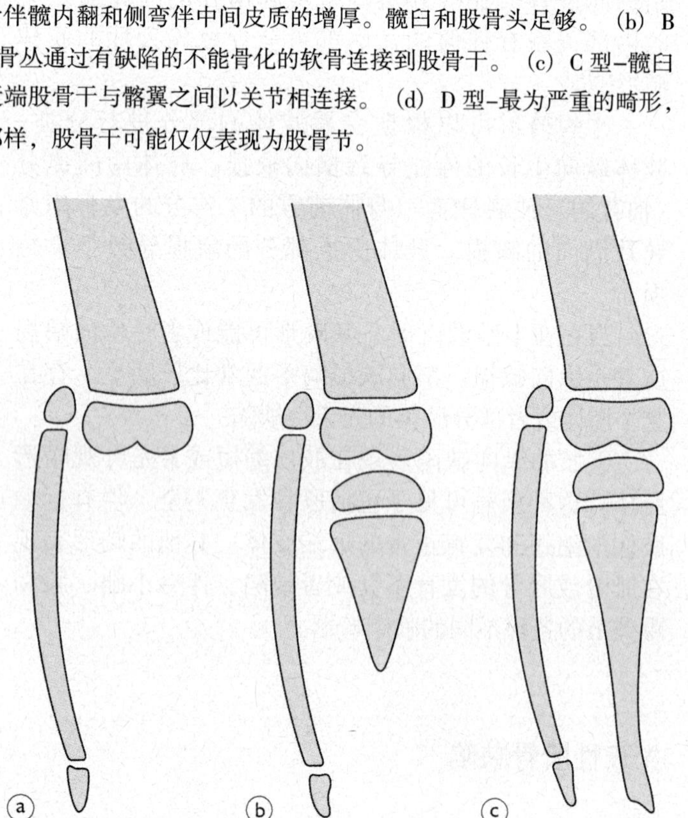

图 38.18 先天性胫骨缺损的Kalamchi 和 Dawe 分类 [32]。 (a) I 型–胫骨完全缺失。 (b) II 型–远端胫骨缺损，不同程度地出现近端胫骨。(c) III 型–远端胫骨发育不良，伴有远端胫骨腓骨关节的分离。

骨的部分或者全部的缺陷。这种疾病很少单独发生，而是更常见于足、胫骨和股骨的畸形。先天性腓骨缺乏的分类有 Achterman 和 Kalamchi 分类[1]以及 Coventry 和 Johnson 分类[16]，前者的分类是基于影像学发现，而后者的分类是基于畸形的进行性的严重程度和预后。在最严重的类型（III 型）中，有腓骨的完全性缺失。其经常是双侧发病，与其他的肢体缺失有关。功能和外观不良，治疗通常是截肢和安装假肢。在 II 型畸形中，腓骨缺失是单侧的，伴有完全性的腓骨缺失，整个下肢的显著发育不全和足部畸形。而在 I 型畸形中，外观不良，治疗通常是截肢。在最轻的类型（I 型）中，有腓骨的缩短或者部分缺失，足部通常是正常的，伴有轻度的肢体长度不对称，与一个良好的预后有关。在所有的类型中，可能有足部侧线的缺失。

由于可伴有任何其他的骨骼畸形，应该进行仔细的检查新生儿其他的畸形，并安排到有骨科医师的儿童骨科医疗中心进行治疗。

对于先天性肢体畸形有一整套可用的治疗措施，从重建到截肢都有。那些治疗需要包括骨科和整形外科医师、心理治疗师、职业理疗医师和矫形支具师。任何治疗的根本原则是首先保留或者恢复肢体的功能，美观则是一个其次的问题。

先天性束带综合征（Simonart束带，Streeter发育不良）

先天性束带综合征（CCBS）有一系列的临床表现，从围绕指头的单纯束带到肢体截断都有（图 38.19）。人们对其病因学知之甚少，已经提出了数个理论。最流行的病因学理论是发生在子宫内事件导致的结果：最初和早期的羊膜破裂、暂时性羊水过少的结果、子宫内压迫的结果、由破裂羊膜束带导致的胎儿附件的继发性缩窄[21,45,53]。

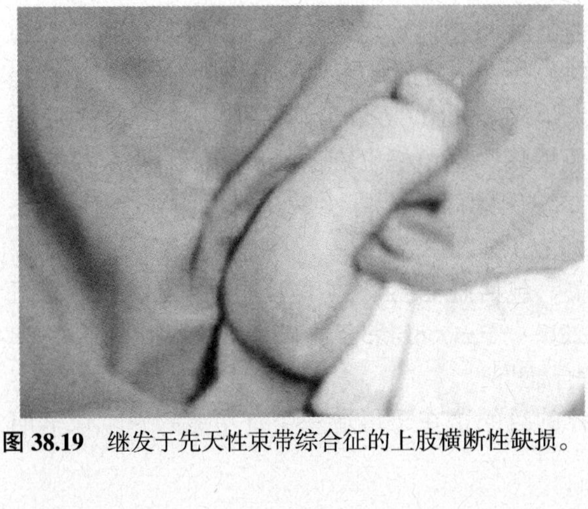

图 38.19 继发于先天性束带综合征的上肢横断性缺损。

先天性束带综合征的典型表现是肢体缩短、缩窄带或者并趾（尤其是肢端并趾）。其他的表现包括假关节、即将发生的坏疽、外周神经麻痹和皮肤管形蒂。羊膜束带通过一些机制也能导致胎儿死亡。

治疗的目的在于获得乐观的早期功能和外观，应该涉及骨科和整形外科医师，以及理疗医师。

胫骨后凸（胫骨后中弯曲）

这是下肢一种具有戏剧性外观的畸形（图 38.14）。临床上，足部位于极端的背屈和外翻，伴有前足触及胫骨的前外侧面（就如仰趾外翻足中所见）。与此有关的是一种胫骨的后中弯曲，在远端最为明显。在受累侧下肢出现缩短，并有肌肉的废用性萎缩。

幸运的是，这种疾病是相对良性的，在生命的第一年中足部位置和胫骨的弯曲可发生快速的改善。

初始的治疗包括伸展训练，就如理疗医师所教授的那样，其应该在出生以后尽可能早地开始进行训练。对于一个显著的畸形，可应用一系列的管型。3 岁以后剩余的畸形需要手术干预以纠正弯曲和肢体长度的不对称。

胫骨先天性假关节

这是下肢的一种复杂畸形，病因未明，其治疗和处理困难而拖延。在一半以上的病例中，胫骨的先天性假关节与神经纤维瘤病 I 型有关，发病率接近每 200 000 例活产儿中有 1 例。可能出现其他神经纤维瘤病的特征。

罕见有出生时发生骨折，但是在以后的某些时期容易出现病理性骨折和假关节。

这种畸形可能非常轻微或者是轻度或者是发生显著的胫骨前外侧弯曲。这种疾病可在 X 线下得出诊断（图 38.20），并已经在影像学上对这种疾病进行了分类。初始的治疗包括保护胫骨（其有发生骨折的风险），直到能够进行最终的治疗。骨科医师应该早期介入进行干预。

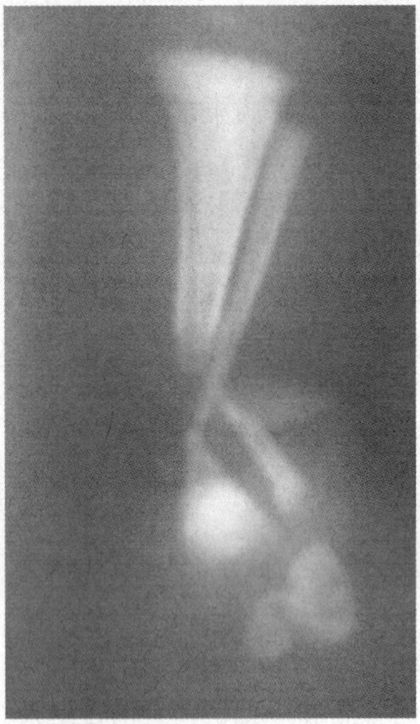

图 38.20 先天性胫骨假关节的影像学改变。

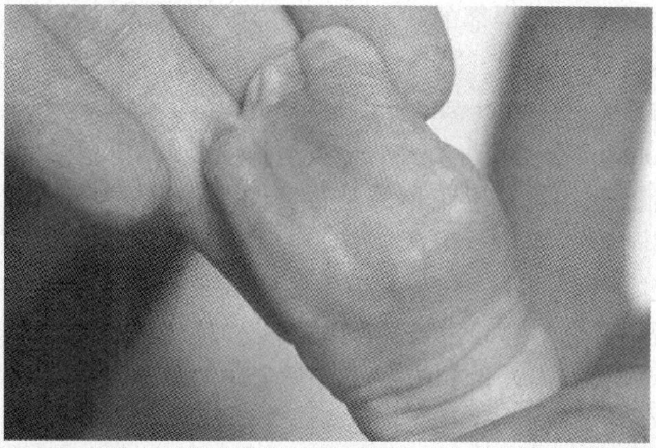

图 38.21 新生儿的复杂并指畸形，显示在右手中所有蹼状间隙的融合以及中指与环指之间的骨性连接。

上肢畸形

手的其他畸形

发生并指（手的先天性蹼，图 38.21）是因为子宫内手掌板的蹼状间隙不能发生凋亡的结果。这是手部最为常见的先天性畸形。发生率是每 2250 例活产儿中有 1 例，这种疾病是双侧发病，在 50%的病例中具有对称性。男孩比女孩更容易受累，男女比例为 2∶1。单纯的并指涉及手指之间单纯的皮肤桥状连接，而复杂的并指涉及皮肤和骨骼。在指端并指中，只有手指的头部是融合的。

复杂并指的各种不同类型可见于 Apert 综合征中。多指和缺指分别是指手指的过多或者缺失。巨指是指头的过度生长。

拇指扳机指是一种常见的畸形，表现为拇指的指间关节屈曲。体检提示拇长屈肌肌腱增厚。在 25%的病例中，这种畸形在出生时就已出现，在 50%的病例中为双侧发病。如果未经治疗，30%的病例会到 1 岁时自发消退。

掌中拇指畸形（先天性扣紧拇指）其特征是在掌指关节发生显著的屈曲和拇指内收，它是一种罕见的畸形，呈家族性发病。男性受累比女性多见，男女比例为 2∶1，几乎总是双侧发病。这种畸形是由于拇指肌肉的不平衡所致，可见于大脑性瘫痪和关节弯曲，但是经常没有合并其他的先天性畸形。治疗措施从理疗和夹板疗法到肌腱转移各不相同，主要取决于畸形的类型和严重程度。

上肢缺陷

横向缺损

手臂纵向生长的停止可累及肩膀远端肢体的任何部位，最为常见的是累及前臂的近端 1/3（图 38.22a）。

纵向缺损

轴前的缺损表现为发育不良，桡骨和拇指的部分或全部缺损，“桡骨的畸形手”，显著的偏斜到手的桡侧。其发生率接近 100 000 例活产儿中有 1 例，50%病例为双侧发病。在单侧发病的病例中，右手累及的比例经常是左侧的两倍。男性累及的比例要多于女性，男女比率为 1.5∶1。其中一半的病例发现与先天性综合征有关，包括血小板减少–桡骨缺如（TAR）综合征（图 38.22b）、Fanconi 综合征、Holt–Oram 综合征和 Vater 综合征[11,51]。

治疗的目的是在于再造一个有功能的手。在早期

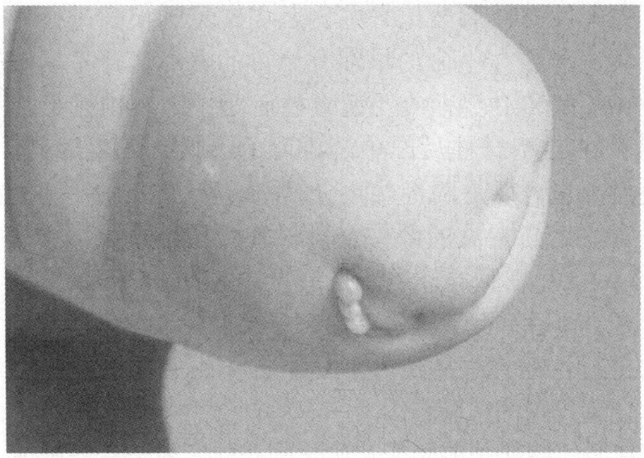

(a)

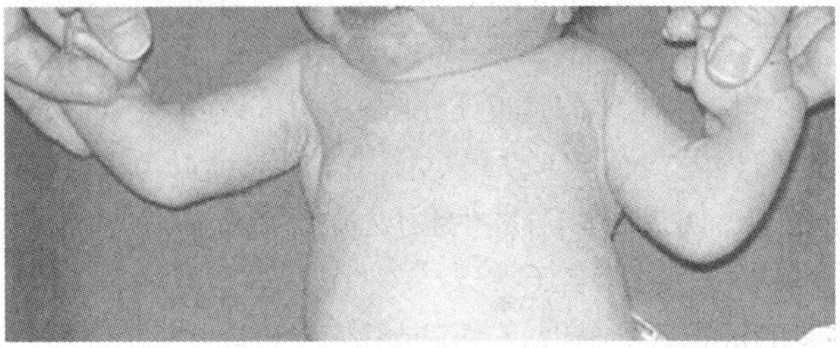

(b)

图 38.22 (a) 上肢的横向性缺损，显示就在肘以下的手臂缺损。(b) 新生儿血小板减少–桡骨缺如综合征。

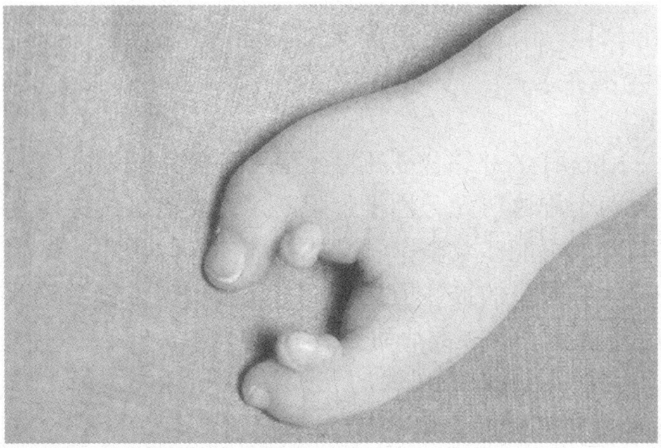

图 38.23 上肢中央性纵向缺损导致“虾螯状畸形手”。

阶段，最初的治疗是被动性的伸展和夹板固定。然后可进行一系列的手术，目的在于在尺骨端集中腕骨和保持前臂肌肉平衡，以及再造一个拇指。功能性的结果通常良好，只有在极少数病例中需要进行腕关节融合术。

手臂轴后的纵向缺损表现为尺骨和手的尺骨侧存在不同数目的手指缺乏。这种疾病是指“尺骨的畸形手”。它是一种最为罕见的上肢畸形，与其他骨骼畸形有关，而不是与内脏缺陷有关。

中央性的纵向缺损表现为第 2、第 3、第 4 手指的缺损，伴有或不伴有相关的腕骨缺损。这种疾病导致一种手的裂口或者“虾螯状畸形手”（图 38.23）。它占先天性手畸形的接近 2%。这种疾病男性多发，通常为双侧发病。在 50%的病例中，也会出现足裂。相关的畸形包括唇裂腭裂、白内障、指甲缺损、心脏缺陷和先天性无孔肛门。

脊柱和中轴骨骼的畸形

先天性脊柱畸形（脊柱后凸和脊柱侧凸）

在胚胎生命的早期，在怀孕的第 4 周前后，在椎柱的发育中节段性的腹内侧体节的多形性间充质、生骨节，包绕神经管和脊索。在更进一步的发育中，颅骨和生骨节尾部增生并聚集，最终一起形成前软骨的椎骨体。

节段性生骨节的形成和随后的重组再变成最终的椎骨是一个复杂的过程。邻近的椎骨发生对称性融合或者非对称性融合或者发生一半的椎骨丢失（半椎骨）（图 38.24），或者发生椎骨楔入导致先天性脊柱畸

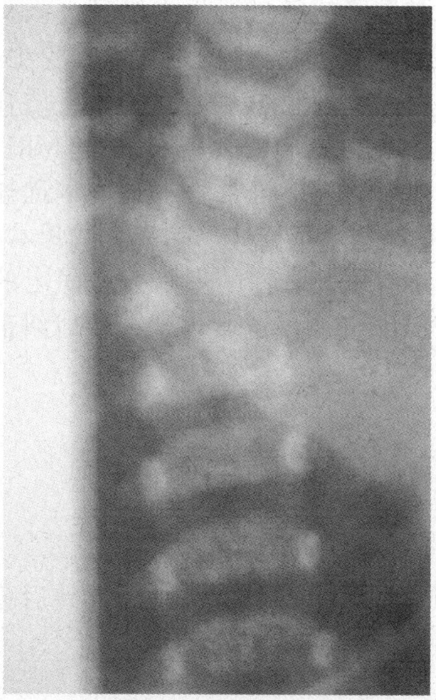

图 38.24 X 线片显示在胸部的右侧有一个半椎体伴相关的脊柱侧凸。

形的情况并不罕见[48]。在脊柱畸形中，覆盖在上面的皮肤可能会出现血管瘤、痣、毛发斑、皮肤浅凹或者脂肪垫。

骨病性（先天性）脊柱侧凸

脊柱侧凸是指脊柱的侧向偏移。先天性脊柱侧凸最常见的病因是一侧椎骨或者邻近椎骨不能形成节段，导致一种单侧非节段性隆起（一种不平衡性畸形）。这些畸形最常见于胸廓区域。椎骨的非节段性部分的生长受到抑制，而对侧则正常生长，这就会导致脊柱的弯曲朝向隆起的部位。当同一侧出现一个半椎体或者两个半椎体的时候，脊柱弯曲将会变得更加严重。这种畸形呈进行性发展，带来最坏的预后。然而，在对侧脊柱出现半椎体，就会两边形成一种平衡（平衡畸形），导致相对较轻的畸形。

先天性脊柱侧凸可表现在出生的时候，但是也可在出生以后数年都不表现。它与一系列的先天性缺陷有关，其中涉及到脊髓（脊髓纵裂）、心脏系统、肾脏系统、胃肠道系统（例如气管食管瘘）和肢体（例如先天性桡骨缺损和拇指发育不良）[28,36]。因此对任何有脊柱侧凸表现的新生儿都需要进行仔细而全面的临床评估。

应该安排到有儿童脊柱专业的骨科医师处进行治疗。对于弯曲程度大于 50° 和那些脊柱进行性弯曲有可能超过 50° 的儿童应该进行手术治疗。最初的治疗可包括背带支持，其对疾病的进展影响较小，但是可能有助于延迟手术直到患儿达到一个更适合于手术的年龄。只有在进一步用磁共振影像（MRI）评估以排除脊髓畸形以后才能进行手术。手术选择包括脊柱融合、脊柱纠正、半椎体切除或者截骨术，主要取决于儿童的年龄以及脊柱畸形是否是固定的或者是易弯曲的[26,58]。纠正手术通常可永久性地纠正畸形。

先天性脊柱后凸

脊柱后凸指的是脊柱过度的向外弯曲，导致后背向前弯曲。

先天性脊柱后凸比脊柱侧凸更常见到疾病进行性的发展，导致在生命的早期有严重的畸形。脊柱后凸可分为 I 型和 II 型。在 I 型脊柱后凸中，有椎骨形成障碍；在 II 型脊柱后凸中，椎骨的节段化发生障碍。脊柱后凸也可以是两者共同造成的结果。

脊柱后凸常见的部位在脊柱胸腰段连接处的 T10 和 T12 之间。I 型脊柱后凸是最为常见的畸形形式，比 II 型更加预后不良。椎骨前面部分缺损或者发育不良可导致进行性的脊柱后凸和后侧半椎体的后部错位，有发生脊髓压迫的风险。

II 型的特征是前侧未节段化的脊柱。由于后侧椎体在生长，所以会有进行性的脊柱后凸。

治疗措施是手术治疗或者保守疗法，取决于脊柱后凸的类型、畸形的严重程度和患儿的年龄。如果脊柱弯曲的程度大于 50°，提示使用 Milwaukee 矫正器来进行支撑。如果脊柱弯曲的程度大于 75°，提示需要进行手术纠正。对于较轻的脊柱弯曲，病史中没有进行性发展的证据，则需要密切的随访。

治疗的唯一依靠是脊柱融合，对于重度的固定畸形，需要进行截骨术和脊柱矫形[58]。

Klippel–Feil综合征（先天性颈椎骨性连接畸形，短颈畸形）

Klippel–Feil 综合征的特征是颈部椎体节段化障碍，导致两个椎体（先天性椎骨阻断）或者更多的椎体发生融合，可能涉及整个颈部的椎体。其他合并的体检特征，有典型的描述但是并不总是会出现，包括较低的后侧发际和头颈部活动受限。

这种综合征与其他的先天性畸形有关，最为常见的是脊柱侧凸。其他的先天性畸形包括耳聋、先天性心脏病和泌尿系统畸形，尤其是单侧的肾脏发育不全[29]。任何有先天性颈椎畸形的新生儿都应进行泌尿系统的高分辨率超声检查。

这种疾病本身相对没有症状，除了在部分融合中有发生非创伤性自发性脱位的风险。治疗措施是用被动性伸展训练进行保守治疗以获得最大的活动范围，其应该在出生以后立即进行，最初在理疗医师的指导下进行。

先天性脊柱裂（闭合不全）（见第41章）

先天性脊柱裂是一种脊柱疾病，伴有或者不伴有神经管缺损，其表现有的是偶尔发现，有的是有显著残疾。

在子宫内脊柱发育的过程中，椎骨弓不能在后侧发育，在一个或者多个脊椎层面发生椎骨板和椎骨棘发育过程的缺失。在先天性脊柱裂的联合征中，可能有神经管的缺陷，从皮肤不能与神经组织分离，到神经组织完全位于表面都有。

发生率

累及神经管的先天性脊柱裂的发生率在英国接近每1000例活产儿中有2～4例，而在美国和澳大利亚则每1000例活产儿不到1例。发病率在性别上差异很小，女孩累及略多于男孩，这提示了是一种多基因形式遗传的疾病。在受累者的同胞中发病率将增加10倍。

病因学

先天性脊柱裂的发病涉及环境因素，包括叶酸和硒的缺乏、母亲营养不良、母亲高酒精摄入和母亲糖尿病。致畸物例如丙戊酸盐也提示与此有关。迄今还没有鉴别出单一因素的作用，因此病因学上可能是多因素作用的结果。

现在提倡怀孕前阶段和怀孕的最初3个月服用叶酸。

筛查

在英国，产前超声检查已经代替了血清α甲胎蛋白作为首选的筛查方法。

临床表现

隐性脊柱裂是一种最常见的先天性畸形，X线上有接近25%的儿童显示椎骨弓上有一些微小的缺陷。其本身在新生儿期可能不会表现出来，但是在以后的一个时期可能有一次偶然的发现。在隐性脊柱裂表面覆盖的皮肤通常是正常的，但是可能有皮肤与下面的神经组织不能分离，其可有色素沉着、皮肤小凹、小窝、脂肪瘤或者毛发斑。出现这些临床上的发现时应该提醒检查者有脊柱裂的可能，尤其是在合并神经系统缺陷的时候，尽管其在隐性脊柱裂中罕见。

脊柱裂还有一种类型就是众所周知的囊性脊柱裂。最为良性的类型是脑脊膜膨出，它是叠压在脊柱缺损上的一种囊性膨出物，伴有正常的皮肤覆盖。这个膨出物是一个膨出的充满脑脊液的脑脊膜，通过下面的椎骨缺损处向外凸出，而脊髓仍留在神经弓之间。脑脊膜膨出占到脊柱裂病例的5%，罕见与神经肌肉缺陷有关。与之不同的是脊髓脊膜膨出，它与脑脊膜膨出类似，除了脊髓包含在膨出囊的基底部（封闭性脊髓脊膜膨出），总是与神经肌肉的缺陷有关。最为严重的缺陷是脊髓膨出（开放性脊髓脊膜膨出），其中原始的未折叠的神经管形成了囊性膨出物的顶，可能与外界开放。

与下肢有关的畸形例如畸形的髋关节发育不良、CTEV、爪形趾和反屈趾，在脊髓脊膜膨出中常见。脊髓脊膜膨出的新生儿中有1/3的病例出现完全的下运动神经元麻痹，在受累水平以下感觉和括约肌控制功能丧失。在1/3的病例中出现完全的节段性病变，而远端脊柱节段的功能得到保留，导致了一种混合神经性病变的特征，伴有完整的反射和痉挛性肌肉群。在最后的1/3病例中，病变不完全，在受累水平以下存在部分的运动和感觉功能。

治疗

脊柱裂的治疗需要多学科协作的办法。治疗团队通常由儿科医师牵头，由其来协调整个治疗。其他参与治疗的包括骨科和神经外科医师、泌尿外科医师、物理治疗医师和职业理疗医师，以及矫形支具师。

先天性高位肩胛（Sprengel畸形）

肩胛作为颈部的附件在怀孕第5周时开始发育。到怀孕第3个月末时肩胛下降到胸廓后方水平。在1863年人们描述了Sprengel畸形，是因为在大约怀孕12周时肩胛不能分离和下降。结果，肩胛仍然较小、位置异常偏高，可能由一坚韧的纤维束带或者软骨或者骨嵴仍然拴在颈椎的位置。

这种疾病通常是零散发生，但是可能是作为常染色体显性遗传的方式发病。在女性的下一代中更为常见，左侧肩膀比右侧更容易受累，偶尔会出现双侧肩膀受累。

先天性高位肩胛经常与其他的先天性畸形有关，例如斜颈、脊柱侧凸、脊柱后凸、脊髓纵裂和 Klippel-Feil 综合征。

临床表现

这种畸形通常在出生时就可以注意到，两侧肩膀出现不对称。肩胛抬高的程度各不相同，取决于先天性高位肩胛的严重程度。锁骨位置异常，肩带由于肌肉的废用而发育不良。由于肩胸部运动的减少而产生肩膀外展受限。在双侧的高位肩胛畸形中，可能有一个较低的发际和颈蹼。

治疗

治疗措施取决于畸形的严重程度和残疾程度。轻度畸形的病例通常可以观察而不需要进行手术干预。考虑手术只是为了美观的原因以及因为畸形非常僵硬。对于手术的时机存在争议，一些学者提倡在 1 岁以内进行早期干预，而其他学者提倡在 6 岁以前进行。

新生儿骨折

在需要快速娩出的分娩中，臀先露或者巨躯体儿可导致分娩骨折[37]。骨折的部位按照发生频率的降序排列为：锁骨、肱骨干、股骨干（图 38.25）、在肱骨上下端的骨骺分离，最后为股骨上下端骨骺的分离。肘和膝以下的远端骨折罕见[11,37,51]。

长骨骨折通常比较明显，由于能听到和感觉到骨头发生断裂，所以产科医生可立即发觉有骨折。通常与受累肢体的假性瘫痪有关。当存在骨质减少时，有时候因为胎儿肌病而缺乏运动时，更容易发生长骨骨折。

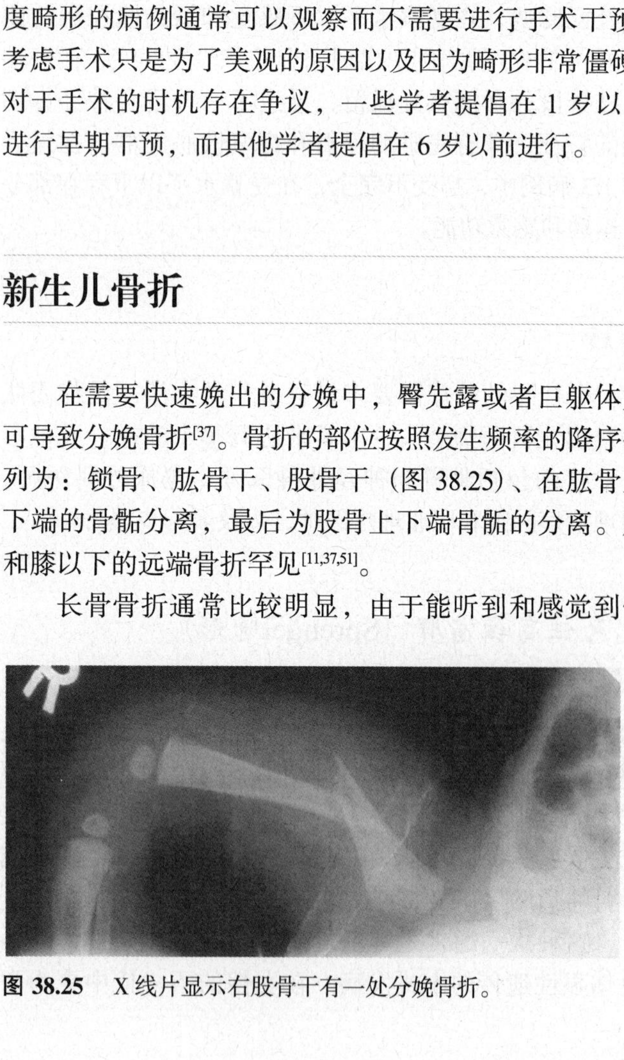

图 38.25　X 线片显示右股骨干有一处分娩骨折。

锁骨骨折可能不被注意，大部分不会产生症状。所有的锁骨骨折都是单侧发生的，大部分累及前面的肩膀。锁骨骨折的诊断可能不会暴露出来，直到骨痂形成导致可看到一个提示有问题的肿块。如果出生以后就怀疑锁骨骨折，在触诊锁骨的时候可出现捻发音、触痛和肿胀，诊断可由 X 线摄片来证实。可能与臂丛神经损伤有关。治疗措施是保守治疗。

肱骨和股骨的长骨骨折通常是发生在骨干中间。肱骨干骨折可能与桡神经麻痹有关。这种麻痹通常是暂时性的，大多数会在 6 周内恢复。治疗措施是受累肢体的固定，愈合需要 2～3 周的时间。任何残留的成角畸形将总是随着婴儿的生长而得到重塑。

生长板损伤更加难以诊断，如果不存在临床怀疑时就可能不被察觉。然而，如果分娩过程非常困难，在一个肢体上进行了过度牵引以后出现了肿胀和肢体不动，那么就应该考虑到有生长板损伤。长骨骨折的肢体不动可通过 X 线平片轻易地进行排除。在生长板损伤中的影像学发现最初难以作出解释，临床相关病史应该交予儿童肌肉骨骼的放射科医师一起讨论以帮助作出解释。在损伤后期拍摄的 X 线平片可揭示有明显的骨膜反应和骨痂形成。

如果早期作出诊断，治疗措施中有时候包括推拿术，取决于损伤的类型，所有早期诊断的生长板损伤都应该进行一个时期的受累侧肢体固定以使患儿感到舒适。如果诊断延迟，愈合已经开始，就不需要进行治疗。

多发性的分娩骨折可见于 AMC 和骨发生不完全。

新生儿中与骨科问题相关的血管疾病

新生儿坏疽和截肢术

对新生儿时期的四肢缺血性坏疽，人们自从 1828 年开始就认识到了。这是一种相对不常见的疾病，但是不能早期发现这个问题可能会导致灾难性的后果，造成指（趾）或者肢体的丧失。重要的是要分辨缺血

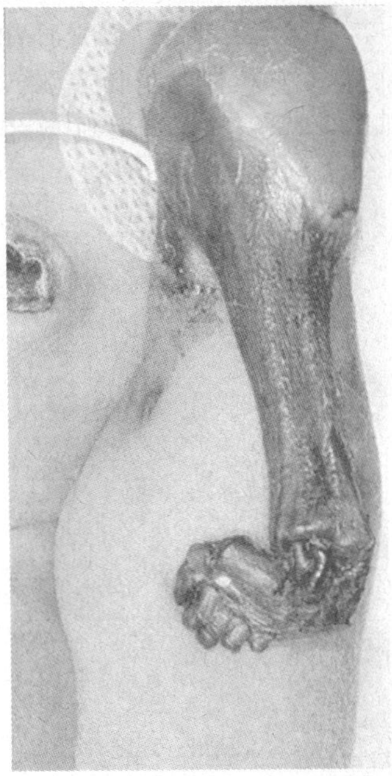

图 38.26 继发于子宫内双胎间输血引起红细胞增多症所导致的新生儿下肢坏疽。

性坏死和坏死性筋膜炎，本质上两者完全不同，而且需要不同的治疗。

在新生儿时期产生四肢坏疽的主要原因有 4 种：分娩并发症导致的、继发于有创性的监护、静脉内液体的外渗和继发于败血症。

任何合并第 2 产程延长的分娩，及异常胎位导致肢体持续很长时间的压迫，都会导致该肢体内血栓形成。在母亲患有糖尿病时，因为婴儿巨躯体和血液粘滞度增加，所以新生儿坏疽的发生率就会增加。双胎分娩伴有双胎之间交叉输血会导致在其中一个婴儿中发生红细胞增多症和高凝血症，增加了一个肢体发生血栓的风险（图 38.26）[34]。

在新生儿重症监护中进行的外周动脉套管针置入术可能会危害远端肢体的血液循环。股动脉套管针置入术与腿部缺血有关，因为股动脉在这个部位是一支终末动脉。同样，在桡动脉进行套管针置入术以前不进行 Allen 试验可能会危害到手部的血液循环。反复动脉血采样时也需要当心。外周动脉有任何刺激时，不仅有血管的局部外伤，而且也可能有一个相关的近端血管的强烈痉挛，有产生广泛的坏疽的风险。

脐动脉的套管针置入术也与主动脉血栓形成和主动脉分支闭塞，以及远端血栓形成有关。

在患病新生儿中最常进行的一项操作是外周静脉套管针置入术。经常情况下，套管针置入术或者侵蚀贯穿了血管壁或者血栓形成，有液体外渗进入周围组织的风险。如果输入的液体是高张的或者刺激性的，例如全胃肠外营养液或者钙盐，就会产生皮肤水泡和局部组织坏死。因此，当通过外周静脉插管输入这些溶液时，需要非常警惕，必须使用输液皮条闭塞时会报警的输液泵，同样地要定时观察输液的部位。

导致弥漫性血管内凝血的重度感染可导致远端坏疽和皮肤坏死。

重要的是，要在有高度风险的新生儿中寻找外周缺血的情况。早期的临床体征可能难以察觉，但是没有症状的外周冰凉和脉搏消失伴皮肤斑点状阴影就应该提醒检查者。如果有较高的临床怀疑程度，就应该用多普勒超声和血管造影来积极地寻找血管闭塞的部位。如果发现血管闭塞的部位，就应该考虑并进行进行溶栓治疗或者血栓切除术。

尽管进行了最好的治疗，但还是有可能无法挽救肢体，因而需要进行截肢术。在新生儿时期，由于早期坏疽的水平可能显著低于最终的水平，因此不需要急切地进行截肢手术。因此重要的是在进行截肢手术以前要等待坏疽明确的分界线出现。

新生儿中与骨科问题相关的神经和肌肉疾病

臂丛神经麻痹

人们对分娩时臂丛神经的损伤已经认识很久了，最初在 1764 年就进行了报道。

发生率

报道的发生率为每 1000 例活产儿中有 0.4～2.5 例。在过去的几十年中臂丛神经麻痹的发生率没有减少，但是在痊愈的比率上有了很大的进展。臂丛神经麻痹的痊愈取决于损伤的水平和范围，损伤可从神经功能的损伤到完全的神经断裂都有。

组织学上，痊愈的比率较少，只有 13%到 18%重新获得全部的功能。现在，上位臂丛麻痹痊愈的比率超过 70%到 90%的水平[2]。

高危因素

臂丛神经的损伤与妊娠期糖尿病、多产、器械分娩、肩难产、巨大胎儿、早产和过期产、臀位分娩和催产素的使用有关。最近发现产科臂丛神经麻痹（OBPP）与分娩期间胎粪排出以及高胆红素血症有关[4,25,30]。

病因学

许多高位产科臂丛神经麻痹（Erb 麻痹）病例的病因涉及到 C5 和 C6 神经根，在分娩时头与肩之间的夹角变大，这是到目前为止最为常见的臂丛神经损伤的原因。Klumpke 麻痹，其涉及更低的臂丛神经根，C8 和 T1，是一种更少见的疾病，发生率为每 1000 例活产儿中有 0.6 例。低位产科臂丛神经麻痹发生率的降低被认为是与阴道臀位分娩的降低有关。这些分娩与上肢有力的过度外展有关，有损伤到低位臂丛神经的风险[31]。

完全的臂丛神经麻痹比低位的臂丛神经麻痹更常见。完全性臂丛神经麻痹的长期结果非常不好，66%的病例存在永久性的功能障碍[31]。

临床表现

臂丛神经麻痹出生时的体征就很明显。有高位臂丛神经麻痹时，肩膀的外展肌和外部回旋肌以及旋后肌发生瘫痪。因此，手臂保持在内侧旋转，手掌向下旋转，也可能丧失手指的伸展功能，呈典型的“服务生手”体征（图 38.27）。在成年人中，将会出现在三角肌处感觉丧失，然而触觉在婴儿中是不可靠的。低位臂丛神经麻痹导致爪形手和手部肌肉的废用性萎缩。完全的臂丛神经麻痹导致连枷臂。手臂苍白，没有运动功能，在受累侧可能有血管舒缩功能的损害并伴有 Horner 综合征（减数分裂、无汗症、上睑下垂和眼球内陷）。在新生儿中手臂的运动功能可以用婴儿紧抱反射来检测。

转诊和治疗

所有怀疑有产科臂丛神经麻痹的婴儿都应该转诊听取骨科医师的意见。偶尔，锁骨或者近端肱骨的分娩骨折可混合受累侧肢体的瘫痪。

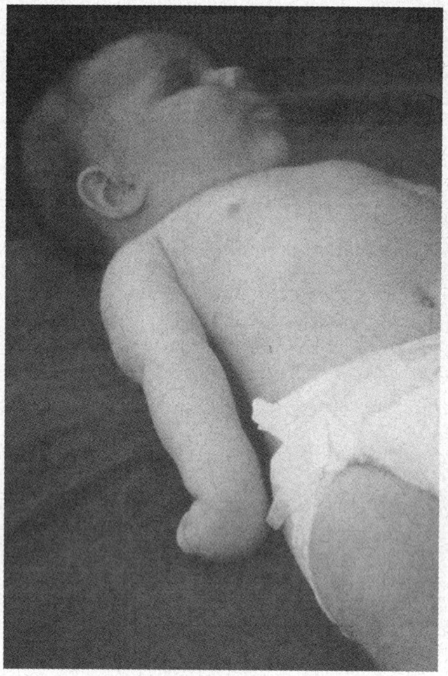

图 38.27 出生时臂丛神经损伤导致的 Erb 麻痹中典型的“服务生手”姿势。

预后

由于大多数麻痹是高位臂丛神经损伤，有极好的预后，唯一的治疗是防止强直和挛缩，骨科物理治疗的早期介入是必需的。同样的方法可应用于低位和完全性的臂丛神经麻痹，其有更高的发生永久性麻痹的风险。定期的骨科检查以监测病程发展是必需的。在 3 个月时缺乏二头肌的任何运动功能，是进一步用电生理仪进行检查和可能的进行手术修补或者臂丛神经移植的适应性。

先天性多关节弯曲症

关节挛缩是一个广泛性的术语，是指一种先天性的、非进展性的纤维性关节强硬，导致运动范围的减少。它包括了不同种类的综合征组，最为常见的是 AMC。

AMC 是一种罕见的疾病，其特征是多关节的挛缩和关节周围皮肤皱褶缺乏，偶尔在不可运动关节的屈肌表面有蹼。这种疾病零散发病，遗传方式还不清楚。

远端的关节挛缩导致紧握拳头和足部畸形，然而，这是一种常染色体显性遗传性疾病[60]。

有典型 AMC 的受累新生儿染色体正常，总体上智力发育正常。

病因学

迄今为止，还没有找到 AMC 的明确病因。已经提出了数个病因学的理论，包括子宫内感染（在绵羊、母牛和马中找到一种类似的疾病，继发于赤羽根病毒）、致畸物、环境因素或者代谢因素。

AMC 可以是神经性的或者肌病性的。在神经性类型中，脊髓前角运动神经元缺失。在肌病性类型中，出现了肌肉纺锤体纤维的缺失，但是这可能是继发于神经性的 AMC。

这种疾病可能与其他的疾病类似，其限制了胎儿的活动导致挛缩畸形，例如脊柱裂、骶骨发育不全和大脑瘫痪。

临床表现

新生儿表现为多发性的强直畸形，其通常是双侧并对称性发病。一个特征性的姿势是上肢外展和内旋伴肘部伸展手腕手指屈曲（图 38.28a）。双腿保持成一个菱形的外形，屈曲，臀部外旋，膝关节部分屈曲，足部不同程度地呈马蹄内翻足的姿势（图 38.28b）。在挛缩关节的近端和远端有显著的肌肉废用性萎缩，皮肤没有特色，偶尔可见蹼。在 92%的 AMC 病例中，所有四个肢体都受累；在 7%的病例中只有下肢受累；在 1%的病例中只有上肢受累[11]。这种疾病通常与先天性垂直距骨、CTEV 和不同程度畸形的先天性髋关节发育不良有关。

治疗

这种畸形在出生时最为严重，由于这种疾病是非进展性的畸形，所以疾病在适当的治疗后不会继续进展。重要的是婴儿应该转诊到有处理这类疾病经验的骨科医师处接受治疗。

在初始阶段唯一依靠的治疗是轻轻地伸展并用夹板固定以纠正畸形，其需要专业的儿童理疗医师和专业治疗师的参与。由于骨骼微弱容易发生骨折，所以在伸展时必须当心以避免过度用力。治疗师应密切介入患儿的家庭以提供宝贵的支持和建议，刚开始在医院内进行，最后在社区内开展治疗[44,57]。

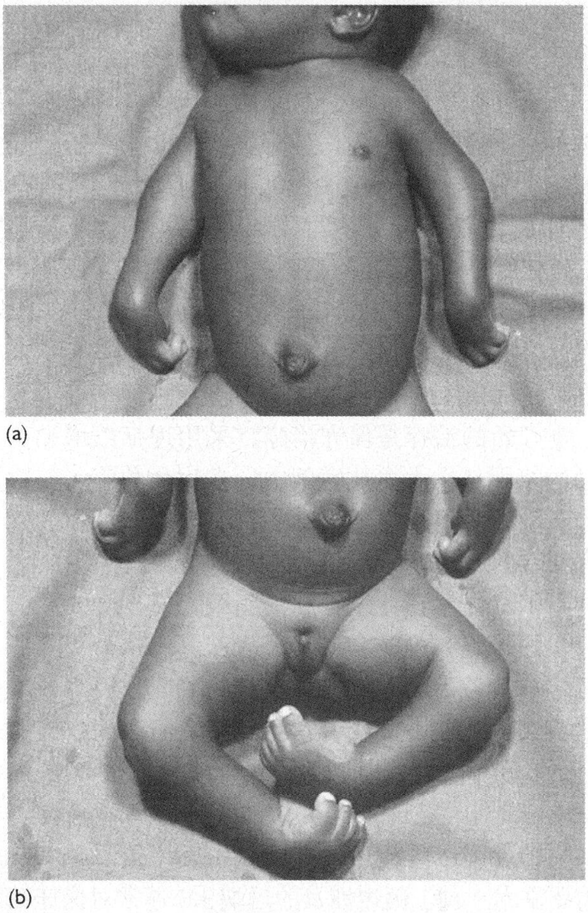

图 38.28 （a）关节挛缩婴儿上肢的临床特征。（b）关节挛缩时下肢的“菱形”姿势。

受累儿童常常需要某种手术干预，就如治疗先天性髋关节发育不良、CTEV 或者 CVT 那样，进行软组织松解术或者肌腱转移术。

基本上有 AMC 而一般情况正常的儿童其前景良好，85%的病例可独立行走并有良好的手腕及手部功能[19]。

先天性肌性斜颈

斜颈（torticollis）的名称来源于拉丁文，*tortus* 意思是扭曲，*cullum* 意思是颈部。它表现为由于颈部一侧胸锁乳突肌（SCM）缩短而导致头部位置的异常。先天性肌性斜颈的发病率不清楚，在 70%的病例中累及右侧，在 29%的病例中合并先天性髋关节发育不良。这种肌肉挛缩阻碍了头部的正常旋转，当从正前方观察时，患儿下颏受牵拉远离受累侧，当从正后方观察

时耳朵 朝向受累侧的肩膀，呈现“知更鸟”姿势（图38.29a）。

先天性肌性斜颈（CMT）的病因学知之甚少，但是这种疾病更常见于创伤性分娩的婴儿中，提示是由于肌肉的直接损伤导致血肿形成以后的纤维化挛缩。先天性肌性斜颈可见于与先天性髋关节发育不良和CTEV有关。偶尔，在受累侧的胸锁乳突肌处可触及肿胀的肌肉，就如一个“肿瘤”。在其他足月儿的病例中，临床上可见单纯的肌肉增厚和紧缩，在一些病例中有斜颈姿势而没有胸锁乳突肌的增厚和紧缩。

刚开始的治疗是保守治疗，采用理疗以增加头部活动的范围。在大多数病例中，在生命的第1年内肿块或者增厚的组织逐渐消失，在1岁以前涉及的病例中有95%的病例进行手法伸展颈部肌肉是有效的[14]。

到1岁以后还持续存在的斜颈（图38.29b）需要进一步的检查，可能需要进行治疗。偶尔，头部位置的异常可能是由于眼睛或者大脑的原因，因为缺乏明显的胸锁乳突肌肿块或者紧缩。眼睛的疾病应该通过眼科的检查来排除，通过后颅窝MRI来排除大脑的疾病。

胸锁乳突肌的超声检查已经用于评估预后以及是否需要手术干预。超声涉及的远端1/3通常对保守治疗有效，而涉及的中远部1/3中有6%的病例需要手术治疗，在涉及整个胸锁乳突肌时，有35%的病例需要手术治疗[35]。治疗无效的顽固性先天性肌性斜颈可能会导致特殊面型和不对称（斜头畸形），随后的治疗是进行手术松解胸锁乳突肌。

新生儿中与骨科问题相关的感染性疾病

败血症关节炎[40]

败血症关节炎是一种骨科的急诊，骨科医师的早期干预是必需的。如果有任何临床上怀疑败血症关节炎，就应该尽快地给出骨科医师的意见。要强调的是，新生儿可能很少会表现出全身性的症状，因而可能难以作出早期诊断，但若在儿童不能健康成长的鉴别诊断中没有考虑到这一点，就会丧失早期诊断和治疗的机会。

关节的感染起源于3个主要方面：血液来源，其中关节的滑膜接种了远端来源的感染，例如脐部感染；直接扩散，来自于邻近的骨髓炎；直接种植，来自于关节吸引术或者关节切开术。必须牢记从股静脉采血可能会不经意穿刺到关节内。

按照发生率排序，在新生儿中最常累及的关节是髋关节、膝关节和肘关节，但是任何关节都可能会被

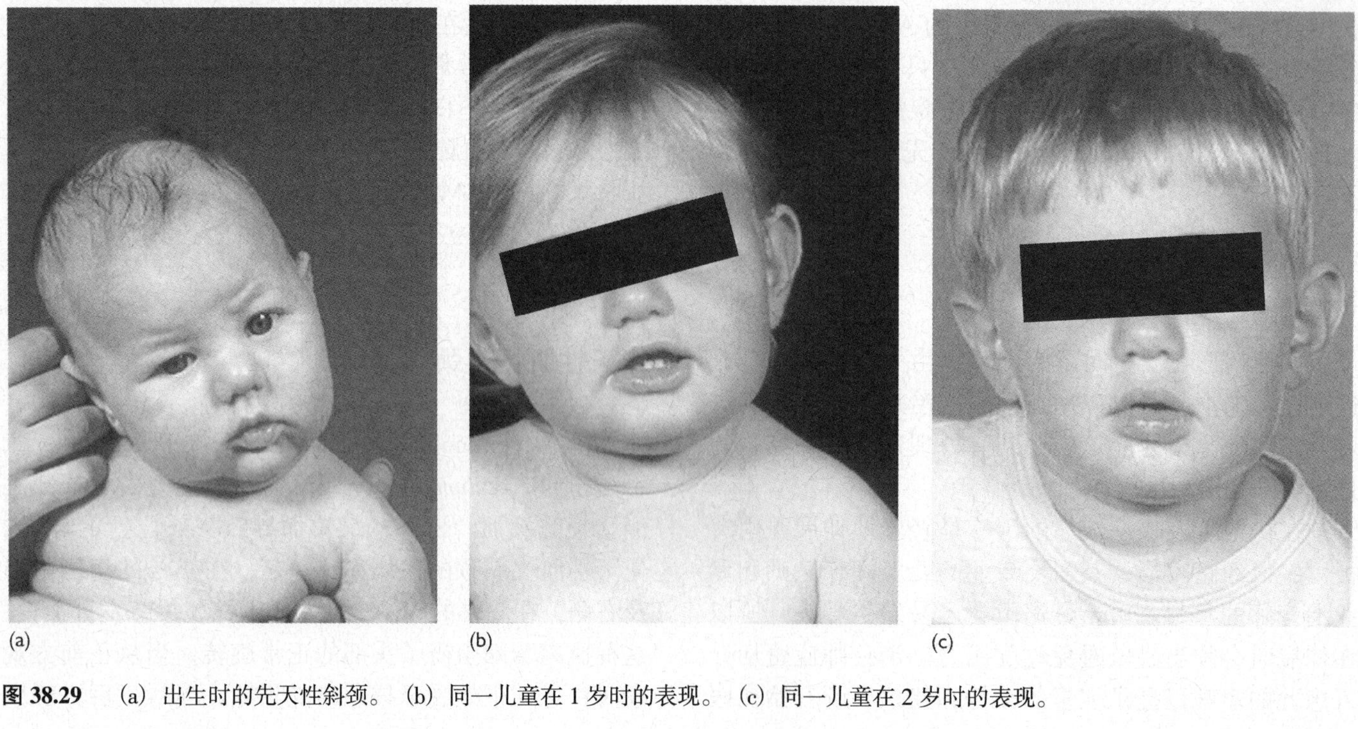

(a) (b) (c)

图38.29 （a）出生时的先天性斜颈。（b）同一儿童在1岁时的表现。（c）同一儿童在2岁时的表现。

累及。最常见的感染病原菌是金黄色葡萄球菌（60%～80%），其次是链球菌和嗜血菌属。不幸的是，只有50%的髋关节吸出物得到阳性的培养结果。

如前所述，临床特征可能是轻微的，特征性的高热、全身性不适和受累肢体的不能活动（假性瘫痪）可见于儿童中，而不会出现在新生儿中。生长停滞可能是其最初的临床线索，应该要对受累患儿进行仔细的临床体检。必须要注意到关节有任何的肿胀、红肿或者触痛，关节活动时的疼痛和僵硬、假性瘫痪，观察肢体的位置。在髋关节发生败血病性关节炎时，肢体保持在一个最舒适的位置，特别地屈曲 40°～60°，外展 10°～20°以及外旋 10°～15°。

应该检测感染的指标，包括白细胞计数、C 反应蛋白和下降的血小板计数。如果这些指标升高则这些检查有效，因此它们就能有助于作出诊断。然而，在新生儿中这些指标可能是呈误导性的正常，如果临床上怀疑，则应进行进一步的检查。

应该进行急诊关节超声检查。这可能只能鉴别关节渗出，但是出现有回声的碎屑可能是感染的有力提示。如果还不能确定诊断就可能需要进行骨扫描检查，可能会显示在关节周围活性增高。在髋关节发生败血病性关节炎时，X 线平片可能有用，能显示一侧髋关节错位或者脱位，但是也可能是完全正常的。

诊断和治疗上的延迟可导致关节破坏，继发性的骨关节炎或者关节强硬、生长板停滞、关节脱位、缺血性坏死。

治疗

如果临床怀疑有败血症关节炎，新生儿就应该在进行检查的同时准备进行手术治疗。败血病症关节应该进行冲洗干净，标本送去做培养和药敏试验，开始使用胃肠外抗生素。受累的关节应该进行固定。通过婴儿一般情况可以监测治疗的反应，如果初始治疗有效，则炎症指标会恢复到正常值。抗生素必须持续应用至少 6 周时间，过了这个时间以后固定的夹板就可以移去，再临床评估关节功能。经过仔细的考虑，只有当婴儿恢复良好时，才能将胃肠外使用抗生素换成口服抗生素。

骨髓炎[38,39]

新生儿骨髓炎（图 38.30）表现为肢体的肿胀和败血症。大多数常见的感染是血源性感染。干骺端血流是缓慢的，致使骨骼的这个区域容易受到感染的播散。在新生儿中，脐部提示为感染的入口，尤其是在进行脐动脉插管的患病新生儿中。在 70%的病例中累及到邻近的关节，因为感染的干骺端总是在关节囊内的。

感染的病原菌包括 B 族 β–溶血性链球菌、链球菌属、金黄色葡萄球菌和大肠埃希杆菌。

在新生儿中，很少有全身性的反应，就像许多儿童时期患病一样，可能只是生长停滞。最为明显的临床发现是受累肢体缺乏活动，“假性瘫痪”；其他的线索包括当受累肢体进行触诊或者搬动时哭闹。也可能有局部的肿胀和发热。当肢体搬动时，周围的肌肉发生痉挛而表现为关节僵硬。

骨髓炎的体征经常是柔软的，如果临床上怀疑发生骨髓炎时，应该进行骨扫描检查。这在决定所有累及的部位时可能是有用的，因为骨髓炎在新生儿中可能是多发性的。扫描中可能在多血的部位突出一个热区，或者在发生骨骼梗死的地方出现一个冷区。在出现高度临床怀疑骨髓炎的病例中骨扫描为阴性，则应该再进行镓扫描检查，其在这个年龄组中具有更高的敏感性。

未诊断出该病可导致生长板停滞、关节软骨溶解、早期退行性改变和晚期缺血性坏死。

主要的治疗措施是胃肠外抗生素治疗，理想情况下应在获得标本和培养以后开始治疗。然而，开始治

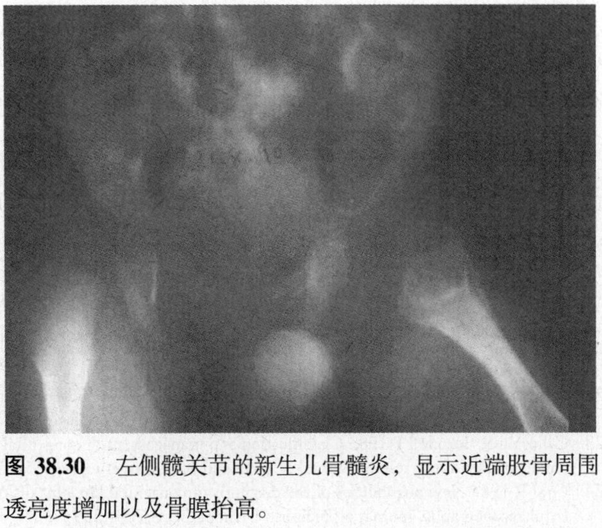

图 38.30 左侧髋关节的新生儿骨髓炎，显示近端股骨周围透亮度增加以及骨膜抬高。

疗不应该被延迟。抗生素的选择依据本地的政策，应该从微生物检验部门获取使用抗生素的建议。作为指导，头孢噻肟是一种合理的一线抗生素，其应该持续使用直到特异性的药敏试验结果出来。受累的肢体应该进行夹板固定以使患儿感到舒适。

参考文献

1. Achterman C, Kalamchi A 1979 Congenital absence of the fibula. Journal of Bone and Joint Surgery 61-B: 133–137
2. Adler J B, Patterson R L 1967 Erb's palsy: long term results of treatment in 88 cases. Journal of Bone and Joint Surgery 49-A: 1052–1064
3. Aitken G T 1969 Proximal focal femoral deficiency – definition, classification, and management. In: Aitken G T (ed) Proximal focal femoral deficiency: a congenital anomaly. National Academy of Sciences, Washington, DC, p. 1
4. Aston J W Jr 1977 Brachial plexus birth palsy. Orthopedics 2: 594–601
5. Austwick D H, Dandy D J 1983 Early operation for congenital subluxation of the knee. Journal of Pediatric Orthopedics 3: 85–87
6. Barlow I W, Clarke N M P 1994 Congenital talipes equinovarus. Surgery 12: 211–215
7. Barlow T G 1962 Early diagnosis and treatment of congenital dislocation of the hip. Journal of Bone and Joint Surgery 44-B: 292–301
8. Berg E E 1986 A reappraisal of metatarsus adductus and skewfoot. Journal of Bone and Joint Surgery 68-A: 1185–1196
9. Bialik V, Bialik G M, Blazer M, Sijov P, Weiner F, Berant M 1999 Developmental dysplasia of the hip: a new approach to incidence. Pediatrics 103: 93–99
10. Boeree N R, Clarke N M P 1994 Ultrasound imaging and secondary screening for congenital dislocation of the hip. Journal of Bone and Joint Surgery 76-B: 525–533
11. Broughton N S 1997 A textbook of paediatric orthopaedics. W B Saunders, Philadelphia
12. Carroll N C, McMurty R, Leete S F 1978 The pathoanatomy of congenital clubfoot. Orthopedic Clinics of North America 9: 225–231
13. Cashman J P, Round J, Taylor G, Clarke N M P 2002 The natural history of developmental dysplasia of the hip after early supervised treatment with a Pavlik harness. A prospective longitudinal follow up. Journal of Bone and Joint Surgery 84-B: 418–425
14. Cheng J C Y, Wong M W N, Tang S P et al 2001 Clinical determinants of the outcome of manual stretching in the treatment of congenital muscular torticollis in infants. A prospective study of eight hundred and twenty-one cases. Journal of Bone and Joint Surgery 83-A: 679–687
15. Clarke N M P, Harcke H T, McHugh P, Lee M S, Borns P F, MacEwen G D 1985 Real-time ultrasound in the diagnosis of congenital dislocation and dysplasia of the hip. Journal of Bone and Joint Surgery 67-B: 406–412
16. Coventry M B, Johnson E W J 1952 Congenital absence of the fibula. Journal of Bone and Joint Surgery 34-A: 941–945
17. Curtis B H, Fisher R L 1969 Congenital hyperextension with anterior subluxation of the knee. Journal of Bone and Joint Surgery 51-A: 255–269
18. Dimeglio A, Bensahel H, Souchet P, Mazeau P, Bonnet F 1995 Classification of clubfoot. Journal of Pediatric Orthopedics 4-B: 129–136
19. Drennan J C 1990 Neuromuscular disorders. In: Morrissy R T (ed) Lovell and Winter's pediatric orthopaedics, 3rd edn. J B Lippincott, Philadelphia, 381–463
20. Elbourne D, Dezateux C, Arthur R et al 2002 Ultrasonography in the diagnosis and management of developmental hip dysplasia (UK Hip Trial): clinical and economic results of a multicentre randomised controlled trial. Lancet 360: 2009–2017
21. Foulkes G D, Reinker K 1994 Congenital constriction band syndrome: a seventy year experience. Journal of Pediatric Orthopedics 14: 242–248
22. Ghali N N, Abberton M J, Silk F F 1984 The management of metatarsus adductus et supinatus. Journal of Bone and Joint Surgery 66-B: 376–380
23. Gillespie R, Torode I P 1983 Classification and management of congenital abnormalities of the femur. Journal of Bone and Joint Surgery 65-B: 557–568
24. Graf R 1984 New possibilities of the diagnosis of congenital hip joint dislocation by ultrasonography. Journal of Pediatric Orthopedics 3: 354–359
25. Hardy A E 1981 Birth injuries of the brachial plexus: incidence and prognosis. Journal of Bone and Joint Surgery 63-B: 98–101
26. Harrington P R 1960 Surgical instrumentation for management of scoliosis. Journal of Bone and Joint Surgery 42-A: 1448
27. Haynes R J 2001 Developmental dysplasia of the hip: etiology, pathogenesis, and examination and physical findings in the newborn. AAOS Instructional Course Lectures 50: 535–540
28. Hensinger R N, Jones E T 1981 Neonatal orthopaedics. Grune and Stratton, New York
29. Hensinger R N, Lang J R, MacEwen G D 1974 The Klippel-Feil syndrome: a constellation of related anomalies. Journal of Bone and Joint Surgery 56-A: 1246–1253
30. Jackson S T, Hoffer M M, Parrish N 1988 Brachial plexus palsy in the newborn. Journal of Bone and Joint Surgery 70-A: 1217–1220
31. Jennett R J, Tarby T J, Krauss R L 2002 Erb's palsy contrasted with Klumpke's and total palsy: different mechanisms are involved. American Journal of Obstetrics and Gynecology 186: 1216–1220
32. Kalamchi A, Dawe R V 1985 Congenital deficiency of the tibia. Journal of Bone and Joint Surgery 67-B: 581–584
33. Klisic P G 1989 Congenital dislocation of the hip – a misleading term. Journal of Bone and Joint Surgery 71-B: 136
34. Letts M, Blastorah B, Al-Azzam S 1997 Neonatal gangrene of the extremities. Journal of Pediatric Orthopedics 17: 397–401
35. Lin J N, Chou M L 1997 Ultrasonographic study of the sternocleidomastoid muscle in the management of congenital muscular torticollis. Journal of Pediatric Surgery 32: 1648–1651
36. MacEwen G D, Hardy J H 1972 Evaluation of kidney anomalies in congenital scoliosis. Journal of Bone and Joint Surgery 54-A: 1451–1454
37. Madsen E T 1955 Fractures of extremities in the newborn. Acta Obstetrica et Gynaecologia Scandinavica 34: 41–75
38. Mollan R A B, Piggot J 1977 Acute osteomyelitis in children. Journal of Bone and Joint Surgery 59-B: 2–7
39. Nade S 1983 Acute haematogenous osteomyelitis in infancy and childhood. Journal of Bone and Joint Surgery 65-B: 109–119
40. Nade S 1983 Acute septic arthritis in infancy and childhood. Journal of Bone and Joint Surgery 65-B: 234–241
41. Neibauer J J, King D E 1960 Congenital dislocation of the knee. Journal of Bone and Joint Surgery 42-A: 207–225
42. Nogi J MacEwen G D 1982 Congenital dislocation of the knee. Journal of Pediatric Orthopedics 2: 509–513
43. Ortolani M 1937 Un sengo poco noto e sua importanza per la diagnosi precoce di prelussazione congenital dell'anca. Pediatrica (Napoli) 45: 129–136
44. Palmer P M, MacEwen G D, Bowen J R, Matthews P A 1985 Passive motion therapy for infants with arthrogryposis multiplex congenita. Clinical Orthopaedics and Related Research 195: 53–59
45. Patterson T J S 1961 Congenital ring constrictions. British Journal of Plastic Surgery 14: 1–31
46. Pavlik A 1992 The functional method of treatment using a harness with stirrups as the primary method of conservative therapy for infants with congenital dislocation of the hip. 1957. Clinical Orthopaedics and Related Research 281: 4–10
47. Ponseti I V, Smoley E N 1963 Congenital clubfoot: the results of treatment. Journal of Bone and Joint Surgery 45-A: 261–275
48. Sadler T W 1990 Langman's medical embryology, 6th edn. Williams and Wilkins, Baltimore
49. Standing Medical Advisory Committee, Standing Nursing and Midwifery Advisory Committee Working Parties for the Secretary of State for Social Services and Wales 1986 Screening for the detection of congenital dislocation of the hip. Archives of Disease in Childhood 61: 921–926
50. Stern M B 1968 Congenital dislocation of the knee. Clinical Orthopaedics and Related Research 61: 261–268.
51. Tachdjian M O 1990 Pediatric orthopaedics, 2nd edn. W B Saunders, Philadelphia
52. Taylor G R, Clarke N M P 1997 Monitoring the treatment of developmental dysplasia of the hip with the Pavlik harness. The role of ultrasound. Journal of Bone and Joint Surgery 79-B: 719–723
53. Torpin R, Faulkner A 1966 Intrauterine amputation with the missing member found in the fetal membranes. Journal of the American Medical Association 198: 185–187
54. Uglow M G, Clarke N M P 2000 Relapse in staged surgery for congenital talipes equinovarus. Journal of Bone and Joint Surgery 82-B: 739–743
55. Uglow M G, Clarke N M P 2000 The functional outcome of staged surgery for the correction of talipes equinovarus. Journal of Pediatric Orthopedics

20: 517–523
56. Williams C R P, O'Flynn E, Clarke N M P, Morris R J 1996 Torticollis secondary to ocular pathology. Journal of Bone and Joint Surgery 78-B: 620–624
57. Williams P 1978 The management of arthrogryposis. Orthopedic Clinics of North America 9: 67–88
58. Winter R B 1981 Convex anterior and posterior hemiarthrodesis and hemiepiphysiodesis in young children with progressive congenital scoliosis. Journal of Pediatric Orthopedics 1: 361–366
59. Winter R B, Moe J H, Wang J F 1973 Congenital kyphosis. Its natural history and treatment as observed in a study of 130 patients. Journal of Bone and Joint Surgery 55-A: 223–256
60. Wynne-Davies R 1978 Heritable disorders in orthopedics. Orthopedic Clinics of North America 9: 1–14

第39章

新生儿妇科学

D Keith Edmonds

新生儿时期的妇科问题非常少见。许多被认为是病理性的情况其实通常是生理性或是解剖变异，但是这些变异会使父母相当焦虑。因此，懂得胎儿期生殖道发育的生理和解剖知识很重要，医生要耐心地向父母做好关于这些变化的解释工作。

胎儿下丘脑-垂体轴的生理学

在孕早期大脑就开始快速发育，到孕 5 周时在整个大脑的提取物中就可以测到促性腺激素释放激素（GnRH）[30]。至孕 8～13 周时 GnRH 可定位在下丘脑[2,15]，在孕 22～25 周期间女性胎儿下丘脑 GnRH 的含量达到最大值然后再下降[25]。几乎可以肯定，这是对雌二醇循环的负反馈反应。

至孕 9～11 周，垂体腺内存在黄体生成素（LH）和卵泡刺激素（FSH）[7,12]，至孕 12 周联系下丘脑和垂体的门脉循环还未触发[27]。在孕 16～24 周，由于受 GnRH 释放影响，FSH 和 LH 达到最大值[26]。随后，由于卵巢颗粒细胞主动分泌抑制素而使 FSH 下降。在胎儿期的后一阶段，促性腺激素下降并在出生前一直维持低下水平[26]。抑制素和雌二醇循环反映了这个负反馈机制。

胎儿出生以后，胎盘雌二醇对胎儿的循环作用消失，胎儿下丘脑-垂体轴被激活，GnRH 和促性腺激素水平立即升高[29]。出生后数月 FSH 和 LH 仍维持在较高水平，随后由于 GnRH 的中枢抑制使促性腺激素水平在出生六个月时下降。在几种调质的作用下下丘脑弓状核发放脉冲式中枢抑制，这几种调质包括：去甲肾上腺素、多巴胺、中枢阿片类物质、神经肽 Y、谷氨酸、精氨酸[6,11,16,24]。分泌 GnRH 的神经元细胞受体受为转化生长因子 α 编码基因控制，该基因[18]受瘦素调控[19]，瘦素是脂肪组织产生的一种激素。在少年时期体重指数下降及青春期体重增长也许同该基因的活动密切相关。

因此，在整个胎儿及新生儿早期下丘脑-垂体-卵巢-子宫轴可完全发育及活化，能对所有合适的整合机制作出反应。出生后只有中枢受体的生殖性下调起抑制作用。

新生儿乳房发育

乳房发育发生在胎儿期，生后数月的女婴乳房继续发育也有所描述。有时会伴有乳汁样的分泌物。两项研究表明来自于母亲的雌三醇循环水平在出生后会很快下降，但是乳房在生后的数月内仍会继续发育[1,21]。雌二醇和催乳素在新生儿期的水平增高与乳房的大小直接相关，其中与催乳素的关系尤其密切。由此可见婴儿自身的性腺分泌异常对乳房发育起主要作用。而组织学检查进一步证实了这一理论[20]。新生儿早期的乳房发育是一种正常的生理过程，可在 3～6 个月时停止发育；之后乳头也会恢复。

多乳头也是一种常见现象，这些乳头可以沿着乳线在胸壁一侧生长，向下可至腹部，也可以在阴唇处生长。曾经有报导在阴部发现双侧异位乳房组织[17]。

外阴问题

新生儿阴唇囊肿罕见，其发病率为 6 例/每 1000 女婴。先天性囊肿无须治疗，或 2～3 个月的保守治疗完全可以治愈该病。在这种情况下无需外科治疗[22]。

婴儿腹股沟疝非常普遍，发生率在足月儿接近 1%～3%，早产儿为 3%～5%。诊断该病后，外科封闭疝囊治疗。在女婴应特别重视腹股沟不可复位肿块的鉴别诊断，包括鉴别该肿块内是否有下垂的卵巢或者卵巢和子宫，在外生殖器不明显的女婴中，腹股沟肿块有可能是睾丸。出生时通常不会发现腹股沟疝，但在随后的几个月内可以被发现。肿块的超声检查非常有用，它有助于鉴别疝囊内是否存在卵巢组织，也有助于鉴别是否存在卵巢或睾丸。肿块检查以后，早期治疗很重要，因为纠正解剖缺陷可以减少扭转、感染及随后的性腺丧失危险。尤其当发现这个疝是卵巢时，早期治疗尤为重要，因为保住卵巢对于今后的生活很重要。

处女膜异常

出生时处女膜通常是环形的或边缘带有茸毛，表面常带有皱褶。处女膜赘生物在出生时很常见[23]，经常被误诊为“脱垂”。在生后 3 年内处女膜特征会发生变化，至 3 岁时处女膜大多会变成新月形，表面皱褶消失[4]。问题在于新生儿时期出现的周围性水肿也会使处女膜水肿，致使处女膜凸出于阴道口而再次被误诊为脱垂。

胚胎期处女膜闭锁会导致阴道分泌物不能排出而留在阴道内，使阴道近端至处女膜段扩张。尽管这通常被认为是无孔的处女膜，这种观点可能没有被严格纠正，其实很可能是横向的阴道隔膜，是由于泌尿生殖窦未发生融合及阴道板从苗勒结构处向下生长而形成。当阴道内聚集了大量液体时，由于扩张的阴道充满盆腔使膀胱排空困难，患儿会感到焦躁及明显的不适感。体征表现为下腹部的囊性肿块及阴道入口处的膜膨出（图 39.1）。诊断该病很重要，因为在诊断过程中会出现很多误诊而施行剖腹手术甚至子宫切除术，然而这是绝对没有必要的。最常见的误诊是误认为这

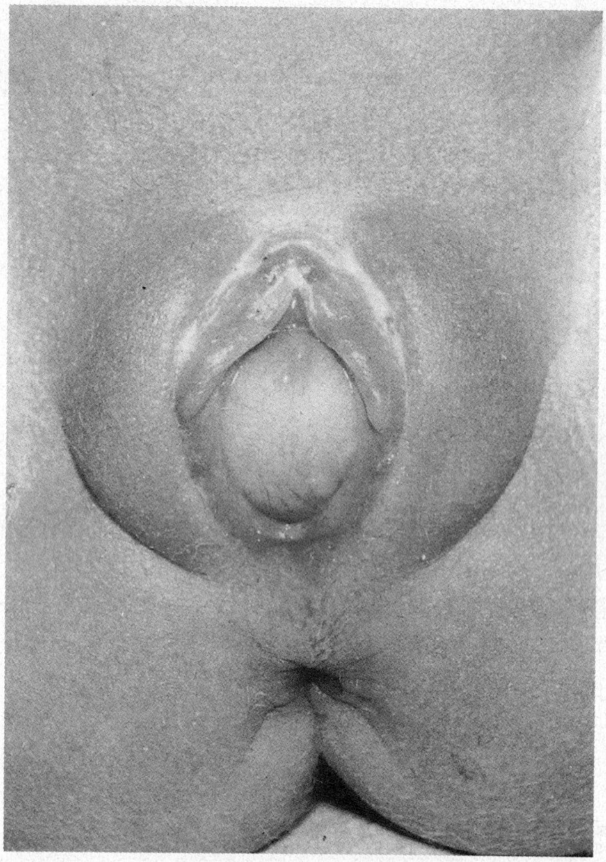

图 39.1 新生儿阴道横向隔膜时表现出的阴道口膨出的膜。

个肿块是一个卵巢囊肿或是伴有尿道脱垂的充盈膀胱。产前及分娩后超声检查可以诊断阴道积水。有报道认为[28]，最早可在孕 25 周时检查发现。一旦明确诊断为阴道积液，那子宫位于扩张的阴道上方的问题也就迎刃而解了。对于大多数病例其治疗简单：切开完整的膜并排出积液，然后切除多余的膜，整个治疗过程就结束了。如果由于宽大的横隔膜存在而使梗阻的范围增大，那么在治疗时就要十分小心以免损伤膀胱及直肠，而采用端端吻合术则可以形成一个正常的阴道。由于大多数阴道横隔膜的病例在青春期才被诊断，因此有人会认为这些阴道积液的病例仅仅是一些特殊情况而已。

阴道出血问题

新生儿时期生殖道出血描述较多。Huber 于 1976 年所做的研究显示 25%的新生女婴出现阴道出血，虽

然被观察到的只有 3.3%。在生后第一周内出现的阴道出血极其普遍。一岁后仍持续有阴道出血则需做进一步检查。阴道横纹肌肉瘤的患儿，刚出生就出现阴道出血的情况极其少见，出血一般在 2～3 个月时出现。而大多数合并有会阴、阴户、阴道横纹肌肉瘤的患儿可在儿童早期出现生殖器损害。

子宫脱垂

新生儿期子宫脱垂极其少见，但可以同时存在宫颈脱出阴道的情况。曾经报道过许多这样的病例，虽然病原学问题还不清楚，但有些病例可合并有神经学异常，例如脊柱裂。该病可给予保守治疗，将脱垂部分重新放入阴道。在一些病例可能会反复多次，但最终至生后 3 个月，所有的脱垂均可治愈。有时脱垂如果持续存在可使用子宫套，然而为婴儿设计子宫套非常困难[14]。近期，外科采用子宫悬吊术治疗婴儿持续性子宫脱垂[3]。目前尚无数据显示这些女婴在以后的生活中是否还会出现脱垂问题，但是这种情况很可能会出现，因为这些病例很可能与生殖道支持组织中的胶原生成不佳有关。

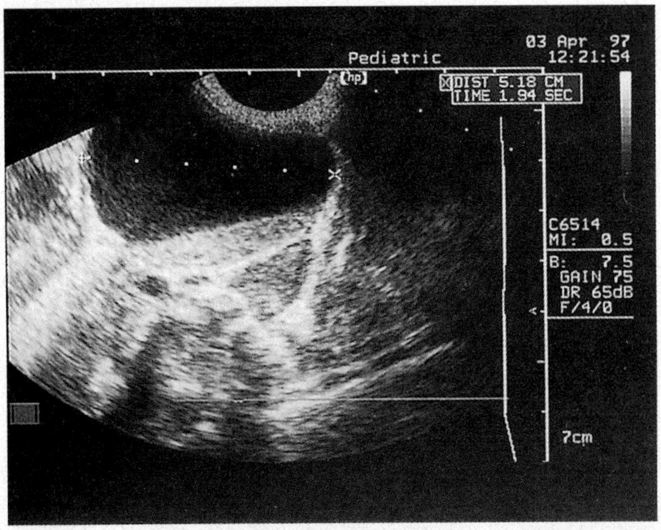

图 39.2 一个新生女婴的盆腔超声扫描显示一个直径 5cm 的卵巢囊肿。

尿道脱垂

新生儿期尿道脱垂极其少见，但可与阴道出血同时出现。尿道黏膜可以从尿道内脱出，在会阴处形成一个敏感的肿块，碰触后易出血。当损伤小时尿道可未受损，此种情况使用雌激素乳剂可能有益。但有时候可能出现尿潴留或者在反复雌激素治疗时出现脱垂复发，如果损伤大，脱垂复发则需手术切除。一般极少出现这种情况，通常只有在尿潴留时才采取该治疗方法。

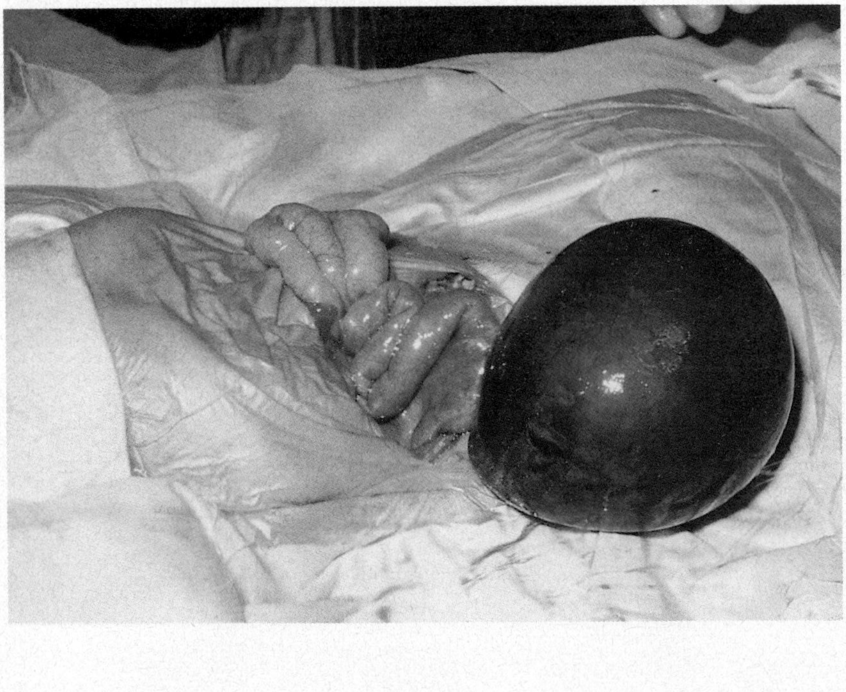

图 39.3 一名幼女在剖腹手术时发现的扭转的卵巢。

卵巢囊肿

目前产前胎儿超声检查在孕中期诊断卵巢囊肿已有丰富的经验，最早可在孕16～18周查出。大多数囊肿是有功能的良性滤泡性囊肿，它们不会影响妊娠及分娩过程。如果生后诊断的囊肿直径小于5cm，则可在超声随访下进行保守治疗，通常多数会自行消失[5]。一般这需要6个月至1年的时间，此与该时期持续性高FSH水平对卵巢的刺激有关。如果诊断时囊肿直径超过5cm但不含有任何固体成分，则可在局麻下进行经皮吸出术治疗。一旦进行了该操作，一般都应该做细胞学检查以证实是一个良性损害。凡不小于4cm的囊肿都有发生扭转的危险，因此在治疗期间要警惕这种情况的发生，同时也要提醒家长注意。所有更大的囊肿及混合性囊肿都需要更加仔细地评估，也许需要外科治疗（图39.3）以确保该囊肿是良性并可通过腹腔镜进行操作[10]。有报道在妊娠期可出现胎儿囊肿扭转并导致早产，但临床经过很轻微。

参考文献

1. Anbazhagan R, Bartek J, Monaghan P, Gusterson B A 1991 Growth and development of the human infant breast. American Journal of Anatomy 192: 407–417
2. Aubert M L, Grumbach M M, Kaplan S L 1977 The autogenesis of human fetal hormones. IV. Somatostatin, luteinizing hormone releasing factor, and thyrotropin releasing factor in hypothalamus and cerebral cortex of human fetuses 10–22 weeks of age. Journal of Clinical Endocrinology and Metabolism 44: 1130–1141
3. Banieghbal B, Fonseca J 1998 Surgical management of uterine prolapse in an infant. European Journal of Pediatric Surgery 8: 119–120
4. Berenson A B 1995 A longitudinal study of hymenal morphology in the first 3 years of life. Pediatrics 95: 490–496
5. Brandt M L, Luks F I, Filiatrault D et al 1991 Surgical indications in antenatally diagnosed ovarian cysts. Journal of Pediatric Surgery 26: 276–281
6. Brann D W 1995 Glutamate: a major excitatory transmitter in neuroendocrine regulation. Neuroendocrinology 61: 213–225
7. Currie R W, Faiman C, Thliveris J A 1981 An immunocytochemical and routine electron microscopic study of LH and FSH cells in the human fetal pituitary. American Journal of Anatomy 161: 281–297
8. Dassonville M, Verstreken L, De Laet M H 1985 [Inguinal hernia in infants and children]. Acta Chirurgica Belgica 85: 341–347
9. Edmonds D K 1988 Practical paediatric and adolescent gynaecology. Butterworths, London, pp 86–95
10. Esposito C, Garipoli V, Di Matteo G, De Pasquale M 1998 Laparoscopic management of ovarian cysts in newborns. Surgical Endoscopy 12: 1152–1154
11. Gore A C, Mitsushima D, Terasawa E 1993 A possible role of neuropeptide Y in the control of the onset of puberty in female rhesus monkeys. Neuroendocrinology 58: 23–34
12. Hagen C, McNeilly A S 1977 The gonadotrophins and their subunits in foetal pituitary glands and circulation. Journal of Steroid Biochemistry 8: 537–544
13. Huber A 1976 [The frequency of physiologic vaginal bleeding of newborn infants]. Zentralblatt fur Gynakologie 98: 1017–1020
14. Johnson A, Unger S W, Rodgers B M 1984 Uterine prolapse in the neonate. Journal of Pediatric Surgery 19: 210–211
15. Kaplan S L, Grumbach M M, Aubert M L 1976 The ontogenesis of pituitary hormones and hypothalamic factors in the human fetus: maturation of central nervous system regulation of anterior pituitary function. Recent Progress in Hormone Research 32: 161–243
16. Lee P A 1988 The neuroendocrinology of puberty. Seminars in Reproductive Medicine 6: 13–20
17. Levin N, Diener R L 1968 Bilateral ectopic breast of the vulva. Report of a case. Obstetrics and Gynecology 32: 274–276
18. Ma Y J, Costa M E, Ojeda S R 1994 Developmental expression of the genes encoding transforming growth factor alpha and its receptor in the hypothalamus of female rhesus macaques. Neuroendocrinology 60: 346–359
19. MacDougald O A, Hwang C S, Fan H, Lane M D 1995 Regulated expression of the obese gene product (leptin) in white adipose tissue and 3T3-L1 adipocytes. Proceedings of the National Academy of Sciences of the United States of America 92: 9034–9037
20. McKiernan J, Coyne J, Cahalane S 1988 Histology of breast development in early life. Archives of Disease in Childhood 63: 136–139
21. McKiernan J F, Hull D 1981 Prolactin, maternal oestrogens, and breast development in the newborn. Archives of Disease in Childhood 56: 770–774
22. Merlob P, Bahari C, Liban E, Reisner S H 1978 Cysts of the female external genitalia in the newborn infant. American Journal of Obstetrics and Gynecology 132: 607–610
23. Mor N, Merlob P, Reisner S H 1983 Tags and bands of the female external genitalia in the newborn infant. Clinical Pediatrics 22: 122–124
24. Prasad B M, Conover C D, Sarkar D K et al 1993 Feed restriction in prepubertal lambs: effect on puberty onset and on in vivo release of luteinizing-hormone-releasing hormone, neuropeptide Y and beta-endorphin from the posterior-lateral median eminence. Neuroendocrinology 57: 1171–1181
25. Siler-Khodr T M, Khodr G S 1978 Studies in human fetal endocrinology. I. Luteinizing hormone-releasing factor content of the hypothalamus. American Journal of Obstetrics and Gynecology 130: 795–800
26. Takagi S, Yoshida T, Tsubata K et al 1977 Sex differences in fetal gonadotropins and androgens. Journal of Steroid Biochemistry 8: 609–620
27. Thliveris J A, Currie R W 1980 Observations on the hypothalamo-hypophyseal portal vasculature in the developing human fetus. American Journal of Anatomy 157: 441–444
28. Winderl L M, Silverman R K 1995 Prenatal diagnosis of congenital imperforate hymen. Obstetrics and Gynecology 85: 857–860
29. Winter J S, Faiman C, Hobson W C et al 1975 Pituitary-gonadal relations in infancy. I. Patterns of serum gonadotropin concentrations from birth to four years of age in man and chimpanzee. Journal of Clinical Endocrinology and Metabolism 40: 545–551
30. Winters A J, Eskay R L, Porter J C 1974 Concentration and distribution of TRH and LRH in the human fetal brain. Journal of Clinical Endocrinology and Metabolism 39: 960–963

第40章

新生儿感染

第 1 部分

免疫缺陷

Andrew J Cant, Andrew R Gennery

引言

免疫系统就是区分“自我”和“非我”，摧毁微生物而对其他蛋白质没有影响。免疫异常可导致感染、过敏和自身免疫性疾病的患病几率增加。足月新生儿免疫系统一般可产生适度的反应，但由于对抗原反应差或缺乏一些微调功能（如对多糖抗原的抗体反应），可出现免疫反应异常。然而，由于早产儿在某些方面的不成熟，以及在新生儿病房中因静脉导管和气管插管以至屏障保护功能受到破坏，而使这种免疫作用丧失。

免疫系统

通过物理和化学屏障阻挡病原菌非常重要。内皮表面和黏膜为第一道保护屏障，纤毛、呼吸道分泌物、胃酸和其他黏膜分泌物可加强这种作用。肠道共生菌和皮肤生长的菌落可在局部产生抗菌作用，以排除潜在的病原菌。由于免疫功能不成熟，新生儿易被感染，这些屏障对他们尤其重要。

特异性和非特异性免疫机制

病原菌破坏保护屏障后首先遭遇非特异性免疫，随后是特异性免疫。这两种机制相互依赖，许多特异性免疫通过非特异性成分而增强其作用，而特异性免疫产生的因子也可使非特异性免疫功能得到增强。

吞噬细胞如中性粒细胞或单核细胞和补体系统通过有限的针对微生物上一些相对保守的结构受体，传递高效非抗原特异性免疫反应。

特异性免疫系统是通过非特异性免疫系统（先天的）的细胞将抗原递呈给 T 和 B 淋巴细胞，使有相应抗原特异性的 T 和 B 淋巴细胞增殖而发生免疫反应。这些反应作为“免疫记忆”保存下来，之后当有同样抗原出现时，机体将产生快速而又强烈的反应。

非特异性免疫机制

体液免疫

补体非常重要。C3b 至少可通过 3 种途径激活，当 C3b 与抗原结合后，形成联合复合体，与中性粒细胞和单核细胞上的 C3b 受体结合而增强其吞噬作用。C3b 可促发级联反应而激活其他成分如 C5～C9，可以溶解细胞膜，对抵抗全身性的奈瑟菌感染很重要。

甘露聚糖结合凝集素（MBL）可以结合微生物表面的甘露糖，可激活经典的补体途径，这种机制在感染初期抗体产生之前对保护机体很重要，对一些产生抗体功能还不成熟的婴幼儿尤其如此。

α 和 β 干扰素（α-IFN、β-IFN）是由一些被病毒感染的细胞产生。它可以使其他细胞处于抗病毒状态而免受病毒感染。其次，可增强自然杀伤细胞（NK）的活性和 HLA 族 I 型抗原在细胞表面的表达。γ 干扰素，不但有许多抗病毒作用，还可增强细胞间对某些微生物如分枝杆菌的杀伤力而上调免疫反应。

许多细菌生长需要铁离子，而减少其获得是宿主的一种防御机制。母乳中富含铁结合蛋白和乳铁蛋白可减少大肠杆菌的生长。感染时减少血清中的铁可增加血清的抑菌效果。

中性粒细胞溶酶体和机体分泌物如眼泪和唾液中含有溶菌酶，具有抗细菌作用。

细胞免疫

吞噬细胞如中性粒细胞、单核/巨噬细胞受急性炎症反应产物（包括裂解的补体片断）的诱导而移行至感染部位（趋化性）。IgG 和补体（C3b）黏附在细菌表面，并分别和吞噬细胞上特异的 Fcγ 和 CR1/3 受体结合（调理作用）从而使吞噬细胞和细菌相连并导致吞噬（吞噬作用）。吞噬后，溶酶体和吞噬小体融合并释放出溶酶体酶（如髓过氧化物酶）和氧自由基，杀死并消化微生物。中性粒细胞的数量和功能可增强这种炎性反应。

和中性粒细胞相比，单核细胞和巨噬细胞对于杀伤细胞外细菌显得慢而缺乏效率，但对于防御细胞内微生物如结核分枝杆菌和李斯特单核菌感染，其作用非常重要，因为细胞因子可以大大增强其活性，尤其是 T 细胞分泌的 IFN-γ。

自然杀伤细胞是非 T、非 B 淋巴细胞样成分，主要是识别和杀伤肿瘤和病毒感染细胞。

特异性免疫机制

T 和 B 淋巴细胞产生特异性免疫反应，因其胞膜上有特异性抗原受体。抗原和这些受体结合后产生抗体或特异性的 T 淋巴细胞性细胞毒因子（图 40.1）。

抗原递呈细胞（APC），主要包括吞噬细胞、轴突细胞、Langerhans 细胞和 B 淋巴细胞，这些细胞将抗原递呈给 T 淋巴细胞，将其降解为小分子多肽片断，在细胞表面表达并和细胞表面的主要组织相容性复合物（MHC）分子相连。T 淋巴细胞受体（T 细胞受体，TCR）识别和自身 MHC 结合的多肽。$CD4^+$ 辅助 T 淋巴细胞和连接在 II 型 MHC 分子（HLA-DR）的抗原发生反应，而 $CD8^+$ 则和连接在 I 型分子（HLA-AB）的抗原发生反应。其他受体-配体间的相互作用对最大限度激活 T 淋巴细胞也很重要。

机体有两种特异性的免疫体系：受体介导和细胞介导。

抗体

由 B 淋巴细胞及其衍生细胞浆细胞产生，主要针对一些特异性抗原如微生物多肽和疫苗。

免疫球蛋白的类型（同种型）由其重链决定。在 B 淋巴细胞成熟过程中，编码可变区和恒定区的基因会重排。每一个编码重链的可变区（V）、多态区（D）和连接区（J）的基因会发生重排而靠近编码重链恒定区基因，这样转录基因就产生既包含恒定区又包含可变区的蛋白质（图 40.2）。大约可产生 10^{16} 不同特异性的淋巴受体（并具有相同数目抗体的受体）。编码特殊可变区的基因发生重排，和编码不同重链恒定区的基因临近，则可使 B 淋巴细胞合成具有相同抗原特异性的另一类抗体（同种型）。总是先产生 μ 链，然后转变成另一种类型。特异性抗体的多样性是由于有大量可结合的编码可变区的基因可以被选择，而 V 基因的高突变率使之数量进一步增多。轻链的组合方式与重链相同，但较为简单，只有两种类型：κ 链和 ι 链。

对大多数抗原而言，最初的免疫反应产生 IgM 抗体，随后可产生其他抗体。巨大的五角形结构使之限于在血管中和补体结合。

IgG 是再次产生免疫反应时所产生的主要抗体。其功能包括调理作用、补体固定导致 C3 的调理作用、补体介导的溶菌、中和毒素或病毒以及参与抗体依赖的细胞毒作用。尽管功能有些重叠，但 IgG 四个亚型还是具有不同功能。对蛋白抗原反应主要是 IgG1 和 IgG3。IgG2 主要结合多糖如 B 族链球菌表面抗原。IgG4 功能至今尚不清楚。

IgA 是主要的分泌抗体，由二聚体构成。除了保护黏膜和胃肠道免于感染外，IgA 还限制食物抗原从胃肠道吸收。尽管 IgA 在血清中也发现有二聚体和三聚体，

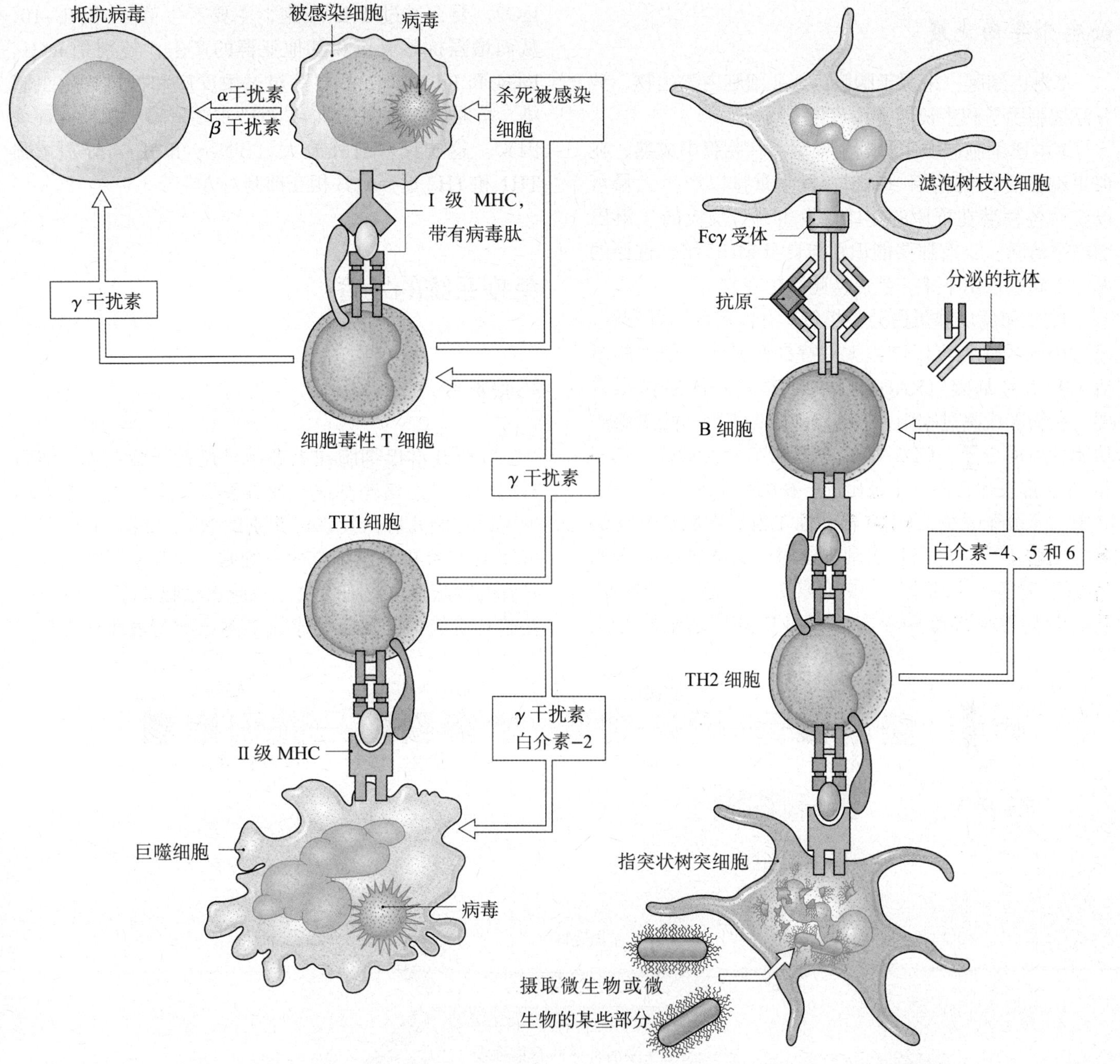

图 40.1 淋巴细胞反应。T-淋巴细胞受体通过抗原递呈细胞的 MHC 分子来识别经过特异性处理的抗原。细胞毒性（$CD8^+$）T 细胞杀死感染细胞并防止病毒复制（左侧图）。辅助 T 细胞（$CD4^+$）可激活细胞毒性 T 细胞和巨噬细胞来杀死细胞内微生物（TH1）或分泌细胞因子来帮助 B 细胞分泌抗体（TH2）（右侧图）。（根据许可引自 Delves 和 Roitt IM [17] Copyright ©2004 Massachusetts Medical Society. All Rights Reserved.）

但主要仍是单聚体。乳汁中含有 IgA。

肥大细胞和嗜碱细胞表面有 IgE 抗体的 Fc 片断受体，抗原结合后可引起细胞脱颗粒，导致速发型高敏反应。

B 淋巴细胞分化的最终阶段需要合适的抗原刺激，使之成为成熟的浆细胞。整个过程需要抗原特异性辅助 T 淋巴细胞（$CD4^+$）参与。IgM 产物启动其他同型抗体产生需要依赖激活的 T 淋巴细胞 CD40 配体和 B 淋巴细胞 CD40 抗原相互作用得以实现（CD40L，CD154）。

细胞介导的免疫

T 淋巴细胞（来源于胸腺）杀死细胞内微生物，并分泌细胞因子和生长因子调节免疫反应。

T 淋巴细胞起源于骨髓干细胞，在胸腺中成熟，在那里编码受体的基因（TCR）发生重排以产生大量可以应对各种潜在抗原的受体。发生自身反应的 T 淋巴细胞被清除，只有那些能识别与自身 MHC 结合抗原的淋巴细胞被保留下来，然后从胸腺中释放。

TCR 和免疫球蛋白分子相似，有恒定区和可变区，通过相同的途径可以产生大量特异性受体。重组酶激活 1 和 2 号基因（RAG1、2）对 TCR 基因重排很重要。在胸腺成熟过程中，T 淋巴细胞也需要一些重要的功能性表面分子。CD3 和 TCR 紧密结合。最初，CD4 和 CD8 都表达在同一个细胞上，在胸腺中成熟过程中，其中一个分子丢失。$CD4^+$ 辅助性 T 淋巴细胞是最初的效应细胞。当抗原出现启动表达时，这些细胞要么通过 TH1 途径产生细胞因子白介素 2（IL–2）和 IFN–γ，从而激活吞噬细胞介导的免疫和 B 淋巴细胞群产生 IgG2，要么通过 TH2 细胞，主要产生 IL–4 和 IL–10，从而增强抗体反应和其他亚群的产生，特别是 IgG1、IgG4 和 IgE。TH2 主要针对过敏反应和抵抗寄生虫感染。抗原反应遵循 TH1 或 TH2 主要依赖于复杂的环境因素。这些反应自我放大，IFN–γ 和 IL–4 分别增强 TH1 和 TH2 途径，并相互抑制对方。

免疫系统的发育

胚胎发育

T 和 B 淋巴细胞在人胚胎早期就开始发育。细胞对混合的淋巴培养基或有丝分裂原发生反应，第 6 周就可以在胎儿肝内发现可识别的 NK 细胞。7～8 周时可发现 T 和 B 淋巴细胞的祖细胞。在第 9 周时，在未发育的胸腺中可发现 T 淋巴细胞祖细胞克隆。孕中期，在胎儿血液中可发现有成熟 T 淋巴细胞表面标志物如

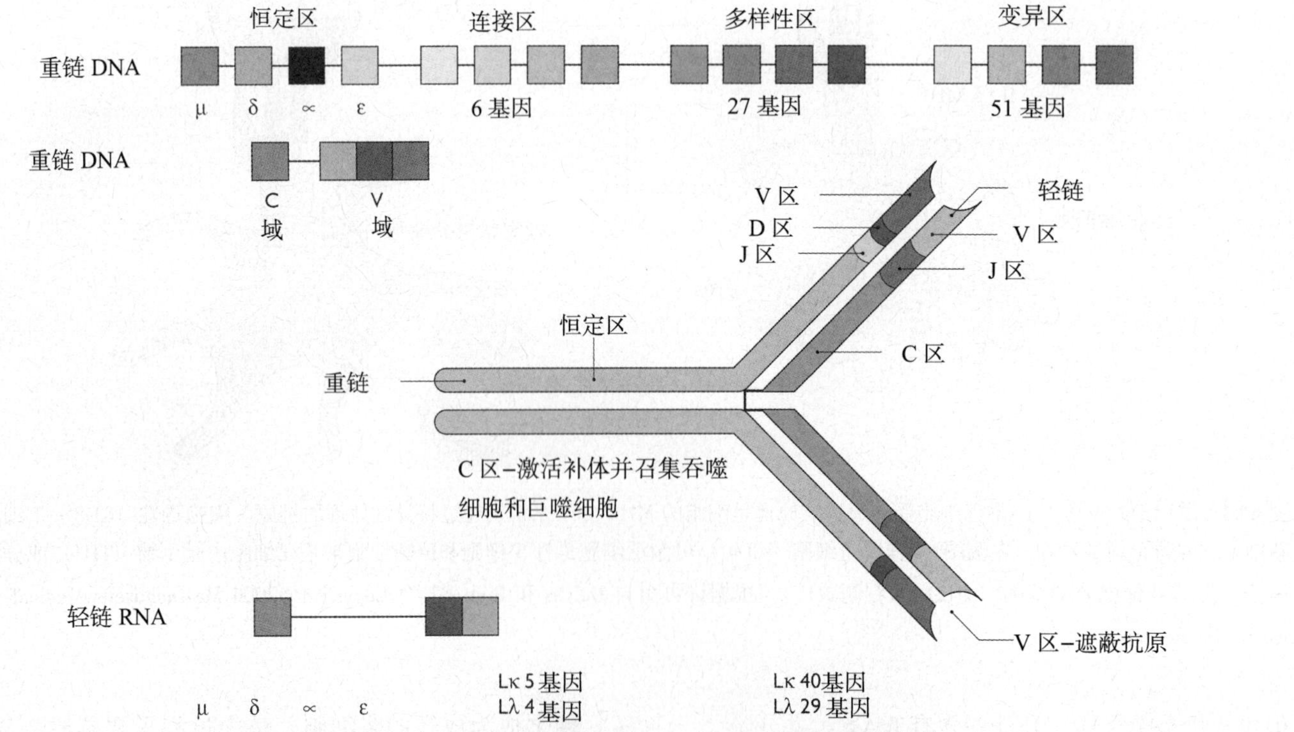

图 40.2　免疫球蛋白重链和轻链基因重排。V、D 和 J 重链基因的分泌片断被重排，邻近于相应的重链恒定区。使来自 κ 或 λ 轻链上的 V 和 J 片断完成轻链基因的重排过程。转录产生单一的、有恒定与变异部分的蛋白质。（根据许可引自 Gennery 和 Cant [24] 的文献）

CD3、CD4 和 CD8 的循环淋巴细胞。B 淋巴细胞的表面标志物，如表面免疫球蛋白也在这一时期表达。但淋巴细胞对抗原发生反应，尤其是产生抗体主要是在出生后发生。

胎儿血中的淋巴细胞缺乏这些可用标志物来对重症联合免疫缺陷病（SCID）进行产前诊断。

非特异性免疫成分也同样在早期发育。嗜中性粒细胞祖细胞可在卵黄囊中发现，孕中期可在循环中发现成熟的中性粒细胞，但在出生前数量都较低。补体成分在孕 6 周时出现。

新生儿免疫系统

足月儿和早产儿免疫系统都存在生理性的免疫缺陷[37]，早产儿和生病或处于应激状态的患儿表现更明显。这就是为什么新生儿更容易患 B 族链球菌败血症或播散性单纯疱疹感染的原因。部分经胎盘传递的 IgG 弥补了这种缺陷。但是，免疫球蛋白出现在妊娠晚期，因此早产儿的免疫球蛋白水平严重下降，尤其是那些处于存活极限的（孕 23～24 周）早产儿，其免疫球蛋白水平极低。母体免疫球蛋白的保护作用依赖于母体所具有的适当抗原特异性 IgG 抗体，在 B 族溶血性链球菌败血症，母体缺乏特异性抗体是导致感染的主要危险因素。由于新生儿对多糖抗原的抗体反应特别弱，因此不易完成从产生 IgM 到 IgG、IgA 的转变，也就无法产生高亲和力的抗体。T 淋巴细胞的 CD40 表达降低，减少了通过 CD40 受体对 B 淋巴细胞的信号传递，由此也抑制了独特型抗体的转换。

新生儿 T 淋巴细胞在其他方面也有所不同。其 CD4/CD8 的比值较高，通常 CD45RO（记忆细胞）的同型细胞低于 10%，主要为表达 CD45RA（裸细胞）的同型细胞。这些比例在儿童期逐渐逆转。如果有宫内感染，常促使形成比较成熟的 T 淋巴细胞图谱。

裸 T 淋巴细胞很难激活，这能解释为何新生儿的反应较差。进一步说，新生儿 T 淋巴细胞反应的整个平衡机制倾向于 TH2，而非 TH1。这可能是主要由于对胞内病原菌的易感性，如李斯特杆菌、沙门菌属，对这些病原菌的防卫主要依赖 TH2 反应。

出生时非特异性免疫机制也未成熟。骨髓中性粒细胞的储存容易耗竭，导致中性粒细胞缺乏。细胞的趋化性和变形性也降低[30]。而且感染时，中性粒细胞数量和功能也趋于受损。在足月儿，补体水平和功能约为成人的 2/3，但在早产儿，常仅为 1/2。然而，目前尚不清楚这些是否为导致新生儿易患败血症的重要因素。

然而，低免疫球蛋白和低补体水平是直接和孕周成正比关系，那些在严重宫内生长受限（IUGR）的患儿，其 T 淋巴细胞功能也可受到抑制。但后者在患儿 5 岁时，其 T 淋巴细胞功能可恢复正常，这一发现的临床重要性尚不清楚。在宫内生长严重受限的患儿，其经胎盘传递的免疫球蛋白可能也同样受到影响，尽管目前并非所有的研究均证实该观点[49]。

出生后发育

出生以后，不管孕周多大，小儿均暴露在一个受到广泛抗原刺激，促使免疫系统成熟的环境中。最初是产生 IgM，以后逐渐产生 IgG，到 2 个月月龄时，婴儿已能产生对蛋白疫苗起反应的高质量 IgG 抗体。在这一时期，母体的 IgG 水平由于代谢而下降，IgG 生理性低点出现在 3～6 个月时，早于婴儿自身产生 IgG 抗体（图 40.3）。此后，同型 Ig 水平以不同的速率增长。4～5 岁时，IgM 达到成人水平；7～8 岁时，IgG 达到成人水平。然而，血清 IgA 水平（和分泌型 IgA）上升

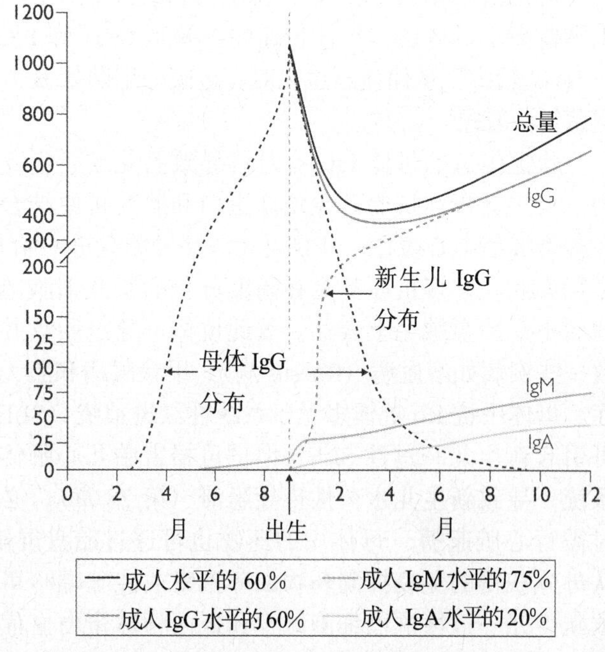

图 40.3 胎儿时期和出生后头 1 年中的免疫球蛋白水平。（根据许可引自 Braun 和 Steihm [6] 的文献。）

很慢，直到 10 岁左右才能达到成人水平。成年人大多数抗多糖 IgG 抗体为 G2 亚型，而幼儿则是 G1 亚型，这种不成熟可以解释为什么幼儿易患多糖包裹的微生物感染，如肺炎球菌感染，以及小于 18～24 个月的儿童对纯多糖疫苗如肺炎球菌疫苗缺乏反应。将多糖和蛋白质或多肽连接可促进对这两种成分的早期反应，这种情况已由高效的 Hib 结合疫苗反应所证实，并开发出了很有前景的新肺炎球菌结合疫苗[14]。

出生后几周，随着抗原的出现，T 淋巴细胞也很快成熟。T 淋巴细胞表达 CD40 配体后，如同细胞因子，将使 TH1/TH2 平衡转化为以 TH1 为主。但 T 淋巴细胞的数量和 CD4/CD8 的比值在儿童和成人之间是不同的，儿童对皮肤实验抗原如念珠菌抗原产生的迟发型超敏反应的表现不稳定表明，细胞介导的免疫系统在儿童早期还要经历一个逐渐成熟和发展的过程。这种微弱的不成熟可以解释为什么幼儿易患结核，婴儿易患沙门菌和李斯特菌感染。

母婴的免疫关系

胎儿和母亲通过胎盘这种紧密的生理联系对免疫发育和疾病均有重要影响。在孕 14 周时，母体的 IgG 抗体可通过胎盘传给胎儿，在足月时，脐血中的 IgG 水平要高于母体血。母体传递的主要是 IgG1 和 IgG3，而 IgG2 较少。从而使新生儿对有包膜的细菌如 B 族链球菌反应较差。

胎盘传递的母体 IgG 有时可导致胎儿或新生儿患病。大多数母体抗胎儿免疫球蛋白和胎儿抗原结合后在胎盘绒毛中心表达，并且再无法穿过胎盘进入胎儿。尽管如此，许多抗原都是在高度分化的胎儿细胞上表达而不是胎盘绒毛上表达。因此抗体可穿过胎盘并导致一些疾病如溶血病（Rhesus 病）、甲状腺病和肌无力症。母体中抗 Ro 抗体多见于系统性红斑狼疮（SLE），可引起新生儿一过性 SLE，但也可损害胎儿心脏传导系统，导致新生儿永久性传导阻滞（第 28 章），必要时需行心脏起搏。母体中的药物也可透过胎盘屏障，从母体获得的免疫抑制药物如环孢素或硫唑嘌呤可导致新生儿一过性淋巴细胞减少和低丙种球蛋白血症的发生。病毒，如巨细胞病毒（CMV）也可穿过胎盘，并且胎儿细胞介导的免疫反应无法将其排除，可导致进行性感染或永久性分泌病毒。

母亲的乳汁是胎儿获得免疫保护的另一重要来源。包括分泌型 IgA，其主要在新生儿胃肠道局部起中和病毒和细菌的作用。当遇到外源性乳蛋白抗原时，可起到调理作用，从而减轻对食物的不耐受和过敏反应（如湿疹和哮喘）。乳汁中其他的保护性因子包括可溶性因子如乳铁蛋白和溶菌酶，以及中性粒细胞和吞噬细胞。

免疫缺陷异常：一般原则

分类和遗传学

免疫缺陷分为原发性和继发性缺陷。世界卫生组织（WHO）免疫缺陷学组织[46]已经将原发性异常进行分类（表 40.1），任何一种严重的免疫缺陷异常发生率仅为 1/10 000（除了选择性 IgA 缺陷）。

许多原发性异常是由基因异常所致，大多能找到其分子学基础[22]。这些发现有助于理解免疫反应，并成为治疗原发性免疫缺陷关注的焦点。精确的基因诊断方法可帮助在产前就做出诊断。

免疫缺陷的诊断和检查

进行任何实验室检查前都要详细询问病史并体格检查，这将有助于决定患儿是否有必要进行进一步检查以及检查的性质和程度（表 40.2）。

病史

怀孕和出生史情况可反映出可能存在的先天感染、宫内发育迟缓或早产，所有这一切都和免疫缺陷有关。脐带脱落延迟，但无局部感染可提示中性粒细胞缺陷。危险因素如父母是否感染 HIV，必须进行检查。家族史中如有其他儿童患异常或严重感染并发症，可提示有常染色体隐性遗传（AR）或性连锁遗传。近亲中有类似表现也很重要。其他一些异常，如 IgA 缺陷，常

表40.1 原发免疫缺陷(引自Rosen等[46]的文献)

免疫缺陷	受累细胞	基因缺陷	遗传方式	新生儿期表现
现细胞介导的SCID				
$T^-B^+NK^-$	T，NK	CgC	XL	是
$T^-B^+NK^-$	T，NK	JAK3	AR	是
$T^-B^+NK^+$	T	IL7Ra	AR	是
$T^-B^-NK^+$	T，B	RAG1，2	AR	是
$T^-B^-NK^+$	T，B	artemis	AR	是
$T^+B^-NK^+$		T-B-SCID 和 MFE 或 Omenn 综合征	AR	是
ADA 缺陷	T，B，NK	腺苷脱氨酶	AR	是
PNP 缺陷	T，B，NK	嘌呤核苷磷化酶	AR	否
CID				
MHC Ⅱ 缺陷	T 细胞水平低（CD4）	MHC Ⅱ 表达缺陷	AR	否
MHC Ⅰ 缺陷	T 细胞水平低（CD8）	MHC Ⅰ 表达缺陷	AR	否
CD40L 缺陷（XL-高 IgM）	T 细胞	CD40L 缺陷	XL	否
Wiskott-Aldrich 综合征	T，B，血小板	WAS	XL	是
ZAP70 激活酶缺陷	T 细胞（CD8 低）	ZAP70 激酶	AR	否
XL 淋巴增殖病	T，B	SAP	XL	否
DiGeorge 综合征	T，B	22q11 删除	散发，偶为 AD	是
软骨毛发发育不良	T，B	RMRP 基因	AR	是
共济失调性毛细血管扩张症	T，B	ATM 基因	AR	否
Nijmegen 断裂综合征	T，B	NBSI 基因	AR	是
抗体缺陷				
X 连锁 γ 球蛋白缺乏症	B 细胞缺乏	Btk	XL	否
XL 高 IgM（见 CD40L 缺陷）				
常染色体隐性遗传高 IgM 血症	B 细胞	AID，CD40	AR	否
常染色体隐性遗传 γ 球蛋白缺乏症	B 细胞缺乏	μ 链	AR	否
婴儿一过性低 γ 球蛋白血症		未知	未知	否
巨噬细胞缺陷				
XL 慢性肉芽肿疾病	中性粒细胞	杀伤 gp91 phox	XL	是
常染色体隐性遗传慢性肉芽肿疾病	中性粒细胞杀伤	杀伤 gp22 phox 杀伤 gp47 phox 杀伤 gp67 phox	AR	不常见
LAD Ⅰ	中性粒细胞黏附	CD18	AR	是
Chediak-Higashi	趋化作用		AR	是
Griscelli	趋化作用		AR	是
先天性中性粒细胞减少	中性粒细胞缺乏	ELA 基因-部分 WAS	AR XL	是

（转下页）

表40.1 (续表)

免疫缺陷	受累细胞	基因缺陷	遗传方式	新生儿期表现
(Kostmann 综合征)			散发	
Shwachman 综合征	趋化作用	SBD	SAR	是
高 IgE 综合征	未知	未知	散发，部分 AD	是
分枝杆菌杀伤缺陷	巨噬细胞，T 细胞	IFNγ 受体 1，2 IL–12 受体 IL–12	AR	是
补体缺陷				
C1–9		C1–9 基因缺失	AR	否
备解素		备解素基因	XL	否
因子 H，I		因子 H，I 基因	AR	否

表 40.2 新生儿免疫缺陷诊断线索

病史
父母亲缘关系
免疫缺陷家族史
早期感染死亡病史
母亲自身性免疫性疾病（如 SLE）
母亲免疫药物治疗（如硫唑嘌呤）
怀孕期感染（如 CMV）
母亲高血压导致重度宫内发育迟缓
HIV 的危险因素
顽固性腹泻
反复/慢性表皮念珠菌病
反复细菌感染
非常见或条件致病菌感染
生长迟缓
体检
皮疹，湿疹，脓疱病
肝脾肿大
淋巴组织缺失
腋窝或腹股沟淋巴病
心脏病尤其是永存动脉干，法洛四联症合并有胸片显示胸腺影减小
眼皮肤的先天性色素缺乏
面部和腭的异常
脐带分离延迟
头发稀少和短身材
检查
淋巴细胞减少（<2.7×10^9）
中性粒细胞减少
血涂片异常–白细胞颗粒或 Howell–Jolly 小体
低丙种球蛋白血症
自身抗体（或许是母体的）
伴有小血小板的血小板减少症
X 片显示胸腺影缺失
ADA 骨骼异常（肋骨末端杯状畸形，脊柱横断面异常，肩胛骨）

有家族性胶原血管病变或其他免疫性疾病。年长的亲属，可能是携带者或轻度的原发性免疫异常，可有自身免疫性疾病的表现（口腔溃疡、SLE 变异性慢性肉芽肿[CGD]）或恶性疾病（性连锁淋巴增殖性淋巴瘤）。

体检

必须检查那些潜在的感染部位，包括咽喉、耳朵和口腔，以及念珠菌易感染的多毛部位。在一些严重的抗体异常性疾病如 SCID 和性连锁无 γ 丙种球蛋白血症的患儿，常存在扁桃体和淋巴组织的缺如。因此，尽管在新生儿和婴儿查看扁桃体组织很困难，但仍然需要记录是否存在淋巴组织。一些疾病常有特殊的体征，如 Chediak–Higashi 综合征（CHS）有皮肤和眼睛色素的缺乏；DiGeorge 综合征有典型面容和 / 或腭裂，其他联合免疫缺陷病常有四肢不对称的短小。

放射学评估

参考病史和体检结果，进行必要的放射线检查很有用。骨骼异常多见于腺苷酸脱氨酶（ADA）缺乏[13]，Shwachman–Diamond 综合征或其他免疫缺陷导致的发育不良性疾病，如婴幼儿联合免疫缺陷病，其正位片和侧位片多有胸腺缺失。但在一些应激状态下（如感染）胸腺也可发生萎缩，这种状况就无法做出诊断。

实验室检查

缺乏足够的科学数据来说明哪些婴儿应该接受检查，但在下列情况下应该进行检查：家族中有免疫缺陷疾病病史、单独感染一些少见的 / 机会性疾病（如卡氏肺囊虫病）、症状和病程均不典型的严重感染或反复多次的严重细菌感染。

血液学

进行全血细胞计数和血涂片检查是有用的，可以直接发现中性粒细胞减少，骨髓涂片可以区分是生成障碍还是外周破坏增加所致，从而排除是否骨髓增生不良或恶性疾病。在明显的感染状态下，中性粒细胞不增加表明中性粒细胞有黏附缺陷或功能异常（如CGD）。参考其适当年龄相关的数据，如出现淋巴细胞减少可高度怀疑其有原发性或继发性联合免疫缺陷[28]，但淋巴细胞数正常也不能排除 SCID。目检可区分婴儿有核红细胞和患病儿童的异常淋巴细胞。CHS 疾病常有淋巴细胞核异常。Wiskott-Aldrich 综合征常有血小板减少[41]。

先天性免疫检验

补体功能可通过检查病人血清溶解致敏红细胞的能力来判断，而且可以检测整个过程。任何一种补体的缺乏都可使溶解失败。静脉抽血后必须在 2 小时内将标本分离和冻存。如果反复测试均异常，必须检测补体成分是否缺乏。

用化学方法检测中性粒细胞功能较困难，因为抽血后中性粒细胞被激活然后很快死亡。四唑氮蓝（NBT）实验是检测 CGD 快速而敏感的方法，但如果不经常做可能会有假阴性结果。这种实验目前已经被一种更可靠的通过流式细胞仪评价中性粒细胞的氧化爆发法所取代。

免疫系统的适应

体液免疫实验

免疫球蛋白

在新生儿和母体内，IgG 是最主要的循环免疫球蛋白，血清中 IgA、IgM、IgD 和 IgE 的量较少。IgG、IgA 和 IgM 常采用常规的浊度法进行测定。其结果需与年龄相关的特殊正常值（附录 6）相比较。刚出生时这五种免疫球蛋白均较低，出生后 5 年逐渐成熟。免疫球蛋白常通过肠道或泌尿道丢失。如果排除这种丢失，同时血浆白蛋白又正常，则免疫球蛋白的缺乏可归因于生成障碍。在鉴别诊断中如果怀疑有高 IgE 综合征（Job 综合征）可检测血中 IgE。

体内抗体反应检查

抗体的功能比循环中抗体的数量更重要，IgG 的功能实验是通过检测儿童自然感染或接种疫苗后抗体对抗原发生反应的滴度来评价。常用的有对蛋白抗原如破伤风和联合 Hib 疫苗的反应。如果抗体滴度低，可与疫苗增强以评估免疫细胞的记忆反应。

细胞介导的免疫

细胞介导免疫缺陷导致抗体反应差，因为这些反应需依赖辅助性 T 淋巴细胞，通过记忆反应，使细胞发生抗体反应。

细胞数量的测定

流式细胞仪可进行淋巴细胞计数，通过检测其表面抗原分子来表明其在整个淋巴细胞池中所占比例或者绝对数。不同年龄其不同淋巴细胞所占比例和绝对数可不同，可通过查询年龄相关的正常值范围[15]。

体外淋巴细胞增殖评估

在一定时间内给予适当的非特异性刺激培养淋巴细胞，使用氚标记的胸腺嘧啶或非放射性标记物如溴脱氧尿苷可整合到分裂细胞的 DNA 中以评估细胞的增殖。

分子缺陷的定义

免疫缺陷性疾病的基因基础被越来越多地发现，一个编码蛋白质的基因缺陷可导致此蛋白质不表达、表达量减少，甚至表达异常的蛋白质，这可通过蛋白质印迹法（Western Blotting 法）或流式细胞仪检测[26]。有适当的病史或异常蛋白质表达，需进行基因学分析。

携带者检验

原发性免疫缺陷诊断成立，其家族成员必须接受基因学方面的咨询。如果是基因突变所致，父母需接受突变学分析以检测其携带情况。携带情况的检测还可以通过其他方法如 NBT 法，如果为突变的携带者，其中性粒细胞产生的 NBT 减少；如果为 ADA 缺陷携带者，其 ADA 水平下降。

产前诊断

在做产前诊断前，可通过熟悉免疫缺陷疾病者获得适当的咨询。由于流产的危险性较小，只有那些想通过筛查结果来决定是否终止妊娠的母亲才接受筛查实验。怀孕时出现免疫缺陷的症状，需进行产前诊断。

特异性原发性免疫缺陷

完整的原发性免疫缺陷范畴超过本章所述，本章重点介绍一些在出生早期即出现的免疫异常疾病。要了解更多信息则需阅读更深入的文献[42,52]。

细胞介导的免疫异常：重症联合免疫缺陷

T 和 B 淋巴细胞成熟障碍多由于特异的基因缺陷，影响早期的淋巴细胞发育以及随后的信号通路，但由于 T 淋巴细胞对 B 淋巴细胞的成熟和功能有重要影响，因此，较严重的 T 淋巴细胞缺陷常出现抗体反应缺失并导致联合免疫缺陷。大量的 X 连锁和 AR 遗传异常常导致联合免疫缺陷，其中大部分可找到其分子学基础（图 40.4，表 40.1）[8]。最严重的一种疾病是 SCID（图 40.5），其特点是重度 T 淋巴细胞减少和全丙种球蛋白减少症，患儿常因感染而早期死亡。这组疾病的临床特征通常较好识别，一些不典型和容易漏诊的病例现今确诊率也在提高。循环中 T 淋巴细胞数通常减少和缺失，有时也可正常。典型的 SCID 病例，淋巴细胞对促分裂素无反应。患者常只有有限的 T 淋巴细胞受体和免疫球蛋白基因重排。确定联合免疫缺陷或

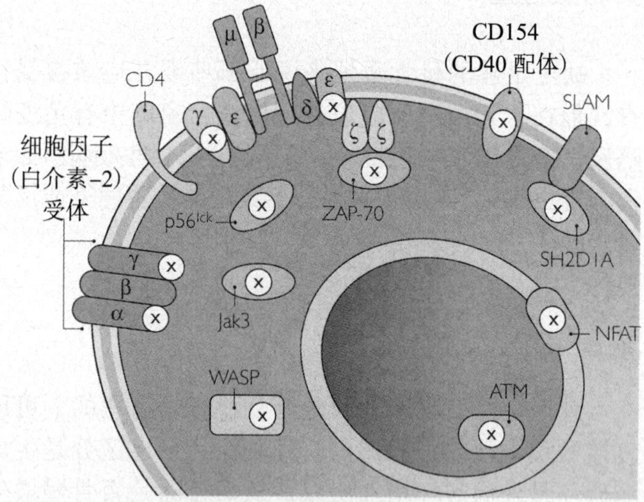

图 40.4　在原发性免疫缺陷病中鉴别出的位于 CD4⁺的 T 细胞上的突变蛋白质的位置。突变的蛋白质用红色×表示。ZAP-70，ζ-相关蛋白；SLAM，信号淋巴细胞激活分子；SH2DIA，SLAM 相关蛋白；ATM，共济失调-毛细血管扩张突变；NFAT，激活的 T 细胞的核心因子；Jak3，Janus 激酶 3；WASP，Wiskoot-Aldrich 综合征蛋白。（根据许可引自 Buckley [8] 的文献。Copyright © 2004 Massachusetts Medical Society. All Rights Reserved.）

SCID 患儿的分子缺陷，对其预后、治疗和基因咨询都非常重要。

重症联合免疫缺陷的一般特征

患儿在出生时表现正常，但出生后几个月即易感染，表现为持续的呼吸道或消化道感染，生长迟缓，有时可表现为严重的食物不耐受[21]。持续呼吸道感染的常见病毒为呼吸道合胞病毒或副流感病毒，由于无法清除这些病毒，患儿常有毛细支气管炎的症状。隐匿的进行性持续呼吸道感染，胸片可表现有间质性肺炎，常使人怀疑患卡氏肺囊虫感染，此病常继发于呼吸道病毒感染。其他症状包括迁延性中耳炎和侵袭性细菌感染，尤其是一些葡萄球菌和假单胞菌所致的败血症和肺炎，而且对适当的治疗效果差。严重的真菌感染少见，但一旦感染常是致命的。广泛而持续的表皮念珠菌感染较常见。偶尔患儿会出现卡介苗和脊髓灰质炎病毒疫苗接种株的播散。EB 病毒感染可导致 B 淋巴细胞的无控增殖，其表现与接受实体器官移植者表现相同。

先天性移植物抗宿主病（GVHD）的发生是由于许多患 SCID 的患儿无法排除从母体或未经照射的输血中

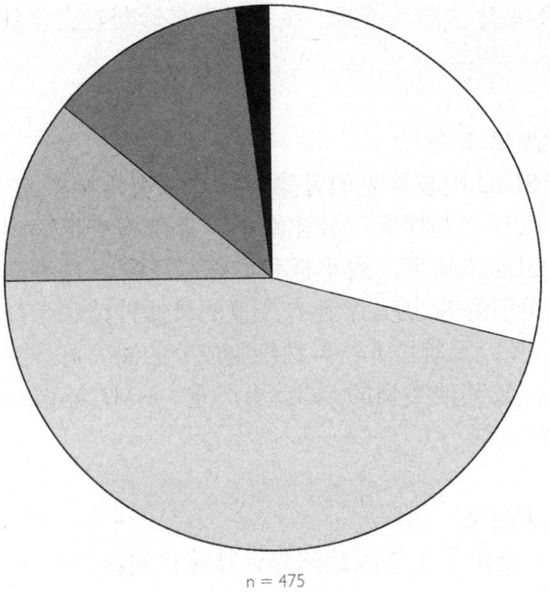

图 40.5 在 475 例不同类型的重症联合免疫缺陷的欧洲病人的相对频度。（引自 Antoine 等 [1] 的文献）。

获得的淋巴细胞所致。临床症状表现为典型的中度网状皮疹，有时有肝功能异常。GVHD 患儿在输注未经照射的血、白细胞或血小板时会有很严重甚至致命的变化。这些病例中，皮疹较严重，并可有淋巴结病和肝脾肿大。有时临床表现和 Omenn 综合征无法鉴别，但通过母体细胞核型分析或 DNA 指纹等技术可以区分母婴 GVHD 和 Omenn 综合征。

体检可发现患儿消瘦，生长发育落后于正常儿童，伴有念珠菌感染或其他感染。皮疹常表明有感染或 GVHD。临床上常无淋巴样组织，并伴有肝肿大。

实验室检查显示出生后即有严重的淋巴细胞减少。必须记住婴儿期正常的淋巴细胞应 >2.7×10^9/L（和成人不同，其为 >1.0×10^9/L）。淋巴细胞分型显示有严重的 T 淋巴细胞减少，B 和 NK 细胞的存在或消失则取决于 SCID 的类型。偶然的变异表现为少见的不成熟 T 淋巴细胞标志物，在这种病例中，必须排除母体移植物对有丝分裂素反应的消失。免疫球蛋白检查显示 IgG、IgA 和 IgM 减少，但残存的母体 IgG 要重复检查，有时正常儿童 IgA 和 IgM 浓度也较低，和 SCID 患儿无法鉴别。异血细胞凝集素对体外鉴别 IgM 产物有用，如无反应则意义较大。如果怀疑 SCID，淋巴细胞分型比免疫球蛋白检查更可靠。胸部 X 线显示胸腺缺如，如果有感染，可以表现为广泛浸润和间质性肺炎。

在死亡儿童，尸检显示严重的淋巴组织缺陷，淋巴结和胸腺缺乏淋巴滤泡，胸腺缺乏胸腺小体。如果未经治疗，患儿一般于 1 岁以内死于感染。目前，唯一的治愈方法是骨髓移植（BMT），而临床基因治疗仅在普通 γ-链和 ADA 缺陷有所进展。支持性治疗包括预防性使用复方磺胺甲噁唑作为抗肺炎和抗真菌治疗、抗体替代治疗 [静脉输注免疫球蛋白（IVIG）]。活疫苗包括 BCG 必须避免。SCID 的诊断是儿科急诊，疑似病例应被迅速转至指定的治疗中心进行评估和治疗。

怀疑新生儿有严重免疫缺陷性疾病，应采取隔离保护措施，包括限制护理人员的数目，有呼吸道和胃肠道感染症状者应避免接触。应鼓励哺乳。无论在哪里，都不应忽视严格洗手过程的重要性。一旦开始骨髓移植前的化疗，隔离在正压空气过滤设施中是必要的，主要是减少曲霉菌和飞沫传播病毒感染。血制品应是 CMV 阴性和射线照射过的，以避免输注产生 GVHD 的风险。

重症联合和联合免疫缺陷的类型

T-阴性 B-阳性的SCID

常见γ-链缺陷（X-连锁SCID）

最常见的 SCID 表现为严重的淋巴细胞减少、成熟 T 和 NK 细胞缺乏，但循环中的 B 淋巴细胞数正常（$T^-B^+NK^-$）。这是由于 IL–2、IL–4、IL–7、IL–9 和 IL–15 受体的 γ–链缺陷所致。

JAK-3缺陷

这是一种常染色体隐性遗传 SCID，其基因型为 X 连锁 SCID（$T^-B^+NK^-$），是由于编码 JAK–3（一个普通 γ–链下游的信号蛋白）的基因突变所致。

IL-7Ra缺陷

一种非常罕见的常染色体隐性遗传 SCID，其表型为 $T^-B^+NK^+$。

T-阴性 B-阴性的SCID

由常染色体隐性遗传所致的 2 种疾病形式前面已经描述，在这两种疾病形式中，T 和 B 淋巴细胞均缺乏，但 NK 细胞正常。首先，这主要由 RAG 基因缺陷

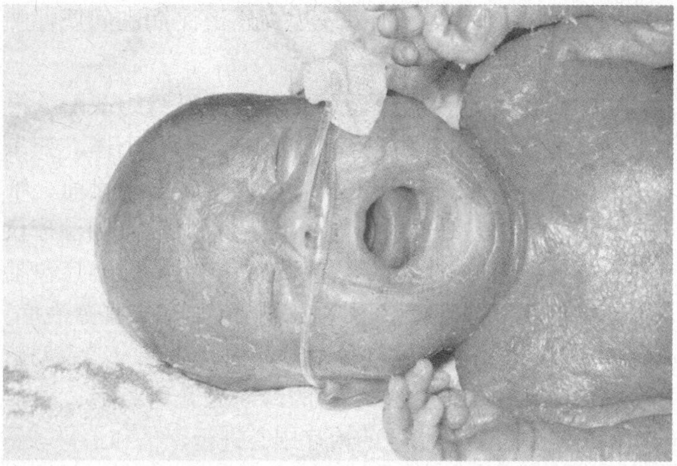

图 40.6 Omenn 综合征。有 Omenn 综合征典型特征的新生儿婴儿，包括全身瘢痕样的红斑，秃发，淋巴结病和肝脾肿大。（根据纽卡斯尔大学，视听资料科的许可改绘。）

所致，此基因编码一种酶，这种酶在编码 T 和 B 淋巴细胞受体的基因重排前发挥切断 DNA 的作用。其次，是由于 artemis 基因缺陷所致，致使细胞无法修复 DNA，T 和 B 淋巴细胞受体基因重排受损，患者体外培养的成纤维细胞对放射敏感。一些 Omenn 综合征的患者可无 RAG 基因缺陷。

Omenn综合征

Omenn 综合征患者表现为红斑样皮疹、鱼鳞样红皮病、淋巴结病、肝脾肿大、血清中 IgE 浓度增加和嗜酸性粒细胞增多，和 SCID 临床表现相似（图 40.6）[40]。在婴儿早期就表现出来，甚至出生时就有症状。有较多激活的寡克隆，TH2 型有功能的 T 淋巴细胞较少，B 淋巴细胞缺乏和低丙种球蛋白血症。这是一种轻微的 SCID，少数遗漏的异常 T 淋巴细胞阻碍 T 淋巴细胞发育。在这些病例中，其潜在的病因是 RAG 基因突变。在一些家族中，部分人表现为 $T^-B^-NK^+$SCID，而另外一些人则表现为 Omenn 综合征。临床特征和 SCID 相似，存在母婴种植，分子遗传学研究表明，有皮肤浸润者的 T 淋巴细胞可表现有 2 种异常。BMT 是唯一有效的治疗方法。

Netherton综合征

这种病主要有三种表现：红皮病、腹泻和生长发育障碍，常伴有多样的免疫缺陷，包括中度的淋巴细胞减少。临床表现和 Omenn 综合征、SICD 和母婴种植等疾病相似。鉴别这些疾病非常重要，其他疾病可以通过 BMT 治疗，而其不能。头发异常有诊断意义（竹型头发）。

网状细胞发育不全

这是 SCID 中较罕见的常染色体隐性遗传性疾病，表现为淋巴样和髓样组织分化缺陷。骨髓检查可证实有髓样组织前体缺乏。血小板和红细胞正常。这种异常是其他类型的 SCID，常伴有严重的母体种植和骨髓 GVHD[38]。免疫系统中非特异性细胞成分的缺失可导致免疫缺陷，较其他类型的 SCID 更严重，BMT 是惟一有效的治疗方法。

腺苷脱氨酶缺陷

该异常是由于单基因缺陷导致嘌呤代谢所需的 ADA 酶缺失所致[31]。这种缺失使有毒性的 DNA 分解产物堆积。不成熟的淋巴细胞容易受到影响，导致细胞死亡。患者早期可有症状，表现为 T、B 和 NK 细胞减少、骨骼异常、肋骨末端杯形缺陷、横向脊椎形态异常和肩胛骨呈方形[13]。一些患者有神经系统发育异常[45]。红细胞 ADA 活性低和尿中 dATP 浓度增高可诊断。在胎儿孕早期可通过绒毛细胞 ADA 活性来诊断。治疗可通过 BMT 或聚乙烯-乙二醇 ADA（PEG-ADA）替代治疗。

主要组织相容性复合物的II型缺陷

MHCII 型抗原（HLA DR、DP、DQ）在有限的细胞池内表达，并将抗原传递给 $CD4^+$T 淋巴细胞，在适当的第二信号帮助下，激活针对特异抗原的辅助 T 淋巴细胞并产生有效的免疫反应。胸腺中 MHCII 表达对 $CD4^+$T 淋巴细胞的准确选择很重要。因为 HLA 抗原对淋巴细胞的发育和功能至关重要，MHCII 型表达缺陷使机体很容易受病毒、细菌、真菌和原虫感染[33]。

常染色体隐性遗传 MHCII 缺陷较少见。主要是由于几种不同基因突变所致，这几种基因编码调控 MHCII 基因转录的调控因子复合物。

临床表现和 SCID 相似，尽管有时感染发生较晚。但肠道和肝隐孢子虫感染较其他免疫缺陷性疾病更常见。由一系列病毒感染所致的神经系统表现也有较好的描述。柯萨奇病毒、腺病毒和脊髓灰质炎病毒是脑膜脑炎最常见的感染病原体。

大多数患者有 CD4 淋巴细胞减少和低丙种球蛋白血症。淋巴细胞增殖反应正常。通过流式细胞仪计算 B 淋巴细胞和单核细胞上 II 型分子的缺失或严重减少可以确诊此病。最终的治疗是通过 BMT，但其成功率较其他类型的 SCID 低。

表现为联合免疫缺陷的其他综合征

DiGeorge畸形

这是由于在胚胎发育早期，头部神经嵴细胞向第三和第四咽弓转移过程中出现异常所致。90%的病例表现为染色体 22q11.2 部位的微删除。其他病例则和另外的染色体异常有关，尤其是 10p-部位。尽管有家族性病例，但大多数病例均为散发，有些和染色体 22q 删除有关。据报道其发病率在活产儿为 1∶3000～1∶4000。典型的表现为三联症：先天性心脏病、继发于胸腺发育障碍的免疫缺陷和继发于甲状旁腺发育不良的低钙血症，但其他表型也逐渐增多，比如面部畸形（低位畸形的耳朵、眼距宽和与先天愚型相反的面容、小颌、上唇小、腭弓高）、腭弓异常（腭裂、腭咽发育不良）、自身免疫现象、学习困难（尤其是语言发育落后）、肾异常、神经心理异常和小身材。此综合征常合并室间隔缺损，其他异常包括法洛四联症、室间隔缺损、肺动脉闭锁和迷走锁骨下血管。一些患者可无心脏病。

表现为严重 T 淋巴细胞免疫缺陷的 SCID 常有重度淋巴细胞减少和淋巴细胞增殖障碍，这种病例少见，约为 1.5%。

然而，所有怀疑患有 DiGeorge 综合征的患儿（有或无 22q11.2 删除）都应该进行免疫学评估，评估内容包括淋巴细胞亚型分析、T 淋巴细胞增殖反应、免疫球蛋白水平和对疫苗抗原的特异性抗体反应。实验室检查可显示 T 淋巴细胞对有丝分裂原严重缺乏反应，或结果相对正常。免疫球蛋白水平可能正常，但存在低丙种球蛋白血症，或轻微的体液免疫异常，这种情况比较常见。胸片可见胸腺缺失。

如果 T 淋巴细胞对有丝分裂原缺乏反应，血制品需经过照射。有严重免疫缺陷的患者经 BMT 可治愈。有些 T 淋巴细胞功能正常的患者，必须按正常婴儿免疫接种程序进行免疫接种。如果 CD4 计数超过 400/mm^3 和 T 淋巴细胞对有丝分裂原有反应，则接受一些活疫苗如口服脊灰疫苗、麻疹、腮腺炎、风疹和水痘-带状疱疹疫苗也是安全的。如果对破伤风和 B 型嗜血流感杆菌有较好的抗体反应，则可进一步保证服用活疫苗的安全性[20]。预防性应用抗生素，偶尔应用 IVIG 会有效，尤其对一些体液免疫缺陷伴反复感染的年幼儿更有帮助。

Wiskott-Aldrich综合征

这种隐性连锁遗传常表现有免疫缺陷、血小板减少、湿疹和自身免疫异常、恶变率增加。X-连锁的血小板减少患者常发现有相同的基因突变。

Wiskott-Aldrich 综合征临床表现较轻微，尤其是新生儿。血小板减少时血小板平均容积较低（<5fl），如果青肿或出血较少常会怀疑其诊断。

急性出血时常输经照射的血小板来防止 GVHD。预防性用或不用抗生素，只要用 IVIG，就可减少感染，脾切除可抑制自身免疫现象，但 BMT 是唯一有效的治疗方法。如果不做 BMT，预后将难以预料，中期预期寿命为 11 年[53]。

X-连锁高IgM综合征（CD40配体缺陷）

X-连锁高 IgM 综合征是一种联合免疫缺陷伴有 T 淋巴细胞缺陷，而不是以往所认为的单纯抗体缺陷。其病因是由于 T 淋巴细胞上编码 CD40 配体（CD154）基因缺陷所致，该配体可激活 B 淋巴细胞和单核 / 巨噬细胞。由于缺乏 CD40L 的结合，B 淋巴细胞就无法从 IgM 转化至 IgA、IgG 和 IgE 等产物，肺部巨噬细胞不能被激活，导致卡氏肺囊虫病，库普弗细胞功能无效可导致反复的隐孢子虫或相似的病原体感染，导致硬化性胆管炎、胰腺炎和恶性肿瘤。IgA 和 IgG 缺乏可导致肺以及其他侵入性感染。中性粒细胞减少时常出现口腔溃疡，而且伴有 IgA 和 IgG 减少或缺乏，IgM 正常或升高，此时可考虑该诊断[39]。

患者为预防卡氏肺囊虫病肺炎（PCP）可口服复方新诺明和丙球替代治疗。经过足够替代，升高的 IgM 可降至正常。中性粒细胞减少有时对粒细胞集落刺激因子（G-CSF）和静脉丙球有反应。所有饮用水必须煮开，预防应用阿奇霉素可减少患隐孢子虫病的可能性。该种情况下多推荐做 BMT。

免疫缺陷和短肢侏儒症

软骨、毛发发育不良是最常见的常染色体隐性遗传病的表现。严重短肢和身材矮小（-11.8 个标准差到-2.1

个标准差），X线表现为干骺端和脊椎骺发育不良常见，大部分患者伴有毛发稀疏。严重贫血和巨结肠不常见，但一旦出现易于识别，如果有明显的淋巴结和皮肤癌常为恶性。免疫缺陷极为多变，大部分有T淋巴细胞减少，在离体实验中有丝分裂增殖反应受损，但仅有半数患者有反复感染[36]。然而，有些患者可有IgA和/或IgG亚型缺陷，伴有经常性耳部感染。患者极易患病毒感染，尤其是水痘-带状病毒感染、EB病毒和其他人类疱疹病毒感染。感染致死的危险性是正常人的300倍[35]。严重患者应考虑做骨髓移植，它能有效纠正免疫缺陷。

在许多骨发育不良的疾病中常可见T和B淋巴细胞功能异常。这些疾病包括Schwachmann综合征，其特点为中性粒细胞减少、胰腺发育不良和Schimke免疫性骨发育不良，其特点为脊椎骨骺发育不良、肾病综合征和细胞免疫缺陷。

DNA修复缺陷和免疫缺陷

免疫系统通过细胞DNA修复机制将编码T和B淋巴细胞受体的基因片断，如可变区基因（V）、多样区基因（D）和连接基因（J）等进行重排（VDJ重组）使特异免疫反应达到多样性。无法修复DNA损伤将导致细胞凋亡或恶性增生，因此如果个体缺乏DNA修复机制将使其产生神经退行性病变、发育异常和形成肿瘤以及免疫缺陷[25]。单基因缺失可造成一系列明显的临床症状，最常见的为共济性毛细血管扩张。尽管在新生儿期表现不是很明显，Nijmegen断裂综合征（NBS），是一种常染色体隐性遗传性疾病，可表现有小头畸形、神经发育退化、鸟样面容、免疫缺陷、对临床放射线敏感和染色体不稳定[29]。临床发现鸟样面容侏儒儿时应考虑此病的可能。Fanconi贫血由于骨髓衰竭可表现为血各类细胞减少症。也可能合并骨骼畸形和免疫缺陷。

其他免疫缺陷

一些综合征包括上面所描述的原发性免疫缺陷病，尽管大部分没有明确定义，但是部分综合征的分子学缺陷基础都已经阐明。

Hoyeraal-Hreidarsson综合征

这是一种X-连锁疾病，表现为小头、小脑发育不良、再生障碍性贫血和发育迟缓。常表现为进行性联合免疫缺陷，合并有低丙种球蛋白血症和淋巴细胞减少。

外胚层发育不良无汗症，色素失调症和NEMO基因缺陷

直到最近，色素失调症和X连锁外胚层发育不良无汗症才被认为是一种相关的疾病。色素失调症（第33章）是一种罕见的X连锁显性遗传疾病，表现为皮肤、头发和中枢神经系统发育异常。女性患儿多表现有皮疹、四肢均有红斑和水疱、皮肤过度角化、色素过多和最终皮肤苍白和萎缩。以前认为有X染色体异常的男婴常为致命性病变，很少报道男婴有进行性联合免疫缺陷。X连锁外胚层发育不良无汗症表现为头发稀少、锥形牙齿和汗腺缺乏。一些患者可有反复窦-肺感染，常累及囊状器官，对多糖抗原的抗体反应较差，或完全低丙种球蛋白血症。最近，在广泛色素沉着病和外胚层发育不良无汗症男性患者中发现编码激活转录因子NF-κB蛋白的NEMO基因出现功能减低的突变，或许表明上述异常均是同一种疾病的表现[19]。

IPEX综合征

IPEX综合征（免疫调节异常、多种内分泌腺病、肠道疾病、X连锁）表现为婴儿皮肤鱼鳞样改变、迁延性腹泻、胰岛素依赖性糖尿病和甲状腺炎[4]。在患者中发现，其主要为FOXP3基因突变所致。BMT治疗有效。

ICF综合征

ICF综合征（免疫缺陷、着丝点不稳定、面部畸形）是一种常染色体隐性遗传性疾病，通过染色体分析可以很容易发现在淋巴细胞1、9和16号染色体出现结构异常。患儿会反复感染和免疫缺陷，虽然T和B淋巴细胞数量正常，但常出现γ低丙种球蛋白血症[7]。

T 淋巴细胞免疫功能不正常，患儿常表现为婴儿期即患卡氏肺囊虫病、严重的病毒瘤和表皮真菌感染等。

抗体产物缺陷

单一抗体缺乏在新生儿期表现不明显，由于经胎盘所获得的免疫球蛋白可以掩盖患儿无法产生抗体的现象。新生儿可表现严重和反复的细菌感染，并有低丙种球蛋白血症，其原因如下：

- 由于早产无法从输注免疫球蛋白；
- 由于无法确认母亲低免疫球蛋白血症而导致无法输注免疫球蛋白；
- 由于乳糜胸使免疫球蛋白通过胸导管丢失；
- 淋巴管扩张使免疫球蛋白丢失。

表 40.1 描述了有阳性家族史，在新生儿期通常可以筛查的引起原发性低 γ 丙种球蛋白血症的主要病因。

吞噬细胞异常

慢性肉芽肿病

CGD 是一种还原型烟酰胺腺嘌呤二核苷酸磷酸（NADPH）氧化酶复合物的遗传性缺陷，这种酶可产生氧自由基以杀灭吞噬小体内的微生物。X 连锁遗传方式较 AR 方式多见。

此病临床表现多样，但最主要的特点是急性潜在致命性细菌或真菌感染。在新生儿期可表现为非特异性的广泛脓疱病，最常见的体征为化脓性颈部、腋窝和腹股沟淋巴结炎，常在出生后不久发现。其他常见的化脓性感染，如肝脓肿、骨髓炎、关节炎、肺炎、皮肤化脓性感染和肛周脓肿。病原菌主要为：金黄色葡萄球菌、洋葱伯克霍尔德菌、曲霉菌和黏质沙雷菌。过氧化氢酶阴性细菌感染如肺炎链球菌较少见。真菌感染常见于肺炎，散发病例如骨髓炎和肝感染也常见。一旦确诊为真菌感染将很难治疗，且常为致命性的。

NBT 和中性粒细胞二氢若丹明还原试验异常可做出诊断。预防性应用抗生素如复方新诺明，因其在中性粒细胞的浓度高，可降低感染发病率和死亡率。口服抗真菌药物如依曲康唑可降低致死性真菌感染性疾病的发病率[11]。

感染或无法解释的发热需积极治疗。IFN-γ 常是严重细菌或真菌感染的有效联合治疗手段。输注白细胞也是联合治疗严重感染的有效手段。尽管这些治疗有益，但仍然有相当的发病率和死亡率。BMT 可考虑[48]。

其他中性粒细胞异常

中性粒细胞减少症（也可见第30章）

此病可能系骨髓生成减少或外周破坏增加所致，骨髓检查可鉴别。中性粒细胞减少症常见于疾病发展过程中或应用药物治疗时，以及早产儿败血症和新生儿窒息等情况。消耗增加多见于自身免疫疾病，包括新生儿同种免疫性中性粒细胞减少症，这种情况多与免疫缺陷有关。中性粒细胞减少的程度可影响其临床表现：中性粒细胞小于 0.5×10^9/L 是感染的危险因素，当小于 0.2×10^9/L 时致死性败血症的发生率很高。

重症先天性中性粒细胞减少症（Kostmann综合征）

这是一种常染色体隐性遗传疾病，首次由 Kostmann 报道[34]。于出生后第一年就出现反复的致死性感染。临床症状包括蜂窝组织炎、直肠周围脓肿、口腔炎和脑膜炎。骨髓检查可发现从早幼粒细胞向中幼粒细胞成熟过程的停滞。最近，有少数 X 连锁的先天性中性粒细胞减少症患者被认为是由于 WASP（Wiskott-Aldrich 综合征蛋白）活性过强的突变反应[18]。

Shwachman-Diamond综合征

这是一种罕见的常染色体隐性遗传疾病，临床表现为胰腺外分泌功能不足、骨骼畸形、骨髓功能异常和反复感染。所有患者均表现为中性粒细胞减少，10%～25% 的患者可表现有全血细胞减少症，恶性病变率增加。

如果不是外周破坏增加而导致的中性粒细胞减少症，可应用 G-CSF 治疗来增加中性粒细胞的数量，以减少感染。长期应用是否会导致白血病发生，尽管推荐进行预防治疗和每年一次的骨髓检查，但目前还没有发现有此可能。部分选择病例可进行BMT治疗。

Chediak–Higashi综合征

CHS是一种罕见的常染色体隐性遗传病伴部分眼、皮肤先天性色素缺乏，反复细菌感染和有较高危险使之发展成为巨噬细胞活化综合征（与噬红细胞性淋巴组织细胞增多症相似[HLH]），这通常是致命性疾病。同时，可有多种神经症状。在包含这些细胞器的所有细胞胞浆中均可看见巨大的溶酶体颗粒，外周血涂片中较易发现。这种疾病的基因基础是编码溶酶体运输的调节因子异常[2]，蛋白正常是通过溶酶体进行运输，但其进入细胞器却无法出来，导致溶酶体肥大。在黑色素细胞，常认为是由于黑色素运输异常而导致白化病。在中性粒细胞中，溶酶体无法去颗粒，而无法将细菌蛋白释放给巨噬体，造成细胞间杀伤力缺陷。CHS感染常见的病原体是金黄色葡萄球菌、链球菌和肺炎球菌。预防性应用复方新诺明可预防细菌感染。其疾病进展阶段无法预料，需进行密切观察，尤其是在发热时。BMT是唯一有确定意义的治疗。如果有相匹配的同胞捐献者，BMT应尽早进行。BMT对神经症状的疗效尚不知晓。

Griscelli综合征

Griscelli综合征的表现和CHS相似，总有程度不同的皮肤和头发色素减少、反复化脓性感染和缺乏表皮的迟发型超敏反应、NK细胞功能受损。低丙种球蛋白血症是一种继发性表现。和CHS相比较，其缺乏大的吞噬颗粒，电子显微镜检查头发可发现有成堆色素，色素细胞内有大的色素颗粒沉着。患者没有神经症状，除非接受BMT，否则易发展成为巨噬细胞活化综合征。

噬血细胞性淋巴组织细胞增生症（家族性）

HLH大都表现为致命性病变，缺乏有效的治疗手段（第29章第2部分）。患者表现为弛张热、肝脾肿大、全血细胞减少和明显败血症。实验室检查包括急性期反应、转铁蛋白升高、甘油三酯升高、骨髓检查，脑脊液、胸腔积液、腹水中可找到噬血细胞，一般较难找到，因此需反复检查。噬血细胞常继发于一些感染，尤其是病毒感染，需做PCR和血清学检查以排除感染。临床症状与HLH相似的疾病较多，包括Griscelli综合征、CHS和X连锁淋巴细胞增殖性疾病。如果出现适合的临床表现，可考虑家族性HLH的诊断。

大约20%～30%患家族性HLH的患者有穿孔素蛋白质突变，这种蛋白正常在NK和细胞毒淋巴细胞内发现。穿孔素是一种调节因子，缺乏后出现免疫活性调节障碍[51]。

化学治疗、激素和单克隆抗体联合治疗可去除这些淋巴细胞，减轻症状。但只有BMT有效。

白细胞黏附缺陷

白细胞表面分子的遗传性缺陷使之无法到达感染组织，从而产生一些临床症状。白细胞黏附缺陷I型，是由于缺乏95kD的β链（CD18），它和细胞表面黏附分子$\beta2$结合素家族一样，可导致严重的免疫缺陷，从而影响中性粒细胞、单核细胞和特定的淋巴细胞如T和NK细胞毒细胞的功能[16]。其表型为AR。趋化性、黏附性和吞噬性将受到抑制。根据其突变的严重性而有不同表现。白细胞被吸引到感染区域，可通过正常途径固定在炎症部位的血管壁上，但不能进入组织，从而导致小血管阻塞，并迅速导致无脓性坏死。

脐带离断延迟（脐带收缩不良和3～4周时还没有脱落）的患儿，其出生后第一周表现较为严重（<1%表达），并有快速进展的糜烂性肛周溃疡。脐带离断延迟在其他分子表型中并不出现（2%～10%正常表达）。在所有的表型中都可能有细菌或真菌感染。牙龈炎和牙周炎较常见，骨骼深部、呼吸道和胃肠道感染也常见。非感染性炎症损伤，尤其是皮肤和类似坏疽性脓皮病等常发生在有部分免疫缺陷的患者，常对激素有反应。

此病常有中性白细胞增多（是因为细胞从循环中移出障碍所致）和中性粒细胞对趋化因子重度无反应。用CD11/CD18单克隆抗体进行检验发现这些表面标志物缺乏可确诊此病。

在严重的类型，如果不进行有效的BMT，因感染会导致早期死亡。在一些部分类型中，早期进行支持和预防治疗是需要的，同样BMT也是必要的。

高IgE综合征（Job综合征）

这种综合征的特点是血清中IgE极度增高的复合异

常（通常在 2000～4000U/L）、慢性皮炎（第 33 章）、反复肺和皮肤感染[27]。患者在婴儿期就表现有湿疹，但在新生儿阶段，出生后最初几周可出现水疱状红疹。金黄色葡萄球菌是主要感染菌，常导致肺膨出和慢性肺损伤。此外高 IgE，可使中性粒细胞对趋化物无反应。治疗是长期预防应用抗葡萄球菌抗生素，最常用的是氟氯青霉素。

继发性免疫缺陷

先天性无脾

双侧右心房异构的先天性心脏病常合并无脾，当血涂片发现 Howell–Jolly 和 Heinz 小体时常应高度怀疑，腹部 B 超可确诊。无脾患儿可终生易感某些浸润性感染，常见病原菌是一些有多糖衣被的细菌如 B 族链球菌和肺炎链球菌。终生要接受预防性抗生素治疗，青霉素是一种选择，即使患儿小于 5 岁，为了预防其他更广泛的细菌感染，如流感嗜血杆菌、革兰氏阴性菌的感染，我们也主张应用复方新诺明，对于年长无脾患儿则不一定要用青霉素。2 岁之前可注射结合肺炎球菌疫苗，其后可应用多糖肺炎球菌疫苗。

免疫缺陷的治疗

潜在免疫反应损伤儿童的疫苗应用

有免疫异常的儿童更需要疫苗保护以免于感染，但考虑到其存在的免疫缺陷，一般不可能给予其接种疫苗。原发性免疫缺陷者应该接种疫苗。有淋巴细胞介导的免疫缺陷儿童应避免注射活疫苗，其他类型的免疫缺陷者可接受活疫苗注射，除非患 CGD。HIV 感染患儿应接受灭活脊髓灰质炎疫苗。早产儿应按照国家预防接种计划定期进行接种。接受激素治疗[强的松 2mg/(kg·d)，>1 周；或 1mg/(kg·d)，>1 月]或其他免疫抑制剂治疗的患儿应在停止治疗 3 月后接受活疫苗注射[50]。

支持治疗

有免疫缺陷的患儿应接受全面的儿童护理。尤其应该关注其营养状况和继发于胃肠疾患的饮食管理。支持家庭的情感需求也很重要，支持治疗主要是预防和治疗感染。

预防感染的具体措施

有细胞介导免疫缺陷的患儿应该应用复方新诺明预防卡氏肺囊虫病，单纯预防需每周应用 2～3 天，如出现不耐受可换用氨苯砜和阿托伐醌。复方新诺明也可降低此类患儿以及巨噬细胞和体液免疫缺陷患儿的化脓性感染，为达到此目的，需每天服用[30mg/(kg·d)，分为每天 1 次或 2 次]。如果营养差和骨髓增生增加，所有 BMT 患儿，应每周应用叶酸减少骨髓抑制，同时并不减少抗菌疗效。有联合免疫缺陷和吞噬细胞缺陷的患儿需预防性应用抗真菌药物。在 CGD 和其他条件下，曲霉感染的机会较高，常推荐依曲康唑。而且大扶康或非吸收性制霉菌素也可以应用。细胞介导的免疫缺陷和以前有关单纯疱疹感染的患儿可应用无环鸟苷进行预防性抗病毒治疗。这也是 BMT 治疗中预防单纯疱疹和 CMV 感染的方法。

感染的治疗

早期严格应用抗生素抗感染的治疗策略需关注。少见菌的感染需应用广谱抗生素。中性粒细胞缺陷患儿，应用抗生素需覆盖假单胞菌属和革兰氏阴性杆菌。早期治疗感染可挽救生命，不需要等待明确感染后再用药。有创性诊断操作如支气管肺泡灌洗或无法做出诊断而开胸取肺组织需依赖其精确性和恰当治疗基础上做出判断。全身性真菌感染需应用两性霉素 B，大都应用脂质体剂型，可降低毒性，可增加给入剂量。其他比较有前景的治疗侵入性感染的药物包括伏立康唑和卡泊芬净。

免疫异常患儿常应用广谱利巴韦林和抗 CMV 的更昔洛韦和膦甲酸进行抗病毒治疗。新的抗病毒药有西多福韦（针对耐药的 CMV、腺病毒和严重的传染性软疣）和普来可那立（针对慢性肠道病毒感染）。

静脉用免疫球蛋白

IVIG是一种血制品，在应用时可能会出现如同应用血液制品的各种反应，如高敏反应（包括过敏反应）。尽管现代制造工艺可检测和灭活一些病毒如乙肝、丙肝和HIV病毒，但这些病原的传播在理论上依然可能。尤其是近期比较关注解决的一类细胞外膜孔道蛋白的传播问题，尽管这种可能性比较低。这些因素意味着，在开始应用免疫球蛋白治疗前应权衡利弊。在应用免疫球蛋白前需检查肝功能，需长期保存一份血标本以防在应用后造成感染并发症。已有很多实验观察免疫球蛋白在预防和治疗早产儿和低出生体重（LBW）婴儿感染中的作用。总体看，预防性应用免疫球蛋白可降低败血症和严重感染的发病率（4%～5%），但在死亡率上无差异，仅有缩短住院时间的趋势。因此需要在花费、副作用（潜在感染的可能）和反复静脉穿刺做平衡考虑。近期没有证据表明应在早产儿和LBW婴儿革兰氏阴性菌感染时预防性应用免疫球蛋白[43]。

在败血症和疑似败血症时，免疫球蛋白仅和抗生素联合应用。近期的荟萃分析表明对疑似败血症者应用免疫球蛋白可降低死亡率，尽管证实为败血症者其差异更显著[44]。但需要做更大规模的实验来加以验证，但在证实为新生儿败血症的具体病例上，免疫球蛋白具有治疗作用。

粒细胞集落刺激因子

败血症或早产儿由于中性粒细胞储存的快速耗竭，可出现中性粒细胞减少，粒细胞生成受抑制。G-CSF可动员成熟的粒细胞从骨髓进入循环，并增强中性粒细胞前体的增殖。有几个小样本的实验检测在败血症患儿中应用G-CSF的效果。总体看，尽管治疗组患儿中性粒细胞数较多，其死亡率在对照组和治疗组间无差异[3,47]。其他实验强调了应用G-CSF进行预防治疗可前瞩性地刺激中性粒细胞的生成。治疗组败血症时间减少，败血症导致的粒细胞减少少见，但在死亡率上无差异[10,12]。在推荐常规早产儿和发育迟缓儿进行预防性和治疗性应用G-CSF之前需进行更大规模的实验。

血制品支持

除免疫球蛋白和新鲜的冰冻血浆外，所有的血制品都含有各种白细胞，因此在给联合免疫缺陷和接受较多免疫抑制药的患儿应用前，均需将样品用2000～3000 rad的强度照射，以防出现GVHD。对以前没有感染CMV的患儿，只能输CMV抗体阴性献血者的血制品。CGD患者和其他中性粒细胞异常患儿患败血症而对抗生素无反应的，通过输注白细胞效果较好，尤其是白细胞来源于那些G-CSF丰富的献血者。

骨髓移植

大多数原发性T淋巴细胞和吞噬细胞性免疫缺陷患儿应用BMT可纠治[1]。HLA相匹配的同胞捐献的骨髓效果最好，但这种可能性仅为20%。在20世纪80年代早期，已经有技术可以将HLA匹配的骨髓在父母-子女间（单倍体相同的）进行移植，由于可引起致命的GVHD，需将成熟的T淋巴细胞去除。现在对SCID患者有更常用的BMT程序[5,9]。大量的用匹配的无亲属关系的捐献者骨髓进行移植在增加，尤其对非SCID免疫缺陷者，通常应用外周血或脐血干细胞取代骨髓。

骨髓移植的并发症

BMT最常见的5种并发症是：条件致病菌的细胞毒性、移植失败、移植排斥、GVHD和感染，感染既可以是由于免疫缺陷造成的以往感染，又可以是BMT后的感染。全骨髓细胞移植后的排斥发生率较T淋巴细胞去除后骨髓移植后的排斥率低，但全骨髓细胞移植后其GVHD发生率高，尤其在无亲属关系的供受体间。行去除T淋巴细胞移植的患儿在其免疫功能成熟前的很长一段时间有较高的感染可能性。

尽管存在这些问题，但近几年随着移植技术的改善，移植结果有持续性提高。SCID患儿在T淋巴细胞去除移植者的成功率约为78%，匹配的同胞捐献者间大于90%[9]。成功率取决于SCID类型，表型为B^+的SCID较B^-表型好[5]。移植时的年龄也可影响结果，新生儿期在他们患感染性疾病之前进行移植效果非常好[32]。

参考文献

1. Antoine C, Muller S, Cant A et al 2003 Long-term survival and transplantation of haemopoietic stem cells for immunodeficiencies: a report of the European experience 1968–99. Lancet 361: 553–560
2. Barbosa M D F S, Barrat F J, Tchernev V T et al 1997 Identification of mutations in two major mRNA isoforms of the Chediak-Higashi syndrome gene in human and mouse. Human Molecular Genetics 6: 1091–1098
3. Bedford Russell A R, Emmerson A J B, Wilkinson N et al 2001 A trial of recombinant human granulocyte colony stimulating factor for the treatment of very low birthweight infants with presumed sepsis and neutropenia. Archives of Disease in Childhood. Fetal and Neonatal Edition 84: F172–F176
4. Bennet C L, Ochs H D 2001 IPEX is a unique X-linked syndrome characterised by immune dysfunction, polyendocrinopathy, enteropathy, and a variety of autoimmune phenomena. Current Opinion in Pediatrics 13: 533–538
5. Bertrand Y, Landais P, Friedrich W et al 1999 Influence of severe combined immunodeficiency phenotype on the outcome of HLA non-identical, T-cell-depleted bone marrow transplantation. Journal of Pediatrics 134: 740–748
6. Braun J, Steihm E R 1996 The B-lymphocyte system. In: Stiehm R E (ed) Immunological disorders in infants and children, 4th edn. W B Saunders, Philadelphia
7. Brown D C, Grace E, Sumner A T et al 1995 ICF syndrome (immunodeficiency, centromeric instability and facial anomalies): investigation of heterochromatin abnormalities and review of outcome. Human Genetics 96: 411–416
8. Buckley R H 2000 Primary immunodeficiency diseases due to defects in lymphocytes. New England Journal of Medicine 343: 1313–1324
9. Buckley R H, Schiff S E, Schiff R I et al 1999 Hematopoietic stem-cell transplantation for the treatment of severe combined immunodeficiency. New England Journal of Medicine 340: 508–516
10. Cairo M S, Agosti J, Ellis R et al 1999 A randomised, double-blind, placebo-controlled trial of prophylactic recombinant human granulocyte-macrophage colony-stimulating factor to reduce nosocomial infections in very low birthweight infants. Journal of Pediatrics 134: 64–70
11. Cale C M, Jones A M, Goldblatt D 2000 Follow up of patients with chronic granulomatous disease diagnosed since 1990. Clinical and Experimental Immunology 120: 351–355
12. Carr R, Modi N, Dore C J et al 1999 A randomised, controlled trial of prophylactic granulocyte-macrophage colony-stimulating factor in human newborns less than 32 weeks gestation. Pediatrics 103: 796–802
13. Cederbaum S D, Kartila I, Runoin D L et al 1976 The chondro-osseous dysplasia of adenosine deaminase deficiency with severe combined immunodeficiency. Journal of Pediatrics 89: 737–742
14. Choo S, Seymour L, Morris R et al 2000 Immunogenicity and reactogenicity of a pneumococcal conjugate vaccine administered combined with a Haemophilus influenzae type B conjugate vaccine in United Kingdom infants. Pediatric Infectious Diseases Journal 19: 854–862
15. Comans-Bitter W M, de Groot R, van den Beemd R et al. 1997 Immunophenotyping of blood lymphocytes in childhood. Reference values for lymphocyte subpopulations. Journal of Pediatrics 130: 388–393
16. Crowley C A, Curnutte J T, Rosin R E et al 1980 An inherited abnormality of neutrophil adhesion: its genetic transmission and its association with a missing protein. New England Journal of Medicine 302: 1163–1168
17. Delves P J, Roitt I M 2000 The immune system: second of two parts. New England Journal of Medicine 343: 108–117
18. Devrient K, Kim A S, Mathijs G et al 2001 Constitutively activating mutation in WASP causes X-linked severe congenital neutropenia. Nature Genetics 27: 313–317
19. Doffinger R, Smahi A, Bessia C et al 2001 X-linked anhidrotic ectodermal dysplasia with immunodeficiency is caused by impaired NF-kB signalling. Nature Genetics 27: 277–285
20. Driscoll D A, Sullivan K E 1999 DiGeorge syndrome: a chromosome 22q11.2 deletion syndrome. In: Ochs H D, Smith C I E, Puck J M (eds) Primary immunodeficiency diseases; a molecular and genetic approach. Oxford University Press, New York, pp 198–207
21. Fischer A 2000 Severe combined immunodeficiencies (SCID). Clinical and Experimental Immunology 122: 143–149
22. Fischer A 2001 Primary immunodeficiency diseases: an experimental model for molecular medicine. Lancet 357: 1863–1869
23. Fischer A, Segal A W, Seger R et al 1993 The management of chronic granulomatous disease. European Journal of Pediatrics 152: 896–899
24. Gennery A R, Cant A J 2001 Applied physiology: immune competence. Current Paediatrics 11: 458–464
25. Gennery A R, Cant A J, Jeggo PA 2000 Immunodeficiency associated with DNA repair defects. Clinical and Experimental Immunology 121: 1–7
26. Gilmour K C, Cranston T, Loughlin S et al 2001 Rapid protein-based assays for the diagnosis of T-B + severe combined immunodeficiency. British Journal of Haematology 112: 671–676
27. Grimbacher B, Holland S M, Gallin J I et al 1999 Hyper-IgE syndrome with recurrent infections – an autosomal dominant multisystem disorder. New England Journal of Medicine 340: 692–702
28. Hague R A, Rassam S, Morgan G et al 1994 Early diagnosis of severe combined immune deficiency syndrome. Archives of Disease in Childhood 70: 260–263
29. Hiel J A, Weemaes C M, van den Heuvel L P et al 2000 Nijmegen breakage syndrome. Archives of Disease in Childhood 82: 400–406
30. Hill H R, Joyner J L, Augustine N H 1999 The pathophysiology of neonatal neutrophil dysfunction. Pediatric Research 45: 761
31. Hirschhorn R, Vauter G F, Kirkpatrick J A Jr et al 1979 Adenosine deaminase deficiency frequency and comparative pathology in autosomally recessive severe combined immunodeficiency. Clinical Immunology and Immunopathology 14: 107–120
32. Kane L C, Gennery A R, Crooks B N A et al 2001 Neonatal bone marrow transplantation for severe combined immunodeficiency. Archives of Disease in Childhood. Fetal and Neonatal Edition 85: F110–F113
33. Klein C, Lisowska-Grospierre B, LeDeist F et al 1993 Major histocompatibility complex class II deficiency: clinical manifestations, immunologic features, and outcome. Journal of Pediatrics 123: 921–928
34. Kostmann R 1956 Infantile genetic agranulocytosis. A review with presentation of ten new cases. Acta Paediatrica Scandinavica 64: 362–366
35. Makitie O, Kaitla I 1993 Cartilage-hair hypoplasia – clinical manifestations in 108 Finnish patients. European Journal of Pediatrics 152: 211–217
36. Makitie O, Kaitla I, Savilahti E 1998 Susceptibility to infections and in vitro immune functions in cartilage-hair hypoplasia. European Journal of Pediatrics 157: 816–820
37. Marshall-Clarke S, Reen D, Tasker L et al 2000 Neonatal immunity: how well has it grown up? Immunology Today 21: 35–41
38. Muller S M, Ege M, Pottharst A et al 2001 Transplacentally acquired maternal T lymphocytes in severe combined immunodeficiency: a study of 121 patients. Blood 98: 1847–1851
39. Notarangelo L D, Hayward A R 2000 X-linked immunodeficiency with hyper-IgM (XHIM). Clinical and Experimental Immunology 120: 399–405
40. Notarangelo L D, Villa A, Schwarz K 1999 RAG and RAG defects. Current Opinion in Immunology 11: 435–442
41. Ochs H D, Slichter S J, Harker L A et al 1980 The Wiskott-Aldrich syndrome: studies of lymphocytes, granulocytes and platelets. Blood 55: 243–252
42. Ochs H D, Smith C I E, Puck J M (eds) 1999 Primary immunodeficiency diseases; a molecular and genetic approach. Oxford University Press, New York
43. Ohlsson A, Lacy J B 2002 Intravenous immunoglobulin for preventing infection in preterm and/or low-birth-weight infants (Cochrane Review). In: The Cochrane Library, Issue 4. Update Software, Oxford
44. Ohlsson A, Lacy J B 2002 Intravenous immunoglobulin for suspected or subsequently proven infection in neonates (Cochrane Review). In: The Cochrane Library, Issue 4. Update Software, Oxford
45. Rogers M, Lwin R, Fairbanks L et al 2001 Cognitive and behavioural abnormalities in adenosine deaminase deficient severe combined deficiency. Journal of Pediatrics 139: 44–50
46. Rosen F S, Eibl M, Roifman C et al 1999 Report of an IUIS Scientific Committee: primary immunodeficiency diseases. Clinical and Experimental Immunology 118 (suppl. 1): 1–28
47. Schibler K R, Osborne K A, Leung L Y et al 1998 A randomized, placebo-controlled trial of granulocyte colony-stimulating factor administration to newborn infants with neutropenia and clinical signs of early-onset sepsis. Pediatrics 102: 6–13
48. Seger R A, Gungor T, Belohradsky B H et al 2002 Treatment of chronic granulomatous disease with myeloablative conditioning and an unmodified hematopoietic allograft: a survey of the European experience 1985-2000. Blood 100: 4344–4350
49. Shapiro R, Beatty D W, Woods D L et al 1989 Serum complement and immunoglobulin values in small for gestational age infants. Journal of Pediatrics 99: 139–142
50. Skinner R, Cant A, Davies G et al 2002 Immunisation of the immunocompromised child. Best Practice Statement. Royal College of Paediatrics and Child Health, London
51. Stepp S E, Dufourcq-Lagelouse R, Le Deist F et al 1999 Perforin gene defects in familial hemophagocytic lymphohistiocytosis. Science 286: 1957–1959
52. Stiehm RE (ed) 1996 Immunological disorders in infants and children, 4th edn. W B Saunders, Philadelphia
53. Sullivan K E, Mullen C A, Blaese R M, Winkelstein J A 1994 A multi-institutional survey of the Wiskott-Aldrich syndrome. Journal of Pediatrics 125: 876–885

第 2 部分

新生儿感染

Peter Dear

感染，无论是原发病还是其他疾病的并发症，都是全世界新生儿死亡率和发病率的主要原因。在美国，经培养确诊的新生儿败血症发生率为 0.7%[652]。大多数感染发生于收治入新生儿病房的新生儿，在澳大利亚新生儿病房进行的一项广泛全身性细菌和真菌感染的研究显示，早期和晚期败血症的发病率分别为 0.22%和 0.44%[407]。早期败血症的死亡率为 15%，晚期为 9%。最近，在北美三个新生儿病房开展的一项血液感染研究显示，11.2%患儿培养证实败血症[64]。在需要重症监护的新生儿中，感染的发生率高出 2 倍[561]，死亡率达 16%[303]。在经历了较长重症监护期的极低出生体重（VLBW）儿中，败血症的发病率达 30%，死亡率也高达 30%[652]。在发展中国家，新生儿败血症是很严重的问题。最近在马来西亚的一项研究报道指出，新生儿败血症的发病率是 5%～10%，病死率为 23%～52%。因败血症而死亡的占所有死亡新生儿的 11%～30%[98]。

正如国际间比较所显示，感染的影响可以降低。但在技术水平高度发达的国家，新生儿败血症的发病率和死亡率仍然高得令人难以接受。综合来看，由于宿主的易感性、非特异临床表现和病原菌群持续性变化等都造成了巨大挑战。本章将系统介绍新生儿感染的发病、预防、诊断和治疗。

新生儿感染的发病机制

胎儿在正常发育过程中通常不会接触到微生物，而由产道或环境所获得的定殖细菌也不会对新生儿造成危害。但这种乐观状况的前提是胎盘与膜屏障的完整性，以及大多数移植微生物的低致病性和婴儿相关的防御能力。通常，只有当其中的一个或多个因素发生变化时，才会导致胎儿或新生儿发生感染。上述观点提供了有益的概念框架，从而有利于特异性感染的详细讨论和研究。

暴露于微生物

经胎盘

某些感染原有与生俱来的穿透胎盘屏障的能力，常危害胎盘发育，如风疹病毒（见下文）。对胎儿的影响极具破坏性。

上行性

阴道微生物于胎膜破裂前上行至宫腔导致感染罕见，但易被发现[75]。一旦胎膜破裂，这种感染危险会随时间而逐渐增加。

分娩时

阴道分娩不可避免导致污染，以及皮肤和肠道的微生物定殖。移植微生物的类型和定殖程度通常在母亲和婴儿中非常相似（图 40.7）[547]。妇女阴道菌群有显著不同[547]，许多新生儿早期败血症病例是由阴道携带的机会致病菌所致。另外一种潜在的分娩时细菌污染源，包括“水中分娩”[358]的水和反复的阴道检查。

出生后

除了出生时获得的微生物外，所有婴儿都将遭到环境中微生物的污染。而人类是这些污染的主要污染源。

定殖

细菌定殖在所有生物都不可避免，总的来说是有益的。竞争性抑制潜在病原体有重要作用，如新生儿

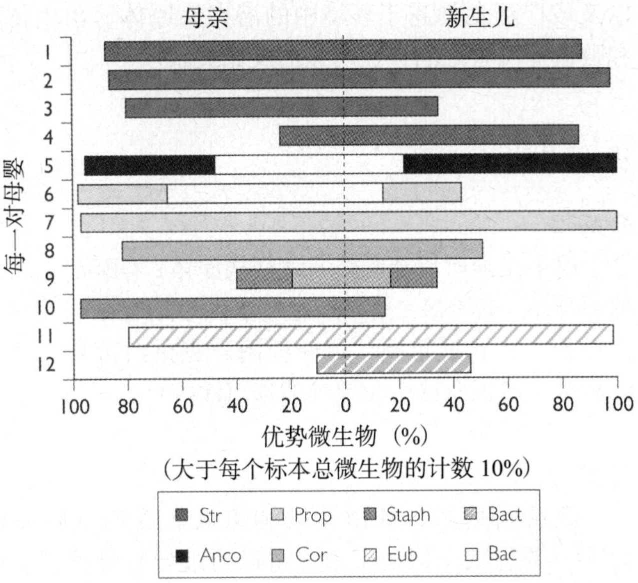

图 40.7 母亲和婴儿的定殖菌落之间的关系。图中显示了12对母婴，从婴儿的耳朵和母亲阴道中找到的优势微生物群落。Str，链球菌；Anco，厌氧球菌；Prop，丙酸杆菌；Staph，葡萄球菌；Cor，棒状菌；Bac，芽胞杆菌；Eub，真细菌；Bact，类杆菌。(引自Mandar和Mikelssar[54]的文献)

咽部草绿色链球菌的定殖可以降低严重细菌感染性疾病的患病风险[258]。

正常婴儿的定殖

定殖微生物的性质由产道和环境中的菌群类型所决定。在家里出生的婴儿，其定殖的微生物主要来自母亲[452]。这些和那些来自家庭其他成员的微生物趋于社区获得性，对抗生素敏感，致病性有限。即使妇女选择在家里生产也可能会发生严重的B族溶血性链球菌（GBS）感染。产后病房内，婴儿会从病房环境中、其他婴儿和医护人员那里接触到微生物。其接触病原体的机会和病原体的种类远远大于家中环境。

正常婴儿的主要肠内微生物是肠道细菌（包括大肠埃希菌、克雷白菌属和枸橼酸菌属）、类杆菌属、肠球菌、葡萄球菌、乳酸杆菌属和双歧杆菌属。母乳喂养可通过肠杆菌科[15,254]来降低定殖程度，且母乳喂养的婴儿可能以双歧杆菌属为主[53,860]。

上呼吸道定殖发生非常迅速，在出生后第三天，90%婴儿咽部细菌培养呈阳性。以凝固酶阴性葡萄球菌（CONS）最常见，主要以草绿色链球菌和金黄色葡萄球菌为主[258]。与纯人工喂养的婴儿相比，纯母乳喂养婴儿并不影响这种鼻咽部定殖菌类型[433]。

皮肤定殖也非常迅速，出生后第一周，细菌就会以100倍的速度增加，以CONS为主，但金黄色葡萄球菌在65%婴儿中也被发现[733]。同时也发现许多其他细菌，包括酵母菌和一系列的腐物寄生菌。肚脐、会阴和腋窝是定殖程度最严重的部位。

新生儿病房婴儿的定殖

这些婴儿具有被致病菌定殖的高危险性，这些致病菌通常对抗生素耐药[521]。肠道定殖的类型在早产儿完全不同。以CONS和耐药的革兰阴性细菌为主[235,236]。主要导致这些婴儿晚期败血症。在某些病例，细菌通过肠壁发生移位可能是导致发病的机制[812]。以无害的乳酸杆菌来替代粪便中潜在病原体的尝试也有报道[568]。但不幸的是，尽管完成了肠内乳酸杆菌的定殖，但院内潜在病原体并没有显著下降，也未发现对临床有任何帮助。

在新生儿重症监护病房（NICU），皮肤定殖主要是CONS，它可以在90%的阳性培养中分离出来[454]，其中表皮葡萄球菌占80%，其余几乎为溶血葡萄球菌[90]。这些细菌随着婴儿生长对抗生素的抵抗力越来越强（图40.8）[454]。有趣的是，早产儿皮肤定殖菌程度明显少于成人，由此支持定殖菌群种类较少而且短暂，其常驻菌群并不稳定。分子生物技术例如DNA指纹、质谱分析和多轨迹酶电泳正被用以定殖菌群的流行病学以及由这些菌群和其他微生物引起的感染进行研究[509,783]。

定殖和感染

大多数婴儿会被微生物定殖而不造成感染，但在某些婴儿，由于不同的宿主因素或不同的微生物致病性导致组织被侵害并发生败血症。因此，把宿主和微生物因素分开考虑是有益的。

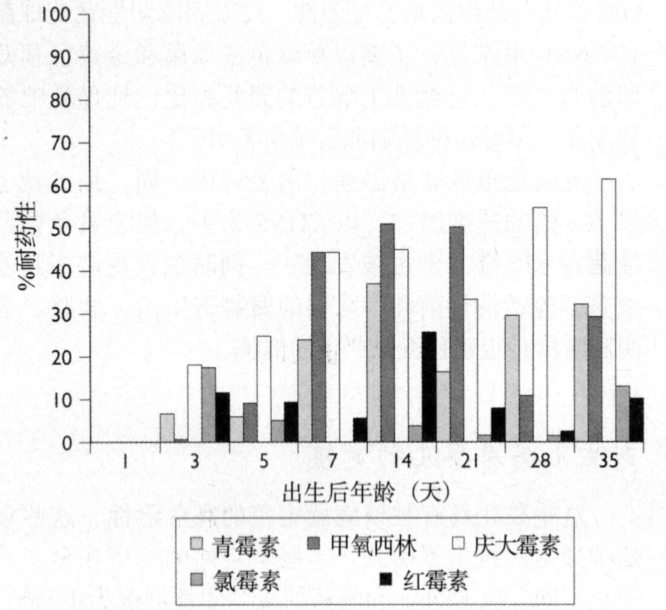

图 40.8 皮肤上的葡萄球菌对抗生素的耐药性百分比随出生后年龄的变化。测定了全部新生儿的所有部位。（引自 Keyworth 等[454]的文献。）

宿主特征

进入门户

完整的皮肤和黏膜对微生物是一道强大的屏障。擦破、割伤、黏膜损害、插管、导管和气管内插管都为细菌侵入打开了通道。在新生儿病房内，只要不再需要暖箱和开放血管通路，则细菌感染的危险性呈直线下降[289]。

宿主免疫

婴儿抵抗感染的能力远比年长儿和成人弱，而早产儿更弱。其局部炎症反应能力尤其弱，因此感染微生物容易进入循环系统。据统计，婴儿感染中的败血症比例要较年长儿或成人高得多。

抗生素处理

由于新生儿不受限制地使用抗生素，以及产科中使用抗生素现象也呈上升趋势。因此，在消除定殖菌群的同时也导致了易于感染如真菌性病原体那样的超级感染，同时也使抗生素耐药变得十分普遍[189,521,526,569,747]。

早产儿

早产儿的免疫力较弱（本章第 1 部分），皮肤和黏膜的屏障功能很差，因此存在较多的次级病原菌侵入，以及较广泛地暴露于环境中的潜在病原体。出生体重和败血症两者之间存在明显的反比关系[205,446]。

微生物特征

致病性

以下是众所周知的婴儿致病病原体：GBS、金黄色葡萄球菌、CONS、单核细胞增多性李斯特菌、流感嗜血杆菌、大肠埃希菌、绿脓杆菌、克雷白菌属、粘质沙雷菌、白色念珠菌和单纯疱疹（HSV）。

剂量

定殖菌越多，细菌侵入和患败血症的危险就越大[773]。要想减少细菌定殖，可以通过如脐带护理、口腔护理和洗澡等方法，这些都是很重要的措施，但要完全根除细菌通常是不可能的。

竞争

细菌间竞争性抑制，可以控制定殖水平和感染危险。例如，细菌可以抑制酵母菌生长；而母乳喂养婴儿，乳酸杆菌可以在婴儿肠道内竞争性抑制革兰氏阴性菌。

预防感染

如果新生儿只接触其母亲而很少接触其他人员，并且出生后母乳喂养，则来自医院的严重感染危险可以忽略。而当婴儿身处大量医护人员的医院环境时，其感染危险性明显增大。处于风险前沿的是脆弱的早产儿，他们滞留在新生儿重症监护病房达数周，持续遭受各种管道、针头和导管的侵入，以及许多医护人员护理，而他们同样也在照顾大量其他相似的患儿，因此院内感染最终变得不可避免。所以，与强调预防一样，应注重早期检测、早期治疗。同时应很好建立控制院内交叉感染的原则，而这些原则应主要与新生儿病房的患儿病例密切相关。

环境因素

可以归咎于几个重要的环境因素，使交叉感染容易发生，或增加潜在病原菌的环境贮存宿主。

病房设计

欲使交叉感染降低至最小限度，病床周围必须留有足够空间。卫生部门[192]建议在有 6 张病床的重症监护婴儿室，每个早产儿暖箱必须留有 3 平方米（100 平方英尺）。尽管一般没有必要安装特殊的通风设备，但房间的通风量必须最高达到每秒 2.7 立方米。必须提供足够的水池以便易于执行洗手规则。应有充足的安装有重症监护设施的单间，以便隔离重病婴儿。地板、墙壁和所有平面必须经常常规清洁，理想的监护室应有足够的空间以便撤空轮流打扫。

设备

除了首次除去消毒包装，任何接近婴儿的医疗设备都是潜在的感染源。在一般的婴儿室每个婴儿都应该有自己的体温表。在重症监护病房，每个患儿应有自己的吸引器、听诊器、喉镜和面罩等。如果设备必须要合用，应在使用时擦拭干净（如超声传感器），与患者连接的装置应采用一次性的（血压计袖带）。可能接触潜在感染性体液的设备必须丢弃。静脉用三通管或动脉留置管必须每隔 24～48 小时更换，由于使用胃肠外营养（TPN）而改变滴注和三通管时必须制订详细计划。

加湿的暖箱也是危险的感染源，革兰氏阴性菌，特别是假单胞菌在潮湿温暖环境中很容易繁殖。先进的暖箱易于干燥，许多病房在无法维持那些特别小的婴儿体温时，仅仅使用湿化。如果使用暖箱湿化，那么每天必须将加湿器的水排尽，并更换无菌蒸馏水。必须常规做拭子以检测革兰氏阴性菌。暖箱必须用传统的清洁剂进行擦洗，且必须彻底干燥后才能使用。暖箱按常规必须 2～3 周更换一次。

通风设备有招致感染的危险，由于循环系统中许多部件不可能达到无菌状态。因此目前大部分通风循环设备为一次性的，但是涉及到需要经常更换的费用有限。而每周更换一次似乎对于降低感染风险和支出费用方面是比较折中的办法。当通风设备不再使用，彻底清洗加湿部件以及所有可拆卸设备很重要。整套设备再次使用时必须保证完全干燥。

住院原则

如果婴儿能在母亲床边安全护理，就不应收入新生儿病房。在任何医院都应提倡过渡监护病房观念（第 21 章），婴儿可以在母亲床边获得暖箱护理、胃管喂养或一段时间的静脉抗生素治疗[191]。

婴儿的清洁

新生儿细菌定殖不可避免，但随着细菌定殖水平的增高[773]，侵入造成的感染危险就相应增加，而在同一患儿，细菌定殖严重的部位会导致其他部位的交叉感染[217]，因此必须确保控制细菌定殖程度。婴儿必须用肥皂和水保持清洁，但是在护理暴发性金黄色葡萄球菌感染时，在一段时期里让婴儿使用抗菌物品进行洗澡也是合理的。这一原则的有效例子就是最近报道的，在新生儿护理病房通过使用含 0.3%二氯苯氧氯酚（Bacti-Stat）为婴儿洗澡而根除 MRSA 爆发性感染[863]。

脐带护理

脐带残端通常是婴儿体表细菌定殖最严重部位，一般使用消毒剂减少侵入性感染风险，尤其是金黄色葡萄球菌。这是目前我们所采用的，今后仍将继续，以往有证据显示，放弃脐带护理迟早会加速葡萄球菌感染。近期的 10 个随机或半随机系统回顾试验显示，至少在发达国家，单独保持脐带清洁和使用抗生素或消毒剂具有同等效果[869]。然而在发展中国家，情况完全不同，增加对脐带护理的关注，对新生儿严重发病和死亡有着重要影响[39,286]。

侵入过程

所有侵入过程都是使定殖菌进入循环系统。细菌定殖严重的部位，如腹股沟，不应作为首选的血管开放通路。皮肤必须彻底清洁，无论用碘酒还是酒精，必须在操作之前保证干燥。最近的一项研究表明，30 秒清洁过程比传统 5～10 秒的擦拭去污更有效。有证据表明，如果经常使用套管针，那么导管相关性败血症更易发生[290,588]，应尽可能避免使用外周套管针来输血和给药。

其他婴儿、医护人员和来访者

对于单个婴儿，最大定殖威胁来自于其他婴儿、来访者和医护人员皮肤、咽和胃肠道的细菌。然而有研究表明，与相对合理的探视规则（第20章）所带来的社会益处相比，婴儿从健康来访者那里获得的感染风险微不足道[109,350,479]。然而，这并不能认为来访者是零风险，呼吸道合胞病毒（RSV）和轮状病毒都可能由来访的亲戚传入。必须向来访者示范如何合理洗手，除了自己的婴儿不能触摸其他婴儿。

洗手

手是医护人员主要的潜在交叉感染途径，也是所有预防院内感染措施的重要途径之一，洗手是最重要的。在接触任何婴儿之前，必须洗手，当然在接触婴儿之后也应该洗手。袖子必须卷到手肘部位，必须摘去手表和珠宝之类。杀死病菌最有效的就是含有碘或酒精成分的肥皂。有时有效的方法是在新生儿重症监护病房使用聚维酮碘或洗必太、双氯苯双胍己烷彻底地洗手和前臂，然后于接触婴儿前后在含酒精的溶液中清洗双手。不幸的是，该有效的洗手原则往往未能得到贯彻执行。最近在北美病房有项研究显示，洗手后立即接触患者占医师人数的31.8%，而护士仅为24.7%[127]。有些可以通过教育或其他方法在医护人员中使遵循良好洗手原则得到某种程度的改善[353,748]。而对于那些偶尔到访新生儿病房的工作人员，如放射技师或理疗医师，其可能很少有机会被指导养成良好的洗手习惯。

隔离衣、口罩、帽子和鞋子

在新生儿重症监护病房和产后病房中，工作人员或来访者并非必须常规使用隔离衣、口罩、帽子和鞋子[168]。

过度拥挤

新生儿院内感染增加与过度拥挤和医护人员不足有关[338]。

工作人员和父母中的感染性疾病

医护人员在护理过程中发生严重感染，应最好离开工作岗位。父母和亲戚也应该有相同的防范，与婴儿隔离。工作人员有肠胃炎或者皮肤感染应离岗，或远离婴儿。被感染的父母，如果他们将感染的伤口包扎，采取适当的预防措施（口罩、洗手等），通常还是能够接近他们的婴儿（第21章）。HSV是一个问题（见下文），工作人员如有疱疹感染应最好离岗，如果手部有疱疹感染则必须离岗。父母如果有疱疹感染必须用经典的阿昔洛韦治疗并加以包扎。洗手必须小心。

如果父亲或母亲感染严重，那么要按照表40.3进行。亲戚和更多的家庭其他远亲应与婴儿远离。

使用抗生素

抗生素使用会通过影响定殖菌群和耐药菌群从而影响院内感染类型[434]。在北美NICU中的一个抗生素使用研究表明[266]，全部婴儿中的75%和92%VLBW婴儿于出生后48小时内接受抗生素治疗。在病房的五个代表性研究显示，抗生素使用比例占整个新生儿重症监护人数的27%～43%。这些数据应当代表了大多数新生儿重症监护病房的实际情况。由于现有的检查手段有限，因此，对于如何安全降低抗生素初始使用率尚有困难。但有一个好的建议却能尽快停止使用抗生素，那就是，一旦明确感染病原菌就使用合理的治疗方法（见下文）。

预防性抗生素治疗几乎总不是所希望的，尽管能使个体免受敏感菌感染，但易于感染耐药菌，此外，也增加了抗生素处方量，在一段时期内促使耐药菌株出现。三个随机对照试验（RCT）显示[42,431,770]，那些接受含有万古霉素胃肠外营养液的婴儿，其CONS败血症的发病率确实降低。因此，在部分高危病例中可以非常严格地使用这个方法，但这也可能会增加耐万古

表 40.3 围产期母亲感染的影响

母亲的疾病	传播给正常婴儿	治疗
水痘	直到病灶隆起后才传播：母亲穿隔离衣，戴口罩和手套	如果母亲在分娩前 7 天内发病，则给予婴儿 250mg 的带状疱疹免疫球蛋白肌注；考虑用阿昔洛韦进行预防性治疗（见下文）
带状疱疹	传播	无治疗：由于母体 IgG 经胎盘传递，婴儿有免疫
麻疹	传播	给予婴儿 250mg 人正常免疫球蛋白（如可以，使其处于超免疫状态）
流行性腮腺炎	传播	无治疗
风疹	传播	对新生儿没问题，但是母亲要和其他产前病人隔离
单纯疱疹（口唇）	传播，但是母亲戴面罩，并用阿昔洛韦治疗	对婴儿无治疗
单纯疱疹（生殖器）	传播，但要仔细洗手并戴手套	母亲口服阿昔洛韦
传播性甲型肝炎（发病期）	传播	给予婴儿 250mg 人正常免疫球蛋白
乙型肝炎急性发病期或携带者	传播	给予 200 单位抗乙型肝炎免疫球蛋白；用乙型肝炎疫苗对婴儿进行免疫接种，1~6 月时给予加强剂量（第 20 章）
HIV 阳性（有或无 AIDS）	传播	无治疗。母乳喂养可能有禁忌证
开放性结核	传播	婴儿用异烟肼。如果婴儿结核菌素试验阴性，则 6 个月时给予 BCG；或即刻给予异烟肼 BCG（第 20 章）
闭合性结合，治疗中或过去患病	传播	婴儿给予 BCG
布氏菌病（活动期）	传播	避免母乳喂养 [153]
梅毒活动期	传播，仔细洗手，24 小时戴手套	婴儿和母亲都用青霉素（见下文）
淋病	传播	母亲及其配偶进行治疗。眼部预防性治疗（见下文）
疟疾	传播	婴儿血液监测寄生虫，特别是母亲患恶性疟，或婴儿出现症状。用氯奎治疗先天性感染
急性肠道感染（霍乱，伤寒）	急性期无治疗；母亲也生病	无治疗。如果可能，鼓励母乳喂养，使婴儿有免疫
麻风病	传播	继续给予母亲治疗
其他热带病（例如，锥虫病，血吸虫病，丝虫病）	传播	无治疗，但是如果婴儿有症状，要到当地的热带病医院就诊
衣原体	传播	无治疗
巨细胞病毒	传播	无治疗
急性呼吸道感染（RSV，流感）	传播，戴口罩并洗手	无治疗
胃肠炎	传播，仔细洗手	无治疗
李斯特菌感染	会传播，如果治疗的话	孤立性发病，母婴治疗
链球菌病或携带者	传播，集体戴口罩 链球菌呼吸道感染，所有人都洗手	无治疗
皮肤感染（疱疹，脓疱病）	传播。仔细洗手。母亲病灶处用抗生素软膏	无治疗
腺热	传播	无治疗

霉素的 CONS 菌株和肠球菌发生的风险[542,814]，那将是很严重的问题[483]。

人乳 [633]

人乳可以传递重要的抗感染防御能力，尤其在发展中[34]以及人口众多[193]国家。人乳也可以避免发生坏死性小肠结肠炎（NEC），但人乳对于保护早产儿抵抗全身性败血症尚缺乏有力证据，也缺乏相关文献报道[400]。在英国，由于 HIV，许多病房已经废除了人乳储备，但还是鼓励（且应该让）母亲用自己的母乳喂养自己的婴儿。开展人乳储备的安全措施已在下文进行了描述。应当重视人乳可能是传递细菌感染的载体[93]，当有怀疑时应做人乳培养。但常规做人乳培养并无必要。

微生物学监测

NICU 应和微生物学科合作建立微生物监测计划，以便在任何时候都能了解感染病原体形式和对抗生素的敏感程度[354]。有微生物学家常规在 NICU 讨论预防措施和抗生素使用策略，应是非常有帮助的。

控制感染的暴发

当 NICU 或产后病房发生细菌感染，应当采取下列步骤。但任何按列表采取的措施，应根据许多因素，和微生物学专家及控制感染的官员进行商讨决定。同时也应依赖可获得的人力资源来决定。

- 将所有感染婴儿隔离，是至今为止可行的措施。可能需要转到卫星病房。在重新接纳病人之前应清洁和腾空房间。
- 注重将交叉感染降低至最低程度的措施，尤其是洗手。医护人员使用的衣服也是非常重要的，每个婴儿应有自己的衣服[535]。使用手套对阻断某些感染的发生似乎有益[815]。
- 有专职护理人员护理那些感染或被细菌定殖的婴儿，而这些人不再护理其他未感染的婴儿。
- 病房里所有的婴儿需做培养，以区分那些无症状的感染者，如果可能的话，将他们一起隔离。在重新接纳病人之前应清洁和腾空房间。
- 如果是金黄色葡萄球菌感染，应改变皮肤和脐带的护理方案[863]。
- 设备做细菌培养，如暖箱、通风设备和血气分析仪等[315]，使用平板来检测环境。
- 应获得病房所有员工的表面培养，以寻找可能贮存宿主和感染传递模式。
- 考虑在短时期使用预防性抗生素，例如，发生链球菌感染。
- 严格限制住院或者关闭 NICU，直到接触人员出院或不再有携带者。这是最后手段，必须与感染控制小组商量后才能执行。这非常罕见，但如果有必要的话，关闭产妇病房。

新生儿败血症的临床表现、检查及治疗

新生儿感染可由一些极不寻常的微生物所致，并呈现许多特异性征象。然而，在对这些特异性病例进行鉴别和处理前，其临床表现、检查及治疗有许多共同原则值得加以考虑。

婴儿的临床表现和评估

由于会造成永久性病理损害或死亡，因此早期发现、诊断和治疗新生儿严重感染是关键的。从轻微症状进展到死亡可能短于 24 小时[424]。大部分新生儿细菌感染都是由早期菌血症阶段发展到严重败血症或局部器官和组织感染。在这个阶段临床症状不明显，但是如果想要痊愈而不留有后遗症，则必须在这个阶段开始治疗。由于上述因素支配着临床医师，所以对于新生儿出现的一些轻微症状，存在明显过度的检查和治疗，这也是合理的。如果 48 小时后培养为阴性，证明原来的诊断是错误的，则撤除原先的治疗方案，这总比延误几个小时而最终导致死亡要好。

病史

询问母亲围生期新生儿是否有使婴儿增加感染危险的因素[765]。如果有先天性感染可能，应详细记录怀孕史，询问有无轻微发热和皮疹，以及包括是否接触过已知的感染性疾病。记录分娩史：母亲有无不舒服或发烧；是否有子宫触痛和阴道分泌物；什么时候羊膜破裂（第 12 章）；宫颈或阴部有无潜在的感染性损害，有无宫颈缝合；有无胎儿心动过速；有无 C 反应蛋白（CRP）或白细胞计数升高。如果母亲有明显分娩期感染，15.2% 早产儿和 4.1% 足月儿会发生感染[771]。母亲尿路感染（UTI）也是造成新生儿败血症的重要危险因素[328,727]。有无倾向于院内感染的因素，例如是否有接触感染的人和环境的病史？有无与已患有感染性疾病的母亲或家庭成员接触？医护人员有无感染？在 NICU 的时间内，是否有感染性疾病流行的证据；是否有感染的侵入渠道，如长的输液管道？如果婴儿发热，有无环境因素？如果患儿使用辅助通气设备，需求程度是否增加？有无黄疸或出血倾向加重？有无肠胃胀气或便血？

新生儿败血症的体征

早期，症状很轻微，通常由母亲或护士首先发现。这必须引起重视，不应忽视以至直到进行临床检查有所发现时才加以重视，尤其是当有败血症的危险因素时更应重视。

早期体征

- “变坏”。这很难定义，然而通常也是最早、最重要的迹象。母亲或有经验的护士会觉得这个婴儿不太“对劲”。有些疲软无力；苍白或花纹（皮肤呈大理石花纹）；也可能有些烦躁或反应差；不想吃奶或吮吸差。
- 体温变化。在排除了不正常的环境温度（27 章第 4 部分）和母亲发热时出生的生后 1～2 小时的新生儿[822]，如果体温低于 36℃或高于 37.8℃持续 1 个多小时，应当考虑感染，直到查出其他原因[228,822]。
- 黄疸。由于黄疸在新生儿中太普遍以至对感染并无预期价值。但是如果没有其他明显的解释，则感染引起黄疸的鉴别诊断必须加以考虑。败血症期间的黄疸是由于细菌内毒素对肝的影响，加上溶血增加所致[690,753]。
- 呼吸暂停。在早产儿，呼吸暂停发作是所有类型感染的早期重要症状。
- 呼吸急促。轻度呼吸困难，表现为呼吸频率上升（持续大于每分钟 60 次），以及轻微的呼吸减弱是败血症最先的非特异性症状。
- 心血管体征。心动过速，大于 160 次 / 分钟是败血症最常见的早期表现[316]。心肌炎或心内膜炎（见下文），心血管症状会更显著。皮肤循环差很常见，表现为呈现花纹和当皮肤被轻压后变白，毛细血管充盈时间延长。正常皮肤颜色应在 3 秒以内恢复。
- 胃肠道。婴儿可有呕吐、轻微腹泻，或发展为与腹胀有关的肠梗阻。
- 易激惹。感染会引起疼痛，导致婴儿无法休息或哭泣。持续的呻吟样呼吸是不祥的早期预兆。
- 体重增长不佳。这可能是慢性轻度感染的标志，例如 UTI 或中央管路或分流管感染。
- 皮肤。出现瘀点（见下文）或甲沟炎、败血症样出血点或脐炎。

感染的晚期体征

更明显的体征只有随着感染的进展而显现，一旦出现，通常表明轻微的体征在此之前已经发生，或感染的微生物为致命性的。

- 呼吸。发绀、哼哼声和呼吸困难都是典型的新生儿肺部疾病的征象（第 27 章第 1 部分）。如果在出生后 4～6 小时出现，很可能是肺炎，但也有许多其他诊断的可能（见表 27.6）。在出生 6～12 个小时内出现这些症状表明是肺炎，除非有其他诊断依据（见下文）。
- 腹部。肠梗阻症状可以由 NEC(第 29 章第 3 部分）等一般的败血症以及由胃肠道结构异常所致（第 29 章第 4 部分）。胆汁性呕吐和腹部膨胀是梗阻的非特异性症状，但是腰协部青紫、腹部发红和硬结以及脐周斑点等都是腹膜败血症的晚期表现。
- 中枢神经系统（CNS）。高调尖叫、颈后缩、囟门饱满、痉挛等都是新生儿脑膜炎的晚期症状，并可能发展为大脑炎和皮质层血栓性静脉炎，预后很差。依据那些非特异性症状尽可能早期考虑诊断新生儿感染，这非常重要。
- 出血倾向。弥漫性血管内凝血（DIC）伴有瘀点和针刺部位的渗血，肠道或泌尿道症状是晚期败血症表现。血小板减少但无DIC也常见于严重感染，尤其是真菌感染（见下文）。

- 硬肿症（第15章）。这是所有严重新生儿疾病的非特异性症状。可在已患败血症数天的婴儿中发现，但目前已罕见。
- 假性麻痹。无法移动肢体，有时当移动患儿时伴有哭闹，这可能是败血症性关节炎或骨髓炎仅有的线索。

体格检查

让婴儿完全裸露，并检查：

- 皮肤或皮下组织损害。
- 呼吸困难体征，如呼吸急促或呼气吸性呻吟。
- 脱水体征，提示由于呕吐或腹泻导致水分流失，或是由于脱水导致发热（第20章）。
- 脐部发红或有分泌物，或脐周发红。

正规的检查，必须遵循以下步骤：

- 检查胸，有无气管移位、空气吸入减少或有其他声音出现。
- 检查心率，注意脉搏是否有力，有无杂音或奔马律，提示心肌炎或心内膜炎。
- 检查肝脾肿大，其常伴随败血症和肝炎。
- 仔细触摸肾，在肾盂肾炎，患儿常有腰部触痛。肾增大是早期败血症的非特异性表现。
- 腹部是否柔软？是否提示腹膜炎？腹部皮肤有无发红或硬化？是否有包块？有无可视的蠕动？肠鸣音存在吗？
- 检查囟门的紧张度，测量头围，检查脊柱和头骨凹陷或其他皮肤缺损，这些可能是脑膜炎的感染源。
- 应尽力全面了解婴儿的神经系统状况，是否迟钝或昏迷？
- 通过完全的、无痛的肢体移动，能否排除骨髓炎和败血症性关节炎？
- 不要遗漏中耳炎（见下文）。
- 测量血压，这是常规。

新生儿败血症的检查 [237,271]

检查和检验的价值

如果病史和体检都提示感染，必须立即做检查。治疗主要依赖临床评估而定，由于新生儿败血症恶化非常迅速，因此预先使用抗生素的门槛应较低，然后再进一步评估，训练有素的儿科医师会给一定数量的非感染婴儿使用一些抗生素[294]。为了提高诊断的精确性，已经开发了多种检测和评估手段。不幸的是，大部分评估分析以阳性显示婴儿可能感染，而阴性显示婴儿没有感染。这个方法有测试的敏感性和特异性。问题是医师想要知道，“所给予的检查结果显示婴儿感染的可能性是多少？”回答这个问题的最好途径就是贝叶斯定理，通过使用可能概率，以测试结果来估计程度，改变目前临床分析感染可能性的方式。然而很少有研究通过计算可能概率的形式显示结果，在新生儿感染方面也很少有检测方法能提供足够大的可能性概率以影响临床决定[705]。

现有的测试只给了有限的预测力，很少能提供足够快捷的结果，对于不太好的婴儿使用抗生素仍应依据临床症状。即使临床怀疑程度不高，但提示感染可能的阳性检测结果已有充足的理由，可以开始治疗，例如，低白细胞计数（WBC）（<5000/mm^3）、有些轻微哼哼声的婴儿。以下测试结果只要一获得，就足以决定先前的抗生素治疗，这些检测结果包括：脑脊液（CSF）、尿显微镜检查、血沉棕黄层显微镜检查、胸部X线（CXR）。其余检测有助于以下一或两项功能：

- 提供回顾性证据以支持或否定临床感染诊断；
- 建立感染微生物的性质和抗生物制剂的敏感性。

可能的检查列在表40.4。

任何怀疑有感染的婴儿必须立即做所有常规检查。表40.4中的其余检查可以根据具体情况加以选择。下面加以讨论。

微生物学检查

血培养[149]

这是必须要做的检测，大部分新生儿感染与菌血症有关。持续监测，阳性血培养通常于12～24小时内报告。事实上，不论何种培养方法，阳性标本最终均在48小时内有细菌生长[558,696]。李斯特杆菌、流感嗜血杆菌和真菌可能是例外，它们需要较长时间生长。在采血做培养和解释结果时有几个容易犯的错误。

表 40.4 新生儿败血症的检查

常规败血症筛查
全细胞计数，包括涂片
血培养
任何感染部位的拭子
喉和耳拭子（在怀疑早发性感染的病例中）
尿液的显微镜检查和培养
胸部 X 线影像
C 反应蛋白
其他常规检测，根据临床状况/可行性来采用
腰椎穿刺
胃吸出物的培养和革兰氏染色
母亲高位阴道拭子的培养和革兰氏染色
气管内插管尖端或气管内吸出物的培养
胸引管尖端的培养
拔出的血管内套管针的培养
血培养的量化或多个部位采血进行培养
微生物特异性系列 IgG 浓度
微生物特异性 IgM 浓度
血沉棕黄层的显微镜检查
非常规或新的检测
乳胶凝集试验
血清白细胞介素和 TNFα
免疫电泳
吖啶橙白细胞细胞离心试验
NBT
PCR 技术监测 DNA

采血以供培养

理想状况是，用于血培养的血必须用抗菌剂溶液彻底清洁皮肤并干透以后在外周静脉抽取。应该使用含有酒精的洗必泰或含碘溶液。最好是在皮肤清洁后的 30 秒而不是 5～10 秒[541]。如果技术好，则从外周静脉抽取的血培养，其皮肤污染程度可基本降低致可接受水平。在 677 例从血和皮肤进针处做的配对培养研究显示， 58 例阳性血培养中仅有 9 例与皮肤培养生长的微生物一致[345]。用现代实验室技术，0.5ml 的血已足够做成一次培养[449]，如果增加到 1～2ml，则肯定会增加培养的阳性机会[404,725]，为了检测到临床上严重的低水平菌血症，有时将血提高至 6ml 也是必要的[448]。分别于不同的地方做 2 次培养，是降低假阳性诊断的方法[784]。

从新置入的长管和脐动脉导管也能得到较为满意的结果。如果建立血管通路有困难，也可采用从毛细血管获得样本，这同样也可获得可接受的结果，但是使用该方法更可能会有污染。

血培养结果的解释

问题是将败血症与皮肤污染鉴别。24～48 小时内的纯生长通常很重要，如果是混杂微生物、极不寻常的微生物或直到 72 小时以后才生长的微生物，应加以怀疑。然而，在极低体重新生儿，忽视极不寻常的微生物（表 40.5）或混杂微生物感染是不明智的。

CONS 是最大的困难，因为其定殖于所有婴儿的皮肤，也是新生儿病房最常见的病原体。多部位血培养可以提高辨别真正的败血症和皮肤污染[848]。然而，最近的一项多部位血培养研究显示，使用质粒分型和抗生素分型，来自不同部位和不相关的 CONS 菌株发生率高达 50%[457]，提示高频度污染。在 CONS 病例中很难回答污染问题，临床评估结合检测结果，如血细胞计数和 CRP 通常是评判感染可能性的仅有途径。

继发于长导管的败血症，从管道中抽取的半定量血培养对于明确感染位置有价值。菌血症的程度和结果也有关系，至少在金黄色葡萄球菌的病例中是这样的[730]。

如果传统的细菌培养为阴性，但有临床症状提示败血症，应与临床微生物学家商讨后送检合适的样本，以排除病毒和真菌感染，这非常重要。

表面拭子

擦拭炎症部位非常重要，常规的擦拭部位例如脐部、腹股沟、耳、鼻、喉和咽，而直肠少见。表面拭子可以提供定殖菌群信息，但所有婴儿都会立刻定殖。众多的研究显示，表面培养结果在诊断中价值有限[670,867]，如果局部没有损害可以不做[200]。在一项监测咽部定殖菌群以发现细菌性疾病的评估研究中发现，咽部与血培养分离出病原体的一致率仅为 11%[258]。就其可能性能否大到足以影响制订治疗措施，表面拭子的结果显然是不足的[271]。

胃抽吸物

胃抽吸物也可视为羊水样本，因为新生儿或多或少地吞咽了来自产道的分泌物。大约 1/3 的胃抽吸物经革兰氏染色显示有菌株（通常是潜在病原体，例如肠杆菌属、GBS 和肠球菌），而且各种微生物的比例也基本相似[103]。这些婴儿有很大部分不会发展为败血

表 40.5 所报道的引起新生儿败血症的生物体（并非特指正文部分）。大多数这些生物体引起败血症性疾病，在此仅标明局部特征。

生物体	局部和其他特征	参考文献
革兰阳性球菌		
A 族链球菌	脑膜炎	Coulter et al 1984 Lancet ii:356
	筋膜炎	Nutman et al 1979 Arch. Dis. Child. 54:637
C 族链球菌（类马链球菌）	脑膜炎	Hervas et al 1985 Ped. Inf. Dis. J. 4:694
D 族链球菌		
1.α-溶血性（草绿色）（血链球菌，缓症链球菌）	脑膜炎	Freedman & Baltimore 1990 J. Perinatol. 10:272
		Heath et al 1980 Am. J. Obs. Gyn. 138:343
		Haftar et al 1983 J. Clin. Microb. 18:101
		Spigelblatt et al 1984 Ped. Inf. Dis. J. 4:56
2.牛链球菌	脑膜炎	Alexander & Giacoia 1978 J. Pediatr. 93:489
		Fikar & Levy 1979 Am. J. Dis. Child 133:1149
3.粪链球菌	脑膜炎	Dobson & Baker 1990 Ped. Inf. Dis. J. 9:165
	脓肿	Jeffery et al 1977 Arch. Dis. Child. 52:683
		Luginbuhl et al 1987 Ped. Inf. Dis. J. 6:1022
α-溶血链球菌（非 D 族）	脑膜炎	Broughton et al 1981 J. Pediatr. 99:450
F 族链球菌		Well & Keeney 1980 Pediatrics 66:820
G 族链球菌		Brans 1975 Pediatrics 55:745
		Dyson & Reld 1981 J. Pediatr. 99:944
米勒链球菌（常为 F 族，也可为 C，A，G 族）		Cox et al 1987 J. Clin. Pathol. 40:190
肺炎链球菌	脑膜炎	Alzahawi et al 1988 Br. J. Obs. Gyn. 95:1198
		Geelen et al 1990 J. Perinat. Med. 18:125
		Jacobs et al 1990 Scand. J. Infect. Dis. 22:493
		Kaplan et al 1993 Am. J. Perinatol. 10:1
		Robinson 1990 Rev. Inf. Dis. 12:799
		Westh et al 1990 Rev. Inf. Dis. 12:416
		Wright et al 1990 J. Infect. 20:59
明串珠菌	脑膜炎	Friedland et al 1990 J. Clin. Microbiol. 28:2125
消化链球菌（厌氧）		Chow et al 1974 Pediatrics 54:736
		Noel et al 1988 Ped. Inf. Dis. J. 7:858
革兰阳性杆菌		
炭疽杆菌	败血病	Ozkaya et al 2000 Ped. Inf. Dis. J. 19:487
脆弱杆菌	骨髓炎	Brock 1980 Clin. Pediat. 19:639
蕈样芽胞杆菌	脑膜炎	Thompson et al 1990 Pediat. Rev. Comm. 4:147
蜡样芽胞杆菌	脑膜炎	Feder et al 1988 Pediatrics 82:909
	肺炎	Jevon et al 1993 Ped. Inf. Dis. J. 12:251
双岐杆菌属		Noel et al 1988 Ped. Inf. Dis. J. 7:858
产气荚膜梭杆菌（Welchii 菌）	先天性感染	Gallaher & Marks 1991 Am. J. Perinatol. 8:370
	脑膜炎	Orzel et al 1983 Ped. Inf. Dis. J. 2:457
		Motz et al 1996 Ped. Inf. Dis. J. 15:708
	NEC	Long et al 1985 Ped. Inf. Dis J. 4:752
		Noel et al 1988 Ped. Inf. Dis J. 7:858
乳酸杆菌	脑膜炎	Broughton et al 1983 Ped. Inf. Dis. J. 2:382
革兰阴性球菌		
卡他莫拉菌	脑膜炎	Daoud et al 1996 Ann. Trop. Paediatr. 16:199
	肺炎	Ohlsson & Bailey 1985 Scand. J. Inf. Dis. 17:225
	蜂窝织炎	Leighton et al 1982 Ped. Inf. Dis. J. 1:339

（转下页）

表 40.5 （续表）

生物体	局部和其他特征	参考文献
奈瑟淋球菌	脑室炎	Bland et al 1983 Am. J. Obs. Gyn. 147:1781
	眼炎	Desenclos et al 1992 Sex. Transm. Dis. 19:105
	阴道炎	Stark & Glade 1979 J. Pediatr. 94:298
奈瑟脑膜炎球菌	宫内感染	Bhutta et al 1991 Ped. Inf. Dis. J. 10:868
	脓肿	Chugh et al 1988 Ped. Inf. Dis. J. 7:136
	脑膜炎	Embree et al 1987 Ped. Inf. Dis. J. 6:299
革兰氏阴性球菌		
不动杆菌	脑膜炎	Ibrahim 1995 West Afr. J. Med. 14:59
		Horrevorts et al 1995 J. Clin. Microb. 33:1567
		Morgan & Hart 1982 Arch. Dis. Child. 57:557
		Stone & Das 1985 J. Hosp. Inf. 6:42
		Vesikari et al 1985 Arch. Dis. Child. 60:542
氧化木糖无色杆菌	脑膜炎	Hearn & Gander 1991 Am. J. Clin. Pathol. 96:211
		Namuyak et al 1985 J. Clin. Microb. 22:470
木糖氧化产碱菌	脑膜炎	Boukadida et al 1993 Ped. Inf. Dis. J. 12:696
		Kishan et al 1987 Ind. J. Ped. 54:789
		Placzek & Whitelaw 1983 Arch. Dis. Child. 58:728
脆弱类杆菌	脑膜炎–甲硝唑可能有用	Chow et al 1974 Pediatrics 54:736
		Ketter & Monif 1988 Obs & Gynecol 71:463
		Webber & Tuohy 1988 Ped. Inf. Dis. J. 7:886
		Noel et al 1988 Ped. Inf. Dis. J. 7:858
布氏杆菌	小肠结肠炎	Lubani et al 1988 Eur. J. Pediatr. 147:520
		Labrune et al 1990 Acta. Paed. Scand. 79:707
	先天性感染	Chheda et al 1997 Ped. Inf. Dis. J. 16:81
		Shamo'on & Izzat 1999 Ped. Inf. Dis. J. 18:1110
	来自输血	al Kharfy 2001 Ann. Trop. Paediatr. 21:349
空肠弯曲杆菌	脑膜炎	Youngs et al 1985 Arch. Dis.Child. 60:480
	胃肠炎	Goosens et al 1986 Lancet ii: 146
		Forbes & Scheifele 1987 Ped. Inf. Dis. J. 6:494
噬碳酸菌		Feldman et al 1985 Ped. Inf. Dis. J. 4:415
柠檬酸菌	脑膜炎–常见脓肿	Rae et al 1991 Drug Intell. Clin. Pharm. 25:27
(弗氏，异型)		Kline et al 1988 J. Pediatr. 113:430
		Goering et al 1992 Ped. Inf. Dis. J. 11:99
		Saraswathi et al 1995 Ind Pediatr. 32:359
无枝菌酸棒杆菌		Berner et al 1997 J. Clin. Microb. 35:1011
迟钝爱德华菌	脑膜炎	Vohra et al 1988 Ped. Inf. Dis. J. 7:814
	败血症	Mowbray et al 2003 Pediatrics 111:e296
埃肯菌属		Sporken et al 1985 Acta Obs. Gynecol. Scand. 64:683
阴沟肠杆菌	脑膜炎	Acolet et al 1994 J. Hosp. Infect. 28:273
		Bannon et al 1988 Arch. Dis. Child. 64:1388
		Lacey & Want 1995 J. Infect. 30:223
		Modi et al 1987 Arch. Dis. Child. 62:148
		Verweij et al 1995 Infect. Control. Hosp. Epidemiol. 16:25
	NEC	Millar et al 1992 Arch. Dis. Child. 67:53
坂崎肠杆菌	脑膜炎	Muytjens et al 1983 J. Clin. Microb. 18:115
		Willis & Robinson 1988 Ped. Inf. Dis. J. 7:196
黄杆菌	脑膜炎–考虑用利福平	Thong et al 1981 J. Clin. Pathol. 34:429
脑膜炎脓毒黄杆菌		Linder et al 1984 Arch. Dis. Child. 59:582
		Tam et al 1989 Ped. Inf. Dis. J. 8:252
梭形杆菌	NEC	Noel et al 1988 Ped. Inf. Dis. J. 7:858
流感嗜血杆菌	肺炎和脑膜炎	al Mofada 1994 J. Infect. 29:283
		Bale & Watkins 1978 J. Pediatr. 92:233

(转下页)

表 40.5 （续表）

生物体	局部和其他特征	参考文献
		Berg et al 1981 Scand. J. Inf. Dis. 13:299
		Barton et al 1982 Am. J. Dis. Child. 136:463
		Kinney et al 1993 Ped. Inf. Dis. J. 12:739
		Lilien et al 1978 Pediatrics 62:299
		Meis et al 1991 Scand. J. Infect. Dis. 23:649
		Mendoza & Roberts 1991 J. Perinatol. 11:126
		Wong & Ng 1991 J. Paediatr. Child Health 27:113
		Webster et al 1995 Aust. N. Z. J. Obst. Gynecol. 35:102
		Milne et al 1988 Arch. Dis. Child. 63:83
	骨髓炎	Williams et al 1994 J. Infect. 29:203
副流感嗜血杆菌	脑膜炎	Nakamura et al 1984 Am. J. Clin. Pathol. 81:388
同性恋螺杆菌	脑膜炎	Orlicek et al 1993 J. Clin. Microb. 31:569
产酸克雷白杆菌		Tullus et al 1992 Acta Pathol. Microb. Imm. Scand. 100:1008
肺炎克雷白杆菌	UTI	Reish et al 1993 J. Hosp. Inf. 25:287
		Coovadia et al 1992 J. Hosp. Infect. 22:197
	脑膜炎	Cherubin et al 1982 Rev. Inf. Dis. 4, S:453
		McCracken et al 1980 Lancet i:187
		Morgan et al 1984 J. Hosp. Inf. 5:377
龟分枝杆菌		Speert et al 1980 J. Pediatr. 96:681
多休养性巴氏杆菌	脑膜炎–来自动物	Thompson et al 1984 Ped. Inf. Dis. J. 3:559
鼠疫杆菌	皮肤	White et al 1984 Am. J. Dis. Child. 135:418
类志贺邻单胞菌	脑膜炎	Waeker et al 1988 Ped. Inf. Dis. J. 7:877
		Billiet et al 1989 J. Inf. 19:267
奇异变形杆菌	脑膜炎–常见脓肿	Smith & Mellor 1980 Arch. Dis. Child. 55:308
		Velvis et al 1986 Ped. Inf. Dis. J. 5:591
绿脓杆菌	脑膜炎	Eisele et al 1990 Ear Nose Throat J. 69:119
		Gupta et al 1993 J. Trop. Pediatr. 39:32
		Jeffrey et al 1977 Arch. Dis. Child. 52:683
		Leigh et al 1995 Ped. Inf. Dis. J. 14:367
		Turkel et al 1986 Ped. Pathol. 6:131
		Ruderman et al 1983 Clin. Pediatr. 22:630
	新生儿坏疽性口炎	Juster Reicher et al 1993 Am. J. Perinatol. 10:409
		Freeman et al 2002 Ped. Inf. Dis. J. 21:83
类鼻疽假单胞菌	脑膜炎	Lumbiganon et al 1988 Ped. Inf. Dis. J. 7:634
埃斯佩特沙门菌	胃肠炎	McAlister et al 1986 Lancet i: 1262
伤寒杆菌	胃肠炎	Chin et al 1986 Arch. Dis. Child. 61:1228
	伤寒	Reed & Klugman 1994 Ped. Inf. Dis. J. 13:774
奥拉宁堡沙门菌	胃肠炎	Mehta et al 1987 Ind. J. Med. Res. 75:482
沙门菌属	脑膜炎	McCracken et al 1980 Lancet i: 787
（海德堡，鼠伤寒，都伯		Davis 1981 Am. J. Dis. Child. 135:1096
林，肠炎，厄班那，浦那		Gogate & Deodhar 1984 Ind. J. Pediat. 51:549
沙门菌）	胃肠炎	Kumar et al 1995 Indian Pediatr. 32:881
		Mahajan et al 1995 J. Commun. Dis. 27:10
		Umasankar et al 1996 J. Hosp. Inf. 34:117
		Sirinavin et al 1991 J. Hosp. Inf. 18:231
		Stone et al 1993 Am. J. Inf. Control. 21:270
黏质沙雷菌	脑膜炎	Lewis et al 1983 BMJ 287:1701
		Smith et al 1984 Lancet i: 151
宋内志贺菌	晚发性胃肠炎	Ruderman et al 1986 Ped. Inf. Dis. J. 6:379

（转下页）

表 40.5 （续表）

生物体	局部和其他特征	参考文献
弗氏志贺菌	胃肠炎和肠穿孔	Starke & Baker 1985 Ped. Inf. Dis. J. 4:405
霍乱弧菌		Coovadia et al 1982 S. Afr. Med. J. 64:405
		Bose et al 2000 Ped. Inf. Dis. J. 19:166
小肠结肠炎耶尔森菌	胃肠炎	Paisley & Laver 1992 Ped. Inf. Dis. J. 11:331
螺旋体		
钩端螺旋体病		Shaked et al 1993 Clin. Infect. Dis. 17:241
军团菌属		
嗜肺性军团菌	肺炎	Luck et al 1994 Eur. J. Clin. Microb. Inf. Dis. 13:565
		Holmberg et al 1993 Pediatrics 92:450
		Greene et al 1990 J. Perinatol. 10:183
病毒		
腺病毒	全身性感染	Abzug & Levin 1991 Pediatrics 87:890
		Piedra et al 1992 Ped. Inf. Dis. J. 11:460
		Montone et al 1995 Diagn. Cytopathol. 12:341
		Chiou et al 1994 Ped. Inf. Dis. J. 13:664
冠状病毒	肺炎	Sizun et al 1995 Acta Paediatr. 84:617
肠病毒	全身性感染	Abzug et al 1993 Ped. Inf. Dis. J. 12:820
	呼吸道疾病	Pruekprasert et al 1995 J. Assoc. Acad. Minor. Phys. 6:134
淋巴细胞性脉络丛脑膜炎病毒		Enders et al 1999 Ped. Inf. Dis. J. 18:652
鼻病毒	支气管肺发育异常	Chidekel et al 1997 Ped. Inf. Dis. J. 16:43
寄生虫		
人芽囊原虫	腹泻	Galatowicz et al 1993 Ped. Inf. Dis. J. 12:345
贾第鞭毛虫	胃肠炎	Morrow et al 1992 J. Pediatr. 121:363
	蝇蛆病（丽蝇幼虫）	Amitay et al 1998 Ped. Inf. Dis. J. 17:1056

症，胃抽吸物的微生物检查结果不应作为使用抗生素治疗的争论点。如果依据临床表现考虑感染，那么重要的是所选择的抗生素应能覆盖胃抽吸物所见的微生物。如果胃抽吸物是在出生后立即进行，或在喂养以前进行的将有助于诊断。

母亲高位阴道拭子

当婴儿在生后 24～48 小时内出现感染症状，其来源很可能是母亲阴道，高位阴道拭子（HVS）可能会有良好的相关微生物生长。然而，低位阴道 / 会阴部擦拭可能会产生大量 GBS 阳性结果。和胃抽吸物及表面拭子一样，HVS 只是告知可能暴露的病原菌，而不是感染，报告结果可能也太迟不至于影响最初制订的治疗方案。但可能有助于决定是否继续治疗和选择治疗机构。

尿

有两种可行的方法获取婴儿尿液样本用以诊断感染。一种是用尿液收集袋，另一种是使用耻骨上吸引(SPA)(第 45 章)。SPA 克服了污染，一次操作满意的 SPA，如果发现脓细胞或微生物，则表明有尿路感染。为了避免延误或不能确定，初始怀疑败血症的婴儿值得做 SPA。

作为败血症的常规筛查，通常先是在会阴用集尿袋收集尿样。在使用集尿袋之前必须将会阴仔细地擦洗干净，一旦有尿液，必须立刻取走尿液袋。不能用尿布遮盖集尿袋，也不要到换下一块尿布时再拿走集尿袋。尿液排泄以后应立即用显微镜检测。如果看见细菌和白细胞，则强烈提示 UTI。由于 UTI 诊断带有长期性（见下文），尿分析结果必须非常仔细。它的主要价值在于，如果尿液袋中的尿是没有问题的，那么排除 UTI。阳性尿必须视为怀疑，除非有大量白细胞（大于 150/mm³）和微生物纯生长，并且至少每升尿液有 10^8 的微生物（10^5/ml）。如果是混合菌群生长，或除大肠埃希菌群以外的微生物，必须以 SPA 再次确认。

也可用检测试纸来筛查婴儿 UTI。这些试纸通过光度计读取颜色变化以测试白细胞酯酶、亚硝酸盐和蛋白质。研究显示，在一组新生儿和婴儿中，99.4%的 UTI 倾向于阴性[498]。试纸在新生儿重症监护环境尚未被完全评估。

气管分泌物和气管内插管尖端培养

毫无疑问，那些来自上呼吸道的微生物，可引起败血症和下呼吸道感染，这已在念珠菌和 CONS 病例中通过使用核糖体分型技术[87]和念珠菌菌株[695]得以证实。对怀疑有肺部感染者，气管分泌物培养结果可以提供选择抗微生物制剂的有用信息。然而，仅以气管分泌物培养结果来诊断肺部感染是否太简单。最近的一项研究表明，将有呼吸道恶化迹象的婴儿与病情稳定婴儿的气管抽吸物培养结果进行比较，其细菌、病毒、衣原体和脲原体的培养阳性率并无显著差别。阳性率各占每组的 1/3[798]。

血管导管和胸腔穿刺管

脐导管、中央导管和胸腔穿刺引流管的顶端必须在更换时送检培养。中心导管可以用“Macki roll”技术，把管子卷起穿过培养的平板，计算定殖菌群。这有助于鉴别是管道感染还是移走导管时的皮肤污染所致。

腰椎穿刺

新生儿细菌性脑膜炎有很高的发病率和死亡率（见下文），尤其是当诊断和治疗被延误时。腰椎穿刺（LP）应该在抗生素使用之前，作为大多数患病婴儿感染性疾病常规检查的组成部分。有肺部感染并发症长期使用间歇性正压通气（IPPV；第 27 章第 2 部分）的婴儿可以免做；婴儿有明显局部感染，例如 NEC 或骨髓炎，也可免做；如果婴儿不能承受这一过程也可免做[343]。然而，可以特别免做的情况罕见。无症状足月儿仅有败血症危险因素则不需要做腰椎穿刺[426]。由于腰椎穿刺视为筛查过程，因此可以预期有大量脑脊液为阴性结果。最近的调查显示，99.05%的脑脊液结果为正常[388]，尽管做腰椎穿刺的适应证很低，在新生儿病房有 42%的婴儿接受了脑脊液检查。由此发现，阳性预期值非常低，约在 46%。对不论患儿生后不久有无表现为呼吸窘迫综合征（RDS），应行腰椎穿刺予以排除尚有争议。大部分临床医师对于有 RDS 的早产儿，在使用抗生素之前不常规做腰椎穿刺，相关文献也支持该种观点[365]。然而，对早产儿忽视或延误脑膜炎诊断存在一定风险的，尤其是腰椎穿刺在早期败血症的筛查中被忽略[847]。总的来说，晚期败血症与早期败血症相比，前者腰椎穿刺更可能会有阳性结果[738]。

腰椎穿刺必须在严格无菌环境中进行（第 45 章）。最好在操作时将婴儿坐直，如果婴儿是侧卧，避免躯干过度弯曲很重要，不然会导致呼吸困难或呼吸暂停。如果病情不稳定，必须检查婴儿脑脊液，比较安全的方法是在做腰椎穿刺以前插管和通气支持。如果婴儿血小板很低，必须在操作之前给予补充血小板。

脑脊液分析

尽管有时脑脊液中白细胞计数高并非是脑膜炎，但当多核细胞数量大于 20/mm³ 时，应该怀疑脑膜炎[16]，如果计数大于 30/mm³ 则强烈提示脑膜炎（附录 8）。当血液污染脑脊液，应计算红细胞与白细胞的比例。在非感染脑脊液中，通常>500∶1。

脑脊液显微镜检查很关键，可以直接指导抗微生物制剂的选择，但是必须使用广谱抗生素，除非得知培养结果。如果婴儿脑脊液中分离出白色念珠菌，但无其他的脑脊液异常表现，通常提示污染[29]。

在足月儿，脑脊液中蛋白质含量的正常上限是 1.5～2.0g/L（附录 8），早产儿脑脊液蛋白质通常较高，但很少超过 3.0g/L。脑膜炎时通常会升高。脑脊液葡萄糖水平应与同时检测的血糖水平有关。脑脊液中糖应该至少是血糖水平的 50%，较低水平（＜1.0mmol/L 或低于血糖的 30%）提示细菌性脑膜炎。

脑脊液必须检测 B 族链球菌或大肠埃希杆菌 K1 抗原，可以给予精确、快速的诊断信息。聚合酶链反应（PCR）检测疱疹病毒是可行的，可以在合适情况下进行（见第 8 章）。

在新生儿和婴儿，新开展的脑膜炎诊断技术是细胞因子检测，例如脑脊液中的白细胞介素和肿瘤坏死因子 α（TNFα）。最近的一项研究发现，IL-6 存在于 20 例患有细菌性脑膜炎婴儿的脑脊液中，而 20 例未患细菌性脑膜炎婴儿的脑脊液中均未发现有IL–6。在无菌性脑膜炎，近一半发现IL–6，但浓度只有细菌性脑膜炎的10%。TNFα对细菌性脑膜炎的敏感性较差[208]。对于新生儿脑膜炎的细胞因子检测，需要进一步的研究以明确其预期价值。

放射学

所有怀疑败血症的婴儿都必须做X线检查。如果有腹部症状或怀疑有UTI，腹部X线和超声检查可以明确。X线并非是发现骨或关节早期感染的最佳途径(见下文)。

血液检查

白细胞总计数

这是最无帮助的指标，因为正常范围太广（附录1），会随着妊娠和产后年龄变动，也会因机器因素而变化，包括将有核红细胞计数在内，中央导管比毛细血管获得的血样本低30%～40%。更进一步讲，许多非感染性意外，如脑室周围出血、惊厥、窒息都会引起白细胞总数升高。

嗜中性粒细胞计数

嗜中性粒细胞计数更有价值。有关足月儿和早产儿不同生后年龄的正常范围均有很好的记录（附录1）。最近已扩展了VLBW婴儿嗜中性粒细胞计数的参考范围[584]。在生后48小时内，中性粒细胞减少（＜2.0～2.5×10⁹/L）提示有细菌感染，这个取舍点的灵敏性大概在20%左右[331]。此后，中性粒细胞减少和中性粒细胞增多（7.5～8.0×10⁹/L）均有助于预测，尽管其敏感性和特异性都不超过80%。

感染时，外周血循环中的嗜中性粒细胞形态有所改变，易见到较多的不成熟形态，通常视作混合形态。混合形态的绝对值并无多大用处，因为它在感染后期才会升高，在感染最严重婴儿，由于骨髓耗尽，混合形态的形成有限。感染时比较有用的指标是未成熟中性粒细胞和中性粒细胞总数的比例（I/T比值）。在生后最初24小时，最大正常值是0.16；48小时为0.14；60小时为0.13，并持续至第5天。之后，最大正常范围是0.12，直到第一个月末。一些研究发现，I/T比值＞0.2为有用的感染指标，如果＜0.2则感染的可能性不大。当比例高达0.3或0.4，则明显增加了检测的阳性预期值[336]。在中性粒细胞绝对计数低的情况下，I/T比值异常则更强烈提示感染。

另一个提示感染的是中毒颗粒在中性粒细胞中出现。Manroe等[549]发现仅有11%的正常婴儿可以有中毒颗粒，相比之下，63%确诊为败血症的婴儿有中毒颗粒。

对于那些因中性粒细胞减少所致感染的婴儿，应当通过骨髓穿刺评估其白细胞储存池。然而，由于检查是损伤性的，而嗜中性粒细胞减少症通常是暂时性的，输注粒细胞治疗尚处于试验阶段[143]，所以一般都不做这种检查。

淋巴细胞计数

如果婴儿的淋巴细胞数始终低于2.8×10⁹/L，必须进一步检查严重的联合免疫缺陷[316,337]。

吖啶橙测试

使用吖啶橙技术直接染色白细胞中的微生物是一种有效的方法，用以诊断败血症和真菌血症。研究显示，比较中央静脉导管败血症的诊断，吖啶橙检测最为精确（敏感性为87%和特异性为94%）[700]。血沉棕黄层涂片用甲基蓝染色显微镜检测也很有用的，与血培养的结果有较高的一致性[677]。

血小板计数

50%细菌感染的婴儿，血小板计数会低于100×10⁹/L，但这通常发生在婴儿有明显败血症的情况下。最近的一项研究显示，血小板减少症对败血症诊断的敏感性和特异性分别是65%和47%[81]。

病毒感染，无论是先天性（如风疹、CMV、疱疹）还是获得性（例如，肠病毒、CMV、疱疹），都可能导致严重的血小板减少症（见下文）。

急性期的蛋白质

C–反应蛋白（CRP）

CRP是较白细胞更好的感染指标[81,331]，尤其是当一系列的检测方法都已做过[662]，而且已建立了CRP特征性曲线和最恰当的临界值。当一个婴儿被感染，只需几个小时CRP就能升高。然而，CRP对于决定是否需要使用抗生素治疗并无特别价值。CRP的最大作用是在开始治疗后，回顾性地评估临床败血症的诊断。如果CRP在发病的24～48小时内没有升高[76,97,223]，则不可能由培养来证实败血症。即使临床上初始怀疑有败血症，如果在48小时内综合CRP正常和培养阴性，则总体来讲停用抗生素治疗是安全的。连续的CRP检测有助于监测感染的进展，以及有助于决定治疗需要持续多久。对于开始推测为细菌感染，但在抗生素治疗期间CRP持续增高，应该考虑真菌感染可能性，以及耐药菌或出现并发症如细菌性心内膜炎、脓肿形成的可能性。CRP升高常被视作与胎粪吸入有关，尤其是缺乏细菌感染证据时。

其他急性期蛋白质

血清类黏蛋白(α1-酸糖蛋白)、结合珠蛋白、α1-抗胰蛋白酶和α1-抗凝乳蛋白酶都被用于评估新生儿感染，但是如果CRP正常，这些检测所能提供的信息也有限。这同样也适用纤维结合素分析，尽管其对许多早产儿败血症有诊断价值，因为低血浆纤维结合素可能会损害患儿抵御感染的能力[215,222]。

细胞因子

肿瘤坏死因子α(TNFα)和白细胞介素-6(IL-6)

既然TNFα是系统性炎症的主要始动因子并和IL-6共同诱导CRP，因此，血浆中TNFα和IL-6的水平增高应该是败血症的早期指标。IL-8也同样可能是败血症的早期指标，因为IL-8涉及中性粒细胞从骨髓中释放和中性粒细胞的激活。这些细胞因子作为新生儿细菌性败血症的指标，其价值近期已进行了回顾[560]。作者在31个研究评估中总结了大量不同方法和小样本，同时不使用荟萃分析，避免给临床医师任何粗略的结论。细胞因子分析由于研究时间太长以致没有开展的任何实用价值，这种情况应该发生变化。IL-6是较CRP更好的早期败血症指标，结合其他细胞因子、CRP测定[605]和系列测试[636]能提高败血症检测的精确性。在早产儿或早期败血症婴儿，脐带静脉血IL-6（而非TNFα）浓度均有增高[441]。

细胞抗原

在新生儿败血症，中性粒细胞CD64和CD11b表达增加[607,617]，但是这种类型测试的临床实用性尚未建立。

血清降钙素[292]

近期显示，血清降钙素浓度增高对新生儿败血症的预测具有相当的准确性[538]，但是必须进一步研究。降钙素能区别感染和炎症（而CRP不能）以及细菌和病毒感染，具有很高的特异性。

血清粒细胞集落刺激因子

在由培养证实的新生儿败血症的诊断中，通过将120pg/ml作为临界值，则血清G-CSF的诊断敏感性为95%，特异性73%，阳性预期值为40%，阴性预期值为99%[450]。

免疫学研究

抗原检测试验

对流免疫电泳已被用来检测血液、尿液或CSF中存在的细菌抗原，但是很少用于新生儿临床实践。然而，因乳胶凝集试验能快速筛查GBS已得到广泛应用，可检测母亲和新生儿的定殖菌群[277,320,675]。在新生儿筛查中，检测前最好浓缩尿液[65]。然而，最近对浓缩尿液检测筛查GBS的评估显示，生后最初24小时，敏感性为90%，特异性为70%，阳性预期值是12%，阴性预期值为99%[846]。这些结果提示，测试的主要价值在于保证无GBS感染。

抗体检测试验

这对病毒感染更有价值，样本抗体滴度在2周时有4倍或4倍以上升高，就有诊断价值。如果怀疑先天性感染，必须检测微生物特异性IgM（免疫球蛋白M）(第9章)，但这对HIV并不可靠（见下文）。

基因技术[512]

现在已能有效扩增保存许多革兰氏阳性菌和阴性菌的DNA序列以及许多病毒。运用PCR，避免了同时扩增有关人类的DNA[520]。这一方法有可能自动化，提供快速诊断菌血症。其他DNA扩增技术也将成为可能。

新生儿败血症的治疗

本章概述婴儿败血症治疗的总原则。考虑重点是迅速而又有效的治疗，由于机体的防卫能力差，全身性败血症婴儿病情恶化非常迅速，因此发病率和死亡率很高。

抗生素

早期败血症的抗生素选择和应用以及晚期败血症在下文讨论。对抗生素的评价在感染章节讨论。

辅助治疗

虽然抗生素是治疗新生儿细菌感染的主要方法，但从免疫缺陷患者的经验来看，抗生素在单独抗细菌时，如果缺乏宿主的防卫能力作为补充往往不能成功。由于所有新生儿都有一定程度的免疫缺陷，而早产儿尤其如此，因此应予多方的辅助治疗以提高宿主的抵抗力。

免疫球蛋白治疗

预防性使用免疫球蛋白在下文讨论。对于临床上怀疑或确诊的败血症，使用免疫球蛋白输注治疗的研究尚少。有证据显示，在输注了免疫球蛋白后，婴儿体液免疫力得到了提高[12]，也增加了中性粒细胞对CONS的调理性[175]，同时在体外将脐带血单核细胞与IgG孵育能增加TNFα产生[186]。根据这些重要的临床结果，最近公布的荟萃分析显示，当明确感染后，免疫球蛋白作为治疗的一部分加以应用（图40.9），可使死亡率在统计学上有显著下降（典型RR为0.55）。但在怀疑感染的病例，尚缺乏有说服力的证据显示能使死亡率下降（图40.10）[626]。

新鲜冰冻血浆

新鲜冰冻血浆（FFP）经常作为治疗新生婴儿败血症的一部分，用以增强体液免疫力[782]。在体外，成人FFP能增强新生儿嗜中性粒细胞的趋化性[224]。然而，当FFP被输注到新生儿体内，其对体液免疫成分的血清浓度没有任何影响[12]。同样鉴于FFP安全考虑（第30章）[139]，除非能证明FFP在治疗新生儿败血症有功效，一般很少有合适的理由在新生儿败血症中使用FFP，除非治疗相关的播散性血管内凝血(DIC)(第30章)。

交换输血

交换输血提供体液因子，去除一些败血症的有害物质，如细菌毒素、纤维蛋白降解物和细胞因子。研究表明在新生儿败血症，用新鲜全血交换输液有益[807]，而通过精心设计、预期的RCT结果很显著。某些败血症婴儿用新鲜血交换输血后，病情的改善偶尔很显著，因此这一技术不应废弃。

输注粒细胞

粒细胞从供血中获取，或从血浆中除去的过程中获得，提供给败血症婴儿，特别是当通过骨髓穿刺诊断发现并发中性粒细胞缺少症和粒细胞储存池耗竭时（第45章）。其有效性研究已经报道，但是由于设计缺陷太多以至无法得到清晰的结论[145,162,492]。最近报道的随机性试验显示该方法可能有效[147]，但总体上这些文献都不太令人信服。

粒细胞集落刺激因子(G-CSF)和粒细胞巨噬细胞集落刺激因子(GM-CSF)[574]

在新生儿败血症，G-CSF和GM-CSF对诱导粒细胞产生和激活非常重要[295,702]，同时也可能是非常有用的感染标志[436,450]。与成人相比，新生儿单核细胞不能产生G-CSF[146]，这也许就是新生儿严重败血症常伴有粒细胞减少症的部分解释。在新生儿，对怀疑败血症者予以重组G-CSF和GM-CSF的试验显示，通过C3bi表达评判，其中性粒细胞数量上升和功能活性增强[68,92,144,300,573,692,818]。目前有研究报道了G-CSF和GM-CSF对新生儿败血症的预后影响，它们均作为治疗或预防[67,92,471,573,726,818]。所有研究均发现，中性粒细胞数量迅速上升，但没有明确的急性毒副作用。减少死亡率的有效性证据或其他重要结果尚未有明确报道。几乎所有报道均陈述需要大量和进一步的明确工作。对患同种免疫或先天性粒细胞缺乏症的婴儿来说，G-CSF和GM-CSF非常有效[686]，而且没有发现有增加恶性疾病的风险[275]。

其他新治疗方法

己酮可可碱

己酮可可碱[1-（5-氧化己基）3-7-二甲基黄嘌呤]是一种免疫调节剂，在新生儿，能加重中性粒细胞的功能损害。它有广泛作用，包括改变中性粒细胞变形回顾：怀疑或随后证实有感染的新生儿使用静脉内免疫球蛋白。
比较：02对证实的感染使用IVIG，及安慰剂或不进行干预。
结果：01任何原因的死亡率。

研究	治疗	对照	权重 %	相对风险（固定）95% CI
Chen 1996	2/28	1/28	3.8	2.00 (0.19, 20.82)
Erdem 1993	5/15	7/16	25.4	0.76 (0.31, 1.89)
Haque 1998	1/21	4/23	14.3	0.27 (0.03, 2.26)
M-Ramirez 1992	2/19	2/18	7.7	0.95 (0.15, 6.03)
Samatha 1997	0/12	4/16	14.6	0.15 (0.01, 2.46)
Sidiropoulos 1981	2/20	4/15	17.2	0.38 (0.08, 1.78)
Weisman 1992	2/14	5/17	17.0	0.49 (0.11, 2.13)
总和 (95% CI)	14/129	27/133	100.0	0.55 (0.31, 0.98)

异质性检验：卡方 = 3.53, df = 6, p = 0.7405
总体效应检验：Z = 2.04, p = 0.04

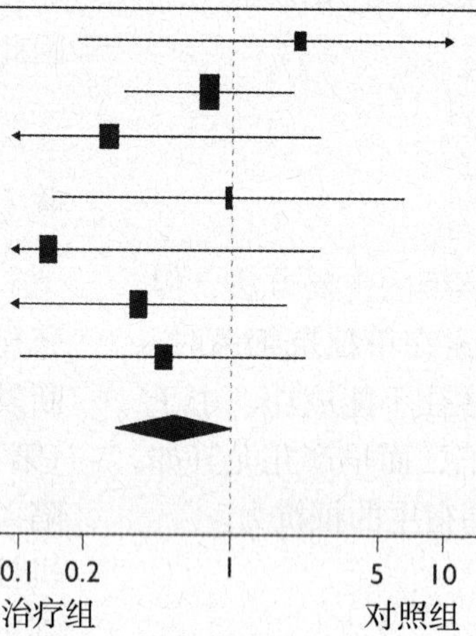

图 40.9 用静脉内免疫球蛋白及安慰剂或无干预措施来治疗证实感染的病例。以任何原因引起的死亡来评定结果。(引自 Ohlsson 和 Lacy [626] 的文献。)

回顾：怀疑或随后证实有感染的新生儿使用静脉内免疫球蛋白。
比较：01对怀疑的感染使用IVIG，及安慰剂或不进行干预。
结果：01任何原因的死亡率。

研究	治疗	对照	权重 %	相对风险（固定）95% CI
Christensen 1991	0/11	0/11	0.0	未评估
Erdem 1993	6/20	9/24	22.0	0.80 (0.34, 1.86)
Haque 1998	1/30	6/30	16.1	0.17 (0.02, 1.30)
Samatha 1997	5/30	8/30	21.5	0.63 (0.23, 1.69)
Shenoi 1999	7/25	7/25	18.8	1.00 (0.41, 2.43)
Sidiropoulos 1981	4/41	8/41	21.5	0.50 (0.16, 1.53)
总和 (95% CI)	23/157	38/161	100.0	0.55 (0.31, 0.98)

异质性检验：卡方 = 3.10, df = 4, p = 0.5412
总体效应检验：Z = 1.96, p = 0.05

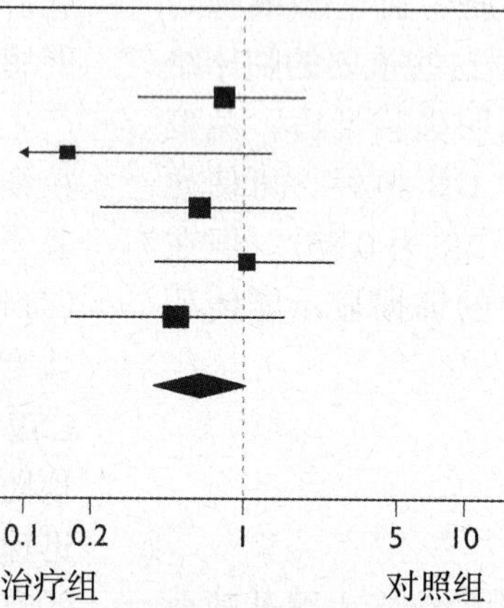

图 40.10 用静脉内免疫球蛋白及安慰剂或无干预措施来治疗怀疑感染的病例。以任何原因引起的死亡率来评定结果。(引自 Ohlsson 和 Lacy [626] 的文献。)

能力、增加四唑氮蓝下降和 H_2O_2 产物[481]。尚未对其在败血症婴儿中的使用进行评估。

抗脂A单克隆抗体

在革兰阴性菌中毒性休克，脂 A 与脂多糖的毒性作用有关，而抗脂 A 单克隆抗体可以降低感染新生鼠的死亡率[313]。有趣的是从围生学角度讲，将抗脂抗体用以怀孕母鼠能通过胎盘传递。

支持治疗

败血症婴儿常需要完全的新生儿重症监护，这已在第 19 章和第 27 章第 2 部分加以描述。然而，有 1～2 个特殊的地方需要加以特别的注意。

动脉和静脉管路

除非败血症已得到处理，否则任何超过 24 小时的中央导管应被取出，替之以外周管路。这一观点在极小婴儿由于血管通路困难，尽管危险，可能不易执行，因为该通路用以输液和取样，因此在疾病早期可以进行总体评估。

出血素质

血小板减少症和DIC是常见新生儿败血症的并发症。这些在第30章进行详细讨论。

营养

败血症婴儿通常分解代谢增加，但由于麻痹性肠梗阻、NEC或胃肠炎，所以很少能承受肠道喂养。静脉营养，尤其是脂肪，在败血症期间常不能耐受。因此，应在感染的最初24～48小时仅使用葡萄糖和电解质。当婴儿病情改善，应尽可能给予更充分的肠外或肠内营养。

新生儿感染分类

分类便于考虑病因、临床表现或治疗的总原则。下面这些对于新生儿临床实践很有帮助。

- 早发性败血症。定义范围从24小时到7天，但这里所指的是出生后最初48小时内即出现感染症状，通常由来自母亲的微生物所引起，于出生前或出生时获得。其他适合这个范围的感染是“垂直传播”（从母亲到婴儿）和“围生期获得”。
- 晚发性败血症。这意味感染的临床表现在出生48小时以后出现，而且总体上讲，致病微生物由环境中获得，而不是来自母亲。其他适合这类感染的是“院内感染”和“水平传播”。“院内”表明和医院有关。从这层意义上讲，许多“垂直传播”与医院有关，但更有用的是流行病学研究，以鉴别感染是在出生时获自母亲，还是在出生以后获得。
- 经胎盘的感染。可以从字面解释，也是常用术语，例如先天性风疹、弓形体病和CMV（巨细胞病毒）。这同样也适合许多HIV感染和肝炎病例以及一些HSV感染病例。

早发性新生儿败血症

早发性败血症通常是爆发性的败血症性疾病，经常并发脑膜炎或肺炎。由出生前或出生时来自母亲的病原体所致。重要发病因素是长时间胎膜破裂、母亲患UTI、早产儿，以及特别致病性微生物或母亲缺乏相关抗体（如GBS感染）。最近还有报道，有相当一部分母亲患有严重先兆子痫的婴儿伴有中性粒细胞减少症，而且通常更易导致早发性败血症[455,583]。尽管早产是很重要的危险因素之一，但早发性败血症患儿的平均出生体重明显高于晚发性败血症者的平均体重。最近的两项研究表明，早发性败血症婴儿的平均出生体重分别是2472克和2213克，而晚发性败血症婴儿的平均出生体重分别是1960克和1711克[205,407]。

早发性败血症（根据此处的定义）的发生率大约为每1000个婴儿中2～4例[407,735]。发病率在发达国家趋于下降，尤其是极低体重儿，可能是由于分娩期预防性使用抗生素以防止B族链球菌感染（见下文）[652]。

大多数早发性败血症可能还是由于无乳链球菌引起，就是通常所称的GBS[407]，但最近的证据显示，革兰氏阴性菌，如大肠埃希杆菌有替代趋势，可能是使用抗GBS的结果[54,779]。除了GBS，其他微生物是链球菌、流感嗜血杆菌、李斯特单核细胞增多菌、革兰阴性的厌氧菌[123]、真菌和沙眼衣原体。大部分病原菌的临床表现类型相似，GBS早发性败血症可以作为所有病原菌感染的模型。

B族链球菌引起早发性败血症

流行病学

B族链球菌是胃肠道和阴道的共生菌，在英国大约有10%～30%孕妇女有该菌定殖。该菌群有众多可鉴别的GBS血清型，依据荚膜多糖抗原分为：Ⅰa、Ⅰb、Ⅱ、Ⅲ、Ⅳ、Ⅴ、Ⅵ、Ⅶ和Ⅷ型。它们均可在疾病早期发现，其流行因不同的国家而有所不同[554]，但大部分新生儿感染由Ⅰ、Ⅱ、Ⅲ型引起[355]。也有报道同时感染两种血清型[255]。除了多糖抗原，特殊菌株表面蛋白抗原也有致病性[165]，但组织侵袭性似乎与已知的表

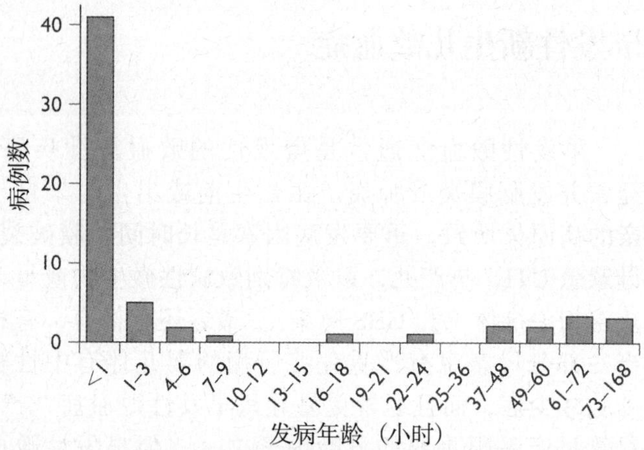

图 40.11 61 例早发性 GBS 感染的分布。（根据 Boyer 和 Gotoff 文献 [112] 重绘。）

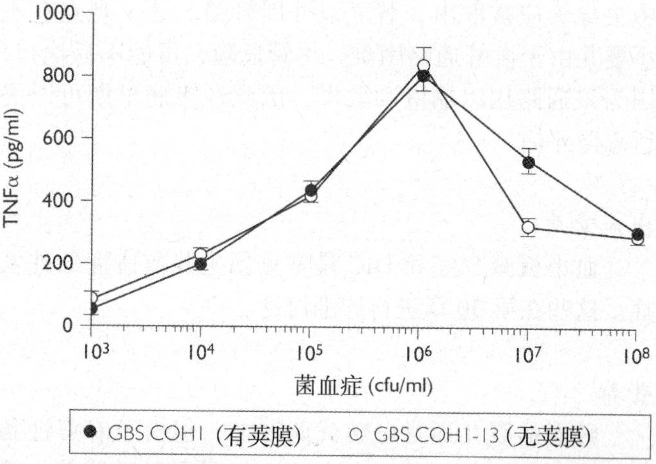

图 40.12 单核细胞和巨噬细胞对有荚膜（COHI）和无荚膜（COHI–13）的Ⅲ型 GBS 感染产生的 TNFα。（引自 Williams 等 [844] 的文献。）

面抗原无关[810]。

最近报道，GBS 早期败血症在不同国家的发病率如下：美国为 1.8 例 /1000 活产婴儿[110]；加拿大为1.75 例 /1000 活产婴儿[167]；澳大利亚为 1.3 例 /1000 活产婴儿[407]；西班牙为 1.2 例 /1000 活产婴儿[370]；芬兰为 0.76 例 /1000 活产婴儿[435]。英国最近报道，证实或证实 / 怀疑 GBS 败血症发生的是 0.9 例 /1000 活产婴儿[582]，0.6 例 /1000 活产婴儿[359]，1.15 例 /1000 活产婴儿[62]，2.6 例 /1000 活产婴儿[66]和 0.57 例 /1000 活产婴儿[622]。暴发流行期间可高达 14 例 /1000 活产婴儿[13]。

影响 GBS 败血症流行的主要因素是妊娠妇女阴道带菌率和婴儿出生时预防污染措施的有效性。近 10年，阴道和直肠带菌率报道各不相同，分别为 18.5%[298]、12%[423]、16.3%[672]、23%[30]、7.1%[370]和 17.8%[781]。这些不同可能与拭子技术和使用不同培养基有关。最低发生率由欧洲中心报道，这可能反映了早期 GBS 败血症在欧洲的流行率低，而且这肯定是在预防政策建立前与美国进行的比较研究。新生儿 GBS 感染也可由感染的母乳所致，但临床表现晚于分娩期感染的患儿[195,629]。

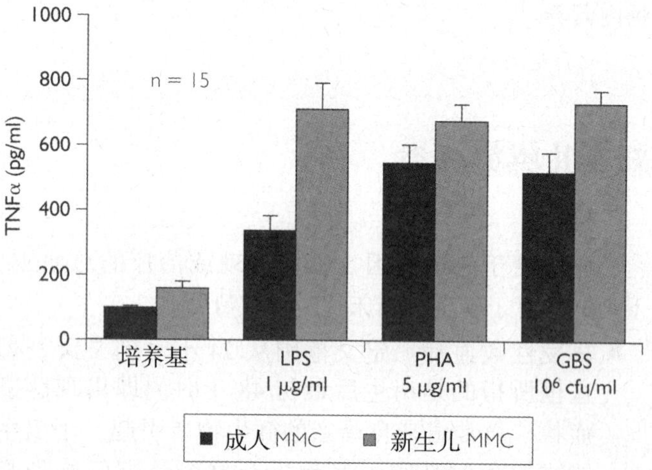

图 40.13 来自成人和新生儿的混合单核细胞在 GBS、植物血细胞凝集素（PHA）和大肠杆菌内毒素（LPS=脂多糖）刺激下产生 TNFα 的比较。（引自 Williams 等 [844] 的文献。）

临床表现

大部分 GBS 败血症的病情进展在最初 4～6 个小时，几乎 90%病例在出生后 24 小时以内发现[285,856]，即使那些分娩期使用过抗生素的病例也同样如此[122]。GBS 败血症可以表现为严重的出生时窒息、青紫和休克。更多见的表现为败血症的早期体征（见上文），这时必须怀疑该病的可能。如果不能迅速识别和治疗，婴儿病情会迅速恶化并由于呼吸暂停、严重低氧血症和新生儿持续性肺动脉高压（PPHN)（第 27 章第 2 部分）的心肺表现而需要插管和 IPPV。在严重病例可有低血压、代谢性酸中毒、心动过速和外周灌注差，提示预后差。

病理生理

低血压、低氧血症和肝肺损害是新生儿早期 GBS 败血症的特征，提示有革兰氏阴性菌内毒素引起的全身炎症反应综合征（SIRS）。革兰氏阴性菌内毒素主要通过刺激细胞因子释放，如TNFα、IL-1[811]、和IL-6，它们主要来自抗原递呈细胞，包括巨噬细胞和单核细胞。当TNFα直接输入动物体内，会引起进行性低血压、降低心脏输出量、低氧血症和肺部损伤。在GBS败血症婴儿的血浆和尿液中可以检测到TNFα（在正常对照组检测不到），在实验室通过加温杀灭冲洗的GBS可以诱导巨噬细胞和单核细胞产生TNFα（图40.12）[844]。有趣的是，来自新生儿的混合单核细胞对GBS刺激产生的TNFα产物明显较成人多（图40.13）[844]。引起败血症休克的GBS细胞成分被认为是β-溶血素[684]。

GBS的其他特征是对肺上皮细胞的侵袭力[234]，尤其是微血管细胞，以及释放类花生酸类物质，如前列环素和PGE[2299]。在动物中，注射热灭活的GBS可以导致剂量依赖的肺动脉压力增高以及肺动脉和全身动脉阻力增加，同时也可导致心脏输出量下降和心率减慢。肺动脉阻力的量化反应是菌株依赖性的，血清型Ⅰb较血清型III[177]有更大的影响。不同菌株感染可以解释疾病的不同严重性。

宿主对于GBS的防御包括多核粒细胞、补体和针对多糖和蛋白质抗原的特异性抗体。尽管母亲阴道内有GBS定殖，但如果母亲体内含有较少或缺乏抗GBS的IgG循环抗体[46]，则婴儿易感染GBS。如早产，这种情况更可能发生。如果新生儿血浆中特异性IgG抗体浓度＞2mg/ml可能具有保护作用[46]。新生儿白细胞很难杀灭微生物，但如果有抗体存在可能就不一样。GBS抗原可吸引中性粒细胞聚集于肺部，随后释放大量细胞因子，进一步加重肺部损伤[46]。

尸体解剖发现

尽管许多婴儿有肺泡透明膜和肺炎，但缺乏特异性特征[5,642]。在早产儿，表面活性物缺乏的透明膜病（HMD）可同时存在[417]，但在足月儿透明膜病是由GBS毒性物质引起的非特异性改变。在过去缺乏足够的细菌学检查，由GBS或其他相似感染引起的透明膜病导致了许多患儿死亡，并都归咎于表面活性物缺乏的RDS。

检查

没有理由因检测结果未定而延误怀疑早期败血症的治疗。检测目的是用以回顾性确定诊断，明确相关的微生物，以及发现并发症。

微生物

如果母亲尚未进行抗生素治疗，血培养几乎均为阳性。大部分表面拭子和胃抽吸物（常含有大量革兰氏阳性菌）通常有GBS生长，除了血培养，这些部位的检测很少有帮助。在出生后数小时表现为脑膜炎者少见（约15%），如果新生儿表现为早期败血症体征，应该进行腰椎穿刺（见下文）[847]。GBS抗原可以通过乳胶凝集试验检测婴儿血浆和浓缩尿液而发现（见下文）[277,675]。然而，最近的多中心研究评估了婴儿尿样乳胶凝集试验与血培养证实的GBS败血症，结果感染婴儿中仅有53.5%为阳性[65]。

母亲会阴部拭子通常有微生物生长，当母亲住院分娩，新技术可以帮助快速检测直肠－阴道拭子的微生物[776]。这些检查的特异性很好，但敏感性相对差[320]。

血液学/生化/临床

常见中性粒细胞缺乏和外周血出现原始细胞[116,548]，中性粒细胞缺乏到＜1.5×10^9/L是不祥征兆[642]。然而，血液值的敏感性、特异性和预期价值对早期败血症的诊断很差[322,336]。在存活者中，会进一步发展为贫血和血小板减少症。急性阶段的反应物，如CRP在GBS败血症总体是升高，但可以延迟12小时，或出现于症状开始和CRP升高之间[651]。早期酸中毒和低血压是不好的迹象。

放射学

CXR可以正常，如果合并有RDS，可以表现为广泛而均匀的透明度下降[505]，但很少有助于鉴别诊断。可以发生胸腔积液[642]。

治疗

对疑似病例必须立即开始治疗，以最大的推荐剂量，静脉内使用抗生素。对于盲治新生儿早期败血症，联合使用青霉素（或者阿莫西林）和庆大霉素是很好的选择，因为这些抗生素有协同抗GBS作用[45,791]，而且可覆盖其他可能引起综合征的微生物（见下文）。单独使用头孢菌素作为早期败血症的初始治疗不能令人满意，因为头孢菌素无法治疗产单核细胞李斯特菌或肠球菌。一旦GBS败血症被确诊，治疗可以简化为单独使用苄青霉素，持续10天。GBS对于青霉素非常敏感，大部分分离出的最小抑菌浓度小于0.06mg/ml。在呼吸衰竭的GBS感染婴儿，必须给予表面活性物质[368]。

使用来自有抗GBS抗体献血者的血液进行交换输液，一般认为很有效[49,340]。免疫球蛋白和GM-CSF的使用在下文页已讨论。

结果

1970年代晚期，早期GBS败血症的死亡率在50%左右[43]，而当婴儿体重<1.5kg则上升至100%[671]。但自那时起，预后已有改善。最近，来自欧洲的报告显示总体死亡率在8%[435]、11%[359]和19.5%[582]。对于足月儿和晚期败血症患者，目前死亡率应该<10%[112,407,856]。低体重儿的结果仍然不好，最近来自于牛津的报道，所有死亡婴儿全部为早产[582]。近期，来自英格兰北部的报道发现，新生儿死亡人群中，0.8例/10 000人是由于确诊的早期GBS败血症所致[230]。

GBS败血症的预防

母亲的预防

母亲于婴儿出生时携带GBS，大约有1%的阴道分娩婴儿会成为感染患者。重要的易患因素是羊膜炎、产程延长、长时间胎膜破裂、分娩时频繁骨盆检查和低出生体重[13,166,285,298,533,817]。一个或多个易患因素占新生儿早期败血症的80%[285]。

目前仍然应用预防垂直传播的主要方法是分娩期预防性使用抗生素，主要针对新生儿早期感染的危险因素超过半数[359,732]。预防性治疗是对那些已知携带GBS的妇女（通过筛查途径）和/或有产科危险因素的患者（通过风险评估途径）[82,653]。最近，美国通对这两种途径的评估发现，母亲于孕35和37周进行筛查较之那些仅依据危险因素（相对风险0.46；95%，CI 0.36～0.6）给予治疗的结果显示，前者早期GBS败血症明显低于后者[731]。《新英格兰医学杂志》也报道了同样的观点，然而，该文也报道了由革兰氏阴性菌所致的早期败血症比例增加[779]，提示分娩期广泛使用预防性抗生素的价值。分娩期抗生素对在生产前才开始的羊膜内感染病例无效，因此，许多关注广泛使用预防性抗生素者指出，还需要其他途径加以预防。

在英国，有众多不同的关于预防垂直传播GBS感染的实际措施。最近，对不同方法的正负影响进行了回顾[113,406,581]，RCOG /REPCH制定了指南。目前英国还不支持国家性的筛查政策，该问题已由英国国家筛查委员会递交并已在议事日程（www.nsc.nhs.uk）。

虽然还须等待临床试验，但GBS免疫接种肯定有效[46,442]。然而，国家之间以及GBS血清型的长期变化是问题关键[187,355]。

早产和胎膜早破的治疗，胎膜早破[309,312,564]

一旦羊膜破裂，阴道微生物就很容易进入羊膜腔和胎儿。随着时间延长，其感染可能性也在上升。生产之前羊膜破裂简称为“胎膜早破”（PROM），膜破裂和分娩之间的间隔可能会延长。羊膜破裂早于孕37周称之为“早产胎膜早破”（PPROM），在胎膜破裂和生产之间经常会有较长时间间隔。

在PROM或接近足月的新生儿，有关新生儿败血症的证据相互矛盾。有些研究显示增加的危险相当小[508]，而有的显示高风险和高死亡率[17]。羊水胎粪污染增加了羊膜内感染的风险[837]。最近，RCT的荟萃分析显示，预防性抗生素在治疗PROM足月或接近足月儿的新生儿败血症无效[263]。

尽管羊膜破裂发生于孕28周之前，肺部发育不全对存活可能是更大的危险[531]，无疑PPROM带来了严重的败血症危险[37,371,508]。新生儿败血症的危险性，有PPROM是无PPROM的3.5倍[501]。但在羊膜破裂后立即进行接生，可以降低危险，但必须评估早产的风险。最近的荟萃分析显示，PPROM预防性使用抗生素，对临床诊断新生儿败血症和血培养的阳性率均有一定帮助（图40.14）[451]。

新生儿预防

对于无症状但考虑有GBS败血症危险的足月儿，是否给予预防抗生素尚有争论。尚无依据对所有婴儿均给予青霉素。携带母亲分娩的无症状婴儿，建议应采取不同的处理方法。皇家学院的产科和妇科学专家组（ROCOG）、英国政府健康保护机构和GBSS组织都已制订指南。来自英国政府健康保护机构的陈述，应该考虑使用抗生素；GBSS认为所有考虑有GBS败血症的患儿应该开始治疗，同时等待血培养结果。

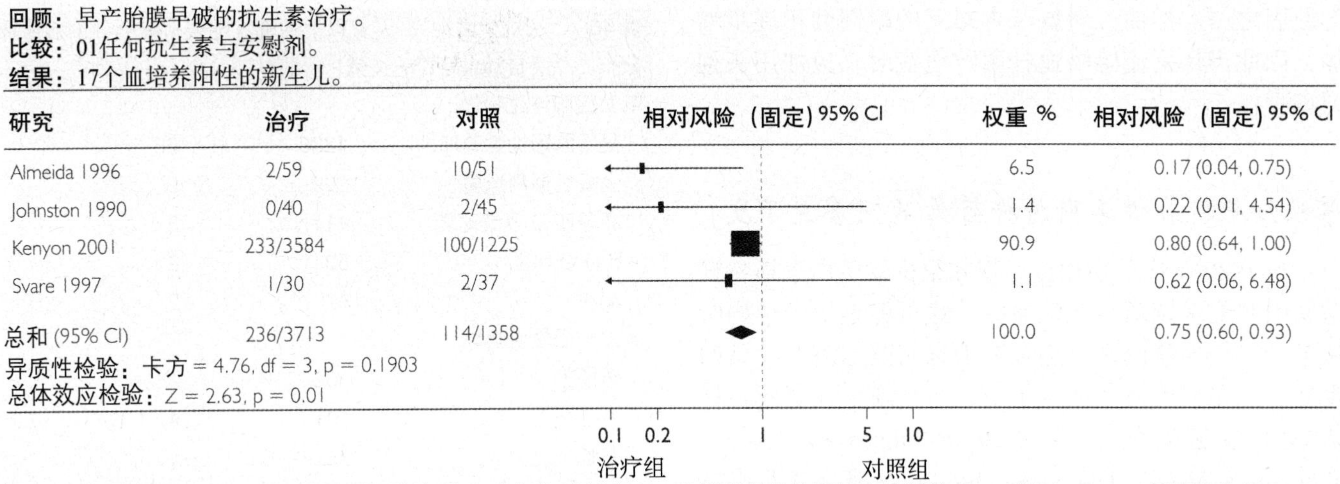

图 41.14 早产胎膜早破时使用抗生素。任何抗生素与安慰剂对比。以婴儿血培养阳性来检测结果。（引自 Kenyon 等[451]的文献。）

表 40.6 GBS引起的病症（改绘自Baker和Edwards[44]的文献）

早发性败血症	心肌炎
无症状的菌血症	筛窦炎
脑膜炎	中耳炎
肺炎	结膜炎
脓胸	眼内炎
腹膜炎	乳房脓肿
肾上腺肿	蜂窝织炎
关节炎	筋膜炎
骨髓炎	脓疱病
脑脓肿	暴发性紫癜
硬脑膜下积脓	脐炎
脑炎	指（趾）炎
心内膜炎	浅表脓肿
心包炎	泌尿系统感染

ROCOG 讨论了危险因素，并指出对有多种危险因素但仍未确诊的患者预防性使用抗生素的争论仍很激烈。对于定殖母亲所生的无症状婴儿，合理的临床措施是观察目前状况 12 小时，但对有任何单风险因素的无症状患儿（母亲发热、胎儿心动过速和长时间胎膜破裂），应予筛查和治疗。

GBS感染的复发

一些不幸的婴儿经历了不只一次的 GBS 败血症，虽然这种风险不到 1%。最近报道的 9 例中[321]，第二次感染的平均年龄为 42 天，6 例有败血症但无感染灶，3 例有脑膜炎。超过半数病例，通过限制酶消化和脉冲电泳显示首次与第二次感染的微生物相同。然而，这些病例是最初感染复发还是再度感染，还尚不清楚。

其他微生物引起的新生儿早发性败血症

除了 GBS，许多其他微生物也能引起与上述描述相似的急性早发性败血症(表 40.5)。这些微生物同样也能引起晚发性败血症，及许多表 40.6 所列的特异性感染。由于病原体表现不同，因此必须使用广谱抗生素治疗直至培养结果出来。许多特殊因素引起的早发性败血症必须进一步讨论。

流感嗜血杆菌

流感嗜血杆菌，尤其是无荚膜无血清型菌株，对女性生殖道有亲和力，占早发性败血症的 10%[562]，其重要性排在 GBS 和大肠埃希菌之后，列第三位[701]。最近牛津地区报道，流感嗜血杆菌感染为 4.6 例 /100 000 出生人次[247]。最近报道，流感嗜血杆菌早发性败血症的危险因素，早产儿为 92%，PROM＞12 小时为 63%，母亲有发热为 64%，有羊膜炎为 43%以及有产道分泌物为 44%[467]。大部分患儿表现为生后立即发生呼吸窘迫，最终死于肺炎。脑膜炎和结膜炎相对常见。报道的死亡率为 50%[850]。在英国，引起大部分出生婴儿早期败血症的流感嗜血杆菌对氨苄青霉素敏感，这就是为何在初始盲治中较苄青霉素更偏爱选用氨苄青霉素的原因之一。然而，对氨苄青霉素的耐药性正逐步增加，因此当怀疑流感嗜血杆菌败血症时，应加用头孢氨噻肟。

单核细胞增多性李斯特杆菌属(也可参见下文)

与1980年代后期相比，现在很少发生由李斯特杆菌属引起的早期新生儿败血症，这可能是由于孕妇听从了专家们的建议避免进食未消毒奶酪等潜在污染的食品。现在，英格兰和威尔士，每年新生儿李斯特杆菌感染报道病例数不到20例(http://www.phls.org.uk/topics_az/listeria/data_human.htm)。大部分李斯特杆菌垂直传播感染最常见于生后24小时内，表现为败血症、肺炎和脑膜炎，也可发生腹泻和红斑样皮疹。必须注意第三代头孢菌素对李斯特杆菌无效，需选用大剂量氨苄青霉素，这很关键。

凝固酶阴性葡萄球菌（CONS）

虽然CONS是晚期败血症的常见病原菌，偶尔它也可引起早产儿早期败血症，并可导致肺出血[777]。

晚发性败血症

超过48小时发生的新生儿感染多数从产后环境中获得病原体，而不是由胎盘和产道获得，晚发性败血症范围包括轻微皮肤感染到致命败血症。澳大利亚新生儿病房开展一项前瞻性研究表明（以入院患者出生后48小时为界），活产婴儿晚期全身性败血症的发病率为4.4‰，而早发性败血症发病率为2.2‰[408]。晚发性败血症死亡率为9%，而早发性败血症则为15%，大量研究表明早发性败血症死亡率比晚发性败血症高。NICU的严重晚发性败血症主要见于早产儿，有报道出生体重小于750g的新生儿发生晚发性菌血症的危险性比出生体重大于2000g的新生儿高45倍[248]。近来关于极低体重儿院内感染率各国有不同报道，美国报道为16%[248]、19.1%[121]和21%[780]，西班牙监护室则为15.6%，以色列一新生儿救护中心为30%，巴西NICU为50%[593]。

引起晚期败血症最常见的病原体是CONS、革兰氏阴性杆菌（如克雷白菌属、大肠埃希杆菌、粘质沙雷菌和假单胞菌属）、金黄色葡萄球菌和各种念珠菌属（见表40.7）。同时也可见于其他各种微生物（见表40.5），正常情况下这些微生物多数是共生的，许多轻微浅表感染是由金黄色葡萄球菌和革兰氏阴性杆菌引起，GBS常导致晚期败血症，在这种情况下，脑膜炎、骨髓炎和蜂窝织炎发生率比早期败血症高[359]。

表40.7 用抗生素治疗5天及以上的晚发性败血症合并的病原体分布。（引自Stoll等[778]的文献）

革兰氏阳性生物体		
凝固酶阴性葡萄球菌	1288	55
金黄色葡萄球菌	209	9
肠球菌/D族链球菌	111	5
B族链球菌	53	2
其他	52	2
革兰氏阴性生物体		
肠杆菌	102	44
大肠杆菌	101	4
克雷白菌	85	4
假单胞菌	53	2
其他	82	4
真菌		
白色念珠菌	111	5
近平滑念珠菌	57	2
其他	51	2
总计	2355	100

医院内感染的流行病学

晚发性败血症病原体的重要宿主是人，包括患者自身皮肤、胃肠道、其他婴幼儿、医务工作者和拜访者。自然环境来源较少见。偶尔可发现某种特定的污染源，例如由矿物油播散的李斯特杆菌属[734]、含有不动杆菌属的肠胃外营养液[606]或空调[525]。采用现代技术明确某种菌株有助于了解院内感染病原体的生态学，而后者对于控制NICU院内感染和抗生素耐药性增长起着关键作用[265,287]。

院内感染易感因素

婴儿都可能从他人或环境中获得感染，但某些婴儿或某种环境可使感染儿率大大增加。在预防措施章节（见上文）中我们讨论了部分交叉感染的易感因素，但其中有两个关键因素缺乏控制。

早产儿、低体重儿和医疗设备的使用

早产儿、低体重儿与晚发性败血症的发生有着密切关系，尤其是CONS引起的晚发性败血症[318,409,778]。近来对NICU住院患儿的研究发现，体重小于1000g的婴儿院内感染发生率为44.4%和22.6%，体重大于2000g的婴儿院内感染发生率却为10.1%和0.6%[205,408]。毫无疑问这些婴儿对感染有天生的易感性[141]，但也受到NICU环境因素的强烈影响，如不利的微生物生态学和医疗设备的使用。许多研究揭示，使用过或正在使用呼吸机、中心血管置管、静脉输注脂肪乳剂和脑积水分流术等，院内感染发生率呈正相关性升高。院内感染发生率与NICU总体平均住院时间[142,289]、个人NICU平均住院时间[318]之间有正相关性，这一结果表明暴露于这些危险因素的严重性。这些结果显示当进行医院内院内感染发生率的比较时必须矫正平均住院时间。

院内感染的特殊实例

凝固酶阴性葡萄球菌（CONS）

CONS是近来发达国家晚期败血症的主要病原菌，仅次于革兰氏阴性杆菌[405,408,455]。在发展中国家，引起晚发性败血症的病原菌与发达国家有很大区别。在印度

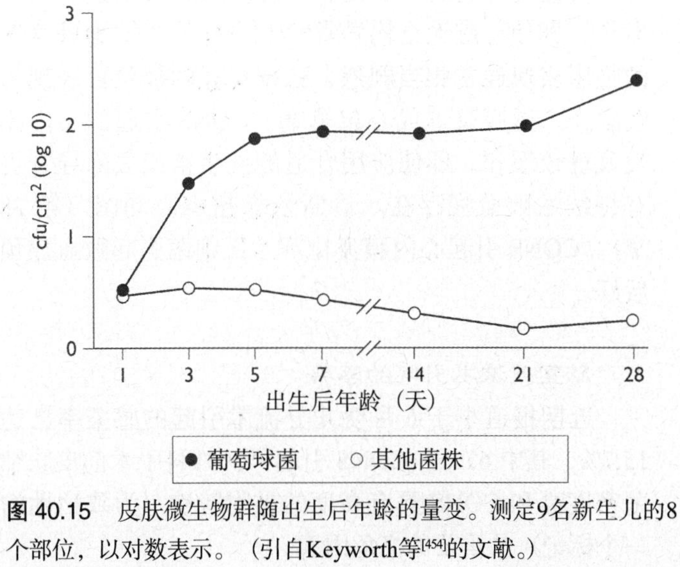

图 40.15 皮肤微生物群随出生后年龄的量变。测定9名新生儿的8个部位，以对数表示。（引自Keyworth等[454]的文献。）

乡村，鼠伤寒沙门菌和假单胞菌属是主要病原菌[678]。而在约旦，主要是革兰氏阴性细菌[720]。然而，在配备了现代新生儿医疗设施的国家，CONS不可避免地成为最主要的病原菌[352]。

流行病学

CONS由一组常见的病原体组成，它们富含于人类皮肤表面。早产儿生后6小时皮肤上即可发现它们，在出生后1周内迅速定殖（表40.15）[454]，最重要的定殖部位是脐带和鼻腔[90]。90%早产儿大便中可发现CONS[724]。CONS由超过20种病原体组成，但从婴儿身上分离出的病原菌60%～80%是表皮葡萄球菌，其次是溶血葡萄球菌，而华纳葡萄球菌和头状葡萄球菌只占很小比例[90,454,602]。从早产儿分离出的CONS菌株对青霉素和氨基糖苷类敏感性较低[602]。

被感染婴儿主要以NICU长期使用呼吸机和中心静脉置管的患儿为主。而早产儿由于缺乏补体介导的抗表皮葡萄球菌调理素，可能是对CONS尤其易感的一个重要因素[175]。产黏菌株常引起感染[329,391]，黏液是一种黏性的细胞外多糖成分，便于附着于光滑的表面如使用塑料或硅的静脉导管、分流器和气管导管表面[161,649]。黏液也可抑制中性粒细胞的趋化作用、吞噬作用和抑制淋巴细胞的母细胞化[317,427]。有证据表明黏液也可抑制糖肽类抗生素如万古霉素的活性[249]。

临床特征

多数病例发生于生后7～14天（图40.16）。CONS引起的晚期败血症临床表现各异。通常败血症不易发现局部病灶，但败血症持续时间越长，局部病灶越容易发现。偶尔婴儿急性起病，出现前述爆发性败血症的所有体征（见上文）。但一般情况下败血症多呈隐匿起病，甚至包括患有心内膜炎的婴儿[615]。呼吸暂停、气促、皮肤花斑、腹胀、腹泻、偶尔出现呕吐、阵发性发热达37.6℃或38℃和通气支持需求增加，这些都是典型表现[248]。当婴儿中心导管取得的血培养发现CONS或其他常见皮肤共生菌生长时，通常需要考虑该诊断。血管内置管或穿刺在CONS感染中的重要性需要具体讨论，最近有一篇综述详细讲述了导管相关性败血症[376]。

导管相关性感染

具备以下几点标准中的任意一点即可诊断导管相

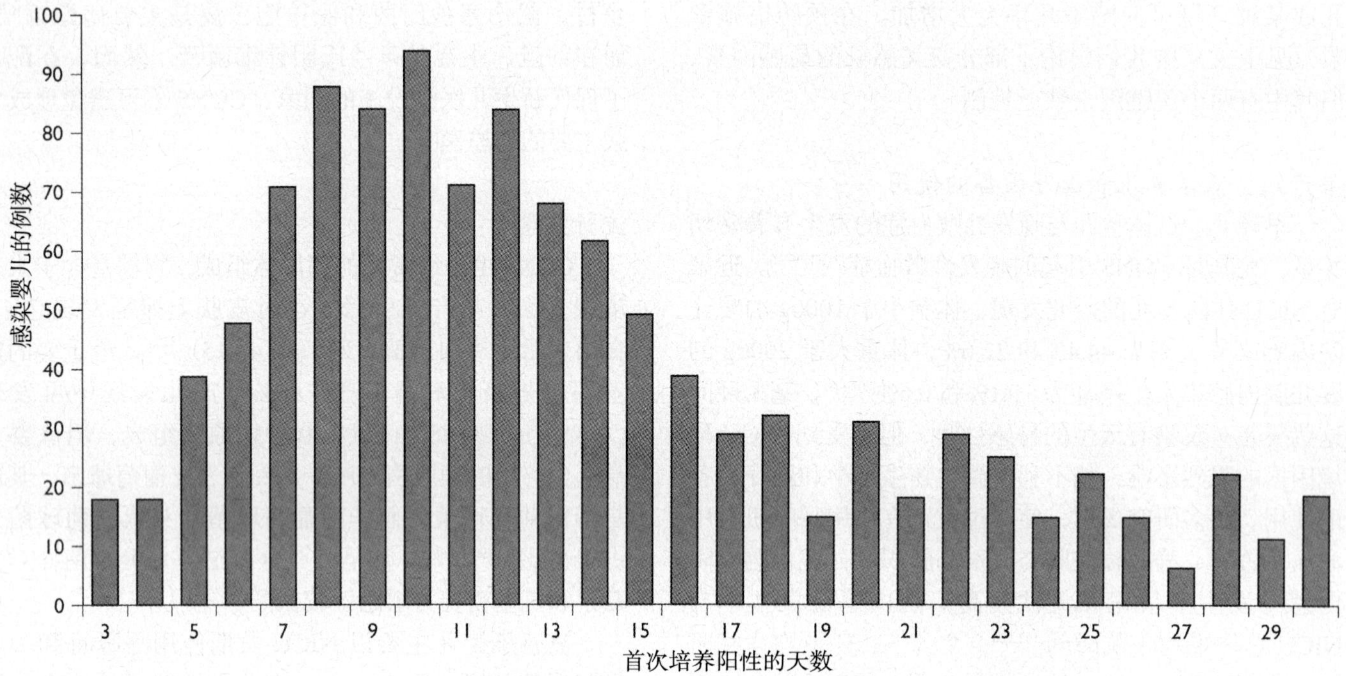

图 40.16 从血或脑脊液中首次培养出凝固酶阴性葡萄球菌的天数。不包括 160 例首次培养阳性时年龄超过 30 天的婴儿。(引自 Isaacs [405] 的文献。)

关性败血症：

- 导管尖端培养的病原菌与外周血标本培养的病原菌一致；
- 导管尖端培养物进行血培养定量鉴别比外周血标本的菌落数明显增多（见上文）；
- 临床和培养明确的败血症对抗生素治疗无效，去除导管后感染控制。

婴儿中心置管取得的血培养发现 CONS 或其他皮肤常见共生菌生长时，我们通常考虑该诊断。

需要强调的是尽管外周置管有时会成为 CONS 败血症入侵的门户[284]，但中心置管细菌定殖率比外周置管更高[598]。新生儿导管相关性败血症比率各家报道不同，有 10.3 例 /1000 导管日[714]、10 例 /1000 导管日[389]、3.7 例 /1000 导管日[468]、13.1 例 /1000 导管日[158]。置入导管后数天发生的导管相关性败血症一般多由于 CONS 从置入部位周围皮肤沿导管迁移。晚期尤其是超过 30 天的感染，可能是因为导管芯的菌落沿导管腔进入血液[715]。近期对疑有导管相关性败血症的新生儿研究显示，30%在导管入口部位，而 30%在导管芯发现有 CONS 阳性培养菌[795]。有趣的是，采用分子学技术显示，所有病例血培养和导管芯培养均为同一菌落，而血培养与导管入口部位的培养菌落却并不一致，说明导管芯是感染最可能的来源。一项对导管芯污染物的前瞻性研究可进一步说明问题，该项研究显示 54%的导管相关性败血症由导管芯污染物传递或与其有关[714]。

导管留置时间与感染发生有密切关系[142,290]。另一重要的易感因素是从导管进行的操作频率如给药或输血等[290,588]。静脉用脂肪制剂是导管相关性 CONS 败血症的主要独立易患因素[38]。

导管感染通常产生上述的次级临床特征，但偶尔可并发血管穿孔[57]、中央静脉血栓[699]、细菌性心内膜炎[679]，即使心脏无结构异常[599]和肠穿孔[565]。血管穿孔的临床表现通常相当剧烈，依据穿孔的部位可表现为腹膜炎、呼吸窘迫或心包填塞。CONS 引起的心内膜炎表现较缓和，即使应用合适的抗生素或去除导管仍有持续性败血症存在。诊断依靠超声心动图（第 28 章）。CONS 引起心内膜炎比革兰氏细菌引起败血症预后好。

脑室分流术引起的感染

近期报道小于 6 月婴儿分流术引起的感染率已达 15.7%，其中 67%由 CONS 引起[660]。外科手术前皮肤细菌密度高和 CONS 具有高度的黏附特性（为致病性的一个标记）是重要的高危因素。

实验室检查

我们已经讨论了关于诠释血培养结果的几个问题（见上文）。分流术婴儿同时做血培养发现，脑室心房分流术后血培养阳性率几乎100%，而脑室腹腔分流术婴儿仅为25%。分流槽或导管抽吸物和CSF送检进行培养，即使存在分流感染时LP也有可能为阴性。

血液学变化很常见，包括WBC升高、血小板计数下降和HB浓缩。在CONS败血症时，平均血小板含量通常升高，这可能是常规检测中有益的附加指标[621]。吖啶橙白细胞离心涂片检测是排除导管感染的高特异性检测指标[700]（见上文）。怀疑晚发性败血症的VLBW婴儿，采用抑制血浆纤维连接蛋白聚合法诊断特异性可高达94%[222]。连续检测CRP可监控婴儿对治疗的反应[640]，如果CRP并未按预期下降而是持续升高，则应考虑导管菌落定殖或心内膜炎等并发症。

在抗生素治疗院内感染的下一章节我们将讨论治疗问题。当存在CONS败血症时，是否需要拔除中心静脉导管仍存在争议，50%病例不需拔管即可控制感染，但当存在持续性败血症时必须考虑拔管[440]。

金黄色葡萄球菌

金黄色葡萄球菌的致病性比CONS强，流行病学证据显示某些菌株毒性更强。1950年代，是新生儿金黄色葡萄球菌感染的巅峰期，80/81噬菌体型毒性极强[252]。部分原因是细胞外因子，尤其是α-溶血素、表皮溶解毒素、肠毒素、凝固酶和杀白细胞素，另有部分原因是因为表面成分如胞壁酸[23]，它具有结合黏膜的特点。金黄色葡萄球菌曾经是新生儿的主要祸患，但如今（至少在发达国家）CONS、GBS或革兰氏阴性杆菌引起的新生儿全身性感染更多见。然而，金黄色葡萄球菌仍然是骨和关节[79,197,412]、皮肤和脐带感染最常见的病原菌，同时在眼部感染中也较常见。金黄色葡萄球菌全身性感染的发病率和死亡率较高。在发展中国家金黄色葡萄球菌是新生儿败血症的常见病原菌，在尼日利亚它是新生儿脑膜炎最常见的病原菌[18]（有趣的是，在这一系列研究中，未碰到GBS，GBS在发展中国家是常见的）。在巴基斯坦，院内感染中15%由金黄色葡萄球菌引起，仅次于伤寒沙门菌和A族β溶血性链球菌（链球菌属）[89]。

流行病学

虽然金黄色葡萄球菌定殖现在几乎与CONS一样普遍，但是金黄色葡萄球菌定殖在许多婴儿皮肤和胃肠道上端[258]。最近对脐带金黄色葡萄球菌定殖率的研究表明，48小时为68%，8～9天为65%[773]。这项研究表明，金黄色葡萄球菌感染率为12%，细菌定殖水平与感染危险性呈显著正相关。金黄色葡萄球菌很容易找到立足处，定量研究显示，超过50%新生儿脐带最初细菌定殖小于10个。与CONS一样，分子学方法可以有效地研究金黄色葡萄球菌的流行病学[532,645,854]。

临床特征

金黄色葡萄球菌败血症来势凶猛，必须采取紧急措施，否则会致死或导致严重病变。半定量血培养判定的败血症严重程度与死亡率有密切联系[730]。皮肤脓疱疹样病变较常见，提供了该病原的诊断线索。病原很快向各个器官播散，尤其是骨、关节和肺[597]。金黄色葡萄球菌相对较少引起脑膜炎，UTI更少见。新生儿金黄色葡萄球菌皮肤烫伤综合征也有报道[513,709]。

24小时内血和其他培养通常为阳性，常见中性粒细胞和血小板减少，血培养金黄色葡萄球菌阳性比CONS更可靠。CRP常剧升，疾病发作12～24小时内常超过100mg/L。

院内感染抗生素治疗在以下章节中讨论。

革兰阴性杆菌

革兰阴性杆菌有多种菌群属。引起新生儿败血症的多为肠杆菌科家族，它是一大类不同的革兰氏阴性菌群，自然栖息处为人和动物肠道。大多数引起新生儿败血症的肠杆菌科是一部分正常的肠道菌群，只有当它们到达肠腔以外组织时才偶尔引起发病。发达国家引起新生儿败血症的最重要革兰氏阴性杆菌是肠产毒性大肠埃希杆菌、肺炎克雷白菌、绿脓杆菌、黏质沙雷菌、差异柠檬酸杆菌、奇异变形菌和阴沟肠杆菌。在发展中国家这些细菌是重要的[88]，但另外一些肠杆菌科菌群如沙门菌、志贺菌也同样是新生儿败血症的重要病原菌[678]。近期一项分别比较出生于瑞典和巴基斯坦婴儿肠道病原菌的研究表明，巴基斯坦婴儿肠杆菌科细菌定殖更快、菌谱更广[15]。瑞典婴儿有肠产毒性大肠埃希杆菌和克雷白菌，而巴基斯坦婴儿常同时定殖有肠产毒性大肠埃希杆菌、克雷白菌、变形菌属、肠杆菌属和柠檬酸杆菌属。

流行病学

目前20%晚发性败血症由革兰氏阴性杆菌引起（Gladstone等），并有上升趋势[369,743]。在发展中国家，革兰氏阴性杆菌感染更突出，近期对约旦北部的研究显示，新生儿败血症64%培养结果为克雷白菌属[720]。然而，约旦婴儿无GBS感染。在吉隆坡，克雷白菌属再次成为新生儿败血症的最常见病因[98]。真如其他病原菌，分子技术有利于了解院内感染流行病学[94]。

临床特征

革兰氏阴性杆菌引起的全身性败血症通常呈爆发性，死亡率和发病率很高，尤其在VLBW婴儿中[439]。近期报道美国的极低出生体重儿绿脓杆菌败血症死亡率为50%[497]，印度的假单胞菌败血症婴儿死亡率为23%[332]。阿联酋的绿脓杆菌和克雷白菌属败血症死亡率分别为71%和59%[477]。呼吸道革兰氏阴性杆菌移植可能加重慢性肺病（CLD）的严重性[173]。淤胆性肝病也与革兰氏阴性杆菌败血症有关[746]。

院内感染抗生素治疗在以下章节中讨论。撤除中心静脉导管在大多数病例是治疗的必要组成部分，尤其是在菌血症持续超过1天或伴血小板减少时[600]。

肠球菌

多为非β溶血性肠球菌。它们是肠道正常菌群，只有在离开正常部位时才会致病。婴儿致病性病原菌最多见的是粪肠球菌，其次为尿肠球菌[163]。肠球菌是成人和新生儿监护病房院内感染的一种常见病原菌。在NICU，肠球菌是VLBW婴儿严重晚发性败血症的重要病原菌[199,534]。分子学技术有助于确定肠球菌败血症流行是由单个菌群还是多个菌群传播所致[163]，同时也有助于疑似病例选用抗生素治疗[542]。肠球菌的耐药性强，尤其是尿肠球菌，部分原因是因为遗传，而除染色体外通过质粒基因传递的耐药性也非常重要。耐药性肠球菌败血症的死亡率为75%。

院内感染抗生素治疗在以下章节中讨论。

晚发性细菌感染的抗生素治疗

当临床观察尚未确定，而培养和其他检查结果又未回时，应有一个低限标准以决定抗生素治疗。根据患儿年龄和孕周选用合适的剂量和次数静脉使用抗生素。难度在于潜在感染的病原菌范围广，而导致晚期败血症的一些常见病原菌又拥有或获得耐药的习性不同，因此抗生素选择的难度很大。最初的抗生素选择依据以下三点：

- 获得某一特定病区最易导致感染的致病菌种情况。最好通过医院病区微生物调查收集的正式数据获得这一方面情况。
- 可从上述来源了解导致感染最可能的病菌耐药模式情况。在这方面，病区与病区之间不同，同一病区不同时期亦有变化，主要作为抗生素使用参考[189]。
- 获得患者既往抗生素的治疗情况。这对于了解既往抗生素治疗的病原体多重耐药倾向性十分重要。选择不同于近期病程使用的抗生素是明智选择。

初始治疗

最初的抗生素治疗应针对CONS和革兰氏阴性杆菌，除非考虑有另外的因素。如果流行的CONS菌株对氯唑西林敏感，应首选氯唑西林。CONS菌株通常对氯唑西林耐药，也可采用万古霉素替代。因为药代动力学是不断变化的，所以必须认真监测血药浓度[33]。

革兰氏阴性杆菌的抗生素选择氨基糖苷类和三代头孢菌素如头孢他啶，应基于抗生素耐药性、感染部位和特定的毒性选择。例如，怀疑革兰氏阴性菌脑膜炎应首选头孢噻肟而不是庆大霉素（见下文），担心万古霉素导致肾功不全则应首选头孢菌素而不是万古霉素和庆大霉素。如果怀疑假单胞菌感染，应首选头孢他啶而不是头孢噻肟。

虽然万古霉素和三代头孢菌素或氨基糖苷类合用可以覆盖新生儿病房中晚期败血症的主要病原菌，但抗生素联用不是灵药，只有当致病的病原体和其抗生素敏感性被明确，才能作出最终选择。在治疗困难的病例可使用几种新的抗生素。氨曲南对治疗新生儿革兰氏阴性败血症有效[569,758,786,805]，可替代头孢菌素。碳青霉烯类被证明是一种较好的二线药物[475,785]。

最终的抗生素治疗

一旦明确感染病原体，应采用高效和诱导耐药性最小的合理治疗。以下是常见的新生儿院内感染合适的抗生素选择。

- CONS。可选择万古霉素。NICU 新生儿 CONS 败血症通常对青霉素、氟氯西林和庆大霉素敏感。常规敏感性测试显示对新青霉素耐药的 CONS 有时对头孢霉素敏感，但更常见交叉耐药现象，对新青霉素耐药的 CONS 通常对头孢霉素也耐药。对万古霉素无效的持续性 CONS 感染可在使用万古霉素的基础上加用利福平。

分流感染应常规使用静脉抗生素，隔天检查一次 CSF 了解感染是否清除。如果没有清除感染，必须脑室内给药，包括万古霉素，可采用直接分流导管内灌注或置入 Ommaya/Rickham 泵。总之，去除分流导管并给 10～14 天的抗生素治疗是最佳方法。一旦感染控制可以重新置入分流导管[733]。

- 金黄色葡萄球菌。如果病原菌敏感，应首选抗金黄色葡萄球菌的青霉素如氟氯西林，而不是万古霉素。
- 耐甲氧氨苯青霉素的金黄色葡萄球菌（MRSA）。万古霉素是目前的选择药物，虽然根据金黄色葡萄球菌离析分析，万古霉素的敏感性下降[395]。万古霉素治疗无效的 MRSA 持续感染可合用万古霉素和利福平。也可在与微生物专家讨论后换用最近介绍的抗生素如利奈唑胺。通常剂量为每 12 小时，10mg/kg，静脉注射或口服。
- 大肠埃希杆菌。依据药敏可选择氨基糖苷类或三代头孢。
- 克雷白菌属。依据药敏可选择氨基糖苷类或三代头孢。
- 肠杆菌属、柠檬酸杆菌属、沙雷菌属和假单胞菌。可选择合用氨基糖苷类及三代头孢。如果怀疑假单胞菌，选用头孢他啶。
- 肠球菌。选用氨苄青霉素或万古霉素加用氨基糖苷类。

联合应用抗生素既可提高抗生素疗效，也可抑制抗生素耐药性发生。

抗生素给药方式

应静脉给抗生素，注意推荐的剂量、频率和静脉用药疗程。如果有肝肾功能不全，需要重新制订抗生素方案以确保疗效，避免毒性。使用庆大霉素和万古霉素必须监测血药浓度。

疗程

抗生素疗程依赖于感染是否明确，以及感染的病原体性质和部位。由于这方面研究甚少，难以指导临床实际，但有以下几点原则：

- 如果临床表现缓和，48 小时后 CRP 无上升，WBC 无明显改变，血培养为阴性，停用抗生素的风险较小。最近有报道显示通过应用上述原则即使于 24 小时后停用抗生素仍较安全[238]。如果临床高度怀疑感染，然而尚无明确的实验室检测依据支持，可以先予以 5 日的抗感染治疗以待明确。
- 许多病例培养明确或临床高度怀疑细菌感染，但仅有 CRP 升高，WBC 变化，缺乏或只有轻微的局部感染，而临床治疗效果较好，7～10 天的抗生素治疗足矣。清除 CONS 感染的抗生素治疗时间主要取决于是否能去除留置管或异物。全身性金黄色葡萄球菌感染疗程应为 3 周。
- 局灶性感染多依赖于感染部位和病原体，以下章节将介绍相关原则。

预防性使用免疫球蛋白

与足月儿相比，早产儿血浆 IgG 浓度更低，出生后数周 IgG 水平呈进行性下降。15%VLBW 在出生后 12 周 IgG 水平低于 200mg/dl[172]。很明显，发生院内感染的 VLBW 婴儿的血浆 IgG 水平比未发生院内感染的 VLBW 婴儿低[491]。如果第一周血浆 IgG 水平低于 350mg/dl 或生后第二周血浆 IgG 水平低于 230mg/dl，败血症发生率比 IgG 水平高的婴儿高 5 倍。

通过常规输注免疫球蛋白可使这些患儿保持高浓度 IgG。问题是这能否降低感染的发生和病情的严重性？许多研究小组都关注这一问题，共有 19 个研究小组于近期完成了独立的荟萃分析[625]。主要结果显示，预防性使用免疫球蛋白使败血症发生率下降 3%（图 40.17），严重感染发生率下降 4%（图 40.18），死亡率无差别。但不同批号的免疫球蛋白抗体活性不同[24,261,488,834]。这可以通过改进制备以提高免疫球蛋白的特异性活性（本章第 1 部分）。总的来说，在发展中国家提倡预防性使

回顾： 早产和/或低出生体重婴儿用静脉内免疫球蛋白来防止感染。
比较： 01 IVIG及安慰剂或无治疗。
结果： 01败血症，一次或多次发作。

研究	治疗	对照	权重 %	相对风险（固定）95% CI
Bussei 1990a	20/61	23/65	6.5	0.93 (0.57, 1.51)
Chirico 1987	2/43	8/43	2.3	0.25 (0.06, 1.11)
Clapp 1989	0/56	5/59	1.6	0.10 (0.01, 1.69)
Conway 1990	8/34	14/32	4.2	0.54 (0.26, 1.11)
Fanaroff 1994	186/1204	209/1212	61.0	0.90 (0.75, 1.07)
Haque 1986	4/100	5/50	2.0	0.40 (0.11, 1.42)
Ratrisawadi 1991	10/68	13/34	5.1	0.38 (0.19, 0.79)
Sandberg 2000	19/40	13/41	3.8	1.50 (0.86, 2.61)
Tanzer 1997	3/40	8/40	2.3	0.38 (0.11, 1.31)
Weisman 1994a	40/372	39/381	11.3	1.05 (0.69, 1.59)
总计 (95% CI)	292/2018	337/1957	100.0	0.85 (0.74, 0.98)

异质性检验：卡方 = 19.54, df = 9, p = 0.0210
总体效应检验：Z = 2.30, p = 0.02

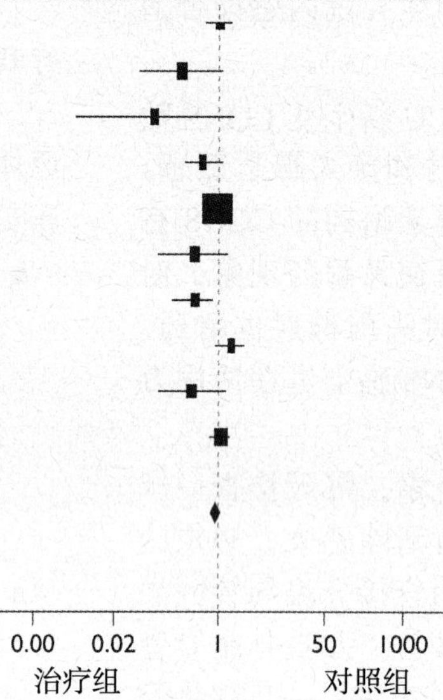

图 40.17 早产和/或低出生体重婴儿用静脉内免疫球蛋白（IVIG）预防感染。用 IVIG 治疗或安慰剂，或无治疗。用一次或多次败血症发作来评估结果。（引自 Ohlsson 和 Lacy [625] 的文献。）

回顾： 早产和/或低出生体重婴儿用静脉内免疫球蛋白来防止感染。
比较： 01 IVIG及安慰剂或无治疗。
结果： 02任何严重感染，一次或多次发作。

研究	治疗	对照	权重 %	相对风险（固定）95% CI
Atici 1996	17/40	29/36	5.7	0.53 (0.36, 0.78)
Baker 1992	70/287	104/297	18.9	0.70 (0.54, 0.90)
Bussel 1990a	20/61	23/65	4.1	0.93 (0.57, 1.51)
Chirico 1987	6/43	12/43	2.2	0.50 (0.21, 1.21)
Chou Y-H 1998	6/31	5/30	0.9	1.16 (0.40, 3.40)
Clapp 1989	0/56	5/59	1.0	0.10 (0.01, 1.69)
Conway 1990	8/34	14/32	2.7	0.54 (0.26, 1.11)
Didato 1988	10/40	5/40	0.9	2.00 (0.75, 5.33)
Fanaroff 1994	208/1204	231/1212	42.7	0.91 (0.77, 1.07)
Haque 1986	4/100	7/50	1.7	0.29 (0.09, 0.93)
Ratrisawadi 1991	10/68	13/34	3.2	0.38 (0.19, 0.79)
Sandberg 2000	7/40	10/41	1.8	0.72 (0.30, 1.70)
Stabile 1988	4/46	3/48	0.5	1.39 (0.33, 5.88)
Tanzer 1997	3/40	8/40	1.5	0.38 (0.11, 1.31)
Van Overmire 1993	13/56	14/60	2.5	0.99 (0.51, 1.93)
Weisman 1994a	59/372	52/381	9.5	1.16 (0.82, 1.64)
总计(95% CI)	445/2518	535/2468	100.0	0.82 (0.74, 0.92)

异质性检验：卡方 = 29.96, df = 15, p = 0.0121
总体效应检验：Z = 3.48, p = 0.00

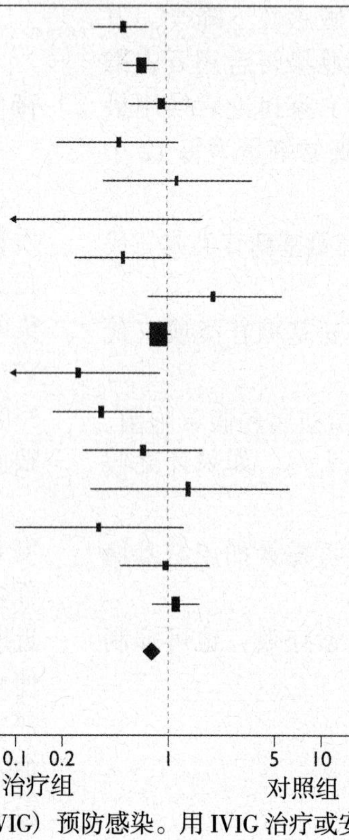

图 40.18 早产和/或低出生体重婴儿用静脉内免疫球蛋白（IVIG）预防感染。用 IVIG 治疗或安慰剂，或无治疗。用任何严重感染的一次或多次发作来评估结果。（引自 Ohlsson 和 Lacy [625] 的文献。）

用免疫球蛋白是合理的，因为在那些国家感染是决定新生儿死亡率和发病率的重要因素，但在英国使用免疫球蛋白的意义可能不大。

新生儿局灶性细菌感染

脑膜炎

一些调查表明在技术发达国家，新生儿脑膜炎发病率下降[751]，而另一些调查则相反[72,792]。当前英格兰和威尔士发病率为 0.39 例 /1000 新生儿，0.21 例为细菌性[382]。而发展中国家可能达到 2 例 /1000 新生儿[18]，20%为新生儿早发性败血症所致，10%为晚发性败血症所致[408]。胎龄越低危险性越高，早产儿发病危险性比足月儿高 2～3 倍，构成晚期病例的主体[387]。

病原体

在英国，新生儿细菌性脑膜炎 60%以上由 GBS（主要为Ⅲ型）和大肠埃希杆菌引起，李斯特杆菌远落其后名列第三（表 40.8）[382]。GBS 在早期病例中更常见，大肠埃希杆菌和其他革兰氏阴性病原菌常见于晚发性的病例[387]。引起新生儿脑膜炎的大肠埃希杆菌 80%有 K1 荚膜抗原[586]，多数显示能抑制宿主中性粒细胞间的相互作用[627]，并减少气菌素产生[803]。除上述提到的病原菌，新生儿脑膜炎也如其他类型的新生儿败血症，可由许多病原菌引起（表 40.5）。但引起较大儿童脑膜炎的三种常见病原菌流感嗜血菌、肺炎链球菌和脑膜炎奈瑟菌通常仅见于新生儿后期或生后第二个月[27,225,267,717]。

表 40.8　274例新生儿脑膜炎中的侵袭性生物体。括号中的数值为百分比。CSF，脑脊液。（引自Holt等[382]的文献。）

	病例数	死亡数
B 族 β 溶血链球菌	69（25）	8（12）
大肠杆菌	26（10）	4（15）
单核细胞增多性李斯特菌	7（3）	1
流感嗜血杆菌	1（<1）	0
奈瑟脑膜炎双球菌	8（3）	1
其他革兰阳性菌	17（6）	0
其他革兰阴性菌	11（4）	0
肠病毒	4（2）	0
无菌性 CSF	96（35）	2（2）
无法采集 CSF 样本	12（4）	2

临床特征

新生儿脑膜炎诊断必须基于早期新生儿感染的“软体征”（见上文），当出现前囟突出、尖叫、意识障碍或抽搐等体征时，疾病可能已发展到永久性神经系统后遗症阶段。在 VLBW 婴儿，常见反复呼吸暂停、腹胀、肌张力低下和糖代谢失衡[648]。

在临床体检中，应测量头围，彻底检查头骨和脊柱骨骼有无缺陷和凹陷，寻找感染入侵部位。

病理学

大多数新生儿脑膜炎患者可见广泛炎症、水肿和蛛网膜炎，可引起脉管炎和皮层表面血栓性静脉炎，导致脑组织表面局部缺血性损伤。目前已建立了极有价值的新生儿脑膜炎大鼠动物模型[462]。新生儿脑膜炎 70%～90%发生脑室炎，革兰氏阴性菌较 GBS 更为多见。常发生严重脑部改变，可能是由于感染直接渗透入颅内，导致广泛脑萎缩。有 1/3 病例脉络膜可能受损，长期影响 CSF 产生，渗出物阻碍脑室内孔和蛛网膜粒，从而导致脑积水[462]。柠檬酸杆菌属和变形菌属脑膜炎常产生脓肿[469]，偶见大肠杆菌脑膜炎。脓肿始于化脓性脑室炎，逐渐进展为脑室周围脓肿[767]。

检查

CSF分析

脑膜炎诊断标准见上文。革兰氏阴性菌脑膜炎，CSF 中白细胞计数常比 GBS 脑膜炎高，GBS 脑膜炎 CSF 白细胞计数常 <100/mm^3 [388]。在许多病例，将 CSF 通过革兰氏染色或吖啶橙方法可确定细菌，如果未找到细菌，应考虑 HSV 等病毒感染可能。如果 CSF 细胞学提示脑膜炎但未见到病原体，应在进一步检查结果尚未出来前使用阿昔洛韦（见下文）。偶尔在暴发性感染早期，尽管脑脊液细胞没有明显增多但仍可见到病原菌。如果 CSF 革兰氏染色未见病原菌，乳胶凝集试验可明确 GBS 感染，且特异性高[675]。而 CSF β2-微球

蛋白浓度检测对明确有无CNS感染极有价值，浓度界限为2.25mg/l[282]。

重复腰椎穿刺的必要性尚存争议，但我们在治疗48小时后复查。腰椎穿刺CSF无改善表明需要进一步脑室穿刺和超声等检查。治疗终止后48小时应腰椎穿刺复查，最后一次CSF细胞数不一定完全正常，但糖和蛋白质值应恢复正常，找不到病原菌，CRP下降至正常值，当然培养应为阴性。

血培养

血培养常为阳性，因为新生儿脑膜炎常继发于败血症。然而，CSF培养阳性的新生儿脑膜炎有15%血培养阴性[387,820]。由早期败血症引起的脑膜炎其血培养阴性的可能性最低[365,387]，因此如果婴儿病情太重而不能耐受操作，则延迟腰椎穿刺也很安全[388]。

其他检查

枕额头围（OFC）增加可通过头颅超声明确原因。头颅超声也可用于监测脑室炎，监控疗效。脑实质改变或脑室扩大婴儿易并发后遗症。如果对超声结果有疑问，可进行CT或MRI扫描。在VLBW患儿中，渐进性脑室扩大和视丘回声增强是十分常见的晚期表现，该结果提示需要连续头颅超声随访[648]。

EEG有助于了解新生儿脑膜炎的预后，将其与有无抽搐、意识水平改变等相结合，能准确预期93%的病例[156]。

每日头围测量是监测颅脑容积增加最简单的方法，常见于脑水肿、脑积水或硬膜下积液（虽然第三个并发症在新生儿脑膜炎中很少见）。

治疗

抗生素

初始治疗

怀疑早期脑膜炎最安全的初始盲治可能仍是联合使用氨苄西林和氨基糖苷类。这将有效治疗由GBS、李斯特杆菌、肠球菌、流感嗜血菌和许多革兰氏阴性病原菌引起的脑膜炎。也可选三代头孢菌素如头孢噻肟、头孢曲松与氨苄西林合用。有时选用三代头孢菌素与氨基糖苷类药合用，但对李斯特杆菌、肠球菌无效。对于晚期脑膜炎，初始抗生素的盲选较困难，三代头孢菌素与氨基糖苷类药合用有可能是快速有效的最佳选择。

当革兰氏染色明确了病原菌的可能类型，也就减少了用药的盲目性。对革兰氏阳性或阴性球菌、革兰氏阳性杆菌可选用氨比西林和氨基糖苷类，革兰氏阴性杆菌可选用头孢噻肟、头孢曲松与氨基糖苷类合用。当药敏提示万古霉素对病原菌敏感，值得了解的是万古霉素对小于32孕周的早产儿能有效渗透CSF[681]。

确诊性治疗

GBS应选用苄青霉素加或不加庆大霉素治疗，这两种药有协同效应。李斯特杆菌、肠球菌选用氨比西林和庆大霉素[199]。革兰氏阴性杆菌药敏有很大不同，只有根据微生物部门的药敏测试选药。尤其是NICU院内感染病儿，他们常感染一些少见和耐药性病原菌。三代头孢菌素如头孢噻肟、头孢曲松与氨基糖苷类联合用药是最常见的选择。革兰氏阴性菌感染，包括脑膜炎可以选用氨曲南[786]。新生儿脑膜炎抗生素治疗需要持续静脉滴注至少3周。

辅助治疗

即使给予迅速、恰当的抗生素治疗，新生儿脑膜炎仍具有潜在的危害，需要辅助治疗。在动物实验中，地塞米松几乎能完全阻止GBS脑膜炎的脑损伤[462]。目前没有新生儿脑膜炎激素治疗的系统研究，除非进行系统研究，否则很难将激素作为常规治疗进行推荐。针对细胞因子介导的炎症和损伤的干预性治疗最终有可能成为常规治疗。在动物实验，使用药物抑制兴奋性氨基酸和神经受体结合可以减轻脑损伤[496]。

脑室内抗生素治疗

新生儿脑膜炎，脑室炎症常见，尤其是革兰氏阴性杆菌感染。使用三代头孢菌素前，脑室炎伴CSF培养持续阳性的情况相当普遍。原因可能是通常用于治疗新生儿脑膜炎的抗生素氨基糖苷类的CSF渗透性差，CSF中高峰浓度常接近最小抑菌浓度。三代头孢菌素如头孢噻肟、头孢曲松有很好的CSF渗透性，自使用这类抗生素后，已极大地降低了持续性脑室炎的发生。近期对英国新生儿脑膜炎的大量研究报道显示，没有患者需要选用脑室内抗生素治疗[387]。在给予足量、合理的抗生素治疗后仍然持续存在脑室炎症的情况非常少见，这时仍需要依靠CSF排放和脑室内注射抗生素治疗。然而，对照试验显示鞘内[523]和脑室内[524]注射氨基糖苷类并不优于全身治疗。

病毒性脑膜炎（见下文）

支原体脑膜炎

真菌脑膜炎

神经系统并发症

脑脓肿

脑脓肿主要发生于柠檬酸杆菌属和变形菌属脑膜炎，偶尔也发生于其他病原菌，包括大肠埃希杆菌、金黄色葡萄球菌、人型支原体[260]和GBS[43]。脑脓肿可表现为治疗效果不好的患儿出现颅内压增高，但有些病例临床无明显变化[772]。超声或CT可明确诊断。多发性或小脓肿可静脉使用大剂量抗生素。如果形成一或两个脓腔，或抗生素治疗无效的脓肿，应抽吸脓液并注入合适的抗生素。全身性治疗应至少持续4周。

脑积水

脑积水可发生于疾病第二周，婴儿持续存在脑室炎症，也可见于抗生素治疗的任何阶段出现头围增大及CNS体征。如果感染依然存在，脑室内应植入蓄水池，采取脑室内及全身持续使用抗生素，也可采用外源性脑积水排放。多数患者在感染控制后需要采用持续性CSF引流术。

耳聋

细菌性脑膜炎是婴儿获得性感觉神经性耳聋最重要的单一病因，新生儿尤其易感[268]。所有新生儿脑膜炎存活者在康复后均应进行常规听力筛查并长期随访。

预后

死亡率

病原体性质及病儿成熟度不同，死亡率也不同，评估新生儿脑膜炎总体死亡率的意义有限。但有意义的是，在过去50年中，总体死亡率已下降。据英格兰及威尔士一组数据[382]显示，1950年代死亡率为60%，1960年代为30%[517]，80年代后期下降至10%[522,586]。

许多报道显示，革兰氏阴性菌脑膜炎的死亡率比革兰氏阳性病原菌高[272]。最近，英格兰及威尔士的研究显示，新生儿大肠埃希杆菌脑膜炎死亡率为15%，GBS脑膜炎死亡率为12%[382]。早产儿死亡率更高。Mulder等[586]发现小于31孕周的新生儿大肠埃希杆菌脑膜炎死亡率为66%，32～34孕周为30%，超过35孕周则下降为19%。

永久性CNS损伤

存活者中大部分病例神经系统不良后遗症可高达30%～50%[522]。通常认为GBS脑膜炎婴儿预后比革兰氏阴性杆菌脑膜炎好，存活者中70%正常。然而，某些研究认为GBS脑膜炎存活者中仅50%是正常的[221]。早产儿预后更差。各种脑瘫、智力下降、癫痫和皮质盲可单一或联合存在。近期大量随访研究显示，存活者中38%正常，38%轻微异常，而有24%为中-重度残疾[272]。

肺炎

新生儿肺炎可能是一个孤立的局部感染，通常见于全身播散性疾病的一部分[415]。明确肺炎病因比其他局灶性感染更困难。部分原因是婴儿非感染性肺部病理改变极为常见，以至放射学难以区分，另一部分原因是由于从呼吸道分泌物分离出的细菌与致肺炎病原菌不一致。而在脑膜炎患儿，从CSF分离出的细菌与致脑膜炎病原菌一致，这一点两者有差异。当评估新生儿肺炎流行报告时应考虑这些不确定因素。牛津一所医院使用严格的诊断标准，对该院新生儿肺炎进行的前瞻性研究显示，发病率为3.7人/1000出生婴儿[832]。该数据产生于出生在该三级医疗中心总数达2万名的出生婴儿，包括所有出院前发生肺炎的病例，这可能代表了当前可能获得的对新生儿细菌性肺炎发病率的最好评估。

新生儿肺炎有几种分类方法，但从产生问题的角度看，根据发病年龄分类最有用：

- 先天性或宫内肺炎；
- 发生于生后48小时内的肺炎，通常由产道病原菌引起；
- 发生于生后48小时后的肺炎，通常由院内感染引起。

先天性或宫内肺炎

较少见，主要继发于胎膜早破导致的垂直感染或绒毛膜羊膜炎。该病死亡率很高，许多宫内肺炎患儿在分娩时就有窒息。该病的许多发病机制是由其死后病史了解所得。而且该病并不一定能找到细菌，许多先天性肺炎病例缺乏大量与肺炎相关的组织学改变，尤其是胸膜反应、支气管肺泡组织浸润和破坏[188]。因此人们推断许多所谓的先天性肺炎主要是窒息病例。有关此方面的知识更新很少。

早发性肺炎

早发性肺炎的发生率为 1.79 例 /1000 出生婴儿[832]。其中 GBS 占 70%，还有流感嗜血杆菌[467,701]、肺炎链球菌[311,418,438,755,853]、李斯特杆菌[373]和革兰氏阴性肠杆菌。酵母菌极少见[609]。早期肺炎的易感因素与早发性败血症一样（见上文）。出生时有羊长时间膜破裂且在上呼吸机患儿的支气管肺泡灌洗液中可见 WBC 增多、IL–6 升高[327]。许多病毒也可引起早期肺炎，如腺病毒[9,159,579,655]和 CMV 病毒[737]。

临床特征

足月儿早期肺炎比较容易考虑到，但在早产儿，要区分早期肺炎和 HMD 比较困难，有时甚至是不可能的（第 27 章第 2 部分）。足月儿典型特征是出生后几小时内出现呼吸困难并伴有全身性败血症体征，且进展很快。肺动脉高压是常见并发症，通常继发于右向左分流引起的低氧血症；而在 GBS 感染时，肺内皮细胞损伤和血管收缩物质释放也可触发肺动脉高压（见上文）[299]。

检查

血培养常阳性，鼻咽部吸取物培养与血培养大多为同一病原体[832]。如果有必要插管，可进行气管分泌物涂片和培养。不幸的是，呼吸道分泌物培养阳性不能证明是肺炎，但是它在抗生素合理选择上有重要作用。其他部位培养几乎无意义。放射性检查变化大，通常单其本身无诊断价值。包括结节或模糊浸润、类似 HMD 的弥散性改变伴支气管充气征、肺门周围线影和边界清晰的实变。

诊断肺炎需要炎性改变证据，如 CRP 升高、WBC 计数异常、可靠的胸片表现、临床证据和阳性血培养。许多病例依据有点牵强。肺炎患儿气管分泌物中的IL–1 和 TNF–a 浓度比无并发症的 RDS 高[137]，将来恢复期细胞因子检测有望成为疾病的鉴别手段。

鉴别诊断

早产儿最主要的鉴别诊断是 HMD，肺炎也可影响表面活性物质产生和功能，这两种情况可以并存（见上文）[494]。当出现低血压、低组织灌注、代谢性酸中毒和白细胞减少等体征时要考虑细菌性肺炎。然而，早产儿有明显呼吸窘迫综合征时要除外肺炎是不可能的，许多新生儿专家认为需要应用 48 小时抗生素，直到培养为阴性，CRP 没有升高为止。

出生时正常婴儿出生 6 小时后出现气喘，肺炎的可能性最大（见表 27.6）。有心脏病婴儿出现肺水肿，极少数婴儿后期出现气胸或胸廓畸形常易通过临床体检、CXR 和心脏超声加以鉴别。要注意引起呼吸急促的其他病因，尤其是继发于代谢性酸血症的呼吸急促。

治疗

所有表现为呼吸窘迫但又无法排除感染因素的患儿必须予以抗生素治疗，直到进一步检查如培养、CRP 和其他合适的检查结果出来。如果培养为阴性，CRP 没有升高，并且患儿恢复快（像通常一样），可停用抗生素。新生儿肺炎最安全的初始盲选抗生素是合用氨苄西林和氨基糖苷类药，如果由李斯特杆菌、肠球菌引起的肺炎可能性很小，可选用三代头孢菌素，它对流感嗜血杆菌也有效，如今流感嗜血杆菌对氨苄西林的耐药性渐增。证实为肺炎的抗生素疗程为 10 天，如病原为金黄色葡萄球菌，疗程至少 3 周。

结果

随着 NICU 的发展，足月儿早期肺炎死亡率降低，但早产儿死亡率仍近 50%，尤其 CXR 显示有广泛肺不张[832]。链球菌或大肠杆菌肺炎患儿，其肺大泡极少数可发展为肺脓肿（见下文）和脓胸。脓肿和肺大泡首先应保守治疗，采用长时间静脉用抗生素。脓胸需要插入胸腔穿刺管进行胸腔闭式引流并静脉用几周抗生素。

晚发性肺炎

生后 48 小时后发生的肺炎最常见于使用 IPPV 的

早产儿。牛津早期研究认为晚期肺炎 92%为早产儿，发病时 87%有 IPPV。发病平均年龄为 35 天。插管患儿报道的肺炎发病率 10%～35%不等。Halliday 等[344]报道 RDS 插管患儿肺炎发生率为 35%。Giacoia 等[296]采用更严格免疫学标准报道插管婴儿肺炎发生率为 24%，但牛津研究[832]采用严格放射学和实验室标准显示，插管患儿晚期肺炎发生率仅为 10%。

病原学和发病机制

晚发性肺炎病原学与已描述的晚发性败血症在许多方面有相似之处（见上文），除了革兰氏阴性杆菌感染明显多于 CONS 外（表 40.9）。在 CLD 长期住院患者，应考虑包括真菌、支原体和衣原体、病毒如 RSV 和 CMV 等不常见的病原菌[148]。其他新生儿院内感染性肺炎病因偶尔包括嗜肺军团菌[324,381,518]、沙雷菌[456]、冠状病毒[757]和鼻病毒[157]。

上呼吸机的患儿肺炎可继发于败血症或气管插管细菌移植。与早期肺炎不同，晚期发病肺炎患者许多血培养为阴性。

临床特征

因原发肺部疾病而使用 IPPV 的婴儿，其感染表现为肺功能恶化（第 27 章第 2 部分）和非特异性感染体征（见上文）。气管插管内抽吸物增多提示感染，但易与 CLD 引起的多痰混淆。可听到局部和广泛的捻发音。

检查

因为肺炎是导致病情恶化和加重肺损伤的一个重要因素，因此我们必须寻求一个监测上呼吸机患儿是否患肺炎的方法。所有上呼吸机患儿进行 1 周 2 次 CRP 评估，如果通气需求增加或 CRP 增高则需作 CXR、血培养和呼吸道分泌物培养。第 27 章第 3 部分和上文解释了气管分泌物培养结果。较大患儿需做 RSV 病毒培养（见下文）和衣原体免疫荧光检测（第 27 章第 3 部分）。

治疗

由于可能致病的病原体很多，并且抗生素的选择多少要兼顾覆盖 CONS，所以新生儿肺炎初始抗生素选择很困难。除非有局部因素提示，否则三代头孢菌素加用万古霉素是一个较好的选择。随后要根据血和气管分泌物培养生长的病原体调整能覆盖的抗生素，以针对特异细菌（见上文）。

如果已用抗生素治疗的肺炎发生恶化，通常提示需要更换抗生素，扩大抗菌谱范围，通常应包括能有效针对绿脓假单胞菌的抗生素。患儿在使用 IPPV 几周后可感染衣原体、支原体、百日咳包特菌或卡氏肺孢子虫，应考虑红霉素和复方新诺明。

表 40.9 在32例婴儿的34次可能为晚发性肺炎发作时，从其鼻咽部或气管内分泌物中分离出的细菌。（引自Webber等[832]的文献。）

革兰氏阴性杆菌：	30
大肠杆菌属	15
铜绿假单胞菌	12
大肠埃希杆菌	2
奇异变形杆菌	1
金黄色葡萄球菌	5
表皮葡萄球菌	2
B 族链球菌	1
流感嗜血杆菌	1
未鉴别出生物体	4

CLD患儿的肺炎（第27章第3部分）

长期患有呼吸道疾病的患儿如果出现肺部疾病恶化，应首先考虑肺炎。几个月大的患儿，除了常见病原体，还应考虑该年龄组常见的呼吸道病毒感染[655]。文献提示呼吸道革兰氏阴性菌的定殖常与 CLD加重有关[173]。CLD 患儿感染肺炎常使病情加重并需给予 IPPV。同时也应加用抗生素治疗。较之无病毒感染患儿，CLD 发生呼吸道病毒感染可使病情恶化，同时也增加气道阻力[862]。

一些特殊的新生儿肺部感染

解脲支原体

解脲支原体是常见的阴道共生菌。与人型支原体一样[808]，可见于绒毛膜羊膜炎和早产儿[261,718]。尽管相关文献报道有些混乱，但越来越多的推测认为这些病原体可以引起新生儿急性肺炎[628]，在 CLD 发病机制中起重要作用（第 27 章第 3 部分）[108,152,179,216,281,361,634]。不幸的是，支原体需要特殊培养基，培养时间需几周。然而，检测支原体抗体的方法既可以应用于临床又可应用于研究[673]。红霉素是针对新生儿解脲支原体和人型支原体的可选抗生素[824]。

呼吸道合胞病毒

新生儿病房 RSV 感染相对少见，但时有小范围流行，对婴儿损害较严重，尤其是有严重 CLD 的患儿。这些患儿可迅速发生完全性气道阻塞导致通气障碍。反复心动过缓是一个常见特征，临床偶尔并发房性心动过速[31,203]。当有 CLD 病史的患儿出现肺功能恶化，即使缺乏典型细支气管炎体征，也必须考虑 RSV 感染。通过呼吸道分泌物免疫荧光检测易于诊断 RSV。如果 NICU 发生一例 RSV 感染，就应采取严格措施以控制交叉感染[535]。虽然尚无证据证明利巴韦林对该组患者有效，但也应早期使用。体外氧合肺膜（ECMO）可早期用于恶化的病例。CLD 患儿从 NICU 出院后数个月仍对 RSV 易感[754]，常因此再次入院[149]。越来越多的证据显示预防性使用人 RSV 单克隆抗体如 RSV 单克隆抗体（Palivizumab）有效[623,768]。

其他呼吸道病毒

住在 NICU 数月的 VLBW 患儿可能通过拜访者和医护人员感染儿童早期常见呼吸道病毒。症状常表现为轻度上呼吸道感染（URTI）伴有低热。更严重的非 RSV 病毒性肺炎也可发生于新生儿任何时期，常见腺病毒和冠状病毒[655,757]。

百日咳[384]

新生儿后期可发生严重的百日咳，表现为突发性咳嗽、呕吐、呼吸暂停和阵发性窒息。痉挛性咳嗽少见。需长期通气支持[348]。可通过鼻咽拭纸培养或对已开始使用抗生素治疗患儿采用 PCR 方法诊断[220]。治疗采用红霉素和镇静剂，近期研究认为缺乏免疫力的母亲可在围生期发病从而感染婴儿[70]。

衣原体

与 GBS 一样，沙眼衣原体和肺炎衣原体均能引起严重的早期疾病。甚至采取剖宫产而胎膜又完整的婴儿也不能完全排除垂直感染的可能性[74]，病原体可通过完整胎膜导致胎儿肺炎而死产[797]。为了预防围生期传播，妊娠期衣原体感染可用氨苄西林或红霉素治疗[716]。足月儿典型衣原体肺炎发生于出生 4 周后，但也可发生于出生后第一周。临床表现为无热肺炎、呼吸急促、湿啰音、CXR 为弥漫性改变、嗜酸性细胞增多和既往有结膜炎史，通过培养和免疫荧光技术可明确诊断。像其他新生儿肺炎一样，衣原体肺炎可引起长期肺功能受损，可用红霉素治疗。

肺脓肿

新生儿很少发生肺脓肿，通常表现为呼吸困难和 CXR 有阴影。一般既往有肺炎史且病原菌常为革兰氏阴性菌，也可由金黄色葡萄球菌引起。初始治疗应选用广谱抗生素，如果病变没有消失，可采用支气管镜和外科手术。

心脏感染

心内膜炎

在心脏结构正常的 VLBW 患儿，心内膜炎日趋多见。实际上这些婴儿右心房和右心室都有中心置管。CONS 是主要病原菌，肠球菌、金黄色葡萄球菌和念珠菌属也为常见病原菌[559,679]。这组心内膜炎患儿尽管使用了合适的抗生素治疗，但其临床表现绝不仅限于持续性败血症和血培养阳性，少数病例可有心脏杂音变化、心力衰竭、持续性血尿或血小板减少。如果患儿有或最近有心内置管而出现这些体征时应做超声心动图。许多病例可发现心内赘生物从而明确诊断。

治疗和结果

去除中心置管，并根据血培养显示的病原体选择合适抗生素、正确剂量和用药间隔。如果几天后败血症症状缓和、血培养转阴，抗生素需持续治疗 10～14 天[674]。CONS 引起的置管相关性心内膜炎预后比预期的要好，几篇文章报道治愈率超过 60% [559,679]。白色念珠菌引起的心内膜炎预后差。持续性赘生物或严重瓣膜损害发生较少，如有需外科治疗。

心包炎

心包炎极为罕见，通常为败血症或纵隔脓肿的并发症。病原体包括金黄色葡萄球菌、大肠埃希杆菌、流感嗜血菌、克雷白菌属、绿脓假单胞菌和念珠菌属[253,855]。CXR 显示心脏轮廓增大，填塞症状少见。ECG 有改变，通过心脏超声和心包穿刺可证实诊断。处理需外科引流和长期抗生素治疗。

心肌炎（第28章）

骨和关节感染（也见第38章）

尽管其发生率变化大，但新生儿败血症引起的关节炎和骨髓炎罕见。过去 20 年中在利兹 St James 大学医院超过 90 000 新生儿仅有 5 例发生该病，然而澳大利亚一家三级中心近来报道每 1000 个 NICU 住院患者发病率为 9.6 例[408]。骨髓炎和败血症性关节炎主要由金黄色葡萄球菌引起[197,412]，但 GBS 也很重要[856]，还包括几个其他病原体如流感嗜血杆菌[845,850]、解脲支原体[302]、念珠菌属[305,835]、奈瑟双球菌[41,403]和肺炎链球菌[225]。骨髓炎和败血症性关节炎常共存，临床上常不能鉴别。有两个原因，受感染骨干骺端常常在关节囊内，当干骺端皮层破坏，感染就进入关节囊。另外新生儿血管常穿过长骨薄骺板，将感染从干骺端传递至关节囊。

骨髓炎 / 败血症性关节炎有两种形式。一种见于复合急性病患儿，常有留置管，可累及多个骨[412]。另一种较隐蔽，常累及一个部位。而后者常见于 GBS 感染。感染可累及任何部位，但最常见于骨盆、臀、膝和肱等部位。头骨骨髓炎可继发于头颅血肿或监测胎儿 PH 值的头皮穿刺。偶尔发生于脊柱疾病，足跟穿刺可引起足后跟疾病。单独发生的关节炎报道很少，除了臀部股静脉穿刺并发大肠杆菌关节炎，单独关节炎与报道骨髓炎病原菌相似[375]。

临床特征

这些异常通常表现为以下三种中的一种：

- 受累肢体因为疼痛引起假性瘫痪，受影响区域可能发热和肿胀。
- 随后实验室检查无败血症的特异性特征。
- 多系统疾病婴儿进行 X 线检查。

检查和诊断

虽然 X 线检查在病后 10～14 天通常无改变，但受累骨和关节必须做 X 线检查，这是基本要求，可见骨质疏松、骨质溶解、骨膜隆凸和骨膜新骨生成。也可采用同位素扫描鉴别骨关节“热点”。MRI 对脊柱和骨盆尤为有用[557]。通常也可尝试穿刺受累骨关节，这不仅可通过革兰氏染色和培养取得敏感的细菌学诊断，同时减压也是一个重要的治疗措施。

治疗

在血培养结果回来前选用万古霉素和三代头孢菌素是合理的。合适的抗生素（第 38 章）应静脉用 4～6 周。当吸引出脓汁时，建议进行骨关节外科引流。

预后

死亡率总体与多系统病变有关，发生率高。葡萄球菌和革兰氏阴性菌感染常引起骺板或干骺端永久性损害。这可引起永久性关节炎、长期生长问题或畸形。尤其是在急性起病或多部位受累患者，超过 50%有严重的长期骨科问题[650]。关键是长期临床和放射学随访，尤其在几年内生长受损可以不明显[650]。GBS 感染完全康复的预后相对较好。

胃肠炎

英国新生儿胃肠炎常呈散发且轻微。患儿可于分娩时自母体获得感染，也可通过交叉感染或污染的食物导致感染。许多托儿所疾病爆发常起源于一个无症状的婴儿传播病毒和细菌。根据一些病毒如轮状病毒的病理学，托儿所爆发感染常与社区疾病高峰季节相一致[774]。母乳喂养至少在发展中国家有明显的保护作用[515,859]。

病原体

许多新生儿胃肠炎由轮状病毒引起[61,461,703,750]，也可在一些托儿所流行，但除了大便次数稍增多外缺乏其他症状。大肠埃希菌、沙门菌和志贺菌也可引起新生儿胃肠炎[806]。新生儿弯曲杆菌属与腺病毒、埃可病毒、柯萨基病毒和星状病毒感染相似，也可发生胃肠炎，该病毒常来自母体。

症状和体征

腹泻而不是呕吐，通常是新生儿胃肠炎突出的症状，伴大量水样便。除了沙门菌属、志贺菌属或弯曲杆菌属感染，血便很少见。尤其是早产儿，体重可迅速丧失10%以上，很快出现脱水体征并发展为休克。患儿常苍白、淡漠伴腹胀和代谢性酸中毒。

鉴别诊断和实验室检查

母乳喂养的健康婴儿每天可有近10次黄软便，但精神好完全无症状。频繁绿软便常见于接受光疗的婴儿（第29章第1部分），不需进一步检查。遗传性糖吸收异常（第35章第1部分）、先天性氯化物腹泻（第35章第3部分）或囊性纤维化（第29章第3部分）偶尔可引起严重的腹泻病。如果排除上述情况，频繁腹泻一般总是由于胃肠炎所致。大便培养是必需的，如果可能也应该通过电子显微镜检查大便中的病毒颗粒。

治疗

如果症状轻微，脱水不明显，可继续少量多次母乳或牛乳喂养。如果主要问题是呕吐，通常需使用糖电解质溶液。在许多严重病例，饮食可暂停48小时并开始静脉输注液体。酸血症患儿需要使用碳酸氢钠。48小时后通常可很好地耐受口服糖电解质溶液，在下一个24～48小时恢复乳汁喂养。不需要从1/4到1/2又到全量递增食物热卡。如果又出现腹泻，应考虑乳糖不耐受（第29章第3部分）或牛奶不耐受，如果真如此，婴儿应采用不含乳糖的水解牛奶，如哺力美。

抗生素不应常规应用。然而，如果流行细菌性胃肠炎，应口服非吸收性抗生素，如新霉素或多黏菌素[806]。如沙门菌、志贺菌属或弯曲杆菌属感染，尤其是婴儿有全身性症状或为早产儿，应采用胃肠外抗生素治疗，沙门菌用复方新诺明或三代头孢菌素，志贺菌属用氨苄西林或复方新诺明，弯曲杆菌属感染用红霉素或庆大霉素。新生儿期不应使用止泻药。

隔离

症状轻微足月儿在新生儿病房与其母亲隔离，新生儿病房散发病例应在病房内隔离，如果设备合适可转运到儿科感染病房。流行性疾病的处理在上述章节中已列出。

泌尿道感染

因为小便采集可出现污染，用流行病学方法检测可引起过度诊断，所以难以确定新生儿UTI的准确发病率。足月儿报道的发病率为0.1%～3%，LBW至少高3倍，甚至可能达10倍[219,314,838,849]。如果这么高的引证数据是真实的，那么有许多新生儿UTI没被诊断。任何妊娠期分娩的男孩发病率高2～3倍。可卡因使用者的婴儿尤其易感UTI[314]。虽然反向传播也可发生，但新生儿UTI主要是因败血症病原体随血流播散至肾的结果。母乳可提供重要的保护作用[658]。

病原体

目前为止最常见的病原菌是大肠埃希杆菌，感染菌株与纤毛p型有关，其血清型有限，能抵抗血清的杀菌效应、黏附上皮细胞和产生溶血素[413,790]。另外，许多革兰氏阴性肠菌和一些革兰氏阳性球菌包括CONS、金黄色葡萄球菌和肠球菌能引起新生儿UTI。新生儿病房40%的UTI由白色念珠菌引起。在VLBW患儿，UTI通常是多系统感染之一（见下文）。

症状和体征

新生儿UTI可出现急性败血症的所有表现（见上文），或呈隐匿状，仅表现为喂养困难、精神不振、体重不增和低热。当患儿出现持续性黄疸、不能解释的贫血或体重不增时，只有进行常规检查尿液分析时才能明确其中部分感染者。在体检中，与UTI诊断密切相关的体征包括肾区叩痛、肾积水或一些先天性异常引起的肾增大，膀胱增大提示流出道梗阻。必须检查外生殖器排除狭窄或瘘管，同时要检查血压。

检查

如果UTI作为败血症的一部分，其约占所有UTI病例的1/4[654]，而血尿培养通常均为阳性。UTI尿的收集技术和诊断标准见第43章，应严格遵守。所有证实为UTI的患儿必须进行血清生化检查。

因为潜在畸形约为35%～50%，约2/3有膀胱输尿管反流[4,511]。所以必须进行进一步的检查。肾超声检查可以明确肾的存在、位置和大小；膀胱的大小和厚度；集合系统的扩张。约1/3白色念珠菌性UTI病例，超声检查可显示肾盂和输尿管强回声的真菌物质[133,654]。然而单靠超声不能显示瘢痕或排除膀胱输尿管反流[759,760]。除了超声，所有证实为UTI小于1岁的患儿均应行排尿性膀胱尿道造影（MCUG）和二巯丁二酸盐扫描（DMSA）[1,310]。MCUG可排除膀胱颈阻塞和尿道瓣膜，但它最重要的作用是除外膀胱输尿管反流。DMSA可显示瘢痕，常继发于肾感染后，比以往想象的更常见[419]。静脉内尿路造影已过时，偶尔在全面描述肾异常和计划进一步处理时需要。而大于1岁的患儿诊断性检查有所不同[304]。

治疗

如果患儿表现为全身性疾病，通常应使用针对早发性和晚发性败血症的抗生素组合，在培养结果回报后再修订治疗方案。如果证实为UTI，抗生素应持续使用10～14天。再次尿培养以明确感染有无消除。一旦开始治疗，则需晚上预防性单次服用小剂量甲氧苄氨嘧啶，直到影像学检查排除潜在的畸形。如果影像学检查正常，可停止预防性用药，但需要每三个月随访尿液检查，随访时间至少1年。如果有反流依据，应继续抗生素预防给药。白色念珠菌性UTI通常单用两性霉素或合用一种更新的抗真菌药。近来有报道显示合用氟康唑和氟胞嘧啶也可取得较好疗效[374]。

李斯特菌病

李斯特杆菌是一种革兰氏阳性短杆菌，可发现于细胞内外。传递到人的最重要贮存宿主可能是食物，尤其是经由感染的牧场动物而污染的乳制品[262,291]。英国新生儿感染不常见（见上文）。感染HIV的妇女比一般人群更易感[243]。由于各种免疫因素包括巨噬细胞反应缺陷[414]和调理素活性低[106]等，新生儿尤其易感。已发现三种主要的胎儿和新生儿感染类型。

经胎盘感染

李斯特杆菌引起孕妇非特异性感冒或胃肠炎，同时病原体也可经血液通过胎盘或羊水播散感染胎儿。一期或二期感染可使胎儿死亡或流产，已有报道人类由于李斯特杆菌感染导致反复流产[319]。在怀孕晚期，未成熟胎儿有可能发生感染[291]，出现胎儿窘迫和羊水胎粪污染。因为在妊娠34周内很少发生羊水胎粪污染，如果出现则高度提示李斯特杆菌感染。活产儿出生后病情常很严重。可出现严重的肺炎、肝脏增大和脑膜炎。血和大便培养阳性。典型者可出现小型（2～3mm）玫瑰灰色肉芽肿，肺、肝、CNS和许多其他组织和器官尸检有类似的小肉芽肿病变。

经产道获得的早发性感染

李斯特杆菌感染在大部分新生儿呈零星发生，但也有流行。经产道获得李斯特杆菌感染的婴儿至少有2/3为早产儿，几乎所有婴儿均在生后24小时内发病[527]。多数还通过播散累及肺、脑膜炎、血小板减少和贫血，有时可出现结膜炎。一些患儿可有皮肤小肉芽肿。

晚发性感染，通常为脑膜炎，可能为院内感染

有李斯特杆菌院内感染记录，感染患儿的无症状母亲应被隔离[250,528]。晚期感染通常表现为脑膜炎（见上文），败血症或结肠炎可有可无。平均发病年龄为2周，可出现脑脓肿[55]。

检查

早期败血症和脑膜炎的常规检查可明确诊断。然而，李斯特杆菌革兰氏染色的可变性以及生长缓慢对微生物学者来说是个问题。

治疗

最有效的抗生素治疗是氨苄西林加庆大霉素，在病房内李斯特杆菌为常见病原体，因此有人认为这种联合抗生素治疗是治疗早发性败血症的常规用药。李斯特杆菌对三代头孢均耐药。李斯特杆菌脑膜炎不能采用鞘内给药。近来有使用ECMO成功治疗严重早发性李斯特杆菌病的报道[373]。

结果

新生儿李斯特杆菌病死亡率为5%～15%[274,429]。李斯特杆菌脑膜炎的预后要比其他新生儿细菌性脑膜炎好。

浅表感染

脐带感染

衰老组织提供了良好培养基，栓塞的脐静脉是进入循环的潜在门户。在使用有效预防措施之前，脐带和周围组织的葡萄球菌感染常导致全身性感染，这种情况很普遍。在发展中国家，新生儿破伤风主要是脐带残端污染了破伤风杆菌的结果[246,713]。

尽管有好的脐带护理，2%早产儿和0.5%足月儿仍可发生轻微脐带感染。虽然金黄色葡萄球菌是最重要的病原体，革兰氏阴性杆菌尤其是大肠杆菌和克雷白菌属仍较为普遍[553]。大多数病例临床特征仅限于脐周红斑、少量分泌物，而其他病例可有广泛的腹壁蜂窝织炎或筋膜炎[553]。

检查和治疗

做渗出物拭子和血培养。通常采用局部抗生素治疗如氯己啶粉末就足矣，但如果有周围组织或全身性入侵的依据，需要静脉合用广谱抗生素有效地治疗金黄色葡萄球菌和革兰氏阴性杆菌。万古霉素或氟氯西林合用三代头孢、氟氯西林合用庆大霉素是合适的初始选择。

皮肤感染

葡萄球菌感染

最常见表现为数个表皮松解充满黄白色液体的大疱，偶尔大疱增大融合成大疱型脓疱病（第820～821页）。也可发生甲沟炎。婴儿通常一般情况较好，局部炎症可有可无，无局部淋巴结炎。从病变处获得拭子培养后可口服氟氯西林。如果提示有全身性病变，应考虑葡萄球菌败血症，应采取合适的检查和使用胃肠外抗生素治疗。

念珠菌属（鹅口疮）（见下文）

结膜炎

关于新生儿结膜炎新的有用流行病学资料很少。挪威一项近期的研究发现，新生儿结膜炎总发病率为19%，其中7%划分为重度[185]。没有接受硝酸银预防用药的婴儿结膜炎发病率近15%，接受硝酸银预防用药的婴儿结膜炎发病率近20%。

病原体

据报道结膜炎感染可由多种病原体和多种方式引起。在英国，前五位病原体包括金黄色葡萄球菌、沙眼衣原体、流感嗜血杆菌、肺炎链球菌和草绿色链球菌。目前淋球菌在英国很少见。除上述提到的病原菌，因结膜炎感染入院的婴儿也要考虑HSV（见下文）、李斯特杆菌和脑膜炎奈瑟菌。

一般要点

新生儿期任何阶段均可发生结膜炎。如果是溢泪性泪管阻塞，则更易发生于新生儿晚期和反复的结膜炎（第34章）。严重程度从眼睑结痂到化脓性分泌物、结膜充血、眼睑水肿，以及后眼窝结构的破坏。

结膜炎轻微的新生儿，常规用含盐水的无菌药签清洗眼睑，每4～6小时一次连用2～3天。如果培养为阳性，分泌物持续超过48小时或有结膜眼睑水肿，必须局部使用抗生素。通常选用氯霉素、新霉素或庆大霉素滴眼，每6小时一次。由于治疗的重要部分为冲洗，滴眼优于软膏。即使感染仅为单个眼睛，也应双眼睛同时治疗。有溢泪的新生儿在滴入抗生素后应轻柔地沿眼睛按摩泪管，试图使之疏通。偶尔可能需要在新生儿晚期，在麻醉下用探针探通泪管（第34章）。

淋菌性眼炎

通常见于出生后24小时内，伴大量、双侧脓性分泌物，但在出生后1个月内症状表现并不严重。严重的全身性发作少见，但由于感染会损伤角膜，因此诊断和处理必须及时。拭子必须及时送到实验室进行革兰氏染色，在丰富的培养基上培养。如果显微镜下显示为细胞内革兰氏阴性双球菌，即使培养结果未回，也必须及时开始处理。传统采用全身性青霉素和青霉素滴眼液，这是一个有效准则。当前推荐的治疗是单用头孢曲松25～50mg/kg，最大剂量为125mg，静脉或肌注。根据这个原则不需要局部治疗[154,383,486]。感染婴儿及其母亲必须和其他婴儿隔离，母亲和他的接触者也应该治疗。

衣原体眼炎

这是目前新生儿结膜炎最常见的病因，一些患儿在新生儿期感染后于新生儿晚期发展为衣原体肺炎，这通常很严重并需要住院治疗。在欧洲，衣原体肺炎相当罕见，德国最近的研究报道，患有肺炎的婴儿仅1%有衣原体感染证据[421]。然而，世界范围内生殖器衣原体感染相当普遍，所有婴儿早期肺炎50%为该病原体。

沙眼衣原体垂直传播的危险性已有许多报道。一些研究显示，生殖器衣原体感染的母亲其婴儿有50%被感染，但他们中仅一半有结膜炎或肺炎症状[74,763]。然而英国的研究显示，感染母亲的婴儿感染率仅为25%，且仅14%有症状，在这些有症状的婴儿中仅1/4出现肺炎[663]。

衣原体结膜炎通常发生于出生后5～12天。最初可能为单侧，但通常为双侧。它很少引起眼球和睑板黏连，可伴有一些持续性角膜翳，但几乎不会引起永久性视力损害。常规培养阴性，标准抗生素治疗效果差，许多结膜炎常首先考虑这些原因。几项关于眼拭子的检查可证实结膜炎，包括酶免疫分析法、免疫荧光技术[210]、斑点分子杂交法[95]和组织培养。现在常规实验室可使用PCR技术，这项技术证明最有用。

眼结膜感染通常采用四环素滴眼液或药膏和口服红霉素2周。这可阻止在婴儿期发展为衣原体肺炎[95]。有证据显示短程阿奇霉素同样有效[347]。

目前已尝试通过新生儿早期某种形式的预防措施阻止新生儿结膜炎和肺炎。分娩时使用硝酸银滴眼液和四环素滴眼液或红霉素眼膏，成功率不等[190,346]。近来有报道显示2.5%聚维酮碘眼液比硝酸银或红霉素预防效果更好[411]。如果产前监测到母亲感染，用红霉素治疗1周可显著降低新生儿感染的危险性[22,529,585]。另外，母亲也可使用氨苄西林[22]。通过剖宫产可减少围生期传播的危险性[74]，但很少有人认为这是剖宫产的一个适应证。

假单胞菌结膜炎

新生儿结膜炎中假单胞菌相对少见，铜绿假单胞菌对眼组织有显著的破坏力，可造成严重损伤[115]。许多病例发生于早产儿，通常是环境中交叉感染的结果[265]。许多感染婴儿发展为败血症和眼炎[744]。如果怀疑假单胞菌结膜炎或眼拭子培养出该病原体，除了局部应用庆大霉素滴眼液或药膏，需立刻采用联合抗生素胃肠外治疗，如庆大霉素和头孢他啶。如果怀疑有侵入性病变则需要紧急眼科会诊。

泪囊炎

表现为生后一周内眼内眦腺管和泪囊紫红肿胀。局部压力增高常从泪点喷出脓液。常见于金黄色葡萄球菌，但有时也可见于厌氧菌[124]。全身和局部抗生素治疗，通常选用滴剂而不用药膏。

中耳炎

新生儿期常忽视这一诊断，可能因为要通过多毛、狭窄的外耳道口才能看到下斜固定的鼓膜层，这相当困难。然而，据报道2/3的鼻气管插管婴儿可发生中耳炎，并可累及咽鼓管下端，影响正常功能，尸体解剖时仍可存在感染。而存活者感染已消除。事实上，腭裂婴儿普遍存在中耳炎，因为他们的奶汁和分泌物可反流入咽鼓管。最后，中耳炎可发生于以前健康的婴儿和长期NICU住院的患者，他们表现为上呼吸道感染症状。

在NICU住院者中，病原体常为大肠埃希杆菌和金黄色葡萄球菌，但流感嗜血杆菌和肺炎球菌也可见于以前无症状的婴儿，出现于新生儿晚期。但许多病例鼓膜穿刺术放出的液体并无细菌。

IPPV的低出生体重儿治疗中耳炎常合用广谱抗生素。上呼吸道感染和/或腭裂的大婴儿可口服针对肺炎球菌和流感嗜血杆菌的抗生素，如阿莫西林或甲氧苄氨嘧啶，通常足矣。

其他新生儿细菌感染

局限性脓肿

可发生于任何部位，最常见于足跟穿刺、静脉输注处、皮肤的电极黏附部位或其他一些监护设备引起的皮肤擦伤部位。局部可有红肿、压痛。感染可扩散至更重要的局部组织，如骨，引起骨髓炎，少数引起败血症。如果波动面积扩大，行切开术或在局麻下使用宽腔针吸引有效。应静脉给予广谱抗生素，但如果婴儿一般情况较好，获得培养及药敏结果，可口服合适的抗生素。通常治疗 7～10 天。

乳房脓肿

无论男性或女性患儿，常见乳房肿大发红，表示短暂的激素刺激而不是感染。然而，如果有压痛、红斑伴有波动感、发热或乳头流脓（不要与新生儿泌乳 / 乳漏混淆，第 20 章），则应给予全身性抗生素治疗。

肝脓肿

尸检表明，肝多发性小脓肿可发生于足月儿和早产儿的败血症，以及血管置管或腹部外科手术的并发症。虽然它们常引起肝肿大和肝酶异常，但一生中也可几乎无症状。单个肝脓肿偶尔可见于新生儿，最多见于脐静脉插管的早产儿，但所有的参考资料都很陈旧[117]。多数病例由金黄色葡萄球菌引起。肝超声检查显示脓肿相当可靠[552]。除先天性李斯特杆菌病有详细记录的特征，真正细菌性肝炎很少见。

多发性小脓肿的治疗与败血症相同。孤立脓肿可能需要经皮超声指导[697]下排脓或作切开手术。

唾液腺炎

腮腺或颌下腺也可感染，后者更常见于早产儿。临床表现为腺体发红、硬结，可从腮腺导管或下颌腺管排出脓液。金黄色葡萄球菌是最常见的病原。但也可由大肠埃希杆菌、铜绿假单胞菌引起。有报道厌氧菌也可引起化脓性腮腺炎[124,126]。治疗需静脉用抗生素，应包括氟氯西林。

坏死性筋膜炎

皮下组织和筋膜细菌感染很少见，但对新生儿的潜在危险大。病原体最常见的是 B、A 和 D 族链球菌，葡萄球菌，革兰氏阴性肠杆菌和各种厌氧菌[125,390,482,553]。坏死性筋膜炎可发生于任何部位，最常见于腹壁，主要继发于脐炎。常见有明显的组织水肿和炎症，播散快。可有全身性毒血症表现，但血培养阳性率仅为 50%。临床高度警惕，配以合适的抗生素治疗和积极外科干预是预后良好的关键。

支原体和脲原体感染 [519]

如果这些病原体存在于母亲产道，则患儿定殖率约为 50% [196,718]。但它们引起感染疾病的重要性还不完全了解。

表 40.10　脲原体和支原体引起的新生儿感染

生物体	感染	参考文献
人支原体	手术伤口感染	Brooker et al 1994 Ped. Inf. Dis. J. 13: 751
	脓肿	Sacker et al 1970 Pediatrics 46: 303
	唾液腺炎	Powell et al 1979 Pediatrics 63: 789
	脑膜炎	Hjelm et al 1980 Acta Paed. Scand. 69: 415
		Waites et al 1988 Lancet i: 17
		McDonald & Moore 1988 Ped. Inf. Dis. J. 7: 795
	败血症	Unsworth et al 1985 J. Inf. 10: 163
	心包炎	Miller et al 1982 Am. J. Dis. Child. 136: 271
脲原体	脑膜炎	Waites et al 1988 Lancet I: 17
		Garland & Murton 1987 Ped. Inf. Dis. J. 6: 868

解脲支原体在新生儿肺炎和 CLD 的作用已有讨论（见上文）。解脲支原体和人型支原体偶尔可引起局灶性感染[704]或 LBW 婴儿的败血症（表 40.10），关于这一点毫无疑问。然而，一些流行病学研究显示，尚无证据表明有解脲支原体或人型支原体定殖的婴儿较之无定殖的婴儿更为不利[362]。改进检测方法如 PCR 方法有助于更进一步明确它们的作用[96]。

治疗

治疗支原体和脲原体感染最有效的抗生素是红霉素，应静脉给药[825]。

结核病

结核病几乎流行于所有热带发展中国家，在妊娠期和哺乳期对母亲和婴儿构成了特定的威胁[257]。在英国，虽然有上升趋势，但围生期结核相当罕见。当怀孕的母亲有临床结核或近期有原发性感染，可通过胎盘感染。前者胎盘可见粟粒样病变，而后者见不到。婴儿缺乏细胞反应，原发灶和淋巴结呈干酪样变，有大量的结核杆菌。病变周围淋巴细胞少，无巨细胞。可同时合并 HIV 感染[14,657]。

Beitzke 首先制定了先天性结核的诊断标准[71]，该标准一直都非常严格。必须要有结核损害的证据，如果有肝原发综合征，几乎可明确为宫内病原体感染。但如果缺乏肝原发综合征，胎儿、刚出生或出生后第一周的新生儿应该有明显的感染。新生儿结核通常是宫内感染或分娩时及分娩后与活动性肺结核成人密切接触吸入结核杆菌所致。

临床特征

症状一般发生于出生后第一个月。原发灶通常在肝，先天感染的婴儿可表现为肝大，肝门淋巴结增大阻塞胆汁排泄引起黄疸。有时通过静脉导管播散至肺引起原发综合征。婴儿表现为肺炎、贫血和肝脾大，包括肺、纵隔和肺门淋巴结的广泛肺部感染的放射学证据。临床综合征通常无肝损害，感染源可能是羊水或母亲产道[306]。检测胃吸出物的嗜酸杆菌是最好的诊断实验。感染新生儿对结核菌素不敏感。偶尔可见局灶性感染报道，如耳炎或侵犯皮肤[766]，偶尔也可表现为急性败血症综合征[556]。

处理

通过产前普检监测感染母亲和妊娠期开始抗痨治疗效果最好[363]。患病母亲的婴儿的处理成为一个特殊问题。因为这会中断母乳喂养，而使婴儿遭到人工喂养的各种危害，因此将婴儿与受感染母亲隔离是不可行的，有时也是令人不快的。服抗痨药的母亲进行母乳喂养对婴儿是安全的。以下条例对患结核母亲的无症状婴儿有益，如下：

- 维持母乳（除了母亲病重）。
- 母亲治疗结核病。
- 婴儿使用预防性异烟肼单药疗法，10mg/(kg·d)，直至母亲反复痰培养证实为阴性。
- 婴儿 BCG 免疫（卡介苗接种），应使用异烟肼耐药菌株。

虽然成人和儿童的治疗原则同样适用于新生儿，但由于这样的病例相当少，因此对于明确诊断的新生儿，有关的治疗研究尚未很好开展。一种推荐的治疗方案是异烟肼 20mg/(kg·d)、利福平 20mg/(kg·d) 和吡嗪酰胺 30mg/(kg·d) 使用 2 个月，接着异烟肼和利福平用 4 个月。另一方案为异烟肼和利福平用 9 个月。如果怀疑异烟肼耐药，通常基于不同地理位置分布的感染源，在药敏结果未回时至少要加用另一个药。可选用链霉素 20mg/(kg·d)，肌注、乙胺丁醇 20mg(/kg·d) 或吡嗪酰胺 30mg/(kg·d)。因为缺乏宿主反应，所以不适宜选用类固醇。先天结核可使用异烟肼耐药菌株卡介苗接种，以激发免疫活性。应提倡母乳喂养，如果母亲感染，必须使用抗痨药物。对皮试阴性的新生儿接触者给以预防性异烟肼治疗是合适而有效的[485,712]。

新生儿破伤风

由于当地条件和习惯而非气候所致，造成破伤风成为全世界新生儿死亡的主要原因（每一千活产儿超过 60 例）。在一些国家，25%～65%新生儿死亡由新生儿破伤风所致[233,402]。在印度乡村，村庄房屋墙壁由泥土和牛粪组成，牛粪燃烧后的灰烬用于包裹脐带残端。

在旁遮普邦，新生儿破伤风又称为八日病，因为许多新生儿在出生后八日死亡。脐带腐烂引起脐带残端感染，而有害的文化习惯是导致热带乡村新生儿破伤风高发病率的主要原因。

病原体

破伤风杆菌是革兰氏阳性杆菌，是绝对厌氧菌。人排泄物中通常没有该菌，它存在于动物排泄物。破伤风杆菌的芽孢对热、化学物和抗生素抵抗力强，但可用高压灭菌器灭菌。在干燥的灰尘和泥土中可存活多年。发芽期和生长需要厌氧条件，病原体可产生两种毒素：痉挛毒素和破伤风菌溶血素。痉挛毒素是一种潜在的外毒素，对神经系统的亲和力高。在低氧条件下破伤风杆菌的无性繁殖形式产生痉挛毒素，在CNS，毒素与神经节苷脂结合，阻止运动神经元和中间神经元的抑制作用，直接增强兴奋性突触的活性。它的作用与番木鳖碱相似，诱导高张性、痉挛和抽搐。毒素也可导致交感神经系统过度兴奋，产生心动过速、心律失常、脆弱型高血压、周围血管收缩、出汗、高碳酸血症和尿排泄儿茶酚胺增多。破伤风毒素的吸收部位在周围运动神经和自主神经末梢。毒素沿神经纤维上传，穿过突触缝隙进入邻近抑制性脊髓中间神经元的突触前末梢，与其结合。抗毒素只有在毒素进入突触前末梢之前抑制痉挛毒素。

临床特征

新生儿破伤风潜伏期为3～14天或更长[713]，潜伏期越短，病情越重。肌肉强直和痉挛是破伤风的典型表现。

超过半数的新生儿破伤风在出生后几天表现为咬肌肌肉强直引起的牙关紧闭症状。随之出现颈肌强直和吞咽困难。婴儿不安定、易激惹、不能进食。面肌痉挛引起苦笑面容。接着发生腰和腹肌强直收缩引起角弓反张，伴有手臂屈曲和内收、拳头紧握。痉挛最初持续几秒，后逐渐延长，疾病进展时可持续数分钟。患者未丧失意识，因肌肉痉挛疼痛引起哭闹，从而加重肌肉痉挛，触觉、视觉或听力刺激也可诱发。发热可能是由于肌肉过度运动所引起。喉和呼吸肌痉挛可导致阻塞、窒息和发绀。破伤风自然病程在最初7天内呈进行性加重，紧跟着第二周出现平台期，此后2～6周逐渐减轻。新生儿破伤风可致命，死亡率高达50%～90%[484]。支气管肺炎、吸入性肺炎和肺不张是常见并发症。如果可获得通气支持和监护治疗，死亡率能明显下降[713]。

治疗

感染严重、死亡率高而治疗手段匮乏，但预防性措施可消除疾病，只是产生了棘手的伦理和治疗问题。在治疗中心，新生儿破伤风经使用通气支持、箭毒化、静脉营养和新解痉药可提高存活率，但也提出了医疗服务差异问题，一方面预防这种可怕疾病的进展缓慢，另一方面可以通过使用昂贵的现代技术来治疗。

当前，新生儿破伤风没有统一的治疗标准。治疗目的是在毒素进入神经系统之前清除存在的破伤风毒素，并减少毒素的进一步产生，控制神经肌肉的自主特征，维持患者生命直至毒素消除。

总的疾病治疗包括熟练的护理以预防吸入性肺炎和肺不张，尽可能避免刺激以减少抽搐发作。

青霉素60mg(10万单位)/(kg·d)治疗5天可消除破伤风杆菌。并发感染应采用合适的广谱抗生素。

破伤风抗毒素仅能中和未结合的循环毒素，对进入神经细胞的毒素没有作用。虽然在出现症状之前毒素常常已累及CNS，但给抗毒素的患者，其病情发展要好于未使用的患者。选用特定人抗破伤风免疫球蛋白，推荐肌注单剂量3000～5000单位。马抗破伤风血清（ATS）是使用最广的破伤风抗毒素。应该尽早使用，也是肌注单剂量5000单位或750～1500单位/日使用3次。大剂量ATS与小剂量相比没有明显益处。在疾病早期，鞘内给药1500单位ATS有益。经鞘内给药的死亡率（45%）明显低于肌注ATS的对照组（82%）。经鞘内给药的婴儿并发症也低于对照组。没有可靠证据显示经脐带周围渗入ATS对新生儿破伤风预后有重要作用。

副醛直接控制痉挛，随之用苯巴比妥和氯丙嗪或安定维持镇静状态对控制痉挛有效。联合使用苯巴比妥、氯丙嗪和安定可有助于降低死亡率[484]。通过使用肌松剂和IPPV，新生儿破伤风的死亡率已明显降低，因此无论有无应用设施都应该使用这种方法。

预防

出生时脐带的无菌护理可预防新生儿破伤风。在许多发展中国家，新生儿破伤风持续存在说明在人群密集区缺乏基本的产科设施[402]。对传统分娩的接生人员实施有关出生时的脐带卫生管理教育，已使新生儿破伤风的流行显著下降。这为发展中国家提供了可采用的模式。

以破伤风类毒素活化妊娠妇女免疫功能可减少近90%的发病率[333]，但不幸的是，最需要保护的人群不可能参加产前临床保护。破伤风类毒素使用两次，每次0.5ml，间隔2个月，这可提供良好的免疫，甚至单次也很有效[550]。高危新生儿被动免疫是儿科应用最多的预防措施。高危环境中出生的婴儿应用750单位ATS可提供保护。

麻风病

母亲患麻风病的婴儿

患麻风病母亲的婴儿出生体重低于平均体重。如果母亲患瘤型麻风，胎儿早至妊娠16周就可出现宫内发育迟缓。母亲患活动性瘤型麻风，30%出生婴儿脐带血可发现麻风分枝杆菌IgA抗体。宫内感染患儿于出生后6个月产生抗麻风分枝杆菌的特异性IgA和IgM抗体。患活动性瘤型麻风的母亲，婴儿2岁以内的麻风病发病率为5%。婴儿的诊断依靠麻风分枝杆菌的阳性皮肤试验和血IgA和IgM抗麻风分枝杆菌抗体的活性显著增高。

治疗

妊娠母亲应接受多种药物治疗，氨苯砜2mg/(kg·d)、氯苯吩嗪1mg/(kg·d)和利福平10mg/(kg·月)。氯苯吩嗪使乳汁变为粉红色，所以应对母亲说明颜色的改变不会影响乳汁的质量。应补充叶酸盐。当麻风病母亲接受了有效的治疗，可以鼓励母乳喂养。大量乳汁感染仅发生于麻风进展至乳头和乳腺管。

在妊娠期没有治疗母亲的新生儿应选用氯苯吩嗪1mg/(kg·d)治疗，如果有适应证也可用于受治母亲的婴儿。与氨苯砜不同，氯苯吩嗪不会引起婴儿6-磷酸葡萄糖脱氢酶（G6PD）缺乏诱发的溶血。

围生期病毒感染

几种病毒可引起严重的新生儿疾病，发病率和死亡率高。多数感染通过垂直传播获得，但有些是产后交叉感染。

疱疹病毒

单纯疱疹病毒

单纯疱疹病毒是双链DNA病毒，编码70个多肽。有两种不同抗原表现型：HSV-1，引起年长儿和成人口唇、眼和疱疹性脑炎；HSV-2，近来80%～85%的生殖器疱疹由此引起，并且是新生儿感染的主要病原体。其余15%～20%生殖器疱疹以及超过30%的新生儿感染归于HSV-1。在英国，近来生殖器HSV-1感染更普遍（可能是因为害怕HIV，导致口交更多），最近关于新生儿感染HSV-1和HSV-2发病率的报道显示，两者比例相同[800]。英国新生儿疱疹发生率为1/50 000[342,800]，但北美报道的要高出100倍[840]。新生儿疱疹可致命，存活者常见神经系统残疾。早产儿更易感。

传播模式

经胎盘感染

经胎盘感染的HSV很少见，通常与母亲HSV-2初次感染有关。约占新生儿疱疹感染的5%[396]，已有文献报道大约70例[839]。胎膜完整的感染也可能增加[399,646]。先天性感染的患儿通常表现为小头畸形或积水性无脑畸形、脉络膜视网膜炎和皮肤病变，偶尔仅为轻微的眼部病变[396]。对这些患儿缺乏治疗方法。

垂直感染

约85%新生儿HSV病例是由于母亲感染生殖器疱疹[530]，虽然许多母亲在分娩时无症状或无生殖器疱疹病史[546,858]。偶尔病毒沿着长时间胎膜破裂口到达宫内，胎儿出生时可伴有皮肤和眼睛病变。这种感染形式很少见，但通过有效的抗病毒治疗预后相对较好[839]。通常患儿在经过产道时获感染。如果母亲在阴道分娩时有活动性或初次感染，则新生儿感染的危险性为50%[130]，若母亲生殖器疱疹再次发作，但病毒水平较低，则危险性降至约3%[129]。

医院感染

HSV也可从其他新生儿患者获得，或来自于医护人员和家庭成员的口唇或皮肤疱疹。虽然这种传播方式据说很少见，但新生儿Ⅰ型HSV发病率是Ⅱ型HSV的2倍，说明新生儿感染的非先天性途径可能比以前想象的更普遍[392]。

临床特征

虽然程度有叠加，但新生儿HSV感染的发生有三种截然不同的形式[229,546]。

皮肤、嘴和眼的局灶性病变

浅表感染通常发生于出生后第二周，如果母亲复发而不是初次感染，这种表现更常见[543]。患儿可出现小泡样皮疹、角膜结膜炎，少数患者出现口腔内小囊泡。疾病可局限于上述部位中的一处或多处。皮肤小囊泡直径通常1～2mm，但也可更大。它们可以是多个或成簇。

一般来说浅表感染患儿不会形成播散性疾病，但随后神经发育异常的比率高得惊人（可能大于30%）[840]。相反播散性疾病患者以后可能发展成皮肤和眼睛病变。

CNS疾病

大约1/3的HSV感染的患儿会出现孤立性脑膜脑炎，症状类似新生儿细菌性脑膜炎。发病年龄约在出生后10～14天[595]。随后许多患儿发展为皮肤和眼疱疹。这种疾病形式可来自于血源性播散或神经播散，病毒沿逆行突触传播至CNS[326]。

播散性疾病

是新生儿疱疹最严重的类型，出现于出生后第一周[543]，可能有病毒血症伴继发性CNS传播。约一半病例仅有系统性疾病和/或肺炎，其余可合并脑膜脑炎。20%没有皮肤临床表现，诊断困难[829]。

呈播散状患儿的临床表现，如任何严重的败血症（见上文）。因肺炎致呼吸窘迫，通常需要IPPV支持。通常伴有低血压、周围血管收缩和肾功能衰竭。也可发生重症肝炎[325]而无肝脾肿大。常见DIC引起的瘀点和全身性出血，无论有无脑膜脑炎常可出现肌张力过低、惊厥和昏迷。也可发生肺炎和胸腔积液[80]。宫内HSV感染引起的水肿也有报道[25]。

诊断

皮肤水疱以及眼或口腔损害，强烈提示疱疹。其他水泡样损害如葡萄球菌皮肤感染或水痘，通常可由病史和临床表现而易鉴别（第33章）[708]。

泡液免疫荧光检测是快速而有效的诊断试验。现已建立DNA扩增实验，有条件可同时检测血和脑脊液。即使结果阴性，患儿临床怀疑HSV感染也应继续使用合适的治疗[194,544]。泡液、结膜刮片、鼻咽拭子和能得到的脑脊液可作病毒培养。培养可显示几天内的细胞病理改变。病毒也可在血中生长[308]。由于难以鉴别被动获得的母体抗体和内源性产生的抗体，因此血清学检查意义不大。

如果母亲无阴道疾病病史或缺乏皮肤、眼或嘴的疑似损害，病毒培养作为常规检测的一部分，同时所有败血症患儿无论有无脑膜炎，在病后24～48小时无细菌生长，才能诊断播散性HSV感染。新生儿病毒性脑膜炎通常病情较轻，如果脑脊液结果提示该病（见上文），但婴儿病情重，疱疹仍然是最可能的诊断。然而一些疱疹性脑膜脑炎病例，脑脊液WBC超过1000/mm³，许多为多形体，有许多红细胞，蛋白质显著增高，葡萄糖下降[410]。因此与细菌性脑膜炎的鉴别就只能依靠培养。

如果怀疑疱疹，应作EEG，可显示特征性颞顶部高幅低频活动。CT扫描可发现颞叶特征性坏死和出血，虽然这些表现可能仅出现于疾病晚期。但MRI改变可能较早[473]。有报道播散性疾病出现内脏钙化[367]。

如果怀疑患儿全身性疾病是疱疹感染，应开始治疗（见下文）直至明确诊断。然而一些暴发性病例只有在死后尸解才发现疱疹小脓肿扩散，或PCR检测病毒扩增，才明确诊断[610]。令人遗憾的是，对于如何缩短症状出现和开始治疗两者的时间间隔，尚无任何进展[464]。

治疗

选静脉内用阿昔洛韦，8小时一次，一天总剂量30mg/kg。如果10天疗程后有反复，继续静脉用药至少14天。一项开放试验评估研究显示，播散性疾病的大剂量治疗方案（60mg/(kg·d)，共21天）预后有改善，但严重中性粒细胞减少症的发生率增高，尚无Ⅲ期实验数据[465]。眼和皮肤病变可局部应用阿昔洛韦。在正常治疗疗程结束时，PCR测试HSV DNA为阳性，需考虑延长疗程[36]。值得注意的是，尽管有一些新药等待起用[630]，但新生儿耐阿昔洛韦的 HSV 感染在逐渐增多[620]。与单用阿昔洛韦相比，实验动物抗 HSV 抗体和阿昔洛韦合用可降低死亡率[118]，但还没有应用于新生儿的研究报道。

预后

在缺乏有效抗病毒治疗药物前，新生儿疱疹的预后很差(表 40.11)。最近这种现象已得到改善，部分原因是由于多数病例得到早期诊断而使病灶局限。现在播散性病变的死亡率为 35%～60%，CNS 孤立性病变的死亡率为 10%～15%，但 HSV-2 死亡率高于 HSV-1[543,841]。

发病率方面资料较少，85%播散性病变存活者和 50%～70%脑膜脑炎存活者有后遗症[379,410]。HSV-2 感染比 HSV-1 预后更差[545]。研究显示，HSV-2 感染患儿随访仅有 25%正常，而 HSV-1 则 100%正常[174]。新生儿期 EEG 异常预示预后差[545]。

感染复发

尽管初始感染表面看似已完全消除，但由于缺乏对病毒的免疫反应，在随后 6～12 个月复发率较高[472]。在一组病例中，所有先天性感染患儿和 12/25 新生儿患者发生了复发[787]。Kohl[472]报道多数治疗的新生儿在出生后第一年发生皮肤复发感染。也可发生脑炎复发感染[787]。Gutman 等[335]报道一组新生儿脑炎在出生后第一年呈进行性神经系统恶化。但病毒仍对抗病毒药物敏感，进一步治疗有效。口服阿昔洛韦抑制治疗Ⅰ-Ⅱ期试验已显示，皮肤感染发病率下降，但没有数据显示对预防神经系统病变有效，故目前尚不推荐用于预防神经系统病变[466]。

预防

胎盘感染的危险性低[130]，仅有 0.3%妇女在产时排泄病毒[129]。母亲为无症状 HSV 排泄者[129]，新生儿感染的危险性非常小，而 60%～80%新生儿疱疹其母亲既无产道疱疹史，也无产时感染的任何证据[631]。这些事实说明，妊娠期常规筛查 HSV 几乎没有意义[425,504]，也不必对有疱疹史无症状的母亲实施剖宫产。然而，当母亲有明确的初次阴道疱疹感染，则新生儿阴道分娩感染疱疹病毒的危险性约为 50%，如果在胎膜破裂 24 小时内实施剖宫产则危险性可下降至 20%以下。另一可选择的方法是阿昔洛韦治疗妊娠期初次疱疹感染母亲，疗程从妊娠 36 周直至分娩[739]，但其有效性尚有疑问[664]。小鼠母体免疫接种可降低内脏播散，但不能降低 CNS 侵入[242]。人类没有相似的研究，尚存争议，但既能预防新生儿疱疹又不显著增加剖宫产数量的最佳方法是，加强分娩母亲的体检，如有病变即行剖宫产[131]。

如果母亲产后有隐匿性产道疱疹，婴儿一般不需要治疗。但隐匿性产道疱疹分娩的新生儿，应与其母亲一起接受静脉阿昔洛韦治疗，尽管这并非总有效。如果母亲有口唇或皮肤疱疹，婴儿可以与母亲在一起(见上文，表 40.3)，但母亲病变部位应覆盖并局部用阿昔洛韦，并应严格洗手。其他有开放性疱疹的家庭成员或医护人员应远离。

水痘带状疱疹病毒

这是疱疹病毒家族的一个成员。作为急性原发感染引起水痘，但从其休眠部位脊髓背根神经节重新活化可引起称为带状疱疹的皮疹。胎儿和新生儿可发生初次感染，有时具有破坏性。新生儿期病毒很少被重新激活引起带状疱疹。原发性水痘带状疱疹病毒感染可定义为先天性、围生期或产后，下文页讨论先天性水痘。

表 40.11 新生儿疱疹感染的结果。（根据 Nahmias 等[594]文献重制。）

	病例数	死亡 (%)	存活但残疾 (%)	存活且正常 (%)
播散性疱疹，不累及 DNS	157	91	2	7
播散性疱疹，累及 CNS	154	73	15	12
局部 CNS 病变	116	41	42	17
其他局部性疾病	76	7	24	70

围生期获得性水痘

如果母亲在分娩前 3 周内发生水痘，婴儿发生该病的几率为 25%[591]。一些婴儿可能出生时就有皮疹，这种情况预后较好，如果婴儿在出生后 4 天出现皮疹，预后相对较差。通常母亲出现皮疹与胎儿或婴儿出现皮疹的间隔为 9～15 天[596]。患儿出生时间的选择与母亲感染有关，并对预后至关重要。母亲出现皮疹后 5 天以上出生的婴儿，因可接受胎盘免疫，预后好，所有病例报道都存活。而母亲出现皮疹后 5 天以内出生的婴儿，分娩后 5～10 天内疾病进展，死亡率高(表 40.12)。

产后获得性水痘

尽管偶尔新生儿晚期水痘是致命的，但通常是一个良性疾病。

新生儿水痘的临床特征

新生儿期该病可表现为相对健康的婴儿仅有几颗小囊泡，也可表现为严重的播散性感染并发肺炎。发生肺炎的死亡率很高。

治疗

产前 7 天内至产后 7 天患水痘母亲的婴儿应接受带状疱疹病毒免疫球蛋白（ZIG）治疗，100mg，应尽早在分娩后或母亲出现症状后输注。可降低患儿疾病的严重性，但一般不能预防。Miller 等[570]报道 78/125 的患水痘婴儿是重症感染，但无人死亡，其预后比表 40.12 显示的更好。然而，有报道出生后 7 天内母亲患水痘的高危新生儿，尽管接受 ZIG 治疗，但也有死亡[379]。因此这组婴儿如果出现小囊泡，除了接受 ZIG，还需要给予阿昔洛韦 60mg/(kg·d)，每 8 小时一次。母亲于围生期患水痘，婴儿出生后应该与其他婴儿隔离。

如果婴儿出生后接触水痘患者，是否需要治疗应依赖于他的免疫状态。为避免使用不必要的血制品，所有暴露婴儿均应采用水痘带状疱疹病毒 ELISA 方法检查他们的免疫状态[608]。如果婴儿血清呈阴性，尤其是小于孕 32 周或存在其他高危因素，应使用 ZIG。如果婴儿有抗体，除非他大于 2 个月和仍在 NICU，否则不需要使用 ZIG[276]。

表 40.12 新生儿感染水痘的结果。（根据 Hanshaw 和 Dudgeon[351]文献重制。）

	总计	存活	死亡 (%)
母亲水痘 >分娩起 5 天，新生儿水痘 0~4 天	27	27	0
母亲水痘 <分娩起 4 天，新生儿水痘 5~10 天	23	16	7 (30%)

带状疱疹感染

已报道新生儿有带状疱疹[119]，但在缺乏明确的培养结果时诊断的准确性有疑问[132]。先天性水痘患儿（见下文）于出生后 1 个月可出现带状疱疹，而围生期患水痘的患儿在婴儿早期也可发生带状疱疹[570]。母亲患带状疱疹通常不会影响婴儿[231]，虽然偶尔有胎儿受损的报道。

人类疱疹病毒6~7型 [463]

围生期人类疱疹病毒 6 型可以传递[624]但不会引起严重的新生儿疾病[339,493]。

肠病毒 [721]

这是小的球形病毒，包含单链 RNA。传统上有三种主要的亚群，分别为脊髓灰质炎病毒、埃可病毒和柯萨奇病毒，新肠道病毒分类排除了这种分类方法，如肠道病毒 72 是肝炎病毒 A。

多数新生儿肠道病毒感染轻微，发生于出生第一周以后，常与社区流行病学一致。发达国家少见脊髓灰质炎病毒感染，但埃可病毒和柯萨奇病毒能引起严重的新生儿感染[10]。新生儿肠道病毒可通过垂直和水平传播感染。垂直传播引起的感染更重[409,410]，发病更早[10]。水平传播主要是通过粪口途径传播，但呼吸道分泌物也有传染性。

埃可病毒

许多新生儿埃可病毒感染无症状，但一些抗原型如 6、7、11、12、14 和 17 型能引起严重疾病。埃可病毒 11 型能引起最严重的疾病[575]，但有报道埃可病毒 17 型能引起托儿所大爆发[420]。埃可病毒感染趋于以下三种模式之一。

轻微不适

是最常见的模式。有发热、不适和轻微胃肠道反应，持续 3～4 天完全康复。通过重症病例爆发时的流行病学调查，这些病例常能明确诊断。除了病毒分离，实验室检查常为阴性，有时白细胞分类计数显示非特征性单核白细胞。近来可通过 PCR 方法检测感染婴儿血清和尿肠道病毒[11,722]。

病毒性脑膜炎

通常病情轻，少见惊厥和其他主要的神经系统体征[480]。CSF 分析显示典型病毒性脑膜炎特征，白细胞大于 100～200/mm^3，主要为淋巴细胞，蛋白质和糖浓度比较正常。革兰氏染色无病原体。CSF、咽拭子和大便中可有病毒生长。血片有非特征性单核白细胞。虽然通过现代影像学技术已逐渐发现有局灶性脑膜炎的证据，通常能康复[693]。

严重的病毒血症

通常由血清型 6、7 和 11 型引起，一般由垂直感染获得。这是一种严重的感染，常伴有肝炎、脑膜脑炎、肺炎、心肌炎、胃肠炎和 DIC [575,666]。病情呈快速恶化，出现酸血症、黄疸、呼吸暂停、内外出血和对扩容、正性肌力药无效的复杂性低血压，常见肾衰竭，骨髓衰竭也有报道[796]。死亡率高，虽然最近有大量研究显示总体死亡率为 31%[7]。尸体解剖结果有特征性，出现大量肝坏死，肾上腺、肾小管和心肌出血坏死。

柯萨奇病毒

柯萨奇病毒感染可通过垂直和水平传播，但与埃可病毒不同，传播模式对疾病发生的严重性无影响。多数新生儿感染由 B 型引起。范围从轻微发热，有或无腹泻到脑膜脑炎[575]、心肌炎（第 28 章）和严重病毒血症，类似埃可病毒。几天后非特异性表现也可进展为较严重的病变，有时疾病可呈现双相性，表面上轻微的症状已恢复，但心肌炎却能致命[207]。柯萨奇病毒感染常伴有皮疹，有时是瘀点。

柯萨奇 B 族病毒心肌炎可逐渐出现心动过速、呼吸困难、食欲下降或急性循环衰竭。常有心脏扩大、杂音，ECG 显示 ST 段压低，有时有室上性心动过速。PCR 技术可检测心肌病毒 RNA [372]。疾病死亡率高，常出现脑炎或肝炎表现[437]。

脑膜脑炎常发生小流行，据报道许多 A 和 B 血清型可引起爆发。CSF 表现为典型病毒脑炎，咽拭子、大便和 CSF 中可有病毒生长。婴儿病情严重者少见，通常在 7～10 天内完全康复。神经系统后遗症罕见。

近来显示母亲在分娩时血清有柯萨奇 B族病毒 IgM，婴儿患儿童糖尿病的危险性增高[181]。

脊髓灰质炎

新生儿脊髓灰质炎的典型表现为发热、淡漠、食欲下降、腹泻和一个或多个肢体弛缓性瘫痪。脑脊液中淋巴细胞经常增多，大便和脑脊液培养可见病毒。新生儿脊髓灰质炎可能发生在与年长脊髓灰质炎患者接触后，或母亲在分娩期患有脊髓灰质炎致婴儿发病。

肠道病毒感染的治疗

普来可那立（pleconaril，新型抗病毒药物）是成功应用于严重新生儿肠道病毒性肝炎 / 播散性感染的抗病毒药，肠道给药剂量 5mg/kg，每 8 小时一次[26]。虽然有研究显示一旦感染明确收效甚微[410]，但人们仍提议输注合成 IVIG 可减少疾病的严重性，阻止在 NICU 流行传播[638]。目前仍建议大剂量 IVIG 输注，用于血清中抗体呈现高滴度强致病力的肠道病毒血清型，可能有效。但仍需要临床试验证实。已有记录同型肝移植法成功治疗暴发性新生儿埃可病毒 11 型感染[164]。

麻疹

妊娠期麻疹比水痘更少见。母亲妊娠期患麻疹的并发症发生率高，住院率也高，约 1/4 病例有肺炎。麻疹病毒可能不会致畸，但妊娠期麻疹胎儿的流产率和早产儿率增高，多见于皮疹出现的 2 周内。如果母亲在分娩时患麻疹，婴儿可能经胎盘感染，表现为出生时伴有皮疹，或出生后 10 天内出现皮疹。围生期麻疹常病情轻微，但也可能较严重，并发胎儿肺炎[599]。旧的文献报道死亡率甚高，但是在广谱抗生素得以应用和新生儿重症监护后，这种观点值得怀疑是否适用。对应用抗麻疹高效免疫球蛋白疗的疗效尚未进行充分评估，但应该有益。据推断围生期麻疹和随后发生的 Crohn 病有关[226]。

腮腺炎

新生儿先天性腮腺炎感染是否能引起心内膜弹力纤维组织增生尚有争论。除了这个问题，围生期腮腺炎感染预后明显较好。新生儿腮腺炎很罕见，常常病情轻微。

风疹

社区母体免疫水平高，经过 3 周的孵育期原发性风疹很少发生于新生儿，如果发生，常病情轻微。

新生儿肝炎

新生儿肝炎是先天性、围生期或生后感染。主要先天性病原体是风疹、CMV（第 1066～1067 页）、HSV、弓形体和梅毒。围生期感染，包括 HSV、CMV、肠道病毒、水痘、腺病毒[9]、肝炎病毒（甲，乙，丙，非甲、乙或丙），分娩时接触受感染母亲的血或分泌物而致感染。CMV 是出生后病毒性肝炎的唯一常见病原体。

临床表现

先天性新生儿肝炎出生后 24 小时内常出现黄疸。围生期获得性感染仅有 HSV 可能在出生后 1 周内出现[631]。甲、乙和丙型肝炎病毒因为孵育期长，通常出现于新生儿晚期或前后。获得性 CMV 通常来自输血（第 27 章第 2 部分），常出现于 VLBW 存活者，他们通常于出生后数周待在新生儿病房，症状出现在新生儿期之后（见下文）。

肝炎患儿有黄疸和不舒服。常有肝脾肿大、黑尿、白便。总胆红素中结合胆红素比例高，肝酶升高。最常见的鉴别诊断是溶血性黄疸引起的胆汁浓缩综合征、TPN 相关性胆汁淤积（第 29 章第 2 部分）和 a1-抗胰蛋白酶缺乏。更复杂的代谢性因素及婴儿是否有胆道闭锁见第 29 章第 2 部分。

甲型肝炎

罕见报道经胎盘所致的甲型肝炎感染[244]，即使母亲在分娩时有活动性肝炎，围生期感染也不常见[507]。新生儿病房肝炎流行已有报道，部分与输血捐献者感染有关[495,691]，另一些是母亲出生后传染给婴儿的[830]。甲型肝炎没有治疗方法，但母亲在分娩 2 周内有活动性甲型肝炎，需谨慎考虑是否应给予分娩婴儿混合免疫球蛋白 0.5～1.0ml。

乙型肝炎

流行病学和垂直传播

3 亿乙型肝炎病毒（HBV）的无症状携带者，大部分生活在发展中国家。2/5 持续感染的患儿至成年期死于慢性肝病和癌症。乙型肝炎病毒表面抗原 HBsAg 是乙型肝炎病毒存在的标记，表面抗原 HBsAg 阳性率从欧洲和北美有些国家的 0.1%到西非和东亚国家的 15%～20%。经胎盘传递 HBV 少见。新生儿在分娩或出生时皮肤或黏膜暴露于含 HBV 母体血、羊水或阴道分泌物引起围生期感染。慢性 HBV 感染母亲的胎膜早破可能并不需要改变产科治疗[259]。

在高携带者国家，母亲为携带者分娩的婴儿被感染的危险性很高，如中国台湾，当地的围生期感染率约为 40%。种族易感性很重要。在英国华人 HBsAg 携带母亲比非洲人、其他亚洲人或高加索人相比，更常传播感染给她们的婴儿。母体血 e 抗原即 HBeAg 的存在增加了婴儿感染的危险性。e 抗原与 HBV 免疫缺陷反应有关，允许病毒在肝细胞内继续复制[804]。e 抗原的表达由基因决定。较多华人妇女（约 40%）HBV 携带者的 HBeAg 为阳性，超过非洲（15%）HBV 携带母亲的阳性率。中国 HBV 携带母亲分娩的婴儿成为携带者的比率为 40%～70%，非洲人为 30%，印度人为 6%～8%，欧洲几人乎为零。

临床特征

受感染婴儿多数不会发生新生儿黄疸，缺乏症状。出生后 6 周～4 月血中出现 HBsAg，通常持续存在。多数婴儿成为慢性 HBV 携带者。少数婴儿乙型肝炎进展为暴发性疾病，死于大片肝坏死。其原因还不清楚。虽然受感染婴儿的临床症状通常很轻，但成年后慢性肝病和原发性肝癌的危险性增高，因此长期预后令人失望。对 22707 名中国台湾人的前瞻性研究取得了 HBsAg 与肝癌相关的可靠证据，他们中 15%是 HBsAg 阳性患者。在为期 5 年的研究中，40/41 例肝细胞性肝癌患者血中检测有 HBsAg[63]。

治疗和预防

一旦出现携带者状态，目前尚无有效的治疗药物能使之终止。因此预防措施非常重要，联合主动和被动免疫更为有效[614,740]。

目前英国推荐预防乙型肝炎的传播方法见(表 40.13)。如果得到合适的执行，预防围生期病毒传播的有效率可达 85%～95%。在出生后 12 小时内给疫苗首剂量。乙型肝炎疫苗采用重组 DNA 技术，主动免疫原是 HBsAg 的 S-蛋白组分。两个有注册的制剂是 Energix B（SmithKline Beecham）和 H-B-Vax Ⅱ（Pasteur Merieux)，包含不同的抗原浓度，应听从制造商的建议。免疫非常有效，严重不良反应罕见[503,741,843]。早产儿抗体滴度低于足月儿，建议需在 3 年后重新免疫[453]。1 月和 6 月时复种，为了确保免疫完全有效，需进行大量的工作[474,689]。9～15 月时应进行血清学试验，同时应给予人乙型肝炎免疫球蛋白（HBIG）200IU（一小瓶）肌肉注射，尽可能在出生后 12 小时内给予。

值得注意的是，许多国家包括美国和许多西欧国家均遵循 1992 年 WHO 建议，普遍接种乙型肝炎疫苗，而不是仅给予指定的高危人群。虽然目前英国乙型肝炎流行低于采纳普遍接种方法的国家，但也有呼吁要求改变[307]。

与婴儿分娩时暴露于感染母亲的血相比，通过母乳或擦伤的乳头出血而传播的病毒是可以忽略不计的，所以提倡母乳喂养。另外，发展中国家非母乳喂养的危险性绝对超过了携带者母亲母乳喂养被感染的危险性，后者的危险性微乎其微。如果出生时给予乙型肝炎疫苗，这些婴儿甚至不会因母乳喂养而导致感染。

表 40.13 与母亲疾病状态有关的使用乙肝疫苗和HBIG的推荐计划

	婴儿应接种乙肝疫苗	HBIG
母亲 HBsAg 阳性且 HBeAg 阳性	+	+
母亲 HBsAg 阳性且无 e 标记物(或无法测到)	+	+
母亲在妊娠期有急性乙型肝炎	+	+
母亲 HBaAg 阳性且 HBe 抗体阳性	+	−

丙型肝炎

丙型肝炎（HCV）毫无疑问可以垂直传播[793]，尤其是母亲感染了 HIV[698]。近期有报道，在英国和爱尔兰 182 名 HCV 感染的婴儿中垂直感染者占 40 名[297]。然而母乳喂养相对安全[506]。这种感染也可通过输血获得，但现在英国所有的血和血制品都要检测 HCV。通过抗原和抗体反应诊断该病[211]，因脐带血常受污染而可靠性差。孵育期长，在新生儿期不可能发病。尽管需要更多的随访依据，但至今为止认为垂直感染 HCV 预后尚好[868]，尽管有一例在 11.5 岁时出现进行性肝疾病的报道[576]。

非甲、乙和丙型肝炎

英国其他肝炎病毒很少见，但在发展中国家有 E 型肝炎垂直传播引起严重的新生儿肝炎的报道[458]。

巨细胞病毒

VLBW 婴儿通过换血和多种成分输血可能获得 CMV 阳性血液，产生包括肝炎和肺炎的严重疾病。肺炎能引起肺功能显著恶化，尤其是有 CLD 的患者[665]。VLBW 婴儿获得性 CMV 易发生其他的严重疾病。VLBW 婴儿输血时应采用 CMV 阴性捐献者的血液，甚至把血清阳性母亲或捐献者血液中的淋巴细胞除去，该细胞是 CMV 的载体（见下文），这非常重要。

从医护人员或感染患儿也可获得CMV感染。最近，人们关注母乳传递CMV的问题[134,349,749,821]，在极早产儿可引起严重疾病。然而这个问题还没有解决办法，缺乏进一步的研究。新生儿CMV更常见于血清阴性的母亲，但也可发生于血清阳性的母亲，产后母体抗体滴度可下降。

治疗采用支持疗法。长期免疫抑制患者使用CMV高滴度免疫球蛋白和药物如阿昔洛韦意义有限，在新生儿还没有评估。虽然还需要更多的数据来证实，但VLBW婴儿围生期获得性CMV感染随访中疾残率高[637]。

流感病毒和副流感病毒

尽管有文献记载，但流感病毒A的爆发性感染很少见[589,707]。呼吸道和胃肠道症状显著，严重病症的产生因素是低体重和机械通气[813]。副流感病毒3型能引起幼儿园肺部感染的暴发性流行[577]。

真菌感染

因为新生儿相对免疫缺乏，易发生真菌感染。特殊原因是新生儿天然状态的T细胞，主要是CD45RA型降低了T细胞的细胞毒性[551]。新生儿病房全身性念珠菌病逐渐增多，可能是因为极早产儿存活率增高和广谱抗生素如三代头孢菌素的使用增多[77,476,539,710]。体重超过2500g婴儿的发病率为0.6%[676]，但VLBW婴儿发病率为5%或更高[539,711]。多数新生儿真菌感染是白色念珠菌，近期平滑念珠菌感染也日渐突出[476,502]。其他几个真菌种群也时常引起新生儿感染(表40.14)。

白色念珠菌

第33章已描述新生儿念珠菌病。

先天性念珠菌病

妊娠期常见先天性念珠菌病，偶尔可发生胎儿感染，尤其是如果原位留下宫内避孕器或植入宫颈缝合线，常合并早产[816]。感染沿内外体表扩散而不是沿血流侵入，先天性感染的婴儿有皮肤和黏膜的特征性改变，常有肺炎[393,609]。胃、呼吸道、浅表病变和肺培养出念珠菌，血和脑脊液少见。可用两性霉素和氟胞嘧啶治疗（见下文），但是出生后获得性念珠菌病死亡率高。用羊膜腔灌注两性霉素已成功治疗白色念珠菌性羊膜炎[745]。

获得性全身性念珠菌病[604]

新生儿监护病房VLBW存活者有一个越来越关注的问题，主要是出生时白色念珠菌定殖[50]，虽然院内感染该病原体约为15%。危险因素如中心导管[711]、脑室-腹腔分流术[160]、气管插管[695]和多种抗生素应用，使侵入性感染的可能性增加[539]。静脉用氢化可的松治疗出生后不久出现的低血压使之易于感染全身性念珠菌[107]。

播散性念珠菌病的临床表现类似细菌性败血症，疾病谱包括肺炎、败血症伴/不伴无心内膜炎、败血症性关节炎、骨髓炎、眼内炎、腹膜炎、肝脓肿、脑膜炎和肾泌尿道感染。黏膜皮肤念珠菌病常见[107]，皮肤病变很普遍。Baley和Silverman[52]认为，在全身性疾病的病例中有近一半是黏膜皮肤念珠菌病，另一半为特征性明亮、红斑样斑丘疹性皮肤炎，常见于躯干，发生于起病72小时内。局灶性皮肤脓肿也可发生。

新生儿败血症可由其他念珠菌引起，如近平滑念珠菌[227,762]和葡萄牙假丝酵母菌，临床上与白色念珠菌难以分辨。NICU念珠菌属引起念珠菌血症的概要见图40.19 [476]。近来有报道极早产儿出生后第一周左右发生侵入性真菌性皮炎[694]，这种婴儿多数存活下来，但需要观察随访。

检查

因为阳性血培养很少见，诊断真菌性感染比细菌性感染更困难。甚至当病原体在血液中，与多数细菌培养的时间相比，其培养出阳性结果的时间需要数天。有一项研究显示，从发生症状到开始抗真菌治疗的平均时间为11天[51]。当没有典型皮肤黏膜皮疹或一些其他线索提示为真菌感染，怀疑败血症的婴儿需要通过常规实验室检查以明确诊断。除了血、尿和CSF培养，气管导管吸出物和拔出的导管，包括胸腔引流管和血

表 40.14 新生儿中报道的真菌感染

生物体	症状	治疗和注释	参考文献
木糖氧化产碱菌	脑膜炎		Boukadida et al 1993 Ped. Inf. Dis. J. 12: 696
烟曲病	败血症	无存活病人诊断 全部致命	Schwartz et al 1988 Ped. Inf. Dis. J. 7: 349
曲霉菌属	皮肤	两性霉素和氟胞嘧啶	Gupta et al 1996 Ped. Inf. Dis. J. 15: 464
	皮肤/全身		Amod et al 2000 Ped. Inf. Dis. J. 19: 482
	髓过氧物酶缺乏时为肺		Chiang et al 2000 Ped. Inf. Dis. J. 19: 1027
酵母病	表现为 SIDS	认为经胎盘感染	Watts et al 1983 Ped. Inf. Dis. J. 2: 308
近平滑念珠菌	NICU 爆发败血病		Welbel et al 1996 Ped. Inf. Dis. J. 15: 998
光滑念珠菌		系列病例	Fairchild et al 2002 Ped. Inf. Dis. J. 21: 39
球孢子菌属	肺炎	表现在母亲宫颈拭子中。证实为致命	Bernstein et al 1981 J. Pediatr. 99: 752
	垂直传播且为院内传播		Linsangan & Ross 1999 Ped. Inf. Dis. J. 18: 171
	先天性		Charlton et al 1999 Ped. Inf. Dis. J. 18: 561
月状弯孢菌	伤口感染	手术切开	Yau et al 1994 Clin. Infect. Dis. 19: 735
异常汉森酵母菌	败血症，脑膜炎	两性霉素和氟胞嘧啶 通过口服制霉菌素和在静脉切开部位使用聚维酮碘来治疗	Murphy et al 1986 Lancet i: 291
糠秕马拉色菌	面部脓疱，和新生儿痤疮或粟疹相混淆	酮康唑霜剂。拔除输液管，并停止静脉输注脂肪	Rapelanoro et al 1996 Arch. Dermatol.132: 190 Powell et al 1984 J. Pediatr. 105: 987 Aschner et al 1987 Pediatrics 80: 535
厚皮病马拉色菌	败血症：常见皮肤共生菌	两性霉素。拔除输液管，并停止静脉输注脂肪。预后好	Nickelsen et al 1988 J. Inf. Dis. 157: 1163 Larocco et al 1988 Ped. Inf. Dis. J. 7: 398
异常毕赤酵母菌属			Aragao et al 2001 Ped. Inf. Dis. J. 20: 843
酒曲菌属	早产婴儿的弥漫性感染	手术和两性霉素，但证实是致命的	Craig et al 1994 Pediatr. Dermatol. 11: 346
	皮肤脓肿	两性霉素。感染消散	Ng & Dear 1989 Arch. Dis. Child. 64: 862
光滑球拟酵母菌	2 例早产儿的全身性感染	两性霉素。成功治疗	Reich et al 1997 South. Med. J. 90: 246
红色毛癣菌	全身性感染		Singal et al 1996 Pediatr. Dermatol. 13: 488
阿萨希丝孢酵母菌	囊肿-腹腔分流管感染	去除分流管并用抗真菌药	Ashpole et al 1991 Br. J. Neurosurg. 5: 515
	NICU 内暴发全身性感染	对两性霉素耐药	Fisher et al 1993 Ped. Inf. Dis. J. 12: 149 Giacoia 1992 South. Med. J. 85: 1247 Rowen et al 1995 Pediatrics 95: 682
	全身性疾病		del Palacio et al 1990 Ped. Inf. Dis. J. 9: 520
	NEC 和败血症?	两性霉素和氟胞嘧啶	Salazar & Campbell 2002 Ped. Inf. Dis. J. 21: 161
	白血病	两性霉素	Panagopoulou et al 2002 Ped. Inf. Dis. J. 21: 169
接合菌病	弥温性或坏死性蜂窝组织炎	重症类型可致命	Grim et al 1984 Ped. Inf. Dis. J. 3: 61 White et al 1986 Pediatrics 78: 100 Robertson et al 1997

管内置管，在显微镜下检查酵母菌芽殖或真菌菌丝。另一个有益的检查是血液棕黄层涂片检查特异性细胞内包涵体。血小板减少症出现后应考虑该病的可能性。现在检测念珠菌属抗原和抗体的血清试验有了发展，但敏感性或特异性不足，限制了大量应用。在全身性念珠菌感染时急性期蛋白通常升高。

在所有怀疑和明确的念珠菌病中，必须开展随后的检查。超声检查肾泌尿道寻找真菌和细胞残骸的证据，这些可以引起阻塞。如果在原处有或最近有中心导管，需要超声心动图寻找真菌性心内膜炎的证据[559]。应检查 CSF 和了解有无眼内炎。NICU 暴发性真菌感染，DNA 指纹有助于了解扩散机制[86]。

预防

限制使用广谱抗生素很重要，无论如何也是合理措施。早期引入肠道喂养以免高危因素如中心置管和静脉脂肪乳剂。总之，口服抗真菌药预防全身性真菌感染已被证实无效，尽管有一篇报道认为对控制感染暴发有作用[182]。ELBW 婴儿预防性静脉用氟康唑可明显降低侵入性真菌感染的危险性[444]。

治疗

患儿一旦诊断明确，或高度怀疑，应开始静脉用两性霉素 B。由于两性霉素有毒性，因此使用两性霉素脂质体（AmBisome）可能更合适[723]。氟胞嘧啶与两性霉素有协同作用，许多作者提倡新生儿真菌感染初始时合用。氟胞嘧啶可抑制骨髓，损伤肝，所以应监测血浆水平并每周血细胞计数。

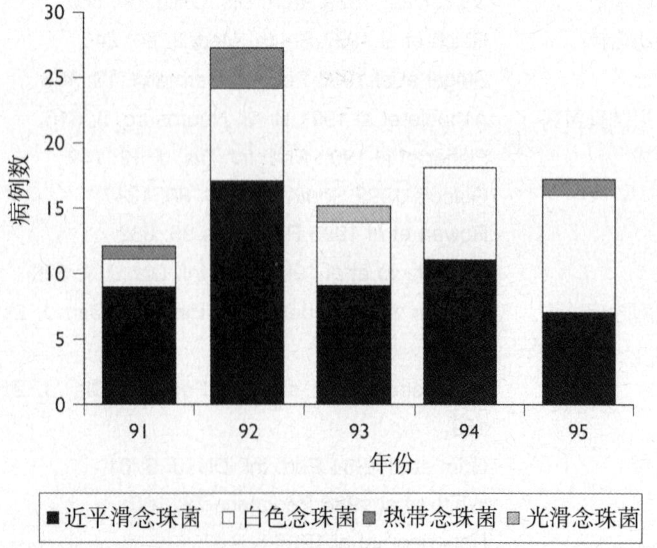

图 40.19 1991 年到 1995 年念珠菌属引起的 NICU 内的念珠菌血症。（引自 Kossoff 等 [476]。）

随着氟康唑的使用逐渐增加，证明该药既安全又有效[206,397,823]。氟康唑的尿道渗透性高，从肾小管排泄，建议用于治疗肾念珠菌病[374]和对常规治疗耐药的真菌感染[251,685]。应注意，即使没有局灶性并发症，在有效治疗开始 24 小时后培养仍常为阳性[155]。虽然两性霉素脑脊液浓度高，但念珠菌性脑膜炎通常不需要鞘内注射治疗。几种抗念珠菌的新药正在评估[836]。如果诊断或高度怀疑全身性念珠菌病，中心血管导管需要撤除[706,715]。肾泌尿道可以通过超声检查以诊断念珠菌感染，虽然有时需要外科手术，但常规药物治疗常可消除感染。

马拉色菌属是亲脂性的，只发生于使用脂肪乳剂时。虽然这些患者可使用两性霉素，但如果撤除导管，停止使用静脉脂肪乳剂，多数可缓解。

预后

新生儿期全身性念珠菌病的死亡率从 20%～50%不等。有相当多病例在尸体检查时才首次诊断。ELBW 婴儿全身性念珠菌病的神经系统后遗症比对照组多三倍[278]。念珠菌性脑膜炎预后差。

新生儿其他真菌感染

其他成为 VLBW 患病婴儿的机会性真菌感染的病原体的相关数据总结于表 40.14。

寄生虫感染

卡氏肺囊虫

在战后欧洲，卡氏肺囊虫（PCP）病例很普遍，主要见于早产儿[280]。他们通常见于新生儿期后不久，出现进行性呼吸困难和需氧量不断增加，对症治疗的死亡率为 50%左右。现在，在发达国家 PCP 感染几乎均发生于有潜在免疫缺陷状态的婴儿[386]，常合并 CMV 感染。没有新生儿产前或围生期 HIV 感染引起 PCP 的报道（见上文）。临床表现常呈隐匿性，有进行性呼吸窘迫和 CXR 肺部广泛模糊。诊断需要临床高度警惕，确诊需要支气管灌洗物直接镜检，虽然肺活组织检查更可能成功。现在可以进行 PCR 检查[756]。大剂量复方新诺明如果不成功，使用戊烷脒进行治疗。

阴道毛滴虫

这种原生动物偶有报道引起新生儿阴道炎和 UTI[183]。病例报道认为它很少引起肺炎。如果气管吸出物直接镜检发现病原体，或从任何其他感染部位分离出来，应开始使用甲硝唑治疗。

疟疾

妊娠期疟疾的易感性增加，感染更严重。非洲和巴布亚新几内亚初次妊娠妇女在妊娠 9～16 周有寄生虫血症流行高峰。初次妊娠妇女寄生虫血症和原虫密度比多次妊娠妇女高，产次增多两者均下降。可见胎盘组织受累，但在流行地区母亲免疫力高，胎儿感染相对少见。如果同时出现母亲寄生虫血症密度增高和胎盘严重受累，胎儿感染危险性同时增加[680]。如果母亲 HIV 感染，会增加胎儿感染的危险性[775]。

先天性疟疾

在流行区很难区分先天性疟疾和出生后不久感染的疟疾，因为原生动物生命循环意味着先天性疟疾出现症状可能要延迟数周甚至数月。然而，尼日利亚最近的研究估计 75%新生儿疟疾是先天性的[401]。恶性疟原虫、间日疟原虫和三日疟原虫均可发生感染，没有证据显示哪一种更易引起先天性感染。母亲在妊娠期突发急性疟疾比慢性亚临床型疟疾更易发生先天性疟疾。这主要是由于母体来源的 IgG 抗体对胎儿有保护作用，即使在胎盘有较大范围受损时。

疟原虫在含胎儿血红蛋白的红细胞中生长较困难。这可以解释在疟疾流行区地中海贫血和镰状红细胞性贫血的基因频率高。

尽管采取了预防性措施（见下文），但在赞比亚雨季的妊娠期疟疾发病率仍为 63%[490]，而扎伊尔为 21%[619]。胎儿寄生虫血症的总发病率在赞比亚为 29%，扎伊尔为 9%。尼日利亚西南部最近的研究报道显示新生儿寄生虫血症的发病率为 23.7%[20]。

先天性疟疾常发生于出生后 10～26 天，与后天感染表现相同，即发热、黄疸、严重贫血和脾肿大[514]。可有非特异性表现，包括食欲低下、软弱、软便和腹泻。在热带，许多患先天性疟疾的婴儿也遭受其他感染，如败血症和肺炎。

纯母乳喂养可抑制婴儿感染疟疾，这在动物实验中也得到证实，这可能是由于去除了疟疾所需的对氨苯甲酸，对氨苯甲酸是疟疾在红细胞中生长所必需的。

治疗

氯喹是治疗先天性疟疾的可选药物之一，尤其在疫情稳定的地区。奎宁用于治疗耐氯喹的恶性疟原虫感染的地区，如巴布亚新几内亚、东非、中和西非的一些地区，以及（流行性）不稳定的大部分地区，但需注意快速静脉输注可引起心律失常（Q–T 间期延长，T 波低平）、低血压和低血糖症。

氯喹可杀灭对药物敏感的恶性疟原虫、间日疟原虫、三日疟原虫和卵形疟原虫，但无法防止间日疟原虫和卵形疟原虫的复发性感染。为了确保扑灭红细胞外的间日疟原虫和卵形疟原虫，在使用氯喹之后，要使用 14 天疗程的伯奎。G6PD 缺乏的婴儿不能用伯奎，因为有引起溶血的危险。

在疟疾流行区，如果婴儿需要输血或换血就有输血感染疟疾的可能。因此建议这些婴儿输血后接受一个疗程的氯喹。而在氯喹耐药的疟疾地区，应该采纳上述治疗措施。

锥虫病

锥虫是原生动物，在人体产生两种不同的疾病。非洲锥虫病病原体是冈比亚锥虫和罗得西亚锥虫，舌蝇传播。南美洲锥虫病发现于拉丁美洲，病原体是克氏锥虫，由大锥蝽昆虫传播。

非洲锥虫病

妊娠期锥虫病常导致流产、羊水过多和早产。冈比亚锥虫和罗得西亚锥虫引起先天性非洲锥虫病已有报道，多数由冈比亚锥虫引起。发热、贫血、婴儿出

生后第一周血中和 / 或脑脊液中有锥虫是常见的先天性感染表现。流行地区先天性感染，出生后第一周末甚至于血中检测到锥虫之前，CSF 中就可发现锥虫。血液中红细胞钱串现象增多应怀疑锥虫病。受感染新生儿血中 IgM 常升高，但脑脊液中 IgM 并不增高。淋巴结病变是出生后感染的一个特点，而不是先天性感染的特征性表现。

治疗

由于所使用药物如苏拉明(一种有机尿素)和美拉胂醇（一种砷化合物）毒性大，所以治疗存在危险。

先天性南美洲锥虫病

在南美洲和中美洲，南美洲锥虫病是一个主要公众健康问题，有 0.65 亿人口生活在农村，暴露于克氏锥虫感染的危险之中。先天性南美洲锥虫病的发病率比报道数据高。智利、阿根廷和巴西已显示 0.5%～2% LBW 婴儿有先天性南美洲锥虫病[334]。

在急性、潜伏期或慢性母体疾病中，克氏锥虫通过胎盘滋养层进入胎儿循环。经胎盘感染的多数病例母亲并无症状。患病的胎盘大，胎儿水肿，与梅毒或弓形体病的胎盘难以区分。当胎盘广泛受累会发生流产。有观察认为先天性南美洲锥虫病会在随后的妊娠中复发。

患南美洲锥虫病的新生儿多数出生体重低，也可能是早产或小于胎龄儿（SFD）。先天性感染的临床表现在出生后或感染后数月很明显。贫血、黄疸、水肿、瘀点、肝脾大、震颤和抽搐是常见表现。贫血可能很严重，需要输血。一些病例描述有食管炎症浸润、肠肌丛缺乏神经细胞、干扰喂养引起吞咽困难。先天性感染的预后依赖于寄生虫血症的强度。一些器官（心、食管、脑、皮肤和骨骼肌）显示病理改变，有炎症、巨大细胞（一个特征）和肉芽肿。寄生虫可发现于肌肉纤维或网状内皮系统内。长期随访显示神经系统后遗症发生率高，如智力迟缓或行为、认知缺陷。

诊断

新生儿期使用新鲜血涂片或厚滴培养找到无鞭毛体的克氏锥虫可诊断先天性南美洲锥虫病。在出生后 1～15 天采用间接免疫荧光反应可检测到胎儿起源的特异性克氏锥虫 IgM 和 IgA。用 2-巯基乙醇处理的丝氨酸重复抗原进行直接凝集反应也是诊断先天性南美洲锥虫病的简单方法。近来，ELISA 也成功用于诊断[613]。

治疗

南美洲锥虫病当前尚无满意的治疗方法。心衰对症治疗可能使症状暂时缓解，但由于克氏锥虫侵入许多器官，没有满意的药物清除它，因此预后差。一种硝基呋喃衍生物硝呋莫司，应用于疾病急性期，消除寄生虫血症和缓解临床症状，但它毒性强。

阿米巴病

溶组织内阿米巴是一种单细胞原虫性寄生虫，分布于全球，常引起卫生环境差而气候又暖和社区的肠道疾病。妊娠妇女通过分娩时受污染的排泄物将寄生虫传递给新生儿。婴儿在出生后几天常出现血便[683]。阿米巴直肠结肠炎和肝脓肿也有报道。治疗使用甲硝唑。

类圆线虫属

巴布亚新几内亚海湾省报道，出生后 2 周的小婴

表 40.15 母亲风疹之后的（无实验室确诊），根据感染时间的风疹相关性缺损。（根据Munro等[590]文献重制。）

孕周 病例数	1–2 4	3–4 27	5–6 30	7–8 60	9–10 44	11–12 45	13–14 40	15–16 20	17–18 15	19–20 8	>20 23	总计 316	%
心脏缺陷	–	15	13	22	6	4	2	1	1	1	1	66	21
CNS 缺陷	3	12	13	15	11	8	5	4	2	1	3	77	24
眼缺陷	2	18	20	26	15	5	6	3	1	–	1	97	31
耳聋	2	21	22	48	38	35	31	16	9	5	6	233	74
无缺陷	–	1	1	5	2	9	6	3	5	3	16	51	16

儿出现呼吸窘迫综合征、全身性凹陷性水肿和腹胀伴腹水。这种疾病的其他突出症状包括严重的低蛋白血症、低血浆白蛋白和粪便严重感染类圆线虫，类似于费氏类圆线虫。对噻苯达唑有效。

先天性感染

先天性风疹

如今，在免疫接种率高的国家，先天性风疹的发病率低于 2 例 /100 000 出生儿。最近西澳大利亚有报道发病率低于 2 例 /10 000 出生儿[170]。在英国，1980 年代中期每年有 20～30 例病例向先天性风疹监督机构报告。1990 年代中期已减半[571]，受感染患儿母亲主要来自移民人口[752]。

发病机制

母亲病毒血症时胚胎或胎儿经胎盘感染风疹病毒。在疾病演变过程中，胎盘常持续遭受细胞和组织损伤，可能导致流产、死胎、胎儿营养不良和缺氧。胚胎期病毒尽管诱发了强烈的抗体反应，但也引起了广泛的组织损伤，这种损伤直至分娩，有时甚至在分娩后仍持续。母亲感染的时间对预后有重要影响。当它发生于妊娠最初 12～16 周时，甚至在受孕后数天内，事实上是胚芽或胎儿受到感染。而到第 6 个月末，仅有 1/3 的妇女传染给她们的胎儿。风疹诱发的先天性畸形也随孕期增加而下降。母亲在妊娠前 2 月感染病毒，感染婴儿畸形率为 90%，但母亲在妊娠 3 月后感染，感染婴儿的畸形率为 50%，在妊娠第 4、5 月，畸形率为 20%。妊娠 20 周后，因胎儿免疫机制成熟，所以此时患先天性风疹很罕见。在不同妊娠阶段引起先天性感染的缺陷类型见表 40.15。

妊娠期风疹的继发性感染

自然感染风疹后再次感染的危险性约为 5%；但通过血清检测，免疫接种后再感染危险性可高达 50% [385]。再次感染后胎儿受损的危险性小于 5% [138]。然而，也有妊娠期第二次感染风疹致使胎儿受损的病例[447]。

临床特征（图40.20）[232]

风疹综合征病儿表现为黄疸、瘀点和肝脾肿大。仔细体检可发现眼和骨骼异常，可听到心脏杂音。大约 1/3 感染婴儿出生体重在第 3 百分位数以下。对 1963～1965 年流行病例的长期随访报道，眼部疾病占 78%，66%有感音神经性听力缺失，62%精神运动发育迟缓，58%心脏异常，42%智力迟缓[301]。

眼缺陷

出生时可发现白内障，可影响整个晶状体或为中枢性。可发生青光眼，需紧急治疗（第 34 章）。常见小眼球。可见色素视网膜病变（黑白相间视网膜病变）。

耳聋

常为感音神经性双侧耳聋，由耳蜗内或螺旋器炎性病变引起，儿童期发病率逐渐增长，进行性损伤这些组织。怀疑有先天性风疹的所有患儿应该在分娩后尽早进行听觉诱发反应检测[842]。

中枢神经系统

小头畸形、运动发育延迟、各种脑瘫和智力迟缓，在有些病例可能很复杂，常单一或合并出现。

心血管

病毒损伤大血管内皮导致动脉导管未闭和外周肺动脉狭窄的发生率增高。

骨骼

风疹性骨炎，长骨表现为不规则透亮度和骨小梁。放射学表现为“芹菜杆”。

肝

慢性风疹综合征病例常见肝炎引起的持续性黄疸。

血小板减少症

尽管在新生儿后期很少出现，但大多数新生儿风疹病例可出现血小板减少症。

被感染婴儿可在新生儿期以后出现神经系统症状、视力受损、耳聋以及先天性心脏病。如果在婴儿后期出现这些情况，则不可能通过风疹抗体检测以明确先

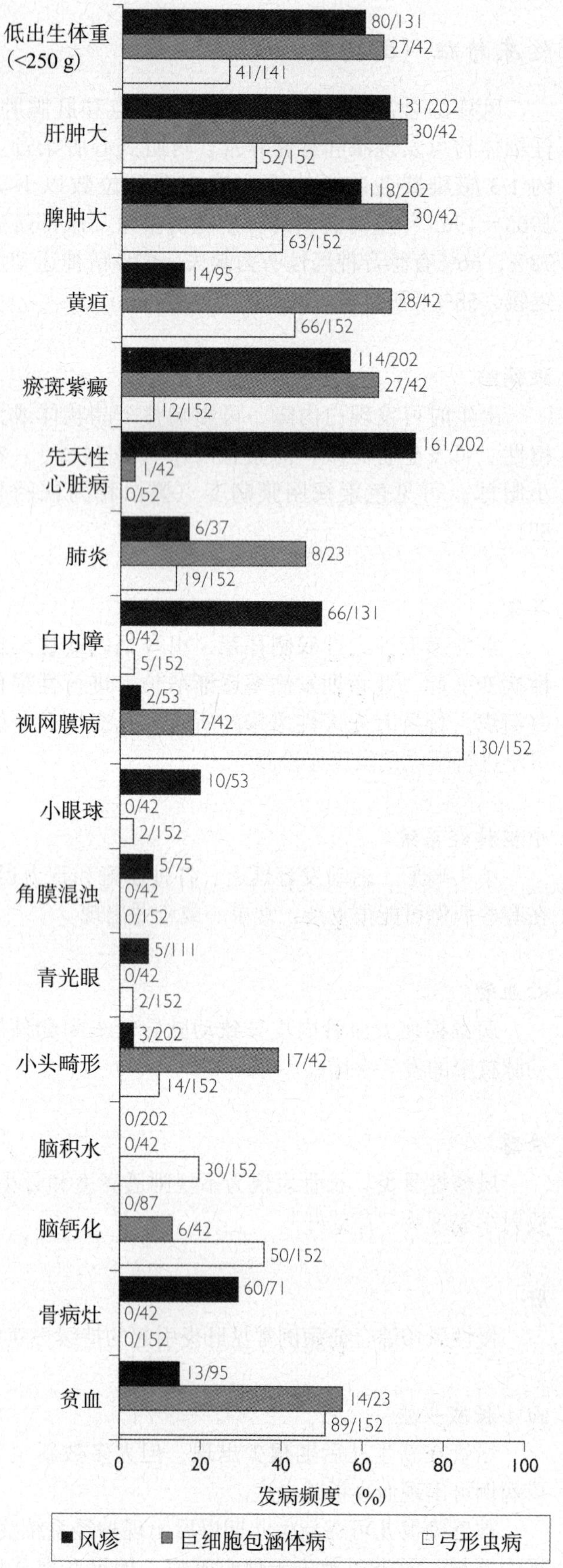

图 40.20 有症状的先天性风疹、CMV 和弓形虫病的图示。(重绘自 Overall 和 Glasgow [632] 的文献。)

天性风疹的诊断，但从某些部位，如白内障手术时晶状体部位培养出病毒则强烈提示围生期感染。婴儿在新生儿期或以后出现的症状，有可能表现为风疹样皮疹、间质性肺炎、低丙种球蛋白血症、细胞免疫低下、甲状腺自身抗体、胸腺发育不全和糖尿病。

诊断

先天性风疹需要通过咽拭子或尿液培养、血浆检测风疹特异性 IgM 抗体与表 40.20 的其他病原鉴别。在正常婴儿中筛查 SFD 以排除先天性风疹的做法没有价值[537]。在英国一旦诊断确立，必须通知先天性风疹监督机构。

治疗

没有特异性治疗措施。一些患扩散型风疹综合征的患儿可进展为重症，需重症监护。通常需要输注血小板、光疗和换血。白内障和青光眼应早期治疗，如果有任何耳聋的证据应使用听力辅助器。

婴儿在出生后头几个月具有高度传染性，对女性医护人员是个威胁。必须要有合适的预防措施，最重要的是确保这些人员有风疹免疫力。

预防

英国 1988 年改变了免疫计划措施，过去仅有在校女生接种单价风疹疫苗，现在在校男女生均需接种 MMR 疫苗，其中一部分为风疹疫苗。在美国，事实上这种措施已消除了风疹，然而由于第二次感染对胎儿存在危险性，妊娠妇女应避免接触风疹患者，虽然没有令人信服的证据显示妊娠妇女接种风疹疫苗能致畸，但妊娠期妇女最好避免接种。

有风疹接触史的妇女或在妊娠前几个月出现发热、出疹应尽早进行风疹血清学检查，2～3 周后复查。如果第一份标本中出现风疹 IgM 和 IgG，可能发生近期感染，应中止妊娠。如果第二份标本滴度有增高，同样进行上述处理。如果 IgG 水平没有增高，IgM 水平低，疑诊近期感染，反映该诊断的不确定性。如果需要进一步确定胎儿感染，妊娠中期尽早采用 PCR 方法检查绒毛膜绒毛组织的风疹病毒 RNA，虽然这种技术的使用经验不足。也可进行胎儿脐带血 IgM 检测[398]。

先天性巨细胞病毒感染

流行病学和发病率

CMV是先天性感染最常见病因。全世界1%～2%婴儿感染，并可能是最常见的由感染引发的先天性畸形的病因[47]。美国治疗先天性CMV并发症的每年花费为20亿美元[184]。发病率在各国差异大，英国估计为0.3%～0.4%。在英国产前检查一半以上的孕妇CMV血清学呈阳性[799]。

传播

与风疹和弓形体病不同，先天性巨细胞病毒感染可发生复发和初次感染。复发感染时经胎盘传播的危险性约为2%[857]（初次感染高达25%），但CMV在全世界怀孕妇女血清的高阳性率，意味着由复发感染所致的经胎盘传播在所有先天性CMV感染中占有很大比例。可以推测30%～50%先天性感染是由于母体病毒复发所致，已有母亲感染两个婴儿的明确报道[611,737]。

10%～25%初次感染的妊娠妇女可将病毒传递给胎儿，可通过脐带血CMV特异性IgM或喉拭子或尿液阳性培养进行评估[256]。对于不能产生足够CMV中和抗体的母亲更可能经胎盘传递病毒[99]。使传播危险性增加的其他因素包括母亲年龄小于20岁、淋巴细胞转化试验对CMV抗原反应弱、尿液中存在CMV[256,269]。

初次感染比复发感染更可能引起有症状的先天性CMV和长期后遗症[270]。对125名初次感染母亲引起获得性CMV婴儿的研究显示，18%出生时有症状，25%有长期后遗症[270]。初次感染引起流产、死产和胎儿水肿的危险性相应增加。

母亲感染复发期获得先天性CMV引起的问题较少，虽然偶尔有死亡的报道[661]。在一个研究中[270]，64名由母亲复发感染所致的先天性CMV婴儿，没有一例婴儿出生后出现症状，仅8%出现后遗症。贫穷环境下母亲CMV血清阳性率更高，但引起严重先天性CMV感染的可能性却较小。AIDS母亲在复发感染期间更可能传播CMV给胎儿[737]。

观察表明足月儿有症状的先天性CMV，其母亲IgM水平更低，说明早期先天性感染更可能引起有症状的病变[101]。令人惊讶的是，一对双胞胎仅有一个成员出现严重的感染，甚至有报道感染的四胞胎中也有不同的结果[728]。肝移植患者后代可发生先天性CMV感染[487]。

临床体征

虽然有轻微的体重下降，先天性CMV婴儿90%以上（培养和IgM阳性）在新生儿期无症状。有症状的少数患者可出现严重多系统疾病，临床类似于先天性风疹或弓形体病（图40.20）。CMV肝炎可引起肝内和肝外胆道梗阻[356]、血色病。食管炎也有报道[40,833]。胎儿脑部CMV感染引起小头畸形、脑室周围感染部位脑坏死、钙化。超声检查可清楚显示这些病变。CNS受损方式可随损伤时间而变化，所以无脑回畸形是早期损伤，多小脑回则为晚期损伤的一个特征。如果脑回正常，则损伤可能发生于妊娠后期[59]。也报道存在脑积水[273]。新生儿期10%～20%病例出现眼部受累包括脉络膜视网膜炎、白内障和失明。出生后前几个月可出现肺炎，甚至可见于最初无症状的婴儿。有继发CMV感染的主动脉弓血栓形成的报道[489]。

诊断

妊娠中期，脐带穿刺术或羊膜腔穿刺术（胎儿尿液）可明确胎儿感染。许多先天性CMV病例由于缺乏筛查而未能诊断。唾液筛查已有报道[48]。如果婴儿进展到黄疸和紫癜等严重表现，最好通过快速培养、24或48小时孵育后染色寻找早期CMV蛋白、抗原分析检测CMVpp65蛋白或PCR或DNA杂交捕获法检测DNA以明确诊断[864]。抗体检测的准确性较差，在某种特定情况下难以判断。无症状的眼底营养不良婴儿（SFD）没有必要筛查先天性CMV[537]。

治疗

CMV感染婴儿数月或数年分泌病毒，应该与医护人员中的怀孕成员隔离。虽然有使用更昔洛韦令人鼓舞的报道[279]，但新生儿期是否使用抗CMV化学治疗仍不明确[861]。近期有一篇报道显示使用更昔洛韦7.5mg/kg，一天两次，用2周，随后10mg/kg一周3次，用3个月有效[612]。

预后

多数先天性CMV感染婴儿在新生儿期无症状，IQ正常[416]，这包括由母亲复发感染引起的大部分病例。约10%无症状婴儿日后耳聋，成为先天性耳聋的主要人群[58]。除了耳聋患者，小部分有其他神经系统缺陷，但很罕见。

有症状新生儿CMV感染的死亡率为10%[102]和30%[428]，如婴儿为早产儿则死亡率更高[647]。新生儿期没有CNS症状的患儿，30%有神经系统后遗症。如果有神经系统受累表现，包括脉络膜视网膜炎，约75%有永久性神经系统残疾。如果CT影像学显示颅内钙化和超声显示有假性囊肿，则神经系统预后差[100]。尿液排泄CMV的持续时间与长期认知异常可能无关；相反，尿液排泄CMV的持续时间越短，则感音性耳聋危险性可能越大[616]。

预防

尚无有效的CMV疫苗，科研人员仍在研制[659]。由于CMV复发的妇女有免疫力，故很少引起婴儿后遗症(见上文)。如果妊娠妇女怀疑CMV初次感染，必须检测羊水、胎儿血或绒毛膜组织的特异性IgM，培养或PCR检查病毒以试图明确围生期诊断[201]。尽管妊娠早期可获得的检查准确性相对较差[202]。

先天性弓形虫病

弓形虫病是由一种球虫样原生动物寄生虫弓形虫引起。终宿主是猫，在那里病原体完成它的性周期。弓形虫有三种形式存在：卵囊，它从猫粪便中大量排泄；速殖子，它是活性形式，能在组织中迁移；包囊是休眠形式。弓形虫有三种主要的基因型，引发人类疾病的多为II型[19]。

发病率

南美、斯堪的那维亚和英国，妊娠妇女感染弓形体病的比率为1‰～6‰。而感染妇女的婴儿仅有5%～10%出现有症状的病变（见下文），严重先天性感染的发生率约为1/10 000，该发生率由英国的Hall [341]报道。不同种族和文化背景的先天性弓形虫病的发生率有很大不同[422]。HIV阳性母亲的婴儿，其感染危险性也相应增加，她们自己也易发生弓形虫病，但这尚有争论[213]。

发病机制

弓形虫通过受感染的猫或它们的排泄物，或通过中间宿主即饲养的农场动物进入人类食物链导致人类感染。如果肉没有充分煮熟就不能破坏弓形虫包囊，在消化时病原体就会释放出来。色拉由于使用污染的蔬菜是另一个重要的来源。世界上弓形虫病最大的一次暴发是1995年在加拿大，由水污染引发[587]。

受感染的成人可以没有症状，但也可出现流行性感冒或腺热型疾病。任何妊娠阶段的胎儿都可发生感染，但是在妊娠后期经胎盘感染的危险性最大，而在头、中期的感染更可能损伤胎儿（表40.16）。胎儿感染几乎均发生于母亲初次感染，也有零星报道母亲复发引发胎儿感染[366]。在妊娠初次感染时，胎儿感染的总发生率为25% [827]。然而不同种群间妊娠母亲弓形虫血清阳性率的差异较大，是先天性疾病发生的主要影响因素。在英国，有30%妇女血清呈阳性，先天性感染的婴儿小于1‰。胎儿感染后，近25%有亚临床症状，仅影响眼睛，只有5%～10%出现播散性感染[180,378]。

表40.16 随着母亲感染时孕期的先天性弓形虫病的发生率。(根据Remington和Desmonts[682]的文献重绘。)

	感染时的妊娠的三月时段		
	1	2	3
总的感染妇女数	126	246	128
SB或NND	6	5	0
先天性弓形虫病			
严重	7	6	0
轻度	1	13	8
亚临床	3	49	68
无先天性感染	109（86%）	173（71%）	52（41%）

严重＝新生儿阶段或之后的显著临床疾病。
轻度＝除了脉络膜视网膜炎外没有其他临床后遗症，智力正常。
亚临床＝仅有感染的血清学证据。
由于三分之二的感染妇女在妊娠期进行治疗，所以发病率数据可能被低估了。

临床特征

先天性弓形虫病的典型四联症是脑积水、癫痫、脑钙化和脉络膜视网膜炎。先天性弓形虫病也可影响网状内皮系统、肝、肺和肌肉，包括心肌（图40.20）。CNS感染引起广泛皮质和脑室周围坏死。这种坏死组织可形成钙化，超声上可见脑半球间广泛钙化。中脑导水管旁脑室周围损伤可以阻塞脑脊液流通，产生先天性脑积水。不完全脊髓炎伴进行性瘫痪也有报道[21]。

约1/3先天性感染婴儿，即在所有妊娠期感染母亲分娩的婴儿中，约5%～10%在新生儿期即出现临床症状（表40.16），约25%死亡。这些婴儿多为小于胎龄儿，有典型的四联症。脑积水可妨碍分娩或出生时引起注意。可发生眼部残疾，包括小眼球和白内障。先天性弓形虫病也可出现典型的先天性感染综合征，如黄疸、肝脾肿大和瘀点（图40.20）。

诊断[111]

为了尽早治疗，诊断亚临床型先天性弓形虫病非常重要。诊断主要通过抗体分析，虽然目前还不能完全解释为何有25%感染婴儿其弓形虫特异性IgM测试最初显示为阴性[641]。但如果对血清学诊断有疑问，可四周后重测。鉴别主动和被动抗体的其他方法包括测量IgG亲和力[380]、检测特异性IgE[852]和特异性IgA[85]。脑脊液分析，显示淋巴细胞增多，蛋白增高和将脑脊液离心后找速殖子。血清学阳性或PCR检测脑脊液弓形虫可明确诊断。与可溶性鼠弓形虫抗原共同孵育后检测CD25的表达，该项实验很有前景[432]。弓形虫病的脑钙化的方式非常有特异性，与先天性CMV感染引起的脑室周围钙化不同。眼科检查可强烈提示感染。

治疗

与风疹和CMV不同，弓形虫具备治疗的条件。如果在妊娠期诊断感染，妇女应用螺旋霉素治疗以减少胎儿感染的危险性。在妊娠20周时通过羊水弓形虫属DNA的PCR检查[377]以明确胎儿感染的诊断。尽管已进行抗弓形虫治疗以及一系列胎儿超声检测显示正常，也许不需要中止妊娠，但如果在这个阶段诊断明确，仍应考虑中止妊娠[83,555]。在妊娠头期后发生胎儿感染，可使用乙胺嘧啶和磺胺嘧啶治疗，但这些药物禁忌用于妊娠头期。

无论有无临床症状，先天性感染婴儿应给予螺旋霉素100mg/(kg·d)4～6周，也可乙胺嘧啶1mg/(kg·d)加上磺胺嘧啶50mg/(kg·d)用3周。这些药物对弓形虫有协同作用，应持续治疗1年[460]。停药后常见血清学指标反跳但不需要重新治疗[198]。令人担忧的是，近来有磺胺类耐药的报道[35]，而几个新的低毒性药物仍在评估中[293]。

预后

没有颅内钙化而血清学阳性的婴儿，在新生儿期最多出现脉络膜视网膜炎（亚临床和轻微的病例见表40.16），未治疗患者到成年早期可出现新部位的脉络膜视网膜炎，但长期预后相对较好。有神经学特征或全身性疾病的患儿，未经治疗的预后很差，约1/4死亡，多数存活者有残疾。上述治疗措施可以改进预后[687]，但没有对照试验。

预防

通过妊娠期妇女规则的血清学测试可以明确产前诊断。如果母亲血清血检测转阳，并通过PCR明确胎儿感染，母亲应进行产前治疗或终止妊娠（见上文）。通过这些方法，Daffos等[180]认为可以消除有症状的先天性弓形虫感染。在英国，产前筛查是否合理还有争论[643]，但当前还没有推荐。筛查的其他目的是教育高危人群采取防护措施。在妊娠头期有高亲和力特异性IgG的妇女初次感染的可能性小，其胎儿发病的危险性也低。

新英格兰和丹麦进行了新生儿筛查评估，毫无疑问它能检验出没有明显临床症状的受感染婴儿[218,330]。受感染婴儿接受治疗，其预后似乎明显要比预期的好，但缺乏未治疗对照组。

先天性水痘

英国，95%育龄妇女在儿童时期患过水痘，有免疫力。因此妊娠期水痘很少见，前瞻性研究显示不会比其他时期更严重。妊娠期水痘的发生率约每10 000人

5例[742]，妇女在妊娠早期患水痘，胎儿受损的危险约为2%[430,639]。

水痘带状疱疹病毒可以致畸，在妊娠早期感染能引起染色体畸变，产生一系列先天性结构缺陷，影响脑、眼、骨骼、胃肠道和肾通道[430,536]。声带麻痹也有报道[678]。先天性水痘有一个独有的特征是沿皮区出现皮肤瘢痕，可能代表引起带状疱疹的病毒再激活。肢体缺陷与严重的皮肤瘢痕有关。

预防

妊娠妇女发生水痘而她们的免疫状态又不确定时，应检测其抗体水平。多数有免疫力。妊娠20周后发生感染不会引起先天性水痘（见上文）。现在有胎儿影像学和血样本的现代检查技术，可以及时评估胎儿先天性感染，如果有适应证即可终止妊娠。

先天性Epstein–Barr病毒感染

母亲Epstein–Barr病毒（EBV）感染不常见，许多育龄妇女有免疫力。母亲EBV感染是否能致胎儿畸形还不清楚，但很少有LBW、面容异常和先天性心脏病等病例的报道。

先天性疱疹（见上文）

先天性微小病毒B19感染

人类微小病毒B19可引起儿童传染性红斑（五号病），人们是通过这一点才了解该病毒的。该病毒嗜快速分裂细胞，包括红细胞前体细胞，能引起胎儿溶血性贫血[828]。妊娠期微小病毒感染的发生率为0.3%～3.7%。这些病例50%以上有胎儿感染的血清学证据[470]。1%～2%引起流产、死产或水肿[667]。10%～25%非免疫性水肿病例应考虑与微小病毒有关[580]。当感染控制，多数病例水肿消退[669,801]，但余下部分预后差，许多婴儿死亡。部分存活者贫血持续至儿童期[128]，而其他婴儿仅持续几周[802]。虽然有一些令人鼓舞的报道，但由于自发缓解率高，产前诊断和通过脐带穿刺术予以胎儿输血的价值很难评估[360]。新的PCR或ELISA诊断技术可以进行微小病毒的产前诊断。胎儿微小病毒B19感染可通过破坏细胞系引起先天性结构异常，这一点与其他病毒影响红细胞生成不同[443]，但需要更多的资料以评估这种可能性。微小病毒能引起心肌炎、心肌病[769]和肝病，也有报道可引起新生儿脑膜炎[789]。

发展中国家的先天性感染

工业化国家描述的宫内感染也可发生于发展中国家。缺乏常规免疫，先天性风疹的发生可能更为频繁。因为在发展中国家，多数育龄妇女有抗CMV的抗体，所以先天性CMV感染相对少见。妊娠妇女吃了未煮熟的感染弓形虫的肉食品感染胎儿。发展中国家许多城市流行梅毒和结核。热带地区流行疟疾，东南亚HBV感染是一个主要的公众健康问题，锥虫病盛行于热带非洲。这些因素引起的先天性感染已有所知，但结核、疟疾和锥虫病先天性感染的发生率低于根据一般人群流行性来预期的发生率。宫内感染是先天性异常的一个原因，很重要[47]，见表40.17。

热带地区先天性风疹、CMV、单纯疱疹和弓形虫病的临床表现与工业国家所描述的没有本质区别，在这一部分没有进一步阐述。

梅毒

育龄妇女梅毒未治疗的典型表现为一次或多次流产、死产或感染活产婴儿。初次梅毒妇女40%～50%发生胎儿感染。发展中国家梅毒血清学复发是围生期死亡的重要危险因素，妊娠妇女血清学阳性率高达10%。

表40.17 1688例有先天性异常的马来西亚婴儿中先天性感染的发病率。（引自Balasubramaniam等[47]的文献。）

感染类型	患儿感染百分比（%）
CMV	11.4
梅毒	4.0
风疹	3.7
弓形虫	1.0

英国1994～1997年，139名妊娠妇女进行了梅毒治疗，其中31名发生先天性传播性疾病，9名推断有先天性梅毒[394]。

妊娠期梅毒的治疗

青霉素对预防先天性梅毒有效[826]。美国现在认为根除先天性梅毒是可行的[2]。

先天性梅毒的临床表现

许多婴儿出生时正常，数周、数月或偶尔数年后出现该病症状。先天性梅毒的早期临床表现类似成人再发性梅毒病变，以后的临床表现更符合三期梅毒。常发生早产和低出生体重。

早发性先天性梅毒病情严重，有生命危险，常表现为全身性病变，如贫血、水肿、黄疸、软弱和发热，缺乏疾病更典型的皮肤黏膜病变和其他的局灶性体征。相反婴儿早期也可出现非常明显的皮肤黏膜病变，缺乏严重的全身性病变[78]。肝脾肿大和淋巴结病变较常见，也可发生肺脓肿[73]。

该病常见皮疹，但性状和分布各不相同[708]。通常为斑丘疹，也可呈环状病变，这是最有特点的皮疹。掌和足底皮肤受累较常见，提供了先天性梅毒皮疹的典型局灶性特征。掌和足底皮肤发红、斑点、肿胀、表面脱屑。鼻炎是一个特征性的早期症状，鼻黏膜溃疡产生大量黏液脓性排泄物，可有血迹，常引起鼻和上唇周围脱皮。先天性梅毒鼻软骨和骨破坏会产生鼻梁扁平和马鞍鼻。常见嘴、鼻、肛门和外阴皮肤黏膜交界处病变，发生裂口和出血。口周深裂痕愈合后产生放射状瘢痕称为皲裂，这是先天性梅毒的一个特征。潮湿表面出现扁平斑块，称为湿疣，可以发生于肛门和女性生殖器周围。骨软骨炎是常见的典型临床表现，可表现为指/趾炎、骨折或假性瘫痪。骨放射学对临床诊断先天性梅毒是一个最有用的检查[500]。放射学改变多样而广泛，最易见于腕、肘和膝周围。骺线密度变宽、改变及骺端出现不规则的破坏性病变证明发生骨软骨炎。肢体骨骼可广泛发生骨膜炎，头颅也可受累。先天性梅毒的放射学征象在新生儿期可能不十分明显，但在出生后数月可以变得很明显，但在半年后可自行消退。

先天性梅毒也可发生脑膜炎体征，出现脑积水。甚至临床无CNS受累表现，脑脊液也可异常，虽然无症状高危婴儿很少需要常规腰椎穿刺[69]。脑脊液的典型改变是细胞数主要是淋巴细胞中度增高、蛋白质增高、糖浓度正常、梅毒血清学试验阳性。

检查和诊断

先天性梅毒的诊断依靠对该病的了解情况和临床疑似指南。由于梅毒涉及个人名誉问题，且易与其他疾病类似，因此必须确保先天性梅毒诊断的正确性。诊断依赖于下列途径。

母亲的诊断

英国所有妊娠妇女常规预约进行梅毒血清学检查。在热带，也可能需要阴道镜检查筛查[499]。妇女以前感染雅司病（极细密螺旋体）也可发生假阳性结果。HIV阳性妇女其梅毒血清学阳性率可能是HIV阴性者的两倍[459]。

对疑似病例标本明确有螺旋体

有时在胎盘或脐带，或从大水疱或丘疹吸出物中可找到螺旋体。最近一项研究使用银染和免疫荧光联合方法显示，母亲梅毒未经治疗，其出生婴儿脐带89%有螺旋体[736]。

血清学试验[719]

尽管方法不断改进，梅毒血清学测试仍缺乏足够的诊断精确度，对于以下问题难以给出一个明确的回答：婴儿有可能感染但无症状是否称为感染？传统梅毒血清学测试有两种，这些主要针对检测非致密螺旋体的抗体，如心肌磷脂（VDRL试验）和针对抗致密螺旋体的抗体（FTA和TPHA试验）。因为IgG抗体可通过胎盘，所以新生儿梅毒血清学测试有问题。未感染婴儿VDRL测试在六个月内转阴，TPHA和FTA-ABS实验测试IgG，在1年内转阴。经过这段时间后，如果实验仍持续阳性常考虑诊断。特异性IgM抗体测试不可靠。检测梅毒螺旋体DNA的PCR方法有发展前景，尤其是检测CNS疾病[566]。目前建议选用流行病学、临床和血清学结合的诊断方法。

治疗

美国疾病控制中心已制订指导先天性梅毒高危婴儿的检查和治疗指南，见表40.21。治疗选用青霉素，最好青霉素G水剂（苄青霉素）5万单位/kg（即30mg/kg），静脉用，一天两次共10天。如果不能随访或有疑问，必须排除脑脊膜受累，长效苄星青霉素10万单位/kg单剂肌注，但该方法的疗效缺乏公开发表文献的支持。

HIV感染和AIDS

到目前为止，据估计全世界共有4200万HIV感染的阳性患者，多数新感染的儿童患者是通过垂直传播感染。本书上一版报道，至1996年9月，美国已报道共有7472例AIDS儿童，而每年感染的儿童数（主要发生于围生期）在1000～2000之间。自从1990年代中期开始引入抗逆转录病毒的预防之后，垂直传播的感染率大幅下降，据估计现在每年只有不到200个儿童感染HIV[788]。可惜的是，不是每个国家都能取得如此大的进展。

在英国，分娩人群的HIV阳性率相对较低，但近年来也在逐渐增加。表40.18显示到2002年6月为止，英国HIV感染母亲分娩的儿童人数[3]。儿童HIV感染的获得方式见表40.19。

表40.18 HIV母亲产下的孩子*：出生年份和感染状态

出生年份	感染		中间状态 **	非感染	总计	(死亡数)
	AIDS	非AIDS	AIDS	非AIDS		
1979–83	10	6	0	0	16	5
1984–85	23	16	4	15	58	12
1986–87	29	23	14	49	115	12
1988–89	51	31	14	52	148	25
1990–91	65	71	29	73	238	37
1992–93	76	63	38	89	266	41
1994–95	64	63	40	111	278	24
1996–97	63	69	35	172	339	22
1998–99	46	44	44	313	447	12
2000–01	29	19	387	384	819	8
2002	0	0	92	12	104	0
总计	456	405	697	1270	2828	198

* 由于发现偏倚，无法从这些数据中评估垂直传播率。

** 当末次测及HIV抗体阳性，且无其他HIV感染证据时的年龄小于18个月。包括95例失随访患儿。

表40.19 儿童根据暴露的分类和性别的HIV感染和死亡：截止到2002年6月英国报道的病例

患儿如何感染病毒	英国			总计	(死亡数)
	男	女	未明		
母婴传播	438	420	2	860	179
血液因子（如血友病）	285	0	0	285	123
血液/组织传播（如输血）	20	18	3	41	14
其他/未明	25	18	3	46	2
总计	768	456	8	1232	318

传播途径

母婴传播

HIV 垂直传播的机制尚不明确，但最近报告显示，将近 1/3 垂直传播是通过胎盘，其余 2/3 经过产道[135]。其中一个重要的传播机制可能是胎盘剥离时母婴血液传播[135]。当一对双胞胎的母亲病毒滴度高时，他们常发生共同感染[91]。

传播率在不同人群中有所不同，并且由于抗逆转录病毒药物使用情况的不同，在某些地区也会发生迅速变化。1993 年，英国垂直传播率几乎为 20%，但自从 1998 年受感染孕妇有 97%使用了抗逆转录病毒治疗，这一比率下降到 2%（图 40.22）[214]。如果母体存在严重免疫缺陷，如 CD4 淋巴细胞计数降低，出现免疫复合分解物 p24 抗原血症时，这种传播的几率会增高，这也反映了母体病毒滴度高[6,114]。早产儿会出现更高的传播率，欧洲婴儿协作研究[240]组织报道，小于 34 周胎龄儿受感染率为足月儿 3 倍。但这种影响有多少是由 HIV 状况所决定，而又有多少是由混杂因素如滥用静脉药物所造成，目前还不清楚。另外，胎膜早破超过 4 小时也会增加垂直传播。

母乳喂养在 HIV 垂直传播中的作用已被明确，它会增加 14%的危险性[212]。感染 HIV 的母亲在哺乳时母婴垂直传播的几率可高达 30%[635]。

输血传播

幸运的是，这种传播途径已经被有效消除。美国估计的输血危险率为 1/153 000，英国为 1/1 000 000。

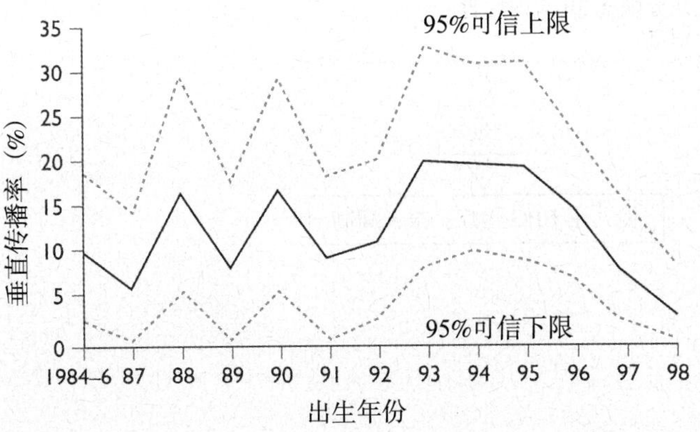

图 40.22 对于在已知有 HIV 感染的母亲产下的，且不进行母乳喂养的婴儿进行逐年的垂直传播率评估。（引自 Duong 等 [214] 文献。）

医院内传播

偶尔可发生病房 HIV 传播，在整个病房内传播很罕见。在正常活动中非母乳喂养 HIV 阳性母亲感染婴儿的可能性极微小。

垂直传播的预防

预防儿童 AIDS 的关键在于预防围生期传播。对此有许多可行的途径，如健康教育、避孕、孕产期综合筛查及中止妊娠。一旦 HIV 阳性母亲怀孕并要求继续妊娠，现在有许多抗逆转录病毒的药物能有效干预。使用单一抗逆转录病毒药物 RCT（叠氮胸苷）显示围生期传播率从 25.5%（安慰剂组）下降至 8.3%（治疗组）[171]。叠氮胸苷用于妊娠后期、分娩时及婴儿出生后 6 周。试验中收治的妇女都处于早期 HIV 感染，并未接受常规的抗病毒治疗，而随后的研究显示在病情进展的母亲也有相同疗效。自愿产前检查计划接纳率相当高，但不能明确大量的病例数[364,729]。因此预防措施要实现最佳效果还存在许多问题[28]。联合应用抗逆转录病毒药物已替代叠氮胸苷的预防性治疗[644]。除了叠氮胸苷，其他药物对胎儿的作用目前所做的研究很少。但有理由相信它们还是存在一些严重的危险性，需要谨慎使用[572,831]。同时也要认真评估药物耐药性的发生[178]。

英国 HIV 协会近期发布了有关对 HIV 感染者怀孕及预防母婴传播的详细处理方案[120]。对婴儿的措施主要依赖所处的环境。如果一个已知 HIV 阳性的母亲计划怀孕，婴儿将接受为期 4 周的抗逆转录病毒单一治疗。如母亲使用叠氮胸苷，婴儿也应使用此药。但如母亲接受其他单一治疗，对婴儿的治疗最好能征求专家的意见。如果 HIV 传染的危险性很小，不推荐 PCP 与复方新诺明的联合用药。如母亲在接受抗逆转录病毒药物治疗前无计划怀孕，婴儿就需要与计划怀孕的婴儿一样使用叠氮胸苷，并且在紧急专家意见的基础上进行联合治疗。推荐合用复方新诺明预防。如母亲在婴儿出生后才确认感染 HIV，婴儿就应该在出生 48 小时内给予叠氮胸苷并在专家意见的基础上加联合治疗，推荐合用复方新诺明的预防措施。虽然有利的证据占了上风，但剖宫产手术在减少围生期传染的作用还不十分清楚[239,241]。

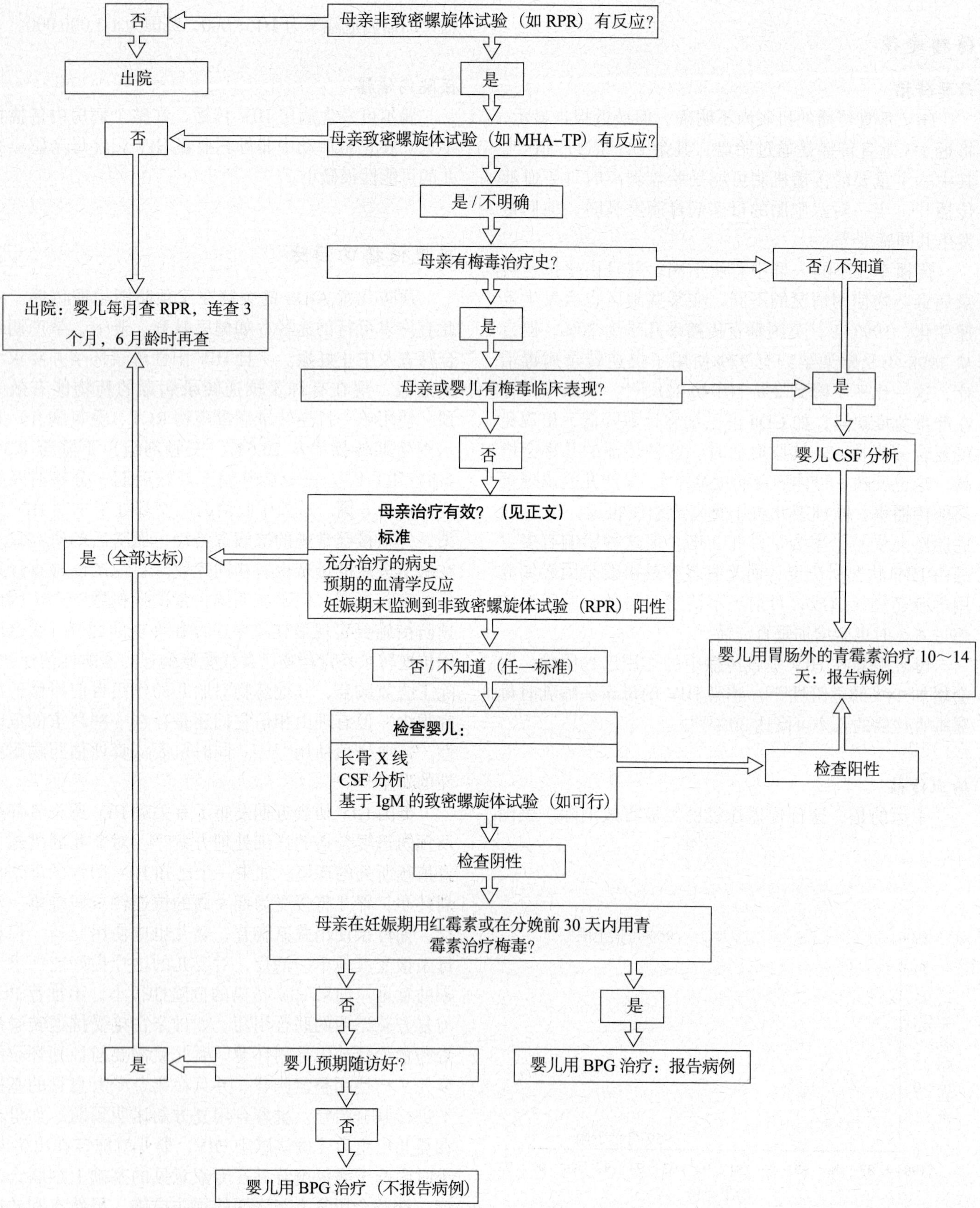

图 40.21 有助于面临先天性梅毒风险婴儿治疗的流程图。非致密螺旋体的 RPR 试验相当于 VDRL 试验。母亲的有效治疗是青霉素治疗。适宜于梅毒的分期，至少在分娩前 30 天起开始治疗。采用美国的报告标准。BPG，苄星青霉素。（引自 Zenker 和 Berman [865] 的文献。）

诊断先天性感染的婴儿

HIV 感染患儿偶尔出现肝脾肿大、淋巴结病或血小板减少等特征，原则上与正常婴儿难以辨别。近来，在发展中国家有早期、侵袭性模式的报道[656]。这些婴儿生长倒退，常早产，多数围生期感染结核、CMV 或梅毒。关于伴随的同质异性综合征的早期报道还没有证实。

因为母亲的 HIV IgG 可通过胎盘，所有 HIV 阳性妇女的婴儿最初血清学均为阳性。多数非感染婴儿在大约 9 个月时血清学转阴，部分婴儿要持续至 18 个月[578]。少数血清学阴性的高危婴儿有临床和病毒学感染的证据[105]。因为母亲抗体持续性增高，只有婴儿在 18 个月后没有红斑性疾病，抗原和抗体阴性，才能排除 HIV。相反，如果抗体在 18 个月后持续存在，则强烈提示婴儿受到感染。在特定群体中进行新生儿筛查仍有争论，已讨论了正反两方面的问题[209]。

明确新生儿 HIV 感染最好的方法是通过系列 PCR 实验检测 HIV 前病毒 DNA[567]。在出生后第一天（不要从脐带取血，因为母血可污染标本）和第 1、3 个月时应完成 PCR 实验。如果所有检测均为阴性，并且婴儿不是母乳喂养，虽然不能绝对肯定，仍有较大把握认为婴儿没有受到感染。现在检测非 B 亚型病毒（如最常见于非洲）PCR 实验的有效性有待得到证实[668]。研究认为使用血斑卡（Guthrie card）筛查新生儿人群具备可行性（1220 页）[169]。

交叉感染

除非与患者的体液直接接触而传染，HIV 不是一种高度接触传染的疾病。全世界与 HIV 阳性患者接触受感染的医护人员少于 100 例，仅通过皮肤接触发生获得性感染的危险性估计为 0.3%(95%可信区间为 0.18%～0.46%)。虽然待产病房是医院内见血多的病房之一，但除非所有孕妇都参加筛查（筛查的利弊仍有很大争议），否则待产病房医护人员只能了解自愿同意筛查或已发展为 AIDS 的妇女 HIV 病情。未筛查的妇女分娩时，基于妇女生活方式和社会环境可进行价值不大的危险性评估，虽然最近有研究显示这种方法有效性差[357]。然而现在在任何情况下所有工作人员处理 HIV 感染的血或污染物时需要比以前更加注意。

对于 HIV 阳性母亲的婴儿来说，应创建更严格的预防措施，包括使用防护衣[510]。减少母血污染婴儿危险的方法也值得进行，如尽可能避免气道吸引以及避免有母血污染的夹钳挤压脐带[819]。

母乳喂养和混合喂养

美国儿科学会和卫生部建议 HIV 母亲不应母乳喂养。这在西方国家是无可争议的。但是在发展中国家，应提倡母乳喂养。因为它明显降低了死亡率，其重要性超过了这种方式所引起的 HIV 感染的危险性。有趣的是最近南非的一项研究表明：与非母乳

表 40.20 先天性感染

生物体/疾病	症状	治疗	参考文献
果氏巴贝虫	发热，溶血性贫血	克林霉素	Esernio Jenssen et al 1987 J. Pediatr. 110: 570 Lee 2001 Ped. Inf. Dis. J. 20: 816
伯氏疏螺旋体（莱姆病）	新生儿在出生窒息后早期死亡	青霉素	Weber et al 1988 Ped. Inf. Dis. J. 7: 286
呼吸道乳头状瘤	表现为失声或拔管后气道梗阻 母亲常不表现出有尖锐湿疣	如严重，使用激光凝结治疗	Sedlacek et al 1989 Am. J. Obs. Gyn. 161: 55 Chipps et al 1990 Ped. Pulmonol. 9: 125

喂养相比，6个月内绝对母乳喂养危险率没有增加；而实质上混合喂养传播的危险性却增加了[176]。然而，婴儿6个月后，母乳喂养的利弊平衡可能逆转[601]，高达4%感染母亲的婴儿在围生期后期发生HIV获得性感染。

免疫接种

HIV阳性母亲的婴儿应该在常规时间使用DPT疫苗和替代品沙宾口服脊髓灰质炎活疫苗免疫。AIDS患儿易发一些严重疾病尤其是麻疹，所以也应该使用MMR。为了HIV感染患儿获得麻疹免疫的最大效果，使用时间应该在6～12月龄。来自感染高危组的婴儿能安全接种BCG，但考虑到可能存在的免疫缺陷，因此不应在新生儿期，以免感染播散[84]。乙肝疫苗对那些随后进展为AIDS的患儿疗效不佳，血清无法转阴可能是预后差的标志[866]。对于围生期获得的HIV感染，似乎单剂多价肺炎链球菌多糖疫苗不能传递持续的免疫效应[32]。

预后

有些明确HIV感染的患儿似乎能完全康复并且血清转阴[136,603]，其余的预后不佳。最近的一项涉及2148名围生期HIV感染婴儿的大样本研究结果表明，有50%患儿发展为AIDS，25%的患儿5岁后死亡。从出生后至发展为AIDS的平均时间为4.8年，平均生存期为9.4年[60]。最近来自澳大利亚的一份报告显示，平均存活期为8年[150]。那些出生时就伴有肝脾肿大或腺病以及出生时$CD4^+$细胞比例低和培养或PCR阳性的患儿，其预后较差[764]。HIV感染患儿其体格的生长发育与对照组比较显示同样受损。呼吸道感染和肺心病甚至在出生后第1年就很常见[56]。早期治疗，尤其是PCP，可能有助于改善总体病情[592]。总的来说，那些临床表现出现早或早产儿预后不佳。近期研究显示，如果3月龄时的病毒培养显示快速生长，则对1年的预期有较大价值[283]。合并CMV感染则病情进展更迅速[104,204,478,563]。

先天性HTLV Ⅰ/Ⅱ感染

在日本和菲律宾，许多妇女都携带有这种引起T-细胞淋巴瘤和成人T-细胞白血病的病毒。在英国，伦敦有5%的非洲-加勒比后裔妇女的抗体呈现阳性。

尽管认为不存在该病毒的先天性感染，但感染母亲中约有40%的婴儿成为感染者，可能由哺乳传染[618]。因此，血清阳性妇女应被告知不要给其婴儿哺乳，由于重视了该问题，因此她们的婴儿50年后淋巴性恶性疾病的发生率明显下降。

人类乳头状病毒

人类乳头状病毒在围生期传播和病毒DNA在婴儿中持续存在的病例已有很好描述[151,264,445,669,761]。垂直传播的危险性约为70%。感染婴儿表现为口腔黏膜轻微增生，或伴有极为罕见的咽喉部人类乳头状病毒感染。尽管围生期传播的潜在危险程度尚未确立，但有报道显示人类乳头状病毒感染与成人阴肛部癌症也有关。

其他先天性感染

许多其他病原体已显示能通过胎盘或分娩传播引起先天性感染。它们中的一些病原体已在表40.20中列出。

参考文献

1. [Anonymous] 1991 Guidelines for the management of acute urinary tract infection in childhood. Report of a Working Group of the Research Unit, Royal College of Physicians. Journal of the Royal College of Physicians of London 25: 36–42
2. [Anonymous] 2001 Congenital syphilis – United States, 2000. MMWR. Morbidity and Mortality Weekly Report 50: 573–577
3. [Anonymous] 2002 HIV and AIDS in the UK in 2001. London. An update November 2002. PHLS Communicable Disease Surveillance Centre, ICH (London), SCIEH
4. Abbott G D 1972 Neonatal bacteruria: a prospective study of 1460 infants. British Medical Journal 1: 267–269
5. Ablow R C, Driscoll S G, Effmann E L et al 1976 A comparison of early-onset group B steptococcal neonatal infection and the respiratory-distress syndrome of the newborn. New England Journal of Medicine 294: 65–70

6. Abrams E J, Matheson P B, Thomas P A et al 1995 Neonatal predictors of infection status and early death among 332 infants at risk of HIV-1 infection monitored prospectively from birth. New York City Perinatal HIV Transmission Collaborative Study Group. Pediatrics 96: 451–458
7. Abzug M J 2001 Prognosis for neonates with enterovirus hepatitis and coagulopathy. Pediatric Infectious Disease Journal 20: 758–763
8. Abzug M J, Keyserling H L, Lee M L, Levin M J, Rotbart H A 1995 Neonatal enterovirus infection: virology, serology, and effects of intravenous immune globulin. Clinical Infectious Diseases 20: 1201–1206
9. Abzug M J, Levin M J 1991 Neonatal adenovirus infection: four patients and review of the literature. Pediatrics 87: 890–896
10. Abzug M J, Levin M J, Rotbart H A 1993 Profile of enterovirus disease in the first two weeks of life. Pediatric Infectious Disease Journal 12: 820–824
11. Abzug M J, Loeffelholz M, Rotbart H A 1995 Diagnosis of neonatal enterovirus infection by polymerase chain reaction. Journal of Pediatrics 126: 447–450
12. Acunas B A, Peakman M, Liossis G et al 1994 Effect of fresh frozen plasma and gammaglobulin on humoral immunity in neonatal sepsis. Archives of Disease in Childhood. Fetal and Neonatal Edition 70: F182–F187
13. Adams W G, Kinney J S, Schuchat A et al 1993 Outbreak of early onset group B streptococcal sepsis. Pediatric Infectious Disease Journal 12: 565–570
14. Adhikari M, Pillay T, Pillay D G 1997 Tuberculosis in the newborn: an emerging disease. Pediatric Infectious Disease Journal 16: 1108–1112
15. Adlerberth I, Carlsson B, de Man P et al 1991 Intestinal colonization with Enterobacteriaceae in Pakistani and Swedish hospital-delivered infants. Acta Paediatrica Scandinavica 80: 602–610
16. Ahmed A, Hickey S M, Ehrett S et al 1996 Cerebrospinal fluid values in the term neonate. Pediatric Infectious Disease Journal 15: 298–303
17. Airede A I 1992 Prolonged rupture of membranes and neonatal outcome in a developing country. Annals of Tropical Paediatrics 12: 283–288
18. Airede A I 1993 Neonatal bacterial meningitis in the middle belt of Nigeria. Developmental Medicine and Child Neurology 35: 424–430
19. Ajzenberg D, Cogne N, Paris L et al 2002 Genotype of 86 Toxoplasma gondii isolates associated with human congenital toxoplasmosis, and correlation with clinical findings. Journal of Infectious Diseases 186: 684–689
20. Akindele J A, Sowunmi A, Abohweyere A E 1993 Congenital malaria in a hyper-endemic area: a preliminary study. Annals of Tropical Paediatrics 13: 273–276
21. al Shahwan S, Rossi M L, al Thagafi M A 1996 Ascending paralysis due to myelitis in a newborn with congenital toxoplasmosis. Journal of the Neurological Sciences 139: 156–159
22. Alary M, Joly J R, Moutquin J M et al 1994 Randomised comparison of amoxycillin and erythromycin in treatment of genital chlamydial infection in pregnancy. Lancet 344: 1461–1465
23. Aly R, Shinefield H R, Litz C 1980 Teichoic acid in the binding of Staphylococcus aureus to nasal epithelial cells. Journal of Infectious Diseases 141: 463–467
24. Amato M, Huppi P, Imbach P, Llauto A, Burgi W 1995 Immunoglobulin subclass concentration in preterm infants treated prophylactically with different intravenous immunoglobins. American Journal of Perinatology 12: 306–309
25. Anderson M S, Abzug M J 1999 Hydrops fetalis: an unusual presentation of intrauterine herpes simplex virus infection. Pediatric Infectious Disease Journal 18: 837–839
26. Aradottir E, Alonso E M, Shulman S T 2001 Severe neonatal enteroviral hepatitis treated with pleconaril. Pediatric Infectious Disease Journal 20: 457–459
27. Arango C A, Rathore M H 1996 Neonatal meningococcal meningitis: case reports and review of literature. Pediatric Infectious Disease Journal 15: 1134–1136
28. Arbona S I, Melville S K, Hanson I C et al 2001 Mother-to-child transmission of the human immunodeficiency virus in Texas. Pediatric Infectious Disease Journal 20: 602–606
29. Arisoy E S, Arisoy A E, Dunne W M J 1994 Clinical significance of fungi isolated from cerebrospinal fluid in children. Pediatric Infectious Disease Journal 13: 128–133
30. Armer T, Clark P, Duff P, Saravanos K 1993 Rapid intrapartum detection of group B streptococcal colonization with an enzyme immunoassay. American Journal of Obstetrics and Gynecology 168: 39–43
31. Armstrong D S, Menahem S 1993 Cardiac arrhythmias as a manifestation of acquired heart disease in association with paediatric respiratory syncitial virus infection. Journal of Paediatrics and Child Health 29: 309–311
32. Arpadi S M, Back S, O'Brien J, Janoff E N 1994 Antibodies to pneumococcal capsular polysaccharides in children with human immunodeficiency virus infection given polyvalent pneumococcal vaccine. Journal of Pediatrics 125: 77–79
33. Asbury W H, Darsey E H, Rose W B, Murphy J E, Buffington D E, Capers C C 1993 Vancomycin pharmacokinetics in neonates and infants: a retrospective evaluation. Annals of Pharmacotherapy 27: 490–496
34. Ashraf R N, Jalil F, Zaman S et al 1991 Breast feeding and protection against neonatal sepsis in a high risk population. Archives of Disease in Childhood 66: 488–490
35. Aspinall T V, Joynson D H, Guy E, Hyde J E, Sims P F 2002 The molecular basis of sulfonamide resistance in Toxoplasma gondii and implications for the clinical management of toxoplasmosis. Journal of Infectious Diseases 185: 1637–1643
36. Atkins J T 1999 HSV PCR for CNS infections: pearls and pitfalls. Pediatric Infectious Disease Journal 18: 823–824
37. Averbuch B, Mazor M, Shoham Vardi I et al 1995 Intra-uterine infection in women with preterm premature rupture of membranes: maternal and neonatal characteristics. European Journal of Obstetrics, Gynecology and Reproductive Biology 62: 25–29
38. Avila-Figueroa C, Goldmann D A, Richardson D K, Gray J E, Ferrari A, Freeman J 1998 Intravenous lipid emulsions are the major determinant of coagulase-negative staphylococcal bacteremia in very low birth weight newborns. Pediatric Infectious Disease Journal 17: 10–17
39. Axelsson I 2002 [A Cochrane review on the umbilical cord care and prevention of infections. Antiseptic solutions are not necessary in developed countries but life-saving in developing countries.] Lakartidningen 99: 1563–1566
40. Azimi P H, Willert J, Petru A 1996 Severe esophagitis in a newborn infant. Pediatric Infectious Disease Journal 15: 385
41. Babl F E, Ram S, Barnett E D, Rhein L, Carr E, Cooper E R 2000 Neonatal gonococcal arthritis after negative prenatal screening and despite conjunctival prophylaxis. Pediatric Infectious Disease Journal 19: 346–349
42. Baier R J, Bocchini J A Jr, Brown E G 1998 Selective use of vancomycin to prevent coagulase-negative staphylococcal nosocomial bacteremia in high risk very low birth weight infants. Pediatric Infectious Disease Journal 17: 179–183
43. Baker C J, Edwards M S 1983 Group B streptococcal infections. In: Remington J S, Klein J O (eds) Infectious diseases of the fetus and newborn infant, 2nd edn. W B Saunders, Philadelphia, pp 820–881
44. Baker C J, Edwards M S 1990 Group B streptococcal infections. In: Remington J S, Klein J O (eds) Infectious diseases of the fetus and newborn infant, 3rd edn. W B Saunders, Philadelphia, pp 742–811
45. Baker C J, Melish M E, Hall R T, Casto D T, Vasan U, Givner L B 1992 Intravenous immune globulin for the prevention of nosocomial infection in low-birth-weight neonates. The Multicenter Group for the Study of Immune Globulin in Neonates [see comments]. New England Journal of Medicine 327: 213–219
46. Baker C J, Paoletti L C, Wessels M R et al 1999 Safety and immunogenicity of capsular polysaccharide-tetanus toxoid conjugate vaccines for group B streptococcal types Ia and Ib. Journal of Infectious Diseases 179: 142–150
47. Balasubramaniam V, Sinniah M, Tan D S, Redzwan G, Lo'man S G 1994 The role of cytomegalovirus (CMV) infection in congenital diseases in Malaysia. Medical Journal of Malaysia 49: 113–116
48. Balcarek K B, Warren W, Smith R J, Lyon M D, Pass R F 1993 Neonatal screening for congenital cytomegalovirus infection by detection of virus in saliva. Journal of Infectious Diseases 167: 1433–1436
49. Baley J E 1988 Neonatal sepsis: the potential for immunotherapy. Clinics in Perinatology 15: 755–771
50. Baley J E, Kliegman R M, Boxerbaum B, Fanaroff A 1986 Fungal colonisation in the very low birthweight infant. Pediatrics 78: 225–232
51. Baley J E, Kliegman R M, Fanaroff A A 1984 Disseminated fungal infections in very low birthweight infants: clinical manifestations and epidemiology. Pediatrics 73: 144–152
52. Baley J E, Silverman R A 1988 Systemic candidiasis: cutaneous manifestations in low birthweight infants. Pediatrics 82: 211–215
53. Balmer S E, Wharton B A 1989 Diet and faecal flora in the newborn: breast milk and infant formula. Archives of Disease in Childhood 64: 1672–1677
54. Baltimore R S, Huie S M, Meek J I, Schuchat A, O'Brien K L 2001 Early-onset neonatal sepsis in the era of group B streptococcal prevention. Pediatrics 108: 1094–1098
55. Banerji A, Noya F J 1999 Brain abscess associated with neonatal listeriosis. Pediatric Infectious Disease Journal 18: 305–307
56. Bannerman C, Chitsike I 1995 Cor pulmonale in children with human immunodeficiency virus infection. Annals of Tropical Paediatrics 15: 129–134
57. Bansal V, Strauss A, Gyepes M, Kanchanapoom V 1993 Central line perforation associated with Staphylococcus epidermidis infection. Journal of Pediatric Surgery 28: 894–897
58. Barbi M, Binda S, Caroppo S, Ambrosetti U, Corbetta C, Sergi P 2003 A wider role for congenital cytomegalovirus infection in sensorineural hearing loss. Pediatric Infectious Disease Journal 22: 39–42
59. Barkovich A J, Lindan C E 1994 Congenital cytomegalovirus infection of the brain: imaging analysis and embryologic considerations. AJNR. American Journal of Neuroradiology 15: 703–715

60. Barnhart H X, Caldwell M B, Thomas P et al 1996 Natural history of human immunodeficiency virus disease in perinatally infected children: an analysis from the Pediatric Spectrum of Disease Project. Pediatrics 97: 710–716
61. Bates P R, Bailey A S, Wood D J 1993 Comparative epidemiology of rotavirus, subgenus F (types 40 and 41) adenovirus, and astrovirus in children. Journal of Medical Virology 39: 224–230
62. Beardsall K, Thompson M H, Mulla R J 2000 Neonatal group B streptococcal infection in South Bedfordshire, 1993–1998. Archives of Disease in Childhood. Fetal and Neonatal Edition 82: F205–F207
63. Beasley R P, Hwang L Y, Lin C C, Chien C S1981 Hepatocellular carcinoma and hepatitis B virus; a prospective study of 22707 men in Taiwan. Lancet 2: 1129–1132
64. Beck Sague C M, Azimi P, Fonseca S N et al 1994 Bloodstream infections in neonatal intensive care unit patients: results of a multicenter study. Pediatric Infectious Disease Journal 13: 1110–1116
65. Becker J A, Ascher D P, Mendiola J et al 1993 False-negative urine latex particle agglutination testing in neonates with group B streptococcal bacteremia. A function of improper test implementation? Clinical Pediatrics 32: 467–471
66. Bedford Russell A R, Breathnach A, Sender P 2001 Confirmed group B streptococcus infection: the tip of the iceberg. Archives of Disease in Childhood. Fetal and Neonatal Edition 84: F140
67. Bedford Russell A R, Emmerson A J, Wilkinson N et al 2001 A trial of recombinant human granulocyte colony stimulating factor for the treatment of very low birthweight infants with presumed sepsis and neutropenia. Archives of Disease in Childhood. Fetal and Neonatal Edition 84: F172–F176
68. Bedford Russell A R, Graham Davies E, Ball S E, Gordon-Smith E 1995 Granulocyte colony stimulating factor treatment for neonatal neutropenia. Archives of Disease in Childhood 72: 53–54
69. Beeram M R, Chopde N, Dawood Y, Siriboe S, Abedin M 1996 Lumbar puncture in the evaluation of possible asymptomatic congenital syphilis in neonates. Journal of Pediatrics 128: 125–129
70. Beiter A, Lewis K, Pineda E F, Cherry J D 1993 Unrecognized maternal peripartum pertussis with subsequent fatal neonatal pertussis. Obstetrics and Gynecology 82: 691–693
71. Beitzke H 1935 Uber die angeborne tuberculose infektion Ergebnisse der Gesamten. Tuberkulose-Forschung 7: 1–30
72. Bell A H, Brown D, Halliday H L, McClure G, McReid M 1989 Meningitis in the newborn – a 14 year review. Archives of Disease in Childhood 64: 873–874
73. Bell C, Taxy J 2002 Pulmonary abscesses in congenital syphilis. Archives of Pathology and Laboratory Medicine 126: 484–486
74. Bell T A, Stamm W E, Kuo C C, Wang S P, Holmes K K, Grayston J T 1994 Risk of perinatal transmission of Chlamydia trachomatis by mode of delivery. Journal of Infection 29: 165–169
75. Ben David Y, Hallak M, Evans M I, Abramovici H 1995 Amnionitis and premature delivery with intact amniotic membranes involving Staphylococcus aureus. A case report. Journal of Reproductive Medicine 40: 485–486
76. Benitz W E, Han M Y, Madan A, Ramachandra P 1998 Serial serum C-reactive protein levels in the diagnosis of neonatal infection. Pediatrics 102: e41
77. Benjamin J, Ross K, McKinney J, Benjamin D K, Auten R, Fisher R G 2000 When to suspect fungal infection in neonates: a clinical comparison of Candida albicans and Candida parapsilosis fungemia with coagulase-negative staphylococcal bacteremia. Pediatrics 106: 712–718
78. Bennett M L, Lynn A W, Klein L E, Balkowiec K S 1997 Congenital syphilis: subtle presentation of fulminant disease. Journal of the American Academy of Dermatology 36: 351–354
79. Bennett O M, Namnyak S S 1992 Acute septic arthritis of the hip joint in infancy and childhood. Clinical Orthopaedics and Related Research Aug: 123–132
80. Bennett R E Jr, Barnett D W 2001 Perinatal herpes simplex infection presenting with pneumonia and pleural effusions. Pediatric Infectious Disease Journal 20: 228–230
81. Berger C, Uehlinger J, Ghelfi D, Blau N, Fanconi S 1995 Comparison of C-reactive protein and white blood cell count with differential in neonates at risk for septicaemia. European Journal of Pediatrics 154: 138–144
82. Beri R, Lourwood D L 1997 Chemoprophylaxis for group B streptococcus transmission in neonates. Annals of Pharmacotherapy 31: 110–112
83. Berrebi A, Kobuch W E, Bessieres M H et al 1994 Termination of pregnancy for maternal toxoplasmosis. Lancet 344: 36–39
84. Besnard M, Sauvion S, Offredo C 1993 Bacillus Calmette-Guerin infection after vaccination of human immunodeficiency virus-infected children. Pediatric Infectious Disease Journal 12: 993–997
85. Bessieres M H, Roques C, Berreb, A, Barre V, Cazaux M, Seguela, J P 1992 IgA antibody response during acquired and congenital toxoplasmosis. Journal of Clinical Pathology 45: 605–608
86. Betremieux P, Chevrier S, Quindos G, Sullivan D, Polonelli L, Guiguen C 1994 Use of DNA fingerprinting and biotyping methods to study a Candida albicans outbreak in a neonatal intensive care unit. Pediatric Infectious Disease Journal 13: 899–905
87. Betremieux P, Donnio P Y, Pladys P 1995 Use of ribotyping to investigate tracheal colonisation by Staphylococcus epidermidis as a source of bacteremia in ventilated newborns. European Journal of Clinical Microbiology and Infectious Diseases 14: 342–346
88. Bhutta Z A 1996 Enterobacter sepsis in the newborn – a growing problem in Karachi. Journal of Hospital Infection 34: 211–216
89. Bhutta Z A, Naqvi S H, Muzaffar T, Farooqui B J 1991 Neonatal sepsis in Pakistan. Presentation and pathogens. Acta Paediatrica Scandinavica 80: 596–601
90. Bialkowska Hobrzanska H, Jaskot D, Hammerberg O 1993 Molecular characterization of the coagulase-negative staphylococcal surface flora of premature neonates. Journal of General Microbiology 139: 2939–2944
91. Biggar R J, Janes M, Pilon R et al 2002 Human immunodeficiency virus type 1 infection in twin pairs infected at birth. Journal of Infectious Diseases 186: 281–285
92. Bilgin K, Yaramis A, Haspolat K, Tas M A, Gunbey S, Derman O 2001 A randomized trial of granulocyte-macrophage colony-stimulating factor in neonates with sepsis and neutropenia. Pediatrics 107: 36–41
93. Bingen E, Denamur E, Lambert Zechovsky N et al 1992 Mother-to-infant vertical transmission and cross-colonization of Streptococcus pyogenes confirmed by DNA restriction fragment length polymorphism analysis, Journal of Infectious Diseases 165: 147–150
94. Bingen E H, Mariani Kurkdjian P, Lambert Zechovsky N Y et al 1992 Ribotyping provides efficient differentiation of nosocomial Serratia marcescens isolates in a pediatric hospital. Journal of Clinical Microbiology 30: 2088–2091
95. Bishop P N, Tullo A B, Killough R, Richmond S J 1991 An immune dot-blot test for the diagnosis of ocular infection with Chlamydia trachomatis. Eye 5: 305–308
96. Blanchard A, Hentschel J, Duffy L, Baldus K, Cassell G H 1993 Detection of Ureaplasma urealyticum by polymerase chain reaction in the urogenital tract of adults, in amniotic fluid, and in the respiratory tract of newborns. Clinical Infectious Diseases 17(suppl. 1): S148–S153
97. Bomela H N, Ballot D E, Cory B J, Cooper P A 2000 Use of C-reactive protein to guide duration of empiric antibiotic therapy in suspected early neonatal sepsis. Pediatric Infectious Disease Journal 19: 531–535
98. Boo N Y, Chor C Y 1994 Six year trend of neonatal septicaemia in a large Malaysian maternity hospital. Journal of Paediatrics and Child Health 30: 23–27
99. Boppana S B, Britt W J 1995 Antiviral antibody responses and intrauterine transmission after primary maternal cytomegalovirus infection. Journal of Infectious Diseases 171: 1115–1121
100. Boppana S B, Fowler K B, Vaid Y et al 1997 Neuroradiographic findings in the newborn period and long-term outcome in children with symptomatic congenital cytomegalovirus infection. Pediatrics 99: 409–414
101. Boppana S B, Pass R F, Britt W J 1993 Virus-specific antibody responses in mothers and their newborn infants with asymptomatic congenital cytomegalovirus infections. Journal of Infectious Diseases 167: 72–77
102. Boppana S B, Pass R F, Britt W J, Stagno S, Alford C A 1992 Symptomatic congenital cytomegalovirus infection: neonatal morbidity and mortality. Pediatric Infectious Disease Journal 11: 93–99
103. Borderon E, Desroches A, Tescher M, Bondeux D, Chillou C, Borderon J C 1994 Value of examination of the gastric aspirate for the diagnosis of neonatal infection. Biology of the Neonate 65: 353–366
104. Boriskin Y S, Sharland M, Dalton R, duMont G, Booth J C 1999 Viral loads in dual infection with HIV-1 and cytomegalovirus. Archives of Disease in Childhood 80: 132–136
105. Borkowsky W, Paul D, Bebenroth D 1987 Human immunodeficiency virus in infants negative for anti-HIV by enzyme-linked immunoassay. Lancet I: 1168–1171
106. Bortolussi R, Issekutz T B, Faulkner A 1986 Opsonization of Listeria monocytogenes type 4b by human adult and newborn sera. Infection and Immunity 52: 493–495
107. Botas C M, Kurlat I, Young S M, Sola A 1995 Disseminated candidal infections and intravenous hydrocortisone in preterm infants. Pediatrics 95: 883–887
108. Bowman E D, Dharmalingam A, Fan W Q, Brown F, Garland S M 1998 Impact of erythromycin on respiratory colonization of Ureaplasma urealyticum and the development of chronic lung disease in extremely low birth weight infants. Pediatric Infectious Disease Journal 17: 615–620
109. Boxall J, Orme R L, Cruickshank J G 1982 Shared care and infection in a special care baby unit. Nursing Times 78: 1848–1850

110. Boyer K M 1995 Neonatal group B streptococcal infections. Current Opinion in Pediatrics 7: 13–18
111. Boyer K M 2001 Diagnostic testing for congenital toxoplasmosis. Pediatric Infectious Disease Journal 20: 59–60
112. Boyer K M, Gotoff S P 1988 Antimicrobial prophylaxis of neonatal group B streptococcal sepsis. Clinics in Perinatology 15: 831–850
113. Boyer K M, Gotoff S P 1998 Alternative algorithms for prevention of perinatal group B streptococcal infections. Pediatric Infectious Disease Journal 17: 973–979
114. Boyer P J, Dillon M, Navaie M et al 1994 Factors predictive of maternal-fetal transmission of HIV-1. Preliminary analysis of zidovudine given during pregnancy and/or delivery. Journal of the American Medical Association 271: 1925–1930
115. Boyle E M, Ainsworth J R, Levin A V, Campbell A N, Watkinson M 2001 Ophthalmic Pseudomonas infection in infancy. Archives of Disease in Childhood. Fetal and Neonatal Edition 85: F139–F140
116. Boyle R J, Chandler B D, Stonestreet B S, Oh W 1978 Early identification of sepsis in infants with RDS. Pediatrics 62: 744–750
117. Brans Y W, Ceballos R, Cassady G 1974 Umbilical catheters and hepatic abscesses. Pediatrics 53: 264–267
118. Bravo F J, Bourne N, Harrison C J et al 1996 Effect of antibody alone and combined with acyclovir on neonatal herpes simplex virus infection in guinea pigs. Journal of Infectious Diseases 173: 1–6
119. Brazin S A, Simkovich J W, Johnson W T 1979 Herpes zoster during pregnancy. Obstetrics and Gynecology 53: 175–181
120. British HIV Association 2001 Guidelines for the management of HIV infection in pregnant women and the prevention of mother-to-child transmission. HIV Medicine 2: 314–334
121. Brodie S B, Sands K E, Gray J E et al 2000 Occurrence of nosocomial bloodstream infections in six neonatal intensive care units. Pediatric Infectious Disease Journal 19: 56–65
122. Bromberger P, Lawrence J M, Braun,D, Saunders B, Contreras R, Petitti D B 2000 The influence of intrapartum antibiotics on the clinical spectrum of early-onset group B streptococcal infection in term infants. Pediatrics 106: 244–250
123. Brook I 1995 Bacteroides infections in children. Journal of Medical Microbiology 43: 92–98
124. Brook I 1998 Dacryocystitis caused by anaerobic bacteria in the newborn. Pediatric Infectious Disease Journal 17: 172–173
125. Brook I 2002 Cutaneous and subcutaneous infections in newborns due to anaerobic bacteria. Journal of Perinatal Medicine 30: 197–208
126. Brook I 2002 Suppurative parotitis caused by anaerobic bacteria in newborns. Pediatric Infectious Disease Journal 21: 81–82
127. Brown J, Froese-Fretz A, Luckey D, Todd J K 1996 High rate of hand contamination and low rate of hand washing before infant contact in a neonatal intensive care unit. Pediatric Infectious Disease Journal 15: 908–910
128. Brown K E, Green S W, Antunez de Mayolo J et al 1994 Congenital anaemia after transplacental B19 parvovirus infection. Lancet 343: 895–896
129. Brown Z A, Benedetti J, Ashley R et al 1991 Neonatal herpes simplex virus infection in relation to asymptomatic maternal infection at the time of labor [see comments]. New England Journal of Medicine 324: 1247–1252
130. Brown Z A, Vontver L A, Benedetti J 1987 Effects on infants of a first episode of genital herpes during pregnancy. New England Journal of Medicine 317: 1246–1251
131. Brown Z A, Wald A, Morrow R A, Selke S, Zeh J, Corey L 2003 Effect of serologic status and cesarean delivery on transmission rates of herpes simplex virus from mother to infant. Journal of the American Medical Association 289: 203–209
132. Brunell P A 1992 Varicella in pregnancy, the fetus, and the newborn: problems in management [see comments]. Journal of Infectious Diseases 166(suppl. 1): S42–S47
133. Bryant K, Maxfield C, Rabalais G 1999 Renal candidiasis in neonates with candiduria. Pediatric Infectious Disease Journal 18: 959–963
134. Bryant P, Morley C J, Garland J S, Curtis N 2002 Cytomegalovirus transmission from breast milk in premature babies: does it matter? Archives of Disease in Childhood. Fetal and Neonatal Edition 87: F75–F77
135. Bryson Y J, Lazuriaga K, Wara D W 1993 Proposed definition for in utero versus intrapartum transmission of HIV-1. New England Journal of Medicine 327: 1246–1247
136. Bryson Y J, Pang S, Wei M S 1995 Clearance of HIV infection in a perinatally infected infant. New England Journal of Medicine 332: 833–838
137. Buck C, Gallati H, Pohlandt F, Bartmann P 1994 Increased levels of tumor necrosis factor alpha (TNF-alpha) and interleukin 1 beta (IL-1 beta) in tracheal aspirates of newborns with pneumonia. Infection 22: 238–241
138. Burgess M A 1992 Rubella reinfection – what risk to the fetus? Medical Journal of Australia 156: 824–825
139. Burgner D 1994 Fresh frozen plasma and neonatal sepsis [letter]. Archives of Disease in Childhood. Fetal and Neonatal Edition 71: F233
140. Buttery J P 2002 Blood cultures in newborns and children: optimising an everyday test. Archives of Disease in Childhood. Fetal and Neonatal Edition 87: F25–F28
141. Cadnapaphornchai M, Faix R G 1992 Increased nosocomial infection in neutropenic low birth weight (2000 grams or less) infants of hypertensive mothers. Journal of Pediatrics 121: 956–961
142. Cairns P A, Wilson D C, McClure B G, Halliday H L, McReid M 1995 Percutaneous central venous catheter use in the very low birth weight neonate. European Journal of Pediatrics 154: 145–147
143. Cairo M S 1990 The use of granulocyte transfusion in neonatal sepsis. Transfusion Medicine Reviews 4: 14–22
144. Cairo M S, Christensen R, Sender L S et al 1995 Results of a phase I/II trial of recombinant human granulocyte-macrophage colony-stimulating factor in very low birthweight neonates: significant induction of circulatory neutrophils, monocytes, platelets, and bone marrow neutrophils. Blood 86: 2509–2515
145. Cairo M S, Rucker R, Bennetts G A 1984 Improved survival of newborns receiving leukocyte transfusions for sepsis. Pediatrics 74: 887–892
146. Cairo M S, Suen Y, Knoppel E et al 1992 Decreased G-CSF and IL-3 production and gene expression from mononuclear cells of newborn infants. Pediatric Research 31: 574–578
147. Cairo M S, Worcester C C, Rucker R W et al 1992 Randomized trial of granulocyte transfusions versus intravenous immune globulin therapy for neonatal neutropenia and sepsis [see comments]. Journal of Pediatrics 120: 281–285
148. Campbell J R 1996 Neonatal pneumonia. Seminars in Respiratory Infections 11: 155–162
149. Carbonell-Estrany X, Quero J, Bustos G et al 2000 Rehospitalization because of respiratory syncytial virus infection in premature infants younger than 33 weeks of gestation: a prospective study. IRIS Study Group. Pediatric Infectious Disease Journal 19: 592–597
150. Carlin J B, Langdon P, Hurley S F et al 1996 Health care and its costs for children with perinatally acquired HIV infection. Journal of Paediatrics and Child Health 32: 42–47
151. Cason J, Kaye J N, Jewers R J et al 1995 Perinatal infection and persistence of human papillomavirus types 16 and 18 in infants. Journal of Medical Virology 47: 209–218
152. Cassell G H, Waites K B, Watson H L, Crouse D T, Harasawa R 1993 Ureaplasma urealyticum intrauterine infection: role in prematurity and disease in newborns. Clinical Microbiology Reviews 6: 69–87
153. Cataldo F, Scotto E, De Gregorio T 1983 Brucellosis in a five month old infant infected by mother. Acta Mediterranea Patologica Infettia et Tropica 62: 302–304
154. Centers for Disease Control and Prevention 2002 Sexually transmitted diseases treatment guidelines 2002. MMWR Recommendations and Reports 51: 1–78
155. Chapman R L, Faix R G 2000 Persistently positive cultures and outcome in invasive neonatal candidiasis. Pediatric Infectious Disease Journal 19: 822–827
156. Chequer R S, Tharp B R, Dreimane D, Hahn J S, Clancy R R, Coen R W 1992 Prognostic value of EEG in neonatal meningitis: retrospective study of 29 infants. Pediatric Neurology 8: 417–422
157. Chidekel A S, Rosen C L, Bazzy A R 1997 Rhinovirus infection associated with serious lower respiratory illness in patients with bronchopulmonary dysplasia. Pediatric Infectious Disease Journal 16: 43–47
158. Chien L Y, Macnab Y, Aziz K, Andrews W, McMillan D D, Lee S K 2002 Variations in central venous catheter-related infection risks among Canadian neonatal intensive care units. Pediatric Infectious Disease Journal 21: 505–511
159. Chiou C C, Soong W J, Hwang B, Wu K G, Lee B H, Wang H C 1994 Congenital adenoviral infection. Pediatric Infectious Disease Journal 13: 664–665
160. Chiou C C, Wong T T, Lin H H et al 1994 Fungal infection of ventriculoperitoneal shunts in children. Clinical Infectious Diseases 19: 1049–1053
161. Christensen G D, Simpson W A, Bisno A L 1982 Adherence of slime-producing strains of Staphylococcus epidermidis to smooth surfaces. Infection and Immunity 37: 318–322
162. Christensen R D, Rothstein G, Anstall H B 1982 Granulocyte transfusions in neonates with bacterial infection, neutropenia and depletion of mature marrow neutrophils. Pediatrics 70: 1–6
163. Christie C, Hammond J, Reising S, Evans Patterson J 1994 Clinical and molecular epidemiology of enterococcal bacteremia in a pediatric teaching hospital. Journal of Pediatrics 125: 392–399
164. Chuang E, Maller E S, Hoffman M A, Hodinka R L, Altschuler S M 1993 Successful treatment of fulminant echovirus 11 infection in a neonate by

orthotopic liver transplantation. Journal of Pediatric Gastroenterology and Nutrition 17: 211–214
165. Chun C S, Brady L J, Boyle M D, Dillon H C, Ayoub E M 1991 Group B streptococcal C protein-associated antigens: association with neonatal sepsis. Journal of Infectious Diseases 163: 786–791
166. Churgay C A, Smith M A, Blok B 1994 Maternal fever during labor – what does it mean? Journal of the American Board of Family Practice 7: 14–24
167. Cimolai N, Roscoe D L 1995 Contemporary context for early-onset group B streptococcal sepsis of the newborn. American Journal of Perinatology 12: 46–49
168. Cloney D L, Donowitz L G 1986 Overgown use for infection control in nurseries and neonatal intensive care units. American Journal of Diseases of Children 140: 680–683
169. Comeau A M, Hsu H W, Schwerzler M et al 1993 Identifying human immunodeficiency virus infection at birth: application of polymerase chain reaction to Guthrie cards. Journal of Pediatrics 123: 252–258
170. Condon R J, Bower C 1993 Rubella vaccination and congenital rubella syndrome in Western Australia [see comments]. Medical Journal of Australia 158: 379–382
171. Connor E M, Sperling R S, Gelber R 1994 Reduction of maternal-infant transmission of human immunodeficiency virus type 1 with zidovudine treatment. New England Journal of Medicine 331: 1173–1180
172. Conway S P, Dear P R F, Smith I 1985 Immunoglobulin profile of the preterm baby. Archives of Disease in Childhood 60: 208–212
173. Cordero L, Ayers L W, Davis K 1997 Neonatal airway colonization with gram-negative bacilli: association with severity of bronchopulmonary dysplasia. Pediatric Infectious Disease Journal 16: 18–23
174. Corey L, Whitley R J, Stone E F, Mohan K 1988 Difference between herpes simplex type I and type II neonatal encephalitis in neurological outcome. Lancet i: 1–4
175. Correa A G, Baker C J, Schutze G E, Edwards M S 1994 Immunoglobulin G enhances C3 degradation on coagulase-negative staphylococci. Infection and Immunity 62: 2362–2366
176. Coutsoudis A, Pillay K, Kuhn L, Spooner E, Tsai W, Coovadia H 2001 Method of feeding and transmission of HIV-1 from mothers to children by 15 months of age: prospective cohort study from Durban, South Africa. AIDS 15: 379–387
177. Covert R F, Schreiber M D 1993 Three different strains of heat-killed group B beta-hemolytic streptococcus cause different pulmonary and systemic hemodynamic responses in conscious neonatal lambs. Pediatric Research 33: 373–379
178. Cunningham C K, Chaix M L, Rekacewicz C et al 2002 Development of resistance mutations in women receiving standard antiretroviral therapy who received intrapartum nevirapine to prevent perinatal human immunodeficiency virus type 1 transmission: a substudy of pediatric AIDS clinical trials group protocol 316. Journal of Infectious Diseases 186: 181–188
179. Da Silva O, Gregson D, Hammerberg O 1997 Role of Ureaplasma urealyticum and Chlamydia trachomatis in development of bronchopulmonary dysplasia in very low birth weight infants. Pediatric Infectious Disease Journal 16: 364–369
180. Daffos F, Forestier F, Capella-Pavlovsky M et al 1988 Prenatal management of 746 pregnancies at risk for congenital toxoplasmosis. New England Journal of Medicine 318: 271–275
181. Dahlquist G, Frisk G, Ivarsson S A, Svanberg L, Forsgren M, Diderholm H 1995 Indications that maternal coxsackie B virus infection during pregnancy is a risk factor for childhood-onset IDDM. Diabetologia 38: 1371–1373
182. Damjanovic V, Connolly C M, van Saene H K et al 1993 Selective decontamination with nystatin for control of a Candida outbreak in a neonatal intensive care unit. Journal of Hospital Infection 24: 245–259
183. Danesh I S, Stephen J M, Gorbach J 1995 Neonatal Trichomonas vaginalis infection. Journal of Emergency Medicine 13: 51–54
184. Daniel Y, Gull I, Peyser M R, Lessing J B 1995 Congenital cytomegalovirus infection. European Journal of Obstetrics, Gynecology and Reproductive Biology 63: 7–16
185. Dannevig L, Straume B, Melby K 1992 Ophthalmia neonatorum in northern Norway. I: Epidemiology and risk factors. Acta Ophthalmologica 70: 14–18
186. Darville T, Tabor D, Simpson K, Jacobs R F 1994 Intravenous immunoglobulin modulates human mononuclear phagocyte tumor necrosis factor-alpha production in vitro. Pediatric Research 35: 397–403
187. Davies H D, Raj S, Adair C, Robinson J, McGeer A 2001 Population-based active surveillance for neonatal group B streptococcal infections in Alberta, Canada: implications for vaccine formulation. Pediatric Infectious Disease Journal 20: 879–884
188. Davies P A, Aherne W 1962 Congenital pneumonia. Archives of Disease in Childhood 37: 598–602
189. de Champs C, Franchineau P, Gourgand J M, Loriette Y, Gaulme J, Sirot J 1994 Clinical and bacteriological survey after change in aminoglycoside treatment to control an epidemic of Enterobacter cloacae. Journal of Hospital Infection 28: 219–229
190. de Toledo A R, Chandler J W 1992 Conjunctivitis of the newborn. Infectious Disease Clinics of North America 6: 807–813
191. Dear P R F, McLain B I 1987 Establishment of an intermediate care ward for babies and mothers. Archives of Disease in Childhood 62: 597–601
192. Department of Health 1989 Health building note No. 21. Maternity department. HMSO, London
193. Dewey K G, Heinig M J, Nommsen Rivers L A 1995 Differences in morbidity between breast-fed and formula-fed infants. Journal of Pediatrics 126: 696–702
194. Diamond C, Mohan K, Hobson A, Frenkel L, Corey L 1999 Viremia in neonatal herpes simplex virus infections. Pediatric Infectious Disease Journal 18: 487–489
195. Dinger J, Muller D, Pargac N, Schwarze R 2002 Breast milk transmission of group B streptococcal infection. Pediatric Infectious Disease Journal 21: 567–568
196. Dinsmoor M J, Ramamurthy R S, Gibbs R S 1989 Transmission of genital mycoplasmas from mother to neonate in women with prolonged membrane rupture. Pediatric Infectious Disease Journal 8: 483–487
197. Dirschl D R 1994 Acute pyogenic osteomyelitis in children. Orthopedic Reviews 23: 305–312
198. Djurkovic-Djakovic O, Romand S, Nobre R, Couvreur J, Thulliez P 2000 Serologic rebounds after one-year-long treatment for congenital toxoplasmosis. Pediatric Infectious Disease Journal 19: 81–83
199. Dobson S R, Baker C J 1990 Enterococcal sepsis in neonates: features by age at onset and occurrence of focal infection. Pediatrics 85: 165–171
200. Dobson S R, Isaacs D, Wilkinson A R, Hope P L 1992 Reduced use of surface cultures for suspected neonatal sepsis and surveillance. Archives of Disease in Childhood 67: 44–47
201. Dong Z W, Yan C, Yi W, Cui Y Q 1994 Detection of congenital cytomegalovirus infection by using chorionic villi of the early pregnancy and polymerase chain reaction. International Journal of Gynecology and Obstetrics 44: 229–231
202. Donner C, Liesnard C, Brancart F, Rodesch F 1994 Accuracy of amniotic fluid testing before 21 weeks' gestation in prenatal diagnosis of congenital cytomegalovirus infection. Prenatal Diagnosis 14: 1055–1059
203. Donnerstein R L, Berg R A, Shehab Z, Ovadia M 1994 Complex atrial tachycardias and respiratory syncytial virus infections in infants. Journal of Pediatrics 125: 23–28
204. Doyle M, Atkins J T, Rivera-Matos I R 1996 Congenital cytomegalovirus infection in infants infected with human immunodeficiency virus type 1. Pediatric Infectious Disease Journal 15: 1102–1106
205. Drews M B, Ludwig A C, Leititis J U, Daschner F D 1995 Low birth weight and nosocomial infection of neonates in a neonatal intensive care unit. Journal of Hospital Infection 30: 65–72
206. Driessen M, Ellis J B, Cooper P A et al 1996 Fluconazole vs. amphotericin B for the treatment of neonatal fungal septicemia: a prospective randomized trial. Pediatric Infectious Disease Journal 15: 1107–1112
207. Druyts Voets E, Van Renterghem L, Gerniers S 1993 Coxsackie B virus epidemiology and neonatal infection in Belgium. Journal of Infection 27: 311–316
208. Dulkerian S, Kilpatrick L, Costarino A T J et al 1995 Cytokine elevations in infants with bacterial and aseptic meningitis. Journal of Pediatrics 126: 872–876
209. Dumois A O 1995 The case against mandatory newborn screening for HIV antibodies. Journal of Community Health 20: 143–159
210. Dumornay W, Roblin P M, Gelling M, Hammerschlag M R, Worku M 1992 Comparison of a chemiluminometric immunoassay with culture for diagnosis of chlamydial infections in infants. Journal of Clinical Microbiology 30: 1867–1869
211. Dunn D T, Gibb D M, Healy M et al 2001 Timing and interpretation of tests for diagnosing perinatally acquired hepatitis C virus infection. Pediatric Infectious Disease Journal 20: 715–716
212. Dunn D T, Newell M L, Ades A E, Peckham C 1992 Risk of human immunodeficiency virus type 1 transmission through breastfeeding. Lancet 340: 585–588
213. Dunn D, Newell M L, Gilbert R 1997 Low risk of congenital toxoplasmosis in children born to women infected with human immunodeficiency virus. Pediatric Infectious Disease Journal 16: 84
214. Duong T, Ades A E, Gibb D M, Tookey P A, Masters J 1999 Vertical transmission rates for HIV in the British Isles: estimates based on surveillance data. British Medical Journal 319: 1227–1229

215. Dyke M P, Forsyth K D 1993 Decreased plasma fibronectin concentrations in preterm infants with septicaemia. Archives of Disease in Childhood 68: 557–560
216. Dyke M P, Grauaug A, Kohan R, Ott K, Andrews R 1993 Ureaplasma urealyticum in a neonatal intensive care population. Journal of Paediatrics and Child Health 29: 295–297
217. Eastick K, Leeming J P, Bennett D, Millar M R 1996 Reservoirs of coagulase negative staphylococci in preterm infants. Archives of Disease in Childhood. Fetal and Neonatal Edition 74: F99–F104
218. Eaton R B, Petersen E, Seppanen H, Tuuminen T 1996 Multicenter evaluation of a fluorometric enzyme immunocapture assay to detect toxoplasma-specific immunoglobulin M in dried blood filter paper specimens from newborns. Journal of Clinical Microbiology 34: 3147–3150
219. Edelman C M, Ogwo J E, Fine B P 1973 The prevalence of bacteruria in full-term and premature newborn infants. Journal of Pediatrics 82: 125–129
220. Edelman K, Nikkari S, Ruuskanen O, He Q, Viljanen M, Mertsola J 1996 Detection of Bordetella pertussis by polymerase chain reaction and culture in the nasopharynx of erythromycin-treated infants with pertussis. Pediatric Infectious Disease Journal 15: 54–57
221. Edwards M S, Rench M A, Haffar A M, Murphy M A, Demond M M, Baker C J 1985 Long term sequelae of group B streptococcal meningitis in infancy. Journal of Pediatrics 106: 717–722
222. Edwards M S, Rench M A, Hall M A, Baker C J 1993 Fibronectin levels in premature infants with late-onset sepsis. Journal of Perinatology 13: 8–13
223. Ehl S, Gering B, Bartmann P, Hogel J, Pohlandt F 1997 C-reactive protein is a useful marker for guiding duration of antibiotic therapy in suspected neonatal bacterial infection. Pediatrics 99: 216–221
224. Eisenfeld L, Krause P J, Herson V C, Block C, Schick J B, Maderazo E 1992 Enhancement of neonatal neutrophil motility (chemotaxis) with adult fresh frozen plasma. American Journal of Perinatology 9: 5–8
225. Eisenstein E M, Gesundheit B 1998 Neonatal hand abscess, osteomyelitis and meningitis caused by Streptococcus pneumoniae. Pediatric Infectious Disease Journal 17: 760–761
226. Ekbom A, Wakefield A J, Zack M, Adami H O 1994 Perinatal measles infection and subsequent Crohn's disease. Lancet 344: 508–510
227. el Mohandes A E, Johnson Robbins L, Keiser J F, Simmens S J, Aure M V 1994 Incidence of Candida parapsilosis colonization in an intensive care nursery population and its association with invasive fungal disease. Pediatric Infectious Disease Journal 13: 520–524
228. El Radhi A S, Jawad M H, Mansor N, Ibrahim N, Jamil I I 1983 Infection in neonatal hypothermia. Archives of Disease in Childhood 58: 143–145
229. Elder D E, Minutillo C, Pemberton P J 1995 Neonatal herpes simplex infection: keys to early diagnosis. Journal of Paediatrics and Child Health 31: 307–311
230. Embleton N, Wariyar U, Hey E 1999 Mortality from early onset group B streptococcal infection in the United Kingdom. Archives of Disease in Childhood. Fetal and Neonatal Edition 80: F139–F141
231. Enders G, Miller E, Cradock Watson J, Bolley I, Ridehalgh M 1994 Consequences of varicella and herpes zoster in pregnancy: prospective study of 1739 cases. Lancet 343: 1548–1551
232. Epps R E, Pittelkow M R, Su W P 1995 TORCH syndrome. Seminars in Dermatology 14: 179–186
233. Eregie C O, Ofovwe G 1995 Factors associated with neonatal tetanus mortality in northern Nigeria. East African Medical Journal 72: 507–509
234. Eriksen N L, Blanco J D 1993 Group B streptococcal infection in pregnancy. Seminars in Perinatology 17: 432–442
235. Eriksson M, Bennett R, Nord C E, Zetterstrom R 1986 Fecal bacterial microflora of newborn infants during intensive care management and treatment with five antibiotic regimes. Pediatric Infectious Disease Journal 5: 533–539
236. Eriksson M, Melen B, Myrback K E, Winbladh B, Zetterstrom R 1982 Bacterial colonization of newborn infants in a neonatal intensive care unit. Acta Paediatrica Scandinavica 71: 779–783
237. Escobar G J 1999 The neonatal "sepsis work-up": personal reflections on the development of an evidence-based approach toward newborn infections in a managed care organization. Pediatrics 103: e360
238. Escobar G J, Zukin T, Usatin M S et al 1994 Early discontinuation of antibiotic treatment in newborns admitted to rule out sepsis: a decision rule. Pediatric Infectious Disease Journal 13: 860–866
239. European Centre for the Epidemiological Monitoring of AIDS 1994 AIDS surveillance in Europe. Quarterly Report No 44: 41–53
240. European Collaborative Study 1992 Risk factors for mother-to-child transmission of HIV-1. Lancet 339: 1007–1012
241. European Collaborative Study 1994 Caesarean section and risk of vertical transmission of HIV-1 infection. Lancet 343: 1464–1467
242. Evans I A, Jones C A 2002 Maternal immunization with a herpes simplex virus type 2 replication-defective virus reduces visceral dissemination but not lethal encephalitis in newborn mice after oral challenge. Journal of Infectious Diseases 185: 1550–1560
243. Ewert D P, Lieb L, Hayes P S, Reeves M W, Mascola L 1995 Listeria monocytogenes infection and serotype distribution among HIV-infected persons in Los Angeles County, 1985–1992. Journal of Acquired Immune Deficiency Syndromes and Human Retrovirology 8: 461–465
244. Fagan E A, Hadzic N, Saxena R, Mieli-Vergani G 1999 Symptomatic neonatal hepatitis A disease from a virus variant acquired in utero. Pediatric Infectious Disease Journal 18: 389–391
245. Faix R G 1992 Invasive neonatal candidiasis: comparison of albicans and parapsilosis infection. Pediatric Infectious Disease Journal 11: 88–93
246. Fajemilehin B R 1995 Neonatal tetanus among rural-born Nigerian infants. Maternal-Child Nursing Journal 23: 39–43
247. Falla T J, Dobson S R, Crook D W et al 1993 Population-based study of non-typable Haemophilus influenzae invasive disease in children and neonates. Lancet 341: 851–854
248. Fanaroff A A, Korones S B, Wright L L et al 1998 Incidence, presenting features, risk factors and significance of late onset septicemia in very low birth weight infants. The National Institute of Child Health and Human Development Neonatal Research Network. Pediatric Infectious Disease Journal 17: 593–598
249. Farber B F, Kaplan M H, Clogston A G 1990 Staphylococcus epidermidis extracted slime inhibits the antimicrobial action of glycopeptide antibiotics. Journal of Infectious Diseases 161: 37–41
250. Farber J M, Peterkin P I, Carter A O, Varughese P V, Ashton F E, Ewan E P 1991 Neonatal listeriosis due to cross-infection confirmed by isoenzyme typing and DNA fingerprinting [letter]. Journal of Infectious Diseases 163: 927–928
251. Fasano C, O'Keeffe J, Gibbs D 1994 Fluconazole treatment of neonates and infants with severe fungal infections not treatable with conventional agents. European Journal of Clinical Microbiology and Infectious Diseases 13: 351–354
252. Fekety F R, Buchbinder L, Shaffer E L 1958 Control of an outbreak of staphylococcal infections among mothers and infants in a suburban hospital. American Journal of Public Health 48: 298–303
253. Feldman W E 1979 Bacterial etiology and mortality of purulent pericarditis in paediatric patients. Review of 162 cases. American Journal of Diseases of Children 133: 641–647
254. Fernandes R M, Carbonare S B, Carneiro-Sampaio M M, Trabulsi L R 2001 Inhibition of enteroaggregative Escherichia coli adhesion to HEp-2 cells by secretory immunoglobulin A from human colostrum. Pediatric Infectious Disease Journal 20: 672–678
255. Fernandez M, Rench M A, Baker C J 1999 Neonatal sepsis caused simultaneously by two serotypes of group B Streptococcus. Pediatric Infectious Disease Journal 18: 391–393
256. Fernando S, Pearce J M, Booth J C 1993 Lymphocyte responses and virus excretion as risk factors for intrauterine infection with cytomegalovirus. Journal of Medical Virology 41: 108–113
257. Figueroa-Damian R, Arredondo-Garcia J L 2001 Neonatal outcome of children born to women with tuberculosis. Archives of Medical Research 32: 66–69
258. Finelli L, Livengood J R, Saiman L 1994 Surveillance of pharyngeal colonization: detection and control of serious bacterial illness in low birth weight infants. Pediatric Infectious Disease Journal 13: 854–859
259. Fiore A E 2002 Chronic maternal hepatitis B infection and premature rupture of membranes. Pediatric Infectious Disease Journal 21: 357–358
260. Fischer E G, McLennan J E, Suzuki Y 1981 Cerebral abcess in children. American Journal of Diseases of Children 135: 746–749
261. Fischer G W 1994 Use of intravenous immune globulin in newborn infants. Clinical and Experimental Immunology 97(suppl. 1): 73–77
262. Fleming D W, Cochi S L, MacDonald K L 1985 Pasteurised milk as a vehicle of infection in an outbreak of listeriosis. New England Journal of Medicine 312: 404–407
263. Flenady V, King J 2002 Antibiotics for prelabour rupture of membranes at or near term (Cochrane Review). Cochrane Database of Systematic Reviews (3): CD001807
264. Fletcher J L J 1991 Perinatal transmission of human papillomavirus. American Family Physician 43: 143–148
265. Foca M, Jakob K, Whittier S et al 2000 Endemic Pseudomonas aeruginosa infection in a neonatal intensive care unit. New England Journal of Medicine 343: 695–700
266. Fonseca S N, Ehrenkranz R A, Baltimore R S 1994 Epidemiology of antibiotic use in a neonatal intensive care unit. Infection Control and Hospital Epidemiology 15: 156–162

267. Fortnum H, Davis A 1993 Hearing impairment in children after bacterial meningitis: incidence and resource implications. British Journal of Audiology 27: 43–52
268. Fortnum H M, Davis A C 1993 Epidemiology of bacterial meningitis. Archives of Disease in Childhood 68: 763–767
269. Fowler K B, Stagno S, Pass R F 1993 Maternal age and congenital cytomegalovirus infection: screening of two diverse newborn populations, 1980–1990. Journal of Infectious Diseases 168: 552–556
270. Fowler K B, Stagno S, Pass R F, Britt W J, Boll T J, Alford C A 1992 The outcome of congenital cytomegalovirus infection in relation to maternal antibody status. New England Journal of Medicine 326: 663–667
271. Fowlie P W, Schmidt B 1998 Diagnostic tests for bacterial infection from birth to 90 days – a systematic review. Archives of Disease in Childhood. Fetal and Neonatal Edition 78: F92–F98
272. Franco S M, Cornelius V E, Andrews B F 1992 Long-term outcome of neonatal meningitis. American Journal of Diseases of Children 146: 567–571
273. Fraser S H, O'Keefe R J, Scurry J P, Watkins A M, Drew J H, Chow C W 1994 Hydrocephalus ex vacuo and clasp thumb deformity due to congenital cytomegalovirus infection. Journal of Paediatrics and Child Health 30: 450–452
274. Frederiksen B, Samuelsson S 1992 Feto-maternal listeriosis in Denmark 1981–1988. Journal of Infection 24: 277–287
275. Freedman M H, Bonilla M A, Fier C 1999 Improved survival from granulocyte-colony stimulating factor therapy for congenital neutropenia unmasks predisposition to myelodysplasia and acute myeloid leukaemia. Pediatric Research 45: 747–752
276. Friedman C A, Temple D M, Robbins K K, Rawson J E, Wilson J P, Feldman S 1994 Outbreak and control of varicella in a neonatal intensive care unit. Pediatric Infectious Disease Journal 13: 152–154
277. Friedman C A, Wende D F, Rawson J E 1984 Rapid diagnosis of group B streptococcal infection utilizing a commercially available latex agglutination assay. Pediatrics 73: 27–30
278. Friedman S, Richardson S E, Jacobs S E, O'Brien K 2000 Systemic Candida infection in extremely low birth weight infants: short term morbidity and long term neurodevelopmental outcome. Pediatric Infectious Disease Journal 19: 499–504
279. Fukuda S, Miyachi M, Sugimoto S, Goshima A, Futamura M, Morishima T 1995 A female infant successfully treated by ganciclovir for congenital cytomegalovirus infection. Acta Paediatrica Japonica 37: 206–210
280. Gajdusek D C 1957 Pneumocystis carinii – etiologic agent of interstitial plasma cell pneumonia of perinatal and young infants. Pediatrics 19: 543–565
281. Gannon H 1993 Ureaplasma urealyticum and its role in neonatal lung disease. Neonatal Network 12: 13–18
282. Garcia Alix A, Martin Ancel A, Ramos M T et al 1995 Cerebrospinal fluid beta 2-microglobulin in neonates with central nervous system infections. European Journal of Pediatrics 154: 309–313
283. Garcia Rodriguez M C, Bates I, de Jose I et al 1995 Prognostic value of immunological data, in vitro antibody production, and virus culture in vertical infection with HIV-1. Archives of Disease in Childhood 72: 498–501
284. Garland J S, Dunne W M J, Havens P et al 1992 Peripheral intravenous catheter complications in critically ill children: a prospective study. Pediatrics 89: 1145–1150
285. Garland S M 1991 Early onset neonatal group B streptococcus (GBS) infection: associated obstetric risk factors. Australian and New Zealand Journal of Obstetrics and Gynaecology 31: 117–118
286. Garner P, Lai D, Baea M, Edwards K, Heywood P 1994 Avoiding neonatal death: an intervention study of umbilical cord care. Journal of Tropical Pediatrics 40: 24–28
287. Garrett D O, McDonald L C, Wanderley A et al 2002 An outbreak of neonatal deaths in Brazil associated with contaminated intravenous fluids. Journal of Infectious Diseases 186: 81–86
288. Gay N J, Hesketh L M, Cohen B J et al 1994 Age specific antibody prevalence to parvovirus B19: how many women are infected in pregnancy? Commicable Disease Report. CDR Review 4: 104–107
289. Gaynes R P, Martone W J, Culver D H et al 1991 Comparison of rates of nosocomial infections in neonatal intensive care units in the United States. National Nosocomial Infections Surveillance System. American Journal of Medicine 91: 192S–196S
290. Gellert G A, Ewert D P, Bendana N et al 1993 A cluster of coagulase-negative staphylococcal bacteremias associated with peripheral vascular catheter colonization in a neonatal intensive care unit. American Journal of Infection Control 21: 16–20
291. Gellin B G, Broome C V 1989 Listeriosis. Journal of the American Medical Association 261: 1313–1319
292. Gendrel D, Bohuon C 2000 Procalcitonin as a marker of bacterial infection. Pediatric Infectious Disease Journal 19: 679–687
293. Georgiev V S 1994 Management of toxoplasmosis. Drugs 48: 179–188
294. Gerdes J S 1991 Clinicopathologic approach to the diagnosis of neonatal sepsis. Clinics in Perinatology 18: 361–381
295. Gessler P, Kirchmann N, Kientsch Engel R, Haas N, Lasch P, Kachel W 1993 Serum concentrations of granulocyte colony-stimulating factor in healthy term and preterm neonates and in those with various diseases including bacterial infections. Blood 82: 3177–3182
296. Giacoia G P, Neter E, Ogra P 1981 Respiratory infections in infants on mechanical ventilators. The immune response as a diagnostic aid. Journal of Pediatrics 98: 691–695
297. Gibb D M, Neave P, Tookey P A et al 2000 Active surveillance of hepatitis C infection in the UK and Ireland. Archives of Disease in Childhood 82: 286–291
298. Gibbs R S, McDuffie R S J, McNabb F, Fryer G E, Miyoshi T, Merenstein G 1994 Neonatal group B streptococcal sepsis during 2 years of a universal screening program. Obstetrics and Gynecology 84: 496–500
299. Gibson R L, Soderland C, Henderson W R J, Chi E Y, Rubens C E 1995 Group B streptococci (GBS) injure lung endothelium in vitro: GBS invasion and GBS-induced eicosanoid production is greater with microvascular than with pulmonary artery cells. Infection and Immunity 63: 271–279
300. Gillan E R, Christensen R D, Suen Y, Ellis R, van de Ven C, Cairo M S 1994 A randomized, placebo-controlled trial of recombinant human granulocyte colony-stimulating factor administration in newborn infants with presumed sepsis: significant induction of peripheral and bone marrow neutrophilia. Blood 84: 1427–1433
301. Givens K T, Lee D A, Jones T, Ilstrup D M 1993 Congenital rubella syndrome: ophthalmic manifestations and associated systemic disorders [see comments]. British Journal of Ophthalmology 77: 358–363
302. Gjuric G, Prislin Muskic M, Nikolic E, Zurga B 1994 Ureaplasma urealyticum osteomyelitis in a very low birth weight infant. Journal of Perinatal Medicine 22: 79–81
303. Gladstone I M, Ehrenkranz R A, Edberg S C, Baltimore R S 1990 A ten-year review of neonatal sepsis and comparison with the previous fifty-year experience. Pediatric Infectious Disease Journal 9: 819–825
304. Gleeson F V, Gordon I 1991 Imaging in urinary tract infection. Archives of Disease in Childhood 66: 1282–1283
305. Glick C, Graves G R, Feldman S 1993 Neonatal fungemia and amphotericin B. Southern Medical Journal 86: 1368–1371
306. Gogus S, Umer H, Akcoren Z, Sanal O, Osmanlioglu G, Cimbis M 1993 Neonatal tuberculosis. Pediatric Pathology 13: 299–304
307. Goldberg D, McMenamin J 1998 The United Kingdom's hepatitis B immunisation strategy. Communicable Disease and Public Health 1: 79–83
308. Golden S E 1988 Neonatal herpes simplex viremia. Pediatric Infectious Disease Journal 7: 425–426
309. Goldenberg R L, Hauth J C, Andrews W W 2000 Intrauterine infection and preterm delivery. New England Journal of Medicine 342: 1500–1507
310. Goldman M, Lahat E, Strauss S et al 2000 Imaging after urinary tract infection in male neonates. Pediatrics 105: 1232–1235
311. Gomez M, Alter S, Kumar M L, Murphy S, Rathore M H 1999 Neonatal Streptococcus pneumoniae infection: case reports and review of the literature. Pediatric Infectious Disease Journal 18: 1014–1018
312. Gomez R, Ghezzi F, Romero R, Munoz H, Tolosa J E, Rojas I 1995 Premature labor and intra-amniotic infection. Clinical aspects and role of the cytokines in diagnosis and pathophysiology. Clinics in Perinatology 22: 281–342
313. Goto M, Zeller W P, Hurley R M, Jong J S, Lee C H 1991 Prophylaxis and treatment of newborn endotoxic shock with anti-lipid A monoclonal antibodies. Circulatory Shock 35: 60–64
314. Gottbrath Flaherty E K, Agrawal R, Thaker V, Patel D, Ghai K 1995 Urinary tract infections in cocaine-exposed infants. Journal of Perinatology 15: 203–207
315. Gravel Tropper D, Sample M L, Oxley C, Toye B, Woods D E, Garber G E 1996 Three-year outbreak of pseudobacteremia with Burkholderia cepacia traced to a contaminated blood gas analyzer [see comments]. Infection Control and Hospital Epidemiology 17: 737–740
316. Graves G G, Rhodes P G 1984 Tachycardia as a sign of early-onset neonatal sepsis. Pediatric Infectious Disease Journal 3: 404–406
317. Gray E S, Peters G, Verstegen M 1984 Effect of extracellular slime substance from Staphylococcus epidermidis on the human cellular immune response. Lancet i: 365–367
318. Gray J E, Richardson D K, McCormick M C, Goldmann D A 1995 Coagulase-negative staphylococcal bacteremia among very low birth weight infants: relation to admission illness severity, resource use, and outcome. Pediatrics 95: 225–230

319. Gray M L 1960 Genital Listeriosis as a cause of repeated abortion. Lancet 2: 296–297
320. Green M, Dashefsky B, Wald E R, Laifer S, Harge, J, Guthrie R 1993 Comparison of two antigen assays for rapid intrapartum detection of vaginal group B streptococcal colonization. Journal of Clinical Microbiology 31: 78–82
321. Green P A, Singh K V, Murray B E, Baker C J 1994 Recurrent group B streptococcal infections in infants: clinical and microbiologic aspects. Journal of Pediatrics 125: 931–938
322. Greenberg D N, Yoder B A 1990 Changes in the differential white blood cell count in screening for group B streptococcal sepsis. Pediatric Infectious Disease Journal 9: 886–889
323. Greenberg D, Leibovitz E, Shinnwell E S, Yagupsky P, Dagan R 1999 Neonatal sepsis caused by Streptococcus pyogenes: resurgence of an old etiology? Pediatric Infectious Disease Journal 18: 479–481
324. Greene K A, Rhine W D, Starnes V A, Ariagno R L 1990 Fatal postoperative Legionella pneumonia in a newborn. Journal of Perinatology 10: 183–184
325. Greenes D S, Rowitch D, Thorne G M, Perez Atayde A, Lee F S, Goldmann D 1995 Neonatal herpes simplex virus infection presenting as fulminant liver failure. Pediatric Infectious Disease Journal 14: 242–244
326. Gressens P, Langston C, Martin J R 1994 In situ PCR localization of herpes simplex virus DNA sequences in disseminated neonatal herpes encephalitis. Journal of Neuropathology and Experimental Neurology 53: 469–482
327. Grigg J M, Barber A, Silverman M 1992 Increased levels of bronchoalveolar lavage fluid interleukin-6 in preterm ventilated infants after prolonged rupture of membranes. American Review of Respiratory Disease 145: 782–786
328. Grio R, Porpiglia M, Vetro E et al 1994 Asymptomatic bacteriuria in pregnancy: maternal and fetal complications. Panminerva Medicine 36: 198–200
329. Gruskay J A, Nachamkin I, Baumgart S 1986 Predicting the pathogenicity of coagulase negative staphylococci in the neonate: slime production, antibiotic resistance and predominance of S. epidermidis species. Pediatric Research 20: 397A
330. Guerina N G, Hsu H W, Meissner H C et al 1994 Neonatal serologic screening and early treatment for congenital Toxoplasma gondii infection. The New England Regional Toxoplasma Working Group. New England Journal of Medicine 330: 1858–1863
331. Guillois B, Donnou M D, Sizun J, Bendaoud B, Youinou P 1994 Comparative study of four tests of bacterial infection in the neonate. Total neutrophil count, CRP, fibrinogen and C3d. Biology of the Neonate 66: 175–181
332. Gupta A K, Shashi S, Mohan M, lamba I M, Gupta R 1993 Epidemiology of Pseudomonas aeruginosa infections in a neonatal intensive care unit. Journal of Tropical Pediatrics 39: 32–36
333. Gupta S D, Keyl P M 1998 Effectiveness of prenatal tetanus toxoid immunization against neonatal tetanus in a rural area in India. Pediatric Infectious Disease Journal 17: 316–321
334. Gurtler R E, Segura E L, Cohen J E 2003 Congenital transmission of Trypanosoma cruzi infection in Argentina. Emerging Infectious Diseases 9: 29–32
335. Gutman L T, Wilfert C M, Eppes S 1986 Herpes simplex virus encephalitis in children: analysis of cerebrospinal fluid and progressive neurodevelopmental deterioration. Journal of Infectious Diseases 154: 415–421
336. Hachey W E, Wiswell T E 1992 Limitations in the usefulness of urine latex particle agglutination tests and hematologic measurements in diagnosing neonatal sepsis during the first week of life. Journal of Perinatology 12: 240–245
337. Hague R A, Rassam S, Morgan G, Cant A J 1994 Early diagnosis of severe combined immunodeficiency syndrome. Archives of Disease in Childhood 70: 260–263
338. Haley R W, Cushion N B, Tenover F C et al 1995 Eradication of endemic methicillin-resistant Staphylococcus aureus infections from a neonatal intensive care unit. Journal of Infectious Diseases 171: 614–624
339. Hall C B, Long C E, Schnabel K C et al 1994 Human herpesvirus-6 infection in children. A prospective study of complications and reactivation. New England Journal of Medicine 331: 432–438
340. Hall R T, Shigeoka A O, Hill H R 1983 Serum opsonic activity and peripheral neutrophil counts before and after exchange transfusion in infants with early onset group B streptococcal septicemia. Pediatric Infectious Disease 2: 356–358
341. Hall S M 1983 Congenital toxoplasmosis in England, Wales and Northern Ireland: some epidemiological problems. British Medical Journal 287: 453–455
342. Hall S, Glickman B 1991 The British Paediatric Surveillance Unit. New England Journal of Medicine 63: 344–346
343. Halliday H L 1989 When to do a lumbar puncture in a neonate [see comments]. Archives of Disease in Childhood 64: 313–316
344. Halliday H L, McClure B G, Reid D, Lappin T R, Meban C, Thomas P S 1984 Controlled trial of artificial surfactant to prevent respiratory distress syndrome. Lancet 1: 476–478
345. Hammerberg O, Bialkowska Hobrzanska H, Gregson D, Potters H, Gopal J, Reid D 1992 Comparison of blood cultures with corresponding venipuncture site cultures of specimens from hospitalised premature neonates. Journal of Pediatrics 120: 120–124
346. Hammerschlag M R, Cummings C, Roblin P M, Williams T H, Delke I 1989 Efficacy of neonatal ocular prophylaxis for the prevention of chlamydial and gonococcal conjunctivitis. New England Journal of Medicine 320: 769–772
347. Hammerschlag M R, Gelling M, Roblin P M, Kutlin A, Jule J E 1998 Treatment of neonatal chlamydial conjunctivitis with azithromycin. Pediatric Infectious Disease Journal 17: 1049–1050
348. Hampl S D, Olson L C 1995 Pertussis in the young infant. Seminars in Respiratory Infections 10: 58–62
349. Hamprecht K, Maschmann J, Vochem M, Dietz K, Speer C P, Jahn G 2001 Epidemiology of transmission of cytomegalovirus from mother to preterm infant by breastfeeding. Lancet 357: 513–518
350. Hamrick W B, Reilly L 1992 A comparison of infection rates in a newborn intensive care unit before and after adoption of open visitation. Neonatal Network 11: 15–18
351. Hanshaw J B, Dudgeon J A 1978 Viral disease of the fetus and newborn. W B Saunders, Philadelphia, p. 198
352. Haque K N, Chagia A H, Shaheed M M 1990 Half a decade of neonatal sepsis, Riyadh, Saudi Arabia. Journal of Tropical Pediatrics 36: 20–23
353. Harbarth S, Pittet D, Grady L et al 2002 Interventional study to evaluate the impact of an alcohol-based hand gel in improving hand hygiene compliance. Pediatric Infectious Disease Journal 21: 489–495
354. Harris J A 1998 Infection control for neonatal gram-negative bacterial infections. Pediatric Infectious Disease Journal 17: 532–533
355. Harrison L H, Elliot J A, Dwyer D M et al 1998 Serotype distribution of invasive group B streptococcal isolates in Maryland: implications for vaccine formulation. Maryland Emerging Infections Program. Journal of Infectious Diseases 177: 998–1002
356. Hart M H, Kaufman S S, Vanderhoof J A et al 1991 Neonatal hepatitis and extrahepatic biliary atresia associated with cytomegalovirus infection in twins. American Journal of Diseases of Children 145: 302–305
357. Hawken J, Chard T, Costeloe K, Jeffries D J, Hudson C N 1995 Risk factors for HIV infection overlooked in routine antenatal care. Journal of the Royal Society of Medicine 88: 634–636
358. Hawkins S 1995 Water vs conventional births: infection rates compared. Nursing Times 91: 38–40
359. Heath P, Nicoll A, Efstratiou A 2001 Group B streptococcal disease. In: Lynn R, Kirkbride H, Rahi J, Verity C (eds) British Paediatric Surveillance Unit 15th Annual Report 2000–2001. BPSU, London, pp 17–19
360. Heegaard E D, Hasle H, Skibsted L, Bock J, Brown K E 2000 Congenital anemia caused by parvovirus B19 infection. Pediatric Infectious Disease Journal 19: 1216–1218
361. Heggie A D, Bar-Shain D, Boxerbaum B, Fanaroff A A, O'Riordan M A, Robertson J A 2001 Identification and quantification of ureaplasmas colonizing the respiratory tract and assessment of their role in the development of chronic lung disease in preterm infants. Pediatric Infectious Disease Journal 20: 854–859
362. Heggie A D, Jacobs M R, Butler V T, Baley J E, Boxerbaum B 1994 Frequency and significance of isolation of Ureaplasma urealyticum and Mycoplasma hominis from cerebrospinal fluid and tracheal aspirate specimens from low birth weight infants. Journal of Pediatrics 124: 956–961
363. Henderson C E 1995 Management of tuberculosis in pregnancy. Journal of the Association for Academic Minority Physicians 6: 38–42
364. Henderson S L, Lindsay M K, Higgins J E, Clark W S, Bulterys M, Nesheim S R 2001 Experience with routine voluntary perinatal human immunodeficiency virus testing in an inner city hospital. Pediatric Infectious Disease Journal 20: 1090–1092
365. Hendricks Munoz K D, Shapiro D L 1990 The role of the lumbar puncture in the admission sepsis evaluation of the premature infant. Journal of Perinatology 10: 60–64
366. Hennequin C, Dureau P, N'Guyen L, Thulliez P, Gagelin B, Dufier J L 1997 Congenital toxoplasmosis acquired from an immune woman. Pediatric Infectious Disease Journal 16: 75–77
367. Herman T E, Siegel M J 1994 Special imaging casebook. Congenital disseminated herpes simplex infection with visceral calcifications. Journal of Perinatology 14: 80–82
368. Herting E, Gefeller O, Land M, van Sonderen L, Harms K, Robertson B & Members of the Collaborative European Multicenter Study Group 2000

Surfactant treatment of neonates with respiratory failure and group B streptococcal infection. Pediatrics 106: 957–964
369. Hervas J A, Ballesteros F, Alomar A, Gil J, Benedi V J, Alberti S 2001 Increase of Enterobacter in neonatal sepsis: a twenty-two-year study. Pediatric Infectious Disease Journal 20: 134–140
370. Hervas J A, Gonzalez L, Gil J, Paoletti L C, Madoff L C, Benedi V J 1993 Neonatal group B streptococcal infection in Mallorca, Spain. Clinical Infectious Diseases 16: 714–718
371. Hibbard J U, Hibbard M C, Ismail M, Arendt E 1993 Pregnancy outcome after expectant management of premature rupture of the membranes in the second trimester. Journal of Reproductive Medicine 38: 945–951
372. Hilton D A, Variend S, Pringle J H 1993 Demonstration of Coxsackie virus RNA in formalin-fixed tissue sections from childhood myocarditis cases by in situ hybridization and the polymerase chain reaction. Journal of Pathology 170: 45–51
373. Hirschl R B, Butler M, Coburn C E, Bartlett R H, Baumgart S 1994 Listeria monocytogenes and severe newborn respiratory failure supported with extracorporeal membrane oxygenation. Archives of Pediatrics and Adolescent Medicine 148: 513–517
374. Hitchcock R J, Pallett A, Hall M A, Malone P S 1995 Urinary tract candidiasis in neonates and infants. British Journal of Urology 76: 252–256
375. Ho N K, Low Y P, See H F 1989 Septic arthritis in the newborn – a 17 years' clinical experience. Singapore Medical Journal 30: 356–358
376. Hodge D, Puntis J W L 2002 Diagnosis, prevention, and management of catheter related bloodstream infection during long term parenteral nutrition. Archives of Disease in Childhood. Fetal and Neonatal Edition 87: F21–F24
377. Hohlfeld P, Daffos F, Costa J M, Thulliez P, Forestier F, Vidaud M 1994 Prenatal diagnosis of congenital toxoplasmosis with a polymerase-chain-reaction test on amniotic fluid. New England Journal of Medicine 331: 695–699
378. Hohlfeld P, Daffos F, Thulliez P et al 1989 Fetal toxoplasmosis: outcome of pregnancy and infant follow-up after in utero treatment [see comments]. Journal of Pediatrics 115: 765–769
379. Holland P, Isaacs D, Moxon E R 1986 Fatal neonatal varicella infection. Lancet ii: 1156
380. Holliman R E, Raymond R, Renton N, Johnson J D 1994 The diagnosis of toxoplasmosis using IgG avidity. Epidemiology and Infection 112: 399–408
381. Holmberg R E J, Pavia A T, Montgomery D, Clark J M, Eggert L D 1993 Nosocomial Legionella pneumonia in the neonate. Pediatrics 92: 450–453
382. Holt D E, Halket S, de Louvois J, Harvey D 2001 Neonatal meningitis in England and Wales: 10 years on, Archives of Disease in Childhood. Fetal and Neonatal Edition 84: 85–89
383. Hoosen A A, Kharsany A B, Ison C A 2002 Single low-dose ceftriaxone for the treatment of gonococcal ophthalmia – implications for the national programme for the syndromic management of sexually transmitted diseases. South African Medical Journal 92: 238–240
384. Hoppe J E 2000 Neonatal pertussis. Pediatric Infectious Disease Journal 19: 244–247
385. Horstmann D M, Schluederberg A, Emmons J E, Evans B K, Randolph M F, Andiman W A 1985 Persistence of vaccine-induced immune response to rubella: comparison with natural infection. Reviews of Infectious Diseases 7(suppl.): 80–85
386. Hostoffer R W, Litman A, Smith P G, Jacobs H S, Tosi M F 1993 Pneumocystis carinii pneumonia in a term newborn infant with a transiently depressed T lymphocyte count, primarily of cells carrying the CD4 antigen. Journal of Pediatrics 122: 792–794
387. Hristeva L, Booy R, Bowle I, Wilkinson A R 1993 Prospective surveillance of neonatal meningitis [see comments]. Archives of Disease in Childhood 69: 14–18
388. Hristeva L, Bowle I, Booy R, King A T, Wilkinson A R 1993 Value of cerebrospinal fluid examination in the diagnosis of meningitis in the newborn. Archives of Disease in Childhood 69: 514–517
389. Hruszkewycz V, Holtrop P C, Batton D G, Morden R S, Gibson P, Band J D 1991 Complications associated with central venous catheters inserted in critically ill neonates. Infection Control and Hospital Epidemiology 12: 544–548
390. Hsieh W S, Yang P H, Chao H C, Lai J Y 1999 Neonatal necrotizing fasciitis: a report of three cases and review of the literature. Pediatrics 103: e53
391. Huebner J, Pier G B, Maslow J N et al 1994 Endemic nosocomial transmission of Staphylococcus epidermidis bacteremia isolates in a neonatal intensive care unit over 10 years. Journal of Infectious Diseases 169: 526–531
392. Hufert F T, Diebold T, Ermisch B, Von Laer D, Meyer Konig U, Neumann Haefelin D 1995 Liver failure due to disseminated HSV-1 infection in a newborn twin. Scandinavian Journal of Infectious Diseases 27: 627–629
393. Hung F C, Huang C B, Huang S C, Liu S T 1994 Congenital cutaneous candidiasis – report of two cases. Changgeng Yi Xue Za Zhi 17: 63–67
394. Hurtig A K, Nicoll A, Carne C, Lissauer T, Connor N, Webster J P, Ratcliffe L 1998 Syphilis in pregnant women and their children in the United Kingdom: results from national clinician reporting surveys 1994–7. British Medical Journal 317: 1617–1619
395. Hussain F M, Boyle-Vavra S, Shete P B, Daum R S 2002 Evidence for a continuum of decreased vancomycin susceptibility in unselected Staphylococcus aureus clinical isolates. Journal of Infectious Diseases 186: 661–667
396. Hutto C, Arvin A, Jacobs R 1987 Intrauterine herpes simplex virus infections. Journal of Pediatrics 110: 97–101
397. Huttova M, Hartmanova I, Kralinsky K et al 1998 Candida fungemia in neonates treated with fluconazole: report of forty cases, including eight with meningitis. Pediatric Infectious Disease Journal 17: 1012–1015
398. Hwa H L, Shyu M K, Lee C N, Wu C C, Kao C L, Hsieh F J 1994 Prenatal diagnosis of congenital rubella infection from maternal rubella in Taiwan. Obstetrics and Gynecology 84: 415–419
399. Hyde S R, Giacoia G P 1993 Congenital herpes infection: placental and umbilical cord findings. Obstetrics and Gynecology 81: 852–855
400. Hylander M A, Strobino D M, Dhanireddy R 1998 Human milk feedings and infection among very low birth weight infants. Pediatrics 102: e38
401. Ibhanesebhor S E 1995 Clinical characteristics of neonatal malaria. Journal of Tropical Pediatrics 41: 330–333
402, Idema C D, Harris B N, Ogunbanjo G A, Durrheim D N 2002 Neonatal tetanus elimination in Mpumalanga Province, South Africa. Tropical Medicine and International Health 7: 622–624
403. Ingram D L 1994 Neisseria gonorrhoeae in children. Pediatric Annals 23: 341–345
404. Isaacman D J, Karasic R B, Reynolds E A, Kost S I 1996 Effect of number of blood cultures and volume of blood on detection of bacteremia in children. Journal of Pediatrics 128: 190–195
405. Isaacs D 2003 A ten-year, multicentre study of coagulase negative staphylococcal infections in Australian neonatal units. Archives of Disease in Childhood. Fetal and Neonatal Edition 88: F89–F93
406. Isaacs D A V I 1998 Prevention of early onset group B streptococcal infection: screen, treat, or observe? Archives of Disease in Childhood. Fetal and Neonatal Edition 79: F81–F82
407. Isaacs D, Barfield C P, Grimwood K, McPhee A J, Minutillo C, Tudehope D I 1995 Systemic bacterial and fungal infections in infants in Australian neonatal units. Australian Study Group for Neonatal Infections. Medical Journal of Australia 162: 198–201
408. Isaacs D, Barfield C, Clothier T et al 1996 Late-onset infections of infants in neonatal units. Journal of Paediatrics and Child Health 32: 158–161
409. Isaacs D, Dobson S R, Wilkinson A R, Hope P L, Eglin R, Moxon E R 1989 Conservative management of an Echovirus 11 outbreak in a neonatal unit. Lancet 1: 543–545
410. Isaacs D, Moxon E R 1991 Neonatal infections. Butterworth Heinemann, Oxford, pp 149–166
411. Isenberg S J, Apt L, Wood M 1995 A controlled trial of povidone-iodine as prophylaxis against opthalmia neonatorum. New England Journal of Medicine 332: 562–566
412. Ish Horowicz M R, McIntyre P, Nade S 1992 Bone and joint infections caused by multiply resistant Staphylococcus aureus in a neonatal intensive care unit. Pediatric Infectious Disease Journal 11: 82–87
413. Israele V, Darabi A, McCracken G H 1987 The role of bacterial virulence factors and Tamm-Horsfall protein in the pathogenesis of Escherichia coli urinary tract infection in infants. American Journal of Diseases of Children 141: 1230–1234
414. Issekutz T B, Evans J, Bortolussi R 1984 The immune response of human neonates to Listeria monocytogenes infection. Clinical and Investigative Medicine 7: 263–266
415. Itoh K, Aihara H, Takada S et al 1990 Clinicopathological differences between early-onset and late-onset sepsis and pneumonia in very low birth weight infants. Pediatric Pathology 10: 757–768
416. Ivarsson S A, Lernmark B, Svanberg L 1997 Ten-year clinical, developmental, and intellectual follow-up of children with congenital cytomegalovirus infection without neurologic symptoms at one year of age. Pediatrics 99: 800–803
417. Jacob J, Edwards D, Gluck L 1980 Early-onset sepsis and pneumonia observed as respiratory distress syndrome: assessment of lung maturity. American Journal of Diseases of Children 134: 766–768
418. Jacobs J, Garmyn K, Verhaegen J, Devlieger H, Eggermont E 1990 Neonatal sepsis due to Streptococcus pneumoniae. Scandinavian Journal of Infectious Diseases 22: 493–497
419. Jakobsson B, Berg U, Svensson L 1994 Renal scarring after acute pyelonephritis. Archives of Disease in Childhood 70: 111–115

420. Jankovic B, Pasic S, Kanjuh B, Bukumirovic K, Cvetanovic G, Todorovic N, Djuricic S 1999 Severe neonatal echovirus 17 infection during a nursery outbreak. Pediatric Infectious Disease Journal 18: 393–394
421. Jantos C A, Wienpahl B, Schiefer H G, Wagner F, Hegemann J H 1995 Infection with Chlamydia pneumoniae in infants and children with acute lower respiratory tract disease. Pediatric Infectious Disease Journal 14: 117–122
422. Jara M, Hsu H W, Eaton R B, Demaria A Jr 2001 Epidemiology of congenital toxoplasmosis identified by population-based newborn screening in Massachusetts. Pediatric Infectious Disease Journal 20: 1132–1135
423. Jeffery H E, McIntosh E D 1994 Antepartum screening and non-selective intrapartum chemoprophylaxis for group B streptococcus. Australian and New Zealand Journal of Obstetrics and Gynaecology 34: 14–19
424. Jeffery H E, Mitchison R, Wigglesworth J S, Davies P A 1977 Early neonatal bacteraemia: comparison of group B streptococcal, other gram-positive and gram-negative infections. Archives of Disease in Childhood 52: 683–686
425. Jeffries D J 1991 Intra-uterine and neonatal herpes simplex virus infection. Scandinavian Journal of Infectious Diseases. Supplementum 80: 21–26
426. Johnson C E, Whitwell J K, Pethe K, Saxena K, Super D M 1997 Term newborns who are at risk for sepsis: are lumbar punctures necessary? Pediatrics 99: e10
427. Johnson G M, Lee D A, Regelmann W E 1986 Interference with granulocyte function by Staphylococcus epidermidis slime. Infection and Immunity 54: 13–16
428. Jones C A, Isaacs D 1995 Predicting the outcome of symptomatic congenital cytomegalovirus infection. Journal of Paediatrics and Child Health 31: 70–71
429. Jones E M, McCulloch S Y, Reeves D S, MacGowan A P 1994 A 10 year survey of the epidemiology and clinical aspects of listeriosis in a provincial English city. Journal of Infection 29: 91–103
430. Jones K L, Johnson K A, Chambers C D 1994 Offspring of women infected with varicella during pregnancy: a prospective study. Teratology 49: 29–32
431. Kacica M A, Horgan M J, Ochoa L, Sandler R, Lepow M L, Venezia R A 1994 Prevention of gram-positive sepsis in neonates weighing less than 1500 grams. Journal of Pediatrics 125: 253–258
432. Kahi S, Cozon G J, Peyron F 1999 Early detection of cellular immunity in congenitally Toxoplasma gondii-infected children. Pediatric Infectious Disease Journal 18: 846–847
433. Kaleida P H, Nativio D G, Chao H P, Cowden S N 1993 Prevalence of bacterial respiratory pathogens in the nasopharynx in breast-fed versus formula-fed infants. Journal of Clinical Microbiology 31: 2674–2678
434. Kalenic S, Francetic I, Polak J, Zele Starcevic L, Bencic Z 1993 Impact of ampicillin and cefuroxime on bacterial colonization and infection in patients on a neonatal intensive care unit. Journal of Hospital Infection 23: 35–41
435. Kalliola S, Vuopio-Varkila J, Takala A K, Eskola J 1999 Neonatal group B streptococcal disease in Finland: a ten-year nationwide study. Pediatric Infectious Disease Journal 18: 806–810
436. Kantar M, Kultursay N, Kutukculer N, Akisu M, Cetingul N, Caglayan S 2000 Plasma concentrations of granulocyte-macrophage colony-stimulating factor and interleukin-6 in septic and healthy preterms. European Journal of Pediatrics 159: 156–157
437. Kaplan M, Klein S W, McPhee J 1983 Group B coxsackievirus infections in infants younger than 3 months of age: a serious childhood illness. Reviews of Infectious Diseases 5: 1019–1032
438. Kaplan M, Rudensky B, Beck A 1993 Perinatal infections with Streptococcus pneumoniae. American Journal of Perinatology 10: 1–4
439. Karlowicz M G, Buescher E S, Surka A E 2000 Fulminant late-onset sepsis in a neonatal intensive care unit, 1988–1997, and the impact of avoiding empiric vancomycin therapy. Pediatrics 106: 1387–1390
440. Karlowicz M G, Furigay P J, Croitoru D P, Buescher E S 2002 Central venous catheter removal versus in situ treatment in neonates with coagulase-negative staphylococcal bacteremia. Pediatric Infectious Disease Journal 21: 22–27
441. Kashlan F, Smulian J, Shen-Schwarz S, Anwar M, Hiatt M, Hegyi T 2000 Umbilical vein interleukin 6 and tumor necrosis factor alpha plasma concentrations in the very preterm infant. Pediatric Infectious Disease Journal 19: 238–243
442. Kasper D L 1995 Designer vaccines to prevent infections due to group B streptococcus. Proceedings of the Association of American Physicians 107: 369–373
443. Katz V L, McCoy M C, Kuller J A, Hansen W F 1996 An association between fetal parvovirus B19 infection and fetal anomalies: a report of two cases. American Journal of Perinatology 13: 43–45
444. Kaufman D, Boyle R, Hazen K C, Patrie J T, Robinson M, Donowitz L G 2001 Fluconazole prophylaxis against fungal colonization and infection in preterm infants. New England Journal of Medicine 345: 1660–1666
445. Kaye J N, Starkey W G, Kell B et al 1996 Human papillomavirus type 16 in infants: use of DNA sequence analyses to determine the source of infection. Journal of General Virology 77: 1139–1143
446. Kazembe P, Simor A E, Swarney A E, Yap L G, Kreiswirth B, Ng J, Low D E 1993 A study of the epidemiology of an endemic strain of staphylococcus haemolyticus (TOR-35) in a neonatal intensive care unit. Scandinavian Journal of Infectious Diseases 25: 507–513
447. Keith C G 1991 Congenital rubella infection from reinfection of previously immunised mothers [see comments]. Australian and New Zealand Journal of Ophthalmology 19: 291–293
448. Kellogg J A, Ferrentino F L, Goodstein M H, Liss J, Shapiro S L, Bankert D A 1997 Frequency of low level bacteremia in infants from birth to two months of age, Pediatric Infectious Disease Journal 16: 381–385
449. Kennaugh J K, Gregory W W, Powell K R, Hendley J O 1984 The effect of dilution during culture on detection of low concentrations of bacteria in blood. Pediatric Infectious Disease Journal 3: 317–322
450. Kennon C, Overturf G, Bessman S, Sierra E, Smith K J, Brann B 1996 Granulocyte colony-stimulating factor as a marker for bacterial infection in neonates. Journal of Pediatrics 128: 765–769
451. Kenyon S, Boulvain M, Neilson J 2001 Antibiotics for preterm premature rupture of membranes (Cochrane Review). Cochrane Database of Systematic Reviews (4): CD001058
452. Kerr M M, Hutchison J H, McVicar J, Givan J, McAllister T A 1976 The natural history of bacterial colonization of the newborn in a maternity hospital. Scottish Medical Journal 21: 111–117
453. Kesler K, Nasenbeny J, Wainwright R, McMahon B, Bulkow L 1998 Immune responses of prematurely born infants to hepatitis B vaccination: results through three years of age. Pediatric Infectious Disease Journal 17: 116–119
454. Keyworth N, Millar M R, Holland K T 1992 Development of cutaneous microflora in premature neonates. Archives of Disease in Childhood 67: 797–801
455. Khadilkar V, Tudehope D, Fraser S 1995 A prospective study of nosocomial infection in a neonatal intensive care unit. Journal of Paediatrics and Child Health 31: 387–391
456. Khan E A, Wafelman L S, Garcia-Prats J A, Taber L H 1997 Serratia marcescens pneumonia, empyema and pneumatocele in a preterm neonate. Pediatric Infectious Disease Journal 16: 1003–1005
457. Khatib R, Riederer K M, Clark J A, Khatib S, Brisk L E, Wilson F M 1995 Coagulase-negative staphylococci in multiple blood cultures: strain relatedness and determinants of same-strain bacteremia. Journal of Clinical Microbiology 33: 816–820
458. Khuroo M S, Kamili S, Jameel S 1995 Vertical transmission of hepatitis E virus. Lancet 345: 1025–1026
459. Kidan K G, Fantahun M, Azeze B 1995 Seroprevalence of human immunodeficiency virus infection and its association with syphilis seropositivity among antenatal clinic attenders at Debretabor Rural Hospital, Ethiopia. East African Medical Journal 72: 579–583
460. Kieffer F, Thulliez P, Brezin A et al 2002 [Treatment of subclinical congenital toxoplasmosis by sulfadiazine and pyrimethamine continuously during 1 year: apropos of 46 cases.] Archives de Pediatrie 9: 7–13
461. Kilgore P E, Unicomb L E, Gentsch J R et al 1996 Neonatal rotavirus infection in Bangladesh: strain characterization and risk factors for nosocomial infection. Pediatric Infectious Disease Journal 15: 672–677
462. Kim Y S, Sheldon R A, Elliott B R, Liu Q, Ferriero D M, Tauber M G 1995 Brain injury in experimental neonatal meningitis due to group B streptococci. Journal of Neuropathology and Experimental Neurology 54: 531–539
463. Kimberlin D W 1998 Human herpesviruses 6 and 7: identification of newly recognized viral pathogens and their association with human disease. Pediatric Infectious Disease Journal 17: 59–67
464. Kimberlin D W, Lin C Y, Jacobs R F et al 2001 Natural history of neonatal herpes simplex virus infections in the acyclovir era. Pediatrics 108: 223–229
465. Kimberlin D W, Lin C Y, Jacobs R F et al 2001 Safety and efficacy of high-dose intravenous acyclovir in the management of neonatal herpes simplex virus infections. Pediatrics 108: 230–238
466. Kimberlin D, Powell D, Gruber W et al 1996 Administration of oral acyclovir suppressive therapy after neonatal herpes simplex virus disease limited to the skin, eyes and mouth: results of a phase I/II trial. Pediatric Infectious Disease Journal 15: 247–254
467. Kinney J S, Johnson K, Papasian C, Hall R T, Kurth C G, Jackson M A 1993 Early onset Haemophilus influenzae sepsis in the newborn infant [see comments]. Pediatric Infectious Disease Journal 12: 739–743
468. Klein J F, Shahrivar F 1992 Use of percutaneous silastic central venous catheters in neonates and the management of infectious complications. American Journal of Perinatology 9: 261–264
469. Kline A, Strickler J, Kempf J 1995 Factors associated with pregnancy and pregnancy resolution in HIV seropositive women. Social Science and Medicine 40: 1539–1547

470. Koch W C, Harger J H, Barnstein B, Adler S P 1998 Serologic and virologic evidence for frequent intrauterine transmission of human parvovirus B19 with a primary maternal infection during pregnancy. Pediatric Infectious Disease Journal 17: 489–494
471. Kocherlakota P, Gamma E F 1997 Human granulocyte colony-stimulating factor may improve outcome attributable to neonatal sepsis complicated by neutropenia. Pediatrics 100: e6
472. Kohl S 1989 The neonatal human's immune response to herpes simplex virus infection: a critical review. Pediatric Infectious Disease Journal 8: 67–74
473. Kohl S 1994 Herpes simplex virus infection – the neonate to the adolescent. Israel Journal of Medical Sciences 30: 392–398
474. Kohn M A, Farley T A, Scott C 1996 The need for more aggressive follow-up of children born to hepatitis B surface antigen-positive mothers: lessons from the Louisiana Perinatal Hepatitis B Immunization Program. Pediatric Infectious Disease Journal 15: 535–540
475. Koksal N, Hacimustafaoglu M, Bagci S, Celebi S 2001 Meropenem in neonatal severe infections due to multiresistant gram-negative bacteria. Indian Journal of Pediatrics 68: 15–19
476. Kossoff E H, Buescher E S, Karlowicz M G 1998 Candidemia in a neonatal intensive care unit: trends during fifteen years and clinical features of 111 cases. Pediatric Infectious Disease Journal 17: 504–508
477. Koutouby A, Habibullah J 1995 Neonatal sepsis in Dubai, United Arab Emirates. Journal of Tropical Pediatrics 41: 177–180
478. Kovacs A, Schluchter M, Easley K et al & The Pediatric Pulmonary and Cardiovascular Complications of Vertically Transmitted HIV Infection Study Group 1999 Cytomegalovirus infection and HIV-1 disease progression in infants born to HIV-1-infected women. New England Journal of Medicine 341: 77–84
479. Kowba M D, Schwirian P M 1985 Direct sibling contact and bacterial colonisation of newborns. Journal of Obstetric, Gynecologic, and Neonatal Nursing 14: 412–417
480. Krajden S, Middleton P J 1983 Enterovirus infections in the neonate. Clinics in Pediatrics 22: 87–92
481. Krause P J, Maderazo E G, Contrino J et al 1991 Modulation of neonatal neutrophil function by pentoxifylline. Pediatric Research 29: 123–127
482. Krebs V L, Koga K M, Diniz E M, Ceccon M E, Vaz F A 2001 Necrotizing fasciitis in a newborn infant: a case report. Revista do Hospital das Clinicas; Faculdade de Medicina da Universidade de Sao Paulo 56: 59–62
483. Krediet T G, Fleer A 1998 Should we use vancomycin as prophylaxis to prevent neonatal nosocomial coagulase-negative staphylococcal septicemia? Pediatric Infectious Disease Journal 17: 763–764
484. Kurtoglu S, Caksen H, Ozturk A, Cetin N, Poyrazoglu H 1998 A review of 207 newborn with tetanus. Journal of the Pakistan Medical Association 48: 93–98
485. Laartz B W, Narvarte H J, Holt D, Larkin J A, Pomputius W F III 2002 Congenital tuberculosis and management of exposures in a neonatal intensive care unit. Infection Control and Hospital Epidemiology 23: 573–579
486. Laga M, Naamara W, Brunham R C et al 1986 Single-dose therapy of gonococcal ophthalmia neonatorum with ceftriaxone. New England Journal of Medicine 315: 1382–1385
487. Laifer S A, Ehrlich G D, Huff D S, Balsan M J, Scantlebury V P 1995 Congenital cytomegalovirus infection in offspring of liver transplant recipients. Clinical Infectious Diseases 20: 52–55
488. Lamari F, Anastassiou E D, Stamokosta E et al 2000 Determination of slime-producing S. epidermidis specific antibodies in human immunoglobulin preparations and blood sera by an enzyme immunoassay: correlation of antibody titers with opsonic activity and application to preterm neonates. Journal of Pharmaceutical and Biomedical Analysis 23: 363–374
489. Lanari M, Lazzarotto T, Papa I et al 2001 Neonatal aortic arch thrombosis as a result of congenital cytomegalovirus infection. Pediatrics 108: E114
490. Larkin G L, Thuma P E 1991 Congenital malaria in a hyperendemic area. American Journal of Tropical Medicine and Hygiene 45: 587–592
491. Lassiter H A, Tanner J E, Cost K M, Steger S, Vogel R L 1991 Diminished IgG, but not complement C3 or C4 or factor B, precedes nosocomial bacterial sepsis in very low birth weight neonates. Pediatric Infectious Disease Journal 10: 663–668
492. Laurenti F, Ferro R, Isacchi G 1981 Polymorphonuclear transfusion for the treatment of sepsis in the newborn infant. Journal of Pediatrics 98: 118–123
493. Leach C T, Newton E R, McParlin S, Jenson H B 1994 Human herpesvirus 6 infection of the female genital tract. Journal of Infectious Diseases 169: 1281–1283
494. Lee D R, Moore G W, Hutchins G M 1991 Lattice theory analysis of the relationship of hyaline membrane disease and fetal pneumonia in 96 perinatal autopsies. Pediatric Pathology 11: 223–233
495. Lee K K, Vargo L R, Le C T, Fernando L 1992 Transfusion-acquired hepatitis A outbreak from fresh frozen plasma in a neonatal intensive care unit. Pediatric Infectious Disease Journal 11: 122–123
496. Leib S L, Kim Y S, Ferriero D M, Tuber M G 1996 Neuroprotective effect of excitatory amino acid antagonist kynurenic acid in experimental bacterial meningitis. Journal of Infectious Diseases 173: 166–171
497. Leigh L, Stoll B J, Rahman M, McGowan J J 1995 Pseudomonas aeruginosa infection in very low birth weight infants: a case-control study. Pediatric Infectious Disease Journal 14: 367–371
498. Lejeune B, Baron R, Guillois B, Mayeux, D 1991 Evaluation of a screening test for detecting urinary tract infection in newborns and infants. Journal of Clinical Pathology 44: 1029–1030
499. Leroy V, De Clercq A, Ladner J, Bogaerts J, Van de Perre P, Dabis F 1995 Should screening of genital infections be part of antenatal care in areas of high HIV prevalence? A prospective cohort study from Kigali, Rwanda, 1992–1993. The Pregnancy and HIV (EGE) Group. Genitourinary Medicine 71: 207–211
500. Levin T L, Schulman M, Zieba P, Goldman H S 1994 Absence of lower extremity ossification centers in term infants with congenital syphilis. Journal of Perinatology 14: 106–109
501. Levine C D 1991 Premature rupture of the membranes and sepsis in preterm neonates. Nursing Research 40: 36–41
502. Levy I, Rubin L G, Vasishtha S, Tucci V, Sood S K 1998 Emergence of Candida parapsilosis as the predominant species causing candidemia in children. Clinical Infectious Diseases 26: 1086–1088
503. Lewis E, Shinefield H R, Woodruff B A et al 2001 Safety of neonatal hepatitis B vaccine administration. Pediatric Infectious Disease Journal 20: 1049–1054
504. Libman M D, Dascal A, Kramer M S, Mendelson J 1991 Strategies for the prevention of neonatal infection with herpes simplex virus: a decision analysis [see comments]. Reviews of Infectious Diseases 13: 1093–1104
505. Lilien L D, Harris V J, Pildes R S 1977 Significance of radiographic findings in early-onset group B streptococcal infection. Pediatrics 60: 360–363
506. Lin H H, Kao J H, Hsu H Y et al 1995 Absence of infection in breast-fed infants born to hepatitis C virus-infected mothers. Journal of Pediatrics 126: 589–591
507. Linder N, Karetnyi Y, Gidony Y et al 1997 Placental transfer of hepatitis A antibodies in full term and preterm infants. Pediatric Infectious Disease Journal 16: 245–247
508. Linder N, Ohel G, Gazit G, Keidar D, Tamir I, Reichman B 1995 Neonatal sepsis after prolonged premature rupture of membranes. Journal of Perinatology 15: 36–38
509. Lipuma J J 1998 Molecular tools for epidemiologic study of infectious diseases. Pediatric Infectious Disease Journal 17: 667–67
510. Lissauer T 1989 Impact of AIDS on neonatal care [see comments]. Archives of Disease in Childhood 64(1 Spec No): 4–7
511. Littlewood J M L, Kite P, Kite B A 1969 Incidence of neonatal urinary tract infection. Archives of Disease in Childhood 44: 617–620
512. Litwin C M, Hill H R 1997 Serologic and DNA-based testing for congenital and perinatal infections. Pediatric Infectious Disease Journal 16: 1166–1175
513. Lo W T, Wang C C, Chu M L 2000 Intrauterine staphylococcal scalded skin syndrome: report of a case. Pediatric Infectious Disease Journal 19: 481–482
514. Loeffler A M, Milstein J M, Kosh D L 1996 Fever, hepatosplenomegaly and rash in a newborn. Pediatric Infectious Disease Journal 15: 721–722, 724
515. Lopez Alarcon M, Villalpando S, Fajardo A 1997 Breast-feeding lowers the frequency and duration of acute respiratory infection and diarrhea in infants under six months of age. Journal of Nutrition 127: 436–443
516. Lopez Sastre J B, Coto C D, Fernandez C B 2002 Neonatal sepsis of nosocomial origin: an epidemiological study from the 'Grupo de Hospitales Castrillo'. Journal of Perinatal Medicine 30: 149–157
517. Lorber J 1974 Neonatal bacterial meningitis. Medicine 27: 1579–1582
518. Luck P C, Dinger E, Helbig J H et al 1994 Analysis of Legionella pneumophila strains associated with nosocomial pneumonia in a neonatal intensive care unit. European Journal of Clinical Microbiology and Infectious Diseases 13: 565–571
519. Lyon A J 1996 Genital mycoplasmas and infection in the neonate. In: Hansen T N, McIntosh N (eds) Current topic in neonatology. W B Saunders, Philadelphia, pp 1–20
520. McCabe K M, Khan G, Zhang Y H, Mason E O, McCabe E R 1995 Amplification of bacterial DNA using highly conserved sequences: automated analysis and potential for molecular triage of sepsis. Pediatrics 95: 165–169
521. McCarthy A E, Victor G, Ramotar K, Toye B 1994 Risk factors for acquiring ampicillin-resistant enterococci and clinical outcomes at a Canadian tertiary-care hospital. Journal of Clinical Microbiology 32: 2671–2676
522. McCracken G H 1984 Management of bacterial meningitis; current status and future prospects. American Journal of Medicine 76: 215–223

523. McCracken G H, Mize S G 1976 A controlled study of intrathecal antibiotic therapy in gram-negative enteric meningits in infancy. Report of the Neonatal Meningitis Cooperative Study Group. Journal of Pediatrics 89: 66–72
524. McCracken G H, Mize S G, Threkeld N 1980 Intraventricular gentamicin therapy for gram-negative bacillary meningitis in infancy. Lancet 1: 787–791
525. McDonald L C, Walker M, Carson L A et al 1998 Outbreak of Acinetobacter spp. bloodstream infections in a nursery associated with contaminated aerosols and air conditioners. Pediatric Infectious Disease Journal 17: 716–722
526. McDuffie R S J, McGregor J A, Gibbs R S 1993 Adverse perinatal outcome and resistant Enterobacteriaceae after antibiotic usage for premature rupture of the membranes and group B streptococcus carriage. Obstetrics and Gynecology 82: 487–489
527. MacGowan A P, Cartlidge P H, MacLeod F, McLaughlin J 1991 Maternal listeriosis in pregnancy without fetal or neonatal infection. Journal of Infection 22: 53–57
528. MacGowan A P, O'Donaghue K, Nicholls S, McLauchlin J, Bennett P M, Reeves D S 1993 Typing of Listeria spp. by random amplified polymorphic DNA (RAPD) analysis. Journal of Medical Microbiology 38: 322–327
529. McGregor J A, French J I 1991 Chlamydia trachomatis infection during pregnancy. American Journal of Obstetrics and Gynecology 164: 1782–1789
530. McIntosh D, Isaacs D 1992 Herpes simplex virus infection in pregnancy. Archives of Disease in Childhood 67: 1137–1138
531. McIntosh N, Harrison A 1994 Prolonged premature rupture of membranes in the preterm infant: a 7 year study. European Journal of Obstetrics, Gynecology, and Reproductive Biology 57: 1–6
532. Mackenzie A, Johnson W, Heyes B, Norrish B, Jamieson F 1995 A prolonged outbreak of exfoliative toxin A-producing Staphylococcus aureus in a newborn nursery. Diagnostic Microbiology and Infectious Disease 21: 69–75
533. McLaren R A, Chauhan S P, Gross T L 1996 Intrapartum factors in early-onset group B streptococcal sepsis in term neonates: a case-control study. American Journal of Obstetrics and Gynecology 174: 1934–1937
534. McNeeley D F, Saint-Louis F, Noel G J 1996 Neonatal enterococcal bacteremia: an increasingly frequent event with potentially untreatable pathogens. Pediatric Infectious Disease Journal 15: 800–805
535. Madge P, Paton J Y, McColl J H, Mackie P L 1992 Prospective controlled study of four infection-control procedures to prevent nosocomial infection with respiratory syncytial virus [see comments]. Lancet 340: 1079–1083
536. Magliocco A M, Demetrick D J, Sarnat H B, Hwang W S 1992 Varicella embryopathy. Archives of Pathology and Laboratory Medicine 116: 181–186
537. Mahon B E, Yamada E G, Newman T B 1994 Problems with serum IgM as a screening test for congenital infection. Clinical Pediatrics 33: 142–146
538. Maire F, Heraud M C, Loriette Y, Normand B, Begue R J, Labbe A 1999 The value of procalcitonin in neonatal infections. Archives de Pediatrie 6: 503–509
539. Makhoul I R, Kassis I, Smolkin T, Tamir A, Sujov P 2001 Review of 49 neonates with acquired fungal sepsis: further characterization. Pediatrics 107: 61–66
540. Makhoul I R, Sujov P, Smolkin T, Lusky A, Reichman B 2002 Epidemiological, clinical, and microbiological characteristics of late-onset sepsis among very low birth weight infants in Israel: a national survey. Pediatrics 109: 34–39
541. Malathi I, Millar M R, Leeming J P, Hedges A, Marlow N 1993 Skin disinfection in preterm infants. Archives of Disease in Childhood 69: 312–316
542. Malik R K, Montecalvo M A, Reale M R et al 1999 Epidemiology and control of vancomycin-resistant enterococci in a regional neonatal intensive care unit. Pediatric Infectious Disease Journal 18: 352–356
543. Malm G, Berg U, Forsgren M 1995 Neonatal herpes simplex: clinical findings and outcome in relation to type of maternal infection. Acta Paediatrica 84: 256–260
544. Malm G, Forsgren M 1999 Neonatal herpes simplex virus infections: HSV DNA in cerebrospinal fluid and serum. Archives of Disease in Childhood. Fetal and Neonatal Edition 81: F24–F29
545. Malm G, Forsgren M, el Azazi M, Persson A 1991 A follow-up study of children with neonatal herpes simplex virus infections with particular regard to late nervous disturbances. Acta Paediatrica Scandinavica 80: 226–234
546. Malouf D J, Oates R K 1995 Herpes simplex virus infections in the neonate. Journal of Paediatrics and Child Health 31: 332–335
547. Mandar R, Mikelsaar M 1996 Transmission of mother's microflora to the newborn at birth. Biology of the Neonate 69: 30–35
548. Manroe B L, Rosenfeld C R, Weinberg A G, Browne R 1977 The differential leukocyte count in the assessment and outcome of early-onset group B streptococcal disease. Journal of Pediatrics 91: 632–637
549. Manroe B L, Weinberg A, Rosenfeld C R, Browne R 1979 The neonatal blood count in health and disease. I. Reference values for neutrophilic cells. Journal of Pediatrics 95: 89–98
550. Maral I, Cirak M, Aksakal F N, Baykan Z, Kayikcioglu F, Bumin M A 2001 Tetanus immunization in pregnant women. Serum levels of antitetanus antibodies at time of delivery. European Journal of Epidemiology 17: 661–665
551. Marodi L 1997 Local and systemic host defense mechanisms against Candida: immunopathology of candidal infections. Pediatric Infectious Disease Journal 16: 795–801
552. Martin D J 1985 Neonatal disorders diagnosed with ultrasound. Clinics in Perinatology 12: 219–231
553. Mason W H, Andrews R, Ross L A, Wright H T Jr 1989 Omphalitis in the newborn infant. Pediatric Infectious Disease Journal 8: 521–525
554. Matsubara K, Sugiyama M, Hoshina K, Mikamo H, Baba K 2000 Early onset neonatal sepsis caused by serotype VIII group B streptococci. Pediatric Infectious Disease Journal 19: 359–360
555. Matsui D 1994 Prevention, diagnosis, and treatment of fetal toxoplasmosis. Clinics in Perinatology 21: 675–689
556. Mazade M A, Evans E M, Starke J R, Correa A G 2001 Congenital tuberculosis presenting as sepsis syndrome: case report and review of the literature. Pediatric Infectious Disease Journal 20: 439–442
557. Mazur J M, Ross G, Cummings J, Hahn G A J, McCluskey W P 1995 Usefulness of magnetic resonance imaging for the diagnosis of acute musculoskeletal infections in children. Journal of Pediatric Orthopedics 15: 144–147
558. Meadow W L, Schwartz I K 1986 Time course of detection of positive blood cultures in childhood. Pediatric Infectious Disease Journal 5: 333–336
559. Mecrow I K, Ladusans E J 1994 Infective endocarditis in newborn infants with structurally normal hearts. Acta Paediatrica 83: 35–39
560. Mehr S, Doyle L W 2000 Cytokines as markers of bacterial sepsis in newborn infants: a review. Pediatric Infectious Disease Journal 19: 879–887
561. Mehr S S, Sadowsky J L, Doyle L W, Carr J 2002 Sepsis in neonatal intensive care in the late 1990s. Journal of Paediatrics and Child Health 38: 246–251
562. Mendoza J C, Roberts J L 1991 Early-onset Hemophilus influenzae sepsis in the neonate. Journal of Perinatology 11: 126–129
563. Mentzer D, Kreuz W 1999 CMV coinfection and disease progression in vertically acquired HIV infection. Archives of Disease in Childhood 81: 189
564. Merenstein G B, Weisman L E 1996 Premature rupture of the membranes: neonatal consequences. Seminars in Perinatology 20: 375–380
565. Meyer C L, Payne N R, Roback S A 1991 Spontaneous, isolated intestinal perforations in neonates with birth weight less than 1,000 g not associated with necrotizing enterocolitis. Journal of Pediatric Surgery 26: 714–717
566. Michelow I C, Wendel G D Jr, Norgard M V et al 2002 Central nervous system infection in congenital syphilis. New England Journal of Medicine 346: 1792–1798
567. Midani S, Rathore M H 1997 Polymerase chain reaction testing for early detection of HIV infection in children. Southern Medical Journal 90: 294–295
568. Millar M R, Bacon C, Smith S L, Walker V, Hall M A 1993 Enteral feeding of premature infants with Lactobacillus GG. Archives of Disease in Childhood 69: 483–487
569. Millar M R, MacKay P, Levene M, Langdale V, Martin C 1992 Enterobacteriaceae and neonatal necrotising enterocolitis. Archives of Diseases in Childhood 67: 53–56
570. Miller E, Craddock-Watson J E, Ridehalgh M K 1989 Outcome in newborn babies given anti-varicella-zoster immunoglobulin after perinatal maternal infection with varicella-zoster virus. Lancet 2: 371–373
571. Miller E, Tookey P, Morgan Capner P et al 1994 Rubella surveillance to June 1994: third joint report from the PHLS and the National Congenital Rubella Surveillance Programme. Communicable Disease Report. CDR Review 4: R146–R152
572. Mirochnick M, Siminski S, Fenton T, Lugo M, Sullivan J L 2001 Nevirapine pharmacokinetics in pregnant women and in their infants after in utero exposure. Pediatric Infectious Disease Journal 20: 803–805
573. Miura E, Procianoy R S, Bittar C et al 2001 A randomized, double-masked, placebo-controlled trial of recombinant granulocyte colony-stimulating factor administration to preterm infants with the clinical diagnosis of early-onset sepsis. Pediatrics 107: 30–35
574. Modi N, Carr R 2000 Promising stratagems for reducing the burden of neonatal sepsis. Archives of Disease in Childhood. Fetal and Neonatal Edition 83: F150–F153
575. Modlin J F 1986 Perinatal echovirus infection: insights from a literature review of 61 cases of serious infection and 16 outbreaks in nurseries. Reviews of Infectious Diseases 8: 918–925
576. Mohan P, Chandra R S, Kleiner D E, Luban N L C 2003 An unusual presentation of perinatally transmitted hepatitis C. Archives of Disease in Childhood 88: 160–161

577. Moisiuk S E, Robson D, Klass L et al 1998 Outbreak of parainfluenza virus type 3 in an intermediate care neonatal nursery. Pediatric Infectious Disease Journal 17: 49–53
578. Mok J 1991 HIV infection in children: millions will suffer. British Medical Journal 302: 921–922
579. Montone K T, Furth E E, Pietra G G, Gupta P K 1995 Neonatal adenovirus infection: a case report with in situ hybridization confirmation of ascending intrauterine infection. Diagnostic Cytopathology 12: 341–344
580. Morey A L, Porter H J, Keeling J W, Fleming K A 1992 Non-isotopic in situ hybridisation and immunophenotyping of infected cells in the investigation of human fetal parvovirus infection. Journal of Clinical Pathology 45: 673–678
581. Morita J Y, O'Brien K L, Schuchat A 1999 Prevention of perinatal group B streptococcal infections. Pediatric Infectious Disease Journal 18: 279–280
582. Moses L M, Heath P T, Wilkinson A R, Jeffery H E, Isaacs D 1998 Early onset group B streptococcal neonatal infection in Oxford 1985–96. Archives of Disease in Childhood. Fetal and Neonatal Edition 79: F148–F149
583. Mouzinho A, Rosenfeld C R, Sanchez P J, Risser R 1992 Effect of maternal hypertension on neonatal neutropenia and risk of nosocomial infection. Pediatrics 90: 430–435
584. Mouzinho A, Rosenfeld C R, Sanchez P J, Risser R 1994 Revised reference ranges for circulating neutrophils in very-low- birth-weight neonates. Pediatrics 94: 76–82
585. Much D H, Yeh S Y 1991 Prevalence of Chlamydia trachomatis infection in pregnant patients. Public Health Reports 106: 490–493
586. Mulder C J J, Zanen H C 1984 A study of 280 cases of neonatal meningitis in the Netherlands. Journal of Infection 9: 177–184
587. Mullens A 1996 "I think we have a problem in Victoria": MDs respond quickly to toxoplasmosis outbreak in BC. Canadian Medical Association Journal 154: 1721–1724
588. Mulloy R H, Jadavji T, Russell M L 1991 Tunneled central venous catheter sepsis: risk factors in a pediatric hospital. JPEN. Journal of Parenteral and Enteral Nutrition 15: 460–463
589. Munoz F M, Campbell J R, Atmar R L et al 1999 Influenza A virus outbreak in a neonatal intensive care unit. Pediatric Infectious Disease Journal 18: 811–815
590. Munro N D, Sheppard S, Smithells R W, Holzel H, Jones G 1987 Temporal relations between maternal rubella and congenital defects. Lancet ii: 201–204
591. Myers J D 1974 Congenital varicella in term infants: risk reconsidered. Journal of Infectious Diseases 129: 215–216
592. Nadal D, Hunziker U A, Schupbach J et al 1989 Immunological evaluation in the early diagnosis of prenatal or perinatal HIV infection. Archives of Disease in Childhood 64: 662–669
593. Nagata E, Brito A S, Matsuo T 2002 Nosocomial infections in a neonatal intensive care unit: incidence and risk factors. American Journal of Infection Control 30: 26–31
594. Nahmias A J, Keyserling H L, Kerrick G M 1983 Herpes simplex. In: Remington J S, Klein J O (eds) Infectious diseases of the fetus and newborn infant, 2nd edn. W B Saunders, Philadelphia, pp 636–678
595. Nahmias A, Whitley R, Vistine A M 1982 Herpes simplex virus encephalitis: laboratory evaluations and their diagnostic significance. Journal of Infectious Diseases 145: 829–836
596. Nankervis G A, Gold E 1973 Varicella-zoster viruses. In: Kaplan A S (ed) The herpesviruses. Academic Press, New York, pp 327–333
597. Narchi H, Gammoh S 1999 Multiple nodular pneumonitis in a three-week-old female infant. Pediatric Infectious Disease Journal 18: 471, 485–486
598. Narendran V, Gupta G, Todd D A, John E 1996 Bacterial colonization of indwelling vascular catheters in newborn infants. Journal of Paediatrics and Child Health 32: 391–396
599. Narita M, Togashi T, Kikuta H 1997 Neonatal measles in Hokkaido, Japan. Pediatric Infectious Disease Journal 16: 908–909
600. Nazemi K J, Buescher E S, Kelly R E, Karlowicz M G 2003 Central venous catheter removal versus in situ treatment in neonates with enterobacteriaceae bacteraemia. Pediatrics 111: e269–e274
601. Nduati R W, John G C, Richardson B A et al 1995 Human immunodeficiency virus type 1-infected cells in breast milk: association with immunosuppression and vitamin A deficiency. Journal of Infectious Diseases 172: 1461–1468
602. Neumeister B, Kastner S, Conrad S, Klotz G, Bartmann P 1995 Characterization of coagulase-negative staphylococci causing nosocomial infections in preterm infants. European Journal of Clinical Microbiology and Infectious Diseases 14: 856–863
603. Newell M L, Dunn D T, De Maria A 1996 Detection of virus in vertically exposed HIV antibody negative children. Lancet 347: 213–215
604. Ng P C 1994 Systemic fungal infections in neonates. Archives of Disease in Childhood. Fetal and Neonatal Edition 71: F130–F135
605. Ng P C, Cheng S H, Chui K M et al 1997 Diagnosis of late onset neonatal sepsis with cytokines, adhesion molecule, and C-reactive protein in preterm very low birthweight infants. Archives of Disease in Childhood. Fetal and Neonatal Edition 77: F221–F227
606. Ng P C, Herrington R A, Beane C A, Ghonheim A T M, Dear P R F 1989 An outbreak of acinetobacter septicaemia in a neonatal intensive care unit. Journal of Hospital Infection 14: 363–368
607. Ng P C, Li K, Wong R P, Chui K M, Wong E, Fok T F 2002 Neutrophil CD64 expression: a sensitive diagnostic marker for late-onset nosocomial infection in very low birthweight infants. Pediatric Research 51: 296–303
608. Ng P C, Lyon D J, Wong M Y et al 1996 Varicella exposure in a neonatal intensive care unit: emergency management and control measures. Journal of Hospital Infection 32: 229–236
609. Ng P C, Siu Y K, Lewindon P J, Wong W, Cheung K L, Dawkins R 1994 Congenital Candida pneumonia in a preterm infant. Journal of Paediatrics and Child Health 30: 552–554
610. Nicoll J A, Love S, Burton P A, Berry P J 1994 Autopsy findings in two cases of neonatal herpes simplex virus infection: detection of virus by immunohistochemistry, in situ hybridization and the polymerase chain reaction. Histopathology 24: 257–264
611. Nigro G, Clerico A, Mondaini C 1993 Symptomatic congenital cytomegalovirus infection in two consecutive sisters. Archives of Disease in Childhood 69: 527–528
612. Nigro G, Scholz H, Bartmann U 1994 Ganciclovir therapy for symptomatic congenital cytomegalovirus infection in infants: a two-regimen experience. Journal of Pediatrics 124: 318–322
613. Nisida I V, Amato N V, Braz L M, Duarte M I, Umezawa E S 1999 A survey of congenital Chagas' disease, carried out at three health institutions in Sao Paulo City, Brazil. Revista do Instituto de Medicina Tropical de Sao Paulo 41: 305–311
614. Niu M, Targonski P V, Stoll B J, Albert G P, Margolis H S 1992 Prevention of perinatal transmission of the hepatitis B virus. Outcome of infants in a community prevention program [see comments]. American Journal of Diseases of Children 146: 793–796
615. Noel G J, Kreiswirth B N, Edelson P J et al 1992 Multiple methicillin-resistant Staphylococcus aureus strains as a cause for a single outbreak of severe disease in hospitalized neonates. Pediatric Infectious Disease Journal 11: 184–188
616. Noyola D E, Demmler G J, Williamson W D et al 2000 Cytomegalovirus urinary excretion and long-term outcome in children with congenital cytomegalovirus infection. Congenital CMV Longitudinal Study Group. Pediatric Infectious Disease Journal 19: 505–510
617. Nupponen I, Andersson S, Jarvenpaa A L, Kautiainen H, Repo H 2001 Neutrophil CD11b expression and circulating interleukin-8 as diagnostic markers for early-onset neonatal sepsis. Pediatrics 108: e12
618. Nyambi P N, Ville Y, Louwagie J et al 1996 Mother-to-child transmission of human T-cell lymphotropic virus types I and II (HTLV-I/II) in Gabon: a prospective follow-up of 4 years. Journal of Acquired Immune Deficiency Syndromes and Human Retrovirology 12: 187–192
619. Nyirjesy P, Kavasya T, Axelrod P, Fischer P R 1993 Malaria during pregnancy: neonatal morbidity and mortality and the efficacy of chloroquine chemoprophylaxis. Clinical Infectious Diseases 16: 127–132
620. Nyquist A C, Rotbart H A, Cotton M et al 1994 Acyclovir-resistant neonatal herpes simplex virus infection of the larynx. Journal of Pediatrics 124: 967–971
621. O'Connor T A, Ringer K M, Gaddis M L 1993 Mean platelet volume during coagulase-negative staphylococcal sepsis in neonates. American Journal of Clinical Pathology 99: 69–71
622. Oddie S, Embleton N D 2002 Risk factors for early onset neonatal group B streptococcal sepsis: case-control study. British Medical Journal 325: 308
623. Oh P H, Lanctot K L, Yoon A et al 2002 Palivizumab prophylaxis for respiratory syncytial virus in Canada: utilization and outcomes. Pediatric Infectious Disease Journal 21: 512–518
624. Ohashi M, Ihira M, Suzuki K et al 2001 Transfer of human herpesvirus 6 and 7 antibodies from mothers to their offspring. Pediatric Infectious Disease Journal 20: 449–450
625. Ohlsson A, Lacy J B 2000 Intravenous immunoglobulin for preventing infection in preterm and/or low-birth-weight infants (Cochrane Review). Cochrane Database of Systematic Reviews (2): CD000361
626. Ohlsson A, Lacy J B 2000 Intravenous immunoglobulin for suspected or subsequently proven infection in neonates (Cochrane Review). Cochrane Database of Systematic Reviews (2): CD001239
627. Ohman L, Tullus K, Katouli M, Burman L G, Stendahl O 1995 Correlation between susceptibility of infants to infections and interaction with neutrophils of Escherichia coli strains causing neonatal and infantile septicemia. Journal of Infectious Diseases 171: 128–133

628. Ollikainen J, Hiekkaniemi H, Korppi M, Sarkkinen H, Heinonen K 1993 Ureaplasma urealyticum infection associated with acute respiratory insufficiency and death in premature infants [see comments]. Journal of Pediatrics 122: 756–760
629. Olver W J, Bond D W, Boswell T C, Watkin S L 2000 Neonatal group B streptococcal disease associated with infected breast milk. Archives of Disease in Childhood. Fetal and Neonatal Edition 83: F48–F49
630. Oram R J, Herold B C 1998 Antiviral agents for herpes viruses. Pediatric Infectious Disease Journal 17: 652–653
631. Overall J C J 1994 Herpes simplex virus infection of the fetus and newborn. Pediatric Annals 23: 131–136
632. Overall J C, Glasgow L A 1970 Virus infections of the fetus and newborn infant. Journal of Pediatrics 77: 315–333
633. Pabst H F 1997 Immunomodulation by breast-feeding. Pediatric Infectious Disease Journal 16: 991–995
634. Pacifico L, Panero A, Roggini M, Rossi N, Bucci G, Chiesa C 1997 Ureaplasma urealyticum and pulmonary outcome in a neonatal intensive care population. Pediatric Infectious Disease Journal 16: 579–586
635. Palasanthiran P, Ziegler J B, Stewart G J et al 1993 Breast-feeding during primary maternal human immunodeficiency virus infection and risk of transmission from mother to infant. Journal of Infectious Diseases 167: 441–444
636. Panero A, Pacifico L, Rossi N, Mancuso G, Stegagno M, Chiesa C 1997 Interleukin 6 in neonates with early and late onset infection. Pediatric Infectious Disease Journal 16: 370–375
637. Paryani S G, Yeager A S, Horsford-Dunn H et al 1985 Sequelae of acquired cytomegalovirus infection in premature and sick term infants. Journal of Pediatrics 107: 451–456
638. Pasic S, Jankovic B, Abinun M, Kanjuh B 1997 Intravenous immunoglobulin prophylaxis in an echovirus 6 and echovirus 4 nursery outbreak. Pediatric Infectious Disease Journal 16: 718–720
639. Pastuszak A L, Levy M, Schick B et al 1994 Outcome after maternal varicella infection in the first 20 weeks of pregnancy. New England Journal of Medicine 330: 901–905
640. Patrick C C, Kaplan S L, Baker C J, Parisi J T, Mason E O Jr 1989 Persistent bacteremia due to coagulase-negative staphylococci in low birth weight neonates [see comments]. Pediatrics 84: 977–985
641. Paul M, Petersen E, Pawlowski Z S, Szczapa J 2000 Neonatal screening for congenital toxoplasmosis in the Poznan region of Poland by analysis of Toxoplasma gondii-specific IgM antibodies eluted from filter paper blood spots. Pediatric Infectious Disease Journal 19: 30–36
642. Payne N R, Burke B A, Day D L, Christenson P D, Thompson T R, Ferrieri P 1988 Correlation of clinical and pathologic findings in early onset neonatal group B streptococcal infection with disease severity and prediction of outcome. Pediatric Infectious Disease Journal 7: 836–847
643. Peckham C, Logan S 1993 Screening for toxoplasmosis during pregnancy. Archives of Disease in Childhood 68: 3–5
644. Peckham C, Newell M L 2000 Preventing vertical transmission of HIV infection. New England Journal of Medicine 343: 1036–1037
645. Pekkala D H, Low D E, Wyper P A et al 1992 The utility of restriction endonuclease analysis and phage typing in the epidemiologic investigation of a Staphylococcus aureus outbreak in a neonatal nursery. Diagnostic Microbiology and Infectious Disease 15: 307–311
646. Peng J, Krause P J, Kresch M 1996 Neonatal herpes simplex virus infection after cesarean section with intact amniotic membranes. Journal of Perinatology 16: 397–399
647. Perlman J M, Argyle C 1992 Lethal cytomegalovirus infection in preterm infants: clinical, radiological, and neuropathological findings. Annals of Neurology 31: 64–68
648. Perlman J M, Rollins N, Sanchez P J 1992 Late-onset meningitis in sick, very-low-birth-weight infants. Clinical and sonographic observations. American Journal of Diseases of Children 146: 1297–1301
649. Peters G, Loscci R, Pulverer, G 1982 Adherence and growth of coagulase-negative staphylococci on surfaces of intravenous catheters. Journal of Infectious Diseases 146: 479–482
650. Peters W, Irving J, Letts M 1992 Long-term effects of neonatal bone and joint infection on adjacent growth plates. Journal of Pediatric Orthopedics 12: 806–810
651. Philip A G 1985 Response of C-reactive protein in neonatal group B streptococcal infection. Pediatric Infectious Disease 4: 145–148
652. Philip A G 1994 The changing face of neonatal infection: experience at a regional medical center. Pediatric Infectious Disease Journal 13: 1098–1102
653. Philipson E H, Herson V C 1996 Intrapartum chemoprophylaxis for group B streptococcus infection to prevent neonatal disease: who should be treated? American Journal of Perinatology 13: 487–490
654. Phillips J R, Karlowicz M G 1997 Prevalence of Candida species in hospital-acquired urinary tract infections in a neonatal intensive care unit. Pediatric Infectious Disease Journal 16: 190–194
655. Piedra P A, Kasel J A, Norton H J et al 1992 Description of an adenovirus type 8 outbreak in hospitalized neonates born prematurely. Pediatric Infectious Disease Journal 11: 460–465
656. Pillay T, Adhikari M, Mokili J et al 2001 Severe, rapidly progressive human immunodeficiency virus type 1 disease in newborns with coinfections. Pediatric Infectious Disease Journal 20: 404–410
657. Pillay T, Pillay D G, Pillay M, Adhikari M, Sturm A W 1999 Are specific strains of mycobacterium tuberculosis responsible for disease in newborns? Pediatric Infectious Disease Journal 18: 844–845
658. Pisacane A, Graziano L, Mazzarella G, Scarpellino B, Zona G 1992 Breast-feeding and urinary tract infection. Journal of Pediatrics 120: 87–89
659. Plotkin S A 1999 Vaccination against cytomegalovirus, the changeling demon. Pediatric Infectious Disease Journal 18: 313–325
660. Pople I K, Bayston R, Hayward R D 1992 Infection of cerebrospinal fluid shunts in infants: a study of etiological factors. Journal of Neurosurgery 77: 29–36
661. Portolani M, Cermelli C, Sabbatini A M et al 1995 A fatal case of congenital cytomegalic inclusion disease following recurrent maternal infection. New Microbiologica 18: 427–428
662. Pourcyrous M, Bada H S, Korones S B, Baselski V, Wong S P 1993 Significance of serial C-reactive protein responses in neonatal infection and other disorders [see comments]. Pediatrics 92: 431–435
663. Preece P M, Anderson J M, Thompson R G 1989 Chlamydia trachomatis infection in infants: a prospective study [see comments]. Archives of Disease in Childhood 64: 525–529
664. Prober C G 2001 Management of the neonate whose mother received suppressive acyclovir therapy during late pregnancy. Pediatric Infectious Disease Journal 20: 90–91
665. Prosch S, Lienicke U, Priemer C et al 2002 Human adenovirus and human cytomegalovirus infections in preterm newborns: no association with bronchopulmonary dysplasia. Pediatric Research 52: 219–224
666. Pruekprasert P, Stout C, Patamasucon P 1995 Neonatal enterovirus infection. Journal of the Association for Academic Minority Physicians 6: 134–138
667. Public Health Laboratory Service Working Party on Fifth Disease 1990 Prospective study of human parvovirus B19 infection in pregnancy. British Medical Journal 300: 1166–1170
668. Pugatch D 2002 Testing infants for human immunodeficiency virus infection. Pediatric Infectious Disease Journal 21: 711–712
669. Puranen M, Yliskoski M, Saarikoski S, Syrjanen K, Syrjanen S 1996 Vertical transmission of human papillomavirus from infected mothers to their newborn babies and persistence of the virus in childhood. American Journal of Obstetrics and Gynecology 174: 694–699
670. Puri J, Revathi G, Faridi M M, Talwar V, Kumar A, Parkash B 1995 Role of body surface cultures in prediction of sepsis in a neonatal intensive care unit. Annals of Tropical Paediatrics 15: 307–311
671. Pyati S P, Pildes R S, Ramamurthy R S, Jacobs N 1981 Decreasing mortality in neonates with early-onset group B streptococcal infection: reality or artifact. Journal of Pediatrics 98: 625–627
672. Pylipow M, Gaddis M, Kinney J S 1994 Selective intrapartum prophylaxis for group B streptococcus colonization: management and outcome of newborns. Pediatrics 93: 631–635
673. Quinn P A, Li H C, Th'ng C, Dunn M, Butany J 1993 Serological response to Ureaplasma urealyticum in the neonate. Clinical Infectious Diseases 179(suppl. 1): S136–S143
674. Raad I I, Sabbagh M F 1992 Optimal duration of therapy for catheter-related Staphylococcus aureus bacteremia: a study of 55 cases and review [see comments]. Clinical Infectious Diseases 14: 75–82
675. Rabalais G P, Bronfin D R, Daum R S 1987 Evaluation of a commercially available latex agglutination test for rapid diagnosis of group B streptococcal infection. Pediatric Infectious Disease Journal 6: 177–181
676. Rabalais G P, Samiec T D, Bryant K K, Lewis J J 1996 Invasive candidiasis in infants weighing more than 2500 grams at birth admitted to a neonatal intensive care unit. Pediatric Infectious Disease Journal 15: 348–352
677. Rabasa A I, Okolo A A 1996 Early diagnosis of septicaemia in infants with respiratory distress in the tropics. Tropical Doctor 26: 62–64
678. Rao P S, Baliga M, Shivananda P G 1993 Bacteriology of neonatal septicaemia in a rural referral hospital in south India. Journal of Tropical Pediatrics 39: 230–233
679. Rastogi A, Luken J A, Pildes R S, Chrystof D, LaBranche F 1993 Endocarditis in neonatal intensive care unit. Pediatric Cardiology 14: 183–186

680. Redd S C, Wirima J J, Steketee R W, Breman J G, Heymann D L 1996 Transplacental transmission of Plasmodium falciparum in rural Malawi. American Journal of Tropical Medicine and Hygiene 55(suppl.): 57–60
681. Reiter P D, Doron M W 1996 Vancomycin cerebrospinal fluid concentrations after intravenous administration in premature infants. Journal of Perinatology 16: 331–335
682. Remington J S, Desmonts G 1990 Toxoplasmosis. In: Remington J S, Klein J O (eds) Infectious diseases of the fetus and newborn infant, 3rd edn. W B Saunders, Philadelphia, pp 89–195
683. Rennert W, Ray C 2000 Fulminant amebic colitis in a ten-day-old infant. Pediatric Infectious Disease Journal 19: 1111–1112
684. Ring A, Braun J S, Pohl J, Nizet V, Stremmel W, Shenep J L 2002 Group B streptococcal beta-hemolysin induces mortality and liver injury in experimental sepsis. Journal of Infectious Diseases 185: 1745–1753
685. Robinson L G, Jain L, Kourtis A P 1999 Persistent candidemia in a premature infant treated with fluconazole. Pediatric Infectious Disease Journal 18: 735–737
686. Rodwell R L, Gray P H, Taylor K M, Minchinton R 1996 Granulocyte colony stimulating factor treatment for alloimmune neonatal thrombocytopenia. Archives of Disease in Childhood 75: 57–58
687. Roizen N, Swisher C N, Stein M A et al 1995 Neurologic and developmental outcome in treated congenital toxoplasmosis. Pediatrics 95: 11–20
688. Rojas J, Stahlman M 1984 The effects of group B streptococcus and other organisms on the pulmonary vasculature. Clinics in Perinatology 11: 591–599
689. Roome A, Rak M, Hadler J 2000 Follow-up of infants of hepatitis B-infected women after hepatitis B vaccination, Connecticut, 1994 to 1997. Pediatric Infectious Disease Journal 19: 573–575
690. Rooney J C, Hill D J, Danks D M 1971 Jaundice associated with bacterial infection in the newborn. American Journal of Diseases of Children 122: 39–41
691. Rosenblum L S, Villarino M E, Nainan O V et al 1991 Hepatitis A outbreak in a neonatal intensive care unit: risk factors for transmission and evidence of prolonged viral excretion among preterm infants. Journal of Infectious Diseases 164: 476–482
692. Rosenthal J, Healey T, Ellis R, Gillan E, Cairo M S 1996 A two-year follow-up of neonates with presumed sepsis treated with recombinant human granulocyte colony-stimulating factor during the first week of life. Journal of Pediatrics 128: 135–137
693. Rotbart H A 1995 Enteroviral infections of the central nervous system. Clinical Infectious Diseases 20: 971–981
694. Rowen J L, Atkins J T, Levy M L, Baer S C, Baker C J 1995 Invasive fungal dermatitis in the ≤1000-gram neonate. Pediatrics 95: 682–687
695. Rowen J L, Rench M A, Kozinetz C A, Adams J M J, Baker C J 1994 Endotracheal colonization with Candida enhances risk of systemic candidiasis in very low birth weight neonates. Journal of Pediatrics 124: 789–794
696. Rowley A H, Wald E R 1986 Incubation period necessary to detect bacteraemia in neonates. Pediatric Infectious Disease Journal 5: 590–591
697. Rubinstein, Z, Heyman Z, Morag B 1983 Ultrasound and computed tomography in the diagnosis and drainage of abscesses and other fluid collections. Israel Journal of Medical Sciences 19: 1050–1060
698. Ruiz-Extremera A, Salmeron J, Torres C et al 2000 Follow-up of transmission of hepatitis C to babies of human immunodeficiency virus-negative women: the role of breast-feeding in transmission. Pediatric Infectious Disease Journal 19: 511–516
699. Rupar D G, Herzog K D, Fisher M C 1990 Prolonged bacteraemia with catheter-related central venous thrombosis. American Journal of Diseases of Children 144: 879–882
700. Rushforth J A, Hoy C M, Kite P, Puntis J W 1993 Rapid diagnosis of central venous catheter sepsis. Lancet 342: 402–403
701. Rusin P, Adam R D, Peterson E A, Ryan K J, Sinclair N A, Weinstein L 1991 Haemophilus influenzae: an important cause of maternal and neonatal infections. Obstetrics and Gynecology 77: 92–96
702. Russell A R, Davies E G, McGuigan S, Scopes G J, Daly S, Gordon Smith E C 1994 Plasma granulocyte-colony stimulating factor concentrations ([G-CSF]) in the early neonatal period. British Journal of Haematology 86: 642–644
703. Ruuska T, Veskari T 1991 A prospective study of acute diarrhoea in Finnish children from birth to 2{1/2} years of age. Acta Paediatrica Scandinavica 80: 500–504
704. Sacker I, Brunell P A 1970 Abscess in newborn infants caused by mycoplasma. Pediatrics 46: 303–304
705. Sackett D, Haynes R B, Tugwell P, Guyatt G (eds) 1991 Clinical epidemiology. A basic science for clinical medicine. Lippincott Williams and Wilkins, Philadelphia
706. Sadiq H F, Devaskar S, Keenan W J, Weber T R 1987 Broviac catheterisation in low birthweight infants: incidence and treatment of associated complications. Critical Care Medicine 15: 47–50
707. Sagrera X, Ginovart G, Raspall F et al 2002 Outbreaks of influenza A virus infection in neonatal intensive care units. Pediatric Infectious Disease Journal 21: 196–200
708. Sahn E E 1994 Vesiculopustular diseases of neonates and infants. Current Opinion in Pediatrics 6: 442–446
709. Saiman L, Jakob K, Holmes K W et al 1998 Molecular epidemiology of staphylococcal scalded skin syndrome in premature infants. Pediatric Infectious Disease Journal 17: 329–334
710. Saiman L, Ludington E, Dawson J D et al 2001 Risk factors for Candida species colonization of neonatal intensive care unit patients. Pediatric Infectious Disease Journal 20: 1119–1124
711. Saiman L, Ludington E, Pfaller M et al 2000 Risk factors for candidemia in neonatal intensive care unit patients. The National Epidemiology of Mycosis Survey Study Group. Pediatric Infectious Disease Journal 19: 319–324
712. Saitoh M, Ichiba H, Fujioka H, Shintaku H, Yamano T 2001 Connatal tuberculosis in an extremely low birth weight infant: case report and management of exposure to tuberculosis in a neonatal intensive care unit. European Journal of Pediatrics 160: 88–90
713. Saltigeral Simental P, Macias Parra M, Mejia Valdez J, Sosa Vazquez M, Castilla Serna L, Gonzalez Saldana N 1993 Neonatal tetanus experience at the National Institute of Pediatrics in Mexico City. Pediatric Infectious Disease Journal 12: 722–725
714. Salzman M B, Isenberg H D, Shapiro J F, Lipsitz P J, Rubin L G 1993 A prospective study of the catheter hub as the portal of entry for microorganisms causing catheter-related sepsis in neonates. Journal of Infectious Diseases 167: 487–490
715. Salzman M B, Rubin L G 1995 Intravenous catheter-related infections. Advances in Pediatric Infectious Diseases 10: 337–368
716. Samson L, MacDonald N E 1995 Management of infants born to mothers who have Chlamydia infection. Pediatric Infectious Disease Journal 14: 407–408
717. Sanataella I O, Garcia M J M 1997 Neonatal meningococcal meningitis. Pediatric Infectious Disease Journal 16: 634
718. Sanchez P J 1993 Perinatal transmission of Ureaplasma urealyticum: current concepts based on review of the literature. Clinical Infectious Diseases 17(suppl. 1): S107–S111
719. Sanchez P J 1998 Laboratory tests for congenital syphilis. Pediatric Infectious Disease Journal 17: 70–71
720. Saoud A S, Abuekteish F, Obeidat A, el Nassir Z, al Rimawi H 1995 The changing face of neonatal septicaemia. Annals of Tropical Paediatrics 15: 93–96
721. Sawyer M H 1999 Enterovirus infections: diagnosis and treatment. Pediatric Infectious Disease Journal 18: 1033–1039
722. Sawyer M H, Holland D, Aintablian N, Connor J D, Keyser E F, Waecker N J J 1994 Diagnosis of enteroviral central nervous system infection by polymerase chain reaction during a large community outbreak. Pediatric Infectious Disease Journal 13: 177–182
723. Scarcella A, Pasquariello M B, Giugliano B, Vendemmia M, de Lucia A 1998 Liposomal amphotericin B treatment for neonatal fungal infections. Pediatric Infectious Disease Journal 17: 146–148
724. Scheifele D W, Bjornson G L, Dyer R A 1987 Delta-like toxin produced by coagulase-negative staphylococci is associated with neonatal necrotising enterocolitis. Infection and Immunity 55: 2268–2271
725. Schelonka R L, Chai M K, Yoder B A, Hensley D, Brockett R M, Ascher D P 1996 Volume of blood required to detect common neonatal pathogens. Journal of Pediatrics 129: 275–278
726. Schibler K R, Osborne K A, Leung L Y, Le T V, Baker S I, Thompson D D 1998 A randomized, placebo-controlled trial of granulocyte colony-stimulating factor administration to newborn infants with neutropenia and clinical signs of early-onset sepsis. Pediatrics 102: 6–13
727. Schieve L A, Handler A, Hershow R, Persky V, Davis F 1994 Urinary tract infection during pregnancy: its association with maternal morbidity and perinatal outcome. American Journal of Public Health 84: 405–410
728. Schneeberger P M, Groenendaal F, De Vries L S, van Loon A M, Vroom T M 1994 Variable outcome of a congenital cytomegalovirus infection in a quadruplet after primary infection of the mother during pregnancy. Acta Paediatrica 83: 986–989
729. Schoen E J, Limata C, Black S B 2001 Unsuccessful voluntary prenatal testing for human immunodeficiency virus infection. Pediatric Infectious Disease Journal 20: 79–81
730. Schonheyder H C, Gottschau A, Friland A, Rosdahl V T 1995 Mortality rate and magnitude of Staphylococcus aureus bacteremia as assessed by a semiquantitative blood culture system. Scandinavian Journal of Infectious Diseases 27: 19–21
731. Schrag S J, Zell E R, Lynfield R et al 2002 A population-based comparison of strategies to prevent early-onset group B streptococcal disease in neonates. New England Journal of Medicine 347: 233–239

732. Schrag S J, Zywicki S, Farley M M et al 2000 Group B streptococcal disease in the era of intrapartum antibiotic prophylaxis. New England Journal of Medicine 342: 15–20
733. Schreffler R T, Schreffler A J, Wittler R R 2002 Treatment of cerebrospinal fluid shunt infections: a decision analysis. Pediatric Infectious Disease Journal 21: 632–636
734. Schuchat A, Lizano C, Broome C V, Swaminathan B, Kim C, Winn K 1991 Outbreak of neonatal listeriosis associated with mineral oil. Pediatric Infectious Disease Journal 10: 183–189
735. Schuchat A, Zywicki S S, Dinsmoor M J et al 2000 Risk factors and opportunities for prevention of early-onset neonatal sepsis: a multicenter case-control study. Pediatrics 105: 21–26
736. Schwartz D A, Larsen S A, Beck Sague C, Fears M, Rice R J 1995 Pathology of the umbilical cord in congenital syphilis: analysis of 25 specimens using histochemistry and immunofluorescent antibody to Treponema pallidum. Human Pathology 26: 784–791
737. Schwebke K, Henry K, Balfour H H J, Olson D, Crane R T, Jordan M C 1995 Congenital cytomegalovirus infection as a result of nonprimary cytomegalovirus disease in a mother with acquired immunodeficiency syndrome. Journal of Pediatrics 126: 293–295
738. Schwersenski J, McIntyre L, Bauer C R 1991 Lumbar puncture frequency and cerebrospinal fluid analysis in the neonate. American Journal of Diseases of Children 145: 54–58
739. Scott L L, Sanchez P J, Jackson G L, Zeray F, Wendel G D Jr 1996 Acyclovir suppression to prevent cesarean delivery after first-episode genital herpes. Obstetrics and Gynecology 87: 69–73
740. Sehgal A, Sehgal R, Gupta I, Bhakoo O N, Ganguly N K 1992 Use of hepatitis B vaccine alone or in combination with hepatitis B immunoglobulin for immunoprophylaxis of perinatal hepatitis B infection. Journal of Tropical Pediatrics 38: 247–251
741. Seto D, West D J, Gilliam R R, Ioli V A, Ferrara D K, Rich B 1999 Antibody responses of healthy neonates of two mixed regimens of hepatitis B vaccine. Pediatric Infectious Disease Journal 18: 840–842
742. Sever J A, White L R 1969 Intrauterine viral infections. Annual Review of Medicine 19: 471–486
743. Shah S S, Ehrenkranz R A, Gallagher P G 1999 Increasing incidence of gram-negative rod bacteremia in a newborn intensive care unit. Pediatric Infectious Disease Journal 18: 591–595
744. Shah S S, Gallagher P G 1998 Complications of conjunctivitis caused by Pseudomonas aeruginosa in a newborn intensive care unit. Pediatric Infectious Disease Journal 17: 97–102
745. Shalev E, Battino S, Romano S, Blondhaim O, Ben Ami M 1994 Intraamniotic infection with Candida albicans successfully treated with transcervical amnioinfusion of amphotericin. American Journal of Obstetrics and Gynecology 170: 1271–1272
746. Shamir R, Maayan-Metzger A, Bujanover Y, Ashkenazi S, Dinari G, Sirota L 2000 Liver enzyme abnormalities in gram-negative bacteremia of premature infants. Pediatric Infectious Disease Journal 19: 495–498
747. Shamseldin el Shafie S, Smith W, Donnelly G 1995 An outbreak of gentamicin-resistant Klebsiella pneumoniae in a neonatal ward. Central European Journal of Public Health 3: 129–131
748. Sharek P J, Benitz W E, Abel N J, Freeburn M J, Mayer M L, Bergman D A 2002 Effect of an evidence-based hand washing policy on hand washing rates and false-positive coagulase negative staphylococcus blood and cerebrospinal fluid culture rates in a level III NICU. Journal of Perinatology 22: 137–143
749. Sharland M, Khare M, Bedford-Russell A 2002 Prevention of postnatal cytomegalovirus infection in preterm infants. Archives of Disease in Childhood. Fetal and Neonatal Edition 86: F140
750. Sharma R, Hudak M, Premachandra B et al 2002 Clinical manifestations of rotavirus infection in the neonatal intensive care unit. Pediatric Infectious Disease Journal 21: 1099–1015
751. Shattuck K E, Chonmaitree T 1992 The changing spectrum of neonatal meningitis over a fifteen-year period. Clinical Pediatrics 31: 130–136
752. Sheridan E, Aitken C, Jeffries D, Hird M, Thayalasekaran P 2002 Congenital rubella syndrome: a risk in immigrant populations. Lancet 359: 674–675
753. Sikuler E, Guetta V, Keynan A, Neumann L, Schlaeffer F 1989 Abnormalities in bilirubin and liver enzyme levels in adult patients with bacteremia. A prospective study [see comments]. Archives of Internal Medicine 149: 2246–2248
754. Simoes E A, King S J, Lehr M V, Groothuis J R 1993 Preterm twins and triplets. A high-risk group for severe respiratory syncytial virus infection. American Journal of Diseases of Children 147: 303–306
755. Singh J, Dick J, Santosham, M 2000 Colonization of the female urogenital tract with Streptococcus pneumoniae and implications for neonatal disease. Pediatric Infectious Disease Journal 19: 260–262
756. Sison A V 1992 Maternal and fetal infections. Current Opinion in Obstetrics and Gynecology 4: 48–54
757. Sizun J, Soupre D, Legrand M C et al 1995 Neonatal nosocomial respiratory infection with coronavirus: a prospective study in a neonatal intensive care unit. Acta Paediatrica 84: 617–620
758. Sklavunu Tsurutsoglu S, Gatzola Karaveli M, Hatziioannidis K, Tsurutsoglu G 1991 Efficacy of aztreonam in the treatment of neonatal sepsis. Reviews of Infectious Diseases 13(suppl. 7): S591–S593
759. Smellie J M, Rigden S P A 1995 Pitfalls in the investigation of children with urinary tract infection. Archives of Disease in Childhood 72: 251–258
760. Smellie J M, Rigden S P A, Prescod N P 1995 Urinary tract infection: a comparison of four methods of investigation. Archives of Disease in Childhood 72: 247–250
761. Smith E M, Johnson S R, Cripe T et al 1995 Perinatal transmission and maternal risks of human papillomavirus infection. Cancer Detection and Prevention 19: 196–205
762. Smith H, Congdon P 1985 Neonatal systemic candidiasis. Archives of Disease in Childhood 60: 365–369
763. Smith J R, Taylor Robinson D 1993 Infection due to Chlamydia trachomatis in pregnancy and the newborn. Baillieres Clinical Obstetrics and Gynaecology 7: 237–255
764. Smith R, Malee K, Charurat M et al 2000 Timing of perinatal human immunodeficiency virus type 1 infection and rate of neurodevelopment. The Women and Infant Transmission Study Group. Pediatric Infectious Disease Journal 19: 862–871
765. Soman M, Green B, Daling J 1985 Risk factors for early neonatal sepsis. American Journal of Epidemiology 121: 712–719
766. Sood M, Trehan A, Arora S, Jayashanker K, Marwaha R K 2000 Congenital tuberculosis manifesting as cutaneous disease. Pediatric Infectious Disease Journal 19: 1109–1111
767. Soriano A L, Russell R G, Johnson D, Lagos R, Sechter I, Morris J G J 1991 Pathophysiology of Citrobacter diversus neonatal meningitis: comparative studies in an infant mouse model. Infection and Immunity 59: 1352–1358
768. Sorrentino M, Powers T 2000 Effectiveness of palivizumab: evaluation of outcomes form the 1998 to 1999 respiratory syncytial virus season. Pediatric Infectious Disease Journal 19: 1068–1071
769. Soulie J C 1995 [Cardiac involvement in fetal parvovirus B19 infection.] Pathologie Biologie 43: 416–419
770. Spafford P S, Sinkin R A, Cox C, Reubens L, Powell K R 1994 Prevention of central venous catheter-related coagulase-negative staphylococcal sepsis in neonates. Journal of Pediatrics 125: 259–263
771. Sperling R S, Newton E R, Gibbs R S 1988 Intra-amniotic infection in low-birth-weight infants. Journal of Infectious Diseases 157: 113–117
772. Spirer Z, Jurgenson U, Lazewnick R, Reider-Grossvasser I 1982 Complete recovery from an apparent brain abcess treated without neurosurgery: the importance of early CT scanning. Clinical Pediatrics 21: 106–109
773. Stark V, Harrisson S P 1992 Staphylococcus aureus colonization of the newborn in a Darlington hospital. Journal of Hospital Infection 21: 205–211
774. Steele A D, Sears J F 1996 Characterisation of rotaviruses recovered from neonates with symptomatic infection. South African Medical Journal 86: 1546–1549
775. Steketee R W, Wirima J J, Bloland P B et al 1996 Impairment of a pregnant woman's acquired ability to limit Plasmodium falciparum by infection with human immunodeficiency virus type-1. American Journal of Tropical Medicine and Hygiene 55(suppl.): 42–49
776. Stiller R J, Blair E, Clark P, Tinghitella T 1989 Rapid detection of vaginal colonization with group B streptococci by means of latex agglutination. American Journal of Obstetrics and Gynecology 160: 566–568
777. Stoll B J, Fanaroff A 1995 Early-onset coagulase-negative staphylococcal sepsis in preterm neonate. National Institute of Child Health and Human Development (NICHD) Neonatal Research Network [letter]. Lancet 345: 1236–1237
778. Stoll B, Gordon T, Korones S B et al 1996 Late-onset sepsis in very low birthweight neonates: a report from the National Institute of Child Health and Human Development Neonatal Research Network. Journal of Pediatrics 129: 63–71
779. Stoll B J, Hansen N, Fanaroff A A et al 2002 Changes in pathogens causing early-onset sepsis in very-low-birth-weight infants. New England Journal of Medicine 347: 240–247
780. Stoll B J, Hansen N, Fanaroff A A et al 2002 Late-onset sepsis in very low birth weight neonates: the experience of the NICHD Neonatal Research Network. Pediatrics 110: 285–291
781. Stoll B J, Schuchat A 1998 Maternal carriage of group B streptococci in developing countries. Pediatric Infectious Disease Journal 17: 499–503

782. Strauss R G, Levy G J, Sotelo-Avila C 1993 National survey of neonatal transfusion practices: II. Blood component therapy. Pediatrics 91: 530–536
783. Struelens M 2002 Molecular typing: a key tool for the surveillance and control of nosocomial infection. Current Opinion in Infectious Diseases 15: 383–385
784. Struthers S, Underhill H, Albersheim S, Greenberg D, Dobson S 2002 A comparison of two versus one blood culture in the diagnosis and treatment of coagulase-negative staphylococcus in the neonatal intensive care unit. Journal of Perinatology 22: 547–549
785. Stuart R L, Turnidge J, Grayson M L 1995 Safety of imipenem in neonates. Pediatric Infectious Disease Journal 14: 804–805
786. Stutman H R 1991 Clinical experience with aztreonam for treatment of infections in children. Reviews of Infectious Diseases 13(suppl. 7): S582–S585
787. Sullender W M, Miller J L, Yasukawa L L et al 1987 Humoral and cell-mediated immunity in neonates with herpes simplex virus infection. Journal of Infectious Diseases 155: 28–37
788. Sullivan J L, Luzuriaga K 2001 The changing face of pediatric HIV-1 infection. New England Journal of Medicine 345: 1568–1569
789. Suzuki, N, Terada S, Inoue M 1995 Neonatal meningitis with human parvovirus B19 infection [letter]. Archives of Disease in Childhood. Fetal and Neonatal Edition 73: F196–F197
790. Svanborg C, Hausson S, Jodal U 1988 Host-parasite interaction in the urinary tract. Journal of Infectious Diseases 157: 421–425
791. Swingle H M, Bucciarelli R L, Ayoub E M 1985 Synergy between penicillins and low concentrations of gentamicin in the killing of group B streptococci. Journal of Infectious Diseases 152: 515–520
792. Synnott M B, Morse D L, Hall S M 1994 Neonatal meningitis in England & Wales: a review of routine national data. Archives of Disease in Childhood 71: 75–80
793. Tajiri H, Miyoshi Y, Funada S et al 2001 Prospective study of mother-to-infant transmission of hepatitis C virus. Pediatric Infectious Disease Journal 20: 10–14
794. Tan T Q, Mason E O J, Ou C N, Kaplan S L 1993 Use of intravenous rifampin in neonates with persistent staphylococcal bacteremia. Antimicrobial Agents and Chemotherapy 37: 2401–2406
795. Tan T Q, Musser J M, Shulman R J, Mason E O J, Mahoney D H J, Kaplan S L 1994 Molecular epidemiology of coagulase-negative Staphylococcus blood isolates from neonates with persistent bacteremia and children with central venous catheter infections. Journal of Infectious Diseases 169: 1393–1397
796. Tarcan A, Ozbek N, Gurakan B 2001 Bone marrow failure with concurrent enteroviral infection in a newborn. Pediatric Infectious Disease Journal 20: 719–721
797. Thorp J M Jr, Katz V L, Fowler L J, Kurtzman J T, Bowes W A Jr 1989 Fetal death from chlamydial infection across intact amniotic membranes. American Journal of Obstetrics and Gynecology 161: 1245–1246
798. Thureen P J, Moreland S, Rodden D J, Merenstein G B, Levin M, Rosenberg A A 1993 Failure of tracheal aspirate cultures to define the cause of respiratory deteriorations in neonates. Pediatric Infectious Disease Journal 12: 560–564
799. Tookey P A, Ades A E, Peckham C S 1992 Cytomegalovirus prevalence in pregnant women: the influence of parity. Archives of Disease in Childhood 67: 779–783
800. Tookey P, Peckham C S 1996 Neonatal herpes simplex virus infection in the British Isles. Paediatric and Perinatal Epidemiology 10: 432–442
801. Torok T J, Wang Q Y, Gary G W, Yang C F, Finch T M, Anderson L J 1992 Prenatal diagnosis of intrauterine infection with parvovirus B19 by the polymerase chain reaction technique. Clinical Infectious Diseases 14: 149–155
802. Tugal O, Pallant B, Shebarek N, Jayabose S 1994 Transient erythroblastopenia of the newborn caused by human parvovirus. American Journal of Pediatric Hematology and Oncology 16: 352–355
803. Tullus K, Brauner A, Fryklund B, Munkhammar T, Rabsch W, Reissbrodt R, Burman L G 1992 Host factors versus virulence-associated bacterial characteristics in neonatal and infantile bacteraemia and meningitis caused by Escherichia coli. Journal of Medical Microbiology 36: 203–208
804. Turner G C, Green H T, Blundell V T 1978 e-Antigen: a link between immune response and infectivity in hepatitis B? Journal of Hygiene 81: 405–414
805. Umana M A, Odio C M, Castro E, Salas J L, McCracken G H J 1990 Evaluation of aztreonam and ampicillin vs. amikacin and ampicillin for treatment of neonatal bacterial infections. Pediatric Infectious Disease Journal 9: 175–180
806. Umasankar S, Mridha E U, Hannan M M, Fry C M, Azadian B S 1996 An outbreak of Salmonella enteritidis in a maternity and neonatal intensive care unit. Journal of Hospital Infection 34: 117–122
807. Vain N E, Mazlumian J R, Swarner W 1980 Role of exchange transfusion in the treatment of severe septicaemia. Pediatrics 66: 693–698
808. Valencia G B, Banzon F, Cummings M, McCormack W M, Glass L, Hammerschlag M R 1993 Mycoplasma hominis and Ureaplasma urealyticum in neonates with suspected infection. Pediatric Infectious Disease Journal 12: 571–573
809. Valente P, Sever J L 1994 In utero diagnosis of congenital infections by direct fetal sampling. Israel Journal of Medical Sciences 30: 414–420
810. Valentin-Weigand P, Chhatwal G S 1995 Correlation of epithelial cell invasiveness of group B streptococci with clinical source of isolation. Microbial Pathogenesis 19: 83–91
811. Vallette J D Jr, Goldberg R N, Suguihara C et al 1995 Effect of an interleukin-1 receptor antagonist on the hemodynamic manifestations of group B streptococcal sepsis. Pediatric Research 38: 704–708
812. Van Camp J M, Tomaselli V, Coran A G 1994 Bacterial translocation in the neonate. Current Opinion in Pediatrics 6: 327–333
813. van den Dungen F A, Van Furth A M, Fetter W P, Zaaijer H L, Van Elburg R M 2001 Fatal case of influenza B virus pneumonia in a preterm neonate. Pediatric Infectious Disease Journal 20: 82–84
814. Van Houten M A, Uiterwaal C S, Heesen G J, Arends J P, Kimpen J L 2001 Does the empiric use of vancomycin in pediatrics increase the risk for Gram-negative bacteremia? Pediatric Infectious Disease Journal 20: 171–177
815. van Ogtrop M L, van Zoeren-Grobben D, Verbakel-Salomans E M A, van Boven C P A 1997 Serratia marcescens infections in neonatal departments: description of an outbreak and review of the literature. Journal of Hospital Infection 36: 95–103
816. Van Winter J T, Ney J A, Ogburn P L J, Johnson R V 1994 Preterm labor and congenital candidiasis. A case report. Journal of Reproductive Medicine 39: 987–990
817. Velaphi S, Siegel J D, Wendel G D Jr, Cushion N, Eid W M, Sanchez P J 2003 Early-onset group B streptococcal infection after a combined maternal and neonatal group B streptococcal chemoprophylaxis strategy. Pediatrics 111: 541–547
818. Venkateswaran L, Wilimas J A, Dancy R, Wang W C, Korones S, Hayden J, Hayes F A 2000 Granulocyte-macrophage colony-stimulating factor in the treatment of neonates with neutropenia and sepsis. Pediatric Hematology and Oncology 17: 469–473
819. Verkuyl D A A 1995 Practising obstetrics and gynaecology in areas with a high prevalence of HIV infection. Lancet 346: 293–296
820. Visser V H, Hall R T 1980 Lumbar puncture in the evaluation of neonatal sepsis. Journal of Pediatrics 96: 1063–1067
821. Vochem M, Hamprecht K, Jahn G, Speer C P 1998 Transmission of cytomegalovirus to preterm infants through breast milk. Pediatric Infectious Disease Journal 17: 53–58
822. Voora S, Srinivasan G, Lilien L D, Yeh T F, Pildes R S 1982 Fever in full term newborns in the first 4 days of life. Pediatrics 69: 40–44
823. Wainer S, Cooper P A, Gouws H, Akierman A 1997 Prospective study of fluconazole therapy in systemic neonatal fungal infection. Pediatric Infectious Disease Journal 16: 763–767
824. Waites K B, Crouse D T, Cassell G H 1993 Therapeutic considerations for Ureaplasma urealyticum infections in neonates. Clinical Infectious Diseases 17(suppl. 1): S208–S214
825. Waites K B, Sims P J, Crouse D T et al 1994 Serum concentrations of erythromycin after intravenous infusion in preterm neonates treated for Ureaplasma urealyticum infection. Pediatric Infectious Disease Journal 13: 287–293
826. Walker G J 2001 Antibiotics for syphilis diagnosed during pregnancy (Cochrane Review). Cochrane Database of Systematic Reviews (3): CD001143
827. Walpole I R, Hodgen N, Bower C 1991 Congenital toxoplasmosis: a large survey in western Australia. Medical Journal of Australia 154: 720–724
828. Ware R 1989 Human parvovirus infection [see comments]. Journal of Pediatrics 114: 343–348
829. Wareham J, Harris H, Whitman I 1995 Herpes simplex type II infection in monozygotic twins. American Journal of Perinatology 12: 75–77
830. Watson J C, Fleming D W, Borella A J, Olcott E S, Conrad R E, Baron R C 1993 Vertical transmission of hepatitis A resulting in an outbreak in a neonatal intensive care unit. Journal of Infectious Diseases 167: 567–571
831. Watson W J, Stevens T P, Weinberg G A 1998 Profound anemia in a newborn infant of a mother receiving antiretroviral therapy. Pediatric Infectious Disease Journal 17: 435–436
832. Webber S, Wilkinson A R, Lindsell D, Hope P L, Dobson S R M, Isaacs D 1990 Neonatal pneumonia. Archives of Disease in Childhood 65: 207–211
833. Weinstein M. Ford-Jones E, Cutz E 2001 Esophagatis and perinatal cytomegalovirus infection. Pediatric Infectious Disease Journal 20: 545–546
834. Weisman L E, Cruess D F, Fischer G W 1993 Standard versus hyperimmune intravenous immunoglobulin in preventing or treating neonatal bacterial infections. Clinics in Perinatology 20: 211–224

835. Weisse M E, Person D A, Berkenbaugh J T J 1993 Treatment of Candida arthritis with flucytosine and amphotericin. Journal of Perinatology 13: 402–404
836. Wellington M, Gigliotti F 2001 Update on antifungal agents. Pediatric Infectious Disease Journal 20: 993–995
837. Wen T S, Eriksen N L, Blanco J D, Graham J M, Oshiro B T, Prieto J A 1993 Association of clinical intra-amniotic infection and meconium. American Journal of Perinatology 10: 438–440
838. Wettergren B, Jodal U, Jonasson G 1985 Epidemiology of bacteruria during the first year of life. Acta Paediatrica Scandinavica 74: 925–930
839. Whitley R J 1988 Neonatal herpes simplex virus infections. Clinics in Perinatology 15: 903–916
840. Whitley R J 1993 Neonatal herpes simplex virus infections. Journal of Medical Virology suppl. 1: 13–21
841. Whitley R, Arvin A, Prober C et al 1991 Predictors of morbidity and mortality in neonates with herpes simplex virus infections. The National Institute of Allergy and Infectious Diseases Collaborative Antiviral Study Group. New England Journal of Medicine 324: 450–454
842. Wild N J, Sheppard S, Smithells R W, Holzel H, Jones G 1989 Onset and severity of hearing loss due to congenital rubella infection. Archives of Disease in Childhood 64: 1280–1283
843. Williams I, Goldstein S, Tufa J, Tauillii S, Margolis H, Mahoney F 2003 Long term antibody response to hepatitis B vaccination beginning at birth and to subsequent booster vaccination. Pediatric Infectious Disease Journal 22: 157–163
844. Williams P A, Bohnsack J F, Augustine N H, Drummond W K, Rubens C E, Hill H R 1993 Production of tumor necrosis factor by human cells in vitro and in vivo, induced by group B streptococci. Journal of Pediatrics 123: 292–300
845. Williams R, Kirkbride V, Corcoran G D 1994 Neonatal osteomyelitis in Down's syndrome due to non-encapsulated Haemophilus influenzae. Journal of Infection 29: 203–205
846. Williamson M, Fraser S H, Tilse M 1995 Failure of the urinary group B streptococcal antigen test as a screen for neonatal sepsis. Archives of Disease in Childhood 73: 109–111
847. Wiswell T E, Baumgart S, Gannon C M, Spitzer A R 1995 No lumbar puncture in the evaluation for early neonatal sepsis: will meningitis be missed? Pediatrics 95: 803–806
848. Wiswell T E, Hachey W E 1991 Multiple site blood cultures in the initial evaluation for neonatal sepsis during the first week of life. Pediatric Infectious Disease Journal 10: 365–369
849. Wiswell T E, Roscelli J D 1986 Corroborative evidence for the decreased incidence of urinary tract infections in circumcised male infants. Pediatrics 78: 96–99
850. Wong S N, Ng T L 1991 Haemophilus influenzae septicaemia in the neonate: report of two cases and review of the English literature. Journal of Paediatrics and Child Health 27: 113–115
851. Wong S N, Tam A Y, Ng T H, Ng W F, Tong C Y, Tang T S 1989 Fatal Coxsackie B1 virus infection in neonates. Pediatric Infectious Disease Journal 8: 638–641
852. Wong S Y, Hajdu M P, Ramirez R, Thulliez P, McLeod R, Remington J S 1993 Role of specific immunoglobulin E in diagnosis of acute toxoplasma infection and toxoplasmosis. Journal of Clinical Microbiology 31: 2952–2959
853. Wright E D, Lortan J E, Perinpanayagam R M 1990 Early-onset neonatal pneumococcal sepsis in siblings. Journal of Infection 20: 59–63
854. Wu S, Shen L 1993 Plasmid analysis and phage typing in the study of staphylococcal colonization and disease in newborn infants. Chinese Medical Sciences Journal 8: 157–161
855. Wynn R J 1979 Neonatal E. coli pericarditis. Journal of Perinatal Medicine 7: 23–24
856. Yagupsky P, Menegus M A, Powell K R 1991 The changing spectrum of group B streptococcal disease in infants: an eleven-year experience in a tertiary care hospital. Pediatric Infectious Disease Journal 10: 801–808
857. Yamamoto A Y, Mussi-Pinhata M M, Cristina P, Pinto G, Moraes Figueiredo L T, Jorge S M 2001 Congenital cytomegalovirus infection in preterm and full-term newborn infants from a population with a high seroprevalence rate. Pediatric Infectious Disease Journal 20: 188–192
858. Yeager A S, Arvin A M 1984 Reasons for the absence of a history of recurrent genital infections in mothers of neonates infected with herpes simplex virus. Pediatrics 73: 188–193
859. Yoon P W, Black R E, Moulton L H, Becker S 1996 Effect of not breastfeeding on the risk of diarrheal and respiratory mortality in children under 2 years of age in Metro Cebu, The Philippines. American Journal of Epidemiology 143: 1142–1148
860. Yoshioka H, Iseki K-I, Fujita K 1983 Development and differences of intestinal flora in the neonatal period in breast-fed and bottle-fed infants. Pediatrics 72: 317–321
861. Yow M D 1989 Congenital cytomegalovirus disease: a NOW problem [see comments]. Journal of Infectious Diseases 159: 163–167
862. Yuksel B, Greenough A 1994 Viral infections acquired during neonatal intensive care and lung function of preterm infants at follow-up. Acta Paediatrica 83: 117–118
863. Zafar A B, Butler R C, Reese D J, Gaydos L A, Mennonna P A 1995 Use of 0.3% triclosan (Bacti-Stat) to eradicate an outbreak of methicillin-resistant Staphylococcus aureus in a neonatal nursery. American Journal of Infection Control 23: 200–208
864. Zaia J A 1999 Diagnosis of CMV. Pediatric Infectious Disease Journal 18: 153–154
865. Zenker P N, Berman S M 1991 Congenital syphilis: trends and recommendations for evaluation and management. Pediatric Infectious Disease Journal 10: 516–522
866. Zuccotti G V, Riva E, Flumine P et al 1994 Hepatitis B vaccination in infants of mothers infected with human immunodeficiency virus. Journal of Pediatrics 125: 70–72
867. Zuerlein T J, Butler J C, Yeager T D 1990 Superficial cultures in neonatal sepsis evaluations. Impact on antibiotic decision making. Clinical Pediatrics 29: 445–447
868. Zuin G, Saccani B, Di Giacomo S, Tanzi E, Zanetti A R, Principi N 1999 Outcome of mother to infant acquired GBV-C/HGV infection, Archives of Disease in Childhood. Fetal and Neonatal Edition 80: F72–F73
869. Zupan J, Garner P 2000 Topical umbilical cord care at birth (Cochrane Review). Cochrane Database of Systematic Reviews (2): CD001057

第 41 章

新生儿神经系统疾病

第 1 部分

新生儿神经系统评估

Janet M Rennie

引言

新生儿期怀疑神经疾病是重要的。与任何器官系统疾病一样，诊断和预后必须基于全面体格检查的发现和正确检查结果的基础之上。新生儿神经学评估应该包括反复进行仔细的体格检查，检查婴儿机敏性状态和运动系统更为重要。对接受重症监护的新生儿进行神经学体格检查是有困难的，但并不是不可能的，可以辅以众多的诊断性试验。头颅超声现在是新生儿病房内的常规项目，已出版的超声图谱可以帮助临床医师对结果进行判读[18,39]。通过对新生儿脑部磁共振（MRI）扫描，已经取得了许多有价值的经验[6,43]。躯体感觉系统、听力系统、视觉激发电位的正常值范围以及脑电图（EEG）记录都被证实是极有帮助的。本章信息可通过进一步阅读文献补充[1,2,12,51]。大多数现代新生儿神经学的体格检查方法都是建立在 Andre-Thomas[5]、Saint-Anne[44]、Prechtl[33]和 Illingworth[24,25]等人的早期教学基础上。新生儿一般检查的建议可以参见第 14 章。

检查系统

人们建立了很多用于评估新生儿神经系统的方案，这反映出对婴儿观察一直存在着迷惑。Majnemer 和 Mazer 回顾了 9 个不同的系统[28]，其中许多方法需要进行特殊训练，并要花近 1 小时的时间实施检查。这在临床实践中是不实用的，或不可能用于患病婴儿的。推荐的标准变化不一，从成人型的神经学检查的“缩减版”，到包括对自发运动在内的无序检查方法[9]。我则比较同意 Amiel-Tison[1]的观点，通过对有限的分值进行配置以反映出一种并不存在的标准化和精确性的程度。

我目前使用的个人系统在图 41.1 中显示，可以迅速实施检查，并适用于处于监护状态下的婴儿。这个方案包括许多最初 Dubowitz 系统使用并经改进的项目，Dubowitz 系统是经过大量认真的探索发展而成的，旨在对低年资住院医师进行带教，有可重复性和实施上的快速性。更新后的方案着重考虑到手部姿态和有无单个手指运动的重要性，减少了重复操作[12,14]。除完成一个正确的检查方案外，没有什么方法可以快速简明扼要的对神经系统进行描述。例如：

体检开始之前，Tom 以一个屈曲的姿态俯卧在他的保育器摇篮里，双腿蜷缩在腹部下方，眼睛闭合，呼吸规则。他的头围为 35cm，囟门摸起来也正常。

如果从背部轻轻拍他，他会醒来并变得烦躁，并有正常的面部和躯体运动，且哭声也正常，如果继续拍他，他会逐渐安静下来。他有力地吸着手指，且舌头有舔吸的动作，眼睛则可以迅速地捕捉并跟随一个水平方向上的目标，并可自然地跟随其左右移动 90°。在他仰卧时进行观察，他双腿踢着，且躯体和四肢张力和反射均正常。他的双手放松并展开，可作单个手指的运动。今天不能让他来到保育器外面进行踏步试

新生儿 CNS 检查

姓名：________________

DOB：___/___/___

检查日期：___/___/___

检查者：________________

胎龄(GA)：_____周

根据 1981 年 Dubowitz 及其他资料修订 © JMR2004

状态：
0 昏迷：对疼痛无反应或微弱反应；
1 深度睡眠，没有肢体动作及规则呼吸；
2 浅度睡眠，眼睛闭合，可有一些动作；
3 假寐状态，眼睛不时睁开；
4 觉醒状态，眼睛睁开，可有部分活动；
5 完全清醒，活动较多；
6 哭闹状态

*** 呼吸机支持和极重患儿不要检查下列标有星号的项目**

定向和行为；注意任何不利的环境，例如，过多的噪声。

检查开始时状态	0	1 或 2	3 或 4	5 或 6
检查完毕时状态	0	1 或 2	3 或 4	5 或 6
意识水平	昏迷	嗜睡	机敏度过高，目光有神	正常，易于觉醒
可抚慰程度	持续高调啼哭	啼哭，难以抚慰	啼哭，易于抚慰	正常，不需抚慰
激惹程度	不进行操作时也啼哭	经常并易于啼哭	进行操作时有时啼哭，不激惹	所有时间都安静–过于安静
视觉定向	眼部运动无法注视或跟随，或移动	可注视并跟随物体，但易于失去兴趣	注视，可跟随物体进行90°的水平运动	注视，可随物体进行水平方向自由移动
社会学互动	完全无法进行	试图进行但不成功	对刺激或检查者稍有兴趣	易于进行互动，用于目光交流

体位及运动（正常和异常）

体位：此处绘出	角弓反张，或手臂屈曲，腿部伸展	手臂+腿部伸展	腿部屈曲，但无内收	正常，腿部屈曲。腿部屈曲良好，接近腹部

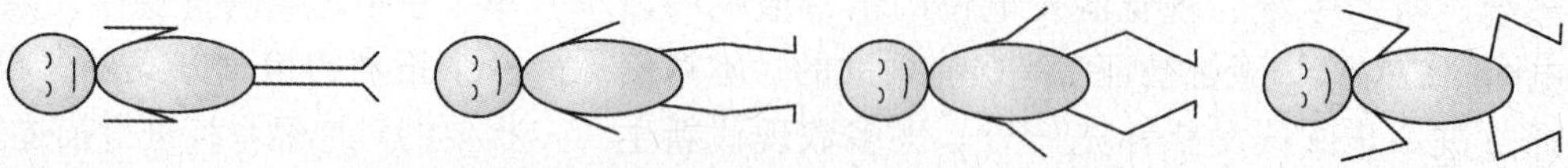

自发活动 注意观察质与量	无自发活动	少量活动，偶尔无规则的抽筋性动作，仅为伸缩性	较为单调而刻板的活动	活动丰富，动作流畅，平顺，变化度和活动范围良好
手部活动	拇指包绕在手掌内，手一直握拳	手指无活动，间歇性握拳	有时偶尔有手指活动	精细而高级的手指活动，手掌张开
震颤/惊跳	无，对巨大噪声或刺激无反应	持续震颤或惊跳状态	醒时，经常出现自发性震颤和惊跳	Moro拥抱反射后出现震颤，偶尔会自发出现惊跳
临床性的癫痫–描述	超过6次/天	3~6次/天	小于3次/天	无

图 41.1　一个新生儿神经学检查系统，引自 Dubowitz、Prechtl、Amiel–Tison 和其他作者。

躯干和肢体张力				
头部控制/头后垂*	无试图抬头的动作，头部完全后垂 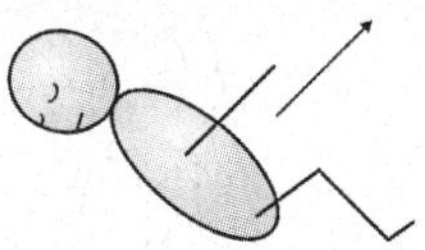	试图抬起头部，通过触觉能比视觉更好地感受这一动作，但头部还是向后倒 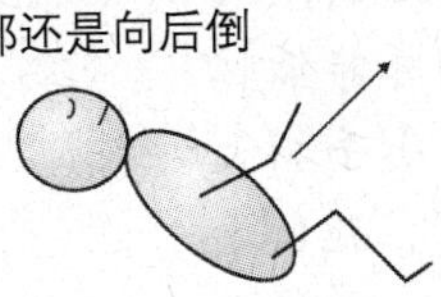	仅可勉强有一点抬起头部，与躯干保持一直线 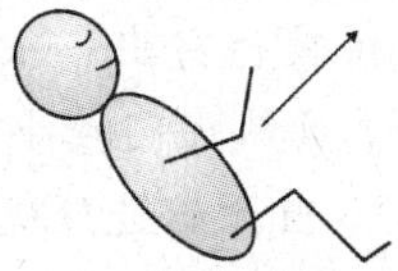	完全竖直抬起头部，短时间内位于身体前方 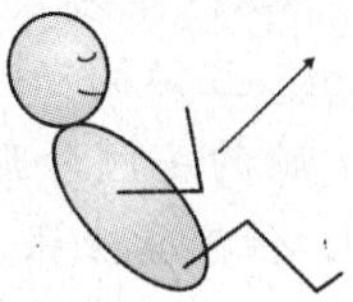
腹侧悬垂* 在此绘出	后背弯曲，头部和四肢呈悬直状态 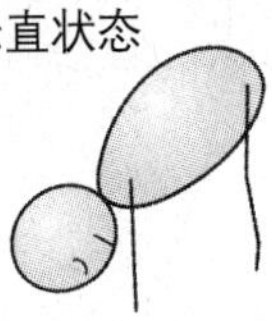	后背弯曲，四肢微屈曲 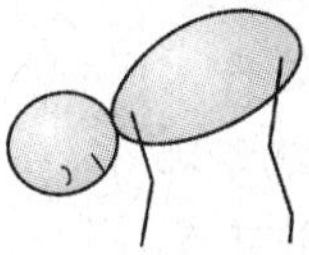	后背平直，头部与背部处于一直线，四肢屈曲 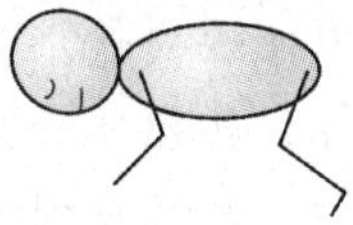	后背平直，头部抬起高于身体 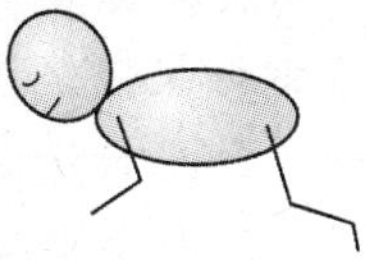
腿部回缩 用单手握住双侧踝部，屈曲臀部和膝部，然后快速伸直下肢，松开。反复三次	无屈曲 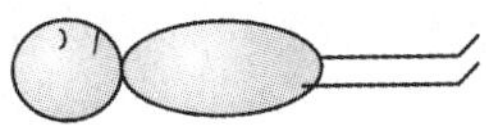	不完全屈曲 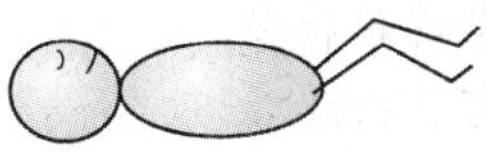	完全屈曲，但较慢 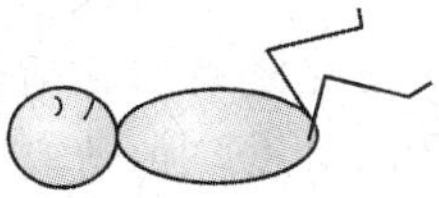	完全快速屈曲 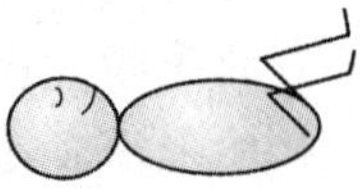
躯干张力	迟缓	低张力	高张力	正常
四肢张力	迟缓	低张力	高张力	正常
反射				
腱反射	无	过度反应	阵挛	正常
踏步反射*	没有将腿从检查台边缘提起的动作	踝部背曲	髋部和膝部屈曲，并将足底放在检查台上	很容易取得自发行走的动作
Moro拥抱反射*	无	不完全	不对称	正常
觅食反射*	无	弱	头部转动，嘴巴张开	寻找并定位
非对称性颈部强直	无			存在
吮吸	无	咬，咬紧	弱且不规则的吮吸	强力吮吸，吮舔
一般观察				
后囟/枕额周径（OFC）	OFC:　　cm	有张力	饱满	正常
颅骨	头部	帽状腱膜下出血	颅缝骑跨	头血囊肿
呼吸	应用IPPV治疗窒息	短暂呼吸暂停	通气过度	正常
检查过程中的稳定程度	不稳定	状态异常贯穿检查过程中，但无变化	不同状态间有轻微而缓慢的转换	耐受良好，不同状态可快速转换

评价：

图41.1 （续上页）

验或腹侧悬吊试验，但是虽然无法对其进行头后垂试验，但是他的Moro反应显得完全并对称的。至此我可以评估出，今天Tom的神经学状态是正常的。

Alice作为一个足月婴儿来说，脑围较小，为32cm，且她的双耳也显得较为突出——它们并非低位耳。她的头颅外形正常，虽然囟门较小（约小手指大小），但感觉上张力正常。当开始进行观察时，她处于仰卧体位，手臂伸着，腿伸展；她高调尖叫，不时会弓起自己的背部，足跟向下压入床垫。她双手总是握拳，拇指被其他手指包绕，我没有看到有放松的时候。放在襁褓里轻轻摇晃可以使她安静下来，不过这也需要耐心，进行检查操作时，其躯体和四肢的张力都比较高。进行一些安慰之后，她注意到一个红色的羊毛球，不过双眼并不能持续跟随这个小球移动，眼球不能进行大幅度的活动。Alice跟我并没有眼神交流，她会咬我的手指，我注意到这时她正在通过鼻饲获得营养。腱反射很容易就可以引出，但是我没有引出踏步反射或觅食反射，且她的Moro反射不完全，有一个快速的内收期。我很关注Alice，因为今天她的神经学评估不正常，根据我的观点，在出院回家之前，她还需要再次检查。

新生儿神经系统检查方案

一般观察

头部大小和形状

测定头围应作为新生儿常规检查的一部分（第14章），但也不必过度强调头部大小和头部生长作为神经系统检查一部分的重要性。必须记录囟门大小和张力情况。

因为新生儿的颅骨还没有完全融合，所以可以对头颅结构进行触诊，颅骨不应该有嵴或相互分离的很远（图41.2）。要注意观察是否有任何的浅表隆起，诸如头皮血囊肿（第14章）或头皮下积水（本章第3部分）。如果骨缝融合（颅缝早闭）可能需要治疗，或者有提示基础疾病的线索，诸如Apert综合征（第32章），可能需要来自神经外科医师的建议。

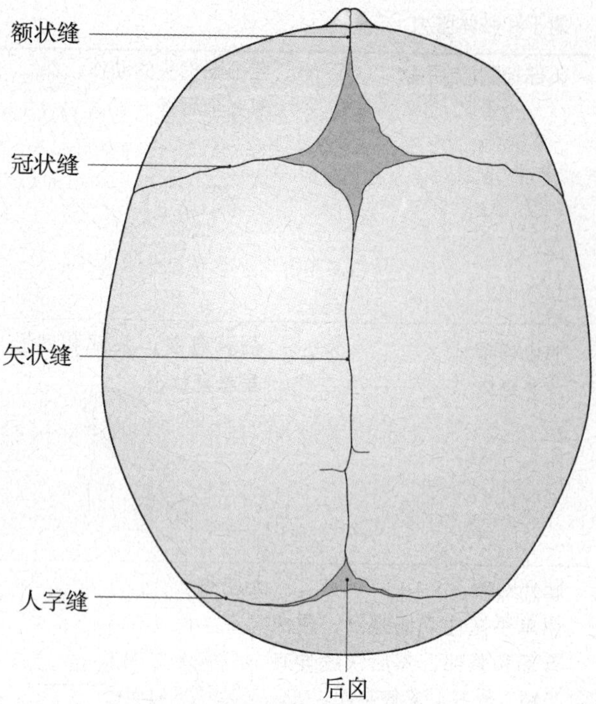

图41.2 显示颅缝及前囟位置的简图。

表41.1 新生儿行为状态的特征[37]

	眼睛睁开	呼吸平稳	有肢体动作	发声音
状态1	−1	+1	−1	−1
状态2	−1	−1	0	−1
状态3	+1	+1	−1	−1
状态4	+1	−1	+1	−1
状态5	0	−1	+1	+1

要点：+1=存在；−1=不存在；0=存在或不存在

定向和行为

行为状态

对婴儿神经系统进行的最初评估应包括行为状态评估，这是神经系统完整性的一个敏感指标。行为状态可基于四个特征来进行描述（表41.1，图41.1）[32,37,7]。

足月婴儿每小时要用50分钟的时间进行睡眠，其中约50%的时间为静态睡眠（状态1）。婴儿通常周期性地处于不同状态之中，如果不能维持这种周期循环则为异常现象；引起这种问题的例子有药物戒断和缺氧缺血性脑病等。

状态1（深度睡眠或静态睡眠）

当婴儿闭上眼睛并开始规则呼吸时，就是开始了静态睡眠。没有在闭合眼睑下的眼球运动。通常情况下婴儿比较安静且不活动。有时可能会有节律性的嘴部运动，持续数秒，最多持续数分钟。尽管很少有明显的运动性活动，但是在这个睡眠阶段还是会发生惊跳反应。

状态2（浅度睡眠或快速动眼相睡眠）

这个睡眠阶段的呼吸不是很规则。从状态 1 过渡到状态 2 的标致通常是出现惊跳动作、明显的运动或叹息。可以观察到在紧闭的眼睑下有慢速的眼球运动。在状态 2 常见有搐颤，可见于脸部、手部及足部。有时还可以观察到婴儿扮鬼脸、微笑以及规律的嘴部运动等。许多活动会导致婴儿体位的不断变化

状态3（醒来；昏昏欲睡；瞌睡）

在状态 3，婴儿安静地躺着，虽然眼皮很重，但眼睛还是睁开的。尽管有时候婴儿会凝视某处，但是大多数时候他们的眼球迅速运动，似乎是在扫视周围环境。通常体位和呼吸都比较稳定。婴儿在这种半清醒状态下看起来很恍惚。一般在喂食后这种状态维持的时间最长。

状态4（警觉）

婴儿眼睛睁开，活动其胳膊和腿，头部转来转去。体位不断变化，大小动作都很多。新生儿有扭动的动作，这种烦躁的活动是婴儿早期的特征。

状态5（啼哭）

啼哭是一种沟通的信号，父母及护士一般可以明确地分辨出婴儿哭闹的原因，比如不舒服、饥饿或者疼痛。

小于36周早产儿的行为状态

在孕 36 周前出生婴儿的大部分时间是用于睡眠的，但不能轻易地按静态睡眠和主动睡眠来进行分类。在对低危早产儿纵向研究的基础上，Prechtl 等[35]得出以下结论："在静息与活动、规则与不规则呼吸和有动眼或无眼动时期之间的周期性循环可能是独立交替的，也可能是相互重叠的，但是通常在所有孕 35～37 周前出生的早产儿，这些表现都是重叠的"。

异常状态，异常的状态转换及昏迷

几乎所有影响中枢神经系统的疾病在一些时候都会对机敏度水平形成干扰。婴儿通常可以唤醒，比如一声铃声或者一束光线都可以使他们醒来。无法唤醒则是指婴儿处于木僵或昏迷状态。在子宫内[36]和出生后，刻板活动是疾病的标志，而活泼的大量活动则是健康的标志。

总而言之，在健康新生儿中，足月儿和早产儿的活动应该有周期变化：孕 36 周后，明确的行为状态转换如上所述；孕 36 周前，这些周期变化包括更多或更少的独立发生的，在活动和休眠之间、规则与不规则呼吸之间和有快速动眼和无快速动眼之间的周期变化。心电图、呼吸模式以及经皮测定 $PaCO_2$ 可有助于识别这些周期变化。注重评估行为状态和行为状态周期变化，可能是评估新生儿中枢神经系统完整性唯一的最有效的方法，且应作为神经系统检查的起点。

安慰/拥抱

在检查过程中，或当感觉到寒冷或者饥饿时，婴儿经常会啼哭，通常是可以抚慰的。Brazelton 和 Nugent[7]强调：正常的婴幼儿都比较喜欢"抚抱"，并且常常会靠近检查者的臂弯或者贴近检查者的脖子。持续的、高调的啼哭则是异常现象，脑病婴儿通常会有这种强烈的"无法安慰"的行为。

体位、自发运动和肌张力

正常的肌肉对牵拉都有一定的抵抗力，检查者可以通过张力来感受到。被动的屈肌张力可在孕 28～34 周出现，然后从足部上升到腿部逐渐成熟[1]。这一点可以从足月儿采取的体位上得以明确，他们躺卧时通常都处于四肢弯曲且内收的状态，不同于早产儿采取的外展体位。肌张力不对称并不总是代表新生儿阶段有非对称性病理问题。肌张力的混合性变化模式和四肢张力过高而躯干张力过低，则是异常的，同样躯干成弓形弯曲在任何年龄阶段都是异常的。当整个躯干呈弓形，就可使用"角弓反张"这一术语。肌张力可随着喂食和睡眠状态而产生重大的变化，所以应反复进行体格检查以确认体征。

足月新生儿的肢体运动平顺、丰富、自发且对称，当婴儿注意力被分散时则趋于停止[34]。手指的运动精巧而具有多样性，包括足月时拇指可以做离开手掌的外展动作[17]。不过，如果拇指持续在握拳的手掌中（皮质性拇指）[25,12]则是异常的，脑损伤的婴幼儿通常有这个体征，且缺乏手指的精细运动。

面部表情

虽然双侧面瘫（见于 Moebius 综合征）比更常见的单侧面瘫更难于诊断，但是正常新生儿常可见到自发性的面部活动。其他肌张力低而迟缓的婴儿表现出面部表情正常，则提示脊髓有问题。刚刚出生几天的新生儿常会模拟面部表情，比如伸舌头等。

肢体运动、肌张力和肌力

在运用被动运动来评估肌张力之前，可能要先观察肢体对抗重力的自发运动。不能抬起部分或整个肢体可能是因为疼痛或者麻痹。新生儿的肌张力受到颈部强直反射的影响，意味着在引出被动运动前，重要的是要将婴儿头部置于中线位置。包括轻柔地屈曲婴儿的上下肢，然后快速将其伸直，观察其回缩。Dubowitz[12]提出的一个方案中进行了总结。这个检查系统与 Amiel-Tison[1]的类似，包括评估通过弯曲和摆放躯体和四肢形成的成角程度（图 41.3）。这些包括腘部成角、足部背屈成角和围巾征。腘部成角变小和一些异常体征是晚期预后的敏感指标[13]。

颤动

正常足月新生儿处于相对肌张力相对较高的状态，且反射过于敏感甚至类似于痉挛。这种高张性可能进而发展为颤动的临床体征。颤动是一种高频的、广泛的、对称的肢体震颤，然而这种颤动可因屈曲肢体或让婴儿吮吸手指而终止。足月婴儿通常在出生后头 2～3 天出现这种情况，然而如果其过度或持续存在则值得进行检查（见癫痫，本章第 2 部分）。重复的咀嚼动作和伸舌头不是颤动的一部分，而是提示癫痫。颤动对刺激是敏感的，而癫痫则不是这样。癫痫时，运动存在快速和慢速部分，且颤动时的震颤是对称的。颤动绝对不会伴有因自主神经系统激动引起的生理学变化，比如心动过速、高血压或呼吸暂停。

躯体、颈部的肌张力和肌力

正常足月婴儿的颈部肌肉有足够的力量可以使他们在俯卧或者仰卧时轻微地抬起头部。早产儿可以使其头部两侧转动，但是肌力要弱很多，如果将其拉起成坐位，头部则会后垂。为了评估婴幼儿颈部和躯干的肌张力状况，应扶着肩部将他们拉起成坐位（图 41.4）。拉起成坐位的手法可以引起正常足月新生儿试图抬起其头部的动作（图 41.4a）。如果对头部不加以支撑，则会逐渐向前或向后垂，正常足月婴儿能从两个方向将头部重新置于垂直位置（图 41.4b），不过足月婴儿头部出现摇晃是正常现象。可通过将婴儿置于侧卧位来评估躯体肌张力，用一只手扶住其背部，另一只手对腿部进行操作。正常情况下，弯曲的婴儿比伸直的婴儿要容易。

反射

腱反射和Babinski反射

在新生儿引出腱反射的意义比以后在儿童期引出的意义要小的多。通常可取得膝反射和二头肌反射。由于肌张力较高，所以足月婴儿的反射都比较敏感，有时踝部轻微阵挛是常见现象。在出生后 6 个月前，反射高度敏感及阵挛不是高位运动神经元病变的可靠指标[4]。在出生后头一个月内，膝反射出现交叉内收反应也比较常见（见下文），而一个月之后则为异常体征。足底的 Babinski 反射主要评估婴儿的伸肌，要注意如果刺激过于疼痛，可能会掩盖这个反射，同时引发婴儿的收缩反射。

原始的新生儿反射

这些反应对医师和父母来说都是有趣的，而且有必要对这些反应有一定的专业认识。正常情况下，反复实践后，原始反射会成为习惯。持续存在原始反射可抑制脑瘫儿童的正常运动。

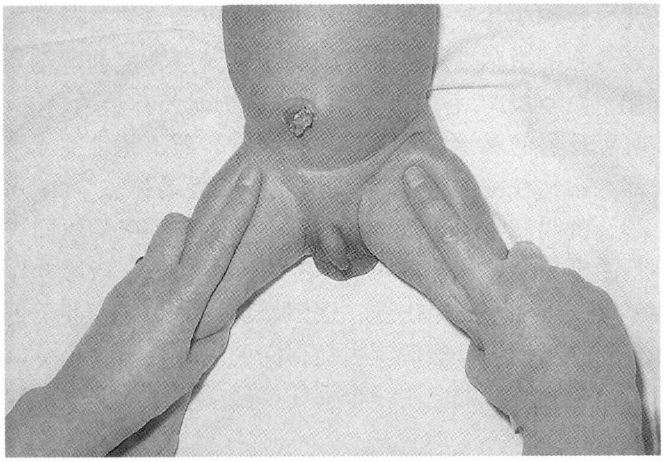

图 41.3 评价腿部内收角度。

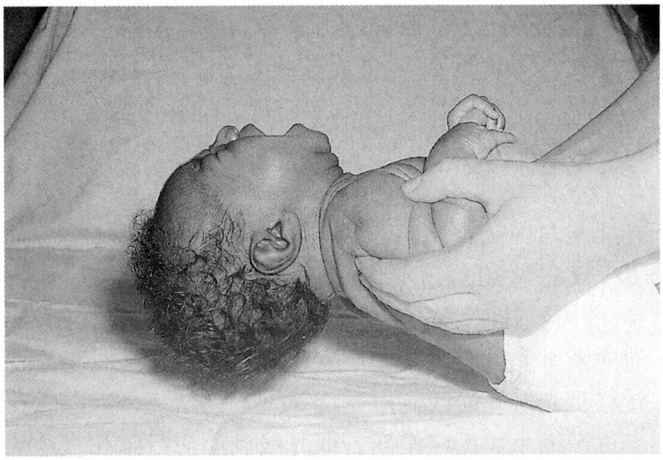

(a)

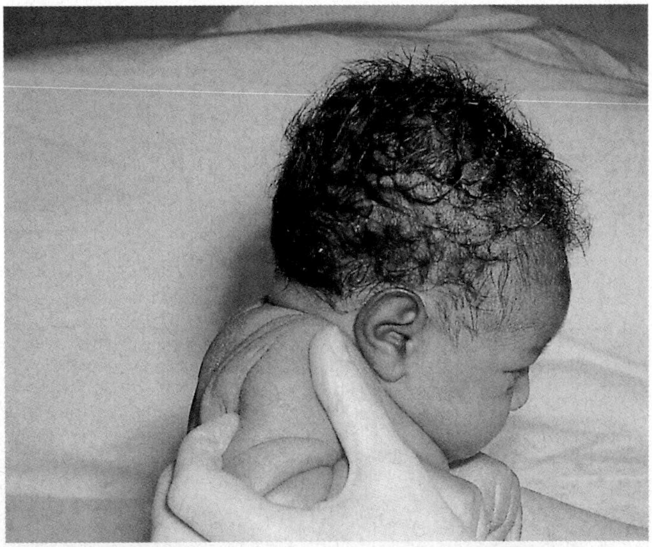

(b)

图 41.4 (a) 拉起成坐位手法：足月新生儿试图抬起头部；(b) 在被拉起成端坐位后，婴儿将其头部抬起到垂直位置，并使其稍向前倾。

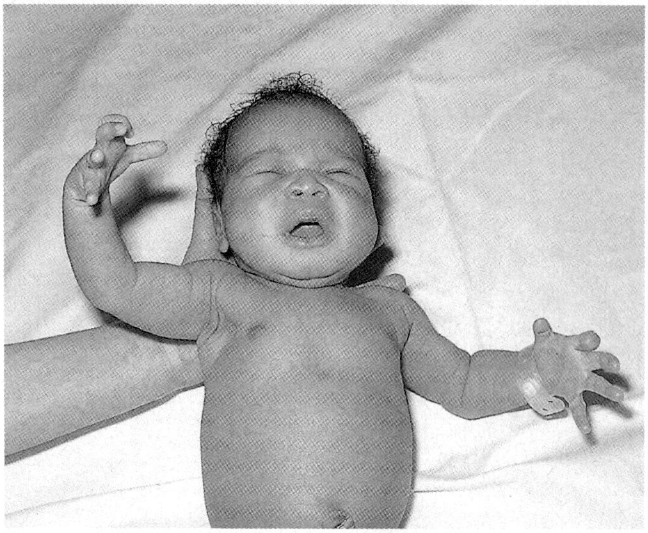

图 41.5 拥抱反射的外展状态阶段：使新生儿的头部微微向后仰，但检查者手部仍托着其头部。

Moro反射

通常先支撑住婴儿的头部，使其轻微后仰，这时就可以引出这一反射，婴儿双上肢会自然外展并内收，双手也会张开（图 41.5）。孕 33 周以上的婴儿会内收双臂。Moro 反射一般自孕 28 周起出现，到生后 4 个月消失。如果超过 6 个月后仍然存在，则为异常情况。

非对称性颈项强直反射

开始时将婴儿置于仰卧位，头部处于中线位置，其头部就会慢慢转向一侧。这时导致头部转向一侧的手臂伸肌张力增高，而对侧手臂的屈肌张力下降（防卫姿势）。这个反射在孕 35 周出现，生后 1 个月左右尤为明显，7 个月左右消失。

交叉伸展（内收）反射

如果将婴儿一条腿伸直，摩擦其足底部，可以发现对侧腿部先出现回缩，然后再伸直，同时脚趾也展开。完整形成这个反射还包括第三和最后的部分，就是对侧足部伸向受刺激腿的一侧。新生儿时期诱发膝反射时常会引发这个反射，不过 8 个月之后的婴儿不应出现。

放置和踏步反射

通过刺激足背引发反射，通常让婴儿的足背接触床的边缘，发育成熟的婴儿会出现“上踏”床缘的反应（图 41.6）。婴儿脚趾会成扇形展开，抬起脚并将其

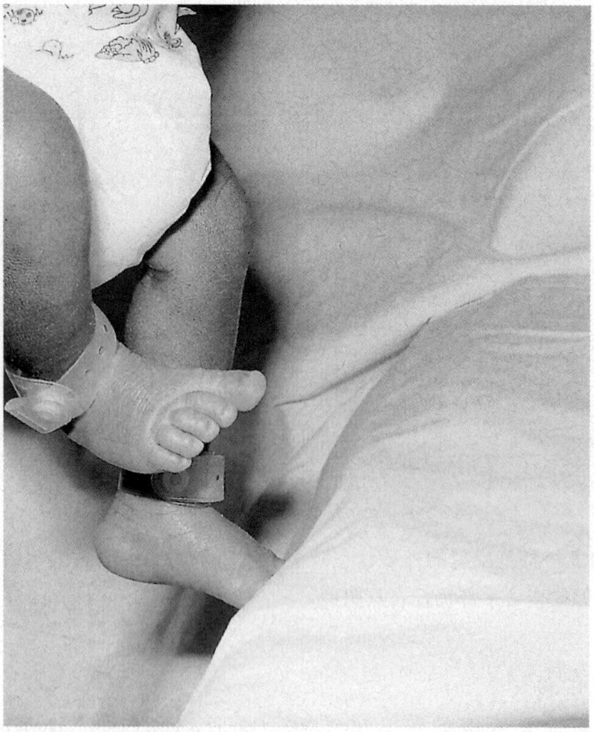

图 41.6 踏步反射，将新生儿足背接触床缘可诱导出。

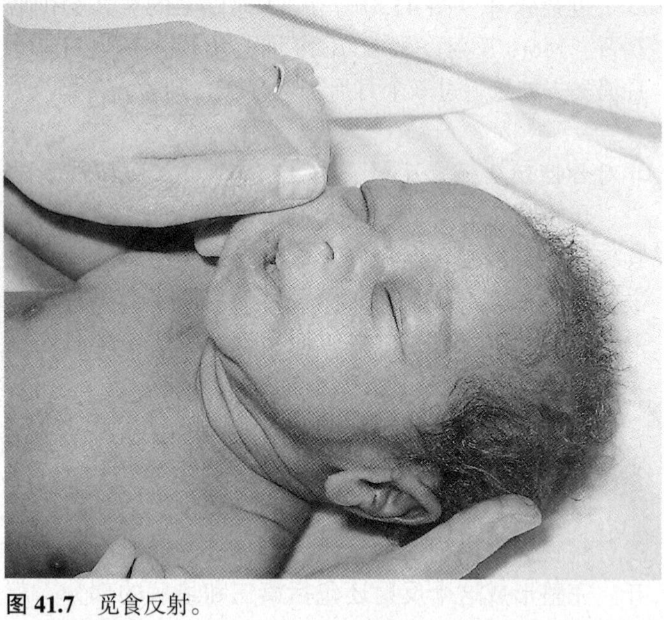

图 41.7 觅食反射。

置于床面上。如果扶着其两只胳膊，婴儿会在一个平面上展开其双腿以试图“支撑”整个身体的重量。如果婴儿的脚接触到一个固定平面，并将其身体稍微前倾，他们会试图“走路”。

觅食、吮吸和吞咽反射

轻轻拨动孕 28 周或以上的婴儿上唇，可以诱发婴儿寻找奶头并张开嘴。这个反应可以测定第五对颅神经分布的敏感性和第五、七、十二对颅神经的运动功能（图 41.7）。吞咽涉及第九、第十对颅神经的功能。吮吸反射的感觉传入通路来自硬腭，而不是舌头或腮部。胎儿在宫内第 11 周即可出现吮吸动作。孕 28 周起，吮吸和咀嚼之间得以协调，两者与呼吸的协同进行的更晚，只有等到孕 32～34 周后才出现。吮吸动作一般先以 3 个一组出现，逐渐增加到一组 8 个甚至更多个吮吸动作，然后吮吸动作间的间隙逐渐缩小。如果没有吮吸，则应用一个棉花棒轻柔刺激软腭来诱发咽反射。

掌反射及跖反射

刺激婴儿手掌面可以引发掌反射，婴儿会紧握刺激物，这种力量甚至可以使婴儿从摇篮中抬起（图 41.8）。这个反射从孕 24 周起出现，持续到出生后 4 个月。刺激足跖球也可使脚趾弯曲，类似于掌部反射。

瞳孔反射

仅在孕 30 周后，瞳孔才会对光线出现反应，所有孕 35 周及其以后的新生儿都有这种反应[40]。低于孕 30 周的新生儿也会对强光产生反应，不过只是眨眼或者转移目光避开光线。对光反射发育逐渐完全后，瞳孔会逐渐缩小。反应幅度，即光线刺激前后瞳孔直径的差值，也会逐渐增长到足月儿水平。Erb 麻痹的病变侧如果出现瞳孔缩小，常提示 C8 和 T1 神经根受累而出现 Horner 综合征。瞳孔扩大则提示伴有先天性或获得

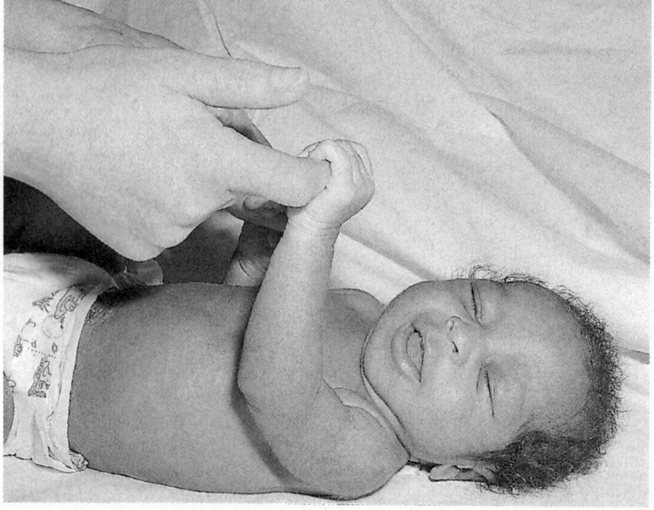

图 41.8 抓握反射。

性第三对颅神经麻痹。

新生儿神经学的警报信号

特定的新生儿神经学体征通常会看作是严重疾病的潜在提示。这些“警报信号”都是从许多作者的工作[2,3,8,12,26,44,48,51]中得来的：

- 持续性激惹；
- 喂养困难；
- 头部和/或眼睛持续偏斜；
- 姿势和动作持续不对称；
- 拇指持续内收在紧握拳头中；
- 角弓反张；
- 持续的上肢屈曲、下肢伸直的姿势；
- 冷漠、不动；
- 软弱无力，严重的全身性肌张力低下；
- 抽搐；
- 异常的啼哭；
- 同时出现落日征、呕吐、颅缝增宽和/或头围异常增大。

尽管早产儿呼吸暂停是当前新生儿监护室中最常见的原因，但是呼吸困难和呼吸暂停可以是神经功能障碍的体征（第27章）。在一个大样本研究中，从1974～1979年评估的25 154名婴儿中有1%的婴儿存在反复出现的呼吸暂停（例如，3次或更多次的时程超过20秒的呼吸暂停发作）[21]。在受累婴儿中，出生后头2天内就出现呼吸暂停的占77%，而生后7天发生的则很少[21]。发生最后一次呼吸暂停时，出生时的孕龄相对于出生后天数而言，是更大的一个损害因素。

特殊感觉

视力检查及视觉诱发电位

孕26周的早产儿对光线的反应是眨眼，孕32周时可以闭眼，孕34周时婴儿能短暂地注视并追踪颜色鲜亮的物体，孕37周时婴儿会转向轻柔的光线，并能持久的注视追踪（图41.9）。当一个足月婴儿看到眼前有带条纹的小鼓或者条带移过时，会出现视动性眼球震颤。改变条带的宽度或者优先看到的条带格栅，可以用来测定视敏度，相当于足月婴儿视力的20/150。

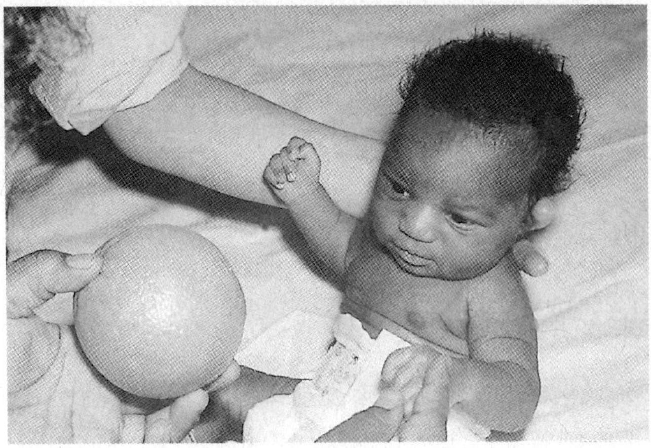

图 41.9 足月儿可注视橘子并随其移动。

但是，新生儿视力反应缺陷的判断是非常困难的。Dubowitz强调既往良好视力功能的丧失作为一个令人不安体征的重要性。婴儿的眼睛通常都是成直线排列的，但是在正常情况下，婴儿在6周前眼睛可以有轻微水平方向的偏斜，特别是早产儿更为常见。垂直方向或斜向的偏斜经常为异常现象，在合并生发基质/脑室内出血（GMH-IVH）时可以看到[51]。欲了解更多的视力发育迟缓和斜视等内容，可参见第34章。

视觉诱发电位（VEP）在枕部皮层内产生，重复给予合适的视觉刺激后，产生的瞬间电反应，这种反应每次都可以被识别，可通过计算机平均叠加技术从无规则背景的电噪声（EEG）中提取出这些电活动。可应用频闪观测仪或红光闪烁灯，这些光亮可以穿过紧闭的眼睑，以诱发视觉电位。电反应的“成熟度”随着孕龄而成熟，可在孕25周探测到。发现研究VEP对于评估出生窒息的预后很有价值[45]，且是一个检查视觉通路完整性的敏感性试验。VEP缺失预示着广泛性囊白质软化的早产儿有皮质盲[11]。

新生儿期的听力测试

胎儿从孕19周开始对声音有反应[22]。婴儿从孕28周起对声音产生摆动头部、从睡眠中醒来或肢体活动增加的反应。每1000个儿童中有1.5人发生双侧感觉神经性耳聋。从2000年开始，英国逐渐成功地开始了对新生儿进行全面筛查[53,54]。现在，在英国超过60个地区（约为全英一半区域）以及美国的32个州都成功地建立了完善的新生儿听觉筛查体系。这些体系中，大多数使用瞬态诱发耳声发射作为初筛方法，对那些无法通过初筛的人，则进一步检测自动脑干诱发电位(http://www.nhsp.info/)。全面新生儿听觉广泛筛查比婴儿期注意力测试要有效的多，早期进行治疗的儿童可获得更好的言语和语言技巧，不过有关证据的力度仍有争论[46]。

耳声发射

1978年发现了耳声发射现象。耳声发射是在嘀嗒声刺激下产生的自发反应，由内耳产生低振幅的声波。自动化方法是在听觉完整的耳内依靠嘀嗒声刺激，诱发出一个耳声发射，这可以由放置在耳道内的一个探头探测到。耳声发射试验比使用自动化脑干诱发反应法快捷的多，但是结果的假阳性也比较高。

脑干听觉诱发电位

这表示脑干听觉通路对出现在耳部的声音（通常为嘀嗒声）作出电活动的反应。放置在头皮上的EEG电极可记录到这些电信号。许多嘀哒声造成的结果可用计算机进行累加，使用一致性平均叠加技术来消除由局部EEG信号产生的背景噪声。成熟的诱发电位模式包括7个波形，但由于潜伏期不断增长，需要更强的声音刺激，所以实际并不会诱发所有的电位，婴儿一般在24周后多会碰到这种情况。自动化脑干反应装置不要求操作者接受很多的训练，因此是听力筛查方面广泛应用的方法。

影像

当对中枢神经系统进行检查时，关于最佳影像成像模式的建议可参见第44章。

脑脊液和颅内压的检查

由于婴儿脑膜炎的表现较为隐匿，常通过腰椎穿刺来加以判断。对于如何实施这一操作的建议可参见第45章。在新生儿期，脑脊液可能会呈偏黄色，因为存在黄疸或陈旧性的GMN–IVH。细胞计数也会比之后的儿童期高。早产新生儿的红细胞和白细胞计数均可高达30个/mm^3（附录8）。足月婴儿在出生1周后，脑脊液内任何种类的细胞数量高于10个/ml都是异常的。虽然脑膜炎病例的白细胞计数通常都高于100/mm^3，但是如果白细胞计数高于30个/mm^3，中性粒细胞高于66%，那么就应怀疑脑膜炎。癫痫发作不会影响以上结果。红细胞计数超过1000/mm^3使脑脊液检查的结果无法判读，拿白细胞和红细胞比例来作为校正因素也是错误的观念[31,42]。唯一正确的方法就是12小时后重新进行腰椎穿刺。

腰椎穿刺时，使用压力传感器精确地测定的颅内压为0～5.5mmHg[27]和2mmHg[29]。

脑电图

新生婴儿难以进行传统的多通道脑电图记录，但是其结果可为临床提供非常有价值的信息[10,38]。对于许多需要在电波噪声干扰较大的重症监护病房内进行检查的婴儿来说，电极的连接和固定都比较困难。短时间的记录没有长时间记录有价值，因为EEG显示出较大的变异，可能因为睡眠状态的变化而改变，也可能随着先前的睡眠时程长短和婴儿的成熟程度而变化（本章第2部分）[16,38,41]。可以使用脑功能监视器进行持续的脑电图监测，可显示出一个或多个通道的经处理过的脑电波振幅，现代化的仪器提供了一种获取未经处理的多通道脑电图，在进行压缩和滤波整合EEG之外，还可形成一种视频信号（图41.10）。脑功能监测有其弊端，但是其优点是能够持续监测且结果便于分析判读[19]。

脑电图的成熟

极早产婴儿的EEG为显著的不连续，呈高电压慢活动，且有EEG活动的抑制，这种抑制的术语称之为轨迹中断（第1108页）。早产婴儿也表现出为一种称之为Δ波叠加的脑电波——在Δ波上叠加出现快波，有时可能会被误认为是惊厥的活动。Δ波叠加在孕32周最多，足月后则很少见。随着孕期增加，脑电波波群之间的间隔逐步缩短，直至脑电图记录的波形变得连续（图41.11）。异常背景的EEG活动，比如严重的

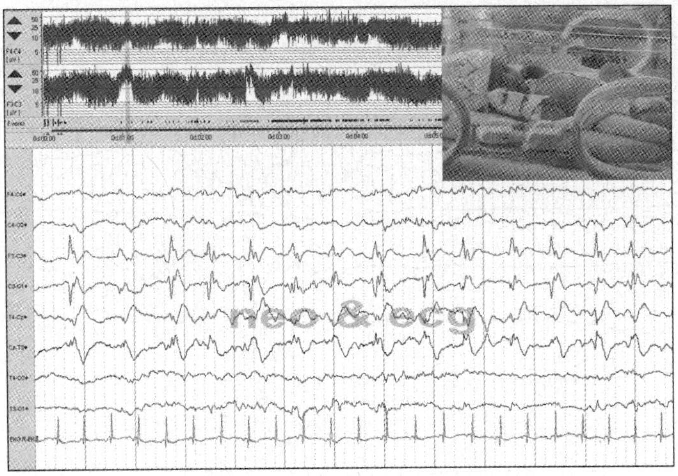

图 41.10 通过原始脑电图、压缩脑电图和滤波脑电图，以及数字化视频来监测脑功能。

波幅压低或波群减少，对于早产儿和发生窒息的足月儿来说，与预后不良存在良好的关联[15,20,23,52]。

出院前的神经学检查和随访

出院前评估神经学检查预期值时，我们在低危和高危新生儿的研究中作出了区分。在低危足月婴儿中，新生儿期的神经学评估和今后直至学龄期的随访评估之间存在较低但又显著的相关性[47,50]。在高危早产儿中，Touwen[49]发现在新生儿期的评估和婴儿期过程中的随访检查之间存在更密切的相关关系。新生儿偏侧综合征和肌张力过高综合征有明确的预期价值，而肌张力过低则没有。不过如果同时还伴有窒息，肌张力过低逐渐演变为肌张力过高，那么与随后神经系统并发症有显著的关联[8]。新生儿兴奋性增高综合征只有当持续存在 6 周以上时，才可能与随后的发育障碍存在关联。如果从新生儿病房出院的话，要明确婴儿神经系统异常的结论，在诸如小头畸形、癫痫发作等已经确立的异常的基础上，脑瘫的风险会增加近百倍[30]。

随访高危婴儿是新生儿重症监护工作中的一个重要部分（第 19 章）。在头一个月内监测头部生长和神经发育可以给出神经发育问题的早期危险信号。头部没有正常的形态是一个预后不良的信号。

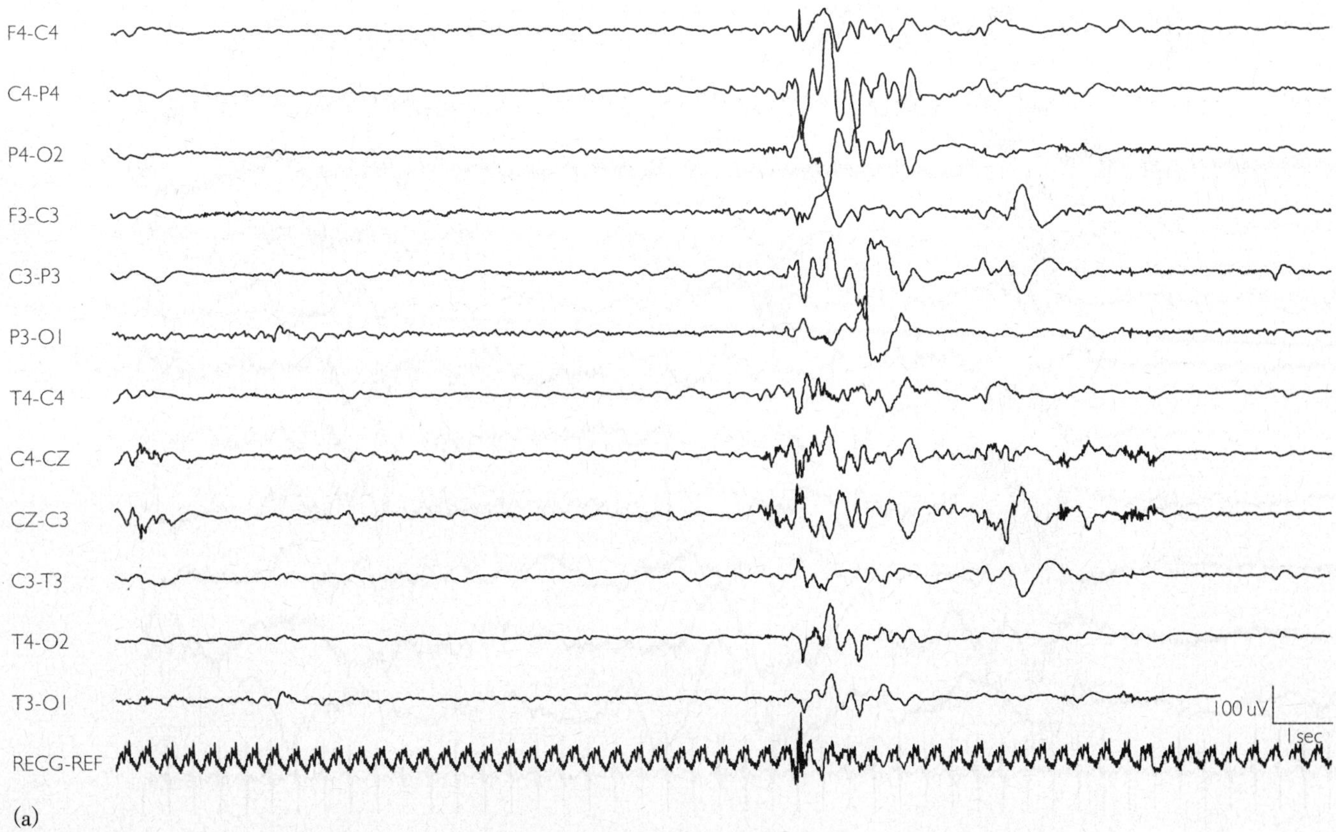

(a)

图 41.11 脑电图的成熟。（a）25 周；（b）29 周；（c）35 周；（d）40 周。

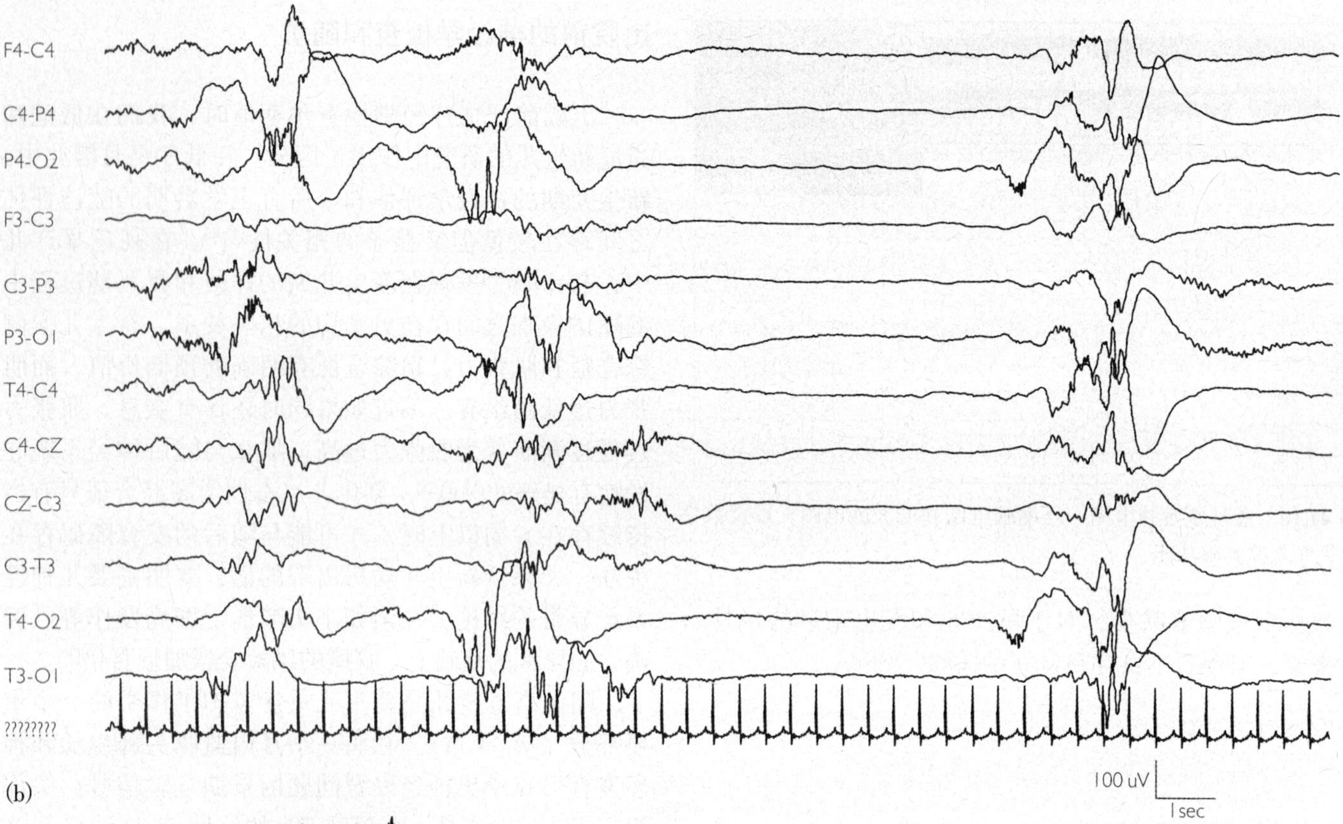
F4-C4
C4-P4
P4-O2
F3-C3
C3-P3
P3-O1
T4-C4
C4-CZ
CZ-C3
C3-T3
T4-O2
T3-O1
????????
100 uV
1 sec

(b)

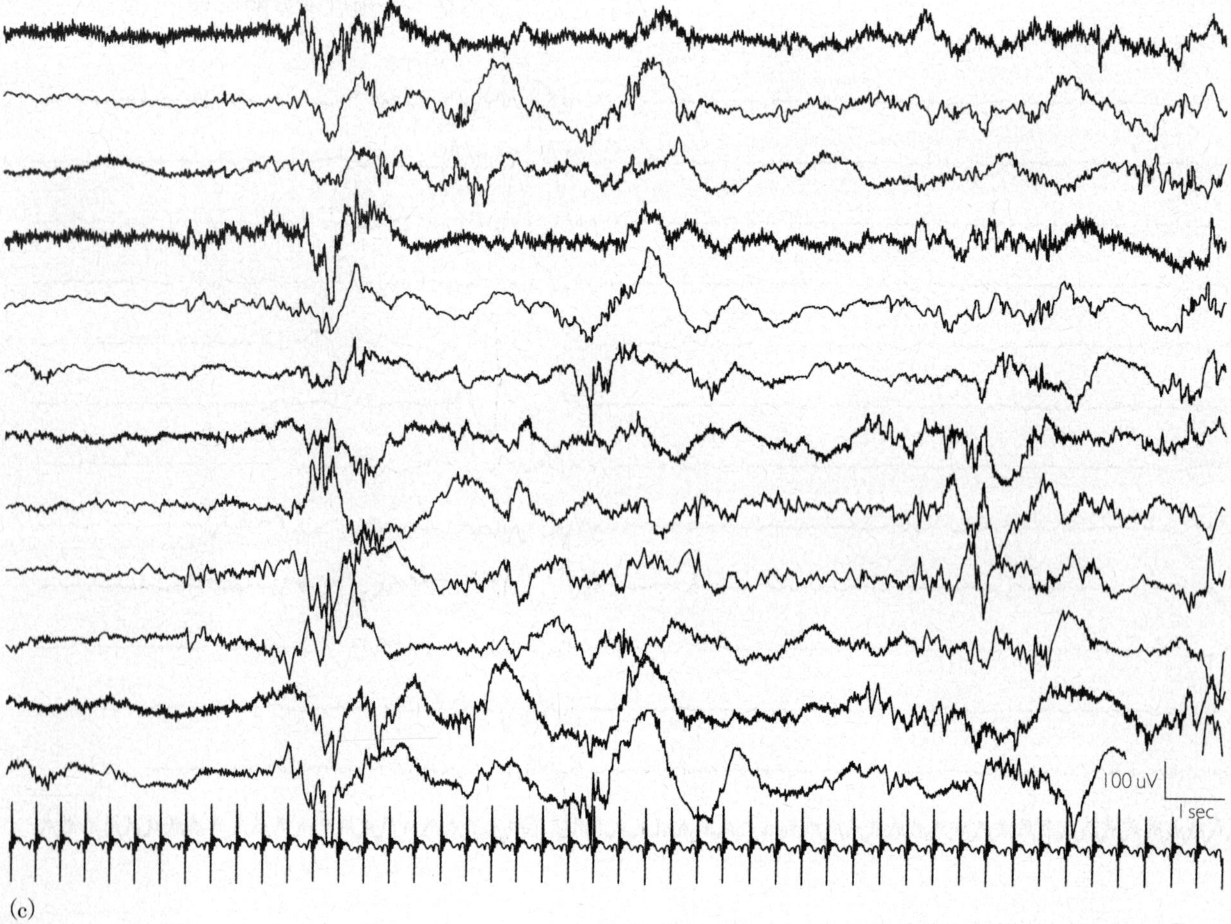
100 uV
1 sec

(c)

图 41.11 (续上页)

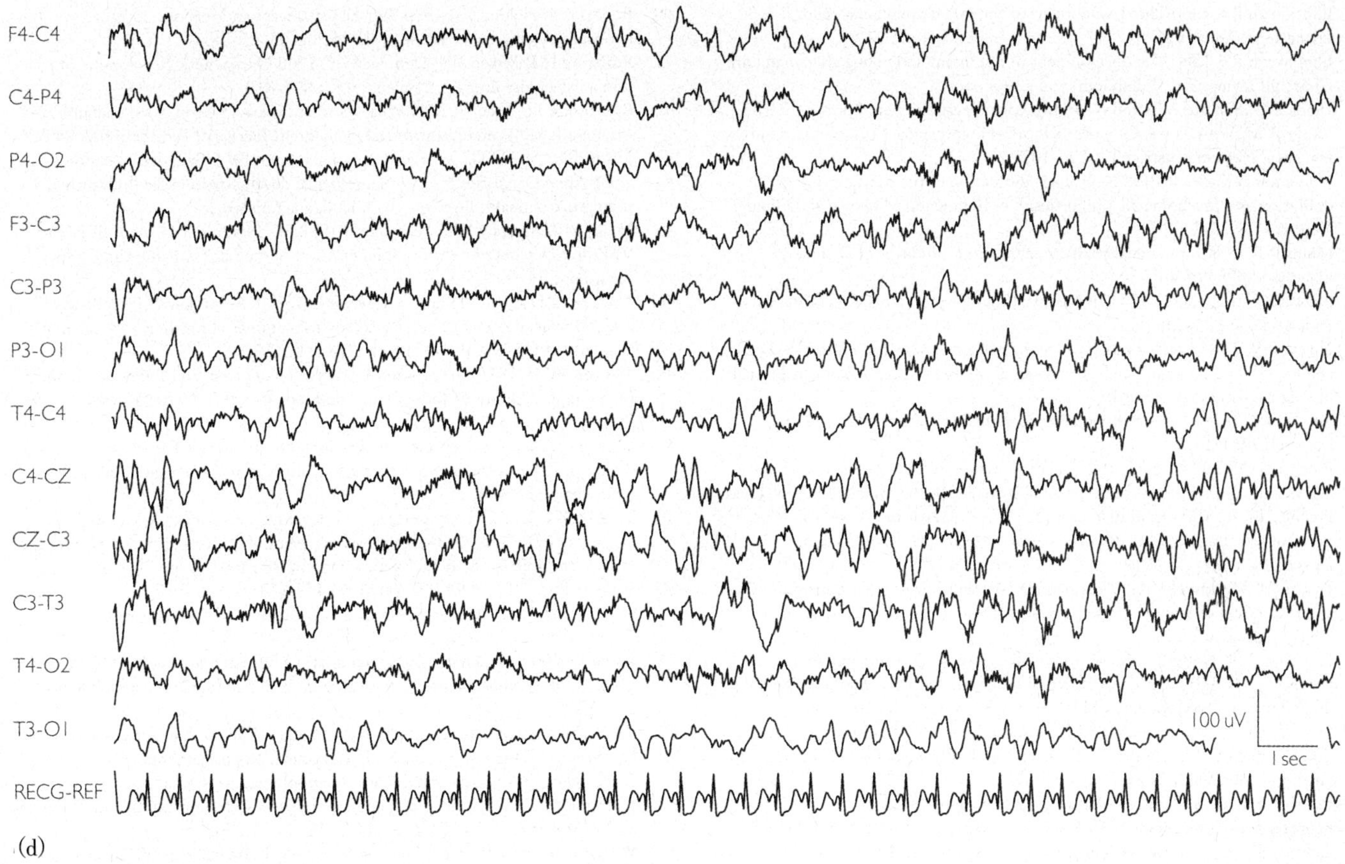

图 41.11 （续上页）

参考文献

1. Amiel-Tison C 2001 Clinical assessment of the infant nervous system. In: Levene M I, Chervenak F A, Whitte M (eds) Fetal and neonatal neurology and neurosurgery, 3rd edn. Churchill Livingstone, Edinburgh, pp 99–120
2. Amiel-Tison C 2002 Update of the Amiel-Tison neurologic assessment for the term neonate or at 40 weeks corrected age. Pediatric Neurology 27: 196–212
3. Amiel-Tison C, Grenier A 1980 Evaluation neurologique du nouveau-né et du nourrisson. Masson, Paris
4. Amiel-Tison C, Stewart A 1994 Apparently normal survivors: neuromotor and cognitive function as they grow older. In: Amiel-Tison C, Stewart A (eds) The newborn infant: one brain for life. INSERM-Doin, Paris, pp 227–237
5. Andre-Thomas Chesni Y, Saint-Anne Dargassies S 1960 The neurological examination of the infant. Clinics in Developmental Medicine no 1. McKeith Press, Cambridge
6. Barkovich J A 1999 Pediatric neuroimaging. Lippincott Williams & Wilkins, Philadelphia
7. Brazelton T B, Nugent J K 1995 Neonatal behavioural assessment scale, 3rd edn. Clinics in Developmental Medicine no 137. MacKeith Press, London
8. Brown J K, Purvis R J, Forfar J O, Cockburn F 1974 Neurological aspects of perinatal asphyxia. Developmental Medicine and Child Neurology 16: 567–580
9. Cioni G, Ferrari F , Einspieler C, Paolicelli P B, Barbani M T, Prechtl H F R 1997 Comparison between observation of spontaneous movements and neurologic examination in preterm infants. Journal of Pediatrics 139: 704–711
10. D'Allest A M, Andre M 2002 Electroencephalography. In: Lagercrantz H, Hanson M, Evrard P, Rodeck C (eds) The newborn brain: neuroscience and clinical applications. Cambridge University Press, Cambridge, pp 339–367
11. De Vries L S, Connell J, Dubowitz L M S, Oozeer R C, Dubowitz V, Pennock J M 1987 Neurological, electrophysiological and MRI abnormalities in infants with extensive cystic leukomalacia. Neuropediatrics 18: 61–66
12. Dubowitz L, Dubowitz V, Mercuri E 1999 The neurological assessment of the preterm and full term newborn infant, 2nd edn. Clinics in Developmental Medicine no.148. MacKeith Press, Cambridge
13. Dubowitz L M S, Dubowitz V, Palmer P G, Miller G, Fawer C-L, Levene M I 1984 Correlation of neurological assessment in the preterm newborn infant with outcome at 1 year. Journal of Pediatrics 105: 452–456
14. Dubowitz L, Mercuri E, Dubowitz V 1998 An optimality score for the neurological examination of the term newborn. Journal of Pediatrics 133: 406–416
15. Eken P, Toet M C, Groenendaal F, De Vries L S 1995 Predictive value of early neuroimaging, pulsed Doppler and neurophysiology in full term infants with hypoxic-ischaemic encephalopathy. Archives of Disease in Childhood 73: F75–F80
16. Eyre J A, Nanei S, Wilkinson A R 1988 Quantification of changes in normal neonatal EEGs with gestation from continuous 5 day recordings. Developmental Medicine and Child Neurology 30: 599–607
17. Ferrari F, Cioni G, Prechtl H F R 1990 Qualitative changes of general movements in preterm infants with brain lesions. Early Human Development 23: 193–231
18. Govaert P, de Vries L S 1997 An atlas of neonatal brain sonography. Clinics in Developmental Medicine no. 141–142. MacKeith Press, London
19. Hellstrom-Westas L 2002 Cerebral function monitoring. In: Lagercrantz H, Hanson M, Evrard P, Rodeck C (eds) The newborn brain: neuroscience and clinical applications. Cambridge University Press, Cambridge, pp 368–384
20. Hellstrom-Westas L, Rosen I, Svenningsen N W 1995 Predictive value of early continuous amplitude integrated EEG recordings on outcome after severe birth asphyxia in full term infants. Archives of Disease in Childhood 72: F34–F38
21. Henderson-Smart D J 1981 The effect of gestational age on the incidence and duration of recurrent apnoea in newborn babies. Australian Paediatric Journal 17: 273–276
22. Hepper P G, Shahidullah B S 1994 Development of fetal hearing. Archives of Disease in Childhood 71: F81–F87
23. Holmes G, Rowe J, Hafford J, Schmidt R, Testa M, Zimmerman A 1982 Prognostic value of the electroencephalogram in neonatal seizures. Electroencephalography and Clinical Neurophysiology 53: 60–72

24. Illingworth R S 1960 The development of the infant and young child. E & S Livingstone, Edinburgh
25. Illingworth R S 1980 The development of the infant and young child, 7th edn. Churchill Livingstone, Edinburgh
26. Joppich G, Schulte F J 1968 Neurologie des Neugeborenen. Springer, Berlin
27. Kaiser A M, Whitelaw A G L 1986 Normal cerebrospinal fluid pressure in the newborn. Neuropaediatrics 17: 100–102
28. Majnemer A Mazer B 1998 Neurologic evaluation of the newborn infant: definition and psychometric properties. Developmental Medicine and Child Neurology 40: 708–715
29. Minns R A 1984 Intracranial pressure monitoring. Archives of Disease in Childhood 59: 486–488
30. Nelson K B, Ellenberg J H 1979 Neonatal signs as predictors of cerebral palsy. Pediatrics 64: 225–232
31. Novak R W 1984 Lack of validity of standard corrections for white blood cell counts of blood-contaminated cerebrospinal fluid in infants. American Journal of Clinical Pathology 82: 95–97
32. Prechtl H F R 1974 The behavioural states of the newborn infant. Brain Research 76: 185–212
33. Prechtl H F R 1977 The neurological examination of the full term newborn infant, 2nd edn. Clinics in Developmental Medicine no. 63. MacKeith Press, London
34. Prechtl H F R 1990 Qualitative changes of spontaneous movements in fetus and preterm infant as a marker of neurological dysfunction. Early Human Development 23: 151–158
35. Prechtl H F R, Fargel VW, Weinaman HM, Bakker HH 1979 Postures, motility and respiration of low risk preterm infants. Developmental Medicine and Child Neurology 21: 3–7
36. Prechtl H F R, Nolte R 1984 Motor behaviour of preterm infants. In: Prechtl H F R (ed) Continuity of neural functions from prenatal to postnatal life. Clinics in Developmental Medicine no. 84. MacKeith Press, London
37. Prechtl H F R, O'Brien M J 1982 Behavioural states of the full term newborn. The emergence of a concept. In: Stratton P (ed) Psychobiology of the human newborn. John Wiley, New York, pp 53–73
38. Pressler R, Bady B, Binnie C D et al 2003 Neurophysiology of the neonatal period. In: Binnie C D, Cooper R, Mauguiere F, Osselton J, Prior P, Tedman B (eds) Clinical neurophysiology, vol 2. Elsevier, London
39. Rennie J M 1997 Neonatal cranial ultrasound. Cambridge University Press, Cambridge
40. Robinson J, Fielder A R 1990 Pupillary diameter and reaction to light in preterm neonates. Archives of Disease in Childhood 65: 35–38
41. Roffwarg H P, Muzio J N, Dement W C 1966 Ontogenetic development of human sleep dream cycles. Science 152: 604–619
42. Rubenstein J S, Yogev R 1985 What represents pleocytosis in blood contaminated ('traumatic tap') cerebrospinal fluid in children? Journal of Pediatrics 107: 249–252
43. Rutherford M A 2002 MRI of the neonatal brain. W B Saunders, London
44. Saint-Anne Dargassies S 1977 Neurological development in the full term and premature neonate. Elsevier-North Holland, Amsterdam
45. Taylor M J, Murphy W J, Whyte H E 1992 Prognostic reliability of SEPs and VEPs in asphyxiated newborn infants. Developmental Medicine and Child Neurology 34: 507–515
46. Thompson D C, McPhillips H, Davis R L, Lieu T A, Homer C J, Hefland M 2001 Universal newborn hearing screening: summary of evidence. Journal of the American Medical Association 286: 2000–2010
47. Touwen B C L 1972 The relationship between neonatal and follow up findings. In: Saling E, Schulte FJ (eds) Perinatale Medizin, vol II. Georg Thieme, Stuttgart, pp 303–306
48. Touwen B C L 1976 Neurological development in infancy. Clinics in developmental medicine no. 58. Spastics International Medical Publications/ Heinemann, London
49. Touwen B C L 1978 Early detection of developmental neurological disorders. In: Jonxis J H P (ed) Growth and development of the full term and premature infant. The Jonxis Lectures. Exerpta Medica, Amsterdam, pp 244–261
50. Touwen B C L, Lok-Mejjer T Y, Huisjes H J, Olinga A A 1982 The recovery rate of neurologically deviant newborns. Early Human Development 7: 131–148
51. Volpe J J 2001 The neurological examination: normal and abnormal features. In: Volpe J J (ed) Neonatal neurology, 4th edn. W B Saunders, Philadelphia, pp 103–133
52. Watanabe K, Miyazaki S, Hara K, Hakamanda A 1980 Behavioural state cycles, background EEGs and prognosis of newborns with perinatal hypoxia. Electroencephalography and Clinical Neurophysiology 49: 618–625
53. Watkin P M 1996 Neonatal otoacoustic emission screening and the identification of deafness. Archives of Disease in Childhood: F16–F25
54. Wessex Universal Neonatal Hearing Screening Trial Group 1998 Controlled trial of universal neonatal screening for early identification of permanent childhood hearing impairment Lancet 352: 1957–1964

第 2 部分

癫痫发作

Janet M Rennie

引言

经过对新生儿神经元独特生化特性的认真研究，至少可以明确出生后早期癫痫发作的原因。成人大脑中，谷氨酸是最主要的兴奋性神经递质，脑组织中存在三种谷氨酸受体：N–甲基–D–天(门)冬氨酸（NMDA）、α–氨基–3–羟基–5–甲基–4–噁唑丙酸（AMPA）和腈氨酸。γ–氨基丁酸（GABA）则是主要的抑制性神经递质。不过，在新生儿期，由于氯离子通透性 GABA 通道的开放会导致细胞去极化，而不是超极化（图 41.12），因此 GABA 便成了兴奋性神经递质[40]。与成人相比，新生儿脑组织内兴奋性突触更多，而且未成熟的神经元中氯离子含量高。在适当的时候，大量神经科学研究取得显著性进展，应该可以使新生儿抗惊厥治疗得以改进。

所有参与新生儿治疗的医护人员需要了解这一重要急症的可能病因和处治计划的专业知识。快速诊断、检查和治疗是重要的，因为对这一可治疗病程的识别延迟的话，会引起儿童相应的神经学预后中的显著损

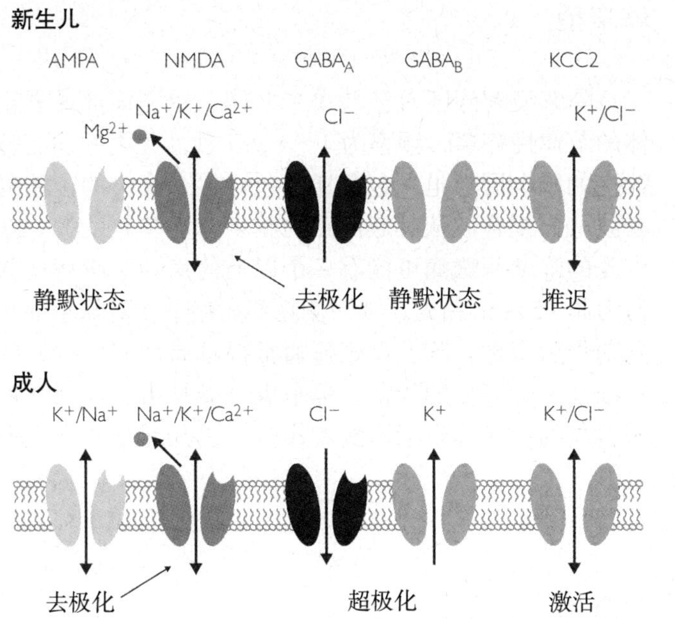

图41.12 新生儿和成人的兴奋性和抑制性通道对比。成人中，AMPA 受到谷氨酸刺激后开放并允许 Na^+进入细胞内。去极化时，Mg^{2+}从 NMDA 通道移出，Na^+和 Ca^{2+}进入胞内。GABA-A 和 GABA-B 通过 Cl^-和 K^+离子的内流，使细胞复极化。对于新生儿，AMPA 虽然存在，但并不发挥功能（静默状态）。NMDA 也受到 Mg^{2+}的阻断不产生功能，而处于正常的膜在静息电位。由于未成熟脑组织内 Cl^-含量较高，GABA 的兴奋导致 Cl^-外流，使得细胞处于去极化状态。去极化时，NMDA 和电压门控通道可开放。GABA-B 同 AMPA 类似，发育较晚，在新生儿期只产生很少的突触后抑制作用。控制胞内 Cl^-浓度的 K^+/Cl^-联合转运 KCC2）的成熟推迟，引起未成熟动物的细胞内 Cl^-浓度升高。（根据文献重绘，Holmes GL, Khazipov R, Ben-Ari Y 2002 New concepts in neonatal seizures. Neuroreport 3: A3-A8.）

害。在新生儿中，癫痫发作合并病症有脑室周围出血、脑梗死（脑卒中）、低血糖症、感染、脑部畸形以及缺氧缺血性脑病等。

越来越多的证据表明，癫痫发作对神经发育的预后有很多负面影响，使患者在今后的生活中易于出现认知、行为和癫痫并发症[53]。癫痫可使突触重构并异常生长（苔藓样纤维），干扰发育过程中正常的突触修饰[58]。如果癫痫无法控制，电活动呈周期性持续重复，会形成癫痫诱发现象。长期癫痫引起进行性脑缺氧、脑血流改变、脑水肿和乳酸酸中毒，应用多普勒超声和磁共振波谱学技术可观察到人类婴儿的这些变化[9,62]。癫痫持续状态会造成缺氧缺血新生鼠的预后恶化[101]。虽然极少的新生儿研究中使用脑电图（EEG）对癫痫发作的负荷进行量化，但一些临床研究已经表明癫痫发作的次数和预后之间存在相关性，不过也有相反的结论[57]。

发病率

极低体重儿中约有 5%～13%会发生癫痫，正常新生儿则只有 1/1000～2/1000 左右[18,47,48,50,55,81,83,90,98]。许多早年的研究将疾病归因于晚期发病的低钙血症，这可能可以解释发病率较高的原因。提出将足月婴儿早期（生后 48 小时内）癫痫发作的发病率作为一个围生期护理质量的指标，因为这一组患者最常见的病因是缺氧缺血性脑病。早期癫痫的发病率存在变化，都柏林 1980～1984 年为 0.87/1000[18]，加地夫 1970～1979 年为 1.3/1000[63]，肯塔基州 Fayette 县 1985～1989 年则为 2.8/1000[48]。足月儿早期癫痫的发病率似乎可能成为英国产科单位所要求的最小化数据库的核心项目，但是在定义方面还有许多对读者来说很明显的问题。癫痫微小发作是最常见的类型，特别在早产儿中，Sher 等报道的病例中占 75%[84]。

发病时间

大多数新生儿癫痫发生于生后 12～48 小时，婴儿很少在产房内出现癫痫。在我们的经验中，那些考虑癫痫发作收入新生儿科的婴儿，往往伴有异常颤抖，而没有脑电图上的癫痫发作。动物实验表明癫痫多发生于缺氧缺血性损伤后的 7～13 小时[100]，这符合已知的在这种情况下继发性再灌注阶段中的谷氨酸释放和损害（见下文）。这种过程同样可以发生在婴儿身上[24]。晚期发病的癫痫提示脑膜炎、良性家族性癫痫或低钙血症。图 41.13 显示所记录下的 277 例新生儿病例的癫痫发作时间[39]。新近的一个研究也显示出一个非常类似的模式[83]。

诊断和分类

1870 年，J.Hughlings Jackson 将癫痫描述为：“神经组织对肌肉放电过度”。时至如今，这个概念已经扩展到涉及感觉和自主神经系统效应，包括阵发性行为状态改变。发现癫痫有四个主要类型（图 41.2），每一类的癫痫可能是单病灶的、多病灶的或全身性的。典型的“强直阵挛”癫痫在婴儿中很少见，这种婴儿有电活动与临床分离的额外问题[99]。

微小型

癫痫婴儿的临床表现可能非常细微。它们可以大致分为口面部表现，包括斜眼、眼睑眨动、吮吸动作、咀嚼和嘴唇蠕动和肢体舞动（常被描述为游泳、拳击和蹬车动作）。此外，窒息发作也可能由癫痫引起，特别是对于伴有颅内病变的早产新生儿，如果对呼吸囊和面罩通气反应缓慢，应该考虑这个诊断。其他线索可能与运动有关，诸如在发病昏厥后很快有眼睑张开或嘴张开和心动过缓等。自主系统的变化，诸如血压变化或流涎增多，通常伴随微小型癫痫发作，这些可以在缺乏 EEG 确诊的情况下为正确诊断提供线索。

阵挛型

阵挛型癫痫通常涉及单个肢体、单侧面部或者躯体的节律性痉挛，频率为 1～4 次 / 秒。此类癫痫有特征性的脑电图放电，包括通常包含多个高尖的慢波复合波，该复合波从其起源点的脑半球向单侧发散。新生儿的阵挛型癫痫可能有一个以上的病灶，或病灶移行为非 Jackson 模式，如一侧腿部的痉挛在对侧手部相同动作后出现。阵挛型癫痫通常提示诸如皮层梗死等基础性局灶病变的线索，但是也可能是由于代谢性疾病引起的。在阵挛型癫痫发作时，婴儿通常并未丧失意识。

强直型

新生儿强直型癫痫的常见临床表现是持续的肢体或躯干异常体位，头或眼歪斜等。

肌阵挛型

肌阵挛型痉挛倾向于发生在屈肌肌群。全身性的肌阵挛型癫痫发作类似点头状痉挛，这种类型最有可

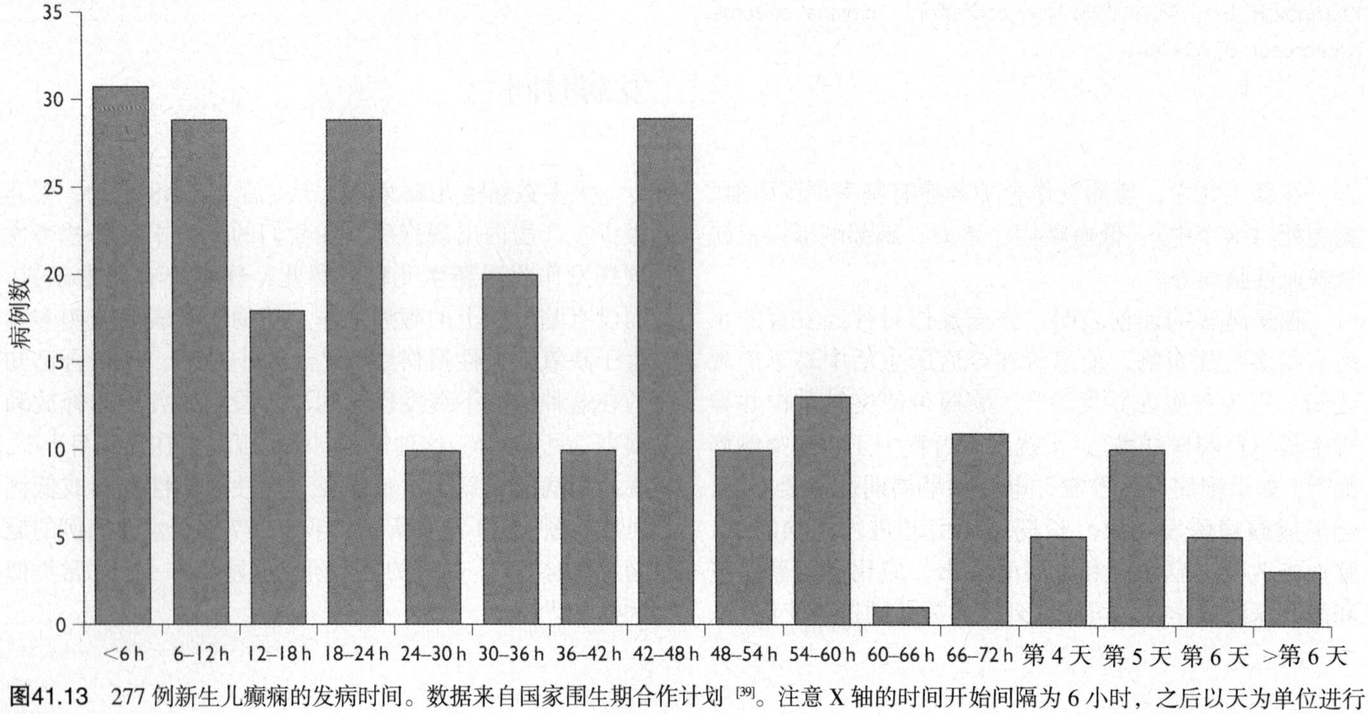

图41.13 277 例新生儿癫痫的发病时间。数据来自国家围生期合作计划 [39]。注意 X 轴的时间开始间隔为 6 小时，之后以天为单位进行分组。

表 41.2 新生儿癫痫类型

类型	临床表现	频度和 EEG 的相关性
微小型	眼部体征–眼睑扑动、眼偏斜、固定睁眼凝视状态、眨眼、呼吸暂停。肢体的拳击样、蹬踏样、游泳样动作。嘴唇运动，咀嚼、嘴角抽动、微笑等	约占新生儿癫痫的 50%。EEG 的相关性不一。EEG 变化很可能与眼部症状有关
阵挛型	强直，去大脑体位	约占新生儿癫痫的 5%。EEG 的相关性为
强直型	反复痉挛，与颤抖明显不同。可为单病灶或多病灶	新生儿癫痫的 20%~30%。EEG 变化很可能与面部症状高度有关
肌阵挛性	肌阵挛性痉挛；睡眠性肌阵挛可能是良性的	约占新生儿癫痫的 15%~20%。如果是局灶性的或睡眠性肌阵挛，则 EEG 可正常

能合并 EEG 变化。任何类型的肌阵挛型癫痫（单病灶、多病灶或全身性）均可发生在良性的新生儿睡眠性肌痉挛中[17]。

震颤

在正常新生儿中，震颤是极常见的现象，观察的 936 例新生儿中有 44%的发生率[72]。使用大麻的母亲产下的婴儿中，震颤更常见，可以是新生儿戒断综合征的一个体征（第 26 章）。震颤是一种对称性的颤抖，没有阵挛型和肌阵挛型癫痫的快速相和慢速相部分，其发作频率更快，为 5～6 次 / 秒钟。震颤不会波及面部（这与微小型癫痫不同），对刺激非常敏感，一旦握住腿部即可停止。绝对不会在震颤时看见有癫痫发作时的自主神经系统变化，如心动过缓或高血压。

肌张力过高

肌张力过高是一种罕见的以肌张力增高为特征的疾病，特别是在婴儿期，具有非常剧烈的惊跳反应[94]。惊跳类似于肌阵挛性痉挛和高调啼哭，反射亢进和震颤可导致误诊为癫痫[32]。肌张力过度可能与以前所知的遗传性婴儿僵硬综合征是相同的情况[56]。虽然 EEG 正常，但强直性痉挛是危险的，且需要治疗。用氯硝安定 [0.05～0.2mg/(kg·d)] 或小剂量的氯巴占 [0.25～0.3mg/(kg·d)] 进行治疗，通常可明显改善，一般 2 岁后这种发作情况会消失[92]。该疾病由定位于 5 号染色体上的抑制性甘氨酸受体 α 亚基突变[91]引起，虽然有一些常染色体隐性遗传的存在，但也可通过常染色体显性遗传[49]。

癫痫时的生理变化

癫痫时血糖保持正常或升高，但脑葡萄糖浓度明显下降，同时乳酸升高。这表明脑组织的转运功能不能跟上需求的增加，氧需求量增加，脑血流要相应增加以满足对氧和葡萄糖的需求。新生儿代谢需求的供不应求状况得到了磁共振光谱法数据的支持，显示来自高能磷酸复合物的光谱向无机磷酸盐方向产生偏移[103]。脑内变化与缺氧缺血性脑损伤时所见的表现相似。对小鼠给予葡萄糖预处理对降低癫痫持续状态的死亡率是有效的，虽然已知新生儿脑组织可以利用其他的能量物质，但是给予酮体并没有同样的效果。癫痫发作时乳酸堆积，动脉 pH 值下降，体循环压力升高，脑血流也随之增加。这些短时间内的巨大效应都在细胞结构和更早突触联系变化之后。

癫痫的脑电图诊断

正常的新生儿脑电图

正常足月儿的脑电图是连续的，包含中等电压的混合频率活动，显示发育完全的睡眠周期和对刺激的反应。表现出的连续性活动类型依赖于婴幼儿是否清醒、主动睡眠或静态睡眠状态（第28章）。在静态睡眠过程中，EEG可能呈现出一种称为高电压慢波睡眠（HVSW）的模式，包含一些连续中高电压的Δ波。随着静态睡眠状态的持续，这种模式可能会变得有些不连续，存在出现低幅的β波和θ波时期，并有以3～10秒间隔出现，时程为3～5秒，1～3 Hz的高电压活动。这种模式称为交替轨迹。在主动睡眠期，脑电图是连续的，电压比较低，并含有混合频率活动。清醒状态下，脑电波也显示出低电压混合性频率模式，称为为平均活动。图41.14a显示了足月儿的EEG。在足月婴儿EEG中可能出现的特殊的正常成熟特征是前部慢速节律失常（约从孕35周起首次出现）和额部一过性尖锐波。

极早产儿EEG的最显著特征是长时程静止期，仅可被一组高电压混合频率波打断（图41.14b）。静止期的时程长度（也被称为活动间期）直接与新生儿未成熟度成正相关，这种正常背景模式称为非连续轨迹或非连续模式。这种模式的脑电波与在足月儿中所见的交替轨迹模式是不同的，因为静止期的电波活动可表现为完全平直的。真性静止期通常电压低于15μV。交替轨迹模式中的非连续模式的特征是高振幅混合频率活动阶段和25～50μV低振幅活动阶段（从未呈现完全平直）交替。在早产儿EEG中所见的非连续性程度，对足月儿来说是非常异常的[16]。

新近的数据提示最大活动期间隔时间从孕24～26周的60秒下降到孕27～29周的40秒，孕30～32周时为20秒[2,8,75,102]。孕33～34周后，直至孕37周，只在静态睡眠中出现EEG的不连续，活动间隔时期应不再超过10秒[75]。在孕37周后，在清醒和主动睡眠时的EEG是连续的，静态睡眠时交替轨迹模式取代了非连续轨迹模式。早产儿EEG的特殊的正常成熟特征包括未成熟的颞叶θ波，这是一种尖锐的电活动，为约从孕27周起所见到的一种锯齿状外观的特征性波形，以及Δ波的阵发性活动，这是一种约从孕30周起出现的，由非常缓慢的Δ波活动和叠加的快速部分相混合的波群。

异常的新生儿脑电图

新生儿EEG可能在一些方面有异常：

- 连续性，波幅或频率方面的紊乱；
- 双侧半球间不对称或不同步；
- 可能存在异常波形；
- 睡眠状态的紊乱；
- 可能存在癫痫活动。

足月新生儿中的任何真性静止期都是异常的。不过，抗惊厥药物和镇静药物可能会使足月新生儿出现一些静止期，在早产婴儿中这种静止期会延长。Ellison等主要以脑电活动间期为基础判定新生儿EEG的特征，并对新生儿脑电波进行分类，孕期小于30周的新生儿如果活动间期大于60秒为异常，足月儿的数值为30秒[22]。最近，Menache及其同事确定足月儿脑电波活动间期如果大于30秒是异常的，且预示着预后不良[61]。

脑电图性癫痫

新生儿癫痫脑电活动的类型和发生部位、形态和播散的变异很大[73]。足月儿和早产儿产生变异事件的能力很大，最常见的癫痫起源部位为颞叶。

少量研究对新生儿癫痫的时程进行了量化[14,15,85]。Clancy和Ledigo曾以10秒钟作为癫痫发作最短时程的划分点，Scher等也采用了这个标准[15,85]。其他学者则以5秒钟为标准[86]。极其短暂的阵发性异常脑电活动称为BIRDS－瞬时间歇性节律性放电。脑电图性癫痫的特征包括单相重复放电或棘波和波形活动（图41.14c, d）[73]，但是新生儿癫痫在发作形式、形态学和播散模式上可有很大变异，且通常不一定与基础病变存在相关性。脑电图性癫痫应该有一个清晰的发作点和终止点，但是判断起来有困难。脑电图性癫痫可能伴有或不伴有刻板动作（见下一部分）。

脑电图与临床分离

新生儿癫痫的临床诊断和脑电诊断之间存在不同步：只有约1/3的通过视频调查的病例同时存在临床和脑电症状[64,69]。细微刻板行为可能会或不会伴有特征性的EEG变化，且连续脑电监测可发现许多没有临床表现的癫痫发作。一种解释是发自脊髓或者脑干的神经冲动因缺乏上级神经元的控制，从而引起运动症状。另一种解释是头皮电极并不能记录脑组织每个部位的

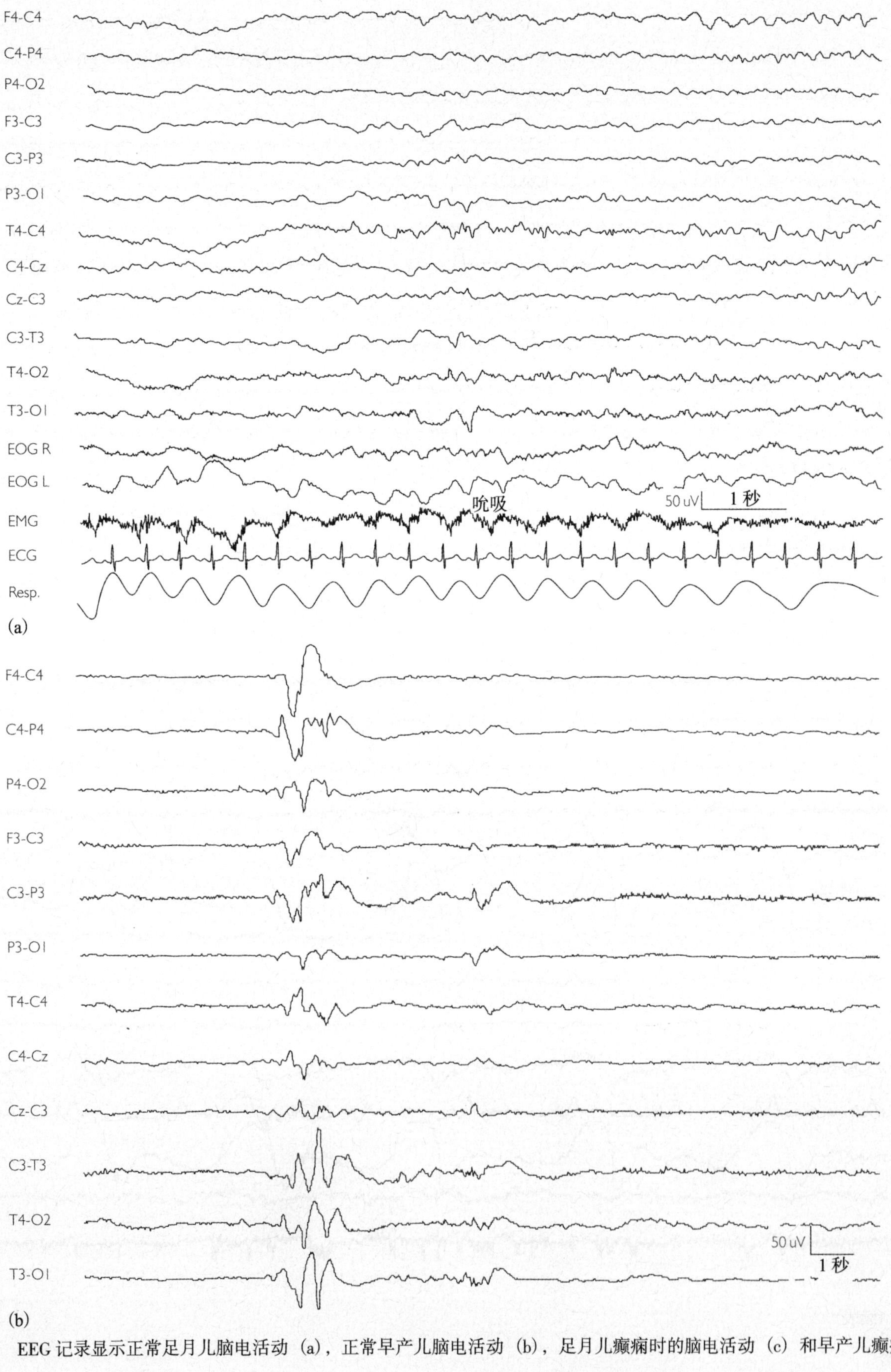

图 41.14 EEG 记录显示正常足月儿脑电活动（a），正常早产儿脑电活动（b），足月儿癫痫时的脑电活动（c）和早产儿癫痫时的脑电活动（d）。

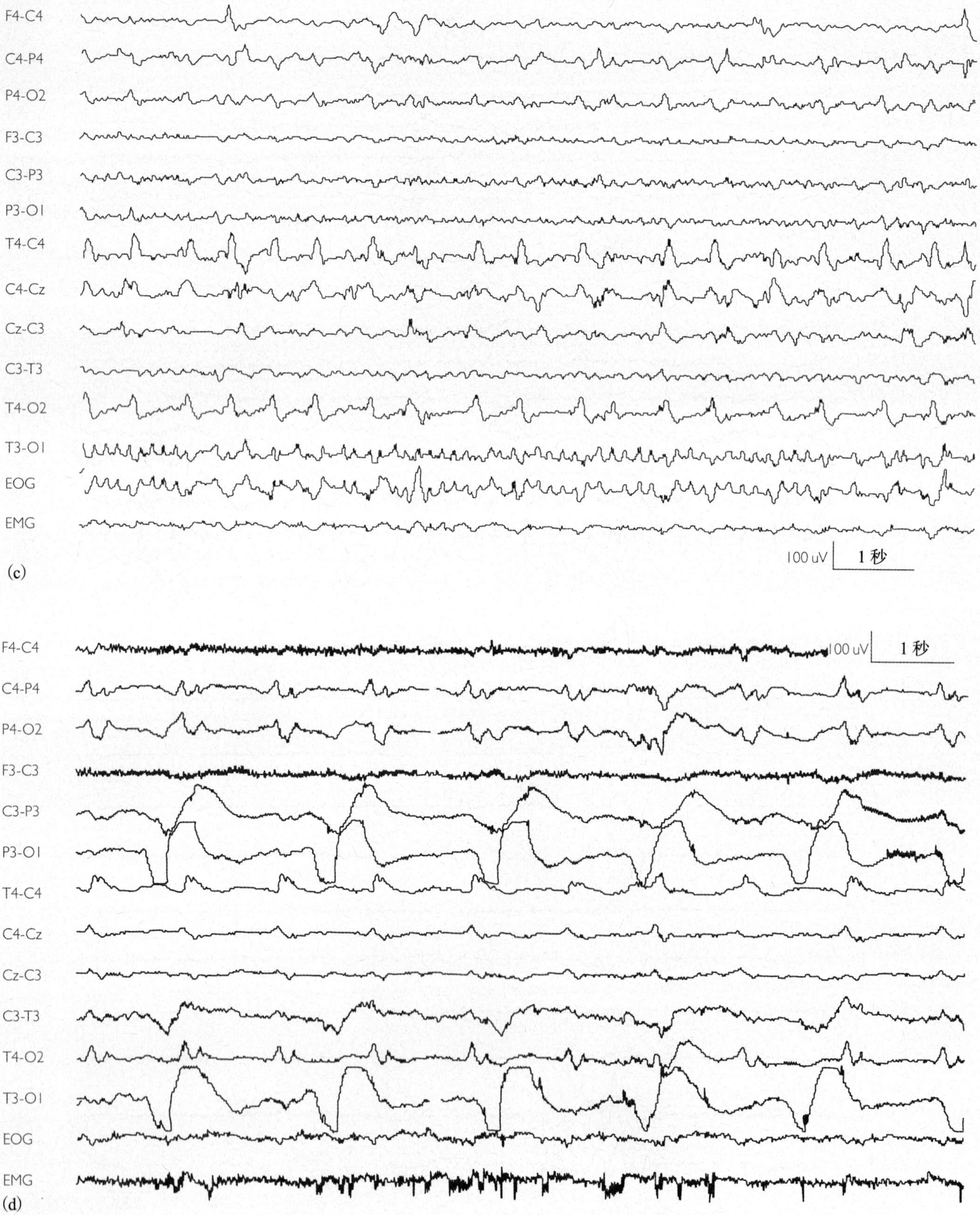
F4-C4
C4-P4
P4-O2
F3-C3
C3-P3
P3-O1
T4-C4
C4-Cz
Cz-C3
C3-T3
T4-O2
T3-O1
EOG
EMG
100 uV
1 秒
(c)
F4-C4
C4-P4
P4-O2
F3-C3
C3-P3
P3-O1
T4-C4
C4-Cz
Cz-C3
C3-T3
T4-O2
T3-O1
EOG
EMG
100 uV
1 秒
(d)

图 41.14 （续表）

电活动，深部电极揭示了另外的 10%成人患者的无症状电活动灶。无临床表现（的脑电图性）的癫痫的神经学影响仍不清楚，也未肯定需要对于有临床表现的癫痫进行治疗，直至其脑电活动恢复静止。这一点非常重要，因为苯巴比妥治疗大多可消除临床症状，而电活动的发作仍持续存在[12]。我们的视频-EEG 研究显示了有一组婴儿仅仅能在临床上认定癫痫是存在的（仅为临床型）。这些婴儿未进行抗惊厥药物治疗，因此这并不是缺乏脑电活动型癫痫的原因。婴儿的背景脑电图正常，神经系统影像学检查正常，随访良好，说明这种现象可能是良性的[10,12]。运动症状并未涉及口-面部运动。

当前临床实践是在未获取新生儿 EEG 时就开始抗惊厥药物治疗，我们对这一小群患者的经验是尽可能获得 EEG 确诊再进行治疗。脑功能监测应用较广，但这一方法并不能发现短时癫痫发作、低电压癫痫以及局限性癫痫等的发生[77]。目前尚无将癫痫治疗到电活动处于静止状态的临床益处方面的信息，但是在目前的知识水平下，广为接受的是对临床显著的癫痫进行治疗。在所有目前接受可用于新生儿的抗惊厥药物治疗的病例中，任何一个病例实际上都不可能获得脑电活动方面的控制。

病因学

根据当前重要性顺序罗列的新生儿癫痫的病因在表 41.3 中显示。

缺氧缺血性脑病

这仍是足月新生儿癫痫发作的最常见原因，在大部分研究的病例中占半数以上。典型的发病时间为出生后 24 小时以内，癫痫通常在出生后头 12 个小时内发作（见表 41.3）。针对这种情况的治疗和预后信息，参见第本章第 4 部分。

颅内出血

发生基质或脑室内出血（GMH-IVH）是早产儿癫痫的最常见病因（第 41 章）[44]。Scher 发现发生癫痫的早产儿中有 45%伴有生发基质 / 脑室内出血（GMH-IVH）[84]。

局灶性脑梗死

GMH-IVH 的早产儿常伴发出血性静脉梗死，这会成为产生癫痫的病灶（第 41 章）。Apgar 评分良好的，且在痉挛间期保持机敏性的足月儿，癫痫可能是由于局部性病灶引起的，最常见的大脑中动脉梗死（本章第 3 部分）。这些通常需要磁共振影像（MRI）来鉴别，其预后比基础病变为缺氧缺血性脑病的要好。新生儿期的脑卒中诊断，应进行进一步检查，以排除血栓形成倾向的基础性病变（第 30 章）。

脑膜炎

无论是细菌性（第 40 章第 2 部分）、非细菌性和先天性的颅内感染，都能导致新生儿癫痫发作，通常发生于出生 1 周后。腰椎穿刺仍然是癫痫婴儿必须作的检查。

停药

母亲美沙酮上瘾比海洛因上瘾更可能合并引起新生儿撤药性癫痫发作[38]。撤药性癫痫的第一次发作可发生在出生后 3 周内的任何时候，平均发作时间为 10 天，可持续数月。有可卡因暴露史的新生儿，50%有 EEG 异常，最长可持续一年，并伴有神经发育不良。发现那些接受长期镇痛性麻醉药[26]的儿童出现震颤，也注意到咪达唑仑用于早产儿镇静时产生的影响（见下文）[65]。

表41.3 新生儿癫痫病因

研究	Levene 和 Trounce 1986[54](%)	Goldberg 1983[30](%)	Andre 等 1988[3](%)	Bergman 等 1988[7](%)	Estan 和 Hope 1997[23](%)	Lien 等 1995[55](%)	Ronen 和 Penney 1995[80](%)	Ortibus 等 1996[70](%)
病例数			71	131	100	40	90	81
缺氧缺血性脑病	53	16	49	30	49	37	40	37
脑梗死（脑卒中）					12	17	1	11
颅内出血（包括 IVH 和硬膜下出血）	17		14		7	12	15	9
脑膜炎	8	3	2	7	5	5	20	9
母亲药物戒断			4				3	
低血糖症	3	2	0.1	5	3		3	
低钙血症，低镁血症				22			5	
血清钠的快速变化先								
天性脑异常		4		43	17	10	6	8
第 5 天发作（良性非家族性）		52					6	1
良性家族性新生儿癫痫								
维生素 B6 依赖性癫痫								
高血压			1.4					
核黄疸					1			
先天性代谢性异常					3			

IVH：脑室内出血

代谢性病因

低血糖症

低血糖症可以是新生儿癫痫发作和其他神经学体征，如呼吸暂停、昏睡、震颤等的唯一原因。低血糖症常伴发缺血缺氧性脑病或感染，低血糖症在小于胎龄儿中也很常见（第 10 章）。与基础病因相关的不良后果使其难以判定无并发症低血糖症的预后。但毋庸置疑，发现癫痫新生儿血糖水平低，是进行紧急静脉内治疗的适应证，应尽全力尽快使血糖水平恢复正常(第 35 章)。

低钙血症

Brown 等[13]研究的半数婴儿有低钙血症(总血清钙低于 1 .75mmol/L)。在采用现代低磷牛奶之前，报道有同样高的晚期低钙血症性癫痫的发病率，20 世纪 60 年代后期，婴儿喝的是送到家门口的牛奶或高磷配方奶。偶尔有低钙血症性癫痫继发于母亲高钙血症（对于高血钙的长期宫内暴露）或母亲维生素 D 缺乏，新生儿诊断应促使评估母亲的血清钙浓度。低钙血症常伴发镁浓度水平低，且需在癫痫发作前予以纠正。在患病的极低出生体重儿和缺血缺氧性脑病儿中，低钙血症是常见的，且在这些病例中，低钙血症可能不是癫痫发作的相关原因。

低钠血症

在一些情况下，会发生血清钠浓度极高、极低或浓度迅速变化，而导致癫痫发作，如抗利尿激素分泌不当（第 18 章），Bartter 综合征或严重的脱水。

先天性脑畸形

神经元迁移异常，诸如无脑回或脑裂畸形，可出现新生儿癫痫发作。MRI 的应用推动了诊断，但有时超声也可能进行诊断（本章第 4 部分）。

先天性代谢异常

维生素B6依赖性癫痫发作

Hunt 等[41]于 1954 年报道了首例使用维生素 B6 控制难治性癫痫的婴儿病例。这类癫痫可在宫内开始发生（母亲描述每天数次持续 15～20 分钟的“锤击样”胎动），并对常规抗惊厥药物治疗无效，然而，胃肠外给予维生素 B6（50～100mg）后几分钟内停止，然后在药物撤离的数天内再次出现。但这种治疗性试验可引起肌张力低而需通气支持，应在重症监护室内进行[46]。虽然曾识别到特征性 EEG 异常，但是还没有其他的诊断方法[66]。有报道，一些对治疗反应缓慢的非典型病例或癫痫晚期发作需要罕见的大剂量维生素 B6（高达到 500mg）进行治疗[6,33]，而其他人用非常小的剂量就有效。Gospe 建议进行一种维生素 B6 试验，包括每 10 分钟静脉内给予 100mg，直到癫痫停止或达最大剂量 500mg。

认为根本缺陷是由于吡啶磷酸合成酶和谷氨酸脱羧酶（GAD）的结合障碍，这是合成 GABA 的必需步骤[34]。该病为常染色体隐形遗传病。生活中，每天需从膳食中补充维生素 B6 20～100mg，一天两次，剂量可能需要随着年龄增加而增加[6]。不幸的是，尽管早期诊断和治疗，许多这些儿童还是存在智力和发育障碍。最近，使用更大剂量的维生素 B6 取得了更好的效果，因此建议应给予足够的维生素 B6 使脑脊液（CSF）中的谷氨酸浓度恢复到正常。

甘氨酸性脑病

非动态性高甘氨酸血症是一种罕见的先天性代谢异常，此病有大量甘氨酸聚积，导致难治性癫痫发作（第 35 章第 3 部分）。呃逆是麻烦的问题。血清、尿液及脑脊液中的甘氨酸浓度水平非常高。在一个病例中，氢溴酸美沙芬的单一疗法[35 mg/(kg·d)]使癫痫发作停止且 EEG 恢复正常，但这种疗法不是一直成功的[87]。

De Vivo综合征/ GLUT-1缺乏综合征

葡萄糖穿过血脑屏障由葡萄糖转运体 1 型异构体（GLUT-1）介导。缺乏这种转运体导致脑能量供应受损，这是 De Vivo 在 1991 年发现的[19]。这种罕见疾病是重要的，因为治疗可以获得正常的神经学预后[25]。尽管血糖浓度正常，但婴儿 CSF 的葡萄糖浓度非常低，且 CSF 的乳酸浓度也低。治疗采用生酮性膳食。该病可能为一种一过性的疾病，而无需长期治疗。到目前为止，对报道的三个病例的 CSF 葡萄糖浓度低有不同的解释，诸如轻度脑膜炎或蛛网膜下腔出血[42]。

良性家族性新生儿惊厥

1964 年首次发现了这种令人迷惑的常染色体显性疾病[78]。癫痫发作令人注目，常呈阵挛性，80%开始于出生后第二或第三天，常在 6 个月时停止。基因标志物显示在第 20 号染色体上有突变，引起钾通道基因突变[51,52]。癫痫发作的特征已有描述[82]。与维生素 B6 依赖性癫痫发作相反，这类癫痫发作可以通过常规药物进行控制，且发育方面的预后非常好。

良性非家族性新生儿癫痫发作（第5天发作）

1970 年代晚期，这种良性自限性病症在一些澳大利亚产科单位中达到了一定比例[76]。也有来自法国的报道，但自 1985 年后，仅在南锡(法国东北部城市)见到有两例，而在坎普尔顿，从 1989 年起再未有此病的诊断[4,68]。癫痫发作开始于产后第 3～5 天，持续时间高达 2 周。虽然发现一些病例 CSF 中锌的含量低，但病因仍是一个迷[29]。最近，我们治疗了一个有这种病症的婴儿，她有显著的强直-阵挛性癫痫发作，这在新生儿阶段是非常罕见的，然而她却健康成长[35]。

良性新生儿睡眠性肌阵挛

在这种疾病中，肌阵挛仅在睡眠时发生，而当时的 EEG 是正常的。虽然肌阵挛的发生频度是睡眠状态依赖性的，且大部分是在静态睡眠时，但是在所有睡眠状态下都存在有肌阵挛。这种肌阵挛运动无需任何治疗，在6个月时消失，应让父母确信这种震颤会最终停止。

高血压

1988年报道了一例由于使用卡托普利使血压急剧下降而伴发癫痫发作[74]和两例高血压性癫痫发作[3]。在新生儿中，引起癫痫发作的真性高血压脑病极其罕见，可能是由于颅骨有顺应性，而且新生儿科医师从来没有见过这种病例[59]。

检查

必要的实验室检查包括：

- 血糖；
- 血清钙，如果可能要测离子钙；
- 血清镁；
- 动脉血 pH 值；
- 血清钠；
- 血清尿素和肌酐；
- 腰椎穿刺；
- 血培养；
- 头颅超声扫描。

如果无法揭示病因，二线检查包括采样进行病毒学检查和先天性感染筛查、MRI、毛发或尿液标本用来寻找母亲是否吸食毒品、血液或尿液中氨基酸测定、染色体分析、血氨和尿液中有机酸测定。治疗无效的病例应考虑进行维生素 B6 试验。EEG 检查的价值已经讨论过，如果可能的话，应获取 EEG，对于疑难病例，肯定要作 EEG。MRI 在很多方面上都优于 CT，所有病例应考虑进行 MRI，如果一线检查无法发现病因，肯定要进行 MRI。甚至在发现病因时，从 MRI 取得的信息也可以给出关于预后的有价值信息。

治疗

治疗的适应证

大多数婴儿仅以临床诊断为基础来进行治疗，而且治疗也是通过临床这一途径来进行监测。连续 EEG 研究显示，抗惊厥药物治疗开始后，仍有显著脑电图性癫痫负荷存在，原因是电活动与临床分离[12]。治疗到电活动静止或没有治疗到电活动静止尚未知是否能改善其预后，此外也没有一种抗惊厥药物疗法可以使所有病例都达到这一疗效。在当前的知识状况，大多数新生儿科医师将对每小时内有三次以上临床癫痫发作或单次癫痫发作持续 3 分钟以上的婴儿进行治疗，虽然应努力获取 EEG 资料，但是这仍是一种合理的临床措施。更新的脑功能监测仪已经投入使用，可以评估原始 EEG 信号，这些应该可以改善对这一重要检查的评估。

一般原则

最好以静脉内给药方式开始治疗，因为肌肉或胃肠道给药的吸收不稳定，且新生儿没有多少肌肉。在治疗癫痫前，需要准备好用于定位和维护静脉内输液的管线和进行人工通气的设备，因为大多数可用的药物会抑制呼吸，而且惊厥或治疗影响会使通气变得可能不足。新生儿身体含水量大，意味着有大量的容量分布，因此表 41.4 建议相对较大的负荷剂量。许多药物与蛋白质、其他药物和胆红素产生交互作用。

初始治疗

苯巴比妥仍然是新生儿癫痫发作的首选治疗。该药物有大量的使用经验，三分之一到半数的婴儿能在数小时内能达到对临床症状和脑电活动的控制[11,71]。在我们的经验中，当背景 EEG 正常时，苯巴比妥可能更有效，且癫痫发作的负荷也低。

苯妥英是我们目前的二线药物，虽然在那些由于围生期缺血缺氧而继发心脏抑制的婴儿中应慎用此药(且应静脉内缓慢给药)。约 1/3 的婴儿对苯巴比妥和苯妥英联合用药无效，他们常有严重的缺氧缺血性脑病，

表 41.4 新生儿抗惊厥药物的应用

药物	初始剂量	途径	维持剂量	途径	半衰期	排泄模式	注意	有效浓度
苯巴比妥	20～40 mg/kg	静脉内	4～5 mg/(kg·24h)	口服	100～200h	肝细胞色素氧化酶 P450	口服吸收较慢；肝酶诱导剂；Vit K 拮抗剂；	20～40mg/L 90～180mmol/L 10～20mg/L 40～80mmol/L
苯妥英	20mg/kg 缓慢给药 [1mg(/kg·min)]	静脉内	5mg/(kg·24h)，分两次给药	静脉或口服	20h（早产儿）	肝葡萄苷酸化	药液外渗的风险，心脏毒性和紫色手套综合征	
三聚乙醛	0.3 mg/kg（混合剂为 0.6 mg/kg）经直肠给药	直肠内	直肠给药时用 1∶1 的花生油稀释，不超过每日三次	直肠内		主要在肝，一些在肺部	避免接触光线和塑料	
地西泮	0.3 mg/kg	静脉内	0.3 mg/kg	静脉内	20～60h	肝葡萄苷酸化	氟马西尼是地西泮和咪达唑仑的解毒剂；从脑部的快速清除限制了其治疗价值	
氯硝西泮	100μg/kg	静脉内	4μg/(kg·h)	静脉内	30h	肝葡萄苷酸化	可能会增加唾液和支气管的分泌物	30～100 mg/L
咪达唑仑	60μg/kg	静脉内	150μg/(kg·h)	静脉内	6～12h	肝葡萄苷酸化	有早产婴儿出现肌阵挛性震颤的报道	
丙戊酸盐	20 mg/kg	静脉内	10 mg/kg，间隔 12 小时	口服	26～47h	肝	GABA 调节物。提高氨浓度。肝毒性可能是一个问题，但是未在婴儿中有描述	40～50 mg/L 275～350 mmol/L
利多卡因	2～4 mg/kg	静脉内	2 mg/(kg·h)，最大剂量 6 mg/(kg·h)且不超过 48 小时	静脉内	200 分钟	肝和肾	24 小时后毒性代谢产物聚集	成人为 2.4～6 mg/L，在婴儿中的有效浓度知之甚少

且预后差[11]。这些婴儿极其频繁地接受大量抗惊厥药物，导致其重症监护时间延长，难以评估其神经学状态。即使是使用硫喷妥钠引起昏睡[31]，也应避免这种使用，因为目前还没有证据表明预后有改善。

虽然氯硝西泮仍是较流行的三线药物，但已证实苯二氮䓬药物的效果令人失望。如果已经给予了苯妥英，则不应使用利多卡因，丙戊酸钠的疗效实际上还未评估。虽然极少的药物有可供静脉使用的制剂，还是应对新生儿进行一些更新的抗惊厥药物的尝试，且极少的药物有可供静脉使用的制剂。

苯巴比妥

给予较大负荷剂量，如果患者已经处于通气治疗，则给予 40 mg/kg 是合理的，或开始时用 20mg/kg。Gilman 等[28]单用苯巴比妥控制了癫痫，77%的病例使用快速连续疗法，开始的剂量为 15～20 mg/kg，随后进一步的剂量为每 30 分钟 5～10 mg/kg，达到最大剂量 40 mg/kg，以获得血清浓度超过 40 mg/L（20～40 mg/L=90～180μmol/L）。半衰期非常长，其毒性作用对大脑发育有影响。然而，此药有其他作用，可降低大脑代谢率，并可作为自由基清除剂，这使其成为一线抗惊厥药的良好选择。如同已经讨论的，对苯巴比妥的反应变化不一，但是三分之一到半数的婴儿癫痫发作在几小时内可得到控制[11,71]。癫痫发作负荷小的，且背景 EEG 正常或轻度的婴儿，更可能对药物有反应。

苯妥英

苯妥英可能是那些用苯巴比妥治疗无效的婴儿的最佳可选的二线用药，且占总患者例数约三分之一的婴儿癫痫可获得控制[71]。如果给药速度太快，静脉内使用苯妥英会导致心律失常，这对于缺血缺氧性脑病引起心脏抑制的婴儿是一个尤其重要的问题。用药速度应该不超过 1mg/(kg·min)，并需进行全面监护（表 41.4）。据报道，在婴儿中发现了发生于年长儿童或成人的“紫手套”综合征，儿童静脉内使用苯妥英后并发症发生率高已经引起了关注[5,69,88]。一些单位因为这个原因而使用磷苯妥英取代苯妥英。

三聚乙醛

三聚乙醛直肠给药已经安全地使用了很多年，是一种有用的二线抗惊厥用药。有一些静脉内用药的经验，因为药物需避光保存，因此不方便。对于肺水肿和肝坏死的关注越来越多。肌肉内用药常引起无菌性脓肿，应放弃这种用法。

苯二氮䓬类

苯二氮䓬类通过激活 GABA-A 受体，增强了 GABA 介导的抑制。是年长儿童或成人有效的抗惊厥药物，但是对新生儿的疗效可能要差一点，因为在新生儿期 GABA 已有兴奋作用。苯二氮䓬类确实有良好的安全性。

咪达唑仑

咪达唑仑是一种水溶性、短效的苯二氮䓬类药物，已证实其对治疗儿科人群的癫痫持续状态有效。关于婴儿使用咪达唑仑的经验非常少[89]。最近，我们通过一个公开的对比来比较了咪达唑仑和同时作为对那些使用苯巴比妥治疗癫痫无效的婴儿使用的二线药物（利诺卡因）的疗效，使用连续视频-EEG 监测癫痫[11]。六例接受氯硝西泮或咪达唑仑治疗的婴儿对药物均无反应。

我们和其他学者看见过一些接受咪达唑仑输注给药的新生儿，虽然 EEG 通常保持正常，但还是有阵发性异常运动[67,96]。一组用吗啡进行镇静的婴儿的神经发育预后比那些用咪达唑仑进行镇静的婴儿好，这些结果引起了对于早产婴儿使用咪达唑仑的关注[1]。

氯硝西泮

虽然氯硝西泮的半衰期很短，且间歇性给药效果也好，但是有时对一些难治性新生儿癫痫进行了输注治疗。唾液和支气管液分泌过多是使用氯硝西泮治疗时的常见问题。

地西泮

地西泮起效迅速，但从大脑中清除的速度也迅速，这意味着其抗惊厥作用也是短效的。当该药与苯巴比妥合用时，可引起心跳呼吸不稳定。其主要代谢产物N–去甲地西泮的半衰期长，有镇静作用而不能控制癫痫发作。因为这个原因，地西泮并不是可在新生儿中选用的苯二氮䓬类药物。

劳拉西泮

劳拉西泮在美国非常流行，因为在美国不能在静脉内使用氯硝西泮。而在欧洲，使用这种苯二氮䓬类药物的经验较少。

利多卡因(利诺卡因)

利多卡因（利诺卡因）的有效浓度范围窄，而且在血液中聚积，因此只能通过输注给药使用48小时。有成功使用该药的报道，主要来自斯堪的纳维亚地区[37,43]。在我们的开放性研究中，五个婴儿中有三个接受利多卡因作为二线用药，但是在推荐该药进行常规使用前，还需有更多的信息[11]。已经给予苯妥英治疗的婴儿不应再接受利多卡因治疗，因为有心脏毒性的风险。

丙戊酸钠

其肝毒性、高氨血症和高甘氨酸血症，可能限制了丙戊酸钠（丙戊酸）在新生儿中的使用。已经证实丙戊酸在六例难治性新生儿癫痫发作病例中有效[27]。

治疗持续时间

由于考虑到抗惊厥药物治疗对发育中的脑部的影响，意味着如果神经学检查异常，虽然仅有3%的美国新生儿科医师在患者出院前终止其治疗，但是大多数英国新生儿科医师仅会让那些处于苯巴比妥维持剂量治疗阶段的婴儿出院[60]。55例瑞士婴儿中，仅2例出院后不用药者未复发[36]。一些医师在一个月时进行EEG检查，或在出院前进行EEG，如果EEG正常就停止抗惊厥药物治疗。如果婴儿出院时还在用抗惊厥药物，若他们连续9个月未再有癫痫发作，则可考虑终止治疗。婴儿可允许其随着生长而降低他们的用药剂量，逐渐地降低药物浓度水平。

抗惊厥药物的维持治疗

新生儿常用的抗惊厥药物维持治疗是选用剂量5mg/(kg·d)的苯巴比妥。目前对其他维持治疗药物的经验非常少，最好避免联合用药。苯妥英并非长期治疗的良好选择。虽然丙戊酸钠对一些病例有效，但无效病例应联合使用苯巴比妥和卡马西平。

预后

主要与引起癫痫的病因有关（表41.5）。足月儿在缺氧缺血性脑病后，有25%发展为Sarnat II级，且Sarnat脑病常有严重后遗症。同时存在5分钟Apgar评分小于5分，癫痫发作和有脑病体症者预后差，33%死亡，而且55%有残障[21]。剑桥地区随访的70例有临床癫痫发作的极低出生体重儿中，43例（59%）死亡，16例（22%）有重大残障，11（15%）例在18个月后恢复正常（个人观察）。这些数据与Watkin等[98]、van Zeben等[95]和Scher等[84]的数据极其相似。低钙血症性癫痫发作和家族性新生儿癫痫发作的预后相当好。癫痫发作的足月儿在发作间期的背景EEG正常是预后良好的标志，低于10%的这类婴儿有后遗症[97]。不应低估出院时神经学检查正常对确保早期疗效的价值，14例在4岁时正常的癫痫婴儿中，11例在此阶段的评估是正常的[20]。然而，牛津地区的外观正常儿童组中，青春期存在有拼写和记忆障碍[93]。

致谢

感谢爱尔兰Cork大学医院儿科部的Geraldine Boylan医师在本章节EEG方面的贡献和提供的EEG图像。

表 41.5 不同原因所致癫痫的预后

	死亡（%）	残疾（%）	正常（%）	参考文献
HIE Ⅱ到Ⅲ级	50	25	25	
早产	58	23	18	Scher et al 1993 [84]，Watkins et al 1988 [98]，van Zeben-van der Aa et al 1990 [95]
脑膜炎	20	40	40	
畸形	60	40		
晚期发作			100	
低钙血症				
低血糖症		50	50	Koivisto et al 1972 [45]

参考文献

1. Anand K J S, McIntosh N, Lagercrantz H, Young T E, Vasa R, Barton B A 1999 Analgesia and sedation in preterm neonates who require ventilatory support. Archives of Pediatric and Adolescent Medicine 153: 331–338
2. Anderson C M, Torres F, Faoro A 1985 The EEG of the early premature. Electroencephalography and Clinical Neurophysiology 60: 95–105
3. Andre M, Matisse M, Vert P, Debruille C 1988 Neonatal seizures – recent aspects. Neuropediatrics 19: 201–207
4. Andre M, Selton D 1993 Convulsions in the fifth day of life. A critical study. Archives of French Pediatrics 50: 197–200
5. Appleton R E, Gill A 2003 Adverse events associated with intravenous phenytoin in children: a prospective study. Seizure 12: 369–372
6. Baxter P 2001 Pyridoxine-dependent and pyridoxine-responsive seizures. Developmental Medicine and Child Neurology 43: 416–420
7. Bergman I, Painter M J, Hirsch R P, Crumin P K, David R 1983 Outcome in neonates with convulsions treated in ICU. Annals of Neurology 14: 642–647
8. Biagioni E, Mercuri E, Rutherford M et al 2001 Combined use of electroencephalogram and magnetic resonance imaging in full-term neonates with acute encephalopathy. Pediatrics 107: 461–468
9. Boylan G B, Panerai R B, Rennie J M, Evans D H, Rabe-Hesketh S, Binnie C D 1999 Cerebral blood flow velocity during neonatal seizures. Archives of Disease in Childhood 80: F105–F110
10. Boylan G B, Pressler R M, Rennie J M et al 1999 Outcome of electroclinical, electrographic, and clinical seizures in the newborn infant. Developmental Medicine and Child Neurology 41: 819–825
11. Boylan G B, Rennie J M, Chorley G et al 2004 Second line anticonvulsant treatment of neonatal seizures: a video-EEG monitoring study. Neurology 62: 486–488
12. Boylan G B, Rennie J M, Pressler R M, Wilson G, Morton M, Binnie C D 2002 Phenobarbitone, neonatal seizures, and video-EEG. Archives of Disease in Childhood 86: 165–170
13. Brown J K, Cockburn F, Forfar J O 1972 Clinical and chemical correlates in convulsions of the newborn. Lancet 1: 135
14. Bye A M E, Flanagan D 1995 Spatial and temporal characteristics of neonatal seizures. Epilepsia 36: 1009–1016
15. Clancy R R, Ledigo A 1987 The exact ictal and interictal duration of electroencephalographic neonatal seizures. Epilepsia 28: 537–541
16. Connell J A, Oozeer R C, Dubowitz V 1987 Continuous 4-channel EEG monitoring: a guide to interpretation, with normal values, in preterm infants. Neuropaediatrics 18: 138–145
17. Coulter D L, Allen R J 1982 Benign neonatal sleep myoclonus. Archives of Neurology 39: 191–192
18. Curtis P D, Matthews T G, Clarke T A et al 1988 Neonatal seizures. Archives of Disease in Childhood 63: 1065–1067
19. De Vivo D, Garcia-Alvarez M, Ronen G, Trifiletti R 1991 Defective glucose transport across the blood–brain barrier as a cause of persistent hypoglycorrhachia, seizures and developmental delay. New England Journal of Medicine 325: 703–709
20. Dennis J 1978 Neonatal convulsions: aetiology, late neonatal status and long term outcome. Developmental Medicine and Child Neurology 20: 143–158
21. Ellenberg J H, Nelson K B 1988 Cluster of perinatal events identifying children at high risk for death and disability. Journal of Pediatrics 113: 546–552
22. Ellison P, Franklin S, Brown P, Jones M G 1989 The evolution of a simplified method for interpretation of EEG in the preterm neonate. Acta Paediatrica Scandinavica 78: 210–216
23. Estan J, Hope P L 1997 Unilateral neonatal cerebral infarction in full term infants. Archives of Disease in Childhood 76: F88–F93
24. Filan P, Boylan G, Chorley G et al 2004 The relationship between the onset of electrographic seizure activity after birth and the time of cerebral injury in utero. British Journal of Obstetrics and Gynaecology 111: 1–4
25. Fishman R A 1991 The glucose transporter protein and gluconeogenic brain injury. New England Journal of Medicine 325: 731–732
26. French J P, Nocera M 1994 Drug withdrawal symptoms in children after continuous infusions of fentanyl. Journal of Pediatric Nursing 9: 107–113
27. Gal P, Oles K S, Gilman J T, Weaver R 1988 Valproic acid efficacy, toxicity, ar pharmacokinetics in neonates with intractable seizures. Neurology 38: 467–471
28. Gilman J T, Gal P, Duchowny M S, Weaver R L, Ransom J L 1989 Rapid sequential phenobarbital treatment of neonatal seizures. Pediatrics 83: 674–678
29. Goldberg H J 1982 Fifth day fits – an acute zinc deficiency syndrome? Archives of Disease in Childhood 57: 633–635
30. Goldberg H J 1983 Neonatal convulsions – a ten year review. Archives of Disease in Childhood 57: 633–635
31. Goldberg P N, Moscoso P, Bauer C R 1986 Use of barbiturate therapy in severe perinatal asphyxia. Journal of Pediatrics 109: 851–856
32. Gordon N 1993 Startle disease or hyperexplexia. Developmental Medicine and Child Neurology 35: 1015–1024
33. Gospe S M 1998 Current perspectives on pyridoxine-dependent seizures. Journal of Pediatrics 132: 919–923
34. Gospe S M 2002 Pyridoxine-dependent seizures: findings from recent studies pose new questions. Pediatric Neurology 26: 181–185
35. Guerra M P, Wilson G A, Boylan G B, Rennie J M 2002 An unusual presentation of fifth-day fits in the newborn. Pediatric Neurology 26: 398–401

36. Hellstrom-Westas L, Blennow G, Lindroth M, Rosen I, Svenningsen N 1995 Low risk of seizure recurrence after early withdrawal of antiepileptic treatment in the neonatal period. Archives of Disease in Childhood 72: F97–F101
37. Hellstrom-Westas L, Westgren U, Rosen I, Svenningsen N W 1988 Lidocaine for treatment of severe seizures in newborn infants. Acta Paediatrica Scandinavica 77: 79–84
38. Herzlinger R A, Kandall S R, Vaugham H G Jr 1977 Neonatal seizures associated with narcotic withdrawal. Journal of Pediatrics 91: 638–641
39. Holden K R, Mellits E D, Freeman J M 1982 Neonatal seizures 1: correlation of prenatal and perinatal events with outcomes. Pediatrics 70: 165–176
40. Holmes G L, Khazipov R, Ben-Ari Y 2002 New concepts in neonatal seizures. Neuroreport 13: A3–A8
41. Hunt A D, Stokes J, McCrory W W, Stroud H H 1954 Pyridoxine dependency: report of a case of intractable convulsions in an infant controlled by pyridoxine. Pediatrics 13: 140–145
42. Klepper J, De Vivo D, Webb D W, Klinge L, Voit T 2003 Reversible infantile hypoglycorrhachia: possible transient disturbance in glucose transport? Pediatric Neurology 29: 321–325
43. Kobayashi K, Ito M, Miyajima T, Fujii T, Okuno T 1999 Successful management of intractable epilepsy with intravenous lidocaine and lidocaine tapes. Pediatric Neurology 21: 476–480
44. Kohelet D, Shochat R, Lusky A, Reichman B 2004 Risk factors for neonatal seizures in very low birthweight infants: population-based survey. Journal of Child Neurology 19: 1–9
45. Koivisto M, Blanco-Sequeiros M, Krause U 1972 Neonatal symptomatic and asymptomatic hypoglycaemia: a follow up study of 151 children. Developmental Medicine and Child Neurology 14: 603–614
46. Kroll J 1985 Pyridoxine for neonatal seizures: an unexpected hazard. Developmental Medicine and Child Neurology 27: 369–382
47. Lanska M J, Lanska D J 1996 Neonatal seizures in the United States: results of the National Hospital Discharge Survey, 1980–1991. Neuroepidemiology 15: 117–125
48. Lanska M J, Lanska D J, Baumann R J, Kryscio R J 1995 A population-based study of neonatal seizures in Fayette county, Kentucky. Neurology 45: 724–732
49. Lapunzina P, Sanchex J M, Cabrera M et al 2003 Hyperekplexia (startle disease): a novel mutation (S270T) in the M2 domain of the *GLRA1* gene and a molecular review of the disorder. Molecular Diagnosis 7: 125–128
50. Legido A, Clancy R R, Berman P H 1991 Neurological outcome after electroencephalographically proven neonatal seizures. Pediatrics 88: 583–595
51. Leppert M, Anderson V E, Quattlebaum T et al 1989 Benign familial neonatal convulsions linked to genetic markers on chromosome 20. Nature 337: 647–648
52. Leppert M, Singh N 1999 Benign familial neonatal epilepsy with mutations in two potassium channel genes. Current Opinion in Neurology 12: 143–147
53. Levene M 2002 The clinical conundrum of neonatal seizures. Archives of Disease in Childhood 86: 75–77
54. Levene M I, Trounce J Q 1986 Cause of neonatal convulsions: towards more precise diagnosis. Archives of Disease in Childhood 61: 78–79
55. Lien J M, Towers C V, Quilligan E J, de Veciana M, Toohey J S, Morgan M A 1995 Term early-onset neonatal seizures: obstetric characteristics, etiologic classifications and perinatal care. Obstetrics and Gynecology 85: 163–169
56. Lingham S, Wilson J, Hart E W 1981 Hereditary stiff baby syndrome. American Journal of Diseases of Children 135: 909–911
57. McBride M C, Laroia N, Guillet R 2000 Electrographic seizures in neonates correlate with poor neurodevelopmental outcome. Neurology 55: 506–513
58. McCabe B K, Silveira D C, Cilio M R et al 2001 Reduced neurogenesis after neonatal seizures. Journal of Neuroscience 6: 2094–2103
59. Mace S, Hirschfield S 1983 Hypertensive encephalopathy. American Journal of Diseases of Children 137: 32–33
60. Massingale T W, Boutross S 1993 Survey of treatment practices for neonatal seizures. Journal of Perinatology 13: 107–110
61. Menache C C, Bourgeois B F D, Volpe J J 2002 Prognostic value of the neonatal discontinuous EEG. Paediatric Neurology 27: 93–101
62. Miller S P, Weiss J, Barnwell A et al 2002 Seizure-associated brain injury in term newborns with perinatal asphyxia. Neurology 58: 542–548
63. Minchom P, Niswander K, Chalmers I et al 1987 Antecedents and outcome of very early neonatal seizures. British Journal of Obstetrics and Gynaecology 94: 431–439
64. Mizrahi E M, Kellaway P 1998 Diagnosis and management of neonatal seizures, 1st edn. Lippincott-Raven, Philadelphia
65. Montenegro M A, Guerreiro M M, Caldas J P S, Moura-Ribeiro M V L, Guerreiro C A M 2001 Epileptic manifestations induced by midazolam in the neonatal period. Arquivos de Neuro-psiquiatria 59: 242–243
66. Nabbout R, Soufflet C, Plouin P, Dulac O 1999 Pyridoxine dependent epilepsy: a suggestive electroclinical pattern. Archives of Disease in Childhood 81: F125–F129
67. Ng E, Klinger G, Shah V, Taddio A 2002 Safety of benzodiazepines in newborns. Annals of Pharmacotherapy 36: 1150–1155
68. North K N, Storey G N, Henderson-Smart D J 1989 Fifth day fits in the newborn. Australian Journal of Paediatrics and Child Health 25: 284–287
69. O'Brien T J, Cascino E L S, Hanna D R 1998 Incidence and clinical consequences of the purple glove syndrome in patients receiving intravenous phenytoin. Neurology 51: 1034–1039
70. Ortibus E L, Sum J M, Hahn J S 1996 Predictive value of EEG for outcome and epilepsy following neonatal seizures. Electroencephalography and Clinical Neurophysiology 98: 175–185
71. Painter M J, Scher M S, Stein A D et al 1999 Phenobarbital compared with phenytoin for the treatment of neonatal seizures. New England Journal of Medicine 341: 485–489
72. Parker S, Zuckerman B, Bauchner H, Frank D, Vinci R, Cabral H 1990 Jitteriness in full term neonates: prevalence and correlates. Pediatrics 85: 17–23
73. Patrizi S, Holmes G L, Orzalesi M, Allemand F 2003 Neonatal seizures: characteristics of EEG ictal activity in preterm and fullterm infants. Brain and Development 25: 427–437
74. Perlman J M, Volpe J J 1989 Neurologic complications of captopril treatment of neonatal hypertension. Pediatrics 83: 47–52
75. Pressler R, Bady B, Binnie C D, Boylan G B, Connell J A 2003 Neurophysiology of the neonatal period. In: Binnie C B et al (eds) Clinical neurophysiology, vol. 2: EEG, paediatric neurophysiology, special techniques and applications, 2nd edn. Elsevier, London
76. Pryor D S, Don B, Macourt D C 1981 Fifth day fits: a syndrome of neonatal convulsions. Archives of Disease in Childhood 56: 753–758
77. Rennie J M, Chorley G, Boylan G B, Pressler R, Nguyen Y, Hooper R 2004 Non-expert use of the cerebral function monitor for neonatal seizure detection. Archives of Disease in Childhood 89: 37–40
78. Rett A, Tuebel R 1964 Neugeborenen Krampfe im Rohmen einer epiliptisch belasten Familie. Wiener Klinische Wochenschrift 76: 609–613
79. Riviello J J J 2004 Drug therapy for neonatal seizures: part 1. Neoreviews 5: e215–e220
80. Ronen G M, Penney S 1995 The epidemiology of clinical neonatal seizures in Newfoundland, Canada: a five-year cohort. Annals of Neurology 38: 518–519
81. Ronen G M, Penney S, Andrews W 1999 The epidemiology of clinical neonatal seizures in Newfoundland: a population based study. Journal of Pediatrics 134: 71–75
82. Ronen G M, Rosales T O, Connolly M, Anderson V E, Leppert M 1993 Seizure characteristics in chromosome 20 benign familial neonatal convulsions. Neurology 43: 1355–1360
83. Saliba R M, Annegers J F, Waller D K, Tyson J E, Mizrahi E M 1999 Incidence of neonatal seizures in Harris County, Texas, 1992–1994. American Journal of Epidemiology 150: 763–769
84. Scher M S, Aso K, Beggarly M E, Hamid M Y, Steppe D A, Painter M J 1993 Electrographic seizures in preterm and full-term neonates: clinical correlates, associated brain lesions, and risk for neurologic sequelae. Pediatrics 91: 128–134
85. Scher M S, Hamid M Y, Steppe D A, Beggarly M E, Painter M J 1993 Ictal and interictal electrographic seizure durations in preterm and term neonates. Epilepsia 34: 284–288
86. Schewman D A 1990 What is a neonatal seizure? Problems in definition and quantification for investigative and clinical purposes. Journal of Clinical Neurophysiology 7: 315–368
87. Schmitt B, Steinmann B, Gitzelman R, Thun-Hohenstein L, Mascher H, Dumermuth G 1993 Non-ketotic hyperglycinaemia: clinical and electrical effects of dextromethorphan, an antagonist of the NMDA receptor. Neurology 43: 421–424
88. Sharief N, Goonasekera C 1994 Soft tissue injury associated with intravenous phenytoin in a neonate. Acta Paediatrica 83: 1218–1219
89. Sheth R D, Buckley D J, Gutierrez A R, Gingold M, Bodensteiner J B, Penney S 1996 Midazolam in the treatment of refractory neonatal seizures. Clinical Neuropharmacology 19: 165–170

90. Sheth R D, Hobbs G R, Mullett M 1999 Neonatal seizures: incidence, onset, and etiology by gestational age. Journal of Perinatology 19: 40–43
91. Shiang R, Ryan S G, Fielder T J et al 1995 Mutational analysis of familial and sporadic hyperekplexia. Annals of Neurology 38: 85–91
92. Stewart W A, Wood E P, Gordon K E, Camfield P R 2002 Successful treatment of severe infantile hyperekplexia with low dose clobazam. Journal of Child Neurology 17: 154–156
93. Temple C M, Dennis J, Carney R, Sharich J 1995 Neonatal seizures: long term outcome and cognitive development among normal survivors. Developmental Medicine and Child Neurology 37: 108–118
94. Tohier C, Roze J C, David A, Veccierini M F, Renaud P, Mouzard A 1991 Hyperexplexia or stiff baby syndrome. Archives of Disease in Childhood 66: 460–461
95. Van Zeben-van der Aa D M, Veerlove-Vanhorick S P, den Ouden A L, Brand R, Ruhy J H 1990 Neonatal seizures in very preterm and low birthweight infants: mortality and handicaps at two years in a nationwide cohort. Neuropediatrics 21: 62–65
96. Waisman D, Weintraub Z, Rotschild A, Bental Y 1999 Myoclonic movements in very low birthweight premature infants associated with midazolam intravenous bolus administration. Pediatrics 104: 579
97. Watanabe K, Miyazaki S, Hara K, Hakamanda A 1980 Behavioral state cycles, background EEGs and prognosis of newborn with perinatal hypoxia. Electroencephalography and Clinical Neurophysiology 49: 618–625
98. Watkins A, Szymonowicz W, Jin X, Yu V Y H 1988 Significance of seizures in very low birthweight infants. Developmental Medicine and Child Neurology 30: 162–169
99. Weiner S P, Painter M J, Geva D, Guthrie R D, Scher M S 1991 Neonatal seizures: electroclinical dissociation. Pediatric Neurology 7: 363–368
100. Williams C E, Gunn A, Gluckman P D 1991 Time course of intracellular oedema and epileptiform activity following prenatal cerebral ischaemia in sheep. Stroke 22: 516–521
101. Wirrell E C, Armstrong E A, Osman L D, Yager J Y 2001 Prolonged seizures exacerbate perinatal hypoxic-ischemic brain damage. Pediatric Research 50: 445–454
102. Young G B, Da Silva O P 2000 Effects of morphine on the electroencephalograms of neonates: a prospective, observational study. Clinical Neurophysiology 111: 1955–1960
103. Younkin D P, Delivoria-Papadopoulos M, Maris J, Donlon E, Clancy R, Chance B 1986 Cerebral metabolic effects of neonatal seizures measured with in vivo ^{31}P NMR spectroscopy. Annals of Neurology 20: 513–519

第 3 部分

足月儿颅内出血

Malcolm Levene

引言

脑及相关结构内的出血是非常普遍的新生儿期事件，且在早产婴儿中发现的最多。涉及足月儿的颅内出血（ICH）没有早产儿那么常见，出血的受累部位和发病机制是不同的。在近 40 年中，足月儿颅内出血的模式发生变化。硬膜下出血（SDH）是仅次于创伤性分娩之后造成死亡的最常见原因，但是随着产科治疗方式的改进，其发病率降低。近年来，又发现有更多的 SDH，主要是由于影像学技术的进步，使得辨认出更小（有时无症状）的病灶。

足月儿 ICH 可能发生在许多部位（图 41.15）。此外，重要的是考虑其他类型的，易于引起出血或出血性梗死的颅内病变，这些可能会被误认为是原发性出血。特别是大脑动脉梗阻和静脉窦血栓形成是两个需要考虑的重要病因。

影像学检测发现外观健康的足月儿有颅内出血是相对常见的。研究报道总体发病率在 3.1%～5.5%[24]。一项针对 1000 个未经选择的外观健康无症状的低风险足月儿的研究显示，3.5%存在 ICH，而且所有的都是起源于脑室周围[24]。在详细讨论足月儿颅内出血的各种位置前，本章将先回顾这组婴儿的 ICH 表现和检查。

表现

足月新生儿 ICH 通常表现有神经学症状和体征，但这些通常不是特征性的，没有指明脑病变的重点部位。体征可能是非常广泛，且不能直接指出问题来源于脑部，在一些病例中，全身体格检查可能得到关于出血病因的线索。

神经学体征

颅内病变的主要神经学特征是癫痫发作。癫痫发

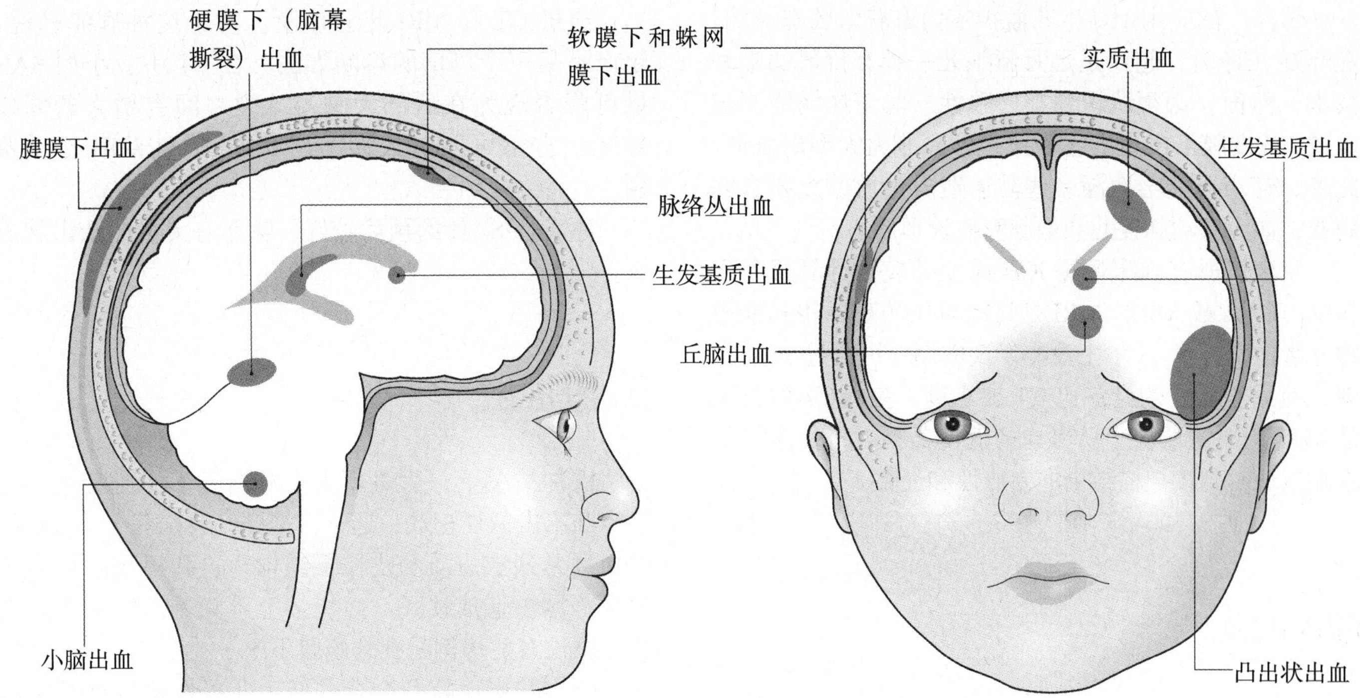

图 41.15 颅内出血部位。

作很常见，是许多不同形式的脑部病变的特征（本章第2部分），但在成熟儿脑内，ICH引起的明显癫痫发作，比在早产儿中见到的更频繁。

一个异常神经学体征的显著性评估的合并因素使其可作为基础病变的结果出现，基础病变是出血的病因，而不是其原发影响。严重的产时窒息是这种后遗症的范例：婴儿可能在出生后很短时间内出现癫痫发作和其他异常体征，而且可能不考虑ICH，因为认为异常神经体征是由于更明显的病变引起。对于所有有神经学异常的足月儿必须进行影像学检查。超声是一种有用的一线检查，但没有磁共振影像（MRI）敏感，如果头颅超声正常，且没有发现其他显著病因时，也应该考虑MRI检查。

一般的临床过程是婴儿出生时状况良好，在出现急性和重大脑病之前的数天内显示正常神经学行为。这让临床医师的注意力集中在脑部，将其当作病变部位，如果存在出血，正确的影像可能诊断出精确的病因。

可很好地识别出那些只有很少或没有神经学异常的“静默性”出血。这在生发基质/脑室内出血（GMH-IVH）的早产婴儿中特别普遍，现在也接受了这也可发生在脑出血足月儿中的观点。这通常是微小出血的病例，特别是蛛网膜下和小型软脑膜下出血。

非特征性体征

ICH时发热相对常见。婴儿有发热和神经学异常，通常必须考虑脑膜炎，腰椎穿刺可发现有白细胞及脑脊液（CSF）葡萄糖水平降低，同时有血性CSF。这是GMH-IVH后常见的发现，且很难在脑膜炎和IVH之间作出鉴别。

合并体征

颅内出血也会是凝血病造成的，可能有瘀点或紫癜样皮肤病变的广泛播散。必须将血小板减少症（第30章）或先天性凝血因子异常考虑为病因。多发性皮肤血管瘤可能合并有颅内血管瘤破裂。有广泛瘀伤的神经学异常的婴儿，提示存在颅内产伤的可能性，应该考虑这一点。

检查

影像学是确诊或排除ICH诊断的最重要方法。

超声广泛应用于新生儿监护室内来获取脑部影像，在怀疑ICH时，超声是足月新生儿一种有价值的筛查技术。然而，必须认识到其局限性。对于蛛网膜下出血和/或硬膜下出血的诊断很差，除非为大型出血灶。此外，超声可能会遗漏一些易于造成出血的重要合并病变，如大脑动脉梗死和静脉窦血栓形成。

我建议所有临床怀疑ICH的婴儿应行计算机断层扫描（CT）或MRI。MRI是目前可用的最通用和最敏感的影像学技术。CT上没有发现的病变可通过MRI发现，但用于婴儿的设备比CT要求高。是行CT检查还是MRI的决定取决于所考虑的病变类型、可使用的技术和当地对判读扫描结果的专业性和经验。

颅内出血

蛛网膜下出血

进入蛛网膜下腔的出血可能是原发性或继发性两种。有两种不同的机制引起原发性蛛网膜下出血（SAH）：

- 蛛网膜下腔的交通静脉破裂；
- 脑脊膜丛内的血管破裂，可能出现破裂性软脑膜下破裂出血，并造成相应SAH。

来自其他部位的出血会造成继发性SAH，通常在脑室内，引流入蛛网膜下腔。也可能在一个动脉梗死区域上方发生SAH。

SAH在尸检中非常常见，但不是必定表明存在有基础性脑损伤。许多这些小型病灶可能实际上反映了软脑膜出血[16]，最常见于颞叶或顶叶[11,13]。大型病损表现为附着在脑表面的一层红黄色果冻样凝固物[8]。大型SAH特别可能发生在有凝血病的婴儿中[6,16]。在存活婴儿中，有报道创伤性分娩引起SAH[47]。

诊断

惊厥是足月儿SAH的最常见合并症，而且通常在出生后头24小时内出现。据说婴儿在癫痫发作期间有特征性的神经体征，但大型SAH时，婴儿可能有更多的神经学异常。在腰椎穿刺时蛛网膜下腔脑脊液中可能有血液。

通过CT和MRI建立诊断。对于这种病症来说，超声不是一个可信的诊断方法。在CT中，小型SAH最可能表现为在后部大脑半球裂之间有增大的弱信号区。它不可能对大型凸出状SAH和SDH作出鉴别。

原发性SAH的预后较好，除非有大量的凸出状出血。

凸出状出血

这种情况下，大量聚集在蛛网膜下的血凝块引起一个凸出占位性病灶，通常占据颞区或枕区[40]。凸出状出血通常造成皮质和皮质下结构压迫和损伤附近的局部性静脉，造成梗死。组织学上可能难以鉴别出血来源，报道有些病例是在软脑膜下[13]。

凸出状出血特别会合并新生儿凝血病（见下文），且Larroche[28]报道与交叉输血有关。通常用超声影像可以很好地见到这种损伤（图41.16）。

大量凸出状出血的预后差，取决于恰好位于损伤附近正常脑组织的梗死程度。

硬膜下出血

现在已经很少发生因大量硬膜下出血引起死亡，然而，随着现代影像技术实用性的发展，存活婴儿中有更多的严重程度稍低的第二种SDH被发现。

有三种不同的机制造成SDH：

- 交通静脉破裂；
- 扭曲力造成的硬脑膜撕裂；
- 颅骨异位造成的硬脑膜撕裂（骨分离）；后者通常与合并的小脑出血有关（见下文）。

SDH的病因是基本上是头部外伤。这可能是直接的，现在直接损伤很少见，或是由于分娩时使用器械助产的异常外力造成，特别是真空胎头吸引式分娩。

硬脑膜是一层分隔大脑的厚膜。折叠的脑膜形成处于矢状位的脑镰，分隔左右大脑半球。后部的硬脑膜反折形成处于轴状位的脑幕，将小脑和大脑半球分开。静脉窦位于硬脑膜反折褶皱中，硬脑膜撕裂可能会造成静脉窦破裂，导致广泛的硬脑膜内和硬脑膜下

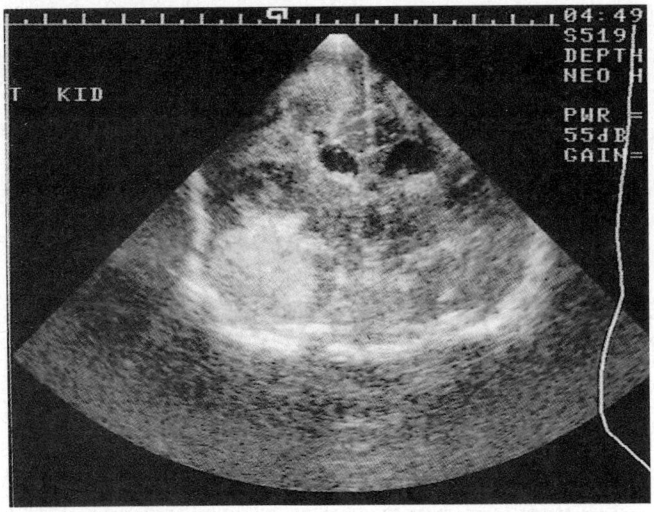

图 41.16 凸出状出血。超声显示右侧颞叶区域的高超声密度出血。

出血。来自硬脑膜的交通静脉到达上矢状窦，这些血管也可能会破裂，而导致 SDH。

在脑幕下和脑幕上或可能在多个部位发生 SDH 的几率相同[5]。可能在小脑上表面和脑幕中间看到血液，也可在大脑半球的凸出部和枕骨之间看到血液[46]。这种类型的 SDH 通常会合并严重的缺氧缺血性脑病（HIE）和脑幕撕裂。

病因学

在几乎所有病例中，创伤是 SDH 的主要病因。有描述说胎儿 SDH 是足月时母亲腹部直接创伤造成的[29]。SDH 的最常见原因是分娩时头部受到分布不均匀的压迫性外力。如果头部被扭转，会在脑幕和脑镰上施加额外的应力，导致脑幕游离缘被撕裂（图 41.17），同时伴有 Galen 静脉或直窦破裂。这可能使产程延长，非控制胎儿头部分娩时的压迫性外力迅速变化，或是产钳的牵引或真空胎头吸引造成的结果。SDH 作为一种真空胎头吸引术的并发症，越来越多地被发现[4,23]。牵引使头部变长、引起脑幕顶点特殊的拉伸过度和交通静脉或静脉窦破裂。在一个研究中，10 例用真空抬头吸引术助产的未经选择的无症状婴儿显示有颅内出血的证据，且硬脑膜内和硬脑膜下出血最多见，但最终没有一个婴儿显示出有神经发育方面的持续不良后果[1]。

在严重 HIE 的婴儿中发现很多 SDH。原发性非致命 SDH 的第一次出血后，再次出血可长达四天[8]。晚

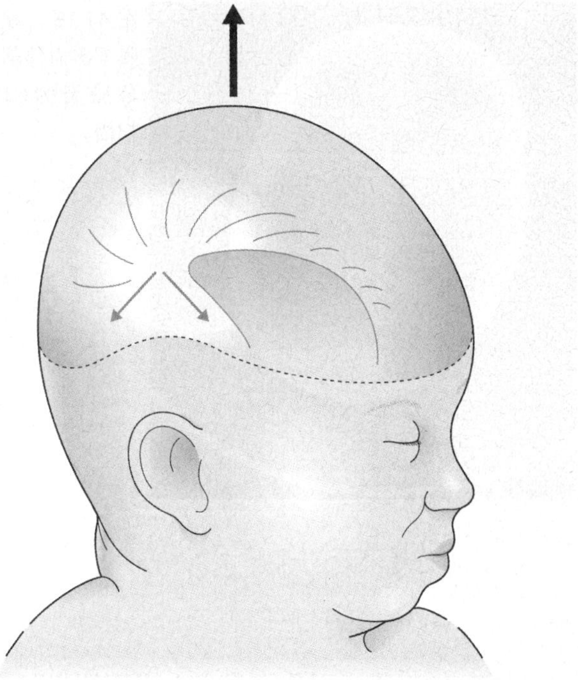

图 41.17 头顶部牵拉造成脑幕受力（小箭头），发生在真空胎头吸引式分娩时（大箭头）。

期出血可能是初次出血数天后血压恢复或颅内压降低造成的[53]。SDH 也可能继发于母亲或胎儿 / 新生儿的凝血病。

诊断

Govaert 等[17]回顾了 78 例 SDH。描述了一组可识别的复合性症状，包括饱胀的囟门、肌张力降低、昏睡伴原始反射减弱和面瘫。与颅后窝损伤有关的症状包括呼吸暂停、不规则叹息样呼吸、固定性心动过缓、角弓反张和眼斜视。在脑幕下出血时，癫痫发作可能不明显。在有较小的 SDH 的婴儿中，出生后 12～14 小时内临床症状可能不明显，且通常呼吸正常[5]。

影像

CT 和 MRI 扫描最可能发现 SDH（图 41.18）。尸检研究显示 CT 可能遗漏小型硬脑膜内出血[32]。

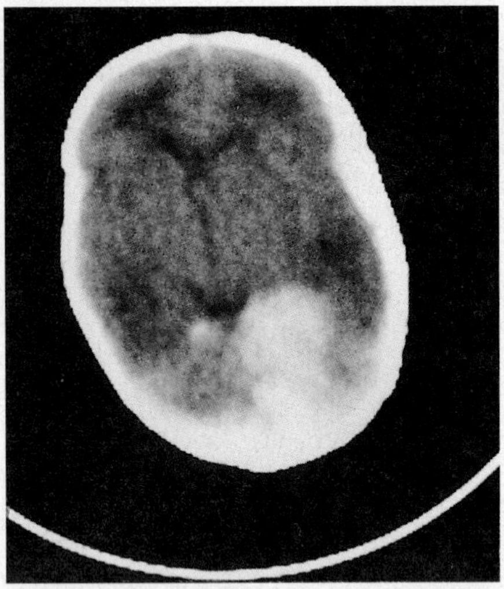

图 41.18　硬膜下出血伴脑幕撕裂的 CT 扫描。

处理

大多 SDH 儿童不需要对出血进行积极处理。报道病例的回顾研究建议手术有一些益处[17]，但是这可能反映了选择进行手术的病例只是那些认为有最好预后才进行手术的。神经外科干预取决于病损的大小和位置，以及婴儿是否有脑干压迫的临床体征（无呼吸，严重的心动过缓或低血压）或 CSF 流出通路的梗阻[41]。

并发症

SDH 可造成第四脑室急性梗阻，并伴有 CSF 流动障碍和脑干压迫。大脑中动脉或后动脉梗死是脑幕上 SDH 之后发现的并发症[20]。这是脑幕上硬脑膜下血凝块造成的，伴有颞叶沟回疝形成和同侧大脑后动脉和中动脉梗阻。一个凸出状硬膜下或蛛网膜下出血可能引起大脑中动脉更多周围分支梗阻。

生发基质和脑室内出血

GMH–IVH 是一个通用词，不能表明出血的起源位置。在足月儿中，有三个主要的起源位置：

- 生发基质；
- 脉络丛；
- 实质内出血的蔓延。

在早产儿中，生发基质是 GMH–IVH 主要的可能出血部位，且随着婴儿成熟而渐渐变得不太常见（第 41 章，第 5 部分）。发现 GMH 主要发生在足月期[34,35]，且报道在无症状未经选择的外观正常婴儿中有 2%的发生率[24]。其他人报道的有症状的IVH 的发病率为 0.036%[27]。

来自脉络丛的出血是引起足月儿大型 GMH–IVH 的最常见原因，且报道在未经选择的健康足月儿中的发生率为 1.1%[24]。脉络丛出血将在下文予以详细讨论。

实质内出血破入脑室（见下文）是相对少见的引起 GMH–IVH 的病因。这些婴儿通常有症状，有神经学紊乱的重要体征。有报道 GMH–IVH 与深静脉血栓形成有关[38]。对成熟胎儿出生前发生的大型 GMH–IVH 有详细的描述[30]，且可能与胎儿或母亲的凝血病有关。

也有足月婴儿腹部压迫引起 GMH–IVH 的报道[52]，也有脑积水婴儿从脑室池内轻柔抽吸 CSF 后发生的报道[35]。在体外膜式氧合（ECMO）治疗后存活的婴儿中，也能看到有 GMH–IVH[7,48]。

诊断

小型 GMH–IVH 可能是无症状的。较大的出血表现有严重的神经学异常，包括惊厥、颅内压升高体征和喂养困难。报道时常发现有高热[27,38]。异常神经学体征基础上应怀疑此诊断。腰椎穿刺可直接发现有血性 CSF。

预后

Jocelyn 和 Casiro[27]报道了 15 名有症状的GMH–IVH 足月儿的预后。一人死亡，在存活者的平均 35 个月的随访中，36%有严重残疾。报道了在 GMH–IVH 严重程度和不良预后之间的相关性，但另一些报道了更好的预后，甚至是那些有广泛性 GMH–IVH 的婴儿[45]。出血后脑积水是足月儿 GMH–IVH 的重要并发症。需要放置分流管道的脑积水发病率为 35%[27,45]。

脉络丛出血

已经详细阐述了来自脉络丛静脉的出血是发生在

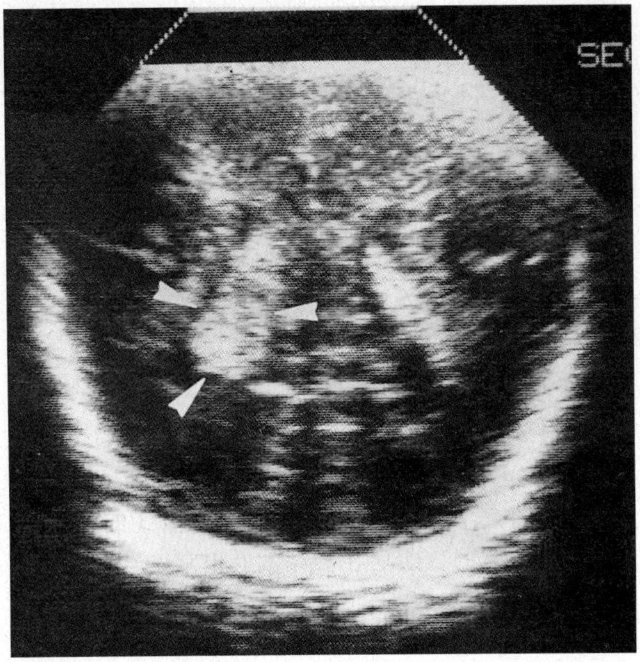

图 41.19 脉络丛出血。超声扫描示有产生回波的血凝块附着与一侧脉络丛中。(根据 Spastics International Medical Publications 重绘)

足月新生儿 IVH 的一个原因。发生率最高的出血部位是脉络球水平的后丛。1.1%的无症状，未经选择的足月儿的脉络丛出血可通过超声诊断[24]。

通过发现黏附于脉络丛上的血栓建立诊断（图 41.19）。在有血凝块充满大部分侧脑室的婴儿中，可能无法判定出血的来源。生发基质无病变而出现 IVH，则强烈提示脉络丛为出血的来源位置。临床表现与任何原因引起的 GMH-IVH 相同。

实质内病灶

足月婴儿的实质内病灶（IPL）表现出一组不同的症状。关于早产儿 IPL 的讨论，参见本章第 5 部分。

病因学

表 41.6 列出了足月新生儿 IPL 的原因。产伤也可作为脑幕上实质内出血[47]的原因，产时窒息造成灰质（丘脑核是特别脆弱的）和白质出血[10]，虽然两者可能表现为出血进入以往的梗死区域。在一些病例中，可能难以区分原发性和出血性梗死。病灶分布可能是关于血栓形成是否是原发性病因的最佳线索（见下文）。

表 41.6 足月儿脑实质损伤的原因
凝血病
创伤
动脉梗死
静脉血栓形成
缺氧缺血
体外膜式氧合治疗
动静脉畸形
动脉瘤
肿瘤
继发性血栓形成
C 蛋白缺乏
S 蛋白缺乏
V 因子（Leiden 因子）

梗死

梗死可以是动脉性或静脉性的。出血可能有多个部位，提示有产时窒息、基础性凝血病或罕见的栓子。动脉性梗死最常见发生在大脑中动脉，并可能是因为促血栓形成性疾病造成的（第 30 章）。多部位的动脉梗死可能会同时涉及颅内和颅外血管。

更多地认识到出血是继发于静脉梗死的。Govaert 及其同事描述了涉及新生儿静脉引流的两种不同梗死模式[18,19]。鉴别出 7 名婴儿（足月和早产）在颞叶区域有单侧局部出血灶（图 41.20），考虑是因为在脑室下静脉引流区域静脉血栓形成所致[18]。在其他病例中，认为是由于引流入 Galen 静脉的 Rosenthal 基底静脉有血栓形成引起颞区和顶枕区的双侧出血[19]。静脉窦血栓形成是一个重要的，但通常未发现的引起实质出血的病因[2]。

凝血病

凝血病的原因是凝血因子异常，α1-抗胰岛蛋白酶缺乏或维生素 K 缺乏是引起足月儿 IPL 的最重要原因之一。在新生儿阶段进行溶栓治疗也可能引起罕见的自发性出血[56]。

ECMO

已经完全认识到 IPL 是 ECMO 的并发症。这可能是由于有重大的心脏呼吸不稳定而给予 ECMO 治疗，

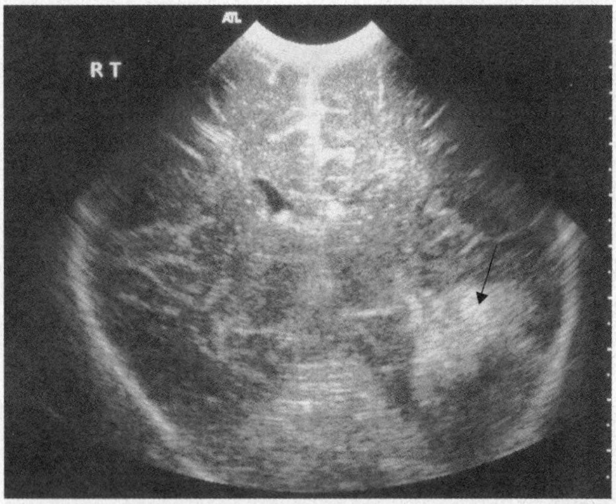

图 41.20 左侧颞叶局灶性出血（箭头处）。

在 ECMO 过程中，必须给予抗凝药物，或者是由于颈动脉血流受影响导致缺血。接受 ECMO 治疗的婴儿中，所有类型的 ICH 都是常见的，报道实质内出血为 3%～18%[7,22,48]。报道静脉窦血栓形成是 ECMO 的一个重要后遗症[55]，且容易导致产生 IPL。败血症作为 ECMO 主要适应证是 ICH 的特殊风险因素[3]，75%的病例在开始 ECMO 的 48 小时内发生 IPL[3]。

结构性畸形

动脉瘤[33]、动静脉畸形[51]和肿瘤[49]是足月儿罕见的 IPL 病因。

诊断

在一段外观正常时期之后，婴儿在 1～5 天时，通常显示神经学体征的急性发作。在有症状时，婴儿通常有严重的神经学异常，但是惊厥通常不是临床病程中的主要特征。如果有局灶性体征，可能是给出了一个关于病变部位的线索。

检查

在超声检查时可能怀疑此诊断，但是 CT 或 MRI 在精确判定病灶部位和可能的病因学方面更加可靠。如果怀疑动脉瘤或静脉血栓形成是主要病因，磁共振血管造影是可选的检查，应该避免颈动脉或椎动脉血管造影。大部分病例在急性发作的数周内反复进行影像学检查通常显示病灶消散，成为一个脑室贯通性空腔。

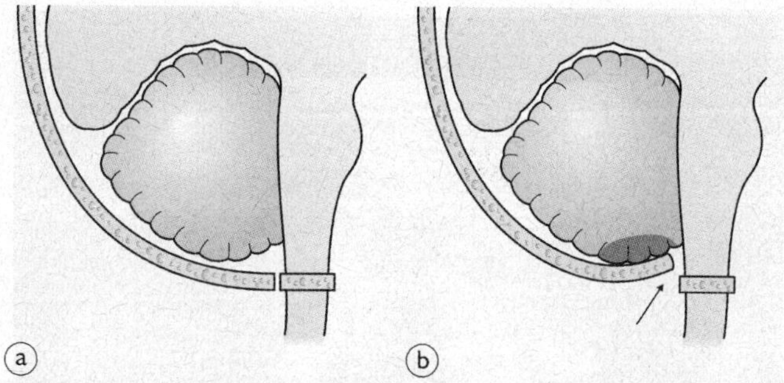

图 41.21 枕骨脱离。(a) 正常；(b) 枕骨脱离，嵌入小脑。

预后

这取决于病灶的主要病因。报道约 1/3 的婴儿死亡，1/3 有残疾，1/3 之后在神经学上正常。

小脑出血

完全认识到出血进入后颅窝是一种足月儿臀位分娩的并发症。出血可能是由于硬膜下破裂，也可能是来自静脉窦或小脑内的出血。两种类型同时发生也并不罕见。虽然并非所有的引起足月儿小脑出血的病因都与创伤有关，但是这种因素占据了大部分的病例。

小脑出血是由这些原因引起：

- 来自第五脑室底部的生发基质出血；
- 小脑创伤，臀位分娩时的枕骨分离是最常见的原因。

因为小脑的生发基质靠近第四脑室，有一个血管组织形成不良的区域正好在小脑的软膜层下方。这些血管容易受损，肯定会出血进入小脑皮质。这在早产儿和足月儿都会发生，但是通常不严重。

更严重的出血入小脑可能是由创伤引起的，通常在臀位分娩时持续存在（图 41.21）。分娩时颈部伸展过度引起枕骨鳞部和侧部分离，造成小脑直接创伤[54]，这称为枕骨分离，且通常合并有硬脑膜下撕裂。

紧紧绕过头部用于维持面罩位置的固定带也会引起枕骨分离和小脑梗死或出血[39]。

诊断

癫痫是一个小脑出血时较少出现的体征。婴儿通常昏睡，有窒息发作或呼吸通气不规则和心动过缓。吮吸不是很好，可能显示有颅内压升高。体检时可能会看到眼球震颤和面神经瘫痪。

治疗

开颅术和清除血凝块的作用不肯定（参见硬膜下出血的治疗）。有报道对小脑出血成功的保守治疗[12]。

预后

关于长期的预后知之甚少。

丘脑出血

这是一个在足月儿中得以完全识别的出血类型[9,44,50]。早产儿 GMH–IVH 蔓延入丘脑时的一种不同病情（本章第 5 部分）。几乎通常都是单侧的，必须与在严重窒息婴儿中看到的双侧基底结亮区鉴别（第 41 章，第 4 部分）。这些婴儿从出生开始就有严重的神经学异常，原发性丘脑出血也发生在其他正常婴儿中。

大多数病例的丘脑出血病因不明，但是，出血性梗死、脑膜炎、凝血障碍和静脉窦血栓形成是罕见的合并因素。

诊断

婴儿通常在出生时是正常的，且未引起关注，直到 2～14 天后出现明显且严重的神经学异常。这种情况在出院后也并非罕见。神经学表现的一个特别特征是明显的眼部体征，有落日现象和眼向下偏移，并转向丘脑病灶一侧的外侧[50]。异常的眼部姿态是因为出血病灶靠近视神经束的额中脑通路。

在超声影像和 CT 或 MRI 上，容易识别出血。报道在 CT[44]和 MRI[15]中有合并静脉血栓形成的证据。血管畸形引起出血是非常罕见的，如果 MRI 未提示这种病灶，则没有理由进行进一步的有创操作。

预后

最初的预后报道是乐观的，但是长期随访对其并不支持。Roland 等[44]报道在随访过程中，不到 29%的有原发性丘脑出血的足月儿是正常的。脑瘫是常见的后遗症，但是通常不是很严重。认知缺陷是常见的，且可能很严重。特殊类型的癫痫（睡眠时的持续性棘波）也有所报道[36]。

腱膜下（帽状腱膜下）出血

出血进入腱膜下疏松结缔组织称为腱膜下或帽状腱膜下出血。这不是一种颅内性出血，但是也可能危及生命，且再次值得予以考虑。在出血范围得以确定前，大量血液可能外渗入这一潜在的腔隙，造成低血容量，可能引起死亡。

腱膜下出血的总体发病率约为每 1250 例中有 1 例[37]，但是在真空胎头吸引术后特别常见，发病率为 1∶150[37]。这可能是维生素 K 缺乏引起的，且好像在非洲一加勒比血统的婴儿中更常见。

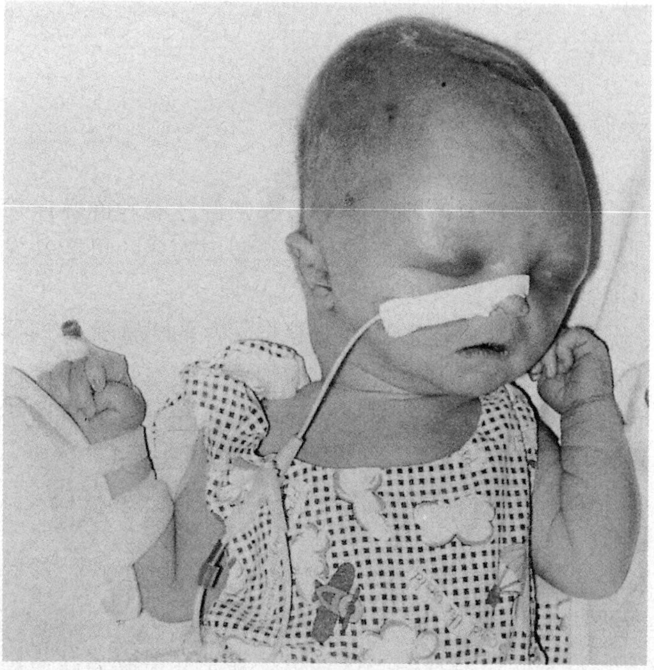

图 41.22 腱膜下出血导致头皮明显增大。

诊断

注意到在半数病例中有胎儿窘迫的病史，且婴儿可能显示继发休克的异常神经学体征。这可在胎儿窘迫和出血之间作出鉴别，因为脑病的原发性病因是一个困难的临床问题。在出血体征变得明显前，大量血液可能外渗入腱膜下腔隙。异常情况的第一个标志可能是贫血、血细胞比容迅速降低或休克。头部尺寸快速增大，可能由于血液聚集而变得巨大（图 41.22）。软组织肿胀超过颅缝线。据说血肿每增大一厘米就相当于丧失 40 ml 血液。

治疗

快速诊断和血液替代治疗是治疗的关键，如果发生休克，可能需要直接对器官进行支持治疗，如肾和脑。

预后

报道腱膜下出血的死亡率为 17%～25%[21,37,42]。总的来说，存活者神经发育的预后良好，没有并发的 HIE。

大脑静脉窦和静脉血栓形成

很少在活着的时候诊断出大脑静脉窦和静脉血栓形成，但它的发生可能要比原先考虑的多。可能并发 ICH 或在脑部影像上被误认为是出血。

大脑静脉血栓形成可能是自发性的，通常发现伴有败血症、颅骨和重要结构的创伤、脱水合并静脉血流减少和血栓形成性疾病。最近一个针对八例有该病的新生儿研究报道有母亲先兆子痫的高发生率[26]。认为 ECMO 和先天性心脏病是额外的风险因素[55]。

诊断

没有特异性神经学体征提示新生儿大脑静脉血栓形成，但在脱水婴儿或那些以往有神经学疾患婴儿的神经学特征发生恶化时，应考虑这一诊断。一般体征包括颅内高压、惊厥、肌张力增高和角弓反张。据报道无法解释的昏睡是一个特征[43]。

大脑超声和彩色血流多普勒超声好像对诊断没有益处。CT 和 MRI 是活着时候诊断这一疾病唯一的方法。在 CT 影像上，Galen 静脉和直窦的密度增高，或者大脑皮质静脉有高密度血栓影时，要怀疑此诊断。增强 CT 和 MRI 可显示特异性异常[31]。

治疗

报道很少有静脉窦血栓形成病例使用尿激酶治疗[14,25]。在这种疾病中，溶栓作用不确定，但可能适合于有症状的病例。

预后

来自良好存活者的随访数据不足，但总体来看结果令人满意。然而，最近的一项报道提示在大部分存活者中有神经发育不良的结果使预后变得不容乐观。

参考文献

1. Avrahami E, Frishman E, Minz M 1993 CT demonstration of intracranial haemorrhage in term newborn following vacuum extractor delivery. Neuroradiology 35: 107–108
2. Bergman I, Bauer R E, Barmada M A et al 1985 Intracerebral hemorrhage in the full term neonatal infant. Pediatrics 75: 488–496
3. Biehl D A, Stewart D L, Forti N H et al 1996 Timing of intracranial hemorrhage during extracorporeal life support. ASAIO Journal 42: 938–941
4. Castillo M, Fordham L A 1995 MR of neurologically symptomatic newborns after vacuum extraction delivery. American Journal of Neuroradiology 16: 816–818
5. Chamnanvanakij S, Rollins N, Perlman J M 2002 Subdural hematoma in term infants. Pediatric Neurology 26: 301–304
6. Chaou W-T, Chou M-L, Eitzman D V 1984 Intracranial hemorrhage and vitamin K deficiency in early infancy. Journal of Pediatrics 105: 880–884
7. Cilley R E, Zwischernburger J B, Andrews A F, Bowerman R A, Roloff D W, Bartlett R H 1986 Intracranial hemorrhage during extracorporeal membrane oxygenation in neonates. Pediatrics 78: 699–704
8. Craig W S 1938 Intracranial haemorrhage in the newborn. Archives of Disease in Childhood 13: 89–124
9. De Vries L S, Smet M, Goemans N, Wilms G, Devlieger H, Caesar P 1992 Unilateral thalamic haemorrhage in the pre-term and full-term newborn. Neuropediatrics 23: 153–156
10. Eken P, Jansen G H, Groenendaal F, Rademaker K J, de Vries L S 1994 Intracranial lesions in the full-term infant with hypoxic ischaemic encephalopathy: ultrasound and autopsy correlation. Neuropediatrics 25: 301–307
11. Fenichel G M, Webster D L, Wong W K T 1984 Intracranial hemorrhage in the term newborn. Archives of Neurology 41: 30–34
12. Fishman M A, Percy A K, Cheek W R, Speer M E 1981 Successful conservative management of cerebellar hematomas in term neonates. Journal of Pediatrics 98: 466–468

13. Freide R L 1972 Subpial hemorrhage in infants. Journal of Neuropathology and Experimental Neurology 31: 548–556
14. Gebara B M, Goetting M G, Wang A-M 1995 Dural sinus thrombosis complicating subclavian vein catheterisation: treatment with local thrombolysis. Pediatrics 95: 138–140
15. Govaert P, Acten E, Vanhaesebrouck, P de Praeter C, van Damme J 1992 Deep cerebral venous thrombosis in thalamo-ventricular hemorrhage of the term newborn. Pediatric Radiology 22: 123–127
16. Govaert P, Bridger J, Wigglesworth J 1995 Nature of the brain lesion in fetal allo-immune thrombocytopenia. Developmental Medicine and Child Neurology 37: 485–495
17. Govaert P, Calliauw L, Vanhaesebrouck P, Martens F, Barrilari A 1990 On the management of neonatal tentorial damage. Eight case reports and a review of the literature. Acta Neurochirurgica 106: 52–64
18. Govaert P, Smets K, Matthys E et al 1999 Neonatal focal temporal lobe or atrial wall haemorrhagic infarction. Archives of Disease in Childhood. Fetal and Neonatal Edition 81: F211–F216
19. Govaert P, Swarte R, Oostra A et al 2001 Neonatal infarction within basal cerebral vein territory. Development Medicine and Child Neurology 43: 559–562
20. Govaert P, Vanhaesebrock P, de Praeter C 1992 Traumatic neonatal intracranial bleeding and stroke. Archives of Disease in Childhood 67: 840–845
21. Govaert P, Vanhaesebrock P, de Praeter C, Moens K, Leroy J 1992 Vacuum extraction, bone injury and neonatal subgaleal bleeding. European Journal of Pediatrics 151: 532–535
22. Grayck E N, Meliones N J, Kern F H, Hansell D R, Ungerleider R M, Greeley W J 1995 Elevated serum lactate correlates with intracranial hemorrhage in neonates treated with extracorporeal life support. Pediatrics 96: 914–917
23. Hanigan W C, Morgan A M, Stahlberg L K, Hiller J L 1990 Tentorial hemorrhage associated with vacuum extraction. Pediatrics 85: 534–539
24. Heibel M, Heber R, Bechinger D, Kornhuber H H 1993 Early diagnosis of perinatal cerebral lesions in apparently normal full-term newborns by ultrasound of the brain. Neuroradiology 35: 85–91
25. Higashida R T, Helmer E, Helbach V V 1989 Direct thrombolytic therapy for superior sagittal sinus thrombosis. American Journal of Neuroradiology 10: 54–56
26. Hunt R W, Badawi N, Laing S et al 2001 Pre-eclampsia: a predisposing factor for neonatal venous sinus thrombosis? Pediatric Neurology 25: 242–246
27. Jocelyn L J, Casiro O G 1992 Neurodevelopmental outcome of term infants with intraventricular hemorrhage. American Journal of Diseases of Children 146: 194–197
28. Larroche J-C 1977 Developmental pathology in the neonate. Excerpta Medica, Amsterdam
29. Larroche J-C 1986 Fetal encephalopathies of circulatory origin. Biology of the Neonate 50: 61–74
30. Larroche J-C 1995 Fetal cerebral pathology of circulatory origin. In: Levene M I, Lilford R J, Bennett M J, Punt J (eds) Fetal and neonatal neurology and neurosurgery, 2nd edn. Churchill Livingstone, Edinburgh, pp. 321–331
31. Levene M I, de Vries L S 1995 Neonatal intracranial haemorrhage. In: Levene M I, Lilford R J, Bennett M J, Punt J (eds) Fetal and neonatal neurology and neurosurgery, 2nd edn. Churchill Livingstone, Edinburgh, pp. 335–359
32. Ludwig B, Brand M, Brockerhoff P 1980 Postpartum CT examination of the heads of full term infants. Neuroradiology 20: 145–154
33. McLellan N J, Prasad R, Punt J 1986 Spontaneous subhyaloid and retinal haemorrhages in an infant. Archives of Disease in Childhood 61: 1130–1132
34. Mitchell W, Tuama L 1980 Cerebral intraventricular hemorrhages in infants: a widening age spectrum. Pediatrics 65: 35–39
35. Moghal N E, Quinn M W, Levene M I, Puntis J W L 1992 Intraventricular haemorrhage after aspiration of ventricular reservoirs. Archives of Disease in Childhood 67: 448–449
36. Monteiro J P, Roulet-Perez E, Davidoff V et al 2001 Primary neonatal thalamic haemorrhage and epilepsy with continuous spike-wave during sleep: a longitudinal follow-up of a possible significant relation. European Journal of Paediatric Neurology 5: 41–47
37. Ng P C, Siu Y K, Lewindon P J 1995 Subaponeurotic haemorrhage in the 1990s: a 3-year surveillance. Acta Paediatrica 84: 1065–1069
38. Palma P A, Miner M E, Morriss F H, Adcock E W, Denson S E 1979 Intraventricular hemorrhage in the neonate born at term. American Journal of Diseases of Children 133: 941–944
39. Pape K E, Armstrong D L, Fitzhardinge P M 1976 Central nervous system pathology associated with mask ventilation in the very low birthweight infant: a new etiology for intracerebellar hemorrhage. Pediatrics 58: 473–483
40. Pape K E, Wigglesworth J S 1979 Haemorrhage, ischaemia and the perinatal brain. Clinics in Developmental Medicine 69/70, London
41. Perrin R G, Rutka J T, Drake J M et al 1997 Management and outcomes of posterior fossa subdural hematomas in neonates. Neurosurgery 40: 1190–1200
42. Plauche W C 1980 Subgaleal hematoma. A complication of instrumental delivery. Journal of the American Medical Association 244: 1597–1598
43. Rivkin M J, Anderson M L, Kaye E M 1992 Neonatal idiopathic cerebral venous thrombosis: an unrecognised cause of transient seizures or lethargy. Annals of Neurology 32: 51–56
44. Roland E H, Flodmark O F, Hill A 1990 Thalamic hemorrhage with intraventricular hemorrhage in the full-term newborn. Pediatrics 85: 737–742
45. Scher M S, Wright F S, Lockman L A, Thompson T R 1982 Intraventricular hemorrhage in the full-term neonate. Archives of Neurology 39: 769–772
46. Scotti G, Flodmark O, Harwood-Nash D C, Humphries R P 1981 Posterior fossa hemorrhages in the newborn. Journal of Computer Assisted Tomography 5: 68–72
47. Strand R 1986 Traumatic parturitional intracranial haemorrhage. Developmental Medicine and Child Neurology 28: 156–164
48. Taylor G A, Fitz C R, Glass P, Short B L 1989 CT of cerebrovascular injury after neonatal extracorporeal membrane oxygenation: implications for neurodevelopmental outcome. American Journal of Roentgenology 153: 121–126
49. Tekkok I H, Ventureyra E C 1997 Spontaneous intracranial hemorrhage of structural origin during the first year of life. Child's Nervous System 13: 154–165
50. Trounce J Q, Dodd K L, Fawer C-L, Fielder A R, Punt J, Levene M I 1985 Primary thalamic haemorrhage in the newborn: a new clinical entity. Lancet i: 190–192
51. Wakai S, Andoh Y, Ngai M, Teremoto C, Tanaka G 1990 Choroid plexus arteriovenous malformation in a full-term neonate. Journal of Neurosurgery 72: 127–129
52. Wehberg K, Vincent M, Garrison B, Dilustro J F, Frank L M 1992 Intraventricular hemorrhage in the full-term neonate associated with abdominal compression. Pediatrics 89: 327–329
53. Welch K 1980 The intracranial pressure in infants. Journal of Neurosurgery 52: 693–699
54. Wigglesworth J S, Husemeyer R P 1977 Intracranial birth trauma in vaginal breech delivery: the continued importance of injury to the occipital bone. British Journal of Obstetrics and Gynaecology 84: 684–691
55. Wu Y W, Miller S P, Chin K et al 2002 Multiple risk factors in neonatal sinovenous thrombosis. Neurology 59: 438–440
56. Zenz W, Arlt F, Sodia S et al 1997 Intracerebral hemorrhage during fibrinolytic therapy in children: a review of the literature of the last thirty years. Seminars in Thrombosis and Hemostasis 23: 321–332

第4部分

缺氧-缺血性脑损伤

Malcolm Levene, David J Evans

引言

定义

由于缺血-缺氧性脑损伤缺乏普遍接受的定义，所以对其理解有缺陷。窒息的定义是因胎盘或肺部气体交换损害导致低氧血症、高碳酸血症和混合性呼吸性和代谢性酸中毒。这种情况的本质是同时发生缺氧和缺血，现在推荐使用缺氧-缺血性损害这一术语。作为缺氧-缺血病程的结果，可导致不同器官系统损伤。

缺氧-缺血性损伤可急性或慢性发生，最多见的是由胎盘血流受损引起的，如母体因素（低血压、严重缺氧）、脐带因素（脱垂、阻塞）或胎盘因素（血流不足、断裂）。缺氧-缺血性损伤也可能是较少发生的新生儿事件的结果，诸如严重呼吸疾病、休克和心脏停搏等。

对于出生时发生缺氧-缺血对脑损伤的影响有很大的争论。妊娠或出生事件可能造成脑部显著受损，窒息是损伤程度相对较小的一种损伤因素。Cowan 及其同事[29]近期研究显示，在磁共振影像和尸检研究中，80%的新生儿脑病婴儿仅显示有急性病损的证据，而没有明显更早期的症状。

不同的损伤因素、时程的不确定性和损伤的分布对不同器官损伤的影响变化较大，最终却没有缺氧-缺血性损伤的临床本质。必须谨慎评估每一病例的特点，并直接针对受累器官进行治疗。

发病率

全世界范围内，产时缺氧-缺血性损害仍是引起足月儿围生期后天性脑损伤的重要原因。发病率根据所使用的临床定义而变化。表 41.7 给出了以新生儿脑病作为主要标准的研究的发病率数据。在现代围生期保健情况下，缺氧-缺血后的死亡或严重神经学损伤的风险为每 1000 活产婴儿中 0.5～1.0 例，意味着仅在英国每年约有高达 750 名婴儿患有此病。

在发展中国家，产时缺氧-缺血损伤显得更常见，虽然这些国家的研究通常同时包括早产儿和足月儿在内。所报道的高发生率国家包括科威特[4]（9.4‰）、马来西亚[20]（18.7‰）、尼日利亚[3]（26.5‰，乡村为143‰[38]）、印度[120]（59‰）、坦桑尼亚[58]（229‰）。在一项坦桑尼亚的研究中，正常出生体重儿在 24 小时内的缺氧-缺血后死亡率为每 1000 例活产婴儿中 18 人[58]。在这些国家中，随访工作并未良好地开展，且严重神经功能损伤存活者的数量未知，缺氧-缺血性损伤可能造成了世界范围的巨大疾病负担。

已经确定缺氧-缺血是造成死亡和疾病的重要原因，令人失望的是发现对这些婴儿的治疗很大程度上是经验性的，且直到最近目前为止，实际上没有一种疗法进行过随机化对照试验。

足月儿和早产儿

尚未明确早产儿与足月儿相比，在缺氧-缺血性损害后表现出相似临床症状的程度。虽然有对一个孕 31 周婴儿缺氧-缺血性脑病临床特征的描述[90]，但是未成熟中枢神经系统可能对此类刺激产生不同的反应。早产儿也可能在产时以外时期有额外损害风险。包括感染在内的出生前损害，可能比以往所认识的更常见，也可能造成早产发生。如呼吸性疾病、生发基质 / 脑室内出血（GMH-IVH）和脑白质软化等出生后问题，可能引起进一步导致神经学损伤而致残。这些额外损害可能会掩盖产时缺氧-缺血的损害，并会造成早产儿缺氧-缺血研究的混淆。因此，本章讨论的大部分信息将涉及足月儿的缺氧-缺血性损伤，这也是产时损伤的一

表 41.7 新生儿脑病、产时缺氧-缺血后死亡和严重神经学损害的发病率

地点	年份	总出生人数	标准	每 1000 例活产婴儿的发病率		参考文献
				产时缺氧-缺血	死亡和/或严重的神经学疾病	
爱丁堡，苏格兰	1969—1973	14 020	脑病	6.7	2.3	22
埃德蒙顿，加拿大	1974—1978	20 155	Sarnat 型 1HIE	4.7	0.9	40
莱斯特，英格兰	1980—1984	20 975	Levene 型 HIE	6.0	1.1	66
哥德堡，瑞典	1985—1991	42 203	5 分钟 Apgar 评分<7 分+HIE	1.8	0.5	129
布鲁塞尔，比利时	1990 年代	10 065	脑病	5.9		143

个最常见后果。

缺氧-缺血的病理生理学

主动分娩宫缩期，子宫内压超过 30mmHg，子宫绒毛间隙灌注受到影响，一过性地阻断胎盘气体交换。健康胎儿胎盘单位可以适应这一变化，产生短于 60 秒的收缩期，且相互之间有足够的延缓期（2～3 分钟）[94]。

可能会发生严重的额外窘迫，一些表现为急性缺氧-缺血性损伤，其他表现为慢性损伤和慢性损伤的急性发作：

- 脐带循环中断（例如，脐带受压或脐带脱垂）；
- 胎盘血气交换改变（例如，胎盘剥离、胎盘功能不足）；
- 母体胎盘灌注减少（例如，母亲低血压或高血压）；
- 母体氧合受损；
- 出生后无法建立足够的心肺循环。

胎儿对缺氧-缺血的反应

健康胎儿能利用一系列适应性反应来帮助克服缺氧-缺血性损伤。这些包括：

- 减少躯体运动、呼吸运动和快速动眼相睡眠，因此降低能量消耗和需氧量；
- 增加从血液中摄取氧气：母体胎儿循环表现为高输氧量供应，在需要提升心输出量前，就有约两倍的氧量从胎儿血红蛋白中释出[19]。红细胞生成素的浓度增加，刺激胎儿红细胞生成；
- 血液重新分布，减少肾、呼吸道、肝、肌组织的血供来供应中枢神经系统、心肌和肾上腺[25]；
- 脑内，血流优先进入脑干、中脑和小脑来维持其氧合[99]；
- 交感反应：缺氧-缺血时可见高儿茶酚氨水平，使外周血管阻力和心肌收缩力增加，以维持灌注，尽管胎儿有心动过缓的反应；交感刺激也加速无氧酵解，同时动员肝糖原储备，维持中枢神经系统（CNS）和心肌有足够的能量供应；
- 未成熟的 CNS 能更方便地利用无氧酵解产生的乳酸、丙酮酸盐和酮体作为葡萄糖的替代物[149]。高胰岛素血症的婴儿（例如，那些糖尿病母亲产下的婴儿）则不太能产生这些能量替代途径，因此他们缺氧-缺血损伤的风险更高。

脑损伤机制

在这个飞速发展的领域，将会有更重要的信息发现，虽然目前我们的知识还不完整，但是已经逐渐了解缺氧-缺血后神经元坏死的机制。早期对窒息性脑损伤的理解是在缺氧-缺血性损伤过程中，大部分神经元发生死亡，虽然注意到在复苏后临床症状的变化，但是认为这些变化是继发于损伤，且治疗不会影响预后。当前的观点认为多数导致神经元死亡的损伤发生在最

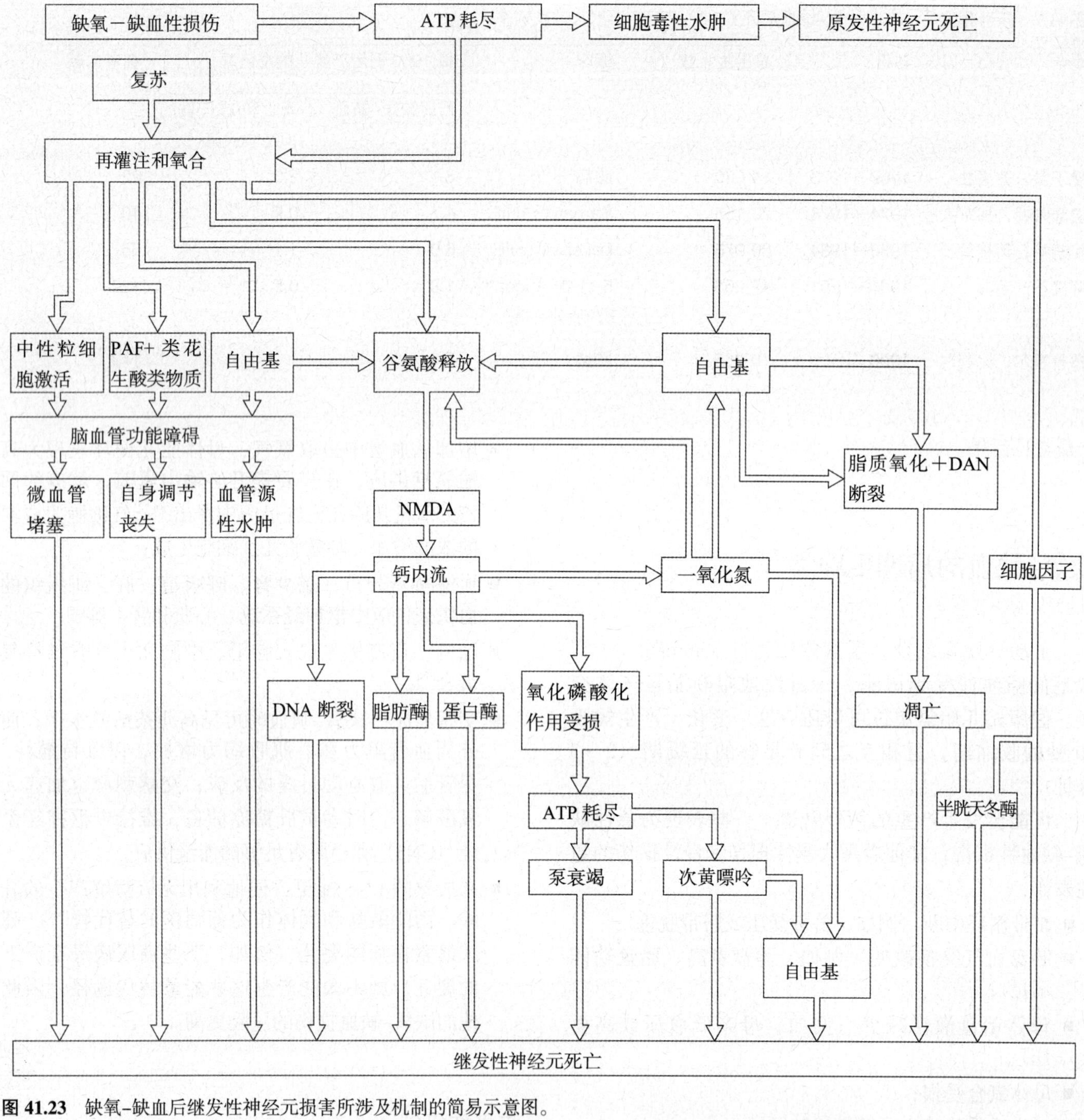

图 41.23 缺氧-缺血后继发性神经元损害所涉及机制的简易示意图。

初缺氧-缺血损害恢复之后。已经阐述的观点是，缺氧-缺血性损害引起的多个过程中，至少有两个阶段导致神经元受损。图 41.23 总结了这些阶段。

原发性神经元损伤

缺氧-缺血性损伤过程中，细胞内能量减少，对细胞膜功能造成重大影响。神经受体门控失效造成离子流紊乱，过量的钠、钙和水进入细胞内，导致细胞毒性神经元损伤和原发性神经元死亡[56]。虽然这一机制是神经元死亡的重要因素，但现在认为大部分细胞死亡发生在损伤复苏后数小时甚至数天后。影响这一晚期细胞死亡的生化过程被认为是继发性神经元损伤。这一过程中的重要因素在下文中讨论。随着了解更多的神经元死亡过程，现在制订出一些策略来干涉和防止神经元死亡。

继发性神经元损伤

再灌注损伤

缺氧-缺血性损害后复苏使受累组织再灌注和氧合，开始大量异常的生化过程。复苏即刻，将会发生一段时期的脑部高灌注。这可能是代谢产物积聚的反应，代谢产物包括乳酸和二氧化碳，它们会引起血管扩张[57]。之后，血管张力可能会随着脑血流的减少而增加，引起所谓的“无再流现象”[8]。发生这一现象的原因尚不清楚，但涉及很多因素，并且介导血管内皮细胞的损伤。一些此类机制包括如下。

活性氧代谢产物（自由基）

再灌注时，产生活性氧代谢产物，包括氧自由基和更有害的羟基，这些均由黄嘌呤氧化酶作用而产生[74]。大多数脑部黄嘌呤氧化酶来自内皮细胞。活性氧代谢产物的产生进一步损害内皮层，造成活性氧代谢产物的进一步生成（参见 Saugstad[113]的文献）。

已知，一段时间以来，在动物实验中，用去除中性粒细胞的血液对器官进行再灌注，会减少继发性的灌注不足[35]，这可能是通过脑内中性粒细胞和小胶质细胞表达的细胞因子介导的（见下文）。内皮细胞内的缺氧-缺血损伤造成细胞间黏附分子（ICAM-1）和选择蛋白水平上调，使中性粒细胞黏附于血管壁，引起血管机械性阻滞。这些白细胞移行穿过血管壁，在细胞因子的激活下进一步产生活性氧代谢产物，这些产物损伤神经元。

缺血损伤过程中，脂质膜上磷脂酶 A2 活化，合成血小板激活因子（PAF）。PAF 激活中性粒细胞，促进血小板聚集，增加血管通透性，导致血管源性脑水肿并刺激血管活性物质释放（血栓素、前列腺素和白细胞三烯）[151]。

总的来说，窒息损害后，许多因素造成脑部血流减少，包括浸润大脑间质的白细胞和血小板聚集造成的内皮细胞损害，释放可能造成细胞进一步损害的触发物质。这种情况的临床影响是造成大脑丧失自我调节，从而导致大脑血流减少和血管源性水肿。

神经元内损害

目前阐述了很多不同过程会造成神经元坏死。这些包括：

产生活性氧代谢产物

在引起血管损害的同时，这些在细胞外间隙内由内皮细胞损伤产生的物质也会造成细胞壁脂质成分损伤。

一氧化氮

刺激一氧化氮合成酶（NOS）会导致细胞内产生一氧化氮。这有产生其他活性代谢产物的效应，过氧化亚硝酸盐会引起细胞间膜脂质过氧化，从而令其丧失功能。细胞核内 DNA 降解也有描述。动物模型中，窒息后抑制 NOS 在减少神经元损伤方面的结果相反。再则，DNA 损伤刺激多聚（ADP 核糖）多聚腺苷酸聚合酶（PARP），会进一步损害线粒体再次合成三磷酸腺苷，从而引起膜功能损害。NO 可透过膜弥散，并作为逆行性信使，进一步刺激谷氨酸盐释放[61]。

细胞毒损伤

缺氧-缺血性损伤能引起兴奋性神经递质谷氨酸盐的过量释放。谷氨酸盐作用于 N-甲基-天冬氨酸（NMDA）受体，它是一种突触后离子通道，能允许过量钙内流。神经元内钙增多会引起酯酶、蛋白酶、核酸内切酶和NOS 激活。这些将进一步产生活性氧代谢产物，以此增加谷氨酸盐释放，造成钙内流恶化，从而产生恶性循环，最终导致神经元坏死[71]。

大脑某些特定区域显得对 NMDA 相关性损伤特别敏感，特别是基底结和罗郎多皮质旁区(perirolandic cortex)，这些部位是新生儿严重缺氧-缺血性损伤后特别脆弱的部位。线粒体内钙水平的提高会干扰结构功能，并可能进一步刺激产生活性氧代谢产物。

凋亡

现在认识到神经元死亡可能是坏死引起的，最初是由过量的钙内流或细胞本身崩解的凋亡引起。神经病理学研究可区分坏死或凋亡引起的细胞死亡。

缺氧-缺血性损伤后的细胞死亡通常是因为坏死和有关发病机制的凋亡。坏死是由外部因素、线粒体损伤和细胞破裂引起的。凋亡由基因调控，细胞膜完整性轻微缺失，引起细胞收缩，最终为吞噬细胞吞噬。这是一个高度保守过程，很少有炎症反应。神经元凋亡可能由多基因信号诱发，包括直接早期基因（例如：*c-jun*、*c-fos*）；其他凋亡触发因素包括细胞因子（肿瘤坏死因子 α）、活性氧代谢产物和 NO。

引起细胞死亡的最终凋亡信号好像是半胱天冬酶机制。许多引起线粒体膜破裂的损伤激活半胱天冬酶 9，再依次激活半胱天冬酶 3。这使细胞发生完整的凋亡过程。

病理学

缺氧-缺血后，脑部并没有单独的明显或统一的病理学表现。当通过血液输送的底物无法满足代谢需求时，细胞将发生死亡。损伤模式取决于窒息性损伤的严重程度（完全性或部分性）、时机和病程（急性或慢性）、脑发育成熟度和易损性局部变化（根据局部血管因素、NMDA 受体分布等）。

缺氧-缺血后观察到的损伤模式

脑水肿

24～48 小时内，脑组织可发生肉眼可见的水肿，影像学或死后检查可见脑回显著扁平增宽和脑沟消失。这由两种机制引起：膜泵衰竭引起细胞内液体积聚的细胞毒机制，和血脑屏障损伤导致毛细渗漏和间质液积聚的血管源机制。

选择性神经元坏死

这是足月儿缺氧-缺血后观察到的最常见病变，通过散发性模式影响神经元，通常在灰质中广泛分布。第Ⅲ和第Ⅳ层大脑皮质和海马区特别易受损[121]。这可能反映了不同皮质结构不同的代谢率[60]。损伤后 24～36 小时，有明显的光学显微镜变化，有细胞浆嗜酸性粒细胞增多和细胞核裂解。数天内出现明显的坏死。

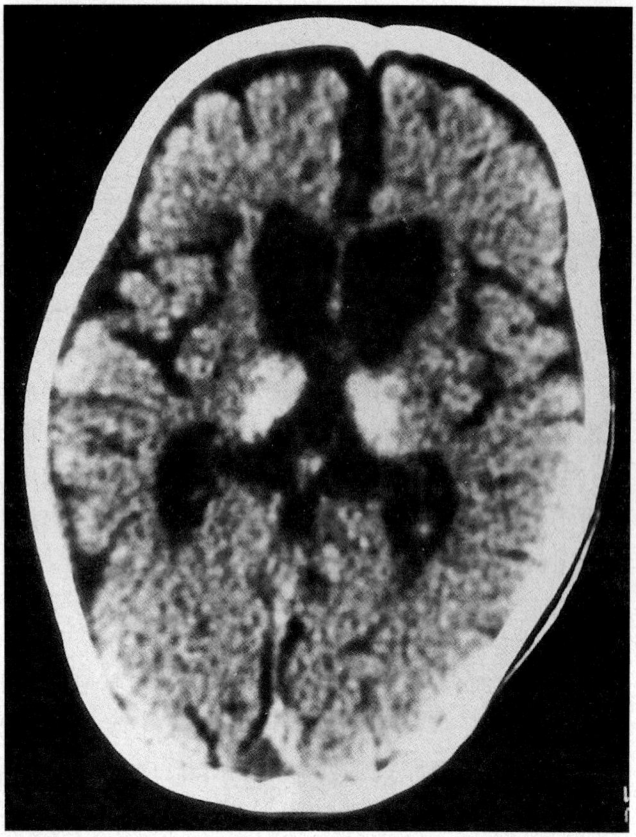

图 41.24 年龄为 18 个月的窒息婴儿的脑部 CT 扫描。注意双侧增亮的丘脑及广泛的皮层萎缩。

基底节和脑干

动物模型中，这种损伤模式见于急性完全性窒息后，而不是慢性部分性窒息[82]。认为基底节损伤引起了在缺氧-缺血后存活者中所见的运动障碍性脑瘫，磁共振影像（MRI）的基底节区信号密度异常是一个常见的发现[108]。头一周内，组织学上可见异常的毛细血管增生微小钙化[117]。认为此阶段由超声或计算机断层扫描（CT）发现的异常反映了这些病理学过程（图 41.24）[137]。如果婴儿存活几个月，MRI 上会发现一种异常髓鞘形成模式出现。这造成死亡后检查中所见到的基底节大理石样外观，称为大理石样状态。

缺氧-缺血后影响丘脑的出血和出血性梗死也是得以完全识别的现象。

旁矢状区损伤

这是一种以大脑前、中和后动脉为分水岭的累及大脑皮质和皮质下白质的缺血性损伤，引起旁矢状区

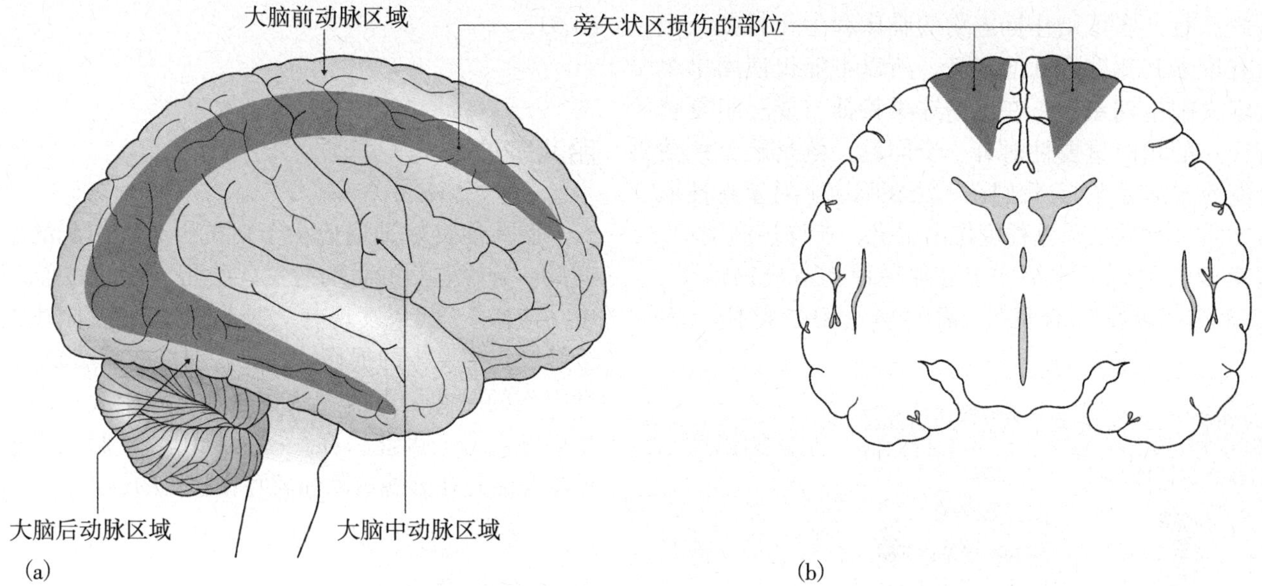

图 41.25 中脑损伤。(a) 脑皮质侧面观；(b) 冠状切面。

分布，通常为对称性（图 41.25）[139]。

白质损伤

缺血引起早产儿的脑室周围白质软化。缺血时早产儿脑室周围的神经胶质特别脆弱。当足月儿发生缺血性白质损伤时，通常引起皮质下白质软化。这种最严重损伤的存活者通常显示出一种混合性损伤模式，称之为多囊性脑白质病（图 41.26）。

局部脑梗死

大脑主动脉梗死，最常见为左侧大脑中动脉，过去报道合并有窒息[141]，但现在认识到这种病变更多见于没有产时窒息证据的婴儿（67%）[138]。此外，目前推荐在有新生儿卒中诊断的婴儿中进行血栓形成倾向的筛查，因为大量患者有诸如 V 因子 Leiden 型变异的疾病。在进行血栓形成倾向筛查前，有卒中早期研究的报道。血栓形成倾向筛查的更多信息参见第 30 章。

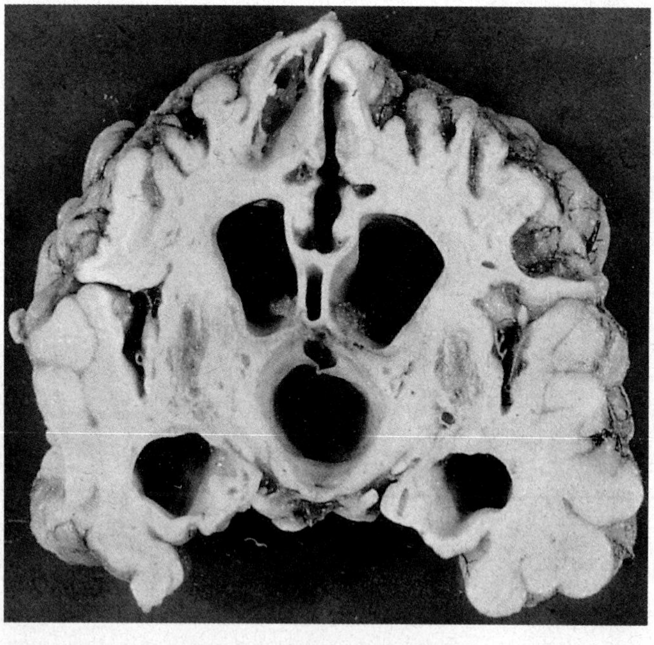

图 41.26 多囊性脑病。病理学标本的冠状切面上有贯穿脑室周围白质、皮层下白质和神经节的囊性退行性变。同时注意广泛皮质萎缩合并脑室增大。

临床定义："窒息综合征"

尽管关于围生期窒息病理生理学的知识越来越多，但关于其临床定义所达成的共识却很少。这主要反映在对发病率、治疗和预后的研究中，所使用的定义五花八门。有许多可用作标志物的临床和生化特征，但因为有许多其他综合征的定义，所以不能仅使用单个特征定义围生期窒息。在评估这类特征（或一组复合性特征）的相对重要性时有一个问题，就是缺乏评估其价值的“金标准”。我们还无法在临床上对窒息性损伤的本质、时机或严重程度作出定义，在许多病例中，所观察到的预后可能不一定是那种损伤造成的后果。为了诊断“窒息综合征”，需要确定阳性特征（表41.8），同时排除一些与这些症状相似的其他病征（表41.9）。

表 41.8 产时缺氧-缺血性损伤导致脑瘫的证据

产时窒息的证据	胎儿窘迫
	胎儿酸中毒
	Apgar 评分降低
	呼吸延迟出现
	缺氧-缺血性脑病
	多脏器累及
排除其他导致新生儿脑病的因素（图41.9）	
支持性证据	出生前胎儿脑部正常发育，随后脑无法正常发育
	MRI 的模式异常提示产时缺氧-缺血
残障的模式	痉挛性四肢麻痹
	运动障碍性脑瘫

表 41.9 新生儿脑病病因学

缺氧-缺血	
感染	新生儿脑膜炎
药物相关的	母亲麻醉/镇痛
	母亲药物滥用
	新生儿镇静剂/抗惊厥药物
CNS 畸形	
颅内出血	
代谢性	低血糖
	低钠血症/低钙血症
	胆红素脑病
	氨基酸血症（例如，非酮症性高甘氨酸血症）
	有机质酸血症
	维生素 B6 依赖
	乳酸血症
	尿素循环异常

胎儿窘迫

胎儿能良好地适应由于对抗由分娩引起的生理性应激。分娩监测的目的是发现胎儿“窘迫”，而不是正常“应激”。如果发现有“胎儿窘迫”，就无法设想在分娩过程中发生的损伤。在分娩前已有持续缺氧-缺血性损伤的胎儿，可能无法在分娩过程中表现出正常的生理学反应。因此，在一些病例中，“胎儿窘迫”的证据可能是在分娩启动前就存在损害的标志。

产时胎儿监测

电子胎儿监护

关于判读胎心产力描记图（CTG）的更多信息参见第 12 章。

1970 年代，引入了电子胎儿监护（EFM），设想关于胎儿心率的更精确信息可以改善预后[146]。不幸的是，很少证据表明其能降低致病率。EFM 图形的判读变化多端，且报道曲解误判是最频繁被记录到的与产时死亡有关的临床错误[26]。最近，发布了对于胎儿心率特征进行分类的临床指南（见表 12.1 和 12.2），以便对图形进行判读分类为正常、可疑或病态[84]。在异常图形基础上，考虑需要对胎儿进行分娩时，推荐应在可能时获取胎儿血液样本（FBS）[88]。pH 值低于 7.20，提示应迅速实施分娩，因为可能存在窒息。然而，对比 EFM±FBS 和周期性听诊的随机对照试验的荟萃分析显示，尽管剖宫产比率有所上升，但是并未有产时死亡或脑瘫的减少[85,126]。迄今为止，没有公布过一个随机化对照试验来对 EFM±FBS 和周期性听诊进行比较，没有足够的统计学证据证实能降低围生期死亡或继发于缺氧-缺血的相应神经学损害的发病率。

电子胎儿监护后所见新生儿预后的唯一好处是降低了早期新生儿癫痫的发病率。在两个随机化对照试验中，EFM±FBS 并未对脑瘫的发病率有显著改变[45,72]。一个荟萃分析报道了胎儿缺氧造成的围生期死亡率有所降低[136]。但是，这一研究并未显示围生期总体死亡率的降低，因为并无缺氧性死亡的特异性标志物，难以可靠地确定因胎儿缺氧造成的死亡率[11]。

总之，好像可以保证正常的心率模式的预期作用（大多数研究中不良预后的负面预期值 >96%），但是异常模式对胎儿损害的预期作用很差。异常胎儿心率模式不是一个产时神经学损害先兆的可靠标志物，使得产科干预没有已经证实的益处。仍然要看在将来产时监护新技术能否得到更好的指标。

胎儿ECG分析

心肌缺血时，无氧糖酵解会改变心肌细胞的跨膜离子梯度，使 ST 段抬高和 T/QRS 比值升高[104]。针对这一技术的随机化对照试验显示可手术干预且预后无恶化[145,38]。近期的研究显示，自动 ST 波形分析的 CTG 监测与标准 CTG 监测相比，能更显著地降低酸中毒时脐动脉血 pH 值[7]。

收缩期时间间隔

同时使用胎儿 ECG 分析与心动周期多普勒分析来评估心肌功能。认为射血前期（从 QRS 波开始到主动脉瓣打开的一段电机械间隔）和心室射血时间（主动脉瓣开放的时间）是心肌收缩性的敏感指标，被用来检测窒息时心功能的恶化[68]。

胎儿脉搏血氧计

持续胎儿氧饱和度检测是可能的，与胎儿血液分析结果相符合[73]。然而，信号质量有限，而且这一技术并未进行过大规模临床测试。

近红外光谱法

近红外波长的光线能穿透脑组织，深度最高达 8 厘米。通过分析吸收光谱，可获得脑血红蛋白氧饱和度和总脑血红蛋白浓度（反映脑血容量）的连续数量变化。分娩时，光学探头通过扩张的子宫颈置入，放置在胎儿头部上方。一个针对分娩过程中 41 例胎儿的研究证实，分娩前短时期的平均脑氧饱和度与出生后即刻的脐动脉酸碱状态之间存在良好的相关性[5]。这项技术尚未得以大规模或试验性运用。

排出胎粪

所有足月分娩中，10%～20%发生这种情况，但通常是作为一个胎儿窘迫的标志。然而，仅有 0.4%在分娩时有羊水胎粪污染的足月儿之后发生脑瘫[88]。Richey 等发现在排出胎粪与急性窒息指标（脐动脉 pH、乳酸和次黄嘌呤）之间并无关联[100]。

出生时状态

Apgar评分

Virginia Apgar 首次阐述了评估婴儿出生时状态的方法[9]。最初为出生后 1 分钟时对五种体征评分之和，后来时间间隔又扩展至 5 分钟。缺氧-缺血性损害可以引起 Apgar 评分降低，这不是一成不变的，除非损伤在出生前即刻发生。许多非窒息性因素也可造成 Apgar 评分降低，例如早产、母亲镇痛或麻醉等。然而，较长时间的低 Apgar 评分则与死亡或重大神经学疾病有关[87]（表 41.10）。要注意约 75%的脑瘫儿童出生 5 分钟时的 Apgar 评分为 7～10 分。

表 41.10　最后一次Apgar评分极低*（0～3）时的预后[87]

时间（min）	<2501				>2500			
	活产数	1 年时死亡率（%）	活到 7 岁的人数	脑瘫(%)	活产数	1 年时死亡率（%）	活到 7 岁的人数	脑瘫(%)
1	428	25.5	257	1.9	1729	3.1	1330	0.7
5	163	55.2	56	7.1	286	7.7	217	0.9
10	67	67.2	15	6.7	66	18.2	43	4.7
15	51	84.3	8	0.0	23	47.8	11	9.1
20	139	95.7	7	0.0	39	59.0	14	57.1

* 每次计分，包括那些评分时仅有一次极低 Apgar 分值，且以后未有极低 Apgar 分值的患者。

酸中毒

代谢性酸中毒是无氧酵解的一个指标，且广泛用作组织缺氧和“胎儿窘迫”的回顾性证据。然而，分娩时的脐动脉酸血症，从其本身考虑，并不合并预后不良[32,107]：只有当其合并异常模式的胎儿心率、Apgar评分低及显著新生儿脑病时，才会合并有不良结果[150]。濒死胎儿发生严重胎儿酸中毒，但是为保护重要器官而处于代偿状态的胎儿也会出现。因此，胎儿酸中毒与严重胎儿窘迫之间只存在一个非常松散的关联。

出生后的临床特征

新生儿脑病

新生儿脑病是指新生儿期内异常的神经学行为，可能由多种原因引起。从几乎致死的婴儿猝死综合征（SIDS）中恢复过来的极低年龄婴儿通常显示出一种可预见的神经学体征的进程[28]。起初有一段时间接近正常，随后出现癫痫发作以及意识水平逐渐恶化。严重窒息的足月儿也有相同行为。Sarnet引入了一个用于描述由缺氧-缺血性脑病（HIE）引起神经学异常的分级系统[112]，Levene等对其进行了修正（表41.11）[66]。HIE的一个重要特征是在出生后头几天内所涉及的神经学体征模式与其他原因引起的新生儿脑病不同，后者婴儿显示出一个持续的临床过程。重要的是要考虑新生儿脑病的其他病因（见表41.9）。脑膜炎和严重低血糖是最常见的可治疗的病因，可造成脑病性质的特征，并可能合并缺氧-缺血。

轻度脑病（I级）

此期的特征是高度警觉、凝视（瞬目次数减少）、自发运动正常或减少，所有刺激阈值降低，包括较易引起Moro反射。癫痫不是此期特征。

中度脑病（II级）

常见痫性发作。嗜睡，肌张力降低，自发运动减少，原始反射阈值较高，主要为副交感反应。一个持续特征是上、下肢肌张力不同，上肢肌张力相对比下肢低。

表41.11 缺氧-缺血性脑病的临床分级系统[66]

Ⅰ级	Ⅱ级	Ⅲ级
易激惹		
高度敏感	嗜睡	昏迷
轻度肌张力降低	肌张力明显异常	严重的肌张力降低
吮吸不良	需管饲	无法维持自发呼吸
无癫痫发作	癫痫发作	长时间癫痫发作

重度脑病（III级）

新生儿处于昏睡状态、肌张力降低、无自发运动。原始反射和吸吮反射常缺失。癫痫发作可能频繁而且时间长，虽然在大多数严重病例中没有癫痫活动，但脑电图（EEG）有类似的电活动。

结果

对不同HIE等级新生儿结果研究的荟萃分析中，I级（轻度HIE）并未使死亡或疾病风险升高。表41.12显示在这个分析中，不同等级HIE存活者的死亡和神经学异常的风险[95]。报道那些有II级HIE，但神经学上正常的儿童，在8岁时与I级HIE儿童相比，IQ存在明显降低[102]。

在一个Apgar评分降低与HIE等级的结果预期的比较中，发现10分钟Apgar评分小于等于5分是一个比II和III级HIE更具特异性的死亡或严重神经学后遗症的预期指标（95%相对78%），虽然其敏感性较低（57%相对95%）[67]。

多器官功能障碍

缺氧-缺血过程中，为保证最重要器官心、脑、肾上腺的循环血量，血流将重新分布。其代价是肝、肾和胃肠道的血流减少，因此这些部位更易受到缺氧-缺

表41.12 合并各级缺氧-缺血性脑病的存活者的死亡或严重疾病风险[95]

HIE分级	存活者的死亡或严重疾病风险		
	百分比	似然比	(95%CI)
轻度（Ⅰ级）	1.6	0.05	0.02~0.15
中度（Ⅱ级）	24	0.94	0.71~1.23
重度（Ⅲ级）	78	10.71	6.71~17.1

表 41.13 缺氧-缺血多脏器功能障碍

肾	急性肾衰竭 肌红蛋白尿 血尿
胃肠道	动力异常和喂养不耐受 坏死性小肠结肠炎
心血管	心室功能降低 心肌缺血（ECG） 乳头肌坏死
肺	胎粪吸入 持续肺动脉高压 窒息
血液	弥漫性血管内凝血
代谢	低钠血症/ADH 不足 低血糖 低钙血症 肝酶升高 血氨增高 代谢性酸中毒

血性损伤的危害。对这些和那些器官的损伤是缺氧-缺血的进一步特征（表 41.13）。

检查

影像学技术取得了许多进展，能更好地理解围生期窒息的病理生理学和更精确地估计预后。这是特别重要的，因为评估潜在的神经保护性治疗的有效性需要早期精确地查明病情。然而，因为精确的神经发育学随访尚未完成，所以一些新的影像学技术尚未得到全面评估。

头颅超声

已证实超声对发现早产儿 GMH/IVH 和缺血性病灶是最有用的，也可用于窒息的足月儿。起初，可通过超声回声密度的广泛性升高、解剖标志消失、脑沟变模糊和脑室受压来识别脑水肿。足月儿在头 24 小时内可看见正常“缝隙样”的脑室，只要持续存在 36 小时以上，则视为异常。出现水肿不是一个有用的预后性体征，但是后来的超声表现与神经发育学预后不良有关，包括双侧回声一致的丘脑，这表示基底节存在严重的缺氧-缺血性损伤[27]，弥散性实质回声高密度（认为反映神经元坏死）；多灶性囊性变，脑室周围高回声及脑室扩大伴皮质萎缩[118]。超声检测窒息的重大局限性是无法评估外周皮质损伤，但现在使用高分辨率的探头（10MHz），可发现皮质高回声合并缺氧-缺血性损伤[36]。

脑血流速度

使用脉搏波双功能多普勒和实时光谱分析对来自大脑重要动脉（通常为大脑前动脉）反向散射的多普勒信号进行分析，可确定在该血管中的脑血流速度。在窒息患儿中，舒张末期血流速度与收缩期血流速度峰值（Pourcelot 阻力指数<0.55）相比相对升高增加，则合并预后不良[10]。后来证实，如果大脑前动脉血流速度高过平均值三个标准差，可能合并不良后果（阳性预期值 94%）[79]。这种流速增加缺乏正常相应的 $PaCO_2$ 变化，认为反映了脑血管组织的血管麻痹。缺氧-缺血后，脑血流速度在 24 小时后才出现异常，发现如果在 6 小时时进行检查，对估计预后的价值很小[37]。

脑血流

在使用近红外光谱法对 HIE 婴儿进行的研究中，可以发现脑血流量增加，对 CO_2 张力变化的正常反应明显减少，大脑相对动脉血压的自身调节功能也受损[148]。使用氙清除法来测定脑血流的研究发现，高流量和缺乏自身调节的 $PaCO_2$ 变化与缺氧-缺血后预后不良有关[98]。

计算机断层扫描

在一项 43 例窒息足月儿的研究中，在头 2 周内进行大脑 CT 扫描，表现分为正常或密度降低（进一步分为局灶性、弥散性和广泛性）[1]。弥散性或广泛性密度降低表明预后不良（敏感度 93%，特异度 80%）。其他研究显示相关性低，除非在头一周后再进行扫描[69]。

磁共振

磁共振影像

磁共振影像现在是一种足月儿显著窒息性损伤后可选用的影像学方法，因为其有良好的分辨率和提示预后的能力。Martin 和 Barkovitch[79]报道了早期 MR 异常的时机。在急性损伤的头 2～3 天后，最先出现的异常是 T1 加权影像上的低信号和 T2 加权影像上的高信号。在急性近完全窒息后，可在豆状核内和其他部分基底节区看到这些异常。到 4～5 天，受累区域出现 T1 信号缩短，第 7 天变得最明显。异常的 T1 加权信号可持续 4 周或更长。头一个月内 T2 加权低信号慢慢出现，可持续 2～3 个月。弥漫加权成像可以比 T1 或 T2 加权扫描更早地发现那些异常，与细胞毒性水肿区域有良好的相关性[103]。

磁共振是最好的预期预后的方法之一。与疾病有关的早期改变包括基底节异常[2,12,109,111]和罗郎多皮质旁区（图 41.27）皮质增强。在出生后头 10 天内的不良预后的最佳预期指标是内囊后肢（PLIC）的信号密度异常，反转恢复序列中最明显[2]。PLIC 内异常或模糊的信号强度预示有预后异常（敏感度 90%，特异度 100%，PPV100%）。

与神经发育学预后不良有关的晚期 MRI 表现是髓鞘形成延迟，这是神经元破坏的标志，还有其他的异常，包括皮质萎缩伴胼胝体变薄、基底节内持续性异常信号密度、脑室扩张和广泛性白质改变（图 41.28）[23,110]。局灶性白质改变在后部最明显，证实其见于有轻度 HIE 且在 1 岁时外观正常的窒息婴儿的晚期 MR 扫描中[110]。这些儿童在学龄期总有些细微的神经学功能障碍[13]。

磁共振光谱法

使用 ^{31}P 和 ^{1}H，以磁共振光谱法（MRS）在体测定大脑内能量状态。可测定来自 ^{31}P 光谱的磷酸肌酸（PCr）和无机磷（Pi）。PCr/Pi 比值反映了脑内磷酸能量状态，窒息婴儿低 PCr/Pi 比值与后来神经发育学损害有关[80]，敏感度 88%，特异度 83%。质子 MRS 发现缺氧–缺血性损伤后乳酸升高和 N–乙酰–天冬氨酸（Naa）降低。乳酸盐水平长时间处于峰值预示预后不佳[96]。显示低 Naa/Cr 或 Naa/ 胆碱比值与预后不良有关[46,93]。在 ^{31}P 光谱变化之前，就有来自质子共振光谱的信息，例如在细胞能量耗尽之前。

电生理

脑电图

对有围产期窒息证据的足月儿进行新生儿 EEG 研究显示，背景活动是一个重要的预后指标[125]。连续计算机 EEG 分析，可以对背景活动进行量化和分级，证实背景活动越不连续，合并的预后就越差[144]。以四个窒息婴儿的 EEG 研究为基础的关于预后的回顾研究显示，严重 EEG 异常（阵发性抑制、低电压、等电位）合并有 95%的死亡或严重疾病风险[95]。

在获取长期 EEG 监测方面有许多实践上的困难，因此限制了它的使用。脑功能监护仪把振幅整合 EEG 记录在压缩的时间轴上，仅使用三个电极就可提供一个连续的脑活动趋势。Hellström–Westas 等在出生后头 6 小时内使用这一技术，并正确预见了 92%的婴儿预后[52]，其他学者也报道了类似发现[6,130]。Naqeeb[6]等报道的严重缺氧–缺血性损伤后异常的定量是建立在最大和最小电压包络的测定值基础上。中度异常（上限＞10μV，下限＜5μV）表示大多数病例预后不良，而严重异常（上限＜10μV，下限＜5μV）表示全部预后不良。

诱发电位

听觉脑干诱发反应（ABR）和视觉诱发电位（VEP）持续缺失，分别预示有感觉神经性耳聋或视觉损伤[81,124]。躯体感觉诱发电位（SEP）在技术上是最难实施的，但是预示神经学预后是有用的，因为深部脑室周围白质内感觉和运动神经元轴突紧紧相邻。在一个缺氧–缺血性损伤后足月儿的研究中，正中神经SEP 头 24 小时内正常，精确地预示着预后正常（敏感度 94%）；若反应缺失，则预示着死亡或重大疾病（敏感度 59%）[34]。

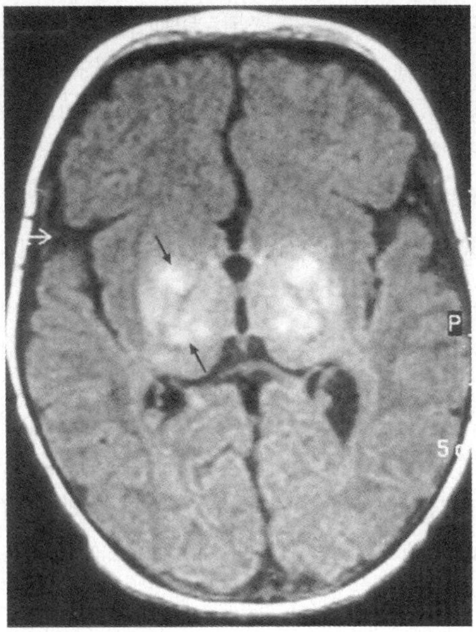

(a)

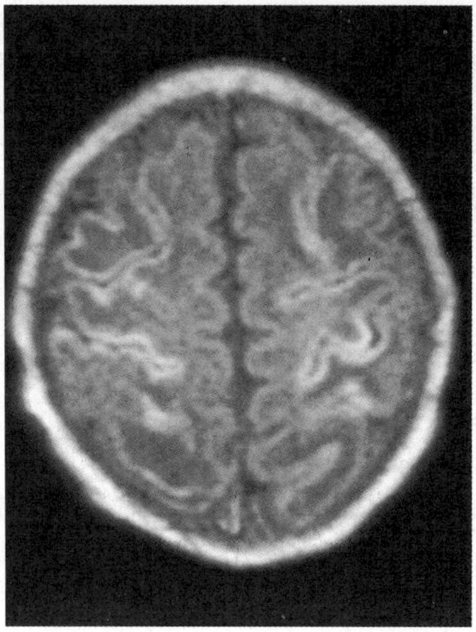

(b)

图 41.27 预示不良后果的早期MR变化。(a)基底结T1轴状切面高信号（箭头）。(b)高轴状T1切面皮质高亮度。

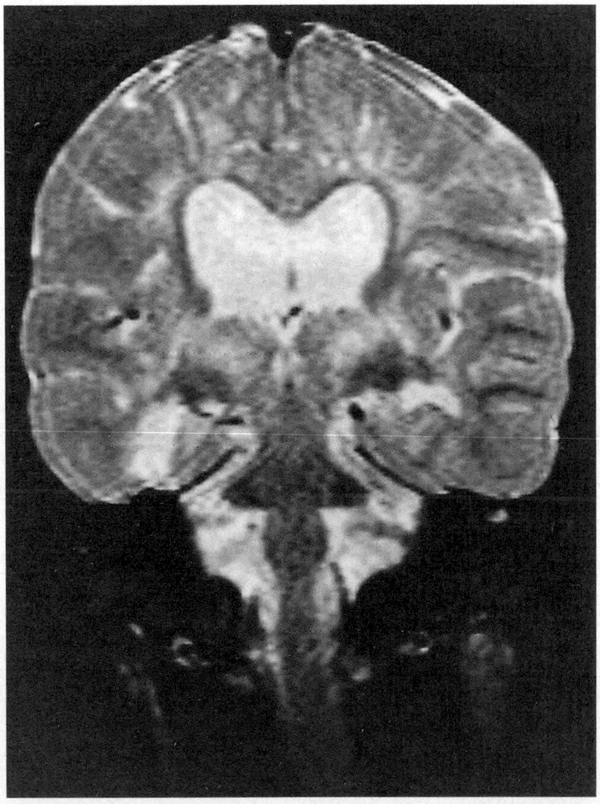

图 41.28 缺氧-缺血后2年进行的脑MRI（T2加权冠状位影像）。脑室周围的白质、基底结内有广泛的异常高信号密度和脑室扩大。

组织损伤的标志物

提出将许多生化标志物作为缺氧-缺血性损伤的指标和可能的预后指标。包括血浆乳酸、CSF乳酸脱氢酶（LDH）和羟丁酸脱氢酶（HBDH）[30]、血浆次黄嘌呤、血管加压素和红细胞生成素[106]。许多研究将早产儿和足月儿人群混在一起，所以每个研究的精确的敏感度和特异度需要进一步研究。近期研究热点是脑型肌酸激酶同工酶（CK-BB）。在一项对三个测定足月儿缺氧-缺血后CK-BB的报道进行的分析中那些死亡或之后有相应疾病的患者，其头6小时内平均CK-BB比那些无相应神经学损害的权重要高[111]。CFS CK-BB可能是一个更特异性的不良预后指标[33]。其他近期研究的CSF标志物包括神经元特异性烯醇酶[44]、神经胶质酸性蛋白（GFAP）[18]和兴奋性氨基酸[48]。

缺氧-缺血的治疗

新生儿复苏

- 重要的是通过快速而有效的复苏来建立足够通气和恢复循环。
- 新生儿可用空气来进行效果等同100%氧的有效复

苏[114]。与那些用空气复苏的婴儿相比，使用 100% 氧复苏的婴儿，其氧化应激至少持续到出生后一个月[135]。

- 如果有效的复苏无法在 10 分钟内建立起自发心脏输出，或 30 分钟内未建立起呼吸活动，则早产儿和足月儿的前景可能非常差。

全身性治疗

缺氧-缺血后全身性治疗的基础要点仍是支持性治疗和仔细维持全身内环境稳定。

呼吸支持

复苏后，那些有严重脑病合并肺部疾病（例如，胎粪吸入综合征、呼吸窘迫综合征）或频发且长时间惊厥的婴儿可能需要呼吸支持。应该避免缺氧。氧过量可能会促使氧自由基形成，可能是有害的。有自发呼吸的婴儿，如果其 $PaCO_2$ 升高到 7kPa（53mmHg）以上，则应该进行选择性通气。$PaCO_2$、脑血流和脑水肿之间的关系将在以后讨论。

心血管支持

推荐进行连续动脉内监测和迅速治疗低血压，因为需要有足够的体循环血压来维持脑灌注。缺氧-缺血后常见有低血压，这是因为心肌损害比低血容量损害要大。因此，在扩容时必须要注意，以免造成心功能的进一步损害。如果对 10ml/kg 的晶体液或胶体液没有快速反应，或中心静脉压上升，则推荐使用正性肌力药物。在比格犬实验中，7μg/（kg·min）或更高剂量的多巴胺会通过 α 受体介导的血管收缩来降低脑血流[140]。所以，应该与低剂量多巴胺[2～5μg/(kg·min）]联合使用多巴酚丁胺（其没有 α 受体效应）。虽然超声心动图可能证实心肌收缩力低下，但也不能可靠地排除容量不足。

液体和电解质治疗

虽然很少有证据表明摄入液体对脑水肿有影响，但是限制液体常用作限制脑水肿的方法。然而，肾损害和抗利尿激素（ADH）不足是缺氧-缺血的常见后遗症，因此会发生水负荷过度。应仅给予婴儿维持足够水合所需的液体容量，且在头 48 小时内，正确的起始用量是限制在比正常维持量少 20%。需要定期评估水合状态、血清电解质、尿排出量和特异性比重或渗透压，目的是维持血清渗透压在 290mmol/L 左右，尿比重在1.010 左右。

感染

早期新生儿脑膜炎可能有与缺氧-缺血性脑病相似的表现，如果存在任何疑问，必须进行腰椎穿刺。如果没有临床适应证，则不推荐常规使用抗生素。

止血

可能发生弥漫性血管内凝血（DIC），因此缺氧-缺血后必须进行凝血功能测定。给予额外的 VitK、血浆或凝血因子和输注血小板来治疗，给予足够的量来恢复凝血功能。

营养

窒息婴儿有发生坏死性小肠结肠炎的风险，如果有咽部活动不协调，会有误吸的风险。因为小肠运动力降低[16]，常见有一过性肠内营养不耐受。应谨慎进行胃肠喂养，可能要花费些时间对婴儿进行母乳喂养或人工喂养。在一些病例，婴儿可能需出院后继续在家中进行管饲喂养。

传统的脑部治疗

许多缺氧-缺血的临床治疗大多数是经验性的，并未对其进行过大型随机化临床对照试验。在评估一个特殊治疗的有效性时，就会产生问题，因为难以从动物实验进行外推，并且如果使用的缺氧-缺血定义不同，可能无法在临床研究之间进行比较。然而，也难以在临床试验中，让每个缺氧-缺血发病率较低的独立中心都开展大量婴儿的试验性治疗。表 41.4 总结了治疗窒息足月儿的一些实用性方法。

表41.14 足月儿产时缺氧–缺血后建议的标准治疗

呼吸	通气的适应证：频发窒息，$PaCO_2$＞7kPa，继发于抗惊厥治疗，胎粪吸入综合征/肺动脉高压的通气不足
	维持 $PaCO_2$ 在 4.0~6.5 kPa
血压	足月儿维持平均动脉压＞40 mmHg
	谨慎使用扩容治疗（10 ml/kg 的胶体）
	如果 30 分钟内无反应，使用多巴胺 [2~5μg/(kg·min)] 和多巴酚丁胺 [5~15μg/(kg·min)]
液体和电解质	头 48 小时内，限制在比正常维持量少 20%的水平（预见有 SIADH 或肾衰竭）
	监测液体平衡，婴儿体重，血清电解质或渗透压，尿特异性比重和尿液分析
	目的是保持液体平衡（例如，对丧失的液体进行替代治疗）
	如果有颅内压升高的临床体征，可使用甘露醇（1g/kg）（肾排泄）
	如果 Ca＜1.7 mmol，则治疗低钙血症
癫痫发作	如果频发（≥每小时 1 次），长时间（1 分钟或以上），或干扰呼吸或通气，要进行治疗
葡萄糖	治疗低血糖（＜2.6 mmol）和高血糖（＞8.0 mmol/l）
感染	血培养，考虑腰椎穿刺
	如果有临床适应证，使用抗生素
血液学	检查凝血，给予胃肠外的维生素 K
	如果需要的话，用血浆，凝血因子，输注血小板来治疗 DIC
营养	观察 NEC。胃内吸出物性质
	胃肠喂养时要慎重而耐心
温度	如发热（＞37℃），则降低环境温度，使用退热药物
	维持环境温度在中性温度的范围内
无适应证的治疗	过度通气
	皮质类固醇
	预防性使用抗惊厥药物

脑水肿和颅内高压

如果脑水肿引起脑灌注降低和脑血管功能障碍，直接减轻脑水肿的治疗是否可防止进一步损伤还有争论。问题是脑水肿是否在进一步脑损伤的发生过程中有显著作用。用蛛网膜下导管来测定颅内压（ICP），发现在 23 例窒息婴儿中，14 例 ICP 升高，但仅有 5 例的 ICP 可通过药物得到控制。颅内高压的治疗看来对最终预后的影响很小[64]。

过度通气

过度通气引起的低碳酸血症导致脑血管阻力增加，使脑灌注降低，可能合并潜在缺血性损伤。早产婴儿中，过度通气可能会增加缺血性病变的风险[42]。如果缺氧–缺血发生血管麻痹[98]，那么将不能够维持 $PaCO_2$ 与脑血管阻力之间的关系。这种血管麻痹可能通过自身调节造成受损区域的灌注增加，减少损伤较轻区域的血流（“反向窃血”效应）。在出生后 7 天的大鼠模型中发现，轻度升高的 $PaCO_2$ 比正常水平的 $PaCO_2$（两者都与较不严重的脑损害相关，而与低碳酸血症无关）更具有神经保护作用[133]。因此并不推荐过度通气，$PaCO_2$ 应维持在 5.0～6.5kPa。

类固醇

仅在治疗脑肿块性病灶时的脑水肿有益处。但在成人卒中、头外伤或缺氧事件后的研究中未能显示出任何益处，并且没有来自缺氧–缺血动物模型的数据证实类固醇能改善预后。在一项对 7 名窒息新生儿的研究中，地塞米松治疗能降低颅内压，但同时伴有体循环血压下降，而脑灌注压没什么改善[63]。因此，没有证据支持缺氧-缺血后使用类固醇，而且担心大剂量类固醇长期对脑功能的影响，从而进一步限制其在这种情况下使用。

渗透性制剂

在很多非对照的病例研究中使用甘露醇。在一个225例不同类型窒息婴儿组内，以非随机模式在缺氧-缺血后早期（2小时前）或晚期给予甘露醇，早期治疗组预后更好[77]。在一个小型研究中，以大于20分钟的时程给予4例ICP升高的婴儿（通过蛛网膜下导管测压）1g/kg的甘露醇。这使ICP一过性降低，脑灌注压改善，效果约持续4小时[63]。甘露醇也是一个自由基清除剂，在同时合用其他氧自由基清除剂和镁的大鼠模型中，显示甘露醇可以减轻缺氧-缺血脑损伤[127]。虽然没有关于其益处作用的良好证据，但是在实践中，当有颅内压增高的临床体征（例如，婴儿前囟饱胀）时，可给予甘露醇，但要具备足以将其排泄的肾功能。

抗惊厥药物

也可参见第41章第2部分。

癫痫控制

缺氧-缺血脑病是引起足月新生儿癫痫的最常见病因。癫痫会持续性地增加CNS的代谢需求，引起兴奋性神经递质释放，如谷氨酸，这会引起体循环血压波动，并引起缺氧和高碳酸血症。有大量抗惊厥药物可用来控制癫痫，使用巴比妥类药物的经验最多。其除了抗惊厥作用以外，已知其高剂量时可降低CNS代谢速度，并减少缺血后钙内流，同时也是一种自由基清除剂。然而，在动物模型中，长期使用会抑制脑生长和发育。

现在越来越多来自动物研究的证据表明，新生儿癫痫对神经发育进程有有害影响，并可能容易造成今后生活上认知、行为或癫痫性并发症（见Levene[62]）。同样，新生儿阶段常用的抗惊厥药物也显示出其不良反应，因此必须在有效避免反复或长时间癫痫发作的药理学治疗和使用多种高剂量抗惊厥药物之间取得平衡。我们的经验是当有频发（1小时内超过2次）或长时间（>1分钟）癫痫发作，特别是其干扰呼吸或通气时，才进行癫痫治疗。起初，使用20mg/kg负荷剂量的苯巴比妥（可能需要进一步给予10 mg/kg的负荷剂量），随后每隔12小时，给予3 mg/kg的维持剂量。但是，其作为一线抗惊厥药物常无效，特别是在癫痫间期EEG十分异常时[21]。

静脉内缓慢给予，用药时程超过30分钟的单剂负荷量苯妥英（20 mg/kg）可作为二线药物，随后持续输注咪达唑仑。其他药物包括氯硝西泮、利多卡因（利诺卡因）和丙戊酸钠。一旦癫痫得到控制，并且婴儿神经学正常，则应停止使用抗惊厥药物。大部分病例，可在出院前停止抗惊厥药物。

预防

尝试在缺氧-缺血后使用巴比妥类药物进行神经保护。一个对五个早期给予缺氧-缺血婴儿抗惊厥药物的回顾研究并未显示出这类治疗有任何益处[39]，特别是没有降低癫痫发病率。一个大型的单项研究[50]证实，严重神经发育学疾病或死亡的相对风险有显著降低，但这个研究还存在方法学上的问题。

葡萄糖

低血糖

胰岛素造成低血糖模型动物在缺氧-缺血后存活能力大大降低[134]。然而，在诱发缺氧-缺血前通过禁食导致低血糖的大鼠，出生7天后，与胰岛素处理组或正常血糖对照组相比，脑损伤有所减少[149]。这种神经保护效应可能是因为未成熟的大脑利用乳酸、丙酮酸和酮体作为葡萄糖的替代能量底物的能力增强。未成熟的血脑屏障更能转运酮体，出生后参与酮体代谢的酶迅速减少，而参与糖代谢的酶则没有变化。然而，并没有证据表明，婴儿在缺氧-缺血后不给予葡萄糖有神经保护作用，也没有试验过酮体的作用。最好的临床措施是保持正常血糖。

高血糖

成熟动物损伤前的高血糖会加重缺氧-缺血损伤[83]。过量的乳酸积聚也会引起这种有害的损伤，也可能是由于内皮损伤引起的。未成熟的CNS会发生相反的情况：诱发缺氧-缺血前使大鼠发生高血糖，出生7天后其存活时间为血糖正常对照组的两倍[142]。不成熟CNS摄取糖和产生乳酸的能力较低，更易能将乳酸作为能量底物，从而防止有害乳酸的堆积。对成人与新生儿高血糖后的缺氧–缺血的比较研究，这些碳水化合物代谢上的差异可能造成明显的悖论。未成熟动物缺氧–缺血后诱发高血糖是有益的证据仍有争议，在出生后 7 天大鼠模型中的结果是相反的[51,116]。

目前，没有足够的证据证实其他临床治疗方法能维持缺氧–缺血后的正常血糖。

新的神经保护方法

从动物模型中得出许多神经保护的方法，来进行缺氧–缺血性损伤后的治疗，旨在保护中枢神经系统免于继发性神经元损伤，但是很少进行过临床试验。似乎不可能有单一的药物起到完全的神经保护作用，实际上可能需要联合使用多种这类药物。

人类研究

别嘌呤醇

这是一种黄嘌呤氧化酶抑制剂。出生后 7 天的大鼠，在缺氧–缺血损伤 15 分钟后，给予大剂量(135mg/kg)别嘌呤醇，显示能减轻脑损伤[92]。好像高剂量使用比单一酶抑制剂更有效；其他效应包括阻止中性粒细胞溶酶体酶释放，清除羟自由基。当在早产婴儿中用于防止自由基介导的损伤时，虽然曾使用过相对较低的口服剂量(20mg/kg)[105]，但发现其是无效的。

11 个窒息的成熟婴儿使用别嘌呤醇后，无明显中毒反应[132]。与非治疗组相比，治疗组显示自由基形成减少、脑血量减少以及对脑电活动的抑制较轻。没有关于存活婴儿的报道发表，无法推荐别嘌呤醇作为一种拯救性治疗药物。

镁

发现镁在静息状态下可阻滞 NMDA 离子通道，占领离子通道内的结合位点[91]。缺氧–缺血发生轴突去极化时，这种阻滞是电压依赖性的[55]。如果细胞外镁浓度升高，这种阻滞作用得以恢复[53]。包括大鼠[75,76,147]，小猪[54]和小鼠[78]在内的动物模型中，缺氧–缺血性损害后，全身性使用镁治疗，可限制神经学损伤的发生。当与氧自由基清除剂 L–甲硫氨酸和甘露醇合用时，镁也是有效的[127]，与 Mk–801 相比，其有毒性较低的优点。镁在产科临床中的运用已超过 60 年，其易于通过胎盘而对胎儿或新生儿无伤害。确实，从流行病学研究来看，产前母亲使用镁治疗，早产儿人群中颅内出血（GMH–IVH 和/实质内病变）[97]和脑瘫[89]的发病率更低。但在出生后或出生前给予镁来提供神经保护的有效性尚未在对照临床试验中进行评估。

低体温

动物模型提示低体温可能有神经保护作用，现对其在缺氧–缺血后的潜在作用越来越关注。这些研究使用各种不同的未成熟动物模型（大鼠、小猪和羔羊），显示在窒息性损伤后进行 3～72 小时的低体温处理(体温降低 4～6℃)有神经保护作用（见 Thoresen[128]的综述）。

近年来，启动了大量随机对照研究来评估人类新生儿窒息后治疗性低体温的脑保护作用。迄今为止，这些研究中最大的研究是 Olympus 医疗集团主要在美国开展的局部性脑冷却研究。这个研究已经完成了患者招募（超过 250 名婴儿）和使用冰帽来降低脑温。当前没有详细预后的报道。局部低温的预先研究显示，21 名接受这种治疗方法的婴儿与 15 名病史对照组相比，没有副作用[119]。

在新西兰的一项独立研究中，13 名婴儿收治入院进行头部降温，婴儿可良好地耐受这一操作[14]。另一个将 19 例窒息婴儿进行全身降温到 34.5℃的耐受性试验报道这一技术可被良好地耐受[115]。在一个法国的研究中[31]，25 例有中度或者严重 HIE 的新生儿降温到 33～34℃，持续 72 小时，再次发现这一技术并无严重的并发症。在降温组中，窦性心动过缓(70～80bpm)伴轻度低血压、无需输注血小板的血小板减少和轻度低血糖相对较常见，但是认为这些情况都不严重。

治疗性低温是一种相对安全的技术，但是现在还没有其可改善预后的来自人类婴儿的研究证据。迄今，至少有 5 项包括世界范围内的婴儿随机对照研究，但是尚不推荐这一技术，直到有证明其有效性的证据和进一步的安全性证据。

结果

临床研究的解读

缺氧-缺血性损伤后死亡或重大神经学后遗症的风险可能是父母和临床医师最关注的问题之一。本章阐述的许多研究表明结果和特殊预测因素有关。

表41.15给出预测缺氧-缺血性损伤预后相对有效的方法。然而，由于存在潜在的混杂变量使得对这些研究进行比较有困难：

- 窒息的临床定义不统一；
- 孕龄：早产儿人群研究判定的与不良预后有关的因素可能不适用于足月儿；
- 技术、检查时机以及对异常结果的定义不同；
- 对不同结果的多种评估（例如，死亡率、认知、运动、神经学、行为）和严重疾病的定义；
- 评估时的年龄：早期评估对围生期和晚期预后的推断较好；晚期随访可对一些高阶认知功能进行更详细的评估，但是更可能会混入环境影响。

撤除通气支持

严重缺氧-缺血后，如果预后不良，许多新生儿科医师要考虑是否有理由终止人工通气。这种情况下，需要有关预后的早期精确信息。不幸的是，最严重的HIE也可能无法在数天内判定。预后不良的最佳早期预示指标是EEG持续低电压状态或阵发性抑制、持续6小时以上且24小时内出现异常的多普勒脑血流速度。我们个人的经验是实施检查，如果在头24小时后，两次独立的时间点之间这些检查的结果明确有异常，应向父母解释检查结果和预后不佳。我们提议考虑撤除通气支持。如果父母选择这一方式，治疗还是要继续下去，但要表现出对父母的支持，并保证婴儿不会受到痛苦的折磨。要告知父母，如果撤离人工通气，婴儿也有可能不死。

随访

完成下列项目并要有一定的可信度：

- 出生时状况是一个很差的不良预后的预测指标。Casalaz等[24]报道了29名孕36周或以上，出生时Apgar评分为0分，复苏后成功的婴儿，描述其中45%最终为正常。
- 轻度HIE足月儿可能不会有任何最终的神经发育问题，应让他们的父母确信这一点。
- 最好的不良预后的预测指标按照出生后异常显示的顺序依次为EEG（脑功能监护）、脑多普勒波形和MRI。
- 新生儿病房中收治的大部分缺氧-缺血婴儿显示出中度HIE体征，使临床医师难以准确地给父母作出解释。一系列异常信号包括胎儿心率模式、酸碱状态、Apgar评分降低和多器官功能障碍等异常的围生期体征，与晚期损害有关[150]。令人鼓舞的临床特征是早期建立母乳喂养或人工喂养，且出院时无神经学异常。
- 无疑，严重HIE的预后差。严重HIE存活者所罹患的典型疾病为脑瘫，特别是痉挛性四肢瘫痪或运动障碍性脑瘫。可能有智力损害、失明或癫痫。单独精神发育迟缓不是认知方面的后遗症。
- 随着数据的积累，严重窒息的预后为“全或无”（如果婴儿没有严重不良结果-死亡或严重疾病，那么预后将正常）的观点不再坚持下去（见下文）。需要长期随访来评估更细微的不良后果。

与缺氧-缺血有关的“晚期”神经学疾病

关于窒息婴儿长期预后的随访数据相对较少。在加拿大，一个随访研究跟踪了一组窒息婴儿，直到其年龄为8岁[101,102]。他们发现不同严重程度窒息性损伤，对IQ有一定的影响。在3.5岁时，中度HIE儿童的Stanford Binet智商测验测得的IQ中位数为92.3，而轻度HIE儿童为101.5[101]。在8岁时，中度HIE儿童与那些持续有轻度HIE儿童相比，IQ差值为11。在那些中度HIE儿童和无窒息对照组之间，IQ差值为17[102]。可能会有与窒息性损伤严重程度相关的持续认知缺陷。

在另一项对于没有脑瘫但显示有新生儿脑病，且1分钟Apgar评分低于5分的34例儿童进行的评估

表 41.15 各种不同技术预测缺氧–缺血预后的能力

测试	结果	评估时的时间	研究的例数	敏感度	特异度	不良预后的阳性结果的预期值（%）	良好预后的阴性结果的预期值（%）	研究中不良预后的发生率（%）	参考文献编号
Apgar 评分	5 或更低	10 分钟	122	52	95	72	90	19	67
脑病	Sarnat 分期 III 级		200	50	10	100	84	28	101
	Sarnat 分期 II+III 级		200	100	52	43	100	28	101
多普勒扫描	PRI＜0.55	24 小时	43	100	81	67	100	29	7
CT	散在性 / 广泛性密度降低	7～14 天	43	93	80	90	86	65	1
MRI	脑半球散在性高密度或基底结变化（中度一重度）	2～14 天	43	100	92	70	100	16	59
MRS	PCr/Pi 比值低于正常	1～5 天	32	88	83	64	95	25	80
	Naa/ 胆碱 <0.80	1～20	21	90	73	75	89	48	46
天振幅整合 EEG（脑功能监护仪）	阵发性抑制，低电压或平坦	1～6 小时	47	95	89	86	96	40	52
标准 EEG	阵发性抑制，低电压或平坦	1～4 天	44	84	88	84	88	41	52
正中神经 SSEP	缺失或延迟	24 小时	40	94	59	65	93	45	34

敏感度：检查正确预期到不良预后的婴儿的比例；特异度：检查正确预期到的预后正常的婴儿的比例；预期值：阳性：有不良预后的阳性结果或异常结果的婴儿的比例；阴性：随访正常的阴性结果或正常结果的婴儿比例；不良预后：死亡或重大神经学损害。

5.5～6.5 岁时预后的研究中，进行了各种神经学功能试验[13]。所有这些存活者也进行了新生儿期的 MR 检查。发现 23.5%的同龄组患者有轻度神经功能异常和 / 或知觉运动困难。在那些有轻度神经功能异常的患者中，80%的人在新生儿期 MRI 影像上有轻度或中度基底节异常或更明显的白质改变。作者评论说，在短期的随访中，这些儿童可看作是正常的。

法医学关联（第 6 章）

19 世纪，Little 的研究[70]提示脑瘫和精神发育迟缓的主要病因是产时“脑损害”，后来译作术语为“出生时窒息”或“缺氧-缺血性损伤”。这导致医学教授、律师和外行人都过分强调产时事件对脑瘫的致病性作用。然而，尽管有更多的产科干预，但是脑瘫的发病率也没有大大降低[47,123]。来自西澳大利亚脑瘫登记中心 1975～1980 年的 183 例痉挛性脑瘫病理分析中，14.1%被判定经历过围生期窒息。然而，只有 8.2%的脑瘫患者确定是由窒息引起发病，而在没有脑瘫的对照人群中，有很多围生期窒息的病例[17]。从其他的流行病学研究中也推导出类似的结果[86]。一些 MRI 研究也提示，大多数脑瘫是由于产前脑损伤所致[131]。如果产前损伤损害了胎儿应对分娩生理学应激的能力，那么产时窒息可能是脑瘫的首发表现[49]。Gaffney 等发现，1984～1987 年牛津地区居民中出生的脑瘫儿童中，仅有 6.8%的人对胎儿窘迫的临床反应欠佳（通过病史回顾进行判断）[43]。律师和专家证人需要意识到改善产时护理仅能使一小部分患者免于发生脑瘫[41,122]。

术语

在这个诉讼越来越多的世界里，状况差的婴儿在出生后要持续进行医学记录，必须是精确且非审判性的。诸如“出生时窒息”之类的术语可能是有效的，但是仅在有证据（应予以记录）支持这一诊断时。然而，仅凭 Apgar 评分降低无法作出诊断，且婴儿应描述为“出生状况差”或“Apgar 评分低”，而不是“窒息”。同样，新生儿脑病也不一定是窒息引起的，因此应该避免使用“缺氧-缺血性脑病”这一术语，直到有证实其病因的特殊证据[15]。

法医学案例的证据

法医学案例给出证据时，需要新生儿专业儿科医师考虑是否是产时缺氧-缺血引起的不良后果（例如，脑瘫）。表 41.8 给出了儿科医师在病史中应注意的地方。在对产科治疗进行评价时，产科医师也需要考虑所承担的责任。为了让法庭对这些病例作出判决，需要根据儿科医师和产科医师给出的证据来考虑三个独立方面：

- 不良结局是否是产时缺氧-缺血的结果？
- 是否证实负责分娩时治疗患者的医疗团队存在玩忽职守？
- 是否有另一种合理的方法可以获得更好的结局？

参考文献

1. Adsett D B, Fitz C R, Hill A 1985 Hypoxic-ischaemic cerebral injury in the term newborn: correlation of CT findings with neurological outcome. Developmental Medicine and Child Neurology 27: 155–160
2. Aida N, Nishimura G, Hachiya Y. MR imaging of perinatal brain damage: comparison of clinical outcome with initial and follow-up MR findings. American Journal of Neuroradiology 1998; 19: 1909–1921.
3. Airede A I 1991 Birth asphyxia and hypoxic–ischaemic encephalopathy: incidence and severity. Annals of Tropical Paediatrics 11: 331–335
4. Al-Alfry A, Carroll J E, Devarajan L V, Moussa M A 1990 Term infant asphyxia in Kuwait. Annals of Tropical Paediatrics 10: 355–361
5. Aldrich C J, D'Antona D, Wyatt J S, Spencer J A, Peebles D M, Reynolds E O R 1994 Fetal cerebral oxygenation measured by near-infrared spectroscopy shortly before birth and acid-base status at birth. Obstetrics and Gynecology 84: 861–865
6. Al Naqeeb N, Edwards A D, Cowan F M, Azzopardi D 1999 Assessment of neonatal encephalopathy by amplitude-integrated electroencephalography. Pediatrics 103: 1263–1271.
7. Amer-Wahlin I, Hellsten C. Noren H, Hagberg H 2001 Cardiotocography only versus cardiotocography plus ST analysis of fetal electrocardiogram for intrapartum fetal monitoring: a Swedish randomised controlled trial. The Lancet 358(9281): 534–538.
8. Ames A, Wright R L, Kowada M 1968 Cerebral insult: II. The no reflow phenomenon. American Journal of Pathology 52: 437–453
9. Apgar V 1953 A proposal for a new method of evaluation of the newborn infant. Anesthesia and Analgesia 32: 260–267
10. Archer L N J, Levene M I, Evans D H 1986 Cerebral artery Doppler ultrasonography for prediction of outcome after perinatal asphyxia. Lancet ii: 1116–1118
11. Bader T J, Morgan M A 1995 Intrapartum electronic fetal heart rate monitoring versus intermittent auscultation: a meta-analysis (letter). Obstetrics and Gynecology 85: 643
12. Barkovich A J, Hajnal B L, Vigneron D 1998 Prediction of neuromotor outcome in perinatal asphyxia: evaluation of MR scoring systems. American Journal of Neuroradiology 19: 143–149.

13. Barnett A, Mercuri E, Rutherford M, Haataja L, Frisone M F, Henderson S, Cowan F, Dubowitz L 2002 Neurological and perceptual-motor outcome at 5–6 years of age in children with neonatal encephalopathy: relationship with neonatal brain MRI. Neuropediatrics 33: 242–248.
14. Battin M R, Penrice J, Gunn T R, Gunn A J 2003 Treatment of term infants with head cooling and mild systemic hypothermia (35°C and 34.5°C) after perinatal asphyxia. Pediatrics 111: 244–251.
15. Bax M, Nelson K B 1993 Birth asphyxia: a statement. World Federation of Neurology Group. Developmental Medicine and Child Neurology 35: 1022–1024
16. Berseth C L, McCoy H H 1992 Birth asphyxia alters neonatal intestinal motility in term neonates. Pediatrics 90: 669–673
17. Blair E, Stanley F J 1988 Intrapartum asphyxia: a rare cause of cerebral palsy. Journal of Pediatrics 112: 515–519
18. Blennow M, Hagberg H, Rosengren L 1995 Glial fibrillary acidic protein in the cerebrospinal fluid: a possible indicator of prognosis in full-term asphyxiated newborn infants? Pediatric Research 37: 260–264
19. Bocking A D, White S E, Homan J, Richardson B S 1992 Oxygen consumption is maintained in fetal sheep during prolonged hypoxaemia and hypercapnia in sheep. Journal of Developmental Physiology 17: 169–174
20. Boo N Y, Lye M S 1991 Factors associated with clinically significant perinatal asphyxia in the Malaysian neonates: a case-control study. Journal of Tropical Pediatrics 38: 284–289
21. Boylan G B, Rennie J M, Pressler R M, Wilson G, Morton M, Binnie CD 2002 Phenobarbitone, neonatal seizures, and video-EEG. Archives of Disease in Childhood, Fetal & Neonatal Ed 86: F165-F170.
22. Brown J K, Purvis R J, Forfar J O, Cockburn F 1974 Neurological aspects of perinatal asphyxia. Developmental Medicine and Child Neurology 16: 567–580
23. Byrne P, Welch R, Johnson M A, Darrah J, Piper M 1990 Serial magnetic resonance imaging in neonatal hypoxic–ischaemic encephalopathy. Journal of Pediatrics 117: 694–700
24. Casalaz D M, Marlow N & Speidel B D 1998 Outcome of resuscitation following unexpected apparent stillbirth. Archives of Disease in Childhood, Fetal & Neonatal Ed. 78: F112-F115.
25. Cohn H E, Sachs E J, Heyman M A, Rudolph A M 1974 Cardiovascular responses to hypoxemia and acidaemia in fetal lambs. American Journal of Obstetrics and Gynecology 120: 817–824
26. Confidential Enquiry into Stillbirths and Deaths in Infancy 1997 Executive summary of the Fourth Annual Report. Maternal and Child Health Research Consortium, London
27. Connolly B, Kelehan P, O'Brien N et al 1994 The echogenic thalamus in hypoxic–ischaemic encephalopathy. Pediatric Radiology 24: 268–271
28. Constantinou J E C, Gillis J, Ouvrier R A, Rahilly P M 1989 Hypoxic-ischaemic encephalopathy after near miss sudden infant death syndrome. Archives of Disease in Childhood 64: 703–708
29. Cowan F, Rutherford M, Groenendaal F, Eken P, Mercuri E, Bydder G M, Meiners L C, Dubowitz L M S, de Vries L S 2003 Origin and timing of brain lesions in term infants with neonatal encephalopathy. Lancet 361: 736–742.
30. Dalens B, Viallard J-L, Raynauld E-J, Dastuge B 1981 CSF levels of lactate and hydroxybutyrate dehydrogenase as indicators of neurological sequelae after neonatal brain damage. Developmental Medicine and Child Neurology 23: 228–233
31. Debillon T, Daoud P, Durand P, Cantagrel S, Jouvet P, Saizou C, Zupan V 2003 Whole-body cooling after perinatal asphyxia: a pilot study in term neonates. Developmental Medicine & Child Neurology 45: 17–23.
32. Dennis J, Johnson A, Mutch L, Yudkin P, Johnson P 1989 Acid-base status at birth and neurodevelopmental outcome at four and one-half years. American Journal of Obstetrics and Gynecology 161: 213–220
33. De Praeter C, Vanhaesebrouck P, Govaert P, Delanghe J, Leroy J 1991 Creatine kinase concentrations in the cerebrospinal fluid of newborns: relationship to short-term outcome. Pediatrics 88: 1204–1210
34. De Vries L S 1993 Somatosensory evoked potential in term neonates with postasphyxial encephalopathy. Clinics in Perinatology 20: 463–482
35. Dukta A J, Kochanek P M, Hallenbeck J M 1989 Influence of granulocytopenia on canine cerebral ischaemia induced by air embolism. Stroke 20: 390–395
36. Eken P, Jansen G H, Groenendaal F, Rademaker K J, de Vries L S 1994 Intracranial lesions in the fullterm infant with hypoxic–ischaemic encephalopathy: ultrasound and autopsy correlation. Neuropediatrics 25: 301–307
37. Eken P, Toet M C, Groenendaal F, de Vries L S 1995 Predictive value of early neuroimaging, pulsed Doppler and neurophysiology in full term infants with hypoxic–ischaemic encephalopathy. Archives of Disease in Childhood 73: F75-F80
38. Etuk S J, Etuk I S 2001 Relative risk of birth asphyxia in babies of booked women who deliver in unorthodox health facilities in Calabar, Nigeria. Acta Tropica 79(2): 143–147
39. Evans D J, Levene M I 2001 Anticonvulsants for preventing mortality and morbidity in full term newborns with perinatal asphyxia (Cochrane Review). The Cochrane Library, Issue 1
40. Finer N N, Robertson C M, Richards R T, Pinnell L E, Peters K L 1981 Hypoxic-ischemic encephalopathy in term neonates: perinatal factors and outcome. Journal of Pediatrics 98: 112–117
41. Freeman J M, Nelson K B 1988 Intrapartum asphyxia and cerebral palsy. Pediatrics 82: 240–249
42. Fujimoto S, Togari H, Yamaguchi N, Mizutani F, Suzuki S, Sobajima H 1994 Hypocarbia and cystic periventricular leukomalacia in premature infants. Archives of Disease in Childhood 71: F107-F110
43. Gaffney G, Sellers S, Flavell V, Squier M, Johnson A 1994 Case-controlled study of intrapartum care, cerebral palsy, and perinatal death. British Medical Journal 308: 743–750
44. Garcia-Alix A, Cabanas F, Pellicer A, Hernanz A, Stiris T, Quero J 1994 Neuron-specific enolase and myelin basic protein: relationship of cerebrospinal fluid concentrations to the neurologic condition of asphyxiated full-term infants. Pediatrics 93: 234–240
45. Grant A, O'Brien N, Joy M, Hennessy E, MacDonald D 1989 Cerebral palsy among children born during the Dublin randomised trial of intrapartum monitoring. Lancet ii: 1233–1236
46. Groenendaal F, Veenhoven R H, van der Grond J, Jansen G H, Witkamp T D, de Vries L S 1994 Cerebral lactate and *N*-acetyl-aspartate/choline ratios in asphyxiated full-term neonates demonstrated in vivo using proton magnetic resonance spectroscopy. Pediatric Research 35: 148–151
47. Hagberg B, Hagberg G, Olow I 1993 The changing panorama of cerebral palsy in Sweden VI. Prevalence and origin during the birth year period 1983–1986. Acta Paediatrica 82: 387–393
48. Hagberg H, Thornberg E, Blennow M et al 1993 Excitatory amino acids in the cerebrospinal fluid of asphyxiated infants: relationship to hypoxic–ischemic encephalopathy. Acta Paediatrica 82: 925–929
49. Hall D M 1994 Intrapartum events and cerebral palsy. British Journal of Obstetrics and Gynaecology 101: 745–747
50. Hall R T, Hall F K, Daily D K 1998 High-dose phenobarbital therapy in term newborn infants with severe perinatal asphyxia: A randomized, prospective study with three-year follow-up. Journal of Pediatrics 132: 345–348
51. Hattori H, Wasterlain C G 1990 Posthypoxic glucose supplement reduces hypoxic–ischemic brain damage in the neonatal rat. Annals of Neurology 28: 122–128
52. Hellstrom-Westas L, Rosen I, Svenningsen N W 1995 Predictive value of early continuous amplitude integrated EEG recordings on outcome after severe birth asphyxia in full term infants. Archives of Disease in Childhood 72: F34–F38
53. Henneberry R C, Novelli A, Cox JA, Lysko P G 1989 Neurotoxicity at the *N*-methyl-D-aspartate receptor in energy-compromised neurons. An hypothesis for cell death in aging and disease. Annals of the New York Academy of Science 568: 225–233
54. Hoffman D J, Marro P J, McGowan J E, Mishra O P, Delivoria-Papadopoulos M 1994 Protective effect of $MgSO_4$ infusion on NMDA receptor binding characteristics during cerebral cortical hypoxia in the newborn piglet. Brain Research 644: 144–149
55. Hori N, Carpenter D O 1994 Transient ischaemia causes a reduction of Mg^{2+} blockade of NMDA receptors. Neuroscience Letters 173: 75–78
56. Hossman K A 1983 Neuronal survival and revival during and after cerebral ischaemia. American Journal of Emergency Medicine 1: 191–197
57. Hossman K A, Kleihues P 1973 Reversibility of ischaemic brain damage. Archives of Neurology 29: 375–385
58. Kinoti S N 1993 Asphyxia of the newborn in east, central and southern Africa. East African Medical Journal 70: 422–433
59. Kuenzle C, Baenziger O, Martin E et al 1994 Prognostic value of early MR imaging in term infants with severe perinatal asphyxia. Neuropediatrics 25: 191–200
60. Laroche J-C 1984 Perinatal brain damage. In: Adams J H, Corsellis J A N, Duchen L W (eds) Greenfield's neuropathology. Edward Arnold, London
61. Lawrence A J, Jarrott B 1993 Nitric oxide increases interstitial excitatory amino acid release in the rat dorsomedial medulla oblongata. Neuroscience Letters 151: 126–129

62. Levene M I 2002 The clinical conundrum of neonatal seizures. Archives of Disease in Childhood, Fetal & Neonatal Ed 86: F75–F77
63. Levene M I, Evans D H 1985 Medical management of raised intracranial pressure after severe birth asphyxia. Archives of Disease in Childhood 60: 12–16
64. Levene M I, Evans D H, Forde A, Archer L N 1987 Value of intracranial pressure monitoring of asphyxiated newborn infants. Developmental Medicine and Child Neurology 29: 311–319
65. Levene M I, Fenton A C, Evans D H, Archer L N J, Shortland D B, Gibson N A 1989 Severe birth asphyxia and abnormal cerebral blood flow velocity. Developmental Medicine and Child Neurology 31: 427–434
66. Levene M I, Kornberg J, Williams T H C 1985 The incidence and severity of post-asphyxial encephalopathy in full-term infants. Early Human Development 11: 21–26
67. Levene M I, Sands C, Grindulis H, Moore J R 1986 Comparison of two methods of predicting outcome in perinatal asphyxia. Lancet i: 67–69
68. Lewinsky R M 1994 Cardiac systolic time intervals and other parameters of myocardial contractility as indices of fetal acid-base status. Baillières Clinical Obstetrics and Gynecology 8: 663–681
69. Lipp-Zwahlen A E, Deonna T, Chrzanowski R, Micheli J L, Calame A 1985 Temporal evolution of hypoxic–ischaemic brain lesions in the asphyxiated full-term newborn assessed by computerized tomography. Neuroradiology 27: 138–144
70. Little W J 1862 On the influence of abnormal parturition, difficult labours, premature birth, and asphyxia neonatorum, on the mental and physical condition of the child, especially in relation to deformities. Transactions of the Obstetrical Society of London 3: 293–344
71. Loreck A, Takei Y, Cady E B et al 1994 Delayed ('secondary') cerebral energy failure after acute hypoxia–ischaemia in the newborn piglet: continuous 48-hour studies by phosphorus magnetic resonance spectroscopy. Pediatric Research 36: 699–706
72. Luthy D A, Shy K K, van Belle G et al 1987. A randomised trial of electronic fetal monitoring in preterm labour. Obstetrics and Gynecology 69: 687–695
73. Luttkus A, Fengler T W, Friedmann W, Dudenhausen J W 1995 Continuous monitoring of fetal oxygen saturation by pulse oximetry. Obstetrics and Gynaecology 85: 183–186
74. McCord J M 1985 Oxygen-derived free radicals in postischemic tissue injury. New England Journal of Medicine 312: 159–163
75. McDonald J W, Silverstein F S, Johnston M V 1990 Magnesium reduces *N*-methyl-D-aspartate (NMDA)-mediated brain injury in perinatal rats. Neuroscience Letters 109: 234–238
76. McIntosh T K, Vink R, Yamakami I, Faden A I 1989 Magnesium protects against neurological deficit after brain injury. Brain Research 482: 252–260
77. Marchal C, Costagliola P, Leveau P, Dulucq P, Steckler R, Rouquier F 1974 Traitement de la souffrance cérébrale néonatale d'origine anoxique par le mannitol. Revue de Pediatrie 9: 581–589
78. Marret S, Gressens P, Gadisseux J-F, Evrard P 1995 Prevention by magnesium of excitotoxic neuronal death in the developing brain: an animal model for clinical intervention studies. Developmental Medicine and Child Neurology 37: 473–484
79. Martin E, Barkovich A J 1995 Magnetic resonance imaging in perinatal asphyxia. Archives of Disease in Childhood 72: F62–F70.
80. Moorcraft J, Bolas N M, Ives N K et al 1991 Global and depth resolved phosphorus magnetic resonance spectroscopy to predict outcome after birth asphyxia. Archives of Disease in Childhood 66: 1119–112343
81. Muttitt S C, Taylor M J, Kobyashi J S, MacMillan L, Whyte H E 1991 Serial evoked visual potentials and outcome in full term birth asphyxia. Pediatric Neurology 7: 86–90
82. Myers R E 1972 Two patterns of perinatal brain damage and their conditions of occurrence. American Journal of Obstetrics and Gynecology 112: 246–276
83. Myers R E, Yamaguchi S 1977 Nervous effects of cardiac arrest in monkeys. Preservation of vision. Archives of Neurology 34: 65–74
84. National Institute for Clinical Excellence 2003 The use of electronic fetal monitoring: the use and interpretation of cardiotocography in intrapartum fetal surveillance 3, 5–6.
85. Neilson J P 1994 EFM + scalp sampling vs intermittent auscultation in labour: In: Enkin M W, Keirse M J N C, Renfew M J, Neilson J P (eds) Pregnancy Database of Systematic Reviews': Review No. 03297, 4 May 1994. Published through 'Cochrane Updates on Disk', Oxford: Update Software, 1994, Disk Issue 1
86. Nelson K B 1988 What proportion of cerebral palsy is related to birth asphyxia? Journal of Pediatrics 112: 572–573
87. Nelson K B, Ellenberg J H 1981 Apgar scores as predictors of chronic neurologic disability. Pediatrics 68: 36–44
88. Nelson K B, Ellenberg J H 1984 Obstetric complications as risk factors for cerebral or seizure disorder. Journal of the American Medical Association 251: 1843–1848
89. Nelson K B, Grether J K 1995 Can magnesium sulfate reduce the risk of cerebral palsy in very low birthweight infants? Pediatrics 95: 263–269
90. Niijima S, Levene M I 1989 Post-asphyxial encephalopathy in a preterm infant. Developmental Medicine and Child Neurology 31: 391–397
91. Nowak L, Bregestovski P, Ascher P, Herbet A, Prochiantz A 1984 Magnesium gates glutamate-activated channels in mouse central neurones. Nature 307: 462–465
92. Palmer C, Towfighi J, Roberts R L, Heitjan D F 1993 Allopurinol administered after inducing hypoxic–ischemia reduces brain injury in 7 day old rats. Pediatric Research 33: 405–411
93. Peden C J, Rutherford M A, Sargentoni J, Cox I J, Bryant D J, Dubowitz L M S 1993. Proton spectroscopy of the neonatal brain following hypoxic–ischaemic injury. Developmental Medicine and Child Neurology 35: 502–510
94. Peebles D M, Spencer J A, Edwards A D et al 1994 Relation between frequency of uterine contractions and human fetal cerebral oxygen saturation studied during labour by near infrared spectroscopy. British Journal of Obstetrics and Gynaecology 101: 44–48
95. Peliowski A, Finer N N 1992 Birth asphyxia in the term infant. In: Sinclair J C, Bracken M B (eds) Effective care of the newborn infant. Oxford University Press, Oxford, pp 249–279
96. Penrice J, Cady E B, Lorek A 1996 Proton magnetic resonance spectroscopy of the brain in normal preterm and term infants, and early changes after perinatal hypoxia–ischemia. Pediatric Research 40: 6.
97. Perlman J, Fernandez C, Gee J, Leveno K, Risser R 1995 Magnesium sulphate (Mg) administered to mothers with pregnancy-induced hypertension (PIH) is associated with a reduction in periventricular-intraventricular hemorrhage (PV-IVH). Pediatric Research 37: 231A
98. Pryds O, Greisen G, Lou H, Friis-Hansen B 1990 Vasoparalysis associated with brain damage in asphyxiated term infants. Journal of Pediatrics 117: 119–125
99. Richardson B S, Rurak D, Patrick J E, Homan J 1989 Cerebral oxidative metabolism during sustained hypoxaemia in fetal sheep. Journal of Developmental Physiology 11: 37–43
100. Richey S D, Ramin S M, Bawdon R E et al 1995 Markers of acute and chronic asphyxia in infants with meconium-stained amniotic fluid. American Journal of Obstetrics and Gynecology 172: 1212–1215
101. Robertson C, Finer N 1985 Term infants with hypoxic–ischemic encephalopathy: outcome at 3.5 years. Developmental Medicine and Child Neurology 27: 473–484
102. Robertson C M T, Finer N N, Grace M G A 1989 School performance of survivors of neonatal encephalopathy associated with birth asphyxia at term. Journal of Pediatrics 114: 753–760
103. Roelants-van Rijn A M, Nikkels P G J, Groenendaal F, van der Grond J, Barth P G, Snoeck I, Beek F J A, de Vries L S 2001 Neonatal diffusion-weighted MR imaging: relation with histopathology or follow-up MR examination. Neuropediatrics 32: 286–294.
104. Rosén K G 1986 Alterations in the fetal electrocardiogram as a sign of fetal asphyxia – experimental data with a clinical implimentation. Journal of Perinatology 14: 355–364
105. Russell G A B, Cooke R W I 1995 Randomised controlled trial of allopurinol prohylaxis in very preterm infants. Archives of Disease in Childhood 73: F27–F31
106. Ruth V, Autti-Ramo I, Granstrom M-L, Korkman M, Raivio K O 1988 Prediction of perinatal brain damage by cord plasma vasopressin, erythropoietin, and hypoxanthine values. Journal of Pediatrics 113: 800–815
107. Ruth V J, Raivio K O 1988 Perinatal brain damage: predictive value of metabolic acidosis and the Apgar score. British Medical Journal 297: 24–27
108. Rutherford M A, Pennock J M, Dubowitz L M S 1994 Cranial ultrasound and magnetic resonance imaging in hypoxic–ischaemic encephalopathy: a comparison with outcome. Developmental Medicine and Child Neurology 36: 813–825
109. Rutherford M A, Pennock J, Schwieso J 1996 Hypoxic-ischaemic encephalopathy: early and late magnetic resonance imaging finds in relation to outcome. Archives of Disease in Childhood 75: F145–F151.
110. Rutherford M, Pennock J, Schwieso J, Cowan F, Dubowitz L 1996 Hypoxic-ischaemic encephalopathy: early and late magnetic resonance imaging findings in relation to outcome. Archives of Disease in Childhood 75: F145–F151

111. Rutherford M A, Pennock J M, Counsell S J 1998 Abnormal magnetic resonance signal in the internal capsule predicts poor neurodevelopmental outcome in infants with hypoxic ischemic encephalopathy. Pediatrics 102: 323–329.
112. Sarnat H B, Sarnat M S 1976 Neonatal encephalopathy following fetal distress. Archives of Neurology 33: 696–705
113. Saugstad O D 2002 Free radical-mediated processes. In: Birth Asphyxia and the brain: basic science and clinical implications. Donn S M, Sinha S K, Chiswick M L (eds) 189–212.
114. Saugstad O D, Rootwelt T, Aalen A O 1998 Resuscitation of asphyxiated newborn infants with room air or oxygen: an international trial: the Resair 2 study. Pediatrics 102: e1.
115. Shankaran S, Laptook A, Wright L L, Ehrenkranz R A, Donovan E F, Fanaroff A A, Stark A R, Tyson J E, Poole K, Carlo W A, Lemons J A, Oh W, Stoll B J, Papile L U, Bauer C R, Stevenson D K, Korones S B, McDonald S 2002 Whole-body hypothermia for neonatal encephalopathy: animal observations as a basis for a randomized, controlled pilot study in term infants. Pediatrics 110: 377–385.
116. Sheldon R A, Partridge J C, Ferriero D M 1992 Postischemic hyperglycemia is not protective to the neonatal rat brain. Pediatric Research 32: 489–493
117. Shewmon D A, Fine M, Masdeu J C, Palacios E 1981 Postischemic hypervascularity of infancy: a stage in the evolution of ischemic brain damage with characteristic CT scan. Annals of Neurology 9: 358–365
118. Siegel M J, Shackelford G D, Perlman G M, Fulling K H 1984 Hypoxic-ischaemic encephalopathy in term infants: diagnosis and prognosis evaluated by ultrasound. Radiology 152: 395–399
119. Simbruner G, Haberl C, Harrison V, Linley L, Willeitner A E 1999 Induced brain hypothermia in asphyxiated human newborn infants: a retrospective chart analysis of physiological and adverse effects. Intensive Care Medicine 25: 1111–1117.
120. Singh M, Deorari A K, Khajuria R C, Paul V K 1991 A four year study on neonatal morbidity in a New Delhi hospital. Indian Journal of Medical Research 94: 186–192
121. Smith M L, Auer R N, Siesjo B K 1984 The density and distribution of ischemic brain injury in the rat following 2–10 min of forebrain ischemia. Acta Neuropathologica 64: 319–332
122. Stanley F 1994 Cerebral palsy. The courts catch up with the sad realities. Medical Journal of Australia 161: 236
123. Stanley F J 1994 Cerebral palsy trends. Implications for perinatal care. Acta Obstetrica et Gynecologica Scandinavia 73: 5–9
124. Stockard J E, Stockard J J, Kleinberg F, Westmoreland B F 1983 Prognostic value of brainstem auditory evoked potentials in neonates. Archives of Neurology 40: 360–365
125. Takeuchi T, Watanabe K 1988 The EEG evolution and neurological prognosis of perinatal hypoxia in neonates. Brain Development 11: 115–120
126. Thacker S B, Stroup D F, Peterson H B 1995 Efficacy and safety of intrapartum electronic fetal monitoring: an update. Obstetrics and Gynecology 86: 613–620
127. Thordstein M, Bagenholm R, Thiringer K, Kjellmer I 1993 Scavengers of free oxygen radicals in combination with magnesium ameliorate perinatal hypoxic–ischaemic brain damage in the rat. Pediatric Research 34: 23–26
128. Thoresen M 2002 Thermal influence on the asphyxiated newborn. In: Birth Asphyxia and the brain: basic science and clinical implications. Donn SM, Sinha SK, Chiswick ML (eds) 357–368
129. Thornberg E, Thiringer K, Odeback A, Milson I 1995 Birth asphyxia: incidence, clinical course and outcome in a Swedish population. Acta Paediatrica 84: 927–932
130. Toet M C, Hellstrom-Vestas L, Groenendaal F 1999 Amplitude integrated EEG 3 and 6 hours after birth in full-term neonates with hypoxic–ischaemic encephalopathy. Archives of Disease in Childhood, Fetal & Neonatal Edition 81: F19–F23
131. Truwit C L, Barkovich A J, Koch T K, Ferriero D M 1992 Cerebral palsy: MR findings in 40 patients. American Journal of Neuroradiology 13: 67–78
132. Van Bel F, Shadid M, Moison R M, Dorrepaal C A, Fontijn J, Monteiro L, Van de Bor M, Berger H M 1988 Effect of allopurinol on postasphyxial free radical formation, cerebral hemodynamics, and electrical brain activity. Pediatrics 101: 185–193
133. Vannucci R C, Towfighi J, Heitjan D F, Brucklacher R M 1995 Carbon dioxide protects the perinatal brain from hypoxic–ischemic damage: an experimental study in the immature rat. Pediatrics 95: 868–874
134. Vannucci R C, Vannucci S J 1978 Cerebral carbohydrate metabolism during hypoglycaemia and anoxia in newborn rats. Annals of Neurology 4: 73–79
135. Vento M, Asensi M, Sastre J 2001 Resuscitation with room air instead of 100% oxygen prevents oxidative stress in moderately asphyxiated term neonates. Pediatrics 107: 642–647
136. Vintzileos A M, Nochimson D J, Guzman E R, Knuppel R A, Lake M, Schifrin B S 1995 Intrapartum electronic fetal heart rate monitoring versus intermittent auscultation: A meta-analysis. Obstetrics and Gynecology 85: 149–155
137. Voit T, Lemburg P, Neuen E, Lumenta C, Stork W 1987 Damage of thalamus and basal ganglia in asphyxiated full-term neonates. Neuropediatrics 18: 176
138. Volpe J J 1995 Hypoxic-ischemic encephalopathy: neuropathology and pathogenesis. In: Volpe J J. Neurology of the newborn, 3rd edn. WB Saunders, Philadelphia, pp 279–313
139. Volpe J J, Herscovitch P, Perlman J M, Kreusser K L, Raiche M E 1985 Positron emission tomography in the asphyxiated term newborn: parasagittal impairment of cerebral blood flow. Annals of Neurology 17: 287–296
140. Von Essen C, Zervas N T, Brown D R, Koltun W A, Pickren K S 1980 Local cerebral blood flow in the dog during intravenous infusion of dopamine. Surgical Neurology 13: 181–188
141. Voorhies T M, Ehrlich M E, Frayer W, Lee B, Vannucci R C 1983 Occlusive vascular disease in perinatal cerebral hypoxia–ischaemia. American Journal of Perinatology 1: 1–5
142. Voorhies T M, Rawlinson D, Vannucci R C 1988 Glucose and perinatal hypoxic–ischemic brain damage in the rat. Annals of Neurology 24: 638–646
143. Wayenberg J L, Vermeylen D, Damis E 1998 Definition of asphyxia neonatorum and incidence of neurologic and systemic complications in the full-term newborn. Archives de Pediatrie 5(10): 1065–1071.
144. Wertheim D, Mercuri E, Faundez J C, Rutherford M, Acolet D, Dubowitz L 1994 Prognostic value of continuous electroencephalographic recording in full term infants with hypoxic ischaemic encephalopathy. Archives of Disease in Childhood 71: F97–F102
145. Westgate J, Harris M, Curnow J S H, Greene K R 1993 Plymouth randomised trial of cardiotocogram only versus ST waveform plus cardiotocogram for intrapartum monitoring in 2400 cases. American Journal of Obstetrics and Gynecology 169: 1151–1160
146. Wheble A M, Gillmer M D G, Spencer J A D, Sykes G S 1989 Changes in fetal monitoring practice in the UK: 1977–1984. British Journal of Obstetrics and Gynaecology 96: 1140–1147
147. Wolf G, Keilhoff G, Fischer S, Hass P 1990 Subcutaneously applied magnesium protects reliably against quinolinate-induced *N*-methyl-D-aspartate (NMDA)-mediated neurodegeneration and convulsions in rats: are there therapeutical implications? Neuroscience Letters 117: 207–211
148. Wyatt J S, Edwards A D, Azzopardi D et al Cerebral haemodynamics during failure of oxidative phosphorylation following birth asphyxia. Pediatric Research 26: 511A
149. Yager J Y, Heitjan D F, Towfighi J, Vannucci R C 1991 Effect of insulin induced and fasting hypoglycaemia on perinatal hypoxic–ischemic brain damage. Pediatric Research 31: 138–142
150. Yudkin P L, Johnson A, Clover L M, Murphy K W 1994 Clustering of perinatal markers of birth asphyxia and outcome at age five years. British Journal of Obstetrics and Gynaecology 101: 774–781
151. Yue T L, Feuerstein G Z 1994 Platelet activating factor. A putative neuromodulator and mediator in the pathophysiology of brain injury. Critical Reviews in Neurobiology 8: 11–24

第5部分

早产儿脑损伤：早产儿脑出血

Linda S de Vries, Janet M Rennie

引言

尽管1990年代报道的早产儿脑出血发病率存在令人欣慰的降低，但此病仍然是新生儿颅内病变的最常见类型。20多年来，使用超声进行组群筛查提供了关于新生儿脑部病变的发病率、发病时机和演化进展的信息。不过眼下，只有极少新生儿组群使用MRI影像进行筛查，但是这一强大技术将可能揭示细微的脑内病损，甚至比以前在这一高危组中所怀疑的更为普遍。

术语

过去，“脑室周围出血”（PVH）这一术语被广泛地用在一组病变中，包括生发基质出血、脑室内出血和脑实质内出血。我们的观点是，PVH这一术语应予以舍弃，因为认识到其并非全都是实质损伤出血，也并非全都是脑室周围性质的。以计算机断层扫描（CT）表现为基础的Papile分类也是过时的。Papile分类是以出生后第一周内获取的单次CT“快照”进行分级。在Papile系统中，所描述的I级为出血限制在室管膜下区域，II级用于描述出血进入脑室腔，但没有使其扩张，III级为脑室内出血伴脑室扩大，IV级为任何实质性病损。这一系统有一些缺点，包括IV级把所有的实质损伤都“归”到了一起，而现代的神经影像学却能把其区分出许多不同的类型。进一步而言，这一系统暗示颅内损伤类型是通过一种等级方式进行关联的，而其实并不是这样。

脑实质损伤的进展过程通常给出了病变类型的最佳线索。然而，任何分类系统都必须能与早期超声表现适应，因为有一些婴儿在发现病损演变之前就死亡，极少有婴儿进行磁共振影像（MRI）检查。我们的观点是，生发基质/脑室内出血（GMH-IVH）这一术语仍是用于描述早产儿中不累及脑实质最常见类型颅内出血的最合适总称。我们还倾向于使用“实质内病变”（IPL）这一术语来描述脑实质病变的早期表现。超声无法可靠地区分梗死和出血，所以我们建议不使用“出血性脑室周梗死”（HPI）这一术语。另一些人建议使用“早产儿白质病”这一通称[104]。

现在，已经认识到脑室内的血液压力不可能直接使其蔓延入脑实质。许多作者现在同意单侧实质病变合并GMH-IVH通常是由于存在GMH导致静脉回流受损和静脉梗死形成的[67]。缺血性白质损害可以伴发与继发出血。

对于在出生后早期使用超声看到的实质内损伤，应该仔细描述其大小、偏侧性、产生回声性和位置。应同时留下永久性的影像学资料和书面描述，书面描述在影像资料老化或丢失时，是非常有价值的。然后应该随访实质病变的进展。在超声下首次看到的多数实质损伤是有回声反射的，或是“明亮的”。之后的数周，一些消散了，许多演变为多发性小囊肿，其他演变为单发的大囊肿。使用超声不可能做出一个肯定的病理学诊断，所以“IV级脑室内出血”

表41.16 超声描述在出生早期所见到的新生儿颅内损伤

描述	通称
生发基质出血	生发基质/脑室内出血（GMH-IVH）
脑室内出血不伴脑室扩张	GMH-IVH
脑室内出血伴急性脑室扩张（测量脑室）	GMH-IVH和脑室扩大
脑实质内病变-描述大小，位置，产生回声性的程度（见表41.17）和进行永久的影像记录	脑实质内病变（IPL）

表 41.17 超声描述的新生儿脑实质病变

分类	描述
闪烁或高回声密度	脑室周围高回声密度区域。失去高回声和低回声线交替的正常模式。记录大小，患侧和位置。对于异常的回声表现至少监测一个月，并数日描述一次。
额顶部囊肿脑室周围白质软化（PVL）	局部的额顶部小囊肿；损伤不累及枕部的皮质
顶枕部囊性 PVL	顶枕部白质内多发性小囊肿
皮质下囊性 PVL	深部白质内多发性小囊肿（多囊性脑白质软化，MCLE）
脑贯通性囊肿	毗邻脑室的单发性大型囊肿，并与脑室有交通

和“脑室内出血向实质蔓延”的名称应予以舍弃。迄今为止，尚没有在对 GMH-IVH 或 IPL 的分类上达成一致。表 41.16～41.18 给出了一个适用于描述早期和晚期超声表现，且建立在 Volpe[208]和 de Vries[39]提出观点之上的分类系统。尝试给出了等效点（表 41.18），所以可以对文献中依然存在的不同分类系统进行再判读。

生发基质/脑室内出血

发病率

最早使用 CT 和超声的研究是在 1978～1983 年间进行的，显示出生体重低于 1500 克的婴儿中，所有类型的颅内出血（包括 GMH-IVH 和 IPL）的发病率为 40%～50%。1990 年代，许多研究小组注意到在极低出生体重（VLBW）婴儿中，GMH-IVH 和 IPL 发病率约有 20%～30%的下降[9,86,112,162]。在 VLBW 婴儿中，单独 IPL 发病率是 8%～11%[86]。GMH-IVH 的发病率和严重程度仍然与孕龄紧密有关（图 41.29a）。约有四分之一的病例是双侧性的。

澳大利亚和新西兰的新生儿工作网络报道了他们的 IPL 发病率截止到 1997 年下降到 24%（在孕 24～30 周的早产儿中），但是在不同的单位间依然存在巨大变化[81]。来自佛蒙特-牛津地区和国立卫生研究院新生儿工作网络、加拿大[188]和环太平洋[129]的报道中也存在各中心间的发病率有差异（图 41.29b）。在加拿大的研究中，40%的差异被解释为是用 SNAP-II 标准衡量的疾病严重性差异。英国和欧洲在基准点确定方面落后于其他发达国家，且至今尚没有类似的比较性研究。

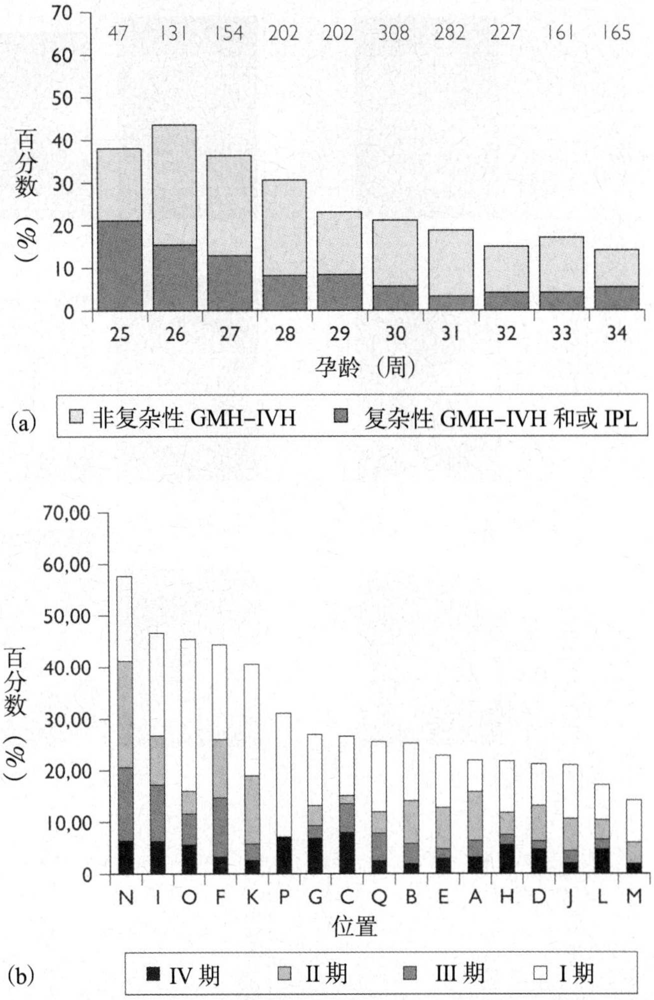

图 41.29 (a) 早产儿中 GMH-IVH 发病率和孕龄的关系。每组数据柱顶端的数字表明婴儿数量。数据来自于荷兰 WKA 医院 1993.9~2001.9 的数据。(b) 各中心间 GMH-IVH 与 IPL 发病率的差异。经许可引自 Synnes A R, Chien, L-Y, Peliowski A, Baboolal R, Lee S K 2001 Variations in intraventricular hemorrhage incidence rates among Canadian neonatal intensive care unit. Journal of Pediatrics 138:525~531.

表 41.18 超声描述与等价性术语以及图像范例表

超声表现的描述和等价性术语	本章所采用的命名学术语	超声表现的图例 早期	中期	晚期
形成一个室管膜下囊肿的生发基质出血 室管膜下出血 非复杂性的脑室周围出血 I 级 PVH **注意**：在不同部位形成的室管膜下假性囊肿，没有等效性描述	非复杂性 GMH-IVH	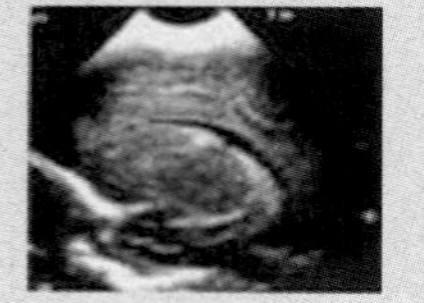	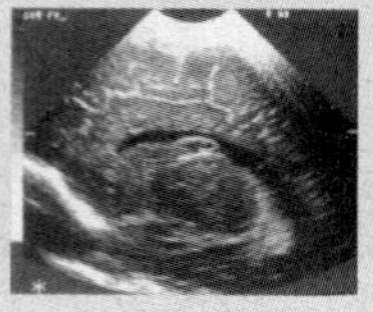	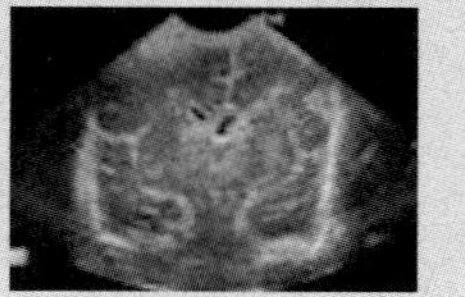
消散后无脑室扩大的脑室内出血（IVH） 脑室内出血，II 级 PVH 非复杂性脑室周围出血	非复杂性 GMH-IVH	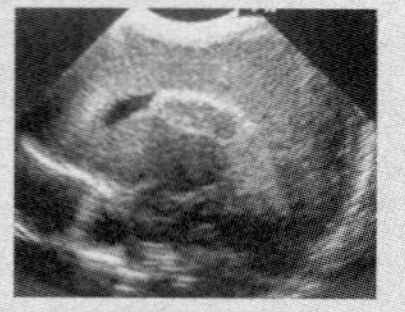	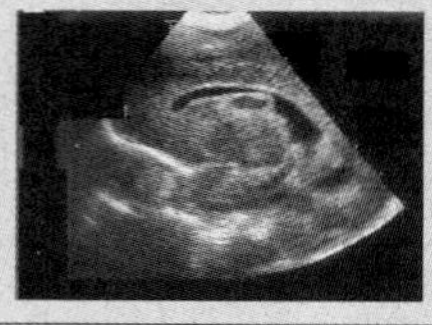	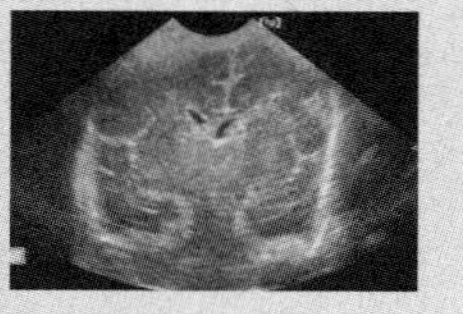
脑室内出血，在某时期伴有脑室扩大（> Levene 分期的第 97 百分位数），未发展为脑积水 脑室扩张，III 级 PVH	复杂性 GMH-IVH GMH-IVH 伴非进展性脑室扩大	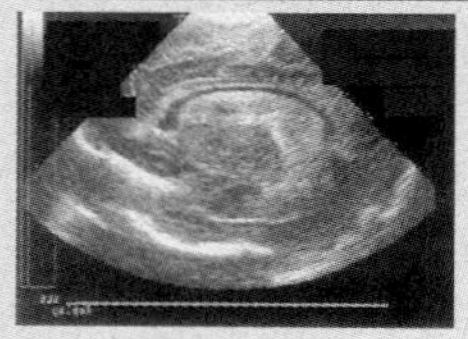	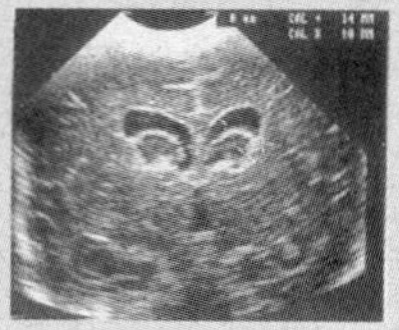	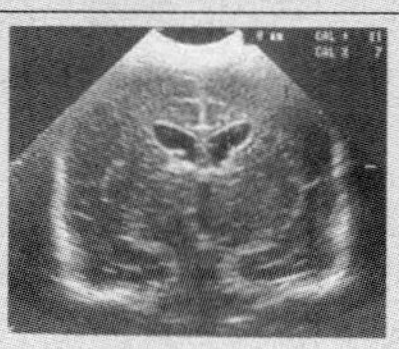
脑室内出血伴脑室扩大，并进展为脑积水，合并颅内压升高和头部生长过度 出血后脑积水	复杂性 GMH-IVH GMH-IVH 伴进行性脑积水 出血后脑积水	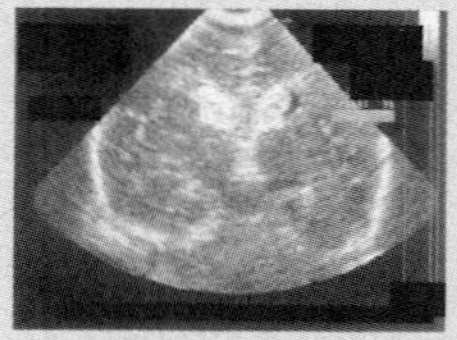	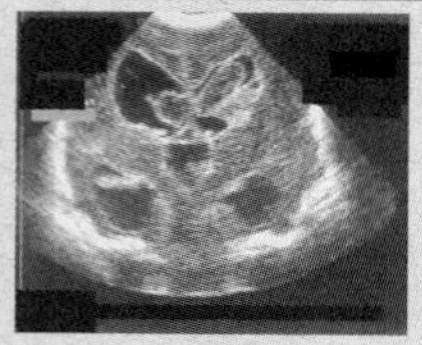	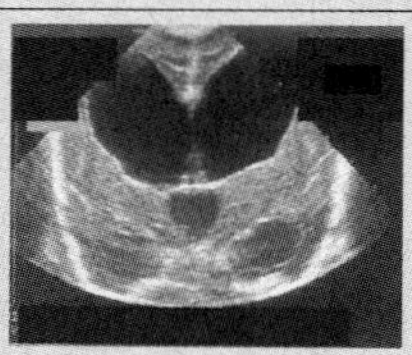
增大的脑室（常有不规则的边界），非继发于 GMH/IVH 脑室扩大；脑萎缩	增大的脑室，不合并 GMH-IVH 非出血性脑室扩大 脑萎缩	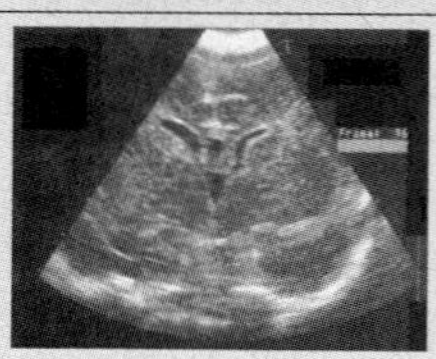		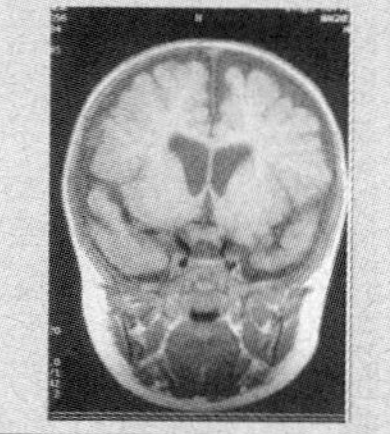
IPL（通常为球状和单侧性，常合并GMH-IVH）发展成一个大型贯通性囊肿 出血性脑室周围梗死合并 PVH IV 级 PVH	球状 IPL 伴 GMH-IVH，发展成贯通性囊肿	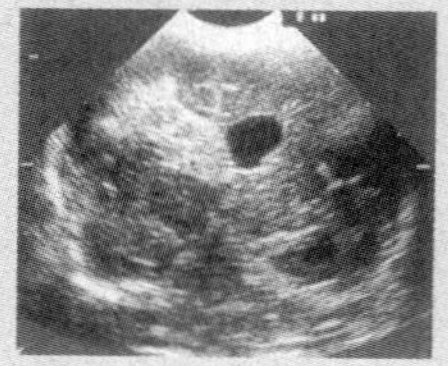	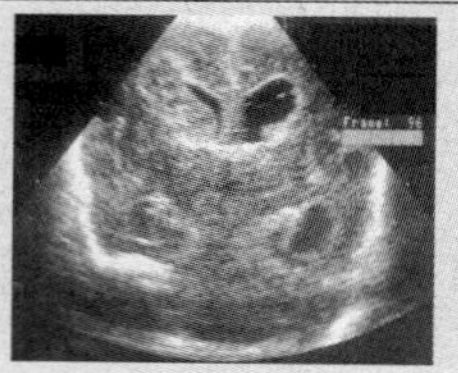	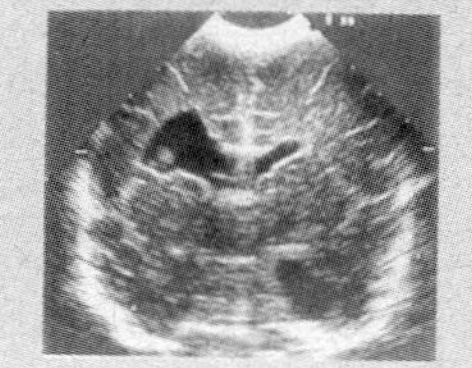

IPL，通常为单侧性，扇形且合并 GMH-IVH，但部分与脑室分开，发展成多发性囊肿 脑室周围闪烁，进展为 PVL	扇形 IPL，伴 GMH-IVH，发展成多发囊肿一描述其解剖位置	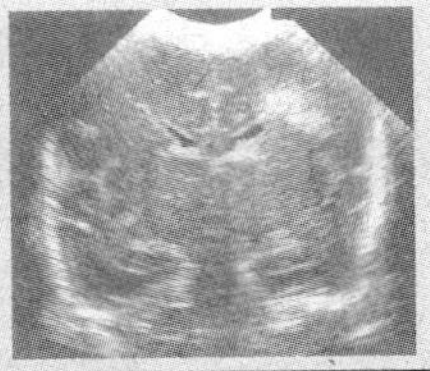 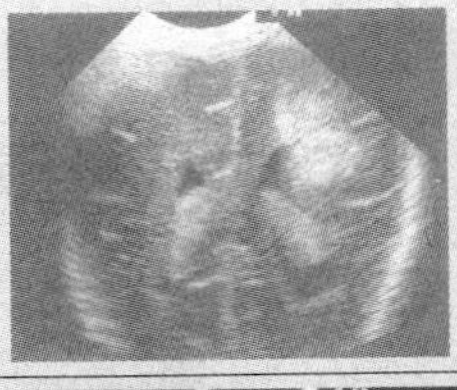 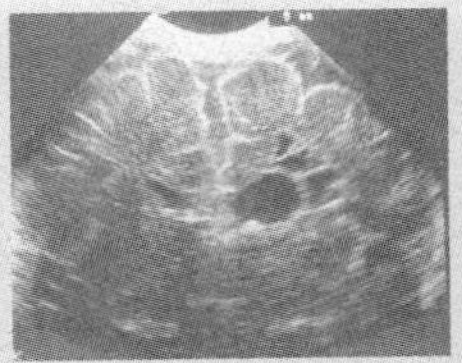
IPL（通常双侧性）持续至少 48 小时，不伴有囊性进展；可伴发 GMH-IVH，但通常没有 一过性闪烁 脑室周围闪烁	IPL 持续 48 小时 一过性闪烁	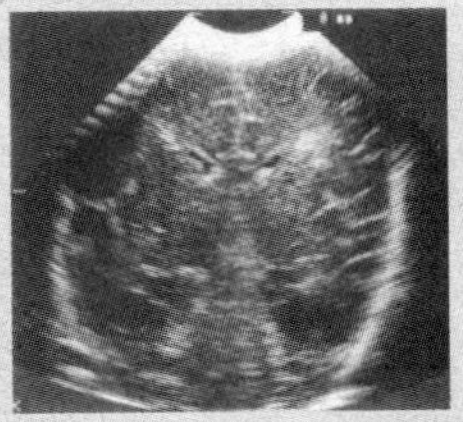 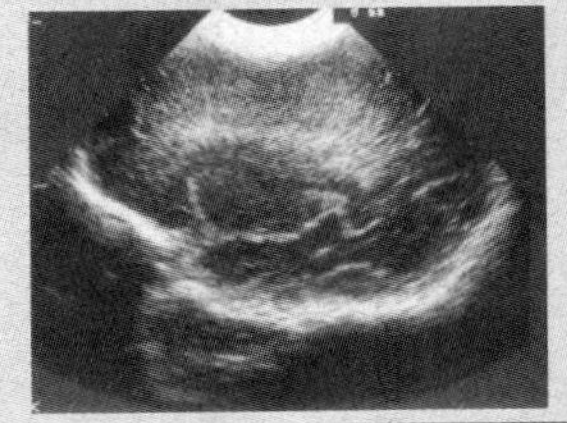
IPL（通常双侧性）持续至少 7 天，不伴有囊性进展；可伴发 GMH-IVH，但通常没有 持续性闪烁 轻度 PVL I 级 PVL	IPL 持续 7 天 长时间闪烁	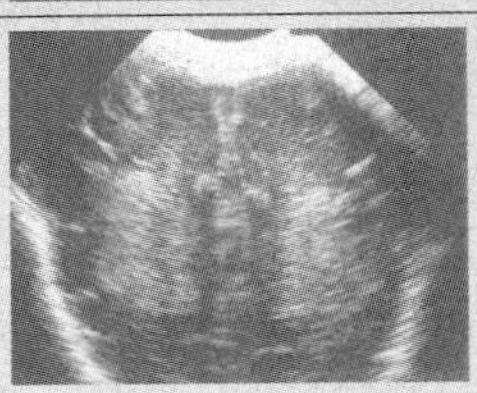 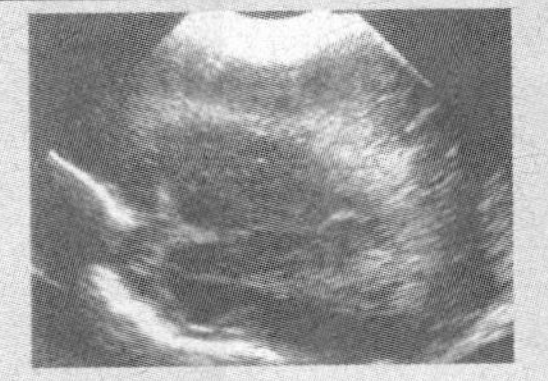 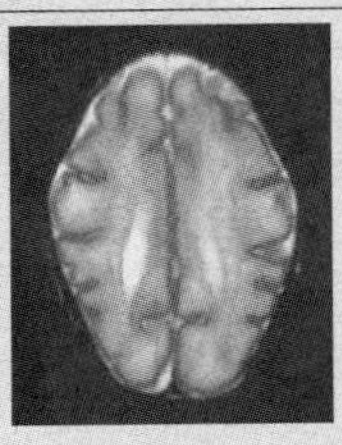
IPL 持续 7 天，并进展为局限性的额顶部小囊肿；底损未及枕部皮质 囊性 PVL Ⅱ级 PVL	IPL 持续 7 天，并进展为局限性的额顶部小囊肿 额顶部囊性 PVL	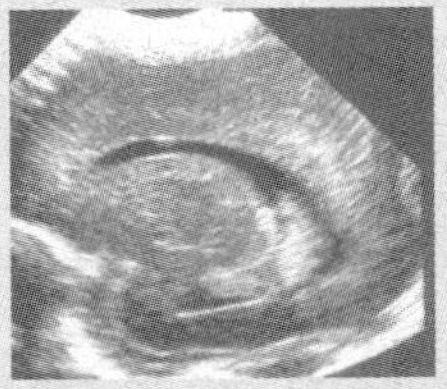 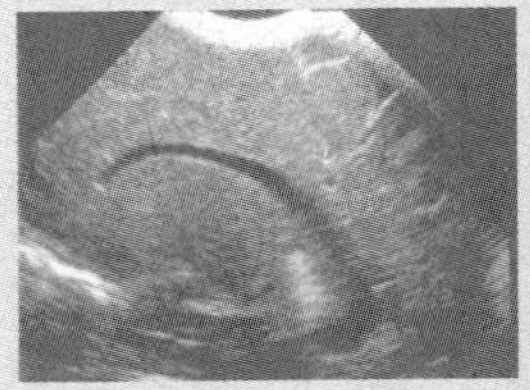 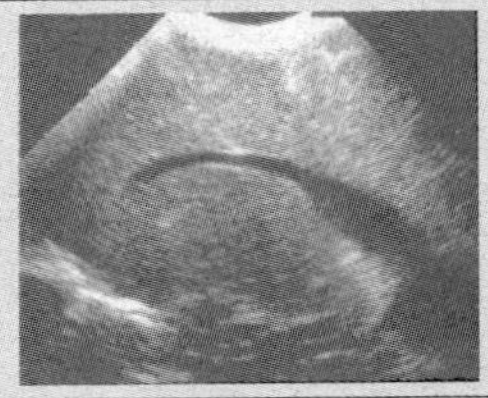
IPL 持续数天，并进展为顶枕部白质内的多发性囊肿 囊性 PVL Ⅲ级 PVL	IPL 持续数天，并进展为顶枕部白质内的多发性囊肿 顶枕部囊性 PVL	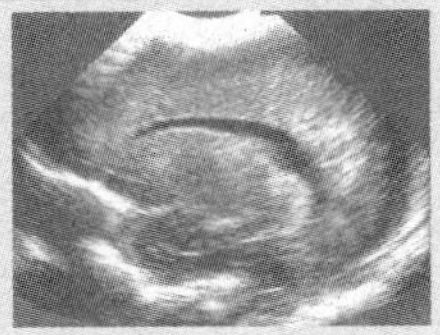 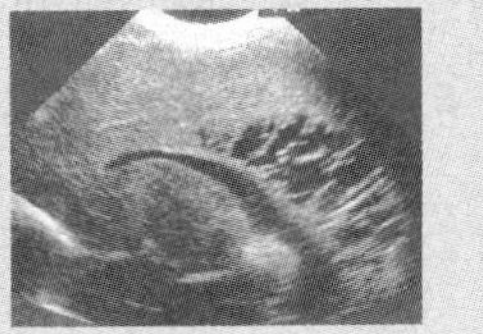 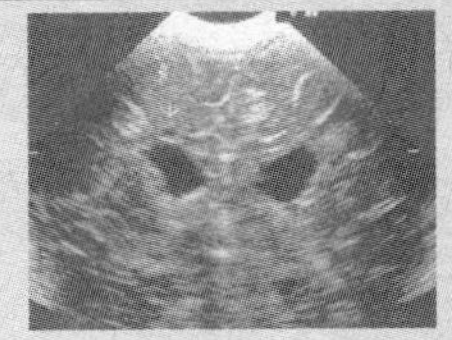
IPL 持续数天，并进展为深部白质内的多发性皮质下囊肿 囊性 PVL IV 级 PVL	IPL 持续数天，并进展为多囊性脑白质软化 皮质下囊性 PVL	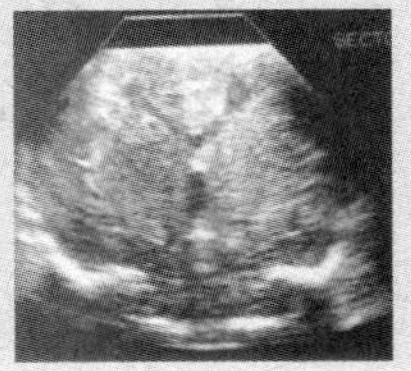 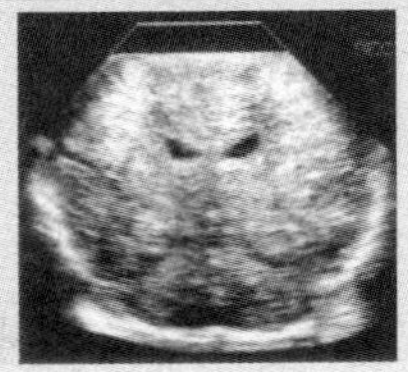 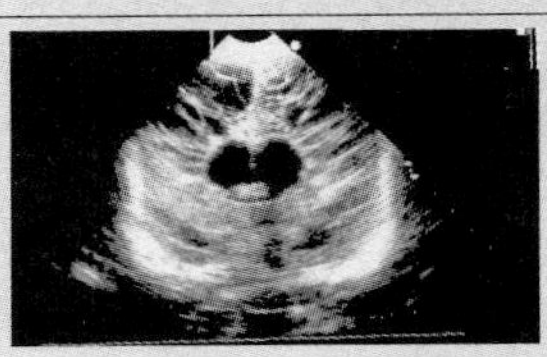

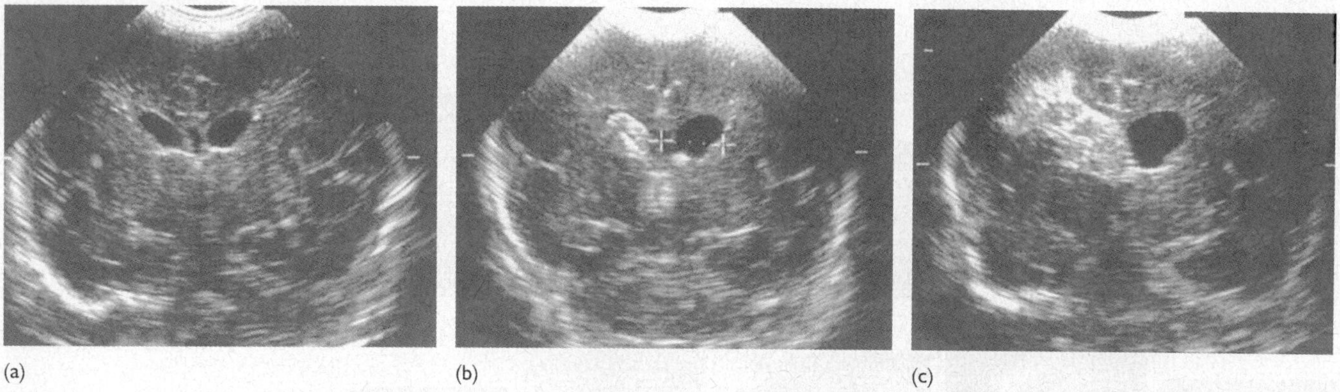

图 41.30 在 3、12 和 36 小时的冠状切面观。第一个扫描图像显示轻度脑室扩张，第二个为右侧 IVH，第三个为实质累及。

发病时间

虽然 GMH–IVH 偶尔发生在出生前，但是绝大多数早产儿在出生后才出现病变。持续性超声研究能精确判定出生后发病时间[64]。这些研究显示，大多数病变发生于出生后 72 小时内，超过一半发生在头 24 小时内[49,120,126,132,150]。在 10%～20%的病例中，在之后的 24～48 小时过程中出现蔓延[113]（图 41.30）。报道在成熟度最低的新生儿中，出生后迅速发生 GMH–IVH[118,161]。只有约 10%的 GMH–IVH 发生在头一周末之后，脑室周围白质软化（PVL）却与之相反，其晚期发病并非罕见[2,44]。

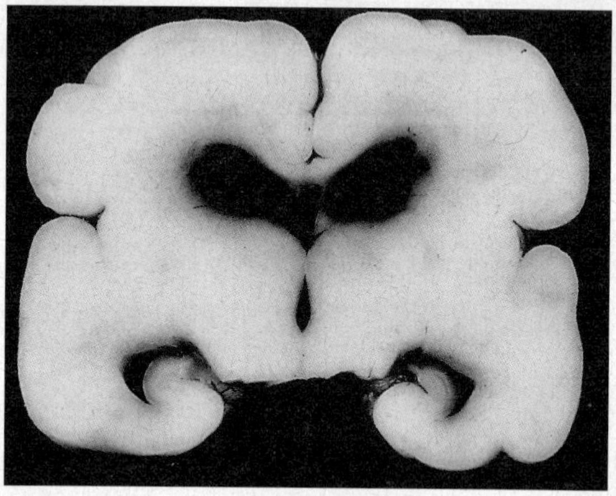

图 41.31 孕 26 周婴儿生发基质–脑室内出血。脑的冠状切面。

发病机制

早产儿脑解剖学和病理学

Ruckensteiner 和 Zollner 最先指出 GMH–IVH 发生在室管膜下生发基质出血之后，生发基质是一个在妊娠 24～34 周时最明显而足月时几乎完全退化的结构[174]。生发基质组织在尾状核头端较为丰富，也可在脑室周围区发现。最近，MRI 证实了这种组织在早产儿中很广泛。生发基质包含神经母细胞和胶质母细胞，这些细胞在迁徙到大脑其他部分之前先进行有丝分裂。在来自新泽西州的大型尸检研究中，出血进入生发基质的尾状丘脑部分占大多数，但超过三分之一的病例也有出血进入颞部和枕部生发基质的外侧区域[149]。脉络丛出血也很常见，尤其是在更成熟的婴儿中。

生发基质接受来自脑前动脉的一根分支，即所知 Heubner 动脉的血供。其余血供来源于前脉络膜动脉和外侧条纹动脉的终末分支[76]。深部白质静脉引流是通过一个短髓质静脉和长髓质静脉的扇形血管束进行的，血流从中进入生发基质，且随后汇入生发基质下方的终末静脉[191]。GMH–IVH 并发脑实质病变的解剖分布提示静脉梗死是因为这一静脉梗阻[67]。血液可以充满部分或整个脑室系统（图 41.31），通过 Monro 孔、第三脑室、中脑导水管、第四脑室以及 Luschka 和 Magendie 孔，最终在颅后窝的脑干周围汇集。

脑血流和血管因素

早产和出现呼吸窘迫综合征是 GMH–IVH 的主要风险因素。最佳的一致性假设（图 41.32）是脆弱的未成熟解剖、血流动力学不稳定和出血倾向等新生儿固有的综合因素引起 GMH–IVH[153]。新生儿血小板有储存池缺陷，而新生儿内皮组织释放物质倾向于血管扩张性物质。大多数病例中，新生儿脑血流量降低，诸

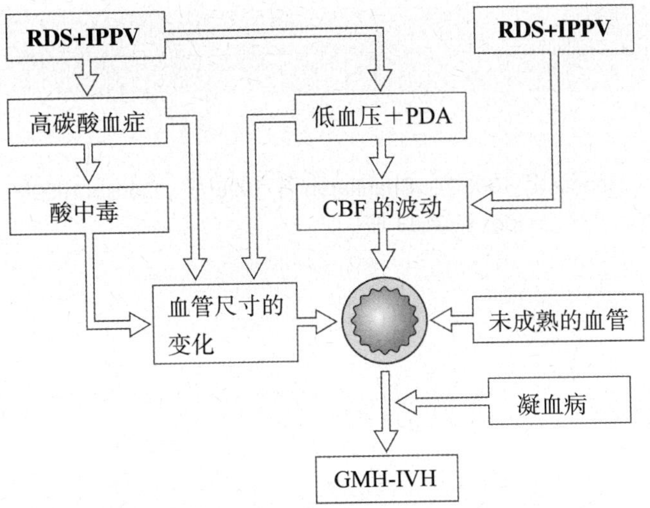

图 41.32 GMH–IVH 起病的各种相关交互因素。

如缺氧、酸中毒等损害易干扰其自身调节功能，如果有呼吸性疾病，更容易发生这种情况。受损的自身调节功能使脑循环成为“压力–被动”性，并失去对血压剧烈波动或变化的保护。所有这些因素综合在一起增加了颅内出血风险。已证实气胸、操作以及气管内吸引时有脑血流变化[84,160,220]，所有这些都涉及 GMH–IVH 的发生。二氧化碳潴留、人工通气、缺氧、低血糖、贫血以及癫痫发作也会改变脑血流[84,168]。发现许多产前和产后因素都与早产儿的 GMH–IVH 有关。（表 41.19）[83,137,189,196,210,211]。

GMH–IVH 的精确本质和起因仍不确定。一些研究小组提出生发基质的毛细血管并不容易破裂，其他人提出它们容易破裂，因为血管在结构上还未成熟，存在基底膜蛋白的证据少，并且其直径相对较大[74]。现在多数人接受的观点是 IPL 是因为静脉梗死[67,191]或缺血性损伤后再灌注损伤引起的[103,131]。在早期阶段，超声不能可靠地分辨出血和梗死，因此提出了表 41.16 所示的分类系统。

新生儿脑血流的测定

在早产的患病婴儿中没有一种适宜于重复使用，对其脑血流进行精确且可重复的测定，所以“压力–被动”性循环 / 缺血理论仍然是一个假说。使用放射性的氙，Lou 等显示在少数婴儿中血压和脑血流之间存在一个直接的线性关系[123]。使用多普勒超声证实了脑血流波动，并在动脉血压上有镜像变化，这种模式合并 GMH–IVH 的风险升高[158]。肌麻痹能够稳定血流波动模式，之后 GMH–IVH 得以减少[157]。一些人随后证实了波动模式的重要性[7,198]，但也有些则不然[136]。血流波动的起因已经基本明确是婴儿对抗呼吸机，并在低血容量时加剧[71,167]。一些人注意到使用表面活性物质会使脑血流一过性增加[199]，而有些人则不然[31]。表面活性物质治疗的益处在于改善呼吸窘迫综合征的严重程度，以此减轻了缺氧、低血压和高碳酸血症，其优点明显大于理论上的风险，且表面活性物质治疗并发 GHM–IVH 的病例普遍少[87,122]。

低血压和脑缺血

低血压是呼吸窘迫综合征常见的并发症，当存在“压力–被动”性循环时，可能会导致生发基质和实质的缺氧–缺血。在缺血期或其后的再灌注期，脑可能发生损伤。一些研究显示动脉性低血压发生在 GMH–IVH 和 IPL 的进展之前[137,211]。提示产前使用类固醇的保护作用是由于其降低了对血压支持的需求或直接稳定了毛细血管内皮[140]。早期使用血定安（胶体性代血浆）或新鲜冰冻血浆不能防止 GMH–IVH 或晚期疾病的发生[143]，可能是因为心功能障碍和低血容量都会引起低血压[66]。多巴胺和多巴酚丁胺也都不能降低 GMH–IVH 的发生率[147]。不过，随着一段时期内对血压的密切关注、轻柔操作、同步机械通气以及产前应用类固醇和出生后表面活性物质治疗使得呼吸窘迫综合征严重程度降低，可以看到 GMH–IVH 的发生已经有所减少，而不使用任何特殊药物作为预防性治疗[162,214]。

诊断

临床诊断

Volpe 描述了三个临床综合征，第一个是灾难性的恶化[208]。发现婴儿临床状况突然发生恶化，包括对氧或通气需求增加、血压下降和 / 或外周的花斑、苍白、喂养不耐受和酸中毒。这种病情变化不是特异性的，但是如果伴有血细胞比容降低、临床发生癫痫且囟门饱满则强烈提示 GMH–IVH。跳跃综合征更常见且逐渐发病，出现自发性全身运动变化。婴儿活动性质从流畅优雅变为少量狭促难辨或模式化的动作，可能有微小型癫痫发作和眼偏斜或咋舌发出声响（本章第 3 部分）。第三种且最常见的表现是无症状，25%～50%的

表 41.19 早产婴儿GMH-IVH风险升高的相关因素

因素	参考文献
出生前	
未能在出生前给予类固醇	第 27 章第 2 部分
	Crowley 1977[32]，Kari 等 1994[99]，Rennie 等 1996[171]，Shankaran 等 1995[181]，Cooke 1999[27]，Heuchan 等 2002 [81]，Synnes 等 2001 [181]，Linder 等 2003 [120]
母亲用阿司匹林治疗	Rumak 等 1981 [175]
母亲吸烟	Bada 等 1990 [6]，Spinillo 等 1995 [186]
子痫前毒血症以外的，引起早产的原因	Kuban等 1992 [106]
男性	Rennie 等 1996 [171]，Heuchan 等 2002 [81]，Synnes 等 2001 [181]
臀位阴道分娩（一些研究）	Ment 等 1992 [134]
极早产	大多数研究
分娩时	
出生抑制；窒息	Ment 等 1992 [134]，Heuchan 等 2002 [81]，Synnes 等 2001 [188]
产伤；淤伤	Szymonowicz 等 1984 [189]
出生后	
呼吸窘迫综合征，尤其是并发气胸	Hill 等 1982 [82]，Szymonowicz 等 1984 [189]，Wallin 等,1990 [210]，Tzogalis 等 1988 [197]，Lipscomb 等 1981 [121]，Linder 等 2003 [120]
高碳酸血症	Wallin 等1990 [210]，Szymonowicz 等 1984 [189]，Cooke 1981 [26]
酸中毒	Bada 等 1990 [6]，Synnes 等2001 [188]，Thorburn 等 1982 [192]
缺氧	Bada等 1990 [6]，Weindling 等 1985 [213]
低血压，右心室输出量低，上腔静脉血流量低	Bada 等 1990 [7]，Evans 和 Kluckow 1996 [52]，Miall-Allen,等 1987 [137]，Watkins 等 1989 [211]，Synnes 等 2001 [188]，Kluchow 和 Evans 2000 [103]，D' Souza 等 1995 [33]，Osborn 等，2002 [147]
脑血流量波动	Perlman 等 1983 [158]，Van Bel 等 1987 [198]
脑血流量低	Meek 等 1999 [131]
淤伤和相关的高钾血症	Shortland 等 1987 [183]
凝血紊乱（早产/淤伤/败血症/血小板低）	McDonald 等 1984 [126]，Thorburn 等 1982 [192]，Khan 等 2002
苯甲唑啉治疗	Thorburn 等 1982 [192]
CRIB，SNAP-II 测得疾病严重程度加剧	Synner 等 2001 [188]，Martinez 等 2001 [129]，de Courcy-Wheeler 等 1995 [36]，Fowlie 等 1998 [61]
动脉导管未闭（低血压，脑窃血）[1]	Evans 和 Kluchow 1996 [52]
出生后转运	Heuchan 等 2002 [81]，Synnes 等 2001 [188]

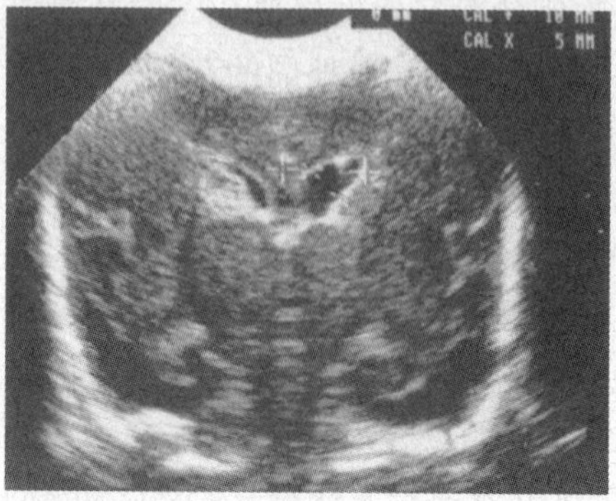

(a)

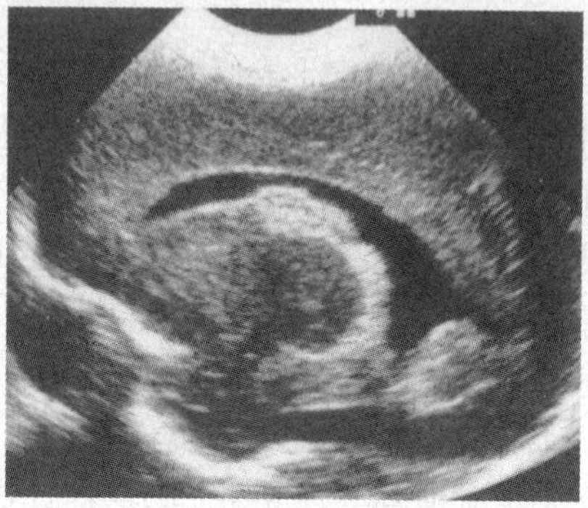

(b)

图 41.33 冠状面 (a) 和旁矢状面 (b) 显示一小型 GMH。注意到在枕角处底部有一小块血凝块。

GMH-IVH 婴儿没有明显的临床体征。Dubowitz 等通过细致的神经学评估能识别以上三个时期[50]。目前世界上大多数新生儿病房已配备可用的超声，早产儿发生任何异常的中枢神经系统症状或突然发生无法解释的全身病情恶化都是进行头颅影像学检查的适应证。

超声诊断

头颅超声是一种能诊断 GMH-IVH 和 IPL 并研究其随时间进展的可靠、便携且廉价的无创检查技术。已报道其与尸检发现有良好的相关性[20,152,193]。大多数新生儿单位对所收治的 VLBW 婴儿进行常规筛查，部分作为一种核查方法，部分是为了对问题提供早期警告和关于预后的咨询信息。理想策略包括一次入院扫描，以及头一周内每日一次扫描，此后减少到一周两次或一周一次。多次扫描可以准确判断发病时间并监测其进展以助于最终分类（表 41.18）。这些记录将非常有助于核查病情和用于法医学目的，因为可能在进行临床活动前病变就已经是明显的。如果可用的人力或设备仅允许进行单次扫描，那么检查的最佳时机是第一周的周末，但是需要进行反复的影像学检查来可靠地发现所有病变。关于正常头颅超声表现的更多信息参见第三章。也有一些图谱[68,170]。

可通过尾状核和脑室之间的高回声区识别生发基质出血，经过 2～4 周后转变为一个囊性病变，并最终消失（图 41.33）。可通过正常透声的脑室中存在一高回声结构来识别脑室内出血（图 41.34）。当侧脑室内的出血量不多时，通常难以区分 GMH 还是 GMH 合并小型 IVH。大型 IVH 易于识别，且在急性期内脑室扩张（图 41.34）。婴儿 GMH-IVH 大的足够注满整个脑室，几乎可以肯定会引起出血后脑室扩张（见下一章）。一个非常大的、可以使脑室膨胀成球状的 GMH-IVH 可能与 IPL 相混淆。

单侧性 IPL 伴有 GMH-IVH 通常是由静脉梗死引起。这种类型的损伤典型的为三角形或扇形，其顶端位于侧脑室外缘（图 41.35）。在某些病例中，病变是球形的，其顶点位于中线并有一个光滑的外缘（图 41.35c,d）。这种球形病变（通常为双侧性）在 2～3 周后进展成一个贯通性囊肿（图 41.36），而那些起初明显与脑室相分离的 IPL 常形成多发性小囊肿[169]（图 41.37）。与 PVL 所形成的囊肿一样，贯通性囊肿不会随着时间的推移而消失。

磁共振诊断

现在有几个小组描述了用 MRI 诊断 GMH-IVH，图 41.38 显示了用这一方法诊断 IPL 的表现。

并发症

出血后脑室扩张

约 30%的 GMH-IVH 婴儿继续进展为出血后脑室扩张（PHVD）[114]，GMH-IVH 越严重，发展为 PHVD 的风险就越大。认为这种情况是由于闭塞性蛛网膜炎造成的[109]。在这种情况下，位于大脑穹窿部的蛛网膜粒被破坏，停止重吸收脑脊液（CSF），导致交通性脑积水。认为一些 CSF 跨过室管膜进入小血管进行重吸收，产生凝块发生堵塞。一段时间后，转化生长因子 β-1 可能刺激细胞外基质蛋白质合成、沉积并进一步堵塞 CSF 通路[219]。

通常在 GMH-IVH 发生后的 10～20 天之间发生脑积水。在出现临床症状前数天甚至数周，行头颅超声检查可见脑室扩张。临床体征为前囟饱满、颅缝分离和头部尺寸增大。双眼“落日征”是晚期体征。约一半婴儿有一过性 PHVD，其余婴儿中，PHVD 将长期存在或迅速进展。一旦发现脑室扩张，应用超声测量基线大小。目前最普遍使用的测量系统是 Levene 和Starte 系统[114]。这里“脑室指数”是指在第三脑室平面冠状位上脑室中线至侧缘的距离（图 41.39）。测定扫描图像，然后和正常值范围表进行比较（图41.40）。有其他报道的许多测量体系，包括面积和容量估测，但证明这一简单的线性指数具有可重复性和确定性，并且已建立起良好的正常值范围。另一个常用的测量方法是在丘脑切迹前方测前角深度，高度超过 3mm 来判定脑室扩大，超过 8mm 提示脑积水。

治疗 PHVD 的关键是区分需要外科治疗进展性脑积水（例如，那些有颅内压升高）的病例和那些不需要手术的因脑萎缩（低压）引起脑室扩张的病例。精确的压力测定是这一评估的一个极其重要部分，脑室的大小不能表明压力。如果在交通性脑积水时通过腰椎穿刺路径或在非交通性病例中通过脑室途径测得的 CSF 压力大于 12.6kPa (为 12mmHg 或 15.6cm CSF 液

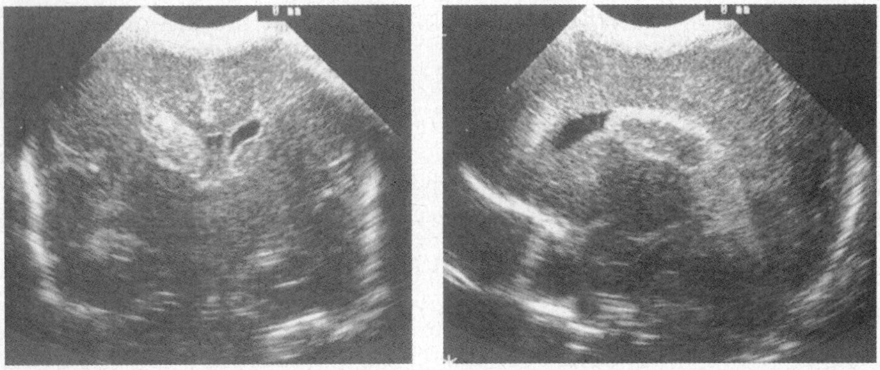

(a) (b)

图 41.34 冠状面 (a) 和旁矢状面 (b) 观，显示 IVH，血凝块充满右脑室的 50%以上。

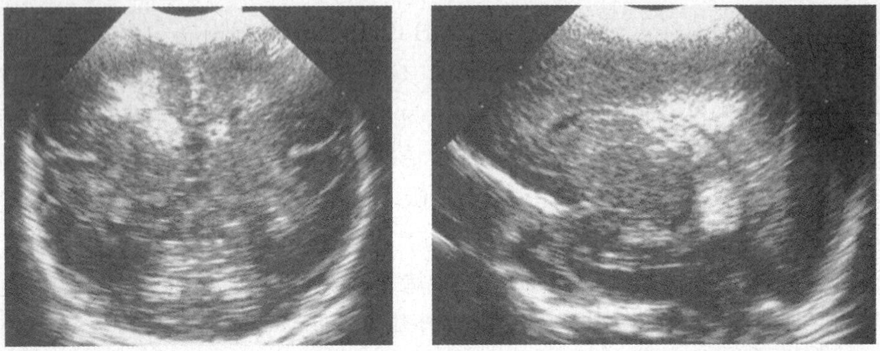

(a) (b)

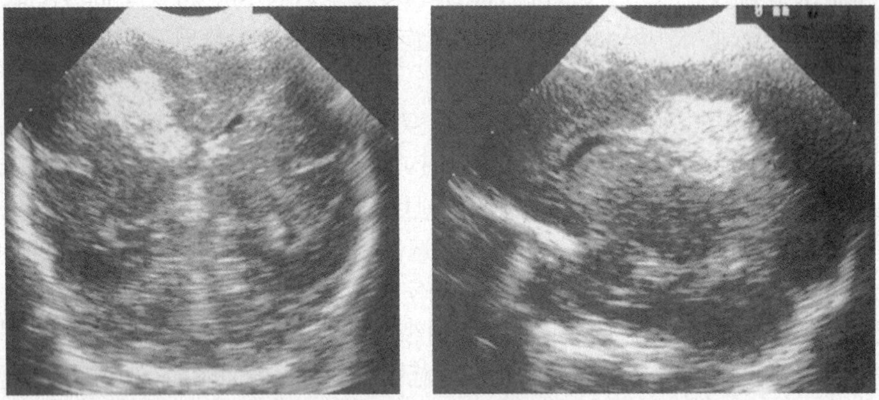

(c) (d)

图 41.35 出生后 3 小时和 24 小时时的冠状面和旁矢状面观，在首次扫描时（a, b）实质累及较小，且依然与侧脑室相分离。第二次扫描（c, d）时，病变看上去更像球状，并显得与侧脑室有交通。

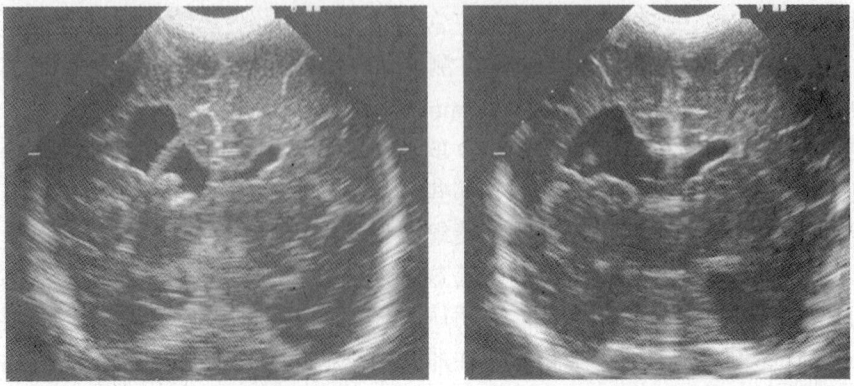

(a) (b)

图 41.36 出生后 4 周时的头颅超声，与图 41.30 所示的是同一个婴儿，显示发生贯通性囊肿，其部分与侧脑室相分离，部分与侧脑室有交通。

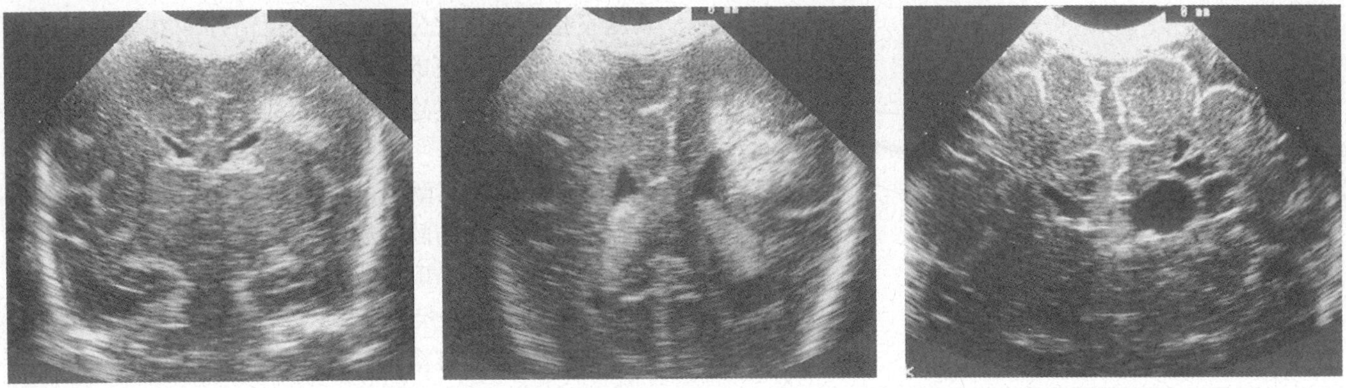

(a) (b) (c)

图 41.37 出生后第 3 天的冠状面显示左侧有 GMH–IVH 以及同侧有一个三角形的 IPL（a, b），经过一段时间演变成多囊性病灶合并患侧脑室轻度扩大（c）。

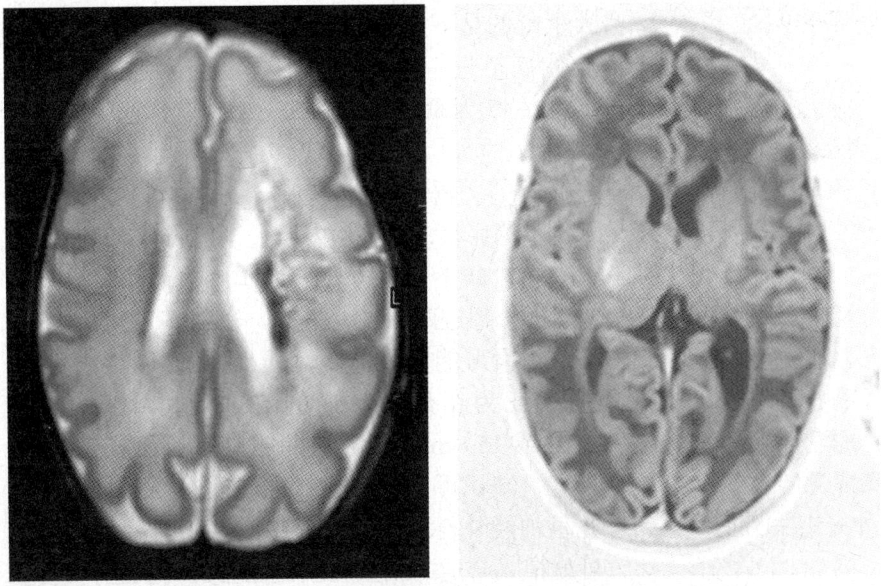

(a) (b)

图 41.38 （a）在出生后 2 周进行的 MRI，轴状面观，T2 TSE 序列检查，显示一个三角形的 IPL。低信号与出血相一致。（b）在月经后孕龄 41周时再次进行 MRI 翻转恢复序列检查，显示内囊后肢（PLIC）信号不对称，患侧没有这种情况。

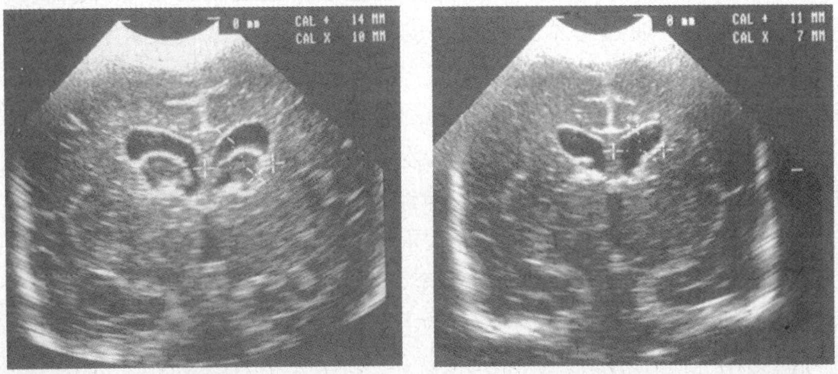

(a) (b)

图 41.39 冠状面观，显示在反复进行蓄液池穿刺前后的出血后脑室扩张。宽度（脑室指数）和对角线尺寸都进行测量。

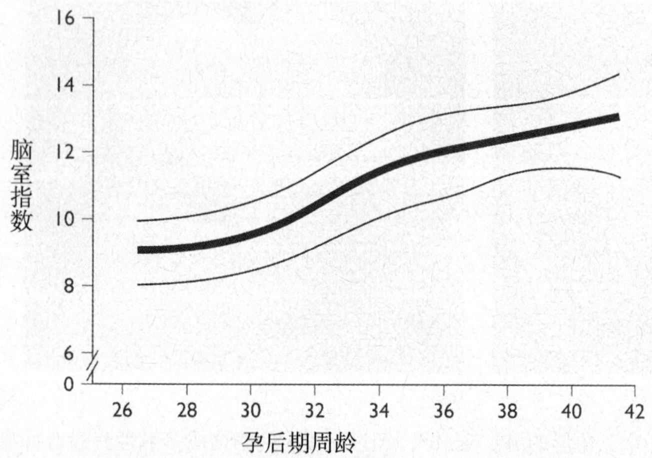

图 41.40 脑室指数的正常范围。（重绘自 Levene M I, Starte D R 1981 A longtitudinal study of post haemorrhagic ventricular dilatation in the newborn. Archives of Disease in Childhood 56: 905~910.）

柱)，则非常有可能是进展性脑积水[200,201]。新生儿正常脑脊液压力高限是 0.7kPa(5.25mmHg 或者6.8cm CSF 液柱)[97,98]。描述有后期进展[156]，且需要在长达一年的时间内连续监测头围大小，如对头部生长模式有怀疑，则需要行进一步的超声检查。

在早期阶段，应通过连续超声扫描和至少每周三次的头部直径测量来监测 PHVD。CSF 压力增高可引起症状。这些症状包括视觉障碍、癫痫、喂养不耐受和呼吸暂停。在晚期，神经元组织的压力诱发性破坏引起运动障碍和智力迟钝。使用躯体觉和视觉的诱发电位[37]、多普勒评估脑血流速度[179]和近红外光谱法[17]证实了对神经系统的短期不良影响。

除了这些发现，没有证据表明 CSF 的早期引流可改变 PHVD 的自然病史或预后，约半数婴儿发展成进行性脑积水[200,201]。一旦建立了脑室扩大的明确诊断，就有做腰椎穿刺的适应证，以便测定 CSF 压力，评估在腰椎和脑室 CSF 之间是否有交通，并排除作为脑室扩张病因的低程度脑膜炎。如腰椎穿刺的压力低，但脑积水呈迅速进展，则病因可能为非交通性脑积水，应考虑通过外部引流或通过手术方法植入皮下蓄液池进行脑室引流。不推荐进行反复脑室穿刺，因为这会在大脑上造成多个针头穿刺通道，且这种治疗也不能防止最终需要进行分流[200,201]。在一个来自荷兰的多中心回顾性研究中，对 95 例大型 GMH-IVH 和脑室扩大，且接受早期或晚期治疗的婴儿进行了比较[43]。早期治疗的婴儿在脑室指数达到 Levene 和 Starte 的第 97 百分位以上 4mm 前接受了治疗，晚期治疗的婴儿在其脑室指数超过此分界点后进行治疗。在早期干预组中，对于置入分流的需求显著降低，且在长期随访中表现也很好，虽然这项研究的结果没有统计学显著性意义。

不推荐使用乙酰唑胺。一个在 PHVD 中使用利尿治疗和乙酰唑胺的欧洲随机化试验显示，使用这种复合治疗没有益处，事实上，治疗组的结果更糟，81%的人在一年内出现残疾[94,100]。少数婴儿使用了仍处于试验阶段的脑室内纤维溶解蛋白治疗[217,218]。许多婴儿可能无法将内镜下第三脑室切开术作为治疗选择，因为其脑室小且脑积水的性质为交通性，而且至今也未在该组中取得过成功。

也没有就何时进行引流的适应证达成绝对的共识。一些人争论的是下述的来自脑室扩大合作性试验的适应证会使病情进一步恶化，且早治疗可取得好的结果。但是，毫无疑问的是 CSF 引流的绝对适应证包括：

- 呼吸暂停、癫痫、激惹或呕吐（年长儿可有视觉恶化）等症状，合并颅内压大于 10cm CSF 液柱；
- 头围超过两个百分位线，或头围以两倍正常生长速度增长超过两周。

脑室扩大可能变为进展性的，孩子可能需要手术引流的指证为在任何时期的 CSF 压力大于 1.6kPa (12mmHg 或 15.6cm CSF 液柱)和脑室指数测定值迅速增长。这一知识可能使在症状进展前将婴儿早期转运到有儿科神经外科医师的治疗中心。一旦明确需要治疗，可就植入合适的脑室腹膜分流管的时机进行讨论。许多神经外科医师会选择直接进行此项手术，即使对很小的婴儿，但是另一些学者提倡临时性外部引流或通过手术方法植入皮下蓄液池，以便使婴儿体重得以增长[87a]。

在这组患者中，临时性外部分流系统有感染的倾向，如果分流手术必须延期，这也是一种不太采用的内置系统。一些神经外科医师将 CSF 蛋白水平高于 1.5～2g/L 作为置入永永久性分流的禁忌证，可使用反复间歇性引流，直至蛋白水平降低[65,215]。

GMH-IVH的预防

在许多大型新生儿单位中，报道了在不采取特异性药物预防的情况下，GMH-IVH 发生率有下降。详细资料可在本书更早的版本中找到。良好的整体治疗，以及注意认真控制血压、凝血缺陷、体温和血气、轻柔操作、柔和通气和出生前正确使用类固醇和出生后表面活性物质治疗的重要性也不应过分强调[207]。现在在大多数新生儿单位所见到的实质病变发病率低，不推荐使用防止 GMH–IVH 的预防性治疗，预防性治疗仅使少数婴儿受益，而使许多人面临潜在的严重副作用。除了出生前使用类固醇外，最有希望作为特异性预防治疗的药物是吲哚美辛（消炎痛）[60,133]。不幸的是，长期研究的结果[135]显示并未通过早期减少 GMH–IVH 而取得对神经发育学障碍的保护作用，而且这一药物也没有因为此目的而被广泛使用。

预后：神经发育结果

非复杂性 GMH–IVH 有良好的预后。非复杂性 GMH–IVH 的 VLBW 存活者或出院时头颅超声扫描正常者的残疾风险为 4%[124,187,206]。PHVD 有神经发育学不良结果的高风险，约 50%，如果需要进行分流手术，这一风险上升至 75%[57,148,182,155,201]。在 112 例进入多中心脑室扩大试验的婴儿中，仅有 11 例随访为正常，显示该组的预后差[201]。婴儿在 8 年后进入国际 PHVD 药物试验，对照组与早期穿刺试验的对照组相比，更少的人需要进行分流（44%对 62%），更多的存活者在 1 年时为正常（34%对 11%）。合并白质损害的程度可能随时间而降低，但是需要更多的研究。

由于认识到这些病灶并非全部都是出血性的，所以脑实质受累诊断后的预后变得更困难，这将在下一节中继续讨论。许多之前的研究并没有明确区分脑实质受累、脑室扩大和进行性脑积水[21]。清楚的是，偶尔有大型脑贯通性囊肿的儿童是完全正常的。也有一个与前额顶叶区域相分离的少量孤立性 PVL 囊肿的儿童预后完全正常。然而，在报道大型 IPL 预后的连续报道中死亡率高，在一个研究中为 59%[75]，86%的存活者有偏瘫或痉挛性四肢麻痹。在我们的经验中，单个大型脑贯通性囊肿现在不太常见。仅部分与侧脑室有交通的较小型 IPL 现在更常见，且预后显得较好。在 45 例发现有直径大于 1cm 单侧 IPL 婴儿中，38%在随访中没有任何运动后遗症[46]。现在可在 40～42 周行 MRI 检查早期预测偏瘫（图41.38）。足月时，在内囊后肢应出现髓鞘形成，足月时内囊后肢不对称或缺乏髓鞘形成的婴儿（图 41.38b）将继续进展为偏瘫[42]。MR 扩散张量成像可用于早期对神经束进行视觉观察，但早产儿的研究应在极早期进行[88,138]。双侧囊性 PVL 的预后极其不佳（参见下一节）。

脑室周围白质软化

历史和术语

位于中枢半卵圆孔的深部白质损害是导致痉挛性双侧偏瘫的主要原因，是早产儿最常见的神经发育不良后遗症。MRI 可很好地证实特定形式的晚期白质丧失，在后三角区尤其明显。超声检查虽然存在局限性，但在早期评估 PVL 仍是重要的。婴儿中的髓鞘形成过程非常活跃，髓磷脂生成细胞（少突细胞）破坏，导致磷脂堆积、坏死性病灶以及细胞反应。早在 1867 年，病理学家就观察到婴儿的白质损害，当时 Virchow 首先描述了位于脑室周围区的异常区域[205]。足月儿脑室周围白质软化这个词是由 Banker 和 Larroche 在 1962 年创造的，他们描述了在 51 例婴儿中的组织学变化[8]。因为在脑室周围白质中看见有白色（白质）的点且变软（软化），所以选择了这个名称。在 Banker 和 Larroche 的研究中的大多数婴儿是超过孕 28 周出生的(74%为早产)，且在死亡时年龄为数周。所有病例都记录有缺氧事件，黄疸、败血症、手术被认为是可能的风险因素。

最近，Paneth 等[151]报道了对 22 例出生后五天死亡的极早产儿的尸检结果。虽然其中 15 例存在脑白质坏死，但只有三例出现典型的 PVL 改变。同一作者在他们的专著中做出了进一步观察[149]。总共对 25 例白质损害的婴儿进行尸检。只有一例有典型的 PVL，但是 20 例婴儿有 PVL 病理改变伴 GMH–IVH。超声发现 13 例的脑室周围白质有回声增强表现，9 例有脑室扩大表现，但明显无 GMH–IVH。当我们试图用 PVL 这个术语去描述一个孕 26 周出生婴儿的脑实质上的一块亮区时，我们应该想起这些重要的病理学研究结果。如同我们所提出的，在此时期将超声表现分类为 IPL，可以避免许多假设。

病理学和血管因素

病理学变化包括3～6小时出现的凝固性坏死，之后为6～8小时出现的小神经胶质细胞激活。几天后，星形细胞退化，核破裂，并有巨噬细胞浸润。目前尚不知道超声可精确看到最早期变化的时间，在很多病例中，缺氧-缺血性损害24～48小时后，肯定可看到一“闪烁”区。虽然一些婴儿已发生晚期的脑室扩大，但超声并不曾发现一些程度较轻的损伤，在其他病例中，更早期的影像学可能显示改变。在8～12天之间脑中出现微小空洞，两周时发展为肉眼可见的大型空洞，这些可通过超声成像。PVL的病理学标志是凝固性坏死。进行超声成像时，坏死区中心在10～20天后发生液化，这些小型空洞通常与侧脑室不存在交通（图41.41）。这种异常反映了一种对组织损伤的反应，发生迅速髓鞘形成高代谢活性的白质是特异性的。

脑室周围白质软化长期以来被认为是血管源性的，是由位于脑室外离动脉和脑室花瓣动脉之间的边界区低灌注引起的[8,190]。主要的脑动脉环绕大脑，并向侧脑室发出交通支。这一由脑室发出呈放射状分布的（脑室外离）血管的发现被认为是形成了一个易于造成血供减少的“边界区域”或“分水岭”[209]（图41.42）。最近，人们对脑室外离动脉和脑室花瓣动脉的存在提出了质疑[105,130,142]。这一研究使用了高倍立体显微镜，结果提示脑室外离动脉和脑室花瓣动脉事实上是跨大脑的静脉通道。这些最近的研究提示，并不存在脑室外离循环，那些以前被认为是动脉的血管事实上是静脉，这对于缺血理论是一个重击。然而，也没有提出更好的其他解释，而病理学发现明确提示缺氧-缺血。

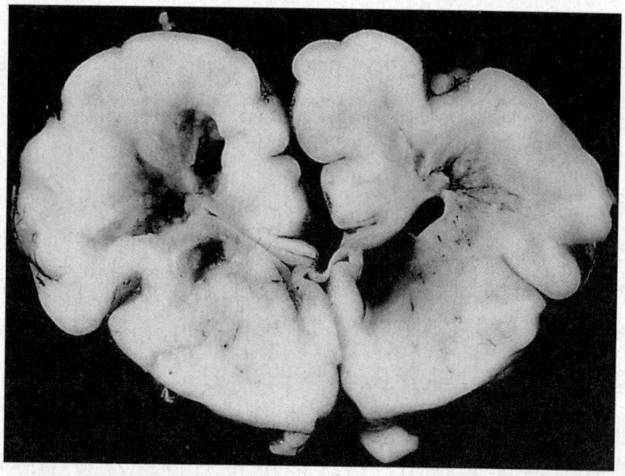

图41.41 左侧生发基质出血和双侧广泛性囊性白质软化。

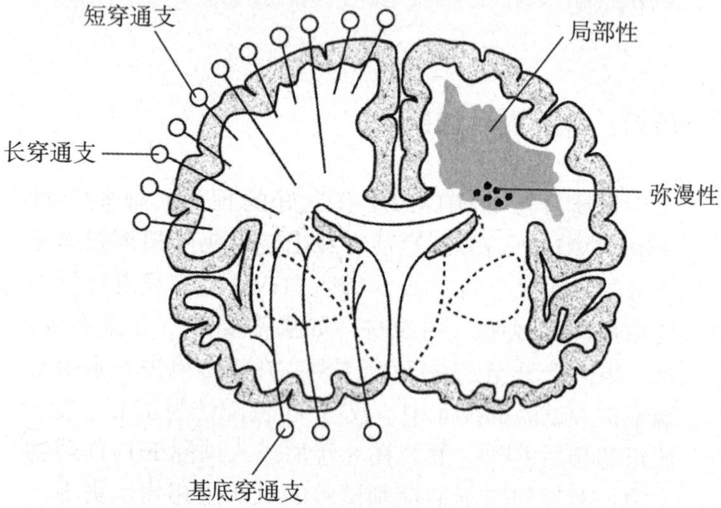

图41.42 图显示了冠状切面，显示了位于一侧半球内的局部性和弥漫性的PVL和位于另一侧半球内的大脑血供，概略地显示了长短交通支。（重绘自Volpe J J 2001Neurobiology of periventricular leukomalacia in the premature infant. Pediatric Research 50: 553~562.）

发生率和发病时间

因为不同的研究小组对不同的患者组采用不同的分类方法，所以很难得到关于PVL发病率的良好概念。通常仅包括有广泛性囊性病变的婴儿，通常因为出血进入静脉梗死区，所以有时将球状单侧IPL和双侧囊性PVL病例归为一类。大多数大型研究报道双侧囊性白质软化的发病率为3%～10%[45,54,111,112,194]。将非囊性PVL[不进展成囊性变化（“闪烁”）的双侧IPL]计入时，与我们自己的经验进行比较，发现发病率为26%[111,194]（图41.43）。在日本的一项国家性调查中，许多单位使用了MRI，显示使用超声发现的发病率为5%（在孕龄低于33周的婴儿中），而当用MRI建立诊断时的发病率为8%[62]。发病率的峰值在孕27～28周，且在这一研究中发现PVL在双胞胎中更多见。

PVL的发病时间比GMH-IVH更多变。偶有出生前发生损伤，例如双胎输血综合征伴或不伴一胎死亡、绒毛膜羊膜炎、长时间胎膜破裂和产前出血[13,48,40,73,78,110,141,159]。这些情况下，在出生后不久的首次影像学检查上就可以观察到发生完全的囊肿。表现为“闪烁”的IPL（表41.17），进展为囊性PVL通常需要两周时间，虽然最近的一份来自日本的研究报告提出这可

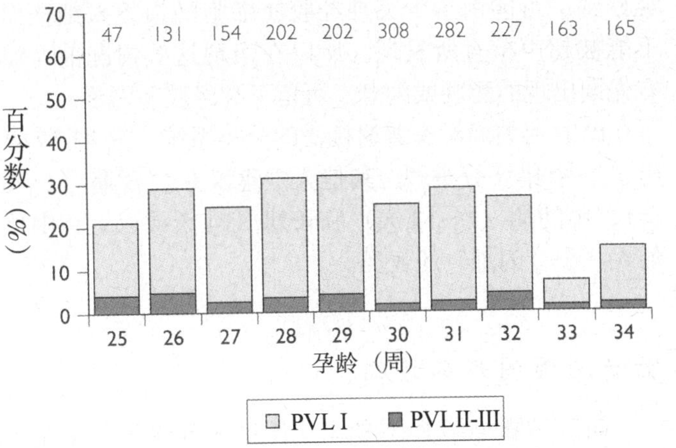

图 41.43 早产儿 PVL 发病率与孕龄的关系。每组数据柱顶部的数字为婴儿人数。数据引自荷兰，WKZ 医院，1993.9~2001.9。

能需要更长的时间：囊肿形成的时间中位数为 18 天，但是时间范围为 10～39 天[109]。在囊性 PVL 的严重程度和囊肿形成所需的时间之间有明确的联系：囊肿越局限，产生囊肿所需的时间越长[164]。有时，起初 IPL 在出生后数周发病，之后有一个急性的临床恶化，类似败血症或坏死性小肠结肠炎[2,44,176]。

发病机制

PVL 的发病机制是多因素的，与 GMH-IVH 相比尚不十分清楚。对代谢活跃的少突胶质细胞（OL）来说，缺氧-缺血和毒性损伤是重要的。使用表面标志物来识别少突胶质细胞的准确类型，显示晚期少突胶质细胞前体是出现在孕 32 周的 PVL 发病率峰值期的主要类型[5]。Steven Back 及其同事发现在孕23～32 周的人脑中有晚期原始少突胶质细胞，并相信在 OL 谱系中有一个“脆弱性的发育窗口”。在组织培养中，晚期原始少突胶质细胞对毒性作用极度脆弱[4]，比早期 OL 前体细胞和较成熟的 OL 更脆弱，后者能抵抗这种损害。近期一个培养模型显示，谷氨酸盐对分化中的 OL 具有高度的毒性作用[145]。

一些小组发现上行性宫内感染、促炎性细胞因子产物和白质损伤之间存在联系[14,117,139,141,159,202]。Leviton[116] 提出肿瘤坏死因子（TNF）释放是对内毒素、低血压、弥漫性血管内凝血和血小板活化因子的应答。TNF 促使少突胶质细胞破坏和星形胶质细胞增殖。一些小组测定了羊水、胎儿血浆和脐带血中的促炎性细胞因子。显示在患有绒毛膜羊膜炎的孕妇羊水中，TNF-α、白介素（IL）-1β 和白介素-6 的含量升高[225]。其他人研究了促炎性细胞因子的原位表达，发现在 PVL 新生儿的脑内，存在 TNF-α 这种髓鞘毒性因子的高表达[96]。近期的一个荟萃分析评估了绒毛膜羊膜炎和脑瘫之间关系，发现绒毛膜羊膜炎是脑瘫（RR 1.9；95%CI 1.5～2.5）和囊性 PVL（RR 2.6；95%CI 1.7～3.9）的风险因素[223]。其他研究显示，绒毛膜羊膜炎不仅合并 IL-1β、IL-6 含量升高，而且还有出生后平均血压和舒张期血压下降[224]。有可能血流动力学紊乱造成新生儿更容易发生产前脑损伤。除了产前暴露于细胞因子之外，出生后感染也是一个 PVL 的独立风险因素[203,216]。

和 GMH-IVH 相似，由于自主调节丧失，一旦发生压力被动性脑循环，血压变化会产生更直接的影响。运用持续血压测定的研究至今未能明确低血压是否是白质损伤的独立风险因素[34,195,211]。使用近红外光谱法（NIRS）评估 32 例早产儿的脑自身调节作用[196]。运用此项技术证实，53%的患儿自身调节功能受损，这些婴儿中有 47%发生严重的颅内异常，相比该组只有 13%的人自身调节功能完好。当有大型 PDA 时，会发生脑“窃血”。在发生这种情况时，舒张期内的脑血流发生异常逆转，而不是像正常情况下持续的前向血流，这种流体模式与 PVL 有关[184]。发现引起脑血流降低的严重低碳酸血症是 PVL 的独立风险因素[18,63,70,72,89,119,146,221]。发现在继续进展成 PVL 的婴儿中，脑血流和脑氧输送都显著降低[166]。

双侧 IPL 进展为囊性 PVL 的发病机制显得与单侧球状 IPL 进展为脑室贯通性囊肿有很大不同。双侧囊性 PVL 可伴发或不伴发 GMH-IVH，起病时间存在很大变异，病变与孕龄之间的联系程度较低。在新生儿期还可发生更多细微的白质损害，并引起晚期白质丧失，但超声无法发现。这些病例组成了超早产儿的“超声阴性”组，其发生脑瘫且新生儿头颅超声扫描外观正常，但在以后的儿童期行 MRI 检查可发现髓磷脂容量丧失。

诊断和进展

临床诊断

与大型 GMH-IVH 相比，发生囊性 PVL 婴儿的临床症状较不明显，并且可能容易被忽视，从临床角度看，这一破坏力极大的损害却表现得极其平静。在急性期，可观察到肌张力降低和一定程度的昏睡。6～10周后可出现特征性的临床表现。婴儿变得非常激惹且难以安抚。其肌张力增高，表现为手臂过屈、腿过伸。可发现有频繁的震颤和惊跳，Moro征反应通常异常。整体运动研究报道这些婴儿有“局促同步”的运动模式[24]。尽管在该组中常发现婴儿晚期有皮质性视觉损害，但视觉通路在此期仍表现为正常[51]。

脑电图诊断

EEG上的罗兰多正向尖波是一种异常表现。这些一过性尖波与早产儿PVL有特殊的关联，且可能支持区分那些预后较差者[128]。根据一项研究，越成熟婴儿（>28周）的敏感度越高[10]。另一项研究可区分急性期或非急性期EEG变化，有助于判断PVL起病时间是在出生前还是出生后[79]。其他研究组也证实EEG脑电图是一种有效的工具[25,108]。一个组描述了在继续进展为白质损伤的早产儿中，EEG模式的边缘频率更低[90]。

超声诊断

自1983年起，许多研究组显示使用头颅超声扫描可诊断囊性PVL[16,82,115]。接受超声回波的角度应该足够宽，以便能看清脑室周围白质，传感器的分辨率应高(7.5MHz)，以便发现小型囊性病灶[39]。连续超声监测，至少每周一次，直到确认病例可以出院[46a]。

儿童神经学协会委员会推荐的在出生后7～14天之间进行一次超声检查，可导致较多PVL病例漏诊，因为囊肿形成需要10～14天时间。在小型局限性囊肿的婴儿中，超过一半的病例需要4周以上时间[164]。与尸检结论的关联显示，超声检查发现PVL的敏感度比发现GMH-IVH的敏感度低[47,54,193]。对于死于囊性病变的婴儿，使用超声的敏感度非常高[144]。然而，可能在非空洞性PVL婴儿中有许多漏诊。在尸检时，常可看见小面积的弥漫性神经胶质过多，而头颅超声却未发现[85,151]。在Paneth描述的研究中，大多数出血性PVL病例通过超声得以正确诊断，但那些局部性非出血性PVL则常常被漏诊。

最终，囊性病变消失，通常可见脑室扩张。MRI影像上，可见脑室腔有一典型的圆齿状内壁和/或一个方形，有直边的三角区，这些表现甚至几年后仍能被观察到。可能由于少突神经胶质细胞的损害太细微而不能被超声检查所发现，所以在出现这些情况前，没有先期出现的囊肿或闪烁。可留下神经胶质瘢痕。

PVL目前尚没有普遍接受的分类系统。表41.17给出了一个建议分类[39]。其他人[35]建议在短暂期（1～6天）、中间期（7～13天）和长期（14天或以上）中再加入一个“闪烁”的亚类。

脑室周围闪烁的诊断

超声诊断早期PVL的主要困难是需要区分真性回声光斑和通常在极早产婴儿脑部所见到的正常三角区周围“红光”。由于传感器与皮肤接触不佳，参数设置过度以及需要准确识别的经验，都可造成超声判读出现伪迹。结果判读仍然是主观性的。任何白质异常都可使回声增强，所以超声发现是非特异性的。

一个真性回声异常区的亮度与脉络丛等同，可不止一次在不止一个的扫描平面上证实有异常。这些真性强回声异常区域完全取代了脑室周围带正常的强弱信号汇合的表现。认为这些正常情况下可在脑室周围区域观察到的细线反应了神经束和血管束的分界面。这种异常超声表现，当出现超过48小时，即分类为一过性闪烁，当出现时间大于7天，则分类为持续性闪烁（表41.17，41.18）。闪烁可与GMH-IVH同时存在，如果回声增强区域为球形且为单侧，那么可能反映了实质静脉梗死，此前已讨论过了。

通常在损害发生后24～48小时，可见回声增强区域（IPL），可能是球形IPL的静脉梗死，也可能是通常在双侧囊性PVL发生前的扇形“闪烁”。双侧闪烁可在几天内消失。如果回声增强区域持续存在超过7天，但不转变为囊性，可以考虑其为轻度白质软化。在这些病例之后婴儿期进行的超声研究通常看到有轻度脑室扩张伴大脑半球裂隙增宽，提示脑萎缩。在少数新生儿期头颅超声表现出闪烁并进展为轻度脑室增大的死亡病例中，事实上发现有神经胶质增生[47,54,127,193]。

在其他一些病例中，2～3周后，回声亮区进展为直径几个毫米的局限性小型囊肿（图41.44，图41.45a，b）[164]。这些通常位于额顶部的脑室周围白质内。少数婴儿进展为广泛性的囊性病变。这通常在顶枕部的脑室周围白质中特别明显（图41.45b）。囊肿与侧脑室无交通。数周后萎陷，一旦婴儿年龄为2～3个月大时，头颅超声就不能看到了。在此期，由于脑室

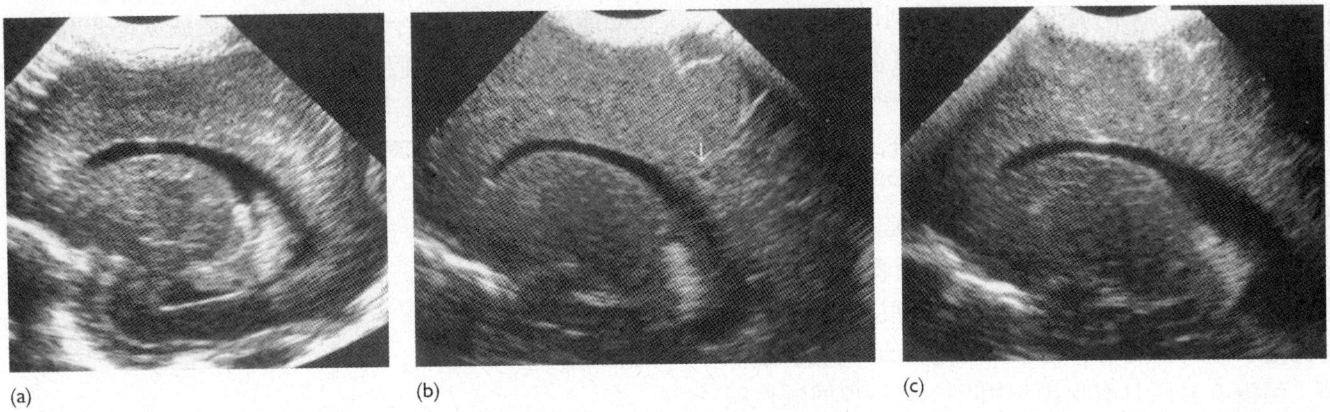

图 41.44 在生后第 2、16 和 45 天获取的旁矢状切面，显示脑室周围白质超声回声强度增强，在枕角后方，进展为小型囊性病灶（箭头），随后形成侧脑室枕角扩张。

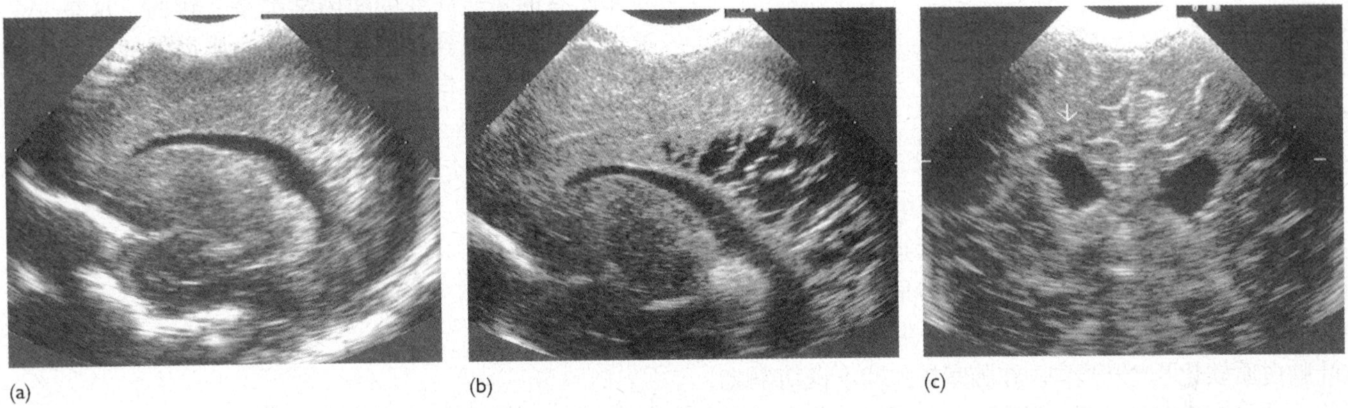

图 41.45 出生后 2 天、21 天和 3 个月时的旁矢状切面，显示从超声回声增强到广泛性囊肿，以及最后拉空性脑室扩张。

周围白质萎缩，所以可观察到不规则的脑室扩大（图 41.45c）。出生后第二年进行的 MRI 检查证实，侧脑室有不规则扩张，并可显示白质丧失，在三角区特别明显，最初看到囊肿区域有广泛的神经胶质增生[41,59]。

磁共振影像诊断

在诊断非囊性 PVL 方面，超声图像检查有其局限性。即使对有囊性 PVL 的儿童，MRI 也优于超声：MRI 比超声检查能更早发现囊肿，且通常能看到更多的囊肿[172,185]。弥散加权成像（DWI）能使我们在损伤发生后数小时内鉴别出细胞毒性水肿的区域。Inder 报道了使用 DWI 技术对异常信号区域进行囊性进展的早期预测[92]。MRI 的附加价值还在于特别适合于诊断非囊性 PVL 的婴儿。通常出现异常信号强的局部区域，称为斑点样的白质病变；其信号强度变化与瘀点状出血相一致[22,125]。也可见到白质的更加弥漫性变化，通常称为弥漫性超高强度信号[29,30,125]。

当超声异常持续 7 天以上，则证实超声所见的回声性异常和 MRI 白质异常之间有相关性（阳性期望值 0.72, 95%CI 0.58～0.87）。最近容积定量三维 MRI 技术用于 PVL 早产婴儿，发现足月儿与无 PVL 的早产儿或正常足月儿相比，其大脑皮层灰质容量减少[91]。

预防

在分娩前和分娩后进行了许多关于 GMH–IVH 干预性研究，而与之相反，几乎没有任何关于 PVL 预防方面的数据。尽管缺乏具有说服力的证据证实有关联，但认为预防体循环低血压是重要的。正常的血压数据不断增加（附录 4），但通常认为 30mmHg 的动脉压是大多数早产儿的阈值[80,204,211]。

虽然一项重要的研究显示只有倍他米松具有益处，但是出生前使用类固醇可能可有效地帮助降低出生后 PVL 的发病率[1,11,19]。地塞米松之所以无益处是因为使用了亚硫酸酯作为保存剂[12]。充分考虑到母体绒毛膜羊膜炎证据的重要性，可令人惊讶的是（迄今）只有很少的证据显示产前给予抗体具有保护性[101]。

根据动物研究和人类风险因素数据，也推荐调节通气设置来避免严重的低碳酸血症[18,56,70,72,146,221,222]。这可能对于使用高频振荡通气的婴儿特别重要[222]。

继续进展成 PVL 的婴儿在出生时有次黄嘌呤和碳酰蛋白水平升高，提示自由基损伤可能很重要[93,178]。一项随机化双盲试验使用了黄嘌呤氧化酶的抑制剂-别嘌呤醇，但没有显示具有保护作用[177]。另一项回顾性病例对照研究显示，在宫内暴露于硫酸镁的胎儿不太可能进展成囊性 PVL[58]。需要一个前瞻性研究来支持这些发现。

预后：神经发育结果

在已描述的新生儿头颅超声病变中，毫无疑问的是双侧枕顶部囊性 PVL 是脑瘫（通常是痉挛性双侧瘫痪）最有效的预期指标[16,77,212]。在许多早产儿同龄组的随访研究中，几乎所有脑瘫病例在新生儿期都有双侧枕叶脑白质软化[15,56,69,163,165,173]。在脑室扩大和不良结果之间关系的早期研究中[21,187]，报道可能包括了一些由于老式超声扫描设备分辨率低而未诊断出的 PVL 病例。单个囊肿以及局限于额叶的囊肿显得比多发性双侧枕叶囊肿的预后好，后者常常预后不佳[21]。脑视觉受损是另一个重要后遗症，应努力在婴儿期早期进行识别，例如使用视觉敏锐度检查卡片[23,51,180]。双侧枕叶囊性白质损害与大型单侧实质出血相比，其发展成重大残疾的风险明显更高[38]。由于白质软化几乎都是双侧的，所以很少可能由对侧的大脑半球来代偿。

起初对一过性密度增高未有足够的重视，现在则普遍认为这是一种轻度类型的白质软化，持续时间至少 7～14 天。短期和长期随访研究显示对神经发育学后果有不良影响，进展为痉挛性双侧瘫痪的风险为 5～10%[3,47,55,127]。在早期的随访研究中，发现约半数存活下来，伴有持续超声高密度但没有囊性变的婴儿，有短暂的肌张力异常。当这些婴儿在六岁时再次进行评估，与超声扫描正常的早产儿进行比较时，发现在认知能力方面没有差异。然而，标准化运动评估的结果显示，如果有长时间脑室周围超声高密度，则其运动能力显著降低[95]。其他研究组也注意到异常的神经运动体征和认知能力降低[53]。迄今，关于点状白质病变婴儿的预后信息还很少[28]。在我们的 10 例有此 MRI 表现的早产婴儿中，只有 1 例有语言发育延迟，而其他人在 2 岁时认为是正常的。没有对于 MRI 表现为弥漫性超高信号婴儿的随访信息。

结论

在过去 20 年中，头颅超声技术的使用使我们能观察记录下早产儿脑损伤的变化模式。特别是，认识到并非所有的实质病变的病因学都是一致的，这是一个重要发现。认识到双侧枕叶囊性白质损害的预后是如此之差，未来十年的挑战就是加深对其的认识。如果能与 GMH-IVH 一样，使发病率大幅度降低，那么新生儿学将取得更大的成就。

参考文献

1. Agarwal R, Chiswick M L, Rimmer S et al 2002 Antenatal steroids are associated with a reduction in the incidence of cerebral white matter lesions in very low birthweight infants. Archives of Disease in Childhood Fetal and Neonatal Edition 86: F96–F101
2. Andre P, Thebaud B, Delavaucoupet J et al 2001 Late-onset cystic periventricular leukomalacia in premature infants: a threat until term. American Journal of Perinatology18: 79–86
3. Appleton R E, Lee R E J, Hey E N 1990 Neurodevelopmental outcome of transient neonatal echodensities. Archives of Disease in Childhood 65: 27–29
4. Back S A, Han B H, Luo N L et al 2002 Selective vulnerability of late oligodendrocyte progenitors to hypoxia-ischaemia. Journal of Neuroscience 22: 455–463
5. Back S A, Luo N L, Borenstein N S, Levine J M, Volpe J J, Kinney H C 2001 Late oligodendrocyte progenitors coincide with the developmental window of vulnerability for human perinatal white matter injury. Journal of Neuroscience 21: 1302–1312
6. Bada H S, Korones S B, Perry E H et al 1990 Frequent handling in the neonatal intensive care unit and intraventricular hemorrhage. Journal of Pediatrics 117: 126–131
7. Bada H S, Krones S B, Perry E H et al 1990 Mean arterial blood pressure changes in premature infants and those at risk for periventricular hemorrhage. Journal of Pediatrics 117: 607–614
8. Banker B Q, Larroche J C 1962 Periventricular leukomalacia of infancy. A form of neonatal anoxic encephalopathy. Archives of Neurology 7: 386–410
9. Batton D G, Holtrop P, DeWitte D, Pryce C, Roberts C 1994 Current gestational age-related incidence of major intraventricular hemorrhage. Journal of Pediatrics 125: 623–625
10. Baud O, d'Allest, A-M, Lacaze-Masmonteio T et al 1998 The early diagnosis of periventricular leukomalacia in premature infants with positive rolandic sharp waves on serial electroencephalography. Journal of Pediatrics 132: 813–817
11. Baud O, Foix-L'Helias L, Kaminski M et al 1999 Antenatal glucocorticoid treatment and cystic periventricular leukomalacia in very premature infants. New England Journal of Medicine 341: 1190–1196

12. Baud O, Laudenbach V, Evrard P, Gressens P 2001 Neurotoxic effects of fluorinated glucocorticoid preparations on the developing mouse brain: role of preservatives. Pediatric Research 50: 706–711
13. Bejar R, Vigliocco G, Gramajo H, Solana C, Benirschke K, Berry C 1990 Antenatal origins of neurologic damage in newborns II. multiple gestations. American Journal of Obstetrics and Gynecology 162: 1230–1236
14. Bejar R, Wozniak P, Allard M et al 1988 Antenatal origin of neurologic damage in newborn infants I preterm infants. American Journal of Obstetrics and Gynecology 159: 357–363
15. Bennett F C, Silver G, Leung E J, Mack L A 1990 Periventricular echodensities detected by cranial ultrasound: usefulness in predicting neurodevelopmental outcome in low birthweight:preterm infants. Pediatrics 85: 400–404
16. Bozynski M E A, Nelson M N, Matalon T A S et al 1985 Cavitary periventricular leukomalacia: incidence and short-term outcome in infants weighing less than 1,200 grams at birth. Developmental Medicine and Child Neurology 27: 572–577
17. Caesar P, von Siebenthal K, van der Vlugt A 1993 Cytochrome aa3 and intracranial pressure in newborn infants: a near infrared spectroscopy study (letter). Neuropediatrics 23: 111
18. Calvert S A, Hoskins E M, Fong K W, Forsyth S C 1987 Etiological factors associated with periventricular leukomalacia. Acta Paediatrica Scandinavica 75: 254–259
19. Canterino J C, Verma U, Visintainer P F, Elimian A, Klein S A, Tejani H 2001 Antenatal steroids and neonatal periventricular leukomalacia. Obstetrics and Gynecology 97: 135–139
20. Carson S C, Hertzberg B S, Bowie J D, Burger P C 1990 Value of sonography in the diagnosis of intracranial hemorrhage and periventricular leukomalacia: a post mortem study of 35 cases. American Journal of Radiology 155: 595–601
21. Catto-Smith A G, Yu V Y H, Bajuk B, Orgill A A, Astbury J 1985 Effect of neonatal periventricular haemorrhage on neurodevelopmental outcome. Archives of Disease in Childhood 60: 8–11
22. Childs A-M, Cornette L, Ramenghi L A et al 2001 Magnetic resonance and cranial ultrasound characteristics of periventricular white matter abnormalities in newborn infants. Clinical Radiology 56: 647–655
23. Cioni G, Bertuccelli B, Boldrini A et al 2000 Correlation between visual function, neurodevelopmental outcome, and magnetic resonance imaging findings in infants with periventricular leucomalacia. Archives of Disease in Childhood 82: F134–F140
24. Cioni G, Prechtl H F R 1990 Preterm and early post-term motor behaviour in low-risk premature infants. Early Human Development 23 120–132
25. Connell J A, Oozeer R C, Regev R, de Vries L S, Dubowitz L M S, Dubowitz V 1987 Continuous 4 channel EEG in the evaluation of echodense ultrasound lesions. Archives of Disease in Childhood 62: 1019–1024
26. Cooke R W I 1981 Factors associated with periventricular haemorhage in very low birthweight infants. Archives of Disease in Childhood 56: 425–431
27. Cooke R W I 1999 Trends in incidence of cranial ultrasound lesions and cerebral palsy in very low birthweight infants 1982–1993. Archives of Disease in Childhood 80: F115–F117
28. Cornette L G, Tanner S F, Ramenghi L A et al 2002 Magnetic resonance imaging of the infant brain: anatomical characteristics and clinical significance of punctate lesions. Archives of Disease in Childhood 86: 171–177
29. Counsell S J, Allsop J M, Harrison M C et al 2003 Diffusion-weighted imaging of the brain in preterm infants with focal and diffuse white matter abnormality. Pediatrics 112: 1–7
30. Counsell S J, Rutherford M A, Cowan F M, Edwards A D 2003 Magnetic resonance imaging of preterm brain injury. Archives of Diseases in Childhood 88: 269–274
31. Cowan F, Whitelaw A, Wertheim D, Silverman M 1991 Cerebral blood flow velocity after surfactant administration. Archives of Disease in Childhood 66: 1105–1109
32. Crowley P 1997 Corticosteroids prior to preterm delivery. In Neilson J P et al (eds) Pregnancy and childbirth module of the Cochrane Collaboration, 3rd edn. Update Software, Oxford
33. D'Souza S W, Janakova H, Minors D et al 1995 Blood pressure, heart rate, and skin temperature in preterm infants: association with periventricular haemorrhage. Archives of Disease in Childhood 72: F162–F167
34. Dammann O, Allred E N, Kuban K C K et al 2002 Systemic hypotension and white-matter damage in preterm infants. Developmental Medicine and Child Neurology 44: 82–90
35. Dammann O, Leviton A 1997 Duration of transient hyperechoic images of white matter in very-low-birthweight infants: a proposed classification. Developmental Medicine and Child Neurology 39: 2–5
36. De Courcy-Wheeler R, Wolfe C, Fitzgerald A, Spencer M, Goodman J, Gamsu H 1995 The use of the CRIB score in prediction of neonatal mortality and morbidity. Archives of Disease in Childhood 73: F32–F36
37. De Vries L S 1990 Short latency cortical SEP in infants with hydrocephalus. Neuropediatrics 21: 136–139
38. De Vries L S, Dubowitz L M S, Dubowitz V 1985 Predictive value of cranial ultrasound in the newborn baby : a reappraisal. Lancet 2: 137–140
39. De Vries L S, Eken P, Dubowitz L M S 1992 The spectrum of leukomalacia using cranial ultrasound. Behavioural Brain Research 49: 1–6
40. De Vries L S, Eken P, Groenendaal F, Rademaker K J, Hoogervorst B, Bruinse H W 1998 Antenatal onset of haemorrhagic and/or ischaemic lesions in preterm infants: prevalence and associated obstetric variables. Archives of Disease in Childhood 78: F51–F56
41. De Vries L S, Eken P, Groenendaal F, van Haastert I C, Meiners L C 1993 Correlation between the degree of periventricular leukomalacia diagnosed using cranial ultrasound and MRI later in infancy of children with cerebral palsy. Neuropediatrics 24: 263–268
42. De Vries L S, Groenendaal F, van Haastert I C, Eken P, Rademaker K J, Meiners L C 1999 Asymmetrical myelination of the posterior limb of the internal capsule in infants with periventricular haemorrhagic infarction: an early predictor of hemiplegia. Neuropediatrics 30: 314–319
43. De Vries L S, Liem K D, van Dijk K, Smit B J, Rademaker K J, Gavilanes A W D 2003 Early versus late treatment of posthaemorrhagic ventricular dilatation: results of a retrospective study from five neonatal intensive care units in the Netherlands. Acta Paediatrica 91: 212–217
44. De Vries L S, Regev R, Dubowitz L M S 1986 Late onset cystic leukomalacia. Archives of Disease in Childhood 61: 298–299
45. De Vries L S, Regev R, Pennock J M, Wigglesworth J S, Dubowitz L M S 1988 Ultrasound evolution and later outcome of infants with periventricular densities. Early Human Development 16: 225–233
46. De Vries L S, Roelants-van Rijn A M, Rademaker K J, van Haastert I C, Beek F J A, Groenendaal F 2001 Unilateral parenchymal haemorrhagic infarction in the preterm infant. European Journal of Paediatric Neurology 5: 139–149
46a. De Vries L S, Van Haastert I L, Rademaker K J, Koopman C, Groenendaal F 2004 Ultrasound abnormalities preceding cerebral palsy in high-risk preterm infants. J Pediatr 144: 815–820
47. De Vries L S, Wigglesworth J S, Regev R, Dubowitz L M S 1988 Evolution of periventricular leukomalacia during the neonatal period and infancy: correlation of imaging and post mortem findings. Early Human Development 17: 205–219
48. Denbow M L, Battin M R, Cowan F, Azzopardi D, Edwards A D, Fisk N M 1998 Neonatal cranial ultrasonographic findings in preterm twins complicated by severe fetofetal transfusion syndrome. American Journal of Obstetrics and Gynecology 178: 479–483
49. Dolfin T, Skidmore M B, Fong K W, Hoskins E M, Shennan A T 1983 Incidence, severity, and timing of subependymal and intraventricular hemorrhages in preterm infants born in a perinatal unit as detected by serial real-time ultrasound. Pediatrics 71: 541–546
50. Dubowitz L M S, Levene M I, Morante A, Palmer P, Dubowitz V 1981 Neurological signs in neonatal intraventricular hemorrhage: correlation with real time ultrasound. Journal of Pediatrics 99: 127–133
51. Eken P, van Nieuwenhuizen O, van der Graag Y, Schalij-Delfos N E, de Vries L S 1994 Relation between neonatal cranial ultrasound abnormalities and cerebral visual impairment in infancy. Developmental Medicine and Child Neurology 36: 3–15
52. Evans N, Kluckow M 1996 Early ductal shunting and intraventricular haemorrhage in ventilated preterm infants. Archives of Disease in Childhood 75: F183–F186
53. Fawer C-L, Calame A 1991 Significance of ultrasound appearances in the neurological development and cognitive abilities of preterm infants at 5 years. European Journal of Pediatrics 556: 515–520
54. Fawer C-L, Calame A, Perentes E, Anderegg A 1985 Periventricular leukomalacia: a correlation study between real time ultrasound and autopsy findings. Neuroradiology 27: 292–230
55. Fawer C-L, Diebold P, Calame A 1987 Periventricular leukomalacia and neurodevelopmental outcome in preterm infants. Archives of Disease in Childhood 62: 30–36
56. Fazzi E, Orcesi S, Caffi L, Ometto A, Rondini G, Telesca C 1994 Neurodevelopmental outcome at 5–7 years in preterm infants with periventricular leukomalacia. Neuropediatrics 25: 134–139
57. Fernell E, Hagberg G, Hagberg B 1993 Infantile hydrocephalus in preterm, low birthweight infants: a nationwide Swedish cohort 1979–1988. Acta Paediatrica 82: 45–48
58. Finesmith R B, Roche K, Yellin P B et al 1997 Effect of magnesium sulfate on the development of cystic periventricular leukomalacia in preterm infants. Americal Journal of Perinatology 14: 303–307
59. Flodmark O, Lupton B, Li D et al 1989 MR imaging of periventricular leukomalacia in childhood. American Journal of Neuroradiology 10: 111–118
60. Fowlie P W 1996 Prophylactic indomethacin: systematic review and a meta-analysis. Archives of Disease in Childhood 74: F81–F86

61. Fowlie P W, Tarnow-Mordi W, Gould C R, Strang D 1998 Predicting outcome in very low birthweight infants using an objective measure of illness severity and cranial ultrasound scanning. Archives of Disease in Childhood 78: F175–F178
62. Fujimoto S, Togari H, Takashima S et al 1998 National survey of periventricular leukomalacia in Japan. Acta Paediatrica Japonica 40: 239–243
63. Fujimoto S, Togari H, Yamaguchi N, Mizutami F, Suzuki S, Sobajima H 1994 Hypocarbia and cystic periventricular leukomalacia in preterm infants. Archives of Disease in Childhood 71: F107–F110
64. Funato M, Tamai H, Noma K et al 1992 Clinical events in association with timing of intraventricular hemorrhage in preterm infants. Journal of Pediatrics 121: 614–619
65. Gaskill S J, Marlin A E, Rivera S 1988 The subcutaneous ventricular reservoir: an effective treatment for posthaemorrhagic hydrocephalus. Childs Nervous System 4: 291–295
66. Gill A B, Weindling A M 1993 Randomised controlled trial of plasma protein fraction versus dopamine in hypotensive very low birthweight infants. Archives of Disease in Childhood 69: 284–287
67. Gould S J, Howard S, Hope P L, Reynolds E O R 1987 Periventricular intraparenchymal cerebral haemorrhage in preterm infants: the role of venous infarction. Journal of Pathology 151: 197–202
68. Govaert P, de Vries L S 1997 An atlas of neonatal brain sonography. Mackeith Press, London
69. Graham M, Levene M I, Trounce J Q, Rutter N 1987 Prediction of cerebral palsy in very low birthweight infants: prospective ultrasound study. Lancet 2: 593–594
70. Graziani L J, Spitzer A R, Mitchell D G et al 1992 Mechanical ventilation in preterm infants: neurosonographic and developmental studies. Pediatrics 90: 515–522
71. Greenough A, Wood S, Morley C J, Davis J 1984 Pancuronium prevents pneumothorax in ventilated preterm babies who actively expire against positive pressure inflation. Lancet 1: 1–3
72. Greisen G, Munck H, Lou H 1987 Severe hypocarbia in preterm infants and neurodevelopmental deficit. Acta Paediatrica Scandinavica 76: 401–404
73. Grether J K, Nelson K B, Emery E S, Cummins S K 1996 Prenatal and perinatal factors and cerebral palsy in very low birthweight infants. Journal of Pediatrics 128: 407–414
74. Grunnet M R L 1989 Morphometry of blood vessels in the cortex and germinal plate of premature neonates. Pediatric Neurology 5: 12–16
75. Guzzetta F, Shackleford G D, Volpe S, Perlman J M, Volpe J J 1986 Periventricular echodensities in the newborn period: critical determinant of neurologic outcome. Pediatrics 78: 955–1006
76. Hambleton G, Wigglesworth J S 1976 Origin of intraventricular haemorrhage in the preterm infant. Archives of Disease in Childhood 51: 651–659
77. Han T R, Bang M S, Lim J Y, Yoon B H, Kim I W 2002 Risk factors of cerebral palsy in preterm infants. American Journal of Physical Medicine and Rehabilitation 81: 297–303
78. Haverkamp F, Lex C, Hanisch C, Fahnenstich H, Zerres K 2001 Neurodevelopmental risks in twin-to-twin transfusion syndrome: preliminary findings. European Journal of Paediatric Neurology 5: 221–227
79. Hayakawa F, Okumura A, Kato T, Kuno K, Watanabe K 1999 Determination of timing of brain injury in preterm infants with periventricular leukomalacia with serial neonatal electroencephalography. Pediatrics 104: 1077–1088
80. Hegyi T, Carbone M T, Anwar M 1994 Blood pressure ranges in preterm infants: I – the first hours of life. Journal of Pediatrics 124: 627–633
81. Heuchan A M, Evans N, Henderson-Smart D J, Simpson J M 2002 Perinatal risk factors for major intraventricular haemorrhage in the Australian and New Zealand neonatal network, 1995–1997. Archives of Disease in Childhood 86: F86–F90
82. Hill A, Melson G L, Clark H B, Volpe J J 1982 Haemorrhagic periventricular leukomalacia: diagnosis by real time ultrasound and correlation with autopsy findings. Pediatrics 69: 282–284
83. Hill A, Perlman J M, Volpe J J 1982 Relationship of pneumothorax to occurence of intraventricular hemorrhage in the premature newborn. Pediatrics 69: 144–145
84. Hill A, Volpe J J 1981 Seizures, hypoxic-ischemic brain injury, and intraventricular hemorrhage in the newborn. Annals of Neurology 10: 109–121
85. Hope P L, Gould S J, Howard S, Hamilton P A, Costello A M, Reynolds E O R 1988 Precision of ultrasound diagnosis of pathologically verified lesions in the brains of very preterm infants. Developmental Medicine and Child Neurology 30: 457–471
86. Horbar J D, Badger G J, Carpenter J H et al 2002 Trends in mortality and morbidity for very low birthweight infants, 1991–1999. Pediatrics 110: 143–151
87. Horbar J D, Soll R F, Schaginger H 1990 A European multicentre randomized controlled trial of single dose surfactant therapy for idiopathic respiratory distress syndrome. European Journal of Pediatrics 149: 416–423
87a. Hudgins R J, Boydston W R, Gilreath C L 1998 Treatment of posthemorrhagic hydrocephalus in the preterm infant with a ventricular access device. Pediatric Neurosurgery 29: 309–313
88. Huppi P S, Murphy B, Maier S E et al 2001 Microstructural brain development after perinatal cerebral white matter injury assessed by diffusion tensor magnetic resonance imaging. Pediatrics 107: 455–460
89. Ikonen R S, Janas M O, Koivikko M J, Laippala P, Kuusinen E J 1991 Hyperbilirubinaemia, hypocarbia and periventricular leukomalacia in preterm infants. Acta Paediatrica Scandinavica 81: 802–807
90. Inder T E, Buckland L, Williams C E et al 2003 Lowered electroencephalographic spectral edge frequency predicts the presence of cerebral white matter injury in premature infants. Pediatrics 111: 27–33
91. Inder T E, Huppi P S, Warfield S et al 1999 Periventricular white matter injury in the premature infant is followed by reduced cerebral cortical gray matter volume at term. Annals of Neurology 46: 755–760
92. Inder T E, Huppi P S, Zientara G P et al 1999 Early detection of periventricular leukomalacia by diffusion-weighted magnetic resonance imaging techniques. Journal of Pediatrics 134: 631–634
93. Inder T E, Mocatta T, Darlow B, Spencer C, Volpe J J, Winterbourn C 2002 Elevated free radical products in the cerebrospinal fluid of VLBW infants with cerebral white matter injury. Pediatric Research 52: 213–218
94. International PHVD Drug Trial Group 1998 International randomised controlled trial of acetazolamide and furosemide in posthaemorrhagic ventricular dilatation in infancy. Lancet 352: 433–440
95. Jongmans M, Henderson S, de Vries L S, Dubowitz L 1993 Duration of periventricular densities in preterm infants and neurologic outcome at 6 years of age. Archives of Disease in Childhood 69: 9–13
96. Kadhim H, Tabarki B, Verellen G, De Prez C, Rona A-M, Sebire G 2001 Inflammatory cytokines in the pathogenesis of periventricular leukomalacia. Neurology 56: 1278–1284
97. Kaiser A M, Whitelaw A 1986 Cerebrospinal fluid pressure during post haemorrhagic ventricular dilatation in newborn infants. Archives of Disease in Childhood 60: 920–924
98. Kaiser A M, Whitelaw A G L 1986 Normal cerebrospinal fluid pressure in the newborn. Neuropediatrics 17: 100–102
99. Kari M A, Hallman M, Eronen M, Teramo K, Virtanen M, Koivisto M 1994 Prenatal dexamethasone treatment in conjunction with rescue therapy of human surfactant: a randomized placebo-controlled multicentre study. Pediatrics 93: 730–736
100. Kennedy C R, Ayers S, Campbell M J, Elbourne D, Hope P, Johnson A 2001 Randomized, controlled trial of acetazolamide and furosemide in posthemorrhagic ventricular dilation in infancy: follow-up at 1 year. Pediatrics 108: 597–607
101. Kenyon S L, Taylor D J, Tarnow-Mordi W 2001 Broad-spectrum antibiotics for preterm:relabour rupture of fetal membranes: the ORACLE 1 randomised trial. Lancet 357: 979–988
102. Khan D J, Richardson D K, Billett H H 2002 Association of thrombocytopenia and delivery method with intraventricular hemorrhage among very low birthweight infants. American Journal of Obstetrics and Gynecology 186: 109–116
103. Kluckow M, Evans N 2000 Low superior vena cava flow and intraventricular haemorrhage in preterm infants. Archives of Disease in Childhood 82: F188–F194
104. Kuban K C K, Allred E N, Dammann O et al 2001 Topography of cerebral white-matter disease of prematurity studied prospectively in 1607 very-low-birthweight infants. Journal of Child Neurology 16: 401–408
105. Kuban K C K, Gilles F 1985 Human telencephalic angiogenesis. Annals of Neurology 17: 539–548
106. Kuban K C K, Leviton A, Pagano M, Fenton T, Strassfield R, Wolff M 1992 Maternal toxemia is associated with reduced incidence of germinal matrix hemorrhage in premature babies. Journal of Child Neurology 7: 70–76
107. Kubota T, Okumura A, Hayakaa F et al 2001 Relation between the date of cyst formation observable on ultrasonography and the timing of injury determined by serial electroencephalography in preterm infants with periventricular leukomalacia. Brain and Development 23: 390–394
108. Kubota T, Okumura A, Hayakawa F et al 2002 Combination of neonatal electroencephalography and ultrasonography; sensitive means of early diagnosis of periventricular leukomalacia. Brain and Development 24: 698–702
109. Larroche J-C 1972 Post haemorrhagic hydrocephalus in infancy. Biology of the Neonate 20: 287–299

110. Larroche J-C 1986 Fetal encephalopathies of circulatory origin. Biology of the Neonate 50: 61–74
111. Larroque B, Marret S, Ancel P Y et al 2003 White matter damage and intraventricular hemorrhage in very preterm infants: the epipage study. Journal of Paediatrics 143: 477–483
112. Lemons J A, Bauer C R, Oh W et al 2001 Very low birthweight outcomes of the national institute of child health and human development neonatal research network, January 1995 through December 1996. Pediatrics 107: e1–e8
113. Levene M I, de Vries L S 1984 Extension of neonatal intraventricular haemorrhage. Archives of Disease in Childhood 59: 631–636
114. Levene M I, Starte D R 1981 A longitudinal study of post haemorrhagic ventricular dilatation in the newborn. Archives of Disease in Childhood 56: 905–910
115. Levene M I, Wigglesworth J S, Dubowitz V 1983 Haemorrhagic periventricular leukomalacia in the neonate: a real time ultrasound study. Pediatrics 71: 794–797
116. Leviton A 1993 Preterm birth and cerebral palsy : is tumour necrosis factor the missing link? Developmental Medicine and Child Neurology 35: 549–558
117. Leviton A, Gilles F H 1984 Aquired perinatal leukoencephalopathy. Annals of Neurology 16: 1–8
118. Leviton A, Pagano M, Kuban K C K, Krishnamoorthy K S, Sullivan K F, Alfred E N 1991 The epidemiology of germinal matrix haemorrhage during the first half day of life. Developmental Medicine and Child Neurology 33: 138–145
119. Liao S-L, Lai S-H, Chou Y-H, Kuo C-Y 2001 Effect of hypocapnia in the first three days of life on the subsequent development of periventricular leukomalacia in premature infants. Acta Paediatrica Taiwanica 42: 90–93
120. Linder N, Haskin O, Levit O et al 2003 Risk factors for intraventricular hemorrhage in very low birthweight premature infants: a retrospective case control study. Pediatrics 111: e590–e595
121. Lipscomb A P, Thorburn R J, Reynolds E O R et al 1981 Pneumothorax and cerebral haemorrhage in preterm infants. Lancet 1: 414–416
122. Long W, Corbet A, Cotton R 1991 A controlled trial of synthetic surfactant (Exosurf) in infants weighing 1250 g or more with respiratory distress syndrome. New England Journal of Medicine 325: 1696–1703
123. Lou H C, Lassen N A, Friis-Hansen B 1979 Impaired ability of autoregulation of cerebral blood flow in the distressed newborn infant. Journal of Pediatrics 94: 118–121
124. Lowe J, Papile J A 1990 Neurodevelopmental performance of very low birthweight infants with mild periventricular, intraventricular haemorrhage. American Journal of Diseases of Children 144: 1242–1245
125. Maalouf E F, Duggan P J, Counsell S J et al 2001 Comparison of findings on cranial ultrasound and magnetic resonance imaging in preterm infants. Pediatrics 107: 719–727
126. McDonald M M, Koops B L, Johnson M L et al 1984 Timing and antecedents of intracranial hemorrhage in the newborn. Pediatrics 74: 32–36
127. McMenamin J B, Shackleford D G, Volpe J J 1984 Outcome of neonatal intraventricular hemorrhage with periventricular echodense lesions. Annals of Neurology 15: 285–290
128. Marret S, Parain D, Jeannot E, Eurin D, Fessard D 1992 Positive rolandic sharp waves in the EEG of the premature newborn: a five year prospective study. Archives of Disease in Childhood 67: 948–951
129. Martinez A, Taeusch H W, Yu V et al 2002 Variation in mortality and intraventricular haemorrhage in occupants of Pacific Rim nurseries. Journal of Paediatrics and Child Health 38: 235–240
130. Mayer, P L, Kier E L 1991 The controversy of the periventricular white matter circulation: a review of the anatomic literature. American Journal of Neuroradiology 12: 223–228
131. Meek J H, Tyszczuk L, Elwell C E, Wyatt J S 1999 Low cerebral blood flow is a risk factor for severe intraventricular haemorrhage. Archives of Disease in Childhood 81: F15–F18
132. Ment L R, Duncan C C, Ehrenkrantz R A et al 1984 Intraventricular haemorrhage in the neonate : timing and cerebral blood flow changes. Journal of Pediatrics 104: 419–425
133. Ment L R, Oh W, Ehrenkranz R A et al 1994 Low-dose indomethacin and prevention of intraventricular hemorrhage: a multicentre randomised trial. Pediatrics 93: 543–550
134. Ment L R, Oh W, Philip A G S et al 1992 Risk factors for early intraventricular hemorrhage in low birthweight infants. Journal of Pediatrics 121: 776–783
135. Ment L R, Vohr B, Oh W et al 1996 Neurodevelopmental outcome at 36 months corrected age of preterm infant in the multicenter indomethacin intraventricular hemorrhage prevention trial. Pediatrics 98: 714–718
136. Miall-Allen V M, de Vries L S, Dubowitz L M S, Whitelaw A G L 1989 Blood pressure fluctuation and intraventricular hemorrhage in the preterm infants of less than 31 weeks gestation. Pediatrics 83: 657–661
137. Miall-Allen V M, de Vries L S, Whitelaw A G 1987 Mean arterial blood pressure and neonatal cerebral lesions. Archives of Disease in Childhood 62: 1068–1069
138. Miller S P, Vigneron D B, Henry R G et al 2002 Serial quanitative diffusion tensor MRI of the premature brain: development in newborns with and without injury. Journal of Magnetic Resonance Imaging 16: 621–632
139. Minagawa K, Tsuji Y, Ueda H, Koyama K, Okumura H, Hashimoto-Tamaoki T 2002 Possible correlation between high levels of IL-18 in the cord blood of preterm infants and neonatal development of periventricular leukomalacia and cerebral palsy. Cytokine 17: 164–170
140. Moise A A, Wearden M E, Kozinetz C A, Gest A L, Welty S E, Hansen T E 1995 Antenatal steroids are associated with less need for blood pressure support in extremely premature infants. Pediatrics 95: 845–850
141. Murphy D J, Sellers S, MacKenzie I Z, Yudkin P L, Johnson A M 1995 Case-control study of antenatal and intrapartum risk factors for cerebral palsy in very preterm singleton babies. Lancet 346: 1449–1454
142. Nelson M D, Gonzalez-Gomez I, Gilles F H 1991 The search for human telencephalic ventriculofugal arteries. American Journal of Neuroradiology 12: 223–228
143. Northern Neonatal Nursing Initiative 1996 Randomised trial of prophylactic early fresh-frozen plasma or gelatin or glucose in preterm babies: outcome at 2 years. Lancet 348: 229–232
144. Nwaesei C G, Pape K E, Martin D J, Becker L E, Fitz C R 1984 Periventricular infarction diagnosed by ultrasound: a post mortem correlation. Journal of Pediatrics 105: 106–110
145. Oka A, Belliveau M J, Rosenberg P A, Volpe J J 1993 Vulnerability of oligodendroglia to glutamate: pharmacology, mechanisms and prevention. Journal of Neuroscience 13: 1441–1453
146. Okumura A, Hayakawa F, Itomi K et al 2001 Hypocarbia in preterm infants with periventricular leukomalacia: the relation between hypocarbia and mechanical ventilation. Pediatrics 107: 469–475
147. Osborn D, Evans N, Kluckow M 2002 Randomized trial of dobutamine versus dopamine in preterm infants with low systemic blood flow. Journal of Pediatrics 140: 183–191
148. Palmer P, Dubowitz L M S, Levene M I, Dubowitz V 1982 Developmental and neurological progress of preterm infants with intraventricular haemorrhage and ventricular dilatation. Archives of Disease in Childhood 57: 748–752
149. Paneth N, Kazam E, Monte W 1994 Brain damage in the preterm infant. MacKeith Press, London
150. Paneth N, Pinto-Martin J, Gardiner J et al 1993 Incidence and timing of germinal matrix/intraventricular hemorrhage in low birthweight infants. American Journal of Epidemiology 137: 1167–1176
151. Paneth N, Rudelli R, Monte W et al 1990 White matter necrosis in very low birthweight infants: neuropathologic and ultrasonographic findings in infants surviving six days or longer. Journal of Pediatrics 116: 975–984
152. Pape K E, Bennett-Button S, Szymonowicz W, Martin D J, Fitz C R, Becker L 1983 Diagnostic accuracy of neonatal brain imaging : a post mortem correlation of computed tomography and ultrasound scans. Journal of Pediatrics 102: 275–280
153. Pape K E, Wiglesworth J S 1979 Haemorrhage, ischaemia and the perinatal brain. MacKeith Press, London
154. Papile L-A, Burstein J, Burstein R, Koffler H 1978 Incidence and evolution of subependymal and intraventricular haemorrhage: a study of infants with birthweights less than 1500 g. Journal of Pediatrics 92: 529–534
155. Pellicer A, Cabanas F, Garcia-Alix A, Rodriguez J P, Quero J 1993 Natural history of ventricular dilatation in preterm infants: prognostic significance. Pediatric Neurology 9: 108–114
156. Perlman J M 1990 Late hydrocephalus after arrest and resolution of neonatal post haemorrhagic hydrocephalus. Developmental Medicine and Child Neurology 32: 725–742
157. Perlman J M, Goodman S, Kreusser K L, Volpe J J 1985 Reduction in intraventricular hemorrhage by elimination of fluctuating cerebral blood flow velocity in preterm infants with respiratory distress syndrome. New England Journal of Medicine 312: 1353–1357
158. Perlman J M, McMenamin J B, Volpe J J 1983 Fluctuating cerebral blood flow velocity in respiratory distress syndrome: relation to the development of intraventricular hemorrhage. New England Journal of Medicine 309: 204–209
159. Perlman J M, Risser R, Broyles R S 1996 Bilateral cystic periventricular leukomalacia in the premature infant: associated risk factors. Pediatrics 97: 822–827

160. Perlman J M, Volpe J J 1983 Suctioning the preterm infant : effects on cerebral blood flow velocity, intracranial pressure and arterial blood pressure. Pediatrics 72: 329–334
161. Perlman J M, Volpe J J 1986 Intraventricular haemorrhage in extremely small preterm infants. American Journal of Disease in Children 140: 1112–1114
162. Philip A G S, Allan W C, Tito A M, Wheeler L R 1989 Intraventricular hemorrhage in preterm infants: declining incidence in the 1980s. Pediatrics 84: 797–801
163. Pidcock F S, Graziani L J, Stanley C, Mitchell D G, Merton D 1990 Neurosonographic features of periventricular echodensities associated with cerebral palsy in preterm infants. Journal of Pediatrics 116: 417–422
164. Pierrat V, Duquennoy C, van Haastertt I C, Ernst M, Guilley N, de Vries L S 2001 Ultrasound diagnosis and neurodevelopmental outcome of localised and extensive cystic periventricular leucomalacia. Archives of Disease in Childhood 84: F151–F156
165. Pinto-Martin J A, Riolo S, Cnaan A, Holzman C, Susser M W, Paneth N 1995 Cranial ultrasound prediction of disabling and nondisabling cerebral palsy at age two in a low birthweight population. Pediatrics 95: 249–254
166. Pryds O 1994 Low neonatal cerebral oxygen delivery is associated with brain injury in preterm infants. Acta Paediatrica 83: 1233–1236
167. Pryds O, Greisen G, Lou H, Friis-Hansen B 1989 Heterogeneity of cerebral vasoreactivity in preterm infants supported by mechanical ventilation. Journal of Pediatrics 115: 638–645
168. Pryds O, Greisen G, Lou H, Friis-Hansen H B 1990 Increased cerebral blood flow and plasma epinephrine in hypoglycaemic preterm neonates. Pediatrics 85: 172–176
169. Rademakers KJ 1994 Unilateral haemorrhagic parenchymal lesions in the preterm infant: shape, site and prognosis. Acta Paediatrica Scandinavica 83: 602–608
170. Rennie J M 1997 Neonatal cerebral ultrasound. Cambridge University Press, Cambridge
171. Rennie J M, Wheater M, Cole T J 1996 Antenatal steroid administration is associated with an improved chance of intact survival in preterm infants. European Journal of Pediatrics 155: 576–579
172. Roelants-van Rijn A M, Croenendaal F, Beek F J A, Eken P, van Haastert I C, de Vries L S 2001 Parenchymal brain injury in the preterm infant: comparison of cranial ultrasound, MRI and neurodevelopmental outcome. Neuropediatrics 32: 80–89
173. Rogers B, Msall M, Owens T et al 1994 Cystic periventricular leukomalacia and type of cerebral palsy in preterm infants. Journal of Pediatrics 125: S1–S8
174. Ruckensteiner E, Zollner F 1929 Uber die Blutungen im Gebiete der Vena terminalis bei Neugeborenen. Frankfurt Zeitschrift für Pathologie 37: 568–578
175. Rumak C M, Guggenheim M A, Peterson R G, Johnson M L, Braithwaite W R 1981 Neonatal IVH and maternal use of aspirin. Obstetrics and Gynecology 58: 52S–55S
176. Rushton D I, Preston P R, Durbin G M 1985 Structure and evolution of echodense lesions in the neonatal brain. Archives of Disease in Childhood 60: 798–808
177. Russell G A B, Cooke R W I 1995 Randomised controlled trial of allpurinol prophylaxis in very preterm infants. Archives of Disease in Childhood 73: F27–F31
178. Russell G A B, Jeffers G, Cooke R W I 1992 Plasma hypoxanthine: a marker for hypoxic ischaemic induced periventricular leukomalacia. Archives of Disease in Childhood 67: 388–392
179. Saliba E, Santini J J, Arbeille P 1985 Mesure non invasive du flux sanguin cerebral chez le nourisson hydrocephale. Archives françaises de pediatrie 42: 97–102
180. Scher M S, Dobson V, Carpenter N A, Guthrie R D 1989 Visual and neurological outcome of infants with periventricular leukomalacia. Developmental Medicine and Child Neurology 31: 353–365
181. Shankaran S, Bauer C R, Bain R, Wright L L, Zachary J 1995 Relationship between antenatal steroid administration and grade III and IV intracranial hemorrhage in low birthweight infants. American Journal of Obstetrics and Gynecology 173: 305–311
182. Shankaran S, Koepke T, Woldt E 1989 Outcome after posthemorrhagic ventriculomegaly in comparison with mild hemorrhage without ventriculomegaly. Journal of Pediatrics 114: 109–114
183. Shortland D B, Trounce J Q, Levene M I 1987 Hyperkalaemic cardiac arrhythmias and cerebral lesions in high risk infants. Archives of Disease in Childhood 62: 1139–1143
184. Shortland D B, Trounce J Q, Levene M I, Archer L N J, Evans D H, Shaw D E 1990 Patent ductus arteriosus and cerebral circulation in preterm circulation in preterm infants. Developmental Medicine and Child Neurology 32: 386–393
185. Sie L T, van der Knaap M S, van Wezel-Meijler G, Taets van Amerongen A H M, Lafeber H N, Valk J 2000 Early MR features of hypoxic-ischemic brain injury in neonates with periventricular densities on sonograms. American Journal of Neuroradiology 21: 852–861
186. Spinillo A, Ometto A, Bottino R, Piazzi G, Iasci A, Rondini G 1995 Antenatal risk factors for germinal matrix hemorrhage and intraventricular hemorrhage in preterm infants. European Journal of Obstetrics, Gynecology, and Reproductive Biology 60: 13–19
187. Stewart A L, Thorburn R J, Hope P L, Goldsmith M, Lipscomb A P, Reynolds E O R 1983 Ultrasound appearance of the brain in very preterm infants and neurodevelopmental outcome at 18 months of age. Archives of Disease in Childhood 58: 598–604
188. Synnes A R, Chien, L-Y, Peliowski A, Baboolal R, Lee S K 2001 Variations in intraventricular hemorrhage incidence rates among Canadian neonatal intensive care units. Journal of Pediatrics 138: 525–531
189. Szymonowicz W, Yu V Y H, Wilson F E 1984 Antecedents of periventricular haemorrhage in infants weighing 1250 g or less at birth. Archives of Disease in Childhood 59: 13–17
190. Takashima J, Tanaka K 1978 Development of cerebral architecture and its relationship to periventricular leukomalacia. Archives of Neurology 35: 11–16
191. Takashima S, Takashi M, Ando Y 1986 Pathogenesis of periventricular white matter haemorrhage in preterm infants. Brain Development 8: 25–30
192. Thorburn R J, Lipscomb A P, Stewart A, Reynolds E O, Hope P L 1982 Timing and antecedents of periventricular haemorrhage and of cerebral atrophy in very preterm infants. Early Human Development 7: 221–238
193. Trounce J Q, Fagan D, Levene M I 1986 Intraventricular haemorrhage and periventricular leucomalacia: ultrasound and autopsy correlation. Archives of Disease in Childhood 61: 1203–1207
194. Trounce J Q, Rutter N, Levene M I 1986 Periventricular leucomalacia and intraventricular haemorrhage in the preterm neonate. Archives of Disease in Childhood 61: 1196–1202
195. Trounce J Q, Shaw D E, Levene M I, Rutter N 1988 Clinical risk factors and periventricular leucomalacia. Archives of Disease in Childhood 63: 17–22
196. Tsuji M, Saul P, du Plessis A et al 2000 Cerebral intravascular oxygenation correlates with mean arterial pressure in critically ill premature infants. Pediatrics 108: 625–632
197. Tzogalis D, Fawer C L, Wong Y, Calame A 1988 Risk factors associated with the development of peri-intraventricular haemorrhage and periventricular leukomalacia. Helvetica Paediatrica Acta 43: 363–376
198. Van Bel F, Van de Bor M, Stijnen T, Baan J, Ruys J H 1987 Aetiological role of cerebral blood flow alterations in development and extension of per-intraventricular haemorrhage. Developmental Medicine and Child Neurology 29: 601–614
199. Van de Bor M, Ma E J, Walther F J 1991 Cerebral blood flow velocity after surfactant instillation in preterm infants. Journal of Pediatrics 118: 285–287
200. Ventriculomegaly Trial Group 1990 Randomised trial of early tapping in neonatal posthaemorrhagic ventricular dilatation. Archives of Disease in Childhood 65: 3–10
201. Ventriculomegaly Trial Group 1994 Randomised trial of early tapping in neonatal posthaemorrhagic periventricular dilatation: results at 30 months. Archives of Disease in Childhood 70: F129–F136
202. Verma U, Tejani N, Klein S et al 1997 Obstetric antecedents of intraventricular hemorrhage and periventricular leukomalacia in the low birthweight neonate. American Journal of Obstetrics and Gynecology 176: 275–281
203. Vermeulen G M, Bruinse H W, Gerards L J, de Vries L S 2001 Perinatal risk factors for cranial ultrasound abnormalities in neonates born after spontaneous labour before 34 weeks. Obstetrics and Gynaecology 94: 290–295
204. Versmold H T, Kitterman J A, Phibbs R H, Gregory G, Tooley W 1981 Aortic blood pressure during the first 12 hours of life in infants with birthweight 610 to 4220 grams. Pediatrics 67: 607–612
205. Virchow R 1867 Zur pathologischen Anatomie des Gehirns. I: congenitale Encephalitis und Myelitis. Virchows Archiv 38: 129–142
206. Vohr B, Garcia-Coll C, Flanagan P, Oh W 1992 Effects of intraventricular hemorrhage and socioeconomic status on perceptual, cognitive, and neurologic status of low birthweight infants at 5 years. Journal of Pediatrics 121: 280–285
207. Volpe J J 1990 Brain injury in the premature infant – is it preventable? Pediatric Research 27: 28–33
208. Volpe J J 2001 Intracranial haemorrhage: germinal matrix–intraventricular hemorrhage of the premature infant. In: Volpe J J (ed) Neurology of the Newborn, 4th edn. W B Saunders, Philadelphia, pp 429–493
209. Volpe J J 2001 Neurobiology of periventricular leukomalacia in the premature infant. Pediatric Research 50: 553–562

210. Wallin L A, Rosenfeld C R, Laptook A R et al 1990 Neonatal intracranial haemorrhage. II: Risk factor analysis in an inborn population. Early Human Development 23: 129–137
211. Watkins A M C, West C R, Cooke R W I 1989 Blood pressure and cerebral haemorrhage and ischaemia in very low birthweight infants. Early Human Development 19: 103–110
212. Weindling A M, Rochefort M J, Calvert S A, Fok, T-F, Wilkinson A 1985 Development of cerebral palsy after sonographic detection of periventricular cysts in the newborn. Developmental Medicine and Child Neurology 27: 800–806
213. Weindling A M, Wilkinson A R, Cook J, Calvert S A, Fok T-F, Rochefort M J 1985 Perinatal events which precede periventricular haemorrhage and leucomalacia in newborn. British Journal of Obstetrics and Gynaecology 92: 1218–1223
214. Wells J T, Ment L R 1995 Prevention of intraventricular haemorrhage in preterm infants. Early Human Development 42: 209–233
215. Weninger M, Salzer H R, Pollak A 1992 External ventricular drainage for treatment of rapidly progressive posthaemorrhagic hydrocephalus. Neurosurgery 31: 103–110
216. Wheater M, Rennie J M 2000 Perinatal infection is an important risk factor for cerebral palsy in very low birthweight infants. Developmental Medicine and Child Neurology 42: 364–367
217. Whitelaw A 1996 Phase i study of intraventricular recombinant tissue plasminogen activator for treatment of posthaemorrhagic hydrocephalus. Archives of Disease in Childhood 75: F20–F26
218. Whitelaw A, Pople I, Cherian S, Evans D, Thoresen M 2003 Phase 1 trial of prevention of hydrocephalus after intraventricular hemorrhage in newborn infants by drainage, irrigation, and fibrinolytic therapy. Pediatrics 111: 759–765
219. Whitelaw A, Thoresen M, Pople I 2002 Posthaemorrhagic ventricular dilatation. Archives of Disease in Childhood 86: 72–74
220. Wimberley P D, Lou H C, Pedersen H 1982 Hypertensive peaks in pathogenesis of IVH in newborn: abolition by phenobarbitone sedation. Acta Paediatrica Scandinavica 71: 537–542
221. Wiswell T E, Graziani L J, Kornhauser M S T et al 1996 Effects of hypocarbia on the development of cystic periventricular leukomalacia in premature infants treated with high frequency jet ventilation. Pediatrics 98: 918–924
222. Wiswell T E, Graziani L J, Kornhauser M S et al 1996 High-frequency jet ventilation in the early management of respiratory distress syndrome is associated with a greater risk for adverse outcomes. Pediatrics 98: 1035–1043
223. Wu Y W, Colford J M 2000 Chorioamnionitis as a risk factor for cerebral palsy. Journal of the American Medical Association 284: 1417–1424
224. Yanowitz T D, Jordan J A, Gilmour C H et al 2002 Hemodynamic disturbances in premature infants born after chorioamnionitis: association with cord blood cytokine concentrations. Pediatric Research 51: 310–316
225. Yoon B Y, Jun J K, Romero R et al 1997 Amniotic fluid inflammatory cytokines (interleukin-6, interleukin-1beta, and tumor necrosis factor-alpha), neonatal brain white matter lesions, and cerebral palsy. American Journal of Obstetrics and Gynecology 177: 19–26

第 6 部分

遗传性和退行性中枢神经系统疾病

Peter G Barth

引言

神经退行性疾病可在胎儿期就影响中枢神经系统。其病因通常为遗传缺陷。出生时的体征包括吞咽功能紊乱、喘鸣、体态异常、眼球震颤、癫痫发作和关节弯曲。外表的形态异常可有可无。脑超声或磁共振影像（MRI）等常规神经影像学检查可能会与一些更常见疾病产生混淆。例如，神经影像学发现颅内钙化灶可能提示先天性病毒感染（第 40 章第 2 部分）。后颅窝空腔可能提示 Dandy-Walker 综合征（本章第 8 部分），除非有更全面的检查将此诊断纠正为脑桥小脑发育不良（PCH）。脑回消失提示可能由于大量神经元死亡而引起无脑回畸形（本章第 8 部分），这发生在神经元迁移后，但在沟回突起形成之前。本章描述的一些疾病通常出现在婴儿期，因为其可能自出生时就开始发病。

对于每一例遗传性神经退行性疾病的病例，恰当的诊断是重要的。这虽然无法帮助患有进行性且无法治疗疾病的婴儿，但必须以此来为儿科医师提供治疗指导指南，将有助于父母妥善应对这种情况。处理方法包括作出延长生命治疗的理性决定，包括呼吸支持。由于这些疾病通常是遗传决定的，准确的诊断可得出合理的遗传学咨询。

这里描述的许多疾病仍没能在分子水平上确定，处于实践目的，其分类是形态学上的。有出生前脑退行性变的遗传疾病包括：

- 髓鞘及髓鞘形成异常；
- 神经轴突营养不良；
- 神经元退行性变；
- 脑桥小脑发育不良；
- 颅内钙化；

■ 脑血管病。

髓鞘及髓鞘形成异常

足月新生儿中脑髓鞘形成主要局限在脑干，很少进展到脑幕以上结构。新生儿脑内髓鞘形成可通过MRI来研究，优先使用横向及矢状位T1加权翻转恢复序列影像。可显示大脑白质、脑桥背（盖）部、中脑、内囊后肢和矢状缝后区域内的髓鞘。出生后第一个月末可见视辐射线[59]。

髓鞘形成病变普遍被分为三类：髓鞘形成延迟、髓鞘形成障碍和脱髓鞘。MIR上观察到的髓鞘形成延迟是由不同病因引起的非特异性表现，包括围生期缺氧缺血性脑病引起的轴突丧失、一些确定的代谢性疾病（包括丝氨酸生物合成和胆固醇生物合成性疾病）、染色体异常。髓鞘形成障碍是指形成了生化和超微结构不稳定的髓鞘，在MRI或神经病理切片上表现同髓鞘形成延迟。将在主动脱髓鞘性疾病的较晚期之后出现。

在一些过氧化物酶和溶菌酶异常中，髓鞘形成障碍和脱髓鞘影响髓鞘脂质合成或分解代谢。遗传性髓鞘形成障碍的范例是Pelizaeus-Merzbacher病，是一种X染色体连锁遗传病，引起髓鞘重要组分蛋白脂蛋白（PLP）的缺乏。

各种遗传病引起一种称为脑白质营养不良的髓鞘崩解。脑白质营养不良指髓鞘丧失和包括轴突丧失在内的严重结构变化，通常有炎症反应。很好地鉴别脑白质营养不良包括遗传性溶菌酶和过氧化物酶异常，诸如鞘脂类代谢障碍和过氧化物酶生物合成异常。大多数这些疾病在新生儿期后表现出来。在一些这类疾病中，诸如新生儿肾上腺脑白质营养不良（NALD）或Krabbe病，可能在出生时或出生后短时间内表现出来。Alexander病是一种确定的脑白质营养不良，可能在出生后头一个月内表现出来。

Pelizaeus-Merzbacher病

Pelizaeus-Merzbacher病是一种了解最多的髓鞘形成障碍。它是一种X染色体连锁疾病。编码PLP基因，定位于Xq22，由7个外显子组成。PLP基因突变有两种类型：基因内突变（错义突变、插入和缺失）和基因重复。后一类型更常见[54]。

蛋白脂质蛋白质是一种穿越髓鞘脂质双分子层的跨膜蛋白，有胞外和胞内结构域。假设认为，通过在髓鞘形成过程中包裹轴突，连接髓鞘层并使其致密，从而为层叠的髓鞘结构提供稳定性。PLP缺失不会导致髓鞘缺失，但会损害致密化过程，导致不稳定，继而发生晚期崩解。这解释了髓鞘形成延迟后的晚期脱髓鞘过程[11]。

症状可能在出生时或出生后头一个月内开始，之前有一段无症状的潜伏期。在出产后第一周内可能会出现典型眼球震颤样眼部运动，且这是一个常见的体征。另一个常见的早期症状是喘鸣。在这一时期其他表现正常，包括喂养行为和新生儿运动模式[46,51,57]。在稍晚阶段，头部缺乏正确控制和迟发性运动症状显得突出，之后为痉挛性轻瘫。提示X染色体连锁遗传病的阳性家族史可能支持怀疑诊断。即使没有这些，也应该在早期症状的基础上怀疑诊断。在这一阶段，MRI证据不足，因为在出生时，大脑半球有生理性髓鞘缺乏。脑干听觉诱发反应（BAER）是一个有用的诊断工具，Pelizaeus-Merzbacher病时可发现II波后反应降低或缺失，甚至在新生儿期[24]。由于PLP蛋白仅在脑中表达，所以明确诊断需进行PLP基因突变分析。

Wiedemann-Rautenstrauch综合征

新生儿早老症或Wiedemann-Rautenstrauch综合征，是一种罕见的常染色体隐性遗传疾病。表现为除臀上区域脂肪垫以外的全身性脂肪营养不良；头发、眉毛和睫毛少毛；相对巨头畸形；三角脸；诞生牙和小颌症[43]。目前尚未发现代谢或分子遗传病因。一些研究显示有髓鞘形成障碍。目前没有可用的MRI研究。鉴别诊断应包括先天性糖基化1A缺陷和B型Cockayne综合征或脑－眼－面－骨骼综合征（COFS，见下文）。

Krabbe病

Krabbe病是一种溶酶体半乳糖神经酰胺酶缺乏的

常染色体隐性遗传疾病。典型表现出现在出生后头半年内，通常在出生后第一个月内，有脑和外周神经脱髓鞘。首要体征是激惹和腱反射减弱的痉挛状态。尽管发病通常是在出生后第一个月之后，但一些婴儿在出生后头几天就出现症状[15,29,52]。主要体征是激惹和喂养困难。没有公开发表的早期发病类型的MRI表现。因为Krabbe病的特征是中枢及周围神经脱髓鞘，因此，腱反射减弱或消失，应要测定运动神经传导速度。这可为鉴别诊断提供有用的线索。最终的诊断方法是测定白细胞或培养的皮肤纤维母细胞中的溶酶体半乳糖神经酰胺酶。

过氧化物酶异常

新生儿脑白质肾上腺萎缩症（NALD）和Zellweger综合征属于过氧化物酶生物合成异常，以前称为全身性过氧化物酶体异常[62]。过氧化物酶体酶在过氧化物酶体外的游离核糖体上合成，定向输入过氧化物酶体的过程受损，引起过氧化物酶生物合成异常。这种输送失败造成这些酶在细胞浆中分解，同时并发相应多种过氧化物酶体酶缺陷。正常的过氧化物酶体装配和蛋白质定向输送至少需要12个PEX基因[62]。

NALD和Zellweger综合征的差异主要为表型差异。其病因尚未完全了解，特定PEX基因缺乏可能导致NALD或Zellweger综合征。这两种疾病有表型差异和相似性。在Zellweger综合征中，面部形态异常和神经元迁移异常比较明显，而这些体征在NALD中较不明显或没有。囟门非常大和大关节周围钙化，尤其是膝关节钙化，是Zellweger综合征的典型表现，而在NALD中则没有。两者均可见肝增大和肝功能障碍。Zellweger综合征常见长时间的黄疸，而NALD则不常见。NALD中频繁出现的体征是新生儿癫痫，可能难以治疗[55]。两种疾病通常都发现有肌张力降低，并可能需要管饲喂养。虽然在尸检时发现肾上腺中出现脂肪储存，但均未发生明显的肾上腺皮质功能减退。仔细眼部检查可能会发现两者都有点状外周视网膜色素沉积，且这些表现非常典型。视网膜电流图通常对这两种疾病的视网膜病具有诊断性。少部分NALD病例发生白内障，Zellweger综合征也可能发生。

神经影像学提供了有助于达成诊断的信息，特别在Zellweger综合征时。新皮质多小脑回是Zellweger综合征的典型表现（图41.46），但在NALD中并非一贯表现。Zellweger综合征患者有髓鞘形成延迟，NALD患者早期有脱髓鞘。NALD脱髓鞘影响大脑半球，同时也影响小脑白质[5,34]。尚无可用于NALD的新生儿MRI研究。在神经病理学研究和以往的计算机断层扫描（CT）研究的基础上，在NALD中可能有白质信号变化。Zellweger综合征的脑MRI可发现有髓鞘形成受损、脑室系统中等扩大（尤其在后角）、多小脑回、巨小脑回、垂直上斜的大脑外侧裂，常有室管膜下生发基质溶解性囊肿[7]（图41.47）。质子磁共振光谱法可能提供渐进性神经退行性病变诊断的线索[27]。

确诊NALD或Zellweger综合征需发现血浆中有极长链脂肪酸、胆汁酸前体——三羟基胆甾烷酸和二羟基胆甾烷酸、降植烷酸、植烷酸和六氢哌啶羧酸的浓度升高。血细胞中缩醛磷脂（浆磷脂）减少，但在NALD减少程度比Zellweger综合征少，NALD中缩醛磷脂甚至可能正常[62]。因为过氧化物酶体装配至少涉及12种蛋白，因此首先必须要通过互补研究来判定缺损基因，然后进行突变分析。

Zellweger综合征的预期寿命有限。大部分婴儿在六个月之前死亡，很少有存活超过一年的。NALD患者的预后稍稍好一些，但通常在婴儿期或儿童前期死亡。

酰基辅酶A（CoA）氧化酶-1缺乏是一种单纯的过氧化物酶体酶缺乏，临床上类似NALD，有早期脱髓鞘体征[44,63]。D-双功能蛋白是过氧化物酶体的另一种β-氧化酶。近期，已确定D-双功能蛋白缺乏在过氧化物酶体病理学中的作用（而不是以往假设的L-双功能蛋白）[60]。D-双功能蛋白缺乏引起类似Zellweger综合征的神经元迁移异常[63]。在酰基CoA氧化酶-1缺乏和D-双功能蛋白缺乏时，过氧化物酶体的输入是正常的，但这些单一酶缺乏具有很多NALD和Zellweger综合征的特征。对有NALD和Zellweger综合征特征的病例，必须作详细的生化和分子遗传学检查，以鉴别过氧化物酶体生物合成异常和上述单一酶缺乏。

Alexander病

该疾病是一种星形胶质细胞疾病，表现为编码神经胶质纤维酸蛋白（GFAP）基因的显性突变[14]，MRI特征为脑白质营养不良，导致神经胶质细胞突触终丝

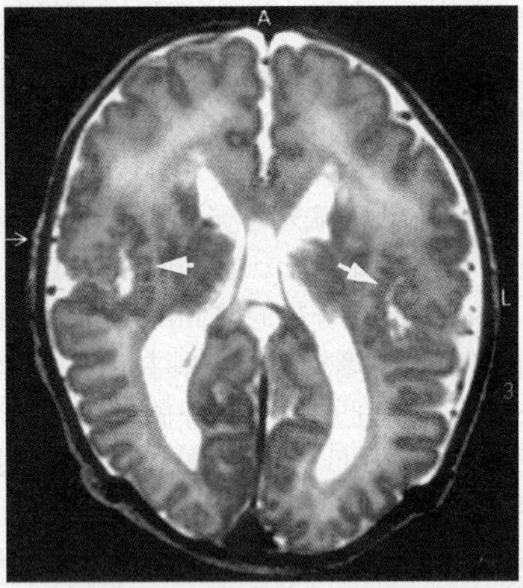

图 41.46　Zellweger 综合征。横断面 T2 加权 MR 影像。大脑外侧裂向高于正常的水平延伸，并被由小脑回组成，但无脑沟穿插其中的异常结构的皮质所包围：多小脑回（箭头）。脑室系统中度扩大。（L S de Vries 赠与的图片资料。）

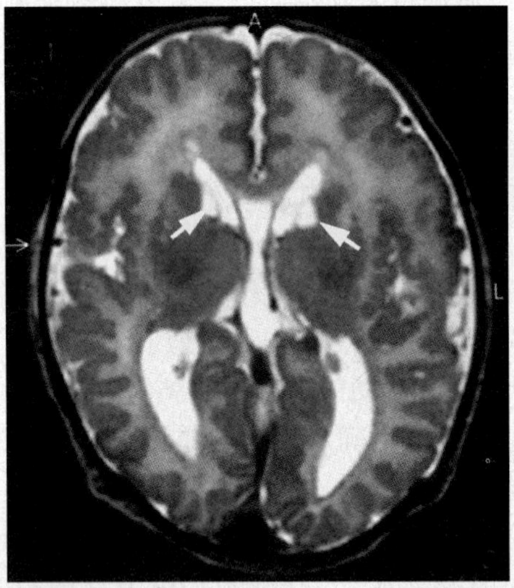

图 41.47　Zellweger 综合征。横断面 T2 加权 MR 影像。出现生发基质溶解性囊肿，在尾状-丘脑角处（箭头）。（L S de Vries 赠与的图片资料。）

异常增厚和星形胶质细胞增生。这种渐进性疾病在出生后头一个月内临床发病，有时在出生时就发病。可能是由于导水管狭窄导致脑水肿，巨脑和受累脑组织囊性崩解，尤其在额叶，这些都是常见表现。癫痫发作常见且难以治疗。这些影响在 MRI 表现为白质受累，额叶尤为突出[58]。

白质消融性疾病

白质消融性疾病引起脱髓鞘伴疏松和空洞，这是一组常染色体隐性遗传疾病，伴有编码转录启动子 IF2B 亚单位的 5 个基因中任何一个突变，IF2B 是蛋白合成和在不同应激状态下调节蛋白质合成所必需的。患此病的新生儿患者可能有一些其他症状，如羊水过少、宫内发育延迟、白内障、胰腺炎、肝脾肿大、肾发育不良和卵巢发育不全（Boltshauser et al 2002, van der Knaap et al 2003）[12a, 59a]。

神经轴突营养不良

神经元肿胀（球形）伴通常发生在远端的管状和丝状结构堆积，是一组不同的进行性遗传性中枢和外周轴突病变的形态学特征。球形肿胀（图 41.48）可在脑和脊髓中发现，也可在外周神经末端发现，在没有生化或遗传标记物时，活检（皮肤、结膜、外周神经、运动终板）可进行诊断。这组疾病的最常见表现为婴儿神经轴突营养不良，可在婴儿一周岁时出现症状。一些可能与婴儿神经轴突营养不良无关的有球形病变的神经元疾病，可在出生前后或分娩前发病，作为有脑外累及的多系统性疾病的一部分。这些包括有骨硬化症[21]、皮肤松弛症[55]、心肌病和眼科疾病[37]。一些报

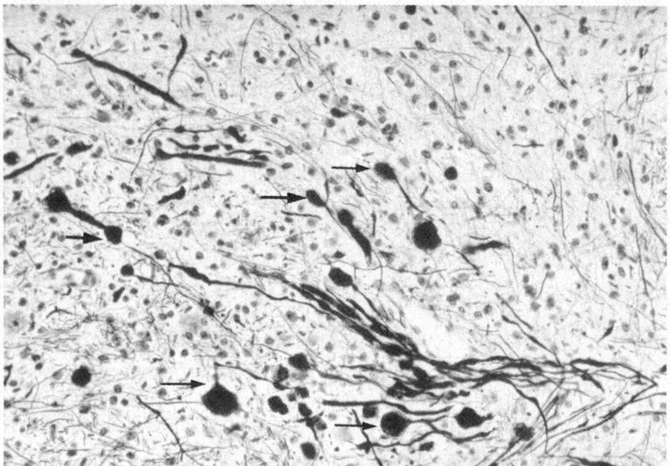

图 41.48　轴突球形肿胀表现为银染色时结构周围的实体（箭头）。腰椎脊髓前角。非典型神经元轴突营养不良新生儿的活检。使用 Glees-Marsland 染色。

道的患者有丘脑和脑干或基底神经节矿化（钙化）合并轴突神经病变[33,61]。可能难以通过临床手段对这类疾病建立诊断，最终需要通过神经病理学进行确诊。

神经元变性

Alpers 综合征的特征表现为由于大量皮质神经元丧失导致的进行性皮质萎缩，以及海绵状改变与基底节受累，这是一种遗传性疾病，常在出生后第一月内发病，且进展迅速，有后天性小头畸形和难治性癫痫发作。这种病可能出生时就发病。其神经病理学本质首先被描述[3]。一部分患者明显发现伴发肝硬化[12,32]。后来的研究发现，肌肉和肝活检中可见乳酸酸中毒和呼吸链有各种异常[6,45,56]。疑惑的是是否所有明确有 Alpers 综合征的患者出生前发病的家族都会表现出各种不同的出生后发病类型。一个报道具有在出生前就开始有进行性皮质退行性变，出生时表现出胎儿运动不能的家族，进行全面的生化研究却没有发现线粒体受累[23]。

在脑快速生长过程中的神经元皮质退行性变，将导致出生时小头畸形，有时呈颅脑严重不相称的“胡桃核”脑。若这种神经元丧失发生在皮质折叠前，可导致大脑表面光滑，类似无脑回畸形，但发病机制不同于典型四层结构（I 型）或鹅卵石状（II 型）的无脑回畸形，因为其发病机制并不涉及神经元迁移，皮质表面光滑是由退行性变（分裂）过程引起的，而不是畸形引起的。一些学者提出将其称为 III 型无脑回畸形[4,20]。这种类型的皮质退行性变的原因各不相同，尚未确定其特殊的分子学原因。

脑桥小脑发育不全

脑桥小脑发育不全（PCH）是指一组不同性质的脑桥和小脑变小的疾病。小脑半球的尺寸缩小，前后向呈扁平状，外观好似蝴蝶（图 41.39）。脑桥腹侧通常是脑桥的较大部分，缩小到与脑桥被盖差不多大小（图 41.50）。最重要的是，后颅窝的尺寸没有扩大，除了 Dandy-Walker 综合征。

冠状位和矢状位 MRI 切面能最好地发现这些特征。但其对特殊诊断或亚型没有特异性。可在确定的伴有新皮质发育异常的遗传疾病中碰到这种情况，这些遗传疾病包括无脑回畸形（Walker-Warburg 综合征，无脑回畸形伴小脑发育不良和 RELN 突变）[48]和偶见的分层蛋白缺乏性先天性肌营养不良[42]。虽然先天性 1A 型糖基化障碍常见的 MRI 模式也是小脑发育不全，而不是 PCH，但是也有描述称其与先天性糖基化病变有关[31]。也有描述 PCH 与线粒体病有关[17]。已知的 I 型和 II 型 PCH 有着不同的发病机制。基本上这两种疾病都表现为胎儿期发病的常染色体隐性遗传神经元退行性变疾病[8]。

有一些学者使用橄榄核-脑桥-小脑萎缩 / 发育不全这一名称来描述相同的一组疾病，提示其与主要在成人发病的被称为橄榄核-脑桥-小脑萎缩的常染色体显性遗传疾病有关，最近这种疾病被重新命名为脊髓小脑萎缩。尽管 PCH 真的会累及橄榄核，但这不能通过 MRI 证实。因此，大多数儿科神经学专家宁可使用 PCH 这一名称来强调其独特的遗传和病理学特征，避免与脊髓小脑萎缩相混淆。

I 型脑桥小脑发育不全（PCH-I）

详细的临床和病理学描述始于 1977 年[26]。受累婴儿出生时就有挛缩和呼吸不良，因为全身性肌肉无力。大多数智力和运动缺陷，且在婴儿期死亡。神经病理学显示 PCH 和在形态学上类似于 I 型脊髓性肌肉萎缩的脊髓前角退行性病变。

脑干和小脑的显微镜检发现显示该病是出生前发病的一种进行性神经退行性变疾病，而不是一种畸形。脑桥神经元细胞在数量上严重减少，并有脑干和小脑白质神经胶质增生，齿状神经元、小脑颗粒细胞和浦肯野细胞缺失。在一单独病例中，发现有挛缩和肺发育不全，伴 PCH 和小脑脑桥发育不良和神经源性肌萎缩[39]。随后的研究通过位于 5 号染色体上 SMA 基因排除了 PCH-1[19,40]。

这一疾病有不同的表现，存在一个出生前和出生后头一个月内发病的交叉谱系[49]。这使人关注于是将小脑畸形称为“发育不全”还是“萎缩”的讨论。发育不全指体积小和分叶分支异常；而萎缩是指分叶皱缩且（保持）正常的分支。出生后发病将引起萎缩，而不是发育不全。显然，出生前发病的长期病例都涉及

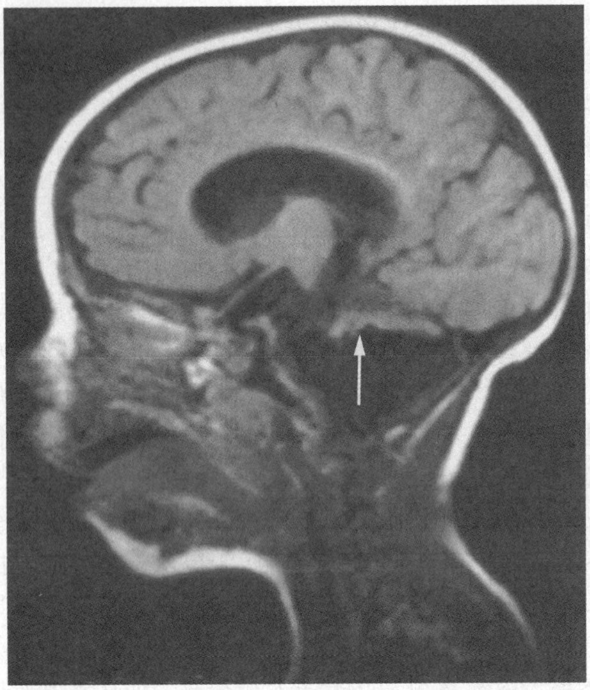

图 41.49 脑桥小脑发育不全。矢状位 T1 加权 MR 影像显示发育不全的小脑半球位于脑幕（箭头）下放，并且在后颅窝留下一个空腔。

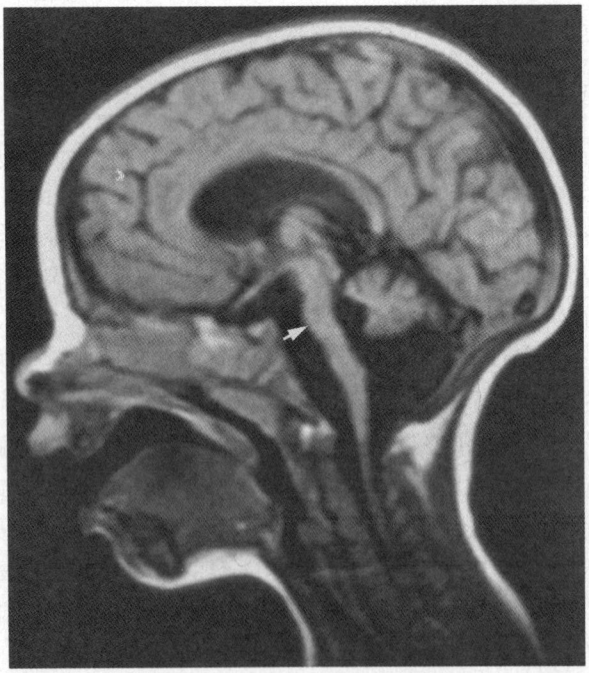

图 41.50 脑桥小脑发育不全。正中矢状位 T1 加权 MR 影像显示发育不全的小脑蚓和扁平的腹侧小脑（箭头）。

这两种现象。PCH–1 通过一种常染色体隐性模式进行遗传，但是到目前为止，还没有确定基因。由于小脑变化的进展性本质，不能将产前超声影像作为一种在妊娠前半期进行产前诊断的安全手段。

任何表现有宫内肌肉无力引起的肌肉挛缩，尤其是下肢挛缩的新生儿应怀疑 1 型脑桥小脑发育不全。表现包括延髓肌功能紊乱，累及面部、舌、腭及喉部肌肉。呼吸运动微弱或缺乏。妊娠期吞咽功能受损导致羊水过多[8]，包括头围在内的宫内发育正常。

超声取得的神经影像可能显示脑室系统扩大，但无其他幕上异常。后颅窝影像可能发现第四脑室扩大和后颅窝大小与其内容物大小不相称。完善的神经学影像需要使用 MRI，最好是矢状位和冠状位影像标准翻转恢复和自旋回波序列。后者可能有助于判定被盖和脑桥腹侧部分的相对比例。

II型脑桥小脑发育不全（PCH–2）

PCH–2 的特点是自出生起的进行性小头畸形、严重智力及运动发育障碍和舞蹈病 / 肌张力减退，同时有 PCH 的 MR 或神经病理学特征[9, 10]。与 PCH–1 不同，其没有神经源性肌萎缩。PHC–2 的生存期比 PCH–1 更好，患者甚至可能存活到青年期。但是，婴儿猝死（摇篮病）的可能性增高和恶性高热限制生存的机会[9]。

PCH–2 新生儿包括头围在内的体格正常。他们表现出来的体征为烦乱不安、悸动和吞咽困难。后者是由于吮吸和吞咽不协调引起，而不是无力引起，无力则是 PCH–1 的主要问题。癫痫是绝大部分 PCH–2 患者的问题，但罕有发生在出生后第一个月内的。一些报道称，伴发羊水过多和肌阵挛的 PCH 新生儿没有脊髓前角受累。这可能是 PCH–2 的一种变异型，或是完全不同的类型[2,28]。

大脑内钙化

新生儿大脑钙化通常合并围生期感染，尤其是巨细胞病毒或弓形虫，或缺氧–缺血性损伤。一些病例是由于遗传病所致。

Aicardi–Goutière综合征

Aicardi–Goutière 综合征是一种常染色体隐性遗传

疾病[1,25]，具有以下主要特征：

- 进行性小头畸形，但出生时头围正常；
- 发育延迟和退化，肌张力失常和精神残疾；
- 大脑和脑干萎缩，白质缺失，进行性钙化累及大脑白质、基底节、丘脑和齿状核；
- 脑脊液淋巴细胞增多，脑脊液和血浆中 α-干扰素升高。

这个疾病的一个基因定位于 3p21[16]。发病时间常是出生后第一个月。Goutières 等描述了 27 位患者，其中 4 例在出生时即有包括烦躁和喂养困难的症状。在其他病例中，在出生前就证实有头部生长减慢。在病程早期，钙化可能不明显。脑脊液特征（淋巴细胞增多）和大脑钙化，可能与宫内感染性疾病高度相似(图 41.51)。

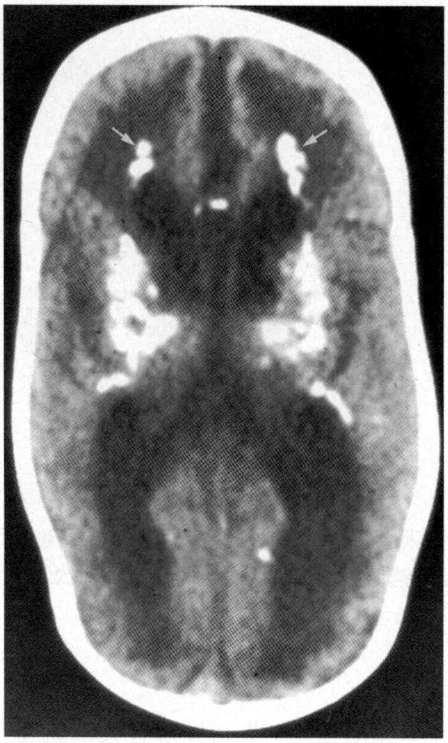

图 41.51 Aicardi–Goutière 综合征。年龄 3 个月时的 CT 扫描显示特征性分布的钙化。箭头指向额部白质内的钙化。此区域密度降低，接近脑脊液，因为存在组织损伤。

脑–眼–面–骨骼综合征/B型Cockayne综合征

脑–眼–面–骨骼综合征（COFS）首次报道是在 1971 年[36]，随后确定这是一种有多发性畸形的常染色体隐性遗传疾病，包括脑畸形（小头畸形）、眼畸形(小眼畸形、白内障、睑裂狭小)、面部畸形（耳大、鼻根突出、小颌症）和骨骼系统畸形（肘和膝关节屈曲挛缩）[41]。此外，这些患者有全身性骨质疏松、严重发育停滞和早期死亡。

一个详细的神经病理学研究揭示了这一疾病的退行性变本质[18]。除了脑过小和脑室扩大以外的脑部发现为：脱髓鞘；苍白球、壳核和大脑皮质的毛细管周和实质矿化；小脑内部颗粒层和浦肯野细胞的退行性改变[35]。这些发现类似于 Cockayne 综合征[35]。

Cockayne 综合征属于一组核苷酸切除修复疾病，合并异常，表现为着色性干皮病和光敏感性毛发硫营养不良。核苷切除修复是 DNA 修复的主要机制，在紫外线、致癌基因和螺旋结构扭曲基础上相邻嘧啶基内收聚合之后[13]，修复前必须激活基因转录 / 翻译。对此产生影响的机制称为转录偶联修复。在其他效应中，该机制缺失导致阳光超敏反应，这是 Cockayne 综合征的一个典型表现。Cockayne 综合征患者，通过 RA 聚合酶 II 来清除，激活基因转录链的氧化性损伤的功能有缺陷。Cockayne 综合征中存在两个互补组群：CS A 和 CS B。COFS 和 CS B 在 ERCC6 基因存在相同突变[38]，证实有同一性。

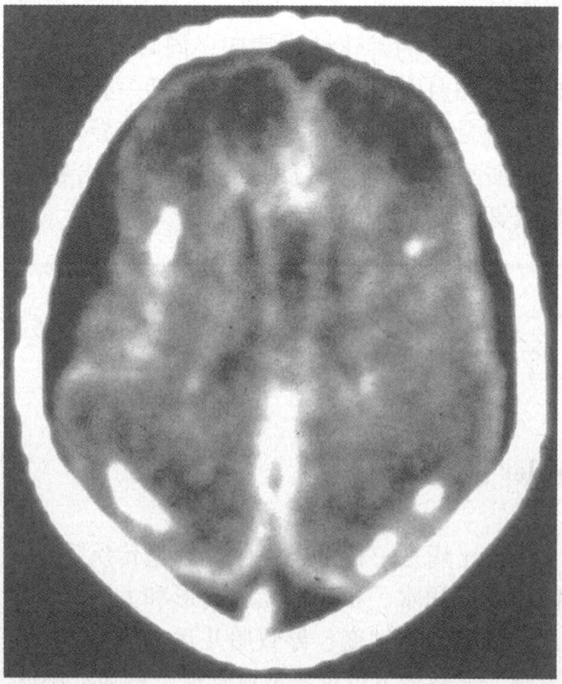

图 41.52 早产新生儿（32 周孕龄）的脑–眼–面–骨骼综合征。CT 扫描显示皮质下钙化。

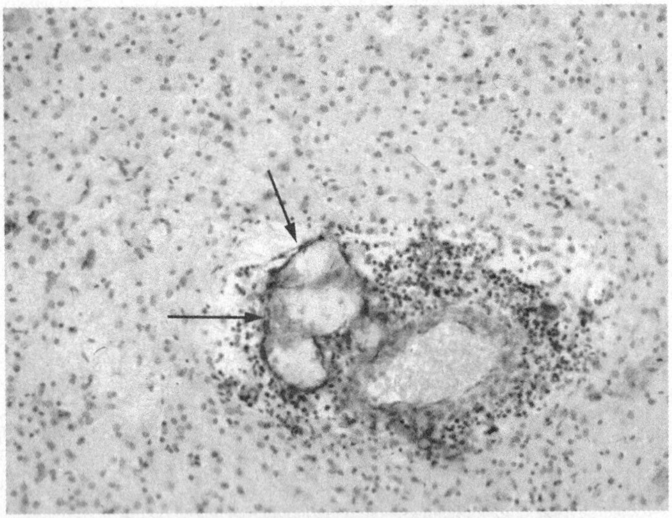

图 41.53 脑-眼-面-骨骼综合征。图 41.52 显示患者尸检结果。大脑白质显微镜切片。可见两根血管，有外周膜钙化（箭头）。苏木精和伊红染色。

COFS 中 MRI 或 CT 上可发现有大脑病理变化（图 41.52），原因是血管周围钙聚积（图 41.53）。确诊需进行 *ERCC6* 基因突变分析。

COFS/CS B 的鉴别诊断包括 Raine 综合征[47]，Raine 综合征很罕见，可能是常染色体隐性遗传综合征伴出生时小头畸形；位于小血管周围和脑室周围白质、壳核和苍白球的钙化性脑病变；同时伴有骨硬化症、眼球突出和白内障。鉴别诊断也包括一种罕见的综合征，此综合征有大脑钙化、神经元迁移异常、严重新生儿乳酸酸中毒和呼吸链中复合物 I 和复合物 IV 及丙酮酸脱氨酶复合物的联合性缺乏[50]。

血管病变

Fowler 病

Fowler 病是一种常染色体隐性遗传疾病，表现为可能引起脑积水、积水性无脑畸形和大脑钙化的出生前严重的脑退行性变，导致胎儿运动不能序列症和翼状胬肉。显微镜下可见异常血管丛，称为“小球”，是该病的重要标志，使之在神经病理学上与后天性胎儿病变相区别[22,30]。

参考文献

1. Aicardi J, Goutières F 1984 A progressive familial encephalopathy in infancy with calcifications of the basal ganglia and chronic cerebrospinal fluid lymphocytosis. Annals of Neurology 15: 49–54
2. Albrecht S, Schneider M C, Belmont J 1993 Fatal infantile encephalopathy with olivopontocerebellar hypoplasia and micrencephaly. Acta Neuropathologica 85: 394–399
3. Alpers B J 1931 Diffuse progressive degeneration of the gray matter of the cerebrum. Archives of Neurology and Psychiatry 25: 469–505
4. Attia-Sobol J, Encha-Razavi F, Hermier M et al 2001 Lissencephaly type III, stippled epiphyses and loose, thick skin: A new recessively inherited syndrome. American Journal of Medical Genetics 99: 14–20
5. Aubourg P, Scotto J, Rocchiccioli F et al 1986 Neonatal adrenoleukodystrophy. Journal of Neurology Neurosurgery and Psychiatry 49: 77–86
6. Bakker H D, Van den Bogert C, Drewes J G et al 1996 Progressive generalized brain atrophy and infantile spasms associated with cytochrome c oxidase deficiency. Journal of Inherited Metabolic Disease 19: 153–156
7. Barkovich A J, Peck W W 1997 MR of Zellweger syndrome. American Journal of Neuroradiology 18: 1163–1170
8. Barth PG 1993 Pontocerebellar hypoplasias. An overview of a group of inherited neurodegenerative disorders with fetal onset. Brain and Development 15: 411–422
9. Barth P G, Blennow G, Lenard H-G 1995 The syndrome of autosomal recessive pontocerebellar hypoplasia, microcephaly and extrapyramidal dyskinesia (pontocerebellar hypoplasia type 2): compiled data from ten pedigrees. Neurology 45: 311–317
10. Barth P G, Vrensen G F J M, Uylings H B M et al 1990 Inherited syndrome of microcephaly, dyskinesia and pontocerebellar hypoplasia: A systemic atrophy with early onset. Journal of the Neurological Sciences 97: 25–42
11. Baumann N, Pham-Dinh D 2001 Biology of oligodendrocyte and myelin in the mammalian central nervous system. Physiological Reviews 81: 871–927
12. Blackwood W, Buxton P H, Cumings J N et al 1963 Diffuse cerebral degeneration in infancy (Alpers' disease). Archives of Disease in Childhood 38: 193–204

12a. Boltshauser E, Barth P G, Troost D, Martin E, Stallmach T. "Vanishing White Matter" and ovarian dysgenesis in an infant with cerebro-oculo-facio-skeletal phenotype. Neuropediatrics 2002; 33(2): 57–62

13. Bootsma D, Kraemer K H, Cleaver J E et al 2001 Nucleotide excision repair syndromes: xeroderma pigmentosum, Cockayne syndrome, and trichothiodystrophy. In: Scriver C R, Beaudet A L, Sly W S, Valle D (eds) The metabolic and molecular bases of inherited disease, 8th edn. McGraw-Hill, New York, pp 677–703
14. Brenner M, Johnson A B, Boespflug-Tanguy O et al 2001 Mutations in GFAP, encoding glial fibrillary acidic protein, are associated with Alexander disease. Nature Genetics 27: 117–120
15. Clarke J T R, Ozere R L, Krause V W. Early infantile variant of Krabbe globoid cell leucodystrophy with lung involvement. Archives of Disease in Childhood 1981; 56: 640–642
16. Crow Y J, Jackson A P, Roberts E et al 2000 Aicardi–Goutières syndrome displays genetic heterogeneity with one locus (AGSI) on chromosome 3p21. American Journal of Human Genetics 67: 213–221
17. De Koning T J, de Vries L S, Groenendaal F et al 1999 Pontocerebellar hypoplasia associated with respiratory-chain defects. Neuropediatrics 30: 93–95
18. Del Bigio M R, Greenberg C R, Rorke L B et al Neuropathological findings in eight children with cerebro-oculo-facio-skeletal (COFS) syndrome. Journal of Neuropathology and Experimental Neurology 1997; 56: 1147–1157
19. Dubowitz V, Daniels R J, Davies K E 1995 Olivopontocerebellar hypoplasia with anterior horn cell involvement (SMA) does not localize to chromosome 5q. Neuromuscular Disorders 5: 25–29
20. Encha Razavi F, Larroche J C, Roume J et al 1996 Lethal familial fetal akinesia sequence (FAS) with distinct neuropathological pattern: type III lissencephaly syndrome. American Journal of Medical Genetics 62: 16–22
21. Fitch N, Carpenter S, Lachance R C 1973 Prenatal axonal dystrophy and osteopetrosis. Archives of Pathology 95: 298–301
22. Fowler M, Dow R, White T A et al 1972 Congenital hydrocephalus–hydrencephaly in five siblings, with autopsy studies: a new disease. Developmental Medicine and Child Neurology 14: 173–188
23. Frydman M, Jager-Roman E, deVries L et al 1993 Alpers progressive infantile neuronal poliodystrophy: an acute neonatal form with findings of the fetal akinesia syndrome. American Journal of Medical Genetics 47: 31–36

24. Garg B P, Markand O N, DeMyer W E 1983 Usefulness of BAER studies in the early diagnosis of Pelizaeus–Merzbacher disease. Neurology 33: 955–956
25. Goutières F, Aicardi J, Barth P G et al 1998 Aicardi–Goutières syndrome: an update end results of interferon-α studies. Annals of Neurology 44: 900–907
26. Goutières F, Aicardi J, Farkas E 1977 Anterior horn cell disease associated with pontocerebellar hypoplasia in infants. Journal of Neurology Neurosurgery and Psychiatry 40: 370–378
27. Groenendaal F, Bianchi M C, Battini R et al 2001 Proton magnetic resonance spectroscopy (^{1}H-MRS) of the cerebrum in two young infants with Zellweger syndrome. Neuropediatrics 32: 23–27
28. Grosso S, Mostadini R, Cioni M 2002 Pontocerebellar hypoplasia type 2: further clinical characterization and evidence of positive response of dyskinesia to levodopa. Journal of Neurology 249: 596–600
29. Hagberg B, Sourander P, Svennerholm L 1963 Diagnosis of Krabbe's infantile leucodystrophy. Journal of Neurology Neurosurgery and Psychiatry 26: 195–198
30. Harding B N, Ramani P, Thurley P 1995 The familial syndrome of proliferative vasculopathy and hydranencephaly-hydrocephaly: immunocytochemical and ultrastructural evidence for endothelial proliferation. Neuropathology and Applied Neurobiology 21: 61–67
31. Horslen S P, Clayton P T, Harding B N et al 1991 Olivopontocerebellar atrophy of neonatal onset and disialotransferrin developmental deficiency syndrome. Archives of Disease in Childhood 66: 1027–1032
32. Huttenlocher P R, Solitare G B, Adams G 1976 Infantile diffuse cerebral degeneration with hepatic cirrhosis. Archives of Neurology 33: 186–192
33. Jennekens F G I, Barth P G, Fleury P et al 1984 Axonal dystrophy in a case of connatal thalamic and brain stem degeneration. Acta Neuropathologica 64: 68–71
34. Kelley R I, Datta N S, Dobyns W B et al 1986 Neonatal adrenoleukodystrophy: new cases, biochemical studies, and differentiation from Zellweger and related peroxisomal polydystrophy syndromes. American Journal of Medical Genetics 23: 869–890
35. Lowry R B 1982 Early onset of Cockayne syndrome. American Journal of Medical Genetics 13: 209–210
36. Lowry R B, MacLean R, McLean D M et al 1971 Cataracts, microcephaly, kyphosis, and limited joint movement in two siblings: a new syndrome. Journal of Pediatrics 79: 282–284
37. Lyon G, Arita F, Le Galloudec E et al 1990 A disorder of axonal development, necrotizing myopathy, cardiomyopathy and cataracts: a new familial disease. Annals of Neurology 27: 193–199
38. Meira, L B, Graham J M Jr, Greenberg C R et al 2000 Manitoba aboriginal kindred with original cerebro-oculo-facio-skeletal syndrome has a mutation in the Cockayne syndrome group B (CSB) gene. American Journal of Human Genetics 66: 1221–1228
39. Moerman P, Barth P G 1987 Olivo-ponto-cerebellar atrophy with muscular atrophy, joint contractures and pulmonary hypoplasia of prenatal onset. Virchows Archiv A 410: 339–345
40. Muntoni F, Goodwin F, Sewry C et al 1999 Clinical spectrum and diagnostic difficulties of infantile ponto-cerebellar hypoplasia type 1. Neuropediatrics 30: 243–248
41. Peña S D J, Shokeir M H K 1974 Autosomal recessive cerebro-oculo-facio-skeletal syndrome. Clinical Genetics 5: 285–293
42. Philpot J, Cowan F, Pennock J et al 1999 Merosin-deficient congenital muscular dystrophy: the spectrum of brain involvement on magnetic resonance imaging. Neuromuscular Disorders 9: 81–85
43. Pivnick E K, Angle B, Kaufman R A et al 2000 Neonatal progeroid (Wiedemann-Rautenstrauch) syndrome: report of five new cases and review. American Journal of Medical Genetics 90: 131–140
44. Poll-Thé B T, Roels F, Ogier H et al 1988 A new peroxisomal disorder with enlarged peroxisomes and a specific deficiency of acyl-CoA oxidase (pseudo-neonatal adrenoleukodystrophy). American Journal of Human Genetics 42: 422–434
45. Prick M J J, Gabreëls F J M, Renier W O et al 1981 Progressive infantile poliodystrophy. Association with disturbed pyruvate oxidation in muscle and liver. Archives of Neurology 38: 767–772
46. Renier W O, Gabreëls F J M, Hustinx T W J et al 1981 Connatal Pelizaeus–Merzbacher disease with congenital stridor in two maternal cousins. Acta Neuropathologica (Berlin) 54: 11–17
47. Rickert C H, Rieder H, Rehder H et al 2002 Neuropathology of Raine syndrome. Acta Neuropathologica (Berlin) 103: 281–287
48. Ross M E, Swanson K, Dobyns W B 2001 Lissencephaly with cerebellar hypoplasia (LCH): a heterogeneous group of cortical malformations. Neuropediatrics 32: 256–263
49. Rudnik-Schöneborn S, Sztriha L, Aithala G R et al 2003 Extended phenotype of pontocerebellar hypoplasia with infantile spinal muscular atrophy. American Journal of Medical Genetics 117A: 10–17
50. Samsom J F, Barth P G, de Vries J I P et al 1994 Familial mitochondrial encephalopathy with fetal ultrasonographic ventriculomegaly and intracerebral calcifications. European Journal of Paediatrics 153: 510–516
51. Scheffer I E, Baraitser M, Wilson J et al 1991 Pelizaeus–Merzbacher disease: classical or connatal? Neuropediatrics 22: 71–78
52. Schochet S S Jr, Hardman J M, Lampert P W et al 1969 Krabbe's disease (globoid leukodystophy): electron microscopic observations. Archives of Pathology 88: 305–313
53. Shintaku M, Uemura Y, Fujii I et al 2000 Neuroaxonal leukodystrophy associated with congenital cutis laxa: report of an autopsy case. Acta Neuropathologica 99: 420–424
54. Sistermans E A, de Coo R F, De Wijs I J et al 1998 Duplication of the proteolipid protein gene is the major cause of Pelizaeus–Merzbacher disease. Neurology 50: 1749–1754
55. Takahashi Y, Suzuki Y, Kumazaki K et al 1997 Epilepsy in peroxisomal diseases. Epilepsia 38: 182–188
56. Tulinius M H, Holme E, Kristinasson B et al 1991 Mitochondrial encephalomyelopathies in childhood. II. Clinical manifestations and syndromes. Journal of Pediatrics 119: 251–259
57. Ulrich J, Herschkowitz N 1977 Seitelberger's connatal form of Pelizaeus–Merzbacher disease. Case report, clinical, pathological and biochemical findings. Acta Neuropathologica (Berlin) 40: 129–136
58. Van der Knaap M S, Naidu S, Breiter S N et al 2001 Alexander disease: diagnosis with MR imaging. American Journal of Neuroradiology 22: 541–552
59. Van der Knaap M S, Valk J 1995 Magnetic resonance of myelin, myelination, and myelin disorders,. 2nd edn. Springer Verlag, Berlin: pp 31–52.
59a. Van der Knaap M S, Van Berkel C G, Herms J, Van Coster R, Baethmann M, Naidu S, Boltshauser E, Willemsen M A, Plecko B, Hoffmann G F, Proud C G, Scheper G C, Pronk J C. eIF2B-Related Disorders: Antenatal Onset and Involvement of Multiple Organs. Am J Hum Genet 2003; 73(6): 1199–1207
60. Van Grunsven E G, van Berkel E, Mooijer P A W et al 1999 Peroxisomal bifunctional protein deficiency revisited: resolution of its true enzymatic and molecular basis. American Journal of Human Genetics 64: 99–107
61. Venkatesh S, Coulter D, Kemper T D 1994 Neuroaxonal dystrophy at birth with hypertonicity and basal ganglia mineralization. Journal of Child Neurology 9: 74–76
62. Wanders R J A, Barth P G, Heymans H S A 2002 Peroxisomal disorders. In: Rimoin D L et al (eds) Principals and practice of medical genetics, 4th edn. Churchill Livingstone, Edinburgh: vol 2, pp 2752–2787
63. Watkins P A, McGuinness M C, Raymond G V et al 1995 Distinction between peroxisomal bifunctional enzyme and acyl-CoA oxidase deficiencies. Annals of Neurology 38: 472–477

第7部分

肌肉疾病

Francesco Muntoni, Adnan Manzur, Eugenio Mercuri

引言

神经肌肉疾病是医学中发展最迅速的领域之一。这主要反映了我们对这些疾病遗传学基础的了解有所提高，迄今，已经确定了超过200种病因（关于已经确定的一个所有神经肌肉肌病的详细列表，可访问http://www.elseriver.com/homepage/sah/nmd/menu.html）。这可对各种不同类型的临床表型进行更好的定义，且在一定程度上，改变了对这些疾病的诊断方法。本章，我们将就目前对新生儿期发病的神经肌肉疾病的知识进行回顾，重点介绍它们的临床表现，并给出诊断每一类型的最新合理方法。

临床表现

肌张力减退是新生儿神经肌肉受累的最典型且最常见的临床表现[7]。然而，许多非神经肌肉疾病也可表现为严重肌力减退，且在一些病例中，鉴别诊断会非常困难。在许多病例中，详细的临床检查和良好的临床和产科病史，为区分外周受累婴儿和中枢神经系统（CNS）受累婴儿提供了基础，并且在一些病例中，为更特异性的诊断提供了重要线索。神经肌肉疾病的其他表现包括关节挛缩、喂养困难、突发“衰竭”和难以解释的呼吸衰竭。

产科病史

在有神经肌肉疾病的婴儿中，常观察到妊娠全程胎动减少或初期胎动正常而后期胎动减少，提示在宫内已开始出现无力。一些疾病常伴发羊水过多，表明吞咽肌在出生前已经受累。臀先露也是一个常见的特征，提示在妊娠末期无法改变胎位。

分娩史

臀先露相对较常见。引起自发性骨折和有时引起多发性骨折的严重骨质减少不是个别神经肌肉疾病的特异性特征，但是在所有宫内运动严重减少的疾病中都可观察到。尤其在线状体肌病、中心核性肌病及严重脊髓性肌萎缩的重症终末期中特别常见。

出生时呼吸不良，需要气管插管和机械通气也是严重先天性神经肌肉疾病儿童的一个特征，有时在插管过程中可见颈椎强直、小颌症和下颌颞关节活动受限。

临床检查

固定性关节挛缩可见于有宫内无运动和显著疾病的患者。常见模式包括肘、膝、踝和髋关节屈曲挛缩、拇指内收、手指屈曲挛缩伴指发育不良、伸展畸形足、膝关节伸展畸形伴膝关节脱位和髋关节脱位（第14章）（图41.54）。也有脊柱侧凸或强直的表现。当出生时有宫内无运动引起的两或更多关节动作时，通常使用关节挛缩这一术语（第38章）[14]。这不是一个诊断，而是一个对可能由不同类型病理过程引起的症状的描述。肌电图（EMG）和肌肉活检是诊断必需的，可以判定疾病或神经源性模式[35]。双侧马蹄内翻足（第38章）（图41.55）典型地见于有先天性肌强直性肌营养不良的婴儿中，也可见于先天性肌病和一些类型的先天性肌营养不良。伸展性畸形足更罕见，可见于中

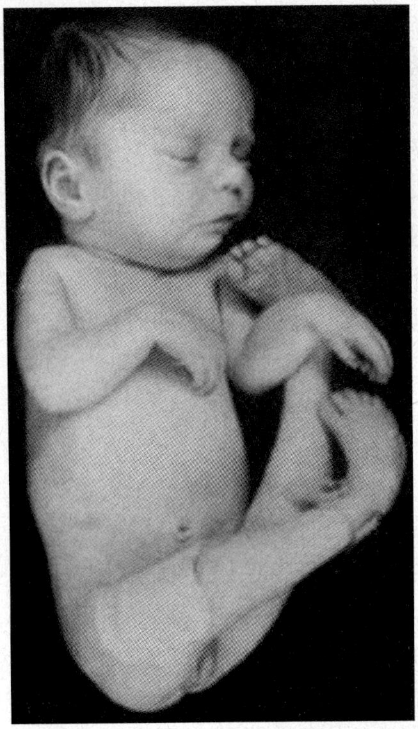

图 41.54 关节挛缩中的肘、腕和髋屈曲挛缩，以及膝伸展。

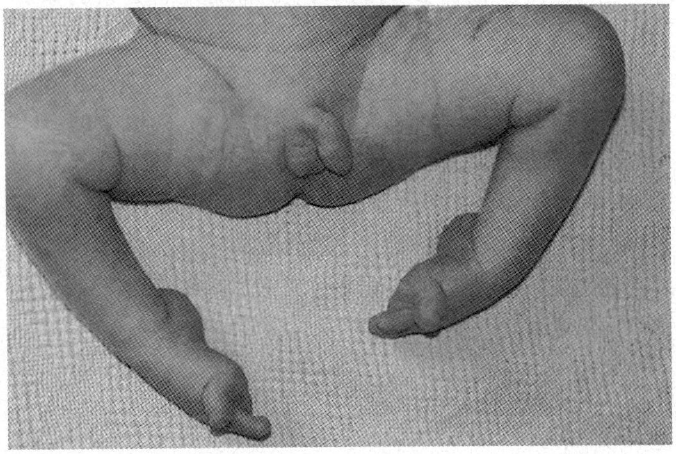

图 41.55 双侧马蹄内翻足。

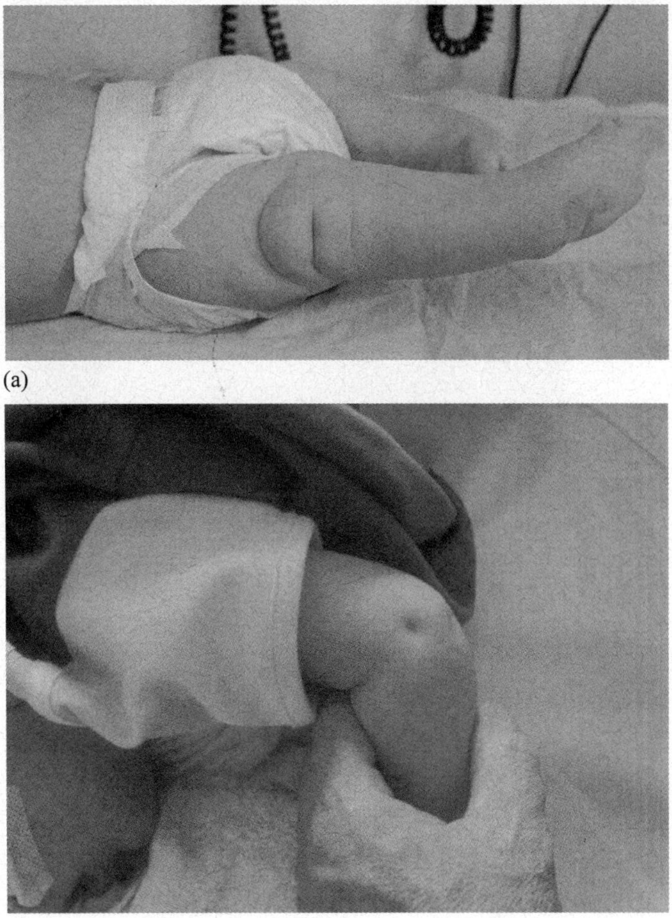

(a)

(b)

图 41.56 关节挛缩时的皮肤凹陷。(a) 膝,(b) 肘。

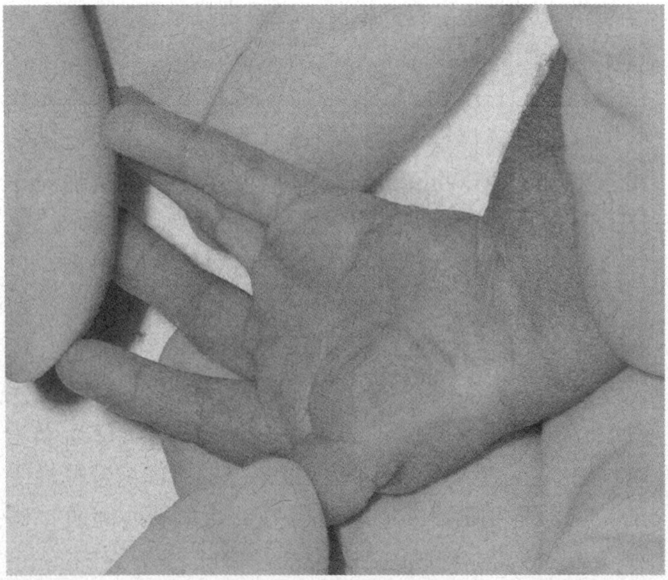

图 41.57 继发于无运动的手掌皮纹形成不良。

央轴空病和Ullrich先天性肌营养不良。

皮肤凹陷（图 41.56）和皮纹模式异常（图 41.57）提示在妊娠头期已经出现无运动，同时也是胎动减少的提示指标。胸部放射影像上肋骨变薄（图 41.58）是另一个宫内呼吸肌运动不良的提示指标。这些体征常见于有神经肌肉疾病的患者，在妊娠头期发生 CNS 损害的婴儿很少观察到，如神经元移行疾病中。

有或没有对抗重力运动是发现无力的关键因素。重要的是对婴儿进行一段时间的观察，并在活动高峰时判断其运动，如在啼哭或受刺激时。那些有神经肌

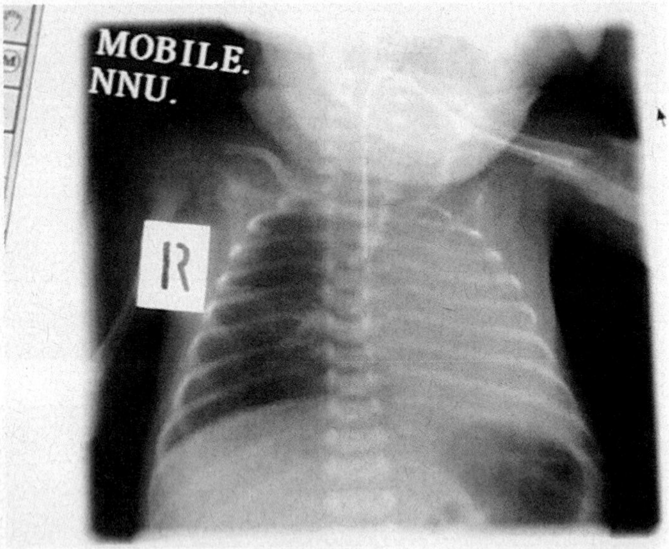

图 41.58 先天性肌强直性营养不良，进行机械通气时婴儿的薄肋骨和左肺塌陷。

肉受累的无力婴儿，仅表现出一点点运动，即使是对刺激作出的反应也是如此。可能有肌张力减退的CNS疾病的婴儿，将表现出偶尔的对抗重力运动或对疼痛刺激表现出“出乎意料的好”的耐受性和对抗重力运动，如在癫痫过程中。应该注意肌无力的波动情况及与觉醒-睡眠周期的关系，这可能在肌无力中显著。

面神经无力也常见于有肌肉疾病的婴儿，如强直性肌营养不良、先天性肌病和先天性肌营养不良，而有严重脊髓性肌萎缩的婴儿，尽管非常无力，但不显示显著的面神经无力，相反，表现为机敏和高兴。

吞咽困难也较常见。严重无力婴儿可能完全无法吞咽自己的分泌物，每小时需要多次吸引。喂养困难也常见，普遍伴发于吞咽困难。非神经肌肉疾病的婴儿，如Prader-Willi综合征，可显示出喂养和吮吸不良，但能处理他们的唾液分泌，因此吞咽不受影响。

一些疾病也会出现喘鸣，提示喉肌张力不良。延髓功能比其他肌肉更易受I型脑桥小脑发育不良和膈肌脊髓性肌萎缩（SMA）的影响。

呼吸肌运动的评估也是重要的。在大多数肌肉疾病中有膈肌无力和腹部矛盾运动（吸气时腹壁运动为内收）。在一些情况时，如膈肌SMA，肌肉为选择性受累。在脊髓性肌萎缩中，肌无力主要累及肋间肌，呼吸模式为腹式，呼吸时肋架矛盾性内收。

在神经肌肉疾病中，深部腱反射常缺失或减弱。无力婴儿有正常腱反射几乎可排除脊髓性肌萎缩或严重外周性神经疾病。腱反射缺失不是提示肌肉疾病所必需的。腱反射活跃可见于肌无力及累及上运动神经元的疾病。

虽然有严重呼吸受损的极病重婴儿通常有意识水平减退，但在神经肌肉疾病婴儿中，视力和听力注意力和机敏度水平普遍得以保留。如果无力婴儿存在脑病，应考虑神经肌肉疾病伴CNS受累（例如线粒体异常或肌-眼-脑病），或与出生窒息有关的同时发生CNS受累的可能性。

家族史及检查

由于大多数新生儿神经肌肉疾病具有遗传性，因此画出一个追溯三代的谱系，询问关于神经肌肉疾病、死产或新生儿死亡的家族史，是重要的。如果怀疑显性遗传或X性染色体连锁疾病时，评估家族中的亚临床症状是重要的。例如，强直性肌营养不良以常染色体显性遗传。在许多病例中，母亲或其他受累的家族成员可能为轻度受累，而没有意识到他们有疾病。在这些病例中，对家族成员的检查可能发现异常体征，如面神经无力（可仅表现为不能闭眼）、面肌消瘦、舌和手叩击性肌强直和手舒张性肌强直。白内障或早期糖尿病病史也可能存在。另一种应考虑的神经肌肉疾病是重症肌无力，抗体通过胎盘被动转移，导致一过性新生儿肌无力。先前的流产史或关节挛缩史可进一步提示母亲肌无力，尤其是在两者无正常妊娠时。

临床检查

判定血清肌酸磷酸激酶（CK）水平可作为肌肉受累的一个重要指标。脐带学中的血清CK水平可升高到成人正常水平的5倍，这反映了分娩过程中的肌肉损害，在5～10天时恢复到正常值。血清CK活性测定可能在一些类型的肌肉营养不良中是最有价值的，如分层蛋白阴性的先天性肌营养不良或伴发脑畸形的各种先天性肌营养不良，如Walker-Warburg综合征。然而，在先天性肌病或其他类型的先天性肌营养不良和运动神经元疾病中，CK水平可为正常或轻度升高。

因为新生儿期肌电图判读有困难，所以不如在年长儿中那么有用。然而，有经验的操作者可使用 EMG 来评估是否存在肌强直性放电。重复刺激可能有助于评估怀疑有肌无力的婴儿。外周运动神经传导研究更易于实施和判读。神经传导速度慢可能提示遗传性运动神经疾病，在婴儿早期可能较罕见，或提示神经代谢异常。

肌肉超声影像有助于证实肌肉受累，在一些病例中，肌肉受累为选择性或无肌肉受累，在活检时，这是非常重要的。

可使用直视技术或针刺技术进行肌肉活检。在我们的经验中，针刺技术可良好耐受，并有好的成功率。然而，当处理一个怀疑有代谢性肌病的婴儿时，需要使用直视技术进行活检，如线粒体脑肌病时。在严重挛缩和骨折婴儿中，直视技术也可是一种技术选择。当临床检查提示有外周受累时，均有进行肌肉活检的适应证。在一些情况下，如强直性肌营养不良和脊髓性肌萎缩时，能快速诊断，且能可靠地使用分子遗传学技术。当怀疑这些疾病时，重要的是在肌肉活检前，首先作无创的遗传学检查。

脑影像学（头颅超声和 / 或脑磁共振影像，MRI）检查有助于确定结构性脑疾病，这是一些疾病的特征，如 Walker-Warburg 综合征、肌-眼-脑综合征、线粒体异常或Ⅰ型脑桥小脑发育不良合并双侧和外周累及。脑影像学有助于确定脑出血和 / 或缺血性病灶或脑室扩大，这常使先天性肌强直性肌营养不良和其他如中央轴空病等严重先天性肌病的临床特征变得复杂。

先天性肌强直性营养不良

这是发生于新生儿期的最常见神经肌肉疾病。

先天性肌强直性营养不良，典型病例出现在合并胎动减少和羊水过多妊娠的婴儿中。如果是严重的羊水过多，早产使情况变得进一步复杂。受累婴儿典型有肌张力减退、双侧马蹄内翻足（见图 41.55）和其他挛缩，主要影响下肢（膝和髋屈曲畸形），并伴有显著的吮吸和吞咽困难。其他出现的特征为面神经无力，特征为显著两侧面瘫，伴呈三角形张开的嘴。无力的严重程度不相同，重症儿童可完全瘫痪，而轻症儿童可只显示出肢体部分对抗重力的活动。常见呼吸肌无力，通常在出生头数周需要通气治疗来对这些婴儿进行支持治疗。

呼吸肌受累的严重程度是最重要的，是其存活的决定因素，以往的研究表明足月儿辅助通气超过 4 周是不良预后因素[32]。应该考虑早产在决定是否终止治疗前，留出额外的时间。所有数据表明严重受累患者的死亡率约为 40%[20]。

严重的新生儿几乎都会出现喂养困难，且需要几个月的鼻饲管喂养，即使是有自发呼吸的婴儿。然而，存活者在一个月后，这些喂养困难有所改善，极少需胃造口喂养。

智力迟钝是先天性肌强直性营养不良儿童的常见特征，并且是导致不能独立生活的最重要并发症。最近研究提示，这种类型的患者平均 IQ 波动在 50～65 之间，且不到 10%的存活者能接受正常教育和工作[27]。

重要的是要认识到在新生儿期总没有临床上明显的肌强直，但可在之后的儿童期发病，成人型疾病的典型进行性症状变得明显。能活过出生后头几个月的先天性变异型肌强直性营养不良儿童，普遍 10 岁内有所改善。之后有一段停滞期，最终从青少年后期开始无力症状慢慢进展。肌强直也常在 10 岁前发病。年长的肌强直患者都存在心肌受累，而在新生儿期罕见。然而，报道了一些在新生儿期就有严重肥厚型心肌病的病例[16]。

新生儿期神经影像显示出非特异性异常，如脑室扩大、少量出血或在一些病例中有脑室周围白质软化[15,22,31]。

详细的谱系，特别是询问是否出生时有相似症状，和是否有人有手掌无力、肌强直、白内障和糖尿病，是有帮助的，但是对母亲的检查通常提示诊断，因为疾病的传播实际上通常是通过母亲的。母亲和婴儿的严重程度之间没有直接关联，因此常因为母亲缺乏症状而未能发现疾病。母亲详细的体格检查可显示细微的面神经无力（不能完全闭眼）或握持性肌肉强直（更好的方法不是握手，而是嘱母亲双手握拳几秒钟，并观察其是否有放松延迟）。鱼际部或舌也会显示出有叩击性肌强直。EMG 总是能证实母亲有肌强直性放电，通过分子遗传学检查进行确诊，表现为 19 号染色体上 *DMPK* 基因扩增（CTG 三核苷酸重复数目增加）。

遗传学诊断对咨询是必需的，可通过绒毛膜活检进行产前诊断[1]。母亲和婴儿的基因扩增阴性，可排除肌强直性营养不良的诊断。有先天型肌强直性营养不良的儿童不是必须行肌肉活检。重要的是要认识到在先天性肌强直性营养不良和肌管性肌病之间有非常显著的病理学重叠，过去，这导致了一些病例在诊断上的混淆。

先天性肌营养不良

“先天性肌营养不良”这一术语包括一组不同起源的肌病，特征为无力（常在出生时就开始）和肌肉活检有营养不良性改变。由于新的基因和蛋白不断被证实，先天性肌营养不良（CMD）的分类变得更加复杂[21]。

直到目前，CMD的分类主要根据中枢神经系统受累和有无分层蛋白，分层蛋白是一种细胞外基质蛋白，发现约35%～45%CMD病例缺失该蛋白。但是，分层蛋白缺失和分层蛋白阳性CMD的分类是不充分的，因为正常分层蛋白是异质的，包括不同类型，最近证实了遗传学特征。我们现在鉴别出9个已知遗传学缺陷的CMD。根据临床和免疫组织病理学证据，预计还存在一些其他类型的CMD，表41.20显示了目前已确定的CMD分类。

从实践出发，对临床医师有用的是能够区分有无CNS累及或很少有CNS累及的类型。我们将描述在新生儿期最常见类型，将三种伴有脑结构改变和眼畸形的CMD（Fukuyama先天性肌营养不良、肌-眼-脑病、Walker-Warburg综合征）与其他可在新生儿期观察到的CMD区分开来，提供临床、病理学和影像学细节来帮助其鉴别。

新生儿肌营养不良伴结构性脑变化和眼部受累

虽然可在不同类型的CMD中观察到脑变化，但是有三种CMD合并有脑结构改变和眼畸形。尽管它们具有相似性，但发现这三种类型在遗传学上不同。

Walker-Warburg综合征

这是一种在世界范围内相对常见的CMD，是CNS受累最严重的类型。总存在有严重新生儿肌张力减退、无力、视注意力不良和机敏度降低，伴眼部畸形，包括视网膜发育不全、眼过小、青光眼和前房畸形。

脑MRI显示Ⅱ型无脑回畸形伴典型多小脑回鹅卵石样皮质，白质也严重异常，表现为脱髓鞘或囊性改变[5]。小脑发育不良也较常见，常伴发脑干发育不良、Dandy-Walker综合征或脑膨出。通常发生进行性脑积水。通常考虑婴儿仅有CNS畸形，直到血清CK显著升高才提示骨骼肌也受累。需通过病理学检查证实有肌营养不良。在一些病例中，证实在新生儿期CK正常，之后随时间推移出现进行性和显著升高。

所有WWS病例中，约四分之一患者的致病基因为*POMT1*，该基因编码糖基转移酶[26]。

肌-眼-脑病

这是一种罕见的CMD类型，最初认为局限于芬兰和土耳其，但最近证实在全球范围内发病。通常在出

表41.20 先天性肌营养不良的类型

名称	缩写	基因符号	位置	蛋白质
分层蛋白缺乏性CMD	MDCIA	*LAMA2*	6q3	层粘连蛋白-α2
Fukyama CMD	FCMD	*FKT1*	9q3	Fukutin
整联蛋白-α7缺乏	ITGA7	*ITGA7*	12q	整联蛋白-α7
肌-眼-脑病	MEB	*POMGnT1*	1p3	O-甘露糖-CH_3-葡萄糖-NH_2-转移酶
CMD/强直性脊柱综合征	RSMD1	*SEPN1*	1p36	SEPN1
CMD/肌肉肥大	MDC1B	?	1q4	?
CMD/肌肉肥大2	MDC1C	*FKRP*	19q	FKRP
Ullrich病	UCMD	*COL6A1, 2*和*3*	2q-21q	胶原6
Walker-Warburg综合征	WWS	*POMT1*	9q	O-甘露糖基转移酶

生时或出生后第一个月内出现症状，有肌张力减退和无力。眼部异常仅在出生一年后变得明显。这些儿童总是发生严重的精神发育迟滞，且常有癫痫发作[33]，约四分之一最终能学习行走。

脑 MRI 显示广泛神经元迁移异常，如巨脑回和多小脑回，以及常有脑干和小脑发育不良与脑室周围白质改变。*POMGTn1* 基因隐性突变和另一种糖基转移酶引起这类 CMD[14]。

Fukuyama先天性肌营养不良

这种类型在日本以外是没有的。另一种负责编码糖基转移酶的基因称为 *fukutin* 基因[28]。Fukuyama 先天性肌营养不良的临床特征为出生时轻到中度肌张力减退、无力程度加重的进行性病程、关节挛缩、CK 浓度高、中到重度精神发育迟滞和频发癫痫。这类儿童中约 70%有眼部异常，但严重的很少。

脑 MRI 显示结构性改变包括巨脑回和多小脑回，以及白质区低密度灶。

先天性肌营养不良的其他类型

分层蛋白阴性先天性肌营养不良

这一类型划分为 MDC1A，是一种因编码分层蛋白（层粘连蛋白-α2）位于 6 号染色体上的 *LAMA2* 基因突变导致的常染色体隐性遗传病，分层蛋白为一种细胞外基质蛋白[37]。

分层蛋白缺乏的儿童，常在出生时或出生后头几周内出现症状，表现为肌张力减退、无力和啼哭微弱，10%～30%病例有挛缩。上肢无力常较下肢严重。这些婴儿常出现喂养和呼吸问题，但可能在头几个月内恢复。这些儿童的 CK 水平常大大升高（正常值的 10 倍）。这些儿童将会出现严重运动发育迟滞和无法获得独立行走的能力[30]。

脑 MRI 显示弥漫性白质改变，这是分层蛋白缺乏型 CMD 的典型特征。然而，这些变化在 6 个月左右变得明显，而在出生后头几个月进行的常规扫描中不明显[23]，但使用 T2 加权成像可有所怀疑[24]。

最近的研究证实，可在约十分之一分层蛋白缺乏性先天性肌营养不良的儿童中观察到诸如小脑发育不良和/或皮质发育异常等其他模式的脑疾病[36]。

分层蛋白正常型先天性肌营养不良

直到最近，通常在排除所有已知类型的 CMD 以后，才建立分层蛋白阳性 CMD 的诊断[9]。但是现在，这类疾病具有明显的异质性，且许多类型有特殊基因定位。此外，在临床、影像学及病理学发现的基础上描述了许多综合征。表 41.20 提供了一个在新生儿期常见类型的列表，以及临床和影像学细节和一些相关参考文献。

虽然许多类型将出现特异性特征，有助于在今后对其进行识别，但是在新生儿期出现的体征通常是常见且非特异性的。这些体征为肌张力减退、无力和常有挛缩，可伴或不伴喂养和呼吸受累。常报道在 Ullrich CMD 病例中有斜颈和髋脱位，Ullrich CMD 是一种最常见的 CMD 类型，由编码胶原 IV 的一个基因突变引起的[4,25]。

肌肉活检将有助于达成更具特异性的诊断，这对短期或长期预后的咨询是非常重要的。短期预后主要取决于呼吸肌受累的严重程度，而长期预后应在确定了 CMD 类型后再进行讨论。

运动神经元异常

脊髓性肌萎缩

脊髓性肌萎缩是一种新生儿中最常见的运动神经元疾病。累及新生儿的类型是 SMA 的最严重亚型，分类为 I 型 SMA 或 Werdnig-Hoffmann 病。患这类疾病的婴儿极其无力，无法坐起，有严重的呼吸肌无力，因间发性呼吸道感染而死于一岁之前。

在这些婴儿中，上肢姿势被描述成“壶把状”，表现为特征性肩内旋和前臂旋前。肢体间的无力程度显著的不一致，自发运动少，主要局限于手和足，并且面部肌肉不受累，SMA 婴儿通常显示出一种明快的表情且非常机敏。可出现延髓受累，但普遍较轻。舌肌束震颤常见。

肋间肌常受累，而膈肌相对幸免。同时出现非常严重的肌张力减退和明快而机敏的面容，舌肌束震颤和呼吸模式常强烈提示诊断。EMG 显示静息时纤维颤动电位将进一步支持诊断，通过遗传学分析进行确诊。

事实上，超过98%患者中发现有*SMN1*基因外显子7的纯合性缺失。

0型脊髓性肌营养不良

最近报道了一些出生前发病的脊髓性肌营养不良的病例，合并胎动减少、严重无力和出生时窒息[18]。由于出生时缺氧，这些婴儿也显示出CNS受累的体征，在脑MRI上可合并有窒息的非特异性表现。这些婴儿，存活时间短，并且因为表现出比I型SMA更严重的受累，因此将这一状况描述为0型。这一类型已经通过基因删除研究证实，提示SMA表型仍然在扩展[8]。

运动神经元疾病的其他类型

在一些与5号染色体无关的其他类型中，也可出现运动神经元受累。这些类型在新生儿期后发病，在一些病例，仅在成人期发病。其中三种类型在出生时发病，应予以考虑，包括膈肌SMA[13,19]、主要累及下肢的一个类型和伴发脑桥小脑发育不良的类型[38]。

I型脑桥小脑发育不良

在这一类型中，脊髓性肌萎缩伴脑桥小脑发育不良[3]。这些婴儿具有典型SMA1的大多数运动特征，但还有机敏度降低和视觉不良。临床病程是进行性的，且在出生时或在婴儿早期就有呼吸和喂养困难，并变得更加严重。

这种类型并不对等于SMA[10]，尚未确定引起这一类型的基因。诊断主要以合并的临床体征和MRI所见为基础，MRI显示有表现为小脑蚓部发育不良、小脑半球发育不良，以及薄脑干和脑桥。

先天性肌病

在新生儿期，可出现四种分类为“结构性先天性肌病”的病症[6]。按照发病频度次序，分别是线状体肌病、中央轴空病、肌管性肌病和微轴空病，这些名称都来自典型的肌肉组织病理学变化。可能有早期症状，但微轴空病和中央轴空病更常在婴儿早期发病，很少在新生儿期发病。

线状体肌病

线状体肌病的临床谱系广，在新生儿期两种最常见的类型是严重先天性类型和所谓的“经典型”先天性类型。严重先天性类型的受累婴儿出现典型的胎儿运动不能特征（羊水过多 / 关节挛缩 / 呼吸衰竭 / 完全无运动），所谓“经典型”先天性类型的特征为肌张力减退、全身无力，主要累及面部和中轴肌肉，有不成比例的延髓受累和喂养困难，需频繁吸引、管饲和胃造口。在我们的临床经验中，这两种情况的频度非常相似，很少有病例表现出过渡型的临床特征（例如，出生时仅轻度挛缩和明显的无力，伴短暂呼吸衰竭）。

血清CK水平常正常，EMG肌病检查和神经传导检查正常。在Gomori三色染色技术下，肌肉活检显示肌肉内有大量红染的杆状结构（图41.59）[17]。

属于“严重先天性”类型的儿童预后总是很差，这些婴儿即使在几个月后，也未表现出肢体、中轴肌、延髓及呼吸功能的任何明显改善。相反，经典型婴儿的预后好一些，大多数受累儿童出现独立行走不能。更常见的远期并发症有发育停滞、脊柱侧凸和夜

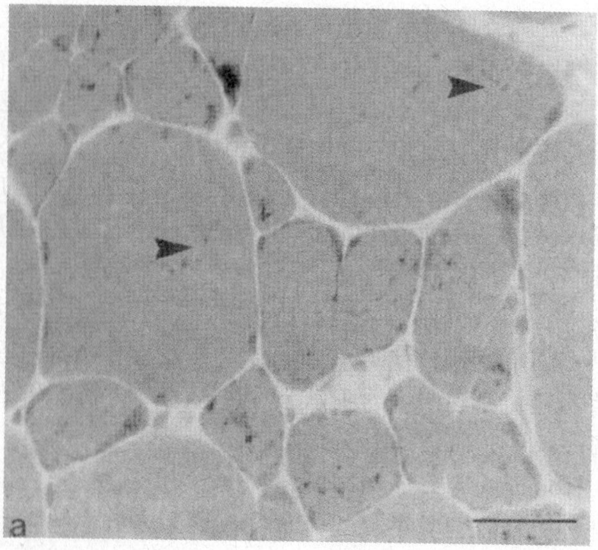

图41.59 肌肉活检显示线状杆（箭头）。

间通气不足，甚至在那些能独立行走的病例也会发生。

该病在遗传学上具有异质性，至少有5个基因涉及其发病机制。然而，从新生儿型看，*ACTA1* 基因的新显性突变说明了严重类型的一个显著部分（而突变引起的其余病理尚未明确基因）。大多数较轻的经典先天性类型是由于 *NEB* 基因隐性突变引起的[17]。因此，产前检查可在遗传学上定义变异。

中央轴空病

中央轴空病的特征为不同程度的肌张力减退和中轴及近端肌无力，尤以髋部受累为主。虽然常见有出生时挛缩（马蹄内翻足畸形、髋关节脱位），但通常在婴儿期或儿童早期表现出无力。一些病情严重的患者可能出现严重关节挛缩和脊柱侧凸。严重面肌和呼吸肌无力或延髓功能异常并非疾病特征。血清CK活性通常正常或仅有中度升高。大多数患者有行走能力。自然病程为静态或仅为缓慢进展。易发生恶性高热是常见并发症，并且所有病例均应考虑这一风险。

活检时使用氧化染色显示主要位于中央轴区（图41.60），然而，在婴儿期可没有这些显著的异常，仅在以后发展[34]。由于该病通常常染色体显性遗传，因此，对父母进行详细检查可能有助于明确这些病例中的病理变化不明确的诊断。中央轴空病通常以常染色体显性的特征进行传播且外显率不同，也有许多散发病例的报道。在大多数受累病例中发现骨骼肌兰尼碱受体基因（*RYR1*）显性错义突变。新显性突变常见，并占散发病例的大部分。然而，新近报道了少数隐性谱系，这些家族中的受累儿童通常是在新生儿期就严重受累。

肌管性（中央核性）肌病

这一术语来自组织学和组织化学反应中所见的大量位于中央的细胞核（图41.61），以及环绕中央区域缺乏氧化酶。先天性肌强直性营养不良患者可发现有相似的组织学特征，如果判读肌肉活检结果时不结合家族史、受累婴儿和他/她母亲的临床特征，可能引起诊断上的混淆，容易误诊。

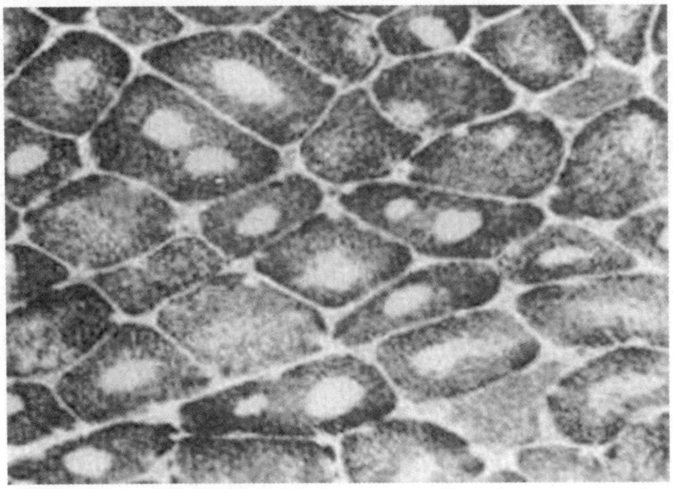

图 41.60 肌肉活检显示因纤维中央缺乏氧化酶染色引起的中央轴空（NADH）。

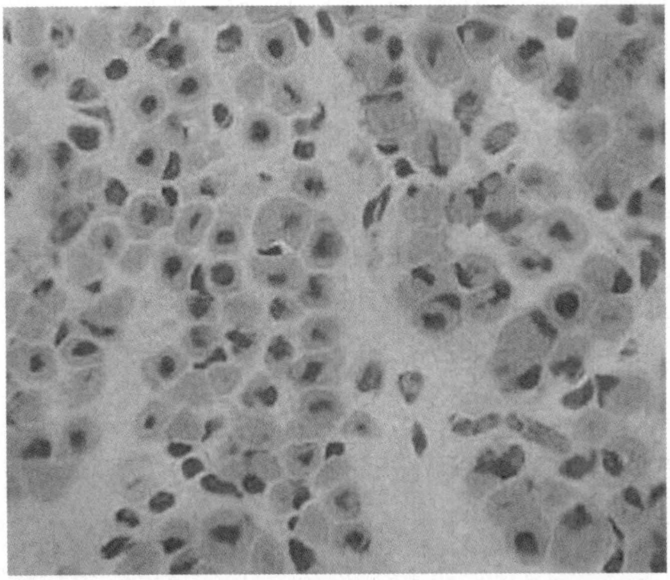

图 41.61 肌肉活检显示一个肌管性疾病的婴儿的中央位置的细胞核。

肌管性（中央核性）肌病的临床表型变化多端，取决于遗传模式。常见的X连锁型引起男性严重表型，出现羊水过多、胎动减少、显著肌张力减退、不同程度的眼外肌麻痹、出生时呼吸衰竭（常是致命的）。严重呼吸机依赖的婴儿，如果接受持续有创通气的话，在新生儿期可存活，但是显示出几乎完全缺乏运动发育过程。常染色体隐性类的表型不一，从早期出现显著的近端无力和无法行走，到以全身性无力和不同程度眼外直肌麻痹为特征的更轻的变异型。

X连锁变异型的基因为Xq28染色体上的肌管性基因（*MTM1*）。

微轴空病（多轴空病）

这是一种罕见的病症，通常在新生儿期不出现症状。最常见表型特征为中轴无力合并脊柱强直、脊柱侧凸和儿童期晚期呼吸衰竭。有一些患者合并部分或完全性眼外肌麻痹，这具有变异性，在我们的经验中，可在新生儿期出现。疾病名称来自氧化酶染色时肌纤维断裂的多病灶区域。引起微轴空病的基因至少有两个：*SEPN1* 基因（该基因断裂可引起强直脊柱综合征，提示这两种病是基因等位的）和隐性 *RYR1* 基因突变。

重症肌无力

新生儿一过性肌无力

后天重症肌无力母亲产下的孩子中，约 20%会发生这种自限性的，但又潜在威胁生命的免疫介导的肌无力，因为母体直接对抗乙酰胆碱受体（AchR）抗体的跨胎盘转运。通常母亲肌无力为活动期或缓和期。一过性肌无力可能很少有亚临床疾病，但可在 AchR 抗体阳性未诊断母亲产下的婴儿中发生[29]。在母亲肌无力和婴儿症状之间没有直接联系。

在出生后数小时内发病，且通常是在头 3 天内。典型特征包括吮吸 / 吞咽不良、全身性肌张力减退、面神经无力和啼哭微弱。可能有易疲劳，特别是在喂食时。呼吸困难可能需要机械通气。上睑下垂和眼肌麻痹不太常见，但在诊断上有帮助，特别是如果存在变异时。90%预期在 2 个月内康复，所有婴儿在 4 个月内康复。除上述症状以外，不典型表现包括出生前发生羊水过多、胎动减少和多发性关节挛缩。有描述继发于母亲肌无力的反复死产合并严重关节挛缩的报道[2]。

无论后天肌无力的母亲时处于活动期或缓和期，有无 AchR 抗体，应考虑其产下的婴儿有发生新生儿肌无力的危险。产前治疗包括羊水过多和胎动减少的调查，考虑母体血浆去除法来防止胎儿关节挛缩。应观察三天婴儿症状的进展。一旦出现首发体征，可通过使用抗胆碱酯酶进行确诊。肌肉内使用新斯的明（单剂 0.15mg/kg 体重），15～30 分钟后症状改善，持续 1～3 小时。可对婴儿的喂养、啼哭、对抗重力的肢体运动和呼吸进行充分观察。这一试验应在新生儿重症监护病房内实施，并在开始前给予一剂阿托品有助于减少毒蕈碱副作用。婴儿和母亲 AchR 抗体阳性是进一步的证据，但是没有阳性也不能排除诊断。在有疑问的病例中，3Hz 频率的反复神经刺激可引起电流降低反应。

治疗目的是支持喂养和维持足够通气，直到产生自发性恢复。在有症状的婴儿中，可每间隔 4 小时的喂养前 30 分钟口服给予或经鼻胃管给予新斯的明（或吡啶斯的明）。在受累更严重的婴儿中，可能需要管饲喂养和机械通气。在 1～4 月时，当婴儿不再有症状，可逐渐脱离抗胆碱酯酶治疗。

先天性肌无力综合征

先天性肌无力综合征是一种遗传病，引起神经肌肉传导功能异常。除慢通道综合征为常染色体显性遗传外，其余均为常染色体隐性遗传。根据神经肌肉传导缺陷的部位及机制，可分类为突触前、突触和突触后三类，在最近十年中，阐述了许多先天性肌无力综合征的分子学基础[12]。

较少在出生时或新生儿早期出现症状，仅约半数病例在 2 岁前出现症状。关键特征是累及眼球、延髓、肢体及呼吸肌的疲劳性无力，呼吸暂停和 AchR 抗体阴性。可能在新生儿期有类似疾病或死亡的家族史。虽然有可用的诊断方法[11]，但是先天性肌无力综合征的精确诊断需要详细的神经生理学。分子遗传学分析和运动终板膜片钳技术可证实诊断，但仅能在特殊实验室实施。以下是有新生儿期表现的先天性肌无力综合征。

- 先天性肌无力综合征合并阵发性呼吸暂停（家族性婴儿期肌无力）：一些婴儿在出生时表现出肌张力减退、延髓肌和呼吸肌无力，并逐渐改善。婴儿期间发性感染或发热的病程中，突然呼吸暂停或呼吸停止具有特征性。在发作间期，婴儿可能表现为无症状。在 2Hz 频率的重复刺激下，可见电流降低反应，对抗胆碱酯酶治疗反应良好。已经证实有胆碱乙酰基转移酶基因的隐性突变。
- 运动终板乙酰胆碱酯酶缺乏：突触间隙胆碱酯酶缺乏导致去极化阻滞，在远期引起运动终板性肌病。瞳孔对光反射可能迟钝，运动神经刺激时存在反复复合动作电位。证实 *COLQ* 基因有突变可明确诊断。抗胆碱酯酶治疗无效，也不会使病情加重。

参考文献

1. Aslanidis C, Jansen G, Amemiya C et al 1992 Cloning of the essential myotonic dystrophy region and mapping the putative defect. Nature 355: 1253–1255
2. Barnes P R, Kanabar D J, Brueton L et al 1995 Recurrent congenital arthrogryposis leading to a diagnosis of myasthenia gravis in an asymptomatic mother. Neuromuscular Disorders 5: 59–65
3. Barth P G 1993 Pontocerebellar hypoplasia. An overview of a group of inherited neurodegenerative disorders with fetal onset. Brain Development 15: 411–422
4. Camacho-Vanegas O, Bertini E, Zhang R Z et al 2001 Ullrich scleroatonic muscular dystrophy is caused by recessive mutations in collagen type VI. Proceedings of the National Academy of Sciences of the USA 98: 7516–7521
5. Dobyns W B, Pagon R A, Armstrong D et al 1989 Diagnostic criteria for Walker-Warburg syndrome. American Journal of Medical Genetics 32: 195–210
6. Dubowitz V 1995 Muscle disorders in childhood, 2nd edn. W B Saunders, London
7. Dubowitz V 1969 The floppy infant. Clinics in Developmental Medicine 31. Spastics International/Heinemann, London
8. Dubowitz V 1999 Very severe spinal muscular atrophy (SMA type 0): an expanding clinical phenotype. European Journal of Paediatric Neurology 3: 49–52
9. Dubowitz V 1994 Workshop report on 22nd ENMC-sponsored meeting on congenital muscular dystrophy held in Baarn, The Netherlands, 14–16 May 1993. Neuromuscular Disorders 4: 75–81
10. Dubowitz V, Daniels R J, Davies K E 1995 Olivopontocerebellar hypoplasia with anterior horn cell involvement (SMA) does not localize to chromosome 5q. Neuromuscular Disorders 5: 25–29
11. Engel A E 2001 Workshop report. 73rd ENMC international workshop: congenital myasthenic syndromes. Neuromuscular Disorders 11: 315–321
12. Engel A E, Ohno K, Sine S M 2003 Congenital myasthenic syndromes: Progress over the past decade. Muscle and Nerve 27: 4–25
13. Grohmann K, Schuelke M, Diers A et al 2001 Mutations in the gene encoding immunoglobulin mu-binding protein 2 cause spinal muscular atrophy with respiratory distress type 1. Nature Genetics 29: 75–77
14. Hageman G, Willemse J 1983 Arthrogryposis multiplex congenita. Neuropediatrics 14: 6–11
15. Hashimoto T, Tayama M, Myazaki M et al 1995 Neuroimaging study of myotonic dystrophy I. Magnetic resonance imaging of the brain. Brain Development 17: 24–27
16. Igarashi H, Momoi M Y, Yamagata T et al 1998 Hypertrophic cardiomyopathy in congenital myotonic dystrophy. Pediatric Neurology 18: 366–369
17. Jungbluth H, Sewry C A, Muntoni F 2003 What's new in neuromuscular disorders? The congenital myopathies. European Journal of Paediatric Neurology 7: 23–30
18. MacLeod M J, Taylor J E, Lunt P W et al 1999 Prenatal onset spinal muscular atrophy. European Journal of Paediatric Neurology 3: 65–72
19. Mercuri E, Goodwin F, Sewry C et al 2000 Diaphragmatic spinal muscular atrophy with bulbar weakness. European Journal of Paediatric Neurology 4: 69–72
20. Mercuri E, Heckmatt J, Dubowitz V 2001 The newborn with neuromuscular disorders. In: Levene M, Chervenak F A, Whittle M (eds) Fetal and neonatal neurology and neurosurgery. Churchill Livingstone, London
21. Mercuri E, Muntoni F 2001 Congenital muscular dystrophy. In: Emery A (ed) Muscular dystrophies. Oxford University Press, Oxford
22. Mercuri E, Muntoni F 2001 The neonate with neuromuscular disorder. In: Rutherford M, Bydder G (eds) Magnetic resonance imaging of the neonatal brain. W B Saunders, London
23. Mercuri E, Pennock J, Goodwin F et al 1996 Sequential study of central and peripheral nervous system involvement in an infant with merosin-deficient CMD. Neuromuscular Disorders 6: 425–429
24. Mercuri E, Rutherford M, DeVile C et al 2000 Early white matter changes on brain Magnetic Resonance Imaging in a newborn affected by merosin-deficient congenital muscular dystrophy. Neuromuscular Disorders 11: 297–299
25. Mercuri E, Yuva Y, Brown S C et al 2002 Collagen VI involvement in Ullrich syndrome: a clinical, genetic and immunohistochemical study. Neurology 58: 1354–1359
26. Muntoni F, Brockington M, Blake D J et al 2002 Defective glycosylation in muscular dystrophy. Review. Lancet 360; 360: 1419–1421
27. O'Brien J A, Harper P S 1984 Course prognosis and complications of childhood onset myotonic dystrophy. Developmental Medicine and Child Neurology 26: 62–67
28. Osawa M, Sumida S, Suzuki N et al 1997 Fukuyama type congenital progressive muscular dystrophy. In: Fukuyama Y, Osawa M, Saito K (eds) Congenital muscular dystrophies. Elsevier Science, London
29. Papazian O 1992 Transient neonatal myasthenia gravis. Journal of Child Neurology 7: 135–141
30. Philpot J, Sewry C, Pennock J et al 1995 Clinical phenotype in congenital muscular dystrophy: correlation with expression of merosin in skeletal muscle. Neuromuscular Disorders 5: 301–305
31. Regev R, de Vries L S, Heckmatt J Z et al 1987 Cerebral ventricular dilation in congenital myotonic dystrophy. Journal of Pediatrics 111: 372–376
32. Rutherford M A, Heckmatt J Z, Dubowitz V 1989 Congenital myotonic dystrophy: respiratory function at birth determines survival. Archives of Disease in Childhood 64: 191–195
33. Santavuori P, Somer H, Saino K et al 1989 Muscle eye brain disease (MEB). Brain Development 11: 147–153
34. Sewry C A, Muller C, Davis M et al 2002 The spectrum of pathology in central core disease. Neuromuscular Disorders 12: 930–938
35. Strehl E, Vanasse M 1985 EMG and needle muscle biopsy studies in arthrogryposis multiplex congenita. Neuropediatrics 16: 225–227
36. Sunada Y, Edgar T S, Lotz B P et al 1995 Merosin-negative congenital muscular dystrophy associated with extensive brain abnormalities. Neurology 45: 2084–2089
37. Tome F M, Evangelista T, Leclerc A et al 1994 Congenital muscular dystrophy with merosin deficiency. Comptes rendus de l'Academie des sciences. Serie III, Sciences de la vie 317–351
38. Van der Vleuten A J W, van Ravenswaaij-Arts C M A, Frijns C J M et al 1998 Localisation of the gene for a dominant congenital spinal muscular atrophy predominantly affecting the lower limbs to chromosome 12q23–q24. European Journal of Human Genetics 6: 376–382

第 8 部分

中枢神经系统畸形

A Michael Weindling, Janet M Rennie

流行病学方面

出生时的发病率

中枢神经系统（CNS）的先天性畸形，主要包括脊柱裂、无脑畸形和脑积水，形成所有成人先天畸形的大部分，但其比率逐渐下降（表 41.21，图 41.62）。从本书第一版以来，出生时的神经管缺陷（NTD）发病率持续降低。这仅仅是由于产前诊断和终止妊娠所致。同时，磁共振影像（MRI）的应用使在存活时更多地诊断出诸如无脑回畸形（意味着“脑表面光滑”，脑回形成减少）等大脑畸形。

通过超声进行产前诊断也产生了新的困境，尤其是对那些胎儿病情预后不确定的父母，如轻度单侧脑室扩大、孤立性胼胝体发育不全、一侧巨脑或中颅窝蛛网膜囊肿等。此外，产前诊断发现一些轻微的 CNS 畸形，如脉络丛囊肿或小脑延髓池扩大，也会引起大部分父母的焦虑。需要从更早版本的著作中了解临床实践的演变过程，读者可从第二版中了解 NTD 的详细资料。

1974 年，几乎有 5000 例婴儿有所有类型的 CNS 缺陷。到 1993 年，这个数字下降到 1000 多例，且在存活的婴儿中，CNS 缺陷减少了 10 倍。在同期，其他畸形从每 10 000 例分娩中 159 例上升到 191 例[83,85]。1974～1993 年，每 10 000 人中无脑畸形出生数从 13.1 例下降到 0.2 例；脊柱裂从 18.3 例下降到 0.2 例，脑积水从 4.8 例下降到 1.0 例。表 41.22 显示了1988～2001 年间每 10 000 例出生总数中 CNS 畸形比率。最新数据（2004 年夏季）显示在 1992 年到 2002 年之间，中枢神经系统发育异常的比率无变化。在英格兰和威尔士，每 10 000 例出生总数中，无脑回畸形 1.3 例，脊柱裂 1.2 例，脑积水 1.3 例。这些数据作为表 41.22 中以往发病率数值的补充。

有趣的是 1986 年在乌克兰切尔诺贝利发生的核事故对 NTD 的发生率或其他任何先天畸形的发生率没有造成影响[34]。

表 41.21 在英格兰和威尔士出生的有中枢神经系统缺陷婴儿（活产和死产）的数量和因中枢神经系统缺陷而终止妊娠的婴儿数量

年份	终止妊娠	无脑畸形的出生数	脊柱裂的出生数	先天性脑积水的出生数	其他 CNS 畸形的出生数	CNS 畸形的出生总数	CNS 畸形的总数
1974	34	849	1185	313	105	2452	4938
1976	81	644	880	267	124	1915	3911
1979	285	455	845	227	110	1637	3559
1983	511	114	422	194	187	917	2345
1987	529	31	202	117	161	511	1551
1990	452	26	120	92	122	360	1172
1993	536	14	81	71	88	255	1045
1996	无数据	27	61	76	90	254	无数据
1999	449	12	46	47	90	204	797
2001	411	12	47	65	109	233	726

来源：国家统计局 1993，2003（www.statistics.gov.uk/statbase）。

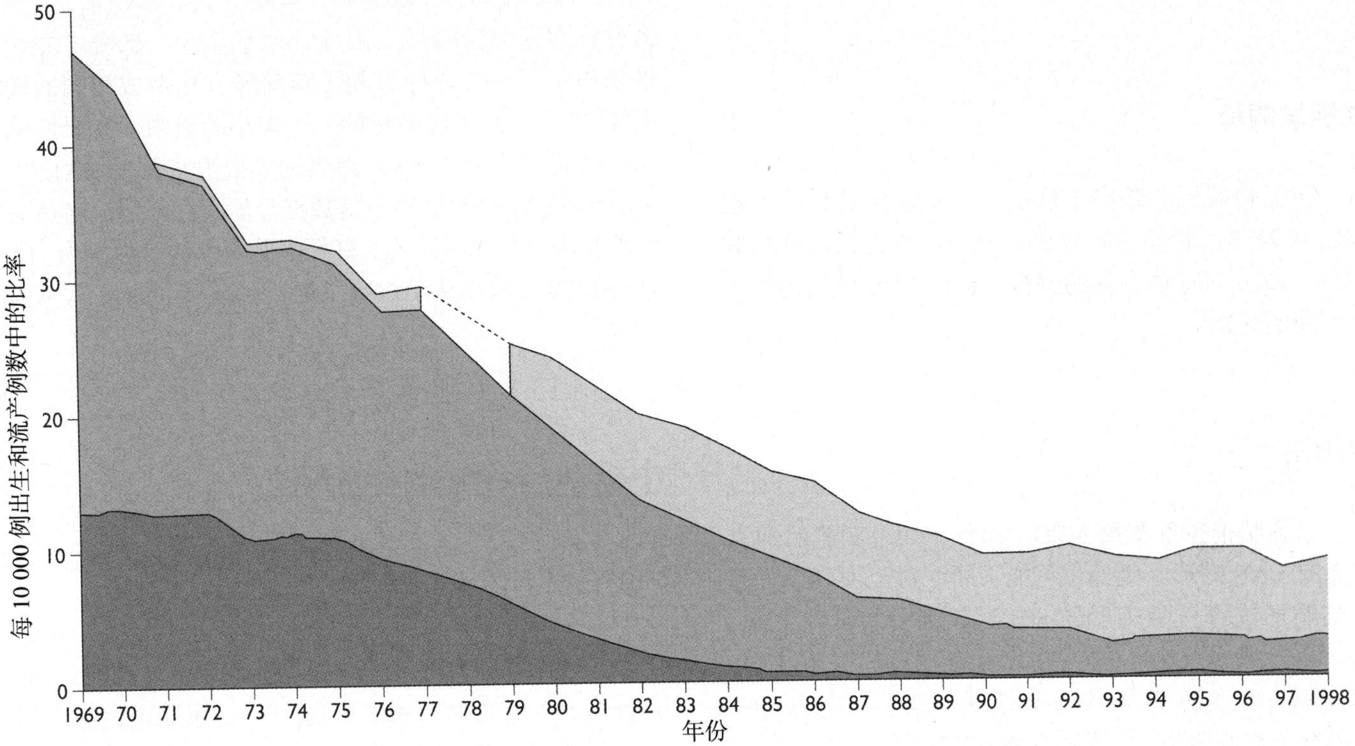

图 41.62 英格兰和威尔士 1968—1998 年的无脑畸形、其他 CNS 畸形和因 CNS 畸形的合法流产的通告比率。（根据许可引自国家统计局 [Office for National Statistics] 2002，Health statistics quarterly 16. ONS, London.）。

表 41.22 1991—2001年英格兰和威尔士每10000例中的中枢神经系统畸形比率

畸形	出生年份									
	1988	1990	1992	1994	1996	1997	1998	1999	2000	2001
所有 CNS	7.3	5.1	4.6	4.0	3.9	3.5	4.5	4.8	6.1	5.3
无脑畸形	0.6	0.4	0.5	0.4	0.4	0.5	0.3	0.4	0.4	0.5
脊柱裂	2.3	1.7	1.2	0.7	0.9	0.8	1.0	1.0	1.4	1.0
脑积水	2.0	1.3	1.4	1.2	1.2	1.0	1.2	1.0	1.6	1.4

来源：国家统计局 Office for National Statistics 2002 Health statistics quarterly 16. ONS, London: p67.

地区差异

在世界不同地区[30,108]及不同时期，CNS 缺陷发病率存在极大的差异。1986 年，美国的 NTD 发病率估计约为每 1000 分娩数中 1 例，无脑回畸形为每 1000 分娩数中 0.6～0.8 例，开放性脊柱裂为每 1000 分娩数中 0.5～0.8 例[4]。在不列颠群岛，发病率最高的是爱尔兰，贝尔法斯特（北爱尔兰东部城市）的无脑回畸形发病率为每 1000 分娩数中 6.7 例[72]，其次是威尔士。在英格兰，发病率最高的是西北部，最低的是东南部，但是，产前诊断和终止妊娠几乎消除了这些差异。1989～2000 年在泰国的一项研究发现的发病率正好相反，发病率低：虽然 NTD 发病率与西方国家相似（每 1000 出生数中 0.66 例），但脊柱裂发病率仅为每 1000 出生数中 0.06 例[59]。然而，社会经济地位低下使 NTD 受累的妊娠风险升高，且跨社会经济指标等级的风险升高[118]。

性别发病率

在无脑畸形和脑膨出病例中，女性相对男性的性别比为 7∶3，而脊柱裂为 55∶45，而在先天性脑水肿中为 4∶6。对这些差异的解释为探索 CNS 缺陷提供一个可能的线索。

双胞胎

双胞胎很少都罹患 NTD。而且，如果双胞胎两人都患有 CNS 畸形，则部位可能不同。对至少有一人患无脑畸形或脊柱裂畸形的 887 对双胞胎的研究发现，其一致发病率仅为 4.9%。在仅有脊柱裂的双胞胎中，同性别一致发病率为 9%，异性别一致发病率为 1%。而单合子双胞胎中，一致发病率为 12%[70]。

脊柱裂、无脑畸形和先天性脑积水的家族史和再发率

若已有一个胎儿或婴儿患 NTD，其同胞的再发病风险为 5%左右[19,20,65]，且这可能与特定的时间地区发病率有关。例如，在大不列颠群岛，1960 年代在贝尔法斯特的高发病率地区记录到的最高再发比率为 8.8%[80]，1970 年代在英格兰东南部的最低再发率为 3.4%[100]。当前次妊娠结束与当次妊娠开始之间的时间间隔缩短，其风险升高。例如，妊娠之间的时间间隔少于 6 个月，且前次妊娠为活产（相对于自发性流产或选择性终止妊娠），NTD 的风险加倍升高（优势比，OR，2.0，95%可信区间，CI，1.0～3.8）[111]。这些观察结果可能是由于营养的影响（参见下文）。

如果母亲已有两个或更多个 NTD 患儿，则 NTD 的再发风险约为 10%[22,65,103]。患脊柱裂的父母，其子女患 NTD 的风险与已有同胞发病儿童的再发率相同[21]。亲缘关系越远，则风险越小。

有先天性脑积水而不合并脊柱裂的儿童，其同胞 CNS 畸形的风险明显增高。在谢菲尔德（英国英格兰北部城市），187 例先天性脑积水患者有 338 位同胞：13 人（3.8%）有 CNS 缺陷，其中 5 人有脑积水，8 人为脊柱裂或无脑畸形。因此，似乎至少一部分“先天性脑积水”组与脊柱裂和无脑畸形有相似或相同的病因学[66,68]。在贝尔法斯特的一个较小的组中，先天性脑积水的再发率为 1.9%，为当地人群发病率的 26 倍[1]。Cohen 等[27]收集的世界各地数据显示，在产下一名孤立性脑积水患儿之后，再次妊娠无脑畸形的发病率为 1%，脊柱裂的发病率为 0.6%，孤立性脑积水的发病率为 1.5%。

中枢神经系统缺陷的预防

产前诊断后终止妊娠

在开放性 NTD 的胎儿中，母体血和羊水中 α-胎儿蛋白（甲胎蛋白）水平升高[12,13,116]。甲胎蛋白被广泛用于妊娠期 NTD 血清学筛选试验（第 9 章），此外，在孕 18～20 周期间，使用超声对胎儿脑和脊柱进行仔细检查。结果的判读取决于精确的妊娠时间：在双胎妊娠、脐疝和泌尿道畸形病例以及胎儿功能死亡病例中，取得的血清甲胎蛋白浓度可能升高。通过对血液乙酰胆碱酯酶浓度的分析可改善预期价值，其在 NTD 妊娠中也升高[116]。

现在妊娠时常规畸形扫描可发现许多 CNS 畸形，如 Dandy-Walker 畸形、脑室扩大、脑不对称和胼胝体发育不良（表 41.23）。无脑畸形和脊柱裂的产前诊断准确性好，而其他畸形的准确性差一些。对于这些诊断的许多自然病程还不确定。对于其他畸形，如 Dandy-Walker 畸形，对其预后差（见下文）有了足够的评估，可以合理地作出终止妊娠的建议。

补充维生素

围妊娠期补充叶酸可能会真正预防NTD[104,105]。此外，在末次月经后的第一或第二个月内的围妊娠期暴露于叶酸拮抗剂，包括卡马西平、苯巴和甲氧苄胺嘧啶等，使 NTD 风险升高约三倍（OR 2.8，95%CI 1.7～4.6）[47]。目前，英国推荐标准是计划怀孕妇女应在妊娠前到孕 12 周补充叶酸，剂量为每天 4mg[39]。尽管实

表 41.23 超声可在产前诊断的重大中枢神经畸形

诊断	参考文献
无脑畸形	Campbell 等 1972 [18]
	Goldstein 等 1989 [43]
脊柱裂	Nicolaides 等 1986 [81]
脂肪瘤型脊髓脊膜膨出	Seeds 和 Jones 1986 [99]
脊髓纵裂	Anderson 等 1994 [5]
脑膨出	Chatterjee 等 1985 [23]
脑积水	Chervenak 等 1983 [24]
前脑无裂畸形	Chervenak 等 1985 [25]
积水性无脑畸形	Hadi 等 1986 [46]
胼胝体发育不全	Comstock 等 1985 [28]
	Meizner 等 1987 [74]
脑裂畸形	Kligensmith 和 Cioffi-Ragan 1986 [60]
	Kormarniski 等 1990 [61]
无脑回畸形	Saltzman 等 1991 [94]
一侧巨脑	Sandri 等 1991 [95]
小头畸形	Chervenak 等 1987 [26]
	Den Hollander 等 2000 [32]
视隔发育不全	Pilu 等 1990 [90]
Galen 静脉畸形	Vintzileos 等 1986 [113]
	Dan 等 1992 [31]
小脑蚓发育不全	Campbell 等 1984 [18]
Dandy-Walker 综合征	Russ 等 1989 [93]
蛛网膜囊肿	Chervenak 等 1983 [24]
脑室贯通性囊肿	Vintzileos 等 1987 [114]

际上在产前临床工作中，妇女很少听从政府关于叶酸的建议，但合理的膳食普遍可能使妊娠期 CNS 畸形减少[109]。建议母亲在围妊娠期使用多种维生素以降低胎儿腭裂[102]和儿童期神经外胚层肿瘤的发病，尤其是髓母细胞瘤（第 37 章），但生双胞胎的几率增加[16,30]。

临床方面

无脑畸形

无脑畸形，颅撕骨的后侧部分没有发育并融合，有外露的畸形残脑和脑半球缺失（甚至更大缺陷），表面覆盖充血的脑膜（图 41.63）。常伴发脊柱裂和其他

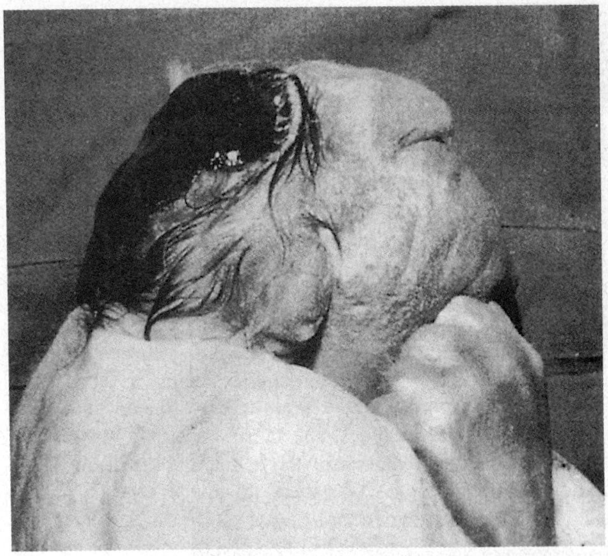

图 41.63 无脑畸形。（引自 Forfar 和 Arneil 的儿科学教科书，第 5 版。Churchill Livingstone出版社，爱丁堡。）

畸形。经常合并羊水过多。

所有无脑畸形的婴儿均死亡。虽然有一个病例通过人工辅助通气存活了数年，但她没有发育出任何有用的独立功能[6]。这一病症的临床重要性在于此后同胞中的 CNS 缺陷的可能性升高，包括脊柱裂在内。父母应了解死产或新生儿死亡的原因，并应给予遗传学咨询。

颅脑膨出及脑膜膨出

这些病在西方国家的发病率约为每 10 000 人中 1～3 例，在东南亚更高。在所有病例中，约五分之四发生颅脑膨出。在这两种疾病中，颅骨有缺损，缺损处有囊性肿块膨出，常发生于枕部。在脑膜膨出中，肿块有皮肤或脑膜覆盖，其内仅含脑脊液（CSF）（图 41.64），在颅脑膨出中，囊内还含有异常的脑组织。

其余脑组织也常有严重畸形。在约一半患者中，肿块直径超过 6cm，可能比颅骨本身还大（图 41.65）。小头畸形非常常见，其脑组织体积减小。脑积水时，约半数患者的脑室体积扩大。

脑膨出常发生于枕部，也可为颞部、额部或突入到上鼻腔，导致诊断困难。在东南亚，额部脑膨出最常见。常有伴发畸形，包括脊髓脊膜突出、腭裂、Klippel-Feil 综合征及许多其他疾病。Meckel-Gruber

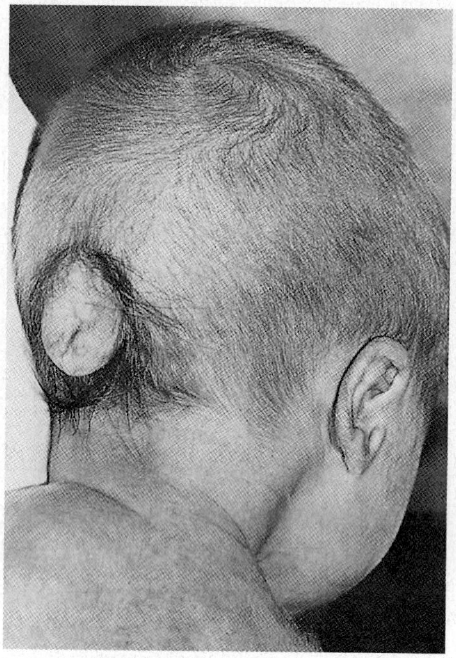

图 41.64 颅裂畸形：脑膜膨出。

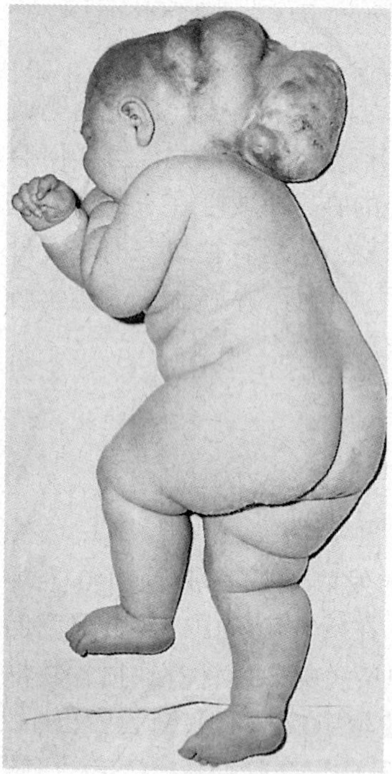

图 41.65 脑膨出。

综合征（MKS）是最常见的单基因源性 NTD。它是一种常染色体隐性疾病。其他（不同的）畸形，包括：脑突出、多囊肾、肝管发育不良及囊肿、多指畸形和脑积水等。基因定位具有遗传异质性，芬兰人家族（*MKS1*）定位于染色体 17q21～24，北非和中东人家族（*MKS2*）定位于染色体 11q13，印第安人家族（*MKS3*）定位于染色体 8q24，多指畸形和脑突出不常见[78]。

检查和治疗

所有脑膨出婴儿，即使较小的病例，都应该通过神经影像学检查来检查颅内畸形，发现早期脑积水。病变应通过手术治疗，在切开后可能需要对伴发的脑积水进行治疗。患有大型病灶的婴儿常迅速死亡。然而，对那些活过第一周的婴儿，有手术治疗适应证，因为大型未手术病灶会导致严重的护理问题。

预后

枕部脑膜膨出预后好，但大多数有真性脑膨出的预后较差。在一个 147 例的超过 20 年随访的系列研究中，32 例脑膜膨出患者中 90%存活，相比 115 例真性脑膨出患者中存活率为 40%。枕部脑膜膨出存活者中，48%完全正常，而真性脑膨出者中仅有 4%完全正常，其中躯体和精神残障分别为 15%和 26%。脑膨出的主要躯体残障为皮质盲或视力不完全、痉挛性四肢瘫痪、小脑共济失调和癫痫。脑膨出伴巨大型病灶或小头畸形的预后最差[71]。

脊柱裂

脊柱裂是由于受孕后 26～28 天时神经管未能关闭引起[77]。“脊柱裂”意味椎弓断裂，包括几种类型。开放性脊柱裂指皮肤完全缺失的开放性病灶。囊性脊柱裂指病灶表面有上皮形成的膜覆盖。囊性脊柱裂可为脊膜膨出或脊髓脊膜膨出（图 41.66）。隐性脊柱裂指椎弓融合失败，通常是完全有皮肤覆盖的病变。这组疾病也包括皮肤窦道、脂肪性脊髓脊膜膨出和脊髓纵裂的婴儿。在脊髓纵裂中，脊髓裂开成两部分，中间有时有骨板。

识别这些晚期病症疾病的重要性是因为有脊髓栓系的风险，且引起神经失能。无任何线索的脊髓栓可能引起神经学并发症，脊柱上方的中线皮肤凹陷或有窦道则通常应该怀疑此病（见下文）。呈盲端的凹陷和凹入臀沟小于 1 英寸的凹陷可排除该病（见第 38 章）[42]，但是比这种情况位置更高的，任何背部中线皮肤的病灶值得做进一步检查。有经验的医师可通过超声检查提供足够的安全性，但如果有疑问，推荐进行脊柱 MRI 检查[42,62]。

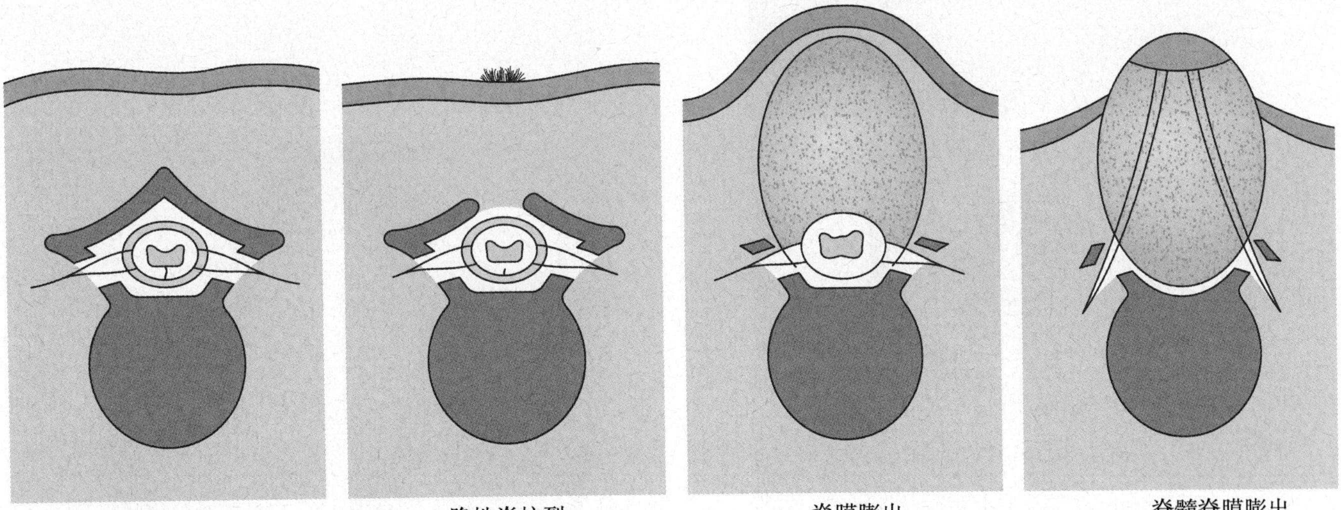

图 41.66 脊柱裂的分型。（根据 Forfar 和 Arneil 的儿科学教科书，第四版重绘。Churchill Livingstone 出版社，爱丁堡。）

脊膜膨出

在所有囊性脊柱裂病变中，5%～10%为脊膜膨出，这是一种主要为中胚层起源的良性病变。一个或两个棘突缺失，中线部位有一个小囊从缝隙中凸出，有膜或皮肤覆盖，内仅含 CSF 且完全透光（图 41.66）。

脑积水合并脊膜膨出的发病率约为 10%，远低于脊髓脊膜膨出，通常脑积水不严重。大多数婴儿不手术也能存活，但建议在合适的时候手术闭合，原因不仅是良性病灶可能破裂导致脑膜炎，也兼有美容原因。预后非常好，且大多数存活者无残障。

通常产前诊断不一定能发现脊膜膨出，因为其为闭合性病变；羊水不含过量的甲胎蛋白。在任何病例中，都没有终止妊娠的适应证。

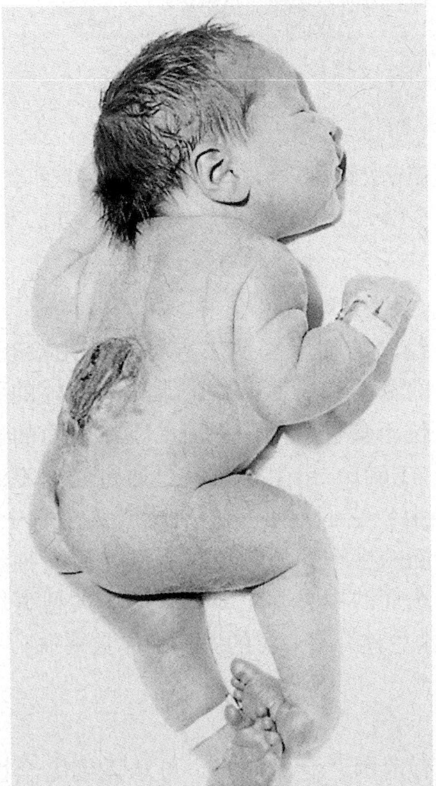

图 41.67 胸腰段脊髓脊膜膨出。

脊髓脊膜膨出

脊髓脊膜膨出是在脊膜囊性扩张、皮肤和脊柱缺损之外，还有脊髓或马尾畸形（图 41.66）。受累婴儿表现出病变平面以下的神经学异常。脊髓脊膜膨出常发生于胸腰段（图 41.67），这种预后最差，也可发生于腰段、腰骶段（图 41.68）或不常见的单纯性骶段。可发生多发性病损。病灶往往成对称性。小部分患者为单侧脊髓膨出，一般仅受累节段异常，且有神经斑形成[36]。

病灶常较大，累及脊髓的一些节段，并有脊柱缺陷，包括脊柱呈八字形和椎板畸形及锥体畸形。少数人出生时后脊柱后突，这使预后更差。病灶上方常有脊柱畸形，仅能通过摄脊柱全 X 片和胸片来发现：楔形脊柱或半边脊柱畸形常伴发一些肋骨缺损、融合或缺失。这常导致严重的脊柱侧突。

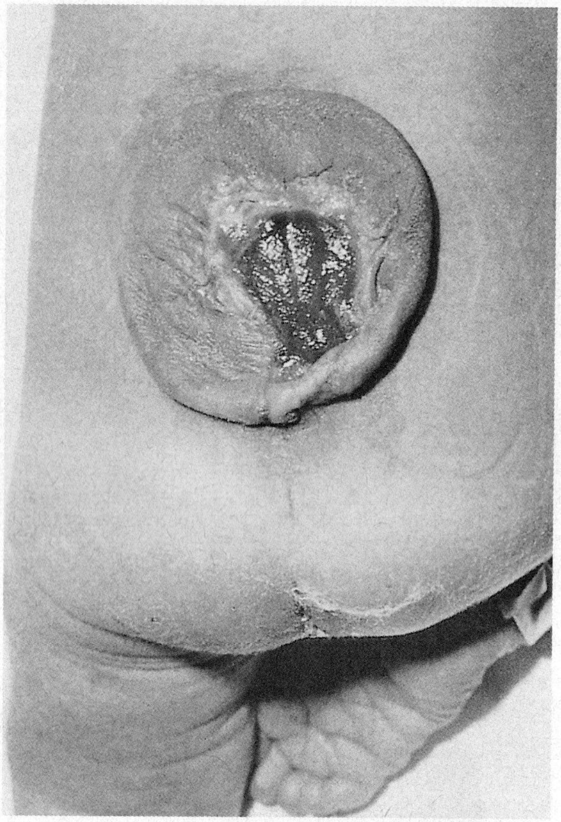

图 41.68 腰骶段脊髓脊膜膨出，合并典型的中央神经斑和肛门扩张。

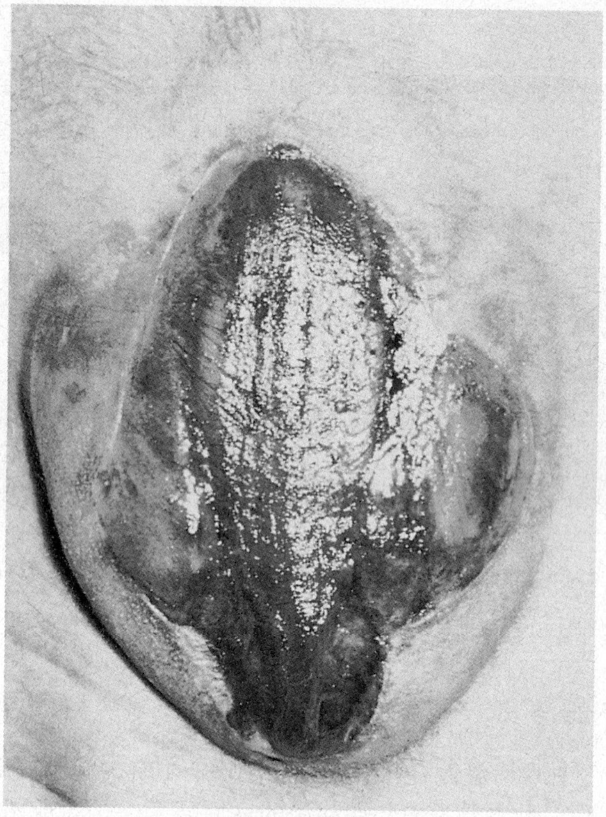

图 41.69 大型开放性脊髓脊膜膨出显示典型中央斑的“着色”外观。

临床评估

应由有足够经验的临床医师来进行新生儿检查。应测量脊柱病灶的宽度和长度，并记录其与脊柱的相关位置。神经斑位于囊性病灶中——暴露在表面的发育不良脊髓（图 41.69）。出生即刻就可通过囊内 CSF 清楚地看到神经根：它们通常呈水平位或甚至朝上，因为在胎儿期脊髓的生理性颅侧迁移受到妨碍。神经斑可发生在整个病灶的中央、上部或下部。大型斑块且位置更高者的预后差，有广泛的瘫痪和痛觉缺失。

瘫痪

可能在腿部有范围广泛的瘫痪，可从无到完全性瘫痪。典型的瘫痪为下运动神经元性（弛缓性瘫痪）。了解腿部肌肉的节段神经支配（和图表）（表 41.24[101]）是有帮助的，且可对每条腿分别确定瘫痪的神经学平面，并绘制图表。神经学平面不一定必须与脊柱平面相一致。在最高受累节段以下的所有肌肉都可能出现瘫痪。也会发生另一种模式，特别在胸腰段病变中，受累节段神经支配的肌肉呈弛缓性瘫痪，之后受累节段以下肌肉出现反射性运动，反射活动在后期消失并可能最后出现痉挛性强直[106]，不应误认为是有用的随意活动。刺激腿部能引发反射运动，且误导检查者；更好的是刺激身体的上半部分来激发未受累肌群的主动运动。

括约肌和泌尿道

几乎所有脊髓脊膜膨出的婴儿有尿道括约肌麻痹。观察婴儿可能会发现尿淋沥，并无法以尿流形式排尿，虽然当婴儿啼哭时，由于腹肌收缩，而能以一定的尿流形式排尿。缺乏正常的括约肌控制，可以挤压腹部使尿液溢出。

静脉内尿道造影或肾超声和排尿式膀胱输尿管造影将显示是否有肾盂积水、尿潴留、膀胱内小梁或憩室和/或输尿管反流。也能证明挤压膀胱压出尿液和残余尿。诸如单肾、马蹄肾、盆腔肾、双骨盆和双输尿管等其他肾缺陷的常见程度是无 NTD 婴儿的10 倍。正常婴儿若不把臀部分开，则看不到肛门，但当会阴肌和直肠括约肌麻痹时，肛门位于表面且展开。但肛周皱褶可能依然存在。当刺激肛周或用一小指插入直肠时，肛门括约肌不能收缩。

脑积水

必须测量婴儿的最大头围并绘制图表，以及与婴儿体重和孕龄的关系。在脊髓脊膜膨出中，头颅超声是一个必需的早期检查，可在头围增大前发现脑室扩张。超声、计算机断层扫描（CT）或 MR 影像也能发现并发的 Chiari 畸形，Chiari 畸形可引起延髓麻痹。治疗为置入一根脑室分流管。

治疗和预后

对所有婴儿进行紧急积极的抢救，而不考虑不可逆的重大神经学残疾，使许多严重残疾的儿童存活下来[67,107]。Lorber 提出的一种选择性方法，在 1980 年代为许多临床医师所采纳。现在，很少有脊柱裂婴儿出生。对于那些病例，通常都有产前诊断，以便进行早期咨询。

对大部分婴儿进行手术治疗。存活率比 25 年前报道的有所改善。北美研究称几乎所有儿童都能走动，尽管长期随访发现许多人在成人期无法离开轮椅[50,51,63]。通过手术关闭脊柱裂的婴儿通常发生进行性脑积水，需置入脑室分流管，常为脑室–腹膜分流。

并发症发病率的预后与控制能力取决于病变的平面，而智力的预后主要取决于是否存在脑积水和合并的脑实质容量。当有 Chiari 畸形时，可能在儿童后期有进一步的神经学缺陷，且会发展为脊髓空洞症。进行性脊柱畸形也可产生严重问题，由脊髓纵裂引起的脊髓拴是另一种引起脊髓脊膜膨出儿童晚期进行性神经学恶化的原因。

感觉平面是反映预后的最佳标志：年龄在 35 岁之前，感觉平面在 L3 以上的所有成人都无法离开轮椅（尽管一些人在十几岁时能行走），而那些感觉平面在 L4 以下者，半数能在社区内行走[50,51]。在这一组群中，1963 年到 1971 年间手术的患者，70%智力正常（图 41.70），但在 54 例存活者中，仅 13 人能在自由市场中找到工作。仅 26%人有完全的控制能力；那些能成功控制失禁者中，大部分间歇使用导尿管。感觉平面在 T11 以上意味着预后差，死亡率高，且存活者中有严重残疾。

表 41.24　下肢区域的屈曲和伸展的根神经支配

	屈曲	伸展
髋部	L1–L2	S1–S2
膝部	L5–S1	L3–L4
踝部	L4–L5	S1–S2
脚趾	S2–S3	L4–S1

引自 Sharrard W J W 1964 The segmental innervation of the lower limb muscles in man. Annals of the Royal College of Surgeons 35：106~122。

脊髓脊膜膨出的胎儿手术

胎儿手术是局限性调查的主题。2003 年 3 月开始了一个多中心随机化对照试验来比较受孕后 19～25 周对脊髓脊膜膨出的宫内修复手术与出生后修复手术的效果[117]。基于现存证据的总体结论是脊髓脊膜膨出的宫内修复手术降低了后脑疝出和脑积水的发生率，但使早产的风险升高[15,110]。

Walsh 和 Adzick 对出生前手术的争论进行了总结[117]：本质上，它们无法由所覆盖的皮肤和肌肉保护神经组织，可易于发生继发性破坏。提出可能是因为羊水的化学性损伤、直接创伤或蛛网膜下腔脑脊液压力升高引起的创伤，如胎儿头部分娩时受压，引起神经根损伤[117]。一些脊髓直接创损伤的证据来自于观察，当无覆盖的脊髓向背侧突出时，神经组织大部分失去[35,52,76]。

隐性脊柱裂

这累及人群的 5%～10%。一些有外表体征：痣、皮肤发育不良、脂肪垫或腰骶部区域体毛簇丛状分布。图 41.71a 展示一个皮肤病灶，下方椎骨合并有隐性脊柱裂。在 MRI 上发现皮肤瘘道和脊髓栓系是需要手术的证据（图 41.71b）。椎弓融合失败其本身意义不大，但可能表示脊髓有更广泛的受累。在背部发现皮肤小斑，而不是位于臀裂之中或在其上方的皮肤凹陷（见下文），是进行超声和 / 或 MRI 检查的适应证。应检查脊柱全长，因为有可能存在多发病灶。

超声表现可提示脊柱裂，包括低位圆锥（L3 以下）、圆锥末端不变细和终丝肥厚[62]。在 Northwich Park 医院的 105 位婴儿研究中，圆锥的平均位置在 L1/L2 椎间盘与 L2 椎体间[92]；范围从 T12 到 L3，仅 3%位于 L3。圆锥低于 L3 的婴儿应行 MRI 检查以排除脊髓拴系。若脊髓超声检查正常，并是由经验丰富的儿科超声医师做的检查的话，可排除脊柱裂[42,62]。引起远期神

连续 117 例开放性脊柱裂病例的婴儿期神经学缺陷和 54 例平均年龄 35 岁存活者的预后

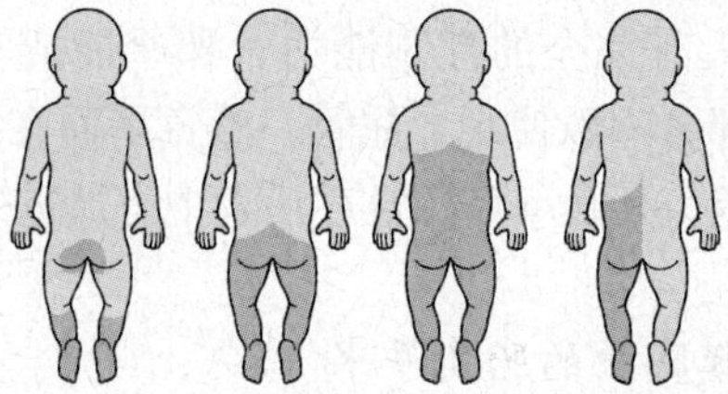

	婴儿期的感觉平面				
	L3 以下	L3~T11	T11 以上	不对称	趋势的 P 值 *
全组	38	32	42	5	
死亡者 (n=63)	14	17	30	2	<0.01
存活者中的残疾和生活方式（平均年龄 35 岁）:					
存活者	24	15	12	3	
无 CSF 分流 (n = 8)	7	0	1	0	<0.05
IQ ≥ 80 (n = 39)Ʒ	21	11	6	1	0.05
能在社区内行走者 (n = 16)#	16	0	0	0	<0.0001
有自控能力 (n = 11)ξ	8	2	0	1	<0.05
独立生活 (n = 22)λ	14	5	2	1	<0.05
开车 (n = 20)	14	4	2	0	<0.05
有工作 (n = 13)	9	2	2	0	0.18

卡方检验。分析时剔除感觉平面不对称者。

Ʒ 5~15 岁记录 IQ。
\# 如需要的话，可在帮助下行走≥50 米。
ξ 有自控能力而无需导尿管。
λ 在社区中生活，无需帮助或者监管。

图 41.70 连续 117 例开放性脊柱裂病例的婴儿期神经学缺陷和 54 例平均年龄 35 岁的存活者的预后。（根据许可引自 Hunt G Oakeshott P 2003 Outcome in people with spina bifida at age 35: prospective community based cohort study. British Medical Journal 326：1365~1366.）

经学并发症的脊柱病灶可存在，而无任何皮肤方面的线索：在 Northwich Park 医院的研究中就发现两例[92]。隐性脊柱裂的患者患 Chiari 畸形或脑积水的风险未增高。

对隐性脊柱裂病例的检查常发现诸如脂肪性脊髓脊膜膨出、脊髓纵裂、皮样囊肿和瘘道等病灶。大多数儿科神经外科医师推荐对这些疾病进行早期手术，以保留泌尿道括约肌的功能[58]。皮肤瘘道的病例易于罹患脑膜炎，早期手术特别重要。

脂肪性脊髓脊膜膨出

一度认为脂肪性脊髓脊膜膨出纯粹是外观缺陷。现在认识到大部分儿童在儿童早期发生残疾，这是由于肿块引起脊髓栓或神经组织压迫。Bruce 和 Schut[14] 报道 88%未手术的脂肪性脊髓脊膜膨出患者在出生后头几年内就丧失神经功能，因此推荐早期手术[58,97]。恶变未见报道。在手术后约随访 7 年左右，发现 11%儿童行动功能存在恶化，而 82%保持静止（其他的在手术时就不能独立行走）；仅在脂肪性脊髓脊膜膨出，并伴肥胖症和脊髓栓系的儿童中可见远期恶化[98]。

脑积水

先天性脑积水

先天性脑积水不伴脊髓裂可能是单发畸形，或可能伴发其他先天性 CNS 畸形，如胼胝体发育不良、Dandy-Walker 囊肿和 Arnold-Chiari 畸形。脑积水也可伴发其他非 CNS 畸形，如先天性心脏病、肠闭锁、染色体异常或无眼畸胎。有一种罕见的性连锁遗传疾病脑导水管狭窄局限于男性[37]，常合并拇指屈曲和内收缺陷。引起脑积水的最常见先天性畸形，且不合并脊柱裂的是中脑导水管狭窄（表 41.25）。在早产儿中，这是脑室内出血最常见的病因，可能在出生前就已发生。

新生儿脑水肿的临床诊断

脑积水可能在出生时就明显，如果婴儿最大头围超过第 97 百分位数 2cm 或以上（用孕龄及出生时体重进行矫正），基本可确定脑积水的诊断，前囟大或隆起，颅骨缝分离距离宽，足月儿后囟仍保持开放。

许多脑积水婴儿出生时无疑似体征，但头颅生长异常迅速：正常情况下，头颅内容物为正常脑组织，但如果有脑积水和脑室容积增大，颅盖骨尺寸增大，且头颅极大地被动性生长。好的临床方法包括测定每个婴儿出生时枕额部头围，并将测量值与生长图表比较。然后通过随后的测量来评估头部尺寸增大的比率。头颅生长过度是进行早期检查的适应证，因此可启动早期治疗来达到可能的最佳疗效。头颅超声是首选检查（图 41.72），特别有助于消除那些小婴儿仅出现头部能正常发育而体格较小婴儿父母的疑虑。

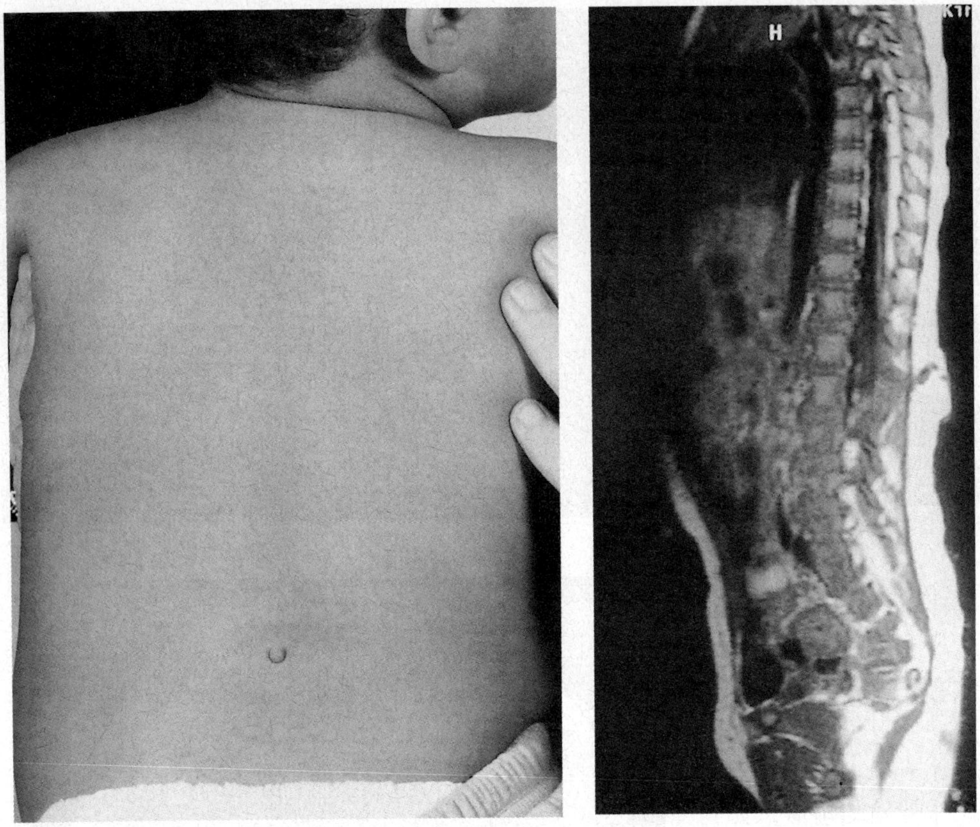

(a) (b)

图 41.71 (a) 一个无症状婴儿腰椎外的中线皮肤病灶（根据孩子父母的许可重绘此图，并致谢）。(b) 同一个儿童的 MRI 扫描显示有被栓系的脊髓和皮肤窦道。

表 41.25 新生儿脑积水的病因

先天性畸形	中脑导水管狭窄
	Chiari 畸形
	X 连锁的中脑导水管狭窄
	Dandy-Walker 畸形
出血后	脑室内出血；早产
	继发于出血性疾病或足月儿窒息的脑室内出血
	蛛网膜下出血
	出生创伤
	维生素 K 缺乏性出血
感染后	新生儿脑膜炎
	宫内病毒感染
肿瘤病灶	
血管畸形	Galen 静脉血管瘤，动静脉畸形
脉络丛乳头状瘤	
颅骨缺损	成骨不全
	颅缝早闭

蛛网膜下腔良性扩大（“外部”脑积水）

对于大头婴儿的神经影像学检查发现，一部分人有蛛网膜下腔扩大，而无侧脑室扩大或硬膜下出血[75]。这些婴儿中有些是超早产儿，呈现出头颅生长超过或等于第 97 百分位数。识别这一诊断学本质可免于基于错误地认为这类扩大是硬膜下出血，而认为这是一种非意外性损伤。颅盖开放、CSF 间隙增宽和头围迅速增大可为戊二酸血症的早期线索[11]。

其他畸形

Dandy-Walker畸形

认为由于神经管顶端在颅内端的发育缺陷导致后颅窝占位（图 41.73）。通常其定义同时有三个组成部分：

■ 胼胝体部分性或完全性发育不全；

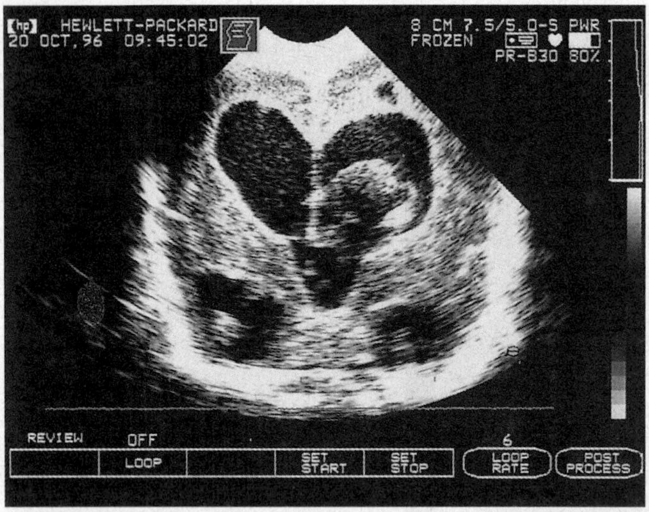

图 41.72 头颅超声，冠状切面观。显示脑室扩大，在左侧脑室腔内有血凝块。

- 后颅窝内囊性扩张与第四脑室有交通，第四脑室为憩室扩张；
- 脑积水（可能直到成年期才发生）。

男性超过女性，比例为 3∶1。常伴发脑畸形，如胼胝体发育不全或枕部颅脑膨出和下橄榄核异位[2]。虽然偶尔必需去除囊肿本身，但治疗还是针对先天性脑积水。

普遍认为 Dandy-Walker 畸形是一种散发疾病，再次发病率小于 2%。预后不容乐观，在对一些公开发表的研究的总结中，27%死亡，存活者中仅一半人的 IQ 正常[48]。Osenbach 和 Menezes[86]报道了关于治疗后 30 多年的 37 例病例的个人研究，91%出生时就有脑积水，三分之一在随访中出现发育迟滞。在西班牙的研究中[88]，一组 38 例 Dandy-Walker 综合征病例中，仅 2 名儿童完全正常；而在都柏林，三分之二存活者有精神发育迟缓[57]。Aicardi 指出，由于 Dandy-Walker 综合征并非总是合并神经发育障碍，其产前诊断引起了伦理学问题[2]。

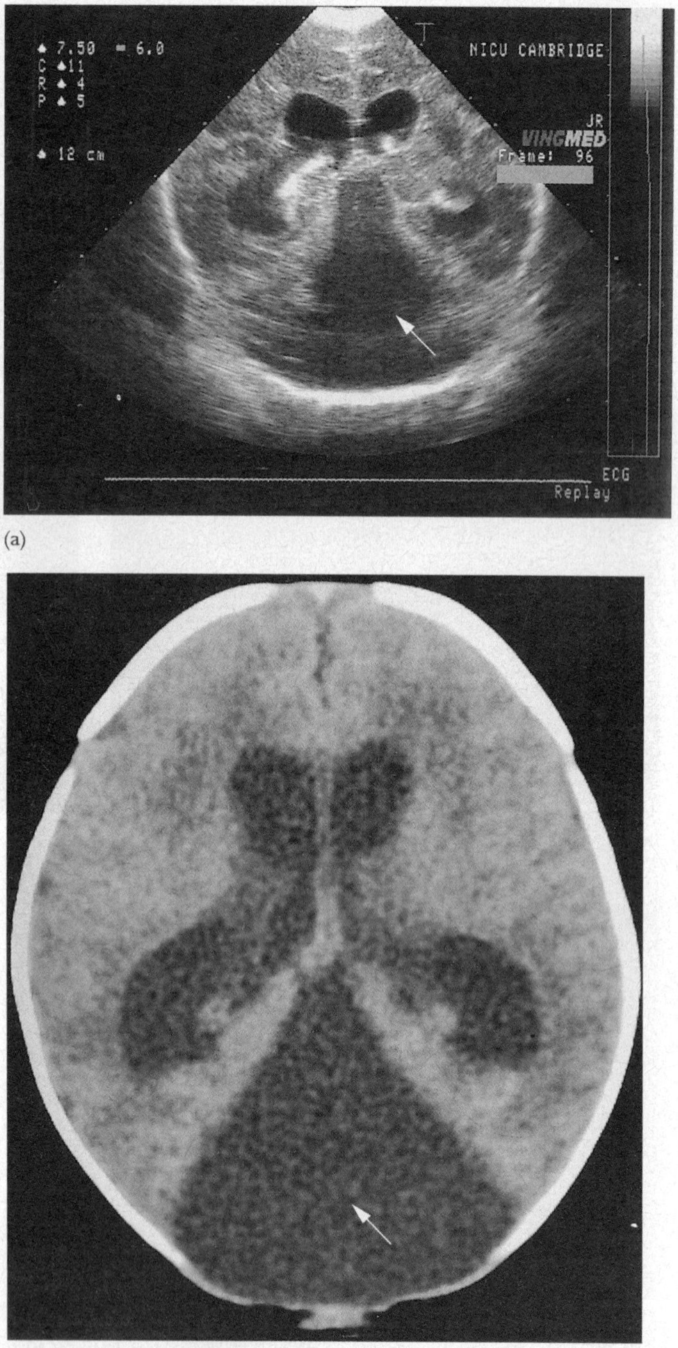

(a)

(b)

图 41.73 （a）一例 Dandy-Walker 综合征的头颅超声扫描，冠状切面，显示在后颅窝内的一个大型囊性腔隙（箭头）和侧脑室扩大。（b）同一个患者的 CT 扫描证实了 Dandy-Walker 综合征的诊断。

胼胝体发育不良和发育不全

这是一种先天性缺损，胼胝体部分或完全缺失。此畸形可能非常常见，在因不同原因进行脑扫描的 1447 名婴儿中，有 33 例发现胼胝体异常，符合 1∶20 000 的发病率。死后检查的数据提示发病率为 1∶19 000[45]。由于联络纤维无法跨越中线，且纤维束形成了迷走束（Probst 迷走束），可见异位于一侧的侧脑室。常伴发侧脑室枕角扩大畸形，此术语用来描述胎儿持续表现为两侧侧脑室后角扩大，这是本病主要畸形的一部分。超声、CT 或 MRI 发现脑回呈放射状（日光四射样脑回)、侧脑室枕角扩大畸形及通常易于在中线切面看到的胼胝体沟消失(图 41.74)。

有多种病因引起胼胝体未能发育,应认为是非特异性表现。它通常是神经元移行性疾病的一个特征,并与胼胝体发育相符[115]。此病伴发一些综合征,如 8、13 或 18 染色体三体征、Goldenhar 综合征、Rubin-stein-Taybi 综合征和口-面-指综合征。后天原因包括妊娠期暴露于过量酒精(胎儿酒精综合征)[55]和高甘氨酸血症[33]。事实上,高达 2%的病例可能合并有代谢性疾病[2]。Aicardi 在现在以其名字命名的一个综合征中,描述了一组胼胝体发育不全,婴儿肌阵挛性癫痫、视网膜陷窝和女性精神发育迟滞。

可能无法在新生儿中识别出胼胝体发育不全,除非婴儿头大伴眼距过宽,但越来越多地建立了产前诊断。在一项这类研究中,随访的 12 例病例中 6 人正常[19]。而伴有其他畸形者较差,如 CHARGE 畸形或 Dandy-Walker 畸形,而那些较好者为胼胝体部分发育不良且不伴其他畸形的儿童。CHARGE 是字母缩写,指有视力减退、心脏缺损、后鼻孔闭锁、生长发育迟滞、泌尿生殖问题和耳畸形的儿童。North 等[82]提出,引起一些 CHARGE 畸形的基因定位是在 14q22～14q24.3。

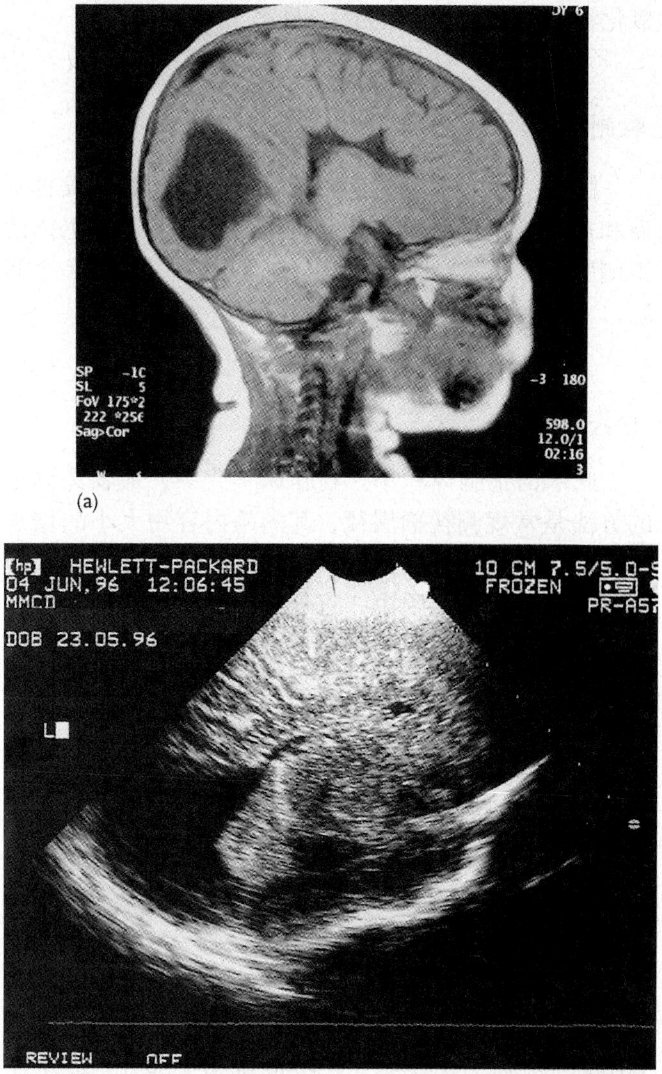

(a)

(b)

图 41.74 (a) 胼胝体发育不全的 MRI 扫描;脑回呈日光放射状排列,胼胝体沟消失,且侧脑室后角增大(侧脑室枕角扩大畸形)。(b) 同一病例的脑超声扫描。日光放射状脑回和无胼胝体沟,以及可见侧脑室枕角扩大。

积水性无脑畸形

当有双侧大范围脑损伤,导致两侧大脑半球破坏并由 CSF 取代时,则使用这一术语。虽然这一症状可能罕有出生后发生,但其病因一般都是出生前因素;认为大脑半球在胎儿早期由于血管性事件而被破坏。报道有合并胎儿暴露于可卡因[115]。颅腔壁平滑,与那些多囊性脑软化相反,当胎儿期晚期时,胎儿脑有能力作出神经胶质反应时,此时的损伤会引起多囊性脑软化。新生儿期,临床上难以区分积水性无脑畸形与极其严重脑积水。如果颅内压高且婴儿头颅迅速增大,则值得通过手术对婴儿进行治疗,因美容原因和易于护理的关系,而采用分流手术。总的来说,前景不容乐观,少数人存活一年以上。

巨脑

头部增大而无前囟隆起或骨缝分离,且生长比例正常,通常表明是无害的家族性巨脑[69]。在这些病例中,仅需测定父母及其同胞的头围。在新生儿期,重要的是通过合适的脑影像学检查来排除脑室周围积血或脑脊液积聚。然而,虽然一些这类病例的诊断为蛛网膜下腔良性扩大,但巨脑可能是一种大脑畸形的表现(如神经元迁徙性疾病[41]或神经纤维瘤病[29]),并伴发智力损害。当有脑内或脑外静脉畸形、软骨发育不全、大脑性巨人症(Sotos 综合征)、结节性硬化和黏多糖病时,巨脑也可能是一个特征。巨脑会是许多有机酸异常所表现出来的特征,对于无法解释的大头,应迅速进行筛查,包括判别氨基酸、嘌呤、嘧啶及过氧化物酶体功能的标志物[49]（见第35章）。

单侧巨脑

脑部一侧的不对称扩大常因为脑半球明显发育不良和皮质神经元迁徙异常引起[7]。可能有整个躯体的半侧肥大。通常智力受损，且难治性癫痫会是一个问题。

小头畸形

此术语指脑体积小。在临床实践中，最容易判定的方法是常规测枕额周径，其随颅内容物大小的增加而被动增加。所有测定方法的界定值任意性较大，但大多数临床医师接受第3百分位数为诊断界线。表现为前额浅且向后倾斜，并且耳朵显得大。

引起小头畸形的原因很多。若妊娠过程中的超声测量值显示出生前头颅生长正常，而出生时却有小头畸形，则是因为宫内损伤使脑生长发生了异常。同样，如果婴儿出生时头围正常，但之后变成小头畸形，则可能是在出生前数周或数天内，出生时或之后发生了严重脑损害。后天性和非遗传性小头畸形可能有多种病因：子宫-胎盘血供严重紊乱、药物、其他化学性因素、X线和出生前或出生时缺氧缺血，均可引起小头畸形。小头畸形也可能是妊娠期间跨胎盘感染的结果（例如，风疹、弓形虫——第40章第2部分）或更罕见的部分常染色体缺陷综合征（第32章）。真性小脑髓症是一种罕见的遗传性小头畸形。常为常染色体隐性，但也有显性和X染色体连锁类型的报道，但更罕见[2]。

前脑无裂畸形

前脑无裂畸形是一种罕见的CNS重大畸形。发生于胚胎发生的第6周之前，以中线缺损为特征。前脑无裂畸形的主要畸形为嗅球和嗅束缺失和前脑未能分裂。因为形成大脑半球的前脑矢状分裂发生在受孕后约35天，而嗅球和嗅束仅在42天时发育，前脑无裂畸形常伴发嗅觉结构的缺失[115]。三分之一病例为13号染色体三体，但也有一部分为9号染色体三体综合征，9和13号染色体出现易位畸变和*sonic hedgehog*基因突变[112]。该病罕见，约15 000到20 000出生人数中1例，但当有自发性流产时，发病更常见，此病普遍为致死性。独眼畸形这一术语是用于描述一个单独的融合眶腔，上方有一个凸缘；猴头畸形意味着鼻子位置正常，但只有单一的鼻孔。头发育不全是最罕见的畸形，有两个分开的眶腔，其中间有一个凸缘。眼距过近合并中线面裂和较轻的中线面发育不良，也是存在前脑无裂畸形的信号。

通常脑较小，且脑回较正常少，宽且常扁平。有一个大的单一脑室，可能合并胼胝体发育不全。通常有其他中线异常，合并正中面部发育不良、唇裂和眼距过宽。前脑无裂畸形可能仅单独发生，但更常见合并其他主要躯体畸形，证实在这些病例中也有染色体缺陷。

此疾病可分为三种亚型：前脑无叶无裂畸形，脑室彻底融合；叶性前脑无裂畸形，仅有额部融合；半叶性前脑无裂畸形，为一种中间形态。预后差，无有效的治疗方法。可通过超声或胎儿MRI在出生前建立诊断。

视-隔发育不良

此病中，透明隔未形成，视神经发育不良。可能有小脑蚓部和/或脑垂体缺失。该病并未有遗传学判定。儿童有垂体功能减退、癫痫、共济失调和智力减退。

小脑蚓部发育不全（包括Joubert综合征）

Joubert综合征是一种常染色体隐性疾病，有小脑蚓部缺失，视网膜病变常伴发视神经盘缺损和肾囊肿[56]。新生儿可表现为气促性呼吸急促，每分钟120～200次和窒息性呼吸暂停。Sarnat和Alcalá[96]报道了一组7例小脑蚓部发育不全的儿童。观察发现他们有肌张力减退（也是有小脑蚓部发育不全的Dandy-Walker畸形的特征）、发育迟缓、躯体性步态不稳和意向性震颤。大多数有固定性眼球震颤，3例有癫痫。

蛛网膜囊肿

先天性蛛网膜囊肿是引起后颅窝和中颅窝CSF积聚的另一个重要原因，虽然可能发生在大脑和脊髓的任何部位。通过超声扫描，在胎儿期或出生后头数年内，发现了更多的病例（图 41.75）。尸检时，约 5%病例为偶然发现[79]。认为囊肿形成是由于胚胎形成时蛛网膜分裂，之后脑脊液分泌入腔隙中。这种囊肿与第四脑室或蛛网膜下腔之间无交通。

蛛网膜囊肿一般无症状，但如果囊肿扩大，可能因阻塞 CSF 流入后颅窝或流出第四脑室而致脑积水[115]。如果当囊肿位于鞍上或四叠体区时，特别可能发生这种情况，这些婴儿需仔细随访和重复进行神经影像检查（图 41.75b）。可通过颅壁开窗术或囊肿-腹膜分流术进行治疗。小的无症状性囊肿不需任何治疗。预后通常好。尽管有时在儿童期可有癫痫发作，并且在任何时候都可能发生出血进入囊肿。

皮质发育异常（神经元迁移异常）

胚胎第二周形成外胚层、中胚层、内胚层。中线的外胚层发育成神经板，继而形成神经沟。发育成神经管，在胚胎第四周闭合，神经管从中间开始向两端进行闭合。约在胚胎第 33 天，前脑分裂形成脑泡和前脑，面部在第 5～6 周时自颅神经嵴发育而来。那些将形成神经元和神经胶质的原始细胞主要位于神经管腔内附近，在约 30 天时开始增殖。神经细胞起源于脑室和脑室下区，有时也称生发区。产生过量细胞，其数量随规律性的细胞死亡或凋亡而减少（更详细的参见 Gressens 的文献[44]）。在受孕后约 45～50 天，最早的神经元迁移形成软膜下前板，即原始的丛状区带或层。之后那些将形成皮质板的神经元，随着特殊的放射状胶质细胞移动至其最终部位。每次迁徙细胞移动到其最终位置，其采取“蛙跳”的形式来越过之前的细胞层，例如，最表浅的层，即新皮质，是由最年轻的细胞组成。神经元到达其在皮质最终位置的这一过程称神经元迁移。向皮质迁徙开始于约第 10 周，普遍认为在第 20 周完成。

这个复杂过程的异常可由遗传和环境因素所致。所导致的异常取决于发生的时间和障碍的性质。病变有脑沟缺失或异常，如无脑回（光滑脑）、无脑回畸形（没脑回）、巨脑回（大型脑回）和脑裂畸形（分裂开的脑）和皮质异位。

有帮助的是，Aicardi[2]考虑皮质发育异常为：

- 增殖和分化的异常；
- 神经元迁移异常；
- 皮质构建异常（表 41.26）。

无脑回和巨脑回

随着 MRI 扫描问世，更多地识别出这些疾病（图 41.76）。在早期宫内阶段不容易诊断，因为直到妊娠 28 周脑才开始形成沟回，次级脑回直到 32 周才出现。早期发作的癫痫较常见，但并非总是这样。大脑可呈完全光滑——无脑回。更常见的是存在一些较厚的脑

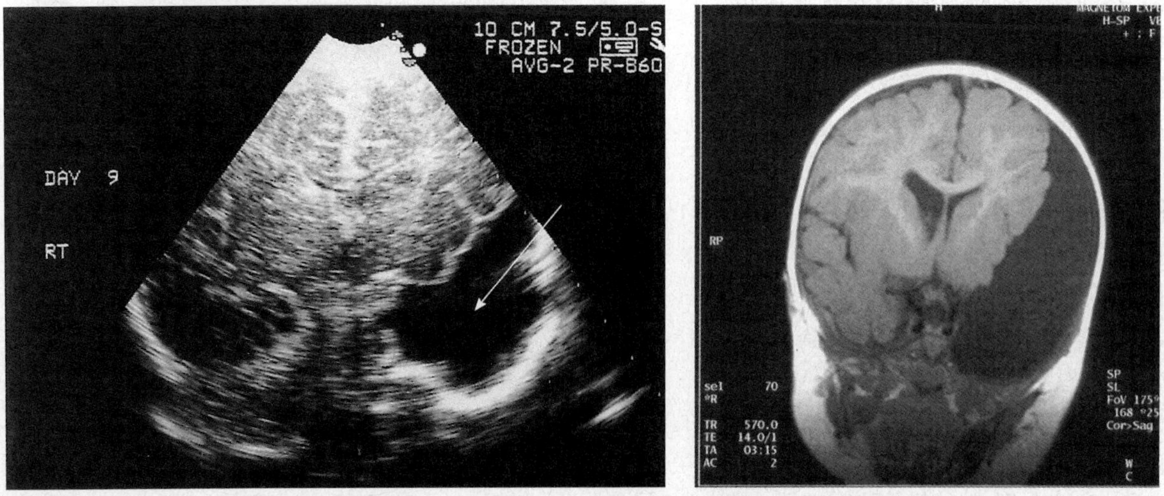

(a) (b)

图 41.75 (a) 超声上显示的蛛网膜囊肿。(b) MRI 冠状平面上所见的中颅窝蛛网膜囊肿。

表 41.26 皮质发育的主要异常（在1998年Aicardi的文献[2]之后）

(a) 异常的增殖和分化	小头畸形 巨脑 一侧巨脑 脑裂畸形 结节性硬化
(b) 异常的移行	脑室周围异位 皮质下异位 无脑回和无脑回畸形 巨脑回 多小脑回
(c) 异常的皮质构建	皮质发育不良 微小畸形

回——巨脑回。常有透明隔发育不全。超声成像可发现诊断，且比 CT 或 MRI 更易于建立诊断[89]。I 型无脑回畸形有一些区域无脑回，其他为巨脑回[8]。据说大脑表面类似于 12 周的胎儿[115]（图 41.76）。也有侧脑室扩张和胼胝体发育不良。认为在 12～16 周影响了神经元的迁移。受累儿童表现为双侧颞部凹陷、小颌症和枕部突出[44]。

Miller-Dieker 综合征是一种特殊的异常，存在一种导致无脑回或巨脑回的四层结构的皮质，特征性面容为双侧颞部凹陷、鼻子翻转朝上且与上唇间有一红色边界。Miller-Dieker 综合征的染色体分析发现 17p 的微删除。Miller-Dieker 综合征病例和约 40%孤立性无脑回病例有 *LIS1* 基因的半删除——可能对临床区分疾病没有用，*LIS1* 基因编码乙酰水解酶的 β 亚单位，负责降解血小板活化因子（PAF）[64,91]。通过刺激PAF受体，打断了离体状态下的神经元迁移[9]。其他孤立性无脑回畸形男性有 X 染色体异常，位置为 Xq24-q24，编码微管相关蛋白（Doublecortin）。微管相关蛋白和 PAF 对神经元迁移的调节来说是重要的[115,44]。

II 型无脑回畸形中，有增厚和严重破坏的皮质，血管和纤维-胶质隔使其分隔中断[8,115,44]。显然，存在皮质下异位。脑膜增厚并与皮质紧贴，使蛛网膜下腔闭塞，导致脑积水。这些患者表现出与 Walker-Warburg 综合征类似的特征（见下文），有眼部畸形、后部脑膨出、脑积水和常有肌张力减退[44]。病因依然未明。

在 Walker-Warburg 综合征中，有无脑回畸形、肾发育不良和先天性肌萎缩。此病为常染色体隐性，不

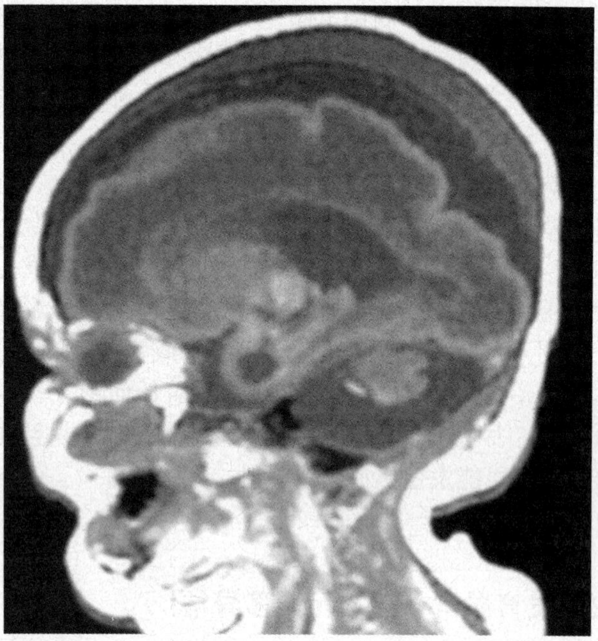

(a)

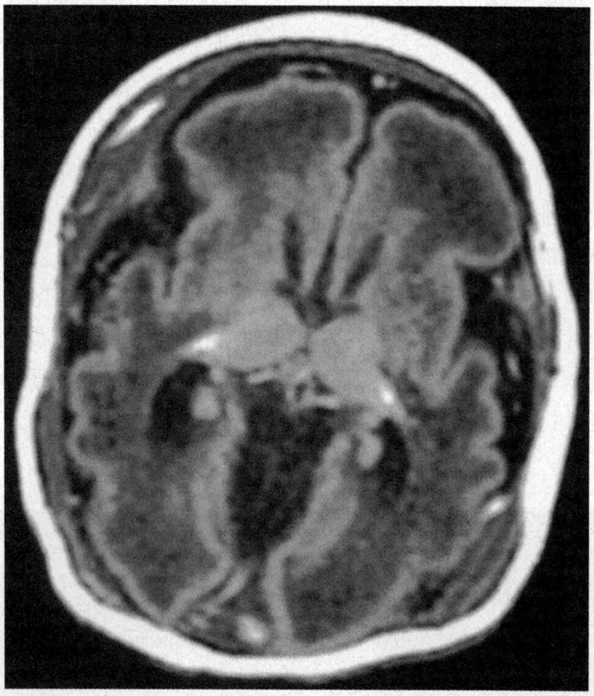

(b)

图 41.76 (a) 无脑回畸形的足月儿 MRI 扫描的矢状平面。缺乏正常的脑沟和脑回。(b) 同一无脑回病例的 MRI 轴状平面。

存在相同染色体删除。该病又称 HARD(E)综合征；有脑水肿、大脑和小脑无脑回、肾发育不良、±脑膨出[87]。无脑回畸形没有治疗方法。也发现无脑回伴发代谢性异常，如 Zellweger 综合征（本章第 6 部分）、Menke 综合征（第 35 章第 3 部分）和遗传性氨基酸异常。胎

儿在妊娠头三个月受到损伤后，可看见局部区域有巨脑回。神经发育的后果普遍差，但使正常脑发育中断的影响程度不一。

脑裂

脑内有一条深的裂隙，常在大脑外侧裂区域。裂隙的唇缘可开放或闭合。常伴发透明隔发育不全和脑积水。此病可为原发畸形或由于胎儿早期损伤引起，如母亲滥用可卡因。

脑血管畸形

有一些罕见的先天性脑血管畸形，仅在少数新生儿中发现。这些畸形包括 Sturge–Weber 综合征和动静脉瘤，包括 Galen 静脉瘤，其特征为心力衰竭和颅内杂音。

Galen静脉畸形

Galen 静脉瘤是静脉扩张，从大型的单发畸形到多发性的较小交通支。出生前诊断是可能的，可给出预先的警告，并可进行咨询，以及在有介入放射学技术的中心进行分娩。有积水的胎儿和因心力衰竭而需要通气治疗的婴儿常死亡，尽管一些团体报道非常积极治疗可获得成功[40]。在新生儿期，超声和 MRI 能确定诊断并对其来源血管进行评估（图41.77a, b, c）。以往 Galen 血管畸形的治疗效果差，但现在的治疗包括经动脉在异常血管内置入弹簧圈。Lylyk 等[73]用该方法治疗了 28 位患儿，其中 11 例为新生儿，17 例长期效果较好。

先天性脑肿瘤

非常罕见，但有时因伴发脑积水而引起注意。偶尔会引起梗阻性分娩。超过半数位于脑幕之上，新生儿最常见的组织学类型为星型细胞瘤（第 37 章）。

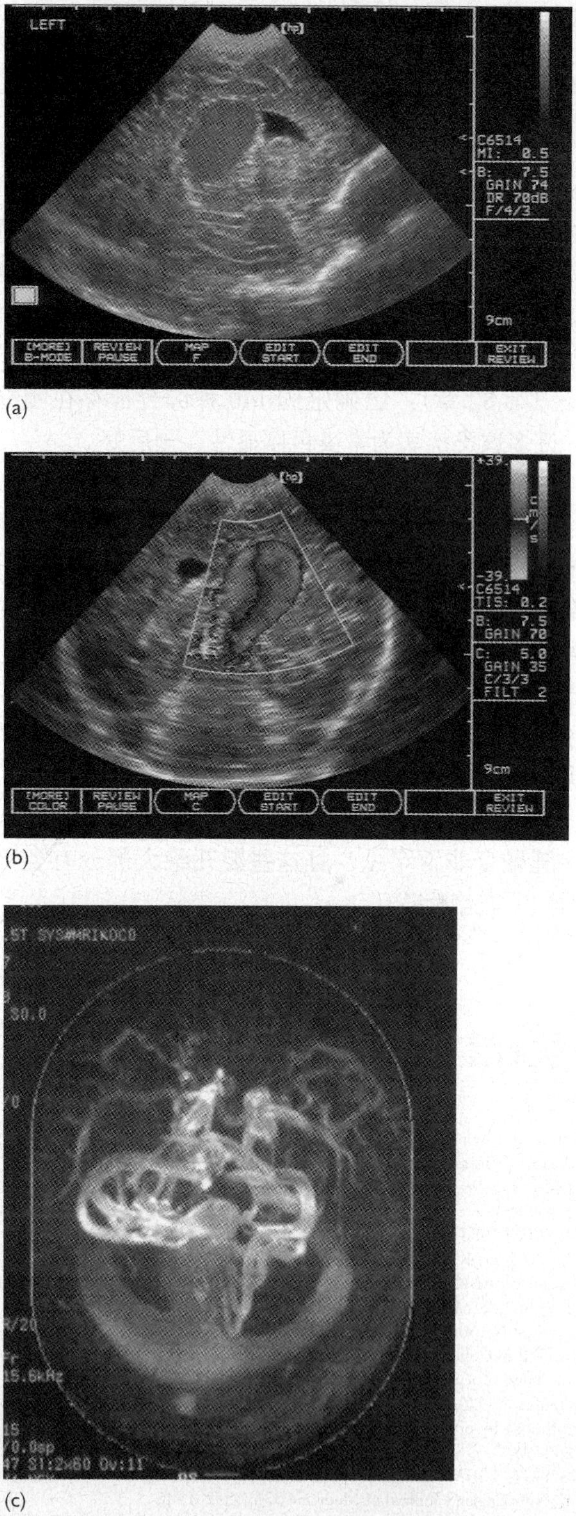

图 41.77 （参见彩图 41.77）(a) Galen 静脉畸形超声所见——矢状平面黑白画面，畸形的外观呈卵圆形，充盈于侧脑室的后部。(b) Galen 静脉畸形超声所见——冠状平面的彩色多普勒影像。可清晰看见畸形内的异常血流。(c) Galen 静脉畸形的 MR 血管造影所见。

颅骨畸形

颅缝早闭

单个或多个颅缝的异常发育或过早闭合引起颅缝早闭，通常造成头部外形异常。颅缝早闭的发病率为每2000人中1例；最常见类型为孤立性矢状缝间骨性结合（1000人中1例）。颅缝早闭可为其他综合征的一个特征，如Apert综合征（第32章）、Crouzon综合征（第32章）、Pfeiffer综合征（第32章）或Carpenter综合征（第32章）。已确定约140种综合征存在颅缝早闭。许多这类疾病为常染色体显性，预后好。

单个或多个骨缝的颅缝早闭可在新生儿期出现症状，为骨缝脊皱或头部外形不正常。有时推迟到婴儿期出现症状，因为在出生后头6个月头颅迅速生长，头部变形。可通过X线或三维CT明确诊断。仅在有显著的外形畸形或颅内压升高时才有手术适应证，当多于一个颅缝受累时，更可能有手术适应证。有人称单独使用颅帽，或同时进行早期微创手术，且术后使用头盔模具长达一年获得治疗成功[53]。

"仰卧睡眠"使枕部扁平的婴儿增多。真正的双侧人字缝融合非常罕见，且这些婴儿绝大部分有姿势性畸形，无需治疗[54]。

参考文献

1. Adams C, Johnston W P, Nevin N C 1982 Family study of congenital hydrocephalus. Developmental Medicine and Child Neurology 24: 493–498
2. Aicardi J 1998 Diseases of the nervous system in childhood, 2nd edition. McKeith Press, Cambridge
3. Aicardi J, Lefebvre J, Lerique-Koechlin A 1965 A new syndrome: spasm in flexion, callosal agenesis, ocular abnormalities. Electroencephalography and Clinical Neurophysiology 19: 609–610
4. American College of Obstetricians and Gynecologists 1986 Prenatal detection of neural tube defects. Technical Bulletin no. 99. ACOG, Washington, DC
5. Anderson N G, Jordan S, MacFarlane M R, Lovell-Smith M 1994 Diastomyelia: diagnosis by prenatal sonography. American Journal of Roentgenology 163: 911–914
6. Annas G J 1994 Asking the courts to set the standard of care – the case of baby K. New England Journal of Medicine 330: 1542–1545
7. Barkovich A J, Chuang S H 1990 Unilateral megalencephaly: correlation of MR imaging and pathologic characteristics. American Journal of Neuroradiology 11; 523–531
8. Barkovich A J, Gressens P, Evrard P 1992 Formation, maturation and disorders of neocortex. Americal Journal of Neuroradiology 13: 423–446
9. Bix G J, Clarke G D 1998 Platelet activating factor receptor stimulation disrupts neuronal migration in vitro. Journal of Neuroscience 18: 307–318
10. Blum A, André M, Droullé P, Husson S, Leheup B 1990 Prenatal echographic diagnosis of corpus callosum agenesis. The Nancy experience. Genetic Counselling 38: 115–126
11. Brismar J, Ozand P T 1995 CT and MR of the brain in glutaric acidemia type I: a review of 59 published cases and a report of 5 new patients. American Journal of Neuroradiology 16: 675–683
12. Brock D J H, Bolton A E, Scrimgeour J B 1974 Prenatal diagnosis of spina bifida and anencephaly through maternal plasma alpha-fetoprotein measurement. Lancet 1: 767–769
13. Brock D J H, Sutcliffe R G 1972 Alpha-fetoprotein in the antenatal diagnosis of anencephaly and spina bifida. Lancet 2: 197–199
14. Bruce D A, Schut L 1979 Spinal lipomas in infancy and childhood. Child's Brain 5: 192–203
15. Bruner J P, Tulipan N, Paschall R L et al Fetal surgery for myelomeningocele and the incidence of shunt-dependent hydrocephalus. Journal of the American Medical Association 1999; 282: 1819–1825
16. Bunin G R, Kuijten R R, Buckley J D, Rorke L B, Meadows A T 1993 Relation between maternal diet and subsequent primitive neuroectodermal brain tumours in young children. New England Journal of Medicine 329: 536–541
17. Campbell S, Johnstone F D, Holt E M, May P 1972 Anencephaly: early ultrasound diagnosis and active management. Lancet 2: 1226
18. Campbell S, Tsannatos C, Pearce J M 1984 The prenatal diagnosis of Joubert's syndrome of familial agenesis of the cerebellar vermis. Prenatal Diagnosis 4: 391–395
19. Carter C O, David P A, Laurence K M 1968 A family study of major central nervous system malformations in South Wales. Journal of Medical Genetics 16: 14–16
20. Carter C O, Evans K 1973 Spina bifida and anencephalus in Greater London. Journal of Medical Genetics 10: 209–234
21. Carter C O, Evans K 1973 Children of adult survivors with spina bifida cystica. Lancet 2: 924–926
22. Carter C O, Roberts J F 1967 The risk of recurrence after two children with central nervous system malformations. Lancet 1: 306–308
23. Chatterjee M S, Bondoz B, Adhate A 1985 Prenatal diagnosis of occipital encephalocele. Americal Journal of Obstetrics and Gynecology 153: 646–647
24. Chervenak F A, Berkowitz R L, Romero R et al 1983 The diagnosis of fetal hydrocephalus. American Journal of Obstetrics and Gynecology 147: 703–716
25. Chervenak F A, Isaacson G, Hobbins J C, Chitkara U, Tortora M, Berkowitz R L 1985 Diagnosis and management of fetal holoprosencephaly. Obstetrics and Gynecology 66: 322–326
26. Chervenak F A, Rosenberg J, Brightman R D et al 1987 A prospective study of ultrasound in predicting fetal microcephaly. Obstetrics Gynecology 69: 908–910
27. Cohen T, Stern E, Rosemann A 1979 Sib risk of neural tube defect: is prenatal diagnosis indicated in pregnancies following the birth of a hydrocephalic child? Journal of Medical Genetics 16: 14–16
28. Comstock C H, Culp, D, Gonzalez J, Boal D B 1985 Agenesis of the corpus callosum in the fetus: its evolution and significance. Journal of Ultrasound in Medicine 4: 613–616
29. Cutting L E, Cooper K L, Koth C W et al 2002 Megalencephaly in NF1: predominantly white matter contribution and mitigation by ADHD. Neurology 59: 1388–1394
30. Czeizel A E, Metneki J, Dudas I 1994 Higher rate of multiple births after periconceptional vitamin supplementation (letter). New England Journal of Medicine 330: 1687–1688
31. Dan V, Shalev E, Greif M, Weiner E 1992 Prenatal diagnosis of fetal brain arteriovenous malformation; the use of color Doppler imaging. Journal of Clinical Ultrasound 20: 149–151
32. Den Hollander N S, Wessels M W, Los F J et al 2000 Congenital microcephaly detected by prenatal ultrasound: genetic aspects and clinical significance. Ultrasound in Obstetrics and Gynecology 15: 282–287
33. Dobyns W B 1989 Agenesis of the corpus callosum and gyral malformations are frequent manifestations of non-ketotic hyperglycinaemia. Neurology 39: 817–820
34. Dolk H, Nichols and a EUROCAT working group 1999 Evaluation of the impact of Chernobyl on the prevalence of congenital anomalies in 16 regions of Europe. International Journal of Epidemiology 28: 941–948
35. Drewek M J, Bruner J P, Whetsell W O et al 1997 Quantitative analysis of the toxicity of human amniotic fluid to cultured rat spinal cord. Pediatric Neurosurgery 27: 190–193
36. Duckworth T, Sharrard W J W, Lister J, Seymour N 1968 Hemimyelocele. Developmental Medicine and Child Neurology (Suppl) 16: 69–75
37. Edwards J H 1961 The syndrome of sex linked hydrocephalus. Archives of Disease in Childhood 36: 486–493

38. Elwood J M, Elwood J H 1980 Epidemiology of anencephalus and spina bifida. Oxford University Press, Oxford
39. Expert Advisory Group 1992 Folic acid and the prevention of neural tube defects. Department of Health, Scottish Office Home and Health Department, Welsh Office, Department of Health and Social Security Northern Ireland. HMSO, London
40. Frawley G P, Dargaville P A, Mitchell P J, Tress B M, Loughnan P 2002 Clinical course and medical management of neonates with severe cardiac failure related to vein of Galen malformation. Archives of Disease in Childhood 87: F144–F149
41. Friede R L 1989 Developmental neuropathology, 2nd edition. Springer Verlag, Berlin
42. Gibson P J, Britton J, Hall D M B, Hill C R 1995 Lumbosacral skin markers and identification of occult spinal dysraphism in neonates. Acta Paediatrica Scandinavica 84: 208–209
43. Goldstein R B, Filly R A, Callen P W 1989 Sonography of anencephaly: pitfalls in early diagnosis. Journal of Clinical Ultrasound 17: 397–402
44. Gressens P 2002 Neuronal migration. In: Lagercrantz H, Hanson M, Evrard P, Rodeck C H (eds) The newborn brain – neuroscience and clinical applications. Cambridge University Press, Cambridge
45. Grogono J L 1968 Children with agenesis of the corpus callosum. Developmental Medicine and Child Neurology 10: 613–616
46. Hadi H A, Mashini I S, Devoe L D et al 1986 Ultrasonographic prenatal diagnosis of hydranencephaly. A case report. Journal of Reproductive Medicine 31: 254–256
47. Hernandez-Diaz S, Werler M M, Walker A M, Mitchell A A. Neural tube defects in relation to use of folic acid antagonists during pregnancy. American Journal of Epidemiology 2001; 153: 961–968
48. Hirsch J F, Pierre-Kahn A, Renier D, Sainte-Rose C, Hoppe-Hirsche E 1984 The Dandy–Walker malformation. A review of 40 cases. Journal of Neurosurgery 61: 515–522
49. Hoffman G F, Gibson K M, Trefz F K, Nyhan W L, Bremer H J, Rating D 1994 Neurological manifestations of organic acid disorders. European Journal of Pediatrics 153: S94–S100
50. Hunt G, Oakeshott P 2003 Outcome in people with open spina bifida at age 35: prospective community based cohort study. British Medical Journal 326: 1365–1366
51. Hunt G, Poulton A 1995 Open spina bifida: a complete cohort reviewed 25 years after closure. Developmental Medicine and Child Neurology 37: 19–29
52. Hutchins G M, Meuli M, Meuli-Simmen C et al 1996 Acquired spinal cord injury in human fetuses with myelomeningocele. Pediatric Pathology and Laboratory Medicine 16: 801–812
53. Jimenez D F, Barone C M, Cartwright C C, Baker L 2002 Early management of craniosynostosis using endoscopic assisted strip craniectomies and cranial orthotic moulding therapy. Pediatrics 110: 97–104
54. Jones B M, Hayward R, Evans R, Britto J 1997 Occipital plagiocephaly: an epidemic of craniosynostosis British Medical Journal 315: 693–694
55. Jones K, Smith D W, Ulleland C, Streissguth A P 1973 Pattern of malformations in offspring of chronic alcoholic mothers. Lancet 1: 1267–1271
56. Joubert M, Eisenring J-J, Robb J P, Andermann F 1969 Familial agenesis of the cerebellar vermis. Neurology 19: 813–825
57. Kalidasan V, Carroll T, Alcutt D, Fitzgerald R J 1995 The Dandy–Walker syndrome – a 10 year experience of its management and outcome. European Journal of Pediatric Surgery 5(Suppl 1): 16–18
58. Kanev P M, Bierbrauer K S 1995 Reflections on the natural history of lipomyelomeningocele. Pediatric Neurosurgery 22: 137–140
59. Kitisomprayoonul N, Tongsong T 2001 Neural tube defects: a different pattern in Northern Thai population. Journal of the Medical Association of Thailand 84: 483–488
60. Kligensmith W C, Cioffi-Ragan D T 1986 Schizencephaly: diagnosis and progression in utero. Radiology 159: 617–618
61. Kormarniski C A, Cyr D R, Mack L A, Weinberger E 1990 Prenatal diagnosis of schizencephaly. Journal of Ultrasound in Medicine 8: 337–339
62. Korsvik H E, Keller M S 1992 Sonography of occult dysraphism in neonates and infants with MR imaging correlation. Radiographics 12: 297–306
63. Kupka J, Geddes N, Carroll N C 1978 Comprehensive management in the child with spina bifida. Orthopedic Clinics of North America 9: 97–113
64. Lo Nigro C, Chong C S, Smith A C, Dobyns W B, Carrozzo R, Ledbetter D H 1997 Point mutations and an intragenic deletion of *LIS1*, the lissencephaly causative gene in isolated lissencephaly sequence and Miller–Dieker syndrome. Human Molecular Genetics 6: 157–164
65. Lorber J 1965 The family history of spina bifida cystica. Pediatrics 35: 589–595
66. Lorber J, De N C 1970 Family history of congenital hydrocephalus Developmental Medicine and Child Neurology (Suppl) 22: 94–100
67. Lorber J 1971 Results of treatment of myelomeningocele. An analysis of 524 unselected cases with special reference to possible selection for treatment. Developmental Medicine and Child Neurology 13: 279–303
68. Lorber J 1984 The family history of congenital hydrocephalus – an epidemiological study based on 250 index cases. British Medical Journal 289: 281–284
69. Lorber J, Priestley B L 1981 Children with large heads: a practical approach to diagnosis in 557 children, with special reference to 101 children with megalencephaly. Developmental Medicine and Child Neurology 23: 494–504
70. Lorber J, Rogers S C 1977 Spina bifida and anencephalus in twins. Zeitschrift für Kinderchirurgie 22: 565–571
71. Lorber J, Schofield J K 1979 Prognosis of occipital encephalocele. Zeitschrift für Kinderchirurgie 28: 347–352
72. Lorber J, Ward A M 1985 Spina bifida – a vanishing nightmare? Archives of Disease in Childhood 60: 1086–1091
73. Lylyk P, Vineula F, Dion J E et al 1993 Therapeutic alternatives for vein of Galen vascular malformations. Journal of Neurosurgery 78: 438–445
74. Meizner I, Barki Y, Hertzanu Y 1987 Prenatal sonographic diagnosis of agenesis of corpus callosum. Journal of Clinical Ultrasound 15: 262–264
75. Ment L R, Duncan C C, Geehr R 1981 Benign enlargement of the subarachnoid space in children. Journal of Neurosurgery 54: 504–508
76. Meuli M, Meuli-Simmen C, Hutchins G M et al 1997 The spinal cord lesion in human fetuses with myelomeningocele: implications for fetal surgery. Journal of Pediatric Surgery 32: 448–452
77. Moore K L 1998 The developing human: clinically oriented embryology, 6th edn. W B Saunders, Philadelphia: pp 455
78. Morgan N V, Gissen P, Sharif S M et al 2002 A novel locus for Meckel-Gruber syndrome, MKS3, maps to chromosome 8q24. Human Genetics 111: 456–461
79. Naidich T P, McLone D G, Radkowski M A 1985–86 Intracranial arachnoid cysts. Pediatric Neuroscience 12: 112–122
80. Nevin N C, Johnston W P 1980 A family study of spina bifida and anencephalus in Belfast, Northern Ireland (1964–1968). Journal of Medical Genetics 17: 203–211
81. Nicolaides K H, Campbell S, Gabbe S G, Guidetti R 1986 Ultrasound screening for spina bifida: cranial and cerebellar signs. Lancet 2: 72–74
82. North K N, Wu B I, Cao B N, Whiteman D A, Korf B R 1995 CHARGE association in a child with de novo duplication[14](q22?q24.3). American Journal of Medical Genetics 57: 610–614
83. Office of National Statistics 1990, 1993, 1999, 2002 Congenital malformations. Government Statistical Service, London
84. Office for National Statistics 2002 Health Statistics Quarterly 16. ONS, London; available on line at www.statistics.gov.uk
85. Office of Population Censuses and Surveys 1982, 1983, 1984, 1985, 1986, 1987 Monitor, congenital malformations. Government Statistical Service, London
86. Osenbach R K, Menezes A H 1992 Diagnosis and management of the Dandy–Walker malformation: 30 years of experience. Pediatric Neurosurgery 18: 179–189
87. Pagon R A, Chandler J W, Collie W R et al 1978 Hydrocephalus, agyria, retinal dysplasia, encephalocele (HARD +/− E) syndrome: an autosomal recessive condition. Birth Defects Original Articles Series 14: 233–241
88. Pascual-Castroviejo I, Velez A, Pascual-Pascual S I, Roche M C, Villarejo F 1991 Dandy–Walker malformation: analysis of 38 cases. Childs Nervous System 7: 88–97
89. Pellicer A, Cabanas F, Perez-Higueras A, Garcia-Alix A, Quero J 1995 Neural migration disorders studied by cerebral ultrasound and colour Doppler flow imaging. Archives of Disease in Childhood 73: F55–F61
90. Pilu G, Sandri F, Cerisoli M, Alvisi C, Salvioli G P, Boricelli L 1990 Sonographic findings in septo-optic dysplasia in the fetus and newborn. American Journal of Perinatology 7: 337–339
91. Pilz D T, Matsumoto N, Minnerath S et al *LIS1* and *XLS* (*DCX*) mutations cause most classical lissencephaly but different patterns of malformation. Human Molecular Genetics 1998; 7: 2029–2037
92. Rowland-Hill C A, Gibson P J 1995 Ultrasound determination of the normal location of the conus medullaris in neonates. American Journal of Neuroradiology 16: 469–472
93. Russ P D, Pretorius P M, Johnson M J 1989 Dandy–Walker syndrome: a review of fifteen cases evaluated by prenatal sonography. American Journal of Obstetrics and Gynecology 161: 401–406
94. Saltzman D H, Krauss C M, Goldman J M, Benacerraf B R 1991 Prenatal diagnosis of lissencephaly. Prenatal Diagnosis 11: 139–143

95. Sandri F, Pilu G, Dallacasa P, Foschi F, Salvioli GP, Bonecelli L 1991 Sonography of unilateral megalencephaly in the fetus and newborn infant. American Journal of Perinatology 8: 18–20
96. Sarnat H B, Alcalá H 1980 Human cerebellar hypoplasia: a syndrome of diverse causes. Archives of Neurology 37: 300–305
97. Sathi S, Madsen J R, Bauer S, Scott R M 1993 Effect of surgical repair on the neurologic function in infants with lipomeningocele. Pediatric Neurosurgery 19: 256–259
98. Schoenmakers M A, Gooskens R H, Gulmans V A et al 2003 Long-term outcome of neurosurgical untethering on neurosegmental motor and ambulation levels. Developmental Medicine and Child Neurology 45: 551–555
99. Seeds J W, Jones F D 1986 Lipomyelomeningocele: prenatal diagnosis and management. Obstetrics and Gynecology 67: 345–375
100. Seller M J 1981 Recurrence risks for neural tube defects in a genetic counselling clinic population. Journal of Medical Genetics 18: 245–248
101. Sharrard W J W 1964 The segmental innervation of the lower limb muscles in man. Annals of the Royal College of Surgeons of England 35: 106–122
102. Shaw G M, Lammer E J, Wasserman C R, O'Malley C D, Tolarova M M 1995 Risks of orofacial clefts in children born to women using multivitamins containing folic acid periconceptionally. Lancet 346: 393–396
103. Smithells R W, D'Arcy E E, McAllister E F 1968 The outcome of pregnancies before and after the birth of infants with nervous system malformations. Developmental Medicine and Child Neurology 15: 6–10
104. Smithells R W, Seller M J, Harris R et al 1983 Further experience of vitamin supplementation for prevention of neural tube defects. Lancet 1: 1027–1031
105. Smithells R W, Sheppard S, Scorah C J et al 1981 Apparent prevention of neural tube defects by periconceptional vitamin supplementation. Archives of Disease in Childhood 56: 911–918
106. Stark G D, Baker G C W 1967 The neurological involvement of the lower limbs in myelomeningocele. Developmental Medicine and Child Neurology 9: 732–744
107. Stein S C, Schut L, Ames M D 1974 Selection for early treatment in myelomeningocele: a retrospective analysis of various selection procedures. Pediatrics 54: 553–557
108. Stevenson A C, Johnston H A, Stewart M I P, Golding D R 1966 Congenital malformations. Bulletin of the World Health Organization 34(Suppl): 9–127
109. Sutcliffe M, Wild J, Perry A, Schorah C J 1994 Prevention of neural tube defects (letter). Lancet 344: 1578
110. Sutton L N, Scott Adzick N, Bilaniuk L T, Johnson M P, Crombleholme T M, Flake A W 1999 Improvement in hindbrain herniation demonstrated by serial fetal magnetic resonance imaging following fetal surgery for myelomeningocele. Journal of the American Medical Association 282: 1826–1831
111. Todoroff K, Shaw G M 2000 Prior spontaneous abortion, prior elective termination, interpregnancy interval and risk of neural tube defects. American Journal of Epidemiology 151: 505–511
112. Verlinsky Y, Rechitsky S, Verlinsky O et al 2003 Preimplantation diagnosis for sonic hedgehog mutation causing familial holoprosencephaly. New England Journal of Medicine 348: 1449–1454
113. Vintzileos A M, Eisenfeld L I, Campbell W A et al 1986 Prenatal ultrasonic diagnosis of arterio-venous malformation of the vein of Galen. American Journal of Perinatology 3: 209–211
114. Vintzileos A M, Havoc T J, Escat D T et al 1987 Congenital midline porencephaly: prenatal sonographic findings and review of the literature. American Journal of Perinatology 4: 125–128
115. Volpe J J 2001 Neurology of the newborn, 4th edition. WB Saunders, Philadelphia
116. Wald N J, Cuckle H S 1981 Amniotic fluid acetylcholinesterase electrophoresis as a secondary test in the diagnosis of anencephaly and open spina bifida in early pregnancy. Collaborative Acetylcholinesterase Study. Lancet 2: 321–324
117. Walsh D S, Adzick N S 2003 Foetal surgery for spina bifida. Seminars in Neonatology 8: 197–205
118. Wasserman C R, Shaw G M, Seldin S, Gould J B, Syme L S 1998 Socioeconomic status, neighborhood social conditions, and neural tube defects. American Journal of Public Health 88: 1674–1680

第六篇

病理学、放射学及生物化学

第 42 章

围生期死后

Adrian K Charles, Nicholas M Smith

引言

最近 Kennedy[8]和 Redfern[1]的两项公共调查和关于保留器官的回顾研究，突出了儿科尸检的实践，失去孩子的父母特别关心器官保留，同意使用死后组织和并将组织返还至尸体。对英国和全世界的儿科病理学产生了深刻的影响[15,23,52]。调查证实，家属和公众希望得到更多的信息和详细的尸检同意程序。临床医师要求每次尸检必须告知有关尸检操作的步骤和潜在的益处。在大多数情况下，临床医师需要确保咨询是富有同情心的，并是开诚布公和详细的，且针对父母的要求，在操作前和操作后都能给予咨询。显然，许多专业人员和父母对尸检过程中发生了什么以及尸检对医学发展作出的贡献知之甚少。

在过去的几年中，死产和新生儿死亡病例的尸检率是呈下降趋势，跌至 50%左右[9,22,25]，远远低于皇家产科医师、妇科医师和病理学家学会联合工作组所建议的 75%[20]。这与医疗审核、风险处置[28]和在分子水平对疾病展开科学调查的需求增长是矛盾的。尸检在死产及新生儿死亡秘密询问（CESDI）和流行病学医疗保健回顾中起重要作用。

围生期死亡后检查仍是临床实践中的一个重要部分[21]，应将病理学家看作是围生期 / 新生儿医疗团队中的成员。这需要良好的沟通和定期召开多学科会议。

每一个父母都有拒绝尸检的权利（在大多数情况下），但是他们也有权决定是否对他们的孩子进行死亡后检查。父母和儿童是我们医疗的核心。许多父母要求得到是何种原因引起死亡的详细信息[5]，从检查中获取的知识可能会使其他人受益，这可以让一些人得到安慰。其他人表现出要捐赠组织或器官的愿望[36]。父母支持科学家进行儿童期致死性疾病的研究。最近的回顾研究显示，如果进行询问的话，超过 80%的父母将同意对他们的孩子进行死亡后检查[34]，很多人发现这是有益处的[27]。

尸检有与之相关的内在压力。父母在悲伤的状态下，面对这一显得烦扰的过程，被要求去理解详细的尸检同意程序。临床医师害怕尸检可能揭示一些意料之外的发现，偶尔可能引起诉讼。而病理学家有机会取得为当时或以后存在的疑问提供答案的数据，面临的约束越来越多。

要求进行尸检通常是临床治疗医师的责任，本章主要介绍死亡后实践中的国际性变化、愈加复杂的同意表格以及新的情况和行为守则，其目的是为临床医师提供死亡后医院和验尸官检查的信息。

围生期死亡后检查的目的

进行尸检不仅仅是为了诊断，在知情同意中也应将这些目的考虑在内[3,39,43]。

准确的死亡原因

虽然病人存活时，诊断操作的复杂性高，但在临床记录的死亡原因和尸检发现的结果之间，存在着一定的差异，差异为 24%～45%[9,12,17,25,32,40]。在有显著差异的病例中，处理方法因已知的诊断不同而不同。

鉴别与今后妊娠有关的疾病

围生期尸检的一个最主要好处就是鉴别出（或排除）与今后妊娠有关的因素，因为存在大量的先天性畸形、一些意料之外的先天性感染和偶尔发现的代谢紊乱。可能存在在分娩时或在新生儿病房内，未能发现一些细微的综合征的外部特征和内在异常。今后的妊娠可能需要详细的监测，并可能需要就复发的疾病进行咨询。

研究

新生儿疾病经常与发育有关，不同于儿童或成人的疾病。死亡后的检查更有利于理解新生儿疾病，如支气管肺发育不良、颅内出血以及白质软化。死亡后研究证实了超声和MRI扫描异常结果的新生儿病理学基础[14,37]，有助于识别新的疾病本质和鉴别新的感染性疾病。如果将新技术回顾性地用于尸检病例中，对用于死亡后材料研究（取得同意）的组织库的发展，需要广泛的认同和贯彻。

质量控制和审核

审核是围生期医疗的一个必要部分，死亡后检查结果为其提供了重要信息。而尸检本身也应该审核[10,16,17,45,49,53]。虽然病理学家对一些尸检发现的意义的判断存在差异，但是原因不明死产的比率可能反映了病理学家的专业知识。诸如CESDI的国家性研究可在需要指南或检查的医疗保健领域做出鉴别。静脉内长导管引起的心包填塞的死亡后证据使临床实践发生了变化[13]。少数关于死亡前MRI扫描神经病理学发现的研究在上文有所提及。审计会议时，应该进行全面、坦率和秘密的讨论，进行最大限度的学习，以有益于未来的病人[51]。

教学

使用尸体进行实践操作，如置入长导管或进行插管，现在需要特殊的同意手续。心脏外科医师和心脏内科医师可通过罕见病例来学习罕见的心脏畸形的解剖，这些病例可能很大程度上在今后收集不到。传统上，年轻的病理科医师通过尸检获得组织来学习正常组织学。

法医学

在英国，大多数成人尸检是作为验尸官检查的一部分来执行的。通过验尸官进行检查的围生期死亡病例相对较少，要求验尸官进行检查的理由在下文讨论。任何可能引起诉讼的病例，从尸检得来的信息通常是重要的。

全面的死亡后检查的方案选择

死亡后的MRI扫描、死亡后的针刺组织检查、腹腔镜尸检以及小切口探察是全面的死亡后检查的选择手段。MRI对发现细微的脑病变很有价值，但却不能给出最终的病理学死因，而且MRI无法通过获取组织来达到诊断性检验的目的。如果根据一个认同的标准进行的话，死亡后检查仍然是明确死因的金标准。“口头的死亡后分析”，例如对引起死亡的事件进行回顾，虽然是重要的，但无法满足特殊组织病理学诊断的需求。皇家医学院的工作组发现，儿科死亡后检查的可靠替代手段很少[52]。

在围生期，有限的死亡后检查或彻底的外部检查，包括测量数据、体重、照相和X线影像以及胎盘检查，可能鉴别出一些有用的特征，如绒膜羊膜炎、生长受限或畸形，但没有全面的内部检查，可能无法发现重要的特征。

验尸官与医院的死亡后检查

在大多数司法裁决中，有两类死亡后检查，验尸官的检查和经同意的医院方死亡后检查。同一名病理学家可能在同一个地方进行这类检查，但是两者在法律上却具有根本差异，其检查的目的不同，并有着重要的结果[39]。

验尸官的死亡后检查

验尸官死亡后检查的目的是判定死因，特别是自然死亡还是非自然死亡。除此之外，所要求进行的有其他用途或益处的检查，通常需要直系亲属的特殊同意。要求验尸官进行检查的新生儿病例有：

- 婴儿到达医院时死亡，或入院后 24 小时之内死亡；
- 被丢弃的死产婴儿；
- 手术、麻醉或创伤性操作后 24 小时内死亡者；
- 意外造成的死亡；
- 非自然、刑事案件或有所怀疑的死亡，例如，疏忽、虐待或中毒；
- 药物引起的死亡，处方药或非处方药；
- 医疗事故引起的死亡；
- 医师无法肯定死亡原因，且不能放心地完成死亡证书的死亡；
- 病房内的意外死亡。

存在疑问的话，建议验尸官与一位经验丰富的法医主管或与法医本人进行讨论。上述列表只是一个指南，在特殊病例中，验尸官可选择不参照指南行事。例如，验尸官可能不会对一个孕龄为 24 周，并使用呼吸机的新生儿，明确为气胸后死亡的病例展开调查。虽然一些司法裁决会造成法律挑战，但是直系亲属的愿望不能凌驾于验尸官职责之上，不能按其意愿进行死亡后检查。

理论上来说，验尸官应安排儿科病理学家来实施死亡后检查，而不是普通病理学家或法医病理学家[52]，并将结果提供给相关的临床医师。

验尸官的死亡后检查可能会引起质询。验尸官及其主管应到场，通常家属也要到场。如果要求你参加，你应该清楚地报告你做了些什么、观察到什么以及推论是什么。可能会问你有何主张，但是除非你作为一个专家证人出席，不然你应该只转述你所知道的东西，并在你不知道问题的答案时，也要清楚地说出来。

医院死亡后检查

医院死亡后检查的目的比仅确定死因更广泛（临床医师在这一类的死亡后检查前，必须完成死亡证书）。目的在于证明其他有影响的和无影响的因素，审核和回答与病例相关的问题。

同意

全面告知的同意最理想，但是从此时父母精神痛苦的角度来说，存在着很大的困难[26]。幸运的是，死亡后检查很少需要立刻同意，可以花上一天左右的时间来讨论作出选择。提供一个宣传小册子、一份同意表格的副本和请主任医师对丧失亲人的家属进行咨询是有帮助的。

所需同意的内容包括是进行全面的，还是有限的或分段式的死亡后检查，是否能特别允许保留整个器官。必须明确并用文件证明返还或抛弃任何所保留的整个器官的时间与方法。应明确常规获取组织块的方法。应就是否同意使用组织或整个器官用于教学进行讨论。应常规复核医院的同意表格来确保他们通过了目前的伦理学审核。

病理学家应就任何提出的限制进行商讨。例如，同意书上不允许对脑进行固定，可能引起死亡后检查不全面，病理学家可能在检查时受到限制，而无法发现显著的问题。需要和父母就任何限制以及由此造成的信息缺失进行讨论并用文件证明。父母有权拒绝死亡后检查，或对所做的检查提出严格的限制。病理学家与父母进行互动讨论的机会和意向存在不同，但是在操作前和 / 或操作后，大多数乐于和家长及进行治疗的临床医师见面，解释做了些什么，为什么这么做，以及任何有意义的结果。给出结果后，大部分父母事后都不后悔他们的决定[26]，但是，一些拒绝检查的父母可能日后会后悔当时的决定[33]。

文化问题

根据其教义，大部分宗教领袖接受可能进行的死亡后检查。医院应该确保能获得相关宗教权威的建议。

死亡后检查的操作

尸检需要装备完善的停尸房、合理的人员配备、资金配备和资格认证，以及儿科器械、良好的照相设施和能够取得全面的组织学和遗传及代谢检查的设施[39]。

病理学家

婴儿的死亡后检查和对成人进行的死亡后检查存在很大的差异[7,20,21,39,52]，理论上应该由儿科病理学家来实施，受过儿科培训的病理学家发现婴儿死因的发现率高[11]，提供正确报告的比例更高[45,49]，且他们得出的死因很少被 CESDI 审核小组修改[16]。

在开始尸检前，病理学家应该知道所提出的主要问题、可能的死因（在医院病例中有登记）和相关的新生儿病史以及相应采用的技术。例如，难产要求仔细检查颈椎[50]，可能需要相同的方法来明确小脑畸形，如 Dandy Walker 囊肿。

胎盘

胎盘是围生期死亡后检查的一个必要组成部分，理论上说，出生后所有胎盘都需要保留一段时间，一旦新生儿病情恶化，对胎盘进行相应检查，如可能发生败血症或代谢紊乱。羊膜绒毛膜炎是导致早产和新生儿窘迫的常见原因，通常是由于细菌感染加重引起的。中性粒细胞移行聚集于绒毛板的胚胎血管内或脐带内，提示胎儿存在感染反应，并合并有脑白质改变[29]。CMV、梅毒和弓形虫感染也可通过胎盘检查诊断。“不明病因的马蹄绒毛组织炎”（VUE）好像是由于免疫反应，并合并有反复的胎儿损害[35]。

胎盘可能显示先兆子痫的证据，甚至在临床上还尚未表现出症状，如胎盘梗塞、绒毛缺血改变、滋养层细胞为重建母体血管和动脉粥样变。这些病变可能合并有母亲血栓形成性疾病，如果看到有广泛纤维蛋白原沉积，也应该考虑这种问题。出现胎盘主干血管血栓的胎儿血栓形成性疾病会并发神经功能缺损（图 42.1）[24]。偶尔，可见未发现的双胎妊娠中，其中一个

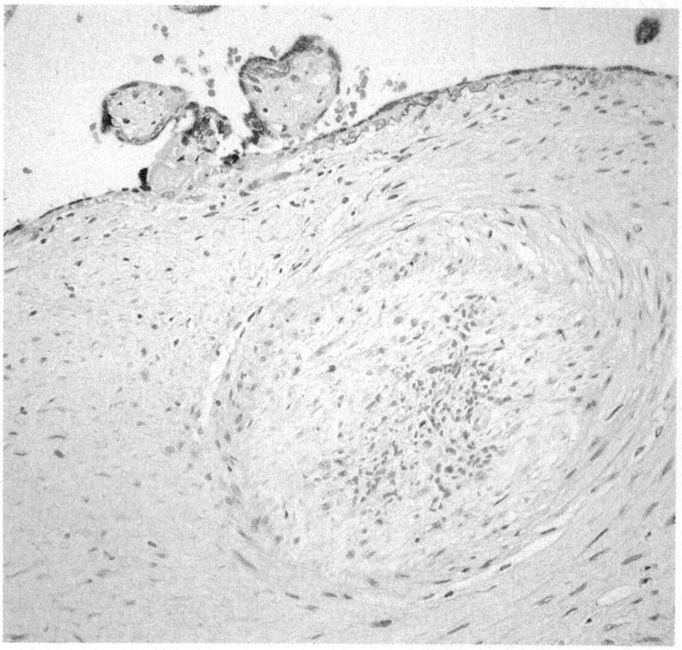

图 42.1 胎儿主干血管血栓。大型绒毛有血栓机化，上方为小型末端无血管绒毛。

为纸样胎，且双胎妊娠合并神经损害的风险升高，一些是由于双胎输血综合征引起[31]。合并葡萄胎妊娠或转移性母体或新生儿肿瘤（神经母细胞瘤或白血病）也一个罕见的发现。羊膜丝条可合并肢体缺损或分裂，一些代谢性病症可以首先通过绒毛改变而识别（图 42.2）。

停尸房内

许多儿科停尸房给父母提供一些遗物留作纪念，诸如照片、手印和脚印，以及一绺头发。

应在尸体剖开前完成影像学检查。

全面的死亡后检查从采集一组标准照片和数据测量开始。然后检查尸体外部，注意任何畸形特征。大多数病理学家采用自胸骨到耻骨的切口，以及后部头顶至颈部或耳至耳的头部切口。一般不切开面部或肢体，除非有特殊适应证并取得了合理的同意才这么做。可经肋间肌抽气来排除气胸。切开外侧或内侧的肋骨软骨来移去胸骨。采用无菌技术取下一小块肺组织进行微生物学检查。切取器官称重前，先在原位检查器官，并评估其连接状态。异常情况需拍照。每一重要器官要留取一小块样本进行组织学检查，因为许多疾

病只有在显微镜下才能确诊（图 42.3）。不常规保留完整的重要脏器（脑、心、肝、肺、肾），检查后应放回到体腔内。脑组织通常非常软，需要用福尔马林固定以进行正确的检查。这可加速进行，脑固定 2～3 天后通常硬度足以供神经病理学检查。可将脑在下葬或火化前返还。难治的先天性畸形的心脏，在固定后也易于检查，为心脏内科医师或心脏外科医师提供了讨论的时间。

用于染色体分析或成纤维细胞培养的细胞遗传学样本理论上应该在死后短时期内获取，但可能要等几天后才能得到。微生物学样本经常获取（通常是血液、尿液和肺，但是其他病毒性疾病时可包括 CSF、肝脏、心脏和脑）。小块的组织（通常为肌肉和脾脏）可进行冰冻保存以供日后提取 DNA。

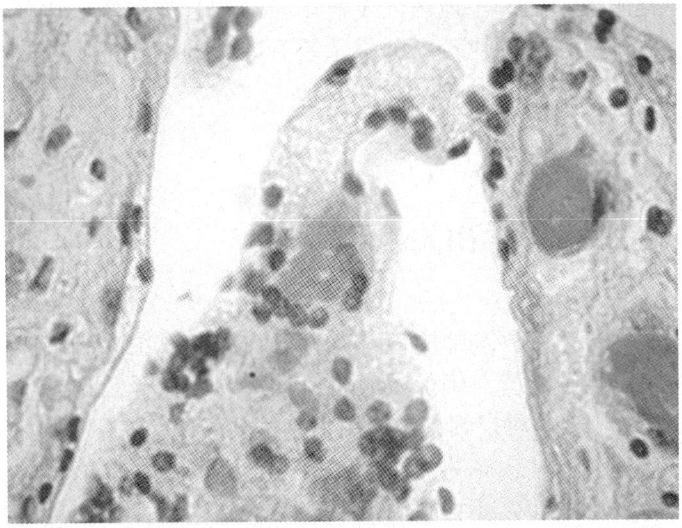

图 42.2 GMI 神经节苷脂贮积病。足月婴儿。绒毛外周的细胞滋养层苍白且具有空泡。

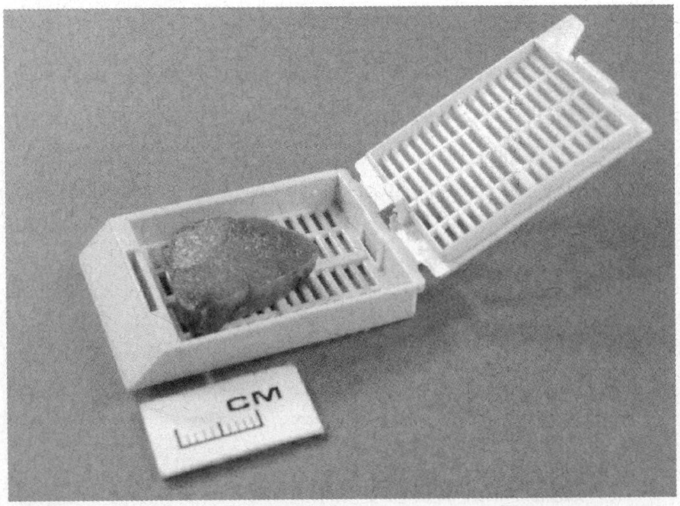

图 42.3 处理过程中的组织块，1 cm 大小的典型的组织样本。

有限的死亡后检查通常允许检查单一体腔，但对切口的长度有限制。外部检查包括数据测量、照相和通常的放射影像学检查，但是不对内部脏器进行检查。

死亡后检查之后，如果能给婴儿穿上适合其年龄的服装，那进行操作的迹象就不明显了。

死亡后检查的报告

死亡后检查报告通常包括人口统计学细节；所提供的病史的摘要；包括体重和测量数据在内的外部检查结果；包括脏器重量在内的内部检查结果；显微镜检查结果；诸如细胞遗传学、微生物及影像学检查的辅助检查；一份检查结果的总结；一份提示最可能的病理生理学的注释；如果合适的话，并提出死因[38]。

理论上要记录的其他细节有鉴别的方法、一份获取样本的列表、一份 X 线检查及拍摄照片的记录和同意书及所提出的任一限制条件的细节。

死亡后检查报告通常分两个阶段提供。初步报告通常在检查后 2 天内完成，包括临床病史、获取样本以及目视检查的结果。这时可给出的判断结果很少。最终报告可能需要 6 周时间完成，为审核 30～40 张切片、附加的特殊染色、细胞遗传学结果和神经病理学检查提供了时间。一些复杂的遗传性或代谢性疾病的检查需将标本送至国家级中心或国际中心，这些病例的最终诊断通常可能要推迟 6～12 月后才可得出。

结果判断

病理学家的作用是对发现的结果作出文件证明，并结合临床病史和以最可能导致死亡的病理生理学过程对检查结果进行解释。外部数据测量和脏器重量提供了生长和胎龄线索（表 42.1 和 42.2）。可用显微镜评估胎龄[21]。肺重量有助于评估肺发育不良。脑肝重比率异常提示存在非对称性生长受限。

引起死亡的病理生理学改变可能需要一个小组来进行讨论。对不同的疾病进程的鉴别可解释临床特征，

表42.1 胎儿足长（改绘自Streeter[44]）

胎龄（周末）	平均足长 (mm)	最小足长 (mm)	最大足长 (mm)
14	14	12.5	15.5
15	16.8	15.2	18.5
16	19.9	18.2	21.6
17	23	21	25
18	26.8	24.8	28.8
19	30.7	28.5	33
20	33.3	31	35.7
21	35.2	32.5	38
22	39.5	36	43
23	42.2	39	45.5
24	45.2	42	48.5
25	47.7	44.5	51
26	50.2	47	53.5
27	52.7	49	56.5
28	55.2	51.5	59
29	57	53	61
30	59.2	55.5	63
31	61.2	57.5	65
32	63	59	67
33	65	61	69
34	68.2	64	72.5
35	70.5	66	75
36	73.5	69	78
37	76.5	72	81
38	78.5	74	83
39	81	76	86
40	82.5	77.5	87.5

提示对预防性治疗、抗生素方案或喂养方案作出改变，并作为医疗单位实践审核的一部分，通过展示未遗漏那些容易做到的，且可挽回死亡的补救因素，可帮助父母面对死亡。

死亡后检查的阴性结果

一些死因在病理学上没有可鉴别的证据，诸如心律失常、癫痫、轻度窒息和一些代谢性疾病。抗生素治疗后的感染也难以鉴别。可能需要排除如用于抑制子宫收缩的镁[19]或药物过量造成的意外中毒。应考虑工作人员、父母或其他人造成蓄意伤害的可能性。如果死亡时的环境允许，应留取样本进行毒理学检查。

分类系统

存在一些围生期死亡的分类系统。对于流行病学研究来说，系统化的分类是重要的，鉴别因素需要从当地人群中寻找。最好由一组临床医师、儿科医师、产科医师、胎儿医学专家、护士以及助产士来决定分类体系。在一个地区内要使用相同的分类系统，以便进行有意义的比较，分类系统有广泛的选择范围（见CESDI报告的附件）。

临床病理学相关性和审核

新生儿科医师应该首先将死亡后检查结果和临床病史相结合，并确保及时将信息反馈给父母。病理学家也需要这种反馈，以便用于自我教育和审核。

医院对悲痛的父母的支持是重要的，如果值得的话，可于病人死亡数周后召开一个讨论会，让父母与临床医务人员见面。应该考虑如何以及何时会见父母，以及考虑谁要到场。许多这类父母都有临床抑郁症[48]，需要社会和/或精神支持，需要对再次妊娠提供建议，并有一些特殊的问题。这一过程还需要一组新生儿科医师、产科医师、胎儿医学专家、助产士、咨询医师、牧师、病理学家和其他人员的参与。对丧失亲人者进行治疗的咨询医师也可列席这个会议，也可作为联系父母的中间人，特别是在父母对他们婴儿的治疗有所关注的时候。

特殊的死亡后病症

一些先天性代谢障碍（第35章，第3部分）造成的死亡病例通常有诱发疾病，在发生意外的肝功能衰

表 42.2 根据新生儿体重估算的脏器重量（引自 Gruenwald & Minh [18]）

体重（g）	病例数	身长 (cm)	心脏（g）	双肺（g）	脾（g）	肝（g）	双肾上腺 (g)	双肾（g）	胸腺（g）	脑（g）	胎龄	
											周次	天数
500	317	29.4	5	12	1.3	26	2.6	5.4	2.2	70	23	5
		±2.5	±1.6	±5	±0.8	±10	±1.7	±2.1	±0.8	±18	±2	3
750	311	32.9	6.3	19	2	39	3.2	7.8	2.8	107	26	0
		±3.0	±1.8	±6	±1.2	±12	±1.5	±2.6	±1.3	±27	±2	6
1000	295	35.6	7.7	24	2.6	47	3.5	10.4	3.7	143	27	5
		±3.1	±2.0	±8	±1.5	±12	±1.6	±3.4	±2.0	±34	±3	1
1250	217	38.4	9.6	30	3.4	56	4	12.9	4.9	174	29	0
		±3.0	±3.3	±9	±1.8	±21	±1.7	±3.9	±12.1	±38	±3	0
1500	167	41	11.5	34	4.3	65	4.5	14.9	6.1	219	31	3
		±2.7	±3.3	±11	±2.0	±18	±1.8	±4.2	±2.7	±52	±2	3
1750	148	42.6	12.8	40	5	74	5.3	17.4	6.8	247	32	4
		±3.1	±3.2	±13	±2.5	±20	±2.0	±4.7	±3.0	±51	±2	6
2000	140	44.9	14.9	44	6	82	5.3	18.8	7.9	281	34	6
		±2.8	±4.2	±13	±2.7	±23	±2.0	±5.0	±3.4	±56	±3	2
2250	124	46.3	16	48	7	88	6	20.2	8.2	308	36	4
		±2.9	±4.3	±15	±3.3	±24	±2.3	±4.9	±3.4	±49	±13	0
2500	120	47.3	17.7	48	8.5	105	7.1	22.6	8.3	339	38	0
		±2.3	±4.2	±14	±3.5	±21	±2.8	±5.5	±4.4	±50	±3	2
2750	138	48.7	19.1	51	9.1	117	7.5	24	9.6	362	39	2
		±2.9	±3.8	±15	±3.6	±26	±2.7	±5.4	±3.8	±48	±2	2
3000	144	50	20.7	53	10	127	8.3	24.7	10.2	380	40	0
		±2.9	±5.3	±13	±3.3	±30	±2.9	±5.3	±4.3	±55	±2	1
3250	133	50.7	21.5	59	11	145	9.2	27.3	11.6	395	40	4
		±2.6	±4.3	±18	±4.0	±33	±3.4	±6.6	±4.4	±53	±1	6
3500	106	51.8	22.8	63	11	153	9.8	28	12.8	411	40	4
		±3.0	±5.9	±17	±3.6	±33	±3.5	±6.5	±5.1	±55	±1	5
3750	57	52.1	23.8	65	13	159	10.2	29.5	13	413	40	6
		±2.3	±5.1	±15	±4.1	±40	±3.3	±6.8	±4.8	±55	±2	3
4000	31	52.4	25.8	67	14	180	10.8	±6.2	11.4	420	41	4
		±2.7	±5.3	±20	±4.0	±39	±3.4	30.2	±3.2	±62	±1	3
4250	15	53.2	26.5	68	13	197	12	30.7	11.7	415	41	2
		±2.5	±5.3	±16	±2.5	±42	±3.7	±15.8	±3.7	±38	±2	1

竭、酸中毒和低血糖时应考虑这一问题[4]。在死亡前应留取尿液和血液，理论上要在输血前留取，且实验室也要注意保留这些标本。获取肝脏和骨骼肌进行组织学和电子显微镜检查，并且理论上要在死亡后1小时内将样本进行深度冰冻保存。晚些时候可以开展全面尸检，有进行全面的神经病理学研究的适应证，因为细微的脑部异常在诊断上可能是有用的。一些代谢性疾病可表现出特殊的病理结果，如肺泡蛋白沉积症和赖氨酸尿。不幸的是，与衰竭或濒死状态有关的代谢性变化可能使这些样本比取自稳定婴儿的样本更加难以进行疾病鉴别。临床医师、儿科生化学家和儿科病理学家之间的讨论对优化这些困难病例的病情检查是至关重要的。

难产后可能鉴别出一些病理学发现。通常在脑膜上发现少量出血，在器械分娩后可见在肺动脉中鉴别出脑组织的脑部创伤[6]。在臀位分娩中和难产或器械分娩后，病理学家应特别仔细地获取颈部的X线影像，以检查是否有枕部骨分离，并仔细检查颈椎的后部、枕骨，在原位检查小脑的后部和下部，以及脑干[50]。应仔细审视脑镰、硬脑膜和脑幕以排除撕裂。应该注意在许多有显著围生期缺氧的病例中，有既往缺血性脑损害的证据[42]。

大多数心脏病变不会在生后即刻显现或发生猝死，但可鉴别出组织细胞样心肌病[41]（在死亡后检查中得以识别，心肌中有黄色小瘤）和横纹肌瘤导致的左心室流出道梗阻。产前超声筛查可发现许多心脏疾病，但一些疾病可在妊娠过程中出现和进展，如左心发育不良。肺静脉异位引流可能在扫描中漏诊，在死亡后检查时需要明确鉴别肺静脉的解剖。

轻-中度的肺发育不良在鉴别上非常困难，尤其是婴儿已经进行通气时。其标准基于胸廓大小、双肺重量（正常的28周妊娠时小于体重的0.012[2]），基于DNA含量的技术也不易判断结果。气腔和气道也受通气的影响，对发育的评估可能有困难。需要辐射状肺泡计数来判定胎龄。肺泡毛细血管发育不良通常在数天或数周大的婴儿中表现为难治性肺动脉高压，肺的血管结构破坏，毛细血管增多，肺泡壁增厚，且肺静脉不在位于肺小叶之间的正常位置，但在肺小叶中央有肺动脉和支气管（图42.4）。这种情况并非如已发表的文献提示的那样罕见，所有在新生儿期或婴儿期早期出现肺动脉高压，却又未显示出病因的病例，都应该考虑这种情况[46]。

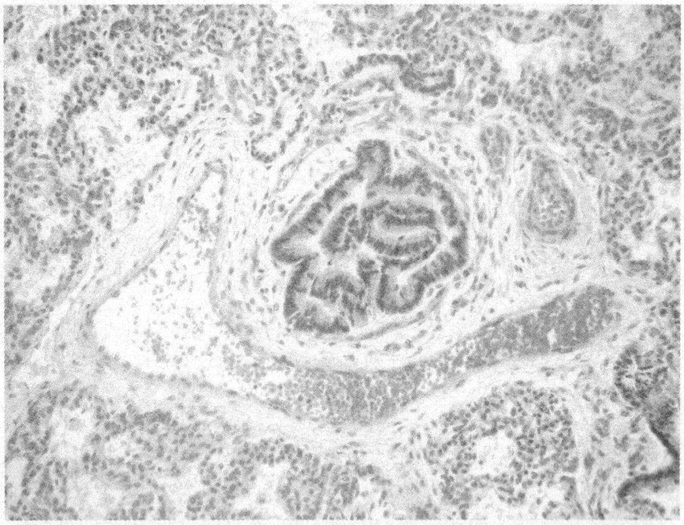

图 42.4 肺泡毛细血管发育不良。中央为支气管，动脉在右侧，且静脉位置异常。邻近的肺泡异常，毛细血管增多。

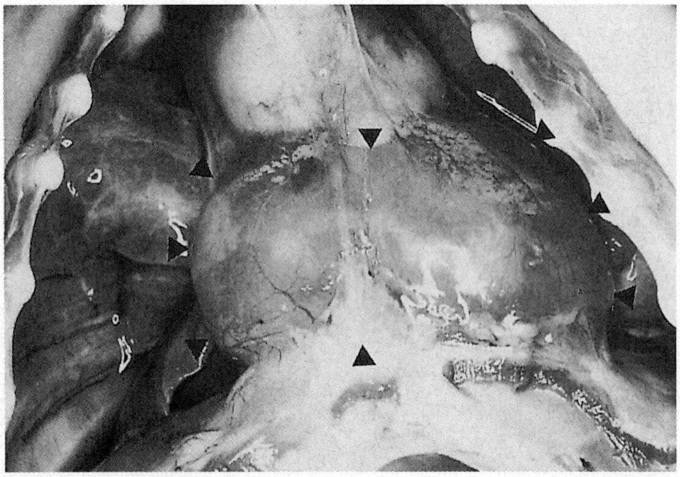

图 42.5 心包填塞。

肾小管发育不全，是近端肾小管未能正常发育，在妊娠期间肾灌注不良的情况中可见，如双胎输血综合征的供血者[30]和母亲使用血管紧张素转化酶抑制剂的婴儿，也可家族遗传并发生。

骨骼发育不良的诊断需要高质量的躯体和肢体X线影像，成纤维细胞培养的评估和骨骼分析（常规组织学、电子显微镜和冻存的样本），包括股骨头、肋骨和椎体，通常经标准切口获取。可用硬质人工假体来取代骨骼，以达到良好的美容效果。

在一些遗传疾病中，可能需要摘除眼睛进行检查，但这需要特殊的同意。用玻璃眼睛或特殊的塑料模型来保持眼窝的形状，并且眼睑可以闭合。

在新生儿尸检中常见不同程度的医源性疾病[47]：

- 支气管肺发育不良；
- 可见坏死性气管支气管炎，特别在高频通气时；
- 现在胸腔引流管造成的肺损害不常见，但由于损伤肋间动脉可能导致胸膜内出血；
- 虽然任何应激的新生儿可能有加压性病灶，但也可能出现因肾上腺素 / 去甲肾上腺素造成的对心肌损害；
- 心脏压塞是一个已经识别的由置入右心房的长导管造成的并发症（见第 6 章第 2 部分，第 27 章第 2 部分，上文和第 44 章）（图 42.5）；
- 全胃肠外营养（TPN）导致胆汁郁积性肝脏损伤经常发现。

意外的发现

偶尔，在死亡后检查中可能发现一个与家族存在重大关联的病变，如结节性硬化症、囊性纤维化或一些其他的家族性疾病。如果有此发现的话，需要确保可进行遗传学咨询。在与家属讨论后，可留取样本进行 DNA 确诊。在这种情况下，对大多数儿科病理学家来说，尚未明确有取得进行 DNA 检验的特殊同意的必要性，对怀疑的遗传性疾病进行确诊，因为一些遗传性疾病可能通过目视检查或显微镜检查就可更坚定地诊断，而不是通过 DNA检验。

总结

传统上建议新生儿科医师进行死亡后尸检，该操作最近受到了公众更多的关注，对父母、病理学家和其他人造成苦恼。检查带来的许多益处意味着除非有其他形式的检查能真正取代其功能，不然死亡后检查将继续在新生儿科医学实践中起到至关重要的作用。许多父母也希望了解造成悲剧的原因，重要的是政府和协调团体要担负起制订明确指南的责任，并继续工作以平衡一些相互矛盾的压力。参加一个婴儿的尸检并帮助向家属解释这一操作应该成为每一个新生儿科医师培训的一部分。

致谢

我们向所有那些同意进行检查的父母致谢，我们从检查中学到很多东西。

参考文献

1. Alder Hey Inquiry 2001 The Royal Liverpool Children's Hospital Inquiry Report (Alder Hey). The Stationery Office, London. Available online: http://www.rlcinquiry.org.uk/ 7 Oct 2002
2. Askin F B 1998 Respiratory tract disorders in the fetus and neonate. In: Wigglesworth J S, Singer D B (eds) Textbook of fetal and perinatal pathology. Blackwell Science, Massachusetts, pp 555–592
3. Beckwith J B 1989 The value of the pediatric postmortem examination. Pediatric Clinics of North America 36: 29–36
4. Bennett M J, Rinaldo P 2001 The metabolic autopsy comes of age. Clinical Chemistry 47: 1145–1146
5. Berger L R 1985 Requesting the autopsy: a pediatric perspective. Clinical Pediatrics 17: 445–452
6. Bohm N, Keller K M, Kloke W D 1982 Pulmonary and systemic cerebellar tissue embolism due to birth injury. Virchows Archiv. A, Pathological Anatomy and Histopathology 398: 229–235
7. Bove K E 1997 Practice guidelines for autopsy pathology: the perinatal and pediatric autopsy. Autopsy Committee of the College of American Pathologists. Archives of Pathology and Laboratory Medicine 121: 368–376
8. Bristol Royal Infirmary Inquiry 2000 The Inquiry into the management of care of children receiving complex heart surgery at The Bristol Royal Infirmary. Interim Report, May 2002. Removal and retention of human material. Bristol Royal Infirmary Inquiry, Bristol. Available online: http://www.bristol-inquiry.org.uk/ 7 Oct 2002
9. Brodlie M, Laing I A, Keeling J W, McKenzie K J 2002 Ten years of neonatal autopsies in tertiary referral centre: retrospective study. British Medical Journal 324: 761–763
10. CESDI 1997 Management after fetal and infant death and pathology. In: CESDI 4th Annual Report. Maternal and Child Health Research Consortium, London, pp 50–54
11. Cote A, Russo P, Michaud J 1999 Sudden unexpected deaths in infancy: what are the causes? Journal of Pediatrics 135: 437–443
12. Craft H, Brazy J E 1986 Autopsy high yield in neonatal population. American Journal of Diseases of Children 140: 1260–1262
13. Department of Health 2001 Review of the deaths of four babies due to cardiac tamponade associated with the presence of a central venous catheter. Department of Health, London. Available online: http://www.doh.gov.uk/manchesterbabies/manchreport.pdf 7 Oct 2002
14. Felderhoff-Mueser U, Rutherford M A, Squier W V et al 1999 Relationship between MR imaging and histopathologic findings of the brain in extremely sick preterm infants. AJNR. American Journal of Neuroradiology 20: 1349–1357
15. Gould S 2001 Update on issues surrounding the post mortem. In: CESDI 8th Annual Report. Maternal and Child Health Research Consortium, London, pp 63–71
16. Gould S, Keeling J 2000 Sudden unexpected deaths in infancy – pathology. In: CESDI 7th Annual Report. Maternal and Child Health Research Consortium, London, pp 65–74
17. Gould S, Keeling J, Thornton C M 1999 Perinatal pathology. In: CESDI 6th Annual Report. Maternal and Child Health Research Consortium, London, pp 51–58
18. Gruenwald P, Minh H N 1960 Evaluation of body and organ weights in perinatal pathology. 1. Normal standards derived from autopsies. American Journal of Clinical Pathology 34: 247–253

19. Herschel M, Mittendorf R 2001 Tocolytic magnesium sulfate toxicity and unexpected neonatal death. Journal of Perinatology 21: 261–262
20. Joint Working Party of the Royal College of Obstetricians and Gynaecologists and the Royal College of Pathologists 1988 Report on fetal and perinatal pathology. Royal College of Pathologists, London
21. Keeling J 2001 The perinatal necropsy. In: Keeling J (ed) Fetal and neonatal pathology. Springer, London, pp 1–46
22. Khong T Y 2002 Falling neonatal autopsy rates: neonatologists, pathologists, and relatives need to boost neonatal pathology. British Medical Journal 324: 749–750
23. Khong T Y, Arbuckle S M 2002 Perinatal pathology in Australia after Alder Hey. Journal of Paediatrics and Child Health 38: 409–411
24. Khong T Y, Hague W M 2001 Biparental contribution to fetal thrombophilia in discordant twin intrauterine growth restriction. American Journal of Obstetrics and Gynecology 185: 244–245
25. Kumar P, Angst D B, Taxy J, Mangurten H H 2000 Neonatal autopsies: a 10-year experience. Archives of Pediatrics and Adolescent Medicine 154: 38–42
26. McHaffie H E, Fowlie P W, Hume R et al 2001 Consent to autopsy for neonates. Archives of Disease in Childhood. Fetal and Neonatal Edition 85: F4–F7
27. McPhee S J, Bottles K, Lo B et al 1986. To redeem them from death. Reactions of family members to autopsy. American Journal of Medicine 80: 665–671
28. Macpherson T 1996 The perinatal autopsy and risk management: the value of a 'standardised' approach. In: Donn S M, Fisher C W (eds) Risk management techniques in perinatal and neonatal practice. Futura, New York, pp 361–387
29. Nelson K B, Willoughby R E 2000 Infection, inflammation and the risk of cerebral palsy. Current Opinion in Neurology 13: 133–139
30. Oberg K C, Pestaner J P, Bielamowicz L, Hawkins E P 1999 Renal tubular dysgenesis in twin-twin transfusion syndrome. Pediatric and Developmental Pathology 2: 25–32
31. Pharoah P O D, Price T S, Plomin R 2002 Cerebral palsy in twins: a national study. Archives of Disease in Childhood. Fetal and Neonatal Edition 87: F122–F124
32. Porter H J,Keeling J W 1987 Value of perinatal necropsy examination. Journal of Clinical Pathology 40: 180–184
33. Rahman H A, Khong T Y 1995 Perinatal and infant postmortem examination. Survey of women's reactions to perinatal necropsy. British Medical Journal 310: 870–871
34. Rankin J, Wright C, Lind T 2002 Cross sectional survey of parents' experience and views of the postmortem examination. British Medical Journal 324: 816–818
35. Redline RW 1999 Disorders of the placental parenchyma. In: Lewis S H, Perrin E (eds) Pathology of the placenta. Churchill Livingstone, New York, pp 161–184
36. Rickard H, Willis M 2001 After AlderHey … can we survive? ACP News Summer: 11–13
37. Roelants-van Rijn A M, Nikkels P G J, Groenendaal F et al 2001 Neonatal diffusion-weighted MR imaging: relation with histopathology or follow-up MR examination. Neuropediatrics 32: 286–294
38. Royal College of Pathologists 2000 Guidelines for post mortem reports. Royal College of Pathologists, London. Available online: http://www.rcpath.org/activities/publications/pmrbook.html 7 Oct 2002
39. Royal College of Pathologists 2002 Guidelines on autopsy practice. Report of a working group of the Royal College of Pathologists. Royal College of Pathologists, London. Available online: http://www.rcpath.org/activities/publications/autopsy_practise_sept2002.html 7 Oct 2002
40. Saller D N, Lesser K B, Harrel U et al 1995 The clinical utility of the perinatal autopsy. Journal of the American Medical Association 273: 663–665
41. Shehata B H, Patterson K, Thomas J E et al 1998 Histiocytoid cardiomyopathy: three cases and a review of the literature. Pediatric and Developmental Pathology 1: 56–69
42. Squier W 2002 Pathology of fetal and neonatal brain damage: identifying the timing. In: Squier W (ed) Acquired damage to the developing brain. Timing and causation. Arnold, London, pp 110–127
43. Start R D, Cotton D W K 1997 The current status of the autopsy. In: Progress in pathology, volume 3. Churchill Livingstone, New York, pp 179–188
44. Streeter G L 1921 Weight, sitting height, head size, foot length and menstrual age of the human embryo. Contributions to Embryology, Carnegie Institute 55: 143–170
45. Thornton C, O'Hara M D 1998 A regional audit of perinatal and infant autopsies in Northern Ireland. British Journal of Obstetrics and Gynaecology 105: 18–23
46. Tibballs J, Chow C W 2002 Incidence of alveolar capillary dysplasia in severe idiopathic persistent pulmonary hypertension of the newborn. Journal of Paediatrics and Child Health 38: 397–400
47. Valdes-Dapena M 1989 Iatrogenic disease in the perinatal period. Pediatric Clinics of North America 36: 67–93
48. Vance J C, Boyle F M, Najman J M et al 2002 Couple distress after sudden death or perinatal death: a 30-month follow up. Journal of Paediatrics and Child Health 38: 368–372
49. Vujanic G M, Cartlidge P H T, Stewart J H 1998 Improving the quality of perinatal and infant necropsy examinations: a follow up study. Journal of Clinical Pathology 51: 850–853
50. Winter C, Savage P, Lawrence J et al 2000 Focus group – breech presentation at onset of labour. In: CESDI 7th Annual Report. Maternal and Child Health Research Consortium, London, pp 25–39
51. Womack C, Roger S, Lavin M 1997 Disclosure of clinical audit records in law: risks and possible defences. British Medical Journal 315: 1369–1370
52. Working Group 2002 The future of paediatric pathology services. Report of a Working Group to restore and develop specialist paediatric pathology. Royal College of Paediatrics and Child Health, London
53. Wright C, Cameron H, Lamb W 1998 A study of the quality of perinatal autopsy in the former Northern Region. British Journal of Obstetrics and Gynaecology 105: 24–28

第 43 章

临床生化检查

Ruth M Ayling

引言

临床生化或多或少地涉及所有医学专业。在新生儿学中，生化检查用于筛查、诊断和监测治疗效果，实验室可能早已涉及对母亲和胎儿样本进行产前测试。

新生儿科医师和临床生化部门工作人员之间成功的工作关系，需要对临床和实验室问题有共同的理解，通常通过任命一位特定的临床生化学家负责新生儿病房的工作，可以很好的达到这一目的。

样本的收集

在要求进行生化检查前，新生儿医师应该确定何种分析将有助于回答其面临的问题。应给实验室提供正确的样本以及足够的临床信息，以确保能进行正确的化验和及时地将化验结果反馈到临床医师手中。只有当病人的治疗需要有即刻的化验结果时，才可以进行加急检验。虽然大部分所要求的检验是用于血液分析，但是有很多标本可用于生化检验（表 43.1）。

血

所需的化验必须确保取得正确的样本。通常在血清和血浆标本之间存在混淆。血浆是指体内血液中的水性成分，是将血液采集到含有抗凝剂的试管内进行离心后，取得的上清部分，最常用的抗凝剂是肝素锂。

表 43.1 用于生化分析的标本

血	其他体液，如
毛细血管	滑膜腔液
静脉	胸膜腔液
动脉	腹水
尿液	结石
粪便	活检标本，例如
唾液	皮肤
脑脊液	肝
	肌肉

血清是将血收集到普通试管里，血液凝固并进行离心后，即获得血清。一些特定的实验需要血浆标本（例如，氨、氨基酸），绝大部分需要对血浆或血清进行化验。来自血浆和血清样本的检查结果之间也存在一些差异，例如，血清钾浓度较高的原因是凝血时血小板释放钾。如果特别紧急需要检查结果，则最好送血浆标本，因为血浆标本可立即进行离心和分析，而不用等待血液凝固获取血清。化验标本需要全血的是遗传学研究以及白细胞或红细胞酶学检查，例如，将血收集到抗凝管中，不需要离心。

新生儿血标本通常可经脚后跟针刺（毛细血管）、静脉穿刺或通常置于动脉内的留置导管获得。在广泛使用毛细血样的同时，经评估静脉穿刺的疼痛较少且更有效[4]。毛细血样不适以进行所有化验，例如，其能导致钾浓度升高，汗液污染能引起氨浓度假性升高。毛细血样不能应用于 pO2 评估。在从留置导管抽血前，为了防止管腔内血液的污染，应在取样前先抽掉三至五倍的死腔容量的血液，取样后再将这些血液回输。

表 43.2 可能引起虚假结果的取样误差的范例

误差	机制	结果
血液取样位置	标本被静脉输液稀释	
血液取样技术	获取样本时有困难，引起溶血，导致红细胞成分的释放	钾↑ 磷和 AST↑
静脉穿刺时的淤滞	血浆水分从血管内空间释出和血浆浓度	蛋白质、白蛋白和蛋白质结合性组分↑，例如，钙↑
不正确的标本容器	无法抑制糖酵解，除非使用氟化物/草酸盐保存剂	葡萄糖↓
	甚至释微量 EDTA 钾盐的影响（在一个"全血计数瓶"中的抗凝剂）	钾↑ 钙，ALP↓ 镁↓
送实验室过程中的延误	葡萄糖代谢 细胞组分的渗漏	糖↓ 钾↑ 磷↑

ALP，碱性磷酸酶；AST，天冬氨酸转氨酶。

取样误差

取样误差可妨碍实验室得出有意义的结果，引起这种情况的最常见的例子在表 43.2 中显示。

取样量

新生儿生化检查的不利之处是所抽取的血量可能需要输血来补充。假设血容量是 10ml/kg，在此容量丧失 10%后就可能需要输血，一个 750g 的婴儿在短时间内抽取 7.5ml 血液送实验室检查（比通常成年人所需进行全套生化检查的血量少），就可能达到要求。提供一个所需的血液取样量，可能对实验室有帮助，临床医师和临床生化学家共同工作来提供进行生化监测频率的指南。

无创技术显然是一个有吸引力的取代抽取血样的方法，脉搏血氧计和经皮 pO2 监测是重要的处理工具。经皮葡萄糖监测和经皮胆红素测定仪正处于发展之中，由于可靠性不够，所以尚未纳入常规实践。

尿液

可通过固定在会阴区域的塑料尿袋来收集婴儿的尿液，但所采用的黏附固定方式会引起刺激。另一种收集方法是包绕生殖器区域放置含有数个脱脂棉球的塑料手套，如果需要的话，可用塑料胶带粘在皮肤上。排出的尿液被棉球吸收，再送去分析。此方法不适宜用于蛋白质分析的样本，因为蛋白质会被脱脂棉吸附。应精确地定时采集新生儿尿液，因为新生儿尿量少，任何尿样的丢失都是有高度显著意义的。

如果取得了尿液或其他液体的少量样本，最好要装在一个用于收集血清的瓶子中，再送去实验室，因为所有可用的样本都要混合在一起进行离心。通用型（尿液）收集器可能太大而无法进行离心，而呈小水滴形进入这种容器中的同样数量的液体，可能使人误认为不足以进行分析。

脑脊液

用于葡萄糖分析的脑脊液应放入一个含有氟化物/草酸盐的瓶中送检，以防试验结果假性降低。用于蛋白质分析的样本应用普通容器送检。

粪便

通常从尿布中收集样本。

参考范围

生化检查都在一个明确的参考范围中进行判断，最近称之为参考区间。通常采用包含中间95%外表健康人的区间范围来决定参考范围。如果分布为高斯(Gaussian)分布，范围则是平均值上下两个标准差。如果呈现非高斯分布，在最高和最低两端值删除2.5%后可得到参考范围。在20个外表健康的婴儿中有1人(例如，5%)，则就处于此范围之外。发现数值处于引用参考范围以外并不一定意味着存在病理状态，但若进行更多独立的测验，发现结果位于参考范围之外的概率更高。同样，结果位于参考范围之内也不能排除存在异常。获取用于定义参考范围研究的足够大的健康新生儿人群或取得能让他们参与试验研究的必需的知情同意是很难的。在新生儿医学中判定住院病人的参考范围是有好处的，特别是对于那些已知有所改变的“患病”病人[2]。当动态监测时，应记住结果之间的差异可能是因为生化状态的真正变化、生物学变异或病理学变化或实验室精确性本身造成的结果。当两个结果的差异高于分析标准差2.8倍时，可能会发生显著的变化。各实验室的参考范围不同，不应在咨询进行分析的实验室临床生化学家之前采用来自其他单位和文献的参考范围来判断一个结果。

从历史上说，新生儿实验室检验是在使用适于各种少量样本检验操作和仪器的专门实验室内进行的。方法学的差异通常必须有不同的参考范围。随着检验技术的进步，取得了更广泛的采用少量样本进行分析的能力，现在新生儿的不同参考区间趋向于反映了新生儿成年人群的生理学差异。

病人身旁检验

病人身旁或床旁检验是指那些并非在医院中心实验室进行的，而是在附属实验室或者在病房内进行的检验。虽然采用干式化学“测试条”在床边检测血糖的分析误差经常比推荐误差要高出很多，但是这是新生儿病房内多年来的一个常规方法。

现在使用电化学生物传感器（这是一种利用生物检测剂，如酶或抗体来识别分析物，而不需要样本处理的分析装置）检测血糖，和其他系统一样，使用一次性抛弃式药盒来对一滴血液进行一套检验。在新生儿病房的环境中，使用这种方法可能有特殊的优点。医院实验室进行内部质量监控，工作人员全天以规律性的时间间隔使用设备对已知的标准值进行测定。为了达成这一水平鉴定，强制规定参加外部质量评估计划，必须对还有未知数量成分的样本进行检测，且将所测值报告给外部评估者。未达到满意标准的实验室需要对其操作进行回顾。从事病人身旁检验的新生儿科医师应当和医院实验室合作进行此评估，并考虑将各方面因素综合起来考虑质量控制，诸如数据处理、故障排除、人员培训和胜任者资格评定[3]。

遗传性代谢病

对怀疑的遗传性代谢病的检查中，临床生化实验室具有关键作用，同时新生儿科医师和临床生化学家应共同工作，以便对他们的检查达成一致的方案。如果怀疑遗传性代谢病，回顾分析一线的生化研究结果是有帮助的。低血糖症、低钙血症或肾衰竭或肝衰竭可能是潜在代谢异常的体征。如果存在代谢性酸中毒，计算阳离子间隙（$[Na^+]+[K^+]-[Cl^-]+[HCO_3^-]$）可能有帮助，若间隙＞20mmol/l，提示有器质性酸中毒，而酸中毒且阳离子间隙正常则更有可能是由于肾小管酸中毒或者胃肠道碳酸氢盐丢失引起的。可能适合进行更特异的检验，包括测定血浆中的氨、乳酸、半乳糖-1-磷酸尿苷酸转移酶、氨基酸以及酰基肉毒碱和尿液中的氨和有机酸。为了能充分判断结果，提供样本的同时，关于取样的日期和时间，以及喂养和治疗药物等准确的细节也非常重要。如果怀疑一个濒死婴儿有代谢病，获取组织样本将有助于促进诊断，而且为将来的妊娠提供遗传学咨询。仅管可在死后24小时内进行皮肤组织成纤维细胞培养、死后2小时内进行肝和肌肉取样，但最好是在死亡前就能获得这些标本。皮肤组织应置于消毒容器中转运，并4℃保存。培养介质应从病毒学和细胞遗传学实验室获取，如果没有，可使用等张液体（生理盐水）。肝和肌肉组织置于塑料管内，在液氮中快速冰冻，保存环境要尽可能冷。

特别在非专业中心，很少对代谢紊乱病人进行检查。一些所需的检验可能要在专业实验室进行，这要

表 43.3 婴儿期不明原因猝死的生化检验

	检验	所需标本的类型
血	尿素和电解质	血清/肝素锂
	酰基肉碱	血滴纸片
	代谢研究	肝素锂
	毒理学	血清
	染色体	肝素锂（如果婴儿外形异常）
尿	毒理学	
	有机酸	
	氨基酸	

求在标本到达前，进行复杂的标本处理。这对新生儿医师和所有实验室人员都是必要的，以保证万事俱备，例如值班制度和离开时留下特定的联系方式，以保证这些有价值的标本能得到正确的处理。

婴儿不明原因的猝死

临床生化实验室也是检查婴儿不明原因猝死的地方。应在死亡 4 小时内通过心脏穿刺获取血样，最好是死亡后最初 30 分钟内心脏穿刺获取血样，如果可能的话，获取一份尿液样本（表 43.3）。应当注意不要根据显示死后变化的血样结果作出错误诊断，如低血糖，血清钾、磷酸盐、天门冬氨酸转氨酶、乳酸、氨和氨基酸的假性升高，这些是死亡后蛋白质自溶和细胞崩解所致。如果病史和临床表现表明有必要的话，还应当进行其他生化检查。

新生儿筛查

在英国，由临床生化学家对所有新生儿进行国家新生儿筛查计划的检验。在出生后第一周内，通过将毛细血管血样置于血滴（Guthrie）纸片上来进行筛查。通常社区助产士到儿童家中来进行，对医院工作人员来说，重要的是要记住对仍住院的婴儿进行这一检验。在 1960 年代早期，开展了苯丙酮尿症的筛查，在 1970 年代中期，又添加了先天性甲状腺功能低下的筛查。大多数中心仅将升高的促甲状腺激素刺激激素（TSH）浓度作为他们对先天性甲状腺功能低下的筛查检验，而不测定甲状腺素，因此难以发现继发于下丘脑疾病的甲状腺功能低下。虽然目前没有在全国范围内开展，但是一些地方还进行囊性纤维化和镰状红细胞病的筛查。临床生化学家现在有能力使用分子遗传以及串联质谱法来筛查许多其他的遗传性代谢病[1]。在地区中心开展新生儿筛查计划，有时那里还保留血滴纸片，因此可供日后使用，例如对新生儿期死亡病例进行代谢性或遗传性研究时，没有其他样本可用时，就可以使用血滴纸片。

结论

新生儿病房给临床生化实验室提出了特殊的挑战，对彼此间方法和局限性的共同理解应可得出最佳的诊断。为了达到这一点，新生儿科医师和临床生化学家共同工作，可能有助于制定出实践指南和用于地方性的检查方法，例如：

- 标准检验方案和样本要求；
- 所提供检验的目录和合适的周转时间（在常规工作时间内和在常规工作时间以外）；
- 需直接电话告知病房实验室检验值；
- 对液体和电解质状态的生化监测；
- 接受肠外营养的病人的生化监测；
- 持续性黄疸的检查；
- 低血糖症的检查；
- 低钙血症的检查；
- 不明原因猝死婴儿的检查。

随着新生儿医学实践和目前对无法治疗的遗传性代谢病的处理发生变化，与临床生化实验室的密切联系将确保能对医疗规范作出合适的安排，考虑新生儿筛查、诊断和监测。

参考文献

1. Clague A, Thomas A 2002 Neonatal biochemical screening for disease. Clinica Chimica Acta 315: 99–110
2. Hoffmann R G 1963 Statistics in the practice of medicine. Journal of the American Medical Association 185: 864–873
3. Lee-Lewandrowski E, Lewandrowski K 2001 Point of care testing. An overview and a look to the future. Clinics in Laboratory Medicine 21: 217–239
4. Shah V, Ohlsson A 2001 Venepuncture versus heel lance for blood sampling in term neonates (Cochrane Review). Cochrane Database of Systematic Reviews (2): CD001452

扩展阅读

Green A, Morgan I, Gray J 2003 Neonatology and laboratory medicine. ACB Venture Publications, London

第 44 章

新生儿影像学

David W Pilling

引言

新生儿的影像学检查与年长儿童和成人的检测方法相同，而最基本的仍然是 X 线。此外，超声检查也相当重要。相对而言，CT、MRI 和核医学方法的适用范围要窄得多。新生儿影像学检查的对象大部分是重症监护病房的病危患儿，这需要有高分辨率、曝光时间短的便携式 X 线设备。虽然传统 X 线平片仍在广泛使用，但计算机 X 线摄影术（CR）由于能产生数字化图像，使检查达到无片化而日益受到推崇，且影像可直接在重症监护病房的屏幕上显示，另外图像还可通过网络进行传输以满足远程会诊需要。重症病房患儿的影像结果常由临床医师解读，这就要求他们在这方面要经过严格训练。定期进行临床和放射科医师回顾性的联合读片有助于技术的巩固和提高。

辐射安全

所有新生儿的 X 线检查都应按照辐射剂量尽可能低原则（ALARA）。欧联盟已成立了这方面的立法，如英国的医疗电离辐射法规（Ionising Radiation medical exposure regulations 2000， IRMER），监测 X 线检查合理化（如是否真的需要检查）和剂量最优化（以最低辐射剂量达到最佳图像）。

胸部影像学

胸片

几乎每一位重症监护病房的患儿都要进行一次或多次的胸部摄片。一张高质量的胸片能为申请医师解

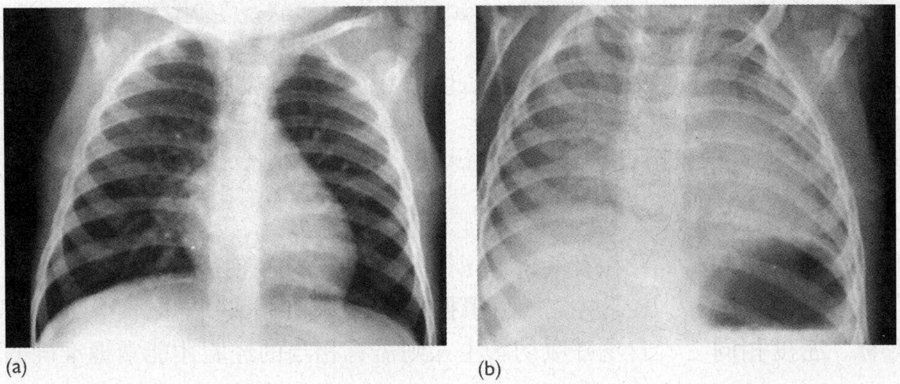

图 44.1 同一患儿在同一天的（a）吸气相和（b）呼气相正常胸片。

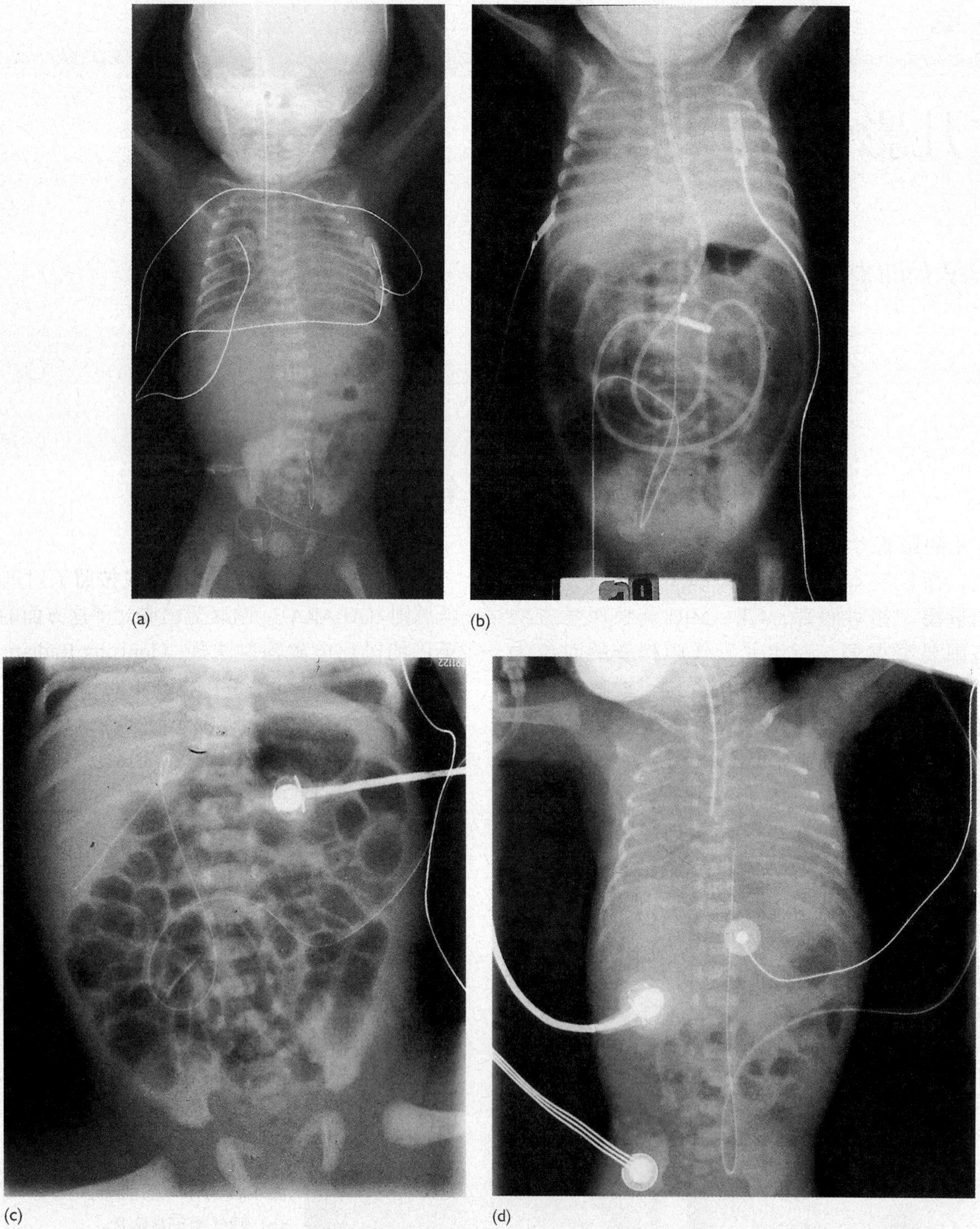

图 44.2 插管和管线。(a) 注意脐静脉、脐动脉插管末端和气管内插管的位置，后者插入过深，心电图电极杂乱地置于胸前。(b) 脐动脉插管末端位于第 12 胸椎，与肠系膜动脉和肾动脉的起始部太近，鼻饲管插管位置恰当，其末端置于空肠。(c) 脐静脉插管的末端位于肝门静脉处，应该移走。(d) 严重的呼吸窘迫综合征伴有空气支气管征，气管插管位置太低，但脐动脉插管位置合适。

答疑问。采用能显示肺组织、软组织和骨骼的恰当的曝光量对获得理想影像是非常重要的；另外高质量的胸片还需要体位端正以确保双侧胸廓对称、密度相同及在吸气相曝光（图 44.1）。这在使用呼吸机的患儿中较易控制（可根据仪器的不同时相进行摄片），但对于自主呼吸的新生儿则需有相当的经验才能掌握准确的曝光时间。

正常的纵隔形态有一定的变异。新生儿的纵隔主要由心脏和明显的胸腺构成，后者可充填整个上纵隔或突出于两侧。当遇到疑难病例或怀疑纵隔占位时，超声检查可协助诊断。正常胸腺质地均匀，类似于肝，而异常肿块的回声往往呈混杂性。

插管和管线

大部分胸片是为了评价肺及胸膜内的病变或心脏大小和形态，但也有相当比例的胸片是附带甚至专门用来了解那些为了治疗而插入新生儿体内的插管和管线的位置的。对于治疗这类患儿的医护人员来说，充分了解插管的正确位置是非常重要的。

最常见的是气管内插管，在X线平片上清晰可见，表现为气管内不透光影。插管末端应在第7颈椎（C7）（正好位于喉下）和隆突之间，大该相当于第4胸椎处（T4）。脐动脉插管（见第45章）也较常见，为不透光线影，插管延伸至盆腔的左侧或右侧髂内动脉，再通过髂总动脉进入主动脉，理想的插管位置应位于第4和第10胸椎之间。相对而言，脐静脉插管较难定位（见第45章），从脐静脉插入，经肝再至门静脉系统，最后通过静脉导管将末端插入下腔静脉。由于合适的位置是插至静脉导管和右心房之间，但两者间距离甚近，很难准确定位。因为这些插管的管壁均不透光，故在平片上很容易识别（图44.2）。

用来开放外周静脉插管很常见（见第45章），可位于四肢或头皮，这些插管的末端应位于心脏外的大的中央静脉内，但不能超过上、下腔静脉的近心端。已有事实证明，无其他位置可选择[3]而只能将插管置入心脏的病例会引起心包填塞，甚至死亡[4]。由于这些插管管径很细，管壁内多含有不透光的线条状物质，其位置需在插管后通过摄片确定，也可通过拍摄不透光的引导物或静脉注入0.5ml的对比剂（如欧乃派克或欧乃影）而明确插管末端位置（图44.3）。插管插入后每隔多久才检查其位置的正确与否至今尚未达成共识，但所有的临床医师都必须意识到插管有可能发生深移或浅退。没有对比剂很难确定插管的末端位置，尤其当它位于胸、腹腔时，纵隔内重叠的组织和腹腔内的肠道容易引起混淆；另外，腹腔内插管的定位可借助于超声，但由于肠道气体的影响，超声是否具有优势尚有待验证。

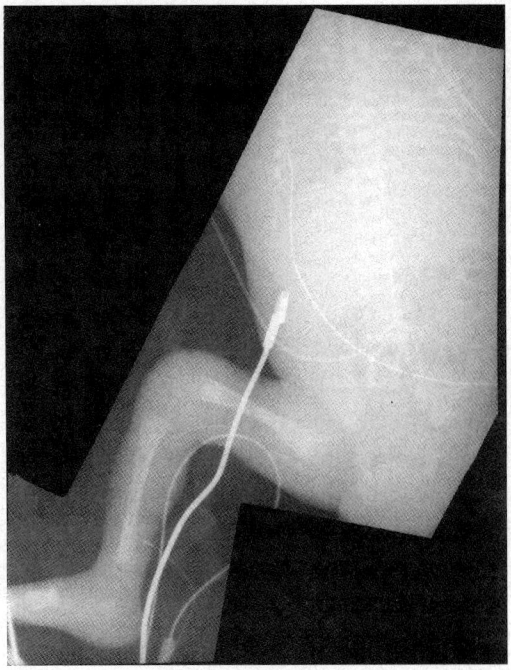

图 44.3 右下肢和腹腔的前后位平片经右侧大腿插入的纤细的外周静脉插管通过盆腔，其末端置于下腔静脉下方。注意即使是使用对比剂仍很难确定这些插管的位置。

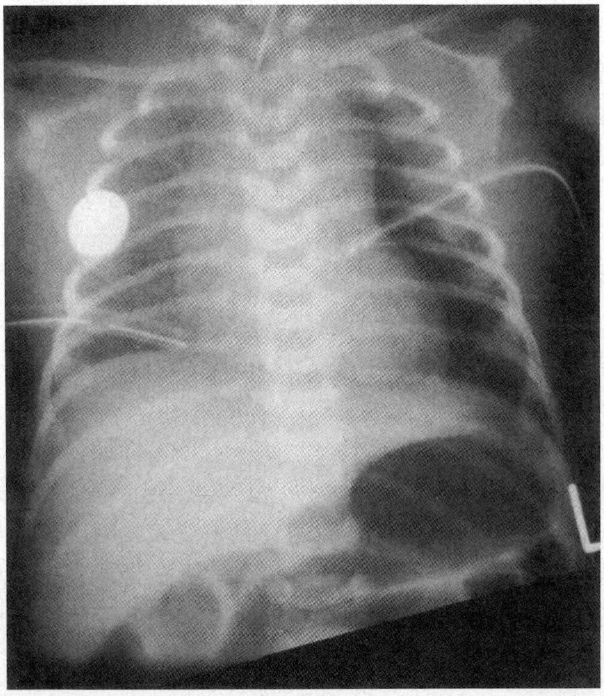

图 44.5 前后位胸片见双侧引流管，左侧心缘较右侧清晰，即所谓的“锐利心缘征”。

X线解读的常见难点

气胸

大部分气胸可通过平片诊断。表现为局部肺纹理

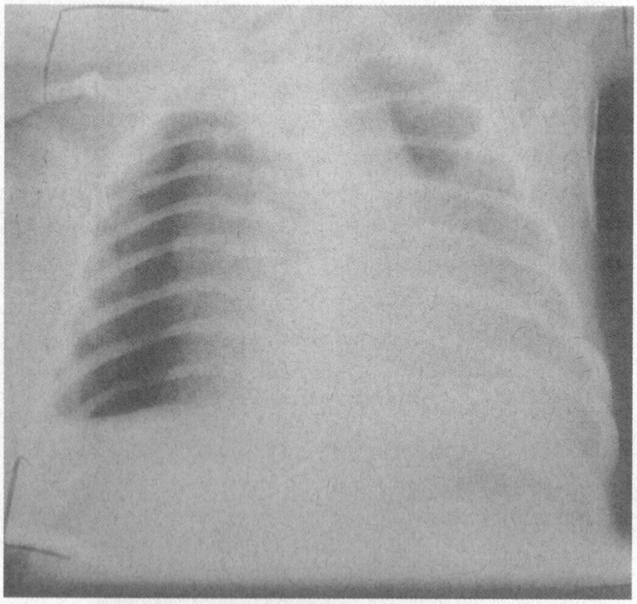

图 44.4 前后位胸片示大面积的右侧气胸使右肺外周肺纹理缺如

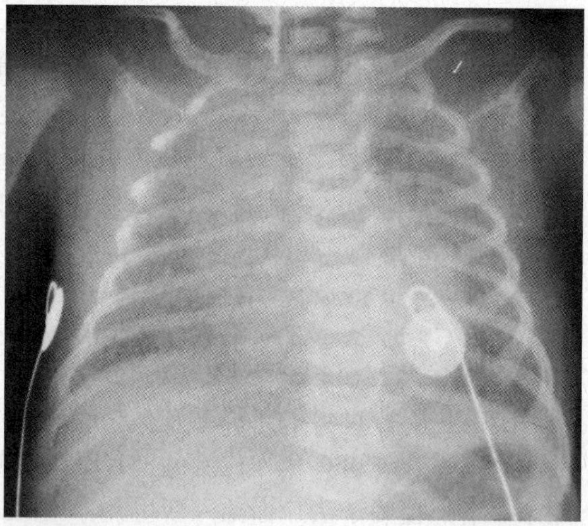

(a)

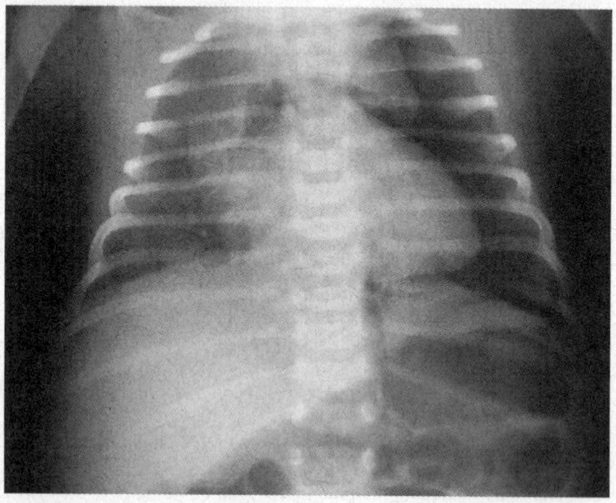

(b)

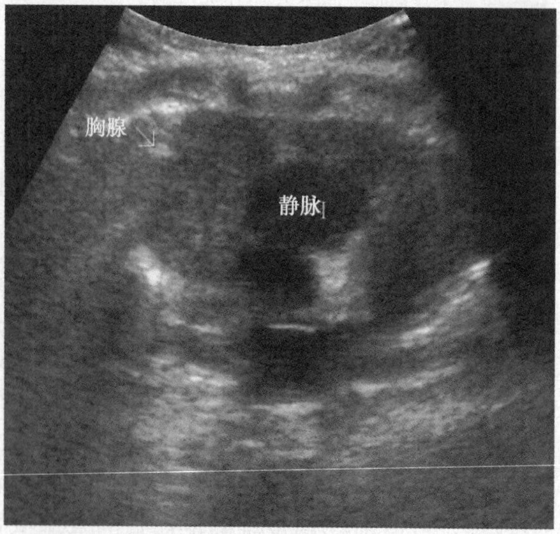

(c)

图 44.6 (a) 由右侧胸腺引起的纵隔增宽。(b) 纵隔积气时位于前部的胸腺周围有气体。注意右侧第4肋骨前端在胸腺上造成的“波浪征”。(c) 胸腺超声显示其性质均匀，位于上纵隔的大血管前方。

消失，被压缩的肺组织边缘清晰（图 44.4）。但新生儿气胸只有微量气体位于纵隔前方，而缺乏以上征象，仅在患儿体位没有旋转的高质量的平片上可见患侧透光度增加[10]。与肺交界的心缘或纵隔较正常时显示更加清晰，称为“锐利心缘征”，要有一定的经验才可识别这一征象。不过也不要过度强调诊断新生儿气胸的重要性（图 44.5）。与纵隔相邻的气体，即纵隔气肿，也表现为围绕心脏轮廓的气体密度影（图 44.6）。

积液或实变？

对于胸部均一的不透光病灶很难明确诊断，如有空气支气管征（即在支气管和实变的肺组织内有气体），则说明病变在肺组织内，是实变的一种，可为透明膜病、肺实变或肺水肿。如果阴影无特征性，病变可能为肺内积液，如肺水肿、感染性出血或胸腔积液。仅靠一张平片来鉴别单纯的胸腔积液、乳糜胸或血胸是很困难的。有时可通过肺组织边缘是否从胸壁向肺尖或更低区域移位来鉴别胸腔积液和肺实变，但有时则需借助超声来区分两者（图 44.7 和 44.8）。

肋骨骨折

肋骨骨折较少，有时可见于早产儿和骨质严重减少的患儿。大多在患儿危重病情好转时发现，因为此时骨折部位发生骨化，肋骨可见骨痂。只有识别这类骨折及其可能产生的病因，才可能排除非意外伤害等原因引起的骨折（图 44.9）。

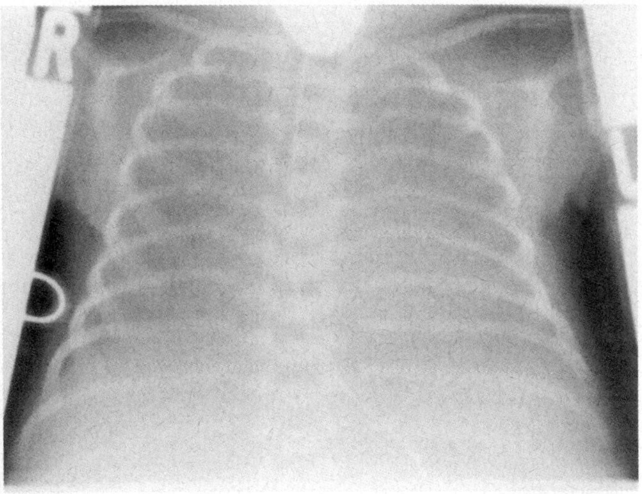

图 44.7 广泛性的肺水肿病例的前后位胸片，示胸部弥漫模糊影，心缘不清晰。

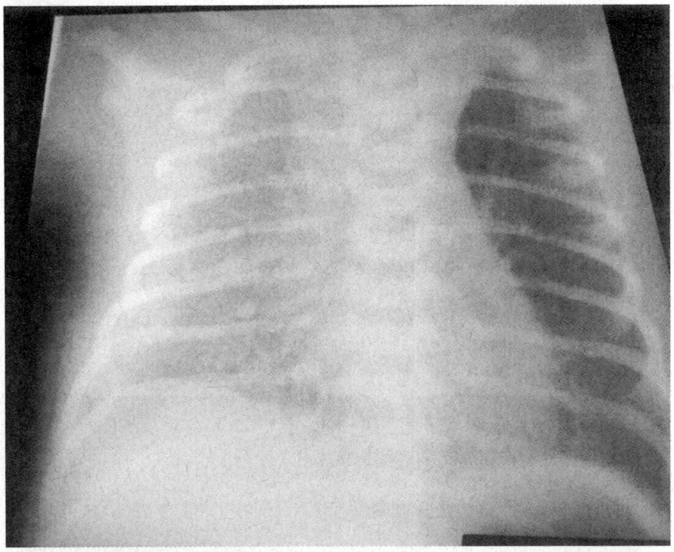

图 44.8 除了双侧肺实变外，因右侧胸腔积液还可见右肺边缘与右上肋缘分离。

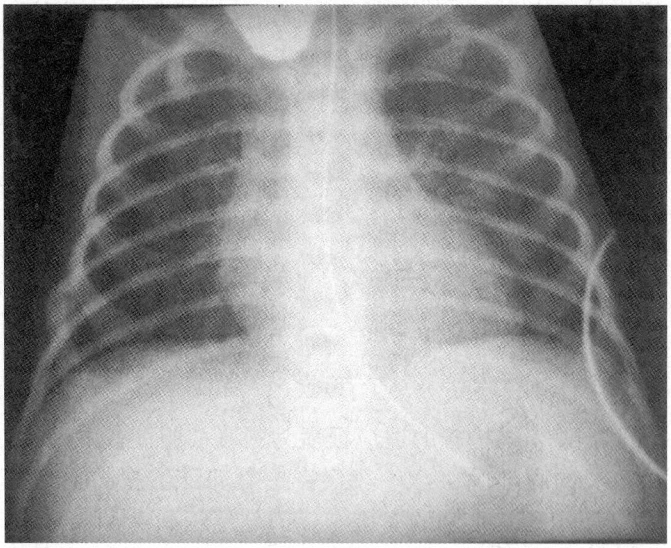

图 44.9 右第 6 侧肋由于骨折后愈合引起的轮廓改变。

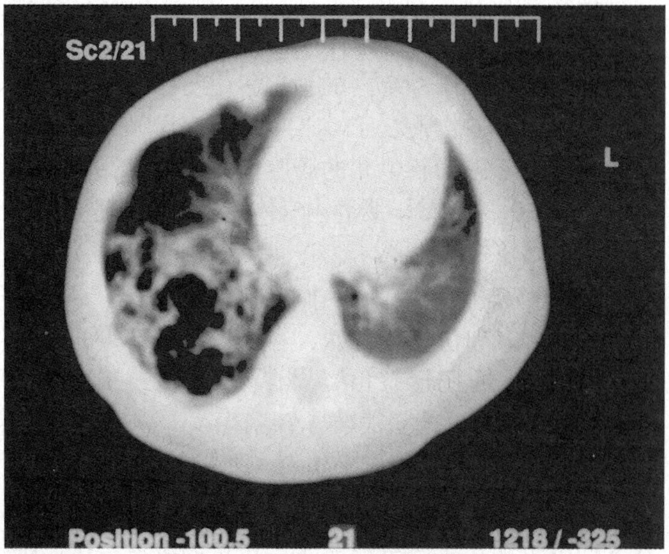

图 44.10 胸部的横断面肺窗图像示右下叶病变，由含气的囊肿和软组织构成，组织学证实为先天性肺囊腺瘤样畸形。

胸部CT

因为要将患儿从重症监护病房转送至 CT 扫描床上，因此除了极特殊情况外（如纵隔肿块、胸腺与病理性占位的鉴别或先天性肺部肿块），新生儿一般不行胸部 CT 检查。现在许多产前疑有先天性肺部疾病都要在新生儿期间得到证实（或治疗）。一些急性病例，如先天性肺囊腺瘤样畸形（见第 27 章第 5 部分）或先天性肺叶气肿（见第 27 章第 5 部分），因急需手术而无法行胸部 CT 扫描。大部分呼吸症状较轻的病例可行此检查，因为现代的螺旋 CT 或多排 CT 仅需数秒钟就可获得高质量的纵隔图像，调节窗位，还可同时显示肺组织的结构。除需了解某一肺段的血管供应情况而注射对比剂得到所需图像外，一般情况下不常使用增强扫描。另外多排 CT 还可对单平面图像进行多平面的重建，尽管这在胸部也不常用（图 44.10）。

胸部MRI

如同胸部 CT，MRI 也极少使用，目前基本不对肺组织行 MRI 检查。但对纵隔，尤其在了解心脏、血管的解剖结构方面，MRI 应用较为广泛。超声心动图虽然是心血管系统的首选检查方法，但在一些需要进一步证实的特殊病例，如血管环等，MRI 能起补充作用。

腹部检查

平片

腹部 X 线检查的适应证多为腹胀、胆汁性呕吐及可触及的腹部肿块。一般仅需拍摄仰卧位腹部平片，平片上可见三种 X 线密度影，即软组织 / 液体、气体和钙化密度。

钙化很少见，如出现在腹膜，则提示胎粪穿孔（图 44.11）；结肠肠腔内的钙化提示消化道和泌尿道之间存在交通；泌尿系统内的钙化影说明可能有肾钙质沉着，但后者非常罕见。

通常由于患病新生儿的肠腔内气体较少，因此很难仅通过平片来确诊。肠腔内气体越多，诊断越容易。

常见问题如下：

- 是哪种肠道？
  胃的形态和位置较特殊，容易识别。新生儿充气的结肠、小肠形态相似，前者大多围绕于腹腔周围，但如位置改变很难与小肠区别。
  直肠则可通过其位置来识别（图 44.12）。
- 是否有游离气体？
  仰卧位平片大部分能显示一定量的游离气体，但这需要有一定的经验方能识别。腹腔游离气体的征象为上腹腔，尤其是肝附近的弥漫性的透光区，肠壁内外侧均显示（图 44.13）。

正常情况下肠腔内的气体使内侧肠壁显示，但外侧壁不显示。当腹腔内出现游离气体，则肠壁内外侧均可见，但如果大量异常扩张的肠袢彼此相邻，很难区别到底是肠道外的游离气体而使外侧肠壁显示，还是由相邻扩张肠腔内的气体使然。由于更换体位可使游离气体转移至高处，因此仰卧位或直立位摄片可协助诊断；而当大量的肠腔扩张时，很难将其与游离气体进行鉴别[7,9]。如果仰卧位平片没发现游离气体，则没必要进一步拍摄侧位片。

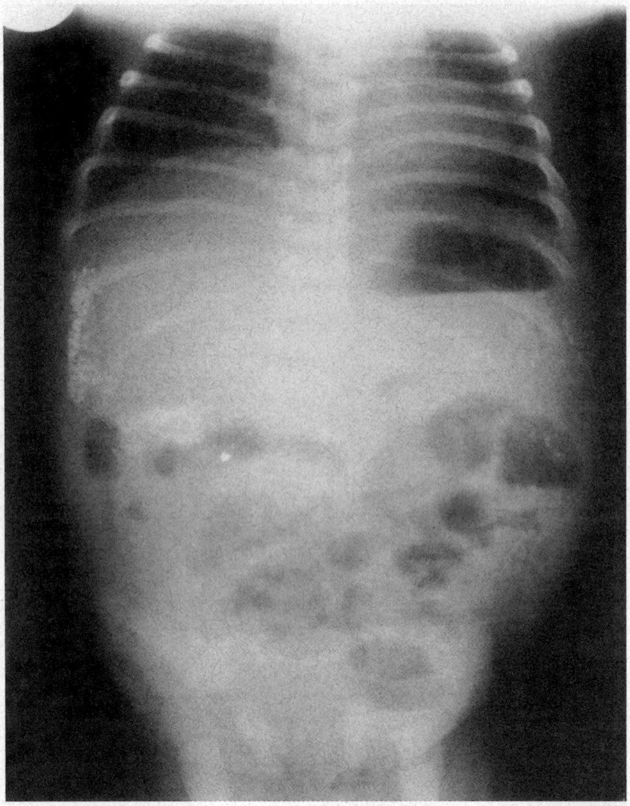

图 44.11 腹部平片示广泛的钙化斑，请注意这些钙化斑主要位于腹腔周边，与腹膜钙化相符。此征象往往是宫内肠穿孔所致的胎粪性腹膜炎的晚期表现。

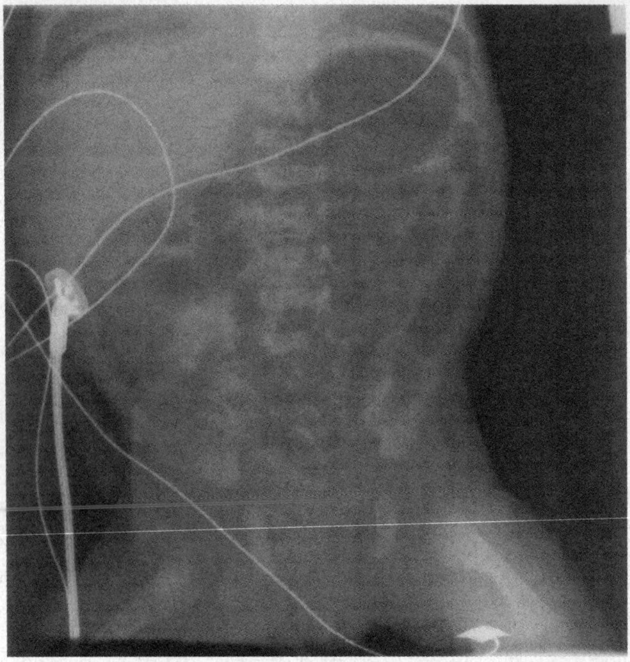

图 44.12 正常的充气结肠和小肠结肠多位于腹腔周围，小肠居于中央。

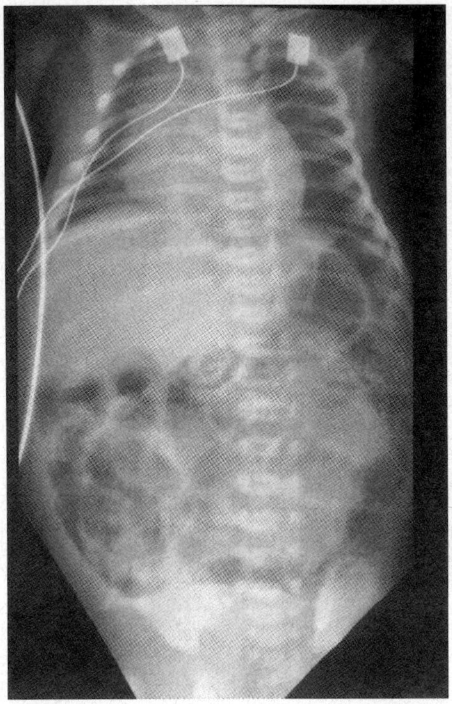

图 44.13 气性腹膜炎的腹部平片示肝左叶附近弥漫性模糊影，镰状韧带显示；右季肋区的肠壁内外侧均显示，进一步证实气性腹膜炎的存在。

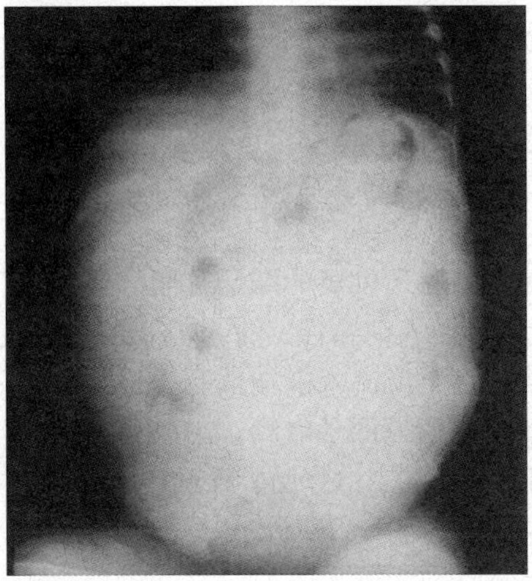

图 44.14 腹部平片显示肠袢主要集中在腹腔中央，充气的肠腔漂浮在腹水中，向中央聚集。

■ 是否有腹水？
如果充气的肠袢积聚于腹部中央，说明存在腹水。患病新生儿肠道气体量很少，很难仅凭平片来判断有无腹水（图 44.14）。如果腹胀明显，但肠腔内气体量不多，可通过超声检查来协助诊断是否有腹水。

■ 有无坏死性小肠结肠炎的征象？
在幼小早产儿的腹部平片中很难识别坏死性小肠结肠炎（NEC），典型的 NEC 由于肠壁内积气，气体呈线条状或小囊泡状，但这种征象在早产儿中很少见（图 44.15）[1]。仅在平片中见到扩张的肠袢，提示麻痹性肠梗阻，如在多张平片中都见到以上类似征象，高度提示 NEC（图 44.16）；NEC 的另一征象为水肿引起的肠袢轮廓异常。NEC 大多由临床征象诊断，相对而言，影像学价值有限，它主要用于证实因肠穿孔所致的气性腹膜炎等。

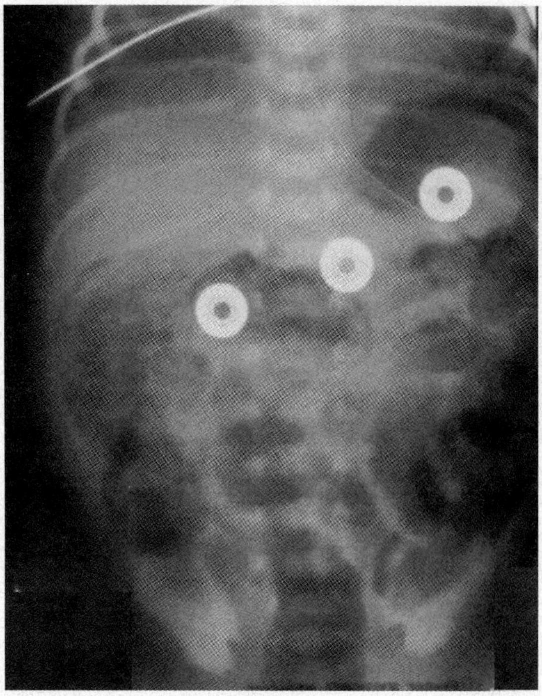

图 44.15 一例坏死性小肠结肠炎的积气肠壁，右侧明显，结肠、小肠内含有气体。

■ 机械性肠梗阻还是麻痹性肠梗阻？
有时很难仅靠一张平片来鉴别机械性肠梗阻和麻痹性肠梗阻，如果肠腔普遍扩张，后者可能性大；如远端肠腔较近端扩张明显，前者可能性大；如短时间内肠腔扩张加剧，更说明为机械性肠梗阻。

服用造影剂检查

肠道造影剂在新生儿中的应用价值有限。

口服造影剂检查

常用的口服造影剂往往是成人或年长儿童的静脉用造影剂，这些水溶性的造影剂不为肠道所吸收，即使是数天后仍可通过使用与首剂相同的造影剂而获取

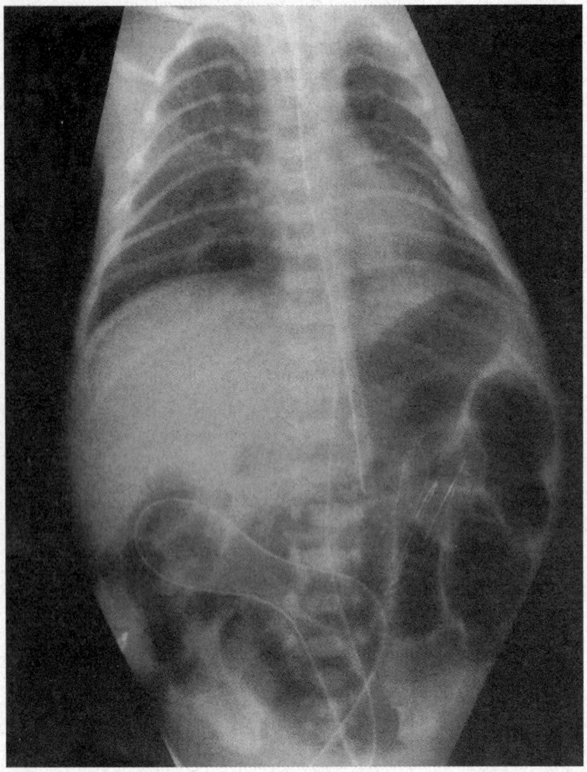

图 44.16 麻痹性肠梗阻引起的扩张的结肠和小肠肠袢，这些肠袢形态持续数天不变，临床诊断为坏死性小肠结肠炎。

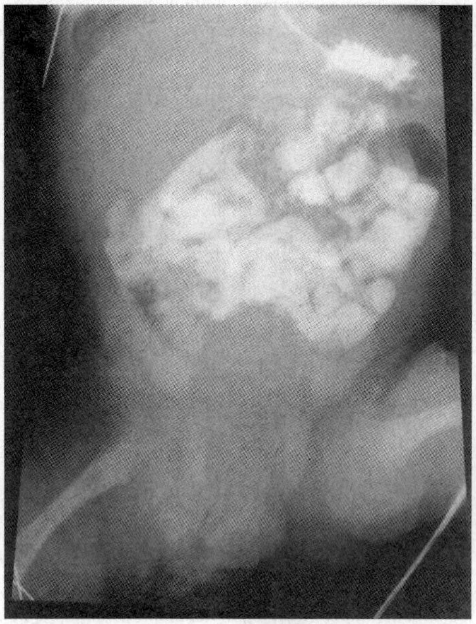

图 44.17 口服 6ml 欧乃派克后 30min 的腹部前后位片，大部分造影剂已从胃排入小肠，早期相在幽门水平以上可见十二指肠肠袢位于中线左侧。其他近端小肠显示正常。

影像。如能排除远端机械性肠梗阻，可用钡剂进行上消化道检查。

常见问题如下：

- 是否存在胃食管反流？
  钡剂或水溶性造影剂都可用作这项检查，将它们放入奶瓶让患儿吸食，在X线透视下观察吞咽过程、食管和胃的解剖结构。另外还可评价胃的排空，并获得十二指肠的图像。胃食管反流通常是在患儿哭泣、停止吞咽或将他的头稍微向下倾斜时发现，但也可自行发生，此时需排除食管裂孔疝。
- 是否有上消化道梗阻？
  在这种情况下，要明确是否存在上消化道梗阻，一般使用水溶性造影剂。之前要拍摄可疑梗阻部位的腹部X线平片，用于准确判断病变。采用X线透视观察造影剂运行至十二指肠的动态过程，可了解胃及其向十二指肠排空的情况；另外还需了解前后位的十二指肠空肠袢位置，幽门水平如位于中线左侧，可排除旋转不良（图 44.17）。观察小肠、结肠的延迟相，可间隔不同时间在重症监护病房摄片。一般都在半小时、1小时、2小时和4小时进行，以跟踪对比剂进入肠腔，有时甚至要拍摄8小时、24小时的延迟片，直到找到梗阻部位或对比剂到达直肠。

下消化道检查

下消化道检查主要用于可疑的结肠梗阻，需在X线透视下进行。从直肠插入细导管（约8F），通过注射器将造影剂注入结肠直至反流入末端回肠。通过以上检查较容易确定梗阻部位（图 44.18）。另外也可用类似方法注入稀释的泛影葡胺来治疗胎粪性肠梗阻。

肠袢造影

这是一种判断无功能肠段切除术后远端肠袢是否畅通的特殊检查方法。将造影剂引入远端造瘘口，再通过8F导管从注射器注入造影剂直到显示所有结肠，从而排除狭窄。

排尿式膀胱输尿管造影

排尿式膀胱输尿管造影的临床适应证如下：

- 产前或产后诊断的肾积水；
- 触诊可及或由超声检查发现的大膀胱；
- 泌尿道感染。

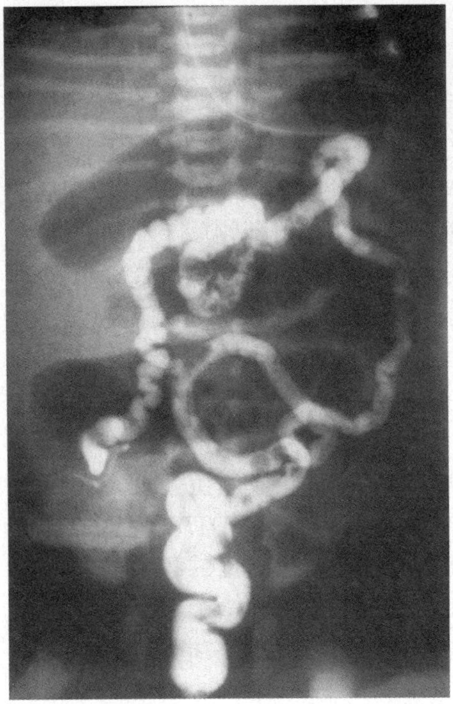

图 44.18 水溶性灌肠剂欧乃派克将从直肠到盲肠阑尾的所有结肠都显示出来。这例一例胎粪性肠梗阻、小结肠的患儿。

通常采用 5F 或 6F 导管进行膀胱输尿管插管，注入水溶性对比剂，如优路芬（Urografin）150，当膀胱充盈时进行自主排尿。建议所有男性病例的摄片都要包括尿道，除了在排尿时移去导尿管，其他摄片都应包括导尿管在内的全程尿道。如有膀胱输尿管反流需将其拍摄下来。

超声检查

超声操作简便，甚至可对暖箱内重症婴儿进行检查。但要针对关键部位，而不是全腹部，对这类患儿的检查要尽量减少。

肝和脾

许多长期全静脉营养的婴儿都会出现肝脾肿大。由于肝脾形态不规则，B 超并不适合测量其体积。虽然有一些方法可用于测量脾脏长度，但价值不大。肝的超声检查多用于胆红素升高时，以排除引起高胆红素血症的胆道梗阻性疾病（第 45 章）。大部分情况下肝质地正常，胆管并不扩张，胆囊显示，而全静脉营养性黄疸患儿的胆囊缩小，壁增厚，如大于 15mm 则提

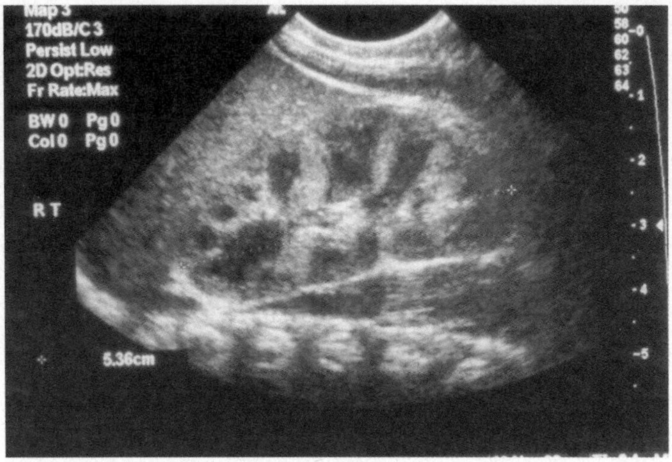

图 44.19 右肾的长轴超声图。肾皮质的回声与肝相似，这在新生儿是正常现象，而年长儿和成人的肾皮质回声相对较低。另外明显的皮髓质分界也是正常现象。

示正常；超声还可明确地排除较少见的胆总管囊肿。除此之外，超声还可了解肝门情况，如缺乏“三角索带征”，基本可排除胆道闭锁[6]。结合 ^{99m} 锝标记的甲溴菲宁同位素扫描可协助鉴别新生儿肝炎和胆道闭锁，尽管最终仍需依靠活检来确诊。在婴儿 6 周龄前要尽量明确是否存在胆道闭锁。

泌尿道

超声检查的常见泌尿道适应证如下：

- 无尿或少尿；
- 血尿；
- 产前诊断为肾盂扩张或肾积水；
- 泌尿道感染；
- 先天性畸形，如 VATER 综合征、脐膨出；
- 肾可触及的肿块；
- 膀胱异常扩张。

新生儿肾皮质回声多较年长儿童强，这使得正常皮髓质分界更加清晰（图 44.19）。新生儿出生后前几天的肾锥高回声是一过性的，不应视之为病理现象。肾长度与其孕周龄相当，通过孕周龄得到的肾长度位于第 5 至 95 百分位之间。

幽门

超声是诊断幽门狭窄的首选方法，在右季肋区可

见到肥厚的幽门肌肉。新生儿的幽门管长超过 15mm，肌肉厚度大于 3mm 即可诊断幽门狭窄。对于未足月儿标准可相应降低，有时需在一天内或以后重复检查以明确诊断。

腹腔

超声是检查腹部可触及肿块的一种有效的辅助方法。有时很难区分脓肿（常与 NEC 有关）与纠集成团的肠袢，但仍需进行尝试。虽然不易通过超声来评价腹水量，但可明确腹胀是由腹水所引起。

核医学

核医学检查在新生儿中使用有限

胆道显影

^{99m}Tc 标记的甲溴菲宁是目前最有效的胆道显像剂。检查前需服用苯巴比妥钠[5mg /（kg·d）]三天，以增加胆道分泌显像剂。静脉注射核素标记的显像剂后 5 分钟开始采集图像，一般在注射药物后 1 小时采集进食后的图像，有时需在第二天再次采集图像，以明确肠道内是否出现放射性药物，从而排除胆道闭锁。

肾扫描

新生儿期常不作肾扫描。由于新生儿期肾仍在发育完善，因此用 ^{99m}Tc 标记 MAG3 和 DTPA 所得的肾图并不完全可靠，而由新生儿肾图得出的各项指标也要仔细解读。DMSA 的肾皮质显像在 2 个月以后更为有效，之前的检查结果极少能对治疗带来指导作用。

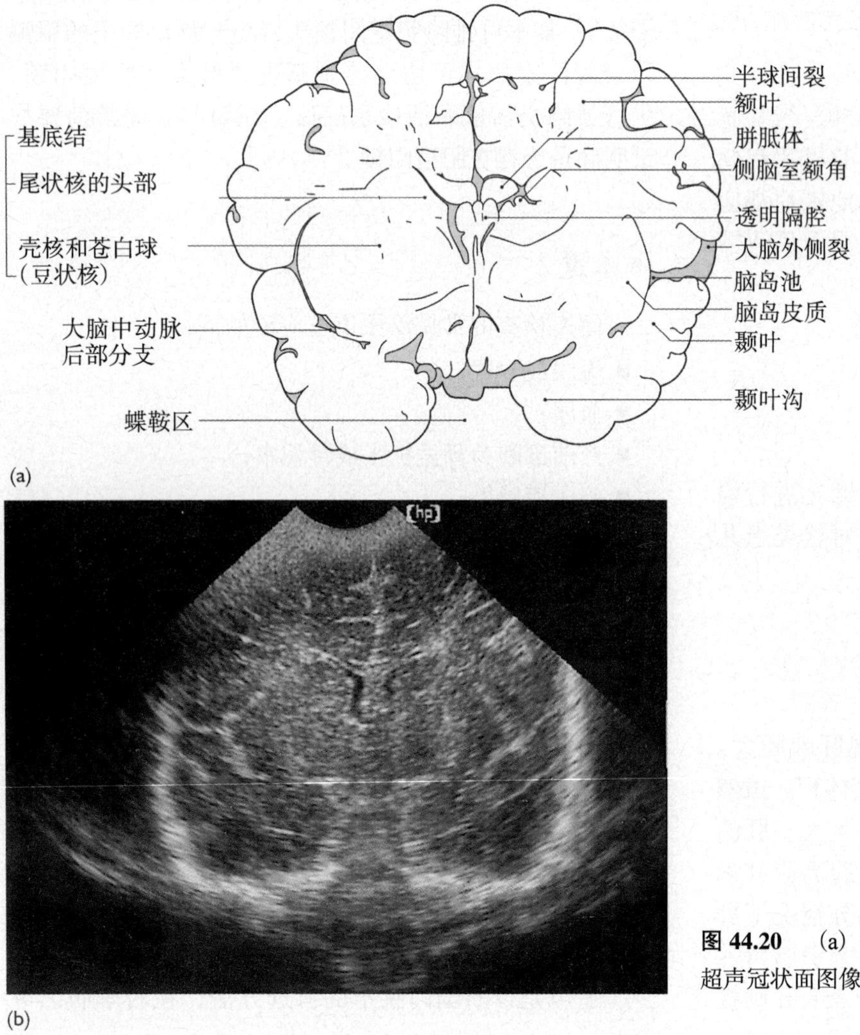

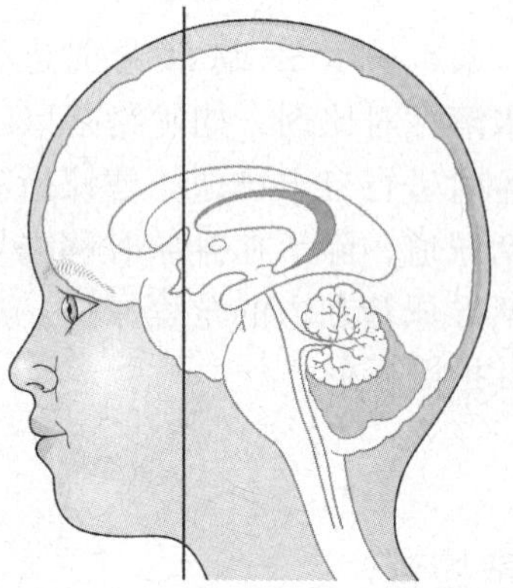

图 44.20 (a) 新生儿头颅标准冠状切面的示意图，(b) 相应的超声冠状面图像（改绘自 Rennie[8]）。

头颅影像

超声

近 20 年新生儿的头颅超声发展相当迅速。标准检查采用 5MHz 或 7.5MHz 的小探头，高频更常用。但仍要根据不同的患儿进行调整，有时用 7.5MHz 探头得到的穿透性并不合适。前囟几乎是头颅超声的唯一入口，与经过颅骨的图像相比，它可获得更高的分辨率，因为通过颅骨大部分声波会被吸收。冠状面是标准切面（图 44.20），但大部分图像是斜冠状面，并不是真正的冠状面，它通过前囟往前或往后获取图像。另外还可得到中线矢状面和倾斜旁矢状面图像（图 44.21）。虽然常用作记录的是一些标准图像，但检查是一个动态过程，探头从前到后，从左到右，范围尽可能包括整个头颅。由于超声对顶部病灶的显示度不如头颅其他部位清晰，因此如超声结果正常，也不能排除少量的顶部硬膜下积液。

CT

螺旋和多排 CT 使新生儿头颅图像的分辨率明显提高。但不足之处是需将患儿从监护病房转至 CT 扫描床上，从而使其应用受限。由于扫描时间只有几秒钟，运动伪影及镇静剂的使用均明显减少。一般只需扫描横断面图像，用最少的照射剂量得到尽量多的信息。CT 是唯一能确定钙化灶的检查方法，此外 CT 在显示出血的动态过程，尤其是颅脑周边部位的出血上可与

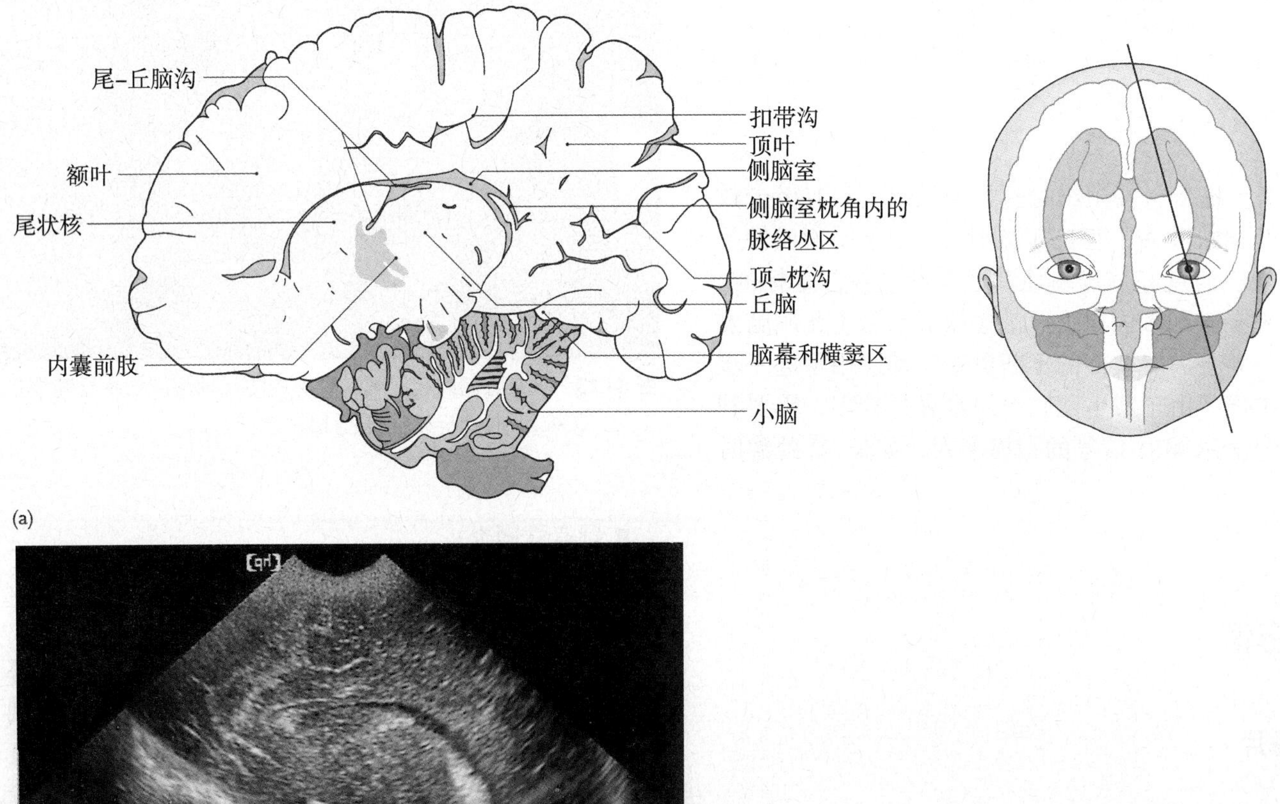

(a)

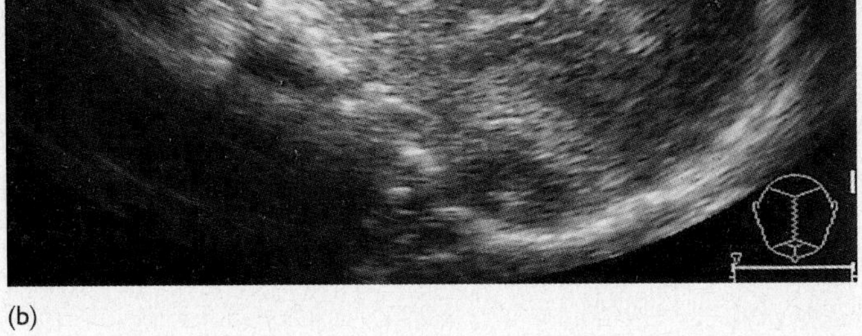

(b)

图 44.21 （a）新生儿头颅的旁矢状切面的示意图。（b）相应的超声旁矢状面图像（改绘自 Rennie[8]。）

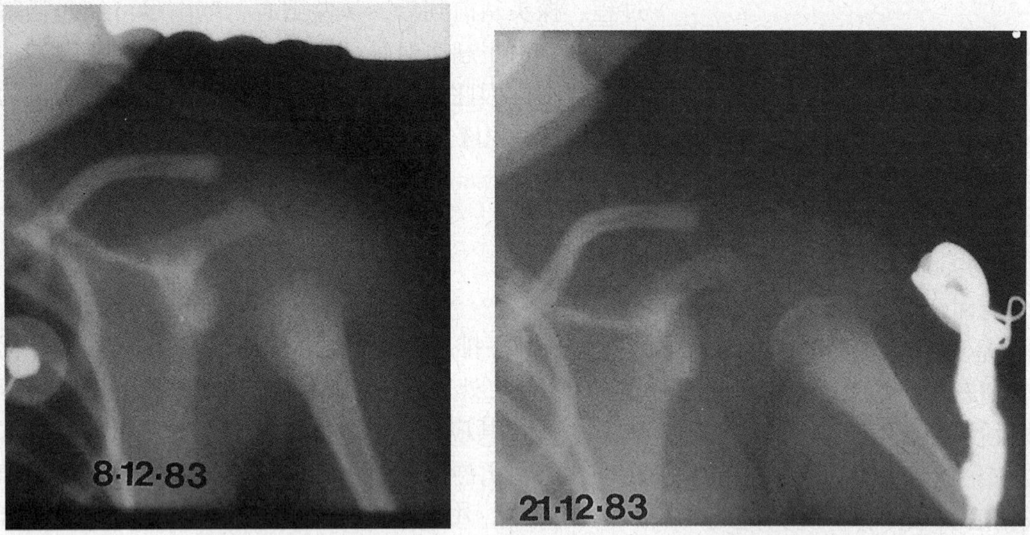

(a) (b)

图 44.22 患代谢性骨病的早产儿在先天性膈疝修补术后 (a) 近端肱骨正常，(b) 13 天以后由于钙贮量不足引起代谢性骨病，肱骨近侧干骺端骨质呈透亮区。

MRI 相媲美，明显优于超声。

MRI

由于扫描费时及预约时间长的限制，只有极少数患儿可行 MRI 检查。但由于无射线、可多平面成像及对不同组织的良好分辨率使其成为脑成像的金标准。MRI 能准确判断颅内出血、缺血缺氧及新生儿颅脑发育情况，并且随着软件的不断更新，其应用将进一步完善和扩展。由于新生儿脑组织水含量较多，需要利用能充分显示 MRI 信号的扫描序列，如长 T2 弛豫时间等。

骨骼影像

骨骼摄片

新生儿骨骼摄片的指征大多数与产伤有关。新生儿骨折不常见，新生儿骨骼摄片的常见适应证如下：

- 产伤；
- 体检发现畸形；
- 疑有骨骼发育不良；

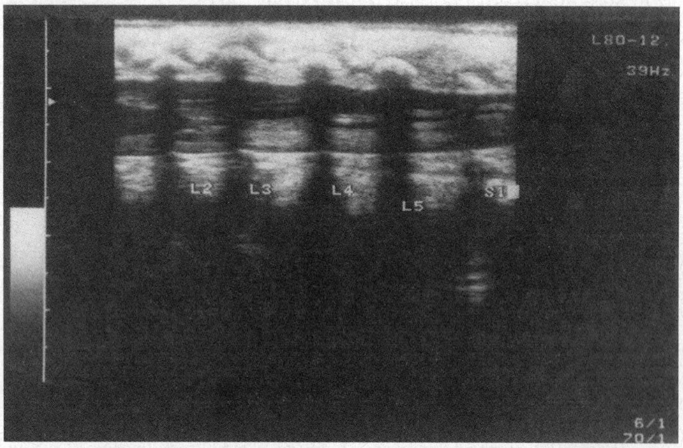

图 44.23 正常脊髓腔超声图，脊髓腔的长轴超声图示脊髓终止于第二腰椎，神经根与髓腔前壁相邻。

- 疑有骨髓炎；
- 疑有早产儿代谢性骨病；
- 其他先天性异常，如 VATER 综合征。

近年来早产儿代谢性骨病较少见（第 35 章第 4 部分），但在监护病房内生存了数月的小婴儿中仍常见到单发性肋骨骨折（图 44.22），必须明确是否为骨折及其产生的原因。骨髓炎是新生儿监护病房的少见并发症（第 38 章），临床上常无症状，只有当 X 线表现较明显时才被诊断。^{99m}锝-MDP 的骨扫描可见病灶部位有放射性浓聚，但正常的骨扫描或稀疏区并不能排除骨髓炎。对不明原因的肢体肿胀病例，X 线平片往往可显示骨髓炎的晚期改变。

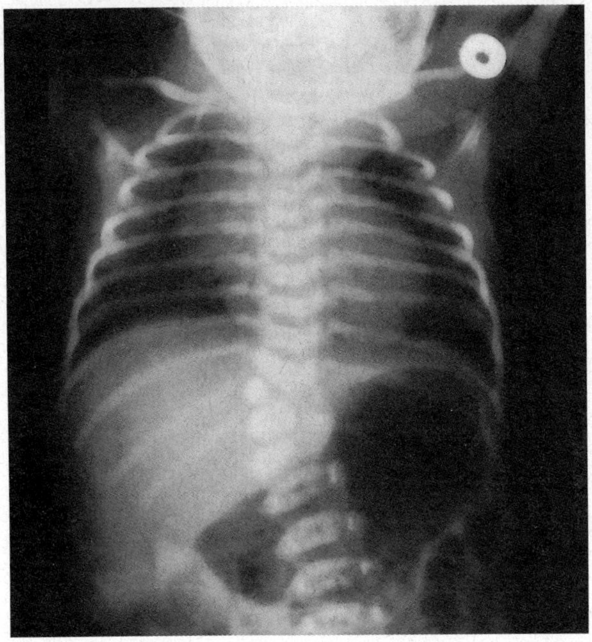

图 44.24 VATER 畸形。胸椎、腰椎形态异常，充气的胃腔与气管一食管瘘有关。

髋关节超声检查

Graf[5]等人开创了新生儿髋关节的超声检查并不断发展。它主要用于检测髋关节发育不良并对治疗起指导作用（第 38 章），建立了正常髋臼角、骨和软骨缘的测量值。这项技术要求操作细致。在欧洲已尝试将髋关节超声检查作为一种筛查手段，英国考文垂已在这方面取得了一定的成功。目前在英国对高危人群进行这项检查已成为趋势（第 38 章）。

脊柱影像

超声是检查新生儿脊髓和椎管腔内容物的一项有效的检查手段，这是因为新生儿的椎弓尚未骨化，超声波容易扫描到脊柱（图 44.23）。它可以非常清晰地显示脊髓、神经根和椎管腔内的解剖结构。MRI 虽然是公认的金标准，但对于新生儿其图像效果不如超声，只作为二线的检查方法。除了脊柱分节不全，X 线平片对脊椎疾病的诊断也有所帮助（图 44.24）。

参考文献

1. Daneman A, Woodward S, De Silva M 1978 The radiology of neonatal necro-enterocolitis (NEC). A review of 47 cases and the literature. Pediatric Radiology 7: 70–77
2. Department of Health 2000 Ionising radiation (medical exposure) regulations 2000. London: HMSO
3. Department of Health 2001 New guidance issued to the NHS on intravenous feeding of sick new born babies. HMSO, London
4. Department of Health 2001 Review of the deaths of four babies due to cardiac tamponade associated with the presence of a central venous catheter. HMSO, London
5. Graf R, Schule P 1986 Sonography of the infant hip: an atlas. VCH Publishers
6. Kim M J, Park Y N, Han S J et al 2000 Biliary atresia in neonates and infants: triangular area of high signal intensity in the portahepatis on T2 weighted magnetic resonance cholangiography with US and histopathologic correlation. Radiology 215: 395–401
7. Miller R E 1960 Perforated viscus in infants: a new Rontgen sign. Radiology 74: 65–67
8. Rennie J M 1997 Neonatal cranial ultrasound. Cambridge University Press, Cambridge
9. Rigler L G 1941 Spontaneous pneumoperitoneum. Rontgenologic sign found in the supine position. Radiology 37: 604–607
10. Swischuk L E 1976 Two lesser known but useful signs of neonatal pneumothorax. American Journal of Rontgenology 127: 623–627

扩展阅读

Armpilia C I, Fife I A, Crosdale P L 2002 Radiation dose quantities and risk in neonates in a special care baby unit. British Journal of Radiology 75: 590–595

Arthur R 2001 The neonatal chest X-ray. Paediatric Respiratory Reviews 2: 311–323

Barnes N, Pilling D W 1999 Interpretation of the neonatal chest X-ray. Hospital Medicine 60: 781–787

Carty H, Shaw D, Brunelle F, Kendall B 1994 Imaging children. Churchill Livingstone, Edinburgh

Kuhn J P, Slovis T, Haller J 2000 Caffeys pediatric diagnostic imaging, 10th edition. Mosby, St Louis

Siegel M J 2002 Pediatric sonography, 3rd edition. Lippincott Williams and Wilkins, Philadelphia

Swischuk L E 1997 Imaging of the newborn, infant, and young child, 4th edition. Lippincott Williams and Wilkins, Baltimore

第七篇

临床操作

第 45 章

操作和医源性疾病

Jagjit S Ahluwalia, Jeffrey L Brain, Anthony W Kelsall

引言

很多新生儿期的病症有部分是医源性的（表 45.1 和表 45.2）。本书其他章节也谈到了如何处理这些问题，Macpherson 等[119]还对此进行了详细的综述。

新生儿重症监护必然要涉及到对危重患儿及早产儿进行多种操作。无论风险有多小或者并发症并不显著，所有的操作都有一定的并发症风险性。此章节对新生儿重症监护过程中常用的和较少应用的操作的实践细节进行了描述。对于每一操作，在其应用适应证之后，还详细讨论了如何进行操作，并列出了所需的设备、以及在操作过程中常见的变通方法。并讨论了每一操作的并发症的识别和这类并发症的发生频度，

表 45.1　医源性新生儿疾病

病症	损伤因素	见本书正文
早产儿视网膜病	氧疗	第 34 章
坏死性小肠结肠炎	低血压	第 29 章第 3 部分
	肠道喂养，方式	
散在的小肠穿孔	来自 UAC 的栓子，吲哚美辛	第 27 章第 3 部分
气体渗漏，例如气胸	高 PIP，高 MAP	第 27 章第 2 部分
	IPPV 时湿化不够	
慢性肺病	气体渗漏	第 27 章第 3 部分
	液体超负荷	
	感染，氧疗	
GMH–IVH	低血压，低氧血症，高碳酸血症	第 41 章第 3 部分
PVL	败血症，低血压，低碳酸血症	第 41 章第 5 部分
肺穿破	气胸的治疗	本章下文
胃破裂	面罩/鼻 IPPV	第 27 章第 2 部分
	鼻胃管侵蚀	
气道损伤	ETT，振荡和喷射通气	第 27 章第 7 部分
	ETT 固定不良	
鼻中隔损伤	继发于鼻 CPAP 的固定	第 27 章第 2 部分
阻塞性黄疸	TPN	第 29 章第 1 部分
复合性代谢紊乱	TPN	第 17 章
肠梗阻	高热卡浓稠牛奶	第 16 章第 2 部分

CPAP：持续气道正压；ETT：气管内插管；GMH–IVH：生发基质–脑室内出血；IPPV：间歇性正压呼吸；MAP：平均气道压；PIP：充气峰压；PVL：脑室周围白质软化；TPN：全胃肠外营养；UAC：脐动脉导管。

表 45.2 药物引起的医源性并发症

药物	并发症	参考文献
常见的	剂量不当	
	用药不当	
	浓度不当	
特殊的		
氯霉素	灰婴综合征	
利尿剂（特别是呋塞米）	肾钙质沉着征	181，231
磺胺异噁唑	核黄疸	192
四环素类	牙齿斑	100
维生素 K 的同型药物（亚硫酸氢钠甲萘醌）	黄疸	116
维生素 E（Eferol）	肝功能衰竭、血尿	10
妥拉苏林	低血压、血尿，消化道出血	218
吲哚美辛	液体潴留，消化道出血，脑血流速度降低	4
地塞米松	消化道出血和穿孔，低血压、败血症，心肌病，糖尿，肾上腺抑制	177
六氯酚	空泡性脑病	191
静脉用的多种维生素制剂中的乙二醇	痉挛、GMH-IVH	118
静脉用的生理盐水中的苯甲醇	酸血症和衰竭，核黄疸	88，114
肝素	GMH-IVH	110
苯肾上腺素（扩瞳药）	高血压	86
经皮的		
新霉素	耳聋	138
含碘的杀菌剂		
一过性甲状腺功能减退		199

且突出说明了这些并发症的相关正确处理。

在员工变动，且以轮班方式进行工作的低年资医务人员的增加，使得可用在实践操作中取得经验的时间减少。在操作过程中取得的足够训练已经重要的无以复加。参与进行实践操作的医生和护士应该接受与操作相关的特殊训练和监督，直到他们能够以一个独立操作者的身份来胜任给定的操作。这类训练应包括需要对给定操作的利弊进行评估、父母对操作的知情同意的作用、对任何所实施操作的明确且同时的文书证明的重要性（成功或失败的）、对实施操作本身的特殊说明、相关设备的应用和对于识别与处理潜在并发症的指南。在这类训练中，病人的鉴别也予以强调，以及全身性感染预防用药的需求，无菌技术的重要性和使用任何尖锐物品的安全需求。需要通过采用模拟性的床旁教学，使用技能培训实验室，人体模型和其它方法来提供这种训练。需要记录训练过程，且每个参训人员的操作记录本也很快也会成为这种记录的一部分。需要对新入职的工作人员进行入职训练，以确保他们能够知道对于给定操作的地方性机构的指南。

父母同意在新生儿病房内进行操作的作用仍是一个一直有争议的主题（第 5 章），对于哪种操作需要明确的同意以及哪种操作为默认同意，尚未达成共识。要强调的重点是，取得同意是必需的基本规则。很少存在临床医生在没有取得同意的情况下进行非急救性操作，这会使其遭受责难。然而，同样重要的是认识到在真正实践中，很难在长期的重症监护过程中，就每一项可能的操作都征得同意。进一步而言，这会对那些已经处于压力之下的父母引起“信息超负荷”。诸如 BLISS 的父母会将重症监护过程中的常见事件写成文章，这是一个喜闻乐见的事情。

对于操作的并发症必须建立危重事件报告（CIR）。一个强有力的 CIR 过程将有助于鉴别问题，诸如在更换固定装置时，计划外拔管的比率升高。在鉴别医源性的操作相关并发症时，临床审计也发挥了重要的作用。

经皮血液采样

现代的实验室分析器可对越来越多的少量样本进行测定。采样的选择和部位取决于所需的血量。这些操作引起疼痛，如果必要的话，应考虑给予一些止痛疗法，局部使用麻醉药膏、口服蔗糖溶液、哺乳或包扎。应采集足够的血量，且标本要正确地做好标签，以免造成再次抽血。

毛细管足跟针刺采样

适应证

- 少量血液用于常规血液学和生化分析。
- 毛细血管血气分析。
- 血糖测定。

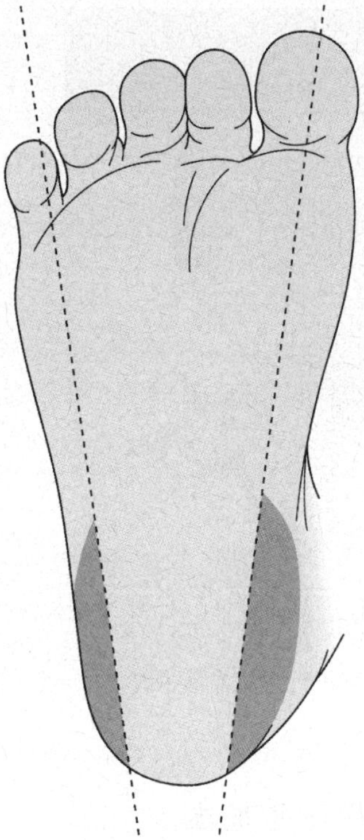

图 45.1　足跟针刺采集毛细血样；应在阴影区域所示的部位采集这些血样，即，在足跟的外侧缘和内侧缘。

- 样本用于凝血或微生物学研究。

器材

- 自动足跟切刺器，Minilet 或 Glucolet 刺血针。
- 肝素化的毛细管，合适的取样瓶。

操作

1. 足必须温暖且灌注良好。用抗菌拭子清洁足跟。含有酒精的拭子将干扰血糖测定。也应避免使用凡士林。
2. 将足背屈，应使用尺寸合适的切刺装置刺入足跟外侧缘或内侧缘的皮肤[26]。避免在跟骨部位进行针刺（图 45.1）。
3. 轻柔挤压足跟使之出血。
4. 应采用药棉棉球控制出血。

静脉穿刺血液采样

适应证

- 大量血液用于实验室分析。
- 样本用于凝血或微生物学研究。

器材

- G24 套管或 G25 蝶形护翼针。
- G21 或 G23 带凸缘的取血针。
- 分析瓶、毛细管。

操作

1. 应选用未使用过的外周静脉，保留近端的静脉用于中心血管通路。
2. 用 Steret 抗菌剂[环氧乙烷（12%W/W）二氯二氟甲烷（88%W/W）混合剂]清洁皮肤，并固定静脉。
3. 针头或蝶形护翼针呈 30°～45°刺入。
4. 应通过蝶形护翼针和相连的注射器管收集血液，或直接滴入采集瓶中，及通过采集针收集到毛细管中（图 45.2）。
5. 移去针头后，用药棉棉球轻轻压迫以防瘀伤 / 血肿形成。

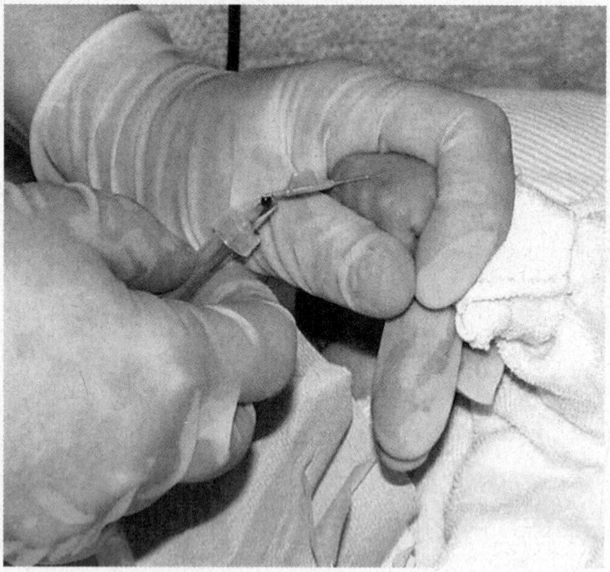

图 45.2 通过一个带凸缘的采集管来进行静脉血液采样。

毛细血管及静脉血液采样的并发症

- 婴儿状况失去稳定。
- 皮肤针刺处形成瘢痕[49]。
- 跟骨骨髓炎或骨软骨炎[112]。
- 产生疼痛性的足跟钙化结节[188]。

动脉“穿刺”

适应证

- 大量未污染的血液用于实验室分析。
- 血气分析。

器材

- G25 针或蝶形护翼针。
- 肝素化血气注射器，毛细管，取样瓶。

操作

1. 桡动脉、胫后动脉和足背动脉是最常用的。
2. 仅在证实有通过桡动脉的手掌侧支循环时（Allen 试验），才应该考虑从尺动脉采取血样。
3. 应通过触诊和冷光透照法鉴别动脉。腕部和踝部过伸或过屈可能会妨碍血流。
4. 用抗菌拭子清洁皮肤。
5. 成 30°～45°穿刺入动脉；血液应该会自动流进针头。
6. 回抽针头之后，用一个药棉棉球紧紧压迫至少 5 分钟。

并发症

- 外周缺血[94]
- 反复穿刺引起动脉瘤形成[148,170]
- 在操作时引起婴儿病情不稳定。

脐动脉插管术

脐动脉导管（UAC）提供了可靠的长期血管通路。可用导管的选择范围大；最先进的导管提供了连续的床边监测动脉 pH、氧和二氧化碳水平，减少了频繁血液采样的需求[136]。UAC 定位“高”于横膈，在第 6～10 胸椎水平之间，或“低”于第 3 腰椎水平，以避开腹主动脉、肾动脉和肠系膜动脉。最近的回顾提示高定位最安全（见下文）。

适应证

- 反复周期性采取血样用于血气分析和实验室分析。
- 通过内置电极监测血气参数。
- 检测血压。
- 交换输血疗法。
- 输注液体。

器材

1. 含有无菌手术衣、手术巾、动脉夹、精细镊子及扩张探子的导管包。
2. 脐导管，典型的是 3.5Fr 用于体重＜1500g 的婴儿，5.0Fr 用于体重＞1500g 的婴儿。导管应该有 Luer-lock 附件（螺纹式接口）。在紧急情况下，也可插入鼻胃管，但是意外断裂和出血的风险更大。

3．无菌脐带结扎线、三路开关、Luer-lock 扩展组件，注射器、缝线。
4．肝素化生理盐水或葡萄糖（1U/ml）。
5．血压换能器（如必要时）。

操作

1．对婴儿进行铺巾并密切监测，必须采用无菌技术来置入导管。
2．必须用抗菌溶液来清洁脐带和脐带残端周围的皮肤。酒精基溶液会烧灼皮肤；必须避免其溢出到胁腹，臀部和背部。应待消毒液干后，再用无菌水将其擦去。
3．必须用生理盐水冲洗导管和三路开关。放置到横膈以上的导管置入距离（以厘米为单位）可用公式计算（3×体重[kg]+9+脐带残端长度[cm]）。也可测量脐至肩顶的距离估算插管深度。
4．应该在腹壁上方 1～2 cm 水平用手术刀水平切开脐带；在残端根部周围放置一根脐带结扎线用于减少失血。用一个动脉夹来握持切开的脐带，钳住脐带胶质（Wharton 胶质），并鉴别出两根厚壁的动脉及一根张开的薄壁脐静脉（图 45.3）。
5．应该用探子或无齿镊子扩张动脉，同时伸入动脉并将其张开。一旦动脉张开，应置入导管并用轻柔的压力以克服阻力，将导管前送达所计算出的深度。将通过回抽出搏动性的回血来证实导管已进入动脉内。用扩张器或导管向后侧和外侧穿刺可能会造成错误的通道。
6．应该用氧化锌胶布环绕导管进行固定，并仔细地在脐带残端上缝合两针，如果计划置入静脉导管的话，要避免堵塞静脉（图 45.4）。一旦置入导管，应在脐带残端顶部进行荷包缝合以防止出血。可用 H 形胶布或商业化的装置将其固定在腹壁上。腹壁皮肤表面涂布水状胶体来减少表皮损伤（图 45.5）。不要遮盖 UAC 部位和下肢。需要仔细观察导管或下肢灌注的问题；记住要查看臀部。
7．必须通过胸 / 腹部 X 线影像来确认导管正确的置入，可看到导管呈袢状通过髂动脉进入主动脉（第 19 章）。可采用无菌技术对 UAC 进行重新固定。如果会阴和下肢灌注欠佳，扩容治疗可能对其有所改善。
8．理论上可通过 UAC 给予盐水、葡萄糖、药物输液和血制品。肝素化盐水是一种输液选择[166]。
9．在极早产婴儿中，有效的 UAC 对其存活至关重要。在这些环境下，对于堵塞的导管进行重新定位或置换的益处可能超过了这类操作的风险。
10．操作必须在病史记录中有所证明记载，详细的血液丧失，外周灌注状态，股动脉搏动的存在，X 线影像中的 UAC 头端的位置和采样和导管冲洗的容易程度。操作这应确保做好正确的标签或将对其做好正确的标签。和所有置入体内的血管内导管一样，应该有与 UAC 及其使用相关的清晰且定期的护理观察记录。
11．如果持续存在灌注问题或如果临床上不需要 UAC 时，必须拔除 UAC。需要仔细地将脐带胶质与导管分开。在拔去导管前 30 分钟，停止使用肝素化液体，轻柔牵拉以抽出导管，最后 5cm 的导管应该要花上数分钟时间慢慢拔出，以便让动脉痉挛以减少出血。压迫脐带残端并放置缝线来控制出血。在拔除导管后数小时内，

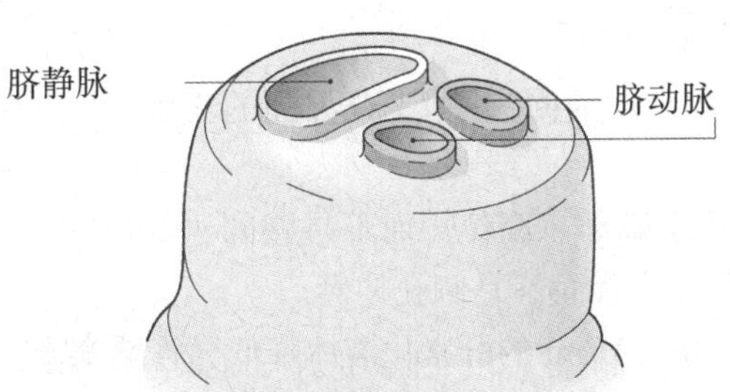

图 45.3 脐带切开面的外观。

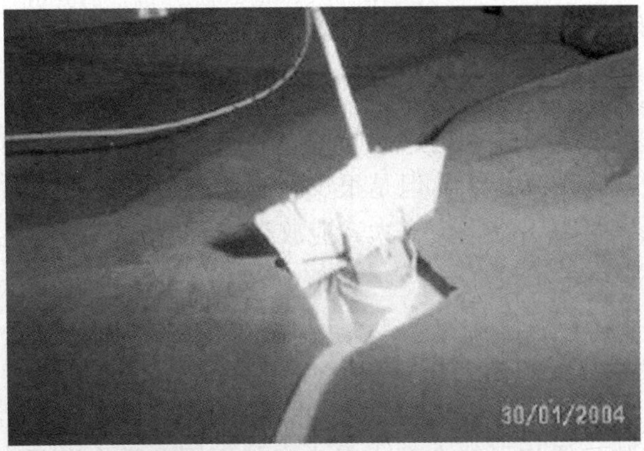

图 45.4 旗帜状缝合固定脐导管。

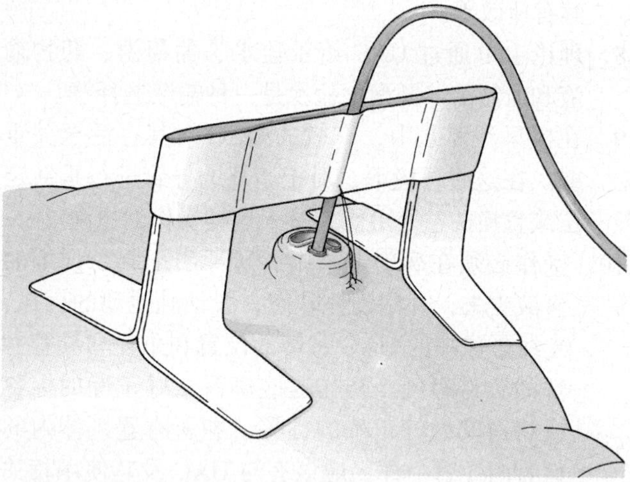

图 45.5 脐导管的"H"形固定技术。

不要对置管部位进行包扎。

并发症

并发症和 UAC 相关性问题可概括地与下列问题有关：

- 插管操作－插管时或插管过程中；
- 导管的存在；
- 输注液体。

Barrington 全面地回顾了 UAC 方面的文献[13~16]，并总结出：

- UAC 应位于胸部（高位）而不是腰部（低位）。
- 应使用端孔导管而不是侧孔导管。
- 至少采用 0.25 U/ml 的肝素化液体降低导管堵塞率。
- 导管材料对并发症发生率来说无差异。

表 45.3 列出了与 UAC 有关的常见并发症。

表 45.3 脐动脉插管的并发症

并发症	参考文献
主动脉血栓形成	213
血栓影响	
腿/脚趾/背	72
肾	126
肠	77
脐尿管损伤和尿渗漏	53
低血糖	212
主动脉瘤	56
臀部皮肤坏死	123
坐骨神经损伤	164
高血压	34，154
截瘫	79
出血	77
导管破裂和栓塞	194，200

导管插入过程中的并发症和问题

假性通道

常见导管破裂进入动脉壁内的假性通道或穿过动脉壁进入结缔组织，但是很少引起任何损伤。通常在送入导管时感觉阻力增大，应放弃插管尝试，不可强行插管。

血肿

当造成一个假性通道，可能偶尔会形成无症状的血肿。偶尔可能会有大量出血甚至因此致命[126,130]。这种病灶将会表现出低血容量的体征，应通过超声检查来鉴别。治疗包括在合适的时候给予输血，并纠正任何凝血障碍；偶尔需要通过外科手术来结扎出血部位[130]。

进入腹膜

解剖过深时发生这种问题，脐带切割时切穿腹壁或造成假性通道之后发生。如果在脐带基部有很小的脐膨出，内有小肠[196]或可能有阑尾[24]时，也会发生这种问题。不会造成损害，应用缝线关闭腹膜孔，当心别缝住肠袢。

进入脐尿管

婴儿常常有大型脐尿管残留，探针进入脐动脉过深时，会引起这种问题。突然出现黄色清亮液体（尿液）提示进入了尿路。应谋求手术治疗，但是如果使用导尿管排空膀胱的话，瘘管通常会自发关闭[93]。尿液可能渗入腹膜内[53]，且最初并未发现。可能随后需要通过直视手术来修补撕裂处。

导管插入错误的血管

偶尔导管头端进入髂内动脉分支，包括臀上和臀下动脉[44]，可能会造成骨盆和臀部皮肤（臀上动脉）和坐骨神经（臀下动脉；见下文）损伤（表 45.3）。UAC 错位是主要原因，通常在插入导管即刻进行 X 线影像来确认导管头端的位置。Schreiber 等[183]阐述了一种沿着错位的导管置入另一根小号（3.5Fr）UAC 的技术。随后第二根导管进入主动脉后，再将原来那根导管移去。这些分支内的血流紊乱也会造成外周缺血性变化，在出生复苏时，错误地将脐动脉当成脐静脉，而不加注意地将药物“盲”注入脐动脉，就会造成这种情况[47]（见下文）。

脐血管出血

插入导管过程中，可能有其它脐动脉或静脉的出血。在进行脐带切开操作前，环绕脐带根部预先放置一条结扎线，可防止这一问题（见上文）。

与留置导管相关的并发症

外周缺血和血栓形成

导管或输液可能导致缺血和血栓形成的并发症，在下文中与输液相关的并发症中进行讨论。

出血

这是一个任何时候都会出现的风险，也是 UAC 最常见的并发症[77,203]。对导管的所有连接部位进行仔细的护理观察可防止这一问题。所有连接部位都应该使用 Luer-lock 的螺旋连接口，这些接口必须在所有时间都可以看见。当 UAC 就位时，婴儿必须取仰卧位作为默认的护理体位，仅在罕见环境下才使用俯卧位护理，此时考虑到改善气体交换带来的益处高于 UAC 相关性出血的风险。实际上，在考虑进行俯卧位护理前，可将 UAC 保留原位一天或几天以取得血流动力学的良好证据。如果确实有显著的出血，应该立即进行输血治疗。

空气栓子

常常通过连续输注肝素化盐水来保持 UAC 的通畅，引起输液管线中进气的风险，造成体循环气体栓塞。然而，由于动脉有压力，系统中的渗漏更可能造成出血，而不是注入空气。

导管头端断裂

在移去导管的过程中，当切断固定缝线时，可能会造成破裂或断裂。这会引起出血，导管头端滞留在脐动脉内，或甚至自由飘动并栓塞到动脉树中[200]。当移去导管时，技术上应仔细，以避免这些问题，只要有可能，应该请做介入治疗的放射科医生或心内科医生取出断裂的导管残端。

来自UAC的感染

UAC 使婴儿易于发生败血症，特别是表皮葡萄球菌感染（见下文）[107,215,220]。尚未证实采用抗生素预防疗法可避免感染并延长 UAC 留置时间。如要谨慎留心操作技术并缩短 UAC 留置时间。

真菌性动脉瘤

常发生于留置于体内的 UAC 头端，最常见的置于胸部的 UAC。大多数发生在合并有葡萄球菌败血症的婴儿中。虽然确实会发生真性动脉瘤[40,113]，但是许多病例为假性动脉瘤，主动脉壁上有一个囊与主动脉相交通，且此囊并不包含正常的主动脉壁组织[56]，或包含一个机化了的主动脉旁血肿[167]。许多病例报道中，除了动脉瘤，还合并有主动脉及其主要分支的血栓形成[61,113]。动脉瘤破裂较罕见，但是是致命性的[147]。在一些病例中，这是一个意外的死亡后发现[113]，但是在其他病例中，采用抗生素治疗败血症并拔除动脉留置导管后，手术修补效果良好[61]。偶尔也意外地在超过 1 岁的婴儿中发现动脉瘤，并予以成功切除[32,61]。

与输液相关的并发症

外周缺血和血栓形成

这是继出血后的第二大并发症。起初，外周缺血的特征可能是由于大型导管部分堵塞主动脉和髂血管，或者在输注（高渗）溶液或诸如儿茶酚胺之类的缩血管药物后引起血管痉挛所致。将 UAC 头端远离主动脉分支进行定位，可防止发生后者的问题。必须缓慢输注高渗溶液，这样快速流动的血液可对其即时稀释。

最严重的后果是发生血栓形成。在所报道的系列研究中，这一并发症的发生率变化很大，从低至 1.5%[77]（仅报道临床发现的或尸检证实的病例）到高达 95%不等[141]（在拔除导管前，先进行主动脉影像学检查）。文献[72]提示在 UAC 置入后，很快就发生血栓形成，此后就罕有血栓形成。发生缺氧缺血性脑病的正常生长的足月婴儿似乎在血栓形成的研究中的发病明显增多[83,146,154,182,205,213]。

血栓是由于动脉内皮层损伤所致[36]，可能始于导管头端开孔附近。虽然有些报道相互冲突[38]，但是侧孔型导管，由于输注的液体直接冲击动脉的内皮层，因此认为其可能比端孔型导管引起的问题更多，端孔型导管输注的液体被快速流过的动脉血液即刻稀释[13~16,221]。一旦血栓形成，会沿着导管向主动脉下游播散，向下进入诸如肾动脉和腰动脉等主动脉分支，且一旦在主动脉壁上形成的话，可能向主动脉上游播散，造成位于导管头部近端的分支堵塞。血栓也可能碎裂，造成位于其远端的任何血管的栓塞。尚不明确诸如坏死性肠炎（NEC）、血尿或肢体苍白等病症到底有多常见，是由于栓塞造成还是由于血栓直接扩展造成。

临床特征

许多血栓无临床症状，且为超声扫描或死后的意外发现（图 45.6a, b）[126,141,149]。血栓以不同方式出现症状。由于完全性主动脉堵塞引起的心力衰竭是罕见的[83]。更常见的是出现肢体或脏器缺血的证据（表 45.4，图 45.7～45.9）。这些体征和症状可能在导管留

表 45.4 继发于脐动脉导管的血栓形成或栓塞堵塞的临床特征

动脉	临床特征	参考文献
肾	血尿 少尿 肾衰竭 高血压	213 154 34
肠系膜上/下	腹部膨胀 黑便 NEC 散在性肠穿孔	145
髂总/髂外	腿部苍白、缺血、坏疽	77，135（图 45.7 和 45.8）
髂内，臀上和臀下	臀部坏死 骨盆骨骼坏死 坐骨神经损伤	123（图 45.9） 44 164
腰	瘫痪	79，104

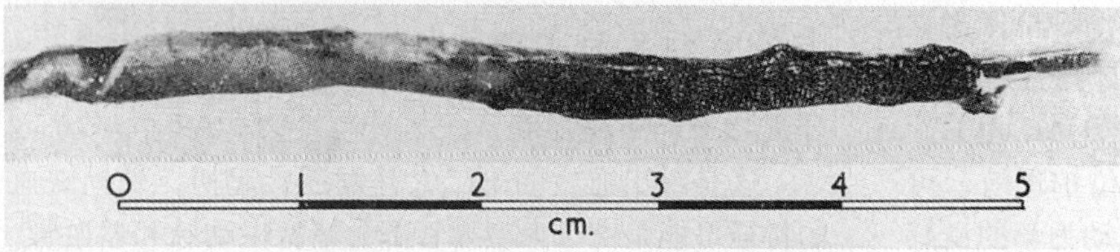

(a)

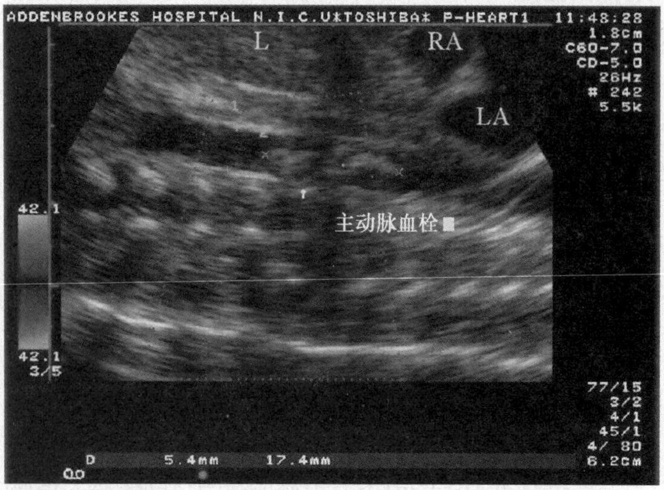

(b)

图 45.6 (a) 在死亡后检查中发现的包绕脐动脉导管的血栓鞘（引自 Gupta 等[77]）。(b) 腹部超声心动图显示主动脉血栓形成（L，肝脏；RA，右心房；LA，左心房）。

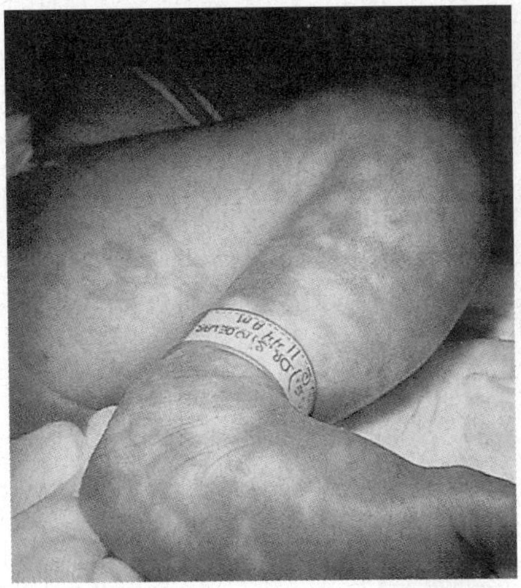

图 45.7 （参见彩图 45.7）使用脐动脉导管的婴儿的下肢花斑。

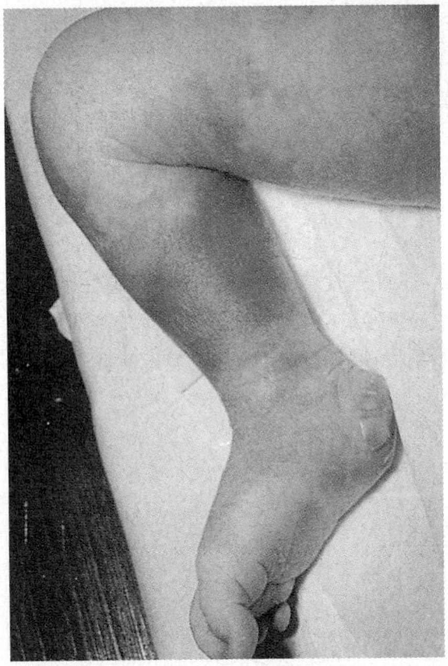

图 45.8 （参见彩图 45.8）使用脐动脉导管的婴儿的下肢发白和发绀。

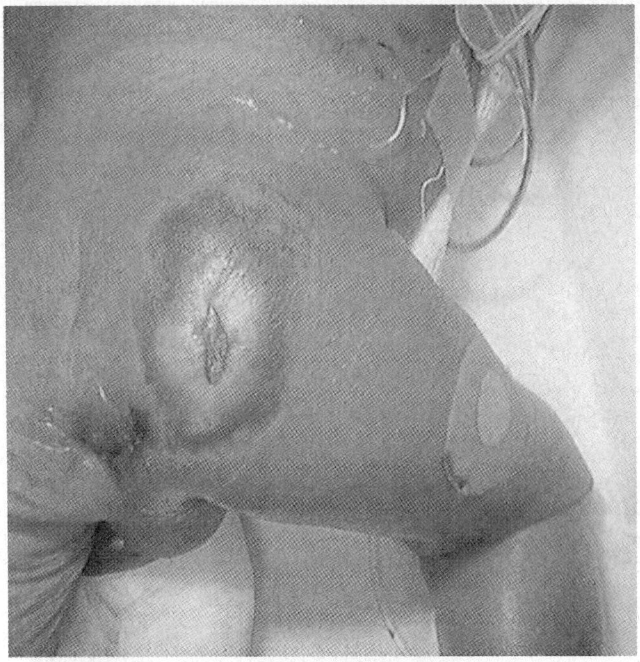

图 45.9 （参见彩图 45.9）臀部区域的缺血性损伤。

置时就表现出来，但是也可能在拔除导管后不久发生，猜测是因为拉出了位于主动脉壁上的血栓或者拔除导管后留下一个袖套状的血栓结构。偶尔在拔除 UAC 后数天再出现体征，猜测是由于先前受损的内膜上发生了血栓[2,104]。

在肾动脉或髂动脉堵塞的婴儿中，通常在堵塞后数分钟或数小时内作出诊断，因为婴儿出现血尿、尿量减少，外周灌注不佳，缺血和某一动脉供应的区域脉搏减弱（图 45.7~45.10）。但是，出现截瘫的婴儿通常病情危重，肌张力降低，并可能处于间歇性正压通气（IPPV）的肌松状态下，因此在发现截瘫前，已经过去了数天甚至数周。

UAC 在 NEC 病因学的作用尚有争论，大多数针对这一疾病的大型流行病学研究并未显示那些使用 UAC 的婴儿有更大的 NEC 风险。但是，在发生局部或散在性肠穿孔的个体中，来源于 UAC 的栓子可能有很大的重要性[145,176]。

在临床上明显的血栓形成或栓塞病灶之外，尸检研究显示有继发于 UAC 的肝、肾上腺、胃、脾和胰腺的梗死[211]。

治疗

一旦有循环受损的证据，应立即撤除导管，除非是由于血容量不足引起这一症状且容量治疗可迅速改善这一状况。在单纯性血管堵塞的病例中，拔除 UAC 并进行扩容或正性肌力药物治疗来改善体循环血压，通常可逆转缺血症状且不留下后遗症。在那些置入导管后不久就发生症状的病例中，在单纯血管梗阻之外，通常是由于动脉痉挛引起缺血。使用或输注诸如硝酸甘油或妥拉苏林之类的血管扩张剂[82,227]可能对逆转外周缺血是有用的。如果有持续性缺血，血栓形成或动脉阻塞的临床、放射影像学和超声证据，则应通过超声或血管造影来仔细评估血栓的范围。应通过放射核素影像来评估肾受累情况。

Colburn 等[39]的治疗原则提供了一个相应治疗的良好指南（图 45.11）。在大多数主动脉壁血栓形成的病例中，保守治疗是适宜的；血凝块将可被清除，且这

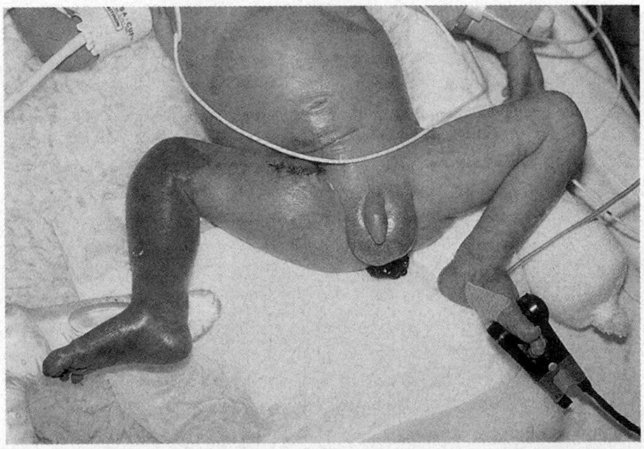

(a)

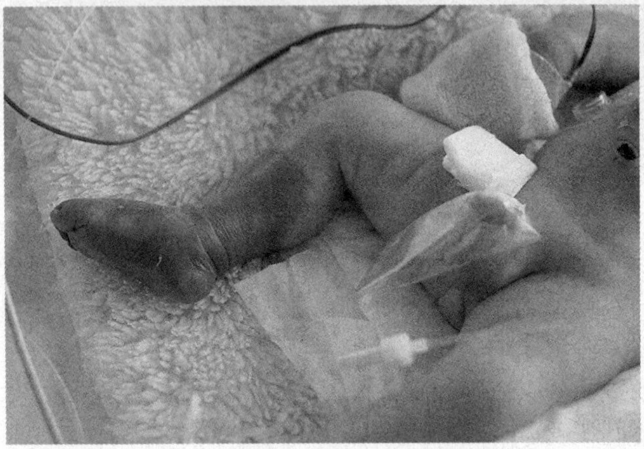

(b)

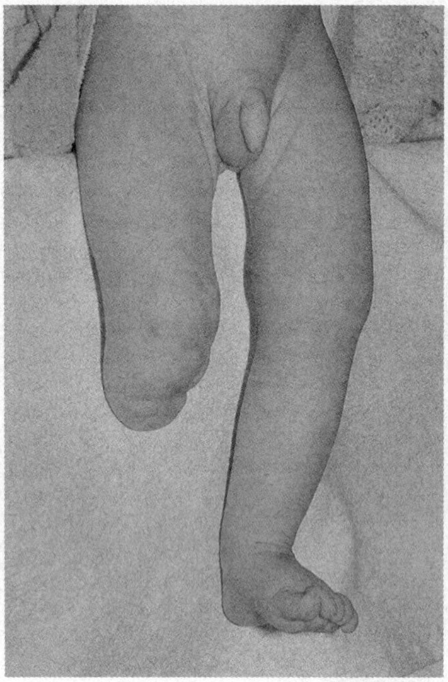

(c)

图 45.10 （参见彩图 45.10）（a）在置入股动脉导管后的右腿急性缺血。损伤水平可能在膝盖以上。（b）明显恢复，在膝盖以下有分界线。造成了膝盖以下的截肢。（c）在损伤后即刻将动脉暴露出来，但是未能成功地保全肢体。

表 45.5 新生儿的抗凝，溶栓治疗

药物	静脉推注剂量	静脉维持剂量	参考文献
肝素			
<28 周胎龄	25U/kg	15 单位/(kg·h)	122
28~36 周胎龄	50U/kg	20 单位/(kg·h)	122
>36 周胎龄	100U/kg	25 单位/(kg·h)	122
链激酶	1000U/kg	1000 单位/(kg·h) *	122
尿激酶	–	200 单位/(kg·h)，用 24 小时	7
组织纤维蛋白溶酶原激活物	0.5mg/kg（大于 10 分钟）	0.5mg/(kg·h)	2

* 监测纤维蛋白原水平，如果低于 1g/L，则停止治疗。

可以通过超声影像进行确诊[2,186]。诸如 C 蛋白或 S 蛋白缺乏（第 30 章）的血栓形成性疾病也是适宜的。但是如果存在持续性外周缺血或累及到其他脏器，应该对婴儿进行肝素化，并开始溶栓治疗[69]。肝素化可能会改善预后[85,122,146]，并应该按照表 45.5 的剂量用药。虽然并非经常使用[59]，但是所报道的使用链激酶或尿激酶的成功率更高[122,172,205]（表 45.5）。新近有采用组织纤维蛋白溶酶原激活剂的成功报道[2,97,246]（表 45.5）。在使用措施来融解血凝块的过程中，应该进行全面的重症监护，特别在治疗高血压（见下文）和肾功能衰竭时[34,121,154]。

如果这些药物手段无法迅速改善灌注，特别是腿部灌注，手术和血栓切除术或栓子切除术可获得极大的成功[69,105,154]。

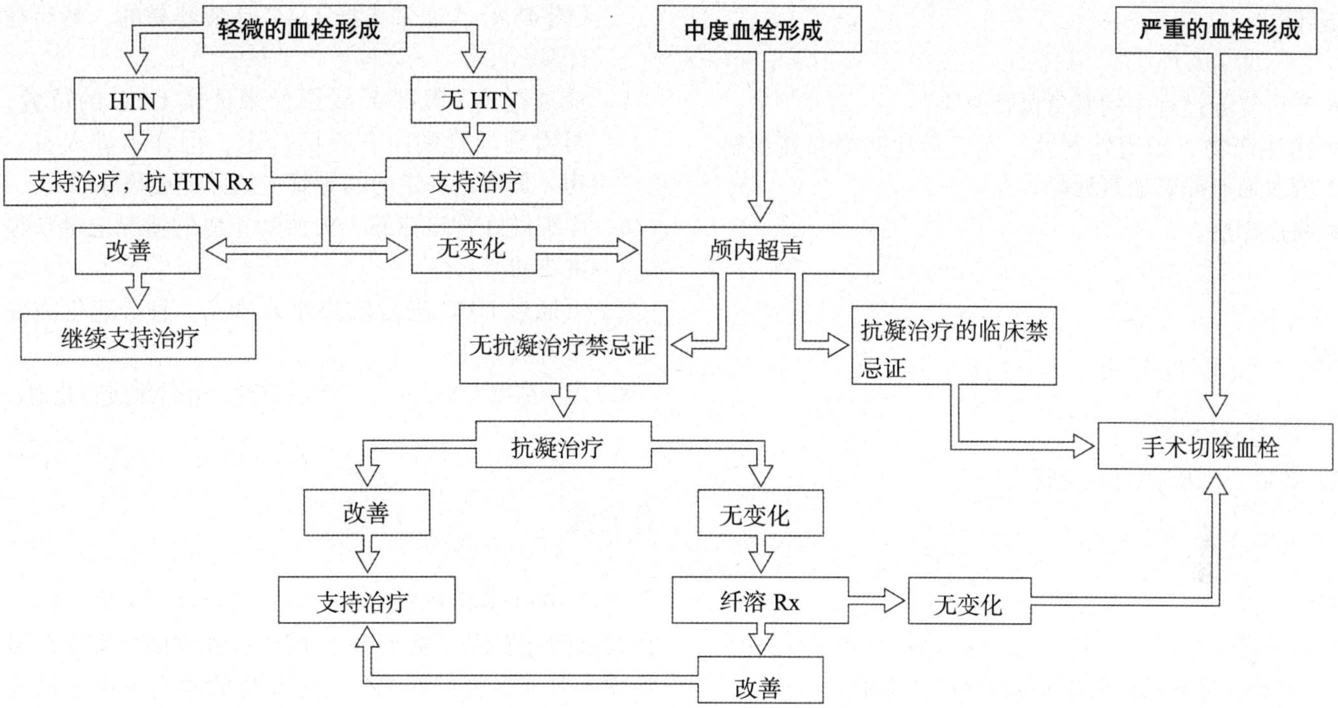

图 45.11 新生儿主动脉血栓形成的治疗原则（引自 Colburm 等[39]）。HTN，高血压；Rx，治疗。

对不可逆的缺血肢体进行截肢

重要的是要等到在有活力和无活力组织之间出现一条明显的分界线，以便正确的判定截肢的水平。过早手术可能造成截肢水平过高，因为一些近端组织可能会康复（图 45.10 a~c）。

高血压

这是一个频繁有所报道的 UAC 并发症，几乎通常都合并有主动脉血栓形成，并累及肾动脉。在血栓形成的时候，婴儿血清肾素水平增高，新生儿早期治疗的基础是使用药物来控制高血压[34,121]（第 28 章）。

随访

主动脉血栓形成和肾动脉受损的整体预后令人惊讶得好。存活婴儿的高血压大多数都缓解，或易于控制[34,121,213]。在一些病例中，持续存在高血压[154,161]，且如果是由于单侧肾病变引起的话，可能行肾切除术后就可治愈[9,19]。

一些婴儿确实发展成肾功能衰竭，并最终需要进行肾移植。坐骨神经损伤通常是永久性的，截瘫也是永久性。严重的外周缺血病例可能需要皮肤移植。

对于肢体缺血，如果没有发生坏疽，预后良好。腿部生长通常正常[28]，但是一个研究报道受累腿可能存在轻度废用[187]。如果确实发生了坏疽，也可能是非常轻微的，包括失去一个或两个脚趾[77]。

低血糖

如果从头端位于腹腔干的 UAC 输注葡萄糖，胰腺持续暴露于高浓度葡萄糖，会造成高胰岛素血症和相应的低血糖[212]。避免将 UAC 头端置于腹腔干可防止这一并发症。

脐静脉插管术

定位正确的脐静脉导管（UVC）是通过静脉导管到达下腔静脉和右心房的连接处。UVC 在出生后第一周内为新生儿提供了一个可靠的血管通路，并保全了外周静脉。

适应证

- 产房复苏过程中的紧急血管通路；
- 输注药物、肠道外营养、血管活性药物和高渗输液及血制品的血管通路；
- 换血疗法。

器材

1. 同 UAC 插管术；
2. 单腔、双腔及三腔导管。

操作

1. 监护、导管及脐带准备同 UAC 插管术。
2. 放置在下腔静脉内的导管置入距离（以厘米为单位）可通过公式计算：2×体重（kg)+5+ 脐带残端长度（cm)。也可使用肩顶部到脐部的测量距离。
3. 分离出静脉，并可能需要稍微扩张一下或不扩张。导管应插入静脉中，并前送所需的距离。通常不能抽出回血。
4. UVC 的导管移位和导管周围出血比 UAC 更常见。应该用旗帜状的氧化锌胶布来固定导管，并用缝线将静脉和脐带胶质环绕固定在管子上，同时如果可能要插入 UAC 时，要避免动脉损伤（图 45.4)。通常先插 UAC 是最容易的，然后插 UVC。
5. 应通过胸 / 腹部 X 线影像来证实 UVC 的位置，可看到导管朝向右心房行走，但并不进入右心房。偏离这一走向的导管应该回退或拔除。
6. 详细做好管道标签、失血和止血的情况记录是很重要的。
7. 可通过 UVC 进行较快速的输液，且普遍不需要常规肝素化。
8. 当不需要 UVC 时，应予以拔除，并仔细进行止血。

并发症

自 1950 年起开始使用 UVC，和 UAC 一样，也存在大量的并发症（表 45.6)。同样，并发症可发生在导管插入时或置管过程中，继发于导管本身或由于输液造成，管道头端的位置将影响任何并发症的特性（表 45.6)，并无理想的位置可供使用。

一个基本并发症仍是败血症，报道的感染率为 3% 或每 1000 导管使用日中 7 例[37,107]。抗生素的使用，插管过程和输液类型都可能影响导管相关性感染率。面临败血症时拔除导管，对于依赖中心静脉通道的早产儿来说，通常不是很好的选择，但是多次血培养结果为阳性，并检出凝固酶阴性的葡萄球菌或革兰氏染色阴性有机物或金黄色葡萄球菌生长，则有拔除导管的适应证[22]。

表 45.6 脐静脉导管的并发症

并发症	UVC 头端位置（预计位置或移动后的位置）	参考文献
空气栓塞	横膈以上	99
心律失常	心脏内	58
败血症	任何位置	8、22、37、89、107，208
胆管静脉瘘	肝静脉树	137
肝脓肿	肝静脉树	31、132、225
肝静脉栓塞及门脉高压	肝静脉树	92、108、151、184、208
肝梗死及坏死	肝静脉树	179、222
NEC	IVC，门静脉系统	42、84、150、210
腹膜穿孔与腹水	任何位置（插管过程中）	134
心包填塞	右心房	87
肺出血，胸腔积液	左心房	25

输液的肝素化能减少血栓形成的风险，且如果确实发生了肝静脉血栓形成的话，可采用链激酶来使其溶解[169]。

肝脓肿可进行保守治疗或经皮进行引流[132]。

外周动脉套管针置入术

适应证

- 持续血压监测；
- 频繁血液取样。

器材

1. G24 套管针；
2. 免缝胶带（3M 产 Steri-strips 胶带），Blenderm 眼科胶布或微孔胶布，透明敷料，夹板；
3. 三路开关和 Luer-lock 螺旋接口的延长装置；
4. 肝素化的 0.9N 盐水或 0.45N 盐水；
5. 如果有适应证，还要血压换能器。

操作

应鉴别出外周动脉，通常是桡动脉、胫后动脉或足背动脉。当这些血管不再适宜使用时，可考虑选择腋动脉、股动脉、肱动脉和尺动脉，但造成远端循环损害的风险升高。应该在尺动脉置入套管针前进行 Allen 试验，以确认灌注。当桡动脉和尺动脉同时压迫时，手掌变白；当交替放松任一侧的受压动脉时，应有灌注恢复，且如果如此，则可安全地进行操作。如果无法通过这一简单的试验的话，可能会造成缺血，并失去手指或部分手掌（图 45.12）。

1. 成功的置入和固定套管针通常需要两位操作者。
2. 套管针应以 30°～45°的角度穿刺入动脉，当有血液溢入管腔后，前送套管进入动脉。有时套管针可能会刺破动脉后壁。在这种情况下，应稍稍回撤套管针，可能会有一股血液溢入管腔，这就表明套管现在已经位于动脉管腔内了。然后把套管全部前送到位。
3. 应在撤离针芯和连接延长装置和三路开关时，压迫套管的近端，以减少出血。
4. 必须使用 Steri-strips 眼科胶布或胶带固定导管，在上方覆盖透明敷料可提供额外的固定，并可清晰的观察到导管固定的情况。确保导管不扭结，并用夹板把肢体固定到合适的位置，这可延长管道的使用寿命。
5. 管道应易于采取血样，在冲洗时，置管部位及其远端没有或仅有轻微的一过性发白。

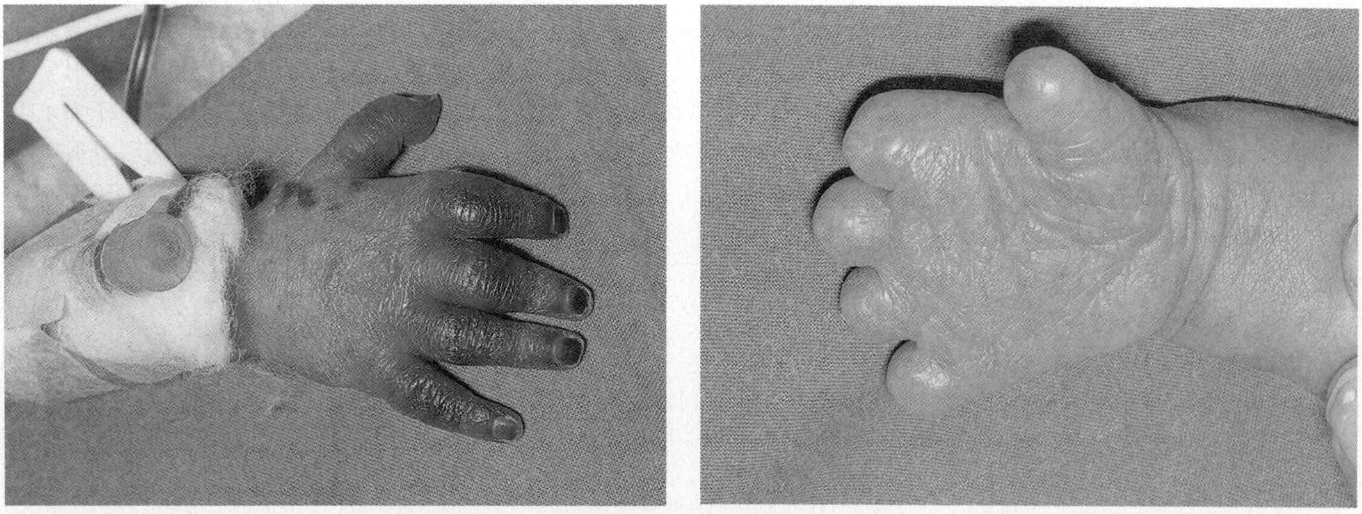

(a) (b)

图 45.12 （参见彩图 45.12）(a) 桡动脉置管后的手指坏疽。(b) 随后失去手指和拇指。

表 45.7 新生儿的外周动脉置管

动脉	注释	参考文献
颞浅动脉	因为会造成顶叶缺血，所以现在不用了	163
腋动脉		160
肱动脉	缺血风险高（终末动脉）	171
桡动脉	进行 Allen 试验	78，155，209
尺动脉	进行 Allen 试验	12，78，217
股动脉		174
胫后动脉		1，12，202
足背动脉		217

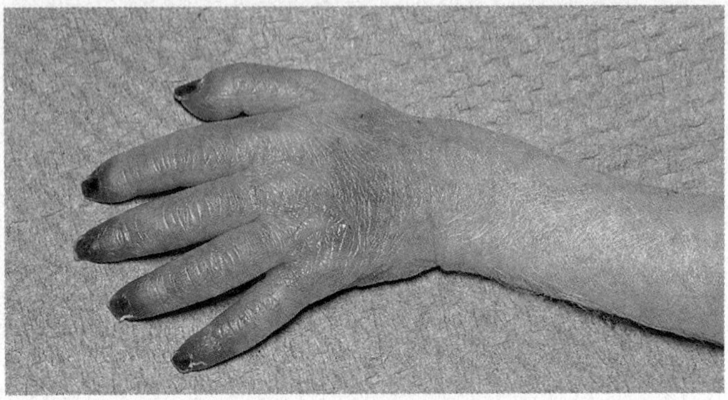

图 45.13 （参见彩图 45.13）在置入外周长导管时造成意外的桡动脉插管，之后发生末端手指缺血。

6. 应该开始输注肝素化盐水。
7. 如果穿刺过程失败，立即撤离套管针，并需要在动脉上方充分压迫，以防止产生瘀伤和血肿。
8. 随后应和置入使用 UAC 一样，做好记录。

并发症

套管放置在最易穿刺的动脉内（表 45.7）。

少数婴儿报道有并发症[168]，这取决于置管位置，并发症包括：

- 由于血栓或栓塞引起远端缺血[33,35,193,198]（图 45.10 a~c，45.12，45.13）；
- 置管部位近端痉挛而产生的近端缺血[94]；
- 前臂动脉置管产生的腕管综合征[101]；
- 前臂动脉置管引起的伸肌和肌腱损伤[197]；
- 动脉瘤[170]；
- 相邻神经的损伤[153]；
- 顶叶缺血[33,193]。

可通过以下措施减少并发症：

- 仅使用这些导管进行血液采样或血压监测；
- 持续输注肝素化盐水；
- 避免推注冲洗液量过多或过快[115]；
- 清楚地做好标签，以免因疏忽而当作静脉注射（i.v.），如果确实发生了这种事情，使用体循环血管扩张药物可能是有用的[82,227]。

虽然在出现持续性缺血体征时，通过外周动脉本身输注血管扩张药物或溶栓药物可能有用，而此措施却未经证实，但是默认的处理方法是即刻拔除导管。

经皮置入中心静脉导管

这些导管通常经近端静脉置入；27G 的导管可通过 24G 标准套管插入，这样可以使用较小的静脉。如果从横膈以上部位置入，则导管头端应该位于右心房之外的上腔静脉内，如果从下肢置入的话，导管头端应位于下腔静脉内。虽然据说这些导管是射线不能透过的，但是它们太细，所以还是应该使用造影剂进行 X 线检查来精确判定导管头端的位置。

适应证

- 长期使用胃肠外营养或输注药物；
- 长期的药物推注疗程，例如，抗生素。

器材

- 包含无菌手术衣、无菌巾、精细镊子的插管包
- 带有蝶形扣的长导管、分离式针头或套管针
- Steri-strips 眼科胶布、透明敷料
- Leur-locked 螺纹口连接器和延长装置
- 注射用 X 线造影剂。

操作

1. 使用无菌技术，可从皮静脉、肘部的肱静脉、踝部或膝部的隐静脉、浅表的头皮静脉，和偶然使用的腋静脉和颈外静脉放入经皮置入的长导管。
2. 周围的皮肤使用抗菌溶液进行清洁，覆盖上无菌巾。可能需要一些帮助来固定住肢体和静脉。
3. 导引针头成功穿入静脉后可见血液从中流出。然后应该用无齿精细镊子将盐水冲洗导管放置到位。手臂和腿可能需要重新固定位置，以便让导管从肩部或腹股沟部通过（图 45.14a）。
4. 应从导管中拔出蝶型引导针头或分离式针头。如果静脉置管时用套管针的话，应将其从静脉中撤出并固定在肢体上。导管，加压针座（如果需要）和延长装置应用 Steri-strips 胶布固定在皮肤上，避免扭结，并贴上透明敷料（图 45.14b）。
5. 在进行 X 线检查之前，应用 0.5～1.0ml 的造影剂冲洗导管，避免在 X 线检查过程中进行冲洗。头端位于心内的导管必须回撤到腔静脉内。头端位于肩部或腹股沟部位的导管可能可以使用，但是存在较高的外渗风险。必须使用无菌技术来调整导管位置和进行固定。
6. 需要对置管过程、X 线检查发现和使用导管过程中的观察进行文书记录。可以较快的速度进行输液，并无需肝素化。应使用压力感应泵，且通常是 27G 细导管需要较高的压力来获得一定的输液速度。

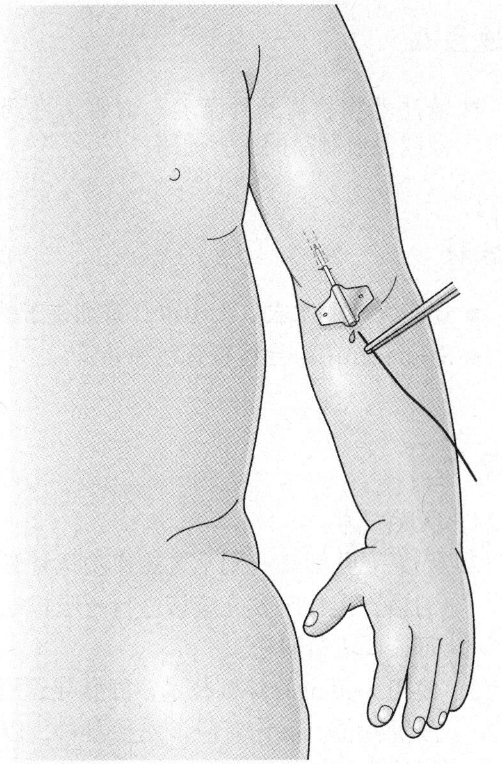

(a)

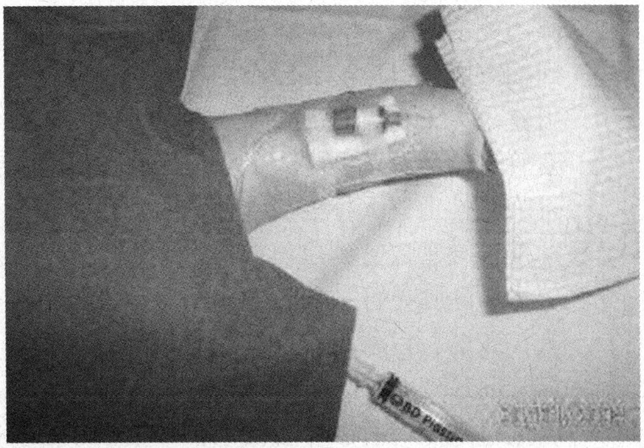

(b)

图 45.14 (a) 将针头用作引导器来置入中心静脉导管。(b) 将中心静脉管道固定在肢体上。

股、颈及锁骨下静脉置管

通常仅当其他血管通路都耗尽时，才应可考虑进行股、颈及锁骨下静脉置管。对于有经验的操作者来说，股静脉是最安全的经皮置管的途径，也是在此进行阐述的内容。腹股沟韧带处搏动的股动脉是所有腹股沟血管置管的标志。股动脉和股静脉穿刺置管的操作技术是相同的，虽然股动脉更细一些，但通常使用单腔导管来开放动脉通路。这些管道可通过切开操作来置入。

适应证

■ 输注药物、胃肠外营养、血管活性药物和高渗输液以及血制品的血管通路。

器材

■ 还有无菌手术衣、无菌巾、精细镊子的插管包；
■ Seldinger 中心导管置管包和导管。

操作

1. 无菌技术。
2. 如果婴儿活动，则不可能成功地置管。如有可能的话，操作时婴儿应该进行呼吸机通气，镇静并可能要进行肌松。
3. 使用 Seldinger 穿刺技术，静脉导管沿一根导引丝放置到位。操作者应该熟悉器材，以确保通过导引针头或 24G 套管针穿入导引丝。
4. 成 30°～45°夹角，朝向脐部穿刺，进入位于股动脉内侧的股静脉；应该有血液流出或可无阻力地回抽（图 45.15）。要当心别拔出引导针头，将导引丝送入静脉。然后沿着导引丝退回导引针头 / 套管针。操作者可选择沿导引丝送入何种导管。可临时性地置入标准套管针，可通过此套管针将标准长导管放置到位。或者，也可置入大型的多腔中心静脉导管（4.5Fr，20G）。需要沿导引丝插入扩张器，以便可置入这些更大型的管道。一旦导管前送到位，必须退回导引丝。
5. 将通过从所有管腔中都能回抽出血液来证实插管获得成功。搏动性的血液说明套管针进入了动脉。如果是这样，这根管道可保留在那里作为再次穿刺的引导，或予以拔除（需要压迫几分钟来控制失血）。在确认了正确置管后，用缝线将管道固定到位，并贴上透明敷料，以防滑脱（图 45.16）。
6. 应使用造影剂进行 X 线检查来确定位置，除非使用大孔径导管可以不用造影剂进行检查。
7. 需要对操作进行标准的文书记录并在使用过程中进行观察。
8. 可进行高速输液，因此无需肝素化。

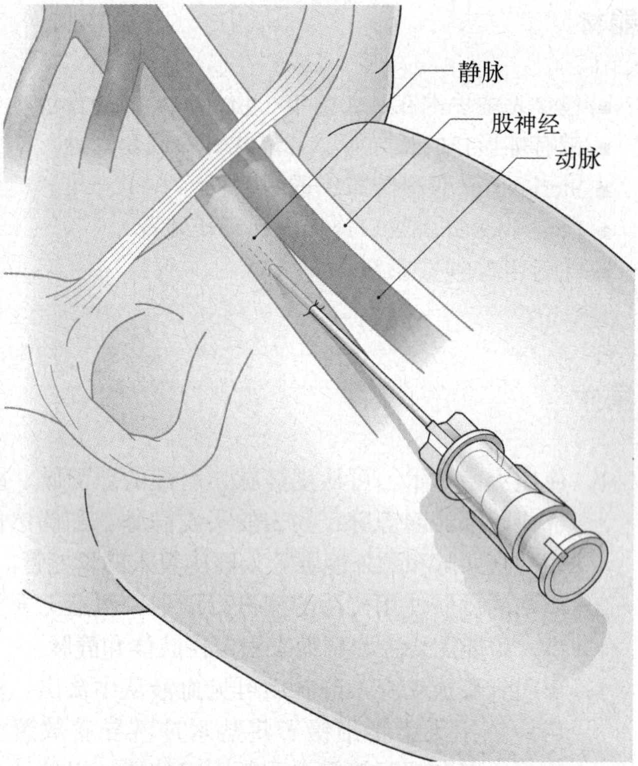

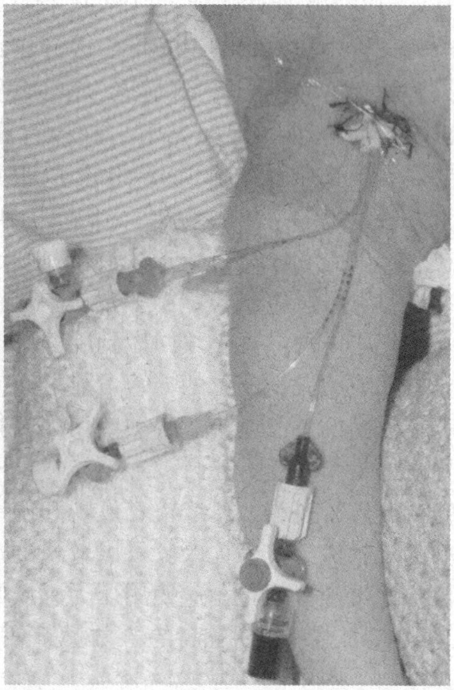

图 45.16 右股静脉三腔通道的固定。

中心静脉管道的并发症（所有类型）

经皮置入的细导管或手术置入的导管（Broviac 或 Hickman 导管）合并有五大类问题：

- 感染，包括心内膜炎，特别是表皮葡萄球菌和真菌；
- 血栓形成；
- 置管异位或管道移动，造成药液外渗；
- 留置；
- 空气栓塞。

虽然通常尝试对导管进行消毒，特别是获取血管通路有困难的时候，但是对于前三类并发症的治疗通常是拔除导管。血栓形成相对罕见，在插管婴儿中的发生率低于 5%，而在更大型的 Broviac 或 Hickman 类型的导管中更常见[125,127]，这些大型管道比纤细的硅胶管道占据更大的血管内空间，且更硬。放置 Hickman 或 Broviac 导管时，其头端位于右心房以外会引起较高的血栓形成的发生率，可能是由于内膜损伤。当这些大型管道要长期留置时，应注意：婴儿的生长将造成导管头端离开右心房，并之后有血栓形成。大静脉内可能会发生血栓形成，更具特征性的是右心房内血栓，可在心脏超声影像下看到栓子摇摆[125,128]。这种血栓通常伴有血培养表皮葡萄球菌及念珠菌的阳性结果，可能会造成肺循环或体循环栓塞。其可自发消退[128]，但如果有感染，应使用抗生素治疗并考虑进行溶栓治疗（表 45.5）（尿激酶，链激酶，组织纤溶酶原激活物）[3]。

和 Broviac 导管及 Hickman 导管不同，经皮置入的纤细的硅胶或聚氨基甲酸酯导管应定位在心外，这符合近来英国卫生部的推荐标准[50]，以便减少心包渗漏或心脏压塞的风险。但是，重要的是记住，这些纤细的导管可能在置入后发生移动，并要持续保持对潜在并发症的警惕。

当药液外渗合并导管位置不正确时（表 45.8，图 45.17），必须对这些情况进行相应处理。这包括拔除管线，如果存在临床适应证的话，可对外渗的液体进行抽吸，并对任何伴发的呼吸衰竭（胸膜腔有液体）或低血压（心包中有液体）进行正确的治疗。当然，使用体内留置中心静脉管道的婴儿突然出些心脏呼吸功能受损时，应马上考虑并排除心包积液和心脏压塞。如果临床情况允许，应进行心脏超声检查来排除积液，但是，如果在极端情况下，不用等待超声心动图证据，应尝试进行心包穿刺抽液。这类并发症的一个显著的特征是，虽然大血管或甚至是右心房被穿破造成渗漏，但是出血倒很罕见。

有因血栓形成而造成导管被卡住的报道[20, 98]，且我们知道，那些通常在心内且可自由飘动的导管[142]最终会被固定在心内膜上。如果有能力的话，要通过手术方法来移去导管[20]。

表 45.8 TPN导管的药液外渗部位

部位	参考文献
心包	95，206
胸膜，直接渗漏	95，185
胸膜，继发于上腔静脉梗阻	52
合并永久性膈神经损伤	224
腹腔内	144
硬膜下	178，230
肺内	175（图 45.17）
继发于腔静脉梗阻的脑积水	204
腰静脉/鞘内（注射）	96（图 45.18）

位于心房内导管会引起心律失常[45]，甚至心脏停搏[180]；成人有发生空气栓塞的报道[157]，且这是一个新生儿使用输液泵时的理论上的风险。

正确处理是将管道保留在原位，例如使其头端位于锁骨下静脉或股静脉内，特别是获取血管通路有困难的时候。这时的重大并发症是静脉堵塞，在一些合并有血栓形成的病例中，肢体会出现水肿。适宜将导管拔除，水肿则可能消散。

外周静脉套管针置入术

应将外周静脉套管针置入到手、足或头皮的静脉内。应保留更近端的静脉以便置入中心管道。

适应证

- 输注抗生素、液体、药物输液和血制品。

器材

- 同外周动脉套管针置入术；
- G24 套管针。

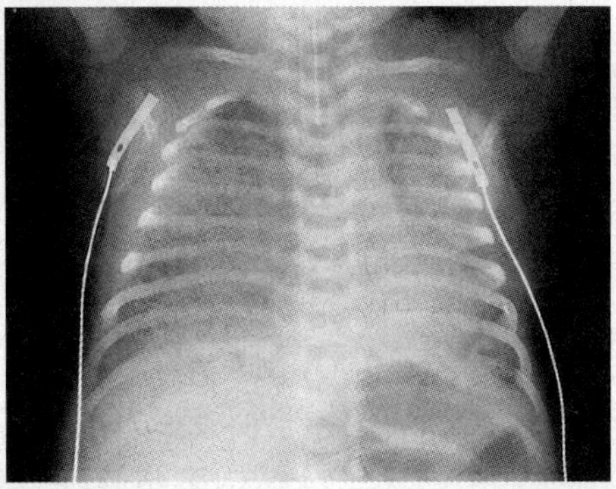

(a)

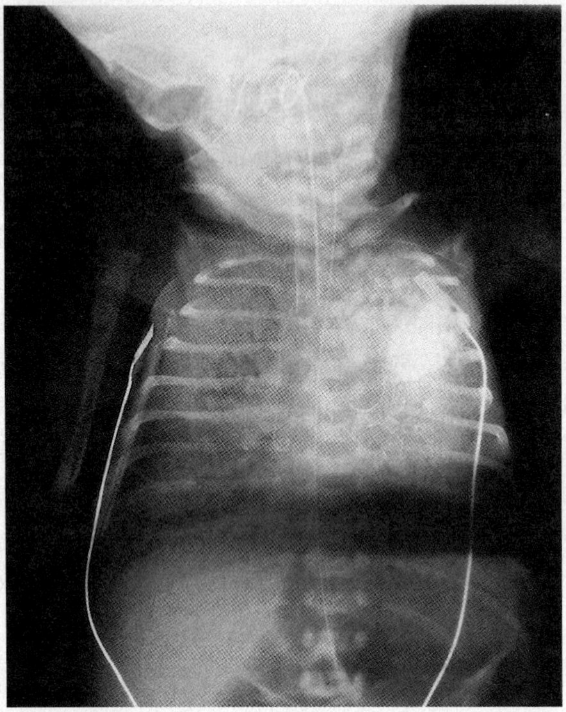

(b)

图 45.17 患慢性肺病的极低出生体重婴儿的胸部 X 线影像。当全胃肠外营养（TPN）导管从右心房滑入左心房，并向外进入肺静脉时。(a) 肺内输注全胃肠外营养（TPN）溶液前。(b) 肺内输注全胃肠外营养（TPN）溶液后。在左上方区域可见大团的间质内 TPN 溶液（引自 Rubin 等[175]）。

操作

1. 鉴别出静脉，准备过程同静脉血液取样。
2. 以 30°～45°的角度握持套管针，穿入静脉。当有血液溢入管腔时，沿静脉向前送入导管。如果需要的话，进行抽血。
3. 用 Steri-strips 眼科胶布或胶布固定导管；上覆一块透明敷料可提供额外的固定，可对入口部位进行观察（图 45.19）。

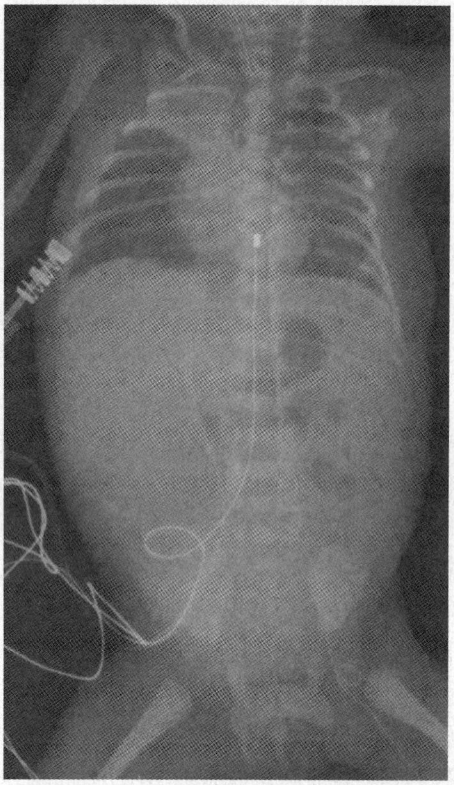

图 45.18 长段的造影剂注入椎静脉丛。

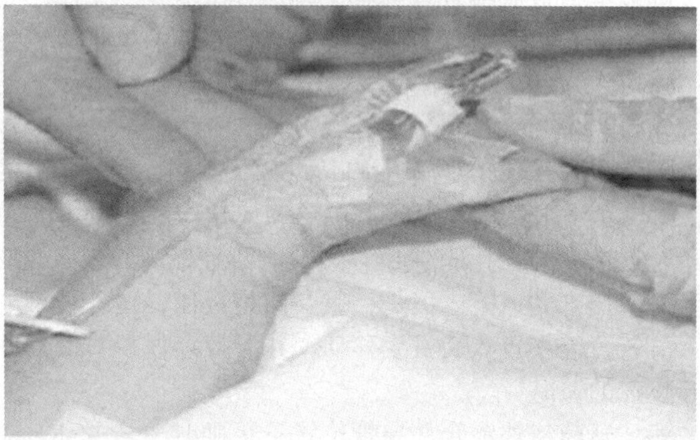

图 45.19 固定外周静脉套管针。

4. Luer-lock 螺纹口连接器和带阀门的连接器上可使用注射器，而无需针头，降低了对工作人员和婴儿造成损伤的风险。
5. 应使用压力感应泵进行液体输注。

并发症（静脉内滴注）

外周静脉内套管针有很高的潜在并发症的发生率，

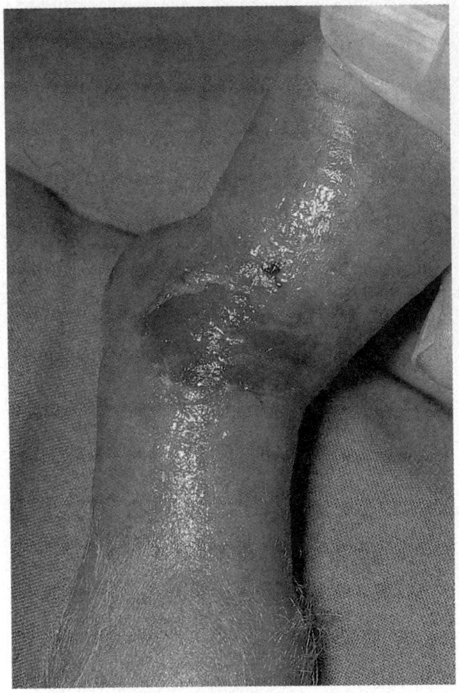

图 45.20 （参见彩图 45.20）静脉内液体渗出后的皮肤剥脱。

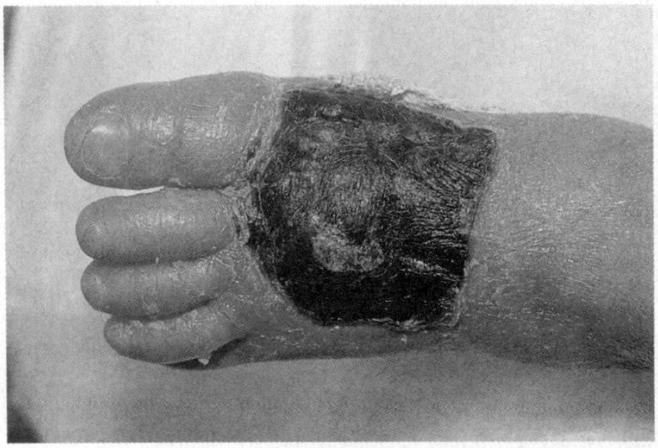

(a)

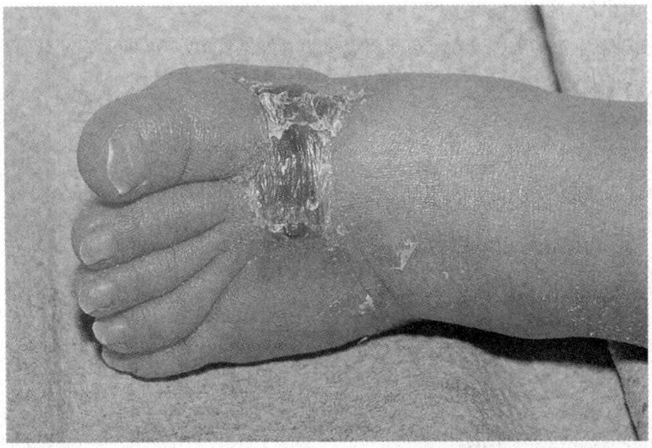

(b)

图 45.21 （参见彩图 45.21）全胃肠外营养液外渗后的一些足背皮肤损伤。这样愈合引起伸肌挛缩。图 (a) 和图 (b) 之间的时间间隔为 5 周。

包括下列那些并发症。

输注液的皮下外渗

输液时的发生率高达 90%[66,131,158]，由于血管自发破裂、血栓形成或是如果套管针尖端刺破血管壁所致。轻微的外渗可能无法避免，且引起的问题较少，除非外渗液量较大或输注高张液体或刺激物。一些药物，全胃肠外营养（TPN）和钙盐沉积在组织中，会引起特殊的问题，导致皮肤起包、缺血和坏死。可造成大面积的皮肤和皮下组织损伤（图 45.20），随后瘢痕形成引起畸形（图 45.21a, b）。

减少这种并发症导致的严重后遗症的措施有：

- 输液部位应可清楚看见。
- 位于输液部位近端的肢体不应与夹板固定太紧，从而造成血管堵塞（图 45.22）。如果在滴注液体确实发生外渗时，这不仅使得输注液体局部聚集在皮下形成一个“密闭”的液泡而加重组织缺血，并且固定过紧还可能损伤邻近的神经[63]。
- 静脉内输液的部位应该每小时检查一次。
- 如果在输液时给予 0.5U/ml 的肝素的话[131]，Teflon 静脉内套管针引起的外渗风险比钢制头皮静脉针小[18,158]。

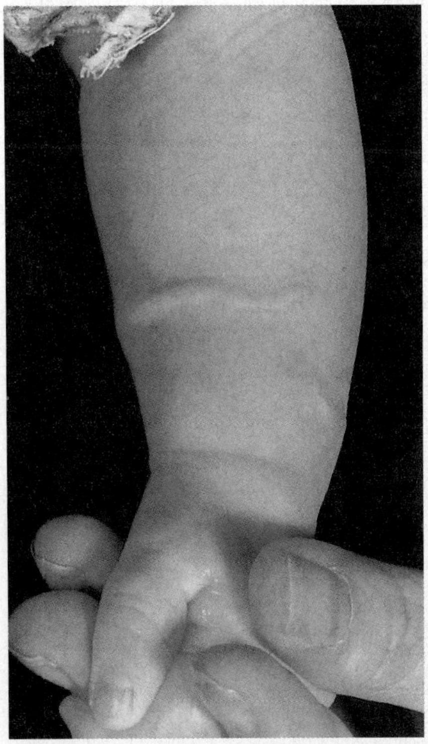

图 45.22 （参见彩图 45.22）静脉内输注液进入固定过紧并引起血管梗阻的敷料的近端组织内，形成的斜形瘢痕。

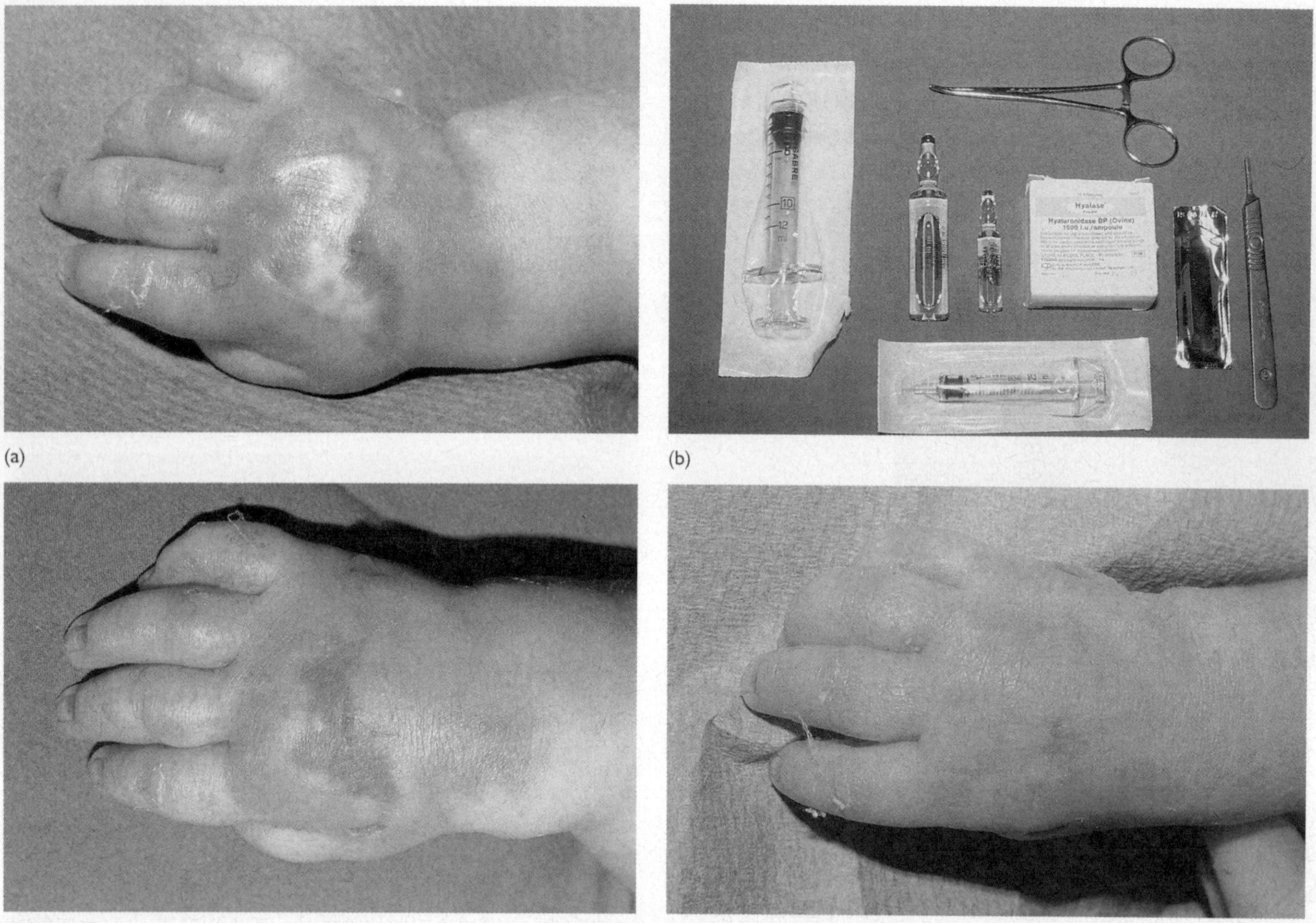

(a) (b) (c) (d)

图 45.23 （参见彩图 45.23）(a) 手背的急性 TPN 外渗造成的损伤。(b) 治疗这一问题所用的透明质酸酶和盐水冲洗的简单用品包。(c) 使用局部麻醉技术，在手背的内侧和外侧做两个小切口。用动脉镊将组织面撑开。然后从其中一个切口输入透明质酸酶和盐水，对手背进行皮下组织冲洗疗法。液体从另外一侧的切口流出。在这一冲洗疗法后，即刻可见有显著的改善。(d) 冲洗疗法后 24 小时的结果，皮肤血管化良好，并无皮肤损失的体征。与图 45.21 对比。

一旦发生外渗，必须移去输液器，如果肢体有水肿的话，应给予抬高并保持干燥。如果外渗位置上方的皮肤即将出现或甚至已经出现缺血或坏死，应使用透明质酸酶溶液（500～1000U 的透明质酸酶，随后最多用 500ml 盐水进行单独冲洗）进行紧急冲洗，以去除所有刺激性的输注液（图 45.23）[46]。

现代的压力感应输注装置可在滴注器有梗阻时报警，可降低（但无法消除）药液外渗的风险。

感染

约 10%的婴儿在外周静脉输液时可能会发生局部性静脉炎。细菌，特别是表皮葡萄球菌，可能从置管部位和套管针处开始生长。外周静脉内输液部位引起的败血症却不多见[66,207]。

缺血改变

皮下静脉内输液可能会损害动脉血供，导致远端缺血[219]（图 45.24）。其也可能损伤邻近神经[103]。

空气栓塞

这是一个任何输液中恒久不变的风险[111]。需要有足够的护理警惕性来防止这种情况的发生。微小的空气栓子（偶尔是气泡）是常见的，似乎并无影响，但

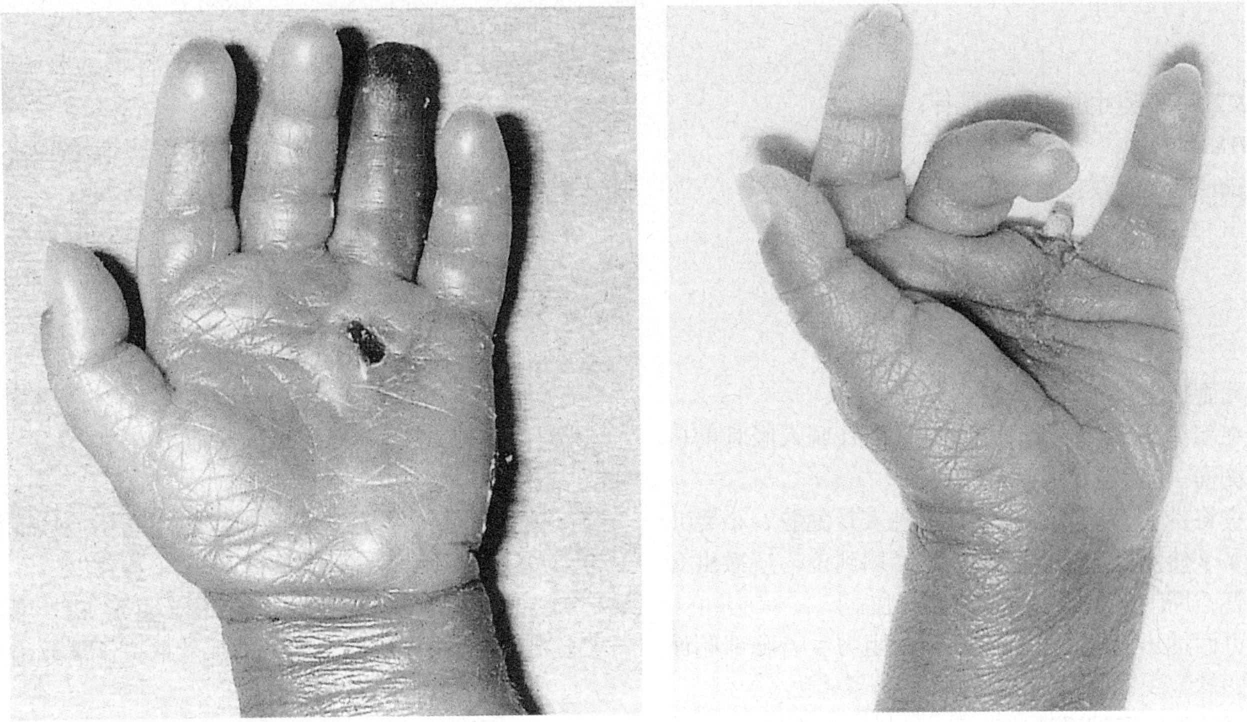

(a) (b)

图 45.24 (a) 皮下输液和手背液体滴注部位深部感染后的手指缺血性变化。(b) 随后相应的组织丧失；残余的近端指骨可很容易地用镊子拔除。

是如果注入超过 5～10ml 空气的话，可能会发生死亡或永久性的神经系统后遗症。

肢体骨折

骨质疏松的婴儿会在置入和固定静脉内管道时发生骨折（图 45.25）[159]。

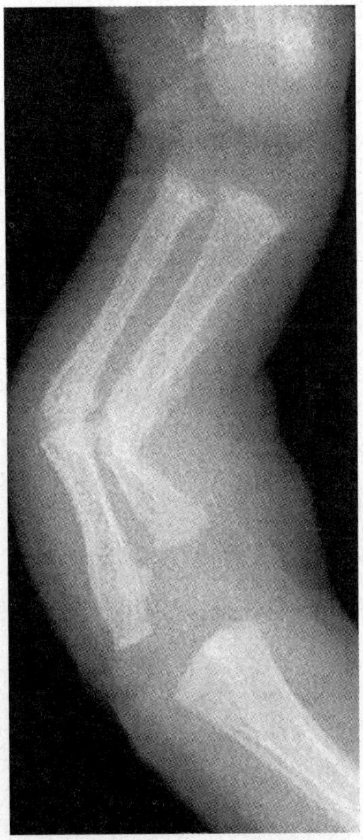

图 45.25 X 线影像显示，骨质减少的早产儿在置入静脉内输液管道时固定太紧引起的桡骨和尺骨同时骨折。

骨内通路

适应证

- 衰竭的婴儿，所有其他血管通路建立失败
- 输注复苏药物、液体、血制品以及采取血样。

器材

- G22、1.5 英寸的脊髓穿刺针；
- G18 骨内针；
- Luer-lock 螺纹接口延长套组。

操作

1. 无菌技术。
2. 在粗隆下方 1～2cm 处，将骨内针刺入胫骨前内侧面。
3. 应将带套管的骨针刺穿骨头进入骨髓腔，小婴儿易于使用脊髓穿刺针。一旦穿刺到位，应撤出套管；周围骨组织可将针头固定住。
4. 可回抽出骨髓，且输注液体无阻力。若腿部侧面的软组织肿胀，则说明针头的位置错误。
5. 当其他的血管通路建立后，则拔除骨内针。

并发症

- 感染；
- 骨折，尤其是早产儿，骨质疏松的婴儿。

气管内插管

适应证

- 长时间人工机械通气；
- 注入外源性表面活性剂；
- 清除胎粪或其它呼吸道分泌物；
- 婴儿因呼吸激动不良，而在新生儿单位之间转运时，或气道控制时。

器材

- 直镜片喉镜，Miller 尺码为 0 号和 1 号；推荐使用可抛弃式镜片；
- 气管内插管（ETT），带肩凸的直管，尺寸为 2.0 到 4.0；
- 带有氧、吸引器、灯、加热器和计时器的复苏台；
- 用于鼻插管的 Magill 插管钳和润滑胶冻；
- 固定装置，结扎带，用在面颊上的水胶体敷料和胶布；
- 导引器。

操作

1. 插管需要协同配合，要有能力用左手持喉镜挑开气道后看清楚，用右手进行 ETT 操作。
2. 带肩凸的 ETT 适用于口插管，直形 ETT 可用于口插管或鼻插管。ETT 的尺寸取决于婴儿出生体重和孕龄，原则是：

出生体重	*胎龄*	*ETT 尺寸*
＞3000g	足月	3.5mm
1000g～3000g	＞28 周	3.0mm
＜1000g	＜28 周	2.5mm

3. 婴儿应摆放成复苏体位，头部居中，颈部稍稍伸展。避免过伸，因为这样就难以看见声带。吸去口咽及鼻咽的分泌物。左手持喉镜，将镜片从口的右侧插入；用镜片将舌推向左侧，同时将镜片前送至咽谷中（图 45.26）。轻柔地将喉镜以垂直方向提起，用左手小指轻压环状软骨，使会厌和声带向后进入视野（图 45.27）。
4. 经口插管从口右侧插入，并经过声带后固定。对于鼻插管，将涂有润滑剂的直型 ETT 管与面部呈垂直方向插入鼻部，并水平旋转从下方通过鼻甲。应轻柔施压使管子通过内鼻孔进入口咽；过大的压力可能会损伤筛板，造成假性通道。
5. 可使用一个手指作为引导使 ETT 通过声带，并握持住 Magill 插管钳，或使用一根口插管作为导引器。使用导引器的时候要小心－如果其突出到 ETT 头端以外的话，可能会造成气管穿孔。
6. 在直视下，ETT 头端应该置于声带下 1cm 处。在开始正压通气时，应有相等的气体输入，且两侧胸壁对称运动，心率和肤色有改善。ETT 应紧紧地固定于鼻孔或口唇，以防意外拔管或导管进入支气管。

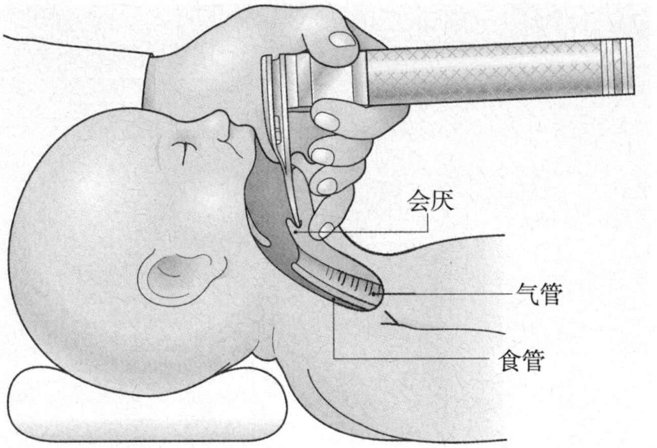

图 45.26 喉镜。喉镜镜片插入咽谷中，提起会厌。注意可用小指轻压环状软骨。

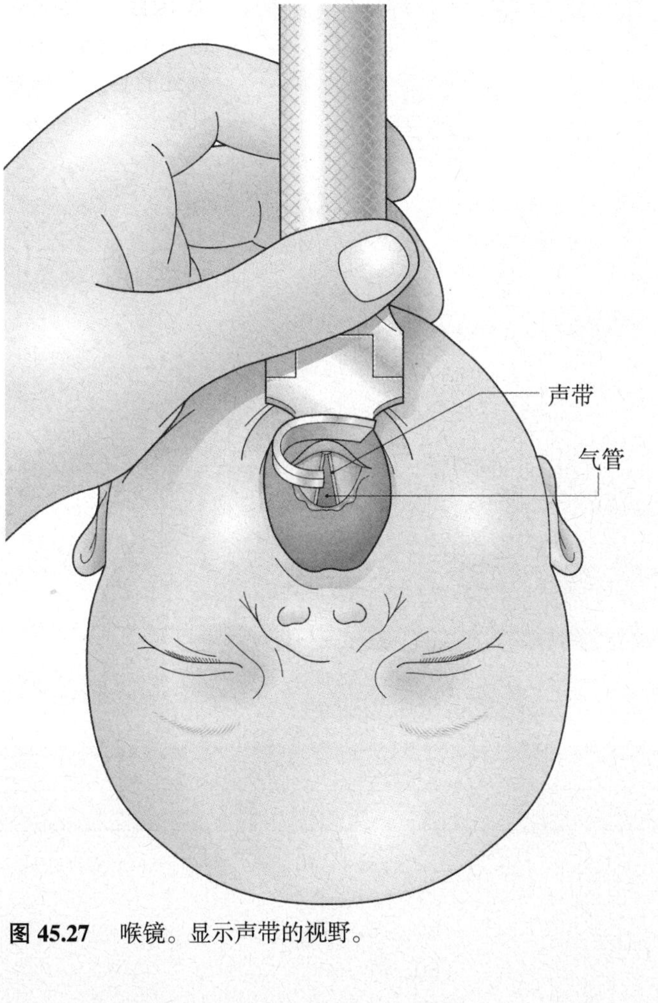

图 45.27 喉镜。显示声带的视野。

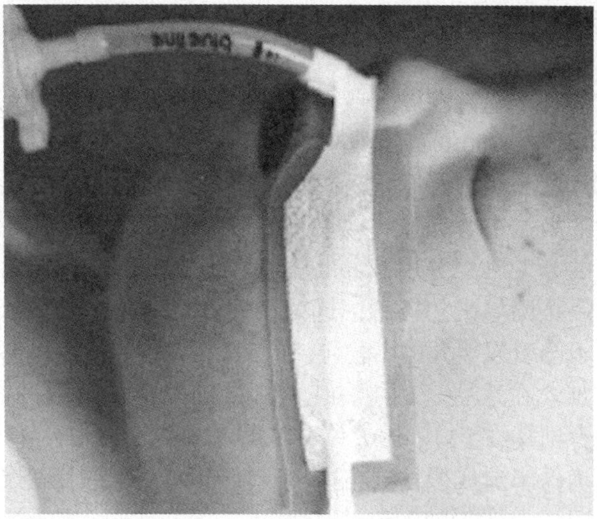

图 45.28 鼻气管内插管的固定。

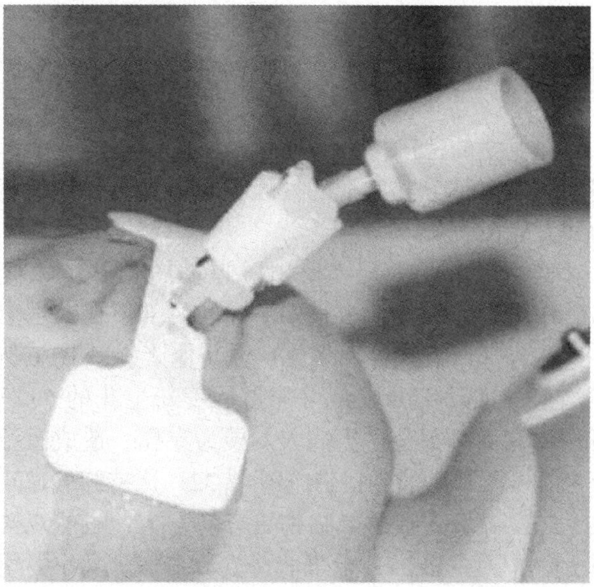

图 45.29 口气管内插管的固定。

7. 清洁上唇和面颊，以除去胎脂或分泌物。应在面颊上使用水胶体敷料。
8. 应在护理人员的协助下固定好鼻 ETT。在管子上方和下方用结扎带扎住；用 H 形氧化锌胶布将结扎带的末端粘在水胶体敷料上，胶带部分缠绕插管以提供额外的固定（图 45.28）。
9. 用粘贴装置把口插管固定在上唇和面颊上。这些装置包括用 Velcro（维可牢）搭链制成的，用于固定插管的齿夹，以免口唇扭曲（图 45.29）。
10. 固定后，应检查气体输入和胸壁运动；剪去部分插管以减少死腔，如合适的话，可通过一根插入到气管插管内的细导管给予表面活性剂。
11. 必须通过胸部 X 线（CXR）影像来确定 ETT 的位置，注意位于唇或鼻的位置。必须完成文书记录。必须仔细观察插管，以确保其到位。

选择性再插管术

对于选择性插管或再插管，正确的是要对婴儿使用吗啡（100 μg/kg）进行镇静。例如氯化琥珀胆碱（每剂 3mg/kg）的肌松药物是有争议的，必须有经验丰富的人员进行操作。如果要更换口插管，可置入一根新的鼻 ETT，并用 Magill 钳将其前送过声带，同时由助手拔除原来的插管。这可在数秒内完成，且实际上并不会引起婴儿的不稳定。有时，将 ETT 通过鼻部有困难。在这些病例中，应将一根细的鼻饲管通过鼻，并看见其位于口咽内；鼻 ETT 可顺着胃饲管途径导入，并确保未造成假性通道。一旦插管通过鼻部，应拔除胃饲管，并将 ETT 送过声带。

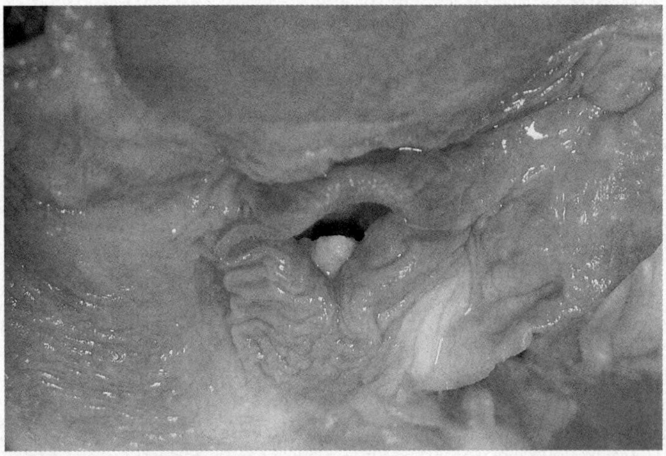

图 45.30 （参见彩图 45.30）30 周孕龄，IPPV 治疗 2 周的婴儿，杓状软骨间襞的肉芽肿。

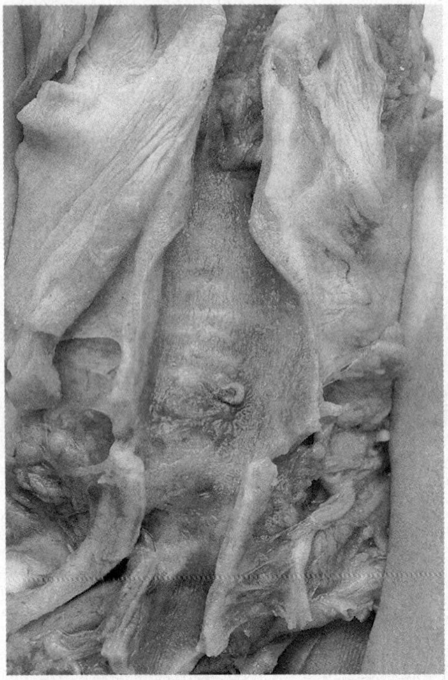

图 45.31 （参见彩图 45.31）IPPV 治疗数月的婴儿，远端气管上的严重溃疡。

并发症

并发症的范围广且可能很严重。本书的其他部分阐述了对大部分并发症的处理。与通气装置固定相关的并发症在表 45.9 中列出。

急性和慢性的鼻、口、咽、喉（图 45.30）和气管（图 45.31）损伤会造成很多不同的局部损伤。虽然一些这类局部并发症并不多见，但其他诸如口 ETT 造成颚沟形成的局部并发症可能占插管新生儿的 50%[60]，虽然仅有一小部分这类病人发展为穿孔，造成医源性上颚裂[57]。ETT 的鼻损伤（图 45.32）比持续气道正压（CPAP）导管造成的鼻损伤更容易发生，虽然双叉形鼻 CPAP（图 45.33）也可能造成鼻损伤。越小的婴儿和插管通气时间越长的婴儿，其鼻损伤可能就越严重。

表 45.9 使用通气装置造成的损伤

损伤	注释	参考文献
喉镜/ETT 造成的口和咽的局部损伤		
声门下狭窄		
鼻损伤和狭窄		21、75、173
口 ETT 造成的上腭沟		60、71
获得性腭裂		57
齿列缺损 *		139
ETT 造成的气道穿孔		119、190
颅内出血	固定过紧造成	152
角膜溃疡	面罩尺寸不当造成	41

* 插管时喉镜的压迫或留置的经口气管内插管（ETT）可造成这一损伤。

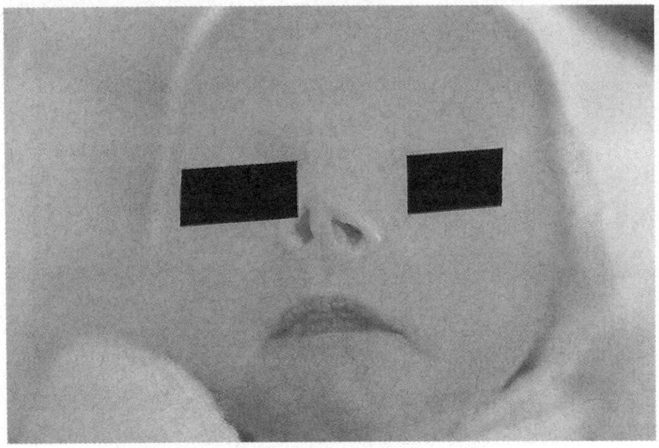

(a)

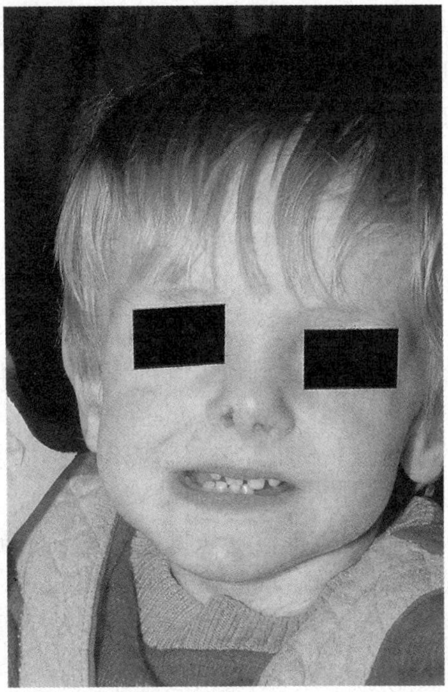

(b)

图 45.32 （参见彩图 45.32）(a) 新生儿期鼻气管内插管造成的鼻切迹。(b) 同一婴儿，一年后。

表 45.1 列出了那些 IPPV 后最严重的局部气道和肺的医源性并发症。其他问题包括喉和气管黏膜的化生性改变[68,91,226]，这种改变甚至在依然保留 ETT 的时候也可最终恢复[74]；以及声门下囊肿[43,55]，高达 7%的再插管早产儿可能发生这一问题；还有气管扩张[23]；气管支气管软化[54]和支气管狭窄[140]，虽然支气管狭窄可能是一种插管吸引不当或吸引过强引起的并发症。

ETT 的存在会损害咽鼓管的功能，引起中耳炎[51]。坏死性气管支气管炎[27]通常是一种致命的并发症，是高频喷射性通气最特殊的并发症（第 27 章第 2 部分）。

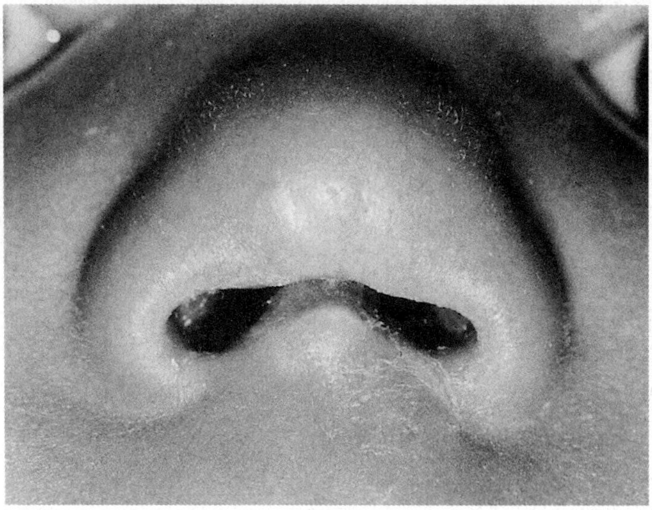

图 45.33

气管内吸引也可能引起黏膜的局部损伤，表现为吸出物中频繁出现血块。在隆凸处或在更外周的气道内可能有肉芽肿[140]，吸引管可能造成气道穿孔，引起气胸和气管胸膜瘘[76,216]。

胸腔吸引术

适应证

- 张力性气胸的引流；
- 胸腔积液的引流。

器材

- G21～G25 号针头，三路开关和注射器；
- G21G～G25 号蝶形针、通用型容器和无菌水。

操作

1. 张力性气胸的临床，冷光透照和 X 线诊断。
2. 无菌技术，皮肤清洁。
3. 在锁骨中线第二肋间隙穿刺入胸腔。
4. 应将蝶形针置于水中，将有气泡溢出。应将一个放置在水中的短延长组件与针头相连。也可用一个三路开关与蝶形管相连，并用注射器抽气。
5. 当不再有气体抽出时，拔除穿刺针，并用敷料覆盖穿刺点。行 CXR 检查，并考虑置入正规的胸腔引流。
6. 记录下操作过程。

并发症

见下文，胸腔引流部分中。

置入胸腔引流管

适应证

- 气胸的引流；
- 胸腔积液的引流。

器材

- 胸腔引流置管包，包括无菌巾、肋间引流管、手术刀、缝线、Steri-strips 胶布、粘性敷料；
- 水封引流，收集系统。

操作步骤

1. 无菌技术，确定要置入引流的正确的一侧胸部。
2. 婴儿取患侧胸腔呈与水平位 45°角抬高，用一块浴巾垫在背后。婴儿保持同侧的手臂上举过头。
3. 腋窝处的皮肤应用抗菌溶液清洗。如果时间允许的话，应在第四肋间腋中线的组织中注射 1%利多卡因（利诺卡因）。
4. 在肋间隙上做一个 1～2cm 的小切口，切口与肋骨平行。用动脉钳钝性向下分离胸膜外的组织。用手术刀切开胸膜，并用动脉钳将引流管前送入胸膜腔 2～3cm，无需引导器。
5. 也可采用 Seldinger 技术放置胸腔引流管，这样损伤较小。将导引器穿过肋间隙处的胸壁，并将导引丝送进胸膜腔。沿导引丝插入扩张器，形成置管通道，然后将引流管穿入到位。

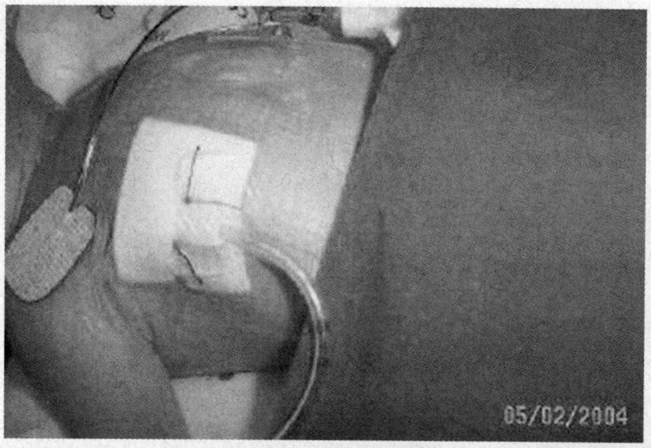

图 45.34 胸腔引流管的胶布固定。

6. 用于治疗气胸的引流管应直接在前方和胸膜腔顶部放置。
7. 用于去除胸膜腔液体的引流管，应直接在后方，朝向肺底部放置。
8. 当引流管与水封系统相连时，应有气泡出现，通过一个与水封系统相连的泵给予负压，5～10 厘米水柱，可有助于气胸的缓解。如果引流胸腔液体时，液体应自由流出。
9. 在靠近胸壁的引流管上，用旗帜状的氧化锌胶布将其环绕固定；在切口上缝合两针，将引流管周围的皮肤拉紧，以防进气。应使用透明敷料（图 45.34）。无需也不应该使用荷包缝线。
10. 必须通过 CXR 检查来确定引流管已被正确放置，以及气胸、胸腔积液正在好转。

并发症

- 如果位于每一肋骨下方的肋间沟内的血管束损伤的话，可能会引起出血；
- 乳房生长畸形－避开乳芽区域；
- 无乳腺－避开乳芽区域；
- 膈膨升[124]；
- 肺穿孔[133]；
- 放置气胸引流管时刺破肺－高达 25%的病例发生这种情况；
- 心包损伤[165]；
- 胸导管损伤[106]；
- 膈神经损伤[6]。

拔除胸腔引流管

一旦气胸或胸腔积液消失，应拔除引流管。当无气泡溢出，应终止吸引，钳闭引流管，并在拔除引流管前，复查 CXR 以核实没有重新出现气胸。

器材

- 敷料包，剪线剪刀，Steri-strips 胶布。

操作步骤

1. 移去敷料，剪断固定线。
2. 然后应迅速将引流管从胸腔内拔出，同时要捏住引流管入口处任何一侧皮肤，以闭合切口。
3. Steri-strips 胶布应跨过切口进行固定，再贴上透明敷料，提供气密性。荷包缝线会产生难看的疤痕。
4. CXR 确定未再次产生气胸。

饲管

鼻饲管/口饲管

适应证

- 促进早产儿和人工通气婴儿的肠道营养；
- 胃肠减压。

器材

- 饲管（4Fr＜1kg，其他婴儿用 6Fr，减压用 8～10Fr）；
- pH 试纸；
- 水胶体敷料和胶布。

操作

1. 测量插入长度：鼻胃（NG）管，剑突至耳尖＋耳尖至鼻孔；口胃（OG）管，剑突至鼻孔＋1cm。
2. 婴儿取仰卧位，头部居中。NG 管应稍稍润滑，从鼻孔向下插入，OG 管在舌上方进入口咽部至预定长度。应在数秒内插入胃管。应密切观察婴儿防止出现窒息和心律失常情况。
3. 通过 pH 测试显示回抽出酸性液体，或在胃部听诊闻及气体注入声，来确认胃管正确放置；不用常规进行 X 线检查，但是如果对胃管位置有疑问的话，则应该进行 X 线检查。
4. NG 管固定在面颊上，OG 管固定在下颌上。应该用胶布把胃管固定在皮肤上的水胶体敷料上。
5. 必须定期核实胃管的位置。吸出物中有胆汁说明胃管可能滑入十二指肠（黄色胆汁）；或更重要的是可能有腹腔内病变（绿色胆汁）。
6. 当置管进行胃肠减压时，必须持续准确记录液体丢失量，以确保合适的液体替换疗法。当婴儿处于 CPAP 治疗时，应保留饲管开放以对胃进行自由引流[67]。
7. 应 7 天更换一次胃管，以防细菌污染。

鼻空肠饲管

适应证

- 帮助胃排空延迟婴儿的肠道营养。

器材

- 鼻空肠（NJ）饲管；
- 余同 NG/OG 管。

操作步骤

1. 测量插入长度：口胃管长度＋8cm 或鼻至脚踝长度，且在鼻空肠管上标记好到胃和空肠的长度。
2. 先插入一根管，NJ 管应前送到胃。注入 NJ 管的液体应可从 OG/NG 管中吸出。将婴儿转向右侧卧位，促使管道通过幽门。此时，空肠标记点应到达鼻尖，并通过 X 线影像来证实 NJ 管的位置。使用和 NG 管一样的方法进行固定。
3. 应开始持续注入牛奶。从胃中吸出牛奶说明管子向后滑入胃内。

鼻胃管和鼻空肠管并发症

胃出血性糜烂和溃疡多发生于极低出生体重的患病婴儿中[120]。留置的NG管不可避免地造成胃和食管黏膜损伤，并产生这些问题。常见咖啡样的吸出物，但是直接呕血很少见。药物会加重出血倾向，特别是妥拉苏林、类固醇和吲哚美辛（消炎痛）（表45.2），有使用雷尼替丁进行治疗的适应证（第46章）。

NG和NJ管可能会造成任何部位的肠穿孔，或在困难的气管内插管过程中造成肠穿孔。咽和食管是最常见的部位[90,102,109]。毫无必要的用力过大可能是一个原因，因为可能会造成某一先天性薄弱部位的破裂。

如果渗漏局限于纵隔内，婴儿表现出食管梗阻。但是，如果胸膜腔穿破，会出现胸腔积液、气胸和呼吸窘迫。治疗为保守治疗，给予静脉营养、胸腔积液引流和抗生素治疗[90]。

上部小肠穿孔会出现临床恶化和腹膜炎体征。腹部X线影像可能显示管道位置不正确，同时显示有气腹[102,129]。以前用于NJ管饲的PVC管在使用了一段时间后会变僵硬[29,81]，因此不应再使用。优先选用硅胶管，但是即便是这些管道，也可能造成肠穿孔[156]。

NG管造成筛骨的筛板穿孔似乎是不可能发生的并发症，但是却有这种报道[214]。无论要置入哪种管道，都应该使用轻柔的技术并有解剖的知识。

耻骨上抽吸术

适应证

- 获得未污染的尿进行微生物学培养。

器材

- 无菌敷料包；
- 注射器（2.5ml，5ml），G25针头。

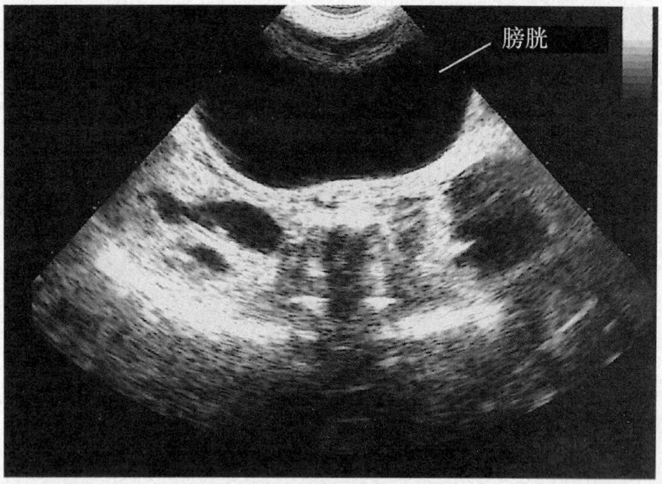

图45.35 腹部超声扫描确定膀胱充盈。

操作

如果可能的话，在操作前立即进行腹部超声检查，以确定膀胱充盈（图45.35）。

1. 可能会发生自发性排尿，可获取清洁的样本。
2. 无菌技术。脐和耻骨联合之间的皮肤应以抗菌溶液或拭子加以清洁消毒。
3. 婴儿取仰卧位，助手握持其下肢使髋部外展。取腹中线耻骨联合上1cm进行腹壁穿刺，垂直进针（针头连接注射器），持续回抽，直到吸出尿液（图45.36）。样本送实验室并用敷料盖好穿刺点。

并发症

并发症较少[162]。

- 血尿；
- 内脏损伤[65]。

耻骨上导管放置术

适应证

- 疑有后尿道瓣膜；
- 尿道损伤；

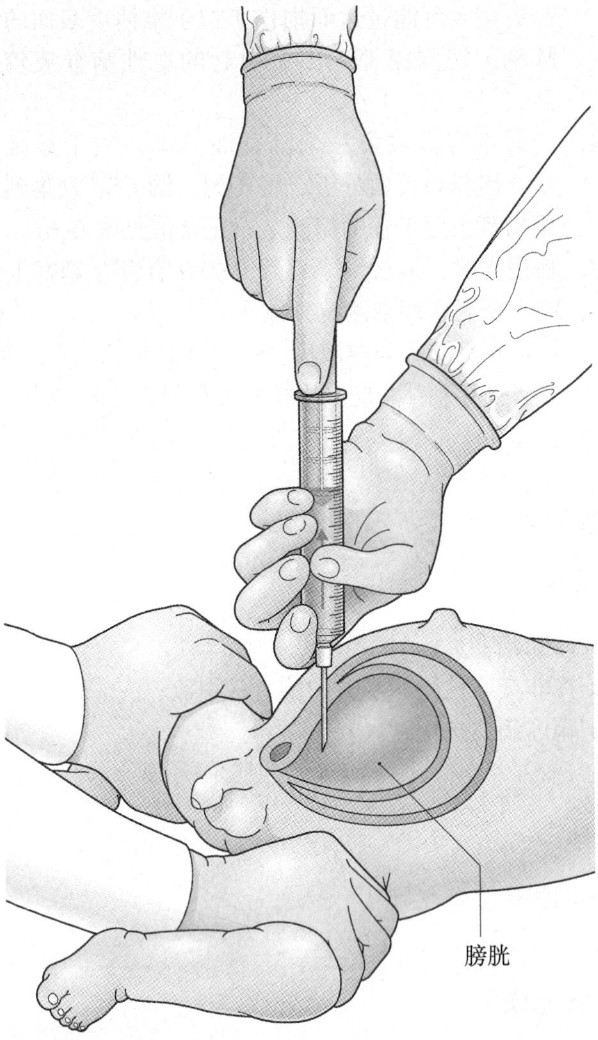

图 45.36 耻骨上膀胱抽吸技术。

■ 尿道术后。

器材

■ 无菌敷料包，局部麻醉；
■ 耻骨上导管包和收集系统。

操作

理想的是，应该由儿科泌尿科医生进行操作或者在咨询了儿科泌尿科医生后进行操作。

1. 腹部超声以明确诊断。
2. 准备和体位同耻骨上抽吸术。腹壁皮肤注入局部麻醉药。
3. 和耻骨上抽吸术一样，用导引器刺入膀胱，并获取尿液。将导引丝置入膀胱，使用 Seldinger 技术来放置耻骨上导管，或使用 Cystofix 套件包。
4. 安装上固定用的凸缘系统，该系统固定于腹部皮肤，并连上收集系统。

并发症

■ 感染；
■ 血尿；
■ 内脏损伤[65]；
■ 尿液渗漏。

经尿道插管术

适应证

■ 获得未被污染的尿液以供培养，置管时或非置管时；
■ 当尿布称重不准确或压迫膀胱无反应的尿潴留时，密切监测尿液排出量。

器材

■ 无菌敷料包，Steri-strips 胶布。
■ 细的喂饲管。

操作

1. 无菌技术。用抗菌溶液清洁消毒女阴 / 阴茎。
2. 轻轻地将涂有润滑剂的喂饲管通过尿道口送入膀胱。尿液自由流出或者抽吸出尿液，表明插管位置正确。
3. 应使用多层胶布将导尿管固定于腹壁，并与收集系统相连。应尽可能早的拔除导管，以减少感染。

并发症

- 存在感染时，尿路操作可能引起败血症；
- 如果尿道损伤有造成假性通道和尿道狭窄的风险；
- 导管不容易进入膀胱，应寻求专家的建议；
- 在膀胱清空时，导管纽结，阻塞腔道，导致尿液绕过导管溢出。在膀胱内导管过长时可能发生这种状况；
- 导管可能形成自身打结，造成拔管时非常困难（图45.37a,b）。

脑脊液的收集

腰椎穿刺

适应证

- 诊断脑膜炎时的脓性物质筛查；
- 新生儿癫痫的检查；
- 交通性脑积水时，使升高的颅内压降低。

器材

- 敷料包，通用容器；
- G22号的1.5英寸带针芯的脊髓穿刺针。

操作

1. 禁忌证包括腰骶部异常、出血体质和血小板减少症。
2. 一个有经验的助手对成功操作来说是非常重要的。婴儿取左侧卧位；背部保持垂直并稍稍屈曲，使椎间隙得以展开。一些婴儿不能耐受此体位，可能需要推迟进行检查或尝试在婴儿取坐位时进行腰椎穿刺。
3. 在髂嵴连线水平辨明L4棘突。使用抗菌溶液消毒清洁背部，在L3/L4间隙穿入针头。在进针约1～1.5cm时，阻力发生变化，即穿透了硬膜。在移去针芯时，应见脑脊液（CSF）流出；仔细旋转针头可能有利于脑脊液流出。血性脑脊液提示针头穿入可能过远而损伤了位于椎体后表面的静脉丛；蛛网膜下腔出血引起的血性脑脊液较罕见。
4. 用通用容器收集三个脑脊液样本，用于显微镜检，培养和蛋白分析。将二到三滴CSF收集到氟化物管内用于葡萄糖测定（正常值见附件6）。
5. 脑积水时，通过一个三路开关在脊髓穿刺针上连接一个测压剂来测定开放压。
6. 收集到足够的脑脊液后，应将针芯再插入穿刺针，并拔去穿刺针。应采用粘性敷料覆盖穿刺部位。

脑室穿刺

适应证

- 诊断脑室炎；
- 在非交通性脑积水时的脑脊液引流；
- 鞘内滴注抗生素。

器材

- 同腰椎穿刺。

操作步骤

1. 进行头颅超声检查以确诊有脑室扩大，并判定针头刺入的长度。
2. 刮去囟门外侧角的头发，并用抗菌溶液清洁消毒皮肤。需要严格执行无菌操作技术。
3. 婴儿取仰卧位，助手将其头部固定居中。脊髓穿刺针于囟门角穿入，以正中方向轻柔前送，达到所需深度。拔除针芯，小心地在针头上连接一个延长装置；可使用测压器记录下开放压。可获取用于实验室分析的诊断性样本，或使用注射器慢速抽吸进行治疗性引流。
4. 针头拔除后，应仔细地用粘性敷料覆盖穿刺区域。

硬脑膜下穿刺

适应证

- 获取引起颅内压升高的诊断性标本/治疗性引流。

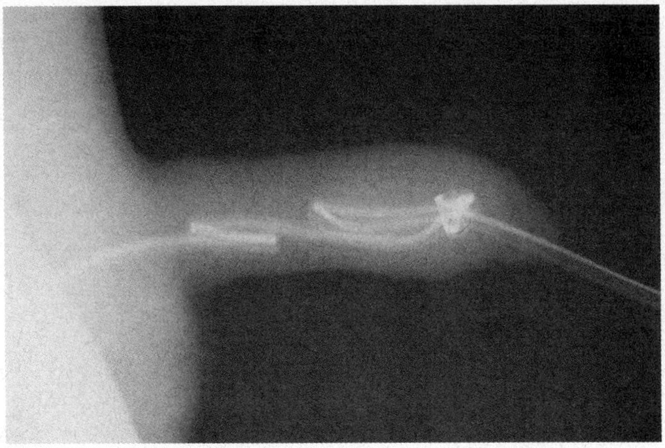
(a)

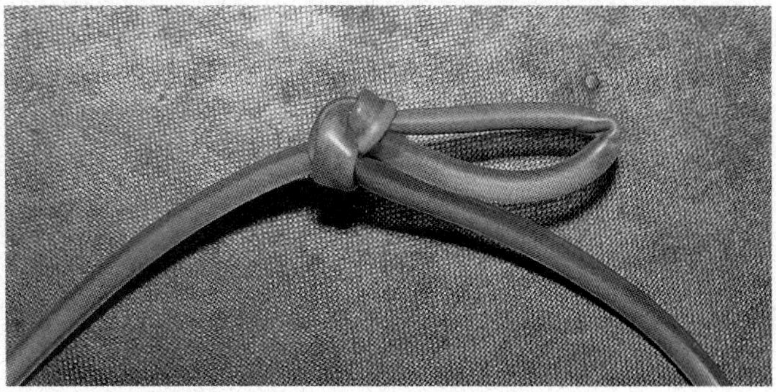
(b)

图 45.37 膀胱导管过长的危害。(a) 在尝试拔除时，打结的导管损伤阴茎部的尿道。(b) 拔除后的打结部分。

器材

- 同脑室穿刺。

操作

1. 进行颅脑影像学检查来确定要采集的标本。
2. 与脑室穿刺相同：短的脊髓穿刺针，G22 号蝶型针，从前囟侧角穿入进行标本采集，并加以回抽。

Rickham囊抽吸术

可用手术方式置入 Rickham 囊进行鞘内抗生素用药或进行反复的 CSF 抽吸。

操作

1. 严格的无菌技术。上方的皮肤用抗菌溶液清洁消毒。
2. 轻轻地捏住此囊，并用 G25 蝶型针垂直穿透皮肤和囊膜。应用数分钟的时间来缓慢抽吸 CSF (10～15ml/kg)。
3. 移去针头，用粘性敷料覆盖穿刺部位。

CSF引流的并发症

- 感染–在脑脊液采样时有带入微生物的风险；
- 创伤–可能会沿着脑室穿刺时针头造成的通道形成实质性囊肿；
- 出血–通常为局部性，并可自发消散；
- 脊椎周围血肿–罕见，但可能导致永久性的神经损伤。操作前应排除凝血障碍和血小板减少症。

骨髓抽吸术

适应证

- 骨髓功能障碍的检查；
- 恶性肿瘤累及骨髓的诊断。

器材

- 敷料包；
- G22 号，1.5 英寸脊髓穿刺针，骨髓抽吸针；
- 合适的载玻片和分析瓶。

操作

1. 无菌操作。抽吸部位注入局部麻醉药。
2. 新生儿优先选用胫骨粗隆；也可使用前髂棘或后髂棘。
3. 与骨面垂直持针，仔细地旋转拧进骨髓腔。

4. 应可抽吸出骨髓，并在血液科医生的指导下进行涂片制备。

并发症

- 见骨内管路置入。

心包积液的引流

如果婴儿衰竭并存在任何留置的中心静脉管路时，应怀疑心包积液。更个别的临床体征包括心动过速、灌注不良、心音低钝和 CXR 显示心脏扩大。

适应证

- 超声心动图确诊有心脏压塞（图 45.38）；
- 使用中心静脉导管时发生心脏停搏。

器材

- G22～G24 套管针，注射器。

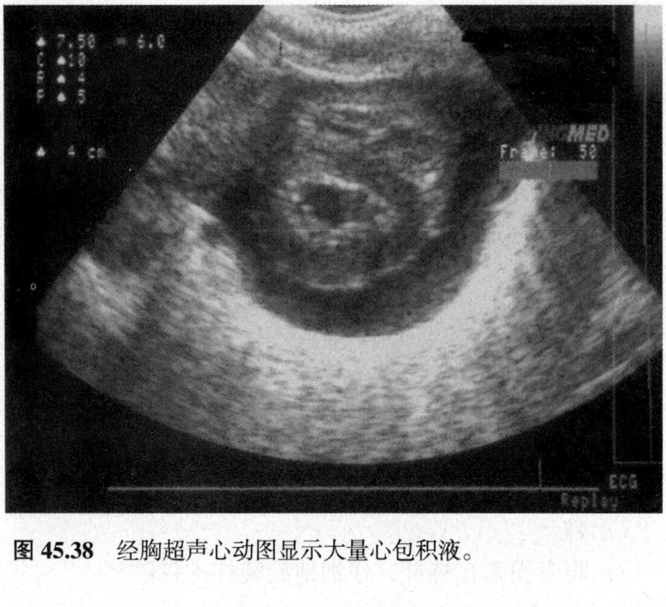

图 45.38 经胸超声心动图显示大量心包积液。

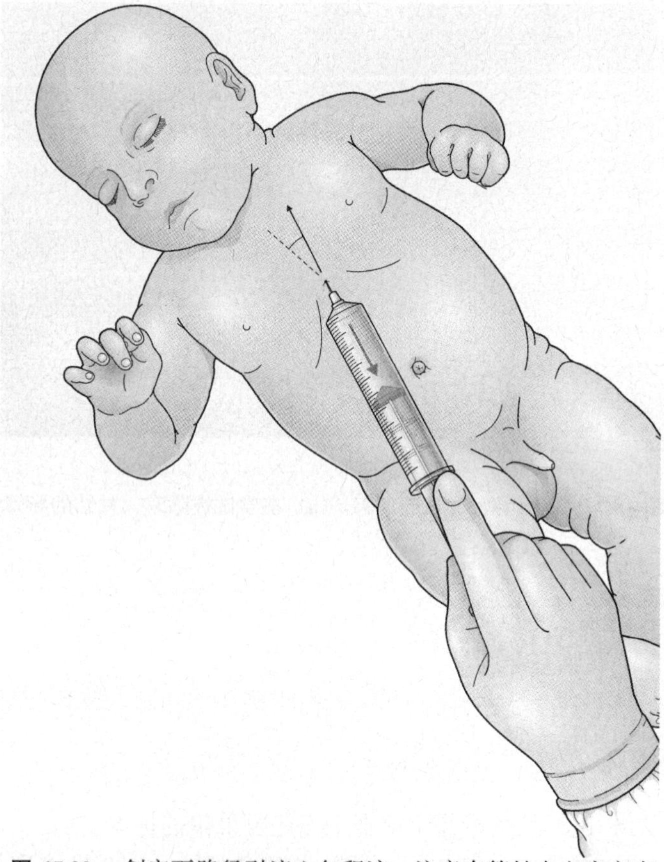

图 45.39 剑突下路径引流心包积液。注意套管针向左肩方向刺入。

操作步骤

1. 仅在时间允许的情况下，进行超声心动图确诊。
2. 在心脏停搏治疗反应时，必须采用剑突下路径进行心包“盲”穿。
3. 皮肤清洁消毒后，应以与皮肤呈 30°角，向左肩方向将 22G/24G 套管针刺入，进入深度在 1～2cm 之间，边进针边抽吸（图 45.39）。如果回抽出血液，可能针头刺入心脏。抽吸出少量液体（5～10ml）即可挽回生命。很少需要留置套管针或引流。当撤回套管针时，出血不是问题。
4. 在操作之后，需要仔细地观察心脏情况。

并发症

- 心脏刺破；
- 心律失常。

心包积气或纵隔积气的引流

适应证

- 气体渗漏时的突然衰竭，且对标准复苏无反应时，应考虑这一情况。

器材

- 同心包积液。

操作

1. 如果时间允许，通过 X 线进行确诊；超声心动图并无帮助。
2. 路径和操作同心包积液。需要浅表地置入套管针进行纵隔积气的引流。
3. 引流出少量气体，就可能获得显著的改善。
4. 操作后进行 CXR 检查。

并发症

- 同心包穿刺。

交换输血

适应证

- 溶血性疾病或其他原因引起的高胆红素血症；
- 严重败血症或弥漫性血管内凝血。

器材

- 可供使用的动脉和 / 或中心静脉导管；
- 无论是单倍容量换血还是双倍容量换血，都使用交叉配型的新鲜血；
- 输血装置，加热螺旋管；
- 三路或四路开关，取决于所选择的方法。

操作步骤

1. 小心监测心血管、生化和血液学情况。
2. 在这种特殊的血液流经加热螺旋管之前，要建立安全的血管通路，以免浪费。在这一长时间的操作过程中，中心导管失效的可能性较小，并提供了最安全的通路。既可通过单独一根连接有四路开关的中心脐静脉（或动脉）管路，也可通过一根外周动脉插管进行“输入和输出”的交换输血，UAC 或 UVC 可用于抽出血液，并用第二根大型静脉管路输入新鲜血液。
3. 应先行准备好输血装置并启动加热螺旋管。
4. 分次容量取决于婴儿体格大小；通常可用 5 分钟抽出 5～20ml 的血液。应使用密闭系统；抽出的血液要扔到一个废物袋中。
5. 2.5kg 婴儿进行双倍容量换血时（每次 80ml/kg），需要花 5 分钟的时间来抽出 20ml 血量。整个过程至少要持续 100 分钟。应在换血过程的中点和终点测定酸碱状态、电解质、钙、凝血、血糖和血液学指标。
6. 应留置导管，直到无需进一步换血。

并发症

- 感染；
- 血栓栓塞事件；
- 酸一碱、电解质、血糖、凝血和血小板紊乱；
- 血流动力学紊乱；
- 如果血液未经加热，引起体温过低；
- 输血反应；
- 使用血管内管路引起的并发症。

稀释交换输血

适应证

- 红细胞增多症，中央静脉血细胞压积（PCV）> 75%，且婴儿无症状；
- PCV>65%，婴儿有症状，低血糖，颤抖，生长受限。

器材

- 血管通路同交换输血；通常是一根外周静脉管路和一根用于回输盐水的静脉管路；
- 盐水。

操作

1. 通过自由流动的静脉血确定 PCV。
2. 采用公式计算出需要去除并置换的血量：

$$\text{血量（ml）}=\text{总血容量}\times\frac{\text{(PCV 观察值}-\text{PCV 期望值)}}{\text{PCV 观察值}}$$

3. 抽血同交换输血；置换入盐水。
4. 重复测定自由流动血液的 PCV。

并发症

- 除输液反应外，其余可能性同交换输血。

腹腔穿刺术

适应证

- 诊断性穿刺；
- 治疗性穿刺，以降低腹腔内压力。

器材

- 敷料包，G20/22/24 静脉内导管。

操作

1. 无菌技术。切口部位进行局部麻醉。
2. 应从左侧髂窝进行液体抽吸，以免损伤肝和脾。套管针穿过腹壁进入腹腔，并在退出针芯时将柔软的导管前送，降低肠穿孔的风险。

并发症

- 感染；
- 肠或实质性脏器损伤；
- 出血。

腹膜透析

应与儿科肾病医生讨论肾功能衰竭的处理。患儿应采用腹膜透析（PD），但如果存在腹腔内病变和横膈膜僵直导致的呼吸功能受累时，不建议采用 PD。

适应证

- 肾功能衰竭并有明显高钾血症、代谢性酸中毒以及少尿。

器材

- 敷料包，Luer-lock 螺纹接口延长装置；
- PD 管，PD 液；
- 尿比重计。

操作

1. 无菌技术，局部麻醉。
2. 可通过手术方法或使用 Seldinger 技术经皮穿刺来在左侧髂窝或脐与耻骨联合之间中点置入 PD 管。
3. 导引器穿入腹壁，向腹腔内注入 20ml/kg 的温热的透析液，然后沿导引丝置入 PD 管。
4. 透析循环通常应为 60 分钟：注入 20 ml/kg 的透析液，保留 40 分钟，放液时间为 20 分钟。透析液量和透析循环时程应根据临床反应和与肾病科医生进行讨论后作出变化。
5. 当有足够的尿量排出且生化指标恢复正常时，终止腹透。

并发症

- 同腹腔穿刺；
- 膈肌僵直引起呼吸受损；
- 体液和电解质平衡矫枉过正。

血液过滤

动静脉血液过滤的技术较腹膜透析更复杂，但它是液体超负荷性水肿，且合并呼吸困难的婴儿的治疗选择。可通过大型的脐动脉导管和脐静脉导管来进行成功的血液过滤，使婴儿有足够的血压驱动血液流经过滤器。应在重症监护室内，儿科心脏病医生的监督下进行此专业性的操作。

各种皮肤、骨骼肌和软组织损伤

除了上述操作之外，婴儿的皮肤，软组织或实际上肌肉骨骼系统可能会受到以下损害：

- 剖宫产术过程中的切割；
- 衣着造成类似止血带似的压迫[17]；
- 分娩过程中的头皮钳[5]；
- 肌肉内注射[11,70,143,189]；
- 切开法获取血管通路；
- 胸部物理治疗[228]；
- 与婴儿保育器相关的损伤[48]；
- 用于固定的粘性材料-使用 Opsite（安舒妥）敷料可能会减少这种损害[62]；
- 用碘和酒精作为新生儿杀菌溶液，会损伤早产儿的皮肤——婴儿的背部和臀部特别容易发生这种损伤，因为这些药液可能在诸如脐血管置管的操作后向下流积聚到身体后方（图 45.40 a, b）[80,223]；

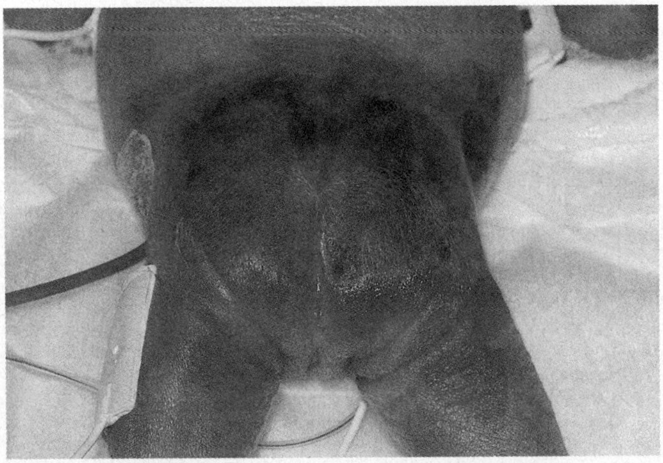

(a)

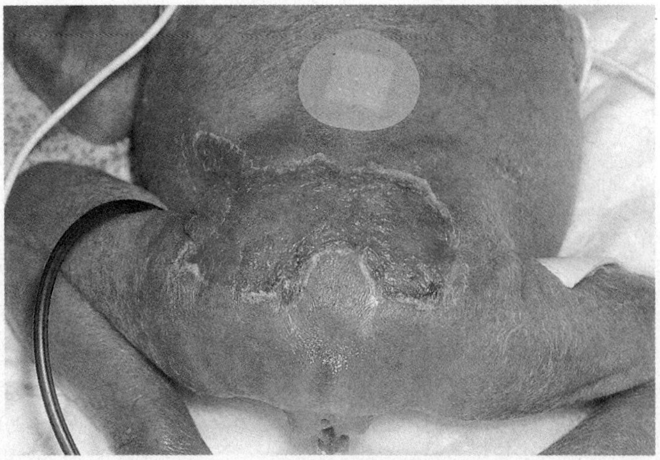

(b)

图 45.40 （参见彩图 45.40）(a) 烧伤。一个 1200g 婴儿，在脐动脉插管过程中，躺在一抗菌溶液池中，其臀部上的黑色区域和周围的红斑。(b) 病灶随后愈合，暴露的清洁组织形成了很小的瘢痕。

■ 辐射加热器[64,195]；
■ 经皮监测器损伤，尤其是在44℃时使用[30,73]；
■ 脉搏测氧仪[201,229]；
■ 透照灯[117]。

对这些损伤保持警惕，可能是唯一的预防措施。

参考文献

1. Abrahamson E L, Scott R C, Jurges E, Al-Jawad S, Madden N 1993 Catheterization of posterior tibial artery leading to limb amputation. Acta Paediatrica 82: 618–619
2. Ahluwalia J S, Kelsall A W R, Diederich S, Rennie J M 1994 Successful treatment of aortic thrombosis after umbilical catheterization with tissue plasminogen activator. Acta Paediatrica 83: 1215–1217
3. Alkalay A L, Mazereth R, Santuili T, Pomerance J J 1993 Central venous line thrombosis in premature infants. A case management and literature review. American Journal of Perinatology 10: 323–326
4. Archer N 1993 Patent ductus arteriosus in the newborn. Archives of Disease in Childhood 69: 529–532
5. Ashkenazi S, Metzker A, Merlob P, Ovadia J, Reisner S H 1985 Scalp changes after fetal monitoring. Archives of Disease in Childhood 60: 267–269
6. Ayra H, Williams J, Ponsford S N, Bissenden J G 1991 Neonatal diaphragmatic paralysis caused by chest drains. Archives of Disease in Childhood 66: 441–442
7. Bagnall H A, Gomperts E, Atkinson J B 1989 Continuous infusion of low dose urokinase in the treatment of central venous catheter thrombosis in infants and children. Pediatrics 83: 963–966
8. Balagatas R C, Bell C E, Edwards L D, Levin S 1971 Risk of local and systemic infections associated with umbilical vein catheterization: a prospective study in 86 newborn patients. Pediatrics 48: 359–367
9. Baldwin C E, Holder T M, Asheraft K W, Amoury R A 1981 Neonatal renovascular hypertension. A complication of aortic monitoring catheters. Journal of Pediatric Surgery 16: 820–821
10. Balistreri W F, Farrell M K, Bove K E 1986 Lessons from the E-ferol tragedy. Pediatrics 78: 503–506
11. Barak M, Herschkowitz S, Montag J 1986 Soft tissue calcification: a complication of the vitamin E injection. Pediatrics 77: 382–385
12. Barr P A, Sumners J, Wirtschafter D, Porter R C, Cassidy G 1977 Percutaneous peripheral arterial cannulation in the neonate. Pediatrics 59: 1058–1062
13. Barrington K J 2000 Umbilical artery catheters in the newborn: effects of position of the catheter tip (Cochrane Review). Cochrane Database of Systematic Reviews (2): CD000505
14. Barrington K J 2000 Umbilical artery catheters in the newborn: effects of heparin (Cochrane Review). Cochrane Database of Systematic Reviews (2): CD000507
15. Barrington K J 2000 Umbilical artery catheters in the newborn: effects of catheter design (end vs side hole) (Cochrane Review). Cochrane Database of Systematic Reviews (2): CD000508
16. Barrington K J 2000 Umbilical artery catheters in the newborn: effects of catheter materials (Cochrane Review). Cochrane Database of Systematic Reviews (2): CD000949
17. Barton D J, Sloan G M, Nichter L S, Reinisch J F 1988 Hair-thread tourniquet syndrome. Pediatrics 82: 925–928
18. Batton D G, Maisels M J, Appelbaum P 1982 Use of peripheral intravenous cannulas in premature infants. A controlled study. Pediatrics 70: 487–490
19. Bauer S B, Feldman S M, Gellis S S, Retik A B 1975 Neonatal hypertension: a complication of umbilical artery catheterization. New England Journal of Medicine 293: 1032–1033
20. Bautista A B, Ko S H, Sun S C 1995 Retention of percutaneous venous catheter in the newborn. A report of three cases. American Journal of Perinatology 12: 53–54
21. Baxter R J, Johnson J D, Guetsman B W, Hackel A 1975 Cosmetic nasal deformities complicating prolonged nasal tracheal intubation in critically ill newborn infants. Pediatrics 55: 884–886
22. Benjamin D K, Miller W, Garges H et al 2001 Bacteremia, central catheters and neonates: when to pull the line. Pediatrics 107: 1272–1276
23. Bhutani V K, Ritchie W G, Shaffer T G 1986 Acquired tracheomegaly in very preterm neonates. American Journal of Diseases of Children 140: 449–452
24. Biagtan J, Rosenfeld W, Salazar D, Velcek F 1980 Herniation of the appendix through the umbilical ring following umbilical artery catheterization. Journal of Pediatric Surgery 15: 672–673
25. Biorklund L J, Mahngren N, Lindroth M 1995 Pulmonary complications of umbilical venous catheters. Pediatric Radiology 25: 149–152
26. Blumenfeld T A, Turi G, Blanc W A 1979 Recommended site and depth of newborn heel stick punctures based on anatomical measurements and histopathology. Lancet i: 230–233
27. Boros S J, Mammel M C, Lewallen P K, Coleman J M, Gordon M J, Ophoven J 1986 Necrotizing tracheobronchitis: a complication of high-frequency ventilation. Journal of Pediatrics 109: 95–100
28. Boros S J, Nystrom J F, Thompson T R, Reynolds J W, Williams H J 1975 Leg growth following umbilical catheter associated thrombus formation: a 4 year follow-up. Journal of Pediatrics 87: 973–976
29. Boros S J, Reynolds J W 1974 Duodenal perforation: a complication of neonatal nasojejunal feeding. Journal of Pediatrics 85: 107–108
30. Boyle R J, Oh W 1980 Erythema following transcutaneous PO_2 monitoring. Pediatrics 65: 333–334
31. Brans Y W, Ceballos R, Cassady G 1974 Umbilical catheters and hepatic abscesses. Pediatrics 53: 264–266
32. Brill P W, Winchester P, Levin A R, Griffith A Y, Kazam E, Zirinsky K 1985 Aortic aneurysm secondary to umbilical artery catheterization. Journal of Pediatric Surgery 15: 199–201
33. Bull M J, Schreiner R L, Garg B P, Hutton N M, Lemons J A, Gresham E L 1980 Neurological complications following temporal artery catheterization. Journal of Pediatrics 96: 1071–1073
34. Caplan M S, Cohn R A, Langman C B, Conway J A, Shkolnik A, Brouillette R T 1989 Favourable outcome of neonatal aortic thrombosis and renovascular hypertension. Journal of Pediatrics 115: 291–295
35. Cartwright G W, Schreiner R L 1980 Major complication secondary to percutaneous radial artery catheterization in the neonate. Pediatrics 65: 139–141
36. Chidi C C, King D R, Boles E T 1983 An ultrastructural study of the intimal injury induced by an indwelling umbilical artery catheter. Journal of Pediatric Surgery 18: 109–115
37. Chien L Y, Macnab Y, Aziz K, Andrews W, McMillan D D, Lee S K 2002 Variations in central venous catheter-related infection risks among Canadian neonatal intensive care units. Pediatric Infectious Diseases Journal 21: 505–511
38. Cohen R S, Ramachandran P, Kim E H, Glasscock G F 1995 Retrospective analysis of risks associated with an umbilical artery catheter system for continuous monitoring of arterial oxygen tension. Journal of Perinatology 15: 195–198
39. Colburn M D, Gelabert H A, Quinones-Baldrich W 1992 Neonatal aortic thrombosis. Surgery 111: 21–28
40. Colclough A B, Barson A J 1981 Infantile aortic aneurysm complicating umbilical arterial catheterization. Archives of Disease in Childhood 56: 795–797
41. Cole G F, Chaudhuri P R, Carroll L P 1982 Mask for continuous positive airways pressure: does it cause corneal abrasions? British Medical Journal 284: 19
42. Corkery J J, Dubowitz V, Lister J, Moosa A 1968 Colonic perforation after exchange transfusion. British Medical Journal iv: 345–349
43. Couriel J, Phelan P D 1981 Subglottic cysts: a complication of neonatal endotracheal intubation. Pediatrics 68: 103–105
44. Cumming W A, Burchfield D J 1994 Accidental catheterization of internal iliac branches: a serious complication of umbilical artery catheterization. Journal of Perinatology 14: 304–309
45. Daniels S R, Hannon D W, Meyer R A, Kaplan S 1984 Paroxysmal supraventricular tachycardia: a complication of jugular central venous catheters in neonates. American Journal of Diseases of Children 138: 474–475
46. Davies J, Gault D, Buchdahl R 1994 Preventing the scars of neonatal intensive care. Archives of Disease in Childhood. Fetal and Neonatal Edition 70: F50–F51
47. de Curtis M, Mastropasqua S, Paludetto R, Orzalesi M 1985 Gangrene of the buttock: a devastating complication of the infusion of hyperosmolar solutions in the umbilical artery at birth. European Journal of Pediatrics 144: 261–262
48. Dellagrammaticas H D, Papageorgeou A 1994 Unfriendly incubators. Archives of Disease in Childhood. Fetal and Neonatal Edition 71: F148
49. den Guden A L, Berger H M, Ruys J H 1986 Scarring of the hands after venepunctures in babies. European Journal of Pediatrics 145: 58–59
50. Department of Health 2001 Review of four neonatal deaths due to cardiac tamponade associated with the presence of a central venous line. HMSO, London
51. de Sa D J 1983 Mucosal metaplasia and chronic inflammation in the middle ear of infants receiving intensive care in the neonatal period. Archives of Disease in Childhood 58: 24–28

52. Dhande V, Kattwinkel J, Alford B 1983 Recurrent bilateral pleural effusions secondary to superior vena cava obstruction as a complication of central venous catheterization. Pediatrics 72: 109–113
53. Dmochowski R R, Crandell S S, Corrieri V N 1986 Bladder injury and uroascites from umbilical artery catheterization. Pediatrics 77: 421–422
54. Doull I J M, Mok Q, Tasker R C 1997 Tracheobronchomalacia in preterm infants with chronic lung disease. Archives of Disease in Childhood. Fetal and Neonatal Edition 76: F203–F205
55. Downing G J, Hayen L K, Kilbride H W 1993 Acquired subglottic cysts in the low birthweight infant. American Journal of Diseases of Children 147: 971–974
56. Drucker D E M, Greenfield L J, Ehrich F, Salzberg A M 1986 Aorto-iliac aneurysms following umbilical artery catheterization. Journal of Pediatric Surgery 21: 725–730
57. Duke P M, Coulson J D, Santos J I, Johnson J D 1976 Cleft palate associated with prolonged orotracheal intubation in infancy. Journal of Pediatrics 89: 990–991
58. Egan E A, Eitzman D V 1971 Umbilical vessel catheterization. American Journal of Diseases of Children 121: 213–218
59. Emami A, Saldanha R, Knupp C, Kodroff M 1987 Failure of systemic thrombolytic and heparin therapy in the treatment of neonatal aortic thrombosis. Pediatrics 79: 773–777
60. Erenberg A, Nowak A J 1984 Palatal groove formation in neonates and infants with orotracheal tubes. American Journal of Diseases of Children 138: 974–975
61. Esper E, Krabill K A, St Cyr J A, Patton C, Foker J E 1993 Repair of multiple mycotic aneurysms in a newborn. Journal of Pediatric Surgery 28: 1553–1556
62. Evans N J, Rutter N 1986 Reduction of skin damage from transcutaneous oxygen electrodes using a spray-on dressing. Archives of Disease in Childhood 61: 881–884
63. Fischer A Q, Strasburger J 1982 Foot drop in the neonate secondary to use of foot boards. Journal of Pediatrics 101: 1003–1004
64. Fleischman A R 1977 Another potential hazard of radiant warmers [letter]. Journal of Pediatrics 91: 984
65. Garcia Munoz M T, Cerezo Pancorbo J M, Martinez Bastida G, Sanchez Badia J L 1996 [Suprapubic bladder aspiration. Utility and complication.] Anales Espanoles de Pediatria 45: 377–379
66. Garland J S, Dunne W M, Havens P et al 1992 Peripheral intravenous catheter complications in critically ill children: a prospective study. Pediatrics 89: 1145–1150
67. Garland J S, Nelson D B, Rice T, Neu J 1985 Increased risk of gastrointestinal perforations in neonates mechanically ventilated with either face mask or nasal prongs. Pediatrics 76: 406–410
68. Gau G S, Ryder T A, Mobberley M A 1987 Iatrogenic epithelial change caused by endotracheal intubation of neonates. Early Human Development 15: 221–229
69. Gault D T 1992 Vascular compromise in newborn infants. Archives of Disease in Childhood 67: 463–467
70. Gilles F H, Matson D D 1970 Sciatic nerve injury following misplaced gluteal injection. Journal of Pediatrics 76: 247–254
71. Ginoza G, Cortez S, Modanlou H D 1989 Prevention of palatal groove formation in premature neonates requiring intubation. Journal of Pediatrics 115: 133–135
72. Goetzman B W, Stradalnik R C, Bogren H G, Blankenship W J, Ikeda R M, Thayer J 1975 Thrombotic complications of umbilical artery catheters. A clinical and radiographic study. Pediatrics 56: 374–379
73. Golden S M 1981 Skin craters: a complication of transcutaneous oxygen monitoring. Pediatrics 67: 514–516
74. Gould S J, Howard S 1985 The histopathology of the larynx in the neonate following endotracheal intubation. Journal of Pathology 146: 301–311
75. Gowdar K, Bull M J, Schreiner R L, Lemons J A, Gresham E L 1980 Nasal deformities in neonates. American Journal of Diseases of Children 134: 954–957
76. Grosfield J L, Lemons J L, Ballantine T V N, Schreiner R L 1980 Emergency thoracotomy for acquired bronchopleural fistula in the premature infant with respiratory distress. Journal of Pediatric Surgery 15: 416–421
77. Gupta J M, Roberton N R C, Wigglesworth J S 1968 Umbilical artery catheterization of the newborn. Archives of Disease in Childhood 43: 382–387
78. Hack W W M, Van der Lei J, Okken A 1990 Incidence and duration of total occlusion of the radial artery in newborn infants after catheter withdrawal. European Journal of Pediatrics 149: 275–277
79. Haldeman S, Fowler G W, Ashwal S, Schneider S 1983 Acute flaccid neonatal paraplegia: a case report. Neurology 33: 93–95
80. Harpin V, Rutter N 1982 Percutaneous alcohol absorption and skin necrosis in a preterm infant. Archives of Disease in Childhood 57: 477–479
81. Hayhurst E G, Wyman M 1975 Morbidity associated with prolonged use of polyvinyl feeding tubes. American Journal of Diseases of Children 129: 72–74
82. Heath R E 1986 Vasospasm in the neonate: response to tolazoline. Pediatrics 77: 405–408
83. Henry C G, Gutierrez F, Lee J T et al 1981 Aortic thrombosis presenting as congestive heart failure: an umbilical artery complication. Journal of Pediatrics 98: 820–822
84. Hillman L S, Goodwin S L, Sherman W R 1975 Identification and measurement of plasticizers in neonatal tissues after umbilical catheters and blood products. New England Journal of Medicine 292: 381–386
85. Horgan M J, Bartoletti A, Polansky S, Peters J C, Manning T J, Lamont B M 1987 Effect of heparin infusates in umbilical artery catheters on frequency of thrombotic complications. Journal of Pediatrics 111: 774–778
86. Isenberg S, Everett S 1984 Cardiovascular effects of mydriatics in low-birth-weight infants. Journal of Pediatrics 105: 111–112
87. Jacobson Z, Strom J 1999 Pericardial tamponade complicating central venous catheterisation in an infant with very low birth weight: role of echocardiography in diagnosis and treatment. Heart Disease 1: 133–135
88. Jardine D S, Rogers K 1989 Relationship of benzyl alcohol to kernicterus, intraventricular hemorrhage and mortality in preterm infants. Pediatrics 83: 153–160
89. Johnson D E, Base J L, Thompson T R et al 1981 Candida septicemia and right atrial mass secondary to umbilical vein catheterization. American Journal of Diseases of Children 135: 275–277
90. Johnson D E, Foker J, Munson D P, Nelson A, Athinarayanan P, Thompson T R 1982 Management of esophageal and pharyngeal perforation in the newborn infant. Pediatrics 70: 592–596
91. Joshi V V, Mandavia S G, Stern L, Wigglesworth F W 1972 Acute lesions induced by endotracheal intubation. American Journal of Diseases of Children 124: 646–649
92. Junker P, Egeblad M, Nielson O, Kamper J 1976 Umbilical vein catherization and portal hypertension. Acta Paediatrica Scandinavica 65: 499–504
93. Kaufman J M, Sharada P, Austin T L et al 1983 Neonatal bladder injury occurring after umbilical artery catheterization by cut down. Journal of the American Medical Association 250: 2968–2970
94. Keeling J W 1993 Fetal and neonatal pathology, 2nd edn. Springer-Verlag, London, p. 333
95. Keeney S E, Richardson C J 1995 Extravascular extravasation of fluid as a complication of central venous lines in the neonate. Journal of Perinatology 15: 284–288
96. Kelly M A, Finer N N, Dunbar L G 1984 Fatal neurological complication of parenteral feeding through a central vein catheter. American Journal of Diseases of Children 138: 352–353
97. Kennedy L A, Drummond W H, Knight M E, Millsaps M M, Wilhams J L 1990 Successful treatment of neonatal aortic thrombosis with tissue plasminogen activator. Journal of Pediatrics 116: 798–801
98. Khilnani P, Toce S, Reddy R 1990 Mechanical complications from very small percutaneous central venous silastic catheters. Critical Care Medicine 18: 1477–1478
99. Kitterman J A 1979 Fatal air embolism through an umbilical venous catheter. European Journal of Pediatrics 131: 71–73
100. Kline A H, Blattner R J, Lunin M 1964 Transplacental effect of tetracyclines on teeth. Journal of the American Medical Association 188: 178–182
101. Koenigsberger M R, Moessinger A C 1977 Iatrogenic carpal tunnel syndrome in the newborn infant. Journal of Pediatrics 91: 443–445
102. Krasna I H, Rosenfeld D, Benjamin B G, Klein G, Hiatt M, Hegyi T 1987 Esophageal perforation in the neonate: an emerging problem in the newborn nursery. Journal of Pediatric Surgery 22: 784–790
103. Kreusser K L, Volpe J J 1984 Peroneal palsy produced by intravenous fluid administration in a newborn. Developmental Medicine and Child Neurology 26: 522–524
104. Krishnamoorthy K S, Fernandex M D, Todres I D, DeLong G R 1976 Paraplegia associated with umbilical artery catheterization in the newborn. Pediatrics 58: 443–445
105. Krueger T C, Neblett W W, O'Neill J A, MacDonnell R C, Dean R H, Thiema G A 1985 Management of aortic thrombosis secondary to umbilical artery catheters in neonates. Journal of Pediatric Surgery 20: 328–332
106. Kumar S P, Belik J 1984 Chylothorax – a complication of tube placement in the neonate. Critical Care Medicine 12: 411–412
107. Landers S, Moise A A, Fraley J K, Smith E O'B, Baker C J 1991 Factors associated with umbilical catheter related sepsis in neonates. American Journal of Diseases of Children 145: 675–680
108. Larroche J C 1970 Umbilical catheterization: its complications. Biology of the Neonate 16: 101–116
109. Lee S B, Kahn J P 1976 Esophageal perforation in the neonate. American Journal of Diseases of Children 130: 325–329
110. Lesko S M, Mitchell A A, Epstein M F et al 1986 Heparin use as a risk factor for intraventricular hemorrhage in low birthweight infants. New England Journal of Medicine 314: 1156–1160

111. Levy I, Mosseri R, Garty B 1996 Peripheral intravenous infusion – another cause of air embolism. Acta Paediatrica 85: 385–386
112. Lilien L D, Harris V J, Ramamurthy R S, Pildes R D 1976 Neonatal osteomyelitis of the calcaneus: complication of heel puncture. Journal of Pediatrics 88: 478–480
113. Lobe T E, Richardson C J, Boulden T F, Swischuk L E, Hayden K E, Oldham K T 1992 Mycotic thromboaneurysm of the abdominal aorta in preterm infants: its natural history and its management. Journal of Pediatric Surgery 27: 1054–1060
114. Lovejoy F H 1982 Fatal benzyl alcohol poisoning in neonatal intensive care units. American Journal of Diseases of Children 136: 974–976
115. Lowenstein E, Little J W, Lo, H H 1971 Prevention of cerebral embolization from flushing radial artery cannulae. New England Journal of Medicine 285: 1414–1415
116. Lucey J F, Dolan R G 1959 Hyperbilirubinemia of newborn infants associated with the parenteral administration of a vitamin K analogue to the mothers. Pediatrics 23: 553–560
117. McArtor R D, Saunders B S 1979 Iatrogenic second degree burns caused by a transilluminator. Pediatrics 63: 422–424
118. MacDonald M G, Getson P R, Glasgow A M, Miller M K, Boeckx R L, Johnson E L 1987 Propylene glycol: increased incidence of seizures in low birthweight infants. Pediatrics 79: 622–625
119. Macpherson T A, Shen-Schwarz S, Valdes-Dapena M 1988 Prevention and reduction of iatrogenic disorders in the newborn. In: Guthrie R D (ed) Neonatal intensive care: Clinics in Critical Care Medicine No. 13. Churchill Livingstone, New York, pp 271–312
120. Maki M, Ruuska J, Kuusela A L, Karikoski-Leo R 1993 High prevalence of asymptomatic esophageal and gastric lesions in preterm infants in intensive care. Critical Care Medicine 21: 1863–1867
121. Malin S W, Baumgart S, Rosenberg H K, Foreman J 1985 Non-surgical management of obstructive aortic thrombosis complicated by renovascular hypertension in the neonate. Journal of Pediatrics 106: 630–634
122. Manco-Johnson M J 1990 Diagnosis and management of thromboses in the perinatal period. Seminars in Perinatology 14: 393–402
123. Mann N P 1980 Gluteal skin necrosis after umbilical artery catheterization. Archives of Disease in Childhood 55: 815–817
124. Marinelli P V, Ortiz A, Alden E R 1981 Acquired eventration of the diaphragm: a complication of chest tube placement in neonatal pneumothorax. Pediatrics 67: 552–554
125. Marsh D, Wilkerson S A, Cook L M, Pietsch J B 1988 Right atrial thrombus formation screening using two dimensional echocardiograms in neonates with central venous catheters. Pediatrics 81: 284–287
126. Marsh J L, King W, Barrett C, Fonkalsrud E W 1975 Serious complications after umbilical artery catheterization for neonatal monitoring. Archives of Surgery 110: 1203–1205
127. Mehta S, Connors A F, Danish E H, Grisoni E 1992 Incidence of thrombosis during central venous catheterization of newborns: a prospective study. Journal of Pediatric Surgery 27: 18–22
128. Mendoza G J B, Soto A, Brown E G, Dolgin S E, Steinfeld L, Sweet A W 1986 Intracardiac thrombi complicating central total parenteral nutrition: resolution without surgery or thrombolysis. Journal of Pediatrics 108: 610–613
129. Merton D F, Mumford L, Filstron H C, Brumley G W, Offman E L, Grossman H 1980 Radiological observations during transpyloric tube feeding in infants of low birthweight. Radiology 136: 67–75
130. Miller D, Kirkpatrick B V, Kodroff M, Ehrlich F E, Salzberg A M 1979 Pelvic exsanguination following umbilical artery catheterization in neonates. Journal of Pediatric Surgery 14: 264–269
131. Moclair A, Bates I 1995 The efficacy of heparin in maintaining peripheral infusions in neonates. European Journal of Pediatrics 154: 567–570
132. Moens E, Dooy J D, Jansens H, Lammens C, Op de Beeck B, Mahieu L 2003 Hepatic abscesses associated with umbilical catheterisation in two neonates. European Journal of Pediatrics 162: 406–409
133. Moessinger A C, Driscoll J M, Wigger H J 1978 High incidence of lung perforation by chest tube in neonatal pneumothorax. Journal of Pediatrics 92: 635–637
134. Mohan M S, Patole S K 2002 Neonatal ascites and hyponatraemia following umbilical venous catheterisation. Journal of Paediatrics and Child Health 38: 612–614
135. Mokrohisky S T, Levine R L, Blumhagen J D, Wesenberg R L, Simmons M A 1978 Low positioning of umbilical artery catheters increases associated complications in newborn infants. New England Journal of Medicine 299: 561–564
136. Morgan C, Newell S J, Ducker D A et al 1999 Continuous neonatal blood gas monitoring using a multiparametric-arterial sensor. Archives of Disease in Childhood. Fetal and Neonatal Edition 80: F93–F98
137. Mgobo K I, Wang D C 1997 Biliary venous fistula from umbilical catheter placement. Pediatric Radiology 27: 333–335
138. Morrell P, Hey E, Mackee I W, Rutter N, Lewis M 1985 Deafness in preterm baby associated with topical antibiotic spray containing neomycin. Lancet i: 1167–1168
139. Moylan F M B, Seldin E B, Shannon D C, Todres I D 1980 Defective primary dentition in survivors of neonatal mechanical ventilation. Journal of Pediatrics 96: 106–108
140. Nagaraj H S, Shott R, Fellows R, Yacoub U 1980 Recurrent lobar atelectasis due to acquired bronchial stenosis in neonates. Journal of Pediatric Surgery 15: 411–415
141. Neal W A, Reynolds J W, Jarvis C W, Williams H J 1972 Umbilical artery catheterization: demonstration of arterial thrombosis by aortography. Pediatrics 50: 6–13
142. Neubauer A-P 1995 Percutaneous central i.v. access in the neonate: experience with 535 silastic catheters. Acta Paediatrica 84: 756–760
143. Norman M G, Temple A R, Murphy J V 1970 Infantile quadriceps femoris contracture resulting from intramuscular injections. New England Journal of Medicine 282: 964–966
144. Nour S, Puntis J W L, Stringer M D 1995 Intra-abdominal extravasation complicating parenteral nutrition in infants. Archives of Disease in Childhood. Fetal and Neonatal Edition 72: F207–F208
145. Nowak C M, Waffarn F, Sills J H, Pousti T M, Warden M J, Cumingham M D 1994 Focal intestinal perforation in the extremely low birthweight infant. Journal of Perinatology 14: 450–453
146. Nowak-Gottl U, von Kries R, Gobel U 1997 Neonatal symptomatic thromboembolism in Germany: two year survey. Archives of Disease in Childhood. Fetal and Neonatal Edition 76: F163–F167
147. O'Neill J A, Neblett W W, Born M L 1981 Management of major thromboembolic complications of umbilical artery catheters. Journal of Pediatric Surgery 16: 972–978
148. Ontell S J, Gauderer M W L 1985 Iatrogenic arteriovenous fistula after multiple arterial punctures. Pediatrics 76: 97–98
149. Oppenheimer D A, Carroll B A, Garth K E 1982 Ultrasonic detection of complications following umbilical artery catheterization in the neonate. Radiology 145: 667–672
150. Orme R L'E, Eades S M 1968 Perforation of the bowel in the newborn as a complication of exchange transfusion. British Medical Journal iv: 349–351
151. Oski F A, Allen D M, Diamond L K 1963 Portal hypertension – a complication of umbilical vein catheterization. Pediatrics 31: 297–302
152. Pape K E, Armstrong D L, Fitzhardinge P M 1976 Central nervous system pathology associated with mask ventilation in the very low birthweight infant. A new etiology for intracerebellar hemorrhages. Pediatrics 58: 473–483
153. Pape K E, Armstrong D L, Fitzhardinge P M 1978 Peripheral median nerve damage secondary to brachial artery blood gas sampling. Journal of Pediatrics 93: 852–856
154. Payne R M, Martin T C, Bower R J, Canter C E 1989 Management and follow-up of arterial thrombosis in the neonatal period. Journal of Pediatrics 114: 853–858
155. Pearse R G 1978 Percutaneous catheterization of the radial artery in newborn babies using transillumination. Archives of Disease in Childhood 53: 549–554
156. Perez-Rodriguez J, Quero J, Frias E G, Omenaca F 1978 Duodenal perforation in a neonate by a tube of silicon rubber during transpyloric feeding. Journal of Pediatrics 92: 113–114
157. Peters J L, Armstrong R 1977 Air embolism as a complication of central venous catheterization. Annals of Surgery 187: 375–378
158. Phelps S J, Helms R A, 1987 Risk factors affecting infiltration of peripheral venous lines in infants. Journal of Pediatrics 111: 384–389
159. Phillips R R, Lee S H 1990 Fractures of long bones occurring in neonatal intensive therapy units. British Medical Journal 301: 225–226
160. Piotrowski A, Kawczynski P 1995 Cannulation of the axillary artery in critically ill newborn infants. European Journal of Pediatrics 154: 57–59
161. Plumer L B, Kaplan G W, Mendoza S A 1976 Hypertension in infants – a complication of umbilical arterial catheterization. Journal of Pediatrics 89: 802–805
162. Pollack C V, Pollack E S, Andrew M E 1994 Suprapubic bladder aspiration versus urethral catheterisation in ill infants: success, efficiency and complication rates. Annals of Emergency Medicine 23: 225–230
163. Prian G W 1977 Complications and sequelae of temporal artery catheterization in the high risk newborn. Journal of Pediatric Surgery 12: 829–835
164. Purohit P M, Levkoff A H, de Vito P C 1978 Gluteal necrosis with foot drop. Complications associated with umbilical artery catheterization. American Journal of Diseases of Children 132: 897–899
165. Quak J M E, Szatmari A, van den Anker J N 1993 Cardiac tamponade in a preterm neonate secondary to a chest tube. Acta Paediatrica 82: 490–491
166. Rajani K, Goetzman B W, Wemberg R P, Tumer E, Abildgaard C 1979 Effect of heparinization of fluids infused through an umbilical artery catheter on catheter patency and frequency of complications. Pediatrics 63: 552–556

167. Rajs J, Finnstrom O, Wesstrom G 1976 Aortic aneursym developing after umbilical artery catheterization. Acta Paediatrica Scandinavica 65: 495–498
168. Randel S N, Tsang B H, Wung J T, Driscoll J M, James L S 1987 Experience with percutaneous indwelling peripheral arterial catheterization in neonates. American Journal of Diseases of Children 141: 848–851
169. Rehan V K, Cronin C M G, Bowman J M 1994 Neonatal portal vein thrombosis successfully treated by regional streptokinase infusion. European Journal of Pediatrics 153: 456–459
170. Rey C, Marache P, Watel A, Francart C 1987 Iatrogenic false aneurysm of the brachial artery in an infant. European Journal of Pediatrics 146: 438–439
171. Reynolds E O R 1963 Arterial blood gas tensions in acute disease of lower respiratory tract in infancy. British Medical Journal i: 1192–1195
172. Richardson R, Applebaum H, Touran T et al 1988 Effective thrombolytic therapy of aortic thrombosis in the small premature infant. Journal of Pediatric Surgery 12: 1198–1200
173. Robertson N J, McCarthy L S, Hamilton P A, Moss A L H 1996 Nasal deformities resulting from flow driver continuous positive airway pressure. Archives of Disease in Childhood. Fetal and Neonatal Edition 75: F209–F212
174. Rosenthal A, Anderson M, Thomson S J, Pappas A M, Fyler D C 1972 Superficial femoral artery catheterization. American Journal of Diseases of Children 124: 240–242
175. Rubin S P, Hewson P, Roberton N R C 1986 Pulmonary complications of total parenteral nutrition in a neonate. Journal of the Royal Society of Medicine 79: 545–547
176. Rubin S P, Roberton N R C 1991 Intestinal perforation without necrotizing enterocolitis in very low birthweight infants with umbilical arterial catheters. Pediatric Reviews and Communications 6: 51–54
177. Rush M G, Hazinski T A 1992 Current therapy of bronchopulmonary dysplasia. Clinics in Perinatology 19: 563–590
178. Rushforth A, Green M A, Levene M I, Puntis J W L 1991 Subdural fat effusion complicating parenteral nutrition. Archives of Disease in Childhood 66: 1350–1351
179. Sarrut S, Alain J, Alison F 1969 Les complications précoces de la perfusion par la veine ombilicale chez le prématurе. Archives Français de Pédiatrie 26: 651–667
180. Sasidharan P, Bilhnan D, Heimler R, Nelin L 1996 Cardiac arrest in an extremely low birthweight infant: complication of percutaneous central venous catheter placement. Journal of Perinatology 16: 123–126
181. Schell-Feith E A, Kist-van Holthe J E, Conneman N et al 2000 Etiology of nephrocalcinosis in preterm neonates: association of nutritional intake and urinary parameters. Kidney International 58: 2102–2110
182. Schmidt B, Andrew M 1995 Neonatal thrombosis: report of a prospective Canadian and international registry. Pediatrics 96: 939–943
183. Schreiber M D, Perez C A, Kitterman J A 1984 A double-catheter technique for caudally misdirected umbilical artery catheters. Journal of Pediatrics 104: 768–769
184. Scott J M 1965 Iatrogenic lesions in babies following umbilical vein catheterization Archives of Disease in Childhood 40: 426–429
185. Seguin J H 1992 Right sided hydrothorax and central venous catheters in extremely low birthweight infants. American Journal of Perinatology 9: 154–158
186. Seibert J J, Lindley S G, Sutterfield S L, Seibert R W, Mollitt D L 1986 Umbilical artery clot in the neonate: spontaneous resolution. Journal of Pediatric Surgery 11: 973–974
187. Seibert J J, Northington F J, Miers J F, Taylor B J 1991 Aortic thrombosis after umbilical artery catheterization in neonates. Prevalence of complications on long term follow-up. American Journal of Roentgenology 156: 567–569
188. Sell E J, Hansen R C, Struck-Pierce S 1980 Calcified nodules on the heel: a complication of neonatal intensive care. Journal of Pediatrics 96: 473–475
189. Sengupta S 1985 Pathogenesis of infantile quadriceps fibrosis and its correction by proximal release. Journal of Pediatric Orthopedics 5: 187–191
190. Serlin S P, Dally W J R 1975 Tracheal perforation in the neonate: a complication of endotracheal intubation. Journal of Pediatrics 86: 596–597
191. Shuman R M, Leech R W, Alvord E C 1974 Neurotoxicity of hexachlorophene in the human. 1. A clinical pathological study of 248 children. Pediatrics 54: 689–695
192. Silverman W A, Andersen D H, Blanc W A, Rozier D N 1956 A difference in mortality rate and incidence of kernicterus among premature infants allotted to two antibacterial regimes. Pediatrics 18: 614–625
193. Simmons M A, Levine R L, Lubehenko L O, Guggenheim M A 1978 Warning: serious sequelae of temporal artery catheterization. Journal of Pediatrics 92: 284
194. Sirnon-Fayard E E, Kroncke R S, Solarte D, Peverini R 1997 Non-surgical retrieval of embolised umbilical catheters in premature infants. Journal of Perinatology 17: 143–147
195. Simonsen K, Graem N, Rothman L P, Degn H 1995 Iatrogenic radiant heat burns in severely asphyxic newborn. Acta Paediatrica 84: 1438–1440
196. Simpson J S 1975 Misdiagnosis, complicating umbilical vessel catheterization. Clinical Pediatrics 14: 727–729
197. Skoglund R R, Giles E E 1986 The false cortical thumb. American Journal of Diseases of Children 140: 375–376
198. Slogoff S, Keats A S, Arlund C 1983 On the safety of radial artery cannulation. Anesthesiology 59: 42–47
199. Smerdely P, Boyages S C, Wu D et al 1989 Topical iodine-containing antiseptics and neonatal hypothyroidism in very low birthweight infants. Lancet ii: 661
200. Smith P L 1978 Umbilical catheter retrieval in the premature infant. Journal of Pediatrics 93: 499–502
201. Sobel D B 1992 Burning of a neonate due to a pulse oximeter: arterial saturation monitoring. Pediatrics 89: 154–155
202. Spahr R C, MacDonald H M, Holzrnan I R 1979 Catheterization of the posterior tibial artery in the neonate. American Journal of Diseases of Children 133: 945–946
203. Stavis R L, Krauss A N 1980 Complications of neonatal intensive care. Clinics in Perinatology 7: 107–124
204. Stewart D R, Johnson D G, Myers G G 1975 Hydrocephalus as a complication of jugular catheterization during total parenteral nutrition. Journal of Pediatric Surgery 10: 771–777
205. Strife J L, Ball W S, Towbin R, Keller M S, Dillon T 1988 Arterial occlusions of neonates. Use of fibrinolytic therapy. Radiology 166: 395–400
206. Sutcliffe A G 1995 Total parenteral nutrition tamponade. Journal of the Royal Society of Medicine 88: 173–174
207. Tager I B, Ginsberg M B, Ellis S E et al 1983 An epidemiological study of the risks associated with intravenous catheters. American Journal of Epidemiology 118: 839–851
208. Thompson E N, Sherlock S 1964 The aetiology of portal vein thrombosis with particular reference to the role of infection and exchange transfusion. Quarterly Journal of Medicine 33: 465–480
209. Todres L D, Rogers M C, Shannon D C, Moylan F C, Ryan J F 1975 Percutaneous catheterization of the radial artery in the critically ill neonate. Journal of Pediatrics 87: 273–275
210. Touloukian R J, Kadar A, Spencer R P 1973 The gastrointestinal complications of neonatal umbilical venous exchange transfusion. A clinical and experimental study. Pediatrics 51: 36–43
211. Tyson J E, de Sa D J, Moore S 1976 Thromboatheromatous complications of umbilical arterial catheterization in the newborn period: clinical pathological study. Archives of Disease in Childhood 51: 744–754
212. Urbach J, Kaplan M, Blondheim O, Hersch H J 1985 Neonatal hypoglycemia related to umbilical artery catheter malfunction. Journal of Pediatrics 106: 825–826
213. Vailas G N, Brouillette R T, Scott J P, Shkolnik A, Conway J, Wiringa K 1986 Neonatal aortic thrombosis: recent experience. Journal of Pediatrics 109: 101–108
214. van den Anker J N, Baerts W, Quak J M et al 1992 Iatrogenic perforation of the lamina cribrosa by nasogastric tube in an infant. Pediatric Radiology 22: 545–546
215. van Vliet P J K, Gupta J M 1973 Prophylactic antibiotics in umbilical catheterization in the newborn. Archives of Disease in Childhood 48: 296–300
216. Vaughan R S, Menke J A, Giacoia G P 1978 Pneumothorax: a complication of endotracheal tube suctioning. Journal of Pediatrics 92: 633–634
217. Wall P M, Kuhns L R 1977 Percutaneous arterial sampling using transillumination. Pediatrics 59: 1032–1035
218. Ward R M 1984 Pharmacology of tolazoline. Clinics in Perinatology 11: 703–713
219. Wehbe M A, Moore J H 1985 Digital ischemia following intravenous therapy. Pediatrics 76: 99–103
220. Wesstrom G, Finnstrom O 1979 Umbilical artery catheterization in newborns. II. Infections in relation to catheterization. Acta Paediatrica Scandinavica 68: 713–718
221. Wesstrom G, Finnstrom O, Stenport G 1979 Umbilical artery catheterization in newborns. 1. Thrombosis in relation to catheter type and position. Acta Paediatrica Scandinavica 68: 575–581
222. Wiedersberg H, Pawlowski P 1974 Anaemic necrosis of the liver after umbilical vein catheterization. Helvetica Paediatrica Acta 34: 53–62
223. Wilkinson A R, Baum J D, Keeling J W 1981 Superficial skin necrosis in babies prepared for umbilical arterial catheterization. Archives of Disease in Childhood 56: 237–238
224. Williams J H, Hunter J E, Kanto W P, Bhatia J 1995 Hemidiaphragmatic paralysis as a complication of central venous catheterization in a neonate. Journal of Perinatology 15: 386–388
225. Williams J W, Rittenberry A, Dillard R, Allen R G 1973 Liver abscess in newborn: complication of umbilical vein catheterization. American Journal of Diseases of Children 125: 111–113

226. Wiswell T E, Turner B S, Bley J A, Fritz D L, Hunt R E 1989 Determinants of tracheobronchial histologic alterations during conventional mechanical ventilation. Pediatrics 84: 304–311
227. Wong A F, McCulloch L M, Sola A 1992 Treatment of peripheral tissue ischemia with topical nitroglycerine ointment in neonates. Journal of Pediatrics 121: 980–983
228. Wood B P 1987 Infant ribs: generalized periosteal reaction resulting from vibrator chest physiotherapy. Radiology 162: 811–812
229. Wright I M R, Puntis J W L 1993 A case of skin necrosis related to a pulse oximeter probe. British Journal of Intensive Care 3: 394–398
230. Young S, MacMahon P, Kovar I Z 1989 Subdural intravenous fat collection – an unusual complication of central intravenous feeding in the neonate. Journal of Parenteral and Enteral Nutrition 13: 661–662
231. Whitelaw A, Kennedy C R, Brion L P 2001 Diuretic therapy for newborn infants with posthemorrhagic ventricular dilatation (Cochrane Review). Cochrane Database of Systematic Reviews (2): CD002270

第八篇

药典

第 46 章

药　典

Sam Richmond

表 46.1 常用药物的新生儿剂量。也可参见Neonatal Formulary 4th edition. BMJ Books: London，2003 (www.neonatalformulary.com)

药物	适应证，作用模式和说明	用药途径	剂量	月经后年龄/实足年龄	频度（次/24 小时）
阿昔洛韦	用于单纯疱疹和水痘。 治疗单纯疱疹时至少用两周（如果有弥漫性感染或颅内感染，用 3 周）。水痘时合用带状疱疹免疫球蛋白。 肾衰竭时用药间隔时间要拉长（肌酐>150）。	静脉内	每剂 20mg/kg* （* 给药时间 1 小时以上） 在没有弥漫性或颅内感染时，可能此剂量的半量就足够了		3
腺苷	用于终止室上性心动过速。复律时的 ECG 记录非常重要。	静脉内快速推注	每剂 200~400 μg/kg		可重复使用（半衰期小于 1 分钟）
肾上腺素	心脏停搏。通常静脉内给药，但是也可以直接心内注射给药，或通过骨内或气管内途径给药。 对于严重低血压，可通过输注给药（1/1000=1mg/ml，1/10 000=100 μg/ml）	静脉内 静脉输注	每剂 10~100 μg/kg 每分钟 0.1~0.3 μg/kg（最高为每分钟 2 μg/kg）		可重复给药 输注
阿米卡星	半合成按基糖苷类抗生素，用于治疗对庆大霉素的革兰氏阴性菌感染。	静脉内，肌肉内	每剂 15mg/kg		1
胺碘酮	Ⅲ类抗心律失常药物。若不在儿科心内科医生的直接监督下，则不应使用。 不再建议持续输注，因为给药装置中有毒的增塑剂会渗透到药液中。 静脉内用的制剂含有苯甲醇。不要用 0.9%的盐水稀释。	静脉内 口服	负荷剂量 5mg/kg* 维持剂量 5mg/kg** 给药时间大于 30 分钟 10mg/kg 用 10~14 天，然后为 7.5mg/kg		可重复使用 1 或 2 次 1
阿莫西林（羟氨苄青霉素）	广谱半合成氨基青霉素。比氨基青霉素（氨比西林）的口服吸收更好。是李斯特杆菌感染的可选药物。	口服 静脉内，肌肉内	每剂 50 mg/kg （脑膜炎时 100 mg/kg）	0~1 周 1~3 周 4 周及以上	2 3 4
两性霉素 B	用于全身性真菌感染的多烯烃抗真菌药（也可参见氟胞嘧啶和氟康唑）。	静脉内	每剂 1 mg/kg（给药时间大于 4~6 小时）–标准制剂为每剂 2 mg/kg（给药时间大于 30 分钟）–脂质制剂		1（如果使用标准制剂的话，7 天后减少到每 48 小时 1 次）
氨苄西林（氨苄青霉素）	李斯特杆菌感染时的可选药物。	静脉内，肌肉内，口服	同阿莫西林	同阿莫西林	同阿莫西林
阿曲库铵	竞争性非去极化肌肉松弛剂作用时间为 15~30 分钟。	静脉内推出	500 μg/kg		单剂使用
阿托品	毒蕈碱的阻滞剂（不是复苏药物）。 –用于治疗心动过缓 –作为麻醉前用药	静脉内 皮下，肌肉内	10 μg/kg		单剂使用

阿洛西林(苯咪唑青霉素)	用于假单胞菌感染的酰脲青霉素（正常情况下有一个具有协同作用的氨基糖甙）。	静脉内，肌肉内	每剂 50 mg/kg 每剂 100 mg/kg	0~3 周 超过 3 周	3（<37 周为 2） 3（<37 周为 2）
氨曲南（氨酸羧单胺菌素）	仅对抗需氧的革兰氏阴性菌的窄谱 β 内酰胺抗生素。可进入有炎症的 CSF。肾衰竭时要拉长剂量间隔时间（肌酐>150）。	静脉内	每剂 30 mg/kg	0~1 周 1~3 周 4 周及以上	2 3 4
枸橼酸咖啡因	提高呼吸驱动。负荷剂量和维持剂量可安全地加倍使用。 （1 mg 枸橼酸咖啡因=0.5 mg 咖啡因碱。）	静脉内，口服	负荷剂量 20 mg/kg 维持剂量为每剂 5 mg/kg		仅使用一次 1
葡萄糖酸钙	仅临时性地迅速控制高钾血症对心脏的影响；也可参见沙丁胺醇。与碳酸氢盐、硫酸盐或磷酸盐相遇会产生沉淀。 用于纠正低钙血症（也可参见硫酸镁）	静脉用 口服	10%溶液，2 ml/kg，缓慢注射（例如，每剂 200 mg/kg） 10%溶液，每剂 1.5 ml/kg（或 Sandoz 药厂出品的钙剂糖浆，1 ml/kg）		仅使用一次 6–喂服 （4–喂服）
卡托普利	血管紧张素转换酶（ACE）抑制剂。血管扩张剂，心衰时降低后负荷，可能引起低血压。肾功能受损，低钠血症或低血容量时慎用。拉贝洛尔（α、β 受体阻滞剂）是用于紧急控制高血压的更安全的选择。	口服	起用剂量为 10 μg/kg，逐渐加量，不超过每剂 100 μg/kg		3
卡马西平	抗惊厥药。要通过数日才能建立起全剂量。 最佳血浆水平为 4~12 mg/L； 1mg=4.23 μmol。	口服	每剂 5~15 mg/kg		2
卡比马唑	用于甲状腺毒症的硫酰胺抗甲状腺药物，丙硫氧嘧啶的替代品（也可参见碘）。	口服	0.5~1.5 mg/kg		1
头孢噻肟	三代头孢菌素，脑膜炎时特别有用。肾衰竭时要拉长用药间隔时间。（肌酐>150 μmol/L。）	静脉内，肌肉内	每剂 50 mg/kg	0~1 周 1~3 周 4 周及以上	2 3 4

续表

表 46.1 续表

药物	适应证，作用模式和说明	用药途径	剂量	月经后年龄/实足年龄	频度(次/24小时)
头孢他啶	三代头孢菌素，对于假单胞菌特别有用。肾衰竭时要拉长用药间隔时间。(肌酐>150 μmol/L。)	静脉内，肌肉内	每剂 25 mg/kg(脑膜炎时 50 mg/kg)	4 周以内 4 周及以上	2 3
水合氯醛	安眠药 –用于短期镇静 –用于持续镇静	口服	 45 mg/kg 单次使用 每剂 30 mg/kg		 只用一次 24 小时内最多 4 次
氯霉素	如果可能，应核实药物水平。 血清中的目标峰值为 15~20 mg/L。 (1 mg=3.09 μmol)。良好的 CSF 穿透性。	静脉内，口服	负荷剂量 20 mg/kg 维持剂量为每剂 12 mg/kg	 0~2 周 3 周及以上	只用一次 2 3
氯噻嗪	噻嗪类利尿剂，常与螺内酯合用。	口服	每剂 10 或 20 mg/kg		2
氯丙嗪	镇静剂。	口服	每剂 1 mg/kg (每天最多使用到 6 mg/kg)		3
西咪替丁	H_2 组胺受体阻滞剂，用于应激性溃疡时减少胃酸分泌。益处尚未证实。可延长茶碱的半衰期。	口服	如果有活动性问题，给予每剂 5 mg/kg，如果预防性用药，则半量使用。		4
环丙沙星	保持广谱作用的喹诺酮类抗生素。最好避免使用，除非绝对需要时。可延长茶碱和咖啡因的半衰期。	静脉内，口服	每剂 10 mg/kg（乳酸盐）		2（年龄低于 4 周）
氯硝西泮（氯硝安定）	苯二氮䓬类抗惊厥药。目标血浆水平为 30~100mg/L。（1 mg=3.16 μmol）。支气管分泌物增多。在随机试验中，并未证实其优点超过苯巴比妥。	静脉内（口服）	每剂 100 μg/kg		1
地塞米松	喉损伤或喉水肿婴儿在拔管前 4 小时使用。 4mg 碱性制剂=4.8mg 磷酸盐地塞米松 =5mg 磷酸钠地塞米松 用于治疗呼吸机依赖性支气管肺发育异常，但是对经治疗存活病人的神经损伤存在极大的影响。	静脉内	碱性制剂为每剂 200 μg/kg		3 剂，时间间隔为 8 小时
二醋吗啡	通气治疗的婴儿的镇痛剂。呼吸抑制可能会干扰触发通气。半数剂量足以用于镇静。相对吗啡并无优点。	静脉内 静脉输注	负荷剂量 180 μg/kg 维持剂量 15 μg/(kg·h)		仅用一次 (用时大于 30 分钟) 输注

地西泮（安定）	苯二氮䓬类抗焦虑药。有许多更好的抗惊厥作用。所需剂量变化很大。	静脉内	起用剂量 300 μg/kg	仅用一次
二氮嗪	噻嗪类衍生物–减少胰岛素释放，用于在高胰岛素血症时控制顽固性低血糖症。优先使用口服给药。	（静脉内），口服	每剂 5 mg/kg	2
地高辛	可改善心肌收缩力，并有时用于室上性心动过速，疗效不一。 狭窄的治疗范围引起部分性 AV 阻滞和 PR 间期延长（>0.16 秒）。药物浓度高于 2~3 μg/L 时出现毒性作用，特别在低钾血症时。 对于 AV 阻滞，使用阿托品：对于严重的毒性–羊地高辛抗体 Fab 片段（地高辛中毒解毒药）。	负荷剂量用口服（静脉内使用非常少见） 口服	10 μg/kg（给药时间大于 15 分钟），然后 6 小时后用 5 μg/kg，再过 6 小时后用 5 μg/kg（第 655 页） 每剂 2~4 μg/kg	负荷量给药过程仅进行一次 2
多巴酚丁胺	人工合成的强心药，改善心室功能。	静脉内输注	每分钟 5~15 μg/kg	输注
多巴胺	引起血管收缩，因此来升高血压。最好通过中心静脉使用。对药物的反应变化多端。 使用前纠正任何酸中毒。	静脉内输注	3 μg/(kg·min)，按需增加剂量（如果可能的话，进行心脏超声监测） 最大剂量为 6~15 μg/(kg·min)	输注
多沙普伦	中枢性呼吸刺激剂，但也可刺激脑脊髓轴的任一水平。高剂量可引起昏厥。 高剂量不应使用超过 2~3 天。	静脉内 静脉输注 口服	负荷剂量 2.5 mg/kg 维持剂量每小时 0.3 mg/kg [最高 1.5 mg/(kg·h)] 每剂 6 mg/kg（最好在静脉内给予负荷剂量后使用）	仅用一次输注 4
二甲基乙基铵（滕喜隆）	胆碱酯酶抑制剂，起效迅速，但是作用过程短。有时用于诊断重症肌无力（“滕喜隆”试验），但是许多人宁可使用新斯的明进行诊断和治疗。	静脉内	100 μg/kg 先非常缓慢地给予 20%的药量，备阿托品来控制唾液分泌过多	仅用一次
依诺昔酮	选择性磷酸二酯酶抑制剂，同多巴酚丁胺一起应用来维持脓毒症时的心排出量。 含 41.3%丙二醇溶液——肾衰竭时持续滴注可引起高渗性昏迷。	静脉内	负荷剂量 600 μg/kg，给药时间大于 15 分钟。 然后 10~20 μg/(kg·min)	输注

续表

表 46.1 续表

药物	适应证，作用模式和说明	用药途径	剂量	月经后年龄/实足年龄	频度（次/24 小时）
依前列醇（PGI_2，前列环素）	抑制血小板聚集。短期活性的血管扩张剂。可用于扩张肺血管，但是也会引起体循环血管扩张。	静脉输注	10~15 ng/(kg·min)［使用过 20 ng/(kg·min)］		输注
红霉素	治疗衣原体感染的可选药物。经口服吸收好。也是胃动素的激动剂。 合用西沙必利有引起心律失常的风险。	静脉内，口服	每剂 10 mg/kg（如静脉用，给药时间要大于 1 小时） 口服起效为每剂 3 mg/kg		4 4
红细胞生成素	刺激骨髓生成红细胞（可能需要补充铁质）——减少输血的需求（但不如有限放血来得有效）。	皮下注射	每剂 400 U/kg		每周三次
芬太尼	人工合成的阿片类镇痛剂（仅用于机械通气的婴儿）。不推荐输注，因为会迅速产生耐受，且撤药综合征常见。	静脉内	5~15 μg/kg		重复使用
氟卡胺	用于室上性心律失常的 I 类抗心律失常药。除非在儿科心内科医生的直接监督下，不然不应使用。过量引起胎儿心律失常。必须监测血浆水平（治疗范围为 250~750 μg/L）。	口服	每剂 2.5 mg/kg 起用，并根据临床反应和血浆水平调整剂量。		3
氟氯西林	β 内酰胺酶耐药的青霉素。经口服吸收基本良好。	静脉内，口服，肌肉内	每剂 50 mg/kg （脑膜炎或骨炎时，每剂使用 100 mg/kg）	0~1 周 1~3 周 4 周及以上	2 3 4
氟康唑	三唑类抗真菌药。肾功能不良时要拉长用药时间间隔。如果婴儿接受西沙必利治疗时，不能使用（有室性心律失常的风险）。	静脉内，口服	每剂 6 mg/kg	0~2 周 2~4 周 4 周及以上	每 3 天一次 每 2 天一次 1
氟胞嘧啶	一些全身性真菌感染时，氟化嘧啶与两性霉素 B 合用。目标血清水平为 50~75 mg/L。（1 mg=7.74 μmol）	静脉内，口服	每剂 50 mg/kg		2
呋塞米	强效袢利尿剂，增加尿排出 Na^+、K^+ 和 Ca^{++}。	静脉内，肌肉内，口服	每剂 1~2 mg/kg		1 或 2
褐霉酸钠（甾酸霉素钠，夫西地酸）	抗葡萄球菌的窄谱抗生素，经口服吸收基本良好，且分布良好（CSF 除外）。使用 5 天以上可能需要减少用药剂量。要监测肝功能的酶水平，有可能迅速上升。	静脉内 口服	甾酸霉素钠每剂为 10 mg/kg，给药时间大于 6 小时 夫西地酸为 15 mg/kg		2 3

续表

庆大霉素	氨基糖苷类抗生素。治疗谷浓度为 1 mg/L 或更低。如果在第四剂给药前，药物水平为 2 mg/L 或高于 2 mg/L，则应该将用药间隔延长到 36 小时。	静脉内，口服	5 mg/kg 第四剂用药时监测谷浓度		1
高血糖素	低血糖的即刻治疗。动员肝糖原，增加肝的葡萄糖合成。 半衰期<10 分钟	肌肉内，静脉内 静脉输注	200 μg/kg 0.3 μg/(kg·min)		仅用一次 输注
肝素	激活抗凝血酶Ⅲ，产生抗凝。有一些溶栓作用。用于抗凝（每小时使用 0.5~2U，可延长血管内套管针的使用有效期）。	静脉内负荷量 静脉内输注	50~75 U/kg 25 U/(kg·min) 监测活化部分凝血激酶时间	36 周以下使用较低的负荷剂量	仅用一次 输注
肼屈嗪	血管扩张剂–用于高血压的维持性控制。可能需要使用一个 β 受体阻滞剂来控制心动过速。(紧急静脉内使用时，拉贝洛尔比肼屈嗪更好)	口服 (静脉内)	0.5 mg/kg 起用 最大为 2~3 mg/kg (静脉内剂量约为口服剂量一半)		3
氢化可的松	用于治疗先天性肾上腺增生时的肾上腺功能不全(合用氟氢可的松)。 通常维持量为 25 mg/M^2。 可使新生儿血压升高。	静脉内 口服 静脉内	Addisonian 危象（肾上腺皮质危象）时使用 25 mg（合用葡萄糖） 2.5 mg 2 mg/kg 起用，然后每 8 小时使用 1mg		仅用一次 3
布洛芬	用于使未闭的动脉导管闭合。年龄大于两周后效果差许多。	静脉内	负荷量 10 mg/kg 每天 5 mg/kg，用 2 天		仅用一次 1
免疫球蛋白	在严重感染时，可能降低死亡率，并可在因母亲 ITP 或 SLE 引起自身免疫性血小板减少症时，减轻血小板的减少。	静脉用	400 mg/kg，给药时间大于数小时		一次（可重复）
吲哚美辛	用于使未闭的动脉导管闭合。年龄大于两周后效果差许多。（口服吸收存在变化）	静脉内（口服）	负荷剂量为 200 μg/kg， 然后 100 μg/kg 用 5 天		仅用一次 1
胰岛素	偶尔用于治疗胃肠外营养时葡萄糖摄入过高。 用来治疗高钾血症(与葡萄糖合用)。 用于控制新生儿糖尿病(非常罕见)。	静脉内 静脉内 静脉内，之后皮下用	0.05~0.5 (1.0) U/(kg·h) 0.3~0.6 U/(kg/·h) 0.5~1 U/(kg·d)		输注 输注 输注/1~2

表 46.1 续表

药物	适应证，作用模式和说明	用药途径	剂量	月经后年龄/实足年龄	频度（次/24 小时）
碘	甲状腺毒症时有用；抑制甲状腺素合成，并抑制甲状腺素的释放。	口服	饱和碘化钾（~48 mg/滴） Lugol 碘液（~8 mg/滴）		每日 1 滴 每日 1~3 滴
异烟肼	TB 预防用药和新生儿治疗。寻求专家的建议。	口服	5 mg/kg	0~2 周	1
异丙肾上腺素	用于治疗明显心动过缓或心脏阻滞的拟交感神经药。	静脉输注	0.02 μg/(kg·min) （最大 0.2 μg/(kg·min)）	输注	每周三次
拉贝洛尔	非心脏选择性 α 受体阻滞剂，并有 β 阻滞效应。是用于控制高血压最好的静脉内使用的药物。成人的半衰期为 3~4 小时。	静脉内输注	0.5 mg/(kg·h) 起用 每 3 小时剂量加倍，直到达到满意的血压水平 [最大 4 mg/(kg·h)]		输注
左旋甲状腺素	甲状腺激素，用于先天性甲状腺功能减退的替代治疗。监测 TSH 和 T4 水平。T4 的目标水平是在开始用药后 2 周内高于 20 pg/kg，且 TSH 在开始用药后 4 周内降低到 10 毫单位/L。保持 T4 水平位于正常范围的较高值。	口服（静脉内）	10~15 μg/(kg·d) 起用，监测 T4 效应和 TSH 水平		1
利多卡因（利诺卡因）	局部麻醉药。 心律失常和昏厥时的膜稳定剂。 三线抗惊厥药。如果高剂量使用超过 12 小时，会达到毒性水平（和昏厥）。	皮下 静脉内 静脉输注	1%溶液，最高为 0.3 mg/kg 负荷剂量 4 mg/kg 维持剂量 2 mg/(kg·h)。 [最大 6 mg/(kg·h)]		仅用一次 仅用一次，用时大于 1 小时 输注
硫酸镁	用于控制低钙血症。 持续性肺动脉高压时，用于血管扩张，争取保持血浆 Mg 水平在 3.5 ~5.5mmol 之间。	肌肉内（深部） 静脉内 静脉内输注	每剂 100 mg/kg 负荷剂量 250 mg/kg 维持剂量 20~75 mg/ (kg·h)		2 仅用一次，给药时间大于 15 分钟 输注
甘露醇	可能通过降低血流速度来减少脑创伤后的损害，而不是通过建立起减少脑细胞水肿的渗透压梯度。	静脉内	1.4 g/kg，给药时间大于 10~20 分钟（20%的溶液，7 ml/kg）		如果需要的话，6 小时后重复一次
美罗培南	碳青霉烯类的 β 内酰胺广谱抗生素。肾衰竭时拉长用药时间间隔（肌酐>150）。	静脉内	试用每剂 20 mg/kg （无新生儿数据）	0~3 周 4 周及以上	2 3
甲硝唑（灭滴灵）	用于治疗厌氧菌感染，特别是坏死性小肠结肠炎。	静脉内 静脉内（口服）	负荷剂量 15 mg/kg 7.5 mg/kg	 0~3 周 4 周及以上	仅用一次 2 3

咪康唑	咪唑类抗真菌药。如果婴儿使用西沙必利时，则不要口服用药，因为会影响西沙必利的代谢，可能造成室性心律失常。	口服 局部用	2.5%的凝胶体，使用 1~2ml 使用 2%的乳膏	喂食后用 2 次 2
米力农	选择性磷酸二酯酶，可与多巴酚丁胺合用，在败血症时支持心排出量。 与呋塞米相遇会产生沉淀。	静脉内	60 μg/kg，给药时间大于 15 分钟（严重病例重复使用一次），然后 30~60 μg/（kg·h）	输注
吗啡	通过静脉内快速推注或（最好是）静脉内输注给药的阿片类镇静和镇痛药。也可肌肉内注射，口服或者直肠内给药，但是较大剂量时需要口服给药。列出的输注剂量仅用于镇静，严重的疼痛需要用双倍的负荷和维持剂量。	静脉内快速推注 静脉内 静脉内输注	每剂 100 μg/kg （如机械通气时，剂量加倍） 负荷剂量 120 μg/kg 维持剂量 10 μg/（kg·h）	2 或 3 仅用一次 输注
纳洛酮	阿片类物质的拮抗剂–用于逆转母体内阿片类物质的效应–用成人型（400 μg/ml）制剂。用于诊断阿片类物质镇静状态。	肌肉内静脉内	100 μg/kg （药效最高持续 24 小时） 40 μg （药效持续 30 分钟）	仅用一次 可重复使用
新斯的明	胆碱酯酶抑制剂，延长乙酰胆碱的毒蕈碱和烟碱效应。 用于诊断和治疗新生儿肌无力，并可用于逆转非去极化肌肉松弛药的效应（例如，泮库溴铵）。	静脉内 肌肉内 静脉内	诊断剂量 50 μg/kg 治疗剂量为每剂 150~300 μg/kg 逆转剂量 80 μg/kg（先使用 20 μg/kg 的阿托品）	仅用一次 3~6 仅用一次
奈替米星	氨基糖苷类抗生素。据说毒性比庆大霉素小。目标谷浓度为 1 mg/l 或以下。如果在第四剂给药之前，药物水平为 2 mg/l 或更高，应拉长用药时间间隔到 36 小时。（1 mg=2.1 μmol）	静脉内，肌肉内	5 mg/kg 第四次给药时核查谷浓度	1
去甲肾上腺素	神经节后交感神经递质，强力的血管收缩药物，有时在败血症休克时用于维持血压。使用中心静脉。1 mg 重酒石酸去甲肾上腺素=0.5 mg 去甲肾上腺素碱性制剂。	通过中心静脉使用	去甲肾上腺素碱性制剂为 0.1 μg/（kg·min）起用 （碱性制剂最大用量为 1.5 μg/kg）	输注
制霉菌素	用于念珠菌感染的多烯烃类抗真菌药。	口服，局部用	每剂 100 000 单位	4（喂食后用）
奥曲肽（善得定）	人工合成的下丘脑激素生长抑素的类似物。	皮下注射 静脉内	每剂 5 μg/kg 每剂 25 μg/kg	3~4

续表

表 46.1 续表

药物	适应证，作用模式和说明	用药途径	剂量	月经后年龄/实足年龄	频度（次/24 小时）
泮库溴铵	竞争性非去极化肌肉松弛剂，用于通气治疗的婴儿的肌松。	静脉内，（肌肉内）	初始剂量 100 μg/kg 重复剂量 50 μg/kg		仅用一次 通常 4~6
对乙酰氨基酚	常用的镇痛药。此药的容量分布很大－如果没有用负荷剂量，那么 4 次或 4 次以上的剂量就无法达到治疗水平。如果年龄小于 3 个月的婴儿使用高剂量超过 24 小时，则要合适血液浓度水平。	口服 直肠内给药	负荷剂量 24 mg/kg，然后 12 mg/kg 36 mg/kg，然后 24 mg/kg	（小于 32 周） （小于 32 周）	6(3) 6(3)
副醛	紧急抗惊厥药。最好与橄榄油 1：1 混合后直肠内给药。	深部肌肉内给药 直肠内给药	0.2 ml/kg 副醛用 0.4 ml/kg （混合剂用 0.8 ml/kg）		可重复给药一次 一次
青霉素 G（青霉素）	用于 B 族链球菌感染的可选用药物。	静脉内，肌肉内	每剂 30 mg/kg（脑膜炎时 60 mg/kg）	0~1 周 1~3 周 4 周或以上	2 3 4
哌替啶	人工合成的阿片类药物，用于缓解通气治疗的婴儿的疼痛，但是优先选用吗啡。	静脉内，肌肉内	1 mg/kg		1 或 2
苯巴比妥	一线抗惊厥药。血清目标浓度水平为 20~40 mg/l；1 mg=4.42 μmol。当标准剂量不够的花，可进一步给予 10 mg/kg，但是可能造成显著的镇静。	静脉内，肌肉内 静脉内，口服	负荷剂量 20 mg/kg 维持剂量 4 mg/kg （2 周后增加到 5 mg/kg）		仅用一次 1
苯妥英	二线抗惊厥药。如果使用时间超过 48 小时，应监测血浆浓度水平。目标浓度水平为 10~20 mg/L。 1 mg=3.96 μmol	仅静脉内用	负荷剂量 20 mg/kg（给药时间大于 20 分钟，并 ECG 监测） 维持剂量常为每剂 2.5 mg/kg		仅用一次 2
普萘洛尔	β 阻滞剂，抗心律失常药，用于控制法洛四联症的发绀发作和新生儿甲状腺毒症。	口服	开始时每剂 250~750 μg/kg，每剂最高为 2 mg/kg		3
丙基硫氧嘧啶	硫酰胺类抗甲状腺药物，用于有症状的甲状腺功能亢进（也可参见碘）。	口服	每剂 1.5~3.5 mg/kg		3
前列腺素 E_2	在导管依赖性心脏畸形时用于保持动脉导管开放。约需 3 小时达到最大效应。会发生呼吸抑制和窒息。E_2 和 E_1 的效应相同，且更便宜。	静脉内输注	0.6 μg/(kg·h) [即 10 ng/(kg·min)] 使用过更高剂量，但是未有更强的效果，并造成更多的副作用，特别是窒息。		输注

前列腺素 I_2（前列环素）	参见依前列腺素			
维生素 B_6	用于诊断引起癫痫的维生素 B6 依赖（观察窒息）–且用于对其的治疗。	静脉内 口服	100 mg 快速推注（同时 ECG 监测） 每剂 30 mg/kg 起用	仅用一次 1
雷尼替丁（甲胺呋胍）	H_2 组胺受体阻滞剂，用于抑制胃酸分泌（肾衰竭时最好避免使用）。 或持续输注（可能更安全）。	静脉内 静脉内 静脉输注	每剂 500 μg/kg，缓慢给药，以免心律失常 负荷剂量 250 μg/kg 维持剂量 50 μg/(kg·h)	4（如果孕龄低于 32 周，用两次） 仅用一次 输注
利福平	抗结核药（寻求专家建议）和强力的（可逆性）抗葡萄球菌抗生素，常与替考拉宁或万古霉素合用。	静脉内 口服	每剂 10 mg/kg 给药时间大于 60 分钟（结核性脑膜炎时 20 mg/kg） 20 mg/kg	2 1
沙丁胺醇	拟 β 受体激动剂和支气管扩张药。可迅速降低血浆钾浓度，在紧急情况下争取到时间。	喷雾给药 静脉内	2.5 mg 喷雾给药 4 μg/kg，给药时间大于 10 分钟	可重复给药一次
碳酸氢钠	用于纠正代谢性酸中毒。1 ml 的 8%溶液含 1 mmol 的碳酸氢盐。 可经口服给药用于纠正晚期代谢性酸中毒。如果涉及钠负荷，应考虑用 THAM。	静脉内	每毫摩尔碱不足，用 0.5 mmol/kg 纠正，缓慢给药［最大给药速度是 0.5 mmol/(kg·min)］	可重复给药
螺内酯	醛固酮拮抗剂，保钾利尿剂。通常与氯噻嗪合用。	口服	每剂 1 或 2 mg/kg	2
链激酶	激活纤溶酶，引起血凝块融解。可用于消除动脉的血凝块。	静脉内输注	负荷剂量 3000 U/kg，然后 500~1000U/(kg·h)	仅用一次
氯化琥珀胆碱	短期作用的去极化肌肉松弛剂，用于方便插管。效应持续 5~10 分钟。	静脉内	2~3mg/kg	单剂使用一次
替考拉宁	凝固酶阴性葡萄球菌的专用抗生素。肾衰竭时，用药时间间隔加倍。	静脉内，肌肉内	负荷剂量 16 mg/kg 维持剂量 8 mg/kg	仅用一次 1
THAM	有机缓冲物，用于治疗代谢性酸中毒，不含钠离子的碳酸氢钠的替代物。	静脉内	每毫摩尔碱不足用 0.6 mmol/kg 来纠正	可重复使用
茶碱	用于新生儿窒息的呼吸刺激剂（但咖啡因使用更方便且安全）。 根据分子量，氨茶碱含有 85%的茶碱，而胆茶碱含有 64%的茶碱。 最佳水平为 8~12 mg/L，超过 14 mg/L 会产生副作用（1 mg=5.55 μmol）。	静脉内 口服	氨茶碱负荷剂量为 8 mg/kg 维持剂量为每剂 2.5 mg/kg 胆茶碱负荷剂量为 9 mg/kg 维持剂量为每剂 4 mg/kg	仅用一次 2 仅用一次 2

续表

表 46.1 续表

药物	适应证，作用模式和说明	用药途径	剂量	月经后年龄/实足年龄	频度(次/24 小时)
甲状腺素	见左旋甲状腺素				
妥布霉素	氨基糖苷类抗生素。在第四剂给药前后要核实药物浓度水平并调整用药时间间隔。药物谷浓度为 1 mg/L 或以下。如果药物谷浓度为 2 mg/L 或以上，应拉长用药间隔时间到 36 小时。(1 mg=2.14mmol)	静脉内，肌肉内	5 mg/kg 第四剂用药时核查药物谷浓度水平		1
妥拉苏林	α 肾上腺素能受体拮抗剂，用于舒张肺血管，但是也引起体循环血管扩张，并可能引起低血压。首先纠正任何显著的酸中毒，才可最好地发挥功效。	静脉内 静脉输注	1 mg/kg 快速推注 0.2 mg/(kg·h)		仅用一次 输注
甲氧苄氨嘧啶	抗生素，在尿路感染时特别有用，可用于治疗和预防用药	口服（静脉内）	每剂 3~4 mg/kg 2 mg/kg		2（如果尿路感染之外还有其他感染，用 3 次） 晚上用一次
万古霉素	用于革兰阴性菌的专用抗生素，特别针对凝固酶阴性葡萄球菌。通常无须监测浓度。[如果监测药物浓度，认为谷浓度水平为 5~10 mg/L 是合适的] (1 mg=0.69 μmol)	静脉内	每剂 15 mg/kg（给药过程大于 1 小时）	小于 29 周 29~35 周 36 周及以上	1 2 3
维生素 D	大多数足月儿和新生儿的用药原则都正确地阐述过了。	口服	每剂 300U（7.5 μg）		1
维生素 K（维生素 K1）	针对维生素 K 缺乏性出血的预防药物。肌肉内的用量会影响儿童期癌症风险的升高。 口服剂量似乎不会引起风险。	肌肉内 口服	出生时 1 mg 每天 25 μg 或每周一次 1 mg		仅用一次 如果母乳喂养需用 3 个月

月经后年龄是从母亲的 LMP（末次月经）起的整周数。一个孕龄 26 周的婴儿于 4 周前出生，那么今天他的月经后年龄就是 30 周。实足年龄是出生后的整周数。

单位

1 千克(kg)=1000 克(g)

1 克(g)=1000 毫克(mg)

1 毫克(mg)=1000 微克(μg)

1 微克(μg)=1000 纳克(ng)

1 纳克(ng)=1000 皮克(pg)

溶液

1:100(1%)的质量体积比(w/v)溶液在 100ml 溶液中含 1g 溶质或 1ml 中有 10 mg 溶质

1:1000 溶液 1ml 中含 1mg 溶质

1:10 000 溶液 1ml 中含 100μg 溶质

附录 1

新生儿血液学指标

Irene A G Roberts

表 A1.1　胎儿红细胞参数

胎龄(周)	Hb (g/dl)	PCV	RBC ($\times 10^{12}$/l)	MCV (fl)	MCH (pg)	MCHC (g/dl)	有核RBC (% of WBC)	网织红细胞 (%)
12	8.0–10.0	0.33	1.5	180	60	34	5.0–8.0	40
16	10.0	0.35	2.0	140	45	33	2.0–4.0	10–25
20	11.0	0.37	2.5	135	44	33	1.0	10–20
24	14.0	0.40	3.5	123	38	31	1.0	5–10
28	14.5	0.45	4.0	120	40	31	0.5	5–20
34	15.0	0.47	4.4	118	38	32	0.2	3–10
40 (足月脐带血)	16.8	0.53	5.25	107	34	31.7	0.01	3–7

Hb：血红蛋白；MCH：红细胞平均血红蛋白量；MCHC：平均血球血红蛋白浓度；MCV：平均细胞容积；PCV：血细胞比容；RBC：红细胞；WBC：白细胞。

摘自Oski F A，Naiman J L 1982 Hematologic problems in the newborn，3rd edn. W B Saunders，New York.

表A1.2　出生一个月以内婴儿正常的白细胞计数

年龄	白细胞总数	中性粒细胞		淋巴细胞		单核细胞		嗜酸性粒细胞	
	均值（范围）	均值（范围）	%	均值（范围）	%	均值	%	均值	%
出生时	18.1 (9.0–30.0)	11.1 (6.0–26.0)	61	5.5 (2.0–11.0)	31	1.1	6	0.4	2
12小时	22.8 (13.0–38.0)	15.5 (6.0–28.0)	68	5.5 (2.0–11.0)	24	1.2	5	0.5	2
24小时	18.9 (9.4–34.0)	11.5 (5.0–21.0)	61	5.8 (2.0–11.5)	31	1.1	6	0.5	2
1周	12.2 (5.0–21.0)	5.5 (1.5–10.0)	45	5.0 (2.0–17.0)	41	1.1	9	0.5	4
2周	11.4 (5.0–20.0)	4.5 (1.0–9.5)	40	5.5 (2.0–17.0)	48	1.0	9	0.4	3
1月	10.8 (5.0–19.5)	3.8 (1.0–9.0)	35	6.0 (2.5–16.5)	56	0.7	7	0.3	3

中性粒细胞包括带状中性粒细胞和少部分在出生后早期存在的晚幼粒细胞和中幼粒细胞。

根据许可摘自Dallman P R 1977 In：Rudolph A M （ed） Pediatrics, 16th edn. Appleton–Century–Crofts, New York, p 1178.

附录 2

足月儿和早产儿的凝血指标

Irene A G Roberts

表 A2.1　健康足月儿和成人凝血检测的参考值（均数和标准差）

试验	第 1 天	第 5 天	第 30 天	成人
PT（秒）	13 ± 1.43	12.4 ± 1.46	11.8 ± 1.25	12.4 ± 0.78
APPT（秒）	42.9 ± 5.8	42.6 ± 8.62	40.4 ± 7.42	33.5 ± 3.44
TCT（秒）	23.5 ± 2.38	23.1 ± 3.07	24.3 ± 2.44	25 ± 2.66
Fibrinogen (g/l)	2.83 ± 0.58	3.12 ± 0.75	2.7 ± 0.54	2.78 ± 0.61
II (U/ml)	0.48 ± 0.11	0.63 ± 0.15	0.68 ± 0.17	1.08 ± 0.19
V (U/ml)	0.72 ± 0.18	0.95 ± 0.25	0.98 ± 0.18	1.06 ± 0.22
VII (U/ml)	0.66 ± 0.19	0.89 ± 0.27	0.9 ± 0.24	1.05 ± 0.19
VIII (U/ml)	1.00 ± 0.39	0.88 ± 0.33	0.91 ± 0.33	0.99 ± 0.25
vWF (U/ml)	1.53 ± 0.67	1.40 ± 0.57	1.28 ± 0.59	0.92 ± 0.33
IX (U/ml)	0.53 ± 0.19	0.53 ± 0.19	0.51 ± 0.15	1.09 ± 0.27
X (U/ml)	0.40 ± 0.14	0.49 ± 0.15	0.59 ± 0.14	1.06 ± 0.23
XI (U/ml)	0.38 ± 0.14	0.55 ± 0.16	0.53 ± 0.13	0.97 ± 0.15
XII (U/ml)	0.53 ± 0.20	0.47 ± 0.18	0.49 ± 0.16	1.08 ± 0.28
纤溶酶原(U/ml)	1.95 ± 0.35	2.17 ± 0.38	1.98 ± 0.36	3.36 ± 0.44

除纤维蛋白原和纤溶酶原外，所有指标都以每毫升血浆所含有的单位数来表达，混合血浆包含 1.0U/ml。纤溶酶原单位由血栓溶解剂委员会推荐。

APTT：活化部分凝血激酶时间；PT：凝血酶原时间；TCT：凝血酶凝血时间；vWF：von Willebrand 因子。

摘自 Andrew M，Paes B，Milner R et al.1987 Development of the human coagulation system in the full term infant. Blood 70: 165~172.

表 A2.2 早产儿凝血检测的参考值（均数和包括95%观察数据的正常区间值）

试验	第 1 天	第 5 天	第 30 天	成人
PT（秒）	13 (10.6–16.2)	12.5 (10.0–15.3)	11.8 (10.0–13.6)	12.4 (10.8–13.9)
APPT（秒）	53.6 (27.5–79.4)	50.5 (26.9–74.1)	44.7 (26.9–62.5)	33.5 (26.6–40.3)
TCT（秒）	24.8 (19.2–30.4)	24.1 (18.8–29.4)	24.4 (18.8–29.9)	25.0 (19.7–30.3)
纤维蛋白原 (g/l)	2.43 (1.5–3.73)	2.8 (1.6–4.2)	2.54 (1.5–4.14)	2.78 (1.56–4.0)
II (U/ml)	0.45 (0.41–1.44)	0.57 (0.29–0.85)	0.57 (0.36–0.95)	1.08 (0.71–1.46)
V (U/ml)	0.88 (0.41–1.44)	1.0 (0.46–1.54)	1.02 (0.48–1.56)	1.06 (0.62–1.50)
VII (U/ml)	0.67 (0.21–1.13)	0.84 (0.3–1.38)	0.83 (0.21–1.45)	1.05 (0.67–1.43)
VIII (U/ml)	1.11 (0.50–2.13)	1.15 (0.53–2.05)	1.11 (0.5–1.99)	0.99 (0.5–1.49)
vWF (U/ml)	1.36 (0.78–2.1)	1.33 (0.72–2.19)	1.36 (0.66–2.16)	0.92 (0.5–1.58)
IX (U/ml)	0.35 (0.19–0.65)	0.42 (0.14–0.74)	0.44 (0.13–0.8)	1.09 (0.55–1.63)
X (U/ml)	0.41 (0.11–0.71)	0.51 (0.19–0.83)	0.56 (0.20–0.92)	1.06 (0.7–1.52)
XI (U/ml)	0.30 (0.08–0.52)	0.41 (0.13–0.69)	0.43 (0.15–0.71)	0.97 (0.67–1.27)
XII (U/ml)	0.38 (0.10–0.66)	0.39 (0.09–0.69)	0.43 (0.11–0.75)	1.08 (0.52–1.64)
纤溶酶原 (U/ml)	1.70 (1.12–2.48)	1.91 (1.21–2.61)	1.81 (1.09–2.53)	3.36 (2.48–4.24)

APTT：活化部分凝血激酶时间；PT：凝血酶原时间；TCT：凝血酶凝血时间；vWF：von Willebrand 因子。

摘自 Andrew M，Paes B，Milner R et al 1988 Development of the coagulation system in the healthy premature infant. Blood 72: 1651~1657.

表 A2.3 健康足月儿凝血抑制因素的参考值（均数±标准差）

凝血抑制物 (U/ml)	第 1 天	第 5 天	第 30 天	成人
AT III	0.63 ± 0.12	0.67 ± 0.13	0.78 ± 0.15	1.05 ± 0.13
α_2 M	1.39 ± 0.22	1.48 ± 0.25	1.50 ± 0.22	0.86 ± 0.17
α_2 AP	0.85 ± 0.15	1.0 ± 0.15	1.0 ± 0.12	1.02 ± 0.17
C_1-INH	0.72 ± 0.18	0.9 ± 0.15	0.89 ± 0.21	1.01 ± 0.15
α_1 AT	0.83 ± 0.22	0.89 ± 0.20	0.62 ± 0.13	0.93 ± 0.19
蛋白质C	0.35 ± 0.09	0.42 ± 0.11	0.43 ± 0.11	0.96 ± 0.16
蛋白质S	0.36 ± 0.12	0.50 ± 0.14	0.63 ± 0.15	0.92 ± 0.16

α_1AT：α_1 抗胰蛋白酶；α_2AP：α_2 抗纤维蛋白溶酶；α_2M：α_2 巨球蛋白；ATⅢ：抗凝血酶Ⅲ；C_1–INH：C_1 酯酶抑制剂。

摘自 Andrew M，Paes B，Milner R et al 1987 Development of the human coagulation system in the full term infant. Blood 70: 165~172.

表 A2.4 早产儿凝血抑制因素的参考值（均数和包括95%观察数据的正常区间值）

凝血抑制物 (U/ml)	第 1 天	第 5 天	第 30 天	成人
AT III	0.38 (0.14–0.62)	0.56 (0.30–0.82)	0.59 (0.37–0.81)	1.05 (0.79–1.31)
α_2 M	1.10 (0.56–1.82)	1.25 (0.71–0.77)	1.38 (0.72–2.04)	0.86 (0.52–1.2)
α_2 AP	0.78 (0.40–1.16)	0.81 (0.49–1.13)	0.89 (0.55–1.23)	1.02 (0.68–1.36)
C_1-INH	0.65 (0.31–0.99)	0.83 (0.45–1.21)	0.74 (0.40–1.24)	1.01 (0.71–1.31)
α_1 AT	0.90 (0.36–1.44)	0.94 (0.42–1.46)	0.76 (0.38–1.12)	0.93 (0.55–1.31)
蛋白质 C	0.28 (0.12–0.44)	0.31 (0.11–0.51)	0.37 (0.15–0.59)	0.96 (0.64–1.28)
蛋白质 S	0.26 (0.14–0.38)	0.37 (0.13–0.61)	0.56 (0.22–0.90)	0.92 (0.60–1.24)

α_1AT：α_1 抗胰蛋白酶；α_2AP：α_2 抗纤维蛋白溶酶；α_2M：α_2 巨球蛋白；ATⅢ：抗凝血酶Ⅲ；C_1–INH：C_1 酯酶抑制剂。

摘自 Andrew M, Paes B, Milner R et al 1988 Development of the coagulation system in the healthy premature infant. Blood 72: 1651~1657.

附录 3

新生儿心电图参数正常范围

Nick Archer

	<1 天	1–3 天	4–7 天	8–10 天
心率（次/分）	94–155	92–158	90–166	106–182
Ⅱ导联 PR（ms）	80–100	81–139	74–136	72–138
V5 导联 QRS 时相（ms）	21–75	22–67	21–68	22–79
额状面 QRS 轴（度）	+60 to +190	+62 to +196	+75 to +190	+65 to +160
QRS 振幅（mV）				
V1				
Q	0	0	0	0
R	0.5–2.6	0.5–2.6	0.3–2.4	0.3–2.1
S	0–2.3	0–2.1	0–1.7	0–1.1
T	−0.3 to 4	−0.4 to 4	−0.45 to 2.5	−5 to −1
V6				
Q	0–0.17	0–0.21	0–0.28	0–0.28
R	0–1.1	0–1.2	0–1.2	0.25–1.6
S	0–1.0	0–0.9	0–1.0	0–1.0
R/S V1	0.2–9.8	0.2–6	0.2–9.8	1–7
R/S V6	0.2–10	0.2–11	0.2–10	0.2–12

该范围根据 Davignon A 等 [1] 数据的 2%到 98%区间来确定。$Qtc=QT\sqrt{RR}$，是根据二导联得到的数据。因为在第二导联，RR 间期早于 QRS 出现，从而可以测定 QT 间期。除了在出生后头几天可能会出现一些比较高的数值，在 Davignon A 的数据中，98%的 Qtc 值小于 0.48。另外一些作者认为 Qtc 数据持续高于 0.46 是不正常的 [2]。

参考文献

1. Davignon A, Rautaharju P, Boisselle E, Soumis F, Megelas M, Choquette A 1979/80 Normal ECG standards for infants and children. Pediatric Cardiology 1: 123–131
2. Garson A 1990 Ventricular arrhythmias. In: Gillette P C, Garson A (eds) Pediatric arrhythmias: electrophysiology and pacing. W B Saunders, Philadelphia, pp 427–500

附录 4

新生儿血压：正常值

Nick Archer

表 A4.1　出生后第一天的健康低体重儿（没有使用正性肌力药或间歇正压通气）

出生体重 (g)	例数	收缩压范围 (mmHg)	舒张压范围 (mmHg)
501–750	18	50–62	26–36
751–1000	39	48–59	23–36
1001–1250	30	49–61	26–35
1251–1500	45	46–56	23–33
1501–1750	51	46–58	23–33
1751–2000	61	48–61	24–35

一些婴儿是在吸氧的情况下测定的，一些接受持续的呼吸道正压。一些婴儿是通过直接的心房压测定，一些是通过监护仪测定。

引自 Hegyi T，Carbone M T, Anwar M et al 1994 Blood pressure ranges in premature infants: 1. The first hours of life. Journal of Pediatrics 124: 627~633.

表 A4.2　出生后第一天的健康早产儿

孕龄 (周)	例数	收缩压范围 (mmHg)	舒张压范围 (mmHg)
<24	11	48–63	24–39
24–28	55	48–58	22–36
29–32	110	47–59	24–34
>32	68	48–60	24–34

一些婴儿的特征和测量方式同表 A4.1。

引自 Hegyi T，Carbone M T，Anwar M et al 1994 Blood pressure ranges in premature infants: 1. The first hours of life. Journal of Pediatrics 124: 627~633.

表 A4.3 出生后第一周的健康低体重婴儿（<2000g)			
天数	例数	收缩压范围 (mmHg)	舒张压范围 (mmHg)
1	183	48–63	25–35
2	121	54–63	30–39
3	117	53–67	31–43
4	85	57–71	32–45
5	76	56–72	33–47
6	59	57–71	32–47
7	48	61–74	34–46

一些婴儿的特征和测量方式同表 A4.1 和 A4.2

引自 Hegyi T, Anwar M, Carbone M T et al 1996 Blood pressure ranges in premature infants: 2. The first week of life. Pediatrics 97: 336~342.

表 A4.4 无创方式测定的手臂血压收缩压，同时多普勒超声检测脉搏

年龄（天）	3	4	5	6	7	8–10
清醒						
平均收缩压 (mmHg) ± SD	72 ± 6	74 ± 9	77 ± 10	77 ± 10	82 ± 9	88 ± 17
婴儿数	4	71	44	42	9	4
睡着						
平均收缩压 (mmHg) ± SD	68 ± 7	70 ± 8	72 ± 8	72 ± 9	72 ± 9	75 ± 9
婴儿数	72	681	426	322	47	18

所有的婴儿是 38 周或大于 38 周。

摘自 Swiet M, Fayers P, Shinebourne E A 1980 Systolic blood pressure in a population of infants in the first year of life: the Brompton study. Pediatrics 65: 1028~1035.

附录 5

出生体重和头围百分位数

1990 年英国男孩体重百分位数

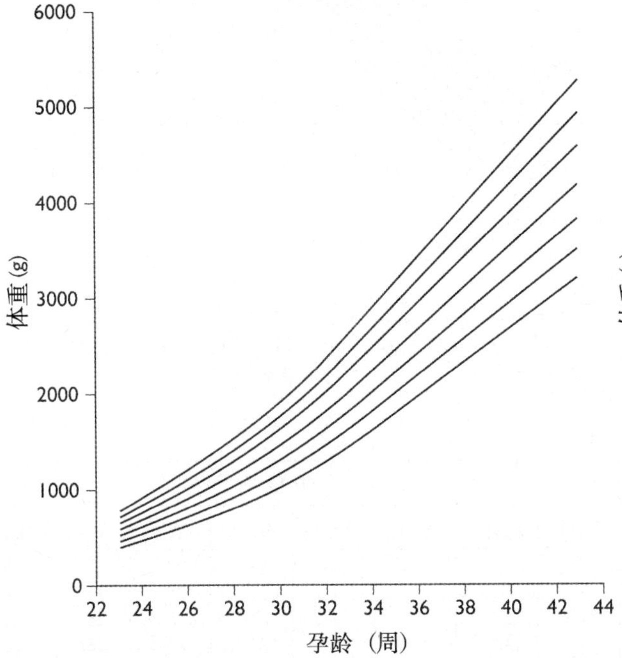

1990 年英国女孩体重百分位数

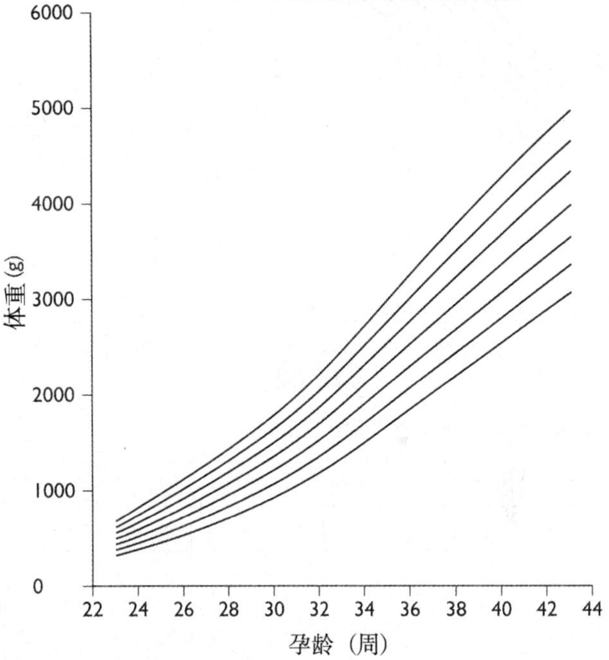

1990 年英国胎儿生长体重百分位数（g）

男孩							
孕周	第 3	第 10	第 25	第 50	第 75	第 90	第 97
23	386	451	515	585	653	713	771
24	463	539	614	696	776	846	915
25	541	628	714	807	899	981	1060
26	623	720	817	922	1026	1118	1208
27	710	817	924	1042	4458	1261	1362
28	803	921	1040	1170	1299	1414	1527
29	906	1035	1166	1309	1452	1580	1705
30	1020	1162	1305	1463	1620	1762	1901
31	1148	1303	1460	1634	1807	1964	2117
32	1291	1459	1631	1822	2013	2185	2355
33	1446	1630	1816	2025	2235	2424	2611
34	1612	1811	2013	2240	2469	2676	2881
35	1786	1999	2218	2463	2711	2935	3159
36	1965	2192	2426	2689	2955	3197	3439
37	2145	2385	2633	2913	3198	3457	3716
38	2323	2576	2837	3133	3434	3709	3985
39	2497	2761	3035	3345	3662	3952	4243
40	2669	2944	3229	3553	3884	4189	4494
41	2842	3127	3423	3760	4100	4424	4744
42	3019	3313	3620	3970	4330	4662	4996
43	3201	3505	3822	4186	4560	4906	5255

女孩							
孕周	第 3	第 10	第 25	第 50	第 75	第 90	第 97
23	346	407	469	535	601	660	717
24	421	493	565	644	722	792	860
25	497	576	662	753	843	924	1004
26	576	669	762	864	967	1059	1149
27	660	762	866	980	1095	1198	1299
28	750	863	977	1004	1231	1345	1458
29	849	972	1097	1237	1377	1504	1629
30	961	1095	1232	1385	1540	1680	1819
31	1086	1232	1382	1551	1721	1876	2029
32	1226	1385	1548	1733	1920	2090	2259
33	1378	1550	1728	1929	2134	2320	2506
34	1541	1727	1919	2137	2359	2562	2765
35	1712	1912	2118	2353	2593	2812	3032
36	1889	2101	2321	2572	2828	3064	3301
37	2066	2290	2523	2789	3062	3314	3567
38	2243	2477	2722	3002	3290	3556	3824
39	2461	2660	2915	3208	3509	3788	4070
40	2584	2836	3101	3405	3720	4011	4305
41	2748	3009	3282	3597	3923	4225	4531
42	2914	3183	3465	3790	4127	4440	4759
43	3086	3362	3653	3989	4338	4662	4993

1990 年英国男孩头围百分位数

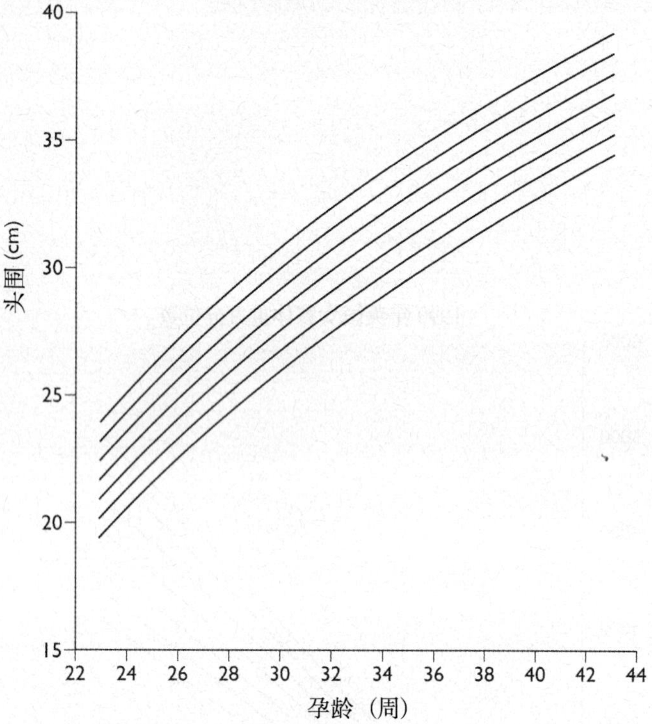

1990 年英国女孩头围百分位数

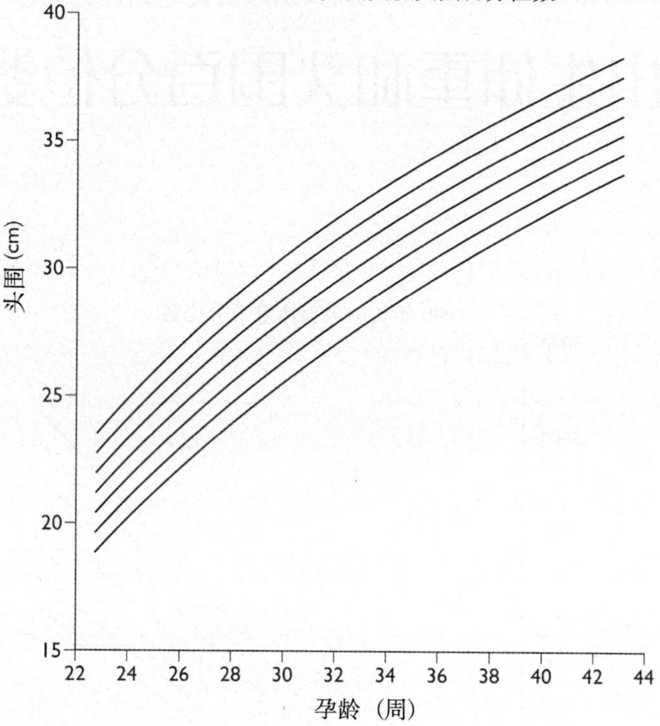

1990 年英国胎儿生长头围百分位数(cm)

男孩							
孕周	第 3	第 10	第 25	第 50	第 75	第 90	第 97
23	19.3	20	20.8	21.6	22.4	23.1	23.8
24	20.4	21.2	21.9	22.7	23.6	24.3	25
25	21.4	22.2	22.9	23.8	24.6	25.4	26.1
26	22.4	23.2	24	24.8	25.7	26.4	27.2
27	23.4	24.2	24.9	25.8	26.6	27.4	28.2
28	24.3	25.1	25.9	26.7	27.6	28.4	29.1
29	25.2	25.9	26.7	27.6	28.5	29.3	30
30	26	26.8	27.6	28.4	29.3	30.1	30.9
31	26.8	27.5	28.3	29.2	30.1	30.9	31.6
32	27.5	28.3	29.1	29.9	30.8	31.6	32.4
33	28.3	29	29.8	30.7	31.6	32.4	33.1
34	29	29.7	30.5	31.4	32.3	33.0	33.8
35	29.7	30.4	31.2	32.1	33	33.7	34.5
36	30.3	31.1	31.9	32.7	33.6	34.4	35.2
37	30.9	31.7	32.5	33.4	34.2	35	35.8
38	31.6	32.3	33.1	34	34.9	35.6	36.4
39	32.2	33	33.7	34.6	35.5	36.2	37
40	32.8	33.6	34.3	35.2	36.1	36.8	37.6
41	33.4	34.1	34.9	35.8	36.6	37.4	38.2
42	34	34.7	35.5	36.3	37.2	38	38.7
43	34.5	35.3	36	36.9	37.7	38.5	39.3

女孩							
孕周	第 3	第 10	第 25	第 50	第 75	第 90	第 97
23	18.9	19.6	20.4	21.2	22	22.8	23.5
24	20	20.8	21.5	22.4	23	24	24.7
25	21	21.8	22.5	23.5	24.3	25	25.8
26	22	22.8	23.6	24.4	25.3	26.1	26.8
27	23	23.7	24.5	25.4	26.3	27.1	27.8
28	23.9	24.7	25.5	26.3	27.2	28	28.8
29	24.8	25.5	26.3	27.2	28.1	28.9	29.7
30	25.6	26.4	27.2	28	28.9	29.7	30.5
31	26.3	27.1	27.9	28.8	29.7	30.4	31.2
32	27.1	27.9	28.6	29.5	30.4	31.2	31.9
33	27.8	28.6	29.4	30.2	31.1	31.9	32.7
34	28.5	29.3	30.1	30.9	31.8	32.6	33.3
35	29.2	29.9	30.7	31.6	32.4	33.2	34
36	29.8	30.6	31.4	32.2	33.1	33.8	34.6
37	30.4	31.2	31.9	32.8	33.6	34.4	35.2
38	31	31.8	32.6	33.4	34.2	35	35.7
39	31.6	32.4	33.1	34	34.8	35.6	36.3
40	32.2	33	33.7	34.5	35.4	36.1	36.9
41	32.8	33.5	34.3	35.1	35.9	36.7	37.4
42	33.3	34	34.8	35.6	36.4	37.2	37.9
43	33.9	34.6	35.3	36.1	37	37.7	38.4

NHS No. □□□ □□□ □□□□

早产男孩（20 周以上）

D.O.B. ....../....../......

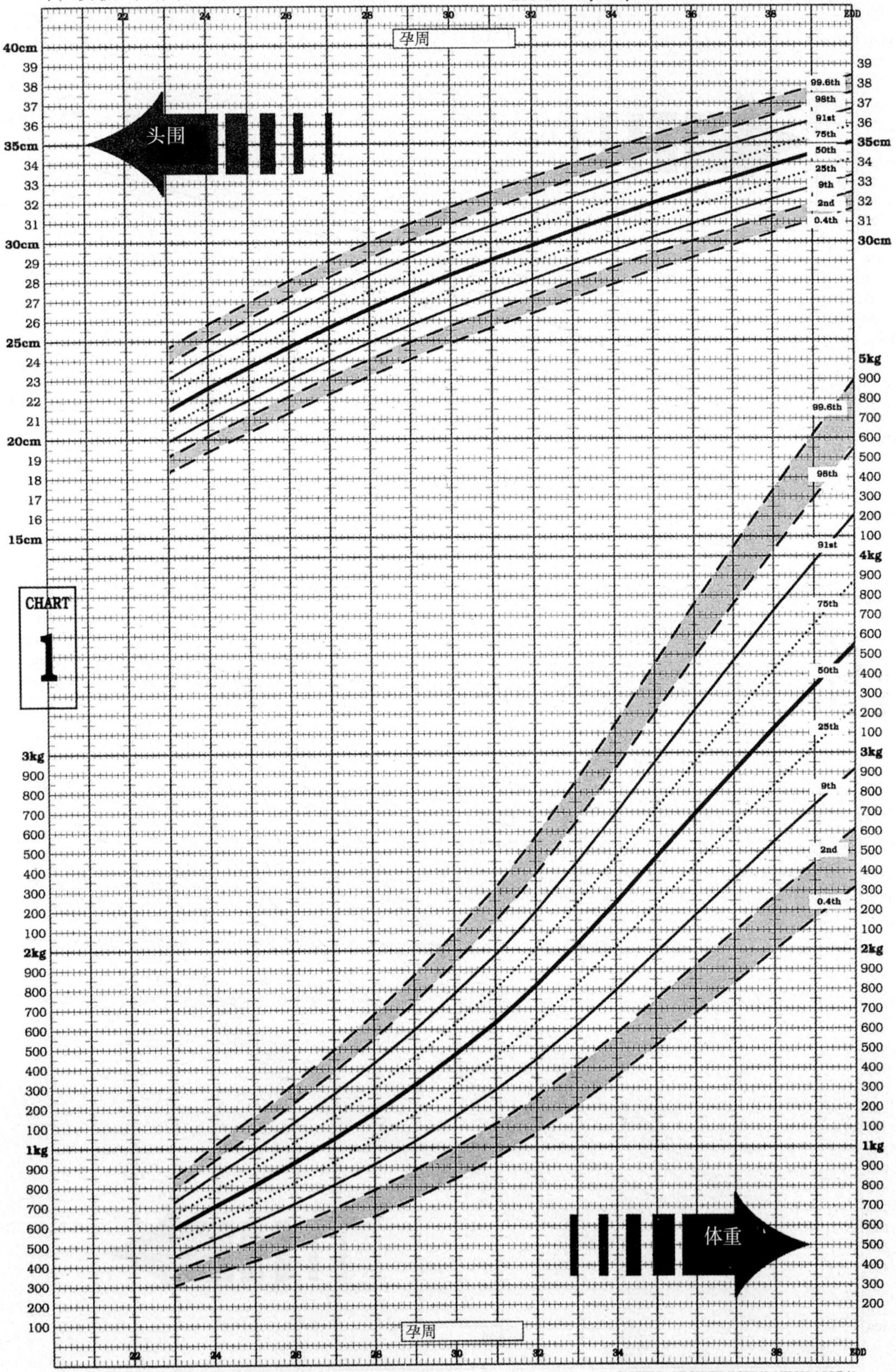

早产女孩（20 周以上）**20 WEEKS – EDD**

NHS No. □□□ □□□ □□□□
D.O.B. ....../....../......

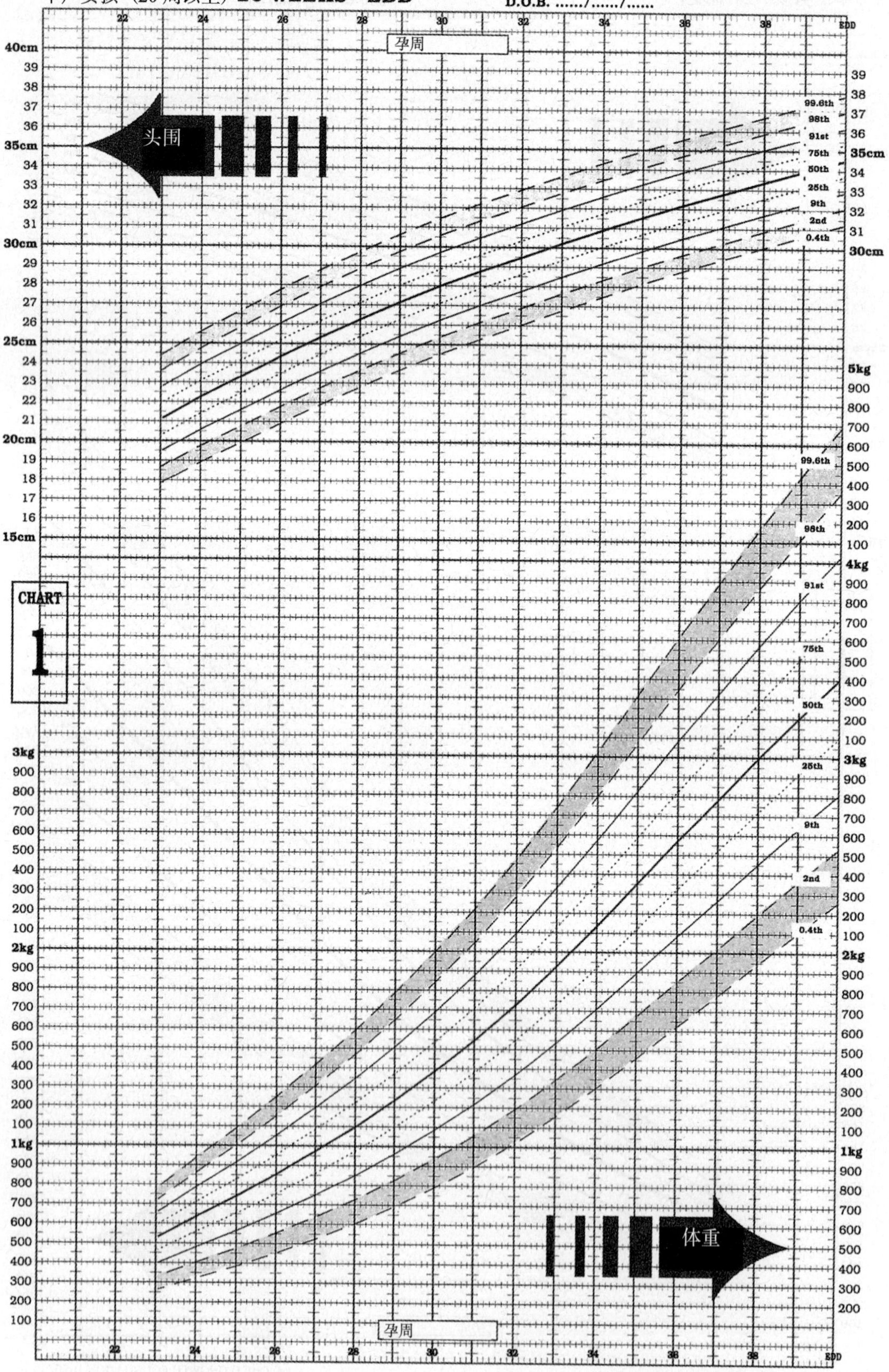

附录 6

新生儿生化参考范围

Ruth M Ayling, Fiona Carragher

分析物	单位	参考范围					备注
		早产儿			足月儿		
		妊娠周数（周）	年龄	参考范围	年龄	参考范围	
血浆/血清							
丙氨酸氨基转移酶[50] (ALT)	IU/l				1~30 天	6~40	范围取决于检测方法
白蛋白[59]	g/L	27		21~33	0~7 天	28~43	
		29		23~34	7~14 天	30~43	
		31		22~35	14~21 天	27~44	
		33		22~35	21~28 天	32~44	
		35		22~36			
碱性磷酸酶[14] (ALP)	IU/L	26~27	5~10 天	319±142	1~30 天	48~406	范围取决于检测方法 由于胎盘的 ALP 存在，在第一周显示高活性
		28~29	5~10 天	291±86			
		30~31	5~10 天	281±84			
		32~33	5~10 天	253±61			
		34~35	5~10 天	236±61			
		36	5~10 天	207±59			
α_1–抗胰蛋白酶[10]	g/L				0~30 天	1.24~3.48	出生时等于成人的浓度，二周后下降，为了评估可能的缺陷，在浓度<1.6 g/l 时要确定其表型
甲胎蛋白[3]（AFP）	kU/L				出生	7533~157 390	早产儿较高 半衰期为 5.1 天
					1 天	6561~137 082	
					2 天	5741~119 393	
					3 天	4977~103 988	
					4 天	4375~90 569	
					5 天	3819~79 796	
					6 天	3335~69 660	
					7 天	2911~60 811	
					8~14 天	1222~48 640	
					15~21 天	475~18 924	
					22~28 天	261~5212	
铝[36]	μmol/L					0.07~0.80	
氨[11]	μmol/L				0~30 天	17~91	早产儿和或患病婴儿的浓度可能达到 200μmol/l
淀粉酶[47]	IU/L				0~30 天	<30	范围取决于检测方法

天冬氨酸转氨酶[50] (AST)	IU/L				1~7 天	24~100	范围取决于检测方法
					8~30 天	20~72	
总胆红素[43]	μmol/L				出生~1 天	<100	与新生儿治疗细节有关的图表
					1~2 天	<140	
					3~5 天	<200	
					>14 天	<20	
结合胆红素					0~30 天	<4	
血浆铜蓝蛋白[44]	g/L				1~30 天	男 0.07~0.23	第一年随着年龄的增加而增加
						女 0.03~0.25	
钙							应结合血清白蛋白浓度解释得到的结果
总钙[30,50,56]	mmol/L	21~28		2.14~2.65	1~2 天	2.18~2.48	
					2~3 天	2.14~2.64	
					3~4 天	2.22~2.55	
					4~6 天	2.25~2.68	
					6~12 天	2.26~2.69	
离子钙[35]	mmol/L	25~36	1 天	0.81~1.41	1 天	1.05~1.37	
			2 天	0.72~1.44	3 天	1.10~1.44	
			3 天	1.04~1.52	5 天	1.20~1.48	
氯化物[15]	mmol/L					96~110	
胆固醇[20]	mmol/L				1~30 天	1.4~4.01	出生后逐步增加
铜[29]	μmol/L	28~34		3.0~8.3	0~5 天	1.4~7.2	在第一周快速增加
					5~28 天	4.0~11.0	
皮质醇[18,25]	mmol/L	24	0~14 天	73~562	1~7 天	204~1380	如果对丘脑垂体肾上腺轴的完整性有怀疑，必须做一个简单的二十四肽促皮质素检测
		25			8~15 天	190~579	
		26					
		27					
		28					
		29					
C–反应蛋白[5] (CRP)	mg/L					<5	
肌酸激酶[23] (CK)	IU/L				脐带血	70~380	总的 CK 活性的百分比
					5~8 小时	214~1175	CKMB　CKBB
					24~33 小时	130~1200	脐带　1.4　5.5
					72~100 小时	87~725	5–8 小时　4.6　9.1
							24–33 小时　3.4　5.9
							72–100 小时　3.4

续表

分析物	单位	参考范围					备注
		早产儿			足月儿		
		妊娠周数(周)	年龄	参考范围	年龄	参考范围	
肌酐 [13,38,53]	μmol/L	24~28	1天	35~136	2天	37~113	肌酐在前48小时升高，尤其在胎儿妊娠周数<30周时 [32]
		29~36	1天	27~175	7天	14~86	
		26~34	1周	69~141	14天	18~58	
			2周	45~99	21天	15~55	
			3~4周	39~71	28天	12~48	
			5~6周	42~62			
			7~9周	39~48			
胱蛋白C [13]	mg/L	24~28		0.65~3.37	0~28天	0.81~2.32	
		29~36		0.62~4.42			
铁蛋白 [34]	μg/L				1~30天	36~483	
葡萄糖（禁食） [16,54]	mmol/L				12~24小时	2.4~5.4	
					1~2天	2.9~5.2	
					2~3天	2.8~5.6	
					3~4天	3.4~6.1	
					4~7天	3.2~5.9	
					>7天	3.9~7.0	
γ-谷氨酰转移酶 [53]（GGT）	IU/L				1~7天	23~153	
					8~30天	17~131	
17α-（羟）孕酮 [41]（17-OHP）	nmol/L				0~1天	5~75	早产儿和或患病婴儿的浓度可能高2~3倍
					1~7天	1~10	
					7~28天	0~8	
免疫球蛋白 [2,12]							早产儿较低
IgG	g/L	29~32	7天	1.86~7.28	0~2周	5.0~17.0	
			14天	1.19~6.37	2~4周	3.9~13.0	
			28天	0.9~4			
IgA	g/L	29~32	7天	0~0.01	0~2周	0.01~0.08	
			14天	0~0.08	2~4周	0.02~0.15	
			28天	0~0.12			
IgM	g/L	29~32	7天	0.02~0.39	0~2周	0.05~0.20	
			14天	0.04~0.41	2~4周	0.08~0.40	
			28天	0.06~0.3			
IgE	U/ml				0~30天	<35	

免疫反应性胰蛋白酶 [19]	μg/L					<60	血斑点
胰岛素 [16]							在确证低血糖时必须测量。在早产儿中可能会与胰岛素原发生交叉反应，使测量值较高，因此必须通过临床体征和静脉葡萄糖的需要量来解释得到的结果
胰岛素样生长因子 [46] (IGF–1)	nmol/L				1~30 天	0.2~11.9	
胰岛素样生长因子连接蛋白–3 [4] （IGFBP–3）	mg/L				0~1 周 1~4 周	0.42~1.39 0.77~2.09	
铁 [42]	μmol/L				1~30 天	5.2~22.7	出生时可能会更高
酮体 [17]	mmol/L	26~36	3 天	0.01~0.51	3 天	0.01~2.06	与低血糖有关的低浓度的酮体和未酯化的脂肪酸提示高胰岛素血症
乳酸盐 [28] (禁食)	mmol/L				脐带血 1 小时 24 小时 7 天	1.5~4.5 0.9~2.7 0.8~1.2 0.5~1.4	
乳酸脱氢酶 [51](LDH)	U/L				1~30 天	125~765	
镁 [31,35]	mmol/L	25~36	1 天 3 天 5 天 7~28 天	0.62~1.02 0.66~1.10 0.68~1.24 0.75~1.00	1 天 3 天 5 天 7~28 天	0.72~1.00 0.81~1.05 0.78~1.02 0.65~1.00	
锰 [36]	nmol/L					<360	有毒性
未酯化的脂肪酸 [17]	mmol/L	26~36	3 天	0.01~1.04	3 天	0.04~1.34	
重量克分子渗透压浓度 [9]	mosmol/kg		出生 7 天 28 天	275~300 276~305 274~305		275~295	
苯丙氨酸 [22]	μmol/L			98~213		38~137	
磷酸盐 [55]	mmol/L				2~3 天 3~4 天 4~6 天 6~12 天 21 天	1.81~3.00 1.74~2.76 1.64~2.70 1.39~3.03 1.74~2.66	喂处方奶的婴儿会较高

续表

分析物	单位	参考范围					备注
		早产儿			足月儿		
		妊娠周数(周)	年龄	参考范围	年龄	参考范围	
钾 [15]	mmol/L		7天	4.6~6.7	0~7天	3.2~5.5	毛细血管血得出的结果会较高。血清钾浓度会比血浆中高，这是因为钾在血小板凝固时释放出来
					8~28天	3.4~6.0	
催乳素 [7]	mU/L				0~30天	9~2850	在前二周相当高
蛋白质 [21,59] (总)	g/L	22~36		36~63	1~30天	41~63	
丙酮酸盐 [43]	μmol/L				1~30天	80~150	
硒 [33]	μmol/L				0~4周	0.19~1.35	
钠 [15]	mmol/L				0~30天	133~146	
促甲状腺激素刺激激素 [6](TSH)	mU/L				1天	3.0~120	在头24小时快速增高
					2天	3.0~30	
					7天	0.3~10	
					>7天	0.3~5.0	
甲状腺素 [1,8,24,48]							
游离 FT_4	pmol/L	25~30	0~7天	6.4~42.5	1~3天	25.7~68.2	
		31~36	0~7天	16.7~60.6			
总 TT_4	nmol/L	30~31	0~3天	94~203		142~277	
			3~10天	53~146	1~4周	106~214	
三碘甲状腺氨酸 [1,8,24,48]							在患病小婴儿中较低
游离 FT_3	pmol/L	29~36	1~3天	1.2~7.3	1~3天	2.5~9.3	
			4~10天	1.2~4.9	4~10天	2.8~5.7	
总 TT_3	nmol/L	<1850g	0~3天	0.28~0.63	1~30天	0.2~3.2	
			21~28天	0.63~1.17			
甘油三酯 [49](不禁食)	mmol/L				0~7天	0.24~2.06	
					8~30天	0.34~2.08	
尿酸 [57]	μmol/L				0~1天	300~505	
					1~2天	200~490	
					2~3天	190~395	
					3~7天	150~290	

尿素 [52]	mmol/L		7 天	0.5~4.2	1~7 天 8~30 天	0.7~4.6 0.7~5.7	喂处方奶的婴儿会较高
维生素 D [45]	μg/L				1~30 天	6~55	可出现季节性变化
锌 [29,39]	μmol/L	28~34		10~24	0~5 天	9.9~21.4	在血浆中较高在第一周中浓度下降
尿							
钙 [26]	mmol/L		0~7 天	0.2~1.6	0~1 周	<0.6	
钙：肌酐比值 [40]	mmol/mmol				1~4 周	<2.4	
内生肌酐清除率 [53]	ml/(min·1.73m^2)		1 周 2 周 2~4 周 5~6 周 7~9 周	7~22 10~28 11~34 15~36 17~36			
钠排泌分数 [37]	%				0~3 天	<0.72	$\frac{\text{尿钠×血清肌酐}}{\text{血清钠×尿肌酐}}$
磷酸盐 [58]	mmol/24h		1~2 周 3~4 周	<0.5~9.9 0.5~12	0~7 天	<18	
钾 [58]	mmol/L mmol/(kg·d)		0~30 天	2~28 0.2~1.2		<5	依据摄入量
钠 [58]	mmol/L		0~30 天	1~15		<1	依据摄入量
肾小管磷酸盐重吸收量 [37]	μmol/ml				0~30 天	1.89~2.37	肾小管磷酸盐重吸收量/ml GFR: $P[phos]-\frac{U[phos]\times P[creat]}{Ur[creat]}$
尿:肌酐比值 [27]	mmol/ mmol					0.1~2.0	在 Lesch-Nyhan 综合征时，该比值普遍升高，在亚硫酸氧化酶缺乏时，则<0.03 mmol/ mmol

参考文献

1. Adams L M, Emery J R, Clark S J et al 1995 Reference ranges for newer thyroid function tests in premature infants. Journal of Pediatrics 126: 122–127
2. Ballow M, Cates K L, Rowe J C et al 1986 Development of the immune system in very low birthweight (less than 1500 g) premature infants. Concentrations of plasma immunoglobulins and patterns of infections. Pediatric Research 20: 899–904
3. Blohm M E, Vesterling-Horner D, Calaminua G et al 1998 Alpha 1-fetoprotein (AFP) reference range values in infants up to 2 years of age. Paediatric Hematology and Oncology 15: 135–142
4. Blum W F, Ranke M B, Kietzmann K et al 1990 A specific radio-immunoassay for the growth hormone (GH)-dependent somatomedin-binding protein: its use for diagnosis of GH deficiency. Journal of Clinical Endocrinology and Metabolism 70: 1292–1298
5. Chiesa C, Signore F, Assumma M et al 2001 Serial measurements of C-reactive protein and interleukin-6 in the immediate postnatal period: reference intervals and analysis of maternal and perinatal confounders. Clinical Chemistry 47: 1016–1022
6. Clayton B E, Jenkins P, Round J M (eds) 1980 Paediatric chemical pathology. Blackwell Scientific, Oxford
7. Cook J F, Hicks J M, Godwin I D et al 1992 Pediatric reference ranges for prolactin. Clinical Chemistry 38: 959
8. Cuestas R A 1978 Thyroid function in preterm infants. Journal of Pediatrics 92: 963–967
9. Davies D P 1973 Plasma osmolality and protein intake in preterm infants. Archives of Disease in Childhood 48: 575–579
10. Davis M L, Austin C, Messmer B L et al 1996 IFCC-standardized pediatric reference intervals for 10 serum proteins using Beckman Array 360 system. Clinical Biochemistry 29: 489–492
11. Diaz J, Tornel P L, Martinez P 1995 Reference intervals for blood ammonia in healthy subjects determined by microdiffusion. Clinical Chemistry 41:1048
12. Drossou M, Cates K L, Rowe J C et al 1995 Concentrations of the main serum opsonins in early infancy. Archives of Disease in Childhood. Fetal and neonatal Edition 72: F172–F175
13. Finney H, Newman D J, Thakkar H et al 2000 Reference ranges for plasma cystatin C and creatinine measurements in premature infants, neonates and older children. Archives of Disease in Childhood 82: 71–75
14. Glass E J, Hume R, Hendry G M et al 1982 Plasma alkaline phosphatase activity in rickets of prematurity. Archives of Disease in Childhood 57: 373–376
15. Greeley C, Snell J, Colaco A et al 1993 Pediatric reference ranges for electrolytes and creatinine. Clinical Chemistry 39: 1172
16. Hawdon J M, Aynsley-Green A, Alberti K G M M et al 1993 The role of pancreatic insulin secretion in neonatal glucoregulation. I. Healthy term and preterm infants. Archives of Disease in Childhood 68: 274–279
17. Hawdon J M, Ward Platt M P, Aynsley-Green A 1992 Patterns of metabolic adaptation for preterm and term infants in the first week of life. Archives of Disease in Childhood 68: 274–279
18. Heckmann M, Wudy S A, Haack D et al 1991 Reference range for serum cortisol in well preterm infants. Archives of Disease in Childhood. Fetal and neonatal Edition 81: F171–F174
19. Heeley A F, Bangert S K 1992 The neonatal detection of cystic fibrosis by measurement of immunoreactive trypsin in blood. Annals of Clinical Biochemistry 29: 464–467
20. Hicks J M, Bailey J, Beatey J et al 1996 Pediatric reference ranges for cholesterol. Clinical Chemistry 42: S307
21. Hicks J M, Bjorn S, Beatey J et al 1995 Pediatric reference ranges for albumin, globulin and total protein on the Hitachi 747. Clinical Chemistry 41: S93
22. Hommes FA (ed) 1991 Techniques in diagnostic human biochemical genetics – a laboratory manual. Wiley Liss, New York
23. Jedeikin R, Makela S K, Shennan A T et al 1982 Creatine kinase isoenzymes in serum from cord blood and the blood of healthy full term infants during the first three postnatal days. Clinical Chemistry 28: 317–322
24. John R, Bamforth F J 1987 Serum free thyroxine and free triiodothyronine concentrations in healthy full term, pre-term and sick pre-term neonates. Annals of Clinical Biochemistry 24: 461–465
25. Jonetz-Mentzel L, Weidemann G 1993 Establishment of reference ranges for cortisol in neonates, infants, children and adolescents. European Journal of Clinical Biochemistry 31: 525–529
26. Karlen J, Aperia A, Zetterstrom R 1995 Renal excretion of calcium and phosphate in preterm and term infants. Journal of Pediatrics 106: 814–819
27. Kaufman J M, Greene M I, Seegmiller J E 1968 Urine uric acid:creatinine ratio – a screening test for inherited disorders of purine metabolism. Journal of Pediatrics 73: 583–592
28. Koch G, Wendel H 1968 Adjustment of arterial blood gases and acid base balance in the normal newborn infant during the first week of life. Biologia Neonatorum 12: 136–161
29. Lockitch G, Halstead A, Wadsworth L et al 1988 Age and sex specific pediatric reference intervals and correlations for zinc, copper, selenium, iron, vitamins A and E and related proteins. Clinical Chemistry 34: 1625–1628
30. Mayne P D, Kovar I Z 1991 Calcium and phosphorus metabolism in the premature infant. Annals of Clinical Biochemistry 28: 131–142
31. Meites S (ed) 1989 Pediatric clinical chemistry, 3rd edition. AACC Press, Washington, p. 191
32. Miall L S, Henderson M J, Turner A J et al 1999 Plasma creatinine rises dramatically in the first 48 hours of life in preterm infants. Pediatrics 104: e76
33. Muntau A C, Steiter M, Kapple R 2002 Age-related reference ranges for serum selenium concentrations in infants and children. Clinical Chemistry 48: 555–560
34. Murthy J N, Hicks J N, Soldin S J 1995 Evaluation of the Technicon Immuno I random access immunoassay analyser and calculation of pediatric reference ranges for endocrine tests, T-uptake and ferritin. Clinical Biochemistry 28: 181–185
35. Nelson N, Finnstrom O, Larsson L 1989 Plasma ionised calcium, phosphate and magnesium in pre-term and small for gestational age infants. Acta Paediatrica Scandinavica 78: 351–357
36. NHS 1998 Supraregional assay service handbook, 3rd edn
37. Rossi R, Danzebrink S, Linnenburger K et al 1994 Assessment of tubular reabsorption on sodium, glucose, phosphate and amino acids based on spot urine samples. Acta Paediatrica 83: 1282–1286
38. Rudd P T, Hughes E A, Placzek M M et al 1983 Reference ranges for plasma creatinine during the first month of life. Archives of Disease in Childhood 58: 212–215
39. Rükgauer M, Klein J, Kruse-Jarres J D 1997 Reference values for the trace elements copper, manganese, selenium and zinc in the serum/plasma of children, adolescents and adults. Journal of Trace Elements in Medicine and Biology 1: 92–98
40. Sargent J D, Strubel T A, Kresel J et al 1993 Normal values for random urinary calcium to creatinine ratios in infancy. Journal of Paediatrics 123: 393–397
41. Soldin S J, Bailey J, Beatey J et al 1995 Pediatric reference ranges for 17α-hydroxyprogesterone. Clinical Chemistry 41: S92
42. Soldin S J, Bailey J, Bjorn J et al 1999 Pediatric reference ranges for iron on the Hitachi 747 with Boehringer Mannheim reagents. Clinical Chemistry 45: A22
43. Soldin S J, Brugnara C, Hichs J M (eds) 1999 Pediatric reference ranges, 3rd edn. AACC Press, Washington
44. Soldin S J, Hicks J M, Bailey J et al 1997 Pediatric reference ranges for β2-microglobulin and ceruloplasmin. Clinical Chemistry 43: S199
45. Soldin S J, Hicks J M, Bailey J et al 1997 Pediatric reference ranges for 25 hydroxy vitamin D during the summer and winter. Clinical Chemistry 43: S200
46. Soldin S J, Hicks J M, Bailey J et al 1997 Pediatric reference ranges for creatinine kinase and insulin-like growth factor I. Clinical Chemistry 43: S199
47. Soldin S J, Hickson J M, Bailey J et al 1995 Pediatric reference ranges for amylase. Clinical Chemistry 41: S94
48. Soldin S J, Morales A, Albalos F et al 1995 Pediatric reference ranges on the Abbott Imx for FSH, LH, prolactin, TSH, T4, T3, free T4, free T3, T-uptake, IgE and ferritin. Clinical Biochemistry 28: 603–606
49. Soldin S J, Morse A S 1998 Pediatric reference ranges for calcium and triglycerides in children <1 year old using the Vitros 500 analyser. Clinical Chemistry 44: A16
50. Soldin S J, Savwoir T V, Guo Y 1997 Pediatric reference ranges for alkaline phosphatase, aspartate aminotransferase, and alanine aminotransferase in children less than 1 year old on the Vitros 500. Clinical Chemistry 43: S199
51. Soldin S J, Savwoir T V, Guo Y 1997 Pediatric reference ranges for lactate dehydrogenase and uric acid during the first year of life on the Vitros 500 analyzer. Clinical Chemistry 43: S199
52. Soldin S J, Savwoir T V, Guo Y 1997. Pediatric reference ranges for gamma-glutamyltransferase and urea nitrogen during the first year of life on the Vitros 500 analyser. Clinical Chemistry 43: S199
53. Sonntag J, Prankel B, Waltz S 1996 Serum creatinine concentration, urinary creatinine excretion and creatinine clearance during the first 9 weeks in preterm infants with a birth weight below 1500 g. European Journal of Pediatrics 155: 815–819

54. Srinvason G, Pildes R S, Cattamanchi G et al 1986 Plasma glucose values in normal neonates: a new look. Journal of Pediatrics 109: 114–117
55. Thalme B 1962 Calcium, chloride, cholesterol, inorganic phosphorus and total protein in blood plasma during the early neonatal period studied with ultra-microchemical methods. Acta Paediatrica Scandinavica 51: 649–660
56. Wandrup J, Kroner J, Pryds O et al 1988 Age related reference values for ionized calcium in the first week of life in premature and full term newborns. Scandinavian Journal of Clinical Laboratory Investigation 48: 255–260
57. Wharton B A, Bassi U, Gough G et al 1971 Clinical value of plasma creatine kinase and uric acid levels during the first week of life. Archives of Disease in Childhood 46: 356–362
58. Wilkins BH 1992 Renal function in sick, very low birthweight infants. 3. Sodium, potassium and water excretion. Archives of Disease in Childhood 67: 1154–1161
59. Zlotkin S H, Casselman C W 1987 Percentile estimates of reference values for total protein and albumin in sera of premature infants (<37 weeks of gestation). Clinical Chemistry 33: 411–413

附录 7

正常血气分析值

N R C Roberton, Janet M Rennie

	PaO_2				$PaCO_2$				H^+			
	kPa	mmHg	kPa	mmHg	kPa	mmHg	kPa	mmHg	nmol/l	pH	nmol/l	pH
15分钟	11.6	87			3.7	28			48	7.32		
30分钟	11.4	86			4.3	32			43	7.37		
60分钟	10.8	81			4.1	31			40	7.40		
1~6小时	8.0–10.6	60–80	*8.0–9.3*	*60–70*	4.7–6.0	35–45	*4.7–6.0*	*35–45*	46–49	7.31–7.34	*42–48*	*7.32–7.38*
6~24小时	9.3–10	70–75	*8.0–9.3*	*60–70*	4.4–4.8	33–36	*3.6–5.3*	*27–40*	37–43	7.37–7.43	*35–45*	*7.36–7.45*
48小时~1周	9.3–11.3	70–85	*10.0–10.6*	*75–80*	4.4–4.8	33–36	*4.3–4.5*	*32–36*	42–44	7.36–7.38	*40–48*	*7.32–7.40*
2周					4.8–5.2	36–39	*5.1*	*38*	43	7.37	*48*	*7.32*
3周					5.3	40	*5.1*	*38*	42	7.38	*49*	*7.31*
1月					5.2	39	*4.9*	*37*	41	7.39	*49*	*7.31*

15、30 和 60 分钟的数值来自我们尚未发表的对于足月婴儿的观察。1 小时到 1 周的数据来自根据动脉样本检测结果的文献。大于一周的数据来自毛细血样检测的结果。表格中的斜体字代表早产儿的数据，足月儿的数据用正常字体来表示。

重绘自 Rennie J M & Roberton N R C 2002 Manual of neonatal intensive care 4e. Edward Arnold, London.

附录 8

正常脑脊液数值

Janet M Rennie

所有数值均给出均数和范围

婴儿类型	红细胞计数 (mm^3)	白细胞计数 (mm^3)	蛋白 (g/l)	葡萄糖 (mmol/l)
早产儿 <7 天	30 (0–333)	9 (0–30)*	1 (0.5–2.9, 但多数 <2 g/l)	3 (1.5–5.5)†
早产儿 >7 天	30	12 (2–70)	0.9 (0.5–2.6, mostly <1.5)	3 (1.5–5.5)†
足月儿 <7 天	9 (0–50)	5 (0–30)*	0.6 (0.3–2.5)	3 (1.5–5.5)†
足月儿 >7 天	<10	3 (0–10)	0.5 (0.2–0.8)	3 (1.5–5.5)†

来源：见参考文献 [1,3,5,7,9,11,12,14–16]

* Gyllensward 和 Malmstrom [6]的数据显示早产儿患儿每微升脑脊液白细胞数最高可达 112 个，足月患儿每微升脑脊液白细胞数最高可达 90 个。但他们的研究资料包括每微升脑脊液红细胞数大于 1000 个的患儿，因为当时还没有常规 B 超检查。所以上面的表格没有包括他们的资料，因为他们的数据要大大高于其他同类的研究结果。

† 脑脊液葡萄糖含量通常是血浆葡萄糖的 70%~80%，至少是 50%。一般在腰椎穿刺前先测定血浆葡萄糖含量。在脑室内出血后，低脑脊液葡萄糖含量可以维持好几个星期 [4]。

创伤性腰椎穿刺

提出在认为是“创伤性穿刺”造成 CSF 中红细胞计数升高时，可能使用一个公式来比较 CSF 标本中白细胞计数的观测值（O）和预计值（P）。CSF 中白细胞计数顾计值可用以下公式计算：

$$P=CSF\ 红细胞计数\times \frac{血白细胞计数}{血红细胞计数}$$

O：P 比值在所有超过 1 月的新生儿脑膜炎患儿中是大于 1 的[2]。在刚出生的患儿中，比值被低估，因为这些患儿脑脊液的白细胞计数在培养时通常表现为与正常数值自相矛盾的低数值。一些学者认为该比例过度校正了刚出生新生儿脑脊液的白细胞计数[8,10,13]。Osborne 和 Pizer[9]认为脑脊液中红细胞数小于 10 000 造成的污染不会影响患儿脑脊液的白细胞计数。如果临床上对脑脊液检查结果怀疑，唯一的处理是 12～24 小时后重复腰椎穿刺。

参考文献

1. Ahmed A, Hickey S M, Ehrett S et al 1996 Cerebrospinal fluid values in the term neonate. Pediatric Infectious Disease Journal 15: 298–303
2. Bonadio W A, Smith D S, Goddard S, Boroughs J, Khaja G 1990 Distinguishing cerebrospinal fluid abnormalities in children with bacterial meningitis and traumatic lumbar puncture. Journal of Infectious Diseases 162: 251–254
3. Bonadio W A, Stanco L, Bruce R, Barry D, Smith D 1992 Reference values of normal cerebrospinal fluid composition in infants ages 0 to 8 weeks. Pediatric Infectious Disease Journal 11: 589–591

4. Deonna T, Calame A, van Melle G, Prod'hom L S 1977 Hypoglycorrhachia in neonatal intracranial haemorrhage. Relationship to posthaemorrhagic hydrocephalus. Helvetica Paediatrica Acta 32: 351–361
5. Escobedo M, Barton L L, Volpe J J 1975 Cerebrospinal fluid studies in an intensive care nursery. Journal of Perinatal Medicine 3: 204–210
6. Gyllensward A, Malmstrom S 1962 The cerebrospinal fluid in immature infants. Acta Paediatrica Scandinavica 51(suppl. 135): 54–62
7. Naidoo B T 1968 The cerebrospinal fluid in the healthy newborn infant. South African Medical Journal 42: 933–935
8. Novak R W 1984 Lack of validity of standard corrections for white blood cell counts of blood-contaminated cerebrospinal fluid in infants. American Journal of Clinical Pathology 82: 95–97
9. Osborne J P, Pizer B 1981 Effect on the white cell count of contaminating cerebrospinal fluid with blood. Archives of Disease in Childhood 56: 400–401
10. Otila E 1948 Studies on the cerebrospinal fluid in premature infants. Acta Paediatrica Scandinavica 35(suppl. 9): 7–97
11. Portnoy J M, Olson L C 1985 Normal cerebrospinal fluid values in children: another look. Pediatrics 75: 484–487
12. Rodriguez A F, Kaplan S L, Mason E O 1990 Cerebrospinal fluid values in the very low birthweight infant. Journal of Pediatrics 116: 971–974
13. Rubenstein J S, Yogev R 1985 What represents pleocytosis in blood contaminated ('traumatic tap') cerebrospinal fluid in children? Journal of Pediatrics 107: 249–252
14. Sarff L D, Platt L H, McCracken G H Jr 1976 Cerebrospinal fluid evaluation in neonates: comparison of high risk infants with and without meningitis. Journal of Pediatrics 88: 473–477
15. Widell S 1958 On the cerebrospinal fluid in normal children and in patients with acute abacterial meningoencephalitis. Acta Paediatrica Scandinavica 47(suppl. 115): 1–102
16. Wolf H, Hoepffner L 1961 The cerebrospinal fluid in the newborn and premature infant. World Neurology 2: 871–877

附录 9

氧合血红蛋白解离曲线

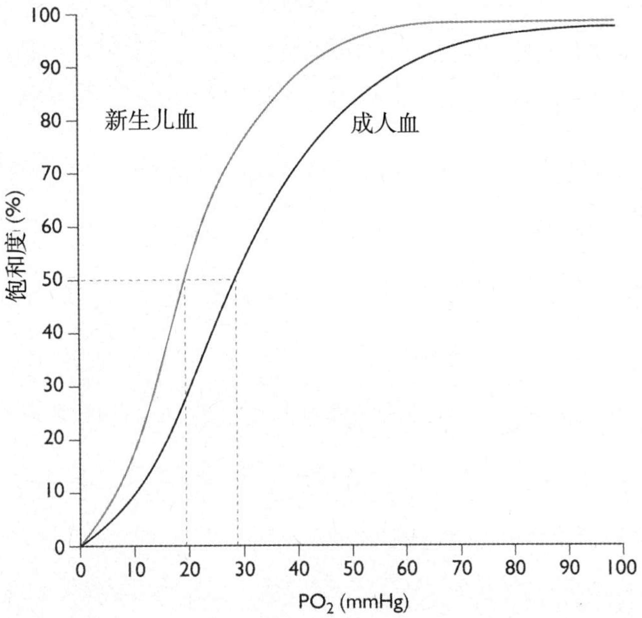

适用于新生儿和成人的氧合血红蛋白解离曲线。虚线从 50%的饱和度取两条曲线的横坐标，可以得出新生儿氧合血红蛋白解离曲线的 p50 值（19mmHg）和成人氧合血红蛋白解离曲线的 p50 值（28mmHg）。

附录 10

Siggaard-Andersen 引线图

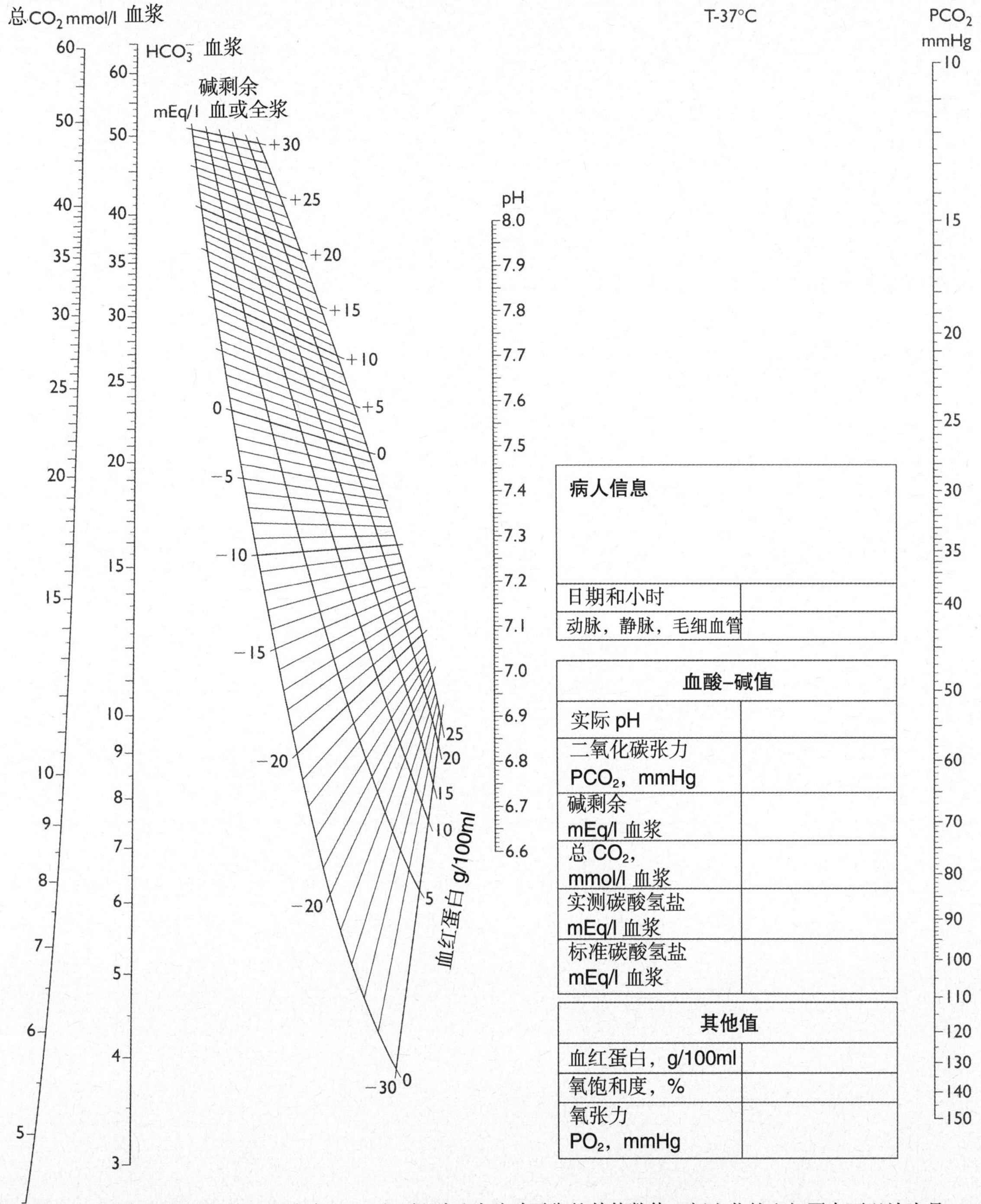

病人信息	
日期和小时	
动脉，静脉，毛细血管	

血酸-碱值	
实际 pH	
二氧化碳张力 PCO_2，mmHg	
碱剩余 mEq/l 血浆	
总 CO_2，mmol/l 血浆	
实测碳酸氢盐 mEq/l 血浆	
标准碳酸氢盐 mEq/l 血浆	

其他值	
血红蛋白，g/100ml	
氧饱和度，%	
氧张力 PO_2，mmHg	

将酸碱平衡检测的任何两个数值的连线和图表交汇，可以得到反映酸碱平衡的其他数值。新生儿的血红蛋白可以认为是 15g/100ml。

重绘自 Siggaard-Andersen O 1963 Blood acid-base alignment nomogram. Scandinavian Journal of Clinical and Laboratory Investigation 15: 211~217.

索　引

B

C

D

E

F

G

H

I

J

K

L

M

N

O

P

Q

R

S

T

U

V

W

X

Y

Z

彩 图

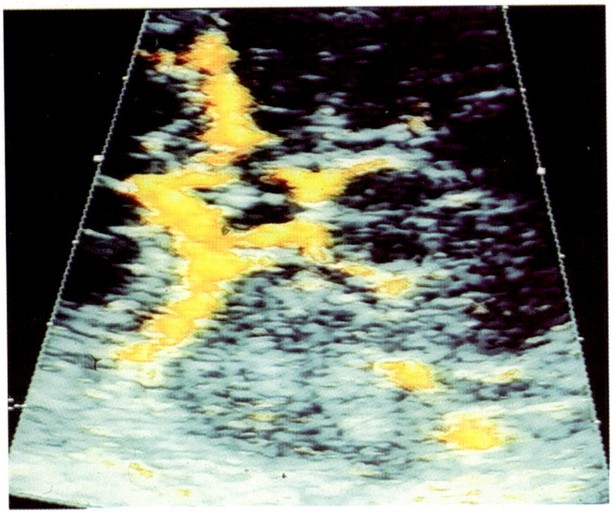

彩图9.10 Willis环和大脑中动脉的彩色多普勒显像。

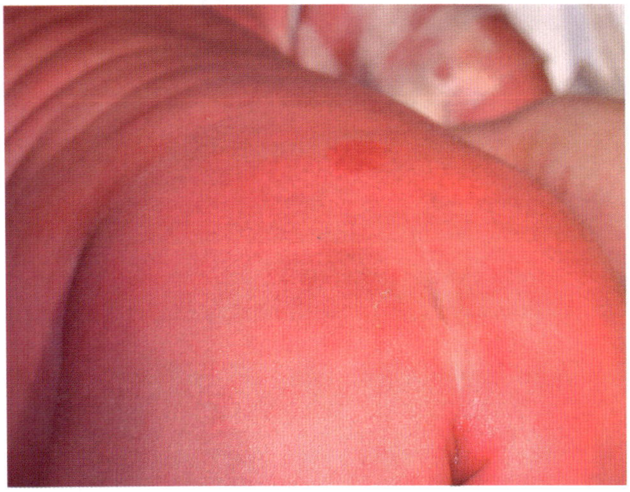

彩图14.2 肛门上的单个凹陷，脊柱较高水平的中线上有红色斑疹。

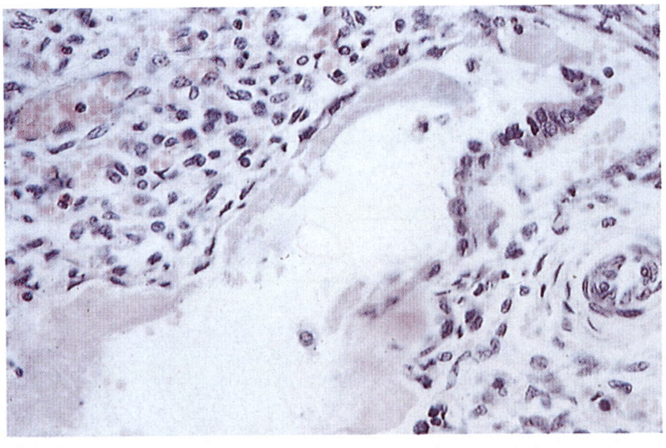

彩图27.11 呼吸窘迫综合征的组织学，显示粉红色染色的透明膜排列在终末细支气管上，周围组织有肺不张。

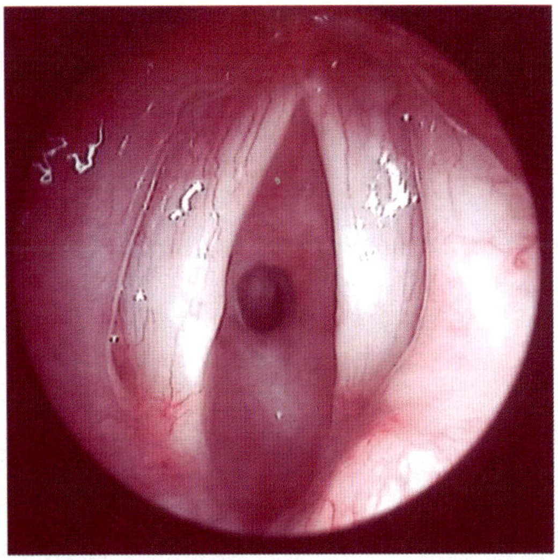

彩图27.67 严重的声门下狭窄。

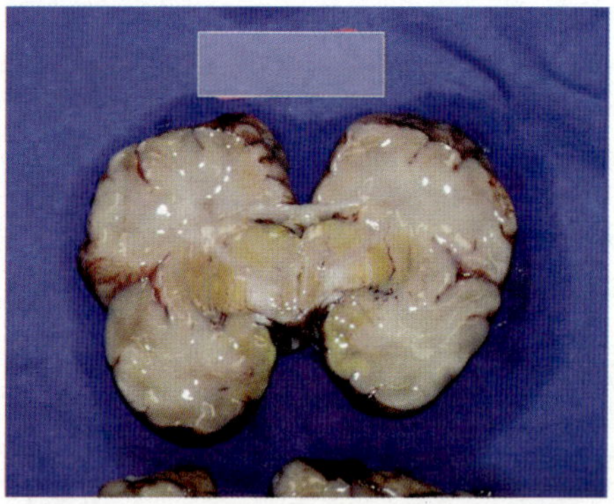

彩图29.8 核黄疸足月儿的大脑大体外观。

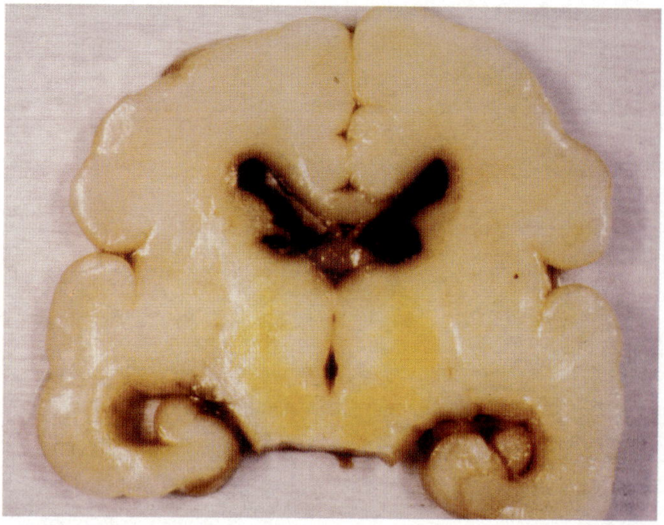

彩图29.9 有低胆红素“核黄疸”的极低出生体重婴儿的大脑大体外观。

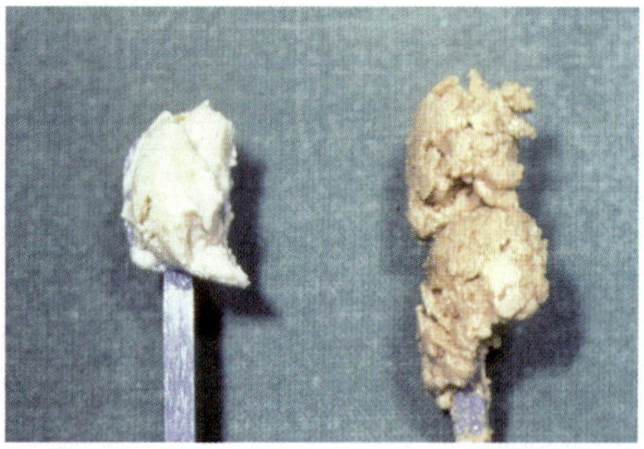

彩图 29.10 正常（右侧）大便的外观和提示胆道梗阻的无胆汁性(左侧)婴儿大便的外观。

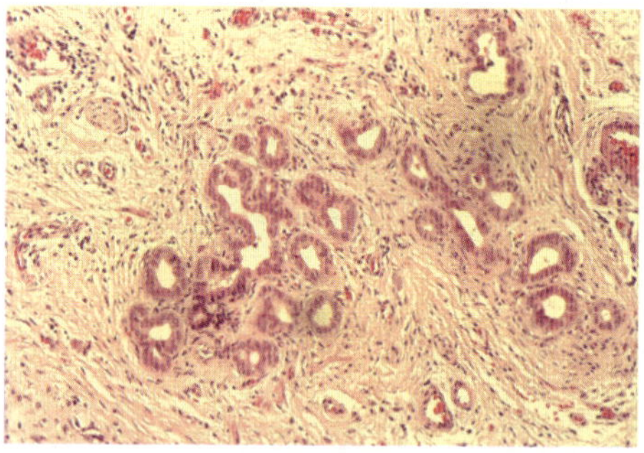

彩图 29.11 肝脏组织显示门脉区扩张、胆管增生和胆汁郁积，提示有肝外胆道闭锁（苏木精和伊红 ×150）。

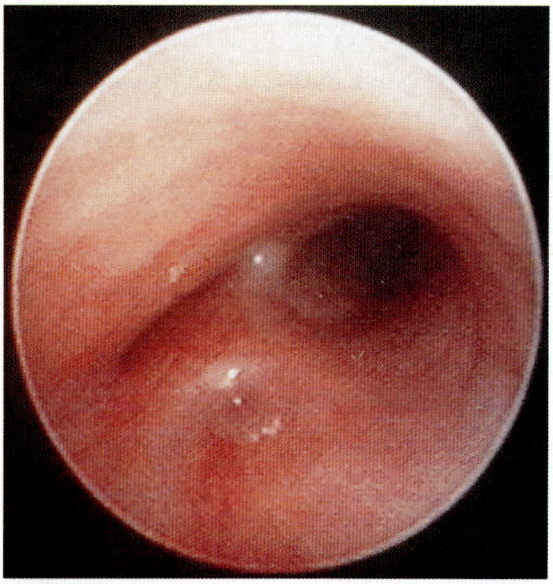

彩图 29.39 食管闭锁婴儿的气管镜检查显示远端气管食管瘘的部位就在气管隆突的上方。左侧主支气管由于气管软骨发育不全而部分塌陷。

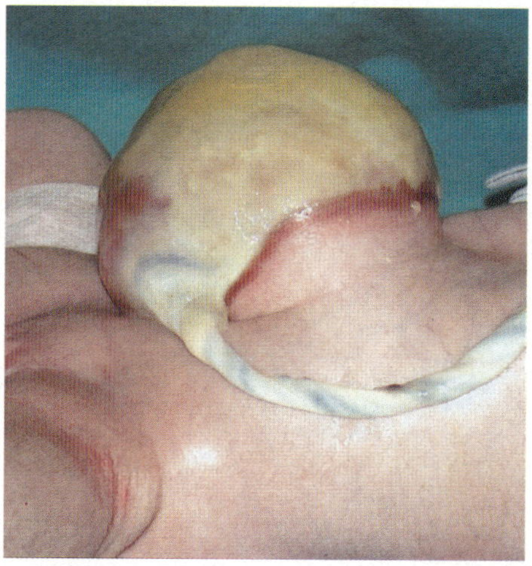

彩图 29.77 磺胺嘧啶银治疗大型的脐膨出。注意在它的边缘囊膜开始上皮化。

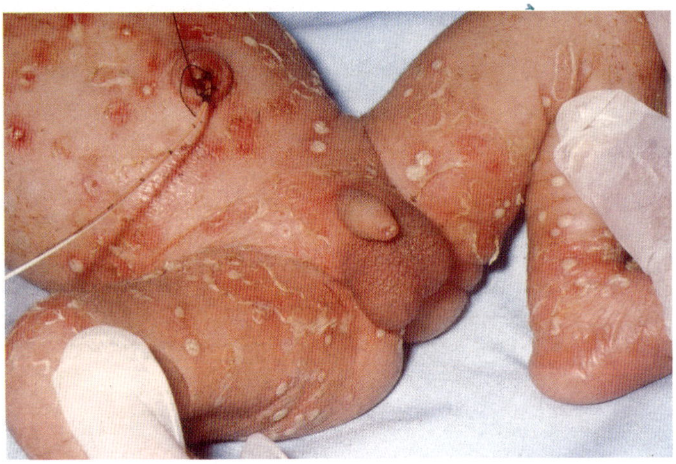

彩图33.1 一过性新生儿脓疱性皮肤病。

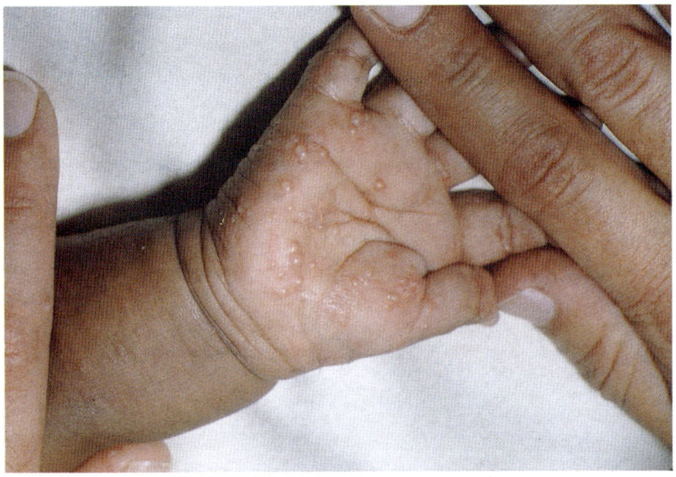

彩图33.2 婴儿肢端脓疱病。

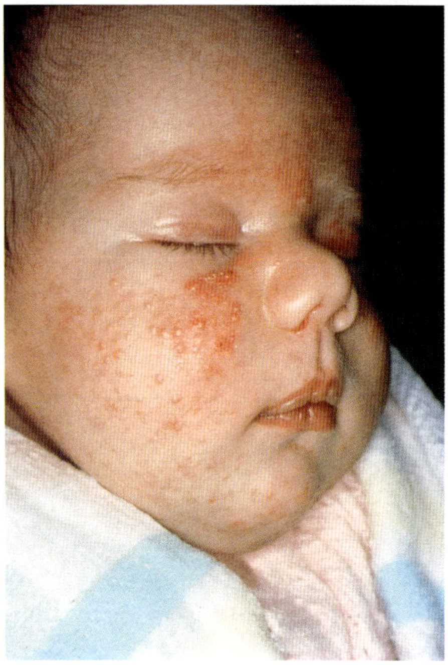

彩图33.3 新生儿面部脓疱疮。

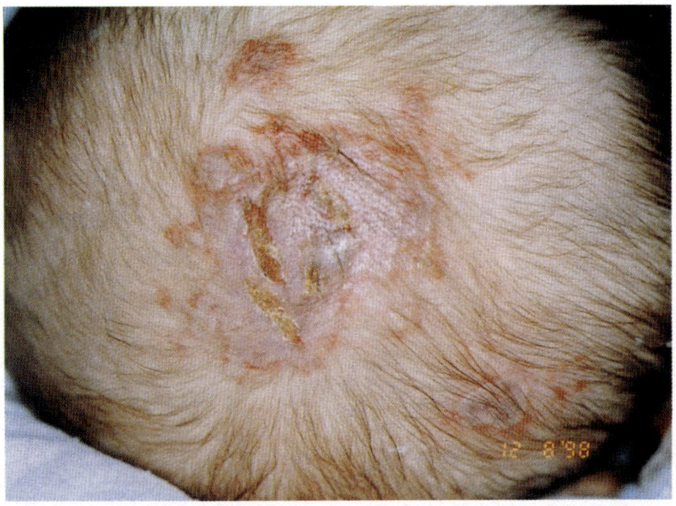

彩图33.4 头皮上的单纯疱疹。

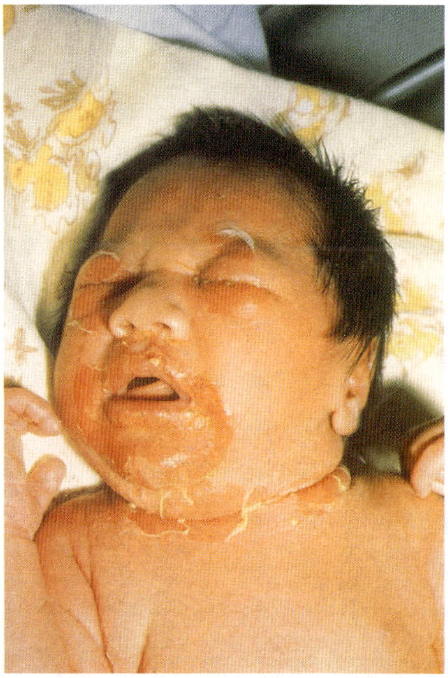

彩图33.5 葡萄球菌性烫伤样皮肤综合征。

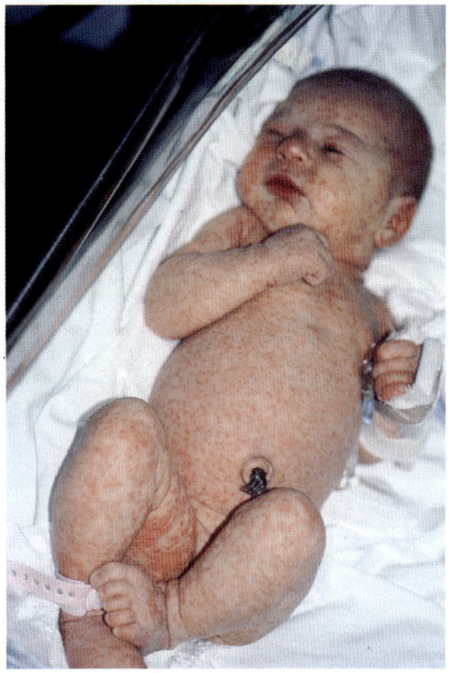

彩图33.6 先天性念珠菌病。

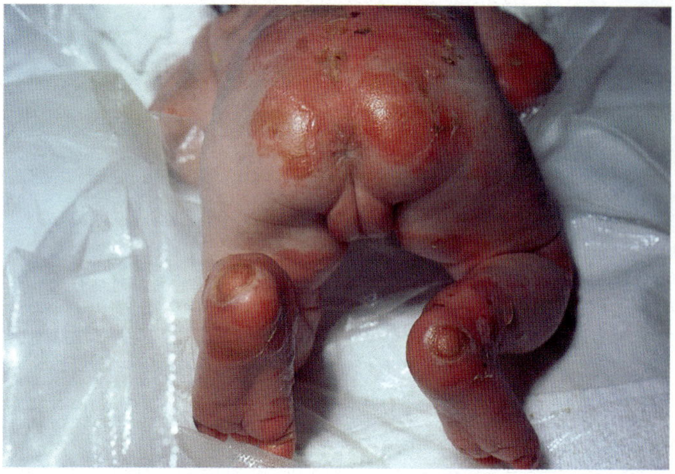

彩图33.7 大疱性表皮松解症。

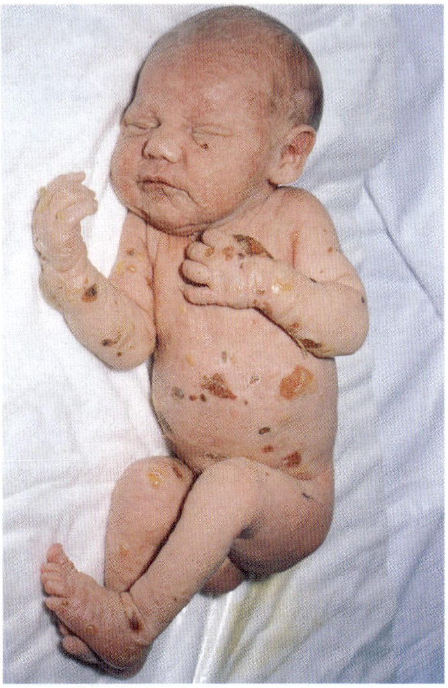

彩图33.8 弥漫性皮肤肥大细胞增生病。

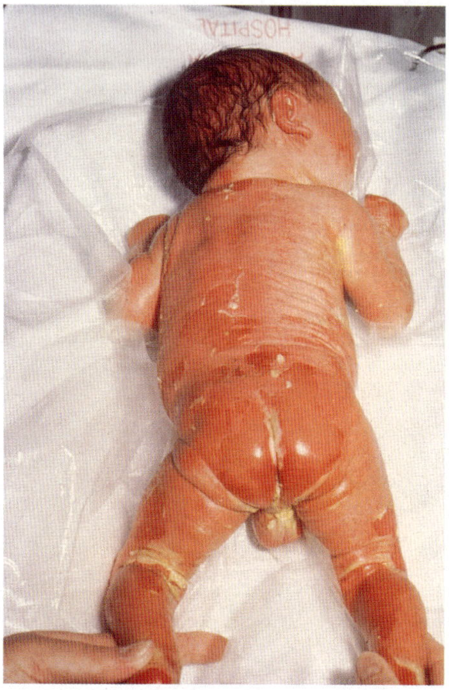

彩图33.9 大疱性鱼鳞病。

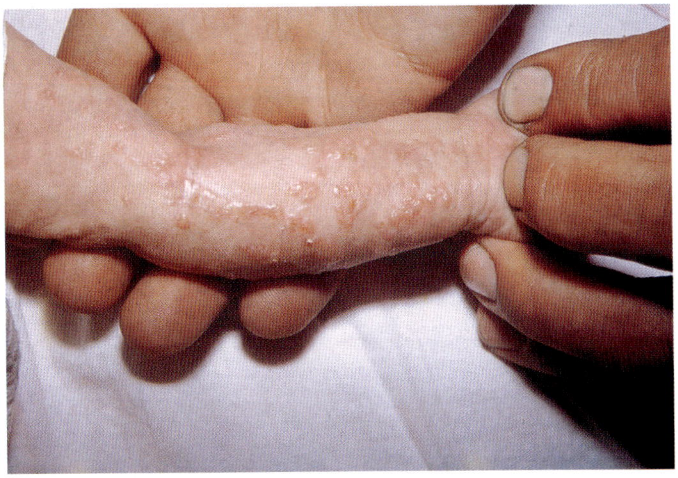

彩图33.10 色素失调症。

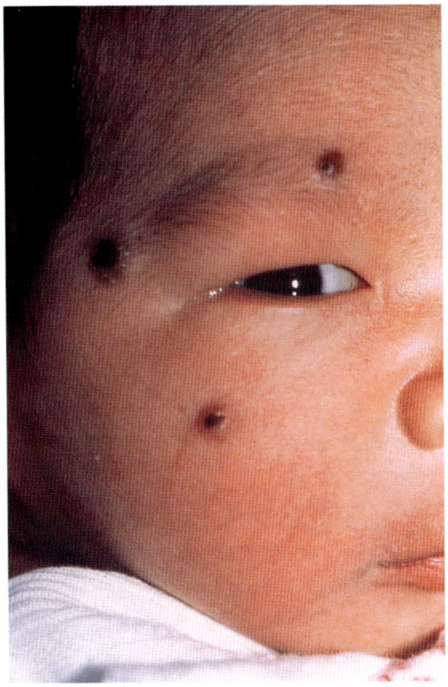

彩图33.12 Langerhans组织细胞增多症。

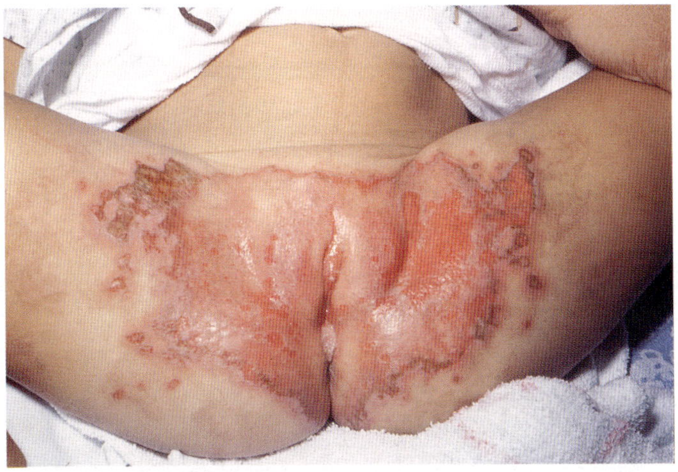

彩图33.11 锌缺乏性皮肤病。

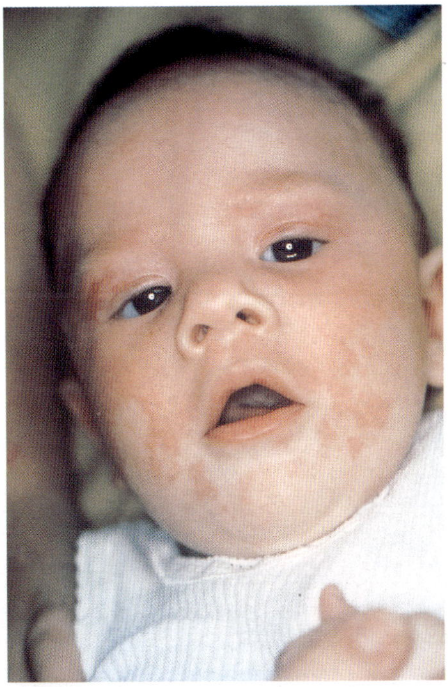

彩图33.13 新生儿红斑狼疮。

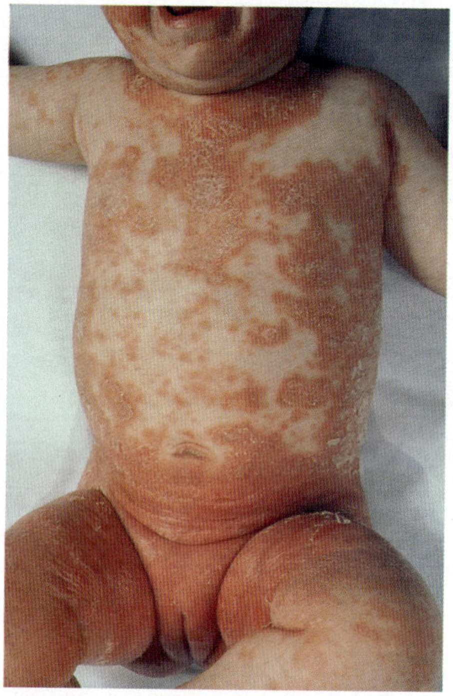

彩图33.14 散播的尿布区银屑病。

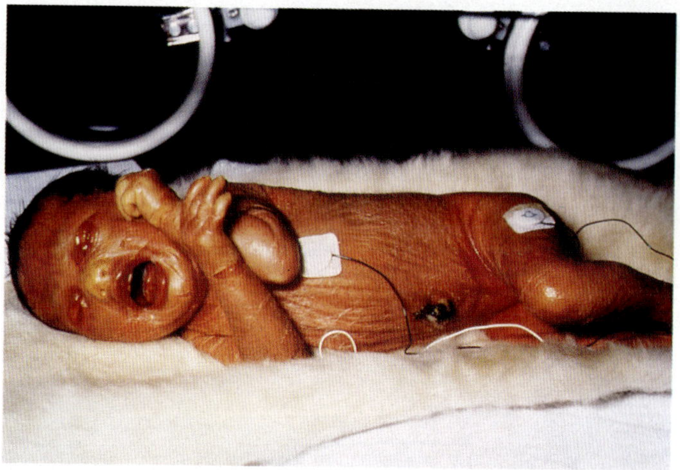

彩图33.15 火棉胶样婴儿。

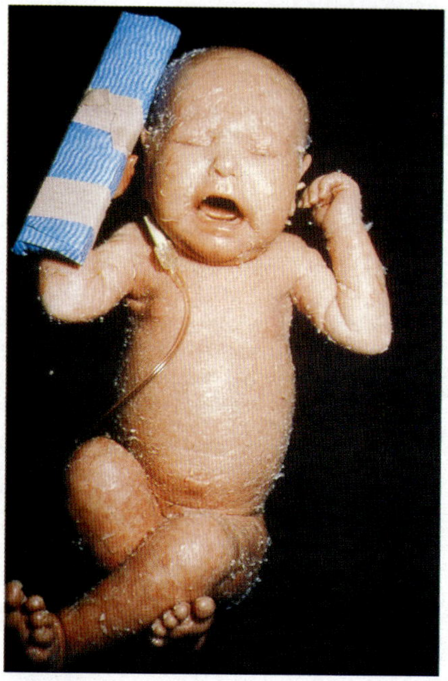

彩图33.16 Netherton综合征。

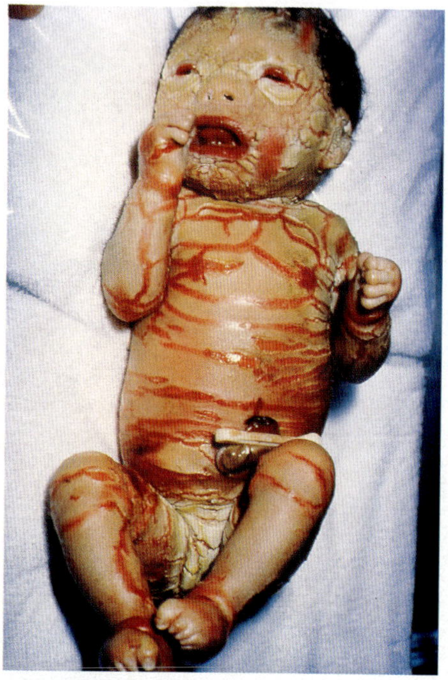

彩图33.17 丑角样鱼鳞病。

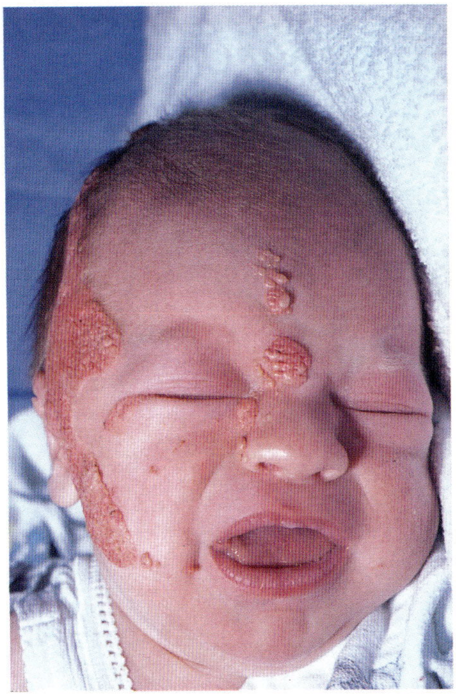

彩图33.18 乳头状皮脂腺痣。

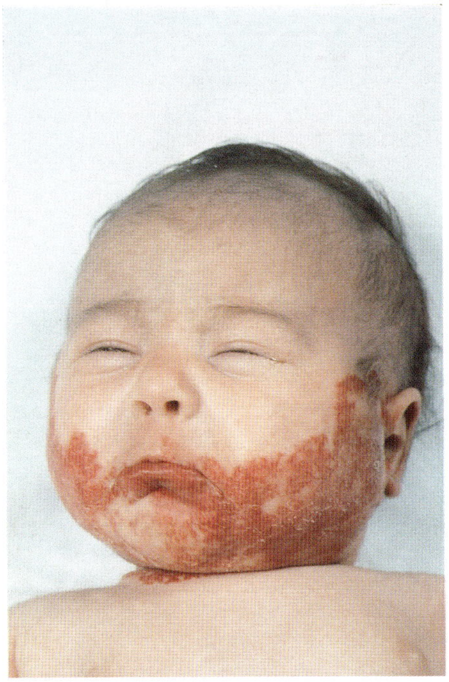

彩图33.19 累及喉部的面下部血管瘤。

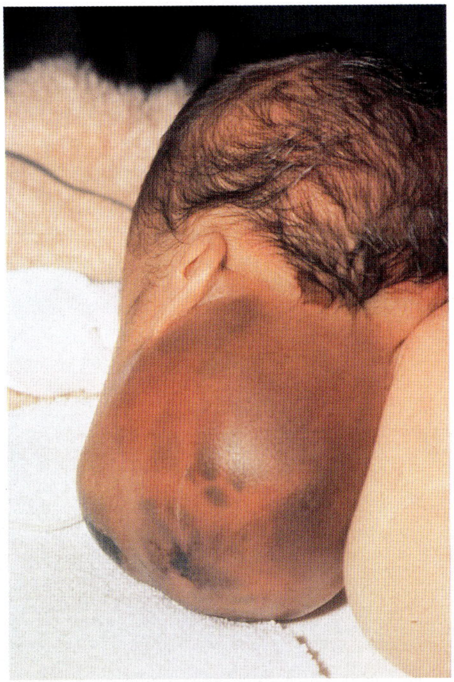

彩图33.20 伴有出血的颈部淋巴管畸形。

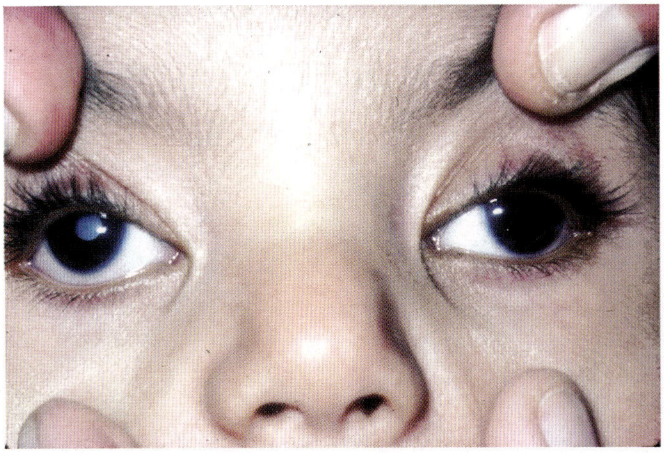

彩图34.1 先天性风疹导致的白内障外观。

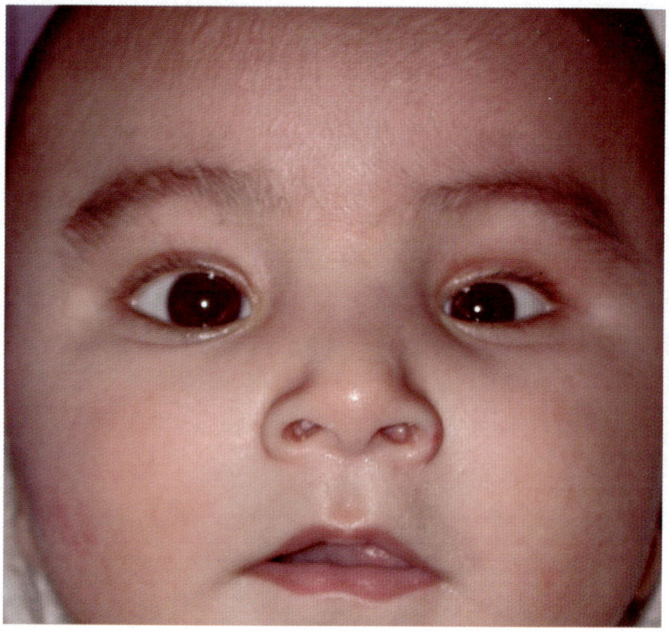

彩图34.2 右眼为先天性青光眼。

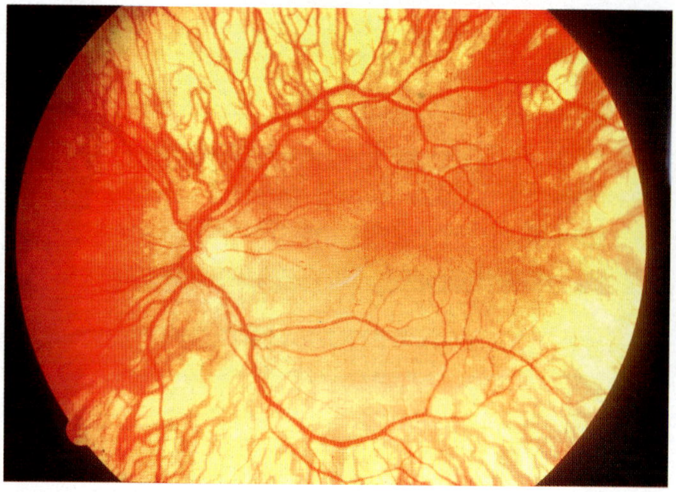

彩图34.3 白化病的眼底。

彩图34.4 （a）左眼白瞳症的婴儿。（b）视网膜全脱离导致的白瞳症。

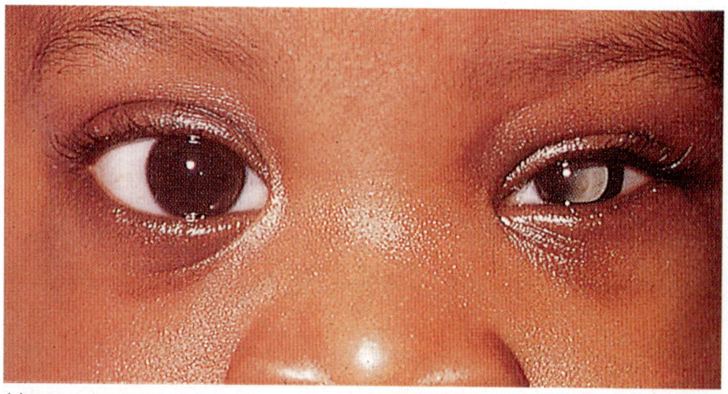

(a)

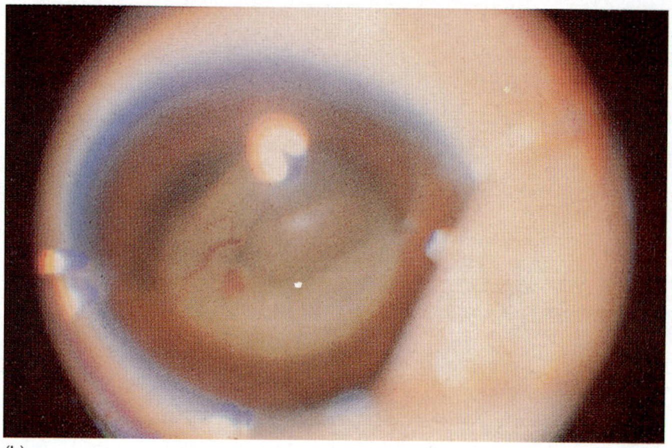

(b)

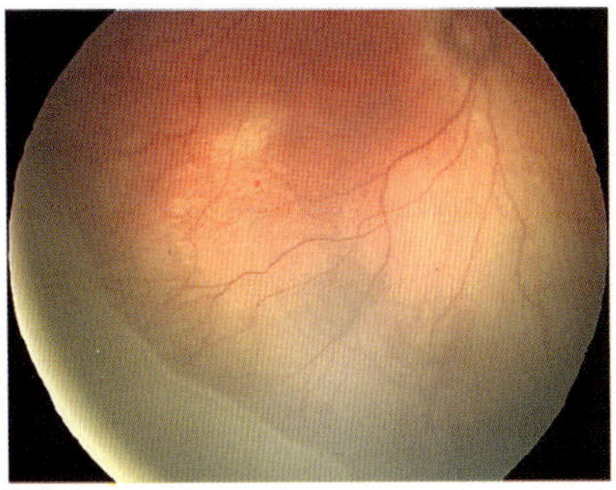

(a)

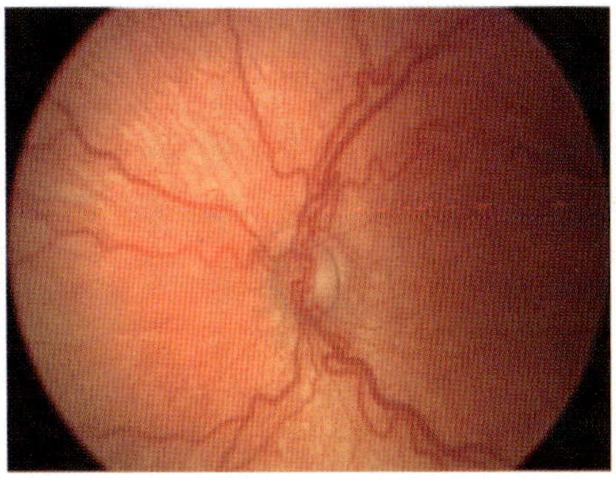

(b)

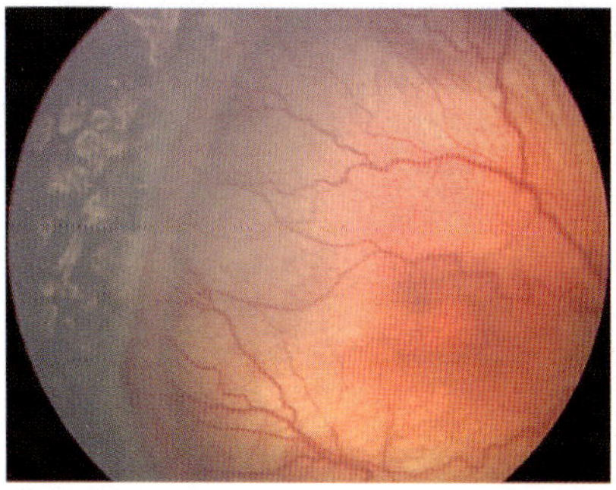

(c)

彩图34.5 (a) 1期和2期ROP。白色的嵴（2期）出现在视网膜血管的周边，位于视网膜血管区和无血管区交界处。转向左，嵴变扁平，成为1期ROP的线。(b) 附加病变。视网膜静脉极度充血，动脉极度扭曲（与1期和2期图形相比较）。此患儿患有严重3期ROP，仅凭附加病变而不需直接看到ROP病损就可预知。(c) 3期ROP和治疗。视网膜血管充血并扭曲。左边是长在视网膜血管区和无血管区交界处的新生血管。这正是3期病变。树枝状血管长入病损区，抬高视网膜表面。此患儿已接受激光治疗，无血管区视网膜可见色素性激光斑。治疗的目的不是ROP本身，而是为了减少无血管区视网膜产生的VEGF。图像由广角数字图像系统采集。

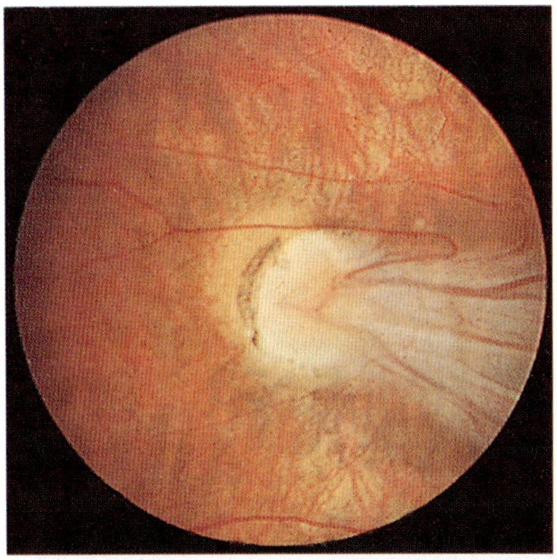

彩图34.7 ROP瘢痕牵拉视网膜血管至周边。

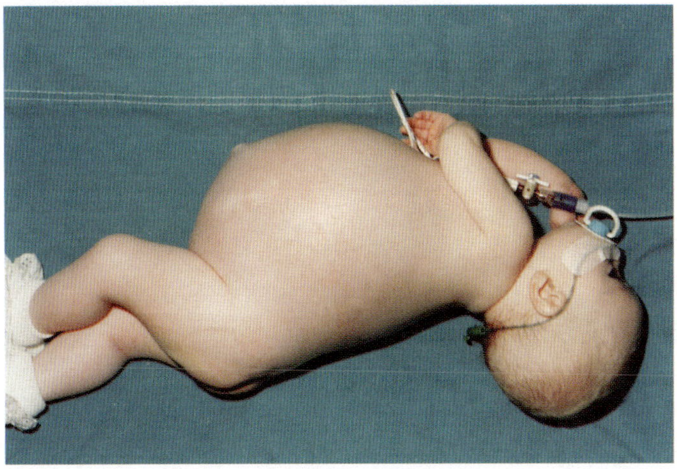

(a)

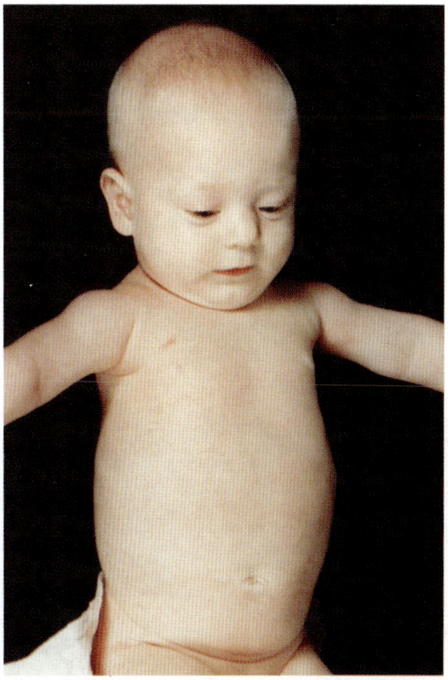

(b)

彩图 37.1 (a) 在 4S 期神经母细胞瘤（左侧肾上腺）时增大的腹部，表现为新生儿时期喂养不良，肝肿大和凝血性疾病。(b) 相同的患儿 5 个月以后，进行单个疗程的低剂量 OJEC 化疗（长春新碱、环磷酰胺、鬼臼毒素和卡铂）。

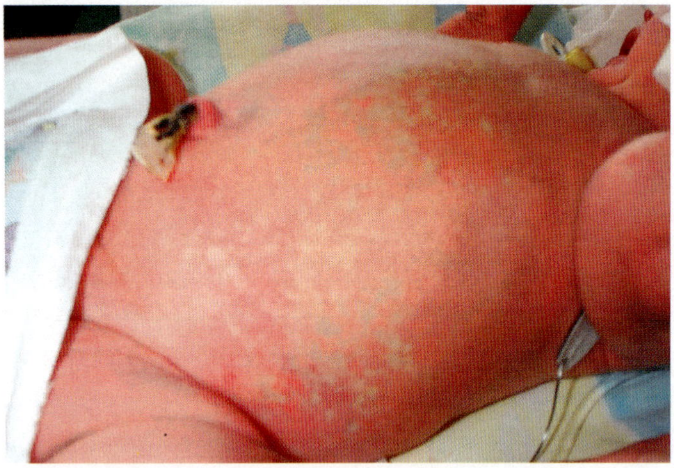

彩图 37.2 出生第 1 天的 4S 期神经母细胞瘤表现为腹胀和显著的肝肿大。脐带附近“蓝莓松饼”样皮肤沉积和因操作引起的强烈的皮肤血管舒缩反应。

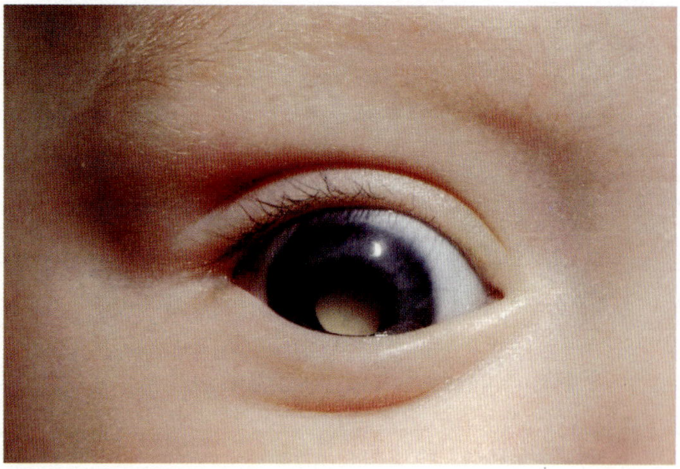

彩图 37.5 白瞳症。

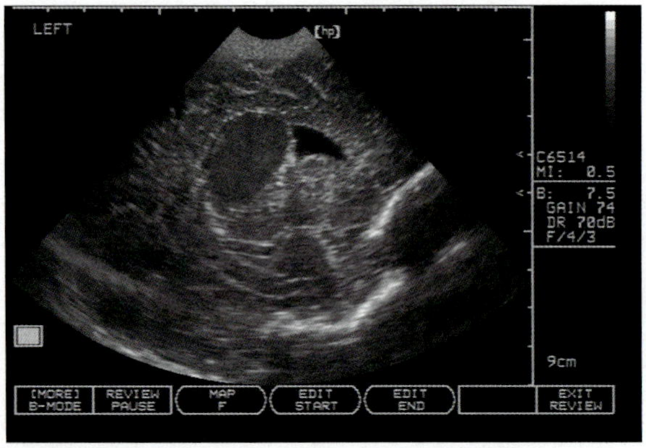

(a)

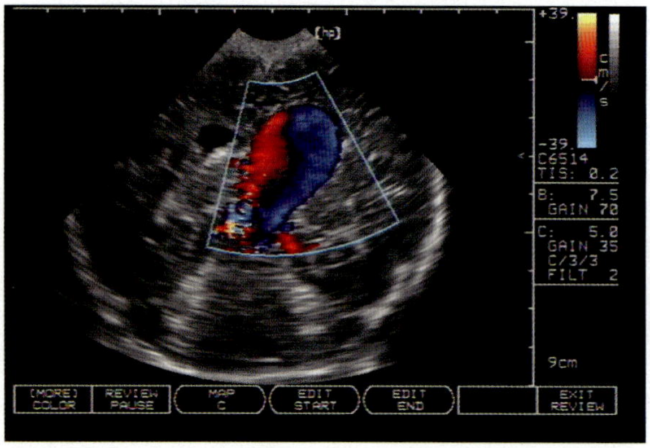

(b)

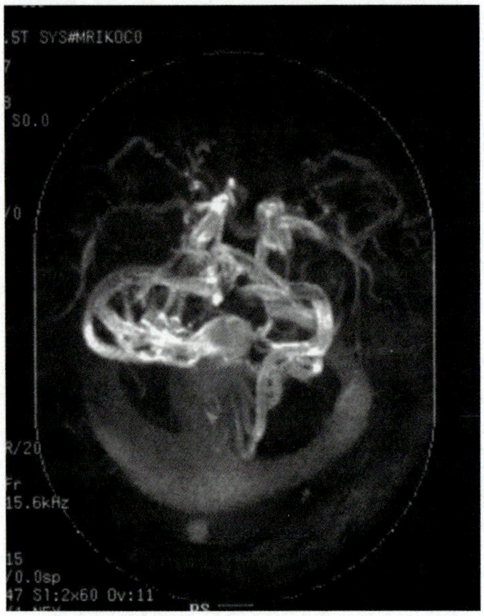

(c)

彩图 41.77 (a) Galen 静脉畸形超声所见——矢状平面黑白画面，畸形的外观呈卵圆形，充盈于侧脑室的后部。(b) Galen 静脉畸形超声所见——冠状平面的彩色多普勒影像。可清晰看见畸形内的异常血流。(c) Galen 静脉畸形的 MR 血管造影所见。

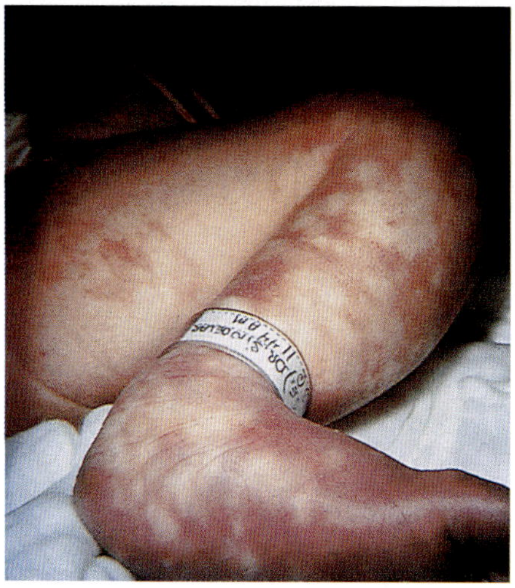

彩图 45.7 使用脐动脉导管的婴儿的下肢花斑。

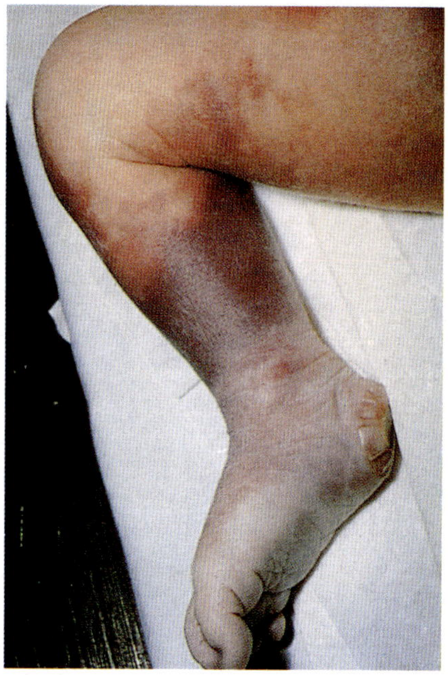

彩图 45.8 使用脐动脉导管的婴儿的下肢发白和发绀。

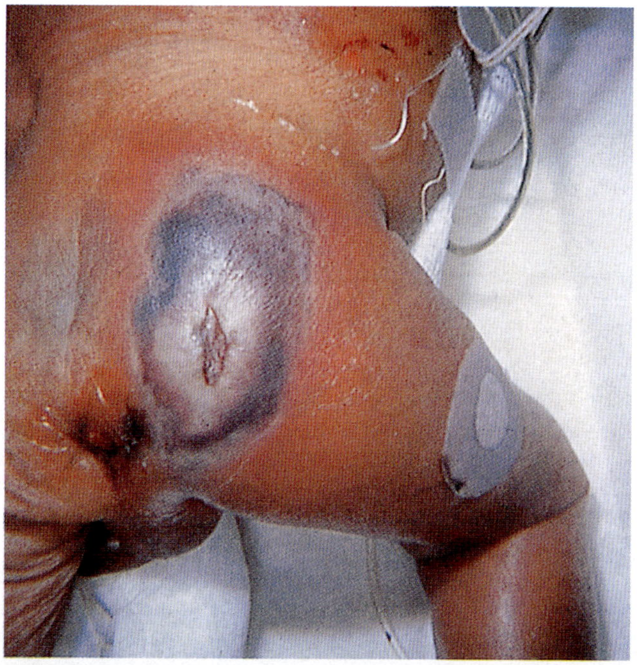

彩图 45.9 臀部区域的缺血性损伤。

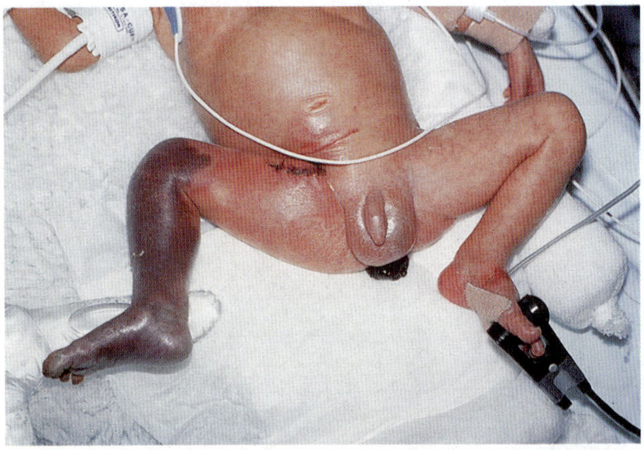

(a)

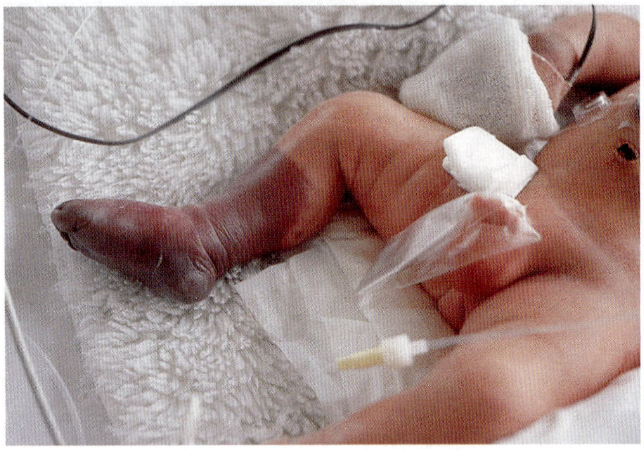

(b)

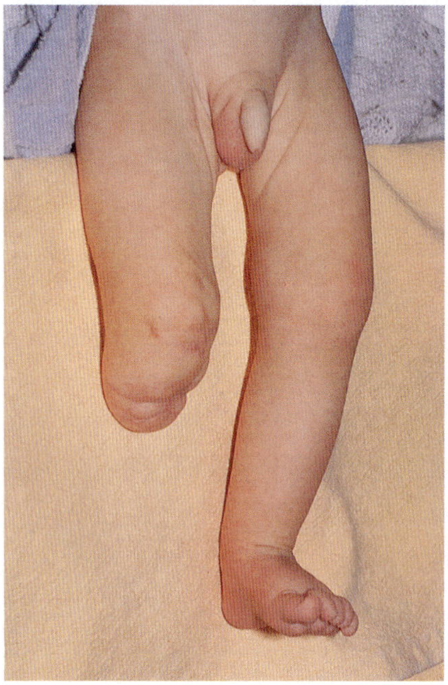

(c)

彩图 45.10 （a）在置入股动脉导管后的右腿急性缺血。损伤水平可能在膝盖以上。（b）明显恢复，在膝盖以下有分界线。造成了膝盖以下的截肢。（c）在损伤后即刻将动脉暴露出来，但是未能成功地保全肢体。

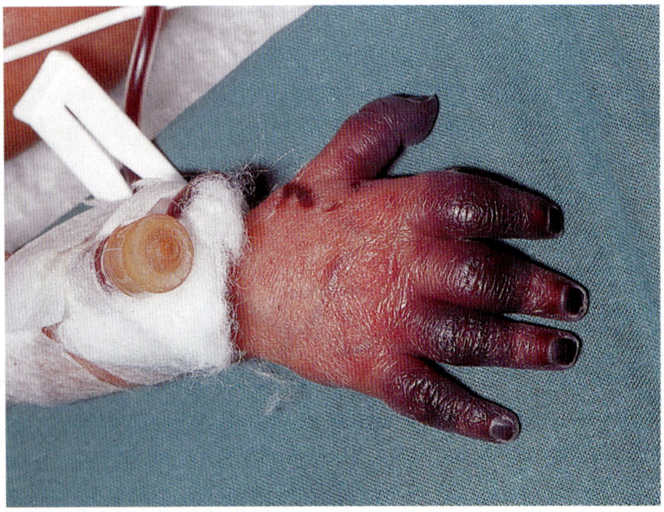

(a)

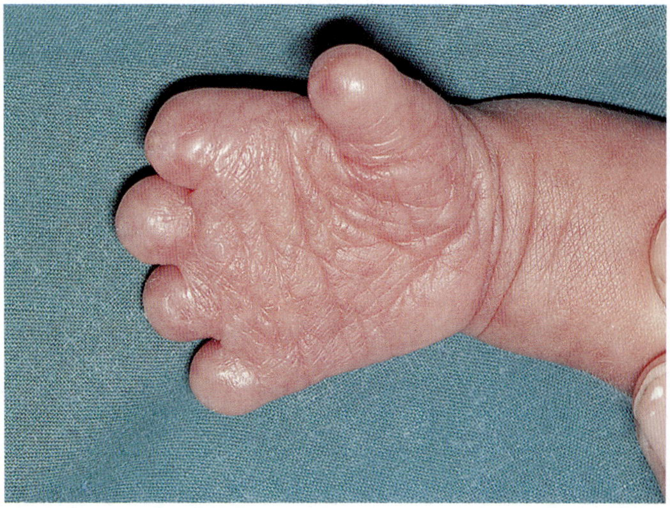

(b)

彩图 45.12 （a）桡动脉置管后的手指坏疽。（b）随后失去手指和拇指。

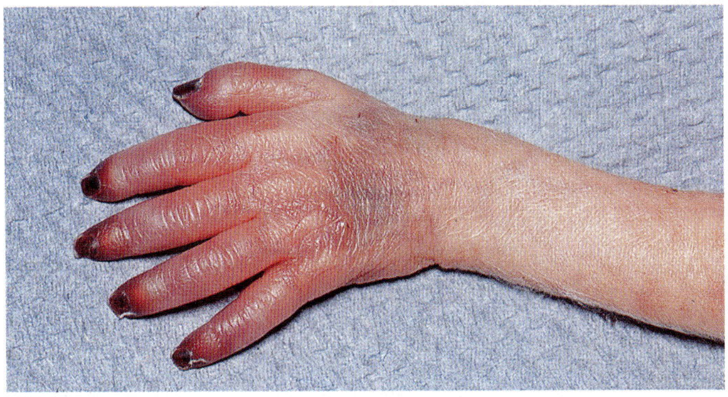

彩图 45.13 在置入外周长导管时造成意外的桡动脉插管，之后发生末端手指缺血。

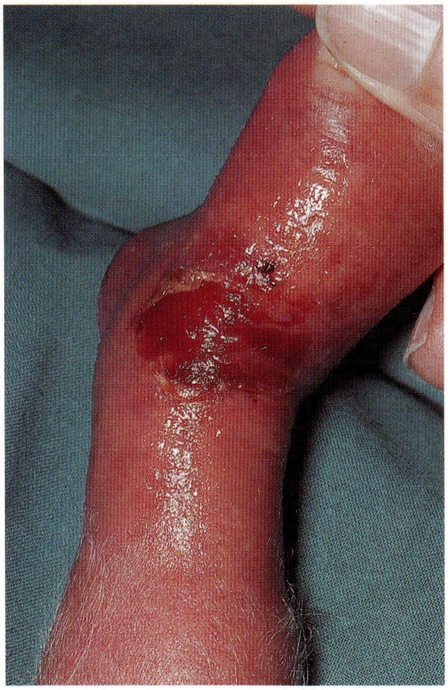

彩图 45.20 静脉内液体渗出后的皮肤剥脱。

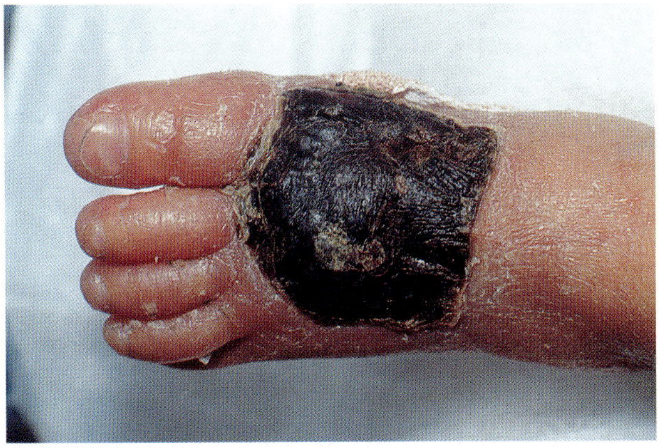

(a)

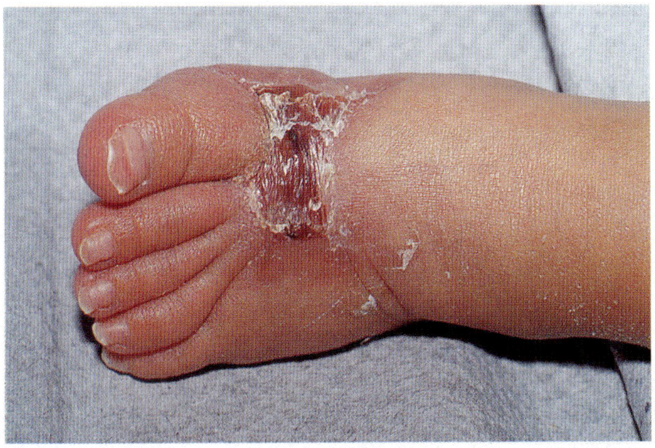

(b)

彩图 45.21 全胃肠外营养液外渗后的一些足背皮肤损伤。这样愈合引起伸肌挛缩。图（a）和图（b）之间的时间间隔为 5 周。

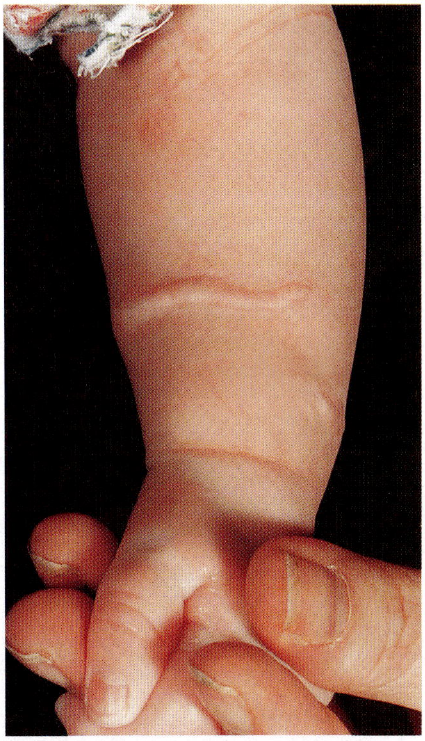

彩图 45.22 静脉内输注液进入固定过紧并引起血管梗阻的敷料的近端组织内，形成的斜形瘢痕。

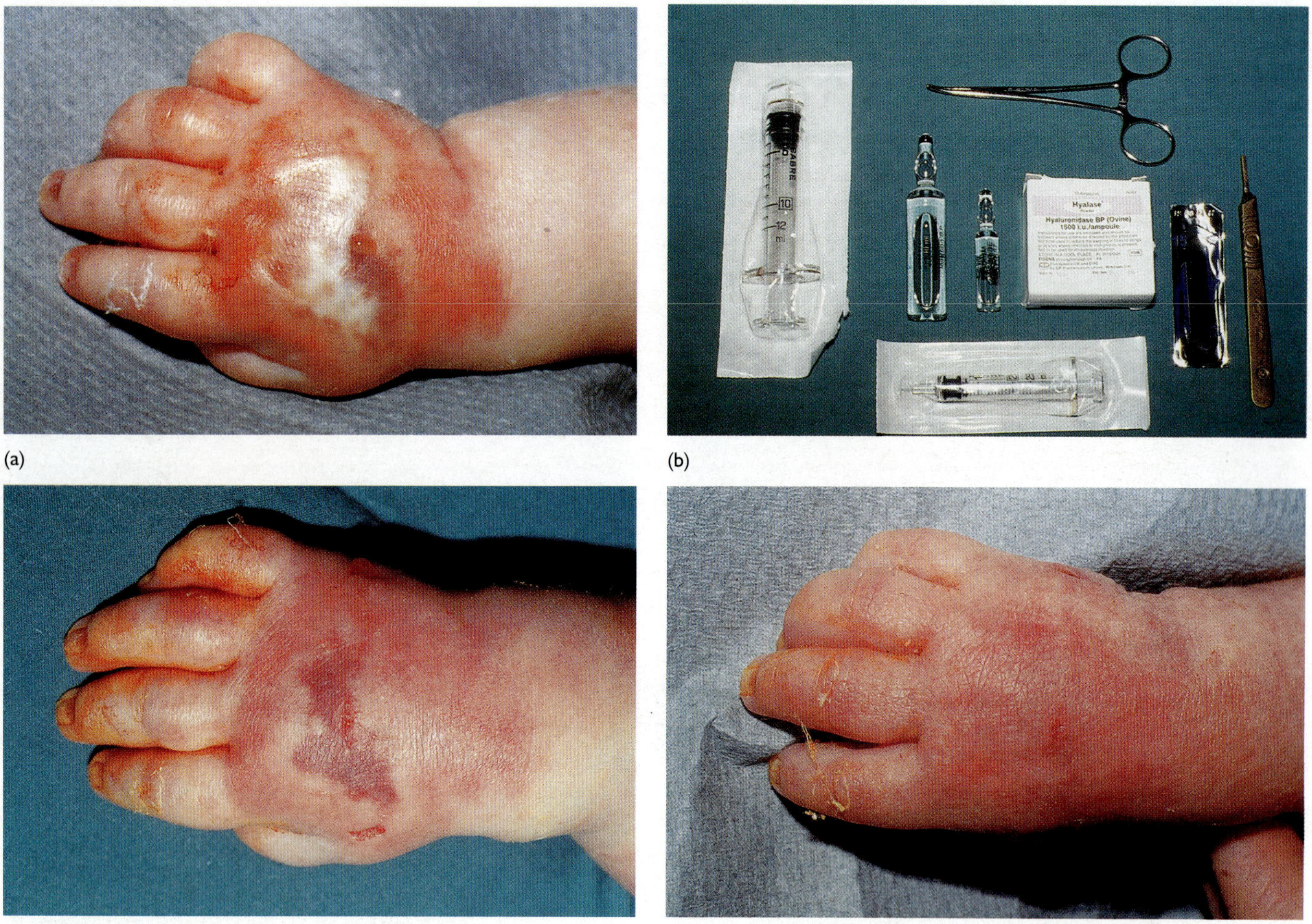

(a) (b) (c) (d)

彩图 45.23 (a) 手背的急性 TPN 外渗造成的损伤。(b) 治疗这一问题所用的透明质酸酶和盐水冲洗的简单用品包。(c) 使用局部麻醉技术，在手背的内侧和外侧做两个小切口。用动脉镊将组织面撑开。然后从其中一个切口输入透明质酸酶和盐水，对手背进行皮下组织冲洗疗法。液体从另外一侧的切口流出。在这一冲洗疗法后，即刻可见有显著的改善。(d) 冲洗疗法后 24 小时的结果，皮肤血管化良好，并无皮肤损失的体征。与图 45.21 对比。

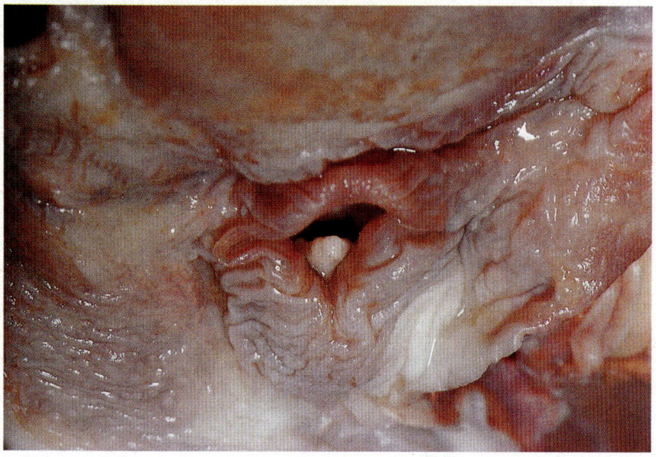

彩图 45.30 30 周孕龄，IPPV 治疗 2 周的婴儿，杓状软骨间襞的肉芽肿。

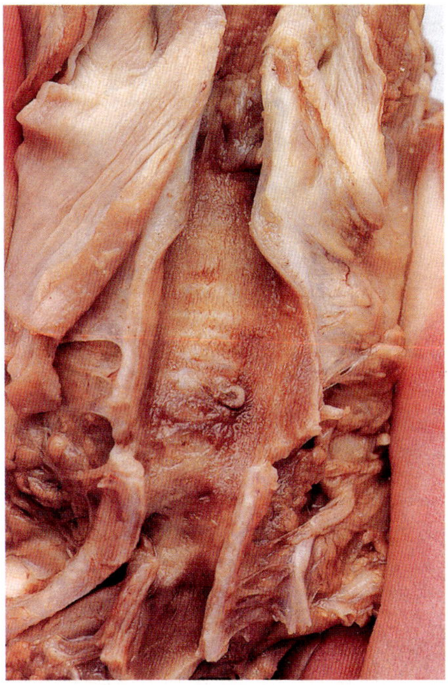

彩图 45.31 IPPV 治疗数月的婴儿，远端气管上的严重溃疡。

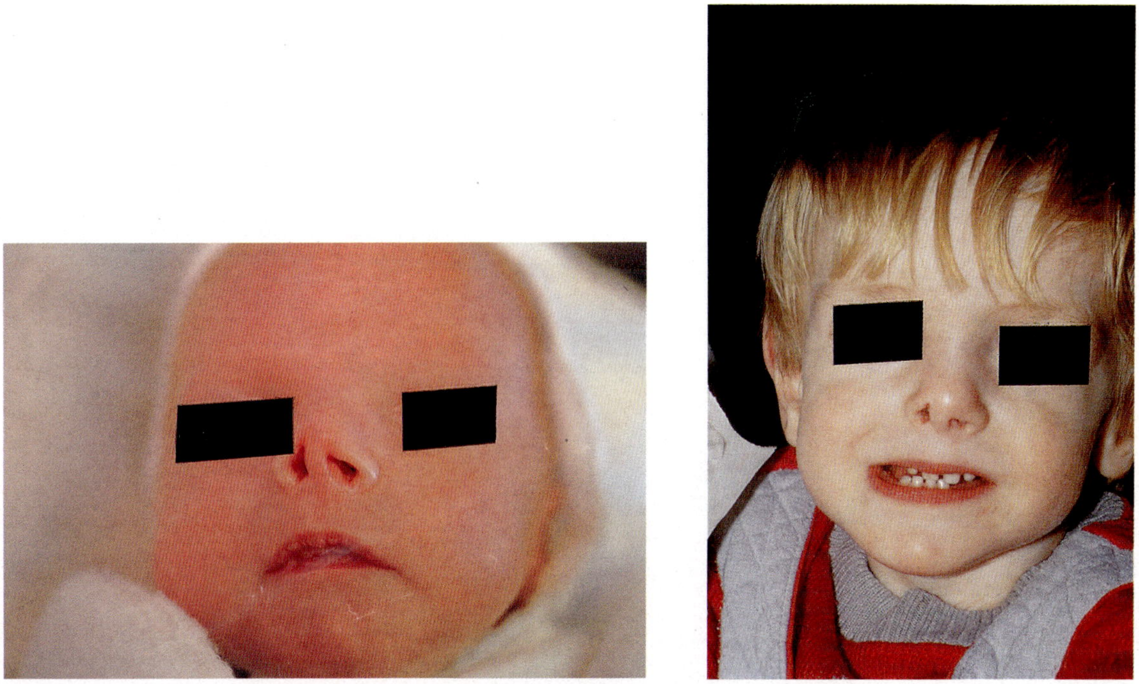

(a) (b)

彩图 45.32 (a) 新生儿期鼻气管内插管造成的鼻切迹。(b) 同一婴儿，一年后。

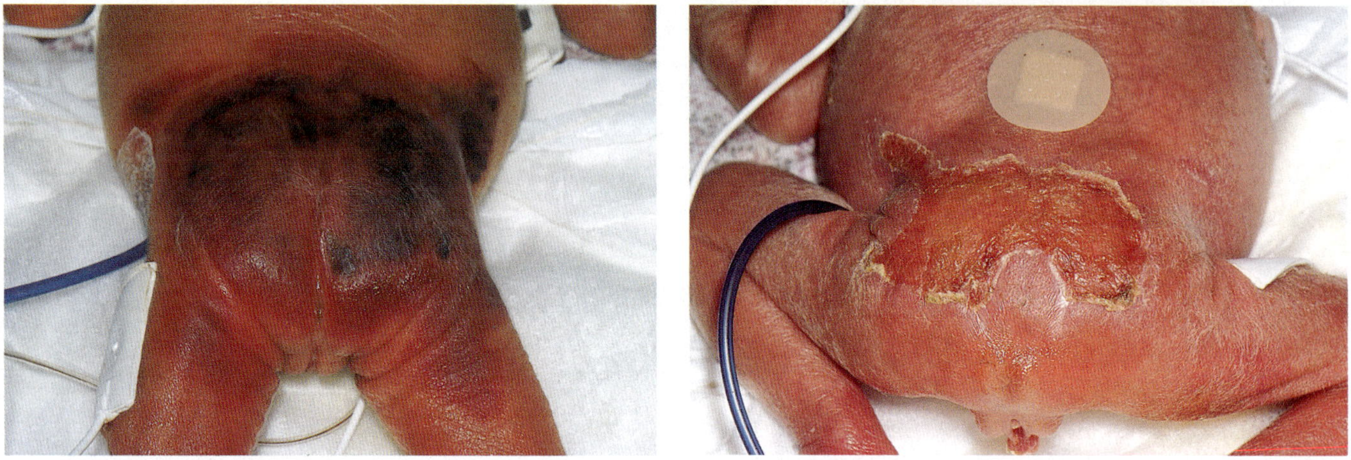

(a) (b)

彩图 45.40 (a)烧伤。一个 1200g 婴儿，在脐动脉插管过程中，躺在一抗菌溶液池中，其臀部上的黑色区域和周围的红斑。(b) 病灶随后愈合，暴露的清洁组织形成了很小的瘢痕。